桂本草

（第一卷）

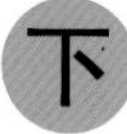

下

邓家刚　主编

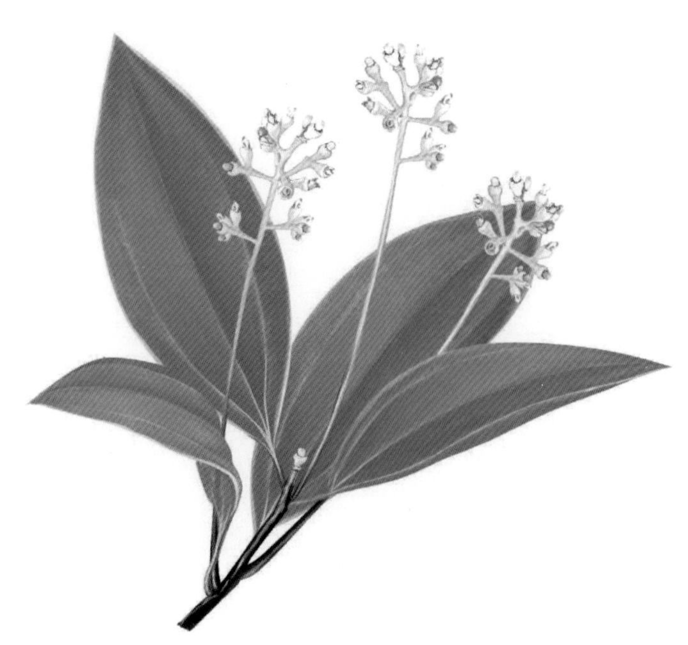

北京科学技术出版社

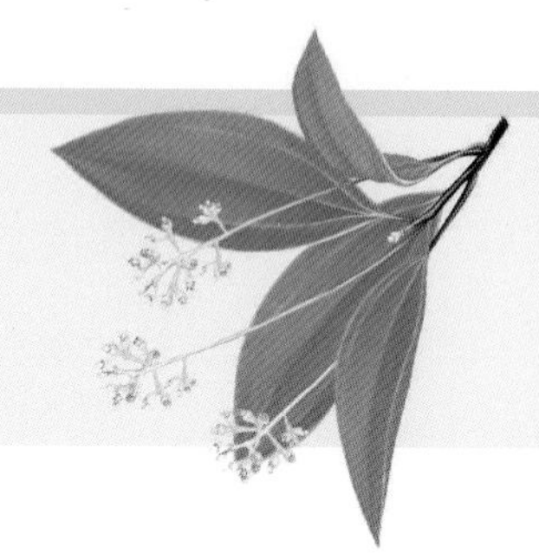

主编简介

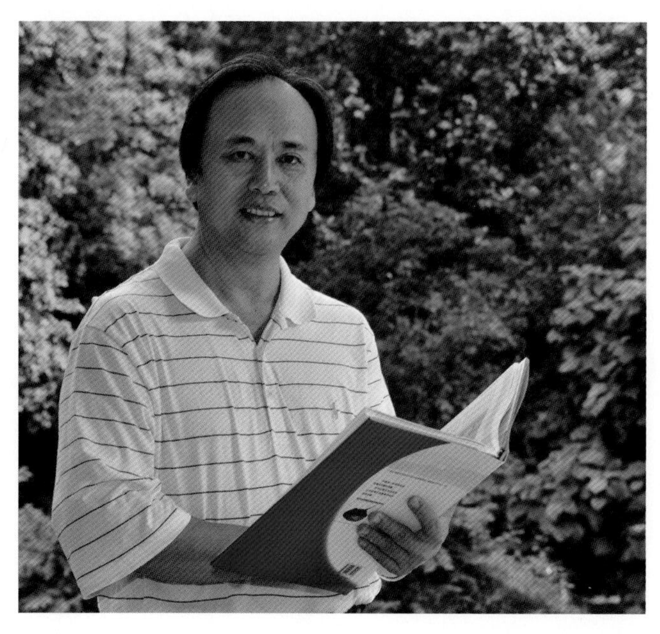

邓家刚，男，广西中医药大学中药学二级教授，主任医师、博士研究生导师，享受国务院政府特殊津贴专家，广西首批特聘终身教授、广西名中医，全国优秀科技工作者，国家中医药管理局重点学科“临床中药学”学科带头人、广西中医药科学实验中心首席专家，国家自然科学基金委员会专家评审组成员，国家“973”及“863”计划项目评审专家，中华中医药学会理事，世界杧果苷研究联合会主席，世界中医药学会联合会老年医学专业委员会副会长，中华中医药学会中药基础理论专业委员会副主任委员，广西自然科学基金专家委员会副主任委员，广西民族医药协会名誉会长，广西中药材产业协会副会长。

长期从事中药理论与应用研究，主持国家“973”课题1项，国家自然科学基金项目5项，国家科技部西部重大攻关项目1项，中泰科技国际合作项目4项，省级科研课题30多项。获中华中西医结合学会科技进步一等奖1项，中华中医药学会科技进步二等奖1项，广西科技进步一等奖3项。编著出版《广西海洋药物》(第十七届中国西部地区优秀科技图书二等奖)《桂药原色图鉴》（第二十二届华东地区科技出版社优秀科技图书二等奖）《广西道地药材》《桂药化学成分全录》（第三届中国大学出版社图书奖优秀学术著作一等奖）《广西临床常用中草药》《化学中药》等学术专著10余部。

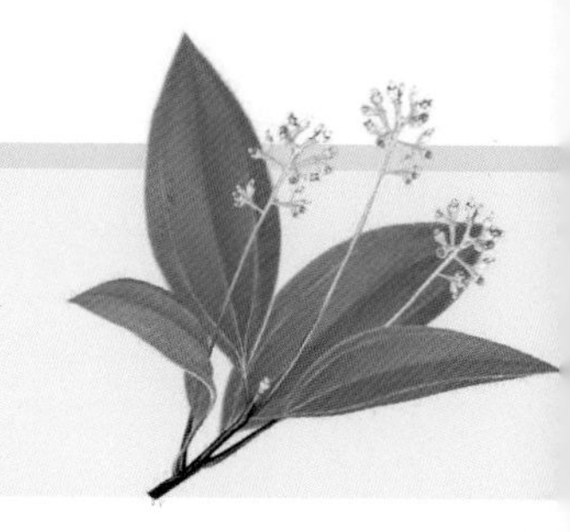

《桂本草》（第一卷）

组委会

学术总顾问：肖培根　刘昌孝

学 术 顾 问：黄璐琦　高思华　高学敏　张廷模　季绍良　刘红宁　彭　成　钟赣生　尤剑鹏　朱　华　唐　农　赵中振

主 任 委 员：甘　霖

副主任委员：彭跃刚　庞　军　邓家刚

委　　　员：冷　静　缪剑华　吕　琳　钟振国　唐红珍　王　勤　何成新　陈小刚　钟　鸣

秘　　　书：潘　霜　罗　婕　覃文慧

学 术 秘 书：黄慧学　郝二伟

总　负　责：邓家刚

药用资源组

组长：韦松基　赖茂祥

成员：郭　敏　陆海琳　梁子宁　戴忠华　黄云峰　胡琦敏　黄瑞松　朱意麟　梁定仁　余丽莹　谭小明　周雅琴

秘书：余丽莹

中药化学组

组长：覃洁萍　刘布鸣

成员：侯小涛　黄　平　潘小姣　刘　元　周江煜　杜成智　冯　旭　谭建宁　林　霄　何翠薇　牙启康　戴　航　李耀华　宋志钊　周燕园　陈明生　黄　艳　柴　玲　邱宏聪

秘书：杜成智

中药药理组

组长：郑作文　黄仁彬

成员：钟正贤　梁　宁　李　丽　林国彪　唐慧勤　唐云丽　杨秀芬　黄丽贞　赵丽丽

秘书：赵丽丽

临床研究组

组长：林　江　唐乾利

成员：王力宁　王　丽　冯纬纭　李杰辉　李卫红　李凯风　刘　强　苏莉鸣　林寿宁　武　丽　姜俊玲　蒋桂秀　覃文玺

秘书：刘　强

临床中药组

组长：冼寒梅　秦华珍

成员：罗　婕　覃骊兰　易　蔚　莫清莲　徐冬英　覃文慧　郝二伟　黄　萍　韦乃球　李　琦　杜正彩　秦海洸

秘书：覃骊兰

《桂本草》
（第一卷）

编委会

主　编　邓家刚

副主编　韦松基　郑作文　覃洁萍　冼寒梅　林　江　秦华珍　赖茂祥　刘布鸣　余丽莹

编　委（以姓氏笔画为序）

王力宁　韦松基　邓家刚　刘　强　刘布鸣　李　丽　余丽莹　林　江　林寿宁　易　蔚　罗　捷　郑作文　冼寒梅　郝二伟　胡小勤　钟正贤　侯小涛　秦华珍　郭　敏　唐乾利　黄仁彬　黄瑞松　黄慧学　覃文慧　覃洁萍　覃骊兰　曾春晖　赖茂祥　潘小姣

参与撰稿人（以姓氏笔画为序）

王　丽　韦乃球　牙启康　冯　旭　冯纬纭　朱意麟　刘　元　刘　婧　苏莉鸣　杜正彩　杜成智　李　丽　李　琦　李卫红　李杰辉　李凯风　李耀华　杨秀芬　邱宏聪　何翠薇　宋志钊　陆海琳　陈明生　武　丽　林　霄　林国彪　周江煜　周芳礼　周雅琴　周燕园　赵丽丽　胡琦敏　钟正贤　姜俊玲　秦海洸　莫清莲　柴　玲　徐冬英　唐云丽　唐慧勤　黄　平　黄　艳　黄　萍　黄云峰　黄丽贞　梁　宁　梁子宁　梁定仁　蒋桂秀　覃文玺　谭小明　谭建宁　戴　航　戴忠华

参与资料收集整理人（以姓氏笔画为序）

马丽娜　王小新　王丽丽　王胜波　乔　赟　刘偲翔　许晨霞　苏　倩　李文琪　李珍娟　李毅然　杨　静　余昭胜　张文涛　陈　露　陈玉萍　林　海　罗丽萍　周　蓉　周兰萍　郝永靖　姚　蓉　秦　涛　莫海涛　郭宏伟　郭振旺　黄　艳　黄　萍　黄　彬　黄　新　黄　鑫　彭　赟　董晓敏　蒙万香　薛亚馨

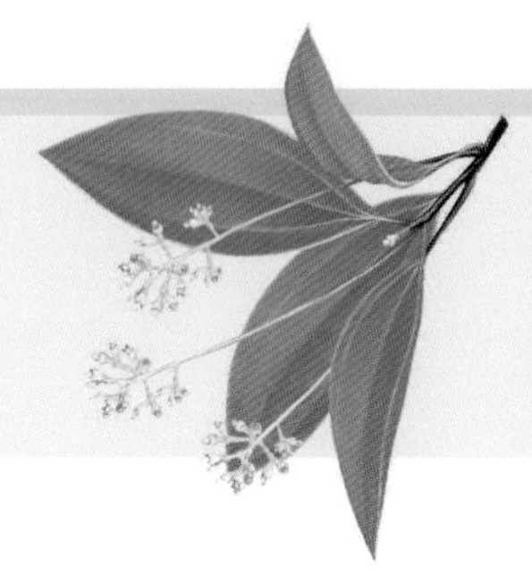

肖序

2011年7月中旬，广西的邓家刚教授来访，一是代表广西中医药大学和广西百色国家农业科技园区管委会聘请我担任于2011年8月中旬召开的“农作物废弃物功能成分筛选暨第二届杧果苷研究国际学术研讨会” 学术顾问；二是请求我为他所组织编著的《桂本草》一书作序。这二者对于促进中药资源可持续发展均有着积极的意义，广西也是需要帮助和扶持的少数民族地区。长期以来，我对广西中药的发展给予了极大的关注，一来广西是我国道地药材的主产区，习称“川广云贵，道地药材”，其中之“广”，就是广东、广西的简称，可见广西的中药历来在我国中药资源中占有重要的一席之地；二来百色虽然药用资源极为丰富，但作为红色老区，地方经济发展还比较缓慢，我们有责任为该地区的发展，特别是中草药资源的保护和利用多贡献一份力量，争取将该地区建设成为社会主义新农村的典范。有鉴于此，我便欣然应允了。

其实，2006年“第九届国际传统药物学大会”在南宁召开期间，我就对邓家刚教授有所了解，知道他一直在带领他的科研团队开展杧果叶的药用研究，并取得一定的成果。之后，他组织编写了《广西道地药材》《桂药原色图鉴》等中药方面的著作，在我国区域性中药研究中颇有特色。《桂本草》一书就是在前面工作基础上，组织有关专家学者，以广西道地中药、特产中药为重点，广泛收集当代中医药研究的成果，汲取广西中药及壮、瑶等民族药的应用经验，遵循科学、规范、实用等原则，精心编撰而成。书中资料翔实，条目完整，药物生态图、药材图和饮片图高清美观，真正做到了图文并茂，从而使该书不仅具有很好的学术价值和应用价值，同时也具有鲜明的时代特征和区域特点。

从《神农本草经》以降，除了官修本草外，历代均有中医药学的仁人志士不辞辛劳，甚至呕心沥血，著书立说，编撰中药学的鸿篇巨制。这当中不仅需要专心于学问的境界，更需要乐于奉献的精神，李时珍历尽三十年之心血始著成不朽巨著《本草纲目》，就是其中最典型的例子。我本人一生从事药用资源和中药学的研究，编著出版了众多中药学著作，对其中的艰辛深有体会。邓家刚教授及其同事们所奉献给今人的《桂本草》，其中所付出的辛劳也是不言而喻的，作为21世纪出版的区域性本草学著作，无疑给中药的研究增添了熠熠生辉的亮点。

期待着《桂本草》早日付梓问世。是为序。

中国工程院院士 肖培根

中国医学科学院药用植物研究所名誉所长

2011年7月

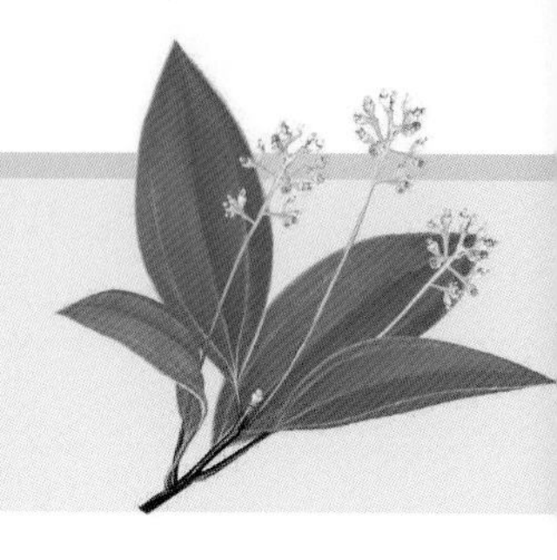

刘序

中国传统医药学是中华民族数千年科技文化蕴育之精华。她积累了丰富的应用经验和生产技术，并形成了一门具有独特理论的传统药物学学科——本草学。几十年来，学者们运用现代科学技术研究中药，使中药学的学科建设取得了突飞猛进的发展。本草学已成为一门融古贯今、全面研究中国传统药学的综合性学术体系，日益受到世界医药工作者的重视。本草资源的挖掘、整理和研发已经成为我国药学学科发展的重要突破点。

邓家刚教授主编的《桂本草》是迄今为止第一部全部高清彩图的广西特色中药研究著作。该书集60多年来广西地区特色中药研究之大成，第一卷以400多万字、2000多幅高清彩图的鸿篇介绍了600多种广西特色中药的来源、形态、分布、药性、功效等内容，着重介绍广西道地药材和主产、特产药物的特殊使用方法等内容，并对其中药化学、中药药理、临床研究等方面具有的最新研究成果进行了系统整理，充分体现了国内、外对广西特色中药的现代研究成果，使读者能从中了解新中国成立以来广西特色中药、民族药研究的历史脉络和发展方向；文中对每一味药物均配以高清彩色图谱，增强了本书的可读性和实用性，体现出浓郁的区域民族特色。本部著作还为广西地区特色中药的进一步研究、开发奠定了坚实的基础。

近十余年来，我国在常见中药的收集、整理工作方面已经取得很多的成果，但对民族地区的地方特色中草药、民族药的整理和研究工作尚有很大潜力可挖。这项工作对于大幅度提高我国地方特色中药、民族药的合理开发利用和资源保护水平，为我国中药新药研发提供有益的参考，促进地方特色中药产业发展，均具有重要意义。《桂本草》一书的编撰出版，在一定意义上说，是为我国民族地区特色中药、民族药的整理研究提供了较好的示范，必将在我国中医药、民族医药及天然药物等学术界产生积极影响，并对广西等民族地区，乃至我国中医药事业的发展起到促进作用。

中国工程院院士
天津中医药大学中药学院院长 刘昌孝

2012年7月于南宁

前 言

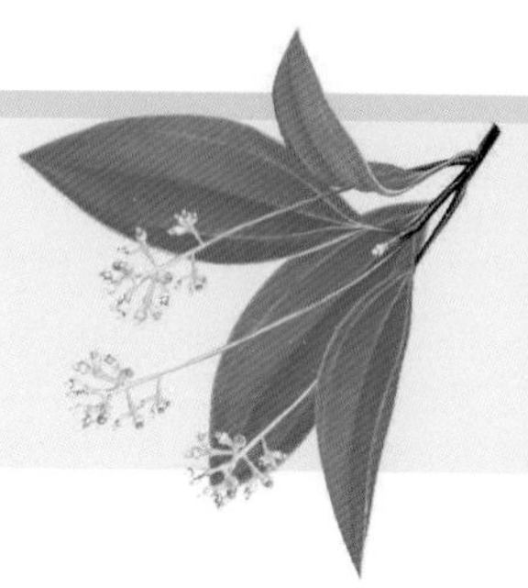

本书是第一部当代编撰的以省（区）为区划的地方性本草类全彩图工具书，书名《桂本草》。出版之际，特做四点说明。

一、地方本草学专著的出版情况

被誉为我国历史上第一部地方本草专著的是《滇南本草》，该书为云南嵩明人兰茂于明·正统元年(公元1436年)所著，记述了我国西南高原地区包括民族药物在内的458种药物，但尚有比《滇南本草》早近500年、另一部以地名简称命名的本草专著，即《蜀本草》。《蜀本草》是五代后蜀明德二年至广政二十三年间（公元935～960年），由当时的翰林学士韩保昇等人在唐代苏敬等所修编的《新修本草》（公元657～659年，即唐·显庆二年到四年）的基础上，重新增补扩充而成。《新修本草》载药844种，是唐王朝“普颁天下，营求药物”并经众多学者精心编撰而成的世界上第一部国家药典。由此可见，《蜀本草》虽以蜀地命名，但并非真正意义上的地方性本草。

及至近代，地方性药物专著时有刊行，较有影响的有：1932年粤人萧步丹编撰的《岭南采药录》（收广东、广西草药400余种），1936年武进人赵燏黄编撰的《祁州药志》，1939年泰安人高宗岳编撰的《泰山药物志》（收泰山地区所产药物358味）等。唯前者为区域性的药物专著，后二者则限于一山一地，且均不以“本草”命名。事实上，自民国以来，众多的学者对中药材、中药资源等进行了广泛深入的研究。20世纪50年代肇始，六七十年代兴极一时的中草药运动，产生了一大批中国传统药物学专著，纷纷以中药志、药物志、中草药手册等名称刊行。进入21世纪后，随着中医药学界不断引进现代科学技术、多学科参与中医药的现代研究、现代数码技术的应用，使得中药学的研究取得了长足的发展，积累了丰富的成果。不仅国家编制颁行《中华人民共和国药典》，组织编撰了《中华本草》《中华海洋本草》等划时代的本草巨著，各省也相继出版了众多图文并茂的中药学专著，如万德光教授主编的《四川道地中药材志》（收药49种），云南中草药整理组收集、整理的《云南中草药》（收药757种），陈蔚文教授主编的《岭南本草》（第一辑收药18种）等等。但纵观此类专著，收入一个省（区）药物最多的、条目齐全且为全部高清彩图的，唯《桂本草》是也。

二、“桂本草”书名的由来

本书取名《桂本草》，出于以下考虑。

其一，“桂”乃广西的简称。根据史学家考证，广西简称为“桂”，源于秦代所设“桂林郡”。1958年成立广西壮族自治区，才正式有了现今通用的“广西”名称，并简称为“桂”。当然，广西尚有其他多种代称，历史上曾有以“八桂”代称广西的，如南朝梁沈约“临姑苏而想八桂，登衡山而望九疑”（《齐司空柳世隆行状》），唐朝韩愈“苍苍森八桂，兹地在湘南”（《送桂州严大夫》）。时至今日，“八桂”及“八桂大地”已是众人熟知的广西代称。因此，在编撰本书时，也曾考虑过名其为《八桂本草》，但从规范性来看，“八桂”文学色彩较浓，多用于文学艺术作品，而“桂”乃国家正式颁布的广西简称，用于这样一部学术性很强的著作更为适宜。

其二，“本草”之名始见于《汉书·平帝纪》，古代药书因所记各药以草类为多，故多冠名为“本草”，如我国现存第一部药物学专著《神农本草经》，世界上第一部由国家修编、颁行的药典《新修本草》等。久而久之，“本草”即演变为中药的统称，也泛指记载中药的书籍。本草学资料显示，清代以前，药物学的著作都是以本草为名，民国时期基本上也是这样的情况。虽然20世纪20年代由于西方医药学的传入，出现了“中药”一词，这个时期也出现了冠以“中药”的药物学著作，但总体上还是称为“本草”的居多。进入20世纪50年代后，以“中药”为名的各种出版物日渐成为主流，而以“本草”为名者逐渐减少。直到1998年《中华本草》及2009年《中华海洋本草》两部巨著的出版，“本草”又重新用于中国药物学专著的命名，可谓是正本清源。从广西的情况来看，民国以前极少公开刊行本草专著，据1983年郭霭春等所著《中国分省医籍考》记载，广西清代仅有三种本草书籍：桂平人程兆麟著《本草经验质性篇》、平南人甘庸德著《药性赋》及藤县人何耀庚著《本草撮要》。新中国成立以来，广西出现过两部冠名“本草”的药物专著，一部是1958年由陆川县中医药研究所编印的《陆川本草》，另一部是1972年由自治区卫生厅组织编写出版的《广西本草选编》。本书之所以没有采用《广西本草》为书名，是因为《桂本草》一书不是《广西本草选编》的增补本，从所选药物、体例、内容和形式都与《广西本草选编》不同，完全是一部全新的反映广西地区所产中草药研究成果的专著，因而采用地方简称加传统药物著作特征性用词的命名方式，名之曰《桂本草》。

三、本书的编撰优势

本书之所以能顺利编撰出版，得益于以下三个方面的重要因素。

（一）自然条件与区位优势

广西地处祖国南疆，面积236660km^2，位于北纬20° 54′ 至26° 23′，东经104° 29′ 至112° 03′，北回归线横贯其中部；西北连接云贵高原，东南与北部湾相接，西南毗邻越南。全境总地势为西北高东南低，是一个倾斜的盆地（海拔150m左右），但丘陵（海拔200～400m）和中等山地（1000～2000m）也广泛分布。广西受季风气候影响强烈，具有北热带、南亚热带和中亚热带三个气候带的特点，年平均气温为16.3～22.9℃，年平均降雨量为1550mm，是我国多雨地区之一。由于广西气候暖热湿润，地貌类型多，全境除光照时间较短外，降水和热量资源均很丰富，为植物的生长提供了良好的条件，形成繁多的生物种类，是全国三大物种源宝库之一。尤其是广西南部为全国水、土、热资源分布最好的几个少数区域之一，出产的肉桂、八角等道地药材闻名遐迩；境内忻城、都安、马山、天等等地盛产金银花；田东、田阳等地盛产田七、杧果叶等；横县、大新、玉林、钦州等地则盛产龙眼肉。得天独厚的自然环境，孕育了广西丰富的中草药资源，历来有“川广云贵，道地药材”之美誉。据全国中药资源普查办公室公布的数据，广西现有已知药用植物基原种数为4064种，占全国药用植物资源(11146种)的1/3还多，居全国第二。据1983～1987年广西中药资源普查办公室《广西中药资源名录》公布，广西的药用植物资源有4623种，种数仅次于云南。《中国中药资源》（科学出版社，1995）所列各省（市、自治区）中药资源表所示，位居全国中药资源种数前五位的省（市、自治区）分别是：云南（5050种）、广西（4590种）、四川（4354种）、贵州（4294种）、陕西（3291种）。值得指出的是，以上数据是在对广西海洋药物收录尚少时统计的，在以上五个位于我国西南和西北的省（自治区）中，唯有广西是沿海地区，由于以上数据主要来自于第三次全国中草药资源普查的结果，限于当时条件，对海洋中药资源的调查是很不够深入广泛的（据广西药材公司资深人士介绍，广西长年收购的海洋中药在100种以上）。实际上广西的药用植物资源种数应远不止于此。现在的资料显示，广西海岸线东起粤桂交界处的洗米河口，西至中越边界的北仑河口，岸线绵延1595km，有大小岛屿624个，浅海滩涂面积为7500km^2；沿海滩涂生物有47科、140多种，可供中药、民族药使用的海洋动物、植物、矿物等资源不少于1000种。从这个角度来看，广西的中草药资源当属全国之冠。

（二）历史积累和前期工作

尽管广西属经济欠发达地区，在中草药研究方面，广西的研究技术平台建设、现代中药研究团队建设与发达地区相比还有很大的差距，但广西中医药和民族医药工作者也在尽心尽责地推动中医药和民族医药事业的发展。为了实施《桂本草》编撰工作，作者团队广泛收集自1949年以来广西编撰出版或印发的中草药书籍，结果使我们大受鼓舞。以下是其中本草类和秘方、验方的基本情况，我们可以从中看出广西中草药研究方面的历史积累。

（1）本草类书籍：收集1949～1979年间广西中草药出版物73种，其中20世纪50年代的有14种，60年代的有26种，70年代的有33种。由此看出，广西对中草药的研究随着时间的推移越来越广泛。新中国成立初期，广大的中草药人员积极上山采集草药，发现了多种经实践证明具有一定医疗价值的植物。如平果县在大兴水利过程中，中草药医师普遍采用中草药治疗常见病：用土黄连和土木香治痢疾，用藩桃叶和花念果治腹泻，用乌头酒治跌打损伤等。桂林市通过“五献”大会和采风运动，收集到秘方、验方16000多个，其中有祖传十余代的治疗小儿疳积的秘方和治疗腹水、蛇咬伤的民间验方等。广西在群众实践的基础上，总结出版了大量相关的文献资料，如《平果中草药》《广西中医中药汇编》《桂林市中医秘方验方集锦》等。1966～1976年间，与全国开展中草药运动的情况相似，广西出版发行的中草药相关书籍达43种，占1949～1979年间广西中草药出版物的58.9%。

在所收集到的中草药书籍中，描述广西本草的图书共40种，初步去重之后，仍涉及约7000味药物，包含了动物药、植物药及矿物药，这些书籍介绍了药物的性味、效用、剂量、禁忌、采制、形状、鉴别、药用部位、产地、用量等内容。部分图书对中药的药物部位还配以图片，如《陆川本草》介绍了718种中药，按草本、灌木、乔木、藤木、蕨类、动物等8个大类排列，分别介绍了每一味本草的正名、学名、别名、产地、生长环境、形态、采收季节、药用部分、性味、功用、主治、用法、用量、禁忌、附方等。《常用中草药》介绍了每种草药的别名、产地、用途、用法及方例，并附以图样。

经过统计分析，发现在40种介绍广西本草类图书中，出现频次较高的中草药分别为：半边莲、车前草、鹅不食草、鱼腥草（25次），千斤拔、山芝麻（24次），葫芦茶、益母草（23次），凤尾草（22次），大驳骨、金银花、九里明、小驳骨（21次），白花丹、火炭母、金钱草、马齿苋、磨盘根、七叶一枝花、仙鹤草、小罗伞（20次）。

（2）秘方验方类书籍：在所收集的中草药书籍中，介绍广西秘方验方的图书有41种。据不完全统计，这些图书所涉及的验方秘方大约有8万条，且大部分是通过民间收集汇编而成的，如《南宁市中医药验方秘方集锦》，是南宁市卫生局在开展“百万锦方”运动时，发动全市的医药卫生人员和广大劳动人民开展“献方献宝”活动，共收集了验方秘方63175条，其后他们组织有关的专业人员选出部分内容编印出版的一套书籍。其中第三辑就涉及验方秘方1088条，按内、外、妇、儿、五官等16大类分举列出，内容十分丰富，仅治疗外科疾病的验方秘方就达218条，如用络头花三份、土丹皮四份、萆薢三份、穿破石三份、土黄柏三份、夏枯草三份、冬桑枝三份、紫花地丁四份，用清水煎服治疗颈部瘰疬，效果显著。又如《单方验方汇编》一书涉及单方验方130多条，如用溪黄草、大叶蛇泡簕、蛇舌草、葫芦茶各一两，每日一剂，水煎分二次服，用于治疗传染性肝炎145例，治愈140例，有效率达96.5%，平均治愈天数23.8天。这些书籍表明广西广大劳动人民在和疾病作斗争的过程中积累了极其丰富的经验，对民族的繁衍和促进生产的发展都起到了积极的作用。

通过对1949～1979年广西中草药书籍的调查研究，我们可以从一个侧面了解广西中药事业发展历程的足迹。从所收集到的这些中草药书籍中，我们可以看到其中反映出的三个方面的特色。

其一，地方特色。广西山地资源丰富，素有“八山一水一分田”之说，处于热带向亚热带过渡的地理位置，气温较高，热量充足，雨量充足，孕育了丰富的中草药资源。传统的道地药材有桂林茶垌罗汉果、东兴肉桂、防城垌中八角、靖西田七、平南思旺天花粉、灰斑蛤蚧、桂郁金、广豆根、水半夏以及龙胜滑石粉等。广西开发的新药原料及疗效好并形成大宗药材的民间药有绞股蓝、儿茶、无患子、黄花夹竹桃、七叶莲、苦玄参、马蓝、紫金牛、地不容、金果榄、黄毛豆腐柴、安息香、剑叶龙血树、朱砂莲、通城虎、黄花倒水莲、萝芙木、三叶青藤、红鱼眼、山风、甜茶等。本书在资料准备过程中收集的图书也反映了广西特产中草药的特色，如广西壮族自治区林业厅编写的《广西药用植物的栽培和采制法·第一辑》一书，就是在广西药用植物资源丰富、药用植物野生品种繁多、产品数量和规格品质不一致的情况下，为了与当时中国中医药事业发展要求相适应，有计划、有目的地把野生药种变栽培药种，为交流栽培技术、改进采制方法和提高产品质量而编写的。该书介绍了广西的40种主要药用植物的性状、栽培法和采集加工法等内容。另外，广西中药饮片加工炮制因气候和各种条件关系，不少方法和经验与其他地区有所不同，一向依靠老药工师傅的口传心授保存下来。《广西中药饮片加工炮制规范》一书，对广西各中药饮片加工炮制的方法加以规范化。20世纪50年代后，广西主管收购及药材加工保管和质量规格工作的商业厅医药处举办了4期药材培训班。经过4期学员的研究讨论，结合他们的工作经验，并进一步参考了其他有关资料，编写了《广西药材》，对广西特产药材如罗汉果、山药、桂枝等共153种植物药和麝香等24种动物药、琥珀等5种矿物药的类别、形态、性能及产销情况、鉴别方法、品质规格及加工保管等方面进行了研究。这些都表明，我们收集到的文献资料均是针对广西的中草药或广西的验方秘方进行研究的，具有鲜明的广西地方特色。

其二，民族特色。广西有壮、瑶、苗、侗、仫佬、毛南、回、京、彝、水、仡佬等11个少数民族，是少数民族的聚居地，民族医药资源十分丰富。现已查明，广西少数民族应用的药用植物有3000多种，其中以壮药最为出名，应用的药用植物已超过2000种，1992～1993年广西民族医药研究所陈秀香等编写的《广西壮药简编》记载药物1986种，隶属于234科、808属；1994年陈秀香等编写的《广西壮药新资源》又收载药物397种。此外，瑶族药有1300多种，侗族药有324种，仫佬族药有262种，苗族药有248种，毛南族药有115种，京族药有30种，彝族药有22种。对于常用壮药如千斤拔、南蛇簕、剑叶龙血树、苦草、滇桂艾纳香等，瑶族药如羊耳菊、蜘蛛香等，侗族药如血水草、大丁草等，仫佬族药如救必应、茅膏菜、飞龙掌血、铁包金、娃儿藤等，苗族药如通关藤、吉祥草等，毛南族药如金果榄、对坐神仙草等，京族药如臭牡丹、鸡矢藤等，彝族药如青蒿、假地蓝等，都有详细论述。而我们所收集到的这些资料都是围绕着广西民族药展开的，如壮药七叶一枝花共在20种书中出现，占所有介绍广西本草图书的50%；壮药八角莲、九里香、一枝黄花分别在17、16和12种图书中出现；瑶族药五指毛桃、绣花针、羊耳菊分别有5、3、2种图书对其进行了介绍；仫佬族药救必应、铁包金分别出现12次和9次；彝族药射干、青蒿分别有15种图书对其进行描述；毛南族药金果榄则在11种图书中出现。这些数据均表明了这些广西中草药书籍具有明显的广西民族特色，值得进一步研究及推广。

（3）时代特色：1949～1979年间出版的广西中草药出版物，不论是从内容特征还是形式特征都带有显著的时代特色。从内容特征来说，在我们收集到的73种图书中就有超过一半的图书介绍了中草药识别方法、生长环境、采集加工、性味功用等内容，这些内容与在此期间掀起的两次全国性的中药资源普查有着紧密的联系。此外，还有14种图书都冠以了“农村”或“民间”的字样，显而易见，这些图书的内容主要立足农村，服务农村，如《农村中草药验方选》一书主要介绍了利用农村常见的中草药治疗各种常见疾病，并对农村常见中草药的采集、性味、功效做了详细介绍。而这些图书的出版发行与1965年6月26日毛泽东主席做出“把医疗卫生工作的重点放到农村去”的指示是密不可分的。另外，49.3%的图书收录有毛主席语录这一特征也体现了当时的时代背景。从形式特征来说，我们所收集到的中草药书籍中，配有插图的共有24种，其中21种为黑白插图，且32及64开本的图书共有63种，占到这类书籍的86.3%。这些情况与当时我国印刷业技术比较落后的特征相吻合。以上情况说明，这些书籍不论是从内容特征还是从形式特征来说，都带有明显的时代烙印，具有鲜明的时代特色。

（三）已出版的相关著作

我们发现1949～1979年间广西中草药出版物对当时和现在的中医药研究都具有较大的影响，对现代全国中药文献研究作出了积极的贡献。目前最具权威性的中草药书籍《中华本草》《中药大辞典》都收录有不少出自这些书籍的中草药。经统计，《中华本草》中收录的药物中有268味来自1949～1979年间广西中草药出版物，其中来自《广西本草选编》的有84种，如“松节油”“地枫皮”“接骨风”“鱼尾葵根”等；来自《陆川本草》的有39种，如“秋枫木”“九龙根”“矮脚罗伞”等；来自《南宁市药物志》的有42种，如“铁罗伞”“扭曲草”“龙珠果”等；来自《广西中药志》的40种，如“百步还魂”“木黄莲”“大驳骨”等。收录在《中药大辞典》中的“马蹄蕨”“山莲藕”等来自《陆川本草》；“金耳环”出自《广西中草药》。《广西中药志》《广西本草选编》等图书也为广西中医药研究所主编的《广西药用植物名录》提供了大量的材料，为该书的顺利出版提供了巨大的帮助。《广西药用植物名录》中有375种药物被收入《中华本草》一书，占了《中华本草》收录量的约10%，显示其具有较高的学术价值。

在前期广泛收集广西编印的各种中草药书籍的工作中，作者团队还编写了《广西道地药材》《广西临床常用中草药》《桂药原色图鉴》及《广西海洋药物》等4 部关于广西中草药的著作。

《广西道地药材》是第一部系统介绍广西道地药材的专著，全书近80万字、200多帧彩图、中英文对照，书中收录了八角茴香、广西血竭、广豆根、广山药、广山楂、广金钱草、罗汉果、珍珠、蛤蚧等40种广西道地药材，系统记述了每种药材的别名、来源、形态、生境分布、栽培技术、采集加工、药材性状、炮制方法、常见伪品、化学成分、药理作用、性味归经、功能主治、用法用量、制剂、临床研究、临床验方等，每一药材还附有原植物、药材及伪品的彩色照片；尤其是专列“非正品”一项，介绍正品外的地方用药及伪品，记述其药材性状鉴定特征，并附其药材形态图，成为本书一个突出的特点。

《广西海洋药物》则是第一部系统介绍广西沿海药用海洋生物的专著，也是第一部公开出版的区域性的海洋药物学术著作，书中共收载广西海域分布的海洋药物400余种，其中作为正药介绍的252种，作为附药介绍的148种，包括合浦珍珠、中国鲎、青环海蛇等闻名世界的名贵珍稀品种。《广西道地药材》和《广西海洋药物》均是广西中草药（包括海洋中药）研究的补白之作。

《桂药原色图鉴》是我国第一部以“桂药”命名的学术专著。全书约25万字，600多帧原色图片，共收载常用“桂药”200种。除了具有与《广西道地药材》《广西海洋药物》同样的特点外，该书还有一个突出的特点就是在学术专著中首次使用了“桂药”的专有名称，给广西主产、特产的中草药赋予地标性的称谓，比起既往混用的“广药”“南药”等名称，“桂药”的区域标识更加鲜明突出。

《广西临床常用中草药》收录的药物品种相当一部分与《桂药原色图鉴》相同，但比《桂药原色图鉴》有所增加。该书共收录广西临床较常用的中草药242种，其中包括植物药229味，如田七、肉桂、八角、八角枫、刀豆等；动物药11味，如蛤蚧、麻雀等；矿物药2味，如炉甘石、滑石。除了文字描述外，还精心摄制了彩色图谱242幅。在所收载的药物中既有使用千年的药物，如田七、肉桂等；也有现代入药使用的药物，如杧果叶、白背叶等。除了突出地方特色外，我们在编写本书时，采用了《中药学》《临床中药学》教材的功效分类编排体例，将所收药物分为解表药、温里药、清热解毒药等，还特别注意突出其临床应用的特点，在每种药物的“临床参考”一项中，除了介绍民间验方外，还选择了以该药为主药的、有典型意义的临床研究报道或病例加以介绍，为读者提供了更多的实证参考，更好地指导临床用药。这对于扩大这些中草药的应用范围，提高其应用价值，是具有重要意义的。

四、时代进步和政策支持

本书成书于21世纪之初，这是一个现代科技飞速发展的时代，以信息技术为特征的高新技术日新月异，生物技术、数码技术、网络技术等为现代科学的发展提供了有力的支撑。另一方面，随着人们对自身健康的日益重视，对化学药物毒副反应的深入认识和对恶性肿瘤、病毒、免疫代谢性疾病的无奈与恐惧的增强，世界医学重新关注传统医学在维护人类健康所发挥的重要作用，从而出现了“中医热”的现象。不仅国内的中医药高等院校，而且几乎所有国内外设有化学学科、生物学科或生命学科的研究机构，都不同程度地争相开展关于中医药的科学研究，并取得了可喜的成果，这就为《桂本草》一书提供了中药化学、中药药理等方面的文献支持。尽管本书所收载的某些药物在化学研究和药理研究方面还缺乏足够的资料，甚至还有空缺，但若没有这个时代的科技进步，没有其他学科的关注和参与，就不可能产生如此海量的中草药研究的文献信息，也就不可能有本书中如此丰富的内容。

政策的支持是事业成功的重要保障。近年来，从中央到地方各级政府大力支持中医药和民族医药的发展，投入了大量的经费用于中医卫生医疗服务体系的建设、中医药和民族医药研究平台和学术队伍的建设，广泛开展了中医药和民族医药重大科学问题的研究、重大创新药物的研究、防治重大疾病的研究等。这又从一个方面为《桂本草》提供了中医药和民族医药临床研究、文献整理等方面的成果支撑。自治区政府高度重视中医药和民族医药的发展，2008年成立广西中医药管理局之后，相继制定实施了《广西壮族自治区发展中医药壮医药条例》《关于加快中医药民族医药发展的决定》《壮瑶医药振兴计划（2011～2020）》《中医药民族医药发展十大重点工程实施方案（2011～2015）》等一系列政策文件，给广西中医药和民族医药发展提供了政策保障。正是在这样的时代背景下，《桂本草》才有可能集广西中草药研究之大成，以其鲜明的、强烈的时代性、科学性和实用性奉献给社会。

毫无疑问，这样一部篇幅巨大的学术著作，绝对不可能是一个人或少数几个人在短时间内可以完成的。从2003年开始策划，2005年首次以《广西道地药材》获得财政立项资助，2007年开始连续三年获得自治区中医药管理局的资助，到2011年12月北京科学技术出版社正式通过出版选题论证，《桂本草》的编撰历经8年，凝聚了几十位中医药专家、教授的心血。在此，我们对所有参与本书编撰工作的科技人员的辛勤付出表示诚挚的感谢！对本书编撰、出版给予大力支持的广西中医药大学、广西卫生厅、广西中医药管理局、北京科学技术出版社表示衷心的感谢！《桂本草》能入选国家出版基金项目，是对作者团队的极大鼓励和褒奖，感谢国家出版基金为保障本书顺利出版提供的基金资助和大力支持！特别是对一直以来关心和支持这项工作并为本书赐序的肖培根院士、刘昌孝院士，我们更是心怀感激之情，在此表达最深切的谢意！

百密终有一疏，尽管我们已经很努力地追求尽善尽美，但限于水平、经验和条件，书中肯定存在许多不如人意甚至错谬之处，恳请中医药同道及广大读者给予批评指正，以期在今后的修编时更臻完善。

邓家刚

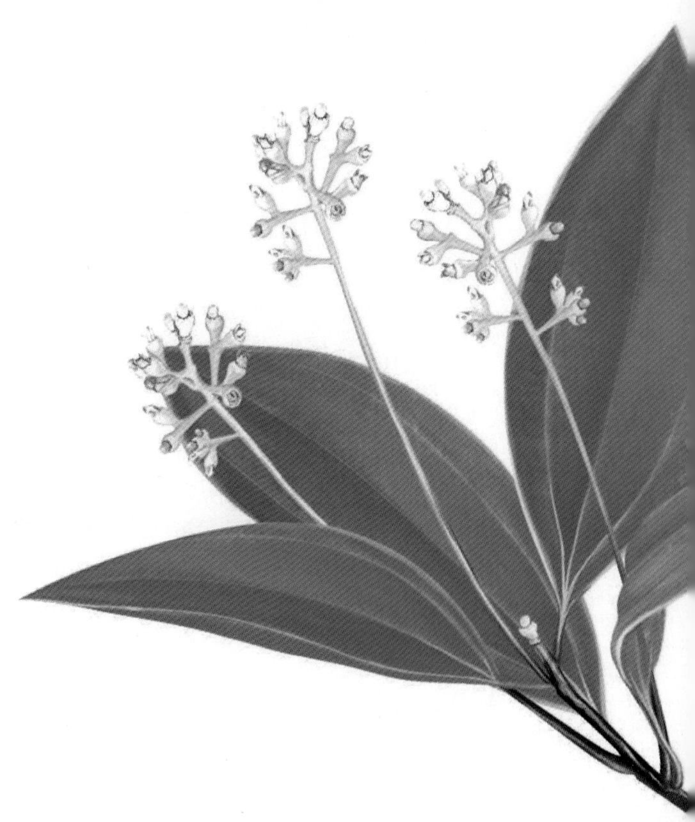

凡 例

1.书中每种药材按中文名、汉语拼音名、药材拉丁名、英文名、别名、来源、植（动、矿）物形态、分布、采集加工、药材性状、品质评价、化学成分、药理作用、临床研究、性味归经、功效主治、用法用量、使用注意、经验方、附注、参考文献依次编写。

2.中药材及饮片的中文名、汉语拼音名、药材拉丁名、英文名、别名：中药材及饮片名称统一按《中国药典》正文格式和书写要求书写。部分品种的临床习用名称与法定名称不一致时，用别名在来源中描述。

3.来源：药材来源记述植（动）物药科名、学名及药用部位；矿物药记述其原矿物和加工品的名称。多来源或多药用部位的，则在附注中记载。各名称均按《中国药典》正文格式和要求书写。同一中药名，不同的基原应在该品种中并列介绍。若《中国药典》分别收载，则加以说明。

4.植（动、矿）物形态：描述原植（动、矿）物各个器官的主要特征，并附全部及局部形态彩色照片。

5.分布：记述该药材在广西的主要产地，突出道地药材的优势。如为栽培亦加注明。

6.采集加工：根据动、植物生长规律，为达到保证药效、服用安全的目的，介绍合理采集的方法；炮制加工根据《中国药典》及地方的炮制规范，简要介绍炮制方法。

7.药材性状：记述该药材药用部位的形态特征，并附药材及饮片彩色照片。

8.品质评价：记述该药材的评价标准。

9.化学成分：记述该药材的主要化学成分，在括号内附上英文名。

（1）系统查阅各品种的植物化学研究文献（2008年6月前），综合介绍有效成分、活性成分或专属成分，特别注明近年来报道的有毒副反应的成分。明确成分的类别及代表性单体成分名称（有必要者列出英文名称）。

（2）参照《中国药典》《部颁标准》及地方药材标准，列出质控成分及限度。

（3）动物类、复方药材加工品（如六神曲）等成分不明确的，不再列【化学成分】项。

10.药理作用：记述该药材的主要药理作用，包括动物试验、临床药理以及毒性等内容。

11.临床研究：选择该药材或以该药材为主的、有一定数量并取得新成果的临床研究报道。

12.性味归经：不同药用部位有不同药性的，分别列出。

13.功效与主治：主治与功效相适应，以临床实践为准，参考诸家本草所载功用。

14.用法用量：一般指单味药煎剂的成人一日常用量。外用无具体剂量时，均表示为“适量”；对于烈性与毒性药物有明确的参考剂量，必要时加注极量。

15.使用注意：主要包括病证禁忌、妊娠禁忌、饮食禁忌及毒副反应。按禁忌程度分为禁服（用）和慎服（用）两种。

16.经验方：选录能印证和补充药物功能主治及临证应用的古今良方和单方验方。经验方中的药名，为保持文献原貌，以原载文献名为准，不改为本书中通用名称。部分选自古籍中的经验方剂量为古代度量单位，为保持经验方原貌，不改变其书写形式。推荐换算公式为“一两≈30g，一钱≈3g”。

17.附注：有多部位入药的，记述该药其他入药部位的功效主治，有伪品的则列出其所属的科名及该种的种名和拉丁名。

18.参考文献：在文中相关位置标注该参考文献序号，以表明其来源。部分参考文献由于年代久远，存在文献信息不全的问题，文中仅收载文献信息中可查证部分。

19.本书文字资料主要以《中国药典》《中华本草》《新编中药志》《广西药用植物名录》《广西本草选编》《广西药用植物志》《广西中药志》为据。

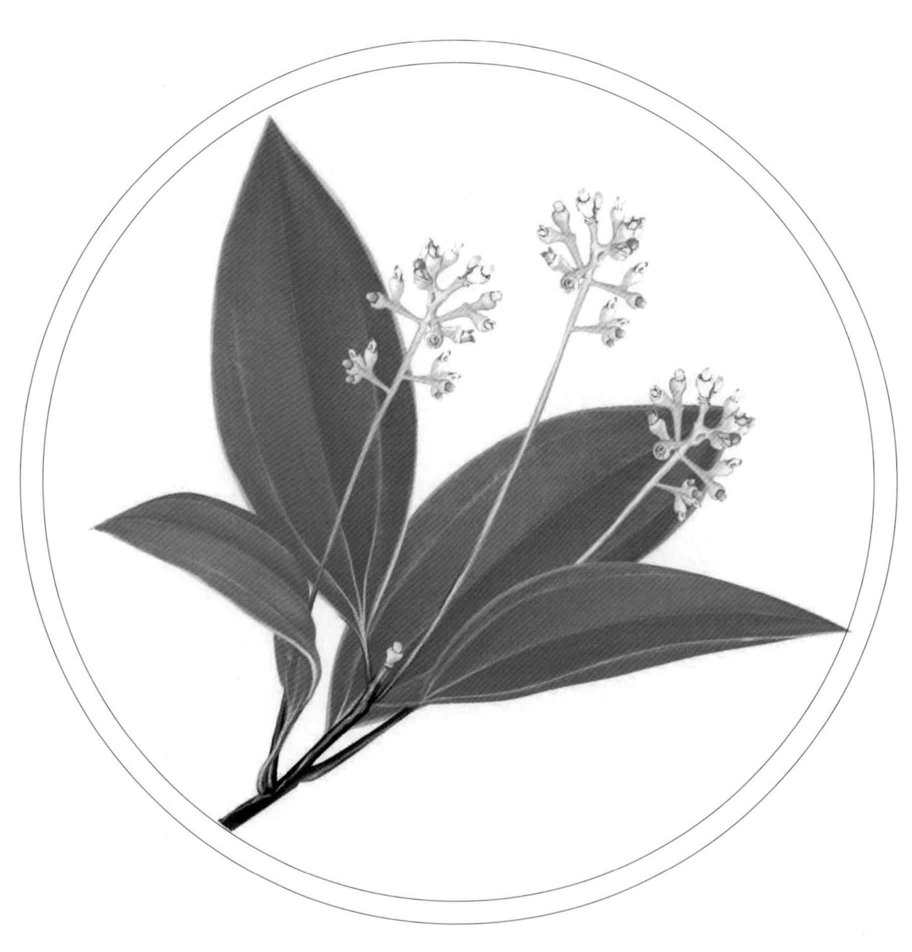

目 录

上

一画

二画

三画

四画

五画

六画

七画

下

八画

九画

十画

十一画

十二画

十三画

十四画

十五画以上

索引

八画

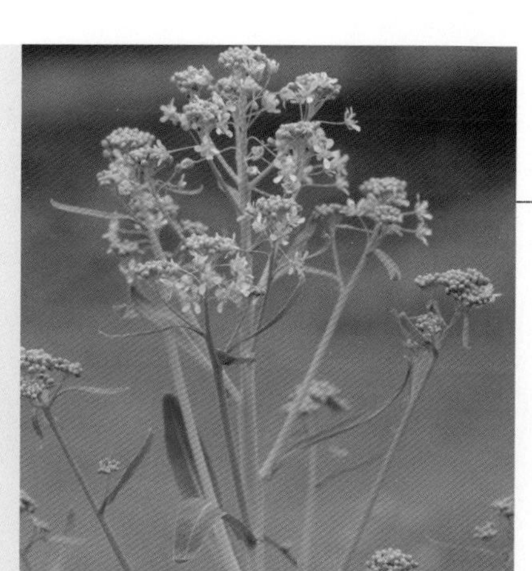

Qing hao 青蒿

Artemisiae Annuae Herba
[英]Sweet Wormwood Herb

【别名】臭青蒿、香丝草、酒饼草、苦蒿、细叶蒿。

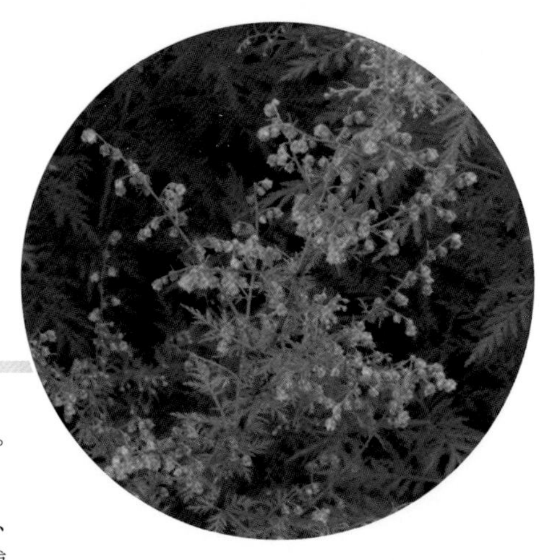

【来源】为菊科植物黄花蒿 *Artemisiae annua* L. 的地上部分。

【植物形态】一年生草本。全株具较强挥发油气味。茎直立，具纵条纹，多分枝，光滑无毛。基生叶平铺地面，开花时凋谢；茎生叶互生，幼时绿色，老时变为黄褐色；叶片通常为三回羽状全裂，裂片短细，有极小粉末状短柔毛或粉末状腺状斑点；叶轴两侧具窄翅；茎上部的叶向上逐渐细小呈条形。头状花序细小，球形，多数组成圆锥状；总苞小，球状，花全为管状花，黄色，外围为雄花，中央为两性花。瘦果椭圆形。

【分布】广西主要分布于阳朔、钟山、贺州、岑溪、桂平、贵港、博白、合浦、南宁、南丹等地。

【采集加工】花蕾期采收，切碎，晒干。

【药材性状】茎圆柱形，上部多分枝；表面黄绿色或棕黄色，具纵棱线；质略硬，易折段，断面中部有髓。叶互生，暗绿色或棕绿色，卷缩，易碎，完整者展平后为三回羽状深裂，裂片及小裂片矩圆形或长椭圆形，两面被短毛。气味特异，味微苦。

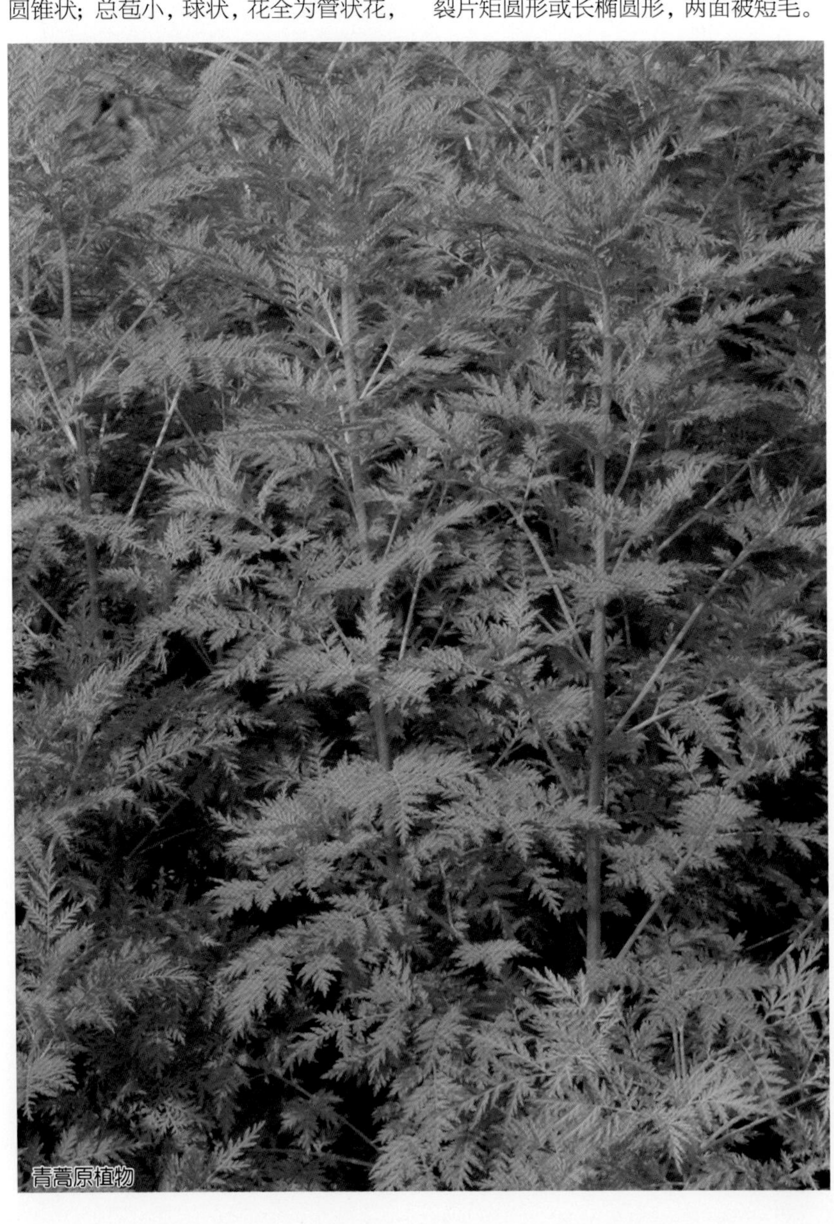
青蒿原植物

【品质评价】以色绿、叶多、香气浓者为佳。

【化学成分】青蒿含萜类（terpene）、黄酮类（flavone）、挥发油（volatile oil）等多种成分。

青蒿含青蒿素（artemisinin），*β*- 谷甾醇（*β*-sitosterol），芹菜素（apigenin），木犀草素（luteolin），5,7,4′- 三羟基 -6, 3′,5′- 三甲氧基黄酮 [5,7,4′-trihydroxy-6, 3′,5′-trimethoxyflavone]，5,7- 二羟基 -6,3,4- 三甲氧基黄酮（泽兰林素）（eupatilin）[1]；还含挥发油成分：*β*- 蒎烯（*β*-pinene），桉油醇（eucalyptol），*α*- 萜品醇（*α*-terpineol），*γ*- 萜品醇（*γ*-terpineol），*β*- 萜品醇（*β*-terpineol），蒈醇（4-carene），3- 癸炔 -2- 醇（3-decyn-2-ol），里哪醇（linalol），天然樟脑（camphor），松香芹醇（*trans*-pinocarveol），伞柳酮（umbellulone），异冰片基醇（*iso*-bornyl alcohol），萜品烯 -4- 醇（terpinen-4-ol），桃金娘烯醛（myrtenal），桃金娘烯醇（myrtenol），反式 -2- 己烯酰戊酸盐（*trans*-2-hexenyl valerate），龙脑醋酸盐（borneol acetate），8- 羟基里哪醇（8-hydroxylinalool），*α*- 油松基丙炔酸盐（*α*-terpinyl propionate），*α*- 布藜烯（*α*-bulnesene），三甲基亚甲基双环十一碳烯（*iso*-caryophillene），*β*- 法呢烯（*β*-farnesene），*α*- 木罗烯（*α*-muurolene），*γ*- 蛇床烯（*γ*-selinene），大根香叶烯（germacrene），荒漠术烯（eremophilene），马兜铃素还氧化物（aristolene epoxide），长叶松香芹酮（longipinocarvone），石竹烯氧化物（caryophyllene oxide），4,4- 二甲基四环 [6,3,2,0（2,5）,0（1,8）] 十三 -9- 醇 {tetracyclo[6,3,2,0（2,5）,0（1,8）]tridecan-9-ol,4,4-dimethyl}，蛇床 -6- 烯 -4- 醇（selina-6-en-4-ol），*γ*- 新丁香萜烯（*γ*-neoclovene），chamigrene，

斯巴醇(spathulenol)，六氢化法呢基丙酮(hexahydrofarnesyl acetone)，氯代十八碳烷(octadecyl chloride)，2,6,10,15-四甲基十七碳烷(heptadecane，2,6,10,15-tetramethyl)，正二十一碳烷(heneicosane)，二十五碳烷(pentacosane)[2]。青蒿嫩叶含青蒿素(artemisinin)，青蒿乙素(arteannuin B)，3α-羟基-1-去氧青蒿素(3α-hydroxy-1-deoxyartemisinin)，青蒿酸(artemisinic acid)，artemetin，猫眼草黄素(chrysosplenetin)，槲皮万寿菊素-3,7,3′,4′-四甲醚(quercetagetin-3,7,3′,4′-tetramethyl ether)，猫眼草酚(chrysosplenol D)，水杨酸(salicylic acid)，domesticoside，东莨菪苷(scopolin)，β-谷甾醇(β-sitosterol)，胡萝卜苷(daucostrol)[3]。

全草含挥发油成分：β-蒎烯(β-pinene)，桉树脑(cineole)，蒿酮(artemisia ketone)，2,5-二甲基4-己烯-3-醇(2,5-dimethyl-4-hexen-3-ol)，2-癸烯-1-醇(dec-2en-1-ol)，2,6-二甲基-3,5,7-辛三烯-2-醇(2,6-dimethyl-3,5,7-octatriene-2-ol)，天然樟脑(camphor，natural)，bicyclo[2,2,1]heptan-3-one,6,6-dimethyl-2-methylene，β-蒎烯氧化物(β-pinene oxide)，1-松油4-醇(1-terpin-4-ol)，苯甲基异丁基酮(benzyl-*iso*-butylketone)，1,3-二异丙基-6-甲基环己烯(cyclohexene，1,3-disopropenyl-6-methyl)，异石竹烯(*iso*-caryophillene)，α-葎草烯(α-humulene)，β-法呢烯(β-farnesene)，大根香叶烯-D(germaerene-D)，桉叶-4(14)，11-二烯[eudesma-4(14)，11-diene]，异长叶薄荷醇乙酸酯(*iso*-pulegol acetate)，δ-杜松烯(δ-cadinene)，异龙脑基丙烯酸酯(*iso*-bornyl crylate)，反式-橙花叔醇(*trans*-nerolidol)，α-愈创木烯(α-guaiene)，α-红没药烯环氧化物(α-bisabolene epoxide)，香橙烯氧化物(aromadendrene oxide)，雪松烯醇(cedrenol)，4,4-二甲基四环[6,3,2,0(2,5),0(1,8)]十三-9-醇{tetracyclo[6,3,2,0(2,5),0(1,8)]tridecan-9-ol,4,4-dimethyl}，雅榄蓝-(10),11-二烯[eremophila-(10),11-diene]，雪松-8(15)-烯-9-醇[cedr-8(15)-en-9-ol]，绿叶烷(patehoulane)，*epi*-globulol，长三环萜(longicyclene)，8,9-环氧新异长叶烯(neo-*iso*-longifolene,8,9,-epoxy)，4-莰基-丁烷-2-酮(4-camph enylbutan-2-one)，1,4-二苯基-2-丁酮(1,4-diphenyl-2-butanone)，十四碳酸(tetra decanoic acid)，十五碳酸(pentade-canoic acid)，反叶绿醇(*trans*-phytol)，二十四碳烷(tetracosane)，二十五碳烷(pentacosane)[2]。

地上部分含萜类：青蒿素Ⅰ(artemisinin A)，青蒿素Ⅲ即氢化青蒿素，去氧青蒿素(hydroartemisinin)，青蒿素Ⅳ(qinghaosu Ⅳ)，青蒿素Ⅴ(qinghaosu Ⅴ)，青蒿素Ⅵ(qinghaosu Ⅵ)，青蒿素B的异构体青蒿素C(artemisinin C，arteannuin C)，青蒿素G(arteannuin G)，去氧异青蒿素B(deoxy-*iso*-artemisinin B)，去氧异青蒿素C(deoxy-*iso*-artemisinin C)，青蒿烯(artemisitene)，青蒿酸(qinghao acid，artemisic acid，artemisinic acid，arteannuic acid)，去氢青蒿酸(dehydroar temisinic acid)，环氧青蒿酸(epoxyarte misinic acid)，11*R*-左旋二氢青蒿酸(11*R*-dihydroartemisinic acid)，青蒿酸甲酯(methyl artemisinate)，青蒿醇(artemisinol)，去甲黄花蒿酸(norannuic acid)，二氢去氧异青蒿素B(dihydro deoxy-*iso*-artemisinin B)，黄花蒿内酯(annulide)，无羁萜(friedelin)及3β-无羁萜醇(friedelan-3β-ol)等[4]。

黄花蒿中黄酮类化合物有：槲皮万寿菊素-6,7,3′,4′-四甲醚(quercetagetin-6,7,3′,4′-tetramethylether)，猫眼草酚(chrysosplenol)，蒿黄素(artemetin)，3-甲氧基猫眼草酚即猫草黄素(3-methoxychrysosplenol，chrysolplenetin)，3,5,3′-三羟基-6,7,4′-三甲氧基黄酮(3,5,3′-trihydroxy-6,7,4′-trimethoxyflavone)，5-羟基-3,6,7,4′-四甲氧基黄酮(5-hydroxy-3,6,7,4′-tetramethoxyflavone)，紫花牡荆素(casticin)，中国蓟醇(cirsilineol)，5,3′-二羟基-6,7,4′-三甲氧基黄酮(penduletin)，5,7,3′,4′-四羟基-3,6二甲氧基黄酮(axillarin)，去甲中国蓟醇(cirsiliol)，柽柳黄素(tamarixetin)，鼠李素(rhamnetin)，槲皮素-3-甲醚(quercetin-3-methylether)，滨蓟黄素(cirsimaritin)，鼠李柠檬素(rhamnocitrin)，金圣草素(chrysoeriol)，5,2′,4′-三羟基-6,7,5′-三甲氧基黄酮(5,2′,4′-trihydroxy-6,7,5′-trimethoxyflavone)，5,7,8,3-四羟基-3,4-二甲氧基黄酮(5,7,8,3′-tetrahydroxy-3,4-dimethoxyflavone)，槲皮万寿菊素-3,4-二甲醚(quercetagetin-3,4-dimethyl ether)，山柰酚(kaempferol)，槲皮素(quercetin)，木犀草素(luteolin)，万寿菊素(patuletin)，槲皮素-3-芸香糖苷(quercetin-3-rutinoside)，木犀草素-7-*O*-糖苷(luteolin-7-*O*-glycoside)，山柰酚-3-*O*-糖苷(kaempferol-3-*O*-glucoside)，槲皮素-3-*O*-糖苷(quercetin-3-*O*-glucoside)，万寿菊素-3-*O*-糖苷(*p*-atuletin-3-*O*-glucoside)及6-甲氧基山柰酚-3-*O*-糖苷(6-methoxykaempferol-3-*O*-glucoside)等；香豆精类：香豆精(coumarin)，6,8-二甲氧基-7-羟基香豆精(6,8-dimethoxy-7-hydroxycoumarin)，5,6-二甲氧基-7-羟基香豆精(5,6-dime thoxy-7-hydroxycoumarin)及蒿属香豆(scoparon)等[4]。

其他：棕榈酸(palmitic acid)，豆甾醇(stigmasterol)，石南藤酰胺乙酸酯(aurantiamide acetate)，5-十九烷基间苯二酚-3-*O*-甲醚酯(5-nonadecylresorcinol-3-*O*-methylether)，二十九醇(nonacosanol)，2-甲基三十烷-8-酮-23-醇(2-methyltriacosan-8-one-23-ol)，三十烷酸三十一醇酯(hentriacontanyl triacontanoate)，2,29-二甲基三十烷(2,29-dimethyltriacontane)，黄花蒿双环氧化物(annuadiepoxide)，本都山蒿环氧化物(ponticaepoxide)及β-糖苷酶(β-glucosidase)Ⅰ、Ⅱ等[4]。

【药理作用】

1. 抗疟　对腹腔接种伯氏鼠疟后3~4天的小鼠，一次灌胃给青蒿素，经6~10h后可抑制疟原虫的发育，其半数转阴量为138.8mg/kg[5]。服用青蒿素200mg/kg连续3天的血液转种猴疟模型，治疗子孢子诱发初次感染的猴，于用药后2~3天原虫全部转阴。青蒿乙醚提取物、稀乙醇浸膏及青蒿素对鼠疟、猴疟、人疟均有抗疟作用[6]。青蒿琥酯钠能够抑制约氏疟原虫DNA的合成[7]。青蒿衍生物蒿甲醚及青琥酯钠也具有抗疟作用，其中蒿甲醚乳剂的抗疟效果优于还原青蒿素琥珀酸钠(即青蒿酯钠)水剂，对凶险型疟疾病人可能是更理想的剂型[8]。用FCC-1/HN(恶性疟原虫FCC-1/HN株)标准测试青蒿素、蒿甲醚及青蒿酯钠的体外培养的恶性疟原虫抗疟效应，青蒿酯钠效果最好，其氯喹当量16，药效为青蒿素的14.3倍。青蒿素及蒿甲醚的抗疟

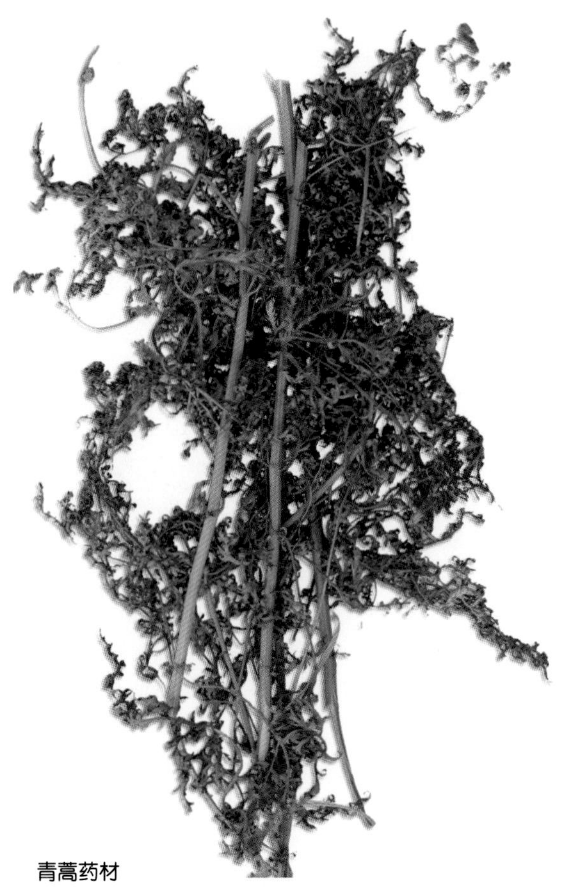

青蒿药材

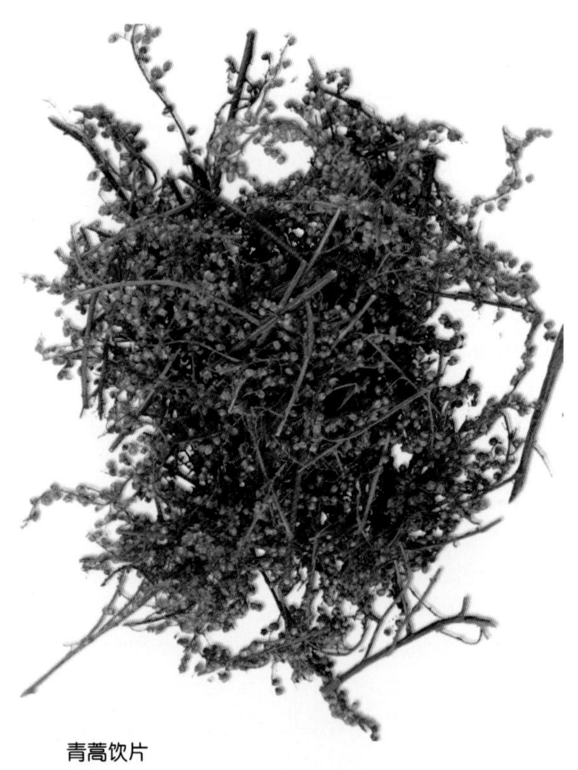

青蒿饮片

效果与氯喹相近[9]。

2. 抗菌、抗病毒　0.25% 青蒿挥发油对所有皮肤真菌有抑菌作用，1% 有杀菌作用[10]。表皮葡萄球菌、卡他球菌、炭疽杆菌、白喉杆菌用青蒿水煎液有较强的抑菌作用[11]。青蒿乙醇提取物 7.8mg/ml 在试管内对钩端螺旋体作用效力与连翘、黄柏、蚤休相似，而弱于黄连、荔枝草、黄芩与金银花[12]。青蒿对流感病毒 A3 型京科 79-2 株与冈比亚锥虫未见抑杀作用[13]。青蒿素对流感病毒 A3 型京科 79-2 株有抗病毒作用[14]。青蒿中的谷甾醇和豆甾醇也有抗病毒作用[15]。

3. 抗肿瘤　甲蒿琥酯对 55 种人体肿瘤细胞系中，最敏感的是白血病及结肠癌细胞，中度敏感的有黑色素瘤、乳腺癌、卵巢癌、前列腺癌、中枢神经系统肿瘤及肾癌细胞等，非小细胞肺癌敏感性最差[16]。双氢青蒿素对宫颈癌 Hela 细胞株、子宫绒毛膜癌 JAR 细胞株、胚胎横肌癌 RD 细胞株和卵巢癌 HO8910 细胞株的体外抗肿瘤活性，其半抑制浓度为 8.5~32.9mmol/L[17]。青蒿酸衍生物Ⅱ、Ⅲ、Ⅵ，体外对白血病 P388 细胞有抗肿瘤活性，而Ⅰ、Ⅳ、Ⅴ则无。在浓度为 10μg/ml 和 1μg/ml，Ⅱ对 P388 细胞生长抑制率为 100% 和 42%，Ⅵ的抑制率为 100% 和 47%[18]。

4. 抗血吸虫及其他寄生虫　青蒿素及其多种衍生物均有抗血吸虫的作用，在整个服药阶段对幼虫期的血吸虫都有杀灭作用。青蒿素还能杀灭进入宿主体内的幼虫，对疫水接触者具有保护作用，用于感染日本血吸虫尾蚴后的早期治疗，可降低血吸虫感染率和感染程度，并可预防血吸虫病的发生，蒿甲醚和蒿乙醚活性更高[19]，其抗血吸虫作用的活性基团是过氧桥，作用机制是影响糖代谢。青蒿素衍生物 ME908 可抑制弓形虫核酸代谢，且用双氢青蒿素联合磺胺嘧啶钠治疗小鼠急性弓形虫感染可以产生协同效应，更有效防止停药后的复发，且比单独使用双氢青蒿素的疗效好[20]。

5. 对免疫系统作用　青蒿素水溶性衍生物（SM905）在体内外对 T 淋巴细胞均有抑制作用，SM905 对刀豆蛋白诱导的脾细胞增殖和混合淋巴细胞反应均有很强的抑制活性[21]。青蒿素及其衍生物具有免疫抑制作用[22]。

6. 解热　青蒿注射液对百日咳、白喉、破伤风三联疫苗致热的家兔有解热作用[23]。

7. 抗心律失常　青蒿素能对抗结扎冠脉引起的心律失常，可使氯化钙、氯仿引起的心律失常发作时间推迟，室颤减少，其作用与其抑制内向整流钾电流和普肯耶纤维瞬间外向钾电流有关[24]。

8. 毒理　青蒿素类药物的毒性主要是抑制动物造血系统和损伤胃、肠、肝等内脏器官[25,26]。小鼠灌胃青蒿油乳剂半数致死量（LD_{50}）为（2.10±0.08）g/kg[27]，小鼠口服青蒿素的 LD_{50} 为 5105mg/kg，治疗指数为 36.8[28]。

【临床研究】

疟疾　参与者服用黄花蒿汤 [5g（药草）/L 或 9g（药草）/L，分别含有青蒿素 47mg/kg、97mg/kg] 或奎宁硫酸盐（500mg/ 天，3 次 / 天，服用 7 天）。服用黄花蒿汤组的每天喝 1L，连续服用 7 天。在治疗 7、14、28、35 日后，每组根据其治愈效果进行评价。结果：治疗7日后，志愿者治愈率分别为低剂量青蒿素组77%、高剂量青蒿素组70%和奎宁组91%。随着时间的推移，出现高比例的病原重新活动，在35日后，其治愈率分别降低到34%、30%和79%。各治疗组的症状减轻是相似的。与治疗前的症状相比，低剂量药草组91%、高剂量药草组81%和奎宁组的92%的志愿者曾出现发热；92%、100%和100%的志愿者分别出现发冷现象；88%、73%和70%的志愿者分别出现疲劳；86%、100%和76%的志愿者分别出现呕吐；100%、83%和86%的志愿者出现腹痛[29]。

【性味归经】味苦、微辛，性寒。归肝、胆经。

【功效主治】清热，解暑，除蒸，截疟。主治暑热、暑湿、湿温、阴虚发热，疟疾，黄疸。

【用法用量】内服：煎汤，6~15g，治疟疾可用20~40g，不宜久煎；鲜品用量加倍，绞汁饮；或入丸、散。外用适量，研末调敷；或鲜品调敷；或煎水洗。

【使用注意】脾胃虚寒者慎服。

【经验方】

1. 日晒疮　青蒿（捣碎）一两，以冷水冲之，取汁饮；将渣敷疮上。如不愈，另用柏黛散（黄柏、青黛各二钱，各研末，以麻油调搽）敷之。（《洞天奥旨》青蒿饮）
2. 中暑　用青蒿嫩叶捣烂，手捻成丸，黄豆大。新汲水吞下，数丸立愈。（《本草汇言》）
3. 截疟　青蒿一斤，冬瓜叶、官桂、马鞭草各二两，上末，发丸如胡椒大。每里分作四服，临发前一二时尽服之。（《丹溪纂要》青蒿丸）
4. 急劳，骨蒸烦热　青蒿一撮（细研），猪胆一枚（取汁），杏仁二十七粒（大者，汤浸，去皮、尖、双仁，麸炒微黄）。上药一处，以童子小便一大盏，煎至五分，去滓，空心温服。（《太平圣惠方》）
5. 虚劳，盗汗，烦热，口干　青蒿一斤。取汁熬膏，入人参末、麦冬末各一两，熬至可丸，丸如梧桐子大。每食后米饮下二十丸。（《圣济总录》青蒿丸）
6. 暑温，暑热，暑泻，秋暑　滑石三钱（水飞），生甘草八分，青蒿一钱五分，白扁豆一钱，连翘三钱（去心），白茯苓三钱，通草一钱。加西瓜翠衣一片入煎。每日一剂至二剂，水煎服。（《时病论》清凉涤暑法）
7. 温病夜热早凉，热退无汗，热自阴来者　青蒿二钱，鳖甲五钱，细生地四钱，知母二钱，丹皮三钱。水五杯，煮取二杯，日再服。（《温病条辨》青蒿鳖甲汤）
8. 温疟痰甚，但热不寒　青蒿二两（童子小便浸，焙），黄丹半两，为末。每服二钱，白汤调下。（《仁存堂经验方》）
9. 暑毒热痢　青蒿叶一两，甘草一钱。水煎服。（《圣济总录》）

【参考文献】

[1] 吕华军，黄举鹏，卢健，等．青蒿化学成分的研究．广西中医药，2007，30（3）：56.

[2] 董岩，刘洪玲．青蒿与黄花蒿挥发油化学成分对比研究．中药材，2004，27（8）：568.

[3] 陈靖，周玉波，张欣，等．黄花蒿幼嫩叶的化学成分．沈阳药科大学学报，2008，25（11）：866.

[4] 国家中医药管理局《中华本草》编委会．中华本草．上海：上海科学技术出版社，1999：6709.

[5] 中医研究院中药研究所．新中医学杂志，1979，（1）：23.

[6] 王浴生，邓文龙，薛春生．中药药理与应用．北京：人民卫生出版社，1983：590.

[7] 韩文素．中国寄生虫学与寄生虫病杂志，1992，10（3）：204.

[8] 管惟滨，黄文锦，潘卫庆，等．蒿甲醚乳剂抗疟效应与毒性观察．第二军医大学学报，1986，7（2）：123.

[9] 管惟滨．中国药理学报，1982，3（2）：139.

[10] 陈明．中华皮肤科杂志，1988，21（2）：75.

[11] 周邦靖．常用中药的抗菌作用及其测定方法．重庆：科学技术文献出版社重庆分社，1987：170.

[12] 曹仁烈．中华皮肤科杂志，1957，（4）：286.

[13] 刘碧风．中国药理学通报，1986，2（3）：26.

[14] 钱瑞生，李柱良，余建良，等．青蒿素的免疫作用和抗病毒作用．中医杂志，1981，（6）：63.

[15] Khan M M. Plant Sci，1991， 75（2）：161.

[16] Efferth T,Dunstanh, Sauerbrey A, et al.The antimalarial artesunate is also active against cancer. Int J Oncol，2001，18（4）：767.

[17] Chen HH,Zhou HJ,Fang X. Inhibition of human cancer cell line growth and human umbilical veinen doth elial cell angiogenesis by artemisin in derivatives in vitro. Pharmacol Res，2003，48（3）：231.

[18] 邓定安，蔡俊超．具有抗肿瘤活性的青蒿酸衍生物．有机化学，1991，11（5）：540.

[19] 徐明生．青蒿素蒿甲醚青蒿琥酯预防日本血吸虫病研究进展．中国血吸虫病防治杂志，1998，10（4）：251.

[20] 孙志伟，王京燕，王明道．青蒿素衍生物ME908对弓形虫核酸代谢的影响．中国人兽共患病杂志，1995，11（6）：78.

[21] Wang JX,Tang W,Yang ZS,et al.Suppressive effect of a novel water soluble artemisin in derivative SM905 on T cell activation and proliferation in vitro and in vivo.Eur J Pharmacol，2007，564（123）：211.

[22] Noori S, Naderi GA, Hassan ZM, et al. Immunosuppressive activity of a molecule is olated from Artemisia annua on DTh responses compared with cyclosporin A. Int Immunopharmacol，2004，4（10 -11）：1301.

[23] 冯文宇．河北药学，1984，（2）：78.

[24] 李宝馨，杨宝峰，李玉荣，等．青蒿素抗心律失常作用及机制．中国药理学通报，1999，15（5）：449.

[25] 娄小娥，周慧君．青蒿琥酯的药理和毒理学研究进展．中国医院药学杂志，2002，22（3）：175.

[26] 赵艳红，王京燕．青蒿素类药物神经毒性及其作用机制．中国寄生虫学与寄生虫病杂志，2002，20（1）：49.

[27] 林伯香，郑义信．青蒿油丸．中国医院药学杂志，1982，2（5）：35.

[28] 杨启超．青蒿琥酯片资料之七，1987.

[29] 施力军．黄花蒿治疗疟疾的研究．广西医学，2006，28（6）：957.

Qing tian kui
青天葵

Nerviliae Fordii Herba et Rhizoma
[英]Ford Nervilia Herb and Tuber

【别名】独叶莲、独脚莲、珍珠叶、天葵、入地珍珠、假天麻。

【来源】为兰科植物毛唇芋兰 *Nervilia fordii*（Hance）Schltr. 的全草及块茎。

【植物形态】多年生宿根小草本。块茎球形或扁球形，肉质，白色。叶基生，常 1 片，稀 2 片；叶柄下部管状、紫红色的叶鞘包围；叶片膜质，卵状心形，长 5~10cm，宽 8~12cm，先端急尖，边缘波状，约具 20 条明显的叶脉，小脉纵横交错成网状。总状花序从块茎抽出，有花 4~9 朵。花先于叶开放，常下垂，淡绿色，具反折的线形小苞片；萼片与花瓣几相等，线状披针形，仅上部略张开；唇瓣白色带紫，合抱蕊柱，上部3裂，先端和中部密被白色长柔毛。

【分布】广西主要分布于隆林、昭平、永福等地。

【采集加工】夏季采收，洗净晒干。

【药材性状】全草卷缩成团粒状或缠绕成团。块茎肉质，皱缩成不规则的扁平状，直径 5~12mm，类白色或黄白色，多已与茎叶脱落。叶皱缩，灰绿色或黄绿色，膜质柔韧，展平后呈卵圆形或卵状心形，长、宽 2.5~7cm，先端钝或微尖，基部心形，边缘微波状，基出弧形脉约 20 条，呈膜翅状突起；叶柄稍扁，长 3~7cm，直径约 2.5mm。灰黄色或黄白色，有细纵纹，基部有时残留管状叶鞘及从两侧伸出的纤细不定根。气微有草菇香，味微甘。

【品质评价】以干燥、叶色绿、完整者为佳。

【化学成分】本品含正亮氨酸（norleucine），24（*S*/*β*）-dihydrocycloeucalenol-（*E*）-*p*- 羟基肉桂酸盐 [24（*S*/*β*）-dihydrocycloeucalenol-（*E*）-*p*-hydroxy cinnamate]，鼠李柠檬素又名泻鼠李素（rhamnocitrin），鼠李秦素又名甲基鼠李黄素（rhamnazin），胡萝卜苷（daucosterol）[1]。

本品挥发油中含有 6,10,14- 三甲基 -2- 十五烷酮（6,10,14-trimethyl-2-pentadecanone），苯磺酰胺 -4- 甲基 -*N*-（2-氧代 -2- 苯乙基）[benzenesulfonamide-4-methyl-*N*-（2-keto-2-phenethyl）]，

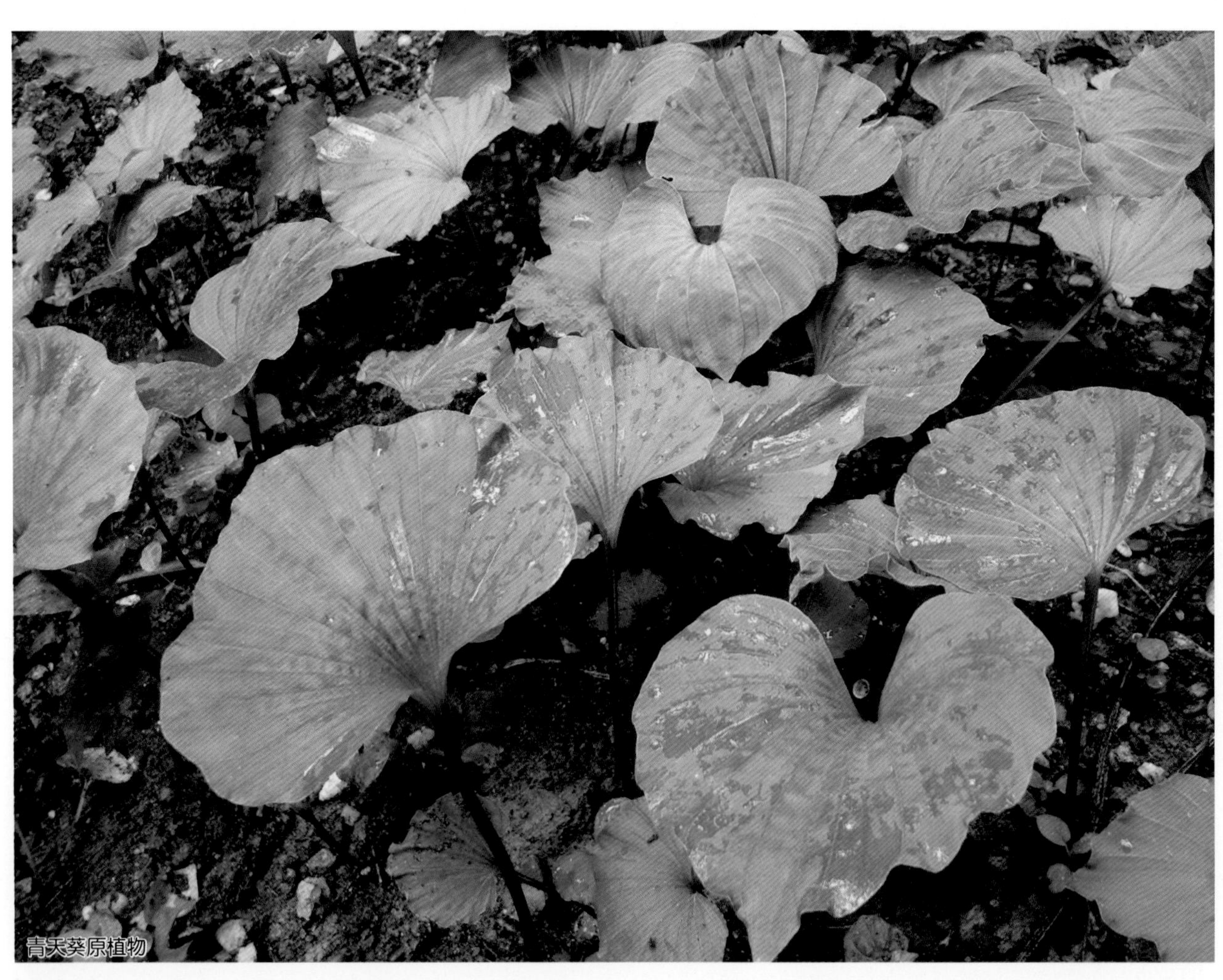
青天葵原植物

叶绿醇（植醇）（phytol），十六碳酸（hexadecoic acid），α-杜松醇（α-cadinol），石竹烯氧化物（caryophyllene oxide），2-十三酮（2-trideca ketone），β-紫罗酮（β-ionone），4-甲基-顺-3-硫代环[4,4,0]癸烷{4-methyl-syn-3 -thioannulation[4,4,0]decane}[2]。

【临床研究】

放射性肺炎　放射性肺炎62例，随机分为两组，治疗组32例，对照组30例，治疗方法两组均采用常规西医对症治疗：①泼尼松片40mg/天，分4次口服，症状减轻后逐渐减量为10mg/天，疗程4周。②合并细菌感染者加用敏感抗生素。③同时予祛痰、通畅呼吸道等对症治疗。治疗组在此基础上加服中药青天葵汤剂，方药（青天葵、沙参、麦门冬、石斛、炙紫菀、白芍、杏仁各12g，黄芩、当归各10g，炙甘草6g），放疗过程中每日1剂水煎，分2次口服，放疗结束后继续服用1个月。结果：治疗组总有效率为81.3%，对照组总有效率为50.0%，两组疗效比较有显著性差异（$P<0.05$）[3]。

【性味归经】味甘，性凉。归肺经。

【功效主治】润肺止咳，清热解毒，散瘀止痛。主治肺热咳嗽，痨病，口腔炎，咽喉肿痛，疮疡肿毒，跌打损伤。

【用法用量】内服：煎汤，9~15g。外用适量，捣敷。

【使用注意】孕妇慎用。

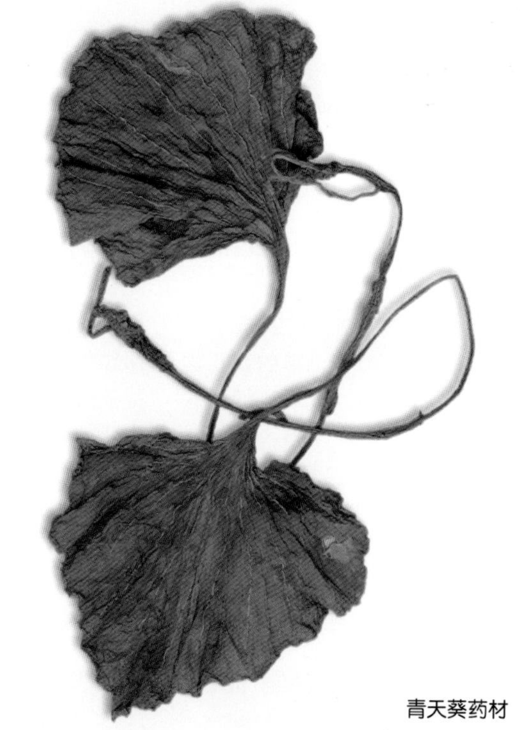

青天葵药材

【经验方】

1.疮疖肿痛　用鲜叶捣烂调红糖外敷。(《广西本草选编》)

2.肺结核咳嗽，支气管炎，小儿肺炎　青天葵叶3~5钱，水煎服。(《广西本草选编》)

3.口腔炎，急性喉头炎　青天葵鲜全草1株。生嚼含。(《全国中草药汇编》)

4.小儿疳积，疝气痛　青天葵鲜块茎6~12g。炖瘦猪肉或鸡蛋吃。(《全国中草药汇编》)

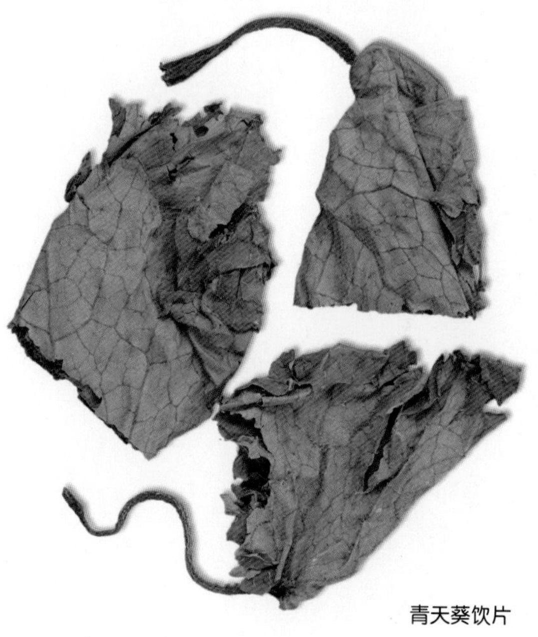

青天葵饮片

【参考文献】

[1] 甄汉深，周燕园，袁叶飞，等.青天葵乙酸乙酯部位化学成分的研究.中药材，2007，30（8）：942.

[2] 赵珊，陈奇.青天葵挥发油成分分析.中药新药与临床药理，2007，18（5）：383.

[3] 崔璀.加用青天葵汤治疗放射性肺炎的疗效及护理.广西中医学院学报，2007，10（3）：112.

Qing xiang zi

青葙子

Celosiae Argenteae Semen
[英]Feather Cocksomb Seed

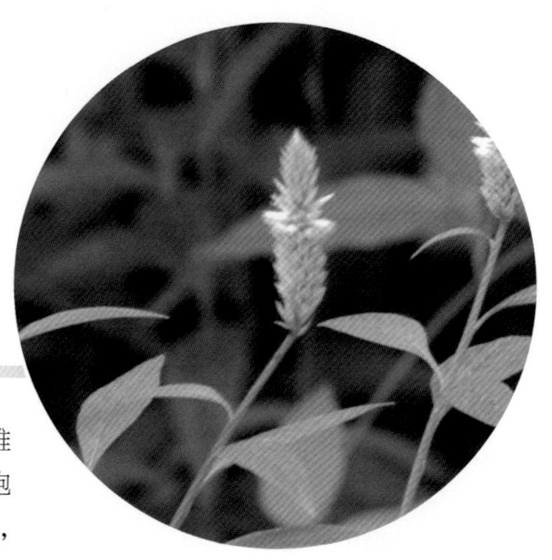

【别名】草决明、野鸡冠花子、狗尾巴子、牛尾巴花子。

【来源】为苋科植物青葙 *Celosia argentea* L. 的种子。

【植物形态】一年生草本。全株无毛。茎直立，通常上部分枝，绿色或红紫色，具条纹。单叶互生；叶片纸质，披针形或长圆披针形，长 5~9cm，宽 1~3cm，先端尖或长尖，基部渐狭且稍下延，全缘。花着生甚密，初为淡红色，后变为银白色，穗状花序单生于茎顶或分枝顶，呈圆柱形或圆锥形，苞片、小苞片和花被片干膜质，白色光亮；花被片 5，白色或粉红色，披针形；雄蕊 5，下部合生成杯状，花药紫色。胞果卵状椭圆形，盖裂，上部作帽状脱落，顶端有宿存花柱，包在宿存花被片内。种子扁圆形，黑色，光亮。

【分布】广西主要分布于那坡、马山、防城、灵山、北流、平南、昭平、贺州、钟山、平乐、全州、龙胜等地。

【采集加工】7~9 月种子成熟，割取地上部分或摘取果穗晒干，搓出种子，过筛或簸净果壳等杂质即可。

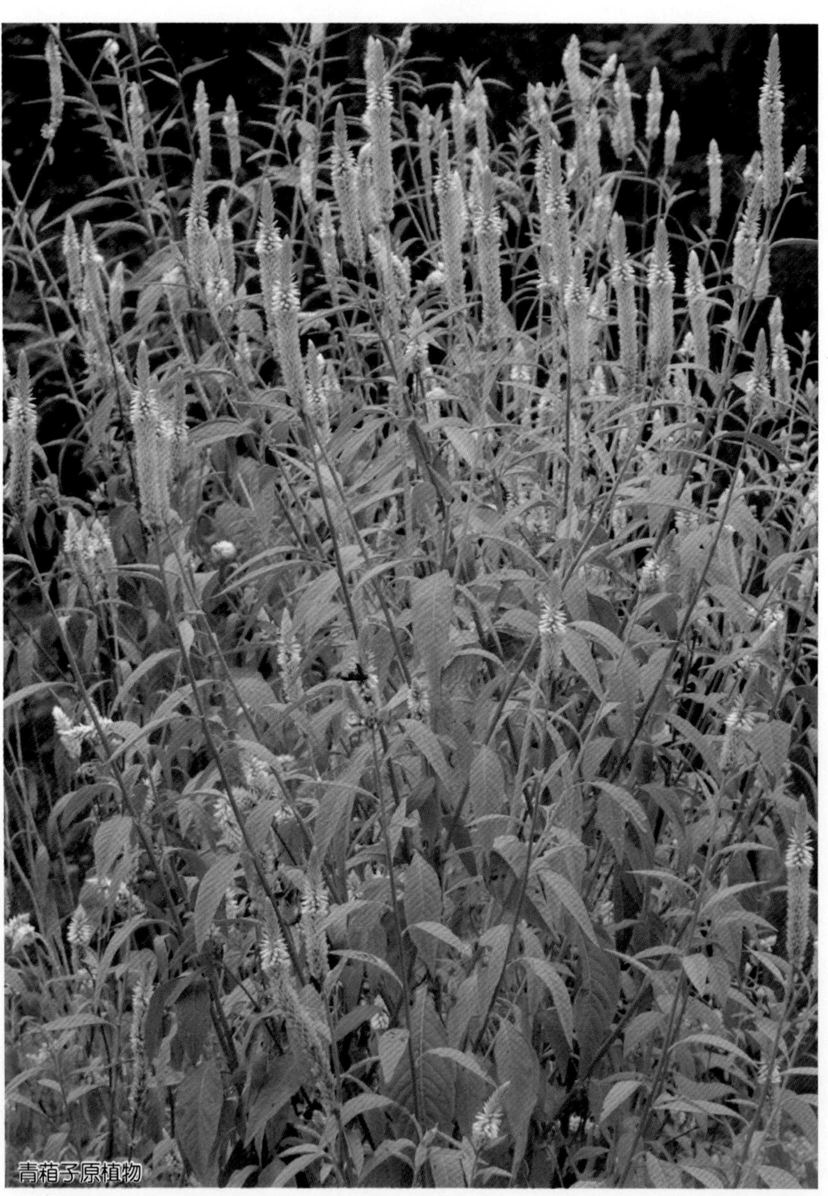

青葙子原植物

【药材性状】种子扁圆形，中央微隆起，直径 1~1.8mm。表面黑色或红黑色，光亮，于放大镜下观察，可见网状纹理，侧边微凹处为种脐。种子易粘手，种皮薄而脆，胚乳类白色。气无，味淡。

【品质评价】以粒饱满、色黑、光亮者为佳。

【化学成分】本品含脂肪油、淀粉、烟酸及丰富的硝酸钾。所含脂肪油称为青葙子油脂（celosia oil）[1]。含有阿拉伯糖（arabinose），鼠李糖（rhamnose），甘露糖（mannose），半乳糖（galactose），半乳糖醛酸，葡萄糖（glucose），果糖（fructose），葡萄糖醛酸，阿拉伯糖醇，山梨糖醇[2]。含氨基酸种类比较齐全，必需氨基酸含量较高。含有丰富的脂肪油，主要成分为：棕榈酸（palmitic acid），硬脂酸（stearic acid），油酸（oleic acid），亚油酸（linonic acid）和亚麻酸（linolenic acid）等。还含有种类较齐全的矿质元素[3]。另含青葙苷 A（celosin A），青葙苷 B（celosin B）[4]，β-谷甾醇（β-sitosterol），棕榈酸（palmitic acid），豆甾醇（stigmasterol），胡萝卜苷（daucosterol）和齐墩果酸（oleanolic acid）[5]。

【药理作用】

1. 对眼睛作用　①增强晶状体的抗氧化能力，防护晶状体的氧化损伤：青葙子水提液能增强晶状体抗氧化能力，防护晶状体氧化损伤[6,7]。②对晶状体上皮细胞（lensepithelialeell，LEC）凋亡有防护作用：经青葙子水提液孵育过的 LEC 对过氧化氢导致的 LEC 凋亡有抑制作用[7]。

2. 降血糖　青葙子醇提物和水提物均有一定降血糖活性，其中醇提物的正丁醇部分（A-c）和水提物中粗多糖部分（B-b）有降血糖活性，粗多糖部分有促进胰岛素分泌的作用，效果优于格列本脲（2mg/kg），A-c和B-b能使四氧嘧啶引起的糖尿病小鼠肾脏和肝脏的肿胀恢复接近正常[8]。

3. 保肝　从青葙子水提液中分离出的一种酸性多糖Celosian（CE）在D-半乳糖胺/脂多糖（GalN/LPS）处理前对大鼠腹腔注射，可防护其对大鼠肝细胞的毒性作用，而且CE具有提高肝、脾NK细胞活性的作用，如果这种作用先于GalN/LPS注射则可保护肝细胞[9]。

4. 降血压等作用　青葙子有降血压作用[10]。本品干粉能缩短家兔血浆再钙化时间。青葙子对铜绿假单胞菌有较强抑制作用，感染伤口用10%青葙子煎液后，铜绿假单胞菌不再生长，对伤口无刺激[11,12]。

【临床研究】

老年性白内障　用20%青葙子水提液治疗老年性白内障40例，20%青葙子水提液分别以离子导入（每周3次，1周为1个疗程，观察4个疗程）和点眼液（每日4次，1周为1个疗程，观察4个疗程）的方法对病人进行治疗，结果离子导入法治疗20只眼，好转18只，未愈2只；点眼液法治疗20只眼，好转17只，未愈3只[13]。

【性味归经】味苦，性寒。归肝经。

【功效主治】清肝火，明目退翳。主治目赤肿痛，眼生翳膜，视物昏花，高血压病。

【用法用量】内服：煎汤，3~15g。外用适量，研末调敷；捣汁灌鼻。

【使用注意】瞳孔散大、青光眼病人禁服。

【经验方】

1. 夜盲目翳　青葙子15g，乌枣30g。开水冲炖，饭前服。（《闽东本草》）
2. 视物不清　青葙子6g，夜明砂60g。蒸鸡肝或猪肝服。（《四川中药志》1960年）
3. 暴发火眼，目赤涩痛　青葙子、黄芩、龙胆草各9g，菊花12g，生地15g。水煎服。（《青岛中草药手册》）
4. 虹膜睫状体炎（瞳孔缩小）　青葙子12g，柴胡、寒水石各9g，刺黄柏6g，生地15g。水煎服。（《新疆中草药》）
5. 头昏痛伴有眼蒙、眉棱骨痛　青葙子9g，平顶莲蓬5个。水煎服。（江西《草药手册》）
6. 肝阳亢盛型高血压　青葙子、草决明、野菊花各10g，夏枯草、大蓟各15g。水煎服。（《四川中药志》1979年）
7. 妇人血崩　青葙子、夏蚕蛹灰、棕皮灰。上为末，用霹雳酒调下二钱，空心服。（《普济方》）
8. 白带，月经过多　青葙子18g，响铃草15g。配猪瘦肉炖服。（《西昌中草药》）

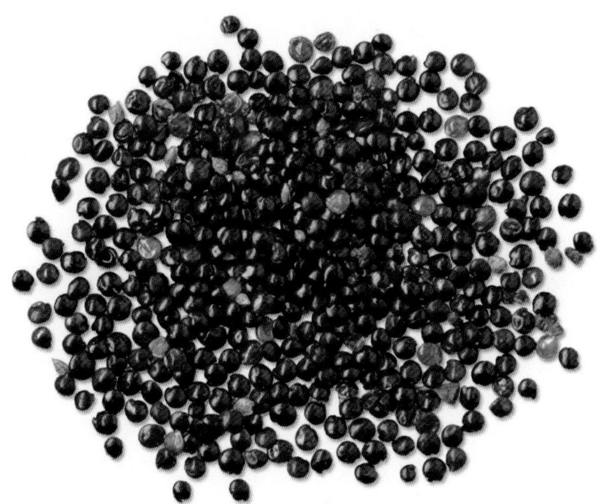

青葙子药材

【参考文献】

[1] 国家中医药管理局《中华本草》编委会．中华本草．上海：上海科学技术出版社，1999：1501.

[2] 青葙子保肝活性成分的分离．国外医学·中医中药分册，1996，10（5）：387.

[3] 林文群，陈忠，刘剑秋．青葙子化学成分初步研究．亚热带植物科学，2003，32（1）：20.

[4] 郭美丽，薛芊，张戈．一类青葙皂苷类化合物及其在医药领域的应用．中国专利：200610026789.3 [2006-10-25].

[5] 薛芊，郭美丽，张戈．青葙子化学成分研究．药学服务与研究，2006，6（5）：345.

[6] 黄秀榕，祁明信，王勇，等．十一种归肝经明目中药对Fenton反应所致晶状体氧化损伤防护作用的研究．中医药学刊，2003，21（10）：1650.

[7] 黄秀榕，祁明信，汪朝阳，等．四种归肝经明目中药防护晶状体氧化损伤和上皮细胞凋亡的研究．中国临床药理学与治疗学，2004，9（4）：441.

[8] 单俊杰，任晋玮，杨静，等．青葙子提取物降血糖活性的研究．中国药学杂志，2005，40（16）：1230.

[9] 阴赦宏．青葙子水提物CE对D-半乳糖胺/脂多糖诱导的急性肝损伤大鼠NK细胞活性的影响．国外医学·中医中药分册，1999，21（6）：31.

[10]《全国中草药汇编》编写组．全国中草药汇编（上册）．北京：人民卫生出版社，1967：481.

[11] 中国医学科学院药物研究所．中药志（第三册）．第2版．北京：人民卫生出版社，1984：441.

[12] 陈炳铜．广东中医，1960，（8）：398.

[13] 刘安，曹明芳，徐朝阳，等．20%青葙子水提液治疗老年性白内障临床观察．福建中医学院学报，2007，17（4）：10.

Mei gui hua

玫瑰花

Rosae Rugosae Flos
[英]Rose

【别名】徘徊花、笔头花、湖花、刺玫花、刺玫菊。

【来源】为蔷薇科植物玫瑰 *Rosa rugosa* Thunb. 的花。

【植物形态】多年生直立灌木。枝干粗壮，有皮刺和刺毛，小枝密生绒毛。羽状复叶；叶柄及叶轴上有绒毛及疏生小皮刺和刺毛；托叶大部附着于叶柄上；小叶 5~9 片，椭圆形或椭圆状倒卵形，长 2~5cm，宽 1~2cm，边缘有钝锯齿，质厚，上面光亮，多皱，无毛，下面苍白色，具柔毛及腺体，网脉显著。花单生或 3~6 朵聚生；花梗有绒毛和刺毛；花瓣 5 或多数；紫红色或白色，芳香；花柱离生，被柔毛，柱头稍突出。果扁球形，红色，平滑，萼片宿存。

【分布】广西全区均有栽培。

【采集加工】春末夏初花将开放时采收，及时低温干燥。

【药材性状】花蕾或花略呈球形、卵形或不规则团块，直径 1.5~2cm。花托壶形或半球形，与花萼基部相连，花托无宿梗或有短宿梗。萼片 5 枚，披针形，黄绿色至棕绿色，伸展或向外反卷，其内表面（上表面）被细柔毛，显凸起的中脉。花瓣 5 片或重瓣，广卵圆形，多皱缩，紫红色，少数黄棕色。雄蕊多数，黄褐色，着生于花托周围。有多数花柱在花托口集成头状。体轻，质脆。香气浓郁，味微苦，涩。

【品质评价】以花朵大、完整、瓣厚、色紫、色泽鲜、不露蕊、香气浓者为佳。

【化学成分】本品花含挥发油，内主含芳樟醇（linalool），β- 香茅醇（β-citronellol），香茅醇甲酸酯（citronellyl for-mate），芳樟醇甲酸酯（linalyl formate），香茅醇乙酸酯（citronellyl acetate），牻牛儿醇（geraniol），牻牛儿醇甲酸酯（ger-anyl formate），牻牛儿醇乙酸酯（geranyl acetate），苯乙醇（phenethylol），橙花醇（nerol）以及 3- 甲基 -1- 丁醇（3-methyl-1-butanol），反式 -β- 罗勒烯（*trans*-β-ocimene），十五烷（pentadecane），2-十三烷酮（2-tridecanone），1- 己醇（1-hexanol），1- 戊醇（1-pentanol），3- 己烯醇（3-hexenol），乙酸己酯（hexyl acetat），乙酸 -3- 己烯酯（3-hexenyl ace-tate），苯甲醇（benzyl alcohol），丁香油酚（eugenol），甲基丁香油酚（methyl eugenol）等。花

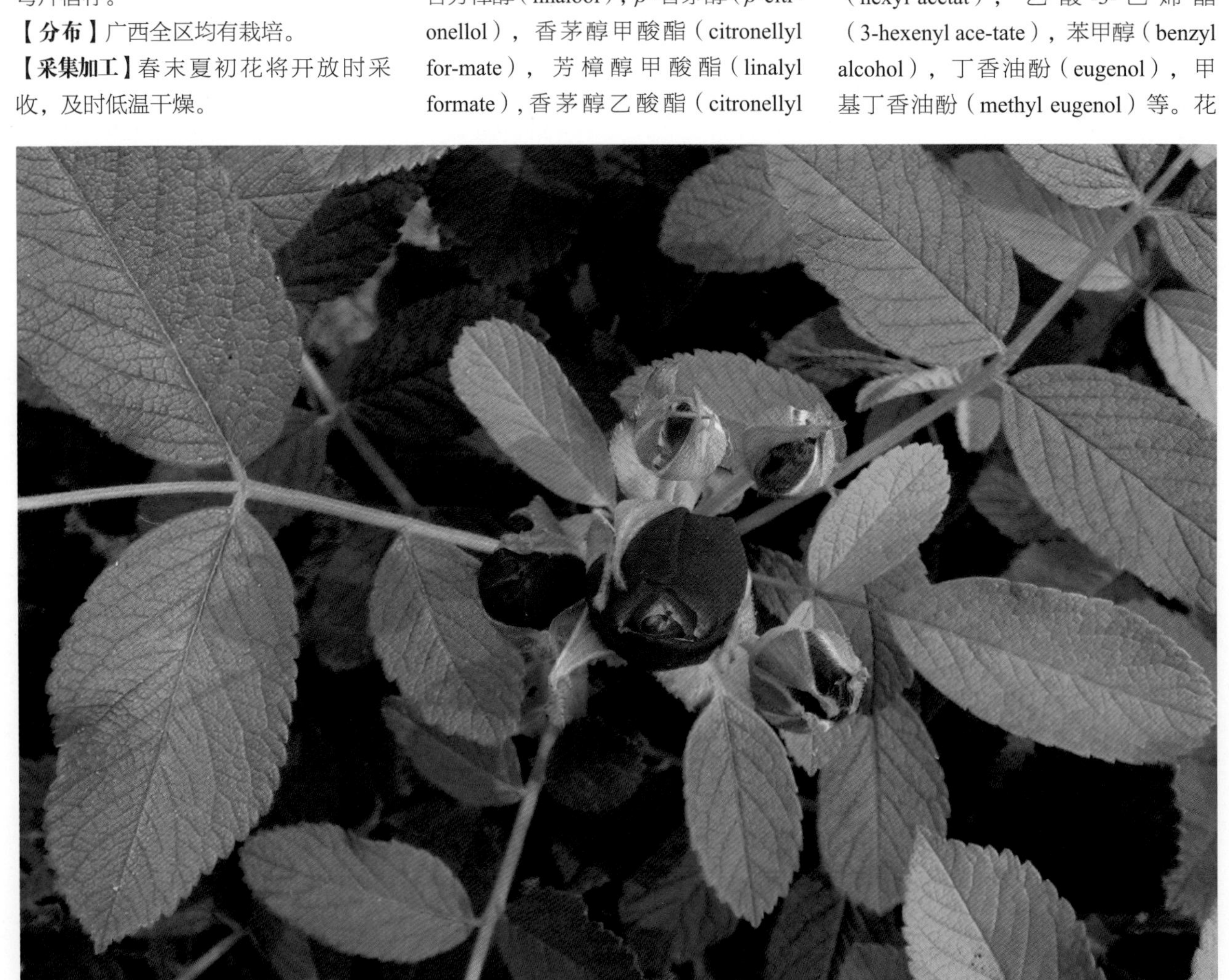
玫瑰花原植物

粉的挥发成分为：6- 甲基 -5 庚烯 -2- 酮（6-methyl-5-hepten-2-one），牻牛儿醇乙酸酯，橙花醛（neral），牻牛儿醛（geranial），牻牛儿醇，香茅醇乙酸酯，乙酸橙花醇酯（neryl acetate），牻牛儿基丙酮（geranyl acetone），十五烷，2- 十一烷酮（2-undecanone），2- 十三烷酮，2- 十五烷酮（2-pentadecanone），十四烷醛（tetradecanal），十六烷醛（hexadecanal），乙酸十四烷醇酯（tetradecyl acetate），*β*- 苯乙醇，丁香油酚，甲基丁香油酚，乙酸 -*β*- 苯乙醇酯（*β*-phenylethyl acetate）。对玫瑰香气起重要作用的微量成分为：*β*- 突厥酮（*β*-damascone），玫瑰醚（roseoxide），*α*-白苏烯（*α*-naginatene）。花还含槲皮素（quercetin），矢车菊双苷（cyanin），有机酸，*β*- 胡萝卜素（*β*-carotene），脂肪油等。花托含鞣质成分：玫瑰鞣质（rugosin）A、B、C、D、E、F、G，小木麻黄素（strictinin），异小木麻黄素（*iso*-strictinin），长梗马兜铃素（pedunculagin），木麻黄鞣亭（casuarictin），新唢呐素（tellimagrandin）Ⅰ及Ⅱ，1,2,3- 三 -*O*- 没食子酰葡萄糖（1,2,3-tri-*O*-galloyl-*β*-D-glucose），1,2,6- 三 -*O*- 没食子酰葡萄糖（1,2,6-tri-*O*-galloyl-*β*-D-glucose）；其中长梗马兜铃素和新唢呐素Ⅰ具抗逆病毒作用[1]。

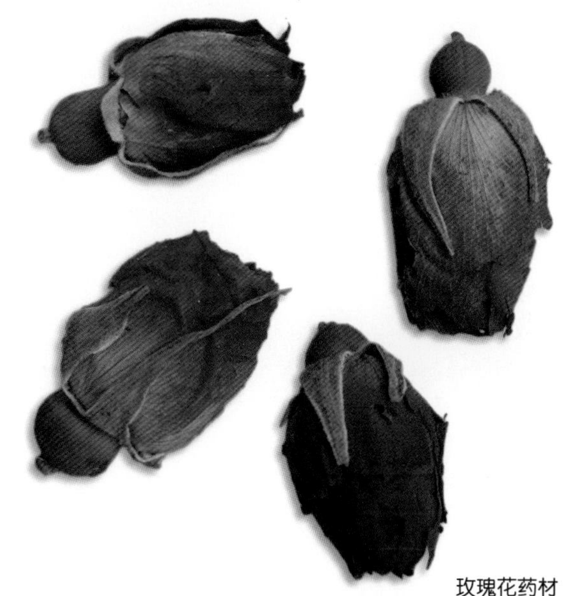

玫瑰花药材

【药理作用】

1. 对心血管系统作用　玫瑰花总提取物局部应用可增加微动脉的血流速度，对微静脉作用不明显。滴加肾上腺素可导致小鼠肠系膜微循环障碍，局部滴加玫瑰花总提取物后，可加快微循环障碍的恢复。玫瑰花总提取物的上述作用与丹参注射液相似但较弱[2]。酸性和中性玫瑰花水煎剂均可扩张去甲肾上腺素预收缩主动脉平滑肌条，此作用与 10^{-5}mol/L 乙酰胆碱相似。去除内皮细胞、10^{-4}mol/L 硝基左旋精氨酸或 10^{-5}mol/L 亚甲蓝可完全消除玫瑰花舒张血管作用，但 10^{-5}mol/L 吲哚美辛和普萘洛尔无影响。表明玫瑰花水煎剂可使血管平滑肌扩张，此作用有内皮依赖性，与一氧化氮（NO）有关[3]。新疆玫瑰花水煎液 5.2g/kg 灌胃可降低实验动物缺血心电图中 S-T 段抬高的幅度，对抗异丙肾上腺素所致大鼠心肌急性缺血性的改变，保护缺血心肌超氧化物歧化酶（SOD）的活性，同时可抑制心肌磷酸肌酸激酶的释放，减轻由于氧自由基对心肌细胞膜的破坏所造成的损伤[4]。以玫瑰花为主的复方玫瑰胶囊具有升高家兔心肌缺血再灌注损伤时心肌组织内一氧化氮合成酶含量及谷胱甘肽过氧化物酶含量[5]，升高血清中 GSH-PX 和降低血清中过氧化氢含量[6]，升高血浆 6- 酮前列腺素 F1*α*、降钙素基因相关肽及降低血浆血栓素 B_2（TXB_2）、内皮素（ET）[7]，升高血清中 SOD 活性与 NO 含量及降低血清 Ca^{2+} 含量[8]，从而对再灌注心肌损伤具有保护作用。

2. 抗菌、抗病毒　玫瑰花水煎剂对金黄色葡萄球菌、伤寒杆菌及结核杆菌均有抑制作用。玫瑰花提取物对人类免疫缺陷病病毒、白血病病毒和 T 细胞白血病病毒均有抗病毒作用。其所含长梗马兜铃素和新唢呐素Ⅰ对感染小鼠白血病病毒细胞的逆转录酶有抑制作用。小鼠灌服这两种成分的半数致死量均大于 100mg/kg[9]。

3. 抗氧化　玫瑰花水提干粉以 80mg/kg 剂量分别对 3、6、8 月龄快速老化模型鼠（SAM-P/8）给药 42 天后，对 8 月龄以上的小鼠有抗氧化作用，小鼠体内抑制红细胞溶血能力提高的同时，还能降低肝组织丙二醛（MDA）含量，增强 SOD 活性，同时提高 SOD 基因的表达量[10]。

4. 镇痛　以玫瑰花为主的舒经玫瑰胶囊对小鼠原发性痛经具有保护作用[11]，作用机制与降低子宫组织匀浆中 MDA、Ca^{2+}、ET 含量及升高子宫组织匀浆中 NO 含量[12,13]，增加血清中 SOD 活性和降低氧自由基含量[14]，升高血清 GSH-PX 与 NO 含量[15]和增加血浆中 6-Keto-PGF1*α* 含量和降低 TXB_2 含量有关[16]。

5. 其他作用　玫瑰花水煎剂能解除小鼠口服锑剂的毒性[17]。儿茶精类物质有烟酸样作用，可用于放射病的综合治疗，并有抗肿瘤作用[18]。

【临床研究】

1. 功能性便秘　治疗组用玫瑰润肠茶（将玫瑰花、知母、天花粉、枳实、厚朴、肉苁蓉、生甘草等药粉混合均匀，取专用滤纸缝制或折叠成 3cm×6cm 小袋，每袋灌装药粉 5g，经线扎口即可。然后将成品摊开，经紫外线灯照射 30min 制成玫瑰润肠茶）每日 1~2 小袋，沸水冲泡，频服慢饮；对照组用麻仁丸，每次 6g，每日 2 次，温水送服。两组均为连服 2 周为 1 个疗程，最多不超过 5 个疗程，半年后随访，治疗组 238 例，总有效率为 94.5%，明显高于对照组（$P<0.01$）[19]。

2. 冠心病心绞痛　治疗组用玫瑰舒心口服液（选用玫瑰花、柴胡、枳壳、川芎、香附、白芍等中药，由山东省平阴县中医医院制剂室制成），每次 20ml（每 1ml 含生药 1.25g）温服，每日 3 次，1 个月为 1 个疗程，每疗程间隔 3~5 天，一般需 2~3 个疗程。对照组用复方丹参片，每日 3 次，每次 3 片，温水送服，疗程同上。治疗期间两组均停服扩血管药，对发作频繁或严重心律失常病人，临时给以硝酸酯类药物。结果：治疗组 100 例，其中显效 64 例，改善 34 例，基本无效 2 例，总有效率为 98%，心电图改善率为 75%，明显优于对照组（$P<0.01$）[20]。

3.痛经 治疗组用玫瑰痛经灵（选用玫瑰花、红花、延胡索、川芎、醋香附制成），外敷神阙穴，经来前3天开始贴敷，3天更换1次，3个月为1个疗程。对照组常规服用元胡止痛片，每次6片，每日3次，3个月为1个疗程。治疗期间停用其他治疗方法。结果：治疗组100例，其中治愈38例（38%）、显效21例（21%）、有效37例（37%）、无效4例（4%），有效率96%，治愈率、显效率均明显优于对照组（$P<0.01$），总有效率优于对照组（$P<0.05$）[21]。

【性味归经】味甘、微苦，性温。归肝、脾经。

【功效主治】理气解郁，和血调经。主治肝气郁结所致胸膈满闷，胸胁胀痛，乳房作胀，月经不调，泻痢，带下，跌打损伤，痈肿。

【用法用量】内服：煎汤，3~10g；浸酒或泡茶饮。

【使用注意】阴虚有火者勿用。

【经验方】

1.肿毒初起 ①玫瑰花（去心蒂，焙为末）一钱，好酒和服。（《百草镜》）②玫瑰花6g，紫花地丁、蒲公英各15g。煎服。（《安徽中草药》）

2.乳痈 玫瑰花7朵，母丁香7粒。无灰酒煎服。（《本草纲目拾遗》）

3.跌打损伤，风湿痹痛，腰腿疼痛 玫瑰花30~60g，泡酒服。（《恩施中草药手册》）

4.肝风头痛 玫瑰花4~5朵，合蚕豆花9~12g，泡开水，代茶频饮。（《泉州本草》）

5.肺病咳嗽、咯血 鲜玫瑰花捣汁，炖冰糖服。（《泉州本草》）

6.气滞，胸胁胀闷作痛 玫瑰花6g，香附6g，水煎服。（《山西中草药》）

7.肝胃气痛 ①玫瑰花阴干，冲汤，代茶服。（《本草纲目拾遗》）②玫瑰花9g，香附12g，川楝子、白芍各9g。水煎服。（《山东中草药手册》）

8.上部食管痉挛，咽中有异物感 玫瑰花、白梅花各3g，沏水代茶饮。（《天津中草药》）

9.肠炎下痢 玫瑰花9g，白头翁15g，马齿苋30g，茯苓12g，水煎服。（《山东中草药手册》）

10.月经不调 玫瑰花9g，月季花9g，益母草30g，丹参15g。水煎服。（《山东中草药手册》）

11.白带 玫瑰花9g，乌贼骨12g，白鸡冠花9g。水煎服。（《山东中草药手册》）

【参考文献】

[1] 国家中医药管理局《中华本草》编委会.中华本草.上海：上海科学技术出版社，1999：2807.

[2] 王军，乐向东，蒋继强，等.玫瑰花总提取物对小鼠肠系膜微循环的影响.山东生物医学工程，1997，16（4）：20.

[3] 李红芳，庞锦江，丁永辉，等.玫瑰花水煎剂对兔离体主动脉平滑肌张力的影响.中药药理与临床，2002，18（2）：20.

[4] 李宇晶，杨永新，康金国.新疆玫瑰花、肉苁蓉对大鼠缺血心肌的保护作用.新疆中医药，1998，16（1）：49.

[5] 张艳萍，姚凝，邓毅，等.复方玫瑰胶囊对家兔心肌缺血再灌注损伤的实验研究.中国实验方剂学杂志，2006，12（4）：45.

[6] 姚凝，王昕，刘建鸿，等.复方玫瑰胶囊对家兔心肌缺血-再灌注损伤中血清GSH-PX、H_2O_2影响的实验研究.甘肃中医学院学报，2005，22（4）：19.

[7] 王昕.复方玫瑰胶囊对家兔心肌缺血-再灌注损伤中血浆TXB_2、6-Keto-PGF1α、CGRP的影响.中国中医药信息杂志，2004，11（6）：491.

[8] 刘健鸿，王昕，陈彦文，等.复方玫瑰胶囊对家兔心肌缺血-再灌注损伤中SOD、NO、Ca^{2+}影响的实验研究.中国临床医药研究杂志，2003，9（2）：4.

[9] Ogata T.C A，1993，118：45735q.

[10] 牛淑敏，朱颂华，李巍，等.中药材玫瑰花抗氧化及作用机制的研究.南开大学学报，2004，37（2）：29.

[11] 裴培田，王昕，陈彦文，等.舒经玫瑰胶囊对小鼠原发性痛经镇静、镇痛及对SOD、OFR的影响作用研究.中国临床医药研究杂志，2002，85：8100.

[12] 裴培田，王昕，赵一梅，等.舒经玫瑰胶囊对小鼠原发性痛经MDA、Ca^{2+}的影响.中国中医药信息杂志，2003，10（5）：31.

[13] 裴培田，姚凝，陈彦文，等.舒经玫瑰胶囊对小鼠原发性痛经NO、ET影响作用的实验研究.中国临床医药研究杂志，2003，9（7）：5.

[14] 王昕.舒经玫瑰胶囊对小鼠原发性痛经GSH-PX、NO的影响.中国中医药信息杂志，2004，11（10）：863.

[15] 裴培田，姚凝，赵一梅，等.舒经玫瑰胶囊对小鼠原发性痛经血清中谷胱甘肽过氧化物酶及一氧化氮的影响作用.中国药物与临床，2005，5（1）：24.

[16] 王昕，姚凝，刘建鸿，等.舒经玫瑰胶囊对小鼠原发性痛经血浆血栓素B_2、6-酮-前列腺素F1α的影响.中国中医药信息杂志，2008，15（6）：41.

[17] 浙江医大等：1960年科研论文资料汇编（第三分册），1960：81.

[18] CadoporaT Π.Pactht Pecypcbi，1975，11（4）：520.

[19] 俞宝典，孙炼，曹月贞，等."玫瑰润肠袋泡茶"治疗功能性便秘对比观察.上海中医药杂志，1998，（12）：19.

[20] 张秀兰，王元书.玫瑰舒心口服液治疗气滞血瘀型冠心病心绞痛的研究.中国中西医结合杂志，1992，12（7）：414.

[21] 刘新光，刘志林.玫瑰痛经灵治疗痛经100例临床观察.中国中医药科技，2003，10（1）：21.

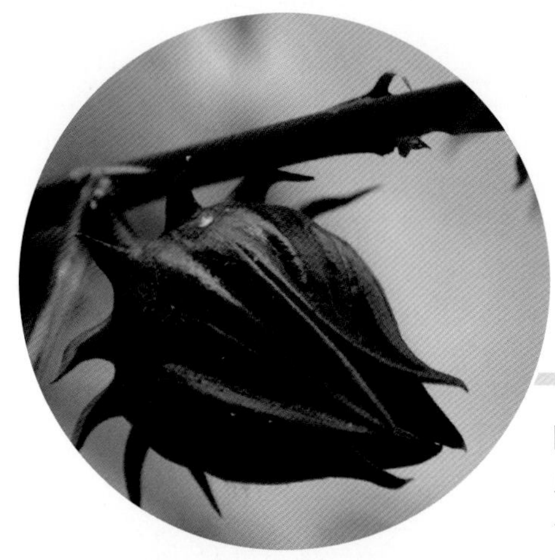

Mei gui qie 玫瑰茄

Hibisci Sabdariffae Calyx
[英]Roselle Calyx

【别名】红金梅、红梅果、洛神葵、洛济葵。

【来源】为锦葵科植物玫瑰茄 *Hibiscus sabdariffa* L. 的花萼。

【植物形态】一年生直立草本。茎淡紫色，无毛。叶异形；叶柄疏被长柔毛；托叶线形，疏被长柔毛；下部的叶卵形，不分裂，上部的叶掌状 3 深裂，裂片披针形，长 2~8cm，宽 5~15mm，具锯齿，先端钝或渐尖，基部圆形至宽楔形，两面均无毛；主脉 3~5 条，背面中肋具腺。花单生于叶腋，近无梗；小苞片红色，肉质，披针形，疏被长硬毛，近顶端具刺状附属物，基部与萼合生；花萼杯状，淡紫色，疏被刺和粗毛，基部 1/3 处合生，裂片 5，三角状渐尖形；花黄色，内面基部深红色。蒴果卵球形，密被粗毛，果片 5。种子肾形，无毛。

【分布】广西部分地区有栽培。

【采集加工】11 月中下旬，叶黄籽黑时，将果枝剪下，摘取花萼连同果实，晒一天，待缩水后脱出花萼，置干净草席或竹箩上晒干。

【药材性状】本品略呈圆锥状或不规则形，长 2.5~4cm，直径约 2cm，花萼紫红色至紫黑色，5 裂，裂片披针形，下部可见与花萼愈合的小苞片，约 10 裂，披针形，基部具有去除果实后留下的空洞。花冠黄棕色，外表面有线状条纹，内表面基部黄褐色，偶见稀疏的粗毛。体轻，质脆。气微清香，味酸。

【品质评价】以身干、色紫红、气清香者为佳。

【化学成分】本品花含棉花色素，槲皮素（quercetin），柠檬酸（citric acid），木槿苷（hibiscitrin），苹果酸（malic acid），sabdartrin 和生物碱（alkaloid）[1]。

【药理作用】

1. 降压　玫瑰茄煎剂、醇提液、浸剂静脉注射能使正常麻醉犬血压急剧下降，维持作用时间较短。清醒肾性高血压犬每日口服玫瑰茄煎剂 4g/kg，也能使血压下降。玫瑰茄的降压部位在神经末梢，其降压作用可部分被阿托品阻断[2,3]。玫瑰茄花萼提取物连续服用 21 天后，先天性高血压实验鼠和正常血压试验鼠血压都有下降，其中先天性高血压实验鼠血压降低了 11.7%，正常鼠血压也降低 5%~8%[4]。500mg/kg 和 1000mg/kg 的玫瑰茄花萼浸提物能降低自发性高血压小鼠和正常血压的 Wistar-Kyoto 大鼠的动脉收缩压和舒张压[5]。2K-1C 肾血管性高血压小鼠服用玫瑰茄水提物 8 周后，动物血压降低了 20%[6]。

2. 抗氧化　玫瑰茄花萼水提物对卵磷脂过氧化反应抑制率为 62.8%，对亚油酸过氧化反应的抑制率为 90%[7]。玫瑰茄干花萼乙酸乙酯萃取部位（HS-E）、氯仿萃取部位（HS-C）和剩余部位（HS-R）3 个萃取部位中，HS-E 具有最强清除 1,1- 二苯基 -2- 三硝基

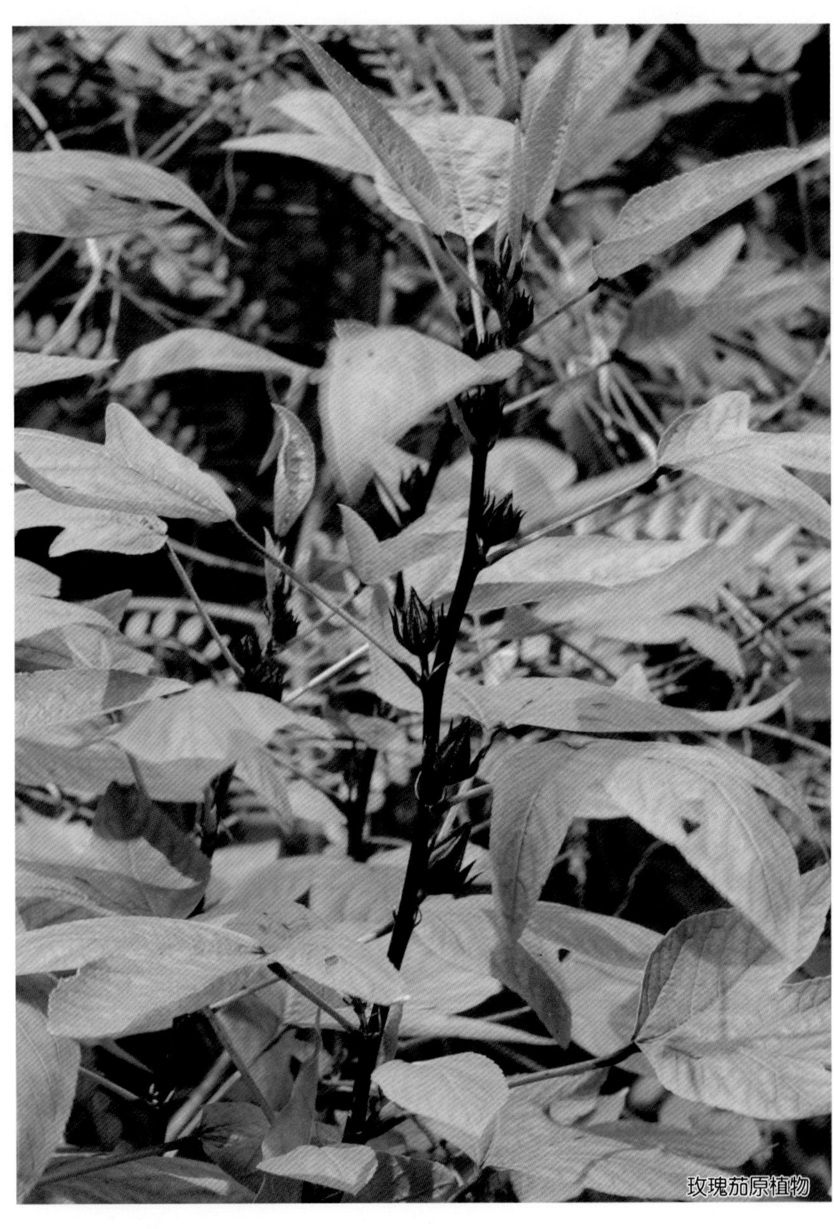
玫瑰茄原植物

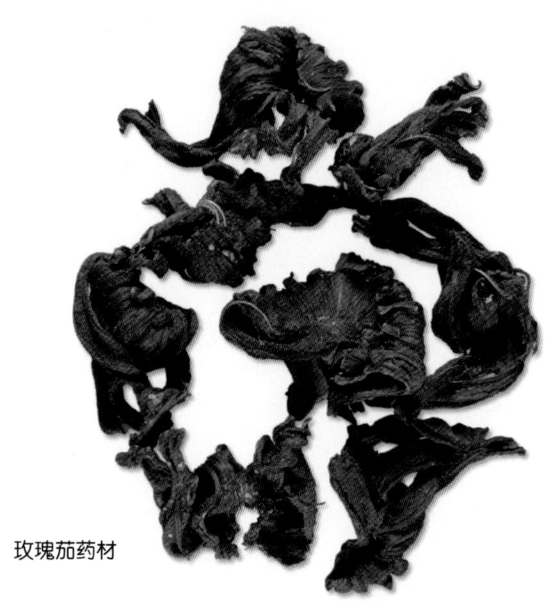
玫瑰茄药材

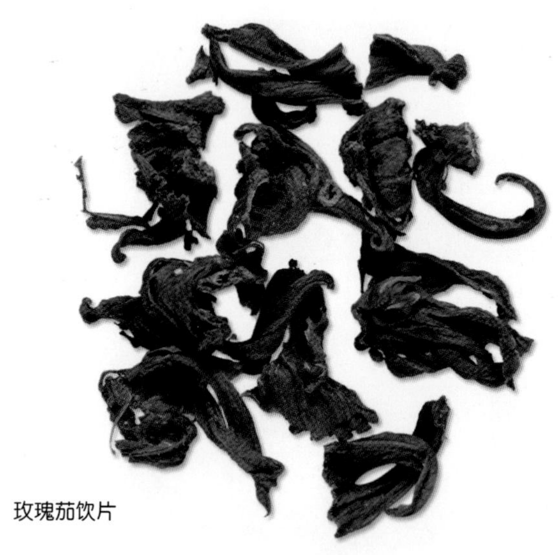
玫瑰茄饮片

苯肼自由基的作用，HS-C 抑制黄嘌呤氧化酶活性的能力最强[8]。玫瑰茄花萼中的花青素是玫瑰茄的主要抗氧化活性成分，它的抗氧化能力占整个玫瑰茄花萼提取物抗氧化能力的 51%[9]。玫瑰茄花萼水提物和玫瑰茄原儿茶酸具有很强的抑制 Cu 导致小鼠低密度脂蛋白（LDL）氧化的作用[10]。玫瑰茄花萼甲醇提取物具有比丁基羟基茴香醚和 β- 胡萝卜素更强的抗氧化性[11]。

3. 抗肿瘤　玫瑰茄中的原儿茶酸（PCA）对 12-*O*- 十四烷酰佛波醇 -13- 乙酸酯诱导的皮肤癌具有抑制作用。经过 PCA 处理的小鼠与仅用苯并芘处理 CD-1 雌小鼠相比，皮肤肿瘤的发生率降低，小鼠皮肤肿瘤的数量也较少[12]。PCA 具有促进血癌细胞死亡的作用[13]。玫瑰茄花萼的花青素能促进血癌细胞 HL-60 凋谢死亡[14]。玫瑰茄乙醇浸提物对结肠致癌物氧化偶氮甲烷（AOM）和 2- 氨基 -1- 甲基 -6- 苯咪唑并 [4,5-B] 吡啶（PhIP）在 F344 大鼠体内诱导产生肠癌病灶有抑制效果[15]。玫瑰茄花多酚提取物（HPE）能促进 8 种细胞死亡，其中 HPE 对胃癌细胞影响最大，0.95mg/ml HPE 可抑制胃癌细胞生长的 50%[16]。PCA 还有抑制化学致癌物氮 - 丁基 - 氮（4- 羟丁基）亚硝酸胺致膀胱癌[17]、二乙基亚硝酸胺致肝癌[18]、4- 硝基奎宁致口腔癌[19]、氮 - 甲基 - 氮 - 硝基尿素致胃癌[20]和 AOM 致肠癌作用[19]。

4. 保肝　玫瑰茄干花萼 80% 乙醇提取物对亚砷酸钠致小鼠肝损伤具有抑制作用[21]。玫瑰茄花萼水提物可抑制硫唑嘌呤导致小鼠肝损伤的作用[22]。玫瑰茄花萼提取物有抑制四氯化碳导致的小鼠、Wistar 大鼠和 Wistar 白化病大鼠肝损伤的作用[23~25]。玫瑰茄花萼有抑制叔丁基过氧化氢（t-BHP）导致的肝损伤作用。玫瑰茄花萼的乙酸乙酯萃取部和氯仿萃取部具有保护小鼠肝脏作用[8]。玫瑰茄水提物对对乙酰氨基酚致小鼠肝毒性有改善小鼠肝功能作用。玫瑰茄花色苷有抑制对乙酰氨基酚诱导的小鼠肝毒性作用[26]。玫瑰茄花青素（HAs）可使小鼠肝组织学和生物化学的肝损伤恢复正常状态。服用 HAs 能抑制 t-BHP 导致的肝损伤，组织病理学显示 HAs 还减少了 t-BHP 导致包括发炎、白细胞渗出、肝细胞坏死等肝损伤的发生率[27]。PCA 具有抑制 t-BHP 和脂多糖（LPS）致小鼠肝损伤的作用[28,29]。喂食 PCA 能减少肝脏中的 LPS 诱导的诱导型一氧化氮合成酶和血清中亚硝酸盐的总量上升及能降低血清中脂多糖诱导的谷丙转氨酶和谷草转氨酶的水平升高。小鼠肝脏的组织病理学评价也显示服用 PCA 降低了 LPS 诱导的包括中性粒细胞浸润、充血、肝细胞肿胀等肝损伤的发生率[30]。

5. 降胆固醇、保护心血管　玫瑰茄花萼提取物（HSE）连续服用 10 周，HSE 有降血脂和抑制动脉粥样硬化的作用[31]。

6. 通便和利尿　喂食剂量 800mg/kg 的玫瑰茄花萼水提物能导致小鼠湿粪便的增加[32]。玫瑰茄花萼具有利尿功能[33, 34]。

7. 保护心肌细胞　玫瑰茄提取物能使体外培养心肌细胞缺糖缺氧样损伤及中毒性损伤所致心肌细胞乳酸脱氢酶漏出减少[35]。

8. 兴奋直肠等作用　玫瑰茄水提取物可抑制各种离体肌肉标本的张力（兔主动脉条、大鼠子宫节律性收缩，豚鼠气管条和大鼠横膈），兴奋静止的大鼠子宫和蛙直肠[3]。5%、10% 两种浓度的玫瑰茄可使猫的血液磷脂升高，血浆中的丙氨酸转氨酶、天冬氨酸转氨酶、酸性及碱性磷酸酶恢复到原来水平[36]。玫瑰茄花萼具有抗致畸功能[37]。玫瑰茄花萼水提物具有镇痛和退热的作用[38]。

9. 毒理　玫瑰茄花萼提取物具有低毒性，小鼠半数致死量（LD_{50}）大于 5000mg/kg[5]。Wistar 白化病大鼠（150~200g）喂食玫瑰茄水甲醇提取物发现，每天剂量 150~180mg/kg 是安全的，而剂量更高可能会对肝造成伤害[39]。服用玫瑰茄花萼的提取物剂量 1.15g/kg、2.3g/kg 和 4.6g/kg 的小鼠体重和肾重下降[40]。玫瑰茄煎剂小鼠一次腹腔注射 LD_{50} 为 3.05g/kg，口服 LD_{50} 为 129g/kg。死前主要中毒症状为呼吸困难[2]。

【性味归经】味酸，性凉。归肺、肝经。

【功效主治】敛肺止咳，降血压，解酒。主治肺虚咳嗽，高血压，醉酒。

【用法用量】内服：煎汤，9~15g；或开水泡。

【使用注意】咳痰实证者慎用。

【参考文献】

[1] 国家中医药管理局《中华本草》编委会 . 中华本草 . 上海：上海科学技术出版社，1999：4357.

[2] 郑幼兰，叶聚荣，林大杰，等 . 玫瑰茄的降压作用 . 福建医药杂志，1980，（5）：27.

[3] Ali M B. J Ethnopharmacol，1991，31（2）：249.

[4] Adegunloye BJ, Omoniyi JO, Owolabi OA，et al.Mechanisms of the blood pressure lowering effect of the calyx extract of Hibiscus sabdariffa in rats.Mr J Med Med Sci，1996，25：235.

[5] Onyenekwe PC, Ajani EO, Ameh DA，et al.Antihypenensive effect of roselle （Hibiscus sabdariffa）calyx infusion in spontaneously hypertensive rats and a comparison of its toxicity with that in Wistar rats. Cell Biochem Funct，1999，17：199.

[6] I. P. Odigie, R. R. Ettarh, S. A. Adigun. Chronic administration of aqueous extract of Hibiscus sabdariffa attenuates hypertension and reverses cardiac hypertrophy in 2K-1C hypertensive rats.Journal of Ethnopharmacology，2003，86：181.

[7] Pin-Der Duh，Gow-Chin Yen.Antioxidative activity of three herbal water extracts.Food Chemistry，1997，60（4）：639.

[8] T.-H.TSENG，E.-S.KAO，C.-Y，et al.Protective Effects of Dried Flower Extracts of Hibiscus sabdariffa L. against Oxidative.Stress in Rat Primary Hepa-toeytes. Food and Chemical Toxicology，1997，35：1159.

[9] Pi-Jen Tsaidohn McIntosh，Philip Pearee，Blake Camden，et al.Anthocyanin and antioxidant capacity in Roselle（Hibiscus Sabdariffa L.）extract.Food Research Intemational，2002，35：351.

[10] Hirunpanieh V，Utaipat A，Morales NP，et al.Antioxidant effects of aqueous extracts from dried calyx of Hibiscus sabdariffa Linn.（Roselle）in vitro using rat low—density lipoprotein（LDL）.Biol Pharm Bull，2005，28（3）：481.

[11] Miao-Jane Lee，Fen-Pi Chou，Tsui-Hwa Tseng，et al.Hibiscus Protocatechuic Acid or Esculetin Can Inhibit Oxidative LDL Induced by Either Copper Ion or Nitric Oxide Donor.J.Agria.Food Chem，2002，50（7）：2130.

[12] Tseng lH，Hsu JD，Lo MH，et al.Inhibitory effect of Hibiscus proto- catechuic acid on tumor promotion in mouse skin.Cancer Lett，1998.126：199.

[13] Tsui-Hwa Tseng，Ta-Wei Kao，Chia-Yih Chu，et al.Induction of apoptosis by hibiscus protocatechuic acid in human leukemia ceils via reduction of retinoblastoma （RB）phosphorylation and Bcl-2 ex-pression.Biochem Pharmacol，2000，60：307.

[14] Yun-ching Chang，Hui-Pei Huangdeng-Dong Hsu，et al.Hibiscus anthoeyanins rich extract-induced apoptotic cell death in human promyeloeytie leukemia cells.Toxicol Appl Pharmacol，2005，205：201.

[15] Chewonarin T，Kinouchi T，Kataoka K，et al.Effects of roselle（Hibiscus sabdariffa Linn.），a Thai medicinal plant，on the mutagenicity of various known mutagens in Salmonella typhimurium and on formation of aberrant crypt foei induced by the colon carcinogens azoxymethane and 2-amino-1-methyl-6-phenylimidazo[4,5-b]pyri- dine in F344 rats.Food Chem Toxicol，1999，37：591.

[16] Hui-Hsuan Lin，Hui-Pei Huang，Chi-Chou Huang，et al.Hibiscus polyphenol-rich extract induces apoptosis in human gastric carcinoma cells via p53 phosphorylation and p38 MAPK/FasL cascade pathway. Mol Carcinog，2005，43：86.

[17] Hirose Y，Tanaka T，Kawamori T，et al. Chemoprevention of urinary bladder carcinogenesis by the natural phenolic compound protocatechuic acid in rats.Carcinogenesis，1995，16：2337.

[18] Tanaka T，Kojima T，Kawamori T，et al.Chemopreventionof diethylnitrosamine—induced hepatocarcinogenesis by a simple phenolic acid，protocatechuic acid in rats.Cancer Res，1993，53：2775.

[19] Tana T，Kawamori T，Ohnishi M，et al. Chemoprevention of 4-nitroquinoline-1-oxide-induced oral carcinogenesis by dietary protocatechuic acid during initiation and post-initiation phase.Cancer Res，1994，54：2359.

[20] Tanaka T，Kojima T，Kawamori T，et al.Chemoprevention of digestive organs carcinogenesis by natural product protocatechuic acid. Cancer，1995，75：1433.

[21] I.F.Usoh，E.J.Akpan，E.O.Etim，et al.Antioxidan Actions of Dried Flower Extracts of Hibiscus sabdariffa L. On Sodium Arsenite—Induced Oxidative Stress in Rats. Palkistan Journal of Nutrition，2005，4（3）：135.

[22] Amin A，Hamza AA.Hepatoprotective effects of Hibiscus，Rosmarinus and Salvia on az thioprine—induced toxicity in rats. Life Sci，2005. 77：266.

[23] F Obi，OC Chiazo，NF Ezeani，et al. Protective effects of Dried Flower Extract of Hibiscus sabdariffa L. on Carbon Tetrachloride-induced Liver Injury in the Rat. Global Journal of Pure and Applied Sciences，2005，11（2）：249.

[24] Liu JY，Chen CC，Wang WH，et al. The protective effects of Hibiscus sabdariffa extract on CCl_4——induced liver fibrosis in rats. Food Chem Toxicol，2006，44（3）：336.

[25] D. Dahiru，O. J. Obi，H. Umaru. Effect of Hibiscus sabdariffa calyx extract on carbon tetrachloride induced liver damage. Biokemistri，2003，15（1）：27.

[26] B. H. Ali，H. M. Mousa，S. EI-Mougy. The effect of a water extract and anthocyan ins of hibiscus sabdariffa L on paraeetamol-induced hepatoxieity in rats. Phytother Res，2003，17：56.

[27] Chau-jong Wang，Jin-ming Wang，Wea-lung Lin，et al. Protective effect of Hibiscus an-thoeyan ins against tert•-butylhydroperoxide-induced hepatic toxicity in rats. Food Chem Toxicol，2000，38：411.

[28] Liu CL，Wang JM，Chu CY，et al. In vivo protective effect of protocatechuic acid on teat-butyl hydroperoxide-induced rat hepatotoxicity. Food Chem Toxicol，2002，40（5）：635.

[29] Tsui-Hwa Tseng，Chau-Jong Wang，Erl-Shyh Kao，et al. Hibiscus protoeatechuic acid protects against oxidative damage induced by tert -butylhydroperoxide in rat primary hepatoeytes. Chemieo-Biologieal Interaxtions，1996，101：137.

[30] Wea-Lin Lin，Yu Oin Hsieh，Fen-Pi Chou，et al. Hibiscus protocatechuic acid inhibits lipopolysaccharide-induced rat hepatic damage. Arch Toxicol，2003，77：42.

[31] Chang-Che Chen，Jeng-Dong Hsu，San-Fa Wang，et al. Hibiscus sabdariffa extract inhibits the development of atherosclerosis in cholesterol-fed rabbits. J Agrie Food Chem，2003，51：5472.

[32] A. K. Haruna. Cathartic Activity of Soborodo：The Aqueous Extract of Calyx of Hibiscus sabdariffa L.Phytotherapy Research，1997，11:307.

[33] Mojiminiyi，F. B. O.，Adegunloye，et al. An investigation of the diuretic effect of an aqueous extract of the petals of Hibiscus sabdariffa. Journal of Medicine and Medical Sciences，2000，2，77.

[34] CN Aguwa，OO Ndu，Nsukka.Nigeria，et al. Verification of the felklorie diuretic claim of Hibiscus sabdariffa L. petal extract. Nig. J.Pharm. Res.，2004，3（1）：1.

[35] 张家新 . 玫瑰茄提取液对体外培养乳鼠心肌细胞损伤的保护作用 . 第一军医大学学报，1992，12（3）：243.

[36] Sandnny S S. Nahrung, 1991, 35（6）:567.

[37] Adetutu A，Odunola OA，Owoade OA，et al. Anticlastogenic effects of Hibiscus sabdariffa fruits against sodium arsenite-induced mieronuelei formation in erythroeytes in mouse bone marrow. Phytother Res，2004，18：862.

[38] Daffala AA，al-mustafa Z. Investigation of the antiinflammatory aetion of Acacia nilotica and Hibiscus sabdariffa. Amer J Chinese Med，1996，24：263.

[39] A. A. Akindahunsi，M. T. Olaleye.Toxicological investigation of aqueous-methanolie extract of the calyces of Hibiscus sabdariffa L. Journal of Ethnopharmaeology，2003，89：161.

[40] O. E. Orisakwe，D. C. Hussaini，V. N. Orish，et al. Nephrotoxic effects of Hibiscus sabdariffa calyx in rats. European Bulletin of Drug Research，2003，11（4）：99.

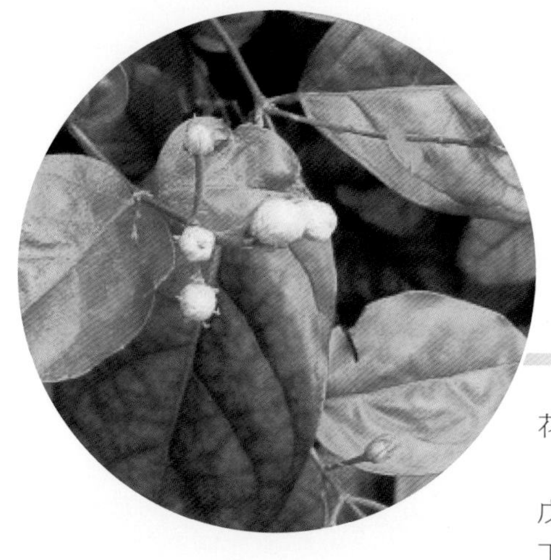

Mo li hua 茉莉花

Jasmini Sambac Flos

[英]Arabian Jasmine Flower

【别名】白茉莉、小南强、柰花。

【来源】为木犀科植物茉莉 *Jasminum sambac*（L.）Ait. 的花。

【植物形态】多年生直立或攀缘灌木。小枝圆柱形或稍压扁状，有时中空，疏被柔毛。叶对生，单叶；叶柄被短柔毛，具关节。叶片纸质，圆形、卵状椭圆形或倒卵形，长 4~12.5cm，宽 2~7.5cm，两端圆或钝，基部有时微心形，除下面脉腋间常具簇毛外，其余无毛。聚伞花序顶生，通常有花 3 朵，有时单花或多达 5 朵；花序梗被短柔毛，苞片微小，锥形；花极芳香；花萼无毛或疏被短柔毛，裂片线形；花冠白色，花冠裂片长圆形至近圆形。果球形，呈紫黑色。

【分布】广西全区均有栽培。

【采集加工】花于夏季初开时采收，立即晒干或烘干。

【药材性状】花多呈扁缩团状，长 1.5~2cm，直径约 1cm。花萼管状，有细长的裂齿 8~10 个。花瓣展平后呈椭圆形，长约 1cm，宽约 5mm，黄棕色至棕褐色，表面光滑无毛，基部连合成管状；质脆。气芳香，味涩。

【品质评价】以朵大、色黄白、气香浓者为佳。

【化学成分】本品花香成分主要有芳樟醇（linalool），乙酸苯甲酯（benzyl acetate），顺式 - 丁香烯（*cis*-caryophyllene），乙酸 3- 己烯酯（3-hexenyl acetate），苯甲酸甲酯（methyl benzoate），顺 -3- 苯甲酸己烯酯（*cis*-3-hexenyl benzoate），邻氨基苯甲酸甲酯（methyl anthranilate），吲哚（indole），顺式 - 茉莉酮（*cis*-jasmone），素馨内酯（jasminelactone）及茉莉酮酸甲酯（methyl jasmonate）等数十种。从花的乙醇提取物中分得 9′- 去氧迎春花苷元（9′-deoxyjasminigenin），迎春花苷（jasminin）和 8,9- 二氢迎春花苷（8,9-dihydrojasminin）[1]。

茉莉根挥发油中含有 2- 甲基 -1- 戊烯（2-methyl-1-pentene），3- 甲基 -2- 丁醇（3-methyl-2-butanol），2,3- 二甲基戊烷（2,3-dimethylpentane），3- 羟基丁酸（3-hydroxy butanoic acid），2- 丁酮（2-butanone），（*E*）-2- 庚烯醛 [（*E*）-2-heptenal]，壬醛（nonanal），（*Z*）-2- 癸烯醛 [（*Z*）-2-decenal]，3,7- 二甲基 -1,3,7- 辛三烯（3,7-dimethyl-1,3,7-octatriene），2- 甲基 -2,3- 己二烯（2-methyl-2,3-hexadiene），*N*- 甲基 -N（1- 氧代十二烷基）甘氨酸 [*N*-methyl-*N*-（1-oxododecyl）-glycine]，2- 甲基丙胺（*iso*-butylamine），（*E*）-2- 壬烯醛 [（*E*）-2-nonenal] [2]。还含其他挥发性化学成分主要为萜烯类、醛酮类、醇酚类、烃类、酯类等，它们是 *α*- 蒎烯（*α*-pinene），*β*- 香叶烯（*β*-myrcene），橙花叔醇（nerolidol），桂皮醛（cinnamic aldehyde），反式 -*β*- 罗勒烯（*trans*-*β*-ocimene），3- 苯基 - 丙烯醇（3-phenyl-2-

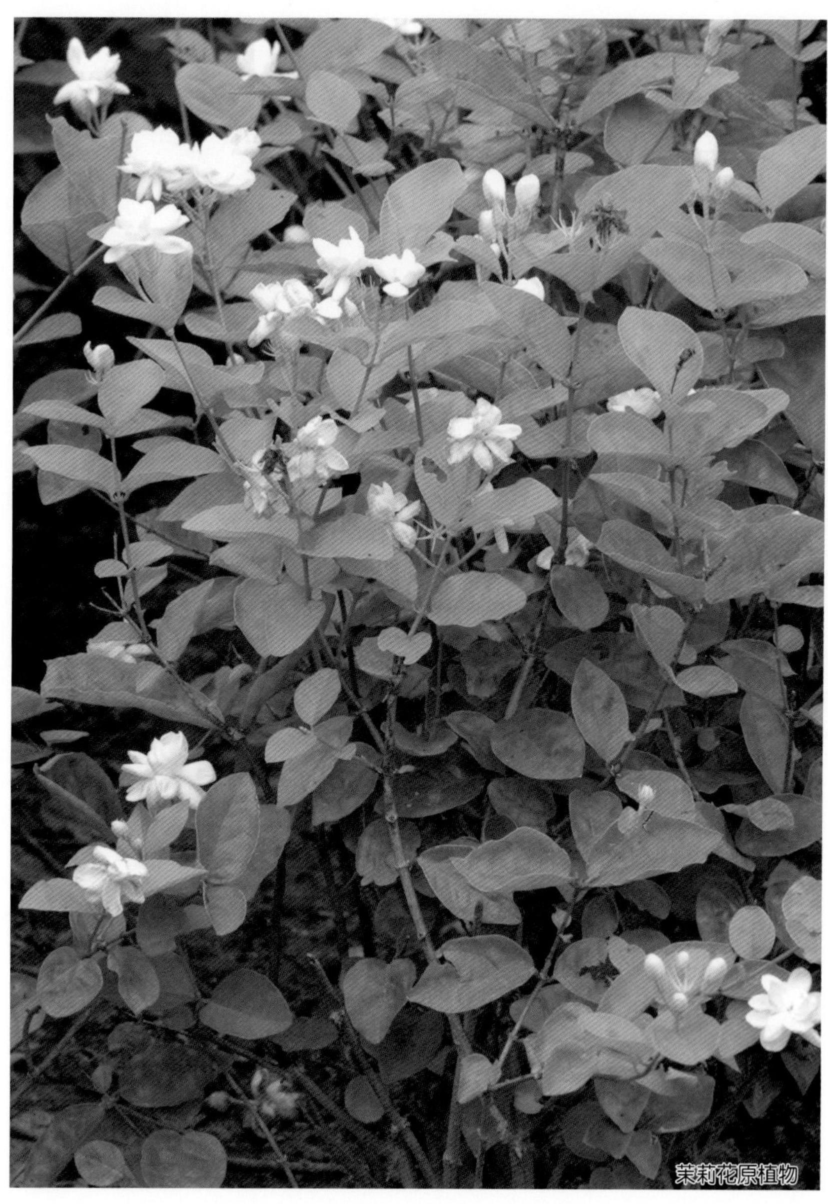

茉莉花原植物

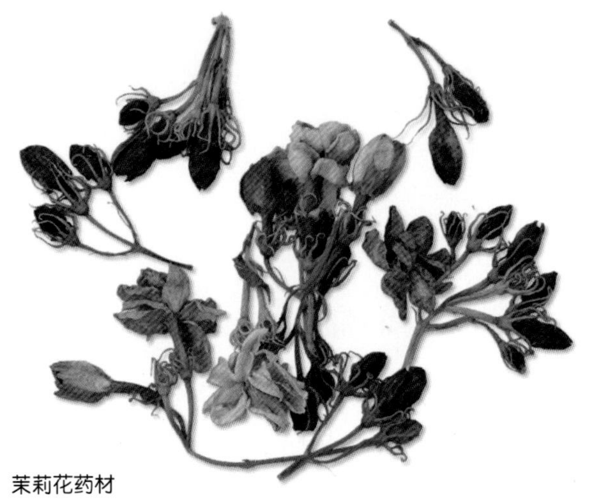
茉莉花药材

【经验方】

1. 头晕头痛　茉莉花 15g，鲢鱼头 1 个。水炖服。(《福建药物志》)
2. 目赤肿痛，迎风流泪　茉莉花、菊花各 6g，金银花 9g。水煎服。(《中国药用花卉》)
3. 耳心痛　茉莉花用菜油浸泡，滴入耳内。(《四川中药志》1960 年)
4. 湿浊中阻，脘腹闷胀，泄泻腹痛　茉莉花 6g(后下)，青茶 10g，石菖蒲 6g。水煎温服。(《四川中药志》1979 年)
5. 腹胀腹泻　茉莉花、厚朴各 6g，木香 9g，山楂 30g。水煎服。(《青岛中草药手册》)
6. 妇人难产　用茉莉花 7 朵，泡汤，连花吞下，即产。(《食鉴本草》)

propen-1-ol)，松油醇 -4 (terpineol-4)，芳樟醇 (linalool)，*β*- 蒎烯 (*β*-pinene) 等[3]。

茉莉根含有 (+) - 环橄榄树脂素 [(+) -cycloolivil]，(+) - 环橄榄树脂素 -4′-*O*-*β*-D- 葡萄糖苷 [(+) -cycloolivil-4′-*O*-*β*-D-glucoside]，iridanetriol，iridanetetraol，*β*- 胡萝卜苷 (*β*-daucosterol)[4]，正三十二碳酸 (dotriacontanoic acid)，正三十二烷醇 (dotriacontanol)，齐墩果酸 (oleanolic acid)，胡萝卜苷 (daucosterol)，橙皮苷 (hesperidin)[5]。还含有多种脂肪酸成分：9- 十八碳烯酸 (oleic acid)，十五烷酸 (pentadecanoic acid)，癸酸 (decanoic acid)，9,12- 十八碳二烯酸 (linoleic acid) 等[6]。

【临床研究】

失眠症　治疗组用茉莉根口服液(中国中医研究院西苑医院制剂，每支 10ml，含茉莉根生药 10g)，每晚睡前轻度者服 10ml，中、重度者服 20ml。对照组用安定片(苯甲二氮草，Vailum，每片 2.5mg)，每晚睡前轻者服 2.5mg，中、重度者服 5mg。7 天为 1 个观察疗程。共治疗病人 100 例。结果：治疗组痊愈 20 例，显效 21 例，有效 33 例，无效 26 例，总有效率 74%，愈显率 41%。对照组痊愈 3 例，显效 7 例，有效 20 例，无效 20 例，总有效率 60%，愈显率 20%。两组疗效比较差异有显著性 ($P<0.05$)[7]。

【性味归经】味辛、微甘，性温。归脾、胃、肝经。

【功效主治】理气止痛，辟秽开郁。主治头晕头痛，目赤，胸闷不舒，湿浊泻痢，疮毒。

【用法用量】内服：煎汤，3~10g；或代茶饮。外用适量，煎水洗目或菜油浸滴耳。

【使用注意】血虚头晕者慎用。

附：茉莉花根

味苦，性热；有毒。归肝经。功效：麻醉，止痛。主治：头痛，失眠，龋齿疼痛，跌打损伤。内服：研末，1~1.5g；或磨汁。外用适量，捣敷；或塞龋洞。内服宜慎。

经验方　①骨折、脱臼、跌打损伤引起的剧烈疼痛：茉莉根 1g，川芎 3g。研细末，酒冲服。(《四川中药志》1979 年)②龋齿：茉莉根研末，熟鸡蛋黄，调匀，塞入龋齿。(《湖南药物志》)

【参考文献】

[1] 国家中医药管理局《中华本草》编委会 . 中华本草 . 上海：上海科学技术出版社，1999：5486.

[2] 闫大勇，曹瑞敏，刘洁宇，等 . 中药茉莉根挥发油成分分析 . 白求恩医科大学学报，2000，26 (2)：121.

[3] 陈青，姚蓉君，张前军 . 固相微萃取气质联用分析野茉莉花的香气成分 . 精细化工，2007，24 (2)：159.

[4] 张杨，赵毅民 . 茉莉根化学成分研究 . 解放军药学学报，2006，22(4)：279.

[5] 张正付，边宝林，杨健 . 茉莉根化学成分的研究 . 中国中药杂志，2004，29 (3)：237.

[6] 闫大勇，李静，曹瑞敏 . 中药茉莉根脂肪酸成分分析 . 人参研究，1999，11 (3)：38.

[7] 宁侠，周绍华 . 茉莉根口服液治疗失眠症 100 例 . 中西医结合杂志，2004，24 (5)：476.

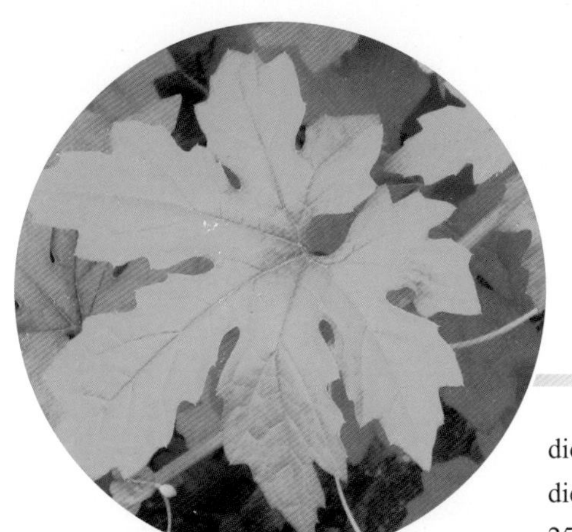

Ku gua 苦瓜

Momordicae Charantiae Frutus
[英]Balsampear Fruit

【别名】锦荔枝、癞葡萄、红姑娘、凉瓜、癞瓜、红羊。

【来源】为葫芦科植物苦瓜 *Momordica charantia* L. 的果实。

【植物形态】一年生攀缘草本。多分枝。卷须不分枝，纤细。叶片卵状椭圆状肾形或近圆形，长宽为4~12cm，膜质，上面绿色，脉上被明显的微柔毛，5~7深裂，裂片卵状长圆形，边缘具粗锯齿或者不规则的小裂片，先端多为钝圆形，基部弯曲成半圆形，叶脉掌状。雌雄同株；雄花单生，有柄，中部或基部有苞片，苞片肾状圆心形，萼筒钟形，5裂，裂片卵状披针形，先端渐尖，花冠黄色，5裂，先端钝圆或微凹，雄蕊3，贴生于萼筒喉部；雌花单生，有柄，基部有苞片，子房纺锤形，具刺瘤，先端有喙，花柱细长，柱头3枚。果实长椭圆形或卵形，全体具钝圆不整齐的瘤状突起，成熟时橘黄色。种子椭圆形扁平，两端均有角状齿，两面均有凹凸不平的条纹，包于红色肉质的假种皮内。

【分布】广西全区均有栽培。

【采集加工】夏、秋季果实近成熟时采收，鲜用或晒干。

【药材性状】干燥的苦瓜片呈椭圆形或矩圆形，厚2~8mm，长3~15cm，宽0.4~2cm，全体皱缩，弯曲，果皮浅灰棕色，粗糙，有纵皱或瘤状突起，中间有时夹有种子或种子脱落后留下的孔洞，质脆，易断，气微，味苦。

【品质评价】以青边、肉质、片薄、子少者为佳。

【化学成分】苦瓜中的三萜类成分主要为葫芦烷型四环三萜及少量齐墩果烷型五环三萜类皂苷及其衍生物，罗汉果苷(momordicosides) A~E、F1、F2、G~L；苦瓜素(momordicine) Ⅰ~Ⅲ；goyaglyeoside a~h, goyasaponin Ⅰ~Ⅲ, (23*E*)-25-methoxycucurbit-23-ene-3beta, 7beta-diol，(23*E*)-25-hydroxycucurbita-5,23-diene-3,7-dione，(23*E*)-5beta,19-epoxy-25-methoxycucurbita-6,23-dien-3beta-ol；苦瓜蛋白(momordicin)，momord icinin, momordilin [1~4]。

还含甾体类化合物：$\Delta^{5,25}$-豆甾二烯醇(stigmasta-5,25-diene-3-*β*-ol)及其3-*β*-葡萄糖苷(stigmasta-5,25-diene-3-*β*-D-glucoside)，$\Delta^{7,22}$-豆甾二烯醇(stigmasta-7,22-diene-3-*β*-ol)，$\Delta^{7,22,25}$-豆甾三烯醇(stigmasta-7,22,25-triene-3-*β*-ol)，苦瓜亭(charantin)，3-*O*-(6′-*O*-棕榈酰基-*β*-D-葡萄糖-豆甾-5,25(27)-二烯[3-*O*-(6′-*O*-palmitoyl-*β*-D-glucosyl-stigmasta-5,25(27)-diene)]，胡萝卜甾醇(daucosterol)，*β*-谷甾醇(*β*-sitosterol)等[5~9]。

苦瓜中还含有生物碱类、蛋白多肽类、酰胺类以及脂肪酸类化合物等，蚕豆碱(vicine)[1]，momordol[10]，苦瓜脑苷(momorcerebroside)，soyacerebroside，二十三烷酸(tricosanoic acid)[11]，

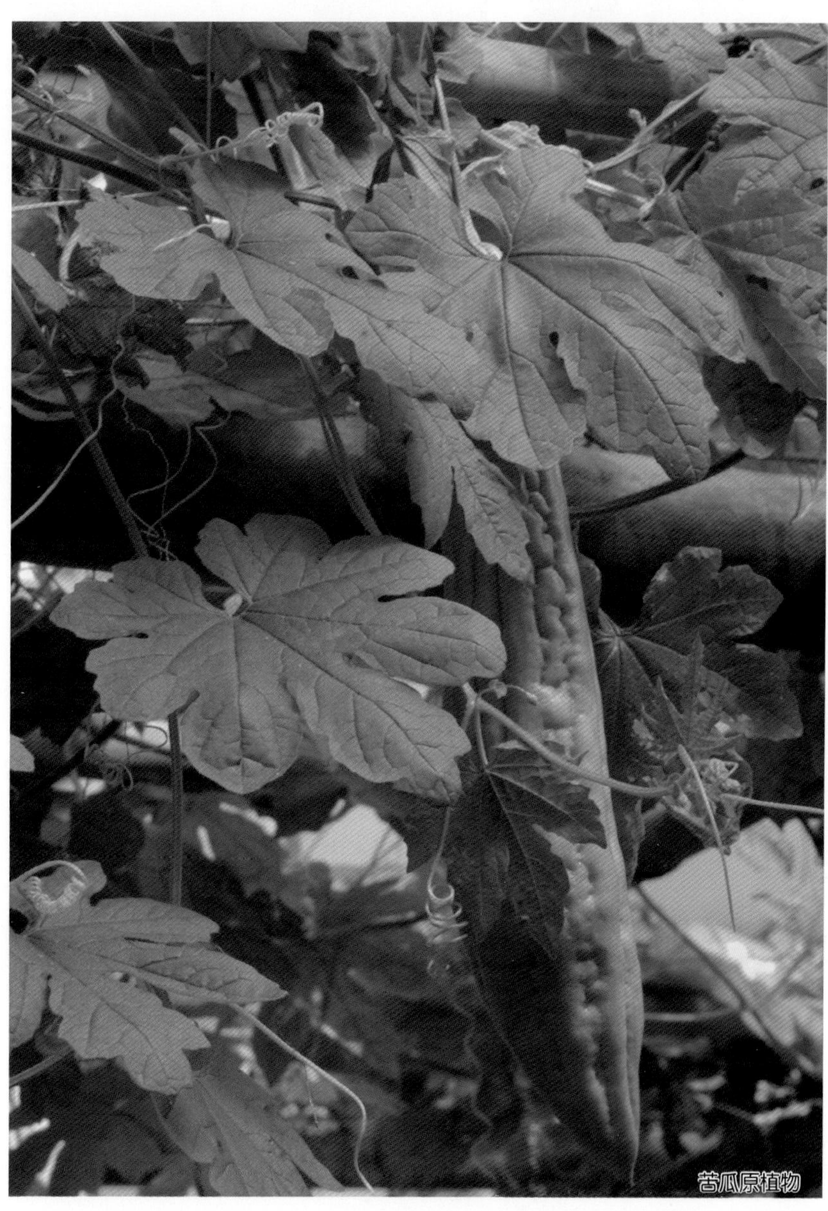
苦瓜原植物

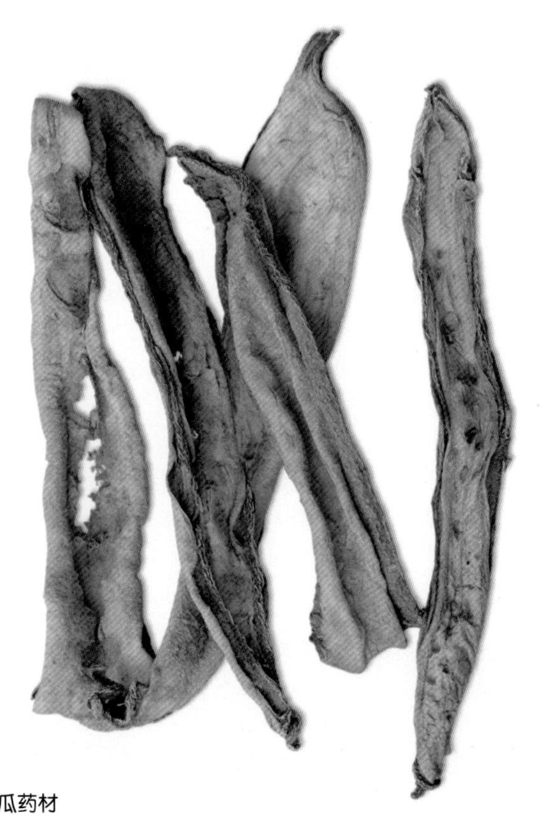
苦瓜药材

26,27-二羟基羊毛甾-7,9（11）,24-三-烯-3,16-二酮[26,27-dihydroxylanosta-7,9（11）,24-triene-3,16-dione]，羊毛甾-9（11）-烯-3α,24S,25-三醇[lanost-9（11）-ene-3α,24S,25-triol]，（24R）-环菠萝蜜烷甾-3α,24R,25-三醇[（24R）-cycloartane-3α,24R, 25-triol][12]。

尚含5-羟基色胺（serotonine）和多种氨基酸如丙氨酸（alanine），谷氨酸（glutamic acid），β-丙氨酸（β-alanine），酪氨酸（tyrosine），苯丙氨酸（phenylalanine），α-氨基丁酸（α-aminobutyric acid），半乳糖醛酸（galacturonic acid），瓜氨酸（citrulline），果胶（pectin）。又含类脂（lipid），其中脂肪酸为硬脂酸（stearic acid），棕榈酸（palmitic acid），油酸（oleic acid），亚油酸（linoleic acid），亚麻酸（linolenic acid），桐酸（elacostearic acid）[13]。

【药理作用】

1. 降血糖　正常饥饿大鼠服苦瓜果汁250mg/只，120min后血糖降低。服果汁甲醇提取物250mg/只也有降血糖倾向，但只有服无皂苷甲醇提取150mg/只才具有降血糖作用。全植物的甲醇提取物250mg/只对血糖却有升高倾向，而全植物的无皂苷甲醇提取物150mg/只则可升高血糖[14]。正常大鼠在灌服葡萄糖前45min服苦瓜汁，对升高的血糖也有降血糖作用。对链脲佐菌素诱导的糖尿病大鼠，于注射链脲佐菌素后第7天，其血糖浓度可达25~30mmol/L。苦瓜汁无皂苷甲醇提取物对大鼠饥饿血糖和葡萄糖负荷后血糖均有降血糖作用[14]。正常及链脲佐菌素产生的糖尿病大鼠口服苦瓜95%乙醇提取物，对饥饿18h后的血糖均有降低作用，对肝脏葡萄糖-6-磷酸酶和果糖-1,6-二磷酸酶活性也有抑制作用。但对红细胞和肝脏葡萄糖-6-磷酸脱氢酶（G-6-PD）活性则有升高作用。苦瓜提取物一方面通过抑制糖异生酶类（葡萄糖-6-磷酸酶和果糖-1,6-二磷酸酶）抑制葡萄糖合成，另一方面通过激活G-6-PD增加葡萄糖氧化糖[15]。链脲佐菌素致糖尿病大鼠，口服苦瓜甲醇提取物30mg/ kg，可使血糖浓度降低25%，其他如正丁醇可溶部分降血糖最有效，10mg/kg和30mg/kg可分别降低血糖26%和34%，口服30mg/kg对口服葡萄糖耐受试验可抑制初期血糖的升高，也可抑制腹腔注射葡萄糖引起的血糖升高，该植物可能含有适度非极性可溶于正丁醇的降血糖成分[16]。正常饥饿小鼠口服苦瓜水提物4g/kg可改善对葡萄糖的耐受性，降低口服和腹腔注射葡萄糖后的小鼠血糖。链脲佐菌素诱发糖尿病的饥饿小鼠，口服水提物4g/kg，1h内降低血糖，可维持3h。水提物用氯仿提取后的残液口服4g/kg也能降低糖尿病小鼠血糖；氯仿溶解部分用酸性水洗的水溶部分，口服0.008g/kg即有缓慢的降血糖作用[17]。苦瓜水提物在体外能促进离体胰岛的胰岛素释放[18]。链脲佐菌素诱发的糖尿病大鼠服苦瓜汁10ml/kg 30天，糖尿病大鼠血中糖化血红蛋白浓度高于正常大鼠，口服苦瓜汁亦不能使之降低，苦瓜汁降血糖作用依赖于β-细胞分泌胰岛素的作用[19]。苦瓜水溶性提取物对灌服葡萄糖的正常大鼠可降低血糖，对非胰岛素依赖糖尿病人口服葡萄糖50g后可降低血糖[20]。正常兔灌服苦瓜干粉0.5g/kg可降低血糖，服药后10h作用最强，1.0g/kg和1.5g/kg也降低血糖；四氧嘧啶诱发的糖尿病兔，口服1.0g/kg和1.5g/kg则可剂量依赖性降低血糖，服药后10h作用最强[21]。正常小鼠口服苦瓜水提物13天，可改善糖耐量，不改变胰岛素浓度，其可能具有胰腺以外的作用，促进机体对葡萄糖的处理[22]。四氧嘧啶诱发的糖尿病大鼠，每日服苦瓜果实粉的丙酮提取物15~30天，可使血糖和血清胆固醇水平降低到正常范围。用药30天后，即使停药15天，血糖也不增加[23]。四氧嘧啶诱发的糖尿病大鼠口服苦瓜果实提取物4g/kg共20天，可达最大降血糖效应，口服生理盐水的糖尿病大鼠经90~100天发生白内障，服用苦瓜的大鼠不仅血糖低，而且白内障的发生较迟，需140~180天[24]。苦瓜未成熟果实水提取物可强力刺激肥胖高血糖小鼠离体胰岛细胞胰岛素的释放[18]。苦瓜汁在体外可增加大鼠组织对葡萄糖的摄取，葡萄糖负荷前口服苦瓜汁可增加大鼠肝脏肝糖原含量[25]。各种成熟阶段的苦瓜果实均含有两种抑制性成分，一种可抑制大鼠附睾脂肪细胞己糖激酶的活性，另一种则可抑制大鼠肠段对葡萄糖的摄取[26]。从苦瓜果实中分离得P、F1和F2三部分，P部分对仓鼠脂肪细胞有抗脂肪分解和刺激[^{3}H]葡萄糖渗入脂质的作用，含皂苷的F1部分可抑制脂肪分解和[^{3}H]葡萄糖渗入脂质，F2部分则增加[^{3}H]葡萄糖渗入脂质。提示苦瓜果实中存在类似胰岛素作用的化合物[27]。从苦瓜果实中分离到一种降血糖肽（polypeptide-P），皮下注射对动物和人均有降血糖作用[28]。

2. 抗癌　苦瓜果实粗提蛋白质在体外对淋巴瘤细胞（CBA/DI细胞）具有细胞毒作用，有剂量依赖性，药物与细胞需接触 24h。先用苦瓜粗提蛋白处理 CBA/DI 细胞，用此细胞接种小鼠后再隔周腹腔注射 1 次药物，其抗淋巴瘤作用最好。如隔周注射苦瓜粗提蛋白 8μg，且淋巴瘤细胞又是预先处理过的，则淋巴瘤发生减少，治疗 73 天，该动物即不发生淋巴瘤，且停药 6 个月亦不发生，可认为全部 CBA/DI 肿瘤细胞均已被杀死。苦瓜粗提蛋白也能防止小鼠接种白血病细胞 P388 或 L1210。小鼠腹腔注射苦瓜粗提蛋白 8μg，每星期 2 次共 30 天，其胸腺 T 细胞对刀豆球蛋白 A（ConA）引起的 $[^3H]$ 胸腺嘧啶脱氧核苷掺入比对照组更多更早，免疫功能加强可能有助于苦瓜提取物的抗肿瘤作用 [29]。苦瓜粗提物能剂量依赖性杀死人白血病性淋巴细胞，而同样剂量不影响正常人淋巴细胞活力 [30]。苦瓜提取物对白血病淋巴细胞中可溶性鸟苷酸环化酶具优先抑制作用，这种抑制与其对白血病淋巴细胞优先的细胞毒作用相关 [31]。含有鸟苷酸环化酶抑制成分的苦瓜水提物在体外可阻断大鼠前列腺腺癌的生长，也可阻断 $[^3H]$ 胸腺嘧啶脱氧核苷掺入 DNA，可抑制细胞周期 G_2+M 相，肿瘤内升高的鸟苷酸环化酶活性受抑制，肿瘤内 cGMP 水平也降低 [32]。苦瓜果实的抗白血病和抗病毒作用与其激活鼠淋巴细胞有关。从苦瓜部分纯化的一种蛋白因子可引起小鼠腹腔渗出细胞的浸润和激活，腹腔注射该蛋白 8μg，每周 2 次，共 1~4 周，结果发现小鼠的腹腔渗出细胞对白血病细胞 L1210、P388 和 MOLT-4 瘤细胞均有细胞毒作用，提示苦瓜抗白血病活性部分是由于激活宿主小鼠的 NK 细胞 [33]。从苦瓜提纯的一种细胞抑制因子，该因子优先对人白血病淋巴细胞 IM9 具有细胞抑制作用，对正常组织培养细胞优先抑制 RNA 合成，对蛋白质合成也有一定抑制作用 [34]。苦瓜所含一种蛋白质称苦瓜抑制因子，一旦被影细胞捕捉，并与中国仓鼠卵巢细胞（CHO 细胞）融合，在约 1ng/ml（3×10^{-11}mol/L）就能抑制克隆形成，这种蛋白如呈游离状态，则必须大于 1μg/ml 浓度时才有作用 [35]。从苦瓜分离提纯的一种 Ⅰ 型核糖体失活蛋白（Momordin）如与一种 CD5 的单克隆抗体连接可形成一种免疫毒素。在体外，这种免疫毒素对外周血单核细胞（PBMC）和人 T 细胞 Jurkat 白血病细胞可抑制蛋白质和（或）DNA 合成。它对 PBMC 的作用非常强（IC_{50}=1~10pmol/L），而且不受血液成分的影响。动物试验中，可抑制先天性无胸腺小鼠（nu/nu）Jurkat 白血病的发生。该免疫毒素可能用于 CD_5 阳性白血病和淋巴瘤的治疗 [36]。Momordin 通过其二硫键与 anti-Thy1.1 单克隆抗体连接形成的免疫毒素，在体外对小鼠淋巴瘤细胞株 AKR-A 具细胞毒作用，也能抑制其蛋白质合成，半抑制浓度（IC_{50}）为 1×10^{-9}mol/L[37]。Momordin 与小鼠 IgG2a 单克隆抗体 Fib75 通过二硫键连接形成的免疫毒素，对表达有 Fib75 识别抗原的人膀胱癌细胞有毒性作用。其抑制 $[^3H]$ 亮氨酸参入的 IC_{50} 为 1×10^{-10}~8×10^{-10}mol/L。大鼠静注这种免疫毒素，其药动学符合二室开放模型，其 α 相半衰期为 0.35~0.71h。β 相半衰期 7.5~8.6h[38]。苦瓜所含可使核糖体失活的蛋白质又名苦瓜抑制因子（MCI），如与重组仙台病毒包膜（RSVE）结合，其核糖体失活作用及病毒包膜糖蛋白活性均不受影响，但却变成细胞毒，其抑制白血病细胞蛋白质合成的 IC_{50} 为 0.5ng/ml [39]。

3. 抗病毒　含有鸟苷酸环化酶抑制成分的苦瓜水提物具有抗病毒作用。该成分对 BHK-21 细胞有抑制作用，对疱疹口炎病毒的斑块形成也有抑制作用。加入该制剂 30min，对病毒和宿主细胞 RNA 和蛋白质合成即有抑制作用 [40]。苦瓜中所含能使核糖体失活的蛋白质（RIP），在体外对感染单纯疱疹病毒 - Ⅰ（HSV-1）或脊髓灰质炎病毒 - Ⅰ的人类上皮细胞 -2（HEP-2）具有抗病毒作用，表现为减少病毒产生，减少 HSV-1 斑块形成，对感染细胞蛋白质合成的抑制比非感染细胞显著 [41]。从果实中分离得一种人类免疫缺陷病毒（HIV）的新抑制剂，定名为 MAP30（Momordica Anti-HIV Protcin）是一种碱性蛋白质，分子量约 30kDa，可剂量依赖性抑制无细胞 HIV-1 感染和复制， MAP30 可能是治疗 HIV-1 感染的一种有效治疗剂 [42]。苦瓜蛋白浓度在 200~3125μg/ml 对柯萨奇 B_3 病毒性心肌炎小鼠半胱天冬酶 3 活性及凋亡有抑制作用 [43]。

4. 对免疫功能影响　小鼠单次注射无毒性的微克剂量 MCI 时，可延迟同种移植的皮肤排斥反应，抑制脾细胞对 ConA 和植物血凝素（PHA）的反应，但对细菌脂多糖（LPS）的反应则无抑制作用，还能消除 T 细胞依赖性抗原（绵羊红细胞）引起的空斑形成细胞（PFC）反应，也能减少自然杀伤（NK）细胞活性，增加巨噬细胞介导的自发性细胞毒作用。在体外 MCI 在不产生细胞毒浓度时，可抑制淋巴细胞对 PHA 和 ConA 反应，但不抑制对诱导 LPS 的反应，也能增加巨噬细胞依赖性细胞毒作用 [44]。苦瓜原汁和苦瓜提取液对正常小鼠的血清血凝抗体滴度、血清溶菌酶的含量、血中白细胞的吞噬能力均有增强作用，表明苦瓜在特异性和非特异性免疫两个方面对正常小鼠的免疫功能都具有调节作用 [45]。

5. 抗菌、抗炎　苦瓜提取液（5g/ml）对 11 种 165 株革兰阳性球菌、革兰阳性杆菌和革兰阴性杆菌具有抗菌作用 [46]。苦瓜提取液 10g/kg、5g/kg 均能抑制小鼠耳郭及腹腔毛细血管通透性，对大鼠角叉菜胶所致足肿胀 1h、3h、5h、8h、24h 各个时间均有抑制作用，并能抑制大鼠棉球肉芽肿 [47]。

6. 抗生育　苦瓜粗提液可引起 83.4% 的大鼠丧失生育力，附睾尾精子活力降低，畸形数增加，7%~8% 的曲精管内易见多核巨细胞，并且可见晚期精子细胞有退变现象，停药 2 周后，生育力开始恢复，至第 8 周末已趋正常。苦瓜粗提液对雄性大鼠有抗生育作用并且具有可逆性，而苦瓜提取物中的蛋白成分抗生育作用较差，非蛋白成分的作用极不明显 [48]。从苦瓜中所分离得到的蛋白能抑制雄鼠精子发育，具有抗生育活性，有效率达 85%[49]。苦瓜素能引起怀孕小鼠的早期和中期流产，有抗生育活性 [50]。狗每日服苦瓜果实醇提物 1.75g，共 60 天，可使睾丸重量减轻，附睾重量未有改变，75% 细精管完全缺乏 1~8 步精细胞，睾丸中 RNA、蛋白质、唾液酸和酸性磷酸酶均减少，而胆固醇含量却升高，可产生不育 [51]。

7. 抗突变等作用　用微核试验证明苦瓜绿色果实含有抗突变有效成分 [9]。苦瓜制剂在体外对鸡蛔虫有抗寄生虫作用，比哌嗪更有效 [52]。老年小鼠饮用含有苦瓜皂苷的饮水后，

E1/E2 两组血清雌二醇含量仍低于青年对照组。衰老小鼠使用苦瓜皂苷后，血清促皮质素比老年对照组有升高趋势，但只有 200mg/L 剂量组有显著性差异，说明苦瓜皂苷可能具有促进衰老机体内分泌功能年轻化的趋势[53]。

8. 毒理　正常成年大鼠喂含0.02%、0.1%和0.5%苦瓜(干重)饲料 8 周，对动物进食、生长和器官重量无不良影响，血常规也正常[54]。狗服苦瓜果实醇提取物每天 1.75g，共 60 天，对体重无明显影响，血清丙氨酸转氨酶、碱性和酸性磷酸酶，血清蛋白、胆固醇、胆红素、磷脂、甘油三酯、游离胆固醇、磷酸肌酸、血糖、血中尿素均在正常范围，非酯化脂肪酸升高。除白细胞轻度上升外，血常规无异常。苦瓜醇提物可产生不育，而对一般代谢无改变[51]。苦瓜醇提取物急性经口半数致死量为 21.5g/kg，属无毒物。鼠伤寒沙门菌回复突变实验（Ames 试验）、小鼠骨髓嗜多染红细胞微核试验及小鼠精子畸形试验等 3 项遗传毒性试验结果均为阴性，提示苦瓜醇提取物无致突变性[55]。β- 苦瓜素和 α- 苦瓜素均有致流产作用，另外苦瓜提取物可能会引起短期腹泻[56]。

【临床研究】

非胰岛素依赖型（2 型）糖尿病　复方苦瓜胶囊，口服，每次 2 粒，每天 3 次，1~2 周后递增至 3 粒，最大剂量增至 5 粒。病情稳定后给予维持量，每次 2 粒，口服，每天 1 次。每 6 周为 1 个疗程，病人在用药前及第 1 个疗程结束后做化验检查。结果：77 例病人服药后空腹血糖，餐后 2h 血糖及糖化血红蛋白显效率、总有效率分别达到 43％和 78％。血脂及血液流变学各项指标有明显改善（P<0.01，P<0.05）。复方苦瓜胶囊对 2 型糖尿病能有效地控制和降低血糖，改善临床症状，无毒副作用[57]。

【性味归经】味苦，性寒。归心、脾、肺经。

【功效主治】祛暑清热，明目，解毒。主治暑热烦渴，消渴，赤眼疼痛，痢疾，疮痈肿毒。

【用法用量】内服：煎汤，6~15g，鲜品 30~60g；或煅存性研末。外用适量，鲜品捣敷；或取汁涂。

【使用注意】脾胃虚寒者慎服。

【经验方】

1. 痈肿　鲜苦瓜捣烂敷患处。(《泉州本草》)
2. 中暑暑热　鲜苦瓜截断去瓤，纳好茶叶再合起，悬挂阴干。用时取 6~9g 煎汤，或切片泡开水代茶服。(《泉州本草》)
3. 烦热消渴引饮　苦瓜绞汁调蜜冷服。(《泉州本草》)
4. 痢疾　鲜苦瓜捣绞汁 1 小杯调蜂蜜服。(《泉州本草》)

附：苦瓜根

味苦，性寒。归胃、大肠经。功效：清湿热，解毒。主治：疔疮肿毒，风火牙痛，便血，湿热泻痢。内服：煎汤，10~15g，鲜品 30~60g。外用适量，煎水洗；或捣敷。脾胃虚寒者慎服。

【参考文献】

[1] Okabe.H, Miyahara Y,Yamauchi T, et al.Studies on the constituents of Momordica Charantia L. Ⅰ .Isolation and characterization of momordicosides A ang B, glycosides of a pentahydroxy-cucurbitane triterpene.Chem Pharm Bull，1980，28（9）：2753.

[2] Miyahara, Y Okabe H, Yamauchi T, et al.Studies on the constituents of Momordica Charantia L. Ⅱ .Isolation and characterization of minor seed glycosides, momordicosidesC, DandE.Chem Pharm Bull，1981，29（6）：1561-1566.

[3] Okabe H, Miyahara Y, Yamauchi T, et al.Studies on the constituents of Momordica charantia L. Ⅲ .Isolation andcharacterization of new cuqurbitacin glycosides of the immaturefruits.（1）.Structures of momordicodicosides G, FI, and I.Chem Pharm Bull，1982，30（11）：3977.

[4] Miyahara Y, Yamauchi T, Okabe H, et al.Studias on the constituents of Momordica charantia L. Ⅳ .Characterization of the new cucurbitacin glycosides of the immature fruits.（2）.Structures of the bitter glycosides.m omordicosidesKand L.Chem Pharm Bull，1982，30（12）：4334.

[5] Syeriw W.Tetrahedmn Lette，1965，26（9）：2217.

[6] Sucmw W.Chem ber，1966， 99（11）：3559.

[7] Lotlikar MM, Rajarama Rao.Indian J Pharmacy，1966（28）：129.

[8] Raman A.Phytomedicine，1996，2（4）：349.

[9] Guevara AP, Lim-Sylianco C, Da yrit F.Murat Res，1990， 230（2）：121.

[10] Begum S, Ahmed M, Siddiqui B S, et al.Triterpenes, a sterol and a monocyclic alcohol from Momordica Charantia L.Phytochemistry，1997，44（7）：1313.

[11] 肖志艳，陈迪华，斯建勇 . 苦瓜的化学成分研究 . 中草药，2000，31（8）：571.

[12] 成兰英，唐琳，颜钫，等 . 苦瓜茎叶化学成分分离及结构研究 . 四川大学学报（自然科学版），2008，45（3）：645.

[13] 国家中医药管理局《中华本草》编委会 . 中华本草 . 上海：上海科学技术出版社，1999：4636.

[14] Ali L.Planta Med，1993，59（5）：408.

[15] Shibib B A.Biochem J，1993， 292（pt1）：267.

[16] 东野英明 . 日本药理学杂志，1992：100（5）：415.

[17] Day C.planta Med，1990，56（5）：426.

[18] Welihinda J.Acta Biol Med Germ，1982，41（12）：1229.

[19] KarunanayakeE H.Ethnopharmacology，1990，30（2）：199.

[20] Leatherdale BA. Br Med J Clin Res，1981，282（6279）：1823.

[21] Akhtar M S. Planta Med， 1981，42（3）：201.

[22] Bailey C J. Diabetes Res， 1985，2（2）：81.

[23] Singh N. Indian J Physiol Pharmacol，1989，33（2）：97.

[24] Srivastava Y. Pharmacol Res Commun，1988，20（3）：201.

[25] Welihinda J.J Ethnopharmacol, 1986，17（3），247.

[26] Meir P. Planta Med，1985， 51（1）：12.

[27] Ng T B.Am J Chin Med，1987，15（1-2）：31.

[28] Khanna P. J Nat Prod，1981， 44（6）：648.

[29] Jilka C. Cancer Res，1983， 43（11）：5151.

[30] Takemeto D J.Toxicon，1982， 20（3）：593.

[31] Takemeto D J.Enzyme，1982，27（3）：179.

[32] Claflin A J.Proc Natl Acad Sci USA，1978，75（2）：989.

[33] Cunnick J E.Cell Immunol，1990，126（2）：278.

[34] Takemoto D J.Prep Biochem， 1982，12（4）：355.

[35] Foxwell B.Biochem Int，1984，8（6）：811.

[36] PorroG.Cancer，1988，58（5）：558.

[37] Stirpe F. Br J Cancer，1988， 58（5）：558.
[38] Wawrzynczak EJ.Cancer Res，1990，50（23）：7519.
[39] Sargiacomo M. FEBS Lett，1983，157（1）：150.
[40] Takemoto DV.Prep Biochem，1983，13（4）：371.
[41] Foa Tomasil. Arch Virol，1982，71（4）：323.
[42] Lee Hang S. FEBS Lett，1990，272（1-2）：12.
[43] 王佐，李双杰，杨永宗 . 苦瓜蛋白对柯萨奇 B3 病毒性心肌炎小鼠半胱天冬酶 3 活性及凋亡的抑制作用 . 中国动脉硬化杂志，2003，11（2）：107.
[44] SpreaficoF.Int JImmunopharmacol，1983，5（4）：335.
[45] 程光文，陈青山，张绪忠，等 . 苦瓜对小鼠免疫功能的影响 . 中草药，1995，26（10）：535.
[46] 江苏新医学院 . 中药大辞典 . 上海：上海科学技术出版社，1986：1281.
[47] 黎锦城 . 苦瓜的抗炎作用 . 中药材，2001，24（7）：508.
[48] 覃国芳，李远慧，高晓勤，等 . 苦瓜果对雄性大鼠生育力的影响 . 贵阳医学院学报，1995， 20（1）：14.
[49] 常凤岗，李建梅 . 苦瓜抗生育活性成分的化学研究（Ⅰ）.1995,（6）：281.
[50] NgTB.Gen Pharmacol，1992，23 （4） ：579.
[51] Dixit V P. Planta Med，1978，34（3）：280.
[52] Lal J. India J Physiol Pharmacol， 1976，20（2）：64.
[53] 王先远，金宏，许志勤，等 . 苦瓜皂苷抗衰老作用的研究 . 中国医学研究与临床，2004，2（3）：10.
[54] Platel K. Nahrung，1993，37（2）：156.
[55] 刘秀英 . 论著，2007，19（5）：381.
[56] 吴春霞，张明辉 . 苦瓜提取物大鼠长期毒性试验 . 现代中医药，2005，25（5）：71.
[57] 冯桂芹，曲才绪，穆守刚，等 . 复方苦瓜胶囊治疗非胰岛素依赖型糖尿病 . 中国新药与临床杂志，2000，19（1）：70.

Ku shen 苦 参

Sophorae Flavescentis Radix
[英]Lightyellow Sophora Root

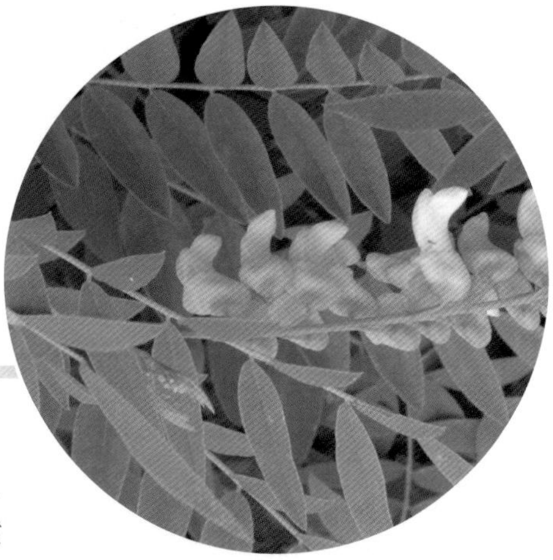

【别名】苦骨、川参、凤凰爪、牛参、地骨、野槐根、地参。

【来源】为豆科植物苦参 *Sophora flavescens* Ait. 的根。

【植物形态】多年生落叶半灌木。根圆柱状，外皮黄白色。茎直立，多分枝具纵沟；幼枝被疏毛，后变无毛。奇数羽状复叶，长 20~25cm，互生；小叶 15~29，叶片披针形至线状披针形，长 3~4cm，宽 1.2~2cm，先端渐尖，基部圆，有短柄，全缘，背面密生平贴柔毛；托叶线形。总状花序顶生，被短毛，苞片线形；萼钟状，扁平，5 浅裂；花冠蝶形，淡黄白色；旗瓣匙形，翼瓣无耳，与龙骨瓣等长；雄蕊 10，花丝分离；子房柄被细毛，柱头圆形。荚果线形，先端具长喙，成熟时不开裂。种子间微缢缩，呈不明显的串珠状，疏生短柔毛。种子 3~7 颗，近球形，黑色。

【分布】广西主要分布于那坡、隆林、乐业、凌云、资源、全州等地。

【采集加工】全年可采收，洗净，切碎，鲜用或晒干。

【药材性状】根长圆柱形。下部常分枝，长 10~30cm，直径 1~2.5cm。表面棕黄色至灰棕色。具纵皱纹及横生皮孔。栓皮薄，常破裂反卷，易剥落，露出黄色内皮。质硬，不易折断，折断面纤维性。切片厚 3~6mm，切面黄白色，具放射状纹理。气微，味苦。

【品质评价】以条均匀、断面黄白、味极苦者为佳。

【化学成分】本品含三叶豆紫檀苷 -6′-单乙酸酯（trifolirhizin-6′-monoacetate），2,4- 二羟基苯甲酸（2,4-dihydroxy benzoic acid），*β*- 谷甾醇（*β*-sitosterol）。以及蔗糖（sucrose），二十四碳酸（木腊酸，lignoceric acid），芥子酸十六酯（4-sinapic acid hexadecyl ester）和伞形花内酯（umbelliferone）[1, 2]。

苦参根中含生物碱：苦参碱（matrine），氧化苦参碱（oxymatrine），右旋别苦参碱（allomatrine），右旋异苦参碱（*iso*-matrine），右旋 -*N*- 甲基金雀花碱（*N*-methylcytisine），槐定碱（sophoridine），*N*- 氧化槐根碱（*N*-oxysophocarpine），左旋槐根碱（sophocarpine），左旋臭豆碱（anagyrine），左旋槐胺碱（sophoramine），赝靛叶碱（baptifoline），右旋槐花醇（sophoranol），（+）槐花醇 *N*- 氧化物（sophoranol *N*-oxide）。根中还含多种黄酮类化合物：苦参醇（kurarinol），苦参新醇（kushenol）A、B、C、D、E、F、G、H、I、J、K、L、M、N、O，新苦参醇（neokurarinol），降苦参醇（norkurarinol），甲基苦参新醇 C（methylkushenol C），苦参查耳酮醇（kuraridinol），苦参酮（kurarinone），降苦参酮（norkurarinone），异苦参酮（*iso*-kurarinone），苦参查耳

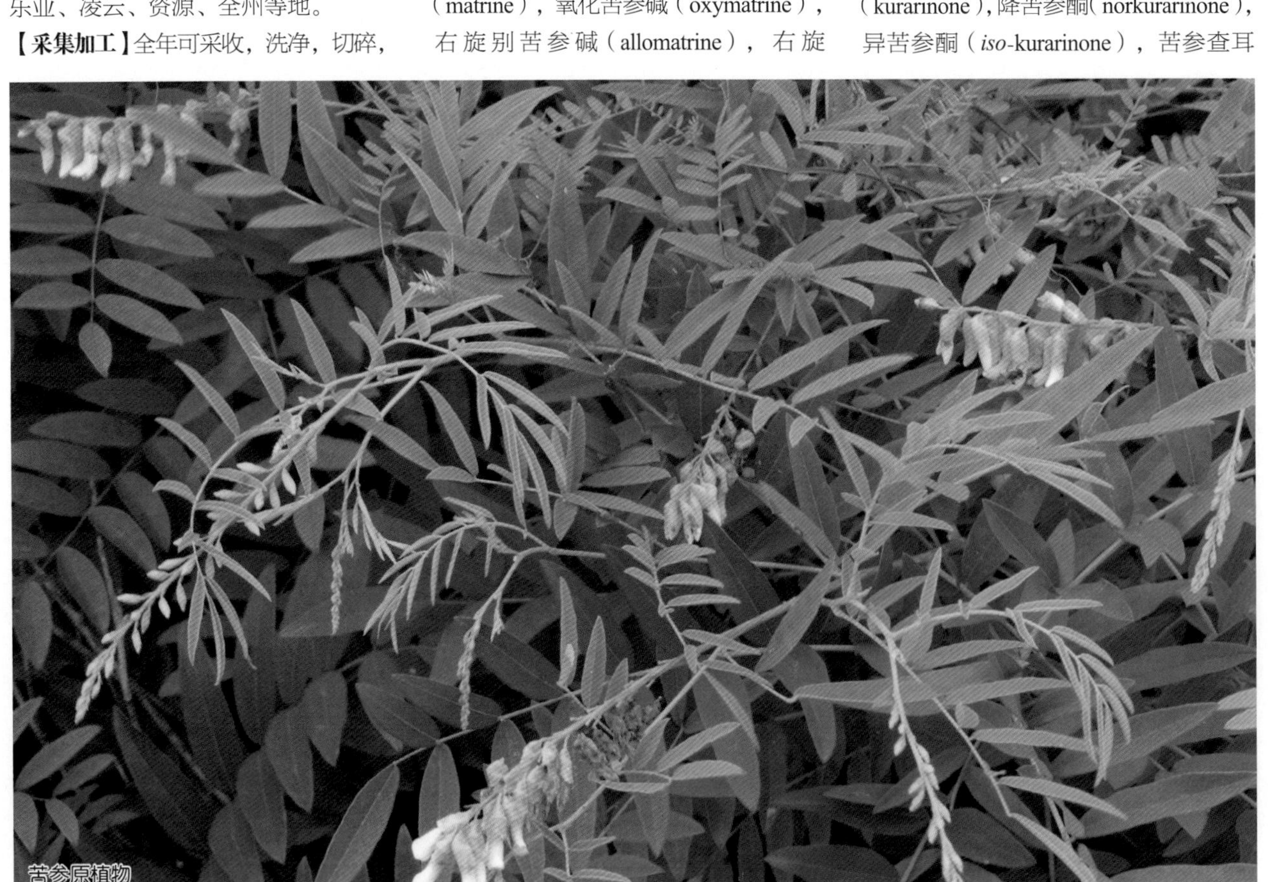
苦参原植物

酮（kuraridin），三叶豆紫檀苷（trifolirhizin）及三叶豆紫檀苷丙二酸酯（trifolirhizin-6″-*O*-malonate），苦参素（kushenin），异脱水淫羊藿素（*iso*-anhydroicaritin），降脱水淫羊藿素（noranhydroicaritin），黄腐醇（xanthohumol），异黄腐酸（*iso*-xanthohumol），木犀草素-7-葡萄糖苷（luteolin-7-glucoside）[2]，刺芒柄花素（formononetin），山槐素（maackiain）[3]。此外，根中还含有三萜皂苷：苦参皂苷（sophoraflavoside）Ⅰ、Ⅱ、Ⅲ、Ⅳ，大豆皂苷（soyasaponin）Ⅰ；以及醌类化合物苦参醌（kushequinone）A[2]。

苦参的挥发油主要含有1-辛烯-5-醇（1-octen-5-o1），1,8-桉叶素（1,8-cineole），*α*-松油醇（*α*-terpineol），香叶基丙酮（geranylacetone），月桂酸（lauric acid），*n*-十六烷（*n*-hexadecane），*n*-十七烷（*n*-heptadecane），2,6,10,l4-四甲基十五烷（2,6,10,14-tetramethylpentadecane），十八烷（octadecane），2,6,10,l4-四甲基十六烷（2,6,10,14-tetramethylhexadecane），2,6,10,l4-四甲基十七烷（2,6,10,14-tetramethylheptadecane），十九烷（nonadecane），二十烷（eicosane）等[4]。

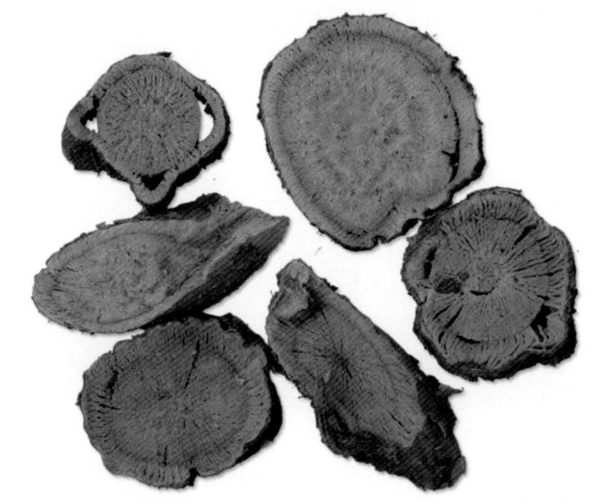

苦参饮片

【药理作用】

1.对心血管系统作用　①对心脏作用：苦参中的苦参碱、槐根碱、氧化苦参碱、槐定碱、槐胺碱等生物碱对离体豚鼠乳头肌标本均呈剂量依赖的正性肌力作用，过量时，出现自发性收缩或兴奋性降低，其效能排列顺序为：氧化苦参碱＞槐定碱＞槐根碱＞槐胺碱＞苦参碱[5]。苦参碱对离体豚鼠心房[6,7]，氧化苦参碱对离体兔心房亦都表现正性肌力作用[5]，苦参正性肌力作用可能与其激活Ca^{2+}通道有关[7]。氧化苦参碱50mol/L可使培养心肌细胞搏动频率减慢，并可拮抗异丙肾上腺素的正性频率作用，氧化苦参碱100mol/L时可使频率减慢31%，而250mol/L则使频率加快32%，并被普萘洛尔阻断[8]。氧化苦参碱50mol/L和100mol/L对丝裂霉素C所致体外培养心肌细胞损伤乳酸脱氢酶含量升高有抑制作用，并能减轻由缺糖缺氧造成的心肌细胞损伤，但对氯丙嗪所致的心肌细胞损伤无保护作用[9]。给麻醉大鼠静注苦参总黄酮30g/kg和60g/kg，呈现负性频率作用和负性传导作用[10]。②抗心律失常：苦参碱和氧化苦参碱能对抗氯化钡、乌头碱和氯仿-肾上腺素诱发大鼠的心律失常，氯仿诱发的小鼠心室纤颤，提高乌头碱诱发大鼠心律失常所需的量，还可对抗结扎冠状动脉前降支所致的大鼠心律失常[11~15]。家兔静脉注射30mg/kg氧化苦参碱，可缩短肾上腺素诱发的心律失常的恢复时间[16]。苦参碱还可抑制乌头碱诱发大鼠左房自律性作用或延长乌头碱诱发自动节律的潜伏期和减慢其初始频率，也可提高毒毛花苷G诱发豚鼠右心房心律失常和肾上腺素诱发豚鼠右心房自律性的阈浓度[6]。槐根碱能对抗氯化钙诱发小鼠室性心律失常、乌头碱诱发大鼠心律失常的作用，能提高毒毛花苷G引起兔早搏和心脏停搏所需量，也能对抗冠状动脉阻塞-再灌流诱发犬心律失常，但不能对抗氯化钙-乙酰胆碱诱发小鼠房颤（扑）和氯仿-肾上腺素诱发兔心律失常[17]。槐胺碱可对抗乌头碱和氯化钡诱发的大鼠心律失常，降低氯仿诱发的小鼠室颤率，对抗乙酰胆碱-氯化钡所致的小鼠房颤、房扑和提高毒毛花苷G中毒诱发豚鼠室性早搏、室性心动过速、室颤、心跳停止死亡所需的用量，而且还能对抗结扎冠状动脉前降支引起的心律失常，使电刺激诱发室颤的阈值提高[18~21]。槐定碱可对抗乌头碱、毒毛花苷G、氯化钡、氯化钙、肾上腺素、氯仿、四氯化碳、电刺激、心肌缺血等导致的各种心律失常[22~26]。苦参总碱对氯仿、肾上腺素诱发麻醉猫心律失常，氯化钡、乌头碱诱发大鼠心律失常和毒毛花苷G诱发豚鼠心律失常都有一定的防治作用[27,28]。苦参总黄酮125~250μg/ml时，能减慢培养乳鼠心肌细胞团自发搏动的频率，并能对抗心肌细胞团自发性及毒毛花苷G诱发的搏动节律失常[29,30]。实验表明，苦参碱、氧化苦参碱、槐定碱、槐根碱和槐胺碱等苦参碱型生物碱对心脏具有负性频率和延长有效不应期的作用，阻钠内流和非特异性对抗肾上腺素能系统可能是其作用机制[31,32]。③抗心肌缺血：大鼠急性失血性心脏停搏和兔静注垂体后叶素所致急性心肌缺血，预先腹腔注射苦参注射液2ml/kg可延缓大鼠心脏停搏时间，对心肌缺血造成的心电图病理变化也有一定改善作用[33]。猫静注100%苦参注射液1ml/kg，在出现心率减慢的同时冠状动脉流量增加[34]。苦参总碱有对抗垂体后叶素对犬、大鼠和离体兔心的冠状血管收缩作用。可增加流量和保护心脏缺血[35]。苦参碱和槐定碱能提高血浆中cAMP含量和cAMP/cGMP比值[36]。④改善血液流变学：家兔血压试验和离体兔耳灌流试验均表明苦参有扩血管作用，对离体血管作用持续较长。苦参的扩血管作用不能被阿托品和H_2受体阻断剂甲氰咪胍所对抗[33]。100%苦参注射液1ml/kg静注也可使猫血压下降，对离体灌流肾血管有扩张作用，使灌流量增加，但对后肢血管无明显影响[34]。50mg/kg苦参碱能降低大鼠实验性高脂血症的血清甘油三酯，降低血液黏度，改善血液流变学各项指标[37]。

2.对中枢神经系统作用　扭体法与热刺激法测痛试验显示苦参碱具有镇痛作用，小鼠侧脑室注射微量苦参碱后，仍有提高痛阈的效能，其镇痛作用有效部位可能在中枢。苦参碱有降低大鼠正常体温的作用[38,39]。氧化苦参碱在约1/5 LD_{50}的剂量下，能抑制小鼠的自主活动，加强戊巴比妥钠、水合氯醛和氯丙嗪对中枢神经系统的抑制作用，拮抗苯丙胺诱发的小鼠兴奋作用。扭体法和烫尾法测痛试验表明氧化苦参碱具有镇痛效能，但对士的宁和戊四氮惊厥不但无保护作用，反而能增强士的宁的致惊作用和增加其死亡动物数。氧化苦参碱也有降低正常大鼠体温的作用[40]。槐根碱也具有中枢抑制和降低正常大鼠体温的作用[41,42]。苦参碱和氧化苦参碱有类似地西泮（安定）的中枢抑制作用，这种作用与增加脑内γ-氨基丁酸和甘氨酸的含量有关，呈量效关系[43]。槐果碱、苦参碱、槐胺碱及槐定碱均能不同程度升高大鼠纹状体及前脑边缘区的多巴胺代谢物——二羟苯乙胺和高香草酸的含量。槐果碱还能降低纹状体中多巴胺含量，将其注入延髓能升高脑内的环腺苷酸[37]。氧化苦参碱具有镇静、催眠等中枢神经抑制作用[44]。

3. 抗肿瘤　苦参总碱、苦参碱、氧化苦参碱及槐根碱对小鼠肉瘤S180A和艾氏腹水癌（ECA）均有一定的抑制作用[45]。氧化苦参碱可提高环磷酰胺的代谢激活，并使其剂量减少一半，而抑瘤作用仍相当于原剂量，与环磷酰胺合用对艾氏腹水癌有协同抑制作用，并可使环磷酰胺引起白细胞降低的毒性减轻[46]。苦参煎液 8mg/ml 作用于体外培养的人早幼粒白细胞，可诱导白血病细胞向单核巨噬细胞分化[47]。苦参碱对慢性粒细胞白血病人外周血多向造血祖细胞集落产率有抑制作用[48]。苦参尚可促进 K562 人类红白血病细胞的诱导分化，使细胞增殖能力下降[49]。苦参对恶性葡萄胎、绒癌、子宫癌、艾氏腹水瘤和淋巴内癌细胞都有不同程度的抑制和消灭作用，苦参碱对肿瘤细胞具有选择性杀伤作用，还能通过改变细胞核酸的分子序列，抑制肿瘤的生长，而且这种影响是广泛的、多部位的[50]。

4. 保肝　苦参素的主要成分为氧化苦参碱，是从苦参根中提取出的一种生物碱。在临床上具有免疫调节、保护肝细胞及抗病毒的作用，其作用机制是苦参素能够抑制 HBV DNA 的复制及表达[51]。苦参素对四氯化碳引起的大鼠慢性肝损伤具有一定的防护作用。苦参碱能减轻大鼠肝细胞坏死，保护肝细胞，降低不同试验阶段大鼠血清中谷丙转氨酶及透明质酸的含量，有效防治肝纤维化[52]。

5. 平喘及抗过敏　氧化苦参碱能抑制免疫球蛋白 E 和由抗原引起的肥大细胞释放组胺，但不改变 Pa 细胞的 cAMP 水平，说明氧化苦参碱有抗过敏作用。对大鼠、豚鼠的离体气管、回肠平滑肌在有 Ca^{2+} 和无 Ca^{2+} 的情况下，苦参碱均能对抗组胺、乙酰胆碱和氯化钡兴奋气管平滑肌和肠平滑肌的作用，在无 Ca^{2+} 的情况下，这种对抗作用更为明显。苦参具有平喘作用，临床上已用来治疗支气管哮喘及喘息型气管炎[53]。苦参流浸膏 0.25g/kg 灌服，对组胺引起的豚鼠哮喘具有对抗作用，且可维持 2h 以上。苦参煎剂和苦参结晶碱对实验性哮喘豚鼠有平喘作用。小鼠灌服苦参总黄酮 0.8g/kg 有祛痰作用[34]。苦参碱和氧化苦参碱对离体豚鼠气管呈收缩作用，但在无钙营养液中则具有松弛作用[54,55]。苦参碱能对抗组胺、乙酰胆碱、氯化钡兴奋气管平滑肌和肠肌的作用，在无钙情况下这种对抗作用更为明显。苦参碱还能对抗乙酰胆碱激动 M 受体的作用[53]。苦参总碱和氧化苦参碱能抑制大鼠气管匀浆中的磷酸二酯酶活性，提高细胞内的 cAMP 水平[56]。氧化苦参碱有抑制变应原诱导的肥大细胞脱颗粒作用，其抑制效应与药物浓度呈正相关。氧化苦参碱可能是直接插入、细胞膜脂双层或作用于膜表面的其他结构，从而降低细胞膜的流动性，稳定细胞膜，抑制过敏介质的释放[57,58]。槐根碱对乙酰胆碱和组胺所致的豚鼠哮喘有对抗作用，其肌注平喘的 ED_{50} 为（1.8±0.9）mg/kg，其活性和治疗指数分别为氨茶碱的 72 倍和 31 倍，但槐根碱不影响肾上腺髓质释放儿茶酚胺[59]。苦参碱型生物碱平喘机制是多方面的，但主要是兴奋中枢 β 受体和抑制慢反应物质形成[60]。

6. 抗炎　苦参碱肌注能对抗巴豆油诱发小鼠和大鼠耳郭炎症，长期给药时其作用随剂量增加而增强。对角叉菜胶诱发的大鼠炎症和小鼠腹腔注射冰醋酸所致的渗出性炎症也有抑制作用，但对大鼠由埋藏棉球诱发肉芽组织增生的慢性炎症却无影响。苦参碱的抗炎作用与垂体-肾上腺素系统无关，其抗炎作用可能是直接抗炎作用[61]。氧化苦参碱能对抗巴豆油、角叉菜胶和冰醋酸诱发的渗出性炎症，对大鼠由棉球诱发的慢性炎症无效。氧化苦参碱抗炎作用也与垂体-肾上腺素系统无关，可能是直接抑制炎症反应[62]。

7. 抗病原微生物　苦参碱对结核杆菌有较强的抑制作用，MIC 为 10mg/L，但杀菌效果较弱[63]。苦参碱具有抗柯萨奇 B3 病毒（CVB3）能力，对体外培养的小鼠感染 CVB3 心肌细胞有保护作用。苦参总碱浓度在 0.0002~3.1125g/ml 时，可产生抗柯萨奇 B 病毒（CVB）活性，且作用与药物浓度存在剂量依赖关系[64]。1% 苦参碱对痢疾杆菌、大肠杆菌、变形杆菌、乙型链球菌及金黄色葡萄球菌均有抑制作用。醇浸膏在体外有抗滴虫作用[34]。苦参乙醇提取物对雏白痢沙门杆菌有抑制和杀灭作用，且比对照组土霉素、四环素、黄连素等效果好[65]。苦参粗提液在体内、外对柯萨奇 B 病毒（CVB）都有抗病毒作用[66]。苦参总黄酮、乙醇提取物和总生物碱在体外对贾第虫有杀灭或抑制其生长的作用，3 种制剂中以乙醇提取物作用最强[67,68]。

8. 对免疫系统作用　苦参碱、氧化苦参碱和槐根碱等苦参碱型生物碱在 1/5 LD_{50} 剂量下对小鼠免疫功能都有抑制作用，即抑制巨噬细胞的吞噬功能，减少空斑形成细胞数和抗体几何平均滴度，但对溶菌酶含量无影响。其抑制强度顺序是槐定碱＞槐根碱＞苦参碱＞槐胺碱＞氧化苦参碱[69]。氧化苦参碱皮下给药，连续 5 天，在较高剂量下，可抑制小鼠腹腔激活的巨噬细胞的吞噬功能，而腹腔注射无论低剂量还是高剂量对小鼠腹腔巨噬细胞的吞噬功能都无显著影响[70]。氧化苦参碱腹腔注射 375mg/kg 可减轻小鼠胸腺和肠系膜淋巴结的重量，使胸腺酸性 α-乙酸萘酯酶（ANAE1）阳性的淋巴细胞增加，血凝（HA）滴度，脾脏抗体生成数（PFC）及巨噬细胞吞噬百分率降低，表明氧化苦参碱对某些免疫反应和免疫器官有抑制作用[71]。氧化苦参碱尚能抑制机体排异反应，延长小鼠异体游离移植心肌存活期[72]。氧化苦参碱对小鼠脾 T、B 淋巴细胞及细胞因子呈双向调节作用，即高浓度（1mg/ml）呈不同程度抑制效应，而低浓度（10^{-6}mg/ml）具有增强作用，但对抗体生成作用较小[73]。苦参碱对 T 细胞的增殖及 TH 细胞产生 IL2 的能力，均有抑制作用[74]。苦参碱还有降低巨噬细胞抑制 P185 肿瘤细胞增殖效应，表明苦参碱对巨噬细胞有直接细胞毒作用[75]。氧化苦参碱可使淋巴细胞浆游离钙水平上升，使植物血凝素（PHA）活化的人扁桃体淋巴细胞的 cAMP 水平降低[76]。

9. 对血液系统作用　静注或肌注 30mg/kg 苦参总碱和 100mg/kg 氧化苦参碱对正常家兔外周白细胞有升高作用，对家兔经 X 线 1548×10^{-4}C/kg（600 伦）全身照射所致的白细胞减少症有治疗作用，而苦参碱无治疗作用。氧化苦参碱对家兔经 ^{60}Co γ-射线 1290×10^{-4}C/kg（500 伦）全身照射后引起的白细胞减少症，剂量率为 79.98×10^{-4}C/（kg・min）时显示一定治疗作用，而剂量率为 309.6×10^{-4}C/（kg・min）时无防治作用[77]。氧化苦参碱尚能防止因丝裂霉素 C（MMC）所致的白细胞减少症[78]。

10. 抗生育　苦参碱体外使精子瞬间失活的最低有效浓度为 0.185~3.115g/L，与国外杀精子剂比较，苦参碱的有效杀精浓度强于 TS288，稍弱于 NP210。体外抑精活性存在量效关系，低浓度时可使精子运动受抑制，随着浓度的提高，抑制作用逐渐增强[79]。

11. 保护胃黏膜等作用　苦参能提高鸡胚细胞姐妹染色单体交换率和小鼠骨髓嗜多染红细胞微核率，并呈现剂量-反应关系[80]。苦参碱和氧化苦参碱随浓度增加对 Na^{+}-K^{+}-ATPase 活性有抑制作用，苦参碱的作用较氧化苦参碱强[81]。苦参甲醇提取物及其所含成分苦参酮和降苦参酮灌胃给药均能增强小鼠小肠推进功能，防治盐酸-乙醇所致大鼠急性胃黏膜损伤[82]。

12. 药动学　家兔静注苦参碱，血药浓度-时间曲线呈双指数型，符合开放式二室模型，$t_{1/2}$ 为 1.37min，$t_{1/2}$ 为 76.58min，CI 为 23.59ml/（kg・min）。Vd 为 2.61L/kg，12h 尿中及胆汁的原形药累积排出量分别为给药量的 9.39%、0.37%。大鼠灌胃苦参碱后组织含量依次为肾、肝、肺、脑、心、血，48h 尿，24h 粪及 12h 胆汁的原形药累积排出量分别为给药量的 53.7%、0.36% 和 0.27%[83]。家兔静注苦参碱的 $t_{1/2}a$ 和 $t_{1/2}B$ 分别为 4.4min 和 79.2min，Vd 为 3.93L/kg[65]。8 名健康志愿者静注苦参碱 6mg/kg 后，药代动力学符合二室模型，收集其中 6 名尿液 32h 尿中原形药物排出率为 52.75%，肾清除率为 143.79ml/min[84]。家兔静注苦参碱 10~30mg/kg 时，药代动力学符合二室开放模型，并呈线性消除，60mg/kg 时，则表现非线性消除[85]。家兔静注氧化苦参碱的 $t_{1/2}a$ 和 $t_{1/2}B$ 分别为 5.8min 和 29.6min，Vd 为 1.94L/kg[86]。大鼠静注氧化苦参碱也符合二室开放模型，$t_{1/2}a$ 和 $t_{1/2}B$ 分别为 5.0min 和 27.0min，肌注氧化苦参碱后，药物在大鼠组织中的分布以氧化苦参碱为主，药物在体内转化较少，大部分以原形由尿排出，人、大鼠和小鼠口服氧化苦参碱后，有相当量转化为苦参碱，以苦参碱形式由尿液排出[87]。苦参碱和氧化苦参碱的效应与效应室浓度之间的关系均符合 S 型 Emax 模型，它们各自的药动学性质在所用剂量范围内均为非剂量依赖性[88]。

13. 毒理　苦参总碱小鼠灌服的 LD_{50} 为（1.18 ± 0.1）g/kg。苦参浸膏小鼠灌服或肌注的 LD_{50} 分别为 14.5g/kg 及 14.4g/kg。犬每日肌注苦参浸膏 0.1g/kg，13 天为 1 个疗程，共用 1~3 个疗程及鸽肌注苦参生物碱 100mg/kg 均未见明显毒性反应[30]。槐根碱 150mg/kg 可使家兔呼吸麻痹致死[85]。小鼠肌注和静注氧化苦参碱的 LD_{50} 为（256.74 ± 57.36）mg/kg 和（144.2 ± 22.8）mg/kg[11, 58]。槐胺碱、苦参碱和氧化苦参碱腹腔注射小鼠的 LD_{50} 分别为 142.63mg/kg、150mg/kg 和 750mg/kg。槐根碱和槐定碱灌胃小鼠的 LD_{50} 为 241.5mg/kg 和 243mg/kg[69]。苦参生物碱对冷血和温血动物均有引起痉挛和麻痹呼吸中枢的作用，较大剂量可使小鼠出现躁跳、痉挛性抽搐等兴奋现象，家兔静注可因呼吸困难而死亡[89]。

【临床研究】

1. 耐药细菌性痢疾　口服苦参胶囊，每次 6 粒，每日 3 次。100% 苦参煎剂保留灌肠（苦参 100g 水煎 2 次，浓缩至 100ml，小儿酌减，待温度适中时睡前保留灌肠，每晚 1 次，保留时间尽可能延长，至第 2 天更好），10 天为 1 个疗程，3 个疗程结束后评定疗效。共观察 58 例病人，近期治愈率 100%，未见不良反应[90]。

2. 肛窦炎　用复方苦参膏（苦参、冰硼散组成，将苦参研细末过筛，将苦参粉、冰硼散以 1∶1 比例混合，并搅拌均匀，再与凡士林膏以 2∶3 混合，拌匀后高温消毒，将苦参粉、冰硼散随凡士林的溶化而均匀地黏附于凡士林上，冷却后即成油膏状）治疗肛窦炎，将平口直角形肛镜插入肛门内 5cm 左右，充分暴露肛管及肛窦部，用长号棉签蘸取适量复方苦参膏分次均匀涂抹在肛窦部，直到肛窦部周围完全涂上复方苦参膏，每日便后 1 次，10 日为 1 个疗程，共治疗 30 例。结果：显效 15 例，有效 15 例，总有效率 100%[91]。

3. 手足癣　应用复方苦参搽剂（苦参 100g、黄连 50g、百部 50g、川椒 50g、菖蒲 50g、明矾 30g，陈醋制成 1000ml。取上药洗净切碎，用陈醋浸渍，第 1 次 48h，第 2 次 24h，冬季适当延长时间，合并浸出液，加入明矾，搅拌溶解过滤，将滤液分装即可）治疗手足癣病人 160 例。结果：129 例（81%）病人 2 日内治愈，其余病人均在 4 日内痊愈，有效率 100%[92]。

4. 心律失常　以苦参、丹参、炙甘草为基本方加减治疗病毒性心肌炎心律失常 160 例。结果：临床治愈 56 例，显效 60 例，好转 28 例，总有效率 90%[93]。

5. 膀胱炎　以当归、川贝、苦参为主药加减治疗膀胱炎病人 230 例，每日 1 剂，水煎少量频饮，5 剂为 1 个疗程。结果：治愈 227 例，好转 3 例，总有效率 100%[94]。

6. 痱子　用苦参、升麻、白鲜皮、生地等，加水 2500ml，煎沸 15min，过滤外洗敷患处，自上而下，每日 2~3 次，每次 30min，1 剂可反复用 2~3 次，并注意皮肤清洁。治疗小儿痱子、痱毒病人 32 例。结果：全部治愈，复发者 3 例，仍按上方治疗，亦收到良效而治愈[95]。

7. 溃疡性结肠炎　药用苦参 7 味汤（苦参 45g、土木香 45g、诃子 45g、川楝子 45g、栀子 45g、当归 40g、黄连 45g 浓煎至 200ml，保留灌肠）治疗溃疡性结肠炎病人 28 例。结果：完全缓解 18 例，有效 8 例，无效 2 例，有效率 92.9%[96]。

8. 肛周疾病术后并发症　药用加减苦参汤（苦参、黄柏、五倍子、芒硝等）熏洗治疗肛周疾病术后并发症病人 120 例。结果：痊愈 72 例，显效 28 例，好转 18 例，无效 2 例，一般熏洗 1~3 日，疼痛出血明显改善，肛缘水肿 3~5 日消失，伤口愈合 7~20 日[97]。

9. 鹅掌风　苦参芒硝洗方（苦参、芒硝、桃仁、蛇床子等全部药液温后浸泡患处，每次约 10min，每日 2~3 次）治疗鹅掌风病人 30 例。结果：治愈 16 例，显效 8 例，好转 2 例，无效 4 例[98]。

10. 皮炎湿疹类皮肤病　苦参椒柏熏洗剂（苦参、川柏、川椒、蛇床子等，熏洗并浸洗患处，每天3~4次）治疗湿疹病人36例。结果：痊愈8例，有效8例，一般用药4~6天渗出液明显减少，皮肤瘙痒随之减轻，用药时间最短者4天，最长者20天[99, 100]。

11. 淋病　每次取苦参200g煎煮两次，第1次煎水400ml，早晚两次口服，第2次煎水300~1200ml，每日2~3次浸洗阴茎或坐浴阴道，每次30min，连续治疗半月，治疗38例。结果：男性29例，治愈27例，2例显效，女性9例，治愈5例，4例显效，治愈率为84.2%[100]。

12. 褥疮　取苦参40~50g，用凉水浸泡30~45min，第一遍煮沸30min，第二遍煮沸20min，二遍共取液1000ml，洗浴治疗因各种原因而形成的Ⅱ～Ⅳ期褥疮共36例61处，收到显著效果[101]。

13. 支气管哮喘　发作期：苦参20~40g，水煎分早晚服，7天为1个疗程，通常治疗2~3个疗程。缓解期：用参蛤散（红参6g，蛤蚧15g，焙干研粉）每日6~10g，早晚分服，10天为1个疗程，一般服用5~8个疗程，共观察60例。结果：痊愈20例，临床控制12例，显效12例，有效4例，无效12例，有效率63.5%。病程短者疗效较好[102]。

14. 顽固性失眠　苦参100g，百合、枣、柏仁各40g。加水适量，第1次煎40min，第2、3次各煎30min，将3次药液浓缩至1200ml过滤，装瓶备用，每晚临睡前1h服30ml，共治疗顽固性失眠30例。结果：治愈21例，显效6例，无效3例，总有效率90%[103]。

15. 恶性肿瘤病人口腔霉菌感染　苦参汤（苦参、蛇床子、银花、菊花等，加水2000ml，煎取1000ml，置保温瓶备用），于餐后用清水漱去口内剩余饭渣，药温40~45℃，第一口漱后吐掉，第二口含漱1~5min吐掉，每半小时重复一次。不能含漱者用一次性针筒抽药液冲洗口腔2~3遍，每半小时1次，7日为1个疗程。结果：25例病人经1个疗程治疗后痊愈，占75.76%，6例在第2疗程中痊愈，占18.18%，2例无效，总有效率93.94%[104]。

16. 阴道炎　以苦参50g，水煎取100~150ml，外阴部湿热敷6~10min，然后拭干，氟哌酸眼药水（8ml，24mg），滴入阴道及外阴，4~6滴，每日2次，共治疗126例。结果：5天后复诊，治愈119人，好转7例[105]。

17. 肛裂　药用苦参50g、荆芥30g、防风30g、川椒30g、冰片5g（后下），将药物在6000ml冷水中浸泡20min，再用文火煎20~30g，停火后将冰片投入药液，待冷却约40℃时，滤掉药渣，液体坐浴15~20min，每天1剂，连用5~7剂为1个疗程，共治疗肛裂病人60例。结果：痊愈50例，显效10例，有效率100%[106]。

【性味归经】味苦，性寒。归心、肝、大肠、膀胱经。

【功效主治】清热燥湿，祛风杀虫。主治湿热泻痢，黄疸，肠风便血，小便不利，水肿，带下，阴痒，疥癣，麻风，皮肤瘙痒，湿毒疮疡。

【用法用量】内服：煎汤，3~14g；或入丸、散。外用适量，煎水熏洗；或研末敷；或浸酒搽。

【使用注意】脾胃虚寒者禁服。反藜芦。

【经验方】

1. 漏腋肥疮，腋窠疮，腊梨头，遍身风癞，瘾疹疥癣，瘙痒异常，麻木不仁，诸风手足酸痛，皮肤破烂，阴囊痒极，并妇人阴痒，湿痒　苦参（为末）一斤，鹅毛（香油炒存性）六两。黄米糊丸，朱砂为衣。茶汤送下，日进二次。或随病作散擦或洗、贴。（《王秋泉家秘》）

2. 鼠漏诸恶疮　苦参二斤，露蜂房二两，曲二斤，水三斗，渍药二宿，去滓，黍米二升，酿熟稍饮，日三。一方加猬皮更佳。（《肘后备急方》）

3. 疥疮　苦参、蛇床子、白矾、荆芥穗各等份。上四味煎汤，放温洗。（《济生方》）

4. 白癜风　苦参五斤，露蜂房五两，刺猬皮一个。上药咀片，水三斗煮一斗去渣用汁，细酒曲五斤，炊黍米三斗作饭，拌曲同药汁，如酿酒法，酒成榨去糟，食前温服一二杯。（《疡医大全》）

5. 酒渣鼻　苦参净末四两，当归身末二两。用酒糊丸，如梧桐子大，每服七八十丸，食后热茶下。（《古今医鉴》）

6. 瘰疬结核　苦参四两捣末，牛膝汁丸如绿豆大。每暖水下二十丸，日三服。（《肘后备急方》）

7. 心肺积热，肾脏风毒攻于皮肤，时生疥癣，瘙痒难忍，时出黄水，及大风手足烂坏，眉毛脱落，一切风疾　苦参三十二两，荆芥（去梗）十六两。上为细末，水糊为丸，如梧桐子大。每服三十丸，好茶吞下，或荆芥汤下，食后服。（《太平惠民和剂局方》）

8. 痢疾　陈苦参七两，粉甘草七两。碾为末。用姜一钱与陈茶一撮煎水，用煎药，大人服一钱，婴儿服三分至五分。（《众妙仙方》）

9. 痔漏出血，肠风下血，酒毒下血　苦参（切片，酒浸湿，蒸晒九次为度，炒黄为末，净）一斤，地黄（酒浸一宿，蒸熟，捣烂）四两，加蜂蜜为丸。每服二钱，白滚汤或酒送下，日服二次。（《外科大成》）

10. 大小便不利　苦参、滑石、贝齿各等份。上三味捣筛为散。每服饮下一匕，或煮葵根汁服之，弥佳。（《外台秘要》）

11. 妊娠小便难，饮食如故　当归、贝母、苦参各四两。上三味，末之，炼蜜丸如小豆大。饮服三丸，加至十丸。（《金匮要略》）

12. 赤白带下　苦参二两，牡蛎一两五钱。为末，以雄猪肚一个，水三碗煮烂，捣泥和丸，梧子大。每服百丸。温酒下。（《积善堂经验方》）

【参考文献】

[1] 张俊华，赵玉英，刘沁舡，等. 苦参化学成分的研究. 中国中药杂志，2000，25（1）：37.

[2] 国家中医药管理局《中华本草》编委会. 中华本草. 上海：上海科学技术出版社，1999：3383.

[3] 李丹，左海军，高慧媛，等. 苦参的化学成分. 沈阳药科大学学报，2004，21（5）：346.

[4] 王秀坤，李家实，魏璐雪. 苦参挥发油成分的研究. 中国中药杂志，1994，19（9）：552.

[5] 李锐松. 中国药理学报，1986，7（3）：216.

[6] 辛洪波. 中药药理学报，1987，8（6）：501.

[7] 张莎莎. 药学学报，1990，25（8）：637.

[8] 李锐松 . 中国药理学报，1989，10（6）：530.
[9] 余传林 . 中药药理与临床，1990，6（6）：24.
[10] 张宝恒 . 药学学报，1979，14（8）：449.
[11] 许青媛 . 陕西新医药，1981，10（4）：58.
[12] 查力 . 中药药理学报，1981，2（1）：26.
[13] 张宝恒 . 中药药理与临床，1987，3（S）：97.
[14] 张宝恒 . 中药药理学报，1990，11（3）：253.
[15] 张宝恒 . 北京医科大学学报，1988，20（6）：419.
[16] 阎应举 . 药学通报，1980，15（6）：282.
[17] 赵子彦 . 中国药理学报，1983，4（3）：173.
[18] 方坤泉 . 第四军医大学学报，1987，8（1）：28.
[19] 吴清华 . 中药药理学报，1988，9（2）：137.
[20] 崔小卫 . 中药药理与临床，1987，3（S）：91.
[21] 姚建安 . 中药药理与临床，1987，3（S）：100.
[22] 崔利华 . 中药药理学与毒理学杂志，1986，1（1）：3.
[23] 李在邠 . 中药药理与临床，1990，6（6）：24.
[24] 李宏 . 药物分析资质，1986，6（2）：96.
[25] 尉中民 . 北京中医学院学报，1984，（6）：38.
[26] 郭治彬 . 中药药理学与毒理学杂志，1991，5（2）：104.
[27] 张宝凤 . 中药通报，1985，10（5）：229.
[28] 查力 . 中药药理学报，1981，6（4）：245.
[29] 王家珍 . 中药药理学报，1983，4（1）：32.
[30] 王家珍 . 药学通报，1981，16（4）：245.
[31] 崔利华 . 中药药理与临床，1985，1（1）：117.
[32] 张明发 . 中药药理学通报，1989，5（3）：148.
[33] 傅定一 . 煤矿医学，1979，（2）.
[34] 王浴生，邓文龙，薛春生 . 中药药理与应用 . 北京：人民卫生出版社，1983：638.
[35] 查力 . 药学通报，1984，19（12）：762.
[36] 佟丽 . 第一军医大学学报，1989，9（1）：50.
[37] 刘梅，刘雪英，程建峰 . 苦参碱的药理研究 . 中国中药杂志，2003，28（9）：801.
[38] 袁惠南 . 浙江药学，1986，3（6）：5.
[39] 袁惠南 . 药学通报，1985，20（2）：123.
[40] 袁惠南 . 中国药理通讯，1984，1（3,4）：1.
[41] 袁惠南 . 中国药理通讯，1985，2（2）：7.
[42] 袁惠南 . 生理科学，1983，3（4）.
[43] 耿群美 . 内蒙古医学院学报，1993，13（1）：3.
[44] 蒋袁絮，余建强，彭建中 . 氧化苦参碱对小鼠的中枢抑制作用 . 宁夏医学院学报，2000，22（3）：157.
[45] 李先荣 . 中西医结合杂志，1982，2（1）：42.
[46] 袁案 . 药学学报，1987，22（4）：245.
[47] 徐建国 . 中国中药杂志，1991，15（10）：625.
[48] 肖诗鹰 . 中华血液学杂志，1991，12（2）：89.
[49] 秦建平 . 重庆医科大学学报，1994，19（2）：151.
[50] R. Kojima et al. Antitumor activity of leguminosae plants. Chem, Pharm. Bull. 1970, 18（12）：2566.
[51] 黄祝青，龚守军，孙永年，等 . 苦参素治疗慢性乙型肝炎疗效分析 . 肝脏，2002，7（1）：67.
[52] 甘乐文，王国俊，李玉莉 . 苦参素对大鼠慢性肝损伤的防护作用 . 中草药，2002，33（4）：339.
[53] 鲍淑娟，李淑芳，周文正，等 . 苦参碱平喘作用机理探讨 . 中药药理与临床，1995，11（5）：33.
[54] 查力 . 贵阳医学院学报，1983，8（2）：27.
[55] 查力 . 贵阳医学院学报，1985，10（3）：176.
[56] 陈学荣 . 北京医学，1982，4（4）：234.
[57] 殷金珠 . 北京医科大学学报，1993，25（2）：84.
[58] 张琪 . 中华微生物学和免疫学杂志，1992，12（1）：41.
[59] 姚丹帆 . 第三军医大学学报，1979，1（3）：5.
[60] 沈雅琴 . 西北药学杂志，1989，18（5）：22.
[61] 谭焕然 . 中西医结合杂志，1985，5（2）：108.
[62] 廖杰 . 北京医科大学学报，1988，20（4）：313.
[63] 李洪敏，冯端浩，曹晶，等 . 中药苦参碱对结核杆菌的抑制作用 . 解放军药学学报，2002，18（6）：383.
[64] 玄延花，曹春花，曹东铉，等 . 苦参碱对体外培养小鼠心肌细胞感染柯萨奇 B3 病毒的影响 . 中国中医药科技，2000，7（2）：90.
[65] 刘晓东 . 南京药学院学报，1986，17（4）：309.
[66] 刘晶晶 . 上海第二医科大学学报，1991，11（2）：140.
[67] 卢思奇 . 首都医学院学报，1993，14（2）：99.
[68] 吴玲清 . 首都医科大学学报，1994，15（4）：261.
[69] 黎雪如 . 中草药，1987，18（5）.
[70] 韩家文 . 北京医科大学学报，1987，19（4）：269.
[71] 李锐松 . 第一军医大学学报，1987，7（1）：41.
[72] 秦泽莲 . 中西医结合杂志，1990，10（2）：99.
[73] 钱玉昆 . 中华微生物和免疫学杂志，1988，8（5）：312.
[74] 谢大卫 . 中华微生物和免疫学杂志，1985，5（1）：8.
[75] 尚红生 . 北京医科大学学报，1986，18（2）：127.
[76] 王会贤 . 中国免疫学杂志，1993，9（5）：315.
[77] 酒泉钢铁公司职工医院 . 放射医学，1997，（1）：8.
[78] 小岛良平 . 医学之生物学（日），1977，（84）：65.
[79] 刘玉清，宋晓东 . 苦参的药理活性及临床应用 . 中国分子心脏病学杂志，2003，3（4）：34.
[80] 崔山田 . 延边医学院学报，1990，13（4）：261.
[81] 刘晓天 . 中国药学杂志，1993，28（11）：658.
[82] 李育浩 . 广州中医学院学报，1992，9（2）：83.
[83] 罗学姬 . 贵阳医学院学报，1991，16（2）：180.
[84] 王平全 . 药学学报，1994，29（5）：326.
[85] 祝经平 . 中成药，1992，14（6）：7.
[86] 黄圣凯 . 中草药，1987，18（9）：402.
[87] 谢明智 . 药学学报，1981，16（7）：481.
[88] 王晓红 . 药学学报，1992，1（3）.
[89] 李先荣 . 山西中医，1985，1（3）.
[90] 张振卿 . 单味苦参治疗耐药细菌性痢疾的体会 . 四川中医，2002，20（11）：48.
[91] 王耀 . 复方苦参膏外用治疗肛窦炎 30 例 . 实用中医内科杂志，2003，17（3）：222.
[92] 刘淑涛 . 复方苦参搽剂的制备与临床应用 . 中国医院药学杂志，2004，24（7）：438.
[93] 谢爱华，傅新春 . 丹参苦参炙甘草为主治疗病毒性心肌炎心律失常 160 例 . 湖南中医杂志，1997，13（4）：28.
[94] 蒋翅 . 当归贝母苦参丸加味治疗膀胱炎 230 例 . 国医论坛，1999，14（5）：9.
[95] 徐桂和，冯丽娅，王森林 . 复方苦参汤外用治疗痱子 32 例 . 中医外治杂志，1988，7（4）：36.
[96] 乌兰图娅，格日拉 . 苦参 -7 味汤直肠滴入法治疗溃疡性结肠炎 28 例 . 中国民族医药杂志，2004，（4）：14.
[97] 郭胜，杨志军 . 加减苦参汤熏洗治疗肛周疾病术后并发症 120 例 . 中医研究，2007，20（2）：45.
[98] 田静 . 苦参芒硝洗方治疗鹅掌风 30 例 . 中医药学刊，1994，（1）：30.
[99] 江梅心 . 苦参椒柏熏洗剂治疗湿疹 36 例小结 . 湖南中医杂志，1995，11（2）：56.
[100] 陶立军，陶红 . 苦参煎汤治疗淋病 38 例 . 陕西中医，1997，18（5）：200.
[101] 刑美卿 . 苦参煎汤洗浴治疗褥疮护理观察与体会 . 黑龙江中医药，1999，（5）：44.
[102] 东宏，王耀志 . 苦参和参蛤散治疗支气管哮喘 60 例临床观察 . 中医研究，1996，9（2）：46.
[103] 赵金洋，曲亚楠 . 苦参汤治疗顽固性失眠 30 例 . 陕西中医，2007，28（4）：447.
[104] 蒋云，苦参汤治疗恶性肿瘤病人口腔霉菌感染 33 例 . 中医外治杂志，1999，8（2）：46.
[105] 曹青霞 . 苦参汤联合氟哌酸滴眼液治疗幼女性外阴阴道炎 126 例 . 中医研究，2003，16（3）：39.
[106] 王书信 . 苦参液治疗肛裂 . 河南中医，1996，16（2）：56.

Ku lian 苦楝

Meliae Cortex
[英]Chinaberry Bark

【别名】楝树、翠书、苦楝皮、森树、金斗木、相心树。

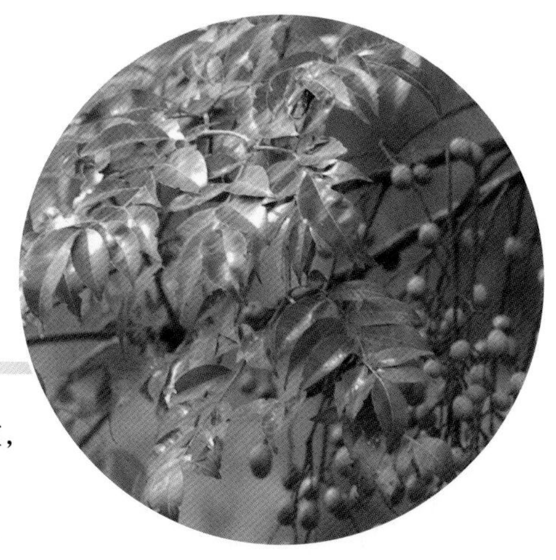

【来源】为楝科植物楝 *Melia azedarach* Linn. 的树皮或根皮。

【植物形态】多年生落叶乔木。树皮暗褐色，纵裂，老枝紫色，有多数细小皮孔。二至三回奇数羽状复叶互生；小叶卵形至椭圆形，长 3~7cm，宽 2~3cm，先端长尖，基部宽楔形或圆形，边缘有钝尖锯齿，上面深绿色，下面淡绿色。圆锥花序；花淡紫色；花萼 5 裂，裂片披针形，两面均有毛；花瓣 5，倒披针形；雄蕊管常暗紫色；子房上位。核果圆卵形或近球形，淡黄色，4~5 室，每室具 1 颗种子。

【分布】广西全区均有分布。

【采集加工】春、夏季采收，晒干。

【药材性状】干皮呈不规则块片状、槽状或半卷筒状，长宽不一，厚 3~7mm。外表面粗糙，灰棕色或灰褐色，有交织的纵皱纹及点状灰棕色皮孔。除去粗皮者淡黄色；内表面类白色或淡黄色。质韧，不易折断，断面纤维性，呈层片状，易剥离成薄片，层层黄白相间，每层薄片均可见极细的网纹。无臭，味苦。

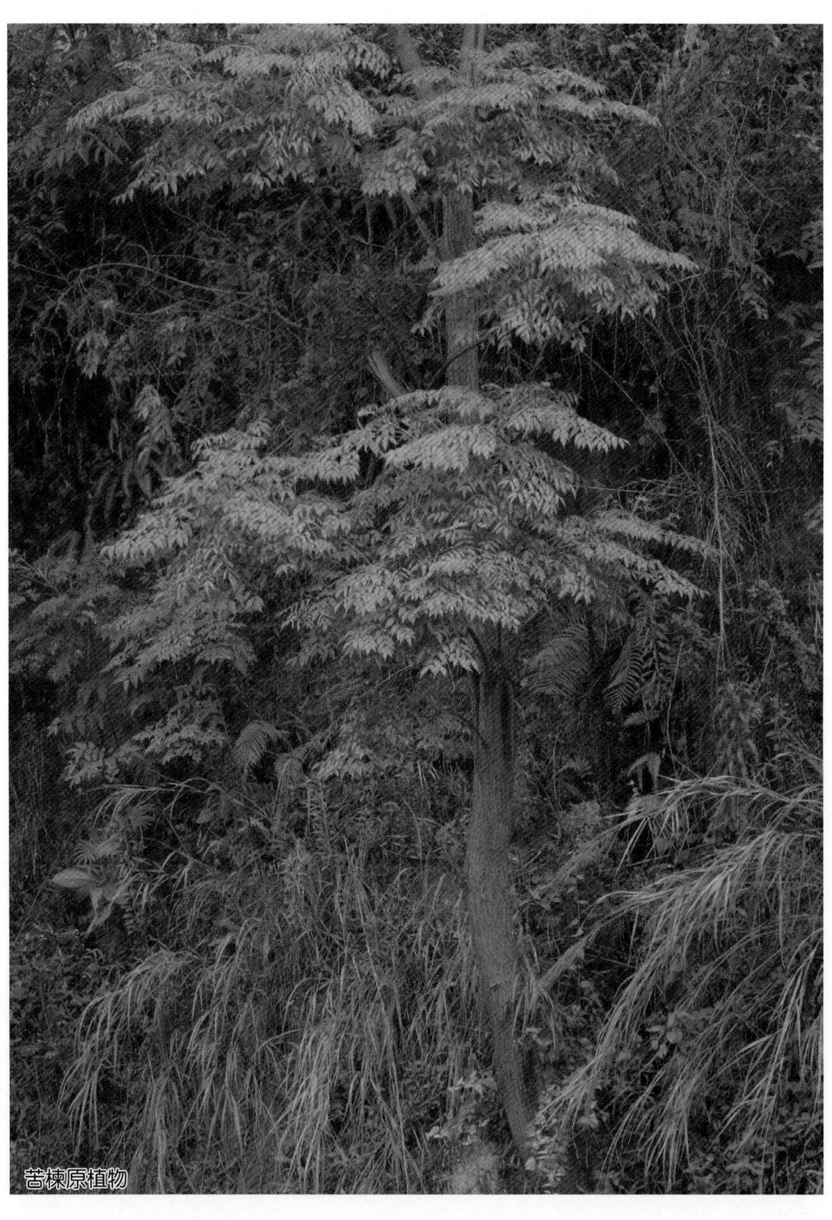

苦楝原植物

【品质评价】以皮细、可见多数皮孔的幼嫩树皮为佳。

【化学成分】本品树皮中含有川楝素（toosendanin），苦楝酮（kulinone），苦楝萜酮内酯（kulactone），苦楝萜醇内酯（kulolactone），苦楝萜酸甲酯（methyl kulonate），苦楝子三醇（melianotriol），葛杜宁-3-*O*-*β*-*O*-D-吡喃葡萄糖苷（gedunin-3-*O*-*β*-*O*-D-glucopyranoside），1,8- 二羟基 -2- 甲基蒽醌 -3-*O*-*β*-D- 吡喃半乳糖苷（1,8-dihydroxy-2-methylanthraquinone-3-*O*-*β*-D-galactopyranoside），1,5- 二羟基 -8- 甲氧基 -2- 甲基蒽醌 -3-*O*-*α*-L- 吡喃鼠李糖苷（1,5-dihydroxy-8-methoxy-2-methylanthraquinone-3-*O*-*α*-L- pyranrhamnoside），4′,5- 二羟基黄酮 -7-*O*-*α*-L- 吡喃鼠李糖基 -（1→4）-*β*-D- 吡喃葡萄糖苷[4′,5-dihy dro xyflavone-7-*O*-*α*-L-rhamnopyranosyl-（1→4）-*β*-D-glucopyranoside]，异川楝素（*iso*-toosendanin）。另有 *β*-谷甾醇（*β*-sitosterol），正十三烷及水溶性成分。

木材中含印苦楝木苦素（nimbolin）A 及 B，秦皮酮（fraxinellone），葛杜宁（gedunin）。

根中含芹菜素 -5-*O*-*β*-D- 吡喃半乳糖苷（apigenin-5-*O*-*β*-D-galactopyranoside）[1]。

楝叶含芸香苷（rutin），山柰酚 -3-芸香糖苷（kaempferol-3-rutinoside）。川楝叶含川楝子甾醇（toosendansterol）A、B，黑麦草内酯（loliolide），川楝子苷（toosendanoside），苦楝子紫罗醇苷（meliaionoside）A 及 B[1]。

果实中含有苦楝子酮（melianone），苦楝子醇（melianol），苦楝子内酯（melialactone），7-二十三醇（7-tricosanol），

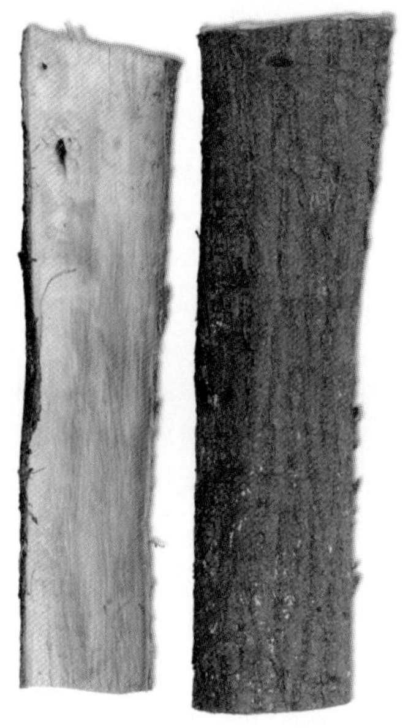
苦楝药材

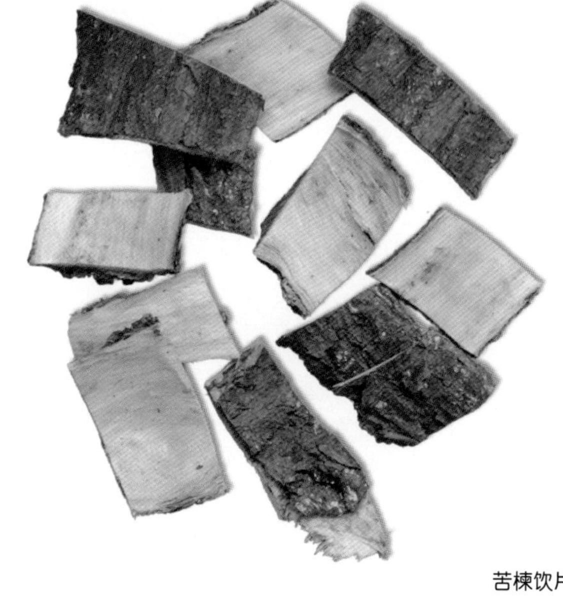
苦楝饮片

儿茶精（catechin），羽扇豆醇（lupeol），β- 谷甾醇（β-sitosterol），β- 谷甾醇 -3-O- 葡萄糖苷（β-sitosterol-3-O-glucoside），香草醛（vanillin），桂皮酸（cinnamic acid），印楝子素（azadirachtin），1- 桂皮酰苦楝子醇酮（1-cinnamoylmelianolone），苦楝酮二醇（melianodiol），苦楝新醇（melianoninol）。种子中含 6- 乙酰氧基 -11α- 羟基 -7- 酮基 -14β,15β- 环氧苦楝子新素 -1,5- 二烯 -3-O-α-L- 鼠李吡喃糖苷（6-acetoxy-11α-hydroxy-7-keto-14β,15β-epoxymeliacin-1,5-diene-3-O-α-L-rhamnopyranoside），印楝沙兰林（salannin），印楝德林（meldenin），6- 乙酰氧基 -7- 酮基 -14β,15β- 环氧苦楝子新素 -1，5- 二烯 -3-O-β-D- 木吡喃糖苷（6-acetoxy-7-keto-14β,15β-epoxymeliacin-1,5-diene-3-O-β-D-xylopyranoside），6,11- 二乙酰氧基 -7- 酮基 -14β,15β- 环氧苦楝子新素 -1,5- 二烯 -3-O-β- 吡喃葡萄糖苷（6,11-diacetoxy-7-keto-14β,15β-epoxymeliacin-1,5-diene-3-O-β-glucopyranoside）[1]。

种子油含多种脂肪酸，其中不饱和酸约占 85%，主要成分为亚油酸（linoleic acid），油酸（oleic acid）；果实油含肉豆蔻酸（myristic acid），亚油酸，油酸，棕榈酸（palmitic acid），棕榈油酸（palmitoleic acid）[1]。

【药理作用】

1. 驱虫　苦楝煎剂或醇提取物均对猪蛔虫有抑制以至麻痹作用 [2, 3]，川楝素为驱蛔作用的有效成分，比乙醇提取物的作用强 [4]。低浓度（1∶9000~1∶5000）的川楝素，对整条猪蛔虫及其节段（头部及中部）有兴奋作用，表现为自发活动增强，间歇地出现异常的剧烈收缩，破坏其运动的规律性，持续 10~24h，最后逐渐转入痉挛性收缩。川楝素能透过虫体表皮，直接作用于蛔虫肌肉，扰乱其能量代谢，导致收缩性疲劳而痉挛。此浓度的川楝素对蛔虫神经 - 肌肉的兴奋作用不被阿托品所阻断 [5]。高浓度（1∶1000）的川楝素对猪蛔虫特别是头部的神经节有麻痹作用 [2, 6]。川楝素能使 ATP 的分解代谢加快，从而造成蛔虫能量供应短缺而导致收缩疲劳，而被排出体外。高浓度的苦楝皮药液（25%~50%）在体外对小鼠蛲虫也有麻痹作用 [7]。当虫卵的红细胞感染了酵母后，蜕皮激素和川楝素共同作用，90min 后酵母可完全消失，但是只用川楝素时，酵母的消失时间上升，说明酵母的作用位点减少了，川楝素可以拮抗蜕皮激素调节虫卵红细胞的噬菌作用 [8]。

2. 对呼吸中枢影响　大剂量川楝素（每只大鼠，静脉或肌内注射 2mg）能引起大鼠呼吸衰竭。延脑呼吸中枢部位直接给予川楝素（每只大鼠 0.1~0.15mg），对中枢有抑制作用。中枢兴奋药尼可刹米对川楝素引起的呼吸抑制有轻微的对抗作用 [9]。肌内注射川楝素后 1h 或静脉注射后 10min，动物呼吸变慢，以后呼吸中枢发出的节律性放电与其同步的肌电活动一起逐渐消失，肌内注射后 2h，静脉注射后 30min，呼吸停止。将肌内注射量的 1/20 或 1/15 的川楝素直接注入第四脑室，也发现上述反应，说明川楝素引起呼吸抑制作用主要在呼吸中枢 [10]。

3. 对神经肌肉传递功能及细胞的影响　川楝素对大鼠有不可逆地阻遏间接刺激引起的肌肉收缩，但不影响神经的兴奋传导，也不降低肌肉对直接刺激的反应。川楝素是一个选择性地作用于突触前的神经肌肉传递阻断剂，其作用部位在突触前神经末梢，作用方式是抑制刺激神经诱发的乙酰胆碱的释放 [11, 12]。川楝素对小白鼠神经肌肉接头的亚显微结构有作用，表现在突触间隙宽度增加和突触囊泡数目减少，这两种变化不同时出现在同一个接头 [13]。将 ^{3}H- 川楝素作用于大鼠的大脑皮层的组织小球发现大脑匀浆有 ^{3}H- 川楝素的结合位点，川楝素结合位点联合体的 KD 值（平衡分裂常量）为 2.7×10^{-12}mol/mg（蛋白质），Hill 系数是 0.97，说明川楝素的结合位点在突触前神经末梢 [14]。小鼠肌注川楝素 3h 后，膈肌神经突触前膜结构可改变，发现小泡数量减少 [15]。川楝素影响 NG108-15 细胞 Ca^{2+} 通道的开放 [16]，增大青蛙末梢的慢 Ca^{2+} 电流，但这种作用可被 L 型

以 Ca^{2+} 通道特意阻断剂硝苯地平阻遏[17]。川楝素作用于大鼠嗜铬细胞在数十秒内即可导致 Ca^{2+} 的升高，将胞外液换为无钙液或向胞外液加入钙通道阻断剂均可抑制川楝素增加 Ca^{2+} 的作用，在胞外液中加入毒胡萝卜素排空钙库后却不能阻止川楝素对 Ca^{2+} 的作用，提示川楝素可以引起细胞外 Ca^{2+} 内流，而对钙库似无影响[18]。川楝素能减少离子通道的开放率[19]，引起大鼠大脑多巴胺的变化[20]，抑制高钾离子诱导的大脑皮层 Ach 释放，并且不可逆转。在抑制前，呈现一个短暂的 Ach 升高现象，Ach 升高可被河豚毒素抑制。钙离子是 Ach 升高必需条件，但在 Ach 下降过程中，钙离子则为非必需条件[21, 22]。还发现川楝素可引起 PC12 细胞病变、凋亡。以低浓度的川楝素［（1~10）$\times 10^{-7}$］孵育大鼠肾上嗜铬细胞瘤 PC12 细胞，在 48h 内引发 PC12 细胞分化，PC12 细胞突起生长旺盛，呈现典型的分化特征[23]。低浓度的川楝素［（1~10）$\times 10^{-7}$］孵育 PC12 细胞 72h 后，细胞出现凋亡特征：胞质收缩，染色质边缘化，细胞核片断化及致密化，梯状 DNA 电泳的出现及凋亡小体的形成，这些结果表明川楝素持续作用 72h 后，引发 PC12 细胞凋亡。川楝素引发细胞凋亡过程中，检测到线粒体内细胞色素 C 的释放及半胱氨酸天冬氨酸酶的活化，表明线粒体依赖的凋亡通路参与了川楝素引发的 PC12 细胞凋亡[24]。

4. 对消化系统作用　川楝素能使在位和离体兔肠肌张力收缩力增加，在较高浓度时使肠肌呈痉挛性收缩，此作用不被阿托品阻断，而被苯海拉明对抗，提示川楝素对肠肌有组胺样或（和）组胺释放作用[25]。川楝素是一个电压依赖的钙离子通道兴奋剂，但不干扰外分泌系统，不影响肠促胰酶肽刺激的淀粉酶分泌[26]。

5. 抗肉毒中毒作用　川楝素对肉毒中毒动物具有治疗作用，对致死量 A 型肉毒中毒的小鼠，中毒后 6h 给予川楝素，有治疗作用。对致死量 A 型肉毒中毒的猴子，中毒后 24h 给予川楝素，可治愈半数以上动物。对 B 型肉毒中毒的小鼠，川楝素也有保护作用。川楝素能增强抗毒血清对肉毒中毒小鼠和家兔的治疗作用[27]。川楝素可使注射过致死剂量 A 型肉毒的小鼠存活下来，并恢复正常活动。经川楝素处理的突触体膜组分不能抵抗 A 型肉毒轻链对 SNAP-25 蛋白的直接酶切作用，能抑制 A 型和 C 型肉毒与突触体的结合，作用是浓度依赖的，升高反应温度或用高钾刺激增强突触活动后抑制作用更明显[28]。

6. 对心血管系统作用　川楝素浓度依赖性地使快反应电位复极至 90% 的时间（APD90）延长，用氯化钡阻断 IK2 可取消川楝素延长 APD90 的作用，川楝素使慢反应电位的动作电位时间（APD）延长和收缩力增强，用氯化钡后，可取消川楝素的上述作用，但延长 APD 的作用存在，提示川楝素抑制 IK1，其正性肌力作用是继发于 APD 的延长及钙通道的失活减慢[29]。川楝素可使离体蛙心收缩节律异常，持续 1h 左右可自动恢复[30]。川楝素可使离体蛙心收缩节律异常，但可自动恢复。川楝素是一种有效的神经肌肉接头传递阻断剂，其作用部位在突触前神经末梢。川楝素与突触受体的结合是有选择性的，在一定浓度的川楝素作用下，小终板电位的发放最终可完全被川楝素所阻断，故阻遏的作用方式是抑制了刺激神经诱发的 Ach 释放。川楝素既影响 Ach 的量子释放，亦影响非量子释放。在川楝素作用下，提高溶液中的 Ca^{2+} 浓度或施加间接刺激，均能促进由川楝素引起的接头传递的易化时相向抑制时相转变。川楝素通过作用于细胞膜的 Ca^{2+} 通道，从而增加钙电导，导致胞内钙超载，引起递质释放阻遏。川楝素可同时抑制心肌的延迟整流 K^+ 电流及内向整流 K^+ 电流[31]。川楝素作用于胚鼠心室肌细胞的电压依赖性 Ca^{2+} 通道，川楝素不可逆性地增大 Ca^{2+} 电流，最大电流和电压的浮动的范围是（8.3 ± 3.7）到（1.7 ± 3.7），说明川楝素对 L 型钙通道的易化效应是通过改变通道电压敏感性和延长通道开放时间实现的[32]。

7. 抗癌　川楝素有抗细胞毒素活性[33]。川楝素对人癌细胞具有广谱性的增殖抑制效应，其中最敏感的细胞为 U937 和 HL-60 细胞，半抑制浓度（IC_{50}）分别达 5.4×10^{-9}M 及 6.1×10^{-9}M，低于已广泛应用于临床的抗癌药物依托泊苷。川楝素将 U937 细胞阻滞于 S 期，引发 U937 凋亡。提示川楝素有可能成为候选抗癌药物[34]。

8. 镇痛、抗炎　给小鼠灌胃苦楝皮 75% 乙醇提取物 5g（生药）/kg、15g（生药）/kg，对乙酸引起扭体反应次数的减少率分别为 33.3% 和 37.8%，仅在灌胃给药后 2h 才延长小鼠热痛刺激甩尾反应潜伏期，有弱镇痛作用。然而苦楝皮有较强的抗炎作用，上述剂量能降低乙酸致小鼠腹腔毛细血管通透性升高，抑制二甲苯致小鼠耳壳肿胀和角叉菜胶致小鼠足跖肿胀，且抑制作用都持续 4h 以上。苦楝皮水提物在 0.75mg/ml 浓度时，抑制兔肾微粒体酶将花生四烯酸转化成前列腺素 E_2，抑制率为 57.7%，因此，抑制前列腺素生物合成可能是其镇痛和抗炎的作用机制[35]。

9. 抗血栓形成　给大鼠灌胃苦楝皮 75% 乙醇提取物 10g（生药）/kg，可延长电刺激麻醉大鼠颈总动脉血小板性血栓形成时间和凝血时间，不延长凝血酶原时间和白陶土部分凝血活酶时间[2]。体外苦楝皮提取物对二磷酸腺苷和胶原诱导的兔血小板聚集的 IC_{50} 分别为 3.09 mg（生药）/ml 和 2.78mg（生药）/ml[36]，有抗血小板聚集作用。苦楝皮中毒时常见内脏出血，可能与其有抗凝血作用有关。而川楝素过量服用常引起动物肺、脾、胃等内脏出血，推测川楝素可能是苦楝皮的抗凝血活性成分。

10. 抑溃疡、抗腹泻　十二指肠内注射苦楝皮 75% 乙醇提取物 10g（生药）/kg，可促进麻醉大鼠胆汁分泌，作用持续 1.5h。给小鼠灌胃 5g（生药）/kg、15g（生药）/kg 都有抑制水浸应激性胃溃疡形成的作用，抑制率均为 61.5%，且可抑制盐酸性胃溃疡形成，抑制率分别为 41.5% 和 50.8%，但对吲哚美辛-乙醇性胃溃疡形成的抑制不显著。川楝素对胃有刺激性，可引起胃黏膜水肿、炎症和溃疡。川楝素 0.087~0.87mM 不影响缩胆囊素刺激胰腺泡细胞分泌淀粉酶，也不抑制缩胆囊素提高细胞内 Ca^{2+} 浓度作用[25]。灌胃 15g（生药）/kg 可减少蓖麻油引起的小鼠小肠性腹泻和番泻叶引起的小鼠大肠性腹泻次数，但不抑制小鼠墨汁胃肠推进运动，所以其抗腹泻作用与胃肠推进运动关系不大[37]。

11. 兴奋肠道等作用　川楝素（200mg/kg）家兔灌胃以及浓度为 0.2×10^{-4}mg 的川楝素均对在体及离体兔肠的张力和收缩力

有增加。浓度为 0.2×10^{-3}mg 的川楝素能使肠肌呈现痉挛性收缩。此兴奋作用能被苯海拉明所对抗，而不被阿托品所阻断[38]。10% 苦楝皮水浸液对多种致病性真菌有抑制作用[39]。苦楝根皮提取物治疗小鼠实验性曼氏血吸虫病，从动物体内存活虫数及孵化试验等方面证实有一定疗效[40]。

12. 体内过程　用氚标记川楝素，在恒河猴身上作药代动力学研究表明，其在体内分布迅速而广泛，在组织中贮存量较大，分布浓度由高到低依次为胆、肝、十二指肠、脾、肾、胃、延脑，4 次重复给药后组织中药物有蓄积[27]。

13. 毒理　川楝素小鼠腹腔、静脉、皮下和口服的半数致死量（LD_{50}）分别为（13.8±1.2）mg/kg，（14.6±0.9）mg/kg，（14.3±1.5）mg/kg 和（244.2±44.0）mg/kg。大鼠皮下注射和家兔静注的 LD_{50} 分别为 9.8mg/kg 和 4.2mg/kg[30]。川楝素对胃有刺激性。口服川楝素后，大鼠胃黏膜发生水肿、炎症及溃疡，部分犬呕吐。还可引起犬、兔、猴肝细胞肿胀变性、肝窦极度狭窄，小鼠血浆谷丙转氨酶升高，灌服大剂量川楝素，可引起动物急性中毒致死。死亡原因是由于血管通透性增加，引起内脏出血，血压下降而形成急性循环衰竭[41]。小鼠蓄积性毒性的 LD_{50} 为 18.7mg/kg，蓄积系数为 1.13，属强蓄积性药物。猴亚急性中毒表现是 ALT 升高，其次是肌无力。解剖发现各剂量组的动物均有不同程度的内脏淤血。显微镜检发现，猴小血管内膜表面有棕黄色颗粒沉积，且剂量越大沉积越多。肝细胞肿胀，胞浆疏松，可见枯否细胞及吞噬颗粒。脑血管扩张充血，部分血管内皮细胞肿胀，胶质细胞和小血管周围间隙增加[30]。川楝素的毒性还表现在对孕鼠早期胚胎的丢失上。实验证明给体重 18~25g 的昆明小鼠腹腔注射川楝素累计最多只需 20μg 可引起妊娠早期小白鼠的胚胎异常，累计 30μg 可引起妊娠小白鼠着床后全部流产、死亡或溶解。但是母体未表现任何中毒症状，内脏器官病变轻微，呈可逆性变化[42]。

附：苦楝叶药理作用

抗病毒　苦楝叶的不完全纯化物能抑制病毒对哺乳类动物细胞的感染，其抑制高峰出现在作用后的 2h，且能维持 15h 以上，随后下降，但如再次加入苦楝叶提取物，又能出现抑制高峰。与苦楝叶提取物一起培养的细胞的上清液中未测到干扰素。细胞提取物中双链 RNA 依赖蛋白激酶也未增加。苦楝叶提取物作用后细胞的抗病毒的状态不能通过细胞间的流动物传递，也不能通过细胞之间的直接接触传递。苦楝叶提取物的作用依赖于细胞活跃的新陈代谢，而放线菌素 D 可部分逆转之。苦楝叶的该提取物非干扰素样的物质[43]。

苦楝子

1. 抑菌　苦楝子乙醇浸液抗真菌作用最强，10% 苦楝子乙醇浸液即有抑菌作用，尤其对白色念珠菌、新生隐球菌呈现较强的抑菌作用，而水浸液和煎液的抑菌作用较差[44]。苦楝果实提取物的浓度越大，其抑菌程度越大。其中对 Bt-7216 的抑制程度较大，Bt-8010 次之，说明苦楝果实提取物对 2 种 Bt 菌株都有抑菌作用[45]。不同浓度苦楝果实提取物对 4 种芽胞杆菌的抑菌百分率随浓度的增加而增加；抑制率大小为：枯草芽胞杆菌 > 短芽胞杆菌 > 巨大芽胞杆菌 > 地衣芽胞杆菌[46]。苦楝果浸提液作用于感染白色念珠菌的荷瘤鼠，发现白色念珠菌感染量下降，同时红细胞免疫黏附功能提高，肿瘤生长受抑制，说明苦楝果浸提液在体内有杀菌作用，并且能增强机体对肿瘤和白色念珠菌的吞噬作用[47]。

2. 抗生育　川楝子油对大鼠精子有杀死作用。SD 大鼠每侧附睾尾部注射 100μl 川楝子油，并与有生育能力的雌鼠交配，用药组与对照组大鼠生育率分别为 13.3% 和 90%[48]。

【临床研究】

1. 胆道蛔虫病　复方苦楝皮煎剂（苦楝皮 60g，使君子 30g，茵陈 20g，加水 500ml，煎煮至 250ml。胆道蛔虫病单纯型病人，用该煎剂每日 2 剂，每剂煎 2 次分服；感染型病人，用该煎剂加大黄、芒硝各 15g，用法同上）共治疗胆道蛔虫病病人 86 例。结果：3 日内全部治愈[49]。

2. 阴道滴虫　新鲜的楝树根皮 200g，放入 1000~1500ml 的普通水中煮沸 20min 过滤得棕色味苦的液体，经窥阴器每晚 5ml 注入阴道，再放入浸有该液的纱布球，次日晨起取出，5~10 次为 1 个疗程。或将楝根皮用其有效成分与甘油明胶做成 3~5g 如指头大的栓剂，每晚睡前塞 1 枚于阴道内，隔日 1 次，5 次为 1 个疗程。共治疗滴虫性阴道炎病人 33 例。结果：1 个疗程或不到 1 个疗程后全部治愈。白带悬滴复查，滴虫均示阴性[49]。

3. 钩虫病　新鲜苦楝树二层皮 60g（成人每日量）水煎 2~3h，煎成药液 20~30ml 作 1 次服，连服 3 日。治疗钩虫阳性病人 121 例，服药 7 日后进行复检。结果：钩虫转阴人数为 109 例，阳性 12 例，转阴率达 90%。另以本药材 90g，如前法煎服和复查，治疗钩虫阳性病人 200 例。结果：转阴人数为 196 例，阳性 4 例，转阴率达 98%。仅有 1 例出现腹泻，另 1 例有头晕、腹痛现象，其余无任何不良反应[49]。

【性味归经】味苦，性寒；有毒。归脾、胃、肝经。

【功效主治】杀虫，疗癣。主治蛔虫病，钩虫病，蛲虫病，阴道滴虫病，疥疮，头癣。

【用法用量】内服：煎汤，6~15g，鲜品 15~30g；或入丸、散。外用适量，煎水洗；或研末调敷。

【使用注意】体弱及肝肾功能障碍者、孕妇及脾胃虚寒者均慎服。亦不宜持续和过量服用。

附：苦楝叶

味苦，性寒；有毒。归肝经。功效：清热燥湿，杀虫止痒，行气止痛。主治：湿疹瘙痒，疮癣，蛇虫咬伤，滴虫性阴道炎，疝气疼痛，跌打肿痛。内服：煎汤，5~10g。外用适量，煎水洗、捣敷或绞汁涂。本品有毒，以外用为主，内服剂量不宜过大，脾胃虚寒者禁服。

苦楝果（子）

味苦，性寒；有小毒。归肝、胃经。功效：行气止痛，杀虫。主治：脘腹胁肋疼痛，疝痛，虫积腹痛，头癣，冻疮。内服：煎汤，3~10g。外用适量，研末调涂。脾胃虚寒者禁服，不宜过量及长期服用。内服量过大，可有恶心、呕吐等不良反应，甚至中毒死亡。

【经验方】

1.浸淫疮　苦楝根，晒干，烧存性，为末。猪脂调敷。湿则干掺，先用苦参、大腹皮煎汤洗。(《外科集验方》苦楝散)

2.瘘疮　楝树白皮、鼠肉、当归各二两。熬成膏，敷之孔上，令生肉。(《刘涓子鬼遗方》坐肉膏)

3.疥疮风虫　楝根皮、皂角(去皮、子)各等份。为末，猪脂调涂。(《奇效良方》)

4.蛔虫日夜咬人，腹内痛不可忍　苦楝树白皮二斤，去粗者，锉上以水一斗，煎至三升，去滓，于银器内以慢火熬成膏，每日于五更初，以温酒调下半匙，以虫下为度。(《太平圣惠方》)

5.小儿虫痛不可忍者　苦楝根白皮二两，白芜荑半两。为末，每服一钱，水一小盏，煎取半盏，放冷，待发时服。量大小加减，无时。(《小儿卫生总微论方》抵圣散)

6.钩虫病　苦楝皮(去粗皮)5000g，加水25000ml，熬成5000g，另用石榴皮24g，加水2500ml熬成1000g。再把两种药水混合搅匀，成人每次服30g。(《湖南药物志》)

7.蛲虫病　①楝根皮二钱，苦参二钱，蛇床子一钱，皂角五分，共为末。以蜜炼成丸，如枣大。纳入肛中或阴道内。(《药物图考》楝皮杀虫丸)②苦楝根皮、猪牙皂角、蛇床子等量。研细末，用棉球蘸麻油，再将药末撒棉球上，纳入肛门。或用苦楝皮15g，百部30g，乌梅6g。煎水40~50ml。晚间做保留灌肠，连用2~4天。(《安徽中草药》)

8.五种虫　以楝皮去其苍者，焙干为末，米饮下三钱匕。(《斗门方》)

【参考文献】

[1] 国家中医药管理局《中华本草》编委会．中华本草．上海：上海科学技术出版社，1999：3862-3865.

[2] 广西医药研究所．苦楝皮资料汇编，1970：27.

[3] 吴云瑞．国产治虫药的药理作用．中华医学杂志，1948，34(10)：437.

[4] 刘桂德，姚丹帆，毛本绶．几种驱虫药在试管内对整体猪蛔虫的麻痹作用．生理学报，1958，22(1)：16.

[5] 吴廷楷．四川省中药研究所研究资料汇编(第4辑)，1996：59.

[6] 石来达，吴大奎．川楝素驱猪蛔虫及毒性试验．云南医学杂志，1963，5(2)：32.

[7] 冯义生，曹承麒．中药治疗蛲虫病之研究Ⅰ：槟榔等对鼠蛲虫Aspiculuris tetraptera体外试验的初步观察．山东大学学报(自然科学)，1956，2(3)：102.

[8] Figueired MB.Journal of Insect Physiology, 2006,52(7)：711.

[9] 田文皓，王忠兴，魏乃森．川楝素对呼吸中枢的抑制作用．生理学报，1980，32(4)：338.

[10] 许彤辉．川楝素对钙通道细胞内钙浓度和神经递质释放装置钙离子敏感性的影响．中国科学院上海生命科学院研究所博士学位论文，2004.

[11] 施玉梁，魏乃森，杨亚琴，等．一种作用于突触前的神经肌肉接头传递阻断剂——川楝素．生理学报，1980，32(3)：293.

[12] 施玉梁，杨亚琴，王文萍，等．刺激频率、温度、钙离子对川楝素阻遏接头传递作用的影响．生理学报，1981，33(2)：141.

[13] 黄世楷，宋秀蛾，施玉梁．川楝素对小白鼠神经肌肉接头的超微结构的影响．生理学报，1980，32(4)：385.

[14] Shen GG.Sheng Li Xue Bao, 1994, 46(6)：546.

[15] Tang MZ.Neurosci Res, 2003, 45(2)：225.

[16] Li MF. Neurosci Res, 2004, 49(2)：197.

[17] Li MF.Toxicon,2005,45(1)：53.

[18] Tang MZ. Toxicology, 2004, 201 (1-3)：31.

[19] Wang ZF. Neuroscience Research, 2001, 40(3)：211.

[20] Chen WY.Chinese Science Bulletin, 1999,44 (12)：1106.

[21] Shi YL.Brain Research, 1999, 850(1-2)：173.

[22] Wang ZF.Neuroscience Letters, 2001, 303(1)：13.

[23] Shu XQ. Chin J Physiol Sci, 1993, 9：253.

[24] 叶琴，周专．川楝素对大鼠肾上腺嗜铬细胞胞内游离钙浓度的影响．中国神经科学杂志，2001，17(2)：105.

[25] 季宇彬．中药有效成分药理与应用．哈尔滨：黑龙江科学技术出版社，1995.

[26] Cui Z .World Gastroenterol, 2002, 8(5)：918.

[27] 李培忠，邹镜，缪武阳，等．川楝素对肉毒中毒动物的治疗效果．中草药，1982，13(6)：28.

[28] 周建营．川楝素抗肉毒作用分子机制研究．中国科学院上海生命科学院博士学位论文，2005.

[29] 高晓东，汤树本，吕健，等．川楝素对豚鼠乳头状肌电和机械特性的影响(英文)．中国药理学报，1994，15(2)：147.

[30] 李培忠，石笑春，徐在海，等．川楝素的药理毒理学研究．中草药，1982，13(7)：317.

[31] 高学敏．中药学．北京：人民卫生出版社，2000：867.

[32] Li MF.Eur Jpharmacol, 2004, 501(1-3)：71.

[33] Tada K,et al.Phytochemistry, 1999, 51(6)：787.

[34] Zhang B. lnvest New Drugs, 2005, 23(6)：547.

[35] 沈雅琴，张明发，朱自平，等．苦楝皮的镇痛抗炎和抗血栓形成作用．中国药业，1998，7(10)：30.

[36] 张小丽，谢人明，冯英菊．四种中药对血小板聚集性的影响．西北药学杂志，2000，15(6)：260.

[37] 沈雅琴，张明发，朱自平，等．苦楝皮的消化系统药理研究．基层中药杂志，2000，14(1)：3.

[38] 张茂延，等．四川省中药研究所研究资料汇编(第4辑).1996：67.

[39] 曹仁烈．中药水浸剂在度管内抗皮肤真菌的观察．中华皮肤科杂志，1957，(4)：286.

[40] 赵灿熙．苦楝根皮提取物对小白鼠实验性曼氏血吸虫病的疗效作用的初步观察．科学通报，1984，29(21)：1334.

[41] 王浴生，邓文龙，薛春生．中药药理与应用．北京：人民卫生出版社，1983：648.

[42] 张先福．川楝素对孕鼠的胚胎毒性与子宫局部免疫毒理学研究．西北农林科技大学博士学位论文，2004.

[43] Andrei Graciela. C A, 1988,109:183113a.

[44] 罗汉金．中华医学杂态，1965，51(11)：718.

[45] 翟兴礼．华北农学报，2006，21(5)：132.

[46] 翟兴礼．安徽农业科学，2006，34(9)：1908.

[47] 韩莉．咸宁医学院学报，1999，13(3)：149.

[48] 蒋亚生．时珍国医国药，2000，11(1)：90.

[49] 南京中医药大学．中药大辞典(上册)．第2版．上海：上海科学技术出版社，2006：1781.

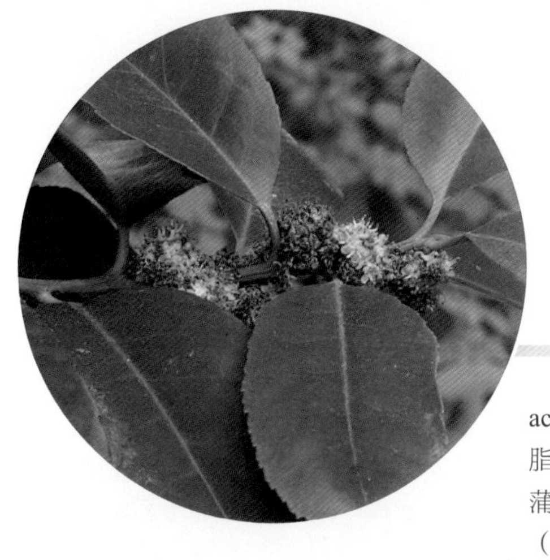

Ku ding cha 苦丁茶

Ilicis Latifoliae Folium
[英]Broadleaf Holly Leaf

【别名】苦灯茶、大叶茶。

【来源】为冬青科植物苦丁茶冬青 *Ilex kudingcha* C. J. Tseng 的嫩叶。

【植物形态】多年生常绿乔木。树皮灰黑色，粗糙。小枝粗壮，有棱角。叶革质，长椭圆形或卵状长椭圆形，长10~25cm，宽4~6cm，边缘有锯齿，无毛。花序腋生，花朵多，常密集呈球状或张开呈聚伞状。果球形，径约1cm，成熟时红色，顶端有残存花柱。

【分布】广西主要分布于上思、崇左、龙州等地。

【采集加工】全年可采，鲜用或晒干备用。

【药材性状】叶多卷成螺旋形条状，完整片展开长圆状椭圆形，长10~16cm，宽4~6cm，边缘有锯齿，主脉于上表面凹下，下表面凸起，侧脉每边10~14条，叶柄直径2~3mm。表面微橄绿色或淡棕色。叶片厚硬、革质。气微，味苦、微甘。

【品质评价】以叶大完整、橄榄绿色、味苦者为佳。

【化学成分】苦丁茶的叶含 *α*- 苦丁内酯（*α*-kudinlactone），*α*- 苦丁内酯 -3-*O*-*β*-D- 葡萄吡喃糖基 -（1→2）-*β*-D- 葡萄吡喃糖基 -（1→3）-[*α*-L- 鼠李吡喃糖基 -（1→2）]-*α*-L- 阿拉伯吡喃糖苷 {*α*-kudinlactone-3-*O*-*β*-D-glucopyranosyl-（1→2）-*β*-D-glucopyranosyl-（1→3）-[*α*-L-rhamnopyranosyl-（1→2）]-*α*-L-arabopyranoside}，*α*- 苦丁内酯 -3-*O*-*α*-L- 阿拉伯吡喃糖苷（*α*-kudinlactone-3-*O*-*α*-L-arabopyranoside），*α*- 苦丁内酯 -3-*O*-*β*-D- 葡萄吡喃糖基 -（1→3）-[*α*-L- 鼠李吡喃糖基 -（1→2）]-*α*-L- 阿拉伯吡喃糖苷 {*α*-kudinlactone-3-*O*-*β*-D-gluco pyranosyl-（1→3）-[*α*-L-rhamnopyranosyl-（1→2）]-*α*-L-arabopyranoside}[1]，熊果酸（ursolic acid），羽扇豆醇（lupeol），*β*- 香树脂醇（*β*-amyrin），熊果醇（uvaol），蒲公英赛醇（taraxerol）和 *β*- 谷甾醇（*β*-sitosterol）[2]，*α*- 香树醇 -3*β*- 棕榈酸酯（*α*-aromadendrol-3*β*-palmitate），11- 羰基 -*α*- 香树醇 -*β*- 棕榈酸酯（11-carbonyl-*α*-aromadendrol-*β*-palmitate），3*β*- 羟基 - 羽扇 -20（29）- 烯 -24- 羧酸甲酯 [3*β*-hydroxyl-lup-20（29）-ene-24-methyl ester]，羽扇 -20（29）- 烯 -24- 羧酸甲酯 -3*β*- 棕榈酸酯 [lup-20（29）-ene-24-methyl ester-3*β*-palmitate][3]，羽扇 -20（29）- 烯 -3*β*，24- 二羟基 [lup-20（29）-ene-3*β*，24-diol]，胡萝卜苷（daucosterol），甘露醇（mannitol）[4]，*α*- 香树脂素（*α*-amyrin），kadinchagenin[5]，酸（23-hydroxy-ursolic acid）[6]，27- 反 - 对 - 香豆酰氧基熊果酸（27-*trans*-

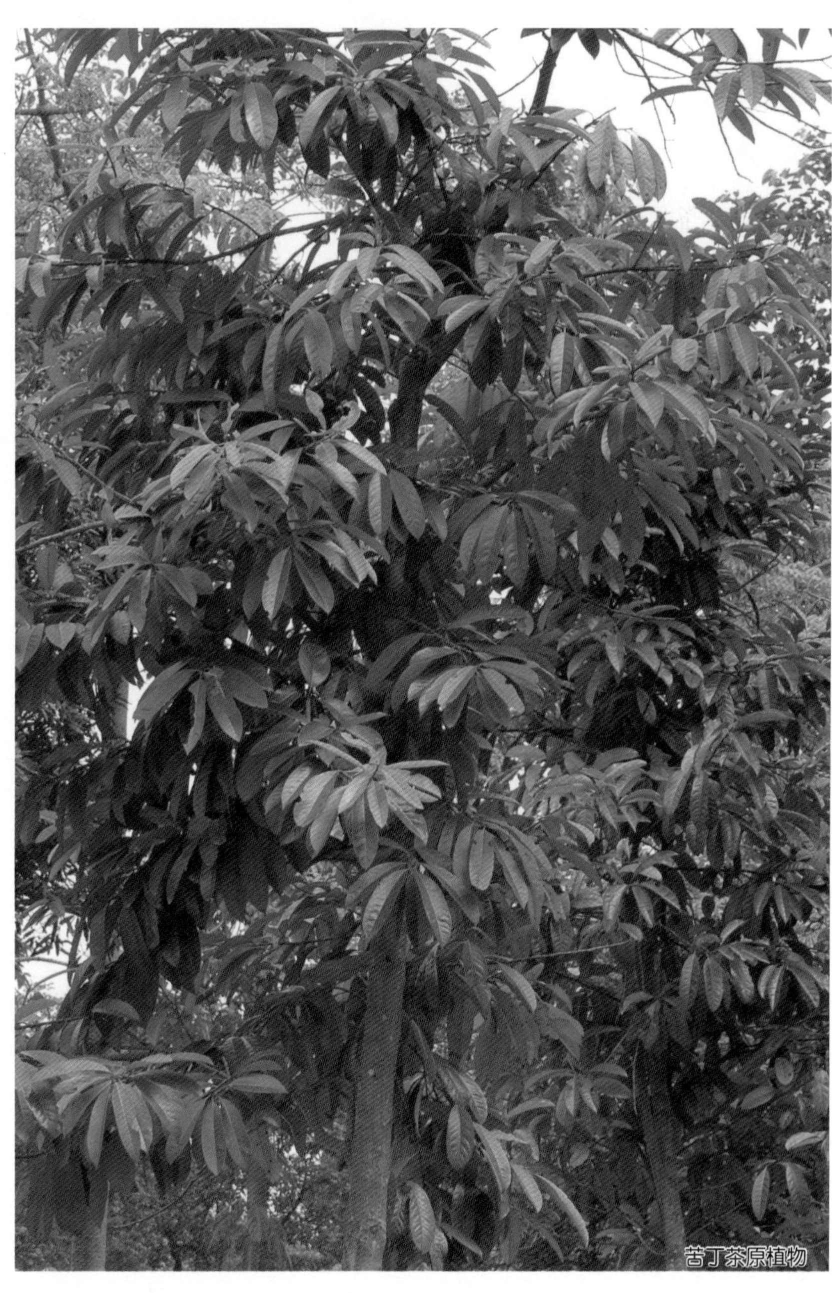
苦丁茶原植物

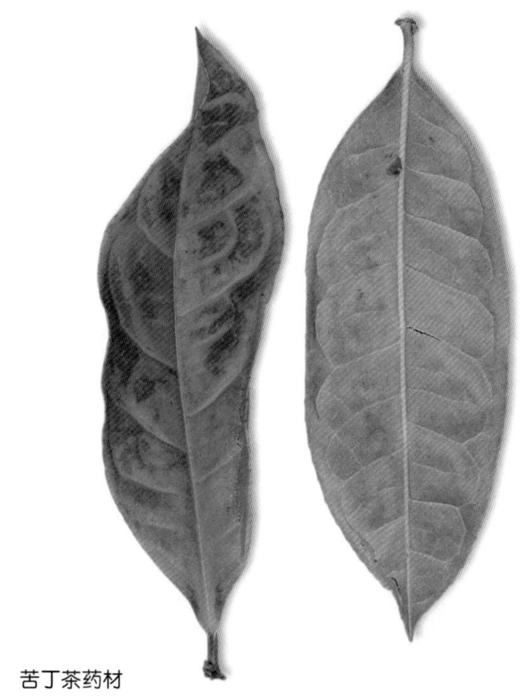
苦丁茶药材

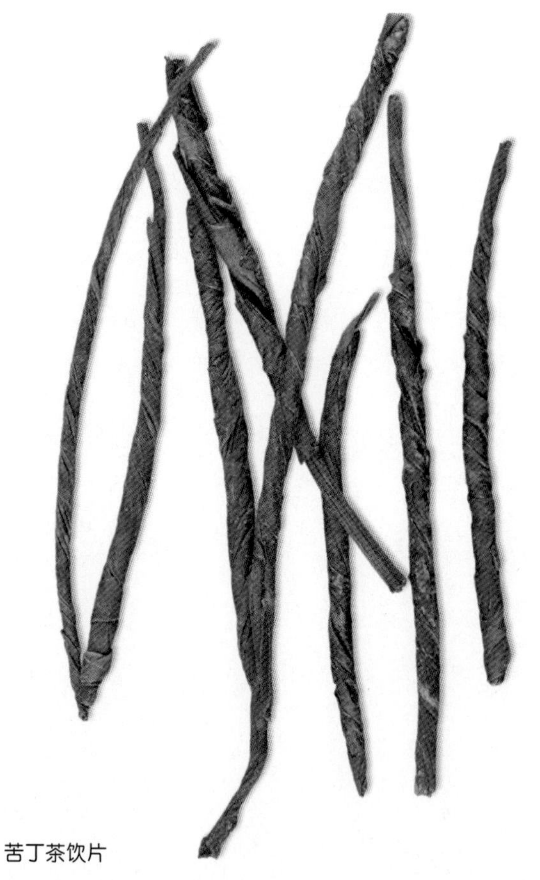
苦丁茶饮片

p-coumaroyloxyursolic acid），27- 顺 - 对 - 香豆酰氧基熊果酸（27-*cis*-*p*-coumaroyloxyursolic acid），ilexkudinols A[2*α*-3*β*-dihydroxy-24-nor-urs-4（23）,11-dien-28,13*β*-olide]，ilexkudinols B[2*α*-3*β*-dihydroxy-24-nor-urs-4（23）,12-dien-28-oic acid]，ilexkudinols C（3,24,28-trihydroxylupane）[6]。

苦丁茶挥发油含：己酸（hexanoic acid），顺式 - 四氢化 -5-乙烯基 -*α*,*α*,5- 三甲基 -2- 呋喃甲醇（*cis*-5-ethenyltetrahydro-*α*,*α*,5-trimethyl-2-furanmethanol），四氢化 -6- 乙烯基 -2,2,6-三甲基 -2H- 吡喃 -3- 醇（6-enthenyltetrahydro-2,2,6-trimethyl-2H-pyran-3-ol），对 - 薄荷 -1- 烯 -8- 醇（p-menth-1-en-8-ol），叔丁对甲氧酚（butylated hydroxyanisole），1,3,4,5,6,7- 六氢化 -1,1,5,5- 四甲基 -2H-2-4*a*- 亚甲基萘（1,3,4,5,6,7-hexahydro-1,1,5,5-tetramethyl-2H-2-4*a*-methanonaphthalene），2,6- 二叔丁基对甲酚（butylated hydroxytoluene），5,6,7,7*a*- 四氢化 -4,4,7*a*- 三甲基 -2（4H）- 苯并呋喃 [5,6,7,7*a*-tetrahydro-4,4,7*a*-trimethyl-2（4H）-benzofuran]，甲基 - 双（1- 甲基丙基）琥珀酸酯 [methyl-bis（1-methylpropyl）butanedioic acid ester] 等多种成分[7]。

【药理作用】

1. 对心血管作用　苦丁茶水提液能增高离体豚鼠心脏冠脉流量，0.1g 剂量可增加 18 %，可提高小鼠耐缺氧能力，对垂体后叶素所致大鼠急性心肌缺血有保护作用，并能增高麻醉兔的脑血流量，降低脑血管的阻力和血压[8]。苦丁茶皂苷类物质（Kudingcha total saponins，KDC-TS）165 μ g/L 可对抗去甲肾上腺素、氯化钙（$CaCl_2$）所致的血管收缩，但对氯化钾所致的兔主动脉收缩无影响[9]。

2. 降血压　苦丁茶冬青叶提取物对麻醉犬、肾血管型高血压大鼠和自发性高血压大鼠血压有降压作用[10]。

3. 抗氧化　苦丁茶提取物体外对大鼠肝组织有较强的抗脂质过氧化作用[11]。云南昭通产苦丁茶（即紫茎女贞）叶中分离出来的三种配糖体均抑制大鼠肝微粒体脂质过氧化产物丙二醛（MDA）的生成，延长低密度脂蛋白（LDL）氧化修饰的延迟时间，总苷能降低脂质过氧化损伤小鼠的血清和肝脏的 MDA 水平，升高血清超氧化物歧化酶水平[12]。

4. 降血脂　苦丁茶的沸水泡煮溶液对高脂血症大鼠灌胃 4g/（kg · d）× 15d，能够降低大鼠血清总胆固醇、甘油三酯及 LDL，能提高高脂血症大鼠 HDL/LDL 比值[13]。

5. 抑菌、抗炎　苦丁茶灌服能提高大肠杆菌、痢疾杆菌、肺炎杆菌及乙链球菌感染小鼠的存活率[14]。苦丁茶叶的挥发油及水煎液可抑制小鼠耳肿胀及降低小鼠腹腔毛细血管通透性[15]。

6. 抗应激、抗疲劳　苦丁茶水煎液有提高小鼠耐缺氧、耐低温与运动耐受能力的作用[16]。

7. 增强和调节免疫功能　苦丁茶水煎液可增强巨噬细胞吞噬指数水平，提高小鼠抗体生成水平和巨噬细胞的吞噬率[17]。

8. 降血糖　对肾上腺素高血糖模型大鼠，皮下注射苦丁茶水煎液，能对抗大鼠急性血糖的升高作用[18]。

9. 拮抗支气管平滑肌收缩　苦丁茶水煎液能降低 $CaCl_2$ 的量效曲线，并使曲线右移。0.01~1mg/ml 的苦丁茶水煎液对乙酰胆碱和组氨酸 3×10^{-6}mmol/L 引起的气管平滑肌收缩有逆转作用[19]。

10. 毒理　小鼠对苦丁茶水提物的最大耐受量为 168g/kg[20]。

【临床研究】

1. 高血压病　选择 70 例中老年轻、中度为主的Ⅰ、Ⅱ期原发性高血压病人，随机分为两组。治疗组用苦丁茶原生茶叶，每天 5~10g，水煎或焗泡当茶喝。对照组用硝苯地平片剂每次 10mg，每日 2 次，血压中度降低后改为 10mg，每日 1 次。两组经治疗观察 2 个月，降压的效果均比较好。结果：治疗组中，明显降压者 2 例，中度降压者 18 例，轻度降压者 10 例，无变化者 5 例，总有效率 85.71%。对照组中，明显降压者 4 例，中度降压者 22 例，轻度降压者 5 例，无变化者 4 例，总有效率 88.57%。两组疗效比较无显著差异（P>0.05）。同时治疗组 35 例中，治疗过程均未发现不良反应及毒副作用[21]。

2. 高脂血症　高脂血症病人 28 例，每日取苦丁茶提取物 40mg，沸水送服，每日 3 次，饭后温服，8 周为 1 个疗程。1 个疗程后测定血脂。治疗期间停服其他一切降脂减肥药物。结果：显效 19 例，有效 3 例，无效 6 例，有效率达 78.57 %[22]。

【性味归经】味甘、淡、微苦，性凉。归胃、大肠经。

【功效主治】解暑清热，化湿消滞。主治感冒，中暑发热，黄疸，急性胃肠炎，阿米巴痢疾，疮疖。

【用法用量】内服：煎汤，3~10g。

【使用注意】脾胃虚寒者不可久服。

【经验方】

1. 烧烫伤，乳腺炎初起　用叶煎水外洗，并用叶研末，调茶油外涂。（《广西本草选编》）
2. 外伤出血　鲜苦丁茶捣烂绞汁涂擦；或干叶研细末，麻油调搽。（《安徽中草药》）
3. 伤暑高热，急性胃肠炎，痢疾　用果 3~4 钱，或叶 1 两，水煎服。（《广西本草选编》）
4. 口腔炎　用叶 1 两，水煎含服。（《广西本草选编》）

【参考文献】

[1] 欧阳明安，汪汉卿，杨崇仁. 新三萜及其皂苷化学结构的NMR研究. 波谱学杂志，1996，13（3）：231.
[2] 国家中医药管理局《中华本草》编委会.《中华本草》. 上海：上海科学技术出版社，1999：4033.
[3] 欧阳明安，刘玉清，苏军华，等. 苦丁茶冬青化学成分的结构研究. 天然产物开发与研究，1997，9（3）：19.
[4] 刘韶，秦勇，杜方麓，等. 苦丁茶化学成分研究. 中国中药杂志，2003，28（9）：834.
[5] 文永新，陈秀珍，金静兰，等. 苦丁茶化学成分的研究. 广西植物，1990，10（4）：364.
[6] Keiichi Niahimura,Toshiyuki Fukuda,Toshio Miyase,et al. Actvi-ty-Guided Isolation f Triterpenoid Acyl CoA Cholesteryl Acyl Tranderase（ACAT）Inhibitors from Ilex kudingcha.Joumal of Natural Products,1999,62（7）：1061.
[7] 何方奕，回瑞华，李学成，等. 苦丁茶挥发性化学成分的分析. 分析测试学报，2007，26（z1）：152.
[8] 朱莉芬，李美珠，钟伟新，等. 苦丁茶心血管药理作用研究. 中药材，1994，17（3）：37.
[9] 王志琪，田育望，杜方麓，等. 苦丁茶皂苷类物质对家兔离体胸主动脉条影响的实验研究. 湖南中医学院学报，2002，22（2）：29.
[10] 陈一，李开双，谢唐贵. 苦丁茶冬青叶的降压作用研究. 中草药，1995，26（5）：250.
[11] 杨彪，龙盛京，覃振江，等. 苦丁茶提取物抗氧化作用的研究. 广西民族学院学报（自然科学版），2002，6（2）：108.
[12] 陈国珍，贺震旦，陈鹏，等. 云南昭通产苦丁茶配糖体抗脂质过氧化研究. 中国药理学通报，2000，16（3）：268.
[13] 向华林，许宏大，田文艺，等. 中国皋卢（苦丁）茶降脂作用的实验研究. 中国中药杂志，1994，19（8）：497.
[14] 蒋建敏，王兵，许实波，等. 苦丁茶的抗菌作用. 中药药理与临床，2001，17（1）：18.
[15] 黄林芳，万德光. 西南民间药苦丁茶的抗炎作用研究. 中国民族民间医药杂志，2004，13：180.
[16] 董艳，乔建成，张晚丽，等. 苦丁茶药效学实验研究. 牡丹江医学院学报，2001，22（1）：7.
[17] 孙延斌，王淑秋，于新慧，等. 苦丁茶对小鼠免疫功能的调节研究. 牡丹江医学院学报，2009，30（2）：14.
[18] 屈立志，陆婷，鲁培基，等. 苦丁茶对大鼠肾上腺素性高血糖的影响. 中药新药与临床药理，1999，10（5）：279.
[19] 蒋建敏，许实波，江润祥，等. 苦丁茶对豚鼠离体气管平滑肌收缩功能的影响. 中国中药杂志，2001，26（12）：853.
[20] 许实波，蒋建敏，许东晖，等. 苦丁茶水提物的毒理学研究. 中山大学学报（自然科学版），2001，40（3）：108.
[21] 黄镇才. 苦丁茶治疗高血压 35 例观察. 中国中医药信息杂志，1997，4（4）：25.
[22] 刘彬，许宏大. 苦丁茶降血脂的实验及临床研究. 护理研究，2005，19（1）：21.

Ku shi lian 苦石莲

Caesalpiniae Minacis Semen
[英]Whiteflower Cacalia Seed

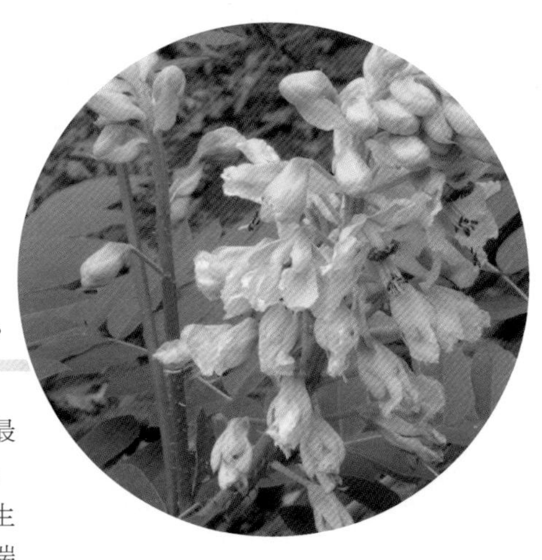

【别名】南蛇簕、石莲子、老鸦枕头、猫儿核、广石莲子、石花生、盐棒头果。

【来源】为豆科植物喙荚云实 *Caesalpinia minax* Hance 的种子。

【植物形态】多年生有刺藤本。各部均被短柔毛。根圆柱形，浅黄色。茎和叶轴上均有散生钩刺。二回羽状复叶，互生，托叶锥状而硬；羽片 5~8 对，小叶 6~12 对，椭圆形或长圆形，长 2~4cm，宽 1.1~1.7cm，先端钝圆或急尖，基部圆形，微偏斜，小叶柄甚短，其中有一枚小倒钩刺。总状花序或圆锥花序顶生，苞片卵状披针形；萼片 5；花冠蝶形，白色，有紫色斑点，最上一枚倒卵形，先端圆钝，基部靠合；雄蕊 10，离生，2 轮排列；子房密生细刺，花柱无毛。荚果长圆形，先端圆钝有喙，果瓣外面密生针状刺。种子长椭圆形，有环状纹。

【分布】广西主要分布于南宁、邕宁、上林、都安、凌云、隆林、那坡等地。

【采集加工】待果实成熟，取出种子，晒干。

【药材性状】种子椭圆形，两端钝圆，长 1.2~2.2cm，直径 0.7~1.2cm。表面乌黑色，有光泽，有时可见横环纹或横裂纹。基部有珠柄残基，其旁为小圆形的合点。质坚硬，极难破开。种皮内表皮灰黄色，平滑而有光泽，除去种皮后，内为 2 片棕色肥厚的子叶，富油质，中央有空隙。气微弱，味极苦。

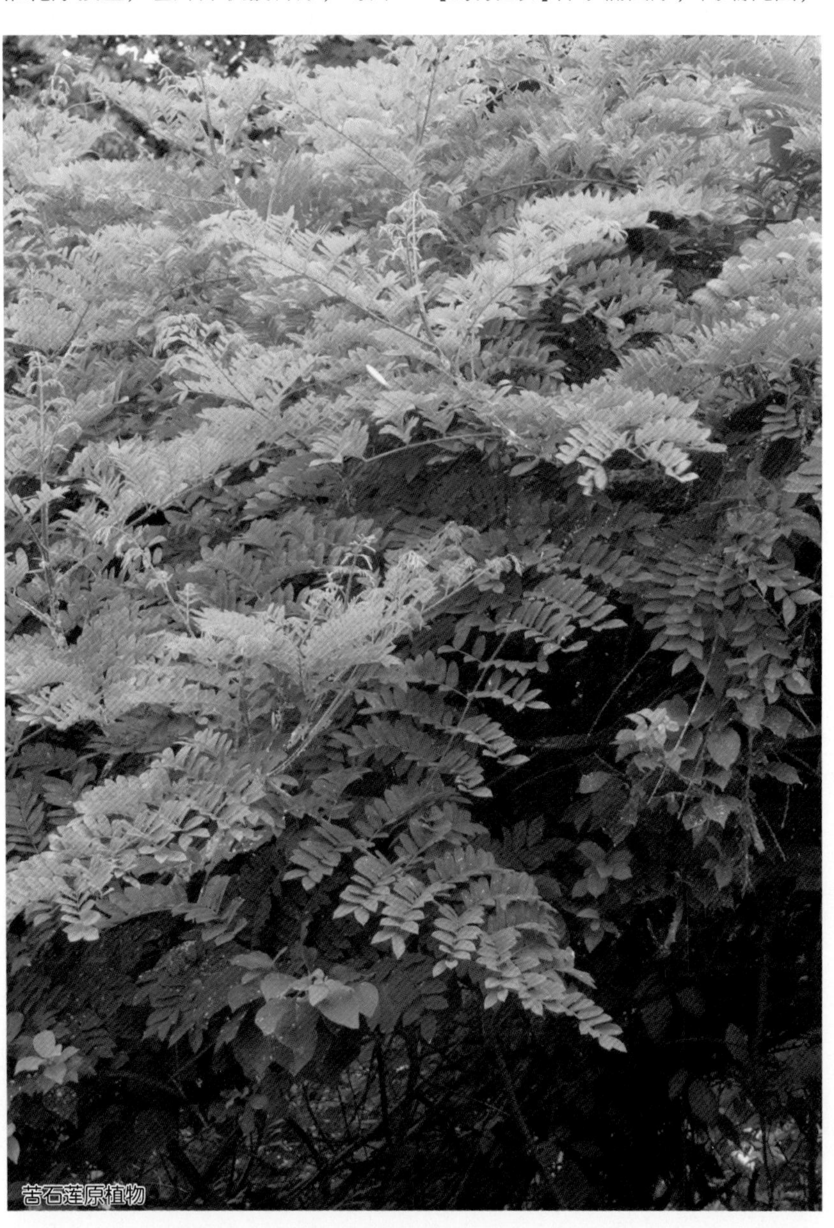
苦石莲原植物

【品质评价】以黑褐色、颗粒饱满者为佳。

【化学成分】苦石莲种子中主要含有 norcaesalmin E, caesalmin C, caesalmin H, 胡萝卜苷(daucosterol), 蔗糖(sucrose)[1], 咖啡碱（caffeine），β- 香树脂醇（β-amyrin），caesalpin F, neocaesalpin L1, minaxin A，minaxin B，β- 谷甾醇（β-sitosterol）等成分[2]。

苦石莲的挥发性成分中主要有己醇（1-hexanol），辛烯醛（*E*-2-octenal），壬醛（nonanal），正三丁胺（tributylamine）和 *E*,*E*-2,4- 癸二烯醛（*E*,*E*-2,4-decadienal）等[3]。

【药理作用】

1. 抗细菌内毒素 南蛇簕提取液（0.5g/ml）对细菌内毒素有抗凝集作用[4]。

2. 抗眼镜蛇毒 南蛇簕提取液（含生药 0.5g/ml）可抗 10 倍量眼镜蛇毒的凝集反应[5]。

【临床研究】

带状疱疹 治疗组口服阿昔洛韦加南蛇簕水煎液外洗，每次 500ml，每日 2~3 次（炎症明显者用汤液湿敷），治疗 10 日。对照组口服阿昔洛韦，每次 200mg，每天 5 次，用药 10 天。两组同时用炉甘石洗剂外涂。结果：治疗组症状改善时间均比对照组明显缩短。治疗 10 日后，治疗组的治愈率（63.4%）及显效率（33.3%）均比对照组明显提高，治疗 30 日时，治疗组后遗神经痛 5 例，发生率为 5/93，对照组带状疱疹后遗神经痛13例，发生率为13/87，两者差异显著（$P<0.05$）。南蛇簕外洗期间，患处未发现不良反应[6]。

【性味归经】味苦，性凉。归大肠、脾经。

【功效主治】清热化湿，解毒，散瘀止痛。主治风热感冒，痢疾，淋浊，呃逆，痈肿，疮癣，跌打损伤，毒蛇咬伤。

【用法用量】内服：煎汤6~9g。外用适量，煎水洗；或捣敷。

【使用注意】脾胃虚寒者慎服。

【经验方】

1. 疮肿，毒蛇咬伤　苦石莲适量研末，醋调敷患处。（《四川中药志》1979年）
2. 水肿实证　苦石莲子3g（研碎），玉米须30g，苡仁30g，接骨木花6g。水煎服。（《四川中药志》1979年）

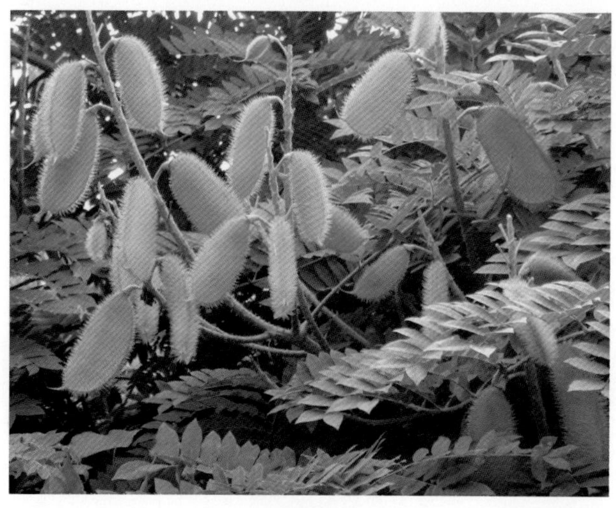

苦石莲荚果

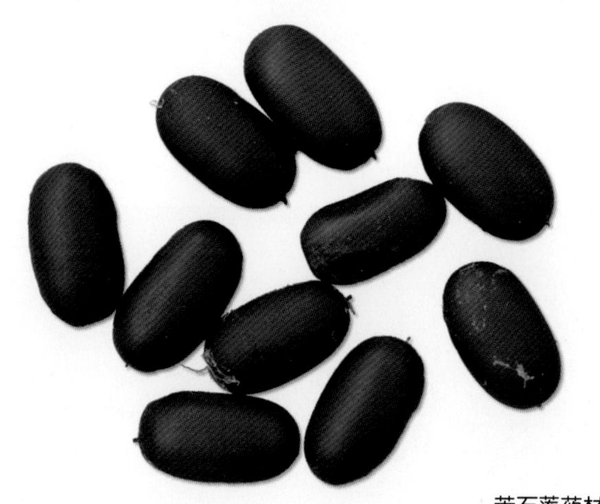

苦石莲药材

【参考文献】

[1] 袁经权．飞机草和苦石莲化学成分研究．中国协和医科大学中国医学科学院硕士学位论文，2006.

[2] 吴兆华．苦石莲的化学成分研究．沈阳药科大学硕士学位论文，2008.

[3] 霍昕，刘文炜，袁月玲，等．苦石莲普通粉仁挥发性成分研究．生物技术，2008，18（3）：51.

[4] 蒋三员，罗治华，张健民，等．南蛇簕抗细菌内毒素作用的实验研究．中国医药导报，2006，3（30）：148.

[5] 李景新，蒋三员，唐荣德，等．南蛇簕抗眼镜蛇毒的实验研究．蛇志，2006，18（2）：96.

[6] 叶焕优，唐荣德，蒋三员，等．南蛇簕外用治疗带状疱疹的临床观察．中国中西医结合皮肤性病学杂志，2005，4（2）：105.

Ku xuan shen

苦玄参

Picriae Felterrae Herba
[英]Common Picria Herb

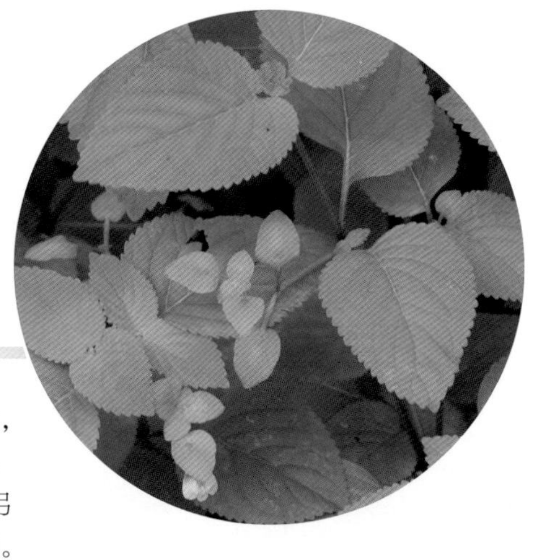

【别名】鱼胆草、苦草、苦胆草、地胆草、蛇总管。

【来源】为玄参科植物苦玄参 *Picria felterrae* Lour. 的全草。

【植物形态】多年生草本。全株被短粗毛。节上生根；枝有条纹，节常膨大。叶对生；叶片卵形，有时几为圆形，长 3~5cm，宽 2~3cm，先端急尖，基部下延于柄，边缘有圆钝锯齿，两面被短毛。总状花序，苞片细小；萼裂片 4，外面 2 片长圆状卵形，果实增大，基部心脏形，有网脉；花冠白色或红褐色，上唇直立，基部很宽，向上较狭变舌状，先端微凹，下唇宽阔，3 裂，中裂向前突出；雄蕊 4，前方一对退化，着生于花冠管喉部，花丝贴生于花冠，凸起很高，密生长毛，先端膨大而弓曲，花丝游离。蒴果卵形，包于宿萼内。种子多数。

【分布】广西主要分布于龙州、平果、武鸣、忻城、梧州、苍梧等地。

【采集加工】春、夏季采收，洗净，鲜用或晒干。

【药材性状】节上生根，枝分叉，有条纹，被短糙毛，节常膨大。叶片卵圆形，长 3~5cm，边缘有圆钝锯齿，两面均被糙毛。总状花序的总苞片细小；萼裂 4，分生；花冠白色或红褐色，唇形，上唇顶端凹，下唇宽阔。味苦。

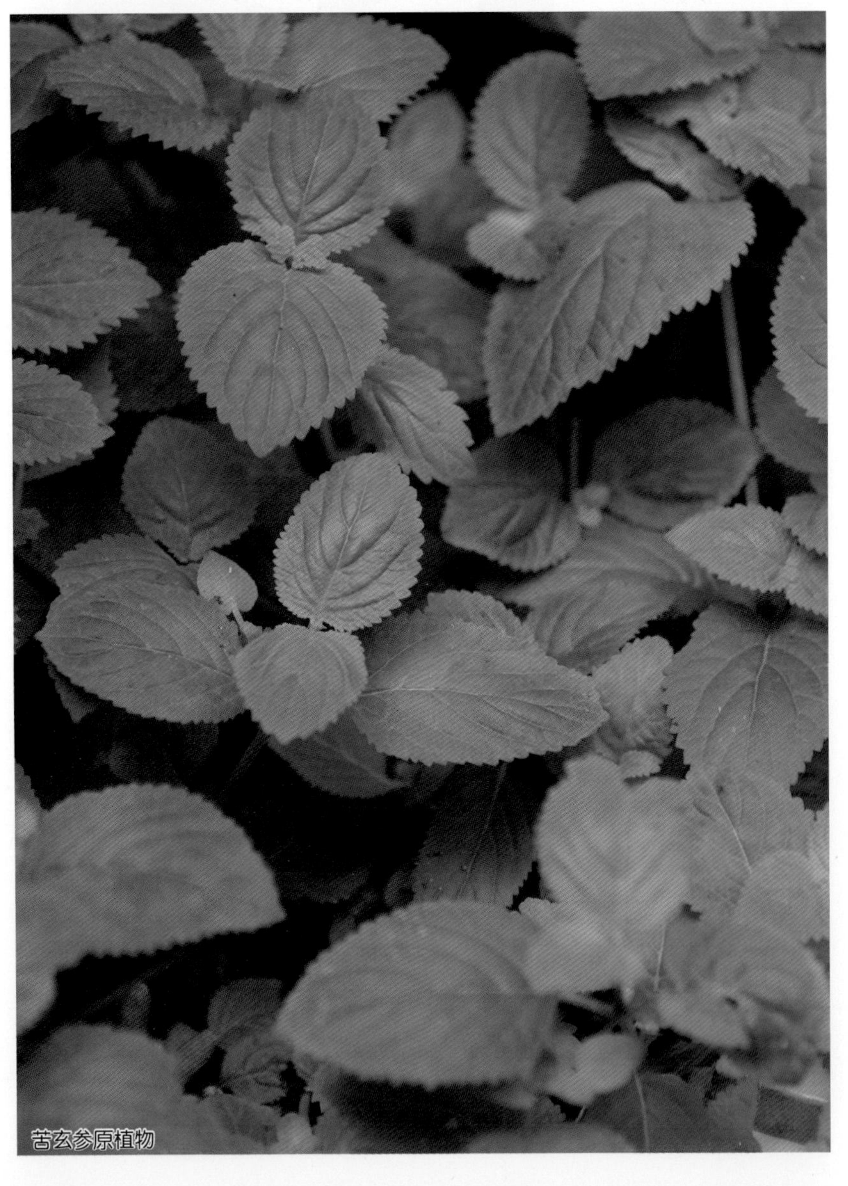

苦玄参原植物

【品质评价】以带有花果、植株完整、无泥土等杂质者为佳。

【化学成分】本品的有效成分主要为四环三萜苷类，称为葫芦苦素（cueurbitacin）。从苦玄参药材中分离鉴定出的葫芦苦素类及黄酮类化合物主要有：苦玄参苷（picfeltarraenin）IA、IB，苦玄参苷元（picfeltarraegenin）Ⅰ~Ⅵ[1]，*N*-苯甲酰苯丙氨酰基-L-苯丙胺醇乙酸酯（*N*-benzoylphenylalanyl-L-phenylalaninol acetate），1-羟基-7羟甲基蒽醌（1-hydroxyl-7-hydroxymethylanthraquinone），9,16-二羰基-10,12,14-三烯-十八碳酸（9,16-dioxo-10,12,14-triene-octadecanoic acid），5,7,4′-三羟基黄酮（5,7,4′-trihydroxyflavone），*β*-谷甾醇（*β*-sitosterol），胡萝卜苷（daucosterol）[2]。还有脱氢拜俄尼苷（dehydrobryogenin glycoside），己降葫芦苦素 F（hexanorcucurbitacin F）[3] 以及苦玄参酮Ⅰ（picfeltarraenone Ⅰ），苦玄参苷Ⅺ（picfeltarraenin Ⅺ）[4]。

【药理作用】

1. 抑制中枢　苦玄参苷制成 1% 浓度，按 50mg/kg 腹腔注射可延长硫喷妥钠（50mg/kg）所致小鼠的睡眠时间，减少小鼠醋酸扭体的反应次数，提高热板法小鼠的痛阈值。苦玄参苷可减少激怒小鼠的格斗次数，具有中枢镇静、镇痛和安定作用[5]。苦玄参水提取物 5g/kg 对脂多糖所致家兔发热有解热作用[6]，对小鼠热板及冰醋酸刺激致痛反应有镇痛作用，对二甲苯致小鼠耳郭肿胀、冰醋酸致腹腔毛细血管通透性增高均有抑制作用[7]。

2. 抗病原微生物　将苦玄参的水浸膏

以乙酸乙酯提取（部位A），再以乙醇乙酯 / 95% 乙醇（3∶1）提取（部位B），水母液为部位C，三个提取部位及苦玄参水煎液对大肠杆菌、金黄色葡萄球菌、伤寒杆菌、痢疾杆菌、铜绿假单胞菌、八叠球菌、蜡状杆菌、枯草杆菌均有抗菌作用[8,9]。苦玄参提取部位的含药血清作用于2215细胞，对乙肝病毒e抗原（HbeAg）有抑制作用，极性较大的化合物对HbeAg的抑制作用较强，其中乙醚总提取部位、水提取部位和正丁醇提取部位对HbeAg的抑制效果比乙酸乙酯提取部位好[10]。

3. 抗癌　苦玄参根提取物B部分，具有抗艾氏腹水癌的作用，对小鼠S180实体瘤的抑瘤率为34.8%~56.1%[11]。

4. 毒理　①小鼠急性毒性：水浸膏小鼠腹腔注射给药的半数致死量（LD_{50}）为（1432.0±145.4）mg/kg，口服给药的 LD_{50} > 22500mg/kg。②兔亚急性毒性：小剂量组0.6g/kg，大剂量组3.0g/kg，连续给药10天。给药组动物体重略有下降，少数动物3~4天出现软便或烂便，经1~2天后即自行恢复。肝肾功能用药前后均无变化。病理切片检查表明，小剂量组无变化，大剂量组半数有轻度间质性肝炎及慢性肾盂肾炎病变，其他脏器则无变化。③狗亚急性毒性：采用0.6g/kg和3.0g/kg两个剂量组给药动物食欲略有下降，体重也略有减轻。大剂量组动物出现呕吐腹泻，肝肾功能无异常。病理检查：大剂量组有肝细胞萎缩，肝组织坏死，周围伴有炎性浸润，肾脏也出现肾盂肾炎病变，小剂量有轻微肝肾病变。结果表明，狗的毒性反应较兔为严重[8]。

【临床研究】

急性扁桃体炎　用鲜苦草30~60g（干15~30g），洗净水煎2次服，连服2~4天为1个疗程，可连服2个疗程，病情重者可60g。在治疗期间不用任何抗生素，以观察确切疗效。结果：治疗188例，痊愈94例（50%），显效38例（20.21%），有效36例（19.15%），无效20例（10.64%），总有效率为89.56%（165例），愈显率为70.21%（132例）[12]。

【性味归经】味苦，性凉。归心、肝、胃、大肠经。

【功效主治】清热解毒，消肿止痛。主治感冒风热，咽喉肿痛，痢疾，毒蛇咬伤，跌打损伤。

【用法用量】内服：煎汤，6~9g。

【使用注意】脾胃虚寒者慎服。

【经验方】

1. 头部湿疹　苦玄参适量，研末，调茶油搽患处。（《中国民族药志·第二卷》）
2. 风热感冒，咽喉肿痛　苦玄参15g，板蓝根15g，马勃10g（包煎）。水煎服。（《中国民族药志》）
3. 咽喉肿痛　苦玄参10g，毛冬青15g，广防己3g。水煎服。（《中国民族药志·第二卷》）
4. 急性扁桃体炎　苦玄参15g，毛冬青根30g。水煎服。（《中国民族药志·第二卷》）
5. 腮腺炎　苦玄参全草15g，水煎服。（《中国民族药志》）
6. 湿热血痢（原虫痢疾）　苦玄参、鸦胆子各等量，研粉，每次服10g，日服3次，米汤水送服。（《常用中草药识别与应用》第二版）

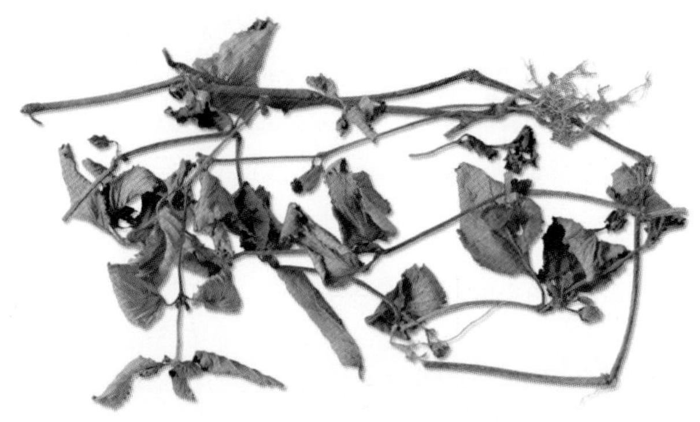

苦玄参药材

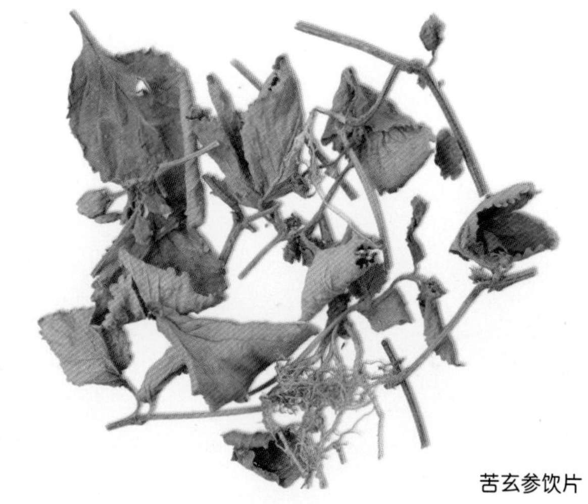

苦玄参饮片

【参考文献】

[1] 国家中医药管理局《中华本草》编委会. 中华本草. 上海：上海科学技术出版社，1999：6382.
[2] 王力生，马学敏，郭亚健. 苦玄参的化学成分研究. 中国中药杂志，2004，29（2）：149.
[3] 邹节明，王力生，马学敏. 苦玄参中一个新葫芦素成分的分离与结构鉴定. 药学学报，2004，39（11）：910.
[4] 邹节明，王力生，郭亚健，等. 苦玄参中一个新苦玄参酮苷的分离与结构鉴定. 药学学报，2005，40（1）：36.
[5] 张银娣，刘小浩，沈建平. 绵毛黄芪苷和苦玄参苷的中枢抑制作用. 南京医学院学报，1990，10（1）：17.
[6] 李萍，周芳，陈勇. 苦玄参提取物解热作用的实验研究. 时珍国医国药，2007，18（11）：2638.
[7] 周芳，李萍，陈勇，等. 苦玄参干浸膏抗炎镇痛作用的实验研究. 中国中医药科技，2006，13（4）：244.
[8] 陈仲良，赵佩珍. 民间药苦草（炎见宁）的研究概况. 中成药研究，1986，（6）：33.
[9] 黄燕，肖艳芬，甄汉深，等. 苦玄参体外抗菌作用的实验研究. 广西中医药，2008，31（1）：46.
[10] 曾金强，潘小姣，杨柯，等. 苦玄参不同提取部位抑制2215细胞分泌HbeAg和HbsAg实验研究. 中国医药导报，2010，7（16）：27.
[11] 成桂仁，金静兰，文永新，等. 苦玄参化学成分的研究Ⅶ——苦玄参苷IA和IB的结构. 化学学报，1985，43（4）：374.
[12] 杨思颖，张冰青，郑晓静. 苦草治疗急性扁桃体炎188例疗效报告. 福建医药杂志，1999，21（4）：98.

Ku ju cai

苦苣菜

Sonchi Oleracei Herba

[英]Common Sowthistle Herb

【别名】野苦荬、苦菜、滇苦菜、田苦荬菜、尖叶苦菜。

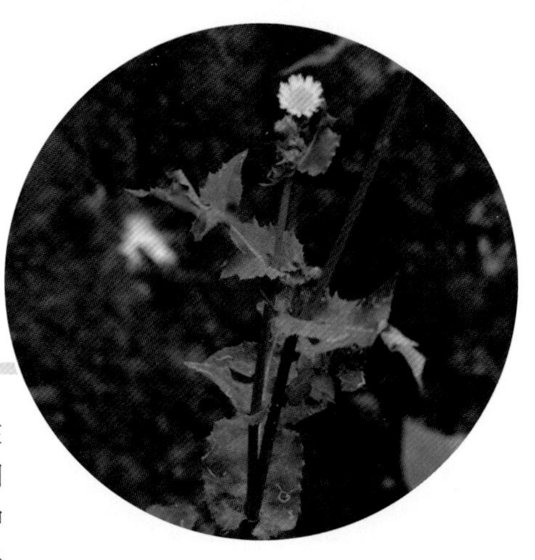

【来源】为菊科苦苣菜 *Sonchus oleraceus* L. 的全草。

【植物形态】一年生草本，高 30~100cm。根纺锤状。茎部分枝或上部分枝，无毛或上部有腺毛。叶柔软无毛，长 10~18cm，宽 5~7cm，羽状深裂，大头状羽状全裂或羽状半裂，顶裂片大或顶端裂片有侧生裂片等大，少有叶不分裂的，边缘有刺状尖齿，下部的叶柄有翅，基部扩大抱茎，中上部的叶无柄，基部宽大戟耳形。头状花序在茎端排成伞房状；梗或总苞下部初期有蛛丝状毛，有时有疏腺毛；总苞钟状，长 10~12mm，宽 6~25mm，暗绿色；总苞片 2~3 列；舌状花黄色，两性，结实。瘦果长椭圆状倒卵形，压扁，亮褐色、褐色或肉色，边缘有微齿，两面各有 3 条高起的纵肋，肋间有细皱纹；冠毛白色。

【分布】广西全区均有分布。

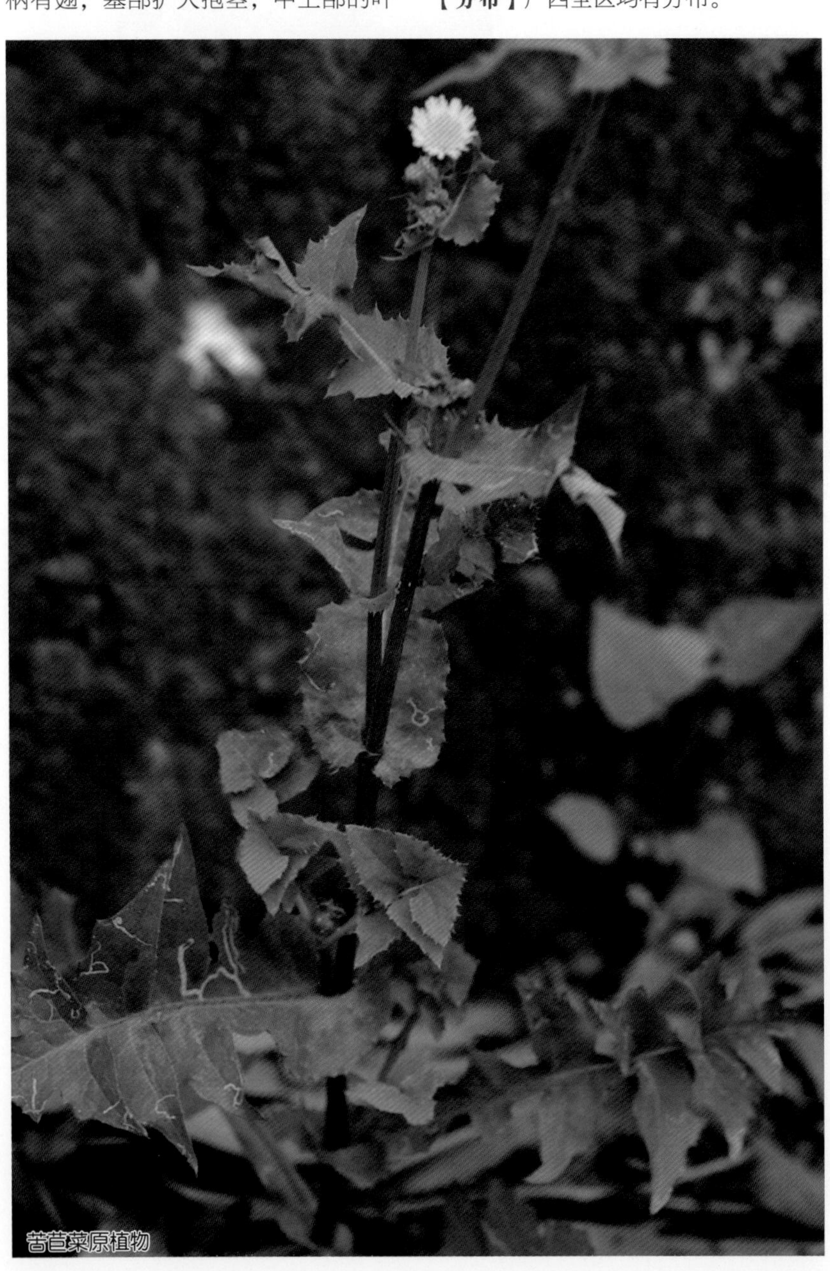

苦苣菜原植物

【采集加工】全年均可采收，洗净，切段，晒干。

【药材性状】主根圆柱形，有多数侧根，表面灰黄色。基生叶多皱缩，灰绿色，完整者展平后呈线形或线状长圆形，长 7~20cm，先端稍钝，基部下延成叶柄，全缘或具小齿。花茎上叶小，无柄，略抱茎，头状花序多个长于茎顶。气微，味苦。

【品质评价】以干燥、叶色绿、完整者为佳。

【化学成分】本品含苦苣菜苷（sonchuside）A、B、C、D，9- 羟基葡萄糖中美菊素（macroliniside）A，葡萄糖中美菊素（glucozaluzanin）C，假还阳参苷（crepidiaside）A 及毛连菜苷（picriside）B、C，木犀草素 -7-*O*- 吡喃葡萄糖苷（cinaroside），金丝桃苷（hyperoside），蒙花苷（linarin），芹菜素（apigenin），槲皮素（quercetin），山柰酚（kaempferol）[1]。还含木犀草素 -7-*O*-*β*-D- 葡萄糖醛酸苷（luteolin-7-*O*-*β*-D-glucuronide），芹菜素 -7-*O*-*β*-D- 葡萄糖醛酸甲酯（apigenin-7-*O*-*β*-D-glucuronide methyl ester），芹菜素 -7-*O*-*β*-D- 葡萄糖醛酸乙酯（apigenin-7-*O*-*β*-D-glucuronide ethyl ester），芹菜素 -7-*O*-*β*-D- 葡萄糖醛酸苷（apigenin-7-*O*-*β*-D-glucuronide），齐墩果酸（oleanolic acid），正二十六烷醇（*n*-hexacosanol）[2]。对 - 甲氧基苯乙酸（4-methoxyphenylacetic acid），3-*O*- 葡萄糖 -5,7,3′,4′- 四羟基黄酮（3-*O*-glucose-5,7,3′,4′-tetrahydroxyflavone）[3]。羽扇豆醇（lupe-ol），*α*- 香树素（*α*-amyrin），*β*- 香树素（*β*-amyrin），乌索酸（ursone）和桦木酸（betulinic acid）[4]。

花中含木犀草素（luteolin），槲皮素（quercetin），槲皮黄苷（quercimeritrin），

木犀草素-7-*O*-吡喃葡萄糖苷（cinaroside），木犀草素-7-*O*-呋喃葡萄糖苷（*iso*-cynaroside）及木犀草素-7-*β*-D-吡喃葡萄糖醛酸苷（luteolin-7-*β*-D-glucuronopyranoside）[1]。

种子油中含斑鸠菊酸（vernolic acid）[1]。

叶中还含维生素C（vitamin）[1]。

【药理作用】

1. 保肝　苦苣菜总黄酮能降低四氯化碳（CCl_4）所致谷丙转氨酶（ALT）、谷草转氨酶升高，也可降低乙醇所致ALT值升高，减轻乙醇所致肝脏谷胱甘肽的耗竭，可降低CCl_4所致小鼠肝组织的病理改变[5]。

2. 抗肿瘤　苦苣菜全草含抗肿瘤成分，在小鼠大腿肌肉接种肉瘤S37后第6天，皮下注射苦苣菜的酸性提取液，6~48h后杀死小鼠，肉眼及显微镜观察，均可看见肉瘤受到抑制[6]。花叶滇苦菜和苦苣菜的乙醇提取物对小鼠黑素瘤细胞有诱导分化活性，其中的活性成分可能为羽扇豆醇[7]。

3. 抗炎　苦苣菜提取物对二甲苯致小鼠耳郭肿胀、腹腔注射醋酸致小鼠腹腔染色剂渗出和角叉菜胶诱导大鼠后足爪肿胀有抗炎作用，该作用与抗氧化和减少炎症细胞因子如白介素-1*β*、肿瘤坏死因子-α的生成有关[8]。

【性味归经】味苦、辛，性寒。归肝、胃、大肠经。

【功效主治】清热解毒，凉血止血。主治肝炎，胃肠炎，痢疾，衄血，咯血，吐血，便血，痔疮，妇女倒经，产后瘀血腹痛，疮疡肿毒。

【用法用量】内服：煎汤，50~100g。外用适量，捣敷。

【使用注意】脾胃虚寒者慎服。

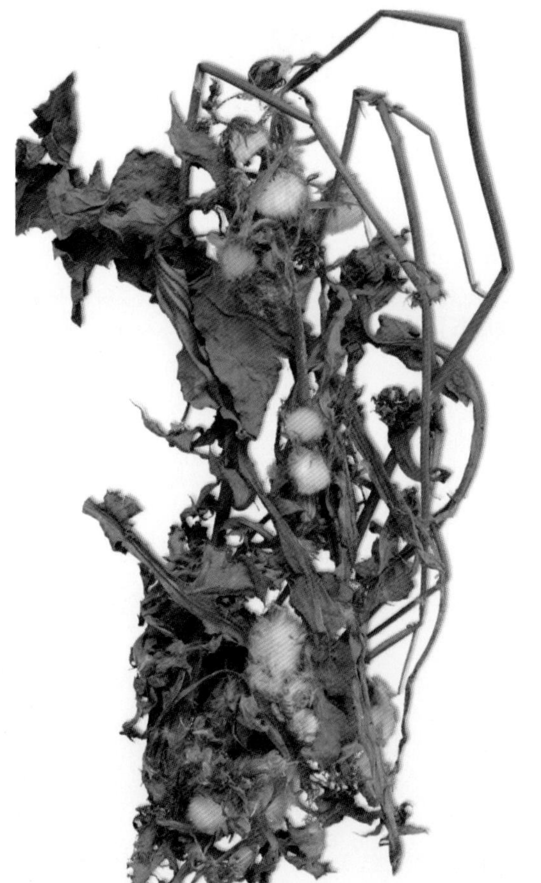

苦苣菜药材

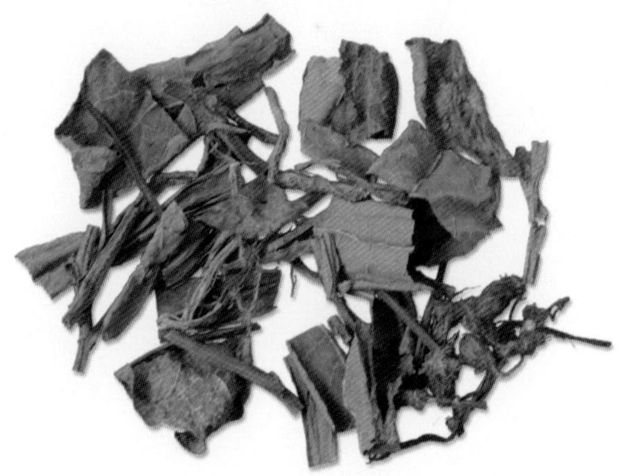

苦苣菜饮片

【参考文献】

[1] 国家中医药管理局《中华本草》编委会. 中华本草. 上海：上海科学技术出版社，1999：7046.

[2] 徐燕，梁敬钰. 苦苣菜的化学成分. 中国药科大学学报，2005，36（5）：411.

[3] 白玉华，于辉，孙世芹，等. 日本苦苣菜化学成分研究. 药学与临床研究，2008，16（6）：444.

[4] 白玉华，于辉，常乃丹，等. 日本苦苣菜的化学成分. 中国药科大学学报，2008，39（3）：279.

[5] 卢新华，陈虎云，戴俊，等. 苦苣菜总黄酮对实验性肝损伤的保护作用. 中国现代医学杂志，2002，12（3）：8.

[6] J. Natl. Cancer Inst，1952，13：139.

[7] Hata K, Ishikawa K, Hori, K. et al. Differentiation-inducing activity of lupeol, a lupanc—type triterpene from Chines dandelion root（Hokouci—kon）, on a mouse melanoma cell line. Biol Pharm Bull, 2000, 23（8）: 962.

[8] 卢新华，唐伟军，谢应桂，等. 苦苣菜提取物抗炎作用的实验研究. 中国新医药科技，2006，13（4）：240.

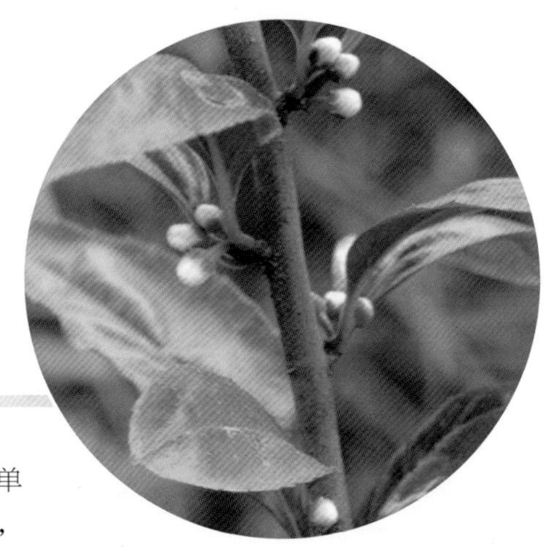

Ku li gen 苦李根

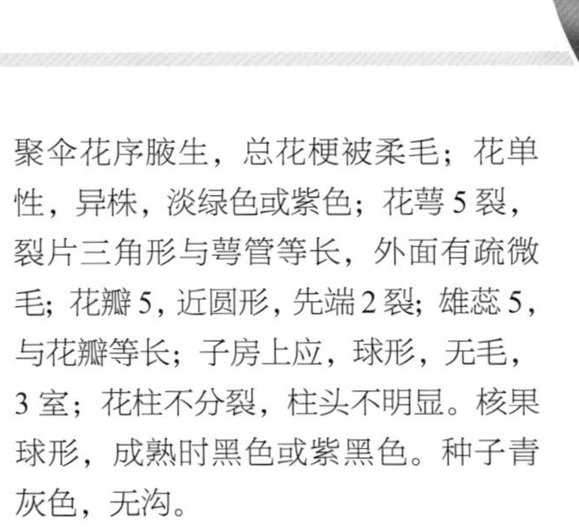

Rhamni Crenatae Radix
[英]Crenata Rhamnus Root

【别名】黎罗根、红点秤、山绿篱根、黎头根、琉璃根、土黄柏、马灵仙、长叶鼠李根、长叶冻绿根。

【来源】为鼠李科植物长叶冻绿 *Rhamnus crenata* Sieb.et Zucc. 的根。

【植物形态】多年生落叶灌木或小乔木。幼枝带红色，被毛，后脱落。叶互生；叶柄被密柔毛；叶片纸质，倒卵状椭圆形，披针状椭圆形或倒卵形，长 4~14cm，宽 2~5cm，先端渐尖，或短急尖，基部楔形或钝，边缘具锯齿，上面无毛，下面被柔毛或沿脉被柔毛。聚伞花序腋生，总花梗被柔毛；花单性，异株，淡绿色或紫色；花萼 5 裂，裂片三角形与萼管等长，外面有疏微毛；花瓣 5，近圆形，先端 2 裂；雄蕊 5，与花瓣等长；子房上应，球形，无毛，3 室；花柱不分裂，柱头不明显。核果球形，成熟时黑色或紫黑色。种子青灰色，无沟。

【分布】广西主要分布于邕宁、平果、靖西等地。

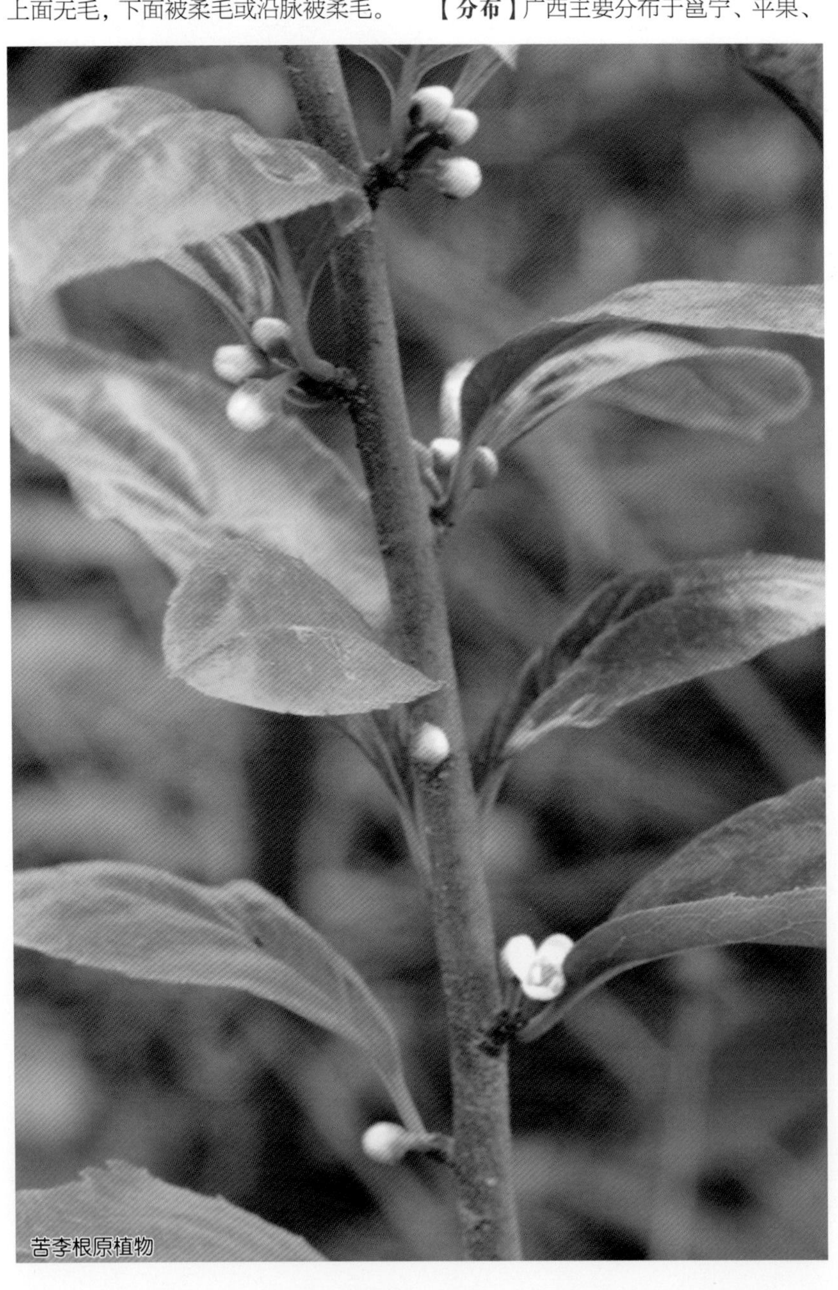

苦李根原植物

【采集加工】全年可采收，洗净，切碎，鲜用或晒干。

【药材性状】根圆柱形，略弯曲，直径 0.4~1.8cm，侧根较少，表面灰黄色至黄褐色，粗糙，具粗纵纹。质坚硬，不易折断，断面不平坦，灰白色。气微，味苦、微甘。

【品质评价】以断面灰白色、洁净者为佳。

【化学成分】本品含鼠李宁 A（rhamnin A），柯桠素（chrysarobin）和鼠李宁 B（rhamnin B）。树皮含蒽醌类化合物大黄素甲醚（physcion），大黄素（emodin），大黄酚（chrysophanol）及欧鼠李苷（frangulin）[1]。

【药理作用】

1. 抗氧化　苦李根水提取物和醇提取物均能有效提高小鼠血液中超氧化物歧化酶及过氧化物酶的活性，同时可抑制肝脏内过氧化脂质的二级分解产物丙二醛（MDA）的含量，相同剂量的两种提取物作用无显著差异[2]。

2. 保肝　苦李根醇提取物可降低乙醇或四氯化碳诱导小鼠肝损伤引起的谷丙转氨酶、谷草转氨酶和丙二醛的升高[3,4]。

【性味归经】味苦、涩，性凉；有毒。归肺、肝经。

【功效主治】清热解毒，杀虫利湿。主治疥疮，顽癣，疮疖，湿疹，荨麻疹，跌打损伤。

【用法用量】内服：煎汤，3~5g；或浸酒。外用适量，煎水熏洗；或捣敷；或研末调敷；或磨醋擦患处。

【使用注意】本品有毒，以外用为主，内服剂量不宜过大，脾胃虚寒者禁服。

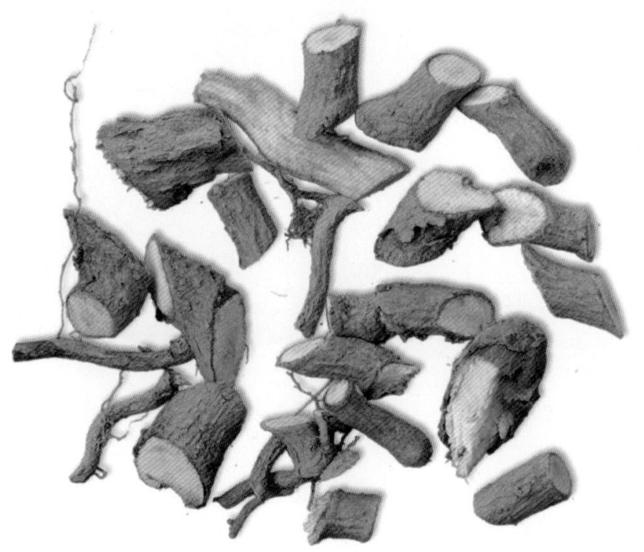

苦李根饮片

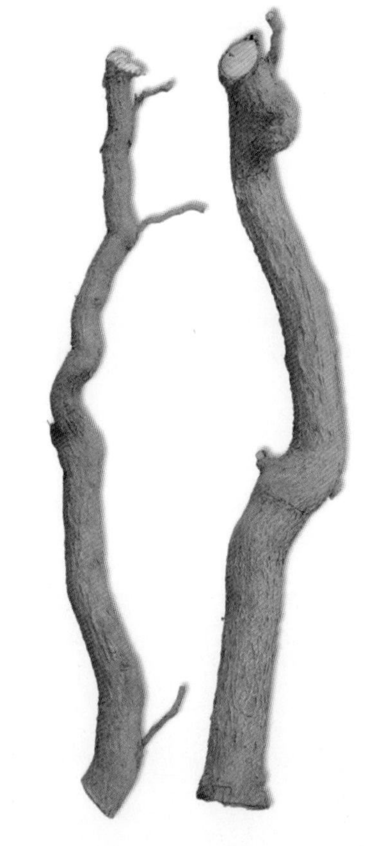

苦李根药材

【经验方】

1.疥疮　①长叶鼠李根皮30g研粉，生猪油适量，拌匀，纱布包裹，放火上烘热，涂搽患处。(《浙江药用植物志》)②长叶冻绿根二重皮、乌桕皮、杉树皮各15g。研末。加火硝6g，茶油60g，调敷患处。(《福建药物志》)

2.癞痢头　山绿篱根9g。水煎服；并煎汤洗擦患处。(《浙江民间常用草药》)

3.疮毒，癞子　黎罗根、叶煎水外洗；或用根皮研末调茶油擦。(《恩施中草药手册》)

4.湿疹　长叶鼠李根30g，花椒9g，桉叶15g。煎水外洗。(《浙江药用植物志》)

5.牛皮癣　长叶鼠李根皮适量，用醋浸渍3天、过滤，每日擦搽3次，连续使用1个月左右。(《浙江药用植物志》)

6.过敏性紫癜　鲜长叶冻绿根60g，猪肉125g。开水炖，早晚分服。(《福建药物志》)

【参考文献】

[1] 国家中医药管理局《中华本草》编委会．中华本草．上海：上海科学技术出版社，1999：4186.

[2] 梁荣感，韦玉先，唐祖年．苦李根提取物抗氧化作用的实验研究．中国现代医学杂志，2005，15（6）：914.

[3] 韦京辰，邓仕年，梁荣感．苦李根醇诱导肝损害的保护作用研究．中国现代医学杂志，2004，14（7）：106.

[4] 梁荣感，韦玉先，韦京辰．苦李根对小鼠四氯化碳肝损伤保护作用的实验研究．中国中医药科技，2003，10（6）：348.

Ku mai cai 苦荬菜

Ixeris Denticulatae Herba
[英]Denticulata Ixeris Herb

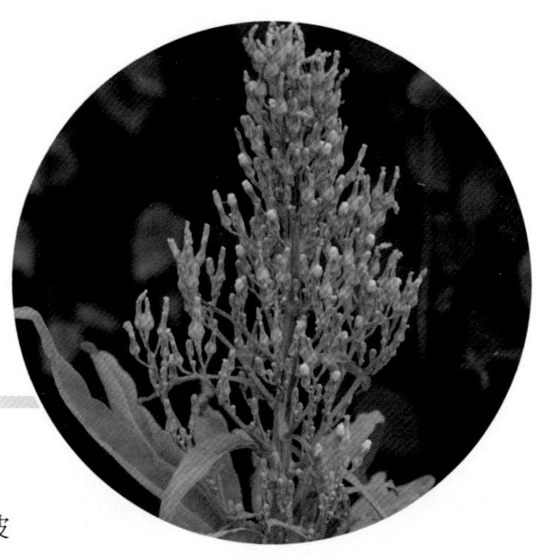

【别名】苦荬、老鹳菜、盘儿草、鸭舌草、苦球菜、兔仔草、牛舌草、土蒲公英、黄花菜。

【来源】为菊科植物苦荬菜 *Ixeris denticulata*（Houtt.）Stebb. 的全草。

【植物形态】多年生草本。全株无毛。茎直立，多分枝，紫红色。基生叶丛生，花期枯萎，卵形、长圆形或披针形，长 5~10cm，宽 2~4cm，先端急尖，基部渐窄成柄，边缘波状齿裂或羽状分裂，裂片边缘具细锯齿；茎生叶互生，舌状卵形，无柄，先端急尖，具细梗；外层总苞片小，内层总苞片 8，条状披针形，花全为舌状花，黄色，先端 5 齿裂。瘦果黑褐色，纺锤形，稍扁平，具短喙，冠毛白色。

【分布】广西主要分布于贺州、钟山、恭城、灌阳、资源、南宁、邕宁、武鸣等地。

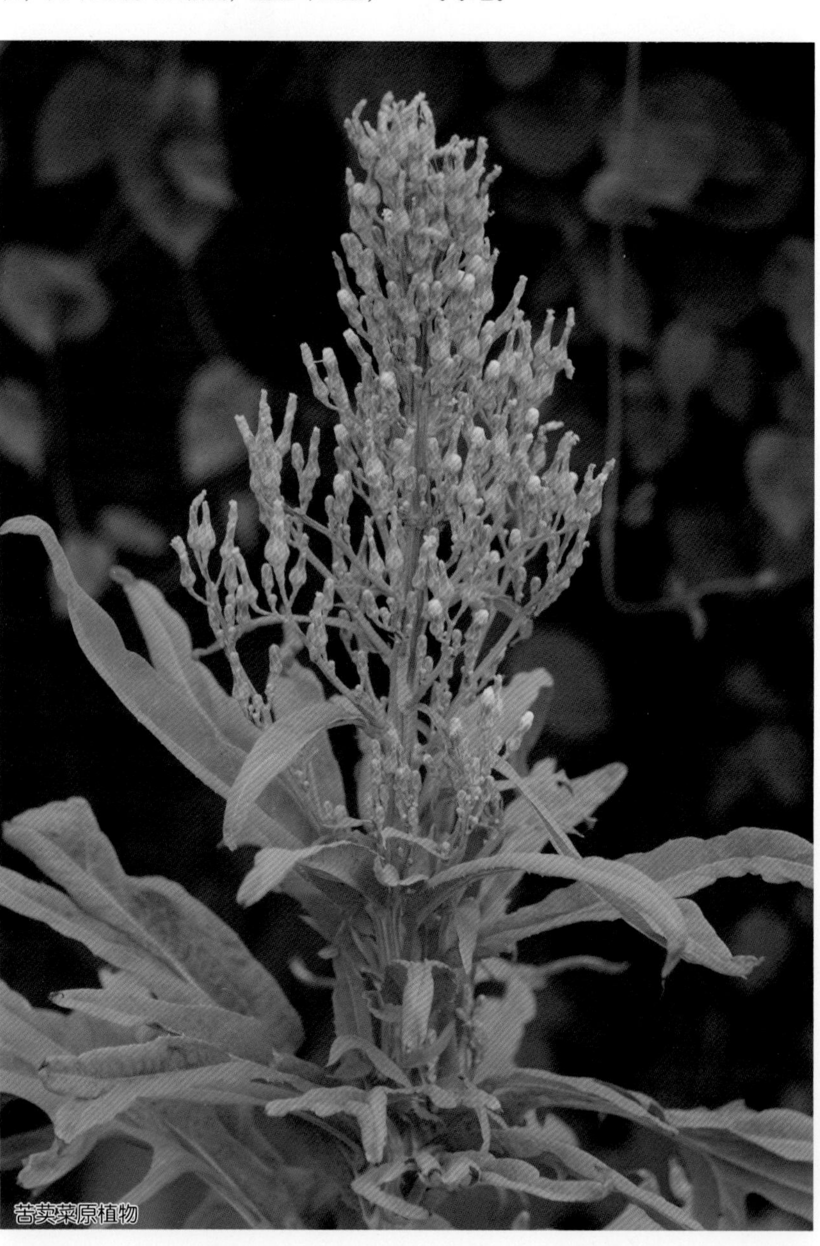

苦荬菜原植物

【采集加工】全年均可采收，洗净，切段，晒干。

【药材性状】本品长约 50cm。茎呈圆柱形，直径 1~4mm，多分枝，光滑无毛，有纵棱；表面紫红色至青紫色；质硬而脆，断面髓部呈白色。叶皱缩，完整者展开后呈舌状卵形，长 4~8cm，宽 1~4cm，先端尖，基部耳状，微抱茎，边缘具不规则锯齿，无毛，表面黄绿色。头状花序着生枝顶，黄色，冠毛白色；总苞圆筒形。果实纺锤形或圆形，稍扁平。气微，味苦、微酸涩。

【品质评价】以身干、无杂质、无泥者为佳。

【化学成分】该植物化学成分有三萜（triterpene），甾醇（sterol），倍半萜（sesquiterpene），黄酮（flavone）等多种类型 [1]。

【药理作用】

1. 抗菌　苦荬菜总黄酮对金黄色葡萄球菌、大肠杆菌和白色念球菌抑制率随含量增加而增大，对细菌生长有抑制作用 [2]。

2. 抗氧化　黄花菜总黄酮对 OH• 有良好的清除能力，对 OH• 清除率可达 48.7% [2]。

【性味归经】味苦，性寒。归肺、肝、脾经。

【功效主治】清热解毒，消肿止痛。主治咽喉肿痛，乳痈，黄疸，痢疾，淋证，带下，痈疖疔毒，跌打损伤。

【用法用量】内服：煎汤，9~15g，鲜品 30~60g。外用适量，捣敷；或捣汁涂；或研末调搽；煎水洗或漱。

【使用注意】脾胃虚寒者慎服。

【经验方】

1. 乳痈　先在大椎旁开2寸处，用三棱针挑出血，用火罐拔后，再以苦荬菜、蒲公英、紫花地丁共捣烂，敷患处。（《陕西中草药》）
2. 淋巴结炎　苦荬菜9~15g，青壳鸭蛋1个，水煎服。另取鲜苦荬菜叶捣烂敷患处。（《福建药物志》）
3. 下身疔疮　苦荬菜、牛刺犁、牛大黄各等份。研末，香油调搽糜烂处。（《湖南药物志》）
4. 跌打损伤　鲜苦荬菜根30g。水煎，加酒冲服，药渣捣烂敷患处。（《全国中草药汇编》）
5. 阴道滴虫　（苦荬菜）鲜全草适量。煎水熏洗患部。（《浙江药用植物志》）
6. 急性眼结膜炎　鲜苦荬菜、鲜菊花茎叶各60g。水煎服，药渣煎水熏洗。（《安徽中草药》）
7. 急性扁桃体炎　苦荬菜、土牛膝各15g，薄荷6g（后下）。煎水漱咽。（《安徽中草药》）
8. 口内生疮　（苦荬菜）全草。水煎，含漱。（《湖南药物志》）
9. 痢疾　①（苦荬菜）全草30g，枫香树叶15g。水煎服。（《浙江药用植物志》）②鲜苦荬菜、鲜地锦草各60g。水煎服。（《安徽中草药》）
10. 血淋尿血　苦荬菜一把。酒、水各半，煎服。（《针灸资生经》）

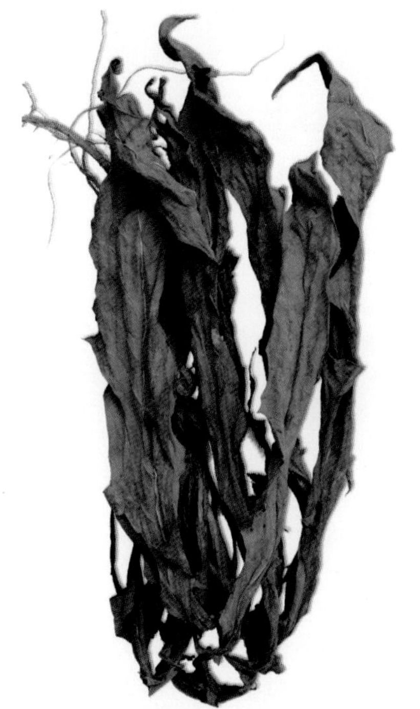

苦荬菜药材

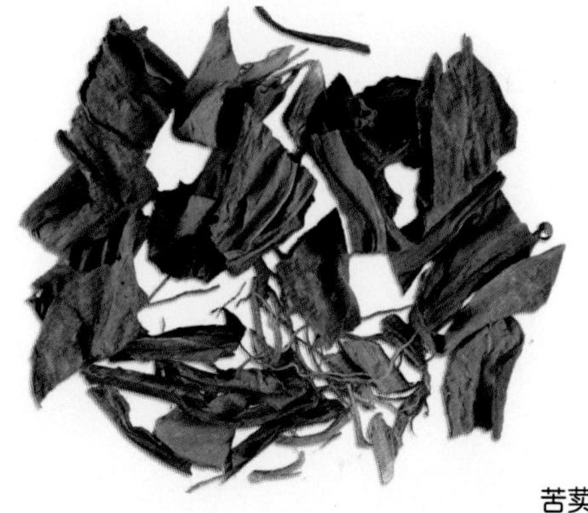

苦荬菜饮片

【参考文献】

[1] 刘胜民，谢卫东，孟凡君．苦荬菜属植物化学成分及药理活性研究进展．时珍国医国药，2010，21（4）：975.
[2] 詹利生．南华大学学报（医学版），2005，33（1）：112.

Mao mei 茅莓

Rubi Parvifolii Herba
[英]Japanese Raspberry Herb

【别名】小叶悬钩子、红梅消、三月泡、蛇泡簕、红琐梅、牙鹰竻、鹰爪竻、五月红、薅田藨、蛇泡竻。

【来源】为蔷薇科植物茅莓 *Rubus parvifolius* L. 的地上部分。

【植物形态】多年生小灌木。枝有短柔毛及倒生皮刺。奇数羽状复叶；小叶3，有时5，先端小叶菱状圆形到宽倒卵形，侧生小叶较小，宽倒卵形至楔状圆形，长2~5cm，宽1.5~5cm，先端圆钝，基部宽楔形或近圆形，边缘具齿，上面疏生柔毛，下面密生白色绒毛；叶柄与叶轴均被柔毛和稀疏小皮刺；托叶条形。伞房花序有花3~10朵；总花梗和花梗密生绒毛；花萼外面密被柔毛和疏密不等的针刺，在花果时均直立开展；花粉红色或紫红色；雄蕊花丝白色，稍短于花瓣；子房具柔毛。聚合果球形，红色。

【分布】广西全区均有分布。

【采集加工】夏、秋季采收，除去杂质，洗净，切段，晒干。

【药材性状】本品长短不一，枝和叶柄具小钩，枝表面红棕色或枯黄色；质坚，断面黄白色，中央有白色髓。叶多皱缩破碎，上面黄绿色，下面灰白色，被柔毛。枝上部往往附枯萎的花序，花瓣多已掉落。萼片黄绿色，外卷，两面被长柔毛。气微弱，味微苦涩。

【品质评价】以干燥、色绿、无杂质、叶多者为佳。

【化学成分】本品根主要含有皂苷类化学成分：悬钩子皂苷R1（suavissimoside R1），苦莓苷F1（nigaichigosides F1），β-谷甾醇（β-sitosterol），蔷薇酸（rosolic acid），$2\alpha,3\alpha,19\alpha,23$-四羟基乌索-12-烯-28-酸，$\beta$-胡萝卜苷（$\beta$-daucosterol）和悬钩子皂苷，华茶皂苷配基A（camelliagenin A），华茶皂苷配基C（camelliagenin C）[1~3]。

本品果实含赤霉素A32（gibberellin A32）及其他赤霉素。此外，该植物还含有：果糖（fructose），葡萄糖（glucose），蔗糖（sucrose），维生素（vitamin）C，L-去氢抗坏血酸（L-dehydroascorbic acid），鞣质（tannin），β-胡萝卜素（β-carotene），和α-生育酚（α-tocopherol）[4]。

本品还含有挥发油，茅莓叶挥发油的主要化学成分除了含量较多的有机酸，还有醇、内酯、醛、酮等其他成分，其主要成分是棕榈酸（palmitic acid），癸醛（capraldehyde），壬醛（nonanal），顺式-9-烯-十六酸，顺式-3-癸烯醇，硬脂酸（stearic acid），月桂酸（lauric acid），十七醇，羊蜡酸（decanoic acid）；而茅莓根挥发油的主要化学成分是有机酸酯和烷烃[5]。

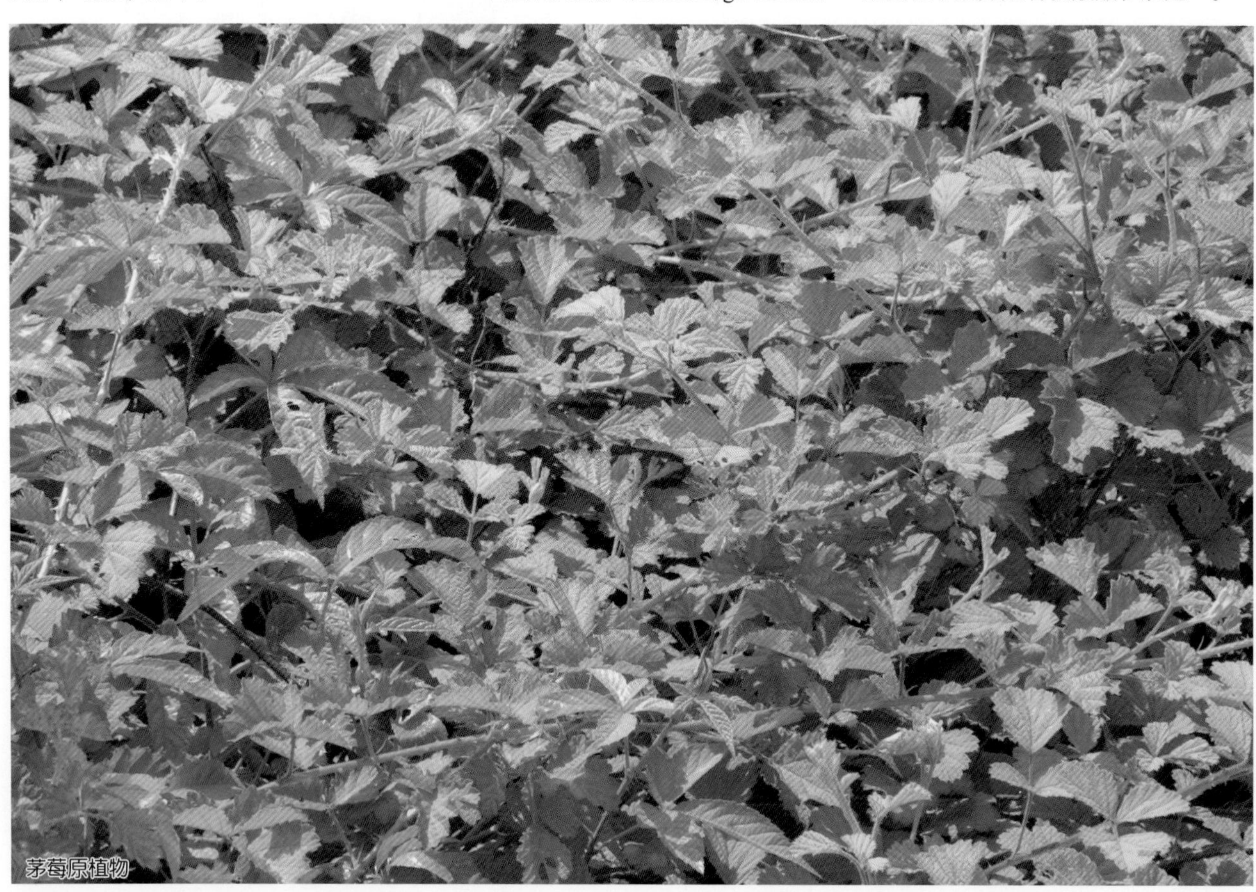
茅莓原植物

本品根中还富含铁（Fe）、锰（Mn）、锌（Zn）3 种微量元素[6]。

【药理作用】

1. 止血和抗血栓形成　茅莓水提醇沉法所得提取物（简称水提取物）10g/kg、20g/kg、40g/kg 分别给小鼠灌胃，连续 3 天，可使出血时间缩短 25%~37%，凝血时间也缩短，有加速止血的作用。茅莓水提物 2g/kg 灌胃，连续 3 天，缩短家兔优球蛋白溶解时间，抑制家兔体内血小板血栓形成，提示茅莓具有提高纤维蛋白溶解酶的活性[7]。

2. 抗心肌缺血　茅莓水提物按生药 6g/kg 给大鼠灌胃，连续 3 天，末次药后 1h 处死动物，摘取心脏作 Langendorff 离体心脏灌流，茅莓水提物增加离体大鼠心脏冠脉流量，对抗垂体后叶素诱发大鼠缺血性心电图改变。茅莓水提物按生药 10g/kg 给小鼠灌胃，连续 3 天，可增强动物常压和低压情况下的缺氧耐力[7]。

3. 抗菌　茅莓根挥发油对革兰阴性菌和革兰阳性菌均无抑菌作用，茅莓叶挥发油对大肠杆菌、巴氏杆菌等革兰阴性菌有抑菌活性，对大肠杆菌的最低抑菌浓度（MIC）为 10^{-7}g/ml、对巴氏杆菌的 MIC 为 10^{-6}g/ml，优于链霉素（10^{-3}g/ml、10^{-5}g/ml）和磺胺类（10^{-4}g/ml、10^{-6}g/ml）[8]。

4. 抗脑缺血　茅莓水提物 lg/kg 每天 1 次灌胃，连续 3 天可减轻脑梗死面积、局灶病理损害，改变凝血酶时间、活化部分凝血活酶时间和纤维蛋白原，缺血灶内 HSP70 减少，其机制可能是减轻了脑组织的缺血性损害，下调了 HSP70 的表达有关。提示茅莓具有抗凝和促凝之双重功能[9]。大鼠大脑中动脉阻塞造成局灶性脑缺血 2h 再灌注 24h 模型，茅莓提取物 5g/kg、10g/kg 抑制神经细胞凋亡，增加 Bcl-2 阳性细胞的表达，降低 Bax 阳性细胞的表达，Bcl-2/Bax 的表达比例增加[10]。茅莓总皂苷 10mg/kg、20mg/kg、40mg/kg，每天灌胃 1 次，连续 3 天，可延长断尾小鼠出血时间，增加肝素化小鼠出血量，延长小鼠常压缺氧生存时间，延长断头小鼠喘气时间，降低结扎双侧总动脉小鼠死亡率，延长存活时间，减轻大鼠颈动、静脉旁路血栓的重量，显示茅莓总皂苷对脑缺血缺氧有保护作用[11]。茅莓总皂苷 20mg/kg、10mg/kg 能减轻脑梗死组织重量，有效改善大脑中动脉阻塞大鼠的神经行为学障碍等，表明茅莓总皂苷对局灶性脑缺血有较好的保护作用。茅莓总皂苷 20mg/kg 能提高脑缺血再灌注损伤时脑组织中的超氧化物歧化酶（SOD）、GADPH 活性，降低脑组织丙二醛（MDA）含量。茅莓总皂苷 10mg/kg、20mg/kg 组能减少缺血周边区神经细胞凋亡的数量，其机制可能与茅莓总皂苷能增加抗凋亡蛋白 Bcl-2 的表达、抑制促凋亡蛋白 Bax 的表达有关[12]。茅莓总皂苷 5mg/kg、10mg/kg、20mg/kg 能降低大鼠脑组织中天冬氨酸、谷氨酸的含量。茅莓总皂苷可能通过干扰脑缺血再灌注损伤中乙酰乙酸乙酯代谢而发挥脑保护作用[13]。茅莓总皂苷有降低缺血 2h 再灌注 6、24、48、72h 脑水肿和降低血脑屏障通透性，这可能是其减轻缺血再灌注时脑水肿的机制之一[14]。

5. 抗肿瘤　茅莓总皂苷对 HR8348 直肠腺癌细胞、A375 黑色素细胞瘤细胞和 Hut-78 人皮肤 T 细胞淋巴瘤三种细胞增殖有抑制作用，茅莓总皂苷可将 HR8348 细胞均阻滞在 S 期，

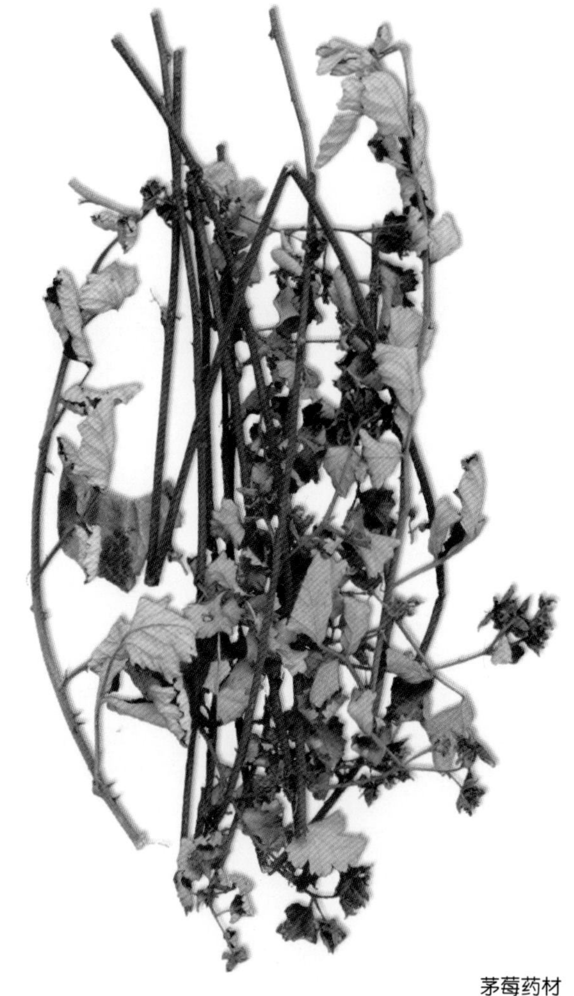

茅莓药材

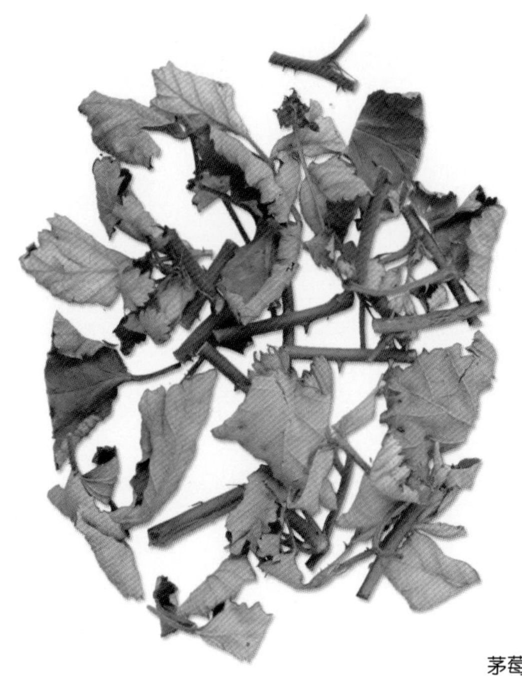

茅莓饮片

使细胞不能进入 M 期进行有丝分裂，从而抑制 HR8348 直肠腺癌细胞的生长[15]。对荷 B16 黑色素瘤小鼠，茅莓总皂苷高、中、低（100mg/kg、50mg/kg、25mg/kg）腹腔注射，1 次 / 天，连续 15 天，抑瘤率为 37.02%，荷 B16 黑色素瘤小鼠用茅莓总皂苷治疗后存活时间增加。茅莓总皂苷高、中、低剂量组黑色素瘤细胞凋亡指数分别为 32.5%、20.5% 和 5.5%，茅莓总皂苷能通过促进黑色素瘤细胞凋亡而发挥抗肿瘤活性[16]。

6. 保护神经元等作用　茅莓根中提取出的醇粗提物以及二次提取物（精提物）对用 1- 甲基 -4- 苯基 -1,2,3,6- 四氢吡啶（MPTP）处理的帕金森病小鼠能升高 MPTP 处理小鼠纹状体多巴胺（DA）含量。对精提物进行分离纯化，分离得到甜叶苷 R1，用 1- 甲基 -4- 苯基吡啶（MPP+）诱导体外培养的大鼠中脑腹侧 DA 能神经元凋亡模型检验甜叶苷 R1 的作用，结果表明甜叶苷 R1 浓度在 100 μmol/L 时能拮抗 MPP + 毒性，减少 DA 能神经元死亡，说明甜叶苷 R1 对多巴胺能神经元有保护作用[17]。茅莓根醇提取物（1g/kg、0.5g/kg），1 次 / 天，连续 14 天，能对抗大鼠铅中毒引起血清 SOD 活性降低和肝脏 MDA 含量升高[18]。

7. 急性毒理　以茅莓水提取物给小鼠灌胃，剂量达 80g/kg，除稍有厌食，偶见稀便外，无其他中毒症状，亦无一死亡，该剂量相当于人用量 133 倍[7]。茅莓总皂苷按 2.4g/kg（相当生药 120g/kg）、1.2 g/kg、0.6g/kg、0.3g/kg 给小鼠灌胃给药，每天 1 次，然后连续观察 7 天。结果除两个大剂量组动物稍有厌食、偶见稀便以外，其他动物饮食及活动情况如常，未见中毒症状，亦无一死亡，受动物灌胃容量的限制，未测得半数致死量[11]。

【性味归经】味苦、涩，性凉。归肺、肝、大肠经。

【功效主治】清热解毒，散瘀止血，杀虫疗疮。主治感冒发热，咳嗽痰血，痢疾，产后腹痛，跌打损伤，疥疮，疖肿。

【用法用量】内服：煎汤，10~15g，或浸酒。外用适量，捣敷；或煎水熏洗；或研末撒。

【使用注意】脾胃虚寒者及孕妇慎服。

【经验方】

1. 皮炎，湿疹　（蒴田藨）茎叶适量，煎汤熏洗。（《宁夏中草药手册》）
2. 汗斑及白疱疮　蛇泡簕茎叶烧灰，和茶油涂。（《岭南采药录》）
3. 外伤出血　茅莓鲜叶适量。晒干研末，撒敷伤口，外加包扎。（《江西草药》）
4. 感冒发热　茅莓叶 15~30g。水煎服。（景德镇《草药手册》）
5. 呃逆　鲜茅莓叶 60g，枇杷叶、半夏各 9g，陈皮 6g，竹茹 12g。水煎服。（《安徽中草药》）
6. 痢疾　茅莓茎叶 30g。水煎，去渣，酌加糖调服。（《战备草药手册》）

附：茅莓根

味甘、苦，性凉。归肺、肝、肾经。功效：清热解毒，祛风利湿，凉血活血。主治：感冒发热，咽喉肿痛，风湿痹痛，黄疸，跌打损伤，疔疮肿毒。内服：煎汤，6~15g；或浸酒。外用适量，捣敷；或煎汤熏洗；或研末调敷。孕妇禁用。

【参考文献】

[1] 王先荣，杜安全，王红萍 . 中药茅莓化学成分的研究 . 中国中药杂志，1994，19（8）：485.
[2] 谭明雄，王恒山，黎霜，等 . 中药茅莓化学成分研究 . 广西植物，2003，23（3）：282.
[3] 都述虎，冯芳，刘文英，等 . 茅莓化学成分的分离鉴定 . 中国天然药物，2005，3（1）：17.
[4] 国家中医药管理局《中华本草》编委会 . 中华本草 . 上海：上海科学技术出版社，1999：2862.
[5] 谭明雄，王恒山，黎霜，等 . 茅莓叶挥发油化学成分的研究 . 天然产物研究与开发，2003，15（1）：32.
[6] 危英，伍庆，梁小洁 . 黔产狗筋蔓睡菜茅莓微量元素的测试分析 . 微量元素与健康研究，1996，13（2）：29.
[7] 朱志华，张惠勤，袁永军 . 茅莓的药理研究 . 中国中药杂志，1990，15（7）：43.
[8] 谭明雄，王恒山，黎霜 . 茅莓根和叶挥发油抑菌活性的研究 . 化学时刊，2002，16（9）：21.
[9] 郑永玲，胡常林 . 茅莓提取物治疗局灶性脑缺血的实验研究 . 中医药研究，2002，18（2）：37.
[10] 王继生，李惠芝，邱宗荫，等 . 茅莓提取物对大鼠局灶性脑缺血再灌注神经细胞凋亡及其相关蛋白表达的影响 . 中国中药杂志，2007，32（2）：130.
[11] 王继生，李惠芝，邱宗荫 . 茅莓总皂苷的主要药效学研究 . 中药药理与临床，2007，23（1）：34.
[12] 王继生，邱宗荫，夏永鹏，等 . 茅莓总皂苷对大鼠局灶性脑缺血的保护作用 . 中国中药杂志，2006，32（2）：141.
[13] 王继生，邱宗荫，李惠芝，等 . 茅莓总皂苷对局灶性脑缺血再灌注大鼠兴奋性氨基酸含量的影响 . 中国医院药学杂志，2007，27（8）：1029.
[14] 王继生，邱宗荫，李惠芝，等 . 茅莓总皂苷对局灶性脑缺血再灌注大鼠脑水肿及血 - 脑脊液屏障变化的影响 . 中国中药杂志，2007，32（20）：2166.
[15] 郑振汶，张玲菊，黄常新，等 . 茅莓总皂苷体外抗肿瘤作用研究 . 浙江临床医学，2007，9（5）：611.
[16] 郑振汶，张玲菊，黄常新，等 . 茅莓总皂苷对黑色素瘤的抗肿瘤作用研究 . 中国中药杂志，2007，32（19）：2055.
[17] 于占洋，阮浩澜，朱小南，等 . 茅莓根中对多巴胺神经元保护作用成分的分离鉴定研究 . 中药材，2008，31（4）：554.
[18] 梁荣感，侯巧燕，李植飞，等 . 茅莓对铅染毒大鼠血清 SOD 活性及肝组织 MDA 含量的影响 . 华夏医学，2006，19（1）：15.

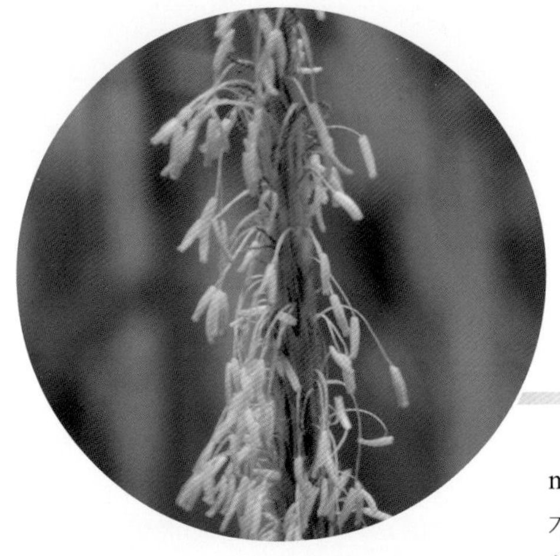

Mao gen 茅根

Imperatae Rhizoma

[英]Lalang Grass Rhizome

【别名】地筋、白花茅根、丝茅、万根草、茅草根、甜草根、丝毛草根、白茅根。

【来源】为禾本科植物白茅 *Imperata cylindrical*（Linn.）Beauv. var. *major*（Nees）C.E.Hubb 的根茎。

【植物形态】多年生草本。根茎白色，匍匐横走，密被鳞片。秆丛生，直立，圆柱形，光滑无毛，基部被多数老叶及残留的叶基。叶条形或条状披针形；宽 3~8mm，叶鞘褐色，无毛，或上部及边缘和鞘口具纤毛具短叶舌。圆锥花序紧缩呈穗状，顶生，圆筒状；小穗披针形或长圆形，成对排列在花序轴上。其中，小穗具较长的梗，另一小穗的梗较短；花两性，每小穗具 1 花。基部被白色丝状柔毛；两颖相等或第 1 颖稍短而狭，具 3~4 脉，第 2 颖较宽，具 4~6 脉；稃膜质，无毛，第 1 外稃卵状长圆形，内稃短，第 2 外稃披针形，与内稃等长；雄蕊 2，花药黄色；雌蕊 1，具较长的花柱。柱头羽毛状。颖果椭圆形，暗褐色，成熟的果序被白色长柔毛。

【分布】广西全区均有分布。

【采集加工】春、秋季采挖，除去地上部分和鳞片状的叶鞘，洗净，鲜用或扎把晒干。

【药材性状】根茎长圆柱形。有时分枝，长短不一，直径 2~4mm。表面黄白色或淡黄色，有光泽，具纵皱纹，环节明显，节上残留灰棕色鳞叶及细根，节间长 1~3cm。体轻，质韧，折断面纤维性，黄白色，多具放射状裂隙，有时中心可见一小孔。气微，味微甜。

【品质评价】以条粗、色白、味甜者为佳。

【化学成分】本品含萜类有芦竹素（arundoin），白茅素（cylindrin），羊齿烯醇(fernenol)，异乔木萜醇(*iso*-arborinol)，西米杜鹃醇（simiarenol），乔木萜醇（arborinol），乔木萜醇甲醚（arborinol methyl ether），乔木萜酮（arborinone），木栓酮（friedelin）。还含内酯类有白头翁素（anemonin）和薏苡素（coixol）。甾醇类含 β- 谷甾醇（β-sitosterol），油菜甾醇（campesterol），豆甾醇（stigmasterol）。黄酮类含木犀草啶（lutedinidin）。糖类含葡萄糖（glucose），果糖（fructose），蔗糖（sucrose），木糖（xylose），还含甘露醇（mannitol）[1]。酸类含草酸（oxalic acid），苹果酸（malic acid），柠檬酸（citric acid），酒石酸（tartaric acid）[2]。

【药理作用】

1. 抗炎　白茅根水煎液分别灌胃 2.5g/kg、5.0g/kg，能抑制二甲苯所致小鼠耳郭肿胀、冰醋酸引起的小鼠腹腔毛细血管通透性增加、对抗角叉菜胶和酵母多糖 A 所致的大鼠足跖肿胀。但对制霉菌素所致的炎症模型无改善作用[3]。

2. 利尿　白茅根煎剂和水浸剂灌胃，对正常家兔有利尿作用[4,5]。煎剂灌胃对水负荷小鼠亦有利尿作用，给药

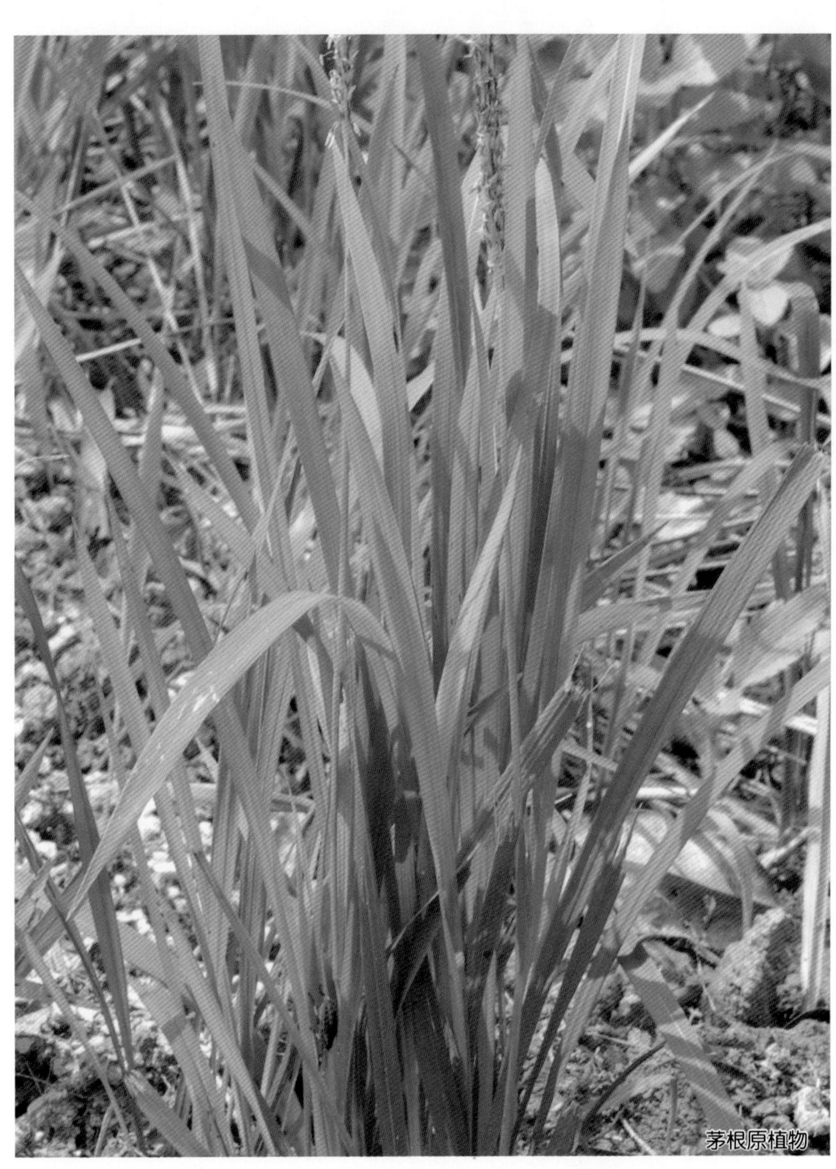

茅根原植物

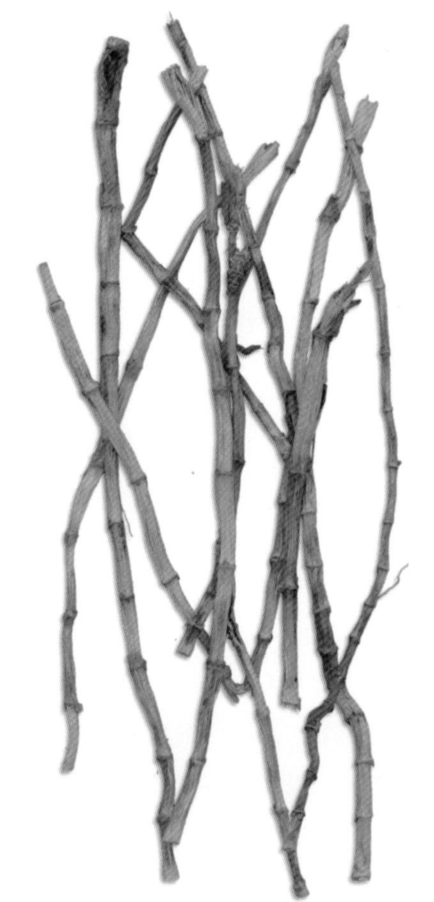
茅根药材

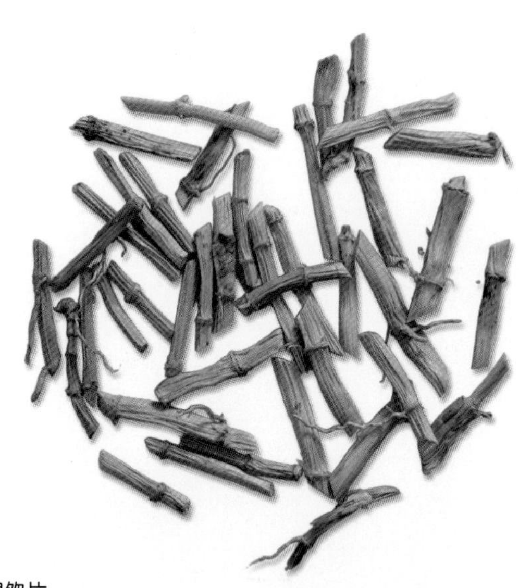
茅根饮片

5~10天时，利尿作用最明显。切断肾周围神经，其利尿作用丧失[6]。

3. 增强免疫功能　白茅根水煎剂 5.0g/kg、10g/kg 给小鼠灌胃，连续 20 天，能提高小鼠腹腔巨噬细胞的吞噬功能，增加吞噬率、吞噬指数和辅助性 T 细胞数目，并促进白细胞介素 -2 的产生，而对小鼠体液免疫功能及抑制性 T 细胞数目无影响[7]。白茅根水煎剂灌胃可提高正常及免疫功能低下小鼠外周血淋巴细胞（LC）非特异性酯酶染色阳性细胞百分率，对 TLC 亚群细胞有一定影响：提高 CD4+TLC 百分率，提高 CD4+/CD8+ 比值，降低 CD8+TLC 百分率，白茅根可增强机体细胞免疫功能[8]。

4. 止血　白茅根生品和炭品均能缩短小鼠出血时间、凝血时间和血浆复钙时间，炭品与生品比较有显著性差异。0.5g/ml 的生品水煎液和炭品水煎液均能提高人鼠血小板的最大聚集率[9]。

5. 耐缺氧　白茅根多糖（RIP）不同剂量给小鼠灌胃有增强小鼠耐缺氧作用，RIP 灌胃给药，能降低小鼠累计耗氧量，其降低耗氧量的作用主要发生在缺氧实验的前 10min，使小鼠存活时间延长[10]。

6. 抑菌等作用　白茅根无解热作用[11]。体外试验，其煎剂对福氏痢疾杆菌和宋内痢疾杆菌有轻度抑制作用，对志贺菌和舒密次痢疾杆菌无作用[12]。白茅根煎剂 2.5g/kg、5.0g/kg 给小鼠灌胃，连续 7 天，对醋酸扭体反应和醋酸诱发的毛细血管通透性增高均有抑制作用。煎剂 5.0g/kg、10g/kg 灌胃对正常小鼠自发活动无影响，但能抑制乙醇引起的小鼠自发活动的增加[6]。白茅根粉能缩短兔血浆复钙时间[13]。但白茅根含钙较多[14]，可能干扰实验结果。白茅根水醇提取物 40g/kg 腹腔注射，小鼠心肌 86Rb 的摄取量比生理盐水组增加 47.4%[15]。

7. 毒理　白茅根煎剂 25g/kg 给家兔灌胃，36h 后出现运动迟缓，呼吸加快，但不久恢复正常[4]。白茅根煎剂给小鼠灌胃的半数致死量大于 160g/kg；静注白茅根精制水溶液小鼠的 LD_{50} 为（21.42 ± 1.09）g/kg[5]。

【临床研究】

1. 色素性紫癜性苔藓样皮炎　治疗组予白茅根汤（白茅根 20~60g，生地 20~30g，仙鹤草 10g，藕节炭 10g，血余炭 10g，三七 6g，大枣 10 枚。每日 1 剂，水煎 300ml，早晚分服，三七研末后，分次用汤药冲服。同时将复方肝素钠软膏涂于患处，每日 3 次）。对照组单纯外用复方肝素钠软膏，每日 3 次。4 周 1 个疗程。结果：治疗组 112 例，痊愈 58 例，显效 37 例，有效 8 例，无效 9 例，总有效率 91.96%；对照组 90 例，痊愈 12 例，显效 19 例，有效 24 例，无效 35 例，总有效率 61.11%。治疗组疗效明显高于对照组，且差异有显著性（P<0.05）。两组治疗前后评分比较：治疗组临床表现明显好转（P<0.01），对照组临床表现好转不明显[16]。

2. 原发性高血压　将白茅根 50g，或鲜茅根 30g，白蒺藜 5g，野菊花 2g，草决明 3g，按重量比例混合充分后粉碎为粉末，然后用茶滤纸按每包 20g 进行包装，3 包 / 日，以沸水冲泡代茶饮，20 日为 1 个疗程。结果：经 3 个疗程治疗后，98 例中，显效 65 例，占 66.33%；有效 31 例，占 31.63%；无效 2 例，占 2.04%；总有效率为 97.96%[17]。

3. 急性肾炎　鲜白茅根 800g（干者 500g）洗净、切碎、捣烂，加水 2000ml，煎 1~2 沸，滤去渣，取汤 1000ml，加白糖 20g 和匀。每次 10 岁以下服 150ml，10~15 岁 200ml，15 岁以上 250ml，每日 4 次。20 天为 1 个疗程。有并发高血压病者，酌用 20% 甘露醇、呋塞米等。结果：一般 3 天后尿量明显增多，每日达1000~3000ml，5天左右浮肿消退，10天左右血尿消失，血压一般12天复常，约15天尿常规正常。有8例进行了第2疗程。疗程结束后，每月复查尿常规、半年复查肾功能各1次。1年后，治愈32例（80.0%），显效5例（12.5%），好转2例（5.0%），无效1例（2.5%），总有效率为97.5%。1例无效者属寒湿型[18]。

4. 甘露醇所致的血尿　取白茅根45g，加水600ml，水煎45min，煎至400ml，分2次服用。昏迷者给予鼻饲，每次100ml，分4次服完，每日1剂，连续服用至停用甘露醇。结果：16例病人用白茅根48h内尿液逐渐变清，至镜检红细胞消失，有效率为100%，其中7例病人在未停用甘露醇的情况下，饮用白茅根煎剂时，在24h内镜检红细胞消失[19]。

5. 肾病综合征出血热　治疗组用白茅根汤（白茅根200g，干芦根80g，蒲公英50g，大青叶20g，蒲黄15g，红花10g）。用法：按常规水煎成600~800ml溶液，分早晚2次口服，每日1剂，5剂为1个疗程，各疗程之间不间断。对照组治疗：①补充血容量，每日补充平衡液综合液体2500~3500ml；②丹参注射液10ml/d，静滴；③氨苄青霉素6.0g/d，静滴；④维持电解质和酸碱度平衡等对症治疗。结果：两组对T、PIT、BUN、PRO恢复正常的天数进行比较（对照组1例病人在第3疗程因并发DIC，未能控制而死亡），治疗组均较对照组快，两组对比差异有显著性意义（$P<0.05$），两组对不同疗程痊愈率进行比较，对照组病例1例，在第8疗程才获痊愈，治疗组在第5疗程全部痊愈；两组截止第4疗程，对照组痊愈22例（44%），治疗组痊愈47例（94%），治疗组明显快于对照组，差异有极显著意义（$P<0.01$）[20]。

6. 癌症晚期发热　治疗组口服白茅根水煎液（取白茅根200g，温火水煎取汁400ml），每次200ml，早晚分服；对照组肌注柴胡注射液2ml，早晚各一次。观察体温变化2周。结果：治疗组59例中76.2%的病人体温可控制到正常范围，而对照组病人50例仅有26.1%的病人体温可控制到正常范围[21]。

7. 儿童急性黄疸型肝炎　由白茅根、车前草、金钱草各15g组成。10岁以下儿童用量酌减。水煎服，每日1剂，10日为1个疗程，治疗期间不用其他药物。结果：其中1个疗程治愈者26例，2个疗程治愈者48例，2个疗程以上治愈者9例（内有3例在治疗中合并外感）。服药最少6剂，最多27剂。83例病人全部临床治愈[22]。

【性味归经】味甘，性寒。归心、肺、胃、膀胱经。

【功效主治】凉血止血，清热生津，利尿通淋。主治血热出血，热病烦渴，胃热呕逆，肺热喘咳，小便淋沥涩痛，水肿，黄疸。

【用法用量】内服：煎汤，10~30g；鲜品30~60g；或捣汁。外用适量，鲜品捣汁涂。

【使用注意】脾胃虚寒、溲多不渴者禁服。

【经验方】

1. 口腔炎　茅根、芦根各45g，元参9g。水煎，分数次服。（《闽东本草》）
2. 红肿关节炎　白茅根90g，清酒缸60g，地青杠15g。水煎服。（《重庆草药》）
3. 小儿百日咳　白茅根60g，齐头蒿12g，阳雀花根6g。水煎服。（《重庆草药》）
4. 外感风热　白茅根60g，干薄荷9g。水煎服。（《广西民间常用中草药手册》）
5. 砂淋（肾、膀胱或输尿管结石）　白茅根60g，金沙蕨叶、金钱草各30g。水煎，分多次服。（《广西民间常用中草药手册》）
6. 温病有热，饮水暴冷哕者　茅根、葛根，各切半升。上二味，以水四升，煮取二升，稍温饮之，哕止则停。（《外台秘要》引《小品方》）
7. 热渴，头痛，壮热，及妇人血气上冲闷不堪　茅根（切）二升。三捣取汁令尽，渴即服之。（《千金要方》）
8. 喘证　茅根一握（生用旋采），桑白皮等份。水二盏，煎至一盏，去滓温服。（《太平圣惠方》如神汤）
9. 虚劳证，痰中带血　鲜茅根四两（切碎），鲜藕四两（切片），煮汁常常饮之。若大便滑者，茅根宜减半，再用生山药细末两许，调入药汁中，煮作茶汤服之。（《医学衷中参西录》二鲜饮）
10. 血热鼻衄　白茅根汁一合。饮之。（《妇人良方》）
11. 伤肺唾血　茅根一味。捣筛为散，服方寸匕，日三。（《外台秘要》引《深师方》）
12. 胃火上冲，牙龈出血　鲜白茅根60g，生石膏60g，白糖30g。水煎，冲白糖服。（《河南中草药手册》）
13. 吐血不止　白茅根一握。水煎服之。（《千金翼方》）
14. 胃出血　白茅根、生荷叶各30g，侧柏叶、藕节各9g，黑豆少许。水煎服。（《全国中草药汇编》）
15. 小便出血　茅根一把，切，以水一大盏，煎至五分，去滓，温温频服。（《太平圣惠方》）
16. 气虚血热，小便出血　茅根一升，茯苓五两，人参、干地黄各二两。水煎分五六次饮之。（《外台秘要》茅根饮子）
17. 反胃，食即吐出，上气　芦根、茅根各二两。细切，以水四升，煮取二升，顿服之，得下，良。（《千金要方》）
18. 黄疸，谷疸，酒疸，劳疸，黄汗　生茅根一把，细切。以猪肉一斤合作羹，尽啜食之。（《肘后备急方》）
19. 过敏性紫癜　鲜白茅根125g，大青叶15g。加水750ml，煎至250ml，分3次，1天服完。（《陕西中草药》）
20. 肾炎，浮肿　鲜茅根30g，西瓜皮20g，赤豆40g，玉蜀黍蕊10g。水600ml，煎至200ml，1天3次分服。（《现代实用中药》）
21. 卒大腹水病　白茅根一大把，小豆三升。水三升，煮取干。去茅根食豆，水随小便下。（《肘后备急方》）

【参考文献】

[1] 王明雷，王素贤 . 白茅根化学及药理研究进展 . 沈阳药科大学学报，1997，14（1）：67.

[2] 国家中医药管理局《中华本草》编委会 . 中华本草 . 上海：上海科学技术出版社，1999：7447.

[3] 岳兴如，侯宗霞，刘萍，等 . 白茅根抗炎的药理作用 . 中国临床康复，2006，10（43）：85.

[4] 西安医学院 . 科研技术革新辑要（第一集），1959：210.

[5] 山口一香 . 医学中央杂志（日），1928，26：821.

[6] 于庆海，杨丽君，孙启时，等 . 白茅根药理研究 . 中药材，1995，18（2）：88.

[7] 吕世静，黄槐莲 . 白茅根对 IL-2 和 T 细胞亚群变化的调节作用 . 中国中药杂志，1996，21（8）：488.

[8] 付嘉，熊斌，白丰沛，等 . 白茅根对小鼠细胞免疫功能影响 . 黑龙江医药科学，2000，23（2）：17.

[9] 宋劲诗，陈康 . 白茅根炒炭后的止血作用研究 . 中山大学学报论丛，2000，20（5）：45.

[10] 孙立彦，刘振亮，孙金霞，等 . 白茅根多糖对小鼠耐缺氧作用的影响 . 中国医院药学杂志，2008，28（2）：96.

[11] J Watt JM. Medicinal and Poisonous Plants of Southern end Eastern Africa. 2Ed,1962：474.

[12] 中国医学科学院药物研究所抗菌工作组 . 药学通报，1960，8（2）：59.

[13] 天津南开医院 . 天津医学通讯，1971，（8）：1.

[14] Hon I K. C A, 1974, 81：74938f.

[15] 庞九江 . 中草药，1981，12（1）：33.

[16] 刘佩莉 . 白茅根汤加复方肝素钠软膏治疗色素性紫癜性苔藓样皮炎 112 例 . 辽宁中医杂志，2007，34（2）：183.

[17] 白玉昊，时银英，段玉通 . 白茅根降压茶治疗原发性高血压 98 例疗效观察 . 中国现代药物应用，2007，1（6）：63.

[18] 刘加宽 . 白茅根汤治疗急性肾炎 40 例 . 安徽中医学院学报，1994，13（3）：27.

[19] 王彦香 . 白茅根治疗甘露醇所致的血尿 16 例临床分析 . 青海医药杂志，2006，36（1）：24.

[20] 曾泽涛 . 白茅根汤治疗肾病综合征出血热 50 例疗效观察 . 武警医学，2002，13（8）：474.

[21] 薛永峰 . 白茅根治疗癌症晚期发热 109 例分析 . 张家口医学院学报，2001，18（2）：20.

[22] 崔贤俊 . 茅根二草汤加味治疗儿童急性黄疸型肝炎 83 例 . 中医临床与保健，1992，4（3）：24.

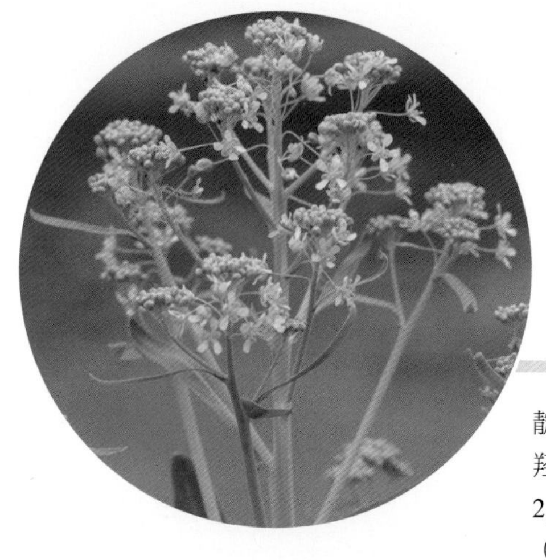

Ban lan gen

板蓝根

Isatidis Radix
[英]Indigowoad Root

【别名】靛青根、蓝靛根、菘蓝、八月蓝。

【来源】为十字花科植物菘蓝 *Isatis indigotica* Fort. 的根。

【植物形态】二年生草本。光滑无毛，常被粉霜。根肥厚，近圆锥形，直径 2~3cm，长 20~30cm，表面土黄色，具短横纹及少数须根。基生叶莲座状，叶片长圆形至宽倒披针形，长 5~15cm，宽 1.5~4cm，先端钝尖，边缘全缘，或稍具浅波齿，有圆形叶耳或不明显；茎顶部叶宽条形，全缘，无柄。总状花序顶生或腋生，在枝顶组成圆锥状；萼片 4，宽卵形或宽披针形；花瓣 4，黄色，宽楔形，先端近平截，边缘全缘，基部具不明显短爪；雄蕊 6，4 长 2 短；雌蕊 1，子房近圆柱形，花柱界限不明显，柱头平截。短角果近长圆形，扁平，无毛，边缘具膜质翅，尤以两端的翅较宽，果瓣具中脉。种子 1 颗，长圆形，淡褐色。

【分布】广西全区均有栽培。

【采集加工】于 10~11 月采挖，带泥沙晒至半干扎把，去泥，理直后晒干。

【药材性状】根圆柱形，稍扭曲，长 10~20cm，直径 0.5~1cm。表面淡灰黄色或淡棕黄色，有纵皱纹及横生皮孔，并有支根或支根痕；根头略膨大，可见轮状排列的暗绿色或暗棕色叶柄残基、叶柄痕及密集的疣痕及密集的疣状突起。体实，质略软，折断面略平坦，皮部黄白色，占半径的 1/2~3/4，木部黄色。气微，味微甜后苦涩。

【品质评价】以条长、粗大、体实者为佳。

【化学成分】本品含生物碱（alkaloid）、黄酮（flavone）、蒽醌（anthraquinone）、甾体（sterides）、三萜（triterpene）等多种成分。

生物碱类成分有：吲哚类生物碱如靛红（isatin）[1]，靛蓝（indigotin）[1]，靛苷（indoxyl-β-glucoside）[2]，2,5- 二羟基吲哚（2,5-dihydroxy-indole），2,3- 二氢 -4- 羟基 -2- 氧 - 吲哚 -3- 乙腈（2,3-dihydro-4-hydroxy-2-oxo-indole-3-acetonitrile）[1]，吲哚 -3- 乙腈 -6-*O*-β-D- 葡萄糖苷（indole-3-acetonitrile-6-*O*-β-D-glucoside）[3]，羟基靛玉红（hydroxylindirubin）[4]，（*E*）- 二甲氧羟苄吲哚酮 [（*E*）-3-（3,5-dimethoxy-4-hydroxy-benzylidene）-2-indolinone][5]，依靛蓝酮（isaindigodione）[6] 和（*E*）2-[（3′- 吲哚）腈基亚甲基]-3- 吲哚酮 [7]，靛玉红（indirubin）[8]。喹唑酮类生物碱如色胺酮（tryptanthrin）[3]，isaindigotone[4]，3- 羟苯基喹唑酮 [3-（2′-hydroxyphenyl）-4（3H）-quinazolinone][6]，3- 羧苯基喹唑酮 [3-（2′-carboxyphenyl）-4(3H)-quinazolinone]，4（3H）- 喹唑酮 [8]，2,4（1H,3H）- 喹唑二酮，3-（2- 苯甲酸）-4（3）喹唑酮 [1]。以及其他生物碱：依靛蓝双酮（isaindigotidione）[5]，板蓝根甲素（isatan A）[9]，板蓝根乙素（isatan B），板蓝根丙素 [1]，板蓝根丁素 [10]。

有机酸类成分有：琥珀酸（succinic acid）[1]，棕榈酸（palmitic acid）[11]，吡

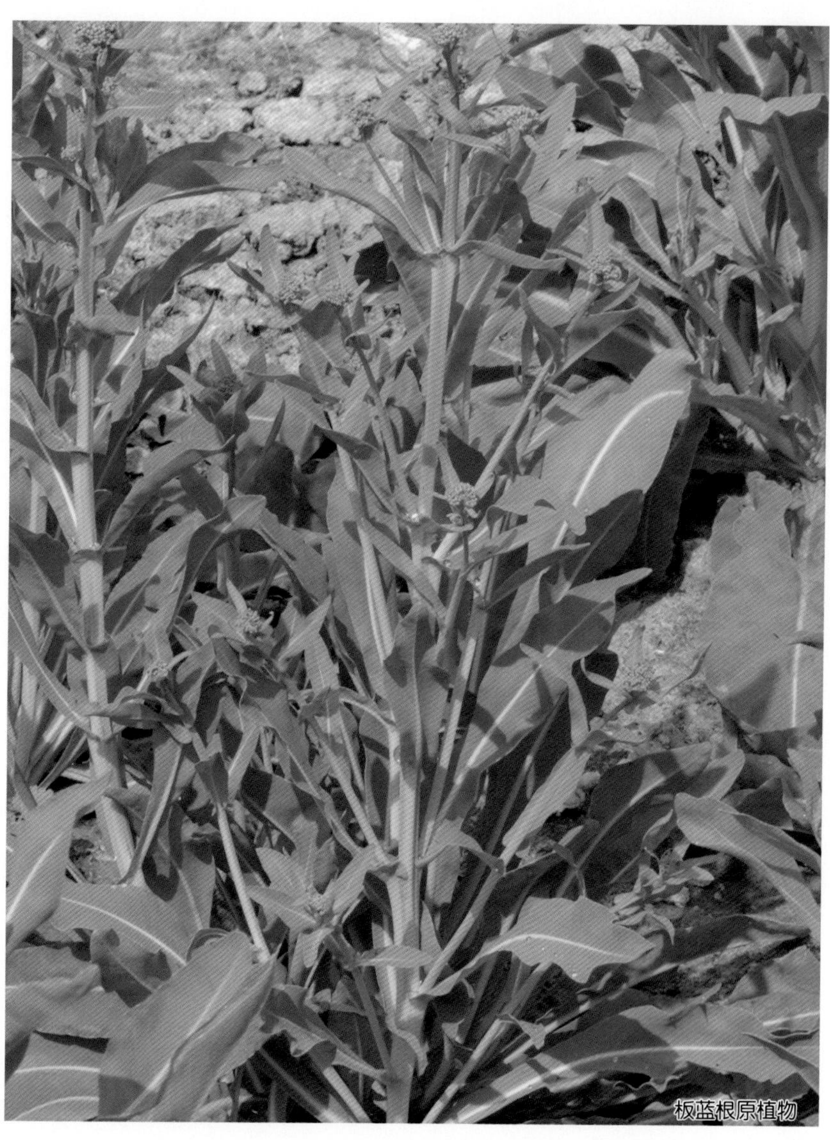

板蓝根原植物

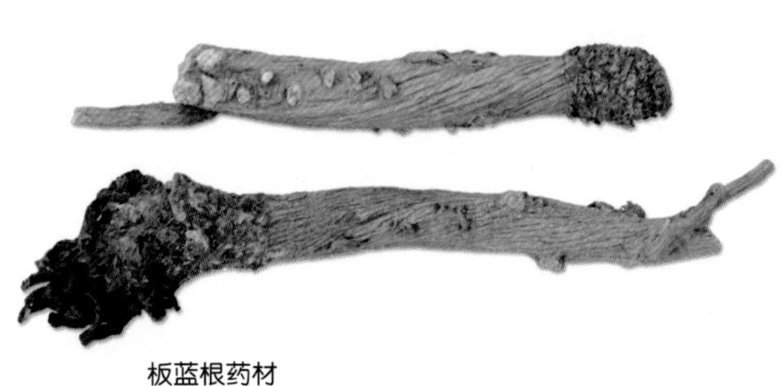
板蓝根药材

啶-3-羧酸（3-pyridinecar-boxylic acid），顺丁烯二酸（maleic acid），2-羟基-1,4-苯二甲酸（2-hydroxy-1,4-benzenedicarboxylic acid），苯甲酸（benzoic acid），水杨酸（salicylic acid）[1]，丁香酸（syringic acid）[7]，邻氨基苯甲酸（2-amino-benzoic acid）[12]，亚油烯酸（linolenic acid），芥酸（erucic acid）[1]。

黄酮木脂素类：（+）异落叶松树脂醇[（+）-*iso*-lariciresinol][5]，2-（4-羟基-3-甲氧基-苯基）-4-[（4-羟基-3-甲氧基-苯基）-甲基]-3-羟甲基-四氢呋喃[1]，2-甲氧基-4-{四氢-4-[（4-羟基-3-甲氧基-苯基）-甲基]-3-羟甲基-2-呋喃基}-苯基-1-*O*-*β*-D-葡糖苷[7]，新陈皮苷（neohesperidin）[1]，甘草素（1iquiritigenin）[1]，异甘草素（*iso*-liquiritigenin）[13]，异牡荆苷（homovitexin）[1]，蒙花苷（linarin）[1]，板蓝根木脂素苷A（indigoticoside A）[14]。蒽醌类成分有大黄素（emodin）[8]，大黄素-8-*O*-*β*-D-葡萄糖苷（emodin-8-*O*-*β*-D-glucoside）[5]。

甾体三萜类有*β*-谷甾醇（*β*-sitosterol）[1]，*γ*-谷甾醇（*γ*-sitosterol）[1]，胡萝卜苷（daucosterol）[1]，远志醇（polygalytol）[11]，羽扇豆醇（lupeol），白桦脂醇（betulinol）[1]，羽扇酮（lupenone）[16]。

芥子苷类化合物有黑芥子苷（sinigrin），葡萄糖芸苔素（glucobrassicin），新葡萄糖芸苔素（neoglucobrassicin）[1]，1-硫代-3-吲哚甲基芥子油[15]，1-磺基芥苷（1-sulpho-glucobrassicin）[1]。

硫类化合物有表告依春（*epi*-goitrin）[17]，告依春（goitrin），1-硫氰基-2-羟基-3-丁烯（1-thiocyano-2-hydroxy-3-butenen）[18]。

氨基酸类化合物有精氨酸（arginine），谷氨酸（glutamic acid），酪氨酸（tyrosine），脯氨酸（proline），缬氨酸（valine），*γ*-氨基丁酸（*γ*-aminobutyric acid），亮氨酸（leucine），色氨酸（tryptophane），天门冬氨酸（aspartic acid），苏氨酸（threonine），丝氨酸（serine），甘氨酸（glycine），丙氨酸（alanine），异亮氨酸（*iso*-leucine），苯丙氨酸（phenylalanine），组氨酸（histidine），赖氨酸（lysine）[19]。

其他还含腺苷（adenosine），尿苷（uridine），焦脱镁叶绿素a（pyrophaeophorbide a），鸟嘌呤（guanine），次黄嘌呤（hypoxanthine），尿嘧啶（uracil）[1]，青黛酮（qingdainone）[1]，去氧鸭嘴花酮碱（deoxyvasicinone）[22]，2,3-二氢-1H-吡咯并[2.1-C][1，4]苯并二氮卓-5.H（10H.11*a*H）-二酮[10]，4-（4-羟基-3,5二甲氧基苯基）-3-丁烯-2-酮[12]，多糖[1]，高牡荆碱（homovitexin）[1]，里哪苷（linarin）[1]，嗜焦素（phaeophytin）[20]，半齿泽兰素（eupatorin）[1]，甜橙素（sinensetin）[1]，3-醛基吲哚（3-formyl-indole）[14]，丁香苷（syringin）[1]，吲哚-3-乙腈-6-*O*-*β*-D-葡萄糖苷（indole-3-acetonitrile-6-*O*-*β*-D-glucopyranoside）[21]，棕榈酸*α*,*α*′-双甘油酯（*α*, *α*′-dipalmitin）[1]，棕榈酸单甘油酯（monopalmitin）[22]。

【药理作用】

1. 抗菌　青黛煎剂对金黄色葡萄球菌、炭疽杆菌、志贺痢疾杆菌、霍乱弧菌等具有抗菌作用[23,25]。从萝蓝、落蓝叶中及所制青黛中分离得到色胺酮，对羊毛状小孢子菌、断发癣菌、石青样小孢子菌、紫色癣菌、石膏样癣菌、红色癣菌、絮状表皮癣菌等7个皮肤病真菌有较强的抑菌作用，其最小抑菌浓度为5 μg/ml[25-27]。菘蓝的水浸液对金黄色葡萄球菌、表皮葡萄球菌、枯草杆菌、八联球菌、大肠杆菌、伤寒杆菌、甲型链球菌、肺炎双球菌、流感杆菌、脑膜炎双球菌均有抑制作用。菘蓝的总浸液、乙醇提取液和正丁醇萃取液，对金黄色葡萄球菌有较强的抑制作用，对肠炎杆菌和大肠杆菌的抑菌作用随逐级提取而增强[28]。

2. 抗病毒　①流感病毒：菘蓝根部的水提醇沉液对流感病毒在直接作用、治疗作用、预防作用的有效率分别为100%、60%、70%，而菘蓝叶子的水提醇沉液的有效率则分别为87%、87%、40%[29]。菘蓝的根提取物有抗流感病毒的效果，凝集素的血凝效价与其抗流感病毒的作用成正比。②人巨细胞病毒（AD169）：菘蓝根部和叶子提取物制成的注射液，对巨细胞病毒AD169毒株有抑制作用[30]。③柯萨奇（CVB）病毒：菘蓝的水煎剂在细胞水平有抑制CVB4的作用。CVB4是Ⅰ型胰岛素依赖性糖尿病发病的重要环境诱因，故菘蓝抗CVB4的作用可能有助于进一步研究对Ⅰ型胰岛素依赖性糖尿病的治疗[31]。菘蓝的叶子水煎剂在CVB3感染的早期对小鼠病毒性心肌炎的病理改变有影响，可能是通过抑制病毒合成，增强白细胞的吞噬作用，降低毛细血管的通透性等作用改善和保护心肌细胞[32]。④肾综合征出血热病毒：菘蓝根部提取物制作的针剂对肾综合征出血热病毒有杀灭作用而非抑制作用，1∶100有效，1∶1000以上浓度的无效[33]。

3. 抗肿瘤　靛玉红给荷瘤大鼠皮下注射、腹腔注射或灌胃，连续6~10天，对大鼠W254实体瘤抑制率可分别达47%~52%，50%~58%及55.7%，也可延长腹水型W256大鼠的生存时间。靛玉红灌胃给药，连续9~10天，对小鼠Lewis肺癌抑制率达43%，对小鼠乳腺癌、小鼠肉瘤S180亦有一定抑制作用。菘蓝的根部分离出高级不饱和脂肪组酸，有促使肿瘤细胞向正常细胞逆转的趋势，可降低端粒酶活性的表达，具有体外抗肿瘤的活性[34]。菘蓝的根提取物无毒剂量有增加耐药细胞对化疗药物的敏感性[35]。

4. 对内毒素作用　菘蓝有抗大肠杆菌O111B4内毒素作用[36]。菘蓝有抗内毒素活性的物质存在[37]，其抑制内毒素作用是通过对内毒素刺激机体防御系统释放炎症因子即肿瘤坏死因子（TNF-α）及一氧化氮的抑制而实现的，且呈剂量依赖性[38]。菘蓝根提取物具有抗脂质过氧化，清除氧自由基的作用，能够拮抗内毒素的生物效应，是发挥抗内毒素活性的物质基础[39]。

5. 对免疫系统作用　菘蓝叶的水煎剂体外能促进正常 C57 小鼠被刀豆蛋白诱导的脾淋巴细胞分泌白介素 -2，未见到对小鼠腹腔分泌 TNF-α 有作用[40]。

6. 抗炎作用　靛蓝对四氯化碳引起的小鼠肝损伤有一定保护作用[41]。菘蓝根部 70% 乙醇提取液对二甲苯所致小鼠耳肿胀和角叉菜胶所致的大鼠足部肿胀有抑制作用，且可抑制大鼠棉球肉芽肿及降低醋酸引起的毛细血管通透性增加。认为菘蓝的提取液通过对急慢性非特异性炎症模型及肉芽肿组织增生的抑制而发挥抗炎作用[42]。

7. 毒理　靛蓝 32g/kg、靛玉红 25g/kg，给小鼠一次灌胃，均不引起动物死亡，而腹腔注射靛蓝和靛玉红 1 次的半数致死量分别为（2.20±0.23）g/kg 和（1.11±0.14）g/kg[43]。大鼠每天灌胃靛玉红 500mg/kg、1000mg/kg，连续 1 月，未见体重、血象、骨髓象、肝肾功能、心电图改变[43~45]。靛玉红 20~40mg/kg、80~100mg/kg、200mg/kg 给家犬灌服，每日 1 次，连续 2~6 个月，在小剂量组未发生任何毒性反应，中剂量组体重稍有下降，均出现稀便，个别便血，血清丙氨酸转氨酶上升，切片可见个别肝脏灶性肝细胞坏死，大剂量组普遍出现食欲下降，体重减轻，反复出现稀便和便血，血清丙氨酸转氨酶普遍升高，病理切片均可出现严重中毒性肝炎病变[45~47]。提示靛玉红中毒有种属性差异，大鼠不敏感，而犬较敏感。毒性主要表现在肠道及肝脏。

【临床研究】

1. 急性咽炎　复方板蓝根片（由板蓝根、蒲公英、紫花地丁等组成，口服，每次 8~15 片，每日 3 次）配合草珊瑚含片（含服，每次 2 片，每日 6 次）治疗急性咽炎 48 例；头孢氨苄胶囊（口服，每次 375mg，每日 3 次）配合草珊瑚含片（用法用量同前组）治疗急性咽炎 46 例；复方板蓝根片（用法用量同前组）配合头孢氨苄胶囊（用法用量同前组）和草珊瑚含片（用法用量同前组）治疗急性咽炎 52 例。3 组治疗时间均为 3~6 日。结果：有复方板蓝根片的两组起效时间早，控制症状快，明显优于头孢氨苄组（$P<0.05$）[48]。

2. 亚临床型尖锐湿疣　板蓝根多糖乳膏（板蓝根多糖霜 10g，硬脂酸 75g，白凡士林 75g，单甘酯 30g，山梨酸 5g，聚山梨酯 -80 15g，甘油 30g，聚乙二醇 400 20g，纯化水加至 500ml），治疗亚临床型尖锐湿疣 60 例，对照组应用硬脂酸、白凡士林及羊毛脂等混合物做成的不含板蓝根多糖的乳膏，治疗亚临床型尖锐湿疣 60 例。两组均取适量涂于患部，每日 2~3 次，共应用 3 个月。每月复诊 1 次，若有复发则在复发时即复诊行病理活检术。结果：治疗组复发 12 例，痊愈 48 例，对照组复发 28 例，痊愈 32 例，治疗组优于对照组（$P<0.01$）[49]。

3. 普通型慢性肾炎　板蓝根注射液加等体积的 10% 葡萄糖溶液，治疗慢性肾炎 45 例，取上述溶液注射双侧肾俞、足三里，每穴注射 2ml，隔日 1 次，20 次为 1 个疗程。结果：完全缓减 12 例，占 26.7%；基本缓减 11 例，占 24.4%；部分缓减 16 例，占 35.6%；无效 6 例，占 13.3%。有效 39 例，占 86.7%[50]。

【性味归经】味苦，性寒。归心、肝、胃经。

【功效主治】清热解毒，凉血利咽。主治温毒发斑，高热头痛，大头瘟疫，烂喉丹痧，丹毒，痄腮，喉痹，肝炎，疮肿，水痘，麻疹，流行性感冒。

【用法用量】内服：煎汤，15~30g，大剂量可用 60~120g；或入丸、散。外用适量，煎汤熏洗。

【使用注意】脾胃虚寒、无实火热毒者慎服。

【经验方】

1. 腮腺炎　①板蓝根 15g，水煎服。药渣挤汁搽敷患处。（《山西中草药》）②板蓝根 30g，夏枯草 12g。水煎服。（《常见病验方研究参考资料》）

2. 乙型脑炎轻型或中型　板蓝根 30g，大青叶 15g，银花 15g，连翘 15g，玄参 15g，生地 30g，生石膏 30g（先煎），黄芩 12g，干地龙 9g。水煎服。（《中药临床应用》板蓝大青汤）

3. 流行性脑脊髓膜炎　板蓝根 125g。水煎服。每 2h 1 次。（《山西中草药》）

4. 流行性感冒初起，高热头痛，口干咽痛　①板蓝根 30g，羌活 15g。煎汤，每日 2 次分服，连服 2~3 天。（《江苏验方草药选编》）②板蓝根、大青叶各 15g，荆芥 9g。水煎服。（《甘肃中草药手册》）

5. 肺炎　板蓝根、夏枯草各 15g，虎杖 30g，功劳叶 12g，银花 9g，青蒿 9g。水煎服。（《湖北中草药志》）

6. 流感，猩红热，流脑，乙脑　板蓝根、贯众各 9g。水煎服，连服 3 天。（《河北中草药》）

7. 肝炎　板蓝根、茵陈各 15g，赤芍 9g，甘草 3g。水煎服。转氨酶高者加夏枯草 6g。（《新疆中草药》）

8. 丹毒　板蓝根 18g，金银花、甘草各 9g。水煎服。（《内蒙古中草药》）

9. 扁平疣　板蓝根 15g。水煎服。（《安徽中草药》）

10. 误食诸毒草并百物毒　板蓝根四两，贯众、青黛、甘草各一两。为末，蜜丸如梧桐子大，以青黛别为衣。如稍觉精神恍惚，恶心。即是误中诸毒，急用此药十五丸烂嚼，新汲水下。（《卫生易简方》）

11. 猩红热　板蓝根 9g，马勃 6g，金银花 9g。共为细末。1 日 3 次。白开水送服，须连服四五日。1~2 岁，每次 0.3~0.9g；3~4 岁，每次 0.9~1.5g；年长儿童酌加量。（《常见病验方研究参考资料》）

附：大青叶

味苦，性寒。归心、胃、肝、肺经。功效：清热解毒，凉血消斑。主治：温热病高热烦渴，口疮，痄腮，吐血，衄血，喉痹，神昏，黄疸，泻痢，丹毒，斑疹。内服：煎汤，10~15g，鲜品 30~60g；或捣汁服。外用适量，捣敷；煎水洗。脾胃虚寒者禁服。

【参考文献】

[1] 彭少平，顾振纶．板蓝根化学成分、药理作用研究进展．中国野生植物资源，2005，24（5）：4.

[2] 江苏新医学院．中药大辞典（上册）．上海：上海科学技术出版社，1977：1250.

[3] 李彬，陈万生，郑水庆，等．四倍体板蓝根中的两个新生物碱．药学学报，2000，35（7）：508.

[4] 丁水平，刘云海，李敬，等．板蓝根化学成分的研究（Ⅱ）．医药导报，2001，20（8）：475.

[5] 刘云海，秦国伟，丁水平，等．板蓝根化学成分的研究（Ⅰ）．中草药，2001，32（12）：1057.

[6] 刘云海，秦国伟，丁水平，等．板蓝根化学成分的研究（Ⅲ）．中草药，2002，33（2）：97.

[7] 李冰，陈万生，张汉明，等．四倍体板蓝根中的一个新生物碱．药学学报，2003，38（6）：430.

[8] 刘云海，吴晓云，方建国．板蓝根化学成分的研究（Ⅳ）．医药导报，2003，22（9）：591.

[9] 陈镕．南板蓝根化学成分的研究．中草药，1987，18（11）：8.

[10] 刘海利，吴立军，李华，等．板蓝根化学成分的研究．沈阳药科大学学报，2002，19（2）：9.

[11] 徐晗，方建国，王少兵，等．板蓝根化学成分研究．中国药学杂志，2003，38（6）：418.

[12] 何佚，鲁静，林瑞超，等．板蓝根化学成分研究．中草药，2003，34(9)：777.

[13] Elliott MC.Compands from isatis indigotiea.Phytochemistry, l970, 9：1629.

[14] Huang QS.New compands from isatis indigotica.Planta Med,1981,42（3）：308.

[15] 刘云海，吴晓云，方建国，等．板蓝根化学成分研究（V）．中南药学，2003，1（5）：302.

[16] 张时行，胡支力．靛青根化学成分的研究．中草药，1983，14(6)：7.

[17] Wu XY,Qin GW.New alkaloids from isatis indigotiea.Tetrhedron,1997,53（39）：13323.

[18] 王树春，吕杨，郑启泰，等．板蓝根甲素的结构分析．中国药物化学杂志，1998，8（2）：132.

[19] Seipert K,Unger W.Insecticidal and fungicidal compounds from Isatistinetoria.Z naturforsch C Biosci,1994,49（1-2）：44.

[20] 柏健，肖慧，何结炜，等．板蓝根化学成分研究．中国中药杂志，2007，32（3）：271.

[21] 何立巍，李祥，陈建伟，等．板蓝根水溶性化学成分的研究．中国药房，2006，17（3）：232.

[22] 彭缨，张立平，宋华，等．板蓝根提取物化学成分研究（Ⅰ）．中国药物化学杂志，2005，15（6）：371.

[23] 佳木斯医学院病原微生物教研组．佳医通讯，1972，（1）：39.

[24] 济南军区总医院防治慢性气管炎研究组．医学资料汇编，1973：15.

[25] 李清华．中草药.1983，4（10）：8.

[26] Honda G, et al. Plants Med, 1979, 35（1）：85.

[27] Honda G, et a1. Plants Med, 1980, 38（3）：275.

[28] 郑剑玲，王美惠，杨秀珍．大青叶和板蓝根提取物的抑菌作用研究．中国微生态学杂志，2003，15（1）：18.

[29] 胡兴昌，程佳蔚，刘士佳．板蓝根凝集素效价与抑制感冒病毒作用关系的实验研究．上海中医药大学学报，2001，15（3）：56.

[30] 何超蔓，闻良珍.3 种中药体外抗巨细胞病毒效应的比较．中国中药杂志，2004，29（5）：452.

[31] 张寰毫．第四军医大学吉林医学院学报，2003，25（3）：125.

[32] 李小青，张国成，许东亮．黄芪和大青叶治疗小鼠病毒性心肌炎的对比研究．中国当代儿科杂志，2003，5（5）：439.

[33] 李闻文．板蓝根抗肾综合征出血热病毒的研究．实用预防医学，2005，12（6）：1448.

[34] 侯华新，秦箐，黎丹戎．板蓝根高级不饱和脂肪组酸的体外抗人肝癌 BEL-7402 细胞活性．中国临床药学杂志，2002，11（1）：16.

[35] 韦长元，黎丹戎，姜飚．板蓝根组酸活性单体 -5b 逆转肝癌细胞耐药的实验研究．肿瘤防治杂志，2003，10（6）：580.

[36] 刘云海，杜光，韩洪刚．板蓝根抗内毒素研究．医药导报，2001，20（9）：26.

[37] 刘云海，林爱华，丁水平．板蓝根对内毒素致炎性因子的影响．中国药科大学学报，2001，32（2）：149.

[38] 刘云海，林剑国，雷婷．板蓝根有效部位对脂多糖致小鼠血清中 TNF-α 和 NO 的影响．中草药，2003，34（2）：152.

[39] 汤杰，施春阳，方建国．板蓝根对内毒素性 DIC 家兔血清 LPO、SOD 水平的影响．医药导报，2004，23（1）：4.

[40] 赵红，张淑杰，马立人．大青叶水煎剂调节小鼠免疫细胞分泌 IL-2、TNF-α 的体外研究．陕西中医，2003，23（8）：757.

[41] 成都中医学院附院，四川中草药通讯，1979，（4）：12.

[42] 卫宗玲，闫杏莲．板蓝根的抗炎作用．开封医专学报，2000，19(4)：53.

[43] 中国医学科学院血液学研究所．青黛的研究．中国医学科学院血液学研究所资料．

[44] 曾庆田．中草药通讯，1979，30（11）：531.

[45] 沙静姝．药学通报，1983，38（12）：731.

[46] 籍秀娟，张福荣，雷健玲．合成靛玉红的抗肿瘤作用及毒性研究．药学学报，1981，16（2）：146.

[47] 四川省中药研究所肿瘤组．中草药，1981，10（2）：27.

[48] 邓甘霖．复方板蓝根治疗急性咽炎 100 例的疗效观察．山东医科大学基础医学院学报，2002，16（2）：93.

[49] 罗光浦．板蓝根多糖对于亚临床型尖锐湿疣治疗及局部免疫调节作用．中华现代皮肤科学杂志，2005，2（5）：403.

[50] 刘悦平．穴位注射治疗普通型慢性肾炎临床观察．中国针灸，2000，12：725.

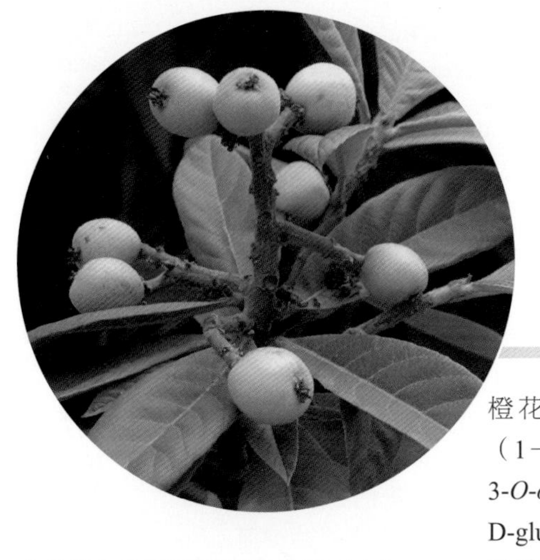

Pi pa ye

枇杷叶

Eriobotryae Japonicae Folium
[英]Loquat Leaf

【别名】巴叶、芦桔叶。

【来源】为蔷薇科植物枇杷 *Eriobotrya japonica*（Thunb.）Lindl. 的叶。

【植物形态】多年生常绿小乔木。小枝粗壮，黄褐色，密生锈色或灰棕色绒毛。叶片革质；叶柄短或几无柄，有灰棕色绒毛；托叶钻形，有毛；叶片披针形、倒披针形、倒卵形或长椭圆形，长 12~30cm，宽 3~9cm，先端急尖或渐尖，基部楔形或渐狭成叶柄，上部边缘有疏锯齿，上面光亮、多皱，下面及叶柄密生灰棕色绒毛；萼筒浅杯状，萼片三角卵形，外面有锈色绒毛；花瓣白色，长圆形或卵形，基部具爪，有锈色绒毛；雄蕊 20，花柱 5，离生，柱头头状。果实球形或长圆形，黄色或橘红色；种子 1~5 颗，球形或扁球形，褐色，光亮，种皮纸质。

【分布】广西全区均有栽培。

【采集加工】将叶摘后，晒至七八成干，扎成小把，再晒至足干。

【药材性状】叶呈长椭圆形或倒卵形，长 12~30cm，宽 3~9cm。先端尖，基部楔形，边缘上部有疏锯齿，基部全缘。上表面灰绿色、黄棕色或红棕色，有光泽，下表面淡灰色或棕绿色，密被黄色茸毛。主脉于下表面显著突起，侧脉羽状。叶柄极短，被棕黄色茸毛。革质而脆，易折断。气微，味微苦。

【品质评价】以完整、色灰绿者为佳。

【化学成分】本品叶中含有苦杏仁苷（amygdalin），酒石酸（tartaric acid），枸橼酸（citric acid），苹果酸（malic acid），齐墩果酸（oleanolic acid），熊果酸（ursolic acid），2*α*- 羟基熊果酸（2*α*-hydroxy ursolic acid），6*α*,19*α*- 二羟基熊果酸（6*α*,19*α*-dihydroxy ursolic acid），马斯里酸（maslinic acid），枇杷呋喃（eriobofuran），枇杷佛林 A（loguatifolin A），金丝桃苷（hyperoside），橙花叔醇 -3-*O*-*α*-L- 吡喃鼠李糖基 -（1→2）-*β*-D- 吡喃葡萄糖苷 [nerolidol-3-*O*-*α*-L-rhamnopyranosyl-（1→2）-*β*-D-glucopyranoside]，橙花叔醇 -3-*O*-*α*-L- 吡喃鼠李糖基 -（1→4）-*α*-L- 吡喃鼠李糖基 -（1→2）-*β*-D- 吡喃葡萄糖苷 [nerolidol-3-*O*-*α*-L -rhamnopyranosyl-（1→4）-*α*-L-rhamnopyranosyl-（1→2）-*β*-D-glucopyranoside]，橙花叔醇 -3-*O*-*α*-L- 吡喃鼠李糖基 -（1→4)-*α*-L- 吡喃鼠李糖基 -（1→6）-*β*-D- 吡喃葡萄糖苷 [nerolidol-3-*O*-*α*-L-rhamnopyranosyl-（1→4）-*α*-L-rhamnopyranosyl-（1→6）-*β*-D-glucopyranoside]，橙花叔醇 -3-*O*-{*α*-L- 吡喃鼠李糖基 -（1→4）-*α*-L- 吡喃鼠李糖基 -（1→2）-[-*α*-L- 吡喃鼠李糖基 -（1→6）]-*β*-D- 吡喃葡萄糖苷}（nerolidol-3-*O*-{*α*-L-rhamnopyranosyl-（1→4) -*α*-L-rhamnopyranosyl（1→2）-

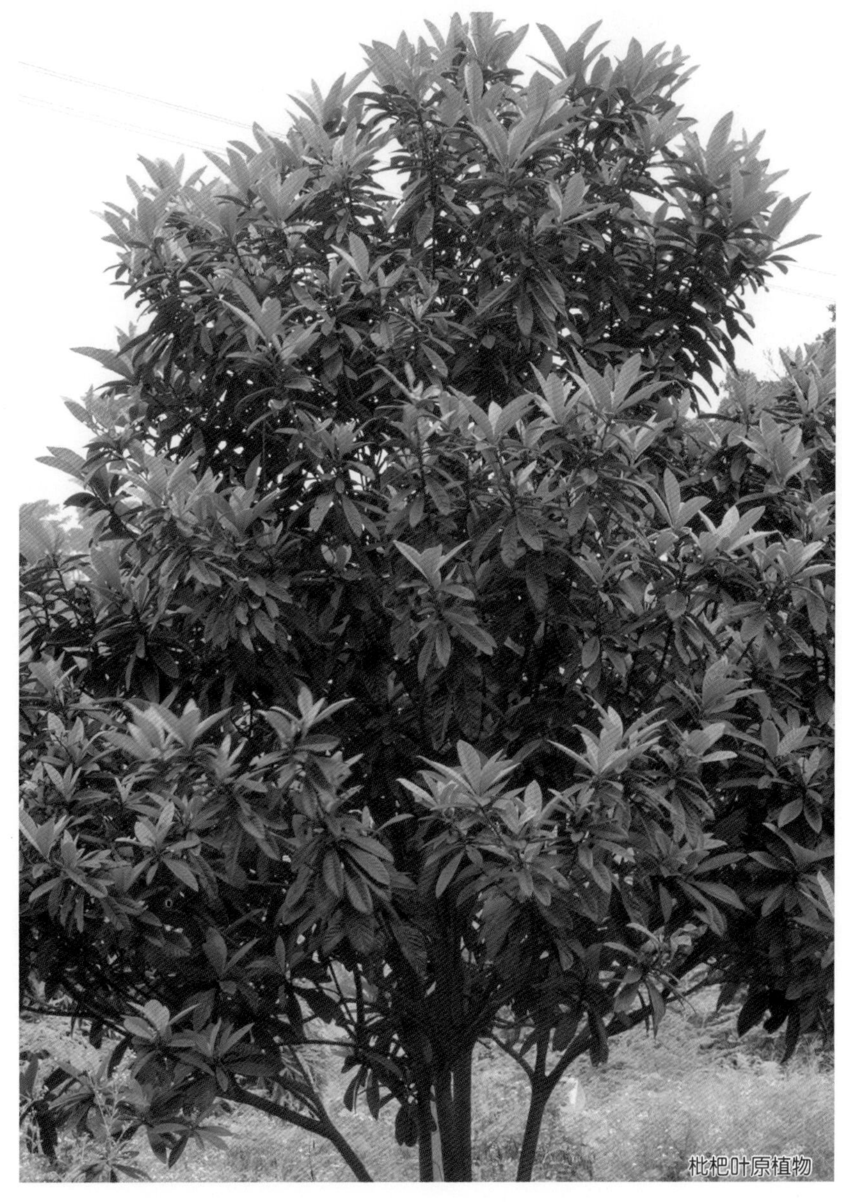
枇杷叶原植物

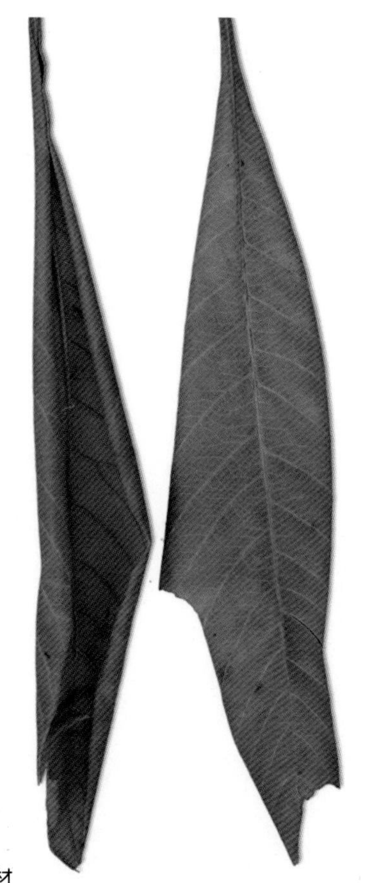
枇杷叶药材

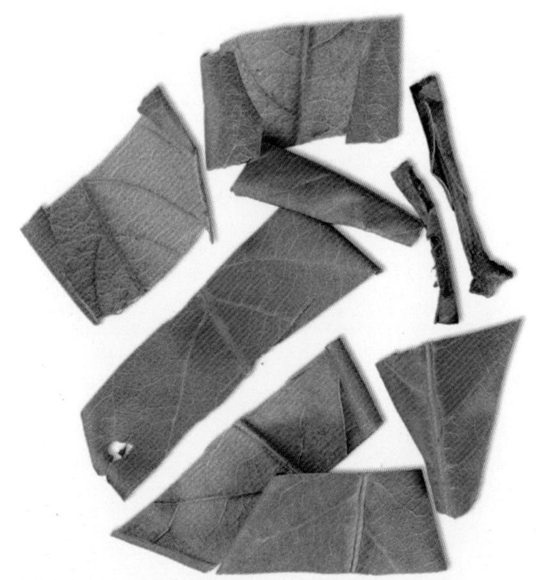
枇杷叶饮片

[α-L-rhamnopyranosyl（1 → 6）]-β-D-glucopyranoside}）[1]，绿原酸（chlorogenic acid）[2]，2α-羟基-亚油酸甲酯（2α-hydroxyl-methyl linoleate）[3]，鲜叶含挥发油，其主要成分为橙花叔醇（nerolidol）和金合欢醇（farnesol）[1]。

叶的氯仿提取物含23-反-对-香豆酰委陵菜酸（23-*trans*-*p*-coumaroyl-tormentic acid），23-顺-对-香豆酰委陵菜酸（23-*cis*-*p*-coumaroyl-tormentic acid），3-*O*-反-咖啡酰委陵菜酸（3-*O*-*trans*-caffeoyltormentic acid），3-*O*-反-对-香豆酰救必应酸（3-*O*-*trans*-*p*-coumaroylrotundic acid）[1]。此外，还含有β-谷甾醇（β-sitosterol），胡萝卜苷（daucosterol），3β,19α-二羟基乌苏-12-烯-28-酸（3β,19α-dihydroxyurs-12-en-28-oic acid），2α,3β-二羟基乌苏-12-烯-28-酸（2α,3β-dihydroxyurs-12-en-28-oic acid），2α,3α-二羟基乌苏-12-烯-28-酸（2α,3α-dihydroxyurs-12-en-28-oic acid），山柰酚（kaempferol），枇杷甲素（eribotrine A），即5-羟基-4′-甲氧基-*O*-7-β-D-吡喃葡萄糖基-（6 → 1）-α-L-吡喃鼠李黄酮苷[5-hydroxy-4′-methoxy-*O*-7-β-D-glucopyranosyl-（6 → 1）-α-L-rhamno pyranosyl flavonoside][4]，山柰酚-3-*O*-α-L-（2″,4″-二-*E*-*p*-香豆酰）-鼠李糖苷[kaempferol-3-*O*-α-L-（2″,4″-di-*E*-*p*-coumarate）-rhamnoside]，山柰酚-3-*O*-α-L-（2″,4″-二-*Z*-*p*-香豆酰）-鼠李糖苷[kaempferol-3-*O*-α-L-（2″,4″-di-*Z*-*p*-coumarate）-rhamnoside][5]，二十三碳酸（tricosanoic acid），苯丙酸（phenylpropyl acid），芦丁（rutin），2β,3β,19α-三羟基乌苏-12-烯-28-酸（2β,3β,19α-trihydroxyurs-12-en-28-oic acid），蔷薇酸（euscaphic acid）[6]，坡模醇酸（pomolic acid）[7]。

【药理作用】

1. 抗炎　枇杷叶中的马斯里酸、乌苏酸对角叉菜胶所致小鼠足肿胀及二甲苯诱导的小鼠耳肿胀有抗炎作用[7]。用枇杷叶提取物（50mg/kg、150mg/kg、450mg/kg）灌胃给药可不同程度地减轻佐剂性关节炎大鼠原发性及继发性足肿胀程度，降低多发性关节炎积分等主要指标[8]。枇杷叶的乙醚冷浸提取物局部应用对角叉菜胶性浮肿有强大抑制作用，抑制率达52%（角叉菜胶注射后2h），其活性成分经分离已证明为熊果酸和2α羟基-亚油酸甲酯，后者与马斯里酸的甲酯化物相当[3]。

2. 祛痰止咳　马斯里酸抑制角叉菜胶所致小鼠足肿胀，也拮抗组胺引起的过敏性回肠收缩，并抑制释放组胺的活性。枇杷叶中的枇杷苷、乌苏酸、总三萜酸均能延长二氧化硫气体及枸橼酸喷雾所致豚鼠咳嗽的潜伏期，并减少咳嗽次数[9]。小鼠灌胃20g/kg枇杷叶水提物，能推迟小鼠对浓氨水刺激的咳嗽潜伏期及减少咳嗽次数，增加小鼠支气管酚红的排泌量。且成年枇杷叶比幼年枇杷叶止咳、祛痰效果更佳[8]。所含苦杏仁苷在下消化道被微生物酶分解出微量氢氰酸，后者对呼吸中枢有镇静作用，故有平喘镇咳作用[10]。

3. 降血糖　枇杷叶的乙醇提取物具有降低正常小鼠的血糖作用[11]，从枇杷叶甲醇提取物分离得到的三萜酸类及倍半萜烯化合物对糖尿病小鼠有降血糖作用，其作用机制可能是刺激胰腺β细胞，增加胰岛素的释放水平，从而达到降低血糖作用，但对四氧嘧啶性高血糖大鼠没有降低血糖作用。枇杷叶的甲醇提取物中的倍半萜葡萄糖苷和多羟基三萜烯苷可降低遗传性糖尿病小鼠的尿糖，并且后者还可降低正常小鼠的血糖[12]。

4. 抗癌　从枇杷叶中分离得到的megastigmane glycosides和三萜酸类化合物对十四烷酰佛波醋酸酯诱导的Raji细胞EB

病毒早期抗原表达及致癌剂亚硝酸盐有抑制作用[13]，枇杷叶中三萜酸类化合物对口腔癌细胞具有较强的抗癌活性，且无细胞毒性。枇杷叶中的乌苏酸具有广泛的生物学效应，其突出作用为抗肿瘤，它对多种致癌、促癌物有抵抗作用，且对多种恶性肿瘤细胞有细胞毒作用和诱导分化及抗血管形成作用[14]。从枇杷叶提取的熊果酸，对S180细胞呈细胞毒作用抗肿瘤作用[15]。

5. 抗氧化　枇杷叶提取物具有很强的抗氧化活性，可以减少1,1-二苯基-2-三硝基苯肼自由基转化的作用，对小鼠肝脏匀浆在37℃下暴露于空气中，使用丙二酰硫脲引起的脂质过氧化反应有抗氧化作用。枇杷叶中的黄酮类化合物和绿原酸对采用二氯荧光素法引起的氧自由基有抑制作用[16]。枇杷叶中的甲基绿原酸是重要的抗氧化剂，可以抑制核转录因子（NFkappaB）在氧化还原反应下被激活，从而减少NFkappaB的依赖基因的表达，有助于抑制炎症的发生和抗突变的作用[17]。

6. 抗病毒　枇杷叶中的3-*O*-反式-咖啡酰委陵菜酸具有降低病毒的感染率，但是对于人类的HIV-1和Sindbis病毒的复制无抑制作用[17]。

7. 保肝　枇杷叶中的齐墩果酸具有护肝、解毒作用，并能对四氯化碳引起的急慢性肝炎损伤有保护作用，其降低谷丙转氨酶和谷草转氨酶的活性，能防止实验性肝硬化的发生[18]。

【临床研究】

1. 咳嗽　宣肺止咳汤（枇杷叶、甘草、杏仁、桔梗等）治疗咳嗽184例，结果：痊愈162例，好转18例，无效4例，总有效率97.80%[19]。

2. 过敏性紫癜　鲜枇杷叶50g（刷去毛）或干枇杷叶30g，水煎酌加单晶糖少许，治疗过敏性紫癜38例，每日1剂，7日为1个疗程。结果：痊愈13例，占34.21%；显效19例，占50.00%；有效3例，占7.89%；无效3例，占7.89%，总有效率为92.11%[20]。

3. 痛风　枇杷叶40枚，洗净，刷掉叶子背面的细毛，晾干后，剪或切成长为1~2cm的长方形或正方形的叶片，放入宽口的玻璃瓶内，灌入清酒2L（酒精度在30%左右），密封阴凉放置1个月左右，过滤。治疗痛风28例（无症状的高尿酸血症、急性关节炎），口服，隔日2次，早晚各1次，或冷沸水稀释2~3倍后涂抹于患部，每天3~4次。1个月为1个疗程。结果：1个疗程治疗后，基本痊愈13例，有效14例，无效1例，总有效率为96.43%[21]。

4. 久咳　加味止嗽散（炙枇杷叶、桔梗、前胡、防风等）治疗久咳54例，每日1剂，结果：1个疗程后，痊愈19例，显效17例，有效12例，无效6例[22]。

5. 寻常型痤疮　枇杷清肺饮（枇杷叶、桑白皮、夏枯草等），口服并随证加减，外用0.025%维A酸霜；对照组口服维胺脂胶囊，外用0.025%维A酸霜，两组均每晚1次，治疗寻常型痤疮。结果：治疗组临床疗效优于对照组（$P<0.05$）[23]。

【性味归经】味苦、微辛，性微寒。归肺、胃经。

【功效主治】清肺止咳，和胃降逆，止渴。主治咳嗽，咯血，胃热呕哕，妊娠恶阻，小儿吐乳，消渴，酒渣鼻赤。

【用法用量】内服：煎汤，9~15g，大剂量可用至30g；鲜品15~30g；或入丸、散。

【使用注意】胃寒呕吐及风寒咳嗽者慎服。

【经验方】

1. 翻花痔　枇杷叶（蜜涂炙燥）为末，乌梅肉（焙燥）为末，和匀，先以痔洗净，次以药敷之。（《古今医统大全》）

2. 面上生疮　枇杷叶，布擦去毛，炙干，为末，食后茶汤调下二钱。（《急救良方》）

3. 鼻赤　枇杷叶（去毛）、大山栀、苦参、苍术（米泔水浸炒），各等份为末，每服一钱半，酒调白滚汤咽下。（《证治准绳》）

4. 咳嗽，喉中有痰声　枇杷叶五钱，川贝钱半，叭旦杏仁二钱，陈皮二钱。为末，每服一二钱，开水送下。（《滇南本草》）

5. 肺热咳嗽　枇杷叶9g，桑白皮12g，黄芩6g，水煎服。或蜜炙枇杷叶12g，蜜炙桑白皮15g，水煎服。（《陕西中草药》）

6. 风热咳嗽　枇杷叶、苦杏仁、桑白皮、菊花、牛蒡子各9g，煎服。（《安徽中草药》）

7. 肺燥咳嗽　干枇杷叶（去毛）9g，干桑叶9g，茅根15g。水煎服。（《广西民间常用中草药手册》）

8. 百日咳　枇杷叶15g，桑白皮15g，地骨皮9g，甘草3g。水煎服。（江西《草药手册》）

9. 慢性支气管炎，咳嗽气喘痰多　枇杷叶、冬桑叶、车前草、天浆壳、天花粉。水煎服。（《上海常用中草药》）

10. 呕吐　①枇杷叶2片，柿蒂5个，菖蒲6g，桂竹青（桂皮刮下的第二层皮）一把。水煎服。（江西《草药手册》）②枇杷叶15g，鲜竹茹15g，灶心土60g。水煎服。（《恩施中草药手册》）

11. 小儿吐乳不定　枇杷叶一分（拭去毛，微炙黄），母丁香一分。上件药，捣，细罗，为散，乳头上涂一字，令儿咂便止。（《太平圣惠方》枇杷叶散）

12. 热病烦渴、饮水过多，时有呕逆　枇杷叶二两（拭去毛，炙微黄），茅根一两（锉），葛根一两（锉）。上件药，捣筛为散。以水二大盏，煎至一盏半，去滓，不计时候，分温三服。（《太平圣惠方》）

13. 回乳　枇杷叶（去毛）5片，牛膝根9g。水煎服。（《浙江民间常用草药》）

【参考文献】

[1] 国家中医药管理局《中华本草》编委会．中华本草．上海：上海科学技术出版社，1999：2630.

[2] 颜玲，陈会敏．熊果酸的免疫学活性．湖北民族学院学报（医学版），2005，221：51.

[3] 清水芩夫，等．国外医学·中医中药分册，1984，6（6）：354.

[4] 陈剑，李维林，吴菊兰，等．枇杷叶的化学成分研究．中草药，2006，37（11）：1632.

[5] 川原信夫（日）．枇杷叶成分的研究．国外医学·中医中药分册，2003，25（5）：316.

[6] 陈剑，李维林，吴菊兰，等．枇杷叶的化学成分．植物资源与环境学报，2006，15（4）：67.

[7] 鞠建华，周亮，林耕，等．枇杷叶中三萜酸类成分及其抗炎、镇咳活性研究．中国药学杂志，2003，38（10）：752.

[8] 王立为，刘新民，余世春，等．枇杷叶抗炎和止咳作用研究．中草药，2004，35（2）：174.

[9] 钱萍萍，田菊雯．枇杷叶对小鼠的止咳、祛痰作用．现代中西医结合杂志，2004，13（5）：580.

[10] 李熙明．新药与临床，1986，5（3）：141.

[11] Noreen,Wadood,HK,Hidayat, et al. Effect of Eriobotrya japonica on Blood Glucose Levels ofNormal and Alloxan-Diabetic Rabbits. PlantaMed,1988：196.

[12] Tommasi ND. Planta Med, 1991, 57（5）：414.

[13] Ito，Hideyuk，I Kobayash, et al. Antitumor activity of compounds isolated from leaves of Eriobotrya japonica. J. Agric Food Chem, 2002, 50（8）：2400.

[14] Ito H,Kobayashi E,Takamatsu Y, et al. Polyphenols from Eriobotrya japonica and their cytotoxicity against hum an oral tumor cell lines. Chem Pharm Bull, 2000, 48（5）：687.

[15] 曹摘孜．枇杷叶中熊果酸的抗肿瘤作用．生药学杂志，1995，49（2）：19.

[16] 颜玲，陈会敏．熊果酸的免疫学活性．湖北民族学院学报（医学版），2005，22（1）：51.

[17] Kwon HJ, Kang MJ, Kim HJ, et al. Inhibition of NFkappaB bymethyl chlorogenate from Eriobotrya japonica. Mol Cells, 2000, 10（3）：241.

[18] 熊筱娟，陈武，肖小华，等．乌苏酸与齐墩果酸对小鼠实验性肝损伤保护作用的比较．江西师范大学学报（自然科学版），2004，28（6）：540.

[19] 张定荣．自拟宣肺止咳汤治疗咳嗽184例疗效观察．云南中医中药杂志，2004，25（2）：17.

[20] 黄金丁．枇杷叶治疗过敏性紫癜38例．中国民间疗法，2005，13（1）：49.

[21] 邓敏．枇杷叶治疗痛风28例．云南中医中药杂志，2006，27（3）：78.

[22] 刘星．加味止嗽散治疗久咳54例．云南中医中药杂志，2007，28（4）：60.

[23] 单敬文，陈华．枇杷清肺饮加减治疗寻常型痤疮185例．福建中医学院学报，2008，18（4）：11.

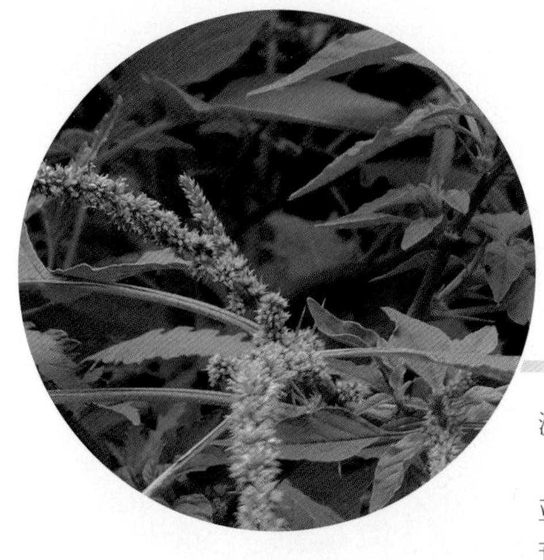

刺苋

Ci xian

Amaranthis Spinosi Herba seu Radix
[英]Thorny Amaranth Herb or Root

【别名】野苋菜、刺苋菜、土苋菜、猪母菜、野勒苋、刺刺草、野刺苋菜、酸酸苋。

【来源】为苋科植物刺苋 *Amaranthus spinosus* L. 的全草或根。

【植物形态】多年生直立草本。多分枝，有纵条纹，茎有时呈红色，下部光滑，上部稍有毛。叶互生；叶柄无毛，在其旁有2刺；叶片卵状披针形或菱状卵形，长4~10cm，宽1~3cm，先端圆钝，基部楔形，全缘或微波状，中脉背面隆起，先端有细刺。圆锥花序腋生及顶生；花单性，雌花簇生于叶腋，呈球状；雄花集为顶生的直立或微垂的圆柱形穗状花序；花小，刺毛状苞片约与萼片等长或过之，苞片常变形成2锐刺，少数具1刺或无刺；花被片绿色，先端急尖，边缘透明；萼片5；雄蕊5；柱头3，有时2。胞果长圆形，在中部以下为不规则横裂，包在宿存花被片内。种子近球形，黑色带棕黑色。

【分布】广西全区均有分布。

【采集加工】春、夏、秋三季均可采收，洗净，鲜用或晒干。

【药材性状】主根长圆锥形，有的具分枝，稍木质。茎圆柱形，多分枝，棕红色或棕绿色。叶互生，叶片皱缩，展平后呈卵形或菱状卵形，长4~10cm，宽1~3cm，先端有细刺，全缘或微波状；叶柄与叶片等长或稍短，叶腋有坚刺1对。雄花集成顶生圆锥花序，雌花簇生于叶腋。胞果近卵形，盖裂。气微，味淡。

【品质评价】以根粗大、茎棕色、叶完整、色绿、身干者为佳。

【化学成分】全草含正烷烃（*n*-alkanes）C_{23}-C_{33}和异烷烃（*iso*-alkanes）C_{29}-C_{33}，酯（ester）C_{18}-C_{32}，游离醇（free alcohols）C_{20}-C_{26}，豆甾醇（stigmasterol），*β*-谷甾醇（*β*-sitosterol），脂肪醇（aliphatic alcohols）C_{10}-C_{32}，C_{18}族含硬脂酸（stearic acid）和胆甾醇（cholesterol），游离酸（free acids）C_4-C_{33}，菜油甾醇（campesterol），油酸（oleic acid）和亚油酸（linoleic acid），还含以芸香苷（rutin）为主的黄酮[1]。

茎和叶中含三十一烷（hentriacontane）和*α*-菠菜甾醇（*α*-spinasterol），蛋白质和氨基酸。氨基酸主要有赖氨酸（lysine），蛋氨酸（methionine），胱氨酸（cystine），色氨酸（tryptophan），丙氨酸（alanine），丝氨酸（serine），缬氨酸（valine）和亮氨酸（leucine）[1]。

根含*α*-菠菜甾醇二十八酸酯（*α*-spinasterol octacosanoate），*β*-D-吡喃葡萄糖基-（1→4）-*β*-D-吡喃葡萄糖基-（1→4）-*β*-D-吡喃葡萄糖醛酸基-（1→3）-齐墩果酸[*β*-D-glucopyranosyl-（1→4）-*β*-D-glucopyransyl-（1→4）-*β*-D-glucuronopyranosyl-（1→3）-oleanolic acid]，*β*-D-吡喃葡萄糖基-（1→2）-*β*-D-吡喃葡萄糖基-（1→2）-*β*-D-吡喃葡萄糖基-（1→3）-*α*-菠菜甾醇[*β*-D-

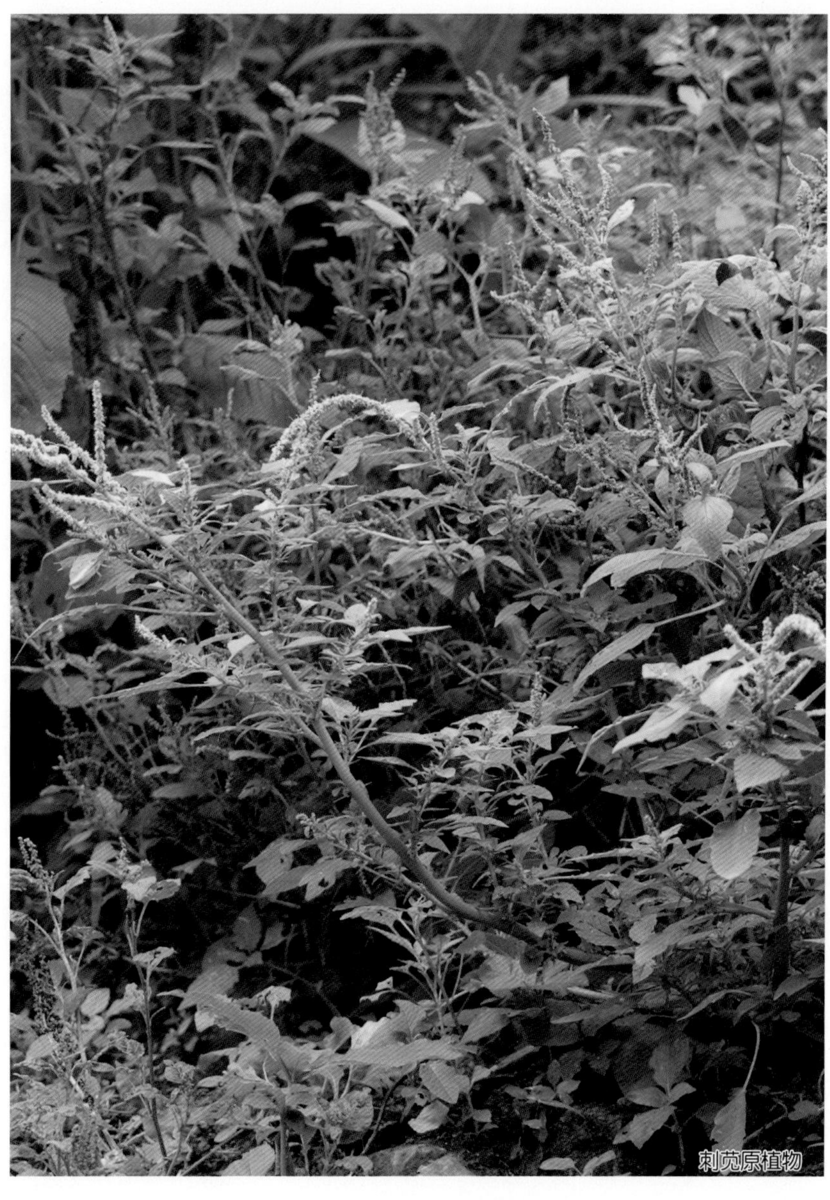
刺苋原植物

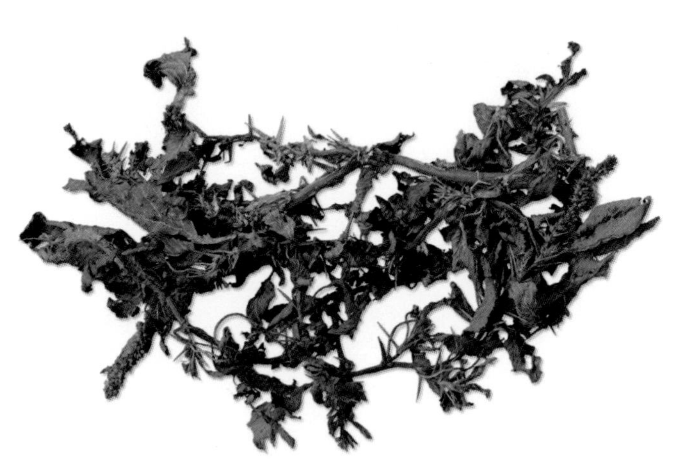
刺苋药材（全草）

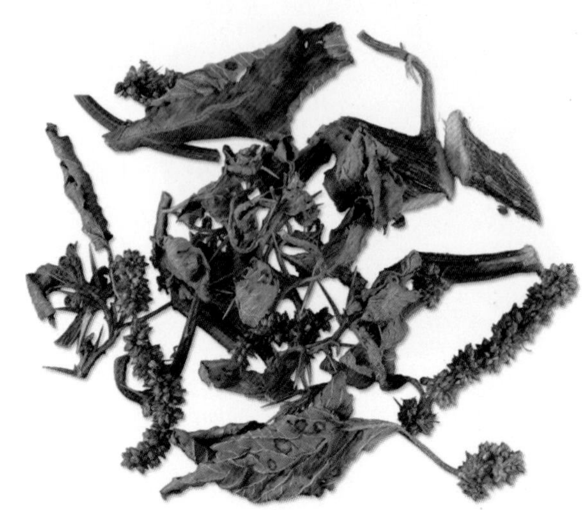
刺苋饮片（全草）

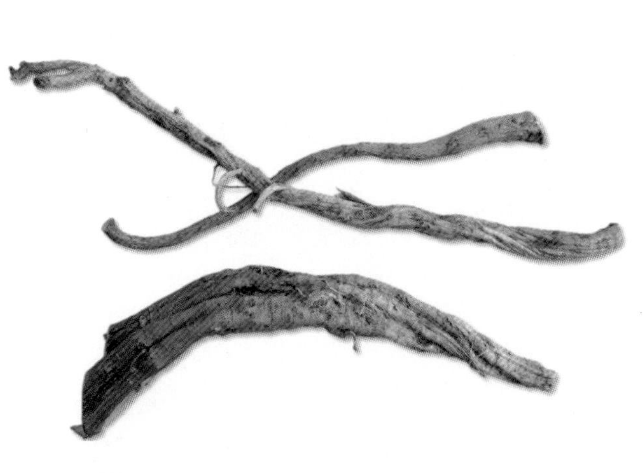
刺苋药材（根）

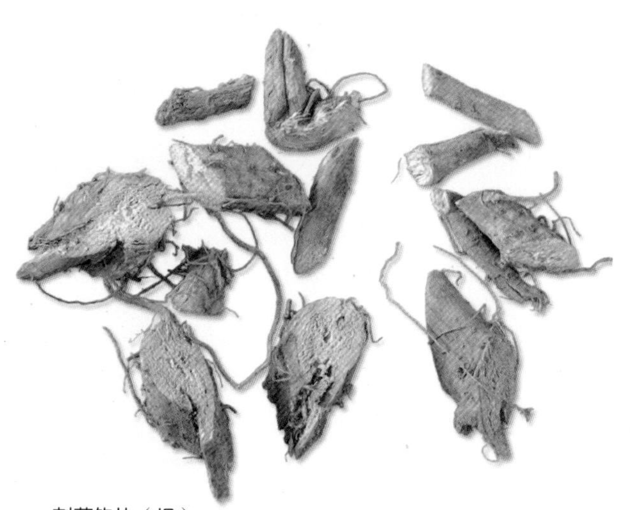
刺苋饮片（根）

glucopyranosyl-（1→2）-β-D-glucopyranosyl-（1→2）-β-D-glucopyranosyl-（1→3）-α-spinasterol] 和 β-D- 吡喃葡萄糖基 -（1→4）-β-D- 吡喃葡萄糖基 -（1→3）-α- 菠菜甾醇 [β-D-glucopyranosyl-（1→4）-β-D-glucopyranosyl-（1→3）-α-spinasterol][1]。

【药理作用】

1. 镇痛抗炎　刺苋根皂苷（1.0g/kg）可减轻醋酸及热刺激所致小鼠疼痛，刺苋根皂苷（0.5g/kg、1.0g/kg）对二甲苯所致小鼠耳郭肿胀有抑制作用，1.0g/kg 对腹腔毛细血管通透性增高有抑制作用 [2,3]。

2. 止血　刺苋正丁醇提取部分（30g/kg）具有止血作用 [3]。

【临床研究】

痔疮　治疗组用刺苋根口服液治疗痔疮，口服，每日 2 次，每次 15ml，对照组用化痔丸治疗痔疮，每日 3 次，每次 3g。两组治疗内痔、混合痔连服 20 天；炎性外痔、血栓性外痔连服 10 天。结果：两组治疗混合痔、内痔、血栓外痔、炎性外痔疗效比较无显著性差异（P>0.05），提示刺苋根口服液用于治疗痔疮确有疗效 [4]。

【性味归经】味甘，性微寒；有小毒。归肺、胃、大肠经。

【功效主治】凉血止血，清利湿热，解毒消痈。主治胃出血，便血，痔血，胆囊炎，胆石症，痢疾，湿热泄泻，带下，小便涩痛，咽喉肿痛，湿疹，痈肿，蛇咬伤。

【用法用量】内服：煎汤，9~15g，鲜品 30~60g。外用适量，捣敷；或煎汤熏洗。

【使用注意】虚痢日久及孕妇忌服；本品有小毒，服量过多有头晕、恶心、呕吐等不良反应。

【经验方】

1. 外痔肿痛　刺苋菜全草120g，水煎，加入风化硝21g，趁热先熏后洗。（南药《中草药学》）
2. 湿疹　刺苋全草适量。水煎，加盐少许，洗浴患处。（《福建中草药》）
3. 蛇头疔　刺苋叶和蜂蜜捣烂敷患处。(《福建中草药》)
4. 臁疮　鲜刺苋全草捣烂，加生桐油和匀，敷贴患处。（《草药手册》）
5. 蛇咬伤　刺苋全草、犁头草等份。捣烂如泥，敷伤口周围及肿处。（《草药手册》）
6. 咽喉痛　鲜刺苋根45g。水煎服。（《江西草药》）
7. 胃和十二指肠溃疡出血　刺苋菜根30~60g，水煎2次分服。（江西《草药手册》）
8. 胆囊炎，胆道结石　鲜刺苋叶180g，猪小肠（去油脂）180g。加水炖熟，分3次服，1天服完，7天为1个疗程。（《福建药物志》）
9. 尿道炎，血尿　鲜野苋根、车前草各30g。水煎服。（《食物中药与便方》）
10. 痢疾或肠炎　刺苋60g，旱莲草30g，乌韭15g。煎水，分2次服。（江西《草药手册》）
11. 痔疮便血　刺苋菜鲜根、鲜马鞭草各30g，醋少量。水煎服。（南药《中草药学》）
12. 瘰疬　刺苋鲜全草60~90g。水煎，酒调服。（《福建中草药》）
13. 白带过多　鲜刺苋根60g，银杏14枚。水煎服。(《福建药物志》)

【参考文献】

[1] 国家中医药管理局《中华本草》编委会．中华本草．上海：科学技术出版社，1999：1496.

[2] 郑作文，周芳，李燕．刺苋根皂苷镇痛抗炎作用的实验研究．广西中医药，2004，27（3）：54.

[3] 廖里，郑作文．刺苋的药理研究．广西中医学院学报，1999，16（3）：107.

[4] 邓家刚．刺苋根口服液治疗痔疮182例疗效观察．江苏中医，2000，21（9）：25.

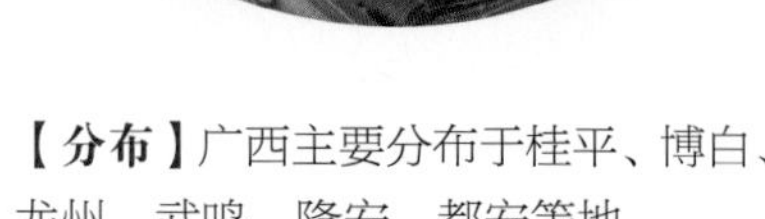

Ci yan sui

刺芫荽

Eryngii Foetidi Herba
[英]Fortid Eryngo Herb

【别名】假芫茜、香信、番香茜、山芫荽、野芫荽、番鬼芫茜、大芫荽、德马炸锁、阿瓦芫荽。

【来源】为伞形科植物刺芹 *Eryngium foetidum* Linn. 的全草。

【植物形态】二年生或多年生草本。全株有特殊香气。根纺锤形。茎无毛，上部有三至五歧聚伞式分枝。基生叶革质，披针形或倒披针形，长 5~25cm，宽 1.2~4cm，先端钝，基部渐狭，有膜质叶鞘，边缘有骨质尖锐锯齿，两面无毛，羽状网脉达锯齿尖端成硬刺，无叶柄。花葶直立，粗壮，二歧分枝，具有疏生尖齿的茎生叶；由多数头状花序组成的聚伞花序具三至五回二歧分枝；总苞片 5~6，叶状，开展且反折，边缘有 1~3 刺状锯齿；小总苞片披针形，边缘膜质透明；萼齿卵状披针形，先端尖锐；花瓣倒披针形至倒卵形，顶端内折，白色、淡黄色或草绿色；花柱直立或向外倾斜。双悬果球形或卵圆形，表面有瘤状凸起，果棱不明显。

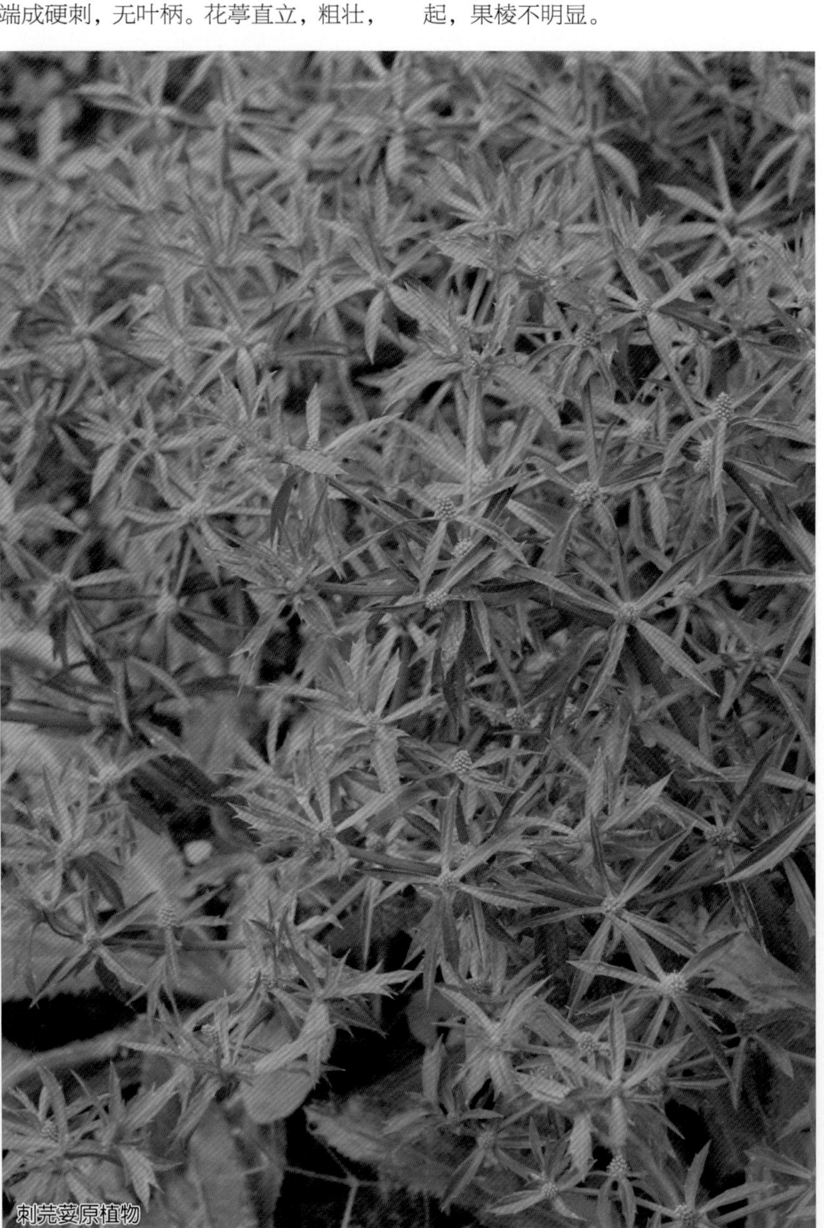

刺芫荽原植物

【分布】广西主要分布于桂平、博白、龙州、武鸣、隆安、都安等地。

【采集加工】全年均可采收，晒干。

【药材性状】全草长 10~50cm，有特殊香气。根为须根。茎无毛，淡黄色。茎生叶革质，灰黄色，披针形，长 5~25cm，宽 1.2~4cm，边缘有骨质尖锐锯齿，两面无毛，无叶柄。花葶二歧分枝，其上疏生尖齿的茎生叶。头状花序组成的聚伞花序三至五回二歧分枝。气香，味辛、苦。

【品质评价】以茎叶鲜嫩、叶片完整、色绿、香气浓郁者为佳。

【化学成分】全草含豆甾醇（stigmasterol）[1]；还含挥发油，主要为 3-蒈烯（3-carene），1,3,5- 三甲基苯（1,3,5-trimethy-lbenzene），1- 甲基 -3- 异丙基苯（1-methyl-3-*iso*-butybenzene），1- 甲基 -3- 亚乙基 - 环戊烯，对甲基苯乙酸酯（*p*-methyl phenylacetate），癸醛（capraldehyde），2,4,6- 三甲基苯甲醛（2,4,6-trimethyl benzoic aldehyde），对乙基丙基苯，十四烷醛，环己基辛酮（cyclohexy-loctanone），胡萝卜醇（carotol），邻 - 甲酸乙酯 - 乙酸苯甲酯，2- 甲醇基 - 环己基己酮，5- 环己烷戊醛，对异丙基 -4,4- 二甲基苯 - 戊 -1- 醇，十六烷酸（hexadecanoic acid）[2]，2- 十二碳烯醛（dodec-2-en-1-al），*α*- 蒎烯（*α*-pinene），小茴香醇（fenchylalcohol）及呋喃醇 [3]。

根含 2- 甲酰 -1,1,5- 三甲基 -2,4- 环己烯 -6- 醇（2-formyl-1,1,5-trimethylcyclohexa-2,4-dien-6-ol），皂苷（saponin）。根油中含 2,3,6- 三甲基苯甲醛（2,3,6-trimethylbenzaldehyde），另还含有水分、碳水化合物、粗蛋白、粗纤维和钙（Ca）、磷（P）、铁（Fe）等无机元素 [3]。

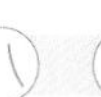

【药理作用】

抗菌　刺芫荽水提物对金黄色葡萄球菌的抑菌作用较强，最低抑菌浓度（MIC）为0.125g/ml，对乙型溶血性链球菌和福氏志贺菌也有抑菌作用，其MIC为0.10g/ml，对白喉杆菌的MIC为0.20g/ml[4]。

【性味归经】味辛、苦，性平。归肺、胃、膀胱经。

【功效主治】发表止咳，透疹解毒，理气止痛，利尿消肿。主治感冒，咳喘，麻疹不透，胸痛，食积，呕逆，脘腹胀痛，泻痢，肠痈，肝炎，淋病，水肿，疮疖，烫伤，跌打伤肿，蛇咬伤。

【用法用量】内服：煎汤，6~15g。外用适量，煎汤洗；或捣敷。

【使用注意】内伤咳嗽不宜用。

【经验方】

1. 扁桃体炎，毒蛇咬伤　干野芫荽15g，水煎服；外用鲜野芫荽适量，捣敷。（《红河中草药》）
2. 消化不良，食欲不振　干野芫荽15g，水煎服。或取鲜野芫荽适量，捣敷。（《红河中草药》）
3. 风寒感冒　山芫荽15g，葱头3只，生姜3片。共捣烂，拌热粥服。（《惠阳地区中草药》）

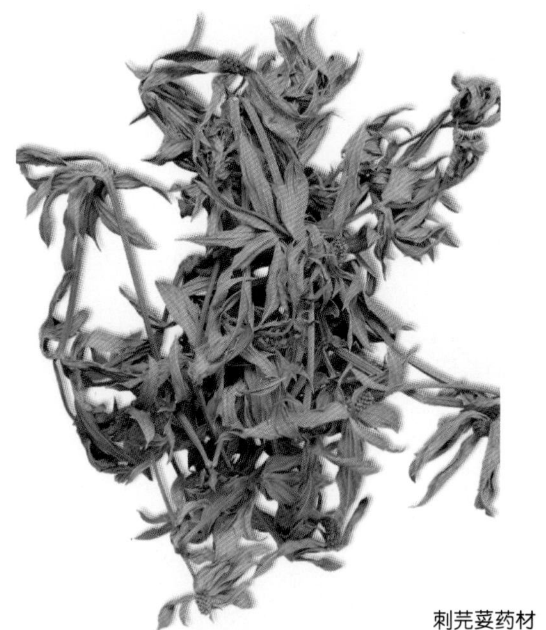

刺芫荽药材

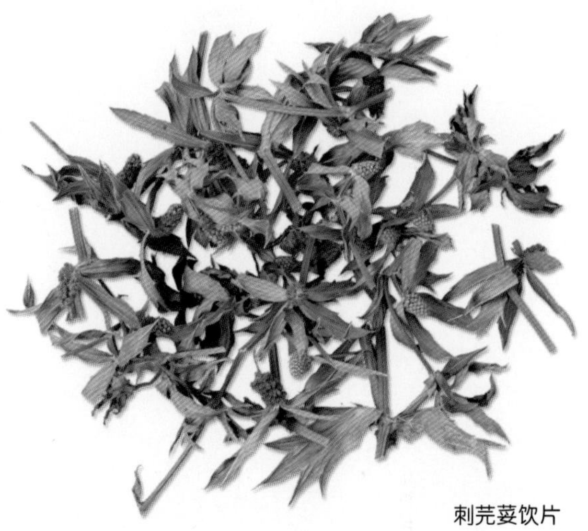

刺芫荽饮片

【参考文献】

[1] 叶碧波，许雄伟，陈菁．洋芫荽的一个甾醇成分的分离和鉴定．中药材，2000，23（9）：546.
[2] 叶碧波，林海丹．洋芫荽挥发油成分分析．中药材，1996，19（3）：138.
[3] 国家中医药管理局《中华本草》编委会．中华本草．上海：上海科学技术出版社，1999：5127.
[4] 叶碧波，陈再智，陈小娟．刺芫荽抗菌作用的实验研究．中国中医药科技，2000，7（4）：224.

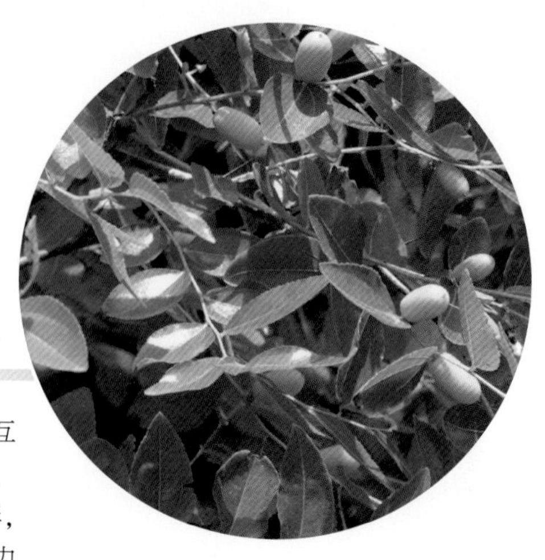

Zao

枣

Jujubae Fructus

[英]Common Jujube

【别名】干枣、美枣、良枣、干赤枣、胶枣、南枣、半官枣、刺枣、红枣、大枣。

【来源】为鼠李科植物枣 *Ziziphus jujuba* Mill. 的果实。

【植物形态】多年生落叶灌木或小乔木。有长枝，短枝和新枝，长枝平滑，无毛幼枝纤细略呈“之”形弯曲，紫红色或灰褐色，具2个托叶刺，长刺粗直，短刺下弯；短枝短粗，长圆状，自老枝发出；当年生小枝绿色，下垂，单生或2~7个簇生于短枝上。单叶互生，纸质，叶片卵形，卵状椭圆形，长3~7cm，宽2~4cm，先端钝圆或圆形，具小尖头，基部稍偏斜，近圆形，边缘具细锯齿，上面深绿色，无毛，下面浅绿色，无毛或沿脉被疏柔毛；基生三出脉。花黄绿色，两性，常2~8朵着生于叶腋成聚伞花序；萼5裂，裂片卵状三角形，花瓣5，倒卵圆形，基部有爪；雄蕊5，与花瓣对生，着生于花盘边缘；花盘厚，肉质，圆形，5裂；子房2室，与花盘合生，花柱2半裂。核果长圆形或长卵圆形，成熟时红色，后变红紫色，中果皮肉质，厚，味甜，核两端锐尖。种子扁椭圆形。

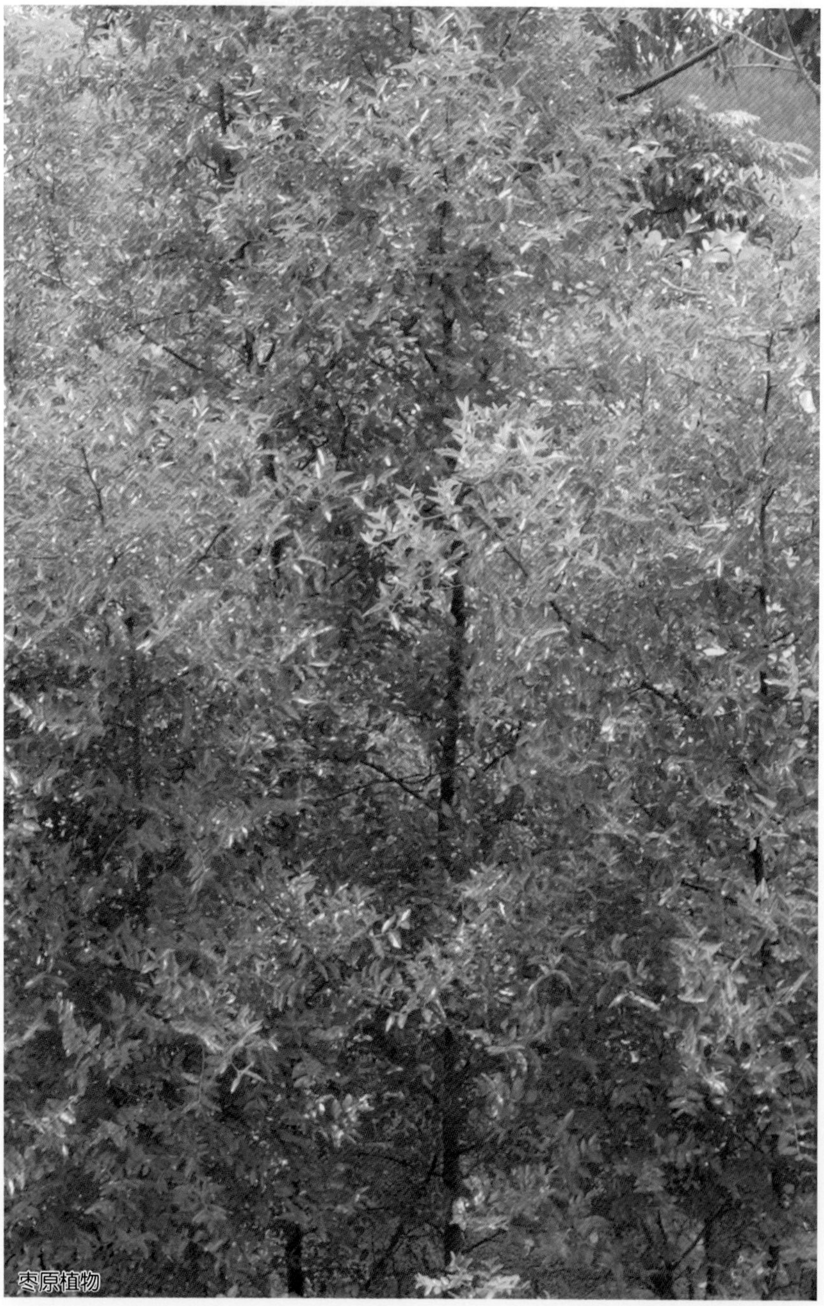

枣原植物

【分布】广西全区均有栽培。

【采集加工】秋季果实成熟时采收，拣去杂质，晒干或烘干皮软，晒干。

【药材性状】果实椭圆形或球形，长2~3.5cm，直径1.5~2.5cm。表面暗红色，略带光泽，有不规则皱纹。基部凹陷，有短果柄。外果皮薄，中果皮棕黄色或淡褐色，肉质，柔软，富糖性而油润。果核纺锤形，两端锐尖，质坚硬。气微香，味甜。

【品质评价】以表面暗红色、略带光泽、肉质、柔软、味甜者为佳。

【化学成分】本品果实含生物碱：*N*-去甲基荷叶碱（*N*-nornuciferine），巴婆碱（asmilobine），光千金藤碱（stepholidine）。又含三萜酸类化合物：齐墩果酸（oleanoic- acid），白桦脂酮酸（betulonic- acid），马斯里酸（maslinic acid）即是山楂酸（cratagolicacid），3-*O*-反式-对-香豆酰马斯里酸（3-*O*-*trans*-*p*-coumaroyl-maslinic acid），3-*O*-顺式-对-香豆酰马斯里酸（3-*O*-*cis*-*p*-coumaroyl-maslinic acid），麦珠子酸（alphitolic acid），白桦脂酸（betulinic acid），3-*O*-反式对香豆酰麦珠子酸（3-*O*-*trans*-*p*-coumaroyl alphi-tolic acid），3-*O*-顺式-对-香豆酰麦珠子酸（3-*O*-*cis*-*p*-coumaroylal-phitolic acid）。还含皂苷类化合物：大枣皂苷（zizyphus saponin）Ⅰ、Ⅱ、Ⅲ和酸枣皂苷（jujuboside）B。另含环磷酸腺苷（cyclic adenosine 3′,5′-monophasphate cAMP）和环磷酸鸟苷（cyclic guanosine 3′,5′-mono phosphate, cGMP）。果实的水溶性浸出物中含果糖（fructose），葡萄糖（glucose），蔗糖（sucrose），果糖和葡萄糖的低聚糖及少量的阿拉伯聚糖及半乳糖醛酸聚糖；果实所含的主要脂肪酸是油酸（oleic acid），所含的甾醇有谷甾醇（sitosterol），豆甾醇（stigmasterol）和少量的链甾醇（desmosterol），果肉中还含芸香苷（rutin），维生素C以及核黄素（riboflavine），胡萝卜素（carotene），硫胺素（thiamine），烟酸（nicotinic acid）等。又含鞣质（tannin），香豆精衍生物（coumarin derivatives），树脂类（resins），类脂类（lipids），苹果酸（malic acid）等。种仁含酸枣仁皂苷A、B、B_1。又含蚓哚乙酸（indole acetic acid）[1]。

大枣还含赖氨酸（lysine），天冬酰胺（asparagine），甘氨酸（glycine），天冬氨酸（aspartic acid），谷氨酸（glutamic acid），丙氨酸（alanine），脯氨酸（proline），缬氨酸（valine），亮氨酸（leucine）等氨基酸和包括硒在内的36种微量元素[1]。

无刺枣果实含苷类化合物：无刺枣苄苷（zizybeoside）Ⅰ及Ⅱ，无刺枣催吐醇苷（zizyvoside）Ⅰ及Ⅱ，长春花苷（roseoside）。还含生物碱成分：酸枣碱（zizyphusin），无刺枣碱（daechu-alkaloid）A，荷叶碱（nuciferine），衡州乌药碱（coclaurine），降荷叶碱（nornuciferine），观音莲明碱（lysicamine）。又含环肽化合物：无刺枣环肽-1（daechucyclopeptide-1），无刺枣因（daechuine）S_3等。还含催吐萝芙木醇（vomifliol），6,8-二-C-葡萄糖-2（*S*）-柚皮素[6,8-di-C-glucosyl-2（*S*）-naringenin]，6,8-二-C-葡萄糖基-2（*R*）-柚皮素[6,8-di-C-glucosyl-2（*R*）-naringenin]，棕榈油酸（palmitoleic acid），11-十八碳烯酸（vaccenic acid），油酸（oleic acid）以及无刺枣阿聚糖（zizyphus-arabinan），环磷酸腺苷（cAMP），糖脂（glycolipid），磷脂（phospholipid）等[1]。

【药理作用】

1. 抗变态反应　连续腹腔注射大枣乙醇提取物100mg/kg 5天，对大鼠免疫球蛋白引起的反应性抗体有特异性抑制作用，与硫唑嘌呤相似，而对非反应性抗体不抑制。其活性成分为乙基-*α*-D-呋喃果糖苷，其衍生物对5-羟色胺和组胺有拮抗作用，也有抗变态反应作用[2]。大枣所含环磷腺苷（cAMP）易透过白细胞膜，使细胞内cAMP升高，抑制白三烯D_4的释放，因而抑制了变态反应[3]。

2. 抗肿瘤　大鼠喂服大枣干果每日约1g，连续10个月，可减少*N*-甲基-*N*'-硝基-*N*-亚硝基诱发的胃腺癌发生率，胃肠道恶性肿瘤总发生率也降低[4]。小鼠灌服大枣煎剂能降低环磷酰胺所致姐妹染色单体互换值升高，有抗突变作用[5]。

3. 中枢抑制作用　大枣有催眠及增强睡眠作用。大枣中的柚皮素-C-糖苷类可减少小鼠自发活动及对刺激的反射作用，并具有引起僵住症的作用[6]。

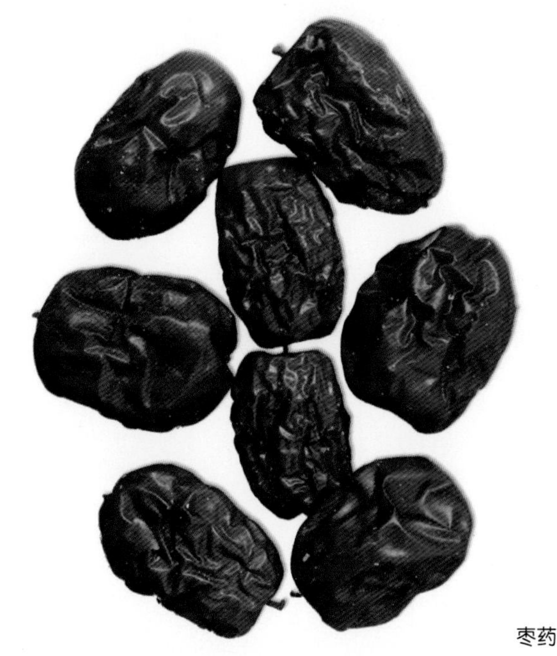

枣药材

4. 保肝　连续给药7天，30%大枣煎剂9g/kg可使四氯化碳损伤肝脏的家兔模型血清总蛋白与清蛋白增加，食欲改善[7]。

5. 增强肌力作用　连续灌胃3周，30%大枣煎剂9g/kg可使小鼠体重增加，并延长小鼠游泳时间[7]。

【临床研究】

1. 痛经　黑糖250g，糯米、大枣各500g，大枣加水适当以煮熟水干为度，去皮核。黑糖加水熬成稠糊状，三味拌匀，制成米枣丸如核桃大，每月经前2天开始食之，每天3次，8天吃完，每次吃时将丸子热透。连服3个月为1个疗程，暑季无冷藏条件，当日做，1次食完。治疗36例，痊愈28例，显效5例，好转3例[8]。

2. 内痔出血　大枣3两，硫黄1两。置砂锅或铁锅内混匀共炒，热至一定温度即冒烟起火。待大枣全部成焦炭状即可离火，凉后碾成细末备用。成人每日3g，分3次饭前半小时用白沸水送服。小孩酌减。6天为1个疗程。如便血不止，可连续服用。观察120例，治疗1个疗程；Ⅰ期内痔出血78例，有效67例，占85.9%；Ⅱ期内痔出血24例，有效19例，占79.1%；Ⅲ期内出血18例，有效12例，占66.7%，总有效率81.6%；以发病早期疗效较好[9]。

【性味归经】味甘，性温。归心、脾、胃经。

【功效主治】补脾胃，益气血，安心神，调营卫，和药性。主治脾胃虚弱，气血不足，食少便溏，倦怠乏力，心悸失眠，妇人脏躁，营卫不和。

【用法用量】内服：煎汤，9~15g。

【使用注意】凡湿盛、痰凝、食滞、虫积者慎服或禁服。

【经验方】

1.小儿口疮　小红枣，去核，入些微白矾，烧存性，为末。加入雄黄末、孩儿茶各一分。和匀搽之。先用荆芥煎汤洗口，后服药立效。（《鲁府禁方》）

2.耳聋鼻塞，不闻声音香臭者　大枣（去皮、核）十五枚，蓖麻子（去皮）三百颗。二味和捣，绵裹塞耳鼻，日一次．（《食疗本草》）

3.口干　干枣肉三两，甘草（炙）、杏仁、乌梅各二两。上四味捣，以蜜和丸如枣核。含，以润差止。（《外台秘要》引张文仲方）

4.脾胃湿寒，饮食减少，长作泄泻，完谷不化　白术四两，干姜二两，鸡内金一两，熟枣肉半斤。上药四味，白术、鸡内金皆用生者，每味各自轧细，焙熟、再将干姜轧细，共和枣肉，同捣如泥，作小饼，木炭火上炙干。空心时，当点心，细嚼咽之。（《医学衷中参西录》益脾饼）

5.喜怒伤肝，胸中菀结，或系呕血者　大枣五十枚（去核，焙，别捣），生干地黄半斤（切，焙），阿胶（炙令燥）、甘草（炙，锉）各三两。上四味，除大枣外，粗捣筛，再作一处捣匀。每服五钱匕，水一盏半，煎至八分，去滓温服，日二夜一，不计时。（《圣济总录》大枣汤）

6.高血压　大枣10~15枚，鲜芹菜根60g，水煎服。（《延安地区中草药手册》）

7.非血小板减少性紫癜　用生红枣洗净后内服，每日3次，每次吃10只，直至紫癜全部消失。一般每人需用500~1000g红枣。[上海中医药杂志，1962，(2)：22]

【参考文献】

[1] 国家中医药管理局《中华本草》编委会．中华本草．上海：上海科学技术出版社，1999：4208.

[2] 八木晟．药学杂志（日），1981，101（8）：700.

[3] 西泽芳男．国外医学·中医中药分册，1984，6（4）：246.

[4] 林炳水，窦桂荣，崔振环．中药大枣对*N*-甲基-*N'*-硝基-*N*-亚硝基胍（MNNG）诱发大鼠腺胃腺癌抑制作用的初步观察．天津医药肿瘤学附刊，1982，9（1）：62.

[5] 宋为民．大枣的抗突变作用研究．中药药理与临床，1991，7（5）：25.

[6] 西冈五夫．汉方の临床（日），1984，31（3）：149.

[7] 广州中医学院中药方剂教研室．广东中医，1962，（5）：1.

[8] 张志科．米枣丸治疗痛经36例．陕西中医，1997，18（11）：509.

[9] 唐山市中医院痔瘘科．枣炭散治疗内痔出血．广西卫生，1975，（1）：56.

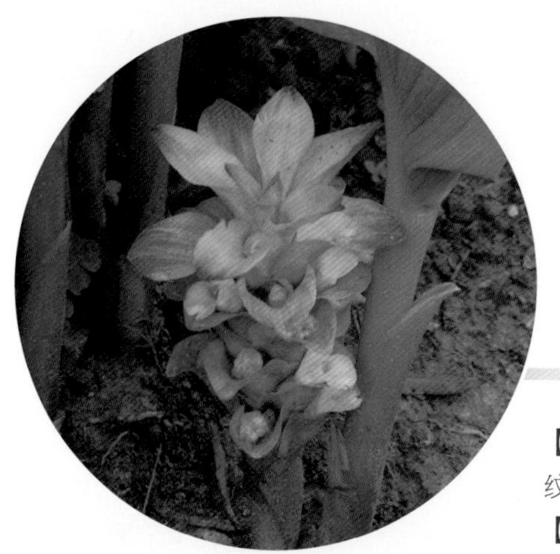

Yu jin 郁 金

Curcumae Radix
[英]Wenchow Turmeric Root Tuber

【别名】马蒁、五帝足、黄郁、乌头。

【来源】为姜科植物温郁金 *Curcuma wenyujin* Y. H. Chen et C. Ling、姜黄 *Curcuma longa* L.、广西莪术 *Curcuma kwangsiensis* S. G. Lee et C. F. Liang 或蓬莪术 *Curcuma phaeocaulis* Val. 的块根。前两者分别习称“温郁金”和“黄丝郁金”，其余按性状不同习称“桂郁金”或“绿丝郁金”。

【植物形态】温郁金：多年生草本。主根茎陀螺状，侧根茎指状，内面柠檬色。须根细长，末端常膨大成纺锤形块根，内面白色。叶片 4~7，2 列，叶柄短，长不及叶片的一半；叶片宽椭圆形，长 35~75cm，宽 14~22cm，先端渐尖或短尾状渐尖，基部楔形，下延至叶柄，下面无毛。穗状花序圆柱状，先叶于根茎处抽出，上部无花的苞片长椭圆形，蔷薇红色，中下部有花的苞片宽卵形，绿白色；花萼筒白色，先端具不等的 3 齿；花冠管漏斗状，白色，裂片 3，膜质，长椭圆形，后方一片较大，先端略呈兜状，近先端处有粗糙毛；侧生退化雄蕊花瓣状，黄色，唇瓣倒卵形，外折，黄色，先端微凹；能育雄蕊 1，花药基部有距；子房被长柔毛，花柱细长。

【分布】广西主要分布于容县、龙州等地。

【采集加工】冬季茎叶枯萎后采挖，摘取块根，除去细须根及根茎，洗净，按大小个分别入沸水锅中煮透，以过心为度，取出晒干即可。

【药材性状】本品呈长圆形或卵圆形，稍扁，有的微弯曲，两端渐尖。长 3.5~7cm，直径 1.2~2.5cm。表面灰褐色或灰棕色，具不规则的纵皱纹，纵纹隆起处色较浅。质坚实，断面灰棕色，角质样；内皮层环明显。气微香，味微苦。

【品质评价】以个大、质坚实、外皮皱纹细、断面色黄者为佳。

【化学成分】本品含姜黄素类化合物、挥发油成分。

姜黄素类化合物有姜黄素（curcumin），去甲氧基姜黄素（demethoxycurcumin），双去甲氧基姜黄素（bisdemethoxycurcumin）[1, 2]。挥发油成分有蓬莪术环氧酮（zederone），姜黄二酮（curdione），新莪术二酮（neocurdione），蓬莪术环二烯（furanodiene），蓬莪术环二烯酮（furanodienone），异莪术烯醇（*iso*-curcumenol），姜黄奥二醇（curcumadiol），乌药薁（linderazulene），原姜黄环氧薁烯醇（procurcumenol），莪术酮（curzerenone），表莪术酮（*epi*-curzerenone），姜黄烯酮（curcume-none），姜黄内酯 A、B、C（curcumenolactone A、B、C），姜黄醇酮（curcolone），α- 芹子烯（α-selinene），β- 芹子烯（β-selinene），α- 姜黄酮（α-turmerone），β- 姜黄酮（β-turm-erone），芳姜黄酮

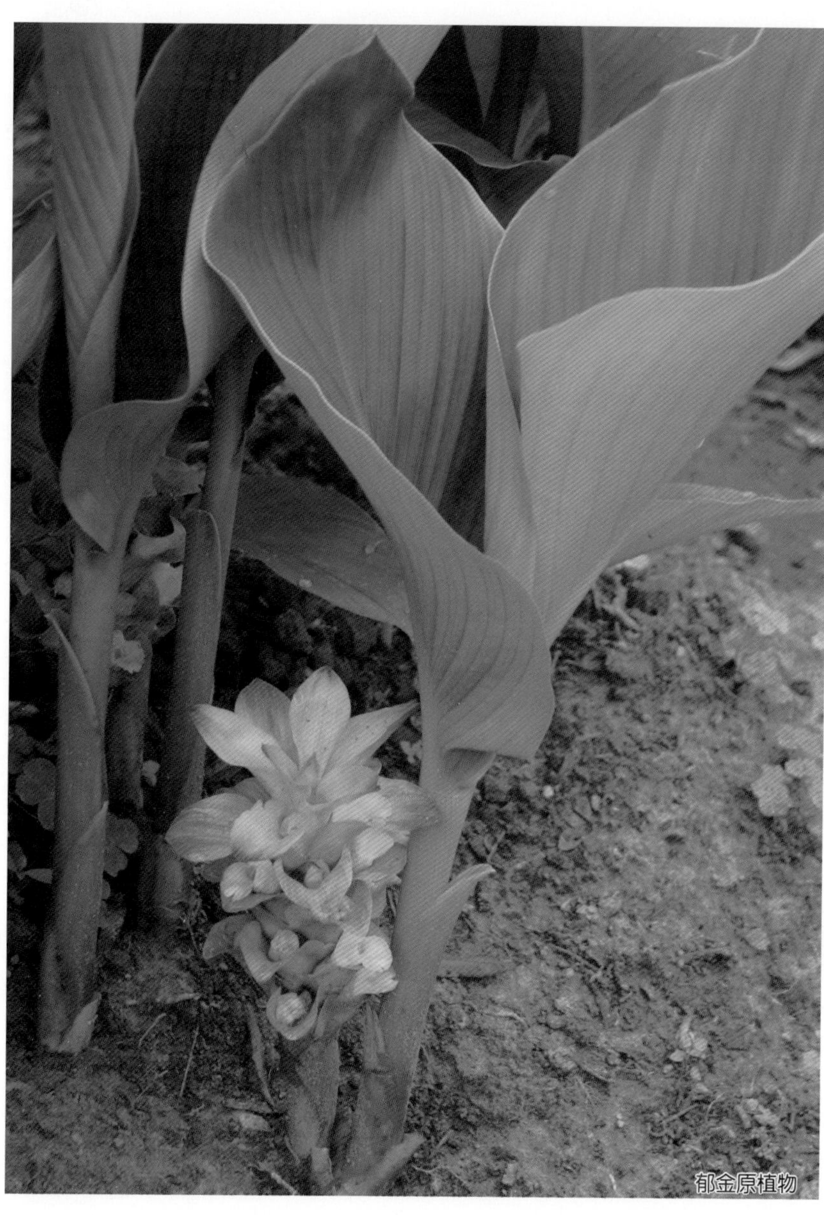
郁金原植物

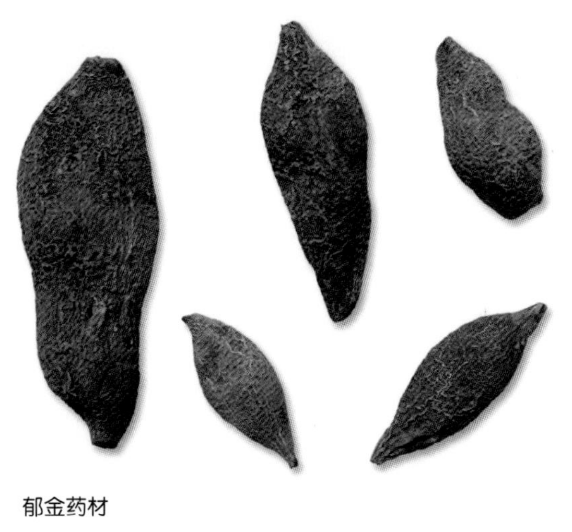
郁金药材

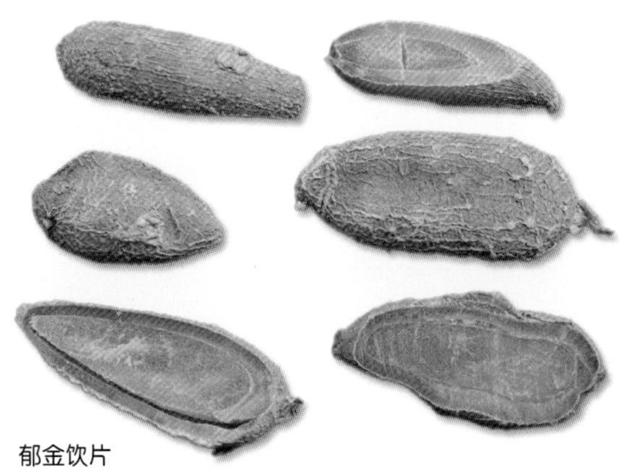
郁金饮片

（arturmerone），莪术烯（curzerene），β-榄香烯（β-elemene），莪术内酯（curcumalactone），葎草烯（humulene），焦莪术酮（pyrocurzerenone），异蓬莪术环二烯酮（*iso*-furanodienone）[2]，β-蒎烯（β-pinene），反-6-乙烯基-4,5,6,7-四氢-3,6-二甲基-5-异丙烯基苯并呋喃（anti-6-ethenyl-4,5,6,7-tetrahydro-3,6-dimethyl-5-*iso*-propenylbenzfuran），β-榄香烯酮（β-elemenone），吉马酮（germacrone），α-雪松萜烯环氧化物（α-cedrene epoxide），邻苯二甲酸-2-乙基己醇单酯（*o*-phthalic acid-2-ethylhexanol ester）[3]，桉叶素（cineole），异龙脑（*iso*-borneol），龙脑（borneol），γ-萜品醇（γ-terpineol），丁香酚（eugenol），亚油酸（linoleic acid），油酸（oleic acid）[4]。

【药理作用】

1. 对免疫功能影响　郁金 1 号注射液（内含 0.5% 郁金挥发油）对雄性小鼠每日腹腔注射 1.5ml，连续 7 天，对正常小鼠溶血素产生有抑制作用，对溶血空斑形成细胞（PFC）也有影响，且溶血素产生量的减少与 PFC 的减少是一致的。用 ^{3}H-TdR 掺入法测淋巴细胞转化，郁金 1 号注射液对小鼠脾淋巴细胞体外转化也有抑制作用，以 1∶20 时抑制作用最强。甚至药物在 1∶160 的情况下仍有抑制作用[5]。郁金挥发油对四氯化碳（CCl_4）所致的中毒性肝炎小鼠免疫功能具抑制作用。中毒性肝炎小鼠的体液免疫功能亢进，表现溶血素含量较正常小鼠增高，PFC 也相应增高。应用郁金挥发油制剂对中毒性肝炎小鼠治疗后，其溶血素含量降低，脾细胞 PFC 也降低，证明郁金挥发油具有抑制抗体生成细胞和抑制特异性抗体产生的作用，它对缓解肝内损伤性免疫反应具有重要意义[6]。温郁金的水浸醇提取物对实验性过敏性豚鼠脑脊髓炎模型有良好的抑制效果，可降低豚鼠发病率和死亡率[7]。

2. 对中枢神经系统高级神经活动影响　姜黄二酮（莪术二酮）是郁金的主要有效成分之一。姜黄二酮 1∶1 注射针剂（用 1g 郁金生药制备 1ml 姜黄二酮）腹腔注射（1ml/kg），能延长家猫的各期睡眠，包括慢波睡眠Ⅰ期、慢波睡眠Ⅱ期（SWS Ⅱ）和快动眼睡眠（REM）。尤其对 SWS Ⅱ、REM 期睡眠的延长作用优于传统安神药“朱砂安神丸”。提示姜黄二酮具有中枢神经抑制效应[8]。姜黄二酮能对离体海马脑片 CA1 区锥体细胞群诱发场电位产生抑制效应[9]。郁金高、中、低剂量组均可缩短小鼠强迫游泳、悬尾不动时间和拮抗利血平所致小鼠体温下降作用，郁金高、中剂量组可拮抗利血平所致小鼠运动不能作用，郁金高剂量组拮抗利血平所致小鼠眼睑下垂作用，且该作用与药物的剂量密切相关[10]。

3. 对心肌损伤的保护　预先用郁金油，可使用较大剂量维生素 D_3 造成的心肌损伤大鼠的超氧化物歧化酶、谷胱甘肽过氧化物酶活性较损伤组提高，脂质过氧化物含量下降，超微结构接近正常，说明郁金油可有效地防止自由基对心肌的损伤[11]。

4. 保肝　温郁金 1 号注射液能降低 CCl_4 中毒大鼠血清丙氨酸转氨酶，增加血清总蛋白和清蛋白的含量[12]。温郁金 1 号注射液腹腔注射 20ml/kg，连续 7 天，能升高正常小鼠和 CCl_4 中毒小鼠肝微粒体细胞色素 P450 的含量，增加肝脏还原型谷胱甘肽含量，对半胱氨酸、硫酸亚铁激发小鼠肝匀浆脂质过氧化有抑制作用，抑制率为 48.5%。该注射液通过诱导肝微粒体细胞色素 P450，提高肝脏对趋肝毒物的生物转化功能，以增加肝脏解毒功能。并一定程度地对抗或减轻毒物对肝脏的破坏作用。脂质过氧化是肝脏中毒性损害的主要生化功能之一，而温郁金可抑制这一过程，用药后，肝脏还原性谷胱甘肽含量提高，不仅增强了肝脏抗脂质过氧化能力，亦可通过增强肝脏生物转化反应中谷胱甘肽与毒物的结合能力，加速肝脏对毒物的减毒或解毒过程，起了防治中毒性肝损害的作用[13]。此外，郁金对 CCl_4 所致小鼠急性肝损伤具有一定的防治作用[14]。

5. 抗孕　温郁金水煎剂和煎剂乙醇沉淀物水溶液，无论腹腔或皮下注射（小鼠 5~20g/kg，家兔 8~10g/kg）对小鼠早、中、晚期妊娠和家兔早期妊娠均有终止作用，灌胃无效。温郁金无雌激素和抗雌激素活性，黄体酮对温郁金所致的小鼠早期流产有拮抗作用。温郁金对未孕或早孕小鼠及家兔离体子宫有兴奋作用，其作用随剂量增加而加强[15]。

6. 对脏器环腺苷酸（cAMP）含量影响　温郁金 1 号注射液（每 2ml 内含挥发油 0.01ml，相当于生药 5g）对小鼠心、肝、脾的 cAMP 含量均有提高作用，这可能与其治疗冠心病、肝病、脾病有关。而 2 号注射液（每 2ml 含多糖 20mg）对脾脏 cAMP 含量有提高作用[16]。

7. 降血脂　姜黄提取物能降低高胆固醇饮食饲养兔血清脂过氧化酶，提高 α- 生育酚和辅酶 Q 水平，结果表明姜黄具有预防动脉粥样硬化作用 [17]。

8. 抗癌　姜黄素具有体外抑制肝癌细胞的作用，可以抑制肝脏腺癌细胞 CL125 的入侵。姜黄素可以抑制某些与入侵相关基因的表达，包括基质金属蛋白酶 14（MMP14），神经元细胞结合分子，以及整合素 Alpha6 和 Alpha4，且可在 mRNA 和蛋白水平上降低 MMP14 的表达和 MMP12 的活性 [18]。温郁金提取物对人胃癌细胞 SGC-7901 生长有抑制作用，其抑癌作用的机制可能与抑制胃癌细胞分泌转化生长因子Ⅰ（IGF-Ⅰ、IGF-Ⅱ）有关 [19]。温郁金提取物对胃癌细胞的生长有抑制作用，且抑制率随药物浓度的升高而增高，存在量效关系，说明温郁金提取物对人胃癌细胞 SGC-7901 生长有抑制作用，其抑癌作用的机制可能与下调血管内皮生长因子表达水平有关 [20]。温郁金提取液对人胃癌裸鼠移植瘤的生长具有抑制作用，可下调瘤灶中血管内皮生长因子的表达，减少肿瘤灶内的微血管密度，抑制肿瘤组织中环氧化酶 -2 的表达可能是其作用机制 [21,22]。温郁金蒸馏提取液可抑制饮用 *N*- 甲基 -*N′*- 硝基 -*N*- 亚硝基胍大鼠胃黏膜增殖细胞核抗原的表达，这可能是其降低胃癌发生率，显示较好胃癌化学预防能力的机制之一 [23]。

9. 对胃肠道作用　郁金水煎剂可降低对离体兔 Oddi's 括约肌位相性收缩平均振幅，从而表现出抑制效应，同时郁金可提高胆囊平滑肌静息张力，从而加强其紧张性收缩 [24]。郁金升高兔胃底和胃体纵行肌条张力，减小胃体收缩波平均振幅，并呈剂量依赖关系，说明郁金对胃肌条收缩活动具有兴奋作用，这种兴奋作用部分经由胆碱能 M 受体介导 [25]。不同品种郁金单独应用时作用不同，郁金、绿丝郁金可抑制小鼠胃排空 [26]。

10. 抗辐射　温郁金提取液可抑制辐射引发的脂类过氧化反应 [27]，其机理可能是温郁金提取液可使辐射导致的抗氧化酶活性降低得到抑制，而损伤细胞质中的 CuZn-SOD 和 Mn-SOD 活力升高，可能是由于辐射产生的自由基损伤了生物膜，导致了酶的亚细胞分布改变 [28]。

11. 其他作用　单用姜黄素（100mg/ 天）14 天可将心脏移植 BUF-WF 模型大鼠平均生存时间从 9.1 天延长至 20.5~24.5 天。联合应用姜黄素和治疗量的环孢素（CsA）可延长至 28.5~35.6 天，比单用姜黄素或 CsA 效果好，首次发现了姜黄素具有免疫抑制作用，P 糖蛋白（PgP）在肿瘤细胞的过量表达会引起多药耐药，产生细胞毒性 [29]。姜黄素可以调节 PgP 在子宫颈肿瘤细胞 KB-V1 多药耐药中的表达和作用，用姜黄素处理增加了 KB-V1 对玫瑰精 123 和长春碱的敏感度，增加了药物在细胞中的积聚，减少了流出 [30]。还有郁金水浸醇提物对实验性过敏性豚鼠脑脊髓炎具有良好的抑制效果，可降低豚鼠发病率和死亡率 [31]。郁金对低张性缺氧小鼠脑组织有一定的保护作用 [32]。

【临床研究】

1. 肝炎　①郁金、茵陈、大青叶以 1∶2∶1 比例制成蜜丸，每丸 10g，1 次 1 丸，每日 3 次；或取郁金、大青叶各 15g，茵陈 30g，水煎服。治疗急性病毒性肝炎 1004 例，治愈率达 89.5%[33]。②郁金 40g，水煎服。每晚 1 次口服。治疗慢性肝炎麝浊异常 32 例，总有效率为 91%[34]。③温郁金Ⅱ号注射液，每日 1 次，每次 4ml，2 个月为 1 个疗程。治疗 16 例病毒性肝炎。食欲不振 8 例改善，厌脂肪食 4 例症状消失，腹胀 9 例缓解，乏力 10 例减轻，肝区痛 10 例症状消除，浮肿 3 例消退 [35]。④郁金 60g，茵陈 180g，金钱草 90g，甘草 15g，红糖（量不限）。水煎服，5 天 1 剂，每日 3~5 次，当茶冲糖饮。治疗 250 例小儿急性黄疸型肝炎，结果全部治愈，治愈率为 100%，3 年后随访 50 例未见复发 [36]。

2. 慢性胆囊炎　①郁金、姜黄、木香各 12g，茵陈 30g，大黄 3~6g。每日 1 剂，分 2~3 次餐后服。结果：治疗 100 例，3 天内显效 77 例，1 周内显效为 94 例，2 周内显效为 99 例，无效为 1 例 [37]。②郁金、鸡内金、金铃子各 10g，金钱草 20g，马蹄金 15g。每日 1 剂，水煎服，1 个月为 1 个疗程，治疗 2 个疗程。结果：治疗 60 例，显效 23 例，有效 27 例，无效 10 例，总有效率为 83.4%[38]。

3. 胆结石　郁金粉 0.6g，白矾粉 0.48g，火硝粉 0.9g，滑石粉 1.6g，甘草末 0.3g，上药为 1 次服用量，每日 2~3 次，孕妇忌服，小儿用量酌减。结果：治疗 15 例，其中痊愈 3 例，好转 6 例，有效 6 例 [39]。

4. 胃柿石　郁金粉 0.6g，火硝粉 0.9g，白矾粉 0.48g，滑石粉 1.6g，甘草末 0.3g。上药 1 次服用量，制成片剂或丸剂均可，每片重 0.699g。每天 3~4 次，每次 6 片，饭后 1h 温开水冲服，以 2 个月为 1 个疗程。凡妇女经期及妊娠期或有其他合并症者忌服，年老体弱及小儿用量酌减。治疗胃柿石 5 例，均治愈 [40]。

5. 癫痫　郁金、朱砂、雄黄、巴豆霜，制成散剂。口服，每日 2~3 次，2~3 岁每次 0.1g，4~6 岁每次 0.25g，7~14 岁每次 0.5g。用药时间：2 个月的 13 例，3~6 个月的 13 例，12 个月的 4 例。服药期间停用其他抗癫痫药物。结果：治疗 30 例，显效 7 例，有效 12 例，改善 8 例，无效 4 例。总有效率为 87%，未见恶化病例 [41]。

6. 精神分裂症　用郁金 30g，菖蒲 25g，丹参 15g，提取其有效成分后浓缩成浸膏，加入舒必利 0.5g，混合后压成 20 片，每片含生药 3.5g、舒必利 0.025g。饭后服 6~10 片，每日 2 次。治疗 6 周为 1 个疗程。结果：治疗组 24 例，治愈 11 例，显著进步 5 例，进步 5 例，无效 3 例，显效率 66.7%；对照组 24 例，治愈 10 例，显著进步 5 例，进步 7 例，无效 2 例，显效率 62.5%[42]。

7. 急慢性扭挫伤　郁金、醋制延胡、广木香，3 味药等份，研细末，瓶贮备用。每服 15g，温开水送服，每日 3 次。治疗急慢性扭挫伤 321 例，均治愈，用药最多为 600g，最少 120g，以病程短者用药量较少 [43]。

【性味归经】味辛、苦，性寒。归肝、心、胆经。

【功效主治】活血止痛，行气解郁，清心凉血，疏肝利胆。主治胸腹胁肋疼痛，热病神昏，癫狂，惊痫，妇女痛经、经闭，吐血，衄血，血淋，砂淋，黄疸。

【用法用量】内服：煎汤，3~10g；或入丸、散。

【使用注意】阴虚失血及无气滞血瘀者禁服，孕妇慎服。

【经验方】

1. 痈疮肿痛　郁金末，水调涂之即消。（《本草纲目》引《医方摘要》）

2. 痔疮肿痛　郁金末，水调涂之。（《医方摘要》）

3. 痫疾　川芎二两，防风、郁金、猪牙皂角、明矾各一两，蜈蚣二条（黄、赤脚各一）。上为末，蒸饼丸，如桐子大。空心茶清下十五丸。（《摄生众妙方》郁金丹）

4. 癫狂因忧郁而得，痰涎阻塞包络心窍者　白矾三两，郁金七两。米糊为丸，梧子大。每服五十丸，水送下。（《续本事方》白金丸）

5. 衄血，吐血　郁金为末，水服二钱，甚者再服。（《简易方论》）

6. 阳毒入胃下血，频疼痛不可忍　郁金五个（大者），牛黄一皂荚子（别研细）。二味同为散。每服用醋浆水一盏，同煎三沸，温服。（《肘后方》引《孙尚药方》）

7. 一切热毒，下血不止　川郁金、槐花、甘草（炒）各等份，上为细末。每服三钱，豆豉汤调下，食前服。（《普济方》）

8. 血淋，心头烦，水道中涩痛，及治小肠积热，尿血出者　生干地黄、郁金、蒲黄等份，为细末。每于食前，煎车前子叶汤，调下一钱，酒调下亦得。（《普济方》郁金散）

9. 胆结石及黄疸　郁金，熊胆，明矾，火硝。研细为丸或作散剂。每服0.3~0.9g。（《四川中药志》1960年）

10. 小肠膀胱痛不可忍者　附子（炮）、郁金、干姜。上各等份为细末，醋煮糊为丸，如梧桐子大，朱砂为衣。每服三十丸，男子温酒下，妇人醋汤下，食远服。（《奇效良方》辰砂一粒金丹）

11. 自汗不止　郁金末，卧时调涂于乳上。（《濒湖集简方》）

12. 产后心痛，血气上冲欲死　郁金烧存性为末二钱，米醋一呷。调灌。（《袖珍方》）

13. 女人胁肋胀满，因气逆者　郁金，木香，莪术，牡丹皮，白汤磨服。（《本草汇言》引《女科方要》）

【参考文献】

[1] 国家中医药管理局《中华本草》编委会．中华本草．上海：上海科学技术出版社，1999：7768.

[2] 翁金月，肖玉燕，张成川，等．温郁金的化学成分及其研究近况．实用药物片与临床，2008，11（2）：105.

[3] 金建忠．超临界 CO_2 萃取温郁金挥发油及其成分分析研究．中国中药杂志，2006，31（3）：255.

[4] 秦坤良，汤淙淙，黄可新．温郁金茎叶与块根中挥发油成分的比较研究．温州医学院学报，2006，36（2）：95.

[5] 李凌夫，贾宽，杨宝华，等．郁金 1 号注射液对正常小鼠免疫功能的影响．中医药学报，1987，（2）：39.

[6] 贾宽，杨宝华，梁德年，等．郁金挥发油对小鼠中毒性肝炎模型免疫功能的影响．中国免疫学杂志，1989，5（2）：121.

[7] 戴俐明，陈敏珠，徐叔云，等．郁金对豚鼠实验性过敏性脑脊髓炎模型的疗效．药学学报，1982，17（9）：692.

[8] 郝洪谦，孙兵，郑开俊，等．郁金二酮对家猫睡眠节律电活动的调节作用．中草药，1994，25（8）：423.

[9] 姜如冈．Papers of the International Congress on Traditional Medirine. 北京，1990：372.

[10] 韩珍，贺弋，杨艳，等．郁金抗抑郁作用的实验研究．宁夏医学院学报，2008，30（3）：275.

[11] 崔晓兰，等．中国药理通讯，1990，7（2）：20.

[12] 俞彩珍，王德敏．中药温郁金对病毒性肝炎治疗作用的研究．黑龙江中医药，1992，（5）：44.

[13] 刘保林．温郁金 1 号注射液对小鼠肝微粒体细胞色素 P450 和脂质过氧化的影响．中药通报，1988，13（1）：46.

[14] 兰凤英，何静春，赵颖，等．郁金抗四氯化碳致小鼠急性肝损伤的作用．中国康复理论与实践，2007，13（5）：444.

[15] 张寅恭，蔡宁加，沈康元．温郁金对动物的终止妊娠作用．中成药研究，1983，（6）：29.

[16] 梁德年，韩志芬，华英圣，等．温郁金 1 号及 2 号注射液对小鼠心、肝、脾脏器 cAMP 含量的影响．中医药学报，1986，（1）：40.

[17] Quiles JL, Mesa MD, Ramirez-Tortosa CL, et al. Curcumalonga extract supplementation reduces oxidative stress and attenuates aortic fatty steak development in rabbits. Arte-rioscler Thromb Vasc Biol, 2002,22（7）：1225.

[18] Chen HW, Yu SL, Chen JJ, et al. Anti invasive gene epression profile of curcumin in lung adenocarcinoma bason a high through put microarray analysis. Mol Phamacol, 2004, 65（1）：99.

[19] 何必立，吕宾，徐毅，等．温郁金对胃癌细胞的抑作用及其对 IGF-Ⅰ、IGF-Ⅱ表达的影响．世界消化杂志，2004，12（11）：2761.

[20] 何必立，吕宾，徐毅，等．温郁金对胃癌细胞的抑制作用及其对血管内皮生长因子表达的影响．中医药学刊，2006，24（9）：1741.

[21] 王佳林，吕宾，倪桂宝，等．温郁金对 VEGF 和 MV 在人胃癌裸小鼠移植瘤中表达的研究．肿瘤，2002，5（1）：55.

[22] 王佳林，吕宾，倪桂宝，等．温郁金对人胃癌裸鼠移瘤生长和环氧合酶 -2 表达的影响．胃肠病学，2001，1（5）：277.

[23] 俞林峰，吕宾，徐磊，等．温郁金对饮用 MNNG 大鼠胃黏膜增殖的影响．中华中医药学刊，2007，25（9）：1868.

[24] 汪龙德，李红芳．单味郁金对离体兔奥狄括约肌、胆囊和十二指肠平滑肌活动的影响．甘肃中医学院学报，2002，19（2）：14.

[25] 杨淑娟，郑天珍，瞿颂义．郁金对胃平滑肌条运动的影响．宁波大学学报，2004，17（2）：228.

[26] 王红梅，赵怀舟，张玲，等．丁香配伍郁金对胃肠运动影响的药理实验研究（Ⅰ）——丁香与不同品种不同比例郁金配伍．时珍国医国药，2003，14（9）：513.

[27] 王滨，曹军．温郁金提取液对辐射所致脂类过氧化的影响．哈尔滨医科大学学报，1996，30（2）：128.

[28] 王滨，周丽，牛淑冬，等．温郁金提取液在辐射损伤过程中对抗氧化酶活力的影响．中医药学报，2000，2：74.

[29] Chueh SC, Lai MK, Liu IS, et al. Curcumin enhances the immunosuppressive activity of cyclosporine in rat cardiac allografts and in mixed lymphocyte reactions. Ransplant Proc, 2003, 35（4）：1603.

[30] Anuchapreeda S, Leechanachai P, Smith MM, et al. Modulation of P-glycoprotein expression and function by curcumin in multidmg-resistant、human KB cells. Biochem Pharmacol, 2002, 64（4）：573.

[31] 赵艳玲，肖小河，袁海龙，等．姜黄和郁金的药理作用比较实验．中药材，2002，25（2）：112.

[32] 李宗花，李峰，何静春，等．郁金对低张性缺氧小鼠功能的影响．中国康复理论与实践，2007，13（8）：710.

[33] 张晶．茵陈玉青丸治疗急性肝炎．吉林中医药，1992，（4）：22.

[34] 孙建中，王翔惠．单味大剂量郁金治疗慢性肝炎麝浊异常 32 例．湖北中医杂志，1993，15（6）：4.

[35] 俞彩珍，王德敏，李宗梅．中药温郁金对病毒性肝炎治疗作用的研究．黑龙江中医药，1992，（5）：44.

[36] 李庆铎．化疸复肝汤治疗小儿急性黄疸型肝炎 250 例．内蒙古中医药，1990，9（1）：3.

[37] 郝左太，王起福．姜黄、郁金为主治疗慢性胆囊炎 100 例疗效对比观察．中医药研究，1994，（3）：12.

[38] 谢渭南，王致道，杨丽阳．五金汤加味治疗胆胃综合征．实用中西医结合杂志，1992，5（9）：522.

[39] 李棣如．"消石散"治疗胆结石疗效的报告．中医杂志，1958，(11)：750.

[40] 李棣如，余镕，王岗然．"消石散"治愈胃柿石 5 例．上海中医药杂志，1965，（10）：24.

[41] 杨秀亭，李泽坞．癫痫散治疗小儿癫痫 30 例观察．中医药信息，1989，6（2）：29.

[42] 杨春林，曹春芳，吴火根，等．复方金蒲丹治疗精神分裂症的临床观察．中国医药学报，1992，7（2）：30.

[43] 方观杰．延胡木金散治疗急慢性扭挫伤 321 例．浙江中医杂志，1988，23（3）：114.

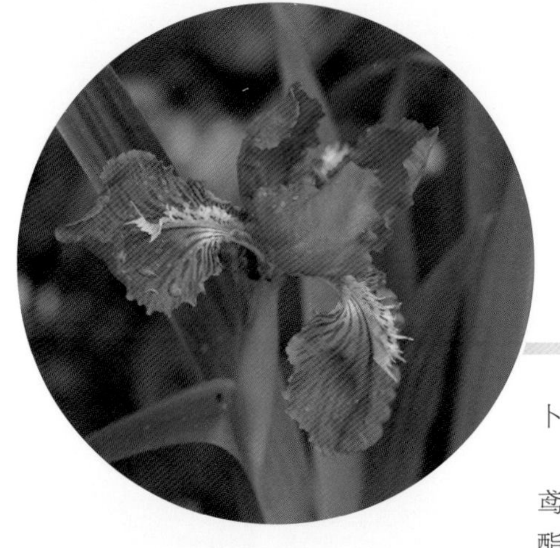

Yuan wei

鸢尾

Iridis Tectori Rhizoma

[英]Roof Iris Rhizome

【别名】蓝蝴蝶、鲤鱼尾、乌鸢、紫蝴蝶、扁柄草、扁竹、燕子花。

【来源】为鸢尾科植物鸢尾 *Iris tectorum* Maxim. 的根茎。

【植物形态】多年生草本，基部围有老叶残留的膜质叶鞘及纤维。根茎较短，肥厚，环纹较密。叶基生，叶片剑形，长15~50cm，宽1.5~3.5cm，先端渐尖，基部鞘状，层叠排成2列，有数条不明显的纵脉。花茎中下部有叶1~2片；苞片2~3；花梗蓝紫色，花被裂片6，2轮，外轮裂片倒卵形或近圆形，外折，中脉具不整齐橘黄色的鸡冠状突起，内轮裂片较小；雄蕊3；子房下位，花柱分枝3，花瓣状，蓝色，覆盖着雄蕊，先端2裂，边缘流苏状。蒴果椭圆状或倒卵状，有6条明显的肋；种子梨形，黑褐色，种皮皱褶。

【分布】广西主要分布于南丹、金秀等地。

【采集加工】全年均可采收，洗净，除去须根，切片，晒干。

【药材性状】根茎呈不规则结节状，有分枝，长3~10cm，直径1~2 cm。外表棕褐色或黑棕色，皱缩，有排列较密的横向皱褶环纹。上面有数个凹陷盘状的茎痕，下面有残留的细根及根痕。

【品质评价】以粗壮、坚硬、断面色黄者为佳。

【化学成分】本品含有茶叶花宁(apocynin)，鼠李柠檬素（rhamnocitrin），鸢尾苷元（tectorigenin），鸢尾甲黄素A（iristectorigenin A），*β*-谷甾醇(*β*-sitosterol)，二氢山柰甲黄素(dihydrokaempferide)，野鸢尾苷元(irigenin)，鸢尾苷(tectoridin)，草夹竹桃苷(androsin)，正丁基-*β*-D-吡喃果糖苷（n-butyl-*β*-D-fructopyranoside)，鸢尾新苷B(iristectorin B)，野鸢尾苷（iridin），鸢尾苷元-7-*O*-*β*-葡萄糖-4′-*O*-*β*-葡萄糖苷（tectorigenin-7-*O*-*β*-glucosyl-4′-*O*-*β*-glucoside），胡萝卜苷（daucosterol）[1]。

叶含鸢尾烯（iristectorene）A-H，鸢尾酮（iristectorone）A-H及单环三萜酯类化合物。挥发油含鸢尾醌（irisquinone)，射干醌(belamcandaquinone)，鸢尾烯(iristectorene)，6-庚基四氢-2H-吡喃-2-酮(6-heptyltetrahydro-2H-pyran-2-one），5-庚基二氢-2（3H）-呋喃酮[5-heptyldihydro-2（3H）-furanone]，二十一烷（heneicosane），3-羟基-苯甲醛肟（3-hydroxyl-benfro-moxine）[2]。

【药理作用】

抗炎 小鼠分别灌胃给予剂量100mg/kg、300mg/kg的鸢尾乙醇提取物，对组胺所致的小鼠皮肤毛细血管通透性增加有抑制作用[3]。

【性味归经】味辛、苦，性凉；有毒。归肝、膀胱经。

【功效主治】清热解毒，祛风利湿，消肿止痛。主治咽痛，肝炎，膀胱炎，风湿痛，跌打肿痛，疮疖，皮肤瘙痒。

【用法用量】内服：煎汤，6~15g；或绞汁；或研末。外用适量，捣敷；或煎汤洗。

【使用注意】体虚便溏者及孕妇禁服。

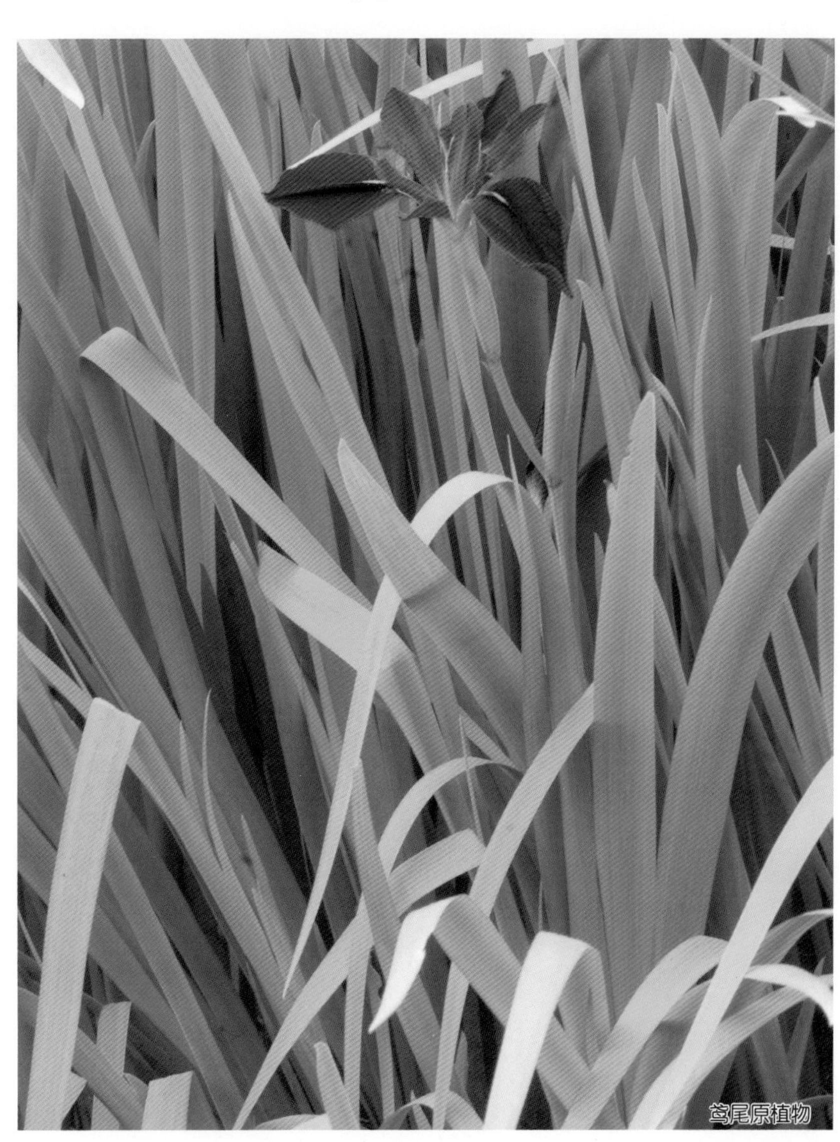
鸢尾原植物

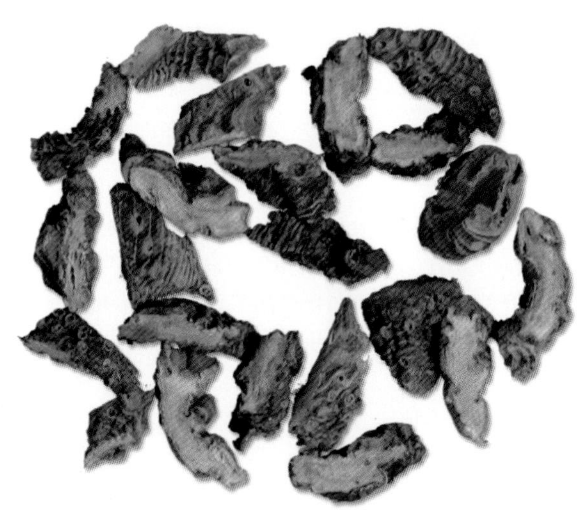

鸢尾饮片

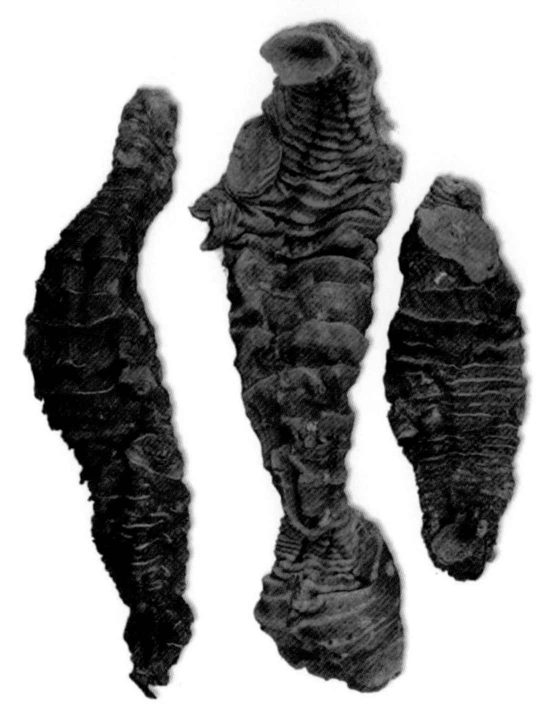

鸢尾药材

【经验方】

1. 皮肤瘙痒　鸢尾全草 10~20g。煎水洗。(《中国民族药志》)

2. 骨折　燕子花鲜全草适量，捣烂，胡椒为引，调匀敷患处。(《云南中草药》)

3. 小儿疳积　鸢尾适量，与瘦猪肉共为末，蒸服。(《中国民族药志》)

4. 膀胱炎　燕子花叶 3g，红糖为引。水煎服。(《云南中草药》)

5. 肝炎，肝肿大，肝痛，喉痛，胃痛　鸢尾全草 15~30g。水煎服。(《庐山中草药》)

【参考文献】

[1] 赏后勤，秦民坚，吴靳荣 . 川射干的化学成分 . 中国天然药物，2007，5（4）：312.

[2] 国家中医药管理局《中华本草》编委会 . 中华本草 . 上海：上海科学技术出版社，1999：7335.

[3] 郭涛，舒宗美 . 鸢尾乙醇提取物的抗炎作用研究 . 中国临床医药实用杂志，2005，6：67.

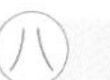
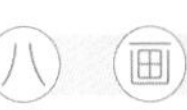

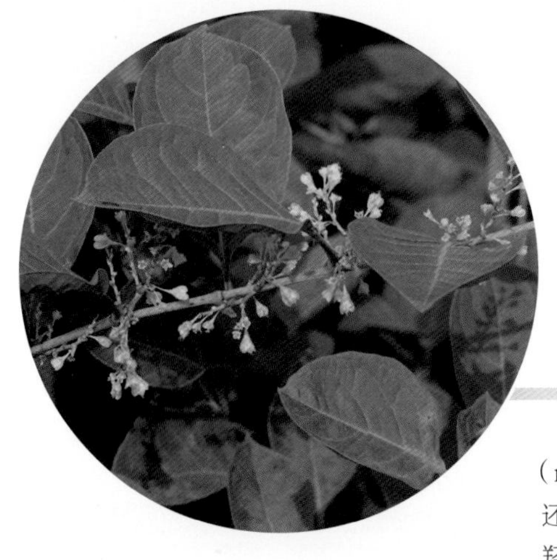

虎 杖

Hu zhang

Polygoni Cuspidati Rhiaoma
[英]Giant Knotweed Rhizome

【别名】大虫杖、苦杖、酸杖、斑杖、苦杖根、蛇总管、大力王、土大黄、活血龙、酸汤杆。

【来源】为蓼科植物虎杖 *Polygonum cuspidatum* Sieb. et Zucc. 的根茎。

【植物形态】多年生灌木状草本。根茎横卧地下，木质，黄褐色，节明显。茎直立，丛生，无毛，中空，散生紫红色斑点。叶互生；叶柄短；托叶鞘膜质，褐色，早落；叶片宽卵形或卵状椭圆形，长 6~12cm，宽 5~9cm，先端急尖，基部圆形或楔形，全缘，无毛。花单性，雌雄异株，成腋生的圆锥花序；花梗细长，中部有关节，上部有翅；花被 5 深裂，裂片 2 轮，外轮 3 片在果时增大，背部生翅；雄花雄蕊 8；雌花花柱 3，柱头头状。瘦果椭圆形，有 3 棱，黑褐色。

【分布】广西主要分布于罗城、资源、富川、钟山、昭平、岑溪、博白等地。

【采集加工】全年均可采挖，洗净，切片晒干。

【药材性状】根茎圆柱形，有分枝，长短不一，有的可长达 30cm，直径 0.5~2.5cm，节部略膨大。表面棕褐色至灰棕色，有明显的纵皱纹、须根和点状须根痕，分枝顶端及节上有芽痕及鞘状鳞片。节间长 2~3cm。质坚硬，不易折断，折断面棕黄色，纤维性，皮部与木部易分离，皮部较薄，木部占大部分，呈放射状，中央有髓或呈空洞状，纵剖面具横隔。气微，味微苦、涩。

【品质评价】以粗壮、坚实、断面色黄者为佳。

【化学成分】本品含蒽醌及蒽醌苷：大黄素(emodin)，大黄素-6-甲醚(physcion)，大黄酚(chrys ophanol)，大黄酸(rhein)，蒽苷 A（anthraglycoside A，即大黄素-6-甲醚-8-*O*-D-葡萄糖苷），蒽苷 B（anthraglycoside B，即大黄素-8-*O*-D-葡萄糖苷），芪类化合物：白藜芦醇（resveratrol），白藜芦醇苷（polydatin）。还有酚性成分：迷人醇（fallacinol），6-羟基芦荟大黄素(citreorosein)，大黄素-8-单甲醚(questin)，6-羟基芦荟大黄素-8-单甲醚（questinol），原儿茶酸（protocatechuic acid），儿茶素[(+)-catechin]，2,5-二甲基-7-羟基色原酮（2,5-dimethyl-7-hydroxy chromone），7-羟基-4-甲氧基-5-甲基香豆精（7-hydroxy-4-methoxy-5-methylcoumarin）和决明松-8-*O*-D-葡萄糖苷（torachrysone-8-*O*-D-glucoside）。另含黄酮类：槲皮素（quercetin），槲皮素-3-阿拉伯糖苷(quercetin-3-arabinoside)，槲皮素-3-鼠李糖苷（quercetin-3-rhamnoside），槲皮素-3-葡萄糖苷（quercetin-3-glucoside），槲皮素-3-半乳糖苷（quercetin-3-galactoside），木犀草素-7-葡萄糖苷（lut-eolin-7-glucoside），芹菜黄素（apigenin）的衍生物[1]。

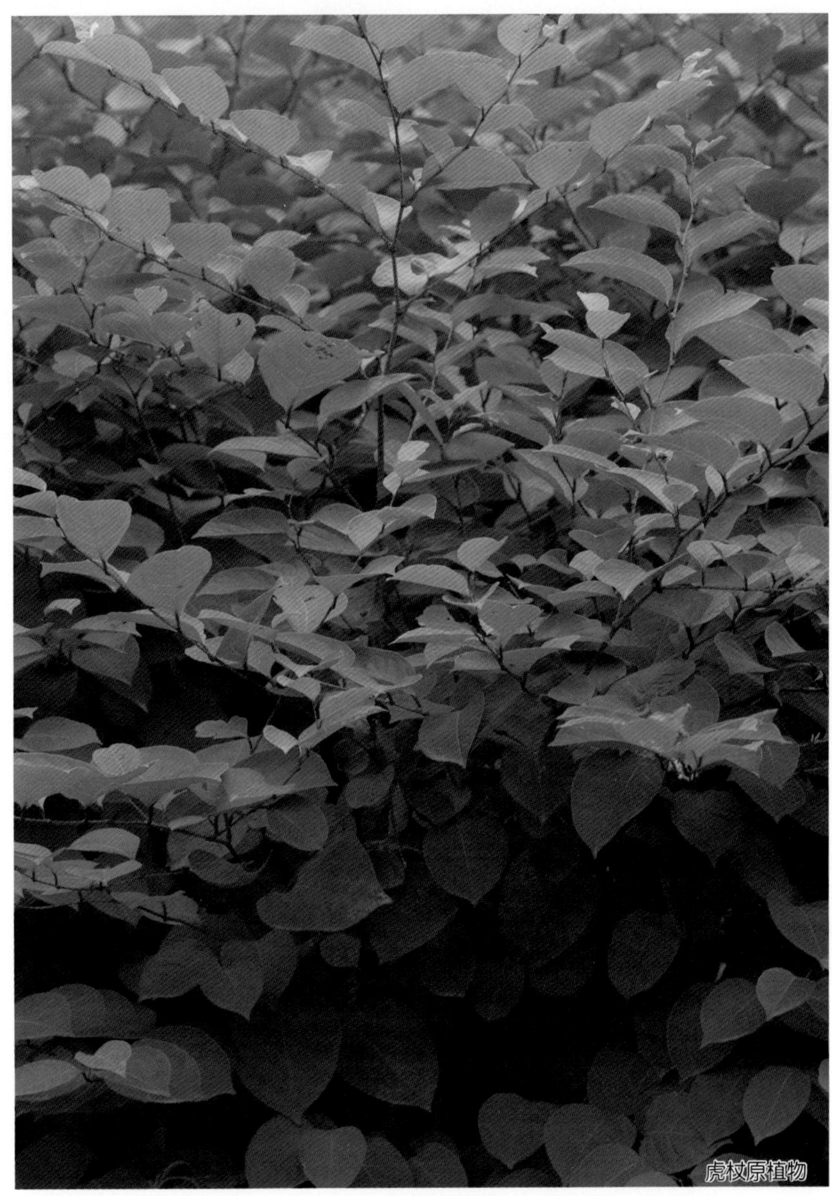
虎杖原植物

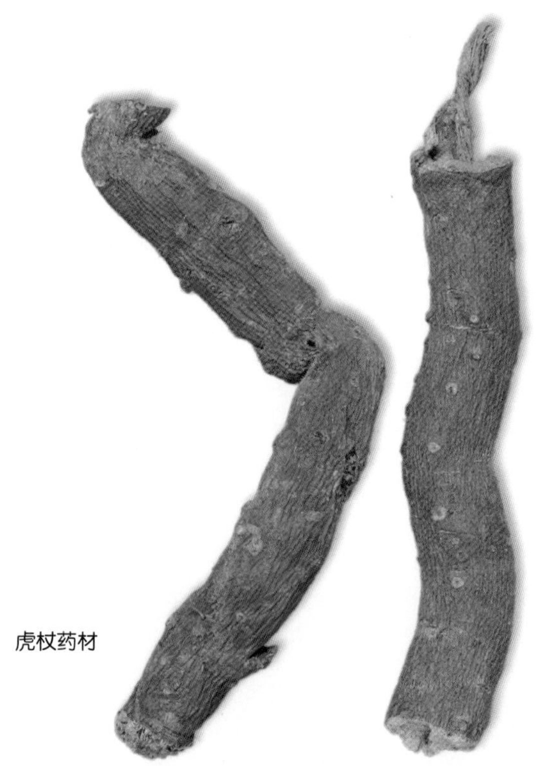
虎杖药材

从虎杖分离出一种含 38 个单糖的多糖，它由 D- 葡萄糖（D-glucose），D- 半乳糖（D-galactose），D- 甘露糖（D-seminose），L- 鼠李糖（L-rhamnose）和 L- 阿拉伯糖（L-arabinose）等组成[2]。还含有铜、铁、锰、锌、钾等[1]微量元素以及其他化学成分：2- 甲氧基 -6- 乙酰基 -7- 甲基胡桃醌（2-methoxy-6-acetyl-7-methyljuglone），葡萄糖欧鼠李糖苷，酒石酸（tartaric acid），苹果酸（malic acid），柠檬酸（citric acid），维生素 C（vitamin C），草酸（oxalic acid），虎杖素（reynoutrin）即槲皮素 -3- 木糖苷[1]。

虎杖的茎中含鞣质、异槲皮苷（*iso*-quercitrin）、大黄素（emodin）等，细枝含鞣质[3]。

【药理作用】

1. 对心血管系统作用　麻醉猫静注白藜芦醇苷 50mg/kg，初期血压微升，3~5min 血压缓慢下降，至 15~30min 达最低点，然后缓慢上升，降压维持 2~2.5h。给药后平均血压净降面积为 27.3%。蒽醌注射液对麻醉兔有降压作用[4]。虎杖苷（PD）直接降低白细胞对血管内皮的黏附性而改善微循环[5]。虎杖苷可降低模型大鼠的纤维蛋白原含量和血小板黏附率，其药效对血浆黏度降低所致全血黏度降低比其他原因所致更显著，主要通过降低血浆黏度来降低全血黏度，从而改善大鼠血液循环[6]，PD 不影响 KATP 通道电导，但加入 PD 后 KATP 通道动力学发生了变化，延长通道开放时间，提高通道开放概率，PD 具有激活 KATP 通道的作用，可能通过使细动脉平滑肌超极化而扩张细动脉，从而改善休克动物微循环[7]。PD 5mg/kg 抑制二磷酸腺苷（ADP）和丙烯酸（AA）诱导血小板聚集，对 Ca^{2+} 诱导的血小板聚集也有一定的抑制作用，给药后 60min 时抑制作用更为显著[8]。PD 6.7~107.2μmol/L 抑制 AA 和 ADP 诱导的兔血小板聚集和血栓烷 B_2（TXB_2）的产生，血小板聚集的抑制率分别为 48%~90% 和 43%~69%，TXB_2 产生的抑制率分别为 50%~87% 和 43%~68%，血小板聚集的抑制率和 TXB_2 产生的抑制率间呈正相关[9]。PD 0.02~2.0 mmol/L 可使大鼠血管平滑肌细胞（VSMC）内游离钙浓度升高，波形变宽，PD 既能促进 VSMC 外钙离子进入细胞内，也能诱导细胞内钙离子释放，以提高正常 VSMC 的收缩性，增加正常血管的张力[10]。PD 对细胞内钙、pH 有双向调节作用，正常情况下 PD 增加细胞内游离钙，升高 pH，以提高血管张力，休克时 PD 降低细胞内钙浓度，降低细胞内 pH，以降低血管张力，使血管扩张，PD 还可通过促进细胞外钠离子内流，使细胞去极化来调节血管[11]。静脉注射虎杖后，可降低缺氧引起的肺动脉高压，对肺循环和体循环有一定的选择性。在肺动脉收缩压下降的同时，动脉血氧分压并未降低，表明虎杖对氧合作用影响较小，虎杖增强心肌收缩力，对缺氧心肌有保护作用，增加心输出量，增强纤溶系统活性，提高心肌对缺氧的耐受能力，减低心脏衰竭程度[12,13]。PD 呈剂量依赖增加前列腺素 I_2 释放的作用，PD 0.46mmol/L、0.15mmol/L 作用 10min 时，6- 酮前列腺素 F1α 增加显著，且前者的作用至 30min 时仍非常显著，但低于 0.15mmol/L 剂量无增加作用[14]。PD 有抗血栓形成作用，具有剂量 - 效应关系，对动、静脉和微循环血栓形成都有对抗作用[15]。

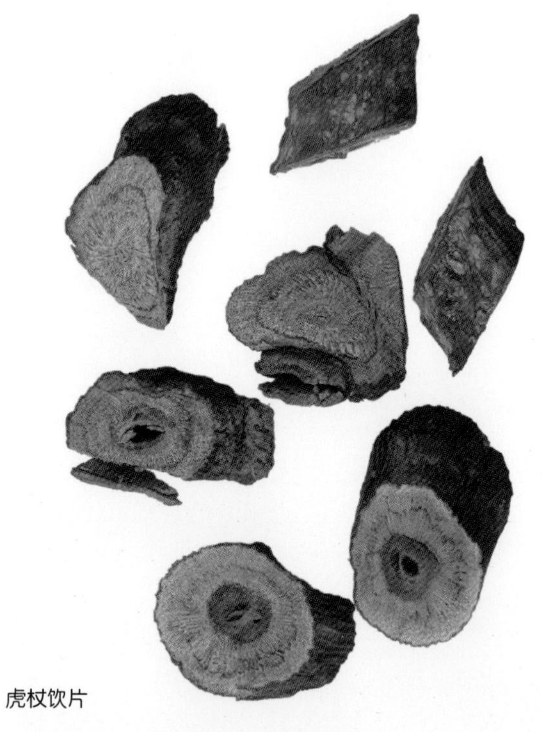
虎杖饮片

虎杖苷 50mg/kg、100mg/kg 对环状动静脉血栓形成家兔进行灌胃，每天一次，连续 2 周，有一定的溶血栓、抑制血小板凝集和改善血液循环的作用[16]。白藜芦醇苷和白藜芦醇有部分制止大鼠肝中过氧化类脂化合物的堆积，降低大鼠血清中天冬氨酸转氨酶（AST）和丙氨酸转氨酶（ALT）的水平，降低脂质过氧化物（LPO）和减少血清游离脂肪酸（FFA），血清中的总胆固醇（TC）、甘油三酯（TG）、高密度脂蛋白胆固醇（HDL-C）水平不变，阻止过氧化物被鼠肝内微粒体 ADP、还原型辅酶Ⅱ和还原型辅酶Ⅱ所诱导[17]。白藜芦醇苷按 30mg/kg、70mg/kg 给高脂血症大鼠灌胃，每天一次，连续 4 周，有降低血清 TC、TG、HDL-C、LDL-C、载脂蛋白（apoB）、丙二醛（MDA）及一氧化氮（NO），使载脂蛋白 A1（apoA1）降低，HDL-C/ TC 及 apoA1/apoB 比值升高，提高高脂血症大鼠血清超氧化物歧化酶（SOD）、谷胱甘肽过氧化物酶、过氧化氢酶活性及总抗氧化能力，PD 可通过降低一氧化氮合酶 i 活性和升高一氧化氮合酶 c 活性而调节 NO 水平[18,19]。虎杖苷注射液（7.5mg/kg、15mg/kg 和 30mg/kg）可改善脑水肿、减少过氧化脂质的形成，减少乳酸的聚积，并对单胺氧化酶有抑制作用，虎杖苷注射液对大鼠急性全脑缺血再灌注损伤有保护作用[20]。虎杖苷可降低缺血缺氧损伤后升高的 VSMC 胞浆蛋白激酶（PKC）活性，并促进 PKC 的正常转位，使病理性 PKC 异常改变恢复到接近正常[21]，对急性缺氧性肺动脉高压，用虎杖后肺动脉压与用药前比较及与对照组比较均有下降，心搏指数与对照组比较有所增加，组织型纤溶酶原激活剂增加，血浆纤溶酶原激活剂抑制物的含量下降，虎杖可降低缺氧引起的肺动脉高压，增加心输出量，增强纤溶系统活性[22]。虎杖苷对 LPS 导致的心肌细胞损伤有保护作用[23]。

2. 保肝　虎杖煎剂能降低四氯化碳（CCl_4）诱导肝损伤小鼠血清 ALT、AST 值，增强 SOD 活力，降低 MDA 含量，有护肝作用[24]。虎杖具有抗氧化和肝功能保护作用[24]。给非酒精性脂肪性肝病大鼠灌胃虎杖水提液 11g/kg，能降低肝组织和血清 TG、总胆固醇 TC 和葡萄糖水平[25]。PD 能保护 CCl_4 造成的原代培养大鼠肝细胞损伤[26]。

3. 抗菌、抗病毒　大黄素、7- 乙酰基 -2- 甲氧基 -6- 甲基 -8- 羟基 -1,4- 萘醌具有抗菌活性[27~29]。白藜芦醇体外对枯草杆菌、藤黄八迭菌等有较强的杀菌作用[30]。大黄素、PD、大黄素 -8- 葡萄糖苷对金黄色葡萄球菌、肝炎双球菌有抑制作用。虎杖中含有的一种黄酮类物质对金黄色葡萄球菌、白色葡萄球菌、变形杆菌有抑制作用。10% 虎杖煎液对单纯疱疹病毒、流感亚洲甲型京科 68-1 病毒及埃可Ⅱ型病毒均有抑制作用。3% 虎杖煎液对 479 号腺病毒 3 型、72 号脊髓灰质炎Ⅱ型、44 号埃可 9 型、柯萨奇 A9 型及 B5 型、乙型脑炎（京卫研Ⅰ株）、140 号单纯疱疹等 7 种代表性病毒株均有较强的抑制作用[31~33]。虎杖水提液可以部分抑制鼠白血病病毒导致的 C57BL/6 鼠的脾大、免疫抑制和病毒血症，早期用药效果较好，持续给药可以部分控制感染鼠脾大和脾细胞对刀豆蛋白 A 的刺激应答降低，但对高球蛋白血症的改善作用是非持续性的[34]。

4. 对胃肠道作用　用大黄素 1.9×10^{6}g/ml 浓度时可引起肠管肌肉张力短时增高，振幅增大，在 1.25×10^{-5}g/ml 浓度时则使肠肌松弛。静脉注射大黄素 10mg/kg 时，小肠张力立即下降，抑制作用持续约 3min，随后肠管肌张力增高，收缩幅度增大，持续 20~30min，然后逐渐恢复正常[35]。PD 可剂量依赖性地抑制实验性急性胃黏膜损伤，使大鼠束缚 - 冷冻应激型胃黏膜损伤过程中血清中升高的 MDA 含量降低，使降低的 SOD 水平回升，PD 对实验性急性胃黏膜损伤具有保护作用[36]。

5. 镇咳平喘　大黄素、PD 均有镇咳作用[35]。

6. 抗肿瘤　虎杖的有效成分白藜芦醇对体外培养小鼠肝癌细胞 H22 的生长具有抑制作用[37]。

7. 止血　虎杖煎剂外用，对外伤出血有止血作用[31]，内服对上消化道出血也有止血作用。

【临床研究】

1. 带状疱疹　①复方虎杖酊（虎杖 100g，贯众 50g，板蓝根 50g，紫草 50g，藤黄 50g，白芷 50g，没药 50g，枯矾 50g）治疗带状疱疹 88 例，用消毒纱布或棉签蘸药液涂于病灶处，每 2h 1 次，睡眠时停用。2 天为 1 个疗程，一般使用 4 个疗程。结果：全部治愈，有效率 100%。治愈时间最短为 4 天，最长 8 天，平均 6 天，治愈者 2 年内未发现后遗症和再复发[38]。②自拟虎杖解毒汤（虎杖 15g，板蓝根 20g，黄连 4g，黄芩 10g，石决明 30g，蝉蜕 5g，菊花 10g，丹皮 10g，赤芍 10g，紫草 10g，白芷 10g，甘草 5g）治疗颜面部带状疱疹 70 例，口服，每日 1 剂，水煎 2 次分上午、下午 2 次服。对照组用阿昔洛韦，口服，每次 200mg，每日 5 次。两组均以 10 天为 1 个疗程，共观察 1 个疗程。结果：治疗组治愈 29 例，显效 33 例，好转 4 例，总有效率 88.57%；对照组治愈 18 例，显效 26 例，好转 16 例，总有效率 62.85%，两组比较有显著性差异（$P<0.05$）[39]。

2. 蜂窝织炎　以虎杖 5 份，生大黄 2 份，黄柏 2 份，生地榆 1 份制成散剂，治疗蜂窝织炎 36 例，使用时用凡士林煮热调成厚糊状外敷患处，然后以绷带缠绕固定，每日换药 1 次。结果：显效 28 例，有效 6 例，总有效率 94%[40]。

3. 褥疮　治疗组用自制红花虎杖液（红花 100g，虎杖 400g）外用结合皮肤按摩（每次 5~10min，每 4h 1 次）预防和治疗褥疮 40 例。对照组用 50% 酒精以同样的方法治疗褥疮 40 例。结果：治疗组有效 39 例，有效率 97.5%；对照组有效 28 例，有效率 70%，两组比较有显著性差异（$P<0.01$）[41]。

4. 慢性结肠炎　虎杖粉 4g，泼尼松 10mg，莨菪浸膏片 32mg，上述药研末混匀加温盐水 60ml，每晚睡前排便后保留灌肠 1 次，灌肠后臀部抬高，15 日为 1 个疗程，间隔 5~7 日，必要时再行第 2 疗程。结果：治疗 102 例，1~2 个疗程灌肠治疗后，治愈 88 例，占 86.3%，好转 14 例，占 13.7%，全部病例均有近期疗效[42]。

5. 急性关节扭伤　鲜虎杖 100g（晾干后碾粉），红花 20g，苏木 50g，浸泡于 55% 乙醇 200ml 中，半年后取其上清液，治疗急性关节扭伤 57 例，根据受伤部位面积大小，每次取 5~15ml，用药棉蘸取药液涂擦患处，每次 10~15min，每日 3 次，效果明显者 3 日后可改为每日 2 次涂擦，连续 5~7 日。结果：

治愈 52 例，占 91%，好转 5 例，占 9%[43]。

6. 慢性乙肝早期肝纤维化　在正常服用护肝药的基础上，治疗组口服虎杖片治疗慢性乙肝早期肝纤维化 62 例，对照组肌内注射胸腺肽治疗慢性乙肝早期肝纤维化 50 例，两组均 3 月为 1 个疗程，连续治疗 2 个疗程。结果：治疗组治愈 5 例，显效 26 例，有效 27 例，总有效率 93.55%；对照组治愈 3 例，显效 24 例，有效 13 例，总有效率 80%。治疗组疗效优于对照组（$P<0.05$）[44]。

7. 放射性皮炎　虎杖涂剂（虎杖 200g，95% 乙醇）治疗放射性皮炎 60 例，棉签蘸虎杖涂剂外涂患部，每日 4~6 次。对照组以生理盐水冲洗后，用棉签蘸取庆大霉素液（生理盐水 100ml 加庆大霉素 16 万 U）外涂患部治疗放射性皮炎 30 例，每日 4~6 次。两组均以 10 日为 1 个疗程。结果：1 个疗程后，治疗组痊愈 40 例，有效 19 例，总有效率 98.33%；对照组痊愈 15 例，有效 10 例，总有效率 83.33%，两组比较有显著性差异（$P<0.05$）[45]。

【性味归经】味苦、酸，性微寒。归肝、胆经。

【功效主治】活血散瘀，祛风通络，清热利湿，解毒。主治妇女经闭，痛经，产后恶露不下，癥瘕积聚，跌仆损伤，风湿痹痛，湿热黄疸，淋浊带下，疮疡肿毒，毒蛇咬伤，水火烫伤。

【用法用量】内服：煎汤 10~15g；或浸酒；或入丸、散。外用适量，研末调敷；或煎浓汁湿敷；或熬膏涂擦。

【使用注意】孕妇禁服。

【经验方】

1. 痈肿疼痛　酸汤杆、土大黄为末，调浓茶外敷。（《贵阳民间药草》）
2. 汤火伤　用苦杖为末，水调敷。（《丹溪治法心要》）
3. 念珠菌阴道炎　虎杖 60g，加水 500ml，煎成 300ml。待温，冲洗阴道，后用鹅不食草干粉装胶囊（含 0.3g）放入阴道，每日 1 次，7 天为 1 个疗程。[新医学，1971，（6，7）：16]
4. 湿热黄疸　虎杖、金钱草、板蓝根各 30g。水煎服。（《四川中药志》1982 年）
5. 胃癌　虎杖 30g，制成糖浆 60ml。每服 20~30ml，每日服 2~3 次。（《实用肿瘤学》）
6. 腹内积聚，虚胀雷鸣，四肢沉重，月经不通　虎杖根（切细）二斛。以水二石五斗，煮限一大斗半，去滓，澄滤令净，取好醇酒五升和煎，令如饧。每服一合，消息为度，不知，则加之。（《千金药方》虎杖煎）
7. 风湿痹痛，四肢麻木　活血龙 500g，白酒 1000ml，浸 1~4 周，分次随量饮。或活血龙、西河柳、鸡血藤各 30g，水煎服。（《浙江药用植物志》）
8. 红白痢　酸汤杆 9g，何首乌 9g，红茶花 9g，天青地白 6g。煎水兑红糖吃。（《贵阳民间药草》）
9. 痔疮出血　虎杖、银花、槐花各 9g。水煎服。（《四川中药志》1982 年）
10. 痈疮肿毒　虎杖 15g，千里光 15g，野菊花 15g。水煎服。（《四川中药志》1982 年）
11. 皮肤湿疹　虎杖、算盘子根各 24g，水煎服。（《福建药物志》）
12. 伤折，血瘀不散　虎杖（锉）二两，赤芍药（锉）一两。上二味，捣罗为散。每服三钱匕，温酒调下，不拘时候。（《圣济总录》虎杖散）
13. 产后瘀血痛，及坠扑昏闷　虎杖根，研末，酒服。（《本草纲目》）
14. 月经闭不通，结瘕，腹大如瓮，短气欲死　虎杖根百斤（去头去土，曝干，切），土瓜根、牛膝各取汁二斗。上三味，以水一斛浸虎杖一宿，明日煎取二斗，纳土瓜、牛膝汁，搅令调匀，煎令如饧。每以酒服一合，日再夜一，宿血当下，若病去止服。（《千金要方》）

【参考文献】

[1] 张喜云．虎杖的化学成分、药理作用与提取分离．天津药学，1999，11（3）：13.

[2] Takao Murakmi, Katsumi tanaka, Wasser Losliche. Polysaccharide aus den Wurzeln von Polygonum. Chem.Pharm.Bull, 1973, 21（7）：1506.

[3] 杨建文，杨彬彬，张艾，等．中药虎杖的研究与应用开发．西北农业学报，2004，13（4）：156.

[4] 方秋文，李霞，许苏英．虎杖的化学成分之一，蒽醌对心血管系统的作用．西安医学院学报，1982，3（4）：941.

[5] 金春华，刘杰，赵克森．虎杖苷对白细胞 – 内皮细胞黏附作用的影响．中国微循环，1999，3（2）：82.

[6] 王瑜，薛剑，孙晓东．虎杖苷降低急性血瘀模型大鼠血液黏度的研究．中国药房，2004，15（5）：275.

[7] 刘杰，金春华，赵克森．虎杖苷对大鼠细动脉平滑肌细胞 ATP 敏感钾通道的影响．微循环学杂志，1999，9（4）：9.

[8] 单春文．中国药理学报，1990,11（6）：527.

[9] 单春文．虎杖晶Ⅳ号对家兔血小板聚集的影响．药学学报，1988，23（5）：394.

[10] 金春华，赵克森，刘杰．虎杖苷对正常大鼠血管平滑肌细胞内游离钙浓度的影响．中国病理生理杂志，1998，14（2）：195.

[11] 金春华，赵克森，刘杰．虎杖苷对休克大鼠微血管平滑肌细胞内钙、pH 和膜电位的影响．中国药理学通报，1998，14（6）：539.

[12] 李笑宏，杨玲，林建海．虎杖注射液对猪急性缺氧性肺动脉高压的作用研究．中华结核和呼吸杂志，2001，24（10）：633.

[13] 李笑宏，林建海．虎杖对血流动力学、血气及纤溶系统的影响．上海医学，2001，24（10）：597.

[14] 顾月卿，余传林，张佩文．虎杖晶Ⅳ对培养人脐静脉内皮细胞释放前列环素及形态学的影响．中药药理与临床，1991，（5）：17.

[15] 陈鹏，杨丽川，雷伟亚．虎杖苷抗血栓形成作用的实验研究．昆明医学院学报，2006，（1）：10.

[16] 王瑜，孙晓东，于小江．虎杖苷抗血栓形成及改善微循环的研究．陕西中医，2003，24（7）：663

[17] 木邑好之 .Planta Med, 1983, 49：51.

[18] 朱立贤，金征宇．白藜芦醇苷对高脂血症大鼠血脂代谢的影响及其抗氧化作用．中成药，2006，28（2）：260.

[19] 朱立贤，金征宇．白藜芦醇苷对高脂血症大鼠血脂、一氧化氮及一氧化氮合酶的影响．中药药理与临床，2005，21（3）：16.

[20] 郭胜蓝，孙莉莎，欧阳石．虎杖苷对大鼠急性脑缺血再灌注损伤的保护作用．时珍国医国药，2005，（5）：414.
[21] 王月刚，金春华，黄海潇．虎杖苷对缺血缺氧下平滑肌细胞蛋白激酶 C 的影响．中国药理学通报，2005，21（4）：461.
[22] 李笑宏，林建海，焦文健．虎杖对缺氧性肺动脉高压动物血流动力学作用的研究．宁夏医学杂志，2001，23（9）：515.
[23] 赵清，黄海潇，金春华．虎杖苷对内毒素性心肌细胞损伤的防治作用．第一军医大学学报，2003，23（4）：364.
[24] 高毅，杨继震，詹兴海．常温下肝门阻断术对肝脏功能的影响及中药虎杖的保护作用．世界华人消化杂志，1998，（6）：122.
[25] 江庆澜，马军，徐邦牢．虎杖提取物对非酒精性脂肪肝大鼠的干预效果．广州医药，2005，36（3）：57.
[26] 黄兆胜，王宗伟，刘明平．虎杖苷对 CCl_4 损伤原代培养大鼠肝细胞的保护作用．中国药理学通报，1998，14（6）：543.
[27] 周宏晖．虎杖抗菌活性组分的筛选．中药材，1989，12（11）：48.
[28] 朱廷儒，王素贤，裴月湖．中药虎杖抗菌活性成分的研究．中草药，1985，16（3）：117.
[29] 马玉书译．国外医学・中医中药分册，1989，11（4）：253.
[30] 张渝华译．虎杖根抗菌活性成分的研究．国外药学・植物药分册，1982，（2）：24.
[31] 木岛正夫．药用植物大辞典（日）．广州书店，1977：28.
[32] 天津市卫生防疫站肝炎小组．中西药物对乙型肝炎抗原的抑制试验．天津医药，1975，3（7）：343.
[33] 中医研究院中药研究所病毒组．中草药对呼吸道病毒致细胞病变作用的影响．新医药学杂志，1973，（1）：26.
[34] 蒋岩，王红霞．用鼠艾滋病模型评价虎杖水提液的抗病毒作用．中国病毒学，1998，13（4）：306.
[35] 解放军广字第 173 部队化学教研室，广东省坪石镇卫生院，广东省罗家渡矿区医院．慢性气管炎中西医结合诊断、治疗临床研究报告．新医药学杂志，1973，（12）：471.
[36] 郭洁云，朱文庆，赵维中．虎杖苷对实验性急性胃黏膜损伤的保护作用．时珍国医国药，2006，17（11）：2183.
[37] 刘红山，齐咏，刘青光．虎杖提取物白藜芦醇对鼠肝癌细胞 H22 生长及扩增的影响．新乡医学院学报，2001，18（6）：381.
[38] 陈光亮，刘哈平，莫孙炼．复方虎杖酊治疗带状疱疹 88 例．广西中医药，1993，16（6）：20.
[39] 曹尧武，黄国林．虎杖解毒汤治疗颜面部带状疱疹 70 例疗效观察．中华现代中西医杂志，2004，2（7）：623.
[40] 王美琴．复方虎杖散外敷治疗蜂窝织炎 36 例．吉林中医药，1997，1：14.
[41] 陈旭萍．红花虎杖液防治褥疮疗效分析．青海医药杂志，2004，34（8）：15.
[42] 鱼清善，闵彩琴．虎杖粉保留灌肠治疗慢性结肠炎 102 例．山西医药杂志，1996，25（4）：309
[43] 朱悦萍，周海平．虎杖红花苏木搽剂治疗急性关节扭伤 57 例．山东中医杂志，2006，25（10）：681.
[44] 陈晓莉，陈建宗，周光英．虎杖片治疗慢性乙型活动性肝炎早期肝纤维化的疗效观察．成都中医药大学学报，2003，26（2）：6
[45] 张强．虎杖涂剂治疗放射性皮炎 60 例．中国中医药信息杂志，1999，6（1）：51.

Hu er cao

虎耳草

Saxifragae Herba

[英]Saxifraga Herb

【别名】老虎耳、丝棉吊梅、耳聋草、红线草、红线绳、水耳朵、倒垂莲。

【来源】为虎耳草科植物虎耳草 *Saxifraga stolonifera* Curt. 的全草。

【植物形态】多年生小草本，冬不枯萎。根纤细；匍匐茎细长，紫红色，有时生出叶与不定根。叶基生，通常数片；叶片肉质，圆形或肾形，直径4~6cm，有时较大，基部心形或平截，边缘有浅裂片和不规则细锯齿，上面绿色，常有白色斑纹，下面紫红色，两面被柔毛。花茎直立或稍倾斜，有分枝；圆锥状花序，轴与分枝，花梗被腺毛及绒毛；苞片披针形，被柔毛；萼片卵形，先端尖，向外伸展；花多数，花瓣5，白色或粉红色，下方2瓣特长，椭圆状披针形，上方3瓣较小，卵形，基部有黄色斑点；雄蕊10，花丝棒状，比萼片长约1倍，花药紫红色；子房球形，花柱纤细，柱头细小。蒴果卵圆形，先端2深裂，呈喙状。

【分布】广西主要分布于武鸣、那坡、凌云、乐业、南丹、恭城等地。

【采集加工】夏、秋季采收，洗净，鲜用或晒干。

【药材性状】全体被毛。单叶，基部丛生，叶柄长，密生长柔毛；叶片圆形至云肾形，肉质，宽4~6cm，边缘浅裂，疏生尖锐齿牙；下面紫红色，无毛，密生小球形的细点。花白色，上面3瓣较小，卵形，有黄色斑点，下面2瓣较大，披针形，倒垂，形似虎耳。蒴果卵圆形。气微，味微苦。

【品质评价】以身干、叶多、完整、色黄绿、无杂质者为佳。

【化学成分】本品含有岩白菜素（bergenin），槲皮苷（quercitrin），槲皮素（quercetin），没食子酸（gallic acid），原儿茶酸（protocatechuic acid），琥珀酸（succinic acid）及反甲基丁烯二酸（mesaconic acid）[1]。

【药理作用】

1. 强心作用　离体蛙心滴加虎耳草压榨的鲜汁滤液或1：1乙醇提取液0.01ml，均显示一定强心作用。提取液去钙后对心脏仍有兴奋作用，但较去钙前弱。本品强心作用较氧化钙发生慢，持续时间较长[2]。

2. 抑菌　虎耳草乙醇提取物可抑制金

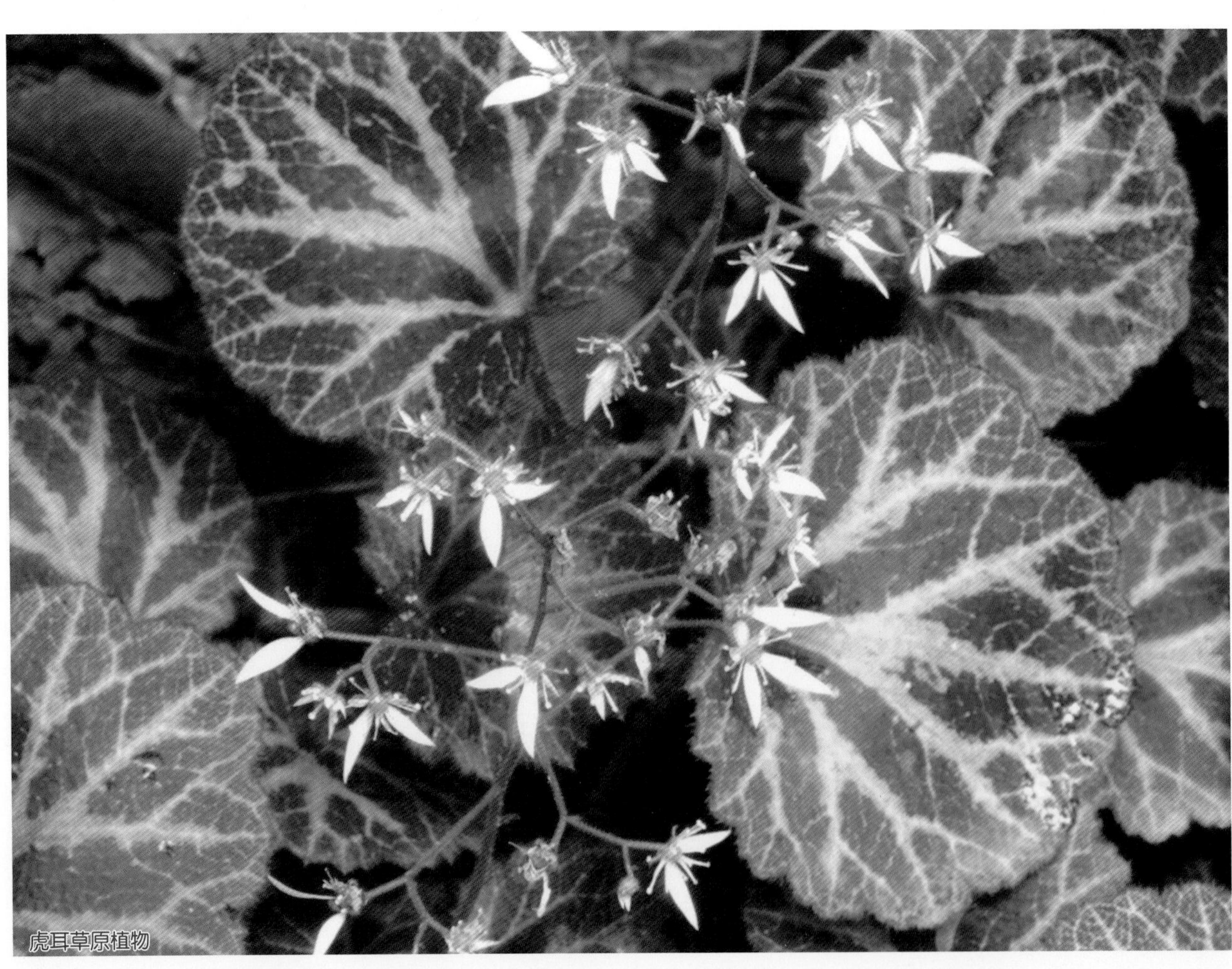

虎耳草原植物

黄色葡萄球菌、苏云金芽胞杆菌、大肠杆菌和枯草芽胞杆菌的生长[3]。

3. 利尿　麻醉犬及清醒兔静脉注射虎耳草乙醇提取液1ml/kg，呈利尿作用。将提取液中所含苷类破坏后，仍有一定利尿作用[2]。

4. 诱导细胞凋亡　虎耳草提取物体外可抑制大鼠成纤维细胞[4]和人前列腺癌细胞[5]的增殖，诱导细胞凋亡。

5. 毒理　家兔35ml/kg鲜汁灌胃，24h后未见任何不良反应，第2日重复给60ml/kg，观察3天，也未见任何不良反应[2]。

【临床研究】

前列腺增生　用虎耳草制剂治疗确诊病人32例，其中13例采用虎耳草针剂经会阴部前列腺内注射，每侧2ml，5~7日注射1次，连续10次为1个疗程；8例采用虎耳草栓剂，肛门内给药，每天1次，3个月为1个疗程；11例使用虎耳草针剂经阴部前列腺内注射，同时虎耳草栓肛门内给药。对于合并尿路感染者先用抗生素治疗；合并急性尿潴留者应先导尿处理；对有凝血功能障碍的禁忌经会阴部前列腺内注射给药。于治疗前后对前列腺体积、残余尿、国际前列腺症状评分、生活质量评分进行统计学处理。结果：四项观察指标治疗前后均有显著性差异（$P<0.01$或$P<0.05$）[6]。

【性味归经】味苦、辛，性寒；有小毒。归肺、肝经。

【功效主治】清热解毒，凉血止血。主治风热咳嗽，急性中耳炎，风疹瘙痒。

【用法用量】内服：煎汤，10~15g。外用适量，捣汁滴；或煎水熏洗。

【使用注意】本品有小毒，用量不宜过大。

【经验方】

1. 冻疮溃烂　鲜虎耳草叶捣烂敷患处。（《南京地区常用中草药》）
2. 痔疮　虎耳草一两，水煎，加食盐少许，放罐内，坐熏，一日二次。（《江西民间草药》）
3. 肺痈吐臭脓　虎耳草四钱，忍冬叶一两。水煎二次，分服。（《江西民间草药》）
4. 吐血　虎耳草三钱，猪皮肉四两。混同剁烂，做成肉饼，加水蒸熟食。（《江西民间草药》）
5. 风丹热毒，风火牙痛　鲜虎耳草一两，水煎服。（《南京地区常用中草药》）
6. 荨麻疹　虎耳草、青黛。水煎服。（《四川中药志》）
7. 风疹瘙痒，湿疹　鲜虎耳草15~30g。水煎服。（《上海常用中草药》）
8. 血崩　鲜虎耳草一至二两，加黄酒、水各半煎服。（《浙江民间常用草药》）

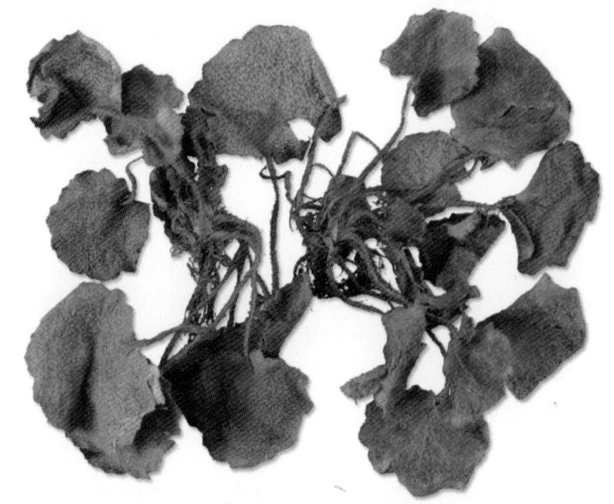

虎耳草药材

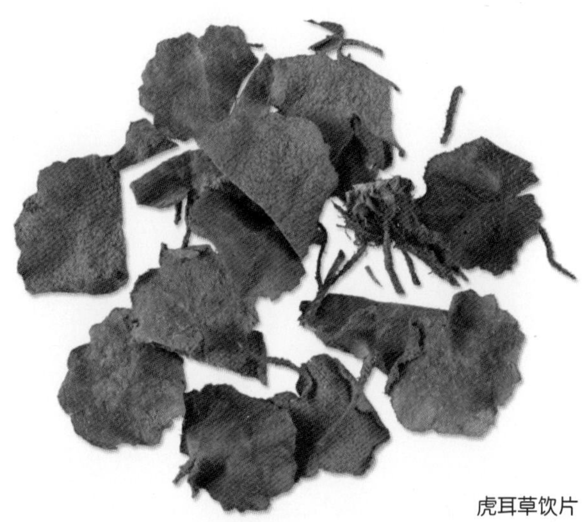

虎耳草饮片

【参考文献】

[1] 罗厚蔚，吴葆金，陈节庵，等. 虎耳草有效成分的研究. 中国药科大学学报，1988，19（1）：1.
[2] 王筠默. 中草药通讯，1978，（12）：540.
[3] 刘世旺，徐艳霞. 虎耳草乙醇提取物抑菌作用的研究. 资源开发与市场，2007，23（6）：481.
[4] 张立石，丁家欣，张秋海，等. 虎耳草提取物对大鼠成纤维细胞的抑制作用. 中国中医基础医学杂志，2005，11（12）：920.
[5] 丁家欣，张立石，张玲. 虎耳草提取物对前列腺癌细胞凋亡的影响. 中国中医基础医学杂志，2005，11（12）：905.
[6] 居龙涛. 虎耳草制剂治疗前列腺增生症. 中国中医基础医学杂志，2007，13（1）：79.

Hu wei lan

虎尾兰

Sansevieriae Trifasciatae Folium

[英]Snake Sansevieria Leaf

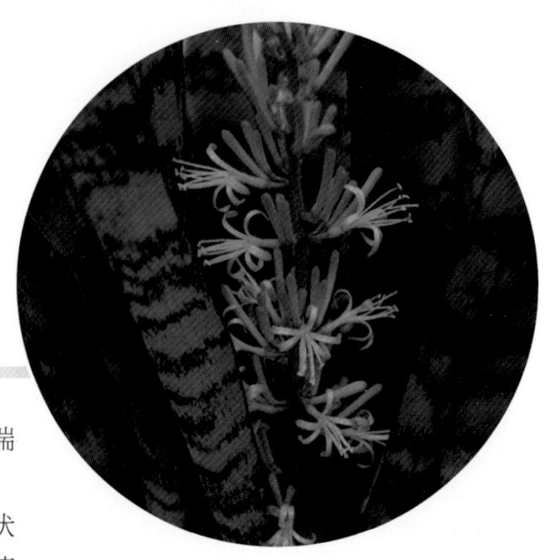

【别名】老虎尾、弓弦麻、花蛇草、虎皮兰、千岁兰、虎尾掌、锦兰。

【来源】为百合科植物虎尾兰 *Sansevieria trifasciata* Prain 或金边虎尾兰 *Sansevieria tr-ifasciata* Prain var laurentii（De Wildem）.N.E.Brown 的叶。

【植物形态】虎尾兰：多年生常绿草本。具匍匐的根茎。叶 1~6 枚基生，挺直，质厚实；叶片条状倒披针形至倒披针形，长 30~120cm，宽 2.5~8cm，先端对褶成尖头，基部渐狭成有槽的叶柄，两面均具白色和深绿色相间的横带状斑纹。花 3~8 朵 1 束，1~3 束 1 簇在花序轴上疏离地散生；花梗近中部具节；花被片 6，白色至淡绿色；雄蕊与花被近等长；花柱伸出花被。

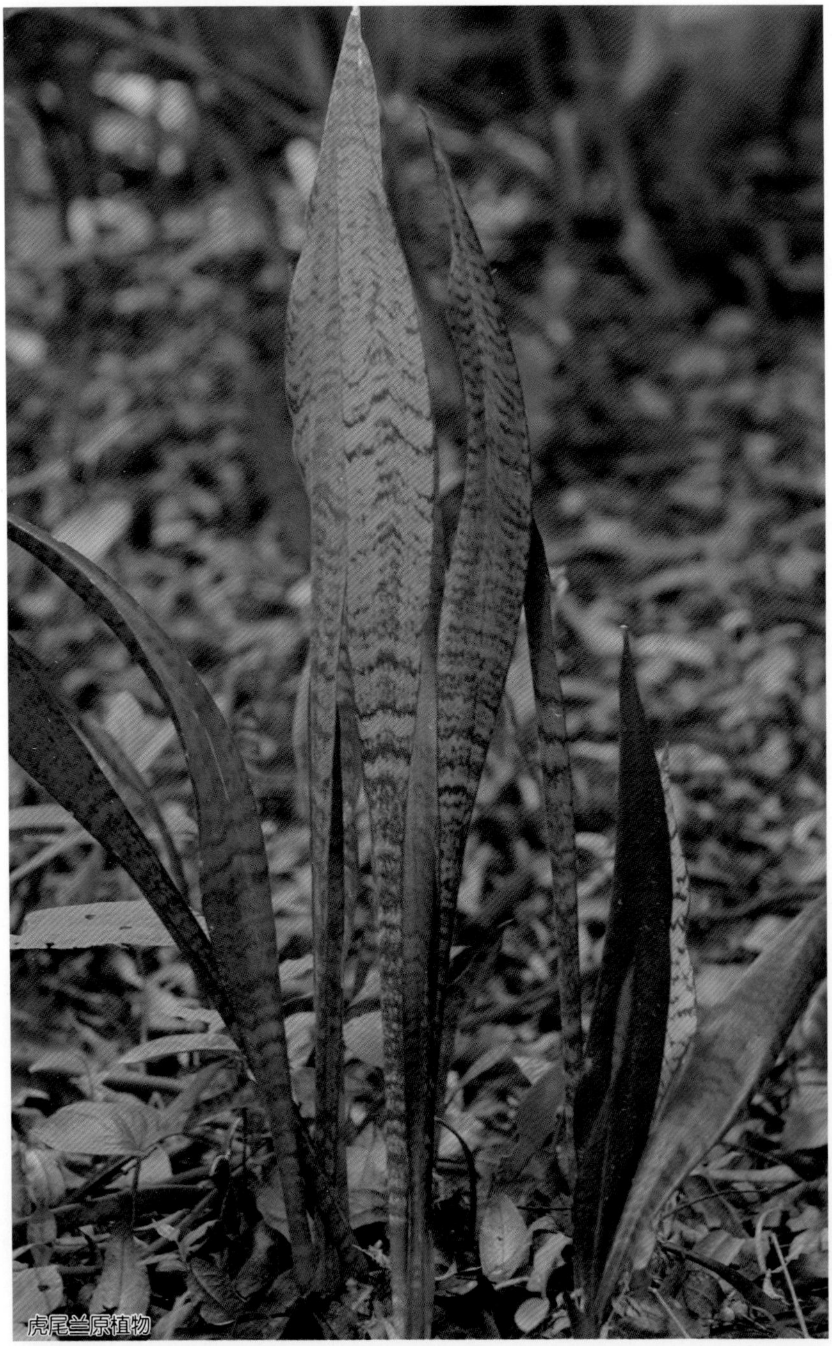

虎尾兰原植物

金边虎尾兰：多年生常绿草本。具匍匐的根茎。叶 1~6 枚基生，挺直，质厚实；叶片条状倒披针形至倒披针形，长 30~120cm，宽 2.5~8cm，先端对褶成尖头，基部渐狭成有槽的叶柄，两面均具白色和深绿色相间的横带状斑纹，叶边缘为金黄色。花 3~8 朵 1 束，1~3 束 1 簇在花序轴上疏离地散生；花梗近中部具节；花被片 6，白色至淡绿色；雄蕊与花被近等长；花柱伸出花被。

【分布】广西全区均有栽培。

【采集加工】夏、秋季采叶，鲜用或晒干。

【药材性状】叶片皱缩折曲，展平后完整者呈长条形或长倒披针形，长 30~60cm，宽 2.8~5cm，两面灰绿色或浅绿色，具相间的暗绿色横斑纹，先端刺尖，基部渐窄，全缘质稍韧而脆，易折断，断面整齐。气微，味淡、微涩。

【品质评价】以身干、色绿、质柔韧、无杂质者为佳。

【化学成分】叶含多种甾体皂苷元：罗斯考皂苷元（ruscogenin），（25*S*）-罗斯考皂苷元 [（25*S*）-ruscogenin]，二者分别是 5-螺甾烯-1*β*, 3*β*-二醇（spirost-5-en-1*β*, 3*β*-diol）的（25*R*）和（25*S*）差向异构体；新罗斯考皂苷元（neoruscogenin）即是 5,25（27）-螺甾二烯-1*β*,3*β*-二醇 [spirosta-5,25（27）-diene-1*β*,3*β*-diol]；虎尾兰皂苷元（sansevierigenin）即是 5,25（27）-螺甾二烯-1*β*,3*β*,23*S*-三醇 [spirosta-5,25（27）-diene-1*β*,3*β*,23*S*-triol]；阿巴马皂苷元（abamagenin）即是（25*R*）-5-螺甾烯-23（或 24）-二氯甲基-1*β*,3*β*-二醇 [（25*R*）-spirost-5-ene-23（or 24）-dichloromethyl-1*β*,3*β*-diol]。还含焦磷酸-依赖磷酸果糖激酶（pyrophosphate-dependent phosphofructokinase），焦磷

酸 - 果糖 -6- 磷酸 -1- 磷酸转移酶（pyrophosphate-fructose-6-phosphate-1-phospho-transferase）。又含丙基 -4- 羟丁基磷苯二甲酸二酯（propyl-4-hydroxybutyl phthalate）[1]。

【性味归经】味酸，性凉。归肺、肝经。

【功效主治】清热解毒，活血消肿。主治感冒，肺热咳嗽，疮疡肿毒，毒蛇咬伤，烫火伤，跌打损伤。

【用法用量】内服：煎汤，15~30g。外用适量，捣敷。

【使用注意】阴证疮疡不宜用，脾胃虚寒者慎服。

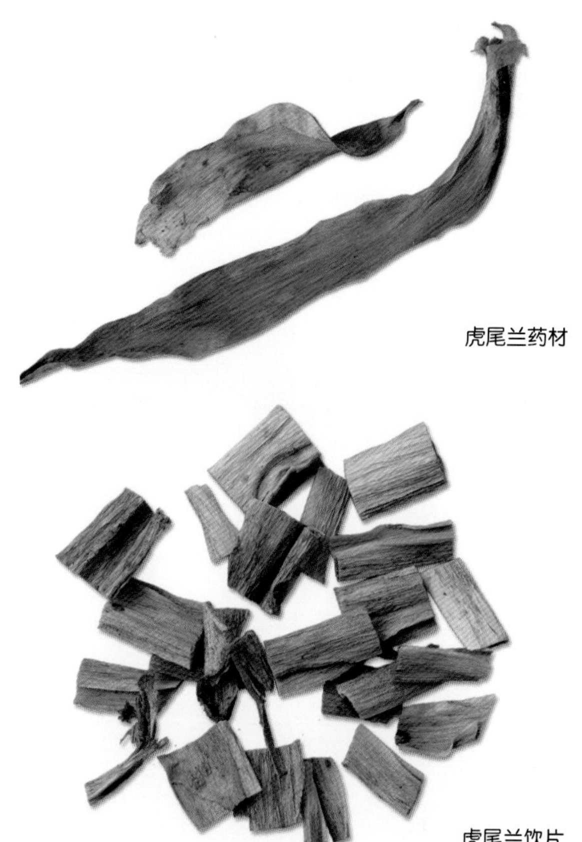

虎尾兰药材

虎尾兰饮片

【经验方】

1. 痈疮肿毒，毒蛇咬伤，跌打损伤　虎尾兰叶 30g。水煎冲酒服；并用鲜叶捣烂外敷，蛇伤敷伤口周围。(《广西本草选编》)
2. 感冒咳嗽，支气管炎　虎尾兰叶 15~30g。水煎服。(《广西本草选编》)

【参考文献】

[1] 国家中医药管理局《中华本草》编委会 . 中华本草 . 上海：上海科学技术出版社，1999：7250.

Shen cha 肾茶

Clerodendranthi Spicati Herba
[英]Spicate Clerodendranthus Herb

【别名】猫须公、肾菜。

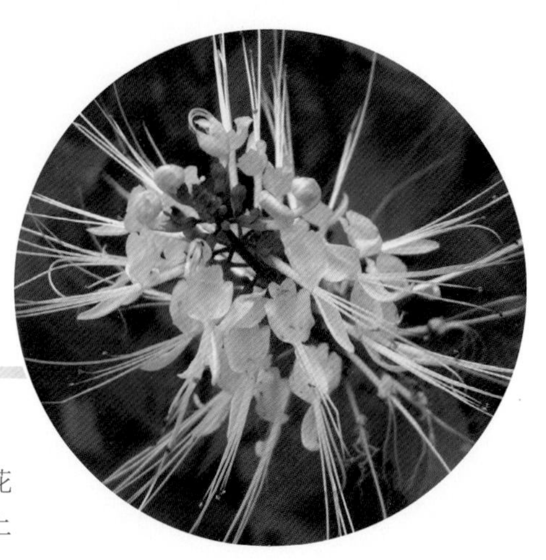

【来源】为唇形科植物肾茶 *Clerodendranthus spicatus*（Thunb.）C. Y. Wu ex H. W.Li 的全草。

【植物形态】多年生草本。茎直立，四棱形，被倒向短柔毛。叶对生；叶片卵形、菱状卵形或卵状椭圆形，长 2~8.5cm，宽 1~5cm，先端渐尖，基部宽楔形或下延至叶柄，边缘在基部以上具粗牙齿或疏圆齿，齿端具小突尖，两面被短柔毛及腺点。轮伞花序具 6 朵花，在主茎和侧枝顶端组成间断的总状花序；苞片圆卵形；花萼钟形，外面被微柔毛及腺点，花后增大；花冠浅紫色或白色，外面被微柔毛，上唇具腺点，花冠筒极狭，上唇大，外反，3 裂，中裂片较大；雄蕊 4，长度超出花冠筒外，前对略长；子房 4 裂，花柱长长地伸出，柱头 2 浅裂；花盘前方呈指状膨大。小坚果卵形，深褐色，具皱纹。

【分布】广西主要分布于贵港、藤县、南宁、武鸣等地。

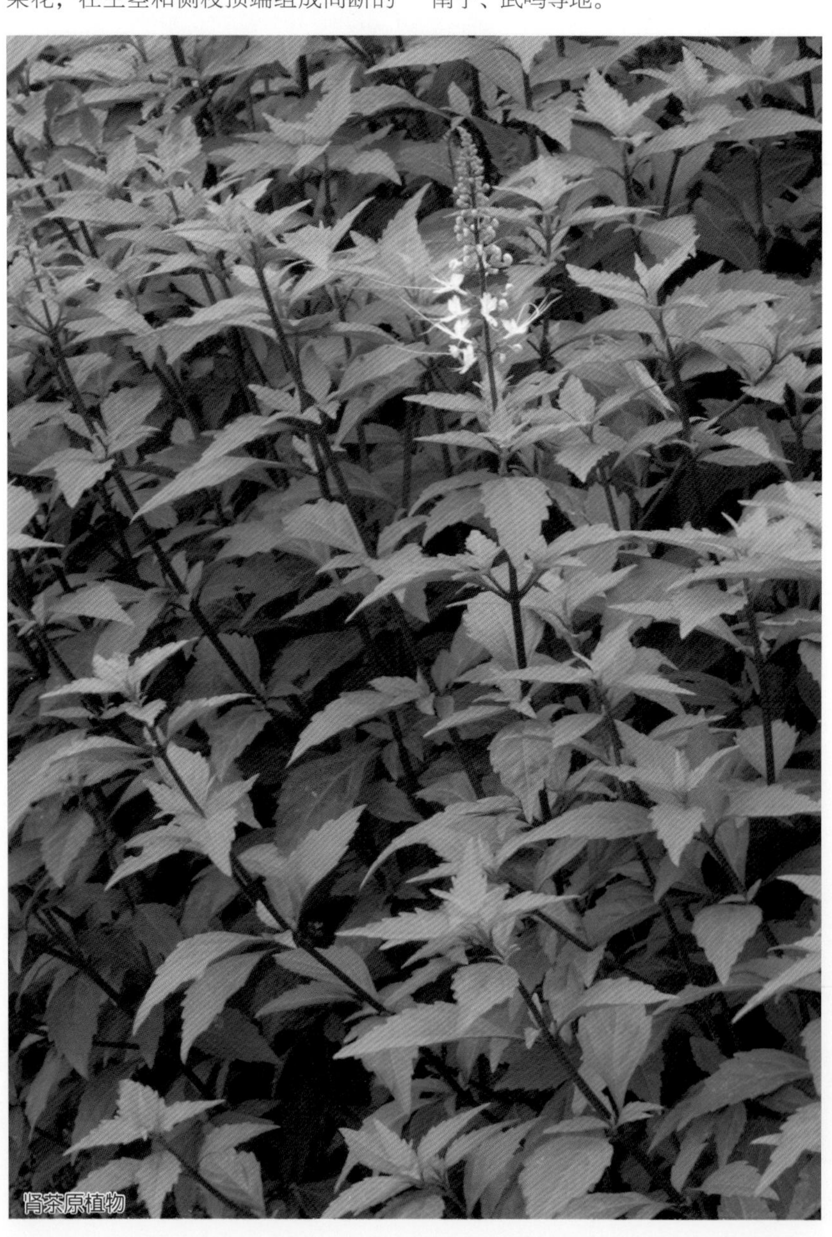
肾茶原植物

【采集加工】一般每年可采收 2~3 次，管理得好，可收 4 次，每次在现蕾开花前采收为佳，宜选晴天，割下茎叶，晒至七成干后，于清晨捆扎成把（防止叶片脱落），再暴晒至全干即可。

【药材性状】全草长 30~70cm 或更长。茎枝呈方柱形，节稍膨大；老茎表面灰棕色或灰褐色，有纵皱纹或纵沟，断面木质，周围黄白色，中央髓部白色；嫩枝对生，紫褐色或紫红色，被短小柔毛。叶对生，皱缩，易破碎，完整者展平后呈卵形或卵状披针形，长 2~5cm，宽 1~3cm，先端尖，基部楔形，中部以上的叶片边缘有锯齿，叶脉紫褐色，两面呈黄绿色或暗绿色，均有小柔毛；叶柄长约 2cm。轮伞花序每轮有 6 花，多已脱落。气微，茎味淡，叶味微苦。

【品质评价】以茎枝幼嫩、色紫红、叶多者为佳。

【化学成分】本品含三萜类（triterpene），甾醇类（sterol），黄酮类（flavonoid），挥发油（volatile oil）及其他成分。

三萜类成分主要有熊果酸（ursolic acid），*α*- 香树脂醇（*α*-amyrin）[1]。

甾醇类主要有胡萝卜苷(daucosterol)，*β*- 谷甾醇（*β*-sitosterol）[1]。

黄酮类成分中有三裂鼠尾草素（salvigenin），5,3′- 二羟基 -6,7,4′- 三甲氧基黄酮（5,3′-dihydroxy-6,7,4′-trimethoxyflavone），6- 甲氧基芫花素（6-methoxygenkwanin），3′- 羟基 -5,6,7,4′- 四甲氧基黄酮（3′-hydroxy-5,6,7,4′-tetramethoxyflavone），甜橙素（sinensetin），高山黄芩素四甲醚（scutellarein tetramethylether），异甜橙素（*iso*-sinensetin），5- 羟基 -6,7,3′,4′- 四甲氧基黄酮醇（5-hydroxy-6,7,3′,4′-tetramethoxyflavonol），5,6,7,4′- 四甲氧

基黄酮（5,6, 7,4′-tetramethoxyflavone）[1]，5- 羟基 -7,3′,4′- 三甲氧基黄酮（5-hydroxy-7,3′, 4′-trimethoxyflavone），5- 羟基 -6,7,3′,4′- 四甲氧基黄酮（5-hydroxy-6,7,3′,4′-tetramethoxyflavone），3′- 羟基 -5,7,8,4′- 四甲氧基黄酮（3′-hydroxy-5,7,8,4′-tetramethoxyflavone），异橙黄酮（*iso*-sinensetin），黄芪苷（astragalin），异槲皮素（*iso*-quercitrin）[2]。

挥发油中有柠檬烯（limonene），龙脑（borneol），麝香草酚（thymol）[1]。

此外还含有咖啡酸（caffeic acid），对 - 羟基苯甲醛（*p*-hydroxy-benzaldehyde），对 - 羟基苯甲酸（*p*-hydroxy-benzoic acid），原儿茶醛（protocatechualdehyde），原儿茶酸（protocatechuic acid），3,4- 二羟基苯酰甲醇（3,4-dihydroxyphenacyl alcohol），迷迭香酸（rosmarinci acid），迷迭香酸乙酯（rosmarinci acid ethyl ester），秦皮乙素（esculetine），新肾茶醇（neoorthosiphol）[2]，酒石酸（tartaric acid），葡萄糖（glucose），果糖（fructose），戊糖（pentose），葡萄糖醛酸（glucoronic acid），羟基乙酸（glycolic acid），皂苷（saponin）和无机盐（inorganic salt）[1]。

【药理作用】

1. 利尿　肾茶以 7.2g/kg、3.6g/kg、1.8g/kg 给小鼠灌胃，有利尿作用 [3]。口服肾茶对正常大鼠有利尿作用，药后 4h 内作用较强 [4]。在乙二醇法诱导的大鼠肾结石模型上，灌胃予肾茶提取液，大鼠饮水量正常，尿量增加，可降低尿钙浓度与尿草酸的含量 [5]。

2. 抗炎　肾茶以 7.2g/kg、3.6g/kg、1.8g/kg 给小鼠灌胃，连续给药 7 天，对炎性渗出有抑制作用 [3]。小鼠口服肾茶 16g/kg、32g/kg 对巴豆油耳炎有抑制作用，但肾茶对大鼠尿液 pH 值的影响较小 [4]。

3. 抑菌　肾茶对变形杆菌 9 的抗菌作用最强，最低抑菌浓度为 <0.016mg/ml，对金黄色葡萄球菌 ATCC25923、草绿色链球菌 556、肺炎链球菌、大肠杆菌、宋内志贺菌、肺炎克雷伯杆菌 46114 及醋酸钙不动杆菌有抗菌作用，对化脓链球菌 A1、奇异变形杆菌、雷极变形杆菌、沙质沙雷菌及弗劳地枸橼酸杆菌有一定抗菌作用 [3]。肾茶对金黄色葡萄球菌、大肠杆菌、铜绿假单胞菌均有一定的抑制作用 [4]。肾茶在一定范围内，对大肠杆菌（1 ∶ 128）、金黄色葡萄球菌（1 ∶ 256）、铜绿假单胞菌（1 ∶ 128）有抑制作用 [5]。

4. 抗结石　肾茶提取物能降低肾结石小鼠尿液及肾组织中草酸和钙含量，减少草酸钙结晶在肾组织中的沉积 [6]。肾茶提取液对乙二醇法诱导的大鼠肾结石，可减轻肾结石程度，使肾小管管腔内结晶形成物减少 [7]。

5. 扩张微血管、改变血流速度及流态　不同浓度的肾茶提取物具有扩张微血管和改变其血流速度及流态的作用 [8]。

6. 降血压等作用　印度尼西亚药用植物肾茶的提取物（MRC），其剂量依赖性降低易中风的自发性高血压大鼠血压。对由高钾、1- 苯福林和前列腺素 $F_2\alpha$ 引起的离体胸主动脉收缩，MRC 的半数致死量分别为（0.83±0.08）×10^{-4}、（1.39±0.17）×10^{-4}、（4.67±0.25）×10^{-4}。对置于无 Ca^{2+} 介质中的由高 K^+、Ca^{2+} 引起的大鼠胸主动脉收缩，MRC 能减弱离体豚鼠主动脉的自发收缩 [9]。5g/kg、10g/kg 肾茶能够增强腹腔巨噬细胞吞噬功能、刀豆蛋白诱导的脾淋巴细胞增殖反应及自然杀伤细胞细胞活性，增加溶血空斑形成细胞数目 [10]。肾茶还可改善慢性肾衰竭 [11]、止血 [6]。

7. 毒理　小鼠口服最大耐受量试验结果，肾茶无毒副反应，半数致死量 >80g/kg[4]。小鼠在每次灌药后仅见短时（5~15min）安静，活动减少，无其他症状出现。连续观察 7 天，全部小鼠无一死亡。活杀观察各主要脏器均未见异常，该剂量相当于成人日服肾茶 4656 ml（或 4656 g 生药），表明肾茶无急性毒性 [6]。

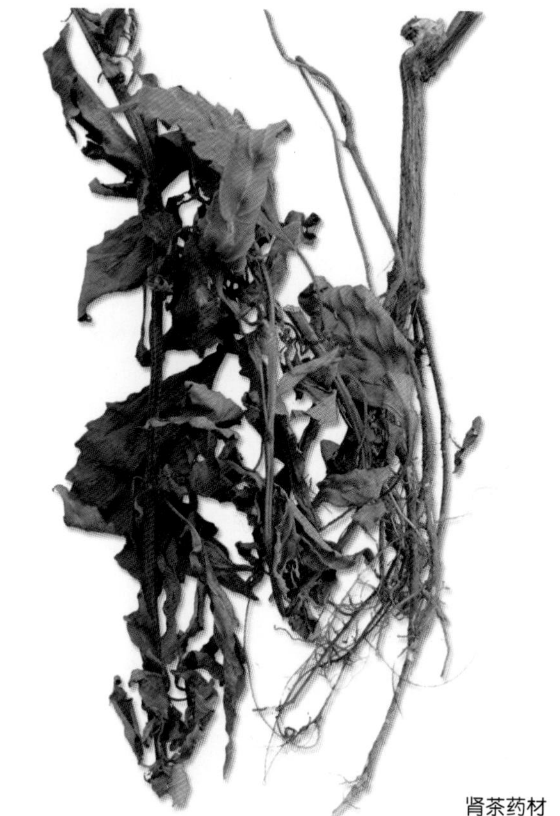
肾茶药材

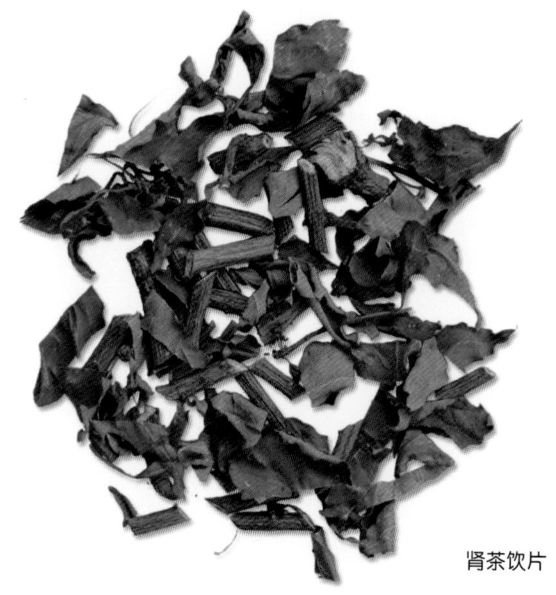
肾茶饮片

【临床研究】

1. 尿路感染　①肾茶 60~150g，水煎当茶饮，治疗慢性尿路感染 38 例，连续 7 日，总有效率为 90%[12]。②清淋汤（肾茶，海金沙，金钱草，虎杖，土茯苓，贯众，红藤，茅根，生甘草等）治疗下焦湿热型下尿路感染 56 例，每日 1 剂，连续 7 日，痊愈率和总有效率为 83%、95%[13]。

2. 尿路结石　①肾茶茎叶经水提取制备成口服液治疗尿路结石 66 例。结果：痊愈 56 例，显效 8 例，进步 2 例[6]。②用茯苓、桂枝、炒白术、肾茶、金钱草、泽泻、猪苓、怀牛膝、甘草，水煎服治疗左输尿管结石（0.6cm），左肾盂积水病人，每日 1 剂，服药 5 剂，可排出结石，效果明显[14]。

3. 慢性肾炎血尿　以黄芪、党参、白术、当归、陈皮、升麻、柴胡、炙甘草、鲜小蓟、鲜肾茶加减治疗小儿单纯性血尿 22 例，总有效率为 97%[15]。

4. 肾病综合征　对照组使用泼尼松治疗，治疗组在使用泼尼松的基础上加用肾茶 30g，每日 1 剂，每剂 2 煎，每次煎汤 200ml，分早晚 2 次服。至停用泼尼松后，继续服用 3 个月。治疗肾病综合征 33 例，总有效率为 90.9%，较对照组（66.7%）有显著性差异（$P<0.05$）。两者合用既能显著增强疗效，减少泼尼松的不良反应，又能明显减少复发率[16]。

【性味归经】味甘、淡、微苦，性凉。归肾、膀胱经。

【功效主治】清热利湿，通淋排石。主治急慢性肾炎，风湿性关节炎，膀胱炎，胆结石，尿路结石。

【用法用量】内服：煎汤，30~60g。

【使用注意】小便清长者慎服。

【经验方】

1. 肾炎，膀胱炎　肾菜 60g，一点红、紫茉莉根各 30g。水煎服。(《福建药物志》)

2. 尿道结石　肾菜、石韦（或荠菜）各 30g，茅草根 90g，葡萄 60g。水煎服。(《福建药物志》)

【参考文献】

[1] 国家中医药管理局《中华本草》编委会．中华本草．上海：上海科学技术出版社，1999：6016.

[2] 赵爱华，赵勤实，李蓉涛，等．肾茶的化学成分．云南植物研究，2004，26（5）：563.

[3] 高南南，田泽，李玲玲．肾茶药理作用的研究．中草药，1996，27（10）：615.

[4] 蔡华芳，寿燕，汪菁菁．肾茶的药理作用初探．中草药，1997，20（1）：38.

[5] 蒋维晟．肾茶提取液对肾结石模型影响的实验研究．江西中医学院学报，2009，21（1）：52.

[6] 黄荣桂，沈文通，郑兴中．肾茶对尿路结石的治疗作用．福建医科大学学报，1999，33（4）：402.

[7] 蔡华芳，罗砚曦，蒋幼芳．肾茶提取物抑制小鼠草酸钙结石作用研究．中国实用医药，2008，（7）：1.

[8] 李月婷，黄荣桂，郑兴中．肾茶对肾小球系膜细胞增殖及白细胞介素 1β 表达的影响．中国中西医结合肾病杂志，2003，4（10）：571.

[9] 李家洲，卢海啸，韦清海．肾茶提取物对蛙肠系膜微循环的影响．玉林师范学院学报（自然科学版），2007，28（5）：67.

[10] 左风．肾茶中活性成分的抗高血压作用．国外医学・中医中药分册，2001，23（2）：125.

[11] 欧阳秋明，于明泽，敬明武．肾茶调节大鼠肾功能的初步观察．预防医学情报杂志，1999，15（3）：173.

[12] 刘晔，齐荔红．猫须草治疗尿路感染 38 例．福建中医药，2000，31（5）：46.

[13] 曾松林，肖莉，陈良春，等．清淋汤治疗下尿路感染 56 例总结．湖南中医杂志，2005，21（3）：29.

[14] 张景祖．苓桂术甘汤临证新用例析．实用中医内科杂志，2003，17（6）：161.

[15] 施金铆．补中益气汤加味治疗小儿血尿 32 例．现代中西医结合杂志，2001，10（2）：159.

[16] 黄彬．肾茶合泼尼松治疗肾病综合征 33 例临床观察．中国中西医结合急救杂志，1999，6（12）：550.

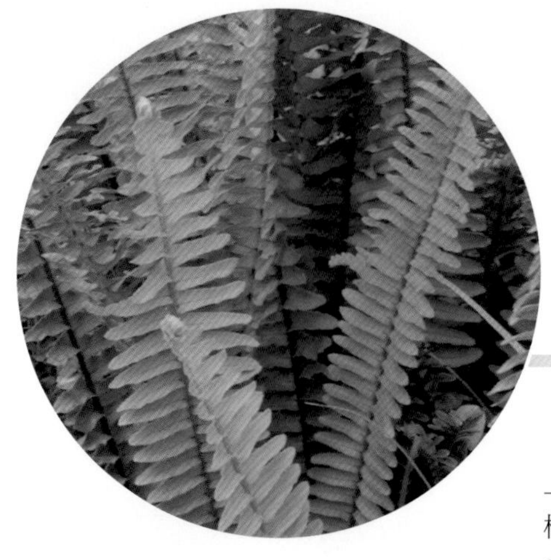

Shen jue 肾蕨

Nephrolepis Auriculatae Herba

[英]Tuberous Sword Fern Herb

【别名】天鹅抱蛋、蕨薯、凤凰草、圆蕨、凤凰蕨。

【来源】为肾蕨科植物肾蕨 *Nephrolepis auriculata*（L.）Trimen 的全草。

【植物形态】多年生草本。根茎近直立，有直立的主轴及从主轴向四面生长的长匍匐茎，并从匍匐茎的短枝上生出圆形肉质块茎，主轴与根茎上密被钻状披针形鳞片，匍匐茎、叶柄和叶轴疏生钻形鳞片。叶簇生；叶片草质，光滑无毛，披针形，长 30~70cm，宽 3~5cm，基部渐变狭，一回羽状；羽片无柄，互生，以关节着生于叶轴，似镰状而钝，基部下侧呈心形，上侧呈耳形，常覆盖于叶轴上，边缘有浅齿。孢子囊群生于每组侧脉的上侧小脉先端；囊群盖肾形。

【分布】广西主要分布于龙州、武鸣、上林、平南、金秀、阳朔、钟山、贺州等地。

【采集加工】全年均可采收，洗净，切段，晒干。

【药材性状】块茎球形或扁圆形；表面密生黄棕色绒毛状鳞片，可见自根茎脱落后的圆形瘢痕，除去鳞片后表面显亮黄色，有明显的不规则皱纹；质坚硬。叶簇生，叶柄略扭曲，下部有亮棕色鳞片；叶轴棕黄色，叶片常皱缩，展平后呈线状披针形，长 30~60cm，宽 3~5cm，一回羽状分裂；羽片无柄，披针形，长约 2cm，宽约 6mm，边缘有疏浅钝齿；两边的侧脉先端各有 1 行孢子囊群。气微，味苦。

【品质评价】以质硬脆、叶多、黄绿色、味苦者为佳。

【化学成分】本品全草含有 24- 甲基胆甾醇（24-methylcholest），24（α）- 乙基胆甾醇 [24（α）-ethylcholesterol]，24- 乙基胆甾醇 -5,22- 二烯醇（24-ethylcholest-5,22-dienol），胆甾醇（cholesterol）及痕量 24- 甲基胆甾醇 -5,22- 二烯醇（24-me-thylcholest-5,22-dienol）。地上部分还含红杉醇（sequoyitol）。块根中含有β- 谷甾醇（β-sitosterol），羊齿-9（11）- 烯 [b-racken-9（11）-ene]，里白烯（diploptene），β- 谷甾醇 -β-D- 葡萄糖苷（β- sitoste-rol-β-D-glucoside），β- 谷甾醇棕榈酸酯（β-sitosterolpalmitate）和环鸦片甾烯醇（cyclolaudenol）[1]。

【性味归经】味甘、淡、微涩，性凉。归肺、肝、脾经。

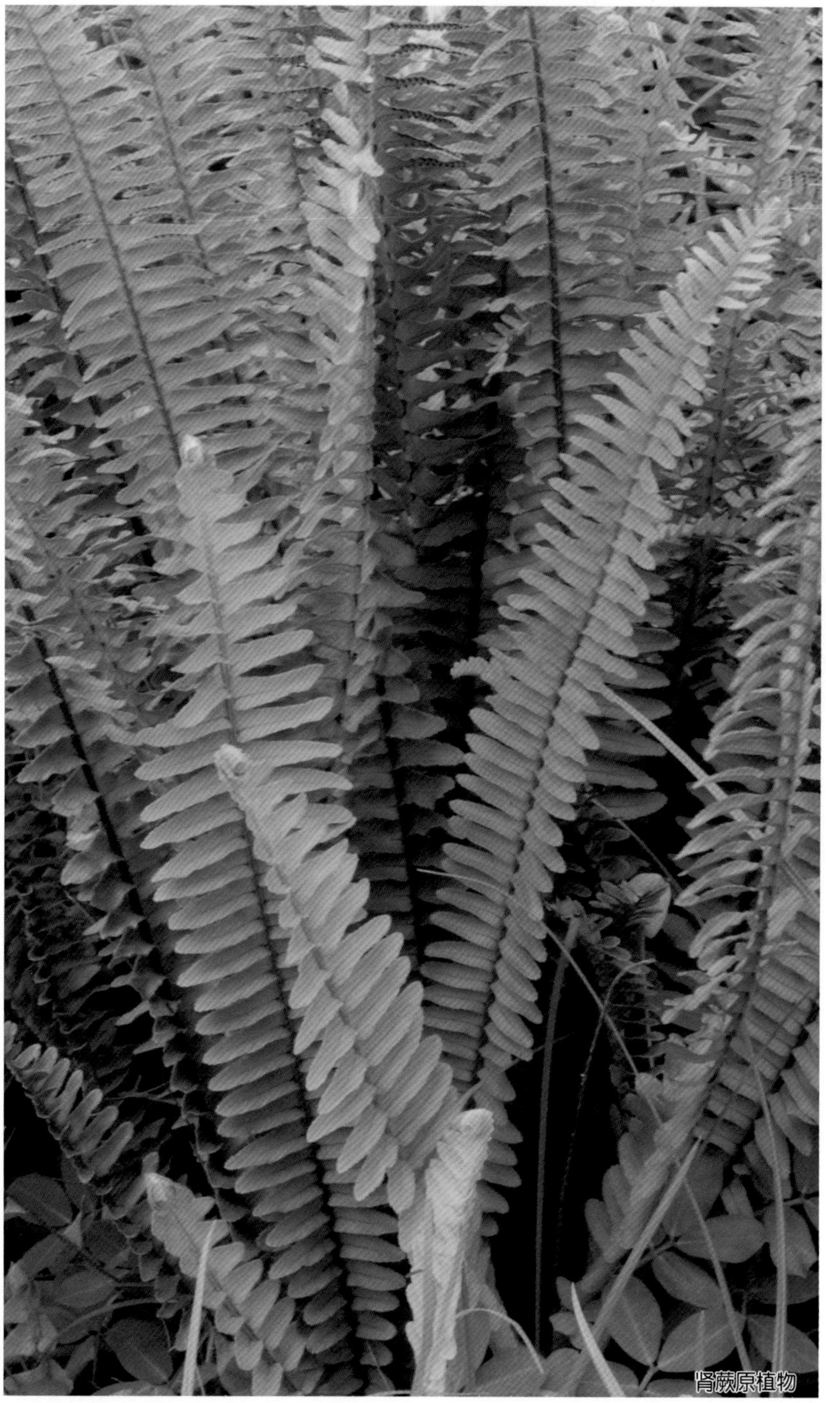

肾蕨原植物

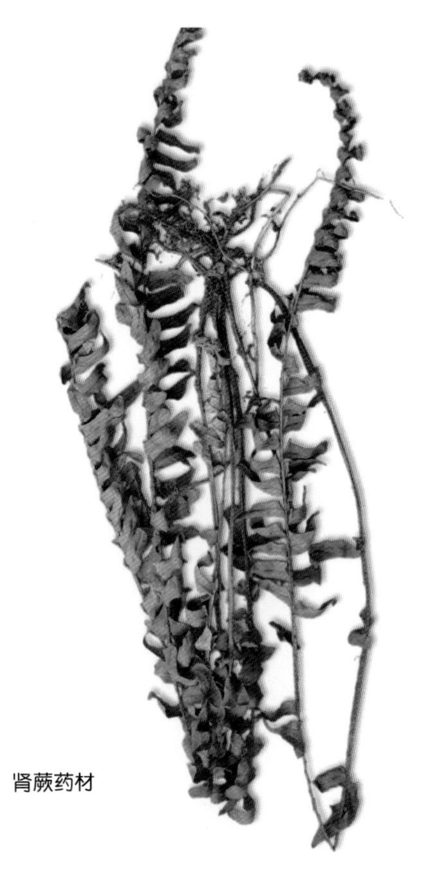
肾蕨药材

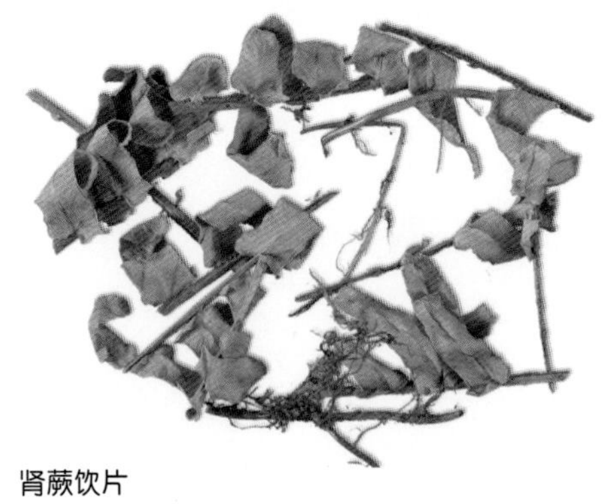
肾蕨饮片

【功效主治】清热止咳，利湿通淋，消肿解毒。主治黄疸，淋浊，痢疾，小便涩痛，感冒发热，肺热咳嗽，泄泻，带下，疝气，乳痈，瘰疬，烫伤，刀伤，淋巴结炎，体癣，睾丸炎。

【用法用量】内服：煎汤，6~15g，鲜品 30~60g。外用适量，鲜全草或根茎捣敷。

【使用注意】服药期间忌吃酸、辣、萝卜等食物。

【经验方】

1. 乳房肿痛　肾蕨嫩叶。捣绒，敷。（《四川中药志》1962 年）
2. 蜈蚣咬伤　肾蕨配红薯叶，加糖，捣烂外敷。（南药《中草药学》）
3. 中耳炎　鲜肾蕨块茎适量。捣烂绞汁，取汁滴耳内。（《福建药物志》）
4. 发热　肾蕨 5 枚。水煎服。（《湖南药物志》）
5. 肺热咳嗽，小儿积热　肾蕨块茎 9~15g。水煎服。（《广西本草选编》）
6. 湿热腹泻　肾蕨 60g。捣烂冲开水，去渣服。（《湖南药物志》）
7. 湿热黄疸　肾蕨干全草 15~30g。水煎服。（《福建中草药》）
8. 淋浊　肾蕨（干的）15g，杉树尖 21 个，夏枯草 15g，野萝卜菜 12g。煎水兑白糖服。（《贵州民间药物》）
9. 痢疾　肾蕨浸醋。每日服 2 次，每次服 10 个。（《湖南药物志》）
10. 睾丸炎　肾蕨鲜块茎 30g，广木香、南五味子根各 9g，水煎服。或用肾蕨块茎、薜荔果各 15g，水煎服。（《福建药物志》）

【参考文献】

[1] 国家中医药管理局《中华本草》编委会 . 中华本草 . 上海：上海科学技术出版社，1999：651.

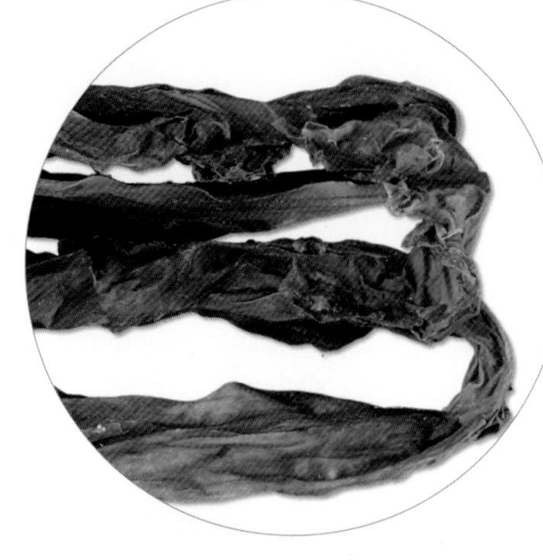

Kun bu 昆布

Laminariae Japonicae Thallus
[英]Kelp

【别名】海带菜、海白菜、纶布、海昆布。

【来源】为海带科植物海带 *Laminaria japonica* Aresch. 或翅藻科植物昆布（鹅掌菜）*Ecklonia kurome* Okam. 的叶状体。

【植物形态】海带：藻体橄榄褐色，干后为暗褐色。成熟后革质呈带状，一般长 2~6m，宽 20~50cm，在叶片中央有两条平行纵走的浅沟，两沟中间较厚的部分为"中带部"，两侧边缘渐薄，且有波状皱褶，叶片基部楔形，厚成阶段则为扁圆形，下有一圆柱形或扁圆形的短柄，柄和叶片内部均由髓部、皮层及表皮层组成。在外皮层内有黏液腔，腔内有分泌细胞，可分泌黏液至叶体表面，构成胶质层，使藻体黏滑而起保护作用。髓部由许多藻丝组成，藻丝细胞一端膨大呈喇叭管状。藻体幼龄期叶面光滑，小海带期叶片出现凹凸现象。一年生的藻体叶片下部，通常即能见到孢子囊群生长，呈近圆形斑块状；二年生的藻体几乎在全部叶片上都长出孢子囊群。固着器为叉状分枝的假根所组成。孢子成熟期秋季。

【分布】广西主要分布于沿海地区。

【采集加工】5~8 月采收，洗净，晒干。

【药材性状】叶状体卷曲折叠成团状或缠结成把。全体呈绿褐色或黑褐色，表面附有白霜。用水浸软后展开成扁平长带状，长 50~150cm，宽 10~40cm，中央较厚，边缘较薄而呈波状。类革质，残存柄部扁圆柱形。气腥，味咸。

【品质评价】以片大、体厚、色青绿者为佳。

【化学成分】本品含多糖化合物，主要有 3 种：一种是褐藻酸盐（alginate），系褐藻酸（alginic acid）及其钠、钾、铵、钙盐等，褐藻酸是 β-1,4 结合的 D-甘露糖醛酸（D-mannuronic acid）和 α-1,4 结合的 L-古罗糖醛酸（L-guluronic acid）的聚合物；其次为岩藻依多糖（fucoidan），系含硫酸根，岩藻糖（fucose）和其他组分的多糖化合物；第三是海带淀粉（laminarin），系 β-1,3-葡聚糖（β-1,3-glucan）的直链聚合物。还含脂多糖（lipopolysaccharide）和 3 个水溶性含砷糖。又含氨基酸成分：海带氨酸（laminine），谷氨酸（glutamic acid），脯氨酸（proline），天冬氨酸（aspartic acid），丙氨酸（alanine），组氨酸（histidine），色氨酸（tryptophane），蛋氨酸（methionine）等 [1]。

挥发油的主要成分为荜澄茄油烯醇（cubenol），还含己醛（hexanal），(*E*)-2-己烯醛 [(*E*)-2-hexenal]，(*E*)-2-己烯醇 [(*E*)-2-hexenol]，己醇（hexanol），二甲苯（xylene），1-辛烯-3-醇（1-octen-3-ol），(*E,E*)-2,4-庚二烯醛 [(*E,E*)-2,4-heptadienal]，丁基苯（butylbenzene），(*E*)-2-辛烯醛 [(*E*)-2-octenal]，(*E*)-2-辛烯醇 [(*E*)-2-octenol]，(*E*, *E*)-2, 4-辛二烯醛 [(*E*, *E*)-2, 4-octadienal]，(*E*, *Z*)-2, 6-壬二烯醛 [(*E*, *Z*)-2, 6-nonadienal]，(*E*)-2-壬烯醛 [(*E*)-2-nonenal]，α-松油醇（α-terpineol），β-环柠檬醛（β-cyclocitral），β-高环柠檬醛（β-homocyclocitral），(*E*)-2-癸烯醇 [(*E*)-2-decenol]，(*E*, *E*)-2, 4-癸二烯醛 [(*E*, *E*)-2, 4-decadienal]，β-紫罗兰酮（β-ionone），十五烷

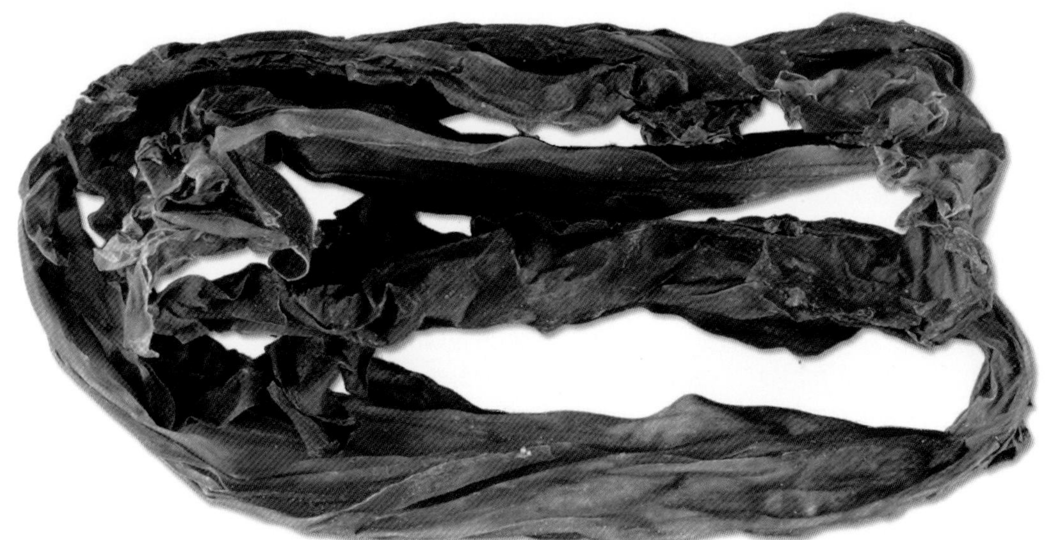

昆布药材

（pentadecane），表荜澄茄油烯醇（*epi*-cubenol），以及肉豆蔻酸（myristic acid），ω-十六碳烯酸（ω-hexadecenoic acid），植物醇（phytol），二丁基-2-苯并[C]呋喃酮（dibutylphthalide）。还含甘露醇（mannitol），牛磺酸（taurine），二十碳五烯酸（eicosapentaenoic acid），棕榈酸（palmitic acid），亚油酸（linoleic acid），油酸（oleic acid），γ-亚麻酸（γ-linolenic acid），十八碳四烯酸（octadecatetraenoic acid），花生四烯酸（arachidonic acid），岩藻甾醇（fucosterl）。胡萝卜素（carotene），维生素 B_1、维生素 B_2、维生素C、维生素P和硫（S）、钾（K）、镁（Mg）、钙（Ca）、磷（P）、铁（Fe）、锰（Mn）、钼（Mo）、碘（I）、铝（Al）、磷酸根、碳酸根、硫酸根等[1,2]。

【药理作用】

1. 心血管系统　昆布基部含有的油酸、肉豆蔻酸和棕榈酸的混合物对离体蛙心有兴奋作用，同部位所含的二氢碘酸组胺可增强豚鼠离体心房的收缩作用[3]。昆布中的有效成分海带氨酸具有降血压作用，降压作用也与其所含多量钾盐有关[4,5]。以海带氨酸 50mg/ml 灌流豚鼠离体心脏，或 30mg/ml 静脉注射兔在位心脏，结果均呈轻度抑制作用[6]。狭叶海带中所含昆布氨酸 10~30mg/kg 静脉注射，对兔血压呈短暂降低作用[7]。低剂量海带氨酸静脉注射，对麻醉大鼠有轻度降压作用，中剂量注射，在迅速短暂降压后引起血压上升，高剂量时，引起持久的降压作用[8]。

2. 降血脂　昆布水提取物按每日每兔 1g 剂量加入饲料中，连续 14 天，能降低实验性高脂蛋白血症兔的胆固醇、β-脂蛋白和甘油三酯的含量，同时增加高密度脂蛋白胆固醇的含量[9]。昆布的乙醚、乙醇和水提取物加入饲料中，均能降低大鼠的血清总胆固醇，乙醚提取物尚能降低血中甘油三酯的含量[10]。由昆布中提取的褐藻酸钠每天 100mg/kg，腹腔注射，连续 7 天，对腹腔注射蛋黄乳液所致血清胆固醇含量的升高有抑制作用[11]。昆布多糖每天 100 mg/kg 灌胃，连续 8 周，能抑制实验性高脂血症鸡血清总胆固醇和甘油三酯的升高，并减少鸡主动脉内膜样斑块的形成和发展[12]。硫酸海带聚糖静脉注射能降低犬、兔和大鼠的血清胆固醇，预防动脉硬化[5]。昆布中所含褐藻淀粉经磺化制取的褐藻淀粉硫酸酯有降血脂功能，对脂类积聚、结缔组织增生、实验性冠状动脉和主动脉粥样硬化等均有抑制作用，其磺化程度降低者降脂作用强，毒性低，抗凝作用小。从裙带菜提取的岩藻甾醇用以喂养雏鸡，能降低莱克亨鸡的血胆固醇[13]。

3. 抗凝血　昆布多糖在体内外均有抗凝血作用，其抗凝活性为：每 1mg 相当于肝素 7μg[12]。昆布浸膏粉加入饲料中喂饲家兔，可使其全血比黏度、血浆比黏度、还原黏度和纤维蛋白原水平下降[9]。褐藻淀粉硫酸酯，能延长凝血时间、凝血酶原时间及缩短优球蛋白溶解时间[14]。裙带菜水提物中所含多糖的硫酸酯A、B和C的抗凝血酶活性分别为肝素的1/27、1/3和2倍[15]。岩藻糖的硫酸化多糖B-Ⅰ、B-Ⅱ、C-Ⅰ、C-Ⅱ均具有抗凝血活性[16]。黑昆布所含鹅掌菜酚、6,6′-双鹅掌菜酚、8,8′-双鹅掌菜酚及间苯三酚岩藻鹅掌菜酚A对纤维蛋白溶酶抑制物均有强力拮抗作用，其中后者对血浆中主要纤维蛋白溶酶抑制物 α_2-巨球蛋白和 α_2-纤维蛋白溶酶抑制物的 IC_{50} 分别为 1.0μg/ml 和 0.3μg/ml[17]。黑昆布中所含岩藻依多糖也具有强抗凝作用[18]。海藻酸磺酸化后也具有抗凝作用[19]。

4. 对机体免疫功能影响　褐藻淀粉及褐藻淀粉硫酸酯每天 100mg/kg 腹腔注射，连用 7 天或 8 天，能增强小鼠腹腔巨噬细胞的吞噬功能及增加血清溶血素的生成，增加 ^{3}H-TdR 和 ^{3}H-UR 渗入淋巴细胞，促进淋巴细胞转化[15]。狭叶昆布热水提取物 100mg/kg 腹腔注射，能增加小鼠抗体产生细胞的数目，对迟发型过敏反应（DTH）有促进作用，并能对抗荷瘤小鼠 DTH 的降低[20]。昆布中提取的褐藻酸钠，每天 100mg/kg 腹腔注射，连续 7 天或 8 天，能增强小鼠腹腔巨噬细胞的吞噬功能，促进小鼠溶血素的生成，对腹腔注射环磷酰胺所致小鼠白细胞的减少有对抗作用。褐藻酸钠能促进 ^{3}H-TdR 和 ^{3}H-UR 渗入淋巴细胞，但较植物血凝素弱，褐藻酸钠有增强机体免疫功能的作用[11]。岩藻依多糖在体内外均有较强的免疫增强作用[21]。

5. 抗肿瘤　食用昆布能预防乳腺癌[22]，昆布的热水提取物 100mg/kg 腹腔注射，隔日 1 次，共 5 次，对小鼠皮下移植的小鼠肉瘤 S180 有抗癌作用，狭叶昆布、长叶昆布和昆布的抑制率分别为 94.8%、92.3% 和 13.6%[23]。长叶昆布透析内液 200mg/kg，或每天 100mg/kg，连续 7 次，对同种同系 L1210 小鼠白血病也有效，延长生命率分别为 125% 和 120%[5]。褐藻酸钠每天 200mg/kg 腹腔注射，连续 9 天，使接种 S180 小鼠的平均瘤重低于对照组，其抑制率为 36.30%[11]。昆布多糖每天 20mg/kg 腹腔注射 14 天，对 S180 小鼠也有抗癌作用，但对艾氏腹水癌无效[12]。海带提取物在体外对人肺癌细胞有抑制作用[13]。裙带菜提取物“viva-natural”对 AKRT 细胞白血病有抗癌作用，并认为是唯一一种有此作用的免疫调节剂[24]。

6. 降血糖　昆布中所含褐藻淀粉 30mg/kg 灌胃对正常小鼠有降血糖作用，剂量达 100mg/kg 时，7h 后血糖降低 49%。褐藻酸钠的降血糖作用较差，灌胃无效，100mg/kg 腹腔注射才有降糖作用，剂量达 300mg/kg 时，7h 后血糖可降低到 38%。对四氧嘧啶性高血糖，褐藻淀粉 300mg/kg 灌胃，24h 后血糖降低 61%。褐藻酸钠 300mg/kg 腹腔注射，血糖降低 39%，而灌胃无效[25]。

7. 对肠道平滑肌影响　海带氨酸对乙酰胆碱或氯化钡所致小鼠离体小肠的收缩，有类似罂粟碱的松弛作用。在离体豚鼠小肠，海带氨酸也有拮抗组胺作用[6]。

8. 抗放射　褐藻酸钠能降低放射性锶由消化道吸收[19]。褐藻酸钠每天 100 mg/kg 腹腔注射连续 8 天[11]，或褐藻淀粉每天 100 mg/kg 腹腔注射，连续 7 天[14]，对 ^{60}Co γ-射线照射所致损伤均有一定的保护作用。海带多糖 12~70mg/kg，于照射前 30min 腹腔注射，可提高 9Gy 照射小鼠 30 天存活率 20%~49%，其保护作用之强弱与剂量有相关性[26]。

9. 兴奋造血功能等作用　昆布多糖 5mg/kg 腹腔注射，能增加大鼠外周血中白细胞数，有兴奋造血功能的作用[26]。褐藻酸钠代血浆有与右旋糖酐有相似的扩容作用，褐藻酸钠止血海绵有表面吸收止血作用[13]。昆布提取物能对抗 7,12-二甲基苯蒽（DMAB）或 3,2′-二甲基-4-氨基二苯酚所致

TA98 和 TA100 的诱变作用[27]。裙带菜类脂提取物，能抑制亚油酸氧化，有较强的抗氧化作用[28,29]。将昆布放入早期妊娠妇女宫颈腔内，因昆布有强烈吸水性，可使宫颈在短时间内扩张，有利于引产[30]。

10. 毒理　海带氨酸对小鼠的半数致死量（LD_{50}），静注为 394mg/kg，腹腔注射为 2.98~3.57g/kg[7]。褐藻酸钠小鼠腹腔注射的 LD_{50} 为 1013mg/kg[11]。昆布中提取的褐藻淀粉及褐藻淀粉硫酸酯小鼠腹腔注射的 LD_{50} 分别为 980mg/kg 和 698.8mg/kg[14]。海带多糖小鼠腹腔注射的 LD_{50} 为 158.5mg/kg。给人每日服 3 次，每次 330mg，连续 2 个月，未见毒副反应[12]。

【临床研究】

1. 输液性静脉炎　治疗组将干海带浸泡好清洗干净后，用纱布将其表面水分吸干，放入干净的容器内，在静脉穿刺针眼处，用 0.5% 碘伏消毒并用无菌输液贴保护，再按静脉炎的范围选择大小适中的海带敷盖（海带上用保鲜膜覆盖，防止水分丢失及污染被褥），每日 2 次，每次 3~10h，连续 3~5 日。对照组用 50% 硫酸镁 10ml 治疗输液性静脉炎 25 例，湿敷方法同治疗组。结果：治疗组 3 日内治愈 25 例，显效 12 例，有效 7 例，无效 1 例。对照组 3 日内治愈 0 例，显效 10 例，有效 10 例，无效 5 例[31]。

2. 慢性气管炎　海带根水丸（海带根 60g、瓜蒌皮 6g、五味子 6g，将海带根熬成浓液体，其他二药研成细粉，三药合成水丸，成药为 14g）治疗慢性气管炎 92 例，每日 1 剂，分 2~3 次沸水送服，10 日为 1 个疗程，连服 2 个疗程。结果：1 个疗程治疗后，近控 26 例（28.2%），显效 17 例（19.6%），好转 31 例（33.7%），无效 18 例（19.5%），有效率 80.5%，显效率 47.8%；2 个疗程治疗后，近控 33 例（37.5%），显效 21 例（23.9%），好转 18 例（20.4%），无效 16 例（18.2%）[32]。

【性味归经】味咸，性寒。归肝、胃、肾经。

【功效主治】消痰软坚，利水退肿。主治瘿瘤，瘰疬，噎膈，脚气水肿。

【用法用量】内服：煎汤，5~15g；或入丸、散。

【使用注意】脾胃虚寒者慎服。

【经验方】

1. 瘿气初结，咽喉中壅闷，不治即渐渐肿大　槟榔三两，海藻三两（洗去咸水），昆布三两（洗去咸水）。上药，捣罗为末，炼蜜和丸，如小弹子大。常含一丸咽津。（《太平圣惠方》）

2. 甲状腺肿　昆布、海蜇、牡蛎各 30g，夏枯草 15g。水煎服。（《中国药用海洋生物》）

3. 颈淋巴结核　昆布、夏枯草各 18g，海藻 15g，青皮、白芥子各 9g，水煎服。（《青岛中草药手册》）

4. 高血压　海带 30g，决明子 15g。水煎服。（《中国药用海洋生物》）

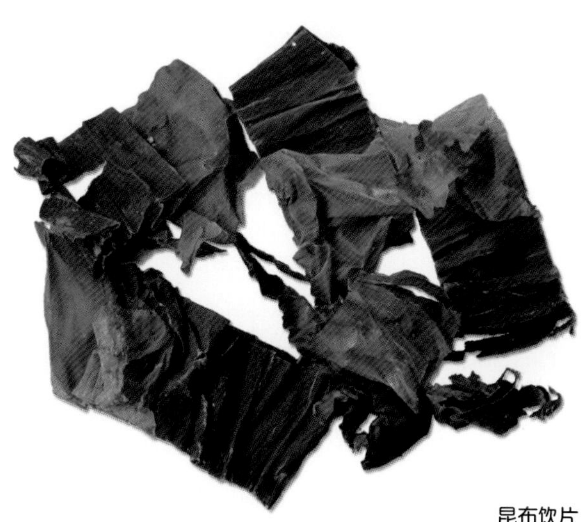

昆布饮片

5. 气管炎，咳嗽，肺结核　昆布 500g，百部 500g，知母（蜜炙）1000g，用 50% 乙醇浸泡 1 周，回收乙醇，加蒸馏水至 5000ml。每次 10ml，每日 3 次。（《中国药用海洋生物》）

6. 膈气噎塞不下食　昆布（洗净，焙末）一两，杵头细糠一合，共研。用老牛涎一合，生百合汁一合，慢煎入蜜搅成膏，与末作丸，如芡实大。每服一丸，含化咽下。（《圣济总录》昆布方）

7. 脚气水肿　昆布、海藻、泽泻、桑白皮、防己各适量，水煎服。（《浙江药用植物志》）

【参考文献】

[1] 国家中医药管理局《中华本草》编委会．中华本草．上海：上海科学技术出版社，1999：137.

[2] 朱立俏，何伟，袁万瑞．昆布化学成分与药理作用研究进展．食品与药品，2006，8（3）：9.

[3] 小营卓夫．药学杂志（日），1983，103（6）：683.

[4] 山东海洋研究所药用组．中草药通讯，1972，（6）：313.

[5] 李清华．国外医学·植物药分册，1982，（4）：9.

[6] 五味保南．医学中央杂志（日），1967，224：462.

[7] 刘长发．中国海洋药物，1993，12（1）：47.

[8] 郭建．海藻的降压成分——昆布氨酸的药理研究．国外医学·植物药分册，1989，4（2）：87.

[9] 唐召力，沈士芹．昆布粉对实验性高脂蛋白血症及其血液流变学的影响．中西医结合杂志，1989，9（4）：223.

[10] 张融瑞，华一琍，冯群光．昆布不同溶剂提取物的降脂实验．南京中医学院学报，1988，（4）：57.

[11] 范曼芳，陈琼华．褐藻淀粉和褐藻淀粉硫酸酯的制取、分析及生物活性比较．中国药科大学学报，1988，19（4）：279.

[12] 邓槐春．中草药，1987，18（2）：15.

[13] 中国人民解放军海军后勤部卫生部．中国药用海洋生物．上海：上海人民出版社，1977：12,14,16.

[14] 范曼芳，陈琼华．褐藻酸钠的提取、分析和生物活性．中国药科大学学报，1988，19（1）：30.

[15] Mori H.CA,1983,98:137414f.
[16] Nishino T, et al. CA,1989,110:189407s.
[17] Fukuyama Y,et al.Chem Pharm Bull,1989,37（9）:2438; 1990,38（1）:133.
[18] Mishimo T. CA,1991,114:118564n.
[19] 裴元英 . 中草药，1981，12（4）：185.
[20] 张书媚 . 国外药学・植物药分册，1981，2（1）：43.
[21] 杨晓林 . 中国药理通讯，1992，9（3）：67.
[22] 章静波 . 乳腺癌组织的铁蛋白浓度 . 国外医学・中医中药分册，1984，6（2）：18.
[23] Yamamoto I. Japan J Exp Med,1974, 44（6）:543.
[24] Furusawa E. C A,1988,109,47934s.
[25] 薛惟建，杨文，陈琼华 . 昆布多糖和猴头多糖对实验性高血糖的防治作用 . 中国药科大学学报，1989，20（6）：378.
[26] 邓槐春 . 中华放射医学与防护杂志，1987，7（1）：49.
[27] 刘仲则 . 海洋药物，1987，6（2）：88.
[28] Fujimoto K.CA,1980,93:201041h.
[29] Nishibori S.CA,1986,104:147414n.
[30] 叶碧绿 .J.E.TYSON. 昆布在辅助早妊流产的作用及其与前列腺素 F-2α 的关系 . 温州医学院学报，1982，（1）：23.
[31] 郝玉芬 . 敷海带治疗输液性静脉炎疗效观察 . 内蒙古医学杂志，2007，39（7）：893.
[32] 福建医大附属第一医院慢性气管炎防治组 . 复方海带根丸剂治疗慢性气管炎 92 例 . 福建医科大学学报，1975，（3）：48.

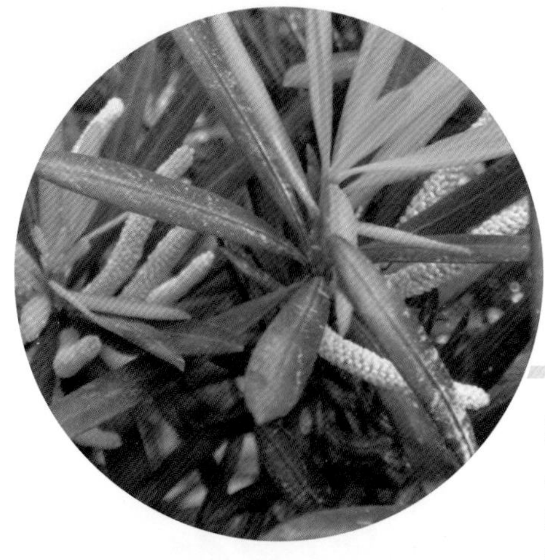

Luo han song

罗汉松

Podocarpi Macrophylli Folium

[英]Chinese Podocarpus Branchlet and Leaf

【别名】长青、罗汉杉、土杉。

【来源】为罗汉松科植物罗汉松 *Podocarpus macrophyllus*（Thunb.）D. Don 的叶。

【植物形态】多年生常绿乔木。树皮灰白或灰褐色，浅纵裂，成薄鳞片状脱落；枝开展或斜展，枝叶稠密。叶螺旋状排列，条状披针形，微弯，长 7~12cm，宽 7~10mm，先端渐尖或钝尖，基部楔形，有短柄，上面深绿色，有光泽，中脉显著突起，下面带白色，淡绿色中脉微突起。雌雄异株；雄球花穗状，常 3~5（稀 7）簇生于极短的总梗上；雌球花单生叶腋，有梗。种子卵圆球形，熟时肉质假皮紫色或紫红色，有白粉，着生于肥厚肉质的种托上，种托红色或紫红色。

【分布】广西主要分布于防城、那坡、全州等地。

【采集加工】春、夏季采收，晒干。

【药材性状】商品药材除叶外，有的还具带叶小枝。枝条粗 2~5mm，表面淡黄色褐色，粗糙，具似三角形的叶基脱落痕。叶条状披针形，长 7~12cm，宽 4~7mm，先端短尖或钝，上面灰绿色至暗褐色，下面黄绿色至淡棕色。质脆，易折断。气微，味淡。

【品质评价】以干燥、色绿者为佳。

【化学成分】罗汉松叶含尖叶土杉甾酮 A（ponasterone A），蜕皮甾酮（ecdysterone），罗汉松甾酮（makisterone）A、B、C、D，扁柏双黄酮（hinokifavone），新柳杉双酮（neocryptomerin），竹柏双黄酮 B（podocarpusflavone B），金松双黄酮（sciaclopitysin），竹柏双黄酮 A（podocarpusflavone A），榧双黄酮（kayaflavone），挥发油[1]。

罗汉松种子含罗汉松内酯（inumakilakilacrtone）A、B、C、D、E 及罗汉松内酯 A 葡萄糖苷（inumakilactone A glucoside），竹柏内酯（nagilactone）C、F。花粉中含 24（ζ）-胆甾 -5- 烯 -3β,26- 二醇 [24（ζ）-cholest-5-ene-3β,26-diol]，24（ζ）- 乙基 -25（ζ）- 胆甾 -5- 烯 -3β,26- 二醇 [24（ζ）-ethyl-25（ζ）-cholest-5-ene-3β,26-diol]，对香豆酸（*p*-coumaric acid），芹菜素（apigenin），穗花杉双黄酮（amentoflavone）[1]。

【药理作用】

自由基清除作用　鲜叶的 80% 甲醇提取物，在浓度为 0.5mg/ml，于 37℃下孵育 20min 时的自由基清除率可达 61.1%，活性很强[2]。

【性味归经】味淡，性平。归肺、胃经。

【功效主治】止血。主治吐血，咯血。

【用法用量】内服：煎汤，10~30g。

【使用注意】不宜久服、多服。

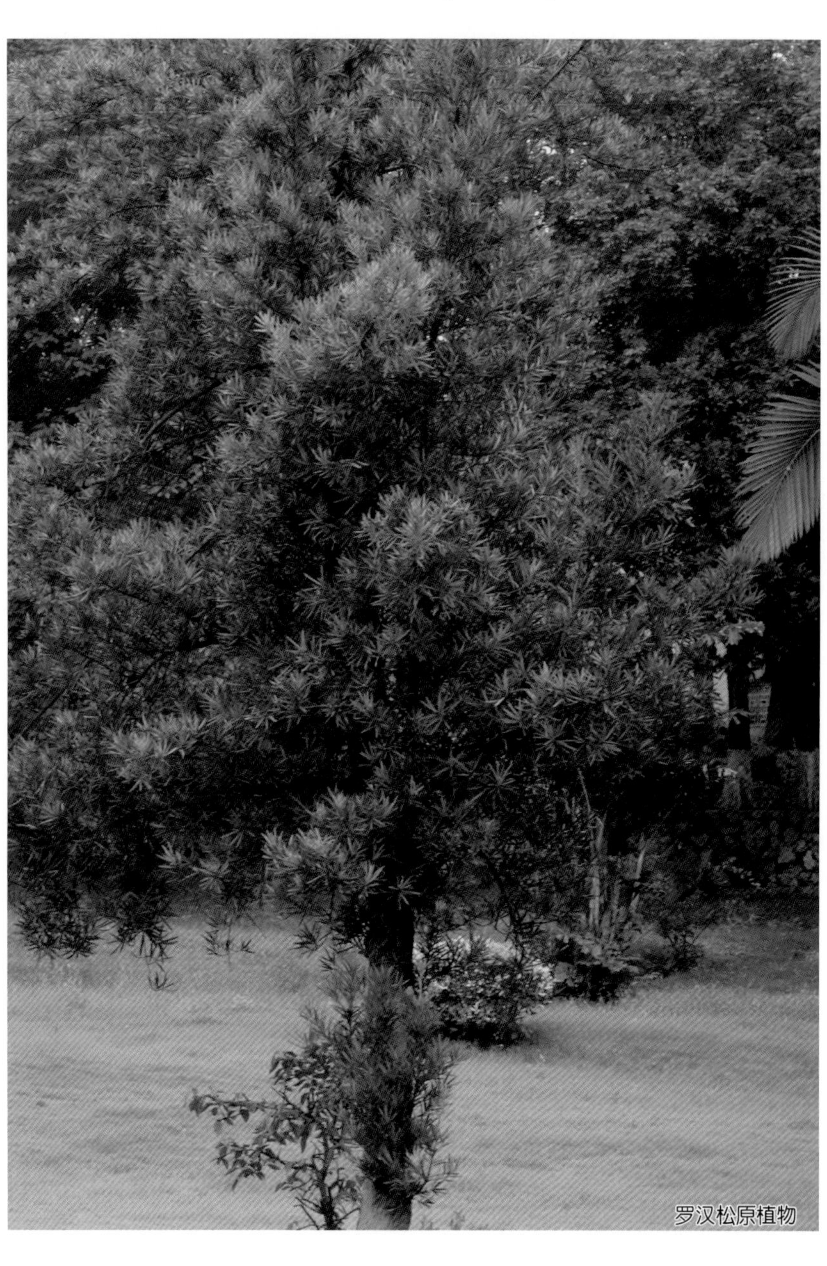

罗汉松原植物

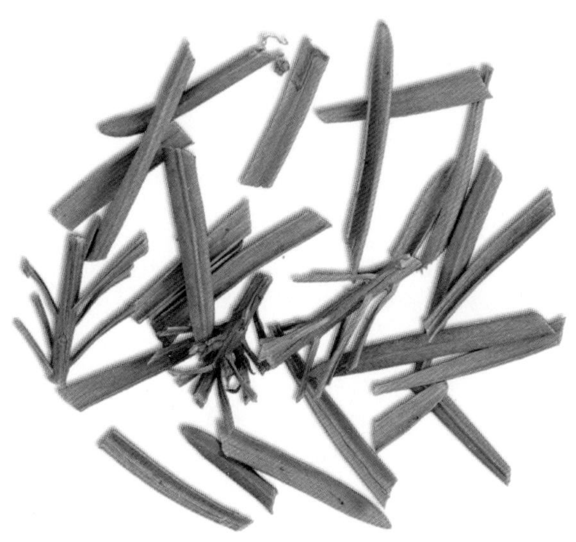

罗汉松饮片

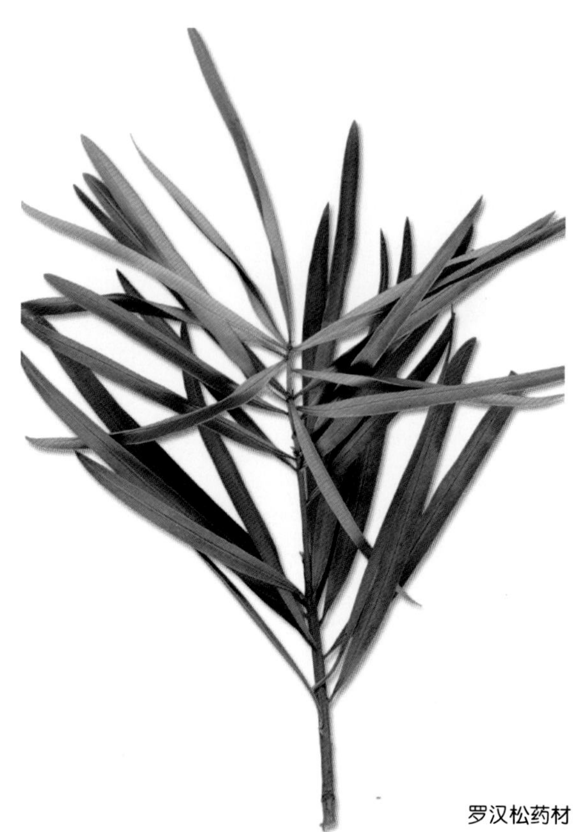

罗汉松药材

【经验方】

吐血，咯血 （罗汉松叶）30g。加蜜枣2枚。水煎服。（《广东中药》）

附：罗汉松根皮

味甘、微苦，性微温。归肝经。功效：活血祛瘀，祛风除湿，杀虫止痒。主治：跌打损伤，风湿痹痛，疥癣等。内服：煎汤，9~15g。外用适量，捣烂敷；或水煎熏洗。孕妇慎用。

【参考文献】

[1] 国家中医药管理局《中华本草》编委会．中华本草．上海：上海科学技术出版社，1999：809-811.

[2] Imai S,et al.CA，1972，76：23176v.

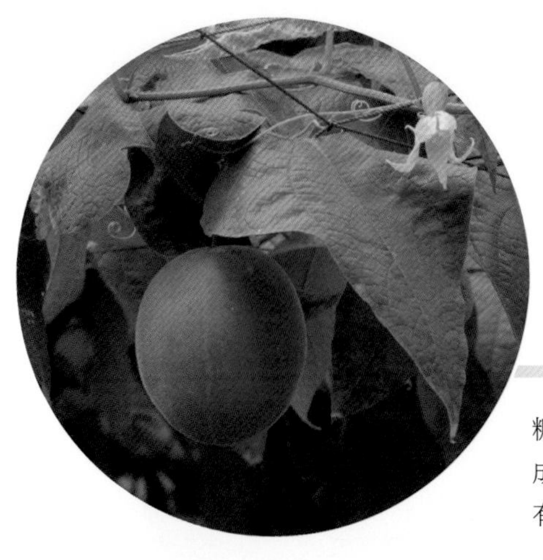

Luo han guo

罗汉果

Siraitiae Grosvenorii Fructus

[英]Lohanguo Siraitia Fruit

【别名】拉汉果、假苦瓜、光果木鳖、金不换、罗汉表、裸龟巴。

【来源】为葫芦科植物罗汉果 *Siraitia grosvenorii*（Swingle）C. Jeffrey ex Lu et Z. Y. Zhang 的果实。

【植物形态】多年生攀缘草本。具肥大的块根。茎稍粗壮，有棱沟，初被黄褐色柔毛和黑色疣状腺鳞，后毛渐脱落或变近无毛。叶柄被毛被和腺鳞；叶片膜质，卵状心形或三角状卵形，长 12~23cm，宽 5~17cm，先端渐尖或长渐尖，边缘微波状，两面被稀疏柔毛和黑色疣状腺鳞，老后渐脱落。卷须 2 歧，在分叉点上下同时旋卷。雌雄异株；雄花序总状，具有短柔毛和黑色疣状腺鳞，萼筒宽钟状，喉部常具有 3 枚长圆形的膜质鳞片，萼裂片 5，三角形；花冠黄色，被黑色腺点，裂片 5，雄蕊 5，插生于筒近基部；花丝基部膨大；雌花集生在总花梗顶端，花萼、花梗均比雄花大，退化雄蕊 5，子房长圆形，密生黄褐色茸毛，花柱粗短，柱头 3，2 裂。果实球形或长圆形，初密被黄褐色的茸毛和混生的黑色腺鳞，老后渐脱落，果皮较薄。种子多数，淡黄色，近圆形或阔卵形，扁压状，两面中央稍凹陷，周围有放射状的沟纹，边缘微波状。

【分布】广西永福、桂林、临桂、兴安、全州、资源、龙胜、融安、金秀、贺州已作为重要的经济作物栽培。

【采集加工】秋季果实由嫩绿变深绿时采摘，晾数天后低温干燥即可。

【药材性状】果实圆球形或长圆形，长 6~8cm，直径 4~6.5cm。表面棕绿色或黄褐色，有时可见深棕色斑纹和木栓斑点，全体被白色毛茸，以果实两端较密，并隐约可见 8~10 条纵纹。果实顶端有圆点状柱基，基部有果柄痕。体轻，果皮薄，质脆易碎，果瓤干缩，淡黄色至淡棕色，质松如海绵。具焦糖气，味极甜。种子多数，紧密排列成 6 例。种子扁平状，类圆形，中央有一长形凹陷，边缘呈不规则缺刻状。

【品质评价】以个大、完整、摇之不响、色黄褐者为佳。

【化学成分】本品含三萜苷类（triterpenoid glycosides），黄酮类（flavonoids），氨基酸类（amino acids）和微量元素等成分。

三萜苷类成分主要有赛门苷Ⅰ（siamenoside Ⅰ），罗汉果苷ⅡE（mogroside ⅡE），罗汉果苷Ⅲ（mogroside Ⅲ），罗汉果苷Ⅳ（mogroside IV），罗汉果苷Ⅴ（mogroside Ⅴ），11- 氧化 - 罗汉果苷Ⅴ（11- oxomogroside Ⅴ），罗汉果苷ⅢE（mogroside ⅢE），罗汉果二醇苯甲酸酯（mogroester），罗汉果新苷（neomogroside），罗汉果苷A（mogroside A），光果木鳖皂苷Ⅰ（grosmomoside Ⅰ），罗汉果苷Ⅵ（mogroside Ⅵ）[1,2]。

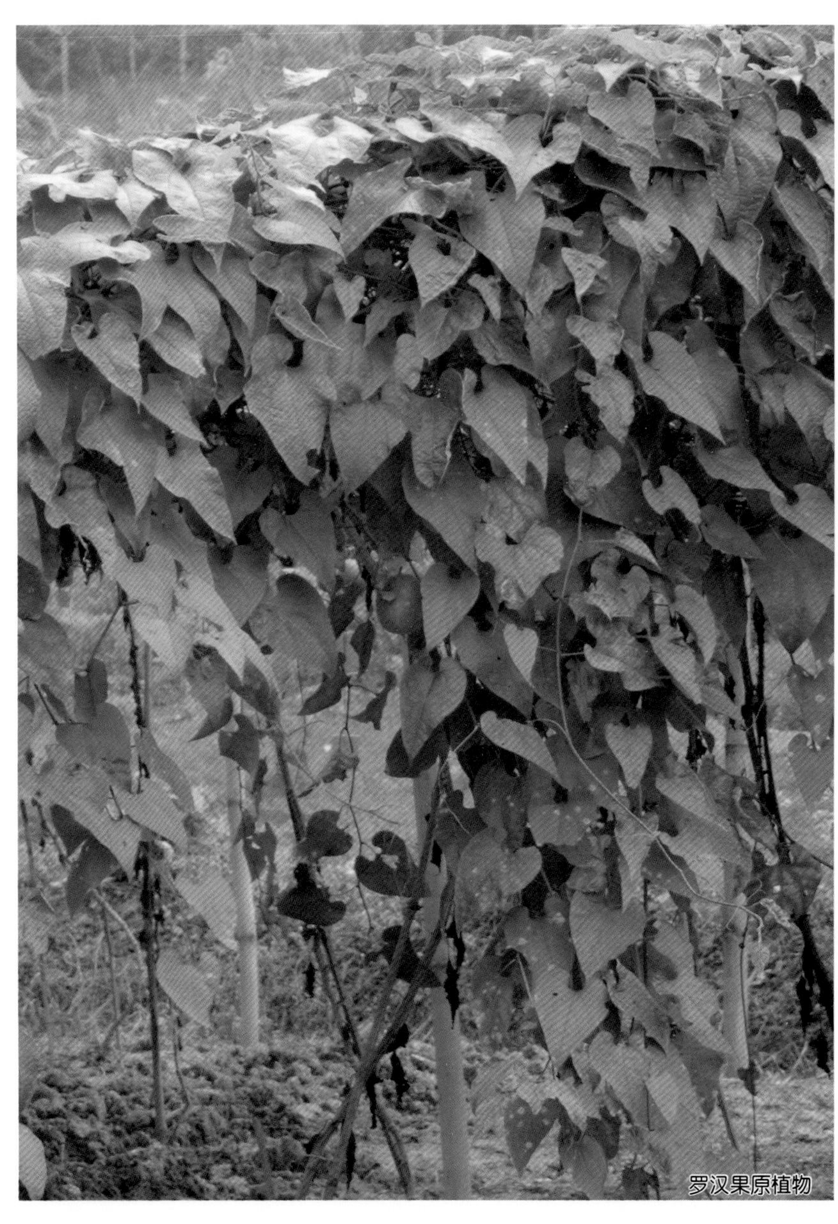
罗汉果原植物

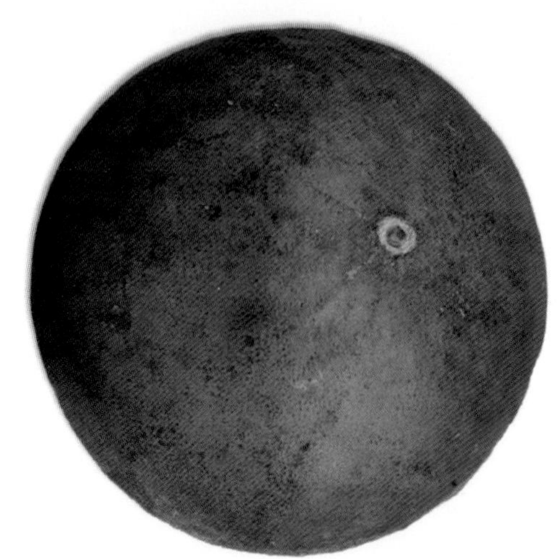

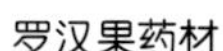

罗汉果药材

黄酮类成分主要有罗汉果黄素（grosvenorine），山柰酚-3,7-*O*-*α*-L-二鼠李糖苷（kaempferol-3,7-*O*-*α*-L-dirhamnoside）[3]，山柰酚-7-*O*-*α*-L-鼠李糖苷（kaempferol-7-*O*-*α*-L-rhamnoside），山柰酚（kaempferol）[4]。

其他类成分有厚朴酚（magnolol），双[5-甲酰基糠基]醚[5,5′-oxydimethylene-bis-（2-furfural）]，5-羟甲基糠酸[5-（methoxymethyl）-furoic acid]，琥珀酸（succinic acid）[4]，1-乙酰基-*β*-咔啉（1-acetyl-*β*-carboline），5-羟基麦芽酚（5-oxymaltol），香草酸（vanillic acid），*β*-谷甾醇（*β*-sitosterol），环-（亮氨酸-脯氨酸）[cyclo-（Leu-Pro）]，环-（丙氨酸-脯氨酸）[cyclo-（Ala-Pro）][5]，D-甘露醇（D-mannitol），葡萄糖（glucose），果糖（fructose），维生素C（vitamin C）；还含锰（Mn）、铁（Fe）、镍（Ni）、硒（Se）、锡（Sn）、碘（I）、钼（Mo）等26种无机元素[6]。

此外，种仁含油脂，有亚油酸（linoleic acid），油酸（oleic acid），棕榈酸（palmitic acid），硬脂酸（stearic acid），棕榈油酸（palmitoliec acid），肉豆蔻酸（myristic acid），月桂酸（lauric acid），癸酸（decanoic acid）[6]。

根中主要含葫芦烷型三萜酸，包括罗汉果酸甲（siraitic acid A），罗汉果酸乙（siraitic acid B），罗汉果酸丙（siraitic acid C），罗汉果酸戊（siraitic acid E）[7]。

【药理作用】

1. 止咳祛痰　罗汉果水提取物有止咳祛痰作用[8]。

2. 免疫作用　罗汉果水提取物对正常大鼠免疫功能有一定的影响，能提高外周血酸性*α*-醋酸萘酯酶阳性淋巴细胞的百分率和E花环形成率。罗汉果甜苷对正常小鼠免疫功能无作用，但能提高环磷酰胺免疫抑制小鼠的巨噬细胞吞噬功能和T细胞的增殖作用[9]。

3. 降血糖　罗汉果粉及其提取物对正常小鼠体重、血糖及糖耐量无影响，但对四氧嘧啶糖尿病小鼠的高血糖有防治作用，且有剂量效应关系[10]。罗汉果皂苷对四氧嘧啶糖尿病鼠具有降血糖作用，对糖尿病小鼠体内血清甘油三酯、血清胆固醇的异常升高有防治作用，可提高血清高密度脂蛋白胆固醇的含量，使机体血脂水平趋向正常，防止糖尿病导致的脂类代谢紊乱，对糖尿病并发症有防治作用。罗汉果皂苷可降低糖尿病小鼠肝脏脂质过氧化物的生成，提高其抗氧化酶系统的活力，有助于糖尿病小鼠肝脏抗氧化能力的恢复，提示这可能是其降糖作用的机制之一[11]。

4. 保肝　罗汉果水提取物对四氯化碳、硫代乙酰胺所致小鼠肝损伤有保肝降酶作用[12]。

5. 抗癌　体外实验研究发现罗汉果苷V的延缓致癌作用与甜叶菊苷相同或较之更强，显示其有抗癌作用[13]。

6. 对胃肠的影响　罗汉果水提取物对小鼠、家兔的离体肠管活动均有双向调节作用，罗汉果水提物不仅可以增强兔、小鼠的离体肠管自发活动，拮抗氯化钡或乙酰胆碱引起的小鼠、家兔离体肠管收缩，而且也能对抗肾上腺素引起的肠管松弛，恢复肠管的自发活动[12]。

7. 抑制变链菌致龋　罗汉果提取物对变链菌的生长、产酸和对玻璃棒黏附有抑制作用。罗汉果皂苷分子结构中的葡萄糖、果糖与游离状态的葡萄糖果糖对变链菌生长的影响是不等同的[14]。

8. 抗氧化　罗汉果提取物具有抗氧化活性作用，能有效地清除自由基、减少红细胞溶血的发生及丙二醛生成，罗汉果皂苷是提取物中主要的抗氧化活性成分[15,16]。

9. 活血化瘀　罗汉果黄酮具有一定的抗血栓形成、抗血小板聚集、降血脂、抗凝血等活血化瘀药理作用[17]。

10. 毒理　用81.6%罗汉果甜苷对小白鼠进行急性毒性试验，半数致死量 > 10000mg/kg。用标准伤寒沙门菌做污染物致突变性试验，结果为阴性。3.0g/kg（相当于人用量的360倍）灌胃4周，对家犬的血液学指标、肝肾功能、血糖与尿糖以及心、肝、肾、肺、脾的形态学变化均无影响。表明罗汉果甜苷是一种基本无毒的物质，毒性试验结果初步证实罗汉果甜苷作为食品调味品是安全的[17]。

【临床研究】

慢性咽炎　罗汉果咽喉片治疗慢性咽炎121例，含服，每次2片，每日4次，2周为1个疗程。结果：治愈61例（50.4%），显效47例（38.8%），总有效率97.5%[18]。

【性味归经】味甘，性凉。归肺、大肠经。

【功效主治】清肺利咽，化痰止咳，润肠通便。主治肺热燥咳，咽喉炎，扁桃体炎，肠燥便秘。

【用法用量】内服：煎汤，15~30g；或炖肉；或开水泡。

【使用注意】肺寒者慎用。

【经验方】

1.喉痛失音　罗汉果1个，切片，水煎，待冷后，频频饮服。（《食物中药与便方》）

2.咳嗽痰多，咽干口燥　罗汉果半个，陈皮6g，瘦猪肉100g。先将陈皮浸，刮去白，然后与罗汉果、瘦肉共煮汤，熟后去罗汉果、陈皮，饮汤食肉。[新中医，1982,（11）:45]

3.急慢性支气管炎，扁桃体炎，咽喉炎，便秘　罗汉果15~30g，开水泡，当茶饮。（《全国中草药汇编》）

【参考文献】

[1] 齐一萍，唐明仪．罗汉果果实的化学成分与应用研究．福建医药杂志，2001，23（5）：158.

[2] 杨秀伟，张建业，钱忠明．罗汉果中一种新的葫芦烷三萜皂苷——光果木鳖皂苷Ⅰ．中草药，2005，69（3）：1285.

[3] 斯建勇，陈迪华，常琪，等．鲜罗汉果中黄酮苷的分离及结构测定．药学学报，1994，29（2）：158.

[4] 廖日权，李俊，黄锡山，等．罗汉果化学成分的研究．西北植物学报，2008，28（6）：1250.

[5] 李俊，黄锡山，张艳军，等．罗汉果化学成分的研究．中国中药杂志，2007，32（6）：548.

[6] 国家中医药管理局《中华本草》编委会．中华本草．上海：上海科学技术出版社，1999：4645.

[7] 斯建勇，陈迪华，沈连钢，等．广西特产植物罗汉果根的化学成分研究．药学学报，1999，34（12）：918.

[8] 周欣欣，宋俊生．罗汉果及罗汉果提取物药理作用的研究．中医药学刊，2004，22（9）：1723.

[9] 王勤，王冲，戴盛明．罗汉果甜苷对小鼠细胞免疫功能的调节作用．中药材，2001，24（11）：811.

[10] 戚向阳，陈维军，宋云飞．罗汉果对糖尿病小鼠的降血糖作用．食品科学，2003，24（12）：124.

[11] 张俐勤，戚向阳，陈维军．罗汉果皂苷提取物对糖尿病小鼠血糖血脂及抗氧化作用的影响．中国药理学通报，2006，22（2）：237.

[12] 王勤，李爱媛，李献萍．罗汉果的药理作用研究．中国中药杂志，1999，24（7）：425.

[13] 木岛孝夫．罗汉果中甘味物质的抑癌作用．国外医学·中医中药分册，2003，25（3）：174.

[14] 黎海彬，王邕，白先放．微波辐射对罗汉果提取物中活性成分的影响．精细化工，2006，23（3）：264.

[15] 张俐勤，戚向阳，陈维军．罗汉果提取物的抗氧化活性研究．食品科学，2006，27（1）：213.

[16] 郝桂霞．罗汉果提取液对自由基的清除作用．江西化工，2004，22（4）：89.

[17] 陈全斌，沈钟苏，韦正波．罗汉果黄酮的活血化瘀药理作用研究．广西科学，2005，12（4）：316.

[18] 苏瑞君．罗汉果咽喉片治疗慢性咽炎的临床研究．吉林中医药，1997，（6）：38.

Luo qun dai 罗裙带

Crini Sinici Folium
[英]Chinese Crinum Leaf

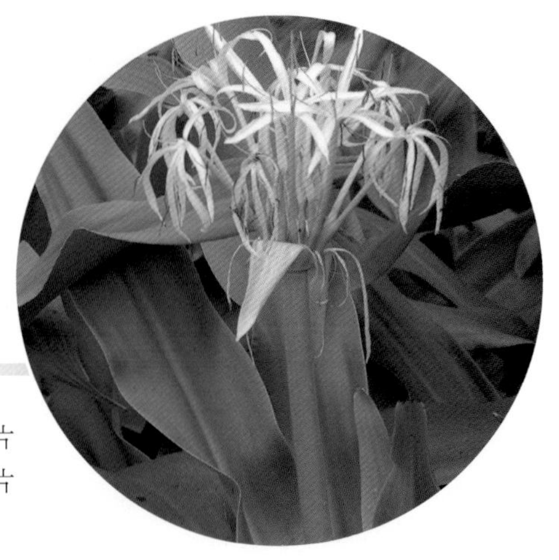

【别名】水笑草、裙带草、海蕉、朱兰叶、白花石蒜、扁担叶、文殊兰叶。

【来源】为石蒜科植物文殊兰 *Crinum asiaticum* L.var. sinicum（Roxb. ex Herb.）Baker 的叶。

【植物形态】多年生草本。植株粗壮。鳞茎长柱形。叶 20~30 枚，多列，带状披针形，长可达 1m，宽 7~12cm，先端渐尖，边缘波状，暗绿色。花茎直立，粗壮，几与叶等长；伞形花序通常有花 10~24 朵；佛焰苞状总苞片 2，披针形，外折，白色，膜质；苞片多数，狭条形；花被高脚碟状，芳香，筒部纤细。花被裂片 6，条形，白色；雄蕊 6，淡红色；雌蕊 1，柱头 3 浅裂或头状，子房下位，3 室，纺锤形。蒴果近球形，浅黄色。通常种子 1 颗。

【分布】广西全区均有分布。

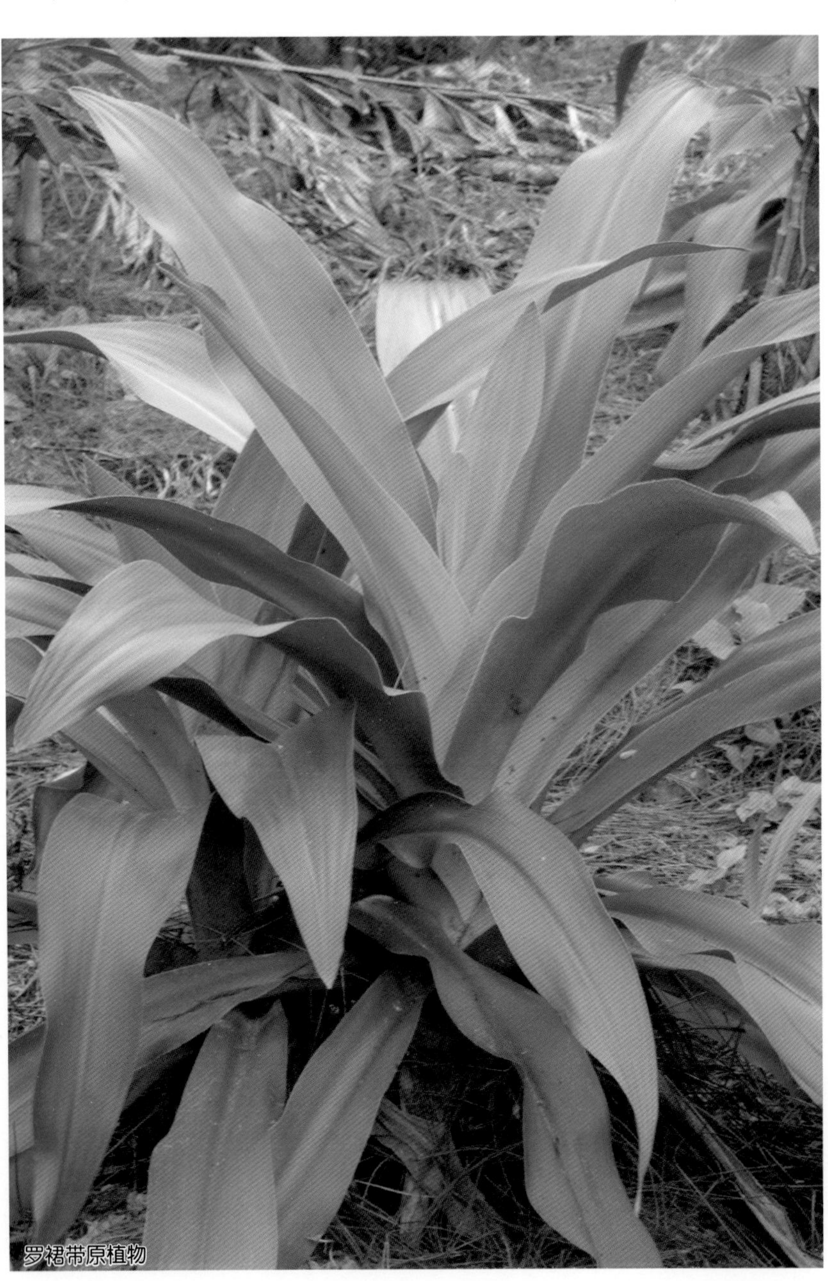

罗裙带原植物

【采集加工】全年均可采收，多用鲜品或洗净晒干。

【药材性状】叶片呈长条形、带状披针形，长 30~60cm，有时可达 1m，宽 7~12cm；先端渐尖，边缘微皱波状，全缘；上、下表面光滑无毛，黄绿色；平行脉，具横行小脉，形成长方形小网络脉。主脉向下方突起；断面可见多数小孔状裂隙。味微辛。

【品质评价】以黄绿色、带状、完整者为佳。

【化学成分】从该植物分离得到生物碱：isocraugsodine，hippadine，lycoriside[1]。茎含生物碱：文殊兰碱（crinine），石蒜碱（lycorine），文殊兰星碱（crinsine），鲍威文殊兰碱（powelline）[2]。

【临床研究】

无名肿毒　罗裙带叶捣成糊状，以 3：1 比例加入芒硝混匀，外敷患处并用干净纱布固定，治疗无名肿毒 20 例，一般每日外敷 10h，1 周为 1 个疗程，同时辅以中药汤剂分型调治，热毒蕴积者用回生至圣丹（金银花、玄参、蒲公英、川芎、甘草、天花粉）；肾水不足兼忧恼气郁者用黑虎汤（玄参、柴胡、甘草）等治疗，结果取得了较满意的疗效。遇有皮肤过敏的病人可加适量蜂蜜调敷。此外，应注意罗裙带有毒，不能内服，如有中毒者可服米醋合生姜汁解之[3]。

【性味归经】味辛、苦，性凉；有毒。归肾、肝经。

【功效主治】清热解毒，祛瘀止痛。主治头痛，咽痛，痹痛麻木，热毒疮肿，跌打瘀肿，毒蛇咬伤。

【用法用量】内服：煎汤，3~10g。外用适量，捣敷；绞汁涂；或煎水洗。

【使用注意】内服宜慎，阴疽禁用。

【经验方】

1. 带状疱疹　罗裙带叶先用开水烫过，再用醋浸，敷患处15~20min，每日3~4次。(《广西实用中草药新选》)
2. 痈疽　生扁担叶捣烂加蜂糖少许，包患处。(《贵州草药》)
3. 皮肤溃疡　文殊兰叶捣汁，搽患处。(《湖南药物志》)
4. 腰痛　鲜文殊兰叶1片。放开水内约2min取出，捆包在腰上。(《湖南药物志》)
5. 蛇咬伤　文殊兰捣烂敷患处。(《湖南药物志》)
6. 头风痛　罗裙带叶1张。用火烤软，趁热包扎头部。(《广西药用植物图志》)
7. 脚手关节酸痛　鲜文殊兰叶，切碎调麻油，以春稻草燃烧烘热，候退温贴患处，每日一换。(《泉州本草》)
8. 淋巴结炎　罗裙带、老鼠瓜、独蒜、痨薯各适量。共捣烂敷患处。(《梧州地区中草药》)
9. 闭合性骨折　文殊兰、草血竭、乳香、没药、鸭脚艾各适量。加面粉少许、小鸡1只(去毛和内脏)，捣烂，加酒炒热，外包患处。(《万县中草药》)

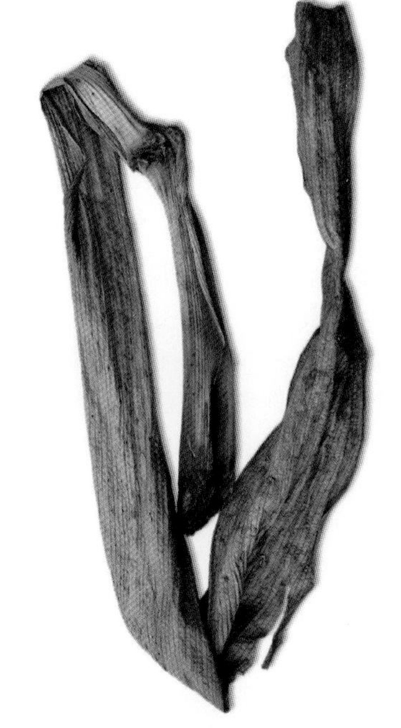

罗裙带药材

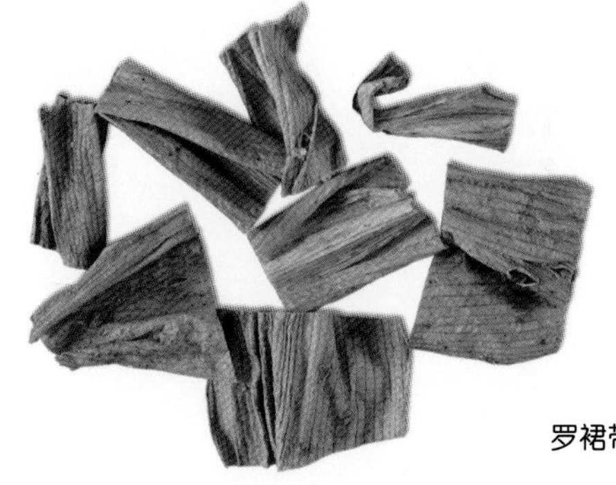

罗裙带饮片

【参考文献】

[1] 沙美，丁林生．文殊兰属植物中生物碱的研究进展．国外医药・植物药分册，2001，16（5）：193.
[2] 国家中医药管理局《中华本草》编委会．中华本草．上海：上海科学技术出版社，1999：7253.
[3] 陈宁，苏锡基，梁大华，等．罗裙带加芒硝外敷治疗无名肿毒．中国民间疗法，2002，10（8）：22.

知母 Zhi mu

Anemarrhenae Rhizoma

[英]Common Anemarrhena Rhizome

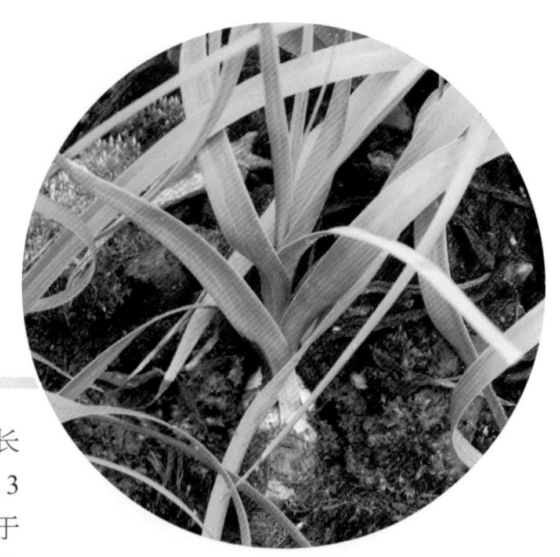

【别名】纸母、货母、提母、女雷、蒜辫子草、山韭菜、羊胡子根、淮知母。

【来源】为百合科植物知母 *Anemarrhena asphodeloides* Bunge 的根茎。

【植物形态】多年生草本。全株无毛。根茎横生，粗壮，密被许多黄褐色纤维状残叶基，下面生有多数肉质须根。叶基生，丛出，线形，上面绿色，下面深绿色，无毛，质稍硬，叶基部扩大包着根茎。花葶直立，不分枝，下部具披针形退化叶，上部疏生鳞片状小苞片；花2~6朵成一簇，散生在花葶上部呈长总状花序；花黄白色，干后略带紫色，多于夜间开放，具短梗；花被片6，基部稍连合，2轮排列，长圆形，先端稍内折，边缘较薄，具3条淡绿色纵脉纹；发育雄蕊3，着生于内轮花被片近中部，花药黄色，退化雄蕊3，着生于外轮花被片近基部，不具花药；雌蕊1，子房长卵形，3室，花柱短，柱头1。蒴果卵圆形，成熟时沿腹缝线上方开裂为3裂片，每裂片内通常具1颗种子。种子长卵形，具3棱，一端尖，黑色。

【分布】广西主要分布于陆川、博白、容县等地。

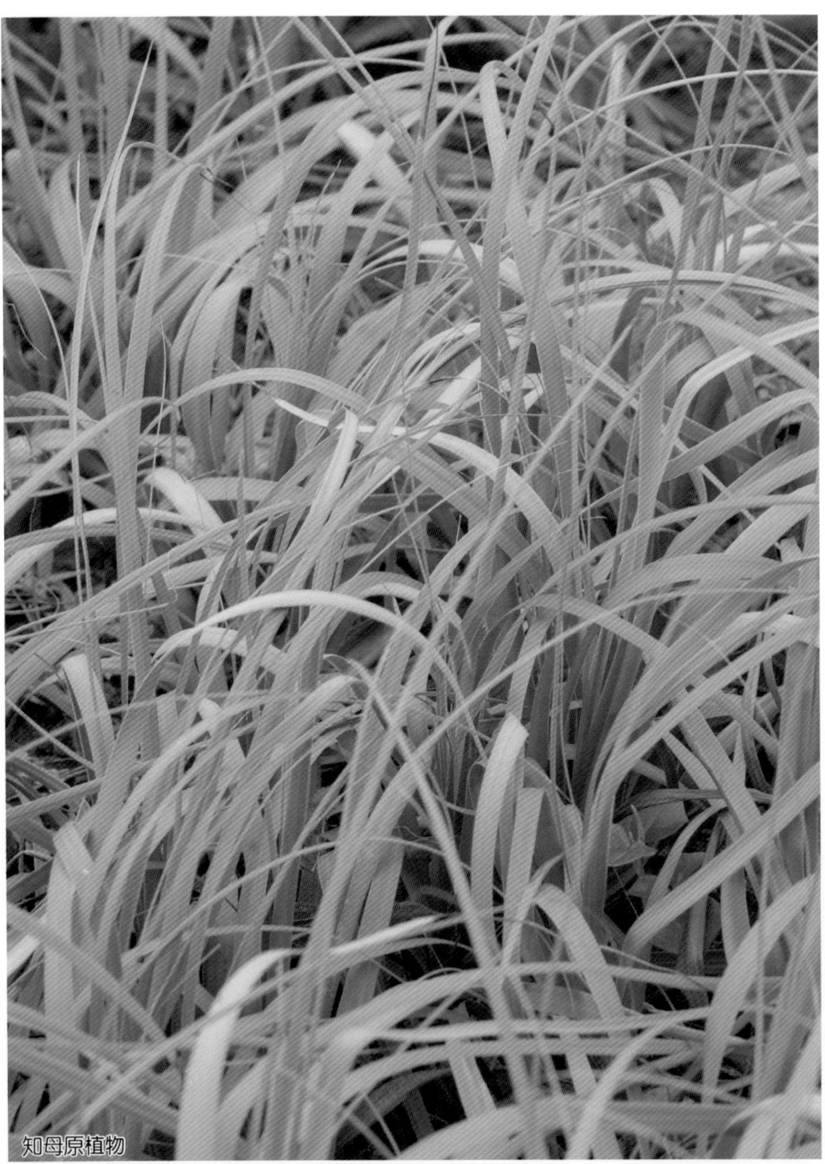

知母原植物

【采集加工】春、秋两季采挖，除去枯叶和须根，抖掉泥土，晒干或烘干为“毛知母”。趁鲜剥去外皮，晒干为“知母肉”。

【药材鉴别】

1. 毛知母　根茎扁圆长条状，微弯曲，偶有分枝，长3~15cm，直径0.8~1.5cm。一端有浅黄色的茎叶残痕，习称“金包头”。表面黄棕色至棕色，上面有一凹沟。具紧密排列的环状节，节上密生黄棕色的残存叶基，下面略凸起。有纵皱纹及凹点状根痕或须根痕及残茎。质坚硬，易折断。断面黄白色，颗粒状。气微，味微甜、略苦，嚼之带黏性。

2. 知母肉　外皮大部分已除去，表面黄白色，有的残留少数毛须状叶茎及凹点状根痕。

【品质评价】以条粗、质硬、断面色白黄者为佳。

【化学成分】本品根茎含知母皂苷（timosaponin）A-Ⅰ、A-Ⅱ、A-Ⅳ[1]、A-Ⅲ、B-Ⅰ、B-Ⅱ[1,2]，知母皂苷（timosaponin）A_2 即马尔考皂苷元-3-*O*-*β*-D-吡喃葡萄糖基-（1→2）-*β*-D-吡喃半乳糖苷-B [markogenin-3-*O*-*β*-D-glucopyranosy-（1→2）-*β*-D-galactopyranoside-B]，去半乳糖替告皂苷（desgalactotigonin），F-芰脱皂苷（F-gitonin），伪原知母皂苷A-Ⅲ（pseu-doprototimosaponin A-Ⅲ），菝葜皂苷元（sarsasapogenin），异菝葜皂苷（smilonin），马尔考皂苷元（markogenin），新吉托皂苷元（neogitogenin），薯蓣皂苷元（diosgenin），7-*O*-吡喃葡萄糖基芒果苷（7-*O*-glucopyranosyl mangiferin）[1~3]，（5*β*,25*S*）-螺甾烷-3*β*,15*α*,23*α*-三醇-3-*O*-*β*-D-吡喃葡萄糖基-（1→2）-*β*-D-吡喃半乳糖苷[（5*β*,25*S*）-spirostan-3*β*,15*α*,23*α*-triol-3-*O*-*β*-

D-glucopyranosyl-（1 → 2）-β-D-galactopyranoside]，（5β，25S）- 螺甾烷 -3β，23α- 二醇 -3-O-β-D- 吡喃葡萄糖基 -（1→2）-β-D- 吡喃半乳糖苷 [（5β，25S）-spirostan-3β，23α-diol-3-O-β-D-glucopyranosyl-（1 → 2）-β-D-galactopyranoside] [3]。

双苯吡酮类成分主要有杧果苷（mangiferin），7-O-β-D-葡萄糖基杧果苷（7-O-β-D-glucopyranosyl mangiferin）即新杧果苷（neomangiferin）[1, 2, 4]。其他黄酮类有宝藿苷 - Ⅰ（baohuoside- Ⅰ）和淫羊藿苷 - Ⅰ（icariside- Ⅰ）等 [2]。

木脂素类有顺 - 扁柏树脂酚（*cis*-hinokiresinol），单甲基 - 顺 - 扁柏树脂酚（monomethyl-*cis*-hinokiresinol），氧化 - 顺 - 扁柏树脂酚（oxy-*cis*- hinokiresinol）[1]。

挥发油成分有己醛（hexanal），糠醛（furfural），苯甲醛（benzaldehyde），1,1- 二乙氧基己烷（1,1-diethoxy-hexane），龙脑（borneol），薄荷 -1- 烯 -8- 醇（p-menth-1-en-8-ol），2,4- 壬二烯醛 [（E,E）-2,4- nonadienal]，2,4- 癸二烯醛（2,4-decadienal），氧化石竹烯（caryophyllene oxide），石竹烯（caryophyllene），二十烷（eicosane）等 [5]。

此外还含有胡萝卜苷（daucosterol），知母双糖（timobiose）[2]，2,6,4′- 三羟基 -4- 甲氧基二苯甲酮（2,6,4′-trihydroxy-4-methoxy benzophenone）[1]，知母多糖（anemaran）A、B、C、D，对 - 羟苯基巴豆油酸（p-hydroxyphenyl crotonic acid），二十五烷酸乙烯酯（pentacosyl vinyl ester），β- 谷甾醇（β-sitosterol），烟酸（nicotinic acid），烟酰胺（nicotinamide），泛酸（pantothenic acid）等 [1]。

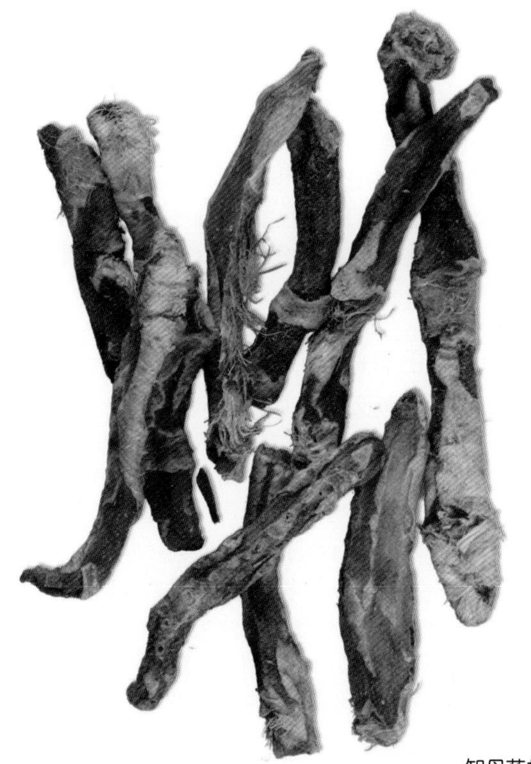

知母药材

【药理作用】

1. 抗病原微生物　知母煎剂在琼脂平板上对葡萄球菌、伤寒杆菌有较强抑制作用，对痢疾杆菌、副伤寒杆菌、大肠杆菌、枯草杆菌、霍乱弧菌也有抑制作用 [6,7]。知母乙醇浸膏、乙醚浸膏及乙醚浸膏加丙酮处理所得的粗结晶对 H37Rr 人型结核杆菌有较强抑制作用，其中乙醚浸膏的最低抑制浓度无血清时为 1∶6400，有血清时为 1∶16000 [8]。对豚鼠实验性结核病以 3% 知母药饵治疗 3~4 个月，有较好的疗效 [9]。用含 2.5% 知母粉的饲料喂饲实验性结核病小鼠，能使其肺部结核病灶减轻 [10]。8%~20% 浓度知母煎剂在沙氏培养基上对许兰毛癣菌、共心性毛癣菌、堇色毛癣菌、红色毛癣菌、絮状表皮癣菌、铁锈色毛癣菌、足跖毛癣菌、趾间毛癣菌和犬小芽胞菌等常见致病性皮肤癣菌均有抑制作用 [11]。100% 知母煎剂对白色念珠菌也有抑制作用 [12]。杧果苷抑制 50% 空斑形成的有效浓度（EC_{50}）为 111.7 μ g/ml，使Ⅱ型单纯疱疹病毒（HSV-2）产量减少 90% 和 99% 的有效浓度（EC_{90} 和 EC_{99}）分别为 33 μ g/ml 和 80 μ g/ml，治疗指数（IC_{50}/EC_{50}）为 8.1 [13]。

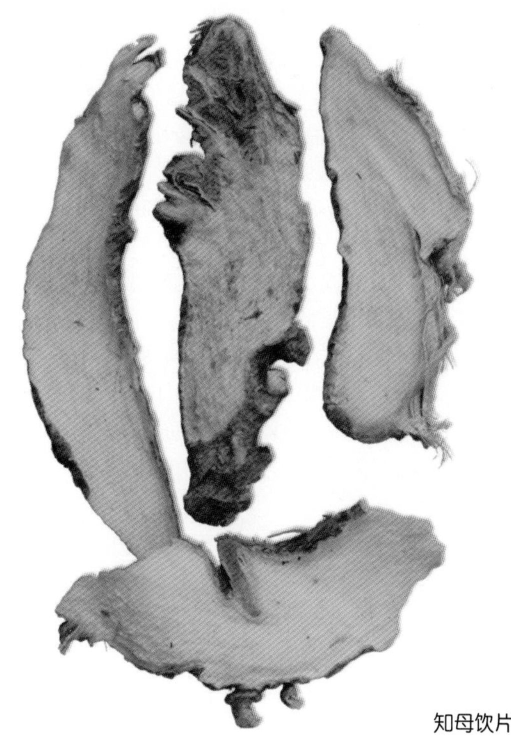

知母饮片

2. 抑制 Na^+–K^+–ATP 酶活性　知母皂苷及其水解产物菝葜皂苷元（sarsapogenin）在体外对提纯的兔肾 Na^+-K^+-ATP 酶有抑制作用。对甲状腺素诱导产生小鼠肝脏切片的过高耗氧率抑制到接近正常小鼠的水平，对正常小鼠肝脏切片的耗氧率虽有降低趋势，但无统计学意义 [14]。知母皂苷元（每只 25mg）灌胃 3 周可抑制大鼠因同时灌胃甲状腺素引起的肝、肾和小肠黏膜中 Na^+-K^+-ATP 酶活性提高 [15]。正常人口服知母总皂苷 2mg/kg，24h 后测定红细胞钠泵活性，绝大多数人出现持久抑制[16]。在移植人肝癌细胞的裸鼠45天内饲以0.04%知母皂苷灭菌溶液，可使生存期延长[17]。

3. 对肾上腺素能和胆碱能神经系统作用　以50%知母水煎剂连续给大鼠灌胃3周，可使心率减慢，血清、肾上腺和脑内多巴胺-β-羟化酶活性降低[18]。知母对肾和脑β-肾上腺素受体及M-胆碱能受体对细胞调控有双向调节作用，使细胞功能异常得到纠正[19]。菝葜皂苷元能降低高甲状腺激素状态的小鼠脑β-受体RT值，还能改善"甲高"小鼠引起的体重下降[20]。知母及其皂苷元（ZMS）能通过使脑M受体上调而改善老年动物的学习记忆能力。离体实验，ZMS作用48h后能使培养9~15天的原代培养大鼠神经细胞的M受体密度上调[21~24]。

4. 对激素作用影响　给兔灌胃知母水煎剂0.9g/kg，连续5天，能拮抗同时灌胃地塞米松对兔血浆皮质酮的反馈抑制作用，使其回升至接近正常血浓度，对正常兔血浆皮质酮浓度无影响[25]。知母皂苷2g（生药）/kg显相似作用[26]。知母粗提取物在肝细胞无损害的条件下，体外能延缓肝细胞对皮质醇的分解代谢[27]。

5. 抗炎　知母总多糖（TPA）对多种致炎剂引起的急性毛细血管通透性增高、炎性渗出增加及组织水肿均有抑制作用，对慢性肉芽肿增生有抑制作用。TPA可增强肾上腺功能，减少ACTH分泌、释放，并抑制PGE的合成或释放[28]。

6. 对血糖影响　知母水浸提取物能降低正常兔的血糖水平，对四氧嘧啶糖尿病兔作用更为明显[29]。知母水提取物可使实验性糖尿病家兔的胰岛恢复、肝糖原量增加[30]。给四氧嘧啶糖尿病小鼠腹腔注射知母水浸提取物0.15g/kg，5h血糖下降显著，尿中酮体减少[31]。知母对正常大鼠可促进横膈、脂肪组织对葡萄糖的摄取，使横膈中糖原含量增加，但肝糖原含量下降[32]。

7. 抗血小板聚集　知母总皂苷中分离出的知母皂苷AⅢ和马尔考皂苷元-3-O-β-D-吡喃葡萄糖基（1→2）-β-D-吡喃半乳糖苷对由二磷酸腺苷、五羟色胺和花生四烯酸诱导的兔和人血小板聚集有很强的抑制作用。两种皂苷的半数有效剂量前者为2×10^{-4}mol/L，后者为2×10^{-5}mol/L[33]。

8. 阻碍蛋白质合成　新生鼠注射知母皂苷后，血浆中胎甲球蛋白（AFP）A减少60%，这主要是注射后肝中AFP mRNA量减少50%所致[34]。

9. 杀软体动物　知母的甲醇提取物在800mg/kg浓度下，24h内杀死丁螺，其中知母皂苷AⅢ 10Amg/kg24h内杀死丁螺。Markogeisin-3-O-β-D-glucopyranosyl-（1→2）-β-D-galactopyranoside也有很强的活性。知母皂苷AⅢ有均裂作用[35]。

10. 解热　知母浸膏4g/kg皮下注射，能防止大肠杆菌所致兔高热，且作用持久[36]。

11. 其他作用　从知母中分离出的木脂类化合物被证明是较强的cAMP磷酸二酯酶抑制剂，其中的顺-扁柏树脂酚在剂量100mg/kg腹腔注射时能延长环己巴比妥引起的睡眠时间[37]。知母中含杧果苷具有利胆作用[38]。杧果苷（0.1μg/ml）体外有免疫抑制作用而不影响细胞活力[39]。

【临床研究】

恶性肿瘤长期发热　采用青蒿知母汤（青蒿18g，知母18g）治疗。所有病人使用中药煎剂后，未再使用糖皮质激素及非甾类解热镇痛消炎药治疗。细菌培养明确合并感染者，根据药敏实验选择性应用抗生素治疗。治疗恶性肿瘤长期发热34例。结果：服药2日后，显效22例，有效8例，无效4例[40]。

【性味归经】味苦，性寒。归肺、胃、肾经。

【功效主治】清热泻火，滋阴润燥，止渴除烦。主治温热病，高热烦渴，咳嗽气喘，燥咳，便秘，骨蒸潮热，虚烦不眠，消渴淋浊。

【用法用量】内服：煎汤6~12g；或入丸、散。清热泻火，滋阴润燥宜生用；入肾降火滋阴宜盐水炒。

【使用注意】脾胃虚寒、大便溏泻者禁服。

【经验方】

1. 伤寒脉浮滑，表有热，里有寒；或三阳合病，腹满，身重，难以转侧，口不仁，面垢，谵语，遗尿；发汗则谵语甚，下之则额上生汗，手足逆冷；自汗出者。或伤寒脉滑而厥，里有热　知母六两，石膏一斤（碎），甘草（炙）二两，粳米六合。上四味，以水一斗，煮米熟，汤成去滓，温服一升。日三服。（《伤寒论》白虎汤）
2. 伤寒胃中有热，心觉懊恼，六脉洪数，或大便下血　知母二钱，黄芩等二钱，甘草一钱。水煎热服。（《扁鹊心书》知母黄芩汤）
3. 气虚劳伤，面黄肌瘦，气怯神离，动作倦怠。上半日咳嗽烦热，下午身凉气爽，脉数有热者　知母三钱，黄柏三钱，人参二钱，麦冬五钱，广皮一钱，甘草五分。水煎服。（《证因脉治》知柏参冬饮）
4. 肺痨有热，不能服补气之剂者　知母（炒）、贝母（炒）等份。为末服。（《医方集解》二母散）
5. 阴虚火旺，骨蒸潮热，盗汗，咳嗽，咯血，烦热易饥，足膝疼热，舌红少苔，尺脉数而有力　黄柏（炒）、知母（酒浸炒）各四两，熟地黄（酒蒸）、龟甲（酥炙）各六两。上为末，猪脊髓、蜜丸如梧桐子大。每服七十丸，空心盐白汤下。（《丹溪心法》大补阴丸）
6. 梦泄遗精　知母一两，黄柏一两（去皮），滑石三两。上为末，白水和丸，空心温酒盐汤送下。（《普济方》斩梦丹）
7. 妊娠子烦，因服药致胎气不安，烦不得卧　知母一两，洗焙为末，枣肉丸弹子大。每服一丸，人参汤下。（《产乳集验方》）
8. 不渴而小便闭，热在下焦血分　黄柏（去皮锉，酒洗焙）、知母（锉，酒洗焙干）各一两，肉桂五分。上为细末，熟水为丸，如梧桐子大。每服一百丸，空心白汤下。如小便利，前阴中如刀刺痛，当有恶物下为验。（《兰室秘藏》通关丸）

【参考文献】

[1] 国家中医药管理局《中华本草》编委会 . 中华本草 . 上海：上海科学技术出版社，1999：7141.

[2] 边 际，徐绥绪，黄 松，等 . 知母化学成分的研究 . 沈阳药科大学学报，1996，13（1）：34.

[3] 孟志云，李 文，徐绥绪，等 . 知母的皂苷成分 . 药学学报，1999，34（6）：451.

[4] 洪永福，韩公羽，郭学敏 . 西陵知母中新杧果苷的分离与结构鉴定 . 药学学报，1997，32（6）：473.

[5] 陈千良，马长华，王文全，等 . 知母药材中挥发性成分的气相色谱 - 质谱分析 . 中国中药杂志，2005，30（21）：1657.

[6] 刘国声 . 中药抗菌力研究 . 中华新医学报，1950，1（4）：95.

[7] 廖延雄 . 西北兽医学院校刊，1953，（4）：5.

[8] 延边医学院药理教研组 . 延边医学院科研论文汇编（第二辑），1963，（4）：52.

[9] 王继光，冯遇清，杨藻宸 . 知母野金针菜等三十二种中药对动物实验性结核病的疗效观察 . 兰州医学院学报，1962，（1）：79.

[10] 冯遇清，许绍芬，裴曼云 .44 种中药对小白鼠实验性结核病的疗效 . 上海第一医学院学报，1964，2（2）：241.

[11] 孙迅 . 中药煎剂对皮肤癣（真）菌抗菌作用的初步研究 . 辽宁中医杂志，1958，6（3）：210.

[12] 武汉医学院附属第一医院检验科，武汉医学院附属第一医院皮肤真菌室 . 抗白色念珠菌中草药的筛选和临床应用 . 新医药学杂志，1973，（5）：188.

[13] 朱雪梅，宋家兴，黄宗之 . 杧果苷对Ⅱ型单纯疱疹病毒体外复制的抑制作用 . 中国药理学报，1993，14（5）：452.

[14] 陈锐群，余竹元，张夏英 . 知母皂苷元是 Na^+-K^+-ATP 酶的抑制剂 . 生物化学与生物物理学报，1982，14（2）：159.

[15] 陈锐群，张夏英，郑境娟 . 阴虚内热证初探——知母对钠泵作用的大鼠体内实验 . 中西医结合杂志，1983，3（4）：235.

[16] 王迎平 . 阿司匹林预防心肌梗死 . 中国临床药理学杂志，1985，1（S）：17.

[17] 叶胜龙，汤钊猷 . 知母皂苷治疗人肝癌移植裸大鼠模型的观察 . 肿瘤，1988，8（5）：259.

[18] 梁月华，王传社，章云津 . 寒凉和温热药复方及知母对交感神经系统的作用与机制探讨 . 中药通报，1988，13（11）：48.

[19] 易宁育，胡雅儿，夏宗勤 . 滋阴药知母对 β-AR 及 MchoR 一对细胞调控机制的影响 . 中药药理与临床，1990，6（3）：12.

[20] 丁元生，周月红，易宁育 . 知母皂苷元对"甲高"小鼠脑 β-AR 的下调作用 . 中药药理与临床，1990，6（2）：15.

[21] 石瑞如，何路明，胡雅儿 . 老年早期及老年晚期大鼠脑胆碱能 M 型受体的改变 . 河南医科大学学报，1998，33（4）：39.

[22] 胡雅儿，易宁育，何路明 . 老年大鼠脑胆碱能 M 受体分布的放射自显影研究 . 中华老年医学杂志，1996，15（2）：73.

[23] 胡雅儿，易宁育，何路明 . 知母对老年动物脑 M 受体数调整作用的机理 . 中药药理与临床，1994，（2）：10.

[24] 范国煌，易宁育，夏宗勤 . 知母皂苷元对原代培养的神经细胞 M 受体密度和代谢动力学的影响 . 中国中医基础医学杂志，1997，6（3）：15.

[25] 陈锐群，查良伦，顾天爵 . 祖国医学"肾"的研究中有关滋阴泻火药作用的探讨（Ⅱ）——生地、知母、甘草对地塞米松反馈抑制作用的影响（动物实验）. 上海第一医学院学报，1979，（6）：393.

[26] 陈锐群，郑境娟，顾天爵 . 滋阴泻火药粗提物对糖类皮质激素作用的影响 . 上海中医药杂志，1984，（7）：46.

[27] 张丽丽，陈锐群，顾天爵 . 祖国医学"肾"的研究中有关滋阴泻火药作用的探讨——生地、知母、甘草对肝中皮质醇分解代谢的影响 . 上海第一医学院学报，1980，（1）：37.

[28] 陈万生，韩军，李力 . 知母总多糖的抗炎作用 . 第二军医大学学报，1999，20（10）：758.

[29] 江田昭英 . 医学中央杂志（日），1966，285：572.

[30] 江田昭英 . 日本药理学杂志，1971，67（6）：223p.

[31] 木村正康 . 医学中央杂志（日），1966，221：265.

[32] 长田永三郎 . 医学中央杂志（日），1971，276：347.

[33] 丹羽章 . 药学杂志（日），1988，108（6）：555.

[34]Lipoiming.Int J Bioch, 1989, 87（1）：15.

[35]Osamu Takeda Chem Pharm Bull,1989, 37（4）：1090.

[36] 经利彬 . 国立北平研究院生理研究中文报告会刊，1935，（2）：39.

[37] Nikaido T Planta Med, 1981, 87（1）：15.

[38] Bhaftacharys S K. J Pharm Sci, 1972, 45（11）：1383.

[39] 孟强华，叶天星，杨嗣坤 . 体外抗体应答系统用于研究中药及化学合成药的免疫调节效用 . 第二军医大学学报，1983，4（S1）：75.

[40] 李晓东，孙静，栾祖鹏 . 青蒿知母汤治疗恶性肿瘤长期发热 34 例 . 中医研究，2005，18（6）：46.

Chui pen cao

垂盆草

Sedi Sarmentosi Herba

[英]Stringy Stonecrop Herb

【别名】山护花、半拉莲、佛指中、瓜子草、地蜈蚣草。

【来源】为景天科植物垂盆草 *Sedum sarmentosum* Bunge 的全草。

【植物形态】多年生肉质草本。全株无毛。根纤维状。不育茎匍匐，接近地面的节处易生根，叶常为3片轮生；叶片倒披针形至长圆形，长1.5~2.5cm，宽3~7cm，先端近急尖、基部下延，狭而有距，全缘。聚伞花序，顶生，有3~5分枝，花小，无梗；萼片5裂，宽披针形，不等长；花瓣5，黄色，披针形至长圆形；雄蕊10，2轮，比花瓣短；鳞片5，楔状四方形，先端稍微凹；心皮5，长圆形，略叉开。蓇葖果。内有多数细小的种子，种子卵圆形，表面有细小的乳头状突起。

【分布】广西主要分布于马山、河池、柳江、昭平、钟山等地。

【采集加工】全年均可采收，洗净，切段，晒干。

【药材性状】干燥全草稍卷缩。根细短，茎纤细，棕绿色。茎上有10余个稍向外凸的褐色环状节，节上有残留不定根。先端有时带花；质地较韧或脆。断面中心淡黄色。叶片皱缩，易破碎并脱落。完整叶片呈倒披针形至矩圆形棕绿色。花序聚伞状；小花黄白色。气微，味微苦。

【品质评价】茎叶完整、叶片多、色青绿者为佳。

【化学成分】本品含有垂盆草苷，生物碱，黄酮类化合物，甾醇类化合物，三萜类化合物及有机酸等成分。

本品抗肝炎活性成分是垂盆草苷（sarmentosine），即是2-氰基-4-*O*-D葡萄糖反丁烯-2-醇[1]。

生物碱类成分主要有消旋甲基异石榴皮碱（methyl-*iso*-pelletierine），二氢异石榴皮碱（dihydro-*iso*-pelletierine），3-甲酰-1,4-二羟基二氢吡喃（3-formyl-1,4-dihydroxy-dihydropyran），*N*-甲基-2*β*-羟丙基哌啶（*N*-methyl-2*β*-hydroxypropyl-piperidine）等[2]。

黄酮类成分主要有：苜蓿素（tricin），苜蓿苷，木犀草素（cyanidenon），木犀草素-7-葡萄糖苷（cyanidenon-7-glucoside），甘草素（liquiritigenin），甘草苷，异甘草素（*iso*-liquiritigenin），异甘草苷（*iso*-liquiritin），异鼠李素-7-葡萄糖（*iso*-rhamnetin-7-glucose），异鼠李素-3,7-二葡萄糖苷，柠檬素（limonin），柠檬素-3-葡萄糖苷（limonin-3-glucoside），柠檬素-3,7-二葡萄糖苷[3]。

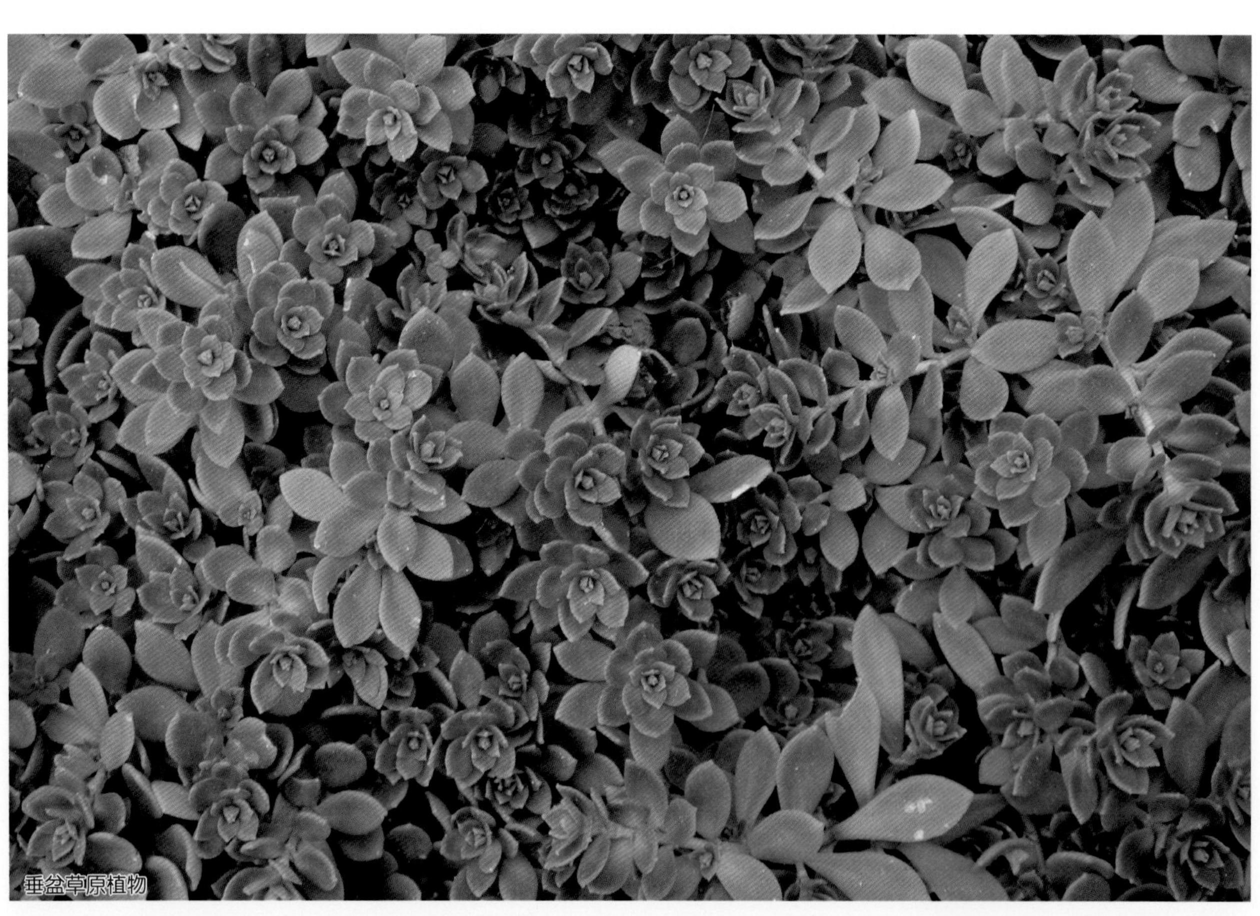

垂盆草原植物

甾醇类成分主要有β-谷甾醇，胡萝卜苷，$3\beta,6\beta$-豆甾-4-烯-3,6-二醇和$3\beta,4\alpha,14\alpha,20R,24R$-4,14-二甲基麦角甾-9（11）-烯-3醇[4]。

三萜类成分有δ-香树脂酮（δ-amyrenone）。

有机酸类成分主要有丁香酸（caryophyllic acid）[5]，棕榈酸（hexadecanoic acid）[6]。

此外，本品还含有谷氨酸（glutamate），蛋氨酸（methionine），异亮氨酸（*iso*-leucine），亮氨酸（leucine）等多种氨基酸和锌（Zn）、硒（Se）、铜（Cu）、锗（Ge）、锰（Mn）等多种微量元素[7]。

本品挥发油的主要成分是：6,10,14-三甲基-2-十五烷酮，十六烷酸，9,12-十八碳二烯酸，十五烷[8]。

【药理作用】

1. 保肝　垂盆草片对四氯化碳所致小鼠急性肝损伤有保护作用[9]。垂盆草的生物碱部位可抑制鼠和人肝细胞瘤$HepG_2$的细胞增殖。

2. 抑菌　垂盆草提取液对金黄色葡萄球菌、白色葡萄球菌、大肠杆菌、伤寒杆菌、铜绿假单胞菌、甲型链球菌、乙型链球菌、白色念珠菌、福氏痢疾杆菌等均有抑制生长作用[2]。

3. 抗炎　垂盆草对三硝基苯磺酸诱导的实验性结肠炎模型具有保护作用，可能通过调控T细胞分泌TGF-2β_1、IL-22、IL-210等细胞因子发挥作用[10]。

4. 降压　垂盆草乙酸乙酯部位可通过抑制血管紧张素转换酶以达到降血压的作用[11]。

5. 免疫抑制　垂盆草水提液与乙醇液具有免疫活性和免疫调节作用[12~14]。

6. 雌激素作用　垂盆草可增加卵巢切除大鼠的雌激素活性[15]。

【临床研究】

1. 压疮　新鲜垂盆草茎叶适量，洗净阴干，加入75%的酒精适量，在药钵内捣烂，再用纱布滤干，根据压疮面积大小，敷于疮面（敷药前先将压疮进行常规消毒处理）并外加尼龙薄膜加纱布固定，用于治疗老年病人压疮36例（压疮Ⅰ期19例，Ⅱ期17例），早晚各更换1次。治疗时间最短2天换药4次，最长8天换药15次，平均3.6天换药7.2次。结果：36例压疮全部消退治愈，没有1例压疮向Ⅲ期发展[16]。

2. 慢性乙型肝炎　垂盆草冲剂，冲服，每次1~2包，每日3次。对照组口服甘利欣胶囊，每次3粒，每日3次。两组疗程均为1个月。结果：治疗慢性乙肝病人血清谷丙转氨酶持续不降或反复升高36例，治疗组有效率达89%，并与对照组有显著性差异（$P<0.05$）[17]。

3. 疖、痈　取新鲜垂盆草60~120g，洗净捣烂加干面粉少许调成糊状，外敷患处。每日换药1次（如脓肿已出头，中间要留一小孔以便排脓），同时将鲜药30~60g捣汁内服。结果：治疗50例，47例有效（局部肿块缩小，红、肿、热、痛减退，功能基本恢复），疗程最短1天，最长5天，3例疗效不明显[18]。

4. 肢体动脉粥样硬化闭塞症（ASO）　以垂盆草为主的脉健方（垂盆草、海藻等，由本院制剂室制成冲剂，每包10g），治疗ASO30例，每次1包，每日2次，冲服。结果：

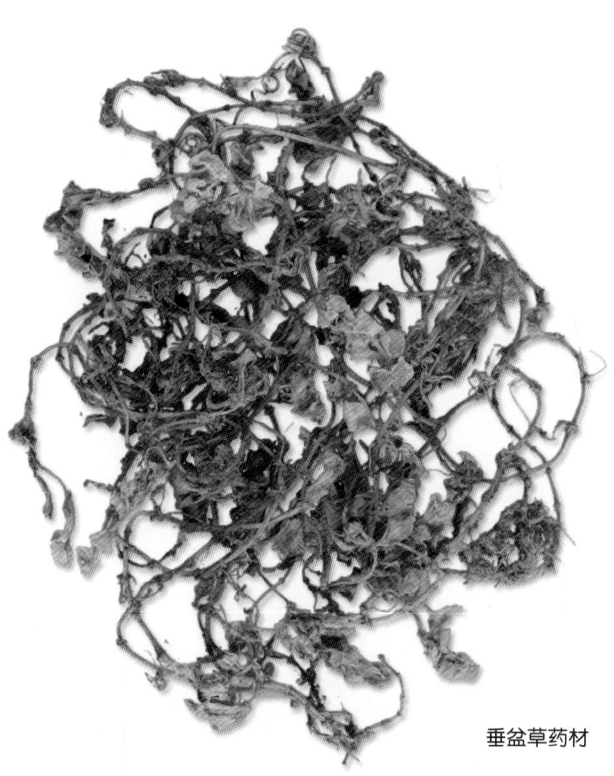

垂盆草药材

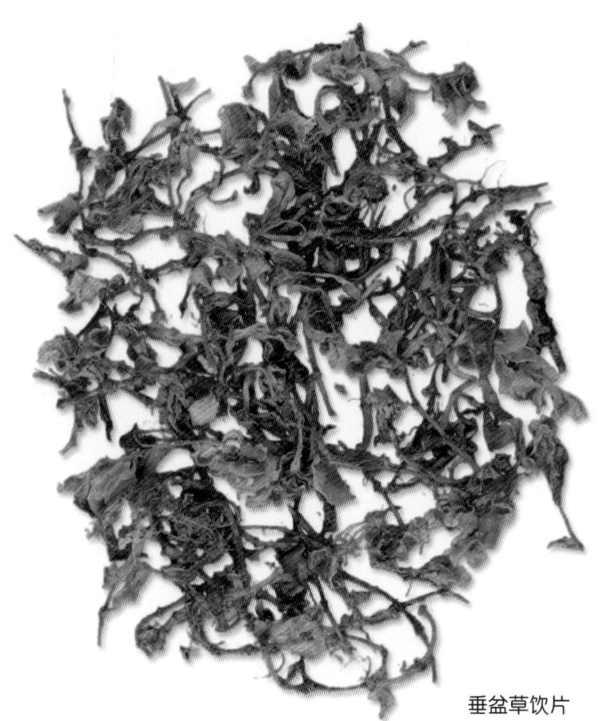

垂盆草饮片

脉健方能有效的改善ASO病人缺血主症和体征，具有改善脂质代谢的紊乱状态，降低血小板聚集率，提高血清SOD活性等作用[19]。

5. 预防妊娠肝内胆汁淤积症（ICP） 治疗组32例用垂盆草颗粒剂，冲服，每次10g，每日3次，10天为1个疗程。对照组用维生素C，口服，每次0.2g，每日3次，10天为1个疗程。结果：治疗组总有效率为81.25%，与对照组（37.5%）有显著性差异（*P*<0.01）[20]。

6. 角膜溃疡 垂盆草注射液结膜下注射治疗角膜溃疡92例，45例基本痊愈，39例好转，8例无效[21]。

【性味归经】味甘、淡、微酸，性凉。归肝、肺、大肠经。

【功效主治】清热利湿，解毒消肿。主治湿热黄疸，淋病，泻痢，咽喉肿痛，口腔溃疡，肺痈，肠痈，疮疖肿毒，蛇虫咬伤，水火烫伤，湿疹，带状疱疹。

【用法用量】内服：煎汤，15~30g，鲜品50~100g；或捣汁。外用适量，捣敷；或研末调搽；或取汁外涂；或煎水湿敷。

【使用注意】脾胃虚寒者慎服。

【经验方】

1. 烫伤，烧伤 鲜垂盆草适量，捣汁涂患处；或用垂盆草12g，瓦松9g，共研细末，菜油调敷。（《陕甘宁青中草药选》）

2. 咽喉肿痛 垂盆草15g，山豆根9g。水煎服。（《青岛中草药手册》）

3. 肝炎 ①急性黄疸型肝炎：垂盆草30g，茵陈蒿30g，板蓝根15g。水煎服。（《安徽中草药》）②急性黄疸型或无黄疸型肝炎：鲜垂盆草60~125g，鲜旱莲草125g。煎煮成200~300ml，每次口服100~150ml，每日2次，1个疗程15~30天。（《福建药物》） ③慢性迁延型肝炎：鲜垂盆草30g，紫金牛9g。水煎去渣，加食糖适量，分2次服。（《浙江药用植物志》） ④慢性肝炎：垂盆草30g，当归9g，红枣10枚。水煎服，每日1剂。（《四川中药志》1982年）

4. 肠炎，痢疾 垂盆草30g，马齿苋30g。水煎服，每日1剂。（《四川中药志》1982年）

【参考文献】

[1] 方圣鼎，严修泉，李静芳，等. 有效成分垂盆草苷的分离与结构. 药学学报，1997，（9）：431.

[2] Marion L,et al. A new occurrence of *dl*-methylisopelletierine. Can JRes（B），1949，27：215.

[3] 何爱民，王明时. 垂盆草中的黄酮类成分. 中草药，1997，28（9）：517.

[4] 何爱民，郝红艳，王明时，等. 垂盆草中的甾醇化合物. 中国药科大学学报，1997，28（5）：271.

[5] 梁侨丽，徐连民，庄颖健，等. 垂盆草的化学成分研究. 中草药，2001，32（4）：305.

[6] 魏太明，阎玉凝，关昕璐，等. 垂盆草的化学成分研究（Ⅰ）. 北京中医药大学学报，2003，26（4）：59.

[7] 潘金火，何满堂. 中药垂盆草中氨基酸和无机元素的定量分析. 中国药业，2002，11（4）：48.

[8] 崔炳权，郭晓玲，林元藻. 垂盆草挥发性成分的GC /MS分析. 中成药，2008，30（7）：1044.

[9] 汪丽亚，施九皋，杨美玲. 景垂片对小白鼠四氯化碳性肝损伤作用组织学和组织化学的观察. 中西医结合杂志，1983，3（4）：237.

[10] 郭辉，张玲. 垂盆草化学成分和药理作用的研究进展. 食品与药品，2006，1（8）：19.

[11] 葛相栓，吴正祥，杨彩虹. 垂盆草对实验性结肠炎的保护作用及其机制研究. 中国中西医结合消化杂志，2007，6（15）：391.

[12] 张邦祝. 垂盆草水溶性成分的免疫活性研究. 中药新药与临床药理，2001，12（6）：430.

[13] 戴岳，冯国雄. 垂盆草对免疫系统的影响. 中药药理与临床，1995，（5）：30.

[14] 熊玉兰. 垂盆草小麦黄素苷体外对正常小鼠淋巴细胞增殖的影响. 中国实验方剂学杂志，2006，10（12）：29.

[15] Kim WH，Park YJ，Park MR. Estrogenic effects of Sedum sarmentosum Bunge in ovarie- ectomized rats.Nutr Sci Vitaminol，2004，50（2）：100.

[16] 钟建平. 新鲜垂盆草在防治老年病人压疮中的应用. 浙江中医杂志，2007，42（1）：15.

[17] 吴敦煌. 垂盆草冲剂治疗慢性乙肝ALT反复升高疗效观察. 现代中西医结合杂志，2004，13（6）：759.

[18] 叶春芝，叶美玲. 鲜垂盆草治疖痈. 中国民族民间医药杂志，2002，55：96.

[19] 柳国斌，张国庆，张广增，等. 脉健方治疗肢体动脉粥样硬化闭塞症的临床研究. 河北中医，2002，24（1）：5.

[20] 华舟，许倩. 垂盆草颗粒预防性治疗ICP 64例疗效观察. 交通医学，2003，17（4）：420.

[21] 芜湖地区医院五官科. 垂盆草结膜下注射治疗角膜溃疡92例临床疗效分析. 芜湖医药，1974，（1）：8.

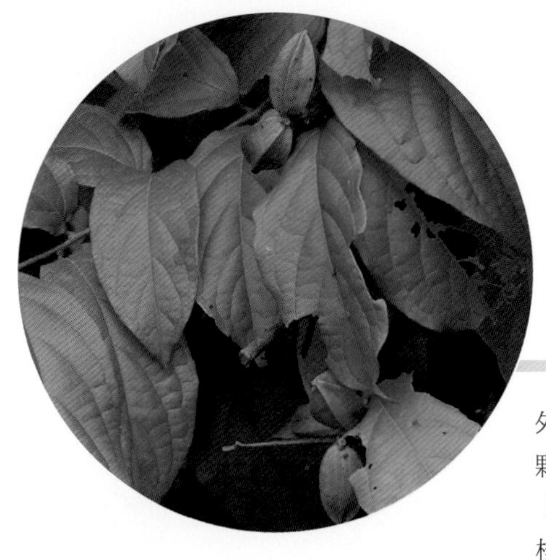

Shi jun zi

使君子

Quisqualis Fructus
[英]Rangooncreeper Fruit

【别名】留求子、史君子、索子果、冬君子、病柑子、君子仁、病疳子。

【来源】为使君子科植物使君子 *Quisqualis indica* L. 的果实。

【植物形态】落叶攀缘状灌木。幼枝被棕黄色短柔毛。叶对生或近对生；叶柄无关节，在落叶后宿存；叶片膜质，卵形或椭圆形，长 5~11cm，宽 2.5~5.5cm，先端短渐尖，基部钝圆，表面无毛，背面有时疏被棕色柔毛，顶生穗状花序组成伞房状序；花两性；苞片卵形至线状披针形，被毛；萼管被黄色柔毛，先端具广展，外弯，小形的萼齿 5 枚；花瓣 5，先端钝圆，初为白色，后转淡红色；雄蕊 10，2 轮，不突出冠外；子房下位。果卵形，短尖，无毛，具明显的锐棱角 5 条，成熟时外果皮脆薄，呈青黑色或栗色。种子 1 颗，白色，圆柱状纺锤形。

【分布】广西主要分布于南宁、玉林、桂林等地。

【采集加工】秋季果皮变紫黑时采收，除去杂质，晒干。

【药材性状】果实椭圆形或卵圆形，具 5 条纵棱，偶有 4~9 棱，长 2.5~4cm，直径约 2cm，表面黑褐色至紫褐色，平滑，微具光泽，先端狭尖，基部钝圆，有明显圆形的果梗痕；质坚硬，横切面多呈五角星形，棱角外壳较厚，中间呈类圆形空腔。种子长椭圆形或纺锤形，长约 2cm，直径约 1cm，表面棕褐色或黑褐色，有多数纵皱纹；种皮薄，易剥离；子叶 2，黄白色，有油性，断面有裂纹。气微香，味微甜。

【品质评价】以个大、表面具紫褐色光泽、仁饱满、色黄白者为佳。

【化学成分】本品种子含使君子氨酸（quisqualic acid），使君子氨酸钾（potassium quisqualate），D- 甘露醇（D-mannitol），胡芦巴碱（trigonelline），γ- 氨基丁酸（γ-aminobutyric acid），生物碱（alkaloid），果糖（fructose），葡萄糖（glucose），蔗糖（sucrose）。另含脂肪油（fatty oil），油中含肉豆蔻酸（myristic acid），棕榈酸（palmitic acid），硬脂酸（stearic acid），油酸（oleic acid），亚油酸（linoleic acid）等脂肪酸，并含甾醇，以植物甾醇（phytosterol）为主[1, 2]。

果肉含胡芦巴碱（trigonelline），枸橼酸（citric acid），琥珀酸（succinic acid），苹果酸（malic acid），蔗糖（sucrose），葡萄糖（glucose）[1]。

【药理作用】

1. 驱虫　使君子仁提取物有较强的麻

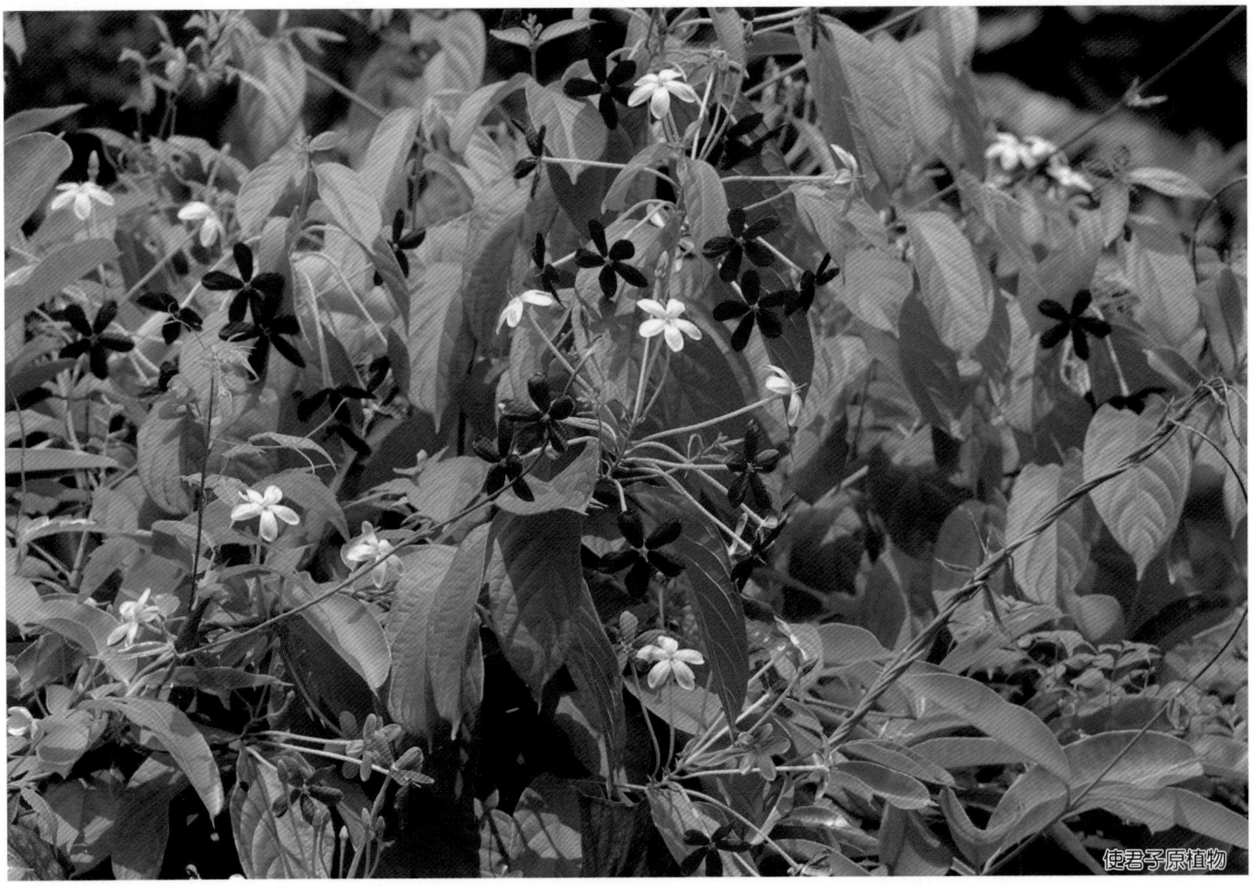

使君子原植物

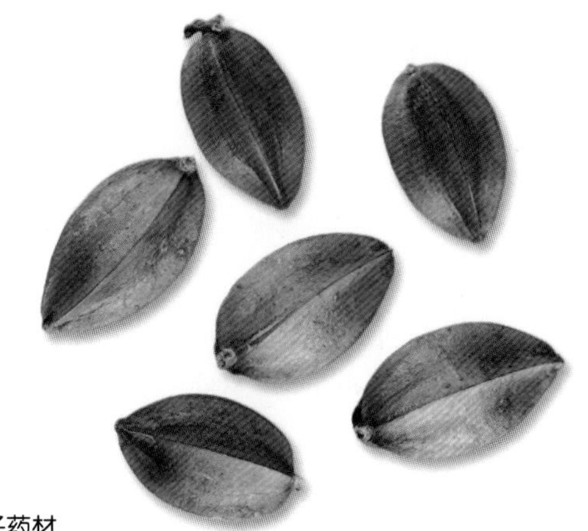
使君子药材

痹猪蛔头部作用，麻痹前可见刺激现象，其有效成分为使君子氨酸钾（potassium quisqualate）[3,4]，在体外对整体猪蛔有抑制作用[5]。使君子中提得吡啶类及使君子油对人与动物均有驱蛔效果[6,7]。

2. 抗皮肤真菌　使君子水浸剂 1 ∶ 3 在体外对堇色毛癣菌、同心性毛癣菌、许兰黄癣菌、奥杜盎小芽胞癣菌、铁锈色小芽胞癣菌、羊毛状小芽胞癣菌、腹股沟表皮癣菌、星形奴卡菌等皮肤真菌，有不同程度的抑制作用[8]。

3. 毒理　使君子毒性不大，其粗制品 26.6g/kg 犬口服可引起呃逆和呕吐，其树胶于 0.83g/kg 时也产生相似的反应。而提出的使君子油 0.75g/kg 无上述毒性反应，但可致轻泻[9]。使君子油 5~10g/kg 小鼠或家兔灌胃未见毒性反应[7]。使君子水浸膏小鼠皮下注射，数分钟后，即呈抑制状态，呼吸缓慢不齐，1~2h 后全身发生轻度痉挛，呼吸停止而死亡。其最小致死量为 20g/kg[10]。

【临床研究】

蛔虫病　使君子 30g，先用铁锅文火炒 20min，使其干燥变脆。于晨空腹（饭前 2h）嚼碎服，服药过程中可饮少量沸水。1 次治疗后大便蛔虫卵转阴率为 78.78%（52/66）[11]。

【性味归经】味甘，性温。归脾、胃经。

【功效主治】杀虫，消积，健脾。主治虫积腹痛，小儿疳积，乳食停滞，腹胀。

【用法用量】内服：煎汤，6~15g，捣碎入煎；或入丸、散；去壳炒香嚼服，小儿每岁每日 1~1.5 粒，总量不超过 20 粒。

【使用注意】服量过大或与热茶同服，可引起呃逆、眩晕、呕吐等反应。

【经验方】

1. 小儿腹中蛔虫攻痛，口吐清沫　使君子（去壳）为极细末，用米饮调，五更早空心服。（《补要袖珍小儿方论》使君子散）

2. 大人小儿腹内有虫　使君子（去壳）一钱，槟榔一钱，雄黄五分。上为末。每服大人一钱，苦楝根煎汤下。（《古今医鉴》下虫散）

3. 小儿痞块，腹大，肌瘦面黄，渐成疳疾　使君子仁三钱，木鳖子仁五钱。为末，水丸，龙眼大。每以一丸，用鸡子一个破顶，入药在内，饭上蒸熟，空心食之。（《简便草方》）

4. 小儿五疳，脾胃不和，心腹膨胀，时腹痛，不进饮食，渐致消瘦　厚朴（去皮、姜汁炙）、陈皮（去白）、川芎各一分，使君子仁（浸，去黑皮）一两。上为细末，炼蜜丸如皂子大。三岁以上一粒，三岁以下半粒，陈米饮化下。（《太平惠民和剂局方》使君子丸）

5. 黄病爱吃生米、茶叶、桴炭、泥土、瓦屑之类　使君子肉二两（切碎，微炒），槟榔二两，南星三两（俱用姜汁拌炒）。共为末，红曲打糊为丸，如梧桐子大。每服百余丸，乌榔花椒汤送下。（《万病回春》）

【参考文献】

[1] 国家中医药管理局《中华本草》编委会 . 中华本草 . 上海：上海科学技术出版社，1999：4698.

[2] 黄文强，施敏峰，宋小平，等 . 使君子化学成分研究 . 西北农林科技大学学报（自然科学版），2006，34，（4）：80.

[3] 陈思义 . 中华医学杂志，1952，38（4）：319.

[4] 段玉清 . 药学学报，1957，5（2）：87.

[5] 陈思义 . 南京药学院学报，1959，（4）：27.

[6] Zhao Cheng-Gu, et al. Sci Rec, 1951,4（1）：75.

[7] 昊云瑞 . 中国生理科学会第一届委员代表大会论文摘要，1956：27.

[8] 曹仁烈 . 中华皮肤科杂志，1957，（4）：286.

[9] Wu K M. Nat Med J China , 1926 , 12（2）：161.

[10] 鹤田静默 . 川崎医学会杂志，1924，（2）：471.

[11] 胡建中，蒋茂芳 . 使君子与榧子驱治肠蛔虫的疗效观察 . 中国病原生物学杂志，2006，1（4）：268.

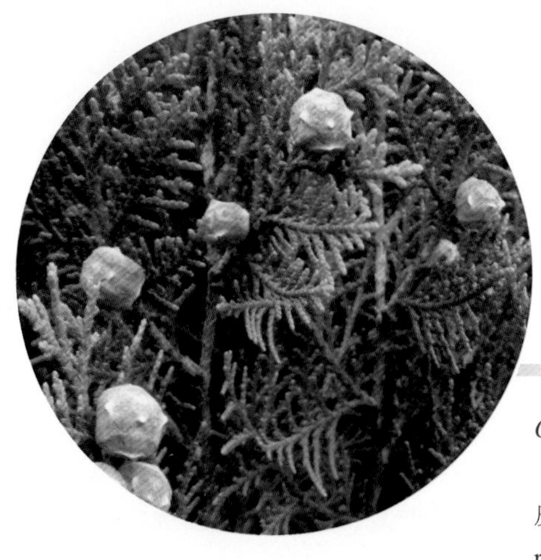

Ce bai ye 侧柏叶

Platycladi Cacumen
[英]Chinese Arborvitae Twig and Leaf

【别名】扁柏、香柏、黄柏、青柏。

【来源】为柏科植物侧柏 *Platycladus orientalis*（L.）Franco 的枝梢、叶。

【植物形态】多年生常绿乔木。树皮浅灰褐色，纵裂成条片。小枝扁平，直展，排成一平面。叶鳞形，交互对生，长 1~3mm，先端微钝，位于小枝上下两面之叶的露出部分倒卵状菱形或斜方形，两侧的叶折覆着上下之叶的基部两侧，呈龙骨状。叶背中部具腺槽。雌雄同株；球花单生于短枝顶端；雄球花黄色，卵圆形。球果卵圆形，熟前肉质，蓝绿色，被白粉；熟后木质，张开，红褐色；种鳞 4 对，扁平，背部近先端有反曲的尖头，中部种鳞各有种子 1~2 颗。种子卵圆形或长卵形，灰褐色或紫褐色，无翅或有棱脊，种脐大而明显。

【分布】广西主要分布于那坡、罗城、柳江、来宾、桂平、容县、博白等地。

【采集加工】全年均可采收，洗净，切段，晒干。

【药材性状】枝长短不一，多分枝，小枝扁平；叶细小鳞片状，交互对生，贴伏于枝上，深绿色或黄绿色。质脆，易折断。气清香，味苦、涩、微辛。

【品质评价】枝以叶嫩、青绿色、无碎末者为佳。

【化学成分】叶含挥发油，油中主要成分为 *α*- 侧柏酮（*α*-thujone），侧柏烯（thujene），小茴香酮（fenchone），蒎烯（pinene），丁香烯（caryophyllene）等。脂类成分：硬脂酸（stearic acid），棕榈酸（palmitic acid），月桂酸（lauric acid），肉豆蔻酸（myristic acid），亚油酸（linoleic acid），油酸（oleic acid），癸酸（capric acid）。黄酮类成分：柏木双黄酮（cupressuflavone），芹菜素（apigenin），槲皮苷（quercitrin），山柰酚 -7-*O*- 葡萄糖苷（kaempferol-7-*O*-glucoside），槲皮素 -7-*O*- 鼠李糖苷（quercetin-7-*O*-rhamnoside），杨梅树皮素 -3-*O*- 鼠李糖苷（myricetin-3-*O*-*α*-L-rhamnoside），杨梅树皮素（myricetin），扁柏双黄酮（hinokiflavone），穗花杉双黄酮（amentoflavone）等。另含 10- 二十九烷醇（10-nonacosanol），*β*- 谷甾醇（*β*-sitosterol），缩合鞣质（condensed tannin），去氧鬼臼毒素（deoxypodophyllotoxin），异海松酸（*iso*-pimaric acid）[1]。

木材含挥发油，其中大部分是倍半萜醇，内有：韦得醇（widdrol），*α*-、*β*- 及 *γ*- 花侧柏萜醇（cuparenol），*α*- 异花侧柏萜醇（*α*-*iso*-cuparenol），*α*- 及 *β*- 侧柏萜醇（biotol），*β*- 异侧柏萜醇（*β*-*iso*-biotol），姜黄烯醚（curcumenether）等；其次是倍半萜烯，内有：罗汉柏烯（thujopsene），罗汉柏二烯（thujopsadiene），*α*- 及 *β*- 柏木烯（cedrene），*β*- 花柏烯（*β*-chamigrene），*α*- 及 *γ*- 二氢花侧柏烯（cuprenene），

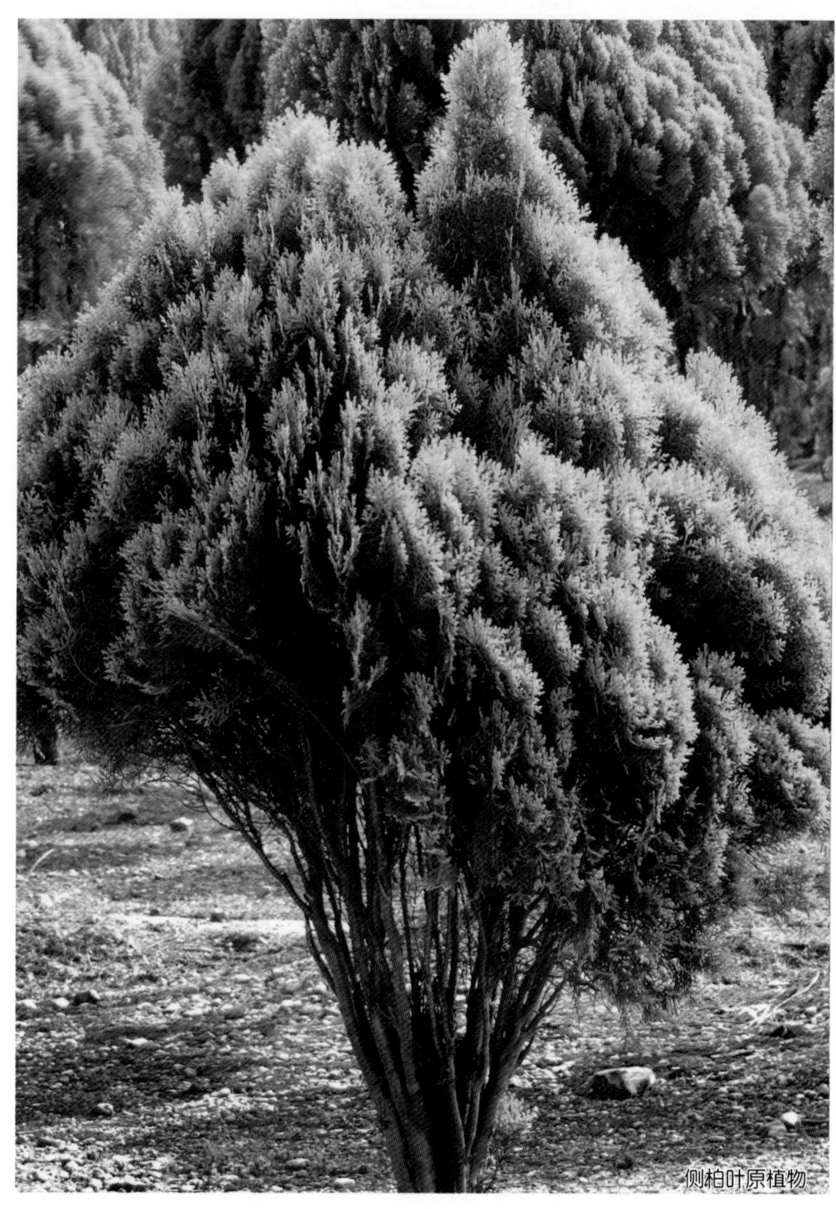
侧柏叶原植物

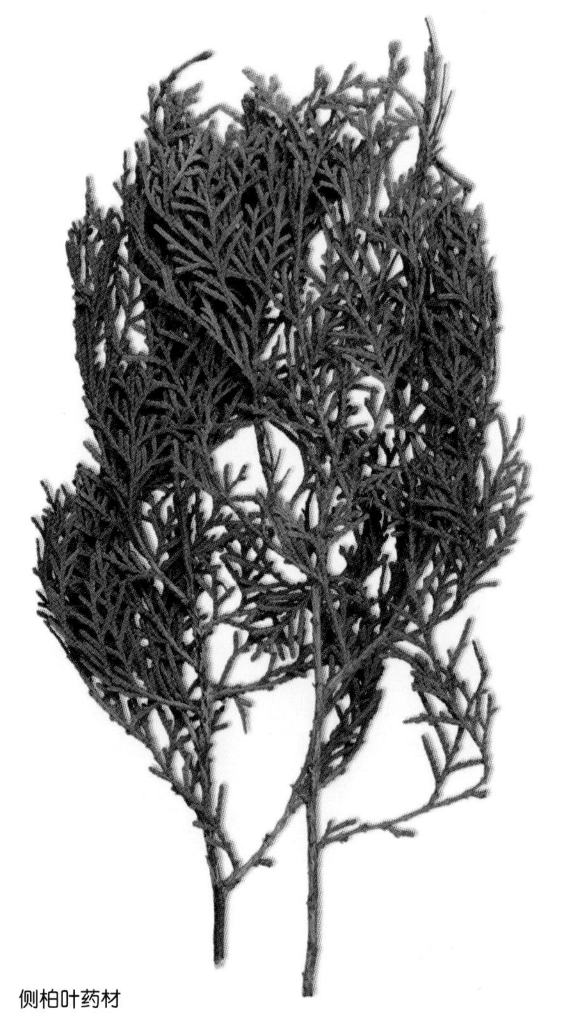
侧柏叶药材

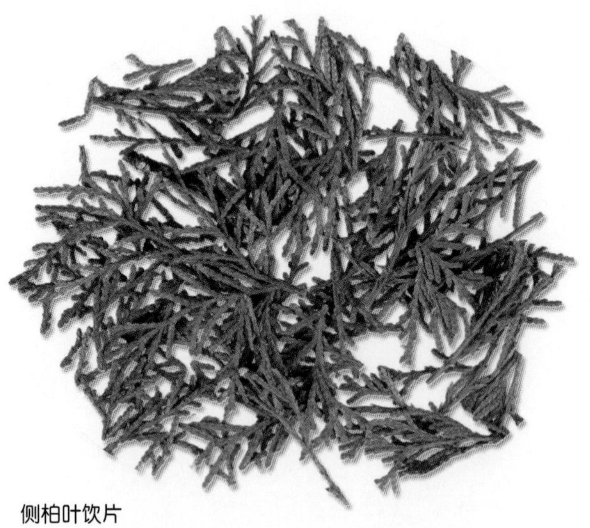
侧柏叶饮片

α- 姜黄烯（α-curcumene），去氢 -α- 姜黄烯（dehydro-α-curcumene），花侧柏萜烯（cuparene）等；又有倍半萜酮：α- 及 β- 花侧柏萜酮（cuparenone），麦由酮（mayurone），韦得醇 -α- 环氧化物（widdrol-α-exoxide）；还有单萜酸[1]。

【药理作用】

1. 抗炎　侧柏总黄酮在 12.5~50mg/kg 内呈剂量依赖地抑制二甲苯诱导的小鼠耳肿胀，25mg/kg 剂量能抑制大鼠足爪肿胀和抑制大鼠炎症足爪组织一氧化氮（NO）及前列腺素 E_2（PGE_2）的生物合成，侧柏总黄酮具有较强的抗炎作用，其抗炎作用可能与抑制 NO 及 PGE_2 的生物合成或释放有关[2]。以大鼠胸腔白细胞及兔血小板为材料，用高效液相色谱法测定细胞白三烯、12 羟十七碳三烯酸及 12 羟廿碳四烯酸的生成，发现侧柏叶醇提取物对白细胞内白三烯 B_4 及 5 羟廿碳四烯酸的生物合成有较强的抑制作用，其半抑制浓度值分别为含生药 0.4mg/ml 及生药 0.41mg/ml，侧柏叶醇提取物还可抑制血小板 12 羟十七碳三烯酸的生物合成，侧柏叶醇提取物中含有较强的抗炎成分，作用机制与抑制花生四烯酸的代谢有关[3]。

2. 抗肿瘤　侧柏叶、种皮和种子挥发油对肺癌细胞 NCI-H460 有较高的抑制率，分别为 86.24%、47.80%、97.73%，其中以叶挥发油和种子挥发油最高。从侧柏叶挥发油得到的雪松醇对人肺癌细胞 NCI-H460 半致死浓度为 44.98μg/ml[4]。

3. 祛痰　侧柏叶醇提取液、石油醚提取物或醇沉淀物等，均有祛痰作用[5,6]。近年来分得一种祛痰的有效成分为异海松酸[7]。但煎剂的醇沉部分对大鼠则未见气管分泌物增加[5]。本品石油醚提取物，能增加家兔呼吸道排泌酚红的作用，在切断两侧迷走神经后，仍有祛痰作用，故认为其作用可能不是通过神经反射所致，但侧柏叶石油醚的提取物，对鸡毛管纤毛运行印度油墨的速度并无明显影响，本品的祛痰方式可能主要是对支气管黏膜的直接作用[8]。

4. 镇咳　本品煎剂的醇沉部分、醇提取液 10g/kg 及其提取物黄酮 250mg/kg 腹腔注射，对小鼠由二氧化硫所致的咳嗽，均有镇咳作用[5,6]，石油醚提取物、乙醚析出物及酚性物对小鼠氨熏法所致咳嗽，均有镇咳作用[9]，对电刺激猫喉上神经引起的咳嗽有镇咳作用，其作用部位可能在中枢[5,6]。

5. 平喘　本品煎剂醇沉后部分，对小鼠及豚鼠离体气管平滑肌均有松弛作用，并有部分阻断乙酰胆碱的作用，其有效部分主要在醋酸乙酯提取部分[5,6]，但对豚鼠组胺性哮喘无明显保护作用[5~8]，本品对大鼠气管 - 肺组织呼吸有降低组织耗氧量的作用[10]。

6. 止血　侧柏叶煎剂对小鼠出血时间及兔凝血时间均有缩短，显示有一定止血作用，其有效成分为槲皮苷和鞣质[11~15]，两者的混合物能使小鼠出血时间缩短 62%。炒侧柏叶（炒炭）和焖煅侧柏叶（焖煅炭）的止血作用较生侧柏叶（生品）强[16]，侧柏叶焖煅炭可减少其挥发油的损失，增加钙含量，加强止血作用[14]。烘烤法炮制本品的作用优于蒸制法[17]。

7. 镇静　本品煎剂能减少小鼠自发活动和延长戊巴比妥钠的睡眠时间，但对咖啡因所致惊厥无拮抗作用，而侧柏酮10mg/kg长期应用后，不影响大鼠的自发活动，也不改变其条件行为，但能使其活动协调得更好，甚至于侧柏酮经大剂量给药时，也不影响大脑皮层的组织呼吸[18]。

8. 对循环系统影响　本品煎剂醇沉淀后的部分给麻醉猫静脉注射或灌胃，均可使血压轻度下降，并对离体兔耳血管也有扩张作用[6,8]。

9. 抗菌　本品煎剂在试管内对金黄色葡萄球菌、卡他球菌、痢疾杆菌、伤寒杆菌、白喉杆菌、乙型链球菌、炭疽杆菌等均有抑制作用[6,8]，水浸剂1∶100或醇浸剂1∶180000时，对结核杆菌有抑制作用，且和异烟肼有协同作用[19,20]，但另有报告却认为无效[21]。侧柏叶煎剂（1∶40）对流感病毒京科68-1、疱疹病毒均有抑制作用[22]。

10. 舒张肠管等作用　本品煎剂醇沉后部分60g/kg给药1次或30g/kg每天1次，连续3天，均对大鼠肾上腺维生素C含量无明显影响，表明它的作用和垂体-肾上腺皮质功能无关[2, 3]。煎剂醇沉后部分对豚鼠离体肠段呈舒张作用[5, 6]。

11. 体内过程　小鼠灌胃异海松酸10g/kg后6~8h血液和内脏各主要组织药浓度达高峰，小鼠粪及提取物中原形药物较多。药物在肺组织中分布较多，停留时间长，这与临床是对肺结核有较好的疗效相一致[23]。

12. 毒理　侧柏酮在其对动物无害的剂量（1~10mg/kg）时，既不影响大鼠的自发活动，也不改变其后天学习的行为（只是使此种行为更加协调），很大剂量也不影响大脑皮层的呼吸活动。小鼠灌胃侧柏叶煎剂60g/kg，观察72h，未见死亡；小鼠腹腔注射半数致死量（LD_{50}）为15.2g/kg，水煎剂经醇沉后部分小鼠腹腔注射LD_{50}为30.5g/kg。表明水煎剂经醇沉后，毒性降低[13]。侧柏叶石油醚提取物灌胃对小鼠的LD_{50}为2964mg/kg[6]。大白鼠分别以相当临床剂量的20倍（即24g/kg）和40倍剂量（48g/kg）的煎剂连续灌胃6周，除动物活动减少，食量比对照组稍有减少外，对生长、肝功能、血象及病理检查均有明显影响[5]。

【临床研究】

1. 复发性阿弗他性口腔溃疡　160例病人随机分为A、B两组，每组观察2次发作过程。两组病例在2次发作中，交叉使用侧柏叶糊剂和冰硼散，即第1次发作B组用冰硼散，A组用侧柏叶糊剂，第2次发作A组用冰硼散，B组用侧柏叶糊剂，发病2日内用药，每日4次，不兼用其他药物。每发作1次到痊愈为1个疗程。结果：两种药物在第1次发作过程中的应用效果：A组80例中，痊愈40例，显效25例，有效13例，总有效率97.5%；B组80例中，痊愈14例，显效21例，有效32例，总有效率83.75%。两组药物在第2次发作过程中的应用效果：A组80例中，痊愈18例，显效20例，有效31例，总有效率86.25%；B组80例中，痊愈44例，显效25例，有效10例，总有效率98.75%[24]。

2. 带状疱疹　新鲜侧柏叶清水反复漂洗干净，淋去水，捣成泥状后，和鸡蛋清调和成糊状，局部用生理盐水冲洗，消毒，把药涂于患处，大约1cm厚，绷带固定。每天换药2次。结果：痊愈18例，其中3~6日痊愈12例，7~8日痊愈6例；显效2例，有效率为95.2%[25]。

3. 烧伤　复方侧柏炭油膏（侧柏叶、桃竹笋芒壳按2∶1配方烧灰存性为末，过120目筛，瓶装备用。临用时用芝麻油调成油膏状。烧伤面积达5%以上者服芝麻油150~200ml，以防毒火攻心）治疗烧伤57例，创面用双氧水及生理盐水清创，用消毒棉签涂刷药膏，每日3~4次，以保持创面湿润为度，暴露创面；有水疱者用消毒针刺破；如创面有干燥药痂应去除。适当配用有效抗生素、激素及支持疗法。结果：痊愈57例，治愈时间最短5日，最长18日，治愈率100%[26]。

4. 宫颈糜烂　METI-IVB型多功能微波治疗仪烧灼糜烂面后，辅以敷一层侧柏散（侧柏叶若干，烤干研成粉末，消毒，防潮袋分装，每袋3g）治疗宫颈糜烂608例。术后用1∶5000高锰酸钾水溶液抹洗外阴，每日1次，连用7日，口服抗生素5~7日，忌房事，Ⅰ度者忌2个月，Ⅱ~Ⅲ度者忌3个月。每例病人均于第2、3、6个月时回院复查一次，观察治疗后子宫颈的变化。结果：全部病例均有效，治疗后第2、3、6个月的治疗率分别为73.85%、93.59%和100%；治疗后2个月时，轻、中、重度者的治愈率分别为96.7%、80.35%和0；3个月时，轻、中、重度者的治愈率分别为100%、95.09%和75%；第6个月时，全部病例都治愈[27]。

5. 汗疱疹　自拟侧柏叶汤（侧柏叶30g，地骨皮、双花、透骨草、艾叶、甘草各20g。痒甚加白鲜皮、防风各20g；汗多者加明矾、葛根各20g）治疗汗疱疹20例，水煎熏洗双手，5剂为1个疗程。结果：10例用药5日，每日1剂，10例用药10日，每日1剂，痊愈14例，有效4例，总有效率90%。随访2年，痊愈病例均未复发，4例有效者有1例复发[28]。

【性味归经】味苦、涩，性微寒。归肺、肝、大肠经。

【功效主治】凉血止血，止咳祛痰，祛风湿，散肿毒。主治咯血，吐血，衄血，尿血，血痢，肠风下血，崩漏不止，咳嗽痰多，风湿痹痛，丹毒，痄腮，烫伤。

【用法用量】内服：煎汤6~15g；或入丸、散。外用适量，煎水洗；捣敷或研末调敷。

【使用注意】久服、多服，易致胃脘不适及食欲减退。

【经验方】

1. 流行性腮腺炎　扁柏叶适量，洗净捣烂，加鸡蛋白调成泥状外敷，每日换药2次。(《草医草药便验方汇编》)
2. 深部脓肿　侧柏叶30g，白矾15g，酒30g，先将侧柏叶捣碎，又将白矾细粉置酒中溶化，再将侧柏叶倒入酒内和匀，调敷患处，每日换药2次。(《江苏省中草药新医疗法展览资料》)
3. 鼠瘘肿核，痛，未成脓　以柏叶敷著肿上，熬盐著肿上熨，含热气下，即消。(姚僧垣《集验方》)
4. 乳痈　用(侧柏)叶同糖糟，捶烂敷乳痈，胜过蒲公英。(《生草药性备要》)
5. 伤寒吐血不止　青柏叶一两，生干地黄一两，阿胶一分(捣碎炒令黄)。上件药，捣筛为末。以水一大盏半，煎至一盏。去滓，别搅马通汁一合相合，更煎一两沸。不计时候，分温三服。(《太平圣惠方》柏叶散)
6. 血热妄行，吐咯不止　生柏叶、生荷叶、生地黄、生艾叶。上药等份，研烂，丸如鸡子大。每服一丸，水三盏，煎至一盏，去滓温服，无时候。(《妇人良方》四生丸)
7. 肾盂肾炎，血尿　侧柏叶9g，荠菜24g，仙鹤草15g，淡竹叶9g，水煎服。(《福建药物志》)
8. 风痹历节作痛　侧柏叶取汁，同曲米酿酒饮。(《本草纲目》柏叶酒)
9. 久血痢，小肠结痛不可忍　柏叶二两，地榆一两(锉)。上捣筛为散，每服三钱，以水一中盏，煎至六分，去滓，不计时候，温服。(《普济方》柏叶散)
10. 蛊痢，大腹下黑血，茶脚色，或脓血如靛色　柏叶(焙干为末)，黄连。二味同煎为汁服之。(《本草图经》)
11. 大肠风毒，泻血不止　侧柏叶一斤，洗净，曝干，炙微黄。上件药捣细罗为散，每于食前以枳壳汤调下二钱。(《太平圣惠方》)
12. 肠风，脏毒酒痢，下血不止　嫩柏叶(九蒸九晒)二两，陈槐花一两(炒半黑色)。上为末，炼蜜丸，梧桐子大。每服四五十丸，空心温酒下。(《普济方》侧柏散)
13. 肠痔肿痛，时有脓血　柏叶、乌梅肉(曝干)各一两，皂荚一挺(去皮并子，水浸透，捣研，取汁)。上三味，除皂荚外，捣为末，将皂荚汁和丸，如梧桐子大，每服十丸，温热水下，食前服之。(《圣济总录》柏叶丸)
14. 产后血不止，兼漏下　柏叶(炙干)二两，当归(切，焙)、禹余粮(烧、醋淬七遍)各一两半。上三味，粗捣筛。每服三钱匕，水一盏，入薤白二寸(细切)，同煎至七分，去滓，食前温服，日三服。(《圣济总录》柏叶汤)
15. 百日咳　侧柏叶15~21g，百部、沙参各9g，冰糖炖服。(《福建药物志》)

【参考文献】

[1] 国家中医药管理局《中华本草》编委会 . 中华本草 . 上海：上海科学技术出版社，1999：796，799.
[2] 梁统，覃燕梅，丁航 . 侧柏总黄酮的抗炎作用 . 沈阳药科大学学报，2004，21（4）：301.
[3] 梁统，覃燕梅，梁念慈 . 侧柏叶醇提取物抗炎作用的研究 . 中国药科大学学报，2001，32（3）：224.
[4] 蒋继宏，李晓储，高雪芹 . 侧柏挥发油成分及抗肿瘤活性的研究 . 林业科学研究，2006，19（3）：311.
[5] 浙江卫生实验院药物研究所防治慢性气管炎研究组 . 科研资料汇编（浙江卫生实验院），1973：175.
[6] 浙江卫生实验院药物研究所防治慢性气管炎研究组 . 科研资料汇编（浙江卫生实验院），1972：130.
[7] 第四军医大学防治气管炎药理组 . 科技资料（第四军医大学），1975，（6）：1.
[8] 第四军医大学防治慢性气管炎药理组 . 科技资料（第四军医大学），1972，（3）：21.
[9] 第四军医大学防治慢性气管炎药理组 . 科技资料（第四军医大学），1973，（5）：10.
[10] 河北新医大学药理教研组 . 新医药研究（河北新医大学），1972，（3）：2.
[11] 徐振文，鲍世兰，赵娟娟 . 侧柏叶止血成分的研究 . 中药通报，1983，8（2）：30.
[12] 山东省中医研究所药理室 . 中医药研究资料，1965，（3）：48.
[13] 小岛卓夫 . Chem Pharm Bull, 1985，33（1）：206.
[14] 孙文基，沙振方，吴静 . 侧柏中槲皮苷的 HPLC 法测定 . 药学学报，1987，22（5）：385.
[15] 蒋纪洋，李同永，李存兴 . 侧柏叶炮制研究初探 . 中药通报，1987，12（11）：660.
[16] 涂楚江 . 中药炮制学 . 上海：上海科学技术出版社，1985：62.
[17] 阎凌霄，史生祥，孙文基 . 不同炮制对侧柏叶止血效果影响 . 中药材，1989，12（7）：22.
[18] Pintn Scognamiglia W. C A,1969, 70：76275j.
[19] 郭钧，单菊生，阎邦首 . 中药对结核菌抗菌作用的研究（Ⅰ）试管内 291 种中药对结核菌抑菌作用的研究 . 中国防痨杂志，1964，5（3）：481.
[20] 山东省侧柏叶研究协作组 . 医药通讯，1975，（1）：1.
[21] 贵阳市结核病防治院 . 中国防痨杂志，1959，2（6）：37.
[22] 中医研究院中药研究所病毒组 . 中药治疗小儿支气管炎 . 新医药学杂志，1973，（1）：26
[23] 贾元印，吉德珍 . 侧柏Ⅴ号晶在动物体内代谢的初步研究 . 山东医药工业，1989，8（3）：17.
[24] 王永生，杨丽君，管莱琪，等 . 侧柏叶糊剂治疗复发性阿弗他性口腔溃疡（RAU）临床观察 . 吉林中医药，2002，22（3）：27.
[25] 王紫君 . 侧柏叶治疗带状疱疹 . 中华医学研究杂志，2004，4（3）：257.
[26] 程省达 . 复方侧柏炭油膏治疗烧伤 57 例 . 中医外治杂志，1996，2：30.
[27] 肖英，陈艳 . 微波加侧柏散局部外敷治疗宫颈糜烂 608 例报告 . 中原医刊，2005，32（13）：13.
[28] 王晓云，张承杰 . 自拟侧柏叶汤治疗汗疱疹 20 例 . 陕西中医，2008，29（5）：568.

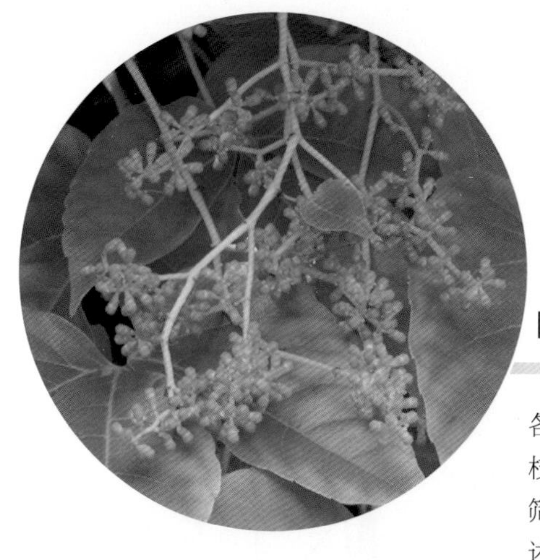

Pa shan hu 爬山虎

Parthenocissi Tricuspidatae Radix seu Caulis seu Folium

[英]Japanese Creeper Root or Stem or Leaf

【别名】三皮风、三爪虎、红葡萄藤、大叶爬山虎、三角风、异叶爬山虎、吊岩风。

【来源】为葡萄科植物异叶爬山虎 *Parthenocissus heterophylla* （Bl.）Merr. 的根、茎或叶。

【植物形态】多年生木质藤本。枝无毛；卷须纤细，短而分枝，顶端有吸盘。叶异型，营养枝上的常为单叶，心形，较小，长 2~4cm，边缘有稀疏小锯齿；花枝上的叶为具长柄的三出复叶；中间小叶长卵形至长卵状披针形，长 5~9cm，宽 2~5cm，先端渐尖，基部宽楔形或近圆形，侧生小叶斜卵形，厚纸质，边缘有不明显的小齿，或近于全缘，下面淡绿或带苍白色，两面均无毛。花两性，聚伞花序常生于短枝顶端叶腋，多分枝，较叶柄短；花萼杯状，全缘；花瓣 5，有时为 4，淡绿色；雄蕊与花瓣同数且对生；花盘不明显，子房 2 室，花柱粗短，圆锥状。浆果球形，成熟时紫黑色，被白粉。

【分布】广西主要分布于乐业、天峨、南丹、罗城、平南等地。

【采集加工】全年均可采收，洗净，切段，晒干。

【药材性状】茎扁圆柱形，常弯曲，直径 1~4mm，光滑无毛；老茎灰褐色，有纵皱纹，皮孔稀疏而明显；嫩茎浅黄至黄褐色。质轻而韧，不易折断，断面灰白色至浅黄色，中心中空。三出复叶皱缩、质脆，叶背灰黄色至灰绿色，叶面灰色至灰褐色，展平后卵形，先端急尖或渐尖，基部楔形，两面无毛，粗锯齿，叶脉明显。味淡。

【品质评价】以干燥、色绿、叶多完整者为佳。

【化学成分】本品果皮中含红色素[1]。

【临床研究】

强直性脊柱炎 五虎散（爬山虎、通城虎、两面针、毛老虎、虎杖、九节风、透骨消、五加皮、三七、骨碎补各 100g，土鳖虫、地龙各 150g，桂枝 80g。将上述药物打成粉过 20 目筛，用白酒与醋以 3∶1 的比例调和上述药粉，以手抓起药粉稍加握力药液从手指缝挤出而不滴下为适度，再将药粉装入纱布袋压扁成药饼，厚度以 11.5mm 即可）治疗强直性脊柱炎 45 例，将药饼敷于患病部位，同时用风湿电泳仪进行药物离子导入。每日治疗 1 次，每次 50min，15 次为 1 个疗程，间隔 2 日再进行下一个疗程，连续治疗 4 个疗程，同时配合按摩治疗。结果：临床控制 5 例，显效 15 例，有效 25 例，总有效率为 93.75%[2]。

【性味归经】味微辛、涩，性温。归肾、胃经。

【功效主治】祛风除湿，散瘀止痛，解毒消肿。主治风湿痹痛，胃脘痛，产后瘀滞腹痛，跌打损伤，痈疮肿毒。

【用法用量】内服：煎汤 15~30g。外用适量，煎水洗；或捣敷；或研末撒。

【使用注意】孕妇禁服。

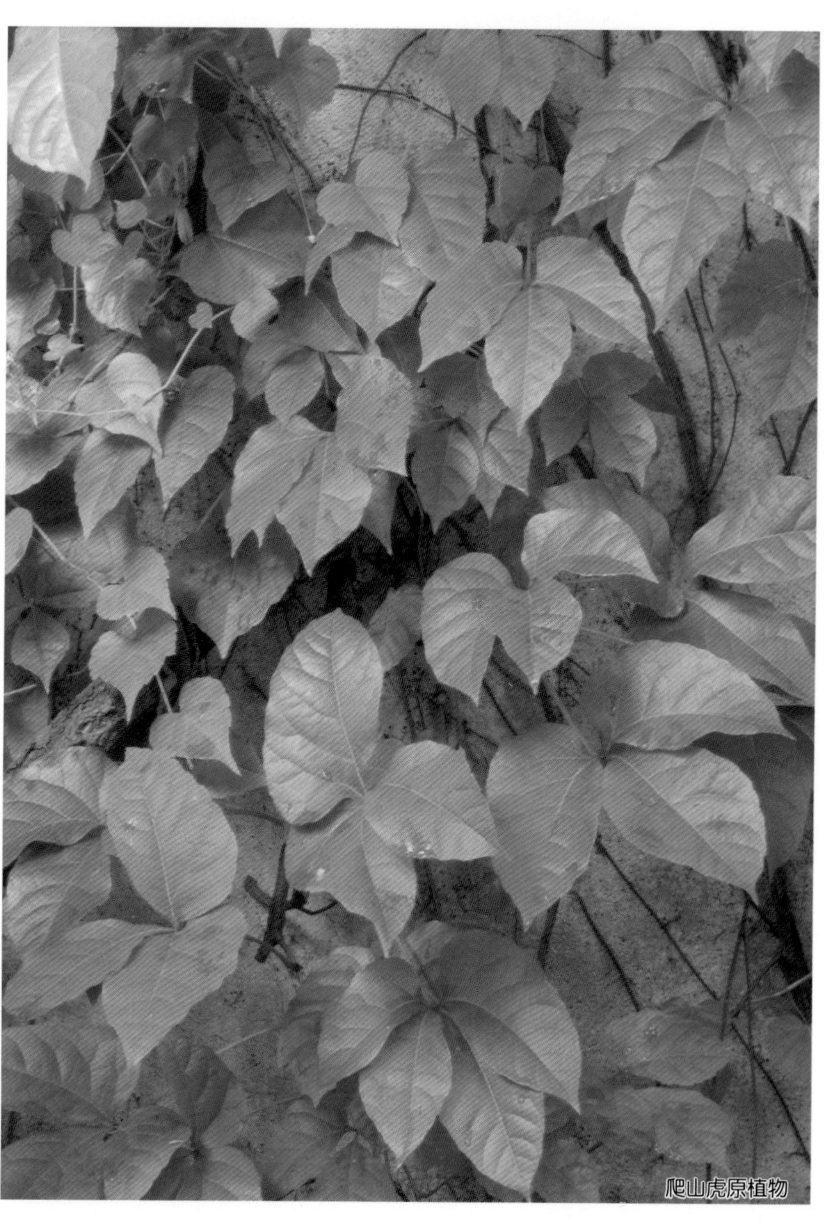

爬山虎原植物

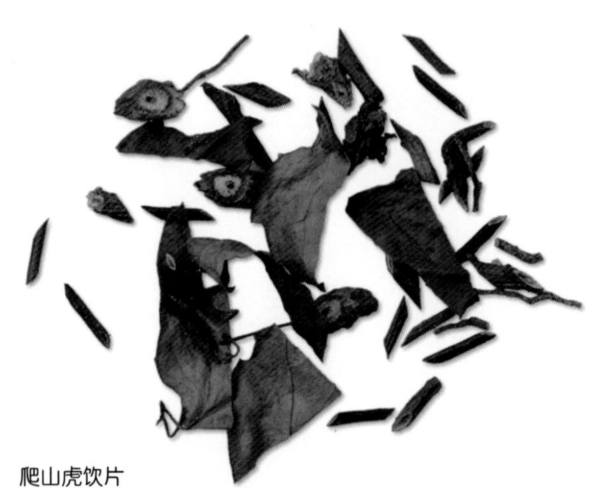
爬山虎饮片

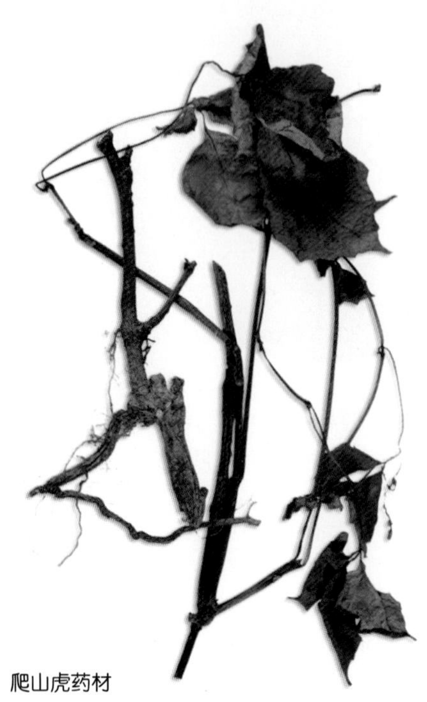
爬山虎药材

【经验方】

1. 小儿烂头疮　爬山虎叶，捣烂敷患处。（《广西民族药简编》）
2. 腰背疼痛　爬山虎藤 30g，海风藤 30g，海桐皮 30g。水煎服。（《河南中草药手册》）
3. 风湿关节痛　异叶爬山虎根、茎 30g，鸡血藤 15g，络石藤 15g。水煎服。（《湖南药物志》）
4. 月经不调，衄血　异叶爬山虎根、茎 9~15g，茜草 15g。水煎服。（《湖南药物志》）

【参考文献】

[1] 卜晓英，陈晓华，麻明友．野生异叶爬山虎果皮红色素提取及稳定性研究．食品科学，2010，31（2）：17.
[2] 唐业建．五虎散外敷加按摩治疗强直性脊柱炎 48 例．新中医，2007，39（7）：62.

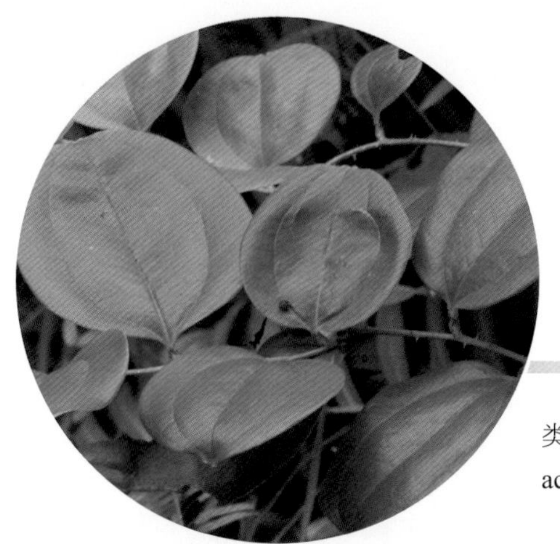

Jin gang ci

金刚刺

Smilacis Chinae Rhizoma
[英]Chinaroot Greenbrier Rhizome

【别名】金刚骨、霸王利、铁刺苓、金刚鞭、马加刺兜、马加勒。

【来源】为百合科植物菝葜 *Smilax china* L. 的根茎。

【植物形态】多年生攀缘状灌木。疏生刺。根茎粗厚，坚硬，为不规则的块根。叶互生，叶柄占全长的 1/3~1/2，具狭鞘，几乎都有卷须，少有例外，脱落点位于靠近卷须处；叶片薄革质或坚纸质，卵圆形或圆形、椭圆形，长 3~10cm，宽 1.5~10cm，基部宽楔形至心形，下面淡绿色，较少苍白色，有时具粉霜。花单性，雌雄异株；伞形花序生于叶尚幼嫩的小枝上，具十几朵或更多的花，常呈球形。花序托稍膨大。近球形，较少稍延长，具小苞片；花绿黄色，外轮花被片 3，长圆形，内轮花被片 3，稍狭。雄蕊长约为花被片的 2/3，花药比花丝稍宽，常弯曲；雌花与雄花大小相似，有 6 枚退化雄蕊。浆果熟时红色，有粉霜。

【分布】广西主要分布于马山、武鸣、南宁、上思、灵山、平南、岑溪、富川、阳朔、资源、天峨、南丹、都安、田林、隆林等地。

【采集加工】全年均可采收，洗净，切片，晒干。

【药材性状】根茎扁柱形，略弯曲，或不规则形，长 10~20 cm，直径 2~4cm，表面黄棕色或紫棕色，结节膨大处有圆锥状突起的茎痕、芽痕及细根断痕，或留有坚硬折断的细根，呈刺状，节上有鳞叶；有时先端残留地上茎。质坚硬，断面棕黄色或红棕色，粗纤维性。气微，味微苦。

【品质评价】以根茎粗壮、断面色红者为佳。

【化学成分】本品含有黄酮 (flavonoids) 及其苷（flavonoid glycosides），甾体化合物（steroids）及其苷（stigmasterol glycosides），甾醇类（sterol），三萜类（triterpene），酚酸类（phenolic acid），芪类（stilbenes）化合物。

黄酮及其苷类：菝葜素(smilacin)，异黄杞苷（*iso*-engelitin），山柰素（kaemp-feride），二氢山柰素（dihydrokaempfe-ride）[1]，二氢山柰酚(dihydrokaempfe-rol)，二氢山柰酚 -3-*O*-α-L- 鼠李糖苷（dihydrokaempferol-3-*O*-α-L-rhamnoside）[2]，二氢山柰酚 -5-*O*-β-D- 葡糖苷(dihydrokaempferol -5-*O*-β-D-glucoside) [3]，槲皮素 -4′-*O*-β-D- 葡萄糖苷（quercetin-4′-*O*-β-D-glucoside）[4]。

甾体及其苷类：β- 谷甾醇葡萄糖苷（β-sitosteroylglucoside），纤细薯蓣皂苷（gracillin），甲基原纤细薯蓣皂苷（methylprotogracillin），甲基原薯蓣皂苷（methylprotodioscin），薯蓣皂苷次皂苷元 A（prosapogeinin A of dioscin），薯蓣皂苷（dioscin），新替告皂苷元 -3-*O*-β-D- 吡喃葡萄糖基 -（1 → 4）-*O*-[α-L- 吡喃鼠李糖基 -（1

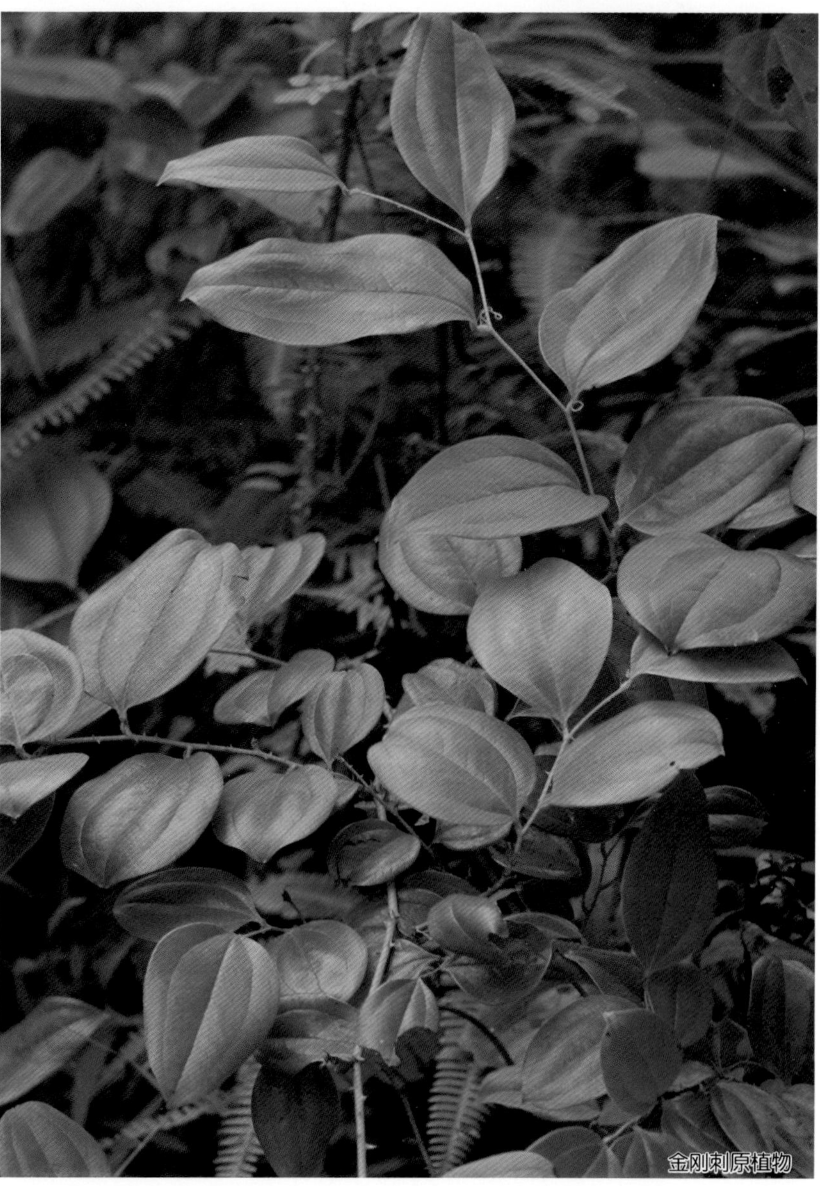
金刚刺原植物

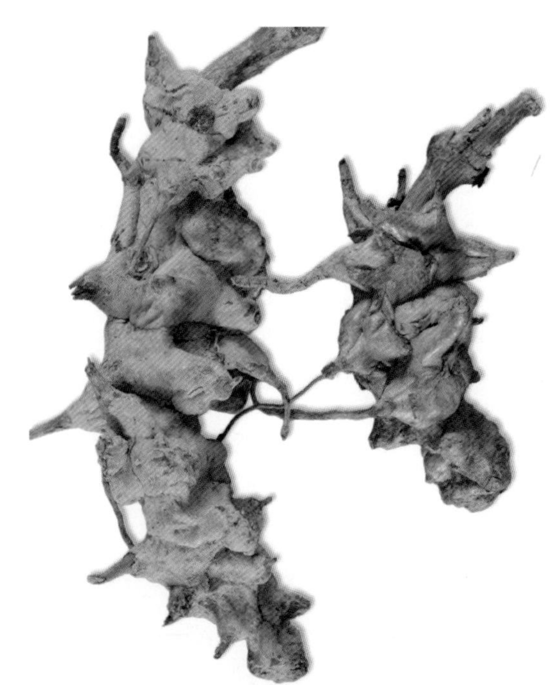
金刚刺药材

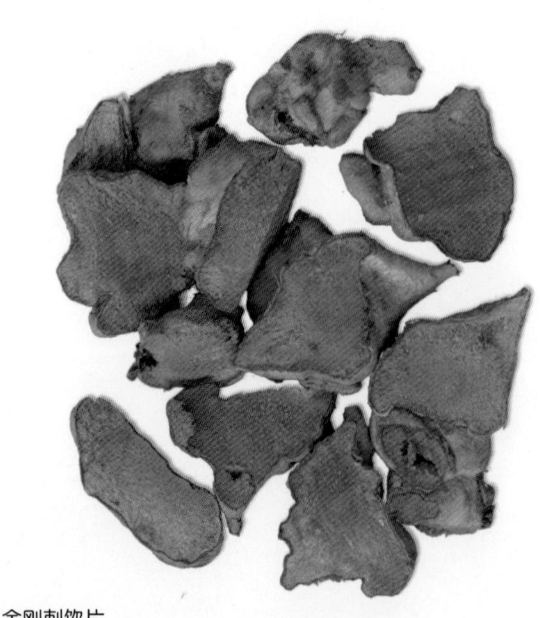
金刚刺饮片

→ 6）]- β-D- 吡喃葡萄糖苷 {neotigoge-nin-3-O-β-D-glucopyranosyl-（1→4）-O-[α-L-rhamnopyranosyl-（1→6）]-β-D-glucopyranoside}，伪原薯蓣皂苷（pseudoprotodioscin），异娜草苷元 -3-O-α-L- 吡喃鼠李糖 -（1→2）-O-[α-L- 吡喃鼠李糖基 -（1→4）]-β-D- 吡喃葡萄糖基 {iso-narthogenin-3-O-α-L-rhamnopyranosyl-（1→2）-O-[α-L-rhamnopyranosyl-（1→4）]-β-D-glucopyranoside}，薯蓣皂苷元（diosgenin）[1]。

甾醇类：含有β- 谷甾醇（β-sitosterol），胡萝卜苷（daucosterol）[3]。

五环三萜类：含有齐墩果酸（oleanolic acid）[1]。

酚酸类：含有原儿茶酸（Protecatechuic acid），没食子酸（Gallic acid）[5]，香草酸（Vanillic acid）[6]。

芪类（stilbenes）：含有 3, 5, 4′- 三羟基芪（3, 5, 4′-trihydroxystilbene），3, 5, 2′, 4′- 四羟基芪（3, 5, 2′, 4′-tetrahydroxystilbene）[2]。

【药理作用】

1. 抗炎　菝葜可能通过调节细胞免疫减轻佐剂性关节炎小鼠继发性足肿胀，但不同于地塞米松，不影响体液免疫[7]。菝葜醋酸乙酯提取物对急性、早期炎症具有抗炎作用，对炎症晚期也有一定抑制作用[8]。

2. 抗菌　菝葜甲醇、氯仿、乙酸乙酯、丁醇提取物对 B.megaterumi 菌、B.subtilis 菌有抑制和抗诱导突变作用[9]。菝葜乙醇提取物对金黄色葡萄球菌、苏云金芽胞杆菌、大肠杆菌和枯草芽胞杆菌的最低抑菌浓度分别为 0.14g/ml、0.18g/ml、0.46g/ml、0.44g/ml[10]。

3. 活血化瘀　菝葜可抑制血小板聚集和延长内源性凝血时间[11]。

4. 抑制肿瘤　菝葜粗提物中黄酮苷有抗癌作用[12]。

5. 抗衰老　菝葜皂苷元在增加大鼠血清 E2 同时，不使胸腺指数变小[13]。

【临床研究】

1. 原发性支气管肺癌　复方菝葜口服液（菝葜、枸杞子、款冬花、鱼腥草等，按一定工艺制成口服液剂型）治疗原发性支气管肺癌 51 例，每次 20ml，每日 3 次，1 个月为 1 个疗程。结果：部分缓解者 33 例（64.7%），稳定 13 例（25.5%），进展 5 例（9.8%），提示复方菝葜口服液对原发性支气管肺癌肿瘤病灶具有较高的缓解作用，能改善症状，延长生存期，提高病人生活质量[14]。

2. 寻常型银屑病　药用菝葜虎杖治银汤（菝葜、虎杖、紫草、生地等）每日 1 剂，分 2~3 次口服，配合外用 10% 尿素软膏外搽，治疗寻常型银屑病 21 例，并与对照组维胺酯胶囊比较。结果：治疗组的治愈率（52.4%）明显高于维胺酯对照组（20%）[15]。

【性味归经】味甘、酸，性平。归肝、肾经 。

【功效主治】祛风利湿，解毒消痈。主治风湿痹痛，淋浊，带下，泄泻，痢疾，痈肿疮毒，顽癣，烧烫伤。

【用法用量】内服：煎汤，10~30g；或浸酒；或入丸、散。

【使用注意】服药期间忌食醋、饮茶。

【经验方】

1. 牛皮癣　鲜菝葜根茎60g。煎汤内服，连服20~30天。或本品60~120g，乌梅30g，甘草15g。浸24h后煎服。每日1剂，连服40~60天。（《浙南本草新编》）
2. 消渴，小便数少　菝葜、土瓜根各二两半，黄芪（锉，焙）、地骨皮、五味子各二两，人参、牡蛎（熬粉）各一两半，石膏（碎）四两。上八味，粗捣筛。每服五钱匕，水一盏半，煎至八分，去滓，空腹温服。（《圣济总录》菝葜饮）
3. 肺脓疡　菝葜根60g。水煎服；或加鱼腥草全草15~30g，羊乳根30g。水煎服。（《浙江民间常用草药》）
4. 吐血　菝葜根6g，地茶9g。水煎服。（《湖南药物志》）
5. 血尿　菝葜根、算盘子根各30g。水煎服。（《安徽中草药》）
6. 黄疸型肝炎　菝葜根状茎、金樱子根各60g，半边莲15g。水煎服。（《浙江药用植物志》）
7. 大肠热毒痔疮　金刚藤头（鲜）120g，霸王鞭60g，无花果60g，刺老包24g。炖猪大肠服（放白糖，不放盐），如解便现红色，加棕树根60g。（《重庆草药》）
8. 砂石淋重者，取出根本　菝葜二两。捣罗为细散。每服一钱匕，米饮调下。服毕用地椒煎汤，浴连腰浸，须臾即通。（《圣济总录》菝葜散）
9. 淋证　菝葜根（盐水炒）15g，银花9g，萹蓄6g。水煎服。（《湖南药物志》）
10. 关节酸疼　菝葜根60g，或加中华常春藤9g。黄酒、水各半，煎服。（《浙江民间常用草药》）
11. 风湿关节痛　菝葜、虎杖各30g，寻骨风15g，白酒750g。上药泡酒7天，每次服一酒盅（约15g），早晚各服1次。（《全国中草药汇编》）
12. 崩漏　菝葜根、棕榈炭各30g。水煎服。（《安徽中草药》）
13. 闭经　菝葜根15~30g。水煎兑甜酒服。（《湖南药物志》）
14. 瘰疬，痱子，流痰　金刚藤头500g，土茯苓30g，何首乌15g，苦荞头15g。煎水炖五花肉服。（《重庆草药》）

附：金刚刺叶

味甘，性平。归肺经。功效：祛风，利湿，解毒。主治：糖尿病，疮疖，肿毒，臁疮，烧烫伤，蜈蚣咬伤。内服：煎汤，15~30g；或浸酒。外用适量，捣敷，研末调敷；或煎水洗。疮疡已溃者不宜用。

经验方：糖尿病：菝葜鲜叶30~60g。水煎作茶饮。（《广西本草选编》）

【参考文献】

[1] 国家中医药管理局《中华本草》编委会．中华本草．上海：上海科学技术出版社，1999：7221.
[2] 冯锋，柳文媛，陈优生，等．菝葜中黄酮和芪类成分的研究．中国医科大学学报，2003，34（2）：119.
[3] 阮金兰，邹健，蔡亚玲．菝葜化学成分研究．中药材，2005，（1）：1.
[4] 千国平，于伟，刘焱文．菝葜化学成分的研究．时珍国医国药，2007，18（6）：1404.
[5] 千国平，于伟，张莲萍，等．菝葜化学成分研究．湖北中医杂志，2007，29（6）：61.
[6] 阮汉利，张勇慧，赵薇，等．金刚藤化学成分研究．天然产物研究与开发，2002，14（1）：35.
[7] 吕永宁，陈东生，邓俊刚．菝葜对小鼠佐剂性关节炎作用的研究．中药材，2003，26（5）：344.
[8] Xiao-Shun Shu, Zhong-Hong Gao, Xiang-Liang Yang. Anti-inflammatory and anti-nociceptive activities of Smilax china L. aqueous extract. Journal of Ethnopharmacology,2006：327.
[9] Kim SW, Son KH, Chung KC. Mutagenic effect of Steroidal Saponins from Smilax china Rhizomes. Yakhak Heechi,1989,33（5）：285.
[10] 刘世旺，游必纲，徐艳霞．菝葜乙醇提取物的抑菌作用．资源开发与市场，2004，20（5）：328.
[11] 吕永宁，陈东生，徐楚鸿．菝葜活血化瘀药理作用．中国医院药学杂志，2002，22（9）：538.
[12] Yuan-Li Li, Guo-Ping Gan, Hui-Zhan Zhang. A flavonoid glycoside isolated from Smilax china L. rhizome in vitro anticancer effects on human cancer cell lines.Ethnopharmacology,2007: 115.
[13] 杨铭，季晖，戴胜军．菝葜皂苷元对去卵巢大鼠内分泌及抗氧化功能的影响．中草药，2007，38（2）：245.
[14] 徐琳兰．复方菝葜口服液治疗原发性支气管肺癌51例．湖南中医药导报，1995，1（3）：12.
[15] 徐萍．菝葜虎杖治银汤治疗寻常型银屑病临床研究．国医论坛，2003，18（3）：18.

Jin hua cha

金花茶

Camellium Chrysanthae Folium
[英]Chrysantha Camellia Leaf

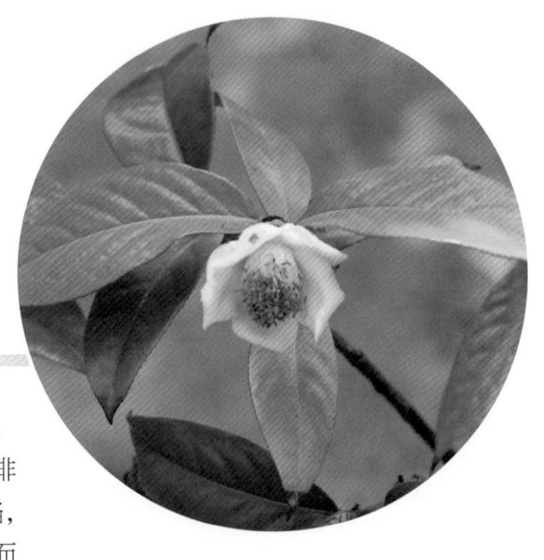

【别名】金茶花、金茶黄、黄茶花。

【来源】为山茶花科植物金花茶 *Camellia chrysantha*（Hu）Tuyama 的叶。

【植物形态】多年生灌木。枝条近无毛。叶互生，无毛，叶片革质，狭长圆形或披针形，长 11~16cm，宽 2.5~4.5cm，先端尾状渐尖，基部楔形，边缘具疏细锯齿，两面无毛。单生花，苞片 5，阔卵形，萼片 5，不对称，卵形，基部合生，稍被疏毛，花瓣 8~10，金黄色，近圆形，边缘具缘毛，雄蕊多数，排成四列，花丝稍被疏毛。蒴果先端凹陷，三棱形或稍球形，绿白色，种子扁而有角，光亮，淡褐色至褐色。

【分布】广西主要分布于南宁、防城等地。

【采集加工】春、夏季采收嫩叶，鲜用或晒干。

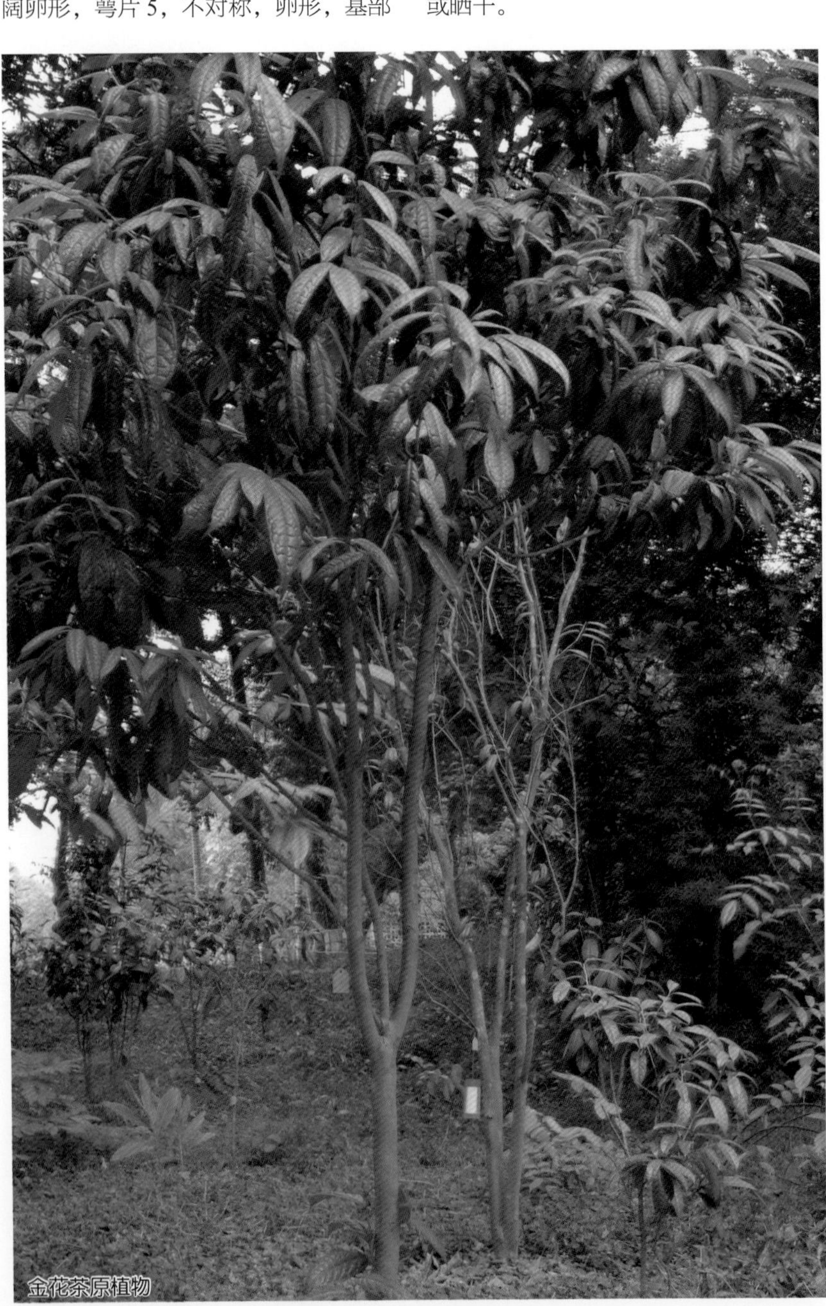

金花茶原植物

【药材性状】叶片披针形或狭短圆状，长 11~16cm，宽 2.5~4.5cm，先端渐尖呈尾状，基部楔形，边缘有稀松的小齿，两面均无毛，网状脉，中脉于叶背隆起，革质，棕绿色。气微，味苦。

【品质评价】以叶片革质、棕绿色、味苦涩者为佳。

【化学成分】本品主要含茶多酚（tea polyphenols），茶多糖及黄酮类等成分[1]，其黄酮苷元成分主要有槲皮素（quercetin）和山柰酚（kaempferol）[2]。茶多酚成分主要有没食子酸（gallic acid），儿茶素（catechin），表儿茶素（*epi*-catechin）和绿原酸（chlorogenic acid）。此外还富含天然有机锌（Zn）、硒（Se）、钼（Mo）、锗（Ge）、锰（Mn）、钒（V）等多种对人体有重要保健作用的微量元素，以及多种人体必需的氨基酸和维生素[1]。

【药理作用】

1. 抗氧化　金花茶叶水提物对羟基自由基和超氧阴离子自由基均有清除作用，在相同浓度下，金花茶叶水提物对羟基自由基清除率和对超氧阴离子自由基的清除率分别比茶多酚高 15.70% 和 36.71%。金花茶叶水提物可以抑制超氧阴离子自由基的生成，当添加浓度为 1.25mg/ml 时，可完全阻止超氧阴离子自由基的生成[3]。

2. 抑制肝癌　金花茶对二乙基亚硝胺（DEN）诱发大鼠肝癌前病变有抑制作用，金花茶对体外培养的 BEL-7404 人肝癌细胞株的生长繁殖具有抑制作用，可作为肝癌的预防剂[4]。5% 的金花茶叶和 5% 的金花茶浓缩液有抑制 DEN 致大鼠肝癌作用[5]。

3. 降血脂　金花茶叶水提物能降低高脂血症模型大鼠血清中总胆固醇、甘油三酯和低密度脂蛋白胆固醇含量，高剂量组还能升高高脂血症模型大鼠血清中高密度脂蛋白胆固醇含量[6]。

4. 抗菌　金花茶叶的水浸出物对白色葡萄球菌、福氏痢疾杆菌、铜绿假单胞菌、乙型链球菌、白喉杆菌等效果较好[7]。

【**性味归经**】味微苦、涩，性平。归肺、大肠经。

【**功效主治**】清热解毒，止痢。主治痢疾，疮疡。

【**用法用量**】内服：煎汤，9~15g；或开水泡服。外用适量，鲜品捣敷。

【**使用注意**】脾胃虚弱者慎服。

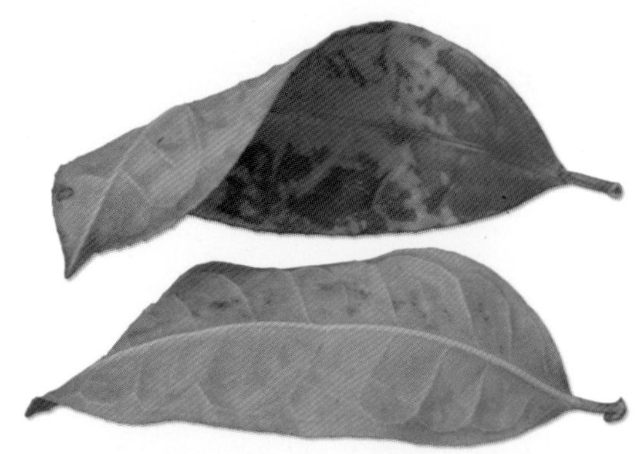
金花茶药材

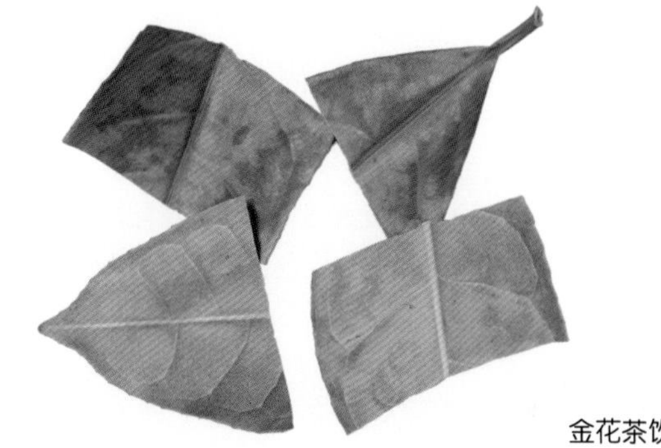
金花茶饮片

【参考文献】

[1] 陈月圆，黄永林，文永新．金花茶植物化学成分和药理作用研究进展．广西热带农业，2009，（1）：14.

[2] 陈全斌，湛志华，义祥辉，等．金花茶抗氧化活性成分提取及其含量测定．广西热带农业，2005，3（98）：1.

[3] 秦小明，林华娟，宁恩创．金花茶叶水提物的抗氧化活性研究．食品科技，2008，2：189.

[4] 李翠云，段小娴，苏建家．金花茶对二乙基亚硝胺致大鼠肝癌前病变及肝癌细胞株作用的影响．广西医科大学学报，2007，24（5）：660.

[5] 段小娴，唐小岚，苏建家．金花茶对二乙基亚硝胺致大鼠肝癌抑制作用研究．医学研究杂志，2006，35（6）：14.

[6] 宁恩创，秦小明，杨宏．金花茶叶水提物的降脂功能试验研究．广西大学学报（自然科学版），2004，29（4）：350.

[7] 陈即惠，吴树荣，赖德禄．防城金花茶国际学术会议论文集．南宁：广西科学技术出版社，1994：251.

Jin xian liao

金线蓼

Antenoronis Filiformis Herba

[英]Longhairy Antenoron Herb

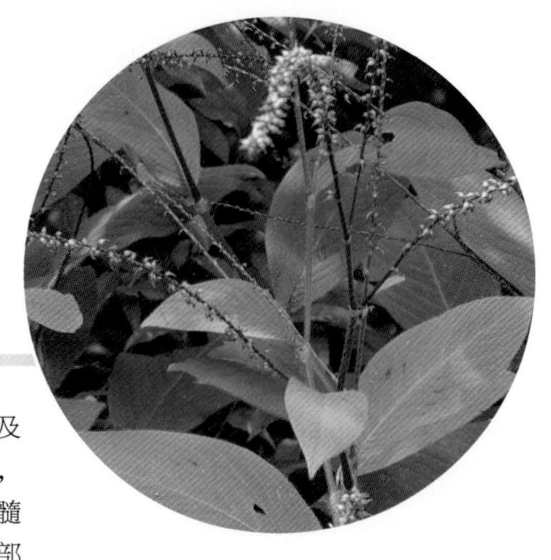

【别名】重阳柳、蟹壳草、毛蓼、白马鞭、人字草、九盘龙、毛血草、野蓼。

【来源】为蓼科植物金线草 *Antenoron filiforme*（Thunb.）Roberty et Vautier 的全草。

【植物形态】多年生直立草本。根茎横走，粗壮，扭曲。茎节膨大。叶互生；有短柄；托叶鞘筒状，抱茎，膜质；叶片椭圆形或长圆形，长 6~15cm，宽 3~6cm，先端短渐尖或急尖，基部楔形，全缘，两面有长糙伏毛，散布棕色斑点。穗状花序顶生或腋生；花小，红色；苞片有睫毛；花被 4 裂；雄蕊 5；柱头 2，先端钩状。瘦果卵圆形，棕色，表面光滑。

【分布】广西全区均有分布。

【采集加工】夏、秋季采收，晒干或鲜用。

【药材性状】根茎呈不规则结节状条块，长 2~15cm，节部略膨大，表面红褐色，有细纵皱纹，并具众多根痕及须根，顶端有茎痕或茎残基。质坚硬，不易折断，断面不平坦，粉红色，髓部色稍深。茎圆柱形，不分枝或上部分枝，有长糙伏毛。叶多卷曲，具柄；叶片展开后呈宽卵形或椭圆形，先端短渐尖或急尖，基部楔形或近圆形；托叶鞘膜质，筒状，先端截形，有条纹，叶的两面及托叶鞘均被长糙伏毛。气微，味涩、微苦。

【品质评价】以身干、叶多、色绿、无杂质者为佳。

【化学成分】同属植物短毛金线草根茎含有左旋儿茶精（catechin），没食子酸（gallic acid），左旋表儿茶精（*epi*-catechin），左旋表儿茶精 -3-*O*- 没食子酸酯（*epi*-catechin-3-*O*-gallate），原矢车菊素（procyanidin），原矢车菊素 B_2-3′-*O*- 没食子酸酯（procyanidinB_2-3′-*O*-gallate）[1]。

【药理作用】

1. 抗炎　金线草茎叶水提物和根水提物，灌胃给药，连续 5 天，均能抑制腹腔毛细血管通透性。金线草茎叶水提物和根水提物灌胃给药，连续 8 天，均能抑制小鼠棉球肉芽肿增生 [2]。

2. 镇痛　金线草茎叶和根水提物，灌胃给药 3 次，均可减少小鼠的扭体次数。金线草茎叶和根水提物，灌胃给药 3 次，热板法，能延长痛阈值 [2]。

3. 抗凝血　金线草茎叶和根水提物，连续 4 天灌胃给药，有抗凝血作用 [2]。

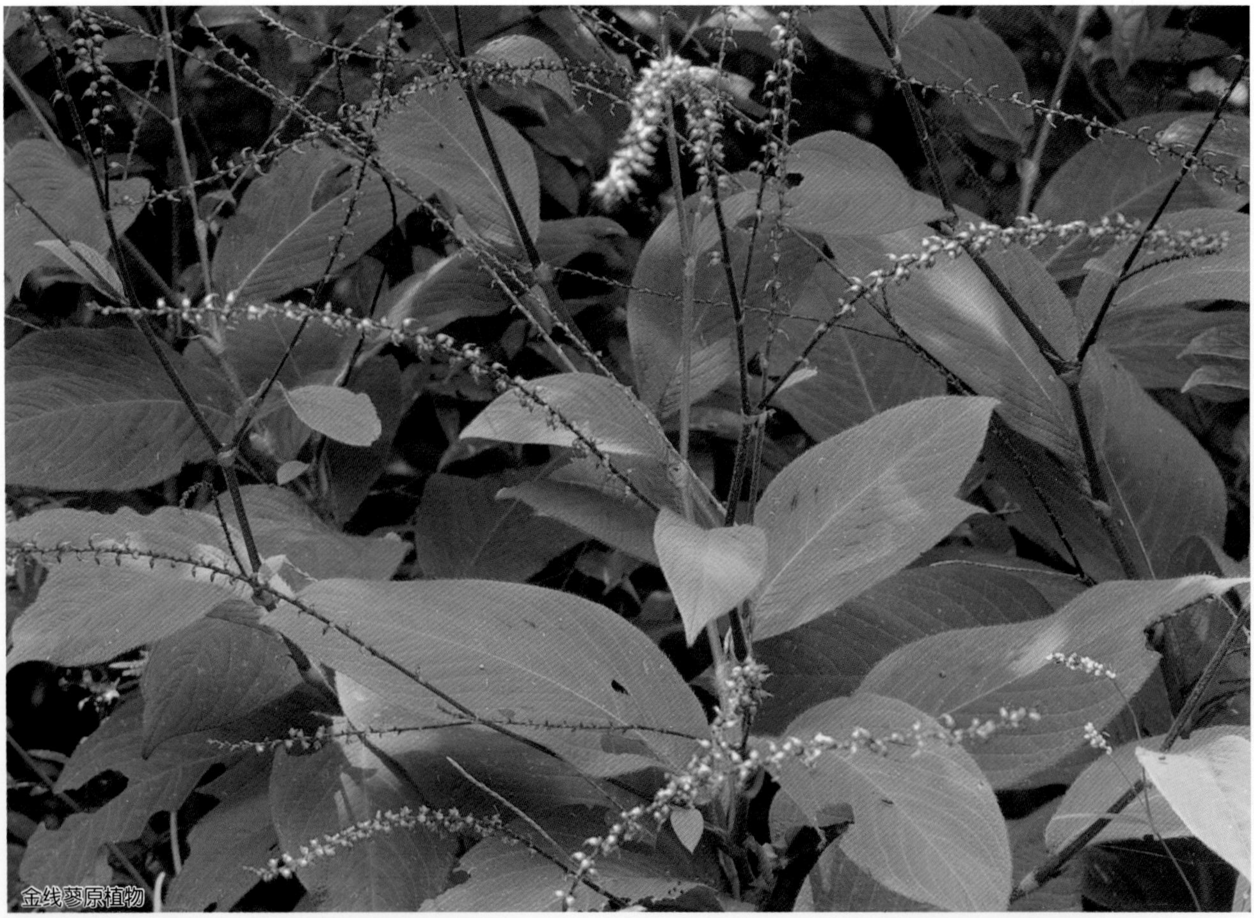

金线蓼原植物

4. 毒理　金线草腹腔注射给药，用改良寇氏法测得：茎叶水提物半数致死量（LD_{50}）为（9.3±0.51）g/kg，根水提物 LD_{50} 为（40.9±4.18）g/kg[2]。

【性味归经】味苦、辛，性微寒；有小毒。归肺、肝、脾经。

【功效主治】凉血止血，散瘀止痛，清热解毒。主治咳嗽，咯血，吐血，崩漏，月经不调，痛经，脘腹疼痛，泄泻，痢疾，跌打损伤，风湿痹痛，瘰疬，痈疽肿毒，烫火伤，毒蛇咬伤。

【用法用量】内服：煎汤，15~30g；亦可泡酒或炖肉服。外用适量，捣敷；或磨汁涂。

【使用注意】孕妇慎服。

【经验方】

1. 风湿骨痛　人字草、白九里明各适量。煎水洗浴。(《广西中药志》)
2. 皮肤糜烂疮　金线草茎叶水煎洗患处。（江西《草药手册》）
3. 肺结核咯血　金线草 30g，千日红、麻根各 15g，筋骨草 9g。水煎，加白糖 15g，冲服。(《青岛中草药手册》)
4. 痢疾　鲜金线草、龙芽草各 30g。水煎服。（《福建药物志》）
5. 经期腹痛，产后瘀血腹痛　金线草 30g，甜酒 50ml。加水同煎，红糖冲服。（江西《草药手册》）

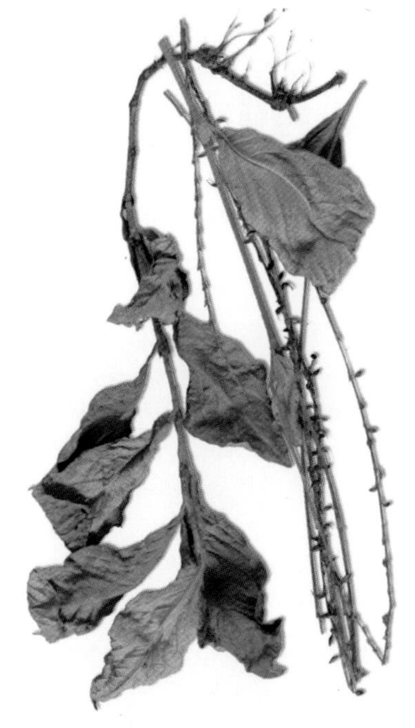

金线蓼药材

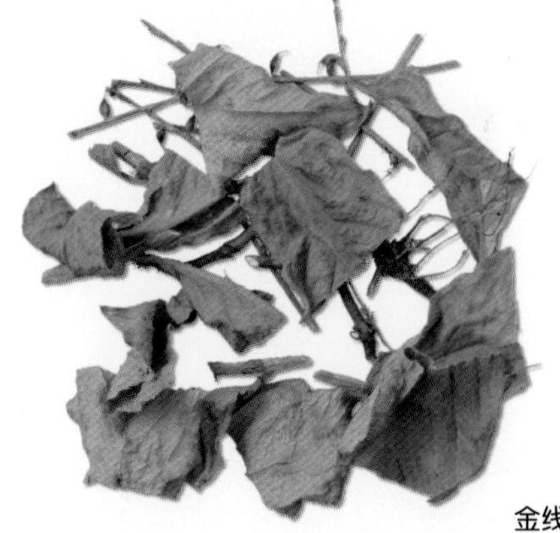

金线蓼饮片

【参考文献】

[1] 国家中医药管理局《中华本草》编委会 . 中华本草 . 上海：上海科学技术出版社，1999：1272.

[2] 黄勇其，骆红梅，陈秀芬 . 金线草药理作用初步研究 . 中成药，2004，26（11）：918.

Jin yao jian
金腰箭

Synadrellae Nodiflorae Herba
[英]Nodiflora Synadrella Herb

【别名】苦草、水慈姑、猪毛草、苞壳菊。

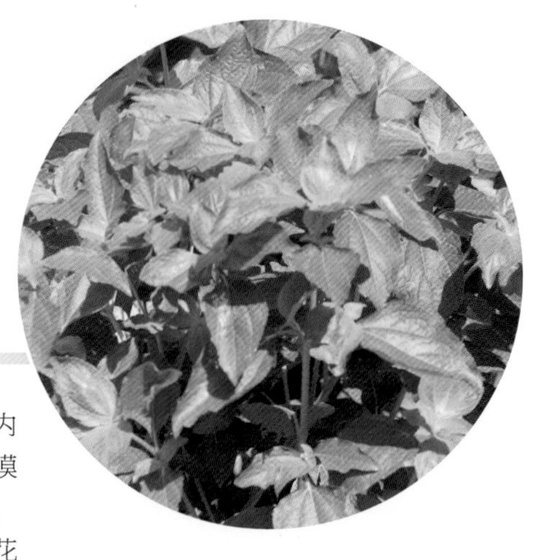

【来源】为菊科植物金腰箭 *Synadrella nodiflora*（L.）Gaertn 的全草。

【植物形态】一年生草本，常分枝。叶对生；具柄；叶片卵状披针形至椭圆状卵形，长 7~13cm，宽 3~6cm，先端短尖，基部下延，急狭成柄，边缘有小齿，主脉 3 条，上面粗糙，被伏毛。头状花序小，无柄或近无柄，腋生或顶生，圆柱状；总苞数枚，总苞片卵形或矩圆形，最外层叶状，1~2 枚，内层干膜质，鳞片状；花托小，有干膜质托片；花异型，外围花舌状，雌性，1~2 层，黄色，舌片 2~3 齿裂；中央花两性，少数，筒状，4 齿裂。雌花的瘦果扁平，有 2 翅，翅撕裂状；两性花的瘦果扁平或三角形，有小疣突，角顶有芒刺。

【分布】广西全区均有分布。

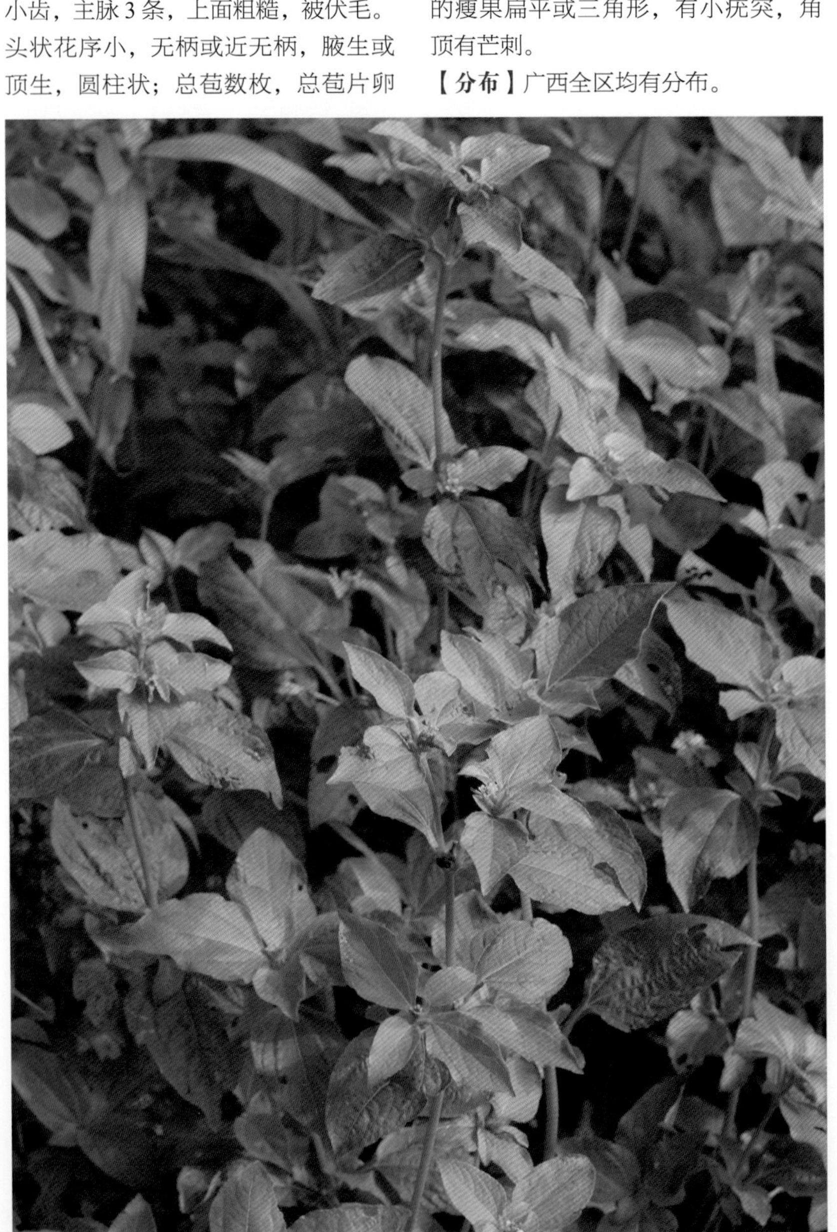
金腰箭原植物

【采集加工】春、夏季采收，洗净，鲜用或晒干。

【药材性状】干燥茎呈圆柱形，稍皱缩，略弯曲，粗细不一，直径 0.3~0.8cm，纵向具细皱纹。嫩茎浅紫色至深紫色。老茎黄灰色，质脆，易折断，断面皮部较薄，黄白色。木质部窄，黄白色，髓部较大，米白色。干燥叶披针形，薄，叶缘锯齿状，两面贴黄白色茸毛，展开宽 0.5~3.8cm，先端渐尖，叶基楔形，具叶柄。聚伞形花序长于茎结或分枝节处。花成簇，黄色。

【品质评价】以身干、色绿、无杂质、叶多者为佳。

【化学成分】本品含雌二醇（estradiol），哈氏百日菊内酯（haageanotide）。叶中含甾醇（sterol），三萜（triterpenoid）和链烷烃类（alkane）等成分[1]。

【药理作用】

1. 抗炎　金腰箭全草的不同提取物（煎剂、石油醚、乙醇和水提取物）对老鼠有抗炎、镇痛和解热等药理活性[2]。对慢性或急性炎症均有抑制作用，对慢性炎症尤其有效，消炎活性与常见的保泰松相近[3]。

2. 对农作物害虫抑制作用　金腰箭叶的石油醚、正己烷、氯仿和甲醇提取物对贮藏期间农作物滋生的害虫（包括幼虫和成虫）有抑制活性，其中氯仿提取物的活性最高[4]。金腰箭地上部分甲醇提取物对菜粉蝶幼虫有较强的拒食、毒杀、忌避等活性[5,6]。金腰箭叶的甲醇提取物对福寿螺卵的孵育有一定的抑制作用，当提取物浓度达 200 μg/ml 时，抑制率达 100%[7]，该提取物对田间蚜虫有强大的杀灭作用[8]。金腰箭的多种提取物对斜纹夜蛾幼虫、谷蠹、四纹豆象均具有毒杀作用[9,10]。

3.毒理　把金腰箭以5%的含量混入老鼠饲料中，饲养6周，未发现老鼠神经学或行为学上的异常。但是经过病理学研究表明，老鼠肾脏和肝脏的重量减轻，肝细胞超常增生。此外，实验期间，饲以含有金腰箭饲料的老鼠的生长率下降[9]。

【性味归经】味微辛、微苦，性凉。归肺、心经。

【功效主治】清热透疹，解毒消肿。主治感冒发热，斑疹，疮痈肿毒。

【用法用量】内服：煎汤，15~30g。外用适量，捣敷；或煎水洗。

【使用注意】脾胃虚寒者慎服。

【经验方】

1.痈肿疔疮　（金腰箭）鲜叶加食盐少许，捣烂外敷。（《广西本草选编》）

2.感冒发热　（金腰箭）全草5钱至1两，水煎服。（《广西本草选编》）

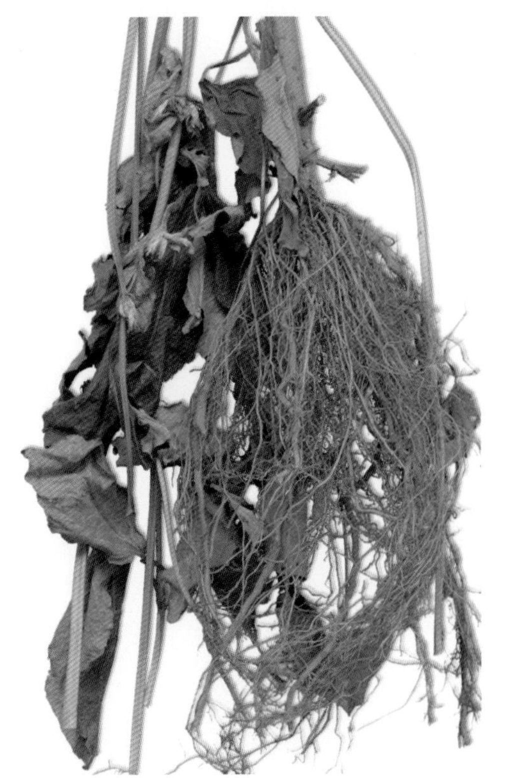

金腰箭药材

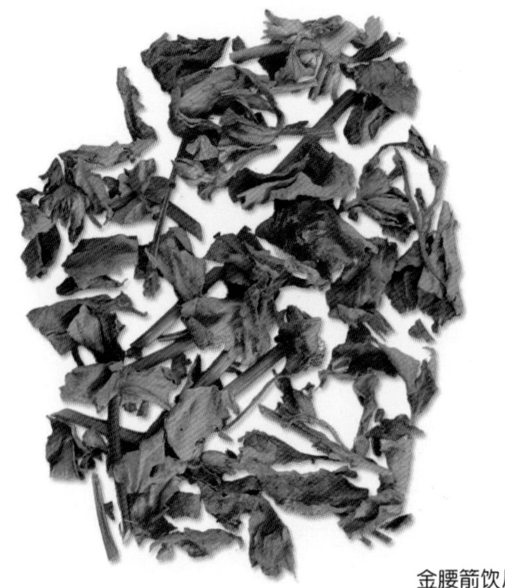

金腰箭饮片

【参考文献】

[1] 国家中医药管理局《中华本草》编委会．中华本草．上海：上海科学技术出版社，1999：7056.

[2] Forestieri AM, Moforte MT, Ragusa S, et al. Antiinflammatory, analgesic and antipyretic activity in rodents of plant extracts used in African medicine. Phytotherapy Res, 1996,2：100.

[3] Abad MJ, Bermejo P, Carretero E. antiinflammatoryactivity of some medicinal plant extracts from Venezuela. J Ethnopharm, 1996,55：63.

[4] Szafranski F, Bloszyk E, Drozde B. Biological activity of selected plant species from Kisangani region（Zaire）. Belg J Bot, 1991,1：60.

[5] 章玉苹，黄炳球，陈霞．9种菊科植物提取物对蔬菜3种害虫拒食活性的研究．中国蔬菜，2000，5：16.

[6] 章玉苹，黄炳球，陈霞．金腰箭提取物对菜粉蝶幼虫的拒食活性．中国蔬菜，2001，2：4.

[7] 章玉苹，黄炳球，陈霞．金腰箭提取物对福寿螺的药效实验．广东农业科学，2001，1：43.

[8] 章玉苹，黄炳球，陈霞．金腰箭对蚜虫的药效实验．长江蔬菜，2001，4：37.

[9] S. R. Belmain, G E. Neal, D. E. Ray, et al. Insecticidal and vertebrate toxicity associated with ethnobotanicals used as post-harvest protectants in Ghana.Food and Chemical Toxicology, 2001,3：287.

[10] Rathi MJ, Gopalakrishnan S.Insecticidal activity of aerial parts of Synedrella nodiflora Gaertn（compositae）on Spodoptera litura（Fab.）. J Cent Eur Agri, 2005,3：223.

Jin ying zi 金樱子

Rosae Laevigatae Fructus
[英]Cherokee Rose Fruit

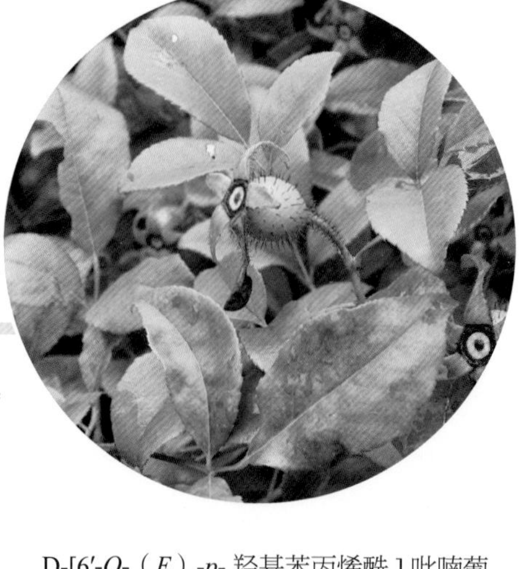

【别名】刺榆子、刺梨子、金罂子、山石榴、山鸡头子、糖莺子。

【来源】为蔷薇科植物金樱子 *Rosa laevigata* Michx. 的果实。

【植物形态】多年生常绿攀缘灌木。茎无毛，有钩状皮刺和刺毛。羽状复叶，叶柄和叶轴具小毛刺和刺毛；托叶披针形，与叶柄分离，早落。小叶革质，通常 3，稀 5，椭圆状卵形或披针形，长 2.5~7cm，宽 1.5~4.5cm，先端急尖或渐尖，基部近圆形，边缘具细齿状锯齿，无毛，有光泽。花单生于侧枝顶端，花梗和萼筒外面均密被刺毛；萼片 5；花瓣 5；白色；雄蕊多数；心皮多数，柱头聚生于花托口。果实倒卵形，紫褐色，外面密被刺毛。

【分布】广西主要分布于凌云、那坡、武鸣、邕宁、南宁、桂平、阳朔等地。

【采集加工】8~11 月果实成熟变红时采收，晒干，除去毛刺。

【药材性状】果倒卵形，表面黄红色至棕红色，略具光泽，有多数刺状刚毛脱落后的残基形成棕色小突起；先端宿存花萼呈盘状，其中央稍隆起，有黄色花柱基及残留果柄。质坚硬，纵切后可见花萼筒内壁密生淡黄色有光泽的绒毛，瘦果数十粒，扁纺锤形，淡黄棕色，木质，外被淡黄色绒毛。气微，味甘、微涩。

【品质评价】以个大、肉厚、色红黄、有光泽、去净毛刺者为佳。

【化学成分】本品果实中主要活性成分是多糖，黄酮类物质，三萜类及其衍生物等，金樱子多糖由葡萄糖、甘露糖、鼠李糖、半乳糖、阿拉伯糖、木糖组成[1]。金樱子果肉中黄酮含量很高[2,3]。金樱子三萜类物质及其衍生物主要有：乌苏酸，齐墩果酸，$2\alpha,3\beta,19\alpha$- 三羟基乌苏 -12- 烯 -28- 酸，$2\alpha,3\beta,19\alpha,23$- 四羟基乌苏 -12- 烯 -28- 酸，$2\alpha,3\beta,19\alpha,23$- 四羟基乌苏 -12- 烯 -28- 酸 -8-*O*-*β*-D- 吡喃葡萄糖苷和 4′,5,7- 三羟基黄酮醇 -3-*O*-*β*-D-[6′-*O*-（*E*）-*p*- 羟基苯丙烯酰] 吡喃葡萄糖苷[4-6]。此外，果实中还含枸橼酸（citric acid），苹果酸（malic acid）。果皮含多种水解型鞣质：金樱子鞣质（laevigatin）A、B、C、D、E、F、G，仙鹤草素（agrimoniin），原前矢车菊素（procyanidin）B-3，地榆素（sanguiin）H-4，长梗马兜铃素（pedunculagin），蛇含鞣质（potentillin），仙鹤草酸（agrimonic acid）A 和 B[7]。

此外，地上部分还分离到多种三萜化合物：常春藤皂苷元（hederagenin），熊果酸（ursolic acid），齐墩果酸（oleanolic acid），2α- 羟基熊果酸甲酯（methyl 2α-hydroxyursolate），2α- 甲氧基熊果酸甲酯（methyl 2α-methoxyursolate），

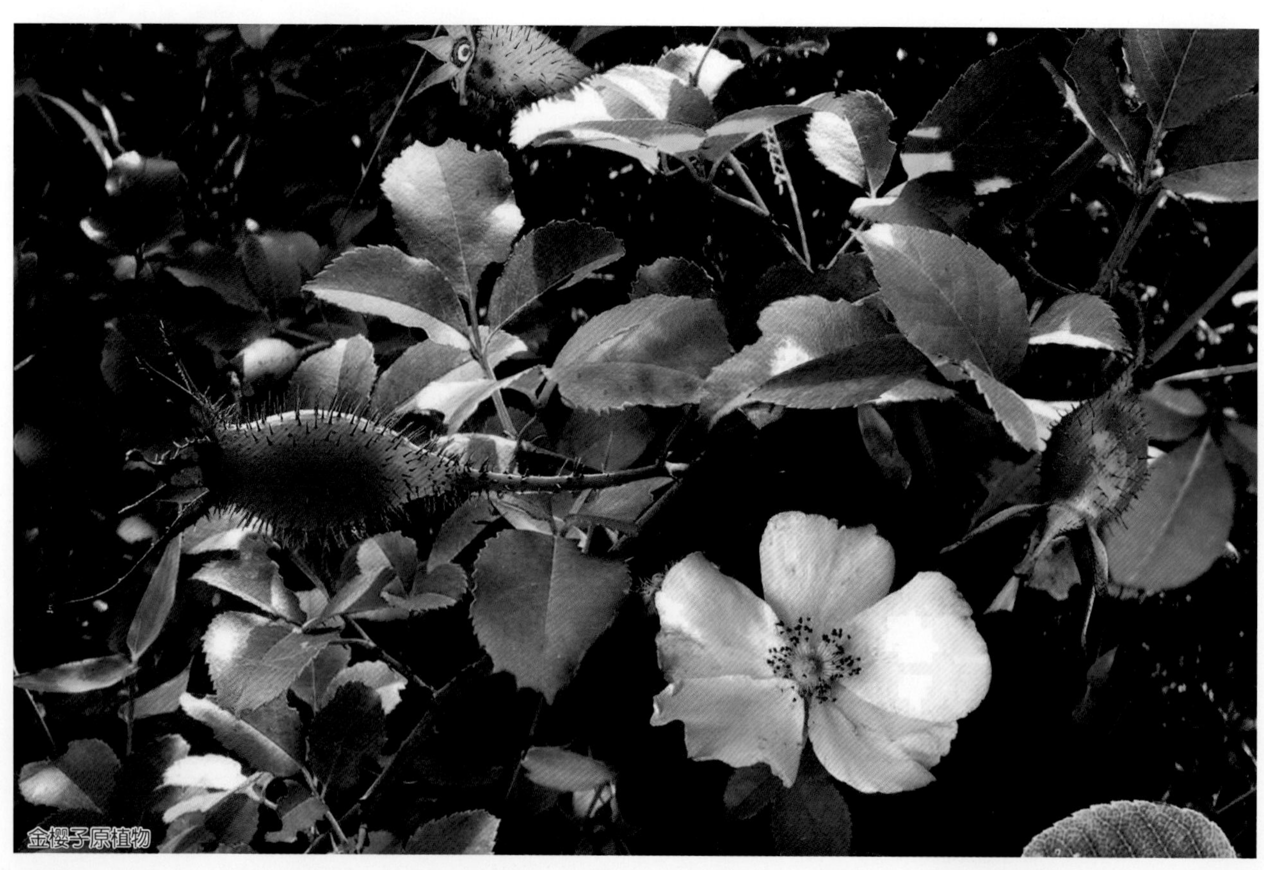
金樱子原植物

委陵菜酸甲酯（methyl tormentate），11α- 羟基委陵菜酸甲酯（methyl 11α-hydroxytormenta-te），野鸦椿酸甲酯（methyl euscaphate），委陵菜酸 -β-D- 吡喃葡萄糖酯苷（tormentic acid-β-D-glucopyranosyl ester），委陵菜酸 -6-甲氧基 -β-D- 吡喃葡萄糖酯苷(tormentic acid-6-methoxy-β-D-glucopyranosylester)，野鸦椿酸 -β-D- 葡萄糖酯苷（euscaphic acid-β-D-glucopyranosyl ester），甲基 -β-D- 吡喃葡萄糖苷（methyl-β-D-glucopyranoside），谷甾醇 -β-D- 吡喃葡萄糖苷（sitosteryl-β-D-glucopyranoside），7- 氧谷甾醇 -β-D- 吡喃葡萄糖苷（7-oxysitosteryl-β-D-glucopyra-noside），7- 羟基谷甾醇 -3-O-β-D- 吡喃葡萄糖苷（7-hydroxysitosteryl-3-O-β-D-glucopyranoside），豆甾 -3α,5α- 二醇 -3-O-β-D- 吡喃葡萄糖苷（stigmasta-3α,5α-diol-3-O-β-D-glucopyranoside）[7]。

【药理作用】

1. 抗病原体　金樱子煎剂对金黄色葡萄球菌、大肠杆菌、铜绿假单胞菌、痢疾杆菌、破伤风杆菌、钩端螺旋体和流感病毒都有较强的抑制作用。金樱子煎剂对流感病毒 PR8 抑制作用很强[8]。金樱子多糖具有一定的抗菌活性，特别是对大肠杆菌、副伤寒杆菌、白色葡萄球菌以及金黄色葡萄球菌等均有较强的抑制作用，当多糖浓度达到 10~15mg/ml 时，其抑菌效果有些就已超过了 50mg/kg 的链霉素[9]。

2. 抑脂作用　金樱子果实煎剂治疗 2~3 周后，能降低实验性动脉粥样硬化家兔血清胆固醇及 β 脂蛋白含量，使其肝脏与心脏脂肪沉着及主动脉粥样硬化程度减轻，表明金樱子可降低血脂，改善血液流变性，从而减轻和防止动脉粥样硬化[8]。金樱子每天 50g/kg，联合鸡内金灌胃，每天 27g/kg，25 天为 1 个疗程，共 2 个疗程，能降低实验性高糖高脂兔血清葡萄糖、甘油三酯，而对胰岛素的含量无影响[10]。250mg/kg 金樱子多糖灌胃 7 天对高脂饲料喂饲造成的实验性小鼠的高胆固醇血症具有预防和治疗作用，其机制可能主要是通过在肠道抑制了胆固醇的吸收[11]。

3. 抗氧化　金樱子水醇提取液能抑制大鼠肝组织脂质过氧化产物丙二醛的生成[12]。体外试验金樱子多糖能清除超氧阴离子自由基、抑制羟自由基对细胞膜的破坏而引起的溶血和脂质过氧化产物的形成，从而具有抗氧化作用[13]。

4. 对泌尿系统作用　金樱子水提物 6g/kg 灌胃，可减少尿频模型大鼠排尿次数，增加每次排尿的尿量，间隔延长。金樱子水提液还可拮抗乙酸胆碱、氯化钡引起家兔空肠平滑肌和大鼠离体膀胱平滑肌的痉挛性收缩，拮抗去甲肾上腺素导致的家兔离体腹主动脉收缩反应[14]。金樱子水煎液浸泡饲料喂养 24 周后，能降低糖尿病大鼠血糖，改善肾脏肥大，降低肾脏组织转化生长因子 β$_1$（TGF-β$_1$）和Ⅳ型胶原表达，改善肾脏病理改变，对糖尿病大鼠肾脏有保护作用，其机制与抑制糖尿病大鼠肾脏 TGF-β$_1$、Ⅳ型胶原蛋白过度表达有关[15]。金樱子醇提物 10g（生药）/kg、5g（生药）/kg、2.5g（生药）/kg，灌胃 4 周，可降低 PHN 模型大鼠尿蛋白、血清肌酐和尿素氮水平，升高血清总蛋白含量，减轻肾组织的病理变化[16]。金樱子水醇提取液 1ml/200g，灌胃 4 周后，可减轻蛋白尿，减缓肾脏肾小球系膜增生，下调 TGF-β mRNA 和单核趋化蛋白因子（MCP-1）mRNA 在肾脏的表达，减少

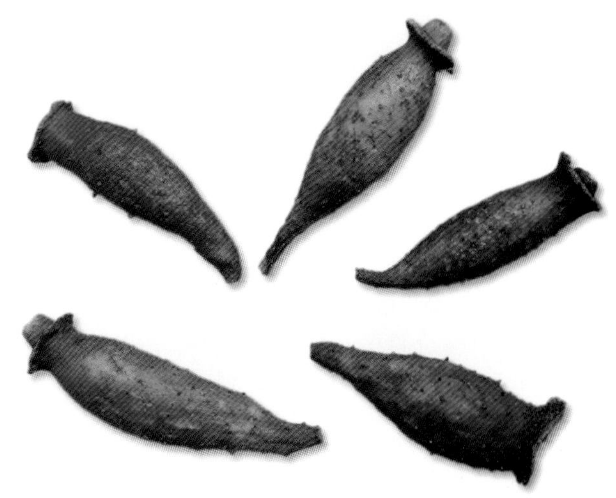

金樱子药材

局部炎症反应，减轻肾脏损害，保护肾脏[17,18]。

5. 免疫活性　一定浓度的金樱子多糖可提高小鼠巨噬细胞对血中刚果红的吞噬能力，增加对以鸡红细胞为抗原的小鼠溶血素，可恢复免疫功能低下小鼠的 2,4-2 二硝基氯苯所致迟发型超敏反应，降低卡介苗和脂多糖致免疫性肝损伤小鼠血中转氨酶活性，逆转肝、脾指数，说明金樱子多糖具有增强小鼠非特异性免疫、体液免疫和细胞免疫作用，还有免疫调节作用[19]。

6. 平喘等作用　金樱子果实中所含 β- 谷甾醇可防止血中胆固醇过高症，可止咳平喘，可治疗皮肤癌及早期宫颈癌[8]。

7. 毒理　用小白鼠腹腔注射金樱子多羟基色素进行急毒试验，观察 3 天，半数致死量（LD_{50}）为（519±105）mg/kg。用未成年大白鼠皮下注射金樱子多羟基色素 100mg/kg、500mg/kg 进行亚急性毒性试验，观察 1~2 周，引起体重增长减慢，脏器系数普遍增大，白细胞增多，红细胞减少，并出现白细胞分类变化，血清谷丙转氨酶和血浆非蛋白氮含量未发生明显变化。组织切片检查，心、肝、肾、脾、肠、肾上腺均未见病变[20]。小鼠急性毒性试验中，金樱子棕色素灌胃给药，LD_{50} 为 48g/kg；Ames 试验，小鼠睾丸染色体试验及小鼠骨髓微核试验均为阴性[21]。

【临床研究】

1. 老年尿失禁　鲜金樱子根 30g 水煎，早晚各服 1 次，10 天为 1 个疗程。治疗 24 例病人，结果显效 14 例，占 58%；有效 7 例，占 29%；无效 3 例，占 13 %。总有效率 87%[22]。

2. 慢性顽固性腹泻　治疗组用金樱子槟榔汤（金樱子 45g，槟榔、枳实各 3g，吴茱萸 6g，补骨脂 9g，加水用文武火煎，滤渣取汁 200ml）每天 1 剂，分 2 次温服，2 周为 1 个疗程。治疗 2 周无效者，不再按上法继续治疗。治疗有效后，金樱子改为 15g，继续治疗 1 个月；然后金樱子改为 9g，继续治疗 2 个月。对照组用固本益肠片，口服，每次 8 片，每天 3 次，2 周为 1 个疗程。治疗 2 周无效者，不再按上法继续治疗。治疗有效后，连续用固本益肠片治疗 3 个月。结果：治疗组 50 例，临床痊愈 34 例，显效 9 例，有效 4 例，无效 3 例，

临床痊愈率为 68%，总有效率为 94%；对照组 50 例，临床痊愈 14 例，显效 12 例，有效 10 例，无效 14 例，痊愈率为 28%，总有效率为 72%。两组总有效率、临床痊愈率比较，差异有显著性或非常显著性意义（$P<0.05$，$P<0.01$）[23]。

3. 小儿遗尿症　治疗组采用针刺配合金樱子冲剂治疗，针刺取中极、三阴交、关元、足三里等穴，15 天为 1 个疗程。金樱子冲剂（规格：13g×12 袋 / 盒，由广东汕头市时代制药有限公司生产），空腹饭前 1h 服用。4~6 岁每次服 8g，7~9 岁每次服 13g，10~13 岁每次服 19g，每日均服 3 次，15 天为 1 个疗程，治疗 1 个疗程。对照组采用甲氯芬酯，4~6 岁每次口服 50mg，7~13 岁每次口服 100mg，每日均服 3 次，15 天为 1 个疗程。结果：治疗组 168 例，治愈 129 例，好转 3 例，无效 4 例，总有效率为 97.61%；对照组 80 例，治愈 39 例，好转 28 例，无效 13 例，总有效率为 83.75%。两组总有效率有显著性差异（$P<0.05$）[24]。

【性味归经】味酸、涩，性平。归脾、肾、膀胱经。

【功效主治】固精，缩尿，涩肠，止带。主治遗精，滑精，遗尿，尿频，久泻，久痢，白浊，带下，崩漏，脱肛，子宫下垂。

【用法用量】内服：煎汤，9~15g；或入丸、散；或熬膏。

【使用注意】有实火、邪热者慎服。

【经验方】

1. 久咳　鲜金樱子 90~120g，水煎。早晚饭前各服 1 次。（《天目山药用植物志》）
2. 久虚泄泻下痢　金樱子（去外刺和内瓤）30g，党参 9g。水煎服。（《泉州本草》）
3. 脾泄下利，止小便利，涩精气　金樱子，经霜后以竹夹子摘取，劈为两片，去其子，以水淘洗过，捣烂，入大锅以水煎，不得绝火，煎约水耗半，取出澄滤过，仍重煎似稀饧。每服取一匙，再暖酒一盏，调服。（《寿亲养老新书》金樱子煎）
4. 精滑梦遗，小便后遗沥　金樱子、鸡头肉各一两，白莲花蕊、龙骨煅各半两。上为末，糊丸如梧桐子大，每服七十丸，空心盐汤下。（《古今医统大全》金樱子丸）
5. 尿频遗尿　金樱子 9g，桑螵蛸 9g，莲须 9g，山药 12g，水煎服。（《陕甘宁青中草药选》）
6. 子宫下垂　金樱子、生黄芪各 30g，党参 18g，升麻 6g。水煎服。（《安徽中草药》）

附：金樱子根

味酸、涩，性平。归脾、肝、肾经。功效：收敛固涩，止血敛疮，活血止痛，杀虫。主治：遗精，遗尿，泄泻，痢疾，便血，崩漏，带下，脱肛，子宫下垂，风湿痹痛，跌打损伤，疮疡，烫伤。内服：煎汤，15~60g。外用适量，捣敷；或煎水洗。邪盛者不宜服。

经验方：妇女崩漏：金樱根 60g，龙芽草 30g。水煎，每日分 2 次服。（《广西民间常用中草药手册》）

【参考文献】

[1] 张庭廷，李蜀萍，聂刘旺．金樱子多糖的分离纯化及组成分析．生物学杂志，2002，19（3）：27.
[2] 陈乃富，张莉．金樱子黄酮类化合物的初步研究．中国林副特产，2005，18（15）：2.
[3] 薛梅．金樱子中总黄酮和多糖的微波提取与含量测定．食品工业科技，2005，26（10）：134.
[4] 王进义，张国林，程东亮，等．中药金樱子的化学成分．天然产物研究与开发，2001，13（1）：21.
[5] 李向日，魏璐雪．金樱子的化学成分研究．中国中药杂志，1997，22（5）：298.
[6] 贺祝英，梁光义．金樱子化学成分的研究．贵阳中医学院学报，1995，17（4）：60.
[7] 国家中医药管理局《中华本草》编委会．中华本草．上海：上海科学技术出版社，1999：2784.
[8] 何洪英．金樱子生理功能及其保健食品研究进展．饮料工业，2001，4（3）：33.
[9] 张庭廷，潘继红，聂刘旺．金樱子多糖的抑抗菌和抗炎作用研究．生物学杂志，2005，22（2）：41.
[10] 张秋菊，尹卫东，席守民．金樱子和鸡内金对饲高糖高脂兔血中糖、脂和胰岛素水平的影响．中国动脉硬化杂志，2003，11（3）：227.
[11] 张庭廷，聂刘旺，吴宝军．金樱子多糖的抑脂作用．中国公共卫生，2004，20（7）：829.
[12] 曾日海，黄艳明，韦玉兰．金樱子对大鼠肝组织脂质抗氧化作用的体外实验．广西医科大学学报，2007，24（6）：868.
[13] 赵云涛，国兴明，李付振．金樱子多糖的抗氧化作用．生物学杂志，2003，20（2）：23.
[14] 陆茵，孙志广，许慧琪．对泌尿系统的影响．中草药，1995，26（10）：529.
[15] 周钰娟，廖前进，张秋菊．金樱子对大鼠糖尿病肾脏的实验研究．南华大学学报（医学版），2007，35（3）：332.
[16] 陈敬民，李友娣．金樱子醇提物对被动型 Heymann 肾炎大鼠的药理作用研究．中药材，2005，28（5）：408.
[17] 韦玉兰，黄艳明，王坤．金樱子对 IgA 肾病大鼠肾脏组织 TGF-β 基因表达的影响．陕西中医，2007，28（11）：1566.
[18] 黄艳明，舒雨雁，韦玉兰．金樱子对实验性 IgA 肾病大鼠 MCP-1 mRNA 表达的影响．时珍国医国药，2007，18（9）：2154.
[19] 张庭廷，聂刘旺，刘爱民．金樱子多糖的免疫活性研究．中国实验方剂学杂志，2005，11（4）：55.
[20] 孙兰，刘伟新，蔡一华．金樱子多羟基色素的毒性作用．江西医学院学报，1990，30（3）：5.
[21] 李鸿英，冯煦．金樱子棕色素的提制及其毒理学评价试验．林产化学与工业，1990，10（3）：195.
[22] 张春玲．金樱子根治疗老年尿失禁 24 例．实用中医药杂志，2003，19（9）：470.
[23] 李刚．金樱子槟榔汤治疗慢性顽固性腹泻 50 例疗效观察．新中医，2006，38（2）：34.
[24] 倪昭海．针刺配合金樱子冲剂治疗小儿遗尿症 168 例．实用中医内科杂志，2007，21（2）：107.

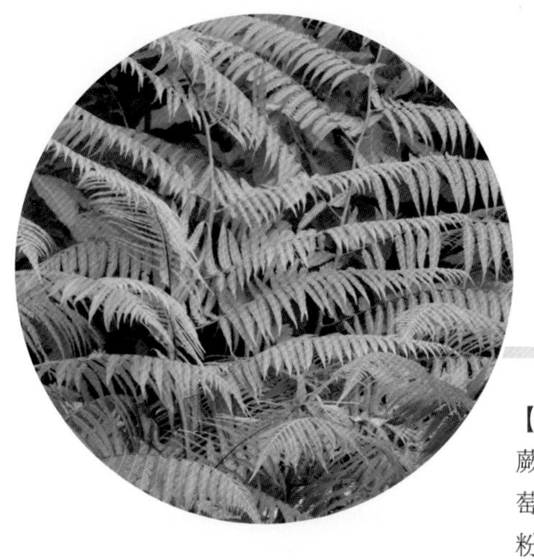

Jin mao gou ji

金毛狗脊

Cibotii Rhizoma

[英]East Asian Tree Fern Rhizome

【别名】黄狗头、毛狗儿、金丝毛、黑狗脊、金狗脊、狗脊。

【来源】为蚌壳蕨科植物金毛狗 *Cibotium barometz*（L.）J.Smith 的根茎。

【植物形态】多年生根状茎横卧，粗壮，密生金黄色节状长柔毛，有光泽，形如金毛狗头。叶大，叶柄粗壮，下部棕紫色；叶片革质或厚纸质，宽卵形，长达 2 m，宽 80~110cm，三回羽状深裂，羽片 10~15 对，狭长圆形，长 50~60cm，宽 20~25cm；二回羽片 18~24 对，线状披针形，长 13~15cm，宽 2~3cm；末回裂片 23~25 对，狭长圆形或略呈镰刀形，长 1~1.8cm，宽 3~5mm，边缘有钝齿。孢子囊群位于裂片下部边缘，生于小脉顶端，囊群盖两瓣，形如蚌壳，长圆形。

【分布】广西主要分布于南宁、武鸣、龙胜、平南、桂平、藤县、玉林等地。

【采集加工】秋、冬两季采挖，除去泥沙，干燥；或去硬根叶柄及金黄色绒毛，切厚片，干燥，为“生狗脊片”；水煮或蒸后，晒至六七成干，切厚片，干燥，为“熟狗脊片”。

【药材性状】根状茎呈不规则的长块状，长 10~30cm，直径 2~10cm。表面深棕色，密被光亮的金黄色绒毛，上部有数个棕红色叶柄残基，下部丛生多数棕黑色细根。质坚硬，难折断，气无，味微涩。

狗脊片：呈小规则长条形或圆形纵片，长 5~20cm，宽 2~8cm，厚 1.5~5mm；周边不整齐，外表深棕色，偶有未去尽的金黄色绒毛；断面浅棕色，近外皮 2~5mm 处有 1 条凸起的棕黄色木质部环纹或条纹。质坚脆，易折断。

【品质评价】原药材以肥大、质坚实无空心、外表略有金黄色绒毛者为佳；狗脊片以厚薄均匀、坚实无毛、不空心者为佳。

【化学成分】本品含金粉蕨素（onitin）[1,2]，蕨素（pterosin）R，金粉蕨素 -2′-*O*- 葡萄糖苷（onitin-2′-*O*-*β*-D-glucoside），金粉蕨素 -2′-*O*- 阿洛糖苷（onitin-2′-*O*-*β*-D-alloside），欧蕨伊鲁苷（ptaquiloside），蕨素 Z[1]，5- 羟甲糠醛（5-hydroxymethyl-2-furfuraldehyde）[3]，棕榈酸单甘酯（1-monopalmitin），原儿茶醛（protocatechualdehyde），正丁基 -*β*-D- 吡喃果糖苷（*n*-butyl-*β*-D-fructopyranoside），葡萄糖（D-glucose）[4]，棕榈酸甲酯（palmitic acid methyl ester），硬脂酸乙酯（stearic acid ethyl ester），对羟基乙酰苯胺（4′-hydroxyacetanilide），蔗糖（sucrose），C_{27} 的饱和脂肪酸，香草醛（vanillin）和山柰素（3,4′,5, 7-tetrahydroxyflavone）[5]。还含有（24*R*）- 豆甾 -4- 烯 -3- 酮 [（24*R*）-stigmast-4-ene-3-one]，24- 亚甲基环木菠萝烷醇（24-methylenecycloartanol），（3*R*）- 去氧甲基毛狄泼老素 [（3*R*）-des-*O*-methyl lasiodiplodin]，交链孢霉酚（alternariol）和胡萝卜苷（daucosterol）[2]。

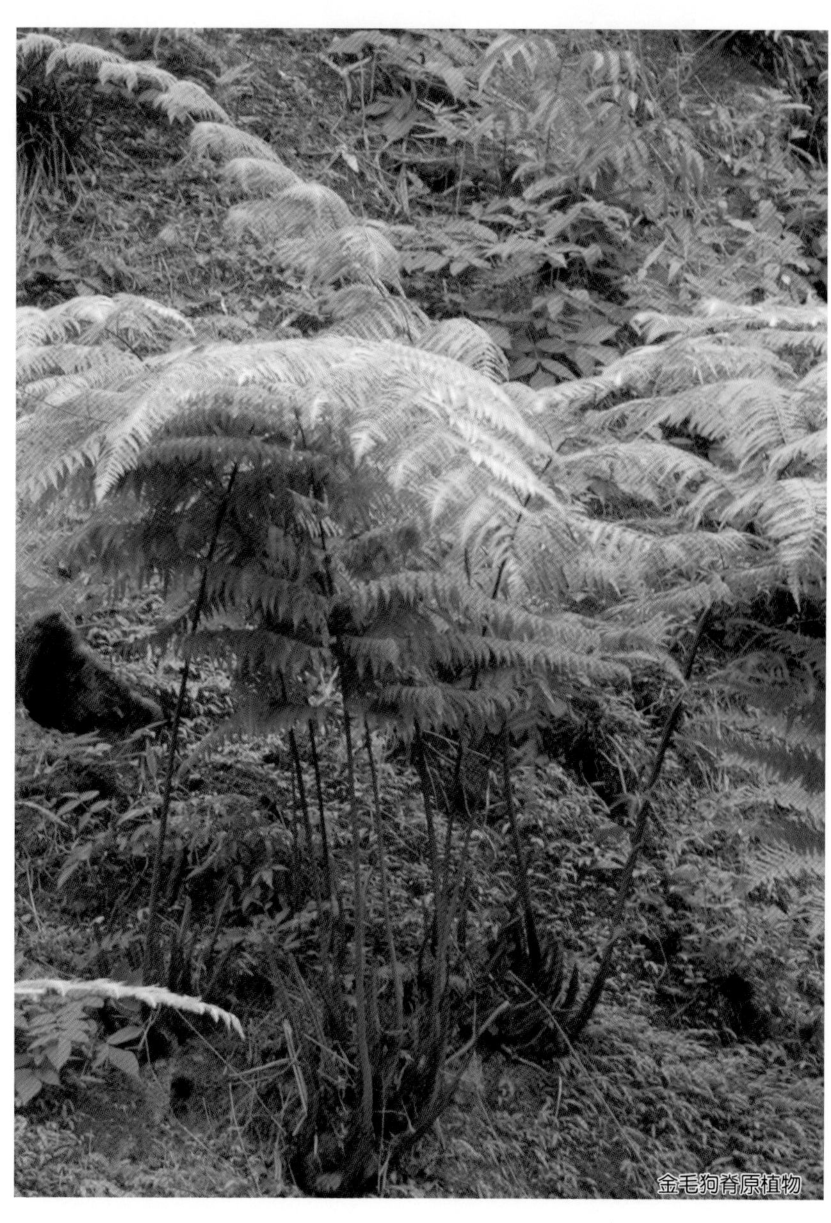

金毛狗脊原植物

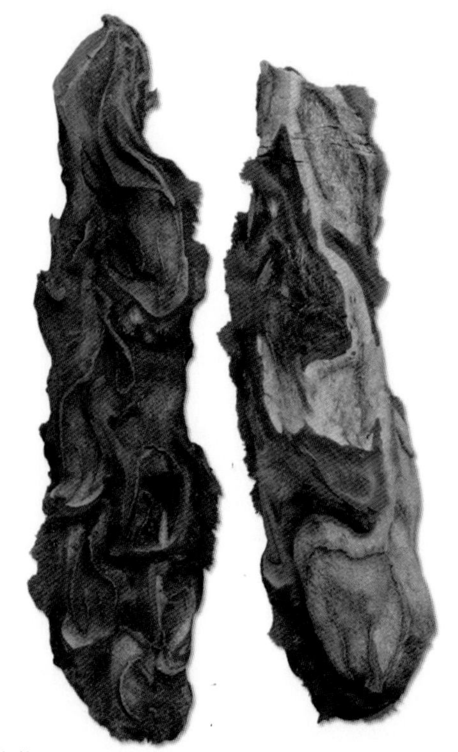
金毛狗脊药材

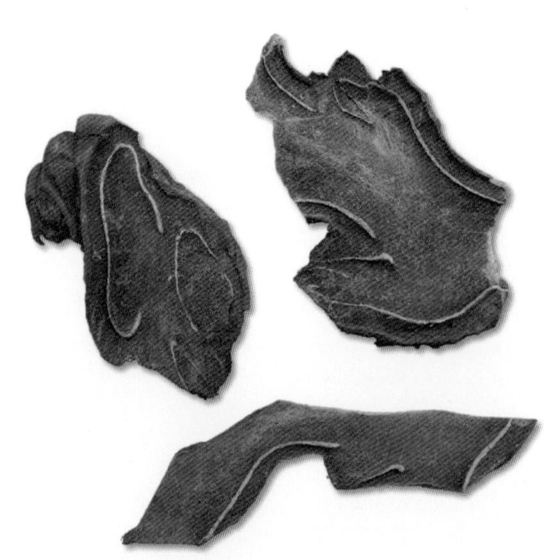
金毛狗脊饮片

β- 谷甾醇（β-sitosterol），硬脂酸，β- 谷甾醇 -3-O-（6′- 正 n 酰氧基）-β-D- 葡萄糖苷，β- 谷甾醇 -3-O-（6′- 正十六酰氧基）-β-D- 葡萄糖苷，β- 谷甾醇 -β-D- 葡萄糖苷即胡萝卜苷，原儿茶酸（protocatechuic acid），咖啡酸（caffeic acid）[6]。含有非常丰富的钾（K）、钠（Na）、钴（Co）、硒（Se）、锗（Ge）、磷（P）、铅（Pb）、砷（As）、汞（Hg）[7]、铁（Fe）、钙（Ca）、镁（Mg）、镍（Ni）、锌（Zn）、锰（Mn）、铜（Cu）等多种人体必需的微量元素[8]。另含多种氨基酸，天冬氨酸、谷氨酸和脯氨酸含量较高，组氨酸、赖氨酸和甲硫氨酸含量较低[7]。

本品挥发油中含 1,3- 苯间二氧杂环戊烯 -4- 甲氧基 -6-（2- 丙烯基）[1,3-benzodioxole-4-methoxy-6-（2-propenyl）]，十四烷醇（tetradecanol），十四碳酸（tetradecanoic acid），十五碳酸（pentadecanoic acid），十六碳酸（hexadecanoic acid），异十六碳酸（*iso*-hexadecanoic acid），十七碳烯酸（heptadecenoic acid），异十八碳二烯酸（*iso*-octadecenic acid），十八碳二烯酸（9,12-octadecadienoic acid），十八碳酸（octadecanoic acid）[9]，油酸（oleic acid）[9，10]，亚油酸（linoleic acid），棕榈酸（palmitic acid），十六碳三烯酸甲酯（7,10,13-hexadecatrienoic acid methyl ester），亚油酸甲酯（linolenic acid methyl ester），γ- 松油烯（γ-terpinene）[10]。

【药理作用】

1. 抑制血小板聚集　粉蕨素对血小板凝聚具有较强抑制作用，呈非竞争性抑制 5- 羟色胺的多巴胺受体和 M 受体。比较研究狗脊及其不同炮制品对凝血酶诱导的兔血小板聚集作用的影响，表明狗脊及其炮制品抑制血小板聚集作用显著，抗血小板聚集作用砂烫品＞盐制品＞酒蒸品＞单蒸品＞生品。抑制血小板聚集作用主要与水溶性成分有关，初步推断所含原儿茶酸和 3,4- 二羟基苯甲醛与此作用密切相关[11]。

2. 止血　狗脊和狗脊毛未见有止血作用，相反，除低剂量生狗脊外，各样品液均能延长出血时间或凝血时间，说明狗脊、砂烫狗脊和狗脊毛内服具有不同程度的活血作用。其中砂烫狗脊的活血作用最强[12]。

3. 镇痛　热板法和扭体法测定小鼠痛阈值实验结果表明，狗脊毛镇痛作用不明显，低剂量生狗脊、砂烫狗脊未表现显著镇痛作用，高剂量生狗脊、砂烫狗脊具有镇痛作用，砂烫狗脊的镇痛作用强于生狗脊[13]。

4. 防治骨质疏松　狗脊对去卵巢大鼠骨量丢失的防治作用似乎不甚明显，但也显示出骨量增加的趋势，有增加骨激活频率和刺激骨形成的作用[14]。

5. 对心肌影响　狗脊注射液单次腹腔注射 20~30g/kg，对小鼠心肌 86Rb 摄取无明显影响，但 1 天 1 次，连续 14 天，可使心肌对 86Rb 摄取增加 54%，说明本品有增加心肌营养血流量作用，而且连续给药时产生蓄积作用[15]。

6. 抗癌　同属植物席氏狗脊叶的 70% 乙醇提取物，腹腔注射对接种艾氏腹水癌及肉瘤 S180 腹水型的小鼠能延长其存活天数，腹腔注射此提取物 8g/kg，小鼠能抑制以 ^3H 标记的前体进入 S180 细胞[16]。

7. 保肝等作用　金粉蕨素有保肝作用，还有清除过氧化物和自由基的作用，其半数抑制浓度分别为（35.3 ±0.2）μmol/L 和（35.8 ±0.4）μmol/L[17]。本品经体外试验，对流感病毒、肺炎双球菌有抑制作用[18]。此外，狗脊中的活性成分十六酸具有抗炎作用，十八碳二烯酸具有降血脂作用[9]。水溶性酚酸类成分原儿茶酸和咖啡酸还具有抗炎、抗风湿作用[19]。

【临床研究】

1. 蚕豆黄　狗脊9g，生地15g，茵陈30g等。呕吐者加法半夏、陈皮各9g，水煎服每日1剂。重症者适当补液等。治疗25例蚕豆黄，结果18例只服中药2~4剂获愈，7例重症者经补液，服中药2~4剂治愈[20]。

2. 体部溃疡　用狗脊绒毛外敷，每日2~3次。治疗因烫伤、创伤或手术创口不愈所致的体部溃疡以及下肢慢性溃疡50例，除2例无效外，48例全部治愈，总有效率96%[21]。

3. 用于拔牙止血　金毛狗脊绒毛30g，枯矾50g，灭滴灵5g，氯化钠15g，共为末。外用治疗拔牙创出血127例（158个牙）。结果：血凝块形成时间平均50s，术后出血者44%，术后轻度疼痛者6.3%（多于24h后消失），无1例发生干槽症[22]。

【性味归经】味苦、甘，性温。归肝、肾经。

【功效主治】强腰膝，祛风湿，利关节。主治肾虚腰痛脊强，足膝软弱无力，风湿痹痛，小便过多，遗精，妇女白带过多。

【用法用量】内服：煎汤，10~15g；或浸酒。外用适量，鲜品捣烂敷。

【使用注意】肾虚有热，小便不利，或短涩黄赤，口苦舌干者，均禁服。

【经验方】

1. 毒疮及溃疡久不收敛　狗脊鲜品加白糖适量捣烂敷患处。（《中药配伍应用》）

2. 结核病　金狗脊15g，鸡蛋5个，红糖30g，为一日剂量。以金狗脊、鸡蛋二味，加水500g，煎沸后，即取出鸡蛋击破蛋皮，复入煎熟，使药液渗入蛋内，鸡蛋食之，汤冲红糖服之，至病愈为止。[《河南中医》1985,(1):13]

3. 脾胃虚弱，气血亏耗，风邪攻，半身不遂，少气汗出　狗脊(去毛)、木鳖子(去壳)、五灵脂、草乌头(去皮)各等份。上并生用为末，醋煮面糊，用东南引桃柳枝各七茎，搅候糊成和丸，如梧桐子大，阴干。每服七丸，温酒下，不拘时候。（《普济方》轻骨丹）

4. 酒疸，遍身发黄　狗脊（去毛）一两，白芥子一钱，甘草一分，上三味，细锉。用酒一升，煎取半升，去滓分温二服，利下为度。（《圣济总录》追毒饮）

5. 腰腿疼痛，手足麻木，筋脉不舒　藤菇、金毛狗脊各120g，酒500g，浸半月至1个月。每服9~15g，日3次。（江西《中草药学》加味舒筋药酒）

6. 老年尿多　金毛狗脊根茎、大夜关门、蜂糖罐根、小棕根各15g，炖猪肉吃。（《贵州草药》）

7. 室女冲任虚寒，带下纯白　鹿茸（醋蒸，焙）二两，白蔹、金毛狗脊（燎去毛）各一两。上为细末，用艾煎醋汁，打糯米糊为丸，如桐子大。每服五十丸，空心温酒服。（《普济方》白蔹丸）

【参考文献】

[1] 国家中医药管理局《中华本草》编委会．中华本草．上海：上海科学技术出版社，1999：457.

[2] 吴琦，杨秀伟，杨世海，等．金毛狗脊的化学成分研究．天然产物研究与开发，2007，19（2）：240.

[3] 张春玲，王星．狗脊化学成分的分离与鉴定．中国药物化学杂志，2001，11（5）：279.

[4] 程启厚，杨中林，胡永美，等．狗脊化学成分研究．药学进展，2003，27（5）：298.

[5] 许重远，晏媛，陈振德，等．金毛狗脊的化学成分研究（Ⅲ）．解放军药学学报，2004，20（5）：337.

[6] 原忠，苏世文，江泽荣，等．中药狗脊化学成分的研究．中草药，1990，27（2）：76.

[7] 许重远，陈志良，张琨，等．金毛狗脊氨基酸及无机元素含量测定．时珍国医国药，2001，12（1）：23.

[8] 叶筱琴，杨小凤，仇佩虹，等．金毛狗脊中黄酮成分与微量元素的分析测定．光谱实验室，2006，23（1）：39.

[9] 贾天柱，李军，解世全．狗脊及其炮制品挥发油成分的比较研究．中国中药杂志，1996，21（4）：216.

[10] 许重远，陈振德，陈志良，等．金毛狗脊的化学成分研究（Ⅱ）．解放军药学学报，2000，16（2）：65.

[11] Ho ST, Yang MS,Wu TS. Studies on the Taiwan folk medicine Ⅲ. A smooth muscle relaxant from, Onychium siliculosum, onitin.Planta Med，1985：148.

[12] Li J, Jia TZ, Liu JP, et al.Studies on the basic principles for the processing of Rhizoma Cibotii. Part Ⅰ Influence of Rhizoma Cibotii and its processed samples on thrombin induced rabbit platelet aggregation. 中草药，2000, 31（9）：678.

[13] 鞠成国，曹翠香，史琳．狗脊及其炮制品和狗脊毛的镇痛、止血作用研究．中成药，2005，27（11）：1279.

[14] 马中书，王蕊，邱明才．四种补肾中药对去卵巢大鼠骨质疏松骨形态的作用．中华妇产科杂志，1999，34（2）：82.

[15] 张宝恒．几种中药连续给药与单次给药对小鼠心肌86Rb作用比较．中药通报，1985，10（2）：42.

[16] 阴健，郭力弓．中药现代研究与临床应用（3）．北京：中医古籍出版社，1997：182.

[17] Oh H,Kim D H,Cho J H.Hepatoprotective and free radical scavenging activities of phenolic petrosins and flavonoids isolated from Equisetum arvense.J Ethnopharm,2004,95（2/3）：421.

[18] 江苏省药物研究所．新华本草纲目（第2册）．上海：上海科学技术出版社，1990：12.

[19] 原忠，余江天，苏世文．用薄层扫描法测定中药狗脊和黑狗脊中原儿茶酸及咖啡酸的含量．沈阳药科大学学报，2000，17（5）：338.

[20] 郑丙雄．茵陈黄花汤治疗蚕豆黄25例．中西医结合杂志，1985，5（1）：5.

[21] 吴石华，胡曼菁．狗脊绒毛治疗体部溃疡50例．铁道医学，1993，21（3）：172.

[22] 周汝俊．金狗毛枯矾散用于拔牙创止血等的临床观察．中西医结合杂志，1985，5（8）：483.

Jin bian long she lan 金边龙舌兰

Agaves Marginatae Folium
[英]Goldenmargin Agave Leaf

【别名】金边莲、金边假菠萝、龙舌兰、黄边龙舌兰。

【来源】为百合科植物金边龙舌兰 *Agave americana* L.var.*marginata* Trel. 的叶。

【植物形态】多年生常绿草本。茎短，稍木质。叶丛生，成莲座状排列；叶片肉质，长椭圆形，小者长15~25cm，宽5~7cm，大者长达1m，宽至20cm，质厚，绿色，边缘有黄白色条带，并有紫褐色刺状锯齿。花葶粗壮，多分枝；圆锥花序；花黄绿色；花被裂片6枚；雄蕊6个，着生于花被管上，长约为花被裂片的2倍；子房3室，花柱线形，柱头头状，3裂。蒴果长圆形，胞间开裂。种子多数。

【分布】广西全区均有栽培。

【采集加工】全年均可采收，鲜用或烫后晒干。

【药材性状】叶片皱缩折曲，展平后完整者呈剑形或长带状，最宽处在中部，长20~40cm，宽1.5~5cm。从基部到顶端两面边缘金黄色，约为叶片宽的1/3，中间暗绿色，具密集的细小纵纹及大小不等长的折断痕，有的断痕处可见黄棕色胶状物；先端细刺尖，两侧边缘显浅波状，其突起处均具极细小的硬刺。质坚韧，难折断。气稍臭，味酸、涩。

【品质评价】以边缘金黄色、中间暗绿色、断痕处有胶状物、质坚韧者为佳。

【化学成分】本品叶中含甾体皂苷（steroidal saponin），水解后得海柯皂苷元（hecogenin），9（11）-去氢海柯皂苷元[$\Delta^{9(11)}$-dehydrohecogenin]，曼诺皂苷元（manogenin），假海柯皂苷元（pseudohecogenin）[1]。叶及根均含苷元有海柯皂苷元，呋喃甾醇糖苷（furostanol glycoside），替告皂苷元（tigogenin）和芰脱皂苷元（gitogenin）[1]。

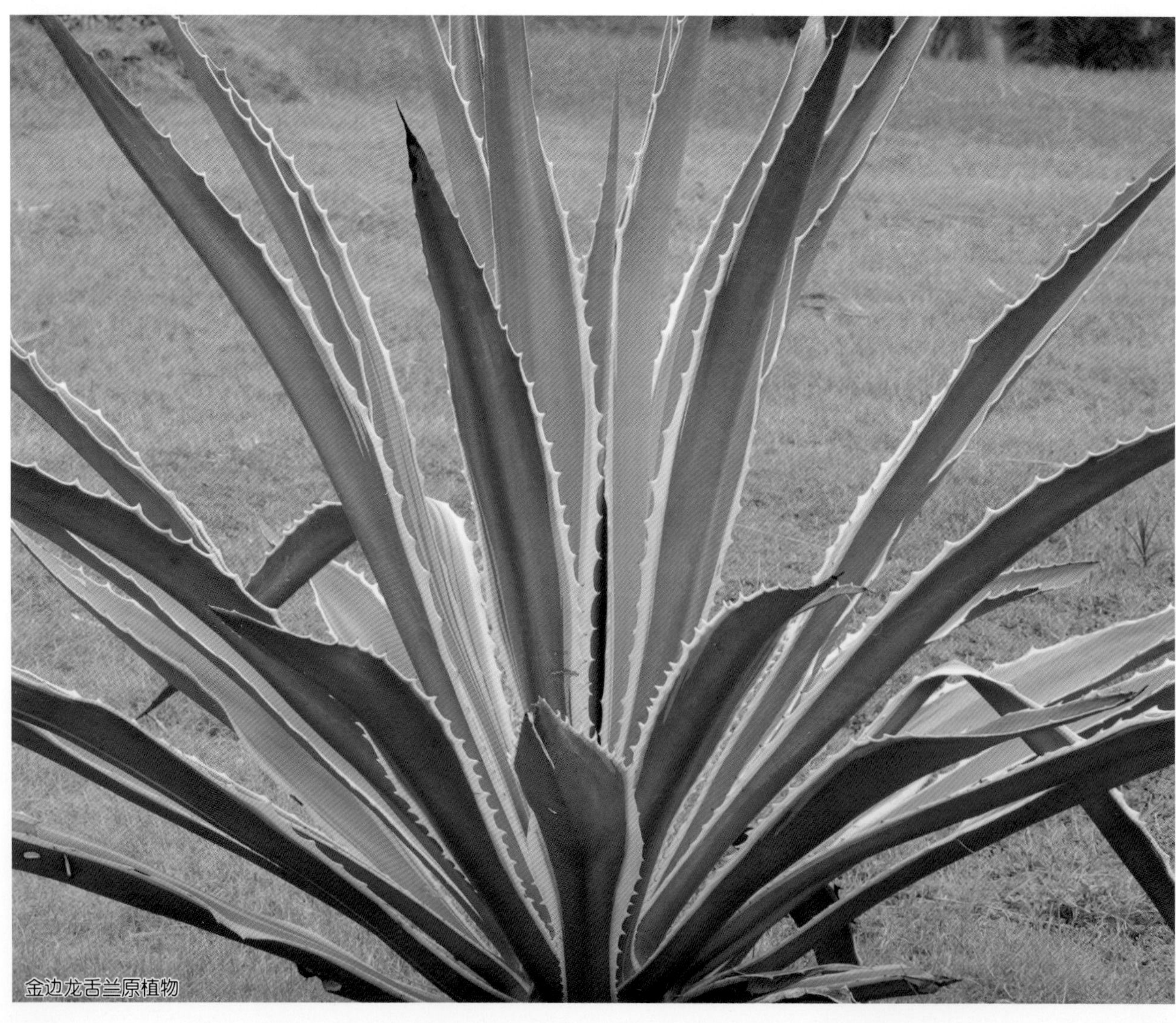
金边龙舌兰原植物

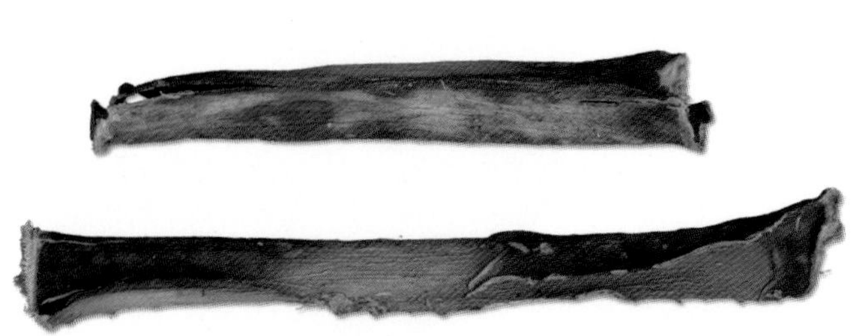

金边龙舌兰药材

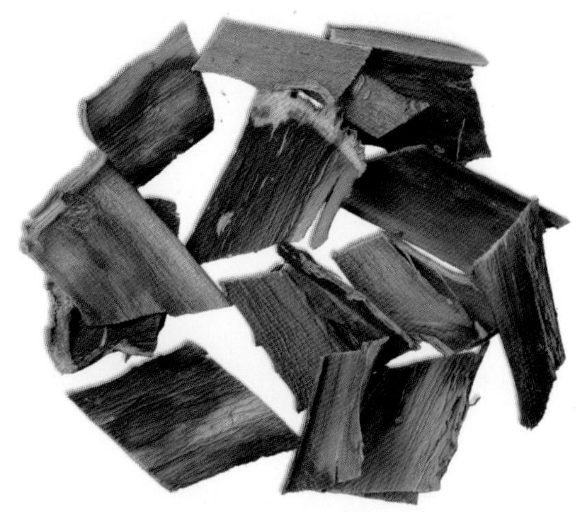

金边龙舌兰饮片

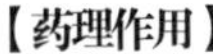

【药理作用】

1. 抗炎　金边龙舌兰 40g（生药）/kg 灌胃，对角叉菜胶诱发大鼠足跖肿胀的抑制率大于 31%；对巴豆油诱发小鼠耳郭水肿的抑制率为 45%；对小鼠腹腔毛细血管通透性和大鼠白细胞趋化性游走也有抑制作用[2]。

2. 利尿等作用　金边龙舌兰鲜叶煎剂 20g/kg 灌胃，连续 6 天，能延长小鼠常压缺氧的存活时间[3]。新鲜液汁有轻泻、利尿作用，对犬的实验性肾炎有某些治疗作用[4]。

3. 毒理　金边龙舌兰叶含辛辣挥发油，有局部刺激性，新鲜叶片折断直接涂搽皮肤，无论首用或复用，均于搽后 1~4h 局部出现红斑、水肿、丘疹、丘疱疹、水疱，有瘙痒、灼热刺痛感，其中 1 例伴张力性大疱，内含淡黄色液体，无全身发疹及系统症状[5]。

【临床研究】

慢性支气管炎　治疗组用龙舌兰口服液（主要药物为金边龙舌兰叶），口服，每次 20ml，每日 3 次，7 日为 1 个疗程。对照组用青霉素，静滴，800 万 U/ 次，每日 1 次，7 日为 1 个疗程。结果：治疗组 85 例，临床控制 51 例，显效 14 例，有效 15 例，无效 5 例，总有效率 94.1%；对照组 36 例，临床控制 15 例，显效 6 例，有效 5 例，无效 10 例，总有效率 72.2%。治疗组在缓解慢性支气管炎咳嗽、咳痰、喘息、哮鸣音等症状方面优于对照组（$P<0.05$）[6]。

【性味归经】味苦、辛，性凉。归肺、肝、心经。

【功效主治】润肺止咳，凉血止血，清热解毒。主治肺燥咳嗽，咯血，虚喘，麻疹不透，烫火伤。

【用法用量】内服：煎汤，10~15g，鲜品 30~60g；或绞汁。外用适量，捣敷。

【使用注意】脾胃虚弱者慎服。

【经验方】

1. 多发性脓肿，痈疽，疔　黄边龙舌兰鲜叶 15~30g。捣烂绞汁服，渣敷患处。（《福建药物志》）
2. 汤火伤　金边莲适量，捣烂敷患处。（《四川中药志》1982 年）
3. 肺燥咳嗽　金边莲 30g，沙参、梨皮、杏仁、瓜蒌壳、麦冬、桑叶各 9g，甘草 3g。水煎服。（《万县中草药》）
4. 肺热咳吐血　金边莲 15g，白及 15g。水煎服。（《四川中药志》1982 年）
5. 肺结核咯血　金边莲 60g，青蒿、白及各 9g。水煎服。（《万县中草药》）
6. 久年气虚喘咳　金边莲 60g，泡参、百合、竹凌霄、吉祥草各 15g。炖肉服。（《万县中草药》）
7. 肾虚腰痛　金边莲 30g，黄精、女贞子、旱莲草各 12g，续断 15g。水煎服。（《万县中草药》）

【参考文献】

[1] 国家中医药管理局《中华本草》编委会．中华本草．上海：上海科学技术出版社，1999：7243.

[2] 张洪礼．中国药理通讯，1989，6（2）：35.

[3] 张兰芬．中国药理通讯，1992，9（2）：17.

[4] US. Dispensatory 24Ed. 1947：1310.

[5] 周泽发．中华皮肤科杂志，1989，22（3）：173.

[6] 魏霞，辛悦芳，王修德．龙舌兰口服液治疗慢性支气管炎临床研究．山东中医杂志，2001，20（8）：468.

鱼尾葵 Yu wei kui

Caryotae Ochilandrae Radix
[英]Ochilandra Caryota Root

【别名】棕木、孔雀椰子、假桄榔。

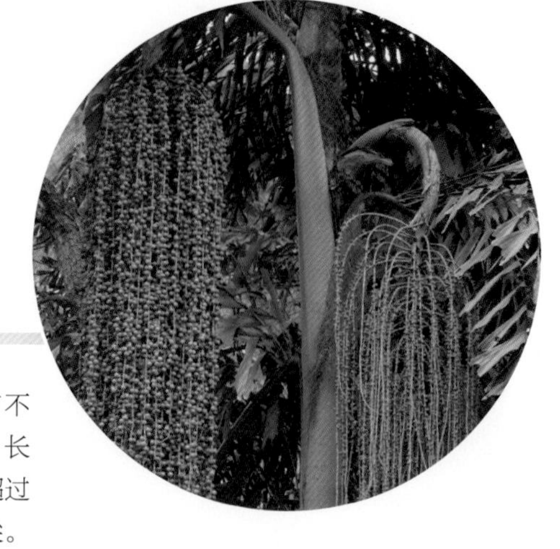

【来源】为棕榈科植物鱼尾葵 *Caryota ochilandra* Hance 的根。

【植物形态】多年生乔木状。茎无吸根，单生。叶大而粗壮，长 3~4m；羽片每边 18~20 片，下垂，中部的较长；裂片质厚而硬，顶端 1 片扇形，有不规则的齿缺，侧面的菱形似鱼尾，长 15~20cm，内侧边缘有粗齿的部分超过全长之半，外侧边缘延伸成一长尾尖。佛焰苞和花序无鳞比；肉穗花序，分枝悬垂，花 3 朵聚生，雌花介于 2 雄花间；雄花萼片宽圆形；花瓣黄色，革质而硬；雄蕊多数，约与花冠等长，花药线形，黄色，花丝近白色；雌花较小，先端全缘，退化雄蕊 3，钻形；子房近卵状三棱形，柱头 2 裂。果球形，熟时淡红色，有种子 1~2 颗。

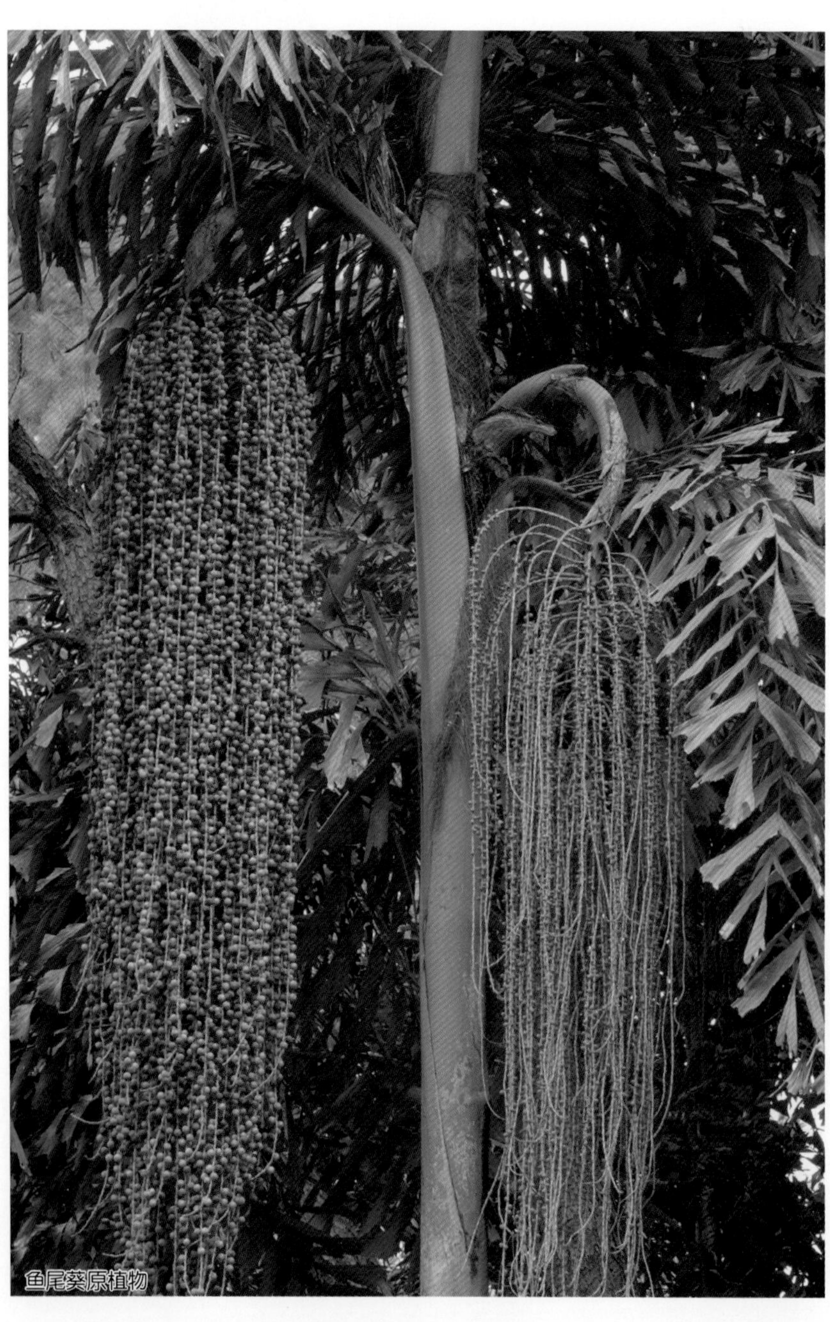
鱼尾葵原植物

【分布】广西全区均有栽培。

【采集加工】全年均可采收，洗净，晒干。

【药材性状】根近圆柱形，直径 0.2~1.2cm，有较多的细小侧根，表面深黄色至灰棕色，有纵皱纹。质坚韧，不易折断，断面不平整，皮部黄褐色，占断面半径的 2/3，木部黄白色。气微腥，味淡。

【品质评价】以干燥、无泥沙、色棕黄者为佳。

【化学成分】本品含有丰富的矿质元素、维生素和多种营养成分，还含有维生素 C、维生素 C_1、维生素 PP、维生素 B_2 和 β-胡萝卜素等 17 种氨基酸，其中总糖、维生素 B_2、谷氨酸、钙（Ca）含量较高[1]。

【性味归经】味微甘、涩，性平。归肝、肾经。

【功效主治】强筋壮骨。主治肝肾亏虚，筋骨痿软。

【用法用量】内服：煎汤，10~15g。

【使用注意】筋骨痿软属实证者不宜用。

【参考文献】

[1] 袁瑾，钟华，张慧，等. 野生植物鱼尾葵营养成分的研究及应用. 氨基酸和生物资源，2007，29（4）：16.

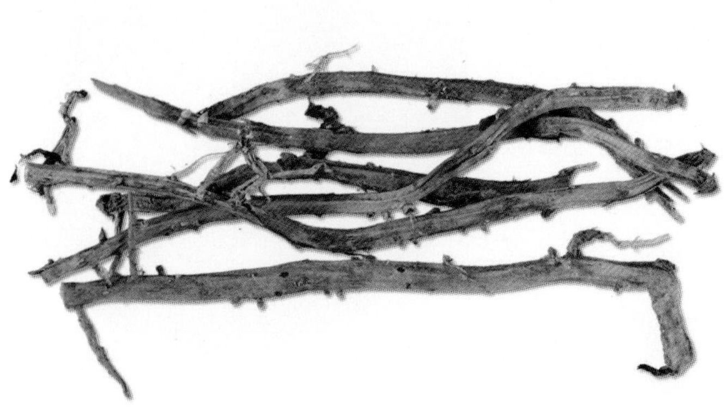

鱼尾葵药材

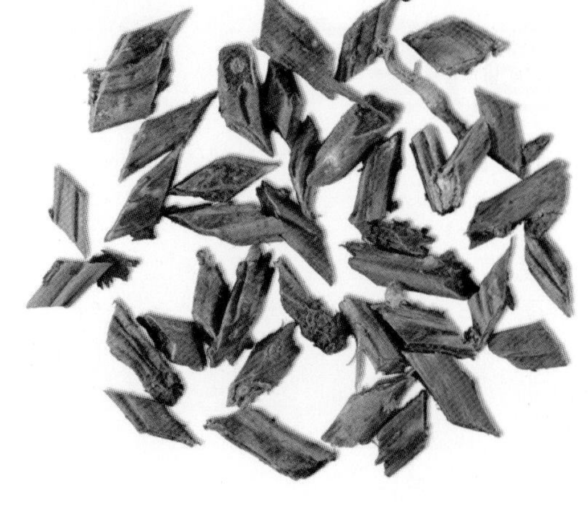

鱼尾葵饮片

Yu xing cao

鱼腥草

Houttuyniae Cordatae Herba

[英]Heartleaf Houttuynia Herb

【别名】菹菜、蕺菜、紫背鱼腥草、紫蕺、菹子、臭猪巢、侧耳根、猪鼻孔。

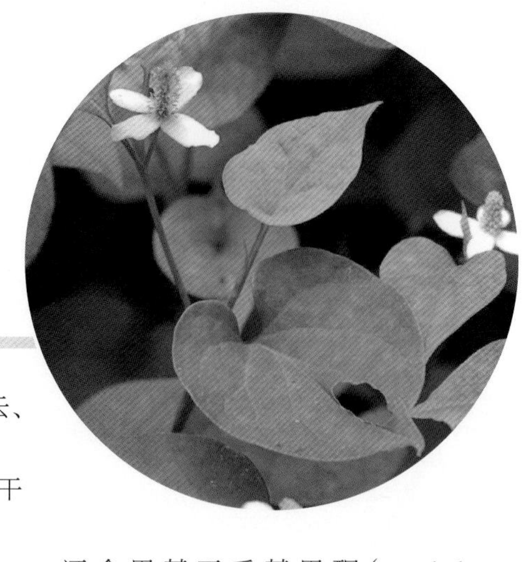

【来源】为三白草科植物蕺菜 *Houttuynia cordata* Thunb. 的带根全草。

【植物形态】多年生腥臭草本。茎下部伏地，节上轮生小根，上部直立，无毛或节上被毛。叶互生，薄纸质，有腺点；托叶膜质，条形，下部与叶柄合生为叶鞘，基部扩大，略抱茎；叶片卵形或阔卵形，长 4~10cm，宽 3~6cm，先端短渐尖，基部心形，全缘，上面绿色，下面常呈紫红色，两面脉上被柔毛。穗状花序生于茎顶，与叶对生；总苞片 4 枚，长圆形或倒卵形，白色；花小而密，无花被；雄蕊 3，花丝下部与子房合生；雌蕊 1，由 3 心皮组成，子房上位，花柱 3，分离。蒴果卵圆形，先端开裂，具宿存花柱。种子多数，卵形。

【分布】广西主要分布于龙州、武鸣、马山、那坡、田阳、田林、隆林、凌云、南丹等地。

【采集加工】采收后去净泥土连根晒干即可。

【药材性状】茎扁圆形，皱缩而弯曲，长 20~30cm；表面黄棕色，具纵棱，节明显，下部节处有须根残存；质脆，易折断。叶互生，多皱缩，展平后心形，长 3~5cm，宽 3~4.5cm；上面暗绿或黄绿色，下面绿褐色或灰棕色；叶柄细长，基部与托叶合成鞘状。穗状花序顶生。搓碎有鱼腥气，味微涩。

【品质评价】以叶多、色绿、有花穗、鱼腥气浓者为佳。

【化学成分】本品地上部分含挥发油，内含抗菌有效成分癸酰乙醛（decanoy acetaldehyde），月桂醛（lauric aldehyde），α- 蒎烯（α-pinene）和芳樟醇（linalool）。还含甲基正壬基甲酮（methyl-*n*-nonylketone），樟脑萜（camph-ene），柠檬烯（limonene），月桂烯（myrcene），丁香烯（caryophyllene），乙酸龙脑酯（bornyl acetate）。另含阿福豆苷（afzelin），金丝桃苷（hyperin），芸香苷（rutin），绿原酸（chlorogenic acid）以及 β- 谷甾醇（β-sitosterol），硬脂酸（stearic acid），油酸（oleic acid）[1]。还含有多种黄酮类化合物，鱼腥草花、叶和果中均含槲皮素（quercetin），异槲皮苷（*iso*-quercitrin），槲皮苷（quercitrin），瑞诺苷（reynoutrin）[1] 等。

鱼腥草干燥根茎中含豆甾烷 -4-

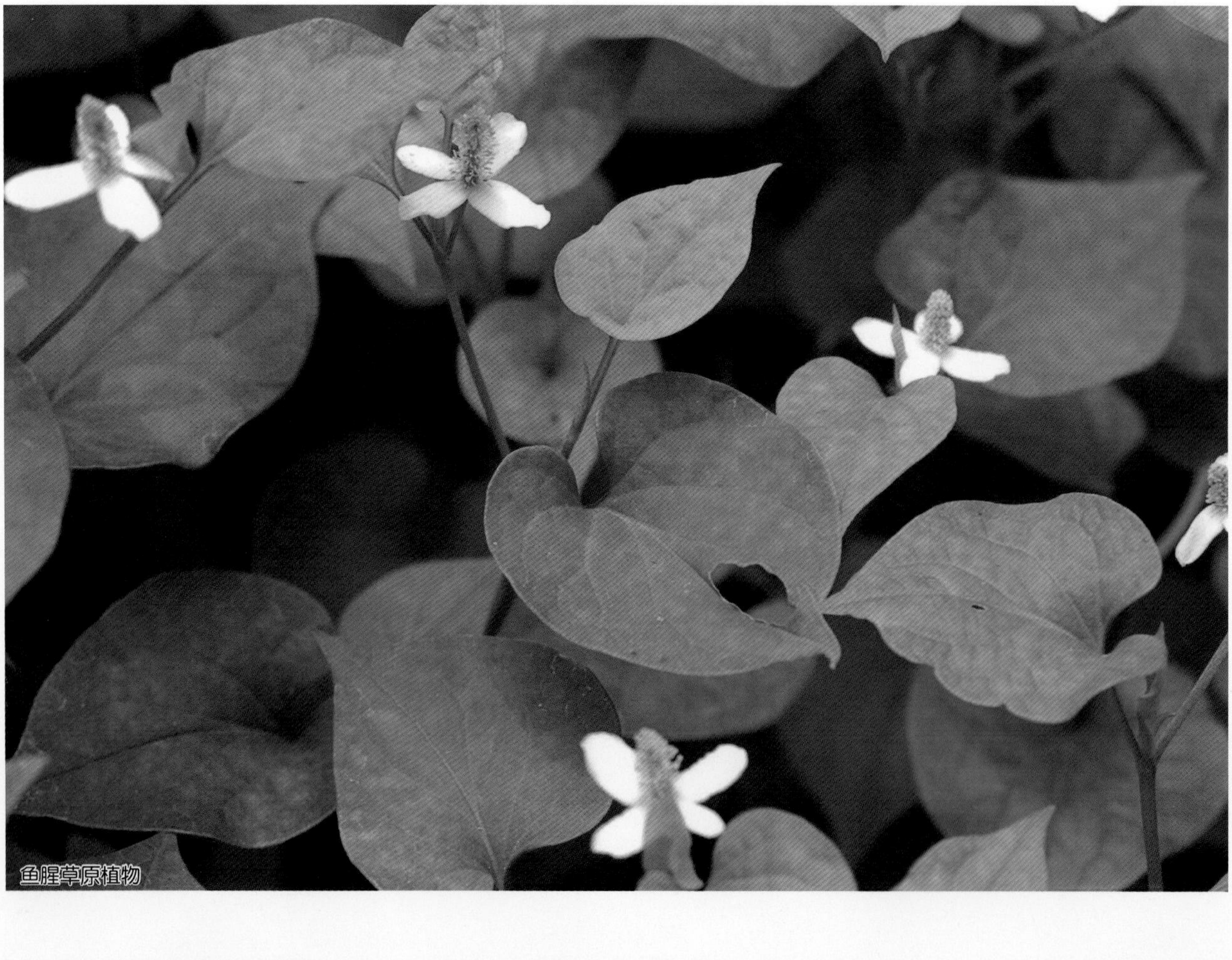

鱼腥草原植物

烯 -3- 酮（stigmastane-4-ene-3-ketone），豆甾烷 -3,6- 二酮（stigmastane-3,6-diketone），*N*- 苯乙基 - 苯酰胺（*N*-phenethyl-benzamide），2- 壬基 -5- 癸酰基吡啶（2-nonyl-5-decanoyl pyridina），*N*- 甲基 -5- 甲氧基 - 吡咯烷 -2- 酮（*N*- methyl-5-methoxyl-pyrolidine-2-ketone），琥珀酸（butanedioic acid），亚油酸甘油酯（glyceryl linoleate），正丁基 -*α*- D-吡喃果糖苷（normal-butyl-*α*- D-fructopyranoside），胡萝卜苷（daucosterol）等[2]。

鲜鱼腥草中含有槲皮素 -3-*O*-*β*-D- 半乳糖 -7-*O*-*β*-D- 葡萄糖苷（quercetin-3-*O*-*β*-D-galactoside-7-*O*-*β*-D-glucoside），山柰酚 -3-*O*-*β*-D-[*α*-L- 吡喃鼠李糖 -（1 → 6）]- 吡喃葡萄糖苷 {kaempferol-3-*O*-*β*-D-[*α*-L-rhamnopyranosyl-（1 → 6）]-glucopyranoside}，槲皮素 -3-*O*-*α*-D- 鼠李糖 -7-*O*-*β*-D- 葡萄糖苷（quercetin-3-*O*-*α*-D- rhamnopyranosyl-7-*O*-*β*-D- glucopyranoside）[3]，以及 5 个酚类化合物绿原酸甲酯（methyl chlorogenate），4- 羟基 - 4 [3′-（*β*-D 葡萄糖）- 亚丁基] - 3,5,5-三甲基 -2- 环己烯 -1- 醇 {4-hydroxy - 4 [3′-（*β*-Dglucose）-butylidene] -3,5,5-trimethyl-2-cyclohexene-1-ol}，2-（3,4 二羟基）- 苯乙基 -*β*-D- 葡萄糖苷 [2-（3,4-dihydroxy）-phenethyl-*β*-D-glucopyranoside]，对羟基苯乙醇 -*β*-D- 葡萄糖苷（*p*-hydroxyphenylethanol-*β*-D-glucoside），4-（*β*-D- 葡萄糖）-3- 羟基苯甲酸 [4-（*β*-D-glucopyranosyloxy）-3-hydroxy-benzoic acid][4]。

鱼腥草中有机酸类成分为棕榈酸（palmitic acid），亚油酸（linoleic acid），天门冬氨酸（aspartic acid），马兜铃酸（aristolochicacid）等[5]。

鱼腥草中的生物碱成分为蕺菜碱（cordarine），顺式 -*N*-（4- 羟基苯乙烯基）[*cis*-*N*-（4-（hydroxystyrene）]，苯甲酰胺（benzamide），反式 -*N*-（4- 羟基苯乙烯基），阿朴酚生物碱[6]。

另鱼腥草中含有葡萄糖（glucose），果糖（fructose），阿拉伯糖（gum sugar）等多种水溶性多糖[7]，钙（Ca）、磷（P）、铁（Fe），氯化钾、硫酸钾以及脂肪蛋白质等多种营养成分[8]。

【药理作用】

1. 抗菌　鱼腥草鲜汁对金黄色葡萄球菌有抑制作用，加热后作用降低[9]。本品煎剂对金黄色葡萄球菌、肺炎链球菌等多种革兰阳性菌和革兰阴性菌有抑制作用[10,11]，癸酰乙醛（鱼腥草素）对金黄色葡萄球菌、白色葡萄球菌、痢疾杆菌、铜绿假单胞菌、变形杆菌、副大肠杆菌、革兰阳性芽胞杆菌等均有一定抑制作用，对金黄色葡萄球菌和白色葡萄球菌作用较强[12]。鱼腥草素易随水蒸气蒸发，由水蒸气蒸馏制取的鱼腥草注射液已作为抗菌消炎药广泛用于上呼吸道感染、支气管炎、肺炎、扁桃体炎等疾病，但也有报告认为鱼腥草注射液中癸酰乙醛含量甚微[13,14]，鱼腥草注射液在体外及小鼠体内并无抗菌活性[15]，这可能同癸酰乙醛性质不稳定，提取后很易聚合有关。人工合成的鱼腥草素为癸酰乙醛的亚硫酸氢钠合成物，性质稳定，保留了鱼腥草素的抗菌作用，对金黄色葡萄球菌及其耐药菌株、肺炎链球菌、甲型链球菌、流感杆菌、卡他球菌、伤寒杆菌以及结核杆菌等均有不同程度的抑制作用，对金黄色葡萄球菌及其耐药菌株的最低抑菌浓度（MIC）为 62.5~80 μg/ml[16]。

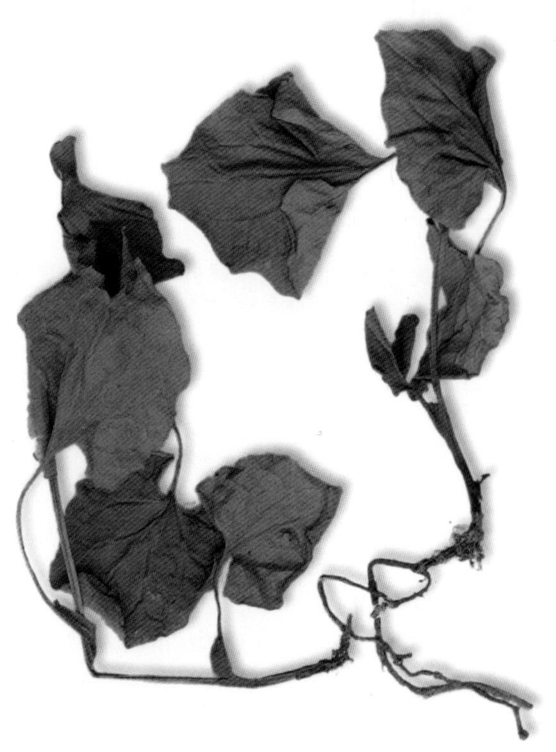

鱼腥草药材

2. 抗病毒　鱼腥草煎剂在体外对京科 68-1 株病毒有抑制作用，并能延缓埃可 11 株病毒（ECHO11）的致细胞病变作用[17]。其非挥发油部分，腹腔注射对流感病毒 FM1 实验感染小鼠有预防保护作用，经口或滴鼻给药也有一定效果，挥发油部分无效[18]。

3. 免疫增强　鱼腥草煎剂和鱼腥草素均能增强白细胞的吞噬功能。合成鱼腥草素能提高血清备解素水平，用于慢性气管炎病人可观察到它能提高病人白细胞吞噬功能，给药 4 天后与给药前比较，血清备解素量成倍增加[19]。合成鱼腥草素可刺激巨噬细胞呼吸爆发，提高细胞内钙离子浓度水平，促进 T 细胞分泌 IL-2[20]。

4. 利尿　鱼腥草有利尿作用[21,22]，这一作用除因含大量钾盐外，可能与所含槲皮苷扩张肾血管，提高肾血流量而利尿有关。

5. 抗炎镇痛　小鼠灌胃给予鱼腥草鲜品水提物 2.5g/kg、3.75g/kg，干品水提物 2.5g/kg、3.75g/kg 对小鼠二甲苯所致耳郭肿胀均有抑制作用[23]。合成鱼腥草素灌胃给药，对巴豆油致小鼠耳肿胀、角叉菜胶致大鼠足肿胀、醋酸致小鼠腹腔毛细血管通透性增高均有抑制作用，同时灌胃给药可抑制醋酸所致的小鼠扭体反应，延长热痛反应潜伏期，拮抗甲醛致痛作用[24]。

6. 镇咳、平喘　小鼠灌胃给予鱼腥草鲜品水提物 2.5g/kg、3.75g/kg，干品水提物 2.5g/kg、3.75g/kg 和醇提物 3.75g/kg 均对浓氨水引咳具有较好的镇咳作用[23]。鱼腥草油能拮抗慢反应物质（SRS-A）对豚鼠离体回肠和肺条的作用，静脉注射100mg/kg能拮抗SRS-A增加豚鼠肺溢流作用，并能抑制致敏豚鼠离体回肠的过敏性收缩及拮抗乙酰胆碱对豚鼠回肠的收缩，对豚鼠过敏性哮喘具有保护作用[25]。

7. 对肿瘤细胞抑制作用　鱼腥草黄酮提取物有抑制人白血病细胞HL60和小鼠黑色素瘤细胞株B16细胞生长的作用，50%抑制浓度分别为0.41g/L、0.122g/L。鱼腥草黄酮提取物能诱导HL60和B16细胞的凋亡[26]。

8. 抗氧化　鱼腥草煎剂灌胃给药可抑制大鼠肝脏的脂质过氧化代谢[27]。鱼腥草水溶性多糖对羟基自由基•OH和超氧自由基有清除作用，清除效果与多糖浓度呈量效关系，对两种自由基50%清除率的最低浓度分别为0.6%和6.25mg/ml[28]。

9. 保护肾脏等作用　鱼腥草对糖尿病肾脏组织有保护作用，可降低链脲佐菌素诱导的糖尿病模型大鼠24h尿β_2微球蛋白、尿白蛋白排泄率和肌酐清除率[29]。鱼腥草可升高胰岛素敏感指数，改善糖尿病大鼠的胰岛素抵抗[30]。鱼腥草能提高急性肺损伤（ALI）时机体PaO_2，减轻肺水肿，降低平均肺动脉压，鱼腥草可降低ALI时TNF-α的表达，对急性肺损伤有治疗作用[31]。鱼腥草液对X线照射和环磷酰胺所致小鼠的白细胞减少有较好恢复作用[32]。鱼腥草注射液有解热作用，并能抑制下丘脑中cAMP含量的升高，促进腹中隔区精氨酸加压素（AVP）的释放[33]。鱼腥草能抑制家兔小肠平滑肌收缩活动和电活动[34]。鱼腥草中还含有抑制毛发生长的黄酮类化合物，这些物质可以调控毛发生长[35]。

10. 体内过程　合成鱼腥草素给大鼠灌服，在胃肠道中半衰期为3.5h，大鼠静注20min后，药物分布以肺最多，因此可能有利于对呼吸系统疾病的治疗，其次为心、肝、肾、血清内含量很低。在组织中代谢消除较快，2h后各组织已查不到药物存在。离体温孵也证明各种组织均能迅速使药物转化。尿中未能测得药物，表明药物主要在体内代谢消除[36]。

11. 毒理　鱼腥草毒性很低。合成鱼腥草素，小鼠灌胃给药半数致死量为（1.6±0.081）g/kg，静脉注射每日75~90mg/kg，约相当于人用量200倍，连续7天，未致死，解剖检查也未见异常变化[16]。合成鱼腥草素体外实验有一定溶血作用，加入血清则此作用减弱或消失，体内应用未见溶血，可能因血清产生的保护作用[36]。

【临床研究】

1. 肺部炎症　①鱼腥草注射液注射穴位治疗支气管炎扩张咯血100例，于孔最（双侧）每次每穴注入2ml，3日为1个疗程，咯血止后改为每日注射1次，双侧穴位注射，或左右穴位隔日交替注射，巩固治疗2~3日。结果：近期治愈93例，显效3例，有效1例，总有效率达97%。②鱼腥草合剂（鱼腥草20g，桔梗15g，先将桔梗加水约200ml，用文火煮沸10~20min后，加入鱼腥草再煮沸5min，滤得药液150ml）治疗慢性支气管炎23例，每次20~30ml，每日3次或4次。结果：咳嗽消失者9例，减轻者7例，咳痰消失者12例，减轻4例，疗效满意。③复方鱼腥草注射液（鱼腥草、大青叶、柴胡提取的挥发油，每支2ml，每1ml含生药量2g）治疗小儿支气管肺炎153例，小于1岁每次1支，每日2~3次，大于1岁每次1支，每日2~4次，肌注，连续用药7日；对照组用青霉素（2.5万~5万U/kg，每日分2~4次）联合链霉素（15~30mg/kg，每日分1~2次）治疗小儿支气管肺炎146例，肌注，连续用药7日。结果：经统计学处理，两组均无显著性差异（$P>0.05$）[37]。

2. 耳鼻喉科炎症　①鱼腥草液（蒸馏法制得，每1ml含生药量3g）灌注治疗慢性上颌窦炎35例，每次先用1%麻黄素液棉片收缩鼻腔黏膜，再用1%地卡因溶液的棉签置于下鼻道前段做局麻，待5min后进行上颌窦穿刺，以生理盐水将窦内分泌物全部冲洗干净，并向穿刺侧倾斜，注入鱼腥草液4ml，隔日1次，直至症状全部消失为止。结果：痊愈25例，进步10例，治疗最多者6次，最少者2次，治疗中未发现任何不良反应。②鱼腥草液滴鼻治疗萎缩性鼻炎33例，每次滴入鼻腔5~8滴，每日3次，经10~20日治疗。结果：显效者18例，进步者13例，效果较好。③鱼腥草液滴耳治疗慢性化脓性中耳炎100例，先以3%双氧水洗净患耳，擦干，滴入本药液3~5滴，并让患耳向上侧卧3min，每日2次。结果：痊愈95例（其中治疗1~3日者37例，4~7日者58例），另5例因未坚持治疗而无效。④鱼腥草注射液治疗急性咽炎30例，取鱼腥草注射液20ml（每1ml相当于鲜鱼腥草2g），加入5%葡萄糖100ml内静滴。每日1次，2日为1个疗程。结果：全部治愈[1]。

3. 钩端螺旋体病　给药组以鱼腥草片剂治疗钩端螺旋体病，每日15~30g，分2~3次服，10~15岁减半服用。结果：给药组共1603人，发病1人；对照观察组966人，发病6人，经统计学处理，两者比较有非常显著性差异（$P<0.01$）[37]。

4. 癌性胸水　鱼腥草注射液（每1ml含生药1g）治疗癌性胸水11例，每次常规抽胸水后注入20ml，隔日1次，7次为1个疗程。结果：显效4例，有效5例，无效2例。未发现明显毒副作用[37]。

5. 宫颈糜烂　复方鱼腥草素栓（由合成鱼腥草素、冰片、椰油脂基质配制而成）治疗宫颈糜烂，于晚上睡前置于阴道顶部，每次1粒，每日1次。轻、中、重度病人分别以5~7日，7~10日，10~12日为1个疗程。结果：治疗后第2个月经周期或2个月后复查，总有效率为90.57%。对各种不同程度的宫颈糜烂均有效，对慢性宫颈炎的其他病变及外阴炎、念珠菌阴道炎等也有一定疗效[37]。

【性味归经】味辛，性微寒。归肺、膀胱经。

【功效主治】清热解毒，消痈排脓，利尿通淋。主治肺热咳嗽，肺痈，热淋，痈肿疮毒。

【用法用量】内服：煎汤，15~25g，不宜久煎；或鲜品捣汁，用量加倍。外用适量，捣敷；或煎汤熏洗。

【使用注意】虚寒证者慎服。

【经验方】

1. 疔疮作痛　鱼腥草捣烂敷之。痛一二时，不可去草，痛后一二日即愈。（《积德堂经验方》）
2. 痈疮肿毒　鱼腥草晒干，研成细末，蜂蜜调敷。未成脓者能消，已成脓者能溃（阴疽忌用）。（《江西民间草药》）
3. 荨麻疹　鲜鱼腥草捣烂，揉擦患处。（南药《中草药学》）
4. 疥癣　鲜鱼腥草捣烂外敷患处。（《青岛中草药手册》）
5. 恶蛇虫伤　鱼腥草、皱面草、槐树叶、草决明，一处杵烂敷之。（《救急易方》）
6. 慢性鼻窦炎　鲜蕺菜捣烂，绞取自然汁，每日滴鼻数次。另用蕺菜21g，水煎服。（《陕西草药》）
7. 扁桃体炎　鲜蕺菜、鲜筋骨草各15g，柚子（种子）适量。共捣烂绞汁，调蜜服。（《福建药物志》）
8. 小儿腹泻　蕺菜15g，炒山药6g，炒白术3~5g，茯苓9g。水煎服。（《福建药物志》）
9. 肺痈吐脓、吐血　鱼腥草、天花粉、侧柏叶等份。煎汤服之。（《滇南本草》）
10. 病毒性肺炎，支气管炎，感冒　鱼腥草、厚朴、连翘各9g，研末。桑枝30g，水煎，冲服药末。（《江西草药》）
11. 食积腹胀　鲜鱼腥草30g。水煎服。（《陕西中草药》）
12. 痢疾　鱼腥草18g，山楂炭6g。水煎，加蜜糖服。（《岭南草药志》）
13. 热淋、白浊、白带　鱼腥草18~30g。水煎服。（《江西民间草药》）
14. 妇女外阴瘙痒，肛痈　鱼腥草适量。煎汤熏洗。（《上海常用中草药》）
15. 痔疮（不论内外）　鱼腥草，煎汤点水酒服，连进3服。其渣熏洗患处，有脓者溃，无脓者自消。（《滇南本草》）
16. 肛门边肿硬，痒痛不可忍者　鱼腥草一握，煎汤熏洗，仍以草挹痔，即愈。（《急救良方》）

【参考文献】

[1] 国家中医药管理局《中华本草》编委会．中华本草．上海：上海科学技术出版社，1999：2015.

[2] 王利勤，赵友兴，周露，等．鱼腥草的化学成分研究．中草药，2007，38（12）：1788.

[3] 孟江，董晓萍，姜士宏，等．鲜鱼腥草的黄酮类化合物研究．中国中药杂志，2006，31（16）：1335.

[4] 孟江，董晓萍，周毅生，等．鲜鱼腥草酚类化学成分的研究．中国中药杂志，2007，32（10）：929.

[5] 高静，周日宝，王朝晖，等．鱼腥草的现代研究进展．湖南中医学院学报，2005，25（6）：60.

[6] 马林，吴丰，陈若芸，等．三白草科植物化学及生物活性研究进展．中国中药杂志，2003，28（3）：196.

[7] 张倩，江萍，秦礼康，等．鱼腥草水溶性多糖的提取及鉴定．食品科学，2000，21（3）：49.

[8] 任玉翠，周彦钢，凌文娟，等．鱼腥草营养液的研制．食品与机械，1998，（1）：13.

[9] 阎桂华．药学通报，1960，8（2）：57.

[10] 中国医学科学院药物研究所抗菌工作组．药学通报，1960，8（2）：59.

[11] Yang Hsueh-Chiao. C A, 1953,47：8175d.

[12] 张宝恒．中草药，1981，12（4）：153.

[13] 陈国满．中草药通讯，1979，10（5）：210.

[14] 刘启泰．中草药通讯，1979，10（11）：519.

[15] 侯远生，张旭梅．鱼腥草注射液体外和小鼠体内抗菌作用研究．中国中药杂志，1990，15（4）：29.

[16] 卫生部五七干校药厂．江西医药资料（江西药科学校），1972，（2）：12.

[17] 中国中医研究院中药研究所病毒组．中草药对呼吸道病毒致细胞病变作用的影响．新医药学杂志，1973，（1）：26.

[18] 朱宇同，杨汝才，苏章．鱼腥草非挥发油提取物抗病毒作用的初步研究．中草药，1983，14（7）：25.

[19] 上海第二医学院附属第三人民医院．新医药学杂志，1973，（7）：25.

[20] 毕秀丽，周园．合成鱼腥草素对巨噬细胞呼吸爆发，细胞内游离钙离子浓度及T细胞分泌白细胞介素-2的影响．沈阳药科大学学报，2003，20（3）：210.

[21] Tatsuo Ohta. C A, 1950, 44：11030a.

[22] Yushihiro Kimura.C A,1953, 47：4550i.

[23] 孟江，宗晓萍，董晓萍．鲜、干鱼腥草的药效学实验比较研究．时珍国医国药，2008，19（6）：1315.

[24] 李爽，于庆海，张劲松．合成鱼腥草素的抗炎镇痛作用．沈阳药科大学学报，1998，15（4）：272.

[25] 周大兴，张洪霞，李昌煜．鱼腥草油抗慢反应物质及平喘作用的研究．中成药，1991，13（6）：31.

[26] 樊宏伟，瞿卫，立彦．鱼腥草黄酮提取物对肿瘤细胞的抑制作用．中国医院药学杂志，2008，28（7）：528.

[27] 李蛛，周劲帆，龙盛京．珍珠精母、肌苷、人胎盘组织液、鱼腥草对大鼠肝脏脂质过氧化的作用．实用预防医学，2002，9（2）：22.

[28] 张建新．微波提取鱼腥草水溶性多糖清除自由基特性的研究．食品科技，2006，（8）：115.

[29] 王芳，陆付耳，陈广．鱼腥草对链脲佐菌素诱导糖尿病大鼠肾脏TGF-β_1和HGF的影响．中华实用中西医杂志，2006，19（14）：1713.

[30] 王海颖，修彦凤．鱼腥草改善糖尿病模型大鼠尿白蛋白与胰岛素抵抗的实验研究．中药新药与临床药理，2008，19（1）：12.

[31] 李风雷，刘晓晴，柳青．鱼腥草对油酸性急性肺损伤大鼠肺组织TNF-α表达的影响．中国病理生理杂志，2003，19（4）：547.

[32] 任玉翠，周彦钢，凌文娟．鱼腥草营养液升白细胞作用的研究．预防医学文献信息，1999，5（1）：5.

[33] 王慧玲，崔伟，秦鑫．鱼腥草对致热大鼠下丘脑cAMP和腹中隔区精氨酸加压素含量的影响．中国临床药理学与治疗学，2007，12（1）：78.

[34] 张丽华，宋士军，孙英．鱼腥草对家兔小肠平滑肌收缩活动和电活动的影响．河北中医药学报，2007，22（1）：3-5.

[35] 石野章博．鱼腥草提取物抑制毛囊上皮细胞增殖的作用及其活性成分．国外医学·中医中药分册，2003，25（6）：374.

[36] 江西省第二人民医院药物组．合成鱼腥草素在大鼠体内的吸收、分布和排泄．中华医学杂志，1976，56（7）：454.

[37] 南京中医药大学．中药大辞典（上册）．第2版．上海：上海科学技术出版社，2006：2005.

Gou zhua dou

狗爪豆

Stizolobii Cochinchinensis Semen

[英]Chinese Velvetbean Seed

【别名】猫豆、狗儿豆。

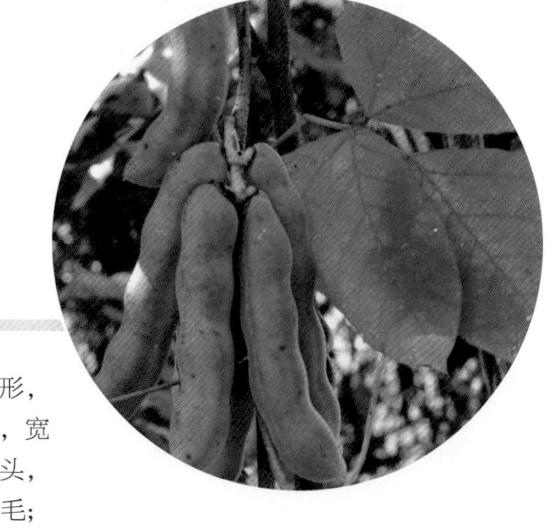

【来源】为豆科植物龙爪黎豆 *Stizolobium cochinchinensis*（Lour.）Tang et Wang 的种子。

【植物形态】一年生缠绕草本。茎疏被白色柔毛。3 出复叶，互生；顶生小叶广卵形，长椭圆状卵形或菱状卵形，侧生小叶基部极偏斜，长 7~14cm，宽 5~8.5cm，先端钝或微凹，具短针头，两面均被白色疏毛；小叶柄密被长毛；小托叶刚毛状。总状花序下垂；苞片小，线状披针形；花萼阔钟状，密被灰白色柔毛和有疏刺毛，上部裂片极阔，下部中间 1 枚线状披针形；花冠深紫色或白色，龙骨瓣长约 4cm，翼瓣略短，旗瓣长约 2cm。荚果长 8~10cm，宽约 2cm，成熟时黑色，毛较疏，荚有隆起的纵棱 1~2 条；种子 6~8 颗，灰白色。

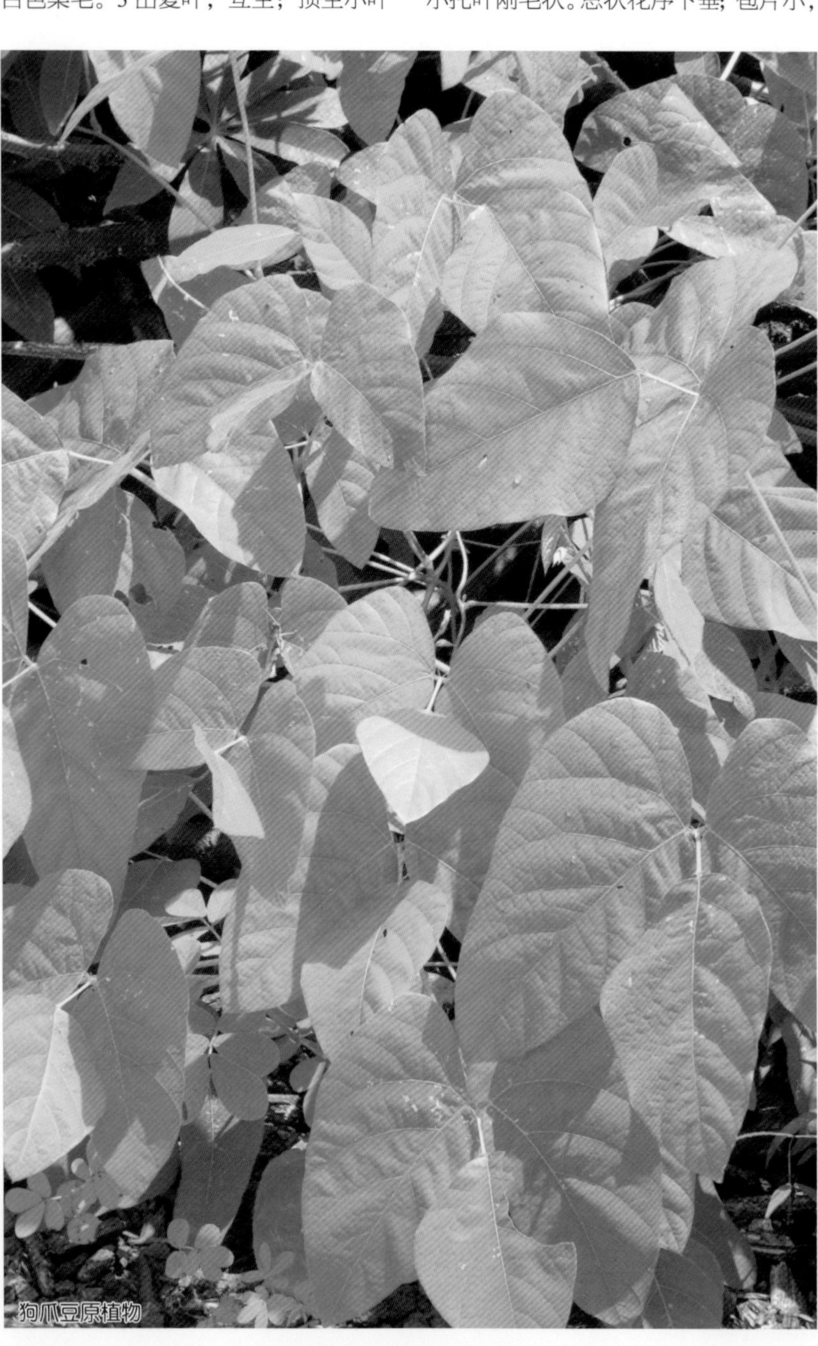

狗爪豆原植物

【分布】广西主要分布于东兰、南宁、北流、金秀、临桂等地。

【采集加工】秋季果实成熟时采收，打下种子，晒干。

【药材性状】种子扁而稍呈方形或椭圆形，直径 1cm。表面灰白色，有颜色稍深的条纹，种脐大，长约 7mm，宽约 2mm。气微。

【品质评价】以干燥、粒饱满、无虫蛀者为佳。

【化学成分】本品含左旋多巴（L-dopa），黎豆胺（stizolamine），6- 羟甲基蝶呤（6-hydroxymethylpterin），右旋 - 赤 - 新蝶呤（D-erythro-neopterin），异黄蝶呤（*iso*-xanthopterin）[1]；还含生物碱以及多种氨基酸成分，其中，以谷氨酸（glumatic acid）和天冬氨酸（aspartate）的含量为最高，其次为亮氨酸（leucine）、赖氨酸（lysine）[2]。

【性味归经】味甘、微苦，性温；有小毒。归肾、肝经。

【功效主治】温肾益气。主治腰膝酸痛，震颤性麻痹。

【用法用量】内服：煎食，30~90g。

【使用注意】本品有毒，不宜采下即煮食。食前须经煮过，并用清水浸泡去毒。如果即煮食，可能出现头晕、头痛、恶心、呕吐等毒性反应。

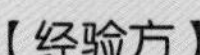

【经验方】

腰脊酸痛　狗爪豆 60~90g，炖猪腰子服。（《天目山药用植物志》）

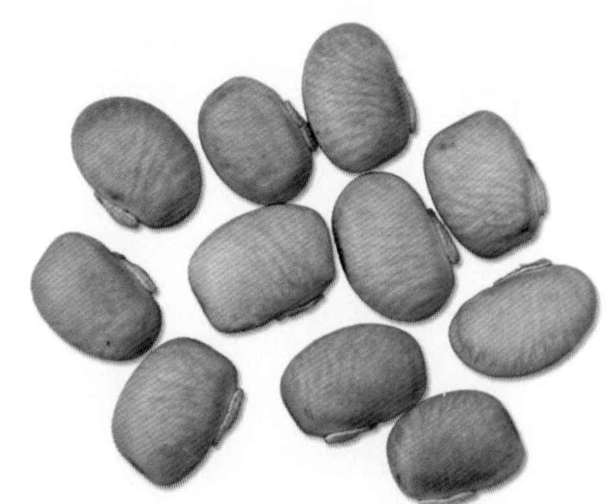

狗爪豆药材

【参考文献】

[1] 蔡军，朱兆仪，刘永灌．黑皮类型狗爪豆的化学成分研究．植物学报（英文版），1990，32（7）：574.

[2] 何翠屏，王慧忠，邓国栋．狗爪豆生物碱、左旋多巴及其营养成分测定．山地农业生物学报，2003，22（3）：233.

Gou zai hua 狗仔花

Vernoniae Patulae Herba
[英]Halfspreading Ironweed Herb

【别名】万重花、展叶斑鸠菊、狗籽菜、鲫鱼草、咸虾花。

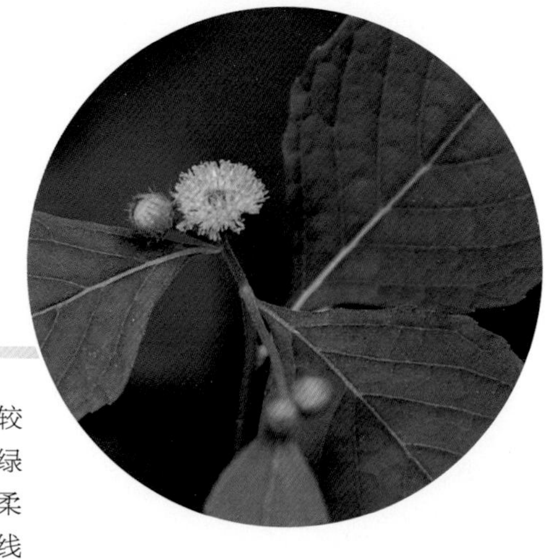

【来源】为菊科植物咸虾花 *Vernonia patula*（Dryand.）Merr. 的全草。

【植物形态】一年生草本。根垂直，具多数纤维状根。茎枝圆柱形，具明显条纹，被灰色短柔毛。叶互生；叶片卵状椭圆形，长 2~9cm，宽 1~5cm，先端钝或短尖，基部宽楔状狭成叶柄，边缘波状或有浅齿，下面有灰色密柔毛，具腺点。头状花序较大；总苞扁球形，总苞片 4~5 层，绿色，卵状披针形，锐尖，外面有短柔毛；花淡红紫色，花冠管状，裂片线状披针形。瘦果近圆柱形，具 4~5 棱，有腺点；冠毛白色，1 层，糙毛状，近等长，易脱落。

【分布】广西主要分布于田阳、大新、龙州、扶绥、马山、上林、玉林、昭平等地。

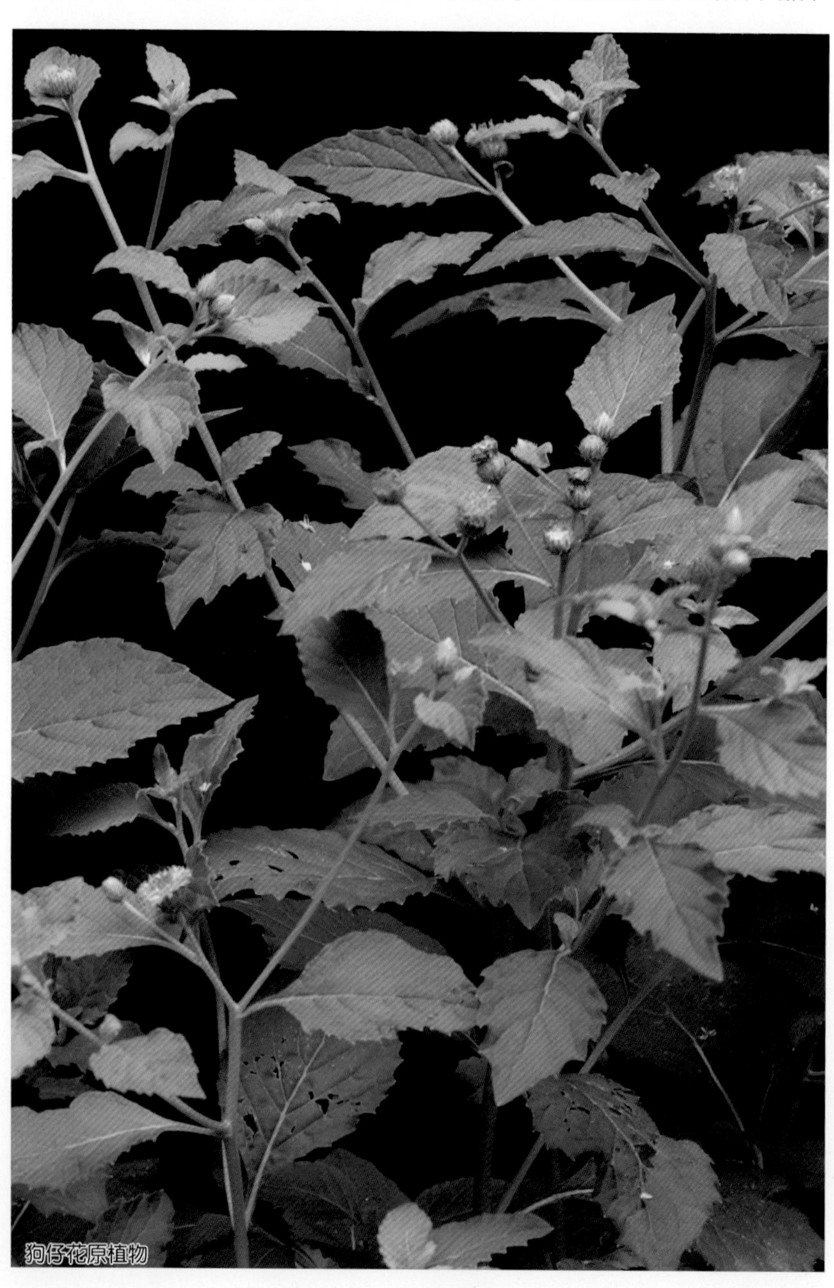

狗仔花原植物

【采集加工】秋、冬季采收，洗净，切段，晒干。

【药材性状】主茎粗 4~8mm，茎枝均呈灰棕色或黄绿色，有明显的纵条纹及灰色短柔毛，质坚而脆，断面中心有髓。叶互生，多破碎，灰绿色至黄棕色，被灰色短柔毛。小枝通常带果序，瘦果圆柱形，有 4~5 棱，无毛，有腺点，冠毛白色，易脱落。气微，味微苦。

【品质评价】以茎枝灰棕色或黄绿色、质坚而脆、叶多、叶片完整者为佳。

【化学成分】本品全草含降香萜醇乙酸酯（bauerenyl acetate），无羁萜酮（friedelin），表无羁萜醇（*epi*-friedelanol），20（30）- 蒲公英烯 -3β,21α- 二醇 [20（30）-taraxastene-3β,21α-diol] [1]，豆甾醇（stigmasterol），α- 波甾醇（α-spinasterol），豆甾醇 -3-*O*-β-D- 吡喃葡萄糖苷（stigmasterol-3-*O*-β-D-glucopyranoside），正十七烷醇（*n*-heptadecanol），正三十四烷酸（*n*- tetratriacontanoic acid）和正二十三烷酸 1- 甘油酯（glycerin 1-tricosanoate）[2]。

【药理作用】

抗菌　狗仔花对钩端螺旋体有抑制作用 [3]。

【性味归经】味苦、辛，性平。归肺、肝、肾经。

【功效主治】疏风清热，利湿解毒，散瘀消肿。主治感冒发热，疟疾，头痛，高血压，泄泻，痢疾，风湿痹痛，湿疹，荨麻疹，疮疖，乳腺炎，颈淋巴结核，跌打损伤。

【用法用量】内服：煎汤，15~30g，鲜品 30~60g。外用适量，煎水洗；或捣敷。

【使用注意】脾胃虚寒者慎服。

【经验方】

1. 疮口不合 （咸虾花）鲜叶适量。捣烂敷患处。（阳春《草药手册》）
2. 荨麻疹，湿疹 狗仔花鲜全草。捣烂水调外搽。（《广西本草选编》）
3. 乳腺炎 狗仔花 60g。和酒捶烂榨汁，加温内服，第1日服2次，以后每日服1次。病情重者，兼用药渣贴于患处。[广东医学，1966,（2）:19]
4. 风热感冒 狗仔花 30g，山芝麻 34g。水煎，日分2次服。（《广西民间常用中草药手册》）
5. 肝阳头痛 狗仔花 90g。水煎分3次服。（《广西民间常用中草药手册》）
6. 热泻 狗仔花 60g。水煎服。（《广西民间常用中草药手册》）
7. 颈淋巴结核 ①咸虾花根 60g，猪瘦肉适量。炖服。②咸虾花、老鼠耳、两面针根皮各 15g，南岭荛花根 9g，青壳鸭蛋 1~2 个（用针刺数孔）。炖 2h，服汤吃蛋。（《福建药物志》）
8. 小儿水肿 （咸虾花）根 3~5 个，加猪瘦肉煎服，可略下盐。（阳春《草药手册》）

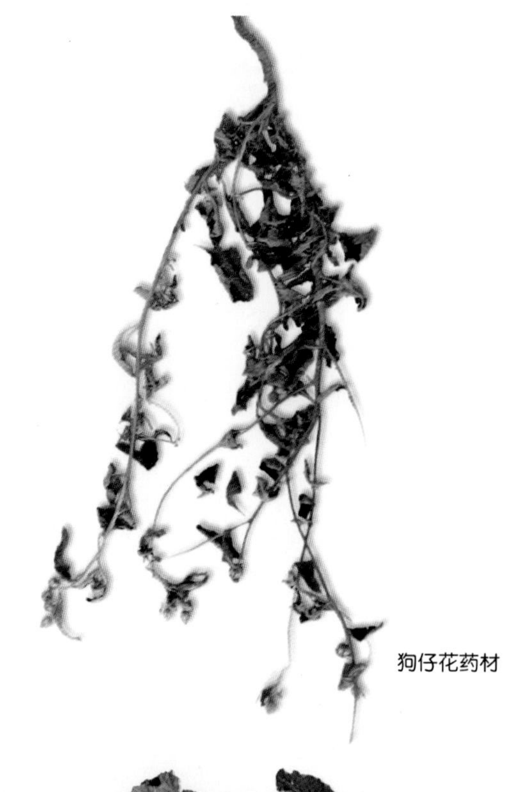
狗仔花药材

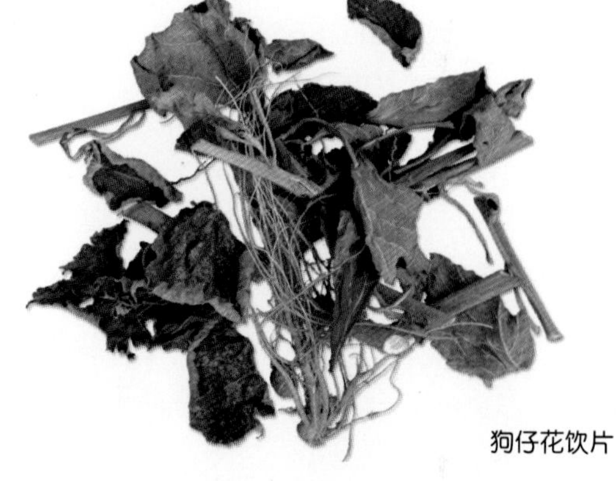
狗仔花饮片

【参考文献】

[1] 梁侨丽，闵知大．咸虾花化学成分的研究．中国中药杂志，2003，28（3）：235.

[2] 梁侨丽，闵知大．咸虾花有效部位的化学成分研究．南京中医药大学学报，2008，24（3）：192.

[3] 杨干球．狗仔花合剂治疗流感伤寒型钩端螺旋体病 68 例．广西中医药，1980，（2）：46.

Gou gan cai

狗肝菜

Diclipterae Chinensis Herba

[英]Chinese Dicliptera Herb

【别名】猪肝菜、羊肝菜、土羚羊、假米针、紫燕草、假红蓝。

【来源】为爵床科植物狗肝菜 *Dicliptera chinensis*（L.）Nees 的全草。

【植物形态】多年生草本。直立或近基部外倾，节常膨大呈膝状，被疏毛。叶对生；叶片纸质，卵状椭圆形，长 2.5~6cm，宽 1.5~3.5cm，先端短渐尖，基部阔楔形或稍下延；聚伞花序腋生或顶生；总苞片阔倒卵形或近圆形，大小不等，具脉纹，被柔毛；小苞片线状披针形；花萼 5 裂，钻形；花冠淡紫红色，被柔毛，二唇形，上唇阔卵状，近圆形，全缘，有紫红色斑点，下唇长圆形，3 浅裂；雄蕊 2，着生于花冠喉部；子房 2 室。蒴果，被柔毛。种子坚硬，扁圆，褐色。

【分布】广西主要分布于河池、凤山、百色、马山、南宁、龙州、凭祥、陆川、北流、容县、平南、岑溪、贺州、昭平、柳州等地。

【采集加工】夏、秋季采收，洗净，鲜用或晒干备用。

【药材性状】根须状，淡黄色。茎多分枝，折曲状，具棱。节膨大呈膝状。叶对生，暗绿色或灰绿色，多皱缩，完整叶片卵形或卵状披针形，纸质，长 2~6cm，宽 1~3.5cm，先端急尖或渐尖，基部楔形，下延，全缘；叶柄长，上面有短柔毛。有的带花，由数个头状花序组成的聚伞花序生于叶腋，叶状苞片一大一小，倒卵状椭圆形；花二唇形。蒴果卵形。气微，味淡微甘。

【品质评价】以叶多、色绿者为佳。

【化学成分】狗肝菜含有环八硫（octasulphur），5- 甲氧基 -4,4′- 二氧甲基开环落叶松脂醇二乙酸酯（5-nethoxy 4,4′-di-*O*-methyl secolariciresinol），开环异落叶松脂醇二甲醚二乙酸酯（seco-*iso*-lariciresinol dimethyl ether diacetate），羟基华远志内酯甲醚（chinensinaphthol methyl ester），黑麦草内酯（loliolide），*β*- 谷甾醇葡萄糖苷（*β*-sitosterol 3-*O*-*β*-D-glucopyranoside），豆甾醇葡萄糖苷（stigmasterol 3-*O*-*β*-D-glucopyranoside）[1]。

挥发油中主要含石竹烯（caryophyllene），1,4- 萘二酮 -2- 羟基 -3-（1- 丙烯基）[1,4-naphthalenedi one-2-hydroxy-3-(1-propenyl)]，植醇（phytol），2,6,6,9- 四甲基三环（5,4,0,02,8）十一碳 -9- 烯 [2,6,6,9-tetramethyl tricyclo（5,4,0,02,8）undec-9-ene]，柏木烯（cedrene），紫苏醛（perilla aldehyde），*α*- 萜品醇（*α*-terpineol），1,7,7- 三甲基 - 二环 -

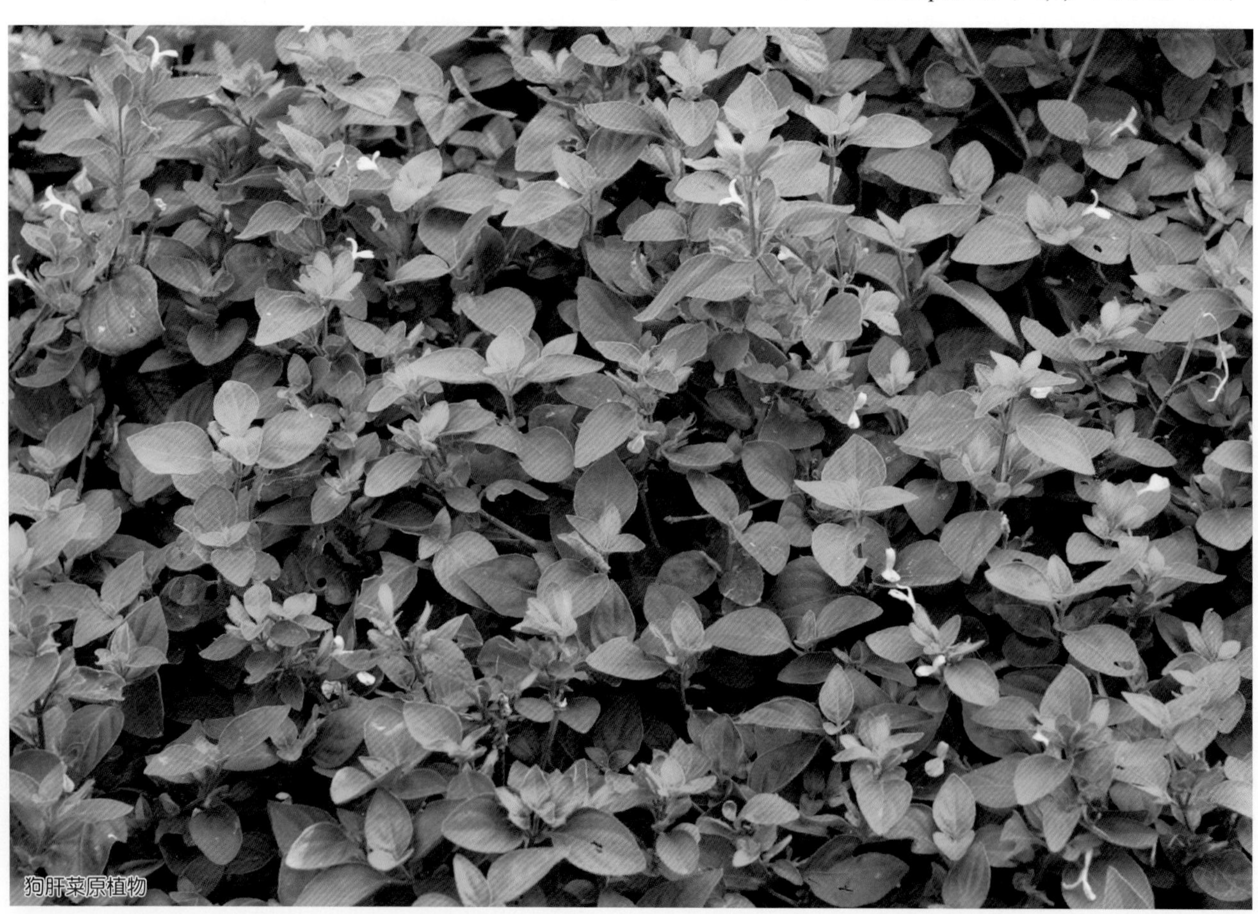

狗肝菜原植物

(2,2,1)庚烷-2-酮[1,7,7-trimethyl-bicycle-(2,2,1)heptan-2-one]，2-甲基-1,7,7-三甲基二环-(2,2,1)庚基-2-巴豆酸酯[2-methyl-1,7,7-trimethylb-icyclo-(2,2,1)hept-2-buteroate]，反式-*Z*-*α*-环氧甜没药烯(*trans*-*Z*-*α*-bisabolene epoxide)[2]。

还含有多糖(polysaccharide)、有机酸(organic acid)、氨基酸(amino acid)等物质[3]。

【性味归经】味甘、微苦，性寒。归心、肝、肺经。

【功效主治】清热，利湿，凉血，解毒。主治感冒发热，热病发斑，肺热咳嗽，咽喉肿痛，肝热目赤，小儿惊风，小便淋沥，带下，吐衄，便血，尿血，崩漏，带状疱疹，痈肿疔疖，蛇犬咬伤。

【用法用量】内服：煎汤，30~60g；或鲜品捣汁。外用适量，鲜品捣烂敷；或煎汤洗。

【使用注意】脾胃虚寒者慎服。

【经验方】

1. 带状疱疹　鲜狗肝菜90~120g。食盐少许，加米泔水，捣烂，绞汁，或调雄黄末，涂患处。(《福建中草药》)
2. 感冒高热　狗肝菜、白花蟛蜞菜、毛甘蔗头。以上生用各等份，共250g。加石膏30g，赤糙米一撮，以水数碗。煎至二三碗，分3次服，可加适量黄糖同服。如病人体弱，可将药渣除去后再加乌豆同煮服。(《岭南草药志》)
3. 肺热咳嗽　狗肝菜60~120g。水煎汤服。(《广西中药志》)
4. 大热发斑，咯血　狗肝菜60~120g。生捣开水冲服。(《广西中药志》)
5. 斑痧　狗肝菜60~90g，豆豉6g，青壳鸭蛋1个(后下)。水3碗煎至1碗，连蛋一次服完。(《岭南草药志》)
6. 喉痛　狗肝菜15~30g，水煎服；或研末，开水冲服。(江西《草药手册》)
7. 肝热目赤　狗肝菜60~120g，猪肝、羊肝或鸡肝适量。煲水，一半内服，一半熏洗。(《广西中药志》)
8. 大便下血，赤痢　狗肝菜30g。水煎，加红糖服；或加红猪母菜60g，水煎冲蜜服。(《潮汕草药》)
9. 小便淋沥　新鲜狗肝菜500g，蜜糖30g。捣烂取汁，冲蜜糖和开水服。(《广西民间常用草药》)
10. 尿血　狗肝菜90~120g，马齿苋90~120g。净水500~1000g，煎2h，加食盐适量服之则愈。(《岭南草药志》)
11. 乳糜尿　鲜狗肝菜、马齿苋各60~120g。煎水加食盐适量内服。(《草药手册》)
12. 白带，崩漏　鲜狗肝菜120g，猪瘦肉120g。水煎，服汤食肉。(《草药手册》)
13. 小儿惊风　生狗肝菜30g，地桃花30g，牛膝叶15g，车前草9g。共捣烂，取汁服。(《广西民间常用草药》)

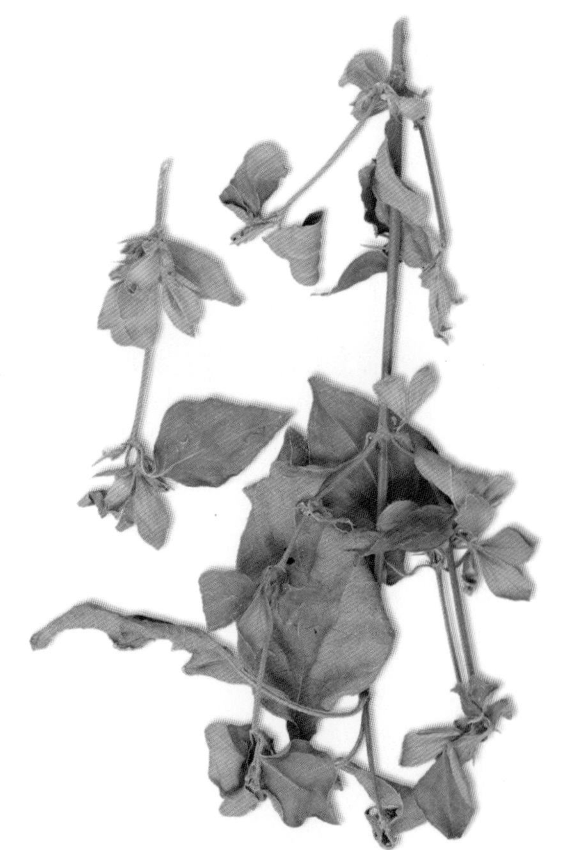

狗肝菜药材

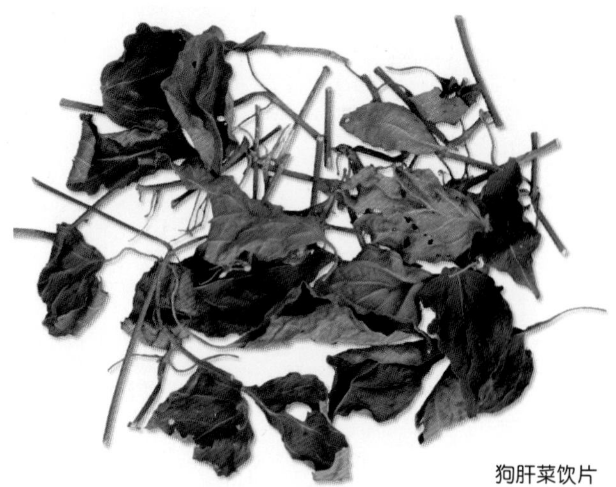

狗肝菜饮片

【参考文献】

[1] 高毓涛，杨秀伟，艾铁民．狗肝菜乙醇提取物的化学成分研究．中国中药杂志，2006，31(12)：985.

[2] 康笑枫，徐淑元，秦晓霜．狗肝菜中挥发油的化学成分分析．热带农业科学，2003，23(4)：14.

[3] 江苏新医学院．中药大辞典．上海：上海人民出版社，1977：1424.

Gou ji jue

狗脊蕨

Woodwardiae Rhizoma

[英]Japonica China Fern Rhizome

【别名】日本狗脊蕨、毛狗头、黄狗蕨、狗脊、单芽狗脊。

【来源】为乌毛蕨科植物狗脊蕨 *Woodwardia japonica*（L. f.）Smith. 的根茎。

【植物形态】多年生根茎短而粗，直立或斜升，与叶柄基部密被红棕色、披针形大鳞片。叶簇生，深禾秆色，向上至叶轴有同样较小的鳞片；叶片厚纸质，长圆形至卵状披针形，长30~80cm，宽25~40cm，叶轴下面有小鳞片，二回羽裂；裂片10对以上，顶部羽片急缩成羽状深裂，下部羽片长11~18cm，宽2.5~4cm，先端渐尖，向基部略变狭，基部上侧楔形，下侧圆形或稍呈心形，羽裂或深裂；裂片三角形或三角状长圆形，锐尖头，边缘有短锯齿；叶脉网状，有网眼1~2行，网眼外的小脉分离。孢子囊群长圆形，生于中脉两侧相对的网脉上，并嵌入网眼内叶肉中；囊群盖长肾形，以外侧边生于网脉上，开向中脉。

【分布】广西全区均有分布。

【采集加工】秋、冬季采收，除去泥沙、须根、叶柄（留残基）干燥，趁鲜或蒸干后切片，晒干。

【药材性状】本品圆柱状或四方柱形。挺直或稍弯曲。上端较粗钝，下端较细。长6~26cm，直径2~7cm，红棕色或黑褐色。根茎粗壮，密被粗短的叶柄残基。棕红色鳞片和棕黑色细根。叶柄残基近半圆柱形，镰刀状弯曲，背面呈肋骨状排列，腹面呈短柱状密集排列。质坚硬，难折断，叶柄残基横切面可见黄白色小点2~4个（分体中柱），内面的一对成“八”字形排列。气微弱，味微苦、涩。

【品质评价】以肥大、质坚实无毛、不空心者为佳。

【化学成分】本品根茎中含山柰素-3-*O*-α-L-（4-*O*-乙酰基）-鼠李糖基-7-*O*-α-L-鼠李糖苷-[kaempferol-3-*O*-α-L-（4-*O*-acetyl）-rhamnopyranosyl-7-*O*-α-L-rhamnopyranoside]，山柰素-3-*O*-α-L-鼠李糖基-7-*O*-α-L-鼠李糖苷（kaempferol-3-*O*-α-L-rhamnopyranosyl-7-*O*-α-L-rhamnopyranoside），狗脊蕨酸（woodwardinic acid），*β*-谷甾醇（*β*-sitosterol），胡萝卜苷（daucosterol）[1]。

【药理作用】

1. 抗菌、抗病毒 狗脊蕨水提取液稀释640倍时对腺病毒3型有强度治疗作用，对单纯疱疹病毒-1有中度治疗作用[2]。狗脊蕨对流感病毒有灭活作用，但对呼吸道4种常见细菌无抑制

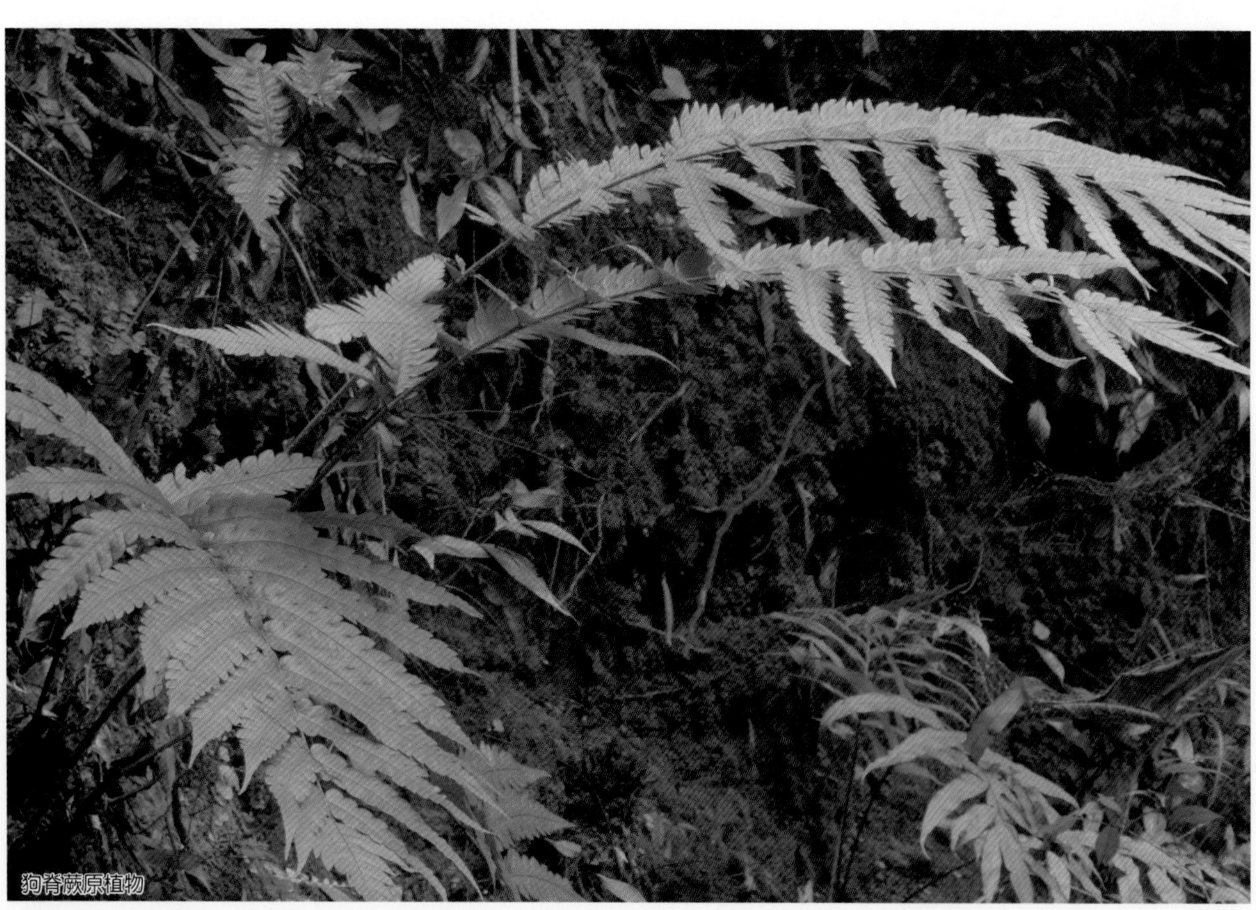

狗脊蕨原植物

作用[3]。狗脊蕨乙酸乙酯萃取物在质量浓度为 1mg/ml 时的抑菌效果最好，对小麦纹枯病菌和番茄灰霉病菌抑制率分别为 88.8% 和 100%[4]。

2. 抗寄生虫　狗脊蕨在药液浓度为 1∶1 时，24h 内杀蛔虫有效率为 100%[2]，其根茎及叶柄基部的煎剂稀释到 16% 浓度时，体外对猪蛔虫头段有不同程度的抑制和松弛作用，50%~70% 浓度的煎剂对整体猪蛔虫作用 2~6h，猪蛔虫活动呈不同程度的抑制[5]。

3. 促凝血　狗脊蕨、单芽狗脊蕨对血浆、全血有促凝作用[2]。

4. 毒理　狗脊及单芽狗脊水煎剂的小白鼠半数致死量均大于 100g/kg[2]。

【性味归经】味苦，性凉。归肝、胃、肾、大肠经。

【功效主治】清热解毒，杀虫，止血，祛风湿。主治风热感冒，时行瘟疫，恶疮痈肿，虫积腹痛，小儿疳积，痢疾，便血，崩漏，外伤出血，风湿痹痛。

【用法用量】内服：煎汤，9~15g，大剂量可用至 30g；或浸酒；或入丸、散。外用适量，捣敷；或研末调涂。

【使用注意】素体虚寒者及孕妇禁服。

【经验方】

1. 外伤出血　狗脊蕨根茎上的锈色鳞片。研粉，外敷伤口，加压包扎。（《安徽中草药》）
2. 湿热痢疾　狗脊蕨 9g，铁苋菜 15g，地锦草 18g，炒枳壳 6g。水煎服。（《安徽中草药》）
3. 腹中邪热诸毒　狗脊根 15g。水煎服。（《湖南药物志》）
4. 虫积腹痛　单芽狗脊（蕨）15g，川楝子 9g，使君子 9g。水煎服。（《中国药用孢子植物》）

【参考文献】

[1] 栾欣，王皓，温远影 . 狗脊化学成分研究 . 热带亚热带植物学报，2002，10（4）：361.

[2] 楼之岑，秦波 . 常用中药材品种整理和质量研究（北方编，第 2 册）. 北京：北京医科大学，协和医科大学联合出版社，1995：66，67，89.

[3] 中国医学科学院药物研究所 . 中药志（第 2 册）. 第 2 版 . 北京：人民卫生出版社，1988：145.

[4] 殷帅文，王庆先，聂森 . 狗脊蕨等 10 种植物提取物抑菌活性的初步研究 . 江苏农业科学，2008，1：88.

[5] 南京药学院主编 . 中草药学（中册）. 南京：江苏人民出版社，1976：54.

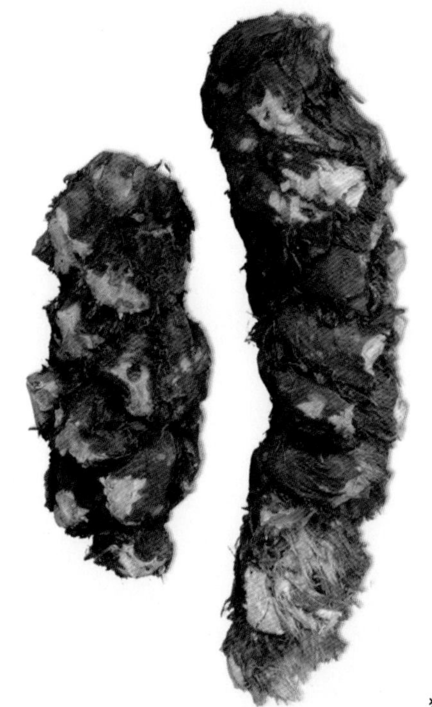

狗脊蕨药材

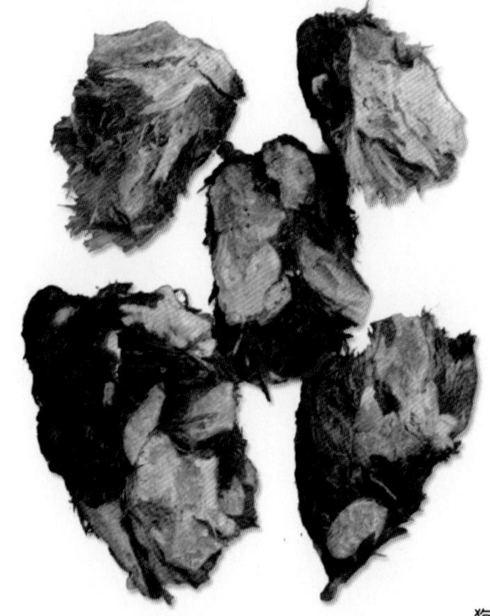

狗脊蕨饮片

Bian ye mu

变叶木

Codiaei Variegati Folium

[英]Variegated Leafcroton Leaf

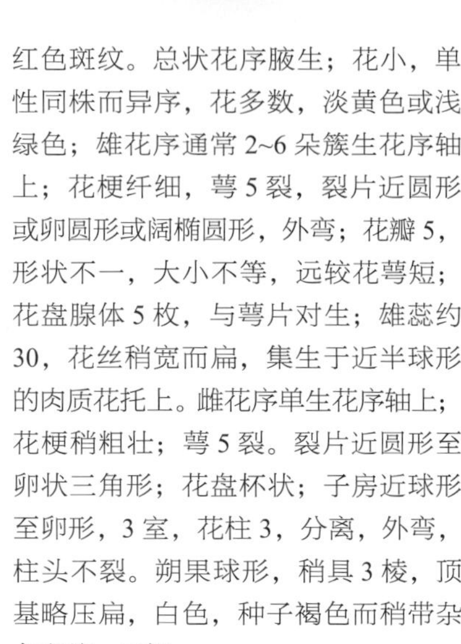

【别名】变叶榕、洒金榕、变色月桂。

【来源】为大戟科植物变叶木 *Codiaeum variegatum*（L.）Bl. 的叶。

【植物形态】多年生常绿灌木或小乔木。幼枝灰褐色，有明显的大而平整的圆形或近圆形叶痕。叶互生；叶片近革质，形状和颜色变化很大，条形、条状长圆形、披针形、倒披针形、卵状长圆形、倒卵状长圆形、椭圆形或匙形，长 6~38cm，宽 0.5~4cm 不等，先端急尖、钝形至圆形，基部楔形、钝或圆，全缘或具裂片，扁平、波状至螺旋状，有时叶片中部两侧深裂至中脉，将叶分成上下两小片，绿色或淡绿色或紫色，常间以白色、黄色、红色斑纹。总状花序腋生；花小，单性同株而异序，花多数，淡黄色或浅绿色；雄花序通常 2~6 朵簇生花序轴上；花梗纤细，萼 5 裂，裂片近圆形或卵圆形或阔椭圆形，外弯；花瓣 5，形状不一，大小不等，远较花萼短；花盘腺体 5 枚，与萼片对生；雄蕊约 30，花丝稍宽而扁，集生于近半球形的肉质花托上。雌花序单生花序轴上；花梗稍粗壮；萼 5 裂。裂片近圆形至卵状三角形；花盘杯状；子房近球形至卵形，3 室，花柱 3，分离，外弯，柱头不裂。蒴果球形，稍具 3 棱，顶基略压扁，白色，种子褐色而稍带杂色斑纹，平滑。

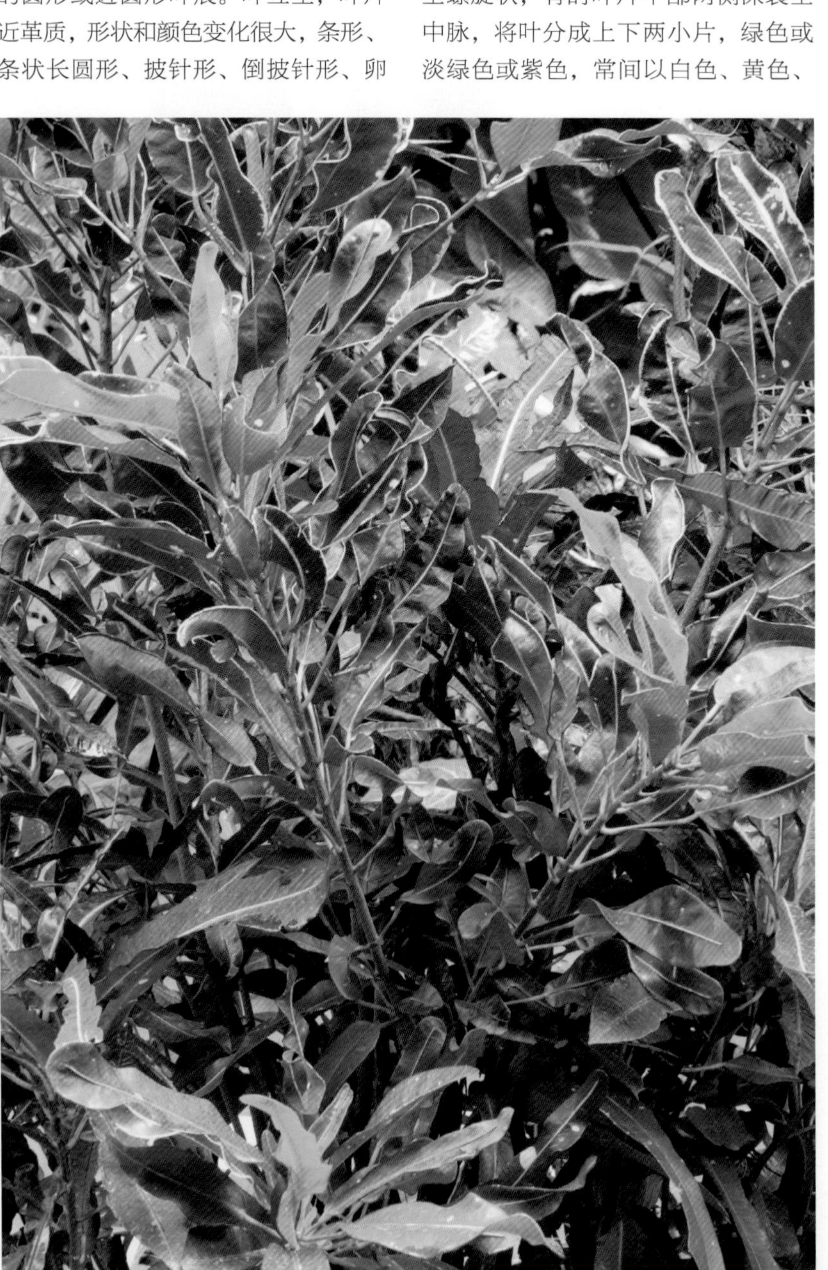
变叶木原植物

【分布】广西全区均有栽培。

【采集加工】全年均可采，鲜用或晒干。

【药材性状】叶形多变化，倒披针形、条状倒披针形、条形、椭圆形或匙形，长 8~30cm，宽 0.5~4cm，不分裂或在叶片中段将叶片分成上下两片，质厚。干后枯绿色或杂以白色、黄色或红色斑纹；叶柄长 0.5~2.5cm。气微，味苦涩。

【品质评价】以身干、叶多、色绿者为佳。

【化学成分】新鲜叶含叶绿素（chlorophyll）a、b，乙酰胆碱（acetylcholine），胆碱（choline），乙酰胆碱酯酶（acetylcholinesterase），丙酰基胆碱（propionylcholine）。又含类胡萝卜素（carotenoid），花青苷类（anthocyanins）。成熟的叶中含顺式和反式对 - 香豆酸（*cis*- and *trans*-*p*-coumaric acid），反式阿魏酸（*trans*-ferulic acid），香草酸（vanillic acid），原儿茶酸（protocatechuic acid）。嫩叶中含绿原酸（chlorogenic acid），对羟基苯甲酸（*p*-hydroxybenzoic acid）[1]。

【**药理作用**】洒金榕叶提取物对互格链格孢和尖孢镰孢有抗菌作用。嫩叶对链格孢属较有效，而叶子对镰孢属较有效。抗菌作用主要是由叶中存在的酚类化合物如绿原酸、对羟基苯甲酸、阿魏酸等产生的[2]。

【**性味归经**】味苦，性寒；有毒。归肺、肝经。

【**功效主治**】清肺止咳，散瘀消肿。主治肺热咳嗽，跌打肿痛。

【**用法用量**】内服：煎汤，3~6g。外用适量，捣敷。

【**使用注意**】本品有毒，内服用量不宜过大。

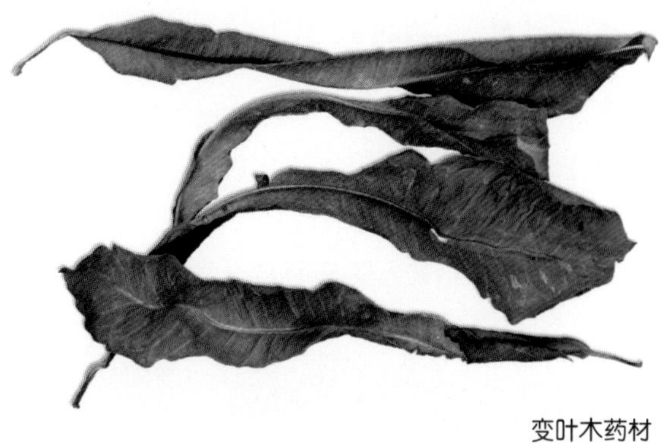
变叶木药材

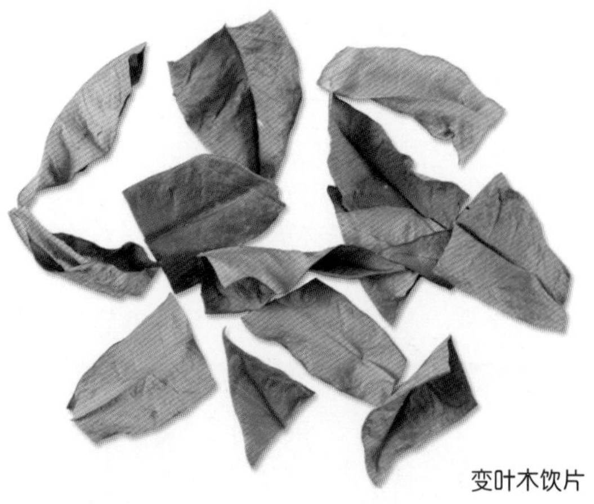
变叶木饮片

【经验方】

1. 胃痛　①变叶榕根 30g，前胡、古羊藤根各 15g。水煎服。②变叶榕根、柠檬根、茯苓各 15g，厚朴 10g，公鸡肉适量，水煲，饮汤食鸡。(《脾胃病中草药原色图谱》)

2. 慢性胃炎　变叶榕根、黄皮根、救必应、海螵蛸各 100g，两面针根、樟树根各 50g。共研细粉，每次 3g，每日 3 次，开水送服。(《脾胃病中草药原色图谱》)

【参考文献】

[1] 国家中医药管理局《中华本草》编委会 . 中华本草 . 上海：上海科学技术出版社，1999：3554.

[2] Naidu GP.CA，1988，109：125812s.

Jing da ji 京大戟

Euphorbiae Pekinensis Radix
[英]Peking Euphorbia Root

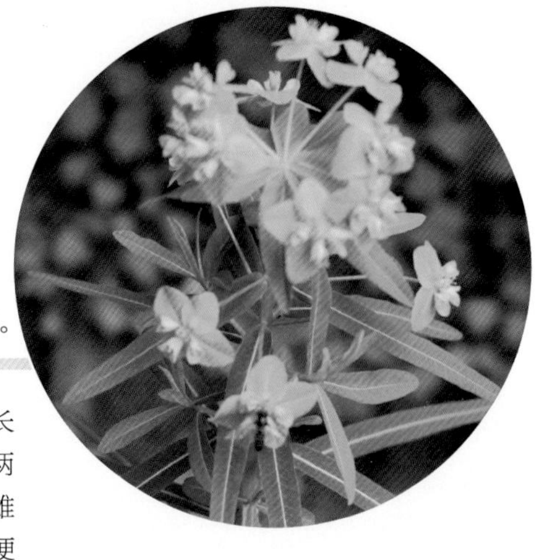

【别名】乳浆草、龙虎草、九头狮子草、将军草、膨胀草、黄花大戟、千层塔。

【来源】为大戟科植物大戟 *Euphorbia pekinensis* Rupr. 的根。

【植物形态】多年生草本。全株含白色乳汁。根粗壮，圆锥形。茎自上部分枝，表面被白色短柔毛。单叶互生；叶片狭长圆状披针形，长 3~8cm，宽 6~12mm，先端钝或尖，基部渐狭，全缘，具明显中脉，上面无毛，下面在中脉上有毛。杯状聚伞花序顶生或腋生，顶生者通常 5 枝，排列成复伞形；基部有叶状苞片 5；每枝再作 2 至数回分枝，分枝处着生近圆形的苞片 4 或 2，对生；腋生者伞梗单生；苞片卵状长圆形，先端尖；杯状聚伞花序的总苞钟形或陀螺形，4~5 裂，腺体 4~5，长圆形，肉质肥厚，内面基部有毛，两腺体之间有膜质长圆形附属物；雌雄花均无花被；雄花多数，花丝与花梗间有关节；雌花 1；花柱先端 2 裂。蒴果三棱状球形，密被刺疣。种子卵形，光滑。

【分布】广西主要分布于武鸣、罗城、全州、灌阳等地。

【采集加工】除去茎苗及须根，洗净晒干或置沸水略烫后晒干。

【药材性状】根呈不规则长圆锥形，略弯曲，常有分枝，长 10~20cm，直径 0.5~2cm，近根头部偶膨大；根头常见茎的残基及芽痕。表面灰棕色或棕褐色，粗糙，具纵直沟纹及横向皮孔，支根少而扭曲，质坚硬，不易折断，断面类棕黄色或类白色，纤维性。气微，味微苦、涩。

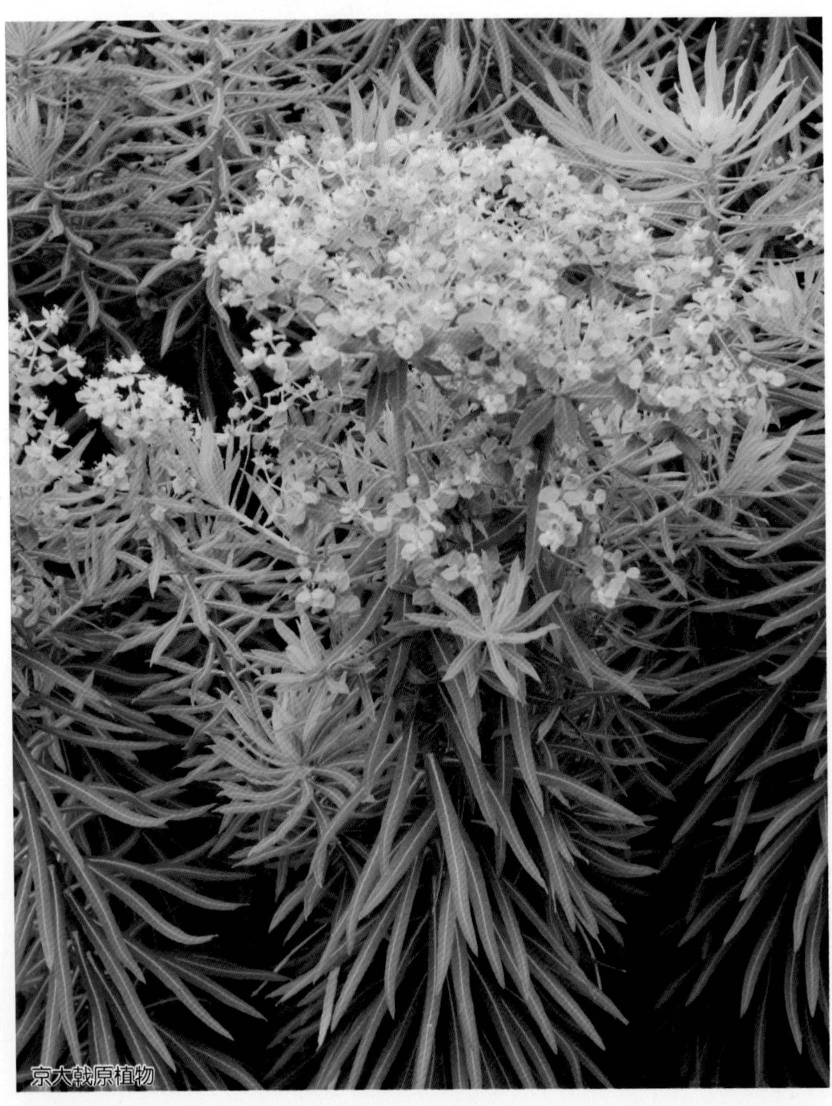

京大戟原植物

【品质评价】以条粗、断面色白者为佳。

【化学成分】本品根含有羊毛甾醇（lanosterol），3- 甲氧基 -4- 羟基反式苯丙烯酸正十八醇酯（octadecanyl-3-methoxy-4-hydroxy-benzeneacrylate），β-谷甾醇（β-sitosterol），7- 羟基香豆素（7-hydroxycoumarin），2,2′- 二甲氧基 -3,3′- 二羟基 -5,5′- 氧 -6,6′- 联苯二甲酸酐（2,2′-dimethoxy-3,3′-dihydroxy-5,5′-oxygen-6,6′-diphenic anhydride），*d*- 松脂素（d-pinoresinol），槲皮素（quercetin），3,4- 二甲氧基苯甲酸（3,4-dimethoxy-benzoic acid），3,4- 二羟基苯甲酸（3,4-dihydroxybenzoic acid）[1]。还含三萜类成分大戟酮（euphorbon），大戟色素体（euphorbia）A、B、C，生物碱等，另含树胶（gum）、树脂（resin），新鲜叶含维生素 C[2]。

【药理作用】

1. 致泻　大戟能刺激肠管，增加肠蠕动导致泻下 [3]，其醇提物及热水提取物均可使实验动物产生泻下 [4]。

2. 利尿　对大鼠先造成实验性腹水后，再灌服大戟煎剂或醇浸液，能产生利尿效应 [5]。

3. 降压　大戟提取液对末梢血管有扩张作用，并能拮抗肾上腺素的升压作用 [3]。

4. 兴奋子宫作用　醇提取物有兴奋离体妊娠子宫作用 [3]。

5. 毒理　大戟有强烈刺激性，接触皮肤引起皮炎，口服对口腔、咽喉黏膜以及胃肠黏膜引起充血、肿胀，甚至糜烂，从而导致腹痛、泄泻、脱水、虚脱、呼吸麻痹而死亡 [6]。

【临床研究】

1.便秘　大戟5g研末，与8枚大枣肉共捣烂成膏，敷于脐部，点燃艾条在其上施灸20min，后用纱布覆盖，固定。每日1次，直至大便畅通，一般需治疗30~40天。结果：68例顽固性便秘病人，经治疗后，痊愈56例，有效6例，无效6例[7]。

2.肝硬化腹水　治疗组用消水丹（大戟、甘遂、槟榔、木香）研细末，喷鼻腔，每次喷0.1g，每40min喷1次，连续3次；每10天给药1次，共8次。结果：共治疗77例，显效37例，好转25例，无效15例，总有效率80.5%。与常规应用安体舒通、呋塞米、丹参等的对照组比较疗效相当[8]。

3.恶性胸腔积液　内服葶苈子、白芥子、泽泻、桑白皮等中药，外用大戟、芫花、甘遂等药物，研末混匀，用麻油调成糊状，敷患侧肩胛下线第8肋间隙处，3天换药1次。同时胸腔穿刺抽液后，胸腔内注入顺铂或5-氟尿嘧啶；对照组只采用胸腔灌注化疗药物（具体药物及剂量与治疗组相同）。两组均在2个周期后评价近期疗效。结果：治疗组总有效率为68%，对照组为33.3%，差异有显著性意义（$P<0.01$）[9]。

【性味归经】味苦、辛，性寒；有毒。归肺、脾、肾经。

【功效主治】泻水逐饮，消肿散结。主治胸腹积水，水肿，痰饮积聚，二便不利，痈肿，瘰疬。

【用法用量】内服：煎汤0.5~3g；或入丸、散。外用适量，研末或熬膏敷；或煎水熏洗。

【使用注意】虚寒阴水病人及孕妇禁服。体弱者慎服。反甘草。

【经验方】

1.小瘤　先用甘草煎膏，笔蘸妆瘤旁四围，干而复妆，凡三次。后以大戟、芫花、甘遂，上等份为末，米醋调，别笔妆敷其中，不得近着甘草处，次日缩小，又以甘草膏妆小晕三次，中间仍用大戟、芫花、甘遂如前，自然焦缩。（《直指方》）

2.风瘾疹　大戟末三两，以水二斗（升）煮取一升涂之。（《太平圣惠方》）

3.腹胀如石，或阴囊肿大　大戟、芫花、甘遂、海藻各等份，为末，醋调涂，或用白面调药敷肚下；先用热水嚼甘草，后以药敷肚上。（《赤水玄珠》）

4.黄疸，小水不通　大戟一两，茵陈二两，水浸，空心服。（《本草汇言》引《大氏方》）

5.温疟寒热腹胀　大戟五钱，柴胡、姜制半夏三钱，广皮一钱，生姜三片。水二大碗，煎七分服。（《方脉正宗》）

6.水肿　枣一斗，锅内入水，上有四指，用大戟并根苗盖之遍，盆合之，煮熟为度。去大戟不用，旋旋吃，无时。（《活法机要》）

7.通身肿满喘息，小便涩痛　大戟（去皮，细切，微炒）二两，干姜（炮）半两。上二味捣罗为散。每服三钱匕，用生姜汤调下，良久，糯米饮投之。以大小便利为度。（《圣济总录》大戟散）

8.淋巴结核　大戟60g，鸡蛋7个。将药和鸡蛋共放砂锅内，水煮3h，将鸡蛋取出，每早食鸡蛋1个，7天为1个疗程。（《全国中草药新医疗法展览会资料选编》）

9.颈项腋间痈疽　大戟三两（酒浸，炒，焙干），当归、白术各二两（共为末），生半夏（姜水炒，为末），打糊丸如梧桐子大。每服二钱，食后白汤下。（《方脉正宗》）

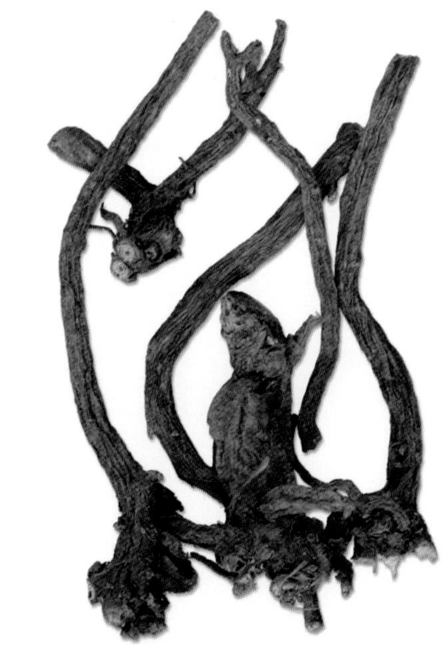

京大戟药材

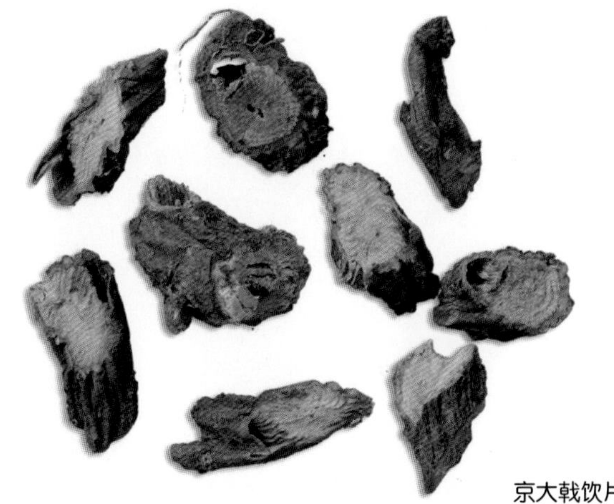

京大戟饮片

【参考文献】

[1] 孔令义，闵知大．大戟根化学成分的研究．药学学报，1996，31（7）：524.

[2] 国家中医药管理局《中华本草》编委会．中华本草．上海：上海科学技术出版社，1999：3592.

[3] 下叶伸男．医学中央杂志（日），1966，21B：561.

[4] Masakazu. 药学杂志（日），1944,64（7A）：9.

[5] 崔珉．中国生理科学会学术会议论文摘要汇编 .1964：136.

[6] 郭晓庄．有毒中草药大辞典．天津科技翻译出版公司，1992：339.

[7] 吴迎春，丛培夫，时秋菊．大戟膏敷脐加艾灸治疗顽固性便秘68例．中国民间疗法，2002，10（8）：22.

[8] 耿少民．消水丹治疗肝硬化腹水110例．陕西中医，2003，24（7）：579.

[9] 王佩，王羽．中西医结合治疗恶性胸腔积液50例．陕西中医，2003，24（10）：871.

You cha 油 茶

Camelliae Oleiferae Semen
[英]Camellia Oleosa Seed

【别名】油茶籽、茶籽、茶子心。

【来源】为山茶科植物油茶 *Camellia oleifera* Abel. 的种子。

【植物形态】多年生常绿灌木或小乔木。树皮淡黄褐色，平滑不裂；小枝微被短柔毛。单叶互生；叶柄有毛；叶片厚革质，卵状椭圆形或卵形，长 3.5~9cm，宽 1.8~4.2cm，先端钝尖，基部楔形，边缘具细锯齿，上面亮绿色，无毛或中脉有硬毛，下面中脉基部有毛或无毛，侧脉不明显。花两性，1~3 朵生于枝顶或叶腋，无梗；萼片通常 5，近圆形，外被绢毛；花瓣 5~7，白色，分离，倒卵形至披针形，先端常有凹缺，外面有毛；雄蕊多数，无毛，外轮花丝仅基部连合；子房上位，密被白色丝状绒毛，花柱先端三浅裂。蒴果近球形，果皮厚，木质，室背 2~3 裂。种子背圆腹扁。

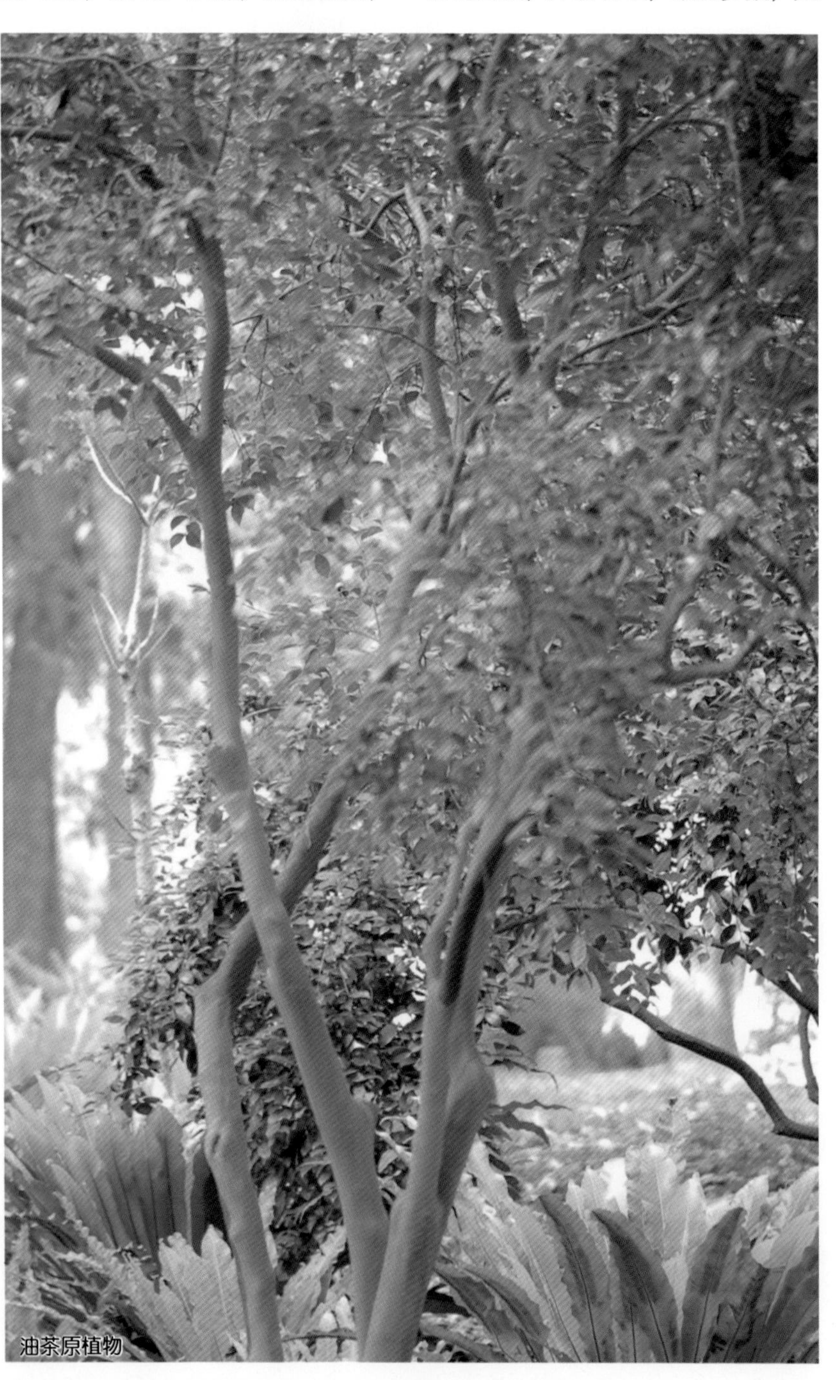
油茶原植物

【分布】广西全区均有栽培。

【采集加工】秋季果实成熟时采收，晒裂果实后取种子晒干。

【药材性状】种子扁圆状，背面圆形隆起，腹面扁平，长 1~2.5cm，一端钝圆，另一端凹陷，表面淡棕色，富含油质。气香，味苦涩。

【品质评价】以种子粒大、饱满、含油脂多者为佳。

【化学成分】本品含三萜皂苷（triterpenoid saponin），油茶皂苷（sasanguasaponin）。水解后得山茶皂苷元（camelliagenin）A，茶皂醇（theasapogenol）A 及 B，D- 葡萄糖醛酸（D-glucuronic acid），D- 半乳糖（D-galactose），D- 葡萄糖（D-glucose），当归酸（angelic acid），D- 木糖（D-xylose），巴豆酸（tiglic acid），α-甲基丁酸（α-methylbutyric acid）[1]。

【药理作用】

1. 抑精　油茶籽粗皂苷，在体外 20s 抑制大鼠和人精子活动的最低有效浓度分别为 0.0313mg/ml 和 0.0675mg/ml，而阴道用杀精子药烷苯醇醚分别为 0.25mg/ml 和 0.5mg/ml。此外本品有效浓度对动物阴道无刺激性，对乳酸杆菌也无抑制作用 [2]。

2. 对血液的影响　油茶粗皂苷肌内注射（0.025mg/kg）或灌胃（0.5mg/kg），能降低豚鼠血清胆固醇，而对血细胞无明显影响，但肌注（1mg/kg）或灌胃（4mg/kg）均可使红细胞数和血红蛋白含量降低，表明有溶血作用 [3]。

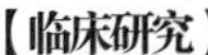

【临床研究】

小儿尿布皮炎　患儿患部温水清洗后，用软毛巾吸干水分，距离臀部创面 0.5~1.0cm 处用未经湿化的纯氧（流量为 5~8L/min）直吹 20~30min，然后将生油茶涂于患处，每日 2 次，3 日为 1 个疗程。结果：治疗 38 例，1 个疗程后，治愈 33 例，好转 4 例，无效 1 例[4]。

【性味归经】味苦、甘，性平。归脾、胃、大肠经。

【功效主治】行气，润肠，杀虫。主治气滞腹痛，肠燥便秘，蛔虫，钩虫，疥癣。

【用法用量】内服：煎汤，6~10g；或入丸、散。外用适量，煎水洗；或研末调涂。

【使用注意】脾虚便溏者不宜服。

【经验方】

1. 皮肤瘙痒，汤火伤　茶子心 10~15g。煎汤内服，或研末调敷。（《常见抗癌中草药》）
2. 小儿阳具红肿　茶籽、鸡屎藤、辣蓼，煎水洗患处。（《岭南草药志》）
3. 食滞腹泻　茶籽心 9g。浓煎服。（《陆川本草》）
4. 大便秘结　油茶籽 10g，火麻仁 12g，共捣烂，水煎兑蜂蜜服。（《四川中药志》1979 年）
5. 驱钩虫　油茶籽 10~15g。研末，吞服。（《四川中药志》1979 年）

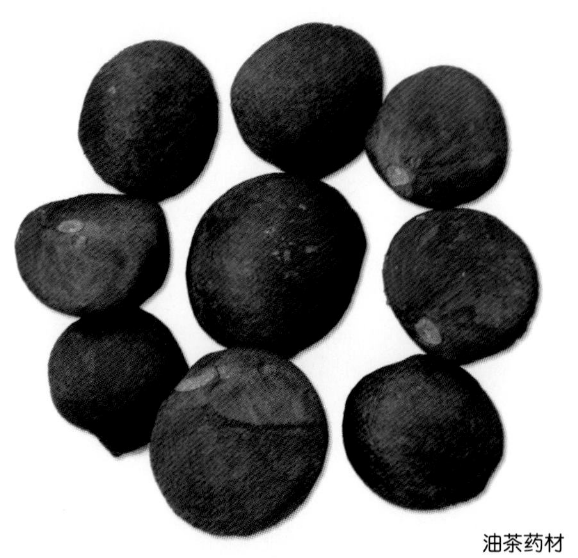

油茶药材

【参考文献】

[1] 国家中医药管理局《中华本草》编委会 . 中华本草 . 上海：上海科学技术出版社，1999：2151.

[2] 芦金清，张辛，周志祥 . 油茶籽杀精子活性的研究 . 湖北中医杂志，1988，（3）：50.

[3] 王知登，熊永革 . 油茶总皂苷对血清胆固醇浓度的影响 . 贵州医药，1988，12（4）：222.

[4] 刘艳秋 . 生油茶合局部氧疗治疗小儿尿布皮炎 38 例 . 中外健康文摘，2007，4（7）：42.

You tong 油 桐

Verniciae Fordii Folium
[英]Tungoiltree Leaf

【别名】桐油树子、高桐子、油桐果。

【来源】为大戟科植物油桐 *Aleurites fordii* Hemsl. 的叶。

【植物形态】多年生落叶乔木。枝粗壮，无毛，皮孔灰色。单叶互生；叶柄顶端有 2 红紫色腺体；叶片革质，卵状心形，长 5~15cm，宽 3~14cm，先端渐尖，基部心形或截形，全缘，有时 3 浅裂，幼叶被锈色短柔毛，后近于无毛，绿色有光泽。花先叶开放，排列于枝端呈短圆锥花序；单性，雌雄同株；萼不规则，2~3 裂；花瓣 5，白色，基部具橙红色的斑点与条纹；雄花具雄蕊 8~20，排列成 2 轮，上端分离，且在花芽中弯曲；雌花子房 3~5 室，花柱 2 裂。核果近球形。种子具厚壳状种皮。

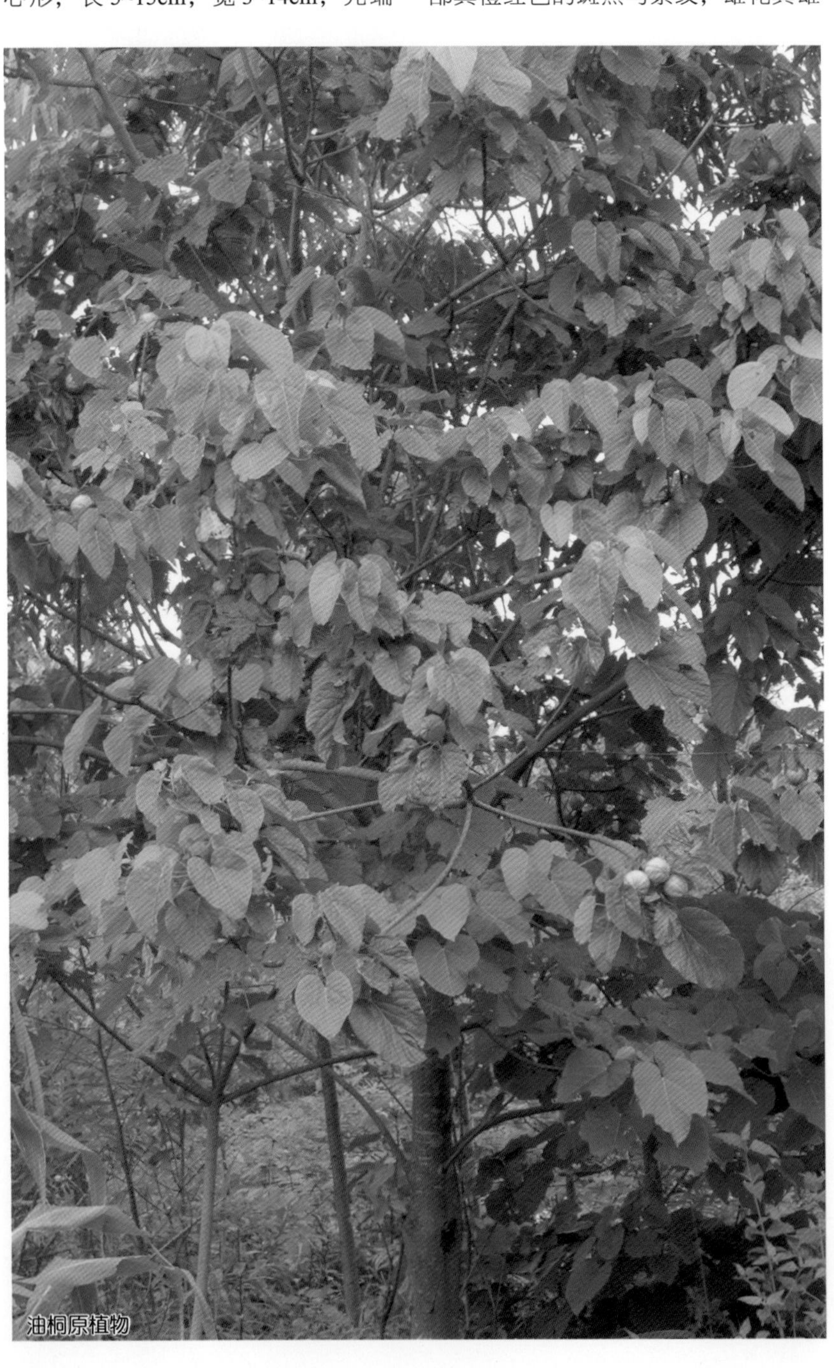
油桐原植物

【分布】广西全区均有栽培。

【采集加工】夏秋采摘，晒干。

【药材性状】干燥叶多卷曲或破碎，完整者展平后呈阔卵形或卵状圆形，长 8~15cm，宽 3~12cm，基部心形，稀为截形，靠叶柄两侧可见 2 枚紫黑色腺点，边缘全缘，稀有不明显 3 浅裂，顶端尖或突尖，表面绿褐色，背面色较浅，有长 4~12 cm 的叶柄。气微，味淡。

【品质评价】以身干、叶完整、无杂质者为佳。

【化学成分】叶、根含β-谷甾醇（β-sitosterol），槲皮素-3-*O*-α-L-吡喃鼠李糖苷（quercetin-3-*O*-α-L-rhamnopyranoside），杨梅素-3-*O*-α-L-吡喃鼠李糖苷（myricetin-3-*O*-α-L-rhamnopyranoside），羽扇豆醇(lupeol)，白桦酸(betulic acid)和齐墩果酸(oleanolic acid)[1]；种子主要成分为桐酸(eleostearic acid)，异桐酸（*iso*-eleostearic acid）及油酸（oleic acid）的甘油酯[2]。

【药理作用】

毒理　种子成分桐酸，对胃肠道具有强大刺激作用，引起恶心、呕吐和腹泻。吸收入血后，经肾脏排泄，故可损害肾脏，引起肾病。此外，还可损害肝、脾及神经。对肝病病人可使其症状加重，肝功能恶化[3]。

【临床研究】

1. 流行性腮腺炎　取石膏 500g，研成细粉，加适量桐油搅拌成糊剂涂敷患处治疗流行性腮腺炎 105 例，根据病情轻重每日换药 1~3 次，疗程最短者 4 天，最长者 15 天，平均 9.7 天。结果：

痊愈 54 例，占 51.43%；好转 7 例，占 6.67%；无效 44 例，占 41.9%[4]。

2. 急性乳腺炎　取桐油、石膏适量，先将石膏研成细粉，按 3∶10 的比例调为糊状，然后用温水把局部皮肤洗净擦干，将药物直接涂于患处（面积要略大于肿块），外以纱布贴盖固定，治疗乳腺炎急性期尚未成脓 240 例，每日 2 次，重复使用时，应先将原来药物洗去再行外敷，直至肿消病愈。结果：痊愈 218 例，占 90.8%；好转 19 例，占 7.9%；无效 3 例，占 1.3%。总有效率为 98.7%[5]。

3. 静脉炎　治疗组以 30% 生桐油与 70% 生石膏混合拌成油膏，调匀后涂于 4 层纱布上（厚度 0.2~0.4cm），将涂药纱布敷贴于病变部位（面积稍大于红肿边缘）胶布固定，每日 1 次。对照组以 50% 硫酸镁溶液浸湿 4 层纱布，外敷于病变局部，再用湿热毛巾覆盖，每次 20min，每日 3~4 次。结果：两组治疗效果比较，经统计学处理，有非常显著性差异（$P<0.01$），提示治疗组疗效明显优于对照组[6]。

4. 扁平疣　用注射针头或小刀将疣的表面轻轻挑刮，去掉表皮白屑，略带血迹，随将桐油涂至疣面，任其自然干涸结痂，自行脱落。如患处脱落后，仍有部分疣组织未脱落净者，再继续涂药 1~2 次，以愈为度，治疗扁平疣 100 例。结果：1 次涂药治愈 18 例，2 次治愈 31 例，3 次治愈 42 例，好转 7 例，无效 2 例，总有效率 98%，无效率 2%。未见有其他不良反应[7]。

5. 癌症化疗药物外渗　0.25% 普鲁卡因 2~5ml 加地塞米松针 5mg 封闭患部后，用 30% 桐油石膏（石膏、生桐油，混合成糊状）敷于局部，每 6h 更换观察 1 次（待局部肿胀、疼痛明显减轻，局部组织变软停止外敷），在局部外敷处理的同时口服强力脉痔灵片（每次 2 片，每日 2 次，直至局部症状消失为止），治疗癌症化疗药物外渗 32 例（胃癌 16 例，结肠癌 8 例，乳腺癌 5 例，肺癌 3 例）。结果：较轻 16 例在 48h 内肿胀、疼痛明显减轻或消失；中度 10 例 1 周内肿胀消退，症状消失；较重 6 例在 7~14 日局部肿胀明显消退，局部疼痛明显减轻，1 个月内痊愈。32 例无一例发生局部感染和坏死[8]。

6. 膝关节滑膜炎　治疗组用桐油石膏（煅石膏和桐油调成糊状）敷贴于患部，固定，每日更换 1 次，7 天为 1 个疗程。对照组口服扶他林片剂、手法按摩和石膏托固定，7 天为 1 个疗程。两组均治疗 2 个疗程。结果：两组治疗效果比较，治疗组疗效明显优于对照组（$P<0.01$）[9]。

【性味归经】味甘、微辛，性寒；有大毒。归肺、肝、脾经。

【功效主治】吐风痰，消肿毒，利二便。主治风痰喉痹，痰火瘰疬，食积腹胀，二便不利，丹毒，疥癣，烫伤，寻常疣。

【用法用量】内服：煎汤，1~2 枚；或磨水；或捣烂冲服。外用适量，研末敷；或捣敷；或磨水涂。

【使用注意】孕妇禁服。

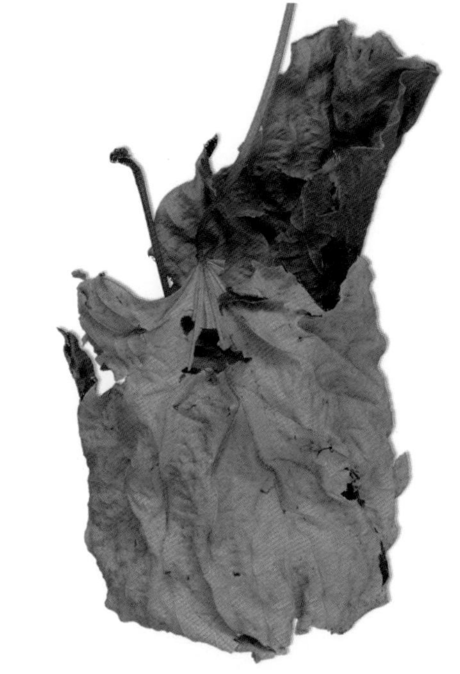

油桐药材

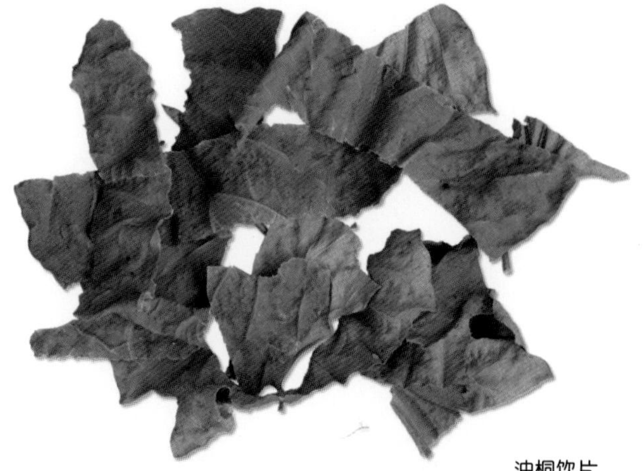

油桐饮片

【经验方】

1. 丹毒　鲜油桐叶捣烂，敷患处。或拧取自然汁搽患处。（《河南中草药手册》）
2. 痈肿　油桐叶捣烂外敷。（《陕西中草药》）
3. 漆疮　油桐叶煎水洗。（《陕西中草药》）
4. 疥癣　油桐叶捣烂绞汁敷抹。（《福建民间草药》）
5. 烫伤　鲜油桐叶捣烂绞汁，调冬蜜敷抹患处。（《福建民间草药》）
6. 刀伤出血　油桐树嫩叶适量，烘干研末，撒伤处。（《贵州草药》）
7. 五心潮热，或产后恶露不止　桐油树嫩叶适量，晒干，用童便浸一夜，再晒干研末。每次 3g，开水吞服。（《贵州草药》）
8. 肠炎，细菌性痢疾，阿米巴痢疾　油桐叶 45g。水浓煎，分 2 次服。（《浙江民间常用草药》）

【参考文献】

[1] 曹晖，肖艳华，王绍云 . 油桐叶和根化学成分的研究 . 西南师范大学学报（自然科学版），2008，33（2）：30.

[2] 国家中医药管理局《中华本草》编委会 . 中华本草 . 上海：上海科学技术出版社，1999：3675.

[3] 郭晓庄 . 有毒中草药大辞典 . 天津：天津科技翻译出版社公司，1992：346.

[4] 张宏 . 桐油石膏外敷治疗流行性腮腺炎 105 例疗效观察 . 山西中医，1997，13（5）：44.

[5] 赵云志 . 桐油石膏外敷治疗急性乳腺炎 240 例 . 中医外治杂志，1997，（3）：20.

[6] 莫美娟 . 桐油石膏治疗静脉炎的效果观察 . 护理学杂志，2000，15（4）：237.

[7] 秦显志 . 桐油治疗扁平疣 100 例疗效观察 . 中国麻风皮肤病杂志，2003，19（2）：113.

[8] 孙理信 . 桐油石膏加强力脉痔灵治疗化疗药物外渗的体会 . 现代中西医结合杂志，2007，16（7）：939.

[9] 杨晓玲，宋黎 . 桐油石膏治疗膝关节滑膜炎的效果观察 . 实用医技杂志（旬刊），2007，14（8）：1029.

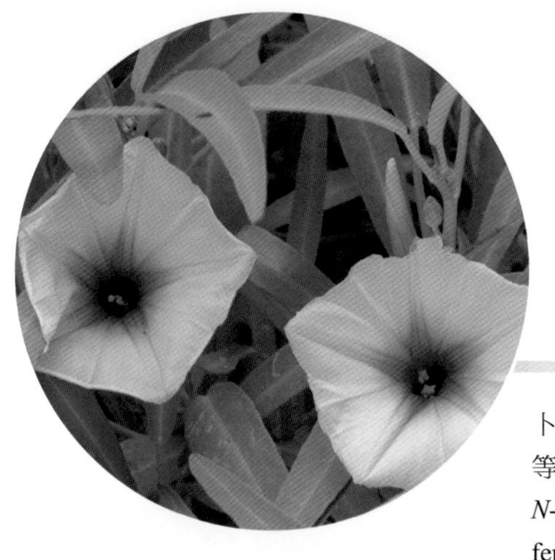

Kong xin cai

空心菜

Ipomoeae Aquaticae Caulis et Folium
[英]Swamp Cabbage

【别名】蕹、瓮菜、空筒菜、藤藤菜、无心菜、水蕹菜。

【来源】为旋花科植物蕹菜 *Ipomoea aquatica* Forsk. 的茎叶。

【植物形态】一年生草本，蔓生。茎圆柱形，节明显，节上生根，节间中空，无毛。单叶互生；叶柄无毛；叶片形状大小不一，卵形、长卵形、长卵状披针形或披针形，长 3.5~17cm，宽 0.9~8.5cm，先端锐尖或渐尖，具小尖头，基部心形、戟形或箭形，全缘或波状，偶有少数粗齿，两面近无毛。聚伞花序腋生，有 1~5 朵花；苞片小鳞片状；花萼 5 裂，近于等长，卵形；花冠白色、淡红色或紫红色，漏斗状；雄蕊 5，不等长，花丝基部被毛；子房圆锥形，无毛，柱头头状，浅裂。蒴果卵圆形至球形，无毛。种子 2~4 颗，多密被短柔毛。

【分布】广西全区均有栽培。

【采集加工】夏、秋二季均可采收，割取地上部分，鲜用或晒干。

【药材性状】茎叶常缠绕成把。茎扁柱形，皱缩，有纵沟，具节，表面浅青黄色至淡棕色，节上或有分枝，节处色较深，近下端节处多带有少许淡棕色小须根；质韧，不易折断，断面中空。叶片皱缩，灰青色，展平后呈卵形、三角形或披针形；具长柄。气微，味淡。

【品质评价】以茎叶粗大、色灰青者为佳。

【化学成分】本品含蛋白质（protein），脂类（lipide），酚类（phenols），糖（saccharide），萜类（terpenoid），三萜类化合物（triterpenoid），谷氨酰胺（glutamine），丙氨酸（alanine），蔗糖（sucrose），*α*-生育酚（*α*-tocopherol）及 *β*-胡萝卜素（*β*-carotene），叶黄素（lutein），叶黄素环氧化物（lutein epoxide），堇黄质（violaxanthin），新黄质（neoxanthin）等十几种类胡萝卜素，还含铜（Cu）、铁（Fe）、锌（Zn）等元素。此外，从中还分离出 *N*-反、*N*-顺-阿魏酰基酪胺（*N-trans*，*N-cis*-feruloyltyamine）[1]。

【药理作用】

1. 抑制前列腺素合成　从蕹菜分离出的 *N*-反、*N*-顺-阿魏酰基酪胺，在体外能抑制前列腺素合成[1]。

2. 降血糖　紫色蕹菜中含胰岛素样成分，可用于治疗糖尿病[2]。

【性味归经】味甘，性寒。归肺、大肠、膀胱经。

【功效主治】凉血清热，利湿解毒。主治鼻衄，便血，尿血，淋浊，便秘，痔疮，痈肿，跌打损伤，蛇虫咬伤。

【用法用量】内服：煎汤，60~120g；或捣汁。外用适量，煎水洗；或捣敷。

【使用注意】脾胃虚寒者不宜服。

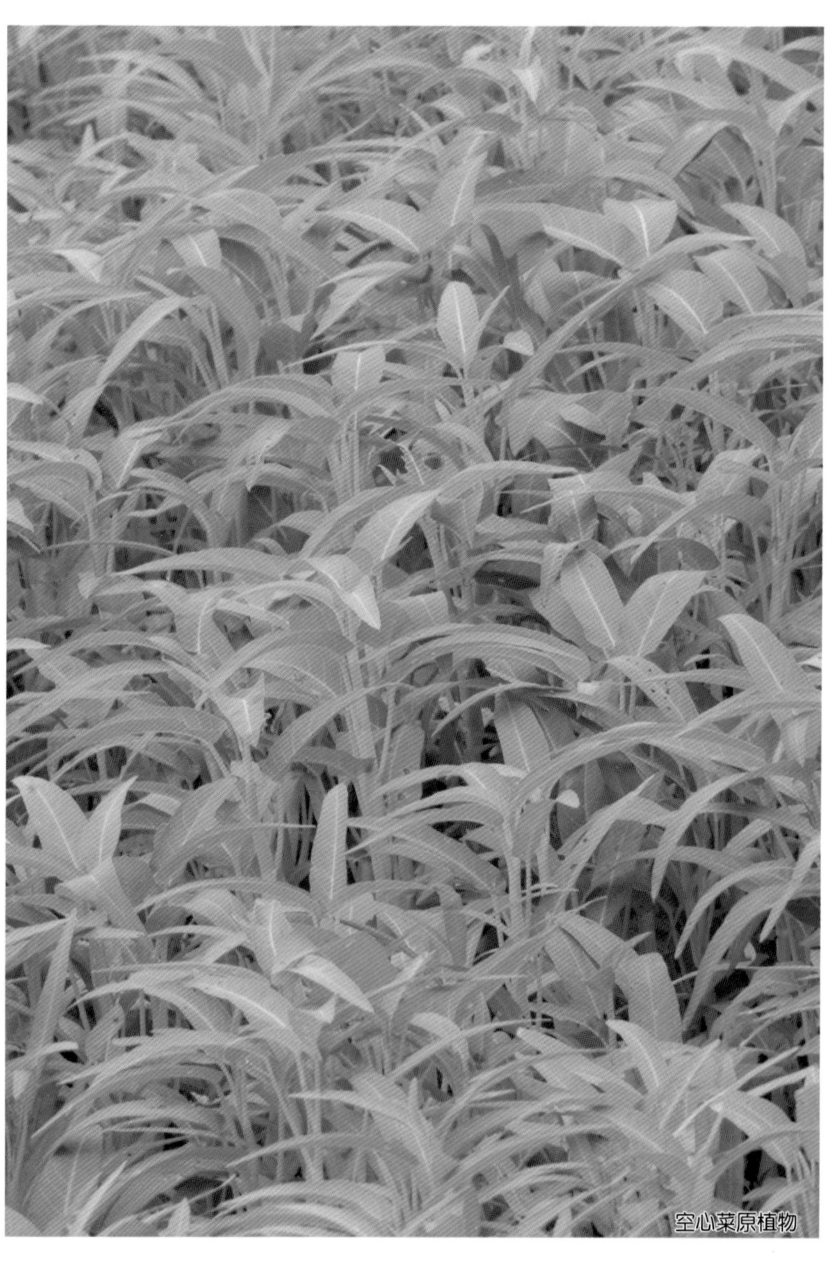
空心菜原植物

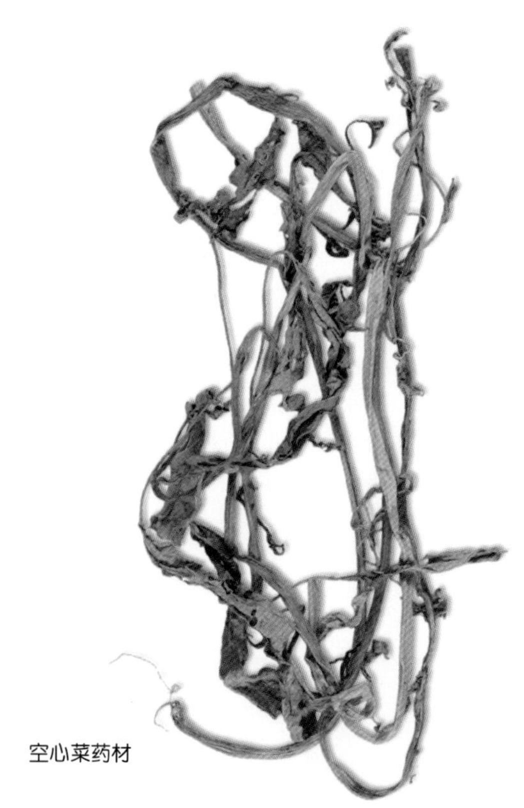
空心菜药材

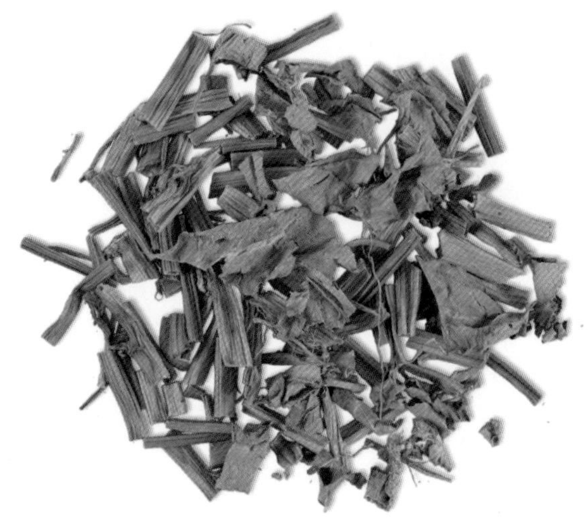
空心菜饮片

【经验方】

1.治皮肤湿痒　蕹菜，水煎数沸，候微温洗患部，日洗1次。（《闽南民间草药》）

2.蜈蚣咬伤　鲜蕹菜，食盐少许，共搓烂，擦患处。（《闽南民间草药》）

3.淋浊，小便血，大便血　鲜蕹菜洗净，捣烂取汁，和蜂蜜酌量服之。（《闽南民间草药》）

4.鼻血不止　蕹菜数根，和糖捣烂，冲入沸水服。（《岭南采药录》）

5.翻肛痔　空筒菜1kg，水1000ml，煮烂去渣滤过，加白糖120g，同煎如饴糖状。每次服90g，每日服2次，早晚服，未愈再服。（《贵州省中医验方秘方》）

附：空心菜根

味淡，性平。归脾经。功效：健脾利湿。主治：齿痛，白带，虚淋。内服：煎汤，120~250g。湿热带下不宜用。

经验方　龋齿痛：蕹菜根120g。醋水各半同煎汤含漱。（《广西药用植物图志》）

【参考文献】

[1] 国家中医药管理局《中华本草》编委会. 中华本草. 上海：上海科学技术出版社，1999：5869.

[2] Tseng CF. Chem Pharm Bull, 1992，40（2）：396.

[3] Quisunbing E. Medicinal Plants of the Philippines, 1951：757.

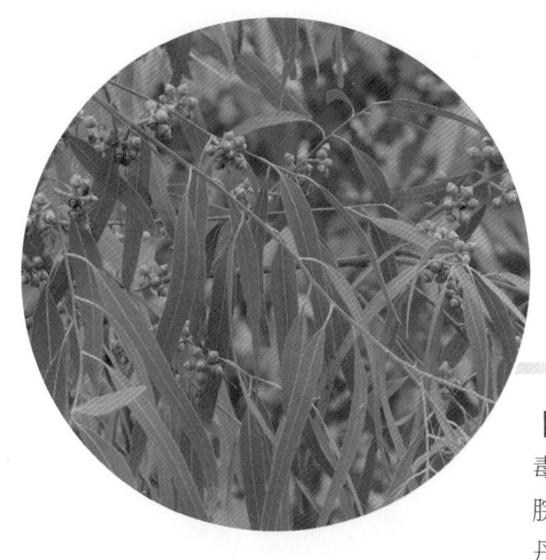

细叶桉 Xi ye an

Eucalypti Tereticornis Folium
[英]Leaflet Eucalyptus Leaf

【别名】小叶桉、羊草果树。

【来源】为桃金娘科植物细叶桉 *Eucalyptus tereticornis* Smith. 的叶。

【植物形态】多年生大乔木。树皮平滑，灰白色，长片状脱落；嫩枝圆形，纤细，下垂。幼嫩叶片卵形至阔披针形；过渡叶阔披针形；成熟叶互生；叶片狭披针形，长 10~25cm，宽 1.5~2cm，稍弯曲，两面有油腺点。伞形花序腋生，有花 5~8 数，总梗圆形，粗壮；花蕾长卵形；花瓣与萼片合生成一帽状体，渐尖；雄蕊多数，花药长倒卵形，纵裂，腺体位于药隔的上半部，花丝着生于腺体近基部；子房与萼筒合生。蒴果近球形，果缘突出萼管，果瓣 4。

【分布】广西全区均有栽培。

【采集加工】全年均可采收，阴干或鲜用。

【药材性状】全叶稍卷曲，易破碎，表面灰绿色。成熟叶具约 1cm 的柄，叶片狭披针形，长 10~20cm，宽 1~2cm，两面有油腺点。主脉明显。幼嫩叶强度皱缩，表面褐黄色。气浓，味微苦。

【品质评价】以身干、色灰绿、香气浓者为佳。

【化学成分】嫩叶中分离到蓝桉醛（euglobal）T1、Ⅱc，干叶含细叶桉萜酯（tereticornate）A，B；其挥发油主含桉叶素（cineole），β- 蒎烯（β-pinene），α- 蒎烯（α-pinene），香桧烯（sabinene），Δ^3- 蒈烯（Δ^3-carene），叔丁基苯（tert-butylbenzene）等；还含有钾（K）、钠（Na）、镁（Mg）、钙（Ca）、磷（P）、铜（Cu）、铁（Fe）、锌（Zn）等元素[1]；枝叶中可能含有多肽、糖类、皂苷、鞣质、有机酸、挥发油、黄酮类、酚类、强心苷类、甾体类等化学成分[2]。

【性味归经】味辛、微苦，性平。归肺、胃、大肠经。

【功效主治】宣肺发表，理气活血，解毒杀虫。主治感冒发热，咳喘痰嗽，脘腹胀痛，泻痢，跌打损伤，乳痈，丹毒，疮疡，疥癣，钩端螺旋体病。

【用法用量】内服：煎汤，6~15g。外用适量，捣敷；或煎汤洗。

【使用注意】脾胃虚弱者慎服，阴证疮疡不宜用。

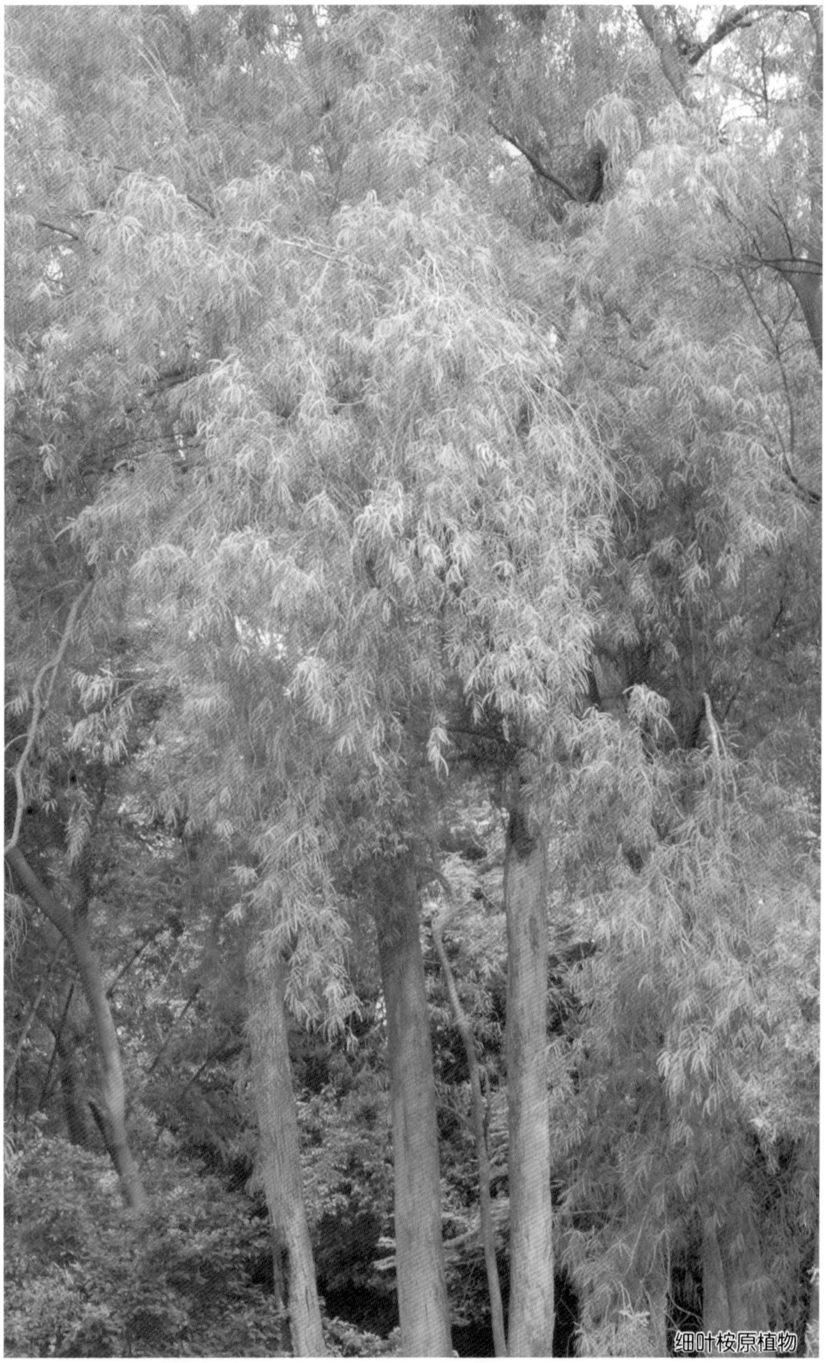

细叶桉原植物

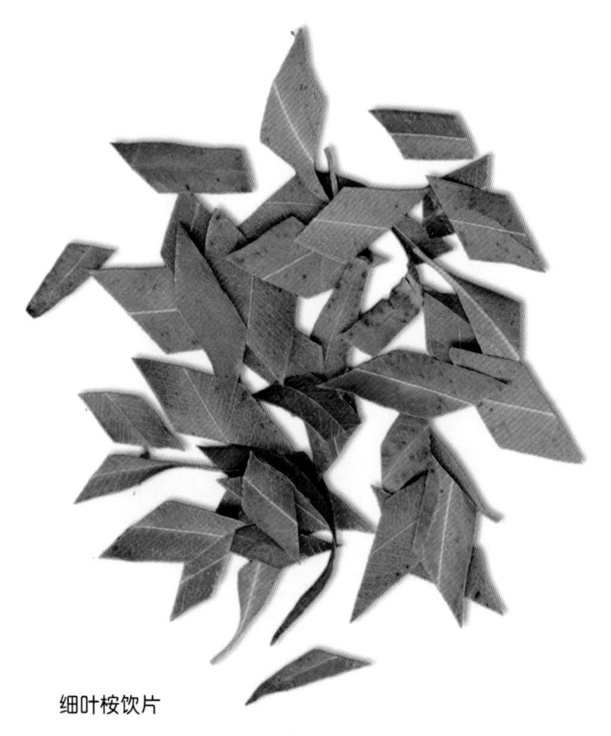

细叶桉饮片

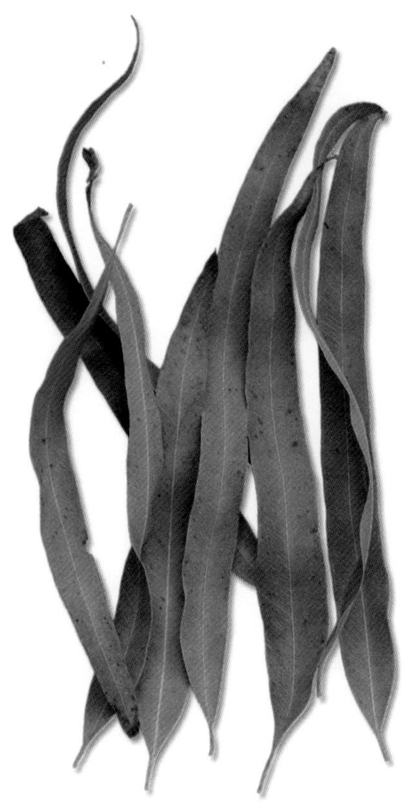

细叶桉药材

【经验方】

1. 外伤感染，乳腺炎，丹毒，痈疮红肿，皮癣　鲜桉叶适量。煎水洗患处。(《红河中草药》)

2. 流感，流脑　鲜桉叶 20kg，甘草 1kg。煎大锅汤。400 人服用。(《红河中草药》)

3. 腹泻，痢疾　干桉叶 9g，红糖适量。煎服。(《红河中草药》)

【参考文献】

[1] 国家中医药管理局《中华本草》编委会 . 中华本草 . 上海：上海科学技术出版社，1999：4729.

[2] 黄燕，肖艳芬，周燕园 . 细叶桉枝叶的化学成分预试实验 . 中国民族民间医药，2009，13：10.

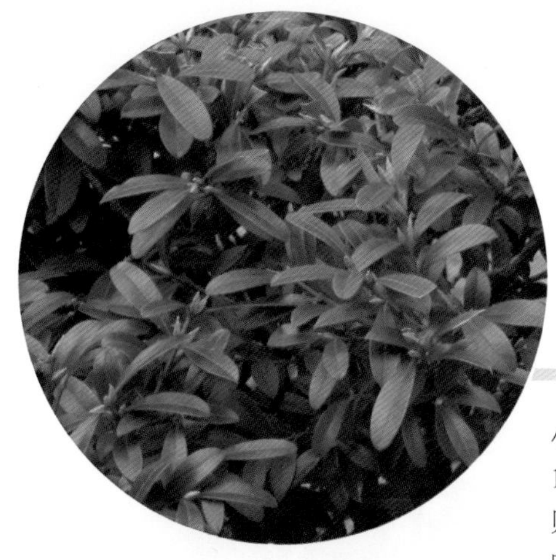

Xi ye huang yang 细叶黄杨

Buxi Sinicae Radix et Folium
[英]Chinese Littleleaf Box Root and Leaf

【别名】黄杨木、千年矮、小黄杨、万年青、豆瓣黄杨、瓜子黄杨。

【来源】为黄杨科植物细叶黄杨 *Buxus harlandii* Hance 的根及枝叶。

【植物形态】多年生常绿灌木或小乔木，树皮灰色，有规则剥裂；茎呈四棱形；分枝多，密集成丛，小枝纤细，无毛。叶倒披针形至倒卵形，长2~4cm，宽5~8mm，先端圆或微缺，基部狭长楔形，表面光滑，绿色，背面色暗；花簇顶生或腋生，无花瓣；雄花萼片4，长约3mm，不育雄蕊棒状，比萼片长一半以上，雌花柱头2裂。蒴果球形，熟时黑色沿室背三瓣裂。

【分布】广西全区均有栽培。

【采集加工】全年可采收，洗净、晒干。

【药材性状】根圆柱形，表面灰黄色，皱缩，有许多须根，断面淡黄色，茎圆柱形，有纵棱。小枝四棱形。叶片长1~3cm，宽5~8mm，阔椭圆形，卵状椭圆形或长圆形，革质。先端圆或钝，常有小凹口，基部楔形，叶面光亮，中脉隆起，侧脉明显，叶背中脉平坦或稍凸出，显白色。气微，味苦。

【品质评价】以干燥、无杂质、叶色绿、完整者为佳。

【化学成分】同属植物黄杨 Buxus sinica（Rehd.et Wils.）的木质部中含环常绿黄杨碱（cyclovirobuxine）D、C，环原黄杨碱（cycloprotobuxamine）A、C。叶含黄杨胺醇碱（buxaminol）E，环朝鲜黄杨碱（cyclokoreanine）B，黄杨胺碱(buxamine)E，黄杨酮碱(buxtamine)，环小叶黄杨碱（buxpiine）。茎叶含环原黄杨酰胺（cycloprotobuxinamine），小叶黄杨碱（buxmicrophylline）A，异东莨菪素（*iso*-scopoletin），黄杨酮碱（buxtamine）M，表羽扇豆醇（*epi*-lupeol）[1]。

【临床研究】

皮肤疾病　新鲜细叶黄杨的茎枝或带小枝的叶片10~50g，水沸后下药煎15min，滤取药液（如加用其他中药，则应按常规方法先煎煮中药，到适当时间再放入细叶黄杨煎煮15min，服法同上，每日1剂。加减法：瘙痒剧烈加荆芥、蝉蜕，皮损深红色或紫红色加生地、丹皮、紫草，合并感染加蒲公英、紫花地丁等，均不合并西药和其他外用药），治疗皮肤病34例，1次服完。结果：显效9例，有效3例，无效4例，总有效率为92%[2]。

【性味归经】味苦，性平。归肝经。

【功效主治】祛风除湿，理气止痛。主治风湿痹痛，胸腹气胀，疝气疼痛，牙痛，跌打伤痛。

【用法用量】内服：煎汤，9~15g；或浸酒。外用适量，鲜品捣烂敷。

【使用注意】阴虚津亏者慎服。

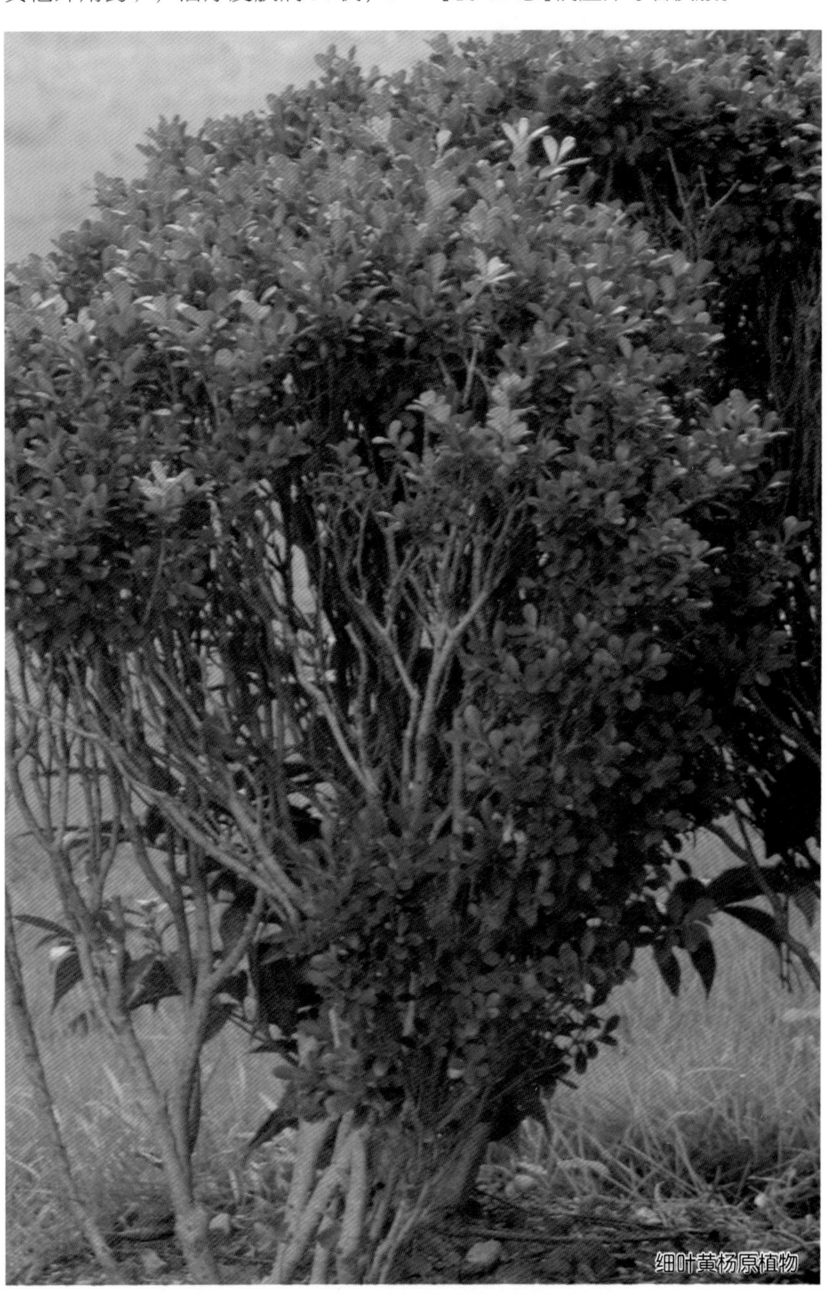
细叶黄杨原植物

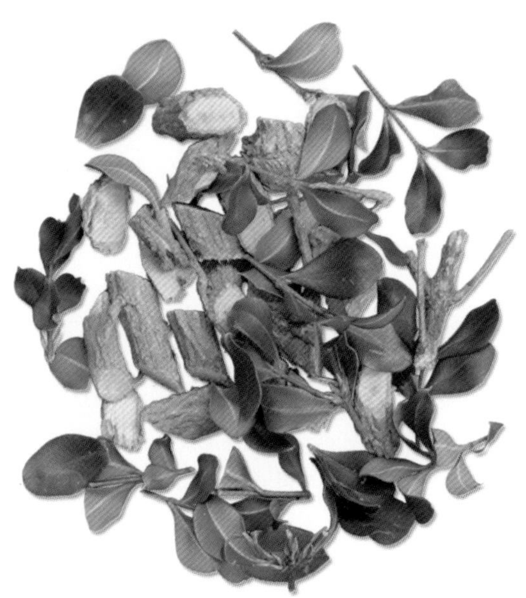
细叶黄杨饮片

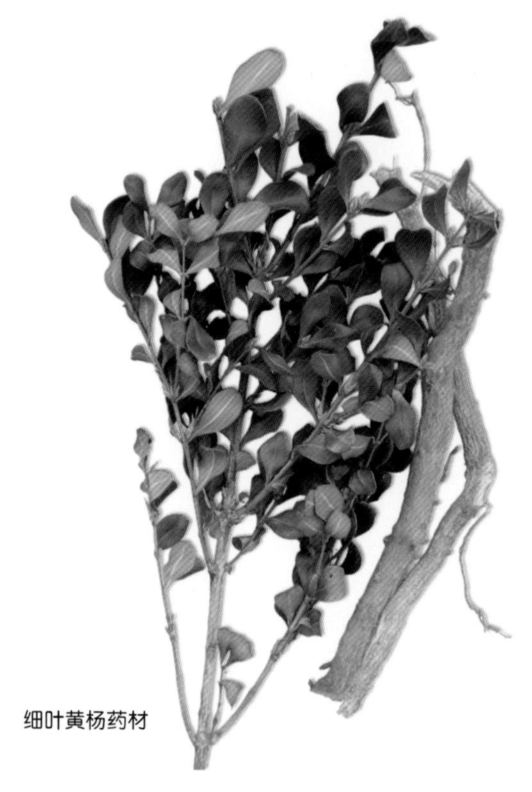
细叶黄杨药材

【经验方】

1.跌打损伤 ①黄杨木泡酒服。(《四川中药志》1960年)②黄杨木千枝叶30g，青石蚕（水龙骨）12~15g，嫩竹叶、厚朴各9~15g。水煎，早晚空腹各服1次。(《天目山药用植物志》)

2.痔疮出血 千年矮嫩枝（带叶）30g，梦花树根15g。水煎服。(《恩施中草药手册》)

【参考文献】

[1] 国家中医药管理局《中华本草》编委会. 中华本草. 上海：上海科学技术出版社，1999：4145.

[2] 洪苛教. 三种黄杨属植物治疗皮肤病50例疗效观察. 福建中医药，1989，20（5）：25.

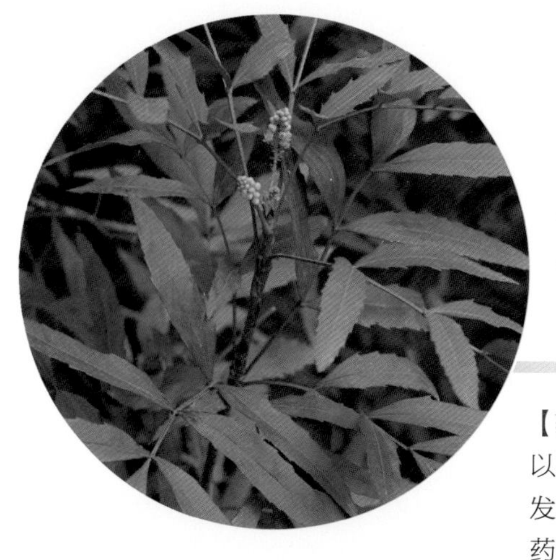

Xi ye shi da gong lao

细叶十大功劳

Mahoniae Fortunei Caulis ex Radix
[英]Leatherleaf Mahonia Stem and Root

【别名】西风竹、猫儿头、狭叶十大功劳、小黄檗、竹叶黄连、木黄连。

【来源】为小檗科植物细叶十大功劳 *Mahonia fortunei*(Lindl.)Fedde的茎、根。

【植物形态】多年生常绿灌木。茎直立，树皮灰色，多分枝。叶互生；奇数羽状复叶；叶柄基部膨大；叶革质，小叶狭披针形至披针形，长6~12cm，宽0.7~1.5cm，先端长尖而具锐刺，基部楔形，边缘有锯齿，上面深绿色，有光泽，下面黄绿色，叶脉自基部3出，不明显。总状花序自枝顶芽鳞腋抽出，花梗基部具总苞，苞片卵状三角形；萼片9，花瓣状；花瓣6，黄色，长圆形；雄蕊6；子房卵圆形，无花柱，柱头头状。浆果卵圆形，熟时蓝黑色，外被白粉。

【分布】广西主要分布于马山、隆林、临桂、兴安、钟山等地。

【采集加工】全年均可采收，切段，晒干。

【药材性状】茎圆柱形，多切成长短不一的段条或块片。表面灰棕色，有众多纵沟、横裂纹及突起的皮孔；嫩茎较平滑，节明显，略膨大，节上有叶痕。外皮易剥落，剥去后内部鲜黄色。质坚硬，折断面纤维性或破裂状；横断面皮部棕黄色，木部鲜黄色，可见数个同心性环纹及排列紧密的放射状纹理，髓部淡黄色。气微，味苦。

【品质评价】以条匀、内色鲜黄者为佳。

【化学成分】细叶十大功劳含有生物碱成分：小檗碱（berberine），药根碱（jatror rhizine），小檗胺（berbamine），尖刺碱（oxyacanthine），掌叶防己碱（palmatine），木兰花碱（magnoflorine）[1]，巴马汀（palmatine），四氢药根碱（tetrahydro jatrorrhizine），非洲防己碱（columbamine），异汉防己甲素（*iso*-tetrandine）和木兰胺（magnolamine）[2]。

【药理作用】本品叶中的异粉防己碱在以艾氏腹水癌体内抗癌筛选试验中，发现有抗癌作用[3]。叶中所含的小檗碱、药根碱对病原微生物、心血管系统等有广泛药理作用，掌叶防己碱也具有较强的药理活性。阔叶十大功劳根中生物碱成分在20mg/ml时对鸡胚无毒性，0.25mg/ml时仍显示出对甲1型流感病毒较强的抑制作用[4]。

【性味归经】味苦，性寒。归脾、肝、大肠经。

【功效主治】清热，燥湿，消肿，解毒。主治目赤肿痛，咽喉痛，肺痨咯血，黄疸，湿热泻痢，疮疡，湿疹。

【用法用量】内服：煎汤，10~15g，鲜品30~60g。外用适量，捣烂或研末调敷。

【使用注意】脾胃虚寒者慎服。

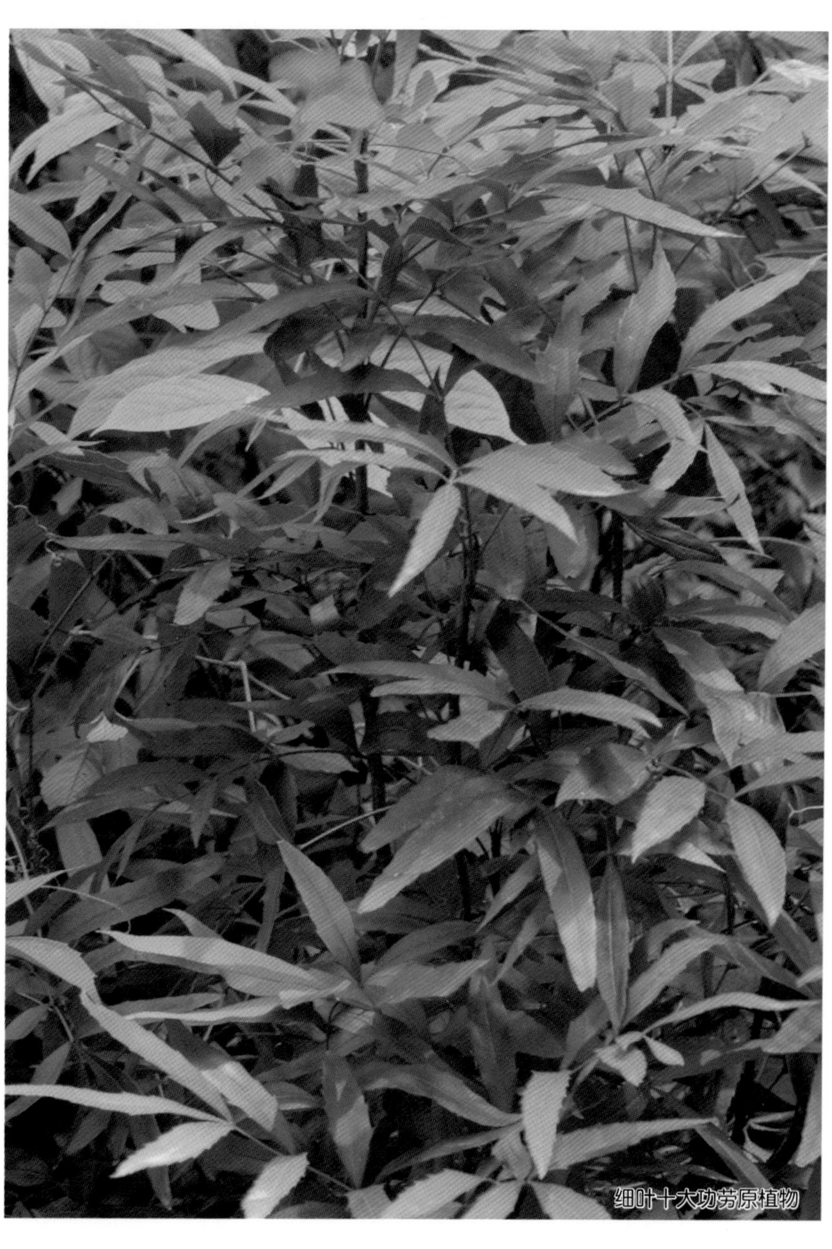
细叶十大功劳原植物

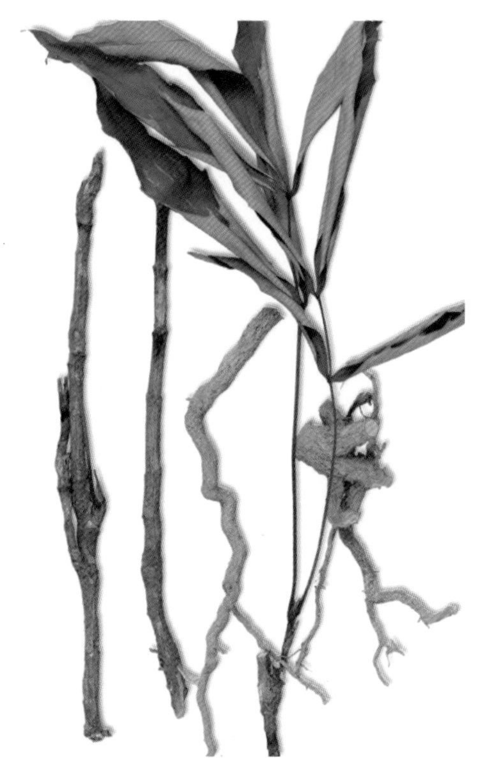

细叶十大功劳药材

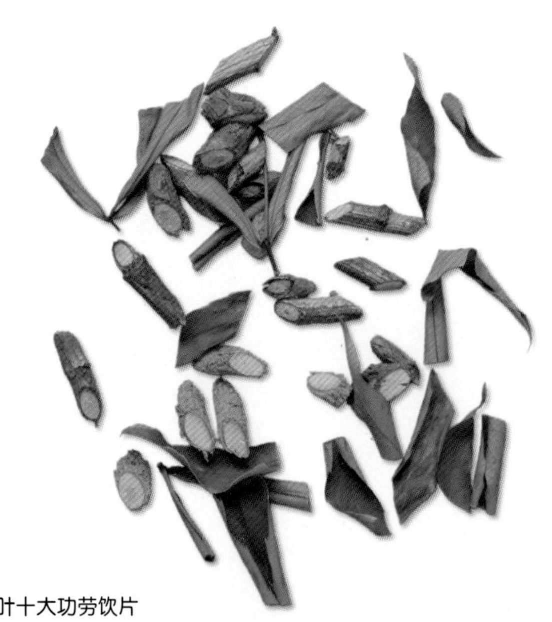

细叶十大功劳饮片

【经验方】

1. 跌打损伤　细叶十大功劳根15g，万年青根（去外皮）6g，杜衡根3g。水煎服。（《江西草药》）
2. 眼结膜炎　细叶十大功劳叶200g，加蒸馏水1000ml，煮沸，过滤，高压消毒，滴眼。每日数次。（《全国中草药汇编》）
3. 咽喉炎，口腔炎　细叶十大功劳鲜根、射干各等量。磨米泔水含咽。（《福建药物志》）
4. 臁疮　细叶十大功劳根皮，研末，和豆腐敷患处。（《闽东本草》）
5. 风火牙痛　细叶十大功劳叶9g。水煎顿服，每日1剂，痛甚者服2剂。（《江西草药》）
6. 目赤肿痛　细叶十大功劳根15g，野菊花15g。水煎服。（《湖南农村常用中草药手册》）
7. 头晕，耳鸣　细叶十大功劳根30g，莲子肉120g。酌加开水炖1h，饭后服，日2次。（《福建民间草药》）
8. 关节炎　细叶十大功劳60g，猪脚七寸，酌加开水炖1h，饭后服，日2次。（《福建民间草药》）
9. 发热　细叶十大功劳茎根15g，六月雪6g，百部9g，水煎服。（《湖南药物志》）
10. 流感　细叶十大功劳根、黄荆各6g，地胡椒、乌泡叶各9g，水菖蒲5g。水煎服。（《湖南药物志》）
11. 感冒发热口渴　鲜细叶十大功劳叶30g，黄荆叶15g。水煎服。（江西《草药手册》）
12. 湿热黄疸　细叶十大功劳根30g，茵陈15g。水煎服。（《福建药物志》）
13. 慢性胆囊炎　细叶十大功劳根、过路黄各30g，栀子15g，南五味子9g。水煎服。（《福建药物志》）
14. 睾丸肿大　细叶十大功劳根皮30g，樱桃7枚，茅根30g。水煎服。（《湖南药物志》）

【参考文献】

[1] 国家中医药管理局《中华本草》编委会 . 中华本草 . 上海：上海科学技术出版社，1999：1914.

[2] 顾关云，蒋昱 . 大功劳属植物化学成分与生物活性 . 国外医药・植物药分册，2005，20（5）：185

[3] 羽野寿 . 医学中央杂志（日）.1967，224：505.

[4] 曾祥英，劳邦盛，董熙昌 . 阔叶十大功劳根中生物碱组分体外抗流感病毒试验研究 . 中药材，2003，26（1）：28.

九画

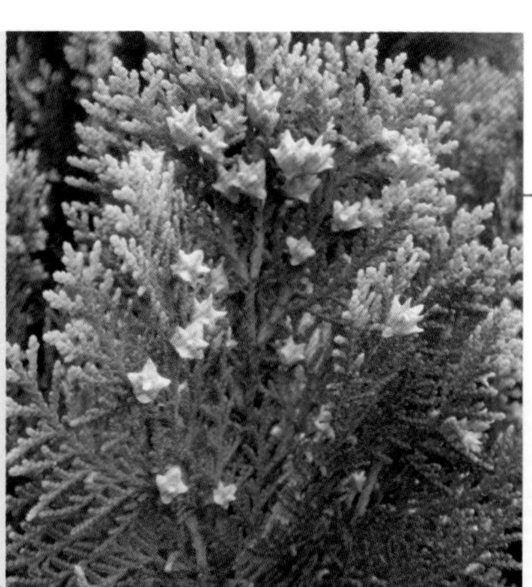

草果

Cao guo

Tsaoko Fructus

[英]Tsaoko Amomum Fruit

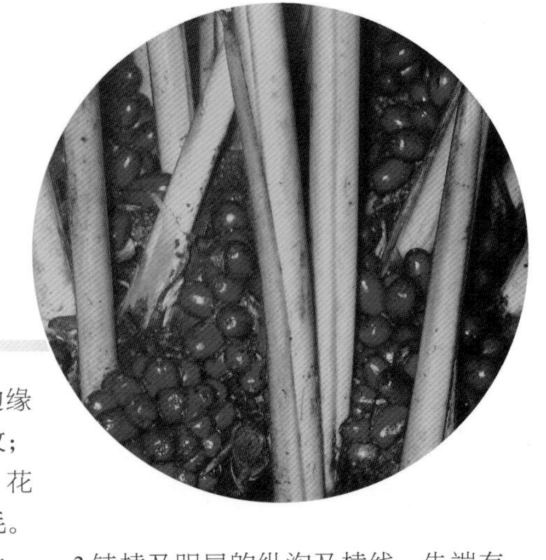

【别名】广西草果、草果仁、草果子、红草果、桂西草果。

【来源】为姜科植物草果 *Amomum tsaoko* Crevost et Lemaris 的果实。

【植物形态】多年生草本。全株有辛辣气味。茎基部膨大。叶 2 列，无叶柄，或上部有短柄；叶舌带紫色膜质，被疏绒毛；叶鞘具条纹，叶舌及叶鞘边缘近革质；叶片长圆状披针形至卵形，长 20~83cm，宽 5~19cm，先端长渐尖，基部楔形，全缘，两面无毛。花葶从基部抽出；苞片淡红色，长圆形，外面疏被短柔毛；小苞片管状，2 浅裂，外被疏短柔毛；花浅橙色；花萼 3 齿裂，一侧浅裂，近无毛或疏被短柔毛，花冠管被短柔毛，裂片长圆形，后方一枚兜状；唇瓣长圆状倒卵形，边缘多皱，中脉两侧各有一个红色条纹；雄蕊的药隔附属体具啮蚀状牙齿；花柱被疏短毛，柱头漏斗状；子房无毛。蒴果成熟时暗紫色，近球形，黑褐色，先端具残存的花被管，基部有短柄。种子多数。

【分布】广西主要分布于那坡、都安、融水等地。

【采集加工】当果实红褐色时采收，晒干或烘干，或用沸水烫 2 ~3min 后，晒干或烘干。

【药材性状】果实椭圆形。长 2~4.5cm，直径 1~2.5cm，表面棕色或红棕色，具 3 钝棱及明显的纵沟及棱线，先端有圆形突起的柱基，基部有果柄或果柄痕，果皮坚韧，内分 3 室，每室含种子 7~24 粒，种子集结成团。种子多面形，直径 5~7mm，黄棕色或红棕色，具灰白色膜质假种皮，中央有凹陷合点，较狭端腹面有圆窝状种脐，种脊凹陷成 1 纵沟。气芳香，味辛、辣。

【品质评价】以个大、饱满、色红棕、气味浓者为佳。

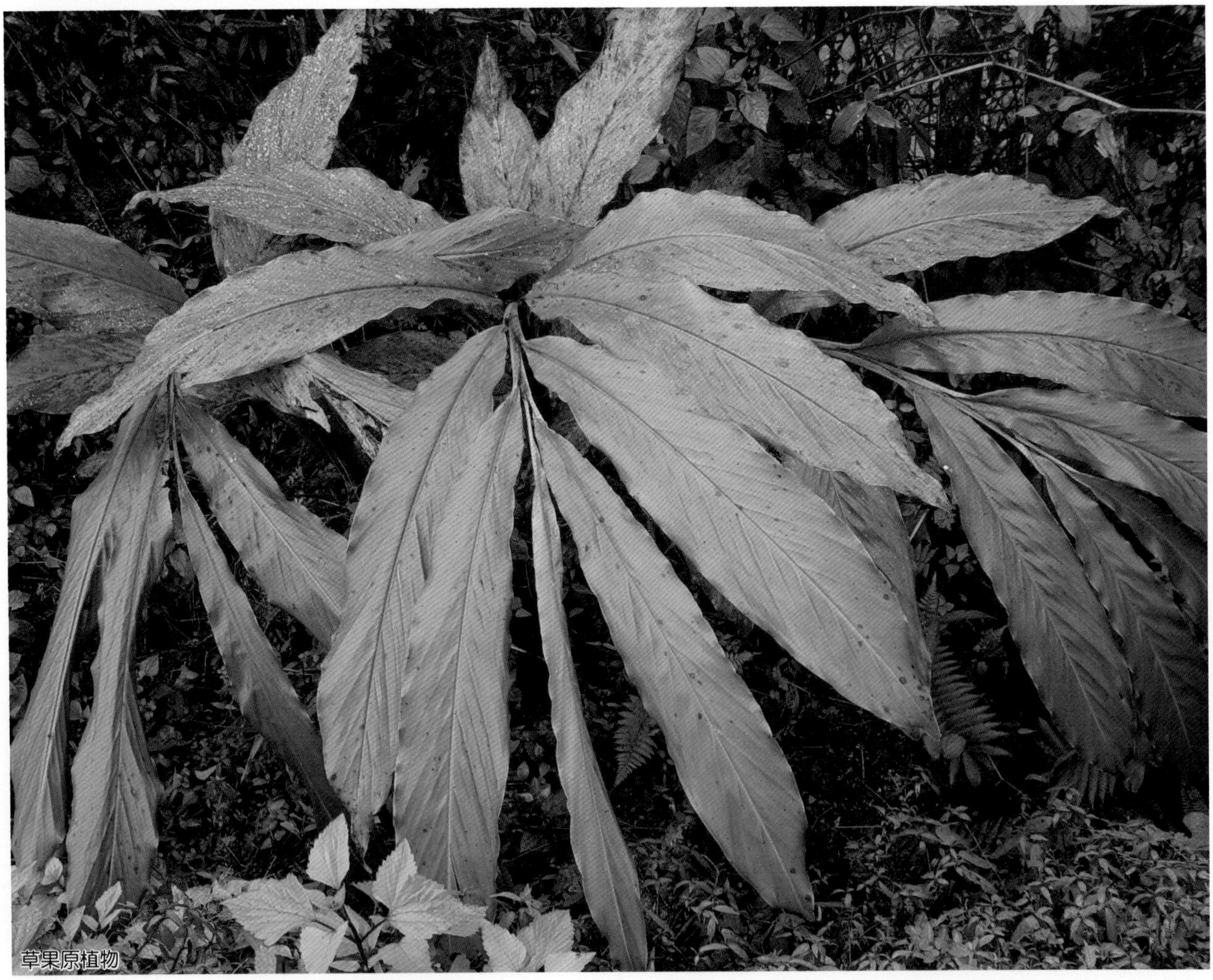

草果原植物

【化学成分】果实含挥发油，油中的主要成分为β-蒎烯（β-pinene），α-蒎烯（α-pinene），1,8-桉叶素（1，8-cineole），ρ-聚伞花烃（ρ-cymene），芳樟醇（linalool），柠檬醛（citral），α-松油醇（α-terpineol），橙花叔醇（nerolidol），癸醛（capric aldehyde），壬醛（nonanal），樟脑（camphor），反-2-十一烯醛（trans-2-undecenal，为本品中的辛辣成分），橙花醛（neral），牻牛儿醇（geraniol）等14种成分[1]。还含多种挥发物质：水合莰烯（camphene hydrate），α-环化柠檬醛（α-cyclocitral），香芹醇（carveol），香叶醇乙酸酯（geranyl acetate），2-癸烯1-醇（2-decen-1-ol），紫丁香醇（lilac alcohol），3-苯基-2-戊烯（3-phenyl-2-pentene），4-异丁基苯乙酮（4-*iso*-butylacetophenone）等组分[2]。

【药理作用】

1. 对肠道平滑肌影响　生、炒、姜草果煎剂1ml均能使离体家兔十二指肠自发活动的紧张性升高，振幅加大。三种炮制品煎剂均可拮抗肾上腺素对回肠活动的抑制作用。对乙酰胆碱引起的肠道收缩，生、炒草果表现为紧张性下降，振幅逐渐加大，但未能恢复到原来水平。而姜草果在给药后出现瞬时的紧张性加强，随后减弱，振幅加大[3]。

2. 抗胃溃疡　草果提取物混悬液2.0g/kg剂量对消炎痛、利血平引起的胃溃疡有抑制作用。草果对大鼠胃液的总酸度有降低作用，可抑制胃蛋白酶的活性[4]。

3. 抗乙肝病毒　草果对纯化的乙型肝炎病毒DNA有抑制作用，草果水提液有抑制乙肝表面抗原的作用[5]。

4. 镇痛　给小鼠腹腔注射10%草果不同炮制品水煎液，均可减少由醋酸引起的扭体次数[3]。

5. 镇咳祛痰等作用　草果中所含的α-蒎烯和β-蒎烯具有镇咳祛痰作用，香叶醇有抗细菌和真菌作用[6]。

【临床研究】

1. 婴幼儿秋季腹泻　治疗组口服草果粉加炒面粉（用草果2~3枚用文火焙至深黄并鼓起，尽量粉碎；将食用面粉750g，用文火炒至焦黄，二者混合均匀，并加适量白糖矫味）治疗婴幼儿秋季腹泻139例，每次80g加适量沸水调至糊状，至患儿饥饿时尽量喂服，每日3次，第1天暂停喂其他食物，第2天可渐加少量母乳。对照组口服利巴韦林片治疗127例，抗病毒药，年龄<1岁每次10mg，年龄>1岁每次20mg，每日3次。两组均给予相应的口服补液盐，并指导饮食治疗。结果：治疗组显效98例，占74.81%，有效31例，占23.66%，无效2例，占1.53%，有效率98.5%；对照组显效55例，占47.41%，有效50例，占43.10%，无效11例，占9.48%，有效率90.5%。两组比较，差异显著（$P<0.05$）[7]。

2. 乙型肝炎　草果人中黄汤[草果40g（去壳取仁，用生姜汁加清水拌炒），人中黄50g，地骨皮60g。随证加减]治疗乙型肝炎94例。水煎服，每日1剂，亦可研末服用，每次10g，每日1次。结果：痊愈59例（占62.65%），好转29例（占28.72%），无效6例（占8.63%），总有效率91.37%[8]。

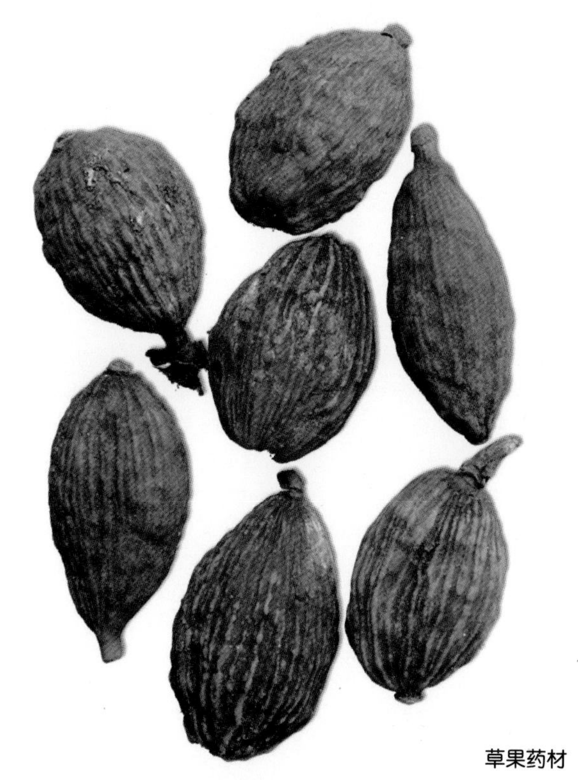

草果药材

3. 妊高症及术后腹胀　治疗组用草果盐水（草果5~6枚，温火把皮烤黄或炒至皮变黄色后，放入锅中加水300~500ml，煮沸，放入少许盐，1次服下，最少量不能少于300ml；亦可取草果2枚去皮，取其内小粒砸碎，温盐水送服）治疗妊高症及术后腹胀59例。对照组54例肌注新斯的明1mg，治疗妊高症及术后腹胀。两组给药1h后开始记录24h两组的排气、排便情况。结果：治疗组治愈51例，治愈率86.4%，有效5例，有效率8.5%，失败3例，失败率5.1%。对照组治愈20例，治愈率37%，有效22例，有效率41%，失败12例，失败率22%。两组疗效比较，有显著性差异（$P<0.01$），说明治疗组比对照组更有效[9]。

4. 急性结膜炎　草果20g，生姜30g，捣碎后加食用盐10g，50度白酒500ml混匀，放入密闭容器中浸泡2周，至药液呈棕红色即成。用时过滤取液，用消毒棉签蘸适量药液涂于眼睑结膜及结膜穹隆部，每日7~8次。结果：治疗36例，用药后1~2天，病人治疗前表现出的怕光、流泪、眼部有异物感、结膜高度充血、分泌物多等症状明显减轻，3~5天结膜充血基本消失，眼睛感觉舒适。一般经7天治疗可痊愈，视力恢复良好[10]。

【性味归经】味辛，性温。归脾、胃经。

【功效主治】燥湿温中，祛痰截疟。主治脘腹冷痛，恶心呕吐，胸膈痞满，泄泻、下痢，疟疾。

【用法用量】内服：煎汤，3~9g；或入丸、散。

【使用注意】阴虚血少者禁服。

【经验方】

1.解伏热，除烦渴，消暑毒，止吐痢　草果仁四两，乌梅肉三两，甘草二两半。上咀，每服半两，水一碗，生姜十片，煎至八分。浸以热水，温冷任意。（《妇人良方》缩脾饮）

2.伤暑口渴，霍乱腹痛，烦躁，脉沉微或伏　草果仁三两，附子、陈皮各一两，甘草五钱。每服一两，水煎，入姜冷服。（《赤水玄珠》冷香饮子）

3.瘟疫初起，先憎寒而后发热，日后但热而无憎寒，初起二三日，其脉不浮不沉而数，昼夜发热，日晡益甚，头身疼痛　槟榔二钱，厚朴一钱，草果仁五分，知母一钱，芍药一钱，黄芩一钱，甘草五分。用水一盅，煎八分，午后温服。（《瘟疫论》达原饮）

4.脾胃虚寒，反胃呕吐　草果仁4.5g，熟附子、生姜各6g，枣肉12g。水煎服。（《全国中草药汇编》）

5.胃肠冷热不和，下痢赤白及伏热泄泻，脏毒便血　草果子、甘草、地榆（炒）、枳壳各等份。上为粗末。每服二钱，用水一盏半，煨姜一块拍碎，同煎七分，去滓服，不拘时候。（《传信适用方》草果饮）

6.脾寒疟疾　紫苏叶、草果仁、川芎、白芷、高良姜（炒）、青橘皮（去白，炒）、甘草（炒）。上药等份为末。每服二大钱，水一盏，煎至七分，去滓热服。二滓并煎。当发日连进三服。（《太平惠民和剂局方》草果饮）

7.赤白带下　连皮草果一枚，乳香一小块。面裹煨焦黄，同面研细。每米饮服二钱，日二服。（《卫生易简方》）

【参考文献】

[1] 李世诚，丁靖凯，易元芬．草果精油化学成分的研究．中草药通讯，1977，（2）：13.

[2] 赵怡，张国英，肖中华，等．超临界 CO_2 流体萃取法提取草果挥发油化学成分的研究．中国药学杂志，2004，39（9）：705.

[3] 李伟，贾冬．草果的无机元素及药理作用．中国中药杂志，1992，17（12）：727.

[4] 徐国钧．常用中药材品种整理和研究（第三册）．福州：福建科学技术出版社，1997.

[5] 李文，邹正宇，查赣.170 种中草药抗乙型肝炎病毒的实验研究．世界华人消化杂志，1999，7（1）：89.

[6] 国家医药管理局中药情报中心站．植物药有效成分手册．北京：人民卫生出版社，1986：498.

[7] 肖菊新．草果粉加炒面粉治疗婴幼儿秋季腹泻的临床对照研究．小儿急救医学，2006，1（S）：135.

[8] 周世明．草果人中黄汤治疗乙型肝炎 94 例．陕西中医，1991，12（9）：391.

[9] 余凤琼．草果盐水治疗妊高症及术后腹胀疗效观察．中国社区医师，2003，19（8）：29.

[10] 苏春兰．草果治疗急性结膜炎 36 例．中国民间疗法，2004，12（10）：30.

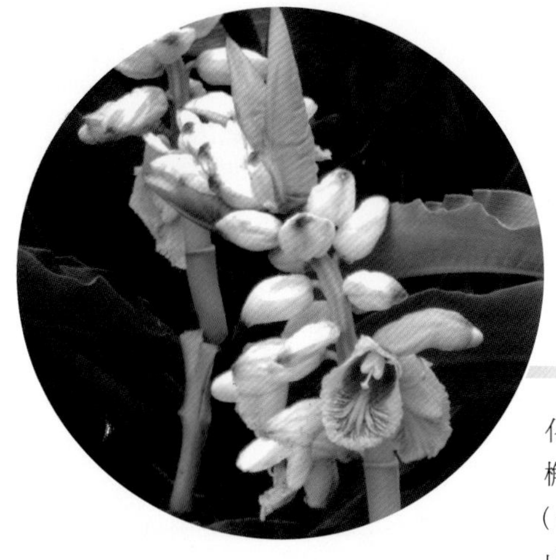

Cao dou kou 草豆蔻

Alpiniae Katsumadai Semen
[英]Katsumade Galangal Seed

【别名】豆蔻、草果、豆蔻子、草蔻、大草蔻、偶子、草蔻仁。

【来源】为姜科植物草豆蔻 *Alpinia katsumadai* Hayata. 的种子团。

【植物形态】多年生丛生草本。叶片狭椭圆形或线状披针形，长 50~65cm，宽 6~9cm，先端渐尖，基部渐狭，有缘毛，两面无毛或仅在下面被极疏的粗毛；叶舌卵形，外被粗毛。总状花序顶生，直立，花序轴密被粗毛，小苞片乳白色，阔椭圆形，先端钝圆，基部连合；花萼钟状，白色，先端有不规则 3 钝齿，1 侧深裂，外被毛；花冠白色，裂片 3，长圆形，上方裂片较大，先端 2 浅裂，边缘具缺刻，前部具红色或红黑色条纹，后部具淡紫红色斑点；侧生退化雄蕊披针形，或有时不存；雄蕊 1，花药椭圆形，药隔背面被腺毛，花丝扁平；子房下位，椭圆形，密被淡黄色绢毛。蒴果近圆形，外被粗毛，熟时黄色。

【分布】广西主要分布于阳朔、容县、北流、桂平、博白、合浦、防城、武鸣、岑溪等地。

【采集加工】夏、秋季果熟时采收，晒至 8~9 成干，剥除果皮取出种子团晒干。

【药材性状】种子团类球形或椭圆形，具较明显的 3 钝棱及 3 浅沟，长 1.5~3cm，直径 1.5~3cm；表面灰棕色或黄棕色；中间有黄白色或淡棕色隔膜分成 3 室，每室有种子 22~100 颗，不易散开。种子呈卵圆状多面体，长 3~5mm，直径 2.5~3mm。质硬，断面乳白色。气芳香，味辛、辣。

【品质评价】以个大、饱满、质结实、气味浓者为佳。

【化学成分】本品含有黄酮类化合物（flavone）、二苯基庚烷类（diphenylheptane）化合物、挥发油（aetherolea）及多种微量元素等成分。其中黄酮类化合物主要有山柰酚（kaempferol），槲皮素（quercetin），鼠李柠檬素（rhamnocitrin），熊竹素（kumatakenin）[1]，山姜素（alpinetin），小豆蔻明（cardamonin），松属素（pinocembrin）[1~3]。二苯基庚烷类化合物有（5*R*）- 反 -1,7- 二苯基 -5- 羟基 - Δ^6- 庚烯 -3- 酮 [（5*R*）-*trans*-1,7-diphenyl-5-hydroxy- Δ^6-hepten-3-one]，（3*S*,5*S*）- 反 -1,7- 二苯基 -3,5- 二羟基 - Δ^1- 庚烯 [（3*S*,5*S*）-*trans*-1,7-diphenyl-3,5-dihydroxy- Δ^1-heptene]，反 -1,7- 二苯基 -5- 羟基 - Δ^1- 庚烯（*trans*-1,7-diphenyl-5-hydroxy- Δ^1-heptene），（3*S*,5*R*）-3,5- 二羟基 -1,7- 二苯基庚烷 [（3*S*,5*R*）-3,5-dihydroxy-1,7-diphenylheptane][1]，反，反 -1,7- 二苯基 -5- 羟基 - $\Delta^{4,6}$- 庚二烯 -3- 酮（*trans*，*trans*-1,7-diphenyl-5-hydroxy- $\Delta^{4,6}$-heptadien-3-one），反，反 -1,7- 二苯基 - $\Delta^{4,6}$- 庚二烯 -3- 酮（*trans*,*trans*-1,7-diphenyl- $\Delta^{4,6}$-heptadien-3-one）[1~3]。

草豆蔻果实中还含有 7,4′- 二羟

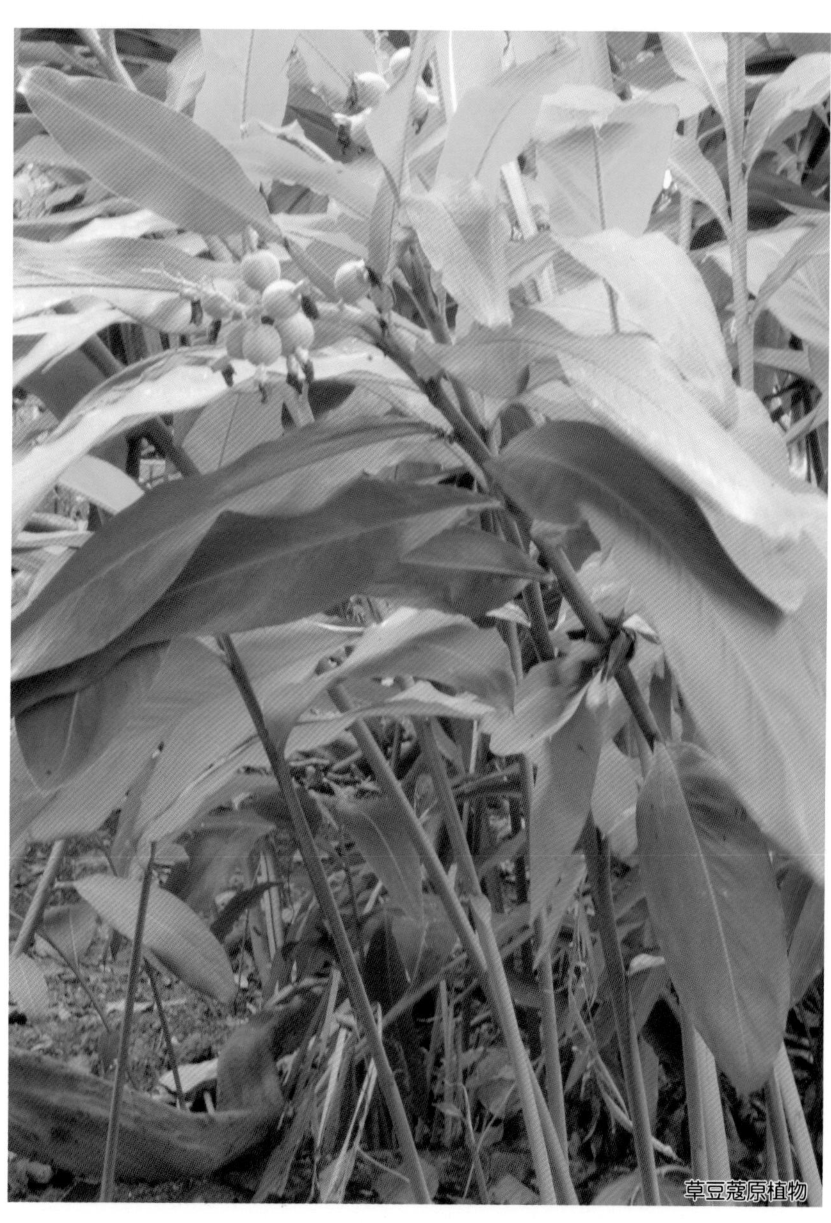

草豆蔻原植物

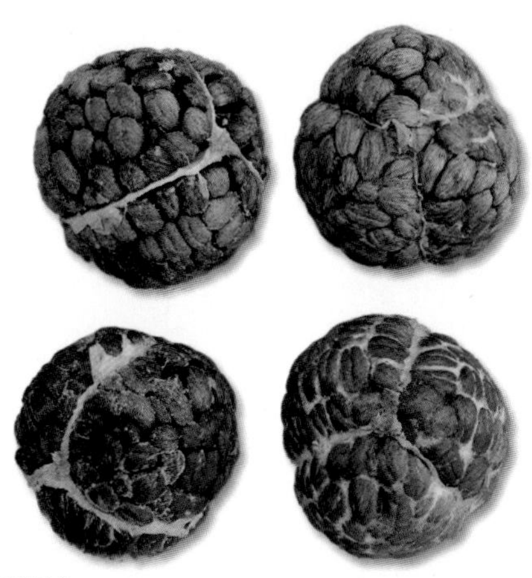
草豆蔻药材

基 -5- 甲氧基二氢黄酮（7,4′-dihydroxy-5-methoxy flavanone）[3]，β- 谷甾醇（β-sitosterol）[2]。根茎中含有 5,6- 去氢卡瓦胡椒素（5,6-dehydrokawain）和二氢 -5,6- 去氢卡瓦胡椒素（dihydro-5,6-dehydrokawain）[1]。

本品挥发油中含有反 - 桂皮醛（*trans*-cinnamaldehyde），α- 葎草烯（α-humulene），芳樟醇（linalool），樟脑（camphor），4- 松油醇（4-terpineol），莳萝艾菊酮（carvotanacetone），桂皮酸甲酯（methyl cinnamate），乙酰龙脑酯（bornyl acetate），乙酸牻牛儿酯（geranyl acetate），橙花叔醇（nerolidol），柠檬烯（limonene），龙脑（borneol）[1]，桉叶素（1,8-cineole），α- 蒎烯（α-pinene），β- 蒎烯（β-pinene），樟烯（camphene），金合欢醇（farnesol）[1,4]，3- 蒈烯（3-carene），3,7- 二甲基 -1,6- 辛二烯 -3- 醇（3,7-dimethyl-1,6-octadiene-3-ol），α,α,4- 三甲基 -3- 环己烯 -1- 甲醇（α,α,4-trimethyl-3-cyclohexene-1-methanol），3- 苯基 -2- 丁酮（3-phenyl-2-butanone），α- 石竹烯（α-caryophyllene），β- 红没药烯（β-bisabolene），β- 杜松烯（β-cadinene），法呢醇（farnesol），十六酸（hexadecanoic acid），顺 - 对 - 薄荷烯 -2- 醇 -1（*cis*-para-menth-2-en-o1-1），薰衣草醇（lavandulol），库贝醇（cubenol）等[4]。还含有微量元素铜（Cu）、铁（Fe）、锰（Mn）等[1]。

草豆蔻正丁醇部位中含黄酮类化合物及含氮化合物，有槲皮素 -3-*O*-（2,6- 二 - 氧 - 吡喃鼠李糖基吡喃半乳糖苷）[quercetin-3-*O*-（2,6-di-*O*-rhamnopyranosyl galactopyranoside）]，异鼠李素 -3- 氧 -（2,6- 二 - 氧 - 吡喃鼠李糖基吡喃半乳糖苷）[*iso*-rhamnetin-3-*O*-（2,6-di-*O*-rhamnopyranosylg-alactopyranoside）]，乔松素 -3,7- 二 -β-D- 葡萄糖苷（pinocembrin-3,7-di-β-D-glucoside），quercetin -3-*O*-robinobioside，儿茶素（catechin），腺苷（adenosine），尿嘧啶（uracil），烟酸（nicotinic acid），次黄嘌呤（hypoxanthine），腺嘌呤（adenine）[5]。

【药理作用】

1. 抗氧化　草豆蔻提取物清除 DPPH 自由基的活性较强，IC_{50} 为 1.6μg/ml；亦可提高中国仓鼠肺纤维细胞（V79-4）的存活力，抑制过氧化氢诱导其凋亡。剂量依赖性增强 V79-4 细胞中超氧化物歧化酶（SOD）、过氧化氢酶（CAT）和谷胱甘肽过氧化物酶（GPX）的活性[6]。

2. 影响胃酸分泌　10% 草豆蔻浸出液对三通巴甫洛夫小胃狗的总酸排出量无明显影响，但是可使胃蛋白酶的活力升高[7]。

【性味归经】味辛，性温。归脾、胃经。

【功效主治】温中燥湿，行气健脾。主治寒湿阻滞脾胃之脘腹冷痛，痞满作胀，呕吐泄泻，食谷不化，痰饮，脚气，瘴疟。

【用法用量】内服：煎汤，3~6g，宜后下；或入丸、散。

【使用注意】阴虚血少、津液不足者禁服，无寒湿者慎服。

【经验方】

1. 冷痰呕逆，胸膈不利　草豆蔻（去皮）、半夏（汤洗去滑，切，焙）各半两，陈橘皮（汤浸去白，焙）三分。上三味，粗捣筛。每服三钱匕，水一盏，入生姜五片，煎至七分，去滓温服，不拘时候。（《圣济总录》豆蔻汤）
2. 心腹胀满，短气　草豆蔻一两，去皮为末。以木瓜、生姜汤下半钱。（《千金要方》）
3. 脾胃虚弱，不思饮食，呕吐满闷，心腹痛　草豆蔻肉八两，生姜一片，甘草四两（锉碎）。上三味和匀入银器内，用水过药三指许，慢火熬令水尽，取出、焙干，杵为末。每服一钱，沸汤点服。夏月煎之，作冷汤服亦妙。（《博济方》豆落汤）
4. 大肠虚冷腹痛，不思饮食　草豆蔻一两半，白术、高良姜各三分，陈橘皮、厚朴各一分。上为细末。每服二钱，水一中盏煎至七分，空心食前和滓温服。（《鸡峰普济方》草豆蔻散）
5. 山岚瘴气　草豆蔻（去皮）、高良姜、甘草（炙）各半两。上三味，粗捣筛。每服五钱匕，煎作熟水，频饮之。（《圣济总录》草豆蔻饮）
6. 小儿霍乱吐泻　草豆蔻、槟榔、甘草等份。上为末。姜煎一钱，空心服。（《普济方》）

【参考文献】

[1] 国家中医药管理局《中华本草》编委会 . 中华本草 . 上海：上海科学技术出版社，1999：7748.

[2] 王秀芹，杨孝江，李教社 . 草豆蔻化学成分研究 . 中药材，2008，31（6）：853.

[3] 丁杏苞，仲英，王晓静，等 . 草豆蔻化学成分的研究（Ⅰ）. 中草药，1997，28（6）：333.

[4] 于萍，崔兆杰，邱琴，等 . 草豆蔻挥发油化学成分的 GC-MS 研究 . 中国现代应用药学杂志，2002，19（2）：135.

[5] 李元圆，桂新，王峥涛 . 草豆蔻正丁醇部位化学成分 . 中国天然药物，2009，7（6）：417.

[6] 王家明 . 草豆蔻提取物的抗氧化活性 . 国外医学・中医中药分册，2005，17（12）：1041.

[7] 李在琉，金泽重，李基俊 . 丁香、高良姜、草豆蔻对胃液分泌的影响 . 中医杂志，1980，2（2）：68.

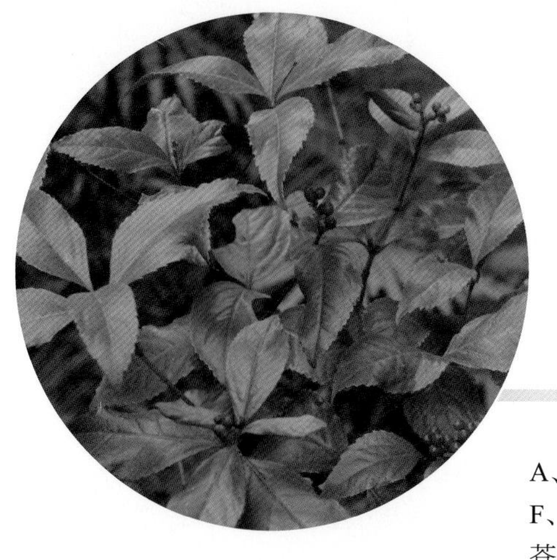

Cao shan hu

草珊瑚

Sarcandrae Glabrae Herba
[英]Glabrous Scrcandra Herb

【别名】九节风、接骨丹、接骨草、接骨金粟兰、肿节风、接骨莲、竹节茶、九节茶、接骨茶。

【来源】为金粟兰科植物草珊瑚 *Sarcandra glabra*（Thunb.）Nakai 的全株。

【植物形态】多年生常绿半灌木。茎数枝丛生绿色，节部明显膨大。叶柄基部合生成鞘状；托叶钻形，叶革质，椭圆形，卵形至卵状披针形，长 6~17cm，宽 2~6cm，先端渐尖，基部楔形，边缘具粗锐锯齿，齿尖有一腺体。两面无毛，穗状花序顶生，分枝，苞片三角形；花黄绿色；雄蕊 1，肉质，棒状至圆柱状，花药 2 室，生于药隔上部之两侧，侧向或有时内向；雌蕊 1，由 1 心皮组成；子房球形或卵形，无花柱，柱头近头状。核果球形，熟时亮红色。

【分布】广西全区均有分布。

【采集加工】全年均可采收，洗净，切段，晒干。

【药材性状】全株长 40~150cm，主根粗短，直径 1~2cm，支根甚多，长而坚韧。茎圆柱形，直径约 0.5cm。多分枝，节部膨大；表面深绿色或棕褐色，具细纵皱纹，粗茎有稀疏分布的皮孔；质脆，易折断，断面淡棕色，边缘纤维状，中央具棕色疏松的髓或中空。叶对生，叶柄长 0.5~1cm。较硬，基部合生抱茎；叶片薄革质，卵状披针形或长椭圆形，表面光滑，上面棕色或灰绿色，下面色较淡，边缘具粗锯齿，齿尖有黑褐色腺体，叶腺在两面均隆起，枝端常有棕色的穗状花序，多分枝。气微香，味微辛。

【品质评价】以茎叶色绿者为佳。

【化学成分】本品含倍半萜类化合物，香豆素类化合物，黄酮类化合物，有机酸类化合物，挥发油及多种微量元素等成分。

倍半萜类成分主要有金粟兰内酯 A、B、E、F、G（chloranthalactone A、B、E、F、G），依斯坦布林 A、B（istanbulin A、B），苍术烯内酯Ⅱ（atractylenolide Ⅱ），金粟兰苷 A、B（chloranside A、B），草珊瑚甲苷（sarcandroside A），草珊瑚乙苷（sarcandroside B），银线草内酯 A（chloranthalactone A），(−)-4*β*,7*α*-dihydromadendrane，匙桉醇（spathulenol），橙花倍半萜醇（nerolidol），羽扇豆醇（lupeol），24- 羟基羽扇豆醇（24-hydroxy lupeol），呋喃二烯酮[1~4]。

香豆素类成分主要有异嗪皮啶，courmarin，东莨菪内酯（scopletin），刺木骨苷 B1（eleutheroside B1），4,4′- 双异嗪皮啶（4,4′-biisofraxidin），秦皮乙素（esculetine），秦皮素（fraxetin），滨蒿内酯（scoparone），hemidesmin-1，(−)-（7*S*,8*R*）-dihydrodehydrodiconiferyl alcohol，*N*-trans-feruloyl tyramine，ethyl rosmarinate[1~6]。

黄酮类成分主要有异美五针松二氢异黄酮，落新妇苷（astilbin），7- 甲基

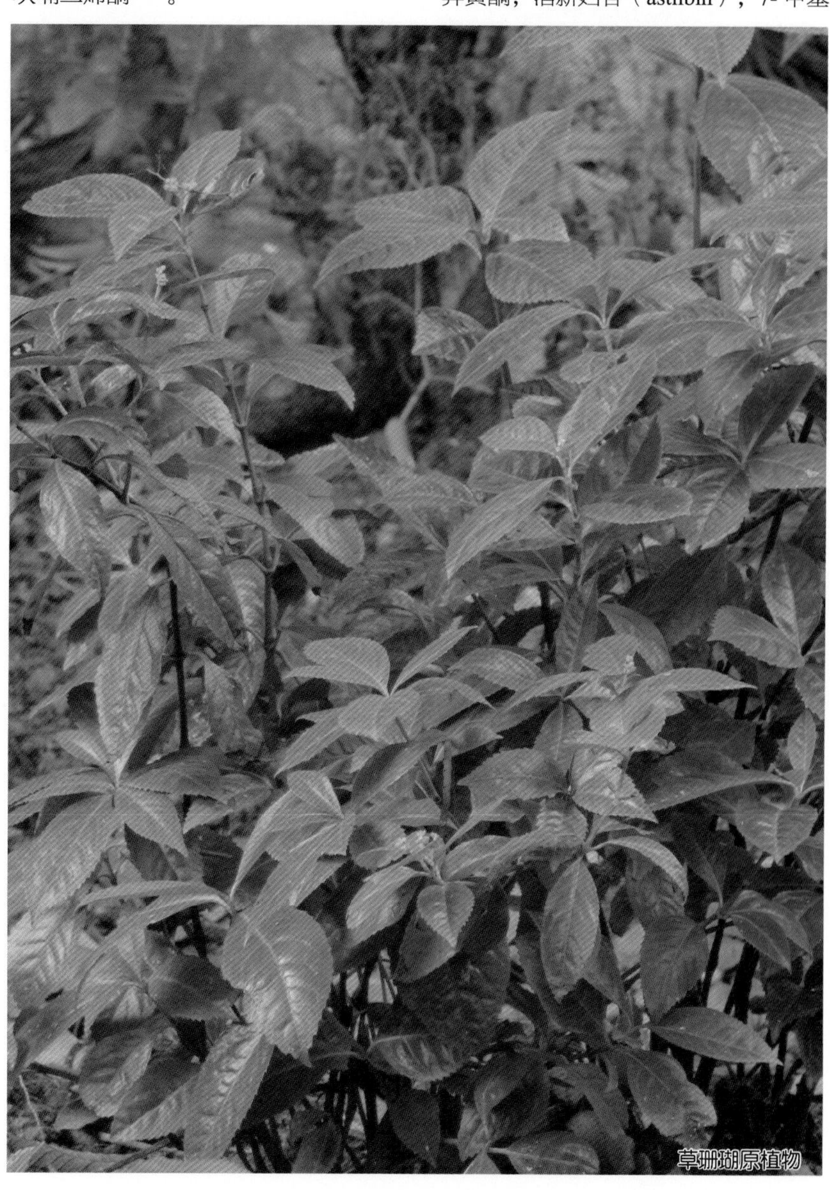

草珊瑚原植物

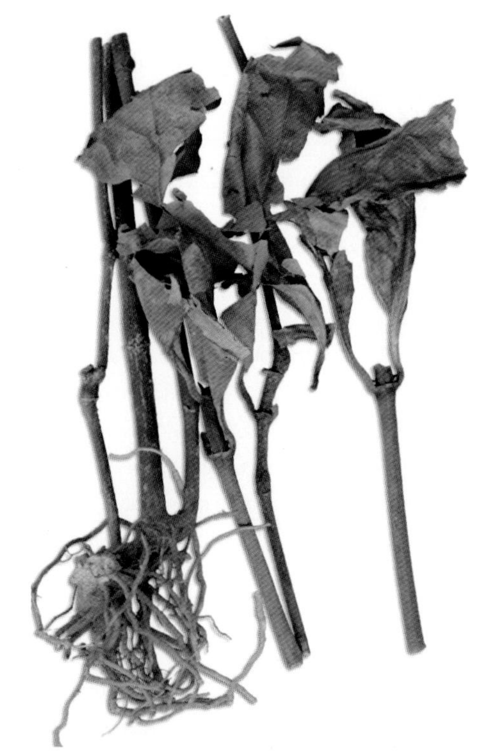

草珊瑚药材

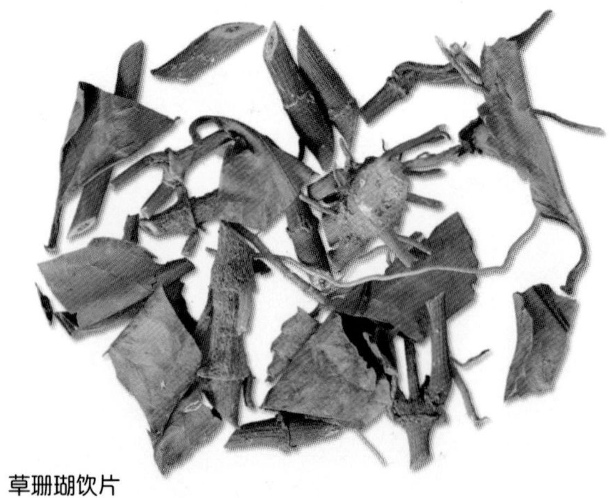

草珊瑚饮片

柚皮素，蹄纹天竺素鼠李葡萄糖苷[1,2]。

有机酸类成分主要有延胡索酸（fumaric acid），琥珀酸（succinic acid），硬脂酸（stearic acid），3,4- 二羟基苯甲酸，棕榈酸[1~3,7]。

此外草珊瑚还含有胡萝卜苷（daucosterol），β- 谷甾醇，白桦脂酸（betulinic acid）[1~3]；微量元素硒（Se）、锌（Zn）、铜（Cu）、锰（Mn）、铁（Fe）、镁（Mg）等[8]；挥发油主要成分为榄香烯（elemene），1- 对 - 薄荷烯 -8- 乙酸酯，雅槛蓝烯及 β- 罗勒烯（β-ocimene）[9]。

【药理作用】

1. 抗肿瘤　草珊瑚挥发油、浸膏对白血病 L615 细胞、遵医肿瘤 755、肺腺癌 SPC615、自发乳腺癌 615、自发腹水型 AL771、艾氏腹水癌 EAC、肉瘤 S180、肉瘤 S37、瓦克癌肉瘤 S256 均有一定抑制作用[10,11]。

2. 抗菌　草珊瑚对铜绿假单胞菌和金黄色葡萄球菌有较强抗菌作用，对溶血性链球菌和大肠杆菌也有一定抗菌作用[12]。草珊瑚中延胡索酸和琥珀酸对甲型链球菌、卡他球菌、链球菌、流感杆菌、肺炎双球菌有中敏至高敏的抑制作用[13]。

3. 对血小板影响　草珊瑚醇提物能缩短小鼠断尾出血时间及凝血时间，加强血小板收缩功能，对正常血小板数量无明显影响，能抑制阿糖胞苷引起的血小板及白细胞下降作用[14]。

4. 促进骨折愈合　草珊瑚有促进骨折愈合作用[15]，水提取液作用较显著，乙醇提取物及挥发油作用不明显[16]。

5. 抗病毒　10% 除去鞣质的草珊瑚浸膏液对流感病毒有抑制或灭活效果[17]。

6. 毒理　草珊瑚的半数致死量大于 10g/kg，污染物致突变性检测试验、鼠骨髓细胞微核试验和小鼠精子畸形试验结果均为阴性，未显示有致突变作用[18]。

【临床研究】

1. 急慢性鼻炎　草珊瑚鼻炎散（草珊瑚含片、辛夷等诸药碾末制成）治疗急慢性鼻炎 100 例（急性鼻炎 50 例，慢性单纯性鼻炎 50 例），消毒棉签蘸取至鼻腔内，使之与鼻黏膜充分接触，每日 5~7 次，每次 0.2~0.3g。对照组用 2% 呋麻滴鼻液滴鼻治疗急慢性鼻炎 100 例（急性鼻炎 50 例，慢性单纯性鼻炎 50 例），每日 3 次，每日每侧 2 滴，7 天为 1 个疗程。结果：急性鼻炎的疗效：对照组痊愈 9 例，显效 14 例，有效 26 例，无效 1 例，总有效率 98.00%；治疗组相应为 11 例、28 例、9 例、2 例，总有效率 96.00%。两组总有效率无显著性差异（$P>0.05$），但治疗组显效率明显高于对照组。慢性单纯性鼻炎的疗效：对照组痊愈 3 例，显效 4 例，有效 30 例，无效 13 例，总有效率 74%；治疗组相应为 10 例、9 例、29 例、2 例，总有效率 96%。治疗组明显缩短病程，且疗效明显高于对照组（$P<0.05$）[19]。

2. 复发性阿弗他性溃疡（RAU）　草珊瑚口腔膏治疗 RAU 98 例（轻型 RAU72 例，口炎型 16 例，重型 10 例），所有病例均用棉签蘸取涂抹患处并轻轻按摩数次，每日 3~4 次，上药后 15min 内不宜漱口，临睡前再上药 1 次。结果：98 例最后复诊复查 90 人，有效率达 100%[20]。

3. 复发性口腔溃疡　治疗组用草珊瑚口腔膏治疗复发性口腔溃疡 85 例，用时将膏均匀涂于创面，每日 4 次，分别在三餐后和睡前使用，期间不再进行任何其他治疗，5 日为 1 个疗程。与 82 例碘甘油对照组、75 例西瓜霜喷剂对照组、83 例锡类散对照组比较，总有效率分别为 97.6%、90.2%、76.0%、83.1%，4 组在统计学上有显著差异（$P<0.01$）[21]。

4. 口腔溃疡　双层口腔溃疡膜（草珊瑚 3.0g，白蔹 2.0g，维生素 B_2 1.0g，甲氰咪胍 0.1g，盐酸丁卡因 0.25g，甘油 1.0g，吐温 -80 1.0g，聚乙烯醇 10.0g，聚丙烯酸树脂Ⅱ 2.0g，蒸馏水 10ml 等制成）治疗口腔溃疡 263 例，清洁口腔后，用生理盐水消毒患处，剪取双层口腔溃疡膜，略大于患处贴敷；对照组用冰硼散治疗口腔溃疡 263 例，清洁口腔，生理盐水消毒患处后，敷以冰硼散。两组均为每日 4~5 次，3 日为 1 个疗程。结果：治疗组总有效率 96.1%，显著高于对照组的 82.5%[22]。

5. 牙周炎　实验组牙周袋内注满草珊瑚口腔膏，对照组牙周袋内置 3% 碘甘油，两组均治疗牙周炎 50 例，每日 1 次，7 日为 1 个疗程。结果：实验组总有效率为 84%，对照组总有效率 36%，实验组明显优于对照组（$P<0.01$）[23]。

6. 急性智齿冠周炎　治疗组用特制钝针头注射器抽取草珊瑚口腔膏后注入患牙冠周。对照组局部涂碘甘油，均保持 2min 后去除，隔湿，嘱病人 30min 内不要漱口，治疗急性智齿冠周炎 30 例。两组病人治疗后均服用相同抗生素，嘱病人治疗后第 3、6 天复诊。结果：治疗组的显效率为 79.17%，高于对照组的 53.33%[24]。

7. 糜烂型口腔扁平苔藓　草珊瑚口腔膏（主要药物成分为草珊瑚、薄荷、双氯苯双胍己烷）治疗糜烂型口腔扁平苔藓 90 例，局部涂敷，每日 3~5 次，每次涂药后 15min 内不漱口。对照组给予西地碘片含服治疗 90 例，每日 3~5 片。结果：治疗组总有效率达 100%，且治疗时间缩短，与对照组的 57.8% 比较有显著性差异（$P<0.01$）[25]。

8. 血小板减少性紫癜　治疗组服用以草珊瑚为主要成分的血康口服液治疗血小板减少性紫癜 60 例，每次 10~20ml，每日 3 次，连续口服 4 周为 1 个疗程。并与口服氨肽素组 18 例对照。结果：血康组出血症状完全消失有 29 例，氨肽素组出血症状完全消失有 5 例，治疗后血小板上升数平均值明显高于治疗前，血康组血小板上升数高于氨肽素组，说明该药在改善出血症状方面优于氨肽素[26]。

【性味归经】味苦、微辛，性平。归肝、肾经。

【功效主治】祛风活血，散瘀消肿。主治风湿痹痛，腰痛，骨折扭伤，烧烫伤，产后腹痛，痛经等。

【用法用量】内服：煎汤 9~15g；或浸酒。外用适量，捣敷；研末调敷；或煎水熏洗。

【使用注意】阴虚火旺者及孕妇禁服。宜先煎。

【经验方】

1. 外伤出血　鲜接骨金粟兰叶，捣烂敷患处。（《广西中草药》）
2. 骨折　九节茶、野葡萄根、泡桐树根皮、四块瓦。上药均用鲜品，捣烂加适量白酒。外包骨折处。（《苗族药物集》）
3. 烫火伤　九节茶干叶研末一份，茶油二份。调匀，涂抹患处。（《福建中草药》）
4. 风湿关节痛　草珊瑚根、钩藤根、野鸦椿根各 30g。煎汤取汁，加入黄酒酌量，同猪脚 1 只炖服。（《福建药物志》）
5. 劳伤腰痛　接骨茶、四块瓦、退血草各 15g。煨酒服。（《贵州草药》）
6. 痛经　①肿节风 9g，鹿含草 12g。水煎服。（《浙江药用植物志》）　②肿节风 10~20g，五味子根 10g，艾蒿 5g。水煎服，每日 2 次。（《中国民族药志》）
7. 产后腹痛　草珊瑚根 9g，铁扫帚 30g，白糖、米酒各少许。水煎服。（《福建药物志》）

【参考文献】

[1] 王钢力，陈道峰，林瑞超．肿节风的化学成分及其制剂质量控制研究进展．中草药，2003，34（8）：12.

[2] 罗永明，刘爱华，余邦伟，等．中药草珊瑚的化学成分研究．中国药学杂志，2005，40（17）：1296.

[3] 曾爱华，罗永明．草珊瑚化学成分研究．中药材，2005，28（4）：292.

[4] Luo YM, Liu AH.Two new triterpenoid saponins from Sarcandra glabra. J Asian Nat Prod Res，2005，7（6）：829.

[5] 许旭东，胡晓茹，袁经权，等．草珊瑚中香豆素化学成分研究．中国中药杂志，2008，33（8）：900.

[6] 朱丽萍，李媛，杨敬芝，等．草珊瑚的化学成分研究．中国中药杂志，2008，33（2）：155.

[7] 国家中医药管理局《中华本草》编委会．中华本草．上海：上海科学技术出版社，1999：2060.

[8] 李先春，王敦清．测定草珊瑚中硒含量的方法研究．江西师范大学学报（自然科学版），1998，22（1）：53.

[9] 黄荣清，谢平，史建栋，等．肿节风挥发油的气相色谱 - 质谱分析．中成药，1998，20（1）：37.

[10] 遵义医学院肿瘤研究室病生组．遵义医学院学报，1978，（1）：30.

[11] 王劲，杨锋，沈翔．肿节风抗肿瘤的实验研究．浙江中医杂志，1999，10：450.

[12] 蒋伟哲，孔晓龙，黄仁彬．肿节风片的抗菌和抗炎作用研究．广西中医学院学报，2000，17（1）：50.

[13] 王爱琴，马锡荣．肿节风有效成分的初步研究．中草药通讯，1979，10（14）：8.

[14] 赵诗云，彭旦明，周名智．肿节风对小鼠白细胞和血小板的影响．上海实验动物科学，2000，9：154.

[15] 骨折科研协作组．草药“九节茶”在实验性骨折愈合过程中作用的观察．贵阳中医学院学报，1979，（2）：46.

[16] 时达光，曾绍雄，陈金鉴．九节茶三种提取液对实验性骨折愈合的作用（动物实验报告）．贵阳中医学院学报，1980，（1）：59.

[17] 龙维英，邹莉玲，伍学渊．草珊瑚浸膏液对流行性感冒病毒的抑制效果观察．江西中药，1989，（3）：41.

[18] 夏勇，傅剑云，徐彩菊．草珊瑚浸膏的急性毒性和致突变性探讨．浙江中医学院学报，1996，20：36.

[19] 巫全胜，陈智懿，龙辉．草珊瑚鼻炎散治疗急慢性鼻炎 100 例．江西中医药，2008，39（2）：29.

[20] 徐红滨，冯金炜，刘海琴．草珊瑚口腔膏治疗复发性阿弗它性溃疡的临床观察．黑龙江医学，2001，25（2）：131.

[21] 邱宏亮，陈伟．四种方法治疗复发性口腔溃疡的疗效观察．口腔医学，2004，24（1）：38.

[22] 马金荣，孙敬田，程振田．双层口腔溃疡膜的制备与临床疗效观察．中国药房，2007，（18）：1412.

[23] 许桂红．草珊瑚口腔膏治疗牙周炎临床疗效分析．口腔材料器械杂志，2002，11（3）：152.

[24] 杨连山，孙洪梅．草珊瑚口腔膏治疗急性智齿冠周炎的疗效．牙体牙髓牙周病学杂志，2004，14（12）：669.

[25] 黎慧彤，谢永志．草珊瑚口腔膏治疗糜烂型 OLP 近期疗效观察．临床口腔医学杂志，2005，21（5）：313.

[26] 李卓．血康口服液治疗 60 例血小板减少性紫癜临床观察．中国临床医药研究杂志，2004，（21）：39.

Yin chen hao 茵陈蒿

Artemisiae Capillariis Herba
[英]Sweet Wormwood Herb

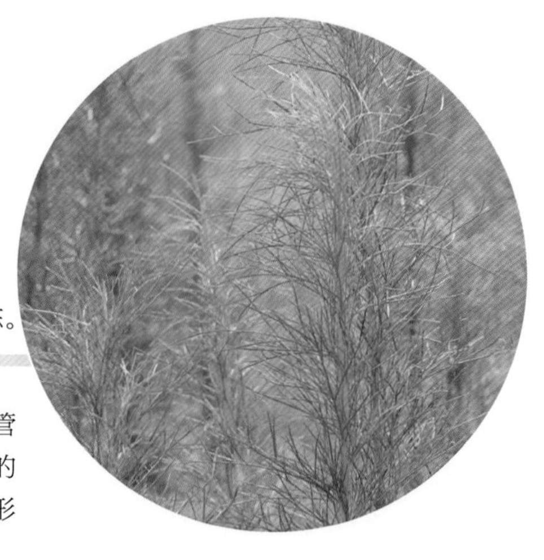

【别名】滨蒿、因陈、茵陈、因陈蒿、绵茵陈、绒蒿、臭蒿、婆婆蒿、西茵陈。

【来源】为菊科植物茵陈蒿 *Artemisia capillaris* Thunb. 的地上部分。

【植物形态】多年生半灌木状草本。根分枝，常斜生。茎常数个丛生，斜上，基部较粗壮，老枝近无毛，幼嫩枝被灰白色柔毛。叶密集，下部叶有长柄，叶片长圆形，长 1.5~5cm，2 或 3 次羽状全裂，最终裂片披针形或线形，先端尖，常被绢毛或上面较稀；中部叶长 1~2cm，2 次羽状全裂，基部抱茎，裂片线形或毛管状，有毛或无毛；上部叶无柄，3 裂或不裂，裂片短，毛管状。头状花序极多数，有梗，在茎的侧枝上排列成复总状花序；总苞卵形或近球形，总苞片 3~5 层，每层 3 片，覆瓦状排列，卵形、椭圆形、长圆形或宽卵形，先端钝圆，外层者短小，内层者大，边缘宽膜质，背面绿色，近无毛；花杂性，均为管状花；外层者为雌花，能育，柱头 2 裂，叉状，伸出花冠外，两性花 3~9，先端稍膨大，5 裂，裂片三角形，有时带紫色，下部收缩，倒卵状，子房退化，不育。外层的雌花常为 7 个左右。瘦果稍大，长圆形或倒卵形，具纵条纹，无毛。

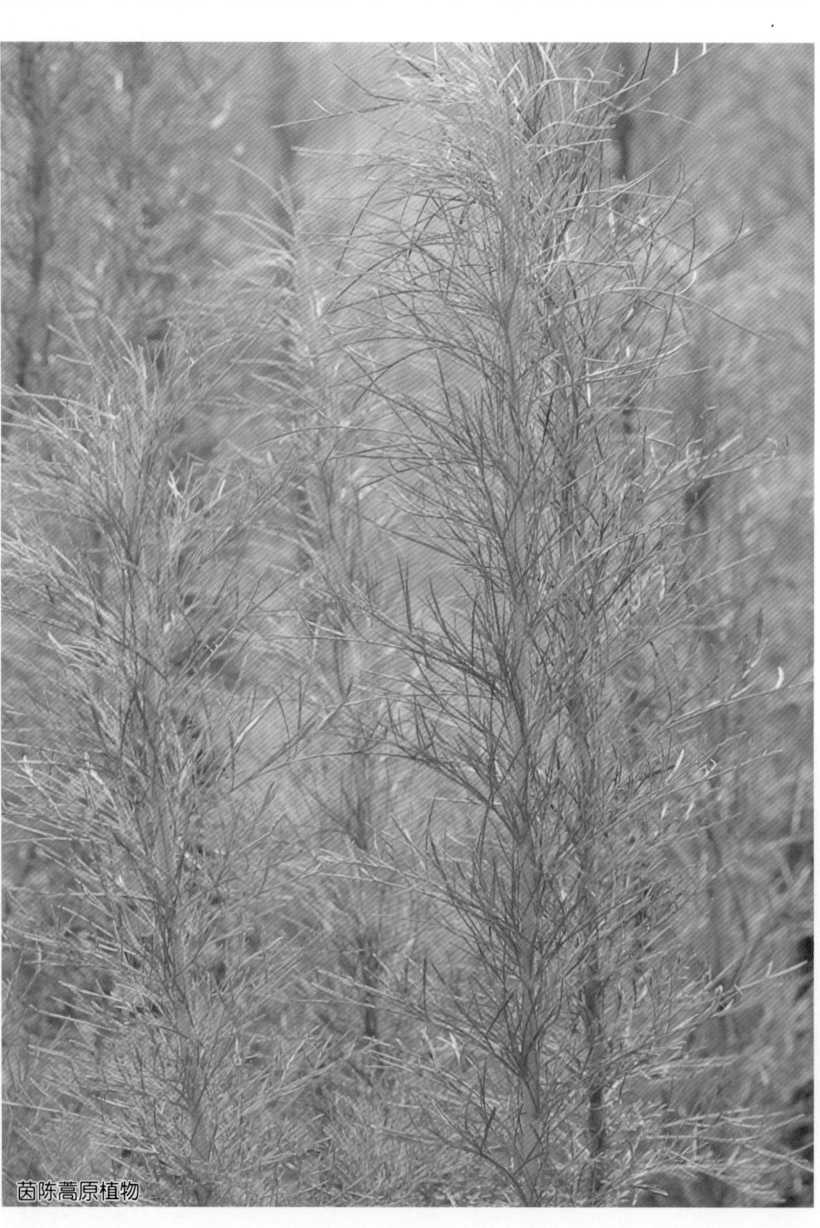

茵陈蒿原植物

【分布】广西主要分布于防城等地。

【采集加工】栽后第 2 年春季即可采收嫩梢，习称“绵茵陈”，夏割的地上部分称“茵陈蒿”。

【药材性状】茎呈圆柱形，多分枝，长 30~100cm，直径 2~8mm；表面淡紫色或紫色，被短柔毛；断面类白色。叶多淡紫色或紫色，被短柔毛；断面类白色。叶多脱落；下部叶二至三回羽状深裂，裂片条形，两面被白色柔毛；茎生叶一至二回羽状全裂，基部抱茎，裂片细丝状。头状花序卵形，长 1.2 ~ 1.5cm，直径 1~1.2mm，有短梗；总苞片多 3~4 层，外层雌花常为 6~10 个，内层两性花常为 2~9 个。瘦果长圆形，黄棕色。气芳香，味微苦。

【品质评价】以质嫩、绵软、色灰白、香气浓者为佳。

【化学成分】本品含多种化学成分。挥发油成分中萜类有：α-、β- 蒎烯（pinene）、柠檬烯（limonene），α-、γ- 松油烯（terpinene），月桂烯（myrcene），α- 葎草烯（α-humulene），β- 榄香烯（β-elemene）等；苯乙炔，双亚乙基类成分有：茵陈烯酮（capillone），茵陈二炔酮（capillin），茵陈二炔（capillene）及 5- 苯基 -1,3- 戊二炔（5-phenyl-1,3-pentadiyen）；酚类有：苯酚（phenol），邻甲苯酚（*o*-cresol），对甲苯酚（*p*-cresol），间 - 甲苯酚（*m*-cresol），邻乙基苯酚（*o*-ethylphenol），对乙基苯酚（*p*-ethylphenol），及丁香油酚（eugenol）；脂肪酸有：棕榈酸（palmitic acid），硬脂酸（stearic acid），亚油酸（linoleic acid），油酸（oleic acid），肉豆蔻酸（myristic acid），月桂酸（lauric acid），

癸酸（capric acid），己酸（caproic acid）及丁酸（butyic acid）等；其他：薁(azulene)，3,5- 二甲氧基烯丙基苯（3,5-dimethoxyallylbenzene），茵陈素（capillarin)，去氢镰叶芹醇(dehydrofalcarinol)，去氢镰叶芹酮(dehydrofalcarinone)及马栗树皮互二甲醚(scoparone)[1,2]。

地上部分还含苯氧基色原酮类成分：茵陈色原酮（capillarisin）[3]；4- 甲基茵陈色原酮（4-methylcapillarisin），6- 去甲氧基 -4- 甲基茵陈色原酮(6-demethoxy-4-methylcapillarisin），6- 去甲氧基茵陈色原酮（6-demethoxycapillarisin）[2]。

黄酮类成分有中国蓟醇(cirsilineol)，滨蓟黄素(cirsimaritin)，芫花素（genkwanin），鼠李柠檬素（rhamnocitrin），茵陈蒿黄酮（arcapillin），异茵陈蒿黄酮（*iso*-arcapillin）[2]；蓟黄素（cirsimaritin）[3]。

本品还含茵陈蒿酸（capillartemisin）A 及 B，它们的利胆作用较马栗树皮素二甲醚及茵陈色原酮强[2]。

幼苗含咖啡酸（caffeic acid）[2]。

【药理作用】

1. 利胆　茵陈蒿中 6,7 - 二甲氧基香豆素、对羟基苯乙酮和绿原酸、β- 蒎烯、茵陈酮、叶酸等有利胆作用[4]。茵陈煎剂、热水提取物、水浸剂、去挥发油水浸剂、挥发油、挥发油中的茵陈二炔、茵陈二炔酮和茵陈炔内酯、醇提取物等也有促进胆汁分泌和排泄的作用[5]。对慢性胆囊造瘘犬灌服茵陈水浸剂 0.25g/kg 或精制浸剂 1g/kg，对健康犬和四氯化碳所致肝损害犬，均有利胆效果[6]。

2. 保肝　茵陈多肽有抗药物肝损伤作用[7]。小鼠灌胃给予茵陈蒿水煎剂 5g/kg、10g/kg，连续 7 天，能防治四氯化碳引起的肝损伤，降低 ALT 和血清胆固醇[8]。

3. 对免疫调节作用　茵陈蒿具有促进白细胞分裂，增加白细胞数目，提高 T 细胞免疫的活性，参与机体免疫调节和诱生干扰素等作用，因而能从多方面提高机体免疫功能[9]。

4. 对心血管系统作用　茵陈蒿中的香豆素类化合物具有扩张血管，防止氧自由基生成，促使血管内皮细胞释放一氧化氮和前列环素，降血脂，抗凝血等作用。茵陈水浸液，乙醇浸液及挥发油均有降压作用；6,7- 二甲氧基香豆素静脉注射及胃肠用药也有降压作用[9]。茵陈煎剂对实验性高胆固醇症家兔组动脉粥样硬化有减轻作用。茵陈还具有促进家兔主动脉粥样硬化（AS）病灶及冠状动脉 AS 病灶消退的作用，显示出良好的抗 AS 作用[10]。

5. 解热、镇痛、抗炎　醋酸扭体法及热板实验中蒿属香豆精有镇痛作用，而茵陈色原酮只在醋酸扭体法中显示弱的镇痛作用[9]。6,7- 二甲氧基香豆素对角叉菜胶引起的大鼠足肿胀有抗炎作用，对正常小鼠体温有降温作用，对鲜啤酒酵母、2,4- 二硝基苯酚致热大鼠有退热作用[11]。

6. 抗肿瘤　茵陈素 80μg/ml 和 160μg/ml 在体外对肺癌细胞具有抑制作用[12]。茵陈蒿所含的香豆素类、萜类、黄酮类、香豆酸、绿原酸等成分可能有抗癌活性[3]。茵陈蒿煎剂 12~50g（生药）/kg 灌胃给药对黄曲霉素 B_1 诱发的小鼠骨髓细胞微核、染色体畸变和姐妹染色单体交换数细胞 3 项实验均有抑制作用[13]。

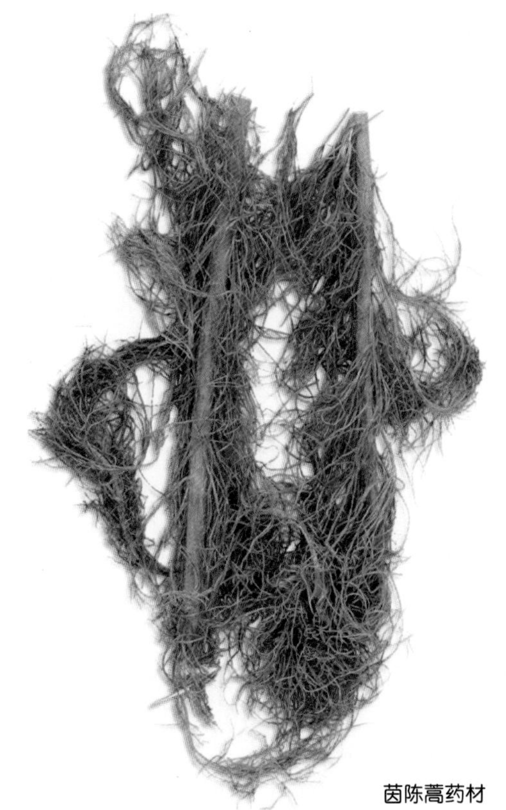

茵陈蒿药材

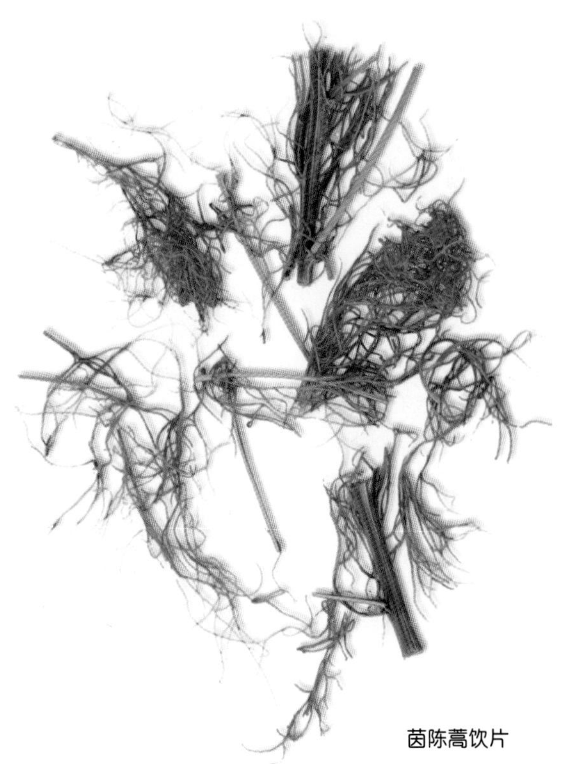

茵陈蒿饮片

7. 抗病原微生物　茵陈具有较强的抗病原微生物作用。茵陈蒿煎剂对金黄色葡萄球菌、白喉杆菌、炭疽杆菌、伤寒杆菌、甲型副伤寒杆菌、铜绿假单胞菌等均有不同程度的抑制作用，对人型结核菌有完全抑制作用。另外茵陈蒿煎剂也能抑杀波摩那型钩端螺旋体，对猪和人蛔虫都有麻醉作用[8]。茵陈体外具有较强程度的抗泌尿生殖道沙眼衣原体的活性[14]。

8. 调节免疫等作用　茵陈蒿内茵陈黄酮、异鼠李黄素、6,7-二羟基香豆素有抑制H9淋巴细胞内人类免疫缺陷病毒复制的作用[15]。茵陈水煎剂或精制水浸液、挥发油、绿原酸、咖啡酸、6,7-二甲氧基香豆素均有不同程度的利尿作用[5]。

9. 毒理　大鼠给予50%茵陈蒿煎剂5ml，连续2周，其食欲和体重与对照组无差异[16]。小鼠灌胃给予茵陈二炔酮的半数致死量（LD_{50}）为6.98mg/kg[17]。小鼠灌胃给予6,7-二甲氧基香豆精的LD_{50}为497mg/kg，死前有阵发性惊厥。30~50mg/kg静注，可使部分猫、免心电图出现一过性房室性传导阻滞及室内传导阻滞[18]。小鼠腹腔注射对羟基苯乙酮的LD_{50}为0.5g/kg，口服给药为2.2g/kg。羟基苯乙酮大量时对胃肠道有刺激性[19]。

【临床研究】

1. 中重度痤疮　治疗组口服复方茵陈蒿汤（茵陈蒿、连翘、大黄、白芷、防风、天花粉、鸡内金、陈皮各15g，金银花、浙贝母、皂角刺各30g，鱼腥草、败酱草、苍术各20g，栀子、乳香、没药、甘草各10g）治疗中重度痤疮34例，每日1剂，水煎后分2次口服；对照组口服丹参酮胶囊，每次4粒，每日3次。两组均不用其他口服药物及外用药物，4周为1个疗程，连服2个疗程。结果：治疗组34例，痊愈20例（49.02%），显效7例（12.01%），有效4例（3.36%），无效3例（2.21%）有效率91.18%；对照组28例，痊愈4例（2.38%），显效5例（7.44%），有效10例（25.51%），无效9例（24.11%），有效率67.86%。两组疗效有显著差异性（$P<0.01$）[20]。

2. 2型糖尿病　治疗组采用加味茵陈蒿汤（茵陈20~30g，炒栀子5~10g，制大黄3~9g，薏苡仁30g，姜黄15g，丹参15g。每日1剂，水煎分3次口服）配合口服降糖西药治疗2型糖尿病40例，对照组按照病人病情调整原口服降糖西药品种或剂量治疗2型糖尿病40例。结果：①治疗前后血糖对比，两组均于用药2周后FBG显著改善，治疗组于第4周、对照组于第6周降至最低并持续至第8周，组间比较差异有统计学意义（$P<0.05$），治疗组疗效优于对照组，提示治疗组有较快较好的降低空腹血糖的作用。②治疗前后血脂对比，两组用药后均可使TG显著下降（$P<0.05$），组间比较差异无统计学意义（$P<0.05$）。治疗组治疗后TC显著改善（$P<0.05$），对照组差异无统计学意义（$P>0.05$）[21]。

3. 胆石症　基本方：茵陈20g，山栀子15g，大黄10g，金钱草30g，海金沙15g，陈皮30g，川楝子10g，白芍15g，枳壳10g，甘草6g，煎煮2次，取汁300ml，加入猪胆汁5ml混合均匀，分2次饭前服，每天1剂。疗程1个月。结果：42例病人治愈26例，占61.90%；好转13例，占30.95%；无效3例，占7.15%。总有效率为92.85%[22]。

4. 急性黄疸型肝炎　初、中期用Ⅰ号方：茵陈60g，栀子、黄芩、茯苓、车前草、丹参、郁金、赤芍各15g，生大黄10g（后下），板蓝根、金钱草各30g，焦三仙各20g，甘草9g。呕吐加法半夏、黄连；发热加连翘、金银花。恢复期用Ⅱ号方；茵陈20g，栀子9g，茯苓30g，党参10g，板蓝根、白术、郁金、丹参、当归各15g，陈皮9g，五味子9g，甘草6g以上药量为成人量，小儿酌减，每日1剂，水煎分2次服。用药时间13~66天，平均29.6天，服药期间无特殊不良反应。结果：显效196例，好转32例，无效4例，总有效率98.3%[23]。

5. 阴道炎　茵陈蒿汤加味，基本方：茵陈20g，栀子15g，大黄10g，苦参10g，紫荆皮15g，蒲公英15g，并随证加减。每日1剂，水煎分3次服，10剂为1个疗程。服药期间，停用其他中西药物。结合10%中药洗液（即取药液100ml加沸水至1000ml混匀）熏洗坐浴患处，1日3~4次，治疗期间禁止性生活。疗程结束后评价疗效。结果：痊愈36例，占22.5%；显效60例，占37.50%；有效54例，占33.75%；无效10例，占6.25%。有效率为93.75%[24]。

6. 母儿血型不合反复自然流产　中药组：茵陈蒿汤加减：茵陈30g，桑寄生15g，炒杜仲12g，菟丝子20g，黄芩10g，黄芪20g，焦栀子10g，川断20g，将上药随证加减后水煎浓缩至200ml，每日2次口服。对照组：口服硫酸亚铁0.3g，每日3次，维生素C 200mg，每日3次。肌内注射人免疫球蛋白，每4周1次，每次300mg，绒毛膜促性腺激素（HCG）3000~5000U肌内注射，隔日1次，上述药物用至孕90天停药。两组病人均连续治疗20天为1个疗程，60天复查ABO抗体效价值。结果：两组总体疗效比较茵陈蒿汤组42例，痊愈10例，显效16例，有效10例，无效6例，总有效率为85.7%，对照组20例，分别为4例、6例、5例、5例及75%。两组总有效率比较差异有显著性意义（$P<0.05$），茵陈蒿组疗效为优[25]。

7. 湿疹　方剂组成茵陈15g、炒山栀10g、大黄9g、粉萆薢15g、生苡仁15g、车前子12g、土茯苓30g、生甘草9g。用法上药水煎服，每日1剂，分2~3次服，15~20天为1个疗程。结果：痊愈35例，显效5例，有效10例，无效6例，总有效率89.28%[26]。

8. 淤胆型肝炎　茵陈蒿汤加味，药用：茵陈30g，栀子、生大黄、枳实、猪苓、郁金各10g，丹参、赤芍各25g。血清总胆红素170μmol/L以上者大黄改用20g，大便溏改为熟大黄，再加金钱草20g，虎杖15g；寒热往来，头痛口苦者加柴胡、黄芩各10g；恶心、食少纳呆者加竹茹10g，神曲15g；ALT > 40U/L者加垂盆草30g，五味子10g；肝硬化、脾肿大者加生鳖甲20g。每日1剂，分2次水煎服，20天为1个疗程。结果：显效48例，占83%；有效9例，占15%；无效1例，占2%[27]。

9. 胆道蛔虫症　取茵陈30~60g，加水文火煎至200ml，1次顿服。小儿视年龄大小、体质强弱，可分次服药或酌情减小剂量。若病人经常发病，而每次间隔10~15天，或每次发病3天以上，可在原方基础上加金银花20g、连翘15g。若素有大便干而排便困难者，可加元明粉10g冲服。服药后 10~20min 疼痛消失者 64 例，占总有效病例的 82.05%，20min 后消失者 14 例，占总有效病例的 17.95%。服 1 剂后近期不复发者 56 例，占 71.8%，服 2 剂后不复发者 18 例，占 23.5%，服 3 剂后不复发者 4 例，占 4.7%[28]。

【性味归经】味微苦、微辛，性微寒。归脾、胃、膀胱经。

【功效主治】清热利湿，利胆退黄，解毒。主治黄疸，小便不利，湿疮瘙痒，湿温证。

【用法用量】内服：煎汤，10~15g；或入丸、散。外用适量，煎水洗。

【使用注意】脾虚血亏而致的虚黄、萎黄，不宜使用。

【经验方】

1. 风瘙瘾疹，偏身皆痒，挠之成疮　茵陈五两（生用），苦参五两。上细锉，用水一斗，煮取二升，温热得所，蘸绵拭之，日五七度。（《太平圣惠方》）

2. 疮疡　茵陈蒿两撮。以水一斗五升，煮取七升，先以皂荚汤洗疮疡上，然后以汤洗之，汤冷更温洗，可作三四度洗，隔日作佳，不然恐痛难忍。（《外台秘要》引《崔氏方》）

3. 热病发斑　茵陈二两，川大黄（锉碎，微炒）、玄参各一两，栀子仁一分，生甘草半两。捣筛为散。每服四钱，以水一中盏，煎至六分，去滓，不计时服。（《太平圣惠方》茵陈散）

4. 黄疸，遍身悉黄，小便如浓栀子汁　茵陈蒿四两，黄芩三两，枳实（炙）二两，大黄三两。四味捣筛蜜丸如梧桐子大。空腹以米饮服二十丸，日一服，渐加至二十五丸，微利为度。忌热面、蒜、荞麦、黏食、陈臭物。（《外台秘要》引自《广济方》茵陈丸）

5. 一切胆囊感染　茵陈 30g，蒲公英 12g，忍冬藤 30g，川军 10g。水煎服。（《青岛中草药手册》）

【参考文献】

[1] 杨书斌，关家锐 . 茵陈蒿挥发油成分研究 . 中草药，1996，(27) 5: 269.
[2] 国家中医药管理局《中华本草》编委会 . 中华本草 . 上海：上海科学技术出版社，1999：6732.
[3] 蒋洁云，缘强，王蓉，等 . 茵陈抗肿瘤活性成分的研究 . 中国药科大学学报，1992，23（5）：283.
[4] 张萍青 . 加味茵陈蒿汤治疗新生儿母婴血型不合溶血病 56 例疗效观察 . 齐齐哈尔医学院学报，2002，23（1）：41.
[5] 周建芽 . 绵茵陈的采收时节与功效探讨 . 江西中医学院学报，1996，8（4）：30.
[6] 杨正宛 . 中国生理科学会学术会议论文摘要汇编（药理）. 中国生理科学会编印，1964：120.
[7] 胡一桥，等 . 中草药，1999，30（12）：894.
[8] 刘焱文 . 中药材，1994，17（6）：38.
[9] U. S. 1989，4：842.
[10] 于永红，胡昌兴，孟卫星 . 茵陈、赤芍、三棱、淫羊藿对家兔实验性动脉粥样硬化病灶的消退作用及原癌基因 C-myc、C-fos、V-sis 表达的影响 . 湖北民族学院学报（医学版），2001，18（2）：4.
[11] 谢田，牛孝亮，刘占滨 . 茵陈的药理作用及临床应用进展 . 黑龙江中医药，2004，4：50.
[12] 蒋幼凡 . 茵陈素对肺癌细胞增殖和细胞周期的影响 . 药物研究，2002，11（8）：30.
[13] 洪振丰 . 中医杂志，1992，33（8）：492.
[14] 李建军，涂裕英，佟菊贞 . 十二味利水中药体外抗泌尿生殖道沙眼衣原体活性检测 . 中国中药杂志，2000，25（10）：628.
[15] Wu TS. New constituents and antiplatelet aggregationand anti-HIV principles of Artemisia Capillaris . Bioorg Med Chem, 2001,9（1）：77.
[16] 山东医学院药理教研室 . 山东医学院学报，1961，（1）：19.
[17] 金井统雄 . 医学中央杂志，1955，132：724.
[18] 中医研究院西苑医院 . 防治冠心病高血压资料，(1972-1973) .46，64.
[19] 湖南医药工业研究所 . 中华医学杂志，1974，54（1）：101.
[20] 李怀军 . 复方茵陈蒿汤治疗中重度痤疮临床观察 . 吉林中医药，2008，28（3）：194.
[21] 袁效涵 . 加味茵陈蒿汤治疗 2 型糖尿病 40 例 . 中医研究，2007，20（2）：43.
[22] 许靖 . 加味茵陈蒿汤治疗胆石症 42 例 . 右江民族医学院学报，2005，（4）：575.
[23] 周现武 . 加味茵陈蒿汤治疗急性黄疸型肝炎 232 例 . 陕西中医，2008，29（1）：78.
[24] 朱光，费新潮 . 茵陈蒿汤治疗阴道炎 160 例 . 河南中医，2005，25（1）：68.
[25] 韩萍 . 茵陈蒿汤治疗孕期母儿血型不合 132 例临床疗效分析 . 河南中医，2008，28（5）：19.
[26] 宁娟 . 茵陈蒿汤加减治疗湿热型湿疹 56 例报告 . 基层医学论坛，2007，11（3）：223.
[27] 邢章浩 . 茵陈蒿汤加味治疗瘀胆型肝炎 58 例 . 实用中医药杂志，2008，24（3）：152.
[28] 袁聿文 . 单味茵陈汤治疗胆道蛔虫 78 例临床小结 . 湖南中医杂志，1992，（3）：21.

Hui hui suan

茴茴蒜

Ranunculi Chinensis Herba

[英]Chinese Buttercup Herb

【别名】水胡椒、黄花草、山辣椒、辣辣草、水杨梅、野桑椹。

【来源】为毛茛科植物茴茴蒜 *Ranunculus chinensis* Bunge 的全草。

【植物形态】一年或二年生草本。须根多数，簇生。茎直立，多分枝，中空，密生开展的淡黄色糙毛。基生叶与下部叶有长叶柄；为三出复叶；叶片轮廓宽卵形或三角形，长 2.7~7.5cm；中央小叶 3 深裂，裂片狭长，上部有少数不规则锯齿，具长柄；侧生小叶不等 2~3 裂，具短柄；茎上部叶较小和叶柄较短；小叶两面及叶柄均有糙毛。花序有较多疏生的花；花两性，单生；花梗有糙毛；萼片 5，狭卵形，外面被柔毛；花瓣 5，宽卵圆形，黄色，基部有短爪，蜜槽有卵形小鳞片；雄蕊多数；花托在果期伸长，圆柱形，有白短毛；心皮多数，无毛。瘦果扁平，无毛，边缘有棱，缘极短，呈点状。

【分布】广西主要分布于龙州、天等、那坡、隆林等地。

【采集加工】春、夏季采收，洗净泥沙，摘去烂叶，切段，晒干。

【药材性状】全草长 15~50cm。茎及叶柄均有伸展的淡黄色糙毛。三出复叶，黄绿色，基生叶及下部叶具长柄；叶片宽卵形，长 3~12cm，小叶 2~3 深裂，上部具少数锯齿，两面被糙毛。花序花疏生，花梗贴生糙毛；萼片 5，狭卵形；花瓣 5，宽卵圆形。聚合果长圆形，直径 6~10mm；瘦果扁平，长 3~3.5mm，无毛。气微，味淡。有毒。

【品质评价】以身干、无泥沙、无杂质、色黄绿者为佳。

【化学成分】本品含甾醇（sterol）、三萜类（triterpenes）[1]。

【性味归经】味辛、苦，性温；有毒。归肝、肺、胃经。

【功效主治】解毒退黄，截疟，定喘，镇痛。主治黄疸，肝硬化腹水，疮癞，牛皮癣，疟疾，哮喘，牙痛，胃痛，风湿痛。

【用法用量】外用适量，外敷患处或穴位，皮肤发赤起疱时除去，或鲜草洗净绞汁涂搽，或煎水洗。内服：煎汤，3~9g。

【使用注意】本品有毒，一般供外用。内服宜慎，并需久煎。外用对皮肤刺激性大，用时局部要隔凡士林或纱布。

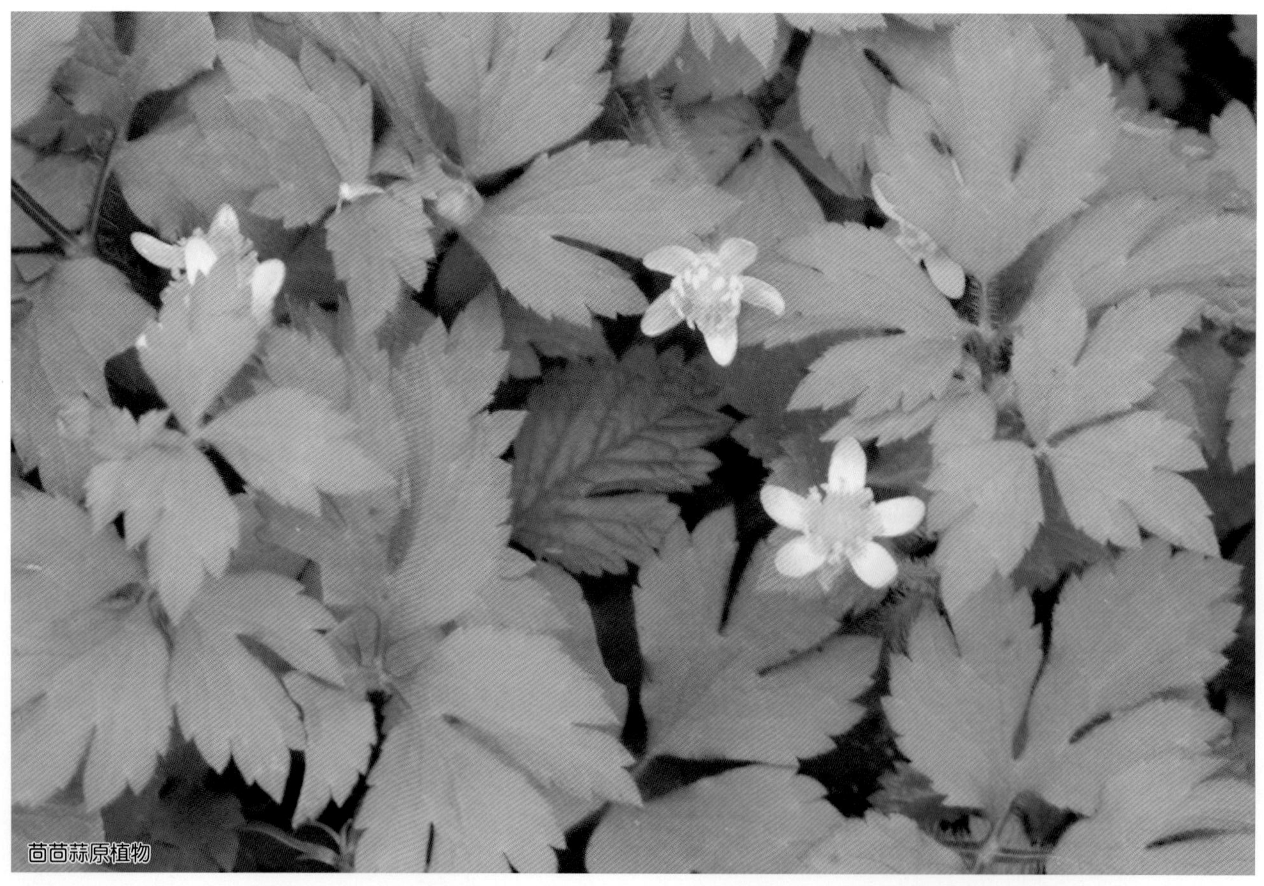

茴茴蒜原植物

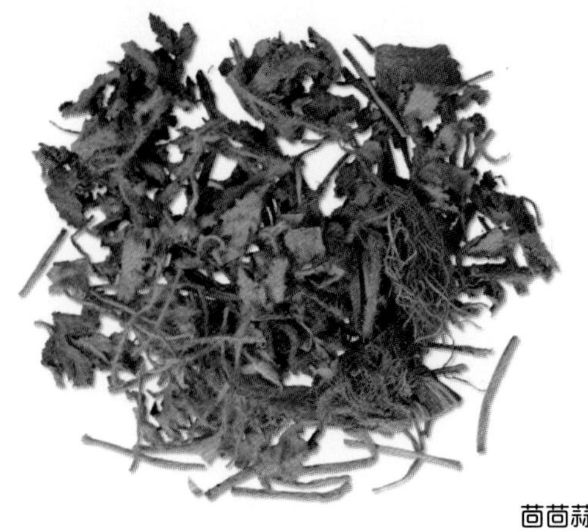

茴茴蒜饮片

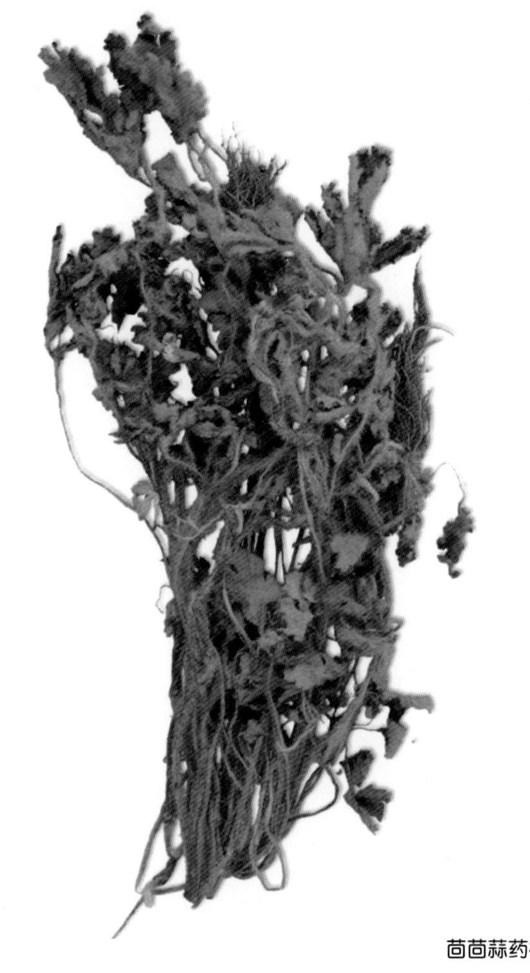

茴茴蒜药材

【经验方】

1.哮喘　茴茴蒜捣烂，敷大椎穴，发疱即除去。或取叶少量，用纱布包塞鼻孔，喘平后即除去。（《内蒙古中草药》）
2.疮癞　水杨梅煎水外洗。（《昆明民间常用草药》）
3.牛皮癣　鲜茴茴蒜叶捣烂，敷患处。（《内蒙古中草药》）
4.结膜炎，疟疾　鲜茴茴蒜捣烂，先于内关穴垫以姜片，将药放于姜片上，用布包扎，待有热辣感时，将药除去。（《湖北中草药志》）
5.牙痛　将鲜品捣烂，取黄豆大，隔纱布敷合谷穴，左痛敷右，右痛敷左。（《昆明民间常用草药》）
6.肝炎　①急性黄疸型肝炎：用茴茴蒜全草9g，加苦马菜3g。蒸水豆腐服食。②慢性肝炎：用水杨梅兑红糖煮食。（《昆明民间常用草药》）
7.赤白痢疾　野桑椹、刺黄柏、土木香、拳参各9g，水煎服。（《新疆中草药》）

【参考文献】

[1] 韦群辉，廖心荣，杨树德，等. 云南民间习用水杨梅 - 茴茴蒜的生药学研究. 中国中药杂志，1994，19（4）：201.

Qiao mai 荞麦

Fagopyri Esculenti Fructus
[英]Wild Buckwheat Fruit

【别名】花麦、乌麦、金荞麦、花荞、甜荞、荞子、三角麦。

【来源】为蓼科植物荞麦 *Fagopyrum esculentum* Moench. 的果实。

【植物形态】一年生草本。茎直立，多分枝，光滑，淡绿色或红褐色，有时生稀疏的乳头状突起。叶互生，下部叶有长柄，上部叶近无柄；托叶鞘短筒状，顶端斜而平截，早落；叶片三角形或卵状三角形，先端渐尖，基部心形或戟形，全缘，两面无毛或仅沿叶脉有毛。花序总状或圆锥状，顶生或腋生；花梗长；花淡红色或白色，密集；花被 5 深裂，裂片长圆形；雄蕊 8，短于花被；花柱 3，柱头头状。瘦果卵形，有 3 锐棱，长大于宽，顶端渐尖，黄褐色，光滑。

【分布】广西全区均有栽培。

【采集加工】秋季果实成熟时采割，打下果实，晒干。

【药材性状】坚果三角状卵形或三角形，表面棕褐色，光滑，具 3 棱，棱锐利，先端渐尖，顶端有残存的 3 枚花柱，基部钝圆形，可见淡棕色的果柄痕。质硬，内有黄白色种子 1 枚，中轴胚和子叶发达，并合一起呈“S”形弯曲。胚乳白色，粉性。

【品质评价】以粒饱满、色棕褐者为佳。

【化学成分】本品籽粒中含有三十碳六烯（squqlene），反 -5,22- 二烯 -3*β*- 豆甾醇（*trans*-5,22-dien-3*β*-stigmasterol），23*S*-甲基胆甾醇(23*S*-methylcholesterol)，5- 烯 -3*β*- 豆甾醇(5-en-3*β*-stigmasterol)，10,13- 十八碳二烯酸（10,13-octadecenic acid），8-十八碳烯酸(8-octadecenoic acid)，十六酸甲酯（methyl palmitate），油酸（oleic acid）等 [1]。瘦果中含水杨酸（salicylic acid），4- 羟基苯甲胺（4-hydroxybenzylamine），*N*- 亚水杨基水杨胺（*N*-salicylidenesalicylamine）。种子含槲皮素（quercetin），槲皮苷（quercitroside），金丝桃苷（hyperoside），芸香苷（rutin），邻 - 和对 -*β*-D- 葡萄糖氧基苄基胺（*o*-and p-*β*-D-glucopyranosyloxy benzyl amine），油酸（oleic acid），亚麻酸（linoleic acid），及类胡萝卜素（carotenoid）和叶绿素（chlorophyll）。另外还含三种胰蛋白酶抑制剂 TI_1、TI_2 和 TI_4[2]。

【药理作用】

1. 抗氧化　荞麦蛋白提取物可清除活性氧自由基，且呈明显的量效关系，在 1.4~6.0 mg/ml 浓度范围内，随着蛋白液浓度的增加，清除率近乎直线升

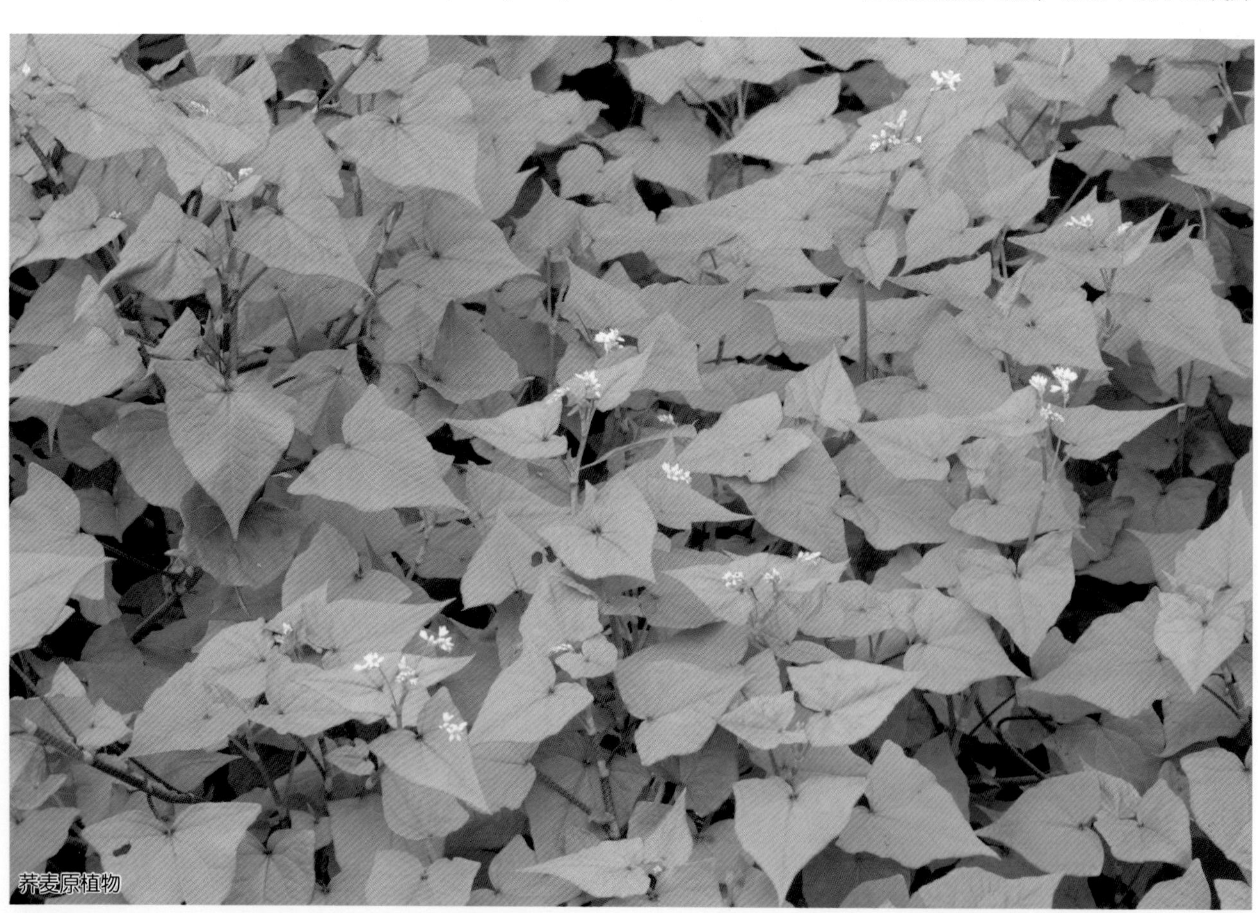
荞麦原植物

高，而再增加蛋白液的浓度，清除率增加幅度下降，荞麦蛋白 IC_{50} 分别为 4.1mg/ml。对 •OH 也有一定的清除效果 [3]。

2. 抗癌　重组荞麦胰蛋白酶抑制剂在体外能抑制 HL60 细胞的增长，并诱导细胞凋亡 [4]。

3. 镇痛、抗炎　荞麦种子提取物小鼠热板法、扭体法灌胃（0.2g/kg、0.4g/kg, 3 天），小鼠耳郭肿胀法灌胃（0.2g/kg、0.4g/kg，1 天），有镇痛抗炎作用 [5]。

4. 降血糖、血脂及抗脂质过氧化　荞麦种子总黄酮（TFB）治疗高脂血症大鼠 2g/kg，10 天，TFB 具有抑制总胆固醇（TC）、甘油三酯（TG）、空腹血糖（FBG）的升高和肝脂质过氧化作用，可使糖尿病小鼠 2g/kg，10 天 FBG 降低，改善糖耐量（OGTT），但胰岛素敏感指数（ISI）高于实验对照组。TFB 具有降血糖、降血脂、增加机体对胰岛素敏感性和抗脂质过氧化作用 [6]。荞麦花总黄酮对血脂的影响表现在降低 TG、低密度脂蛋白（LDL）、动脉粥样硬化指数（AI），同时升高高密度脂蛋白（HDL），特别是降低 TG 和 LDL 更明显，表明 TFB 具有较强的调节血脂代谢的作用 [7]。

5. 保肝　四氯化碳造成小鼠急性肝损伤模型，用荞麦种子总黄酮灌胃给药，能降低血清谷丙转氨酶（SGPT）、TG、TC 及丙二醛（MDA）含量、提高超氧化物歧化酶（SOD）活性以及提高谷胱甘肽（GSH）含量，对四氯化碳造成的小鼠急性肝损伤具有保护作用 [8]。荞麦花总黄酮不仅减少血清和肝组织 MDA 含量，也提高血清 SOD 活性，对肝组织 SOD 活性无明显影响 [7]。荞麦多糖溶液对四氯化碳、对乙酰氨基酚所致小鼠实验性肝损伤有明显保护作用，但对硫代乙酰胺所致小鼠实验性肝损伤无明显的保护作用 [9]。

6. 抗氧化　研究荞麦种子提取物，荞麦新芽蔬菜提取物对 DPPH 自由基、羟基自由基具有很强清除作用，而对超氧自由基的清除能力较弱。其清除 DPPH 的 IC_{50} 值为 0.064mg/ml，当荞麦新芽蔬菜乙醇提取物浓度为 0.15mg/ml 时，羟自由基清除率达 57.65%[10,11]。荞麦花叶总黄酮有抗脂质过氧化作用 [12]。荞麦花粉黄酮是一种天然抗氧化剂，能防止超氧阴离子自由基和羟基自由基引起的鼠红细胞膜损伤 [13]。

7. 降血糖　荞麦花总黄酮大鼠灌胃 0.15g/kg、0.3g/kg、0.6g/kg 连续 12 周，可改善糖耐量，并有剂量依赖性，对血清胰岛素影响不大，但能使胰岛素受体结合力升高，可能是通过增加胰岛素受体数量和（或）提高胰岛素与受体结合的敏感性，促进组织摄取葡萄糖等受体后效应而产生降糖作用的 [7]。

8. 对心脏保护作用　荞麦花总黄酮灌胃给药（0.05g/kg、0.1g/kg、0.2g/kg），连续 12 天。结果与模型组相比，心肌肥厚组心脏重量指数，心肌纤维直径降低，心室总蛋白、RNA 含量降低，心肌 Ca^{2+}、血管紧张素Ⅱ含量、肾素活性下降，荞麦花总黄酮对甲状腺素所致心肌肥厚具有保护作用 [14]。

9. 降血压　以含荞麦粉的饲料饲养大鼠 4 周，血压有轻度下降 [15]。本品对血管紧张素转换酶（ACE）有强大抑制作用，其有效成分可能是耐热的低分子物质 [16]。从荞麦种子核心部分提取的一种三肽，对 ACE 的 IC_{50} 为 12.7μmol/L。表明对自发性高血压大鼠（SHR）有抗高血压作用 [17]。

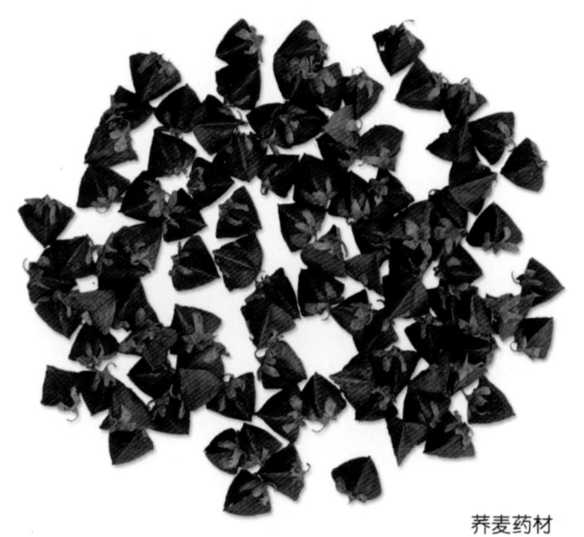

荞麦药材

10. 抑制胰蛋白酶等作用　从干燥荞麦种子提取的胰蛋白酶抑制剂（TI）共有 3 种（TI_1，TI_2 和 TI_4），除对胰蛋白酶有抑制作用外，TI_1、TI_2 对糜蛋白酶尚有一定抑制作用。此外，这些 TI 对互生链格孢菌的孢子萌发及菌丝体生长也有抑制作用 [18]。荞麦花粉的水提取液具有和硫酸亚铁相似的抗缺铁性贫血作用，饮用水提取液 35 天的大鼠，生长发育良好，主要脏器未见损害 [19]。

【临床研究】

1. 小儿外感发热　治疗组以金荞麦治疗小儿外感发热 50 例，每日 50g，水煎取汁，分 4 次口服。对照组以利巴韦林片治疗小儿外感发热 50 例，每日 10mg/kg，分 3 次口服。两组体温超过 38.5℃者，可口服对乙酰氨基酚，每次 10mg/kg。结果：治疗 3 天后，治疗组治愈率（72%）高于对照组（58%），总有效率则两组相近（分别为 96%、90%）。治疗组鼻塞、流涕症状改善情况优于对照组（$P<0.05$）[20]。

2. 小儿肺炎　对照组给予抗生素（氨苄西林、青霉素、红霉素以及抗病毒制剂等，同时给以对症治疗）治疗小儿肺炎 220 例。治疗组在此基础上口服金荞麦片，每日 3 次。结果：治疗组治愈 194 例（占 81%），有效 34 例（占 14%），无效 12 例（占 5%）；对照组治愈 114 例（占 52%），有效 66 例（占 30%），无效 40 例（占 18%），治疗组优于对照组（$P<0.05$）[21]。

3. 急性支气管炎　治疗组以金荞麦片治疗急性支气管炎 67 例，每次 4~5 片，每日 3 次，儿童用量酌减。对照组使用罗红霉素（儿童改为琥乙红霉素），每日 2 次，配合甘草合剂 10ml（儿童使用肺力咳糖浆），每日 3 次，同时给予支持疗法。两组对有合并症者及时给予相应的处理，7 天为 1 个疗程。结果：治疗组在咳嗽，肺部啰音和胸片变化等各种临床症状和体征的消失上均与对照组无明显变化，差异无显著意义。治疗组治疗天数为 8.76 天，对照组为 8.49 天，也无明显变化，无显著差异（$P>0.05$）。两组治疗前后肝肾功能无明显变化，全部观察病例均治愈 [22]。

【性味归经】味甘、微酸，性寒。归脾、胃、大肠经。

【功效主治】健脾消积，下气宽肠，解毒敛疮。主治泄泻，痢疾，绞肠痧，疱疹，丹毒，痈疽，发背，瘰疬，烫火伤。

【用法用量】内服：入丸、散，或制面食服。外用适量，研末掺或调敷。不宜久服。

【使用注意】不宜生食、多食。脾胃虚寒者禁服。

【经验方】

1. 疮疹病重，肌体溃腐，脓血秽腥　荞麦粉厚布席上，令病人辗转卧之，不数日间，疮痂自脱，亦无瘢痕。(《宝庆本草折衷》)

2. 发背痛不可忍　荞麦面、葱、蜜，捣涂疮上，立止。(《种杏仙方》)

3. 烫火烧　荞麦面炒黄色，以井华水调敷。(《奇效良方》)

4. 小儿火丹赤肿　荞麦面醋调敷之。(《日用本草》引《兵部手集方》)

5. 脚鸡眼　以荸荠汁同荞麦调敷脚鸡眼。三日，鸡眼疔即拔出。(《本草撮要》)

6. 疮头黑凹　荞麦面煮食之，即发起。(《仁斋直指方》)

7. 咳嗽上气　荞麦粉四两，茶末二钱，生蜜二两，水一碗，顺手搅千下，饮之，良久下气不止，即愈。(《儒门事亲》)

8. 盗汗　荞麦粉早晨作汤圆，空心服，不用油盐。(《方症汇要》)

9. 高血压，眼底出血，毛细血管脆性出血，紫癜　鲜荞麦叶 30~60g，藕节 3~4 个。水煎服。(《全国中草药汇编》)

10. 慢性泻痢，妇女白带　荞麦炒后研末，水泛为丸。每服 6g，每日 2 次。(《全国中草药汇编》)

11. 绞肠痧痛　荞麦面一撮，炒黄，水烹服。(《简便单方》)

12. 小肠疝气　荞麦仁（炒，去尖）、胡芦巴（酒浸晒干）各四两，小茴香（炒）一两。为末，酒糊丸，梧子大。每空心盐、酒下五十丸。两月大便出白脓，去根。(《本草纲目》引《孙天仁集效方》)

【参考文献】

[1] 范铮，宋庆宝，强根荣，等．荞麦籽粒石油醚萃取物化学成分的研究．林产化工通讯，2003，37（5）：17.

[2] 国家中医药管理局《中华本草》编委会．中华本草．上海：上海科学技术出版社，1999：1277.

[3] 张美莉，赵广华，胡小松．荞麦蛋白和类黄酮提取物清除自由基的 ESR 研究．营养学报，2005，27（1）：21.

[4] 高丽，李玉英，张政．重组荞麦胰蛋白酶抑制剂对 HL-60 细胞的促凋亡作用．中国实验血液学杂志，2007，15（1）：59.

[5] 林红梅、韩淑英，奕新段．甜荞麦种子提取物镇痛抗炎作用的实验研究．华北煤炭医学院学报，2003，5（3）：290.

[6] 韩淑英，吕华，朱丽莎．荞麦种子总黄酮降血脂、血糖及抗脂质过氧化作用的研究．中国药理学通报，2001，17（6）：694.

[7] 韩淑英，张宝忠，朱丽莎．荞麦花总黄酮对实验性大鼠Ⅱ型糖尿病高脂血症的防治作用．中国药理学通报，2003，19（4）：477.

[8] 辛念，熊建新，韩淑英．荞麦种子总黄酮对四氯化碳所致急性肝损伤的保护作用．第三军医　大学学报，2005，27（14）：1456.

[9] 曾靖，张黎明，江丽霞．荞麦多糖对小鼠实验性肝损伤的保护作用．中药药理与临床，2005，21（5）：29.

[10] 齐亚娟、林红梅、韩淑英．荞麦种子提取物对体内外抗脂质过氧化作用的实验研究．华北煤炭医学院学报，2004，6（4）：450.

[11] 张志强，刘叶通，钱丽丽．荞麦新芽蔬菜提取物的抗氧化作用研究．粮油食品科技，2007，15（6）：37.

[12] 储金秀，韩淑英，刘淑梅．荞麦花叶总黄酮抗脂质过氧化作用的研究．上海中医药杂志，2004，38（1）：45.

[13] 曹炜，宋纪蓉，尉亚辉．荞麦花粉黄酮对氧自由基致鼠红细胞膜氧化损伤的保护作用．中国食品学报，2003，3（2）：47.

[14] 石瑞芳，韩淑英．荞麦花总黄酮对甲状腺素诱发大鼠心肌肥厚的影响．中药材，2006，29（3）：269.

[15] Choe. CA,1992,116:172869v.

[16] Suxuki. CA,1984,100:66746n.

[17] Koyama F, et al. C A,1993, 119:188554m.

[18] Dunaevsky Y E. C A,1994,121:104168U.

[19] 周玲仙．昆明医学院学报，1994，15（3）：11.

[20] 杨琳，汤建桥，周士伟，等．金荞麦治疗小儿外感发热 50 例临床观察．中国中医急症，2005，14（7）：644.

[21] 李培国，邵兵，徐广范．金荞麦片在小儿肺炎中的临床应用．中国实用医药，2007，2（31）：131.

[22] 李建华，冯不敏，李婷，等．金荞麦片治疗急性支气管炎疗效观察．辽宁中医药大学学报，2007，9（6）：120.

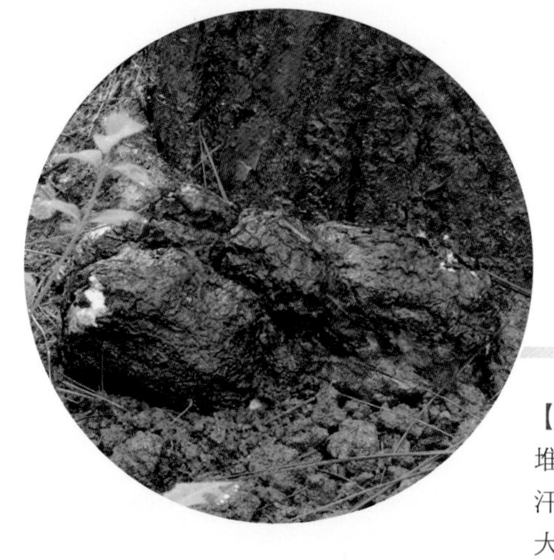

Fu ling 茯苓

Poria
[英]Indian Buead

【别名】茯菟、松薯、不死面、松苓、松木薯。

【来源】为多孔菌科真菌茯苓 *Poria cocos*（Schw.）Wolf 的菌核。

【植物形态】菌核球形，卵形，椭圆形至不规则形，重量也不等，一般重500~5000g。外面有厚而多皱褶的皮壳，深褐色，新鲜时软，干后变硬；内部白色或淡红色，粉粒状。子实体生于菌核表面，全平伏，白色，肉质，老后或干后变为浅褐色。菌管密，长2~3mm，管壁薄，管口圆形、多角形或不规则形，管径0.5~1.5mm，口缘常裂为齿状。孢子长方形至近圆柱形，平滑，有一歪尖。

【分布】广西主要分布于邕宁、武鸣、南宁、横县、藤县、北流、博白、容县、桂平、平南、岑溪、苍梧等地。

【采集加工】全年可采挖，菌核挖出后堆置发汗后，排开凉至表面干燥再发汗，反复数次至出现皱纹，内部水分大部分散失后，阴干，或趁鲜按不同部分切制，阴干。

【药材性状】茯苓块：为去皮后切制的茯苓，呈块状，大小不一。白色，淡红色或淡棕色。

【品质评价】以体重、质坚实、外皮色棕褐、纹细、无裂隙、断面白色细腻、牙力强者为佳。

【化学成分】本品含茯苓酸（pachymic acid），3*β*-羟基-7,9（11），24-羊毛甾三烯-21-酸[3*β*-hydroxylanosta-7,9（11）,24-trien-21-oic acid]，茯苓酸甲酯（pachymic acid methyl ester），16*α*-羟基齿孔酸甲酯（tumulosic acid methyl ester），7,9（11）-去氢茯苓酸甲酯[7,9（11）-dehydropachymic acidmethyl ester]，3*β*,16*α*-二羟基-7,9（11），24（31）-羊毛甾三烯-21-酸甲酯[3*β*, 16*α*-dihydroxylanosta-7,9（11）,24（31）-trien-21-oic acid methyl ester]，多孔菌酸C甲酯（polyporenic acid C methyl ester），3-氢化松苓酸（trametenolic acid），齿孔酸（eburicoic acid），去氢齿孔酸（dehydroeburicoic acid），茯苓新酸（poricoic acid）A、B、C、D、DM、AM，*β*-香树脂醇乙酸酯（*β*-amyrin acetate），3*β*-羟基-16*α*-乙酰氧基-7,9（11），24-羊毛甾三烯-21-酸[3*β*-hydroxy-16*α*-acetyloxy-lanosta-7,9（11），24-trien-21-oic acid]及7,9（11）-去氢茯苓酸[7,9（11）-dehydropachymic acid][1]。3*β*,16*α*二羟基-羊毛甾8,24（31）-二烯-21-酸（土莫酸）[3*β*,16*α*-aihydroxy-lanosta-8,24（31）-diene-21-oic acid（tumulosic acid）]，即16*α*-羟基齿孔酸[1, 2]，3*β*-羟基-羊毛甾-8,24（31）-二烯-21-酸（依布里酸）[3*β*-hydroxy-

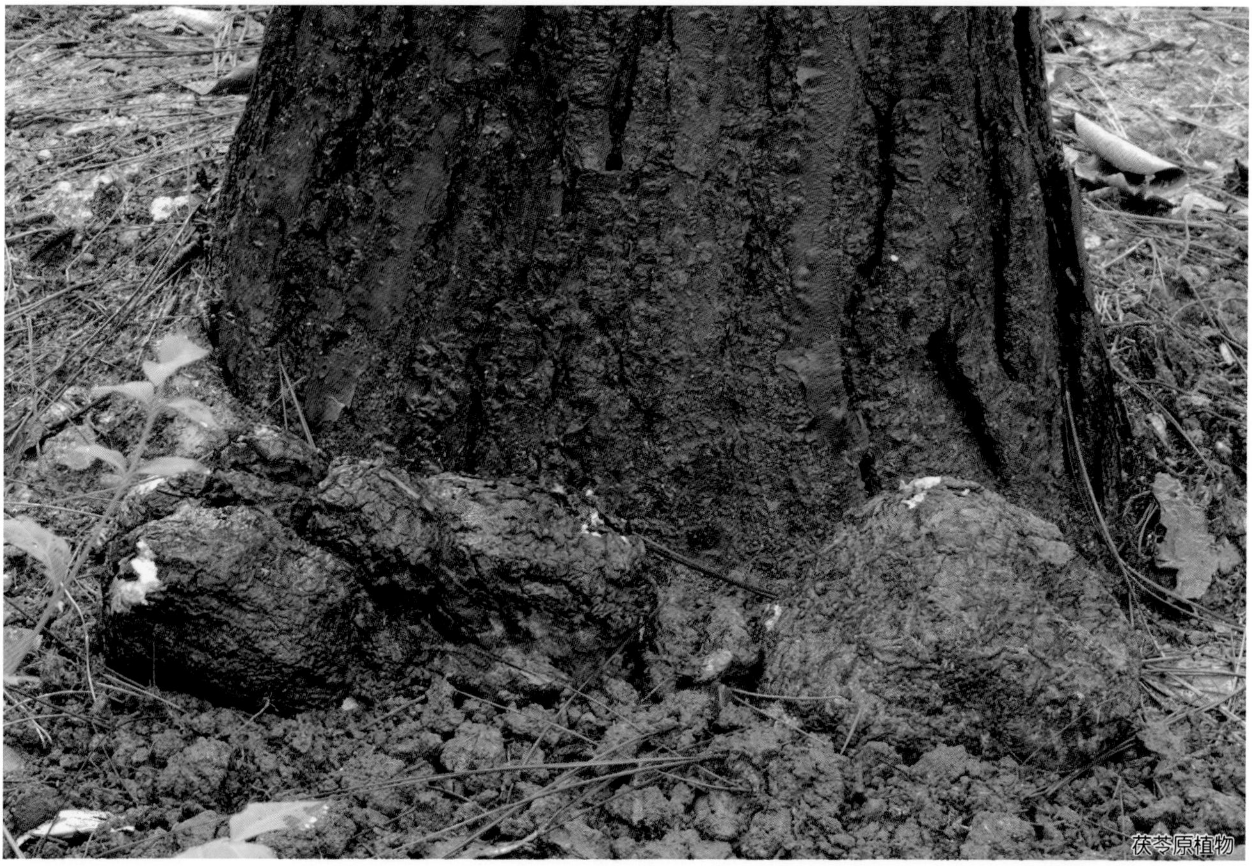

茯苓原植物

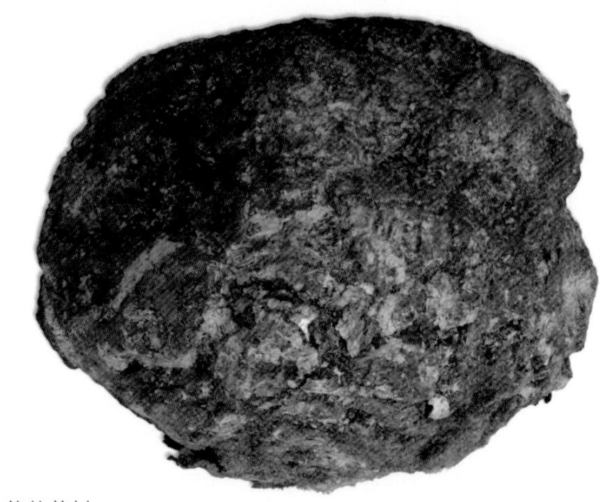

茯苓药材

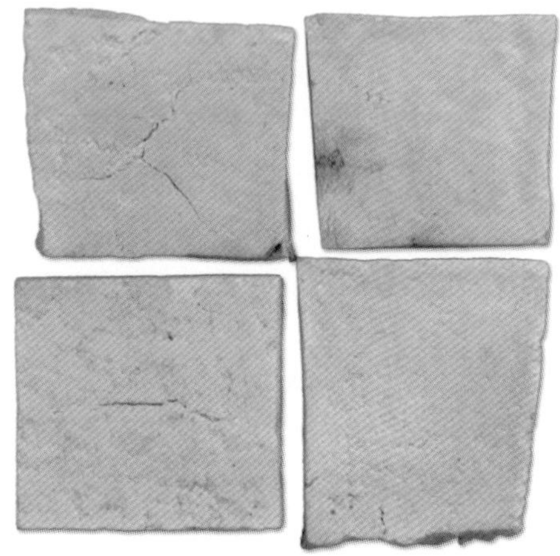

茯苓饮片

lanosta-8,24（31）-diene-21-oic acid]（eburicoic acid），3*β*-乙酰氧基-16*α*-羟基-羊毛甾-7,9（11）,24（31）-三烯-21-酸（去氢茯苓酸）[3*β*-acetoxyl-16*α*-hydroxy-lanosta-7,9(11),24（31）-trien-21-oic acid]（dehydropachymic acid），3*β*,16*α*-二羟基羊毛甾-7,9（11）,24（31）-三烯-21-酸（去氢土莫酸）[3*β*,16*α*-dihydroxylanosta-7,9（11）,24（31）-trien-21-oic acid]（dehydrotumulosic acid），3*α*,16*α*-二羟基-羊毛甾-7,9(11),24（31）-三烯-21-酸（32差向去氢土莫酸）[3*α*,16*α*-dihydroxylanosta-7,9（11）,24(31)-trien-21-oic acid]（32-*epi*-dehydrotumulosic acid）[2]，去氢松香酸甲酯（dehydroabietic acid methyl ester）[3]，3*β*,7*β*-二羟基-11,15,23-三酮基-羊毛甾-8-烯-26-酸 [3*β*,7*β*-dihydroxy-11,15,23-trioxo-lanosta-8-en-26-oic acid][4]。

本品还含茯苓聚糖（pachyman），茯苓次聚糖（pachymaran）及高度（1,3）、（1,6）、分支的*β*-D-葡聚糖H11（glucan H11），麦角甾醇（ergosterol），辛酸（caprylic aid），十一烷酸（undecanoic acid），月桂酸（lauric acid），十二碳烯酸酯（dodecenoate），十二碳烯酸（dodecenoic acid），棕榈酸（palmitic acid），辛酸酯（caprylate）以及无机元素[1]。

【药理作用】

1. 利尿　25% 茯苓醇浸剂兔腹腔注射 0.5g/kg，有利尿作用[5]。注射去氧皮质酮时合并应用 30% 茯苓煎剂，比单用去氧皮质酮者尿量增多，尿钠和尿钾的排出量亦增加，从而认为不具有抗去氧皮质酮作用，而与影响肾小管对 Na^+ 的重吸收有关[6]。

2. 抗菌　100% 茯苓浸出液滤纸片对金黄色葡萄球菌、白色葡萄球菌、铜绿假单胞菌、炭疽杆菌、大肠杆菌、甲型链球菌、乙型链球菌均有抑菌作用[7]。

3. 抗肿瘤　茯苓中的主要成分为茯苓聚糖，茯苓聚糖本身无抗肿瘤活性，若切断其所含的*β*-（1-6）吡喃葡萄糖支链，成为单纯的*β*-（1-3）葡萄糖聚糖，对小鼠肉瘤 S180 的抑制率可达 96.88%[8]。茯苓多糖对正常细胞起到辐射防护作用的同时基本不会影响放疗的效果[9]。茯苓菌核提取的茯苓素体外对小鼠白血病L1210细胞DNA有不可逆抑制作用，抑制作用随着剂量增大而增强；对艾氏腹水癌、肉瘤 5180 有抑制作用，对小鼠 Lewis 肺癌的转移有一定抑制作用[10]。茯苓多糖腹腔给药能抑制小鼠 S180 实体瘤的生长，能使环磷酰胺所致的大鼠白细胞减少回升速度加快，提高巨噬细胞对羊红细胞的吞噬功能[11]。茯苓菌核分离的三萜茯苓酸、去氧土莫酸和猪苓酸 C 及其制备的衍生物甲酯、乙酯等对人慢性髓样白血病肿瘤细胞 K562 的细胞毒作用明显，对肝癌细胞也具有细胞毒作用[12]。

4. 对免疫功能影响　茯苓聚糖对正常及荷瘤小鼠的免疫功能有增强作用，能增强小鼠巨噬细胞吞噬功能，使脾脏抗体分泌细胞数增多，增加荷瘤小鼠酸性*α*-醋酸萘醋酶阳性淋巴细胞数，拮抗因荷瘤引起的胸腺萎缩和脾脏增大[13]。皮下注射羧甲基茯苓多糖，可提高正常小鼠腹腔巨噬细胞的吞噬功能，并能对抗醋酸可的松所致巨噬细胞功能的降低，提高荷瘤小鼠腹腔巨噬细胞的吞噬功能，使其吞噬百分数增加 142.47%，吞噬指数增加 136.36%，同时使正常小鼠脾重增加[14]。羧甲基茯苓多糖（CMP）能提高干扰素-γ 水平，降低白介素-10 含量，CMP 具有较好的调节 Th1/Th2 细胞因子分泌作用[15]。茯苓多糖不能对抗环磷酰胺引起的大鼠白细胞减少，但可使白细胞回升加速[11]。羧甲基茯苓多糖能增强荷瘤小鼠腹腔巨噬细胞的吞噬功能，可促进小鼠脾 T 细胞分泌白介素-2（IL-2）。羧甲基茯苓多糖体内外均能促进小鼠腹腔巨噬细胞分泌肿瘤坏死因子-α（TNF-α）羧甲基茯苓多糖体外对小鼠脾混合淋巴细胞的增殖有促进作用[16]。100 % 茯苓浸出液给小鼠连续灌胃 10 天，每天 1 次，茯苓可使小鼠抗体生成能力、特异性玫瑰花环形成能力以及小鼠血清 IgG 水平增强，茯苓还可增强小鼠抗体生成细胞产生抗体的能力，提高小鼠的体液免疫功能[17]。

5. 对血液系统影响　含水溶性小分子多糖的茯苓水提液能使离体健康人红细胞 2,3-二磷酸腺苷（2,3-DPG）水平上升约 25%，并能有效地延缓温育过程中 2,3-DPG 的耗竭，静脉给药小鼠整体 2,3-DPG 水平上升[18]。

6. 对中枢神经系统影响　茯苓提取物能促进染铅小鼠体内铅排除，有改善脑功能记忆作用，可推测茯苓提取物对脑细胞的保护机制可能是通过抑制 Fas 抗原表达而影响脑细胞凋亡实现的[19]。

7. 降血糖　水、醇提取物有使兔血糖先升高后下降作用[20]，茯苓水、乙醇及乙醚提取物对离体蛙心增强心脏收缩及加速心率的作用[21]。

8. 对消化系统功能影响　①预防胃溃疡：茯苓水浸膏给大鼠口服，可预防轻度胃溃疡的发生[22]，对小鼠也有预防水侵袭所致应激性胃溃疡的效果[23]。②保肝：大鼠皮下注射茯苓注射液，对四氯化碳引起的肝细胞损伤及丙氨酸转氨酶升高有良好防治效果[24]。

9. 抗衰老　茯苓水提液可能通过提高皮肤中羟脯氨酸的含量来延缓衰老[25]。

10. 毒理　羧甲基茯苓多糖毒性低，给小鼠皮下注射的半数致死量为 3.13g/kg, 对犬的急性、亚急性毒性试验未见到明显的毒性反应[24, 25]。

【临床研究】

1. 不寐　茯苓 50g，水煎 2 次，共取汁 100ml 左右，分 2 次服用，分别于午休及睡前半小时各服 1 次，治疗不寐 24 例，服药期间停用一切镇静剂，禁食辛辣刺激性食物，用药 1 个月为 1 个疗程。结果：治疗 24 例，临床痊愈 7 例，显效 9 例，有效 5 例，无效 3 例，总有效率 87.5%；全部病例未发现不良反应[26]。

2. 水肿　①茯苓导水汤（茯苓皮 25g，泽泻、陈皮、木香、桑白皮、木瓜、砂仁、大腹皮、槟榔、苍术各 15g，麦门冬 10g）加减治疗水肿 22 例，水煎服，早晚各温服 1 次，每次 150ml。结果：治愈 8 例，好转 12 例，未愈 2 例，总有效率 90.9%[27]。②茯苓导水汤（茯苓 15g，猪苓 15g，砂仁 6g，木香 6g，陈皮 12g，泽泻 10g，白术 15g，木瓜 10g，桑白皮 12g，苏梗 6g，大腹皮 10g）治疗子肿 27 例，头煎加水 500ml，煎 20min，二煎加水 300ml，煎 10min，两煎液混合，频服，每日 1 剂。结果：治愈 10 例（37%），好转 14 例（48%），未愈 3 例（14.8%）。总有效率 85%[28]。

3. 糖尿病　茯苓 35g，栝楼根 35g，麦冬 30g，生地 40g，玉竹 30g，炒知母 15~30g，浮小麦 80g，淡竹叶 30g，大枣 6 枚，先以凉水 800~1000ml 煎煮小麦、淡竹叶，取汁 600ml 去渣再加入其余诸药再煎约半小时，取汁 400ml，分 2 次或 3 次温服，隔日 1 剂。疗程为 6 周。治疗 80 例，显效 32 例，占 40%；有效 42 例，占 50.27%；无效 6 例，占 9.8%；总有效率 90.2%[29]。

4. 湿疹　①复方茯苓汤（茯苓 15g，泽泻 9g，黄柏 9g，栀子 9g，甘草 6g 等）治疗湿疹 582 例，每日 1 剂，水煎服 2 次。结果：治愈 307 例（52.75%），显效 152 例（26.12%），好转 96 例（16.49%），无效 27 例（4.64%），总有效率 78.87%，对湿疹具有明显疗效[30]。②茯苓汤（茯苓 15g，白术、当归、赤芍各 12g，丹参、荆芥、连翘各 9g）治疗外阴湿疹 35 例，每日 1 剂，水煎分 2 次服，15 日为 1 个疗程，并以内服药第 3 次水煎液 2000ml 坐浴，每次 15min，每日 2 次。结果：治愈 17 例，有效 16 例，无效 2 例[31]。③茯苓汤（茯苓 10g，猪苓、泽泻、地肤子、白鲜皮各 6g、蝉蜕 5g）治疗婴儿湿疹 30 例，头煎加水约 100ml，浸泡 20min，煎至 60ml，药汁分 2 次内服，复煎取汁擦洗患处，每日 1 次，每次 10min，7 天为 1 个疗程。结果：治疗 5~7 天后所有患儿湿疹痊愈，总有效率 100%。治疗过程中无明显不良反应，治疗痊愈后未见复发[32]。

5. 复发性生殖器念珠菌病　茯苓猪苓汤（茯苓 20g、猪苓 10g、石菖蒲 10g、车前子 10g、鹤虱 10g、蚤休 20g、白花蛇舌草 20g）加减治疗复发性生殖器念珠菌病 30 例，每日 1 剂，1 日 2 次煎服，晚上将药渣煎水，去渣后，置于盂内先熏后洗，10 日为 1 个疗程。结果：治愈 26 例，治愈率 86.7%，无效 4 例，占 13.3%[33]。

【性味归经】味甘、淡，性平。归心、脾、肾经。

【功效主治】利水渗湿，健脾和胃，宁心安神。主治小便不利，水肿胀满，痰饮咳逆，呕吐，脾虚食少，泄泻，心悸不安，失眠健忘，遗精白浊。

【用法用量】内服：煎汤，10~15g；或入丸、散。宁心安神用朱砂拌。

【使用注意】虚寒滑精者慎服。

【经验方】

1. 鼾　白蜜和茯苓涂上，满七日。（《肘后方》）

2. 盗汗只自心头出，名曰心汗　用茯苓二两半，为末。每服二钱，浓煎艾汤调下。（《普济方》陈艾汤）

3. 头风虚眩，暖腰膝，主五劳七伤　茯苓粉同曲米酿酒饮。（《本草纲目》茯苓酒）

4. 下虚消渴，上盛下虚，心火炎烁，肾水枯涸，不能交济而成渴证　白茯苓一斤，黄连一斤。为末，熬天花粉作糊，丸梧桐子大，每温汤下五十丸。（《德生堂经验方》）

5. 心气不足，思虑太过，肾经虚损，真阳不固，旋有遗沥，小便白浊如膏，梦寐频泄，甚则身体拘倦，骨节酸疼，饮食不进，面色黧黑，容枯肌瘦，唇干口燥，虚烦盗汗，举动力乏　茯苓（去皮）四两，龙骨二两，五倍子六两。上为末，水糊为丸，每服四十粒，空心用盐汤吞下，日进二服。（《太平惠民合剂局方》秘传玉锁丹）

6. 飧泄洞利不止　白茯苓一两，南木香半两（纸裹煨）。上二味，为细末，煎紫苏木瓜汤调下二钱匕。（《百一选方》）

7. 水肿　白术（净）二钱，茯苓三钱，郁李仁一钱五分。加生姜汁煎。（《不知医必要》茯苓汤）

8. 小便多，滑数不禁　白茯苓（去黑皮），干山药（去皮，白矾水内蘸过，慢火焙干）。上二味，各等份，为细末。稀米饮调服之。（《儒门事亲》）

9. 丈夫元阳虚惫，精气不固，余沥常流，小便白浊，梦寐频泄，及妇人血海久冷，白带、白漏、白淫，下部常湿，小便如米泔，或无子息　黄蜡四两，白茯苓四两（去皮，作块，用猪苓一分，同于瓷器内煮二十余沸，出，日干，不用猪苓）。上以茯苓为末，溶黄蜡为丸，如弹子大。空心细嚼，满口生津，徐徐咽服，以小便清为度。（《太平惠民和剂局方》威喜丸）

10. 孕妇转胞　茯苓赤白各五钱，升麻一钱五分，当归二钱，川芎一钱，苎麻根三钱。急流水煎服，或调琥珀末二钱服更佳。（《医学心悟》茯苓汤）

【参考文献】

[1] 国家中医药管理局《中华本草》编委会．中华本草．上海：上海科学技术出版社，1999：228.

[2] 仲兆金，许先栋．茯苓三萜化学成分及其光谱特征研究进展．中国药物化学杂志，1997，7（1）：71.

[3] Ukiya M, Akihisa T, Tokuda H, et al.nhibition of Tumor-Pro-motingeffects by poricoic acids G and H and other lanostane-typetriterpenes and cytotoxic activity of poricoic acids A and G f romPoria cocos. Journal of Natural Products,2002,65（4）:462.

[4] 王利亚，万惠杰．茯苓化学成分的研究．中草药，1998，29（3）：145.

[5] 高应斗，等．中华医学杂志，1955，41（10）：963.

[6] 罗厚有．南京药学院学报，1954，（10）：69.

[7] 孙博光．时珍国医国药，2003，14（7）：394 .

[8] 中国科学院上海药物研究所 .1972.

[9] 范雁．江苏大学学报（医学版），2004，14（3）：194.

[10] 许津．中国医学科学院学报，1988，10（1）：45.

[11] 陈定南．中药通报，1987，12（9）：553.

[12] 仲兆金．中国药物化学杂志，1998，8（4）：239.

[13] 吕苏成．第一军医大学学报，1990，10（3）：267.

[14] 柴宝玲．北京医学院学报，1983，15（1）：9.

[15] 刘媛媛．中药药理与临床，2006，22（3-4）：71.

[16] 陈春霞．食用菌，2002，（4）：39.

[17] 李法庆．中国基层医药，2006，13（2）：277.

[18] 王根富．中药药理与临床，1990，6（2）：21.

[19] 卢建中．毒理学杂志，2006，20（4）：224.

[20] 闵丙祺．日本药物学杂志，1930，11（22）：81.

[21] 高桥宾太郎．药学研究（日），1968，39（8）：281.

[22] 富沢摄夫．日本东泽医学会志，1962，13：5.

[23] 山峙翰夫．生药学杂志（日），1981，35：96.

[24] 韩德五．中华内科杂志，1977，2（1）：13.

[25] 于凌．辽宁中医学院学报，2003，5（1）：52.

[26] 范桂滨．大剂量茯苓治疗不寐 24 例．中医研究，2006，19（2）：35.

[27] 周欣．茯苓导水汤化裁治疗水肿 22 例．实用中医内科杂志，2007，21（2）：65.

[28] 李文红．茯苓导水汤治疗子肿 27 例疗效观察．河北中医，2001，23（8）：604.

[29] 杨红．茯苓汤治疗糖尿病 80 例临床观察．云南中医中药杂志，1999，20（1）：13.

[30] 涂彩霞，刘芳，李敏，等．复方茯苓汤治疗湿疹 582 例临床观察及实验研究．中国中西医结合皮肤性病学杂志，2002，1（1）：14.

[31] 刘玮，姚慕昆．茯苓汤治疗外阴湿疹 35 例——附常规西药治疗 30 例对照观察．浙江中医杂志，2001，36（4）：154.

[32] 于莎丽．茯苓汤治疗婴儿湿疹 30 例．四川中医，2007，25（9）：91

[33] 印利华．茯苓猪苓汤治疗复发性生殖器念珠菌病 30 例．皮肤病与性病，2004，26（1）：57.

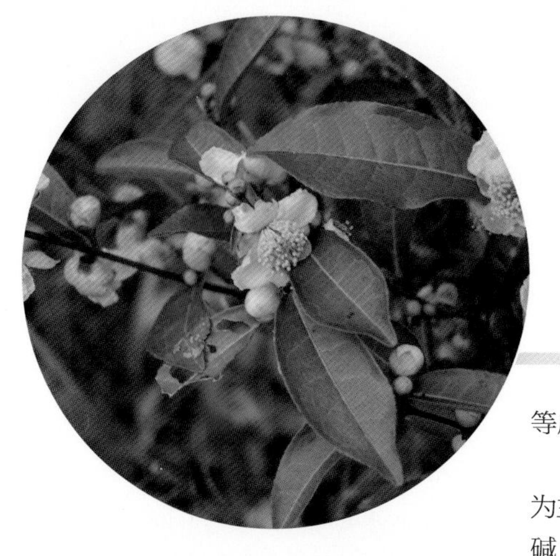

Cha ye 茶叶

Gemmae Camelliae Sinensis Folium
[英]Tea

【别名】苦茶、茶、茗、腊茶、茶芽、芽茶、细茶。

【来源】为山茶科植物茶 *Camellia sinensis*（L.）O. Kuntze. 的嫩叶或嫩芽。

【植物形态】多年生常绿灌木；嫩枝、嫩叶具细柔毛。单叶互生；叶片薄革质，椭圆形或倒卵状椭圆形，长 5~12cm，宽 1.8~4.5cm，先端短尖或钝尖，基部楔形，边缘有锯齿，下面无毛或微有毛，侧脉约 8 对，明显。花两性，白色，芳香，通常单生或朵生于叶腋；花梗向下弯曲；萼片 5~6，圆形，被微毛，边缘膜质，具睫毛，宿存；花瓣 5~8，宽倒卵形；雄蕊多数，外轮花丝合生成短管；子房上位，被绒毛，3 室，花柱 1，顶端 3 裂。蒴果近球形或扁三角形，果皮革质，较薄。种子通常 1 颗或 2~3 颗，近球形或微有棱角。

【分布】广西全区均有栽培。

【采集加工】4~6 月采春茶及夏茶。一般红、绿茶采摘 1 芽 1~2 叶；粗老茶可以 1 芽 4~5 叶。"绿茶"，鲜叶采摘后，经杀青、揉捻、干燥而成。绿茶加工后用香花熏制成花茶。"红茶"，鲜叶经凋萎、揉捻、发酵、干燥而成。

【药材性状】叶常卷缩成条状或成薄片状或皱褶。完整叶片展平后，叶片披针形至长椭圆形，长 1.5~4cm，宽 0.5~1.5cm，先端急尖或钝尖，叶基楔形下延，边缘具锯齿，齿端呈棕红色爪状，有时脱落；上下表面均有柔毛；羽状网脉，侧脉 4~10 对，主脉在下表面较凸出，纸质较厚，叶柄短，被白色柔毛；老叶革质，较大，近光滑；气微弱而清香，味苦涩。

【品质评价】以身干、气香浓、叶片幼嫩整齐者为佳。

【化学成分】本品主要含嘌呤类生物碱（purine alkaloid），鞣质（tannin），精油（volatile oil），黄酮类（flavonoids）以及三萜皂苷（triterpenoid saponin）等成分。

嘌呤类生物碱以咖啡碱（caffeine）为主，另有可可豆碱（theobromine），茶碱（theophylline），黄嘌呤（xanthine）[1-3]。

绿茶、红茶中都含缩合鞣质，其中没食子酸（gallic acid）以左旋表没食子儿茶精酯[（–）-*epi*-gallcatechin gallate]为主，并有左旋表没食子儿茶精[（–）-*epi*-gallocatechin]，没食子酸表儿茶精酯（*epi*-catechin gallate），左旋表儿茶精[（–）-*epi*-catechin]，没食子酸左旋没食子儿茶精酯[（–）gallocatechin gallate]，消旋儿茶精(catechin)，没食子酸儿茶精酯（catechin gallate）以及没食子酸[1]（gallic acid），茶黄素（theaflavin），异茶黄素（*iso*-theaflavin）[3]。

绿茶中的精油类成分含 *β*- 及 *γ*- 庚烯醇（heptenol），*α*- 及 *β*- 庚烯醛（heptenal），4- 乙基愈创木酚（4-ethyl guaiacol），荜澄茄烯醇（cadinenol），橙花叔醇（nerolidol），*α*- 及 *β*- 紫罗兰酮（ionone），酞酸二丁酯（dibutylphthalate），3,7-

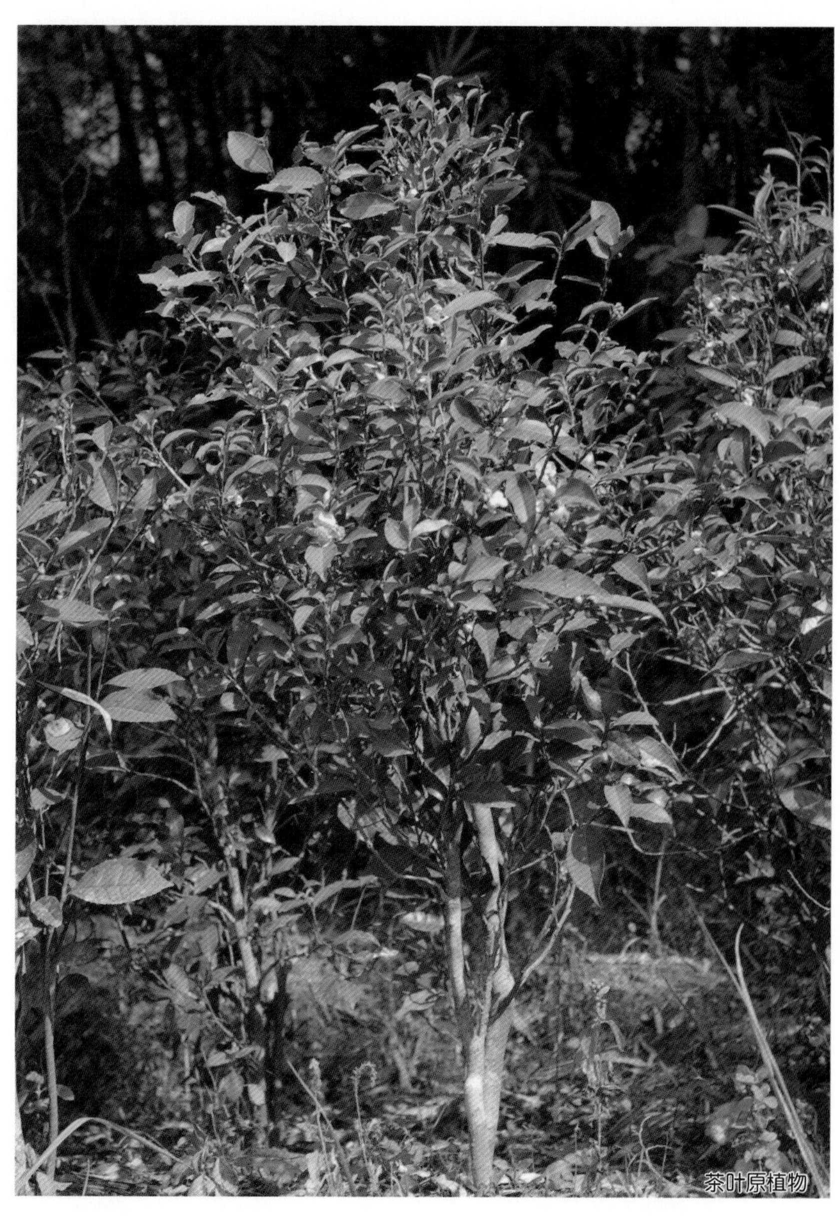

茶叶原植物

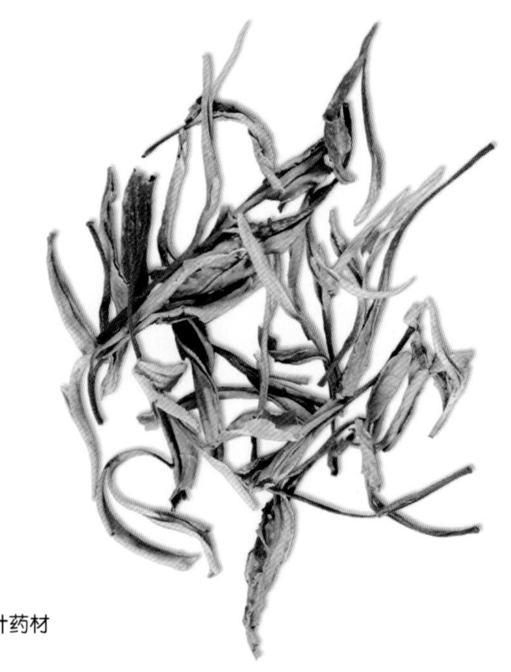
茶叶药材

二甲基辛-1,5,7-三烯-3-醇（3,7-dimethyl-1,5,7-octatriene-3-ol），辛-3,5-二烯-2-酮（3,5-octadiene-2-one），芳樟醇（linalool），2,6,6-三甲基环己酮（2,6,6-trimethylcyclohexanone），2,6,6-三甲基-2-羟基环己酮（2,6,6-trimethyl-2-hydroxycyclohexanone）等。红茶中含 *α*- 及 *β*- 紫罗兰酮（ionone），顺式茉莉花素（*cis*-jasmone），茶螺酮（theaspirone），荜澄茄烯醇（cadinenol），牻牛儿醇（geraniol），*δ*- 荜澄茄烯（*δ*-cadinene），*α*- 依兰油烯（*α*-muurolene），糠醇（furfuryl alcohol），甲基苯基甲醇（methylphenylcarbinol），吡咯-2-甲醛（pyrrole-2-methyl aldehyde），吲哚（indole），甲酸苄酯（benzyl formate），甲酸苯乙酯（phenylethyl formate），*α*- 松油醇（*α*-terpineol），苯甲酸顺式己-2-烯醇酯（*cis*-2-hexenyl benzoate），3,7-二甲苯辛-1,5,7-三烯-3-醇（3,7-dimethylbenzene-1,5,7-octatriene-3-ol），癸-反2,反4-二烯醛（deca-trans2,trans4-dienal），2-苯基-丁-2-烯醛（2-phenyl-2-butenal），酞酸二丁酯（DBP），正十六酸甲酯（methyl *n*-hexadecanoate），4-氧壬酸甲酯（methyl-4-oxononanoate），2,3-环氧紫罗兰酮（2,3-epoxy-ionone），二氢猕猴桃内酯（dihydroactinidiolide），3-酮-*β*-紫罗兰酮（3-keto-*β*-ionone）等。黑茶中含丁醛（butyraldehyde），异丁醛（*iso*-butyraldehyde），戊醛（valeraldehyde），异戊醛（*iso*-valera-ldehyde），己醛（caproaldehyde），苯甲醛（benzaldehyde），水杨醛（salicylaldehyde），苯乙酮（acetophenone），异戊醇（*iso*-amyl alcohol），己醇（hexanol），苯甲醇（benzylalcohol），苯乙醇（phenylethyl alcohol），顺式及反式芳樟醇氧化物，顺式己-3-烯-1-醇（*cis*-3-hexen-1-ol），乙酸乙酯（ethyl acetate），乙酸苄酯（benzyl acetate），水杨酸甲酯（methyl salicylate），芳樟醇（linalool），牻牛儿醇（geraniol），*β*-紫罗兰酮（*β*-ionone），*α*- 松油醇（*α*-terpineol），戊-1-烯-3-醇（1-penten-3-ol），反式戊-2-烯-1-醇（*trans*-2-penten-1-ol），龙脑（borneol），乙酸龙脑酯（borneol acetate），戊醇（amyl alcohol），甲酸异戊酯（*iso*-amyl formate），戊酸甲酯（methyl valerate），乙酸戊酯（amyl acetate），乙酸牻牛儿醇酯（geranyl acetate），乙酸苯乙醇酯（phenylethyl acetate）等[2, 3]。

黄酮类成分主要有牡荆素（vitexin），肥皂草素（saponaretin），紫云英苷（astragalin），槲皮素（quercetin），异槲皮素（*iso*-quercetin），芸香苷（rutin），槲皮素-3-鼠李糖二葡萄糖苷（quercetin-3-rhamnodiglucoside），山柰酚-3-鼠李糖葡萄糖苷（kaempferol-3-rhamnoglucoside），山柰酚-3-鼠李糖二葡萄糖苷（kaempferol-3-rhamnodiglucoside），杨梅树皮素-3-葡萄糖苷（myricetin-3-glucoside），6,8-二-C-*β*葡萄糖基芹菜素（6,8-di-C-*β*-glucosyl apigenin），芹菜素（pelargidenon），山茶黄酮苷（camellianin）A 及 B 等[2, 3]。

三萜皂苷类成分，水解后得山茶皂苷元（camelliagenin）A，玉蕊醇（barrigenol）R_1，玉蕊皂苷元（barringtogenol）C，玉蕊醇（barrigenol）A1，桂皮酸（cinnamic acid），当归酸（angelic acid）和阿拉伯糖（arabinose），木糖（xylose），半乳糖（galactose），葡萄糖醛酸（glucuronic acid）等，其中称为茶叶皂苷（theafolisaponin）的成分系由玉蕊皂苷元（barringtogenol）C，玉蕊醇（barrigenol）R_1，巴豆酸（tiglic acid），桂皮酸（cinnamic acid），当归酸（angelic acid）和阿拉伯糖（arabinose），木糖（xylose），半乳糖（galactose），葡萄糖醛酸（glucuronic acid）所组成[2, 3]。

此外，还含茶氨酸（theanine），茵芋苷（skimmin），东莨菪素（scopoletin），茶醇（tea alcohol）A 即三十烷醇（triacontanol），茶醇 B 即三十二烷醇（dotriacontanol），*α*- 菠菜甾醇（*α*-spinasterol），豆甾-7-烯-3-醇（stigmasta-7-ene-3-ol），*α*- 菠菜甾醇龙胆二糖苷（*α*-spinasterol gentiobioside），*β*- 香树脂醇（*β*-amyrenol），维生素 A、B_2、C，胡萝卜素（carotene）等[2, 3]。

茶叶中还含有多种无机元素，包括钾（K）、钙（Ca）、镁（Mg）、铅（Pb）、铁（Fe）、锰（Mn）、铝（Al）、钠（Na）、锌（Zn）、铜（Cu）、氮（N）、磷（P）、氟（F）、碘（I）、硒（Se）等[4]。

【药理作用】

1. 抗癌　茶叶及其提取物在体内外对多种肿瘤均有抗癌作用。绿茶或龙雾茶提取物对人胃腺癌细胞 BGC823、人肝癌 L7402 细胞株和 QCY7703 细胞株有细胞毒作用，能直接杀伤癌细胞，并使部分肿瘤细胞形成集落的增殖能力受到抑制[5~9]。绿茶提取物与细胞周期非特异性药物丝裂霉素 C 或细胞周期特异性药物氟尿嘧啶联合应用对人肝癌 7402 细胞株有相加效应[5]。绿茶或龙雾茶提取物能阻断 L1210 白血病细胞由 G_1 期向 S 期移行，阻断效应发生在细胞分化的早期阶段，并抑制 BGC823 细胞的 DNA 合成[4,7]。绿茶提取物 10~15mg/kg 腹腔注射对小鼠艾氏腹水癌（EAC）的抑瘤率为 28%~45%，绿茶浸剂灌胃给药也同样有效[2~5]。龙雾茶 50mg/kg 腹腔注射对小鼠移植性实体瘤 EAC、肝癌和 S180 的抑制率分别为 45%、55%、57%[7]，并能延长荷瘤小鼠的生存期。绿茶能抑制饮用苄基甲胺和亚硝酸钠水的小鼠前胃黏膜出现乳头状瘤[10]，绿茶或红茶对黄曲霉素 B1（AFB1）所致大鼠肝癌前病变 γ-谷氨酰转肽酶染色阳性肝细胞灶的产生有抑制作用[11]。绿茶多酚对（±）-7*b*、8*a*-二羟-9*a*、10*a*-环氧-7,8,9,10-四氢苯并芘和12-*O*-十四烷酰佛波醇-13-乙酸酯[12]或7,12-二甲基苯并蒽（DMBA）和TPA所致皮肤癌[13]、*N*-亚硝基双（2-氧代丙基）胺（BOP）所致金黄仓鼠胰腺癌[14]及绿茶对二乙基亚硝胺和AFB1所诱导的大鼠肝癌[15]等均有预防作用。茶叶不但能抑制*N*-亚硝基甲基苄胺在大鼠体内形成，并能降低其所致食管癌的发生率[16]。茶叶及其有效成分的抗癌作用机制除直接杀伤癌细胞外，可能与抑制亚硝基化合物的生成、抗诱变、清除含氧自由基及增强机体免疫功能等多种作用有关。绿茶提取物如表儿茶素等多酚类物质对肿瘤具有化学预防作用[17]，有效降低肿瘤发生的危险因子[18]；这些茶色素类物质在小鼠体内能有效抑制肠道肿瘤细胞生长，具有抗肿瘤作用而不存在化学抗癌药物的不良反应[19]。茶色素中的多酚类物质可抑制由植物血凝素诱发的DNA损害[20]，减少二甲基苯蒽诱导的乳腺肿瘤DNA缺失区域和细胞突变[21]，对肺癌、乳腺癌、结肠癌等多种癌症的发生有预防作用[21,22]。

2. 降血脂　以饮茶代替饮水，对高胆固醇喂养大鼠，能降低血浆胆固醇、甘油三酯（TG）及器官组织中脂肪含量[23]。随意饮用乌龙茶的自发性高血压大鼠，血浆TG降低，高密度脂蛋白胆固醇（HDL-c）升高[24]。茶叶多糖能降低血清总胆固醇（TC）、TG和低密度脂蛋白胆固醇（LDL-c），并升高HDL-c水平[25]。茶叶中所含多元酚类没食子酸表儿茶精酯（ECG）和没食子酸表没食子儿茶精（EGCG）对脂肪乳浊液诱发的小鼠高脂血症有抑制胆固醇升高的作用。EGCG对无细胞系中胆固醇合成及肠管组织中胆固醇的摄取均有抑制作用[26]。ECG和EGCG也能降低高脂饲料喂养小鼠肝胆固醇含量[27]，对外源性高胆固醇血症大鼠EGCG和ECG能促进胆固醇从粪中排出，并抑制其吸收[28]。EGCG能抑制灌胃^{14}C-胆固醇大鼠对^{14}C-胆固醇的吸收，促进静注^{3}H-胆固醇大鼠^{3}H-胆固醇从血清中消除并抑制其再摄取[29]。茶色素能降低高脂血症大鼠血清中TG、TC、LDL-c含量，同时能升高HDL-c含量，并能减少动脉脂质斑块形成[30]。茶色素也能降低多种心血管疾病病人血清中TG、TC和LDL-c含量，同时升高HDL-c含量[31]。茶色素可减少成年中度高血压病人血清脂质载脂蛋白（Lpo）浓度，其中TC下降6.5 %，LDL-c下降11.1%，LpoA下降16.4%，Lpo B、LpoA-I含量降低，并认为胆固醇和LDL-c下降对预防心血管疾病具有重要意义[32]。茶色素能抵抗高脂血症动物体内[33]和健康志愿者体内[34]丙二醛（MDA）对LDL的氧化修饰作用，降低体内MDA-LDL水平。维生素E和茶色素均能减少高胆固醇血症仓鼠血浆氧化型LDL-c，并能预防脂质在动物动脉血管壁的沉积[35]。茶色素对冠心病、动脉粥样硬化症、高脂血症、原发性高血压等多种疾病病人有调节血脂作用[31,36~39]。

3. 抗病原微生物　茶叶煎剂或浸剂在体外对各型痢疾杆菌均有抑制作用[40~42]，对豚鼠（眼）实验感染也有一定预防作用[43]。茶叶水提取液在体外对霍乱弧菌有杀灭作用[44]。茶叶对葡萄杆菌、链球菌[45]、脑膜炎双球菌[46]、肺炎链球菌、变形杆菌、铜绿假单胞菌、大肠杆菌[47]、沙门菌、白喉杆菌、炭疽杆菌和枯草杆菌[43]等也有不同程度的抗菌作用。茶叶抗菌的有效成分有茶鞣质[48]、绿茶和红茶多酚化合物[49]、儿茶精类成分EGC、ECG、EGCG等[50]。ECG和EGCG尚有抗细胞外毒素作用，能对抗金黄色葡萄球菌、霍乱弧菌及副溶血弧菌外毒素所致溶血作用[50~52]。绿茶多酚和茶黄素对肉毒梭状芽胞杆菌外毒素也有拮抗作用[53]。绿茶和红茶多酚化合物对甲氧青霉素耐药的金黄色葡萄球菌也有抗菌作用[54]。茶叶对致龋菌-变型链球菌的生长、产酸和黏附有抑制作用，其有效成分为儿茶精[55]，如没食子儿茶精（GC）、EGC和EGCG均有抗变形链球菌作用，其中GC作用最强，其最小抑菌浓度为250μg/ml[56]。茶叶提取物尚能降低多种动物病毒对培养肾细胞的感染力，其有效成分为鞣质酸，对牛痘病毒、单纯疱疹病毒、脊髓灰质炎病毒1型和3型、埃可病毒2型和7型、呼吸道肠道病毒1型、柯萨奇病毒A组9型及B组6型等均有不同程度的抑制作用[57,58]。绿茶叶中ECG和EGCG等2个成分对人免疫缺陷病毒（HIV）有突出的抑制其反转录酶和细胞内DNA和RNA聚合酶活性的作用。两者对反转录酶50%抑制浓度在0.01~0.02μg/ml之间[59,60]。茶色素具有抗菌、抗病毒、预防龋齿等药理作用[38]，对肉毒芽胞杆菌、肠炎杆菌、金黄色葡萄球菌、荚膜杆菌和百日咳杆菌等多种细菌有很强的抑制或杀灭作用，对流感病毒也有抑制作用[39]。茶色素抑制细菌和病毒的作用机制包括对大肠杆菌DNA聚合酶、RNA聚合酶或病毒逆转录酶的抑制[39]。表儿茶素具有抗HIV的作用，有可能作为抗艾滋病药物[61]。

4. 对心血管系统作用　茶碱和咖啡碱除直接兴奋心脏外，还能促进儿茶酚胺释放而间接兴奋心脏[62]。茶叶水浸剂对蛙和蟾蜍离体心脏可使心室收缩力增强，心率加快，作用强度绿茶＞青茶＞红茶[53]。咖啡碱和茶碱可使血管扩张，器官血流量增加，使冠状动脉扩张，并增加冠脉流量，对脑血管则使其收缩，血流量和脑氧张力下降，可用于缓解高血压性头痛[62]。茶鞣质具有高度维生素P样活性，能增强毛细血管抵抗力，降低其通透性，防止其破坏。给小鼠皮下注射1mg从绿茶中提取的儿茶精制剂能减轻抽气减压所致肺出血程度[64,65]。口服茶叶提取的茶色素能减少心脑血管疾病的危险因子[66]，茶色素可降低血浆内皮素水平，增加尿中内皮素的排泄量，并认为茶色素是对多种心血管疾病和其他相关疾病产生治疗作用的基础之一[67~69]。

5. 抑制血小板聚集和抗血栓　各种茶的热水提取物对胶原和二磷酸腺苷（ADP）诱导的血小板聚集均有抑制作用[70]，EGCG在试管内抑制胶原诱导的血小板聚集的半数抑制量为0.11mmol/L，而阿司匹林为0.18mmol/L[71]。茶黄烷醇类剂量相关地抑制ADP、肾上腺素和花生四烯酸诱导的血小板聚集，并抑制人血小板丰富血浆产生血栓素B_2（TXB_2）[72]。由茶叶中提取的茚三酮性化合物剂量依赖性抑制兔血凝血酶诱导的TXB_2形成，作用强度为咖啡碱的40倍[73]。茶色素对动物和高脂血症伴纤维蛋白增高的病人均有促纤溶作用[74]。茶黄酮化合物在体外有抗凝及促纤溶作用[75]。茶绿多酚400mg/kg、800mg/kg灌胃对大鼠血栓重量抑制率分别为42.7%和47.4%，连用7天能抑制TXB_2形成，而对6-酮-

前列腺素 F_1 无明显影响[76]。

6. 抗诱变　绿茶、乌龙茶和红茶等均有一定的抗诱变作用[77]。绿茶水提取物及其主要成分绿茶多酚能抑制 AFB1 和苯并芘（BaP）等对鼠伤寒沙门菌的回复突变作用和 AFB1、BaP 所致中国仓鼠肺 V79 细胞突变、AFB1 诱发的 V79 细胞姐妹染色体交换（SCE）与染色体畸变频率，对 AFB1 诱发的大鼠骨髓细胞染色体畸变有剂量依赖性抑制作用。其抗诱变机制可能是由于影响致癌物的代谢或相互作用及 DNA 加合物的形成或清除自由基等[78~80]。绿茶对 BaP 羟化酶活性有抑制作用[30]。绿茶尚能剂量依赖性抑制交链孢酚单甲醚和 B2-a6 提取物诱导人胚肺 2BS 细胞 SCE 频率，表明绿茶对某些真菌毒素的致突变性有抑制作用[81]。

7. 对平滑肌和骨骼肌作用　茶碱可松弛各种平滑肌，尤其是支气管平滑肌，在支气管处于收缩状态时，作用更明显。茶碱 4mg/kg 静脉注射能对抗乙酰胆碱所致麻醉豚鼠的支气管收缩，切除肾上腺或给予 β 受体阻断剂后，此作用减弱[62]。茶碱 10mg/kg 或茶黄素 30mg/kg 静脉注射能对抗前列腺素 F20 所致麻醉豚鼠的支气管收缩[82]。茶碱 4~8mg/kg 能抑制犬输尿管，使膀胱松弛，在较高浓度时也能消除大鼠子宫和豚鼠结肠的自发性收缩[62]。红茶多酚和茶黄素等，在豚鼠回肠标本有对抗缓激肽和前列腺素的作用[83]。10% 茶热水提取物或鞣质能降低大鼠和兔离体肠张力和收缩，对毛果芸香碱和氯化钡所致痉挛收缩有解痉作用[48]。咖啡碱能增强人骨骼肌活动能力，在 3.5mg/kg 时可见明显作用，机制可能是促进乙酰胆碱释放。咖啡碱也能增强去神经肌肉的静止张力[62]。

8. 抑制亚硝基化合物合成　在二甲胺和亚硝酸盐合成二甲基亚硝胺（DMN）的反应系统中，茶汤浓度达 2.7% 时对 DMN 合成产生抑制作用，并随剂量增加而作用增强，低于此浓度时有促进合成作用，机制可能是茶叶多酚与二氧化氮的强烈结合[84]。茶叶多酚和儿茶精均为茶叶中 *N*- 亚硝化的抑制剂，能抑制脯氨酸的 *N*- 亚硝化[85]。绿茶和红茶对人体内源性 *N*- 亚硝化也有抑制作用，饭后饮用比饭前饮用更有效[86]。胃癌高发区人群，在服用 L- 脯氨酸的同时服用绿茶提取物 1.55g，尿中 *N*- 亚硝化作用有阻断作用[87]。4.65g 绿茶提取物（含维生素 C 75mg）可完全阻断高危人群体内过高的 *N*- 亚硝基脯氨酸的合成，其效果优于 75mg 维生素 C[88]。

9. 降血压　绿茶热水提取物有降压作用，20mg/kg 可使麻醉兔血压下降 4.7~5.3kPa[89]，其中主要有效成分（-）没食子酸没食子儿茶精酯 0.1mg/kg 静脉注射就能使麻醉兔血压下降，0.5mg/kg 时下降 4.0~5.3kPa，并维持较长时间[90]。绿茶热水提取物中腺苷酸组分 0.23mg/kg、0.45mg/kg 和 0.9mg/kg 分别使兔血压下降 3.7kPa、4.5kPa 和 5.6kPa[91]。随意饮用绿茶 8 周，可使自发性高血压大鼠（SHR）血压下降[24]。绿茶中多酚化合物 EGCG 对血管紧张素转换酶（ACE）活性有抑制作用。在饲料中加入 0.5% 绿茶中提取的粗制儿茶精（主含 EGCG）除使 SHR 血压下降外，也能使易患卒中型自发性高血压大鼠血压下降，并延长其生存期[92]。ECG 和茶黄素类也有抑制 ACE 作用[93]。

10. 中枢兴奋　茶叶中所含茶碱和咖啡碱对中枢神经系统有强大兴奋作用。85~250mg 咖啡碱兴奋大脑皮质，使人感到睡意减少，疲劳减轻，思维更加清晰和敏捷，工作效率增加，剂量增大时能产生紧张、焦虑、烦躁、失眠、震颤、感觉高度敏感等中枢兴奋症状，再增大剂量时引起惊厥。咖啡碱也能兴奋延髓呼吸中枢，增加对 CO_2 的敏感性，尤其当呼吸中枢受抑制时，兴奋作用更明显。咖啡碱与茶碱尚能引起恶心和呕吐，当茶碱血药浓度超过 15μg/ml，常产生催吐作用[62]。脱咖啡碱茶的中枢兴奋作用较弱，脱咖啡碱茶大鼠腹腔注射的半数致惊厥剂量为 7.341g/kg，是茶叶的 1.8 倍[94]。

11. 抗动脉硬化　从绿茶提取的粗制儿茶精能抑制高脂饲料喂养大鼠的血浆 TC、胆固醇酯和动脉硬化指数的升高[95]。绿茶提取物每天 50mg/kg 或 100mg/kg，对喂饲致动脉硬化饲料的小鼠、能抑制血清升高，抑制血清脂质过氧化物的升高及肝和主动脉中胆固醇含量的升高[96]。对高胆固醇喂养的家兔，绿茶或花茶 2g/ 天、3% 乌龙茶 500ml/ 天，均能防止或延缓主动脉脂质斑块的形成[97, 98]。此外茶工中虽然高血压病、高脂血症发病率较高，但冠心病患病率却较低[74]，这也表明茶叶有一定的防治动脉粥样硬化的作用。

12. 抗炎和抗过敏　由茶叶中提取的维生素 P 给大鼠静脉注射能控制外周炎症现象的发展。绿茶提取物 0.5 ~ 2mg 外用，能抑制 12-*O*- 十四烷酰佛波醇 -13- 乙酸酯诱发的小鼠耳部皮肤红肿等炎症反应[99]。红茶中所含咖啡碱、茶碱、可可豆碱、（+）儿茶精、（-）表儿茶精、没食子酸和茶黄素对小鼠被动皮肤过敏反应均有抑制作用[82]。茶提取物对透明质酸酶有抑制作用，其有效成分之一为鞣质[100]。茶叶尚能抑制抗原或化合物 48/80 诱导的大鼠腹腔肥大细胞的组胺释放，其有效成分为酚性化合物 EGC、EGCG 和 EC[101,102]。

13. 抗氧化　绿茶的乙醇提取物对植物油和猪油均有抗氧化作用[103]，绿茶中的 1- 表儿茶精有抑制亚油酸在空气中氧化的作用[104]。对亚油酸的抗氧化作用，EGCG>EGC>ECG>表儿茶精[105]。绿茶提取物也抑制异丙基苯氢过氧化物和四氯化碳诱导的大鼠肝脏（整体和离体）脂质过氧化作用[106]，绿茶水提取物除抑制小鼠肝脏（整体和离体）脂质过氧化反应外，并有清除超氧阴离子自由基（O^{2-}），减轻经 O^{2-} 诱导的透明质酸解聚等抗氧化作用[107]。

14. 利尿　茶叶的利尿作用是咖啡碱和茶碱共同作用的结果，咖啡碱特别是茶碱能抑制肾小管再吸收而有利尿作用[39]。茶碱通过强心增加肾血流量和肾小球滤过率，增加水和电解质排泄，钾排泄增加不明显。茶碱可增加强效利尿药的作用，与碳酸酐酶抑制剂合用，则利尿作用加强[62]。

15. 促进消化等作用　咖啡碱和茶碱能促进胃酸和胃蛋白酶分泌。咖啡碱和茶碱能提高人血浆肾素活性，咖啡碱可提高基础代谢，茶碱能增加人血浆中游离脂肪酸和甘油的浓度[62]。条茶提取物（7369）0.6g/kg 灌胃，连用 7~14 天能升高兔白细胞，1.3g/kg 灌胃对大鼠 ^{60}Co-γ 射线照射和小鼠环磷酰胺所致白细胞降低有对抗作用[104]。茶叶有延缓衰老作用，在培养基中加入 5%、10% 和 15% 红茶、花茶或绿茶，均能延长果蝇的寿命[109]。茶叶提取物（814）有杀精子作用，能损伤精子质膜、顶体、线粒体和微管，使精液凝固，精子头部形成结节状隆起及精子卷尾，“814”可能成为毒性低、副反应小、杀精作用强的外用避孕药[110,111]。茶叶中儿茶精能维护甲状腺功能正常[64]，茶叶中鞣质有收敛胃肠等作用[43]。茶叶可干扰胃肠道内铁的吸收[112]。茶色素对糖尿病动物模型和糖尿病病人糖代谢具有调节作用，能增强机体对胰岛素的敏感性[113]。

16. 毒理　红茶中所含咖啡碱、可可豆碱、茶碱、（+）儿茶精、（-）表儿茶精、没食子酸和茶黄素小鼠腹腔注射的半数致死量（LD_{50}）分别为316mg/kg、1000mg/kg、681mg/kg、1000mg/kg、100mg/kg、1000mg/kg和562mg/kg[82]。（-）EGCG小鼠灌胃和腹腔注射的LD_{50}分别为2314mg/kg和150mg/kg[51,52]。亚急性毒性试验：每日给家兔灌胃1.8g/kg和0.6g/kg（相当人用量的30倍和10倍），连续14天，除高剂量组有精神、食欲稍差和大便硬结外，未见其他异常[102]。

【临床研究】

糖尿病皮肤溃疡　治疗组用茶叶外敷（取茶叶15g，用沸水200ml浸泡，茶水凉后待用。伤口有脓液时，用无菌注射器抽吸，尽量保持皮肤完好，勿清创。用茶水冲洗伤口，冲洗时用棉签边洗边按压，尽量把脓液腐肉洗去。清洗后用茶叶敷在创口处，再用无菌纱布包扎，3h后可解开纱布暴露创口）治疗糖尿病皮肤溃疡13例，每日洗敷1次，重者每日洗敷2次。对照组用0.1%依沙吖啶纱布加庆大霉素注射液8U常规换药，治疗糖尿病皮肤溃疡13例，每日1次。结果：26例病人溃疡全部治愈，但在治疗组的治疗时间短于对照组（$P<0.05$）[114]。

【性味归经】味苦、甘，性凉。归心、肺、胃、肾经。

【功效主治】清头目，除烦渴，消食，化痰，利尿，解毒。主治头痛，目昏，目赤，多睡善寐，感冒，心烦口渴，食积，口臭，痰喘，癫痫，小便不利，泻痢，喉肿，疮疡疖肿，水火烫伤。

【用法用量】内服：煎汤，3~10g；或入丸、散，沸水泡。外用适量，研末调敷，或鲜品捣敷。

【使用注意】脾胃虚寒者慎服；失眠及习惯性便秘者禁服；服人参、土茯苓及含铁药物者禁服；服使君子，同时饮茶易致呃；过量饮茶易致呕吐、失眠等。

【经验方】

1. 火眼赤痛　茶叶、嫩生姜，拌大米饭捣成糊，敷于眼部，绷带包扎。（《湖南药物志》）
2. 头疼　细茶、香附子、川芎各一钱，水一盅，煎至八分，临卧服下即止。（《众妙仙方》）
3. 风热上攻，头目昏痛，及头风热痛不可忍　片芩二两（酒拌炒三次，不可令焦），小川芎一两，细芽茶三钱，白芷五钱。薄荷二钱，荆芥穗四钱。上为细末，每服二三钱，用茶清调下。（《赤水玄珠》茶调散）
4. 头晕目赤　茶叶、白菊花各一钱。泡水饮。（《青岛中草药手册》）
5. 痰火发狂　鲜嫩茶叶120~240g。水煎服。（《福建中草药》）
6. 羊癫风　经霜老茶叶一两，生明矾五钱。上二味为细末，水泛为丸，朱砂作衣。每服三钱，白滚汤下。（《本草纲目拾遗》引《周益生家宝方》）
7. 感冒　干嫩茶叶和生姜切片，泡开水炖服。（《福建中草药》）
8. 咳嗽，喉中如锯，不能睡卧好　茶末一两，白僵蚕一两。上为细末，放碗内。用盏盖定，倾沸汤一小盏。临卧，再添汤点服。（《重订瑞竹堂方》僵蚕汤）
9. 哮喘　香橼一个，挖空去瓤，内填满细茶叶，2天后放入火灰中煨，再取茶水冲服。（《湖北中草药志》）
10. 口臭，口干及痰火等症　芽茶二两，麝香一分，硼砂五分，儿茶末一两，诃子肉二钱五分。共研细末，甘草汤为丸或片，任意用。（《串雅外编》香茶）
11. 食积　干嫩茶叶9g。泡水服。（《福建中草药》）
12. 单纯性消化不良　陈茶叶、陈莱菔子各30g，陈大米（炒）90g，红糖30g。将前二药煎煮去渣，再将炒米和糖加入药液内，煮成稀糊，每日分3次服完。小儿酌减。（《湖北中草药志》）
13. 小便不通，脐下满闷　海金沙一两，腊茶半两。上二味捣为散。每服三钱匕，煎生姜、甘草汤调下。不拘时，未通再服。（《圣济总录》海金沙散）
14. 赤白痢及热毒痢　好茶浓煎，服二碗。（《食医心鉴》）

【参考文献】

[1] 赵楠，高慧媛，孙博航，等．茶叶的化学成分．沈阳药科大学学报，2007，24（4）：211.
[2] 杨志洁，陈国凤．茶叶的化学成分及其药理作用．化学教学，1992，（6）：36.
[3] 国家中医药管理局《中华本草》编委会．中华本草．上海：上海科学技术出版社，1999：2159.
[4] 洪德臣，李楠，范兆义．微量元素与茶叶药用价值的关系初探．广东微量元素科学，1994，（6）：9.
[5] 霍志峰，方刚，臧静．绿茶抗癌作用的实验研究．江苏医药，1991，17（6）：318.
[6] 阎玉森，游联勤．茶叶抗肿瘤的初步研究．南京医学院学报，1989，9（4）：301.
[7] 阎玉森．中华肿瘤杂志，1990，12（1）：42.
[8] 乐美兆，宋小明，阎玉森．龙雾茶抗癌作用的初步研究．江苏医药，1989，15（6）：342.
[9] 叶钟祥，叶泉声，李子瑜，等．茶叶对小白鼠移植性肿瘤的影响．肿瘤，1984，4（3）：128.
[10] 高国栋，左连富，邝刚．绿茶防癌的初步研究．河北医药，1990，12（2）：84.
[11] 陈志英．中华肿瘤杂志，1987，9（2）：109.
[12] Khon W A. C A,1989,110:18232b.

[13] Wang Zhi Y. C A,1989,110:152944p.
[14] Harada N. C A,1991,114:240085x.
[15] 李瑗．中华肿瘤杂志，1991，13（3）：193.
[16] HanC. CA,1991,115：225940z.
[17] Cutter H, Wu LY, Kim C. Is the cancer protective effect correlated with growth inhibition by green tea（-）-*epi*-gallocatechin gallate mediated throuth an antioxidantmechanism.Cancer Lett,2001,162（2）:149.
[18] Arab L, iL, Yasova D. The *epi*-demiology of tea cosumption and colorectal cancer incidence.J Nutr,2003,133（10）:3310S.
[19] Suganumam, OHhkura Y, Okabe S, et al. Combination cancer chemoprevention with green tea extract and sulindac shown in intestinal tumor formation in min mice. J Cancer Res Clin Oncol,2001,127（1）:69.
[20] Chanhy, Wang H, T Sang ds, et al. Screening of chemopre- ventive tea polyphenols against PHA genotoxicity in breast cancer cells by a XRE-luciferase reporter construct. Nutr Cancer,2003,46（1）:93.
[21] Wu A H, Yu M C. Green tea and risk ofbreast cancer inAsianA-merican. Int JCancer,2003,106（4）:574.
[22] Chung F L, S Chwartz J, Herzog C R, et al. Tea and cancer prevention:studies in animals and humans. JNutr,2003,133（10）:3268S.
[23] Sano M. Chem Pharm Bull,1986,34（1）:221.
[24] Iwata K. C A,1988,108:130438h.
[25] 王丁刚，王淑如．茶叶多糖的分离、纯化、分析及降血脂作用．中国药科大学学报，1991，22（4）：225.
[26] 望日道彦．茶对抗高脂血症作用及作用成分．国外医学・中医中药分册，1988，10（1）：40.
[27] Matsud. J Ethnopharmacol,1986,17（3）:213.
[28] Ando T. CA,1989,111:187272r.
[29] Chisaka T, et al. Chem Pharm Bull,1988,36（1）:227.
[30] 夏勇，徐彩菊，毛光明．茶色素对实验性高脂血症大鼠血脂水平的影响．浙江预防医学，2003，15（7）：76.
[31] 吴德州，李福星，王全让．茶色素治疗心脑血管疾病血脂、血液流变学异常的对比观察．河南医药信息，2000，8（4）：49.
[32] Daviesm J, Ju D D J T, Baer DJ, et al.Black tea consumptionreduces total and LDL cholesterol inmildly hypercholesterolemic a-dults. JNutr,2003,133（10）:3298S.
[33] HosodaK，Yamamoto S, Toyoda Y. The effectofOolongteaon LDL oxidation in hyperlipidemia. Atherosclerosis,2000,151（1）:115.
[34] Gomikawa S, Ishikawa Y. Effects of green tea on oxidizablityof LDL and plasma in health volunteers. Atherosclerosis,2000,151（1）:147.
[35] Nicolosir, Lawton cw. Vitamin E reduces plasma low den-sity lipoprotein cholestero, LDL oxidation，and early aortic athero-sclerosis compared with black tea in hypercholesterolemic hamsters. NutrResg,1999,19（8）：1201.
[36] 覃海诚．小剂量茶色素对心脑动脉硬化性疾病病人血脂、血流变学的影响．广西医学，2000，22（4）：811.
[37] 宋建良，褚国嘉，孙新芳．茶色素治疗缺血性脑血管病的临床观察．现代中西医结合杂志，2004，13（1）：29，31.
[38] 傅东和，毛清黎，郑海涛．茶色素药理作用研究进展．茶叶通讯，2003，（2）：11.
[39] 陈伟光．茶色素药理和临床研究．药学进展，2000，24（6）：41.
[40] 朱宏富．中药马齿苋与茶叶对痢疾杆菌的作用和影响．微生物学报，1960，8（1）：48.
[41] 周馥殿，江娟芳．茶叶对各型痢疾杆菌的抑菌作用．上海中医药杂志，1958，（3）：38.
[42] 包幼迪．中华医学杂志，1958，43（5）：472.
[43] 张昌绍．药理学．北京：人民卫生出版社，1965：89.
[44] 张立玉．中华医学杂志，1952，38（9）：810.
[45] 夏贤汉．中华医学杂志，1960，45（4）：319.
[46] 王晴川．福建医学院学报，1978，（2）：37.
[47] 包幼迪．茶叶、地锦草、桉叶、黄连抗菌作用的比较．福建中医药，1963，8（3）：31.
[48] ZhangYanGong. C A,1982,97:120160b.
[49] Har aY. CA,1990,113:22430u.
[50] Toda M. C A,1990,113:187886k.
[51] ShimamuraT. C A,1991,114:37622c.
[52] ShimamuraT. C A,1991,115:24210n.
[53] HaraM,etal. C A,1991,115:177285r.
[54] ShimamuraT. C A,1991,115:166603s.
[55] 曹进，罗志中，蒋涌涛．茶的防龋研究——儿茶素的抗菌作用．湖南医学，1989，6（3）：137.
[56] Sakanaka S. C A,1989,111:193341d.
[57] John T J. C A,1978,89:37248a.
[58] John T J. C A,1979,91:33423x.
[59] NakaneH. Biochemistry,1990,29（11）:2841.
[60] Nakane H. Nacleic Acids Symp Ser,1989,（21）:115.
[61] FASSINAG，BUFFA A. Polyphenolic antioxidant（-）-*epi*-gallo-catechin-3-gallate from green tea as a candidate anti-HIV angent. AIDS,2002,16（6）:939.
[62] Gilrnan A G, et al. 治疗学的药理基础（上册）．谭世杰，等译．北京：人民卫生出版社，1987：538，824.
[63] 徐佐夏．药学通报，1955，3（7）：310.
[64] AnpoMeTOe, M H. 中华医学杂志，1954,（9）：740.
[65] 阮景绰，汪培清，冯亚．乌龙茶药用价值的研究．福建医药杂志，1985，（5）：26.
[66] VITA JA. Tea consumption and cardiovascular disease:effects on endothelial function. JNutr,2003,133（10）:3293S.
[67] 夏成云，周京国，康后生．茶色素对早期糖尿病肾病病人血浆GMP-140和血浆内皮素的影响．中国现代医学杂志，2003，13（17）：36，41.
[68] 夏成云，周京国，谢建平．茶色素对早期糖尿病肾病病人尿内皮素排泄的影响及其意义．中国医师杂志，2002，4（2）：156.
[69] 伭万里，王申五，韩驰．茶色素抑制单核－内皮素黏附及其作用机制研究．卫生研究，2001，30（1）：44.
[70] Namik K. C A,1991,115:134916e.
[71] TsutsumisakeH. C A,1990,113:204822f.
[72] 张晓岗，楼福庆，吕俊升．茶黄烷醇类对血小板功能影响的进一步研究．浙江医科大学学报，1989，18（6）：244.
[73] Ali M, et al. C A,1987,107:51646a.
[74] 楼福庆，陈克云，杨祖才．茶叶与动脉粥样硬化．浙江医学，1981，3（4）：197.
[75] Wang Zhen sheng, et al. C A,1989,110:225298t
[76] 魏月芳．中国药理通讯，1990，7（2）：18.
[77] Jain A K. C A,1989,110:93769k.
[78] Cheng Shujun. C A,1987,106:212796w.
[79] Ito Y, et al. C A, 1989,110:149625e.
[80] Wang Zhi Y, et al. C A,1989,111:95874k.
[81] 毕宝元，钱玉珍，刘桂亭．绿茶对交链孢霉代谢物致突变性的抑制作用．河南医科大学学报，1990，25（2）：124.
[82] Kar K. Plants Med, 1981,42（1）:75.
[83] Murrari R. C A,1972,77：96799f.
[84] 何伟，苗健，关连．信阳毛尖茶对二甲基亚硝胺体外合成的影响．河南医科大学学报，1990，25（4）：370.
[85] Wu Yongning. C A,1988,108:111000t.
[86] Wang H. C A,1991,115:225941a.
[87] 阎玉森，游联勒．绿茶防癌的实验研究．南京医学院学报，1989，9（3）：封四．

[88] 徐国平，宋圃菊．茶叶阻断胃癌高发区人体内源性 *N*- 亚硝基脯氨酸合成．北京医科大学学报，1991，23（2）：151.
[89] ImuraK. C A,1985,102:202885c.
[90] 谷口繁．国外医学 · 药学分册，1989，16（2）：107.
[91] Imura K. C A,1985,102:219821b.
[92] Hara Y. C A,1991,114:178084r.
[93] HaraY. NogeiKsgakuC A,1987,107:193927s.
[94] 王钦茂，龙子江，盛炎炎．脱咖啡因茶及茶的中枢兴奋作用．安徽中医学院学报，1990，9（2）：55.
[95] Muramatsu K. C A,1987,106:212793t.
[96] Yamaguchi Yu. C A,1991,115:70161v.
[97] 高国栋，王恒生，赵霖．茶叶预防动脉粥样硬化的实验观察．河北医药，1985，7（1）：3.
[98] 阮景绰，汪培清，冯亚．乌龙茶对家兔实验性动脉粥样硬化防治作用的探讨．福建医药杂志，1987，9（2）：25.
[99] 程书钧，何其傥，黄茂端．绿茶提取物抑制 TPA 促癌作用及其机制的研究．中国医学科学院学报，1989，11（4）：259.
[100] Maeda Y. C A,1990,113:229984y.
[101] MaedaY. CA,1990,112:343v.
[102] Ohsu H. C A,1991,114:227744s.
[103] Lee Min Hsiung. 1985,103:70045.
[104] TanizawaH. Chem Pharm Bull,1984,32（5）:2011.
[105] Matsuzaki T. C A,1985,102:165534q.
[106] Zhou Zongcan. C A,1990,112:97133u.
[107] 王伟，陈文为．从抗氧化反应探讨“药食同源”的含义．中西医结合杂志，1991，11（3）：159.
[108] 黄树莲，黄文珍，农兴旭．中草药，1981，12（4）：173.
[109] 窦肇华，胡卫红，张继伟，等．茶叶对果蝇寿命影响的实验研究．老年学杂志，1988，8（6）：359.
[110] 刘连璞，朴英杰，肖焕才．“814”体外杀精剂对人精子超微结构的影响．第一军医大学学报，1988，8（2）.
[111] 朴英杰，刘连璞，安连兵．“814”外用避孕药对体外人类精子形态影响的扫描电镜观察．第一军医大学学报，1989，9（3）：200
[112] Hesseling P B. S Afr Med J,1979,55（16）:631.
[113] Anderso RA, Polansky M M. Tea enhance insulin activity.JAgric Food Chem, 2002, 50（24）:7182.
[114] 邱潇娴．茶叶外敷治疗糖尿病皮肤溃疡．广西中医药，2001，24（2）：16.

Ji cai
荠 菜

Capsellae Herba
[英]Shepherdspurse Herb

【别名】荠花、地米花、地菜。

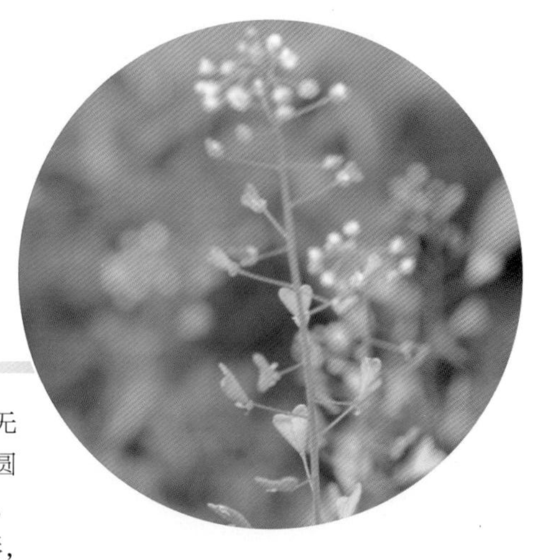

【来源】为十字花科植物荠菜 *Capsella bursa-pastoris*（L.）Medic. 的全草。

【植物形态】一年或二年生草本。茎直立，有分枝，稍有分枝毛或单毛。基生叶丛生，呈莲座状，具长叶柄；叶片大头羽状分裂，长可达 12cm，宽可达 2.5cm，顶生裂片较大，卵形至长卵形，长 5~30mm，侧生者宽 2~20mm，裂片 3~8 对，较小，狭长，呈圆形至卵形，先端渐尖，浅裂或具不规则粗锯齿；茎生叶狭披针形，长 1~2cm，宽 2~15mm，基部箭形抱茎，边缘有缺刻或锯齿，两面有细毛或无毛。总状花序顶生或腋生；萼片长圆形；花瓣白色，匙形或卵形，有短爪。短角果倒卵状三角形或倒心状三角形，扁平，无毛，先端稍凹，裂瓣具网脉。种子 2 行，呈椭圆形，浅褐色。

【分布】广西全区均有分布。

【采集加工】3~5 月采收，除去枯叶杂质，洗净，晒干。

【药材性状】茎，叶黄绿色，叶皱缩，展开呈狭披针形，长 1~2cm，宽 2~15mm，基部箭形抱茎。总状花序轴较细，黄绿色；小花梗纤细，易断；花小，直径约 2.5mm，花瓣 4 片，白色或淡黄棕色；花序轴下部常有小倒三角形的角果，绿色或黄绿色，长 5~8mm，宽 4~6mm。气微清香，味淡。

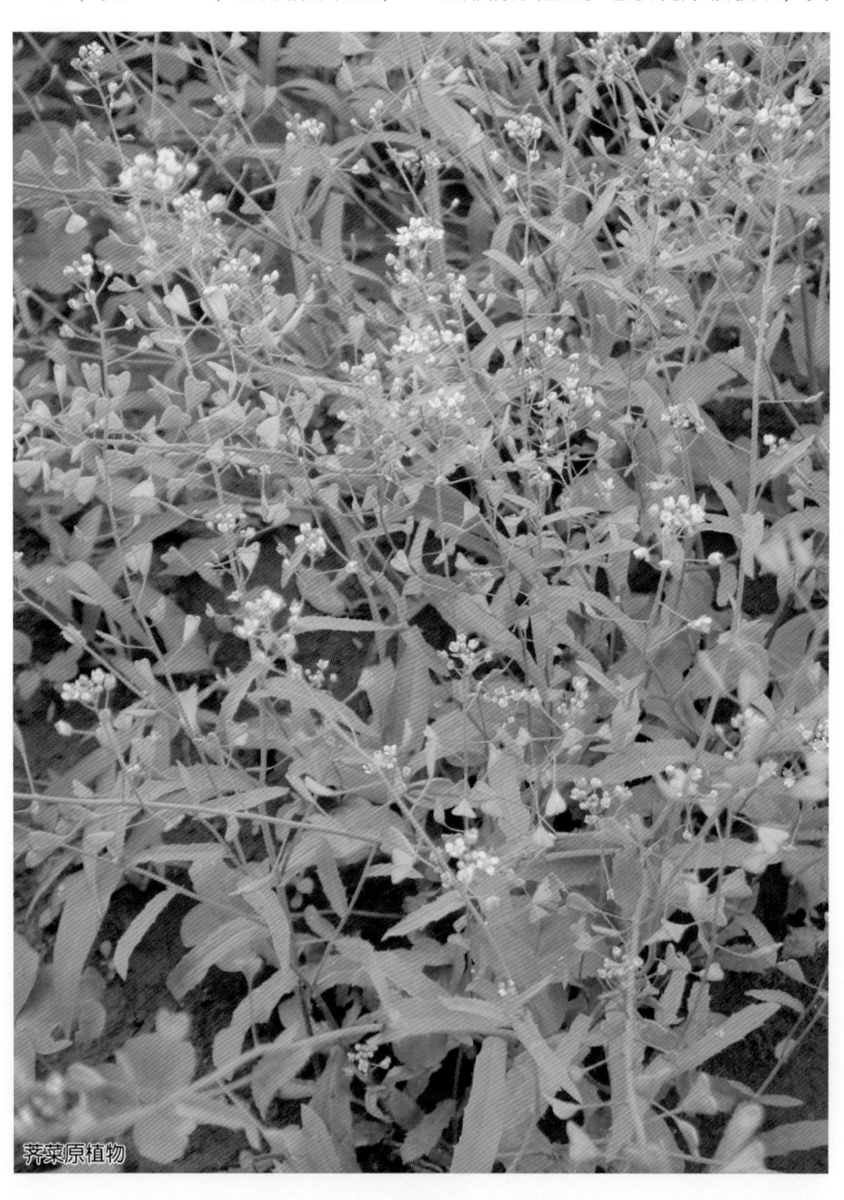
荠菜原植物

【品质评价】以叶多、花序完整、色绿、味清香者为佳。

【化学成分】本品根茎含具挥发性的异硫氰酸酯：异硫氰酸甲酯（methyl-*iso*-thiocyanate），异硫氰酸异丙酯（*iso*-propyl-*iso*-thiocyanate），异硫氰酸烯丙酯（allyl-*iso*-thiocyanate），异硫氰酸仲丁酯（sec-butyl-*iso*-thiocyanate），异硫氰酸正丁酯（n-butyl -*iso*-thiocyanate），异硫氰酸戊-4-烯酯（4-pentenyl-*iso*-thiocyanate），异硫氰酸苯酯（phenyl -*iso*-thiocyanate），异硫氰酸-3-甲硫基丙酯（3-methylthio propyl-*iso*-thiocyanate），异硫氰酸苄酯（benzyl-*iso*-thiocyanate），异硫氰酸-*β*-苯乙酯（*β*-phenylethyl-*iso*-thiocyanate），异硫氰酸丁-3-烯酯（3-butenyl -*iso*-thiocyanate）。叶含芸薹抗毒素（brassilexin），环芸薹宁（cyclo-brassinin），环芸薹宁亚砜（cyclobrassinin sulfoxide）和马兜铃酸（aristolochic acid）。花粉含芥子油苷：丙-2-烯基芥子油苷（prop-2-enyl glucosinolate），2-羟基-戊-4-烯基芥子油苷（2-hydroxypent-4-enyl glucosinolate），丁-3-烯基芥子油苷（but-3-enyl glucosinolate），2-羟基-丁-3-烯基芥子油苷（2-hydroxy-but-3-enyl glucosinolate），2-苯乙基芥子油苷（2-phenylethyl glucosinolate）[1]。还含有*β*-胡萝卜素（*β*-carotene），抗坏血酸（ascorbic acid）和叶绿素（chlorophyl）[2]。挥发油中含有叶醇[（*Z*）-3-hexen-1-ol]，乙酸叶醇酯[（*Z*）-3-hexen-1-ol acetate]，二甲三硫化物（dimethyltrisulfide），乙酸异丙酯（*iso*-propyl acetate），1-

己醇（1-hexanol），十五烷（pentadecane），异丙醇（*iso*-propyl alcohol），乙酸，3- 甲基庚酯（3-methyl heptyl acetate），二甲砜（dimethylsulfone），4,4- 二甲基己醛(4,4-dimethyl-hexanal)，BHT（butylated hydroxytoluene）等 [3]。

【药理作用】

1. 对凝血时间影响　小鼠腹腔注射荠菜流浸膏挥发液，毛细管法和玻片法均能缩短出血时间。小鼠灌胃给药，荠菜煎剂小剂量使凝血时间缩短，大剂量时出血时间反而延长 [4]。荠菜水煎液灌胃给药，可缩短小鼠断尾出血时间（BT），并能缩短小鼠血浆复钙时间（RT），说明其止血作用与影响内凝血因子而促凝血有关 [5]。

2. 抗肿瘤　给小鼠腹腔注射荠菜全草提取物，可抑制其皮下移植的 Ehrlich 实体瘤生长，抑制率为 50% ~ 80%，该肿瘤内出现多发性坏死并有宿主纤维组织细胞长入。从该提出物中分离得有效成分为延胡索酸。延胡索酸在每日 10mg/kg 剂量下即能抑制 Ehrlich 实体瘤生长，而其腹腔注射的小鼠半数致死量为 266mg/kg [6]。

3. 对血压影响　荠菜醇提取物给犬、猫、兔、大鼠静脉给药可产生一过性血压下降，兔静脉注射荠菜提取物可降压，但不能翻转肾上腺素的作用。荠菜煎剂或流浸膏挥发液对麻醉犬有短暂降压作用，若先用阿托品可对抗血压的下降 [4,7,8]。

4. 兴奋子宫　荠菜煎剂与流浸膏对大鼠离体子宫、麻醉兔和猫在位子宫、兔慢性子宫瘘管，均有兴奋作用 [4]。

5. 抗炎　荠菜水煎液能减轻二甲苯所致小鼠耳肿胀、冰醋酸所致小鼠腹腔毛细血管通透性增加，减轻小鼠棉球肉芽肿增生 [5]。

6. 解热等作用　荠菜提取物能延长环己巴比妥钠的睡眠时间，荠菜对人工发热兔有解热作用。醇提取物可使由阿托品引起的豚鼠小肠抑制产生收缩作用 [7]。

7. 毒理　急性毒性实验显示，小鼠以抗炎有效量的 10 倍灌胃给药，观察 7 天小鼠全部存活，其半数致死量达有效量的 5 倍以上，说明荠菜毒性较低 [5]。

【临床研究】

1. 高血压　荠菜代茶饮（取初春未开花之荠菜洗净，晾干，每次 5~10g，用沸水冲泡，代茶饮）治疗高血压 60 例，结果：经上述方法治疗 2 日或 3 日后，56 例病人有效，其余病人继续治疗 1 周后，3 例病人有效，1 例无效 [9]。

2. 出血性眼病　荠菜明目合剂治疗阴虚火旺型眼底出血 148 例（171 只眼），每次口服 40~50ml，1 日 3 次，30 天为 1 个疗程，服药期间停止使用其他药物。结果：3 个疗程后，治愈 71 只眼（41.5%），显效 52 只眼（30.4%），有效 36 只眼（21%），无效 12 只眼（7%），总有效率 92.9% [10]。

【性味归经】味甘、淡，性凉。归肝、脾、膀胱经。

【功效主治】清肝止血，平肝明目，清热利湿。主治吐血，衄血，咯血，尿血，崩漏，目赤疼痛，高血压，赤白痢疾，肾炎水肿，乳糜尿。

【用法用量】内服：煎汤，15~30g；鲜品 60~120g；或入丸、散。外用适量，捣汁点眼。

【使用注意】脾胃虚寒者慎服，寒性出血忌用。

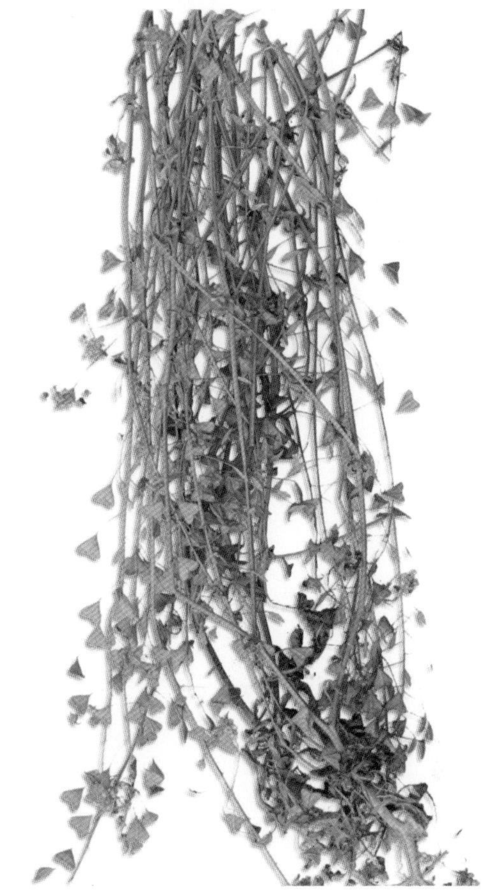

荠菜药材

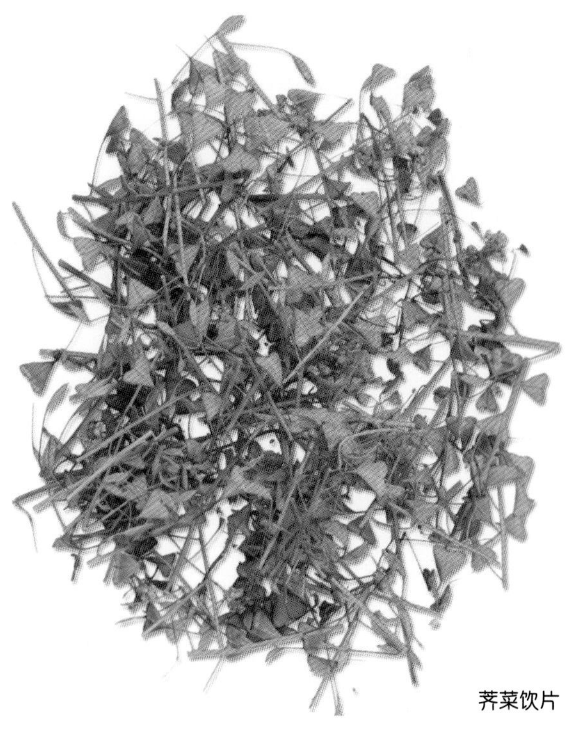

荠菜饮片

【经验方】

1. 漆疮瘙痒　荠菜煎汤洗之。(《千金方》)
2. 眼生翳膜　荠菜根、茎叶，不拘多少，洗净焙干，碾为末，细研。每夜卧时，先洗净眼，挑米半许，安两大眦头，涩痛莫疑。(《圣济总录》)
3. 暴赤眼，疼痛碜涩　荠菜根，捣绞取汁，以点目中。(《太平圣惠方》)
4. 肺热咳嗽　(荠菜)全草用鸡蛋煮吃。(《滇南本草》)
5. 内伤吐血　荠菜 30g，蜜枣 30g。水煎服。(《湖南药物志》)
6. 高血压　荠菜、夏枯草各 60g。水煎服。(《全国中草药汇编》)
7. 风湿性心脏病　荠菜 60g，鲜苦竹叶 20 个(去尖)。水煎代茶饮。每日 1 剂，连服数月。(《青岛中草药手册》)
8. 痢疾　农历三月初，取荠菜连根，挂有风处阴干，安新瓦上，焙成炭存性，用砂糖调服。[河南中医，1982,(3):40]
9. 肿满腹大，四肢枯瘦，小便涩浊　甜葶苈(纸隔炒)、荠菜根等份，上为末，蜜丸如弹子大。每服一丸，陈皮汤嚼下。(《二因方》葶苈大丸)
10. 乳糜尿　荠菜(连根)120~500g，洗净煮汤(不加油盐)，顿服或 3 次分服，连服 1~3 个月。[中华外科杂志，1956，4(12)：948]
11. 尿血　鲜荠菜 125g。水煎，调冬蜜服，或加陈棕榈炭 3g，冲服。(《福建药物志》)
12. 崩漏及月经过多　荠菜 30g，龙芽草 30g。水煎服。(《广西中草药》)

【参考文献】

[1] 国家中医药管理局《中华本草》编委会 . 中华本草 . 上海：上海科学技术出版社，1999：2318.

[2] 张京芳，陈锦屏 . 烫漂和干制方法对蔬菜某些化学成分的影响 . 西北植物学报，2002，2：35.

[3] 郭华，侯冬岩，回瑞华，等 . 荠菜挥发性化学成分的分析 . 食品科学，2008，29(1)：254.

[4] 滕汝犀，徐叔云 . 荠菜的药理研究——对子宫的作用及对出血时间与凝血时间的影响 . 上海中医药杂志，1957，(1)：15.

[5] 岳兴如，阮耀，赵烨 . 荠菜抗炎止血药理作用研究 . 时珍国医国药，2007，18(4)：871.

[6] Kuroda K. Cancer Res,1976,36(6):1900.

[7] Kuroda K. C A,1969,70：76342d.

[8] Butturini L. C A,1937,31：67278.

[9] 丛玲，许永喜，王晓燕 . 荠菜代茶饮治疗高血压 60 例 . 护理研究，2005，19(8)：1513.

[10] 谢文军，姜尚平，谢康明，等 . 荠菜明目合剂治疗阴虚火旺型眼底出血疗效观察 . 中国中医眼科杂志，1995，5(3)：161.

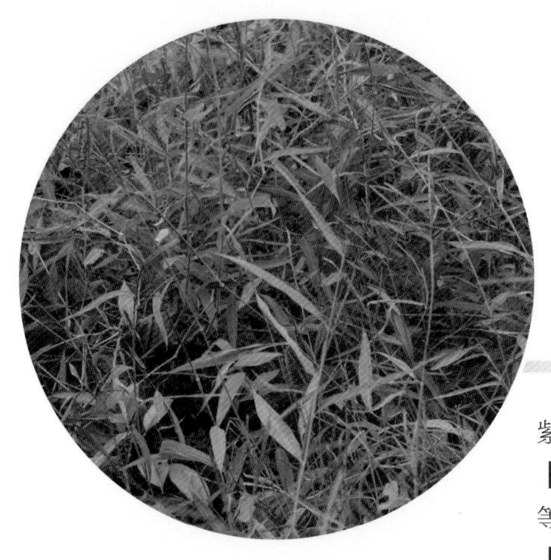

Jin cao

荩 草

Arthraxonis Hhispidi Herba

[英]Hispidus Arthraxon Herb

【别名】菉竹、黄草、薜、鸱脚莎、菉蓐草、细叶秀竹、马耳草。

【来源】为禾本科植物荩草 *Arthraxon hispidus*（Thunb.）Makino 的全草。

【植物形态】一年生草本。秆细弱无毛，基部倾斜，分枝多节。叶鞘短于节间，有短硬疣毛；叶舌膜质，边缘具纤毛；叶片卵状披针形，长 2~4cm，宽 8~15mm，除下部边缘生纤毛外，余均无毛。总状花序细弱，2~10 个成指状排列或簇生于秆顶，穗轴节间无毛，长为小穗的 2/3~3/4，小穗孪生，有柄小穗退化成 0.2~1mm 的柄；无柄小穗长 4~4.5mm，卵状披针形，灰绿色或带紫色；第 1 颖边缘带膜质，有 7~9 脉，脉上粗糙，先端钝；第 2 颖近膜质，与第 1 颖等长，舟形，具 3 脉，侧脉不明显，先端尖；第 1 外稃，长圆形，先端尖，长约为第 1 颖的 2/3，第 2 外稃与第 1 外稃等长，近基部伸出 1 膝曲的芒，下部扭转；雄蕊 2；花黄色或紫色。颖果长圆形，与稃体几等长。

【分布】广西主要分布于上林、金秀等地。

【采集加工】秋季采全草。

【药材性状】全草多卷曲。茎基部节上多长须根。茎表面淡黄或黄绿色，有浅棱。叶鞘黄绿色，长 3~5cm，被长柔毛，叶片卷缩，绿色，长披针形，长5~7cm，宽约1cm。主脉明显，呈白色。两面被稀疏短柔毛。气微，味淡。

【品质评价】以干燥、色绿、叶多者为佳。

【化学成分】本品叶和茎含荩草素（anthraxin），木犀草素（luteolin），木犀草素-7-葡萄糖苷（luteolin-7-glucoside），乌头酸（aconitic acid）[1]。

【性味归经】味苦，性平。归肺、肝经。

【功效主治】止咳定喘，解毒杀虫。主治久咳气喘，肝炎，咽喉炎，口腔炎，鼻炎，淋巴炎，乳腺炎，疮疡疥癣。

【用法用量】内服：煎汤，6~15g。外用适量，煎水洗或捣敷。

【使用注意】不宜与鼠妇同用。

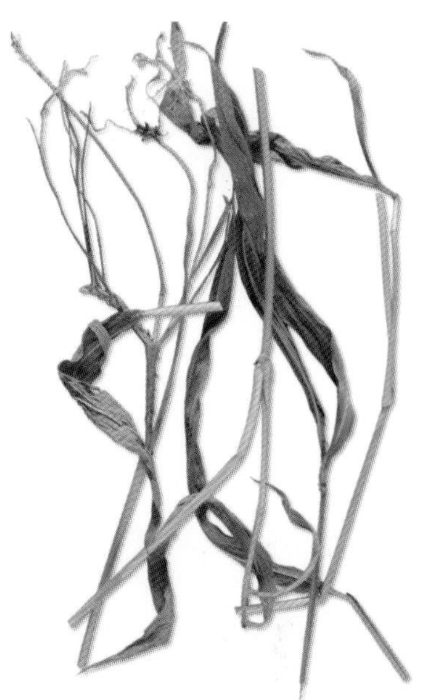

荩草药材

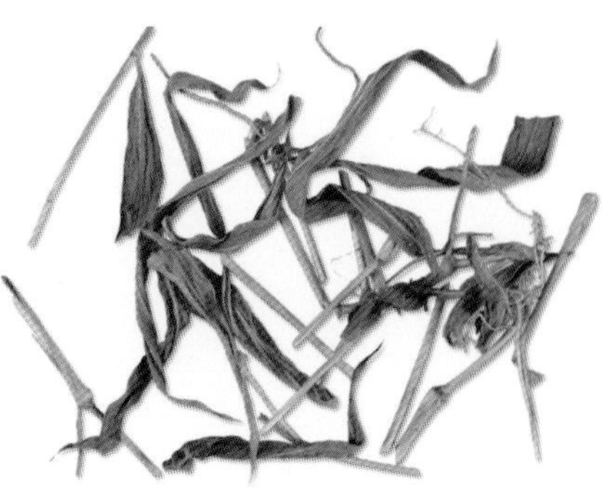

荩草饮片

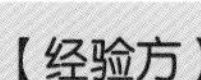

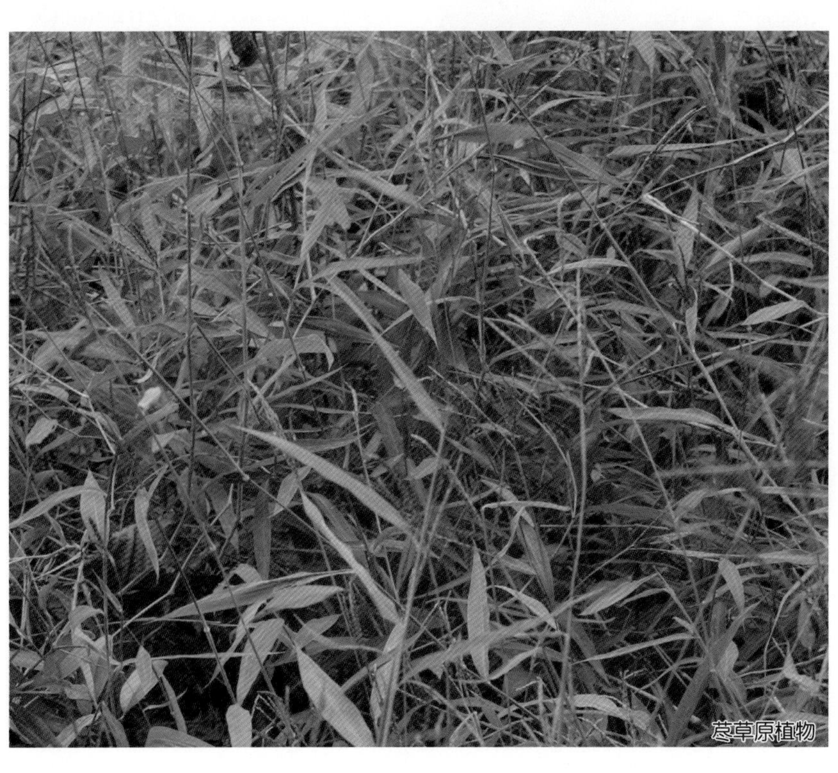

荩草原植物

【经验方】

1. 疥癣，皮肤瘙痒，痈疖　荩草 60g。水煎外洗。(《全国中草药汇编》)
2. 气喘上气　马耳草 12g。水煎，日服 2 次。(《吉林中草药》)

【参考文献】

[1] 国家中医药管理局《中华本草》编委会. 中华本草. 上海：上海科学技术出版社，1999：7395.

胡椒

Hu jiao

Piperis Nigri Fructus
[英]Black Pepper Fruit

【别名】味履支、浮椒、玉椒、黑胡椒、白胡椒。

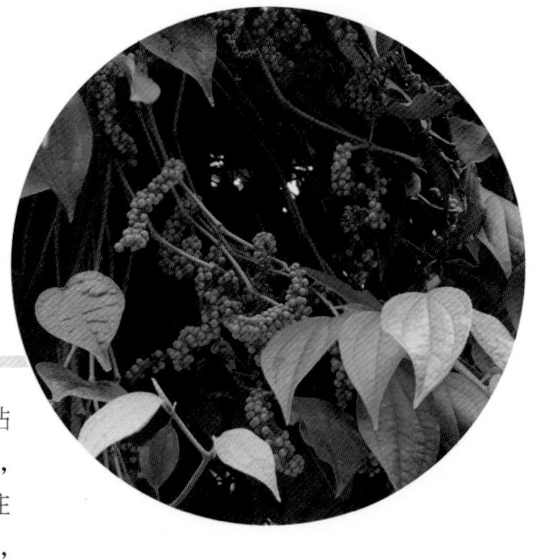

【来源】为胡椒科植物胡椒 *Piper nigrum* L. 的果实。

【植物形态】多年生攀缘状藤本。节显著膨大，常生须根。叶互生；叶片厚革质，阔卵形或卵状长圆形，长 9~15cm，宽 5~9cm，先端短尖，基部圆，常稍偏斜，叶脉 5~7 条，最上 1 对离基 1.5~3.5cm 从中脉发出，其余为基出。花通常单性，雌雄同株，少有杂性，无花被；穗状花序与叶对生，比叶短或近等长；总花梗与叶柄近等长；苞片匙状长圆形，长 3~3.5mm，下部贴生于花序轴上，上部呈浅杯状；雄蕊 2，花药肾形，花丝粗短；子房球形，柱头 3~4，稀 5。浆果球形，成熟时红色，未成熟时干后变黑色。

【分布】广西多为栽培。

【采集加工】割下果穗先晒，后去皮，充分晒干，即为商品黑胡椒，果穗用水浸至果皮腐烂，晒干即为商品白胡椒。

【药材性状】黑胡椒果实近圆球形，直径 3~6mm。表面暗棕色至灰黑色，具隆起的网状皱纹，顶端有细小的柱头残基，基部有自果柄脱落的疤痕。质硬，外果皮可剥离，内果皮灰白色或淡黄色，断面黄白色，粉性，中央有小空隙。气芳香，味辛辣。

白胡椒果核近圆球形，直径 3~6mm。最外为内果皮，表面灰白色，平滑，先端与基部间有多数浅色线状脉纹。

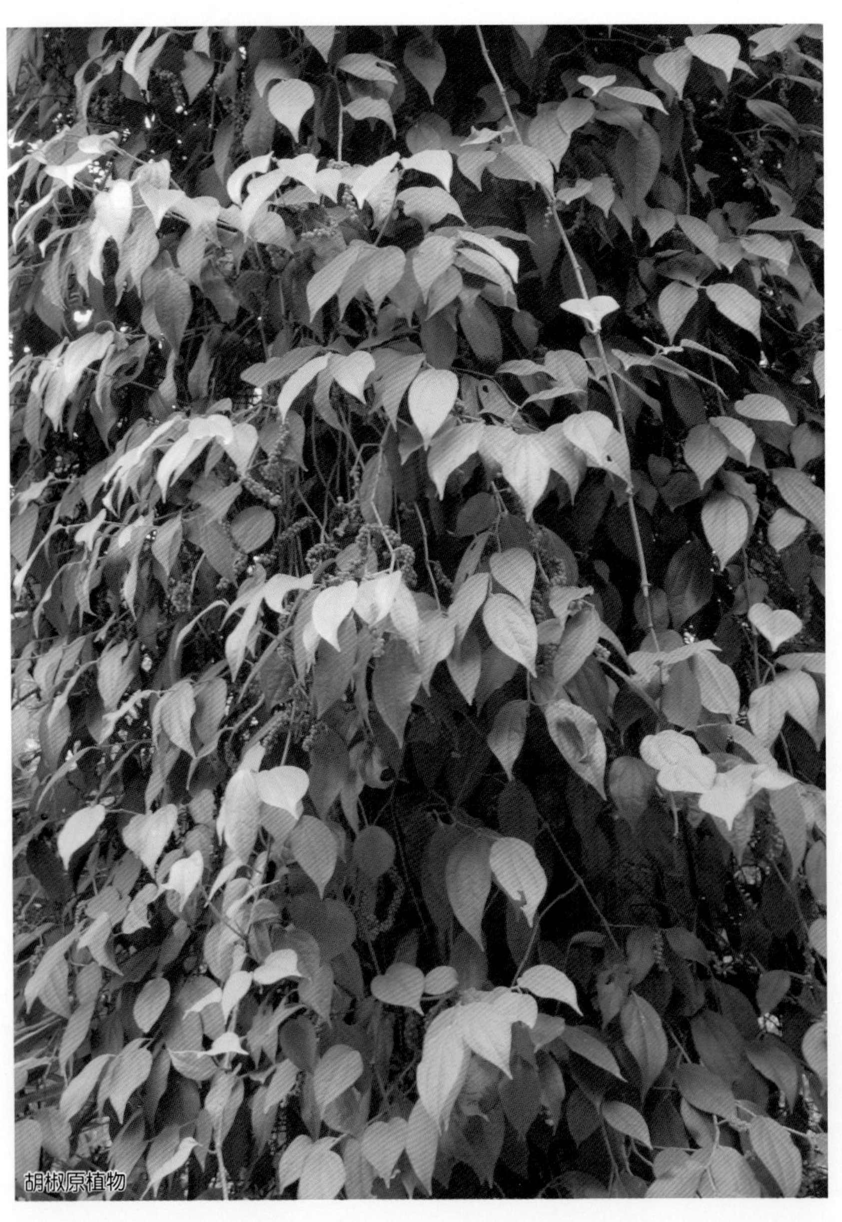

胡椒原植物

【品质评价】黑胡椒以粒大、个圆、坚实、色黑、气味强烈者为佳。白胡椒以粒大、色白、饱满、皮皱、气味强烈者为佳。

【化学成分】胡椒果实含多种酰胺类化合物：胡椒酰胺（pipercide），假荜茇酰胺（retrofractamide）A，次胡椒酰胺（piperyline），几内亚胡椒酰胺（guineesine），二氢胡椒酰胺（dihydropipercide），胡椒酰胺 -C 5 : 1（2*E*）[piperamide-C 5 : 1（2*E*）]，胡椒酰胺 -C 7 : 1（6*E*）[piperamide-C 7 : 1（6*E*）]，胡椒酰胺 -C 7 : 2（2*E*, 6*E*）[piperamide-C 7 : 2（2*E*,6*E*）]，胡椒酰胺 -C 9 : 1（8*E*）[piperamide-C 9 : 1（8 *E*）]，胡椒酰胺 -C 9 : 2（2*E*,8*E*）[piperamide-C 9 : 2（2*E*,8*E*）]，胡椒酰胺 -C 9 : 3（2*E*,4*E*,8*E*）[piperamide-C 9 : 3（2*E*,4*E*,8*E*）]，*N*- 异丁基二十碳 -2*E*,4*E*，8*Z*- 三烯酰胺（*N*-*iso*-butyl-2*E*,4*E*,8*Z*-eicosatrienamide），*N*- 异丁基十八碳 -2*E*,4*E*- 二烯酰胺（*N*-*iso*-butyl-2E,4E-octadecadienamide），*N*-异丁基 - 反 -2- 反 -2- 二烯酰胺（*N*-*iso*-butyl-*trans*-2-*trans*-2-dienamide），胡椒碱（piperine），二氢胡椒碱（piperanine），胡椒亭碱（piperettine），胡椒油碱（piperolein）B，墙草碱（pellitorine），1-[癸 -（2*E*,4*E*）- 二烯酰] 四氢吡咯 {1-[（2*E*,4*E*）-2,4-decadienoyl]-pyrrolidine}，1-[十二碳 -（2*E*,4*E*）- 二

烯酰]四氢吡咯{1-[(2*E*,4*E*)-2,4-dodecadienoyl]-pyrrolidine}，*N*-反式阿魏酰哌啶（*N-trans*-feruloyl piperidine），二氢类阿魏酰哌啶(dihydroferuperine)，类阿魏酰哌啶(feruperine)，*N*-反式阿魏酰酪胺（*N-trans*-feruloyl tyramine），类对香豆酰哌啶（coumaperine）等[1]。

挥发油成分含向日葵素（piperonal），二氢香苇醇（dihydrocarveol），反式-香苇醇（*trans*-pinocarveol），氧化丁香烯(caryophyllene oxide)，倍半香桧烯(sesquisabinene)，松油-1-烯-5-醇(1-terpinen-5-ol)，对薄荷-3,8（9）-二烯-1-醇[3,8（9）-*p*-menthadien-1-ol]，对薄荷-1（7），2-二烯-6-醇[1（7），2-*p*-menthadien-6-ol]，顺式-对薄荷-2-烯-1-醇（*cis-p*-2-menthen-1-ol），顺式-对薄荷-2,8-二烯-1-醇（*cis-p*-2,8-menthadien-1-ol），荜澄茄-5,10（15）-二烯-4-醇[5,10（15）-cadiene-4-ol]，隐品酮(cryptone)，胡椒酮(piperitone)，*N*-甲酰哌啶（*N*-formylpiperidine），*β*-蒎酮（*β*-pinone），1,1,4-三甲基环庚-2,4-二烯-6-酮（1,1,4-trimethylcyclohepta-2,4-dien-6-one），对聚伞花素-8-醇甲醚（*p*-cymen-8-ol methyl ether）等[1]。还含吡啶（pyridine），哌啶（piperidine），马兜铃内酰胺（aristolactam）等类生物碱[2]。

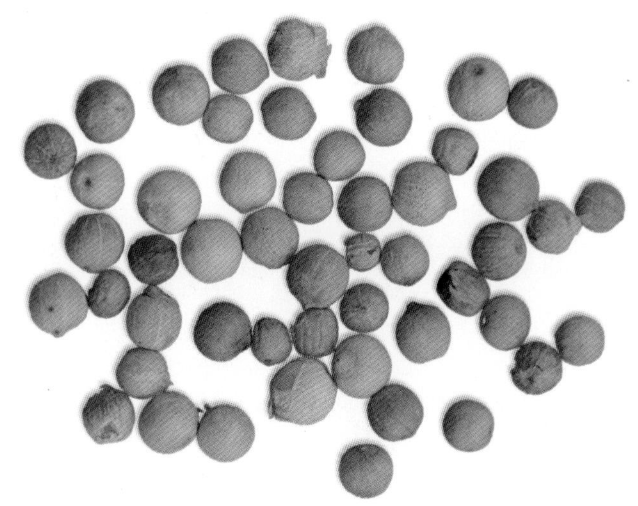

胡椒药材

【药理作用】

1. 对中枢神经系统的抑制作用　胡椒碱能延长大鼠戊巴比妥的睡眠时间，胡椒碱组大鼠血液及脑内的戊巴比妥浓度较高，其作用机理可能与胡椒碱抑制肝微粒体酶有关[3]。胡椒碱有对抗戊四氮惊厥及抗电惊厥的作用，并对大鼠“听源性发作”有对抗作用，抗惊厥谱广，安全范围大[4]。在小于TD_{50}剂量下，胡椒碱及其衍生物有不同程度的对抗电休克及戊四唑、印防己毒素、士的宁、筒箭毒碱和谷氨酸引起大鼠和小鼠惊厥的作用，降低动物的死亡率[5]。胡椒碱对多种实验性癫痫动物模型均有不同程度的对抗作用，对癫痫大发作动物模型（MES）、小发作动物模型（Met）和小鼠脑室注射（icv）海仁藻酸（KA）形成的颞叶性癫痫模型对抗作用较强，而对士的宁引起的强直性惊厥，3-硫基丙酸、荷包牡丹碱和兴奋性氨基酸引起的阵挛性惊厥无明显对抗作用。胡椒碱可增加小鼠脑内单胺类神经递质5-羟色胺（5-HT）的含量和降低谷氨酸（Glu）和天门冬氨酸（Asp）含量，并能降低（Glu + Asp）/GABA的比值，1×10^{-6}mol/L的胡椒碱对大鼠大脑皮层脑片预载的^{3}H-Glu的释放有抑制作用[6]。2.0ml/kg胡椒根挥发油能抑制小鼠的自发活动，对二甲苯所致小鼠耳郭肿胀有拮抗作用，能延长痛阈值时间，具有镇痛、抗炎、镇静作用[7]。2g（生药）/kg胡椒根醇提取物口服给药具有镇痛、抗炎、镇静以及抗惊厥作用，急性毒性实验发现其对实验动物具有先兴奋后抑制的表现，LD_{50}为12.66g（生药）/kg[8]。

2. 对胆汁分泌影响　大鼠灌胃给药（胡椒250mg/kg、500mg/kg，胡椒碱12.5mg/kg、25mg/kg）或加于饲料中每日喂食（胡椒0.2%、0.4%，胡椒碱0.01%、0.02%）给药4周，灌胃250mg/kg胡椒的大鼠可见胆汁浓度增高。每日饲喂胡椒的大鼠可见胆汁流量增多而胆汁浓度下降，大鼠胆汁中胆固醇和胆酸的排出不受影响，而胆汁中尿酸排出增加，胡椒和胡椒碱的某些成分以葡萄糖醛酸化物排出[9]。应用胆固醇致新西兰兔胆囊结石模型，同时给0.045g/天胡椒碱饮食4周，结果表明胡椒碱主要通过降低肝氨肽酶N（APN）的表达及胆汁APN酶的活性，抑制APN的促成石作用而预防胆固醇结石的形成[10]。

3. 对心脑血管系统作用　正常人将胡椒0.1g含于口内不咽下，测定用药前后的血压及脉搏，共试24人，均能引起血压上升，收缩压平均升高13.1mmHg，舒张压升高18.1mmHg，均于10~15min后复原，对脉搏无显著影响，多数受试者除舌头辛辣感外，尚有全身或头部的热感[11]。将新西兰大白兔经枕大池穿刺2次注血制作脑血管痉挛模型，给予20mg/kg胡椒碱，结果显示胡椒碱对蛛网膜下腔出血后迟发性脑血管痉挛有预防作用，其抗血管痉挛作用可能与胡椒碱抑制血管壁内皮素、促进一氧化氮合酶活性有关[12]。同时血管壁上NF-κB活性、肿瘤坏死因子（TNF-α），白介素（IL）-1*β*和IL-6表达降低，胡椒碱可能通过抑制血管壁上NF-κB活性、下调TNF-α，IL-1*β*和IL-6的表达而发挥缓解蛛网膜下腔出血后迟发性脑血管痉挛作用[13]。

4. 抗炎　胡椒碱对大鼠多种急性和慢性炎症模型，如角叉菜胶所致大鼠足跖肿胀、棉球肉芽肿及巴豆油肉芽肿等都有抑制作用，胡椒碱对急性早期炎症过程及慢性肉芽肿形成有作用，其机制有可能是由于刺激垂体-肾上腺皮质轴[14]。

5. 杀寄生虫等作用　胡椒的水、醚或醇提取物试管内实验或对感染大鼠的试验中均证明有杀绦虫作用，其中醇提取物作用最强，醚提物其次，水提物最弱，对吸虫及线虫作用不明显[15]。胡椒碱曾用作解热和驱风剂，胡椒碱对家蝇的脑及肌肉组织均有破坏作用[16]。大鼠腹腔注射胡椒碱可降低直肠温度，但重复注射后即不敏感[17]。胡椒碱可轻度抑制表皮黑素细胞生长，有促进表皮黑素细胞黑素合成作用，其机制可能是通过上调酪氨酸酶和TRP1的表达而发挥作用[18]。

6. 毒理　小鼠涂搽或喂以胡椒提取物每次 2mg，每周 3 次，连续 3 个月，可见荷瘤鼠增加，同时给实验鼠涂搽或喂维生素 A 每次 5mg 或 10mg，而每周 2 次，连续 3 个月肿瘤发生率则减少。小鼠每日喂胡椒粉（每 1kg 饲料中含 17g）未见致癌作用[19]。胡椒碱给予大鼠腹腔注射的半数致死量为 348.6mg/kg[20]。

【临床研究】

1. 婴幼儿腹泻　①胡椒散（胡椒 40g，肉桂 10g，丁香 10g，吴茱萸 10g，砂仁 10g，马蹄香 10g。共研细末，贮瓶备用）治疗婴幼儿腹泻 55 例，每次 10g，敷贴于脐部，每次 5~10min，每天换药 1 次，最多治疗 4 日，最少 1 日，平均 3 日。结果：痊愈 41 例，好转 10 例，无效 4 例，总有效率 92.73%[21]。②鲜白胡椒 10 粒研细末加黄酒或白酒调成糊状，填贴小儿肚脐神阙穴，治疗婴幼儿腹泻 58 例，重者 10h 换 1 次，轻者 14~16h 换 1 次。结果：用药 3 次后，有效 42 例（72.4%），显效 16 例（27.5%）[22]。

2. 咳嗽　胡椒粉（四川胡椒粉、清凉油各适量，两药调和，将调和的药膏摊于约 3cm × 5cm 大小的追风膏上）治疗咳嗽 166 例，贴于双侧肺俞穴，8~12h 换药 1 次，5h 为 1 个疗程。结果：经 1~3 个疗程治疗，痊愈 121 例，占 72.89 %；好转 36 例，占 21.69 %；无效 9 例，占 5.42 %。总有效率为 94.58 %[23]。

【性味归经】味辛，性热。归胃、肝、大肠经。

【功效主治】温中散寒，下气止痛，开胃，止泻，解毒。主治胃寒疼痛，呕吐，食欲不振，鱼蟹中毒。

【用法用量】内服：煎汤，1~3g；或入丸、散。外用适量，研末调敷，或置膏药内外贴。

【使用注意】热病及阴虚有火者忌服。

【经验方】

1. 泄泻　用胡椒为末，姜汁调敷脐上。（《幼科指南》）
2. 蜈蚣咬伤　取胡椒封住伤口，顿不觉痛。（《本草纲目》引《多能鄙事》）
3. 五脏风冷，冷气心腹痛，吐清水　胡椒酒服为佳，亦可汤服。（《食疗本草》）

【参考文献】

[1] 国家中医药管理局《中华本草》编委会．中华本草．上海：上海科学技术出版社，1999：2040.
[2] 吴庆立，王圣平，冯毓秀，等．胡椒属化学成分的研究．天然产物研究与开发，1998，10（1）：84.
[3] Mujumdar A M. Indian J Exp Biol,1990, 28（5）：486.
[4] 北京医学院药理教研组．胡椒碱的抗惊和镇静作用．北京医学院学报，1974，（4）：217.
[5] 裴印权，岳微，崔景荣．胡椒碱衍化物的中枢药理作用研究．药学学报，1980，（41）：217.
[6] 崔广智，裴印权．胡椒碱抗实验性癫痫作用及其作用机制分析．中国药理学通报，2002，18（5）：675.
[7] 何思煌，朱全红，许小燕．胡椒根挥发油的中枢药理作用研究．广东药学，2003，13（2）：35.
[8] 敖平，李斌．胡椒根乙醇提取物药理活性研究．中医药学报，1998，（3）：61.
[9] Ganesh B B. Nalarung, 1987, 31（9）：913.
[10] 李月廷，祝学光．胡椒碱抑制兔胆结石形的作用和机制．中华肝胆外科杂志，2003，9（7）：426.
[11] 张更申，张庆俊，刘瑞春．胡椒碱预防实验性家兔 SAH 后迟发型脑血管痉挛．基础医学与临床，2006，26（4）：425.
[12] 张更申，林成，张庆俊．胡椒碱对实验性蛛网膜下腔出血后脑血管痉挛作用机理研究．中华神经外科杂志，2006，22（6）：373.
[13] Mujumdar. A M. Jpn J Med Sri Biol,1991, 43（3）：95.
[14] 朱颜．辛辣刺激对健康人血压的影响．中医杂志，1960，（6）：47.
[15] Sollmann T. A Manual of Pharmacology.8Ed. W. B.Saunders Company,1957：162.
[16] Albeol H. C A,1944,38：6430.
[17] Aurecia JG. JPhysiol（London），1970，206（3）：495.
[18] 马慧军，朱文元，王大光．胡椒碱等 6 种中药单体促进黑素瘤 Cloudman S91 细胞株黑素合成的研究．临床皮肤科杂志，2005，34（1）：14.
[19] Shwaireb M H, et al. Exp Pathol, 1990,40（4）：233.
[20] 孙富友，樊菊芬．荜茇挥发油化学成分的研究．中医杂志，1981，（12）：65.
[21] 张彬，余建伟．胡椒散敷脐治疗婴幼儿腹泻 55 例疗效观察．云南中医中药杂志，2004，25（1）：25.
[22] 杨丽荣．白胡椒外用治疗小儿腹泻 58 例．河南医药信息，2002，10（22）：33.
[23] 刘汉涛．胡椒粉外敷肺俞穴治疗咳嗽 166 例．中医外治杂志，2001，10（6）：48.

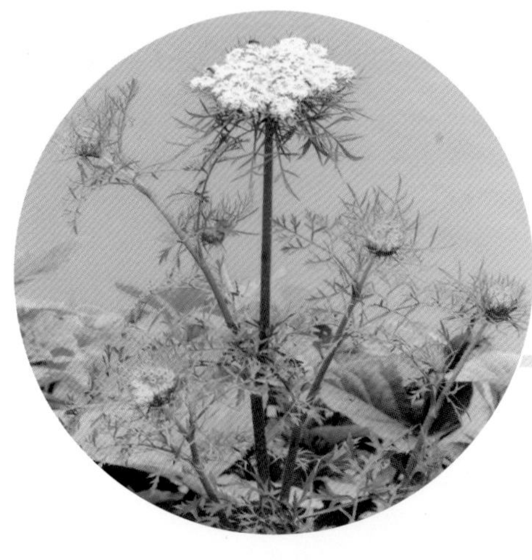

Hu luo bo

胡萝卜

Dauci Sativae Radix

[英]Carrot

【别名】黄萝卜、胡芦菔、红芦菔、丁香萝卜、金笋、红萝卜、伞形棱菜。

【来源】为伞形科植物胡萝卜 *Daucus carota* L. var. *sativa* Hoffm. 的根。

【植物形态】二年生草本。根肉质，长圆锥形，粗肥，呈橙红色或黄色。茎单生，全株被白色粗硬毛。基生叶叶柄长；叶片长圆形，二至三回羽状全裂，末回裂片线形或披针形，先端尖锐，有小尖头；茎生叶近无柄，有叶鞘，末回裂片小或细长。复伞形花序；花序梗有糙硬毛；总苞片多数，呈叶状，羽状分裂，裂片线形；伞幅多数，结果期外缘的伞幅向内弯曲；小总苞片 5~7，不分裂或 2~3 裂；花通常白色，有时带淡红色；花柄不等长。果实圆卵形，棱上有白色刺毛。

【分布】广西全区均有栽培。

【采集加工】冬季采挖根部，除去茎叶，须根，洗净。

【药材性状】根肉质，粗肥，长圆锥形，呈橙红色或黄色。顶端常有残留的茎基迹叶柄残基。根下部具有多数凹陷的须根迹。断面呈三轮明显的同心环，韧皮部厚，橙红色；形成层为黄色类圆形环；木质部橘红色。气浓烈，味清甜。

【品质评价】以粗肥、肉质、质硬脆者为佳。

【化学成分】胡萝卜根含有苯丙氨酸（phenylalanine）、天冬氨酸（aspartate）、赖氨酸（lysine）、缬氨酸（valine）、精氨酸（arginine）、苏氨酸（threonine）等氨基酸[1]。含有无机物钙、磷、铁、钾、钠等[2]。还含 α-、β-、γ- 和 δ- 胡萝卜素（carotene），番茄烃（lycopene），六氢番茄烃（phytofluene）等多种类胡萝卜素；维生素 B_1、维生素 B_2 和花色素。挥发油中含 α- 蒎烯（α-pinene），樟烯（camphene），月桂烯（myrcene），α- 水芹烯（α-phellandrene），甜没药烯（bisabolene）等。另含糖、脂肪油、伞形花内酯（umbelliferone）等[3]。

【药理作用】

1. 对 DNA 损伤的修复　将 ^{60}Co-γ 诱发的淋巴细胞损伤大鼠分别灌胃 β-胡萝卜素（β-C）5mg/kg、10mg/kg、20mg/kg（玉米油溶液）5 周后，以 ^{60}Co-γ 1.25Gy/min，距离 80 cm，总剂量 3.75 Gy 照射，继续灌胃 1 周，β-C 可促进 ^{60}Co-γ 所致DNA损伤的修复，这可能与 β-C 抗氧化保护 DNA 修复酶有关，也可能是 β-C 抗染色体畸变，使 DNA 修复酶得以产生所致[4]。β-C 和维生素 E 可抑制丝裂霉素（MMC）诱导的小鼠脾细胞 DNA 断裂和骨髓细胞微核发生的作用[5]。

2. 抗过氧化　大鼠腹腔注射阿霉素（ADM）10.0 mg/kg 1 次，β-C 拮抗 ADM 导致心肌组织的锰超氧化物歧化酶（Mn SOD）mRNA、铜 - 锌超氧化物歧化酶（Cu-Zn SOD）mRNA、谷胱甘肽过氧化物酶（GPx）mRNA 表达降

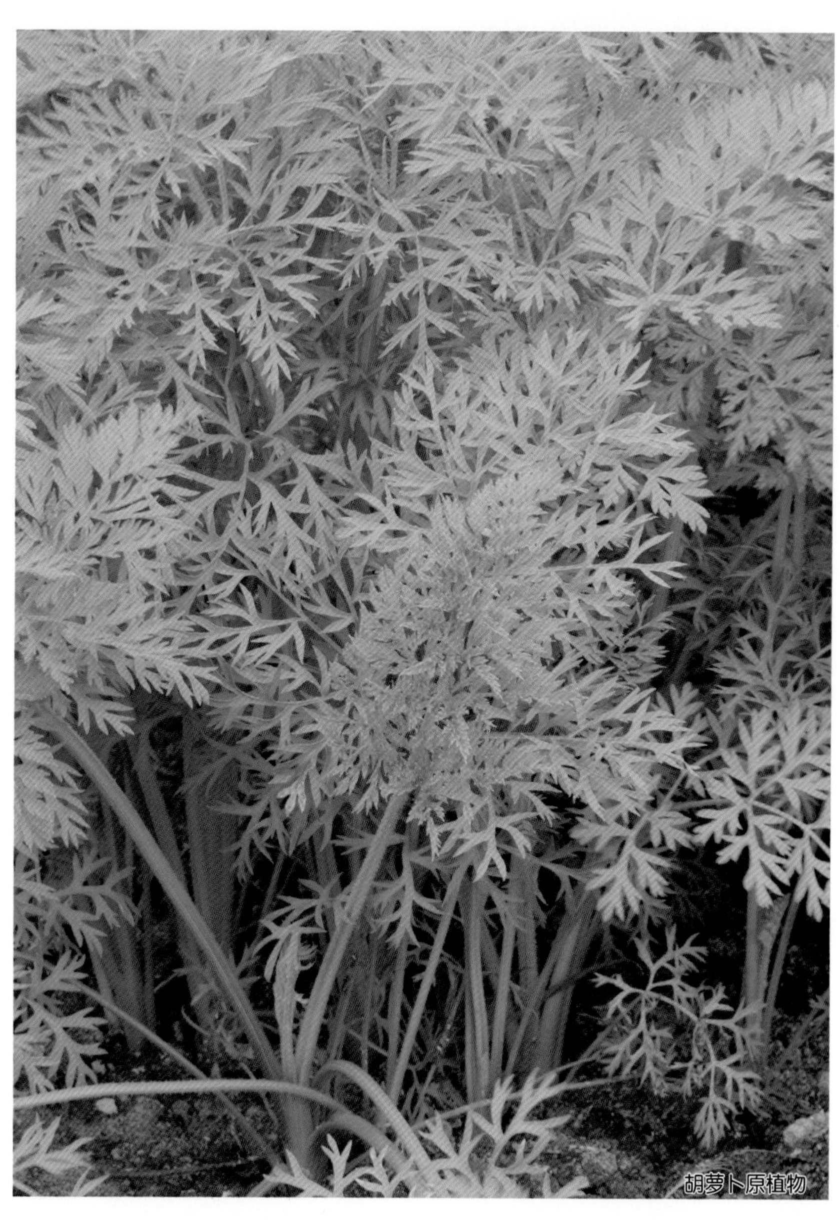

胡萝卜原植物

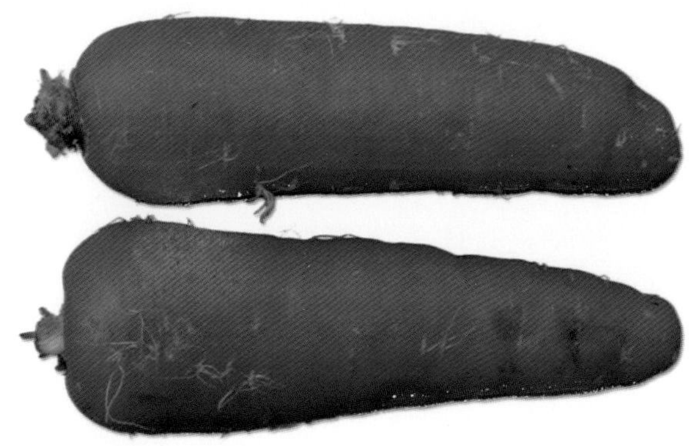
胡萝卜药材

胡萝卜饮片

低而拮抗 ADM 导致的 Mn SOD、Cu-Zn SOD、GPx 活性降低[6]。β-C 较长时间缺乏时 DNA 自发损伤、H_2O_2 诱导的氧化损伤及烷化损伤均增加；适量摄入 β-C 4.28mg/（kg·天）可发挥较好抗氧化及降低烷化损伤的效果[7]。β-C 能降低体内脂质过氧化，从而保护红细胞膜结构与功能的稳定[8]，能对抗二甲基亚硝胺引起的自由基和脂质过氧化[9]。β-C 可拮抗氟致脂质过氧化[10]，可抑制石英尘诱发的肺泡巨噬细胞（AM）的脂质过氧化反应，具有保护 AM 的作用[11]。用 β-C 预处理的心肌细胞缺氧后经检测其保护作用随浓度梯度增强，提示 10^{-2}mmol/L 和 10^{-1}mmol/L 的 β-C 对心肌细胞缺氧具有抗氧化保护作用[12]。

3. 抑制病毒转化细胞 β-C 对 293 细胞和 Raji 细胞均有抑制作用，使细胞存活量减少，抑制率分别是 15.6%、10.1%（10μmol/L），19.7%，22.4%（50μmol/L），33.6%、29.3%（100μmol/L），对 293 细胞内整合的腺病毒早期基因 E1 的表达具有下调作用[13]。

4. 保护心肌肥厚 β-C 能通过抗氧化作用而降低心肌组织血管紧张素Ⅱ、丙二醛含量和血管紧张素Ⅱ 1 型受体的表达，提高 SOD 含量，使全心重量指数、左心室重量指数下降，抑制心肌肥厚，β-C 对去甲肾上腺素所致心肌肥厚有保护作用[14]。

5. 对大鼠肝纤维化保护 β-C 能降低由四氯化碳诱导的大鼠肝纤维化程度，其作用机制可能与抑制转化生长因子 -β1 在肝组织中的表达和减少肝星形细胞中视黄醇脂滴的丢失有关[15]。β-C 灌胃给药，对腹腔注射刀豆蛋白 A 所致的小鼠肝纤维化有防治作用[16]。

6. 保护骨髓细胞遗传损伤 β-C 3mg/kg、30mg/kg 对 MMC 诱导的小鼠骨髓细胞遗传损伤有保护作用，但并不能完全抑制 MMC 所造成的遗传损伤[17]。

7. 大鼠支气管炎保护 对烟雾造成慢性支气管炎模型，β-C 可使细支气管部分上皮增生，有部分脱落缺失，肺泡腔充气良好，腔内有少量吞噬细胞。支气管炎症较轻，有少量炎性细胞浸润[18]。

8. 抗 肿 瘤 β-C 10μmol/L、50μmol/L、100μmol/L 均可抑制 HL-60 细胞增殖，50μmol/L 时对 HL-60 细胞内 c-myc 的表达有促进作用，提示 β-C 可能通过上调 c-myc 基因的表达，进一步诱导白血病细胞凋亡，从而抑制白血病细胞增殖[19]。高浓度时，β-C 氧化降解产物对 Hela 以及 Bel-7402 的抑制作用强于 β-C，且对 Bel-7402 的作用强于对 Hela[20]。β-C 氧化降解产物对 SGC-7901 细胞也有抑制作用，0.1000g/L 时抑制率达 26.15%[21]。β-C 对人肝癌细胞株 SMMC7721 的增殖具有抑制作用，其机制可能是通过干扰肝癌细胞的 DNA 代谢和诱导肝癌细胞凋亡[22]。10~100μmol/L 的 βC 均对白血病细胞 HL-60、K562 有抑制作用，β-C 能够诱导白血病细胞 HL-60、K562 细胞凋亡。β-C 对于髓系和非髓系白血病细胞的增殖均有抑制作用，β-C 诱导白血病细胞凋亡是其抑制白血病的重要途径之一[23]。

9. 抗衰老 胡萝卜汁是一种较强的抗氧化物质，可抑制体内自由基的过量产生，并减少自由基对组织细胞的损伤，从而稳定了细胞膜和细胞器的功能[24]。

【临床研究】

1. 口腔黏膜病 天然胡萝卜素口腔膜（取天然胡萝卜素晶体研成极细末，加甘油和吐温 -80 研匀后，加入 CMC-Na 和 PVA17-99 溶液，边加边搅拌，最后加蒸馏水至 60ml，研匀、消泡、涂膜。避光自然干燥，分割成 1cm×1cm 块，每块含天然胡萝卜素 10mg，密封包装）治疗口腔黏膜病 90 例（口腔黏膜白斑 30 例，口腔黏膜扁平苔藓 60 例），清水漱口后，将该膜敷于病变区表面，每日 2~3 次，一般疗程为 7 日。结果：治疗口腔黏膜白斑 30 例，显效 18 例，有效 11 例，无效 1 例，总有效率 96.6%；观察口腔黏膜扁平苔藓 60 例，显效 32 例，有效 25 例，无效 3 例，总有效率 95%[25]。

2. 萎缩性胃炎 β- 胡萝卜素胶囊（BC）治疗萎缩性胃炎（CAG）37 例［肠上皮化生（IM）和（或）非典型增生（Dys）］，每次 30mg，每日 3 次，3 个月为 1 个疗程。试验期间每 3~4 周随访 1 次。结果：BC 可明显改善慢性萎缩性胃炎（CAG）的临床症状，有效率分别为上腹隐痛 78.79%，反酸 73.68%，嗳气 75.86%，厌食 83.33%，口渴 60%，上腹饱胀 87.10%，腹泻 83.33%（P 值均 <0.01）；胃镜检查 BC 对 CAG 有效率为：轻度 71.43%，中度 66.67%，重度 63.67%；病理组织学检查 BC 对 CAG、IM 和 Dys 的胃黏膜上皮有不同程度的改善，有效率分别为 67.57%、43.91% 和 44.44%[26]。

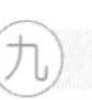

3. 抗辐射作用　各剂量组在受照后3日β-胡萝卜素（每次15mg）协同维生素E（每次100mg）抗癌症放疗辐射68例，每日3次，连服10日。结果：放疗后与放疗前比较，LPO升高，β-Car和维生素E含量减少，SOD活性下降，GSH-Px活性增高。给药后与放疗后比较LPO降低，β-Car和VE浓度增高，SOD活性恢复[27]。

【性味归经】味甘、辛，性平。归脾、肝、肺经。

【功效主治】健脾和中，滋肝明目，化痰止咳，清热解毒。主治咳喘、百日咳，脾虚食少，体虚乏力，脘腹痛，泻痢，视物昏花、雀目，咽喉肿痛，麻疹，水痘，疖肿，烫火伤，痔漏。

【用法用量】内服：煎汤，30~120g；或生吃；或捣汁；或煮食。外用适量，煮熟捣敷，或切片烧热敷。

【使用注意】宜熟食，多食损肝，难消化；生食伤胃。

【经验方】

1. 痔疮、脱肛　胡萝卜切片，用慢火烧热，趁热敷患处。凉了再换，每回轮换6~7次。（《吉林中草药》）
2. 臁疮　胡萝卜适量，用水煮熟，趁热捣烂，敷患处。（《吉林中草药》）
3. 胃痛　胡萝卜50g，麻黄150g。先将胡萝卜用慢火烘焦，与麻黄共研细末。每服3g，日服2次，热酒冲服（《吉林中草药》）
4. 痢疾　胡萝卜30~60g，冬瓜糖15g。水煎服。（《福建药物志》）
5. 麻疹　红萝卜120g，芫荽90g，荸荠60g。加多量水熬成二碗，为1日服量。（《岭南采药录》）
6. 水痘　红萝卜125g，风栗90g，芫荽90g。水煎服。（《岭南采药录》）
7. 小儿发热　红萝卜60g。水煎，连服数次。（《岭南采药录》）
8. 小儿百日咳　红萝卜125g，红枣12枚（连核）。以水3碗煎成1碗，随意分服。（《岭南采药录》）
9. 夜盲症　羊肝500g，切片，入沸水煮2~3min，捞出；胡萝卜1~2个，捣汁拌肝片，加调味品，随意食用。（《青海常用中草药手册》）

【参考文献】

[1] 胡文权，汤志超．漫话亚人参——胡萝卜．蔬菜，2000，(5)：34.

[2] 张淑玲．胡萝卜的营养与栽培技术．农业科技通讯，1999，（3）：20.

[3] 国家中医药管理局《中华本草》编委会．中华本草．上海：上海科学技术出版社，1999：5123.

[4] 倪庆桂，樊燕蓉．β-胡萝卜素对 ^{60}Co-γ 诱发的大鼠淋巴细胞DNA损伤及修复的影响．中国药理学通报，1998，14（2）：190.

[5] 申慧琴，高应．β-胡萝卜素对丝裂霉素C诱导的小鼠DNA损伤的保护作用．癌变·畸变·突变，2002，14（1）：13.

[6] 阳冠明，孙胜涛，李树全．β-胡萝卜素对阿霉素致大鼠心肌组织的超氧化物歧化酶、谷胱甘肽过氧化物酶mRNA表达改变的影响．中国药理学通报，2006，22（4）：465.

[7] 梁惠，韩磊，马爱国．β-胡萝卜素对大鼠DNA氧化及烷化损伤影响的研究．卫生研究，2005，34（3）：316.

[8] 申慧琴，高应．β-胡萝卜素对大鼠红细胞膜结构稳定性的影响．营养学报，2001，23（4）：306.

[9] 陈起萱，王身笏，梅节．β-胡萝卜素对二甲基亚硝胺致大鼠脂质过氧化的影响．卫生研究，1998，27（2）：105.

[10] 邱立岩，孙贵范，赵明．β-胡萝卜素对氟致脂质过氧化作用体外实验研究．中国地方病学杂志，1998，17（4）：229.

[11] 刘晓庆，李杰珍，曾莉．β-胡萝卜素对染尘肺泡巨噬细胞脂质过氧化和抗氧化酶的影响．同济大学学报（医学版），2002，23（3）：218.

[12] 沈莉，王胜，谢芳．β-胡萝卜素对心肌细胞缺氧损伤的保护作用研究．营养学报，2001，23（2）：164.

[13] 刘辉．β-胡萝卜素对病毒转化细胞的影响．第四军医大学学报，2002，23（6）：514.

[14] 王珣，任江华，曹茂银．β-胡萝卜素对去甲肾上腺素致大鼠心肌肥厚的保护作用．武汉大学学报（医学版），2007，28（4）：471.

[15] 许青，李石，贺平．β-胡萝卜素对实验性大鼠肝纤维化的影响．中华消化杂志，2001，21（6）：353.

[16] 张炜，陈明，崔涛．β-胡萝卜素对小鼠肝纤维化的防治作用．临床肝胆病杂志，2007，23（4）：260.

[17] 张新旺，杨建一，李莉．β-胡萝卜素对丝裂霉素C致小鼠骨髓细胞遗传损伤的保护作用．癌变畸变突变检测研究，2007，20（4）：322.

[18] 庞宝森，王辰，翁心植．β-胡萝卜素对吸烟所致大鼠支气管炎的保护作用．中华医学杂志，2000，80（3）：233.

[19] 张敬，张军，赵燕．β-胡萝卜素和维生素C对白血病细c-myc基因表达的影响．卫生研究，2001，30（3）：160.

[20] 胡兴娟，张连富，王晓岚．β-胡萝卜素氧化降解产物及其抑制癌细胞活性的研究．食品与生物技术学报，2007，26（3）：61.

[21] 张连富，胡兴娟．β-胡萝卜素氧化降解及产物对SGC-7901细胞的抑制作用．天然产物研究与开发，2007，19：781.

[22] 骆文静，王文亮，李泊．β-胡萝卜素抑制人肝癌细胞株SMMC7721增殖的研究．卫生研究，2001，30（4）：213.

[23] 张军，张敬，赵燕．β-胡萝卜素诱导白血病细胞凋亡．上海铁道大学学报，1998，19（9）：12.

[24] 范晓岚，崔力，糜漫．胡萝卜汁对大鼠大脑皮质和海马神经元抗衰老作用．中国公共卫生，2004，20（6）：682.

[25] 许彦枝，杜文力，张素君．天然胡萝卜素口腔膜的制备及临床应用．现代中西医结合杂志，2001，10（20）：1949.

[26] 朱元喜，郝希山，王庆生，等．β-胡萝卜素治疗慢性萎缩性胃炎的临床初步研究．临床荟萃，2001，16（9）：392.

[27] 张世平．β-胡萝卜素和维生素E抗辐射作用的临床研究．白求恩医科大学学报，2000，26（5）：509.

Li zhi cao 荔枝草

Grangeae Maderaspatanae Herba
[英]Maderaspatana Grangea Herb

【别名】田基黄、鱼眼菊。

【来源】为菊科植物荔枝草 *Grangea maderaspatana*（L.）Poir. 的全草。

【植物形态】一年生草本。茎被白色长柔毛或花期脱毛。叶倒卵形或匙形，长 3.5~7.5cm，宽 1.2~3cm，竖琴状半裂或大头羽状分裂，两面被柔毛或黄色腺点，下面及沿脉毛较密，无叶柄，基部通常耳状抱茎。头状花序中等大小，球形，直径 8~10mm，单生茎顶或枝端；总苞宽杯状，苞片 2~3 层；花托突起，半球形，无托毛；外层有 2~6 层雌花，顶端 3~4 齿裂，中央两性花，顶端 5 齿裂，全部结实；花冠筒状。瘦果扁，边缘加厚，顶端截形；冠毛鳞片状、齿状或片毛状撕裂。

【分布】广西主要分布于合浦、钦州、龙州等地。

【采集加工】全年均可采收，洗净，切段，晒干。

【药材性状】全株成丛，灰绿或淡黄色，基部具根，茎丛生，具毛，皱缩。叶片羽状深裂，皱缩，两面被短密柔毛，头状花序半球形，直径约 8mm。气微，味苦。

【品质评价】以干燥、色绿、叶多者为佳。

【化学成分】全草含粗毛豚草素(hispidulin)，高车前苷（homoplantaginin），楔叶泽兰素（eupafolin）即是尼泊尔黄酮素（nepetin），楔叶泽兰素 -7- 葡萄糖苷（eupafolin-7-glucoside）即是尼泊尔黄酮苷（nepitrin），4- 羟基苯基乳酸（4-hydroxyphenyllactic acid），咖啡酸（caffeic acid）[1]。挥发油中化学成分以萜类化合物为主，特别是倍半萜烯及其含氧衍生物，主要化学成分是 *β*- 桉叶醇（β-eudesmol），*γ*- 桉叶醇（γ-eudesmol），(−)- 去氢白菖蒲烯 [(−) calamenene]，沉香螺醇（agarospinol），*β*- 杜松烯（β-cadinene）[2]。

【性味归经】味苦、辛，性平。归肝、心经。

【功效主治】解毒消肿，行气止痛。主治妇女月经不调，跌打损伤，痈疽疮疖。

【用法用量】内服：煎汤，9~30g。外用适量，捣烂外敷。

【使用注意】阴虚津亏者慎服。

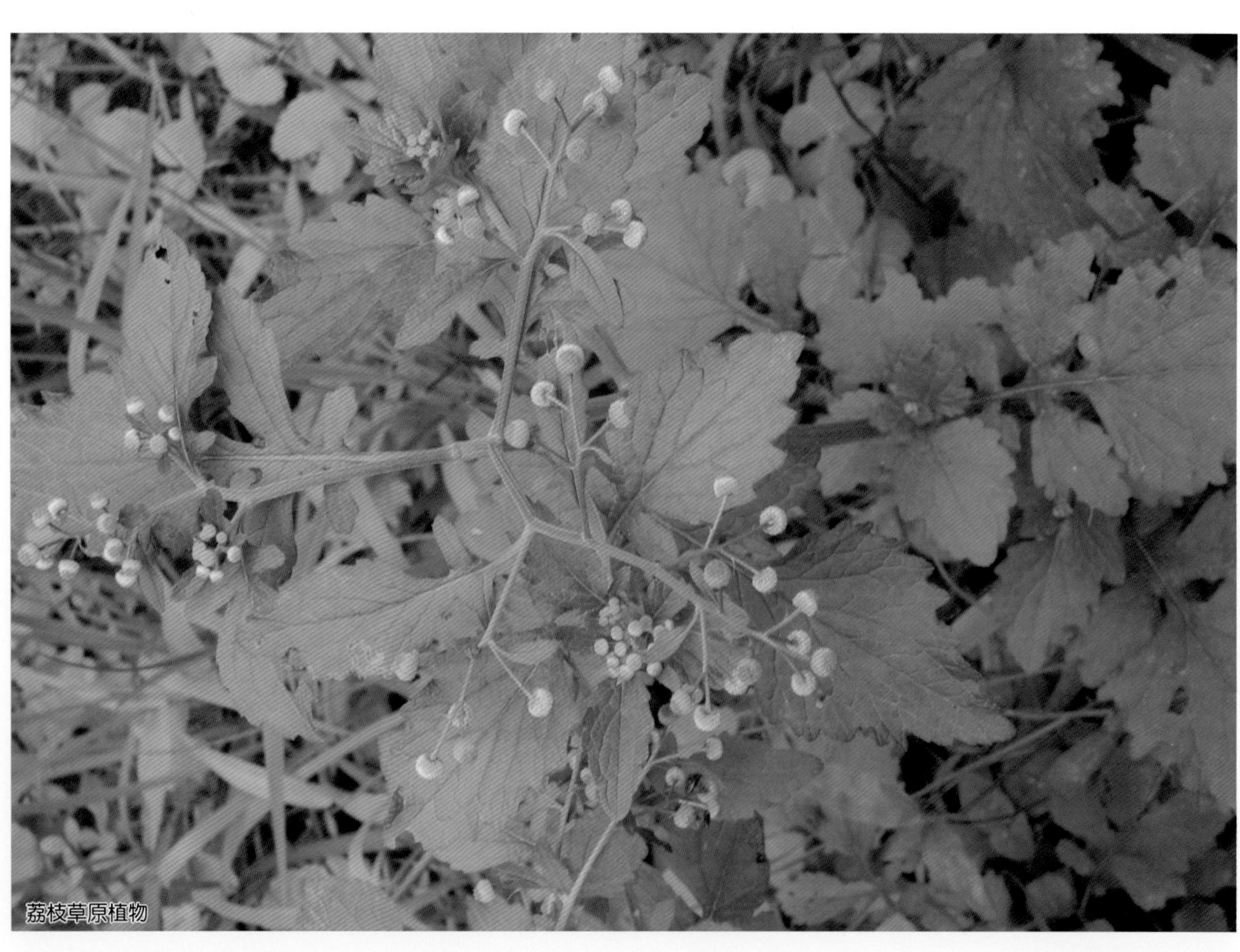
荔枝草原植物

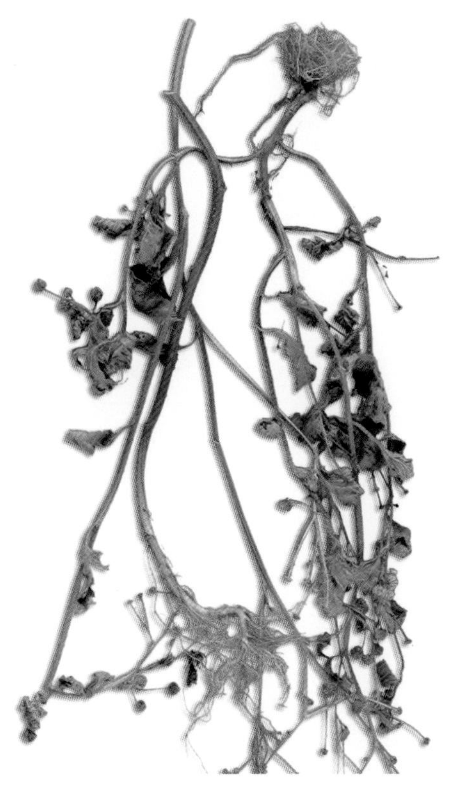

荔枝草药材

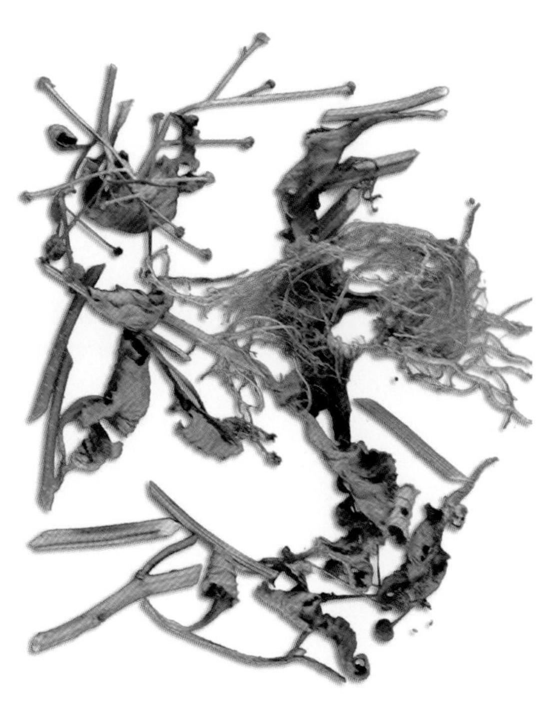

荔枝草饮片

【经验方】

1. 痈肿疮疖　用鲜全草捣烂外敷。(《广西本草选编》)

2. 月经不调，跌打肿痛　全草15~30g。水煎调酒服。(《广西本草选编》)

【参考文献】

[1] 国家中医药管理局《中华本草》编委会. 中华本草. 上海：上海科学技术出版社，1999：6194.

[2] 卢汝梅，潘丽娜，朱小勇. 荔枝草挥发油化学成分分析. 时珍国医国药.2008，19（1）：164.

Li zhi he 荔枝核

Litchi Semen

[英]Chinese Litchi Seed

【别名】荔支、荔枝子、离枝、丹荔、火山荔、丽枝、勒枝。

【来源】为无患子科植物荔枝 *Litchi chinensis* Sonn. 的成熟种子。

【植物形态】多年生常绿乔木。偶数羽状复叶，互生；小叶 2 或 3 对，少 4 对，叶片披针形或卵状披针形，长 6~15cm，宽 2~4cm，先端骤尖或尾状短渐尖，全缘，无毛，薄革质或革质。圆锥花序顶生，阔大，多分枝；花单性，雌雄同株；萼浅杯状，深 5 裂，被金黄色短绒毛；花瓣 5，基部内侧有阔而生厚毛的鳞片；雄蕊 6~7，有时 8；子房密被小瘤体和硬毛。果卵圆形至近球形，成熟时通常暗红色至鲜红色。种子全部被肉质假种皮包裹。

【分布】广西主要于桂南地区栽培。

【采集加工】夏季采摘成熟果实，除去果皮和肉质假种皮，洗净，晒干。

【药材性状】长圆形或卵圆形，略扁，长 1.5~2.2cm，直径 1~1.5cm。表面棕红色或紫棕色，平滑，有光泽，略有凹陷及细波纹，一端有类圆形黄棕色的种脐，直径约 7mm，质硬。子叶 2，棕黄色。气微，味微甘、苦、涩。

【品质评价】以身干、个大、黄棕色者为佳。

【化学成分】本品果肉含葡萄糖，蔗糖，蛋白质，维生素 A、维生素 B、维生素 C，脂肪，叶酸（folic acid），以及枸橼酸（citric acid），苹果酸（malic acid）等有机酸。尚含多量游离的精氨酸（arginine）和色氨酸（tryptophane）[1]。

新鲜荔枝果肉中含有具苦味的原花色素 -A2（proanthocyanidin-A2），无色矢车菊素（leucocyanidin）等原花色素类成分。它们在酶的作用下遇热可转化成相应的花色素类成分[2, 3]。

种子含皂苷，鞣质和 *α*- 亚甲基环丙基甘氨酸 [*α*-(methylenecyclopropyl) glycine]。并分离出微量的挥发油，其中含 3- 羟基丁酮（acetoin），2,3- 丁二醇（2,3-butanediol），胡椒烯（copaene），顺 - 丁香烯（*cis*-caryophyllene），别香橙烯（alloaromadendrene），葎草烯（humulene），*δ*- 荜澄茄烯（*δ*-cadinene），*α*- 姜黄烯（*α*-curcumene），菖蒲烯（calamene），喇叭茶醇（ledol），愈创木薁（guaiazulene），黄根醇（xanthorrhizol）

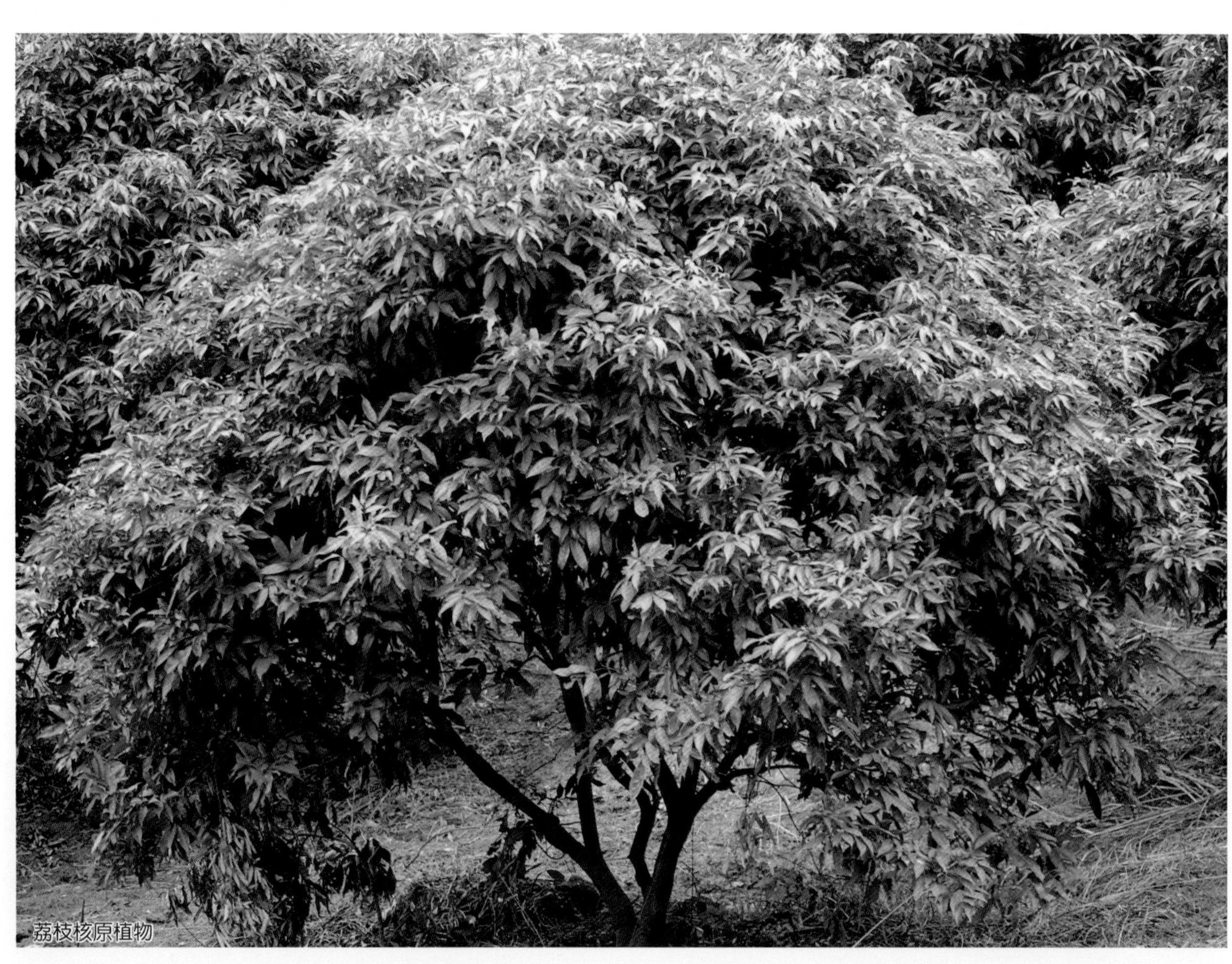
荔枝核原植物

和棕榈酸（palmitic acid）[1] 等。还含有 5- 氧 - 对 - 香豆酰基奎尼酸甲酯，原儿茶酸（protocatechuic acid）[4]，挥发性化学成分较少，其中（E）-3- 苯基 -2- 丙烯酸含量最高，（E）-4- 苯基 -3- 烯 -2- 酮含量次之 [5]。

荔枝核中含有硬脂酸（stearic acid）、*β*- 谷甾醇（*β*-sitosterol）、

豆甾醇（stigmasterine）、（24*R*）-5*α*- 豆甾烷 -3,6- 二酮 [（24*R*）-5*α*-stigmast-3,6-dione]、豆甾烷 -22- 烯 -3,6- 二酮（stigmast-22-ene-3,6-dione）、3- 羰基甘遂烷 -7,24- 二烯 -21- 酸（3-oxotiru-7,24-dien-21-oci acid）、胡萝卜苷（daucosterol）、豆甾醇 -*β*-D- 葡萄糖苷（stigmasterine-*β*-D-glucoside）、1H- 咪唑 -4- 羧酸（1H-imidazole-4-carboxylic acid）、乔松素 -7- 新橙皮糖苷（pinocembrin-7-neohesperidoside）、D-1-*O*- 甲基 - 肌 - 肌醇（D-1-*O*-methyl-myo-inositol）、半乳糖醇（galactitol）、肌 - 肌醇（myo-inositol），以及油脂类成分如油酸乙酯、棕榈酸乙酯（ethyl palmitate）、9- 十六碳烯酸乙酯以及二氢苹婆酸乙酯、顺式 -7,8- 亚甲基十六烷酸乙酯、顺式 -5,6- 亚甲基十四烷酸乙酯等 [6]。

荔枝种仁中含有多种营养成分 [7]。

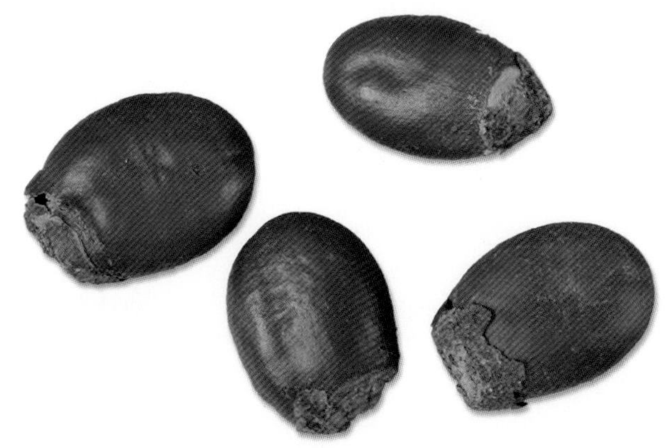

荔枝核药材

【药理作用】

1. 降糖　荔枝核干浸膏水溶液 1.3mg/kg、2.6mg/kg，给大鼠灌胃，连续 30 天，对四氧嘧啶糖尿病有降血糖作用 [8]。荔枝核所含的 *α*- 亚甲基环丙基甘氨酸给饥饿小鼠皮下注射 230~400mg/kg 可使血糖从正常的 3.976~7.280mmol/L 降至 1.96~4.2mmol/L，肝糖原含量亦降低 [9]。用荔枝核水提取液 5g/kg 给小鼠灌胃，既能降低正常小鼠的血糖，又能降低四氧嘧啶所致小鼠的高血糖，其效应分别与格列本脲和苯乙双胍几乎等效 [10]。荔枝核水和醇提取物能拮抗肾上腺素、葡萄糖和四氧嘧啶所致的高血糖，降低糖尿病 - 高脂小鼠血糖，但不降低正常大鼠和高血脂小鼠的血糖 [11]。荔枝核皂苷能改善地塞米松致胰岛素抵抗模型大鼠的葡萄糖耐量降低，降低口服葡萄糖耐量试验后 2h 血糖和空腹血清血糖，还能降低 2 型糖尿病伴胰岛素抵抗模型大鼠空腹血糖和口服葡萄糖耐量试验后 2h 血糖，同时改善了病鼠的糖耐量减退 [12,13]。荔枝核皂苷和罗格列酮能改善高脂血症 - 脂肪肝致胰岛素抵抗模型大鼠的葡萄糖耐量，降低葡萄糖耐量试验 2h 血糖和空腹血清血糖 [14]。

2. 保肝、抗病毒　荔枝核提取物有抗乙肝病毒作用，荔枝核水和乙醇的提取物对乙肝表面抗原（HbsAg）和乙肝 e 抗原（HbeAg）均有抑制作用 [15]。荔枝核对小鼠免疫性肝炎有保护作用 [16]。荔枝核提取物 A、B、C、D、E、F（200mg/L、100mg/L）对肝癌 HepG2.2.15 细胞分泌的 HBsAg 与 HBeAg 均有抑制作用，其中 E 成分作用最强 [17]。荔枝核黄酮类化合物体外抗乙肝病毒的作用明确、毒性低、治疗指数高 [18]。荔枝核总黄酮有抑制乙肝病毒并具有抗炎、保肝作用 [19]。荔枝核黄酮类化合物对呼吸道合胞病毒（RSV）引起的细胞病变有抑制作用，其半数中毒浓度为 152.9 mg/L，其抗 RSV 的半数有效浓度（IC_{50}）为 58.6 mg/L，治疗指数（TI）为 2.6，体外抗 RSV 作用与病毒唑相当，且对 RSV 抑制作用存在明显的量效关系。荔枝核黄酮类化合物在 Hep-2 细胞中对呼吸道合胞病毒有抑制作用 [20]。荔枝核黄酮类化合物体外具有较强的抗流感病毒作用，并随荔枝核含量增加，其抗病毒活性增强，表现为病毒抑制率升高，荔枝核黄酮类化合物在 160μg/ml 以上时，对流感病毒细胞病变抑制程度可达 50% 以上，对流感病毒的 TI 为 3.2[21]。荔枝核黄酮类化合物对冠状病毒 -CoV3CL 蛋白酶也有很强的抑制作用，且 IC_{50} 仅为 40.35 mg/L[22]。

3. 降血脂　荔枝核水和醇提取物能降低模型动物血清甘油三酯（TG）及胆固醇（TC），提高高密度脂蛋白胆固醇（HDL-c）含量和 HDL-c/TC 比值，表明其能改善内、外源性脂质代谢紊乱 [11]，荔枝核皂苷能降低高脂血症 - 脂肪肝致胰岛素抵抗模型大鼠 TC、TG、低密度脂蛋白胆固醇含量，提高 HDL-c 含量 [14]。

4. 抗氧化　荔枝核水和醇提取物有对抗四氧嘧啶所致的自由基损伤作用，可提高抗氧化酶 SOD 活性，加速自由基及其代谢产物丙二醛清除，此作用可减弱自由基损伤和抑制脂质过氧化反应，并产生协同降糖、调脂效应 [11]。

5. 抗肿瘤　荔枝核水提液 62.5 g/kg 灌胃给药，连续 10 天，对小鼠 S180 抑瘤率为 30.24%~ 36.28%，对肝癌抑瘤率为 29.81%~38.58%[23]。

6. 抗血小板聚集　荔枝核提取物体外能抑制人血小板聚集，抑制率为 55.5%[24]。

7. 毒理　荔枝核急性毒性甚低，以 20g/kg 剂量灌胃，给药后 3 天内无一死亡 [8]。

【临床研究】

1. 慢性乙型肝炎　对照组使用维生素、肌苷、肝泰乐、联苯双酯治疗慢性乙型肝炎 46 例，6 个月为 1 个疗程。治疗组在对照组用药基础上（联苯双酯除外）加用荔枝核浓缩颗粒剂治疗慢性乙型肝炎 48 例，每次 1 包，每日 3 次，12 周为 1 个疗程。两组使用 1~2 疗程。结果：治疗 4 周后对照组和治疗组乏力、纳差、腹胀、肝区不适等均有改善。治疗组用药 12 周后，ALT、A、TBil 有改善，AST、G 有明显改善（$P<0.05$）；治疗 24 周后，HA、LN、PC Ⅲ、Ⅳ -C 有明显

改善（$P<0.05$），并有降低胆固醇、甘油三酯的作用[25]。

2. 2型糖尿病胰岛素抵抗　荔枝核散（焙干研末制得）治疗中老年非胰岛素依赖型无合并症糖尿病7例，每日3次，每次10g，饭前半小时温水送服。结果：治愈率100%[26]。

【性味归经】味甘、微苦，性温。归肝、肾、胃经。

【功效主治】理气止痛，祛寒散滞。主治疝气痛，睾丸肿痛，胃脘痛，痛经及产后腹痛。

【用法用量】内服：煎汤，6~10g；研末，1.5~3g；或入丸、散。外用适量，研末调敷。

【使用注意】阴虚津亏者慎服。

【经验方】

1. 心痛及小肠气　以（荔枝）核慢火中烧存性，为末，新酒调一枚末服。（《本草衍义》）
2. 心腹胃脘久痛，屡触屡发者（惟妇人多有之）　荔核一钱，木香八分。为末。每服一钱，清汤调服。（《景岳全书》荔香散）
3. 疝气痛极，凡在气分者最宜用之，并治小腹气痛等证　荔枝核（炮微焦）、大茴香（炒）等份。上为末。用好酒调服三钱，如寒甚者，加制吴茱萸减半用之。（《景岳全书》荔香散）
4. 妇人心痛脾疼　用荔枝核灰存性为末，淡醋汤下。亦治男子、小儿卒心痛。蚌粉汤下。（《普济方》）
5. 狐臭　荔枝核焙干研末，白酒适量，调匀涂擦腋窝，每日2次。（《福建药物志》）

【参考文献】

[1] 国家中医药管理局《中华本草》编委会．中华本草．上海：上海科学技术出版社，1999：3982.

[2] Van Rooyen Petrus H, et al. crystal structure and molecular confo mation of proanthocyanidin- A2, abitter substance in litchi. S. Afr. J.Chem,1983,36（2）:49.

[3] Wu Ming chang, et al. pink discoloration of litchi flesh. CA,1994,(121): 75468.

[4] 刘兴前，刘博，聂晓勤．中药荔枝核中两种化学成分的分离与鉴定．成都中医药大学学报，2001，24（1）：55.

[5] 乐长高，付红蕾．荔枝壳和核挥发性成分研究．中草药，2001，32（8）：688.

[6] 屠鹏飞，罗青，郑俊华．荔枝核的化学成分研究．中草药，2002，33（4）：300.

[7] 高建华，秦燕，林炜．荔枝种仁的营养成分．华南理工大学学报（自然科学版），2002，33（4）：300.

[8] 沈文耀，顾彩芳，杨薇．荔枝核对大鼠四氧嘧啶糖尿病的影响．浙江药学，1986，3（4）：8.

[9] Gray DO. Biochem J,1962,82:385.

[10] 邝丽霞，罗谋伦，刘源焕．荔枝核对正常小鼠和四氧嘧啶高血糖小鼠的降糖作用．中国医院药学杂志，1997，17（6）：256.

[11] 潘竞锵，刘惠纯，刘广南．荔枝核降血糖、调血脂和抗氧化的实验研究．广东药学，1999，9（1）：47.

[12] 郭洁文，廖惠芳，潘竞锵．荔枝核皂苷对地塞米松致胰岛素抵抗糖尿病大鼠血糖血脂的影响．广东药学，2003，13（5）：32.

[13] 郭洁文，潘竞锵，邱光清．荔枝核增强2型糖尿病胰岛素抵抗大鼠胰岛素敏感性作用．中国新药杂志，2003，12（7）：526.

[14] 郭洁文，廖惠芳，潘竞锵．荔枝核皂苷对高脂血症——脂肪肝大鼠的降血糖调血脂作用．中国临床药理学与治疗学，2004，9（12）：1403.

[15] 杨燕，义祥辉，陈全斌．荔枝核对HBsAg和HBeAg的体外抑制作用．化学时刊，2001，15（7）：24.

[16] 肖柳英，潘竞锵，饶卫农．荔枝核对小鼠免疫性肝炎的实验研究．中国新医药，2004，（6）：7.

[17] 徐庆，陈全斌，义祥辉．荔枝核提取物对HepG2.2.15细胞系HBsAg与HBeAg表达的影响．中国医院药学杂志，2002，24（7）：393.

[18] 徐庆，宋芸娟，陈全斌．荔枝核黄酮类化合物对HepG2.2.15细胞系HBsAg与HBeAg表达及HBV-DNA含量的影响．第四军医大学学报，2004，25（20）：1862.

[19] 徐庆，肖绪华，郭芳．荔枝核总黄酮的抗鸭乙型肝炎病毒作用．世界华人消化杂志，2005，13（17）：2082.

[20] 梁荣感，刘卫兵，唐祖年．荔枝核黄酮类化合物体外抗呼吸道合胞病毒的作用．第四军医大学学报，2006，27（20）：1881.

[21] 罗伟生，龚受基，梁荣感．荔枝核黄酮类化合物体外抗流感病毒作用的研究．中国中药杂志，2006，31（16）：1379.

[22] 龚受基，苏小建，虞海平．荔枝核黄酮类化合物对SARS-CoV 3CL蛋白酶抑制作用的研究．中国药理学通报，2008，24（5）：699.

[23] 肖柳英，张丹，冯昭明．荔枝核对小鼠抗肿瘤作用研究．中药材，2004，27（7）：517.

[24] 吉中强，宋鲁卿，高晓昕.15种理气中药体外对人血小板聚集的影响．中草药，2001，32（5）：428.

[25] 肖柳英，曾文挺，马佩球，等．荔枝核治疗慢性乙型肝炎48例．中医研究，2005，18（7）：21.

[26] 李育才，王秀荣，初淑华，等．一味荔枝核散治愈糖尿病．辽宁中医杂志，1986，8：31.

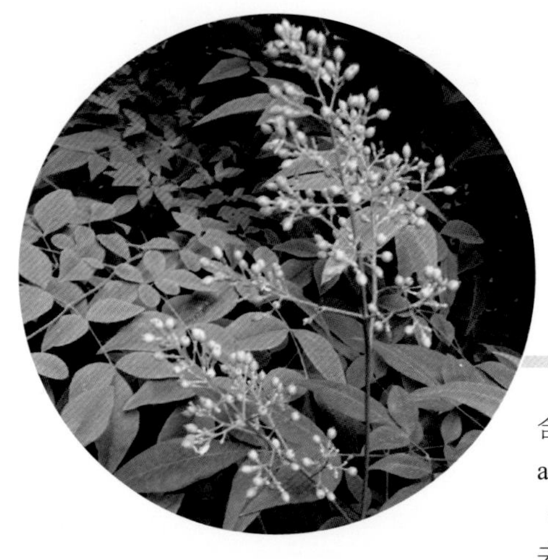

Nan tian zhu

南天竹

Nandinae Radix seu Fructus
[英]Domestica Nandina Root or Fruit

【别名】土甘草、土黄连、钻石黄、山黄连、鸡爪黄连、山黄芩。

【来源】为小檗科植物南天竹 *Nandina domestica* Thunb. 的根或果实。

【植物形态】多年生常绿灌木。茎直立，圆柱形，丛生，分枝少，幼嫩部分常为红色。叶互生，革质有光泽；叶柄基部膨大呈鞘状；叶通常为三回羽状复叶，长 3~50cm，小叶 3~5 片，小叶片椭圆状披针形，长 3~7 cm，宽 1~1.2cm，先端渐尖，基部楔形，全缘，两面深绿色，冬季常变为红色。花成大型圆锥花序，萼片多数，每轮 3 片，内两轮呈白色花瓣状；雄蕊 6，离生，花药纵裂；子房 1 室，有 2 个胚珠，花柱短。浆果球形，熟时红色或有时黄色，内含种子 2 颗，种子扁圆形。

【分布】广西主要分布于龙州、田东、乐业、南丹、都安、永福等地。

【采集加工】果实秋季采摘，去除枝叶，晒干，或鲜用。

【药材性状】根呈圆柱形，表面黄棕色，具细皱纹及稀疏的细根痕；直径 0.5~1cm；皮部较厚，淡黄棕色；木部较宽，黄白色。质坚韧，不易折断。

果实球形，直径 6~9mm。表面黄红色、暗红色或红紫色，平滑，微具光泽，有的局部下陷，先端具突起的宿存柱基，基部具果柄或其断痕。果皮质松脆，易破碎。种子两粒，略呈半球形，内面下凹，类白色至黄棕色。气无，味微涩。

【品质评价】根以淡黄棕色、质坚韧、不易折断者为佳。果实以粒圆、色红、种子色白者为佳。

【化学成分】本品果实含南天竹碱甲醚（O-methyldomesticine nantenine），原阿片碱（protopine）、异紫堇定碱（*iso*-corydine),南天竹种碱(domesticine),南天竹碱（nandinine），南天青碱（nandazurine)，药根碱（jatrorrhizine)，此外尚含翠菊苷(callistephin)，脂肪酸(fatty acid)，蹄纹天竺素-3-木糖葡萄糖苷（pelargonidin-3-xylosylglucoside）。*N*-去甲南天宁碱（*N*-nornandinine），4,5-二氧代去氢南天宁碱(4,5-dioxodehydronandinine)，去氢南天宁碱(dehydronandinine)，1,2-二甲氧基-9,10-亚甲二氧基-7-氧代二苯 [de,g] 喹啉（1,2-dimethoxy-9,10-methylenedioxy-7-ketodiethylenebenzene[de,g]quinoline）[1]。

本品根含南天竹种碱(domesticine)，南天竹种碱甲醚（O-methyl domesticine）即南天宁碱（nandinine），南天青碱（nandazurine），小檗碱（berberine），及药根碱（jatrorrhizine）[1]。

本品茎含南天竹种碱(domesticine)，南天竹种碱甲醚(O-methyl domesticine)，小檗碱(berberine)，药根碱(jatrorrhizine) 木兰花碱（magnoflorine），蝙蝠葛碱（menispermine），南天竹碱（nandinine），异波尔定碱（*iso*-boldine）及南天青碱（nandazurine）。去氢南天宁碱(dehydro-

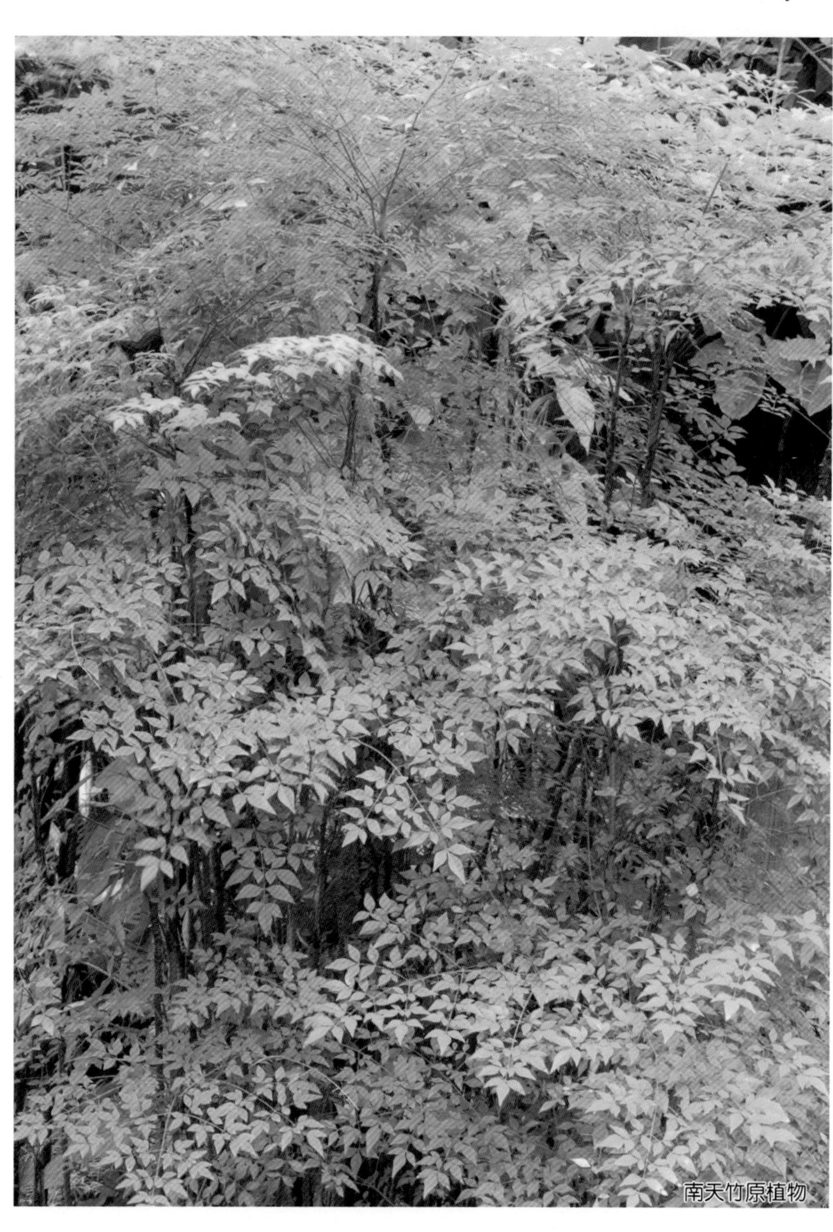
南天竹原植物

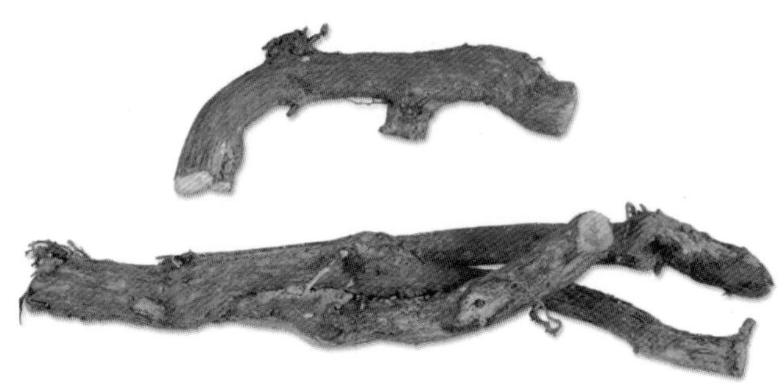

南天竹根

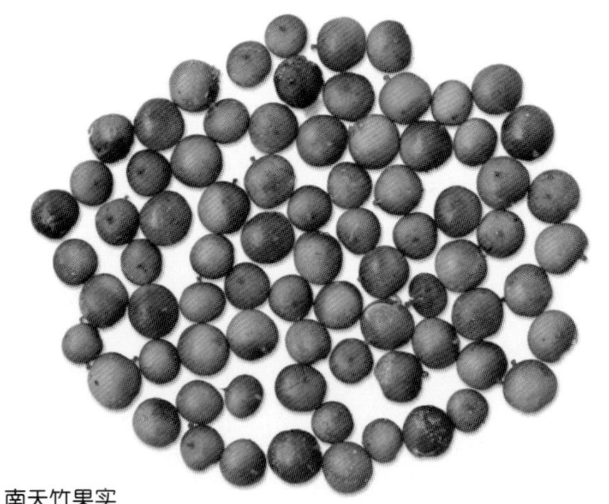

南天竹果实

nandinine），清风藤碱（sinoacutine），*N*-去甲南天宁碱（*N*-nornandinine），羟基南天宁碱（hydroxynandinine），荷叶碱（nuciferine），去氢异波尔定碱（dehydro-*iso*-boldine），掌叶防己碱（palmatine），黄连碱（coptisine），非洲防己碱（columbamine），芬氏唐松草定碱（thalifendine），芬氏唐松草亭碱（thalidastine），5-羟基小檗碱（5-hydroxy berberine），表小檗碱（*epi*-berberine），去四氢碎叶紫堇碱（groenlandicine）[1]。

【药理作用】

1. 对心血管系统作用　南天竹碱对离体蛙心和离体兔心有抑制作用，对毒毛旋花子素有良好拮抗作用，对肾上腺素次之；南天竹碱可使冠脉流量增加，可能是该药抑制心肌使紧张度降低所致，而非直接作用于冠脉血管[2]。

2. 对平滑肌作用　南天竹碱对离体兔肠及子宫、离体狗肠皆为低浓度兴奋，高浓度抑制；对在位兔肠及子宫则皆为兴奋作用[3]。

3. 对中枢神经系统作用　南天竹碱对蛙先轻度麻痹，继则反射亢进引起痉挛，最后因心脏麻痹死亡，对温血动物小鼠的作用性质与蛙类似[4]。

南天竹果实

【性味归经】味酸、甘，性平；有毒。归肺经。

【功效主治】敛肺止咳平喘。主治久咳，气喘，百日咳。

【用法用量】内服：煎汤，6~15g；或研末。

【使用注意】外感咳嗽初起慎服。本品有毒，过量服用，能使中枢神经系统兴奋，产生痉挛。严重时，可导致呼吸中枢麻痹、心力衰竭而死亡。孕妇禁服。

南天竹根

【性味归经】味苦，性寒；有小毒。归肺、肝、胃、大肠经。

【功效主治】止咳，清热除湿，解毒。主治肺热咳嗽，湿热黄疸，风湿痹痛，疮疡，瘰疬。

【用法用量】煎服，9~15g，鲜品30~60g，或浸酒。外用适量，煎水洗或点眼。

【使用注意】同果实。

【经验方】

1. 肺热咳嗽　鲜南天竹根30g，鲜枇杷叶（去毛）30g，水煎，日分3次服。（《福建中草药》）

2. 食积腹泻　南天竹根60g，炒麦芽30g，水煎，日分3次服。（《广西民间常用中草药手册》）

附：南天竹茎

味苦，性寒。归肝、脾经。功效：清湿热，降逆气。主治：目赤肿痛，湿热黄疸、泻痢，热淋。水煎服，10~15g。孕妇忌服。

经验方　百日咳：南天竹果1~2钱，水煎调冰糖服。（《广西本草选编》上册）

【参考文献】

[1] 国家中医药管理局《中华本草》编委会. 中华本草. 上海：上海科学技术出版社，1999：1922-1924.

[2] 飞谷忠弘. 医学中央杂志（日），1937，55：27.

[3] 飞谷忠弘. 医学中央杂志（日），1937，55：796.

[4] 飞谷忠弘. 医学中央杂志（日），1937，54：882.

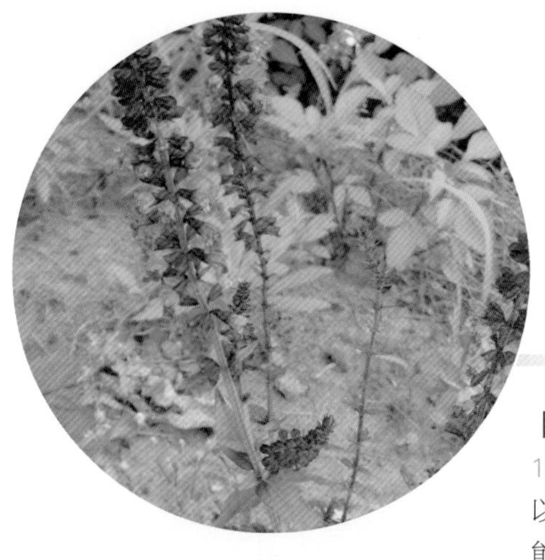

Nan dan shen

南丹参

Salviae Bowleyanae Radix

[英]Bowley Sage Root

【别名】石见穿、紫参、紫根、鼠尾草。

【来源】为唇形科植物华鼠尾 *Salvia chinensis* Benth. 的根。

【植物形态】一年生草本。叶全为单或下部的为三出复叶；叶柄疏被长柔毛；叶片卵形或卵状椭圆形，长 1.3~7cm，两面脉上略被短柔毛。轮伞花序 6 花，组成顶生总状花序或总状圆锥花序；苞片小，披针形；花萼钟状，紫色；花冠蓝紫色或紫色，筒内有毛环，下唇中裂片倒心形，花丝短，药隔长，关节处有，上臂伸长，下臂小，彼此分离。小坚果椭圆状圆形，平滑。

【分布】广西主要分布于桂林地区。

【采集加工】秋、冬季采收，洗净，切片晒干。

【药材性状】根茎粗短，上端残留有茎基。根数条，圆柱形，微卷曲，长 5~20cm，直径 2~8mm；表面灰棕色或灰红色。质坚硬，易折断，断面不平坦，角质样。气微，味微苦。

【品质评价】以根粗、身干、无泥沙、色黄褐色者为佳。

【化学成分】根含二氢异丹参酮(dihydro-*iso*-tanshinone)，丹参内酯(tanshinlactone)，4- 羟基 -1- 乙烯羧基 -7-（3,4- 二羟基苯基）苯并 [b] 呋喃 {4-hydroxy-1-vinyl carboxy-7-（3,4-dihydroxyphenyl）benzo[b]furan}，7- 羰基 -12- 羟基脱氢松香烷（7-carbonyl-12-hydroxy-dehydroabietane），十八醇（octadecanol），1,2- 顺式 -2-（3,4- 二甲氧基 -5- 羟基苯基）- 丙烯酸 [1,2-*cis*-2-（3,4-dimethoxy-5-hydroxy phenyl）-acrylic acid][1]，丹参酮（tanshinone）Ⅰ、ⅡA，丹参酚酸（salvianolic acid）A、B、C，咖啡酸（caffeic acid），迷迭香酸（rosmarinic acid），迷迭香酸甲酯（methyl rosmarinate），亚甲基丹参醌（methylene tanshinquinone）[2]，*β*- 谷甾醇（*β*-sitosterol）[1,2]。

【药理作用】

1. 抗心肌缺血　南丹参水溶性注射液以 3mg/ml 浓度给离体豚鼠心脏灌流，能增加冠脉流量 [3]。

2. 抗凝血　南丹参水溶性注射液 0.4g/ml 体外具有完全性抗凝血作用 [1]。

【性味归经】味苦，性微寒。归肝、心经。

【功效主治】活血化瘀，调经止痛。主治胸痹绞痛，脘腹疼痛，产后瘀滞腹痛，月经不调，痛经，经闭。

【用法用量】内服：煎汤，9~15g；或入丸、散。

【使用注意】孕妇慎服。

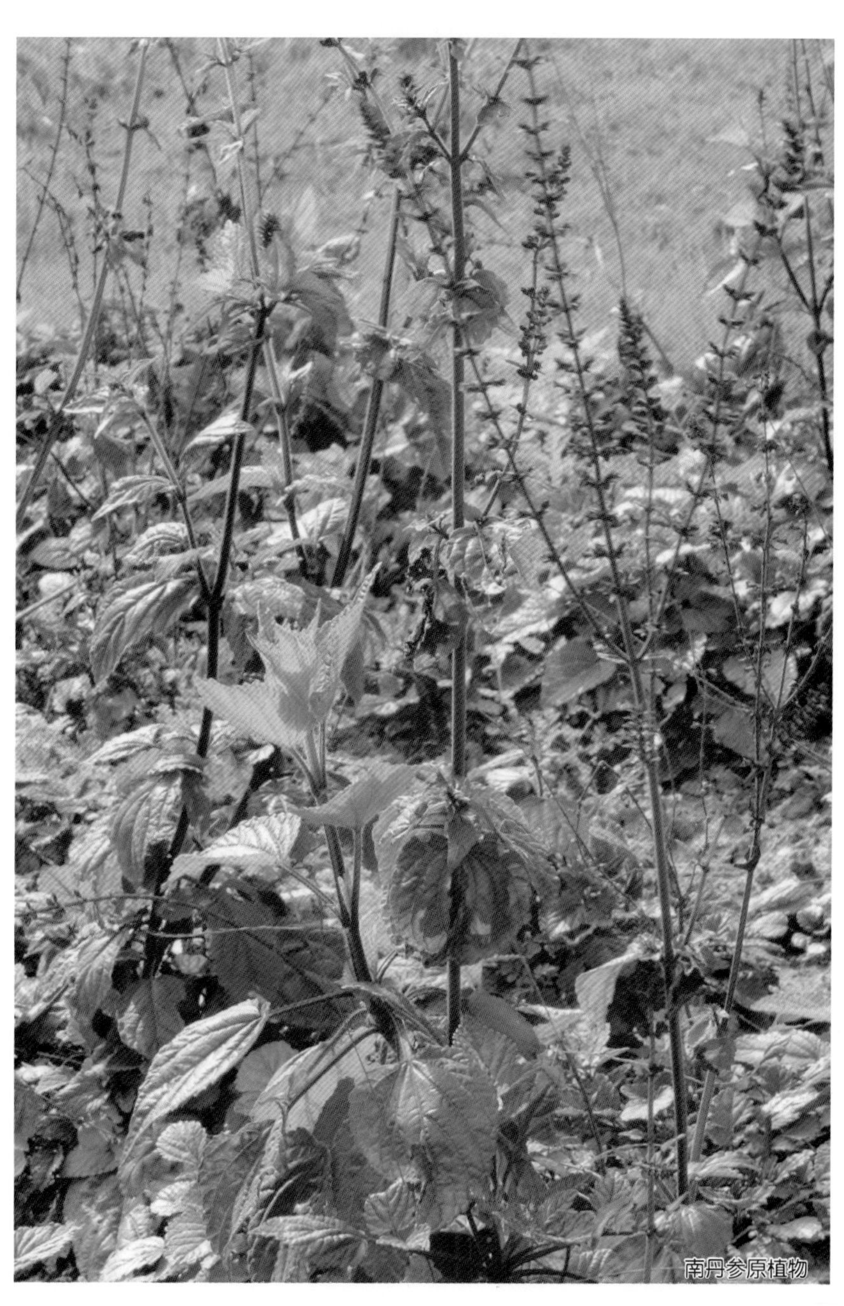
南丹参原植物

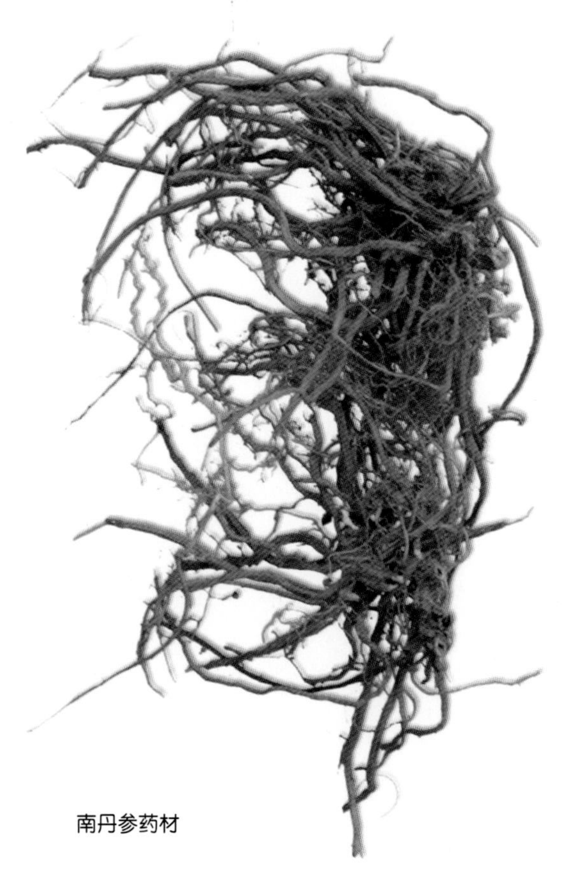
南丹参药材

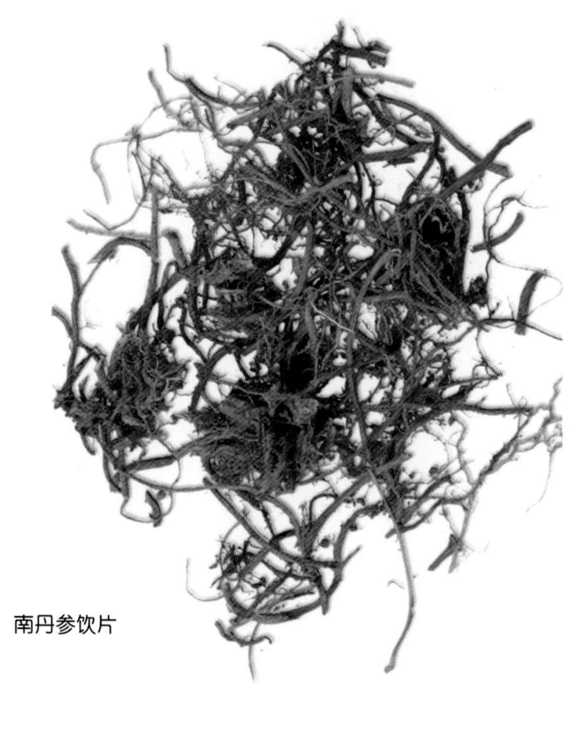
南丹参饮片

【经验方】

痛经　南丹参15g，乌豆30g。水煎服。(《福建药物志》)

【参考文献】

[1] 沈建芳，王强，汪红．南丹参化学成分研究．中国野生植物资源，2006，25（2）：55.

[2] 国家中医药管理局《中华本草》编委会．中华本草．上海：上海科学技术出版社，1999：6179.

[3] 国家中医药管理局《中华本草》编委会．中华本草．上海：上海科学技术出版社，1999：160.

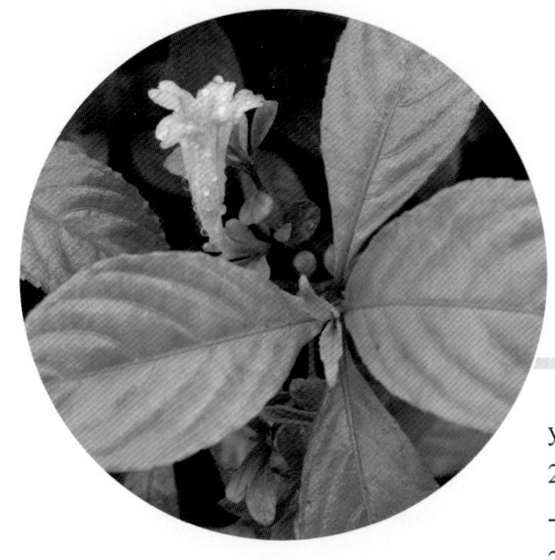

Nan ban lan gen 南板蓝根

Baphicacanthis Cusiae Rhizoma et Radix
[英]Common Baphicacanthus Rhizome and Root

【别名】土板蓝根、板蓝根、蓝靛根。

【来源】为爵床科植物马蓝 *Baphicacanthus cusia*（Nees）Bremek. 的根茎和根。

【植物形态】多年生草本。干时茎叶呈蓝色或墨绿色。根茎粗壮，断面呈蓝色。地上茎基部稍木质化。略带方形，稍分枝，节膨大，幼时被褐色微毛。叶对生；叶片倒卵状椭圆形或卵椭圆形，长 6~15cm，宽 4~8cm；先端急尖，微钝头，基部渐狭细，边缘有浅锯齿或波状齿或全缘，上面无毛，有稠密狭细的钟乳线条，下面幼时脉上稍生褐色微软毛，侧脉 5~6 对。花无梗，成疏生的穗状花序，顶生或腋生；苞片叶状，狭倒卵形，早落；花萼裂片 5，条形，通常一片较大，呈匙形，无毛；花冠漏斗状，淡紫色，5 裂近相等，先端微凹；雄蕊 4，2 强，花粉椭圆形，有带条，带条上具两条平行的脊；子房上位，花柱细长。蒴果为稍狭的匙形。种子 4，有微毛。

【分布】广西主要分布于阳朔、鹿寨、金秀、岑溪、北流、博白、防城、上思、田东、百色、靖西、那坡。

【采集加工】初冬采挖，除去茎叶，洗净，晒干。

【药材性状】根茎及根全长 10~30cm，根茎长 5~10cm。根茎圆柱形，多弯曲，有时分叉，直径 2~6mm；上部常具短地上茎，有时分枝。表面灰褐色，节膨大，节处着生细长而略弯曲的根，表面有细皱纹。茎及根茎质脆，易折断，断面不平坦，略呈纤维状，中央有髓，较大。根质稍柔韧。气弱，味淡。

【品质评价】以条长、粗细均匀者为佳。

【化学成分】根茎中含 3′,4′,5,7- 四羟基二氢黄酮醇（3′,4′,5,7-tetrahydroxyflavanonol），5,7,4′- 三羟基 -6- 甲氧基黄酮（5,7,4′-trihydroxy-6-methoxyflavone），1H- 吲哚 -3- 羧酸（1H-indole-3-carboxylic acid）[1]；尿苷（uridine）[2]，(2*R*)-2-*O*-*β*-D- 吡喃葡萄糖基 -1，4- 苯噁并嗪 -3- 酮[(2*R*)-2-*O*-*β*-D-glucopyranosyl-2H-1，4-benzoxazin-3（4H）-one]，(2*R*)-2-*O*-*β*-D- 吡喃葡萄糖基 -4- 羟基 -1，4- 苯噁并嗪 -3- 酮[(2*R*)-2-*O*-*β*-D-glucopyranosyl-4-hydroxy-2H-1，4-benzoxazin-3（4H）-one][2]，松脂酚 -4-*O*-*β*-D- 芹菜糖基 -（1 → 2）-*β*-D- 吡喃葡萄糖苷[pinoresinol-4-*O*-*β*-D-apiosyl-（1 → 2）-*β*-D-glucopyranoside][2]；4（3H）- 喹唑酮[4（3H）-quinazolinone]和 2,4（1H,3H）- 喹唑二酮[2,4（1H,3H）-quinazolinedione][3]；脯氨酸（proline），甘氨酸（glycine），苏氨酸（threonine），蛋氨酸（methionine），丙氨酸（alanin），天门冬氨酸（aspartic acid），谷氨酸（glutamic acid），半胱氨酸（cysteine），苯丙氨酸（phenylalanine），酪氨酸（tyrosine），缬氨酸（valine），异亮氨酸（*iso*-leucine），亮氨酸（leucine），丝氨酸（serine）[4]；*β*- 谷甾醇（*β*-sitosterol），豆甾醇 -5,22- 二烯 -3*β*,7*β*- 二醇，豆甾醇 -5,22-3*β*,7*α*- 二醇[5]；（+）- 南烛木

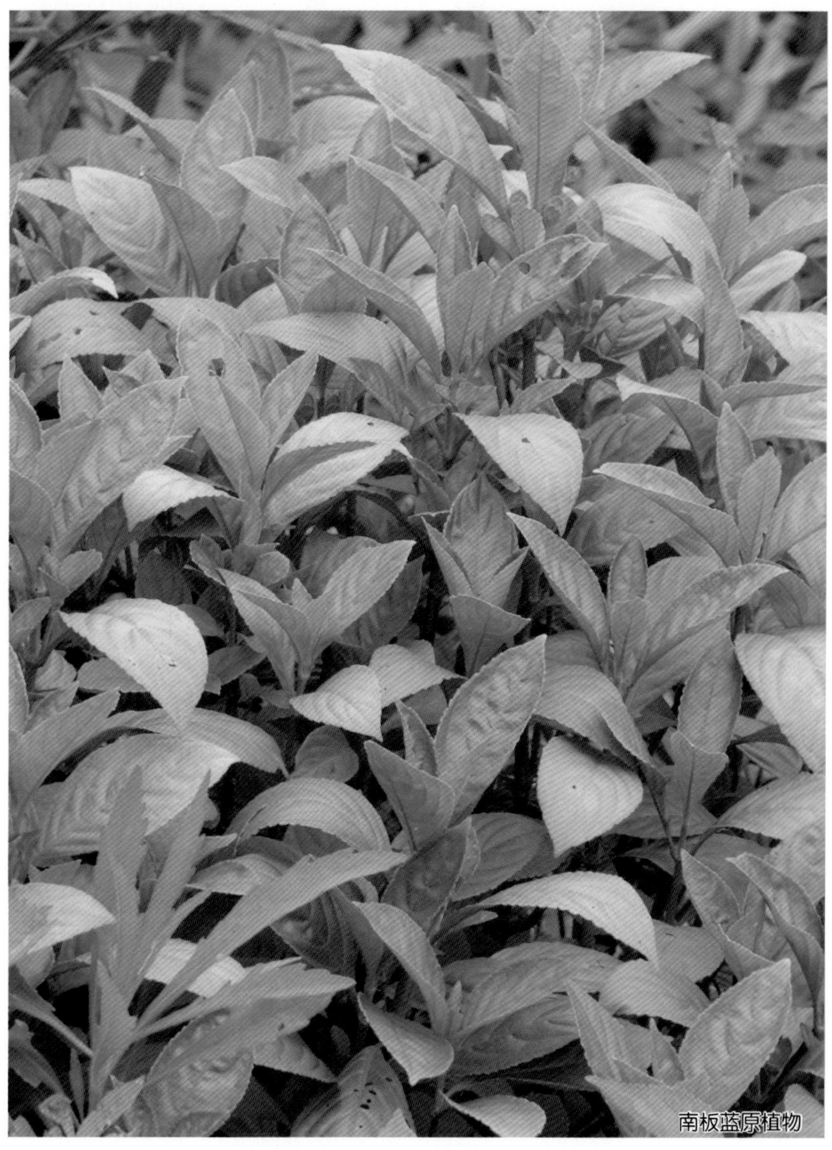
南板蓝原植物

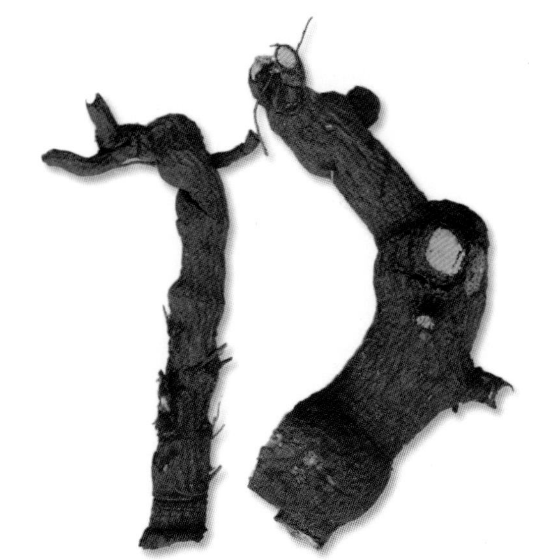
南板蓝根药材

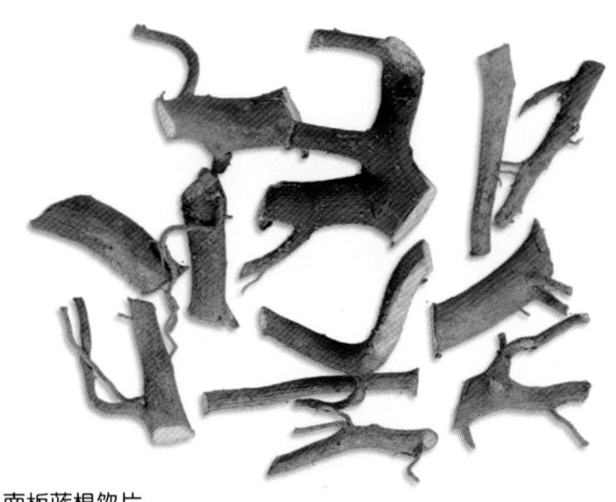
南板蓝根饮片

树脂酚 -3α-O-β- 呋喃芹糖基 -（1→2）-β-D- 吡喃葡萄糖苷 [（+）-lyoniresinol-3α-O-β-apiofuranosyl-（1→2）-β-D-glucopyranoside]，[2-（3,4- 二羟基苯乙基）]-3-O-β-D- 呋喃芹糖基 -（1→4）-（4-O- 咖啡酰）-β-D- 呋喃葡萄糖苷（cusianoside A），[2-（3,4- 二羟基苯乙基）]-3-O-α-D- 吡喃木糖基 -（1→3）-（4-O- 咖啡酰）-β-D- 呋喃葡萄糖苷（cusianoside B），（+）-5,5′- 二甲氧基 -9-O-β-D- 吡喃葡萄糖基落叶松树脂醇 [（+）- 5,5′-dimethoxy-9-O-β-D-glucopyranosyl lariciresinol]，（+）-9-O-β-D- 吡喃葡萄糖基落叶松树脂醇 [（+）- 9-O-β-D-glucopyranosyl lariciresinol]，（+）-5,5′- 二甲氧基 -9-O-β-D- 吡喃葡萄糖基开环异落叶松树脂醇 [（+）- 5,5′-dimethoxy-9-O-β-D-glucopyranosyl seco-*iso*-lariciresinol]，洋丁香酚苷（acteoside）[6]；β- 谷甾醇（β-sitosterol），γ- 谷甾醇（γ-sitosterol）[7]；靛苷（indican），靛玉红（idirubin），靛蓝（indigo），羽扇豆醇（lupeol），白桦脂醇（betulin），羽扇豆酮（lupenone），色胺酮（tryptanthrin）[8]。

【药理作用】

1. 抗肿瘤　靛玉红具有抗癌活性，对治疗慢性粒细胞白血病有较好的疗效[9]。靛玉红有抑制血液中嗜酸性粒细胞的作用，临床用于治疗慢性粒细胞性白血病，疗效与马利兰相当，且无明显的骨髓抑制作用[10]。

2. 抗菌抗病毒　南板蓝根所含的色胺酮，有很强的抗菌作用，其最小抑菌浓度（MIC）：须发癣菌（3.1mcg/ ml），红色发癣菌（3.1mcg/ml），石膏状小孢霉（6.3 mcg/ml），絮状表皮癣菌（3.1mcg/ml），狗小孢霉（Microsporum canis）（3.1 mcg/ml），T. tonsurans var. sulfureum（3.1mcg/ml）[11]。采用血凝抑制试验方法，板蓝根有抑制流感病毒作用[12]。采用细胞病变（CPE）抑制法，南板蓝根注射液具有抗人巨细胞病毒作用[13]。南板蓝根中成分 4（3H）- 喹唑酮浓度为 0.2 % 时，可抑制 10-9 流感病毒，浓度为 0.1% 时，可抑制柯萨奇病毒，浓度在 10^{-5}~10^{-3}mol/L 范围内，可促进脾细胞增殖及刀豆球蛋白诱导的淋巴细胞增殖[14]。

3. 抗炎　南板蓝根注射液具有抗炎、免疫增强作用[15]。

4. 对肝脏的保护　板蓝根注射液对四氯化碳所致大鼠慢性肝损伤有保肝降酶作用。南板蓝根注射液具有护肝降酶作用[15]。

【临床研究】

1. 急性咽炎　复方板蓝根（由板蓝根、蒲公英、紫花地丁等组成，口服，每次 8~15 片，每日 3 次）配合草珊瑚含片（含服，每次 2 片，每日 6 次）治疗急性咽炎 48 例；头孢氨苄胶囊（口服，每次 375mg，每日 3 次）配合草珊瑚含片（用法用量同前组）46 例；复方板蓝根（用法用量同前组）配合头孢氨苄胶囊（用法用量同前组）和草珊瑚含片（用法用量同前组）治疗急性咽炎 52 例。3 组治疗时间均为 3~6 日。结果：有复方板蓝根的两组起效时间早，控制症状快，明显优于头孢氨苄组（P<0.05）[16]。

2. 亚临床型尖锐湿疣　板蓝根多糖乳膏（板蓝根多糖霜 10g，硬脂酸 75g，白凡士林 75g，单甘酯 30g，山梨酸 5g，聚山梨酯 -80 15g，甘油 30g，聚乙二醇 400 20g，纯化水加至 500ml），治疗亚临床型尖锐湿疣 60 例，对照组应用硬脂酸、白凡士林及羊毛脂等混合物做成的不含板蓝根多糖的乳膏，治疗亚临床型尖锐湿疣 60 例。两组均取适量涂于患部，每日 2~3 次，共应用 3 个月。每月复诊 1 次，若有复发则在复发时即复诊行病理活检术。结果：治疗组复发 12 例，痊愈 48 例，对照组复发 28 例，痊愈 32 例，治疗组优于对照组（P<0.01）[17]。

3. 普通型慢性肾炎　板蓝根注射液加入等体积的 10% 葡萄糖溶液，治疗慢性肾炎 45 例，取上述溶液注射双侧肾俞、足三里，每穴注射 2ml，隔日 1 次，20 次为 1 个疗程。结果：完全缓减 12 例，占 26.7%；基本缓减 11 例，占 24.4%；部分缓减 16 例，占 35.6%；无效 6 例，占 13.3%。有效 39 例，占 86.7%[18]。

【性味归经】味苦，性寒。归心、肝、胃经。

【功效主治】清热解毒，凉血消肿。主治温毒发斑，发热头痛，大头瘟疫，痄腮，流感，病毒性肝炎、肺炎，丹毒，疱疹，疮肿。

【用法用量】内服：煎汤，15~30g，大剂量可用至 60~120g；或入丸、散。外用适量，捣敷或煎汤熏洗。

【使用注意】脾胃虚寒、无实火热毒者慎服。

【经验方】

1.热毒疮　南板蓝根、银花藤、蒲公英各30g，土茯苓15g。炖肉服。（《重庆草药》）

2.风丹痒毒　南板蓝根、蛇泡草、老君须、银花各15g，土茯苓30g，甘草6g。水煎服。（《重庆草药》）

3.喉痛　南板蓝根、开喉箭、山豆根各30g，马勃9g。水煎服。（《重庆草药》）

4.小儿天疱疮（传染性脓疱疮）　南板蓝根15g，水煎服。再以青黛粉适量搽患处。(《北海民间常用中草药手册》)

5.流行性腮腺炎　南板蓝根30g，或配双花、蒲公英各15g，水煎服；外用鲜马蓝叶捣敷。(《浙南本草新编》)

6.乙型脑炎属轻型或中型者　南板蓝根、生地、生石膏（先煎）各30g，大青叶、双花、连翘、玄参各15g，黄芩12g，干地龙9g。水煎服。（中山医学院《中药临床应用》板蓝根大青汤）

7.预防小儿肺炎　南板蓝根、双花、一枝黄花，4~7岁各4.5g，3岁以下各用3g。水煎服，每日3~4次。(《浙南本草新编》)

附：南板蓝叶

味苦、咸，性寒。归肺、胃、心、肝经。功效：清热解毒，凉血止血。主治：温热病高热头痛，发斑，咳嗽，咽痛，口疮，痄腮，肝炎，衄血，牙龈出血，丹毒，麻疹，疮疖。内服：煎汤，6~15g；鲜品30~60g；或入丸、散；或绞汁饮。外用适量，捣敷或煎汤洗。脾胃虚寒者慎服。

【参考文献】

[1] 吴煜秋，朱华结，汪云松，等．南板蓝根化学成分研究．有机化学，2005，25（S）：448.

[2] 魏欢欢，吴萍，魏孝义，等．板蓝根中苷类成分的研究．热带亚热带植物学报，2005，13（2）：171.

[3] 李玲，梁华清，廖时萱，等．马蓝的化学成分研究．药学学报，1993，28（3）：238.

[4] 廖富华．南板蓝根氨基酸的分析．中国兽药杂志，2003，37（3）：39.

[5] 吴煜秋，钱斌，张荣平，等．南板蓝根的化学成分研究．中草药，2005，36（7）：982.

[6] 申去非，崔影．马蓝根中新的木脂素葡糖苷和苯乙烷类葡糖苷．国外医药·植物药分册，2005，20（6）：253.

[7] 杨秀贤，吕曙华，吴寿金．马蓝叶化学成分的研究．中草药，1995，26（12）：622.

[8] 国家中医药管理局《中华本草》编委会．中华本草．上海：上海科学技术出版社，1999：6455.

[9] 吴莲明．青黛治疗慢性粒细胞白血病有效成分的研究（1）．中草药，1978，16（4）：1.

[10] 郑虎占．中药现代研究与应用（第一卷）．北京：学苑出版社，1997：10.

[11] 袁俊贤．从马蓝中分离抗真菌成分．国外医学·药学分册，1980，7（3）：179.

[12] 胡兴昌，程佳蔚，刘士庄．板蓝根凝集素效价与抑制感冒病毒作用关系的实验研究．上海中医药大学学报，2001，15（3）：56.

[13] 何超蔓，闻良珍．3种中药体外抗巨细胞病毒效应的比较．中国中药杂志，2004，29（5）：452.

[14] 李玲，董同义，李修禄．大青叶类药材及其制剂质量控制的研究．药学学报，1994，29（2）：12.

[15] 陶光远，谭毓治．板蓝根注射液药效学试验研究．广东药学，2002，12（3）：36.

[16] 邓甘霖．复方板蓝根治疗急性咽炎100例的疗效观察．山东医科大学基础医学院学报，2002，16（2）：93.

[17] 罗光浦．板蓝根多糖对于亚临床型尖锐湿疣治疗及局部免疫调节作用．中华现代皮肤科学杂志，2005，2（5）：403.

[18] 刘悦平．穴位注射治疗普通型慢性肾炎临床观察．中国针灸，2000，12：725.

zhi ke
枳 壳

Aurantii Fructus
[英]Bittet Orange

【别名】只壳、商壳。

【来源】为芸香科植物酸橙 *Citrus aurantium* L. 及其栽培变种的近成熟果实。

【植物形态】多年生常绿小乔木。枝三棱形，有长刺。叶互生；叶柄有狭长形或狭长倒心形的叶翼；叶片革质，倒卵状椭圆形或卵状长圆形，长3.5~10cm，宽1.5~5cm，先端短而钝渐尖或微凹，基部楔形或圆形，全缘或微波状，具半透明油点。花单生或数朵簇生于叶腋及当年生枝条的顶端，白色，芳香；花萼杯状，5裂；花瓣5，长圆形；雄蕊20以上；子房上位，雌蕊短于雄蕊，柱头头状。柑果近球形，熟时橙黄色；味酸。

【分布】广西全区均有栽培。

【采集加工】7月果皮尚绿时采收，自中部横切为两半，晒干或低温干燥。

【药材性状】本品呈半球形，直径3~5cm。外果皮棕褐色或褐色，有颗粒状突起，突起的顶端有凹点状油室；有明显的花柱残迹或果梗痕。切面中果皮黄白色，光滑而稍隆起，厚0.4~1.3cm，边缘散有1~2列油室，瓤囊7~12瓣，少数至15瓣，汁囊干缩呈棕色至棕褐色，内藏种子。质坚硬，不易折断。气清香，味苦、微酸。

【品质评价】以外果皮色绿褐、果肉厚、质坚硬、香气浓者为佳。

【化学成分】本品果实中含黄酮苷（flavone glycoside），内酯（lactone），生物碱（alkaloid），有机酸（organic acid）等。黄酮苷成分主要有橙皮苷（hesperidin），柚皮芸香苷（narirutin），异樱花素-7-芸香糖苷（*iso*-sakuranetin-7-rutinoside），柚皮素-4′-葡萄糖苷-7-芸香糖苷（naringenin-4′- glucoside-7-rutinoside），柚皮苷（naringin），柠檬素-3-*β*-D-葡萄糖苷（limocitrin-3-*β*-D-glucoside）和Z′-O-D-木糖基牡荆素（O-D-xylosylvitexin）[1]。内酯类成分主要有双内酯苦味成分柠檬苦素即黄柏内酯（limonin，obaculactone）及其衍生物柠檬苦素酸A-环内酯（limonoic acid A-ring lactone）[1]。此外还含那可汀（narcotine），枸橼酸（citric acid），苹果酸（malic acid），间苯三酚-*β*-D-葡萄糖苷（phloroglucinol-*β*-D-glucoside）及糖类（carbohydrate），维生素（vitamin）、钙（Ca）、磷（P）、铁（Fe）等[1]。

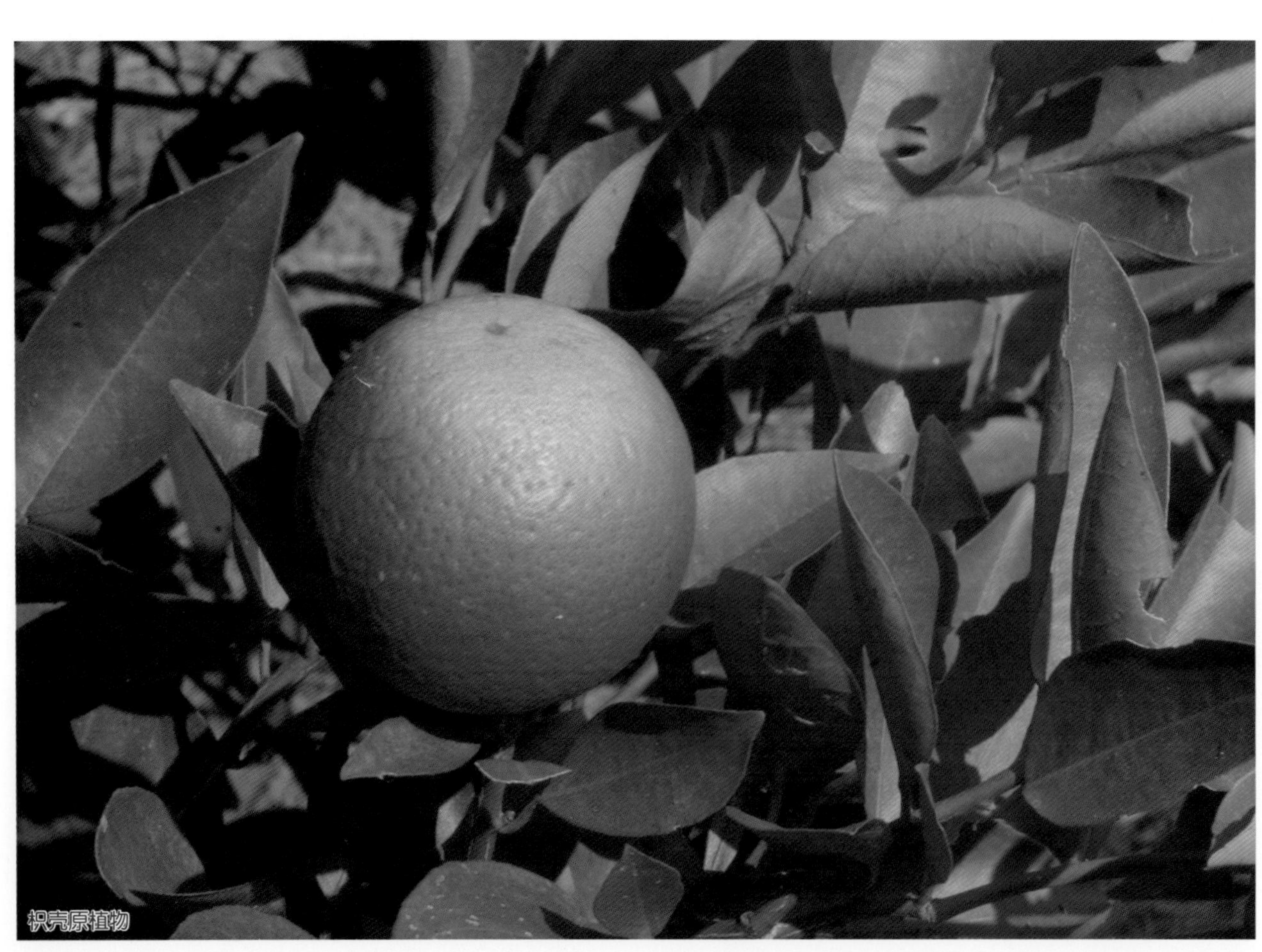
枳壳原植物

果皮含挥发油，其主要成分为正癸醛（decanal），柠檬醛（citral），柠檬烯（limonene）和辛醇（octyl alcohol）等。另含枸桔苷（poncirin），橙皮苷（hesperidin），柚皮苷（naringin）[2]。

【药理作用】

对胃肠功能影响　黄皮酸橙果皮提取物对正常小鼠胃排空有抑制作用，但不显著。黄皮酸橙水提取物和95%乙醇提取物能够促进正常小鼠的小肠蠕动，对阿托品所致小肠推进抑制亦具有拮抗作用[2]。

【临床研究】

1. 浅表性胃炎伴胃下垂　党参、黄芪、枳壳各30g，白术、紫河车各20g，白芍15g，当归、木香（后入）、黄连各10g，陈皮、炙甘草各6g，水煎服。每日1剂，15天为1个疗程。随证加减治疗35例，结果：显效15例。有效17例，无效3例。服药1个疗程者25例，2个疗程者8例，3个疗程者2例，平均服药1.4疗程[3]。

2. 子宫脱垂　枳壳、茺蔚子各15g，浓煎成100ml，加糖适量，每日100ml口服，30天为1个疗程。治疗Ⅰ度子宫脱垂924例，显效602例，有效173例，无效149例[4]。

【性味归经】味苦，酸，性微寒。归肺、脾、胃、大肠经。

【功效主治】理气宽胸，行滞消积。主治胸膈痞满，胁肋胀痛，食积不化，脘腹胀满，下痢后重，脱肛，子宫脱垂。

【用法用量】内服：煎汤，3~9g；或入丸，散。外用适量，煎水洗或炒热熨。

【使用注意】孕妇慎服。

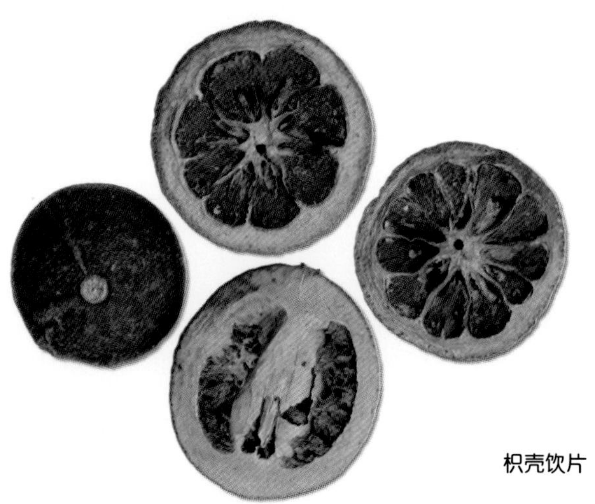

枳壳饮片

【经验方】

1. 久嗽上焦热，胸膈不利　枳壳（炒）、桔梗各三两，黄芩二两。上㕮咀，每日早用二两作一服，水三盏煎二盏，匀作三服，午时一服，申时一服，临卧时一服。(《古今医统大全》枳壳汤)

2. 气滞、食饮痰火停结　用枳壳一两，厚朴八钱，俱用小麦麸皮拌炒，去麸。每用枳壳二钱，厚朴一钱六分。水煎服。（《本草汇言》）

3. 右胁痛胀满不食者　枳壳（去瓤，麸炒）、桂心（去粗皮，不见火）、片子姜黄（洗）各半两，甘草（炙）一钱半。上为末，每服二钱，姜枣汤调下。酒亦可。(《重订严氏济生方》推气散)

4. 饮食积滞，心下痞闷作痛，噫气如败卵者　枳壳（去瓤，锉，麸炒）、白术各半两，香附（麸炒，去皮）一两，槟榔三钱。为细末，每服二钱，米汤调下，日三次。(《本事方》枳壳散)

5. 慢性胃炎，胃弛缓下垂　痞闷饱胀：小茴香（炒）、石菖蒲根、枳壳各30g，烧酒1kg，浸泡10天后。每日2次，饭后适量饮服。（《食物中药与便方》）

6. 虚羸大便秘　枳壳（制）、阿胶（炒）各等份。上为细末，炼蜜和剂，杵二三千下，丸如桐子大。别研滑石末为衣。温汤下二十丸，半日来未通，再服三十丸，止于五十丸。（《济阴纲目》）

7. 肠风下血，疼痛不可忍　枳壳（去瓤，麸炒）、荆芥穗各一两，槐鹅半两（炒黄）。上为末。每服二钱，温米饮调下，不拘时，未效再服。（《普济方》）

8. 气痔脱肛　枳壳（麸炒）、防风（去叉）各一两，白矾（枯，另研）二钱五分。上(㕮)咀拌匀，水三碗煎至二碗。趁热熏之，仍以软帛蘸汤熨之，通手即淋洗。（《证治准绳·类方》）

9. 直肠脱垂　十岁以下小儿，每日用枳壳30g，甘草3~9g，水煎，分3~5次服；成人每日用枳壳30~60g，升麻9g，炙甘草6~12g，台参、生黄芪据身体强弱，适当增减，水煎分2次服。[山东医刊，1962,(11):9]

10. 子宫脱垂　枳壳、蓖麻根各15g。水煎兑鸡汤服。每日2次。（《草医草药简便验方汇编》）

【参考文献】

[1] 国家中医药管理局《中华本草》编委会．中华本草．上海：上海科学技术出版社，1999：3696.

[2] 李忠海，叶翠层，庞国歌，等．黄皮酸橙果皮提取物对小白鼠胃肠功能的影响．食品与机械，2007，23（6）：52.

[3] 郑伟达，郑金云．健胃消炎宁汤加减治疗浅表性胃炎伴胃下垂35例．福建中医药，1990，21（4）：36.

[4] 叶克义，唐思义．升提汤治疗Ⅰ度子宫脱垂924例．中西医结合杂志，1984，4（4）：238.

枳实 (zhi shi)

Aurantii Immaturus Fructus
[英]Sour Orange

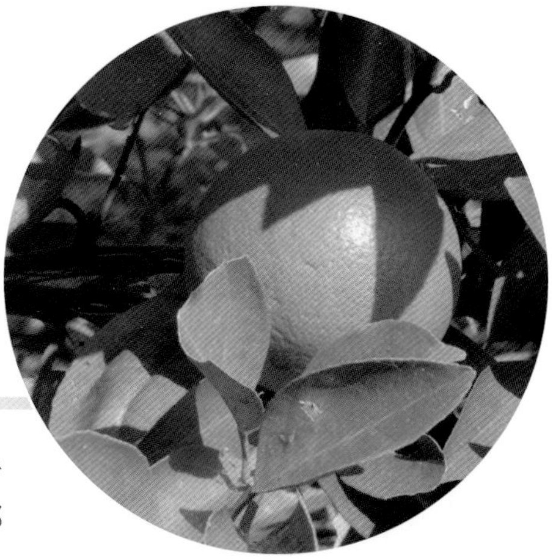

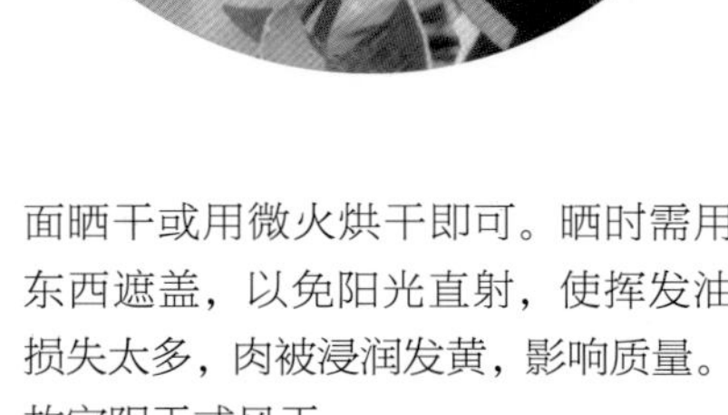

【别名】鹅眼枳实、枸头橙、香橙、枸橘、酸橙枳实、绿衣枳实、甜橙枳实、皮头橙。

【来源】为芸香科植物甜橙 *Citrus sinensis* Osbeck 的幼果。

【植物形态】多年生常绿小乔木。树冠圆形，分枝多，无毛，有刺或无刺，幼枝有棱角。叶互生，单身复叶；叶翼狭窄，顶端有关节；叶片质较厚，椭圆形或卵圆形，长 6~12cm，宽 2.3~5.5cm，先端短尖或渐尖，微凹，基部阔楔形或圆形，波状全缘，或有不明显的波状锯齿，有半透明油腺点。花 1 至数朵簇生叶腋，白色，有柄；花萼 3~5 裂，裂片三角形；花瓣 5，舌形，向外反卷；雄蕊 19~29，花丝下部连合成 5~12 束，雌蕊 1，子房近球形，10~13 室，柱头头状，花柱细，不脱落。柑果扁圆形或近球形，橙黄色或橙红色，果皮较厚，不易剥离，瓤囊 8~13，果汁黄色，味甜。种子楔状卵形，表面平滑。

【分布】广西全区均有栽培。

【采集加工】于果实未成熟或近成熟时自树上摘下，从中间横切成两半，仰面晒干或用微火烘干即可。晒时需用东西遮盖，以免阳光直射，使挥发油损失太多，肉被浸润发黄，影响质量。故宜阴干或风干。

【药材性状】果实呈半球形，球形或卵圆形，直径 0.5~2.5cm。外表面黑绿色或暗棕绿色，具颗粒状突起和皱纹。

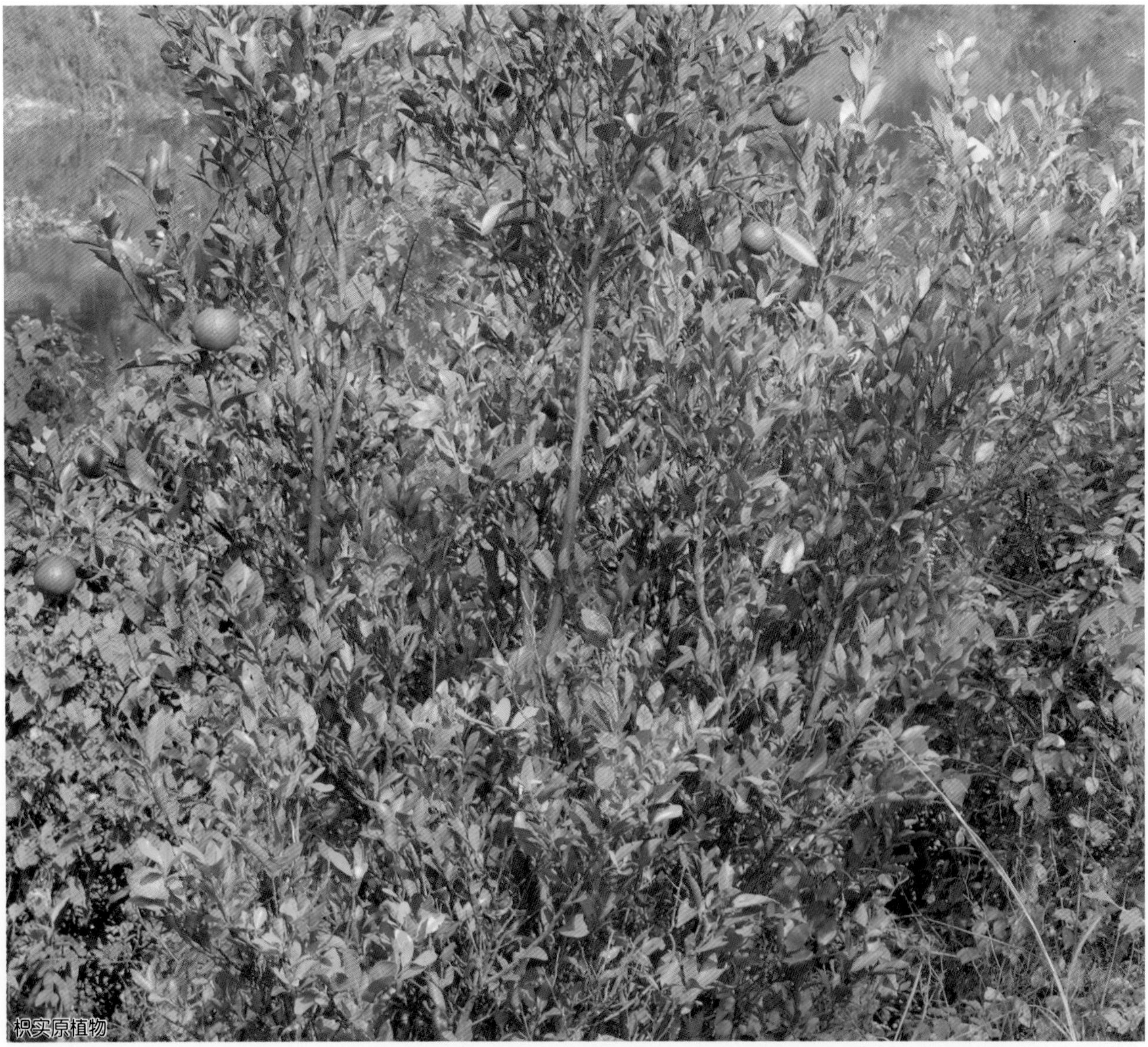

枳实原植物

顶部有明显的花柱基痕，基部有花盘残留或果梗脱落痕。切面光滑而稍隆起，灰白色，厚 3~7mm，边缘散有 1~2 列凹陷油点，瓤囊 7~12 瓣，中心有棕褐色的囊，呈车轮纹。质坚硬。气清香，味苦、微酸。

【品质评价】以皮色青黑、肉厚、瓤小、质坚实、香气浓者为佳。

【化学成分】本品含橙皮苷(hesperidin),新橙皮苷（neohesperidin），柚皮苷（naringin），柚皮芸香苷（narirutin），辛弗林（synephrine），*N*- 甲基酪胺（*N*-methyltyramine）。果实未成熟时含柚皮苷（naringin），野漆树苷（rhoifolin），忍冬苷（lonicerin），新橙皮苷，在果实成熟时新橙皮苷消失。另有报道果皮还含川陈皮素（nobiletin）即 5,6,7,8,3′,4- 六甲氧基黄酮（5,6,7,8,3′,4′-hexamethoxy flavone），5,6,7,8,4′- 五甲氧基黄酮（5,6,7,8,4′-pentamethoxy flavone）即福橘素（tangeritin），5,7,4′- 三甲氧基黄酮（5,7,4′-trimethoxy flavone），5,6,7,3′,4′- 五甲氧基黄酮即甜橙素（sinensitin），5,7,8,4′- 四甲氧基黄酮（5,7,8,4′-tetramethoxy flavone），5,7,8,4′- 五甲氧基黄酮[1]，5,7- 二羟基香豆素 5-*O*-*β*-D- 吡喃葡萄糖苷，3,5- 二羟基苯基 1-*O*-*β*-D- 吡喃葡萄糖苷（phlorin），异樱花素 7-*O*-*β*-D- 新橙皮糖苷[2]，含有丰富的铁（Fe）、锌（Zn）、铜（Cu）、锰（Mn）元素[3]。

【药理作用】

1. 对胃肠道作用　枳实对胃肠平滑肌有双重作用，可能与机体的功能状态、药物不同成分和动物种属不同有关。橙皮苷对离体小肠平滑肌先有短暂兴奋，然后抑制收缩而使张力降低[4]，柚皮素有较强的解痉作用[5]。

2. 对子宫平滑肌作用　枳实热水提取的浸膏对大鼠离体子宫可拮抗 5- 羟色胺引起的收缩，其成分为辛弗林[6]。枳实煎剂对小鼠离体子宫无论是已孕未孕均呈抑制作用，对家兔离体或在体子宫呈兴奋作用，说明动物种属不同，其作用有别[7,8]。

3. 对心血管系统作用　枳实注射液及辛弗林和 *N*- 甲基酪胺静脉注射对麻醉犬能增强多种心肌收缩性和泵血功能的指标，具有强心、增加心输出量和收缩血管提高总外周阻力、致左室压力和动脉血压上升的作用[9]。

4. 抗炎　柚皮苷、橙皮苷和新橙皮苷有抗炎作用，对甲醛性足跖肿胀有抑制，但对 5-HT 引起的炎症无效[10]。多种类黄酮对角叉菜胶产生的肿胀和福氏完全佐剂产生的关节炎均有抗炎作用[11]。

5. 抗菌、抗病毒　柚皮苷元和橙皮素在试管内对金黄色葡萄球菌、大肠杆菌、痢疾杆菌和伤寒杆菌有抑制作用，苷的作用较苷元弱[12]。柚皮苷对酵母和真菌有抑制作用[13]。

6. 抗变态反应　大鼠口服枳实水提取液对Ⅰ型被动皮肤过敏反应（PCA）有抑制作用[14]。多种类黄酮如橙皮素、柚皮苷、橙皮苷、新橙皮苷等均可抑制反应素抗体（reaginicanlibody）产生的被动皮肤过敏反应[15]。

7. 抗氧化　柚皮苷元、橙皮素对由抗坏血酸或硫酸亚铁诱导的非酶性脂质过氧化有一定程度的抑制作用，苷元作用比相应的苷作用强[16]。柚皮苷对氢过氧化枯烯（cumene hydroperoxide）在体外使红细胞膜过氧化产生丙二醛和发荧光曲脂溶性产物的作用有一定的抑制作用[17]。柚皮苷还有较强的清除超氧阴离子的作用[18]。

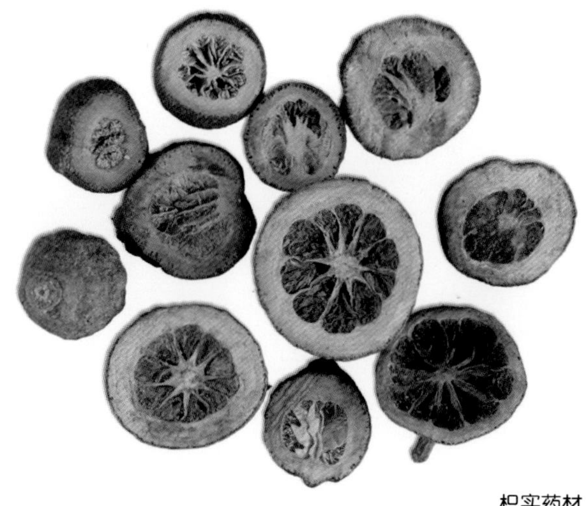
枳实药材

【临床研究】

1. 胃和十二指肠溃疡　白及、枳实各 6g，浓煎 3 次混合取汁 150ml，空腹时用 50ml，兑服呋喃唑酮，每次 0.15g，每天 3 次，5 日后改服呋喃唑酮每次 0.1g，每天 3 次，再服 5 日。服药后视溃疡部位采取不同卧位，以便药汁浸入溃疡部位。结果：治疗 45 例，近期有效 40 例，无效 5 例。本方具有止痛止血效果好，溃疡愈合快，复发率低，副作用小，价格便宜等优点[19]。

2. 肠梗阻　莱枳散（枳实、莱菔子、广木香、白酒各 30g，四季葱头 50g，食盐 500g。先将前三味炒热，将上药混合以纱布包裹，外敷脐及周围，药冷后可继续放锅内炒热再敷）外敷治疗肠梗阻 14 例，每次 30~60min。结果：痊愈 8 例，显效 5 例，无效 1 例[20]。

3. 子宫脱垂　升提汤（枳壳、茺蔚子各 15g，浓煎成 100ml，加糖适量）治疗Ⅰ度子宫脱垂 924 例，每日 100ml 口服，30 日为 1 个疗程。结果：显效 602 例，有效 173 例，无效 149 例[21]。

【性味归经】味苦、辛，微寒。归脾、胃、大肠经。

【功效主治】破气消积，化痰除痞。主治积滞内停，痞满胀痛，大便秘结，泻痢后重，结胸，胸痹，胃下垂，子宫脱垂，脱肛。

【用法用量】内服：水煎，3~10g；或入丸、散。外用适量，研末调涂；或炒热熨。

【使用注意】脾胃虚弱及孕妇慎服。

【经验方】

1. 头风旋，起倒无定　枳实三分（微炒令黄），独活一两半，石膏一两，蒴藋一两。上件药，捣粗罗为散，每服三钱，以酒一中盏，煎至六分，去滓，不计时候，温服。（《太平圣惠方》）

2. 目风肿赤胀痛，大毒热泪出　枳实（去瓤，麸炒）、苦参、车前子各一两，黄连（去须）半两。上四味，粗捣筛，每服五钱匕，以水一盏半，煎取八分，去滓，食后，临卧再服。（《圣济总录》枳实汤）

3. 伤寒后，卒胸膈闭痛　枳实一味，锉，麸炒黄为末。服二钱，米饮调下，一日二服。（《简要济众方》）

4. 卒患胸痹痛　枳实捣（末），宜服方寸匕，日三夜一服。（《肘后方》）

5. 两胁疼痛　枳实一两，白芍药（炒）、川芎、人参各半两。为末，空心姜、枣汤调二钱服，酒亦可。（《卫生易简方》）

6. 痞，消食，强胃　白术二两，枳实（麸炒黄色，去穰）一两。上同为极细末，荷叶炒裹，饭为丸，如梧桐子大。每服五十丸，多用白汤下，无时。（《内外伤辨惑论》枳术丸）

7. 大便不通　枳实、皂荚等份。为末，饭丸，米饮下。（《世医得效方》）

8. 奔豚气痛　枳实炙为末。饮下方寸匕，日三夜一。（《外台秘要》）

9. 妇人阴肿坚痛　枳实半斤。碎，炒令熟，故帛裹熨，冷即易之。（《子母秘录》）

10. 小儿久痢淋沥，水谷不调，形羸不堪大汤药者　枳实二两，治下筛。三岁以上饮服方寸匕。若儿小以意服，日三服。（《千金要方》枳实散）

【参考文献】

[1] 国家中医药管理局《中华本草》编委会 . 中华本草 . 上海：上海科学技术出版社，1999：3695.

[2] 张永勇，叶文才，范春林，等 . 酸橙中一个新的香豆素苷 . 中国天然药物，2005，3（3）：141.

[3] 冯梅，陈学军，王秀峰 . 枳壳枳实中 Fe、Zn、Cu、Mn 微量元素含量的测定 . 中国实用医药，2008，3（15）：10.

[4] BaraboiVA. CA,1969,71:1975V.

[5] 木下武司 . 生药学杂志（日），1979，33：146.

[6] 阎应举 . 中华医学杂志，1955，41（5）：433.

[7] 朱思明 . 中华医学杂志，1956，42（10）：946.

[8] 陈修，黄倩霞，周铁军 . 枳实及其升压有效成分与多巴胺、多巴酚丁胺对心脏功能和血液动力学的对比研究 . 药学学报，1980，15（2）：71-77.

[10] Northover T. Planta Med, 1982,46（3）:162.

[11] Kim ChangJohng. CA,1991,115:64237h.

[12] Ramaswamy A S. CA,1972,77:43732x.

[13] Han Scong Sun. CA,1954,48:6020b.

[14] 江田昭英 . 日本药理学杂志，1982，80：31.

[15] Kim Chang Johng.Arzneim Forsgh,1978,28（3）:347.

[16] Raoy AK. CA,1988,108:124064s.

[17] Affany A. CA,1988,109:98420h.

[18] Chen Yu Ting. CA,1991,115:105967s.

[19] 翁松梅 . 白及、枳实、痢特灵方治疗胃和十二指肠溃疡 45 例疗效分析 . 江苏中医杂志，1987，8（9）：15.

[20] 殷润根 . 外敷“莱枳散”治疗肠梗阻 . 江西中医药，1988，（5）：39.

[21] 叶克义，唐思义 . 升提汤治疗Ⅰ度子宫脱垂 924 例 . 中西医结合杂志，1984，4（4）：238.

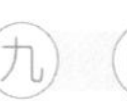
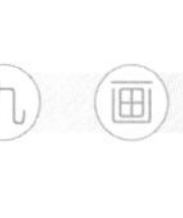

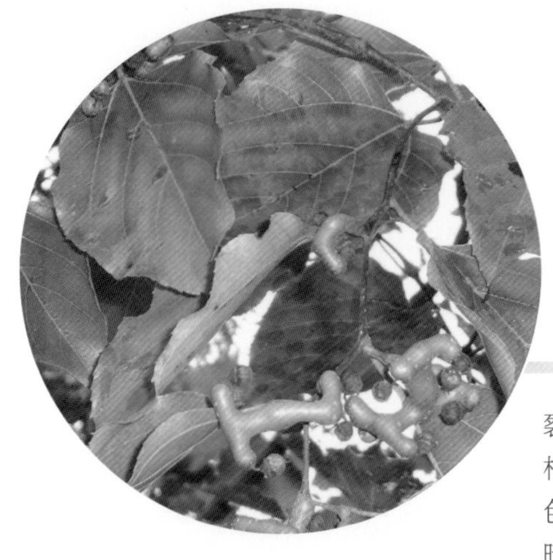

Zhi ju zi 枳椇子

Hoveniae Acerbae Semen
[英]Raosin Tree Seed

【别名】木蜜、拐枣、树蜜、木饧、白石木子、蜜屈律、鸡距子、癞汉指头、背洪子。

【来源】为鼠李科植物枳椇 *Hovenia acerba* Lindl. 的种子。

【植物形态】多年生落叶乔木。树皮灰褐色，浅纵裂，不剥落。小枝红褐色，幼时被锈色细毛；冬芽卵圆形，芽鳞2，大而早落。叶互生；叶柄红褐色，具细腺点；叶片卵形或卵圆形，长8~16cm，宽6~11cm，先端渐尖，基部圆形或心形，边缘具细尖锯齿，上面无毛，背面脉上及脉腋有细长；三出脉，淡红色，侧脉3~5对。二歧式聚伞花序顶生或腋生，对称，花杂性；萼片5，卵状三角形；花瓣5，倒卵形，黄绿色；雄花有雄蕊5，中央有退化的雌蕊；两性花具雄蕊5，子房上位，埋于花盘中，圆锥形，3室，每室具1胚珠，柱头半裂或深裂。果实近球形，灰褐色；果柄肉质肥大，扭曲，红褐色，上具黄色皮孔，成熟后味甜可食。种子扁圆形，暗褐色，有光泽。

【分布】广西主要分布于南宁、上林、乐业、河池、环江、罗城、临桂、平南、藤县、苍梧等地。

【采集加工】10~11月果实成熟时连肉质花序轴一并摘下，晒干，取出种子。

【药材性状】种子暗褐色或黑紫色，直径3.2~4.5mm。

【品质评价】均以饱满、有光泽为佳。

【化学成分】枳椇种子含多种黄酮类化合物，如槲皮素（quercetin）、双氢山柰酚（dihydrokaempferol）、山柰酚（kaempferol）、洋芹素（apigenin）、杨梅黄素（myricetin）、大黄素（emodin）等[1, 2]。含甾类化合物有*β*-谷甾醇（*β*-sitosterol），胡萝卜苷（daucosterol）等[3]。脂肪酸种类成分含量较高的有Δ^9-十八烯酸甲酯（Δ^9-methyl oleate），十六烷酸甲酯（methyl palmitate），十九烷酸甲酯（nonadecanoic acid methylester）等[4]。此外枳椇果实中含有粗蛋白，总酸，维生素C，总糖，以及微量元素和谷氨酸等[5]。

【药理作用】

1. 保肝　枳椇子甲醇提取物能降低血清透明质酸、Ⅰ型前胶原、Ⅲ型前胶原及细胞生长转化因子（HA、PC Ⅰ、PC Ⅲ及TGFβ_1）含量，减轻肝脏胶原纤维增生程度，说明枳椇子具有抗早期肝纤维化作用[6]。枳椇子水提取液对D-氨基半乳糖造成的原代培养大鼠肝细胞损伤有一定保护作用[7]。浓度为142.86~57142.86μg（生药）/ml的枳椇子水提取液能剂量依赖性提高肝细胞存活和增殖率，显示其对肝细胞具有促生长活性[7]。枳椇子可减轻酒精引起的大鼠肝脏脂肪变性及炎症细胞浸润，减少纤维增生[8]。

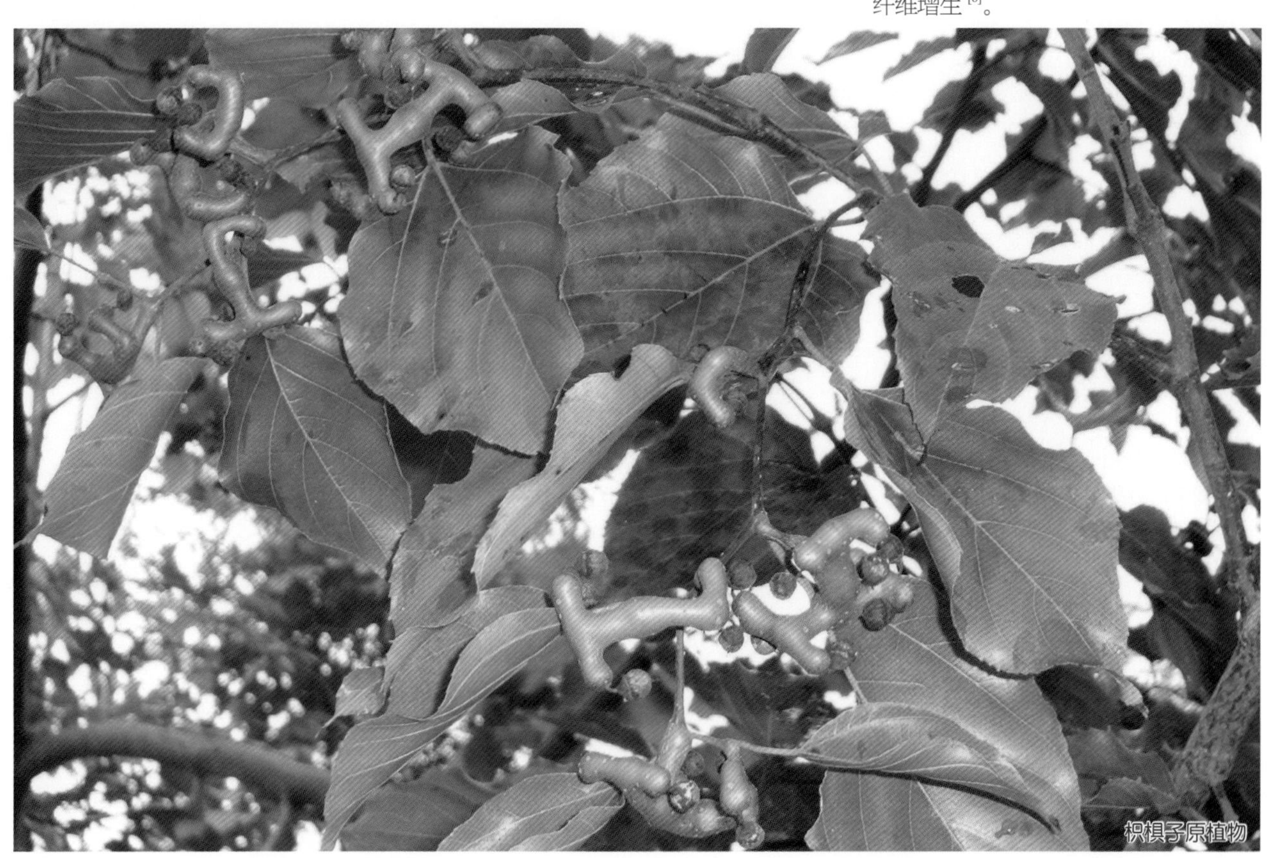
枳椇子原植物

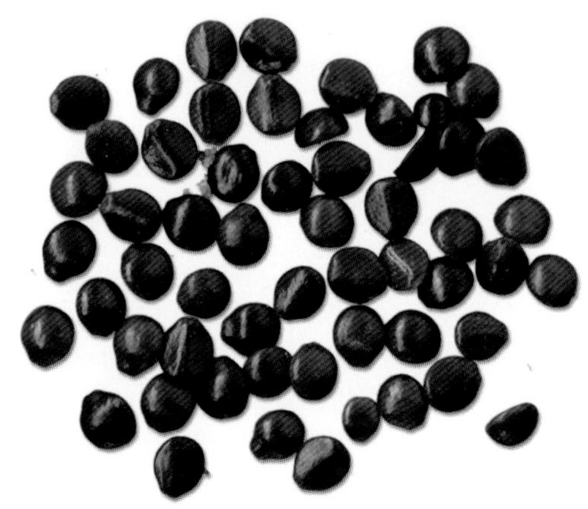
枳椇子药材

2. 中枢抑制　小鼠腹腔注射枳椇子皂苷30mg/kg，能减少自发活动，并延长环己巴比妥的睡眠时间，大鼠腹腔注射30mg/kg，能特异性地抑制条件反射，显示有一定镇静作用。小鼠腹腔注射较大剂量（400mg/kg以上）时，对电刺激及戊四唑或士的宁所致的惊厥均有一定的抗惊厥作用[9]。

3. 降压　小鼠静脉注射枳椇子皂苷3~10mg/kg，均有短暂的降压作用[9]。

4. 抗脂质过氧化　雄性小鼠6g/kg，9g/kg灌胃给药14天，枳椇子匀浆液有降低血清和组织中MDA含量和能增加小鼠肝、脑组织中SOD含量的作用[10]。

5. 解酒　实验发现在给乙醇1h前按0.1g/kg给大鼠灌胃枳椇子水提取液，可降低给予2g/kg乙醇3、6h后血中乙醇浓度[6]。枳椇子水提液还有增强小鼠肝脏乙醇脱氢酶活性的作用[7]、缩短小鼠醒酒时间的作用[11]。

6. 对应激性胃溃疡作用　小鼠腹腔给予枳椇皂苷（hovenosides），对应激性胃溃疡有抑制作用，但口服无效。枳椇皂苷能促进肠管蠕动，而对大鼠回肠显示有较弱的罂粟样作用[9]。

7. 抗肿瘤　枳椇子水提物对体外培养的人肝癌Bel7402细胞生长有抑制作用。给接种肝癌瘤株H22的小鼠灌胃枳椇子水提物，对肿瘤有抑制作用[14]。

8. 抑制食欲等作用　以0.25g（生药）/kg与0.125g（生药）/kg给大鼠灌胃和腹腔注射枳椇子乙醇提取物水溶液，1h后对大鼠食欲均有抑制作用[15]。枳椇皂苷在较小剂量时对豚鼠无利尿作用，仅在大剂量（400mg/kg）时，能减少尿量及尿中钠、钾的含量[9]。

【性味归经】味甘，性平。归胃经。

【功效主治】解酒毒，止渴除烦，止呕，利二便。主治醉酒，烦渴，呕吐，二便不利。

【用法用量】内服：煎汤，6~15g；或泡酒服。

【使用注意】脾胃虚寒者禁服。

【经验方】

1. 热病烦渴，小便不利　枳椇子、知母各9g，金银花24g，灯心3g。水煎服。（《青岛中草药手册》）
2. 伤暑烦渴，头晕，尿少　枳椇子、竹叶各30g。水煎服。（《华山药物志》）
3. 饮酒多，发积为酷热，熏蒸五脏，津液枯燥，血泣，小便并多，肌肉消烁，专嗜冷物寒浆　枳椇子二两，麝香一钱，上为末，面糊丸，梧桐子大。每服三十丸，空心盐汤吞下。（《世医得效方》枳椇子丸）
4. 手足抽搐　枳椇果实、四匹瓦、蛇莓各15g。水煎服。（《湖南药物志》）
5. 风湿瘫痪　拐枣树果150g，紫薇树皮15g。泡酒1000ml，早晚各服15~30ml。（《贵州草药》）
6. 小儿疳积　拐枣树种子9g。研末，蒸鸡肝吃。（《贵州草药》）

【参考文献】

[1] 丁林生，梁侨丽，腾艳芬．枳椇子黄酮类成分研究．药学学报，1997，32（8）：600.

[2] 李克明，任丽娟．枳椇子化学成分研究Ⅱ黄酮类成分的分离与鉴定．中草药，1999，30（增刊）：60.

[3] 张晶，陈全成，Young Ho Kim. 枳椇子中甾类化合物的分离．中药材，2006，29（1）：21.

[4] 李克明，任丽娟．枳椇子化学成分研究．中草药，1997, 28（11）：653.

[5] 马林，宋万志．枳椇属植物研究进展．中草药，2000，31（11）：封3.

[6] 施震，张洪，尹银嘉．枳椇子提取物抗实验性纤维化．中国医院药学杂志，2002，22（9）：534.

[7] 嵇扬，陆红．枳椇子水提液对原代培养大鼠肝细胞的促生长作用．中国中医药科技，2001，8（3）：162.

[8] 陈春晓，朱肖鸿．酒精性肝炎大鼠模型建立及枳椇子的干预作用．浙江中西医结合杂志，2007，17（5）：285.

[9] Hiroshi Saito. 生药学杂志（日），1979，33（2）：103.

[10] 王艳林．枳椇子抗脂质过氧化作用的实验研究．中草药，1994，25（6）：306.

[11] Hase K. 和汉医药学杂志，1997，14（1）：28.

[12] 汤银红，丁斌如．枳椇子水提物对乙醇脱氢酶活性的影响．中药药理与临床，2004，20（2）：24.

[13] 嵇扬，李俊，杨平．枳椇子对急性酒精中毒的作用．中药材，2001，24（2）：126.

[14] 嵇扬．枳椇子水提取物细胞毒作用与抑瘤功效的研究．中医药学刊，2003，10（4）：538.

[15] 嵇扬，王文俊，张癸荣．枳椇正丁醇提取物对大鼠食欲抑制作用的实验研究．中医药学刊，2003，21（11）：1896.

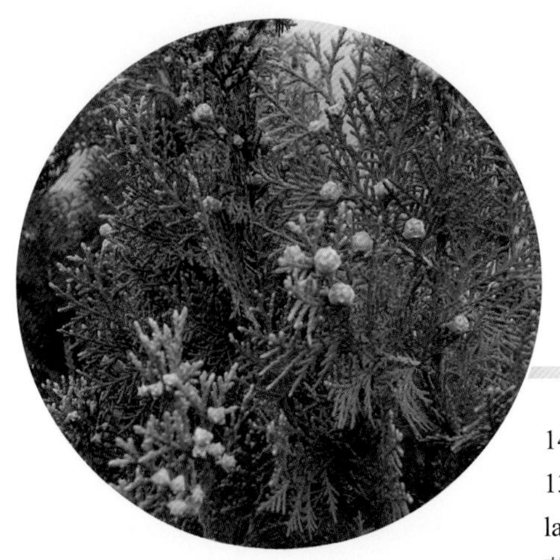

柏子仁

Bai zi ren

Platycladi Semen

[英]Chinese Arborvitae Seed

【别名】柏实、柏子、柏仁、侧柏子、侧柏仁。

【来源】为柏科植物侧柏 *Platycladus orientalis*（L.）Franco 的种仁。

【植物形态】多年生常绿乔木。树皮浅灰褐色，纵裂成条片。小枝扁平，直展，排成一平面。叶鳞形，交互对生，长 1~3mm，先端微钝，位于小枝上下两面之叶的露出部分倒卵状菱形或斜方形，两侧的叶折覆着上下之叶的基部两侧，呈龙骨状。叶背中部具腺槽。雌雄同株；球花单生于短枝顶端；雄球花黄色，卵圆形。球果卵圆形，熟前肉质，蓝绿色，被白粉；熟后木质，张开，红褐色；种鳞 4 对，扁平，背部近先端有反曲的尖头，中部种鳞各有种子 1~2 颗。种子卵圆形或长卵形，灰褐色或紫褐色，无翅或有棱脊，种脐大而明显。

【分布】广西主要分布于那坡、罗城、柳江、来宾、桂平、容县、博白等地。

【采集加工】全年均可采收，洗净，切段，晒干。

【药材性状】种仁长卵圆形至长椭圆形，长 3~7mm，直径 1.5~3mm。新鲜品淡黄色或黄白色，久置则颜色变深而呈黄棕色，显油性。外包膜质内种皮，先端略光，圆三棱形，有深褐色的小点，基部钝圆，颜色较浅。断面乳白色至黄白色，胚乳较发达，子叶 2 枚或更多，富油性。气微香，味淡而有油腻感。

【品质评价】种仁以颗粒饱满、黄白色、油性大而不泛油、无皮壳杂质者为佳。

【化学成分】本品种子含谷甾醇(sitosterol)，柏木醇（cedrol）和双萜类成分：红松内酯（pinusolide），15,16 双去甲 -13-氧代 - 半日花 -8（17）- 烯 -19 酸 [15,16-bisnor-13-oxo-8（17）-labden-19-oic acid]，15,16- 双去甲 -13- 氧代 - 半日花 -8(17)，11*E*- 二烯 -19- 酸 [15,16-bisnor-13-oxo-8（17），11*E*-labdadien-19-oic acid]，14,15,16- 三去甲半日花 -8（17）- 烯 -13,19- 二 酸 [14,15,16-trisnor-8（17）-labdene-13,19-dioic acid]，二羟基半日花三烯酸（12*R*,13-dihydroxycommunic acid）。又含脂肪油约 14%，并含少量挥发油，皂苷[1]。

【药理作用】柏子仁对前脑基底核破坏的小鼠被动回避学习有改善作用，用电极热损伤小鼠两侧前脑基底核，每日灌胃给予柏子仁乙醇提取物 250mg/kg、500mg/kg，连续 15 天，在避暗法和跳台法试验中均证明其对损伤造成的记忆再现障碍及记忆消去有改善，对损伤所致获得障碍亦有改善倾向，对损伤造成的运动低下无拮抗作用[2]。柏子仁石油醚提取物对鸡胚背根神经节突起的生长有轻度促生长作用，活性成分可能是柏子仁的石油醚提取物[3]。猫 1g/kg 体重腹腔注射柏子仁单方注射液后，睡眠时间在注射药物后第 2h 段即延长，并缓慢增加，第 6h 段增加达最大，之后缓慢降低，与对照实验组相比，慢波睡眠期延长，其中慢波睡眠浅睡期延长，深睡期延长，异

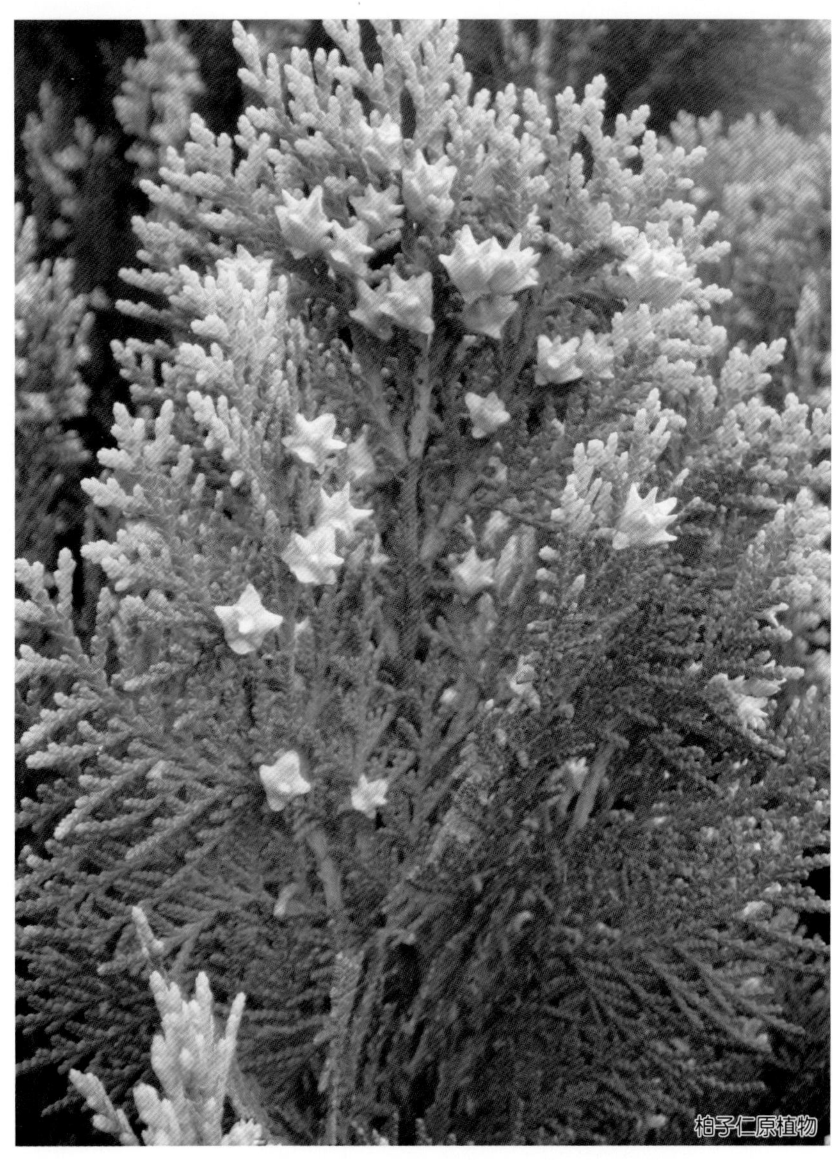

柏子仁原植物

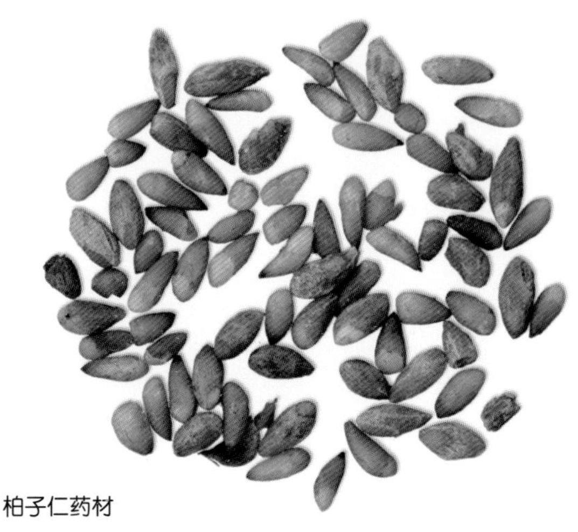
柏子仁药材

相睡眠期变化不明显。柏子仁醇提成分可使猫的慢波睡眠时间延长，提示其有效成分有助于猫的入睡，并使深睡时间延长，对体力恢复作用很显著[4]。

【临床研究】

1. 习惯性便秘　柏子仁 30g，火麻仁、胡麻仁、冬瓜仁、草决明各 20g，肉苁蓉 15g，厚朴、枳实各 10g，木香 6g。偏热滞者加野菊花、槐花各 10g，偏气虚者加白术、黄芪各 20g。每日 1 剂，水煎 2 次，每次煎取药汁 200ml，分 2 次温服。6 天为 1 个疗程，连服 4 个疗程，停药观察 8 周，然后判定疗效。结果：临床治愈 25 例，显效 15 例，有效 15 例，无效 5 例。总有效率为 91.7%。60 例中有 53 例半年随访，其中疗效巩固者 41 例，复发者 8 例[5]。

2. 斑秃　何首乌、当归、柏子仁等份。将上述三味药物晒干或烘干后，混合研成细粉，过 80~100 目筛；再将上药细粉加炼蜜（一般细粉与炼蜜之比 1：1）搅拌均匀制丸，每丸重 9g。口服，每日 3 次，每次 1 丸。治疗 28 例，25 例痊愈，有效 3 例[6]。

【性味归经】味甘，性平。归心、肾、大肠经。

【功效主治】养心安神，润肠通便，止汗。主治阴血不足，虚烦失眠，心悸怔忡，肠燥便秘，阴虚盗汗。

【用法用量】内服：煎汤，3~10g。

【使用注意】便溏及痰多者慎服。

【经验方】

1. 劳欲过度，心血亏损，精神恍惚，夜多怪梦，怔忡心悸，健忘遗泄　柏子仁（蒸晒去壳）四两，枸杞子（酒洗晒）三两，麦门冬（去心）、当归（酒浸）、石菖蒲（去毛洗净）、茯神（去皮心）各一两，玄参、熟地（酒蒸）各二两，甘草（去粗皮）五钱。先将柏子仁、熟地蒸过，石器内捣如泥，余药研末和匀，炼蜜为丸，如梧桐子大。每服四五十丸，早晚灯心汤或圆眼汤送下。（《体仁汇编》）

2. 老人虚秘　柏子仁、大麻子仁、松子仁，等份。同研，熔白蜡丸桐子大。以少黄丹汤服二三十丸，食前。（《本草衍义》）

3. 肠风下血　柏子仁十四粒（捻破），纱囊贮，以好酒三盏，煎至八分服之。初服反觉加多，再服立止。非饮酒而致斯疾，以艾叶煎汤服之。（《世医得效方》）

4. 脱发　当归、柏子仁各 250g。共研细末，炼蜜为丸。每日 3 次，每次饭后服 6~9g。（《全国中草药新医疗法展览会技术资料选编》）

5. 视力减退　侧柏仁、猪肝，加适量猪油蒸后内服。（《苗族药物集》）

【参考文献】

[1] 国家中医药管理局《中华本草》编委会 . 中华本草 . 上海：上海科学技术出版社，1999：797.

[2] 褚鹏江 . 国外医学・中医中药分册，1993，15（2）：40.

[3] 余正文，杨小生，范明 . 柏子仁促鸡胚背根神经节生长活性成分研究 . 中草药，2005，36（1）：38.

[4] 李海生，王安林，于利人 . 柏子仁单方注射液对睡眠模型猫影响的实验研究 . 天津中医学院学报，2000，19（3）：38.

[5] 黄爱云，何妙群，潘劲辉 . 柏子仁汤治疗习惯性便秘 60 例 . 新中医，1994，（8）：27.

[6] 熊和春 . 复方柏子仁丸治疗斑秃 . 中成药研究，1983，（12）：47.

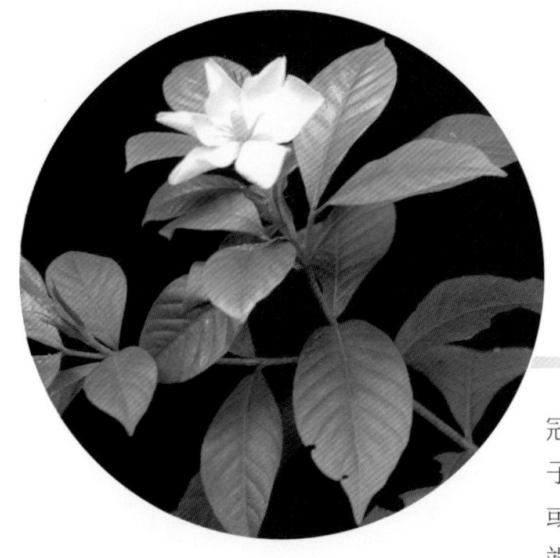

zhi zi
栀 子

Gardeniae Fructus
[英]Cape Jasmine Fruit

【别名】木丹、鲜支、卮子、越桃、支子、山栀子、栀子仁、黄栀子。

【来源】为茜草科植物栀子 *Gardenia jasminoides* Ellis 的果实。

【植物形态】多年生常绿灌木。小枝幼时被毛，后近无毛。单叶对生，稀三叶轮生，叶柄短；托叶两片，生于叶柄内侧；叶片革质，椭圆形，阔倒披针形或倒卵形，长 6~14cm，宽 2~7cm，先端急尖，基部楔形，全缘，上面光泽，仅下面脉腋内簇生短毛。花大，极芳香；萼筒稍长；花冠高脚碟状，白色，后变乳黄色，基部合生成筒，上部 6~7 裂，旋转排列，先端圆；雄蕊与花冠裂片同数，着生于花冠喉部，花丝极短，花药线形；雌蕊 1，子房下位，1 室。果实深黄色，倒卵形或长椭圆形，有 5~9 条翅状纵棱，先端有条状宿存萼。种子多数，鲜黄色，扁椭圆形。

【分布】广西全区均有分布。

【采集加工】采下果实后，晒至足干或及时烘干，但此法很难保持内部的颜色。另法可将果实放入沸水中烫一下，或放入蒸笼内约蒸半小时，取出沥净水后暴晒数天。再放置通风阴凉处晾 1~2 日，使内部水分完全散失，再晒至足干即为成品。

【药材性状】果实倒卵形，椭圆形或长椭圆形，长 1.4~3.5cm，直径 0.8~1.8cm。表面红棕色或红黄色，微有光泽，有翅状纵棱 6~8 条，每二翅棱间有纵脉 1 条，先端有暗黄绿色残存宿萼，先端有 6~8 条长形裂片。果皮薄而脆，内表面鲜黄色或红黄色。有光泽，具隆起的假隔膜 2~3 条。折断面鲜黄色，种子多数，扁椭圆形或扁矩圆形，聚成球状团块，棕红色。气微，味微酸苦。

【品质评价】以皮薄、饱满、色红黄者为佳。

【化学成分】果实含环烯醚萜类成分：栀子酮苷（gardoside），栀子苷（gardenoside），山栀苷（shanzhiside），京尼平苷酸（geniposidic acid），京尼平素龙胆双糖苷(genipin-1-gentiobioside)，10- 乙酰基京尼平苷(10-acetylgeniposide)，6″- 对香豆酰基京尼平素龙胆双糖苷（6″-*p*-coumaroyl genipin gentiobioside），西红花苷 -1（crocin-1），鸡屎藤次苷

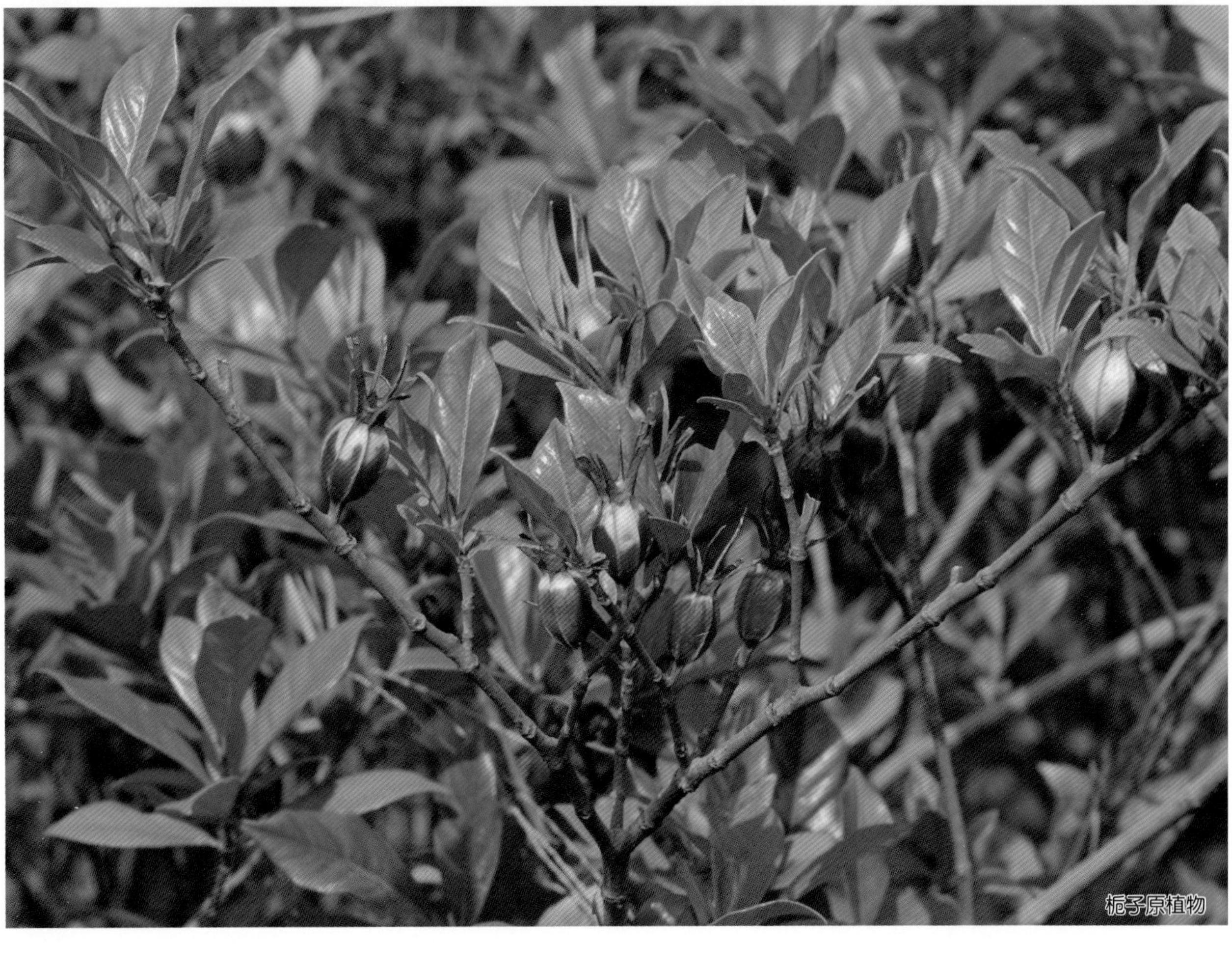

栀子原植物

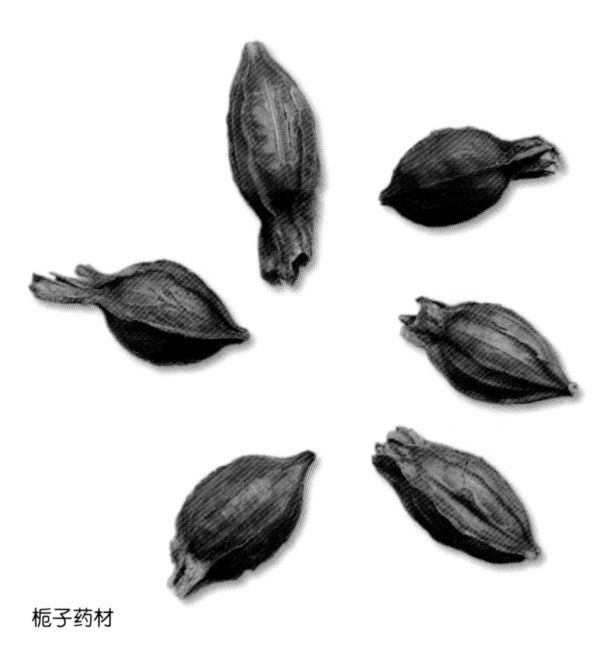
栀子药材

甲酯（scandoside methyl ester），去乙酰基车叶草苷酸（deacetyl asperulosidic acid），去乙酰车叶草苷酸甲酯（methyl deacetyl asperulosidate）[1]。

还含酸类成分：3,4- 二 -*O*- 咖啡酰基奎宁酸（3,4-di-*O*-caffeoyl quinic acid），3-*O*- 咖啡酰基 -4-*O*- 芥子酰基奎宁酸（3-*O*-caffeoyl-4-*O*-sinapoyl quinic acid），3,5- 二 -*O*- 咖啡酰基 -4-*O*-（3- 羟基 -3- 甲基）戊二酰基奎宁酸 [3,5-di-*O*-caffeoyl-4-*O*-（3-hydroxy-3-methyl）glutaroyl quinic acid]，3,4- 二咖啡酰基 -5-（3- 羟基 -3- 甲基戊二酰基）奎宁酸 [3, 4-dicaffeovl-5-（3-hydroxy-3-methyl glutaroyl）quinic acid]，绿原酸（chlorogenic acid），藏红花素（crocin），藏红花酸（crocetin），藏红花素葡萄糖苷（crocin glucoside），熊果酸（ursolic acid）[1]。

此外，还含有芸香苷（rutin），异槲皮苷（*iso*-quercitrin），及 D- 甘露醇（D-mannitol），*β*- 谷甾醇（*β*-sitosterol），胆碱（choline），二十九烷（nonacosane），叶黄素（xanthophyll）等 [1]。

果皮及种子中也含栀子苷（gardenoside），京尼平苷酸（geniposidic acid），京尼平素龙胆双糖苷（genipin-1-gentiobioside）[1]。

根茎含 D- 甘露醇（D-mannitol），齐墩果酸（oleanolic acid），豆甾醇（stigmasterol）[1,2]。

【药理作用】

1. 抗脑缺血　大鼠腹腔注射栀子苷，对脑缺血损伤神经元具有保护作用，促进星形胶质细胞等产生碱性成纤维细胞生长因子是其主要作用途径 [3]。栀子苷还对局灶性脑缺血大鼠脑组织基因表达具有调控作用 [4]。

2. 止血　栀子炭水煎液每天灌胃 1 次，连续 7 天，可缩短小鼠凝血时间。栀子炭（3g/kg）的乙酸乙酯部位、正丁醇部位、水部位可缩短小鼠的凝血时间 [5]。

3. 抗炎　栀子浸膏可抑制醋酸诱发的血管通透性增加，可抑制角叉菜胶所致的大鼠足跖肿胀作用，可抑制棉球肉芽组织的增生 [6]。栀子在体内可以下调致炎因子 IL-1*β* 和 TNF-α 水平 [7]。栀子苷 0.04g/kg、0.08g/kg、0.16g/kg 对二甲苯所致小鼠耳郭肿胀及 0.03g/kg、0.06g/kg、0.12g/kg 对角叉菜胶所致大鼠足跖炎症均有不同程度的抑制作用 [8]。

4. 抗病毒　栀子体外抑制柯萨奇 B_3 病毒吸附和增殖作用的 TI 为 238.09[9]。

5. 保护心肌　栀子水提物 5g/kg，连续灌胃小鼠 7 天，可减轻病毒滴定、心肌病变面积及细胞超微结构，对病毒性心肌炎有一定治疗作用 [10]。

6. 对平滑肌影响　栀子有升高兔胃底和胃体纵行肌条张力，增加其收缩频率，减小胃体收缩波平均振幅作用，并有剂量依赖关系，该作用部分经由 M 受体介导 [11]。

7. 抗肿瘤　土豆碟法测定栀子多糖对根癌农杆菌 C58 诱导植物根瘤的最高抑制率为 68.4%（1.258mg/ml 栀子多糖）。栀子多糖对人红白血病 K562 细胞的无毒剂量约为 0.4μg/ml，低毒剂量约为 14.33μg/ml，半数致死剂量约为 62.61μg/ml，100μg/ml 栀子多糖对人红白血病 K562 细胞的抑制率为 63.2%。栀子多糖口服给药对小鼠腹水肝癌 Hca-f 实体瘤的抑制效果优于注射给药，每天 500μg/kg 的栀子多糖口服对小鼠肝癌实体瘤的抑制率达 49%[12]。

8. 降糖　小鼠灌胃栀子苷 100mg/kg 连续 7 天，能促进前脂肪细胞对葡萄糖的吸收。栀子苷可剂量依赖性降低小鼠餐后血糖及四氧嘧啶所致的小鼠高血糖，其体内外的降糖功效，可能与过氧化物歧化酶增殖体激活受体 γ 的激活有关 [13]。

9. 保肝利胆　小鼠灌胃栀子生品醇提液 7.5g/kg，连续 5 天，能对抗 CCl_4 导致的小鼠急性肝中毒 [14]。栀子苷 0.2g/kg、0.4g/kg、0.8g/kg、1.6g/kg 灌胃，能促进正常大鼠和由异硫氰酸 -1- 萘脂所致的肝损伤大鼠 6h 内胆汁排泌量 [15]。

10. 对胰腺细胞亚细胞器保护作用　栀子可增强胰腺炎时胰腺腺细胞的 P 450 含量 [16]。栀子水煎液对正常大鼠的内脏器官血流的指数影响依次为肝 > 小肠 > 脾 > 胃。栀子具有增加内脏血流量的作用，对大鼠出血坏死性胰腺炎早期脏器血流有显著影响，使它们保持正常血流水平。栀子能增加正常肝血流量 [17]。

11. 增强内皮细胞增殖　栀子果实水提取物（GFE）体外能增强内皮细胞增殖。GFE 50μg/ml 能有效增进牛动脉内膜细胞的 [^{3}H] 胸腺嘧啶脱氧核苷和 [^{14}C] 亮氨酸的渗入，增加细胞中 DNA 和蛋白质的合成，GFE 中仅低分子量成分能刺激内皮细胞的增殖，使血管内膜得以修复 [18]。GFE 体外能增强纤维蛋白溶解活性 [19]。

12. 毒理　栀子水提物 3.08 g/kg、醇提物 1.62g/kg、京尼平苷 0.28g/kg 给大鼠灌胃 3 天，可使肝脏重量增加，指数增大，肾脏重量轻度增加，且肝细胞肿胀变性，部分肝细胞坏死，汇管区有大量的毛细胆管增生，肾曲管不同程度肿胀。栀子水提物 3.08g/kg 剂量组，相当于给予大鼠京尼平苷 0.25g/kg，栀子醇提物 1.62g/kg 剂量组，相当于给予大鼠京尼平苷 0.228g/kg，推测京尼平苷是栀子肝、肾毒性的主要物质基础 [20]。

【临床研究】

1. 急性卡他性结膜炎　栀子泡饮（取生栀子，视病程或年龄每次用量为 6~12g，捣碎后用沸水浸泡，代茶饮用，每日更换药物 1 次）治疗急性卡他性结膜炎 58 例。结果：显效 35 例（60.3%）；有效 17 例（29.3%）；效差 4 例（6.9%）；无效 2 例（3.4%）；总有效率为 89.7%。与对照组用 0.25% 氯霉素眼药水滴眼治疗急性卡他性结膜炎 36 例比较，两组有效率比较有显著性差异（$P<0.01$）[21]。

2. 小儿夏季热　用生栀子 10g 捣烂加鸡蛋清 1 个，面粉 30g 和成糊状，外敷双侧涌泉穴。每日更换 1 次，1 周为 1 个疗程。除少数复发者需 2 个疗程外，一般只需 1 个疗程即可。结果：3~10h 体温恢复正常者 8 例，在 11~24h 体温恢复正常者 20 例，24h 以上配合物理降温恢复体温正常者 1 例，其他临床表现如惊跳嗜睡、惊厥昏迷等均随体温下降而逐渐好转与消失。其中有 3 名患儿热退后又复发，经第 2 个疗程疗后痊愈[22]。

3. 软组织损伤　栀子粉（碾成粉末，根据损伤部位范围大小决定用料多少。一般 10cm × 8cm 病损范围内用夹生饭 50g，栀子粉 10~15g，加红糖少许，调制成厚糊状）治疗软组织损伤 90 例，配制好的药膏棉垫覆盖于损伤部位，外缠绷带固定，每日换药 1 次，10 日为 1 个疗程。结果：1 个疗程后，其有效率达 94%，治愈率达 88%[23]。

4. 四肢关节扭伤　栀子粉（生栀子磨成粉状，栀子粉厚 0.2cm，加入适量的面粉，用白酒调成糊状，平摊于塑料布上，包扎患处，外用绷带固定，每日拆换 1 次）治疗四肢关节扭伤 58 例，3 天更换栀子粉 1 次。结果：优 32 例，占 55.2%；良 13 例，占 22.4%；有效 13 例，占 22.4%；无效 0 例[24]。

5. 产后外阴水肿　栀子酒［栀子 100g 磨碎，用食用白酒约 300ml 浸泡，装入 500ml 无菌瓶中，浸泡 1 天后即可使用。外敷前用 1 ∶ 5000 高锰酸钾清洗会阴，将栀子酒浸润小块无菌纱布后，用酒浸纱布（以不滴水为宜）敷于外阴水肿处］治疗产后外阴水肿 38 例，每次半小时，每日 2 次，疗程 2~5 天。结果：痊愈 25 例，显效 10 例，有效 3 例，无效 0 例，总有效率 100%。与药用 50% $MgSO_4$ 溶液 100ml，加用波谱照射湿敷患部的 34 例对照组比较，有显著性差异（$P<0.01$）[25]。

6. 癃闭　栀子末、蒜、食盐少许同放在捣药罐中，捣碎成黏糊状，平摊在纱布上，病人平卧将药敷在脐中（神阙穴）用胶布固定，治疗癃闭 150 例，结果：一般病人用药 1~3 次即可明显好转，有效率 92%[26]。

【性味归经】味苦，性寒。归心、肝、肺、胃、三焦经。

【功效主治】泻火除烦，清热利湿，凉血解毒。主治热病心烦，肝火目赤，头痛，湿热黄疸，淋证，吐血、衄血，血痢，尿血，口舌生疮，疮疡肿毒，扭伤肿痛。

【用法用量】内服：煎汤，5~10g；或入丸、散。外用适量，研末掺或调敷。清热泻火多生用，止血多炒焦用。

【使用注意】脾虚便溏，胃寒作痛者慎服。

【经验方】

1. 外伤血肿　栀子、血当归、水三七。捣烂，加适量白酒，炒热后敷患处。（《苗族药物集》）

2. 鼻出血　①栀子、干地黄、甘草等份。上三味治下筛。酒服方寸匕，日三。如鼻疼者，加豉一合；鼻有风热者，以葱涕和服如梧子大五丸。（《千金要方》）②山栀子烧灰吹之。③山栀子、乱头发（烧灰）。共为末，吹入鼻中。（《片玉心书》吹鼻散）

3. 肺热咯血　黑山栀三钱，青黛粉一钱（冲），瓜蒌仁四钱，海浮石三钱，诃子八分。水煎服。(《丹溪心法》咳血方）

4. 气实心痛　山栀子（炒焦）六钱，香附一钱，吴茱萸一钱。上为末，蒸饼丸如花椒大。以生地黄酒洗净，同生姜煎汤，送下二十丸。（《丹溪心法》）

5. 胸痹切痛　栀子二两，附子（炮）一两。上每服三钱，水一大盏，薤白三寸，同煎至五分，温服。(《苏沈良方》)

6. 肝热目赤肿痛　①山栀七枚，钻透入塘火煨熟，水煎去滓。入大黄末三钱匕，搅匀，食后旋旋温服。(《圣济总录》栀子汤）②栀子仁、荆芥、大黄、甘草等份。上锉。每服二钱，水煎食后服。（《直指方》泻肝散）

7. 伤寒急黄　栀子仁、柴胡（去苗）、朴硝（别研）、茵陈蒿各半两。上除朴硝外，各细锉。用水三大盏，煎二大盏，去渣，下朴硝，搅令匀，不计时候，分温三服，取利为度。（《普济方》）

8. 胃脘火痛　大山栀七枚或九枚。炒焦，水一盏，煎七分，入生姜汁饮之。（《丹溪纂要》）

9. 热毒下血　栀子三十枚，擘，水三升，煎取一升，去滓服。（《梅师集验方》）

10. 血淋涩痛　土山栀子末、滑石等份，葱汤下。（《经良方》）

11. 小便不通　栀子仁二七枚，盐花少许，独头大蒜一枚。上捣烂，摊纸花上贴脐，或涂阴囊上，良久即通。（《普济方》）

12. 妇人子肿湿多　炒山栀一合。为末，米饮吞下，或丸服。（《丹溪心法》）

附：栀子根

味甘、苦，性寒。归肝、胆、胃经。功效：清热利湿，凉血止血。主治：感冒高热，黄疸，痢疾，风火牙痛，吐血，衄血，疮痈肿毒，跌打损伤。内服：煎汤，15~30g。外用适量，捣敷。脾虚便溏，胃寒作痛者慎服。

【参考文献】

[1] 国家中医药管理局《中华本草》编委会. 中华本草. 上海：上海科学技术出版社，1999：5764.

[2] 毕志明，周小琴，李萍，等. 栀子果实的化学成分研究. 林产化学与工业，2008，28（6）：67.

[3] 郑加嘉，周泉漫，曾繁涛. 黄芩苷、栀子苷对缺血脑组织神经营养因子含量的影响. 广东药学院学报，2006，22（3）：320.

[4] 张小燕，张占军，王忠. 栀子苷对局灶性脑缺血大鼠脑组织基因表达谱的影响. 中国中西医结合杂志，2005，25（1）：42.

[5] 盛萍，白杰，张冰. 栀子炒炭止血活性部位的药效学筛选研究. 中药材，2008，31（1）：23.

[6] 朱江，蔡德海，芮菁. 栀子的抗炎镇痛作用研究. 中草药，2000，31（3）：198.

[7] 朱江，谢文利，晋玉章，等. 栀子对类风湿关节炎大鼠血清 IL-1β 和 TNF-α 的影响. 中成药，2005，27（7）：801.

[8] 程合理，赵新民. 栀子苷的抗炎作用实验研究. 安徽医药，2004，8（3）：167.

[9] 马伏英，智光，樊毫军. 栀子等中药抑制柯萨奇 B_3 病毒的体外实验研究. 新乡医学院学报，2006，23（1）：33.

[10] 马伏英，智光，张建红，等. 栀子等中药治疗小鼠病毒性心肌炎实验研究. 实用儿科临床杂志，2006，21（5）：300.

[11] 杨淑娟，汤治元，焦效兰，等. 栀子对兔胃平滑肌体外运动的影响. 中国应用生理学杂志，2007，23（4）：471.

[12] 石若夫，李大力，田春宇. 栀子多糖的抗肿瘤活性研究. 林产化学与工业，2002，22（4）：67.

[13] 颜静恩，李晚忱，吕秋军，等. 栀子苷的降糖作用和对 PPAR γ - 受体的激活. 四川农业大学学报，2007，25（4）：415.

[14] 张学兰，孙秀梅，刘玉荣. 栀子不同炮制品护肝作用比较研究. 中成药，1996，18（2）：18.

[15] 孙旭群，赵新民，杨旭. 栀子苷利胆作用实验研究. 安徽中医学院学报，2004，23（5）：33.

[16] 贾玉杰，姜妙娜. 栀子对急性胰腺炎大鼠胰腺细胞亚细胞器的保护作用. 中国中西医结合杂志，1996，16（6）：355.

[17] 贾玉杰，姜妙娜，裴德恺，等. 栀子对大鼠出血坏死性胰腺炎早期内脏血流的影响. 中国中药杂志，1993，18（7）：431.

[18] Toshi Kaji，甘蒂. 栀子果实提取物对培养中血管内皮细胞的增殖作用. 中华血液学杂志，1990，11（9）：461.

[19] Hayashi T，李宗友. 栀子中促进培养的内皮细胞增殖的刺激剂. 国外医学・中医中药分册，1993，15（4）：51.

[20] 王波，杨洪军，高双荣. 栀子对大鼠肝肾毒性的病理学观察. 中国实验方剂学杂志，2007，13（5）：45.

[21] 宋新民，孟崇莲. 栀子泡饮治疗急性卡他性结膜炎. 北京军区医药，1995，7（5）：391.

[22] 王顺农. 生栀子捣烂外敷涌泉穴治疗小儿夏季热 39 例疗效观察. 中国乡村医生杂志，1997，（6）：17.

[23] 袁晓妮，柳琴，杜永秀，等. 红糖调制栀子粉治疗软组织损伤的疗效观察. 护理学报，2007，14（2）：39.

[24] 邹清远，张贯峰. 栀子外敷治疗四肢关节扭伤的临床观察. 中原医刊，2003，30（24）：29.

[25] 许国姣，项红英. 栀子酒外敷治疗产后外阴水肿疗效观察. 湖北中医杂志，2004，24（9）：25.

[26] 周淑丽，张鸿燕. 栀子外敷神阙穴护理癃闭的临床研究. 光明中医，2007，22（6）：82.

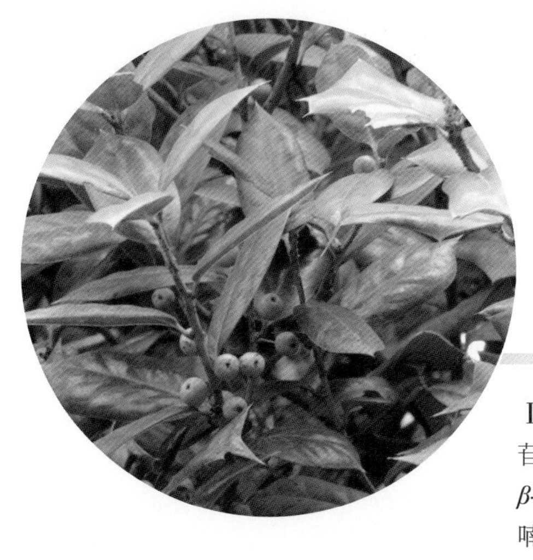

Gou gu 枸骨

Ilicis Cornutae Folium
[英]Chinese Holly leaf

【别名】功劳叶、猫儿刺、枸骨刺、八角茶、老鼠刺、老虎刺、狗古芳。

【来源】为冬青科植物枸骨 *Ilex cornuta* Lindl. et Paxt. 的叶。

【植物形态】多年生常绿小乔木或灌木。树皮灰白色，平滑。叶硬革质，长椭圆状四方形，长 4~8cm，宽 2~4cm，先端具有 3 枚坚硬刺齿，中央刺齿反曲，基部平截，两侧各有 1~2 个刺齿，先端短尖，基部圆形，表面深绿色，有光泽，背面黄绿色，两面无毛。雌雄异株或偶为杂性花，簇生于叶腋；花黄绿色，4 数；萼杯状，细小；花瓣向外展开，倒卵形至长圆形，基部合生；雄蕊 4 枚；子房 4 室，花柱极短。核果浆果状，球形，熟时鲜红色；分核 4 颗，骨质。

【分布】广西主要分布于桂林、柳州等地。

【采集加工】采摘叶子后，除尽细枝，晒干即可。

【药材性状】叶类长方形或长椭圆状方形，偶有长卵圆形，长 3~8cm，宽 1~3cm。先端有 3 个较大的硬刺齿，顶端 1 枚常反曲，基部平截或宽楔形，两侧有时各有刺齿 1~3 枚，边缘稍反卷；长卵圆形叶常无刺齿。上表面黄绿色或绿褐色，有光泽，下表面灰黄色或灰绿色。叶脉羽状，叶柄较短。革质，硬而厚。气微，味微苦。

【品质评价】以叶大、色绿者为佳。

【化学成分】枸骨叶中含有咖啡碱（caffein），乌索酸（ursolic acid），羽扇豆醇（lupeol），胡萝卜苷（daucosterol），地榆苷（zigu-glucoside）Ⅰ和Ⅱ，苦丁茶苷（cornutaside）A、B、C 和 D，互为立体异构体的苦丁茶糖脂素（cornutaglycolipide）A 和 B、3,4- 二咖啡酰奎宁酸（3,4-dicaffeoylquinic acid），腺苷（adenosine），3,5- 二咖啡酰奎宁酸（3,5-dicaffeoylquinic acid），冬青苷Ⅰ甲酯（ilexside Ⅰ methyl ester），冬青苷（ilexside）Ⅱ，29- 羟基齐墩果酸 -3-*β*-*O*-*α*-L- 吡喃阿拉伯糖基 -28-*O*-D- 吡喃葡萄糖苷（29-hydroxy-oleanolic acid-3-*β*-*O*-*α*-L-arabinopyranosyl-28-*O*-D-glucopyranoside），新木脂体（neolignan）和坡摸醇酸 -3*β*-*O*-*α*-L-2- 乙酰氧基吡喃阿拉伯糖基 -28-*O*-*β*-D- 吡喃葡萄糖苷（pomolic acid-3*β*-*O*-*α*-L-2-acetoxyl-arabinopyranosyl-28-*O*-*β*-D-glucopyranoside），坡摸酸 3-*β*-*α*-*O*-L 吡喃阿拉伯糖苷（pomolicacid-3-*β*-*α*-*O*-L-arabinopyranoside），3-*β*-*O*-D- 吡喃葡萄糖基坡摸酸 -*β*-28-*O*-D- 吡喃葡萄糖酯（3-*β*-*O*-D-glucopyranosyl pomolic acid-*β*-28-*O*-D-glucopyranosyl ester），3-*β*-*O*-（*β*-D- 吡喃葡萄糖基）-*α*-L 吡喃葡萄糖基坡摸酸 -*β*-28-*O*-D- 吡喃葡萄糖酯的类似物，3-*β*-*O*-（*β*-D- 吡喃葡萄糖基）-*α*-L- 吡喃葡萄糖基坡摸酸 -*β*-28-*O*-D- 吡喃葡萄糖酯 [3-*β*-*O*-（*β*-D-glucopyranosyl）-*α*-L-glucopyranosyl pomolic acid-*β*-28-

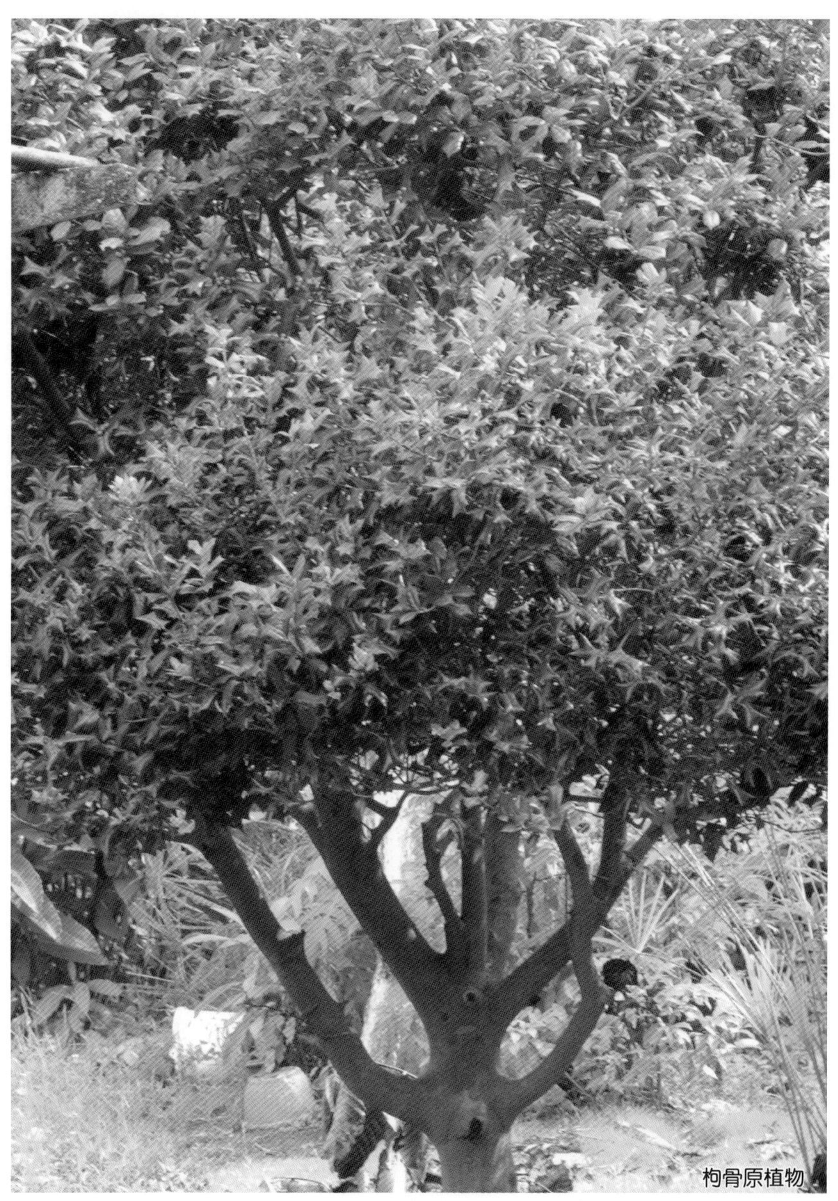

枸骨原植物

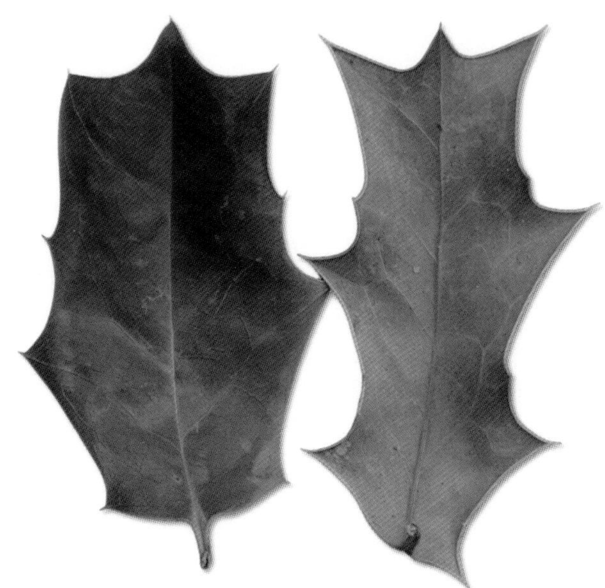

枸骨药材

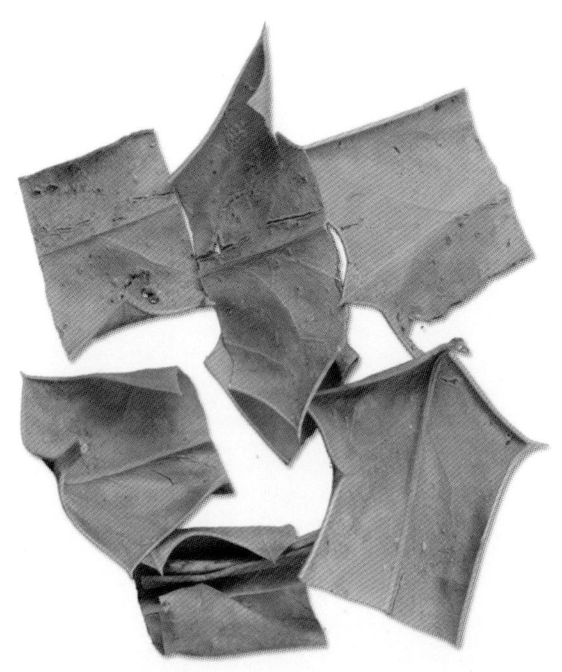

枸骨饮片

O-D-glucopyranosyl ester]，坡摸酸-3-*β*-*O*-*α*-L-2′-乙酰氧基吡喃阿拉伯糖基-28-*O*-*β*-D-吡喃葡萄糖酯（pomolic acid-3-*β*-*O*-*α*-L-2′-acetoxyarabinopyranosyl-28-*O*-*β*-D-glucopyranosyl ester），3-*β*-*O*-（*β*-D-吡喃葡萄糖基）-*α*-L-4-乙酰氧基吡喃阿拉伯糖基坡摸酸-*β*-28-*O*-D-吡喃葡萄糖苷[3-*β*-*O*-（*β*-D-glucopyranosyl）-*α*-L-4-acetoxyarabinopyranosyl pomolic acid-*β*-28-*O*-D-glucopyranoside]，3-*β*-*O*-*α*-L-吡喃阿拉伯糖基-28-*O*-*β*-D-吡喃葡萄糖酯（3-*β*-*O*-*α*-L-arabinopyranosyl-28-*O*-*β*-D-glucopyranosyl ester），2,4-二羟基苯甲酸（2,4-dihydroxybenzoic acid），3,4-二羟基桂皮酸（3,4-dihydroxycinnamnic acid），长链脂肪酸或醇（longchain fatty acid）[1]。还含七叶内酯（aesculetin），槲皮素（quercetin），异鼠李素（*iso*-rhamnetin），金丝桃苷（hyperoside），3-*O*-*α*-L-阿拉伯吡喃糖-28-*O*-6′-*O*-甲基葡萄糖坡摸醇酸苷（3-*O*-*α*-L-arabinopyranosyl pomolic acid-28-*O*-6′-*O*-methyl-*β*-D-glucopyranoside），23-羟基乌索酸-3-*O*-*α*-L-阿拉伯吡喃糖-（1→2）-*β*-D-葡萄糖醛酸-28-*O*-*β*-D-葡萄糖苷[23-hydroxy-ursolic acid-3-*O*-*α*-L-arabinopyranosyl-（1 → 2）-*β*-D-glucuronopyranosyl-28-*O*-*β*-D-glucopyranoside][2]，3,28-乌苏酸二醇（3,28-ursolic acid-diol），熊果酸（ursolic acid），山柰酚-3-*O*-*β*-D-葡萄糖苷（kaempferol-3-*O*-*β*-D-glucopyranoside），槲皮素-3-*O*-*β*-D-葡萄糖苷（quercetin-3-*O*-*β*-D-glucopyranoside），异鼠李素-3-*O*-*β*-D-葡萄糖苷（*iso*-rhamnetin-3-*O*-*β*-D-glucopyranoside）[3]，11-酮基-*α*-香树脂醇棕榈酸酯（11-keto-*α*-amyrin palmitate），*α*-香树脂醇棕榈酸酯（*α*-amyrin palmitate），*β*-谷甾醇（*β*-sitosterol）[4]。

【药理作用】

1. 避孕及抗生育　枸骨的水及醇浸液等制剂给小鼠灌胃，抑孕率可达80%~100%。阴道涂片法，枸骨主要使静息期延长，超越或缩短动情期。枸骨叶的醇提取物有避孕作用。组织切片显微镜检未发现子宫及卵巢的病理性变化[5]；枸骨叶丙酮提取物皮下注射对小鼠有终止中孕作用；腹腔注射对小鼠有终止早、中、晚孕作用；灌胃给药对小鼠早孕、中孕则无明显作用。对大鼠腹腔注射也有抗早孕作用。排出和未排出部分胎儿为死胎，并且与剂量有关。故可能有胎毒作用。黄体酮不能对抗枸骨的抗早孕作用，离体子宫实验证明其对子宫有兴奋作用，说明枸骨抗生育作用可能是由于直接作用的结果[6]。

2. 抗菌　枸骨叶的化学萃取物对金黄色葡萄球菌、沙门菌、大肠杆菌等细菌均有一定的抑菌活性[7]。枸骨叶粗提物、乙酸乙酯提取物和正丁醇提取物对白色念珠菌ATCC10231和光滑念珠菌ATCC2001等真菌具有抑制作用[8]。

3. 对心血管作用　枸骨注射液对离体豚鼠心脏灌流有增加冠脉流量与加强心肌收缩力的作用[9]。从枸骨中分离到的化合物枸骨苷4对脑垂体后叶素诱发的心肌缺血有一定的保护作用[10]。

4. 免疫作用　枸骨叶醇提物Ⅰ与乙酸乙酯萃取物Ⅱ能均抑制Con A刺激T淋巴细胞CD69分子的表达，具有免疫抑制作用[11]。

5. 毒理　枸骨的毒性低。用成人临床用量约60倍（每日50g/kg），连续5天，给小鼠灌胃，未见不良反应[8]。

【性味归经】味苦，性凉。归肝、肾经。

【功效主治】清虚热，益肝肾，祛风湿。主治头晕目眩，咳嗽咯血，阴虚劳热，腰膝酸软，风湿痹痛，白癜风。

【用法用量】内服：煎汤，9~15g。外用适量，捣汁或熬膏涂敷。

【使用注意】脾胃虚寒及肾阳不足者慎服。

【经验方】

1. 白癜风　鲜枸骨叶绞汁或浓煎收膏，涂搽患处。(《湖北中草药志》)
2. 痈疖疮毒　鲜枸骨叶切碎，加酒糟捣烂外敷，干则换。(《安徽中草药》)
3. 肺痨　枸骨嫩叶 30g，烘干，开水泡，当茶饮。(《湖南药物志》)
4. 肺结核咯血，潮热　枸骨叶、沙参、麦冬、白及各 9~15g。水煎服。(《浙江药用植物志》)
5. 肝肾阴虚，头晕，耳鸣，腰膝酸痛　枸骨叶、枸杞子、女贞子、旱莲草各 9~15g。水煎服。(《浙江药用植物志》)
6. 腰肌劳损、腰骶疼痛　枸骨叶 15g，桑寄生 15g，猪腰子 1 对，水炖去药渣，兑黄酒适量，食肉喝汤。(《安徽中草药》)
7. 风湿性关节炎　鲜枸骨嫩枝叶 120g (捣烂)，加白酒 360g，浸 1 天。每晚睡前温服 15~30g。(《安徽中草药》)
8. 劳伤失血痿弱　每用枸骨叶数斤，去刺，入红枣二三斤，熬膏蜜服。(《本经逢原》)

【参考文献】

[1] 李维林，吴菊兰，任冰如，等 . 枸骨的化学成分 . 植物资源与环境学报，2003，12 (2)：1.

[2] 杨雁芳，阎玉凝 . 中药枸骨叶的化学成分研究 . 中国中医药信息杂志，2002，9 (4)：33.

[3] 张洁，喻蓉，吴霞，等 . 枸骨叶的化学成分研究 . 天然产物研究与开发，2008，20：821.

[4] 刘和平，李颜，程志红，等 . 中药枸骨叶脂溶性化学成分的研究 . 中国药学杂志，2005，40 (19)：1460.

[5] 江苏省医学科学资料选编，1960：290.

[6] 魏成武，杨翠芝，任华能 . 枸骨抗生育作用 . 中药通报，1988，13 (5)：48.

[7] 邢莹莹，岑颖洲，王一飞 . 瑶药枸骨叶不同溶剂组分体外抑菌体活性比较 . 暨南大学学报，2004，25 (1)：119.

[8] 张晶，林晨，岑颖洲 . 枸骨叶抗真菌作用初探 . 中国病理生理杂志，2003，19 (11)：1562.

[9] 湖南医学院 . 医学研究资料，1973，(1)：36.

[10] 李维林，吴菊兰，任冰如 . 枸骨中 3 种化合物的心血管药理作用 . 植物资源与环境学报，2003，12 (3)：6.

[11] 林晨，谭玉波，张晶 . 枸骨叶五种溶媒萃取物对 C57BL/6 鼠 T 淋巴细胞作用研究 . 中国病理生理杂志，2005，21 (8)：1654.

Gou qi zi

枸杞子

Lycii Fructus

[英]Chinese Wolfberry Fruit

【别名】杞、枸忌、苦杞、枸棘、地仙。

【来源】为茄科植物枸杞 *Lycium chinense* Mill 的果实。

【植物形态】多年生落叶灌木，植株较矮小。蔓生，茎干较细，外皮灰色、具短棘，生于叶腋。叶片稍小，卵形、卵状菱形、长椭圆形或卵状披针形，长 2~6cm，宽 0.5~2.5cm，先端尖或钝，基部狭楔形，全缘，两面均无毛。花紫色，边缘具密绒毛；花萼钟状，3~5 裂；花冠管部和裂片等长，管之下部急缩，然后向上扩大成漏斗状，管部和裂片均较宽；雄蕊 5，着生花冠内，稍短于花冠，花药丁字形着生，花丝通常伸出。浆果卵形或长圆形，种子黄色。

【分布】广西全区均有栽培。

【采集加工】夏、秋二季果实呈红色时采收，晾晒使皮皱，在晒至外皮干硬、果肉柔软时，除去果梗。

【药材性状】果实呈类纺锤形或椭圆形，长 6~20mm，直径 3~10mm。表面红色或暗红色，顶端有小凸起状的花柱痕，基部有白色的果梗痕。果皮柔韧，皱缩；果肉肉质，柔润。种子 20~50 粒，类肾形，扁而翘，表面浅黄色或黄棕色。气微，味甜。

【品质评价】以粒大、肉厚、籽小、色红、质柔、味甜者为佳。

【化学成分】宁夏枸杞的成熟果实含甜菜碱（betaine），阿托品（atropine），天仙子胺（hyoscyamine）。又含玉蜀黍黄质（zeaxanthin），酸浆果红素（physalien），隐黄质（cryptoxanthin），东莨菪素（scopoletin），胡萝卜素（carotene），硫胺素（thiamine），核黄素（riboflavin），烟酸（nicotinic acid），维生素 C（vitamin C）。种子含氨基酸（amino acid）。还含钾（K）、钙（Ca）、钠（Na）、锌（Zn）、铁（Fe）、铜（Cu）、铬（Cr）、锶（Sr）、铅（Pb）、镍（Ni）、镉（Cd）、钴（Co）、镁（Mg）等元素。另含多糖（polysaccharide）。又含牛磺酸（taurine），γ- 氨基丁酸（γ-aminobutyric acid）。

枸杞的成熟果实含甜菜碱（betaine），玉蜀黍黄质（zeaxanthin），酸浆果红素（physalien），还含氨基酸（amino acid）。又含挥发性成分，主要是藏红花醛（safranal），β- 紫罗兰酮（β-ionone），3- 羟基 -β- 紫罗兰酮（3-hydroxy-β-ionone），左旋 1,2- 去

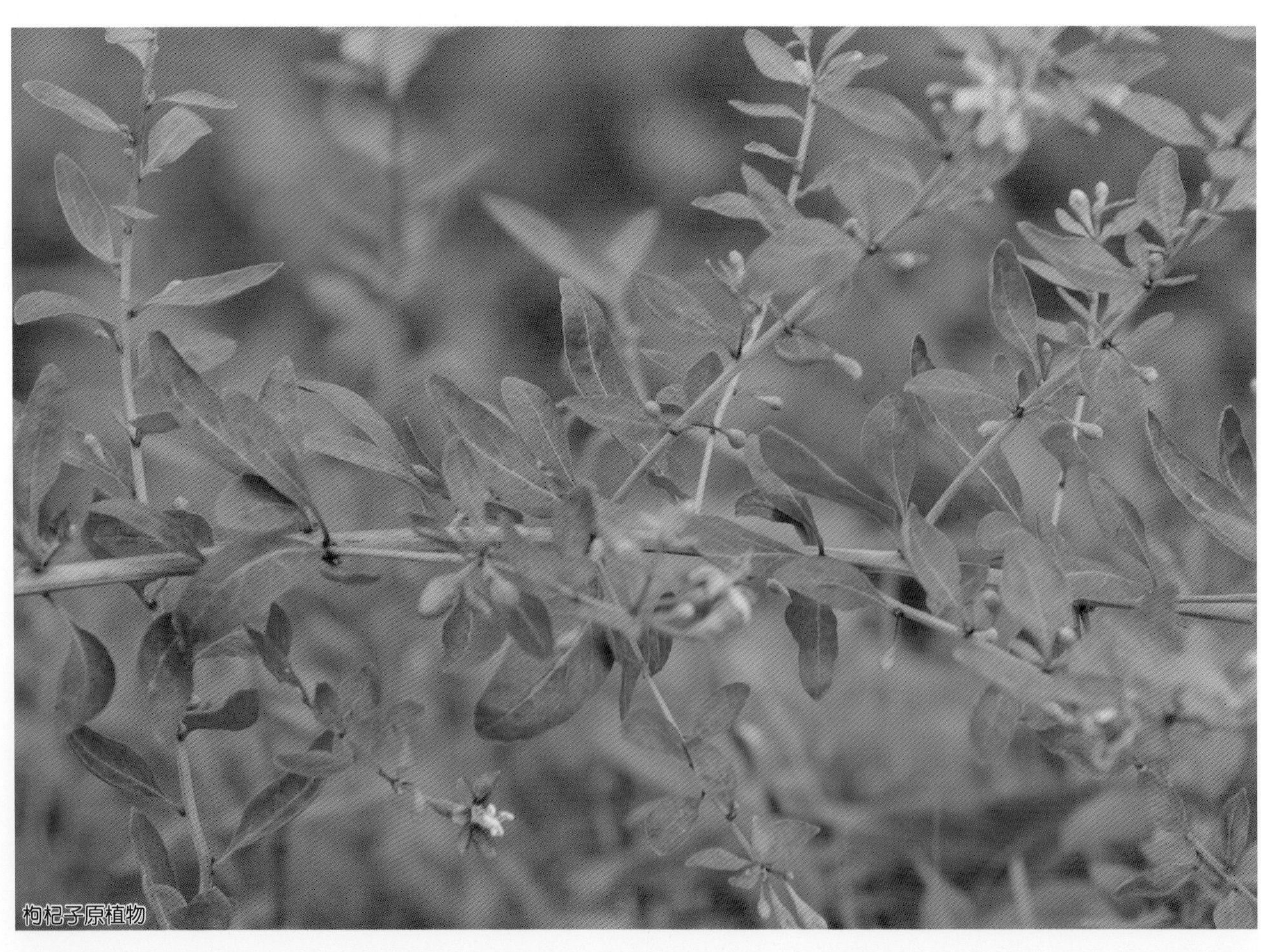

枸杞子原植物

氢 -α- 香附子烯（1,2-dehydrox-α-cyperene），马铃薯螺二烯酮（solavetivone）。种子含油（oil），其中非皂化部分含有多种甾醇（sterol）。另含多糖（polysaccharide）。又含牛磺酸（taurine），γ- 氨基丁酸（γ- aminobutyric acid）[1]。

【药理作用】

1. 对免疫功能影响　给老年小鼠腹腔注射枸杞多糖（LBP）1~20mg/kg，连续 7 天，可使其脾溶血空斑形成细胞（PFC）值达到正常成年小鼠水平。在给予枸杞多糖 5mg/kg 时可使 ^{3}H-TdR 掺入值提高 10 倍。适宜剂量的 LBP 对老年小鼠抑制性 T 细胞（Ts）有调节作用，可增强 Ts 细胞的活性[2]。低剂量 LBP（5mg/kg）可增加 Ts 细胞抑制抗体的功能，当剂量增加到 25mg/kg、50mg/kg 时，对 Ts 细胞功能的增强作用下降，说明 LBP 对淋巴细胞有选择性药理作用，并且有免疫调节功能[3]。LBP 对小鼠 T、B 淋巴细胞因子呈双向调节作用，剂量大至 1mg/ml 时呈抑制作用，小至 10^{-5}mg/ml 时呈增长作用[4]。LBP 使免疫功能低下小鼠的 Th 细胞数增加，Th/Ts 比值升高，同时淋巴细胞转化率提高[5]。LBP 能增强机体非特异性免疫功能，还能增强刀豆蛋白（ConA）诱导的淋巴细胞增殖，增加血清溶血素含量[6]。LBP 能增加荷瘤小鼠的脾重和脾有核细胞的数量，拮抗荷瘤小鼠自然杀伤细胞（NK）细胞的降低，提高细胞因子 IL-2 的产生[7]。LBP 10mg/kg 给小鼠灌胃，能增加巨噬细胞 C3b 和 Fc 受体的数量和活力，并能减弱醋酸氢化可的松对巨噬细胞 C3b 和 Fc 受体的抑制作用[8]。LBP 5mg/kg、10mg/kg，腹腔注射，可提高小鼠脾脏 T 淋巴细胞的增殖功能，增强细胞毒 T 淋巴细胞（CTL）的杀伤功能，特异杀伤率由 33% 提高到 67%，可对抗环磷酰胺（CY）对小鼠 T 淋巴细胞、CTL 和 NK 细胞的免疫抑制作用，LBP 有增强正常小鼠和 CY 处理的小鼠的 T 细胞免疫反应与 NK 细胞的活性[9]。枸杞子提取液作用于第 35 代 2BS 细胞，则多见分裂，增殖数呈线性上升，受此作用的巨噬细胞数量增多，体积增大，伪足增多及吞噬红细胞的能力增强[10]。枸杞子水煎剂 10mg/kg/ 天灌服，连续 9 天能增加大鼠中性粒细胞吞噬死酵母菌的作用，并能恢复注射过环磷酰胺的小鼠白细胞数。枸杞子水煎剂、LBP 都能增加溶血空斑（PFC）计数，水煎剂增加 PFC 计数（/10^6）为 1246[11,12]。枸杞子水煎剂 200mg/ 只灌胃，连续 14 天和 30 天，可对抗铅降低外周 T 淋巴细胞数，抑制迟发型变态反应和降低抗体效价等免疫毒性[13]。1mg/ml 腹腔给药，LBP 对环磷酰胺和 ^{60}Co 照射所致的白细胞数降低有升白细胞作用[14]。枸杞水浸液具有抗 X 射线辐射作用[15]。给大鼠灌服枸杞袋泡茶 2ml/ 只，持续 2 周，可提高免疫球蛋白含量和补体活性[16]。

2. 抗氧化、抗衰老　枸杞提取液在试管内有抑制小鼠肝匀浆过氧化脂质（LPO）的生成作用，并呈剂量反应关系。枸杞提取液 0.5mg（生药）/kg、5mg（生药）/kg 给小鼠灌胃，共 20 天，可抑制肝 LPO 生成，并使血中谷胱甘肽过氧化物酶（GSH-PX）活力和红细胞超氧化物歧化酶（SOD）活力增高，人体试验显示可抑制血清 LPO 生成，使血中 GSH-PX 活力增高，但红细胞 SOD 活力未见升高，有延缓衰老作用[17]。采用电子顺磁共振技术（ERP）检测不同浓度 LBP 对 •OH 自由基的清除作用，LBP 浓度在 0.25mg/ml 时对 •OH 自由基的清除率为 18.64%，在 1.0mg/ml 时清除率 87.29%，浓度增大到 5mg/ml 时清除能力下降到 68.64%，继续增大浓度则清除能力继续下降，表明低浓度时枸杞多糖能清除 •OH 自由基，但高浓度时其清除能力则下降[18]。给半乳糖衰老模型小鼠灌胃 LBP，发现 LBP 能提高小鼠体内 GSH-Px 和 SOD 活性，从而清除过量的自由基，降低 MDA 和脂褐素的含量，起到延缓衰老的作用[19]。LBP 能提高吞噬细胞的吞噬功能，提高 T 淋巴细胞的增殖能力，增加血清 IgG 含量，增强补体活性等作用[20]。

3. 抗肿瘤　枸杞子丙酮提取液对致癌剂诱导的突变株 TA98，TA100 有抑制突变作用，抑制率分别为 91.8%、82.6%，表明枸杞子含有抗突变物质和具有抗御、阻断致突变作用[21]。枸杞子冻干粉混悬液对大鼠肉瘤 W256，LBP 对小鼠肉瘤 S180 均能提高其机体的免疫能力并有一定抑瘤作用，LBP 10mg/kg 腹腔注射 7 天，可使小鼠的 T 淋巴细胞增殖反应从 0.3%（正常）提高到 24.6%，LBP 10~20 mg/kg 抑瘤率为 31%~39%，环磷酰胺 12.5mg/kg 单次皮下注射的抑瘤率为 14%，与 LPB10mg/kg 合用的抑瘤率为 54%，有协同作用。枸杞子冻干粉混悬液治疗大鼠肉瘤 W256，1 周内白细胞即有回升，2 周内白细胞回升到正常水平[22,23]。枸杞子 20g（生药）/kg 灌胃 7 天，能减轻环磷酰胺引起的小鼠外周白细胞减少，其升高率为 30.6%[24]。LBP 注射老龄小鼠可促进脾细胞增殖，且 LAK 细胞活性可提高 120%~200%[25]。枸杞子、叶对体外培养的人胃腺癌 KATO Ⅲ细胞，枸杞果柄、叶对人宫颈癌（Hela）细胞均有抑制作用，其机制主要表现在抑制细胞 DNA 合成，干扰细胞分裂，细胞再殖能力下降[26]。枸杞多糖结合放疗显示有放射增敏作用。LBP 对急性乏氧肿瘤细胞也具有一定的放射增敏效应，本品对机体无明显的毒性反应[27]。

4. 降血脂与保肝　枸杞子可降低大鼠血中胆固醇[28]。家兔长期（75 天）饲喂含枸杞水提物（0.5% 与 1%）或甜菜碱（0.1%）的饲料对四氯化碳（CCl_4）引起的肝损害有保护作用，能抑制 CCl_4 引起的血清及肝中的脂质变化，缩短硫喷妥钠睡眠时间，减少酚四溴酞钠潴留，降低天冬氨酸转氨酶[28,29]。小鼠灌服枸杞水浸液对 CCl_4 引起的肝损害有轻微的抑制脂肪在肝细胞内沉积和促进肝细胞新生的作用[30]。用天冬氨酸甜菜碱也观察到对四氯化碳中毒性肝炎的保护效果[31]。甜菜碱的保肝作用可能与其作为甲基供体有关[28,29]。给长期用电击加低剂量 γ 射线照射 5 月龄雄性应激大鼠腹腔注射 LBP 5mg/kg 和 10mg/kg，5 次 /2 周，给药组脾和脑匀浆总脂水平与对照组接近，脾匀浆丙二醛（MDA）含量降低。LBP 10mg/kg、15mg/kg 用药 1 周，对 CCl_4 导致的小鼠肝脂质过氧化损伤亦起到保护作用[32,33]。

5. 降血压　LBP 可降低二肾一夹（2KIC）大鼠收缩期、舒张期血压，降低血浆及血液中 MDA、内皮素含量，增加降钙素基因相关肽的释放，防止高血压形成[34]。LBP 还使大鼠动脉压下降，心脏收缩幅度减弱，而且切断迷走神经前后，LBP 的降压效应无显著性意义[35]。将大鼠建立肾动脉狭窄性高血压模型，枸杞提取液有使血压下降，血浆 NO 合酶

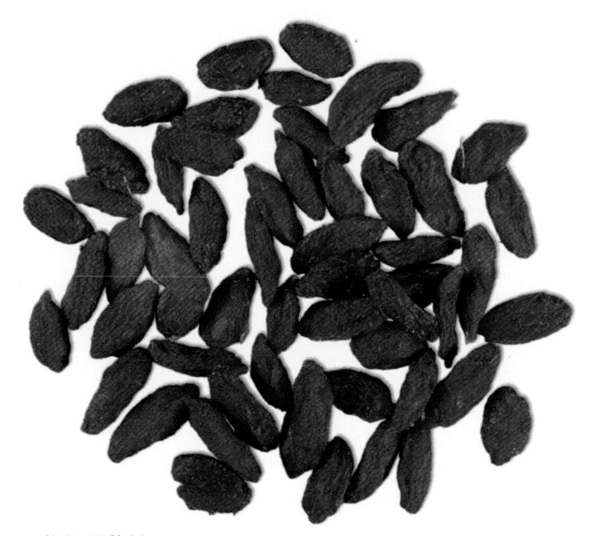

枸杞子药材

cGMP 含量上升，心肌细胞横截面积有统计性差异，心肌组织结构接近正常，且脑血管病理改变变轻，且使 cGMP 水平降低。凋亡因子 Bcl-2 水平在脑组织内表达高于正常组。提示枸杞提取液对肾源性高血压造成的脏器损害具有保护作用，能够预防由于氧自由基造成的损伤，其作用机制与调节血管活性物质水平和抗氧自由基损伤有关[36]。

6. 对造血系统影响　给小鼠灌服 10% 枸杞煎剂 0.5ml 连续 10 天，对正常小鼠造血功能有促进作用，可使白细胞增多[37]。LBP10mg/kg 腹腔注射，连续 3 天，小鼠骨髓中爆式红系集落形成单位和红系集落形成单位分别上升 342% 和 192%，外周血网织红细胞比例于给药后第 6 日上升到 218%，LSP 注射后还可促进小鼠脾脏 T 淋巴细胞分泌集落刺激因子（SF），提高小鼠血清集落刺激活性水平。LBP 在体外培养体系中对粒 - 单系祖细胞无直接刺激作用，但可加强 SF 的集落刺激活性[38]。

7. 抗遗传损伤　Ames 试验表明 LBP 对 2- 氨基芴在 TA100 菌株的致突变活性具有抑制作用，在姐妹染色单位互换（SCE）研究中，加入 LBP 后，丝裂霉素 C 所诱发的人淋巴细胞 SCE 频率降低，两者均有明显的剂量反应关系[39]。老年人口服枸杞子后具有抗丝裂霉素诱发 SCE 作用，提高 DNA 损伤后的修复能力，降低 SCE 频率，对遗传物质损伤具有保护作用[40]。

8. 降血糖　枸杞提取物可引起大鼠血糖显著而持久降低，碳水化合物耐量升高[41]。并有降血糖作用[42]。LBP 在 20μl 时，对 α- 葡萄糖苷酶抑制程度达 71%，100μl 时抑制率高达 88%，80μl LBP 在 30s 内对该酶的抑制率几乎达到 60%，10min 时达到 90%，表明 LBP 对 α- 葡萄糖苷酶具有较强的抑制作用，从而起到降血糖的作用[43]。LBP 能降低链脲霉素高血糖小鼠血糖，并对胰岛损伤具有保护作用[44]。

9. 抗辐射　LBP 抗辐射作用很可能与 LBP 提高组织抗氧化能力、及时清除辐射产生的自由基有关[45]。

10. 保护生殖系统　LBP 可使睾丸损伤大鼠血清性激素水平升高，增加睾丸、附睾的脏器系数，提高大鼠睾丸组织 SOD 活性，降低 MDA 含量，使受损的睾丸组织恢复到接近正常[46]。LBP 能使过氧化氢染毒细胞的拖尾细胞百分率和尾长降低，提示 LBP 能抑制过氧化氢诱导的睾丸细胞损伤，对生殖细胞具有保护作用[47]。

11. 抗疲劳　6.4~25.6mg/ml LBP 对脉冲式电流直接刺激的蟾蜍离体腓肠肌可使肌肉收缩持续时间下降，肌乳酸含量下降，对肌肉收缩幅度无影响[48]。将不同剂量的 LBP 灌胃，能增加小鼠糖原、肝糖原储备量，提高运动前及游泳后 90min 及 150min 乳酸脱氢酶总活力，降低小鼠剧烈运动后血尿素氮的增量[49]。

12. 拟胆碱等作用　枸杞水提取物有抑制心脏、兴奋肠道等拟胆碱作用，甜菜碱无此作用[50]。枸杞提取物能促进乳酸杆菌之生长，并刺激其产酸[51]。枸杞水煎剂给予小鼠口服 0.3ml/20g，连续 30 天，可使小鼠皮肤羟脯氨酸含量增加 15.5%，还能增强小鼠的耐缺氧能力和延长小鼠游泳时间[52]。甜菜碱为生物刺激剂，每吨饲料中加入甜菜碱 4~6kg 可使雌雏鸡和雄雏鸡体重分别超过对照组 12%~13% 与 17%~18%。每吨饲料中加入甜菜碱 8kg 可增加产蛋量。超过对照组 24.3%[53]。

13. 毒理　枸杞的毒性很小。甜菜碱进人体内以原形排出，大鼠静注 2.4g/kg，未见毒性反应[54]。小鼠腹腔注射 25g/kg，10min 内出现全身痉挛，呼吸停止[49]。枸杞水提取物小鼠皮下注射的半数致死量为 8.32g/kg，而甜菜碱为 18.78g/kg，表明前者毒性较后者大 1 倍多[55]。

【临床研究】

1. 高脂血症　枸杞果液 15 ml（1g/ml），每天早饭前、晚饭后各服用 1 次，3 个月为 1 个疗程，治疗老年男性高脂血症伴有性激素代谢障碍病人 128 例。结果：以中医辨证分型的肾阴虚、肝阳亢型血中胆固醇、甘油三酯、低密度脂蛋白浓度明显下降（$P<0.01$）；同时血中 T 值明显上升，E 值、E/T 比值下降（$P<0.01$）。对肾阳虚、气血虚型其降脂作用虽不显著，但均有下降趋势；但对血中 T 值及 E 值影响不明显。枸杞果液有较好的降脂及升高血中 T 值和降低 E_2 值的作用，但其药理作用与中医辨证分型密切相关[56]。

2. 复发性口疮　叶鲜品 60g 或干品 20g，每日分次或 1 次，沸水浸泡，代茶，不拘时饮用，连服 7 日，134 例，总有效率为 96.26%[57]。

3. 寻常性痤疮　清洁面部皮肤，黑头粉刺可用通心刮匙挤去，小脓疱可挑破清除脓液，将新鲜枸杞子捣碎成泥，早晚涂搽面部皮肤并按摩 10min，配合服加味桃红四物汤：桃仁 9g、红花 6g、当归 12g、川芎 9g、赤芍 15g、生地 20g、丹参 30g、玄参 15g、白花蛇舌草 30g、女贞子 15g、墨旱莲 15g。随证加减：3 周为 1 个疗程，观察 1 个疗程。治疗 37 例，疗效满意[58]。

【性味归经】味甘，性平。归肝、肾、肺经。

【功效主治】滋肾，养肝，明目，润肺。主治肝肾亏虚，头晕目眩，目视不清，腰膝酸软，阳痿遗精，虚劳咳嗽，消渴。

【用法用量】内服：煎汤，5~15g；或入丸、散、膏、酒剂。

【使用注意】脾虚便溏者慎服。

【经验方】

1. 肝肾不足，眼生花歧视，或干涩眼痛　枸杞子、菊花、熟地黄、山萸肉、茯苓、山药、丹皮、泽泻。为末，炼蜜为丸。每服二三钱，温水下。(《医级》杞菊地黄丸)

2. 肝肾不足，眼目昏暗，瞻视不明，茫茫漠漠，常见黑花，多有冷泪　枸杞子三两，巴戟（去心）一两，甘菊（拣）四两，苁蓉（酒浸，去皮，炒，切，焙）二两。上为细末，炼蜜丸、如梧桐子大。每服三十丸至五十丸。温酒或盐汤下，空心食前服。(《太平惠民和剂局方》菊睛丸)

3. 男子肾脏虚耗，水不上升，眼目昏暗，远视不明，渐成内障　枸杞子（酒蒸）四两，白茯苓（去皮）八两，当归二两，菟丝子（酒浸，蒸）四两，青盐（另研）一两。上为细末，炼蜜和丸，如桐子大。每服七十丸。食前用白汤送下。(《证治准绳》杞苓丸)

4. 痹证属风湿　枸杞子一斤，真汉防己四两（俱用酒拌炒），真羌、独活各一两，川牛膝、木瓜各五钱。俱微炒，研为末，炼蜜丸梧子大。每早服三钱，白汤下。(《太平圣惠方》)

5. 虚劳烦渴不止　枸杞子（酒拌微炒）八两，地骨皮（微炒）十两，共研为末；麦门冬（去心）、熟地黄各四两，酒煮捣膏，和前药共为丸，梧子大。每早晚各服四钱，白酒下。(《千金要方》)

6. 安神养血，滋阴壮阳，益智，强筋骨，泽肌肤，驻颜色　枸杞子（去蒂）五升，圆眼肉五斤。上二味为一处，用新汲长流水五十斤，以砂锅桑柴火慢慢熬之，渐渐加水煮至杞圆无味，方去渣，再慢火熬成膏，取起，磁罐收贮。不拘时频服二三匙。(《摄生秘剖》妃圆青)

7. 劳伤虚损　枸杞子三升，干地黄（切）一升，天门冬一升。上二物，细捣，曝令干，以绢罗之，蜜和作丸，大如弹丸。日二。(《古今录验》引《医心方》枸杞丸)

【参考文献】

[1] 国家中医药管理局《中华本草》编委会．中华本草．上海：上海科学技术出版社，1999：6264.

[2] 耿长山．枸杞子多糖对老年小鼠免疫功能低下的调节作用．中华老年医学杂志，1989，8（4）：236.

[3] 耿长山，王葛英，林永栋．枸杞子在抗肿瘤治疗中的升白作用．中草药，1988，19（7）：313.

[4] 玉昆．中华微生物学和免疫学杂志，1988，8（5）：312.

[5] 刘彦平，李积东．枸杞多糖对小鼠 NK 细胞和白细胞活性的免疫调节作用．青海医学院学报，2000，21（4）：4.

[6] 宋毅，王玉娥，冯玲玲．枸杞多糖免疫调节作用的实验研究．湖北预防医学杂志，2000，11（3）：16.

[7] 孙艳，官杰，王琪．枸杞多糖对荷瘤小鼠免疫功能的增强效应及抑瘤作用的研究．齐齐哈尔医学院学报，2001，22（5）：486.

[8] 黎雪如，吴慰萱，周娅．枸杞多糖对小鼠腹腔巨噬细胞 C3b 受体和 Fc 受体的影响．中华微生物学和免疫学杂志，1990，10（1）：27.

[9] 王柏昆．枸杞多糖对小鼠 T、杀伤 T 和 NK 细胞的免疫药理作用及对抗环磷酰胺的免疫抑制作用．中国药理学与毒理学杂志，1990，4（1）：39.

[10] 王淑兰，李淑莲，董崇田．枸杞子等八种中药提取液对体外培养细胞和小鼠腹腔巨噬细胞影响的实验研究．白求恩医科大学学报，1990，16（4）：325.

[11] 赵连根，高淑娟，孟青竹．单味补益药对机体防御功能作用的比较研究．天津中医，1990，（2）：30.

[12] 赵连根，高淑娟，孟青竹．几类补益药对机体防御功能作用的比较研究．中医杂志，1990，31（4）：52.

[13] 尹秀琴，黄会堂，李凤梅．宁夏枸杞子对铅免疫毒性影响的研究．中华预防医学杂志，1993，27（3）：184.

[14] 王强，徐国钧，张志华．枸杞及地骨皮多糖对小鼠免疫系统的作用．中药药理与临床，1993，9（3）：39.

[15] 李宗山，曲云英，邱世翠．枸杞抗 X 线辐射免疫功能的观察．滨州医学院学报，1993，16（2）：13.

[16] 邢铮．宁夏枸杞对 Wistar 大鼠免疫功能和补体活性影响的研究．医学研究通讯，1989，18（2）：封四．

[17] 王惠琴，蒋保季，马忠杰．枸杞提取液抗衰老作用的实验研究．首都医学院学报，1992，13（2）：83.

[18] 倪慧，卿德刚，凯撒・苏莱曼 .EPR 技术研究枸杞多糖清除 •OH 自由基作用．中药材，2004，27（8）：599.

[19] 王建华，王汉中，张民．枸杞多糖延缓衰老的作用．营养学报，2002，24（2）：189.

[20] 汪积慧，李鸿梅．枸杞多糖免疫调节作用的研究．齐齐哈尔药学院学报，2002，23（11）：1204.

[21] 阮萃才，梁远，刘锦玲．当归等 13 种中药对致突变作用的影响．广西医学院学报，1990，7（2）：21.

[22] 王柏昆，邢善田，周金黄．枸杞子多糖对 S180 荷瘤小鼠细胞免疫功能的影响及其抑瘤作用．中国药理学与毒理学杂志，1988，2（2）：127.

[23] 欧阳卓志，李广粹．枸杞子在抗肿瘤治疗中的升白作用．药学通报，1988，23（12）：746.

[24] 王顺祥，吴细丕，高其鑫．补益中药及复方生血灵防止环磷酰胺降低白细胞的作用．中国中西医结合杂志，1992，12（2）：99.

[25] 曹广文，杜平．黄芪多糖、刺五加多糖和枸杞多糖在体内对 LAK 细胞抗肿瘤活性的调节作用．第二军医大学学报，1993，14（1）：10.

[26] 胡庆和，贾本立，高天顺．宁夏枸杞对体外培养癌细胞的生物效应（摘要）．宁夏医学院学报，1984，（1）：37.

[27] 昌长兴．中西医结合杂志，1991，11（10）：611.

[28] 梶本义卫．日本药理学杂志（日），1961，57（6）：l053.

[29] 梶本义卫．药学研究（日），1962，34（4）：274.

[30] 吕振志．中国生理科学会学术会议论文摘要汇编（药理），1964：123.

[31] Dortnard Y,et al. Excerpta Medica, Sec 30，1974，31：3410.

[32] Human brain acctylcholincstcrasc showed similarity in continuous antigcnic eterminants with electric organ acctylcholincstcrasc. 中国药理学与毒理学杂志，1989，3（3）：168.

[33] 贺捷，潘力，郭富祥．枸杞多糖对实验性肝损伤小鼠的保护作用．中国药理学与毒理学杂志，1993，7（4）：293.

[34] 月暇，时安云．枸杞多糖对肾性高血压大鼠血管活性物质的影响．北京医科大学学报，1997，29（5）：429.

[35] 白洁，杨芝兰，李楚芬．枸杞多糖对大鼠动脉血压和心脏收缩活动的影响．宁夏医学院学报，1995，17（4）：306.

[36] 祝捷，迟焕芳，王守彪．枸杞提取液对实验性动物肾动脉狭窄性高血压损伤鼠的治疗．现代生物医学进展，2008，8（1）：6.

[37] 内蒙古医学院研教组肿瘤小组．内蒙古医学院学报，1974，（4）：76.

[38] 周志文，周金黄，邢善田．枸杞多糖对正常小鼠红系造血及集落刺激因子的影响．中华血液学杂志，1991，12（8）：409.

[39] 陶茂宣，赵忠良．枸杞多糖对抗遗传损伤的研究．中草药，1992，23（9）：474.

[40] 慕娣．枸杞子对丝裂霉素 C 诱发遗传物质损伤的保护作用．中草药，1992，23（5）：251.

[41] Lapinnina L. C A.1967，66：1451.

[42] 经利彬 . 国立北平研究院生理学研究所中文报告汇刊，1936，3（1）：1.
[43] 田丽梅，王旻，陈卫 . 枸杞多糖对 α- 葡萄糖苷酶抑制作用的系列研究 . 中药药理与临床，2005，21（3）：23.
[44] 黄正明，杨新波，曹文斌 . 枸杞多糖对小鼠链佐星性胰岛损伤及血糖的影响 . 世界华人消化杂志，2001，9（12）：1419.
[45] 李德远，徐为春，苏喜生 . 枸杞多糖抗辐射效应研究 . 中国药理学通报，2003，19（7）：839.
[46] 黄晓兰，杨明亮 . 枸杞多糖对雄性大鼠睾丸组织损伤的保护作用 . 中国公共卫生，2003，19（9）：1052.
[47] 黄晓兰，闫峻，吴晓旻 . 枸杞多糖对 H_2O_2 诱导的小鼠生殖细胞损伤的影响 . 食品科学，2003，24（12）：116.
[48] 彭晓东，沈咏 . 枸杞多糖对电刺激离体蟾蜍腓肠肌疲劳的影响 . 中草药，2000，31（5）：356.
[49] 罗琼，阎俊，张声华 . 纯品枸杞多糖对小鼠抗疲劳的效果 . 武汉大学学报 .1999，45（4）：501
[50] 梶本义卫，等 . 日本药理学杂志（日），1960，56（4）：151.
[51] Rynzo Nishiyama. C A,1966,64:2D530h.
[52] 陈淑清 . 当归、枸杞、黄精、黄芪、褐竹荪总皂苷的实验研究：对小鼠羟脯氨酸含量耐缺氧和抗疲劳作用的影响 . 中药药理与临床，1990，6（3）：28
[53] Li AI.CA,1976,85:31872v.
[54] SollmannT.AManualofPharmacolo-gy,8th Ed,1957:414.
[55] Shogo Kurokawa. C A,1962,57:11822e.
[56] 王德山，肖玉芳，徐亚杰 . 枸杞子对老年男性高脂血症降脂作用的临床研究 . 辽宁中医杂志，1996，23（10）：475
[57] 王根军，尚孟学，倪方利 . 枸杞叶治疗复发性口疮的临床观察 . 河北中医，2002，24（1）：13
[58] 杨敬博，王立国，金笛 . 新鲜枸杞子泥外敷加味桃红四物汤内服配合按摩治疗寻常性痤疮 37 例 . 安徽中医临床杂志，2001，13（4）：267.

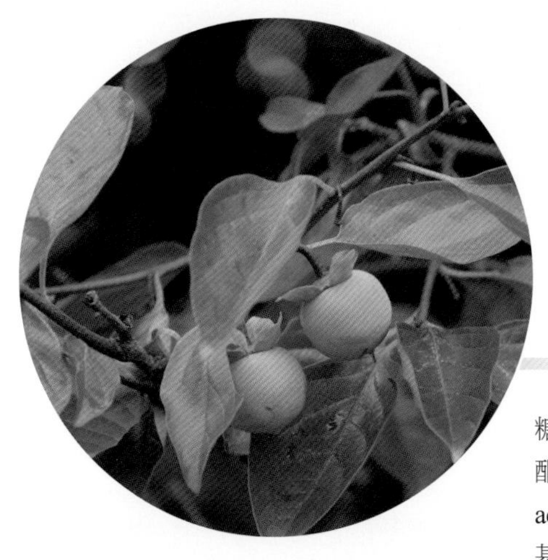

柿蒂 Shi di

Kaki Calyx

[英]Persimmon Calyx and Receptacle

【别名】东安柿、柿果、朱果。

【来源】为柿科植物柿 *Diospyros kaki* Thunb. 的宿萼。

【植物形态】多年生落叶大乔木。树皮深灰色至灰黑色，长方块状开裂；枝开展，有深棕色皮孔，嫩枝有柔毛。单叶互生；叶片卵状椭圆形至倒卵形或近圆形，长 5~18cm，宽 2.8~9cm，先端渐尖或钝，基部阔楔形，全缘，上面深绿色，主脉生柔毛，下面淡绿色，有短柔毛，沿脉密被褐色绒毛。花杂性，雄花成聚伞花序，雌花单生叶腋，有微小苞片；花萼下部短筒状，4 裂，内面有毛；花冠黄白色，钟形，4 裂；雄蕊在雄花中 16 枚，在两性花中 8~16 枚，雌花有 8 枚退化雄蕊；子房上位，8 室，花柱自基部分离。浆果形状种种，多为卵圆球形，橙黄色或鲜黄色，基部有宿存萼片。种子褐色，椭圆形。

【分布】广西全区均有栽培。

【采集加工】当将柿子做柿饼时，剥下柿蒂，晒干即可。或由于柿子生长过重而自行落下，柿蒂仍留在树上，待枯萎变硬后亦自行掉下，收集晒干即可。

【药材性状】宿萼呈扁圆形，直径 1.5~2.5cm。中央较厚，微隆起，有果实脱落后的圆形瘢痕，边缘较薄，4 裂，裂片多反卷，易碎；基部有果梗痕。外表面黄褐色或红棕色，内表面黄棕色，密被细绒毛。质硬而脆。无臭，味涩。

【品质评价】以个大、质坚实、色红黄者为佳。

【化学成分】本品含硬脂酸 (stearic acid)，软脂酸（palmitic acid），琥珀酸 (succinic acid)，香草酸 (vanillic acid)，没食子酸 (gallic acid)，山柰酚（kaempferol），槲皮素（quercetin），三叶豆苷（trifolin），金丝桃（糖）苷（hyperin），*β*- 谷甾醇（*β*-sitosterol），*β*- 谷甾醇 -*β*-D- 葡萄糖苷（*β*-sitostery-*β*-D-glucoside），木栓酮（friedelin），齐墩果酸（oleanolic acid），乌苏酸（ursolic acid），19*β*- 羟基乌苏酸（19*β*-hydroxyursolic acid），24- 羟基齐墩果酸 (24-hydroxyloleanolic acid），19*α*,24- 二羟基乌苏酸（19*α*,24-dihydroxy ursolic acid ），白桦酸(betulinic acid ）和 barbinervic acid[1]。

根含 3- 甲氧基 -7- 甲基 - 胡桃叶醌（3-methoxy-7-methyl-juglone）和新柿醌（neodiospyrin），此外还有强心苷（cardiac glycoside）、蒽苷（anthra glycoside）、皂苷（saponin），并含鞣质（tannin）、淀粉（starch）[2]。

叶含黄酮苷、鞣质、酚类、树脂、香豆精类化合物、还原糖、多糖、挥发油、有机酸、叶绿素等。香豆精类有：东莨菪素（scopoletin），6- 羟基 -7- 甲氧基香豆精（6-hydroxy-7-methoxycoumarin）；黄酮苷有紫云英苷（astragalin），异槲皮苷（*iso*-quercitrin），芸香苷（rutin）；有

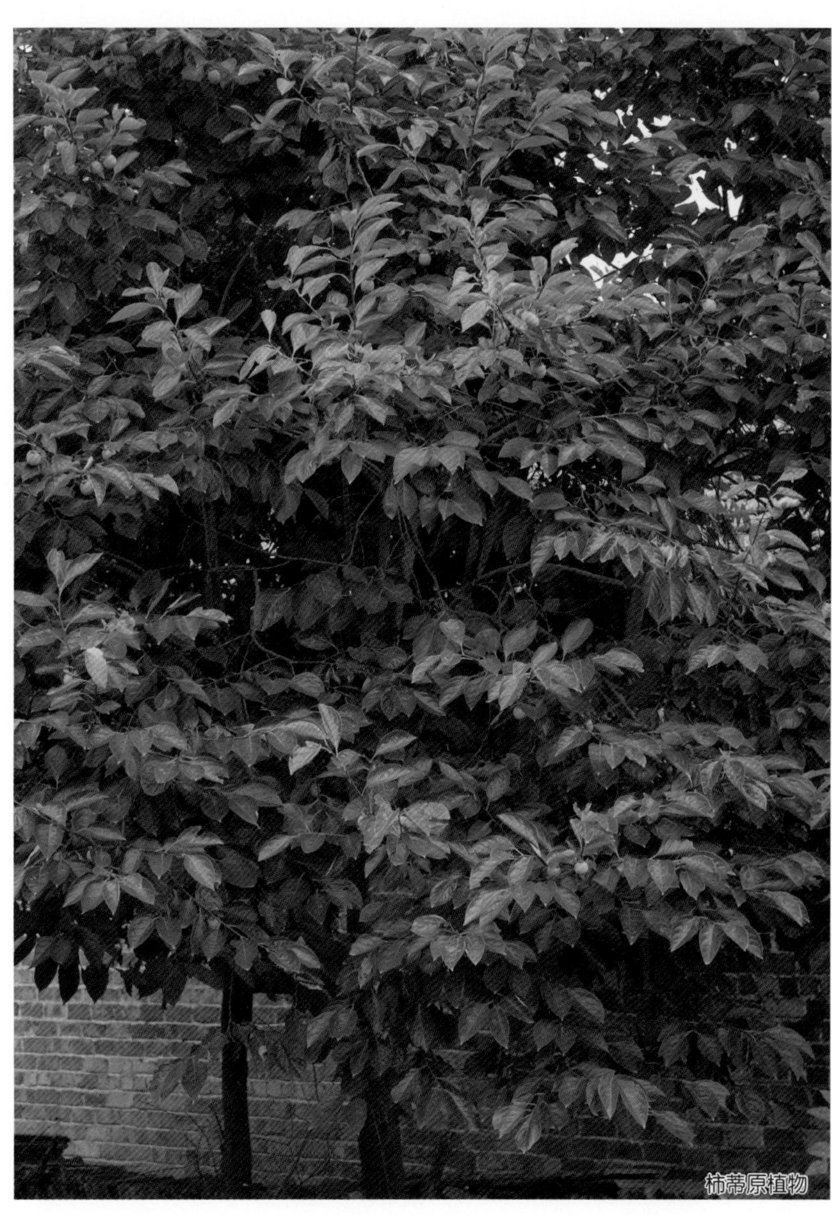

柿蒂原植物

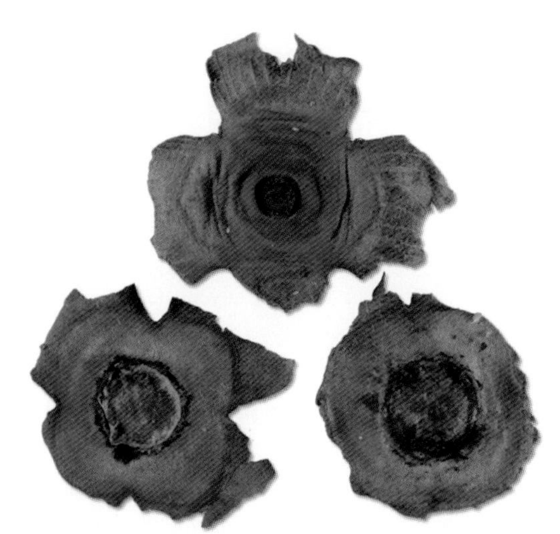
柿蒂药材

机酸有白桦脂酸（betulinic acid），齐墩果酸（oleanolic acid），熊果酸（ursolic acid），琥珀酸（succinic acid），苯甲酸（benzoic acid），水杨酸（salicylic acid），焦黏酸（pyromucic acid）及丁香酸（syringic acid）；又含丰富的维生素（vitamin）C，胡萝卜素（carotene），胆碱（choline）等[2]。

【药理作用】

1. 抗心律失常　0.5％柿蒂提取物 50mg/kg 腹腔注射，能对抗氯仿诱发的小鼠室颤；亦能对抗乌头碱、氯化钡所致大鼠心律失常；柿蒂提取物 12.5mg/（kg・天）腹腔注射，连续 5 天，能对抗毒毛花苷 G 所致豚鼠室性心律失常[3]。

2. 镇静　柿蒂提取物 100mg/kg 腹腔注射，可使小鼠自发活动减少，增强阈下剂量戊巴比妥钠的催眠作用，延长其睡眠时间．并拮抗吗啡引起的小鼠竖尾反应[3]。

3. 抗生育　在家兔抗生育筛选中，初步证实柿蒂有一定的抗生育作用，柿蒂"柄"优于柿蒂"蒂"，柿蒂柄的抗生育率为 79.6%[4]。

【临床研究】

1. 顽固性呃逆　治疗组用柿蒂 10 枚，每日 1 剂，水煎后分 2 次服。对照组用抗胆碱类药物，如阿托品、普鲁本辛或 654-2 及理疗等。结果：治疗组 1~3 天治愈 12 例，4~6 天治愈 8 例，有效率及治愈率均为 100%。对照组 3 天痊愈 7 例，4~6 天痊愈 6 例，症状减轻 4 例，无效 3 例，其有效率为 85%，治愈率为 65%。两组相比较，治疗组明显优于对照组[5]。

2. 新生儿脐炎　取柿蒂 10g，微火焙干，研成细末，外敷脐部，用无菌纱布包扎。每日换药 1 次。35 例全部治愈，治疗时间最长为 7 天，最短 4 天，平均治愈时间为 5.5 天[6]。

3. 婴幼儿腹泻　取柿蒂 10~15 个（4~6g），洗净加入水 250ml，文火煎至 60ml，加少许砂糖，分次喂服，每次 5ml，每日 3 次，疗程 2~4 天。76 例经用药后显效 45 例（60%），有效 29 例（38.0%），无效 2 例，总有效率为 97.36%。显效者平均用药（1.06 ± 0.25）天。可继续使用 2 天，20 例观察 5~7 天，均无复发[7]。

【性味归经】味苦，性平。归胃经。

【功效主治】降气止呃。主治呃逆证。

【用法用量】内服：煎汤，6~10g。

【使用注意】阴虚津少者慎服。

【经验方】

1.呃逆不止　柿蒂，烧灰存性为末。黄酒调服，或用姜汁、砂糖等份和匀，炖热徐服。（《村居救急方》）

2.胸满咳逆不止　柿蒂、丁香各一两。上细切。每服四钱，水一盏半，姜五片，煎至七分，去渣热服，不拘时候。（《济生方》柿蒂汤）

3. 血淋　干柿蒂烧灰存性为末。每服二钱，空心米饮调服。（《奇效良方》柿蒂散）

附：柿子（果）

味涩、甘，性凉。归心、肺、大肠经。功效：清热，润肺，生津，解毒。主治：咳嗽，吐血，热渴，热痢，便血。内服：适量，作食品；或煎汤；或烧炭研末；或在未成熟时，捣汁冲服。凡脾胃虚寒，痰湿内盛，外感咳嗽，脾虚泄泻，疟疾等症，禁食鲜柿。

【参考文献】

[1] 潘旭，具敬娥，贾娴，等．柿蒂化学成分的分离与鉴定．沈阳药科大学学报，2008，25（5）：356.
[2] 国家中医药管理局《中华本草》编委会．中华本草．上海：上海科学技术出版社，1999：5430.
[3] 杜广门．中成药研究，1987，（3）：28.
[4] 韩克慧．中成药研究，1983，（7）：27.
[5] 王开玉，范瑞洁，王建法．柿蒂治疗顽固性呃逆 20 例．现代中西医结合杂志，2001，（4）：341.
[6] 王清波．柿蒂治疗新生儿脐炎 35 例．山西中医，1997，13（5）：50.
[7] 骆宗复．柿蒂煎剂治疗婴幼儿腹泻 76 例．中国中西医结合杂志，1994，（2）：95.

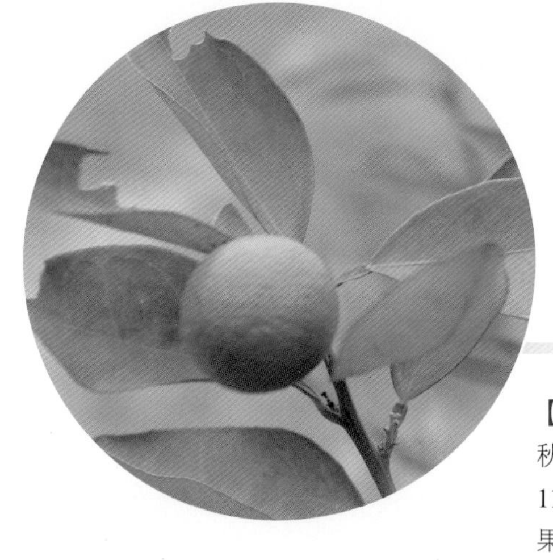

Ning meng 柠檬

Citri Limoniae Fructus
[英]Lemonlike Citrus

【别名】黎檬子、黎朦子、宜母子、里木子、黎檬干、药果、檬子。

【来源】为芸香科植物黎檬 *Citrus limonia* Osbeck 的果实。

【植物形态】多年生常绿灌木，具硬刺。叶互生，叶柄短，有狭翼，顶端有节。叶片小，长圆形至椭圆状长圆形，先端短锐尖或钝，边缘有钝锯齿。花单生或簇生于叶腋；萼 5 裂，杯状；花瓣 5，条状长圆形，下部渐狭，外面淡紫色，内面白色；雄蕊 20 个以上；子房上部渐狭，8~10 室，花柱大，脱落，每室有胚珠数个。柑果近圆形，先端有不发育的乳头状突起，黄色至朱红色，皮薄易剥，且有黏土味，瓤囊 8~10 瓣，味极酸。种子 3~4 颗，卵形。

【分布】广西全区多有栽培。

【采集加工】一年四季开花，春、夏、秋季均能结果，以春果为主。春花果 11 月成熟；夏花果 12~1 月成熟；秋花果次年 5~6 月成熟。待果实呈黄绿色时，分批采摘，再用乙烯进行催熟处理，使果皮变黄，鲜用或切片晒干。

【药材性状】果实近圆形或扁圆形，长约 4.5cm，直径约 5cm，一端有短果柄，长约 3cm，另端有乳头状突起。外表面黄褐色，密布凹下油点。纵剖为两瓣者，直径 3~5cm，瓤囊强烈收缩。横剖者，果皮外翻显白色，瓤囊 8~10 瓣，种子长卵形，具棱，黄白色。质硬，味酸、微苦。

【品质评价】以色黄绿、香气浓者为佳。

【化学成分】黎檬果皮含橙皮苷（hesperidin），β- 谷甾醇（β-sitosterol），γ- 谷甾醇（γ-sitosterol），柠檬果皮含橙皮苷（hesperidin），香叶木苷（diosmin），柚皮苷（naringin），新橙皮苷（neohesperidin），咖啡酸（caffeic acid）[1]。

木里柠檬果皮精油化学成分：*d*-柠檬烯（*d*-limonene），γ- 萜品烯（γ-terpinene），β- 水芹烯（β-phellandrene），芳樟醇（linalool），香叶醛（geraniol），橙花醛（neral），α- 蒎烯（α-pinene），香叶烯（myrcene），α- 水芹烯（α-phellandrene）[2]。木里柠檬叶精油化学成分：香叶醛（geraniol），橙花醛（neral），*d*- 柠檬烯（*d*-limonene），β- 水芹烯（β-phellandrene），橙花醇（nerol），乙酸橙花酯（neryl acetate），香茅醛（citronellal），乙酸芳樟酯（linalyl acetate），α- 水芹烯（α-phellandrene），香芹酮（carvone），6-甲基 -5- 庚烯 -2- 酮（6-methyl-5-hepten-2-one）和乙酸香叶酯（geranyl acetate）[2]。

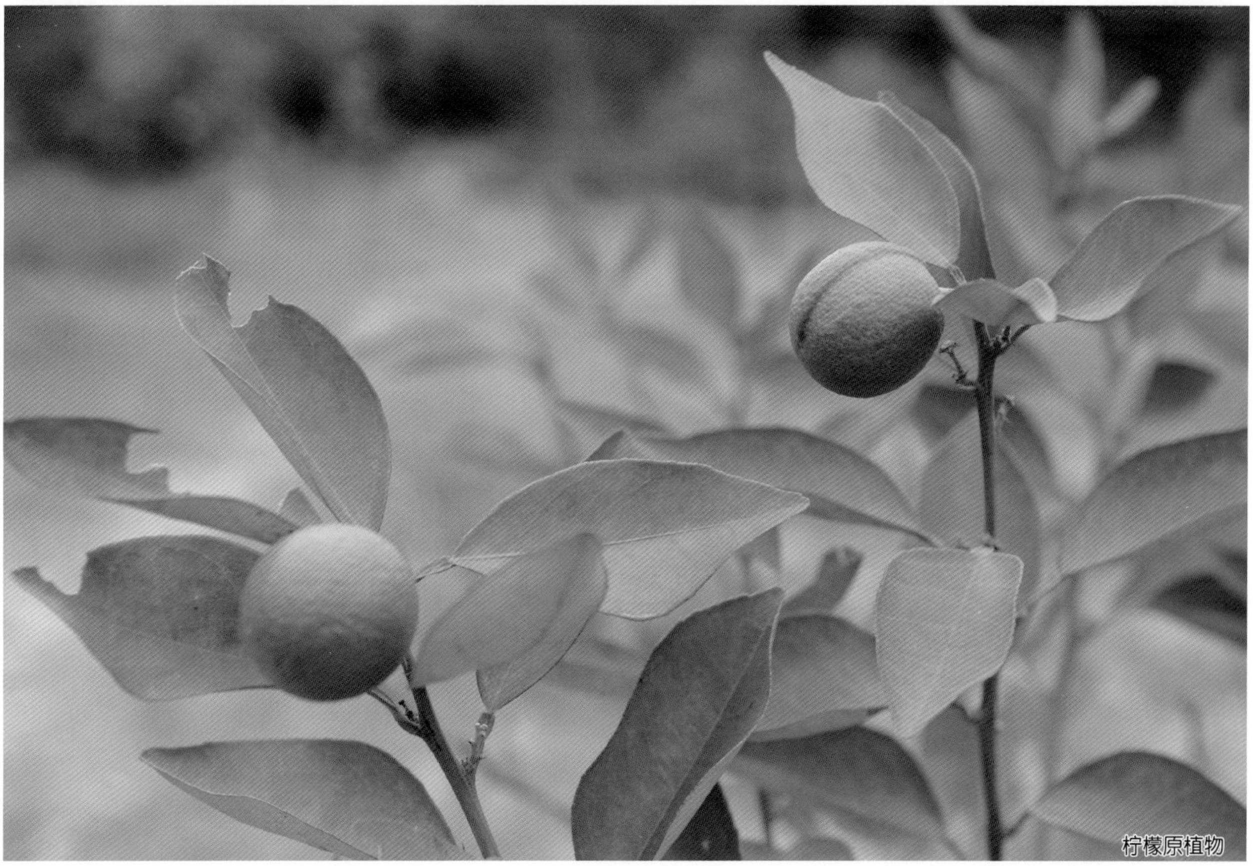

柠檬原植物

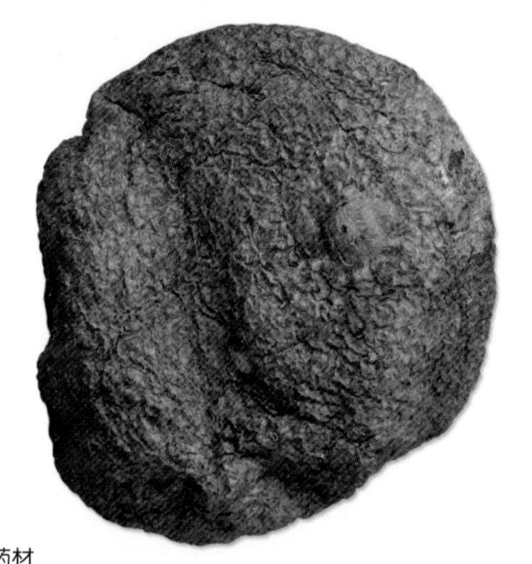
柠檬药材

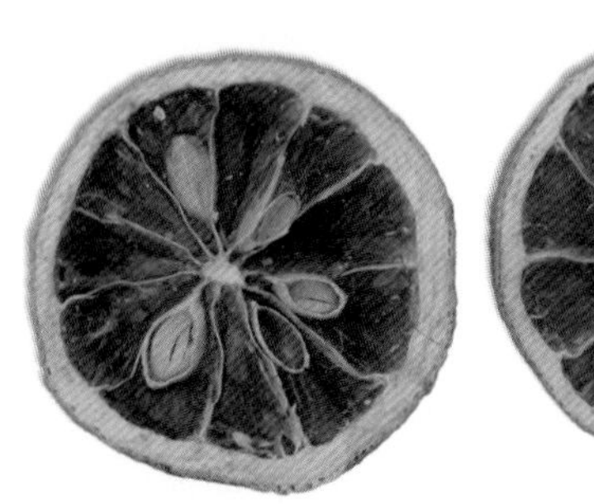
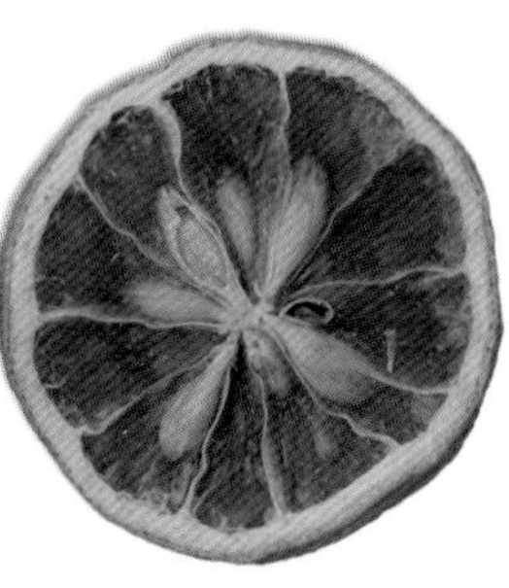
柠檬饮片

【药理作用】

1. 抗菌抗病毒　柠檬成分咖啡酸有广泛的抗菌作用，在体内能被蛋白质灭活[3]。果皮所含橙皮苷（200mg/ml）能预防水疱性口炎病毒及流感病毒。抗病毒活性可被透明质酸酶所消除[4]。

2. 抗炎　柠檬果皮的成分香叶木苷（diosmin）腹腔注射对角叉菜胶所致大鼠足跖水肿有消炎作用，ED_{50} 为 100mg/kg[5]。香叶木苷具有维生苷 P 样的作用，可降低家兔毛细血管渗透性；并具有维生素 C 样的作用，能增强豚鼠毛细血管的抵抗力[6]。

3. 止血　咖啡酸有收缩、增固毛细血管，降低毛细血管通透性，提高凝血功能及血小板数量的止血作用，可缩短凝血时间和出血时间 31%~71%[7]。

4. 抗氧化　7 月间收获的柠檬甲醇提取物 50μg/kg 对由还原型辅酶Ⅱ - 二磷酸腺苷诱导的大鼠肝脏微粒体脂质过氧化抑制率达 71.8%，11 月收集的柠檬抑制率达 47.4%，12 月收集的柠檬抑制率达 45.7%[8]。

【临床研究】

1. 糖尿病　鲜柠檬 30~50g，鸡肉 100~200g。上药炖熟后，饮汤或吃鸡肉，分 1~2 次吃完。或单以柠檬绞汁或泡水饮亦可，每日 3 次。10~15 日为 1 个疗程。一般相隔 10~15 日按病情或血糖增高情况再进行第 2 疗程治疗。结果：显效 15 例，有效 5 例，无效者 5 例[9]。

2. 术后恶心呕吐　观察组予新鲜柠檬外皮置于鼻孔前胶布固定好，让病人自动吸入柠檬气味，治疗全麻术后恶心呕吐 60 例，味淡后更换 1 片，持续吸入 24h；对照组给予柠檬外皮敷贴内关穴位治疗全麻术后恶心呕吐 60 例，每 4h 更换 1 次，持续敷贴 24h。结果：与对照组比较，观察组病人恶心呕吐发生率及严重程度较轻，食欲好[10]。

3. 先兆流产病人便秘　在常规饮食基础上加用柠檬 1 只清洗后切片泡水饮用，治疗先兆流产病人便秘 33 例。结果：显效 25 例，占 75.8%，有效 5 例，占 15.1%，无效 3 例，占 9.1%。其效果优于常规饮食法[11]。

【性味归经】味酸、辛、微苦，性温。归脾、胃经。

【功效主治】行气，和胃，止痛。主治脾胃气滞，脘腹胀痛，食欲不振。

【用法用量】内服：煎汤，9~15g。

【使用注意】胃酸过多者慎服。

【经验方】

胸腹胀痛，呕吐　柠檬 1~3 钱。水煎服。（《梧州草药及常见病多发病处方选》）

附：柠檬叶

味辛、甘、微苦，性微温。归肺、脾经。功效：化痰止咳，理气和胃，止泻。主治：咳喘痰多，气滞腹胀，泄泻。煎服，9~15g。气阴不足者慎服。

【参考文献】

[1] 国家中医药管理局《中华本草》编委会 . 中华本草 . 上海：上海科学技术出版社，1999：3723.

[2] 温鸣章，肖顺昌，赵蕙，等 . 木里柠檬果皮精油化学成分的研究 . 天然产物研究与开发，1989，（2）：11.

[3] 国家医药管理局中草药情报中心站 . 植物药有效成分手册 . 北京：人民卫生出版社，1986：160.

[4] Wacker A.CA,1978,88:164029j.

[5] Parmar N S.CA,1979,90:97620w.

[6] 国家医药管理局中草药情报中心站 . 植物药有效成分手册 . 北京：人民卫生出版社，1986：359.

[7] 吴兰儿 . 南京药学院学报，1980，2：24.

[8] TanizawaH.Chem Pharm Bull,1992,40（7）:1940.

[9] 成秀莲 . 柠檬治疗糖尿病 25 例疗效观察 . 广东医学，1989，6：32.

[10] 王倩琴，陈贵花，何玉倩，等 . 柠檬外皮气味吸入预防手术病人术后恶心呕吐效果观察 . 实用医技杂志，2007，14（20）：2740.

[11] 施亦佳，金雅红，毛爱 . 柠檬泡水饮用治疗先兆流产病人便秘的效果观察 . 现代护理，2006，12（21）：2015.

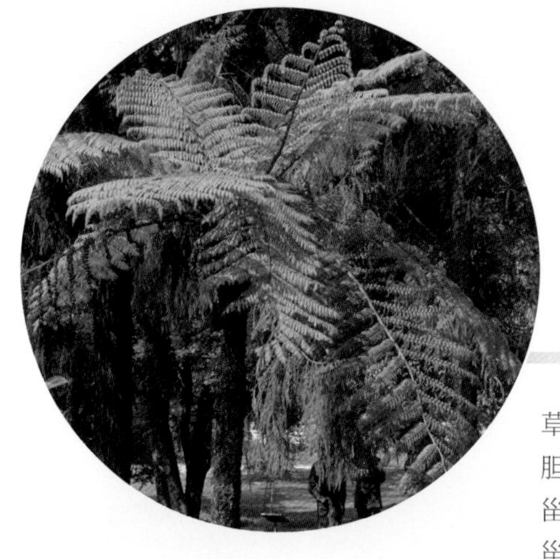

Shu jue 树蕨

Alsophilae Spinulosae Ramulus
[英]Spinulosa Alsophila Stem

【别名】飞天蠄蟧、大贯众、龙骨风。

【来源】为桫椤科植物桫椤 *Alsophila spinulosa*（Wall.ex Hook.）Tryon 的茎。

【植物形态】多年生大型树状蕨类。深褐色或浅黑色，外皮坚硬，有老叶脱落后留下的痕迹。叶顶生呈树冠状；叶柄粗壮，禾秆色至棕色，连同叶轴下密生短刺。基部密生棕色线状披针形，叶片大，纸质，椭圆形，长 1.3~3m，宽 60~70cm。三回羽状分裂；羽片 12~16 对，互生，有柄；狭椭圆形，中部的长 30~36cm，宽 14~16cm；二回羽片 16~18 对，互生，近无柄；线状披针形，长 7~10cm，宽 1~1.4cm；末回裂片 15~20 对，互生，披针形。长 5~7mm，宽 2~3mm，边缘有钝齿，背面有小鳞片；叶脉羽状，侧脉分叉。孢子囊群圆球形，生于侧脉分叉处凸起的囊托上，囊群盖圆球形，膜质，顶端开裂。

【分布】广西主要分布于临桂、桂平等地。

【采集加工】全年均可采收，削去坚硬的外皮，晒干。

【药材性状】茎圆柱形或扁圆柱形，直径 6~12cm。表面棕褐色或黑褐色，常附有密集的不定根断痕和大型叶柄痕，每一叶柄痕近圆形或椭圆形，直径约 4cm，下方有凹陷，边缘有多数排列紧密的叶迹维管束，中间亦有叶迹维管束散在。质坚硬，断面常中空。周围的维管束排成折叠状，形成隆起的脊和纵沟。气微，味苦、涩。

【品质评价】以条块均匀、叶柄少、质坚者为佳。

【化学成分】本品含环鸦片甾烯醇（cycloludenol），桫椤黄酮（hegoflavone）A，即 2,3- 二氢 -3‴- 羟基 -6,6‴- 双芹菜素（2,3-dihydro-3‴-hydroxy-6,6‴-biapigenin），桫椤黄酮 B 即 2,3- 二氢 -6,6‴- 双木犀草素（2,3-dihydro-6,6‴-biluteolin），5- 胆甾烯醇（cholest-5-enol），环木菠萝甾醇（cycloartenol），24- 甲基 -5,22- 胆甾二烯醇（24-methy-lcholesta-5,22-dienol），24- 乙基 -5,22- 胆甾二烯醇（24-ethyl-cholesta-5,22-dienol），24- 甲基 -5- 胆甾烯醇（24-methylcholest-5-enol），24- 乙基 -5- 胆甾烯醇（24-ethylcholest-5-enol）和 24- 乙基 -5α- 胆甾醇（24-ethyl-5α-cholestanol）[1]。

【性味归经】味微苦，性平。归肾、胃、肺经。

【功效主治】止咳平喘，祛风除湿，活血通络，清热解毒，杀虫。主治咳嗽，哮喘，肾虚腰痛，小肠气痛，风火牙痛，风湿痹痛，跌打损伤，蛔虫病，蛲虫病，疥癣及预防流感。

【用法用量】内服：煎汤，15~30g，或炖肉。外用煎水洗或取鲜汁搽患部。

【使用注意】孕妇慎用。

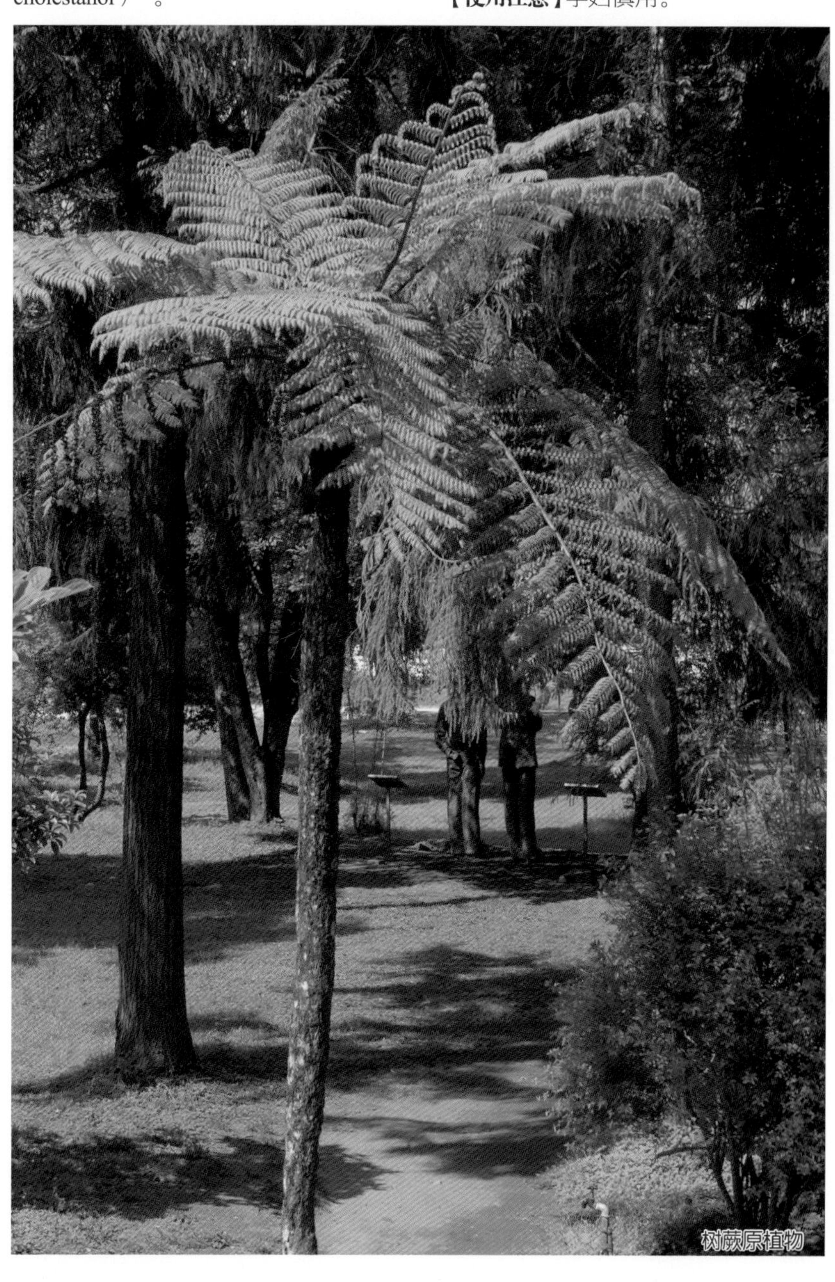
树蕨原植物

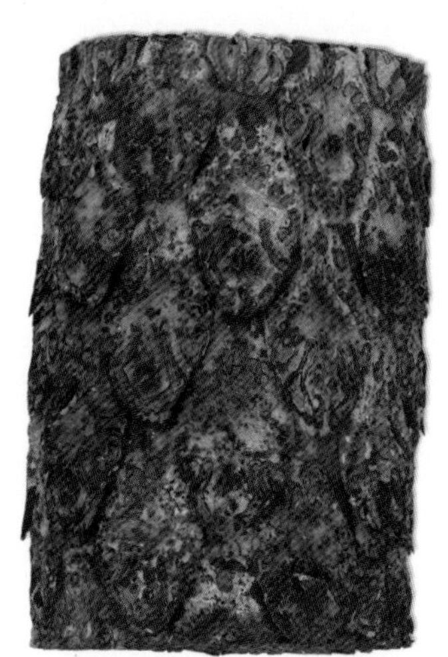
树蕨药材

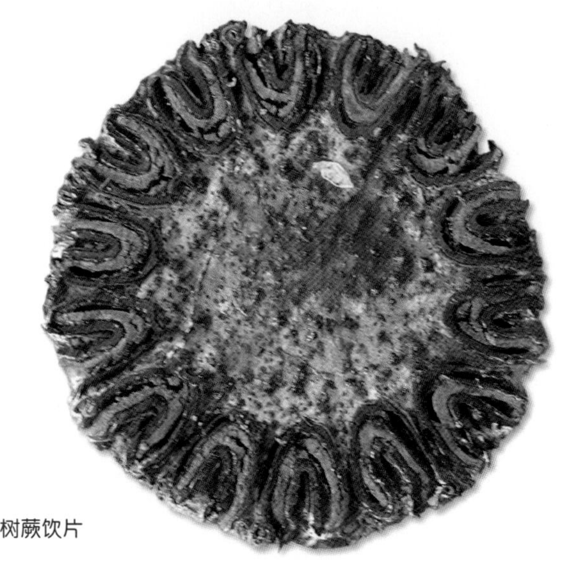
树蕨饮片

【经验方】

1. 肾虚腰痛　龙骨风 15g，杜仲藤 9g，续断 9g，红牛膝 6g，五指牛奶 9g，淫羊藿 9g，巴戟 9g。水煎服及外洗。（《中国药用孢子植物》）

2. 癣　龙骨风鲜汁。搽患部。（《广西实用中草药新选》）

3. 哮喘咳嗽　飞天蠄蟧 15g，陈皮 9g，猪肉适量。水煎服。（《中国药用孢子植物》）

4. 内伤吐血　飞天蠄蟧 15g，猪瘦肉适量。水煎服。（《中国药用孢子植物》）

5. 小肠气痛　飞天蠄蟧 15g，猪小肚 1 个。水煎服。（《中国药用孢子植物》）

6. 风湿性关节炎，跌打损伤，预防流脑、流感　用树蕨主干 9~15g。水煎服。（《广西本草选编》）

【参考文献】

[1] 国家中医药管理局《中华本草》编委会. 中华本草. 上海：上海科学技术出版社，1999：458.

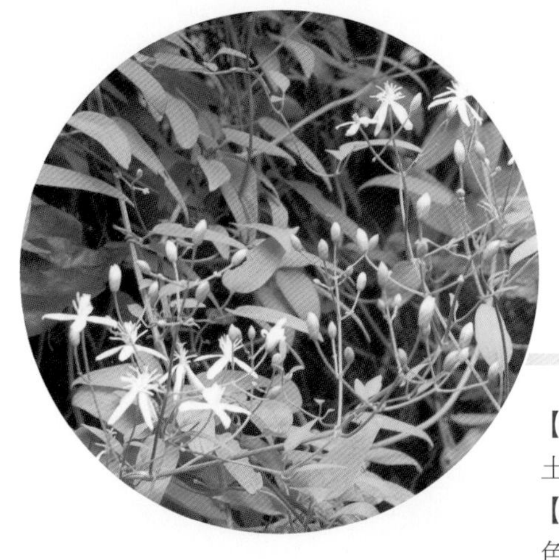

Wei ling xian

威灵仙

Clematidis Radix et Rhizoma
[英]Chinese Clematis Root and Rhizome

【别名】铁脚威灵仙、百条根、老虎须、铁扫帚。

【来源】为毛茛科植物威灵仙 *Clematis chinensis* Osbeck 的根及根茎。

【植物形态】多年生木质藤本。干后全株变黑色。叶对生，一回羽状复叶，小叶 5，有时 3 或 7；小叶片纸质，窄卵形、卵形或卵状披针形，长 1.5~10cm，宽 1~7cm，先端锐尖或渐尖，基部圆形、宽楔形或浅心形，全缘，两面近无毛，或下面疏生短柔毛。圆锥聚伞花序；花两性；萼片 4，长圆形或圆状倒卵形，开展，白色，先端常凸尖，外面边缘密生细绒毛；无花瓣；雄蕊多数，不等长，心皮多数，有柔毛。瘦果扁卵形，疏生紧贴的柔毛。宿存花柱羽毛状。

【分布】广西全区均有分布。

【采集加工】挖取根部，除去茎叶及泥土，晒干。

【药材性状】根茎呈柱状；表面淡棕黄色；顶端残留茎基；质较坚韧，断面纤维性；下侧着生多数细根。根呈细长圆柱形，稍弯曲，长 7~20cm，直径 0.1~0.3cm；表面黑褐色，有细纵纹，有的皮部脱落，露出黄白色木部；质硬脆，易折断，断面皮部较宽，木部淡黄色，略呈方形，皮部与木部间常有裂隙。气微，味淡。

【品质评价】以条匀、质坚硬、断面色灰白者为佳。

【化学成分】本品根含原白头翁素（protoanemonin）以及表常春藤皂苷元（*epi*-hederagenin）、常春藤皂苷元（hederagenin）和齐墩果酸（oleanolic acid）为苷元的皂苷：威灵仙 -23-*O*- 阿拉伯糖皂苷（CP_0），威灵仙单糖皂苷（CP_1），威灵仙二糖皂苷（CP_2），威灵仙三糖皂苷（CP_3），威灵仙三糖皂苷（CP_4），威灵仙三糖皂苷（CP_5），威灵仙三糖皂苷（CP_6），威灵仙四糖皂苷（CP_7），威灵仙四糖皂苷（CP_8），威灵仙五糖皂苷（CP_9），威灵仙五糖皂苷（CP_{10}），威灵仙 -23-*O*- 葡萄糖皂苷（CP_{2a}），威灵仙表二皂苷（CP_{3a}），威灵仙四糖皂苷（CP_{8a}），威灵仙四糖皂苷（CP_{7a}），威灵仙五糖皂苷（CP_{9a}），威灵仙五糖皂苷（CP_{10a}），威灵仙二糖皂苷（CP_{2b}），威灵仙二糖皂苷（CP_{3b}）等[1]。此外，还含 clemapenol A，二氢 -4- 羟基 -5- 羟甲基 -2（3H）- 呋喃酮 [dihydro-4-hydroxy-5-hydroxymethyl- 2（3H）-furanone][2]。

【药理作用】

1. 抗炎、镇痛　威灵仙总皂苷 38mg/kg、75mg/kg、150mg/kg 能延长小鼠热

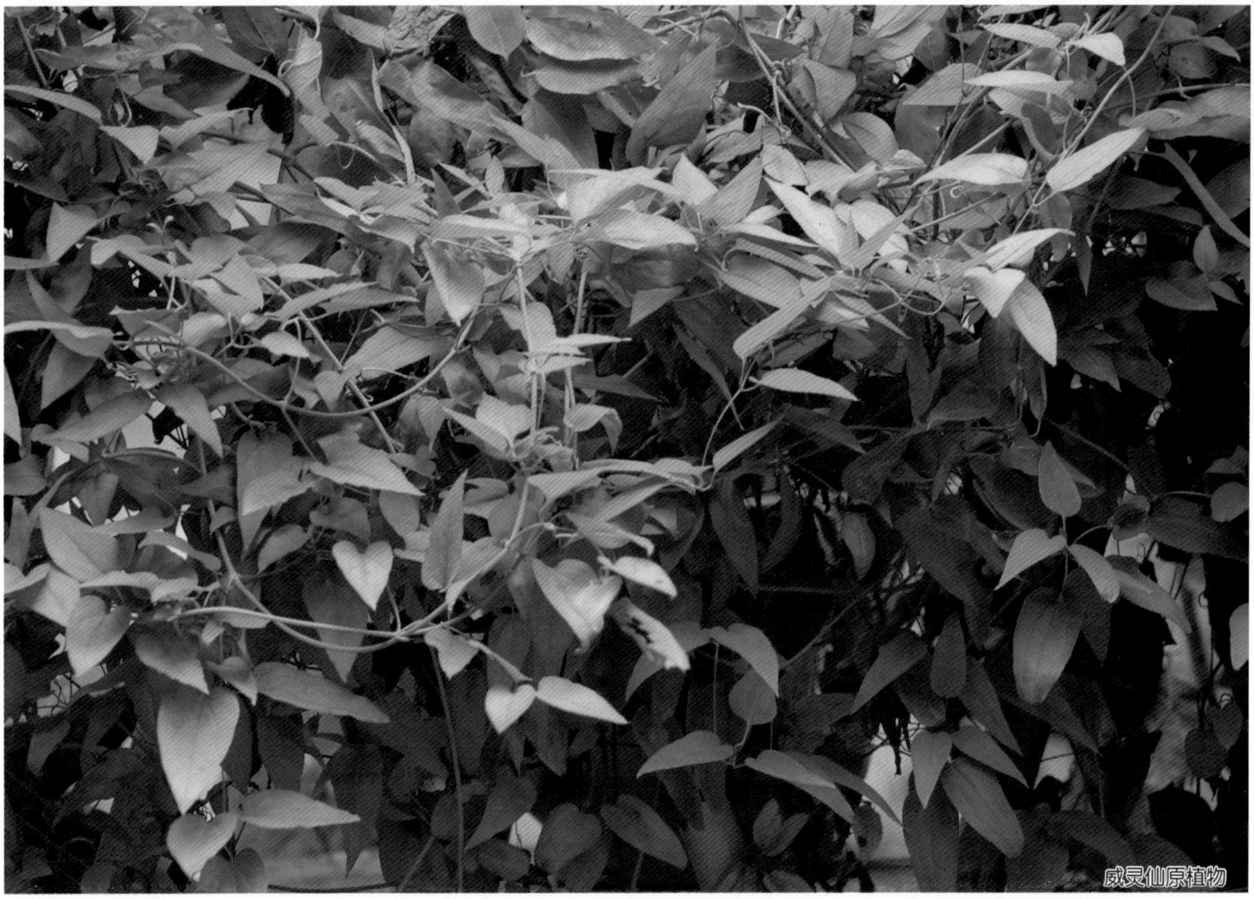

威灵仙原植物

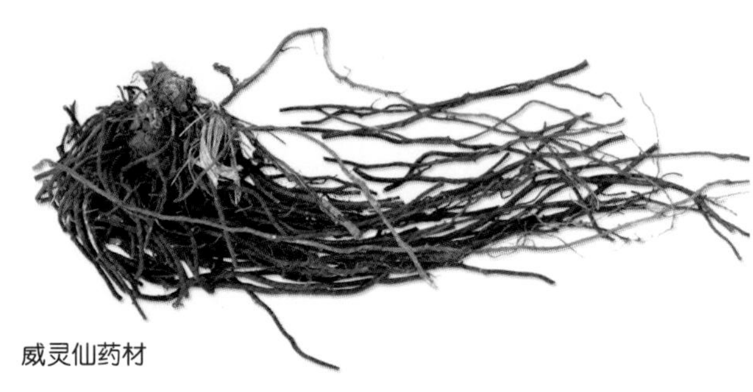
威灵仙药材

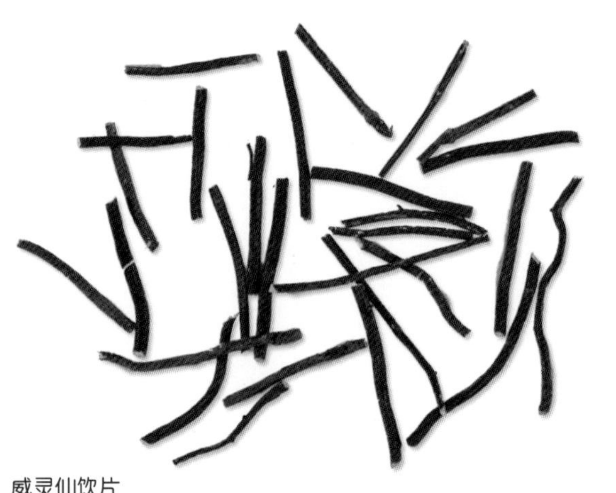
威灵仙饮片

板痛阈时间，减少醋酸致小鼠扭体次数，减轻二甲苯致小鼠耳肿胀程度。威灵仙总皂苷 25mg/kg、50mg/kg、100mg/kg 对大鼠鸡蛋清诱导的足肿胀及棉球诱导的大鼠肉芽肿均有抑制作用[3]。还能抑制刀豆蛋白 A，诱导小鼠 T 淋巴细胞的增殖；降低大鼠佐剂性关节炎细胞因子（IL-21β、IL-22、TNF-2α）的含量；降低佐剂性关节炎大鼠炎性肿胀足 PGE_2 的含量，从而发挥抗类风湿关节炎作用[4]。威灵仙生品及酒炙品能减轻二甲苯致小鼠耳郭肿胀值，各种样品均具有抑制毛细血管管通透性作用[5]。威灵仙能减少冰醋酸所致的小鼠扭体次数，延长潜伏期[6]，其各样品均能降低因醋酸刺激引起的扭体反应次数。不同炮制品水煎剂对热刺激引起的疼痛反应能提高小鼠的痛阈值，有镇痛作用，其中酒炙品镇痛强而持久[5]；威灵仙可抑制醋酸引起的小鼠扭体反应[7]。

2. 抗肿瘤　威灵仙的总皂苷部位显示出较好的抗癌活性，其总皂苷对体外培养的鼠腹水瘤细胞株 EAC、S180 和 HepA 细胞有杀伤作用，给药浓度越大，作用越强；对小鼠移植肉瘤 S180 有一定抑制作用[8]。威灵仙的提取物在 0.1mg/L 的浓度时对 SMMC7721 人肝癌细胞有杀伤作用，但在 10mg/L 和 1g/L 浓度时却促进癌细胞生长，说明只能在某个范围之内，威灵仙的抗癌效果才与浓度呈正相关[9]。

3. 抗菌　威灵仙 100% 煎剂对金黄色葡萄球菌、志贺痢疾杆菌有抑制作用，抗菌有效成分可能是原白头翁素及其聚合物白头翁素。原白头翁素对革兰阳性菌、革兰阴性菌和真菌都具有较强的抑制作用，对链球菌的有效浓度为 1：6000，对大肠杆菌为 1：8300~1：3300，对白色念珠菌为 1：10000[10]。与链霉素有协同作用，并具有很强的杀真菌活性；威灵仙的几种提取液对感染佝氏鼠疟原虫均有抑制作用，通过灌胃，可使小鼠红细胞疟原虫感染率降低。并且水提取液的效果不受剂量的影响，而乙醇提取液的效果与剂量呈正相关[9]。

4. 利胆作用　威灵仙单次或多次口服给药可促进大鼠胆汁分泌[7]。威灵仙煎剂及醇提液胃内注入均促进大鼠肝胆汁分泌；威灵仙醇提物静注能迅速促进麻醉犬胆汁分泌，但持续时间短，再者它还能扩张犬胆总管末端括约肌，更有利于胆汁排出，其醇提液能直接松弛豚鼠离体回肠平滑肌，并对抗组胺和 Ach 引起的回肠收缩反应[11]。

5. 解痉　威灵仙的水煎剂、醇提物和注射剂均能促进肠平滑肌的运动，松弛鼠离体回肠平滑肌，对抗组胺或乙酰胆碱引起的回肠收缩反应[9]。

6. 抗利尿等作用　50% 煎剂 0.2ml 约相当于脑垂体后叶素 0.1 单位的抗利尿作用，且作用时间较长，可能是由血压下降、肾血管收缩引起的。白头翁素具有抗菌作用，已用于治疗阿米巴菌痢。用 60% 乙醇作溶剂提取威灵仙根块部分，浓度为 5g/ml 效果较好[12]。威灵仙总皂苷 37.5mg/kg、75mg/kg、150mg/kg 三种剂量能减轻 DNFC 致敏小鼠耳郭肿胀程度、降低免疫器官指数，抑制鸡红细胞致小鼠溶血素的生成，从而起到免疫抑制作用[13]。威灵仙的浸剂对正常大鼠有增强葡萄糖同化的作用，有降血糖的作用[9]。

【临床研究】

1. 关节炎　①白薏仙灵汤（威灵仙、鸡血藤各 20g，淫羊藿 30g，白术、薏苡仁各 30~60g。随证加减）治疗风湿性关节炎 48 例，水煎服，每日 1 剂，10 日为 1 个疗程，治疗 1~2 个疗程。结果：治愈 36 例，显效 8 例，好转 3 例，无效 1 例，总有效率 97.9%[14]。②愈痛汤［威灵仙、川芎各 30g，乳香、没药各 20g。威灵仙用陈醋浸泡一昼夜取出晾干，其余药以凉水浸透（约 30min），先武火、后文火，煎沸 40min，滤出药液］治疗肢体痛 64 例，将浸 10~15min 的药液进行离子导入穴位，每次 20~30min，每日 1 次，10 日为 1 个疗程。结果：治愈 56 例，好转 6 例，无效 2 例[15]。

2. 骨刺　①威灵仙 5~10g，捣碎，用陈醋调成膏治疗跟痛症 89 例，使用时先将患足浸泡热水中 5~10min，擦干后将药膏敷于足跟，外用布绷带包扎。结果：痊愈 76 例，占 85.4%；好转 11 例，占 12.4%，无效 2 例，占 2.2%[16]。②威灵仙 100g，浸入食醋 1000g2~4h，然后煮沸 15min。待稍温浸泡患处 20min，用力按摩患处。结果：跟骨骨刺治疗效果良好[17]。

3. 坐骨神经痛　自拟穿灵汤（威灵仙、花椒各 15g，穿山龙 30g，钩藤根、五加皮根各 20g。随证加减。用 3~5 月龄母鸡一只和上药放入约 2000ml 的水中炖，取汤）治疗坐骨神经痛 10 例，每周服 1 剂，分 3~5 次服。结果：痊愈 6 例，好转 4 例[18]。

4. 静脉输液疼痛　通络止痛膏（威灵仙、山豆根、连翘、水蛭、冰片。前四味药比例为 2.5：2.5：2.5：0.5。将药物粉碎混匀研细粉，过 80 目筛。每次取药粉 150g 于凡士林内，其比例为 1.5：2.5，加温搅匀，待温度降为 60℃左右时加入冰片 25g 再搅匀，冷却后入瓶于阴凉处保存）治疗静脉输液疼痛 196 例，使用时将药膏涂在消毒纱巾或卫生纸上，厚约 1mm，敷于患处。结果：用药 3 日后，痊愈 118 例，有效 69 例，无效 9 例，总有效率为 95%[19]。

5. 颈淋巴结核　新鲜威灵仙根，捣烂成泥状，取 30mm 见方的胶布，敷于内关（男敷左，女敷右或患处，24h 后可见敷处起一大水疱，用生理盐水将局部清洗干净，再用消毒针头将水疱轻轻挑破，抽去或溢出泡内液体，涂以甲紫或消炎药膏，用消毒敷料包扎）治疗颈淋巴结核 50 例。结果：痊愈 47 例，有效 3 例[20]。

6. 咽喉或食管异物　威灵仙 15g、米醋 400g，煎至 150g，多次缓缓吞咽，治疗骨鲠 5 例，结果：0.5h 后，喉间即无异物，X 线复查，鲠骨消失[21]。

【性味归经】味辛、咸、微苦，性温。归膀胱、肝经。

【功效主治】祛风除湿，通络止痛，消痰水，消骨鲠。主治风湿痹痛，肢体麻木，筋脉拘挛，屈伸不利，脚气肿痛，痰饮积聚，骨鲠咽喉。

【用法用量】内服：煎汤，6~9g，治骨鲠咽喉可用至 30g，或入丸、散；或浸酒。外用适量，捣敷；或煎水熏洗。

【使用注意】气血亏虚者及孕妇慎服。

【经验方】

1. 急性乳腺炎　威灵仙适量。研末，以米醋拌和成糊状，30min 后贴敷于患处，随干随换，一般 1~3 天即愈。[浙江中医杂志，1984，(1):39]

2. 痘疮黑陷　铁脚威灵仙一钱（炒为末），脑子一分。温水调服。取下疮痂为效。(《本草纲目》引《儒门事亲》)

3. 牙痛　威灵仙、毛莨各等量。取鲜药洗净，捣烂取汁，1000ml 药液加 75% 乙醇 10ml，用以防腐。用棉签蘸药水搽痛牙处。注意不可多搽，以免起疱。（《全国中草药新医疗法展览会技术资料选编·五官科》）

4. 诸骨鲠咽　威灵仙一两二钱，砂仁一两，砂糖一盏，水二盅，煎一盅，温服。（《本草纲目》）

5. 停痰宿饮，喘咳呕逆，全不入食　威灵仙（焙）、半夏（姜汁浸，焙）。为末，用皂角水熬膏，丸绿豆大。每服七至十丸，姜汤下，一日三服，一月为验。忌茶、面。（《本草纲目》）

6. 一切风痹瘫痪，筋骨疼痛，并大麻恶风　甘草、威灵仙各一斤（切片），水二担。将药煎五六滚，入大缸内，用板凳坐其中，周围用席围定熏之。待水温方浸洗，令浑身汗透淋漓，大忌风寒。（《仙拈集》二妙汤洗法）

7. 手足麻痹，时发疼痛，或打仆伤损，痛不可忍，或瘫痪等　威灵仙（炒）五两、生川乌、五灵脂各四两。为末，醋糊丸，梧子大，每服七丸，用盐汤下，忌茶。（《普济方》）

8. 脚气久不瘥　威灵仙（洗净，阴干）半斤，牛膝（净去根，酒浸三日）半斤。上为细末，酒糊为丸，如梧子大。每服五十丸。空心木瓜酒下。（《普济方》仙灵丸）

9. 痞积　威灵仙、楮桃儿各一两，上为细末。每服三钱，用温酒调下。（《普济方》化铁丸）

10. 年高之人，津液枯燥，无以润养，肠间干涩，气血俱衰，艰于运化，其脉躁大　黄芪一两（蜜炙，切），威灵仙半两（去土，洗），枳壳一两。上为细末，炼蜜和丸如梧子大，生姜汤下二十丸。又将紫苏子、麻仁研水取汁煮粥食甚佳。（《鸡峰普济方》威灵仙丸）

11. 疝气，腰疼风冷，手足顽麻　威灵仙四两，当归、肉桂各二两。为末，酒糊丸，如桐子大。每服二三十丸，空心煎茴香汤下。若妇人用红花煎酒下。(《卫生易简方》)

12. 尿路结石　威灵仙 60~90g，金钱草 50~60g，每日 1 剂，水煎服。[上海中医药杂志，1983,(5):30]

【参考文献】

[1] 国家中医药管理局《中华本草》编委会. 中华本草. 上海：上海科学技术出版社，1999：1788.

[2] 何明，张静华，胡昌奇. 威灵仙化学成分的研究. 药学学报，2001，36（4）：278.

[3] 徐先祥，夏伦祝，戴敏. 威灵仙总皂苷抗炎镇痛作用研究. 中药药理与临床，2005，21(4)：34.

[4] 李特，李运曼，刘丽芳. 威灵仙总皂苷抗类风湿关节炎的作用机制. 中国药科大学学报，2009，40（2）：157.

[5] 张余生，陆兔林. 炮制对威灵仙镇痛抗炎作用的影响. 中药材，2001，24（11）：815.

[6] 章蕴毅，张宏伟，李佩芬. 威灵仙的解痉抗炎镇痛作用. 中成药，2001，23（11）：808.

[7] 耿宝琴，雍定国，徐继红. 威灵仙治疗胆囊炎的实验研究. 浙江医科大学学报，1997，26（1）：13.

[8] 邱光清，张敏，杨燕军. 威灵仙总皂苷的抗肿瘤作用. 中药材，1999，22（7）：351.

[9] 赵燕强，杨立新，张宪民. 威灵仙的成分、药理活性和临床应用的研究进展. 中药材，2008，31（3）：465.

[10] 徐小云，王云霞，李智勇. 威灵仙化学成分和药理作用研究进展. 现代中医药，2003，（4）：67.

[11] 耿宝琴，雍定国，顾刚果. 威灵仙对胆道系统作用的实验研究. 中药通报，1985，10(9)：37.

[12] 黄双路，蒋智清. 威灵仙提取方法与抗疟作用研究. 海峡药学，2001，13（4）：22.

[13] 夏伦祝，徐先祥，张睿. 威灵仙总皂苷对小鼠免疫功能的影响. 安徽医药，2009，13（5）：496.

[14] 张宇享. 白薏仙灵汤治疗风湿性关节炎 48 例. 四川中医，1994，12（2）：35.

[15] 刘慧祥，樊学中."愈痛汤"离子导入法治疗肢体痛 64 例疗效观察. 河南中医，1994，14（2）：104.

[16] 朱云海. 威灵仙治疗跟痛症 89 例报告. 中医杂志，1990，31（7）：25.

[17] 吕长青. 威灵仙外洗治疗跟骨骨刺疼痛. 吉林中医药，1992，(1)：34.

[18] 肖光永. 自拟穿灵汤治疗坐骨神经痛 10 例. 广西中医药，1985，（3）：43.

[19] 张学增，王学秋，苑胜敏. 外敷通络止痛膏治疗静脉输液疼痛. 山东中医杂志，1992，11（2）：36.

[20] 谢正强，谢义伦，谢玉伦. 威灵仙治疗颈淋巴结核疗效好. 新中医，1990，22（7）：16.

[21] 叶标安. 威灵仙治疗骨鲠的报导. 广东医学，1966，（2）：31.

Hou ye suan pan zi

厚叶算盘子

Glochidii Hirsuti Radix

[英]Hirsutum Glochidion Root

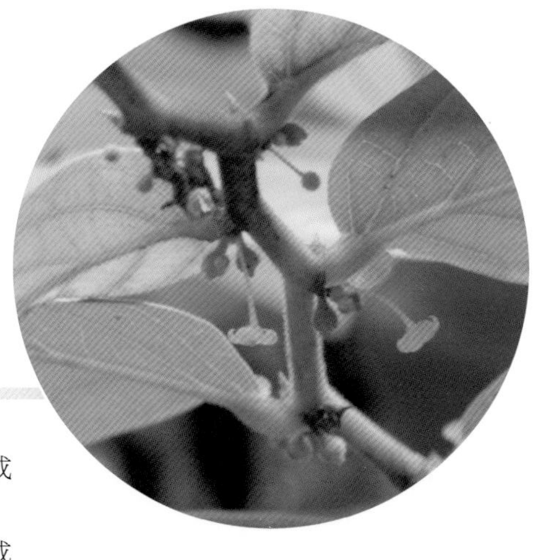

【别名】丹药良、大叶水榕、大洋算盘、水泡木、大算盘子、单亮、毛叶算盘子、毛算盘。

【来源】为大戟科植物厚叶算盘子 *Glochidion hirsutum*（Roxb.）Voigt的根。

【植物形态】多年生灌木，稀乔木。枝密被锈色长柔毛或粗毛。单叶互生；托叶披针形；叶片革质，卵形至长圆状卵形，稀长圆形，长7~15cm，宽4~7cm，先端钝或急尖，基部圆或稍呈心形而偏斜，上面仅脉上被稀疏短柔毛或几无毛，下面带灰白色，密被短柔毛。聚伞花序短小，腋生；雄花多数，花梗纤细，萼片6，椭圆形或长圆形，外被短柔毛，通常3片较宽，雄蕊5~8；雌花少数，花萼6，卵形或阔卵形而厚，外被柔毛，3片较宽，子房球形，5室，罕6室，被柔毛，花柱合生呈近圆锥状，先端截平。蒴果扁球形，具10~14条不显著纵沟，被柔毛。

【分布】广西主要分布于藤县、平南、贵港、灵山、上思、隆安、龙州、天等等地。

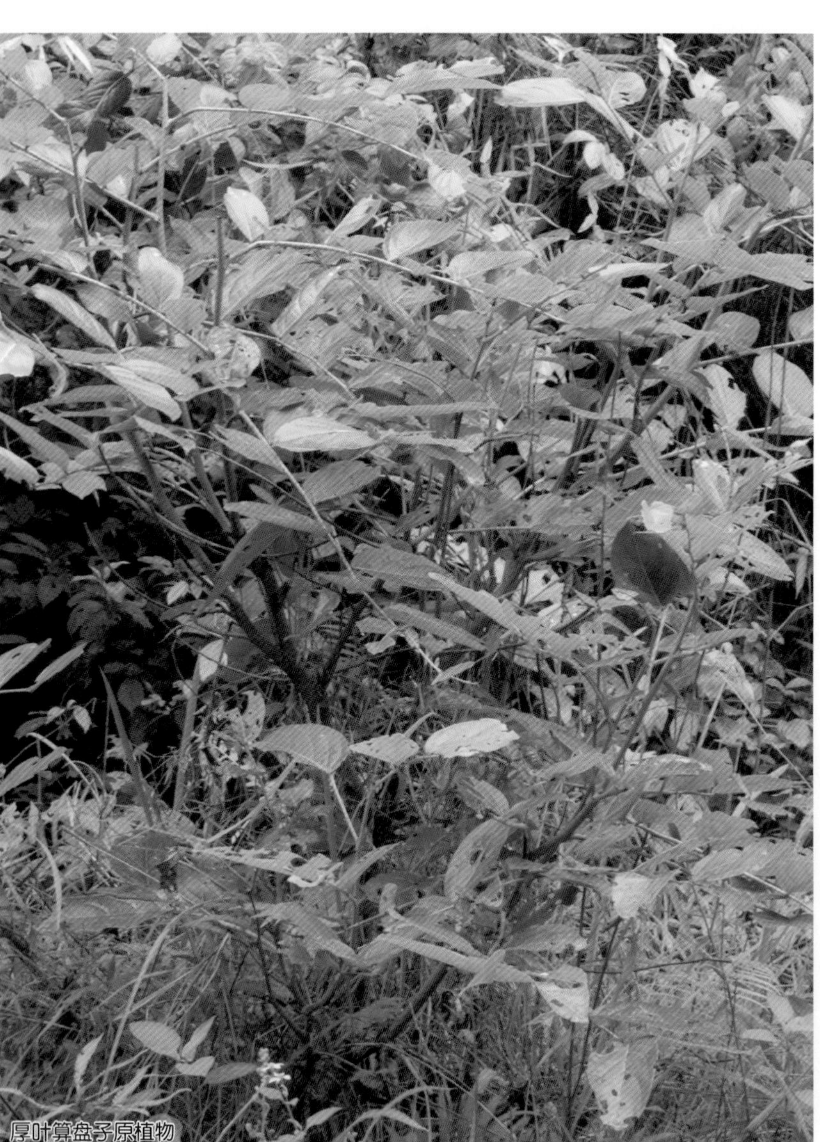

厚叶算盘子原植物

【采集加工】全年均可采收，洗净，鲜用或晒干。

【药材性状】干燥根圆柱形，表皮棕黄色，易脱落，有较多分枝，脆易断，断面皮部棕黄色，木部黄白色，味淡，气微。干燥茎圆柱形，表皮灰黄白色，有较多分枝，质脆易断，断面皮部浅黄色，木部黄白色，味淡，气微。

【品质评价】以粗壮、坚实、质干者为佳。

【化学成分】本品含矮茶素（bergenin），异牡荆黄素-7-*O*-木糖苷（*iso*-vitexin-7-*O*-xyloside），decoumaroylibotanolide，4-*O*-乙基没食子酸（4-*O*-ethyl gallic acid），正丁基-*β*-D-呋喃果糖苷（n-butyl-*β*-D-fructofuranoside），正丁基-*α*-D-呋喃果糖苷（n-butyl-*α*-D-fructofuranoside），3-*O*-甲基没食子酸（3-*O*-methyl gallic acid）[1]，1*β*-羟基-20（29）-烯-3-酮[1*β*-hydroxy-20(29)-en-3-one]，羽扇豆-20（29）-烯-1*β*-醇[lup-20（29）-en-1*β*-ol]，羽扇豆-20（29）-烯-3*α*-醇[lup-20(29)-en-3*α*-ol]，羽扇豆-20(29)-烯-1*β*，3*β*-二醇[lup-20（29）-en-1*β*,3*β*-diol]，羽扇豆-20（29）-烯-1*β*，3*α*-二醇[lup-20（29）-en-1*β*,3*α*-diol]，羽扇豆-1，20（29）-二烯-3-酮[lup-1,20(29)-dien-3-one]，没食子酸（gallic acid），豆甾醇（stigmasterol），谷甾醇（sitosterol）[2]。

【性味归经】味微甘、涩，性平。归脾、肺经。

【功效主治】清热解毒，收敛固脱，止痛。主治泄泻，痢疾，咳嗽，哮喘，带下，脱肛，子宫下垂，风湿骨痛，跌打损伤。

【用法用量】内服：煎汤，15~30g。

【使用注意】泻痢属虚证者忌用。

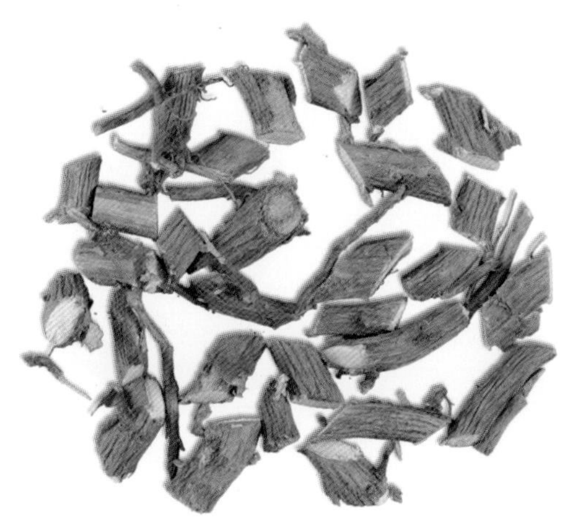

厚叶算盘子饮片

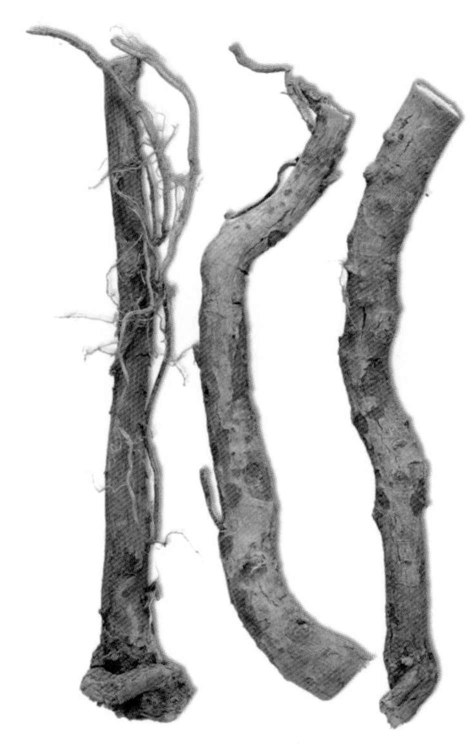

厚叶算盘子药材

【经验方】

1.痢疾　毛算盘、六月雪、红网紫藤、一扫光（长叶冻绿）、金银花、大牛奶（对叶榕）、花木通、海金沙、木贼、地胆头（地胆草）、吊水莲（黄花吊水莲）各10g。水煎服，每日1剂。（《广西民族医药验方汇编》）

2.肠炎　毛叶算盘子根五钱至一两。水煎服。（《云南思茅中草药选》）

附：厚叶算盘子叶

味微甘、涩，性平。归胃、肺经。功效：清热解毒，祛风止痒。主治：牙痛，疮疡，荨麻疹，湿疹。外用适量，煎水洗或含漱。

【参考文献】

[1] 杨金，羊晓东，吴海燕，等．厚叶算盘子的化学成分研究．天然产物研究与开发，2007，19：986.

[2] 杨金，陈伟，羊晓东，等．厚叶算盘子的化学成分研究．有机化学，2005，25（S）：694.

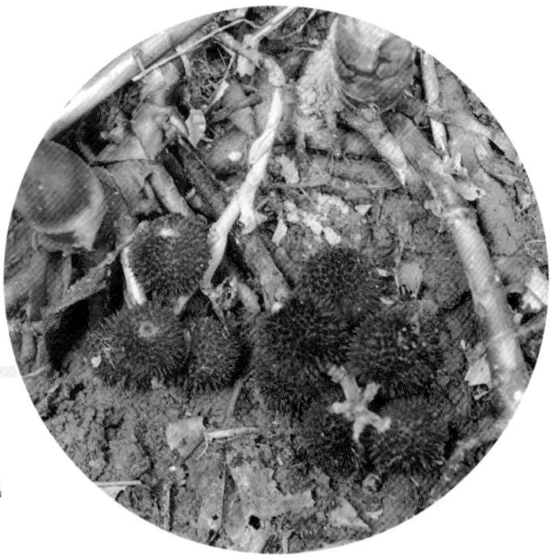

Sha ren 砂 仁

Amomi Fructus
[英]Amomum Fruit

【别名】阳春砂、春砂仁、蜜砂仁、缩砂仁。

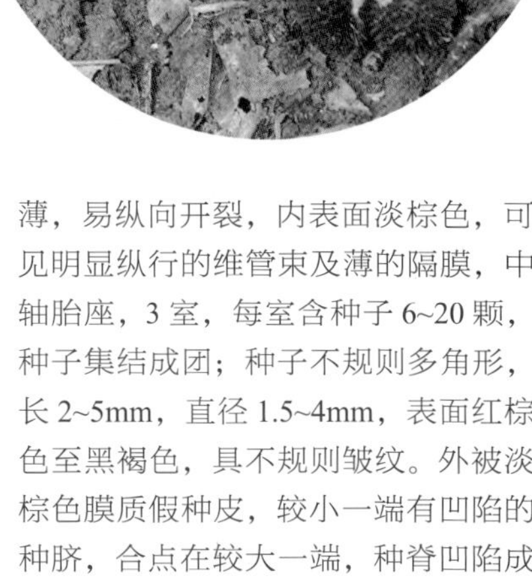

【来源】为姜科植物阳春砂 *Amomum villosum* Lour.、绿壳砂 *Amomum villosum* Lour. var. xanthioides T. L. Wu et Senjen 或海南砂 *Amomum longiligulare* T. L. Wu 的果实。

【植物形态】阳春砂：多年生草本。根茎圆柱形，节上具鞘状膜质鳞片。芽鲜红色。茎直立，圆柱形。叶无柄或近无柄；叶舌半圆形；叶 2 列，叶片狭长椭圆形或披针形，长 15~40cm，宽 2~5cm，先端尾尖，基部渐狭或近圆形，花葶从根茎上抽出；鳞片膜质，椭圆形，先端钝圆，基部常连合成管状，穗状花序椭圆形，总苞片膜质，长椭圆形；苞片管状，白色，膜质，尖端 2 裂，花萼管状，白色，先端具三浅齿；花冠管细长，白色，唇瓣圆匙形，白色，淡黄色或黄绿色，间有红色斑点，先端 2 浅裂，反卷；侧生退化雄蕊 2；雄蕊 1，先端裂片半圆形；子房被白色柔毛。蒴果椭圆形，具软刺，棕红色。种子多数，聚成一团，有浓郁的香气。

【分布】广西主要分布于那坡、靖西、德保、隆安、武鸣、邕宁、龙州、凭祥、宁明、防城等地。

【采集加工】种植后 2~3 年开花结果。7 月底至 8 月初果实由鲜红转为紫红色，种子呈黑褐色，破碎后有浓烈辛辣味即可采收。用剪刀剪断果序，晒干，也可用火焙法焙干。

【药材性状】果实椭圆形、卵圆形或卵形，具不明显的 3 钝棱，长 1.2~2.5cm，直径 0.8~1.8cm，表面红棕色或褐棕色，密被弯曲的刺状突起，纵走棱线状的维管束隐约可见，先端具突起的花被残基，基部具果柄痕或果柄；果皮较薄，易纵向开裂，内表面淡棕色，可见明显纵行的维管束及薄的隔膜，中轴胎座，3 室，每室含种子 6~20 颗，种子集结成团；种子不规则多角形，长 2~5mm，直径 1.5~4mm，表面红棕色至黑褐色，具不规则皱纹。外被淡棕色膜质假种皮，较小一端有凹陷的种脐，合点在较大一端，种脊凹陷成一纵沟。气芳香而浓烈，味辛凉、微苦。

【品质评价】以个大、坚实、仁饱满、气香稍淡者为佳。

【化学成分】本品含挥发油成分，主要有乙酸龙脑酯（bornyl acetate），樟脑（camphor），龙脑（borneo1），柠

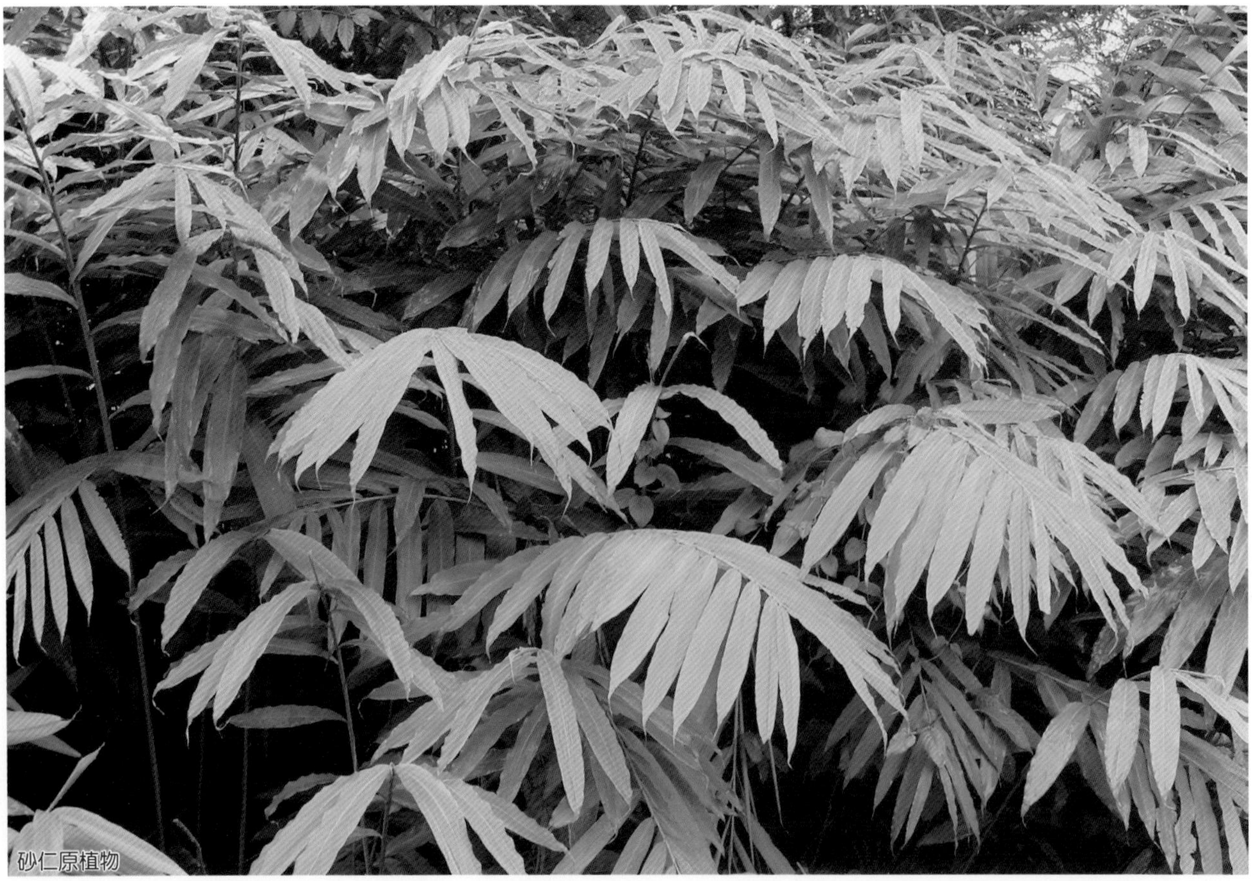

砂仁原植物

檬烯（limonene），樟烯（camphene），月桂烯（myrcene），蒈烯-3（carene-3）和α-松油醇（α-terpineol）等化合物；其他还有β-白菖考烯（β-calacore-ne），匙叶桉油烯醇（spathulenol），β-蒎烯（β-pinene），1,8-桉油素（1,8-cineole），异匙叶桉油烯醇（iso-sp-athulenol），葑酮（fenchone），罗勒烯（ocimene），香桧烯（sabinene），桃金娘醛（myrtenal），蒈烯-4（carene-4），α-蒎烯（α-pinene），γ-松油醇乙酸酯（γ-terpinyl acetate），对-聚花伞素（p-cymene），紫苏烯（perillene），香叶醇酯E（geranyl acetate E），β-侧柏酮（β-thujone），香叶醇酯Z（geranyl acetate Z），橙花叔醇（nerolidol），枯醇（cumic alcohol），倍半桉油脑（sesquicineole），土荆芥油素（ascaridol），β-檀香醛（β-santaldehyde），香芹酮（carvone），β檀香醇乙酸酯（β-santalylacetate），δ-榄香烯（δ-elemene），β-檀香醇（β-santalol），α-杜松烯（α-cadinene），α-香柠烯醇乙酸酯（α-bergamotenyl acetate），γ-依兰烯（γ-muurolene），β-榄香烯（β-elemene），蒎莰酮（pinocamphone），δ-芹子烯（δ-selinene），β-杜松醇（β-cadinol），β-丁香烯（β-caryophyllene），芳樟醇（linalool），α-香柠烯（α-bergamotene），长叶烯（longifolene），β-金合欢烯（cis-β-farnesene），马鞭草酮（verbenone），α-布黎烯（α-bulnesene），沉香螺萜醇（agarospirol），绿花烯（viridiflorene），γ-依兰醇（γ-muurolol），β-没药烯（β-bisabolene），芹子烯醇（selin-11-en-4-ol），β-杜松烯（β-cadinene），α-白菖考烯（α-calacorene），α-檀香醇（α-santalol），α-香柠烯醇（α-bergamotenol）[1]。

黄酮苷类有槲皮苷（quercitrin）和异槲皮苷（iso-quercitrin）[2]。其他还含2-甲基-3-丁烯-1-醇（2-methyl-3-butylen-1-ol），吡喃（pyran），新二氢香芹醇（neodihydrocarveol），吉马烯（germacrene），β-倍半菲兰烯（β-sesquiphellandrene），α-香柠烯醇（α-bergamotenol），系列有机酸[3]，以及多种无机成分：锌（Zn）、锰（Mn）、钴（Co）、镍（Ni）、铜（Cu）、硼（B）、磷（P）、铁（Fe）、钾（K）、镁（Mg）、银（Ag）、氮（N）、铅（Pb）[4]。

【药理作用】

1. 抗血小板聚集　砂仁0.6g/kg和1.2g/kg，家兔灌胃给药，对二磷酸腺苷诱导的血小板聚集有抑制作用，剂量增加，则作用时间相应延长。砂仁对花生四烯酸或胶原与肾上腺素结合剂所诱发的小鼠急性死亡有保护作用，砂仁的这种保护作用，除由于抑制血小板聚集作用外，也与扩张血管或抑制血栓烷合成有关[5]。

2. 抗溃疡　砂仁0.3g/kg、0.6g/kg和1.2g/kg，灌胃给药，对束缚水浸法小鼠应激性溃疡有抑制作用；0.6g/kg灌胃给药，可减少大鼠的胃酸分泌；试管实验表明，砂仁可抑制胃蛋白酶活性[6]。砂仁抑制大鼠胃酸分泌的作用，可能是由于促进胃黏膜细胞释放前列腺素，致使胃酸分泌受到抑制的结果[7]。

3. 对肠道平滑肌的作用　砂仁种子提取液（0.5g/kg、1.2g/kg、4g/kg）能加强豚鼠离体回肠的节律性运动，并使收缩幅度增大。大剂量则使张力减弱，振幅降低，并能拮抗乙酰胆碱及氯化钡对肠管的兴奋作用。砂仁还能促进小鼠肠道运动，增进胃肠运动功能[8, 9]。

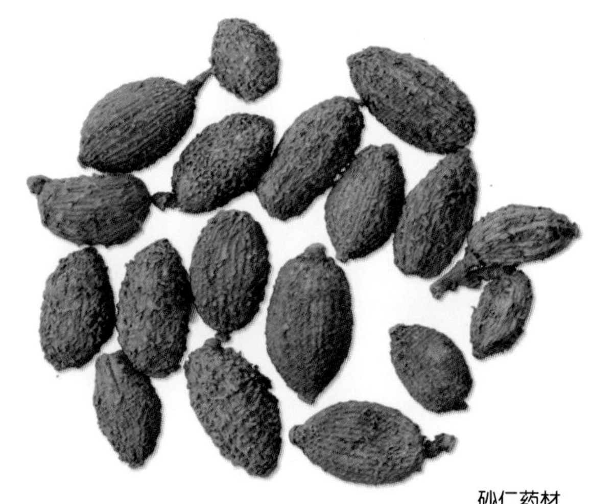

砂仁药材

4. 镇痛　醋酸扭体法实验表明，砂仁0.3g/kg，0.6g/kg，1.2g/kg，小鼠ig给药，有镇痛作用，并能减少小鼠抗体细胞数[5]。

【临床研究】

1. 胃脘痛　参术砂仁散［党参170g、生白术165g、炙甘草165g、砂仁100g、肌苷12g、三磷酸腺苷二钠（ATP）2.4g等，混合共为散剂，瓶装备用］治疗20例，每日3次，每次10g，生姜5片、红枣5枚，煎水，饭前半小时冲服。20天为1个疗程，间隔5天继续服用。一般2个疗程结束，5天内复查胃镜。结果：治愈11例，占55%，好转5例，占25%，有效2例，占10%，无效2例，占10%，总有效率90%[10]。

2. 乳腺炎　砂仁10~20g研成细末，取少许糯米饭与之拌匀，搓成索条状如花生米大小，外裹以消毒纱布塞鼻治疗乳腺炎50例，左乳腺炎塞右，右乳腺炎塞左，每隔12h更换1次，直至炎症消失为止。结果：除10例配用清热解毒中药内服外，余者均以本塞鼻法治疗获愈。早期形成少量脓液者，亦可自行消失，平均治愈时间为6日[11]。

3. 小儿秋季腹泻　自拟砂仁鸡金散（砂仁5g，鸡内金10g、白糖15g，将鸡内金炒至焦黄发泡，与其他两药共研细末）治疗小儿秋季腹泻46例，每次2~6g，每日3次，温沸水送服，连服3日。中、重度脱水患儿给予口服补液或静脉补液；禁用抗生素类药物；发热患儿给予对症处理。结果：服药1日，痊愈14例，好转20例，无效12例，总有效率74.0%；服药3日，痊愈40例，好转4例，无效2例，总有效率95.6%[3]。

【性味归经】味辛，性温。归脾、胃、肾经。

【功效主治】化湿开胃，行气宽中，温脾止泻，安胎。主治湿阻气滞，脘腹胀满，不思饮食，恶心呕吐，腹痛泄泻，妊娠恶阻，胎动不安。

【用法用量】内服：煎汤，3~6g，后下；或入丸、散。

【使用注意】阴虚有热者禁服。

【经验方】

1. 牙齿常疼痛　缩砂仁常嚼之。(《直指方》)
2. 胸膈噎闷,心腹冷痛　缩砂仁一两,高良姜、天南星(汤洗七次,焙干)各四两。上为细末。生姜自然汁煮面糊为丸,如梧桐子大。每服五十丸至七十丸,生姜汤下,不拘时候。(《太平惠民和剂局方》缩砂丸)
3. 滞气,消宿食,开胃进食　木香、砂仁各五钱,枳实(麸炒)一两,白术(米泔浸,炒)二两。上为末,荷叶裹,烧饭为丸,桐子大。每服五十丸,白术汤下。(《景岳全书》香砂枳丸)
4. 脾胃虚弱,不思饮食,翻胃不食　砂仁、白蔻仁各二两,陈仓米一升(用东壁土炒,去土不用)。上末,生姜自然汁丸,桐子大。每服百丸。淡生姜汤下。(《赤水玄珠》太仓丸)
5. 冷滑下痢不禁,虚羸　缩砂仁、炮附子(末)、干姜、厚朴、陈橘皮等份,为丸。日二服,四十丸。(《药性论》)
6. 妊娠胃虚气逆,呕吐不食　缩砂仁不拘多少,上为细末。每服二钱,入生姜自然汁少许,沸汤点服,不拘时候。(《济生方》缩砂散)

【参考文献】

[1] 余竞光,等.中药砂仁化学成分研究.中国中药杂志,1997,22(4):231.
[2] 孙兰,等.中药砂仁中的黄酮苷化合物.中国中药杂志,2002,27(1):36.
[3] 陈河如,吕秋兰,李冬梅,等.春砂仁药用化学成分的液-液分级萃取分析.汕头大学学报(自然科学版),2008,23(1):54.
[4] 吴忠,等.砂仁及其混伪品宏量与微量元素特征的模糊聚类分析.中药材,2000,23(4):208.
[5] 吴师竹.中药药理与临床,1990,6(5):32.
[6] 吴师竹.中药药理与临床,1985,(1):184.
[7] 吴师竹.中药药理与临床,1985,(1):217.
[8] 黄溢明.中药材,1985,(3):40.
[9] 郑兴中.福建中医药,1985,(1):44.
[10] 王国田.参术砂仁散治疗胃脘痛20例.实用中西医结合杂志,1992,5(11):654.
[11] 徐林春.砂仁塞鼻法治疗乳腺炎50例.江苏中医杂志,1987,(11):10.
[12] 王丽林.自拟砂仁鸡金散治疗小儿秋季腹泻46例.中国中医药信息杂志,2002,9(9):60.

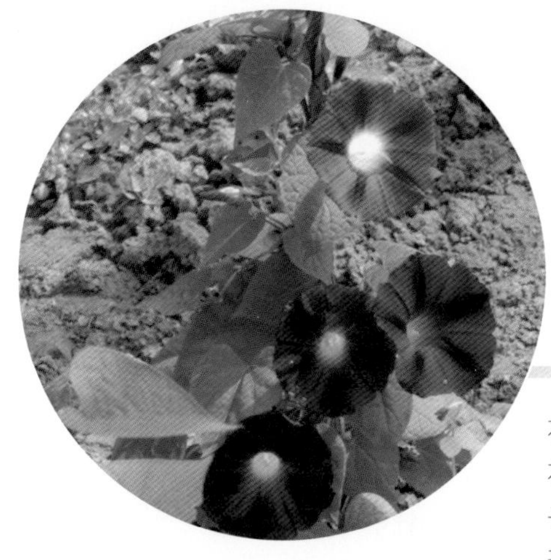

Qian niu zi 牵牛子

Pharbitidis Semen
[英]Lobedleaf Pharbitis Seed

【别名】牵牛、黑丑、白丑、二丑、喇叭花子。

【来源】为旋花科植物裂叶牵牛 *Pharbitis nil*（L.）Choisy. 或圆叶牵牛 *Pharbitis purpurea*（L.）Voigt 的种子。

【植物形态】裂叶牵牛：一年生缠绕性草本。茎左旋，被倒向的短柔毛及杂有倒向或开展的长硬毛。叶互生；叶片宽卵形或近圆形，深或浅 3 裂，偶有 5 裂，长 4~15cm，宽 4.5~14cm，基部心形，中裂片长圆形或卵圆形，渐尖或骤尖，侧裂片较短，三角形，裂口锐或圆，叶面被微硬的柔毛。花腋生，单一或 2~3 朵着生于花序梗顶端，花序梗长短不一，被毛；苞片 2，线形或叶状；萼片 5，近等长，狭披针形，外面有毛；花冠漏斗状，蓝紫色或紫红色，花冠管色淡；雄蕊 5，不伸出花冠外，花丝不等长，基部稍阔，有毛；雌蕊 1，子房有毛，3 室，柱头头状；蒴果近球形，3 瓣裂。种子 5~6 颗。卵状三棱形，黑褐色或米黄色。

【分布】广西主要分布于桂林、金秀、钟山、岑溪、玉林、南宁等地。

【采集加工】秋末果实成熟、果壳未开裂时采收，晒干，打下种子，除去杂质。

【药材性状】种子似桔瓣状，略具 3 棱，长 5~7mm，宽 3~5mm，表面灰黑色（黑丑），或淡黄白色（白丑），背面弓状隆起，两侧面稍平坦。略具皱纹，背面正中有一条浅纵沟，腹面棱线下端为类圆形浅色种脐。质坚硬。横切面可见淡黄色或黄绿色皱缩折叠的子叶 2 片。水浸后种皮呈龟裂状，有明显黏液气微，味辛、苦，有麻舌感。

【品质评价】以颗粒饱满、无果皮等杂质者为佳。

【化学成分】本品含大黄素甲醚（physcion），大黄酚（chrysophanol），大黄素（emodin），咖啡酸乙酯（ethyl caffeate），咖啡酸（caffeic acid），β-胡萝卜苷（β-daucosterol），α-乙基-D-吡喃半乳糖苷（α-ethyl-D-galactopyranoside），β-谷甾醇（β-sitosterol）[1]。另含肉桂酸（cinnamic acid），阿魏酸（ferulic acid），绿原酸（chlorogenic acid），绿原酸甲酯（methyl chlorogenate），绿原酸丙酯（propyl chlorogenate），大黄酸（rhein），12-羟基松香酸甲酯（12-hydroxy-methyl abietate），12-羟基氢化松香酸甲酯（12-hydroxy-hydromethyl abietate）[2]。

本品还含牵牛子苷（pharbitin），用碱水解得到牵牛子酸（pharbitic acid），巴豆酸（tiglic acid），裂叶牵

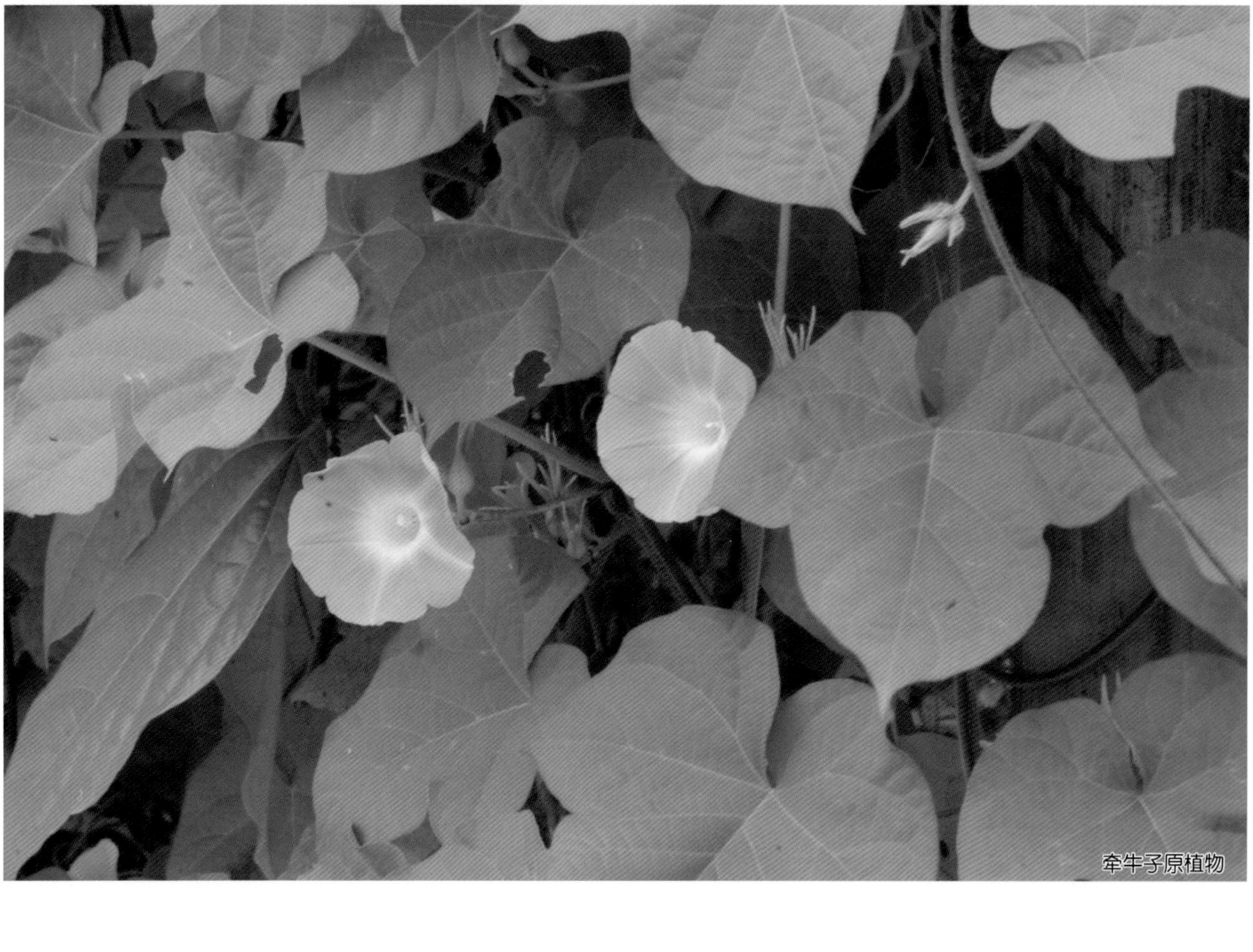

牵牛子原植物

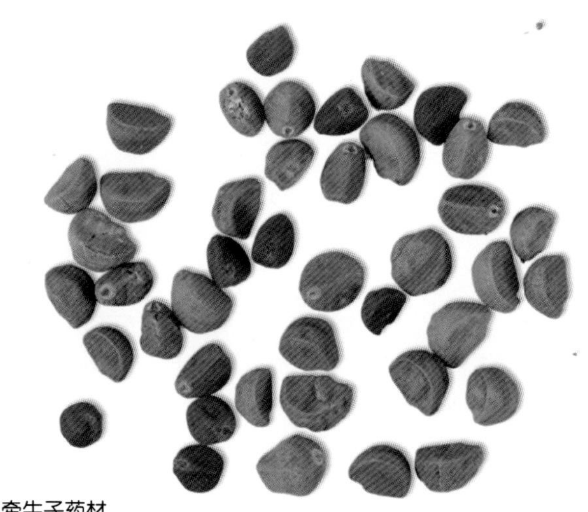
牵牛子药材

牛子酸（nilic acid），α- 甲基丁酸（α-methylbutyric acid）及戊酸（valeric acid）等。牵牛子酸为混合物，分离得到牵牛子酸 A、B、C、D，以后二者为主；牵牛子酸 C 系由番红醇酸（ipurolic acid） 与 2 分子 D- 葡萄糖（D-glucose）缩合而成的苷，牵牛子酸 D 比牵牛子酸 C 多含 1 分子鼠李糖。种子还含生物碱；裸麦角碱（chanoclavine），野麦角碱（elymoclavine），狼尾草麦角碱（penniclavine），田麦角碱（agroclavine），麦角醇（lysergol）等。又含脂肪油及其他糖类。未成熟种子含多种赤霉素及其葡萄糖苷：赤霉素（gibberellin）A_3、A_5、A_{20}、A_{26}、A_{27}；赤霉素葡萄糖苷（gibberellin glucoside）Ⅰ、Ⅱ、Ⅳ、Ⅴ、Ⅵ、Ⅶ、F- Ⅷ [3]。

【药理作用】

1. 泻下及利尿　牵牛子苷有强烈的泻下作用 [4]。牵牛子苷在肠道内遇胆汁及肠液分解出牵牛子素，刺激肠道，增进蠕动，导致泻下。牵牛子的泻下作用机制与硫酸镁、大黄不同，不引起血糖的剧烈变化，但能加速菊糖在肾脏中的排出。牵牛子苷可能具有利尿作用，但经煎煮后即失去作用。除去牵牛子苷后的水溶液，似仍有泻下作用，故除已知的牵牛子苷外，可能还有其他泻下成分 [5]。牵牛子水提取物 20μg/ml 对由猪新鲜肾皮质中分离精制的 15- 羟前列腺素脱氢酶具有抑制作用，抑制率达 65.7%，从而延长了前列腺素 E_2 的利尿作用 [6]。

2. 对平滑肌作用　牵牛子苷能兴奋离体兔肠和离体大鼠子宫 [2]。牵牛子苷水解产物的碱性盐可使豚鼠小肠、大肠和盲肠收缩，其敏感顺序为大肠 > 小肠 > 盲肠，而其煎剂及牵牛子苷本身无此作用 [7]。

3. 驱虫　体外试验黑丑、白丑对猪蛔虫有驱虫效果 [8]。

4. 毒理　牵牛子苷小鼠皮下注射的半数致死量为 37.5mg/kg[5]，对人有毒性，但不大。大剂量除对胃肠的直接刺激引起呕吐、腹痛、腹泻与黏液血便外，还可能刺激肾脏，引起血尿，重者尚可损及神经系统，引起语言障碍，昏迷等 [9]。

【临床研究】

1. 黏液腺囊肿　牵牛子（取牵牛子 300g，放置锅中炒至七分熟，加入白糖 40g，至炒熟）治疗黏液腺囊肿 17 例，每次取 1 汤匙（4~8g，儿童适当减量），充分嚼碎后，适量温水冲咽即可，每日 1 次，2 周为 1 个疗程。可重复 2~4 个疗程，疗程间隔 2~3 周。结果：治愈 9 例，有效 6 例，无效 2 例，治愈率 52.94%，总有效率 88.23%[10]。

2. 癫痫　①治疗组用复方牵牛子胶丸（牵牛子 100g，石菖蒲 100g，磁石 300g，石决明 150g，全蝎 50g，郁金 150g，天麻 100g，川芎 100g，丹参 150g，龙骨 200g，地龙 200g，钩藤 100g，黄连 50g，法夏 100g），口服，每次 4~6 丸，每日 3 次，小儿减量，15 日为 1 个疗程。对照组口服苯妥英钠，每次 0.1g，每日 3 次，小儿每日 5~10mg/kg，分 3 次口服，15 日为 1 个疗程。两组均治疗 1 年。结果：治疗组 841 例，治愈 498 例，有效 308 例，无效 35 例；对照组 673 例，治愈 217 例，有效 219 例，无效 237 例；治疗组有效率高于对照组（$P<0.005$）[11]。②宁痫散（槟榔、黑丑、酒大黄、制南星、皂角配成方剂）治疗癫痫 30 例，每次 6g，每日 3 次，服药 5~7 个月。结果：经 5 年以上追访，30 例中未复发者 24 例，1 年后复发、但发作间歇时间明显延长、继续服药仍能控制者 5 例，1 例无明显效果 [12]。

3. 臌胀　牵牛粉（牵牛粉 120g，小茴香 30g 共研末醋调膏状）治疗臌胀 15 例，外敷神阙穴，胶布固定（如有胶布过敏，起疱处应用无菌注射器将泡内液体抽吸干净，涂上甲紫，敷料敷盖，防止感染），24h 换药 1 次。结果：显效 9 例，好转 5 例，死亡 1 例 [13]。

4. 顽固性便秘　牵牛子粉（牵牛子洗净置锅内，文火炒约 5min，研粉）治疗顽固性便秘 25 例，每晚睡前半小时温开水送服 2~3g，1 个月为 1 个疗程。结果：治疗 25 例，痊愈 8 例，显效 9 例，好转 7 例，无效 1 例，总有效率为 96%[14]。

5. 偏头痛　治疗组以牵牛子胶囊（牵牛子洗净、清炒，炒至微鼓起，粉碎、过筛，装胶囊制成，胶囊含药量为 0.3g/粒）治疗偏头痛 110 例，发作期口服牵牛子胶囊 4 粒，每日 3 次，缓解期预防发作口服 2 粒，每日 3 次。对照组口服西比灵治疗偏头痛 80 例，发作期 10mg，每晚 1 次，缓解期口服 5mg，每晚 1 次。结果：治疗组有效 71 例，显效 31 例，无效 8 例，总有效率 92.7%；对照组有效 53 例，显效 16 例，无效 11 例，总有效率 87.8%。两组比较无显著性差异（$P>0.05$）[15]。

6. 单纯性肥胖　牵牛子散（白牵牛子、炒草决明、泽泻、荷叶、生山楂、白术、丹参、大腹皮等）治疗单纯性肥胖 64 例，每次 9g，每日 3 次，1 个月为 1 个疗程。结果：两个疗程后，近期痊愈 10 例、占 15.6%；显效 41 例，占 64.1%；有效 8 例，占 12.5%；无效 5 例，占 7.8%，总有效率为 92.2%[16]。

7. 小儿肺炎　一捻金（大黄、牵牛子、槟榔各等份，共研细末）治疗小儿肺炎 69 例，取末加生蜂蜜调成稀糊状口服，2~6 月龄，服 0.6~1g；6 个月龄 ~1 岁，服 1~2.5g；1~3 岁，服 1.5~2g；3~6 岁，服 2~2.5g。结果：服用后肺部啰音 2~3 日消失者 19 例，5~6 日消失者 33 例，其余在 9 日内消失。胸透、胸片复查，均恢复正常 [17]。

8. 小儿高热　治疗组双解降热散（蝉蜕、黑丑各 5.6g，瓜蒌仁、山栀子各 7.4g，生大黄、熟大黄、前胡、僵蚕、黄芩各 11.1g、薄荷叶 3.7g 等共研细末）治疗小儿高热 100 例，1 周岁服用 1.6~1.7g，沸水冲服，其余年龄酌情增减。对照组依临床分型论治小儿高热74例。结果：治疗组有效率为84%，平均退热时间为1.89日；对照组有效率为82.5%，平均退热时间为2.26日[18]。

【性味归经】味苦、辛，性寒；有毒。归肺、肾、大肠经。

【功效主治】利水通便，祛痰逐饮，消积杀虫。主治水肿，腹水，脚气，痰塞喘咳，大便秘结，食滞虫积，痈疽肿毒等。

【用法用量】内服：煎汤，3~10g；入丸、散，每次0.3~1g，每日2~3次。炒用药性较缓。

【使用注意】孕妇禁服，体质虚弱者慎服。不宜多服、久服，以免引起头晕头痛，呕吐，剧烈腹痛腹泻，心率加快，心音低钝，语言障碍，突然发热，血尿，腰部不适、甚至高热昏迷，四肢冰冷，口唇发绀，全身皮肤青紫，呼吸急促短浅等中毒反应。

【经验方】

1.新久积聚、胸胁胀满等症　大黄、黑牵牛（头末）各四两，甘遂半两，芒硝三两。上为细末，滴水为丸，如桐子大。每服八十丸。温水食前送下，量虚实加减，或五六十丸亦得。（《普济方》引《海岱居士方》牛黄利隔丸）

2.一切所伤，心腹痞满刺痛，积滞不消　黑牵牛二两（炒，研末），五灵脂（炒），香附（炒）各一两。上为末，醋糊丸如小饭丸大。每服三十丸，食后生姜汤下。（《卫生宝鉴》消滞丸）

3.治水肿　牵牛子末之。水服方寸匕，日一，以小便利为度。（《千金要方》）

4.停饮肿满　黑牵牛头末四两，茴香一两（炒）。或加木香一两。上为细末。以生姜自然汁调一二钱，临卧服。（《儒门事亲》禹功散）

5.腰脚湿气疼痛　黑牵牛、大黄各二两，白术一两。上为细末，滴水丸如桐子大。每服三十丸，食前生姜汤下。如要快利，加至百丸。（《世传神效名方》牛黄白术丸）

6.脚气胫已满，捏之没指者　用牵牛子，捣碎，做成蜜丸如小豆大，每次服五丸。（《补缺肘后方》）

7.伤寒瘀热在内，湿气郁而不散，熏发肌肉，小便不利，身体发黄　牵牛子（炒）半斤（只取末二两），赤茯苓（去黑皮）、木香、陈橘皮（汤浸，去白，焙）各半两。上四味，为散。每服二钱匕，煎葱白汤调下，不计时候。（《圣济总录》消湿散）

8.小儿疳证　木香二钱半，黑牵牛半两（生用）。为细末，面糊为丸，如绿豆大。三岁儿三十丸，用米饭汤送下，不拘时服。（《奇效良方》分气丸）

9.一切虫积　牵牛子二两（炒、研为末），槟榔一两，使君子肉五十个（微炒）。俱为末。每服二钱，砂糖调下，小儿减半。（《永类钤方》）

10.风热赤眼　黑丑仁为末，调葱白汤，敷患处。（《泉州本草》）

【参考文献】

[1] 陈立娜，李萍．牵牛子化学成分研究．中国天然药物，2004，2(3)：146.

[2] 陈立娜，李萍．牵牛子化学成分研究（Ⅱ）．林产化学与工业，2007，27（6）：105.

[3] 国家中医药管理局《中华本草》编委会．中华本草．上海：上海科学技术出版社，1999：5887.

[4] 朱颜．中药的药理与应用．北京：人民卫生出版社，1958：201.

[5] 张颂，刘云，朱善瑾，等．铜钱草之强心作用．南京药学院学报，1959，4：34.

[6] 山内盛．生药对15-羟前列腺素脱氢酶的抑制活性．国外医学·中医中药分册，1984，6（6）：352.

[7] 伊藤均．日本药理学杂志.1964，60（2）：51.

[8] 吴云端．中华医学杂志，1948，34：435.

[9] 孙方成．牵牛子及其所致的副作用．中医杂志，1964，5：189.

[10] 侯明．二丑治疗黏液腺囊肿17例分析．中国误诊学杂志，2008，8（18）：4508.

[11] 张继德，郑根堂，滕建文，等．复方牵牛子丸治疗癫痫841例临床观察．湖南中医杂志，1995，11（1）：17.

[12] 汤铁成．宁痫散治疗癫痫．中国医药学报，1989，4（6）：4.

[13] 李云红，姜凤芹．牵牛粉外敷治疗腹胀15例临床观察．中华医学写作杂志，2001，8（6）：667.

[14] 燕玉芹．牵牛子粉治疗顽固性便秘25例．四川中医，2002，20（2）：33.

[15] 张怡然，郭镔荣．牵牛子胶囊治疗偏头痛的临床效果．实用医药杂志，2006，23（7）：859.

[16] 方小强．牵牛子散治疗单纯性肥胖症64例临床观察．湖南中医杂志，1996，12（6）：4.

[17] 李淑婵．一捻金治疗小儿肺炎．四川中医，1988，（9）：12.

[18] 陈先泽．双解降热散治疗小儿高热急症100例临床观察．新中医，1988，（3）：29.

Ya dan zi

鸦胆子

Bruceae Fructus

[英]Java Brucea Fruit

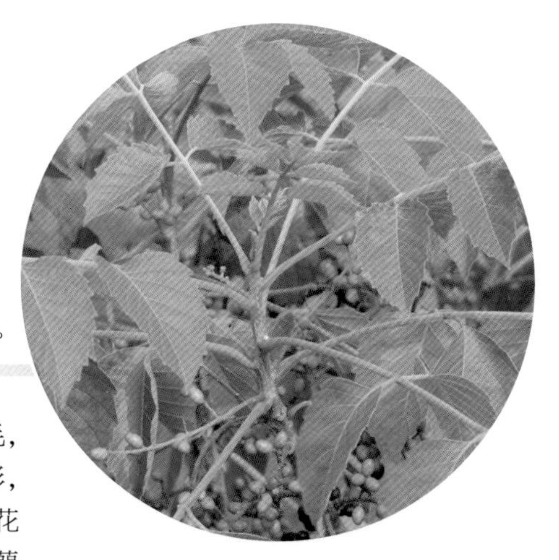

【别名】老鸦胆、鸦胆、苦榛子、苦参子、鸦蛋子、鸭蛋子、鸭胆子、解苦楝。

【来源】为苦木科植物鸦胆子 *Brucea javanica* L.）Merr. 的果实。

【植物形态】多年生常绿灌木或小乔木，全株均被黄色柔毛。小枝具有黄白色皮孔。奇数羽状复叶互生，长 20~40cm；小叶 5~11，通常 7，对生，卵状披针形，长 4~11cm，宽 2~4.5cm，先端渐尖，基部宽楔形，偏斜，边缘具三角形粗锯齿，上面疏被、下面密被伏柔毛，脉上尤密。聚伞状圆锥花序腋生，狭长；雄花序长过于叶，萼片 4，卵形，外面疏被淡黄色硬伏毛，边缘疏生腺体，花瓣 4，长圆状披针形，外面有硬毛，边缘有腺体，雄蕊 4，花盘发达，半球形；雌花序短于叶，萼片、花瓣同雄花，但稍大，雄蕊具不发育的花药，花盘杯状，4 浅裂，心皮通常 4，卵圆形，无毛，花柱反折，紧贴子房。核果椭圆形，紫红色转黑色，干时具凸起的网状皱纹，略偏斜。

【分布】广西主要分布于北流、陆川、博白、灵山等地。

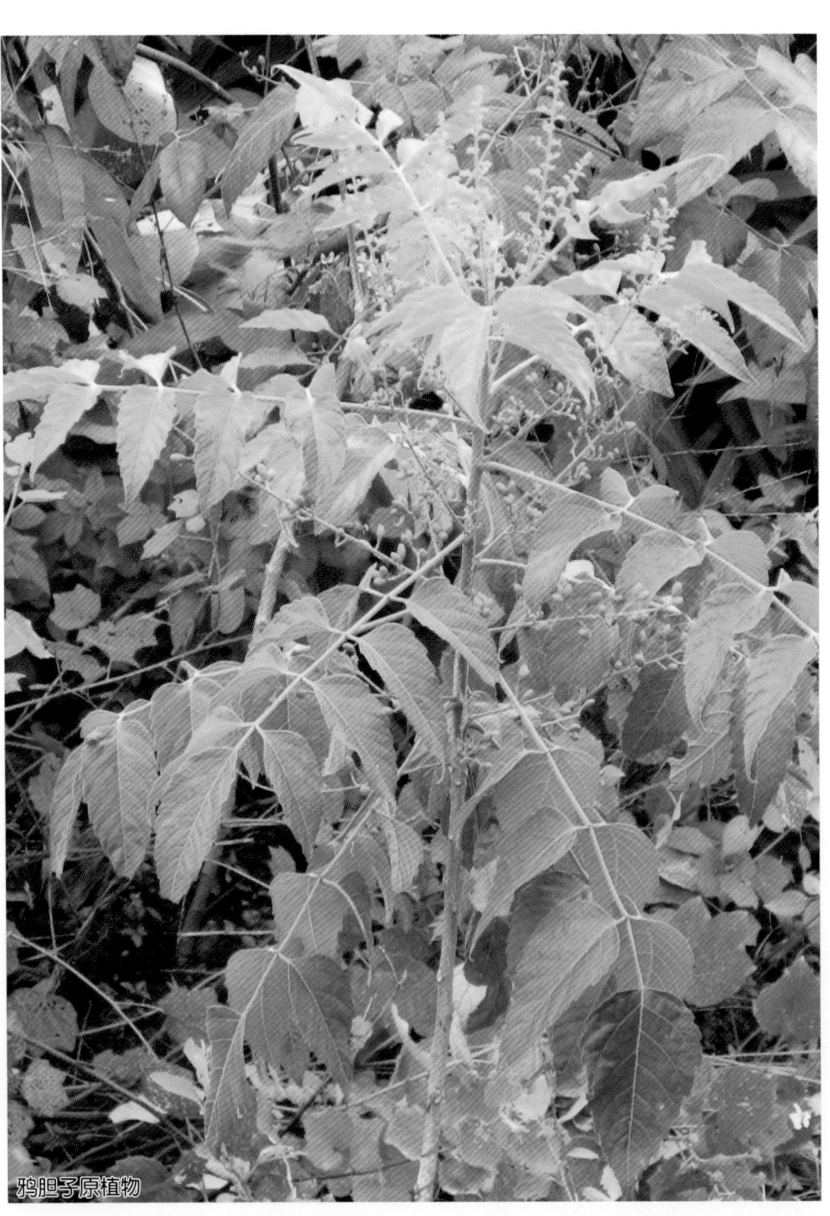

鸦胆子原植物

【采集加工】秋、冬季果实成熟，待果皮变黑色时分批采收、扬净，晒干。有大毒，采收加工时注意保护皮肤。

【药材性状】核果卵形或椭圆形，略扁，长 0.6~1cm，直径 4~7mm，表面黑色，有隆起网状皱纹，顶端有鸟嘴状短尖的花柱残基，腹背两侧有较明显的棱线，基部钝圆，有凹点状果柄痕，果肉易剥落；果核坚硬，破开后内面灰棕色平滑，内含种子 1 颗。种子卵形，长 4~7mm，直径 3~5mm，表面乳白色或黄白色，有稍隆起的网纹，顶端短尖呈鸟嘴状，其下有长圆形种脐，近基部有棕色圆形合点，种脐与合点间有稍隆起的种脊；种皮薄，胚乳和胚富油性。气微特异，味极苦。

【品质评价】以粒大、饱满、种仁白色、油性足者为佳。

【化学成分】本品含具有抗癌活性的多种苦木内酯类（nigakilactones）成分及生物碱类（alkaloids），黄酮苷类（flavonoid glycosides）等化学成分。

苦木内酯类化学成分主要有鸦胆子苷（brucealin）A、B、C、D、E、F、G、H、I、J、K、L、M、N、O、P，鸦胆子苦素（bruceine）A、B、C、D、E、F、G、H、I，鸦胆子苦醇（brusatol），去氢鸦胆子苦醇（dehydro-brusatol），二氢鸦胆子苦素（dihydro-bruceine），去氢鸦胆子苦素（dehydro-bruceine）A、B，鸦胆子酮酸（bruceaketolic acid），鸦胆子苦素 *E*-2-葡萄糖苷（bruceine *E*-2-*β*-D-glucopyranoside），鸦胆子苦烯（bruceen），去氢鸦胆亭醇（dehydro-bruceantinol），鸦胆子苦内酯（yadanziolide）A、B、C、D，鸦胆子苦苷（bruceoside）A、B，鸦胆亭（bruceantin），鸦胆亭醇（bruceantinol），鸦胆子双内酯（javanicin），双氢鸦胆

子苦醇（dihydrobrusatol）等[1~5]。

生物碱类包括鸦胆子碱（brucamarine），鸦胆宁（yatanine），4-乙氧甲酰基-喹诺-2-酮（4-ethoxycarbonyl-2-quinolone）等[3]。

黄酮苷类化合物主要有槲皮素-3-*O*-*β*-D-半乳糖苷（quercetin-3-*O*-*β*-D-galactoside），木犀草素-7-*O*-*β*-D-葡萄糖苷（luteolin-7-*O*-*β*-D-glucoside），金丝桃苷（hyperin）[1]等成分。

此外，本品还含有鸦胆子酚（brucenol），鸦胆子酸（bruceolic acid），黄花菜木脂素A（cleomiseosin A），香草酸（vanillic acid）[1]，6′-*O*-反-*p*-香豆酰橄榄苦苷（6′-*O*-tran-*p*-tonka beanoyl oleuropin）等化学成分。从鸦胆子根中还分得没食子酸乙酯（ethyl gallate），大黄素（emodin），大黄酚苷（chrysophanein），大黄酚（chrysophanol），*β*-谷甾醇（*β*-sitosterol）[6,7]。

鸦胆子油中含有油酸（oleic acid），亚油酸（linoleic acid），硬脂酸（stearic acid），棕榈酸（palmitic acid），共轭亚油酸（conjugated linoleic acid），十七烷酸（heptadecoic acid），花生酸（arachidic acid）以及三油酸甘油酯（triolein）等成分[8]。

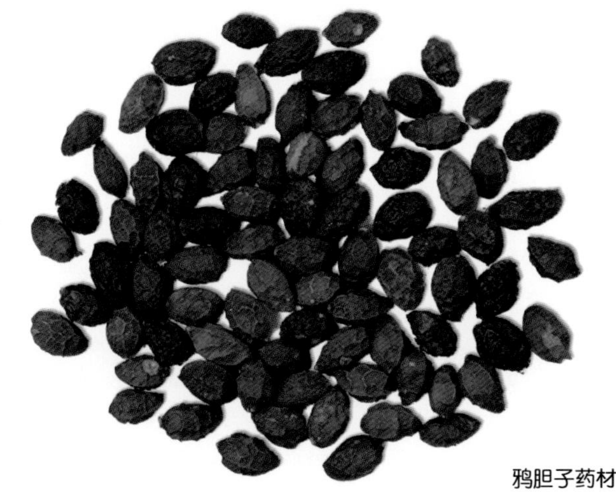

鸦胆子药材

【药理作用】

1. 抗肿瘤　鸦胆子水针剂和水包油静脉乳液对小鼠精原细胞有丝分裂有抑制作用。鸦胆子油的水包油静脉乳液在体外能抑制小鼠艾氏腹水癌细胞及腹水型肝癌细胞，水包油静脉乳液在整体试验中对小鼠艾氏腹水癌有较好抗癌效果，对肉瘤S37、肉瘤S180局部给药也有一定疗效[9]。鸦胆子乳剂腹腔注射对小鼠实体型和腹水型肝癌及大鼠肉瘤W256均有抑制作用。与环磷酰胺合用可消除环磷酰胺引起的白细胞减少。5%鸦胆子乳剂与小鼠艾氏腹水癌细胞接触后，1h细胞杀伤率为80%，4h达100%[10]。鸦胆子油乳介入或加栓塞剂对*N*-甲基亚硝基脲（MNU）诱发的大白鼠膀胱肿瘤有抗癌作用[11]。鸦胆子油乳对人膀胱癌细胞系BIU-87细胞生长有抑制作用，可直接破坏膀胱癌细胞膜、线粒体膜、内质网膜及核膜等膜性系统，使膀胱癌细胞变性并坏死[12]。鸦胆子油在体外能有效抑制人胃癌SGC-7901细胞增殖[13,14]。鸦胆子油乳剂、油酸乳剂在体外对小鼠艾氏腹水癌细胞结构有破坏作用[15]。鸦胆子油乳剂和油中所含油酸在体外均能抑制放射性同位素氚-胸腺嘧啶脱氧核苷（^{3}H-TdR）掺入小鼠艾氏腹水癌细胞脱氧核糖核酸（DNA），表明其能抑制癌细胞DNA的合成，作用随浓度增加而加强[16~18]。鸦胆子水浸剂和水浸剂的氯仿提取物在体外对鼻咽癌KB细胞有抑制作用[19]。鸦胆子油乳剂对艾氏腹水癌DNA合成期（S）、DNA合成后期（G_2）和分裂暂停期（G_0）期细胞均有一定的损伤或抑制作用，表明其可能属于细胞周期非特异性药物[20]。用鸦胆子仁糊剂、水剂或鸦胆子油局部治疗由甲基胆蒽醋酮诱发的小鼠皮肤癌和乳头状瘤，能使癌细胞退行性变和坏死、糊剂疗效最好，水剂和油较差。但对正常皮肤也有类似的作用[21]。小鼠每天腹腔注射鸦胆亭0.25~1mg/kg对淋巴细胞白血病P 388有效果，每天注射鸦胆子苦苷A 6mg/kg或鸦胆子苦醇125~250μg/kg也有效[22]。每天应用鸦胆亭或鸦胆子苷P均可延长患淋巴白血病P388的小鼠存活时间[23]。鸦胆子苷A、C、F和G有抗肿瘤作用[24]，鸦胆子苷K、I和L对小鼠白血病P388细胞有抑制作用[25]，鸦胆子苷N和O的苷元可控制小鼠白血病P388的生长[26]。鸦胆子苷A-G和L-I对小鼠淋巴细胞白血病P388有抗白血病作用[27]。鸦胆子所含黄花菜木脂素A在体外对P388淋巴白血病细胞有效[28]。鸦胆亭在体外对人鼻咽表皮样癌KB细胞培养细胞毒作用的半数有效量（ED_{50}）为0.008μg/ml[29]。抗肿瘤作用机制：鸦胆子不能升高小鼠肝癌细胞内的环磷酸腺苷（cAMP）含量，表明它不是通过提高cAMP含量以抑制癌细胞增殖的途径发挥抗癌作用[10]。鸦胆亭、鸦胆子苦素D、鸦胆子苦素E、鸦胆子苦苷A和鸦胆子苦醇均能抑制P388淋巴细胞白血病核糖核酸（RNA）和蛋白质合成，但在P388白血病小鼠整体试验中，药物对DNA合成的抑制似与其抗肿瘤作用具有更为直接的关系。在体外，鸦胆子苦醇、鸦胆子苦苷A对接种10天的P388细胞DNA聚合酶、RNA聚合酶、胸苷酸合成酶、二氢叶酸还原酶、磷酸核糖焦磷酸转氨酶和组织蛋白酶活性均有边缘性抑制作用，在整体实验中也有相似的抑制并可升高cAMP浓度，且这些作用与各个药物的抗肿瘤作用呈正相关。鸦胆子苦醇在整体试验中对嘌呤合成有很强抑制作用，抑制点主要在磷酸核糖焦磷酸转氨酶[22]。鸦胆子苦醇还能抑制P388细胞的己糖激酶、磷酸果糖激酶、苹果酸脱氢酶和琥珀酸脱氢酶，整体实验中还能抑制以琥珀酸盐和*α*-酮戊二酸底物的线粒体氧化磷酸化和底物磷酸化作用。鸦胆子苦醇可增加P388细胞的cAMP含量。鸦胆子苦苷A鸦胆亭对P388细胞氧化磷酸化的抑制作用与鸦胆子苦醇相似[30]。鸦胆子油乳对体外培养的人膀胱癌细胞系BIU-87细胞的生长、组织结构及细胞周期的影响，主要是阻止BIU-87细胞由G_0/G_1期向S期进展[12]。鸦胆子油乳对BIU-87细胞有杀伤作用，并呈现剂量和时间的依赖性，从^{3}H-TdR掺入抑制率看，药物组癌细胞DNA合成速度减慢，降低了癌细胞旺盛的核酸合成代谢，使^{3}H-TdR掺入抑制率也随着药物浓度的增加而升高，也证明鸦胆子油乳对BIU-87癌细胞生长抑制作用主要是通过抑制DNA合成[31]。鸦胆子油乳剂对人肾颗粒细胞癌细胞系GRC-1细胞周期的影响也是通过抑制S期细胞DNA合成[32]。应用流式细胞仪分析药物作用前后肾癌细胞的细胞周期变化，发现鸦胆子油乳可阻止GRC-1及RLC-310细胞由G_0/G_1期向S期进展，抑制DNA合成[33]。鸦胆子油乳剂抑制前列腺癌细胞的作用机理主要是通过鸦胆子油乳微粒大量进入细胞内使之发生脂肪样变性，并通过该微粒直接破坏细胞质膜系统及线粒体，粗面内质网等细胞来实现[34]。鸦胆子油乳琼脂糖凝胶电泳法检测显示出清晰的DNA梯状条带，从形态学和生化学角度都证明了鸦胆子油乳有诱导肿瘤细胞凋亡的作用，而且呈剂量依赖关系[35]。鸦胆子油乳阻止人BIU-87膀胱癌细胞由G_0/G_1周期进入S期，并诱导人BIU-87膀胱癌细胞的凋亡，并认为鸦胆子油乳抗癌作用机制之一是诱导人BIU-87膀胱癌细胞的凋亡[36]。在体外，鸦胆子苦素A和鸦胆亭可抑制小鼠TLX5淋巴瘤细胞摄取^{3}H-TdR，其半数感染量分别为0.31μg/kg和0.003μg/mg[37]。

2. 抗疟　鸦胆子仁口服或以其粗提取物肌内注射都有抗疟作用，使血中疟原虫减少乃至转阴[38]。鸦胆子仁煎剂肌内注射有抗鸡疟作用，最小有效量为0.02g（生药）/kg，浸膏最小有效量为0.0025g/kg。鸦胆子叶也有抗疟作用[39]。鸦胆子水浸剂及水浸剂的氯仿提取物在体外对恶性疟原虫的半数抑制率分别为0.42μg/ml和0.006μg/ml，对感染疟原虫小鼠的ED_{50}分别为500mg/kg和7.4mg/kg，二磷酸氯喹的ED_{50}为1.52mg/kg[19]。鸦胆子氯仿提取物在体外对恶性疟原虫抑制作用最强，最低抑菌浓度（MIC）为16.48μg/ml，水提取物次之，MIC为19.48μg/ml。从氯仿提取物中分离出3种活性成分为鸦胆子苦素A、C和鸦胆子苦素B的水化物，以C的作用最强，其抑制恶性疟原虫摄取[^{3}H]次黄嘌呤的作用比甲氟喹还强，3种成分对于抗甲氟喹的疟原虫仍然有效[40]。鸦胆子苦醇体外对抗氯喹的恶性疟原虫有很强的抑制作用，鸦胆子苦苷A没有活性，证明C15酯的部位是苦木素样物质加强抗疟的有关部位[41]。在体外，以抗氯喹恶性疟原虫摄取[^{3}H]次黄嘌呤为指标，测得鸦胆子各有效成分的半数抑制浓度（IC_{50}）（μg/ml）如下：鸦胆亭0.0008，鸦胆亭醇0.002，鸦胆子苦素A 0.011、B 0.011、C0.005、D0.015，去氢鸦胆子苦素A 0.046，鸦胆子苦醇0.003、鸦胆子苷A 0.031、F 5.00、I 22.04，二磷酸氯喹0.210。整体试验中，对感染疟原虫（Plasmodium berghei）小鼠寄生虫血症测得的ED_{50}和90%有效量（ED_{90}）如下[mg/(kg·d)]：鸦胆子苦素A3.36和26.72，鸦胆子苦素B 0.90和2.82，鸦胆子苦醇1.27和3.03，鸦胆子苦素D2.79和8.19[42]。鸦胆子及其有效成分在体外对疟原虫的作用比对鼻咽癌KB细胞作用强，其抗疟疾作用并非由细胞毒作用所致[19, 29]。

3. 抗阿米巴原虫　去油鸦胆子水浸液和乙醚浸膏加入感染粪便，能灭杀阿米巴原虫[43]。鸦胆子仁水浸液（1%）在体外可杀死阿米巴原虫，1：1000水溶液可抑制其生长，鸦胆子仁口服或浸剂灌肠对阿米巴痢疾有良好效果[44]。鸦胆子丁醇提取物、苦木素、鸦胆子苦素C和鸦胆亭均有抑制溶组织内阿米巴原虫的作用，其IC_{50}分别为8.25μg/ml、0.50μg/ml、10μg/ml和0.35μg/ml。以同时测定豚鼠角质形成细胞摄取^{3}H-TdR的IC_{50}作为对正常细胞的抑制作用，苦木素、鸦胆子苦素C和鸦胆亭的IC_{50}分别为66μg/ml、18μg/ml和0.04μg/ml。三者的IC_{50}（抗正常细胞）/IC_{50}（抗阿米巴）之比分别为132、1.8和0.1，以苦木素的作用最有价值[45]。鸦胆亭在体外抑制溶组织内阿米巴原虫的IC_{50}为0.019μg/ml[46]。

4. 影响免疫功能　鸦胆子油对鼠脾重、溶血空斑数、腹腔巨噬细胞吞噬功能及^{60}Co照射后的骨髓造血干细胞的增殖均有促进作用[9]。鸦胆子乳剂静脉注射治疗食管癌、胃癌、直肠癌和乳腺癌病人，对T细胞酯酶染色无明显影响，提示其对细胞免疫功能无抑制作用，对体液免疫显示，免疫球蛋白G（IgG）、免疫球蛋白M（IgM）波动在正常范围，而免疫球蛋白A（IgA）则高于正常值，可能对提高晚期肿瘤病人抗感染能力有一定意义[47]。鸦胆子乳剂在体外并不能增强E玫瑰花环的形成，也不能促进淋巴细胞的转化，表明鸦胆子在体内、外的作用可能是不一致的[48]。

5. 驱虫等作用　鸦胆子粗提取物能驱除犬肠道线虫和绦虫[49]，对鞭虫和蛔虫有驱除作用[50]。5%~10%鸦胆子冷浸液可杀灭蚊幼虫，其茎叶放入积水缸内亦有效[51]。鸦胆子苷A、C、F、G具有抗病毒作用[28]。每天用鸦胆子油乳颗粒剂1.4（鸦胆子油）/kg、2.8（鸦胆子油）/kg连续给小鼠灌胃3天，能抑制幽门结扎大鼠胃溃疡的形成。每天1.2g（鸦胆子油）/kg连续灌胃3天，能抑制阿司匹林所致小鼠胃溃疡的形成。每天0.6g（鸦胆子油）/kg、1.8g（鸦胆子油）/kg连续灌胃3天，对小鼠束水应激性胃溃疡有抑制作用。每天0.5g（鸦胆子油）/kg、1.0g（鸦胆子油）/kg连续灌胃9天，能抑制大鼠醋酸慢性胃溃疡的形成。每天0.5g（鸦胆子油）/kg、1.0g（鸦胆子油）/kg连续灌胃3个月，对氨水所致大鼠慢性萎缩性胃炎有抑制作用[52]。

6. 体内过程　静脉注射鸦胆子油乳后在小鼠和家兔药代动力学变化均表现为两室开放模型。家兔静脉注射后分布相半衰期为0.4h，消除相半衰期为12.6h。在小鼠体内的分布以脾脏为最高，其次为肝、肺、肾、心等，脑内药物浓度亦较高，说明油酸可通过血脑屏障。药物经粪、尿排出，24h排出总量为46.46%[53]。

7. 毒理　家兔静脉注射鸦胆子油乳每天10g/kg，连续7天或18天，体重、转氨酶、尿素氮及血象等都无明显变化[9]。鸦胆子连壳煎剂肌内注射的半数致死量（LD_{50}）为0.788g/kg。小鼠尾静脉注射鸦胆子水针剂LD_{50}为2.16g/kg[54]。鸦胆子油乳则为6.25g/kg[9]。小鼠肌内注射鸦胆子仁煎剂的LD_{50}为0.25g/kg，口服则为0.4g/kg[40]。小鼠灌服鸦胆子煎剂LD_{50}为2.4g/kg。氯仿提取物则为54mg/kg[42]。鸦胆子挥发油对皮肤黏膜有刺激作用，其毒性成分溶于水，具有苦味[54]。肿瘤病人每周静脉滴入鸦胆亭1.6~6mg/ml，连续4周为1个疗程，休息2周可进行下一疗程，毒性反应有恶心、呕吐，肝功能不良者更为严重，其他偶见毒性反应有发热、脱发、低血压，造血系统毒性很小[55]。

【临床研究】

1. 跖疣　治疗组以鸦胆子软膏（炒制去壳取仁的鸦胆子30g研为细末，加凡士林50g，冰片2g，调制成鸦胆子软膏）治疗跖疣65例，外涂患处，每日4~6次。对照组以酞丁胺搽剂治疗跖疣 67 例，外涂患处，每日 4~6 次。两组疗程均为 60 日。结果：治疗组痊愈 18 例、显效 21 例、好转 20 例、无效 6 例，总有效率为 90.77%；对照组痊愈 8 例、显效 11 例、好转 15 例、无效 33 例，总有效率为 50.75%。两组间疗效差异有统计学意义（$P<0.01$）[56]。

2. 顽固性寻常疣　鸦胆子仁碾成油糊状敷于疣体上（疣体及周围皮肤碘伏消毒。术者用手术刀将疣体之角质层切除，直到见角质层下组织渗血，然后用三棱针从疣体基底部向中心刺 3~5 针，至少 1 针从疣体中心穿出。取胶布 1 片，中心剪洞，大小形状和疣体一致，将此胶布贴到患处，恰好使疣体暴露，保护周围皮肤。最后用胶布将疣体和周围胶布一并覆盖）治疗手指顽固性寻常疣 8 例，隔日检查 1 次，视情况决定是否换药，治疗 7 日为 1 个疗程，1 个疣体治疗 1~3 疗程。结果：8 例均治愈，1 例 IgA 肾病病人半年后复发，再治 1 个疗程治愈[57]。

3. 晚期恶性肿瘤　鸦胆子油乳注射液（鸦胆子油乳 30ml 加入 0.9% 氯化钠注射液 250ml）治疗晚期恶性肿瘤 40 例，每日 1 次，连续 30 日为 1 个疗程，停药 30 日再次进行治疗。每例治疗 2 个疗程。结果：治疗后病人生活质量评分有明显改善，治疗前后比较有显著性差异（$P<0.05$），其中疼痛减轻，有效率为 66.7%（20/30）；乏力好转，有效率为 72.5%（29/40）；食欲增加，有效率为 50%（20/40）；体重增加，有效率为 55%（22/40）[58]。

【性味归经】味苦，性寒；有小毒。归大肠、肝经。

【功效主治】清热解毒，截疟，腐蚀赘疣。主治热毒血痢，休息痢，疟疾，鸡眼赘疣。

【用法用量】内服：治疟疾每次 10~15 粒，治痢疾每次 10~30 粒。多去壳取仁，用胶囊或龙眼肉包裹吞服，外用适量，捣敷；或制成鸦胆子油局部涂敷。

【使用注意】本品对胃肠道有刺激作用，可引起恶心、呕吐、腹痛，对肝肾亦有损害，故不宜多服久服。脾胃虚弱者禁服。

【经验方】

1. 疣　鸦胆子去皮，取白仁之成实者，杵为末，以烧酒和涂少许，小作疮即愈。（《医学衷中参西录》）

2. 鸡眼，胼胝　先用热水烫洗患处，发软后用刀削去隆起处及表面硬的部分，贴上剪孔的胶布，孔的大小与病变相等，而后将捣烂的鸦胆子盖满患处，再以胶布敷盖，每隔 6 天换药 1 次，一般 3 次可愈。[中华皮肤科杂志，1965,17（6）:397]

3. 花柳毒淋，有热　丈菊子（即向日葵，捣碎）一两，鸭蛋子四十粒。将丈菊子蒸汤一盅，送服鸭蛋子仁。(《医学衷中参西录》消毒二仙丹）

4. 痢疾　鸦胆子（去壳，捶去皮）一钱，文蛤（醋炒）、枯矾、川连（炒）各三分。糊丸，朱砂为衣。或鸦胆霜、黄丹各一钱，加木香二分亦可，乌梅肉丸，朱砂为衣。二方俱丸绿豆大，粥皮或盐梅皮，或龙眼干肉或芭蕉子肉包吞下十一二丸，立止。（《医碥》鸦胆丸）

5. 热性赤痢，及二便因热下血　鸦胆子（去皮）。每服二十五粒，极多至五十粒，白糖水送下。（《医学衷中参西录》）

6. 痢久，脓血腥臭，肠中欲腐，兼下焦虚惫，气虚滑脱者　生山药（轧细）一两，三七（轧细）二钱，鸭蛋子（去皮）五十粒。上药二味，先用水四盅，调和山药末煮作粥。煮时，不住以箸搅之，一两沸即熟，约得粥一大碗。即用其粥送服三七末、鸭蛋子。（《医学衷中参西录》三宝粥）

7. 疟疾　鸦胆子仁 10 粒，入桂圆肉内吞服。每日 3 次，第 3 天后减半量，连服 5 天。（《广西中草药》）

8. 早期血吸虫病　鸦胆子果仁 10 粒，每日 2 次。连服 4~5 天。（《广西中草药》）

9. 痔疮　鸦胆子七粒。包圆眼肉，吞下。（《本草纲目拾遗》）

10. 滴虫性阴道炎　鸦胆子 20 个，去皮，水一茶杯半，用砂锅煎至半茶杯，倒入消毒碗内，用消过毒的大注射器将药注入阴道，每次注 20~40ml，轻者 1 次，重者 2~3 次。（《河北中医药集锦》）

【参考文献】

[1] 国家中医药管理局《中华本草》编委会 . 中华本草 . 上海：上海科学技术出版社，1999：3833.

[2] 李铣，左世贤 . 鸦胆子抗癌有效成分的研究（第三报）. 中草药，1980，11：530.

[3] 李铣，孙铁民 . 鸦胆子中鸦胆因 H 的分离和鉴定 . 沈阳药学院学报，1986，3：192.

[4] 李铣 . 鸦胆子抗癌有效成分的研究（第一报）. 中草药通讯，1979，（11）：14.

[5] 刘丽 . 鸦胆子抗癌有效部位化学成分及含量测定方法的研究 . 沈阳药科大学硕士学位论文，2006：7.

[6] 于荣敏，黄素贤 . 鸦胆子根中抗癌活性成分的研究 . 中草药，1988，19（7）：6.

[7] 赵宇新 . 鸦胆子中新的裂环烯醚萜苷 . 国外医学・中医中药分册，2003，25（6）：358.

[8] 李福星 . 鸦胆子脂溶性活性成分的研究 . 南昌大学硕士学位论文，2006：3.

[9] 苏兴仁，程秀娟，商晓华，等 . 鸦胆子油乳抗癌作用的实验研究 . 沈阳药学院学报，1979，（11）：15.

[10] 王耐勤，赵雅丽，李炜，等 . 中药鸦胆子的抗肿瘤作用及其对癌细胞中环化 - 磷酸腺苷含量的影响 . 中医杂志，1980，21（8）：71.

[11] 刘红耀，米振国，王东文，等 . 鸦胆子油乳介入治疗膀胱肿瘤的动物实验研究 . 中华泌尿外科杂志，2000，21（6）：353.

[12] 刘悦，王禾，符庆吉，等 . 鸦胆子油乳对膀胱癌影响的实验研究 . 中华泌尿外科杂志，2001，22（6）：336.

[13] 孙波，吴云林，王升年，等 . 鸦胆子油乳抗人胃腺癌增殖作用的初步研究 . 上海医学，2001，24（8）：481.

[14] 张月宁，马力，王录洁 . 鸦胆子油乳抑制胃癌细胞增殖及其机制的研究 . 中华实用中西医杂志，2003，3（16）：282.

[15] 杨志博，苏兴仁，李佩珍，等 . 电镜观察鸦胆子油乳剂、油酸乳剂对恶性肿瘤细胞超微结构的影响 . 沈阳药学院学报，1986，3(7)：1.

[16] 李民 . 中草药，1983，14（8）：361.

[17] 李民，刘海，丛义滋，等 . 鸦胆子抗肿瘤的研究 15——油酸对艾氏腹水癌细胞 DNA 合成影响的研究 . 沈阳药学院学报，1984，（1）：40.
[18] 苏兴仁，于庆海，赵厚德，等 . 鸦胆子抗肿瘤的研究 . 沈阳药学院学报，1981，（14）：8.
[19] Anderson M M,et al. Planta Med,1990,56（6）:649.
[20] 李民，李兴仁 . 鸦胆子油乳剂对艾氏腹水癌细胞杀伤动力学研究 . 肿瘤，1984，6（4）：241.
[21] 张继增 . 中华皮肤科杂志，1965,11（5）：328.
[22] Hall I H. J Pharm Sci,1979,68（7）：883.
[23] Sakaki T.Cbem Pharm Bull,1986,34（10）:4447.
[24] Takabashi T. C A,1987,106:47354r.
[25] Takabashi T. C A,1987,106:90159t.
[26] Takabashi T. C A,1987,106:233369v.
[27] Yoshimura S. C A,1986,104:165312g.
[28] Lee K H. CA,1984,101:51763n.
[29] Anderson M M. Planta Med,1991,57（1）:62.
[30] Eigebaly S A. J Pharm Sci,1979,68（7）:887.
[31] 刘悦，王禾，符庆吉，等 . 鸦胆子油乳对人膀胱癌细胞系的作用 . 临床泌尿外科杂志，2001，（16）：286.
[32] 杨玉琮，乔竹兰 . 鸦油乳与土贝母对肾癌细胞系 GRC1 细胞周期的影响 . 现代中医，1996，9（3）：170.
[33] 李笑弓，南勋义，党建功，等 . 鸦胆子油静脉乳剂对人肾癌影响的实验研究 . 临床泌尿外科杂志，1998，（13）：282
[34] 贺大林，南勋义，刘文善 .10% 鸦胆子油静脉乳对前列腺癌细胞的影响 . 临床泌尿外科杂志，1994，9（S）：60
[35] 王芳，曹玉，刘红岩，等 . 鸦胆子油乳诱导 HL-60 细胞凋亡的研究 . 中国中药杂志，2003，28（8）：759
[36] 刘悦，王禾，符庆吉，等 . 鸦胆子油乳诱导膀胱癌 BIU-87 细胞凋亡的研究 . 中国中西医结合外科杂志，2001，7（2）：76
[37] Phillipson J D. Planta Med,1981,41（3）:209.
[38] 王进英 . 中华医学杂志，1950，36（11）:469
[39] 章寿衫 . 药学学报，1954，2（2）:85
[40] Pavanand K. Planta Med,1986,（2）:108.
[41] Lee K H. J Nat Prod,1987,50（5）:847.
[42] ONell M J. J Nat Prod,1987,50（1）:41.
[43] Liuxiaolaing.Chin Med,1937,52（1）:89.
[44] 冯颂平 . 鸦胆子根治阿米巴痢疾实验报告 . 中国医刊，1957，（9）：14.
[45] Keene A T. Planta Med,1986,（4）:278.
[46] Wright C W. C A,1989,110:13432g.
[47] 徐昕 . 鞍钢医药，1981，（1）：4.
[48] 王云翔 . 中草药，1983，14（11）：506.
[49] 陈志康，石之琳，朱金昌，等 . 犬肺吸虫病的实验治疗 1——中药直立百部、白头翁和鸦胆子的疗效 . 浙江医学院学报，1958，1（2）：117.
[50] 张耀德 . 中华医学杂志，1951，37（6）：480.
[51] 广州市卫生防疫站 . 新医药通讯，1972，（4）：31.
[52] 薛淑英，陈思维，吴静生，等 . 鸦胆子油乳颗粒剂抗胃溃疡及抗慢性胃炎的作用 . 沈阳药科大学学报，1996，13（1）：13.
[53] 苏兴仁 . 中草药，1981，12（4）：165.
[54] 姚崇舜，苏兴仁，张野平，等 . 鸦胆子注射液生物学标准考查 . 沈阳药学院学报，1978，（10）：11.
[55] Liesman J,et al. Cancer Treatment Report,1981,65:883.
[56] 易恒安 . 鸦胆子提取物治疗跖疣 65 例的疗效观察 . 广西医学，2008，30（5）：681.
[57] 丹璧 . 鸦胆子外用治疗手指顽固性寻常疣 8 例 . 新中医，2007，39（12）：57.
[58] 苏全胜，林勇，杨继红 . 鸦胆子油乳注射液治疗晚期恶性肿瘤疗效观察 . 医学研究生学报，2006，19（8）：765.

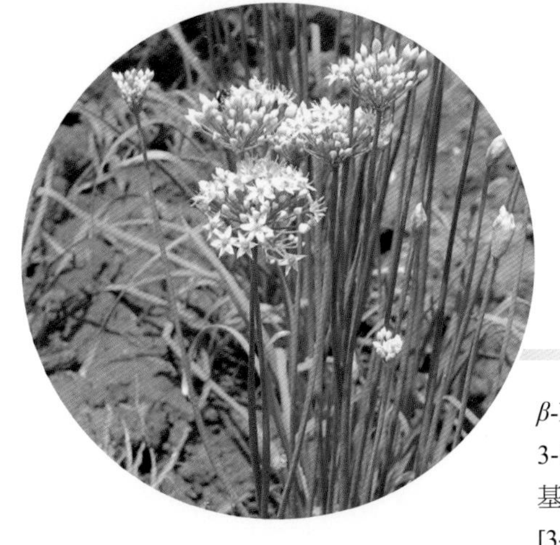

韭菜 Jiu cai

Allii Tuberosi Folium

[英]Tuber Onion Leaf

【别名】丰本、草钟乳、起阳草、懒人菜、长生韭、壮阳草、扁菜。

【来源】为百合科植物韭菜 *Allium tuberosum* Rottl. ex Spreng. 的叶。

【植物形态】多年生草本。具特殊强烈气味。根茎横卧，鳞茎狭圆锥形，簇生；鳞茎外皮黄褐色，网状纤维质。叶基生，条形，扁平，长15~30cm，宽1.5~7mm。总苞2裂，比花序短，宿存；伞形花序簇生状或球状，多花；具苞片；花白色或微带红色；花被片6，狭卵形至长圆状披针形；花丝基部合生并与花被贴生，狭三角状锥形；子房外壁具细的疣状突起。蒴果具倒心形的果瓣。

【分布】广西全区均有栽培。

【采集加工】全年可采，割取地上部分，晒干，备用。

【药材性状】全草长20~40cm，茎呈扁圆柱状，表面棕褐色，皱缩不平，质脆易折断。叶长披针形至线形，扁平，长20~30cm，宽3~8mm，黄褐色。具葱臭，气微，味辛。

【品质评价】以身干、色黄、无杂质者为佳。

【化学成分】叶含二甲基二硫化物（dimethyl disulfide），甲基烯丙基二硫化物（methyl allyl disulfide），2-丙烯基（烯丙基）二硫化物[2-propenyl（allyl）disulfide]，山柰酚葡萄糖苷（kaempferol glucoside），芹菜素葡萄糖苷（apigenin glucoside），槲皮素葡萄糖苷（quercetin glucoside），异鼠李素葡萄糖苷（*iso*-rhamnetim glucoside），3-*O*-槐糖基-7-*O*-*β*-D-（2′-*O*-阿魏酰葡萄糖基）山柰酚[3-*O*-sophorosyl-7-*O*-*β*-D-(*O*-2-feruloylglucosyl）kaempferol]，3-*O*-*β*-槐糖基-7-*O*-*β*-D-（2-*O*-阿魏酰基）-葡萄糖基山柰酚[3-*O*-*β*-sophorosyl-7-*O*-*β*-D-（2-*O*-feruloyl）-glucosylkaempferol]，3,4′-二-*O*-*β*-D-（2-阿魏酰基）-葡萄糖基山柰酚[3,4′-di-*O*-*β*-D-（2-feruloyl）-glucosylkaempferol]，3-*O*-*β*-D-（2-*O*-阿魏酰基）-葡萄糖基-7,4′-二-*O*-*β*-D-葡萄糖基山柰酚[3-*O*-*β*-D-（2-*O*-feruloyl）-glucosyl-7,4′-di-*O*-*β*-D-glucosylkaempferol]，3,4′-二-*O*-*β*-D-葡萄糖基山柰酚（3,4′-di-*O*-*β*-D-glucosylkaempfero l），3,4′-二-*O*-*β*-D-葡萄糖基槲皮素（3,4′-di-*O*-*β*-D-glucosylquercetin）及3-*O*-*β*-槐糖基山柰酚（3-*O*-*β*- sophorosylkaempferol），左旋-（3*S*）-1,2,3,4-四氢-*β*-咔啉基-3-羧酸[（－）-（3*S*）-1,2,3,4-tetrahydro-*β*-carboline-3-carboxylic acid]，L-酪氨酸（L-tyrosine），类胡萝卜素（carotenoid），*β*-胡萝卜素（*β*-carotene），抗坏血酸（ascorbic acid），大蒜辣素（allicin），蒜氨酸（alliin），谷氨酸（glutamic acid），丙氨酸（alanine），天冬氨酸（aspartic acid），缬氨酸（valine）[1]。

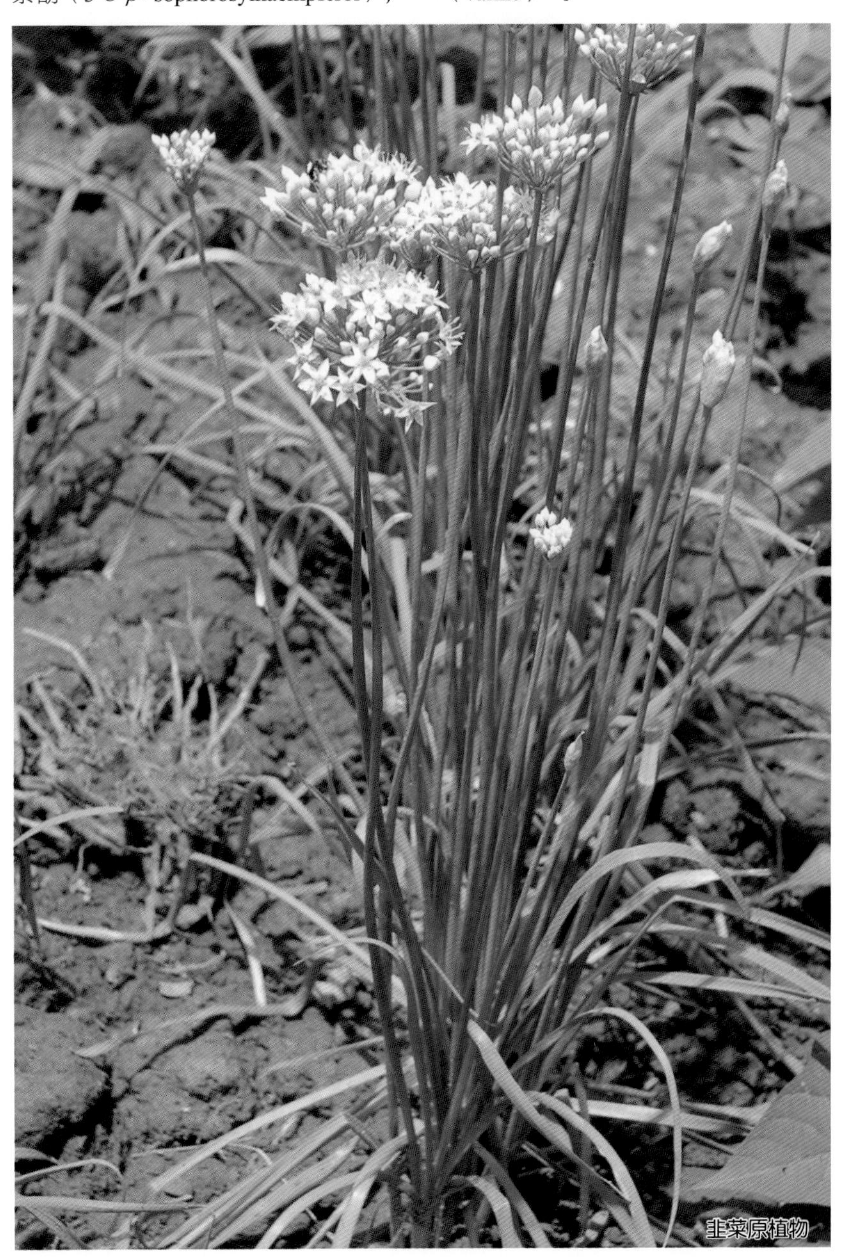

韭菜原植物

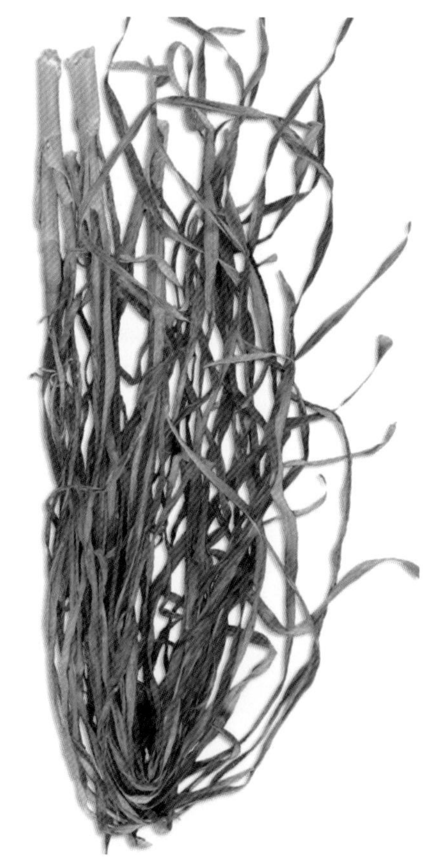

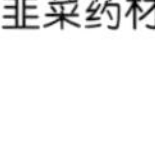

韭菜药材

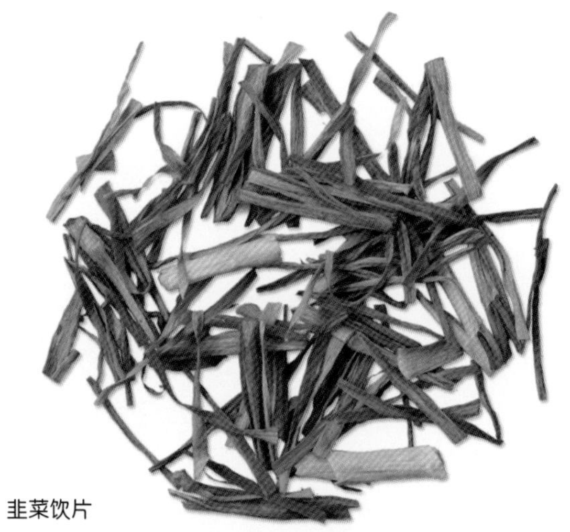

韭菜饮片

全草含二丙烯基硫代亚磺酸酯 [dipropenylthiosulfinate，PrS（O）SPr]，二甲基硫代亚磺酸酯 [dimethylthiosulfinate，MeS（O）Sme]，丙烯基硫代亚磺酸甲酯 [methylpropenylthiosulfinate，MeSS（O）Pr]，甲基硫代亚磺酸丙烯酯 [propenylmethylthiosulfinate，MeS（O）SPr]，（*Z*）- 和（*E*）- 甲基硫代亚磺酸 -1- 烯丙酯 [（*Z*）-and（*E*）-1-propenylmethylthiosulfinate，（*Z*）-and（*E*）-MeS（O）SCH:CHMe]，（*E*）-1- 丙烯基硫代亚磺酸甲酯 [（*E*）-methyl-1-propenylthiosulfinate（*E*）-MeS（O）CH:CHMe]，（*Z*）- 和（*E*）- 二丙烯基硫代亚磺酸酯 [（*Z*）-and（*E*）-dipropenylthiosulfinate，（*Z*）-and（*E*）-PrS（O）SCH:CHMe]，2,3- 二甲基 -5,6- 二硫代二环 [2.1.1] 己烷 -5- 氧代化合物（2,3-dimethyl-5,6-dithiobic yclo[2.1.1]hexan-5-oxide）[1]。

【药理作用】

1. 抗突变　韭菜叶水溶提取物有抗突变作用。其对大肠杆菌 GW1060 和 GW1104 42℃诱发的 SOS（应急反应）有抑制作用。韭菜叶的水溶性提取物与致突变剂 MNNG（*N*-甲基 -*N'*- 硝基 -*N*- 亚硝基胍）或苯并芘（$\beta[\alpha]$P）作用后，降低其致突变作用，即在细胞外尚有直接灭活致突变物质的作用[2]。

2. 抗滴虫　韭菜叶研磨后的滤液，1∶4 在试管内接触 30min，对阴道滴虫有杀灭作用[3]。

3. 降血压等作用　鲜韭菜茎榨汁过滤所得滤液，对兔静脉注射有轻度降压；对离体蛙心，先抑制后兴奋，大量可使心脏停于扩张期；对蛙下肢及兔耳血管有轻度扩张作用。1% 稀释液对离体子宫有兴奋作用；将此原液经 100℃加热，效力减半，给小鼠静注产生休克症状，可有狂躁、痉挛，以后转入镇静、嗜睡、发绀、死亡。以蒸馏液给小鼠皮下注射，可发生休克样症状，发绀乃至呼吸麻痹而死。小量时可引起兔红细胞及血红蛋白下降，对豚鼠红细胞溶血浓度为 0.06%~0.07%[4,5]。

【临床研究】

1. 顽固性呃逆　韭菜子炒爆花，微黄（用砂锅炒为好，不宜炒得过焦）研为细末治疗顽固性呃逆 16 例，每次 6~9g，温沸水冲服，每日 3~4 次。结果：16 例顽固性呃逆病人除 1 例脑血栓形成无效外，其余 14 例经服药后，呃逆均停止，其中脑血栓形成 1 例，食道癌 1 例，呃逆曾又重新发作，服后又止[6]。

2. 手足癣　韭菜汁（新鲜韭菜 1000g，择去黄叶、杂质，洗净晾干切断，分量置于蒜臼中捣碎成泥，倒入盆中，随即冲入沸水 5000ml），待温（约 50℃）浸泡手足，凉后再温，每次 40ml，每次 1 次，5 次为 1 个疗程。治疗 84 例，63 例 1 个疗程即愈，无复发，占 75%；18 例浸泡 2 个疗程后症状消失，无不适感占 21.4%，3 例因迁延日久，泡洗后症状减轻未消失，但未再发展，总有效率 100%[7]。

3. 带状疱疹　鲜韭菜根 30g、地龙泥（地龙排泄物）15g，置于碗中捣烂，加少许香油混匀，将药泥敷于疹面，以纱布覆盖之，每日换药 2 次，治疗时间最短 5 天，最长 8 天。结果：30 例病人全部治愈。敷泥后，疼痛立即减轻，疱疹在数日内逐渐干燥，结痂而愈[8]。

【性味归经】味辛，性温。归肾、胃、肺、肝经。

【功效主治】补肾，温中，行气，解毒。主治肾虚阳痿，里寒腹痛，噎嗝反胃，胸痹疼痛，痢疾，痔疮，痈疮肿毒，漆疮，跌打损伤。

【用法用量】内服：捣汁，60~120g；或煮粥、炒熟、作羹。外用适量，捣敷或煎水熏洗；热熨。

【使用注意】阴虚内热及疮疡者慎食。

【经验方】

1. 急性乳腺炎　鲜韭菜60~90g。捣烂敷患处。(《福建药物志》)

2. 痔疮　韭菜不以多少，先烧热汤，以盆盛汤在内，盆上用器具盖之，留一窍，以韭菜于汤内泡之，以谷道坐窍上，令气蒸熏；候温，用韭菜轻轻洗疮数次。(《袖珍方》)

3. 跌仆打伤，瘀血不散积聚　用韭菜捣汁，令渐呷服之，约尽五斤而散。(《杏苑生春》)

4. 反胃　韭菜汁二两，牛乳一盏。上用生姜汁半两，和匀，温服。(《丹溪心法》)

5. 阳虚肾冷，阳道不振，或腰膝冷疼、遗精梦泄　韭菜白八两，胡桃肉(去皮)二两。同脂麻油炒熟，日食之，服一月。(《方脉正宗》)

6. 吐血、便血、呕血、衄血、淋血、尿血及一切血证　韭菜十斤，捣汁，生地黄五斤(切碎)浸韭菜汁内，烈日下晒干，以生地黄黑烂，韭菜汁干为度；入石臼内，捣数千下，如烂青无渣者，为丸，弹子大。每早晚各服二丸，白萝卜煎汤化下。(《方脉正宗》)

【参考文献】

[1] 国家中医药管理局《中华本草》编委会．中华本草．上海：上海科学技术出版社，1999：7131.

[2] 陆敦，印木泉．韭黄、韭菜、大蒜叶的抗突变作用机理．第二军医大学学报，1992，13(1)：62.

[3] 陈馨远．中华妇产科杂志，1956，4(4)：395.

[4] 医学中央杂志(日)，1956，123：630.

[5] 医学中央杂志(日)，1957，126：218.

[6] 阎培孝．韭菜子治疗顽固性呃逆16例小结．山西中医杂志，1981，10(6)：39.

[7] 董桂晨．韭菜汁治疗手足癣．中国中医药科技，1998，5(2)：72.

[8] 刘荣鑫．鲜韭根地龙泥敷治带状疱疹．中国民间疗法，2004，12(10)：26.

战骨 Zhan gu

Premnae Fulvae Caulis

[英]Yellowhairy Premna Stem

【别名】神仙豆腐柴、跌打王、黄毛豆腐柴、斑鸠占。

【来源】为马鞭草科植物黄毛豆腐柴 *Premna fulva* Craib. 的茎。

【植物形态】多年生直立或攀缘状灌木至小乔木。单叶对生，叶片纸质，卵状椭圆形或卵形，长4~14.5cm，宽3~9cm，基部楔形至近圆形，全缘或上部有波状深齿，锯齿或深裂，先端急尖至尾状尖，两面生长柔毛，聚伞花序排成伞房状，苞片披针形或线形；花萼杯状，先端5浅裂，裂齿三角形，齿缘有纤毛；花冠绿白色，二唇形，上唇1裂片，圆形，下唇3裂，外面密被腺点，喉部有数行较长的毛；雄蕊4，二强，伸出花冠外；子房圆形，先端有腺点。核果倒卵形，紫色至黑色，有瘤突，萼宿存。

【分布】广西主要分布于天峨、隆林、西林、田东、平果、扶绥、宁明、龙州等地。

【采集加工】全年均可采收，以秋季采为好，除去杂质，切片，晒干。

【药材性状】茎圆柱形，长短不一，直径1~2.5cm。表面灰黄色，有细小的不规则纵皱纹，外皮常呈片状剥落，剥落处显红棕色。质硬，断面皮部红棕色，木部黄白色，可见导管呈细孔状，射线呈放射状排列，髓部白色。气微，味微涩。

【品质评价】以质坚硬、断面红综色为佳。

【化学成分】本品茎皮中含3β-无羁萜醇(friedelan-3β-ol)，无羁萜(friedelin)，羽扇豆烯-3-酮(lupene-3-one)，β-谷甾醇(β-sitosterol)，胡萝卜(甾醇)苷(daucosterin)，柚皮素(naringenin)，香草酸(vanillic acid)，硝酸钾(kalium nitricum)，氯化钾(kalium chloratum)氟化钾(potassium fluoride)，木栓酮(3-friedela-none)，硬脂酸(stearic acid)[1,2]。茎含三萜酯类成分，如二十八碳酸羽扇豆醇酯(lupeol octacosanoate)，二十九碳酸羽扇豆醇酯(lupeol nonacosanoate)，三十碳酸羽扇豆醇酯(lupeol melissate)及香草酸(vanillic acid)[1]。

【药理作用】

1. 抗炎、镇痛　给大鼠腹腔注射(iP)黄毛豆腐柴茎的灭菌水溶液(健骨注射液)1ml/100g体重(1ml相当0.7g原生药)，对蛋清所致踝节肿胀，健

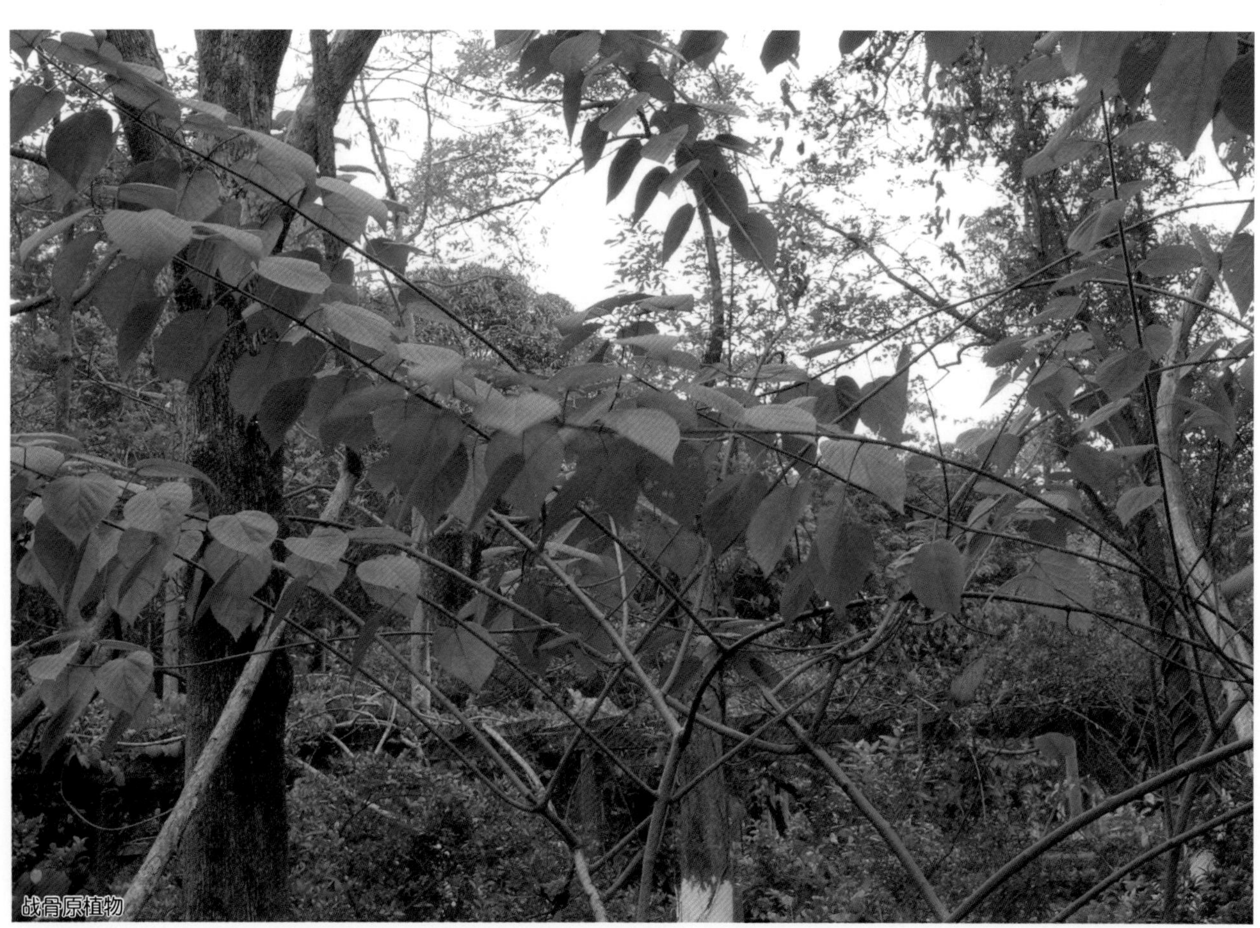

战骨原植物

骨注射液有抗炎消肿作用，其抗炎消肿作用亦优于水杨酸钠。分别给小鼠 iP 健骨注射液 14g/kg、50g/kg，对酒石酸锑钾引起的小鼠扭体反应，健骨注射液有抑制作用[3]。

2. 改善微循环、保护坐骨神经和软组织损伤　黄毛豆腐柴茎提取物（相当柚皮素 205μg/kg）皮下注射一次性给药，可增加小鼠耳郭细动脉和细静脉血管口径以及毛细血管网交点。皮下注射黄毛豆腐柴茎提取物（相当柚皮素 205μg/kg），连续 12 天，对手术造成的小鼠坐骨神经损伤可缩短痛觉恢复正常的时间。小鼠分别皮下注射黄毛豆腐柴茎提取物 205μg/kg、102μg/kg（相当柚皮素含量），每天 1 次，连续 5 天，对重物落击造成小鼠足部的软组织严重损伤（瘀血和水肿）有改善作用[4]。

【临床研究】

骨关节炎　战骨酒合剂（战骨汤：战骨 30g、黑吹风藤 21g，红吹风藤 30g，活血藤 15g，通城虎 6g。水煎 2 付，用米三花酒 1000ml 浸泡 30 日后，早中晚服用，每次 50ml，湿敷患处或外擦，每日数次。同时，将战骨汤 1 剂或战骨酒碴 250g 加水 4000ml，一次放入锅内煮开 20~30min，取出药液趁热熏洗患处。每日 2~3 次，可连用 2 日，用时加热）治疗骨关节炎 75 例，治愈 59 例，占 78.7%；好转 14 例，占 18.7%，无效 2 例，占 2.6%，总有效率 97.4%[5]。

【性味归经】味辛、微甘，性微温。归肝、肾经。

【功效主治】祛风湿，壮肾阳。主治风湿痹痛，肾虚阳痿，月经延期。

【用法用量】内服：煎汤，10~30g；或浸酒。

【使用注意】孕妇禁服。

【经验方】

1. 风湿性关节炎　斑鸠占根、大风藤各 60g。泡酒服。（《贵州草药》）
2. 阳痿　斑鸠占根 60g，淫羊藿根、花脸荞根各 30g。炖肉吃。（《贵州草药》）
3. 月经不调（经期推后）　斑鸠占根、小血藤根各 9g。煨水服。（《贵州草药》）

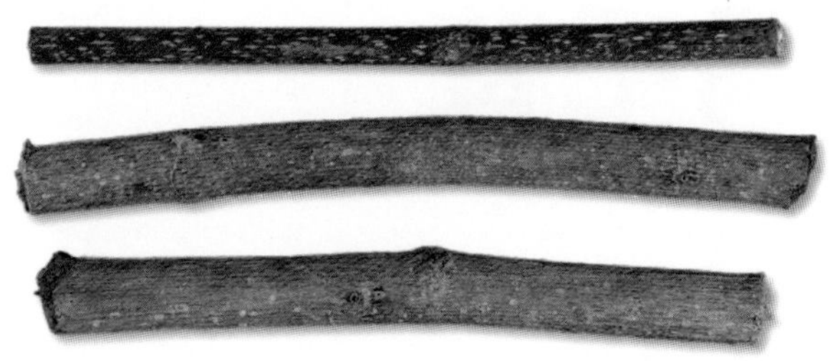

战骨药材

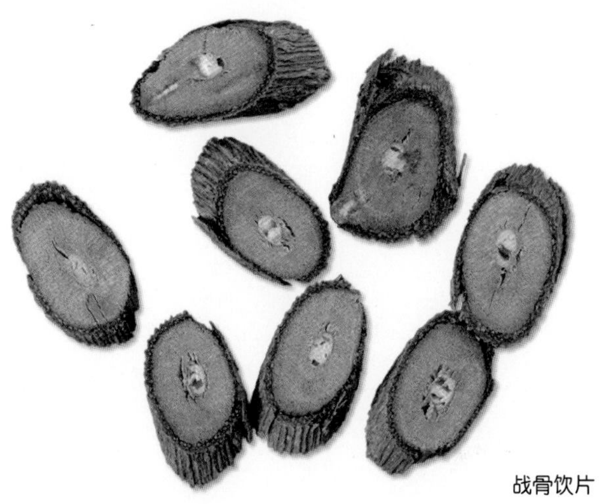

战骨饮片

【参考文献】

[1] 国家中医药管理局《中华本草》编委会 . 中华本草 . 上海：上海科学技术出版社，1999：5979.
[2] 韦松，思秀玲，曾诠，等 . 黄毛豆腐柴化学成分的研究 . 华西药学杂志，1988，3（1）：41.
[3] 林槙桐，刘文侠，覃洪，等 . 健骨注射液工艺及抗炎镇痛作用 . 中草药，1981，12（10）：20.
[4] 林军，杨斌，陈家欢，等 . 黄毛豆腐柴茎提取物改善微循环、保护坐骨神经和软组织损伤的实验研究 . 广西医科大学学报，2001，18（2）：207.
[5] 吴振东 . 广西壮药战骨合剂治疗骨关节炎的疗效观察 . 世界中医骨伤科杂志，2002，4（1）：52.

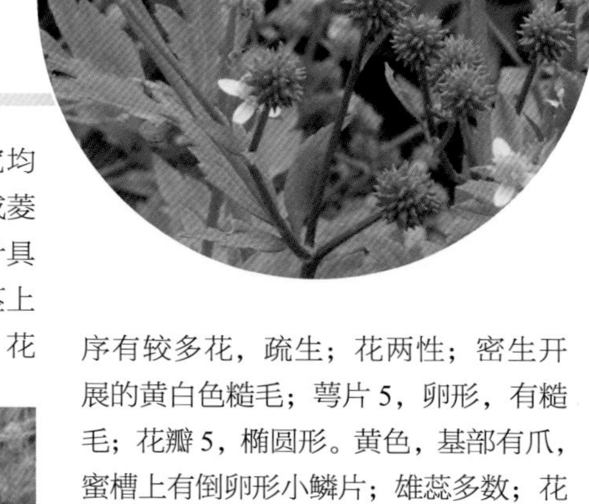

Yu mao gen

禺毛茛

Ranunculi Cantoniensis Herba

[英]Cantoniensis Ranunculus Herb

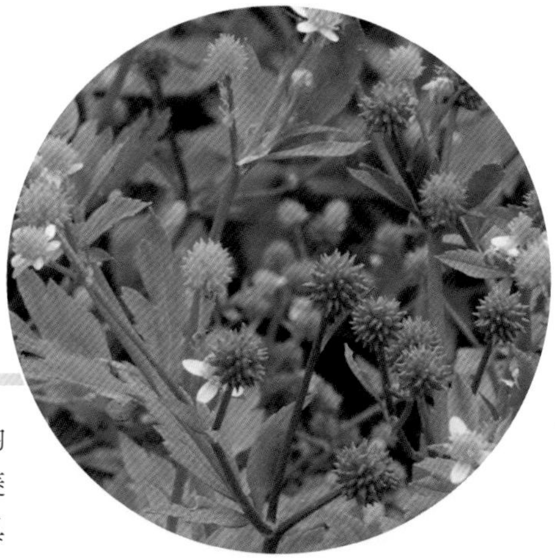

【别名】小回回蒜、假芹菜、千里光、白灸草、自扣草、点草、田芹菜。

【来源】为毛茛科植物禺毛茛 *Ranunculus cantoniensis* DC. 的全草。

【植物形态】多年生草本。须根多数，簇生。茎直立，上部有分枝，密生开展的黄白色糙毛。茎生叶为三出复叶；叶片轮廓宽卵形或肾圆形，长和宽均3~9cm；中央小叶具长柄，椭圆形或菱形，3裂。边缘具密锯齿；侧生小叶具较短柄。2~3深裂，两面有糙毛；茎上部叶较小，3全裂，有短柄或无柄。花序有较多花，疏生；花两性；密生开展的黄白色糙毛；萼片5，卵形，有糙毛；花瓣5，椭圆形。黄色，基部有爪，蜜槽上有倒卵形小鳞片；雄蕊多数；花托长圆形，有白色短毛；心皮多数，无毛。瘦果扁，狭倒卵形，边缘有棱翼，具短喙。

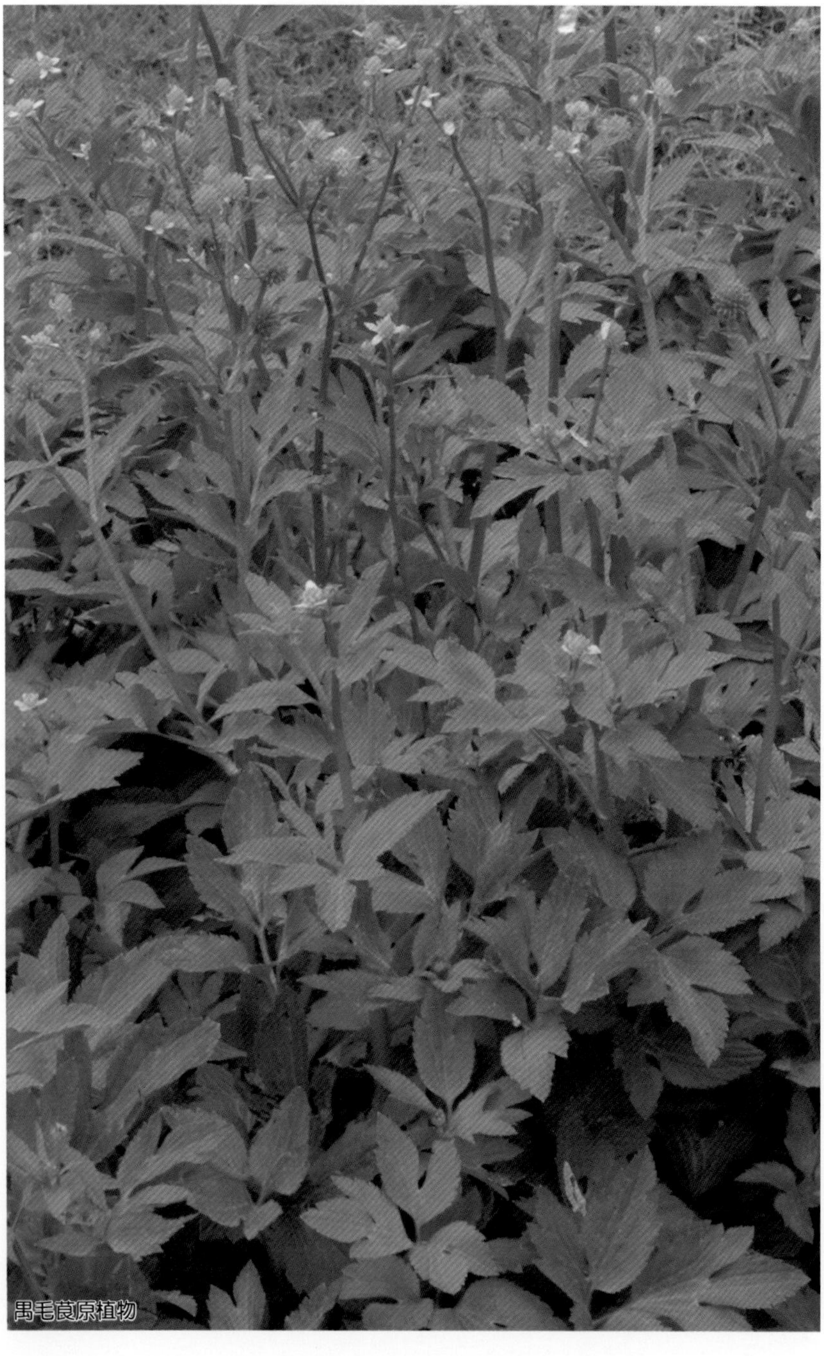

禺毛茛原植物

【分布】广西全区均有分布。

【采集加工】夏季采收，洗净，切段，晒干。

【药材性状】全草长25~60cm，须根簇生。茎和叶柄密被黄白色糙毛。叶为三出复叶，基生叶及下部叶叶柄长达14cm；叶片宽卵形，黄绿色，长、宽均约5cm，中央小叶椭圆形或菱形，3裂，边缘具密锯齿，侧生小叶不等地2或3深裂。花序具疏花；萼片5，船形，长3mm，有糙毛；花瓣5，椭圆形，棕黄色。聚合果球形，直径约1cm；瘦果扁，狭倒卵形，长约4mm。气微，味微苦，有毒。

【品质评价】以茎叶全、色绿、无杂质者为佳。

【化学成分】本品含原白头翁素（protoanemonin），另含酚类（phenols）、黄酮类化合物（flavanoid）、有机酸（organic acid）等成分[1]。

【性味归经】味微苦、辛，性温；有毒。归肝经。

【功效主治】清肝明目，除湿解毒，截疟。主治眼翳，目赤，黄疸，痈肿，风湿性关节炎，疟疾。

【用法用量】外用适量，捣敷发疱、塞鼻或捣汁涂。

【使用注意】本品有刺激性，一般不作内服。

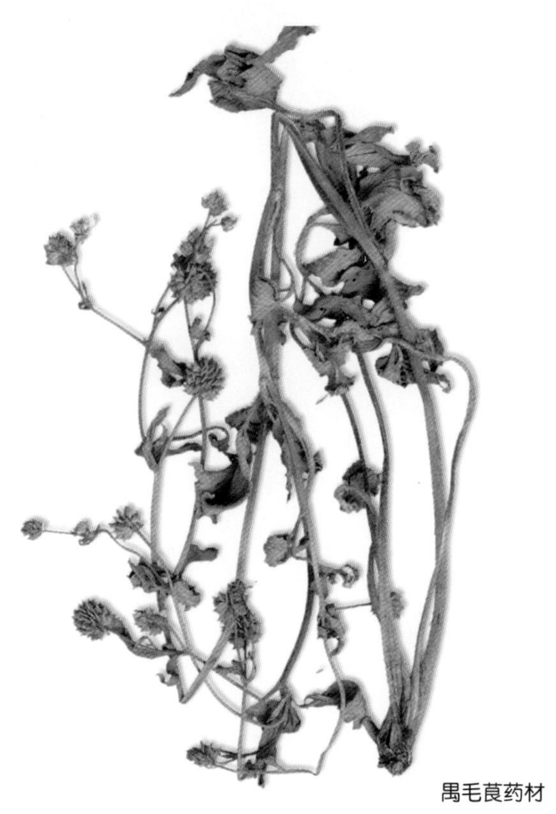
禺毛茛药材

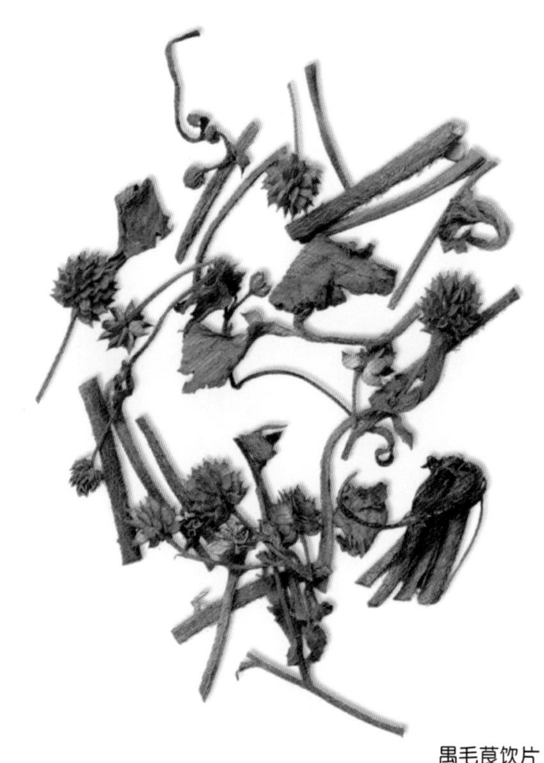
禺毛茛饮片

【经验方】

1.风湿性关节炎、类风湿关节炎　田芹菜全草捣烂，贴敷穴位，发疱即除去。（南药《中草药学》）
2.黄疸　取自扣草打烂后，敷手腕脉上，待起疱时刺破，除去黄水。（《南京民间草药》）
3.疟疾　田芹菜鲜品捣烂，垫纱布，包大椎、间使、合谷穴，在发作前 2~3h 包。（《云南中药志》）
4.淋巴结核　田芹菜适量，入油中熬成膏或用凡士林调匀涂患处。（《云南中药志》）
5.风热眼炎，去目翳　用布袋装起自扣草煎水内服，或与猪肉、牛肝、蜜枣同煮。（《广东中药》）

【参考文献】

[1] 国家中医药管理局《中华本草》编委会. 中华本草. 上海：上海科学技术出版社，1999：1846.

Gu sui bu 骨碎补

Drynariae Rhizoma
[英]Fortune's Drynaria Rhizome

【别名】猴姜、石毛姜、过山龙、石良姜、爬岩姜、石岩姜。

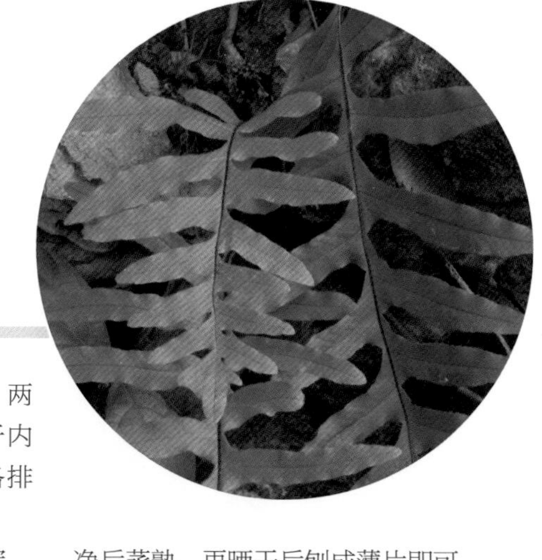

【来源】为槲蕨科植物槲蕨 *Drynaria fortunei*（Kunze）J.smith 的根茎。

【植物形态】多年生草本。根状茎横生，粗壮肉质，密被钻状披针形鳞片。叶二型；营养叶灰棕色，卵形，无柄，干膜质，长 5~7cm，宽约 3.5cm，基部心形，背面有疏短毛，边缘有粗浅裂；孢子叶高大，纸质，绿色，无毛，长椭圆形，宽 14~18cm，向基部变狭而成波状，下延成有翅膀的短柄，中部以上深羽裂；裂片 7~13 对，短尖头，边缘有不明显的疏钝齿；网状脉，两面均明显。孢子囊群圆形，着生于内藏小脉的交叉点上。沿中脉两侧各排成 2~3 行；无囊群盖。

【分布】广西主要分布于龙州、邕宁、来宾、贵港、桂平、平南、玉林、容县、藤县、梧州、贺州、富川、灌阳、全州、资源、龙胜、罗城、南丹、凤山等地。

【采集加工】将根茎挖出，洗净泥土。鲜用或晒干。用火燎去鳞毛或将小块的刨片、大块的绒毛和外皮刮去，洗净后蒸熟，再晒干后刨成薄片即可。

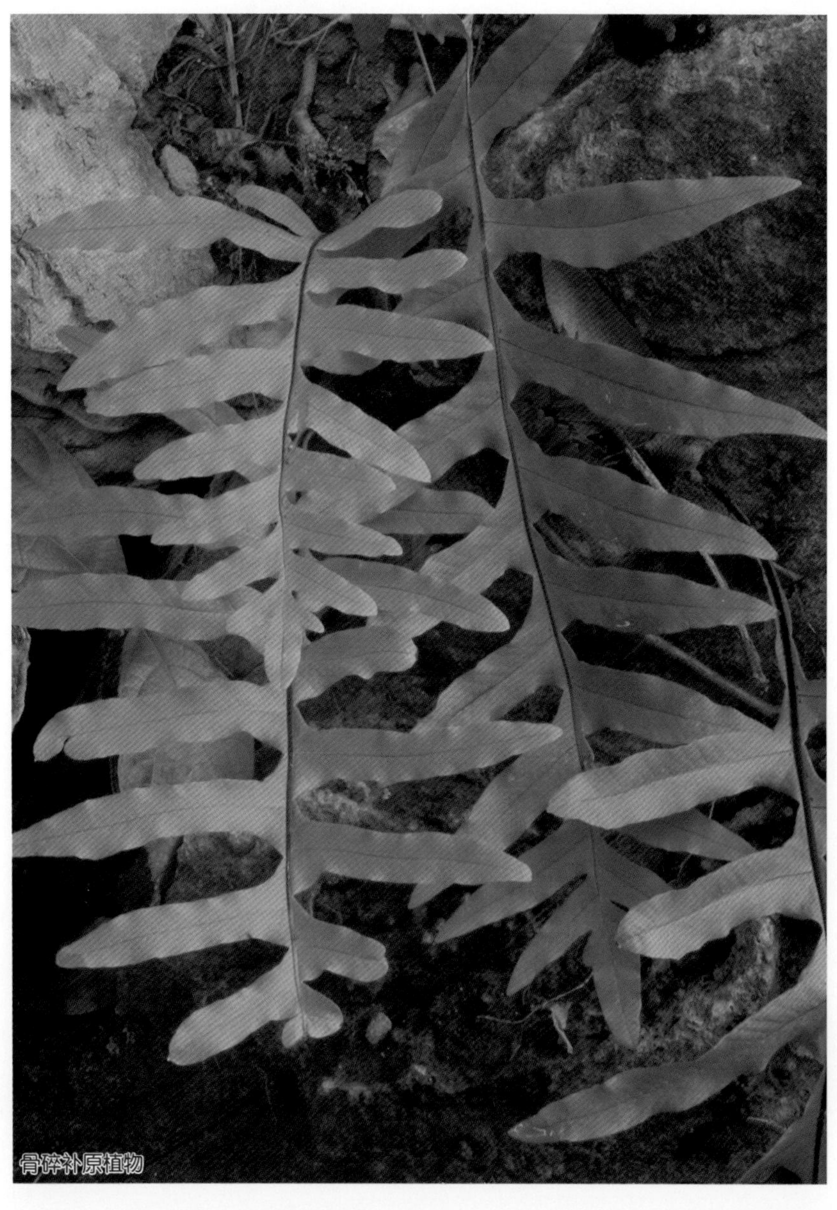
骨碎补原植物

【药材性状】根茎为不规则背腹扁平的条状、块状或片状，多弯曲，两侧常有缢缩和分枝，长 3~20cm，宽 0.7~1.5cm。表面密被棕色或红棕色细小鳞片，紧贴者呈膜质盾状；直伸者披针状，先端尖，边缘流苏状。鳞片脱落处显棕色，可见细小纵向纹理和沟脊；上面有叶柄痕，下面有纵脊纹及细根痕。质坚硬断面红棕色，有白色分体中柱，排成长扁圆形。气香，味微甜、涩。

【品质评价】均以粗大、棕色者为佳。

【化学成分】槲蕨块茎含有紫云英苷（astragalin），山柰酚-7-*O*-*α*-L-呋喃阿拉伯糖（kaempferol-7-*O*-*α*-L-arabinofuranoside），北美圣草素（eriodictyol），阿福豆苷（kaempferol-3-*O*-*α*-L-rhamnopyranoside），3-乙酰胺基-4-羟基苯甲酸（3-acetamino-4-hydroxy-benzoic acid）和 5-乙氧基-2-羟基苯甲酸乙酯（ethyl-5-ethoxy-2-hydroxy-benzoate）[1]。

根茎含柚皮苷（naringin），21-何帕烯（hop-21-ene），9（11）-羊齿烯 [fern-9（11）-ene]，7-羊齿烯（fern-7-ene），3-雁齿烯（filic-3-ene），*β*-谷甾醇（*β*-sitosterol），豆甾醇（stigmasterol），菜油甾醇（campesterol）及四环三萜类化合物：环木菠萝甾醇乙酸酯（cycloardenyl acetate），环水龙骨甾醇乙酸酯（cyclomargenyl acetate），环鸦片甾烯醇乙酸酯（cyclolaudenyl acetate），9,10-环羊毛甾-25-烯醇-3*β*-乙酸酯（9,10-cycloanost-25-en-3*β*-yl-acetate）[2]。还含有里白烯（diploptene），环劳顿醇（cyclolaudenol）[3]。又含有石莲姜素 [（－）-*epi*-afzelechin3-*O*-*β*-D-allopyranoside] 和（－）-表阿夫儿茶精 [（－）-*epi*-afzelechin][4]。

挥发油中含有正十六烷（*n*-hexadecane），正十七烷（heptadecane），正二十一烷（heneicosane），六氢金合欢烯丙酮（hexahydrofarnesylacetone），壬酸（pelargonic acid），6- 十二酮（6-dodecanone）等成分[5]。

【药理作用】

1. 对骨质生长的促进　秦岭槲蕨水煎剂 7.5g/kg、10g/kg、25g/kg、50g/kg 连续灌胃 1~3 个月，能改善骨性关节炎大鼠软骨细胞功能，推迟细胞退行性变，降低骨性关节病的病变率，推迟发病时间，减轻发病程度[6, 7]。骨碎补具有促进骨对 ^{45}Ca 同位素的吸收作用，同时可提高血钙和血磷的水平，有利于骨钙化和骨质的形成[8]。骨碎补提取液对组织培养中的鸡胚骨原基的生长和钙磷沉积有促进作用，可提高组织中碱性磷酸酶（ALP）活性，促进蛋白多糖合成，抑制胶原合成[9]。骨碎补水提醇沉液饲喂新孵出来亨鸡 10~20 天，对小鸡骨发育有促进作用，可增加小鸡股骨的湿重和体积、单位长度皮质骨的钙、磷、羟脯氨酸、氨基已糖的含量[10]。大鼠灌胃骨碎补水煎液，于造模后第 7 天、14 天、21 天均能增加骨痂厚度，提高骨折愈合质量，其增加转化生长因子（TGF-β_1）在骨痂组织中的表达，可能是骨碎补促进骨折愈合的机制之一[11]。1mg/L 骨碎补水提液和醇提液能使成骨 MC3T3-E1 细胞 DNA 合成期（S 期）细胞百分率升高、DNA 合成前期（G_1 期）细胞百分率减少，100mg/L 骨碎补醇提液能使细胞 ALP 的活性升高，100mg/L 骨碎补醇提液能促进细胞骨钙素合成和分泌，1mg/L 骨碎补水提液及 0.01mg/L 骨碎补醇提液均可促进细胞钙化，提示骨碎补水相和醇相提取物中分别存在有较高活性的促成骨细胞增殖、分化和钙化的物质[12]。1000mg/L 的骨碎补提取液对成骨细胞有促进作用，在 1000~1500mg/L 的浓度范围内，其促进作用随浓度升高而增加，并于 1500~1600mg/L 时达到最大效应。提示骨碎补提取液对成骨细胞的增殖有促进作用，且和药物剂量有密切关系[13]。1mg/L 骨碎补水提液、50μg/L 骨碎补醇提液与 50μg/L 柚皮苷能促进人骨髓间充质干细胞（human bone marrow mesenchymal stem cells，hMSCs）增加，50μg/L 骨碎补醇提液与 50μg/L 柚皮苷能促进其向成骨细胞分化。说明骨碎补水提液、醇提液与柚皮苷对 hMSCs 有保护作用并能分别促进其增殖、分化[14]。高浓度骨碎补提取液对兔骨髓基质细胞的增殖有抑制作用，较低浓度时对兔骨髓基质细胞的增殖有促进作用[15]。采用破骨成骨细胞共培养体添加不同浓度的骨碎补提取物，发现骨碎补提取物对骨细胞作用的最佳浓度为 1mg/ml，能增加胞内 ALP 含量，同时培养递质中酸性磷酸酶（ACP）、前列腺素 2（PGE_2）含量增加，骨桥蛋白（osteopontin）和骨连接蛋白（osteonectin）的 mRNA 表达调控均降低，形成的多核破骨细胞更小更有活性，但是没有找到大破骨细胞。表明加入提取物后，可增加破骨细胞的移动性，有利于成骨细胞的早期分化，不利于成骨细胞的矿化，适合骨折的早期治疗[16]。骨碎补能促进骨细胞骨态发生蛋白（BMP-2）的表达[17]。在骨愈合过程中，骨碎补对（TGF-β_1）mRNA、（BMP-2）mRNA 基因表达具有有益的调节作用[18]。

2. 对骨质疏松的作用　骨碎补能提高血钙、血磷水平，激活成骨细胞，提高股骨头的骨密度，预防激素性骨质疏松[19]。骨碎补有部分抑制糖皮质激素引起的骨丢失的作用，可抑

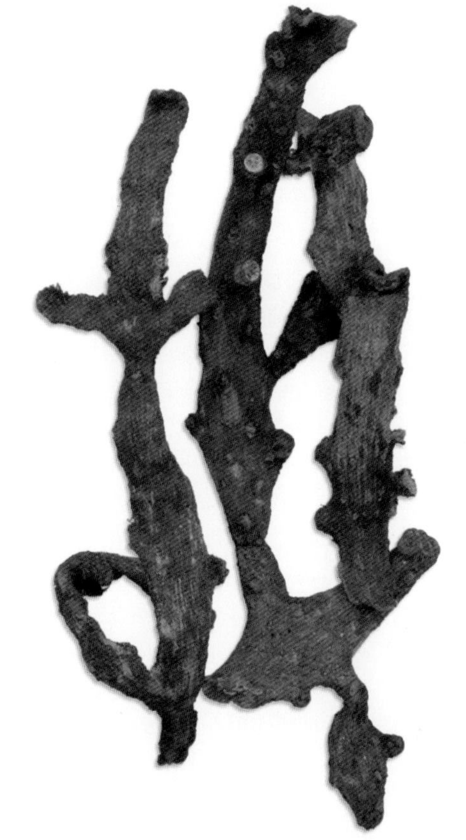

骨碎补药材

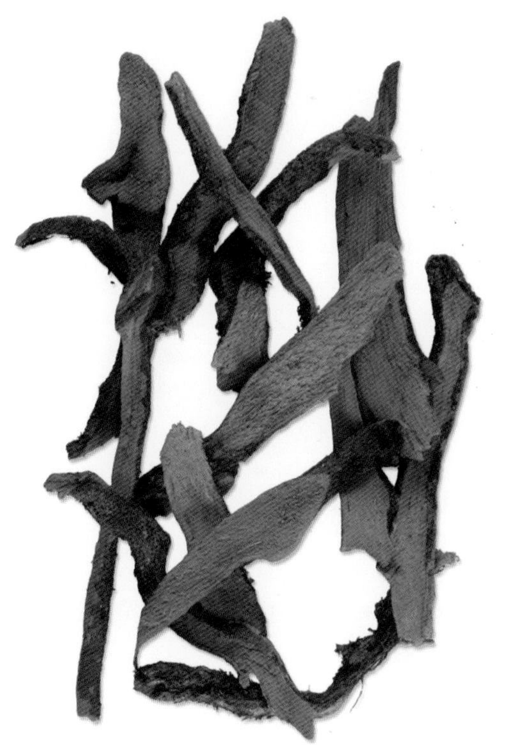

骨碎补饮片

制醋酸可的松引起的骨丢失，防治激素引起的大鼠骨质疏松，但不能完全阻止其发展[20,21]。骨碎补提取的有效成分为骨碎补总黄酮，骨碎补总黄酮对卵巢切除所致的骨质疏松症具有提高骨密度和调整血清IL-4、IL-6、TNF-α水平的作用[22]。给去卵巢大鼠灌服骨碎补总黄酮6个月后，大鼠的骨小梁体积百分比（TBV）增高，骨小梁吸收表面百分比（TRS）以及骨小梁形成表面百分比（TFS），活性生成表面百分比（AFS），骨小梁矿化率（MAR）和骨小梁骨生成率（BFR），骨质平均宽度（OSW）和骨皮质矿化率（mAR）均降低[23]。20%骨碎补提取液有减少抗酒石酸磷酸酶（TRACP）阳性破骨细胞数形成作用，可抑制骨髓体外培养中破骨样细胞的生长，主要抑制破骨母细胞向成熟破骨细胞转化[24]。骨碎补对绝经后骨质疏松症和卵巢功能低下导致的骨质疏松症都有防治作用[25]。

3. 抗炎　骨碎补总黄酮具有抗炎作用，能抑制毛细血管渗透性的增高[26]。

4. 对牙齿生长作用　骨碎补对体外培养的人牙髓细胞有促增殖作用，其中以100mg/L质量浓度组促增殖作用最明显。电镜下实验组人牙髓细胞表面枝状嵴丰富，细胞周围可见细胞外基质，细胞浆内有丰富粗面内质网和游离的核糖体，核内常染色质均匀分散，异染色质少，提示骨碎补对体外培养的人牙髓细胞有促增殖作用[27]。骨碎补水提液对牙槽骨吸收模型大鼠实验性牙槽骨吸收有明确的疗效，能抑制骨质吸收、促进骨质再生[28]。

5. 抑制链霉素的耳毒性　骨碎补煎服和链霉素一起或单独使用，对链霉素急性毒副反应头痛、头晕、耳鸣、唇、面麻木有较好的防治效果[29]。用骨碎补水剂作为链霉素溶媒，能降低豚鼠耳蜗毛细胞损伤百分率，参考耳郭Preyer反射和听性脑干反应测试，证明骨碎补有抑制链霉素耳毒性的作用[30]。骨碎补煎剂灌服亦能减轻卡那霉素对豚鼠的耳郭毒副作用，但不能控制停药后毒性耳聋的发展[31]。50%骨碎补液作为溶剂和链霉素一起应用时，链霉素的生物效价、体外抗菌活性、病人血清药物浓度以及链霉素的pH和澄明度均无改变。骨碎补可使链霉素所致耳蜗一回和二回外毛细胞的损伤减轻，对链霉素耳毒性有一定的解毒作用[32,33]。骨碎补主要成分柚皮苷具有脱敏和抗变态反应性能，活血解痉，改善局部微循环和营养供给，促进药物排泄，解除链霉素对第8对脑神经的损害，对缓解链霉素的毒副作用有其独特疗效，作用快，疗效高且确切，安全可靠，无不良反应[34]。

6. 降血脂　骨碎补注射液0.8ml/kg肌内注射，可预防高脂血症（胆固醇、甘油三酯）升高。1.7ml/kg肌内注射能预防高脂血症家兔高脂血症，防止动脉粥样硬化斑块的形成，连续用药5~10周后效果明显[35]，能拮抗实验高脂血症家兔血管内皮损伤，促进肝、肾上腺内胆固醇代谢过程，从而使无粥样硬化区主动脉壁、肝脏、肾上腺中胆固醇含量下降[36]。抗动脉硬化的活性成分之一骨碎补多糖酸盐10mg/kg、25mg/kg、50mg/kg，能抑制家兔血清胆固醇含量升高，减少主动脉粥样硬化斑块的形成[37]。50mg/kg饲喂6周，能保护家兔肝及肾上腺的细胞器，增强细胞功能，促进肝及肾上腺细胞内胆固醇的转化与排出[38]。骨碎补在降血脂的同时不引起组织内胆固醇含量升高，是一个良好的降血脂、防治动脉粥样硬化的药物[36]。

7. 强心　从骨碎补中分离出的双氢黄酮苷，0.5%溶液10~12.5mg/kg静脉注射给药，可使家兔心肌收缩增强，作用维持2h以上，其强心作用是直接作用于心肌而非作用于交感神经系统[39,40]。

8. 镇静镇痛等作用　黄烷酮苷125mg/kg小鼠腹腔注射有镇静镇痛作用，并能增强小鼠常压耐缺氧能力[39]。250mg/kg灌胃给药，能减少戊巴比妥钠所致小鼠翻正反射发生率及缩短翻正反射消失持续时间，可能与其诱导激活肝药酶，加速戊巴比妥钠有关[37]。骨碎补在试管内对金黄色葡萄球菌、溶血性链球菌、炭疽杆菌、白喉杆菌、福氏痢疾杆菌、大肠杆菌、铜绿假单胞菌有较强的抑制作用，对伤寒杆菌亦有抑制作用[41]。

9. 毒理　小鼠、大鼠灌胃给予骨碎补总黄酮后，其饮食、活动、精神状态等体征均无异常变化，体重变化在正常范围内（$P>0.05$）。小鼠急性毒性实验，尸检可见动物腹腔内有少量残留药液，重要脏器未见明显病理变化，总黄酮半数致死量为5.99g/kg。提示骨碎补总黄酮急性毒性实验未显示毒性作用[42]。

【临床研究】

1. 纤维肌痛综合征　Ⅰ组服用美洛昔康（口服，每日7.5mg）；Ⅱ组服用美洛昔康（口服，每日7.5mg）和阿米替林（口服，每日12.5mg，连服3日，如无明显不适，每3日增加12.5mg，直至每日50mg维持，均为晚饭后一次顿服）；Ⅲ组口服骨碎补总黄酮（每次0.25g，每日3次）；Ⅳ组服用骨碎补总黄酮加阿米替林，用法及剂量同前；Ⅴ组病人服用美洛昔康、骨碎补总黄酮、阿米替林3药，用法及剂量同前。以上5组均用于治疗纤维肌痛综合征，每组30例，治疗共3个月。结果：Ⅱ、Ⅲ、Ⅳ、Ⅴ组与治疗前及Ⅰ组比较，其抑郁评分、纤维肌痛影响因素问卷评分及压痛指数评分的比较差异有显著意义（$P<0.05$或$P<0.01$）；Ⅱ、Ⅲ、Ⅳ组之间抑郁评分、纤维肌痛影响因素问卷评分差异无显著意义（$P>0.05$），Ⅴ组与Ⅱ组比较差异非常显著（$P<0.01$）。无明显不良反应[43]。

2. 骨折延迟愈合和骨不连　对照组调整饮食结构，注重钙及营养物质的补充，去除导致骨折延迟愈合和骨不连的诱因，将骨折端重新复位、固定，使用合适的内固定材料或给予植骨（其中46例使用内固定，23例植骨），抗生素防治感染，用于治疗骨折延迟愈合和骨不连33例。治疗组在此基础上加服强骨胶囊（每粒含量碎补总黄酮180mg），每日3次，每次1粒，连续服用3个月为1个疗程，其中29例用1个疗程，7例用2个疗程。结果：治疗组的临床症状恢复、骨折愈合率、愈合时间明显优于对照组，经统计学分析，差异具有显著意义（$P<0.05$）。两组间不良反应的差异无显著意义（$P>0.05$）[44]。

3. 骨质增生　自拟健骨通痹汤（海风藤20g，桑枝、当归、赤芍、杜仲、熟地、白术、丹参、白芍各10g。每日1次，水煎2次，每次150ml，早晚温服，1个月为1个疗程）配合中药骨碎补醋酒煎剂（骨碎补50g，高度白酒及米醋各半斤）热敷局部治疗骨质增生 276 例，每日 2 次，15 日为 1 个疗程。结果：治愈 224 例，占 81.1%；好转 42 例，占 15.2%；无效 10 例，占 3.7%；总有效率 92.7%[45]。

4. 骨质疏松　治疗组用强骨胶囊（骨碎补总黄酮）治疗骨质疏松 162 例，每次 1 粒，每日 3 次。对照组以骨松宝颗粒治疗骨质疏松 61 例，每次 1 袋，每日 3 次。结果：骨碎补总黄酮对骨量减少病人骨痛症状的总有效率为 91.80%，显效率 70.94%，对骨痛的平均起效时间为（5.85±2.25）周，平均缓解时间为（7.52±2.45）周。病人服药 4~6 周骨痛可以减轻 1~2 个级别，37.71% 的病人服药 6~8 周时骨痛症状完全消失。骨碎补总黄酮对骨质疏松病人骨痛的疗效，总有效率 94.44%，显效率 70.99%，对骨痛的平均起效时间为（4.94±2.26）周，平均缓解时间为（7.47±2.81）周。病人服药 4~6 周，骨痛可以减轻 1~2 个级别，46.67% 的病人服药 6~8 周时，骨痛症状完全消失[46]。

【性味归经】味甘、苦，性温。归肝、肾经。

【功效主治】补肾强骨，活血止痛。主治肾虚腰痛，足膝痿弱，耳鸣耳聋，牙痛，久泄，遗尿，跌打骨折及斑秃。

【用法用量】内服：煎汤，10~20g；或入丸、散。外用适量，捣烂敷或晒干研末敷；也可浸酒搽。

【使用注意】阴虚内热及无瘀血者慎服。

【经验方】

1. 病后发落不住　用骨碎补、野蔷薇枝各少许。煎汁刷之。（《本草汇言》）

2. 肾虚气攻牙齿出血，牙龈痒痛　骨碎补（炒黑色）二两。上为细末，漱口后揩齿根，良久吐之，卧时再用，咽津不妨。（《普济方》骨碎补散）

3. 斑秃、脱发　骨碎补 15g，酒 90g。浸 10 余天，滤取药液，涂搽患处，每日 2~3 次。（《安徽中草药》）

4. 鸡眼，疣子　骨碎补 9g，碾粗末，浸泡于 95% 乙醇 100ml 中，泡 3 天即成。用时先以温水将足部鸡眼或疣子洗泡柔软，用小刀削去其外层厚皮，再涂搽骨碎补乙醇浸剂，每 2h 搽 1 次，连续 4~6 次，每日最多 10 次。[中医杂志，1964,(8):37]

5. 肾虚腰痛、风湿性腰腿疼　骨碎补、桑寄生各 15g，秦艽、豨莶草各 9g，水煎服。（《陕甘宁青中草药选》）

6. 肾虚久泄　骨碎补 15g，补骨脂 9g，山药 15g，五味子 6g，水煎服。（《山西中草药》）

7. 遗尿　骨碎补 500g，食盐 50g，水 2500ml。先将水倒容器中，再加入食盐搅匀，待溶化后放入骨碎补，浸泡 12h 后焙干、研面。每晚睡前用淡盐水冲服。3 天为 1 个疗程，一般 1~3 疗程基本痊愈。[内蒙古中医药，1986,(1):371]

8. 接骨入臼者，先用此药服之，软其筋骨　骨碎补、香附各二钱，草乌一钱半，川芎一钱。共为细末，每用姜酒调服，饮醋即解。（《伤科汇纂》）

9. 小儿疳积　骨碎补（研粉）9g，同瘦猪肉蒸吃。（江西《草药手册》）

【参考文献】

[1] 高颖，王新峦，王乃利，等. 骨碎补中的化学成分. 中国药物化学杂志，2008，18（4）：284.

[2] 国家中医药管理局《中华本草》编委会. 中华本草. 上海：上海科学技术出版社，1999：729.

[3] 刘振丽，吕爱平，张秋海，等. 骨碎补脂溶性成分的研究. 中国中药杂志，1999，24（4）：222.

[4] 吴新安，赵毅民. 骨碎补化学成分研究. 中国中药杂志，2005，30（6）：443.

[5] 刘振丽，张玲，张秋海，等. 骨碎补挥发油成分分析. 中药材，1998，21（3）：135.

[6] 赵湘洪，陈宝兴，丁继华. 骨碎补对实验性骨性关节炎的治疗作用. 中药通报，1987，12（10）：617.

[7] 丁继华，陈宝兴，赵湘洪. 补肾药治疗骨关节病的实验研究. 中国中医骨伤科杂志，1989，5（3）：3.

[8] 王志儒. 北京中医学院学报，1980，（3）：13.

[9] 马克昌，高子范，刘鲜茹，等. 骨碎补注射液促进钙磷沉积的初步研究. 中医正骨，1989，1（1）：13.

[10] 马克昌，高子范，冯坤，等. 骨碎补提取液对小鸡骨发育的促进作用. 中医正骨，1990，2（4）：7.

[11] 王华松，许申明. 骨碎补对骨折愈合中 TGF-β_1 表达的影响. 中国中医骨伤科杂志，2001，9（4）：10.

[12] 唐琪，陈莉丽，严杰. 骨碎补提取物促小鼠成骨细胞株 MC3T3-E1 细胞增殖、分化和钙化作用的研究. 中国中药杂志，2004，29（2）：164.

[13] 秧荣昆，郭磊磊. 骨碎补提取液对成骨细胞增殖的影响. 贵阳中医学院学报，2006，28（4）：61.

[14] 邓展生，张璇，邹冬青，等. 骨碎补各种提取成分对人骨髓间充质干细胞的影响. 中国现代医学杂志，2005，15（6）：2426.

[15] 徐展望，张建新，李军，等. 骨碎补提取液对兔骨髓基质细胞增殖的影响. 中医正骨，2005，17（4）：1.

[16] Sun J S,Chun Y L,Dong G C,et al.The effect of Gu-Sui-Bu（Drynariae Rhizoma）on bone cell activities.Biomaterials,2002,23（16）:3377.

[17] 冯伟，傅文彧，魏义勇，等. 单味中药对成骨相关基因表达的影响. 中医正骨，2004，16（3）：6.

[18] 董福慧，郑军，程伟. 骨碎补对骨愈合过程中相关基因表达的影响. 中国中西医结合杂志，2003，23（7）：518.

[19] 刘宏泽，王文瑞. 丹参与骨碎补注射液防治激素诱发股骨头坏死的实验研究. 中国骨伤，2003，16（12）：726.

[20] 马克昌. 第二届全国医学生化学术会议论文摘要汇编（下册），1991：765.

[21] 马克昌，高子范，张灵菊，等. 骨碎补对大白鼠骨质疏松模型的影响. 中医正骨，1992，4（4）：3.

[22] 谢雁鸣，许勇钢，赵晋宁，等. 骨碎补总黄酮对去卵巢大鼠骨密度和细胞因子 IL-6、IL-4、TNF-α 水平的影响. 中国中医基础医学杂志，2004，10（1）：34.

[23] 谢雁鸣，鞠大宏，赵晋宁. 骨碎补总黄酮对去卵巢大鼠骨密度和骨组织形态计量学影响. 中国中药杂志，2004，29（4）：343.

[24] 刘金文，黄永明，许少健，等. 中药骨碎补对大鼠骨髓破骨细胞体外培养的影响. 中医研究，2005，18（7）：5.

[25] JeongJC,KangS K,Youn CH,etal.Inhibition ofDrynariae Rhizomaextracts on bone resorptionmediated by processing of cathepsin K in cultured mouse osteoclasts.Int Immunopharmacol,2003,3（12）:1685.

[26] 刘剑刚，谢雁鸣，邓文龙，等. 骨碎补总黄酮抗炎作用的实验研究. 中国天然药物，2004，2（4）：232.

[27] 许彦枝，高永博，郭晶洁，等. 骨碎补对体外培养人牙髓细胞增殖及超微结构的影响. 中国医院药学杂志，2007，27（10）：1377.

[28] 陈莉丽，唐琪，严杰，等．骨碎补提取液对实验性牙槽骨吸收疗效的研究．中国中药杂志，2004，29（6）：549.
[29] 解放军第 254 医院．中华药学杂志，1977，57（2）：9.
[30] 王重远．中华耳鼻喉科杂志，1989，24（2）：79.
[31] 广西医学院耳鼻喉科．骨碎补预防卡那霉素中毒性耳聋实验研究．新医学，1977，8（4-5）：168.
[32] 张胜利，寇福儒，汤慕兰．骨碎补注射液对链霉素生物学性质的影响．抗生素，1982，7（4）：245.
[33] 戴小牛，童素琴，贾淑萍，等．骨碎补对链霉素耳毒性解毒作用的实验研究．南京铁道医学院学报，2000，19（4）：248.
[34] 王玉亮，胡增茹，李凤婷．骨碎补防治链霉素不良反应的临床应用．临床荟萃，2000，15（15）：694.
[35] 王维信，王敖格．骨碎补降血脂及防止主动脉粥样硬化斑块形成的实验观察．中医杂志，1980，21（12）：945.
[36] 王敖格，王维信．骨碎补对家兔组织内脂质含量的影响．中医杂志，1981，22（7）：547.
[37] 王敖格，中国药理通讯，1984，1（3,4）：166.
[38] 王敖格，王维信．骨碎补多糖酸盐对高胆固醇血症家兔肝及肾上腺细胞超微结构的影响．中国药理与临床，1985，（10）：128.
[39] 王维信．药学通报，1984，19（2）：119.
[40] 王维信．全国心血管药理第二届学术会议论文集.1983：54.
[41] 零陵地区卫生防疫站．湖南医药杂志，1974，（4）：50.
[42] 赵晋宁，谢雁鸣，张文军，等．骨碎补总黄酮急性毒性实验．医药导报，2005，24（1）：12.
[43] 高冠民．骨碎补总黄酮治疗纤维肌痛综合征的随机对照研究．中国新药与临床杂志，2007，26（11）：837.
[44] 高焱．骨碎补总黄酮治疗骨折延迟愈合和骨不连．中医正骨，2007，19（7）：11.
[45] 陈庆，龙伟芳．健骨通痹汤内服配合骨碎补外敷治疗骨质增生 276 例．中国医师杂志，2006（S）：165.
[46] 王和鸣，葛继荣，田金洲，等．强骨胶囊治疗骨质疏松症骨痛的疗效观察．中国中医骨伤科杂志，2005，13（6）：38.

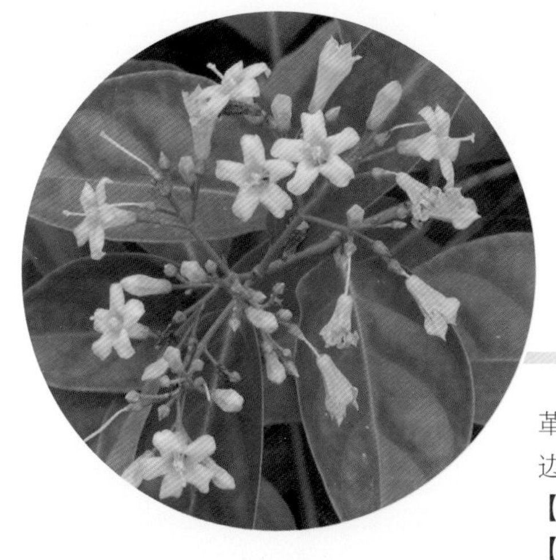

Gou wen 钩 吻

Gelsemii Elegantis Herba
[英]Graceful Jessamine Herb

【别名】断肠草、黄花苦晚藤、黄猛菜、毒根、藤黄、胡蔓草、山砒霜、大茶药。

【来源】为马钱科植物胡蔓藤 *Gelsemium elegans*（Gardn.et Champ.）Benth. 的地上部分。

【植物形态】多年生常绿藤本。枝光滑，幼枝具细纵棱。单叶对生，短柄；叶片卵状长圆形到卵状披针形，长 5~12cm，宽 2~6cm，先端渐尖，基部楔形或近圆形，全缘。聚伞花序多顶生，三叉分枝，苞片 2，短三角形；萼片 5，分离；花小，黄色，花冠漏斗形，先端 5 裂，内有淡红色斑点，裂片卵形，先端尖，较花筒短；雄蕊 5；子房上位，2 室，花柱丝状，柱头 4 裂。蒴果卵状椭圆形，下垂，基部有宿萼，果皮薄革质。种子长圆形，多数，具刺状突起，边缘有翅。

【分布】广西全区均有分布。

【采集加工】全年均可采收，切段，晒干或鲜用。

【药材性状】茎呈圆柱形，外皮灰黄色到黄褐色，具深纵沟及横裂隙；幼茎较光滑，黄绿色或黄棕色，具细纵纹及纵向椭圆形突起的点状皮孔。节稍膨大，可见叶柄痕。质坚，不易折断，断面不整齐，皮部黄棕色或中空。叶不规则皱缩，完整者展平后呈卵形或卵状披针形，长 4~8cm，宽 2~4cm，先端渐尖，基部楔形或钝圆，上面灰绿色到淡棕褐色，下面色较浅。气微，味微苦，有毒。

【品质评价】以茎粗、质坚硬、叶大者为佳。

【化学成分】钩吻的主要成分是生物碱，其根中含钩吻碱丑（kouminine），钩吻碱子（koumine），钩吻碱寅（kouminicine），钩吻碱卯（kouminidine），钩吻碱丙（sempervirine），钩吻碱丁（koumicine），钩吻碱戊（koumidine）；还含有胡蔓藤碱乙（humantenine），胡蔓藤碱甲（humantenmine），胡蔓藤碱丙（humantenidine），胡蔓藤碱丁（humanitenrine），阿枯米定碱（akuammidine），16- 表伏康树卡平碱（16-*epi*-vocarpine），19- 羟基二氢 -1- 甲氧基钩吻碱（19-hydroxydihydro-1-methoxy sempervirines），二氢钩吻碱子（dihydrokoumine），19(*R*)-和19(*S*)-钩吻醇碱（kouminol）。从茎中分离出钩吻碱子和钩吻碱丙。从叶中分离出钩吻碱子、丑、丁和钩吻碱辰（kounidine）

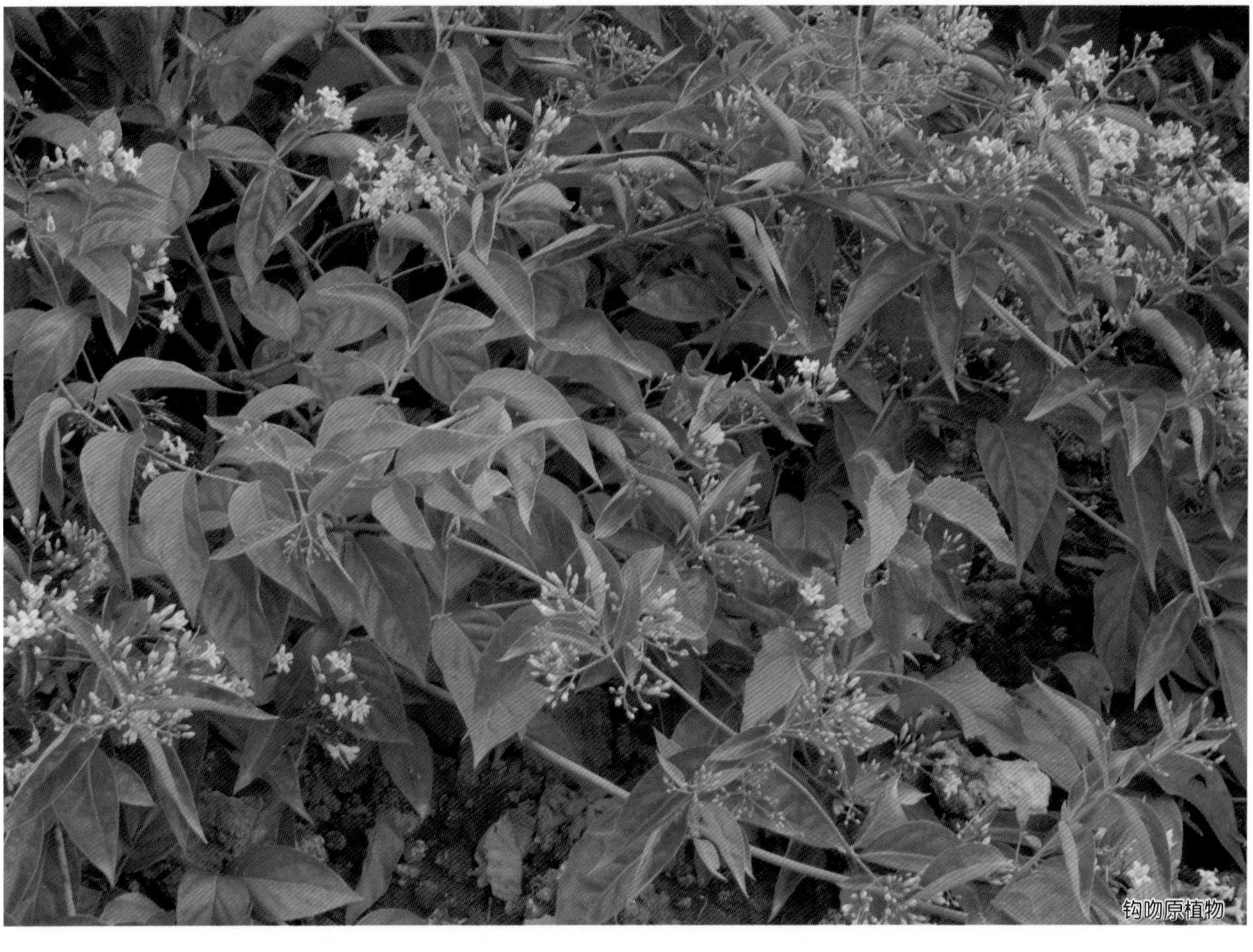

钩吻原植物

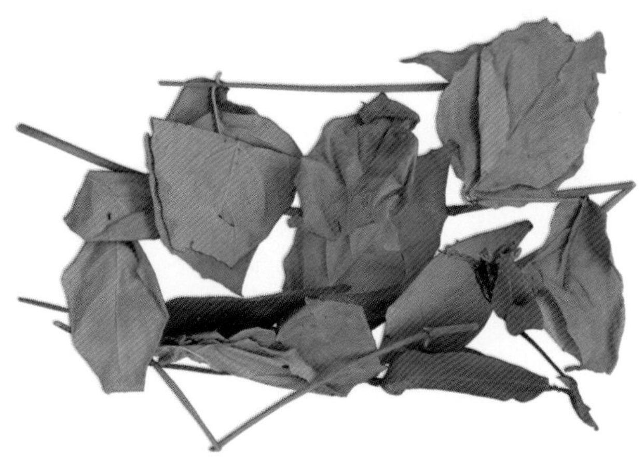

钩吻药材

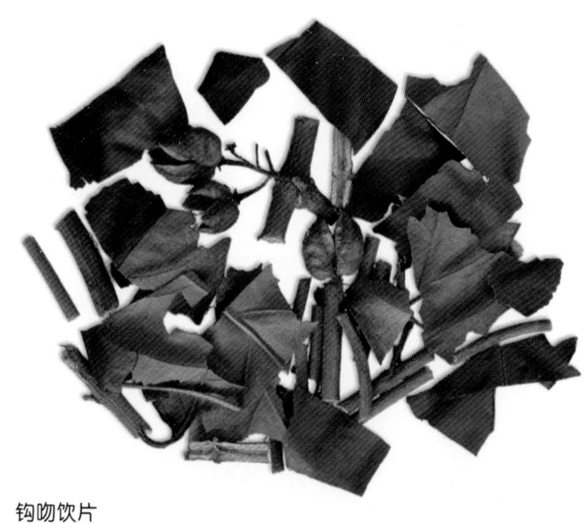

钩吻饮片

等[1]。

全株含*N*-去甲氧基兰金断肠草碱（*N*-desmethoxy-rankinidine），11-羟基兰金断肠草碱（11-hydroxyrankinidine），11-羟基胡蔓藤碱乙（11-hydroxyhumantenine），11-甲氧基胡曼藤碱乙（11-methoxyhumantenine），胡蔓藤碱乙和丁，*N*-甲氧基九节木叶山马茶碱（*N*-methoxytaberpsychine），钩吻麦定碱（gelsamydine），钩吻精碱（gelselegine），11-甲氧基-19（*R*）-羟基钩吻精碱[11-methoxy-19（*R*）-hydroxygelselegine]，19（*R*）-和19（*S*）-羟基二氢钩吻碱子，20-羟基二氢兰金断肠草碱（20-hydroxydihydrorankinidine），15-羟基胡蔓藤碱乙（15-hydroxyhumantenine），钩吻模合宁碱（gelsemoxonine），*N*-去甲氧基胡蔓藤碱乙（*N*-desmethoxyhumantenine），钩吻内酚胺（gelsemamide），11-甲氧基钩吻内酚胺（11-methoxygelsemamide），19（*R*）-和19（*S*）-羟基二氢钩吻绿碱[19（*R*）and 19（*S*）hydroxydihydrogelsevirine]，19（*R*）-乙酰基二氢钩吻绿碱[19（*R*）-acetyldihydrogelsevirine]，19（*R*）-羟基二氢钩吻碱[19（*R*）-hydroxydihydrogelsemine]，钩吻绿碱（gelsevirine），19（*Z*）-阿枯米定碱，16-表伏康卡平碱[1]。另含有钩吻素戊（koumidine）[2]和钩吻素甲（gelsemine）[1,2]等成分。

【药理作用】

1. 对血液系统的作用　钩吻醇提物每天腹腔注射2mg/kg，连续7天，能提高受辐射照射小鼠的存活率，能促进内源性脾结节CFU-S的形成[3]。钩吻醇提物能减慢环磷酰胺化疗所致白细胞下降的速度和减轻白细胞降低的程度[4]。

2. 抗肿瘤　灌胃给小鼠钩吻醇提物（以生药计）0.45g/kg、0.11g/kg，连续14天，发现其对小鼠移植性肉瘤S180实体型生长均有抑制作用[5]。钩吻醇提水沉组分体外有抑制白血病HL-60细胞增殖的作用，可引起细胞死亡和抑制细胞增殖，诱导细胞周期阻滞，干扰细胞DNA合成前期（G_1期）向DNA合成期（S期）转化，并在此阶段诱发凋亡[6]。钩吻非生物碱具有一定的抗肿瘤作用，对免疫功能有增强作用[7]。钩吻B组分具有抑制宫颈癌Hela细胞增殖和诱导凋亡。钩吻B组分主要阻止细胞由G_1期向S期转化，并在此阶段诱发凋亡[8]。

3. 镇痛、镇静　钩吻总碱腹腔注射能抑制醋酸所致的扭体反应，半数抑制扭体的有效量为1.1mg/kg（0.8~1.7mg/kg），能减轻热刺激所致的疼痛（小鼠肌内注射1.9mg/kg、2.4mg/kg），提高小鼠痛阈，并能增强戊巴比妥钠的睡眠作用及抑制小鼠活动，小鼠入睡的半数有效量为1.5mg/kg（1.4~1.7mg/kg），且无累积性毒性表现[9]。

4. 抗炎　钩吻总碱皮下或腹腔注射1mg/ kg，对鹿角菜胶、蛋清所致大鼠脚肿有抑制作用，皮下注射0.5mg/kg还可抑制大鼠棉球肉芽组织增生。由于钩吻总碱对幼年大鼠胸腺、肾上腺重量无明显影响，也不影响大鼠血浆皮质浓度，但可使鹿角菜胶所致肿胀大鼠鼠爪前列腺素F（PGF）含量降低，提示其抗炎机制不是通过下垂体-肾上腺皮质系统，而是与抑制炎症部位PG合成有关[10]。

5. 对免疫功能影响　钩吻根茎醇提取物腹腔注射0.1g/kg可使小鼠腹腔巨噬细胞对鸡红细胞的吞噬百分率及吞噬指数均增高，并拮抗环磷酰胺所致吞噬功能的抑制，对小鼠溶血素抗体生成及体内淋巴细胞转化无影响，但可拮抗环磷酰胺的抑制作用[11]。

6. 对心脏及循环系统影响　钩吻水溶性总碱于0.01%~0.687%浓度对蟾蜍离体心脏的收缩力均有抑制作用，浓度增高，抑制作用增强，但于0.429%浓度方可见心率减慢。对蟾蜍在体心脏，0.268%浓度可抑制心收缩幅度，但对心率无明显影响[12]。1%浓度以2ml/kg给蟾蜍淋巴囊或大白鼠腹腔注射，可见蟾蜍心率减慢，P波时限延长，QRS波群时间延长，ST段和QT时间延长，P波、R波和T波压均降低，表明其有负性变时、变力和变传导作用，并可能有心肌缺血存在，对大鼠则除ST段电压降低及QT时限延长外，其余无明显影响[9]。钩吻碱能阻断电刺激心迷走神经或注射乙酰胆碱（Ach）引起的降压反应，并具有弱的5-羟色胺样作用，可加强肾上腺素的升压作用[13]。

7. 对平滑肌影响　钩吻水溶性总碱对豚鼠肺支气管灌流可降低流出量，表明其可使支气管平滑肌收缩，异丙肾上腺素对此有拮抗作用，但苯海拉明无拮抗效果，表明其收缩支气管平滑肌作用与组胺 H_1 受体无关，而可能与 β- 受体有关。钩吻碱对犬、兔小肠及子宫于小剂量时略显兴奋，而大剂量时则抑制之，此为对平滑肌的直接作用。国产钩吻也抑制平滑肌，乙酰胆碱、氯化钡也可拮抗之[13]。

8. 毒理　钩吻根、茎叶均有强烈的毒性。钩吻煎剂对小鼠的 LD_{50}（g/kg），根为 0.079，老茎为 1.309，嫩茎为 1.830，叶为 0.255，花为 0.458，果为 1.275[14]。钩吻醇提物对小鼠的半数致死量（LD_{50}）为 2.23g/ kg[5]。中毒于给药数分钟即发生，主要为呼吸困难和阵发性惊厥，死亡时心跳后于呼吸停止，并于呼吸停止后仍可见膈肌有收缩，表明呼吸停止为死亡原因，中毒未死亡小鼠可很快恢复正常[14]。

钩吻总生物碱（以钩吻子计算）注射液静注对小鼠的 LD_{50} 为 1.56（1.4~1.69）mg/kg，肌注对雄小鼠为 1.5（1.4~1.6）mg/kg，腹腔注射对大鼠为 1.2（0.8~1.7）mg/kg，缓慢静注于兔的平均致死量为（76 ± 22）mg/kg，动物死前均见惊厥、呼吸困难表现[15]。

单个生物碱中以钩吻碱子、寅、卯为主要毒性成分，其毒性性质与北美钩吻所含生物碱钩吻相似而毒性稍弱。钩吻碱寅对家兔的最小致死量为 0.8mg/kg, 死因为呼吸抑制[16]。钩吻素乙致死动物与呼吸停止后心脏继续跳动，去除大脑或切断迷走神经均不影响其对呼吸的抑制[17]，麻黄素、印防己毒素也无明显解救作用[18]，表明其毒性作用非中枢性。对于在体及连神经的离体膈肌，钩吻素乙可抑制并停止其节律收缩，但呼吸停止后直接刺激膈神经仍可引起膈肌收缩[17]，表明其对末梢神经肌肉装置无直接麻痹作用。毒性试验中可见动物有眼睑下垂、垂头、脚软、全身肌肉虚弱等表现，表明毒性作用可能与麻痹脊髓运动神经元有关[18]。

钩吻总碱注射液给麻醉大鼠静注，0.9mg/kg（相当于人用药 10 倍），对大鼠呼吸，脑电无明显影响，但给药后 20~40min 期间出现血压下降、心率减慢，60min 后逐渐恢复正常；3.6mg/kg（相当于人用药 40 倍）对大鼠呼吸、血压、心电和脑电指标均有明显抑制作用，在动物死亡过程中首先是表现为呼吸停止，然后脑电、心电消失，说明大鼠死亡的主要原因是呼吸中枢麻痹。该药随着剂量加大，上述四项指标中的抑制过程呈正变量效关系，提示临床使用该药时要严格控制剂量[19]。

【临床研究】

原发性肝癌　钩吻茎部分晒干，碾粉压片，每片含钩吻茎干粉 50mg。每日 3 次，每次 50mg。3 日后若反应不严重，可增至 100~150mg/ 次，每日 3 次，长期服用。3 例均服药 1 年以上，最长达 2 年半。结果：服药 1~2 个月病情均有明显好转，腹痛减轻或消失，食欲、体重增加，肝脏缩小均在 50% 以上。3 例治疗后生存期分别为 30 个月、39 个月、42 个月。但 3 例病人均有不同程度的头晕、眼花、视物模糊、疲乏和嗜睡等。经休息 1~2h 后可自行消失，连续服药 1~2 个月后上述反应能自行减轻，逐渐适应。钩吻有毒，剂量应逐渐增加，每个病人的最适宜剂量应以其能耐受为准[1]。

【性味归经】味辛、苦，性温；有大毒。归心、肾经。

【功效主治】祛风攻毒，散结消肿，止痛。主治痈肿，疔疮，风湿痹痛，神经痛。

【用法用量】外用适量，捣敷；或研末调敷；或煎水洗；或烟熏。

【使用注意】本品有剧毒，误服后极易引起中毒，出现眩晕、视物模糊、瞳孔散大、剧烈腹痛、口吐白沫、呼吸麻痹、全身肌肉松弛、胃肠出血等症状，甚至可引起死亡，故只作外用，禁作内服。

【经验方】

1. 风湿关节痛　干断肠草 30g，防风 6g，独活 3g。共研粗末，用纸卷烧烟熏患处。（《广西药用植物图志》）
2. 痈疮肿毒　生断肠草 120g，黄糖 15g。共捣敷患处。（《广西药用植物图志》）
3. 远年膝疮　鲜大茶药 500g。煎水洗患处，日洗数次，洗后将药叶一张贴疮口。（《岭南草药志》）

【参考文献】

[1] 国家中医药管理局《中华本草》编委会 . 中华本草 . 上海：上海科学技术出版社，1999：5530.
[2] 张兰兰，黄昌全，张忠义 .GC-MS 对钩吻提取物成分的分析研究 . 中药材，2005，28（9）：779.
[3] 王坤，肖艳芬，余晓玲 . 钩吻对小鼠急性辐射损伤的保护作用 . 中华放射医学与防护杂志，2002，22（2）：111.
[4] 黄兰青，王坤，佘尚扬，等 . 钩吻对环磷酰胺化疗小鼠的造血保护作用 . 右江民族医学院学报，1994，16（4）：5.
[5] 杨帆，陆益，李艳，等 . 钩吻提取物抗肿瘤作用的实验研究 . 广西中医药，2004，27（1）：51.
[6] 梁维君，安飞云，曾明 . 钩吻提取液对 HL-60 细胞生长增殖和细胞周期的影响 . 湖南师范大学学报（医学版）2004，1（1）：39.
[7] 赵明宏，郭涛，王敏伟，等 . 钩吻中非生物碱不同组分体内、外抗肿瘤作用比较研究 . 中国药房，2006，17（23）：1776.
[8] 丁建农，安飞云，曾明 . 钩吻提取液对 Hela 细胞生长增殖和细胞周期的影响 . 中国现代医学杂志，2005，29（4）：230.
[9] 黄聪，杨小平 . 钩吻总碱的镇痛、镇静及安全性研究 . 中成药，1998，20（1）：35.
[10] 徐克意，谭建权，沈甫明 . 钩吻总碱的抗炎作用研究 . 中药药理与临床，1991，7（1）：27.
[11] 周利元 . 中国实验临床免疫学杂志，1992，4（4）：14.
[12] 黎秀叶，黄仲林 . 钩吻总碱Ⅰ对蟾蜍心缩力和心率的影响 . 右江民族医学院学报，1988，10（1）：9.
[13] 黎秀叶，黄仲林 . 钩吻总碱Ⅰ对蟾蜍和大白鼠心电图的影响 . 右江民族医学院学报，1989，11（2）：12.
[14] 洪息君 . 药学通报，1983，18（12）：766.
[15] 谭建宁 . 中药药理与临床，1988，4（1）：24.
[16] C.A.1967,66:17410.
[17] J.Nutri.1966,90（4）:371;C.A.1967,67:916Z.
[18] 日本药理学杂志，1971，67（2）：119.
[19] 周名璐，杨兴业，熊志刚，等 . 钩吻总碱注射液对麻醉大鼠呼吸、血压、心电及脑电的影响 . 中成药，1996，18（6）：24.
[20] 杨克政，黄菊，吴英德，等 . 钩吻治疗原发性肝癌存活两年以上 3 例报告 . 癌症，1983，（4）：174.

钩藤 Gou teng

Uncariae Rhynchophyllae cum Uncis Ramulus
[英]Sharpleaf Uncaria Stem with Hooks

【别名】莺爪风、金钩藤、挂钩藤、钩丁、倒挂金钩、钩耳、双钩藤、鹰爪风、倒挂刺。

【来源】为茜草科植物钩藤 *Uncaria rhynchophylla*（Miq.）Miq.ex Havil.、大叶钩藤 *Uncaria macrophylla* Wall.、毛钩藤 *Uncaria hirsuta* Havil.、华钩藤 *Uncaria sinensis*（Oliv.）Havil. 或无柄果钩藤 *Uncaria sessilifructus* Roxb. 的带钩茎枝。

【植物形态】钩藤：多年生常绿木质藤本。小枝四棱柱形，褐色，秃净无毛。叶腋有成对或单生的钩，向下弯曲，先端尖。叶对生；具短柄；叶片卵形，卵状长圆形或椭圆形，长 5~12cm，宽 3~7cm，先端渐尖，基部宽楔形，全缘，上面光亮，下面在脉腋内常有束毛，略呈粉白色，干后变褐红色；托叶 2 深裂，裂片条状钻形。头状花序单个腋生或为顶生的总状花序式排列；总花梗纤细；花黄色，花冠合生，上部 5 裂，裂片外被粉状柔毛；雄蕊 5；子房下位。蒴果倒卵形或椭圆形，被疏柔毛，有宿存萼。种子两端有翅。

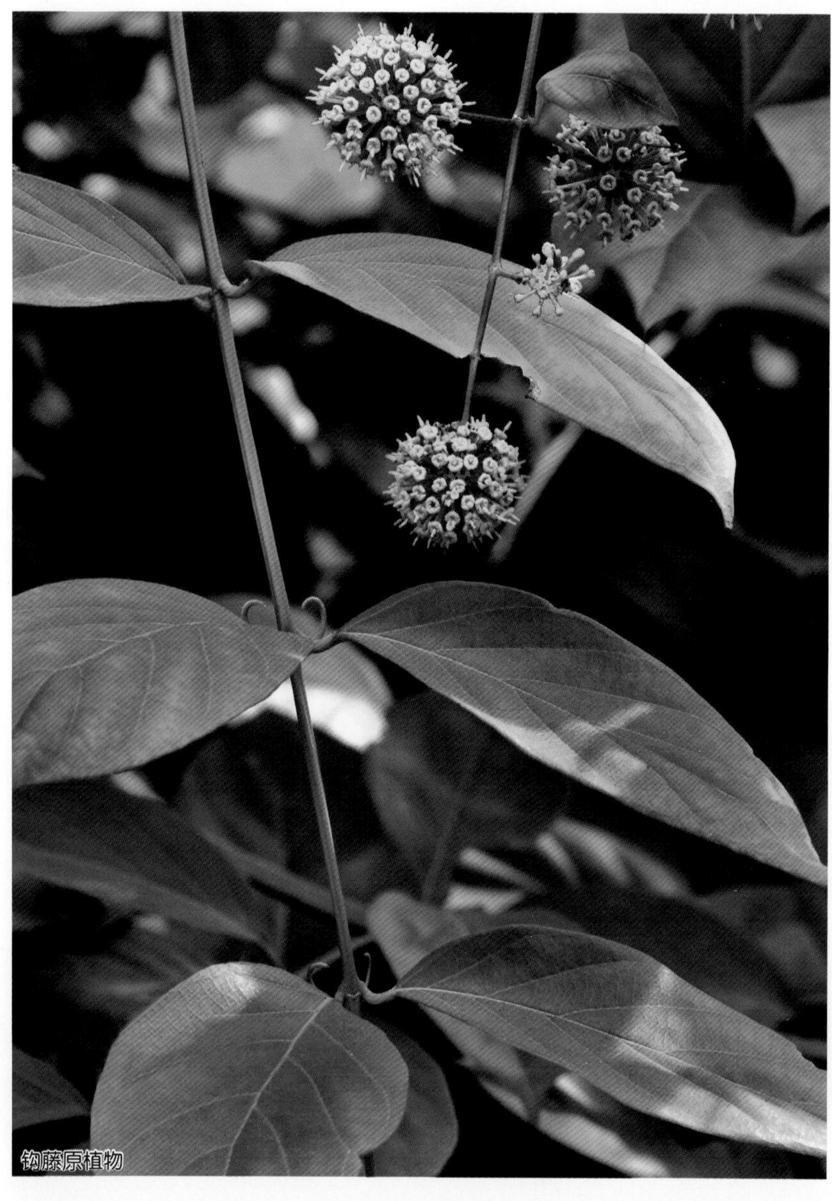
钩藤原植物

【分布】广西主要分布于防城、上思、武鸣、德保、那坡、凌云、融水、金秀等地。

【采集加工】秋、冬季采收，去叶，切段晒干。

【药材性状】茎枝圆柱形或类方柱形，直径 2~6mm。表面红棕色至紫棕色或棕褐色，上有细纵纹，无毛。茎上具略突起的环节，对生两个向下弯曲的钩或仅侧有钩，钩长 1~2cm，形如船锚，先端渐尖，基部稍圆。钩基部的枝上可见叶柄脱落后的凹点及环状的托叶痕。体轻，质硬。横切面外层棕红色，髓部淡棕色或淡黄色。气微，味淡。

【品质评价】以茎少、钩多、身干、色黄、质轻、无叶者为佳。

【化学成分】钩藤中含有生物碱：钩藤碱（rhynchophylline），异钩藤碱（isorhynchophylline），去氢钩藤碱（corynoxeine），异去氢钩藤碱（isocorynoxeine），毛钩藤碱（hirsutine），去氢毛钩藤碱（hirsuteine），柯楠因碱（corynantheine），二氢柯楠因碱（djhydrocorynantheine），阿枯米京碱（akuammigine），瓦来西亚朝它胺（vallesiachotamine）。吲哚类生物碱葡萄糖苷：6'-阿魏酰基长春花苷内酰胺（rhynchophine），长春花苷内酰胺（vincoside lactam），异长春花苷内酰胺（striatosamide，isovincoside laceam）。还含三萜类：3β,6β,19α-三羟基乌苏-12-烯-28酸（3β,6β,19α-trihydroxyurs-12-en-28-oic acid），3β,6β-二羟基乌苏-12,18（19）-二烯-28-酸[3β,6β-dihydroxyurs-12,18（19）-dien-28-oic acid]，常春藤苷元（3β，23-dihydroxyalean-12-en-28-oic acid），3β,6β,23-三羟基齐墩果 12-烯-28-

酸（3β,6β,23-trihydroxyolean-12-en-28-oic acid）[1] 以及酚性化合物：左旋-表儿茶精（epicatechin），金丝桃苷（hyperin），三叶豆苷（trifolim）[2]。此外还含地榆素（sanguiin），甲基6-O-没食子酰原矢车菊素（6-O-galloylprocyanidin），糖脂（glycolipid）。己糖胺（hexosamine），脂肪酸和草酸钙（calcium oxalate），β-育亨宾（β-yohimbine）及缝籽木蓁甲醚（geissoschizine methyl ether）[2]。

大叶钩藤生物碱有柯诺辛碱（corynoxine）、柯诺辛碱B（corynoxine B）、异去氢钩藤碱（isocorynoxeine）、异钩藤碱（isorhynchophylline）、去氢钩藤碱（corynoxine）、钩藤碱（rhynchophylline）等[3]。此外，还含乌索酸（ursolia acid），β-谷甾醇（β-sitosterol），胡萝卜苷（daucosterol），3β-6β-23-三羟基乌苏-12-烯-28-酸（3β-6β-23-trihydroxyurs-12-en-28-oic acid）[4,5]，3β,6β,19α-三羟基乌苏-12-烯-28-酸（3β,6β,19α-trihydroxyurs-12-en-28-oic acid）、表儿茶素（epicatechin）[4]，α-香树素乙酸酯（α-amyrin acetate），3β-羟基乌苏-12-烯-27，28-二酸（3β-hydroxyurs-12-en-27,28-dioic acid）等成分[5]。

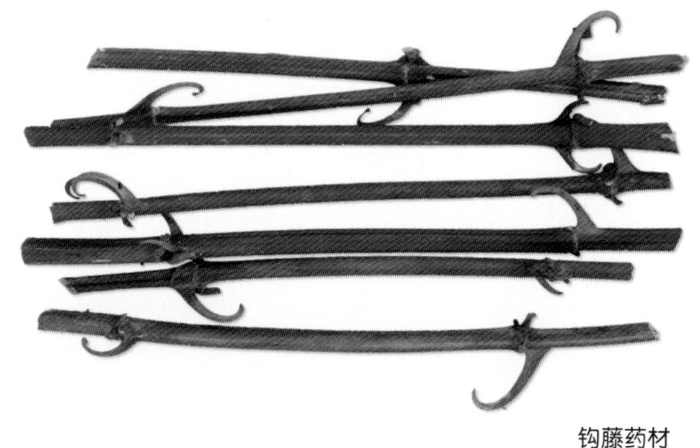
钩藤药材

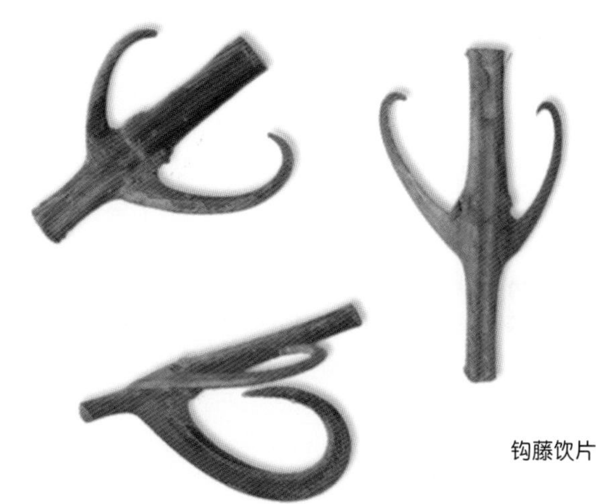
钩藤饮片

【药理作用】

1. 对心血管系统的作用 ①降压作用：从钩藤提取的钩藤碱、钩藤总碱等，无论对麻醉或不麻醉动物、血压正常或高血压动物，皆能引起降压效应。钩藤中4种成分均有降压及负性心率作用，降压强度为异钩藤碱 > 钩藤碱 > 钩藤总碱 > 钩藤非生物碱[3]。钩藤碱系钩藤的主要有效活性成分之一，具有降压作用，其降压特点是先降压，继之快速升压，然后持续下降。钩藤碱直接和反射性的抑制了血管运动中枢，以及阻滞交感神经及其神经节，使外周血管扩张，阻力降低，其次钩藤碱通过抑制细胞内 Ca^{2+} 释放，产生直接扩血管作用[4]。大叶钩藤具有类似钩藤的降压作用，大叶钩藤由于总碱含量高，降压效果较好[5]。②抗心律失常作用：钩藤碱对抗心律失常有一定作用，能提高心肌兴奋性，延长功能性不应期，抑制正阶梯现象和兔主动脉条Ⅰ、Ⅱ相收缩，减慢小鼠氧消耗速度，对大鼠脑血流量无影响[4]。③对脑缺血缺氧的保护作用：钩藤碱对大鼠大脑皮层神经元L-钙通道有阻滞作用，降低细胞内钙超载，改善低氧性脑代谢紊乱[6]，抑制大鼠脑缺血损伤皮层神经元内钙超载，减少脑缺血-再灌注损伤中皮层和海马一氧化氮（NO）生成，降低NO的损害作用和脑内一氧化氮合酶（NOS）的活性，对脑缺血产生保护作用[7]。④抑制血小板凝聚作用：钩藤碱可抑制受凝血酶及二磷酸腺苷（ADP）作用的血小板内环磷酸腺苷（cAMP）浓度下降，具有促进血小板解聚和改善红细胞变形能力的作用，抑制不良因素对红细胞变形能力的损害[8]。

2. 抗癌 钩藤总碱具有较强多药耐药逆转作用，可逆转口腔上皮癌细胞KB的多药耐药细胞（KBV200细胞）对长春新碱的耐药性[9]。大叶钩藤中的非生物碱成分乌索酸对L2OS骨肉瘤细胞及实体瘤有较强的抑制作用，在体内或体外均有抗肿瘤作用[10]。

3. 抗癫痫 钩藤对中枢神经系统的突触传递过程有抑制效应，具有抗癫痫作用。钩藤可使致痫大鼠海马脑片CAI区锥体细胞诱发群峰电位（PS）幅度平均降低27.64%，平均8.71min恢复[11]。

4. 神经阻滞 钩藤总碱有神经传导阻滞、浸润麻醉和椎管内麻醉作用，该作用比同浓度普鲁卡因稍弱[12]。

5. 对免疫功能作用 钩藤颗粒剂对Ⅳ型变态反应、吞噬免疫功能及免疫器官等均有抑制作用[13]。

6. 平喘 钩藤总碱腹腔或灌胃给药能制止部分豚鼠免于组胺所致的窒息[14]。

【临床研究】

1. 儿童多动症 治疗组以复方钩藤饮（钩藤10g，僵蚕5~10g，女贞子10g，旱莲草10g，红花3g，丹参5~10g，珍珠母15~30g）加减治疗儿童多动症86例，水煎服，每日1副，分3次服用。对照组口服静灵口服液治疗儿童多动症40例，3~5岁，1次5ml，1日2次；6~14岁，1次10ml，每日3次。两组均以3个月为1个疗程，连续服用1~2个疗程，停药后随访。结果：治疗组痊愈29例（其中1个疗程痊愈12人），显效42例，有效13例，无效2例，总有效率98.8%，显效率82.5%。对照组40例，痊愈2例（其中1个疗程无痊愈患儿），显效8例，有效20例，无效10例，总有效率75%，显效率25%。两组治疗前后比较，差异非常显著（$P<0.01$）。治疗组86例患儿中29例痊愈患儿随访1年，除1例复发外，其

余未见复发。对照组随访 1 年，4 例痊愈患儿有 1 例复发，8 例显效患儿有 3 例病情出现反复[15]。

2. 血管神经性头痛　钩藤蜈蚣解痉汤加味（钩藤 15g，蜈蚣 2 条，柴胡、全蝎、川芎各 6g，僵蚕 12g，菊花、菖蒲各 10g）加减治疗血管神经性头痛 32 例。结果：治愈 18 例，好转 12 例，无效 2 例，总有效率 94%[16]。

3. 内耳眩晕病　钩藤泽泻汤[钩藤(后下)、泽泻各 40g，磁石、生白术各 30g，僵蚕 10g。随证加减，恶心呕吐甚加姜半夏 12g、藿香 20g，耳鸣明显加石菖蒲 10g，失眠加珍珠母 30g、五味子 6g]治疗内耳眩晕病 28 例，发作时给予该汤剂，每日 1 剂，水煎服。病情缓解后给予香砂六君子汤以善其后。结果：病人服用本方后病情均得到控制，其中服药 1~3 剂眩晕消失，随访半年无复发者 16 例，服药 4~7 剂眩晕消失，随访 3 个月无复发者 12 例[17]。

4. 原发性高血压　新加钩藤片（由钩藤、黄芩、黄连、泽泻、芦荟等组成，每片 0.3g），治疗时均停用其他降压药 2 周，然后口服新加钩藤片，每次 3 片，每天 3 次，1 个月为 1 个疗程。结果：治疗 2 周后，显效 8 例，有效 14 例，无效 10 例，总有效率为 66.7%。第 4 周末，28 例中（其中 4 例失访），显效 14 例，有效 11 例，总有效率为 89.3％。至第 8 周末，仅 1 例无效，总有效率 96.4%[18]。

5. 百日咳　钩藤 6g、薄荷 6g，水煎服，每日 1 剂。治疗 60 例，一般 3 剂后阵发性痉咳次数减少，持续时间缩短，6 剂后阵发性痉咳停止[5]。

【性味归经】味甘、微苦，性微寒。归肝、心包经。

【功效主治】熄风止痉，清热平肝。主治小儿惊风、夜啼，热盛动风、肝阳眩晕，肝火头胀，头痛。

【用法用量】内服：煎汤，6~30g，不宜久煎；或入散剂。

【使用注意】阴虚风动者不宜用。

【经验方】

1. 面神经麻痹　钩藤 60g，鲜何首乌藤 125g，水煎服。（《浙江民间常用草药》）
2. 高血压头晕目眩、神经性头痛　钩藤 6~15g。水煎服。（广州部队《常用中草药手册》）
3. 全身麻木　钩藤茎枝、黑芝麻、紫苏各七钱。煨水服，一日三次。（《贵州草药》）
4. 半边风　钩藤茎枝、荆芥各四钱，排风藤一两。煨水服，一日三次。（《贵州草药》）
5. 呕血　钩藤、隔山消、乌不落各 10g。水煎服。（《湘南苗药汇编》）
6. 胎动不安，孕妇血虚风热，发为子痫者　钩藤、人参、当归、茯神、桑寄生各一钱，桔梗一钱五分。水煎服。（《胎产心法》钩藤汤）
7. 小儿夜啼　钩藤 6g，蝉蜕 7 个，灯心草 1 扎，水煎服。（《安徽中草药》）

【参考文献】

[1] 杨成金，张峻，吴大刚．钩藤的三萜成分．云南植物研究，1995,17（2）：209

[2] 国家中医药管理局《中华本草》编委会．中华本草．上海：上海科学技术出版社，1999：18：483（总 5842）

[3] 郑嘉宁，王定勇．大叶钩藤生物碱类化学成分研究．中医药导报，2009，15（1）：80

[4] 杨君，宋纯清，胡之璧．大叶钩藤的化学成分研究．中国中药杂志，2000：25（8）：484

[5] 伍俊妍，李国成，王定勇．大叶钩藤非生物碱部分的化学成分研究．南方医科大学学报，2007：27（2）：226

[6] 宋纯清，樊懿，黄伟晖，等．钩藤中不同成分降压作用的差异．中草药，2000，31（10）：762.

[7] 王群，李江疆．钩藤碱对心血管系统部分药理作用研究．宁夏医学杂志，1998，20（5）：289.

[8] 刘新民，于澍仁．六种钩藤对大白鼠降压作用的比较．中医药研究，1991，（2）：51.

[9] 开丽，王中峰，薛春生．钩藤碱对急性低氧大鼠大脑皮层神经元Ⅰ型钙通道的影响．中国药学，1998,7（4）：208.

[10] 开丽，王中峰，薛春生．钩藤碱对缺血－再灌注大脑损伤 NOS 变化的作用．中国现代应用药学杂志，1999，16（3）：10.

[11] 陈长勋，金若敏，钟健．钩藤碱对血小板凝聚作用及红细胞变形运动的影响．中国现代应用药学，1995，2（1）：13.

[12] 张慧珠，杨林，刘叔梅，等．中药活性成分体外逆转肿瘤细胞多药耐药的研究．中药材，2001，24（9）：655.

[13] 杨君，张有为，宋纯清，等．大叶钩藤中非生物碱成分对骨肉瘤细胞增殖的影响．植物资源与环境学报，2001，10（4）：56.

[14] 徐淑梅，何津岩，林来祥，等．钩藤对致痫大鼠海马脑片诱发场电位的影响．中国应用生理学杂志，2001，7（3）：259.

[15] 张兴安，程多今，李复金．钩藤总碱与钩藤碱神经阻滞作用实验研究的初步报告．临床麻醉学杂志，1999，15（1）：25.

[16] 熊明华，钟建国，刘永忠．钩藤颗粒剂对大鼠免疫功能的影响．江西中医学院学报，2000，12（4）：182.

[17] 孙安盛，黄新忠，刘国雄．钩藤总碱平喘作用的实验观察．贵州医药，1983，2：18.

[18] 钱进．复方钩藤饮治疗儿童多动症 86 例临床观察．中国中药杂志，2004，29（9）：911.

[19] 纪东世．钩藤蜈蚣解痉汤治疗血管神经性头痛 32 例．陕西中医，2001，22（8）：472.

[20] 孟庆生．钩藤泽泻汤治疗内耳眩晕病 28 例．河北中医药学报，1997，12（1）：19.

[21] 田相同．新加钩藤片治疗原发性高血压疗效观察．湖北中医杂志，200，23（11）：28.

[22] 李丽华，左淑敏，金慧如，等．钩藤薄荷治疗百日咳 60 例报告．河北中医，1988，（4）：36.

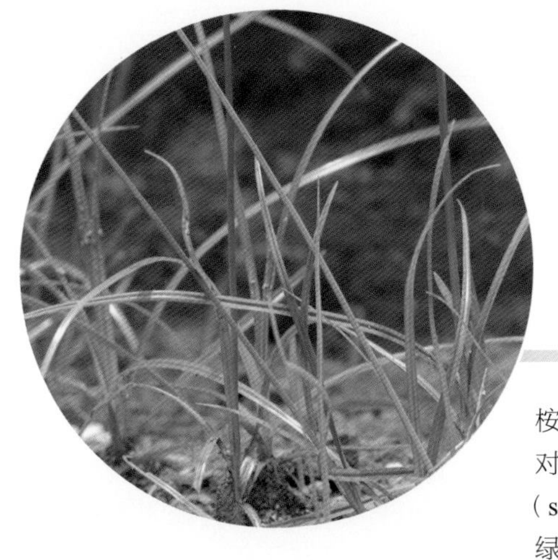

Xiang fu 香附

Cyperi Rhizoma
[英]Nutgrass Galingale Rhizome

【别名】莎随、回头青、野韭菜、隔夜抽、地构草、香附子、莎草根。

【来源】为莎草科植物莎草 *Cyperus rotundus* Linn. 的根茎。

【植物形态】多年生草本。茎直立，三棱形；根状茎匍匐延长，部分膨大呈纺锤形，有时数个相连。叶丛生于茎基部，叶鞘闭合包于茎上；叶片线形，长 20~60cm，宽 2~5mm，先端尖，全缘，具平行脉，主脉于背面隆起。花序复穗状，3~6 个在茎顶排成伞状，每个花序具 3~10 个小穗，线形；颖 2 列，紧密排列，卵形至长圆形，膜质，两侧紫红色有数脉。基部有叶片状的总苞 2~4 片，与花序等长或过之；每颖着生 1 花，雄蕊 3；柱头 3，丝状。小坚果长圆状倒卵形，三棱状。

【分布】广西全区均有分布。

【采集加工】挖出后，用火燎去须根，置沸水中略煮或蒸透，取出晒干，称“毛香附”。将毛香附晒至七八成干，用石碾碾轧，碾至毛须去掉后，除去杂质，晒干即为“香附米”。

【药材性状】根茎为纺锤形，有的略弯曲，长 2~3cm，直径 0.5~1cm。表面棕褐色或黑褐色，有纵皱纹，并有 6~10 个隆起的环节，节上有棕色的毛须及残留的根痕，去掉须毛者较光滑，环节不明显。质坚硬。经蒸煮者断面黄棕色或红棕色，角质样；生晒者色白而显粉性，内皮层环纹明显，中部色泽较深，可见散在的点状维管束。气香、味微苦。

【品质评价】以个大、质坚实、红棕色、香气浓者为佳。

【化学成分】根茎含葡萄糖（glucose），果糖（fructose），淀粉（starch），挥发油（essential oil）。

挥发油中含香附子烯（cyperene），α- 香附酮（α-cyperone）[1,2]，樟烯（camphene），β- 蒎烯（β-pinene），桉叶素（1,8-cineole），柠檬烯（limonene），对 - 聚伞花素（*p*-cymene），芹子三烯（selinatriene），β- 芹子烯（β-selinene），绿叶萜烯酮（patchoulenone），β- 香附酮（β-cyperone），α- 及 β- 莎草醇（α- 及 β-rotunol），香附醇（cyperol），异香附醇（*iso*-cyperol），胡椒二烯（copadiene），环氧莎草奥（epoxyguaine），香附醇酮（cyperolone），莎草奥酮（rotundone），考布松（kobuson）及异考布松（*iso*-kobusone），4α,5α- 环氧 -11- 烯 -3α- 桉叶醇（4α,5α-oxidoeudesm-11-en-3α-ol），香附子烯 -2,5,8- 三醇（sugetriol），胡椒烯（copaene），β- 榄香烯（β-elemene），丁香烯（caryophyllene），广藿香烯醇乙酸酯（patchoulenyl acetate），香附子烯 -2- 酮 -8- 醇乙酸酯（sugeonyl acetate）[2]。挥发油中成分还有 α- 胡椒烯（α-copaene），α- 红没药烯（α-bisabolene），α- 古芸烯（α-gurjunene），2- 甲氧基 -8- 甲基 -1,4- 萘二酮（2-methoxy-8-methyl-1,4-naphthalenedione），

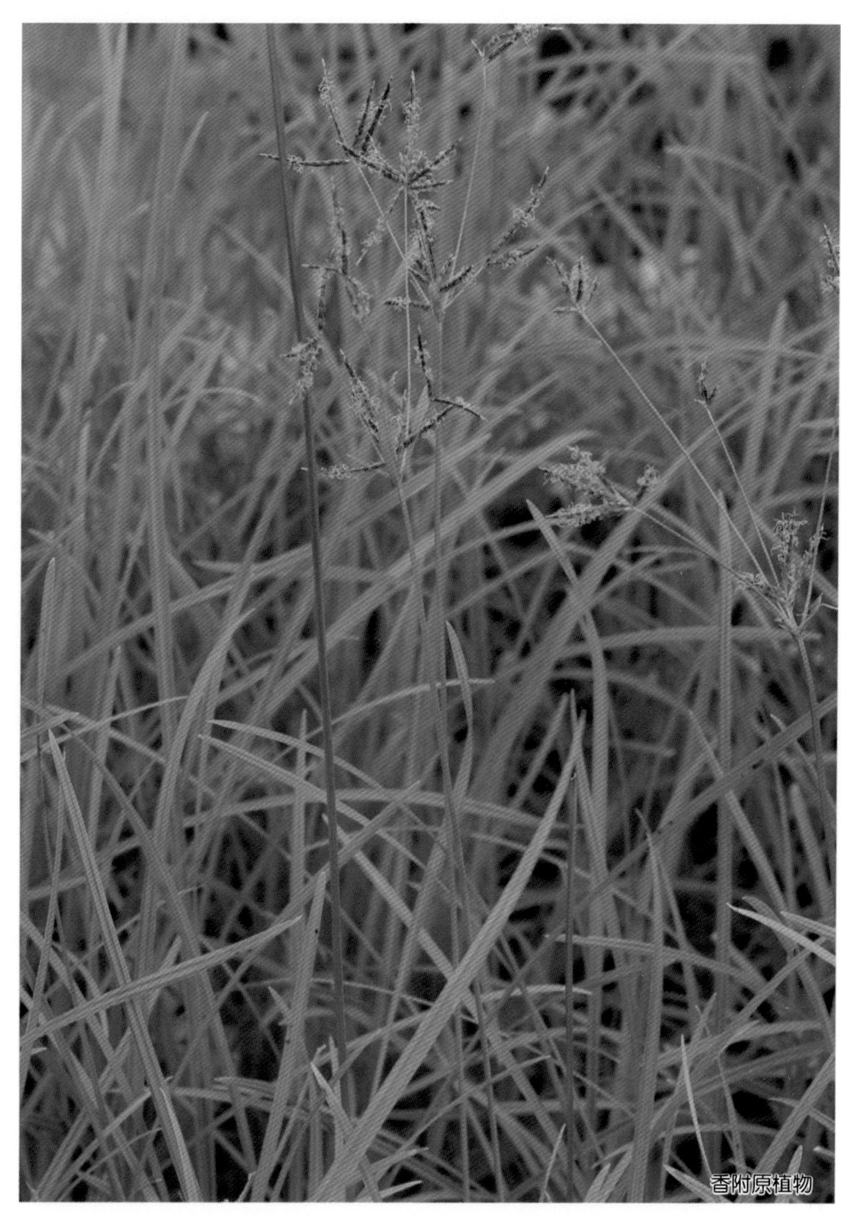
香附原植物

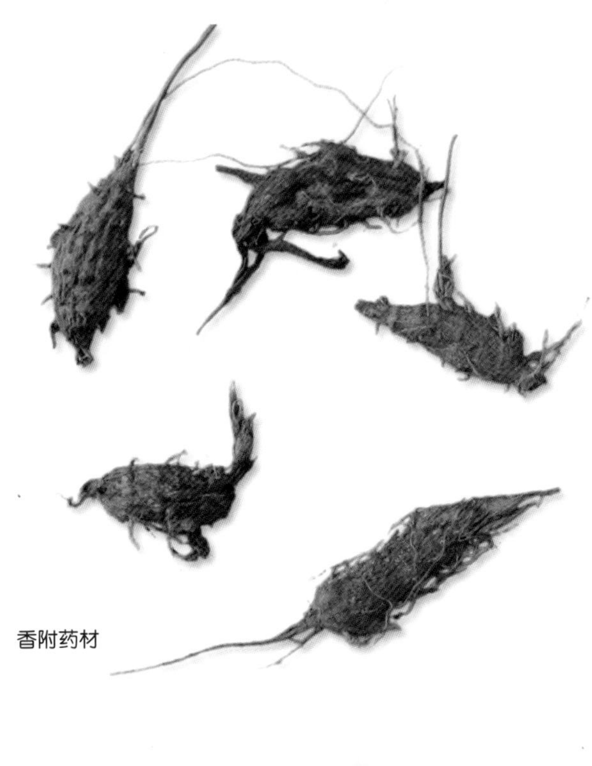
香附药材

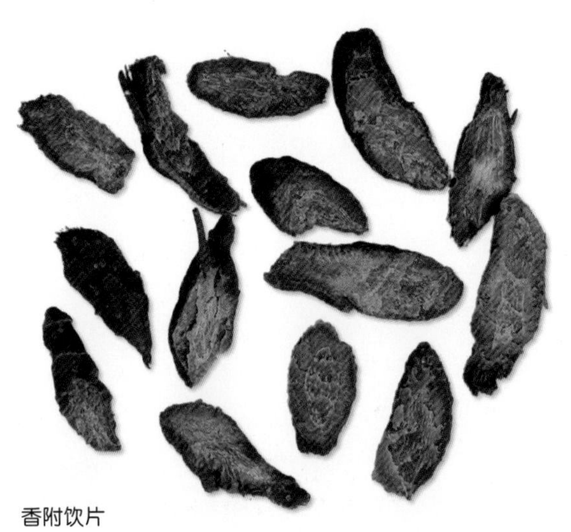
香附饮片

β- 蛇床烯（*β*-selinene），氧化 -*α*- 依兰烯（oxo-*α*-ylangene），4,4*α*,5,6,7,8- 六氢 -4*α*,5- 二甲基 -3-（1- 甲基乙烯基）-2（3H）- 萘酮 [4,4*α*,5,6,7,8,-hexahydro-4*α*, 5-dimethyl-3-（1-methyl ethylidene）-2（3H）-naphthalenone]，长叶松香芹酮（longipinocarvone）等[1]。

根茎又含鼠李素 -3-*O*- 鼠李糖基 -（1→4）- 吡喃鼠李糖苷 [rhamnetin-3-*O*-rhamnosyl-（1→4）-rhamnopyranoside][2]。

【药理作用】

1. 对子宫的作用　5% 香附流浸膏对豚鼠、兔、猫、犬等动物的离体子宫，不论已孕或未孕，均有抑制作用，使子宫平滑肌松弛，收缩力减弱，肌张力降低。香附石油醚部分分离得到的 *α*- 香附酮能有效抑制未孕大鼠离体子宫肌的自发性收缩和抑制缩宫素引起的离体子宫肌的收缩[3]。

2. 雌激素样作用　香附挥发油对去卵巢大鼠有轻度雌激素样活性，皮下注射或阴道内给药，可出现阴道上皮细胞完全角质化，在挥发油成分中，以香附子烯的作用最强，香附的这一作用可能是它治疗月经不调的主要依据之一[4]。

3. 对中枢神经系统的作用　香附醇提取物对注射酵母菌引起的大鼠发热有解热作用，其效价约为水杨酸钠的 6 倍[5]。大鼠腹腔注射香附挥发油 0.1ml/kg，可使大鼠正常体温下降，在 30min 时，降温作用最强[6]。20% 香附醇提取物皮下注射，能提高小鼠痛阈，其所含三萜类化合物 5mg/kg 给小鼠灌服，镇痛效果与 30mg/kg 的乙酰水杨酸相当，注射给药效果更强[7]。香附醇提取物有安定作用，使小鼠自发活动减少，迟缓，并可消除大鼠的条件性回避反射。对去水吗啡引起的呕吐有保护作用。香附挥发油 0.03ml/kg 腹腔注射可协同阈下剂量戊巴比妥钠（20mg/kg 腹腔注射）对小鼠产生催眠作用。家兔静脉注射香附挥发油 0.05mg/kg、0.075mg/kg 及 0.100mg/kg，以翻正反射消失为麻醉指标，平均麻醉时间依次为 9.0min、15.0min、28.5min。静脉注射阈下剂量香附挥发油 0.035ml/kg 可延长东莨菪碱 2mg/kg 对家兔产生的麻醉作用时间。

4. 对肠道和气管平滑肌作用　香附醇提取物 20μg/ml 浓度时，对离体兔回肠平滑肌有直接抑制作用，并可对抗乙酰胆碱、氯化钡和 5- 羟色胺对回肠平滑肌的收缩作用，对组胺喷雾所致豚鼠支气管痉挛有保护作用[5]。低浓度的香附挥发油可抑制离体家兔肠管的收缩。香附的有效成分 *α*- 香附酮对引起的豚鼠回肠收缩的抑制作用最强，而对去甲肾上腺素的收缩未显抑制作用。

5. 对心血管系统作用　香附水提醇沉物在低浓度时对离体蛙心及在体蛙、兔和猫心脏都具有强心和减慢心率作用，高浓度皮下注射，可使蛙心心跳停止于收缩期，其总生物碱、苷类、黄酮类和酚类化合物的水溶液也都有强心和减慢心率的作用，同时使血压降低。香附乙醇提取物 20mg/kg 给麻醉犬静脉注射，血压缓慢下降，持续 0.5~1min，不影响肾上腺素和乙酰胆碱对血压的作用，但能部分阻断组胺的作用[5]。

6. 抗病原微生物　香附挥发油，体外对金黄色葡萄球菌有抑制作用，对宋内痢疾杆菌亦有效，抗菌有效成分为香附子烯Ⅰ及Ⅱ。香附提取物对某些真菌亦有抑制作用。香附块茎的提取物对恶性疟原虫的半数抑制浓度（IC_{50}）在 5~10μg/ml[8]。该抗疟有效物是 *β*- 芹子烯的自动氧化产物，其抑制疟原虫的 IC_{50} 为 5.6μg/ml[8]。

7. 利胆　香附水煎剂 30g（生药）/kg 十二指肠给药对正常大鼠有较强利胆作用，可促进胆汁分泌，提高胆汁流量，同时对由四氯化碳引起的肝损伤大鼠的肝细胞功能有保护作用[9]。

8. 毒理　香附毒性较小，饲料中加药比例不超过 25% 时，大鼠可以耐受，加药量达 30%~50% 时，动物生长受到一定抑制[10]。香附醇提取物小鼠腹腔注射的半数致死量（LD_{50}）为 1500mg/kg[5]。三萜类化合物（IV-B）小鼠腹腔注射的 LD_{50} 为 50mg/kg[6]。腹腔注射香附挥发油以寇氏法测得的 LD_{50} 为（0.297±0.019）ml/kg[6]。

【临床研究】

1. 扁平疣 ①香木煎剂（香附、木贼、大青叶、板蓝根各30g，加水至500ml，煎沸3~5min）治疗扁平疣50例，先熏，待温后用力搽患处，每晚1次，每次20min，每剂可用3日，9日为1个疗程。结果：治愈32例，好转8例，无效10例[11]。②醋制去疣液（香附、板蓝根、山豆根、木贼各30g。加入食用醋500ml中，煎煮10min，去渣待温）治疗扁平疣50例，泡洗患部15min，早晚各1次，每剂可用5日。结果：治愈率为86%[12]。③平疣酊（香附500g、木贼250g，苍耳子125g。分别研粗粉后浸泡于70%乙醇中约10天，滤过后待用）治疗扁平疣45例，涂患处，早晚各1次。结果：用药2周后，总有效率为91.1%[13]。④验方（香附、木贼各15g，板蓝根、连翘各30g。加水煎煮，煎两次，取汁1000ml）治疗扁平疣54例，每日内服600ml，每日服2次，每次300ml，余400ml药液外搽患处，每日2~3次。结果：一般10天即可痊愈，重者15~20天痊愈，无复发[14]。⑤香附、木贼各50g。加水3~5碗放脸盆内煮开20min，趁热先熏后洗，治疗寻常疣50例，每次约0.5h，每日2~3次，15次为1个疗程。结果：经过15日治疗，痊愈者39例（78%），好转4例（8%），无效7例（14%），总有效率86%[15]。

2. 目胀 香附散（香附、菊花各15g，夏枯草30g，甘草6g）治疗不明原因的眼胀49例，水煎温服，每日1剂。结果：服药4~6剂后，痊愈46例，显效2例，有效1例[16]。

【性味归经】味辛、甘、微苦，性平。归肝、三焦经。

【功效主治】疏肝理气，调经止痛，安胎。主治胁肋胀痛，乳房胀痛、脘腹疼痛，嗳气吞酸，疝气疼痛，月经不调，痛经，胎动不安。

【用法用量】内服：煎汤，5~10g；或入丸、散。外用适量，研末调敷。

【使用注意】气虚无滞，阴虚、血热者慎服。

【经验方】

1. 偏正头痛 川芎二两，香附子（炒）四两。上为末。以茶调服，得腊茶清尤好。（《澹寮方》）
2. 头风头皮肿痛，两太阳穴疼及头旋眼晕 香附子（炒去毛）一两，大川芎一两，桂（去粗皮）半两，蝎梢二钱半。上为细末，每服二钱，水一盏，葱白二寸，山茶少许，煎至七分，食后服。（《叶氏录验方》蝎附散）
3. 一切气疾，心腹胀满，胸膈噎塞，噫气吞酸，胃中痰逆呕吐，及宿酒不解，不思饮食 香附子（炒去毛）三十二两，缩砂仁八两，甘草四两。上为细末。每服一钱，用盐汤点下。（《太平惠民和剂局方》快气汤）
4. 停痰宿饮，风气上攻，胸膈不利 香附（皂荚水浸）、半夏各一两，白矾末半两。姜汁、面糊丸，梧子大。每服三四十丸，姜汤随时下。（《仁存堂经验方》）
5. 鼻衄 香附子（为末），妇人发（烧灰），研匀，汤调方寸匕服。（《卫生易简方》）
6. 吐血 莎草根（去毛）五两，甘草一两（锉，炙）。上二味，粗捣筛。每服二钱匕，水一盏，煎取七分，去滓温服。（《圣济总录》香草汤）
7. 尿血 香附子、新地榆等份。各煎汤，先服香附汤三五呷，后服地榆汤。（《全生指迷方》）
8. 安胎 香附子（炒去毛），为细末。浓煎紫苏汤调下一钱。（《中藏经》铁罩散）
9. 妇人白带，下元虚冷 香附子二两（醋煮），吴茱萸、白薇各一两，上为细末，酒糊为丸，如梧桐子大。每服五十丸，米汤下，空心服。（《普济方》香附丸）

【参考文献】

[1] 林晓珊，吴惠勤，黄芳，等. 香附挥发油的提取和GC-MS分析. 质谱学报，2006，27（1）：40.
[2] 国家中医药管理局《中华本草》编委会. 中华本草. 上海：上海科学技术出版社，1999：7702.
[3] 张发初，张耀德，刘绍光. 香附子之药理研究. 中华医学杂志，1935，12：1351.
[4] Indina M.J Sci Indust Res,1956,15C:202.
[5] Singh N.Indian J Med Res,1970,58（1）:103.
[6] 刘国卿，王秋娟，谢卓丘. 香附挥发油药理研究. 中国药科大学学报，1989，20（1）：48.
[7] Gupta M B. Indian J Med Res,1971,59（1）:76.
[8] Weenen H.Planta Med,1990,56（4）:371.
[9] 隋艳华，赵加泉，崔世奎，等. 香附、青皮、刺梨、茵陈、西南獐牙菜对大鼠胆汁分泌作用的比较. 河南中医，1993，13（1）：19.
[10] Wu J Y .Atn J Pharm,1952,124:48.
[11] 宋国华. 香木煎剂外洗治疗扁平疣50例. 陕西中医，1986，7（9）：412.
[12] 仲德森. 醋制去疣液治疗寻常疣50例. 中国皮肤性病学杂志，1993，7（4）：252.
[13] 沈鹏. 平疣酊治疗扁平疣45例. 中国中西医结合杂志，1993，13（7）：416.
[14] 邓粉霞，张惠菊. 治疗扁平疣验方介绍. 中药材，1993，16（4）：41.
[15] 刘耀驰. 外洗疗法治寻常疣50例临床观察. 河北中医，1985，（6）：15.
[16] 魏文洋. 治疗原因不明目胀49例. 湖北中医杂志，1992，14（4）：46.

Xiang mao

香茅

Cymbopogonis Citratis Herba

[英]Lemongrass Herb

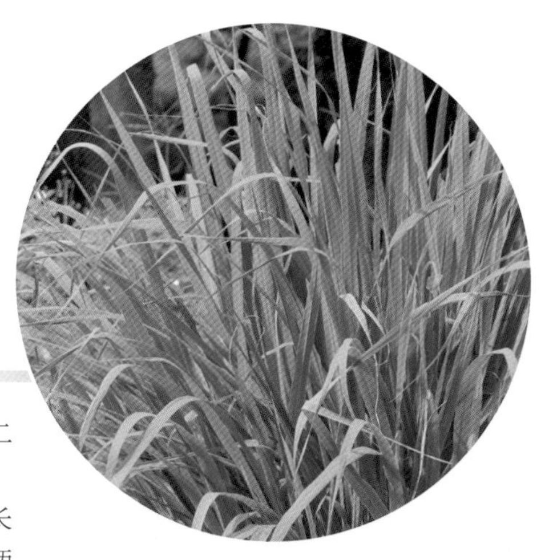

【别名】茅香、香麻、大风茅、柠檬茅、茅草茶、姜巴茅、姜草、香巴茅。

【来源】为禾本科植物香茅 *Cymbopogon citratus*（DC.）Stapf 的全草。

【植物形态】多年生草本。秆粗壮。含有柠檬香味。叶片长达 1m，宽 15mm，两面均呈灰白色而粗糙。佛焰苞披针形，狭窄，红色或淡黄褐色，3 至 5 倍长于总梗；伪圆锥花序线形至长圆形，疏散，具三回分枝，基部间断，其分枝细弱而下倾或稍弯曲以至弓形弯曲。第一回分枝具 5 至 7 节，第二回或第三回分枝具 2 至 3 节而单纯。总状花序孪生，具 4 节；穗轴具稍长之柔毛，但其毛并不遮蔽小穗，无柄小穗两性，线形或披针状线形，无芒，锐尖；第 1 颖先端具 2 微齿，脊上具狭翼，背面微凹而在下部凹陷；脊间无脉，第 2 外稃先端浅裂，具短尖头，无芒，有柄小穗暗紫色。

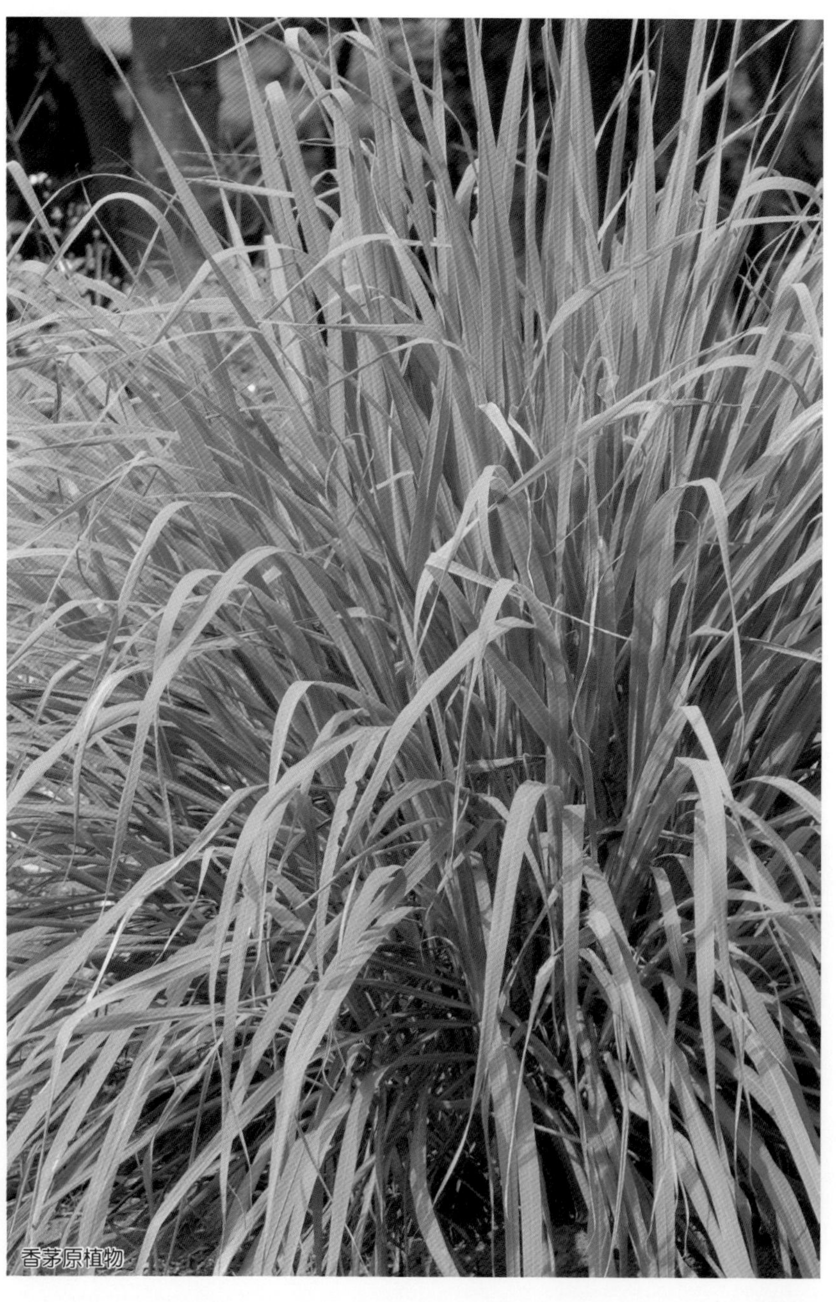

香茅原植物

【分布】广西全区均有栽培。

【采集加工】全年均可采收，鲜用或晒干。

【药材性状】全草长可达 2m，秆粗壮，节处常被蜡粉。叶片条形，宽约 15mm，长可达 1m，基部抱茎；两面粗糙，均呈灰白色；叶鞘光滑；叶舌厚，鳞片状。全草具柠檬香气。

【品质评价】以身干、色灰白、香气浓者为佳。

【化学成分】本品含挥发油，成分有香叶醛（geranial），橙花醛（neral），β-蒎烯（β-pinene），罗勒烯（ocimene），芳樟醇（linalool），香茅醇（citronellol），氧化二戊烯（dipentene oxide），香叶醇（geraniol），甲基壬基酮（methylnonylketone），乙酸橙花酯（neryl acetate），β-丁香烯（β-caryophyllene），α-香柠檬烯（α-bergapten），β-香柠檬烯（β-bergapten），*cis*-β-金合欢烯（*cis*-β-farnesene），2-十三酮（2-tridecanone），α-蒎烯（α-pinene）[1]，2-戊烯（2-pentene）[2]，β-柠檬醛（citral）即橙花醇（nerol），香茅醛（citronellal），牻牛儿醇（geraniol），甲基庚烯酮（methylheptenone），二戊烯（dipentene）[3]，香叶烯（myrcene）即月桂烯（myrcene）等[2, 3]。

茎叶天然挥发物主要成分是柠檬醛和 *Z*-柠檬醛（*Z*-citral），乙酸香叶酯（geranyl acetate），以及倍半萜类化合物。叶含香茅素（cymbopogne），香茅甾醇（cymbopogonol），木犀草素（luteolin），木犀草素-6-C-葡萄糖苷（luteolin-6-C-glucoside），木犀草素-7-*O*-β-葡萄糖苷（luteolin-7-*O*-β-glucoside），木犀草素-7-*O*-新橙皮糖苷（luteolin-7-*O*-neohesperoside），异荭草素（homoorientin），2″-*O*-鼠李糖异荭草素（2″-*O*-rhamnosyl-homoorientin），

绿原酸（chlorogenic acid），咖啡酸（caffeic acid），对-香豆酸（*p*-coumaric acid），二十八醇（octacosanol），三十醇（triacontanol），三十二醇（dotriacontanol），二十六醇（hexacosanol）和*β*-谷甾醇（*β*-sitosterol），果糖（fructose），蔗糖（sucrose）[3]。

根中天然挥发物含萜烯类化合物及其含氧衍生物，主要成分是长叶松烯（longifolene），其次为芹子烯内酯（selina-6-en-4-ol），榄香烯（elemene）和依兰烯（ylangene）等[4]。

【药理作用】

1. 抗菌　香茅叶精油中的栊牛儿醛、橙花醛对革兰阳性菌、革兰阴性菌皆有抗菌活性。另一种成分月桂烯虽无抗菌作用，但与上述两种成分混合有提高抗菌作用的现象[5]。香茅油低浓度可使大肠杆菌细胞内物质渗漏，表明它有损伤细胞膜的作用，高浓度还有使大肠杆菌去壁菌细胞胞浆凝固的作用[6]。香茅油在加速实验条件下，经受快速氧化，被氧化的油样品抗菌活性会降低。加入抗氧化剂，可增加油的抗菌活性[7]。香茅精油对念珠菌属真菌的最低抑制浓度（MIC）为0.05%（V/V），对烟曲霉菌、石膏样小孢霉菌、须发菌的MIC分别为0.1%、0.08%、0.08%（V/V）。其中柠檬醛抑制真菌活性较强，而香茅醛仅对念珠菌抑制活性较强，二戊烯和月桂烯无抑制真菌活性。香茅精油还具有杀真菌作用[8]。

2. 抗肿瘤　香茅油次要成分榄香烯、吉马烯等萜烯的混合物制备成的口服乳状液具有抑制肿瘤的作用，小鼠肉瘤（S180）动物移植性肿瘤-灌胃剂量分别为20ml/kg、15ml/kg、10ml/kg时，其抑制率分别为35%、35%、29%。小鼠肝癌（H22）动物移植性肿瘤-灌胃剂量分别为20ml/kg、15ml/kg、10ml/kg，其抑制率分别为36%、33%、25%[9]。

3. 驱蚊　香茅醛的剂量在大于400mg时，对蚊虫有驱避作用，在700mg时，对蚊虫的击倒、灭杀效果最佳，分别达到了60%和40%。混配药剂处理中，当香茅醛、富右旋反式丙烯菊酯、右旋丙炔菊酯的剂量分别均为100mg时无驱避效果，当剂量分别为300mg、300mg、200mg时，对蚊虫的击倒、灭杀效果最佳，在7h后分别达到了30%和20%，在16h后则达到了60%和40%[10]。

4. 降压等作用　20%香茅煎剂15ml/kg给大鼠灌胃，对角叉菜胶诱发的足跖肿胀抑制率达18.6%。大鼠静脉注射煎剂，给药后出现一过性降压作用，1~2ml/kg作用短暂，3ml/kg作用可持续35min以上，10%、20%香茅叶煎剂25ml/kg给大鼠灌胃，有微弱的利尿作用[11]。香茅叶、根中含胰岛素样物质，效价灌胃1g相当于44U，皮下注射相当于880U[12]。

【性味归经】味甘、辛，性温。归肺、肾、脾经。

【功效主治】祛风通络，温中止痛，止泻。主治风寒湿痹疼痛，脘腹冷痛，泄泻，跌打损伤。

【用法用量】内服：煎汤，6~15g。外用适量，水煎洗或研末敷。

【使用注意】胃热疼痛忌服。

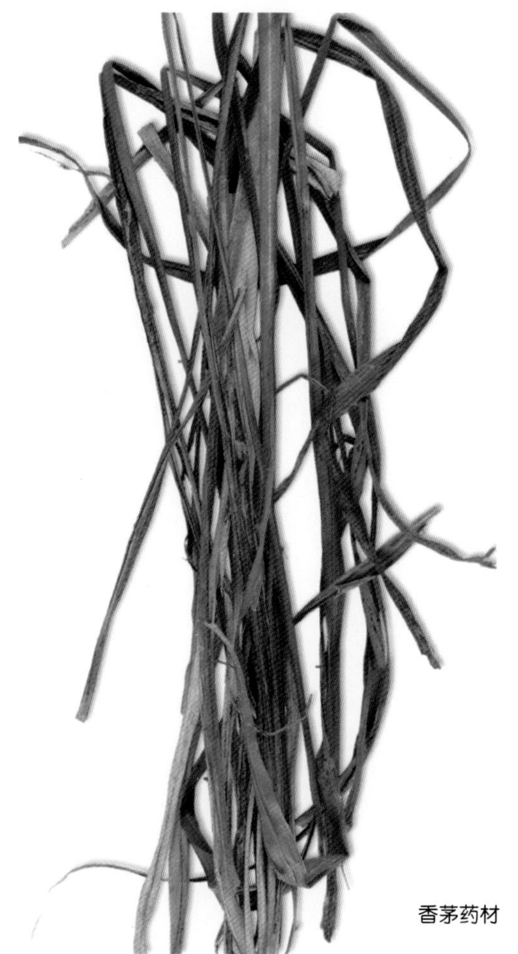

香茅药材

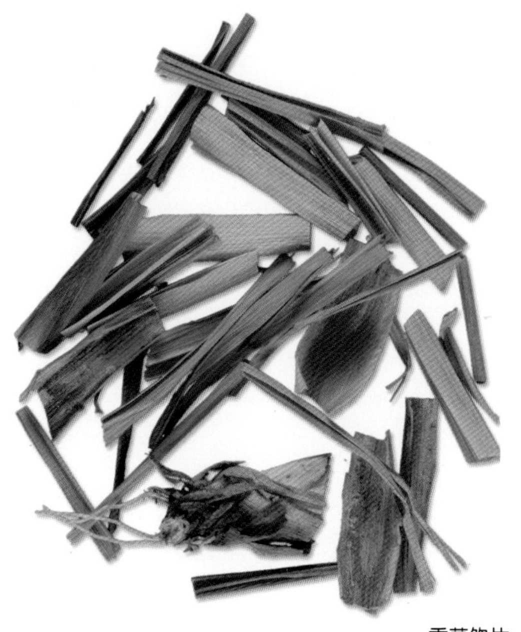

香茅饮片

【经验方】

1. 风寒湿全身疼痛　香茅 0.5kg。煎水洗澡。（《四川中药志》1960 年）
2. 骨节疼痛　茅草茶、石错（即辣子青药）、土荆芥各 30g。捣绒加酒少许，炒热包痛处。（《贵州草药》）
3. 胃痛　茅草茶 30g，煎水服。（《贵州草药》）

【参考文献】

[1] 程必强，喻学俭，许勇，等 . 六种香茅属植物资源及精油成分 . 香料香精化妆品，1994，3：6.

[2] 刘家欣，蒋剑波，杨朝霞，等 . 毛细管气相色谱 - 质谱法研究香茅油化学成分 . 吉首大学学报（自然科学版），1998，19（3）：43.

[3] 国家中医药管理局《中华本草》编委会 . 中华本草 . 上海：上海科学技术出版社，1999：7416.

[4] 黎华寿，黄京华，张修玉，等 . 香茅天然挥发物的化感作用及其化学成分分析 . 应用生态学报，2005，16（4）：763.

[5] Onawunmi G O. C A,1985,102,128888n.

[6] Onawunmi G O. C A,1985,103:68130z.

[7] Orafidiya L O. Phytather Res,1993,7:269.

[8] Onawunmi G O.lnt J Crug Res,1989,27（2）:121.

[9] 窦玉琴，李德山，刘素清 . 香茅油次要成分提取物抑制肿瘤作用的研究 . 山西医药杂志，2005，34（5）：375.

[10] 吴刚，刘向辉，戈峰 . 香茅醛对淡色库蚊空间驱避效果的观察 . 寄生虫与医学昆虫学报，2005，12（4）：205.

[11] Carbajal D.J Ethnopharmacol,1989,25（1）:103.

[12] Medicinal and Poisonous Plants of Southern and Eastern Africa（watt,J. M.）. 2Ed. 1962,470.

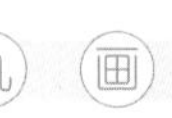
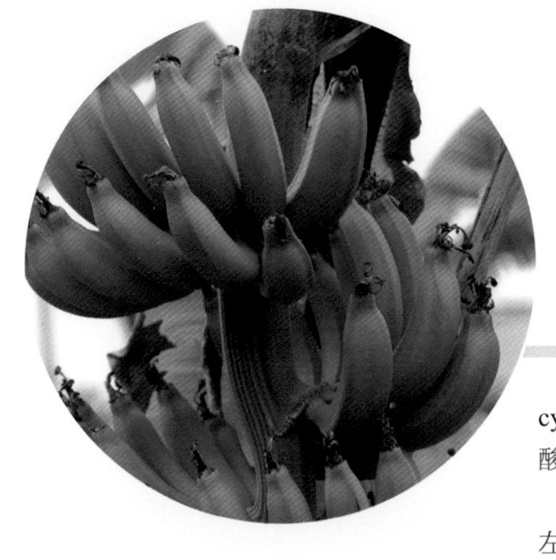

香蕉

Xiang jiao

Musae Nanae Fructus
[英]Banana

【别名】蕉子、蕉果。

【来源】为芭蕉科植物香蕉 *Musa nana* Lour. 的果实。

【植物形态】多年生草本。具匍匐茎。植株丛生，一般高不于 2m。假茎均浓绿而带黑斑，被白粉，尤以上部为多。叶柄短，通常长在 30cm 以下，叶翼明显，张开，边缘褐红色或鲜红色。叶片长圆形，长 1.5~2m，宽 60~70cm，先端钝圆，基部近圆形，两侧对称，叶面深绿色，无白粉，叶背浅绿色，被白粉。穗状花序下垂，花序轴密被褐色绒毛，苞片暗紫色，雄花苞片不脱落，每苞片内有花 2 列；花乳白色或略带浅紫色，离生花被片近筒形，全缘，先端有锥状急尖，合生花被片的中间有二侧生小裂片，长约为中央裂片的 1/2。最大的果丛有果 360 个之多，重可达 32kg；一般的果丛有果 8~10 段，有果 150~200 个；果长圆形，长 15~25cm，果棱明显。有 4~5 棱，先端渐狭，果柄短，果皮青绿色，果肉甜滑，无种子，香味特浓。

【分布】广西除桂北、桂西外均有栽培。

【采集加工】果实将成熟时采收，洗净，鲜用或晒干。

【药材性状】果长圆形，长 15~25cm，果棱明显。有 4~5 棱，先端渐狭，果柄短，果皮青绿色，果肉甜滑，无种子。

【品质评价】以果长圆形、果皮青绿色、香味浓者为佳。

【化学成分】果实含已糖（hexose），糖醛酸（uronic acid），乙酸异戊酯（*iso*-amyl acetate），多巴胺（dopamine），肾上腺素（epinephrine），去甲肾上腺素（norepinephrine），5-羟色胺（serotonin），蛋白质（protein），31-去甲环鸦片甾烯酮（31-norcyclolaudenone），枸橼酸（citric acid），14*α*-甲基-9*β*,19-环-5*α*-麦角-24（28）-烯-3*β*-醇 [14*α*-methyl-9*β*,19-cyclo-5*α*-ergost-24（28）-en-3*β*-ol]，磷酸烯醇丙酮羟化酶（PEPC）[1]。

种子含黄烷-3,4-二醇类成分：左旋-（2*S*,3*R*,4*R*）-2,3-反式-3,4-顺式-4,7-二羟基黄烷-3,4-二醇 [（–）-（2*S*,3*R*,4*R*）-2,3-*trans*-3,4-*cis*-4,7-dihydroxyflavan-3,4-diol]，左旋-（2*S*,3*S*,4*R*）-2,3-顺式-3,4-反式-4,7-二羟基黄烷-3,4-二醇 [（–）-（2*S*,3*S*,4*R*）-2,3-*cis*-3,4-*trans*-4,7-dihydroxyflavan-3,4-diol]，左旋-（2*S*,3*R*,4*R*）-2,3-反式-3,4-顺式-4-羟基黄烷-3,4-二醇 [（–）-（2*S*,3*R*,4*R*）-2,3-*trans*-3,4-*cis*-4-hydroxyflavan-3,4-diol]，左旋-（2*S*,3*S*,4*R*）-2,3-顺式-3,4-反式-4,5,7-三羟基黄烷-3,4-二醇 [（–）-（2*S*,3*S*,4*R*）-2,3-*cis*-3,4-*trans*-4,5,7-trihydroxyflavan-3,4-diol][1]。

果皮含棕榈酸环木菠萝烯醇酯（cycloartenyl palmitate），31-去甲环鸦片甾烯酮，*β*-谷甾醇（*β*-sitosterol）[1]。

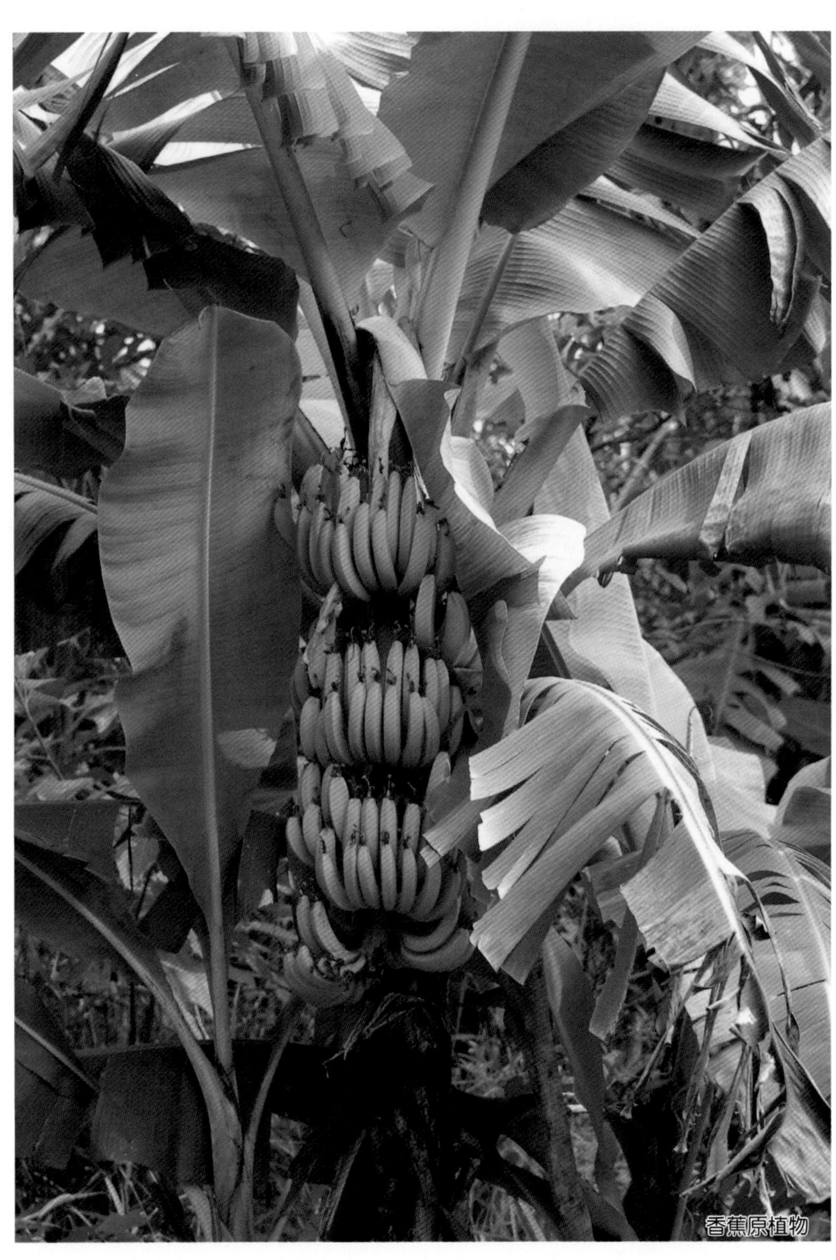
香蕉原植物

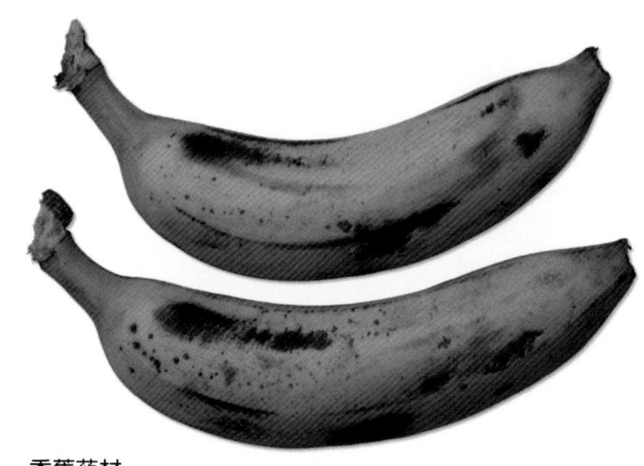

香蕉药材

【药理作用】

1. 抗溃疡　未成熟的香蕉肉对豚鼠的保泰松诱发性胃溃疡，有预防或治疗作用。对强制性不动所诱发的大鼠胃溃疡也有保护作用，这种保护作用可能与其中所含 5- 羟色胺使胃酸降低，以及香蕉缓和刺激作用有关[2]。

2. 降胆固醇　给雄性大鼠喂饲含猪油(50g/kg)及胆固醇(5g/kg) 饲料，观察大蕉果肉的降胆固醇作用，当冻干的大蕉果肉 300~500g/kg 掺入饲料时，显示降胆固醇作用，而在热空气 (65℃) 气流中的干大蕉果肉无降胆固醇作用，大蕉果肉中的淀粉和鞣质无降胆固醇作用，大蕉中的脂质也不影响血清胆固醇浓度。大蕉果肉中水溶及永不溶纤维部分 (除纤维素外) 有降胆固醇作用。推测经热空气干燥的大蕉果肉的棕色化反应可能与其降胆固醇作用的消失有关[3]。

3. 抗菌　成熟香蕉的果肉甲醇提取物水溶性部分对真菌和细菌有抑制作用[2]。

【性味归经】味甘，性凉。归胃、大肠经。

【功效主治】养阴润燥，生津止渴。主治胃阴不足，咽干口渴，或热伤津液、烦渴喜饮，肠燥便秘，痔疮便血。

【用法用量】内服：生食或炖熟，1~4 枚。

【经验方】

1. 扁桃体炎，痢疾　未成熟香蕉果 2 个。切片，加冰糖适量，水炖服。(《福建药物志》)
2. 咳嗽日久　香蕉 1~2 只。冰糖炖服，每日 1~2 次，连服数日。(《食物中药与便方》)
3. 高血压，动脉硬化，大便秘结，手指麻木　每日吃香蕉 3~5 只。(《现代实用中药》)
4. 痔疮及便后血　香蕉二个。不去皮，炖熟，连皮食之。(《岭南采药录》)

【参考文献】

[1] 国家中医药管理局《中华本草》编委会 . 中华本草 . 上海：上海科学技术出版社，1999：7734.
[2] Arch.Intern.Pharmac ol.1959,11:639;1960,12:360;1964,149:393.
[3] Horigome T.British J Nutr,1992,68 (1) :231.

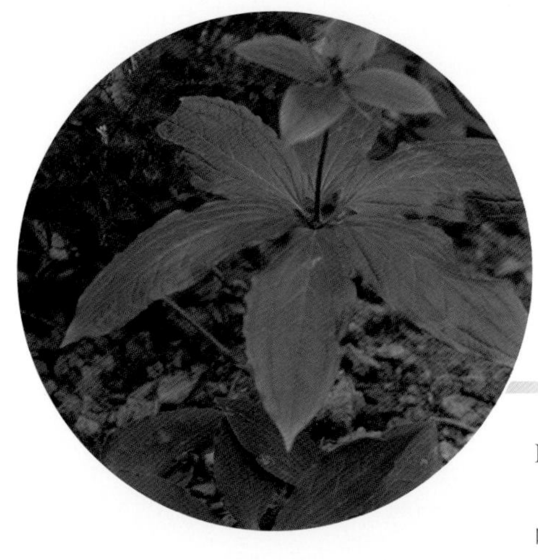

Chong lou 重 楼

Paridis Rhizoma
[英]Manyleaf Paris Rhizome

【别名】蚤休、七叶一盏灯、七叶一枝花、中华王孙、九道箍、重台、铁灯台、七叶莲、九道箍、金线重楼。

【来源】为百合科植物重楼 *Paris polyphylla* Smith. 的根茎。

【植物形态】多年生草本。根茎肥厚，黄褐色，结节明显。茎直立，圆柱形，常带紫红色或青紫色，基部有 1~3 片膜质叶鞘包茎。叶轮生茎顶，通常 7 片；叶片长圆状披针形、倒卵状披针形或倒披针形，长 8~27cm，宽 2.2~10cm，先端急尖或渐尖，基部楔形，全缘，膜质或薄纸质。花柄出自轮生叶中央，通常比叶长，顶生一花；花两性，外轮花被片 4~6，叶状，绿色，狭卵状披针形，内轮花被片狭条形，长超过外轮或近等长；雄蕊 8~12，排成 2 轮，花药短，与花丝近等长或稍长，药隔在花药上方突出；子房近球形，具棱，花柱粗短，具 4~5 分枝。蒴果球形，紫色，成熟时 3~6 瓣裂；种子多数，具鲜红色多浆汁的外种皮。

【分布】广西主要分布于那坡等地。

【采集加工】春、秋二季采挖，将根茎挖出后，洗净泥沙，除去须根，煮至透心，晒干。

【药材性状】根茎类圆柱形，多平直，直径 1~2.5cm。顶端及中部较膨大，末端渐细。表面淡黄棕色或黄棕色，具斜向环节，节间长 1.5~5mm；上侧有半圆形或椭圆形凹陷的茎痕，直径 0.5~1.1cm，略交错排列；下侧有稀疏的须根及少数残留的须根；膨大顶端具凹陷的茎残基，有的环节可见鳞叶。质坚实，易折断，断面平坦，粉质，少数部分角质，粉质者粉白色，角质者淡黄色，可见草酸钙针晶束亮点。气微，味苦。

【品质评价】以粗大、质坚实、粉质、粉白色、味苦者为佳。

【化学成分】本品含薯蓣皂苷元 -3-*O*-*β*-D- 吡喃葡萄糖苷（diosgenin-3-*O*-*β*-D-glucopyranoside）即七叶一枝花皂苷（polyphyllin）A，薯蓣皂苷元 -3-*O*-*α*-L- 吡喃鼠李糖基 -（1→4）-*β*-D- 吡喃葡萄糖苷，蚤休皂苷（pariphyllin），蚤休皂苷 A、B，薯蓣皂苷元 -3-*O*-*α*-L- 吡喃鼠李糖基 -（1→2）-[*α*-L- 呋喃阿拉伯糖基 -（1→4）]-*β*-D- 吡喃葡萄糖苷，薯蓣皂苷元 -3-*O*-*α*-L- 吡喃鼠李糖基 -（1→4）-*α*-L- 吡喃鼠李糖基 -（1→4）-[*α*-L- 吡喃鼠李糖基 -（1→2）]-*β*-D- 吡喃葡萄糖苷，薯蓣皂苷，孕 -5,16- 二烯 -3*β*- 醇 -20- 酮 -*α*-L- 吡喃鼠李糖基（1→2）-[*α*-L- 吡喃鼠李糖基 -（1→4）]-*β*-D- 吡喃葡萄糖苷，七叶一枝花皂苷 C，D，E，F，G，H，薯蓣皂苷元 -3-*O*-*α*-L- 呋喃阿拉伯糖基 -（1→4）-[*α*-L- 吡喃鼠李糖基 -（1→2）]-*β*-D- 吡喃葡萄糖苷，喷诺皂苷元 -3-*O*-*α*-L- 呋喃阿拉伯糖基 -（1→4）-[*α*-L- 吡喃鼠李糖基 -（1→2）]-*β*-D- 吡喃葡萄糖苷 {pennogenin-3-*O*-*α*-L-ara-binofuranosyl-（1 → 4）-[*α*-L-rhamnopyranosyl-

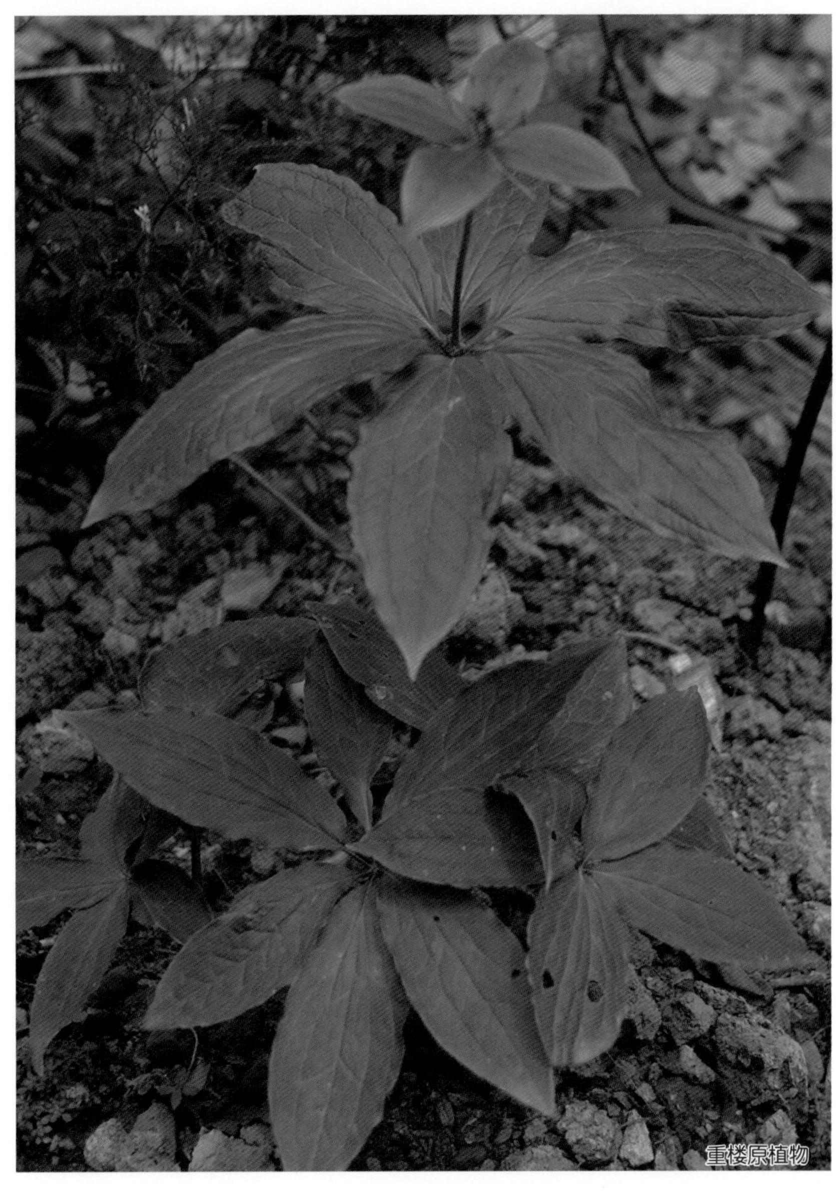
重楼原植物

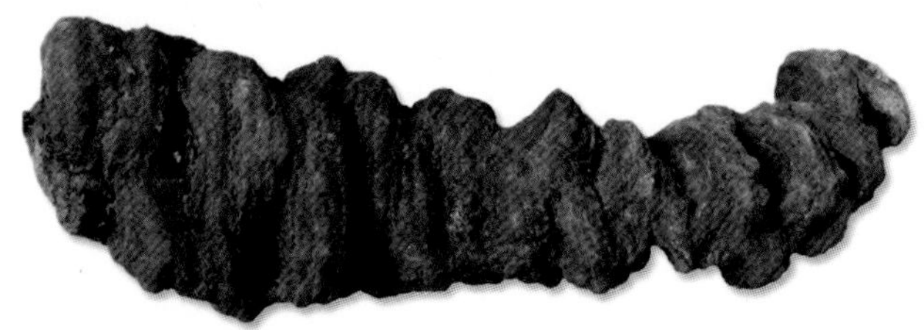

重楼药材

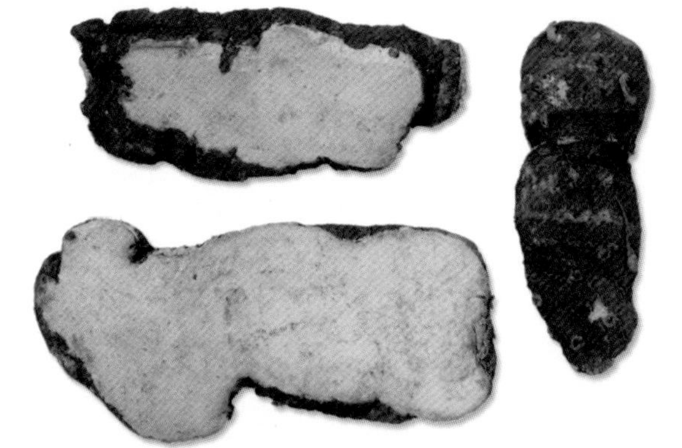

重楼饮片

（1→2）]-*β*-D-glucopyranoside}，喷诺皂苷元-3-*O*-*α*-L-吡喃鼠李糖基-（1→4）-*α*-L-吡喃鼠李糖基-（1→4）-[*α*-L-吡喃鼠李糖基-（1→2）]-*β*-D-吡喃葡萄糖苷，喷诺皂苷元-3-*O*-*α*-L-呋喃阿拉伯糖基-（1→4）-*β*-D-吡喃葡萄糖苷[pennogenin-3-*O*-*α*-L-arabinofuranosyl-（1→4）-*β*-D-glucopyranoside]，喷诺皂苷元-六乙酰基-3-*O*-*α*-L-吡喃鼠李糖基-（1→2）-*β*-D-吡喃葡萄糖苷[pennogenin-hexaacetyl-3-*O*-*α*-L-rhamnopyranosyl-（1→2）-*β*-D-glucopyranoside]，薯蓣皂苷元-六乙酰基-3-*O*-*α*-L-吡喃鼠李糖基-（1→2）-*β*-D-吡喃葡萄糖苷[diosgenin hexaacetyl-3-*O*-*α*-L-rhamnopyranosyl-（1→2）-*β*-D-glucopyranoside]及薯蓣皂苷元-3-*O*-*α*-L-呋喃阿拉伯糖基-（1→4）-*β*-D-吡喃葡萄糖苷[diosgenin-3-*O*-*α*-L-arabinofuranosyl-（1→4）-*β*-D-glucopyranoside]，还含蚤休甾酮（paristerone），甲基原薯蓣皂苷（methylprotodioscin），天冬酰胺（asparagine），丙氨酸（alanine），*γ*-氨基丁酸（*γ*-aminobutyric acid）等18种氨基酸及肌酐（creatinine）[1]。

【药理作用】

1.抗菌　重楼煎剂在体外对金黄色葡萄球菌、溶血性链球菌、脑膜炎双球菌、痢疾杆菌、伤寒杆菌、副伤寒杆菌、大肠杆菌和铜绿假单胞菌均有不同程度的抑菌作用，前4种菌较敏感[2]。华重楼、云南重楼去脂后甲醇提取物，体外对宋内痢疾杆菌、黏质沙雷杆菌、大肠杆菌、敏感和耐药金黄色葡萄球菌均有抑制作用[3]。重楼水浸剂和煎剂体外对伤寒杆菌、甲型副伤寒杆菌、志贺和福氏痢疾杆菌均有抑制作用，生药水浸剂比煎剂抗菌作用强[4]。重楼有很强的抗白色念珠菌作用，其最低抑菌浓度（MIC）为1.5mg（生药）/ml，抗菌效价为6.25mg（生药）/ml[5]。蚤休的乙醇提取物7.8mg/ml有杀灭钩端螺旋体作用，同浓度水煎剂则不显此作用[6]。重楼的95%乙醇或水提取物对流感甲型病毒及流感亚洲甲型病毒有抑制作用，鸡胚接种法在稀释到1∶1000000仍有效，醇提取物中的单宁酸可降低小鼠感染病毒后的死亡率[7]。

2.抗肿瘤　重楼水提取物在体外试验中对宫颈癌（Hela）瘤株无效而甲醇提取物有效。两种提取物腹腔注射对艾氏腹水癌（EAC）瘤株均有效，水提取物效果更好[8]，但对小鼠成纤维细胞（L929）瘤株，甲醇提取物在体外的抑瘤率远高于水提取物。华重楼、云南重楼和金线重楼的甲醇提取物均有良好抑瘤作用[3]，从云南重楼和华重楼根茎中提取分离的总皂苷350mg/kg灌服或10mg/kg、5mg/kg腹腔注射均能抑制小鼠H22瘤细胞的生长，5mg/kg腹腔注射能干扰氚-胸腺嘧啶脱氧核苷（^{3}H-TdR），^{3}H-尿嘧啶核苷（^{3}H-UR）掺入肝癌实体型（H22）瘤细胞，抑制肿瘤和脾脏DNA和RNA的合成[9]。重楼的水、甲醇和乙醇提取物对人肺癌A-549、人乳腺癌MCF-7、人结肠癌HT-29、人肾腺癌A-496、人胰腺癌PACA-2、人前列腺癌PC-3六种癌细胞均有抑制作用[10]。重楼提取物对人肝HepG2细胞均有不同程度的细胞毒性作用[11]。

3.杀精子　重楼70%醇提取物对大鼠精子的杀精有效浓度为3mg（生药）/ml，对小鼠精子为1.5~3mg（生药）/ml，其粗皂苷对大鼠和小鼠的杀精子有效浓度均为30μg/ml，对人精子为500~1000μg/ml[12]。重楼提取物体外试验中对大鼠杀精子作用的最低有效浓度为0.6%，对人精子为1.2%，兔阴道给药100mg/只时有60%的抑制受精作用[13]。

4.免疫调节　重楼皂苷Ⅰ~Ⅲ在小鼠成纤维细胞L-929培养基中可引起刀豆蛋白A（ConA）诱导小鼠淋巴细胞增殖效应，并能促进小鼠粒/巨噬细胞克隆形成细胞（GM-CFC）增殖。重楼皂苷Ⅱ对植物凝集素（PHA）诱导的人外周全血细胞有促有丝分裂作用，体内能增强C3H/I-IeN小鼠的自然杀伤细胞活性，诱导干扰素产生，并可抑制S-抗原诱导的豚鼠自身免疫性眼色素层炎（EAU）的发生和发展[14~16]。

5.平喘等作用　豚鼠灌胃重楼水煎剂，对组胺诱发的哮喘有平喘作用。小鼠灌胃蚤休水煎剂，对二氧化硫诱发的咳嗽有止咳作用，但无祛痰作用[3]。小鼠灌服华重楼、云南重楼去脂后的甲醇提取物6.0g（生药）/kg，可使血凝时间缩短[3]。小重楼、大重楼和胶质重楼粉剂对未孕或已孕大鼠离体子宫均可使收缩加强，剂量增加张力也增高，但很难引起强直收缩，乙醇流浸膏的作用与粉剂一致，煎剂则无作用，提示有效成分不耐热，小重楼作用最强，大重楼次之，胶质重楼较弱，从小重楼分离到苦味、皂苷、酸性和油脂4个部分，只有苦味部分对子宫有明显而持久的收缩作用。对兔在位子宫，十二指肠给予小重楼皮流浸膏15g（生药）/kg，可使收缩幅度与频率均增加，其苦味部分每只兔静注0.8mg也有相似作用。胶质重楼提取物对子宫肌瘤合并妊娠的人离体子宫平滑肌也可使收缩加强，频率加快，临床用于子宫出血症有效[17]。重楼总皂苷提取物能有效清除•OH、O^{2-}自由基，对脂质过氧化及DNA的•OH氧化损伤有抑制作用[18]。

6.毒理　小鼠灌服重楼提取液（1∶1）每次0.4ml/只，每天3次，连续3天，观察1周，未见小鼠死亡或发生显著症状。静注重楼水提取液（1∶500）每只 0.4ml 亦无死亡[6]。小鼠灌服小重楼、大重楼或胶质重楼粉 5g/kg 或灌服小重楼分离出的苦味部分 300~600mg/kg（相当生药 20~40g/kg），72h 内未有死亡，灌服小重楼皮流浸膏 20g（生药）/kg，6 只小鼠有 5 只死亡[18]。大鼠亚急性毒性试验，总皂苷用量为 265mg/kg 时，肝细胞有坏死现象[19]。

【临床研究】

1. 类风湿关节炎　治疗组用骨风宁胶囊（由重楼、火把花根、云威灵、续断、川牛膝、叶下花、紫丹参、黄芪、伸筋草等 10 余味药物组成）治疗类风湿关节炎 40 例，口服，每次 3 粒，每日 3 次。对照组用昆明山海棠片治疗类风湿关节炎 20 例，口服，每次 2 粒，每日 3 次。两组疗程为 5 周。结果：试验组显效 4 例，有效 32 例，总有效率 90%；对照组显效 2 例，有效 10 例，总有效率 60%，两组比较有显著性差异（$P<0.05$）[1]。

2. 溃疡性结肠炎　治疗组用五白重楼汤（五倍子、白及、白头翁、白鲜皮、白术、重楼各 10g，白芍 15g，甘草 20g。水煎 200ml 过滤备用）治疗溃疡性结肠炎 46 例。对照组用氢化可的松治疗溃疡性结肠炎 44 例，每次 100mg，加生理盐水 100ml 合 0.5％普鲁卡因溶液 100ml。两组治法均为每晚睡前 1 次保留灌肠，4 周为 1 个疗程，均不加用任何其他药物。结果：经 1 个疗程的治疗，中药组治愈 21 例，好转 19 例，总有效率 86.95%；对照组治愈 11 例，好转 23 例，总有效率 77.27%。两组比较有显著性差异（$P<0.05$）[2]。

【性味归经】味苦，性微寒；有小毒。归肝经。

【功效主治】清热解毒，消肿止痛，凉肝定惊。主治痈肿疮毒，咽肿喉痹，蛇虫咬伤，跌打伤痛，肝热抽搐。

【用法用量】内服：煎汤 3~10g；研末，每次 1~3g。外用适量，磨汁涂布、研末调敷或鲜品捣敷。

【使用注意】虚寒证，阴证外疡及孕妇禁服。

【经验方】

1. 一切无名肿毒　九道箍、生半夏、生南星、霸王七。共冲绒、调蜜外涂。（《四川中药志》1960 年）
2. 痈疽疔疮，腮腺炎　七叶一枝花 9g，蒲公英 30g。水煎服，另将两药的新鲜全草捣烂外敷。（《宁夏中草药》）
3. 乳痈乳岩　七叶一枝花 9g，生姜 3g。水煎兑白酒少许为引服，另用芫荽适量捣烂敷患处。（《农村常用草药手册》）
4. 新旧跌打内伤，止痛散瘀　七叶一枝花，童便浸四五十天，洗净晒干研末。每服 1g，酒或开水送下。（《广西药用植物志》）
5. 扭伤瘀肿　七叶一枝花，酒磨浓汁，涂擦伤处，日数次。（《农村常用草药手册》）
6. 一切蛇（咬伤）　金线重楼，以水磨少许敷咬处，又为细末调敷之。（《丹溪治法心要》）
7. 咽喉肿痛　重楼 6g，桔梗、牛蒡子各 9g。水煎服。（《华山药物志》）
8. 慢性气管炎　七叶一枝花 6g，捣粉，另用地龙 9g，盐肤木 30g，煎汁送服。（《浙南本草新编》）
9. 膀胱癌　开口箭 100g，重楼 50g。上为末，每次 6~10g，开水送服。1 日 3 次。（《世界传统医学方剂学》）
10. 妇人乳结不通，红肿疼痛，与小儿吹着（乳）　重楼三钱水煎，点水酒服。（《滇南本草》）
11. 脱肛　蚤休，用醋磨汁，外涂患部后，用纱布压送复位，每日可涂 2~3 次。（《广西民间常用草药》）

【参考文献】

[1] 国家中医药管理局《中华本草》编委会．中华本草．上海：上海科学技术出版社，1999：7196.

[2] 汪功修．西藏青果及蚤休体外抗菌作用．浙江中医杂志，1995，32（7）：31.

[3] 王强．中药七叶一枝花类的抑菌和止血作用研究．中国药科大学学报，1989，20（4）：251.

[4] 戴华生．中华医学杂志，1966，52（1）：57.

[5] 欧阳录明，黄晓敏．中草药体外抗白色念珠菌的实验研究．中国中医药信息杂志，2000，7（30）：26.

[6] 徐州医学院．新医学资料，1971，（1）：27.

[7] 上海市卫生防疫站．上海中医药杂志，1950，（1）：68.

[8] 小菅卓夫．药学杂志（日），1985，105（8）：791.

[9] 石小枫，杜德极．重楼总皂苷对 H22 动物移植性肿瘤的影响．中药材，1992，15（2）：35.

[10] 季申，张锦哲．中药重楼和云南白药中抗肿瘤细胞毒活性物质 Gracinin 的测定．中成药，2001，23（2）：212.

[11] 金炜东，陈孝平，蔡红娇．重楼提取物对 HepG2 细胞的毒性作用．华中科技大学学报（医学版），2006，35（1）：103.

[12] 张寅恭，卢凤英．七叶一枝花的杀精子作用．中草药，1981，12（2）：88.

[13] 曹霖．七叶一枝花（Ⅱ）等 4 种化合物抑精子活性的研究．中草药，1987，18（10）：19.

[14] Chiang H C.Anticancer Res,1992,12:949.

[15] Chiang H C.Anticancer Res,1992,12:1475.

[16] Wu R T.J Ocul Pharmcol,1990.6（4）:301.

[17] 田凯，郑丽华，许钟英，等．重楼缩宫止血作用的临床及实验探讨——附宫血宁治疗子宫出血症 350 例分析．中医杂志，1984，25（3）：197.

[18] 高云涛，杨利荣，杨益林，等．重楼提取物体外清除活性氧及抗氧化作用研究．中成药，2007，29（2）：195.

[19] 郭晓庄．有毒中药大辞典．天津：天津科技翻译出版公司，1991: 416.

[20] 罗珊珊，狄群英．骨风宁胶囊治疗类风湿关节炎 40 例．中国民族民间医药杂志，2005，73：87.

[21] 张维颖，韩宗平，刘敏．五白重楼汤灌肠治疗溃疡性结肠炎 46 例．新中医，1999，31（3）：44.

Gui deng long

鬼灯笼

Clerodendri Fortunati Ramulus
[英]Redcalyx Glorybower Herb

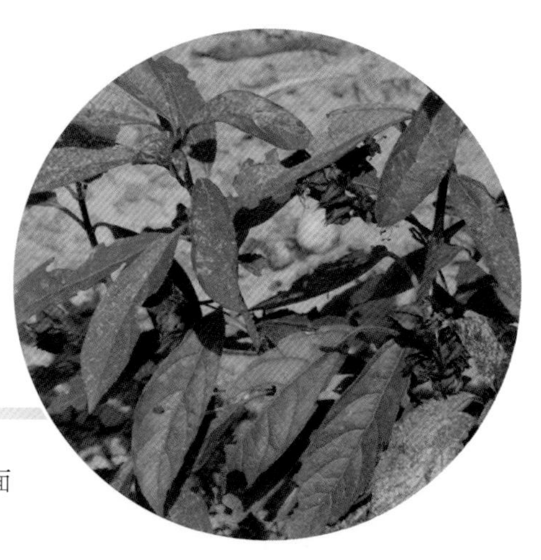

【别名】白灯笼、虎灯笼、苦灯笼、红羊精、红灯笼、红花路边青、土羚羊、夜鬼灯笼、苦职。

【来源】为马鞭草科植物白花灯笼 *Clerodendrum fortunatum* Lindl. 的茎叶。

【植物形态】多年生灌木。嫩枝密被黄褐色短柔毛，小枝暗棕褐色，髓部干后不中空。单叶对生；叶柄密被黄褐色短柔毛；叶片纸质，长椭圆形、椭圆状披针形或倒卵状披针形，长 5~17cm，宽 1.5~5cm，先端渐尖，基部楔形至宽楔形，全缘或波状缘，表面疏被短柔毛，背面密被黄色腺点，沿叶脉被短柔毛。聚伞花序腋生，花序梗与苞片均密被棕褐色短毛；花萼紫红色，膨大似灯笼，具 5 棱，外面被短毛，先端 5 深裂，裂片宽卵形，渐尖；花冠淡红色或白色而稍带紫色，外面被毛，先端 5 裂，裂片长圆形；雄蕊 4，与花柱同伸出花冠外；柱头 2 裂。核果近球形，熟时深蓝绿色，藏于宿萼内。

【分布】广西主要分布于金秀、藤县、苍梧、平南、桂平、北流、陆川、博白、上思、防城、岑溪等地。

【采集加工】夏、秋季采收，洗净，切段，晒干或鲜用。

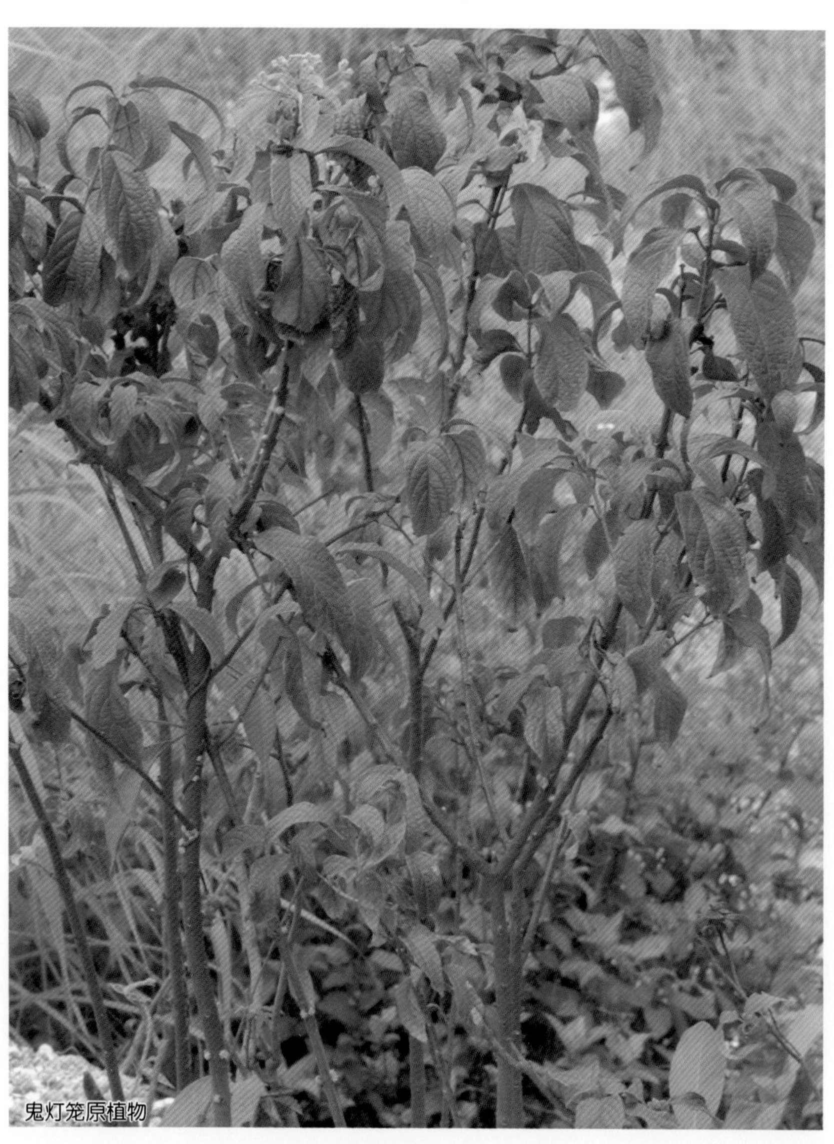

鬼灯笼原植物

【药材性状】茎枝圆柱形或近方柱形，老枝表面淡灰棕色、粗糙，有纵沟及凸起的圆形皮孔，幼枝棕绿色，密被短柔毛。叶对生，皱缩，易破碎，完整者展平后呈矩圆形至矩圆状披针形，长 5~15cm，宽 1.5~4cm，先端渐尖，基部楔形，全缘或略呈波状，上面黑绿色，下面灰绿色；叶柄长 0.5~3cm，密被短柔毛。叶腋处常见残留数个花萼，形似灯笼并有五棱角。花冠白色，萼蓝紫色。气微，味微苦。

【品质评价】以茎枝幼嫩、叶多色绿、带“灯笼”样花萼者为佳。

【化学成分】本品含赪桐烯醇（clerodol），赪桐酮（clerodone），赪桐二醇烯酮（clerodolone），赪桐甾醇（clerosterol），蔗糖（sucrose），甾醇（sterol），乳糖（lactose），麦芽糖（maltose），半乳糖（galactose），果糖（fructose）等[1]。

【药理作用】

抗癌　鬼灯笼全株乙醇提取物中分离得到酸浆苦味素 F（Ⅰ）和 D（Ⅱ）。化合物Ⅰ在体外试验中对 5 种人肿瘤细胞株（肝癌 HA22T、宫颈癌 Hela，鼻咽癌 KB，直肠癌 Colo-205、肺癌 Calu-1）和 3 种动物肿瘤细胞株（黑素瘤 H1477，喉表皮癌 Hep-2、神经胶质瘤 8401）有效，其中抗肝癌作用最强，对 Hela 细胞作用次之。在小鼠淋巴细胞白血病 P388 体内试验中，Ⅰ也表现出抗癌活性[2]。

【性味归经】味微苦、微甘，性凉。归肺、心经。

【功效主治】清热止咳，解毒消肿。主治肺痨咳嗽，咽喉肿痛，骨蒸潮热，跌打损伤，疖肿疔疮。

【用法用量】内服：煎汤，15~30g。外用适量，捣敷。

【使用注意】脾胃虚寒者慎服。

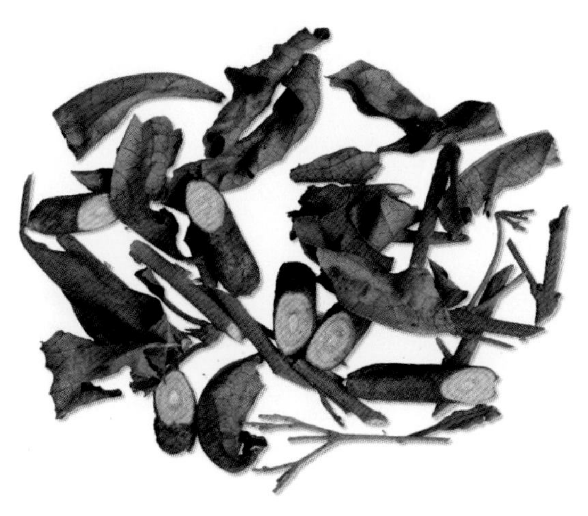

鬼灯笼饮片

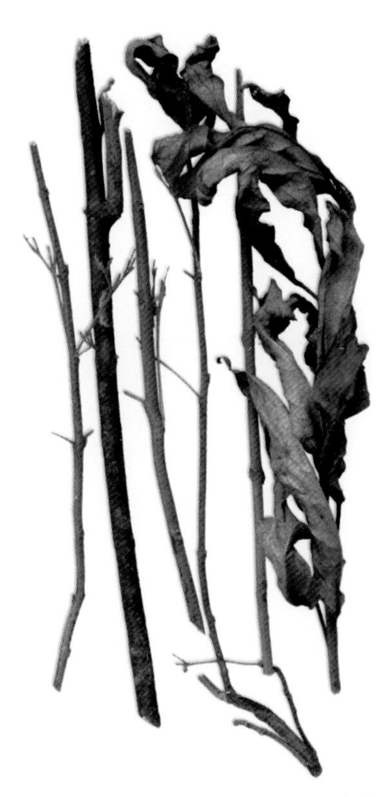

鬼灯笼药材

【经验方】

疖肿　鬼灯笼鲜叶，捣烂外敷。（广州部队《常用中草药手册》）

附：鬼灯笼根或根皮

味苦，性寒。归肺、心、脾经。功效：清热解毒，凉血消肿。主治：感冒发热，咳嗽，咽痛，衄血，赤痢，疮疥，瘰疬，跌打肿痛。内服：煎汤，10~15g。外用适量，煎水洗；或捣敷。脾胃虚寒者慎服。

【参考文献】

[1] 国家中医药管理局《中华本草》编委会 . 中华本草 . 上海：上海科学技术出版社，1999：5946.

[2] Chiang HC.Anticancer Res.1992,12（3）：837.

Gui zhen cao 鬼针草

Bidentis Bipinnatae Herba
[英]Spanishneedles Herb

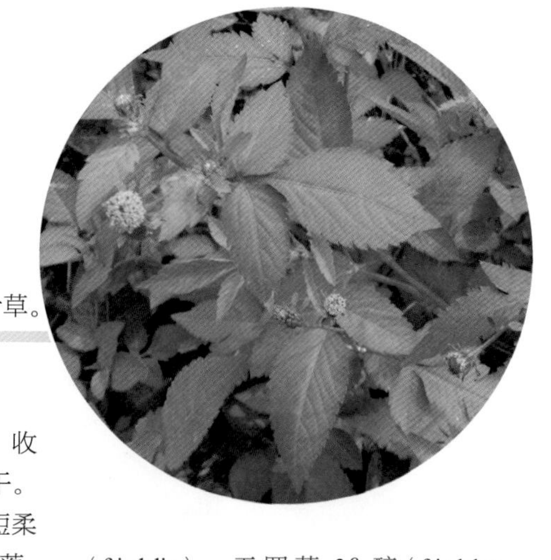

【别名】盲肠草、鬼黄花、针包草、一把针、鬼菊、粘身草、小鬼针、刺针草。

【来源】为菊科植物鬼针草 *Bidens pilosa* L. 的全草。

【植物形态】一年生草本。茎中部叶和下部叶对生；叶片长 5~14cm，二回羽状深裂，裂片再次羽状分裂，小裂片三角状或菱状披针形，先端尖或渐尖，边缘具不规则细齿或钝齿两面略有短毛，上部叶互生，羽状分裂。头状花序；总苞片条状椭圆形，先端尖或钝，被细短毛；舌状花黄色，通常有 1~3 朵不发育；筒状花黄色，发育，裂片 5。瘦果条形，具 3~4 棱，有短毛；先端冠毛芒状，3~4 枚。

【分布】广西各地均有分布。

【采集加工】在夏、秋季开花盛期，收割地上部分，拣去杂草，鲜用或晒干。

【药材性状】茎略呈方形，幼茎有短柔毛。叶纸质而脆，多皱缩、破碎，常脱落。茎顶常有扁平盘状花托。着生 10 余个呈条形、有 3~4 棱的瘦果，冠毛 3~4 枚，有时带有头状花序。气微，味淡。

【品质评价】以身干、色绿、叶多、无杂质者为佳。

【化学成分】鬼针草地上部分含苯基庚三炔（phenylheptatriyne），亚油酸（linoleic acid），亚麻酸（linolenic acid），无羁萜（friedelin），无羁萜-3*β*-醇（friedelan-3*β*-ol）。叶含奥卡宁-4′-*O*-*β*-D-（6″-反-对-香豆酰基）-葡萄糖苷[okanin-4′-*O*-*β*-D-（6″-*trans*-*p*-coumaroyl）-glucoside]，奥卡宁-4′-*O*-*β*-D-（2″,4″,6″-三乙酰基）-葡萄糖苷[okanin-4′-*O*-*β*-D-（2″,4″,6″-triacetyl）-glucoside]，奥卡宁-3′-*O*-*β*-D-葡萄糖苷（okanin-3′-*O*-*β*-D-glucoside），奥卡宁-4′-*O*-*β*-D-葡萄糖苷（okanin-4′-*O*-*β*-D-glucoside），奥卡宁-4′-*O*-*β*-D-（4″-乙酰基-6″-反-对-香豆酰基）-葡萄糖苷，奥卡宁-4′-*O*-*β*-D-（2″,4″-二乙酰基-6″-反-对-香豆酰基）-葡萄糖苷，奥卡宁-4′-*O*-*β*-D-[3″,4″-二乙酰基-6″-反-对-香豆酰基]-葡萄糖苷，奥卡宁-4-甲醚-3-*O*-*β*-D-葡萄糖苷（okanin-4-methyl ether-3-*O*-*β*-D-glucoside），（*Z*）-6,7,3′,4′-四羟基橙酮[（*Z*）-6,7,3′,4′-tetrahydroxyaurone]，（*Z*）-6-*O*-*β*-D-吡喃葡萄糖基-6,7,3′,4′-四羟基橙酮[（*Z*）-6-*O*-*β*-D-glucopyranosyl-6,7,3′,4′-tetrahydroxyaurone]，（*Z*）-7-*O*-*β*-D-吡喃葡萄糖基-6,7,3′,4′-四羟基橙酮，（*Z*）-6-*O*-[6-*O*-乙酰基-*β*-D-吡喃葡萄糖基]-6,7,3′,4′-四羟基橙酮，（*Z*）-6-*O*-[6-*O*-对-香豆酰基-*β*-D-吡喃葡萄糖基]-6,7,3′,4′-四羟基橙酮，4-*O*-（6-*O*-对-香豆酰基-*β*-D-吡喃葡萄糖基）-对-香豆酸[4-*O*-（6-*O*-*p*-coumaroyl-*β*-D-glucopyranosyl）-*p*-coumaric acid]，4-*O*-[2-*O*-乙酰基-6-*O*-对-香豆酰基-*β*-D-吡喃葡萄糖基]-对-香豆酸，槲皮素-3-*O*-*β*-D-吡喃葡萄糖苷（quercetin-3-*O*-*β*-D-glucopyranoside），3-*O*-咖啡酰基-2-C-甲基-D-赤酮酸-1,4-内酯（3-*O*-caffeoyl-2-C-methyl-D-erythronic acid-1,4-lactone），2-*O*-咖啡酰基-2-C-甲基-D-赤酮酸（2-*O*-caffeoyl-2-C-methyl-D-erythronic acid），甲基-2-*O*-咖啡酰基-2-C-甲基-D-赤酮酸（methyl-

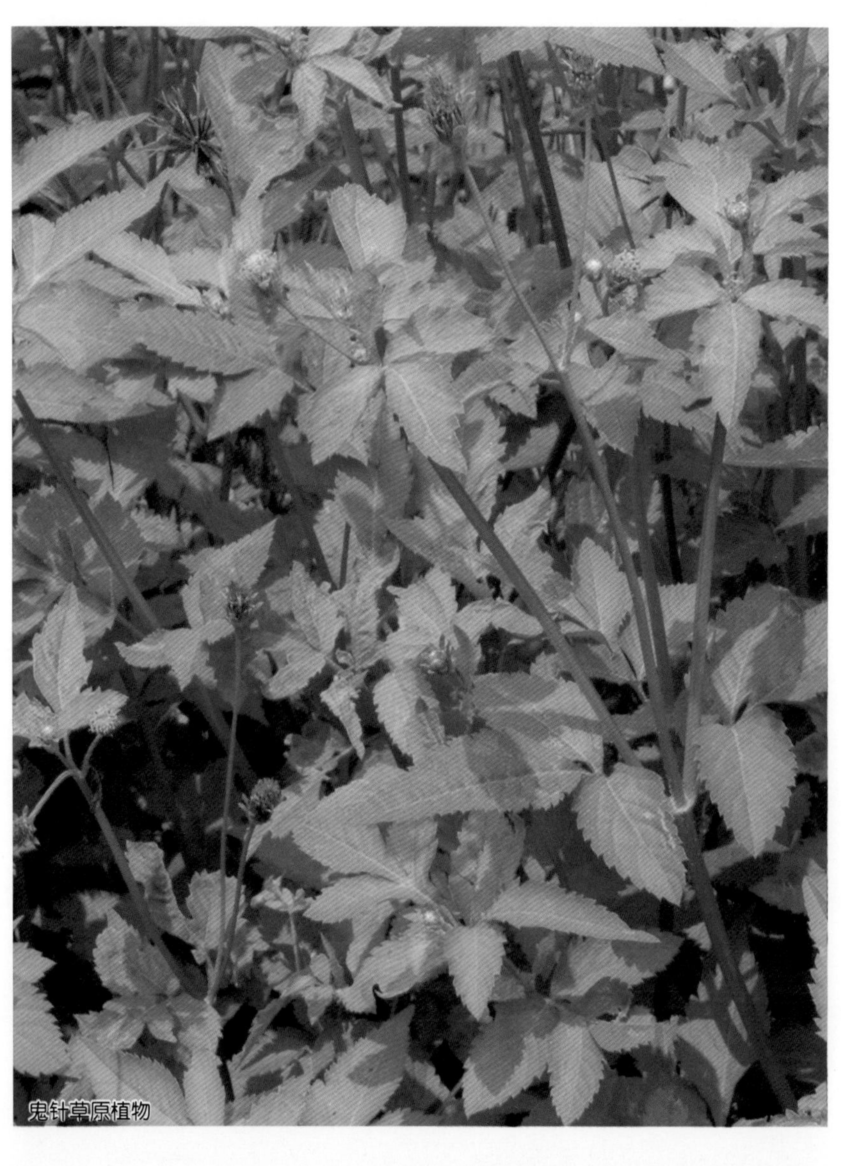

鬼针草原植物

2-*O*-caffeoyl-2-C-methyl-D-erythronic acid），甲基-3-*O*-咖啡酰基-2-C-甲基-D-赤糖酸，十三碳五炔-1-烯（tridecapentyn-1-ene），十三碳-2,12-二烯-4,6,8,10-四炔-1-醇（trideca-2,12-diene-4,6,8,10-tetrayne-1-ol），十三碳-3,11-二烯-5,7,9-三炔-1,2-二醇（trideca-3,11-diene-5,7,9-triyne-1,2-diol），十三碳-5-烯-7,9,11-三炔-3-醇（trideca-5-en-7,9,11-triyne-3-ol），*β*-香树脂醇（*β*-amyrenol），植物甾醇（phytosterin）B，马栗树皮素（aesculetin），*β*-谷甾醇葡萄糖苷（*β*-sitosterol glucoside），长链酯（long chain ester），饱和烃（saturated hydrocarbon），羽扇豆醇（lupeol），乙酸羽扇豆醇酯（lupeol acetate），脂肪酸（fatty acids）等，挥发油的主要成分有柠檬烯（limonene），龙脑（borneol），*β*-丁香烯（*β*-caryophyllene），大牻牛儿烯（germacrene），T-木罗醇（T-murol），*α*-荜澄茄醇（*α*-cadinol）等。鬼针草花中含奥卡宁-4′-*O*-[*β*-D-吡喃葡萄糖基-（1→6）-*β*-D-吡喃葡萄糖苷[okanin-4′-*O*-[*β*-D-glucopyranosyl-（1→6）-*β*-D-glucopyranoside]，奥卡宁3′，4′-二-*O*-*β*-D-葡萄糖苷（okanin-3′，4′-di-*O*-*β*-D-glucoside），奥卡宁-4′-[6″-*O*-乙酰基]-葡萄糖苷，奥卡宁-3′-葡萄糖苷，奥卡宁-4′-葡萄糖苷。另外还含有钙（Ca）、氯（Cl）、钾（K）、氢（H）、锂（Li）等元素[1]。

鬼针草乙酸乙酯提取物中含异槲皮苷（*iso*-quercitrin），异奥卡宁-7-*O*-*β*-D-葡萄糖苷（*iso*-okanin-7-*O*-*β*-D-glucoside），海生菊苷（maritimetin），槲皮素-7-*O*-*β*-D-葡萄糖苷（quercetin-7-*O*-*β*-D-glucoside），D-甘露醇（D-mannitol）[2]，3，5-双咖啡酰奎宁酸甲酯，奥卡宁4′-*O*-*β*-D-（2″，4″，6″-三乙酰基）-葡萄糖苷，3,′4′-二甲氧基槲皮素，3，5-二羟基-3′，5′-二甲氧基黄酮-7-*O*-*β*-D-吡喃葡萄糖苷，7,8,3′,4′-四羟基二氢黄酮醇，7,8-二羟基香豆素，5，8，4′-三羟基黄酮-7-*O*-*β*-D-葡萄糖苷[3]，槲皮素（quercitrin）、金丝桃苷（hyperoside）、槲皮素-7-*O*-鼠李糖苷（quercitin-7-*O*-rhamnopyranoside）、6,7,3′,4′-四羟基橙酮（6,7, 3′,4′-tetrahydroxy aurone）、4,5-双咖啡酰奎宁酸（4,5-di-*O*-caffeoyl quinic acid）、豆甾醇-3-*O*-葡萄糖苷（stigmasterol- 3-*O*-glucopyranoside）、3,4-二羟基苯甲酸乙酯（ethyl 3,4-dihydroxybenzoate）、奥卡宁（okanin）、木犀草素（luteolin）[4]。

此外，鬼针草还含有反式丁烯二酸（fumaric acid），3-propyl-3-（2,4,5-trimethoxy）-benzyloxy-pentan-2,4-dione，3-*O*-咖啡酰奎尼酸，5-*O*-咖啡酰奎尼酸，4-*O*-咖啡酰奎尼酸，3,4-二-*O*-咖啡酰奎尼酸，3,5-二-*O*-咖啡酰奎尼酸，4,5-二-*O*-咖啡酰奎尼酸，3-*O*-*α*-L-鼠李糖基-（1→6）-*β*-D-半乳糖苷，槲皮素-3-葡萄糖醛酸苷（querciturone），金丝桃苷（hyperoside），异槲皮苷（*iso*-quercitroside），矢车菊糖苷（centaurein），3′,5,7-三羟基-3,4′,8-三甲氧基黄酮-7-*O*-*β*-D-吡喃葡萄糖苷[5]。

【药理作用】

1. 抗微生物与抗寄生虫　鬼针草中的1-苯基-1,3,5-庚三烯有广谱抗微生物活性，对细菌、酵母菌、真菌均有效，可抑制枯草芽胞杆菌、粪链球菌、大肠杆菌、奇异变形菌、白色假丝酵母菌、石膏状孢子菌等微生物[6,7]。鬼针草地上干品的石油醚、甲醇、水提取物以及提取出的亚麻酸、亚油酸也有抗微生物活性[8]。1-苯基-1,3,5-庚三烯对一些复殖吸虫尾蚴易感[9,10]。口服三叶鬼针草的乙醇提取物≤500mg/kg可减少小鼠体内疟原虫的量，并降低小鼠死亡率[11]。

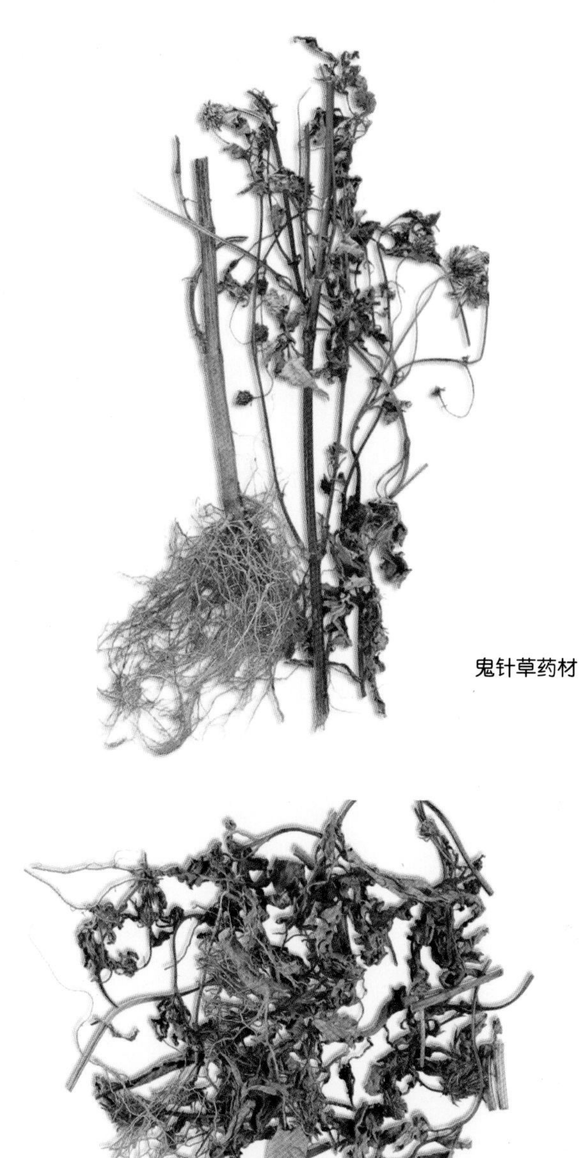

鬼针草药材

鬼针草饮片

2. 降血压　三叶鬼针草水提物可逆转果糖诱导的大鼠高血压[12]。三叶鬼针草叶甲醇提取物对自发高血压大鼠、盐诱导高血压大鼠和血压正常大鼠的降压作用，发现三叶鬼针草主要是通过作用于心泵和舒张血管来实现其降压作用[13]。

3. 保肝　三叶鬼针草可对抗四氯化碳（3.0ml/kg）和对乙酰氨基酚（600 mg/kg）诱导的血清谷草转氨酶和血清谷丙转氨酶活性增高。三叶鬼针草可预防多种毒素引发的肝损伤[14]。

4. 降血脂　鬼针草和小叶鬼针草混合水浸膏，灌胃给药，连续3周，对雄性大鼠有降低胆固醇作用[15]。

5. 毒理　鬼针草干叶以1：4比例混合在食物中给大鼠服用1~2周，可使食管内皮脱氧核糖核酸的（3h）胸苷掺入增加2.3倍。叶的乙醇提取物及一种成分这种作用稍弱。鬼针草加热煮沸后食用同样增加掺入[15]。皮下注射，腹腔注射1-苯基-1,3,5-庚三烯小鼠的半数致死量为4245mg/kg和525mg/kg[6]。

【临床研究】

1. 前列腺肥大　鬼针草合剂（每剂鬼针草30g，补骨脂10g，菟丝子10g，杜仲10g，山萸肉10g，炙黄芪18g，益母草20g，莪术15g等），水煎，早晚温服，每日1剂，15日为1个疗程，连服2个疗程。结果：治疗58例，其中显效39例（67.24%），有效17例（29.31%），无效2例（3.45%）[17]。

2. 婴儿腹泻　用鬼针草洗液［用鬼针草鲜品300g或干品50g，水煎浓缩至600ml，待药液不烫手时（约42℃）使用］治疗，将婴儿双足置于药液内洗浴，视腹泻程度决定洗足高度，最高不超过外踝尖，每日1剂，早晚各1次；同时，取药液擦洗患儿脐部，并以干棉球蘸取少许药液敷于脐孔处。以伤湿止痛膏固定，每日1换，3日为1个疗程。结果：治疗289例，其中治愈249例，占86.16%；好转21例，占7.27%；未愈19例，占6.57%，总有效率93.43%[18]。

3. 高血压病左心室肥厚　治疗组用鲜鬼针草全草100g，水煎，每日1剂，早晚分服，连服3个月。对照组给予硝苯地平控释片，口服，每次30mg，每日1次，疗程同治疗组。结果：两组各自给药前后比较，血压、LVDd、LVMI、IVST及IVPWT均明显降低，EF值和E/A值明显升高（$P<0.05$）；治疗组疗效优于对照组（$P<0.05$）[19]。

【性味归经】味苦，性微寒。归肺、脾、肝、大肠经。

【功效主治】清热解毒，祛风除湿，活血消肿。主治咽喉肿痛，泄泻，痢疾，黄疸，肠痈，疔疮肿痛，蛇虫咬伤，风湿痹痛，跌打损伤。

【用法用量】内服：煎汤，15~30g，鲜品倍量；或捣汁。外用适量，捣敷或取汁涂；或煎水熏洗。

【使用注意】脾胃虚寒者慎服。

【经验方】

1. 疖肿　刺针草剪碎，加75%乙醇或白酒浸泡2~3天后，外搽局部。（《全国中草药汇编》）

2. 金疮出血　鲜鬼针草叶，捣烂敷疮口。（《泉州本草》）

3. 汤火烫伤　鬼针草鲜叶，捣汁涂之。（《泉州本草》）

4. 气性坏疽　鲜鬼针草全草，冷水洗净，水煎汤熏洗。（《福州民间草药》）

5. 蛇伤、虫咬　鲜鬼针草全草60g，酌加水，煎成半碗，温服；渣捣烂涂贴伤口，每日如法2次。（《福州民间草药》）

6. 急性胃肠炎　鬼针草15~30g，车前草9g。水煎服，呕吐加生姜5片，腹痛加酒曲2个。（《全国中草药汇编》）

7. 胃气痛　鲜鬼针草全草45g，和猪肉120g同炖，调黄酒少许，饭前服。（《泉州本草》）

8. 痢疾　鬼针草嫩芽一撮，水煎汤，白痢配红糖，红痢配白糖，连服3次。（《闽东本草》）

9. 急性黄疸型传染性肝炎　鬼针草100g，连钱草60g，水煎服。（《全国中草药汇编》）

10. 阑尾炎　鬼针草15~30g（鲜鬼针草45g）。煎液内服；或加冰糖，蜂蜜。如加牛奶180g同服，疗效更佳。［福建中医药，1959,（3）:8］

11. 急性肾炎　鬼针草叶15g（切细）和1个鸡蛋煎汤，加适量麻油或茶油煮熟食之，每日服1次。［福建中医药，1961,6（2）:19］

12. 风湿性关节、类风湿性关节炎　臭梧桐、粘身草各120g，做丸9g，开水送服，每日2次。（《沙漠地区药用植物》）

13. 跌打损伤　鲜鬼针草全草30~60g（干品减半），水煎，另加黄酒30g，每日服1次，一般连服3次。（《福建民间草药》）

【参考文献】

[1] 国家中医药管理局《中华本草》编委会．中华本草．上海：上海科学技术出版社，1999：6756.
[2] 蒋海强，王建平，刘玉红，等．鬼针草化学成分的分离和鉴定．食品与药品，2008，10（9）：15.
[3] 杨小唯，黄敏珠，赵卫权，等．中药鬼针草化学成分的研究．解放军药学学报，2009，25（4）：283.
[4] 黄敏珠，陈海生，刘建国，等．中药鬼针草化学成分的研究．第二军医大学学报，2006，27（8）：888.
[5] Kusano A. 三叶鬼针草中的抗氧化成分．国外医学·中医中药分册，2004，26（2）：112.
[6] Bondarenko A S. C A, 1985, 103:3549s.
[7] Wat Chi-Kit. J Nat Prod, 1979.42（1）:103.
[8] Geissberger P. C A,1991,115:179302t.
[9] Tpwers G H N. lC A,1984.101:146144a.
[10] Graham K. C A, 1981.94: 97030m.
[11] Andrade-Neto V F,Brand M G,Oliveira F Q,et al.Antimalarial activity of Bidens pilosa L.（Asteraceae）ethanol extracts from wild plants collected in various localities or plants cultivated in humus soil.Phytother Res，2004,18（8）:634.
[12] Dimo T,Rakotonirina S V,Tan P V, et al.Leaf methanol extract of Bidens pilosa prevents and attenuates the hypertension induced by high-fructose diet in Wistar rats.J Ethnopharmacol,2002,83（3）:183.
[13] Dimo T,Nguelefack T B,Kamtchouing P,et al.hypotensive effects of a methanol extract of Bidens pilosa Linn on hypertensive rats.Comptes Rendus DeL' académie Des Sci,1999,322（4）:323.
[14] Chin HW,Lin CC,Tang K S.The hepatoprotective effects of Taiwan folk medicine ham-hong-chho in rats.Am J Chinese Med,1996,24（3-4）:231.
[15] 杨企铮．中国中药杂志，1989，24（5）：304.
[16] Mirvish S S. C A, 1979, 90: 198655s.
[17] 舒俊．鬼针草治疗前列腺肥大的临床分析．西部医学，2005，17（5）：505.
[18] 胡兴才．鬼针草洗液治疗婴儿腹泻289例．民间疗法，2000，9（6）：22.
[19] 于兆安．鬼针草对逆转高血压病左室肥厚及心功能影响的研究．基层中药杂志，2001，15（3）：59.

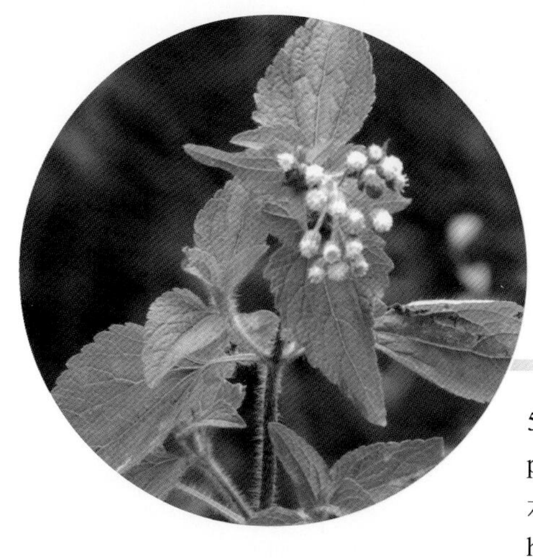

Sheng hong ji

胜红蓟

Agerati Conyzoidis Herba
[英]Tropic Ageratum Herb

【别名】白花草、脓泡草、绿升麻、白毛苦、毛射香、白花臭草、消炎草、胜红药。

【来源】为菊科植物藿香蓟 *Ageratum conyzoides* L. 的全草。

【植物形态】一年生草本。茎直立，多分枝，较粗壮，茎枝淡红色，通常上部绿色，具白色尘状短柔毛或长绒毛。叶对生，上部互生；叶柄生白色短柔毛及黄色腺点；叶片卵形，长 5~13cm，宽 2~5cm，上部叶及下部叶片渐小，多为卵形或长圆形，叶先端急尖，基部钝或宽楔形，边缘有钝齿。头状花序小，于茎顶排成伞房状花序；花梗具尘状短柔毛；总苞钟状或半球形，突尖；总苞片 2 层，长圆形或披针状长圆形，边缘撕裂；花冠淡紫色，全部管状，先端 5 裂。瘦果黑褐色，5 棱，冠毛膜片 5 或 6 个，通常先端急狭或渐狭成长或短芒状。

【分布】广西全区均有分布。

【采集加工】夏、秋季采收，除去根部，鲜用或切段晒干。

【药材性状】全株被粗毛，须根多数，黄白色。茎绿色稍带紫色，直径 1~2 cm，多分枝。叶对生，上部互生，微皱缩，展平后呈卵形，长 5~13cm，先端钝圆，基部钝或浑圆，罕有心形，叶缘钝齿状。头状花序小。有特殊气味。

【品质评价】以干燥、叶多、色黄绿者为佳。

【化学成分】本品全草含多种黄酮类化合物：胜红蓟黄酮（ageconyflavone）A、B、C，川陈皮素（nobiletin），甜橙素（sinensetin），钓樟黄酮（linderoflavone）B，5- 甲氧基川陈皮素（5-methoxynobiletin），5,6,7,8,5′- 五甲氧基 -3′,4′- 亚甲二氧基黄酮（5,6,7,8,5′-pentamethoxy-3′,4′-methylened-ioxyflavone），5,6,7,5′- 四甲氧基 -3′,4′- 亚甲二氧基黄酮（5,6,7,5′-tetramethoxy-3′,4′-methylene-dioxyflavone），5,6,7,3′,4′,5′- 六甲氧基黄酮（5,6,7,3′,4′,5′-hexamethoxyflavone），5,6,7,8,3′- 五甲氧基 -4- 羟基黄酮（5,6,7,8,3′-pentamethoxy-4-hydroxyflavone），5,6,7,8,3′,5′- 六甲氧基 -4- 羟基黄酮（5,6,7,8,3′,5′-hexamethoxy-4-hydroxyflavone），槲皮素（quercetin），山柰酚 -3- 芸香糖苷（kaempferol-3-rutinoside），山柰酚 -3,7- 双葡萄糖苷（kaempferol-3,7-diglucoside）。全草还含有生物碱：石松胺（lycopsamine），刺凌备草碱（eclinatine），及三萜类化合物：无羁萜（friedelin），*β*- 谷甾醇（*β*-sitosterol），豆甾醇（stigmasterol）。地上部分含有多种色烯类化合物：7- 甲氧基 -2,2- 二甲基色原烯（7-methoxy-2,2-dimethylchromene），7,8- 二甲氧基 -2,2- 二甲基色烯（7,8-dimethoxy-2,2-dimethylchromene），7- 甲氧基 -8- 乙酰基 -2,2- 二甲基色烯（7-methoxy-8-acetyl-2,2-dimethylchromene），6-（1- 甲氧基乙基）-7- 甲氧基 -2,2- 二甲基色烯 [6-(1-methoxyethyl)-7-methoxy-2,2-dimethylchromene]，6-（1-

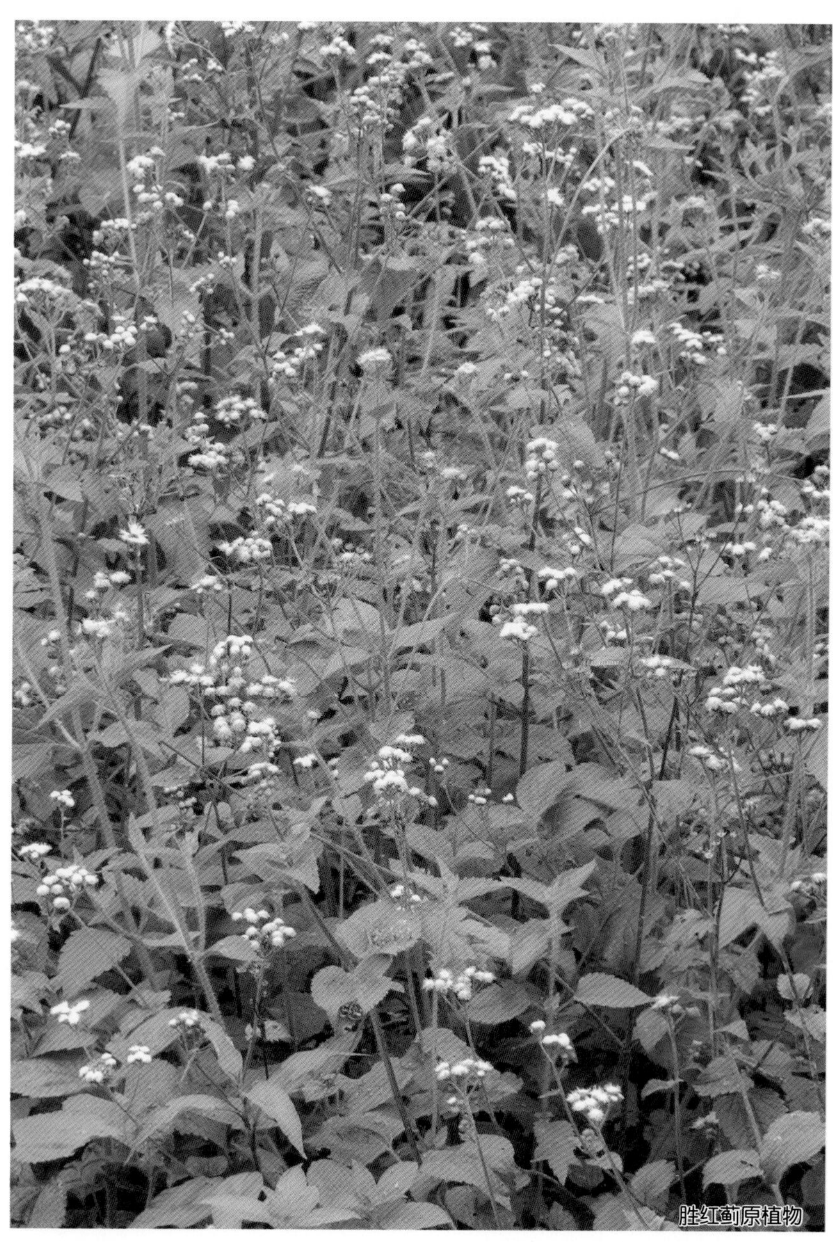
胜红蓟原植物

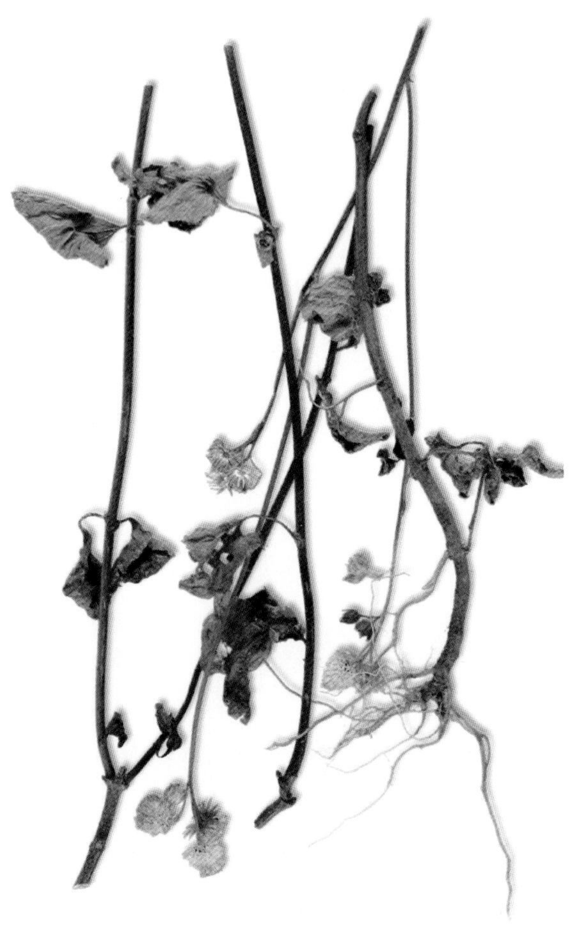
胜红蓟药材

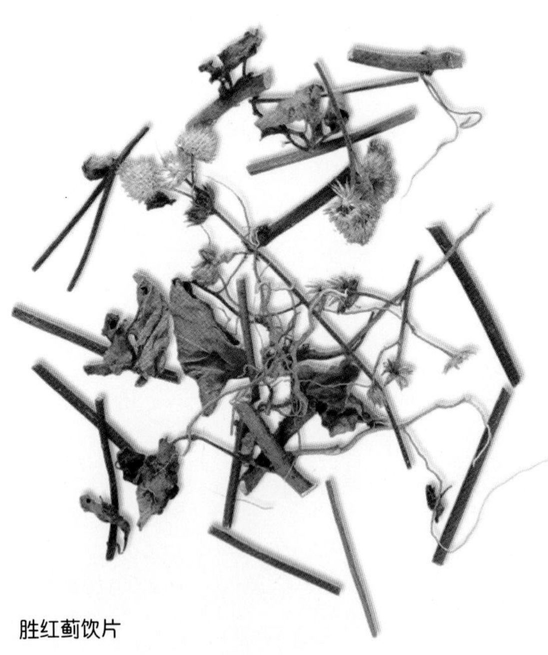
胜红蓟饮片

羟基乙基）-7- 甲氧基 -2,2- 二甲基色烯 [6-（1-hydroxyethyl）-7-methoxy-2,2-dimethylchromene]，6-（1- 乙氧基乙基）-7- 甲氧基 -2,2- 二甲基色烯 [6-（1-ethoxyethyl）-7-methoxy-2,2-dimethylchromene]，6- 乙烯基 -7- 氧基 -2,2- 二甲基色烯（6-vinyl-7-methoxy-2,2-dimethylchromene），6- 当归酰氧基 -7- 甲氧基 -2,2- 二甲基色烯（6-angeloyloxy-7-methoxy-2,2-dimethylchromene），7- 甲氧基 -2,2- 二甲基色烯（7-methoxy-2,2-dimethylchromene）。还含黄酮类化合物：5,6,7,8,5′- 五甲氧基 -3′,4′- 亚甲二氧基黄酮，5′- 甲氧基川陈皮素，山柰酚，槲皮素，5,6,7,3′,4′,5′- 六甲氧基黄酮，8- 羟基 -5,6,7,3′,4′,5′- 六甲氧基黄酮（8-hydroxy-5,6,7,3′,4′,5′-hexamethoxyflavone）。此外，地上部分还含有芝麻素（sesamin），丁香烯氧化物（caryophyllene oxide），7- 豆甾烯 -3- 醇（stigmast-7-en-3-ol），延胡索酸（fumaric acid），咖啡酸（caffeic acid）[1]。

所含挥发油的成分中有胜红蓟色烯（ageratochromene），香豆精（coumarin），β- 丁香烯（β-caryophyllene），7- 甲氧基 -2,2- 二甲基色烯（7-methoxy-2,2-dimethylchromene）和去甲氧基胜红蓟色烯（demethoxyageratochromene）[1]；早熟素Ⅰ（precocene Ⅰ），早熟素Ⅱ（precocene Ⅱ），榄香烯（elemene），橙花叔醇（nerolido1），甲酸冰片酯（bornyl formate），乙酸葑醇酯（fenchyl acetate），α- 荜澄茄油烯（α-cubebene），2,6,6, 9- 四甲基三环 [5,4,C,O^{2,3}] 十一烯 -9（2,6,6,9- tetramethyltricyclo[5,4,C,O^{2,3}] undencene- 9），胡椒烯（copaene），β- 荜澄茄油烯（β-cubebene），异石竹烯（*iso*-caryophyllene），β- 古芸烯（β-gurjunene），顺 -β- 金合欢烯 [（*E*）-β-farnesene]，大根香叶烯 B（germacrene B），大根香叶烯 D（germacrene D），α- 没药烯（α-bisabolene），十六烷（hexadecane），乙酰基苯并吡喃（acetyl benzopyran），乙酰基羟基苯并吡喃（acetyl hydroxy benzopyran）[2,3]。

【药理作用】

抗菌　胜红蓟中得到的精油具有抗菌活性 [4]。

【临床研究】

盆腔炎　治疗组用胜红抗炎素（胜红蓟、刺针草、香连翘、红木香），每次 3~4 粒，每日 3~4 次，饭后服，2 周为 1 个疗程，可连服 3~4 个疗程。对照组口服黄连素。结果：治疗组 133 例（急性盆腔炎 38 例、慢性盆腔炎 95 例），其中痊愈 39 例，占 29.3%；显效 37 例，占 37.8%；有效 44 例，占 33.1%；无效 13 例，占 9.8%；总有效率为 90.2%。与对照组比较有显著性差异（$P<0.05$）[5]。

【性味归经】味辛、微苦，性凉。归肺、胃经。

【功效主治】清热解毒，止血，止痛。主治感冒发热，咽喉肿痛，口舌生疮，咯血，衄血，崩漏，脘腹疼痛，风湿痹痛，跌打损伤，外伤出血，痈肿疮毒，湿疹瘙痒。

【用法用量】内服：煎汤，15~30g，鲜品加倍；或研末；或鲜品捣汁。外用适量，捣敷；研末吹喉或调敷。

【使用注意】脾胃虚寒者慎服。

【经验方】

1. 痈疽肿毒　胜红蓟全草洗净，和酸饭粒，食盐少许，共捣烂敷患处。(《泉州本草》)
2. 小腿溃疡　桉树叶适量，水煎洗患处，然后用胜红蓟、红糖各适量，捣烂敷患处。(《福建药物志》)
3. 外伤出血　白花草鲜叶外擦，或研末与凡士林调成20%软膏外涂。(《广西本草选编》)
4. 鼻衄　白花草鲜叶捣烂塞鼻。(《广西本草选编》)
5. 感冒发热　白花草60g，水煎服。(《广西民间常用中草药手册》)
6. 喉症(包括白喉)　胜红蓟鲜叶30~60g，洗净，绞汁调冰糖服，日服3次。或取鲜叶晒干，研为末，作吹喉散。(《泉州本草》)
7. 肺结核咳嗽痰中带血　胜红蓟、矮茶风、麦冬、叶上珠(青荚叶)各15g，水煎服。(《四川中药志》1979年)
8. 胃溃疡，急慢性腹痛　胜红蓟煅存性，研末装瓶备用，每服1.5g，每日1次，嚼服，在30min之内不喝水，镇痛作用良好。(《全国中草药汇编》)
9. 崩漏，鹅口疮，疔疮红肿　胜红蓟10~15g。水煎服。(《云南中草药》)

【参考文献】

[1] 国家中医药管理局《中华本草》编委会．中华本草．上海：上海科学技术出版社，1999：6679.
[2] 张娜，郭素华．胜红蓟的研究进展．药品评价，2004，1(3)：219.
[3] 叶雪梅，林崇良，林观样．浙江产胜红蓟花序挥发油化学成分分析．海峡药学，2010，22(1)：80.
[4] Sharma G P.C A,1980,92:88522e.
[5] 许言平．胜红抗炎素治疗盆腔炎133例疗效分析．福建医药杂志，1987，9(4)：19.

美人蕉

Mei ren jiao

Cannae indicae Rhizoma
[英]India Canna Rhizome

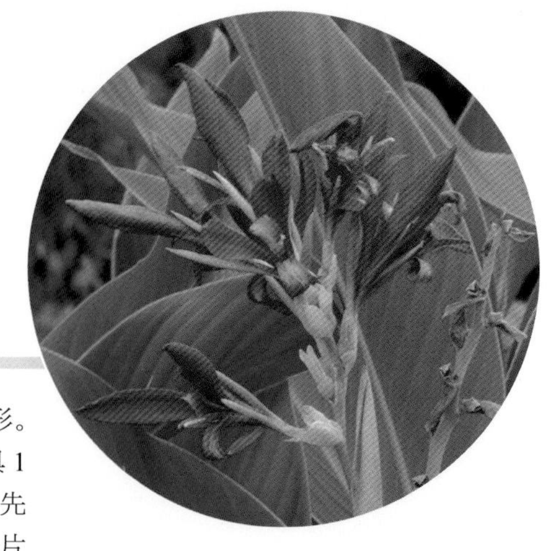

【别名】观音姜、小芭蕉根、状元红、白姜。

【来源】为美人蕉科植物美人蕉 *Canna indica* L. 的根茎。

【植物形态】多年生草本。全株绿色无毛，被蜡质白粉。具块状根茎。地上枝丛生。单叶互生；具鞘状的叶柄；叶片卵状长圆形，长 10~30cm，先端尖，全缘或微波状，基部阔楔形至圆形。总状花序，花单生或对生；每花具 1 苞片，苞片卵形；萼片 3，绿白色，先端带红色；花冠大多红色，花冠裂片披针形；外轮退化雄蕊 2~3 枚，鲜红色，倒披针形；唇瓣披针形，弯曲；发育雄蕊花药和花丝相连接处稍呈弯曲；子房下位，3 室，花柱 1。蒴果，长卵形，绿色，具柔软刺状物。

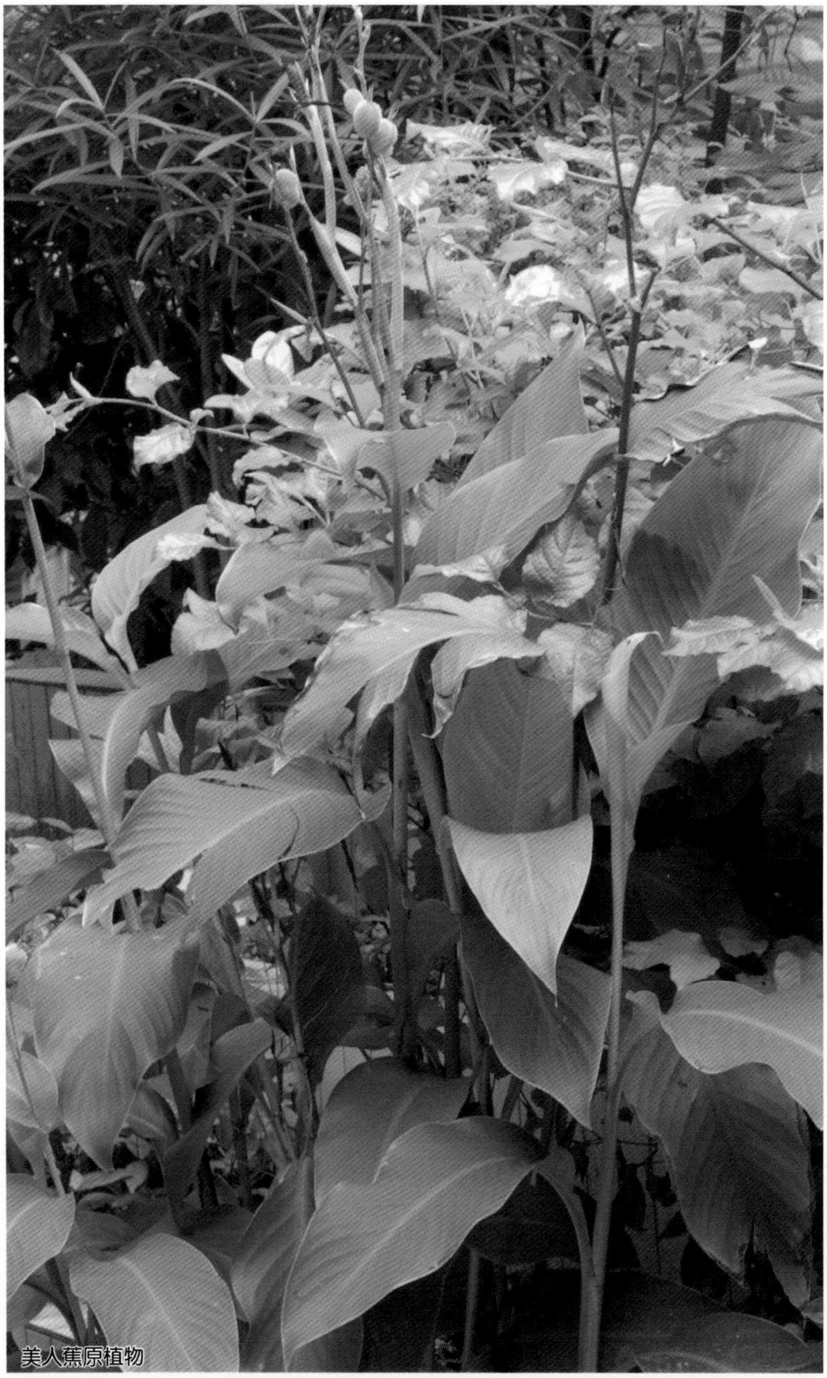

美人蕉原植物

【分布】广西全区普遍栽植，亦有野生于湿润草地。

【采集加工】全年可采挖，除去茎叶，洗净，切片，晒干或鲜用。

【药材性状】根茎不规则块状，常具短叉状分枝或圆形分枝断痕。直径 1~2cm。表面黑褐色，粗糙，有皱缩纹理和明显环节，并有多数须根痕。质坚实，断面淡黄色或褐色。气香，味苦。

【品质评价】以干燥、个大、洁净者为佳。

【化学成分】本品含有 *β*- 植物血凝素（*β*-adhesin）[1]，棕榈酸（palmitic acid），*β*- 谷甾醇（*β*-sitosterol），棕榈酸 1- 单甘油酯（1-monopalmitin），胡萝卜苷（daucosterol）等成分 [2]。

【药理作用】

1. 利胆　经结扎胆囊、胆总管引流后，麻醉犬静注美人蕉煎剂，肝脏分泌胆汁量迅速增加，在静注 30min 后出现高峰，持续约 1h[3]。含酚性物质的 1∶10 提取物 1ml/kg 静注，也能使麻醉犬胆汁流量迅速增加。该酚性提取物对不结扎胆囊管的麻醉犬也有利胆作用，而阿托品此时无效，提示其利胆作用不是通过兴奋迷走神经所引起，给药后胆汁中胆红素含量略有增高 [4]。

2. 保肝　美人蕉根煎剂连续灌胃 5 天，对小鼠四氯化碳引起的肝损伤有预防作用，给药 8 天有治疗作用，均能加速中毒小鼠血清溴磺酞钠的清除。表明其对四氯化碳肝损伤有保护作用 [3]。

3. 对肠管运动作用　煎剂可使家兔离体肠管紧张性降低，收缩幅度变小，并能对抗乙酰胆碱和氯化钡引起的肠管收缩 [3]。

4. 对血压作用　麻醉犬静注煎剂，血压随即下降，1~4min降至最低点，然后逐步回升，10min左右恢复正常[3]。

5. 毒理　小鼠灌胃煎剂400g（生药）/kg，相当于临床用量的200倍，未出现毒性反应，同等剂量腹腔注射，观察24h，亦未出现死亡。大鼠口服1：5或1：2煎剂0.7ml/ kg，连续4周，其体重、血象、肝肾功能及主要器官的组织学检查与对照组比较无明显差异[3]。

【临床研究】

1. 肝炎　①美人蕉茵三金汤加减[美人蕉60g、茵陈50g、垂盆草50g、金钱草30g、金银花30g、田基黄30g、金荞麦20g、六一散20g、栀子18g、大黄12g（后下）]，每日3次，每次120~150ml，儿童酌减，2日1剂，温服，2~4周为1个疗程。结果：治疗病毒性甲型肝炎共86例，治疗2周显效38例，占44.2%；有效41例，占47.7%；效果较差的7例，占1%。治疗3周显效56例，占65.1%；有效26例，占30.2%；效果较差的4例，占0.05%。4周痊愈78例，占78%；较差的2例，占0.02%[5]。②用美人蕉合剂（每剂美人蕉块根60g、岗稔根15g，水煎浓缩至100ml，加适量糖），成人每日2次，每次50~100ml，儿童按年龄酌减，同时用维生素B_1、维生素C、酵母片口服配合，21日为1个疗程。结果：治疗急性黄疸型肝炎共61例，其中治愈43例，占70.5%；好转13例，占20.1%，总有效率91.8%[6]。

2. 带状疱疹　新鲜美人蕉根（鲜品150~200g，冰片6~10g，面粉适量共同捣烂），外敷患处并固定，每日敷药1次。结果：治疗28例，其中显效24例，有效3例，无效1例，总有效率为96%[7]。

【性味归经】味甘、微苦、涩，性凉。归肝、大肠经。

【功效主治】调经，利水，清热解毒。主治月经不调，带下，黄疸，痢疾，疮疡肿毒。

【用法用量】内服：煎汤，6~15g，鲜品30~120g。外用适量，捣敷。

【使用注意】脾胃虚寒者慎服。

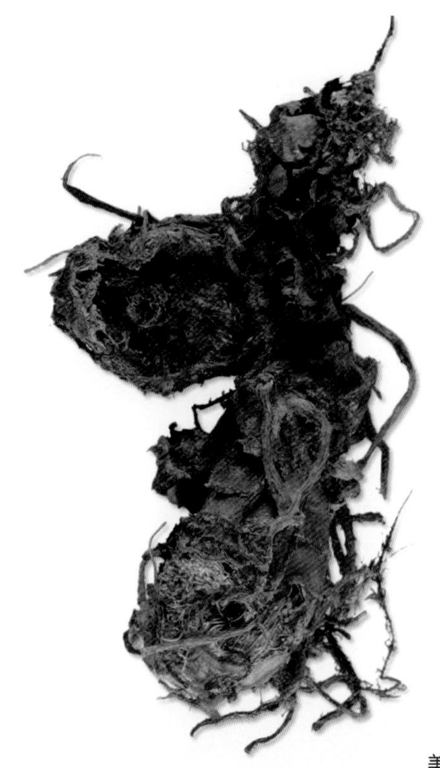

美人蕉药材

美人蕉饮片

【经验方】

1. 疮疡肿毒，跌打损伤　鲜美人蕉根适量。捣烂敷患处，干则更换。（《安徽中草药》）
2. 疮疖初起，红肿疼痛　小芭蕉根适量。配醪糟或酒精，捣绒外敷患处。（《四川中药志》1960年）
3. 脾虚所致的崩漏　小芭蕉根60g，金樱子根60g。炖鸡服。（《四川中药志》1960年）
4. 湿热带下　美人蕉根15g，炒贯众9g。水煎服。（《安徽中草药》）
5. 急性黄疸型肝炎　鲜美人蕉根60g。水煎服。（《安徽中草药》）
6. 痢疾　鲜美人蕉根6g。水煎服。（《安徽中草药》）

【参考文献】

[1] 国家中医药管理局《中华本草》编委会. 中华本草. 上海：上海科学技术出版社，1999：7791.

[2] 唐祥怡，刘军，张执侯，等. 美人蕉的化学成分研究. 中草药，1995，26（2）：107.

[3] 成都军区总医院传染科. 中草药通讯，1979，（12）：566.

[4] 曾祥元. 药学通报，1983，18（3）：162.

[5] 冯德仕，冯鑫东. 自制美人蕉茵三金汤治疗病毒性甲型肝炎86例临床观察. 中国中西医结合学会第十三次全国消化系统疾病学术研讨会论文汇编，2001：226.

[6] 琼中县人民医院. 草药美人蕉合剂治疗急性黄疸型肝炎疗效观察. 海南医学，1976，（4）：21.

[7] 朱德宝. 美人蕉根治疗带状疱疹体会. 中国乡村医生杂志，1998，2：19.

姜黄 Jiang huang

Curcumae Longae Rhizoma
[英]Common Turmeric Rhizome

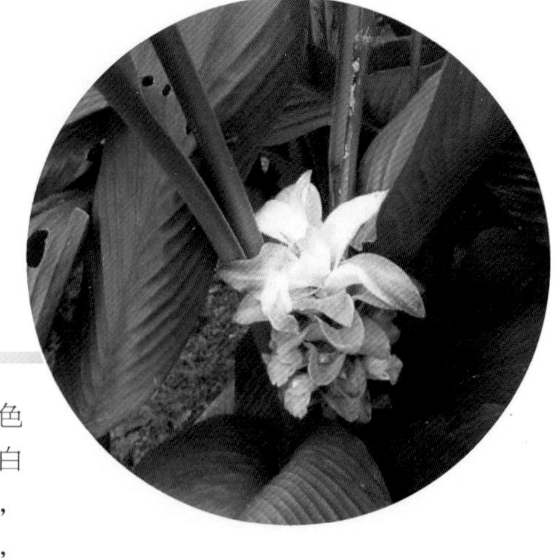

【别名】宝鼎香、黄姜、毛姜黄、黄丝郁金。

【来源】为姜科植物姜黄 *Curcuma longa* L. 的根茎。

【植物形态】多年生草本。根茎发达，成丛，分枝呈椭圆形或圆柱状，橙黄色，极香；根粗壮，末端膨大成块根。叶基生，5~7片，2列；叶片长圆形或窄椭圆形，长20~50cm，宽5~15cm，先端渐尖，基部楔形，下延至叶柄，上面黄绿色，下面浅绿色，无毛。花葶由叶鞘中抽出，穗状花序圆柱状；上部无花的苞片粉红色或淡红紫色，长椭圆形，中下部有花的苞片嫩绿色或绿白色，卵形至近圆形；萼筒绿白色，具3齿；花冠管漏斗形，淡黄色，喉部密生柔毛，裂片3；能育雄蕊1，花丝短而扁平，花药长圆形，基部有距；子房下位，外被柔毛。花柱细长，基部有2个棒状腺体。柱头稍膨大，略呈唇形。

【分布】广西主要分布于容县、龙州等地。

【采集加工】将根茎挖出后，洗净泥沙，煮或蒸至透心，晒干，置筐内撞去根及外皮，再晒干即可。

【药材性状】根茎呈不规则卵圆形、圆柱形或纺锤形，常弯曲，表面深黄色，粗糙，有皱缩纹理和明显环节，并有圆形分枝痕及须根痕。质坚实，不易折断，断面棕黄色至金黄色，角质样，有蜡样光泽。内皮层环纹明显，维管束呈点状散在。气香特异。味苦、辛。

【品质评价】以质坚实、断面金黄、香气浓厚者为佳。

【化学成分】本品根茎含姜黄素类化合物，倍半萜类化合物，酸性多糖成分，挥发油等。

姜黄素类化合物有姜黄素（curcumin），对,对'-二羟基二桂皮酰甲烷（*p,p'*-dihydroxydicinnamoyl methane），即双去甲氧基姜黄素（bisdemethoxycurcumin），对羟基桂皮酰阿魏酰基甲烷（*p*-hydroxycinnamoylferuloylmethane），即去甲氧基姜黄素（demethoxycurcumin），二氢姜黄素（dihydrocurcumin）[1]。

倍半萜类化合物有姜黄新酮（curlone），姜黄酮醇（turmeronol）A、B，大牻牛儿酮-13-醛（germacrone-13-al），4-羟基甜没药-2,10-二烯-9-酮（4-hydroxybisabola-2,10-diene-9-one），4-甲氧基-5-羟基甜没药-2,10-二烯-9-酮（4-methoxy-5-hydroxybisabola-2,10-diene-9-one），2，5-二羟基甜没药-3,10-二烯（2,5-dihydroxybisabola-3,10-diene），原莪术二醇（procurcumadiol），莪术双环烯酮（curcumenone），去氢莪术二酮（dehydrocurdione），（4*S*,5*S*）-大牻牛儿酮-4,5-环氧化物[（4*S*,5*S*）-germacrone-4,5-epoxide]，α-姜黄酮（α-turmerone），甜没药姜黄醇（bisacurone），莪术烯醇

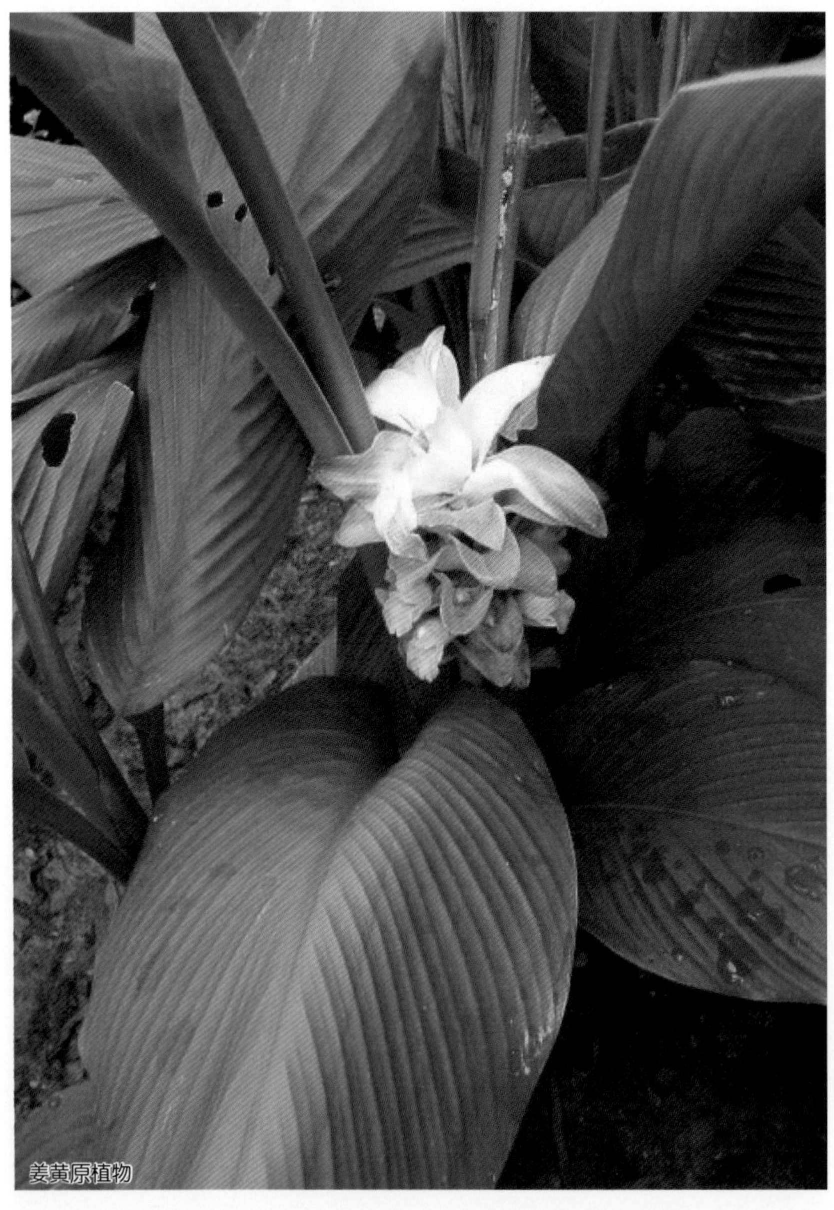
姜黄原植物

（curcumenol），异原莪术烯醇（*iso*-procurcumenol），莪术奠酮二醇（zedoaronediol），原莪术烯醇（procurcumenol），表原莪术烯醇（eiprocurcumenol），4,5- 二羟基 - 甜没药 -2,10- 二烯（4,5-dihydroxybisabola-2,10-diene）[1]。

酸性多糖成分有姜黄多糖（utonan）A、B、C、D[1]。

挥发油主要成分有姜黄酮（turmerone），芳香 - 姜黄酮（ar-turmerone），姜黄烯（curcumene），大牻牛儿酮（germacrone），芳香姜黄烯（ar-curcumene），桉叶素（cineole），松油烯（terpinene），莪术醇（curcumol），莪术呋喃烯酮（curzerenone），莪术二酮（curdione），α- 蒎烯（α-pinene），β- 蒎烯（β-pinene），柠檬烯（limonene），芳樟醇（linalool），丁香烯（caryophyllene），龙脑（borneol）[1]，姜烯（zingiberene）[2]，水芹烯（phellandrene），香桧烯（sabinene）[3]。

此外，还含菜油甾醇（campesterol），豆甾醇（stigmasterol），β- 谷甾醇（β-sitosterol），胆甾醇（cholesterol），脂肪酸（fatty acid）及金属元素钾（K）、钠（Na）、镁（Mg）、钙（Ca）、锰（Mn）、铁（Fe）、铜（Cu）、锌（Zn）[1]。

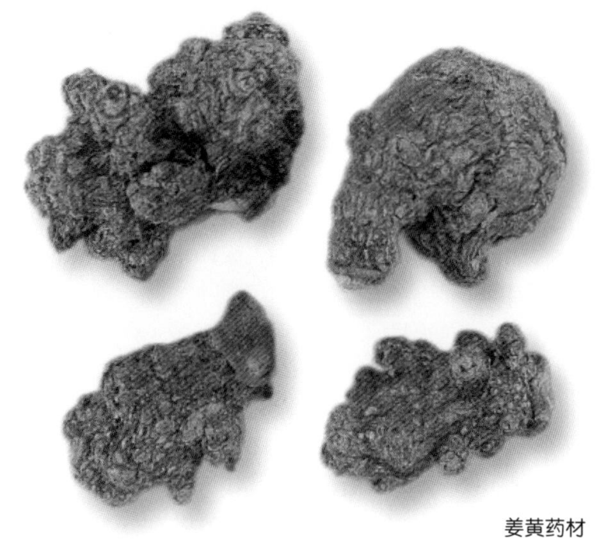

姜黄药材

【药理作用】

1. 抗炎　大鼠腹腔注射姜黄各种干浸膏（石油醚、乙醇和水），对角叉菜胶引起的足跖肿胀均有抑制作用，水浸膏作用最强，半数有效量（ED_{50}）为 4.7mg/kg，醇浸膏作用弱，ED_{50} 为 309mg/kg，石油醚浸膏的 ED_{50} 为 4.7mg/kg，姜黄素的 ED_{50} 为 8.7mg/kg[4]。姜黄素和姜黄素钠（sodium curcununate）腹腔注射时对大鼠角叉菜胶足肿的 ED_{50} 分别为 2.1mg/kg 和 0.36mg/kg，而氢化可的松的 ED_{50} 约为 10mg/kg[5]。大鼠口服姜黄素、去甲氧基姜黄素（FHM）或双去甲基姜黄素（BHM）对角叉菜胶产生的足肿有抑制作用，FHM 作用最强，三者在 30mg /kg 以下剂量时，其抗炎作用有剂量依赖性，如剂量增至 60mg/kg，则抗炎作用反而减弱[6]。每天灌胃姜黄挥发油 0.1ml/kg，也能抑制急性鸽足肿，切除动物肾上腺即无效，提示其早期抗炎作用由于抗组胺，而晚期抗炎作用系因兴奋垂体 - 肾上腺轴所致。大鼠每天服挥发油 0.1mg/kg，对福氏佐剂产生的多发性关节炎也有抑制作用[7]。姜黄挥发油可抑制胰蛋白醇和透明质酸酶[8]。大鼠腹腔注射姜黄各种提取物（石油醇、乙醇和水）10~20mg/kg，对棉球肉芽肿和肉芽肿囊（granulama pouch）模型均有抗炎作用[4]。从姜黄石油醚提取物分离得两种组分，Lieherntann-Burchard 甾体试验均为阳性，大鼠腹腔注射上述 3 种组分（包括石油醚提取物）10mg/kg，对棉球肉芽肿、甲醛性足肿和肉芽肿囊试验均有抗炎作用，约与氢化可的松 5mg/kg 疗效相当[9]。大鼠灌胃姜黄素 3mg/kg 或姜黄素钠 0.1mg/kg，对甲醛性足肿可抑制 45%~50%[5]。姜黄素和姜黄挥发油可能为姜黄抗急性和亚急性炎症的有效成分，姜黄素对摘除肾上腺大鼠抗炎作用较弱，提示皮质类固醇参与了抗炎作用，但低剂量姜黄素钠对肾上腺皮质类固醇并无促进释放作用，也不是由于抑制前列腺素的合成[10]。姜黄素灌胃抗炎有效剂量比注射大得多，表明灌胃时其生物利用度很小[4]。姜黄素可用于治疗慢性前葡萄膜炎（CAU）。病人分成两组，一组只接受姜黄素治疗，另一组因出现了强烈的 PPD 反应（结核菌素试验），所以也接受了抗结核治疗，2 周后所有病人病情出现改善[11]。3 年后第一组病人 55% 复发，第二组 36% 复发，无一人报告不良反应。皮质类固醇是目前治疗 CAU 的有效药物，而姜黄素的治疗效果和低复发率都可以和皮质类固醇相比拟，特别是姜黄素几乎没有不良反应，是其最大的优点[11]。近年发现其对 12- 脂氧酶途径具有抑制作用，因而表现出抗炎活性。

姜黄饮片

2. 利胆　麻醉犬静注姜黄素钠 24mg/kg 可使胆汁分泌增加一倍，挥发油作用相似但较弱，胆汁中固体成分浓度降低，但胆盐、胆固醇和胆红素总排出量仍增加[12, 13]。麻醉犬给予 50% 姜黄煎剂或盐酸（2%）浸出液 5ml，有较弱的利胆作用，平均持续 1~2h[14]。

3. 保肝　小鼠注射姜黄根茎 50% 乙醇提取物 20g（生药）/kg，对四氯化碳引起的血清 ALT（丙氨酸转氨酶）和 AST（天冬氨酸转氨酶）升高有抑制作用[15]。姜黄根茎经水及醋酸乙酯分步萃取，仅醋酸乙酯溶解部分显示抗肝毒作用。将乙酸乙酯部分进一步分离得 3 个组分：姜黄素、去甲氧基姜黄素和双去甲氧基姜黄素。姜黄素 1mg/ml 可使四氯化碳（CCl_4）产生的大鼠肝细胞的丙氨酸转氨酶（ALT）降低到 53%，ALT 降低到 20%，使 D- 半乳糖胺产生的 ALT 降低到对照组的 44%，去甲氧基姜黄素和双去甲氧基姜黄素也有相似的作用[14]。在体内、体外姜黄素对 CCl_4 造成的肝损伤具有保护作用，可降低 CCl_4 损伤所致原代培养的大鼠 ALT、乳酸脱氢酶（LDH）、丙二醛（MDA）水平，而提高超氧化物歧化酶（SOD）、谷胱甘肽、过氧化物酶（GSH-PX）的水平，从而减轻氧自由基对机体细胞的攻击，提高机体清除自由基的能力[15]。姜黄素固体分散片与秋水仙碱相似，可以降低小鼠慢性肝损伤中升高的 ALT、谷草转氨酶（AST），改善肝脾体重比，减轻肝组织病理学改变。即姜黄素固体分散片对 CCl_4 所致的小鼠慢性肝损伤有保护作用[16]。姜黄素可提高运动训练大鼠抗自由基氧化的功能，使大鼠运动能力有提高[17]。

4. 对消化系统作用　大鼠灌胃姜黄乙醇提取物 500mg/kg，对低温约束应激性、幽门结扎性及吲哚美辛、利血平等引起的溃疡有抗溃疡作用。对囊肿毁坏剂（80% 乙醇、0.6mol/L 盐酸、0.2mol/L 氢氧化钠及 25% 氯化钠）引起的胃损伤呈现保护作用。姜黄乙醇提取物不仅使胃黏膜壁增厚，而且也使大鼠胃腺内非蛋白巯基含量恢复[18]。兔口服姜黄粉可使胃液中黏液含量增加，对胃黏膜可能有保护作用[19]。姜黄素对 5- 羟色胺诱发的豚鼠胃溃疡有抗溃疡作用[20]，另有报道认为姜黄素对组胺诱发的溃疡无任何保护作用[21]。高剂量姜黄素反可引起溃疡，每天服 100mg/kg，超过 6 天，即可引起大鼠胃溃疡[22]。预先应用肾上腺素受体拮抗剂、胆碱受体拮抗剂、5- 羟色胺或组胺 H_1 受体拮抗剂对姜黄素诱发的胃溃疡有部分保护作用，而组胺 H_2 受体拮抗剂甲硫米特（metiamide）则能完全防止胃溃疡的发生和黏液分泌的减少[23]。姜黄素钠对豚鼠离体回肠有解痉作用，其拮抗烟碱肠痉挛的 ED_{50} 为 30.2μg/ml，拮抗乙酰胆碱的 ED_{50} 为 77.2μg/ml，拮抗组胺的 ED_{50} 为 82.8μg/ml，拮抗 5- 羟色胺的 ED_{50} 为 82.8μg/ml，拮抗氯化钡的 ED_{50} 为 171.4μg/ml[8]。但灌胃姜黄素钠后血中不能达到上述浓度，可以认为其解痉作用是在灌胃药物后在胃肠道产生的局部作用[24]。姜黄素在体外可抑制产气荚膜梭状芽胞杆菌的产气作用，这并非由于姜黄素的抗菌作用引起，乃因姜黄素对该菌葡萄糖的利用并无抑制作用。此外，用可产生气胀的鹰嘴豆粉饲料，喂饲大鼠时如同时服姜黄素亦可使肠内产气减少[25]。

5. 对心血管系统作用　姜黄提取物灌胃能对抗静注垂体后叶素引起的兔和大鼠心电图 S-T、T 波变化，小鼠灌服姜黄素能增加心肌营养血流量[26]。犬静注姜黄素 7.5mg/kg，产生急剧而短暂的降压作用，阿托品、抗组胺药和 β- 肾上腺素拮抗剂不能阻断其降压作用，姜黄素对豚鼠离体心脏有抑制作用[27]。姜黄素能抑制 Na^+-K^+-ATP 酶活性、抑制 MMP-9 表达和抗炎、抗氧化作用，还可以增加肌质网 Ca^{2+}-ATP 酶（钙依赖性 ATP 酶，即钙泵）的活性，从而起到发挥正性肌力、改善心室重构、改善心功能等作用。与其他治疗心力衰竭的药物相比，姜黄素具有更多的药理作用。姜黄素有抑制钠 - 钾泵活性的作用[28]。在治疗心衰时，有可能产生与洋地黄、毒毛旋花苷 G 等强心剂类似的功效，但此作用尚待进一步研究证实。姜黄素能够防治心肌的破坏，改善心室重构，起着与血管紧张素转换酶抑制剂和 β- 受体阻滞药类似的作用，也有改善心脏功能的作用，姜黄在治疗心衰的过程中，既能够改善心室收缩功能，又能够改善其舒张功能，且这种作用与药物的治疗时间和给药剂量相关，这可能提高病人远期生存率的作用[29]。姜黄素可使冠心病（CHD）病人血脂和高敏 C- 反应蛋白（Hs-CRP）指数下降，说明其对冠心病病人具有调脂和抗炎作用[30]。

6. 抗血凝和抑制血小板聚集　灌服姜黄醇提取物或姜黄素可抑制高脂血症大鼠二磷酸腺苷诱发的血小板聚集。姜黄素能增强纤溶活性[31]。姜黄乙醚提取物可抑制花生四烯酸诱发的人血小板聚集和血栓烷 B_2（TXB_2）的产生，同时使脂氧酶催化的产物增加[32]。大鼠腹腔注射姜黄素 25mg/kg 或 100mg/kg，可抑制胶原、肾上腺素诱发的血小板聚集，但并不影响胸主动脉前列腺素（PGI_2）的合成。姜黄素抗血小板聚集作用与其抗 TXA_2 作用有关[33]。正常人血体外实验，姜黄素 1×10^{-4}mol/L 可抑制血小板聚集，抑制率为 35.4%。大鼠每天灌胃姜黄素 20mg/kg、40mg/kg、60mg/kg、80mg/kg，连续 5 天，与对照组相比，血小板聚集减弱，血浆黏度和全血黏度降低，其中以 40mg/kg 组抑制血小板聚集作用最强，抑制率为 34.6%，继续增加剂量，抑制作用未见进一步增强。在低切变率（37.5/s）条件下，降低全血和血浆黏度作用显著，而高切变率（150/s）时，无显著性差异[34]。姜黄素、双去甲氧基姜黄素和去甲氧基姜黄素腹腔注射时均可延长雄性小鼠复钙时间，为姜黄的抗凝有效成分[35]。

7. 降血脂　实验性高脂血症犬灌服姜黄素提取物、姜黄挥发油和姜黄素都有降低血清胆固醇、甘油三酯和 β- 脂蛋白的作用，并能降低主动脉甘油三酯和总胆固醇的含量[33]。喂服含胆固醇饲料的大鼠如同时喂饲姜黄素，则其血清和肝脏中胆固醇含量只有对照动物的 1/3~1/2，饲料中姜黄素浓度低于 1% 即有效[36]，高胆固醇血症家兔喂服姜黄醚提取物 1g 也有相似作用[37]。每 6h 服姜黄素 50% 乙醇提取物的干浸膏 3g/kg，共 48h，可使高血脂大鼠升高的血浆胆固醇、甘油三酯、极低密度脂蛋白胆固醇（VLDL）、低密度脂蛋白胆固醇（LDL）和高密度脂蛋白胆固醇（HDL）降低，HDL 胆固醇 / 总胆固醇比值升高。但由于所用剂量过大，其实际意义尚需进一步研究[38]。

8. 抗氧化　姜黄素、去甲氧基姜黄素及双去甲氧基姜黄素对亚油酸在空气中的氧化有抗氧化作用，姜黄素作用最强，其 50% 抑制亚油酸完全氧化的浓度为 1.83×10^{-2}%（硫巴比妥酸值）及 1.15×10^{-2}%（过氧化物值），优于维生素 E 的值。姜黄素类物质抗氧化作用与其化学结构有关，酚羟基对其抗氧化活性非常重要，与酚羟基相邻的甲氧基也与其抗氧化活性有关[39]。以脂质过氧化时产生丙二醛为指标，姜黄素对小鼠脑心、肝、肾、脾等组织都有抗氧化作用[39]。以脂质过氧化诱导脱氧核糖核酸（DNA）损伤为指标，400μmol/L姜黄素能抑制脂质过氧化[40]。低浓度姜黄素（5×10^{-5}mol/L）对醋氨酚诱导的大鼠肝细胞脂质过氧化有抑制作用，但对醋氨酚引起的肝细胞乳酸脱氢酶泄漏和还原型谷胱甘肽耗竭均无保护作用，浓度增高100倍时姜黄素对脂质过氧化仍有保护作用，但却伴随细胞内谷胱甘肽耗竭和乳酸脱氢酶泄漏增加，在醋氨酚处理肝细胞前1h或后1h给予姜黄素，均有相似效应，故作用无时间依赖性，较高浓度的姜黄素有轻度细胞毒作用。姜黄素的细胞保护作用是由于其抑制脂质过氧化，作用是由于其能与还原型谷胱甘肽结合[41]。姜黄素可通过调节肝7α胆固醇羟化酶活性来调控血脂，姜黄素可减轻链脲佐菌素诱导的糖尿病大鼠的脂质过氧化[42]。姜黄素可通过激活过氧化物酶体增生物激活受体γ促进脂肪细胞的分化。姜黄乙醇提取物可剂量依赖性地促进人前脂肪细胞内的甘油三酯释放甘油，这意味着姜黄素及其类似物有剂量依赖性促进脂肪细胞分化的能力[43]。姜黄素还可减弱高糖条件下的氧化应激、降低高糖条件下氧自由基的产生，姜黄素对高糖诱导的蛋白质糖基化和脂质过氧化有预防作用，还可提高红细胞对血糖的利用[44]。

9. 抗生育　姜黄粉的石油醚、乙醇和水提取物均有抗孕作用，石油醚和水提取物在妊娠第1~7天灌服200mg/kg，显示100%抗大鼠生育[45]。灌服石油醚或水提取物100~200mg/kg，可抑制胚胞植入子宫内膜[46]。雄性大鼠灌服醇提取物10天，可使睾丸重量和睾酮浓度降低[47]。腹腔或皮下注射姜黄煎剂，对小鼠和兔早、中、晚期妊娠均有终止作用，终止妊娠率可达90%~100%，但灌胃无效。姜黄终止小鼠妊娠的作用可被黄体酮所对抗，还可抑制假孕小鼠创伤性子宫蜕膜瘤的生长，故推测姜黄引起动物早期妊娠的机制，很可能是由于抗孕激素和宫缩作用所致[48]。

10. 对子宫作用　姜黄50%煎剂及盐酸（2%）浸剂对小鼠、豚鼠离体子宫呈兴奋作用，50%煎剂5ml灌肠或2%盐酸浸剂5ml静注，可引起家兔子宫瘘管阵发性收缩加强，1次给药持续5~7h[49]。

11. 抗肿瘤　姜黄醇提取物0.4mg/ml及姜黄素4μg/ml能抑制中国仓鼠卵巢细胞生长，对淋巴细胞和Dalton淋巴瘤细胞有细胞毒作用，腹腔注射姜黄素脂质体制剂可抑制小鼠Dalton淋巴瘤细胞的生成，并增加该小鼠的存活率[50]。以5nmol 12-氧十四烷酰佛波醇乙酸酯（TPA）合并1μmol、3μmol或10μmol姜黄素局部应用于小鼠，每周2次，共20周，并预先以7,12-甲基苯[α]并蒽作为肿瘤启动剂，姜黄素可抑制TPA产生的肿瘤数，抑制率分别达到39%、77%和98%[51]。姜黄素具有较强的诱导肿瘤细胞凋亡作用。姜黄素可抑制人肝癌细胞QGY的生长[52]，电镜观察发现姜黄素可导致细胞变性、坏死，诱导细胞凋亡，也可抑制白血病耐药细胞HL60/ADR细胞的生长，在荧光显微镜下，能见核浓缩等凋亡特征性改变，可下调bcl-2蛋白表达[53]。姜黄素可有效抑制结肠腺癌细胞集落生长和侵袭能力并可诱导结肠癌细胞失巢凋亡，且都与浓度相关[54]。20μmol/L的姜黄素即可诱导肝癌SMMC-7721细胞凋亡[55]，可抑制MDA-MB-231人类乳腺癌细胞的两种主要的血管形成因子（血管内皮生长因子和成纤维生长因子）的转录[56]。姜黄素对多种肿瘤的抑制作用，推测抑制血管形成可能是其抗癌机制之一[57]。姜黄素的芳香醇和芳香二醇类似物显示具有抗血管形成的能力[58]。姜黄素与长春新碱、阿霉素2种化疗药物合用在上皮癌细胞KB及其多药耐药细胞KBv200细胞中均有增敏作用[59]。姜黄素还可提高食管癌细胞系Eca109的放射敏感性，作用机制可能与其引起瘤细胞周期阻滞，诱导肿瘤细胞凋亡有关[60]。姜黄素加阿霉素组与阿霉素组对膀胱移行细胞癌株BIU-87的细胞毒性作用相似，对于BIU-87/ADM，姜黄素可增加阿霉素细胞毒性，还可抑制细胞内罗丹明-123（R-123）的外排[61]。肺癌A549细胞对肿瘤坏死因子相关凋亡诱导配体（TRAIL）耐受时，姜黄素可能通过线粒体和非线粒体凋亡途径，增加TRAIL的敏感性[62]。

12. 抗突变　大鼠喂饲各种剂量姜黄（饲料中拌入）共3个月后，腹腔注射苯并芘或3-甲基胆蒽，鼠喂以0.5%以上姜黄饲料，即可抑制苯并芘或3-甲基胆蒽的诱变性，且姜黄不影响大鼠的摄食及增重，组织学检查亦无变化[63]。姜黄素能抑制数种环境诱变原（雪茄、香烟浓烟、烟叶及麦芽提取物、苯并芘、二甲基苯并蒽等）的诱变性，姜黄素可改变诱变原的代谢活化和解毒[64]。姜黄油有抗突变效应，提示其既能保护细胞免受损伤又能促使已突变细胞的DNA修复，既有细胞外直接灭活致突变剂的抗突变作用，又有细胞内的抗突变效应[65]。

13. 抗病原微生物及病原虫　姜黄挥发油4.5~90μl/100ml在体外对某些肠道菌和致病菌生长有抑制作用，姜黄素2.5~50mg/100ml只对金黄色葡萄球菌有抑制作用，姜黄醇提取物（10~200mg/100ml）对链球菌、乳酸杆菌和葡萄球菌可引起形态学变化[25]。姜黄醇提取物及其有效成分可抑制引起胆囊炎的大多数病菌的生长，包括八叠球菌属、加夫基球菌属（Gaffkya）、棒状杆菌属、链球菌和其他杆菌等。姜黄素所用浓度为0.5~5mg/ml，挥发油所用浓度为5~100μg/ml，对革兰阴性杆菌、某些酵母菌及真菌均不敏感。姜黄醇提取物（50mg/ml）和挥发油（100μg/ml）具杀菌作用，而姜黄素对葡萄球菌仅为抑菌剂[66]。姜黄乙醚和氯仿提取物在体外对几种致病皮肤真菌有抑制作用[67]，姜黄挥发油1：10可抑制不同致病真菌的生长[68, 69]。姜黄醇提取物在体外有抗溶组织阿米巴原虫的作用[70]。

14. 对靶器官有保护作用　在链脲佐菌素（STZ）诱导Wistar大鼠糖尿病模型中，虽然姜黄素不能阻止糖尿病的高糖血症，但是却可减缓糖尿病性白内障的发生和发展[71]，可防止α-晶体蛋白的分子伴侣活性丧失，并延缓糖尿病性白内障的成熟进程[72]。对Wistar大鼠糖尿病模型，姜黄素可减轻糖尿病对肾脏的损害[73]。高血糖可以诱导转化生长因子-β_1表达，而转化生长因子-β_1的高表达已被证实是糖尿病肾病的发病机制之一，灌胃和局部应用姜黄素对STZ诱导的糖尿病大鼠皮肤创伤修复均有促进作用，通过免疫组织化学定位检查，发现姜黄素治疗组的创伤局部的转化生长因子-β_1较对照组有增加，而且这一结果得到了原位杂交法的进一步证实[74]。

15. 提高学习记忆能力　姜黄提取物（含总姜黄素 74%）对颈总动脉反复缺血再灌注合并尾部放血降压建立的模型小鼠，以跳台实验为学习记忆评价指标，姜黄提取物可使模型动物的反应时间缩短，潜伏期延长，错误次数减少，脑组织及血清 SOD 活力下降，MDA 含量升高，Glu 浓度下降，表明姜黄提取物能改善血管性痴呆模型小鼠学习记忆能力，其作用机制可能与其降低血清及脑组织的 MDA 含量，升高 SOD 活性以及降低脑组织兴奋性氨基酸 -Glu 含量有关[75]。

16. 祛痰、止咳及预防哮喘作用　姜黄挥发油具有祛痰、止咳及预防哮喘发作的作用[76]。

17. 促进愈合等作用　大鼠和家兔感染性和非感染性创伤局部应用姜黄粉，其创伤愈合过程可加快 23%~24%[77]。姜黄水提取物或醇提取物对兔角膜浅表创伤或贯通伤的愈合有抑制作用[78]。姜黄多糖 A、B、C 在碳廓清试验中能增强网状内皮层系统的活性[79]。

18. 体内过程　①大鼠服姜黄素 1g/kg，粪便排出约 75%，同时尿内仅出现微量[80]。大鼠服 [^{3}H] 姜黄素 0.6mg/ 鼠 72h 粪便排出约 89%，尿排出 6%，腹腔注射时粪排出约 73%，11% 出现于胆汁[81]。大鼠服姜黄素 400mg，可吸收 60%，尿中检测不到姜黄素，但尿中排出的与葡萄糖醛酸化合物及硫酸盐结合物增加，服后 24h，保留在肠道下部（空肠，结肠）者约占给药量的 38%，但服药后 0.25~24h 间，从门静脉或心脏血标本中未能检测到姜黄素，仅在肝和肾组织中测到微量，未从粪便排出，保留在肠道内的姜黄素，其出路的一个可能的解释是被吸收入肠壁并在其中转化[82]。②分布和血浓度：大鼠灌胃姜黄素 400mg 后 0.25~24h 间，心脏血中用比色法不能检测到姜黄素（浓度低于 0.5μg/ml），门静脉血中只有微量（低于 5μg/ml）肝、肾组织小于 20μg/ml。③代谢和排泄：姜黄素静注或做离体肝灌流，均可主动转运入胆汁，但其大部分被代谢。在离体肝细胞或肝微粒体悬液中，加入的姜黄素在 30min 内 90% 被代谢[83]。姜黄素在胆汁中主要代谢产物是四氢姜黄素和六氢姜黄素的葡萄糖醛酸化合物，少量为二氢阿魏酸及微量阿魏酸[82]。因此姜黄素如被吸收，在肝内代谢后主要经胆汁排泄[24]。

19. 毒理　大鼠灌胃姜黄素 5g/kg，外观无明显毒性作用[81]。姜黄粉或姜黄素按人用量的 1.25~125 倍喂饲大鼠，对生长喂饲效率（feeding efficiency ratio）、红细胞、白细胞、血红蛋白、总血清蛋白、清蛋白、球蛋白、血清转氨酶和碱性磷酸酶等均无任何不良反应。如饲料中姜黄素达 10% 时则喂饲效率降低，这可能由于饲料味道不好致进食减少所致[84]。大鼠服姜黄素钠 3g/kg，24h 内不引起死亡，每天服 55mg/kg，共 6 周，未引起明显不良反应[5]。小鼠服姜黄粉（饲料中含 0.5%）或姜黄素（饲料中含 0.015%）对骨髓多染红细胞微核率、染色体结构和数量的畸变率、妊娠率、活胚胎和死胚胎数等均无明显作用，大鼠喂饲含姜黄 0.5% 和 0.05% 的饲料，对骨髓染色体畸变发生率也无明显影响[85, 86]。但新鲜姜黄根茎提取物在体外可引起染色体断裂及其他畸变[87]。

【临床研究】

1. 高热　升降散［广姜黄 6~12g，僵蚕 10~15g，生大黄（后下）3~10g，蝉蜕 10g］，每日 1~2 剂，每 2~3h 服 1 次。结果：治疗 43 例，其中痊愈 35 例，好转 6 例，无效 6 例[88]。

2. 软组织损伤　姜白软膏（姜黄、白芷、天花粉、赤芍。诸药研成细末，用油脂性基质混匀，制成软膏即可），取适量软膏涂于纱布棉垫上，厚 2~3mm，2~3 日换药 1 次。结果：治疗 200 例，其中显效 124 例，有效 73 例，无效 3 例，总有效率为 98.5%[89]。

3. 烧烫伤　三黄合剂（姜黄炭、大黄炭、黄柏炭各 6g，地榆炭 9g，冰片 500mg。诸药研成粉末，用无菌香油制成糊状），清创消毒后（如有水疱剪破放水暴露出创面），取适量药糊敷置创面上，不必包扎。结果：治疗Ⅰ、Ⅱ度烧烫伤 22 例，在 3~4 日创面愈合，且不留瘢痕[90]。

【性味归经】味苦、辛，性温。归脾、肝经。

【功效主治】破血行气，通经止痛。主治血瘀气滞诸证，胸腹胁痛，妇女痛经，闭经，产后瘀滞腹痛，风湿痹痛，跌打损伤，痈肿。

【用法用量】内服：煎汤，3~10g；或入丸、散。外用适量，研末调敷。

【使用注意】血虚者及孕妇慎服。

【经验方】

1. 牙痛不可忍　姜黄、细辛、白芷等份。上为细末，并擦二三次，盐汤漱。（《百一选方》姜黄散）
2. 诸疮癣初生时痛痒　姜黄敷之。（《千金方》）
3. 胃炎，胆道炎，腹胀闷，疼痛，呕吐，黄疸　姜黄 4.5g，黄连 1.8g，肉桂 0.9g，延胡索 3.6g，广郁金 4.5g，绵茵陈 4.5g。水煎服。（《现代实用中药》）
4. 臂背痛，非风非痰　姜黄、甘草、羌活各一两，白术二两。每服一两，水煎。腰以下痛，加海桐皮、当归、芍药。（《赤水玄珠》姜黄散）
5. 一切跌打　桃仁、兰叶、丹皮、姜黄、苏木、当归、陈皮、牛膝、川芎、生地、肉桂、乳香、没药。水、酒、童便煎服。（《伤科方书》姜黄汤）
6. 经水先期而至，血涩少，其色赤　当归、熟地、赤芍、川芎、姜黄、黄芩、丹皮、延胡索、香附（制）各等份。水煎服。（《医宗金鉴》姜芩四物汤）
7. 妊娠胎漏，下血不止，腹痛　姜黄一两，当归一两（锉，微炒），熟干地黄一两，艾叶一两（微炒），鹿角胶一两（捣碎，炒令黄燥）。上药，捣筛为散，每服四钱，以水一中盏，入生姜半分，枣三枚，煎至八分，去滓，每于食前温服。（《太平圣惠方》姜黄散）
8. 产后腹痛　姜黄二分，没药一分。上为末，以水及童子小便各一盏，入药煎至一盏半，分作三服，通口服，约人行五七里，再进一服。（《普济方》姜黄散）

【参考文献】

[1] 国家中医药管理局《中华本草》编委会．中华本草．上海：上海科学技术出版社，1999：7767.

[2] 韩婷，宓鹤鸣．姜黄的化学成分及药理活性研究进展．解放军药学学报，2001，17（2）：95.

[3] 李霞，王晓华，杨保华．姜黄的研究进展．药学实践杂志，2003，21（5）：298.

[4] Yegnarayan R. Indian .J Med Res,1976,64:601.

[5] Ghatak N. GA,1972,77:I22263y.

[6] Srihari R T. IndianJMed Res, 1982,75:574.

[7] Chandra D. C A,1972, 77: 43204b.

[8] Tripathi R M. Indian J Phamtacol, 1973, 5:260.

[9] Arora R B. Indian J Med Res,1971, 59:1289.

[10] Mukhopadhyay A. C A,1982, 97:174653h.

[11] Lal B.Efficacy of curcumin in the management of chronic anterioruveitis. Phytother-Res,1999,13（4）:318-322.

[12] Remprasad C. C A,1957,51: 12435f.

[13] Ramprasad C. C A, 1957,51:16946f.

[14] 张言志．中华医学杂志，1955，（5）：440.

[15] 刘永刚，刘永忠，王晓东．姜黄素抗大鼠肝星状细胞氧应激脂质过氧化作用的研究．中成药，2004，10：207.

[16] 林海燕，许建华，温彩霞．姜黄素固体分散片对小鼠实验性慢性肝损伤的保护作用．中药药理与临床，2007，23（2）：25.

[17] 赵亮，刘永涛，惠飞虎．姜黄素对耐力训练大鼠心肌、肝脏自由基代谢影响的实验研究．北京体育大学学报，2007，30（9）：1224.

[18] Rafatullah 5. J Ethnopharmacol,1990, 29 (1) : 25.

[19] MukherjeeB Sci Industr Res,1961, 20c:25.

[20] Sinha M. C A,1976,85:56786h.

[21] Bhatia A.Indian J Expti Biol,1964,2:518.

[22] Prasad D N.Indian I Physioi QharmamL.1976,20:92.

[23] Gupta B. C A,1980,93:88854k.

[24] Amnion H P T. Plants Med,1991.57（1）:1.

[25] Shavani SC N. Indian J Exp Biol,1979,17:1363.

[26] 何高琴，薛春生．姜黄抗心肌缺血作用及毒性的研究．重庆医学院学报，1986,11（1）：14.

[27] Sinha M. Indian J Phamtarol,1972,4:135.

[28] Mahmmoud YA. Curcumin modulation of Na^+-K^+-ATPase: phosphoenzyme accumulation,decreased K^+ occlusion,and inhibition of hydrolytic activity. British Journal ofPharmacology,2005,145（2）:236.

[29] YaoQH,Wang DQ,Cui CC,et al.Cureumin ameliorates left ventricular function in rabbits with pressure overload: inhibition of the remodeling of the left ventricular collagen network associated with suppression ofmyocardial tumornecrosis factor-alpha andmatrixmetaIloprofeinase-2 expression.Biol Pharm Bull.2004,27 (2) :198.

[30] 张庆斌，刘伏元．姜黄素对冠心病病人血脂和高敏 C- 反应蛋白的影响．中成药，2007，29：164.

[31] 薛春生，何高琴，秦采玲，等．姜黄抗动脉粥样硬化作用的初步实验研究．新医药学杂志，1978，（9）：475.

[32] SnvaStava K C.Ptostaglandins Leukot Esstty Acids, 1989,37 (1) :57.

[33] Srivastava R. Thtnmb Res,1985,40（3）:413.

[34] 佟丽，孟庆棣，陈育尧，等．姜黄素对血小板聚集及血液黏度的影响．第一军医大学学报，1990，10（4）：364.

[35] Kosuge T. Chem Pharm Bull,1985, 33（40）:1499.

[36] Rao S D. J Nutrition,1970,100（11）:1307.

[37] Fxachauri S P. J Res Indian Med,1970, 5（1）:27.

[38] Dixit V P. Indian J Physiol Pharmacol, 1988, 32（4）:299.

[39] 许实波．中草药, 1991, 22 (3) : 140.

[40] Shalini V K. C A,1988,108:217403s.

[41] Donatus l A. Sinrhem Phamtacol, 1990,39（12）:1869.

[42] Babu PS,Srinivasan K.Hypolipidemic action of curcumin, the active principle of turmeric（Curcuma longa）in streptozotocin induced diabetic rats.Molecular and CellularBiochemistry,1997,166（1-2）:169.

[43] Kuroda M,Mimaki Y,Nishiyama T,et al.Hypoglycemic effects of turmeric（Curcuma longa L.rhizomes）on genetically diabeticKK-Aymice. BiolPharm Bull,2005,28（5）:937.

[44] Jain SK,Rains J,Jones K.Effect of curcumin on protein glycosylation,lipid peroxidation,and oxygen radical generation in human red blood cells exposed to high glucose levels.Free Radical Biology and Medicine,2006,41（1）:92.

[45] Garg S K. Planta Med,1974,26（3）:225.

[46] Garg S K. Indian J Expil Bio1, 1978,16:1077.

[47] Rao A J. IRCS Med Sci, 1984,12:500.

[48] 张寅恭，沈康元，石其贤，等．片姜黄对动物的终止妊娠作用．中医杂志，1981，（1）：40.

[49] Kiso Y, et al. 生药学杂志（一），1982,36（3）：238.

[50] Kuttan R. C A.1986,104: 61654d.

[51] Hunag M T. Cancer Res,1988,48:5941.

[52] 厉红元，车艺．姜黄素对人肝癌细胞增殖和凋亡的影响．中华肝脏病杂志，2002，10（6）：449.

[53] 黄俊琼，孙万邦．姜黄素对白血病耐药细胞 HL60/ADR 的抑制作用．中国免疫学杂志，2002，18（5）P：334.

[54] 范慧珍．姜黄素对结肠癌 HCT116 细胞侵袭和抗失巢凋亡的影响．医药世界，2006，01：113.

[55] 丁志山，高承贤，陈铌铍，等．姜黄素具有抑制血管生成与诱导肿瘤细胞凋亡双重作用．中国药理学通报，2003，19（2）：171.

[56] Shao ZM,Shen ZZ,Liu CH,et al.Curcumin exertsmultiple suppressive effects on human breast carcinoma cells.International Journal of Cancer,2002,98（2）:234.

[57] Gururaj AE,Belakavadi M,Venkatesh DA,et al.Molecular-mechanisms of anti-angiogenic effect of curcumin.Biochem BiophysRes Commun,2002,297（4）:934.

[58] Robinson TP,EhlersT,Hubbard IV RB,et al.Design,synthesis,and biological evaluation of angiogenesis inhibitors:aromatic enone and dienone analogues of curcumin.Bioorganic & Medicinal Chemistry Letters,2003,13（1）:115.

[59] 张慧珠，杨林，李小娜，等．姜黄素体外增敏抗肿瘤药物作用．华西药学杂志，2003，18（3）：172.

[60] 张晓智，韩苏夏．姜黄素对食管癌细胞系放射敏感性的影响及其机理．西安交通大学学报，2003，24（4）：377.

[61] 张炎，鲁功．姜黄素逆转多药耐受糖蛋白介导的膀胱肿瘤多药耐药的实验研究．临床泌尿外科杂志，2003，18（8）：492.

[62] 田德增，朱辉，粱永杰，等．姜黄素改善肺癌 A549 细胞对抗的途径．中华实用中西医杂志，2006，19（3）：294.

[63] Polaea K, et al. Food Chem Toxicol,1991, 29（10）:699.

[64] Nagabhushan M, et al. C A,1987,107:153049a.

[65] 赵泽贞，温登瑰，魏丽珍，等．姜黄油抗突变作用机理进一步试验研究．癌变・畸变・突变，1999，11（2）：75.

[66] Lutomaiti J, et al. Plants Med,1974.26（1）:9.

[67] Mishca SK,al. Indian I Pharmaool，1977,9:269.

[68] Venkitrarnan 5. Indian J Physiol Phartnarol,1978,22:A237.

[69] Banerjee A, et al. Indian J Med Res,1978. 68:864.

[70] Dhar M L. Indian] Expti Biol,1968. 6:232.

[71] Suryanarayana P,Saraswat M,Mrudula T,et al.Curcumin and turmeric

delay streptozotocin-induced diabetic cataract in rats.Investigative Ophthalmology & Visual Science,2005,46（6）:2092.

[72] KumarPA,Suryanarayana P,ReddyPY,et al.Modulation of alpha-crystallin chaperone activity in diabetic rat lens by curcumin.Molecular Vision,2005,11:561.

[73] Suresh Babu P,Srinivasan K.Amelioration of renal lesions associated with diabetes by dietary curcumin in streptozotocin diabetic rats. Molecular and Cellular Biochemistry,1998,181（1-2）:87.

[74] Sidhu GS,Mani H,Gaddipati JP,et al.Curcumin enhances wound healing in streptozotocin induced diabetic rats and genetically diabetic mice. Wound Repair and Regeneration,1999,7（5）:362.

[75] 袁耀欣，王四平，王亚利，等．姜黄提取物治疗血管性痴呆的机理研究．中药药理与临床，2008，24（2）：29.

[76] 李诚秀，李玲，罗俊，等．姜黄挥发油对呼吸道作用的研究．中国中药杂志，1998，23（10）：624.

[77] Gujrai M L. Indian Med Assoc. 1953, 22:273.

[78] Mehra K S, et al. Tokai J Exp Clin Med,1984, 9（1）:27.

[79] Gouda R. et al .Chem Pharm Bull,1990,38（2）:482.

[80] WahlstrUtn B, et al. C A,1979, 90:3371x.

[81] Holder G M, et al. C A, 1979, 91: 68217k.

[82] Ravndrsnath V, et al. C A, I980,93:216220q.

[83] Rankar B T M, et al. Indiars J Exp Biol, 1980,18（1）:73.

[84] Samaixh K, et al. C A1982,97:214422r.

[85] Vijayalaxtni. CA.1981,94:42430m.

[86] Abraitarn S K. C A,1984,101:556bk.

[87] AbraRsm S K.Cytologia, 1976,41:591.

[88] 肖纯．升降散治疗高热 43 例体会．浙江中医杂志，1990，25(8)：344.

[89] 劳立芳，肖从新，姚少威．姜白软膏治疗软组织损伤 200 例疗效观察．时珍国药研究，1992，3（1）：11.

[90] 苗海．三黄合剂治疗Ⅰ、Ⅱ度烧烫伤．山东医药，1990，30（4）：52.

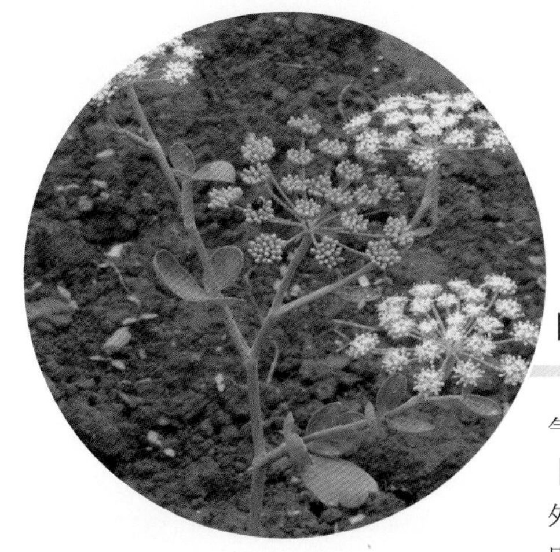

前胡 Qian hu

Peucedani Radix
[英] Peucedanum Root

【别名】土当归、野当归、姨妈菜、罗鬼菜、野芹菜、岩风、鸡脚前胡、大猫脚趾。

【来源】为伞形科植物白花前胡 *Peucedanum praeruptorum* Dunn. 的根。

【植物形态】多年生直立草本。高 60~90cm 或稍过之；根粗大，圆锥状，长 3~15cm，有分枝，棕褐色或黄褐色；茎圆柱状，甚粗壮，浅绿色，有纵线纹，基部有多数棕褐色叶鞘纤维。基生叶和茎下部叶纸质，轮廓为三角状阔卵形，有时近圆形，长 5~9cm，二或三回、三出式羽状分裂，一回裂片阔卵形至卵圆形，二回裂片卵形至椭圆形，最后裂片菱状倒卵形，长 3~4cm，宽约 3cm，基部楔尖，不规则羽状分裂，边缘有圆锯齿；叶柄长 6~20 cm，基部有阔鞘；茎上部叶二回羽状分裂，裂片较小。花秋季开放，白色，甚小，排成顶生和侧生的复伞形花序，无总苞片；伞幅 12~18 条，不等长，1~4cm；花梗长 1~2mm；花瓣 5，长 1.3~1.5mm，顶端渐尖而内折，有明显的中肋。双悬果卵形或椭圆形，长 4~5mm，背棱和中棱线状，侧棱有狭翅，每棱槽有油管 3~5 条。

【分布】广西全区均有分布。

【采集加工】冬季至次春茎叶枯萎或未抽花茎时采挖，除去须根，晒干或低温干燥。

【药材性状】根近圆柱形、圆锥形或纺锤形，稍扭曲，下部有分枝，长 3~15cm，直径 1~2cm。根头段粗短，极少有纤维状叶鞘残基；表面灰棕色至黑褐色，有不规则纵沟及纵皱纹，并有横向皮孔；上部有密集的环纹。质较柔软，干者质硬，折断面皮部易与木部分离。于放大镜下可见众多细小黄棕色油点散在；皮部厚，淡黄白色，形成层环明显，木部淡黄色。气芳香，味微苦、辛。

【品质评价】均以条粗壮、质柔软、香气浓者为佳。

【化学成分】本品含香豆精类化合物，外消旋白花前胡素（praeruptorin）A 即 Pd-Ia，B 即 Pd- Ⅱ右旋白花前胡素 C、D 及 E，右旋白 Ib（Pd-Ib）、Ⅲ（Pd- Ⅲ），前者即为右旋 -3′(*R*) - 当归酰氧基 -4′- 酮基 -3′,4′- 二氢邪蒿素 [3′(*R*) -angeloyloxy-4′-keto-3′,4′-dihydroseselin]，后者即为右旋 -3（*S*）- 当归酰氧基 -4′-（*S*）- 异戊酰氧基 -3′,4′ 二氢邪蒿素 [3′(*S*)-angeloyloxy-4′-（*S*）-*iso*-valevyloxy-3′,4′-dihydroseselin]，前胡香豆精（qianhucoumarin）A，补骨脂素（psoralen），北美芹素（pteryxin），白花前胡香豆精（peucedanocoumarin）Ⅰ、Ⅱ、Ⅲ，5- 甲氧基补骨脂素（5-methoxy psoralen），8- 甲氧基补骨脂素（8-methoxy pso-ralen），左旋白花前胡醇（peucedanol）；香豆精糖苷类化合物：紫花前胡苷（nodakenin），印

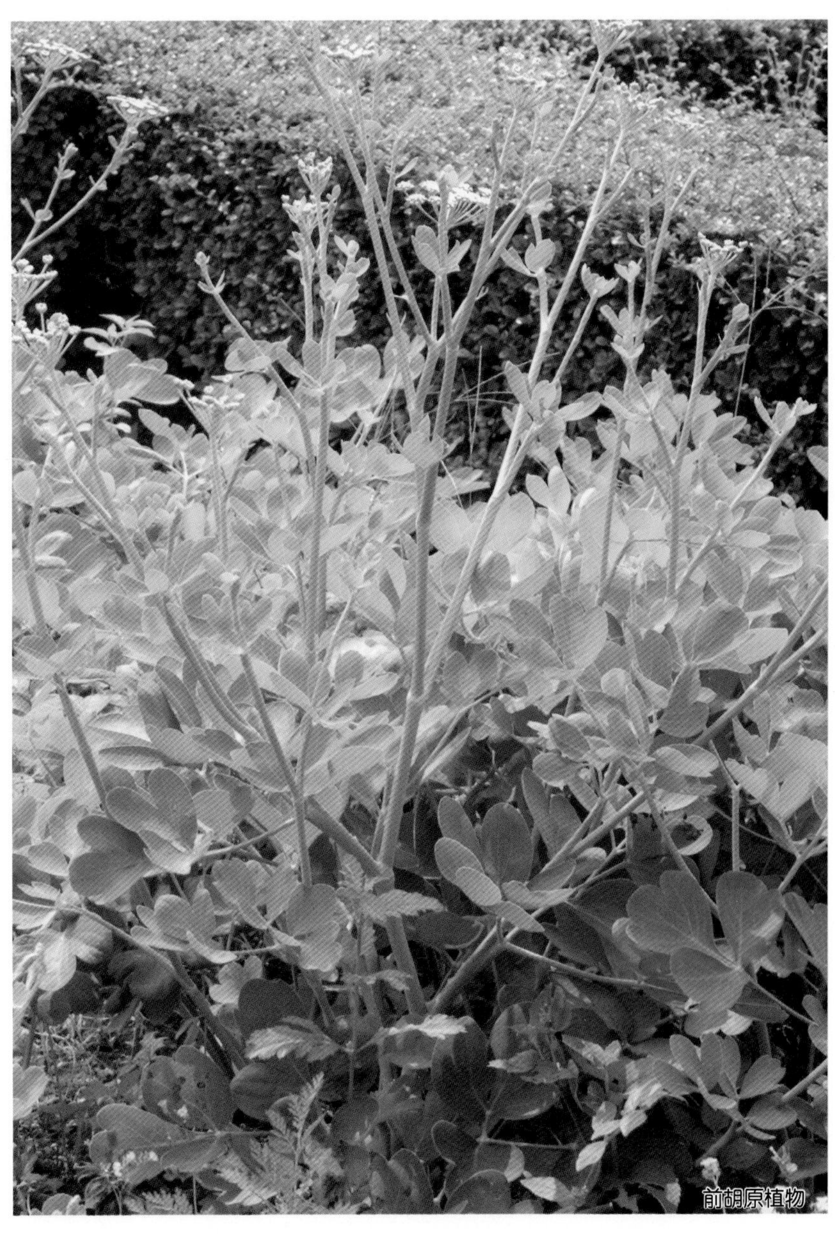

前胡原植物

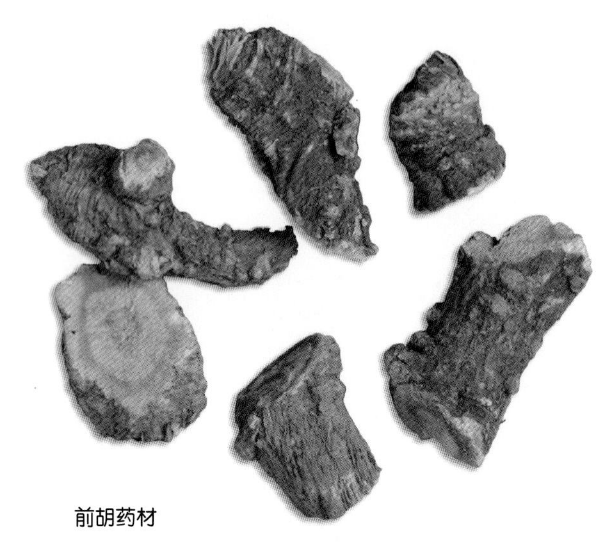
前胡药材

度榅桲苷（marmesinin），茵芋苷（skimmin），东莨菪苷（scoploin），芸香呋喃香豆醇葡萄糖苷（rutarin），异芸香呋喃香豆醇葡萄糖苷(*iso*-rutarin),白花前胡苷(praeroside)Ⅰ、Ⅱ、Ⅲ、Ⅳ及Ⅴ，紫花前胡种苷（decuroside）Ⅳ，茇茇芹苷（apterin）及芹菜糖基茵芋苷（apiosylskimmin）；其他：D-甘露醇（D-mannitol），*β*-谷甾醇（*β*-sitosterol），半乳糖醇（galactitol），胡萝卜苷（daucos-terol）及紫花前胡皂苷Ⅴ（Pd-saponin Ⅴ即3-*O*-*α*-L-吡喃阿拉伯糖基-常春藤皂苷元-28-*O*-*β*-龙胆二糖苷（3-*O*-*α*-L-arabinopyranosyl hederagenin-28-*O*-*β*-gentiobioside）[1]。

【药理作用】

1. 对心血管系统作用　①对血流动力学影响：对麻醉开胸犬，静脉注射外消旋白花前胡素A（Pd-Ia）具增加冠脉流量（CBF）、降低主动脉血压（AP）、左室收缩压最大上升速率（dp/dt max）、心肌耗氧量、心率和外周血管阻力心输出量等作用，呈剂量依赖性，这些作用与地尔硫卓（dil）的作用相似。其中静注Pd-Ia 3mg/kg增加CBF的最大值大于dil 1mg/ kg所产生值。但减少AP和心肌耗氧量的作用强度只相当于dil的1/10。白花前胡注射液对麻醉开胸猫可增加冠状窦流量、降低颈动脉压、减少冠脉阻力和心肌耗氧量，并能提高小鼠心肌86Rb细胞摄取的能力，提示其能增加心肌营养性血流量，亦可增加离体兔心冠脉流量，降低心肌收缩力并轻度减慢心率[2]。②抗心律失常作用：大鼠静注白花前胡水醇提取液1g（生药）/kg，对氯化钡诱发的心律失常有预防和治疗作用，可使心律失常持续时间缩短，或立即停止心律失常的发作，血压、心肌收缩最大上升速率及心率也有短时间降低[3]。对结扎大鼠左冠状动脉引起的室性心律失常，可减少发作程度和持续时间，总发作率由对照组的100%降至70%[4]。静注白花前胡注射液2g（生药）/kg对乌头碱诱发的大鼠心律失常有预防作用，使88%的室性心动过速转为正常节律[2]。③对心脏作用：大鼠腹腔注射右旋白花前胡素C（Pd-Ⅲ）15mg/kg，每天2次，连续3天，可改善离体缺血再灌注心脏的收缩与舒张功能，并能促进心输出量、冠脉流量及心率恢复，改善心脏的工作效率，减少肌酸激酶释放和心肌线粒体钙含量，表明对心脏缺血有保护作用[4]。Pd-Ⅲ可抑制离体豚鼠心房的自律性和氯化钙的正性频率作用，抑制左心收缩力的半抑制浓度为40μmol/L，缩短功能性不应期，对异丙肾上腺素的正性频率作用表现为非竞争性抑制。肥厚性心肌病病人Pd-Ⅲ治疗14天，心肌顺应性有一定改善[5]。Pd-Ⅲ浓度依赖性抑制豚鼠左房收缩力并呈阶梯现象，对氯化钙和高钾除极化所致兔主动脉条的收缩呈非竞争性抑制，能抑制5-羟色胺诱导的依外钙性收缩。Pd-Ⅲ抑制血管与抑制心脏的IC_{50}之比为1：8，其对心血管的抑制作用可能与阻滞钙通道有关，且主要影响电压感性钙通道的外钙内流[6]。Pd-Ⅲ可抑制大鼠心室肌细胞内由氯化钙、高钾和钙离子通道剂Bay K8644引起的游离钙Ca^{2+}增加，并呈量效关系，对毒毛旋花苷G引起的Ca^{2+}增加无作用，提示Pd-Ⅲ降低心肌细胞Ca^{2+}的作用与抑制电压敏感性钙通道有关[7]。白花前胡醚提取物可非竞争性拮抗乙酰胆碱和组胺对离体豚鼠回肠的收缩，Pd-Ia拮抗乙酰胆碱的作用最强，并可抑制豚鼠结肠钙内流[8]。Pd-Ia剂量依赖性缩短豚鼠心室肌动作电位时程，10μmol/L灌流后APD20和APD50分别由123ms和145ms减少到114ms和138ms[2]。Pd-Ⅰa1μmol/L、10μmol/L、100μmol/L可使豚鼠单一心室肌细胞钙电流的峰值变小，呈剂量依赖性，提示Pd-Ia对钙通道有阻滞作用[9]。④扩血管作用：白花前胡注射液对氯化钾诱发的犬冠脉条收缩有剂量依赖性抑制作用，对氯化钾或去甲肾上腺素诱发的兔主动脉收缩也有同样作用[2]。麻醉猫静注白花前胡水溶性制剂甲醇提取的粗结晶（Pd-MC）6.25mg/kg或12.5mg/ kg，均可使冠状窦流量加，持续15min以上，其中12.5mg/kg可使冠状窦流量增加19.58%。静注另一种水溶性制剂正丁醇提取物（Pd-BE），均可使冠状窦流量增加，收缩压和脉压降低[10]。白花前胡煎剂及石油醚提取物对兔离体肺动脉环有舒张作用，可降低肺动脉环对去甲肾上腺素或氯化钾引起的收缩反应，石油醚提取物还能使去甲肾上腺素收缩肺动脉的量效曲线非平行右移，最大效应降低，去甲肾上腺素收缩肺动脉环50%被抑制时的药物浓度的负对数值（pD2值）为（4.73±0.43）[11]。⑤对血小板聚集影响：紫花前胡苷和紫花前胡苷元对二磷酸腺苷（ADP）诱发的原发性和继发性血小板聚集均有抗聚集作用。紫花前胡和花前胡醚提取物和乙酸乙酯提取物，对ADP诱发的人血小板聚集的抑制作用较水、丁醇或己烷提取物强。而Pd-Ia和紫花前胡素对原发性血小板聚集反有促进作用[12]。

2. 抗癌　白花前胡丙素（Pra-C）在10~30mg/L浓度时可引起白血病HL-60肿瘤细胞凋亡，凋亡程度随Pra-C浓度增加而增加，Pra-C诱导HL-60细胞凋亡与半胱天冬酶-9裂解成半胱天冬酶-3和其他半胱天冬酶有关，可激活凋亡的效应期，从而使细胞结构被破坏[13]。Pra-C可逆转肿瘤细胞的多药耐药性，Pra-C可逆转耐药株人宫颈癌肿瘤细胞对阿霉素、紫杉醇、嘌呤霉素、长春碱等药物的耐药性，还可增加阿霉素等药物在肿瘤细胞中的积聚，并通过下调肿瘤细胞P-糖蛋白的表达和减少细胞内三磷酸腺苷来抑制肿瘤细胞增殖，是一种较好的潜在肿瘤耐药调节剂[14]。

3. 祛痰　紫花前胡有较强祛痰作用。麻醉猫煎剂 1g/kg 灌胃，能增加呼吸道的黏液分泌，持续达 6~7h 以上[15]。

4. 其他作用　Pd-Ia、紫花前胡素 C-Ⅱ、Pd-C-Ⅲ和 Pd-C-Ⅳ均可抑制刀豆球蛋白 A 和磷脂酰丝氨酸诱发的大鼠肥大细胞组胺的释放，其 IC_{50} 分别为 79μmol/L，100μmol/L，102μmol/L 和 73μmol/L。此作用似与其阻滞肥大细胞钙内流相关[16]。白花前胡石油醚提取物能抑制乙酰胆碱和氯化钾所致兔离体气管平滑肌收缩、使乙酸胆碱收缩气管平滑肌的量效曲线右移，最大反应压低[17]。白花前胡挥发油在试管内对金黄色葡萄球菌的生长有较强的抑制作用，对大肠杆菌也有一定的抑制作用[18]。

【临床研究】

1. 慢性支气管炎急性感染　自拟前胡鱼腥草汤（前胡 12g，鱼腥草、蒲公英各 30g，射干、苍耳子、杏仁、桃仁、地龙各 9g，炙甘草 6g）。水煎服，每日 1 剂，7 日为 1 个疗程。结果：治疗 30 例，其中基本控制 23 例，显效 5 例，好转、无效各 1 例[19]。

2. 肺热喘嗽证　自拟前胡汤（前胡 10g，杏仁 10g，桑叶 10g，知母 12g，麦冬 10g，黄芩 10g，紫苏子 6g，金银花 15g，甘草 5g）。水煎服，每日 1 剂，服药最短 3 日，最长 14 日。感染严重者，治疗初期适量加用抗生素。结果：治疗 48 例，其中痊愈 18 例，显效 14 例，有效 12 例，无效 4 例，总有效率达 91.7%[20]。

【性味归经】味苦，性微寒。归肺、脾、肝经。

【功效主治】疏散风热，降气化痰。主治外感风热，肺热痰郁，咳喘痰多，呕逆食少，胸膈满闷。

【用法用量】内服：煎汤，5~10g；或入丸、散。

【使用注意】阴虚咳嗽、寒饮咳嗽者慎服。

【经验方】

1. 咳嗽涕唾稠黏，心胸不利，时有烦热　前胡一两（去芦头），麦门冬一两半（去心），贝母一两（煨微黄），桑根白皮一两（锉），杏仁半两（汤浸，去皮、尖；麸炒微黄），甘草一分（炙微赤，锉）。上药捣筛为散。每服四钱，以水一中盏，入生姜半分，煎至六分，去滓，不计时候，温服。（《太平圣惠方》前胡散）

2. 肺喘，毒壅滞心膈，昏闷　前胡（去芦头）、紫菀（洗去苗土）、诃黎皮、枳实（麸炒微黄）各一两。上为散。每服一钱，不计时候，以温水调下。（《普济方》前胡汤）

3. 胸中气满塞短气　前胡（去苗）一两半，赤茯苓（去黑皮）二两，甘草（炙，锉）一两，杏仁二枚（汤浸，去皮、尖、炒）。上四味，粗捣筛。每服三钱匕，水一盏，煎至六分，去滓，空心温服。（《圣济总录》前胡汤）

4. 骨蒸热　前胡一钱，柴胡二钱，胡黄连一钱，猪脊髓一条，猪胆一个。水煎，入猪胆汁服之。（《国医宗旨》）

5. 妊娠伤寒，头痛壮热　前胡（去芦头）、黄芩（去黑心）、石膏（碎）、阿胶（炙，焙）各一两。上粗捣筛，每服三钱，水一盏，煎至七分去滓。不计时温服。（《普济方》前胡汤）

【参考文献】

[1] 国家中医药管理局《中华本草》编委会．中华本草．上海：上海科学技术出版社，1999：5194.

[2] 常天辉，张克义，李金鸣，等．中药白花前胡及其有效成分甲素的心血管药理与临床应用研究．中药药理与临床，1994，10（4）：9.

[3] 常天辉，王玉萍，于艳凤，等．中药白花前胡防治心律失常作用的实验研究Ⅰ——对氯化钡诱发大鼠心律失常的影响．中国医科大学学报，1991，20（5）：337.

[4] 杨解人，李庆平，饶曼人．前胡丙素与硝苯对大鼠工作心脏缺血再灌注损伤的保护作用．药学学报，1992，27（10）：729.

[5] 王玉萍，常天辉，于艳凤，等．中药白花前胡防治心律失常作用的实验研究Ⅱ——对大鼠冠脉结扎诱发心律失常的影响．中国医科大学学报，1991，20（6）：420.

[6] 吴欣，饶曼人．前胡丙素对豚鼠心房和兔主动脉条的钙拮抗作用．中国药理学与毒理学杂志，1990，4（2）：104.

[7] 吴欣，石成璋，吴晓冬．前胡丙素对培养大鼠心肌细胞内游离 Ca^{2+} 的影响．药学学报，1993，25（10）：728-731.

[8] Kozawa T. J Pharm Pharmacol,1981,33（5）:317.

[9] 李金鸣，常天辉，孙小东，等．白花前胡甲素对豚鼠心肌细胞钙电流的影响．中国药理学报，1994，15（6）：525.

[10] 常天辉，王玉萍，于艳凤，等．中药白花前胡甲醇提取粗晶和正丁醇提取物对冠脉流量的影响．中国医科大学学报，1988，17（4）：255.

[11] 魏敏杰，章新华，赵乃才．前胡对兔离体肺动脉的作用．中草药，1994，25（3）：137.

[12] Okuyana T.Plenta Med,1986,52（2）:132.

[13] Fong WF,et al.Planta Med,2004,70（6）:489.

[14] Wu JY,et al.Eur J Pharmacol, 2003,473（1）:9.

[15] 高应斗，朱寿彭，张昌绍，等．中药的祛痰作用．中华医学杂志，1954，40（5）：331.

[16] Suzuki T. CA,1985,103:205543w.

[17] 金鑫，章新华，赵乃才．白花前胡石油醚提取物对家兔离体气管平滑肌的作用．中国中药杂志，1994，19（6）：365.

[18] 孔令义，侯柏玲，王素贤，等．白花前胡挥发油成分的研究．沈阳药学院学报，1994，11（3）：211.

[19] 杨善栋．前胡鱼腥草汤治疗慢性支气管炎急性感染 30 例．安徽中医学院学报，1991，10（2）：39.

[20] 马维庆．自拟前胡汤治疗肺热喘嗽证 48 例．吉林中医药，2003，23（11）：15.

洗手果

Xi shou guo

Sapindi Mukorossi Semen

[英]Chinese Soapberry Seed

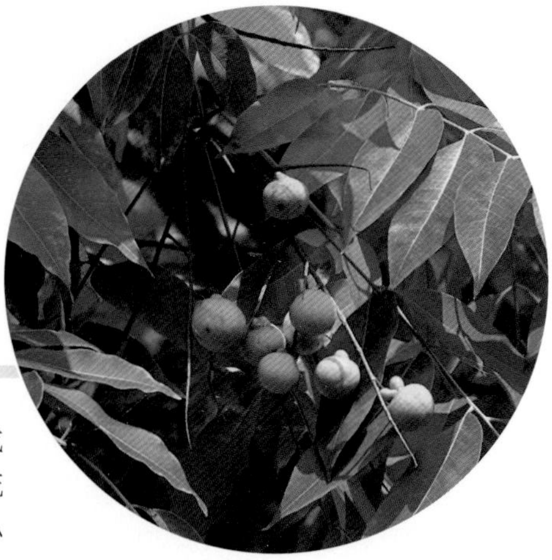

【别名】油患子、油皂果、圆肥皂、无患子。

【来源】为无患子科植物无患子 *Sapindus mukorossi* Gaertn. 的种子。

【植物形态】多年生落叶大乔木。嫩枝绿色，无毛。偶数羽状复叶，互生，叶轴上面两侧有直槽；小叶 5~8 对，近对生；小叶片纸质，长椭圆状披针形或稍呈镰形，长 7~15cm 或更长，宽 2~5cm，先端短尖，基部楔形，腹面有光泽，两面无毛或背面被微柔毛。花序顶生，圆锥形；花小；萼片卵形或长圆状卵形，外面基部被疏柔毛；花瓣 5，披针形，有长爪，鳞片 2 个，小耳状；花盘碟状，无毛；雄蕊 8，伸出，花丝中部以下密被长柔毛；子房无毛。核果肉质，分果近球形，橙黄色，干时变黑。种子球形，黑色，坚硬。

【分布】广西全区均有分布。

【采集加工】采摘成熟果实，除去果肉，取出种子，晒干。

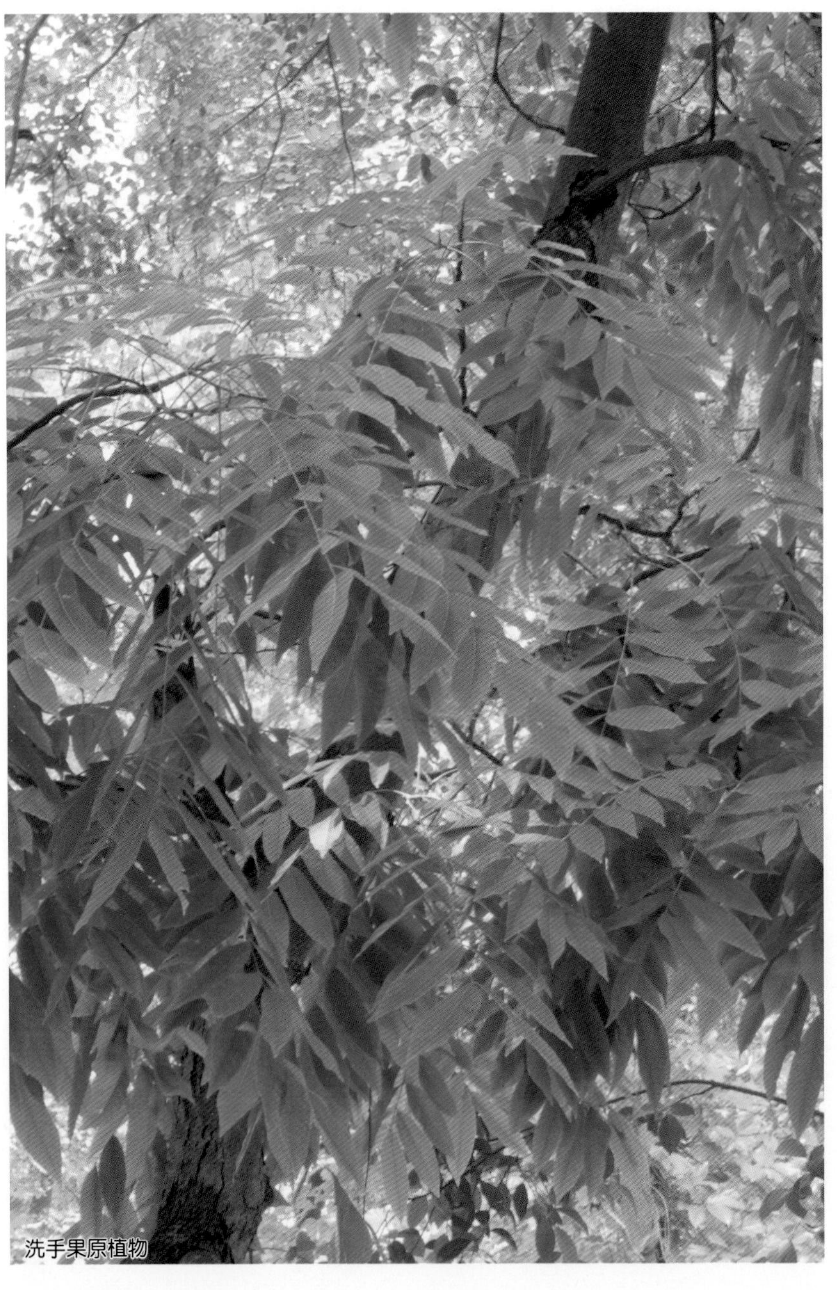
洗手果原植物

【药材性状】种子球形或椭圆形，直径 1.5cm。表面黑色，光滑，种脐线形，覆白色绒毛。质坚硬。剖开后，子叶 2 枚，黄色，肥厚，叠生，背面的 1 枚较大，半抱腹面的 1 枚；胚粗短，稍弯曲。气微，味苦。

【品质评价】以质坚硬、饱满、有黑色光泽者为佳。

【化学成分】本品种仁含脂肪酸（fatty acid），山嵛酸（behenic acid），二十四烷酸，及蛋白质，碳水化合物，戊聚糖，淀粉，粗纤维，脂肪油及糖脂（glycolipid）。无患子含天然表面活性物质，该表面活性物质中含有萜类（terpenoid），甾体皂苷（steroid saponin），氨基酸（amino acid），蛋白质（protein），维生素（vitamin），油酸（oleic acid），油脂（cerolein）。果皮含无患子倍半萜苷（mukuroziside）Ⅰa、Ⅰb、Ⅱa、Ⅱb，无患子皂苷（mukurozisaponin）X、Y1、Y2、E、G，无患子属皂苷（sapindoside）A、B，常春藤皂苷元（hederagenin），常春藤皂苷元 -α- L-吡喃阿拉伯糖基（1→3）-α-L- 吡喃鼠李糖基 -（1→2）-α-L- 吡喃阿拉伯糖苷 [hederagenin-α-L-arabinopyranosyl-（1→3）-α-L-rhamnopyranosyl-（1→2）-α-L-arabinopyranoside]，常春藤皂苷元 -α-L- 呋喃阿拉伯糖基 -（1→3）-α-L- 吡喃鼠李糖基 -（1→2）-α-L- 吡喃阿拉伯糖苷 [hederagenin-α-L-arabinofuranosyl-（1→3）-α-L-rhamnopyranosyl-（1→2）-α-L-arabinpopyranoside][1]。

【药理作用】

1. 抗高血压　改进的两肾一扎（2KIC）法制备实验肾性高血压大鼠（RHR）模型，无患子皂苷 0.054g（生药）/kg、

0.162g（生药）/kg、0.486g（生药）/kg 每天灌胃给药 1 次，连续给药 35 天，无患子皂苷能降低 RHR 血压[2]。无患子皂苷降低血压同时能够降低血管紧张素Ⅱ（Ang Ⅱ）、醛固酮（Ald）、内皮素（ET）含量，增加 NO 含量[3]。

2. 抗真菌、抗菌　①无患子果皮中提取的粗皂苷对啤酿酒糖酵母菌和（或）产朊假丝酵母菌有抗菌活性。②皂苷混合物（包括单链和双链苷，SP-mix）具有抗皮真菌作用，倍半萜糖苷的混合物（SG- mix）无效。单链苷抑制作用较强，而双链苷无效，SP-mix 碱化后只有从无患子果皮中提取的粗皂苷变为单链苷，抑菌活性增加。③ SP-mix 对酵母菌抑制作用较强，但在真菌中除了微小毛霉菌外，对一般真菌无效。④ SP- mix 对革兰阳性菌有中度抑制作用，对革兰阴性菌无效[4]。

3. 抗肿瘤　从活性部分得到 SM-1~5 五种化合物，SM-1~5 均为含有以常春藤皂苷元为苷元的皂苷，分别鉴定为无患子皂苷 A 及 B、常春藤皂苷 E_1 及 G 和 3‴- O- 乙酰无患子皂苷 B。这些糖苷对 3 种肿瘤细胞增殖的抑制程度与常春藤皂苷元相同，并且糖链中乙酰基结合时有使活性增强的趋势[5]。

【性味归经】味苦、辛，性寒；有小毒。归肺、胃、小肠经。

【功效主治】清热祛痰，行气止痛，消积，杀虫。主治肺热痰咳，咽喉肿痛，胃痛，食积，蛔虫腹痛。

【用法用量】内服：煎汤，5~10 g；或研末服。

【使用注意】果和果核所含的无患子皂苷有毒，可引起恶心、呕吐等反应，脾胃虚弱者慎服。

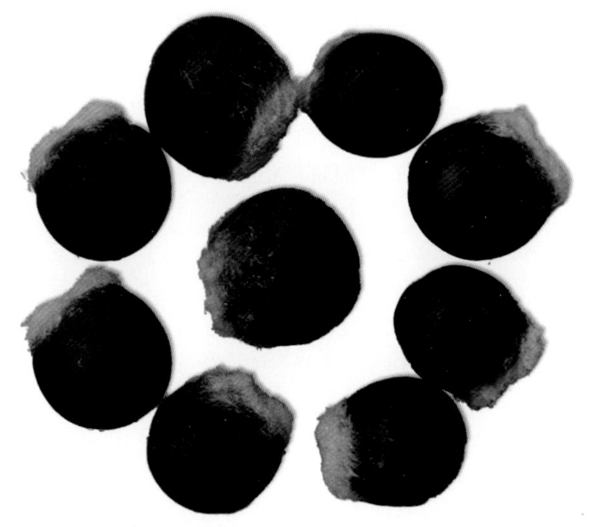

洗手果药材

【经验方】

1. 百日咳，感冒发热　无患子果仁 3 枚。水煎服。（《青岛中草药手册》）
2. 哮喘　无患子种子研粉。每次 6g，开水冲服。（《浙江药用植物志》）
3. 喉痛　洗手果（去核）2 两，用蜜糖 4 两浸半个月，每日含 2~3 次，每次含咽半只。（《广西民间常用中草药手册》）
4. 心胃气痛　用果实（去核）7 只，放少许生盐于果实内，煅存性研粉，用开水泡服。（《广西本草选编》）
5. 小儿腹中气胀　无患子仁 3~4 枚。煨熟食之，令放出矢气即消。（《岭南草药志》）
6. 小儿疳积　无患子仁 6~7 枚（煨熟）和苏鼠 1 只煅灰，共研为散，分 3~4 次蒸猪肝食。（《岭南草药志》）

【参考文献】

[1] 国家中医药管理局《中华本草》编委会 . 中华本草 . 上海：上海科学技术出版社，1999：3989.
[2] 王维胜，龙子江，张玲，等 . 无患子皂苷对肾性高血压大鼠血压及左心室血流动力学的影响 . 现代中医药，2007，27（3）：63.
[3] 王维胜，龙子江，张玲，等 . 无患子皂苷对肾性高血压大鼠血压及血管活性物质的影响 . 中国中药杂志，2007，32（16）：1703.
[4] Tamura Y. 无患子果皮中皂苷的抗皮真菌活性 . 国外医学・中医中药分册，2002，24（5）：300.
[5] 长尾常敦 . 关于肿瘤细胞增殖抑制成分的研究（14）：无患子果皮中的活性成分 . 国外医学・中医中药分册，2002，24（4）：246.

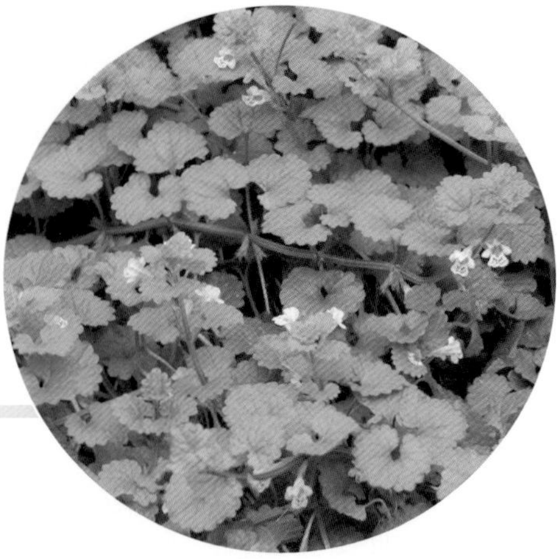

Huo xue dan

活血丹

Glechomae Longitubae Herba

[英]Longtube Ground Ivy Herb

【别名】遍地香、地钱儿、钹儿草、连钱草、铜钱草、团经草、乳香藤、透骨消、金钱草。

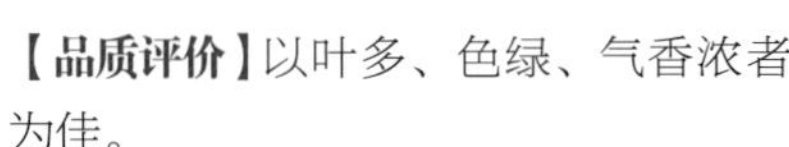

【来源】为唇形科植物活血丹 *Glechoma longituba*（Nakai）Kupr. 的全草。

【植物形态】多年生草本，幼嫩部分被疏长柔毛。匍匐茎着地生根，茎上升，四棱形。叶对生；叶柄被长柔毛；叶片心形或近肾形，长 1~3cm，宽 2~3cm，先端急尖或钝，边缘具圆齿，两面被柔毛或硬毛。轮伞花序通常 2 花；小苞片线形，被缘毛；花萼筒状，外面被长柔毛，里面略被柔毛，萼齿 5，上唇 3 齿较长，下唇 2 齿略短，顶端芒状，具缘毛；花冠蓝或紫色，下唇具深色斑点，花冠筒有长和短两型，外面多少被柔毛，上唇 2 裂，裂片近肾形，下唇伸长，3 裂，中裂片最大，先端凹入；雄蕊 4，内藏，后对较长，花药 2 室；子房 4 裂，花柱略伸出，柱头 2 裂；花盘杯状，前方呈指状膨大。小坚果长圆状卵形，深褐色。

【分布】广西主要分布于那坡、柳州、金秀、临桂、龙胜等地。

【采集加工】4~5 月采收全草，晒干或鲜用。

【药材性状】茎呈方柱形，细而扭曲，长 10~20cm，直径 1~2mm，表面黄绿色或紫红色，具纵棱及短柔毛，节上有不定根；质脆，易折断，断面常中空。叶对生，灰绿色或绿褐色，多皱缩，展平后呈肾形或近心形，长 1~3cm，宽 1.5~3cm，边缘具圆齿；叶柄纤细，长 4~7cm。轮伞花序腋生，花冠淡蓝色或紫色，二唇形，长达 2cm。搓之气芳香，味微苦。

【品质评价】以叶多、色绿、气香浓者为佳。

【化学成分】本品含左旋松樟酮（pinocamphone），左旋薄荷酮（menthone），胡薄荷酮（pulelgone），α- 蒎烯（α-pinene），β- 蒎烯（β-pinene），柠檬烯（limonene），1,8- 桉叶素（1,8-cineole），对 - 聚伞花素（*p*-cymene），异薄荷酮（*iso*-menthone），异松樟酮（*iso*-pinocamphone），芳樟醇（linalool），薄荷醇（menthol），α- 松油醇（α-terpineol），欧亚活血丹呋喃（glechomafuran），欧亚活血丹内酯（glechomanolide），熊果酸

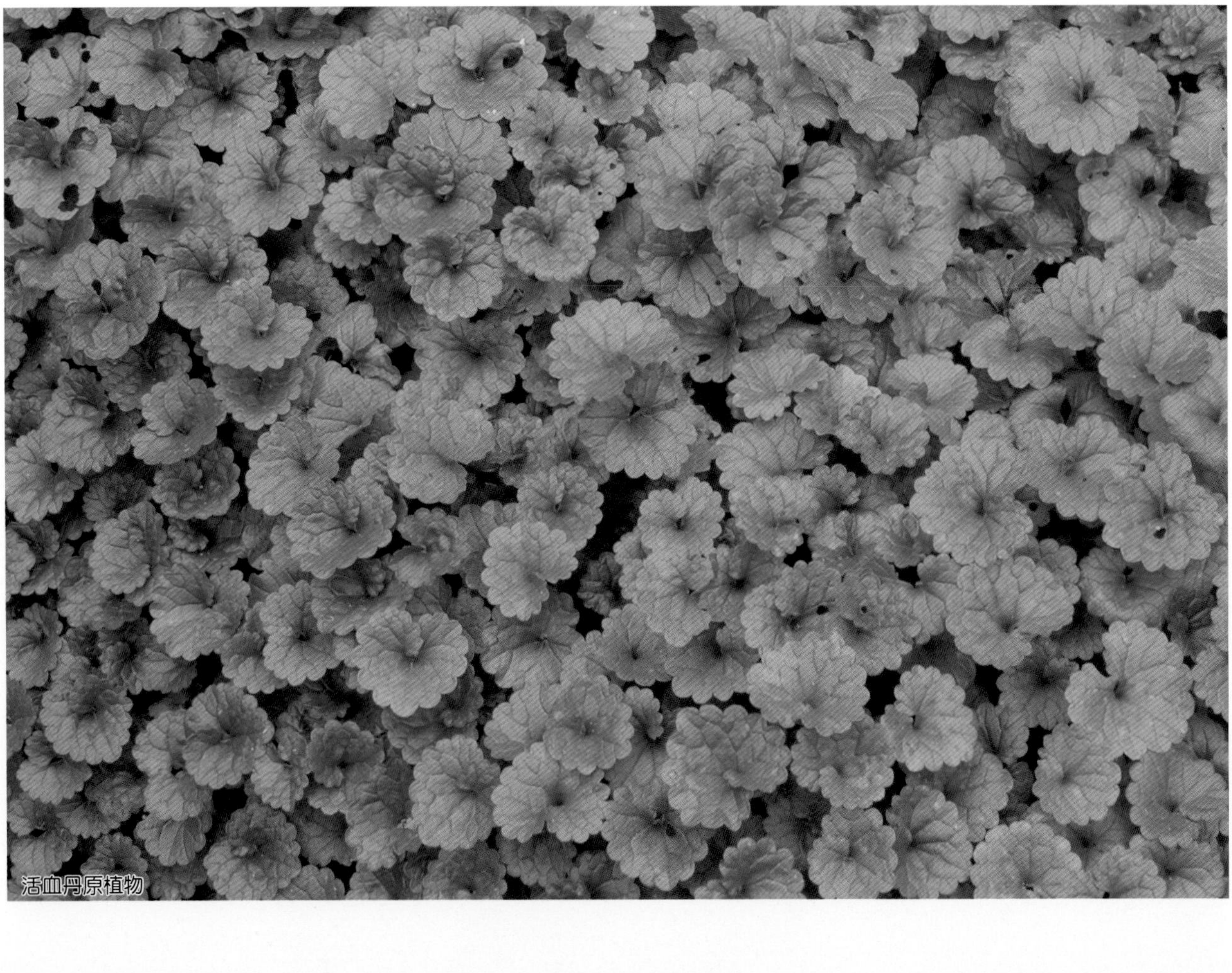

活血丹原植物

（ursolic acid），β- 谷甾醇（β-sitosterol），棕榈酸（palmitic acid），琥珀酸（succinic acid），咖啡酸（caffeic acid），阿魏酸（ferulic acid），胆碱（choline），维生素 C（vitamin C），水苏糖（stachyose）[1]。

【药理作用】

1. 抗菌　连钱草醇和水提物对金黄色葡萄球菌极为敏感，宋氏痢疾杆菌中度敏感，对大肠杆菌、铜绿假单胞菌和伤寒杆菌均不敏感[2]，但也有研究发现活血丹的甲醇萃取物对金黄色葡萄球菌、大肠杆菌、铜绿假单胞菌、枯草杆菌等 14 种细菌均有抑制作用[3]。

2. 抗氧化　活血丹的正己烷、二氯甲烷、甲醇提取物能清除自由基活性，1,1- 二苯基 -2- 三硝基苦肼（DPPH）分别为 1.94×10^{-4}mg/ml、2.8×10^{-3}mg/ml 和 0.0147mg/ml, 这可能是由于提取物中黄酮的存在[3]。实验发现由于连钱草中亚油酸占脂肪酸的 45%, 其脂肪酸 10% 的水溶液的抗氧化活性与 5×10^{-5} 生育酚相近，而且在 pH 1.2~6.0 时具有消除亚硝酸盐的作用[4,5]。

3. 抗肿瘤　从活血丹中分离得到熊果酸、齐墩果酸在 Raji 细胞内能降低 Epstein-Barr 病毒（EBV）活性，其响应值与抗癌药物视黄酸、甘草酸相似[6]。连钱草水溶液能部分阻断促癌物巴豆油、正丁醚联合作用激活 EBV, 连钱草阻断 Raji 细胞表达 EA（早期抗原），阻断率最高达 49. 58%；阻断 B96-8 细胞表达 VCA（衣壳抗原），最高达 74.714%[7]。

4. 治疗腹泻　连钱草在民间常用于腹泻的治疗，具有较好的疗效。连钱草乙醇提取物能够抑制小鼠小肠炭末推进率，缓解大黄所致小鼠腹泻，对抗新斯的明所致的肠蠕动亢进；抑制豚鼠离体回肠平滑肌收缩，拮抗乙酰胆碱、组胺、氯化钡对离体豚鼠回肠平滑肌的激动作用[8, 9]。连钱草醇提物（0.05mg/ml、0.1mg/ml、0.2mg/ml、0.3mg/ml）能够抑制豚鼠回肠的自发活动，使收缩力减弱，对乙酰胆碱、组胺、$BaCl_2$ 引起的回肠收缩加强均有拮抗作用。因此连钱草乙醇提取物具有抑制肠蠕动作用，这种作用可能由胃肠道的胆碱能受体和组胺受体介导，或直接作用于回肠平滑肌细胞。

5. 抗血小板凝聚　从活血丹甲醇提取物中得到的不饱和脂肪酸 9- 羟基 -10- 反 -12- 顺 - 十八酸为一新的人体血小板膜上腺苷酸环化酶的调节剂[10]。

6. 利胆、利尿　连钱草醇和水提物能促进肝细胞的胆汁分泌，肝胆管内胆汁增加，内压增高、胆道括约肌松弛，使胆汁排出。连钱草的煎剂、汁液及多种浸膏大剂量和高浓度时，能增强家兔离体肠管及在体子宫和肠管平滑肌的收缩，并具解胆碱作用。连钱草煎剂可使小便变为酸性，促使碱性环境中的结石溶解[2]。

7. 杀虫　活血丹叶中含有一种 Tn 特殊抗原的外源凝集素，其结构与豆科外源凝集素相似，是一种具有独特生理活性的杀虫蛋白，对 Colorado 马铃薯甲虫具有很好的杀灭作用[11]。

【临床研究】

肌注后硬结　新鲜蒲公英、活血丹按 3∶1 的比例混合捣烂，加 40% 酒精或黄酒少许调匀。根据硬结大小取 25g 左右的药糊直接敷于硬结处，上面覆盖凡士林纱布及消毒纱布，防止药汁干涸，并用胶布固定好。每日换药 1 次。结果：治疗 30 例，均获痊愈，其中 15 例外敷 2 次后症状及硬结消失；10 例患儿外敷 5 次后硬结消失；5 例患儿外敷 7 次后硬结消失[12]。

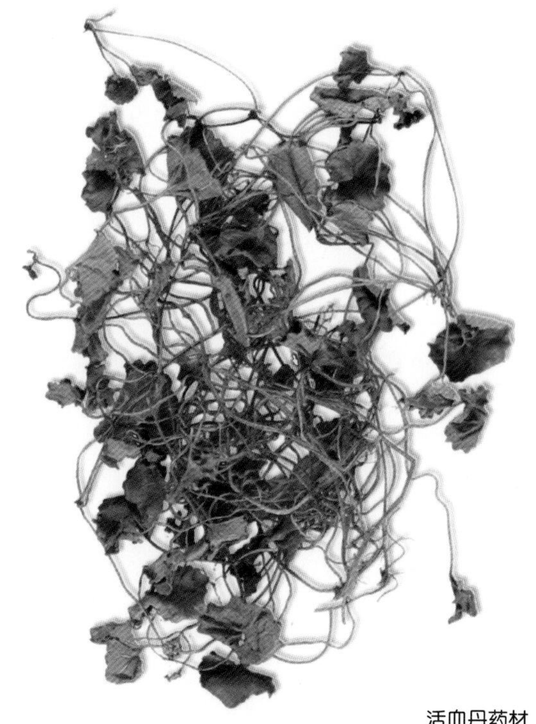

活血丹药材

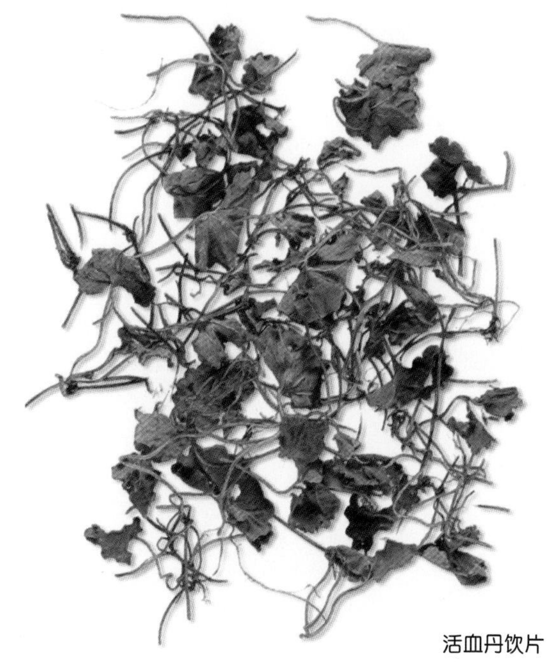

活血丹饮片

【性味归经】味苦、辛，性凉。归肝、胆、膀胱经。

【功效主治】利湿通淋，清热解毒，散瘀消肿。主治湿热黄疸，白带过多，热淋石淋，疮痈肿痛，跌仆损伤。

【用法用量】内服：煎汤，15~30g；或浸酒，或捣汁。外用适量，捣敷或绞汁涂敷。

【使用注意】阴疸、血虚者及孕妇慎服。

【经验方】

1.牙痛　鲜透骨消捣烂，口含，亦可外敷。(《陕西草药》)

2.风湿性关节炎　团经草，捶绒，酒炒热，外敷。(《贵阳民间药草》)

3.痈肿　①透骨消30g，白细辛3g，赤芍9g，飞天蜈蚣15g。共为细末，醋调敷。(《陕西草药》) ②鲜连钱草、鲜马齿苋等量，煎水熏洗。(《上海常用中草药》)

4.湿疹　金钱草、白鲜皮各30g，蛇床子15g。水煎，熏洗患处。(《山东中草药手册》)

5.疥疮　钹儿草，加盐少许，搓热频擦，全化，然后洗浴。(《救生苦海》)

6.疮疖，丹毒　鲜金钱草、鲜车前草各等份。捣烂绞汁，加等量白酒，擦患处。(《吉林中草药》)

7.蛇咬　连钱草生药鲜吃，并捣烂敷伤口。(《浙江民间草药》)

8.暑热症　连钱草15~30g。水煎服或当茶饮。(《草药手册》)

9.伤风咳嗽　鲜连钱草15~24g(干品9~15g)，冰糖15g，酌加开水，炖1h，日服2次。(《福建民间中草药》)

10.肺热咳嗽，肺痈　金钱草60g，甘草30g。用大麦煎汤浸泡1~2h。去渣加蜂蜜15g，当茶饮。(《吉林中草药》)

11.胃痛　连钱草30g，或配五味子根9g，水煎服；呕泛酸水者加鸡蛋壳(炒黄研粉)9g吞服。(《浙南本草新编》)

12.湿热黄疸　连钱草60g，婆婆针75g。水煎服。(《浙江药用植物志》)

13.胆囊炎、胆石症　金钱草、蒲公英各30g，香附子15g。水煎服，每日1剂。(《浙江药用植物志》)

14.糖尿病　连钱草(鲜)120g，玉米根120g，猪瘦肉90g。水煮服汤食肉。(景德镇《草药手册》)

15.肾炎水肿　连钱草、萹蓄各30g，荠菜花15g。水煎服。(《上海常用中草药》)

16.肾及输尿管结石　金钱草120g。煎水冲蜂蜜，日服2次。(《吉林中草药》)

17.膀胱结石　①连钱草、龙须草、车前草各15g。水煎服。(《浙江民间草药》) ②金钱草100g，藕节100g。水煎服。(《吉林中草药》)

18.跌打损伤　连钱草(鲜)30g，杜衡根(鲜)3g，捣汁，水酒冲服；药渣捣烂敷患处。(《陕西草药》)

19.白带　①团经草15g，杜仲9g，木通4.5g。煎水加白糖服。(《贵阳民间药草》) ②透骨消3g，鸡冠花9g。水煎服。(《陕西草药》)

20.月经不调，小腹作胀　团经草、对叶莲各9g，大叶艾6g。泡酒吃。(《贵阳民间药草》)

21.小儿疳积　连钱草9g，加动物肝脏适量。炖汁服。(《上海常用中草药》)

【参考文献】

[1] 国家中医药管理局《中华本草》编委会. 中华本草. 上海：上海科学技术出版社，1999：6058.

[2] 浙江药用植物志编写组. 浙江药用植物志. 杭州：浙江科学出版社，1980：1085.

[3] Kum arasamy Y,Cox P J,Jaspars M,et al.Biological act ivity of Glechoma hederacea. Fitoterapia, 2002,73:721.

[4] Jo D,Lee J,Noh J, et al.Chemical comosition an delectron donating and nitrites cavenging activities of Glechoma hederaceavar. longituba N.J Food Sci Nutr,2001, 6(3):142.

[5] Henry D Y, Gueritte-Voegelein F.Isolation and characterization of 9-hydro-10-t rans , 12-*cis*-oct adecadienoic acid , a novel regulat or of platelet adenylate cyclase from Glechoma hed eraceaL. Labiat ae . Eur J Biochem , 1988, 172 (3):784.

[6] Ohigashi H,Takam ura.Search for possible anti-tumor promot e by inhibition of 12-*O*-tetradecan oylphorbol-13-acetate-induced Esptein -Barr virus activation ; ursolic acid and oleanolic acid from an anti-Inflammatory Chinese medicinal plant , Glechoma hed eraceae L. Cancer Lett , 1986, 30 (2):143.

[7] Tan CH ,Li J L. Two Chinese herbs blocked expression of Epstein -Bar virus antigen activatied by cancerogen . CancerRes Clin , 1994, 6(2):73.

[8] Tao Y, Xiao Y X, Shi M Y, et al. Effect of the ethanol extract s of Glechoma longituba on isolated ileum smooth muscle of guinea pig and the intest ine movement function of mice .Chin Hosp Pharm J, 2004, 24 (2):65.

[9] Tao Y, Xiao Y X, S hi M Y, et al.Effect of the extract s of Glechoma longituba on isol ated ileum smooth muscle movement of guinea pig . J Chin Med Mat , 2003, 26 (10):746.

[10] Kuehn H, Wies ner R, Alder L, et al. Occurrence of f ree and esterified lioxygenase products in leaves of Glechoma hed eraceaL. and other Labiatae. Eur J Biochem, 1989, 186 (1-2):155.

[11] Wang W F, Hause B, Peumans W J, et al.The Tn antigen-specific lectin from ground ivy is an insect icidal protein with an unusual physiology . Plant Physiol , 2003, 132 (37):1322.

[12] 王桂英. 蒲公英加活血丹外敷治疗肌注后硬结. 中国民间疗法，2000，8(4)：25.

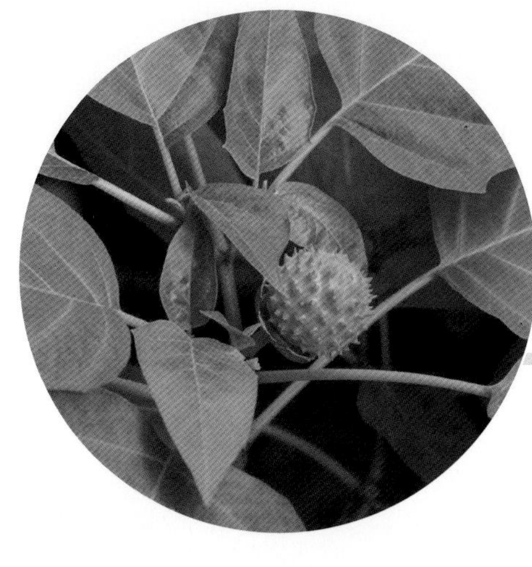

Yang jin hua
洋金花

Daturae Stramonii Flos
[英]Jimsonweed Flower

【别名】曼陀罗花、山茄花、洋大麻子花、风麻花、酒醉花、广东闹羊花、大喇叭花。

【来源】为茄科植物白曼陀罗 *Datura metel* L. 的花。

【植物形态】一年生草本。全株近无毛。茎直立，圆柱形，基部木质化，上部呈叉状分枝，绿色，表面有不规则皱纹，幼枝四棱形，略带紫色，被短柔毛。叶互生，上部叶近对生；叶片宽卵形、长卵形或心脏形，长 5~20cm，宽 4~15cm，先端渐尖或锐尖，基部不对称，边缘具不规则短齿、或全缘而波状，两面无毛或被疏短毛，叶背面脉隆起。花单生于枝叉间或叶腋；花萼筒状，淡黄绿色，先端 5 裂，裂片三角形，先端尖，花后萼管自近基部处周裂而脱落，果实增大呈盘状，边缘不反折；花冠管漏斗状，檐部下部直径渐小，向上扩大呈喇叭状，白色，具 5 棱，裂片 5，三角形，先端长尖；雄蕊 5，生于花冠管内；雌蕊 1，子房球形，2 室，疏生短刺毛。蒴果圆球形或扁球状，外被疏短刺，熟时淡褐色，不规则 4 瓣裂。

【分布】广西主要分布于昭平、岑溪、北流、上林、武鸣、那坡、东兰等地。

【采集加工】在日出前将初放花朵摘下，用线穿起或分散晾干或晒干，有的地区用微火烘干。

【药材性状】花萼已除去，花冠及附着的雄蕊皱缩成卷条状，长 9~16cm，黄棕色。展平后，花冠上部呈喇叭状，先端 5 浅裂，裂片先端短尖，短尖下有 3 条明显的纵脉纹，裂片间微凹陷；雄蕊 5，花丝下部紧贴花冠筒，花药扁平，长 1~1.5cm。质脆易碎，气微臭，味辛苦。

【品质评价】以身干、花大、色黄棕、无破碎者为佳。

【化学成分】本品含莨菪碱（hyoscyamine），东莨菪碱（scopolamine），阿托品（atropine）[1]。

【药理作用】

1. 对中枢神经系统作用 ①对记忆和行为的影响：兔侧脑室注射东莨菪碱 6mg/kg，可出现闭眼、侧卧、翻正反射消失，经 40min 左右恢复，但活动仍较少 [2]。东莨菪碱与冬眠合剂合用于人、猴、犬均可以产生全身麻醉 [3, 4]。东莨菪碱与戊巴比妥或眠尔通合用也可使小鼠活动减少，表现出与中枢抑制药的协同作用 [5]。家兔脑室注射东莨菪碱 0.8mg/kg，脑电图（EEG）出现不规则高幅慢波，阻断声刺激 EEG 惊醒反应，无惊厥发生。小鼠脑室注

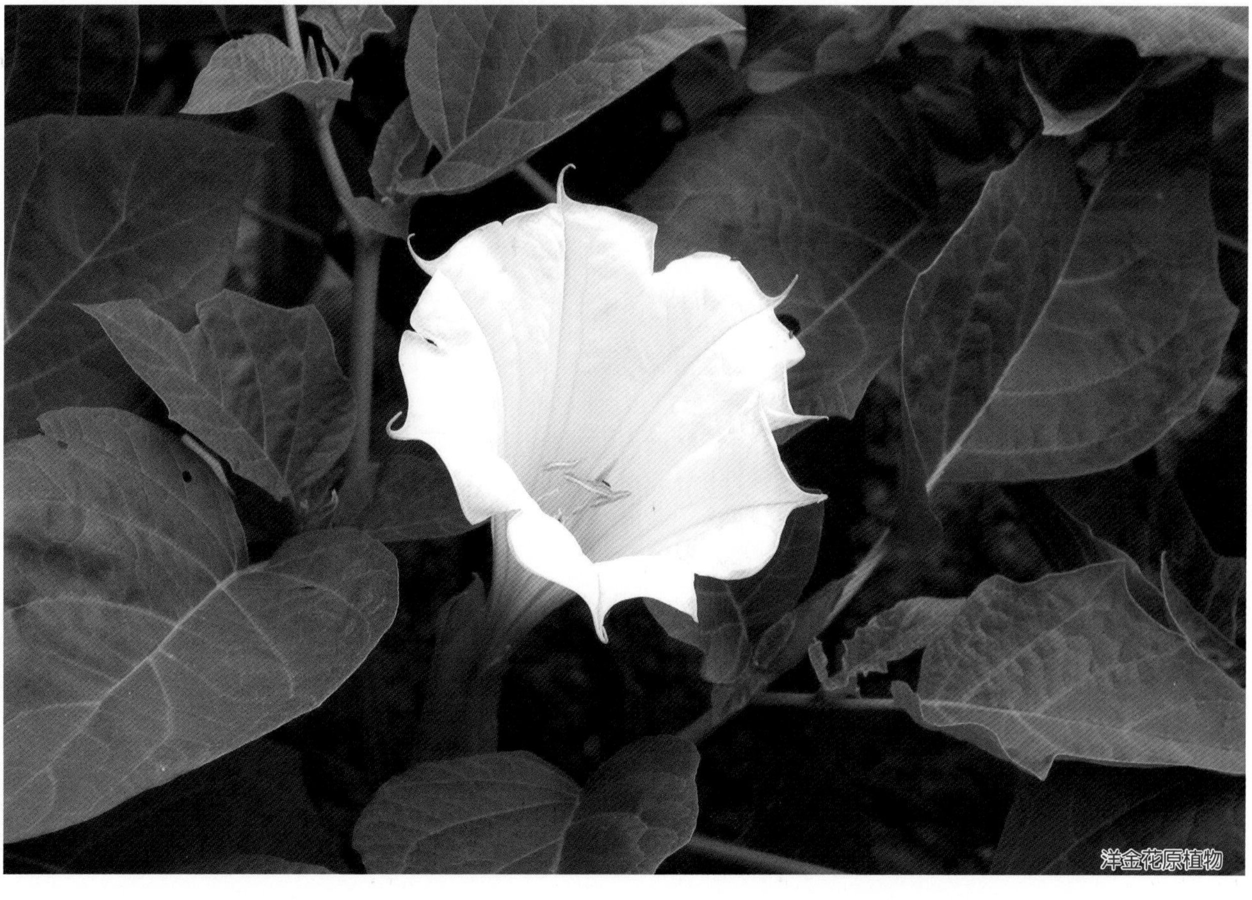

洋金花原植物

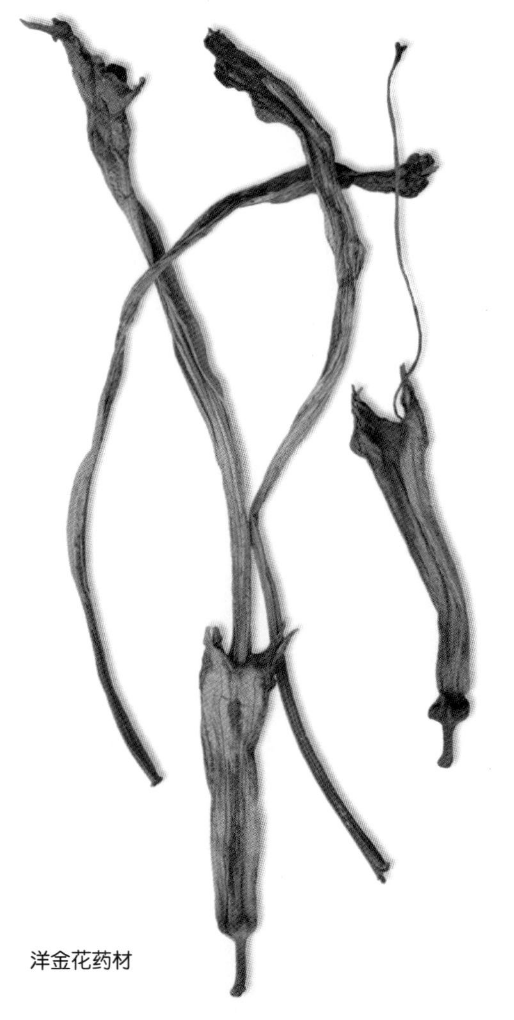
洋金花药材

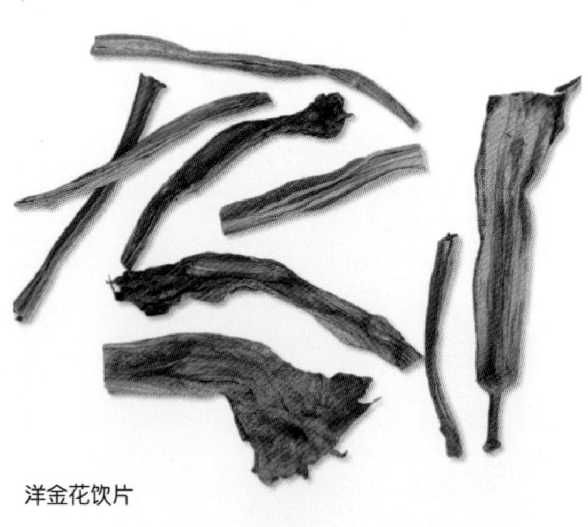
洋金花饮片

射东莨菪碱 300~600μg，无致惊厥发生[6]。但有报道，腹腔注射小剂量东莨菪碱（0.1~0.2mg/kg）使小鼠自主活动减少，大剂量（2~40mg/kg）使活动增加。若小鼠腹腔注射东莨菪碱 4mg/kg，能增强中枢兴奋药（苯丙胺、去氧麻黄碱、咖啡因等）引起的活动增加，并能对抗利血平及氯丙嗪引起的活动减少，表现中枢兴奋作用[5]。阿托品与东莨菪碱不同，人应用大剂量阿托品时，出现以兴奋为主的精神症状[7]。给家兔侧脑室注射阿托品（1.0~6.0mg/kg）后，于出现翻正反射消失的同时，发生阵发性强烈抽搐，甚至强直性惊厥，角弓反张[2]。东莨菪碱与氯胺酮合用当天抑制小鼠学习记忆呈协同作用[8]。对大鼠分别腹腔注射东莨菪碱 0.3mg/kg、1.0mg/kg 及 2.0mg/kg，然后使用 Y 型电迷宫进行行为学检测，结果 1.0mg/kg 组大鼠学习记忆能力有所下降，2.0mg/kg 组大鼠学习记忆能力下降，提示足量东莨菪碱是制作东莨菪碱痴呆动物模型的关键[9]。此外，采用 Morris 水迷宫实验检验大鼠空间学习记忆能力，用 RT-PCR 方法检测大脑皮层和海马中 5 种电压依赖性钾通道 Kv1.4，Kv1.5，Kv2.1，Kv4.2 及 Kv4.3 mRNA 的表达，结果注射东莨菪碱大鼠的学习记忆能力下降，大脑皮层中 Kv4.2 的表达比对照组降低 28.8%，海马中 Kv1.4 的表达升高 111.7%，Kv2.1 的表达升高 64.3%，而 Kv4.2 的表达降低 33.9%。其他电压依赖性钾通道表达的变化不大。这显示东莨菪碱致大鼠学习记忆障碍的同时可诱发中枢电压依赖性钾通道亚型的表达改变[10]。腹腔注射（ip）绞股蓝皂苷 XL Ⅲ（GynXL Ⅲ）30mg/kg 可增强小鼠的学习记忆获得过程，提高脑内谷氨酸（Glu）水平，降低 γ- 氨基丁酸（GABA）水平，预先予 GynXL Ⅲ 30mg/kg，5min 后再予东莨菪碱 0.3mg/kg。结果 GynXL Ⅲ 扭转东莨菪碱升高 GABA 的作用，使之下降，对 Glu 的影响不大[11]。②对脑电影响：给埋藏电极的清醒猫腹腔注射氢溴酸东莨菪碱 0.05~0.1mg/kg，5min 后，脑电图由低幅快波转变为不规则的高幅慢波。但此时惊醒反应仍存在，动物表现安静。若剂量增至 0.25~0.5mg/kg 时，脑电活动出现高度同步化和不规则高幅慢波，而且脑惊醒反应亦消失，动物表现兴奋狂躁[12]。对猴、犬、兔和大鼠等动物，东莨菪碱所引起的脑电反应非常近似，并能阻断多种生理刺激所引起的惊醒反应[2,7,13]。洋金花总碱或东莨菪碱合并肌松剂氨甲酰胆碱的静脉麻醉下，发现人的脑电图在给药后 α 节律即刻抑制，出现低幅 β 波，1~2min 后可见 Q 波，15min 左右可逐步形成以慢波为主的复合图形，其中 Q 波占优势，这种不规则的由低幅至中幅的 Q 波，成为复合图形的主体贯穿于麻醉全过程。这种麻醉脑电波的特点不受手术操作刺激的影响，是特异性的。当用毒扁豆碱催醒后，一般在 4min 内出现调幅较好的 α 节律，慢波消失，催醒后 1~4h 的脑电活动与麻醉前相比，α 节律的调幅仍较差，波幅较低，还有 Q 波，临床病人处于安静或嗜睡状态，应答反应迅速而切题，脑电变化与临床药理作用基本相同，说明毒扁豆碱能取消东莨菪碱引起的脑电去同步化反应[14]。毒扁豆碱所引起的脑电去同步化反应，亦能被东莨菪碱拮抗[2,13,15]。东莨菪碱对脑电的作用比阿托品强 4~20 倍。阿托品作用于狗后，发生脑电和行为的分离，即肺电出现类似睡眠波，而可使行为兴奋。东莨菪碱对皮层活动和行为的影响则是一致的。将阿托品直接用于大脑皮层局部可发生癫痫样放电[16]。③对条件反射影响：大鼠皮下注射东莨菪碱0.05~100mg/kg，能不同程度地阻断回避性条件反射和二级条件反射，阻断率与剂量呈平行关系[17]。在抑制大鼠回避性条件反射时、东莨菪碱影响二级条件反射及条件反射最强，阿托品则较弱[12]。④对痛觉影响：用钾离子透入法刺激兔耳测痛，不同途径给予东莨菪碱（腹腔、静脉注射4mg/kg，脑室注射5μg/只），或小鼠热板法测痛。腹腔注射东莨菪碱1.25mg/kg，都能提高痛阈，具有一定强度的镇痛作用。并能加强哌替定的镇痛作用，对抗去甲肾上腺素侧脑室注射引起的痛阈降低和哌替定镇痛作用的减弱[18]。小鼠腹腔注射洋金花总碱0.2mg/只，15min后，对辐射热的痛阈可提高54.7%[19]。⑤与神经递质的相互影响：用1/10万的东莨菪碱作猫侧脑室灌流，能增加乙酰胆碱（Ach）的释放量，灌流期间合并静注东莨菪碱1mg/kg，并不能使Ach释放量进一步增加[20]。但大鼠ip东莨菪碱0.63mg/kg，脑中Ach含量可减少31%，作用在给药后60min为最强，于120min时恢复正常[21,22]。说明非侧脑室给药仍能促进脑内Ach的释放，使脑组织中Ach含量下降[23]。兔静注利血平0.5~1.0mg/kg或脑室注射对氯丙氨酸（PCPA）5mg/只，均能延长侧脑室注射东莨菪碱2~3mg/kg引起的麻醉，但脑室注射5-羟色胺（5-HT）250mg/只，静注优降宁50mg/kg均可缩短其麻醉时间。而脑室内注射去甲肾上腺素（NA）200μg/只，对东莨菪碱的麻醉时间无明显影响[24]。因此，东莨菪碱对大脑皮层和皮层下某些部位主要是抑制作用，如使意识消失，产生麻醉等，认为这与其阻滞大脑皮层和脑干网质结构M-胆碱受体有关，也可能与它在中枢神经系统对抗去甲肾上腺素的作用有关[2,25]，但对延髓和脊髓则有不同程度的兴奋作用，特别是对延髓的呼吸中枢，兴奋作用较明显[26]。东莨菪碱可提高清醒犬的呼吸频率，从而抵消冬眠药物（哌替定和氯丙嗪）减慢呼吸的作用[27]。⑥脑损伤保护作用：于伤后1h给予弥漫性脑损伤大鼠静脉注射氢溴酸东莨菪碱0.25 mg/kg，伤后24h，弥漫性脑损伤大鼠脑组织含水量、内脂质过氧化物含量、血浆纤维蛋白原含量减少。镜下观察脑组织切片，药物组毛细血管扩张瘀血及血栓形成减少，这说明东莨菪碱对大鼠弥漫性脑损伤具有脑保护作用[28]。东莨菪碱与地西泮联合应用可减轻皮下注射2%戊四氮112 mg/kg所致癫痫持续状态大鼠的轻度脑水肿，地西泮单独应用不能减轻发作后脑水肿，说明东莨菪碱和地西泮联合应用治疗癫痫持续状态，不仅具有抗癫痫作用，而且可减轻发作后脑水肿[29]。东莨菪碱能保护缺血后再灌注脑组织Na^+-K^+-ATPase活性[30]。⑦戒毒作用：东莨菪碱1.0~2.0mg/kg（ip）可抑制大鼠杏仁核点燃发展过程。1.5~2.5mg/kg腹腔注射可抑制杏仁核点燃大鼠的发作，可乐定0.05~0.1mg/kg腹腔注射能降低点燃大鼠Racine’s分级，纳洛酮对点燃模型无明显作用，这说明东莨菪碱等经常用于戒毒的药物对点燃模型具有抑制作用[31]。东莨菪碱急性处理（0.025mg/kg, 0.075mg/kg, 0.25mg/kg, 0.75mg/kg）可以减弱FR1（即吗啡训练时强化程序为固定比率1）程序控制下吗啡静脉自身给药行为，不仅表现为总用药量和反应速率的降低，而且还可延迟自身给药行为的起动，同时对自身给药行为模式有较大的影响，小剂量东莨菪碱可使急促的用药行为变为缓慢，大剂量时几乎可完全阻断动物的踏板反应。东莨菪碱急性处理可延迟淬灭后踏板反应的恢复，而慢性处理可降低动物的踏板反应率及总的强化次数，这说明东莨菪碱对复吸行为可能有一定的治疗作用[32]。东莨菪碱可抑制大鼠吗啡位置偏好的形成[33]，该效应可能通过东莨菪碱减缓或阻止吗啡引起的多巴胺转运蛋白（DAT）上调及多巴胺D_2受体的下调反应而实现的[34]。

2. 对循环系统的作用　①对心脏作用：洋金花生物碱在小剂量时兴奋迷走中枢使心率减慢，剂量较大时，则阻滞心脏M胆碱受体，使心率加快。东莨菪碱能解除迷走神经对心脏的抑制，使交感神经作用占优势，故心率加快，其加速的程度随迷走神经对心脏控制的强弱而不同。在迷走神经控制最强的青壮年作用明显，但对老年人的心率无明显影响[26,35~38]。阿托品有类似作用，而且更强[39]。正常兔和麻醉犬静注阿托品2~4mg/kg或东莨菪碱4mg/kg后，可拮抗肾上腺素或NA5μg/kg所诱发的心律失常（房性或室性期前收缩，室性心动过速等），但不能拮抗引起的心率加快[40,41]。阿托品50μmol/L、东莨菪碱0.3mmol/L均使豚鼠乳头状肌细胞内动作电位的ERP/APD90增大，兴奋传导时间延长，收缩力减弱。阿托品10μmol/L、东莨菪碱0.1mmol/L均抑制顽固的快速自发活动。阿托品0.1mmol/L，东莨菪碱0.6mmol/L均对慢反应动作电位呈部分抑制作用，表明较高浓度的莨菪类药物具有抗心律失常作用和非特异性的钙通道阻滞作用[42]。东莨菪碱1.2mg/kg和阿托品0.4mg/kg合用于兔左冠状动脉前降支高位双重结扎后1h静注，每天1次，共3天，可使缺血性ST段抬高减轻，ST段抬高导联数减少，病理性Q波数目减少，并使血浆环磷酸腺苷（cAMP）增高很快恢复正常，使梗死心肌重量百分比减少，提示东莨菪碱和阿托品合用有抗心肌梗死作用[43]。静注大剂量东莨菪碱对狗心脏呈负性变力效应[44]。②对血管作用：离体兔耳血管灌流表明，20mg的东莨菪碱可拮抗去甲肾上腺素（NA）引起的血管收缩作用，阿托品的血管解痉作用比东莨菪碱强[29]，表明阿托品有阻断α受体的作用[45]。由高钾所致的兔基底动脉和肠系膜动脉环收缩可被阿托品及东莨菪碱所阻断，且呈量效关系[46]。当甘油致家兔急性肾衰竭（ARF）在严重缺血时期东莨菪碱却有解除血管痉挛，改善微循环，增加肾血流量的作用。同时预防组血浆内血管紧张素Ⅱ含量比对照组减少，认为该药可能抑制血管紧张素Ⅱ的产生[47]。东莨菪碱预处理可减弱去NA、组胺（His）和5-HT分别引起的血管收缩，这种抑制作用不依赖于血管内皮[48]。③对血流动力学影响：出血性休克犬静注洋金花总碱，心排血量未见增加，但输血在补充血容量后，洋金花总碱能使心排血量增加，说明洋金花对心排血量的影响与血容量有关[49,50]。麻醉兔静注东莨菪碱10~20mg/kg，能拮抗静注5μg/kg肾上腺素或NA的升压作用[40]。此外，东莨菪碱可改善新生儿缺氧缺血性脑病（HIE）患儿的脑血流动力学，从而阻断了脑细胞缺氧性损伤与脑血流动力异常之间的恶性循环[51]。④对微循环影响：洋金花生物碱有改善微循环的作用，东莨菪碱能改善失血性犬的微循环[49~52]。洋金花注射液可拮抗肾上腺素或去甲肾上腺素引起的微血管收缩，能改善大鼠气管微循环，并可延长动物存活期[53]。休克病例使用中药麻醉后显示四肢转暖，脉压增宽，尿量增加等一系列微循环灌流改善的表现。甲皱微循环观察，发现休克病人使用中麻后，停滞的血流重新活跃起来，流速加快，减少的管襻数也逐渐增加，视野显得清楚，在休克的动物，亦见相似情况[52]。⑤对血浆影响：东莨菪碱能升高通过静脉注射油酸制造急性呼吸窘迫症（ARDS）模型大耳白兔的动脉氧分压、血氧饱和度，并抑制其血浆内皮素-1（ET-1）的升高，对 ARDS 有防治作用[54]。东莨菪碱可拮抗吗啡的硬膜外注入吗啡使胆囊切除术后病人的血浆胃动素水平升高[55]。

3. 抗氧化和清除自由基　洋金花总生物碱动脉注射 0.03mg/kg，对兔脑完全性缺血后再灌注脑组织脂质过氧化物增高有抑制作用，能提高血液和大脑皮层超氧化物歧化酶（SOD）活性，降低丙二醛含量，以上作用可能主要与东莨菪类药有改变膜脂相态，增加膜流动性而使膜功能提高，稳定细胞膜，保护线粒体和溶酶体，增加膜钙泵活性和 Ca^{2+} 通道阻滞等生物膜作用有关[56]。东莨菪碱可能通过清除海洛因依赖者体内有害的自由基，而使其本身 SOD 消耗减少，或者东莨菪碱直接促进体内 SOD 合成增多或活性提高。其机理有待进一步研究[57]。

4. 对呼吸系统影响　东莨菪碱能兴奋呼吸中枢，使呼吸加快，并能对抗冬眠药物的呼吸抑制[58]。洋金花生物碱具有抑制呼吸道腺体分泌，松弛支气管平滑肌的作用。这是药物作用于效应细胞的 M 胆碱受体，阻滞乙酰胆碱作用的结果。洋金花能加强正常动物和模型动物的“排痰”功能。这一方面是由于抑制了黏液的过度分泌，另一方面是由于改善了纤毛运动，从而有利于痰的排除[26]。静脉注射东莨菪碱 4mg/kg 对麻醉家兔有“静态”通气、抑制对 CO_2 反应性的效应[59]。东莨菪碱 0.2 mg/kg 静注对家犬实验性肠源性休克有一定防治作用，是与其疏通微循环，防止肺水肿和改善呼吸功能有关，但剂量要恰当[60]。

5. 对体温影响　洋金花总碱或东莨菪碱在中麻时，可使病人周围血管扩张，体表温度升高，而体温下降，但术后 2~6h 体温出现回升[61,62]。

6. 对胆碱酯酶活力的影响　精神病病人应用洋金花麻醉治疗次晨的血胆碱酯酶活力的变化与给药途径有关，以静注给药胆碱酯酶活力平均值有提高，而肌注则不明显[63]。

7. 扩瞳等作用　①扩瞳和调节麻痹：用 5%~50% 洋金花滴眼进行扩瞳实验，证明 20% 洋金花比 1% 阿托品扩瞳力强。扩瞳作用在滴药后 10min 开始最大，持续 4h，3~4 天瞳孔恢复正常，对眼及远视力无影响[64]。②抑制多种腺体分泌：抑制唾液腺分泌，故感口干。抑制汗腺，散热困难，体温升高，尤以夏天明显。体温升高大多在 48h 内自行消退[65]。③松弛平滑肌：东莨菪碱能降低胃肠道的蠕动及张力，能阻断胆碱能神经的功能，使膀胱括约肌松弛，尿道括约肌收缩，引起尿潴留[26]。④东莨菪碱具有调节海洛因依赖者下丘脑-垂体-性腺轴和下丘脑-垂体-甲状腺轴功能紊乱的作用[66]。东莨菪碱麻醉对失血性休克兔的肾小球及肾小管周围的毛细血管扩张，近曲小管上皮的光镜结构与超微结构均接近正常形态[67]。

8. 体内过程　洋金花生物碱能迅速从消化道吸收。大鼠灌服 ^{3}H-东莨菪碱后 15min，即能从血浆中测得药物，结扎总胆管的大鼠在体肠段内注入 ^{3}H-东莨菪碱溶液，发现药物从肠道消失很快，而且完全，以肾浓度最高，肝次之。大鼠静注 ^{3}H-东莨菪碱后，肺内浓度最高，肾次之，其次是肝、胃、肠、心、脑、睾丸、血浆和脂肪，静注后 30min 内药物浓度平均为血浆浓度的 3 倍。在脑内以纹状体，大脑皮层，海马回的药物浓度较高，膈区次之，而间脑、低位脑干及小脑浓度较低。^{3}H-东莨菪碱的药代动力学符合二室模型。大鼠静注东莨菪碱后 48h 内，从尿中排出的总放射性为给药剂量的 62%，其中原形药为 12%，绝大部分在给药后 8h 内排出，尤以第 1h 排出最多，约占总排出量的一半。48h 内经胆汁排出的放射性为给药剂量的 25%，说明相当部分为肠道再吸收。从尿、粪排出的总放射性约为给药量的 87%，表明药物排泄也较完全。静注 1h 内无论尿、粪或胆汁中排出的原形药仅占排出总放射量的 1/5 ~1/4。说明 ^{3}H-东莨菪碱在体内大部分迅速被代谢。肝脏是大鼠代谢东莨菪碱的主要脏器，代谢活性很高。东莨菪碱的代谢有较大的种属差异和个体差异，兔代谢能力最强，猫较弱，犬最差[68]。

9. 毒理　洋金花注射液小鼠静注的半数致死量为 8.2mg/kg[69]。洋金花总碱犬静注的最小致死量（MLD）为 75~80mg/kg，2.5mg/kg 给犬静注 1 次，3 天后处死，其 13 种主要脏器与对照组比较，未见明显的形态差异[3]。经洋金花总碱处理的体外细胞，或者治疗的病人姐妹染色单体互换率（SCE）均有增加，这反映了洋金花总碱能诱发 DNA 损伤。由它处理的体外细胞染色体畸变率增加亦非常显著。洋金花总碱还能使小鼠骨髓多染红细胞微核率增加非常显著，表明洋金花总碱能诱发染色体严重损伤[70]。

【临床研究】

1. 慢性气管炎　洋金花 15g，研成极细末，加入 60 度粮食白酒 500ml 摇匀，密封存放 7 日后服用，每日 3 次，每次 1~2ml，最大量不得超过 2ml，服 1 个疗程（500ml 药液）后不愈者，可按上法继续服用。结果：治疗 100 例，其中治愈 33 例，有效 55 例，无效 12 例，总有效率 88%[71]。

2. 强直性脊柱炎　洋金花注射液（每支 2ml，每 1ml 含生药相当于东莨菪碱量 0.5mg）或洋金花配剂（每 10ml 含生药相当于东莨菪碱量 0.5mg），于每晚睡前肌内注射或口服配剂 1 次。成人注射液量每次从 0.5~1 ml（酊剂量 5~10ml）开始，以后每 3~5 天增加药量，待递增至每日注射液 6~7 ml（酊剂量 55~60 ml）时，即为每日常用剂量。以 3 个月为 1 个疗程。结果：治疗 34 例，其中显效 21 例，有效 10 例，无效 3 例[71]。

3. 跟骨骨质增生　干洋金花全草 100g 或鲜洋金花全草 250g，用水煎煮 20 min，先熏后洗患足，每日 1 次，15 日为 1 个疗程。1 个疗程不愈者，可休息 5 日，进行第二个疗程治疗，直至症状消失为止。结果：治疗 21 例，3 个疗程后，14 人达到临床治愈，好转 7 人。未发现毒副作用，随访 3~5

年无复发[71]。

4. 急性软组织损伤 干洋金花 50g，用 50 度白酒 500ml 浸泡 21 天后使用。用棉花或纱布蘸药适量，反复擦摩患处，每次 15min，每日 2 次，3 日为 1 个疗程。结果：治疗 125 例，1 个疗程痊愈 25 例，2 个疗程痊愈 65 例，3 个疗程痊愈 21 例，4 个疗程痊愈 14 例，治愈率为 100%[71]。

5. 眼科检查 观察组用 0.5% 的洋金花溶液滴眼，每眼滴 3 次，每隔 10min 1 次，对照组用 2% 后阿托品溶液滴眼，方法同治疗组。滴完最后 1 次后 30min，作视网膜检影验光和眼底检查。结果：观察组和对照组各 400 例 800 只眼，观察组每眼平均的屈光度稍高于对照组的屈光度，故验光的正确性亦较高，但对瞳孔散大和调节麻痹的恢复需 7 天左右，较对照组恢复为迟[71]。

【性味归经】味辛，性温；有毒。归肺、肝经。

【功效主治】平喘止咳，麻醉止痛，止痉。主治哮喘咳嗽，风湿痹痛，癫痫、惊风，外科麻醉。

【用法用量】内服：煎汤，0.3~0.6g，宜入丸、散用。如作卷烟分次燃吸，每日量不超过 1.5g。外用适量，煎水洗；或研末调外敷。

【使用注意】内服宜慎。外感及痰热喘咳、青光眼、高血压、心脏病及肝肾功能不全者和孕妇禁用。本品有毒，用量过大易致中毒，出现口干、皮肤潮红、瞳孔散大、心动过速、眩晕头痛、烦躁、谵语、幻觉，甚至昏迷，最后可因呼吸麻痹而死亡。

【经验方】

1. 面上生疮 曼陀罗花，晒干研末，少许贴之。（《卫生易简方》）
2. 诸风痛及寒湿脚气 曼陀罗花、茄梗、大蒜梗、花椒叶。煎水洗。（《四川中药志》）
3. 哮喘 曼陀罗花五两，火硝一钱，川贝一两，法夏八钱，泽兰六钱，冬花五钱。上共研细末，用老姜一斤，捣烂取汁，将药末合匀，以有盖茶盅一只盛贮封固，隔水蒸一小时久，取出，以熟烟丝十两和匀，放通风处，吹至七八成干（不可过于干燥，恐其易碎）时，贮于香烟罐中备用。每日以旱烟筒或水烟袋，如寻常吸烟法吸之。（《外科十三方考》立止哮喘烟）
4. 阳厥气逆多怒而狂 朱砂（水飞）半两，曼陀罗花二钱半。上为细末。每服二钱，温酒调下，若醉便卧，勿令惊觉。（《证治准绳》祛风一醉散）
5.（病）人难忍艾火灸痛，服此即昏睡不痛，亦不伤人 山茄花（八月收）、火麻花（八月收，一说七月收）。阴干，共研末。每服三钱，小儿只一钱，茶酒任下。一服后即昏睡，可灸五十壮，醒后再服再灸。（《扁鹊心书》睡圣散）
6. 小儿慢惊风 曼陀罗花七朵，天麻二钱半，全蝎（炒）十枚，天南星（炮）、丹砂、乳香各二钱半。为末。每服半钱，薄荷汤调下。（《御药院方》）

【参考文献】

[1] 国家中医药管理局《中华本草》编委会．中华本草．上海：上海科学技术出版社，1999：6255.
[2] 徐州医学院药理教研组．新医药学杂志，1976，（1）：27.
[3] 徐州医学院中麻组．新医药学杂志，1974，（11）：44.
[4] 南通医学院附属医院麻醉组．中麻通讯，1974，（1）：33.
[5] 钮心懿，王维君，金荫昌．东莨菪碱及一些中枢兴奋和抑制药对小鼠自主活动的影响．生理学报，1965，28（1）：50.
[6] 彭建中．中国药理学报，1983，4（2）：81.
[7] Longo V G.Pharmawl, 1966,18（2）:965.
[8] 周晓林，张进，王丹，等．东莨菪碱与氯胺酮合用对小鼠学习记忆的影响 [J]. 徐州医学院学报，2006，26（2）：137.
[9] 徐建民，俞海燕．不同剂量的东莨菪碱对大鼠学习记忆能力的影响．苏州大学学报（医学版）2006，26（1）：53.
[10] 徐向华，潘雅萍，王晓良．东莨菪碱致记忆障碍大鼠中枢电压依赖性钾通道亚型的表达．药学学报，2002，37（4）：241.
[11] 冯冰虹，李伟煊，罗健．东莨菪碱与绞股蓝皂苷 XL Ⅲ对记忆调节系统 Glu/GABA 的作用比较．广东药学院学报，1998，14（2）：95.
[12] 中国医学科学院药物研究所药理神经组．中麻通讯，1975，（4）：10.
[13] 张昌绍．药理学进展．上海：上海科学技术出版社，1962：141.
[14] 上海市第二结核病医院中麻组．中麻通讯，1975，（4）：141.
[15] 上海市中药麻醉研究协作组．中麻通讯，1974，（1）：52.
[16] Standacherova D,et al. Neuroscience,1978,3（8）：749.
[17] 钮心懿，王维君，金荫昌．东莨菪碱及其与几种中枢药物的合并应用对大鼠回避性条件反射的影响．生理学报，1965，28（1）：42.
[18] 卞春甫，邢淑华，金淑静．东莨菪碱对痛和镇痛的影响．药学学报，1979，14（7）：398.
[19] 金国章．中麻通讯，1975，（2）：41.
[20] Polak R L.J Pharmacol,1965, 181:317.
[21] Giarnan N J. Brit J Pharmacol, 1962,19:226.
[22] Ditto Bril．J Pharmacol,1964, 23:123.
[23] Pepeu G.ProgressYn Neurobiology,1973,2（3）:259.
[24] 孙建宁．中麻通讯，1978，（2）：1.
[25] White R P. J PharMacol, 1959,125:239.
[26] 广州军医学校训练部．资料汇编，1977，（11）：80.
[27] 上海第二医学院新医药学教研组．中麻通讯，1978，（3-4）：1.
[28] 高凯，杨克力．东莨菪碱对大鼠弥漫性脑损伤的脑保护作用研究．中国冶金工业医学杂志，2005，22（2）：107.
[29] 霍红梅，张志琳，包仕尧，等．东莨菪碱对大鼠癫痫持续状态后脑水肿的影响．中国临床神经科学，2002，10（3）：253.
[30] 张丽娅，王桂芳，吴和平．东莨菪碱对兔脑缺血再灌注 $Na\text{-}K^+$-ATPase 活性的影响．中国病理生理杂志，2000，16（1）：67.
[31] 王立涛，王冠军，于顺萍，等．东莨菪碱等对大鼠杏仁核点燃模型的影响．中国药物依赖性杂志，2005，14（1）：30.
[32] 张富强，周文华，王兆林，等．东莨菪碱对猕猴吗啡静脉自身给药及反应恢复的影响．中国临床药理学与治疗学杂志，1998，3（2）：99.
[33] 谌红献，张瑞岭，郝伟．东莨菪碱对 SD 大鼠吗啡位置偏爱的影响．中国行为医学科学，2001，10（4）：289-290，293.
[34] 林岩松，丁时禹，陈正平，等．东莨菪碱对吗啡依赖大鼠脑多巴胺转运蛋白及 D_2 受体的影响．中华核医学杂志，2004，24（3）：152.
[35] 郑州市纺织医院针中麻小组．中麻通讯，1976，（2）：24.
[36] 如皋县人民医院中麻组．中麻通讯，1974，（1）：68.
[37] 如皋县人民医院中麻组．中麻通讯，1976，（2）：41.
[38] 如皋县人民医院中麻组．中麻通讯，1976，（4）：29.
[39] Goadrnan LS, et al. The Pharmacological Basis of Therapeutics. 4th Ed. 1971:528.

[40] 徐州医学院药理教研组 . 中华医学杂志，1976，56（11）：697.
[41] 江文德，张安中，褚云鸿 . 酒石酸锑钾对麻醉兔电致心室颤动的影响 . 生理学报，1963，26（2）：172.
[42] 任东序 . 中国药理学报，1987，8（2）：131.
[43] 杨国栋 . 中国药理学报，1987，8（2）：128.
[44] 王忠懋 . 中华麻醉学杂志，1983，3（3）：138.
[45] 河南医学院药理教研组气管炎小组 . 第一届全国药理学会学术会议论文摘要汇编，1979：7.
[46] 刘元斌，可君，翁世艾，等 . 莨菪类药物对离体兔脑血管和肠系膜血管平滑肌及心室乳头状肌的作用 . 中国药理学与毒理学杂志，1988，2（2）：148.
[47] 赵元君，陆福年，孙玉琦，等 . 东莨菪碱防治家兔急性肾功能衰竭的实验研究 . 解放军医学杂志，1983，8（6）：435.
[48] 刘书勤，臧伟进，李增利，等 . 东莨菪碱扩血管作用机制研究 . 数理医药学杂志，2004，17（6）：529.
[49] 卞春甫 . 中麻通讯，1977，（4）：58.
[50] 徐州医学院 . 新医学资料，1973，（3）：14.
[51] 唐召力，许健瑞，富学林，等 . 东莨菪碱对实验性 ARDS 动脉血气及血浆 ET-1 的影响 . 实用心脑肺血管病杂志，2003，11（4）：193.
[52] 徐州医学院中麻研究组 . 中麻通讯，1976，（3）：1.
[53] 杨家粹，陈厚昌，芦才俊，等 . 洋金花对大白鼠气管表面微循环的作用 . 第一军医大学学报，1985，5（1）：43.
[54] 杨磊，张小铭 . 东莨菪碱对胆囊切除术后以吗啡硬膜外镇痛病人血浆胃动素水平的影响 . 华中科技大学学报（医学版），2003，32（3）：329.
[55] 张玮，李先清，翟敏，等 . 东莨菪碱改善新生儿缺氧缺血性脑病血流动力学的探讨 . 中国实用儿科杂志，2003，18（7）：424.
[56] 吴和平 . 中华麻醉学杂志，1993，13（6）：415.
[57] 刘惠芬，朱波，杨国栋 . 东莨菪碱对海洛因依赖者红细胞中 SOD 活性的影响 . 综合临床医学，1998，14（3）：267.
[58] 上海第二医学院新医药学教研组 . 中麻通讯，1973，（3）：1.
[59] 钱梓文 . 上海第一医学院学报，1983，10（3）：181.
[60] 刘懋生 . 江西医药，1982，（3）：69.
[61] 上海大屯矿工医院 . 中麻通讯，1977，（4）：38.
[62] 徐州市第一人民医院 . 中麻通讯，1978，（2）：43.
[63] 上海市精神病防治院 . 中麻通讯，1974，（1）：94.
[64] 罗荣光 . 广后医学，1990，（16）：29.
[65] 周金黄 . 中药药理学 . 上海：上海科学技术出版社，1986：231.
[66] 朱波，陈琦君，周文华，等 . 东莨菪碱对海洛因依赖者血清中性激素和甲状腺激素的影响 . 中国药物滥用防治杂志，2001，6：12.
[67] 杨美林 . 中华麻醉学杂志，1983，3（3）：136.
[68] 岳天立 . 药学学报，1979，14（40）：208.
[69] 包头医专药理教研组 . 包头医学，1977，（4）：61.
[70] 刘德祥 . 解放军医学杂志，1986，11（4）：288.
[71] 南京中医药大学 . 中药大辞典（下册）. 上海：上海科学技术出版社，2006：2420.

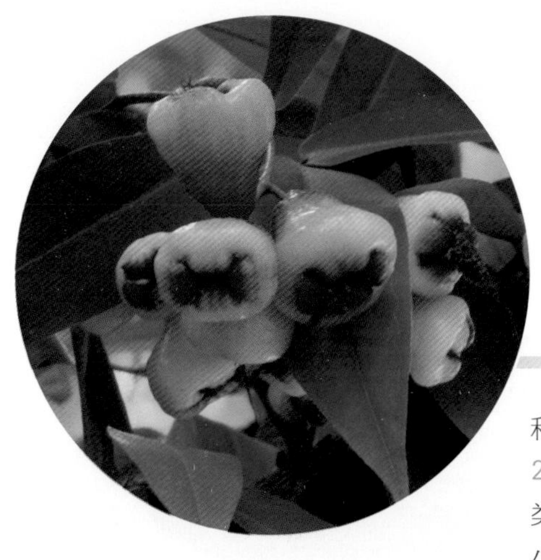

Yang pu tao

洋蒲桃

Syzygii Samarangenses Folium seu Cortex
[英]Samarangense Syzygium Leaf or Cortex

【别名】金山蒲桃、莲雾、水石榴、紫蒲桃、爪哇蒲桃。

【来源】为桃金娘科植物洋蒲桃 *Syzygium samarangense*（BL.）Merr. et Perry 的叶或树皮。

【植物形态】多年生乔木。嫩枝压扁。叶对生；叶柄极短；叶片薄革质。椭圆形至长圆形，长 10~22cm，宽 6~8cm，先端钝或稍尖，基部变狭。圆形或微心形，上面干后变青褐色；下面多细小腺点，侧脉 14~19 对，离边缘 5mm 处互相结合成边脉，在靠近边脉 1.5mm 处有 1 条附加边脉。有明显网脉。聚伞花序顶生或腋生，有花数朵；花白色；萼管倒圆锥形，萼齿 4，半圆形；雄蕊极多。果实梨形或圆锥形，肉质，洋红色，发亮。先端凹陷。有宿存的肉质萼片。种子 1 颗。

【分布】广西地区均有栽培。

【采集加工】叶全年可采；夏秋剥取树皮，切段，晒干。

【药材性状】树皮呈板片状，厚 0.3~0.5cm，外表面灰棕色至黄棕色，内表面土黄色，质坚硬，易折断，断面呈数层。叶纸质，微皱，完整者展开后呈长披针形，长 10~22cm，宽 3~5cm，先端渐尖，基部钝圆，全缘，上表面灰绿色，下表面绿色，主脉向下凸出。质韧，不易破碎，气微，味清香。

【品质评价】树皮以干燥、片厚者为佳；叶以干燥、色绿者为佳。

【化学成分】本品含维生素（vitamin）C，有机酸（organic acid），蛋白质（protein），总糖（total sugar）等[1]。微量元素含钙（Ca）、镁（Mg）、铁（Fe）、锰（Mn）、锌（Zn）等[2]。

【药理作用】

1. 免疫调节　洋蒲桃叶提取物中的黄酮类成分可抑制由植物凝集素（PHA）诱导的外周血单核细胞（PBMC）的过度增殖，其机制可能与下调白介素 -2 和干扰素 γ 有关[3]。

2. 降血糖　洋蒲桃叶提取物中的黄酮类成分对由葡萄糖引起的高血糖模型小鼠有降血糖作用[4]。

【性味归经】味苦，性寒。归心、肝经。

【功效主治】泻火解毒，燥湿止痒。主治口舌生疮，鹅口疮，疮疡湿烂，阴痒。

【用法用量】内服：煎汤，3~9g；或研末。外用适量，煎汤漱口或熏洗。

【使用注意】脾胃虚寒者慎服。

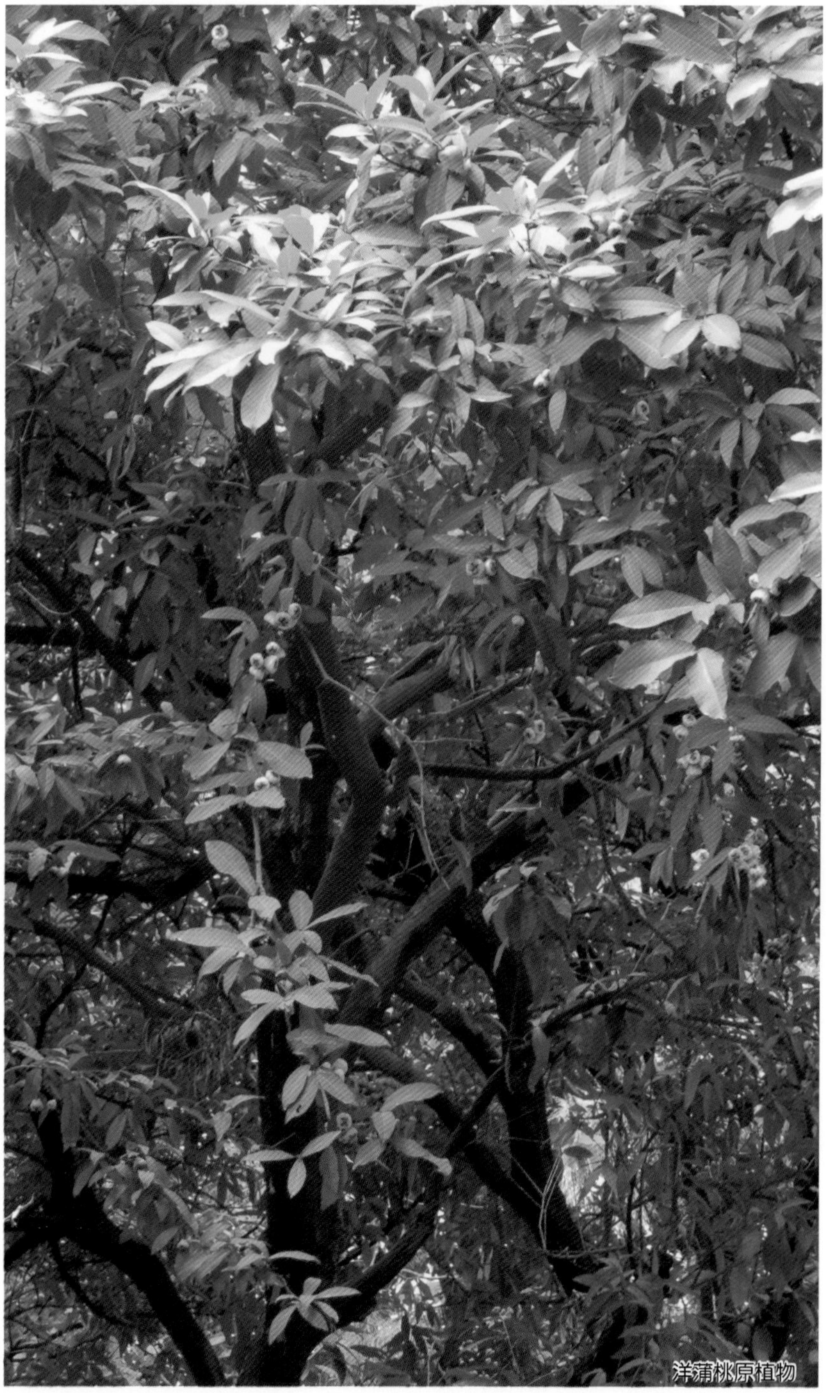

洋蒲桃原植物

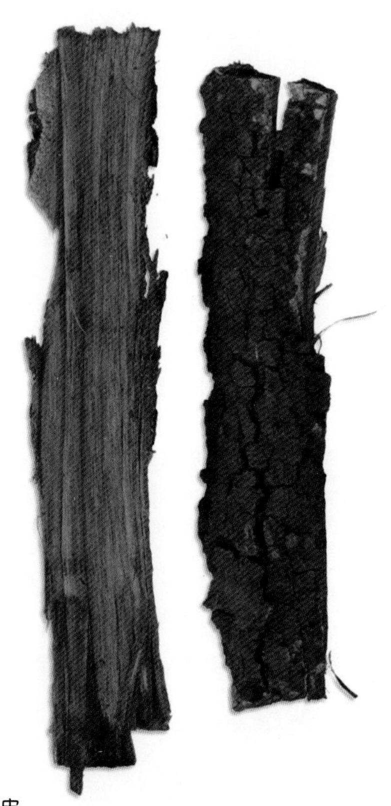

洋蒲桃树皮

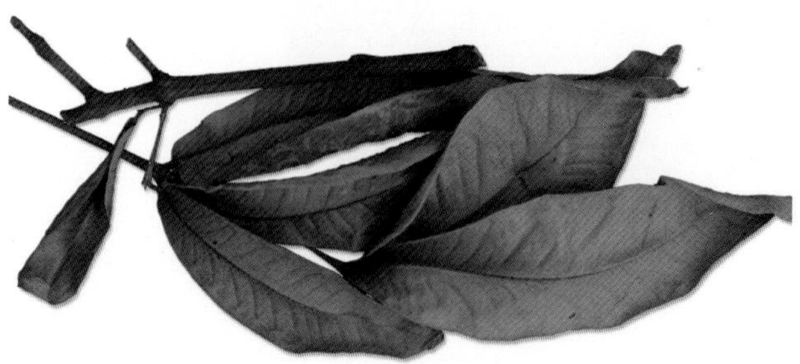

洋蒲桃叶

【参考文献】

[1] 王晓红 . 莲雾的营养成分分析 . 中国食物与营养, 2006,(4): 53.

[2] 甘志勇，彭靖茹 . 微波消解原子吸收法测定莲雾中的微量元素 . 微量元素与健康研究，2007，24（1）：46.

[3] Resurreccion-Magno MH,Villaseñor IM,Harada N,et al.Antihyperglycaemic flavonoids from Syzygium samarangense （Blume） Merr. and Perry. Phytother Res.,2005,19（3）:246.

[4] Kuo YC,Yang LM,Lin LC.Isolation and immunomodulatory effect of flavonoids from Syzygium samarangense.Planta Med.,2004,70(12):1237.

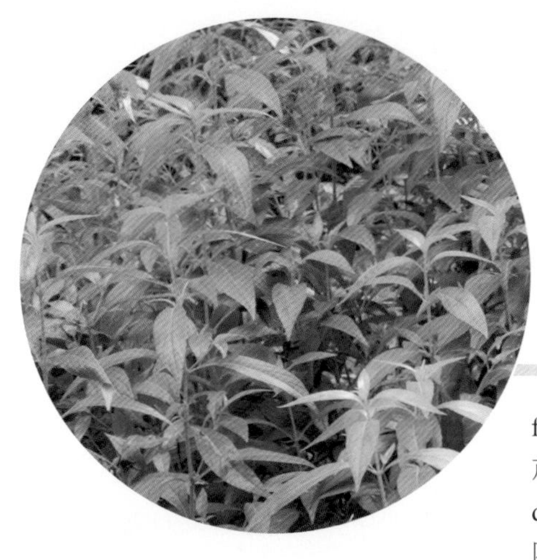

Chuan xin lian

穿心莲

Andrographis Herba

[英]Common Andrographis Herb

【别名】一见喜、万病仙草、四支帮、榄核莲、苦胆草、斩龙剑、日行千里、四方莲。

【来源】为爵床科植物穿心莲 *Andrographis paniculata* （Burm. F.）Nees 的全草。

【植物形态】一年生草本。茎直立，具4棱，多分枝，节处稍膨大，易断。叶对生；叶片披针形或长椭圆形，先端渐尖，基部楔形，边缘浅波状，两面均无毛。总状花序顶生，集成大型的圆锥花序；苞片和小苞片微小，披针形；萼有腺毛；花冠淡紫色，二唇形，上唇外弯，2裂，下唇直立，3浅裂，裂片覆瓦状排列，花冠筒与唇瓣等长；雄蕊2，伸出，花药2室，药室一大一小，大的基部被髯毛，花丝有毛。蒴果扁，长椭圆形，中间具一沟，微被腺毛。种子12颗，四方形，有皱纹。

【分布】广西地区均有栽培。

【采集加工】在播种当年9~10月花盛期和种子成熟初期采收。齐地割取全株晒干或割取全株后，摘下叶子分别晒干。

【药材性状】干燥的全草多皱缩卷曲，叶片多破碎脱落。茎呈方柱形，多分枝，长50~70cm，节稍膨大；质脆，易折断。单叶对生，叶柄短或近无柄；叶片皱缩，易碎，完整者展平后呈披针形或卵状披针形，长3~12cm，宽2~5cm，先端渐尖，基部楔形下延，全缘或波状；上表面绿色，下表面灰绿色，两面光滑。气微，味极苦。

【品质评价】以茎叶完整、叶片多、色青绿者为佳。

【化学成分】本品含黄酮类化合物有穿心莲黄酮（andrographin），5-羟基-7,8-二甲氧基黄烷酮（5-hydroxy-7,8-dimethoxy flavanone）[1]，5-羟基-7,8,2′,3′-四甲氧基黄酮（5-hydroxy-7,8,2′,3′-tetramethoxyflavone），5-羟基-7,8-二甲氧基黄酮（5-hydroxy-7,8-dimethoxy flavone），降穿心莲黄酮（panicolin）[1, 2]，芹菜素-4,7-二甲醚（apigenin-4,7-dimethyl ether），5-羟基-3,7,8,2′-四甲氧基黄酮（5-hydroxy-3,7,8,2′-tetramethoxyflavone），穿心莲黄酮苷（andrographidine）A、B[1]、C[1, 4]、D、E及F[1]，木蝴蝶素（oroxylin）A，汉黄芩素（wogonin）[1]，5-羟基-7,8-二甲氧基二氢黄酮（5-hydroxy-7,8-dimethoxyflavanone），5-羟基-7,8,2′,5′-四甲氧基黄酮（5-hydroxy-7,8,2′,5′-tetramethoxyflavone），2′-甲氧基黄芩新素（2′-methoxyneobaicalein），5,4′-二羟基-7,8,2′,3′-四甲氧基黄酮（5,4′-dihydroxy-7,8,2′,3′-tetramethoxyflavone），二氢黄芩新素（dihydroxyneobaicalein），5,7,8-三甲氧基二氢黄酮（5,7,8-trimethoxyflavanone），5,7,4′-三羟基黄酮（5,7,4′-trihydroxyflavone），5,7,3′,4′-四羟基黄酮（5,7,3′, 4′-tetrahydroxyflavone）[2]。

内酯类化合物有穿心莲内酯（andrographolide），14-去氧穿心莲

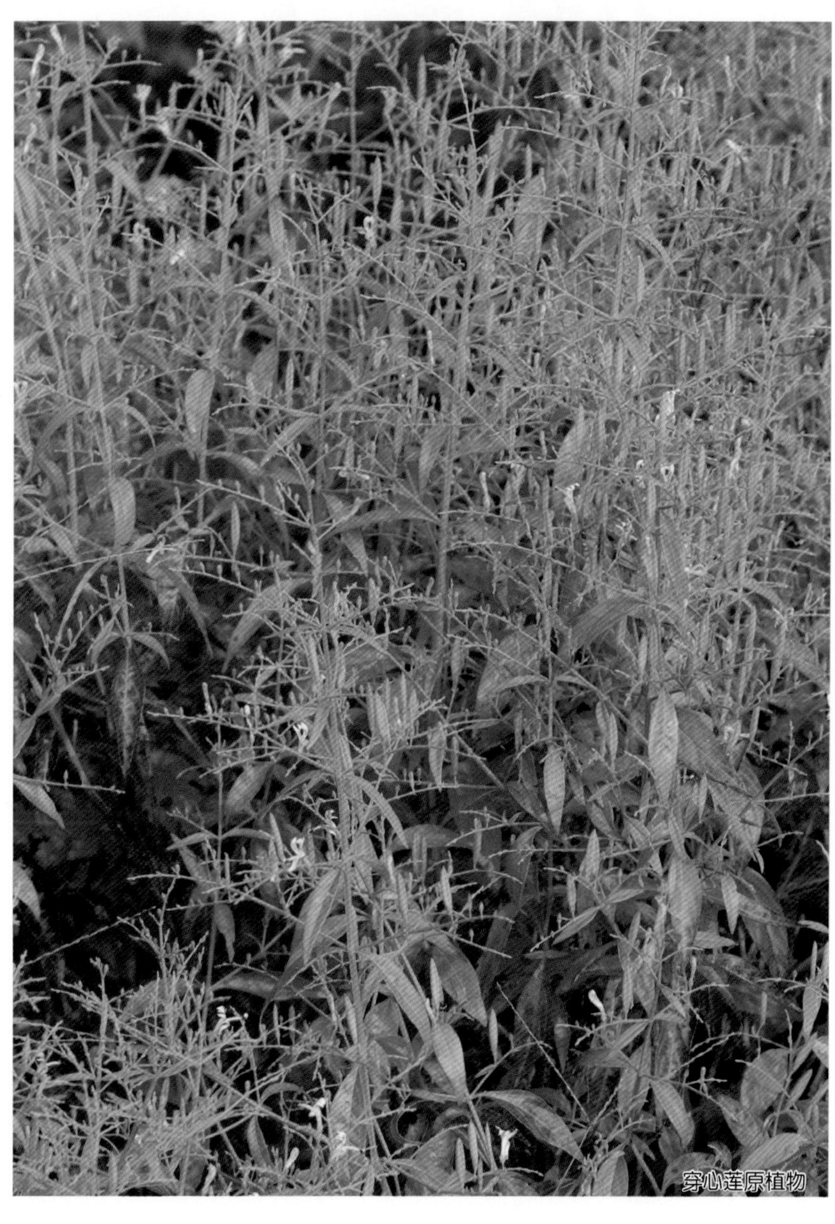

穿心莲原植物

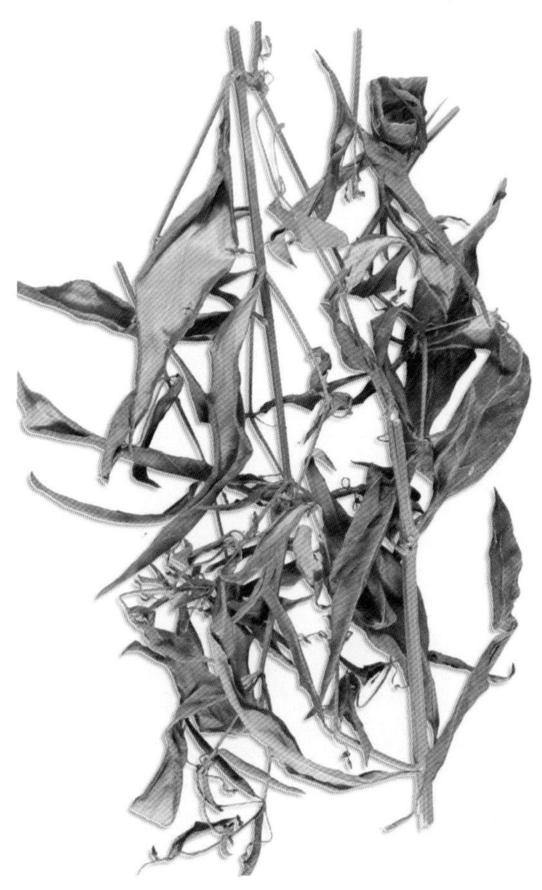
穿心莲药材

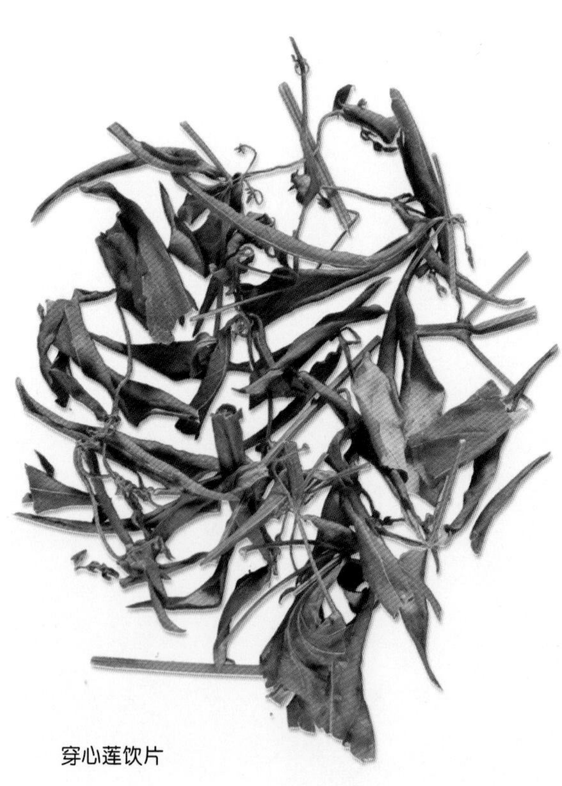
穿心莲饮片

内酯（14-deoxyandrographolide），新穿心莲内酯（neoandrographolide），14- 去氧 -11,12- 二去氢穿心莲内酯（14-deoxy-11,12-didehydroandrographolide），穿心莲内酯苷即穿心莲内酯 -19-*β*-D- 葡萄糖苷（andrographoside，andrographolide-19-*β*-D-glucoside）[1,3]，14- 去氧穿心莲内酯 -19-*β*-D- 葡萄糖苷即 14- 去氧穿心莲内酯苷（14-deoxyandrographolide-19-*β*-D-glucoside，14-deoxyandrographoside），14- 去氧 -12- 甲氧基穿心莲内酯（14-deoxy-12-methoxyandrographolide）[1]，穿心莲潘林内酯（andrograpanin）[1, 4]，3,14- 二去氧穿心莲内酯（3,14-dideoxyandrographolide），异穿心莲内酯（*iso*-andrographolide），双穿心莲内酯（di-andrographolide），去氧穿心莲内酯苷（deoxyandrographoside），14- 去氧 -11,12- 二去氢穿心莲内酯苷（14-deoxy-11,12-didehydroandrographoside），3,14- 二去氧穿心莲内酯（3,14-di-deoxyandrographolide），19-hydroxy-8（17），13-labdadien-15，16-olide, 3-oxo-14-deoxy-andrographolide[3]，8- 甲基新穿心莲内酯苷元（8-methylandrograpanin），3- 脱氢脱氧穿心莲内酯（3-dehydrodeoxyandrographolide），8（17）,13-ent-labdadien-（15 → 16）-lactone-19-oic acid[4, 5]，新穿心莲内酯苷元（andrograpanin）[5]。

酚类有咖啡酸（caffeic acid），绿原酸（chlorogenic acid）及二咖啡酰奎宁酸混合物（mixture of dicaffeoylquinic acids），香荆芥酚（carvacrol），丁香油酚（eugenol）[1]。

此外，尚含 *β*- 谷甾醇（*β*-sitosterol），胡萝卜苷（daucosterol）[4, 5]，肉豆蔻酸（myristic acid），三十一烷（hentriacontane）及三十三烷（tritriacontane）[1]。

【药理作用】

1. 抗心血管疾病　①抗心肌缺血 - 再灌注损伤：穿心莲注射液和穿心莲内酯能改善垂体后叶素所致心肌缺血大鼠心电图 ST 段偏移，降低血清中乳酸脱氢酶和二羟丁酸脱氢酶的活性，降低心肌及血清中丙二醛（MDA）水平，对心肌缺血具有保护作用 [5]。穿心莲内酯能提高脑缺血 - 再灌注后海马结构中超氧化物歧化酶（SOD）、谷胱甘肽过氧化物酶、Ca^{2+}-ATP 酶、Na^{+}-K^{+}-ATP 酶活性及降低 MDA 含量 [6]。连续腹腔注射穿心莲根总黄酮 100mg/kg、200mg/kg 3 天，能减少大鼠心肌对 ^{169}Yb 的摄取率。总黄酮能降低异丙肾上腺素所致 ST 段下移总毫伏数，并能减少病理性 Q 波的出现和严重心律失常发生率、降低结扎冠脉造成急性心肌梗死缺血性损伤兔的 ST 段抬高、减少病理性 Q 波出现数目、降低硝基四氮唑蓝染色显示的心肌梗死面积的百分率 [7]。静脉给予穿心莲提取液具有减轻犬急性心肌缺血 - 再灌注损伤的作用，使缺血区心肌组织 SOD 活性较单纯缺血 - 再灌注缺血区 SOD 活性恢复，MDA 含量减少，心肌组织超微结构损伤减轻 [8]。在心肌缺血后，再灌注前给犬静注穿心莲提取液，再灌注后心肌细胞内 Na^{+}、Ca^{2+} 较单纯心肌缺血 - 再灌注降低，K^{+}、Mg^{2+} 增加，室性心律失常发生率及严重程度较低 [9]。②抗动脉粥样硬化（AS）：穿心莲 API0134 预防给药可减少实验性 AS 兔主动脉内膜脂质斑块的面积，抑制动脉壁血小板衍生生长因子 B、原癌基因 C-sis mRNA 和

C-myc mRNA 的阳性表达。API0134 能抑制高脂血清（HLS）引起的猪主动脉血管平滑肌细胞（SMC）增殖，使氚 - 胸腺嘧（^{3}H-TdR）掺入量减少，拮抗 SMC 的 DNA 合成、增殖及 HLS 造成的形态改变[10]。③保护血管内皮细胞：API0134 可增高猪动脉内皮细胞（EC）培养液中的内皮素和 MDA 的含量，降低环鸟苷酸含量和血浆 SOD 活性，从而拮抗氧化修饰低密度脂蛋白所致 EC 损伤[11]。④降压：穿心莲注射液对麻醉大鼠有降压作用。脱氧穿心莲内酯和脱氧二脱氢穿心莲内酯能刺激血管内皮细胞增加一氧化氮（NO）的释放量，从而激活可溶性鸟苷酸环化酶而起到扩张血管的作用，并认为这是降低血压的机制[12]。穿心莲内酯能修复脂多糖（LPS）所致的大鼠主动脉对脱羟肾上腺素的收缩反应，并反转其主动脉血压。⑤抑制血小板聚集及抗血栓形成：穿心莲提取物对二磷酸腺苷（ADP）诱导的血小板聚集反应有抑制作用。穿心莲还可增强纤溶系统活力[13, 14]。API0134 在体外可使内皮细胞分泌前列环素增加，血栓烷 A_2 含量减少，环腺苷酸再增加，并能使纤溶酶激活物活性升高，纤溶酶原激活抑制剂（PAI）活性下降，增加 EC 的抗血栓功能[15]。穿心莲黄酮具有较强抑制血小板活化反应和抗血栓形成作用[16]。API0134 可抑制 ADP、肾上腺素和花生四烯酸诱导的血小板聚集。穿心莲提取物还可使血浆组织型纤溶酶原激活物活性增加，PAI 活性降低，导致纤溶活性增强。

2. 抗炎　①体内抗炎: 穿心莲内酯 1g/kg 灌胃及穿琥宁注射液 125~250 mg/kg 皮下注射或腹腔注射，对二甲苯、组胺、醋酸等所致的小鼠皮肤或腹腔毛细血管通透性增高、大鼠蛋清足跖及巴豆油性肉芽囊渗液均有抑制作用[17]。穿心莲灌胃对大鼠蛋清、角叉菜胶足跖注射致炎模型均有抗炎作用[18]。②体外抗炎：新穿心莲内酯能抑制细菌胞壁 LPS 所致的小鼠单核 / 巨噬细胞株诱导型一氧化氮合酶的表达，从而下调 NO 的生物合成[19]。穿心莲内酯能通过抑制小胶质细胞的活性来降低中脑的炎症介导多巴胺的神经退行性病变[20]。③抗肿瘤：穿心莲提取物对人肝癌细胞株 HepG2 有增殖抑制作用[21]。穿心莲内酯与硫酸氢钠制备的莲必治注射液体内外均对胃癌、肝癌、肺癌、乳癌等有确切抗癌作用。100mg/kg 剂量的莲必治与 5×10^8/0.2 ml 淋巴因子激活的杀伤细胞组合用药，抑瘤率达 92.12%，能延长荷瘤 S180 鼠的生存时间，有保护胸腺、恢复脾损伤的作用，使荷瘤鼠脾、胸腺指数恢复正常水平[22]。穿心莲内酯可作为雷公藤内酯醇的增效剂[23]，穿心莲内酯除对结肠癌、腺瘤息肉有化学预防作用外，还对胃癌、食管癌、舌癌、皮肤癌、乳腺癌、膀胱癌、肺癌、前列腺癌等多种癌症有效[24]。去氧去氢穿心莲内酯琥珀酸半酯对 W256 移植性肿瘤有一定抑制作用[25]。去氧去氢穿心莲内酯琥珀酸半酯氢钾制成京氨复盐对肿瘤细胞的生长有抑制作用。穿心莲对培养的癌细胞 ^{3}H-TdR 掺入有抑制[26]。

3. 对免疫功能影响　穿心莲注射液 0.5（生药）g/ml 可提高小鼠 E 玫瑰花环的形成率，升高吞噬百分率和吞噬指数，具有增强 T 淋巴细胞免疫和腹腔巨噬细胞功能的作用[27]。莲必治注射液能提高豚鼠单核巨噬细胞对鸡红细胞的吞噬率[28]。新穿心莲内酯可抑制小鼠巨噬细胞呼吸爆发及淋巴细胞的增殖，但其在低浓度具有免疫刺激活性，提示其可能具有双向调节功能。穿心莲内酯能有效阻断内外 T 细胞的刺激作用，下调体液和细胞适应性免疫反应[29]。在鼠体内，该内酯可抑制抗体对胸腺依赖性抗原的反应和延迟性过敏性。穿心莲内酯还通过抑制 T 细胞和抗体对髓磷脂的直接响应，从而抑制脑脊髓炎症状。穿心莲水煎剂在体内能提高人白细胞吞噬金黄色葡萄球菌的能力[30]。穿心莲制剂——新炎得平，可提高小鼠血清溶菌酶水平，增强腹腔吞噬细胞和中性粒细胞的吞噬能力[31]。穿心莲内酯有抑制小鼠静脉血中炭末廓清率的作用[32]。连续 10 天穿心莲内酯 2g/kg 灌胃，可使小鼠胸腺萎缩，外周 T 淋巴细胞减少，脾中溶血空斑形成细胞减少，血清抗绵羊红细胞抗体效价降低及抑制迟发性变态反应[33]。穿心莲的丁醇提取物和纯化的二萜穿心莲内酯可引起抗体兴奋和对小鼠绵羊红细胞的迟发型过敏反应[34]。

4. 保肝利胆　穿心莲对大鼠有利胆作用，并可增加大鼠肝重量[35]。腹腔注射穿心莲内酯后可使大鼠胆汁流量明显增加，且胆汁的物理性质也有改变[36]。穿心莲内酯可对抗四丁基过氧化物、四氯化碳、半乳糖胺和乙酰氨基酚造成的肝毒作用，可降低谷丙转氨酶（AST）、脂质过氧化酶、碱性磷酸酶等的水平[37, 38]。穿心莲内酯 0.75~12 mg/kg 灌胃表现出剂量依赖性的保肝活性，对于对乙酰氨基酚诱导的体外分离到的大鼠肝细胞毒性，穿心莲内酯可增加肝细胞的存活率，完全对抗对乙酰氨基酚对血清中和分离肝细胞中谷草转氨酶，AST 和碱性磷酸酶的毒性。穿心莲内酯还可抗胆汁淤积，提高肝细胞存活力[39]。

5. 抗生育　给小鼠灌胃穿心莲有避孕作用[40]。也可引起孕兔流产[41]。穿心莲水煎液于腹腔注射后，对小鼠的着床、早孕、中孕、晚孕等时期以及兔的早期妊娠，都有中止作用，且肌注、皮下注射、灌胃、静注及宫腔内注射均有抗早孕效果。穿心莲对体外培养的人胎盘绒毛滋养层细胞的生长具有一定的抑制作用[42]。穿心莲琥珀酸单酯钠盐对胎盘绒毛滋养层细胞有损害作用[43]。去氧去氢穿心莲内酯衍生物对小鼠和大鼠均有良好的抗早孕作用。本品不具性激素样活性，它对胎盘滋养层细胞有影响，可使胎盘绒毛萎缩、细胞数目减少，合体细胞和朗格汉斯细胞消失，间质水肿出血[44]。穿心莲内酯可通过阻止生精管细胞的胞质分裂影响男性的生精过程。

6. 对垂体 – 肾上腺皮质功能影响　去氧穿心莲内酯、穿心莲内酯、新穿心莲内酯 4g/kg 和去氧去氢穿心莲内酯 1g/kg 给幼年小鼠灌胃及脱水穿心莲内酯琥珀酸半酯（DAS）60~250mg/kg 腹腔注射 3 天，均可使胸腺萎缩，提示有增强肾上腺皮质功能的作用。连续 5 天腹腔注射去氧穿心莲内酯 125~250mg/kg，能降低大鼠肾上腺中维生素 C 的含量。大鼠用戊巴比妥钠麻醉后，DAS 可使肾上腺中的维生素 C 含量降低[18, 45, 46]。

7. 解热　穿心莲内酯、新穿心莲内酯均具有抑制和延缓肺炎链球菌和溶血性乙型链球菌所引起的体温升高的作用[47]。伤寒、副伤寒菌苗所致发热的家兔或2,4-二硝基苯酚所致发热的大鼠，去氧穿心莲内酯、穿心莲内酯、新穿心莲内酯及去氧去氢穿心莲内酯均有一定的解热作用[45,48]。

8. 抗病毒　穿心莲内酯琥珀酸衍生物≤250μmol能抑制弗林蛋白酶作用的香港病毒、埃博拉病毒和呼吸道合胞病毒包膜表面糖基蛋白荧光肽的裂解[49]。含0.5%精制穿心莲内酯的病毒净滴眼液对单纯疱疹病毒Ⅰ型、腺病毒7型有灭活作用[50]。

9. 对蛇毒及毒蕈碱样作用　穿心莲乙醇提取物腹腔注射能延长眼镜蛇毒中毒所致的小鼠呼吸衰竭和死亡时间。此提取物能引起犬血压下降。穿心莲对烟碱受体活性无影响，而有毒蕈碱样作用，这可能是其抗毒蛇作用机制[51]。

10. 抗菌　穿心莲内酯对枯草芽胞杆菌、大肠杆菌、金黄色葡萄球菌、铜绿假单胞菌、甲型链球菌、乙型链球菌和白酵母等具有较强的抑菌活性，其对细菌性痢疾的疗效较氯霉素与呋喃唑酮为优[52]。穿心莲提取物对凝固酶阴性葡萄球菌具有较强的抑菌力[53]。

11. 对中枢神经系统作用　穿心莲内酯琥珀酸半酯单钾盐注射液皮下注射具有镇静作用，与戊巴比妥钠有协同作用，既能缩短其入眠的潜伏期，又能延长其睡眠时间[45]。

12. 抗血糖　穿心莲水提取物50mg/kg使糖尿病鼠血糖降低52.9%[54]。灌胃穿心莲内酯可降低链脲佐菌素诱导的糖尿病鼠的血糖[55]。

13. 抑制酶活性　API0134浓度大于7.8~125mg/L时能抑制钙调素激活靶酶环核苷酸磷酸二酯酶（PDE-I）的活性，而对PDE-I的基础活性没有影响[56]。穿心莲的正己烷提取物部分对牛眼晶状体内醛糖还原酶有一定抑制作用[57]。

14. 体内过程　用^{35}S标记的亚硫酸氢钠穿心莲内酯给大鼠静注后，其在血中含量下降很快，可迅速透过血脑屏障出现于中枢神经系统各部位，以在脊髓中含量最高，呈明显的下行性定位。各脏器则以肾脏为最高，6h后则以直肠为最高，48h后可排除摄入量的85%，主要以原形经尿排泄[58]，$t_{1/2}$为2h[59]。^{3}H-穿心莲在小鼠体内符合二室模型[60]。小鼠静注0.33mg后，^{3}H-穿心莲内酯于小鼠体内分布迅速，但消除缓慢，分布速率常数α为0.189/min，消除速率常数β为0.0026/min。每只小鼠灌胃0.66mg，吸收分布也很迅速，于30.75min即达吸收高峰，血中峰浓度为16μg/ml，利用率为44.06%[61]。去氢去氧穿心莲内酯琥珀酸半酯单钾盐（DASK）100mg/kg静注给药后的药时曲线符合开放性二室模型，分布相很短。150mg/kg肌注后所得药时数据符合一室模型，吸收较快而完全。DASK与血浆蛋白结合率较低。肌注后24h内DASK原形物尿中仅排出（24.9±18.1）%，由胆汁和粪便排出量更少[62]。

15. 毒理　穿心莲内酯、14-去氧穿心莲内酯、14-去氧-1,12-二去氢穿心莲内酯1次给小鼠灌胃的半数致死量（LD_{50}）均在20g/kg以上，新穿心莲内酯在30g/kg以上[63]。穿心莲根总黄酮给小鼠静注的LD_{50}为（1.15±0.28）g/kg[8]。

【临床研究】

1. 冠心病　穿心莲黄酮片，口服，每日早晚饭后各1片，连续服用1个月。结果：治疗35例，其中疗效显著者14例，占40%；有效者16例，占46%，总有效率86%[64]。

2. 脑动脉粥样硬化　穿心莲黄酮片，口服，每日早晚饭后各1片，连续服用1个月。结果：治疗34例，其中疗效显著者13例，占38%；有效者15例，占44%，总有效率82%[65]。

3. 尖锐湿疣　治疗组口服穿心莲胶囊，同时给予抗病毒和对症治疗，每天3次，每次3粒，饭后2h口服，15日为1个疗程，临床症状消失后继续服用15日。对照组只给予抗病毒和对症治疗。结果：治疗组1周后疣体全部消失，创面愈合好，局部无明显疼痛感，临床观察3个月有3例复发，总有效率90%，治愈率88%。对照组1周内2例局部创面感染，多人感觉局部疼痛，3个月内6例复发，总有效率67%，治愈率61%。两组治愈率有差异（$P<0.05$）[66]。

4. 口腔溃疡　穿心莲内酯滴丸，餐后服用，每次1袋（0.6g），忌辛辣、油腻饮食。结果：治疗20例，治疗3~10日均治愈[67]。

5. 喘息性支气管炎　治疗组给予穿心莲内酯注射液肌注，每日8~10mg/kg，每日1次，不给予抗生素及其他药物。对照组口服抗生素、沙丁胺醇和酮替酚治疗。两组患儿均治疗5日。结果：治疗组51例，其中痊愈38例，有效10例，无效3例，总有效率为94.1%；对照组35例，其中痊愈8例，有效10例，无效17例，总有效率为51.4%，两组比较差异显著（$P<0.01$）[68]。

6. 小儿病毒性肺炎　治疗组使用穿心莲注射液，每日1次，疗程5~7日。对照组使用利巴韦林注射液（每支2ml：100mg），按每天10mg/kg加入5%葡萄糖注射液100ml中静脉滴注，每日1次，疗程5~7日。结果：治疗组30例，其中显效26例，有效3例，无效1例，总有效率96.7%；对照组30例，其中显效11例，有效13例，无效6例（20.0%），总有效率为80.0%。两组比较，总有效率有差异（$P<0.05$），治疗组优于对照组[69]。

7. 细菌性痢疾　治疗组口服三黄片（成人每次4片，每日2次）配合单味中药穿心莲饮片（20g，水煎服，每日2次，小儿酌情减量）。对照组口服三黄片配合呋喃唑酮（0.1g，每日3次，儿童每日5~10mg/kg，分4次服）。结果：治疗组136例，其中治愈96例，显效23例，进步14例，无效5例，总有效率96.32%；对照组85例，其中治愈32例，显效20例，进步15例，无效18例，总有效率78.28%。两组比较，有差异（$P<0.05$）[70]。

【性味归经】味苦，性寒。归心、肺、大肠、膀胱经。

【功效主治】清热解毒，泻火，燥湿。主治风热感冒，温病发热，肺热咳喘，百日咳，咽喉肿痛，湿热黄疸，淋证，丹毒，疮疡痈肿，湿疹，毒蛇咬伤。

【用法用量】内服：煎汤，9~15g，单味大剂量可用至30~60g；研末，每次0.6~3g，装胶囊吞服或开水送服。外用适量，捣烂或制成软膏涂敷患处；或水煎滴眼、耳。

【使用注意】阳虚证及脾胃虚弱者慎服。

【经验方】

1. 急慢性喉炎，口腔溃疡　穿心莲 9g，薄荷脑 2g，冰片 2g。取薄荷脑、冰片研匀液化，加入穿心莲细粉混匀，喷喉或涂患处，每日 1~2 次。(广州军区卫生部《中草药制剂手册》喉风散)

2. 流感　一见喜叶研末，每日 2~3 次，每服 3g；预防流感，一见喜叶研细粉，吹入咽喉中，每日 1 次。(《青岛中草药手册》)

3. 阴囊湿疹　一见喜 30g，甘油加至 100ml，调匀涂患处。(江西《草药手册》)

4. 烫火伤　一见喜干叶研末，调茶油；或鲜叶煎汤涂患处。(《福建中草药》)

5. 毒蛇咬伤　一见喜鲜叶捣烂，调旱烟筒内的烟油外敷；另取鲜叶 9~15g。水煎服。(《福建中草药》)

6. 鼻窦炎，中耳炎，结膜炎，胃火牙痛　鲜一见喜全草 9~15g。水煎服；或捣汁滴耳。(《福建中草药》)

7. 肺炎　一见喜、十大功劳叶各 15g，陈皮 6g。水煎服。(《福建中草药》)

8. 肺结核(轻症)发热　一见喜 15g，丰城鸡血藤 30g。水煎，分 2 次服。每日 1 剂，15~30 天为 1 个疗程。(《江西草药》)

9. 高血压　穿心莲叶 5~7 片。开水泡服，每日数次。(《江西草药》)(《江西草药》)

10. 急性菌痢，肠炎　穿心莲 9~15g。水煎服。每日 1 剂，分 2 次服。(《江西草药》)

11. 热淋　鲜一见喜叶 14~15 片。捣烂加蜜，开水冲服。(《福建中草药》)

12. 肠伤寒　穿心莲 60g，如意花根 30g，一枝黄花 180g，水煎服，每日 1 剂。用至退热后 3~5 天停药。[新医学，1972,(8):29]

13. 急性阑尾炎　野菊花 30g，一见喜 15g。水煎，每日 2 次分服。(《江西草药》)

14. 疖肿，蜂窝织炎　三顺针 15g，一见喜 15g，金银花 9g，七叶一枝花 6g。水煎服。(《江西草药》)

15. 百日咳　穿心莲叶 3 片。水泡，蜂蜜调服。日 3 次。(《江西草药》)

【参考文献】

[1] 国家中医药管理局《中华本草》编委会 . 中华本草 . 上海：上海科学技术出版社，1999：6451.

[2] 陈丽霞，曲戈霞，邱峰 . 穿心莲黄酮类化学成分的研究 . 中国中药杂志，2006，31(5)：391.

[3] 陈丽霞，曲戈霞，邱峰 . 穿心莲二萜内酯类化学成分的研究 . 中国中药杂志，2006，31(19)：1594.

[4] 王国才，胡永美，张晓琦，等 . 穿心莲的化学成分 . 中国药科大学学报，2005，36(5)：405.

[5] 吴基良，刘淑珍，李立中，等 . 穿心莲内酯对大鼠实验性心肌缺血的保护作用 . 中医药研究，1996，12(4)：61.

[6] 郑敏，吴基良，尹时华，等 . 穿心莲内酯对大鼠脑缺血 - 再灌注损伤的影响 . 医药导报，2004，23(10)：708.

[7] 黄良月 . 中草药，1987，18(7)：315.

[8] 郭志凌，赵华月，郑信华 . 穿心莲根提取液抗心肌缺血 - 再灌注损伤与氧自由基的关系 . 中药药理与临床，1993，9(4)：17.

[9] 郭志凌，赵华月，郑信华，等 . 穿心莲提取液对缺血 - 再灌注心肌细胞内 K^+、Na^+、Ca^{2+}、Mg^{2+} 的作用 . 同济医科大学学报，1994，23(3)：205.

[10] 熊一力，赵华月 . 穿心莲成分 API0134 对猪主动脉平滑肌细胞增殖的抑制作用 . 中华心血管病杂志，1995，23(3)：214.

[11] 王宏伟，赵华月，马宝瑕 . API0134 对氧化修饰低密度脂蛋白损伤内皮细胞的影响 . 中药药理与临床，1996，129(1)：27.

[12] 孙备 .14- 脱氧穿心莲内酯和 14- 脱氧 -11,12- 二去氢穿心莲内酯对培养的人体内皮细胞 NO 生成的影响 . 国外医学・中医中药分册，2000，22(2)：10001.

[13] 谭秋 . 中西医结合杂志，1989，9(9)：540.

[14] 单秀芹，赵志立 . 穿心莲抗血栓作用的临床研究 . 中华实用中西医结合杂志，1993，6(4)：229.

[15] 熊一力，赵华月，付良武，等 . 穿心莲成分 API0134 和阿司匹林对内皮细胞抗血栓功能的影响 . 中华血液学杂志，1993，14(10)：530.

[16] 韩谷鸣，姚倩，李洪莲，等 . 穿心莲黄酮对血小板活化反应的抑制作用及机制研究 . 中国中西医结合杂志，2000，20(7)：527.

[17] 邓文龙 . 脱水穿心莲内酯琥珀酸半酯药理作用研究——抗炎作用 . 药学学报，1980，15(10)：590.

[18] 陈国祥，丁伯平，徐瑶，等 . 穿心莲胶囊的抗炎作用研究 . 现代中西医结合杂志，2001，10(11)：1004.

[19] 刘峻，王峥涛 . 新穿心莲内酯对体外活化小鼠巨噬细胞的影响 . 中国天然药物，2005，3(5)：308.

[20] WANG TG,LIU B,et al.Andrographolide Reduces Inflammation-Mediated Dopaminergic Neurodegeneration I Mesencephalic Neuron-Glia Cultures by InhibitingMicro glialActivation.Pharmacol Exp Ther,2004,308(3)：975.

[21] 李树生，赵华月，郭志凌 .API0134 对凝血酶作用下血小板环核苷酸和胞浆钙离子浓度的影响 . 同济医科大学学报，1999，28(2)：141.

[22] 孙振华，陈志琳，徐立春，等 ."莲必治" 并用生物、化学疗法抑制体内肿瘤生长的实验研究 . 浙江中西医结合杂志，2001，11(2)：88.

[23] Babish JG,HowellT,Pacioretty L, et al.Combinations of diterpene triepoxide lactones and ditepene lactones or triterpenes for synergistic inhibition of cyclooxygenase. US：6629835,20000-07.

[24] SrinivasN，VijayKN, Siva SRT,et al.Synthesis and structure activity relationships of andrographolide analogues as novel cytotoxic agents. BioorgMed Chem Lett,2004,14(18)：471.1

[25] 王浴生，邓文龙，薛春生 . 中药药理与临床 . 北京：人民卫生出版社，1983：822.

[26] 陈平圣 . 穿心莲抗癌作用的实验研究 . 实用中西医结合杂志，1991，4(1)：51.

[27] 陈爱菱，黄清松，梁光发，等 . 穿心莲对小白鼠腹腔巨噬细胞功能影响的研究 . 中国中医药信息杂志，1998，5(8)：23.

[28] 彭光勇，周峰，丁如宁，等 . 莲必治注射液(穿心莲内酯)对免疫功能的调节作用 . 中国中药杂志，2002，27(2)：147.

[29] Iruretagoyena M I,Tobar J A,Gonzalea P A,et al.Andrographolide interferes with T cel activation and reduces experimental autoimmune encephalomye1itis in the mouse.J Pharnucol Exp Ther,2005,312(1)：366.

[30] 杭州二院，杭州医药(资料汇编). 杭州市卫生局医药卫生科技情报站，1977：62.

[31] 朱忠，林素文，刘廷深，等 . 穿心莲制剂抗感染作用的研究 . 福建医学院学报，1986，20(1)：6.

[32] 欧振岸，黄添友，胡石伟，等．穿心莲内酯抑制小鼠静脉血廓清异物的实验研究．第一军医大学学报，1988，8（1）：37.

[33] 黄添友，张玉良，李继来．穿心莲内酯对小鼠免疫系统影响的实验研究．第一军医大学学报，1986，6（2）：143.

[34] 李宗友．穿心莲中的免疫刺激剂．国外医学·中医中药分册，1994,16（4）：237.

[35] Chaudhari SK.Indian J Exptl Biol, 1978,16（7）:830.

[36] Tripathi GS.Phytother Res,1991,5（4）:176.

[37] Handa SS. Res Der Indpoenous Drugs,1989,147.

[38] Kapil A.Antihepatotoxic efects of majors diterpenoi constituents of Andrographis paniculata.Biochem Pharmacol,1993,46（1）:182.

[39] 高永莉．穿心莲内酯抗半乳糖胺对肝的毒害作用．中草药，1996，27（8）：508.

[40] Shamsuzzoba M.Lancet,1987, Ⅱ :900.

[41] 广东省人民医院妇产科．广东医药资料，1977，1：28.

[42] 北京医学院生理学教研组．生理学报，1978，30（1）：75.

[43] 孙敏之，吴江声，张兰芬，等．穿心莲、雪莲对人早期妊娠胎盘绒毛的影响——组织学和组织化学观察．北京学院学报，1979，（2）：79.

[44] 刘学高，吴迎春．脱水穿心莲内酯丁二酸单酯钠盐的抗早孕机理初探．暨南理医学报，1987，（1）：90.

[45] 邓文龙．穿心莲内酯的抗感和抗炎构效关系．中草药通讯，1978，（8）：362.

[46] 邓文龙，刘家玉，聂仁吉．脱水穿心莲内酯琥珀酸半酯的药理作用研究Ⅰ．抗炎作用．药学学报，1980，17（4）：195.

[47] 广州市药品检验所中草药科．穿心莲内酯的抗菌解热药理试验．新医药通讯，1974，（3）：182.

[48] 四川省中药研究所药理室．四川中草药通讯，1975，（1）：21.

[49] AjoyBasak.Implication of the proprotein convertasesfurin,PC5 and PC7 in the cleavage of surface glycoproteins of Hong Kong,Ebola and respiratory syncytial viruses: acomparative analysis with fluorogenic peptides. Bio-chem J,2001,353（Pt3）:537.

[50] Calabrese C.A phase I trial ofAndrographolide in Hiv positive patients and normal volunteers.Phytother Res,2000,14（5）:333.

[51] Nazimudeen S K.Indian J Pharm Sci,1978,40（4）:132.

[52] PrajjolK Singha,S Roy,DS Doy.Antimicrobial activity of An-drographis paniculata.Fitaterapia,2003,74:692.

[53] 宋振民，梁永广，赵秀杰．穿心莲提取物对凝固酶阴性葡萄球菌的体外抗菌活性研究．中国处方药，2006,（8）：43.

[54]Yu B C,Hung C R,Chen W C,et al.Antihyperglyeemie ef-fect of andrographolide in streptozotocin-induced diabetic rats.Planta Med,2003,69（12）:1075.

[55]Rafidab H,Azimabtol HP,Meenakshii N.Screening for anti-hyperglycaemic activity in several local herbs of Malaysia. Ethnopharnmacol,2004,95（2/3）:205 .

[56] Iinuma M.Chem Pharm Bull,1989,37（7）:1813.

[57] Gupta S.C A,1991,114:156941r.

[58] 无锡市医学研究所．中成药研究，1978，（2）：15.

[59] 朱寿彭．中国药理学报，1981，2（4）：266.

[60] 郑振源．中草药，1982，13（9）：417.

[61] 郑振源，郭敏，刘家治，等．^{3}H- 穿心莲内酯在小鼠体内吸收分布排泄与代谢的研究 .1981.

[62] 李克敏，刘文清，朱治本，等．脱水穿心莲内酯在大鼠的药代动力学．中药药理与临床，1990，6（1）：38.

[63] 邓文龙，聂仁吉，刘家玉，等．四种穿心莲内酯的药理作用比较．药学通报，1982，17（4）：195.

[64] 潘平．穿心莲黄酮片治疗冠心病的临床研究．放射免疫学杂志，1999，12（1）：30.

[65] 康丽华．穿心莲黄酮片治疗脑动脉粥样硬化的研究．镇江医学院学报，2000，10（2）：236.

[66] 何文杰．穿心莲胶囊预防尖锐湿疣复发的疗效观察．中国性科学，2005，14（4）：24.

[67] 张学林．穿心莲内酯滴丸治疗口腔溃疡 20 例．现代中西医结合杂志，2008，17（22）：3412.

[68] 范成立．穿心莲内酯注射液治疗喘息性支气管炎的疗效．药物与临床，2008，16（15）：34.

[69] 杜胜华．穿心莲注射液治疗小儿病毒性肺炎 30 例．中国实验方剂学杂志，2006，12（5）：64.

[70] 袁立根．中药三黄片并穿心莲内服治疗细菌性痢疾疗效分析．宜春医专学报，2001，13（2）：201.

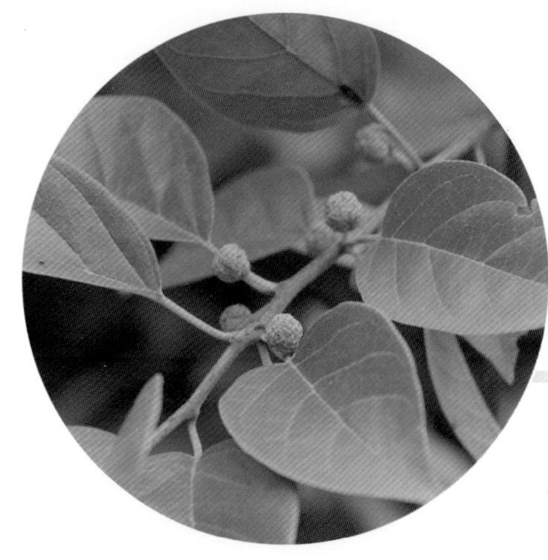

Chuan po shi

穿破石

Cudraniae Cochinchinensis Radix

[英]Cochinchina Cudrania Root

【别名】柘根、黄蛇、黄龙脱皮、蕒芝、九层皮、金蝉退壳、牵牛入石、柘木。

【来源】为桑科植物构棘 *Cudrania cochinchinensis*（Lour.）Kudo et Masam. 或柘树 *Cudrania tricuspidata*（Carr.）Bureau 的根。

【植物形态】柘树：多年生落叶灌木或小乔木。小枝暗绿褐色，具坚硬棘刺。单叶互生；托叶侧生，分离；叶片近革质，卵圆形或倒卵形，先端钝或渐尖，基部楔形或圆形，全缘或 3 裂，上面暗绿色，下面淡绿色，幼时两面均有毛，成熟后下面主脉略有毛，余均光滑无毛；基出脉 3 条，侧脉 4~5 对。花单性，雌雄异株，均为球形头状花序，具短梗，单个或成对着生于叶腋；雄花花被片 4，长圆形，基部有苞片 2 或 4，雄蕊 4，花丝直立；雌花被片 4，长圆形，基部有苞片 2 或 4，雄蕊 4，花丝直立；雌花被片 4，花柱 1，线状。聚花果球形，肉质，橘红色或橙黄色，表面呈微皱缩，瘦果包裹在肉质的花被里。

【分布】广西全区均有分布。

【采集加工】全年均可采收，砍取树干及粗枝，趁鲜剥去树皮，切段或切片，晒干。

【药材性状】根圆柱形，粗细不一。外表栓皮橙黄色或橙红色，易脱落；栓皮脱落后，表面显灰黄色或淡黄色。质坚硬。横切面皮部薄，木部发达。

【品质评价】以色黄、质坚而致密者为佳。

【化学成分】本品含柘树异黄酮（cudra-*iso*-flavone）A，3′-*O*- 甲基香豌豆苷元（3′-*O*-methylorobol），去氢木香内酯（dehydrocostuslactone），亚油酸甲酯（methyl linoleate），*β*- 谷甾醇（*β*-sitosterol）[1]，L- 芳樟醇（L-linalool），石竹烯氧化物（caryophyllene oxide），*α*- 葎草烯（*α*-humulene），1- 辛醇（1-octanol），葎草烯环氧化物（humulene epoxide），橙花醇乙酸酯（nerylacetate），*β*- 石竹烯（*β*-caryophyllene）等[2]。

【药理作用】

1. 保肝　穿破石 10.0g/kg、5.0g/kg、2.5g/kg 连续给药 14 天，能降低四氯化碳肝损伤小鼠血清中的谷丙转氨酶、谷草转氨酶和肝组织丙二醛的含量，提高肝组织超氧化物歧化酶活性和肝微粒体细胞色素 P450 酶含量[3]。

2. 抗菌　穿破石乙醇提取物有较好的抗结核菌作用。对强毒人型结核菌的最低抑制菌浓度为 6.3~12.5 μ g/ml。感染结核菌小鼠第 2 天开始给予穿破石注射液 1.5g/ 只，每天 1 次，至对照组半数动物死亡时停药，可延长感染小鼠的半数存活时间[4, 5]。

【临床研究】

1. 胆石症　自拟“破石汤”（穿破石 100g，虎杖 60g，广金钱草 60g，猪胆 1 枚，感染发热重的酌加蒲公英、紫花地丁各 25g，黄疸明显的加山栀子根、黄皮树根各 30g，疼痛较剧的加岗松根

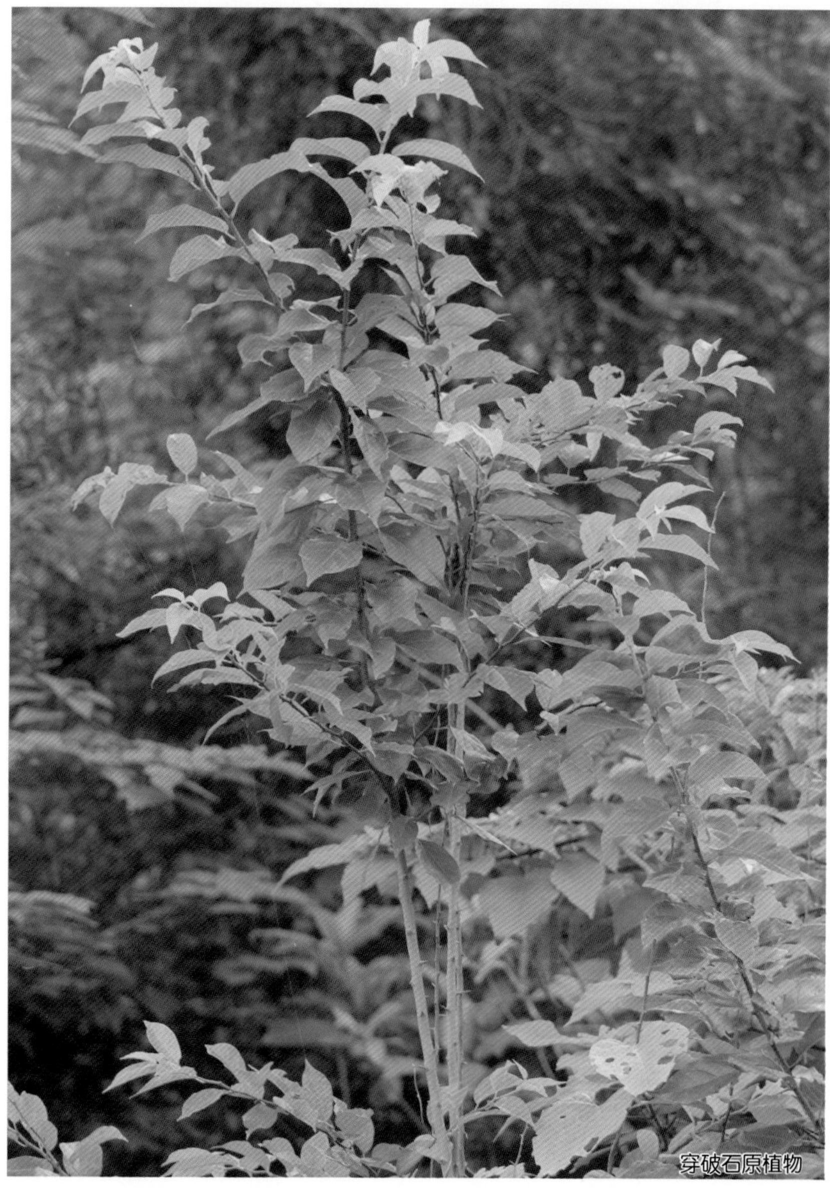
穿破石原植物

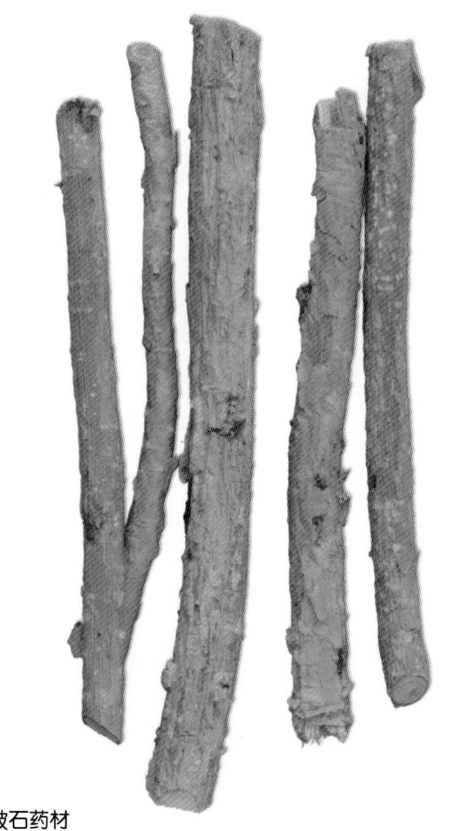
穿破石药材

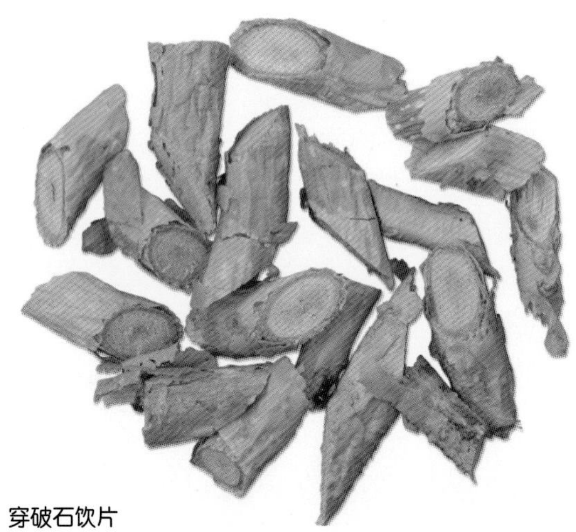
穿破石饮片

30g、茉莉花根 15g），每日 1 剂，7 日为 1 个疗程。结果：治疗 39 例，其中痊愈 17 例，占 43.58%；显效 12 例，占 30.78%；好转 3 例，占 7.69%；无效 7 例，占 17.84%。总有效率 82.05% [6]。

2. 慢性盆腔炎　灌肠方剂（白花蛇舌草、银花各 25g，苦参、两面针、穿破石各 15g，紫花地丁 20g。水煎浓缩至 80~100ml），另加入 1% 普鲁卡因 10ml，庆大霉素 8 万 U。每晚睡前用药，排空大小便，左侧卧，臀部垫高，用导尿管插入 15cm 左右，保留灌肠，每晚 1 剂，10 日为 1 个疗程，经期停用。结果：治疗 67 例，总有效率 94%[7]。

3. 输卵管阻塞性不孕　治疗组口服自拟穿破石汤（穿破石、红藤、败酱草、党参、黄芪、丹参、赤芍等）配合保留灌肠治疗，对照组口服氧氟沙星片、肌注糜蛋白酶治疗。结果：治疗组 38 例，治愈率为 57.9%，总有效率为 94.7%；对照组 30 例，治愈率为 33.3%，总有效率为 76.7%。两组治愈率、总有效率比较，差异均有意义（$P<0.05$）[8]。

【性味归经】味甘，性温。归肝、脾经。

【功效主治】补虚，活血化瘀。主治虚损，妇女崩中血结，疟疾。

【用法用量】内服：煎汤，15~60g。外用适量，煎水洗。

【使用注意】孕妇慎服或忌服。

【经验方】

目暗不明　柘木煎汤，按日温洗。（《海上方》）

【参考文献】

[1] 国家中医药管理局《中华本草》编委会 . 中华本草 . 上海：上海科学技术出版社，1999：1088.

[2] 刘建华，高玉琼，霍昕 . 穿破石挥发性成分的研究 . 中国中药杂志，2003，28（11）：1047.

[3] 吴奕富 . 穿破石对四氯化碳致小鼠急性肝损伤的保护作用 . 福建中医学院学报，2008，18（3）：30.

[4] 吕强，徐国祥 . 柘木抗结核作用的初步研究 . 药学通报，1980，15（12）：564.

[5] 吕强，徐国祥 . 柘木注射液抗结核作用的研究 . 中成药研究，1981，（12）：40.

[6] 陈景波 . 自拟“破石汤”治疗胆石症 39 例的临床效果观察 . 广东医学，1995，16（2）：124.

[7] 马僖英 . 中西医结合治疗慢性盆腔炎 67 例 . 陕西中医，1999，20（12）：533.

[8] 黄连春 . 穿破石汤治疗输卵管阻塞性不孕 38 例 . 陕西中医，2011，32（3）：264.

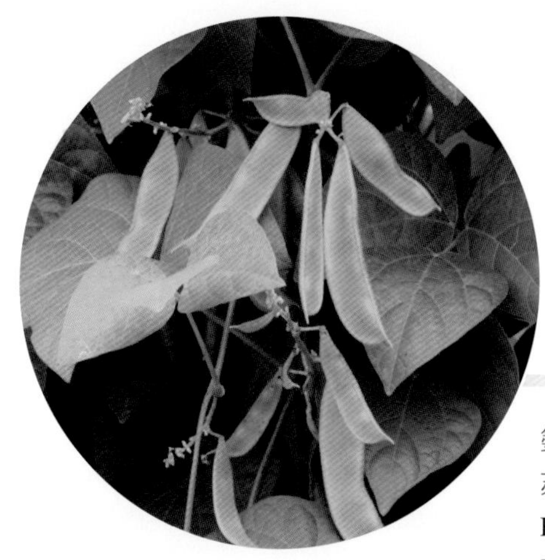

扁豆 Bian dou

Lablab Album Semen
[英]Hyacinth Bean

【别名】藊豆、白藊豆、南扁豆、沿篱豆、蛾眉豆、羊眼豆、白藊豆子、白扁豆。

【来源】为豆科植物扁豆 *Dolichos lablab* Linn. 的种子。

【植物形态】一年生缠绕草质藤本。茎常呈淡紫色或淡绿色，无毛或疏被柔毛。三出复叶；托叶披针形或三角状卵形，被白色柔毛；顶生小叶宽三角状卵形，长 5~10cm，宽约与长相等，全缘，两面均被短柔毛，基出 3 主脉；侧生小叶斜卵形，两边不均等。总状花序腋生，小苞片舌状，2 枚，早落；花萼宽钟状，先端 5 齿，上部 2 齿几乎完全合生，边缘密被白色柔毛；花冠蝶形，白色或淡紫色；雄蕊 10，二体；子房线形，有绢毛，基部有腺体，花柱近先端有白色髯毛，柱头头状。荚果镰形或倒卵状长椭圆形，扁平，顶上具一向下弯曲的喙，边缘粗糙。种子 2~5 颗，扁椭圆形，白色、红褐色或近黑色。

【分布】广西全区均有栽培。

【采集加工】摘下成熟荚果晒干，剥出或敲出种子，再晒干即可。

【药材性状】种子扁椭圆形或扁卵形，长 0.8~1.3cm，宽 6~9mm，厚约 7mm。表面淡黄白色或淡黄色，平滑，稍有光泽，有的可见棕褐色斑点，一侧边缘有隆起的白色半月形种阜，长 7~10mm，剥去后可见凹陷的种脐，接连种阜的一端有珠孔，另端有种脊。质坚硬，种皮薄而脆，子叶 2 片，肥厚，黄白色。气微，味淡，嚼之有豆腥气。

【品质评价】以粒大、饱满、色白者为佳。

【化学成分】种子含挥发油，内有棕榈酸 (palmitic acid)，硬脂酸 (stearic acid)，花生酸（arachidic acid），油酸（oleic acid），反油酸（elaidic acid），亚油酸（linoleic acid），山萮酸（behenic acid），胡芦巴碱（trigonelline），亮氨酸（leucine），蛋氨酸（methionone），苏氨酸（threonine），维生素（vitamin）B_1 及维生素 C，胡萝卜素（carotene），蔗糖（sucrose），葡萄糖（glucose），水苏糖（stachyose），麦芽糖（maltose），棉子糖（raffinose），L-2- 哌啶酸（L-2-nipecotic acid）和具有毒性的植物凝集素（phytoagglutinin）。另含甾体 [1]。

【药理作用】

1. 抗菌、抗病毒　100% 白扁豆煎剂对痢疾杆菌有抑制作用。对食物中毒引起的呕吐、急性胃肠炎等有解毒作用 [2]。白扁豆水提物对小鼠哥伦比亚心肌炎病毒（Columbia SK 病毒）有抑制作用 [3]。

2. 对免疫功能影响　20% 白扁豆冷盐浸液 0.3ml，对活性 E 玫瑰花结的形成

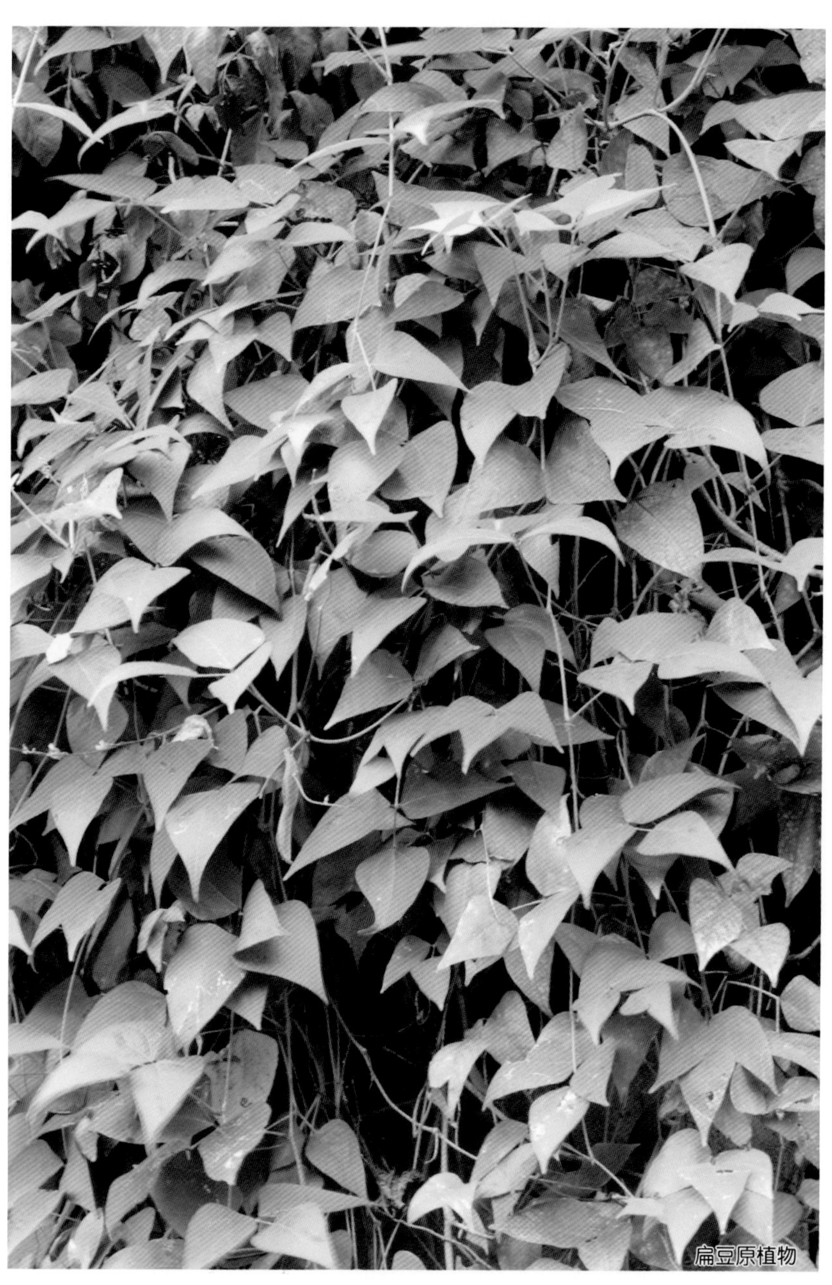
扁豆原植物

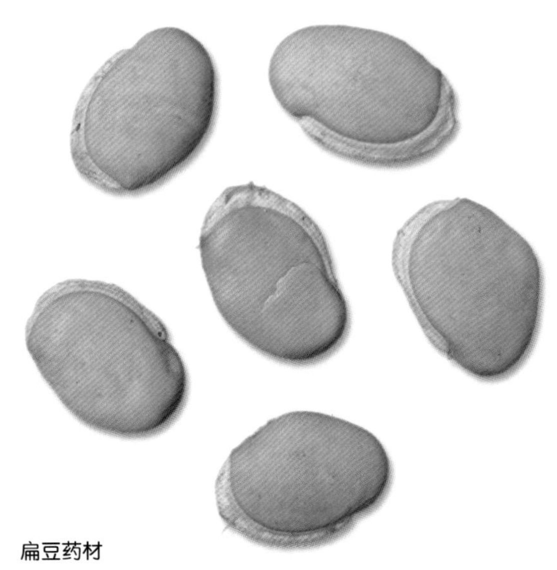
扁豆药材

有促进作用，即增强 T 淋巴细胞的活性，提高细胞的免疫功能[4]。

3. 毒理　白扁豆中含对人的红细胞具有非特异性的植物凝聚素[3,4]。该凝集素不溶于水，有抗胰蛋白酶活性，可抑制胰蛋白酶活性，加热亦降低其活性，于 10mg/kg 浓度时，由于抑制了凝血酶，可使枸橼酸血浆的凝固时间由 20s 延长至 60s[5,6]。用白扁豆提取的凝集素可区分人和羊、牛的红细胞，仅凝集人的红细胞[7]。

【临床研究】

1. 小儿腹泻　用方（车前子 30g，扁豆花 25g，麦冬 20g），水煎 15~20min，并加入白酒 100ml，洗双足及胫下 1/3 处，先熏后洗，每次 30~50min，每日 1 剂，每剂洗 2~3 次。并结合调节饮食、纠正脱水和电解质紊乱，合并感染者，适当选用抗生素。治疗 3 天后判定疗效。结果：共治疗 80 例，其中显效 70 例，有效 8 例，无效 2 例，总有效率为 97.5%[8]。

【性味归经】味甘、淡，性平。归脾、胃经。

【功效主治】健脾，化湿，消暑，解毒。主治脾虚生湿，食少便溏，白带过多，暑湿吐泻，烦渴胸闷，食物中毒，药毒。

【用法用量】内服：煎汤，10~15g；或生品捣研水绞汁；或入丸、散。外用适量，捣敷。

【使用注意】不宜多食，以免壅气伤脾。

【经验方】

1. 恶疮连痂痒痛　捣扁豆封，痂落即差。（《肘后方》）
2. 疖肿　鲜扁豆适量。加冬蜜少许，同捣烂敷患处。（《福建药物志》）
3. 伏暑引饮，口燥咽干，或吐或泻　用白扁豆（微炒）、厚朴（去皮，姜汁炙）各二钱，香薷（去土）二钱。水一盏，入酒少许，煎七分，沉冷。不拘时服。一方加黄连姜汁炒黄色，如有抽搦，加羌活。（《卫生易简方》）
4. 脾胃虚弱，饮食不进而呕吐泄泻者　白扁豆一斤半（姜汁浸，去皮，微炒），人参（去芦）、白茯苓、白术、甘草（炒）、山药各二斤，莲子肉（去皮）、桔梗（炒令深黄色）、薏苡仁、缩砂仁各一斤。上为细末。每服二钱，枣汤调下，小儿量岁数加减服。（《太平惠民和剂局方》参苓白术散）
5. 心脾肠热，口舌干燥生疮　扁豆（炒）、蒺藜子（炒）各二两。上二味，粗捣筛。每服五钱匕。水一盏半，煎至一盏，去滓，日三服，不拘时。（《圣济总录》扁豆汤）
6. 慢性肾炎，贫血　扁豆 30g，红枣 20 粒。水煎服。（《福建药物志》）
7. 霍乱　扁豆一升，香薷一升。上二味，以水六升，煮取二升，分服。单用亦可。（《千金要方》）
8. 中砒霜毒　①白扁豆生研，水绞汁饮。（《永类钤方》）②白扁豆不以多少为细末，入青黛等份细研，再入甘草末少许，巴豆一枚，去壳不去油，别研为细末，取一半入药内。以砂糖一大块水化开，添成一大盏饮之。毒随利去后，却服五苓散之类。（《百一选方》）
9. 一切药毒　白扁豆（生）晒干为细末，新汲水调下二三钱匕。（《百一选方》）
10. 妇人赤白带下　白扁豆炒黄为末，米饮调下。（《妇人良方》）

【参考文献】

[1] 国家中医药管理局《中华本草》编委会 . 中华本草 . 上海：上海科学技术出版社，1999：3142.
[2] 南京药学院中草药学编写组 . 中草药学 . 南京：江苏科学技术出版社，1976：470.
[3] Chou S C.Med Pharmal Exp,1967,16（5）：407.
[4] 马振亚，崇红，姚增鑫 . 豆类中草药对细胞免疫功能影响的实验观察 . 陕西新医药，1979，8（5）：54.
[5] Jaffe Werner G.C A,1969,70:28825o.
[6] Banerji A P.C A,1969,70:103213w.
[7] Mackerle S. C A,1969,70:95015r.
[8] 张连伟 . 车前扁豆洗剂治疗小儿腹泻 . 中国民间疗法，1998，（1）：26.

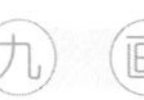

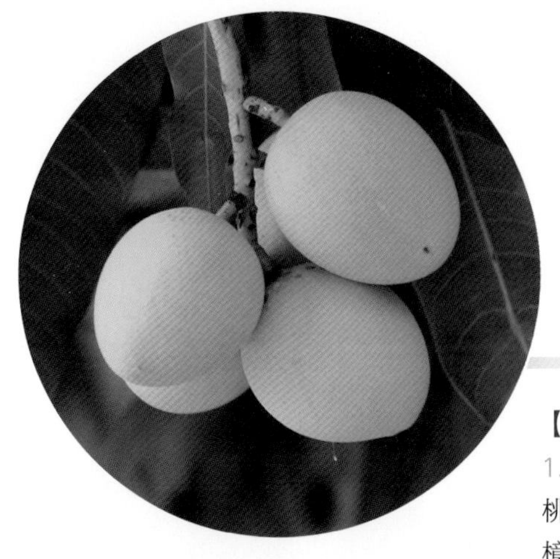

Bian tao ye

扁桃叶

Mangiferae Sylvaticae Folium
[英]Sylvatica Mangifera Leaf

【别名】偏桃。

【来源】为漆树科植物扁桃 *Mangifera sylvatica* Roxb. 的叶。

【植物形态】多年生常绿乔木；小枝暗褐色，无毛。单叶互生，薄革质，长圆状披针形或披针形，长 15~40cm，宽 3~5.5cm，顶端渐尖，全缘，侧脉 16~20 对，斜升；叶柄基部增粗。圆锥花序顶生，无毛；花白色，花梗纤细，中部具节；萼片 5，卵状披针形，内凹；花瓣 5，披针形或线状披针形，长约 7mm，里面中下部具 3~5 条暗褐色脉纹，中间 1 条粗而隆起，于近基部汇合，花瓣在开花时外卷；花盘脉体状 5 裂；雄蕊仅 1 个发育，花丝线形；退化雄蕊 2~3，明显；子房球形。核果斜长卵形，不压扁或略压扁，顶端伸长呈喙状勾曲，中果皮薄，果核大，不压扁。

【分布】广西主要栽培于田东、田阳、百色、平果、南宁、大新、龙州、凭祥、武鸣等地。

【采集加工】全年均可采收，晒干或鲜用。

【药材性状】叶片呈长椭圆形，薄革质，长 10~40cm，宽 2~5cm，先端骤尖，基部楔形，叶缘浅波状，羽状网脉，上表面黄绿至浅绿，下表面棕黄至深绿，叶柄稍弯曲。气微，味清香。

【品质评价】以叶大、色绿、不破碎、无黄叶者为佳。

【化学成分】本品叶含蒲公英萜醇（alnulin），杧果苷（chimonin），槲皮素（meletin），木栓酮（friedelin），β- 谷甾醇（β-sitosterin）[1]。

【药理作用】

镇咳、祛痰　扁桃叶煎剂有镇咳、祛痰作用，能延长乙酰胆碱对豚鼠的致喘潜伏期[2]。

【临床研究】

1. 上呼吸道感染　扁桃止咳合剂（扁桃、远志、桔梗、甘草流浸膏、复方樟脑酊、磷酸可待因糖浆、单糖浆，5% 尼泊金乙酯溶液，将上述成分制备成糖浆）治疗上呼吸道感染。结果：治疗 312 例，服用 1~3 次症状明显好转，1~5 日症状消失，仅 5 例效果不明显，总有效率 98.4%[3]。

2. 慢性支气管炎　扁桃止咳合剂（扁桃、远志、桔梗、甘草流浸膏、复方樟脑酊、磷酸可待因糖浆、单糖浆，5% 尼泊金乙酯溶液，将上述成分制备成糖浆）治疗慢性支气管炎。结果：治疗 126 例，服用 1~5 日症状明显好转，7~14 日症状基本消失，6 例效果不明显，总有效率 95.2%[3]。

【性味归经】味甘，性凉。归肺、脾经。

【功效主治】止咳，化滞，止痒。主治消渴，疳积，湿疹瘙痒，疣。

【用法用量】内服：煎汤，15~30g。外用适量，煎水洗或捣敷。

【使用注意】肺寒咳嗽不宜用。

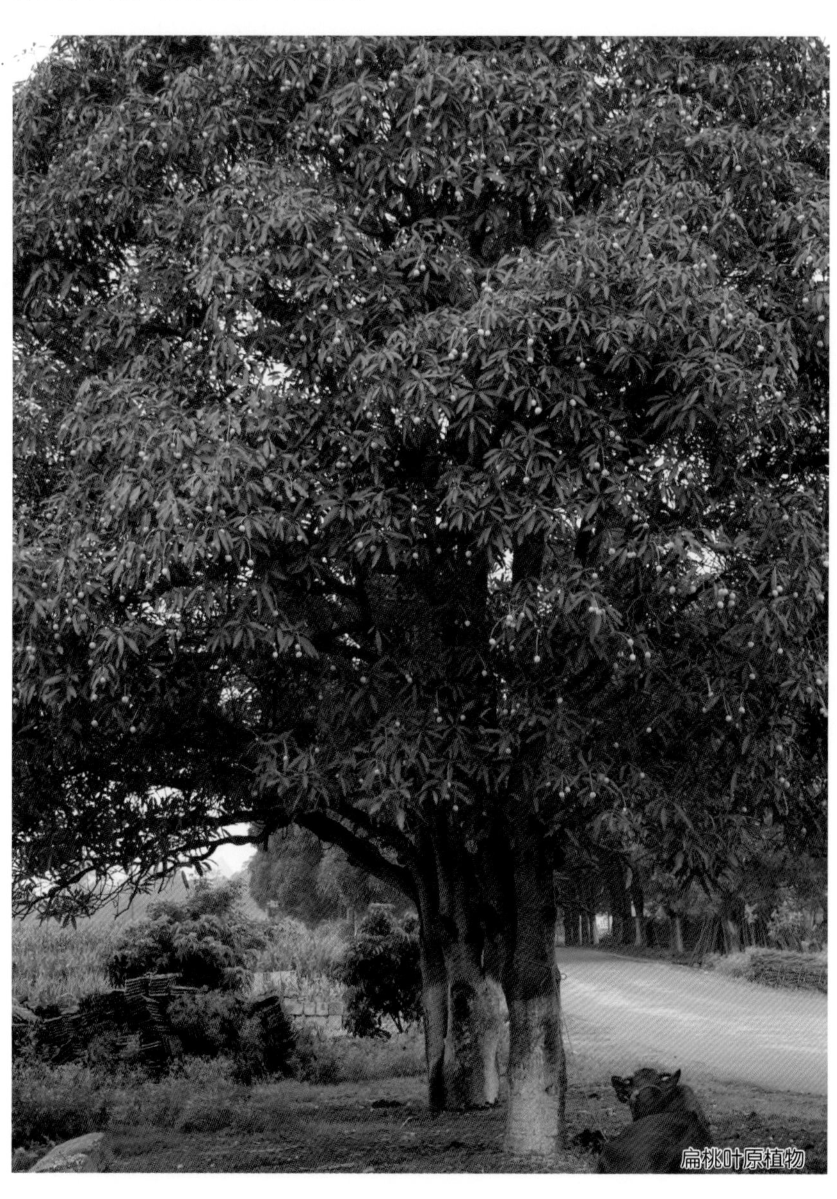
扁桃叶原植物

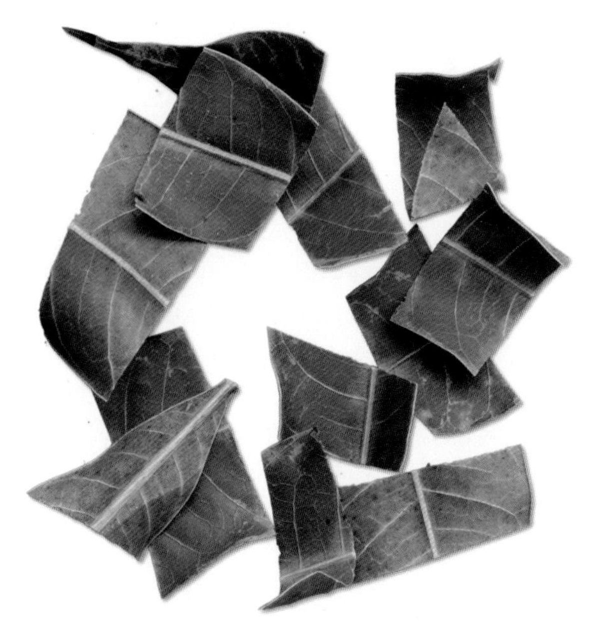

扁桃叶饮片

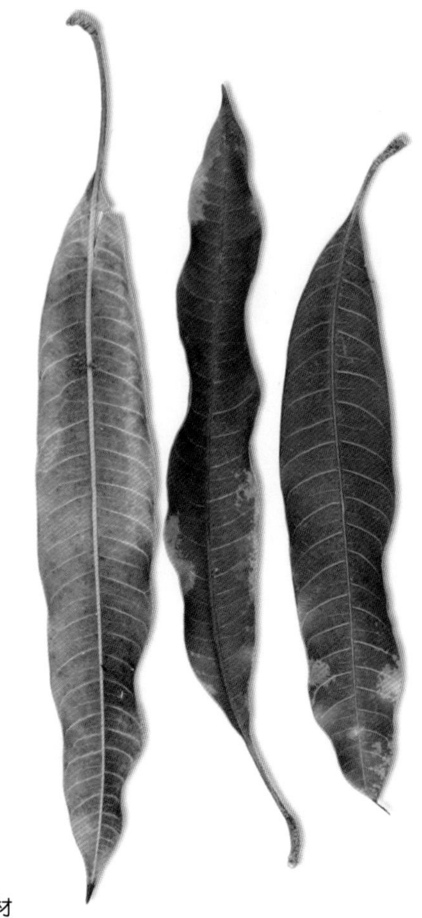

扁桃叶药材

【经验方】

1.消渴 扁桃叶、生地、麦冬各15g，花粉10g。水煎服。（《常用壮药临床手册》）

2.咳嗽 扁桃叶30g，桔梗10g，杏仁6g，甘草3g。水煎服。（《常用壮药临床手册》）

3.气喘 扁桃叶20g，太子参、麦冬、陈皮、姜半夏各10g，炒苏子、枇杷叶、鱼腥草各15g，甘草5g。水煎服。（《常用壮药临床手册》）

4.疳积 扁桃叶15g，瘦肉50g。水煎服。（《常用壮药临床手册》）

【参考文献】

[1] 思秀玲，韦松．扁桃叶化学成分研究．中国中药杂志，1995，20（5）：295.

[2] 林启云，王建如，周芳，等．扁桃叶的药理实验．广西中医药，1981，4（5）：37.

[3] 孙克明．扁桃止咳合剂的配制与临床应用．中医中药，2006，4（2）：12.

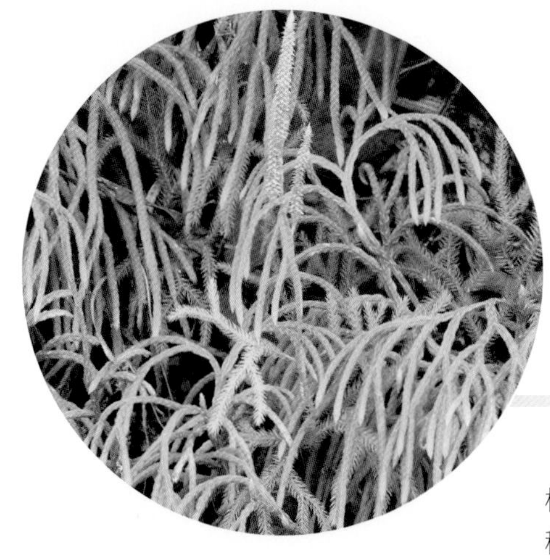

Bian zhi shi song

扁枝石松

Diphasiastri Complanati Herba

[英]Complanate Diphasiastrum Herb

【别名】铺地虎、地蜈蚣、仙人撒网、大伸筋、小伸筋、公鱼秧草、凤尾草、筋骨草、过江龙。

【来源】为石松科植物扁枝石松 *Diphasiastrum complanatum*（L.）Holu 的全草。

【植物形态】多年生草本，植株匍匐蔓生。侧枝近直立，绿色，多回二叉分枝，小枝被扁压状叶 4 平行排列，稀疏，三角形，长 1~3mm，宽约 0.7mm，基部贴生于枝上，先端尖锐略内弯，无长芒，全缘，革质。孢子枝高 10~20cm，孢子囊穗圆柱形，3~6 个生于分枝的孢子枝顶端，长约 2cm，宽 0.3cm；孢子叶宽卵形，长 2~2.5mm，宽约 1.5mm，先端呈尾状，边缘皱曲有钝1齿，膜质；孢子囊生于孢子叶腋，圆肾形，黄色；孢子四面体球形。

【分布】广西主要分布于西林、凌云、金秀、龙胜等地。

【采集加工】6~7 月间采收全草，除去根茎、须根，晒干或鲜用。7~8 月间小穗变黄，孢子成熟时采收，用 40℃以下的温度烘干，搓取孢子。

【药材性状】茎黄绿色或灰绿色，下部圆柱形，疏生钻形叶。营养枝扁平，呈扇状多回两歧分枝，叶梢交叉对生，4 列，侧生两列叶稍大，菱形钻形，贴生于茎上，顶端刺尖内弯，背面叶夹于两侧叶之间，线状披针形，腹面叶很小，鳞片状钻形。孢子枝远高于侧生营养枝，顶端 2 回分叉，末回分枝顶端具一细圆柱形孢子囊穗。气无，味微辛。

【品质评价】以色黄绿、无杂质者为佳。

【化学成分】本品含萜类化合物有 α- 芒柄花醇（α-onocerin），石松三醇（lycoclavanol），千层塔烯二醇（serratenediol），21- 表千层塔烯三醇（21-*epi*-serratenetriol），21- 表千层塔烯二醇（21-*epi*-serratenediol），21- 表石松稳四醇（21-*epi*-lycocryptol），石松四醇酮（lycoclavanin），石松五醇（lyclanitin），二表千层塔烯二醇（di-*epi*-serratenediol），千层塔三醇（tohogenol），16- 氧代千层塔烯三醇（16-oxoserratriol），16- 氧代石松三醇（16-oxolycoclavanol）；生物碱有 *N*- 甲基石松嵩碱（*N*-methyllycodine），石松碱（lycopodine）等；还含甾醇类化合物：豆甾醇（stigmasterol），谷甾醇（sitosterol），麦角甾醇（ergosterol）及二氢菜子甾醇（dihydrobrassicasterol）等[1]。

【药理作用】

1. 解热、镇痛　醇提物 1g/ml，每只 0.5ml 小鼠灌胃，对扭体法和热板法镇痛模型均有镇痛作用[2]。伸筋草氯仿提取部位、正丁醇提取部位和水提取部位对热板法致痛有良好的镇痛作用，其中以氯仿提取部位作用最强，但 3 个提取部位对醋酸引起的扭体反应无

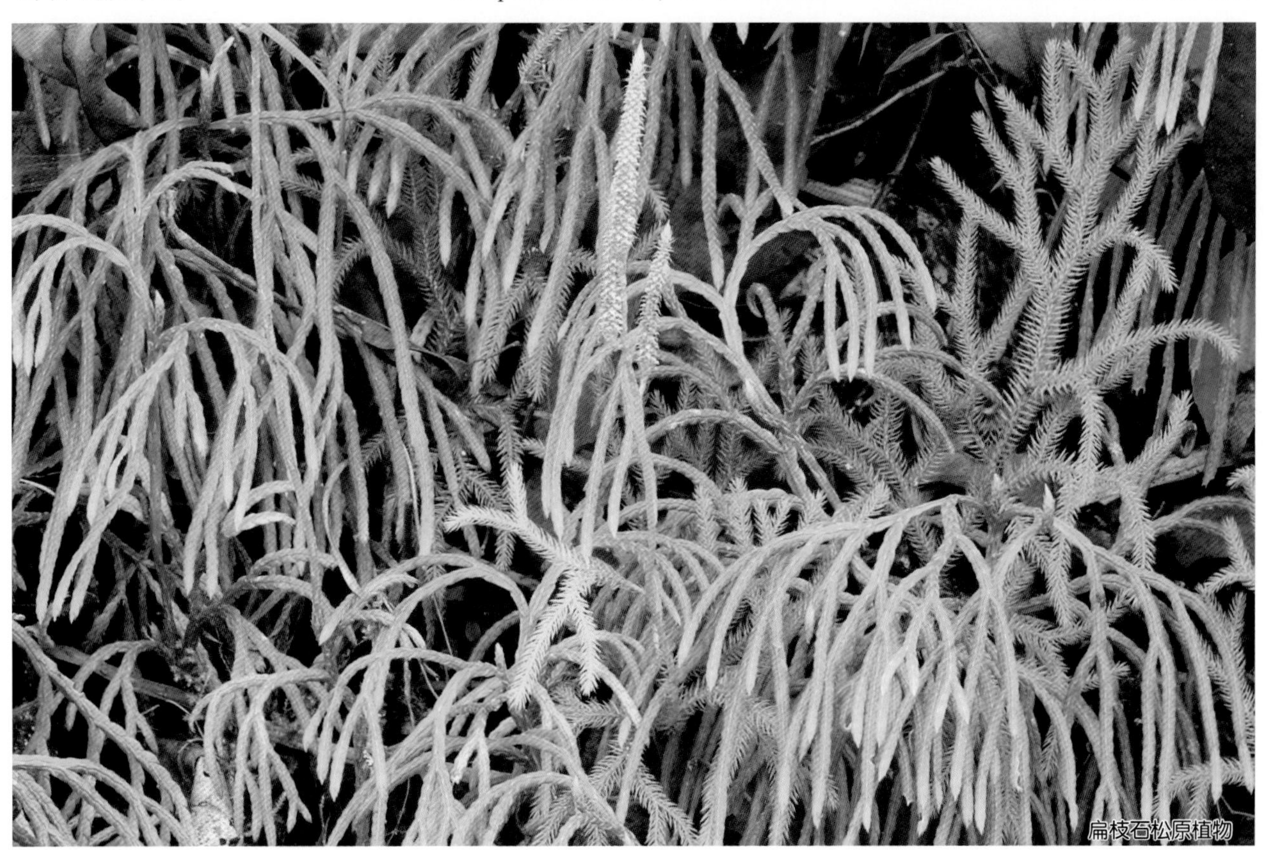
扁枝石松原植物

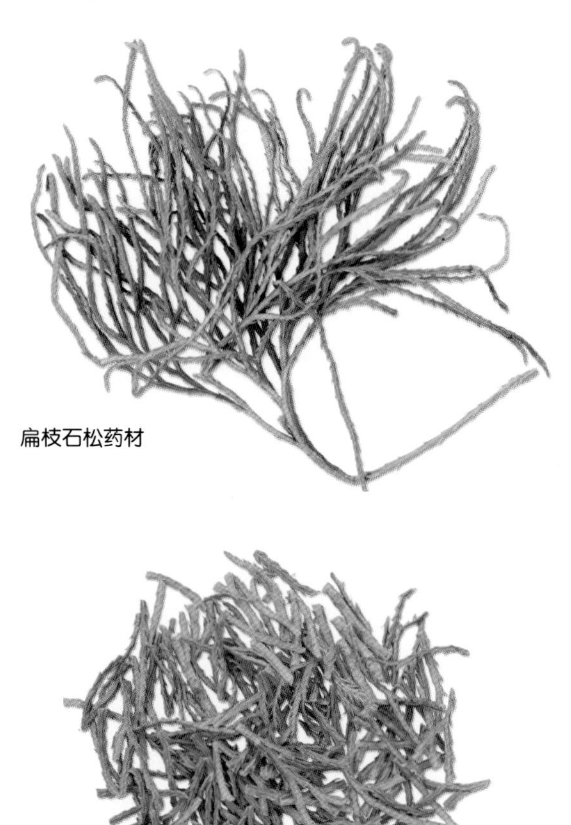
扁枝石松药材

扁枝石松饮片

影响，3 个提取部位均对二甲苯致小鼠耳炎、醋酸致腹膜炎具有抑制作用，其中均以氯仿提取部位作用最强，氯仿提取部位对甲醛致大鼠踝关节肿胀有消炎作用，而其他两个部位则无此作用。提示伸筋草具有抗炎镇痛药理作用，其有效成分集中在氯仿提取部位[3]。

2. 对中枢神经系统作用　100% 伸筋草混悬液每只 0.5ml 小鼠灌胃，能延长戊巴比妥钠的睡眠时间，能增强小鼠对盐酸可卡因引起的步履歪斜、窜行、环行等毒性反应，而对士的宁等中枢兴奋药无抑制作用[4]。

3. 对实验性硅沉着病影响　200% 伸筋草透析外液治疗大鼠实验性硅沉着病，每次每只 2ml，每周 3 次，共 9 周，使大鼠的血蓝蛋白下降，血清丙氨酸转氨酶在正常范围。全肺干重、湿重及胶原含量接近正常值。肺部及肺门淋巴结病变减轻，伸筋草对实验性硅沉着病有良好的疗效[5]。

4. 对平滑肌作用　石松碱对离体大鼠和豚鼠小肠有兴奋作用，对兔离体小肠的蠕动有增强作用，亦有收缩豚鼠离体子宫及兴奋兔离体子宫的作用[6]。

5. 抗炎　采用弗氏完全佐剂（CFA）法制备大鼠关节炎模型，连续给予伸筋草醇提物 21 天，能有效控制炎细胞的数量，并能减轻滑膜细胞的病理学改变。提示伸筋草醇提物对佐剂性关节炎大鼠有抗炎治疗作用[7]。

6. 免疫调节　伸筋草乙醇、正丁醇提取物连续给药 21 天，对 CFA 诱导的大鼠佐剂性关节炎（AA）模型，可降低血清类风湿因子（RF）、IgM、IgA 水平，IgG 未见有意义的改变。伸筋草乙醇、正丁醇提取物可通过免疫调节机制对佐剂性关节炎发挥治疗作用[8]。

7. 抗氧化　伸筋草能有效清除活性氧自由基，对卵磷脂脂质过氧损伤有抑制作用[9]。

8. 对 RF 的抑制作用　不同剂量的伸筋草乙醇提取物均能抑制大鼠佐剂性关节炎继发病变，使模型 RF 和血清细胞因子白介素（IL）-1β、肿瘤坏死因子 α 和 IL-6 水平都降低。提示伸筋草乙醇提取物可能是通过调节细胞因子的水平，抑制 RF，从而达到治疗或减轻类风湿关节炎的目的[10]。

9. 抑制乙酰胆碱酯酶抑制活性　伸筋草提取物 α- 芒柄花素具有抑制乙酰胆碱酯酶抑制的活性[11]。

10. 毒理　石松生物碱 50~200mg/kg 注入蛙淋巴囊内可引起肌肉运动不协调、麻痹等[6]。

【性味归经】味苦、辛，性温。归肝、肾经。

【功效主治】祛风除湿，舒筋活血。主治风湿痹痛，手足麻木，跌打损伤，月经不调。

【用法用量】内服：煎汤，9~15g；或浸酒。外用适量，捣敷；或水煎洗。

【经验方】

1. 吐血　扁枝石松 30g。捣烂冲淘米水服。（《中国药用孢子植物》）
2. 膀背疼痛，手足麻木不仁，周身经络疼痛，或用力过多，周身疼痛发困，脚腿转筋，寒湿伤筋、经络，作胀酸疼　过江龙五两（去叶），八仙草二两，牛膝五钱，全当归三两，真谷子四十斤。将药入罐内，罐口扎紧，无令泄气，于锅内重汤煎一炷香为度，取出露一夜，去火毒。临用将酒炖热，随量服。（《滇南本草》）
3. 淋病　扁枝石松 9g。水煎服。（《湖南药物志》）

【参考文献】

[1] 国家中医药管理局《中华本草》编委会 . 中华本草 . 上海：上海科学技术出版社，1999：364.
[2] 张百舜 . 中草药，1988，19（1）：24.
[3] 曾元儿，叶木荣，徐晖 . 伸筋草不同提取部位抗炎镇痛药理实验研究 . 时珍国医国药，1999，10（9）：641.
[4] 张百舜，南继红 . 伸筋草对中枢神经系统药物作用的影响 . 中药材，1991，14（11）：38.
[5] 于彤，李涌泉，曹新芳，等 . 伸筋草对大白鼠实验性矽肺的疗效观察 . 铁道医学，1986，14（3）：168.
[6] Guy Marier,et al. C A,1948,42:6003b.
[7] 尹丽颖，边晓燕，韩玉生，等 . 伸筋草醇提物对佐剂性关节炎大鼠滑膜组织的形态学影响 . 中医药信息，2008，25（2）：28.
[8] 吕衡，周忠光，边晓燕，等 . 伸筋草醇提物对佐剂性关节炎大鼠滑膜组织的形态学影响 . 哈尔滨商业大学学报（自然科学版），2008，24（（3）：274.
[9] 张建胜，王雪梅，高云涛，等 . 伸筋草提取物体外清除活性氧自由基及抗氧化作用研究 . 云南中医中药杂志，2008，29（3）：38.
[10] 苗兵，杨金，周忠光，等 . 伸筋草乙醇提取物对佐剂性关节炎大鼠类风湿因子和血清细胞因子的影响 . 中医药信息，2008，25（3）：22.
[11] Orhan I. 国外医学・中医中药分册，2005，27（1）：51.

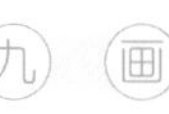

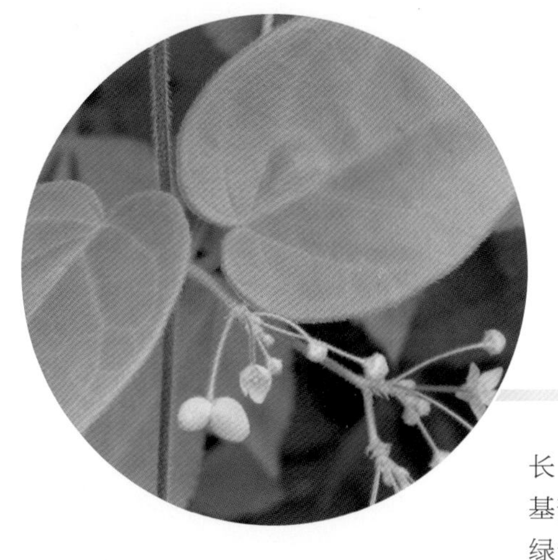

Wa er teng

娃儿藤

Tylophorae Oatae Herba
[英]Ovate Tylophora Herb

【别名】老君须、三十六荡、鸡骨香、土细辛、藤叶细辛、哮喘草、白龙须、藤霸王、藤细辛。

【来源】为萝藦科植物卵叶娃儿藤 *Tylophora ovata*（Lindl.）Hook.et Steud. 的全株。

【植物形态】多年生攀缘灌木。茎上部缠绕；全株被锈色黄柔毛；须根淡黄白色，有香味。单叶对生；叶片卵形，长 2.5~6cm，宽 2~5.5cm，先端急尖，具小尖头，基部浅心形，全缘，两面密被短柔毛，中脉两面突起，侧脉 4~5 对。聚伞花序伞房状，腋生，通常不规则二歧，着花多朵；花萼 5 裂，淡黄绿色，有缘，裂片卵形，内面基部无腺体；花冠 5 深裂，辐状，淡黄色或黄绿色，裂片长圆状披针形，平展，两面被柔毛；副花冠裂片卵形，贴生于合蕊冠上，背部隆肿；雄蕊 5，花丝连成筒状，包围雌蕊，紫色，花药 2 室，先端有圆形薄膜片；花粉块每室 1 个，圆球形，平展；子房无毛，由 2 枚离生心皮组成；花柱短，连合，柱头五角状。蓇葖果双生，圆柱状披针形。种子卵形，先端截形，具白色绢质种毛。

【分布】广西主要分布于贺州、昭平、藤县、平南、桂平、陆川、博白、上思、武鸣等地。

【采集加工】全年均可采收，洗净，晒干备用。

【药材性状】根茎粗短，呈结节状，上端有茎残基，下端丛生多数细根。根细长，略弯，长 10~15cm，直径 1~1.5mm，表面淡黄色至黄棕色，具细纵皱纹；体轻，质脆，易折断，粉质，断面皮部灰白色，木部淡黄色。置紫外光灯下观察，显淡黄色荧光。气微香，味辛，麻舌。茎类圆形，细长，稍扭曲，直径 l~2mm，表面黄绿色至淡棕色，被柔毛，具细纵纹；质脆，易折断，断面不平，中空。叶对生，多皱缩破碎，完整者展平后呈卵形或长卵形，长 2.5~4cm，宽 1.5~2.5cm，先端急尖，基部近心形，全缘，略反卷，上面暗绿色，下面黄绿色至灰黄色，两面被柔毛；叶柄短，长约 5mm。

【品质评价】根以条长、粉质、枝粗、叶完整者为佳。

【化学成分】本品根中含异去羟基娃儿藤宁（dehydroxy tylophorinine），新白前酮（hancolupenone），新白前醇（hancolupenol），香荚兰酸（vanillic acid），没食子酸（gallic acid），阿魏酸（ferulic acid），谷甾醇（sitosterol），胡萝卜苷（daucosterol）[1]。全草含娃儿藤碱（tylophorine），娃儿藤异碱（tylocrebrine），娃儿藤新碱（tylophorinidine）等多种菲骈吲哚里西啶类生物碱。挥发性成分有十六酸乙酯（palmitic acid ethyl ester），十六酸（palmitic acid），十六酸甲酯，2-硝基-4-(三氯甲基)-苯酚，8-甲氧基-2-

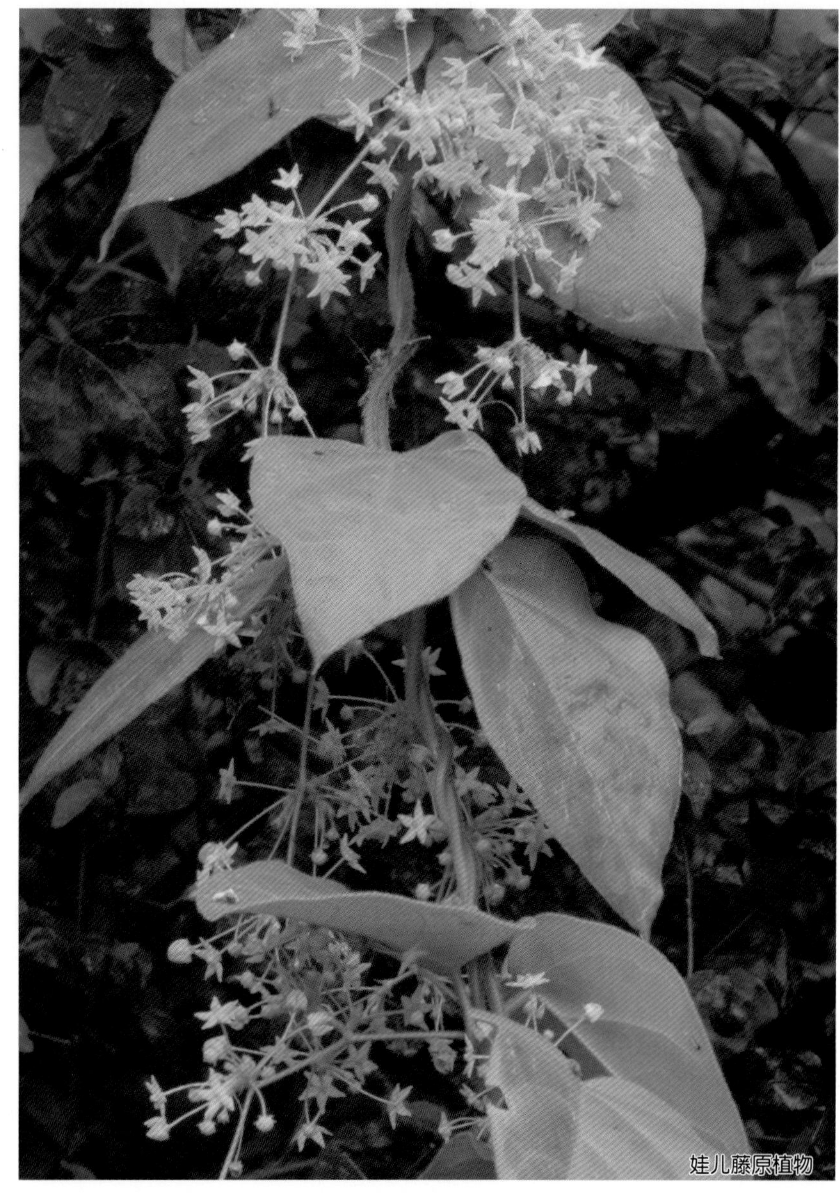

娃儿藤原植物

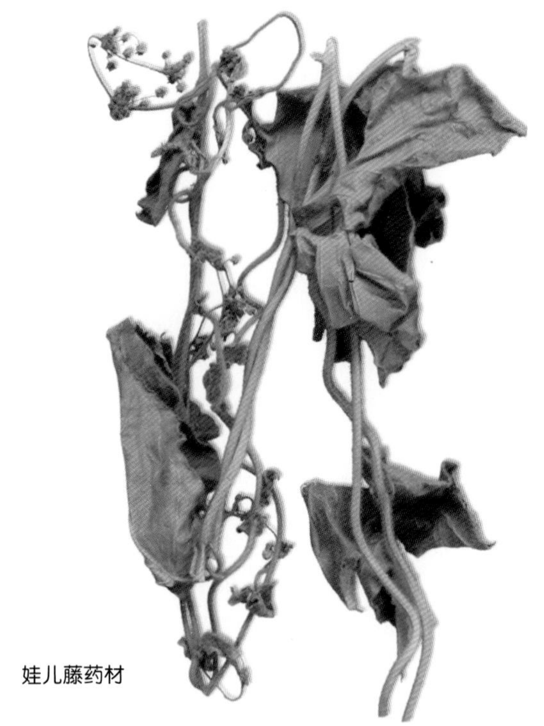

娃儿藤药材

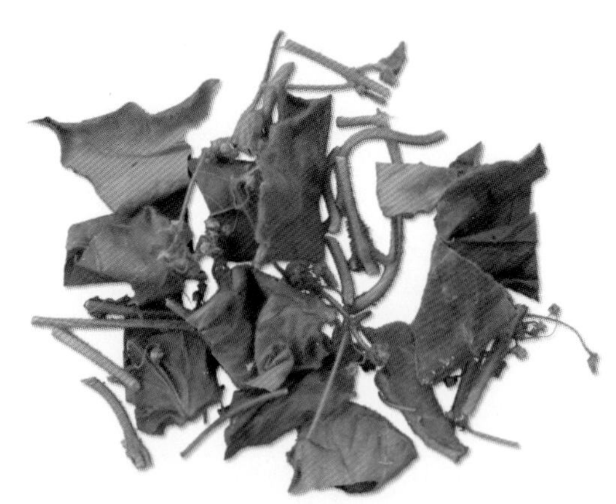

娃儿藤饮片

甲基喹啉，12-甲基-1-十四烷酰基-吡咯烷，1-苯基-1-氮杂螺庚烷等[2]。

【药理作用】

1. 抗肿瘤　娃儿藤乙醇提取物中的娃儿藤新碱、氧甲基娃儿藤定和娃儿藤定具有抗癌活性，也能抑制肺癌上皮细胞 A549 的生长。娃儿藤总生物碱对肉瘤 S180、白血病 L615、子宫颈癌 U14 及瓦克癌 W256 均有抑制作用，可抑制机体巨噬细胞的吞噬功能，但停药后可恢复[3]。

2. 抗炎　娃儿藤总碱皮下注射或腹腔注射对早期的渗出性炎症和晚期的增殖性炎症均有抑制作用[4]。

3. 抑制中枢神经　娃儿藤碱能使大鼠和小鼠共济失调、眼睑下垂、活动性减少，有延长巴比妥睡眠时间及减弱吗啡的镇痛作用[5]。

4. 毒理　娃儿藤中的娃儿藤宁碱对草履虫有很强的毒性，而对高等动物毒性则较小。对横纹肌、平滑肌有兴奋作用，对心肌却有抑制作用。过量服用娃儿藤后会头晕眼花、呕吐、四肢无力、麻木、严重者呼吸困难，心跳由强渐弱，最终心跳停止[6]。

【临床研究】

慢性气管炎　娃儿藤片，口服，每日 3 次，每次 3~4 片，10 日为 1 个疗程，服药 1~2 疗程。结果：治疗 319 例，总有效率为 92.16%，显控率为 60.18%。其中系统观察喘息型慢性支气管炎 156 例，总有效率为 88.46%，显控率为 58.33%。2 年后远期观察，有效率 30.3%，显控率 18.1%，表明对喘息型慢性支气管炎有一定远期疗效[7]。

【性味归经】味辛，性温；有小毒。归肺、肝经。

【功效主治】化痰止咳，祛风除湿，散瘀止痛。主治风湿痹痛，咳喘痰多，跌打肿痛。

【用法用量】内服：煎汤，3~9g；或研末。外用鲜品适量，捣敷。

【使用注意】孕妇及体虚者禁服。本品有毒，服用过量易致中毒，表现为头晕眼花、呕吐、四肢无力、麻木，严重者呼吸困难，心跳由强变弱，最后因心跳停止而死亡。

【经验方】

1. 疮疡溃烂　藤细辛根，煎水洗。（《湖南药物志》）
2. 风湿腰痛，藤细辛根 6~9g，牛尾菜 3g。水煎服。（《湖南药物志》）
3. 哮喘顽痰　三十六荡 15g，水煎服。痰吐出后，用大蓟 12g，金不换 15~24g，小罗伞 9g，煲猪肉食。（《广西中药志》）

【参考文献】

[1] 王红刚，马远刚，余伯阳．娃儿藤抗肿瘤活性部位的成分．中国天然药物，2006，4（5）：352.
[2] 王远兴，胡志国，方志杰．气相色谱-质谱法测定卵叶娃儿藤超临界 CO_2 流体萃取物中挥发性成分．食品科学，2007，28（10）：433.
[3] ZHEN Yue-Ying,HUANG Xue-Shi,YU De-Quan,et al.Antiumor Alkaloids Isolated from Tylophora ovata. Acta Botanica Sinica,2002,44（3）：349.
[4] 段泾云，于利森．娃儿藤总碱的抗炎作用．中草药，1991，22(7)：316.
[5] 江苏新医学院．中药大辞典．上海：上海科学技术出版社，1988：1747.
[6] 国家中医药管理局《中华本草》编委会．中华本草．上海：上海科学技术出版社，1999：393.
[7] 江西省余干县医学科学研究所．娃儿藤片治疗慢性气管炎的疗效观察．中成药研究，1983，（11）：21.

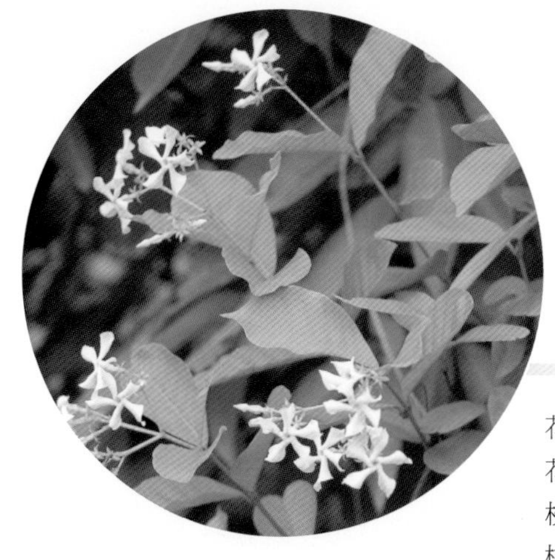

Luo shi teng

络石藤

Trachelospermi Jasminoidis Caulis
[英]Chinese Starasmine Stem

【别名】白花藤、石邦藤、骑墙虎、风藤、折骨草、交脚风、铁线草、络石草。

【来源】为夹竹桃科植物络石 *Trachelospermum jasminoides*（Lindl.）Lem. 的带叶藤茎。

【植物形态】多年生常绿木质藤本。全株具乳汁。茎圆柱形，有皮孔；嫩枝被黄色柔毛。老时渐无毛。叶对生，革质或近革质，椭圆形或卵状披针形，长 2~10cm，宽 1~4.5cm，上面无毛，下面被疏短柔毛；侧脉每边 6~12 条。聚伞花序顶生或腋生，二歧，花白色，芳香；花萼 5 深裂，裂片线状披针形，顶部反卷，基部具 10 个鳞片状腺体；花蕾顶端钝，花冠圆筒形，中部膨大，花冠裂片 5，向右覆盖；雄蕊 5，着生于花冠筒中部，腹部粘生在柱头上，花药箭头状，基部具耳，隐藏在花喉内；花盘环状 5 裂，与子房等长；子房由 2 枚离生心皮组成，无毛，花柱圆柱状，柱头卵圆形。蓇葖果叉生，无毛，线状披针形；种子多数，褐色，线形，顶端具白色绢质种毛。

【分布】广西全区均有分布。

【采集加工】春、夏季采收，洗净，晒干。

【药材性状】藤茎圆柱形，多分枝，直径 0.2~1cm；表面红棕色，具点状皮孔和不定根；质较硬，折断面纤维状，黄白色。有时中空。叶对生，具短柄，完整叶片椭圆形或卵状椭圆形，长 2~10cm，宽 0.8~3.5cm，先端渐尖或钝，有时微凹，叶缘略反卷，上表面黄绿色，下表面较浅，叶脉羽状，下表面较清晰，稍凸起；革质，折断时可见白色绵毛状丝。气微，味微苦。

【品质评价】以叶多、色绿者为佳。

【化学成分】本品藤茎含牛蒡苷（arctiin），络石苷（tracheloside），去甲络石苷（nortracheloside），穗罗汉松树脂酚苷（matairesinoside），橡胶肌醇(dambonitol)，牛蒡苷元(arctigenin)，穗罗汉松树脂酚（matariresinol），络石苷元（trachelogenin），去甲络石苷元（nortrachelogenin）。茎叶含生物碱：冠狗牙花定碱（coronaridine），伏康京碱（voacangine），白坚木辛碱（apparicine)，狗牙花任碱(conoflorine)，19- 表伏康任碱（19-*epi*-voacangarine），伏康碱（vobasine），伊波加因碱（ibogaine)及山辣椒碱(tabernaemontanine)等。叶还含黄酮类化合物：芹菜素（apigenin），芹菜素 -7-*O*- 葡萄糖苷（apigenin-7-*O*-glucoside），芹菜素 -7-*O*-龙胆二糖苷(apigenin-7-*O*-gentiovioside)，芹菜素 -7-*O*- 新橙皮糖苷（apigenin-7-

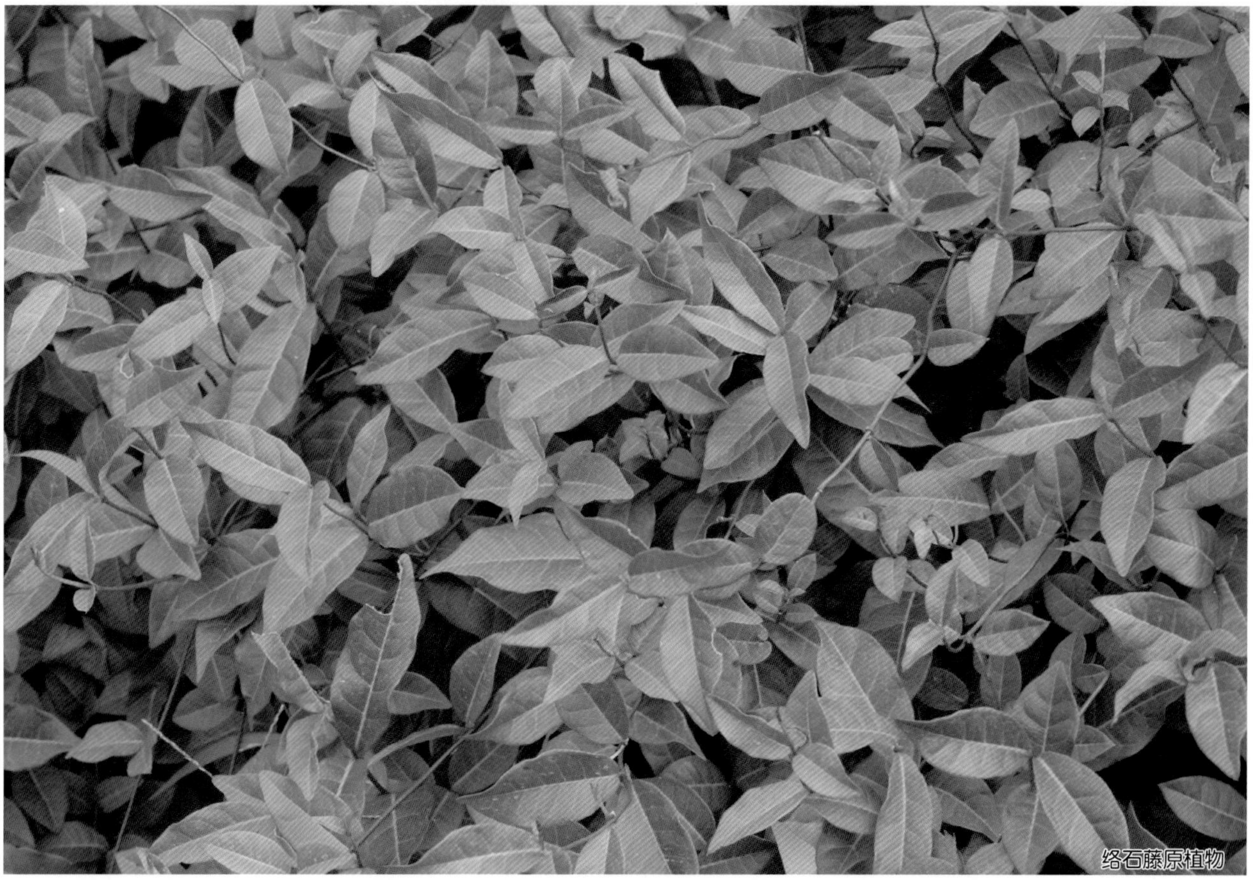

络石藤原植物

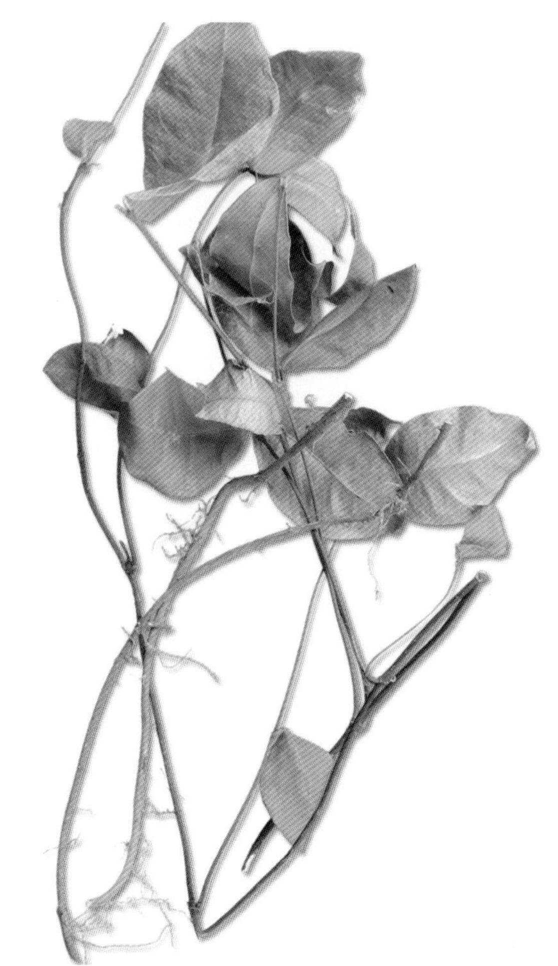
络石藤药材

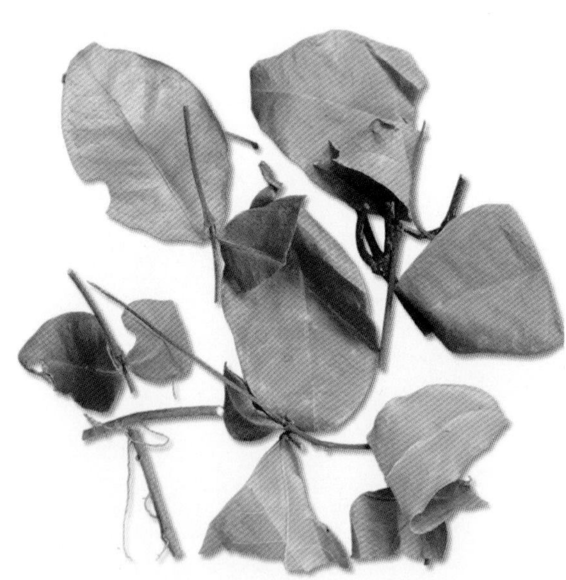
络石藤饮片

O-neohesperidoside），木犀草素（luteolin），木犀草素 -7-*O*- 葡萄糖（luteolin-7-*O*-glucoside），木犀草素 -7-*O*- 龙胆二糖苷（luteolin-7-*O*-gentiobioside）及木犀草素 -4′-*O*- 葡萄糖苷（luteolin-4′-*O*-glucoside）。全株含 β- 香树脂醇（β-amyrin），β- 香树脂酸乙酸酯（β-amyrinacetate），羽扇豆醇（lupeol），羽扇豆醇乙酸酯（lupeol acetate），羽扇豆醇不饱和脂肪酸酯，β- 谷甾醇（β-sitosterol），豆甾醇（stigmasterol）及菜油甾醇（campesterol）[1]。

【药理作用】

1. 抑菌　50% 络石藤煎剂对金黄色葡萄球菌、福氏痢疾杆菌及伤寒杆菌有抑制作用 [2]。

2. 抗痛风　络石藤叶所含黄酮苷对尿酸合成酶、黄嘌呤氧化酶有抑制作用，其中 1μg/ml 和 10μg/ml 浓度的木犀草素 -4′-*O*- 葡萄糖苷的抑制率分别为 80.7% 和 86.1%，而槲皮黄素 -4′-*O*- 葡萄糖苷为 60.3% 和 86.2%[3]。

3. 扩张血管等作用　牛蒡苷可刺激动物中枢神经系统，使呼吸加快，大剂量引起呼吸衰竭，对心脏较弱，可引起血管扩张、血压下降，并使小鼠皮肤发红、腹泻。此外，对离体兔肠及子宫均有抑制作用 [4]。

【临床研究】

1. 小儿急性扁桃体炎　对照组采用西医常规治疗，治疗组在此基础上加用复方络石藤方（络石藤、岗梅根各 15g，怀牛膝、柴胡、连翘、野菊花、苦杏仁各 10g，黄芩、薄荷、甘草、木蝴蝶各 6g，生石膏 30g。舌苔厚腻加神曲 12g，滑石 20g；大便干结加厚朴、枳实各 6g。以上为 5 岁患儿的药量，>5 岁者酌增，<5 岁者酌减），每天 1 剂，水煎早晚分服。2 组疗程均为 5 天，治疗 5 天后统计疗效。结果：治疗组 40 例，其中治愈 16 例，显效 21 例，有效 2 例，无效 1 例，总有效率 97.5%；对照组 40 例，其中治愈 7 例，显效 18 例，有效 13 例，无效 2 例，总有效率 95%。两组总有效率比较，差异无显著性意义（$P>0.05$）；2 组治愈率比较，差异有意义（$P<0.05$）[5]。

2. 小儿腹泻　络石藤鲜品 200g，加水 2.5L，煎煮 15min，去渣留汁，待温外洗，外洗部位为小儿双膝以下。轻者每天 1 次，略重者每天 2 次，早晚分洗，危重有脱水及酸中毒者，应及时补液，纠正酸碱失调，配合应用抗生素。结果：治疗 200 例，其中轻者 1 次即愈者 24 例，占 12%；重者 2 次 ~3 次痊愈者 128 例，占 64%；较重者每日 2 次，连续 3~4 天痊愈者 33 例，占 16.5%；极重者 15 例，占 7.5%；因有脱水现象出现，采用补液的方法治疗最终也都痊愈。有效率达 100%[6]。

【性味归经】味苦、辛，性微寒。归心、肝、肾经。

【功效主治】通络止痛，凉血清热，解毒消肿。主治风湿痹痛，腰膝酸痛，筋脉拘挛，咽喉肿痛，跌打损伤，外伤出血，疔疮肿毒。

【用法用量】内服：煎汤，6~15g，单味可用至 30g；浸酒，30~60g；或入丸、散。外用适量，研末调敷或捣汁涂。

【使用注意】阳虚畏寒、大便溏薄者禁服。

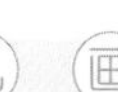

【经验方】

1. 痈疽疼痛　络石藤15g，甘草10g，忍冬花10g，乳香、没药各5g。水600ml，煎至200ml。每日分3次服。（《现代实用中药》）

2. 筋骨挛拳，遍身疼痛，腰膝无力，行动艰难，不拘风寒湿毒，或精亡斫丧，筋骨衰败者，服此即瘥　络石藤八两（晒干，再炒燥），枸杞干、当归各四两。浸酒，日逐饮。（《本草汇言》引《赵德先家妙方》）

3. 关节炎　络石藤、五加根皮各30g，牛膝根15g。水煎服，白酒引。（《江西草药》）

4. 坐骨神经痛　络石藤60~90g。水煎服。（《广西本草选编》）

5. 喉痹咽塞，喘息不通，须臾欲绝　络石草二两。切，以水一大升半，煮取一大盏，去滓。细细吃。（《近效方》）

6. 尿血，血淋　络石藤一两（酒洗），牛膝五钱，山栀仁（韭汁炒焦）二钱。共一剂，煎服立愈。（《何氏济生论》）

7. 产后病损，不能饮食，腹中有血块，淋沥不尽，赤白带下　用络石藤煎汁服之。亦浸酒服。（《普济方》）

8. 妇人频年小产不育　络石藤八两，当归身、白术各四两，醋拌炒。共为末，炼蜜丸梧子大。每早晚各服三钱，白汤下可全育。（《本草汇言》）

【参考文献】

[1] 国家中医药管理局《中华本草》编委会．中华本草．上海：上海科学技术出版社，1999：5634.

[2] 南京药学院《中草药学》编写组．中草药学（中册）．南京：江苏人民出版社，1976：867.

[3] 佐久嶋明世．国外医学・中医中药分册，1987，9（2）：118.

[4] Hiroshi Koike H. C A, 1934, 28：47909.

[5] 王丽清，刘艳霞，刘明霞．复方络石藤方治疗小儿急性扁桃体炎临床观察．新中医，2010，42（12）：40.

[6] 邹彩华．络石藤外洗治疗小儿腹泻．中医外治杂志，2001, 10（4）：48.

Jiao gu lan 绞股蓝

Gynostemmatis Herba
[英]Fiveleaf Gynostemma Herb

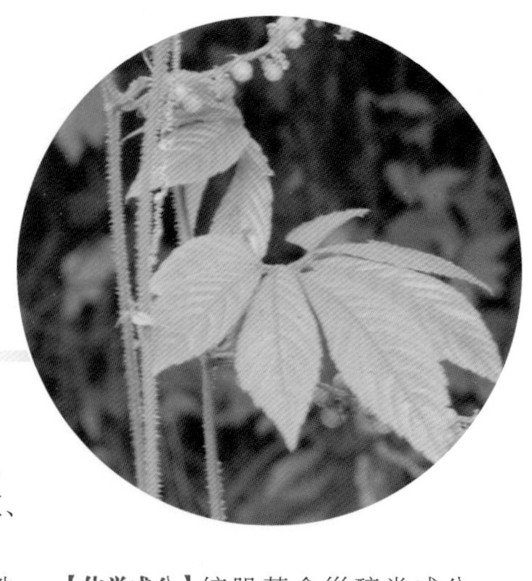

【别名】七叶胆、小苦药、公罗锅底、落地生、遍地生根、五叶参。

【来源】为葫芦科植物绞股蓝 *Gymostemma pentaphyllum* （Thunb.） makino 的地上部分。

【植物形态】多年生攀缘草本。茎细弱，多分枝，具纵棱和沟槽。叶互生；卷须纤细，2 歧；叶片膜质或纸质，鸟足状，5~9 小叶，常 5~7 枚，卵状长椭圆形或卵状披针形，小叶先端急尖或短渐尖，基部渐狭，边缘具波状齿或圆齿状牙齿，两面均被短硬毛。雌雄异株，雄花为圆锥花序，花序穗纤细，多分枝；花萼筒极短，5 裂，裂片三角形；花冠淡绿色，5 深裂，裂片卵状披针形；雄蕊 5，花丝短，联合花柱；雌花为圆锥花序，较雄花小，花萼、花冠均似雄花；子房球形，具短小退化雄蕊 5。果实球形，成熟后黑色。种子卵状心形，表面具乳突状突起。

【分布】广西主要分布于灵山、龙州、靖西、那坡、隆林、凌云、河池、柳江、金秀、临桂、灵川、龙胜等地。

【采集加工】每年夏秋两季可采收，洗净，晒干。

【药材性状】茎纤细灰棕色或暗棕色，表面具纵沟纹，被稀疏毛茸，展开后，叶为复叶，小叶膜质，通常 5~7 枚，叶柄被糙毛；侧生小叶卵状长椭圆形或长圆状披针形，中央 1 枚较大，长 4~12cm，宽 1~3.5cm；先端渐尖，基部楔形，两面被粗毛，叶缘有锯齿，齿尖具芒。常可见到果实，圆球形。味苦，具草腥气。

【品质评价】以带有花果、植株完整、无泥土等杂质者为佳。

【化学成分】绞股蓝含甾醇类成分：5,24-葫芦二烯醇（cucurbita-5,24-dienol），24,24-二甲基-5α-胆甾-8-烯-3β-醇（24,24-dimethyl-5α-cholest-8-en-3β-ol），（24*R*）-5α-豆甾-7-烯-22-炔-3β-醇[（24*R*）-5α-stigmast-7-en-22-yn-3β-ol]，24,24-二甲基-5α-胆甾-7-烯-22-炔-3β-醇（24,24-dimethyl-5α-cholest-7-en-22-yn-3β-ol），24,24-二甲基-5α-胆甾-7,25-二烯-22-炔-3β-醇（24,24-dimethyl-5α-cholest-7,25-dien-22-yn-3β-ol），菠菜甾醇（spinasterol），24,24-二甲基-5α-胆甾-7-烯-3β-醇（24,24-dimethyl-5α-

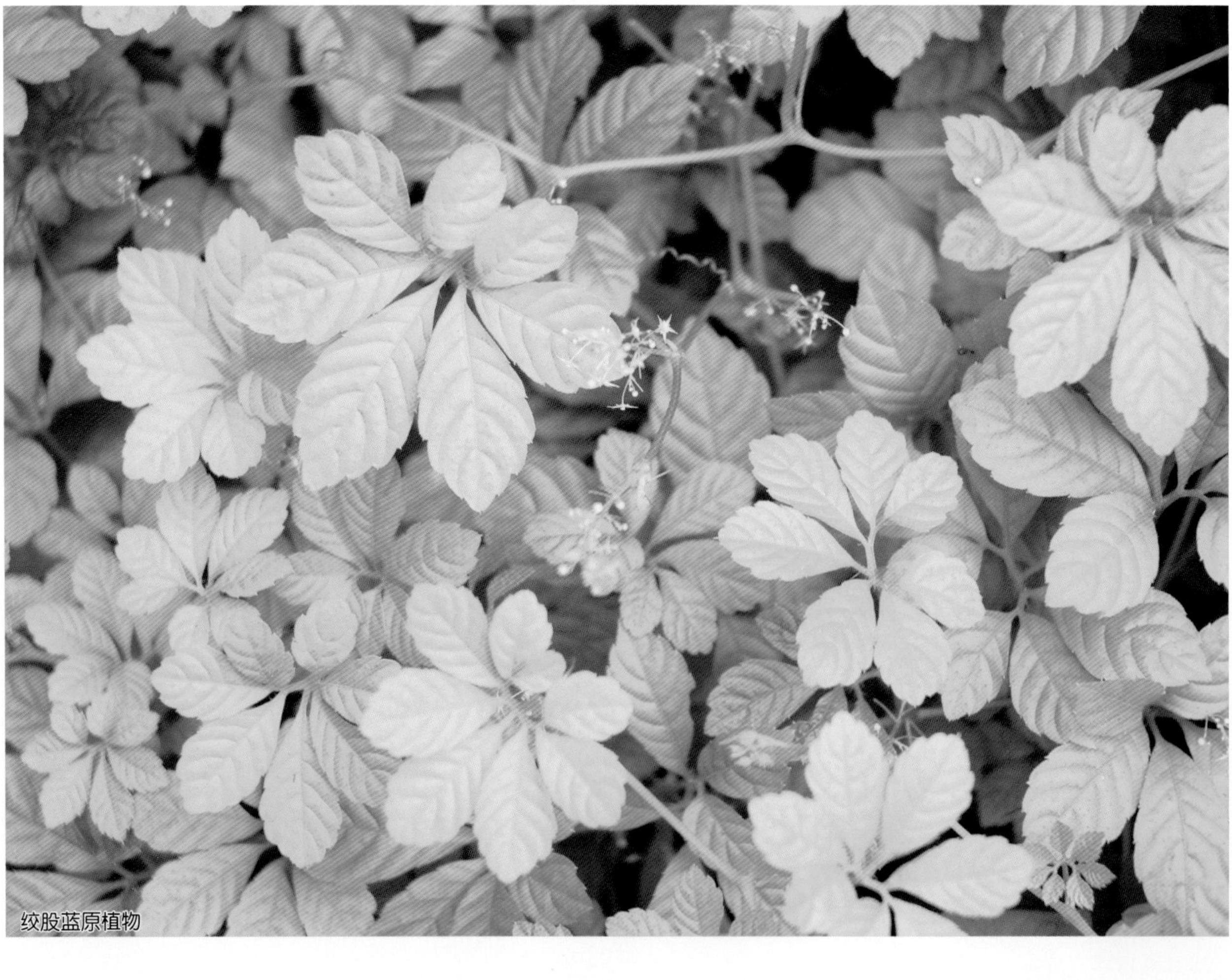

绞股蓝原植物

cholest-7-en-3β-ol）和其异构体，14α- 甲基 -5α- 麦角甾 -9（11）,24（28）- 二烯 -3β- 醇 [14α-methyl-5α-ergosta-9（11）,24（28）-dien-3β-ol]，24α- 乙基 -5α- 胆甾 -3β- 醇（24α-ethyl-5α-cholestan-3β-ol），14α- 甲基 -5α- 麦角甾 -9（11）- 烯 -3β- 醇 [14α-methyl-5α-ergost-9（11）-en-3β-ol] 的（24*R*）和（24*S*）的差向异构体，4α,14α- 二甲基 -5α- 麦角甾 -7,9（11）,24（28）- 三烯 -3β- 醇 [4α，14α-dimethyl-5α-ergosta-7,9（11）,24（28）-trien-3β-ol]，异岩藻甾醇（*iso*-fucosterol），β- 谷甾醇（β-sitosterol）等 [1]。

地上部分含达玛烷型（dammarane）四环三萜皂苷：绞股蓝糖苷（gynosaponin）TN-1[1,2] 和 TN-2；绞股蓝苷（gypenoside）Ⅰ→ LXXIX 共 79 个，其中Ⅲ、Ⅳ、Ⅷ、Ⅻ级结构和人参皂苷（gensenoside）-Rb$_1$、Rb$_3$、Rd、F$_2$ 的相同；6″- 丙二酰基人参皂苷（6″-malonylgensenoside）-Rb$_1$ 和 Rd，6″- 丙二酰基绞股蓝苷 V（6″-malonylgypenoside V）等。这些皂苷的苷元有：人参二醇（panaxadiol），2α- 羟基人参二醇（2α-hydroxypanaxadiol），（20*R*，25*S*）-12β，25- 环氧 -20，26- 环达玛烷 -3β- 醇 [（20*R*，25*S*）-12β，25-epoxy-20，26-cyclodammaran-3β-ol]，（20*R*，25*S*）-12β，25- 环氧 -20，26- 环达玛烷 -2α，3β- 二醇 [（20*R*，25*S*）-12β，25-epoxy-20，26-cyclodammaran-2α，3β-diol]，绞股蓝苷元Ⅱ（gynogenin Ⅱ）。还含有（20*S*）3β,20,23ζ- 三羟基 -24- 达玛烯 -21- 酸 -21,23- 内酯 -3-*O*-[β-D- 吡喃葡萄糖基 -（1 → 2）-α-L- 吡喃阿拉伯糖基]-20-*O*-β-D- 吡喃鼠李糖苷 {（20*S*）3β,20,23ζ-trihydroxydammar-24-en-21-oic acid-21，23-lactone-3-*O*-[β-D-glucopyranosyl-（1 → 2）-α-L-arabinopyranosyl]-20-*O*-β-D-rhamnopyranoside} 以及它的（20*R*）差向异构体（*epi*-mer），（20*S*）-23ζ- 达玛烯 -3β,20,25,26- 四醇 -3-*O*-[β-D- 吡喃葡萄基 -（1 → 2）-α-L- 吡喃阿拉伯糖基]-20-*O*-β-D- 吡喃鼠李糖基 -26-*O*- 吡喃葡萄糖苷 [（20*S*）-dammar-23ζ-ene-3β,20,25,26-tetrol-3-*O*-[β-D-glucopyranosyl-（1 → 2）-α-L-arabinopyranosyl]-20-*O*-β-D-rhamnopyranosyl-26-*O*-glucopyranoside]，（20*R*）-25- 达玛烯 -3β,20,21,24ζ- 四醇 -3-*O*-[β-D- 吡喃葡萄糖基 -（1 → 2）-α-L- 吡喃阿拉伯糖基]-21-*O*-β-D- 吡喃葡萄糖基 -24-*O*- 吡喃鼠李糖苷 {（20*R*）-dammar-25-en-3β,20,21,24ζ-tetrol-3-*O*-[β-D-glucopyranosyl-（1 → 2）-α-L-arabinopyranosyl]-21-*O*-β-D-glucopyranosyl-24-*O*-rhamnopyranoside}[2]。

又含黄酮类成分：芸香苷（rutin），商陆苷（ombuoside），商陆黄素（ombuin）。含有丙二酸（malonic acid），维生素 C（vitamin C）以及天冬氨酸（aspartic acid），苏氨酸（threonine），丝氨酸（serine），谷氨酸（glutamic acid）等多种氨基酸和铁（Fe）、锌（Zn）、铜（Cu）、锰（Mn）、镍（Ni）等元素。另含甜味成分叶甜素（phyllodulcin）[2]。

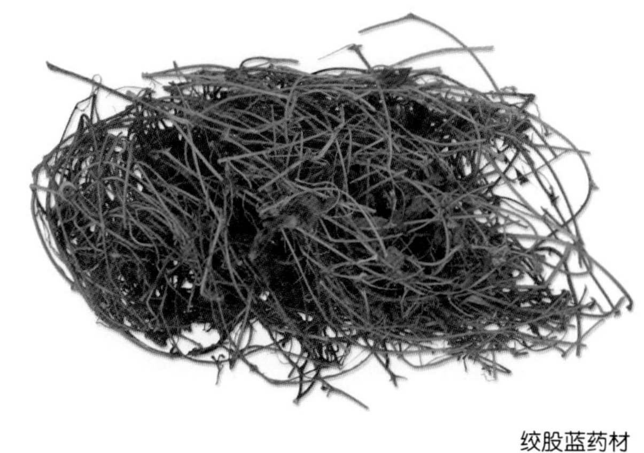

绞股蓝药材

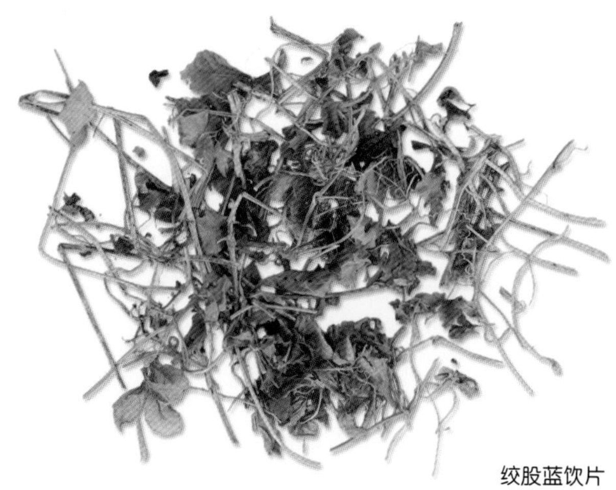

绞股蓝饮片

【药理作用】

1. 对免疫功能影响　小鼠灌服绞股蓝煎剂 10g/kg 或 30g/kg，连续 10 天，可增加脾脏重量，促进单核巨噬细胞系统对血中胶体碳的廓清速率，提高单核细胞的吞噬功能，30g/kg 亦可使胸腺重量增加 [3]。小鼠灌服绞股蓝水煎醇沉水提物 0.5g/kg、1g/kg 和 2g/kg，连续 5 天，可增加胸腺重量，1.0g/kg 及 2.0g/kg 时才能增加脾重 [2]。正常小鼠灌服绞股蓝总皂苷（GPs）5mg/kg，连服 10 天，对脾重呈双相调节作用，即对于小于中位数的脾重可使之增加，大于中位数的脾重则使之减小，对胸腺重量大于中位数者可使之减小。小鼠灌服 GPs 200mg/kg 或 400mg/kg，连续 10 天，可对抗环磷酰胺引起的胸腺和脾脏重量减轻 [4]。小鼠灌服 GPs 400mg/kg，连续 5 天，对环磷酰胺所致胸腺、脾脏和肠系膜淋巴结重量的减轻有拮抗作用 [5,6]。小鼠灌服 GPs 300mg/kg，连续 7 天，能加强腹腔巨噬细胞吞噬功能 [7]。灌服 3% 绞股蓝浸膏混悬液，连续 50 天，可使 D- 半乳糖诱发的小鼠亚急性衰老模型升高的白细胞总数、淋巴细胞的百分率降低，使降低的中性粒细胞百分率升高，使胸腺指数、脾指数恢复正常，使溶菌酶含量增加 [8]。小鼠灌服 GPs 60mg/kg 或 100mg/kg，连续 7 天，可提高外周血白细胞数，并增强其吞噬酵母多糖时的化学发光峰值，同时发光指数也提高。对醋酸泼尼松诱发免疫抑制的小鼠灌服 GPs 80mg/kg 或 120mg/kg，连续 7 天，白细胞数、发光峰值和发光指数的提高更为显著，提示 GPs 不仅能升高正常动物白细胞数，而且能使一些白细胞数低下的动物白细胞数回升，增强正常或功能低下的白细胞吞噬功能 [9]。大鼠日服含绞股蓝煎剂的饲料 20g/kg，连续 15 天，对肺巨噬细胞吞噬功能有抑制作用[10]。绞股蓝水煎醇沉水提物 10μg/ml、100μg/ml 及 1000μg/ml 时，均可提高刀豆球蛋白 A（ConA）及脂多糖（LPS）诱导的小鼠脾脏和淋巴细胞的增殖反应[4]。10~200μg/ml 能刺激大鼠和小鼠脾淋巴细胞自发性 [^{3}H] 胸腺嘧啶脱氧核苷（^{3}HTdR）掺入，与次亚适量 ConA 配伍，可协同刺激小鼠脾淋巴细胞掺入。在体外，还能刺激大鼠脾淋巴细胞自发分泌白介素 -2（IL-2）。GPs 2.5~20μg/ml 促进小鼠脾脏 T 和 B 淋巴细胞转化、提高 DNA 多聚酶 Ⅱ 活性，促进淋巴细胞 DNA 合成，但大剂量 GPs 则呈相反作用[11,12]。GPs 40μg/ml 和 80μg/ml 对 ConA、LPS 和植物血凝素（PHA）诱发的小鼠脾细胞增殖反应有促进作用，也增强大鼠脾细胞 IL-2 的分泌[13]。正常小鼠皮下注射 10mg/kg 或 30mg/kg，连续 7 天，对 ConA 和 LPS 诱导的脾脏 T 和 B 淋巴细胞增殖反应均有增强作用，以 10mg/kg 作用更显著，还提高脾细胞 IL-2 的生成量，以 30mg/kg 作用更明显。对环磷酰胺所致免疫功能低下小鼠，皮下注射 GPs 10mg/kg 或 20mg/kg，连续 7 天，对上述三项指标均增高，但 IL-2 的增高出现最早，T 细胞增殖反应增强出现较晚，20mg/kg 作用更显著。大鼠腹腔注射 GPs 14mg/kg 或 24mg/kg，连续 7 天，脾细胞对 ConA 诱导的增殖反应增强[14]。GPs 可使下丘脑去甲肾上腺素含量下降，脾脏亦降低，与脾细胞增殖反应呈负相关。此外，血浆皮质酮水平亦下降。GPs 对免疫反应的影响，与作用神经内分泌调节网络，进而发挥免疫增强作用具有密切关系[15]。GPs10~80μg/ml 可协同 ConA 使正常小鼠脾细胞产生 IL-2 提高，正常小鼠腹腔注射 GPs144~200mg/kg，连续 5 天，亦可协同 ConA 使脾细胞产生 IL-2 提高。GPs 在体内、外均可协同 ConA 使大黄诱发的小鼠脾虚模型低下的 IL-2 活性提高，并恢复至接近正常水平[16]。在体外，GPs10μg/ml 对 PHA 诱发的老年人淋巴细胞增殖反应有增强作用，浓度再增加或降低则反有抑制作用，认为 GPs 有双相调节作用，老年人淋巴细胞对 PHA 诱发的增殖反应，其敏感性较青年人淋巴细胞低，当淋巴细胞对 PHA 增殖反应较低时，GPs 有增强作用，而当淋巴细胞对 PHA 增殖反应较强时，GPs 则为抑制作用[17, 18]。小鼠灌服绞股蓝煎剂 10g/kg 或 50g/kg，连续 8 天，可提高血清中对绵羊红细胞（SRBC）特异性抗体溶血素的含量[3]。小鼠灌服绞股蓝水煎醇沉水提物 0.5g/kg、1.0g/kg 或 2.0g/kg，连续 5 天，对 SRBC 免疫小鼠能促进脾脏抗体分泌细胞（PFC）的形成，2.0g/kg 能促进溶血素的形成。小鼠灌服 GPs100mg/kg，连续 10 天，对 SRBC 免疫小鼠溶血素水平呈双相调节作用，对环磷酰胺引起的溶血素水平下降有对抗作用[5]。小鼠灌服 GPs 400mg/kg，连续 5 天，对荷瘤小鼠或地塞米松诱发的免疫功能低下大鼠产生的溶血素和 PFC 减少，灌服 GPs 均有保护作用。小鼠灌服 GPs300mg/kg，连续 7 天，可升高血清 IgG 含量，从广西产绞股蓝分离的 GPs 则使 IgG 和 IgM 含量均升高[7]。小鼠灌服绞股蓝煎剂 29g/kg，连续 25 天，可降低脾脏抗体形成细胞数，还可降低小鼠外周血抗 SRBC 抗体滴度[10]。小鼠灌服绞股蓝煎剂 10g/kg、30g/kg，连续 12 天，对二硝基氯苯引起由 T 细胞介导的迟发型皮肤超敏反应有增强作用[3]。小鼠灌胃 GPs 200mg/kg 或 400mg/kg，连续 10 天，对环磷酰胺引起的 E- 玫瑰花形成率的降低有对抗作用，可使其恢复至正常水平，灌服 GPs 50mg/kg，连续 10 天，对正常小鼠 E 玫瑰花形成率呈双相调节作用[5]。荷瘤 S180 小鼠灌服 GPs 400mg/kg，连续 12 天，对地塞米松诱发免疫功能低下或大鼠灌服 GPs 150mg/kg、300mg/kg，连续 15 天，对 SRBC 免疫的脾细胞中特异玫瑰花形成细胞的减少均有保护作用[8]。D- 半乳糖造成的亚急性衰老模型小鼠灌服 3% 绞股蓝浸膏混悬液 5ml/ 只，连续 50 天，可使外周血降低的淋巴细胞醋酸萘酯酶（ANAE）阳性率提高，也使减小的 2,4- 二硝基氯苯（DNCB）所致皮肤迟发型超敏反应增强。应激时，风湿性心脏病及先天性心脏病体外循环手术病人的 T 细胞及其亚群 CD3+，CD4+ 细胞降低，而 CD8+ 细胞增高，B 细胞也降低，差异极显著[19]。在体外经 GPs 作用后降低的 CD3+、CD4+ 细胞及 B 细胞均升高。而升高的 CD8+ 细胞则降低，提示 GPs 其有抗应激作用，对应激时机体的免疫抑制有调节作用。GPs 100μg/ml、200μg/ml 对人外周血自然杀伤（NK）细胞活性有加强作用，但 400μg/ml 时则反有抑制作用。小鼠灌胃 GPs 400mg/kg，连续 12 天，对环磷酰胺所致脾自然杀伤（NK）细胞活性降低有拮抗作用[20]。

2. 抗肿瘤　小鼠灌服 GPs 50mg/ kg，连续 7 天，对 S180 抑制 40%[21]。小鼠灌服绞股蓝煎剂 1.0g/kg、2.0g/kg，连续 10~12 天，对 S180 组织匀浆接种于小鼠右腋下的肿瘤生长有抑制作用，抑制率分别达 28.9% 和 38.1%，对 S180 插块移植的肿瘤生长，抑制作用较弱，7.5g/kg 时才有抑制作用。对腹腔接种白血病 L615 瘤株小鼠，灌胃 2g/kg，连续 7 天，对匀浆法接种者生命延长率为 37.4%，对插块法接种者生命延长率可达 66.6%，增加剂量至 7.5g/kg 时，生命延长率不仅不增加，反而减小至 29.6%[22]。腹腔接种 S180 小鼠灌胃 GPs 3ml/ 只，连续 7 天，可降低每 1ml 腹水中瘤细胞数，使处于分裂中的细胞减少，升高 G_1 期细胞的百分率，而 S 期细胞百分率则降低，提示 GPs 可抑制瘤细胞 DNA 合成。GPs 对 S180 小鼠可增加脾脏系数，但对胸腺系数无明显影响，外周血中细胞总数、Th 细胞、B 细胞总数、IgM、IgG 均高于对照组，提示 GPs 不仅能提高细胞免疫功能，也增强体液免疫[23]。小鼠灌服 GPs 10 天，30mg/kg 对 S180 抑瘤率达 87.1%，300mg/kg 抑瘤率为 61.1%， 600mg/kg 抑瘤率仅 21.1%。在体外，GPs 与 S180 细胞共同孵育 5h，GPs 浓度为 0.38% 时，对伊红染色的赤染率 54 %; 浓度为 0.55% 时，赤染率为 82.7%; 浓度为 0.75% 时，赤染率为 87.5 %，提示 GPs 对 S180 细胞也有直接杀灭作用[24]。艾氏腹水癌小鼠分别灌服绞股蓝地上部分煎剂和新鲜绞股蓝愈伤组织加水捣碎后过滤（FGP，1g/ml）0.3ml/只，腹水型灌服 15 天，实体型灌服 30 天，对腹水型小鼠，NGP 和 FGP 可使其生命延长率分别达 40.7% 和 46.6%；对实体型小鼠的抑瘤率分别达 33.1% 和 36.2%[25]。荷瘤小鼠外周血酸性 ANAE 阳性细胞率，对 PHA 的非特异性转化率均比正常小鼠低，服上述剂量 FGP 或 NGP 的小鼠则升高上述两项指标，应用 5- 氟尿嘧啶或环磷酰胺的艾氏癌小鼠脾淋巴细胞 ANAE 阳性率，对 PHA 的非特异性转化以及烟酰胺对艾氏癌细胞的毒性均降低，而服用 FGP 或 NCP 的小鼠，对上述三项指标均升高[26]。在体外，GPs 0.5mg/ml、1.0mg/ml、2.0mg/ml 对人体肝癌 SMMC-7721 细胞的生长有抑制作用，且与浓度相关，对 ^{3}HTdR，^{3}H- 尿嘧啶核苷和 ^{3}H- 亮氨酸的掺入均有抑制作用，癌细胞中 DNA、RNA 含量在 1mg/ml、2mg/ml 时也有降低，提示 GPs 对癌细胞 DNA、RNA 和蛋白质合成均有抑制作用[27]。绞股蓝水煎醇沉提取物 5mg（生药）/ml 可使培养的人体肝癌细胞株 SMMC-7721 细胞变圆，胞膜变厚，且脱落呈悬浮状[28]。给肝癌前病变大鼠饲以含 GPs 饲料，共服 14 天，对乙基亚硝胺致肝癌的发生有抑制作用[29]。GPs 在体外 1~10g/ml 时对肺癌细胞株 A549、Calu、592/9 的抑制作用强于宫颈癌 Hela S3 及结肠腺癌 CoLo205，而同样浓度 GPs 对正常人混合淋巴细胞不但无抑制作用，却有促进细胞增殖的作用[30]。绞股蓝提取液 1.0g（生药）/ml（含皂苷 6.44mg/ml，多糖 10.697mg/ml）在 1~20μl/ml 时，对人大肠癌细胞 HCe8693 的 DNA 合成有抑制作用，与剂量相关，但在较高浓度时，对正常成纤维细胞亦有抑制作用，浓度低于 10μg/ml 时，对大肠癌细胞有抑制作用，对正常成纤维细胞无不良影响[31]。凡是在达玛烷型骨架上的 C20 或 C21 有游离羟基的皂苷，对培养的肺癌、子宫癌、黑色素肿瘤细胞均有抑制效果，而对正常细胞的增殖则无不良影响[32]。

3. 延缓衰老　绞股蓝能延长细胞培养的传代代数。以人皮肤细胞作体外培养，加 GPs200μg/ml 的培养液可使细胞传至 27 代，而对照组仅能传至 22 代。以人胎肺二倍体纤维细胞传代培养也获类似结果，对照组传至 51 代，GPs 组可传至 59 代[32]。0.5% 和 1.0% 绞股蓝浸膏水溶液给羽化家蝇饮用，可使雌雄家蝇半数存活时间、平均寿命和最高寿命均有延长作用，l% 绞股蓝组还能使家蝇脑内超氧化物歧化酶（SOD）活性升高，丙二醛（MDA）含量降低[33]。含 0.5% 和 1% 绞股蓝浸膏的果蝇培养基对雄果蝇平均寿命分别延长 11.8% 和 12.2%，0.25% 浓度对雌雄果蝇平均寿命分别延长 18.5% 及 24.1%。5% 绞股蓝浸膏从孵育期的卵开始给药，其平均寿命比成虫开始给药有延长，延长百分率前者为 53.3%（雄性），46.1%（雌性），后者为 14.4%（雄性），9.7%（雌性）。绞股蓝提取物能促进果蝇幼虫的生长发育，但对果蝇的性活力未见影响[34]。5 月龄小鼠采用含绞股蓝煎剂饲料饲养 4 个月存活 50%，对照组存活 0%。喂饲 2 个月即可提高小鼠 SOD 活性[35]。D- 半乳糖诱发的小鼠亚急性衰老模型，如同时每天腹腔注射绞股蓝浸膏混悬液 15mg/只，共 40 天，可对抗衰老模型小鼠学习主动逃避反应能力的下降、脑内单胺氧化酶活力的异常升高及脑脂褐质的增集，使衰老模型小鼠萎缩的胸腺恢复到正常水平，增大的脾脏也恢复到正常水平[36]。幼小鼠喂食含绞股蓝水提物干浸膏饲料 200mg/kg，共 3 个月，可使脑、心组织中脂褐质含量减少，肝脏中脂褐质含量虽与对照组无显著差异，但也比对照组低。老年大鼠喂饲含 0.5% 和 0.25% 绞股蓝水提物干浸膏 2.5 个月，心、肝、脑组织过氧化脂质（LPO）有降低作用[37]，0.5% 浓度对血清和肝脏总胆固醇、甘油三酯都有降低作用，在体外，250μg/1.5ml 和 500μg/1.5ml 对大鼠心、脑、肝组织 LPO 含量均有降低作用。小鼠灌服 GPs 80mg/kg 2 个月，血浆肝和脑 LPO 含量均降低，可提高肝和脑中 SOD 活性，亦可降低小鼠皮肤羟脯氨酸含量，提示 GPs 有抗氧化和延缓衰老作用[38]。

4. 对脂质代谢影响　GPs 500mg/kg、100mg/kg 混于饲料中服用 7 周，可使摄取高糖高脂饲料诱发高脂血症大鼠血清的中性脂肪、总胆固醇水平下降，肝中 LPO 的上升被抑制[39]。实验性高脂血症家兔灌服 GPs100mg/kg 共 4 周，能对抗血清总胆固醇（TC）升高，对甘油三酯（TG）和高密度脂蛋白胆固醇（HDLc）影响不大。GPs 能降低动脉粥样硬化指数（AsI），提高 HDLc/TC。GPs 能降低 As 斑块中低密度脂蛋白（LPL）水平，对预防 As 具有良好作用。GPs 能降低高脂血症兔血清 LPO 和心肌脂褐质（Lf），表明 GPs 还具有抗氧自由基、保护血管内膜的作用[40]。高脂血症大鼠灌服 GPs 100mg/kg、300mg/kg，15 天，可使血 TC、TG、LDL 降低，HDL/LDL 比值升高。小鼠以饮水方式给 GPs 300mg/kg 共 4 个月，能抑制或清除心肌 Lf 的形成[41]，腹腔注射鲜蛋黄乳液引起的高脂血症小鼠，灌服 GPs 200mg/kg 7 天，可降低血 TC 浓度。高脂饲料产生的高脂血症大鼠，灌服 GPs 200mg/kg 7 天，能降低 TC、LDL 和极低密度脂蛋白（VLDL）含量，升高 HDL 和 HDL/LDL 比值[42]，高脂血症病人服用 GPs 亦可降低血 TC、TG、LDLc[43~45]。高脂血症病人服 GPs 40mg 30 天，能降低血清载脂蛋白及脂蛋白的含量，而对血清 HDLc、LDLc、VLDL 及 TC、TG 的含量无明显影响[46]。小鼠自由饮用绞股蓝醇提物 13 天、不仅能提高肝脏 SOD 活力，同时也增强了 SOD 耐热耐酸性能，起了保护 SOD 的作用[47]。在体外，GPs 对老年大鼠肝匀浆 LPO 生成有抑制作用，大鼠灌胃 GPs 0.25g/kg，8 天，置于臭氧柜中并继续给药 l0 天，可降低肝脏和血浆 LPO 含量，升高红细胞 SOD 活力。26 个月龄老年大鼠饮水服 GPs 0.05g/kg，80 天，也能降低肝脏 LPO 含量，增强红细胞 SOD 活力[48]。在体外，GPs 2.5~160μg/ml 时，对 D- 半胱氨酸、维生素 C- 原型辅酶Ⅱ（VC-NADPH）和四氯化碳诱发的大鼠肝微粒体 MDA 生成以及自发性 MDA 生成均有抑制作用，且呈量效关系。按等剂量比较，GPs 的疗效高于人参总皂苷。同时加入 GPs 2.5~150μg/ml 可对抗 Fe^{2+} 半胱氨酸引起的大鼠肝微粒体、线粒体膜流动性的下降，但对未受损伤的正常肝微粒体、线粒体膜流动性则无影响[49]。用黄嘌呤 - 黄嘌呤氧化酶（X-XOD）系统诱发豚鼠心乳头肌氧自由基损伤，在 X-XOD 作用下，乳头肌收缩力先升高后降低，功能不应期缩短，兴奋性提高，肾上腺素诱发的自律性增加，心肌中 SOD 活性降低，而 MDA 含量升高。如先给 GPs 50μg/ml，再给 X-XOD，则乳头肌收缩高峰推迟，并抑制其负性肌力作用，同时，逆转 X-XOD 所致的乳头肌不应期、兴奋性与自律性的改变，心肌组织中 MDA 含量得以恢复，提示 GPs 对豚鼠心肌的氧化损伤有保护作用[50]。电解 Kreh 液产生氧自由基（OFR），可使乙酰胆碱诱发的兔主动脉血管环舒张百分率减低。GPs25μg/ml、50μg/ml、100μg/ml 均可保护血管内皮免受 OFR 损伤，GPs50μg/ml 的作用能被吲哚美辛（INDO）阻断， X-XOD 也使血管环舒张功能降低，

GPs 100μg/ml 可对抗 X-XOD 的损伤作用[51]。GPs 100μg/ml 也能对抗亚甲蓝（Mb）所致血管环舒张功能损伤的作用。血管内皮能释放前列环素（PGI_2）和内皮衍生松弛因子（EDRF）等调节血管张力和增强自身抗损伤能力，OFR 所致血管舒张能力降低与内皮释放 EDRF 减少有关，GPs 能对抗因 Mb 抑制 EDRF 所致血管舒张功能降低，GPs 可能保护 EDRF 活性。GPs 的作用可被 INDO 阻断，表明 GPs 作用可能通过促进组织释放 PGI_2 进而抗膜脂质过氧化有关[49]，可减少人中性白细胞内超氧阴离子和过氧化氢含量。对人单核细胞和鼠巨噬细胞，GPs 可减少酵母多糖触发的化学发光性氧化爆发。对于 Fe^{2+} 半胱氨酸、抗坏血酸-NADPH 或过氧化氢在肝微粒体和血管内皮细胞产生的 LPO 增加，GPs 可抑制这些作用，由于氧化损伤而减少了的肝微粒体和线粒体的膜流动性，GPs 可逆转，增加血管内皮细胞线粒体酶活性。减少这些细胞内乳酸脱氢酶的泄漏，提示 GPs 可保护生物膜免受氧化损伤，GPs 的这些广泛的抗氧化效果对多种疾病如动脉粥样硬化、肝病和炎症的预防和治疗均可有疗效。脂质过氧化作用可使脂质含量较高的生物膜组成发生变化，且使 DNA、RNA 结构受到损害，引起蛋白质分子的交联，导致细胞的衰老，绞股蓝可降低 LPO 的作用值得重视[52]。绞股蓝能抑制脂肪细胞产生游离脂肪酸及合成中性脂肪。用大鼠附睾的脂肪组织制备脂肪细胞进行培养，在培养液中加促肾上腺皮质激素或肾上腺素可使脂肪细胞分解而产生游离脂肪酸，如同时添加 GPs 则减少游离脂肪酸的生成量达 28% 左右。以脂肪细胞和示踪化合物 14C- 葡萄糖在 37℃共同培育 30min，培养液添加 GPs 后，每克脂肪细胞测得的每分钟脉冲数仅为未加 GPs 组的 50% 左右[52]。

5. 对心血管系统作用　GPs 低浓度对离体蛙心有兴奋作用，2.4mg/ml 时作用最强，4mg/ml 时则呈抑制作用。麻醉兔静注 GPs 8mg/kg，可使血压升高，16mg/kg 时则使血压降低，且对垂体后叶素导致的心肌缺血 T 波高耸及 ST 段下移有对抗作用[53]。麻醉开胸犬静注 GPs 8mg/kg 或 10mg/kg，能降低犬血压和总外周阻力、脑血管与冠状血管阻力，增加冠脉流量，减慢心率，使心脏张力 - 时间指数下降，对心肌收缩性能和心脏泵血功能无明显影响，比等量人参总皂苷的作用略强[54]。静注 GPs 1mg/kg 可提高收缩压及舒张压，提高心肌的收缩及舒张性能，增强心肌收缩力。在左室收缩速度加快的同时，外周阻力并不增加，从而提高了心脏的每分输出量。动脉舒张压的升高又能增加冠脉血流量，改善心血循环，但静注 GPs 20mg/kg，则血压、心率、左室缩压及其最大上升速率、心脏指数等均下降，心率及心指数同时下降，表明心脏每分钟输出量减少，说明 GPs 小剂量静注使心功能增强，大剂量则使心功能抑制[55]。结扎大鼠冠脉 40min，解除结扎恢复血流再灌注 20min，静注 GPs 20mg/kg，可提高心肌组织谷胱甘肽过氧化物酶活性，降低心肌 MDA 含量，使降低的线粒体膜流动性恢复，减轻再灌注导致的心肌超微结构损伤，提示 GPs 对大鼠心肌缺血再灌注损伤有保护作用，作用机制与抗氧化作用有关[56]。离体大鼠心脏灌流，停灌 30min，再灌 20min，GPs 30μg/ml 和 50μg/ml 可降低不可逆室颤发生率，50μg/ml 可抑制心肌乳酸脱氢酶释放，GPs 还可提高缺血再灌心肌 SOD 活性，降低 MDA 水平，对心肌缺血再灌损伤具保护作用[57]。结扎冠脉引起急性心肌梗死大鼠，结扎前 3min，及结扎后立即腹腔注射 GPs 25mg/kg，可使缺血 24h 的心肌梗死范围缩小，并使缺血 6h 及 10h 大鼠血清磷酸肌酸激酶（CPK）和乳酸脱氢酶（LDH）降低，使缺血后 30min 时缺血边缘区心肌超微结构损伤减轻。在体外，GPs 50μg/ml、100μg/ml 及 200μg/ml 能减轻大鼠培养心肌细胞缺血缺氧性损伤，抑制缺氧缺血 6h 心肌细胞 CPK 和 LDH 的释放。麻醉大鼠静注 GPs10g/kg、20mg/kg，30min 内对心率、血压、左室收缩压和舒张压、左室压力变化最大值、心指数等血流动力学指标均无明显变化[58]。结扎左冠脉产生心肌梗死的家兔，术前 30min 腹腔注射 GPs 100mg/kg 可降低胸导联心电图 ST 段抬高总 mV 数和 ST 段升高的心电图数，而人参总皂苷（GS）50mg/kg 即有降低作用，GPs 100mg/kg 能降低梗死后血清游离脂肪酸的升高，缩小心肌梗死范围，但比 GS 作用弱。结扎冠脉左室支产生心肌梗死的大鼠，术前腹腔注射 100mg/kg，GPs 和非人参皂苷部分（FGNG）均能抑制梗死后心肌 MDA 的升高，FGNG 还能使梗死后降低的 SOD 活性升高，GPs 和 GS 也有使 SOD 活性升高的趋势，梗死引起的心肌 CPK 活性降低，GS 使之升高，GPs 和 GS 也可使之升高[59]。GPs 对家兔内毒素休克还有抗休克和预防继发性弥散性血管内凝血[60]。腹腔注射 GPs 40mg/kg，可延长利多卡因中毒小鼠存活时间，大鼠腹腔注射 GPs80m/kg 可增加对利多卡因的耐受量[61]。在体外，GPs 2μg/ml 能延长离体豚鼠心房功能性不应期，0.01~1μg/ml 时可浓度依赖性降低离体豚鼠右心房自律性，对心房肌收缩性无明显影响[62]。麻醉猫静注 GPs 50mg/kg，血压下降 40.7%，维持 30min 以上，心率无变化，脉压增大，盐酸普萘洛尔不阻断其降压作用[62]。

6. 对凝血和血小板聚集影响　在体外，GPs 0.25~1.0mg/ml 时对花生四烯酸（AA）诱导的兔血小板聚集有促进血小板解聚作用，对胶原诱导的血小板聚集，可使聚集曲线的坡度逐渐变小，潜伏期逐渐延长，说明可减慢血小板聚集的速度、家兔静注 GPs 40mg/kg，对二磷酸腺苷（ADP），AA 和胶原诱导的血小板聚集有抑制作用，持续约 60min，5min 时抑制作用最强。在体外，GPs 在抑制血小板聚集的浓度时，能抑制胶原诱导的血小板 5- 羟色胺的释放，并能升高血小板悬液中磷酸腺苷水平，且效应与剂量相关[63]。大鼠皮下注射 GPs 50mg/kg，对血小板血栓和静脉血栓均有抑制作用。在体外 0.25~1.0mg/ml 对血小板中血栓烷 B_2（TXB_2）和主动脉中 6- 酮 - 前列腺素 F10（6-keto-PGF10）的生成均有抑制作用，半数抑制量分别为 1.03 和 1.15 mg/ml。表明 GPs 可抑制 AA 代谢，可能是抑制血小板聚集和实验性血栓形成的机制之一[64]。在体外，绞股蓝水煎醇沉提取物 0.25~2g/L 可抑制 AA 诱导的兔血小板聚集和 TXB_2 释放，抑制 TXB_2 释放的半数有效量为 0.28mg/ml。兔静注提取物 35mg/kg 后 10min 和 20min 时，AA 诱导的血小板聚集抑制，10~40min 期间，血小板释放量 TXB_2 减少，

0.25~4mg/ml 在体外对兔胸主动脉释放 6-keto-PGF10 无影响，表明提取物对降低 TXA_2/ 前列环素比值有较好作用[65]。用人血进行的体外试验表明，绞股蓝煎剂 0.25mg/ml 能抑制 ADP、复合诱导剂（由 ADP，肾上腺素和酸性黏多糖等量组成）诱导的血小板 1min 和 5min 最大聚集率，并促进解聚发生，还对体外血栓形成具有抑制作用。煎剂与贫血小板血浆混合后，尚能抑制多种凝血因子活性[66]，使白陶土部分凝血活酶时间，凝血酶原时间、凝血酶时间、蕲蛇毒时间，蝰蛇毒复钙时间、蝰蛇毒磷脂时间等凝血试验时间延长[67, 68]。

7. 对中枢神经系统的作用　小鼠腹腔注射绞股蓝提取物 100mg/kg、200mg/kg，可延长戊巴比妥钠睡眠时间[67]。小鼠灌胃绞股蓝浸膏（含 GPs 约 20%）450mg/kg 可减少小鼠的自发活动[69]，表明绞股蓝或所含 GPs 有镇静作用。小鼠灌服膏 450mg/kg，热板法证明有镇痛作用，对正常小鼠体温则有短时升高作用，并有增强小鼠常压耐缺氧作用。游泳试验有抗疲劳作用，还有耐高温作用[69]。小鼠灌服 GPs 150mg/kg，连服 3 天，可延长游泳时间，亦能延长小鼠爬杆时间。腹腔注射 GPs 200mg/kg 能延长耐缺氧时间。大鼠长时间游泳后血糖水平和肌糖原含量均降低，灌服绞股蓝提取物 200m/kg 共 14 天，能使长时间游泳大鼠保持较高血糖水平，减少肌糖原损耗[70]。GPs 还可减少肌注麦司卡林引起小鼠后肢的搔挠数，减少腹腔注射醋酸引起小鼠的扭体数。亦表明 GPs 的镇静与镇痛作用[52]。小鼠皮下注射绞股蓝三种提取物（水、20% 乙醇和 95% 乙醇提取物）3g/kg，连续 4~5 天，均可改善樟柳碱引起的记忆获得障碍。绞股蓝 20% 乙醇提取物对蛋白合成抑制剂造成的记忆巩固不良以及 20% 乙醇引起的记忆再现障碍均有拮抗作用[71]。小鼠腹腔注射利血平 0.25m/kg 共 5 天可使体重、体温、自发活动均下降，并引起睑下垂、弓背弯曲、腹泻、体毛无光泽等，灌服 GPs 50mg/kg、100mg/kg、200mg/kg，连服 10 天，可改善利血平引起的体重、体温和自发活动降低，同时使腹泻、睑下垂、弓背弯曲、体毛无光泽有所改善。GPs 可改善利血平对中枢单胺递质的耗竭作用，但对正常小鼠脑内单胺递质及部分代谢产物影响不明显，也不引起明显的体征改变[72]。大鼠脑缺血再灌流损伤模型的脑系数高于对照组，在缺血前 15min 腹腔注射 GPs 100mg/kg，则可使脑系数、脑含水量、脑组织 MDA 含量均降低，表明 GPs 对大鼠缺血再灌注损伤有保护作用[73]。家兔关闭双侧颈总动脉，同时低压低灌造成急性不完全性脑缺血，静注 GPs 50mg/kg 可改善脑缺血 60min 后脑电图变化，降低脑静脉血中 LDH 和 CPK 活性，改善缺血后脑组织形态学变化，提示 GPs 对脑缺血有保护作用[74]。

8. 对糖代谢作用　小鼠灌胃绞股蓝提取物 100mg/kg、200mg/kg，连续 3 天，对四氧嘧啶糖尿病模型有降血糖作用，并能改善老年大鼠血糖耐量的降低[75]。绞股蓝皂苷可刺激胰岛细胞释放胰岛素，且呈现剂量依赖性。不同浓度的绞股蓝乙醇提取物体外在葡萄糖浓度为 3.3mmol/L、16.7mmol/L 时都可以促进正常雄性 Wistar 大鼠离体胰岛细胞释放胰岛素，且呈剂量依赖性。葡萄糖浓度为 3.3mmol/L 时，2mg/kg、4mg/ml 浓度的绞股蓝乙醇提取物可升高胰岛素释放浓度，分别为（63.4 ± 5.0）、（103.0+15.4）/（islet•h）。葡萄糖浓度为 16.7 mmol/L 时，2mg/ml 绞股蓝乙醇提取物升高胰岛素释放浓度为（42.4±4.0）/（islet·h），4mg/ml 的为（94.8 ± 9.8）/（islet·h）。其提纯的化合物 phanoside 也可增加胰岛素的释放，且存在一定的量效关系，在最大给药浓度 0.5 mmol/l 时该化合物在 3.3 mmol/L 和 16.7 mmol/L 葡萄糖浓度下的胰岛素释放量分别是加药前的 10 倍和接近 4 倍，是格列本脲最大有效量作用的数倍。Phanoside 40mg/kg、80mg/kg 可使大鼠血浆胰岛素水平升高。绞股蓝多糖在体外对淀粉酶具有较强的抑制作用，且呈剂量依赖性，其抑制率相当于同等浓度阿卡波糖抑制作用的 50% 左右。经比较绞股蓝多糖的量效曲线、时效曲线，提示其对淀粉酶的抑制作用可能是可逆的，并可能存在时间依赖性，即存在最佳作用时间。绞股蓝体外可以有效抑制 α- 糖苷酶的活性，与阿卡波糖半数抑制量（IC_{50}）为 53.9 μ g/ml 相比，其 IC_{50} 更低，为 42.8 μ g/ml[76]。

9. 调整内分泌等作用　大鼠腹腔注射 GPs 10mg/kg 共 10 天，可防止地塞米松引起的肾上腺和胸腺萎缩以及血浆皮质醇含量的减小[77, 78]，灌服 GPs 70mg/kg、350mg/kg，共 6 天亦可防止地塞米松引起的肾上腺萎缩，且能使升高的肾上腺维生素 C 含量降低[79]，提示 GPs 可试用于抗糖皮质激素副作用的药物。小鼠灌胃提取物 20 天，能增加雄鼠睾丸、精囊、前列腺和雌鼠子宫的重量，提示其具有雄性和雌性激素样作用[80]。大鼠皮下注射 GPs 50mg/kg 共 6 天，能抑制四氯化碳引起的血清丙氨酸转氨酶（ALT）活力的升高，肝细胞空泡变性、炎性浸润、坏死等均好转。对切除 70% 肝的大鼠术，可使残留肝脏的核分裂数目增多。肝再生高于对照组，表明对肝细胞有促进再生的作用[81]。GPs 对水浸大鼠造成的应激性胃溃疡有保护作用[82]。GPs 100m/kg 连续 5 天，对大鼠醋酸诱发的胃溃疡有治疗作用。高糖高脂诱发的大鼠高脂血症常伴发肝损伤，使血清 ALT 上升，GPs 100mg/kg、500mg/kg 加入饲料中服用 7 周，可使升高的 ALT 下降，提示 GPs 有保肝作用[83]，但小鼠灌服 GPs 250mg/kg、500mg/kg，上下午各 1 次，次日下午腹腔注射可致肝损伤的四氯化碳，第 3 天测 ALT，结果 GPs 显示无保肝作用。小鼠灌服绞股蓝煎剂 10g/kg、30g/kg，连服 7 天，对局部应用二甲苯引起的耳郭炎症均有抑制作用，也能抑制腹腔注射醋酸所致毛细血管通透性增高。大鼠灌服 5g/kg 共 7 天，可抑制角叉菜胶引起的踝关节肿，但灌服 15g/kg 对踝关节肿虽有抑制但并无统计学意义。对大鼠棉球肉芽肿也有抑制，但 5g/kg 和 15g/kg 抑制强度接近。表明绞股蓝对渗出性炎症和增殖性炎症均有抑制作用。小鼠灌服绞股蓝煎剂 0.06/ 只、0.12g/ 只共 10 天，没有致突变作用，能使环磷酰胺诱发的突变作用降低。以环磷酰胺诱发小鼠微核、染色体畸变及精子畸变为指标，GPs 对之均有抗诱变作用[84]。以阿的平、柔红霉素、叠氮化钠、丝裂霉素 C 分别作为沙门诱变菌株 TA98、TA100、TA102 的诱变因子，以回变菌落数下降为指标，GPs 在体外能拮抗以上 4 种诱变因子的诱变作用，并有剂量效应关系[85]。

10. 药动学　家兔肌注 GPs 300mg/kg，吸收快、分布广，排泄慢，24h 总尿排量相当于给药总量 10% 左右，血药浓度还出现双峰，推测 GPs 可能存在肝肠循环。GPs 动力学符合二室模型，主要动力学参数如下：吸收半衰期 0.289h，消除半衰期 16.440h，血药峰值 163.598 μ g/ml[86]。

11. 毒理　小鼠灌服绞股蓝水提浸膏 10000mg/kg，72h 内无死亡，腹腔注射半数致死量（LD_{50}）为 2862.5mg/kg[67]。小鼠灌服绞股蓝浸膏（含 GPs 约 20 %）的 LD_{50} 为 4.5g/kg[69]，不同产地的绞股蓝总苷 1 和总苷 2 给小鼠腹腔注射 LD_{50} 分别为 899.50~1051.32mg/kg 和 1743.25~2049.11mg/kg[7]。小鼠腹腔注射 GPs 的 LD_{50} 为 755mg/kg，口服无毒性[87]。大鼠腹腔注射绞股蓝粗提物 LD_{50} 为 1850mg/kg，经口服用 10g/kg 未见毒性。每天喂服 8g/kg，连续 1 个月，一般情况、体重增长、进食量、血尿常规和病理组织学检查均未发现异常[32]。

【临床研究】

1. 高脂血症　绞股蓝总苷片，口服，每日 3 次，每次 3 片。结果：治疗 112 例，治疗 40 日后 TC 平均下降 18.20%，总有效率 81.52%；TG 平均下降 31.60%，总有效率 83.58%；LDL-c 平均下降 25.59%，总有效率 73.08%；HDL-c 上升 4.89%，总有效率 47.83%[88]。

2. 抗衰老　绞股蓝胶囊，每日 3 次，每次 3 粒，共服 2 个月。结果：治疗 100 例，12 项症状的平均积分值明显降低，治疗前后比较，均有显著性差异（P<0.01）[89]。

3. 血管性头痛　单用绞股蓝 20g，沸水冲泡代茶饮，每剂可冲泡 5~6 次饮服，每日 1 剂，30 日为 1 个疗程。如果效果不佳者可加服 1 个疗程，好转或治愈后，巩固治疗半年。结果：治疗 46 例，其中治愈 32 例，占 69.6%；有效 10 例，占 21.7%；无效 4 例，占 8.7%，总有效率为 91.3%[90]。

4. 冠心病心绞痛　绞股蓝总苷片，每次 3 片，每日 3 次，4 个月为 1 个疗程。结果：治疗 80 例，其中治愈 13 例，占 16.25%；显效 35 例，占 43.75%；改善 25 例，占 31.25%；无效 7 例，占 8.75%，总有效率为 91.25%[91]。

5. 白细胞减少症　绞股蓝口服液（每支 10ml，含人参皂苷 20mg），口服，每次 2 支，每日 3 次，半个月为 1 个疗程。结果：治疗 39 例，2 个疗程治疗后，显效 21 例，有效 15 例，无效 3 例，总有效率为 92.31%[92]。

6. 乙型肝炎；黄山绞股蓝冲剂，每日 2 次，每次 25g，6 个月为 1 个疗程。结果：治疗 200 例，其中Ⅰ级疗效 52 例，占 26%；Ⅱ级疗效 139 例，占 69.5%；Ⅲ级疗效 9 例，占 4.5%；Ⅰ+Ⅱ级疗效占 95.5%[93]。

7. 皮脂腺疾病　绞股蓝总苷胶囊，口服，每次 40mg，每日 3 次，15 日为 1 个疗程，2 个疗程结束后判定疗效。结果：治疗 88 例，其中痊愈 38 例，显效及有效 43 例，总有效率 92.0%[94]。

8. 寻常型银屑病　绞股蓝总苷胶囊，口服，每次 2 粒，每日 3 次，30 日为 1 个疗程，2 个疗程结束后判定疗效。结果：治疗 120 例，病程 1 年以上者总有效率 85.92%，10 年以上者总有效率 74.61%。总有效率与服用复方青黛丸的对照组相比有显著性差异（P<0.05）[95]。

9. 手足癣　新鲜绞股蓝头部较嫩茎叶 30~90g，放于双手掌面中间，合拢双手用力揉搓，直到用两手指对捏浸汁为宜，而后用纱布包裹，使汁液从布缝中浸出，再用力反复擦涂患部，每日 3~5 次，治疗 5~7 日。结果：治疗 100 例均痊愈[96]。

10. 慢性支气管炎　绞股蓝袋泡剂，用沸水冲泡后口服，每次 1 包，每日 2 次。结果：治疗 86 例，其中治愈 12 例，显效 23 例，好转 45 例，无效 6 例，总有效率为 93.02%[97]。

11. 慢性萎缩性胃炎　绞股蓝冲剂，每次 10g，每日 3 次，3 个月为 1 个疗程，1 个疗程结束后判定疗效。结果：治疗 151 例，其中显效 28 例，好转 57 例，无效 58 例，加重 8 例，总有效率 56.26%[98]。

【性味归经】味苦、微甘，性凉。归肺、脾、肾经。

【功效主治】清热，补虚，解毒。主治慢性气管炎，体虚乏力，虚劳失精，白细胞减少症，高脂血症，病毒性肝炎，慢性胃肠炎。

【用法用量】内服：煎汤，15~30g，研末，3~6 g；或泡茶饮。外用适量，捣烂涂擦。

【使用注意】脾胃虚寒者慎服。

【经验方】

1. 慢性支气管炎　绞股蓝晒干研粉，每次 3~6g，吞服，每日 3 次。（《浙江药用植物志》）
2. 劳伤虚损，遗精　绞股蓝 15~30g，水煎服，每日 1 剂。（浙江《民间常用草药》）

【参考文献】

[1] 刘欣，叶文才，萧文鸾，等．绞股蓝的化学成分研究．中国药科大学学报，2003，34（1）：21.
[2] 国家中医药管理局《中华本草》编委会．中华本草．上海：上海科学技术出版社，1999：4609.
[3] 段泾云．绞股蓝抗炎免疫药理作用．陕西中医，1991，12（1）：38.
[4] 张崇泉，杨晓慧，徐琳本，等．绞股蓝总皂苷免疫调节作用的研究．中西医结合杂志，1990，10（2）：96.
[5] 李月华，刘健，刘菁，等．粉叶地锦对小鼠免疫功能影响的实验研究．河南医科大学学报，1992，27（4）：335.
[6] 钱伯初，臧星星，陈珏，等．绞股蓝总皂苷对鼠免疫功能的影响．中国药理学与毒理学杂志，1986，1（1）：53.
[7] 刘晓松，甘骏，黄仁彬，等．广西绞股蓝总皂苷的药理研究．中成药，1989，11（8）：27.
[8] 季晖，甘向东，徐黻本．绞股蓝及其复方的免疫调节作用．中医研究，1990，3（4）：16.
[9] 龚国清，张纯，周曙，等．绞股蓝总苷对小鼠外周白细胞数及其吞噬发光的影响．中国药科大学学报，1992，（2）：100.
[10] 朱作金，宁耀瑜．绞股蓝对实验鼠免疫功能的影响．肿瘤，1993，13（3）：140.
[11] 陈玉春，高依卿．绞股蓝总皂苷刺激淋巴细胞活化及分泌 IL-2. 中药材，1994，17（4）：34.
[12] 廖端芳，鹿宁，雷林生，等．绞股蓝总皂苷对体外培养小鼠脾淋巴细胞转化及 DNA 多聚酶Ⅱ活性的影响．中国药理学报，1995，16（4）：322.
[13] 童鲲，吴练中，梁益永．七叶胆总皂苷对淋巴细胞和细胞因子的实验调节．中成药，1994，16（3）：37.

[14] 李林，邢善田．绞股蓝总皂苷对小鼠脾淋巴细胞增殖反应及白细胞介素 2 产生的作用．中药药理与临床，1992，8（1）：26.

[15] 张永祥，周金黄，邢善田，等．绞股蓝总皂苷（GPS）对大鼠脾脏淋巴细胞增殖功能的影响及其与去甲肾上腺素及皮质酮的关系．中国药理学与毒理学杂志，1992，2（4）：254.

[16] 刘倩娴，梁旻若，陈妙欢，等．绞股蓝总皂苷对小鼠产生白细胞介素 2（IL-2）的增强效应．中药药理与临床，1993，9（5）：17.

[17] 刘俊达，王舒，刘红涛，等．中药皂苷成分对老年人淋巴细胞功能的作用．中国药学杂志，1994，29（12）：717.

[18] 王劲．中国实验临床免疫学杂志，1989，1（6）：37.

[19] 章翰．中国实验临床免疫学杂志，1993，5（5）：20.

[20] 王福云，高守泉，彭淑珍，等．绞股蓝的初步药理研究．湖南中医杂志，1988，4（6）：44.

[21] Arichi S. C A.1985, 103： 172061 g.

[22] 魏树林，周希辉，古乐梅，等．绞股蓝对小鼠移植性肿瘤的影响．第一军医大学学报，1988，8（4）：333.

[23] 万集今，郑鸣金．绞股蓝对肿瘤细胞增殖和免疫功能的影响．福建中医学院学报，1993，3（3）：159.

[24] 王玉琴，张秋菊，徐世明．绞股蓝总皂苷的抗肿瘤作用．中西医结合杂志，1988，8（5）：286.

[25] 王志洁，李新志，程进辰．绞股蓝对艾氏腹水癌抑制作用及机理．肿瘤，1990，10（6）：246.

[26] 王志洁，李新志，程井辰．绞股蓝抑制腹水癌生长的免疫机理．中国实验临床免疫学杂志，1990，2（2）：37.

[27] 陈葳，李广元．绞股蓝总皂苷对体外培养肝癌细胞核酸和蛋白质合成的影响．西安医科大学学报，1993，14（1）：14.

[28] 竺叶青，马瑾瑜，陈明华，等．八种生药体外抗肝癌作用的实验研究．上海医科大学学报，1989，16（3）：240.

[29] 王辉云，严瑞琪，李俊丽，等．计量分析甘草甜素和绞股蓝总苷等对大鼠肝癌前病变的影响．中山医科大学学报，1994，15（1）：37.

[30] 刘华，司履生．绞股蓝总皂苷对体外培养肺癌细胞的抑制作用．西安医科大学学报，1994，15（4）：346.

[31] 金梅，薛祥骥．绞股蓝提取液对人直肠腺癌细胞系的影响．现代应用药学，1992，9（2）：49.

[32] 陈钰．植物药绞股蓝在日本的研究概况．浙江药学，1986，3（4）：33.

[33] 季晖，龚国清，徐黻本．绞股蓝及其复方对家蝇的延寿抗衰作用研究．中药药理与临床，1990，5（4）：17.

[34] 陈珏，许衡钧．绞股蓝对果蝇寿命的影响．中国药理学通报，1987，3（6）：340.

[35] 周寿然，邱正荣．绞股蓝抗衰老的实验研究．中成药研究，1988，（3）：25.

[36] 徐黻本，孙晓明，周宏晖．绞股蓝及其复方的抗衰老实验研究．中成药，1989，11（5）：29.

[37] 陈钰．绞股蓝对大鼠肝组织过氧化脂质含量影响研究．现代应用药学，1990，7（1）：42.

[38] 李锐，黄伟红，苏子仁，等．绞股蓝总苷、青春宝、有机锗等药物抗氧化延缓衰老实验研究．新中医，1990，22（5）：52.

[39] 木村善行．生药学杂志（日），1983，37（3）：272.

[40] 程荣珍，张纪立，王才益．绞股蓝多苷对家兔脂质代谢的影响．现代应用药学，1995，12（2）：12.

[41] 魏云，刘礼意，郭曦蓉，等．绞股蓝总皂苷对小鼠血脂及血液流变性的影响．湖南医学，1991，8（6）：358.

[42] 戴汉云，孟庆云，朱捍国，等．绞股蓝总皂苷对各种脂蛋白的影响．中草药，1989，20（4）：172.

[43] 刘欣，高建华．绞股蓝胶囊对血脂及血液流变学影响．临床荟萃，1994，9（11）：499.

[44] 张健，冯深屏，单春文．绞股蓝总苷、丹田降脂丸和淤酸肌醇酯的降脂作用．第一军医大学学报，1991，1（1）：63.

[45] 钱宝庆，周平，孙西璐，等．绞股蓝口服液治疗高脂血症 60 例．中西医结合杂志，1990，10（3）：166.

[46] 于艳琴，王建本，王佩敬．绞股蓝总苷降血脂作用的观察．山西医学院学报，1993，24（2）：144.

[47] 单杰，苗青．绞股蓝提取物对小鼠肝 SOD 理化性能的影响．河南医科大学学报，1994，29（3）：214.

[48] 王福云，文建平，李勇敏，等．绞股蓝皂苷抗自由基损伤作用的实验研究．湖南医学，1993，10（2）：69.

[49] 李林，邢善田，周金黄．绞股蓝总皂苷对离体大鼠肝脏脂质过氧化及膜流动性损伤的保护作用．中国药理学通报，1991，7（5）：341.

[50] 邱立波，胡弼，廖瑞芳．绞股蓝总苷对豚鼠心肌氧自由基损伤的保护作用．中国药理学通报，1993，9（4）：287.

[51] 肖观莲，廖端方，陈剑雄，等．绞股蓝总皂苷对自由基损伤兔主动脉舒张功能的保护作用．中国药理学通报 1994，10（2）：136.

[52]Li L.Cancer Biother, 1993，8（3）：261.

[53] 杨士友，蒋珠芬．绞股蓝总苷对实验动物心血管功能的影响．安徽医学，1993，14（1）：48.

[54] 陈立峰，邱赛红，李群爱，等．绞股蓝皂苷和人参皂苷对犬心脏血流动力学作用的比较．中国药理学与毒理学杂志，1990，4（1）：17.

[55] 孔祥蓁，赵树仲，徐世铭．绞股蓝总皂苷对犬心血管系统作用的实验研究．西安医科大学学报，1988，9（2）：122.

[56] 李冬辉，李广元．绞股蓝总皂苷对大鼠心肌缺血再灌注损伤的保护作用．基础医学与临床，1990，10（1）：29.

[57] 韩红，李麟仙，王琼仙，等．珠子参总皂苷、三七总皂苷及绞股蓝总皂苷对心肌缺血再灌损伤的保护作用．中国病理生理杂志，1994，10（2）：128.

[58] 辛冬生，徐世明．绞股蓝总皂苷对实验性心肌缺血缺氧损伤的保护作用．中国药学杂志，1990，25（7）：398.

[59] 熊维生，晏向东．绞股蓝总皂苷对实验性心肌梗死的保护作用．中国药理学报，1990，11（5）：427.

[60] 雷建华，胡弼．绞股蓝总皂苷对内毒素休克继发 DIC 的预防作用．衡阳医学院学报，1994，22（2）：131.

[61] 盛玉桂，赵光东，赵德化，等．绞股蓝总皂苷对利多卡因毒性的影响．西北药学杂志，1988，3（1）：16.

[62] 金祝秋，徐明志．绞股蓝总皂苷对离体豚鼠心房生理特性的影响．现代应用药学，1994，11（1）：27.

[63] 吴基良，邱培伦，刘俊田，等．绞股蓝总皂苷对家兔血小板聚集释放及 cAMP 水平的影响．中国药理学与毒理学杂志，1990，4（1）：54.

[64] 吴基良，邱培伦，刘俊田，等．绞股蓝总皂苷对血栓形成血栓素 A_2 和前列环素生成的影响．中国药理学与毒理学杂志，1991，5（2）：84.

[65] 李林，金有豫．绞股蓝提取物对家兔血小板聚集和花生四烯酸代谢的影响．中国药理学通报，1989，5（4）：213.

[66] 谭获，刘泽霖，刘敏涓，等．五叶参抗血栓形成作用的研究．中国中西医结合杂志，1993，13（5）：278.

[67] 陈钰，许衡钧．绞股蓝的抗应激作用．中成药，1989，11（1）：31.

[68] 魏云，刘礼意，吉兰．绞股蓝总皂苷升高白细胞作用探讨．中草药，1993，24（7）：382.

[69] 周曙，周萍，季晖，等．绞股蓝及其复方制剂的适应原样药理作用．中草药，1990，21（7）：313.

[70] 龚维桂，史红，吕玉娟，等．绞股蓝对大鼠长时间游泳一些生化指标的影响．中国药学杂志，1989，24（9）：550.

[71] 常蜀英，匡培根，张均田，等．绞股蓝及其单体 Rb_1 对小鼠学习、记忆的促进作用．中国药理学通报，1988，4（6）：358.

[72] 程彤，阮金秀，袁淑兰，等．绞股蓝皂苷对正常及利血平化小鼠脑单胺递质量和体征的影响．中国药理学与毒理学杂志，1994，81（3）：34.

[73] 田鹤邨，张成英，陈前芬．绞股蓝总皂苷对大鼠全脑缺血再灌流损伤的保护作用．蚌埠医学院学报，1993，18（2）：117.

[74] 王竹筠，邱培伦．绞股蓝总皂苷对家兔急性不完全性脑缺血的保护作用．中国药理学与毒理学杂志，1992，6（3）：204.

[75] 龚维桂，史红．绞股蓝对实验动物血糖水平的影响．老年学杂志，1989，9（1）：36.

[76] Megalli S, Davies NM, Roufogalis BD. Anti-hyperlipidemic and hypoglycemic effects of Gynostemma pentaphyllum in the Zucker fatty rat[J]. Pharm Pharm Sci,2006,9（3）：281.

[77]Arichi S. C A, 1985,103：172068q.

[78] 马炳宣．绞股蓝皂苷抗糖皮质激素过剩的作用．西北药学杂志，1987，2（2）：61.

[79] 牛建昭，张颖，王志刚，等．绞股蓝总皂苷对地塞米松所致小鼠肾上腺皮质改变的拮抗作用研究．中国医药学报，1990，5（5）：357.

[80] 李锐，周莉玲，廖灶引．绞股蓝化学和药理作用研究．新中医，1988，（4）：51.

[81] 徐声林．绞股蓝总皂苷与齐墩果酸保肝作用的比较．现代应用药学，1989，6（3）：5.

[82] 戴培兴，王群，姚健康．杭州地区产绞股蓝中有效成分研究．现代应用药学，1987，4（1）：15.

[83] 宋为民，法京．人参、绞股蓝的抗突变作用．中草药，1992，23（3）：136.

[84] 王迎进，白元让．绞股蓝总皂苷对环磷酰胺诱变性的影响．中国药理学通报，1994，10（6）：457.

[85] 王迎进，白元让．绞股蓝总皂苷在沙门菌试验中的抗诱变作用．中国药理学通报，1995，11（1）：43.

[86] 李锐，周莉玲，苏子仁，等．绞股蓝皂苷药动学研究．中药药理与临床，1991，7（1）：16.

[87] 宋文静．中医药信息，1989，（1）：43.

[88] 胡喜国．绞股蓝总苷片治疗高脂血症 112 例疗效观察．现代中西医结合杂志，2002，11（4）：316.

[89] 熊泰本，漆承湘，陈武．绞股蓝胶囊抗衰老临床观察．江西中医学院学报，1997，9（1）：2.

[90] 徐树楠，马更芳，庄玉亭．绞股蓝治疗血管性头痛 46 例．河北中医药学报，1998，13（1）：33.

[91] 任凤梧，孙萍，高明莉．绞股蓝总苷片治疗冠心病心绞痛 80 例临床观察．黑龙江医学，1998，（12）：68.

[92] 洪波．绞股蓝口服液治疗白细胞减少症 39 例观察．中国中医药信息杂志，1998，5（8）：58.

[93] 马燕玲，王百龄，谢树莲．黄山绞股蓝治疗乙型肝炎 200 例疗效观察．河北中西医结合杂志，1997，6（1）：48.

[94] 张岚，李斐．绞股蓝总苷治疗皮脂腺疾病疗效观察．现代医药卫生，2008，18（3）：217.

[95] 马百芳，宋执敬，曹兰芝．绞股蓝总苷胶囊治疗寻常型银屑病 120 例．皮肤病与性病，1995，17（1）：20.

[96] 郭廷赞．绞股蓝治疗手足癣 100 例．实用中医药杂志，1993，（1）：54.

[97] 刘祯祥．绞股蓝袋泡剂治疗慢性支气管炎 86 例报告．湖南中医杂志，1993，9（4）：11.

[98] 李佃贵．绞股蓝冲剂治疗慢性萎缩性胃炎 151 例．中国中西医结合杂志，1991，（12）：713.

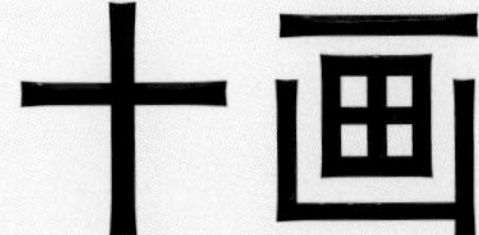
十画

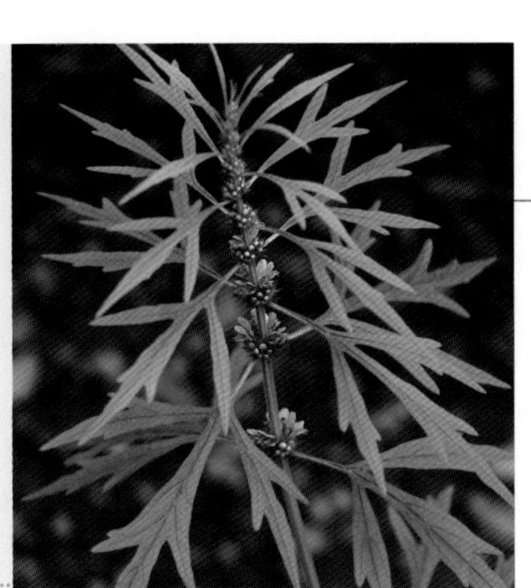

Yan shan jiang

艳山姜

Alpiniae Zerumberis Semen
[英]Beautiful Galangal Seed

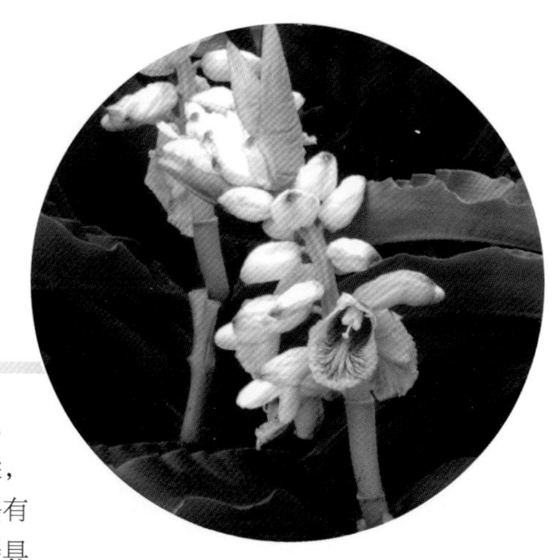

【别名】玉桃、草扣、大良姜、大草蔻、假砂仁、四川土砂仁、草豆蔻。

【来源】为姜科植物艳山姜 *Alpinia zerumbet*(Pers.) Burtt.. et Smith. 的果实。

【植物形态】多年生常绿草本。叶大，互生；叶片披针形，长 30~60cm，两面均无毛。圆锥花序呈总状花序式，下垂，花序轴紫红色，被绒毛，分枝极短，每一分枝上有花 1~2 朵；小苞片椭圆形，白色，先端粉红色，蕾时包裹住花，无毛；小花梗极短；花萼近钟形，白色，先端粉红色，一侧开裂，先端 2 齿裂；花冠管较花萼为短，裂片长圆形，后方的 1 枚较大，乳白色，先端粉红色；侧生退化雄蕊钻状；唇瓣匙状宽卵形，先端皱波状，黄色而有紫红色纹彩；雄蕊长约 2.5cm；子房被金黄色粗毛。蒴果卵圆形，被稀疏的粗毛，具显露的纵向条纹，先端常冠以宿萼，熟时朱红色；种子有棱角。

【分布】广西主要分布于那坡、天峨、都安、南宁、博白、岑溪等地。

【采集加工】果实将熟时采收，烘干。

【药材性状】果实呈球形，两端略尖，长约 2cm，直径 1.5cm，黄棕色，略有光泽，有 10 数条隆起的纵棱，顶端具一突起，为花被残基，基部有的具果柄断痕。种子团瓣排列疏松，易散落，假种皮膜质，白色。种子为多面体，长 4~5mm，直径 3~4mm。味淡，略辛。

【品质评价】以个大、饱满、质结实、气味浓者为佳。

【化学成分】本品挥发油含 4- 松油醇（4-terpineol），桉油醇（eucalyptol），γ- 萜品烯（γ-terpinene），甲基异丙基苯（methyl-*iso*-proylbenzene），（+）-4- 蒈烯[(+)-4-carene]，石竹烯(caryophyllene)，氧化石竹烯（caryophyllene oxide），β-水芹烯(β-phellandrene)，芳樟醇(linalool)，松油醇（terpineol），β- 蒎烯（β-pinene）等[1]，以及小豆蔻查耳酮（cardamonin），山姜素（alpinetin）[2]。

【药理作用】

1. 镇痛　艳山姜精油（EOAz）30mg/kg、100mg/kg、300mg/kg 在 20min 内使小鼠的扭体次数由模型组的 48.5 次分别降至 36.0 次、17.2 次和 10.8 次。EOAz 100mg/kg、300mg/kg 在 30~180min 内延长了小鼠疼痛反应潜伏期。在福尔马林试验中，注射福尔马林后的最初 5min 为实验的第 1 阶段，15~30min 为第 2 阶段。EOAz 100mg/kg 仅减少第 2 阶段的舔爪时间 38.53%，在 300mg/kg 时使第 1 和第 2 阶段的舔爪时间分别减少 22% 和 93.99%[3]。

2. 其他作用　艳山姜叶的水、醇提取物能抑制离体蛙心，收缩离体豚鼠肠管，对小鼠毒性很小[4]。

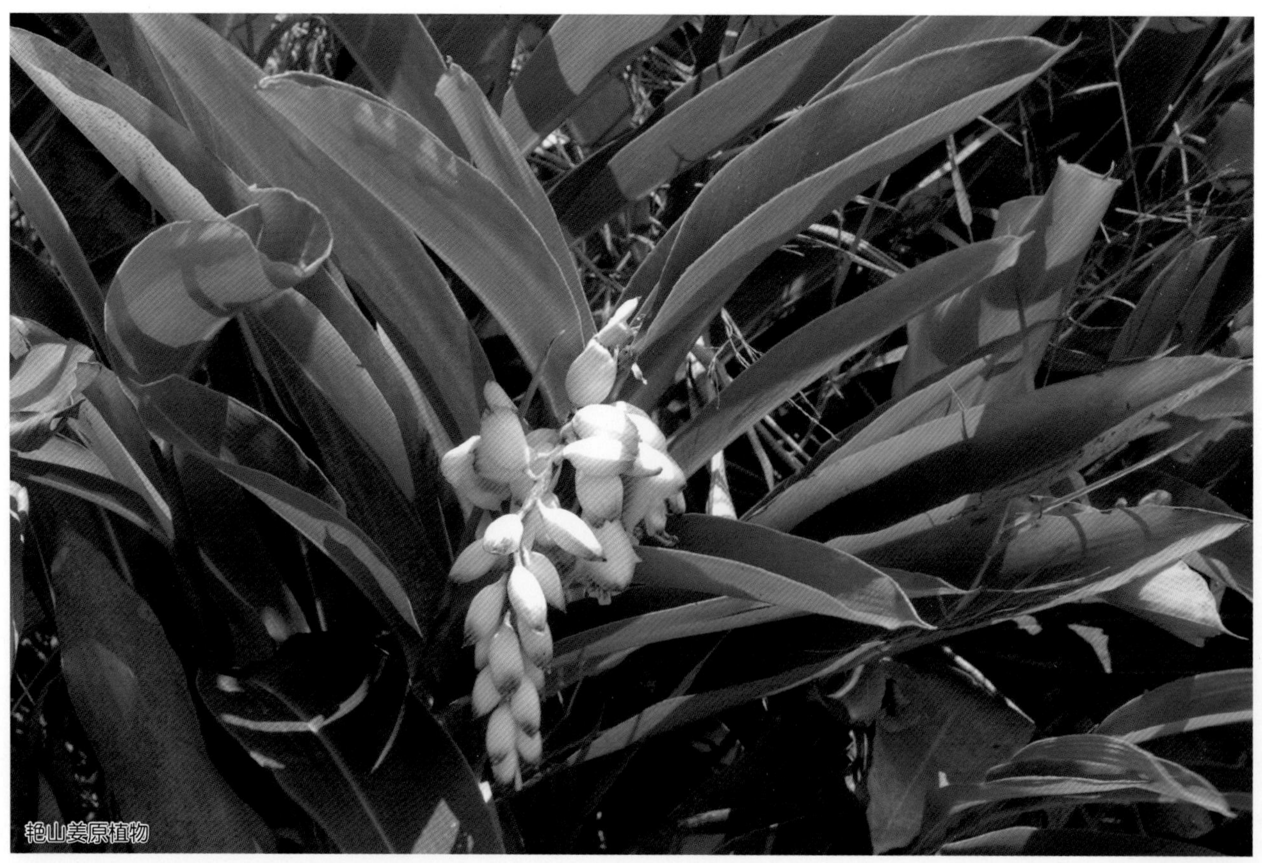

艳山姜原植物

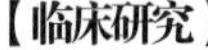

【临床研究】

1. 坐骨神经痛　艳山姜为主，加独活，桑寄生，党参。水煎服，每日1剂。结果：服用3剂，疼痛已减。再服3剂，疼痛基本消失。继服3剂，以巩固疗效，追踪半年，未见复发[5]。

2. 十二指肠球部溃疡　艳山姜30g，配以四君子汤。结果：服3剂后，腹胀已减。续服4剂，胀痛基本消失。后仍以上方为主随证加减，3个月后，钡透复查溃疡面已基本愈合[5]。

【性味归经】味辛、涩，性温。归脾、胃经。

【功效主治】温中燥湿，行气止痛，截疟。主治心腹冷痛，脘腹胀满，呕吐泄泻，疟疾。

【用法用量】内服：煎汤，种子或根茎3~9g，种子研末，每次5g。外用适量，鲜根茎捣敷。

【使用注意】阴虚血少者慎用。

【经验方】

1. 阴疽　艳山姜根茎60g，生姜2片，江南香0.3g。共捣烂敷患处。（《福建药物志》）

2. 胃痛　艳山姜、五灵脂各6g，共研末。每次3g，开水送服。（《福建药物志》）

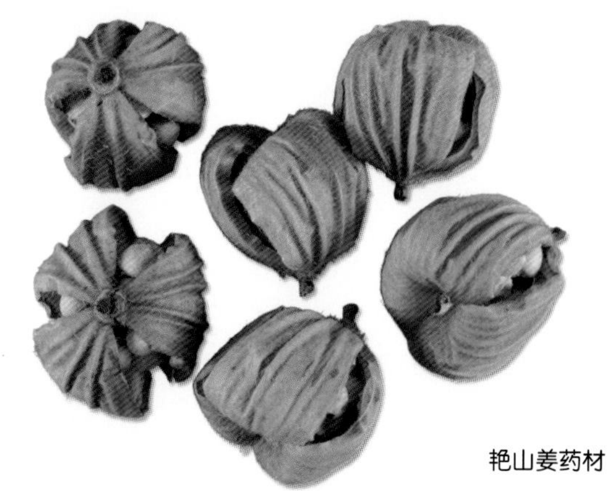

艳山姜药材

【参考文献】

[1] 吴万征，林焕泽，吴秀荣 . 艳山姜挥发油成分的气相 - 质谱联用分析 . 中国医院药学杂志，2005，25（4）：332.

[2] 国家中医药管理局《中华本草》编委会 . 中华本草 . 上海：上海科学技术出版社，1999：7753.

[3] deAraújo Pinho F V S.Study on the analgesic effects in vivo of essential oit from fruetus Alpiniae zerumbet.Phytomedicine,2005，12（6/7）：482.

[4] 余传隆，黄泰康，丁志遵，等 . 中药辞海（第 1 卷）. 北京：中国医药科技出版社，1993：311.

[5] 吴俏仪 . 止痛良药——艳山姜 . 中药材，1986，（2）：47.

Yan fu mu

盐肤木

Rhois Chinensis Radix
[英]Chinese Sumac Root

【别名】麸子根、文蛤根、五倍根、泡木根、耳八蜈蚣、五倍子根。

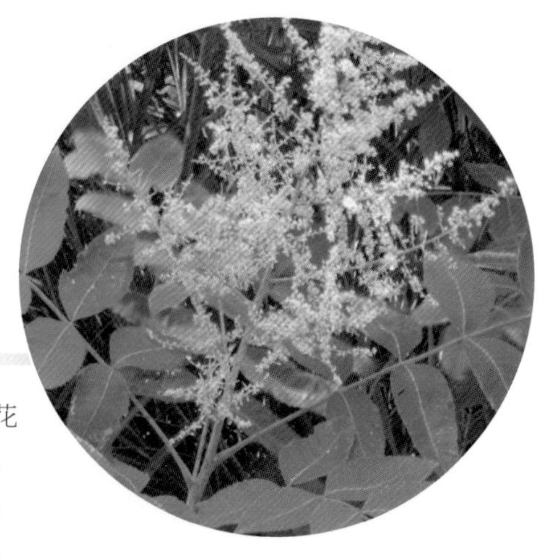

【来源】为漆树科植物盐肤木 *Rhus chinensis* Mill. 的根。

【植物形态】多年生落叶小乔木或灌木。小枝棕褐色，被锈色柔毛，具圆形小皮孔。奇数羽状复叶互生，叶轴及叶柄常有翅；小叶 5~13，小叶无柄；小叶纸质，多形，常为卵形或椭圆状卵形或长圆形，长 6~12cm，宽 3~7cm，先端急尖，基部圆形，边缘具粗锯齿或圆锯，叶面暗绿色，叶背粉绿色，被白粉，叶面沿中脉疏被柔毛或近无毛，叶背被锈色柔毛。圆锥花序宽大，顶生，多分枝，雄花序长，雌花序较短，密被锈色柔毛；花小，杂性，黄白色；雄花花萼裂片长卵形，花瓣倒卵状长圆形，开花时外卷，雄蕊伸出，花丝线形，花药卵形；雌花花萼裂片较短，花瓣椭圆状卵形；花盘无毛；子房卵形，密被白色微柔毛；花柱 3，柱头头状。核果球形，略压扁，被具节柔毛和腺毛，成熟时红色。

【分布】广西全区均有分布。

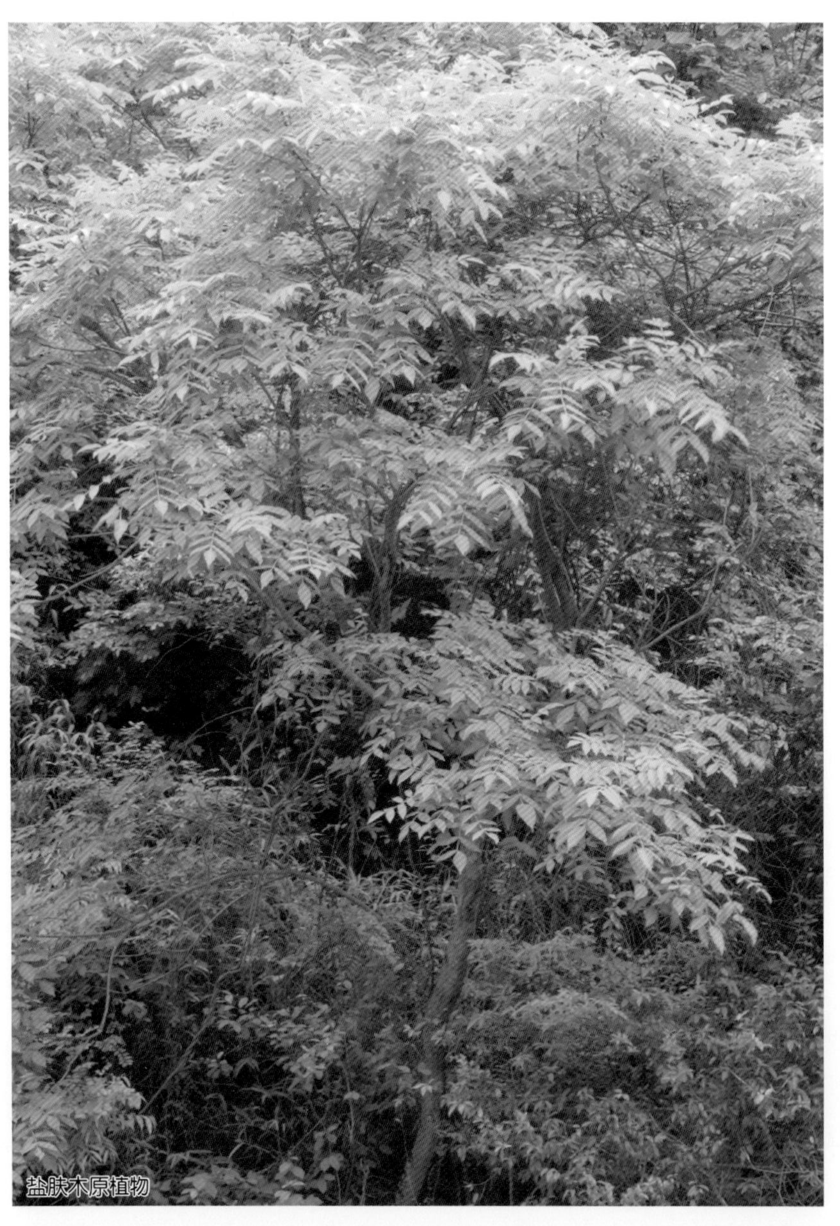
盐肤木原植物

【采集加工】全年均可采挖，洗净，切片，晒干。

【药材性状】根呈长圆锥状，长 10~25cm，直径 0.5~3cm，具少数支根，表面具不规则纵纹，灰褐色至灰黑色，质坚硬，不易折断。断面较平整，皮薄，红褐色，木质部外部黄白色，中央黄褐色，可见同心环及辐射状射线。气微，味淡。

【品质评价】以干燥、无泥沙、色黄棕者为佳。

【化学成分】本品根、茎中含 3,7,4′- 三羟基黄酮（3,7,4′-trihydroxyflavone），3,7,3′,4′- 四羟基黄酮（3,7,3′,4′-tetrahydroxyflavone），7- 羟基 -6- 甲氧基香豆素（7-hydroxy-6-methoxycoumarin），没食子酸（gallic acid），没食子酸乙酯（ethylgallate），水黄皮黄素（pongapin），四甲氧基非瑟素（tetramethoxy-fisetin），去甲氧基小黄皮精（demethoxykanugin），二苯甲酰甲烷（dibenzoylmethane），椭圆叶崖豆藤酮（ovalitenone），槲皮素（quercetin），β- 谷甾醇（β-sitosterol）[1]。

【药理作用】

1. 抗单纯疱疹病毒活性　盐肤木中三萜类成分对单纯疱疹病毒 -1（HSV-1）野生株、ACV/ PPA 耐药株、HSV-2 野生株等多种单纯疱疹病毒（HSV）均显示出很好的抗病毒活性，且作用比常用抗病毒药阿昔洛韦（ACV）强，每天 0.2~1.0 mg/kg 口服给药的治疗效果与 15mg/kg 的 ACV 效果相当，而且几乎没有毒副作用。该化合物抗 HSV 的作用机制与 ACV 不同，与 ACV 合用时产生协同作用。另外，与 ACV 恰好相反，其对 HSV-1 脑部感染的治疗效果比皮肤感染好[2]。

2. 抑制人肾小球膜细胞增生　盐肤木醇提物能抑制白介素 -1β（IL-1β）、

IL-6 诱发的肾小球膜细胞（HMC）增殖，也能抑制 HMC 分泌 IL-1β 和肿瘤坏死因子 -α，而且当浓度达 100μg/ml 时可完全抑制分泌[2]。该提取物能抑制 IL-1βmRNA 的表达，同时降低 HMC 内的钙离子浓度，但没有明显的细胞毒，表明从基因水平调控并抑制 HMC 增殖[3]。

3. 抗凝血　盐肤木提取的酚酸和三萜类化合物有很强的抗凝血酶作用，酚酸类能抑制凝血酶的氨基酸酶解活性，并延长凝血时间，但在 100μg/ml 时仍未表现出抗血小板凝聚作用，而三萜类抑制氨基酸酶解活性很强，却不能延长凝血时间[4]。

4. 抗腹泻　盐肤木成熟果实的甲醇提取物灌胃能抑制由蓖麻油引起的小鼠腹泻、减少由此诱发的肠液分泌量，降低木炭在小鼠小肠中的移动速率并减少小鼠排泄物，且无死亡和一般虚弱症状[5]。

5. 抗组胺释放作用与抗肿瘤　从盐肤木叶中得到的酚酸类物质可抑制大鼠肥大细胞释放组胺的作用[6]，还具有体外抗肿瘤活性，对人宫颈癌 Hela 细胞的半数抑制量为 6.7μg/ml[7]。

6. 抗菌　盐肤木叶中的鞣质对大肠杆菌等细菌的抗菌活性比没食子酸、水杨酸、咖啡酸、绿原酸等强。从盐肤木分离得到的烷基水杨酸类也有抗真菌和抗细菌作用[8,9]。

【临床研究】

1. 高血压病　治疗组用盐肤木降压方，水煎分 3 次饭后温服，每日 1 剂，1 个月为 1 个疗程。对照组服用硝苯地平缓释片，每次 10mg，每日 1 次；疗程同上。结果：治疗组 108 例，其中痊愈 72 例，好转 27 例，无效 9 例；对照组 104 例，其中痊愈 0 例，好转 100 例，无效 4 例[10]。

2. 冠心病　观察 1 组服用丹参Ⅱ号；观察 2 组服用盐肤木糖浆；观察 3 组服用冠心小Ⅱ号（红花 15g、川芎 15g）。结果：丹参Ⅱ号组 14 例，其中显效 12 例，有效 1 例，无效 1 例；盐肤木糖浆组 13 例，其中显效 4 例，有效 8 例，无效 1 例；冠心小Ⅱ号组 10 例，显效 4 例，有效 5 例，无效 1 例[11]。

3. 慢性溃疡性结肠炎　盐肤木花粉，每日早晚各 1 次，每次 15~20g，蜂蜜水送服，30 日为 1 个疗程，一般治疗 2~3 个疗程。结果：治疗 21 例，其中痊愈 16 例，显效 3 例，无效 2 例（其中 1 例属花粉过敏者），有效率为 90.4%[12]。

【性味归经】味酸、咸，性平。归肝、肾经。

【功效主治】祛风除湿，利水消肿，活血散毒。主治风湿痹痛，水肿，跌打肿痛，乳痈，癣疮。

【用法用量】内服：煎汤，9~15g；鲜品 30~60g。外用适量，研末调敷；或煎水洗；或鲜品捣敷。

【使用注意】孕妇慎服。

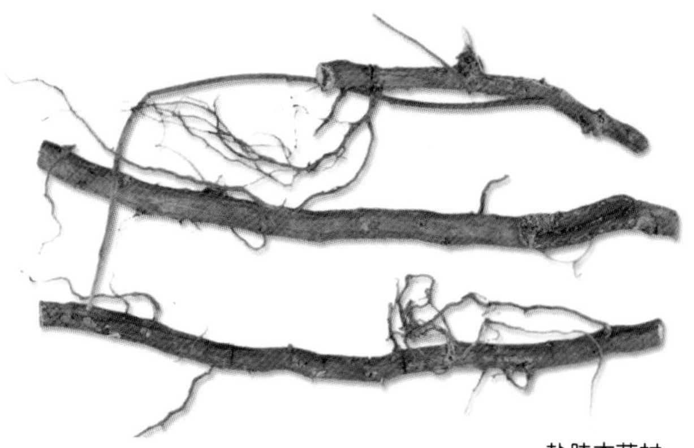

盐肤木药材

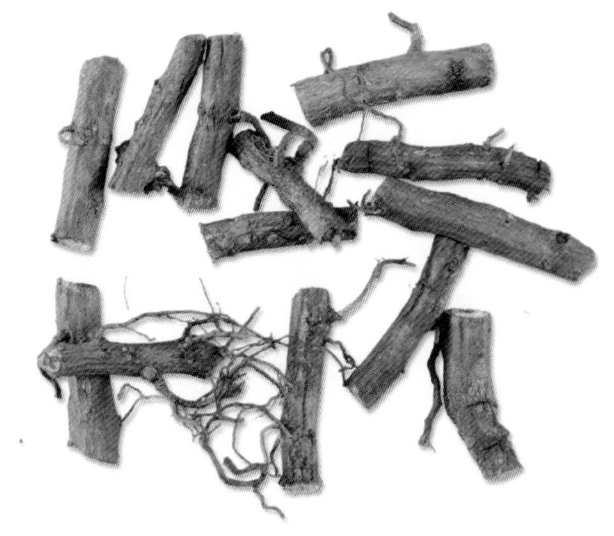

盐肤木饮片

【经验方】

1. 疮疡　盐肤木根、破凉伞、凌霄根、酒糟。共捣烂敷。（《湖南药物志》）
2. 骨折　盐肤木根、前胡。捣烂敷伤处。（《湖南药物志》）
3. 冬季手足皲裂　盐肤木根置火上略烤，取其流出的白汁，涂敷患处。（《天目山药用植物志》）
4. 疲劳身痛　盐肤木根 30~60g，山荔枝 60g。水煎服。（《福建常用草药》）
5. 慢性支气管炎　①盐肤木根或茎、秋鼠鞠草、枇杷叶 30g，款冬花 15g。水煎服。②盐肤木根、兰花参、蕈菜各 30g。水煎服。（《福建药物志》）
6. 腰骨酸痛，风湿性关节痛　盐肤木鲜根 30g，猪脊椎骨或脚节不拘量。酌加水、酒各半炖服。（《闽东本草》）
7. 水肿　盐肤木根 30~60g。水煎服。（《浙江民间常用草药》）
8. 慢性痢疾　五倍根 15g，苍耳草根 12g，臭草根、黄豆、生姜各 3g。煨水服。（《贵州草药》）
9. 痔疮　盐肤木根 60g，凤尾草 30g。水煎服，每日 2 剂，体虚者加猪瘦肉 30g，同煮。（《全国中草药汇编》）

【参考文献】

[1] 国家中医药管理局《中华本草》编委会 . 中华本草 . 上海：上海科学技术出版社，1999：3932.

[2] Kurokawa M, Basnet P, Ohsugi M, et al. Ant-i herpes simplex virus activity of moronic acid purif ied from Rhus javanica in vitro and in v-ivo . J Pharmcol Exper Therap , 1999, 289: 72.

[3] Kuo YC, Sun CM,Tsai WJ, et al. Blocking of cell prol if erat ion, cytokines production and genes expression following administrat ion of Chinese herbs in the human mesangial cells. Life Sciences , 1999,64（ 23 ）: 2089.

[4] Kuo SC, Teng CM, Lee LG, et al . 6-Pent adecylsalicylic acid, an antithrombin component isolated from the stem of Rhus semialata var. roxburghii. Planta Med , 1991, 57: 247.

[5] Tangpu V, Yadav AK. Antidiarrhoeal act ivity of Rhus javanica ripen fruit extract in albino mice . Fitotherapia , 2004, 75: 39.

[6] Fujimoto T, Kanetoshi A, Aopyagi M, et al . Studies on utilization of plant resources in Hokkaido. Isolat ion of 6-pentadecylsalicyl ic acid f rom Rhus javanica leaves as an act ive component on histamine-release inhibitory effect. Hokkaidori stsu Eisei Kenkyushoho , 2000, 50: 89.

[7] Nishino C,Koji K, Tamao Y, et al （ Mitsubishi Kasei Corp. ）. Alky-lsalicyl ic acid derivat ives as antitumor, ant ifungal, and ant ibact erial agents and their isolation from Rhus javanica .Jpn, Kokai Tokkyo Koho: JP 01 34, 913[89 34, 913] , 06 Feb 1989.

[8] Chung SC, Hwang BY, Oh GJ, et al. Chemical component s from the stem bark of Rhus javanica L . Saengyak Hakhoechi , 1999, 30（ 3 ）: 259.

[9] Higashi H, Abe M, Iwagawa T, et al . Isolation and propert ies of an antibacterial substance in the roots of Euphorbia jolkini.K agoshima Daigaku Rigakubu K iyo , Chig aku, S ei butsugaku ,1974, 7: 67.

[10] 施玲，何增富，徐金富，等 . 彝药盐肤木降压方治疗高血压病 108 例疗效观察 . 中国民族民间医药，2009，（ 11 ）：163.

[11] 洪秀芳，汪师贞，华泽惠，等 . 丹参Ⅱ号及盐肤木糖浆治疗冠心病心绞痛疗效观察 . 新疆医学院学报，1980，（ 4 ）：247.

[12] 赖超祥 . 盐肤木花粉对慢性溃疡性结肠炎病人 21 例的疗效观察 . 第八届国际蜂疗大会暨蜂产品保健博览会论文集，2006：44.

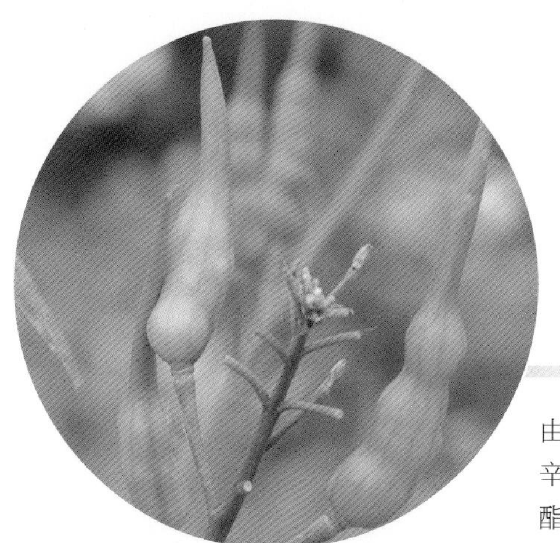

莱菔子

Lai fu zi

Raphani Sativi Semen
[英]Garden Radish Seed

【别名】萝卜子、芦菔子。

【来源】为十字花科植物莱菔 *Raphanus sativus* L. 的种子。

【植物形态】二年生或一年生草本。直根，肉质，长圆形，球形或圆锥形，外皮绿色，白色或红色。茎有分枝，无毛。稍具粉霜。基生叶和下部茎生叶大头羽状半裂。顶裂片卵形，长8~30cm，宽3~5cm，片卵形，侧裂片4~6对，长圆形，有钝齿，疏生粗毛；上部有叶长圆形，有锯齿或近全缘。总状花序顶生或腋生；萼片长圆形；花瓣4，白色，紫色或粉红色，卵形，具紫纹，下部有爪；雄蕊6，4长2短；雌蕊1，子房钻状，柱头柱状。角果圆柱形，在种子间处缢缩，形成海绵质横隔，先端有喙；种子1~6颗，卵形，微扁，红棕色，并有细网纹。

【分布】广西全区均有栽培。

【采集加工】4~5月果实成熟变黄色时，割取全株，晒干，打下种子，除去杂质即得。

【药材性状】种子类圆形或椭圆形，略扁，长2~4mm，宽2~3mm。种皮薄，表面红棕色，黄棕色或深灰棕色。放大镜下观察有细密网纹，种子一侧现数条纵沟，一端有黑色种脐。子叶2片，乳黄色，肥厚，纵褶。气微，味略辛。

【品质评价】以子粒饱满、均匀、色鲜黄、无杂质者为佳。

【化学成分】本品含挥发油和脂肪油。挥发油中含甲硫醇（menthyl-mercaptan），α-,β-乙烯醛（α-,β-ethyl olefine aldehyde），β-,γ-乙烯醇（β-,γ-vinyl alcohol）等。脂肪油内含芥酸（erucic acid），亚油酸（linoleic acid），亚麻酸（linolenic acid）以及芥子酸甘油酯（glycerol sinapate）等。含莱菔子素（raphanin），芥子碱硫氰酸盐（sinapine thiocyanate），一种以半胱氨酸为主的由51个氨基酸组成的酞以及油性成分辛烯醛（octenal），邻苯二甲酸丁二酯[1]。还含有硬脂酸（stearic acid），γ-谷甾醇（γ-sitosterol），β-谷甾醇（β-sitosterol），正三十烷（triacontane），氨基酸（amino acid），蛋白质（protein），糖（sugar），酚类（phenols），生物碱（alkaloid），黄酮苷（flavonoid glycosides），植物甾醇（phytosterol），维生素类（维生素C、B_1、B_2、E），辅酶Q（coenzyme Q）[1]。此外，另含二甲基二硫醚（dimethyl disulfide），1,1-二甲硫基乙烷，二甲基三硫醚（dimethyl trisulfide），二甲酯硫酸（dimethyl sulfate），二甲基四硫醚（dimethyl tetrasulfide），异硫氰酸-4-甲基己酯，异硫氰酸己酯（hexyl-*iso*-thiocyanate）[2]。

【药理作用】

1. 对胃肠道作用 莱菔子正己烷提取物能促进小鼠胃排空和肠蠕动，能增加大鼠血浆胃动素的含量，与西沙必利效果相似。这也可能是莱菔子消食除满，缓解早饱、腹胀、恶心、食欲不振、烧心等功能性消化不良和胃食

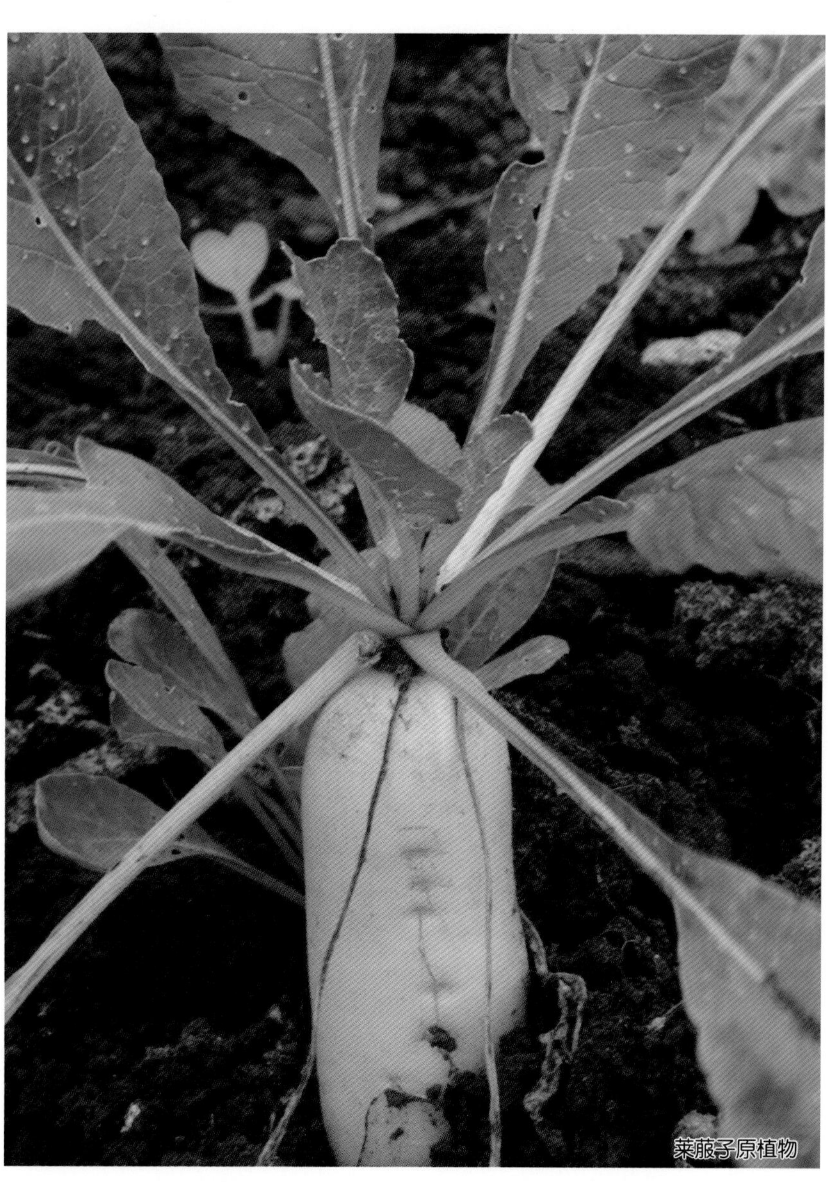

莱菔子原植物

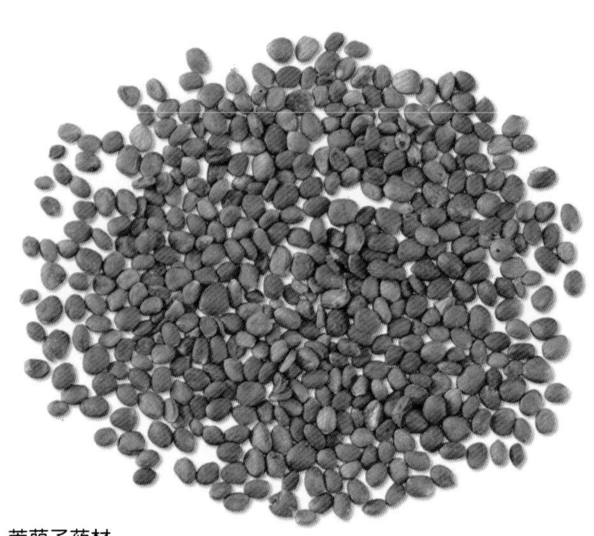

莱菔子药材

管反流临床症状的机制所在。同时也能对抗因多巴胺引起的胃排空和肠推进抑制作用，但在拮抗阿托品抑制小鼠胃排空的作用上不明显[3]。

2. 对心血管作用　莱菔子注射剂 1ml/kg 静脉注射，能使麻醉犬主动脉收缩压、舒张压、平均动脉压均下降，肺动脉收缩压、舒张压、平均动脉压均下降，外周血管阻力、肺血管阻力均下降[4]。莱菔子降压活性成分主要是芥子碱硫酸氢盐[5]。

3. 降气化痰　莱菔子给药前后毛细管液面下降高度有差异，表明莱菔子有平喘作用。莱菔子给药前后动物的咳嗽次数减少，呼吸道灌洗液的吸收度增大[6]。

【临床研究】

1. 习惯性便秘　炒莱菔子 50g，水煎后，早晚空腹服，每日1剂，7天为1个疗程。据病情轻重，可连续重复数个疗程。结果：治疗 54 例，其中治愈 39 例，显效 13 例，无效 2 例，总有效率达 96.2%[7]。

2. 氯氮平致便秘　炒莱菔子 80g，加水 300ml 浸泡 4h 后，急火煎 20min，每日1剂，每早空腹微温服下。结果：治疗 68 例，其中痊愈 32 例，显效 18 例，有效 13 例，无效 5 例。总有效率 92.65%。68 例中服药见效最短时间 6h，最长者 3 日[8]。

3. 术后腹胀　①复方莱菔子散（莱菔子、木香、当归、川芎、肉桂等，莱菔子去壳炒热，余药按常规炮制，散剂装入棕色瓶内备用），取 3~5g 散剂置于神阙穴上，用加热之麝香膏覆盖，4h 换药 1 次，观察 48h。结果：预防术后腹胀 210 例，其中显效 98 例，有效 112 例，总有效率 100%；治疗术后腹胀 270 例，其中显效 192 例，有效 76 例，无效 2 例，总有效率 99.3%[9]。②莱菔子 250g 装入自制小布袋内，扎紧袋口，放入家用式微波炉（900W）中，用高火加热 2~3min。取出待温度适宜，置病人脐部及脐周腹部多点热敷。病人采取仰卧位，每次治疗 20~30min，每日 1 次。结果：治疗 60 例，其中显效 38 例，有效 22 例，总有效率为 100%[10]。

4. 中风后腹胀　莱菔子文火炒黄。研细末，取 10g 以米酒和为直径 3cm 的薄饼。病人仰卧位，脐部常规消毒后，将药饼盖脐孔上。双层纱布加胶带固定，12h 换药 1 次。结果：治疗 15 例，经治疗 12~48h 有效者 9 例，48~72h 有效者 4 例，无效 2 例[11]。

5. 术后尿潴留　中药莱菔子 5g 放于神阙穴，用麝香止痛膏固定，同时，用热水袋热敷，促进药物吸收。8h 后酌情再用。结果：治疗 183 例，其中显效 103 例，有效 72 例，无效 8 例，总有效率 95.63%[12]。

6. 黄褐斑　莱菔子文火炒至微鼓起，略见焦斑，闻有香气时取出略冷，去皮取仁碾碎，饭前冲服，每日 2~3 次，每次 6~9g，1 个月为 1 个疗程，连服 2~3 个疗程。嘱病人尽量避光，均于半年后随访。结果：治疗 83 例，其中痊愈 28 例，占 33.7%；显效 42 例，占 50.6%；好转 13 例，占 15.6%，总有效率为 100%。其中有 5 例病轻者 1 个疗程即愈，病程长者所需疗程亦长[13]。

7. 高血压病　①莱菔子片，口服，每次 5 片，每日 2 次，个别病人每日 3 次。结果：治疗 70 例，其中显效 31 例，有效 29 例，无效 10 例，总有效率为 85.7%。用药后 1~5 周即有 75.3％的病例出现最大降压幅度，第 4 周出现最大降压幅度的病例为多，占 30.4%，降压作用出现缓慢而持久[14]。②二子降压汤（莱菔子 20g，决明子 10g。水煎浓缩至 300ml），口服，每次 100ml，每日 3 次，2 周为 1 个疗程，连续治疗 2 个疗程。结果：治疗 30 例，其中显效 19 例，有效 9 例，无效 2 例，总有效率 93.3%[15]。

【性味归经】味辛、甘，性平。归脾、胃、肺、大肠经。

【功效主治】消食导滞，降气化痰。主治食积气滞，脘腹胀满，咳嗽多痰，气逆喘满。

【用法用量】内服：煎汤，5~10g；或入丸、散，宜炒用。外用适量，研末调敷。

【使用注意】无食积痰滞及中气虚弱者慎服，不宜与人参同服。

【经验方】

1. 跌打损伤，瘀血胀痛　莱菔子二两，生研烂，热酒调敷。（《方脉正宗》）
2. 牙疼　萝卜子二七粒，去赤皮，细研。以人乳和，左边牙痛，即于右鼻中点少许；如右边牙痛，即于左鼻中点之。（《太平圣惠方》）
3. 痰嗽　杏仁（去皮、尖）、萝卜子各半两。为末，粥丸服。（《丹溪心法》）
4. 咳嗽痰喘　莱菔子 9g，白果 9g，熟地 18g，陈皮 6g，杏仁 9g。水煎服。（《中药临床应用》莱菔白果汤）
5. 一切食积　山楂六两，神曲二两，半夏、茯苓各二两，陈皮、连翘、萝卜子各一两。上为末，炊饼丸如梧子大。每服七八十丸，食远，白汤下。（《丹溪心法》保和丸）
6. 小儿腹胀　萝卜子（炒）、紫苏梗、干葛、陈皮各等份，入甘草少许，水煎服。食少加白术。（《万氏家抄方》）

【参考文献】

[1] 谭鹏，姜虹玉，吕文海．莱菔子研究概况．实用中医药杂志，2005，21（4）：254.

[2] 张欣，于峰，吕文海．莱菔子生制品挥发性成分 GC-MS 分析．中华中医药学会四大怀药与地道药材研究论坛暨中药炮制分会第二届第五次学术会议与第三届会员代表大会论文集，2007：101.

[3] 唐健元，张磊，梁浩．莱菔子对胃肠道的实验研究及临床应用．现代中西医结合杂志，2002，11（5）：474.

[4] 宋爱英，施波，王刚，等．莱菔子对麻醉犬心脏血流动力学的作用研究．中医药学报，1990，（1）：48.

[5] 王维兰，朱进，李钟大，等．莱菔子降压活性成分研究．中草药，1987，18（3）：5.

[6] 刘继林，钟荞，张世波．莱菔子降气化痰的实验研究．成都中医学院学报，1990，13（2）：29.

[7] 赵东茹．炒莱菔子治疗老年习惯性便秘 53 例临床分析．辽宁医学院学报，2008，29（2）：109.

[8] 魏绪华．单用炒莱菔子治疗氯氮平致便秘 68 例．四川中医，2002，20（8）：41.

[9] 彭秋芬．复方莱菔子散外敷防治术后腹胀的临床观察．湖北中医杂志，2002，24（9）：32.

[10] 马英．莱菔子热敷治疗术后腹胀的护理．现代中西医结合杂志，2003，12（21）：2361.

[11] 赵秀玲．莱菔子敷脐治疗中风后腹胀 15 例．中医外治杂志，2000，9（1）：40.

[12] 王丽钧，朱其卉．莱菔子敷贴神阙穴治疗术后尿潴留．湖北中医杂志，2007，29（5）：31.

[13] 侯淑琴．莱菔子冲服治疗黄褐斑 83 例．中国民间疗法，1996，(4)：14.

[14] 赵建敏．莱菔子治疗高血压病 70 例临床观察．河南中医药学报，1999，14（3）：13.

[15] 郑春红．二子降压汤治疗原发性高血压病 30 例．吉林中医药，2006，26（2）：27.

Lian zi 莲子

Nelumbinis Semen
[英]Lotus Thalamous Seed

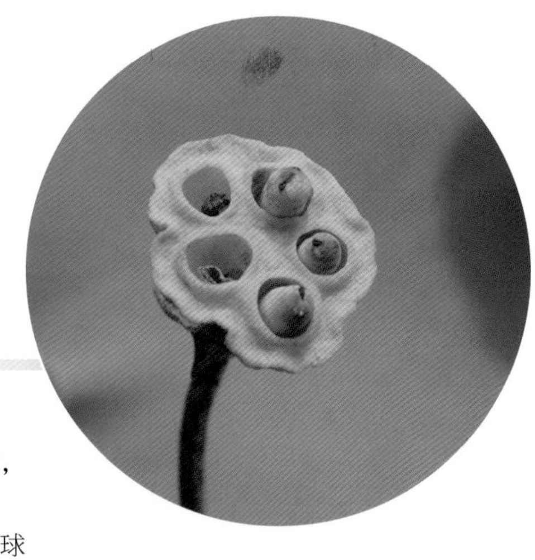

【别名】藕实、水芝丹、莲实、泽芝、莲蓬子、莲肉、莲米。

【来源】为睡莲科植物莲 *Nelumbo nucifera* Gaertn. 的种子。

【植物形态】多年生水生草本。根茎横生，肥厚，节间膨大，内有多数纵行通气孔洞，外生须状不定根。节上生叶，露出水面；叶柄着生于叶背中央，粗壮，圆柱形，多刺；叶片圆形，直径25~90cm，全缘或稍呈波状，上面粉绿色，下面叶脉从中央射出，有1~2次叉状分枝。花单生于花梗顶端，花梗与叶柄等长或稍长，也散生小刺；花芳香，红色、粉红色或白色；花瓣椭圆形或倒卵形；雄蕊多数，花药条形，花丝细长，着生于花托之下；心皮多数，埋藏于膨大的花托内，子房椭圆形，花柱极短。花后结“莲蓬”，倒锥形，有小孔20~30个，每孔内含果实1枚；坚果椭圆形或卵形，果皮革质，坚硬，熟时黑褐色。种子卵形，或椭圆形，种皮红色或白色。

【分布】广西全区均有栽培。

【采集加工】种子于秋季成熟时采摘，晒干。

【药材性状】莲子略呈椭圆形或类球形，长1.2~1.7cm，直径0.8~1.5cm。表面浅黄棕色至红棕色，有细纵纹和较宽的脉纹，先端中央呈乳头状突起，深棕色，常有裂口，其周围及下方略下陷。种皮薄，紧贴子叶，不易剥离。质硬，破开后可见黄白色肥厚子叶2枚，中心凹入成槽形，具绿色莲子心。气无，味甘、涩，莲子心极苦。

【品质评价】莲子以个大饱满者为佳。

【化学成分】本品成熟种子含碳水化合物（carbohydrate），蛋白质（protein），脂肪（fat）。脂肪中脂肪酸（fatty acid）组成：油酸（oleic acid），亚油酸（linoleic acid），亚麻酸（linolenic acid），棕榈酸（palmitic acid），肉豆蔻酸（myristic acid）[1]。

【药理作用】

1. 降压　莲子心水煎剂对麻醉猫有降压作用。其降压有效成分为莲心碱和甲基莲心碱。莲心碱的非结晶部分对麻醉猫静脉注射1~2mg/kg可降低原血压水平约50%，维持2~3h[2]，结晶部分降压作用短暂，改为季铵盐给麻醉猫静注1~2mg/kg和麻醉狗静注0.1~0.2mg/kg，均产生强而持久的降压作用[3]。甲基莲心碱给麻醉大鼠静注1.5mg/kg或6mg/kg，1min后平均动脉压（MAP）下降（39±11）%及（62 ± 12）%，给药1.5mg/kg1h后MAP逐渐回升接近正常水平，6mg/kg则持续时间更长。甲基莲心碱经大鼠十二指肠给药30mg/kg也有降压作用，60min起效，

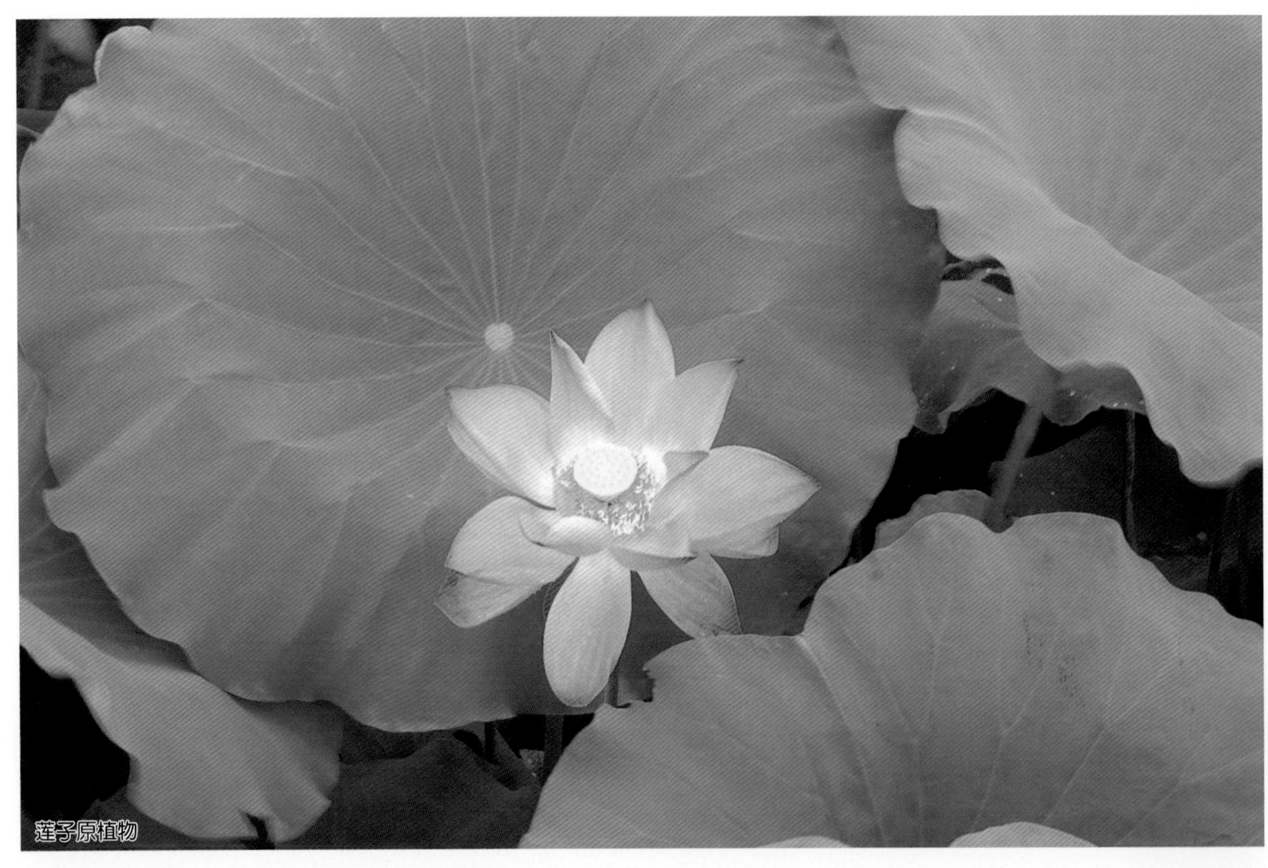
莲子原植物

100~180min 后 MAP 下降值稳定在 35% 左右。甲基莲心碱对肾性和醋酸去氧皮质酮盐型高血压大鼠也均有降压作用。麻醉猫和清醒家兔静注甲基莲心碱也均使血压下降。表明甲基莲心碱对不同动物、不同给药途径都有降压作用[4]。

2. 抗心律失常　甲基莲心碱具有较广泛的抗心律失常作用[5]，5mg/kg 静脉注射能对抗肾上腺素引起的家兔心律失常，提高家兔心室电致颤阈，效果与奎尼丁相似。对乌头碱致大鼠心律失常和毒毛花苷致豚鼠心律失常以及结扎大鼠冠脉复灌引起的心律失常，静注 5mg/kg 甲基莲心碱均有拮抗作用，效果强于同剂量的奎尼丁。对电刺激丘脑下区诱发的大鼠心律失常，静注 5mg/kg 甲基莲心碱或奎尼丁均有预防作用，但以 0.5mg/kg 脑室内注射，甲基莲心碱有效而奎尼丁无效，说明其抗心律失常作用有一定中枢机制参与、而奎尼丁则无。甲基莲心碱抗心律作用的强度，以药物使乌头碱致心律失常用量增加 50% 时的剂量为指标，甲基莲心碱静注为 3.1mg/kg，奎尼丁为 18.5mg/kg，较奎尼丁强 6 倍。甲基莲心碱的抗心律失常作用可能与其降低心肌自律性、兴奋性及延长不应期有关[6]，这一作用与甲基莲心碱抑制 Na^+、K^+、Ca^{2+} 的跨膜转运有关[7~9]。

3. 毒理　甲基莲心碱静脉注射对小鼠的半数致死量为（26±2.3）mg/kg，约为奎尼丁的 1/2[5]。

【临床研究】

失眠症　治疗组服用中药莲子粉，对照组服用安慰剂（淀粉），每日 2 次，每次 1 包，每包 15g，两组推荐摄入量为每日 30g。连续观察 30 天。结果：治疗组 40 例，总有效率为 82.5%，对照组 40 例，总有效率为 42.5%，两组疗效比较有显著性差异（P<0.01）[10]。

【性味归经】味甘、涩。性平。归脾、肾、心经。

【功效主治】养心安神，补脾止泻，益肾固精。主治失眠，心神不宁，脾虚久泻、久痢，肾虚遗精、滑泄、小便失禁，妇人崩漏带下，惊悸。

【用法用量】内服：煎汤，6~15g；或入丸、散。

【使用注意】中满痞胀、大便燥结者禁服。

【经验方】

1. 补益虚损　莲子（去皮）不以多少，用好酒浸一宿，入大猪肚内，用水煮熟，取出焙干。上为极细末，酒糊为丸，如鸡头大。每服五七十丸，食前温酒送下。（《医学发明》水芝丸）

2. 病后胃弱，不能饮食　莲肉、粳米各炒四两。茯苓二两。共为末，砂糖调和。每五六匙，白滚汤下。（《医学入门》莲肉糕）

3. 久痢不止　老莲子二两（去心），为末。每服一钱，陈米汤调下。（《世医得效方》）

4. 下痢饮食不入，俗名噤口痢　鲜莲肉一两，黄连五钱，人参五钱。水煎浓，细细与呷。（《本草经疏》）

5. 小便白浊，梦遗泄精　莲肉、益智仁、龙骨（五色者）各等份。上为细末。每服二钱，空心，用清米饮调下。（《奇效良方》莲肉散）

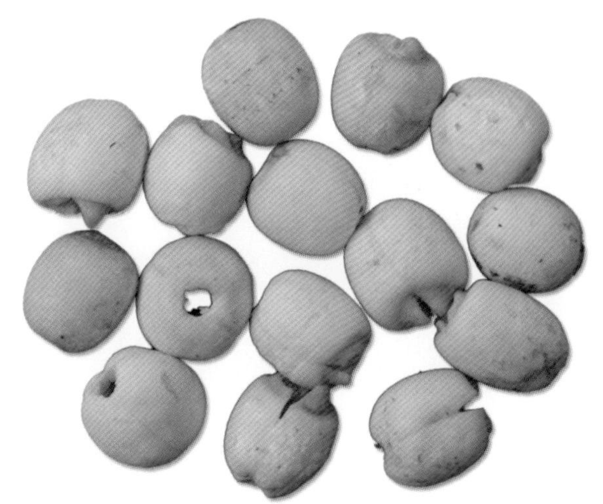

莲子药材

附：莲须

味甘、涩，性平。归肾、肝经。功效：固肾涩精。主治：遗精，滑精，尿频，遗尿，带下，崩漏。内服，煎汤，3~9g；或入丸、散。

莲房

味苦、涩，性平。归肝经。功效：散瘀止血。主治：月经过多，崩漏，尿血，便血。内服：煎汤，5~10g；或研末。

【参考文献】

[1] 国家中医药管理局《中华本草》编委会 . 中华本草 . 上海：上海科学技术出版社，1999：1996.

[2] 陈维洲，朱巧贞，丁光生 . 莲子心生物碱 Nn-9 的降压机制 . 药学学报，1962，9（5）：271.

[3] 陈维洲，凌秀珍，丁光生 . 莲心碱及其两种季铵盐的降压作用 . 药学学报，1962，9（5）：277.

[4] 胡文淑，郭莲军 . 甲基莲心碱的降压作用 . 中国药理学与毒理学杂志，1990，4（2）：107.

[5] 李贵荣 . 中草药，1988，14（5）：217.

[6] 李贵荣 . 中国药理学报，1988，9（2）：139.

[7] 李贵荣，李孝光，钱家庆，等 . 甲基莲心碱对豚鼠心肌电 - 机械活动的影响 . 中国药理学与毒理学杂志，1987，1（4）：268.

[8] 李贵荣，李孝光，吕富华 . 甲基莲心碱对兔窦房结细胞和培养的乳鼠跨膜动作电位的影响 . 中国药理学报，1989，10（4）：328.

[9] 李贵荣，李孝光，吕富华 . 甲基莲心碱对豚鼠心肌跨膜电位的影响 . 中国药理学报，1989，10（5）：406.

[10] 陈保正，竹剑平 . 莲子粉治疗失眠症 40 例观察 . 浙江中医杂志，2008，43（6）：334.

Lian sheng gui zi hua

莲生桂子花

Asclepiadis Curassavicae Herba
[英]Bloodflower Milkweed Herb

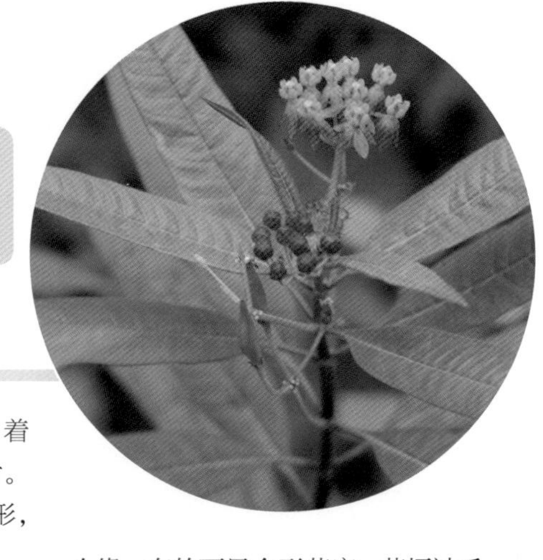

【别名】金凤花、莲生桂子草、状元红、细牛角仔树、野辣椒、刀口药、竹林标、马利筋。

【来源】为萝藦科植物马利筋 *Asclepia curassavical* L. 的全草。

【植物形态】多年生直立灌木状草本。全株有白色乳汁。叶对生；叶片膜质，披针形或椭圆状披针形，先端短渐尖或急尖，基部楔形而下延至叶柄，长6~13cm，宽1~3.5cm，侧脉每边约8条。聚伞花序顶生或腋生，有花10~20朵；花萼5深裂，被柔毛，内面基部有腺体5~10个；花冠裂片5，紫红色，长圆形，反折；副花冠5裂，黄色，着生于合蕊冠上，有柄，内有舌状片。蓇葖果披针形，两端渐尖。种子卵圆形，先端具白色绢质种毛。

【分布】广西主要分布于北海、灵山、龙州、上林、天等、平果、凌云、河池、桂平、苍梧、那坡、藤县、德保等地。

【采集加工】全年均可采，晒干或鲜用。

【药材性状】茎直，较光滑。单叶对生，叶片披针形，先端急尖，基部楔形，全缘。有的可见伞形花序，花梗被毛，或披针形蓇葖果，内有许多具白色绢毛的种子。气特异，味微苦。

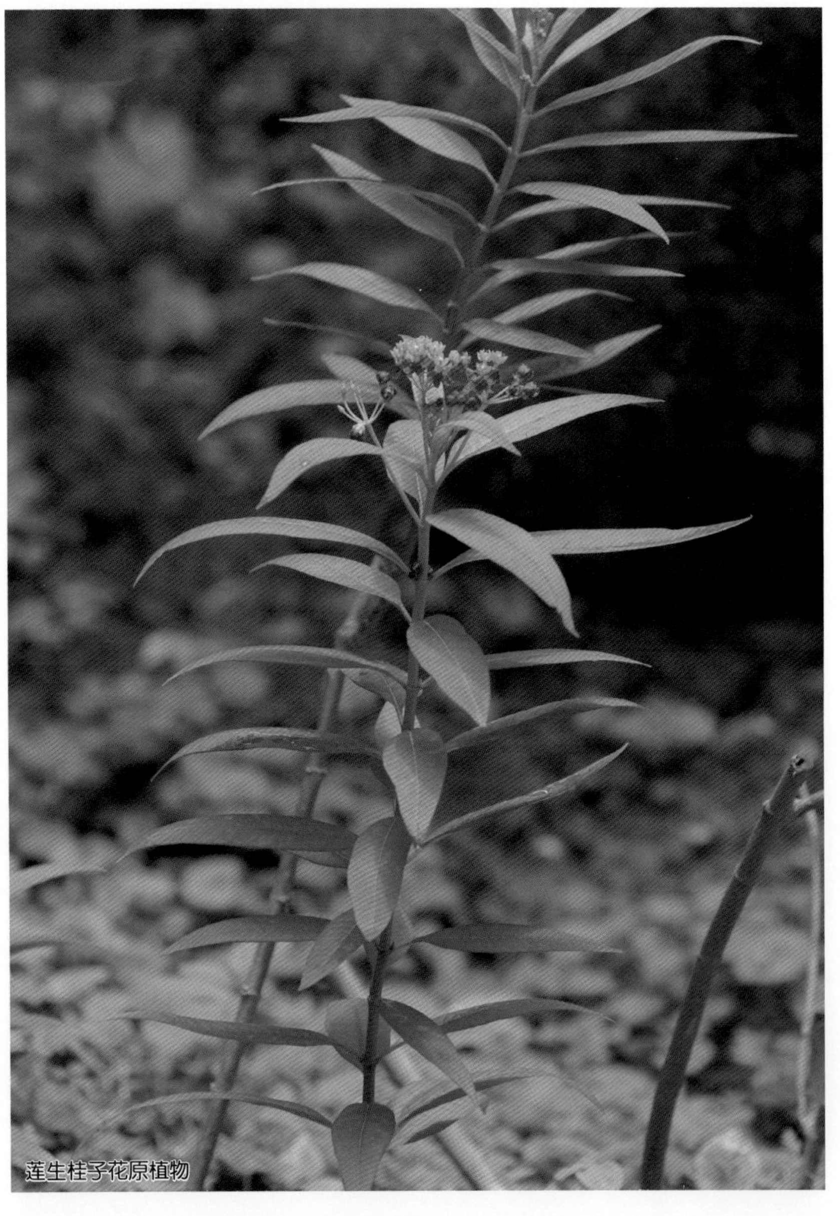

莲生桂子花原植物

【品质评价】以叶多、色绿者、气味浓者为佳。

【化学成分】全草含马利筋苷（curassavicin）；叶含阿斯科勒苷元（asclepogenin），毒牛角瓜苷（calotropin），细胞牛角瓜苷元（calotropagenin），克罗毒苷元（corotoxigenin），克罗苷元（coroglaucigenin），科勒坡苷元（clepogenin），枯热洒苷元（curassavogenin），乌沙苷元（uzarigenin）[1]。

【药理作用】

1. 强心 0.1g（生药）作用于蛙心1h可使蛙心停止于收缩期。10%马利筋种子酊剂0.3ml/kg静注，可使戊巴比妥钠所致心衰猫心肺装置静脉压迅速下降，心收缩力增强，心输出量增多，但于4min出现中毒表现，心跳停止，静脉压回升。猫静注也见心电图R波急剧增高，R-R及P间隔延长[2]。马利筋苷0.5mg注射可使蛙心停止于收缩状态，在体兔心及离体豚鼠心脏灌流及心电图观察均表现正性肌力作用、负性频率和负性传导作用。其作用强度鸽法为（0.751±0.017）mg/kg，为原生药的732倍，对鸽24h已无蓄积[3]。

2. 抗癌 本品醇提取物体外对人鼻咽癌KB细胞有抑制作用，牛角瓜苷为细胞毒成分之一[4]。

3. 催吐 本品根茎有催吐作用[2]。

4. 抑制子宫等作用 本品叶茎水提取物可使大鼠后肢灌流量增加，对豚鼠离体子宫有轻度抑制作用[5]。

5. 毒理 大鼠分别灌胃本品茎叶的水、醇、石油醚提取物2g（生药）/天，连续4周，未引起死亡，且对体重及生殖功能也无明显影响[6]。本品的乙醇提取物 5mg/kg 腹腔注射连续 5 天，对家兔未见蓄积中毒[3]。静注大鼠和兔则均可引起肺、肠道缺血，肾脏充血，脑、肺、肠系膜小动脉及脊髓的近腰部等出血[7]。马利筋苷静注对鸽的最小致死量为（54.97±19.4）mg（生药）/kg[3]。

【性味归经】味苦，性寒；有毒。归肺、肝经。

【功效主治】清热解毒，活血止血，消肿止痛。主治咽喉肿痛，肺热咳嗽，热淋，月经不调，崩漏，带下，痈疮肿毒，湿疹，顽癣，创伤出血。

【用法用量】内服：煎汤，6~9g。外用鲜品适量，捣敷；或干品研末撒。

【使用注意】本品全株有毒，其白色乳汁毒性较大，内服宜慎，体质虚弱者禁服。

【经验方】

1. 痈疮肿毒　刀口药 6~9g，水煎服；并用鲜品适量，捣烂敷患处。（《四川中药志》1982 年）
2. 湿疹及顽癣　用鲜马利筋折断后流出的乳汁搽患处，每日 2 次。（《全国中草药汇编》）
3. 外伤出血　马利筋花、叶晒干为末，或果内种毛撒敷伤口。（《全国中草药汇编》）
4. 乳腺炎，痈疖　竹林标 6~9g，水煎服。（《云南中草药》）
5. 痛经　鲜马利筋 30g。水煎服，以胡椒为引。（《全国中草药汇编》）

【参考文献】

[1] 国家中医药管理局《中华本草》编委会 . 中华本草 . 上海：上海科学技术出版社，1999：5641.

[2] 吕富华，李章文，江明性 . 国产马利筋的强心作用 . 药学学报，1960，（6）：245.

[3] 乐开礼，周云仙，黄衡，等 . 马利筋苷的强心作用 . 药学学报，1964，11（2）：80.

[4] Kupchan SM,et al.Science,1964,146（3652）:1685.

[5] J.Pharmaceut. Sci,1964,16（9）:115.

[6] Barnes CS. J Nat Prod,1975,38（2）:135.

[7] Hassan WE. C A,1952,46:9214.

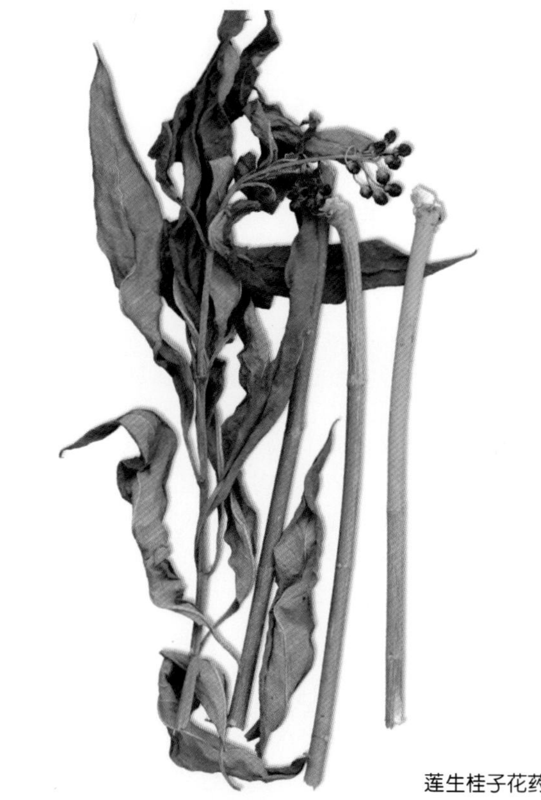

莲生桂子花药材

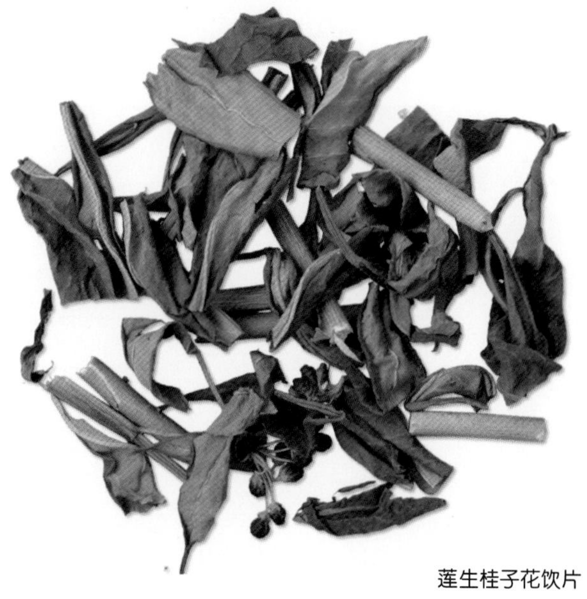

莲生桂子花饮片

E　　shu

莪　术

Curcumae Rhizoma

[英] Aeruginous Turmeric Rhizome

【别名】蓬莪术、青姜、广术、黑心姜、文术、温莪术、山姜黄、蓬术。

【来源】为姜科植物蓬莪术 *Curcuma phaeocaulis* Val.、广西莪术 *Curcuma Kwangsiensis* S. G.Lee et C. F. Liang 或温郁金 Curcu*ma wenyujin* Y.H. Chen et C. Ling 的根茎。

【植物形态】蓬莪术：多年生草本。主根茎陀罗状至锥状陀罗形，侧根茎指状，内面黄绿色至墨绿色，或有时灰蓝色，须根末端膨大成肉质纺锤形，内面黄绿或近白色。叶鞘下段常为褐紫色。叶基生，4~7 片；叶柄短，为叶片长度的 1/3~1/2 或更短；叶片长圆状椭圆形，长 20~50cm，宽 8~20cm，先端渐尖至短尾尖，基部下延成柄，两面无毛，上面沿中脉两侧有紫色晕。穗状花序圆柱状，从根茎中抽出，有苞片 20 多枚，上部苞片长椭圆形，粉红色至紫红色；中下部苞片近圆形，淡绿色至白色。

广西莪术：多年生草本。主根茎卵圆形，侧根茎指状，断面白色或微黄色。须根末端常膨大成纺锤形块根，断面白色。叶基生，被短柔毛；叶 2~5 片，直立，叶片长椭圆形，长 14~39cm，宽 4.5~7cm，先端短尖至渐尖，基部渐狭，下延，两面密被粗柔毛，有的类型沿中脉两侧有紫晕。穗状花序从根茎中抽出，圆柱形，先叶或与叶同时抽出，花序下的苞片阔卵形，淡绿色，上部的苞片长圆形，淡红色；花萼白色，一侧裂至中部，先端有 3 钝齿；花冠近漏斗状，花瓣 3，粉红色，长圆形，后方的 1 片较宽，先端略成兜状；侧生退化雄蕊花瓣状，淡黄色，唇瓣近圆形，淡黄色，先端 3 浅圆裂，花药基部有距；子房被长柔毛，花柱丝状，柱头头状，有毛。

温郁金：多年生草本。主根茎陀罗状，侧根茎指状，内面柠檬色。须根细长，末端常膨大呈纺锤形块根，内面白色。叶片 4~7，2 列，叶柄短，长不及叶片的一半；叶片宽椭圆形，长 35~75cm，宽 14~22cm，先端渐尖或短尾状渐尖，基部楔形，下延至叶柄，下面无毛。穗状花序圆柱状，先叶于根茎处抽出，长 20~30cm，上部无花的苞片长椭圆形，长 5~7cm，宽 1.5~2.5cm，蔷薇红色，中下部有花的苞片长椭圆形，绿白色；花萼筒白色，先端具不等的 3 齿；花冠管漏斗状，白色，裂片 3，膜质，长椭圆形，后方一片较大，先端略呈兜状，近先端处有粗糙毛；侧生退化雄蕊花瓣状，黄色，

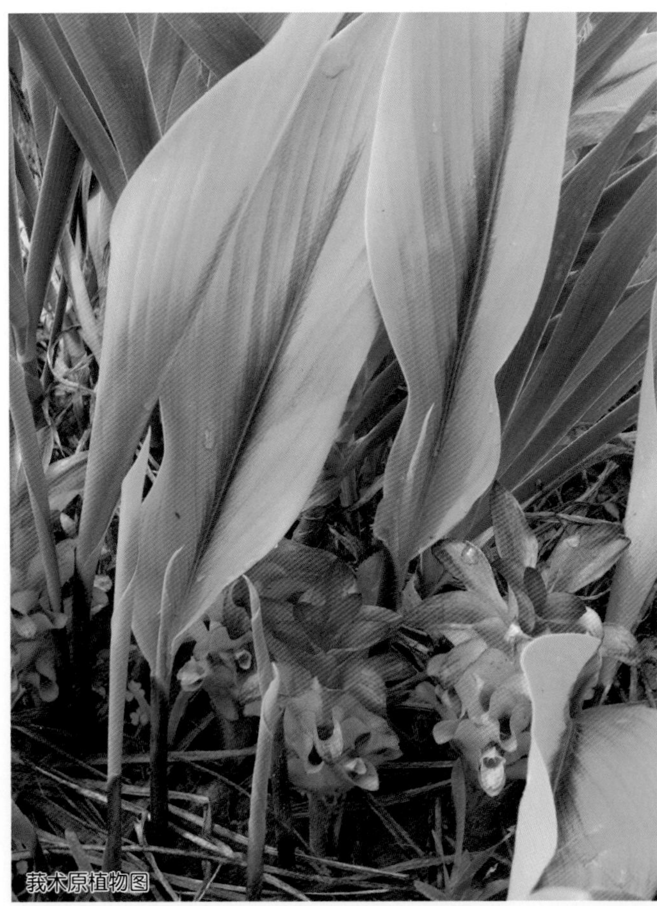
莪术原植物图

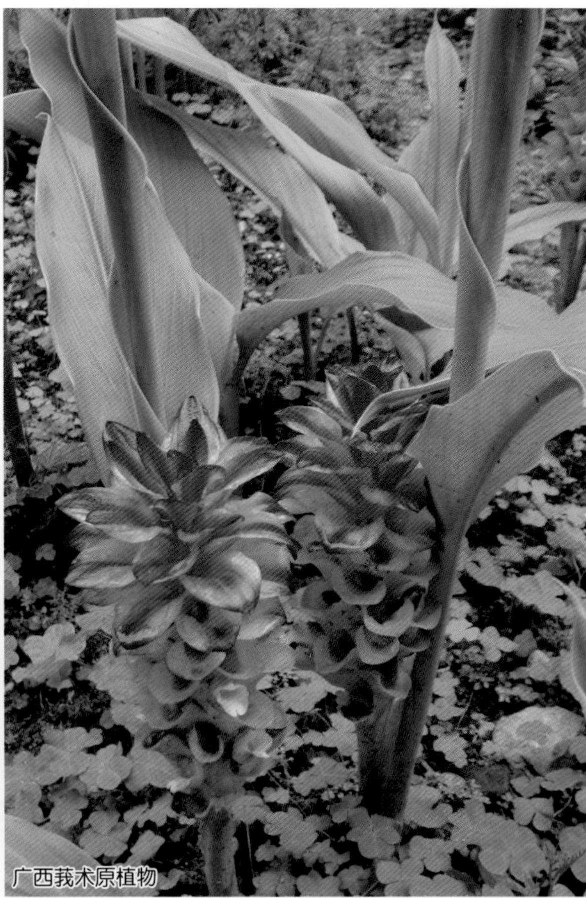
广西莪术原植物

唇瓣倒卵形，外折，黄色，先端微凹；能育雄蕊 1，花药基部有距；子房被长柔毛，花柱细长。

【分布】广西主要分布于武鸣、南宁、邕宁、横县、上思、大新、贵港等地。

【采集加工】冬季茎叶枯萎后采挖，洗净，蒸或煮至透心，晒干或低温干燥后除去须根及杂质。

【药材性状】呈卵圆形、长卵形、圆锥形或长纺锤形，顶端多钝尖，基部钝圆，长 2~8cm，直径 1.5~4cm。表面灰黄色至灰棕色，上部环节凸起，有圆形微凹的须根痕或有残留的须根，有的两侧各有 1 列下陷的芽痕和类圆形的侧生根茎痕，有的可见刀削痕。体重，质坚实，断面灰褐色至蓝褐色，蜡样，常附有灰棕色粉末，皮层与中柱易分离，内皮层环纹棕褐色。气微香，味微苦而辛。

【品质评价】以质坚实、香气浓者为佳。

【化学成分】本品含挥发油，油中主要成分为龙脑（borneol），莪术呋喃酮（curzerenone），大牻牛儿酮（germacrone），莪术醇(curcumol)，*α*-和*β*-蒎烯(pinene)，樟烯(camphene)，柠檬烯（limonene），1,8-桉叶素（1,8-cineole），松油烯（terpinene），异龙脑（*iso*-borneol），松油醇（terpineol），丁香烯（caryophyllene），丁香油酚（eugenol），姜黄烯（curcumene)，姜黄酮(turmerone)，芳姜黄酮(ar-turmerone)，莪术二酮（curdione），芳樟醇（linalool），*β*-及*δ*-榄香烯（elemene），葎草烯（humulene），异莪术烯醇（*iso*-curcumenol），樟脑（camphor），*α*-松油烯（*α*-terpinene），桉油精(cajuputol)，异龙脑(*iso*-borneol)，莪术烯(curzerene）等[1, 2]。

此外，根与根茎中含姜黄素类化合物，包括姜黄素（curcumine）、脱甲氧基姜黄素（demethoxycurcumin）和双脱甲氧基姜黄素等[2]。

【药理作用】

1. 抗肿瘤　莪术油制剂在体外对小鼠艾氏腹水癌细胞、615 纯系小鼠的 L615 白血病及腹水型肝癌细胞等多种瘤株的生长有抑制和破坏作用[3]。100% 莪术注射液 0.3~0.5ml 给小鼠腹腔注射，对肉瘤 S180 有较好的疗效，抑瘤率达 50% 以上。从莪术挥发油中得到的单体，莪术醇和莪术二酮 75mg/kg 皮下注射，对小鼠肉瘤 S37、宫颈癌 U14、艾氏腹水癌（ECA）均有较高的抑制率，治疗组肿瘤细胞表现核质比例减少，核外形趋向正常。染色质、核仁和染色质间颗粒数量减少，故认为莪术对小鼠肉瘤的细胞核代谢有抑制作用[4]。莪术醇及莪术二酮体外对 ECA 细胞有破坏作用，能使其变性坏死[5]。不同浓度的莪术油注射液对瘤细胞均有直接破坏作用，有作用快而强的特点，瘤细胞数越多，杀灭 90% 的瘤细胞所需的药液浓度就越大[6]。莪术抗癌作用的方式既有直接作用，也有宿主的免疫反应参与[5, 6]。临床以莪术油作瘤内注射治疗宫颈癌，治疗后可见癌组织坏死脱落，局部淋巴细胞浸润，部分病例肿块消失，宫颈光滑，提示莪术有直接杀癌细胞的作用。在病理切片中则见到有密集的小淋巴细胞围绕癌细胞，淋巴窦中有大量的窦细胞组织增殖，血液中淋巴细胞有升高，这些均提示有效病例中宿主有免疫反应[7]。用莪术处理的 ECA 及 L615 瘤苗进行主动免疫，

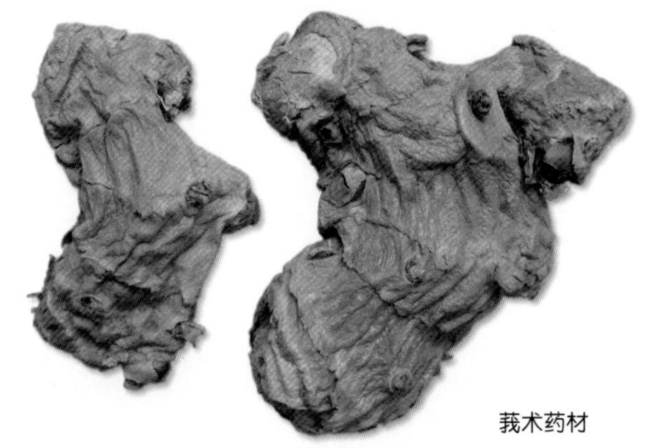

莪术药材

确实能使部分动物获得保护效应[8, 9]。莪术 L615 瘤株的主动免疫保护效应具有一定的特异性，因为经莪术 L615 瘤免疫的动物，不能产生对 L615 的交叉免疫保护效应。一些对 L615 具有免疫力的莪术瘤苗免疫组动物，尽管能耐受 10^5~3×10^7 个 L615 细胞的多次攻击，却死于 3×10^5 个 L759 瘤细胞[10]。且这种免疫保护效应具有一定的稳定性，一旦建立后，能够维持 10~13 个月的时间，但不能传给子代，因为其子代绝大多数不能耐受 10^5~3×10^7 个 L615 细胞的攻击，均发生典型的 L615 白血病而死亡，平均存活时间也未见延长，说明亲代的这种免疫保护效应是后天获得而不能传给子代[11]。用纯系雌性 T-739 小鼠观察莪术油对肺腺癌 LA-795 的放射增敏作用，用莪术油腹腔注射加照射组比单纯照射组有肿瘤生长延迟效果，可使放射治疗效果提高 42%，达到中等增敏作用[12]。莪术醇可抑制 MCF-7、OV-UL-2、MM231、Hela 细胞的生长，莪术醇抑制肿瘤细胞生长的最佳抑制浓度为 50μg/ml。莪术醇能抑制 MCF-7、MM231、Hela 肿瘤细胞 RNA 的合成。莪术醇对正常乳腺细胞 MCF-12a、MCF-10a 生长无影响[11]。从温莪术中的 *β*-榄香烯能够诱导多种肿瘤细胞发生凋亡。经 *β*-榄香烯处理的 K562 细胞呈现出细胞凋亡特征性的表现，如核固缩，凋亡小体形成，琼脂糖凝胶电泳 DNA 梯状条带，原位末端标记阳性等[14,15]。凋亡细胞发生率与各榄香烯处理的浓度、时间均呈正相关。流式细胞仪碘化丙啶染色阳性的坏死细胞较少见且不随药物浓度增高和作用时间延长而增多，提示各榄香烯对人白血病 K562 细胞的主要效应是诱导凋亡。此外，莪术油注射液体外对 RL-952 的抑制率呈时间 - 剂量依赖性，可见癌细胞核固缩，胞浆有大量的空泡出现，细胞浆内细胞器肿胀，线粒体增粗，细胞染色体断裂、凝集。莪术油注射液在体外作用可能通过非凋亡性程序性死亡方式抑制癌细胞增殖[16]。应用榄香烯加放疗治疗骨转移癌，与单用放疗相比效率大大提高，止痛时间缩短，免疫指标 CD3+、CD4+、CD4+/CD8+、IgA、IgM、IgG 均提高，证实榄香烯是一种有效的抗肿瘤药物[17]。

2. 抗早孕　莪术根茎的醇浸膏及其有效成分对大鼠、小鼠有抗早孕作用，对犬也有一定抗着床效果。以莪术油的止孕作用最显著，小鼠腹腔注射和皮下注射 600~900mg/kg 莪术油，其抗着床和抗早孕效果为 70%~90%，家兔腹腔注射

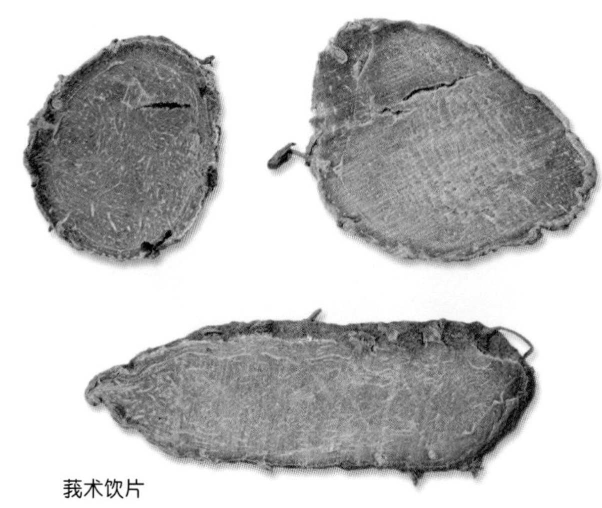
莪术饮片

80mg/kg 莪术油，抗着床效果为 80%。经阴道注药 400mg/kg 的抗着床效果为 100%。一般于受孕 2~5 天给药，即出现胚胎死亡，吸收或阻止胚泡着床，而受孕 7~10 天给药则引起流产或死胎，挥发油经皮下、腹腔、阴道给药均有一定止孕效果，只是药物起效快慢有所不同，腹腔注射起效快，阴道给药起效慢，腹腔给药量小于阴道给药量 5 倍 [18]。用莪术煎剂灌胃小鼠，同样有止孕效果 [19,20]。莪术油对小鼠止孕的过程是阻止胚泡着床，使之停止发育，可见萎缩退化的胚泡游离在宫腔内，有的胚泡着床后死亡，正处于被吸收过程 [18]。

3. 抗病毒、抗菌　莪术挥发油试管内能抑制金黄色葡萄球菌、溶血性链球菌、大肠埃希菌、伤寒杆菌、霍乱弧菌等的生长 [21]。莪术油体外对肺炎支原体地方株的最小抑菌浓度（MIC）为 2.5μg/ml，红霉素的 MIC 为 0.025μg/ml。莪术油联用红霉素时其各自的 MIC 分别为 1.25μg/ml 和 0.00625μg/ml。说明莪术油对肺炎支原体地方株有抑制作用，莪术油与红霉素联用可增加抑菌效果 [22]。莪术油对流行性感冒病毒 A3 及腺病毒 7 型半数有效浓度（IC_{50}）分别为 0.0008μg/ml 和 0.0004μg/ml，治疗指数分别为 15 和 30，提示莪术油对流行性感冒病毒 A3 及腺病毒 7 型有一定的抑制作用 [23]。莪术油软胶囊 160mg/kg、80mg/kg 和 40mg/kg 灌胃，对流感病毒鼠肺适应株和合胞病毒引起的小鼠肺炎，能降低肺指数，降低死亡率。莪术油葡萄糖注射液治疗流行性腮腺炎优于病毒唑，同时莪术油葡萄糖注射液可能有预防流腮脑膜炎作用 [24]。此外，广西莪术油具有较强的抗真菌活性，对植物病原真菌孢子萌发和菌丝生长均有抑制作用。MIC 的莪术油 6.25mg/L 对植物病原真菌孢子萌发和菌丝生长均有抑制作用。广西莪术油对松赤枯病菌的抑制作用最强，最弱的是小麦赤霉病菌，经处理菌丝的细胞壁消失，原生质解体 [25]。

4. 升高白细胞　小鼠腹腔注射莪术油 10ml/kg、莪术醇 0.3% 10ml/kg，连续 8 天后，可对抗由腹腔一次注射环磷酰胺 150mg/kg 所引起的白细胞减少，并促进白细胞回升，提示莪术有一定的升高白细胞作用 [26]。

5. 对心血管作用　莪术增加股动脉血流量的作用在活血化瘀药中最为明显，血流量峰值增加 252%，用药 10min 后血流量增加 36.0%，血管阻力减少 66.4%，以莪术油注射液静脉滴注治疗血栓闭塞性脉管炎的血瘀病人，随着病人临床症状的好转，肢体血流图也见到明显改善 [3,27]。

6. 保肝　莪术醇提取物及挥发油对四氯化碳、硫代乙酰胺引起的小鼠丙氨酸转氨醇升高有降低作用，使磺溴酞钠潴留量减少，相应肝组织病变减轻 [28]。此外，莪术油、莪术醇分别作用于肝纤维化细胞 HSC-T6 细胞 24h 和 12h，可使基因 TMPZ、L-6、TGF-β、P450α 表达下调。这些结果从基因水平揭示了莪术有效成分莪术油、莪术醇的抗肝纤维化机制 [29]。

7. 对急性肾衰竭作用　家兔用 50% 甘油盐水 1ml/kg 皮下注射引起急性肾衰竭，静脉给莪术注射液每天 4ml/kg，共 3 天，肉眼未见肾明显肿胀，紫暗色减浅或已恢复正常，活体镜下可见条状血管淤滞消失，毛细血管血流加快。莪术注射后 48h，可减轻曲管的上皮细胞空泡减少和混浊肿胀减轻，肾小管腔内的管型极少或消失，小血管内的血液瘀滞减少或消失，肾小球毛细血管管腔扩大。一般家兔注射甘油后约 12h 出现酱红色小便，尿量减少，有的无尿，精神萎靡，不食，都在 24 ~48h 死亡，而莪术组 24h 后尿量增多，虽尿色也呈酱红色，但到 48~72h 后，尿色基本恢复淡黄色，并无死亡 [30]。

8. 抑制血小板聚集和抗血栓形成　莪术水提取液每天 9.0g/kg 给大鼠灌胃，共 7 天，对二磷酸腺苷诱导的血小板聚集有抑制作用，并能降低血液黏度，以及缩短红细胞的电泳时间。其水提醇沉注射液 1.13g/kg 静脉注射对大鼠体内血栓形成也有抑制作用 [31]。

9. 镇痛、抗炎　小鼠灌服温郁金挥发油 200mg/kg 对醋酸产生的腹腔炎有抑制作用，小鼠腹腔注射温郁金挥发油 200mg/kg 对烫伤性局部水肿有抑制作用，腹腔注射 100mg/kg 对巴豆油引起的耳部炎症有抑制作用。大鼠腹腔注射挥发油每天 75mg/kg，共 7 天，对皮下棉球肉芽肿增生有抑制作用 [32]。莪术不同饮片对二甲苯所致的耳郭肿胀及醋酸所致的毛细血管通透性增加都有抑制作用，其中以醋煮莪术作用较强，莪术不同炮制品对醋酸所致的扭体反应也有抑制作用，各样品均能提高小鼠的痛阈值，其中以醋煮莪术作用较为明显 [33]。

10. 对消化系统作用　25.0% 莪术水煎剂对不规则进食加稀盐酸所致功能性消化不良大鼠的胃电节律失常有改善作用，能增强胃的动力顺应性，具有促进胃动力作用 [34]。低浓度莪术可使离体兔肠肠管紧张度升高，高浓度时，反而使肠管舒张 [27]。

11. 对血液流变学作用　得知莪术不同炮制品均具一定的抗血小板聚集、抗凝血及调节血液流变性作用，其中以醋炙品作用较为明显 [35]。此外，莪术注射液在眼底出血吸收时间、治疗前后视力变化及血流变改变方面均优于丹参注射液，提示莪术注射液治疗糖尿病性视网膜病变具有较好疗效 [36]。

12. 抗癫痫作用等　莪术油可延长小鼠氨基脲惊厥的潜伏期，提示莪术油有可能通过影响脑干的神经功能而使大脑皮层兴奋性阈值提高，而达到对抗癫痫的作用[37]。中药温莪术提取的精油制成的复方莪术油栓，佐以益康唑等制成的水溶性复方栓剂，对真菌及酵母样菌均有较强作用，有消炎、止痛、活血化瘀、去腐生肌、增强机体免疫能力等作用，通过“益康唑”的广谱抗真菌作用和对机体的免疫调节功能降低病人体内的血清雌二醇和孕酮的水平，使宫颈分泌物减少，从而使宫颈糜烂面逐步愈合[38]。不同浓度的莪术油霜有抑制鼠尾鳞片表皮鼠阴道上皮与实验模型小鼠阴道上皮细胞有丝分裂及增殖细胞核抗原表达，促进鼠尾鳞片表皮颗粒层形成的作用，提示莪术油霜为中等疗效的治疗银屑病的外用药物。其作用机制可能为抑制角质形成细胞增殖、促进角质形成细胞正常分化[39]。

13. 体内过程　^{3}H-莪术醇灌胃吸收迅速完全，大鼠灌服后5min血中即可测到本品，15min达高峰，可维持1h左右，半衰期 $t_{1/2}\alpha$ 为33min，$t_{1/2}\beta$ 为12.5h。体内分布以肝、肾浓度最高，为其他组织的2~2.5倍，且可透过血脑屏障，主要从尿排泄，胆汁也有排泄，存在肝肠循环现象[32]。

14. 毒理　莪术醇提取物，小鼠灌胃的半数致死量为（86.9±12）g（生药）/kg[28]。

【临床研究】

1. 晚期肝癌　莪术提取液（乳白色半透明药液，100mg/支，每支20ml），采用泵植入给药，药液先用1ml缓慢静脉推入，观察15min无过敏反应，则由导管内注入2%普鲁卡因注射液2ml，继之注入莪术提取液，注药持续10min，首次量加倍，每次注药后需用肝素注射液5ml（125U）封管，以免血管内凝血；或采用静脉注射给药方法，静脉注射或用5%葡萄糖注射液或生理盐水100~200ml加入200~300mg莪术提取液静脉滴注，20滴/min，20日为1个疗程，间歇10日，重复第2疗程。2组疗程为1~2个月不等。结果：治疗8例，2例泵植入导管注射，6例静脉注射，1例出现过敏反应停用药，1例出现外渗，偶尔发热体温38℃以上4例。乏力、纳差症状减轻6例，病人自认为全身症状好转者4例，寿命比未用者存活期延长2~3个月不等。肝区疼痛缓解者3例，其中2例病人因肝癌晚期并发症的出现，多器官功能衰竭死亡。其他未见特殊不适[40]。

2. 继发性肝癌　大肠癌术后肝转移病人采用seldinger技术经股动脉插管，选择进入肝动脉，行血管造影以明确肿瘤供血动脉，选择进入肿瘤供血动脉后，予100%莪术油1ml，超液化碘油10ml行灌注栓塞治疗，每4周重复1次，2次为1个疗程，配合口服中药甘露消毒丹加减。结果：治疗28例，其中6例达到部分缓解，13例稳定，9例进展，缓解率为21.5％。无1例病人发生肝肾功能损害、骨髓抑制等并发症[41]。

3. 消化性溃疡　莪术为主药（莪术15~30g，辨证加减：胃寒者加良姜、香附、蔻仁、砂仁等；气滞血瘀者加丹参、三七粉、川芎、当归等；饮食停滞者加枳实、厚朴、木香、降香等；肝气犯胃者加柴胡、枳壳、白芍、香附等；湿热中阻者加黄芩、黄连、白头翁等），水煎分3次服，每日1剂，7日为1个疗程。治疗时间最短为1个疗程，最长12个疗程。结果：治疗63例，其中治愈45例，显效11例，有效5例，无效1例，总有效率为98.39%[42]。

4. 单纯疱疹性病毒性角膜炎　莪术油滴眼液，点眼，每2h 1次，每次1~2滴，2周为1个疗程。结果：治疗33例，其中治愈24例，好转6例，总有效率90.9%，33例均未见不良反应[43]。

5. 毒性弥漫性甲状腺肿　对照组采用丙基硫氧嘧啶、维生素 B_4 口服治疗，疗程为1年半。治疗组在对照组常规治疗基础上加用莪术油局部注射治疗，每周1次，5周为1个疗程，然后继续常规口服用药，疗程1年。结果：治疗组35例，其中治愈26例，好转8例，无效1例，治愈好转率97.2%，且疗程大大缩短。对照组35例，其中治愈15例，好转8例，无效12例，治愈有效率65.8%。两组比较有显著差异性（$P<0.05$）[44]。

6. 腹泻　对照组进行常规综合疗法治疗，泻止即停药。治疗组在对照组常规治疗基础上加莪术油葡萄糖注射液，每日10mg/kg，每日1次静滴，泻止即停药。结果：治疗组156例，对照组116例，对两组退热、止吐、止泻、脱水纠正的病例数进行比较，治疗组治愈例数明显多于对照组（$P<0.01$）[45]。

7. 腮腺炎　治疗组用莪术油葡萄糖注射液（0.04%），10mg/kg，每日1次。对照组用病毒唑治疗，10mg/kg，加入5%葡萄糖注射液250ml中静脉点滴，每日1次。两组均连用4~5日。结果：治疗组56例，对照组26例，治疗组退热和消肿时间明显短于对照组[46]。

8. 水痘　莪术油葡萄糖注射液，静脉点滴，10mg/kg，每日1次，至体温正常，疱疹结痂，再无新的皮疹出现停药。结果：治疗48例，给药2日（2次）后体温正常，疱疹结痂，无新的皮疹出现而停药20例，占41.7%，治疗3日停药18例，占37.5%，治疗4日停药9例占18.8%，治疗5日停药1例，占2%。所有病例全部治愈，未见不良反应发生[47]。

9. 老年性阴道炎　莪术油栓，每晚1枚置阴道深部，7日为1个疗程，停药3日复诊。结果：治疗78例，给药后所有使用者均觉清凉舒适，原有的阴道干灼痛感和性交困难基本消失。阴道流液症状也明显减少或消失。85.6%病人用药以后潮热、腰痛及尿路刺激等围绝经期症状均有不同程度改善，9例病人上述症状无明显变化；从体征上看，治疗后96.6%病人阴道黏膜红润光滑，充血明显减轻，点状出血消失。治疗中未发现任何毒副反应[48]。

10. 病毒性心肌炎　治疗组用莪术油葡萄糖注射液与黄芪注射液联合治疗，每日1次，15日为1个疗程。对照组用ATP 20mg、辅酶A 100U、细胞色素15mg、维生素 B_6 100mg、维生素C 2g，加入5%葡萄糖注射液250ml中静脉滴注。每日1次，并口服吗啉胍0.2g、辅酶 Q_{10} 10mg、肌苷片0.2g，每日3次，15日为1个疗程。结果：治疗组66例，总有效率93.54%；对照组64例，总有效率73.44%，两组比较有显著性差异（$P<0.01$）[49]。

11. 流感　对照组常规疗法治疗；治疗组在此基础上给予莪术油注射液，250ml（0.1g）之适量静脉滴注。如两组中病人体温超过39℃或必要时，则临时给予解热镇痛药或物理降温等措施。两组必要时均加以随机抗感染治疗。结果：

治疗组106例，其中显效45例，有效52例，无效9例，总有效率91.5%；对照组98例，其中显效18例，有效33例，无效47例，总有效率52%。治疗组曾有28例用过解热镇痛药，平均每例1.6次；对照组39例用过解热镇痛药，平均每例3.1次。两组比较有显著性差异（$P<0.01$）[50]。

12. 手足口病　对照组用青霉素每日50~100U/kg，分2次加入生理盐水静脉滴注，过敏者，静脉滴注洁霉素或头孢唑林钠。利巴韦林每日10~15mg/kg，每日1次静脉滴注。同时给小儿复方阿司匹林口服或柴胡注射液、安痛定肌内注射，配合物理降温。治疗组在此基础上加用莪术油葡萄糖注射液100~250ml，30~40滴/min，每日2次静脉滴注。2组口腔黏膜溃疡以冰硼散外敷，其他部位给炉甘石洗剂涂抹患处，脱水予以补液。结果：治疗总病程，对照组为（5.31±1.42）日；治疗组为（4.65±1.54）日，两组比较有显著差异（$P<0.05$）[51]。

13. 急性上呼吸道感染　治疗组给予莪术油葡萄糖注射液（每日10mg/kg，一次性静脉滴入）配合静脉滴入青霉素、止咳药等治疗。对照组给予利巴韦林注射液（每日10~15mg/kg）配合静脉滴入青霉素、止咳药等治疗。两组均每2h测体温1次，记录退热时间及呼吸道好转时间。结果：治疗组20例，对照组29例，治疗组无论在退热时间或是症状改善时间上都较对照组明显缩短[52]。

14. Ⅲ期褥疮　治疗组用莪术油涂抹创面，再用红外线照射治疗；对照组采用胰岛素、庆大霉素联合红外线照射治疗。结果：治疗组44例，其中治愈32例，显效9例，有效3例；对照组44例，其中治愈20例，显效16例，有效8例。两组治愈率和显效率均有显著性差异（$P<0.01$或$P<0.05$）[53]。

【性味归经】味辛、苦，性温。归肝、脾经。

【功效主治】破血行气，消积止痛。主治血瘀气滞心痛，饮食积滞，脘腹胀痛，血滞经闭，痛经，癥瘕痞块，跌打损伤。

【用法用量】内服：煎汤，3~10g；或入丸、散。外用适量煎汤洗；或研末调敷。行气止痛多生用，破血祛瘀宜醋炒。

【使用注意】孕妇忌服，月经过多者慎服。

【经验方】

1. 漆疮　以蓬莪术、贯众煎汤洗之。（《普济方》）

2. 大病之后，脾气虚弱，中满脚胀，四肢虚浮，状若水气　蓬莪术（炮、切）、香附（炒）、茴香（炒）、陈橘皮（去白）、甘草（炙）各等份。为细末。每服二钱，煎灯心木瓜汤下。（《杨氏家藏方》正脾散）

3. 气不接续，气短，兼治滑泄及小便数　蓬莪术一两，金铃子（去核）一两。上件为末，更入硼砂一钱，炼过研细，都和匀。每服二钱，盐汤或温酒调下，空心服。（《孙尚药方》正元散）

4. 吞酸吐酸　蓬莪术一两，川黄连五钱（吴茱萸五钱同煮，去吴茱萸）。水煎服。（《丹溪心法》）

5. 伤扑疼痛　莪术、白僵蚕、苏木各一两，没药半两。为末。每服二钱，水煎温服，日三五服。（《博济方》蓬莪散）

6. 妇人血气攻心，（痛）不可忍并走注　蓬莪术半两（油煎趁热切片），玄胡索一分。上为细末。每服半钱，淡醋汤调下，食前。（《鸡峰普济方》玄胡索散）

7. 妇人血气痛游走及腰痛　蓬术（切片）、干漆（研碎）各二两。上同炒令漆焦香，取出漆不用，只用蓬术为末。温酒调下三钱。腰痛，胡桃酒下；游走痛，冷水调下。（《普济方》）

8. 妇人血积血块、经闭　莪术、三棱各一两，熟大黄一两。丸如绿豆大，每服一二十丸，白汤下。（《慎斋遗书》）

9. 小儿疳热久蒸，肌肉消瘦，形容憔悴，神情不乐，饮食虽多，不生肌肉　蓬莪术（炮）、赤芍药、川当归、鳖甲（米醋炙焦为度，去裙）等份。上为细末，煮面糊为丸麻子大。一岁二十丸。热水送下。量儿大小，加减服之。（《普济方》神妙宜气丸）

【参考文献】

[1] 刘雯，王建，张炜等．广西不同产地莪术挥发油的含量测定及其GC-MS分析．广西中医学院学报，2006，9（3）：73.

[2] 成晓静，刘华钢，赖茂祥．莪术的化学成分及药理作用研究概况．广西中医学院学报，2007，10（1）：79.

[3] 李仪奎．中药药理学．北京：中国中医药出版社，1992：145.

[4] 许洪霞，郑淑忱，孙凤英，等．温莪术抗肿瘤的研究5：莪晶Ⅱ化学结构的研究．沈阳药学院学报，1978，（10）：20.

[5] 辽宁中医学院医学系肿瘤组．新医药学杂志，1976，（12）：28.

[6] 遵义医学院肿瘤组．遵义医学院学报，1978，（1）：10.

[7] 朱金昌．宫颈癌经莪术治疗后的病理观察．温州医学院学报，1979，（1）：30.

[8] 遵义医学院肿瘤研究组病理生理小组．肿瘤防治研究，1974，（3）：7.

[9] 遵义医学院肿瘤研究组病理生理小组．肿瘤防治研究，1977，（2）：26.

[10] 钱振超，刘金友，赵肃荣，等．L759与L615瘤细胞抗原性的初步比较观察．遵义医学院学报，1981，4（3）：67.

[11] 钱振超，刘金友，赵肃荣，等．莪术瘤苗的主动免疫保护效应——莪术抗癌作用原理的探讨．药学学报，1981，16（12）：892.

[12] 康福顺．中华放射医学与防护杂志，1992，12（6）：405.

[13] 徐立春，边可君，刘志敏，等．天然药物莪术醇抑制肿瘤细胞生长及RNA合成影响的初步研究．肿瘤，2005，25（6）：570.

[14] 袁静，顾振纶，周文轩，等 β-榄香烯诱导人白血病K562细胞凋亡及调控bcl-2蛋白的表达．中国药理学报，1999，20（2）：103.

[15] 邹丽娟，刘伟先，于丽敏，等．β-榄香烯诱导K562白血病细胞凋亡．中华肿瘤杂志，2001，23（3）：196.

[16] 赵华，骆云鹏．莪术对人子宫内膜癌作用的光镜及超微结构研究．重庆医科大学学报，2004，29（2）：176.

[17] 刘妙玲，邹丽娟，崔桂敏．榄香烯乳放射增敏治疗骨转移癌60例临床研究．中国肿瘤临床，2001，28（12）：889.

[18] 安一心，孙治，徐永贵，等．莪术止孕作用的实验研究．生殖与避孕，1983，3（1）：57.

[19] 陈梓璋．中草药，1980，11（9）：409.

[20] 陈梓璋．中草药，1981，12（3）：122.

[21] Nigam S S. G A, 1970, 73: 63548n.

[22] 辛德莉，侯安存，李靖．中药莪术油对肺炎支原体地方株的体外抑制实验研究．临床和实验医学杂志，2003，2（4）：228.

[23] 叶寿山，盛晓蓉，王萍，等 . 莪术油软胶囊抗病毒作用研究 . 中药药理与临床，2005，21（3）：20.
[24] 李正凡 . 莪术油葡萄糖注射液治疗流行性腮腺炎 42 例 . 湖南中医杂志，2003，19（1）：474.
[25] 张丹媚，李群，马丹炜，等 . 广西莪术油抑制植物病原真菌活性的研究 . 安徽大学学报（自然科学版），2008，1：81.
[26] 浦天九 . 温州医学院学报，1979，（1）：51.
[27] 遵义医学院 . 新医药学杂志，1976，（12）：39.
[28] 相正心，何兴全，周桂芬，等 . 桂莪术乙醇提取物及其挥发油对实验性肝损害的保护作用 . 中国中药杂志，1989，14（5）：47.
[29] 聂广，江远，李泽松，等 . 4 种莪术有效成分对肝星状细胞 -T6 基因表达的影响 . 中国中西医结合急救杂志，2005，12（3）：135.
[30] 丁任熊 . 中医药研究，1990，（1）：38.
[31] 许俊杰，陈育尧，孟庆棣 . 莪术对大鼠血液流变学及血栓形成的影响 . 中药材，1992，15（5）：33.
[32] 苏成业，刘金友，许洪霞，等 . ^{3}H- 莪术醇在正常大鼠及肿瘤小鼠体内的代谢研究 . 药学学报，1980，15（5）：257.
[33] 宋珅，陆兔林，李林 . 莪术不同炮制品镇痛抗炎作用研究 . 中医药学刊，2005，23（3）：443.
[34] 魏兰福，邹百仓，魏睦新 . 莪术对实验性功能性消化不良大鼠胃排空的影响 . 南京医科大学学报，2003，23（4）：450.
[35] 王普霞，周春祥，陆兔林 . 莪术不同炮制品活血化瘀作用研究 . 中成药，2004，26（11）：905.
[36] 唐犀麟，杨凤奇 . 莪术注射液治疗糖尿病性视网膜病变 50 例疗效观察 . 现代中医药，2005，1：19.
[37] 王砚，赵小京 . 莪术油抗癫痫作用的实验研究 . 中药药理与临床，2004，20（3）：11.
[38] 张文书，李志杰 . 复方莪术油栓治疗慢性宫颈炎 60 例临床观察 . 邯郸医学高等专科学校学报，2002，15（2）：136.
[39] 宋智琦，韩世新，刘晓明，等 . 莪术油霜剂外用治疗银屑病的药效学及作用机制研究 . 中国皮肤性病学杂志，2001，15（5）：301.
[40] 龚丽娟，周霞 . 莪术提取液治疗晚期肝癌病人的观察与护理 . 护士进修杂志，1998，13（7）：39.
[41] 陈春永，徐凯，朱迪盈，等 . 莪术油肝动脉灌注栓塞治疗继发性肝癌 28 例疗效观察 . 新中医，2003，35（3）：23.
[42] 杨桂平 . 莪术为主治疗消化性溃疡 62 例 . 湖北中医杂志，2003，25（11）：42.
[43] 张辉，罗开国 . 莪术油滴眼液治疗单纯疱疹性病毒性角膜炎的临床观察 . 中国医院药学杂志，2001，21（8）：489.
[44] 李美友 . 莪术油局部注射治疗 Graves 病 . 中国中医药现代远程教育，2008，6（6）：626.
[45] 麦海燕 . 莪术油葡萄糖注射液治疗腹泻病 . 中国社区医师，2005，7（122）：51.
[46] 林建华 . 莪术油葡萄糖注射液治疗腮腺炎 56 例 . 中国民间疗法，2002，10（1）：49.
[47] 林建华 . 莪术油葡萄糖注射液治疗水痘 48 例 . 世界今日医学杂志，2000，1（3）：280.
[48] 罗丽英 . 莪术油栓治疗老年性阴道炎 78 例临床观察 . 医学理论与实践，2005，18（11）：1262.
[49] 杨素娟，杨绍俊，赵文慧 . 莪术油与黄芪注射液治疗病毒性心肌炎 66 例 . 中医药信息，2003，20（5）：41.
[50] 严文魁 . 莪术油注射液治疗流感 106 例 . 中国现代实用医学杂志，2004，3（19,20）：18.
[51] 邵长征 . 莪术油治疗手足口病 26 例临床体会 . 济宁医学院学报，2001，24（3）：98.
[52] 赵芳 . 莪术油治疗急性上呼吸道感染临床观察 . 临床肺科杂志，1998，3：53.
[53] 周继红 . 莪术油治疗Ⅲ期褥疮的临床观察 . 浙江中医药大学学报，2008，32（4）：470.

He 荷 ye 叶

Nelumbinis Folium
[英]Lotus Thalamous Leaf

【别名】蕸、莲叶、干荷叶。

【来源】为睡莲科植物莲 *Nelumbo nucifera* Gaertn. 的叶。

【植物形态】多年生水生草本。根茎横生，肥厚，节间膨大，内有多数纵行通气孔洞，外生须状不定根。节上生叶，露出水面；叶柄着生于叶背中央，粗壮，圆柱形，多刺；叶片圆形，直径25~90cm，全缘或稍呈波状，上面粉绿色，下面叶脉从中央射出，有1~2次叉状分枝。花单生于花梗顶端，花梗与叶柄等长或稍长，叶散生小刺；花芳香，红色、粉红色或白色；花瓣椭圆形或倒卵形；雄蕊多数，花药条形，花丝细长，着生于花托之下；心皮多数，埋藏于膨大的花托内，子房椭圆形，花柱极短。花后结“莲蓬”，倒锥形，有小孔20~30个，每孔内含果实1枚；坚果椭圆形或卵形，果皮革质，坚硬，熟时黑褐色。种子卵形，或椭圆形，种皮红色或白色。

【分布】广西全区均有栽培。

【采集加工】叶于夏季采摘，去除叶柄，切碎，晒干。

【药材性状】叶多褶成半圆形或扇形，展开后类圆盾形，直径20~50cm，全缘或稍成波状。上表面深绿色或黄绿色，较粗糙；下表面淡灰棕色，较光滑，有粗脉21~22条，自中心向四周射出，中心有突起的叶柄残基。质脆，易破碎。微有清香气，味微苦。

【品质评价】叶以干燥、色黄绿为佳。

【化学成分】本品含斑点亚洲罂粟碱（roemerine），去氢斑点亚洲罂粟碱（dehydroroemerine），荷叶碱（nuciferine），去氢荷叶碱（dehydronuciferine），降荷叶碱（nornuciferine），消旋亚美罂粟碱（despin armepavine），前荷叶碱（pronuciferine），*N*-去甲基荷叶碱（*N*-nornuciferine），番荔枝碱（anonaine），去氢番荔枝碱（dehydroanonaine），鹅掌楸碱（liriodenine），巴婆碱（asimilobine），*N*-甲基巴婆碱（*N*-methylasimilobine），*N*-甲基异乌药碱（*N*-methyl-*iso*-coclaurine），*N*-甲基乌药碱（*N*-methylcoclaurine），*N*-去甲亚美罂粟碱（*N*-norarmepavine），北美鹅掌楸尼定碱（lirinidine），槲皮素（quercetin），异槲皮苷（*iso*-quercitrin），无色矢车菊素（leucocyanidin）和无色飞燕草素（leucodelphindin）。还含荷叶苷（nelumboside），草酸（ethanedioic

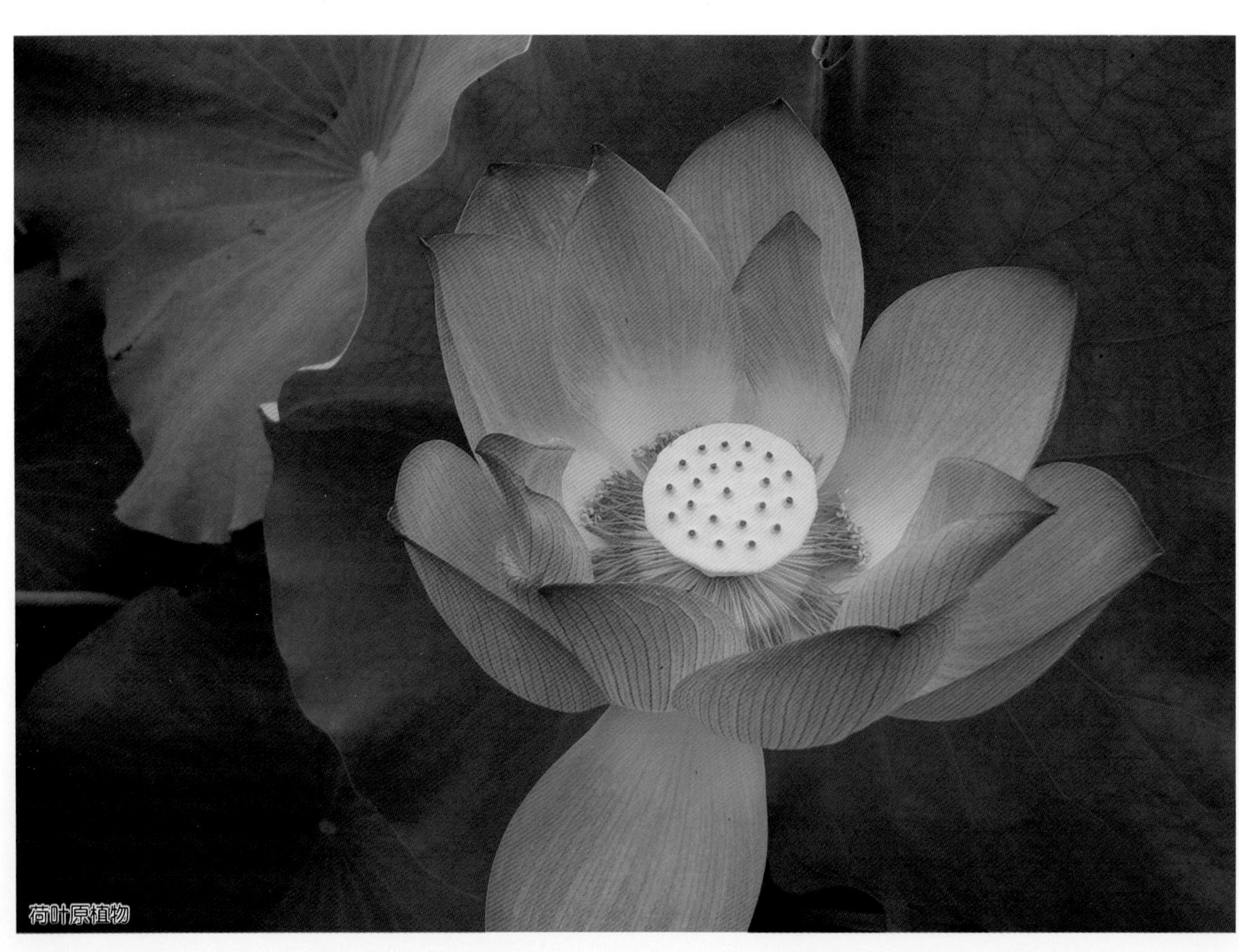

荷叶原植物

acid），琥珀酸（succinic acid），苹果酸（malic acid），柠檬酸（citric acid），酒石酸（tartaric acid），葡萄糖酸（gluconic acid）及鞣质（tannin）[1]。

【药理作用】

1. 对心血管作用　麻醉犬静注斑点亚洲罂粟碱 5~7mg/kg，血压降低 3.99~6.65kPa（30~50mmHg），持续 20~30min。大剂量引起周期性惊厥而无降压作用，3~4mg/kg 可使呼吸频率及幅度增加。对离体蛙心 1g/kg 浓度，可使心跳立即停止[2]。

2. 毒理　中毒量斑点亚洲罂粟碱能引起蛙、小鼠、兔和狗惊厥。其半数致死量（mg/ kg）：兔静注为 26.4，小鼠皮下注射为 79.4，小鼠静注为 38.2，蛙淋巴囊注射为 113.3。狗 50mg/kg 可致呕吐[2]。

【临床研究】

1. 牙痛　将荷叶 20~30g，水煎早晚分服。结果：治疗 50 例，其中显效 35 例，有效 13 例，无效 2 例。一般用药后 1h 内见效，3~4 剂症状可完全消失[3]。

2. 脂肪肝　治疗组给予荷叶降脂煎（荷叶、苍术、厚朴、丹参、山楂、决明子、泽泻、郁金、制何首乌、淫羊藿），口服，每次 250ml，每日 2 次；对照组口服血脂康胶囊，每次 2 粒，每日 2 次。2 组疗程均为 3 月。结果：治疗组 45 例，其中痊愈 6 例，显效 24 例，有效 11 例，无效 4 例，总有效率为 91.1%；对照组 45 例，其中痊愈 4 例，显效 20 例，有效 12 例，无效 9 例，总有效率为 80%。两组比较差异有显著性意义（$P<0.05$）[4]。

3. 乳糜尿　黄芪荷叶分清汤（炙黄芪、荷叶、太子参、炒白术、炒山药、炙升麻、金樱子、炒黄柏、土茯苓、大小蓟根、粉萆薢、蒲黄）。水煎早晚温服，每日 1 剂，1 个月为 1 个疗程。结果：治疗 120 例，其中痊愈 70 例，有效 39 例，无效 11 例。总有效率为 90.8%[5]。

【性味归经】味苦、涩，性平。归心、肝、脾经。

【功效主治】清热解暑，升发清阳，散瘀止血。主治暑热烦渴，头痛眩晕，脾虚腹胀，大便泄泻，吐血下血，产后恶露不净。

【用法用量】内服：煎汤 3~10g（鲜品 15~30g）；荷叶炭 3~6g，或入丸、散。外用适量，捣敷或煎水洗。

【使用注意】气血虚者慎服。

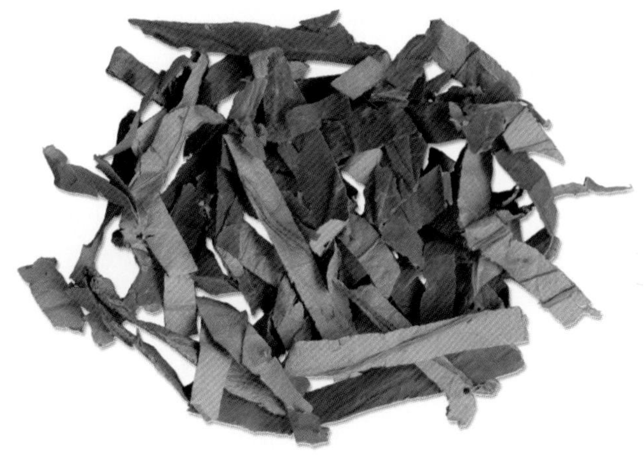

荷叶饮片

【经验方】

1. 雷头风　升麻、苍术各一两，荷叶一张。为末。每服五钱，水煎，食后服。或烧全荷叶一张，研细调入煎药内服。（《卫生宝鉴》清震汤）

2. 手太阴暑温，发汗后，暑证悉减，但头微胀，目不了了，余邪不解　鲜荷叶边二钱，鲜银花二钱，西瓜翠衣二钱，鲜扁豆花一枝，丝瓜络二钱，鲜竹叶心二钱。水二杯，煮取一杯。日二服。（《温病条辨》清络饮）

【参考文献】

[1] 国家中医药管理局《中华本草》编委会 . 中华本草 . 上海：上海科学技术出版社，1999：2004.

[2] Fakbrutdinov S F.C A,1962,55:10874d.

[3] 杨介智，杨素友 . 荷叶治疗牙痛 50 例 . 人民军医，1983，（3）：74.

[4] 闫蔚，万勇 . 荷叶降脂煎治疗脂肪肝临床研究 . 新中医，2009，41（9）：34.

[5] 殷俊 . 黄芪荷叶分清汤治疗乳糜尿 . 湖北中医杂志，2003，25（11）：40.

He lian dou 荷莲豆

Drymariae Cordatae Herba
[英]Cordata Drymaria Herb

【别名】团叶鹅儿肠、水蓝青、水冰片、穿线蛇、串莲草、粉丹草、野豌豆尖、对叶莲、荷莲辽草。

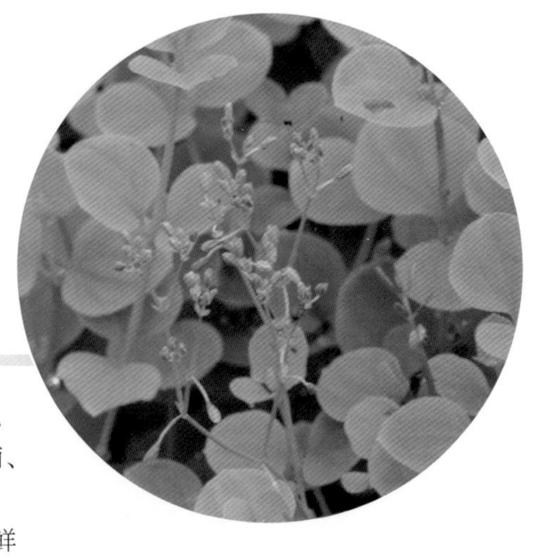

【来源】为石竹科植物荷莲豆 *Drymaria cordata*（L.）Willd. ex Roem. et Schult. 的全草。

【植物形态】一年生披散草本。茎光滑，近基部分枝，枝柔弱。单叶对生，膜质；叶柄短；托叶刚毛状；叶片卵圆形至圆形，长 1~1.5cm，宽 1~1.2cm；先端圆而具小凸尖，基部宽楔形、圆形或近楔形；基出脉 3~5，花呈顶生或腋生的聚伞花序；花小，绿色，花梗纤细，有短柔毛；苞片具膜质边缘；萼片 5，狭长圆形，有 3 脉，边缘膜质；花瓣 5，先端 2 裂，裂片狭，短于萼片；雄蕊 3~5，与萼片对生；花柱短，柱头 2~3 裂，基部联合。蒴果卵圆形，2~3 瓣裂。种子 1 至多粒，圆形，压扁，有疣状突起。

【分布】广西主要分布于隆林、凌云、凤山、灵川、恭城、富川、藤县、平南、桂平、贵县、北流、武鸣等地。

【采集加工】夏季采收全草，晒干或鲜用。

【药材性状】全草长 60~90cm。茎光滑，纤细，下部有分枝。叶对生，完整者卵圆形至近圆形，长 1~1.5cm，宽 1~1.2cm，叶脉 3~5 条，膜质；具短叶柄，顶生或腋生绿色小花。气微，味微涩。

【品质评价】以身干、色绿、枝叶完整者为佳。

【化学成分】全草含荷莲豆素（cordacin），琥珀酸（succinic acid），*α*- 菠菜甾醇（*α*-spinasterol），己酸（caproic acid），辛酸（caprylic acid），癸酸（capric acid），月桂酸（lauric acid），肉豆蔻酸（myristic acid），棕榈酸（palmitic acid），硬脂酸（stearic acid），油酸（oleio acid），亚油酸（linoleic acid），亚麻酸（linolenic acid），对羟基桂皮酸（*p*-hydroxycinnamic acid），硝酸钾（potassium nitrate），荷莲豆碱（cordatamine）[1]。还含齐墩果酸 -3- 乙酸酯（3-acetyl oleanolic acid），*β*- 谷甾醇（*β*-sitosterol），胡萝卜苷（*β*-daucosterol）[2]。又含有 6- 羧甲基 -5,7,4′- 三羟基黄酮（6-carboxymethyl-5,7,4′-trihydroxyflavone） 和 4[*E*], 8[*E*]-*N*-

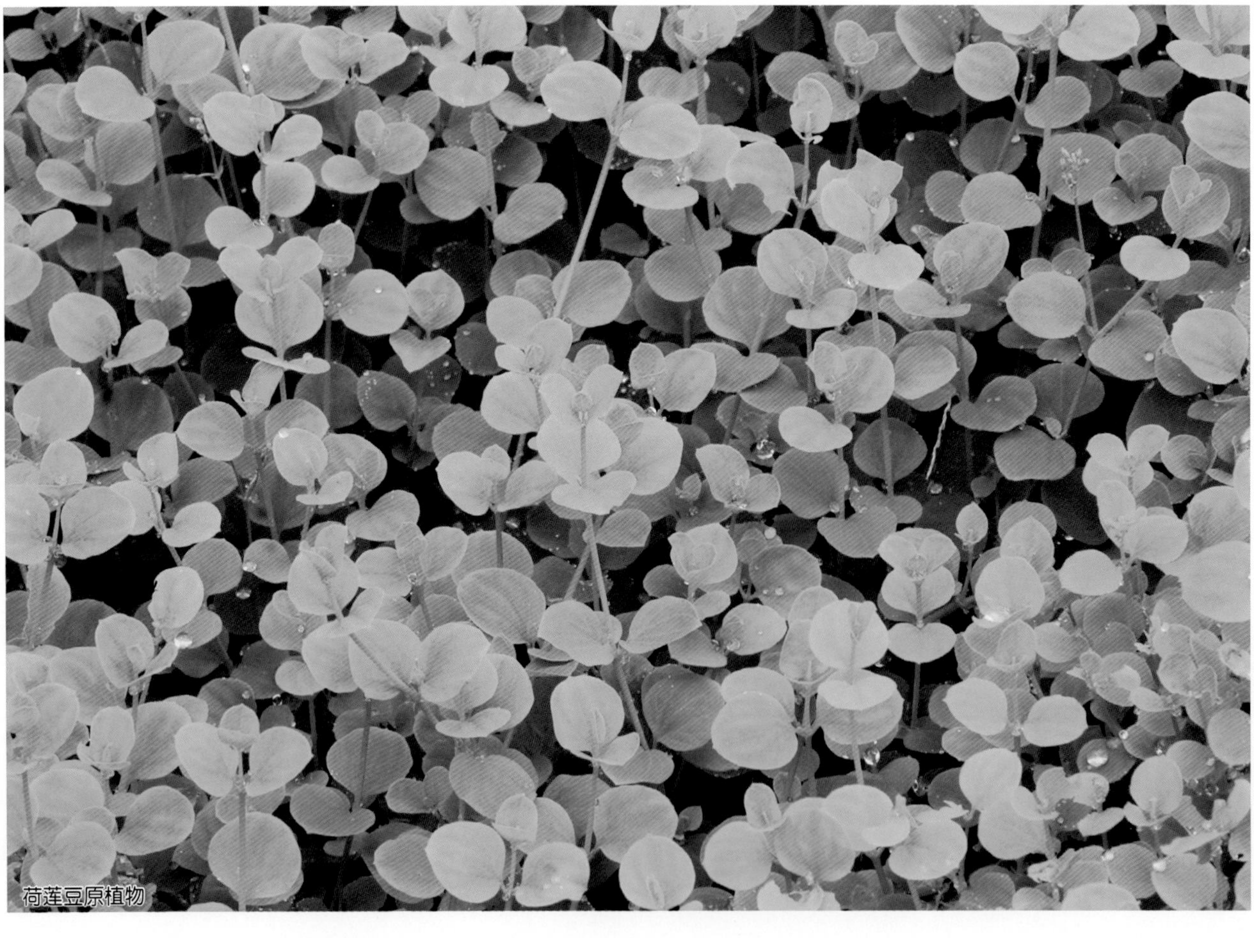

荷莲豆原植物

[2′-D- 羟基 - 十六烷酰基]-1-*O*-D- 吡喃葡萄糖基 -4,8- 二烯 - 十八鞘氨醇 [1-*O*-*β*-D-glucopyranosyl-（2*S*,3*R*,4*E*,8*E*）-*Z*-*N*-（2′-hydroxypalmitoyl）octadecasphinga-4，8-dienine][3]。

【药理作用】

毒理　本品所含抗白血病物质荷莲豆素，对人类白血病细胞和上皮细胞组织培养的最小抑菌浓度分别为 0.25μg/ml 和 10μg/ml，并能延长白血病小鼠的半数生存时间，毒性低且无积蓄[4]。

【临床研究】

急性黄疸型病毒性肝炎　治疗组服用荷莲豆糖浆治疗，每次 30ml（每日量相当于干品 37g），每日 2 次。对照组用荷莲豆干品煎汤服，每日 47g。结果：治疗组 68 例，其中基本痊愈 67 例，占 98%；好转 1 例，占 2%。对照组 16 例，其中基本痊愈 13 例，占 81%；好转 3 例，占 19%。2 组均未发现毒性反应及其他严重副作用[5]。

【性味归经】味淡、微酸，性凉；有小毒。归肝、胃、膀胱经。

【功效主治】清热利湿，消食化痰，活血解毒。主治黄疸，水肿，疟疾，惊风，风湿脚气，痈疮肿毒，小儿疳积，目翳胬肉。

【用法用量】内服：煎汤，6~9g，鲜品 15~30g；或泡酒；或绞汁。外用适量，鲜品捣敷。

【使用注意】本品有小毒，用量不宜过大。

【经验方】

1. 口腔炎　荷莲豆捣烂用布包口含。（《广西民族药简编》）
2. 云翳胬肉　粉丹草 30g。水煎熏眼并内服，每日 1 次。（《四川中药志》1979 年）
3. 带状疱疹　荷莲豆草、绿竹叶各等量。烧灰存性，加雄黄末调茶油涂患处。（《福建药物志》）
4. 痈疮　用鲜全草捣烂外敷。（《广西本草选编》）
5. 烧烫伤　荷莲豆洗米水浸滤取药液涂患处。（《广西民族药简编》）
6. 小儿发热　荷莲豆加酒精调匀擦身。（《广西民族药简编》）
7. 肾结核　粉丹草 30g，白及、金钱草、石莲子各 12g。水煎服。（《四川中药志》1979 年）
8. 消化不良，气胀腹痛　荷莲豆草 15~30g。水煎服。（《湖南药物志》）
9. 风湿脚气　团叶鹅儿肠 30g。泡酒服。（《贵州草药》）
10. 小儿急惊　荷莲豆草、地耳草、一点红、一枝黄花、鱼腥草各 15g。水煎或捣烂取汁服。（《福建药物志》）

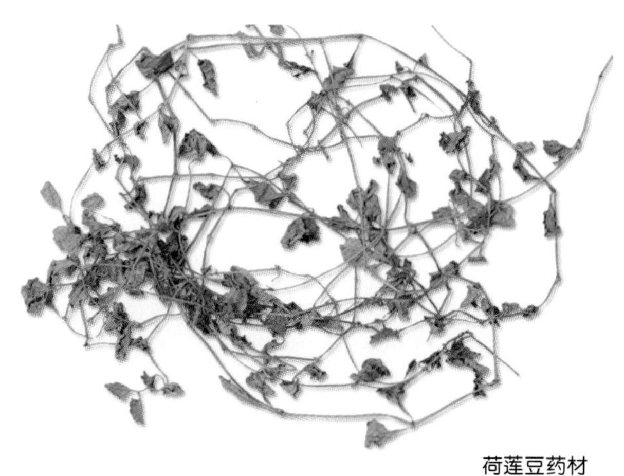

荷莲豆药材

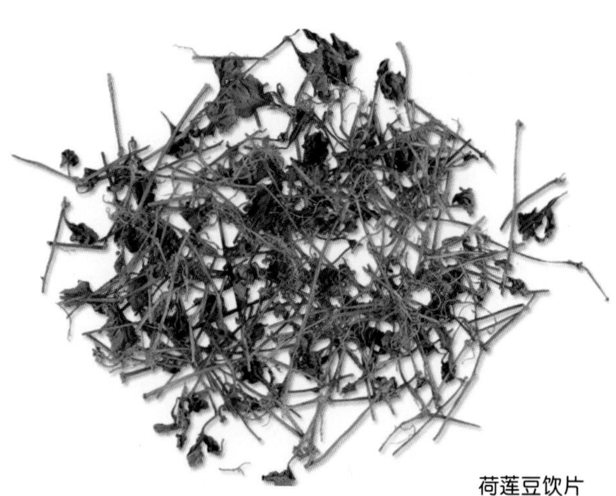

荷莲豆饮片

【参考文献】

[1] 国家中医药管理局《中华本草》编委会 . 中华本草 . 上海：上海科学技术出版社，1999：773.

[2] 杨雪琼，黄荣，保志娟，等 . 二蕊荷莲豆的化学成分 . 云南大学学报（自然科学版），2003，5（4）：358.

[3] 杨雪琼，李美红，杨亚滨，等 . 二蕊荷莲豆中的两个化合物 . 中草药，2005，36（6）：808.

[4] 袁阿兴，覃凌，康书华 . 荷莲豆化学成分的研究 . 中药通报，1987，12（1）：36.

[5] 南京中医药大学 . 中药大辞典（下册）. 第 2 版 . 上海：上海科学技术出版社，2006：2513.

Gui hua 桂花

Osmanthi Fragrantis Flos
[英]Sweet Osmanthus Flower

【别名】木犀花、月桂、桂花树。

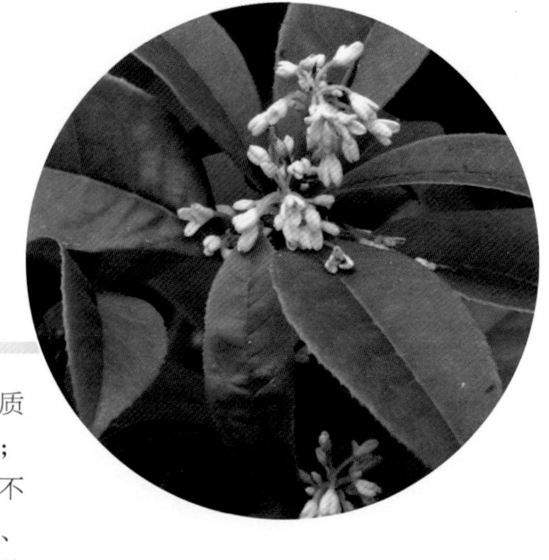

【来源】为木犀科植物木犀 *Osmanthus fragrans*（Thunb.）Lour. 的花。

【植物形态】多年生常绿乔木或灌木。树皮灰褐色。小枝黄褐色，无毛。叶对生；叶片革质，椭圆形、长椭圆形或椭圆状披针形，长 7~14.5cm，宽 2.6~4.5cm，先端渐尖，基部渐狭呈楔形或宽楔形，全缘或通常上半部具细锯齿，腺点在两面连成小水泡状突起。聚伞花序簇生于叶腋，或近于帚状，每腋内有花多朵；苞片 2，宽卵形，质厚，具小尖头，基部合生；花梗细弱；花极芳香；花萼钟状，4 裂，裂片稍不整齐；花冠裂片 4，黄白色、淡黄色、黄色或橘红色，花冠管短；雄蕊 2，着生于花冠管中部，花丝极短，药隔在花药先端稍延伸呈不明显的小尖头；果歪斜，椭圆形，呈紫黑色。

【分布】广西主要分布于桂林等地。

【采集加工】秋、冬季采收，晒干。

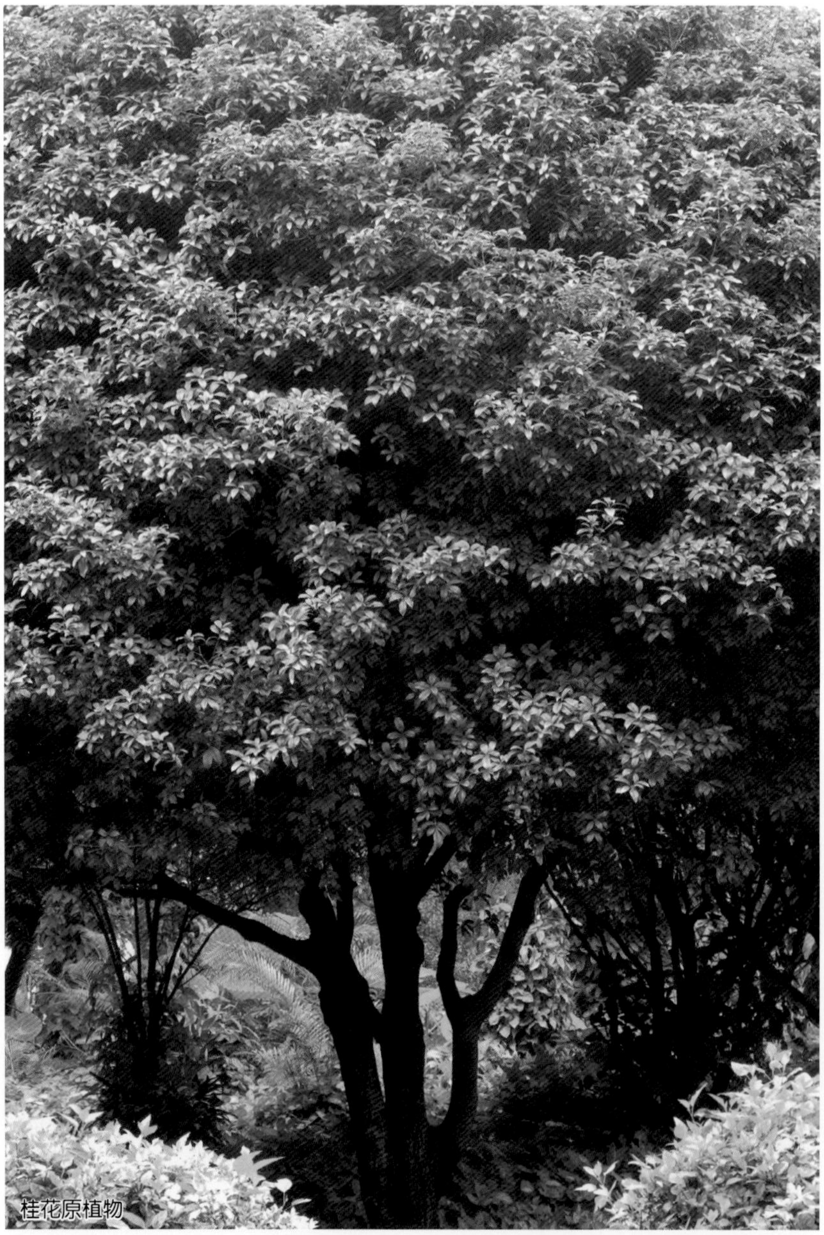

桂花原植物

【药材性状】花小，具细柄；花萼细小，浅 4 裂，膜质；花冠 4 裂，裂片矩圆形，多皱缩，长 3~4mm，淡黄至黄棕色。气芳香，味淡。

【品质评价】以身干、色淡黄、有香气者为佳。

【化学成分】本品芳香成分含有数百种化合物，如 β- 顺式和反式罗勒烯（β-cis and *trans*-ocimene），3,6,6- 三甲基 -2- 降蒎烯（3,6,6-trimethyl-2-norpinene），α- 和 β- 紫罗兰酮（α-and β-ionone），顺式和反式芳樟醇氧化物（*cis*-and *trans*-linalool oxide），芳樟醇（linalool），金合欢醇（farnesol），丁香油酚（eugenol），β- 蒎烯（β-pinene），3- 侧柏烯（3-thujene），α- 甲基呋喃（α-methylfuran），乙醇等。其中单萜类化合物含量很大，主要是 β- 罗勒烯和降蒎烯 [1]。

【临床研究】

1. 牙痛　干桂花 50g，杜仲 20g，水煎服，每日 1 剂，服用 2 剂。结果：治疗 16 例，全部治愈 [2]。

2. 失眠　莲子 120g，冰糖 150g，桂花 15g。莲子用冷水泡胀，去心，上锅蒸 45min 备用。银耳用温水泡软，除去黄根，洗净，蒸熟备用。冰糖、桂花加水适量烧开，放入银耳略烫，捞出，与蒸熟的莲子合并，把冰糖桂花汁浇其上即可，每日 1 剂，服用 1 个月。结果：治疗 23 例，其中痊愈 20 例，占 87%，好转 3 例 [3]。

3. 口疮　将桂花炒黄研碎，密闭干燥保存，治疗时将散剂均匀外敷在溃疡面上，最好于睡前用药，每日 1 次。结果：口疮和创伤性溃疡在去除创伤因素后 1~2 次即痊愈，复发性口炎型溃疡 2~3 次即痊愈 [4]。

【性味归经】味辛，性温。归肺、脾、肾经。

【功效主治】温肺化饮，散寒止痛。主治痰饮咳喘，牙痛，脘腹冷痛，肠风血痢，经闭痛经，寒疝腹痛，口臭。

【用法用量】内服：煎汤，3~9g；或泡茶。外用适量。煎汤含漱或蒸热外熨。

【使用注意】肺热咳喘、阴虚火旺者不宜用。

【经验方】

1. 创伤　桂花或金桂花根煎水洗。（《湖南药物》）

2. 口臭　①桂花适量，煎水含漱。（《安徽中草药》）②桂花 6g，蒸馏水 500ml。浸泡一昼夜，漱口用。（《青岛中草药手册》）

3. 风虫牙痛　桂花、百药煎、孩儿茶。作膏饼噙。（《本草纲目》）

4. 胃寒气痛　桂花 3g，香附、高良姜各 9g，砂仁 6g。水煎服。（《青岛中草药手册》）

5. 胃寒腹痛　桂花、高良姜各 4.5g，小茴香 3g。水煎服。（《安徽中草药》）

6. 经闭腹痛　桂花、对月草、倒竹散、益母草各 12g，艾叶 9g，月季花 6g。水煎服。（《万县中草药》）

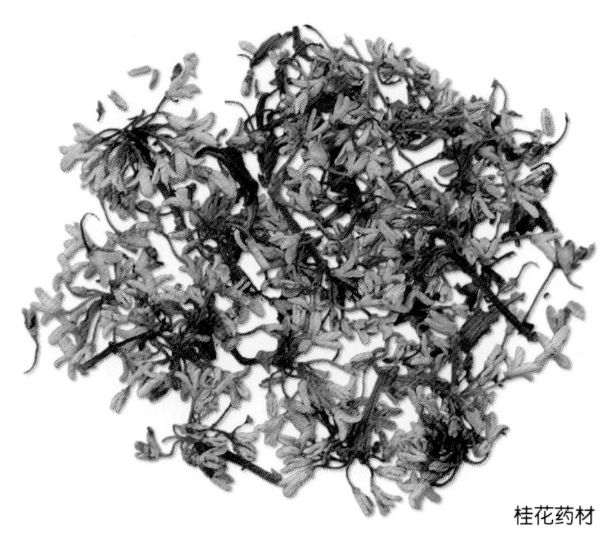

桂花药材

【参考文献】

[1] 国家中医药管理局《中华本草》编委会. 中华本草. 上海：上海科学技术出版社，1999：5507.

[2] 罗林钟，陈济安. 桂花杜仲汤治牙痛有良效. 农村新技术，2011，（13）：45.

[3] 罗林钟，邓增祥. 莲子桂花银耳汤治长期失眠. 农村新技术，2011，（11）：48.

[4] 亓秀玲，亓桂枝. 桂花外敷治疗口疮. 吉林中医药，2002，22（1）：34.

桂枝 Gui zhi

Cinnamomi Ramulus
[英]Cassia Twig

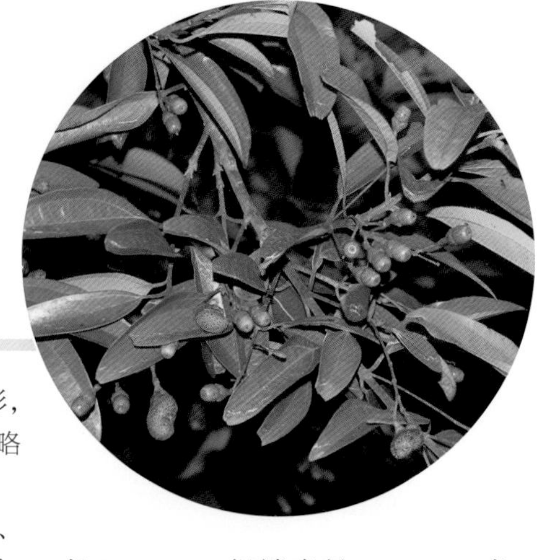

【别名】 菌桂、牡桂、桂、大桂、辣桂、玉桂。

【来源】 为樟科植物肉桂 *Cinnamomum cassia* Presl 的嫩枝。

【植物形态】 多年生常绿乔木。芳香，树皮灰褐色；枝条被灰黄色短柔毛。叶互生或近对生；叶片长椭圆形，或近披针形，长 8~34cm，宽 4~9.5cm，先端尖或短渐尖，基部楔形，边缘内卷，上面绿色，有光泽，无毛，下面淡绿色，疏被黄色短绒毛，离基三出脉，近平行，革质。圆锥花序，花序分枝末端具 3 朵花作聚伞状排列。花白色；花被裂片卵状，先端钝或锐尖；能育雄蕊 9；退化雄蕊 3；子房卵球形。果实椭圆形，显紫色，无毛；果托浅杯状，有时略齿裂。

【分布】 广西以隆安、天等、大新、龙州、防城、博白、玉林、北流、容县、平南、岑溪、灌阳、金秀为主要栽培地区。

【采集加工】 肉桂定植 2 年后，采折嫩枝，去叶，晒干。或取肉桂树砍伐后多余的萌蘖从齐地面处剪断或取修枝、间伐的枝条，晒干。

【药材性状】 本品呈长圆柱形，多分枝，长 30~75cm，粗端直径 0.3~1cm。表面红棕色至棕色，有纵棱线、细皱纹及小疙瘩状的叶痕、枝痕、芽痕，皮孔点状。质硬而脆，易折断。切片厚 2~4mm，断面皮部红棕色，木部黄白色至浅黄棕色，髓部略呈方形。有特异香气，味甜、微辛，皮部味较浓。

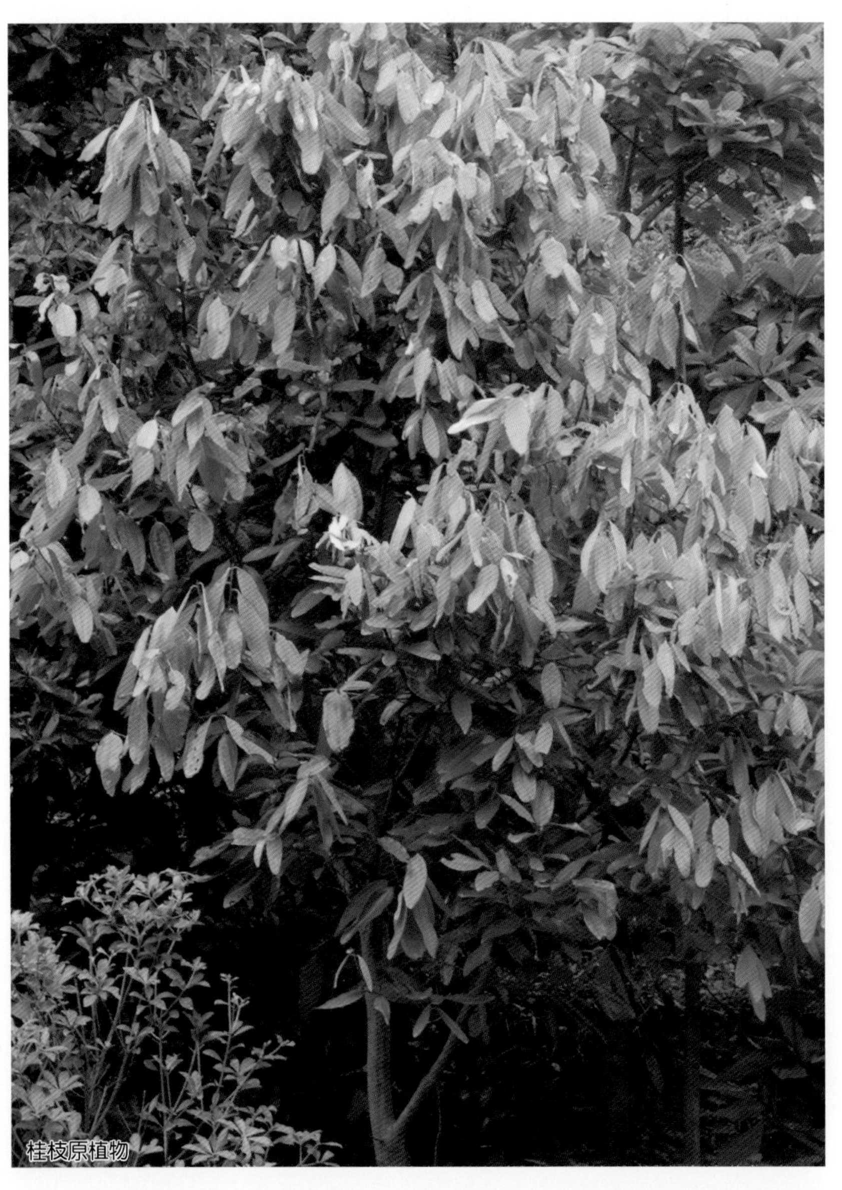
桂枝原植物

【品质评价】 以干燥、无杂质、皮部红棕色、木部黄白色或浅黄棕色者为佳。

【化学成分】 桂枝含挥发油，油中主要成分为桂皮醛（cinnamaldehyde），还有乙酸肉桂酯（cinnamylacetate），β-荜澄茄烯（β-cadinene），菖蒲烯（calamenene），苯甲酸苄酯(benzylbenzoate)，香豆精（coumarin）等[1]。

【药理作用】

1. 抑菌　100% 桂枝浸出液滤纸片对金黄色葡萄球菌、白色葡萄球菌、铜绿假单胞菌、变形杆菌、甲型链球菌、乙型链球菌均有抑菌作用[2]。桂枝酊剂与蒸馏液对大肠杆菌的杀灭作用优于粉剂与水煎液。桂枝蒸馏液对大肠杆菌、金黄色葡萄球菌和白色念珠菌有很好的杀灭作用。以桂枝蒸馏液原液浓度为 100%，以其含 60.0% 原液的水溶液对大肠杆菌作用 1min，杀灭率达 99.99%，作用 5min，杀灭率可达 100%。以其含 40.0% 原液的水溶液对白色念珠菌作用 5min，杀灭率达 99.99%，作用 7min，杀灭率可达 100%，但对枯草芽胞杆菌作用较差[3]。

2. 抗过敏　桂枝提取物具有很高的透明质酸酶抑制率，具有强抗过敏作用[4]。桂枝提取物的自由基清除作用与透明质酸酶抑制作用在提取、分离的过程中都呈相应的增加，透明质酸酶抑制率大于 30% 的组分都具有很好的清除氧自由基的作用，这与过敏产生过程有自由基参加的作用机制相吻合，可以预测桂枝抗过敏特性可能是通过有效清除氧自由基，有效阻断致敏物质的释放，从而达到去除过敏症状的效果[5]。

3. 抗炎　桂枝挥发油对二甲苯所致小鼠的耳郭肿胀、醋酸致小鼠腹腔毛细血管通透性亢进和角叉菜胶致大鼠足肿胀均有拮抗作用，对脂多糖致大鼠急性肺炎模型外周血白细胞总数、淋巴细胞百分数、淋巴细胞计数亦有抑制作用[6]。

4. 抗前列腺增生等作用　桂枝水煎液可使良性前列腺增生大鼠的前列腺湿重和前列腺指数降低，说明桂枝不同提取物对良性前列腺增生均呈抑制表现趋势[7]。桂枝对热致痛小鼠可延长其痛阈时间，对小鼠醋酸所致的疼痛，有拮抗作用，以桂枝醇提液镇痛明显[8]。

【临床研究】

低血压　①肉桂、桂枝各 30g，甘草 15g。煎水代茶饮。结果：治疗 85 例，效果显著，一般服 3 天血压即可升高[9]。②肉桂、桂枝各 40g，甘草 20g。煎水代茶饮，分 3 天饮服。结果：治疗 117 例均获效，一般服药后 3 天血压即上升，最快 2 天血压即恢复正常[10]。

【性味归经】味辛、甘，性温。归心、肺、膀胱经。

【功效主治】发汗解表，温通经脉，助阳化气。主治风寒感冒，脘腹冷痛，胸痹，心悸，血寒经闭痛经，关节痹痛，癥瘕，痰饮，水肿，小便不利。

【用法用量】煎服：3~9g。

【使用注意】阴虚火旺，热病高热，血热妄行者禁服。

【经验方】

1. 肺心病　以桂枝、杏仁各 15g，白芍 30g，生姜、大枣、厚朴各 12g，炙甘草 10g 为基本方，随证加减。[实用中医药杂志，2000,16(5):17]

2. 原发性低血压　以桂枝 20g，炙甘草 10g 为基本方，气虚者加黄芪，血虚者加当归，阴虚者加五味子、麦冬。水煎服。[实用中医药杂志，2001,17(6):20]

3. 颈椎病　以桂枝 12g，白芍、大枣各 15g，葛根 30g，生姜、甘草各 10g 为基本方，按神经根型、交感型、椎动脉型、脊髓型加减，并配合牵引。[福建中医药，2001,(1):13]

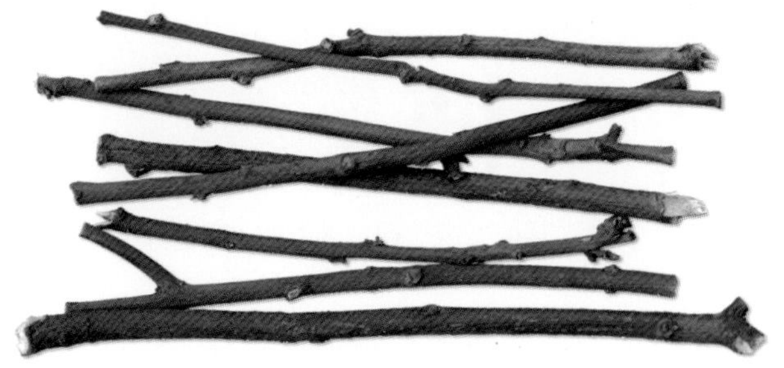

桂枝药材

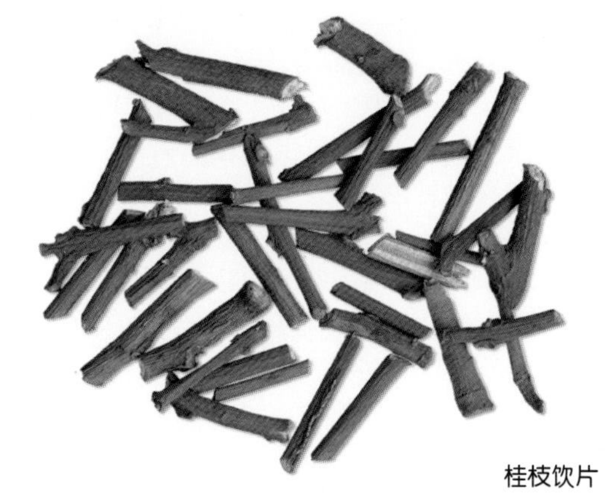

桂枝饮片

【参考文献】

[1] 国家中医药管理局《中华本草》编委会 . 中华本草 . 上海：上海科学技术出版社，1999：1625.

[2] 韩爱霞，綦跃花，邱世翠，等 . 桂枝体外抑菌作用研究 . 时珍国医国药，2004，15（11）：743.

[3] 陈思东，谭剑斌，黄晓晖 . 桂枝不同提取液对大肠杆菌的杀灭作用及其蒸馏液的消毒效果研究 . 中医药研究，2001，17（2）：53.

[4] 聂奇森，滕建文，黄丽，等 . 桂枝中抗过敏活性成分的研究 . 时珍国医国药，2008，19（7）：1594.

[5] 滕建文，聂奇森，黄丽，等 . 桂枝抗过敏和抗氧化活性的对比研究 . 食品科技，2009，7：259.

[6] 徐世军，沈映君，解宇环 . 桂枝挥发油的抗炎作用研究 . 中药新药与临床药理，2007，18（3）：186.

[7] 洪寅，仇凤梅，金国英，等 . 桂枝不同提取物对大鼠良性前列腺增生的影响 . 中国中西医结合外科杂志，2007，13（1）：21.

[8] 唐伟军，卢新华，周大现，等 . 桂枝镇痛效应的药理学研究 . 柳州医学高等专科学校学报，2003，5（1）：14.

[9] 宋孟斋 . 治疗低血压验方 . 河北中医，1985，（3）：封三 .

[10] 宋孟斋 . 甘桂升压饮治疗低血压验方 . 中国农村医学，1985，（5）：11.

Jie geng

桔 梗

Platycodi Radix

[英]Balloonflower Root

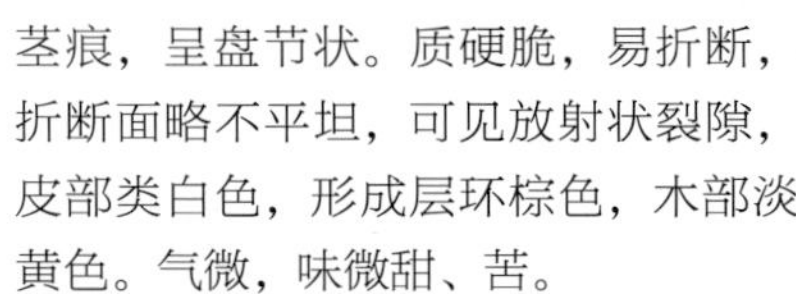

【别名】梗草、苦梗、苦桔梗、苦菜根、铃当花。

【来源】为桔梗科植物桔梗 *Platycodon grandiflorus*（Jacq.）A. DC. 的根。

【植物形态】多年生草本。全株有白色乳汁。主根长纺锤形，少分枝。茎无毛，通常不分枝或上部稍分枝。叶 3~4 片轮生、对生或互生；无柄或有极短的柄；叶片卵形至披针形，长 2~7cm，宽 0.5~3cm，先端尖，基部楔形，边缘有尖锯齿，下面被白粉。花 1 朵至数朵单生茎顶或集成疏总状花序；花萼钟状，裂片 5；花冠阔钟状，蓝色或蓝紫色，裂片 5，三角形；雄蕊 5，花丝基部变宽，密被细毛；子房下位，花柱 5 裂。蒴果倒卵圆形，熟时顶部 5 瓣裂。种子多数，褐色。

【分布】广西主要分布于宾阳、北流、蒙山、钟山、富川、恭城、桂林等地。

【采集加工】春、夏季采收，洗净，切片晒干。

【药材性状】根圆柱形或纺锤形，下部渐细，有的分枝，长 6~20cm，直径 1~2cm。表面淡黄白色，微有光泽，皱缩，有扭曲的纵沟，并有横向皮孔环痕及支根痕，有时可见未刮净的黄棕色或灰棕色栓皮；上端根茎（芦头）长 0.5~4cm，直径约 1cm，具半月形的茎痕，呈盘节状。质硬脆，易折断，折断面略不平坦，可见放射状裂隙，皮部类白色，形成层环棕色，木部淡黄色。气微，味微甜、苦。

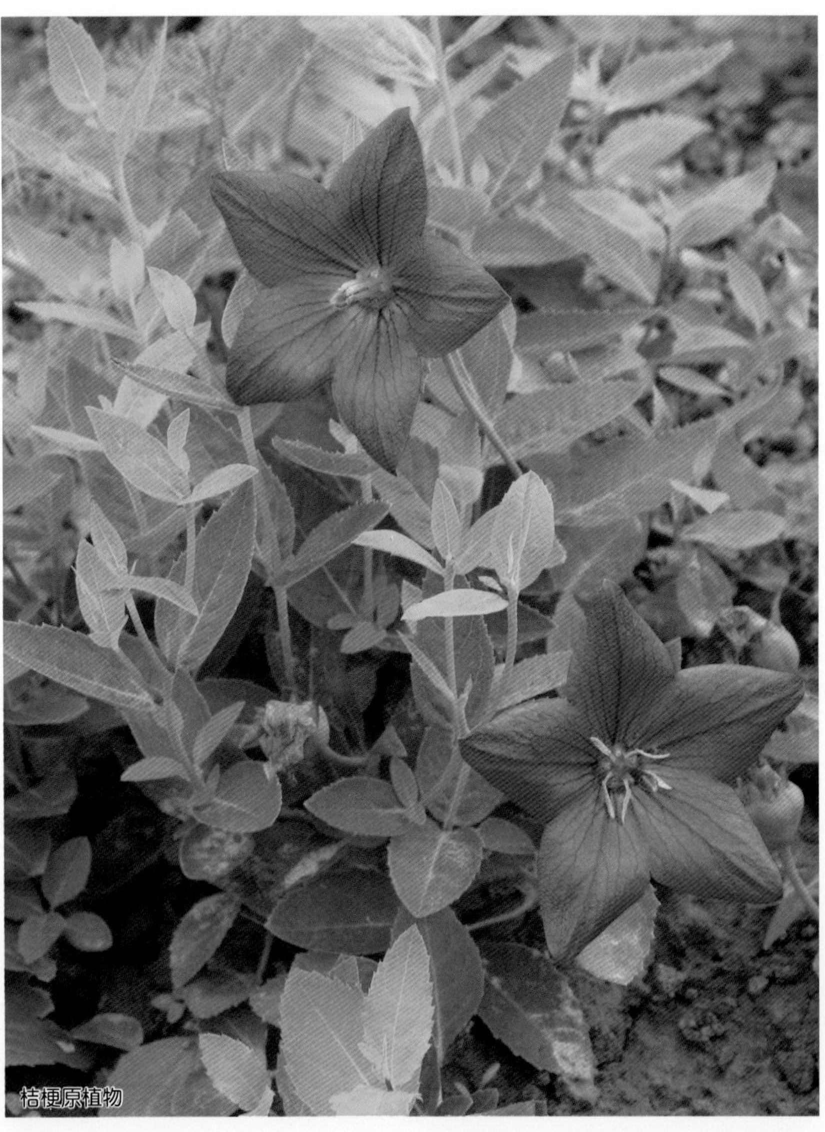

桔梗原植物

【品质评价】以根肥大、白色、质充实、味苦者为佳。

【化学成分】本品含多种皂苷：桔梗皂苷（platycodin）A 即 2-*O*- 乙酰基桔梗皂苷 D，桔梗皂苷（platycodin）C 即 3-*O*- 乙酰基桔梗皂苷 D，桔梗皂苷（platycodin）D、D_2、D_3，去芹菜糖基桔梗皂苷（deapioplatycodin）D、D_3，$2''$-*O*- 乙酰基桔梗皂苷（$2''$-*O*-acetylplatycodin）D_2，$3''$-*O*- 乙酰基桔梗皂苷（$3''$-*O*-acetylplaty-codin）D_2，远志皂苷（polygalacin）D、D_2，$2''$-*O*- 乙酰基远志皂苷（$2''$-*O*-acetylpolygalacin）D、D_2，$3''$-*O*- 乙酰基远志皂苷（$3''$-*O*-acetylpolygalacin）D、D_2，桔梗苷酸 -A 甲酯（methyl platyconate-A），2-*O*- 甲基桔梗苷酸 -A 甲酯（methyl-2-*O*-methyplatyconate-A），桔梗苷酸 -A 内酯（platyconic acid-A lactone）。皂苷元有：桔梗皂苷元（platycodigenin），远志酸（polygalacic acid），桔梗酸（platycogenic acid）A、B、C； 混合皂苷部分水解可得到 8 种次皂苷（prosaponin），它们在分离过程中以甲酯形式分得：3-*O*-*β*-D- 吡喃葡萄糖基远志酸甲酯（methyl 3-*O*-*β*-D-glucopyranosyl polygalacate），3-*O*-*β*- 昆布二糖基远志酸甲酯（methyl 3-*O*-*β*-laminaribiosyl polygalacate），3-*O*-*β*-D- 吡喃葡萄糖基桔梗皂苷元甲酯（3-*O*-*β*-D-glucopyranosyl platycodigenin methyl ester），3-*O*-*β*- 昆布二糖基桔梗皂苷元甲酯（3-*O*-*β*-gluctinobiosylplatycodigenin methyl ester），3-*O*-*β*-D- 吡喃葡萄糖基桔梗酸 A 内酯甲酯（3-*O*-*β*-D-glucopyranosyl platycogenin A lactone methyl ester），3-*O*-*β*-D- 吡喃葡萄糖基桔梗酸 A 二甲酯（dimethyl 3-*O*-*β*-D-glucopyranosyl platycogenate A），2-*O*- 甲基 -3-*O*-*β*-D- 吡喃葡萄糖基桔梗酸 A 二甲酯（dimethyl 2-*O*-methyl-3-*O*-*β*-D-glucopyranosyl platycogenate A）。还含白桦脂醇（betulin），*α*- 菠菜甾醇（*α*-spinasterol），*α*- 菠菜甾醇 -*β*-D- 葡萄糖苷（*α*-spinasteryl-*β*-D-glucoside）[1]。

此外，还含蜜桔素（tangeritin），桔梗皂苷元甲酯 -3-*O*-*β*-D-葡萄糖苷（3-*O*-*β*-D-glucopyranosylplatycodigenin methyl ester），桔梗酸 A 内酯 -3-*O*-*β*-D- 葡萄糖苷（3-*O*-*β*-D-glucopyranosyl platicogenic acid A lactone），桔梗皂苷元 -3-*O*-*β*-D- 葡萄糖苷（3-*O*-*β*-D-glucopyranosyl platycodigenin），deapio-platyconic acid A lactone，deapio-platycodin-D，platycoside-G_1，platycoside-E[2]。

桔梗中挥发油化学成分有 1- 十一碳烯（1-undecene），5-己烯酸（5-hexenoicacid），2- 甲基 -2- 丙烯 -1- 醇（2-methyl-2-propen-1-ol），1- 甲基乙基甲酸酯（1-methylethyl formate），2- 环戊烯 -1- 酮（2-cyclopenten-1-one），2- 环戊烯 -1- 十一酸（2-cyclopentene-1-undecanoic acid），十一烷（undecane），2,3- 二甲基 -1- 戊烯（2,3-dimethyl-1-pentene），1- 甲氧基 -1,2- 丁二烯（1-methoxy-1, 2-butadiene），3-ethenyloxy-1-propene，苯并噻唑（benz-othiazole），3- 乙基 - 环己烯（3-ethyl-cyclohexene），3- 乙基 -1,4- 己二烯（3-ethyl-1,4-hexadiene），十七烷（hepta-decane），methylbutyl-1,2-benzenedicar-boxylate[3]。

【药理作用】

1. 祛痰与镇咳　麻醉犬口服本品煎剂 1g/kg，能增加呼吸道黏液的分泌量，其强度可与氯化胺相比[4]。对麻醉猫亦有祛痰作用[5]。豚鼠多次灌服粗制桔梗皂苷 80mg/kg，同样取得祛痰效果[6]。桔梗皂苷的祛痰作用强于远志，次于美远志，而小鼠酚红法试验结果则弱于远志[7]。桔梗所含皂苷口服时对咽喉黏膜及胃黏膜造成某种程度的刺激，反射地引起呼吸道黏膜分泌亢进，使痰液稀释，促使其排出，粗制桔梗皂苷有镇咳作用[8]。豚鼠腹腔注射和镇咳半数有效量为 6.4mg/kg[6]。桔梗皂苷 D（PD）和 D_3（PD_3）在体内、外均能增加大鼠和小鼠呼吸道黏蛋白的释放。PD 和 PD_3 200mg/L 体外对大鼠气管上皮细胞（RTSE 细胞）黏蛋白的分泌分别增加 252.7%、370.2%，对小鼠气管上皮细胞实验结果与 RTSE 类似，并呈剂量相关。20mg/L 桔梗皂苷 D_3 体内对大鼠黏蛋白释放的增加作用比浓度均为 200mg/L 的腺苷三磷酸和氨溴索的作用更强[9]。

2. 降血糖　兔灌胃桔梗水或醇提取物 200mg/kg 可使血糖下降，水提取物的降血糖曲线与灌胃 25~50mg/kg 甲磺丁脲相似。水和醇提取物 500mg/kg 连续 4 天灌胃，对实验性四氧嘧啶糖尿病兔亦有降血糖作用，降低的肝糖原在用药后也见恢复，且能抑制食物性血糖上升，醇提取物的作用较水提取物强[10]。

3. 抗炎　粗桔梗皂苷有抗炎作用[11]。大鼠灌服粗桔梗皂苷 100mg/kg、200mg/kg，对角叉菜胶及醋酸所致的足肿胀均有较强的抗炎作用，前者抗炎作用可持续 4~5h，后者持续约 1h。大鼠灌服桔梗皂苷连续 7 天，对棉球肉芽肿呈抑制作用，且对大鼠佐剂性关节炎也有效[6, 11~13]。桔梗皂苷还能抑制过

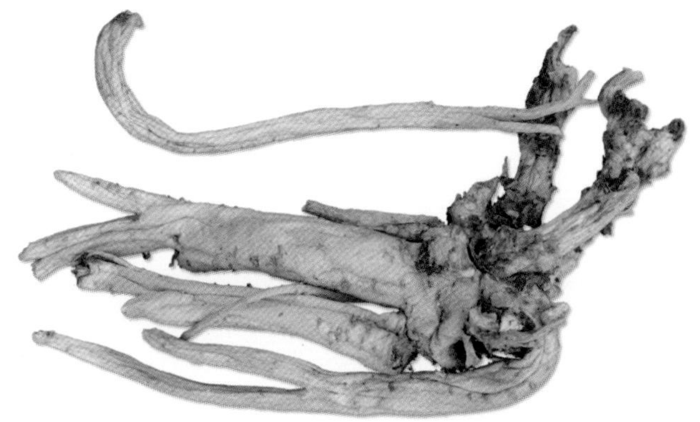
桔梗药材

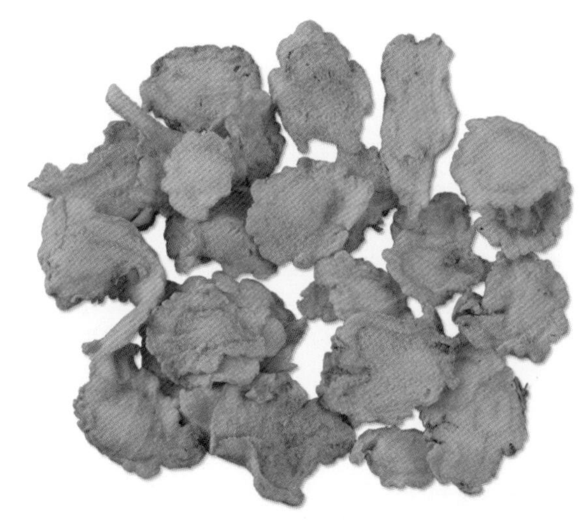
桔梗饮片

敏性休克小鼠毛细血管通透性[6]，小鼠口服桔梗皂苷可抑制腹腔注射同一皂苷所致的扭体反应与腹腔渗出[12]。桔梗无直接抗菌作用，但其水提取物可增强巨噬细胞吞噬功能，增强中性白细胞的杀菌力，提高溶菌酶的活性[14]。2″-*O*- 乙酰基远志皂苷 D、桔梗皂苷 A、PD 和远志皂苷 D 能抑制一氧化氮合成酶（iNOS）和环氧化酶（COX-2）。桔梗皂苷对 iNOS 和 COX-2 的抑制作用是通过阻止核转录因子 κB（NF-κB）的活性，减少 iNOS 和 COX-2 基因表达来实现[15]。桔梗水提物对脂多糖诱导的人肺腺癌细胞 A549 中 NF-κB p65 转位有抑制作用，也能降低 NF-κB 抑制因子 I-κB*α* 的表达。同时，A549 中肿瘤坏死因子（TNF-α）、iNOs、COX-2 的基因表达也受到抑制[16]。桔梗对各种炎症模型均有较强的抗炎作用，主要与抑制前列腺素 E_2（PGE_2）通路、一氧化氮（NO）分泌有关，PD 10mmol/L、30mmo1/L 能抑制大鼠促癌物 12-*O*- 十四烷酰佛波醇 -13- 乙酯诱导的腹腔巨噬细胞中 PGE_2 产生[16]。

4. 免疫调节　①对非特异性免疫：桔梗水提物可刺激小鼠腹腔巨噬细胞增生，抑制细胞增殖，剂量依赖性地促进

NO、TNF-α 的产生，同时对白介素（IL）-1β 和 IL-6 也有升高作用。NO 和 TNF-α 产生的增加分别与 iNOs mRNA 及 INF-αmRNA 的升高有关[17]。其作用机制可能是通过 NF-κB 的反式激活，上调 iNOs 和 TNF-α 的表达来实现[18]。PD 和 PD_3 可抑制巨噬细胞株 RAW264.7 细胞株释放 NO，升高该细胞株中 TNF-α 的分泌和 TNF-α mRNA 的表达[19]。与之相反，桔梗多糖能诱导 RAW264.7 细胞株中 NO 的产生和 iNOs mRNA 表达，通过 TLR4/NF-κβ 信号通路产生作用[20]，其具体的分子机制与其活化有丝分裂原活化蛋白激酶和激活蛋白 -1 有关。桔梗多糖也可诱导 TNF-α 的释放[21]。②对特异性免疫：桔梗多糖有免疫增强作用，能提高多克隆抗体 IgM 的产生和 B 细胞的增殖，用胸腺依赖性抗原绵羊红细胞免疫后，小鼠腹腔给予桔梗多糖能提高 B 细胞中 IgM 抗体的产生。然而，桔梗多糖并不影响 T 细胞的增殖、Th1 细胞的 IL-2 表达或 Th2 细胞的 IL-4 表达[22]。一氧化氮 Griess 试剂测定，浓度为 333.3~2666.7μg（生药）/ml 的桔梗水提取液能抑制小鼠腹腔巨噬细胞 NO 释放。桔梗水提取液对小鼠腹腔巨噬细胞释放 NO 的调节可能是其药理作用机制之一[23]。

5. 保肝　桔梗水提物能抑制四氯化碳诱导的肝毒性，机制可能与阻断肝药酶对四氯化碳的生物激活以及清除氧自由基有关[24]。桔梗水提物减轻四氯化碳诱导的肝纤维化进程，其主要作用机制为抑制肝部炎症和激活肝星状细胞[25]。同时，桔梗皂苷提取物对过氧化叔丁醇造成的肝毒性有保护作用，这与其清除氧自由基和保护细胞免受氧化应激反应有关[26]。另外，桔梗水提物能保护对乙酰氨基酚引起的肝损伤，这与其阻断肝药酶对乙酰氨基酚的生物激活密切相关[27]。桔梗有利胆作用[28]，15g/kg 桔梗水煎液大鼠灌胃，2 次 / 天，持续 14 天，能使大鼠的胆汁分泌量增加。

6. 对中枢神经作用　粗桔梗皂苷有镇静、镇痛和解热作用。能抑制小鼠自发性活动，延长环己巴比妥钠的睡眠时间，对小鼠醋酸性扭体反应及尾压法呈镇痛作用，对正常小鼠及伤寒、副伤寒疫苗所致的发热小鼠均有降低体温作用[6, 22, 29]。但对电击和戊四氮惊厥无保护作用[22]。PD 给脑室或膜内注射给药时，在甩尾、扭体和福尔马林等不同类型疼痛模型实验中均显示了较强的镇痛作用[30]。脑室内注射桔梗皂苷 D 时的镇痛作用与用药剂量呈正相关，其产生的镇痛效果至少持续 1h，桔梗皂苷 D 产生的镇痛效果与脊椎上的γ-氨基丁酸 A、B，*N*-甲基-D-天门冬氨酸（NMDA）和 non-NMDA 受体有关，其镇痛作用由于刺激减弱了去甲肾上腺素和 5-羟色胺通路，与吗啡通路无关[31]。

7. 抑制胃液分泌和抗溃疡　粗制桔梗皂苷在低于 1/5 半数致死量的剂量时有抑制大鼠胃液分泌和抗消化性溃疡作用[11]。100mg/kg 剂量时，几乎能完全抑制大鼠幽门结扎所致的胃液分泌。大鼠十二指肠注入 25mg/kg 粗制桔梗皂苷，可防止消化性溃疡形成，其作用与皮下注射 10mg/kg 阿托品相当，但 100mg/kg 灌胃对应激性溃疡形成的预防作用比皮下注射阿托品 10mg/kg 弱两倍，对大鼠醋酸所致的溃疡模型，粗制桔梗皂苷可使溃疡系数减少，且 25mg/kg 的疗效比甘草提取物 FM100 200mg/kg 为高[12,13]。

8. 对心血管系统作用　大鼠以粗制桔梗皂苷静脉注射 0.5~5mg/kg，可见暂时性血压下降，心率减慢和呼吸抑制，随剂量增大持续时间延长。对离体豚鼠心耳，高浓度时呈负性肌力作用[3]。麻醉犬动脉注入 100~400mg/kg 粗桔梗皂苷，能降低冠状动脉和后肢血管的阻力，增加血流量，其强度可与罂粟碱相比。当 4mg/kg 静脉注射时也可增加冠状动脉和后肢血流量，并伴有暂时性低血压[6,18]。

9. 抗肥胖等作用　桔梗皂苷可降低大鼠肝内胆固醇的含量，增加胆固醇和胆酸的排泄，还有抗乙酰胆碱和抗组胺作用[32]，能抑制乙酰胆碱与组胺引起的离体豚鼠回肠收缩并拮抗组胺引起的气管收缩[14]。大鼠灌胃桔梗 2g/kg，对双侧颈静脉结扎造成的充血性水肿有抑制和利尿作用[33]。本品煎剂 1：10 体外对絮状表皮癣菌有抑制作用[33]。用含有桔梗水提取物的高脂肪饲料饲喂小鼠，对小鼠体重和子宫周围脂肪质量均下降，同时肝脏中甘油三酯的水平也有所降低。桔梗总皂苷能抑制胰脂肪酶活性，可以使胰脂肪酶的活性抑制在 41.7% 水平上。PD、桔梗皂苷 A 和桔梗皂苷 C 可分别使其活性抑制在 34.8%、3.3% 和 5.2% 的水平上。桔梗抗肥胖作用可能是由于桔梗皂苷类成分抑制胰脂肪酶活性，从而抑制对食物脂肪的吸收[34]。

10. 毒理　小鼠灌胃桔梗煎剂的半数致死量（LD_{50}）为 24g/kg，兔灌胃本品煎剂 40g/kg，于 24h 内全部死亡，剂量为 20g/kg 时，则全部存活[35]，桔梗皂苷有很强的溶血作用，其溶血指数与来源产地和生长年限、采集时间、加工方法等有关，从 1：1000 到 1：100 不等，韧皮部的溶血作用为木质部的 4.4~6.5 倍，不去皮的桔梗溶血作用略大于去皮桔梗，因此桔梗不可注射给药[10]。小鼠皮下注射的最小致死量为 770mg/kg。粗桔梗皂苷灌胃小鼠和大鼠的 LD_{50} 分别为 420mg/kg 和 800mg/kg，皮下注射分别为 22.3mg/kg 和 14.1mg/kg[10]。桔梗热水提取物及冷冻真空干燥剂可使组氨酸缺陷型鼠伤寒沙门菌 TA98 及 TA100 回变菌落数增多，同时对小鼠微核试验及染色体畸变试验呈阳性结果[36~38]。

【临床研究】

1. 感冒后久咳　治疗组用千金苇茎汤合桔梗汤（芦根 30g，桃仁 10g，薏苡仁 30g，冬瓜仁 30g，桔梗 6g，甘草 10g）治疗，儿童用量依照比例酌情减少。水煎，分 2 次服。对照组治以咳特灵（每次 3 粒，每日 3 次）和止咳糖浆（每次 10ml，每日 3 次）。两组均以 7 日为 1 个疗程。结果：治疗组 106 例，其中治愈 88 例，好转 12 例，总有效率 94.3%；对照组 60 例，其中治愈 17 例，好转 28 例，总有效率 75%，两组比较有显著性差异（$P<0.01$）[39]。

2. 放射性食管炎　桔梗汤（桔梗 10g，生甘草 20g。随证加减，如疼痛较剧烈者，可加玄参 15g，蚤休 10g，山豆根、银花、射干各 10g。如下咽困难较严重者，可加瓜蒌皮 18g，浙贝 10g，天门冬 15g，竹茹 10g，板蓝根 15g），水煎，分 2 次服，每日 1 剂，10 日为 1 个疗程。治疗 1~2 个疗程。结果：治疗 128 例，其中治愈 87 例，好转 30 例，总有效率 91.4%[40]。

3. 慢性喉炎　桔梗甘草汤（桔梗 10g，芦根 15g，荆芥 6g，甘草 6g），水煎，分 2 次服，每日 1 剂，6 日为 1 个疗程。

结果：治疗 57 例，其中显效 38 例，占 67%；有效 15 例，占 26%，总有效率为 93%[41]。

4. 声带结节　以桔梗为主的复方（桔梗 40g，桑叶 10g，赤芍 10g，红花 10g，桃仁 10g，穿山甲 10g，杏仁 10g，陈皮 10g，清半夏 13g，茯苓 10g，甘草 5g，蝉蜕 6g）水煎，分 3 次服，每日 1 剂。结果：治疗 35 例，其中痊愈 19 例，有效 16 例[42]。

【性味归经】味苦、辛，性平。归肺、胃经。

【功效主治】宣肺，祛痰，利咽，排脓。主治咳嗽痰多，咽喉肿痛，肺痈吐脓，胸满胁痛，痢疾，癃闭。

【用法用量】内服：煎汤，3~10g；或入丸、散。外用适量，烧灰研末敷。

【使用注意】胃溃疡者慎服。内服过量可引起恶心呕吐。

【经验方】

1. 牙疳臭烂　桔梗、茴香等份。烧研敷之。（《卫生易简方》）
2. 喉痹及毒气　桔梗二两。水三升，煮取一升，顿服之。（《千金要方》）
3. 风热咳嗽痰多，咽喉肿痛　桔梗 9g，桑叶 15g，菊花 12g，杏仁 6g，甘草 9g。水煎服。（《青岛中草药手册》）
4. 风痰壅盛，咳嗽不已　桔梗（炒）、防己、白矾（枯）各一两，雄黄半两（研）。上为末，水浸，蒸饼，丸如鸡头大，每服一粒，绵裹含化。（《卫生家宝》四金丹）
5. 痰嗽喘急不定　桔梗一两半。捣罗为散，用童子小便半升，煎取四合，去滓温服。（《简要济众方》）
6. 肺虚声音不出　桔梗一两（切，用蜜拌，于饭上蒸三日），诃黎勒（去核）四个（二个炮制，二个生用，趁热捣），甘草一两（半生半炙）。上三味为末，每服二钱匕，用马勃同砂糖少许，拌和为丸，含化咽津。（《圣济总录》三味丸）
7. 肺痈咳而胸满，振寒脉数，咽干不渴，时出浊唾腥臭，久久吐脓如米粥者　桔梗一两，甘草二两。上二味，以水三升，煮取一升，分温再服。（《金匮要略》桔梗汤）
8. 伤寒痞气，胸满欲死　桔梗、枳壳（炙，去瓤）各一两。上锉如米豆大、用水一升半，煎减半，去滓，分二服。（《苏沈良方》枳壳汤）
9. 伤寒腹胀，阴阳不和　桔梗、半夏、陈皮各三钱，姜五片。水二盅，煎一盅服。（《南阳活人书》桔梗半夏汤）
10. 妊娠中恶，心腹疼痛　桔梗一两（锉）。水一盅，生姜三片，煎六分，温服。（《太平圣惠方》）
11. 霍乱吐利已定，汗出厥冷，四肢拘急，腹中痛不解，脉欲绝　桔梗（锉、炒）一两，甘草（炙）、附子（炮裂，去皮、脐）各二两，干姜（炮）一两。上四味，锉如麻豆。每服三钱匕，水一盏，煎至七分，去滓温服。（《圣济总录》桔梗汤）

【参考文献】

[1] 国家中医药管理局《中华本草》编委会 . 中华本草 . 上海：上海科学技术出版社，1999：6666.
[2] 李凌军，刘振华，陈赟，等 . 桔梗的化学成分研究 . 中国中药杂志，2006，31（18）：1506.
[3] 丁长江，卫永第，安占元，等 . 桔梗中挥发油化学成分分析 . 白求恩医科大学学报，1996，22（5）：471.
[4] 唐妆愚 . 中华医学杂志，1952，38（1）：4.
[5] 高应斗 . 中华医学杂志，1954，40（5）：331.
[6] 高木敬次郎 . 药学杂志（日），1972，92（8）：969.
[7] 朱学琳 . 医学中央杂志（H），1943，80：179.
[8] 朱颜 . 中药的药理与应用 . 北京：人民卫生出版社，1958：146.
[9] Shin CY.Planta Med,2002, 68（3）:221.
[10] 江田昭英 . 日本药理学杂志，1971，67（6）：223.
[11] Takagi. C A. 1975, 82:261d.
[12] 高木敬次郎 . 代谢（日），1973，10（5）：474.
[13] Kawashima K.Chem Pharm Bull, 1972，21（4）:755.
[14] 日本药学会第 98 年会 . 汉方研究，1978，5：168.
[15] Ahn K S. Life Sciences, 2005, 76（20）:2315.
[16] Lee JH. Int J Mol Med, 2004, 13（6）:843.
[17] Choi CY. Cancer Lett,2001, 166（1）:17.
[18] Choi CY.Int Immunopharmacol, 2001,1（6）:1141.
[19] Wang C. Int Immunophannacol, 2004,4（8）:1039.
[20] Yoon YD.Int Immunophannacol, 2003, 3（13-14）:1873.
[21] Yoon YD. Int Immunophannacol, 2004, 4（12）:1477.
[22] Han SB. Immunol, 2001, 1（11）:1969.
[23] 稽扬 . 中医药研究，2000，16（5）：43.
[24] Lee KJ. Food Chem Toxicol, 2002, 40（4）:517.
[25] Lee KJ. Arch Pharm Res, 2004,27（12）:1238.
[26] Lee KJ. Toxicol Lett, 2004, 147（3）：271.
[27] Lee KJ. Cancer Lett,2001, 174（1）:73.
[28] 刘萍，石敏娟，鞠东惠 . 桔梗促大鼠胆汁分泌实验研究 . 中国药业，2008，17（3）：5.
[29] Choi S S.Am J Chin Med, 2004,32（2）:257.
[30] Choi S S.Planta Med , 2002 , 68（9）:794.
[31] Takagi K. Jap J Pharmacol, 1974, 23（5）:709.
[32] Mashcherskaya K A. C A, 1968, 68:20785s.
[33] 山原条二 .Chem Pharm Bull, 1979, 27（6）:1464.
[34] 郑武飞 . 中华医学杂志，1952，38（4）：315.
[35] 郑毅男，刘可越，徐宝军 . 桔梗抗肥胖机理试验研究 . 吉林农业大学学报，2002，24（6）：42.
[36] 周文 . 药学通报，1979，14（5）：202.
[37] 赵守训 . 华东药学院学报，1956，（1）：37.
[38] Yin X J.Mutat Res, 1991, 760（1）:73.
[39] 黄彦德，徐冬梅 .《千金》苇茎汤合桔梗汤治疗感冒后久咳 106 例观察 . 河南中医药学刊，2001，16（6）：28.
[40] 沈国伟，许丽羚 . 加味桔梗汤治疗放射性食管炎 128 例 . 北京中医，1996，6：16.
[41] 于洁 . 桔梗甘草汤加味治疗慢喉喑 57 例疗效观察 . 甘肃中医，2003，16（6）：15.
[42] 史学瑞，关凤岭 . 重用桔梗治疗声带结节 35 例 . 中医研究，2002，15（3）：38.

Gui ye 桧 叶

Sabinae Chinensis Cacumen
[英]Chinese Sabina Scale Leaf

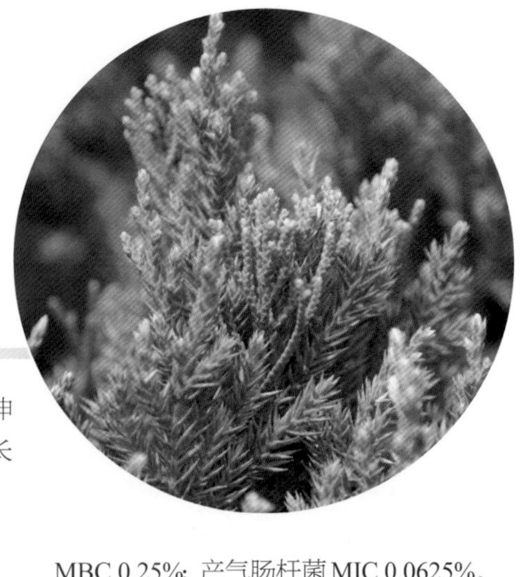

【别名】桧、刺柏、桧柏、松柏、珍珠柏、圆柏枝。

【来源】为柏科植物圆柏 *Sabina chinensis*（L.）Ant. 的叶。

【植物形态】多年生乔木。树皮深灰色，纵裂，成长条片；幼树枝条斜上伸展，树冠尖塔形或圆锥形，老树下部大枝近平展，树冠广圆形。叶二型，鳞叶及刺叶。生鳞叶的小枝近四棱形，鳞叶先端钝尖，背面近中部有椭圆形微凹的腺体；刺叶 3 叶交叉轮生，长 6~12mm，上面微凹，有 2 条白粉带。雌雄异株，稀同株；雄球花黄色，椭圆形。球果翌年成熟，近圆形，熟时暗褐色，被白粉。种子 2~4，卵圆形，先端钝，有棱脊及少数树脂槽。

【分布】广西主要分布于桂北地区。

【采集加工】全年均可采摘，洗净，晒干备用。

【药材性状】生鳞叶的小枝近圆柱形或近四棱形。叶二型，即刺状叶及鳞叶，生于不同枝上，鳞叶 3 叶轮生，直伸而紧密，近被针形，先端渐尖，长 2.5~5mm；刺叶 3 叶交互轮生，斜展，疏松，披针形，长 6~12mm。气微香，味微涩。

【品质评价】以身干、色绿者为佳。

【化学成分】本品含芹菜素（apigenin），扁柏双黄酮甲醚（monomethyl ether of hinokiflavone），穗花杉双黄酮（amentoflavone），扁柏双黄酮（hinokiflavone）。种子含脂肪油及甾醇[1]。

【药理作用】

1. 抗菌　新疆圆柏枝条醇提取物对受试菌均有较低的最低抑菌浓度（MIC）和最低杀菌浓度（MBC），分别为：枯草芽胞杆菌 MIC 0.5%、MBC 0.75%；大肠杆菌 MIC 0.125%、MBC 0.25%；金黄色葡萄球菌 MIC 0.25%、MBC 0.25%；苏云金杆菌 MIC 0.0625%、MBC 0.25%；产气肠杆菌 MIC 0.0625%、MBC 0.125%；普通变形杆菌 MIC 0.25%、MBC 0.5%；酵母菌 M IC 0.5%、MBC 1%；黑曲霉 MIC 1%、MBC 2%；青霉 MIC 1%、MBC 2%；根霉 MIC 1%、MBC 2%；毛霉 MIC 1%、MBC 2%[2]。圆柏和龙柏叶中提取挥发油，其主要成分均为乙酸龙脑酯。圆柏挥发油对金黄色葡萄球菌、表皮葡萄球菌、大肠杆菌 MIC 和 MBC 分别为 4mg/L、8mg/L，2mg/L、8mg/L，8mg/L、8mg/L。龙柏挥发油仅对金黄色葡萄球菌和表皮葡萄球菌有抑菌作用，MIC 分别为 2mg/L、4mg/L，并且只对表皮葡萄球菌有杀菌作用，MBC 为 16mg/L[3]。

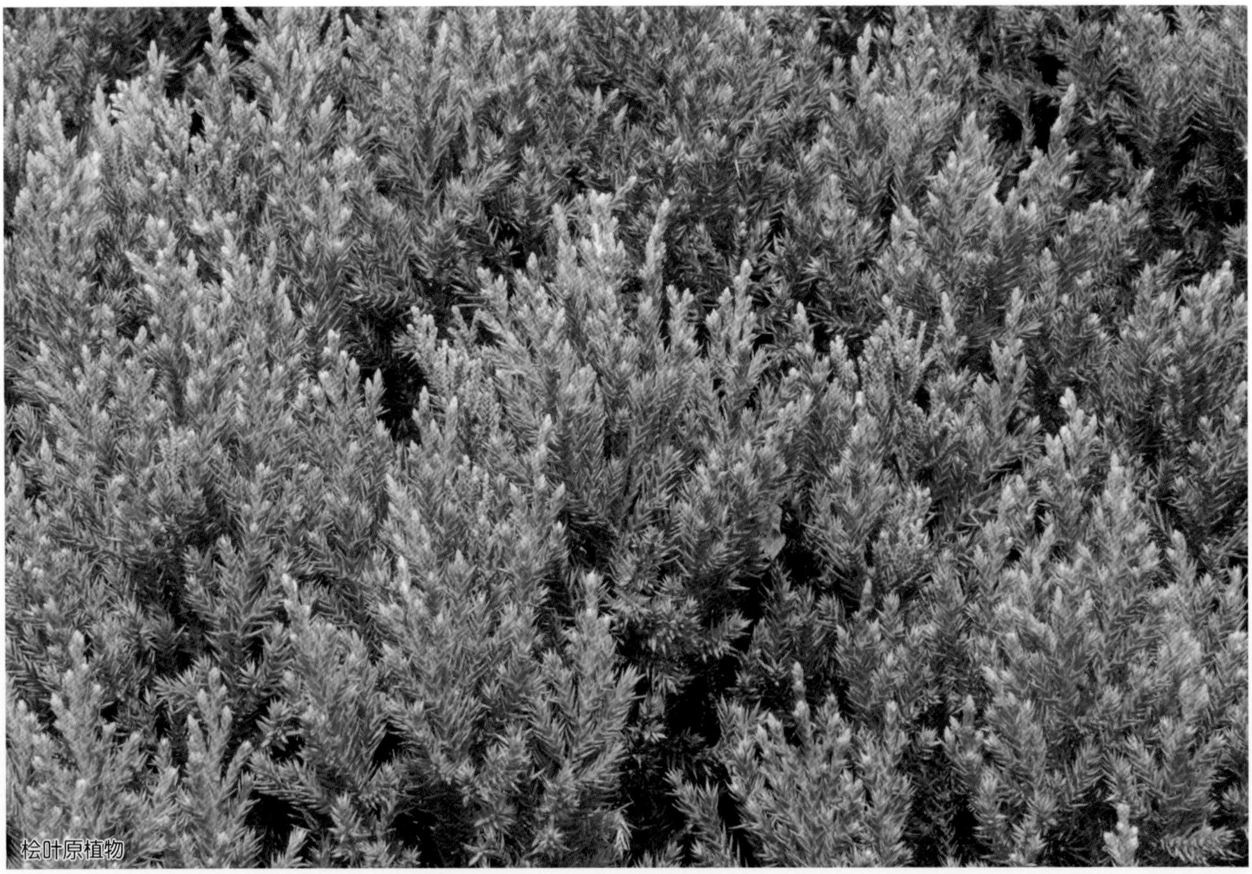

桧叶原植物

2. 抗癌 从祁连圆柏种子中分离得到一种新的抗癌活性二萜 3α–hinokiol，该化合物对人卵巢癌细胞 HO8910 具有与长春新碱相当的抑制作用，半数抑制量分别为 63.1μg/ml、67.4μg/ml [4]。

【临床研究】

鼻出血 治疗组用圆柏叶干品 30g，加 200ml 沸水浸泡 40min，滤液加入适量白糖饮用，早晚各服 1 次，配以鼻孔填塞止血。对照组予口服维生素 C、维生素 K_3 局部填塞压迫，或 1% 复方麻黄素液滴鼻，每日 3~4 次。结果：治疗组 220 例，其中显效 112 例，有效率 88%；对照组 86 例，其中显效 18 例，有效率 71%。两组有效率比较有显著性差异（$P<0.05$）[5]。

【性味归经】味辛、苦，性温；有小毒。归肺、肾经。

【功效主治】祛风散寒，活血解毒。主治风寒感冒，风湿关节痛，荨麻疹，阴疽肿毒初起，尿路感染。

【用法用量】内服：煎汤，鲜品 15~30g。外用适量，捣敷；煎水熏洗或烧烟熏。

【使用注意】阳疮证禁用。

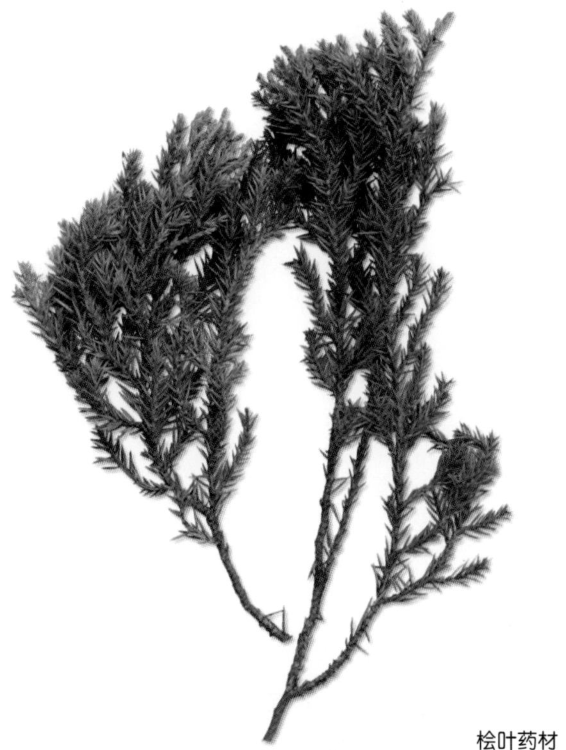

桧叶药材

【经验方】

1. 风湿关节痛 鲜圆柏枝梢水煎，熏洗患处。（《福建药物志》）
2. 硬结肿毒初起 取鲜的桧叶适量，加红糖捣烂，敷贴。（《福建民间草药》）
3. 荨麻疹 取桧叶，卷在粗纸中，用火烧之，取其烟气遍熏身体。（《福建民间草药》）
4. 风寒感冒 鲜圆柏枝梢 15~20g。黄酒炖服。（《福建药物志》）
5. 淋病 桧柏枝或叶 3g，为末，每日 2 次，开水冲服。（《内蒙古中草药》）

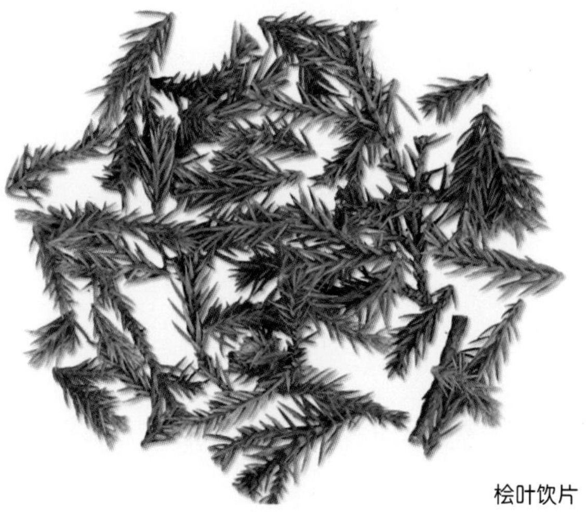

桧叶饮片

【参考文献】

[1] 国家中医药管理局《中华本草》编委会 . 中华本草 . 上海：上海科学技术出版社，1999：801.

[2] 祖丽皮亚，玉努斯 . 新疆圆柏枝条乙醇提取物体外抗菌活性测定 . 食品科技，2006，（4）：72.

[3] 崔艳秋，南蓬，林满红，等 . 圆柏和龙柏主要挥发物及其抑菌和杀菌作用 . 环境与健康杂志，2006，23（1）：63.

[4] 王文蜀，李二伟，贾忠建，等 . 祁连圆柏中一种新的抗癌活性二萜 . 兰州大学学报（自然科学版），2002，38（6）：121.

[5] 华满堂 . 新疆圆柏治疗鼻出血 . 新疆中医药，1998，16（4）：16.

桃仁 Tao ren

Persicae Semen
[英]Peach Seed

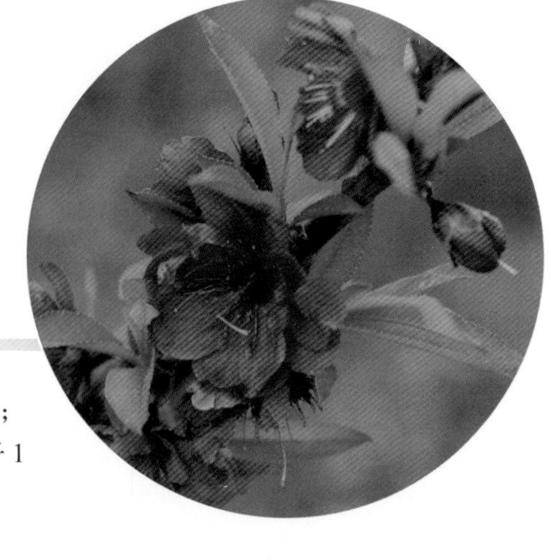

【别名】桃实、桃核仁、桃核人。

【来源】为蔷薇科植物桃 *Prunus persica*（L.）Batsch 的种子。

【植物形态】多年生落叶小乔木。小枝绿色或半边红褐色，无毛。叶互生，在短枝上呈簇生状；叶柄通常有1至数枚腺体；叶片椭圆状披针形至倒卵状披针形，边缘具细锯齿，两面无毛。花通常单生，先于叶开放，具短梗；萼片5，基部合生成短萼筒，外被绒毛；花瓣5，倒卵形，粉红色，罕为白色；雄蕊多数，子房1室。花柱细长，柱头小，圆头状。核果近球形，表面有短绒毛；果肉白色或黄色；离核或粘核。种子1枚，扁卵状心形。

【分布】广西全区均有栽培。

【采集加工】果实成熟后采收，除去果肉及核壳，取出种子，晾干。

【药材性状】种子长卵形，长1.2~1.8cm，宽0.8~1.2cm，厚0.2~0.4cm。表面黄棕色至红棕色，密布颗粒状突起。一端尖，中部膨大，另一端钝圆稍偏斜，边缘较薄；尖端一侧有短线形种脐，圆端颜色略深不明显的合点，自合点处散出多数纵向的维管束。种皮薄，子叶2，类白色，富油性。气微，味微苦。

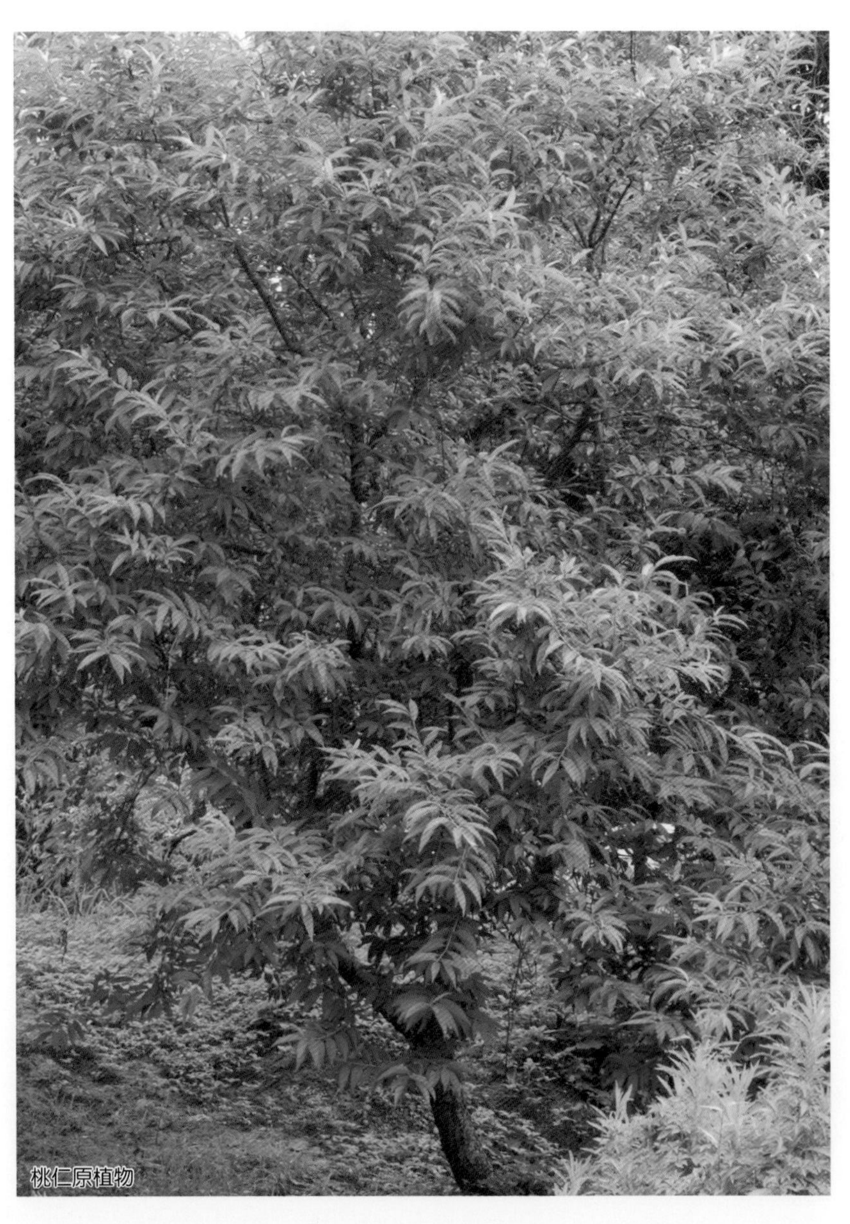

桃仁原植物

【品质评价】以颗粒饱满、均匀、完整者为佳。

【化学成分】本品含苦杏仁苷（amygdalin），24-亚甲基环木菠萝烷醇（24-methylene cycloartanol），柠檬甾二烯醇（citrostadienol），7-去氢燕麦甾醇（7-dehydroavenasterol），野樱苷（prunasin），β-谷甾醇（β-sitosterol），菜油甾醇（campesterol），β-谷甾醇-3-*O*-β-D-吡喃葡萄糖苷（β-sitosterol-3-*O*-β-D-glucopyranoside），菜油甾醇-3-*O*-β-D-吡喃葡萄糖苷（campesterol-3-*O*-β-D-glucopyranoside），β-谷甾醇-3-*O*-β-D-（6-*O*-棕榈酰）-吡喃葡萄糖苷[β-sitosterol-3-*O*-β-D-（6-*O*-palmityl）-glucopyranoside]，β-谷甾醇-3-*O*-β-D-（6-*O*-油酰）吡喃葡萄糖苷[β-sitosterol-3-*O*-β-D-（6-*O*-oleyl）-glucopyranoside]，菜油甾醇-3-*O*-β-D-（6-*O*-棕榈酰）-吡喃葡萄糖苷[campesterol-3-*O*-β-D-（6-*O*-palmityl）-glucopyranoside]，菜油甾醇-3-*O*-β-D-（6-*O*-油酰）-吡喃葡萄糖苷[campesterol-3-*O*-β-D-（6-*O*-oleyl）glucopyranoside]，甲基-α-D-呋喃果糖苷（methyl-α-D-fructofuranoside），甲基-β-D-吡喃葡萄糖苷（methyl-β-D-glucopyranoside），色氨酸（tryptophane），葡萄糖（glucose）及蔗糖（sucrose）。还含绿原酸（chlorogenic acid），3-咖啡酰奎宁酸（3-caffeoylquinic acid），3-对香豆酰奎宁酸（3-*p*-coumaroylquinic acid），3-阿魏酰奎宁酸（3-feruloylquinic acid），甘油三油酸酯（triolein）。又含蛋白质成分 PR-A 和 PR-B。桃仁油富含不饱和脂肪酸，主要为油酸（oleic acid）和亚油酸（linoleic acid）[1]。

此外，果实中香气物质为己醛

(hexanal)，反-2-己烯醛(*trans*-2-hexenal)，γ-癸内酯(γ-decalactone)，δ-癸内酯（δ-decalactone），β-紫罗兰酮（β-ionone），γ-十二内酯（γ-dodecalactone），苯甲醛（benzaldehyde），二氢-β-紫罗兰酮(dihydrogen-β- ionone)，2,6-二叔丁基-对甲基苯酚（2,6-ditertbutyl-*p*-methyl phenol），1,8-桉树脑（1,8- eucalyptol）等[2]。

【药理作用】

1. 对循环系统作用　500% 桃仁提取液 2ml 静注能立即增加麻醉家兔脑血流量 112.8%，降低脑血管阻力 57.2%[3]。桃仁能增加狗股动脉的血流量并降低血管阻力。对离体兔耳血管能增加灌流液的流量，并能消除去甲肾上腺素的缩血管作用[4]。桃仁提取物 50mg/ml，脾动脉内给药可使麻醉大鼠肝脏微循环内血流加速，并与剂量相关，提示对肝脏表面微循环有一定的改善作用[3]。桃仁石油醚提取物能降低急性心肌梗死大鼠心电图 ST 段的抬高，抑制血清中肌酸磷酸激酶、乳酸脱氢酶的升高，降低心肌梗死面积[5]。

2. 抗凝血和抗血栓形成　山桃仁 1g/ml 给小鼠灌胃，连续 10~11 天，可使小鼠凝血时间延长。山桃仁 1g/ml 给家兔灌胃，连续 7~8 天，其出血时间和凝血时间均延长，还可完全抑制其血块收缩[6, 7]。1g/ml 山桃仁煎剂 2.57ml/kg 灌胃，连续 3~4 天，对行颈总动脉 - 颈外静脉血流旁路手术的麻醉公鸡实验性体外血栓形成有抑制作用，抑制率平均为 18%（14%~22%）[8]。纤维蛋白法证明，桃仁水煎液具有纤溶促进作用，而显色性肽基法却未见到促进作用，这可能是它作用于纤维蛋白凝块，增大溶解，而不是使纤维蛋白酶活性上升[9]。用肾上腺素加冰水刺激形成的大鼠"血瘀"模型的血液呈高黏度状态，桃仁可使低切速全血黏度降低，对红细胞变形能力和纤维蛋白原含量等的影响则不明显[10]。桃仁在体内、体外对以凝血酶和二磷酸腺苷诱导的血小板聚集均有抑制作用[11]。

3. 抗炎　桃仁多种提取物具有较强的抗大鼠角叉菜胶性足趾肿胀的作用，并从中分离得 2 个蛋白质成分：PR-A 和 PR-B。PR-A 0.5~2.5mg/kg、PR-B 0.1~5mg/kg 范围静注，具有剂量依赖性的阳性作用，与 4mg/kg 吲哚美辛或 80mg/kg 阿司匹林灌胃给药作用相似或更强[12]。PR-B 抗炎机制是对炎症化学介质缓激肽的抑制，即蛋白酶抑制样作用。PR-B 阻碍血管舒缓素引起的缓激肽的游离，阻碍蛋白酶活性。桃仁煎剂 300mg/kg 灌胃，对大鼠 felt-pellet 诱发肉芽肿形成有抑制作用[13]。桃仁氯仿提取液经口给药，对小鼠棉球肉芽肿形成亦有抑制作用[12]。桃仁提取物 800mg/kg 连续给药 4 天，对角叉菜胶致大鼠肉芽肿的渗出液及渗出液中前列腺素 E_2 的含量的抑制率为 35%[14]。山桃仁 5.084g/kg 灌胃 4 天，对大鼠蛋清性关节炎呈抗炎作用[4]。桃仁提取液对经体外细胞培养中的纤维母细胞生长具有抑制作用，将其用于实验性巩膜瓣下小梁切除术的家兔动物模型上，发现它具有抑制炎症细胞及纤维母细胞增生的作用[15]。

4. 抗过敏　桃仁水提物能抑制小鼠血清中的皮肤过敏抗体及鼷鼠脾溶血性细胞的产生，其乙醇提取物口服能抑制含有皮肤过敏性抗体的抗血清引起的小鼠被动皮肤过敏反应的色素渗出量[16]。

5. 保肝　腹腔注射桃仁提取物 10mg/kg 能防止酒精所致小鼠肝脏谷胱甘肽的耗竭及脂质过氧化物产物丙二醛的生成，对 Fe^{2+}- 半胱氨酸所致大鼠肝细胞的脂质过氧化损伤也有防护作用[17]。桃仁提取物有增加肝脏血流量，促进纤维肝内胶原分解代谢，降低肝组织胶原含量等抗肝纤维化作用[18]。山桃仁水煎提取物能有效地阻止血清中Ⅰ、Ⅱ型前胶原的沉积，从而预防肝纤维化的形成，亦能促进肝纤维化病人肝内已沉积的胶原纤维分解吸收和降解[19]。

6. 对硅沉着病作用　桃仁提取物能抑制硅沉着病大鼠胶原蛋白合成和减少血清铜蓝蛋白，有延缓纤维化的作用[20]。

7. 对免疫系统作用　炒桃仁总蛋白能够促进抗体形成细胞的产生，血清溶血素的生成，对内毒素诱导的小鼠 B 细胞转化功能无协同刺激作用，说明炒桃仁总蛋白能提高机体体液免疫功能[21]。桃仁总蛋白可纠正 CD4+/CD8+ 细胞比值失衡，恢复机体正常免疫状态，以及诱导肿瘤细胞凋亡而发挥抗肿瘤作用[22]。桃仁蛋白能促进白介素 -2（IL-2）、IL-4 的分泌，刺激免疫功能，纠正失调[23]。炒桃仁总蛋白对 IL-2 的产生水平无明显影响，其可能是通过刺激肿瘤坏死因子（TNF-α）的分泌发挥抗肿瘤效应[24]。

8. 抗肿瘤　苦杏仁苷体外对前列腺癌[25]、结肠癌[26]、人早幼粒细胞白血病 HL60[17] 等均有一定的抑制作用。桃仁所含的苦杏仁苷及其水解生成的氰氢酸和苯甲醛对癌细胞呈现协同性杀伤作用。苦杏仁苷能帮助体内胰蛋白酶消化癌细胞的透明样黏蛋白被膜，使体内白细胞更易接近癌细胞，并吞噬癌细胞[28]。

9. 通便等作用　桃仁中含 45% 的脂肪油，可润滑肠道，利于排便。桃仁中含苦杏仁苷，有镇咳作用[3]。桃仁煎剂具有子宫收缩作用，有助于产后子宫复旧和止血[29]。口服水煎剂有镇痛作用，抑制小鼠扭体反应。苦杏仁苷对实验性炎症的镇痛作用为氨基比林的 1/2[30]。扁桃油有驱虫作用，对蛲虫的驱虫效果为 80.8%，对蛔虫效果为 70%[16]。PR-B 有相当强的超氧化物歧化酶样活性，PR-B 1×10^{-6}~5×10^{-5}mol/L 对豚鼠腹腔巨噬细胞中过氧阴离子的产生有抑制作用，并随剂量的加大而增强[30]。桃仁可以降低单侧输尿管梗阻大鼠尿中的 *N*- 乙酰 -β-D- 氨基葡萄糖苷酶，但对肾功能则没有影响，其可能通过下调结缔组织生长因子的表达，

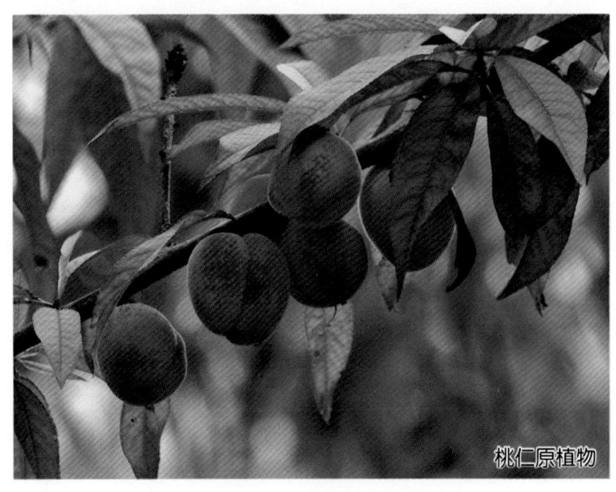
桃仁原植物

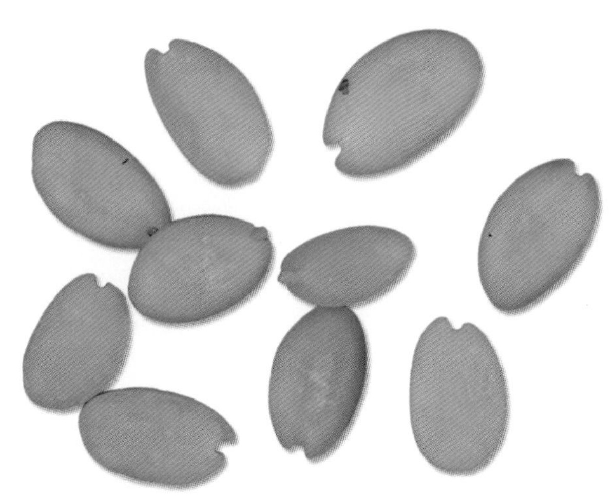

桃仁饮片

抑制 NF-κB 和 TNF-α，保护肾小管细胞，减缓肾间质纤维化[31,32]。桃仁提取物对人黑色素瘤细胞内酪氨酸酶的加工成熟及稳定具有一定促进作用[33]。100% 和 50% 桃仁甲醇提取物在 1000μg/ml 时有抑制鸟结核分枝杆菌发育生长的作用[30]。

10. 毒理　桃仁水煎液，对小鼠腹腔注射 3.5g/kg，可见肌肉松弛，运动失调，竖毛等现象，其半数致死量为（222.5±7.5）g/kg[3]。

【临床研究】

1. 习惯性便秘　生地白术桃花汤（桃花 10g，白术 30g，生地黄 30g，枳实 10g。如缺桃花，可用桃叶或桃皮、桃仁），小儿用药剂量酌减。水煎早晚温服，每日 1 剂，7 日为 1 个疗程。结果：治疗 116 例，其中治愈 105 例，好转 3 例，无效 8 例，治愈率 90.52％，总有效率 93.10％。治疗中未发现有毒副反应[34]。

2. 药物流产后出血　①桃仁汤加减（桃仁 30g，当归、赤芍、红花、元胡、香附各 10g，益母草 15g，甘草 3g。气虚者加党参、黄芪；经血色暗，味臭者加败酱草），水煎服，每日 1 剂，6 剂为 1 个疗程。血止病除之后，圣愈汤加味善后调理。结果：治疗共 53 例，服药 1 个疗程后，治愈 34 例，好转 19 例；服药 2 个疗程后，治愈 14 例，好转 4 例；服药 2 个疗程以上无效 1 例。总治愈率 90.5%，有效率 98.1%[35]。②当归桃仁汤（当归 12g，桃仁 10g，川芎 6g，炮姜 6g，益母草 10g，败酱草 20g，灵芝 10g，蒲黄 10g，甘草 10g），水煎，在孕囊排出后开始服用，早晚分服，每日1剂，一般5~7日为1个疗程，配合抗生素口服治疗。结果：治疗 76 例，其中显效 59 例，有效 12 例，无效 5 例，有效率 93.42%，显效率 77.63%[36]。

3. 冠心病　采用桃仁栀子糊剂（栀子、桃仁各 12g，共轧成末，加炼蜜 30g 或蛋清调成糊状。将药敷在心前区，敷药范围为右侧至胸骨右缘第 3~5 肋间，左侧达心尖搏动处，其长约 7cm、宽约 5cm。外用纱布敷盖，胶布固定）治疗，开始每 3 日换药 1 次，2 次后 7 日换药 1 次，6 次为 1 个疗程。在敷药期间除有严重心绞痛发作可含服硝酸甘油外，其他治疗冠心病的中西药物均停用。结果：治疗 50 例，1 个疗程症状无改善者 6 例，其余 44 例症状均有好转，其中症状改善显著者 22 例，最快者敷药当日症状明显减轻。心电图显著改善者 7 例，改善 18 例，无改变 25 例[37]。

【性味归经】味苦、甘，性寒；有小毒。归心、肝、大肠经。

【功效主治】活血祛瘀，润肠通便。主治痛经，血滞经闭，产后瘀滞腹痛，癥瘕结块，跌打损伤，瘀血肿痛，肺痈，肠痈，肠燥便秘。

【用法用量】内服：煎汤，6~10g，用时打碎；或入丸、散。

【使用注意】无瘀滞者及孕妇禁服。过量服用可引起中毒，轻者可见头晕恶心，精神不振，虚弱乏力等，严重者可因呼吸麻痹而死亡。

【经验方】

1. 远年一切肺疾，咯吐脓血，渐成劳证　白茯苓（去皮）、五灵脂（去沙土）、马兜铃各半两，杏仁（去皮、尖，蛤粉炒）三十枚，桃仁（去皮、尖，蛤粉炒）二十枚。上为细末。每服二钱，水一盏半，入萝卜三片，同煎至一盏，去滓，入黄蜡一块如皂子大，再煎候蜡溶。通口服，食后，临卧。（《杨氏家藏》桃仁散）
2. 奔豚气上冲心腹　桃仁（去皮尖，双仁）四两，汤浸研细取汁三升，京三棱（煨，锉）二两，鳖甲（去裙，醋炙）三两。上三味，捣二味为末。先煎桃仁汁至二升，次下药末，不住手搅，良久更入好醋一升，同煎如饧，以瓷合收。每服半匙，空心温酒调下。（《圣济总录》三神煎）
3. 食郁久，胃脘有瘀血作痛　生桃仁连皮细嚼，以生韭菜捣自然汁一盏送下。（《万病回春》）
4. 气血凝滞，疝气膀胱小肠气痛不可忍　桃仁（炒，去皮、尖，研）、茴香（炒）各一两。上为末，每服二钱，葱白二寸，煨热蘸药细嚼，空心热酒下。（《古今医统大全》百选桃仁膏）
5. 伤寒蓄血，发热如狂，少腹硬满，小便自利　桃仁（去皮、尖）二十个，大黄（酒洗）三两，水蛭（熬）、虻虫（去翅、足，熬）各三十个。上四味，以水五升，煮取三升，去滓。温服一升，不下，更服。（《伤寒论》抵当汤）
6. 太阳病不解，热结膀胱，其人如狂，少腹急结　桃仁（去皮、尖）五十个，大黄四两，桂枝（去皮）二两，甘草（炙）二两，芒硝二两。上五味，以水七升，煮取二升半，去滓，内芒硝，更上火微沸，下火。先食温服五合，日三服，当微利。（《伤寒论》桃核承气汤）
7. 老人虚秘　桃仁、柏子仁、火麻仁、松子仁等份。同研，熔白蜡和丸如桐子大。以少黄丹汤下。（《汤液本草》）
8. 里急后重，大便不快　桃仁（去皮）三两，吴茱萸二两，盐一两。上三味，同炒熟，去盐并茱萸。只以桃仁，空心夜卧不拘时任意嚼五七粒至一二十粒。（《圣济总录》）
9. 产后恶露不净，脉弦滞涩者　桃仁三钱，当归三钱，赤芍、桂仁各钱半，砂糖三钱（炒炭）。水煎，去渣温服。（《医略六书》桃仁煎）

10.女人阴户内生疮，作痛如虫咬，或作痒难禁者　桃仁、桃叶相等。捣烂，丝绵裹纳其中，日易三四次。（《日用本草》引孟诜方）

11.妇人、室女血闭不通，五心烦热　红花、当归（洗焙）、杜牛膝、桃仁（焙）各等份，为细末，每服三钱，温酒调下，空心，食前。（《杨氏家藏方》桃仁散）

12.冬月唇干血出　用桃仁捣烂，猪油调涂唇上，即效。（《寿世保元》）

【参考文献】

[1] 国家中医药管理局《中华本草》编委会．中华本草．上海：上海科学技术出版社，1999：2553.

[2] 邓翠红，李丽萍，韩涛，等．“京艳”桃果实香气成分的气相色谱 - 质谱测定．食品科学，2008，29（6）：304.

[3] 周金黄，王筠默．中药药理学．上海：上海科学技术出版社，1986：201.

[4] 刘灿辉．光桃仁和山桃仁的药理研究．中药药理与临床，1989，5（2）：46.

[5] 张清波，顾克仁，王玉润．用激光多普勒血流量仪及胆汁流量计测定桃仁提取物对肝脏微循环的影响．上海中医药杂志，1985，（7）：45.

[6] 耿涛，谢梅林，彭少平．桃仁提取物抗大鼠心肌缺血作用的研究．苏州大学学报，2005，25（2）：238.

[7] 赵润芝，王廷慧，强文安．延安桃仁药理作用的研究——抗凝作用研究（一）．中药药理与临床，1985，（1）：105.

[8] 小菅卓夫 .Chem Pharm Bull, 1985, 33:1496.

[9] 赵润芝，王廷慧，强文安．延安桃仁药理作用的研究——抗凝血作用研究（一）．延安大学学报（自然科学版），1983，（1）：53.

[10] 毛腾敏．丹参、鸡血藤、桃仁对大白鼠“血瘀”模型之血液流变性影响．中药药理与临床，1985，（1）：131.

[11] 王雅君，刘宏鸣，李吉．桃仁抑制血小板聚集作用的研究．上海医药，1998，19（3）：27.

[12] 有地滋．生药学杂志（日），1986，40（2）：129.

[13] 刘庆增．桃仁水溶性成分的药理作用．中成药研究，1987，（8）：47.

[14] 鹫田贤一．驱瘀血生药的抗炎症效果．国外医学・中医中药分册，1991，13（2）：116.

[15] 汪素萍，方军，嵇训传，等．桃仁提取液抑制巩膜瓣下小梁切除术后滤床纤维母细胞增殖的实验研究．上海医科大学学报，1993，20（1）：35.

[16] 中国医学科学院药物研究所．中药志（第三册）．第2版．北京：人民卫生出版社，1984：89.

[17] 季光，胡梅，孙维强．桃仁抗肝脂质过氧化损伤作用的研究．江西中医学院学报，1995，7（3）：34.

[18] 徐列明，薛惠明，刘平，等．实验性肝纤维化时贮脂细胞的变化及桃仁提取物对其影响．中西医结合肝病杂志，1993，3（2）：16.

[19] 张晓平，陈建明，强世平，等．山桃仁水煎提取物对肝纤维化小鼠血清Ⅰ、Ⅲ型前胶原的降解作用．福建中医药，2002，33（4）：36.

[20] 洪长福，娄金萍，周华仕，等．桃仁提取物对大鼠实验性矽肺纤维化的影响．劳动医学，2000，17（4）：218.

[21] 刘英．炒桃仁总蛋白对小鼠B细胞功能影响的实验研究．中医药学报，2001，29（2）：55.

[22] 许惠玉，运晨霞，王雅贤．桃仁总蛋白对荷瘤鼠T淋巴细胞亚群及细胞凋亡的影响．齐齐哈尔医学院学报，2004，25（5）：485.

[23] 吕跃山，王雅贤，运晨霞，等．桃仁总蛋白对荷瘤鼠IL-2、IL-4水平的影响．中医药信息，2004，21（4）：60.

[24] 刘英，张伟兵，张鹏宇，等．炒桃仁总蛋白对TNF-α、IL-2产生水平的影响．中医药学报，2001，29（4）：50.

[25] Chang HK. Biol Pharm Bull, 2006, 29（8）: 1597.

[26] Park HJ.Worle J Gastroenterol, 2005, 11（33）: 5156.

[27] Kwon HY. Arch Pharm Res, 2003, 26（2）: 157.

[28] 徐秋萍．中药药理学．贵阳：贵州科学技术出版社，1994：239.

[29] 邱文虎．福岗医学杂志，1986，40（2）：129.

[30] 庄司顺三，杨纯正．桃仁的化学、药理和生物化学．国外医学・中医中药分册，1987，9（4）：223.

[31] 李均，李小波，许韶山．桃仁对单侧输尿管梗阻大鼠肾组织CTGF表达的影响．辽宁中医杂志，2007，34（5）：683.

[32] 李小波，李均，师晶丽．桃仁对单侧输尿管梗阻大鼠肾组织NF-κB、TNF-α表达的影响．中国中医基础医学杂志，2006，12（7）：526.

[33] 孙秀坤，许爱娥．活血化瘀中药对人黑色素瘤细胞酪氨酸酶翻译后加工的影响．中国中西医结合皮肤性病学杂志，2006，5（1）：8.

[34] 翁工清．“生地白术桃花汤”治疗习惯性便秘116例临床观察．中国民族民间医药杂志，2002，（1）：11.

[35] 周爱英．桃仁汤加减治疗药物流产后出血53例．陕西中医，1999，20（5）：198.

[36] 韩爱华．当归桃仁汤治疗药物流产后淋漓不净76例．中国医学写作杂志，2003，10（15）：1401.

[37] 王慧．桃仁栀子糊剂治疗冠心病50例．中医民间疗法，2005，13（3）：30.

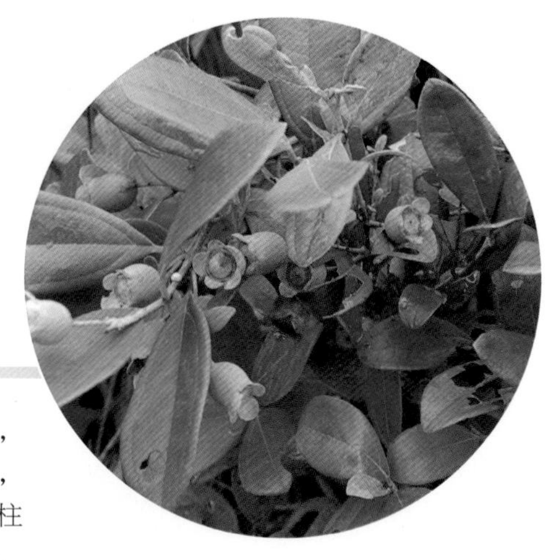

Tao jin niang 桃金娘

Rhodomyrti Tomentosae Fructus
[英]Tomentosa Rhodomyrtus Fruit

【别名】岗稔、山稔子、稔子多莲、当梨根、山旦仔、稔子果、豆稔。

【来源】为桃金娘科植物桃金娘 *Rhodomyrtus tomentosa*（Ait.）Hassk. 的果实。

【植物形态】多年生灌木，嫩枝有灰白色柔毛。叶对生，叶片革质，椭圆形或倒卵形，长 3~8cm，宽 1~4cm，先端圆或钝，常微凹入，有时稍尖，基部阔楔形，上面初时有毛，后变无毛，发亮，下面有灰色茸毛，全缘；离基 3 出脉，直达先端且相结合。花单生，紫红色，有长梗；花萼管倒卵形，有灰毛，裂片 5，近圆形，宿存；花瓣 5，倒卵形；雄蕊红色，多数；子房下位，3 室，柱头扩大。浆果卵状壶形，熟时紫黑色；种子多数。

【分布】广西主要分布于南宁、百色、河池、柳州等地。

【采集加工】秋季果实成熟时采收，沸水烫过，晒干。

【药材性状】果实长圆形，一端稍尖，直径约 1cm，表面土黄色或暗绿褐色，质较硬，顶端有宿存萼片 5 枚及花柱残迹。内有种子多数，黄白色，扁平。味淡，微甜，气微香。

【品质评价】果实以个大、干燥者为佳。

【化学成分】本品果实中含黄酮类（flavone），氨基酸（amino acids）和糖类（carbohydrate）等成分[1]。挥发油主要成分为 1,8- 桉叶素（1,8-cineole），D- 柠檬烯（D-limonene）和 α- 蒎烯（α-pinene）等，此外还含有 β- 蒎烯（β-pinene），α- 月桂烯（α-myrcene），1- 甲基 -2-（1- 甲基乙基）苯 [benzene 1-methyl-2-（1-methylethyl）]，薄荷醇（menthol），橙花醇（nerol），香叶醇（geraniol），3,7- 二甲基 -1,6- 辛二烯 -3- 醇（3,7-dimethy-1,6-octadiene 3-ol）及柠檬醛（citral）[2]。

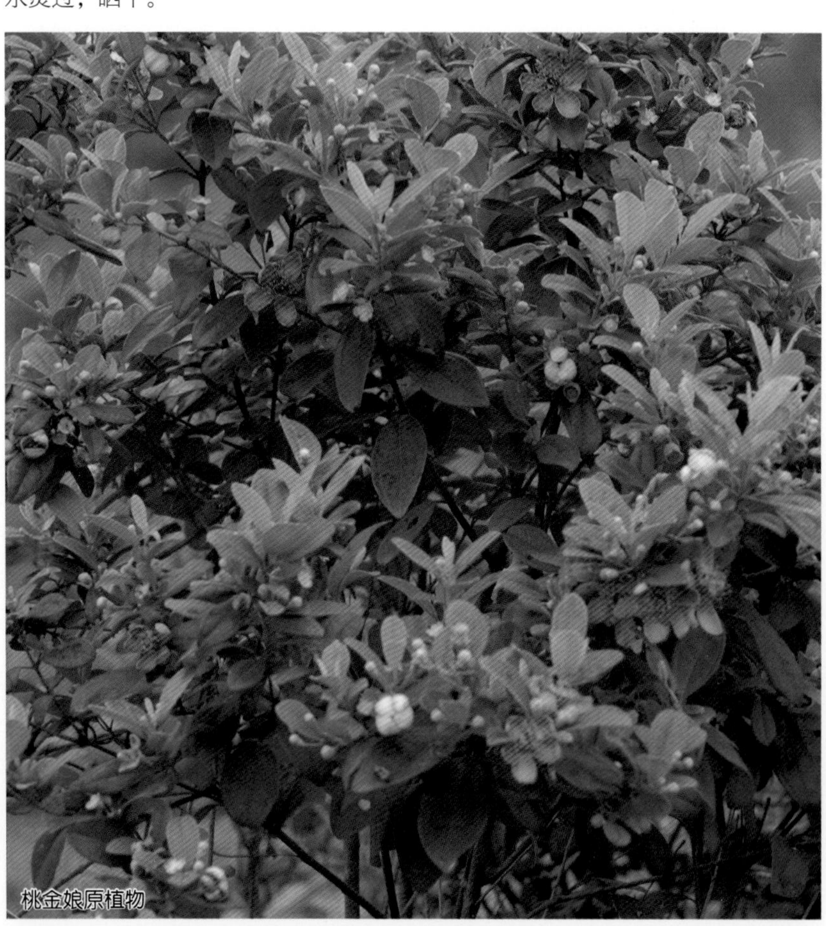
桃金娘原植物

【药理作用】

1. 提高黏液清除率　标准桃金娘油可刺激黏膜层中的杯状细胞和分泌腺以减少上下呼吸道黏液厚度，可通过刺激纤毛细胞，增加纤毛的摆动频率，从而增加黏液的排除量[3]。

2. 抗炎、抗变态反应　标准桃金娘油及其有效成分 1,8- 桉叶素能阻碍豚鼠和小鼠体内嗜酸及嗜碱性白细胞中 5- 脂氧酶的活性和白三烯 C4 的形成，能抑制离体牛乳房乳头池黏膜层中前列腺素 E_2 含量的增加[4]。标准桃金娘油能与・OH 类氧自由基作用并干扰白细胞激活以减缓炎症过程[5]。

【临床研究】

1. 分泌性中耳炎　治疗组用标准桃金娘油肠溶胶囊鼓室注射（每次 0.5ml，每隔 7 日注射 1 次，共不超过 4 次）和口服（每次 300mg，每日 3 次）治疗。对照组鼓室注射糜蛋白酶和地塞米松治疗。结果：治疗组 25 例（40 耳），总有效率 90%，治愈率 82.5%；对照组 20 例（30 耳），总有效率 66.7%，治愈率 50%，治疗组疗效明显高于对照组（P<0.05）[6]。

2. 慢性支气管炎感染加重　治疗组用标准桃金娘油肠溶胶囊治疗，口服，每次 300mg，每日 3 次。对照组口服盐酸氨溴索片治疗，每次 60mg，每日 3 次。结果：治疗组 58 例，其中显效 65.5%，好转 29.3%，无效 5%；对照组 40 例，其中显效 30%，好转 50%，无效 20%。治疗组总有效率明显高于对照组（P <0.05）[7]。

3. 反复呼吸道感染　治疗组用标准桃金娘油胶囊治疗，口服，每次 120mg，每日 3 次，疗程 1 个月。对照组不给任何药物。2 组患儿观察期间均不用免疫增强剂，出现感染情况时按常规予抗生素及对症处理。结果：治疗组 44 例，治疗后连续观察 12 个月，显效 17 例，有效 17 例，无效 10 例，总有效率为 77.5%；对照组 38 例，总有效率 47.37%。两组总有效率比较有显著性差异（P<0.01）[8]。

4. 功能性鼻内窥镜手术后症状　治疗组用标准桃金娘油治疗，于鼻内窥镜手术后第 2 天开始口服，每次 300mg，每日 3 次；12 岁以下儿童，每次 300mg，每日 2 次，连服 4 周。对照组用藿胆丸治疗，于术后第 2 天开始口服，每次 4g，每日 3 次，疗程 4 周。2 组均在术后第 3~7 日内每天用 0.9% 氯化钠注射液加庆大霉素冲洗术腔。术后第 10 日在内窥镜下清理术腔，以后每隔 2 周来院冲洗 1 次，观察术后情况和疗效。结果：治疗组 30 例，有效率 80.5%；对照组 30 例，有效率 55.33%，显效率和总有效率都明显低于治疗组（P<0.01）[9]。

5. 慢性阻塞性肺疾病　治疗组用标准桃金娘油胶囊治疗，口服，每次 300mg，每日 3 次。对照组用盐酸氨溴索片治疗，口服，每次 60mg，每日 3 次。2 组均治疗 6 个月，观察相关指标并进行比较。结果：在 6 个月的观察期间，治疗组共 36 例，其中 25 例未发生急性恶化，占 69.4%；对照组共 38 例，其中 17 例未发生急性恶化，占 44.7%，两组比较有显著性差异（P<0.05）。两组病人在各自治疗前后进行咳嗽、咳痰症状总评分比较，积分改善率治疗组为 79.3%，对照组为 79.8%（P>0.05）[10]。

【性味归经】味甘、涩，性平。归肝、脾经。

【功效主治】养血止血，涩肠固精。主治血虚体弱，吐血，鼻衄，劳伤咯血，便血，崩漏，遗精，带下，痢疾，脱肛，烫伤，外伤出血。

【用法用量】内服：煎汤，6~15g，鲜品 15~30g。或浸酒外用适量，烧存性研末调敷。

【使用注意】大便秘结者禁服。

【经验方】

1. 血虚　熟稔子果 1kg，焙干，蒸晒 3 次，用好酒 1kg 浸 1 周后，每日服 3 次，每次服 30g。（《广西民间常用中草药手册》）

2. 鼻衄　稔子干 15g，塘虱鱼 2 条，以清水 3 碗煎至大半碗，服之则愈。（《岭南草药志》）

3. 劳伤咯血　桃金娘干果浸人尿 2 周，晒干，新瓦土煅存性，研细末，每次 9g，日 2 次，童便冲服。（《福建中草药》）

4. 崩漏　成熟稔子 500g，焙干，蒸晒，每次取 30g 干稔果水煎，日分 3 次服。（《广西民间常用中草药手册》）

5. 胃和十二指肠溃疡　桃金娘果实 60g，石菖蒲 9g。水煎服。（《福建药物志》）

6. 结肠炎　桃金娘果 60g，土丁桂、野麻草各 30g。水炖服。（《福建药物志》）

7. 脱肛　山稔子 60~90g，煮猪肚肠服。（《岭南草药志》）

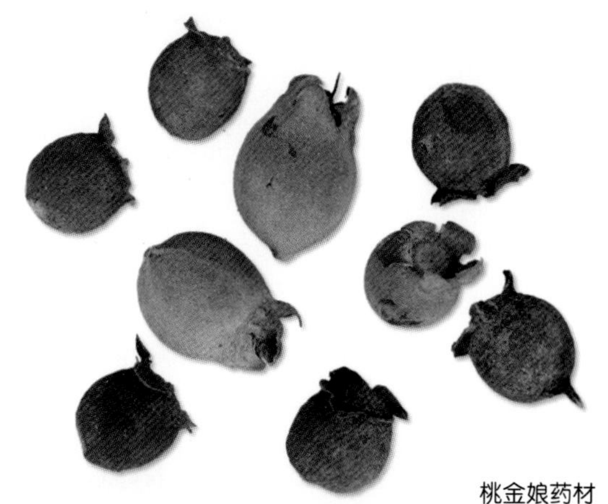

桃金娘药材

附：桃金娘根

味辛、甘，性平。归脾、肝、肾经。功效：理气止痛，利湿止泻，祛瘀止血。主治：脘腹疼痛，呕吐泻痢，胁痛黄疸，癥瘕痞块，崩漏，跌打伤痛，风湿痹痛。内服：煎汤，15~60g；或酒水各半煎，或炖肉。外用适量，烧存性研末调涂。孕妇慎服。

桃金娘叶

味甘，性平。归胃、大肠、肝经。功效：利湿止泻，止血生肌。主治：泄泻，痢疾，崩漏，疮肿，痔疮，外伤出血。内服：煎汤，10~20g。外用适量，煎水洗；或捣敷。

经验方　外伤出血：稔子树苗、苦楝树苗各适量。共捣烂敷伤处。（《广西民间常用中草药手册》）

桃金娘花

味甘、涩，性平。归肺经。功效：收敛止血。主治：咯血，鼻衄。内服：煎汤，6~15g。实热便秘者忌用。

经验方　鼻衄：桃金娘花 6~12g。水煎服。（《广西本草选编》）

【参考文献】

[1] 国家中医药管理局《中华本草》编委会．中华本草．上海：上海科学技术出版社，1999：4741.

[2] 楼启正．气红联用法研究标准桃金娘油的化学成分．光谱学与光谱分析，2007，5（5）：27.

[3] Kurz JF.Secretolysis through gelomyrtol.Z Allgemeinmed,1970,46:1623

[4] Beuscher N,Kietzmnn M,Bien E,et al.Interference of myrtol standardized with inflammatory and allergic mediators.Arzneimittelforschu-ng,1998,48:985.

[5] Grassmann J,Hippeli S,Dornisch K, et al.Antioxidant properties of essential oils Possible explanations for their anti-inflammatory effects.Arneimittelforsc-hung,2000,50:135.

[6] 刘寒波．标准桃金娘油肠溶胶囊鼓室内注射治疗分泌性中耳炎的疗效观察．中华现代眼耳鼻喉科杂志，2007，4（4）：343.

[7] 朱国平．标准桃金娘油肠溶胶囊治疗慢性支气管炎感染加重期的疗效观察．江苏药学与临床研究，2004，12（5）：43.

[8] 张崇晓．标准桃金娘油防治反复呼吸道感染疗效观察．浙江医学，2002，24（11）：696.

[9] 李再香．标准桃金娘油改善功能性鼻内窥镜术后症状的疗效．医药导报，2004，23（5）：319.

[10] 吴晖．标准桃金娘油与盐酸氨溴索在慢性阻塞性肺疾病长期治疗中疗效的比较．中华现代临床医学杂志，2007，5（8）：688.

He tao
核 桃

Juglandis Semen
[英]Walnut Meat

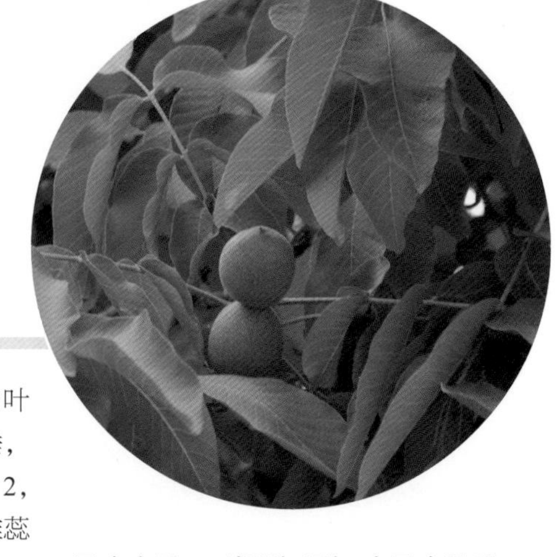

【别名】虾蟆、胡桃穰、胡桃肉、核桃仁。

【来源】为胡桃科植物胡桃 *Juglans regia* Linn. 的种仁。

【植物形态】多年生落叶乔木。树皮灰白色，幼时平滑，老时浅纵裂。小枝被短腺毛，具明显的叶痕和皮孔；冬芽被芽鳞；髓部白色，薄片状。奇数羽状复叶，互生，小叶 5~9 枚，有时 13 枚，先端 1 片常较大，椭圆状卵形至长椭圆形，长 6~15cm，宽 3~6cm，先端钝圆或锐尖，基部偏斜，近于圆形，全缘，表面深绿色，有光泽，背面淡绿色，有侧脉 11~19 对，脉腋内有一簇短柔毛。花单性，雌雄同株，与叶同时开放，雄花葇荑花序腋生，下垂，花小而密集，苞片 1，长圆形，小苞片 2，长卵形，花被片 1~4，均被腺毛，雄蕊 6~30；雌花序穗状，直立，生于幼枝顶端，通常有雌花 1~3 朵，总苞片 3 枚，长卵形，贴生于子房，花后随子房增大；花被 4 裂，裂片线形，高出总苞片；子房下位，2 枚心皮组成，花柱短，柱头 2 裂，呈羽毛状，鲜红色。果实近球形，核果状，外果皮绿色，由总苞片及花被发育而成，表面有斑点；中果皮肉质，不规则开裂；内果皮骨质，表面凹凸不平，有 2 条纵棱，先端具短尖头，内果皮壁内具空隙而有皱褶，隔膜较薄。

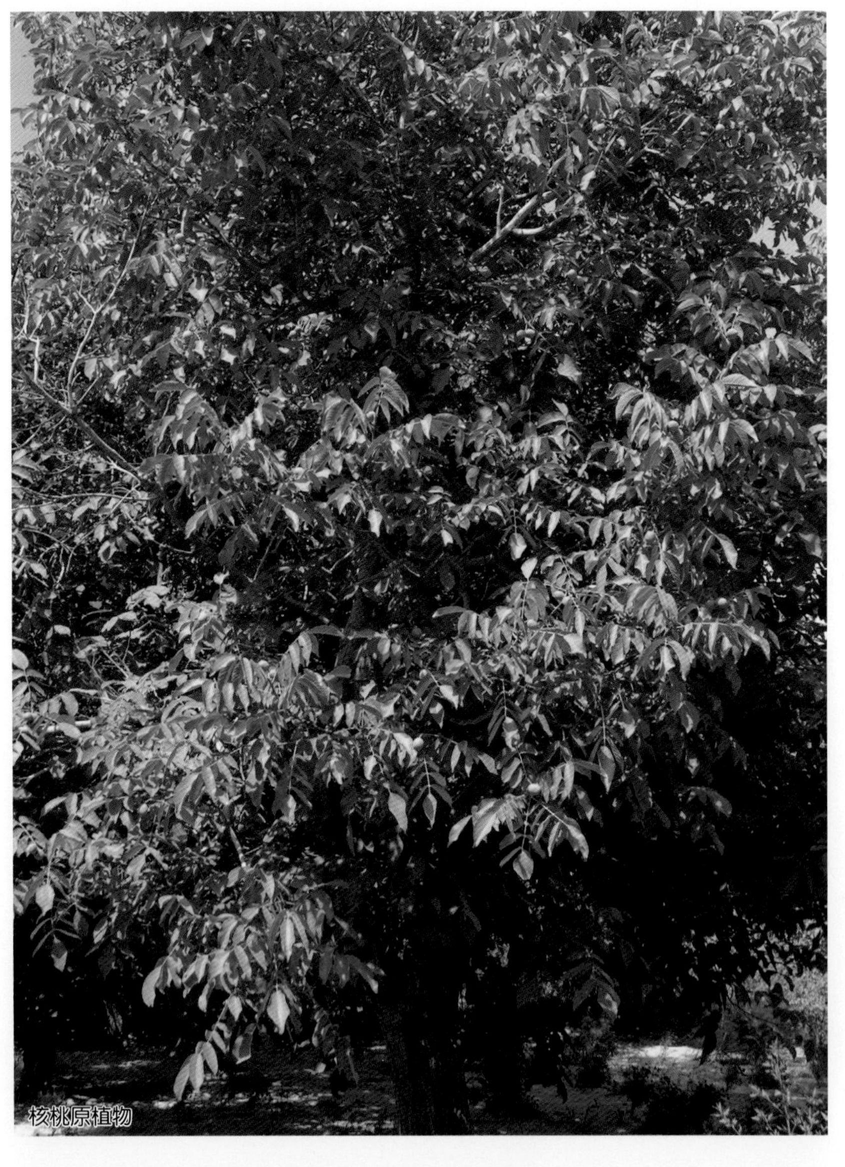
核桃原植物

【分布】广西主要分布于隆林、田林、乐业、凌云、那坡等地。

【采集加工】9~10 月采集果实，除去肉质果皮，晒干，敲去果壳，取出种子。

【药材性状】种子完整者类球形，由两片呈脑状的子叶组成，直径 1~3cm，一端可见三角状突起的胚根。通常两瓣裂或破碎成不规则块状。种皮薄，淡棕色至深棕色，有深色纵脉纹。子叶黄白色，碎断后内部黄白色或乳白色，富油性，气微香，味甜，种皮微涩。

【品质评价】以个大、饱满、断面色白、富油性者为佳。

【化学成分】核桃种仁含水杨梅丁素（gemin D），木麻黄素（casuariin），英国栎鞣花酸（pedunculagin），特里马素(tellimagrandin Ⅰ),皱褶菌素(rugosin F)，刺玫果素（hetemphylliin D）[1]；还含脂肪油及挥发油。外果皮含鞣质（tannin）[2]。

核桃青皮含有胡桃醌（juglone），花生四烯酸（arachidonic acid），亚麻酸（linolenic acid）和脂肪酸（aliphatic acid）等成分。其中，含有十六烯酸（hexadecenoic acid），9- 十八碳烯酸（9-octadecenoic acid)，9,12- 十八碳二烯酸(9,12-octadecadienoic acid)，9,12,15- 十八碳三烯酸（9,12,15-octatecatrienoic acid）等不饱和脂肪酸[2]。还含钙（Ca）、铁（Fe）、锰（Mn）、镁（Mg）、钾（K）、锌（Zn）、铜（Cu）等元素[3]。

【药理作用】

抗衰老　小鼠皮下注射 D- 半乳糖建立衰老模型，核桃叶提取物连续灌胃 30 天，可使小鼠搜索站台的潜伏期缩短，而穿越站台的次数则增加，对记忆功能具有一定的改善作用[4]。山核桃油有提高小鼠血清抗氧化酶类超氧化物歧化酶含量、降低小鼠血清丙二醛和脑组织单胺氧化酶的作用，提示山核桃油具有抗氧化作用[5]。

【临床研究】

1. 近视眼 治疗组先将核桃壳用铅丝制成眼镜架，然后将其放入菊花水中浸泡 1h，待晾干后，把清艾条剪成 1.5cm 长的艾条段，插在上面灸治，每次 1 壮，连续 5 次为 1 个疗程。对照组取一侧耳穴眼、肝，把胶布剪成 0.5cm × 0.5cm，然后把磁珠放入胶布中，贴在所取耳穴上，嘱病人不定时地揉按所贴耳穴，以给予连续不断的刺激。每周轮换 1 次，4 次为 1 个疗程。结果：治疗组有效率 90%，对照组有效率 76.7%，两组比较有显著性差异（$P<0.01$）[6]。

2. 五更泻 炒核桃、大枣肉各等份，生姜 1/5 份，共捣烂为丸，每丸重 10g，每次服 2~3 丸，每日 3 次，或炒核桃仁 20g，大枣 30g，顿食之，每日 3 次。结果：治疗 128 例，其中痊愈 96 例，好转 30 例，无效 2 例，有效率 98%[7]。

3. 复发性口腔溃疡 核桃壳 150~200g，放入 500ml 冷水中浸泡 0.5h 后，煮沸取药汁，分 3 次口服，每日 1 剂。治疗期间停用其他药物。结果：治疗 22 例，其中显效 13 例，有效 8 例，无效 1 例（未坚持服药），总有效率 95.5%[8]。

4. 糜烂型足癣 取鲜核桃树叶 150~200g，加沸水 2000~2500ml，温火煮沸 20~25min，使药液剩 1500~2000ml，待其凉至温热（核桃树叶可不必去除），将患足浸泡于药液中 25~30min，每日 1 次。结果：治疗 48 例，其中 1 次治愈者 12 例，2 次治愈者 23 例，3 次治愈者 8 例，4 次治愈者 5 例。2 例病人深部组织感染，伴发热，配合抗生素治疗后痊愈。44 例经 2 年随访未见复发，另 9 例因部队流动性大未能随访[9]。

5. 足部臭汗症 将核桃未成熟之果实核桃青龙衣摘下，砸烂如泥状，用 3~4 层纱布滤汁弃渣，装瓶备用。用药前先用温水泡洗患足 10~15min，擦干后趁热涂搽药液，范围以足底至踝关节以下的整个足部，连涂两遍，每日 1 次，直至痊愈为止。结果：治疗 25 例，全部治愈。疗程最短 4 日，最长 16 日，平均 10 日[10]。

6. 子宫脱垂 生核桃皮 50g，水煎 2000ml 温洗，每次 20 min，早晚各 1 次，1 周为 1 个疗程。严重者除用上法外洗，均配补中益气汤水煎内服，并加土炒生核桃皮 6g 研细冲服，每日 2 次，1 周为 1 个疗程。结果：治疗 42 例，其中痊愈 27 例，好转 7 例，无效 8 例，总有效率 80.9%[11]。

7. 遗尿 核桃壳，火烧存性（即外表成炭，内为疏松，黄色状），研末以白酒服下 1~2 小匙，每日 1~2 次，能多服者也无副作用，不能饮白酒者可用甜酒代替。结果：治疗 21 例，总有效率达 95% 以上[12]。

【性味归经】味苦、涩，性温。归肾、肝、肺经。

【功效主治】温肺定喘，补肾益精，润肠通便。主治久咳喘促，瘰疬，腰痛脚弱，尿频，遗尿，阳痿，遗精，肠燥便秘，石淋及疮疡。

【用法用量】内服：煎汤 9~15g；单味嚼服，10~30g；或入丸、散。外用适量，研末调敷。

【使用注意】痰火积热，阴虚火旺，以及大便溏泄者禁服。不可与浓茶同服。

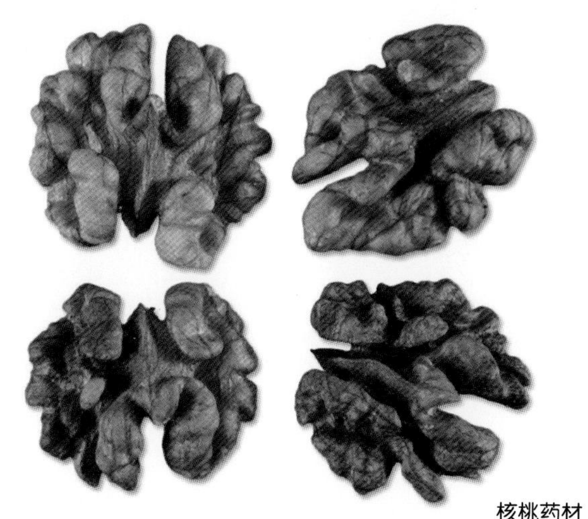

核桃药材

【经验方】

1. 久嗽不止 核桃仁五十个（煮熟，去皮），人参五两，杏仁三百五十个（麸炒，汤浸去皮）。研匀，入炼蜜，丸梧子大。每空心细嚼一丸，人参汤下，临卧再服。（《本草纲目》引《萧人尹方》）

2. 急心气痛 核桃一个，枣子一枚。去核桃皮，纸裹煨熟，以生姜汤一盅，细嚼送下。（《神效名方》盏落汤）

3. 反胃 胡桃肉、旧铜钱、蜂蜜各五钱。上捣三千下，丸如弹子大，噙舌下，不可嚼，待消自化下即愈。若随食随吐者，加珍珠二分。（《鲁府禁方》）

4. 肾虚耳鸣，遗精 核桃仁 3 个，五味子 7 粒，蜂蜜适量，于睡前嚼服。（《贵州草药》）

5. 小肠气痛 胡桃一枚。烧炭研末，热酒服之。（《奇效良方》）

6. 石淋痛楚，便中有石子者 胡桃肉一升。细米煮浆粥一升，相和顿服即瘥。（《海上方》）

7. 血痢不止 枳壳七枚，胡桃七枚，皂荚（不蛀者）半挺，上三味，都盛一新瓦上，炭火烧令烟尽，研。每服一钱匕，临卧用荆芥茶下，二更、三更各一服。（《圣济总录》枳壳散）

8. 湿伤于内外，阳气衰绝，虚寒喘嗽，腰脚疼痛 胡桃肉二十两（捣烂），补骨脂十两（酒蒸）。研末，蜜调如饴服。（《续传信方》）

9. 血寒凝滞不行，筋骨酸痛 以胡桃肉三十枚，浸酒饮之。如不饮酒者，以胡桃肉，早晚各食二枚，白汤送下，七日愈。（《简便方》）

10. 一切痈肿、背痈、附骨疽未成脓者 胡桃十个。（煨熟去壳），槐花一两（研末），杵匀，热酒调服。（《古今录验》）

11. 压扑损伤 （胡桃仁）捣肉，和酒，温顿服，便瘥。（《本草图经》）

12. 妇人少乳及乳汁不行 核桃仁（去皮）十个捣烂，穿山甲一钱，上捣和一处，黄酒调服。（《济阴纲目》胡桃散）

【参考文献】

[1] 金哲雄，曲中原．核桃仁可水解丹宁成分研究Ⅰ．中国中药杂志，2007，32（15）：1541.

[2] 国家中医药管理局《中华本草》编委会．中华本草．上海：上海科学技术出版社，1999：855.

[3] 李秀凤．核桃青皮的成分与药理研究进展．食品科技，2007，4：241.

[4] 许青松，孟宇，陈新用，等．核桃叶提取液对衰老模型小鼠记忆力的影响．延边大学医学学报，2008，31（1）：22.

[5] 李助乐，陈红红，徐迎碧，等．山核桃油对小鼠血清与脑组织的抗氧化作用．中国农学通报，2008，24（1）：85.

[6] 邵亚萍．隔核桃壳眼镜灸治疗近视眼 50 例．上海针灸杂志，1999，18（5）：27.

[7] 赵成春．核桃大枣丸治疗五更泻 128 例．中国民间疗法，1998，（2）：66.

[8] 戴立新．核桃壳治疗复发性口腔溃疡 22 例．中国民间疗法，1997，（4）：50.

[9] 王硕．核桃树叶煎汁治疗糜烂型足癣 53 例．人民军医，1995，（11）：64.

[10] 彭明高．核桃青龙衣治疗足部臭汗症．陕西中医函授，1991，（5）：34.

[11] 何天有．核桃皮煎剂外洗治疗子宫脱垂 42 例．陕西中医，1990，（7）：307.

[12] 孙启凯．核桃壳治尿床．山西科技，1997，（6）：28.

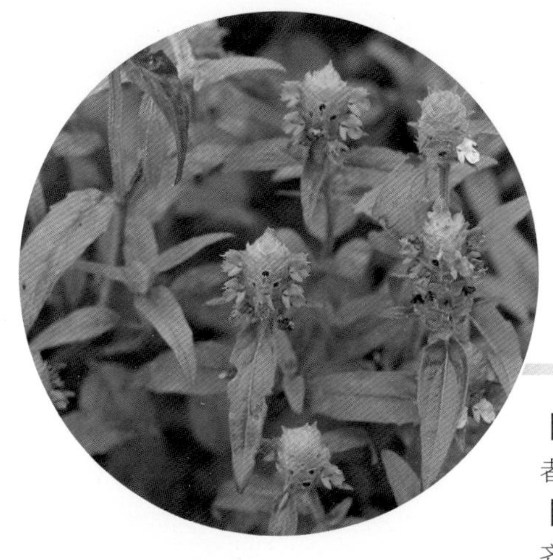

Xia ku cao

夏枯草

Prunellae Vulgaris Spica
[英]Common Selfheal Spike

【别名】麦穗夏枯草、钱线夏枯草。

【来源】为唇形科植物夏枯草 *Prunella vulgaris* L. 的果穗。

【植物形态】多年生草本。有匍匐地上的根状茎，在节上生须根。茎上升，下部伏地，自基部多分枝，钝四棱形，具浅槽，紫红色，被稀疏的糙毛或近无毛。叶对生，具柄；叶柄自下部向上渐变短；叶片卵状长圆形或圆形，大小不等，长 1.5~6cm，宽 0.7~2.5cm，先端钝，基部圆形、截形至宽楔形，下延至叶柄成狭隘翅，边缘不明显的波状齿或几近全缘。轮伞花序密集排列成顶生的假穗状花序，花期时较短，随后逐渐伸长；苞片肾形或横椭圆形，具骤尖头；花萼钟状，二唇形，上唇扁平，先端截平，有 3 个不明显的短齿，中齿宽大，下唇 2 裂，裂片披针形，果时花萼由于下唇 2 齿斜伸而闭合；花冠紫、蓝紫或红紫色，略超出于萼，长绝不达萼长之2倍，下唇中裂片宽大，边缘具流苏状小裂片；雄蕊 4，2 强，花丝先端 2 裂，1 裂片能育具花药，花药 2 室，室极叉开；子房无毛。小坚果黄褐色，长圆状卵形，微具沟纹。

【分布】广西全区均有分布。

【采集加工】夏季果穗呈棕色时采收，除去杂质，晒干。

【药材性状】干燥果穗呈长圆柱形或宝塔形，长 2.5~6.5cm，直径 1~1.5cm，棕色或淡紫褐色。宿萼数轮至十数轮，作覆瓦状排列，每轮有 5~6 个具短柄的宿萼，下方对生苞片 2 枚。苞片肾形，淡黄褐色，纵脉明显，基部楔形，先端尖尾状，背面生白色粗毛。宿萼唇形，上唇宽广，先端微 3 裂，下唇 2 裂，裂片尖三角形，外面有粗毛。花冠及雄蕊都已脱落。宿萼内有小坚果 4 枚，棕色，有光泽。体轻质脆，微有清香气，味淡。

【品质评价】以穗大、色棕、摇之作响者为佳。

【化学成分】果穗含熊果酸(ursolic acid)，齐墩果酸（oleanolic acid），熊果酸及齐墩果酸为主要苷元的皂苷，胡萝卜苷（daucosterol），β- 香树脂醇（β-amyrin）和它的二十四烷酸（tetracosanic acid），二十六烷酸（hexacosanic acid），二十八烷酸（octacosanic acid）及三十烷酸（triacontanic acid）的酯[1]。

全草含夏枯草多糖（prunellin），还含齐墩果酸，熊果酸、齐墩果酸为苷元的皂苷，芸香苷（rutin），金丝桃苷（hyperoside），咖啡酸（caffeic acid），维生素（vitamins）C、D，胡萝卜素（carotene），鞣质（tannin），生物碱（alkaloids）及挥发油，其中含左旋樟脑(camphor)，右旋小茴香酮(fenchone)[1]。

地上部分含香豆精类化合物(coumarins)：伞形花内酯(umbelliferone)，

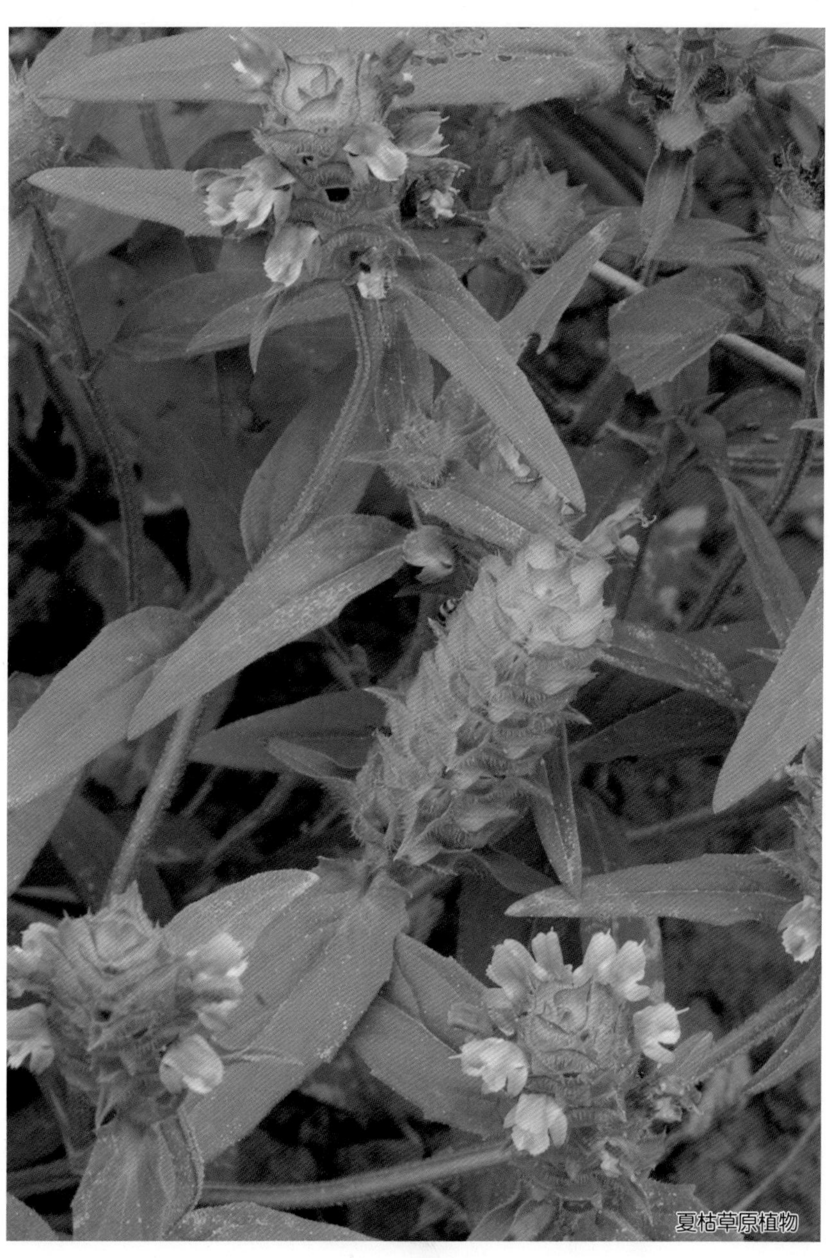

夏枯草原植物

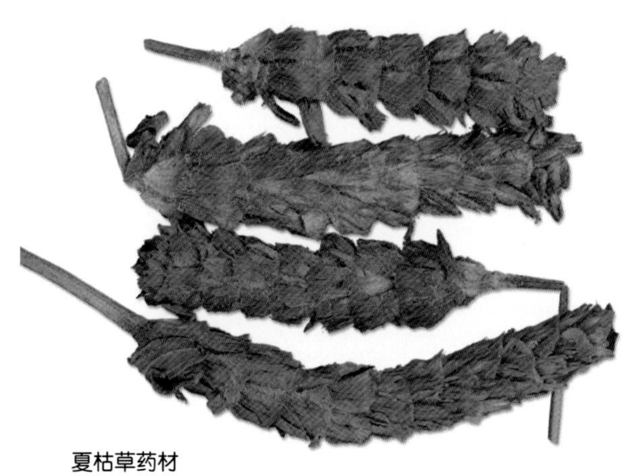

夏枯草药材

东莨菪素（scopoletin），马栗树皮素（esculetin）；黄酮类化合物：木犀草素（luteolin），合模荭草素（homoorientin）又称异荭草素（*iso*-orientin），木犀草素-7-*O*-葡萄糖苷（cinaroside），芸香苷，金丝桃苷，异槲皮苷（*iso*-quercitrin）[1]。

花序含飞燕草素（delphinidin）和矢车菊素（cynidin）的糖苷，报春花素-3,5-二葡萄糖苷（hirsutidin-3,5-diglucoside），锦葵花素-3,5-二葡萄糖苷（malvidin-3,5-diglucoside），芍药素-3,5-二葡萄糖苷（paeonidin-3,5-diglucoside），槲皮素（quercetin），山柰酚（kaempferol）及挥发油，其中含右旋樟脑及右旋小茴香酮[1]。

叶含多种脂肪酸：油酸（oleic acid），亚麻酸（linolenic acid），肉豆蔻酸（myristic acid），棕榈酸（palmitic acid），硬脂酸（stearic acid）及月桂酸（lauric acid）[1]。

【药理作用】

1. 对心血管系统作用　本品水浸出液、乙醇-水浸出液及30%乙醇浸出液，对麻醉动物有降压作用[2]。犬静注夏枯草煎剂100mg/kg，有降压作用，但易产生快速耐受现象[3]。肾性高血压犬连续服用夏枯草煎剂2周，有中等程度降压作用，停药后又恢复原水平[4]。夏枯草总皂苷40mg/kg腹腔注射可减少麻醉大鼠心律失常的发生率。20mg/kg腹腔注射对麻醉大鼠冠脉结扎后4h，心肌梗死范围有缩小，降低早期死亡率。2.5mg/kg静注开始对麻醉大鼠的舒张压和收缩压具有降低作用。夏枯草的降压作用可能与夏枯草总皂苷有关，并具对麻醉大鼠心肌的保护作用[4]。夏枯草氯仿提取物、正丁醇提取物和乙酸乙酯提取物使去甲肾上腺素引起的家兔胸主动脉收缩曲线右移，且使其最大收缩幅度变小，而夏枯草水提取物则对去甲肾上腺素引起的家兔胸主动脉收缩曲线无明显的左移或右移[5]。夏枯草乙醇提取液对氯化钾、去甲肾上腺素、氯化钙所致的主动脉条收缩都有一定拮抗作用[6]。夏枯草能延长急性血瘀模型大鼠的凝血酶原时间、缩短血浆优球蛋白溶解时间，对血液流变学部分指标有改善作用，因此认为夏枯草具有抗凝、提高纤溶功能的作用[7]。

2. 抗菌、抗病毒　夏枯草煎剂体外对痢疾杆菌、霍乱弧菌、伤寒杆菌、大肠杆菌、变形杆菌、葡萄球菌及人型结核杆菌均有不同程度抑制作用[8, 9]。其水浸剂1：4在试管内对许兰黄癣菌、奥杜盎小芽胞黄癣菌等皮肤真菌有抑制作用[10]。本品提取物体外有抗Ⅰ型单纯疱疹病毒的作用[11]。夏枯草多糖100mg/ml，对单纯性疱疹病毒Ⅰ型、Ⅱ型表现出对抗活性，但对巨细胞病毒、人类流感病毒A型、脊髓灰质炎病毒Ⅰ型、水疱性口炎病毒无活性[12]。夏枯草皂苷具有抗艾滋病毒作用[13]。用水提、乙醇、正丁醇连续沉淀，反相凝胶柱高效液相法分离提纯，得到一种夏枯草提纯物，6mg/ml、30mg/ml、12.5mg/ml可分别抑制人类免疫缺陷病毒-1（HIV-1）在淋巴细胞MT-4、单核细胞U937、外周血单核细胞内的复制[14]。在体外，夏枯草提取物（PS）可降低经暴露的HIV细胞前病毒DNA复制的数量，PS的分馏物以一种无竞争方式表现出对HIV逆转录过程的抑制作用，向肠道内注射该物质，并从血浆中检测到一种活性成分，说明了进行口服给药的可行性[15]。

3. 抗肿瘤　夏枯草中所含的熊果酸及衍生物对细胞P388、L1210和人体肺肿瘤细胞A-549均具有细胞毒作用[16]。较高剂量夏枯草水提醇沉粗提物溶液（PVC）具有时间和剂量依赖性抑制乳腺癌细胞增殖和诱导细胞凋亡的作用，该作用与抑制p53表达有关。较低剂量PVC具有逆转乳腺癌耐药细胞MCF-7/R对阿霉素的耐药性的作用，该作用与抑制乳腺癌耐药蛋白过表达和促进p53高表达相关[17]。100mg/ml的夏枯草可抑制人食管癌Eca109细胞的生长并诱导其凋亡[18]。夏枯草提取物对小鼠T细胞淋巴瘤白血病细胞EL-4有体内外抗肿瘤活性，诱导凋亡可能是其抗肿瘤的主要机制之一[19,20]。夏枯草注射液对人B淋巴瘤白血病细胞Raji细胞生长具有抑制作用，夏枯草半数抑制量为0.118mg/ml，50mg/ml夏枯草注射液作用于Raji细胞48h后，bcl-2蛋白表达增强，而bax表示减弱[21]。5%浓度的夏枯草注射液可抑制人胃腺癌SGC-7901细胞的生长并诱导其凋亡[22]。夏枯草可上调甲状腺癌K_1细胞钠/碘同向转运体基因表达，增强其摄碘率，而且这种作用在一定浓度范围内具有剂量依赖性[23]。

4. 抗炎及免疫抑制　1：1浓度的夏枯草水煎醇沉液分别给小鼠腹腔注射10g（生药）/kg、5g（生药）/kg、3.3g（生药）/kg，对巴豆油所致小鼠耳郭肿胀及10g（生药）/kg腹腔注射对由10%酵母液所致大鼠足趾肿均有抑制作用，且抗炎效应与肾上腺皮质中糖皮质激素合成、分泌的加强相关[24]。夏枯草水煎醇沉液腹腔注射或注射液皮下注射，均可使动物胸腺、脾脏萎缩、肾上腺增大，腹腔注射后，血浆皮质醇水平升高、且使大鼠外周血淋巴细胞数量减少，表明夏枯草可能是一种抑制剂[24,25]。

5. 降血糖　夏枯草中活性物质降糖素50mg/kg皮下注射，连续5天，能抑制四氧嘧啶引起的小鼠血糖升高，作用强度为100mg降糖素相当于22.6U的胰岛素[26]。夏枯草醇提物可降低正常小鼠和四氧嘧啶糖尿病模型小鼠的血糖水平，该提取物可对抗肾上腺素升高血糖作用，并具有改善糖耐量、增加肝糖原合成的作用[27]。

6. 抑制结石形成　夏枯草水提取物和50%甲醇提取物能有效防止大鼠尿草酸钙结石形成[28]。夏枯草50%甲醇提取物能有效抑制大鼠肾组织骨桥蛋白的表达，减少肾组织草酸钙结晶的沉积，从而能有效抑制大鼠肾草酸钙结石的形成[29]。

7. 抗氧化　夏枯草多糖对 O^{2-}、•OH 两种自由基及亚硝酸根离子具有一定的清除能力，对 R• 自由基的清除较弱，具有防止膜脂质过氧化，减少红细胞溶血和降低脂质过氧化产物丙二醛生成量的作用[30]。

8. 毒理　夏枯草活性成分降糖素小鼠一次口服 10g/kg 无死亡，大鼠、狗亚急性毒性试验表明该成分对血象、肝、肾功能及主要脏器无损害。致突变 Ames 试验为阴性[9]。夏枯草水提物使小鼠谷丙转氨酶和谷草转氨酶值升高，说明夏枯草有肝脏毒性作用[31]。

【临床研究】

1. 原发性开角型青光眼　口服夏枯草膏，每次 9g，每日 2 次，治疗半年。病人所用其他治疗方法，例如降眼压的滴眼液等均保持不变。比较病人服用夏枯草膏前后的视力、眼压、视野及临床症状。结果：治疗 30 例（60 只眼），服用夏枯草膏前后病人的视力差异没有显著性（$P>0.05$）；眼压及视野平均光敏感度和平均缺损的改变差异有显著性（$P<0.05$）；多数病人的临床症状有明显改善[32]。

2. 男性乳腺发育症　治疗组口服他莫昔芬加夏枯草胶囊，他莫昔芬每次 10mg，每日 2 次；夏枯草胶囊，每次 2 粒，每日 2 次；连续服用 30 天至半年。对照组单用他莫昔芬口服，每次 10mg，每日 2 次，连服 60 天。结果：治疗组 28 例，总有效率 92. 8%；对照组 26 例，总有效率 80.77%，治疗组疗效明显优于对照组（$P<0.05$）[33]。

3. 婴幼儿血管瘤　复方夏枯草搽剂，涂敷于暴露瘤体局部，每日 3~5 次，1 个月为 1 个疗程，连用 2 个疗程。结果：治疗 177 例，其中痊愈 121 例，显效 30 例，无效 2 例，总有效率为 85.42%[34]。

4. 乳腺囊性增生病　治疗组用夏枯草口服液，每次 10ml，每日 2 次；对照组口服夏枯草膏，每次 9g，每日 2 次，疗程均为 4 周。结果：治疗组 132 例，总有效率为 90.15%；对照组 66 例，总有效率为 86.36%。两组比较疗效相近，差异无统计学意义（$P>0.05$）。夏枯草口服液治疗乳腺增生疗效确切，无明显毒副作用，未发现不良反应[35]。

5. 亚急性甲状腺炎　治疗组口服泼尼松片 5mg，每天 2 次；夏枯草口服液 10ml，每天 2 次。对照组口服泼尼松片 5mg，每天 4 次。两组均加服甲状腺素片 40mg，每天 1 次。泼尼松片均在 2 周后减为半量，2 个月后停药。结果：治疗组 19 例，对照组 16 例。治疗组退热时间、甲状腺疼痛、压痛消退时间、甲状腺肿胀消退时间及复发率降低程度均明显优于对照组，差异有统计学意义（$P<0.01$）[36]。

【性味归经】味苦、辛，性寒。归肝、胆经。

【功效主治】清肝明目，消肿散结。主治头目眩晕，目珠疼痛，羞明流泪，瘰疬，瘿瘤。

【用法用量】内服：煎汤，10~15g；或熬膏服。

【使用注意】脾胃虚弱者慎服。

【经验方】

1. 扑伤金疮　夏枯草捣烂，敷上。（《卫生易简方》）
2. 预防麻疹　夏枯草五钱至二两。水煎服，一日一剂，连服三天。（徐州《单方验方新医疗法选编》）
3. 乳痈初起　夏枯草、蒲公英各等份。酒煎服，或作丸亦可。（《本草汇言》）
4. 瘰疬马刀，不问已溃未溃，或日久成漏　夏枯草六两，水二盅，煎至七分，去滓，远食服。虚甚当煎浓膏服，并涂患处，多服益善。（《摄生众妙方》夏枯草汤）
5. 头目眩晕　夏枯草（鲜）二两，冰糖五钱。开水冲炖，饭后服。（《闽东本草》）
6. 羊痫风、高血压　夏枯草（鲜）三两，冬蜜一两。开水冲炖服。（《闽东本草》）
7. 肝虚目睛疼，冷泪不止，筋脉痛，及眼羞明怕日　夏枯草半两，香附子一两，共为末。每服一钱，腊茶调下，无时。（《简要济众方》补肝散）
8. 急性扁桃体炎，咽喉疼痛　鲜夏枯草全草二至三两。水煎服。（《草医草药简便验方汇编》）
9. 赤白带下　夏枯草花，开时采，阴干为末。每服二钱，食前米饮下。（《本草纲目》）
10. 小儿菌痢　二岁以下，夏枯草一两，半枝莲五钱；二至六岁，夏枯草、半枝莲各一两；六至十二岁，夏枯草、半枝莲各一两半。水煎服。（《全国中草药新医疗法展览会资料选编·传染病》）

【参考文献】

[1] 国家中医药管理局《中华本草》编委会 . 中华本草 . 上海：上海科学技术出版社，1999：6152.
[2] 李广粹 . 中国医学科学院 1956 年论文报告会论文摘要，1956：70.
[3] 张宝恒 . 北京市生理科学会 1963 年学术年会论文摘要，1963：78.
[4] 王海波，张芝玉，苏中武 . 夏枯草总苷对麻醉大鼠急性心肌梗死的保护作用及降血压作用 . 中草药，1994，25（6）：302.
[5] 孙红，袁秉祥，刘波，等 .4 种夏枯草提取物对家兔离体胸主动脉的作用 . 西安交通大学学报（医学版），2005，26（1）：19.
[6] 孙旭丽，周大兴，陆晓波，等 . 夏枯草醇提取物对大鼠离体胸主动脉条收缩作用的影响 . 江西中医学院学报，2007，19（6）：69.
[7] 陈文梅，何基渊 . 中药麻黄、夏枯草、乌贼骨对抗急性血瘀证形成的实验研究 . 北京中医药大学学报，1997，20（3）：39.
[8] 四川省医学科技情报站 . 中草药药理与临床应用（下册），1977：203.
[9] 北京结核病研究所细菌免疫室 . 北京结核病研究所学报（第二集），1960：53.
[10] 曹仁烈 . 中药水浸剂在试管内抗皮肤真菌的观察 . 中华皮肤科杂志，1957，（4）：286.
[11] 郑民实，李文 . 夏枯草抗 1 型副流感病毒的实验研究 . 江西医学院学报，1991，31（2）：15.
[12] Xu HX.Antiviral-Res,1999, 44（1）:43.
[13] Tabha H. Antiviral Res,1989, 11（5-6）:263.
[14] Yao XJ.Virology 1992,187（1）:56.
[15] Kageyama S. Antivir-Chem-Chemother , 2000 , 11（2）: 157.

[16]Lee Kuo Hsiang.Planta Med,1988,54（4）:308.
[17] 魏敏杰，周新颖，赵海山，等 . 夏枯草粗提物抑制乳腺癌细胞增殖和逆转耐药作用与机制初探研究 . 中国药理通讯，2006,（2）: 38.
[18] 马丽萍，赵培荣，田爱琴，等 . 夏枯草对 Eca109 细胞的影响 . 肿瘤基础与临床，2006，19（3）：199.
[19] 姚志华，张明智，王留兴，等 . 夏枯草提取物对小鼠 T 淋巴瘤细胞 EL-4 原位凋亡的干预作用 . 中国临床康复，2006，10（31）：126.
[20] 张明智，郑晓珂，刘宏民，等 . 夏枯草提取物体外诱导 EL-4 细胞凋亡的实验研究 . 江苏中医药，2008，40（4）：80.
[21] 张可杰，张明智，王庆端，等 . 夏枯草对 Raji 细胞生长和凋亡相关基因蛋白表达的影响 . 中药材，2006，29（11）：1207.
[22] 王琨，董惠芳，章晓鹰，等 . 夏枯草对 SGC-7901 细胞的影响 . 上海医学检验杂志，2000，15（5）：305.
[23] 张王峰，付强，赵华栋，等 . 中药夏枯草对甲状腺癌细胞 NIS 基因表达及摄碘率的影响 . 第四军医大学学报，2008，29（9）：826.
[24] 马德恩，王竹梅，马爱英，等 . 夏枯草的抗炎作用及其对免疫器官影响的研究 . 山西医药杂志，1983，12（2）：66 .
[25] 蒋岩 . 甘肃医药，1988，7（4）：4.
[26] 徐声林 . 中草药，1989，20（8）：358.
[27] 刘保林，朱丹妮，王刚 . 夏枯草醇提物对小鼠血糖的影响 . 中国药科大学学报，1995，25（1）：44.
[28] 肖劲逐，李浩勇，张国庆，等 . 夏枯草提取物对大鼠尿草酸钙结石形成的影响 . 中国现代医学杂志，2008，18（11）：1486.
[29] 肖劲逐，李浩勇，张国庆，等 . 夏枯草提取物对肾草酸钙结石模型大鼠肾组织骨桥蛋白表达的影响 . 中国现代医学杂志，2008，18（8）：1013.
[30] 张德华 . 夏枯草多糖的分离纯化与抗氧化活性研究 . 云南植物研究，2006，28（4）：410.
[31] 张善玉，朴惠顺，金英顺，等 . 夏枯草等三种中药材对四氯化碳性肝损伤的影响 . 时珍国医国药，2003，14（11）：658.
[32] 苏航，姚德金 . 夏枯草膏治疗原发性开角型青光眼的临床观察 . 中国中医眼科杂志，2007，17（5）：252.
[33] 李俊 . 他莫昔芬联合夏枯草胶囊治疗男性乳腺发育症 54 例分析 . 中国临床研究，2011，24（2）：159.
[34] 曹冬梅，杜国辉，王春艳，等 . 复方夏枯草搽剂治疗婴幼儿血管瘤疗效观察 . 河北医药，2011，33（5）：743.
[35] 薛明兴，王兰 . 夏枯草口服液治疗肝郁化火证（乳腺囊性增生病）疗效观察 . 中国妇幼保健，2010，25：409.
[36] 张美华，刘忠伟，杜菊香 . 夏枯草口服液治疗亚急性甲状腺炎的临床效果 . 临床合理用药，2011，4（4C）：53.

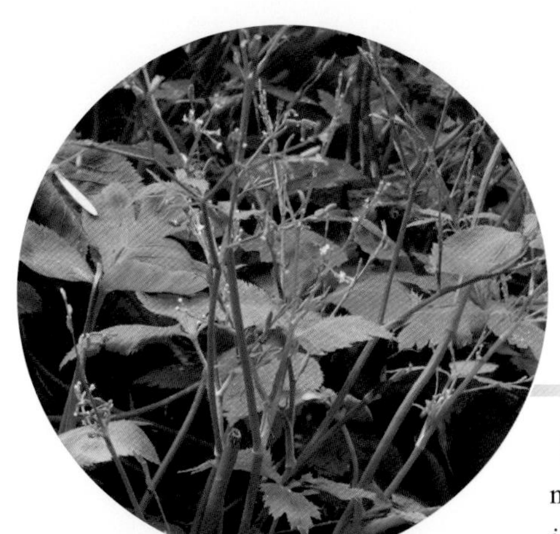

Ya er qin 鸭儿芹

Cryptotaeniae Japonicae Herba
[英]Japanese Cryptotaenia Herb

【别名】三叶芹、水白芷、大鸭脚板、野芹菜、红鸭脚板、水芹菜、鸭脚草。

【来源】为伞形科植物鸭儿芹 *Cryptotaenia japonica* Hassk. 的茎叶。

【植物形态】多年生草本，全株无毛。主根短，侧根多数，细长；茎光滑，具叉状分枝。基生叶及茎下部叶有长5~20cm的叶柄，叶鞘边缘膜质；叶片轮廓三角形至广卵形，长2~14cm宽3~17cm；通常为3小叶，中间小叶片菱状倒卵形，先端有短尖，基部楔形，两侧小叶片斜倒卵形或长卵形，近无柄，小叶片边缘均有不规则的尖锐重锯齿，有时2~3浅裂，最上部的叶近无柄；小叶片卵状披针形至窄披针形，边缘有锯齿。复伞形花序呈疏松的圆锥状，花序梗不等长，总苞片及小总苞线形或钻形，伞幅2~3；小伞形花序有花2~4，萼齿细小，三角形；花瓣白色，倒卵形，顶端有内折的小舌片；花柱基圆锥形，花柱短，直立。分生果线状长圆形，合生面略收缩，胚乳腹面近平直，每棱槽内有油管1~3，合生面油管4。

【分布】广西主要分布于武鸣、上林、马山、百色、那坡、西林、隆林、河池、金秀、临桂、龙胜等地。

【采集加工】夏、秋间采收。割取茎叶，鲜用或晒干。

【药材性状】主根短，侧根多数。茎光滑，略扁，绿褐色，有纵纹。基生叶及茎下部叶有长5~20cm的叶柄，叶鞘边缘膜质；叶微皱缩，轮廓三角形，通常为3小叶，叶缘有不规则的尖锐，重锯齿，有时2~3浅裂，卵形，长12~25cm，宽5~8cm，先端渐尖，基部楔形，近无柄。复伞形花序生于枝顶端。气微，味淡。

【品质评价】以干燥、无杂质、叶多、色绿者为佳。

【化学成分】本品含异亚丙基丙酮（mesityl oxide），异丙烯基丙酮（*iso*-mesityl oxide），甲基异丁基甲酮（methyl-*iso*-butyl ketone），*α*-、*β*-蒎烯（*α*-、*β*-pinene），樟烯（camphene），*β*-月桂烯（*β*-myrcene），二戊烯（dipentene），对-聚伞花素（*p*-cymene）以及*γ*-松油烯（*γ*-terpinene），异松油烯（terpinolene），反式-*β*-罗勒烯（*trans*-*β*-ocimene），4-羟基鞘氨醇（4-hydroxysphingenine）[1]，*β*-水芹烯（*β*-phellandrene），*β*-石竹烯（*β*-caryophyllene），*β*-金合欢烯（*β*-farnesene），1-甲基-8-异丙基-5-亚甲基-1,6-环癸二烯（1-methyl-8-*iso*-propyl-5-methylene-1,6-cyclodecadiene），*β*-芹子烯（*β*-selinene），*β*-红没药烯（*β*-bisabolene）等[2]。

【性味归经】味辛、苦，性平。归肺、肝经。

【功效主治】祛风止咳，利湿解毒，化瘀止痛。主治感冒咳嗽，肺痈，风火牙痛，淋证，疝气痛，跌打肿痛，痈疽疮肿，皮肤瘙痒。

【用法用量】内服：煎汤，15~30g。外用适量，捣敷；或研末撒；或煎汤洗。

【使用注意】孕妇慎用。

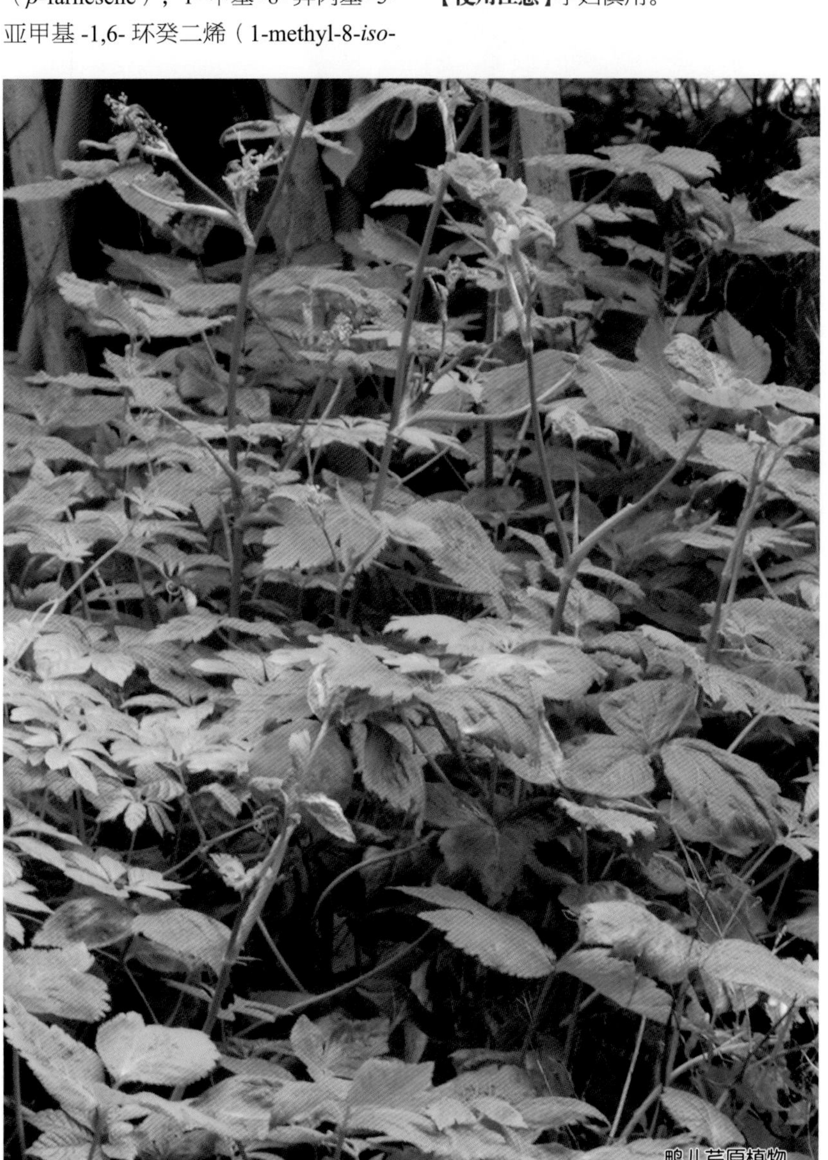

鸭儿芹原植物

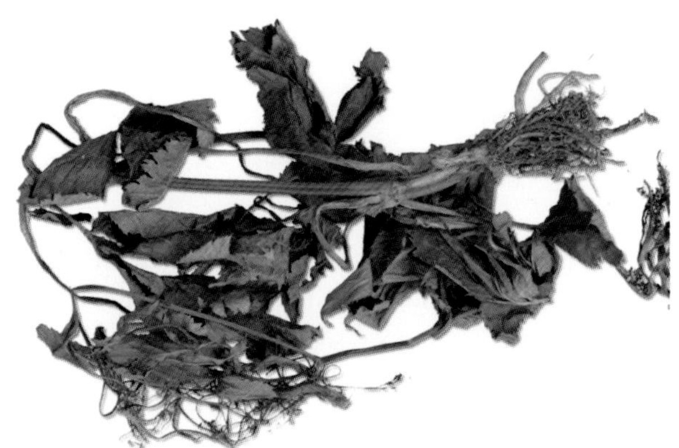
鸭儿芹药材

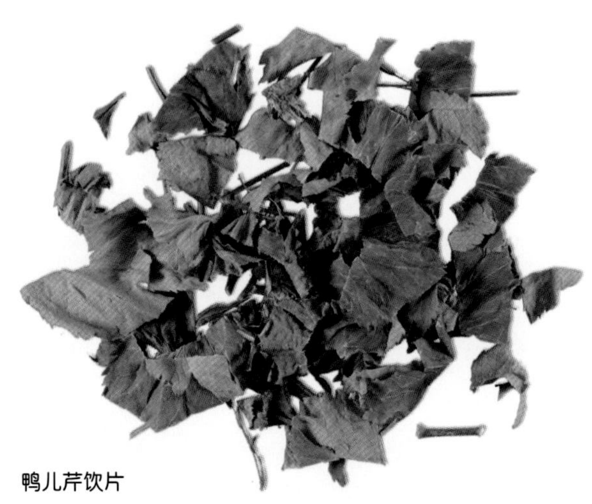
鸭儿芹饮片

【经验方】

1. 皮肤瘙痒　鸭儿芹适量，煎水洗。(《陕西中草药》)
2. 肿毒皮色不变，漫肿无头　鸭儿芹、东风菜各 15g，柴胡 30g。水煎，1 日 3 次分服 。并用鸭儿芹、东风菜各等份，研末，好烧酒调敷。(《常用中草药配方》)
3. 带状疱疹　鸭儿芹、匍伏堇、桉叶各 30g，酢浆草 60g。共为细末，醋调敷。(《常用中草药配方》)
4. 黄水疮　鸭儿芹、香黄藤叶、金银花叶、丹参、闹羊花叶各等份。共研细末，用连钱草、三白草(均鲜品)捣烂绞汁，调涂于患处。(《常用中草药配方》)
5. 一切痈疽疔毒、恶疮，已溃、未溃均可服用　鸭儿芹、马兰、金银花各 15g，鸭跖草 30g，台湾莴苣、丝瓜根各 9g。水煎，二次分服。(《常用中草药配方》)
6. 流行性脑脊髓膜炎　鸭儿芹 15g，瓜子金 9g，金银花藤 60g。水煎服。(《常用中草药配方》)
7. 肺脓肿　鸭儿芹 30g，鱼腥草 60g，桔梗、山苦瓜各 6g，瓜蒌根 15g。水煎，每日 3 次分服。
8. 百日咳　鸭儿芹、地胡椒、卷柏各 9g。水煎，每日 3 次分服。(《常用中草药配方》)
9. 小儿肺炎　鸭儿芹 15g，马兰 12g，叶下红、野油菜各 9g。水煎服。(《常用中草药配方》)

【参考文献】

[1] 国家中医药管理局《中华本草》编委会 . 中华本草 . 上海：上海科学技术出版社，1999：5116.
[2] 瞿万云，杨春梅，余爱农，等 . 鸭儿芹挥发性化学成分的研究 . 精细化工，2003，20（7）：416.

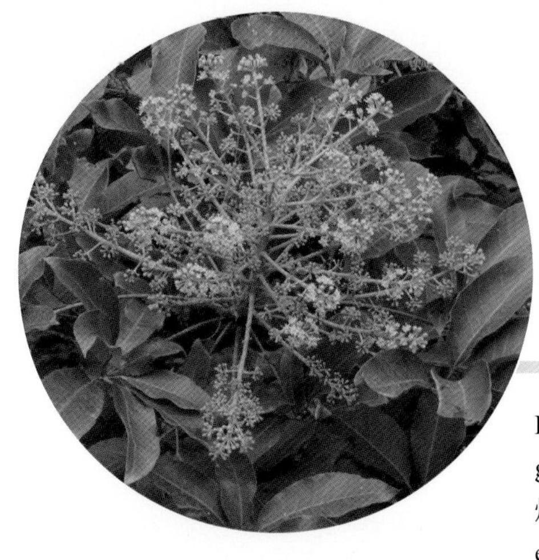

Ya jiao mu

鸭脚木

Schefflerae Octophyllae Cortex
[英]Ivy Tree Bark

【别名】西加皮、鸭脚皮、鸭脚罗伞、九节牛、小叶鸭脚木。

【来源】为五加科植物鹅掌柴 *Schefflera octophylla*（Lour.）Harms. 的茎皮。

【植物形态】多年生常绿乔木或大灌木。树皮灰白色，有皱纹，幼时密生星状短柔毛，不久毛渐脱落至稀。掌状复叶互生，小叶 6~9；叶柄细长，托叶半圆形。小叶革质或纸质，椭圆形或长椭圆形，长 9~17cm，宽 3~5cm，先端急尖或短渐尖，基部宽楔形或近圆形，全缘；上面深绿，下面灰白色，幼时密被星状短柔毛，后渐脱落。花序为伞形花序聚生成大型圆锥花序顶生，初密生星状短柔毛，后渐脱落；萼边缘有 5~6 个细齿；花瓣 5，肉质，花后反曲，白色，芳香；雄蕊 5，长过花瓣；子房下位，花柱合生成粗短的柱状。浆果球形，熟时暗紫色。

【分布】广西主要分布于藤县、平南、桂平、南宁、武鸣、邕宁、天等、龙州等地。

【采集加工】全年均可采收，环剥树皮，切段，晒干。

【药材性状】茎皮呈卷筒状或不规则板块状，长 30~50cm，厚 2~8mm。外表面灰白色或暗灰色，粗糙，常有地衣斑，具类圆形或横向长圆形皮孔。内表面灰黄色或灰棕色，具细纵纹。质脆，易折断，断面不平坦，纤维性。气微香，味苦，涩。

【品质评价】以皮薄、均匀、卷筒状者为佳。

【化学成分】本品叶中含积雪草酸（asiatic acid），积雪草苷（asiaticoside），3- 表白桦脂酸 -3-*O*- 硫酸酯 -28-*O*-[α-L- 吡喃鼠李糖 -（1 → 4）-*O*-β-D- 吡喃葡萄糖 -（1 → 6）]-β-D- 吡喃葡萄糖苷 {3-*epi*-betulinic acid-3-*O*-sulphate-28-*O*-[α-L-rhamnopyranosyl-（1 → 4）-*O*-β-D-glucopyranosyl-（1 → 6）]-β-D-glucopyranoside}，3α- 羟基乌苏酸 -12- 烯 -23,28- 二酸（3α-hydroxy-urs-12-ene-23,28-dioic acid），威岩仙皂苷（cauloside）D，鹅掌紫熊果酸皂苷（scheffursoside）A、B、C、D、E、F，鹅掌柴齐墩果酸皂苷（schffeoleside）B、D、E、F，3α,11α- 二羟基羽扇豆 -20（29）- 烯 -23,38- 二酸 [3α,11α-dihydroxy-lup-20（29）-ene-23,38-dioic acid]，3α- 羟基羽扇豆 -20（29）- 烯 -23,38- 二羧酸 -28-*O*-[α-L- 吡喃鼠李糖 -（1 → 4）-O-β-D- 吡喃葡萄糖 -（1 → 6）]-β-D- 吡喃葡萄糖苷 {3α-hydroxy-lup-20（29）-ene-23,38-dioic acid-28-*O*-[α-L-rhamnopyranosyl-（1 → 4）-*O*-β-D-glucopyranosyl-（1 → 6）]-β-D-glucopyranoside}，白桦脂酸 -3-*O*- 硫酸酯（betulinic acid-3-*O*-sulphate），3α,11α- 二羟基羽扇豆 -20（29）- 烯 -23,38- 二羧酸 -28-*O*-[α-L- 吡喃鼠李糖 -（1 → 4）-*O*-β-D- 吡喃葡萄糖 -（1 → 6）]-β-D- 吡喃葡萄糖苷 {3α,11α-dihydroxy-lup-20（29）-ene-23,28-dioic acid-28-*O*-[α-L-rhamnopyranoseyl-（1 → 4）-*O*-β-D-glucopyranosyl-（1 → 6）]-β-D-glucopyranoside}，3- 表白桦脂酸 -28-*O*-[α-L- 吡喃鼠李

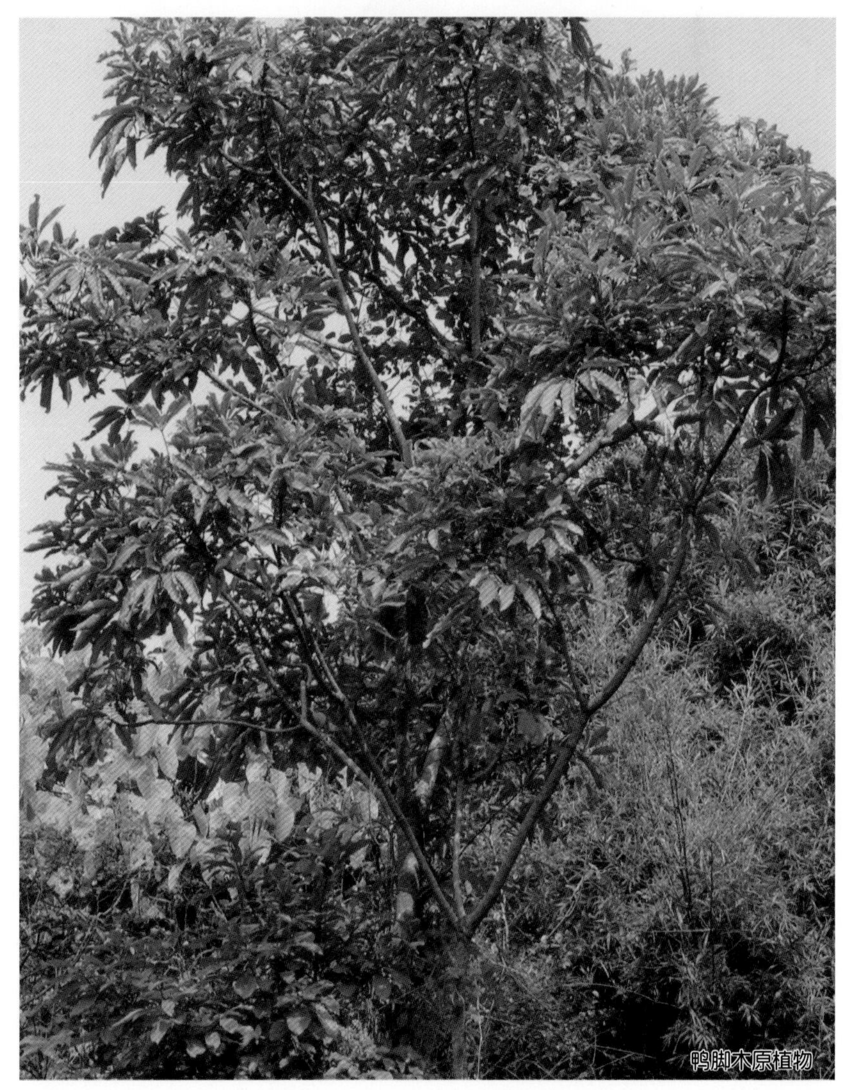

鸭脚木原植物

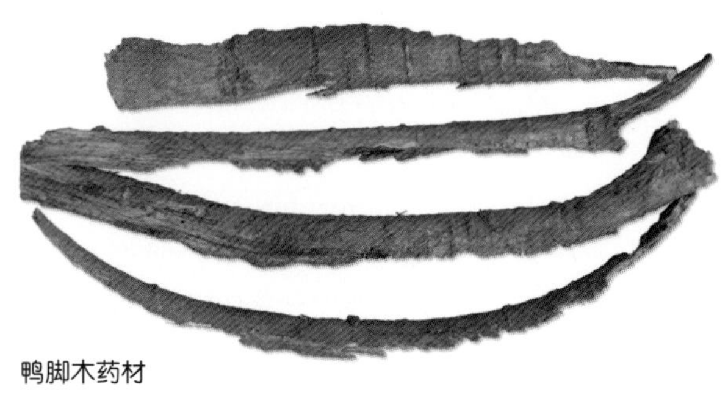
鸭脚木药材

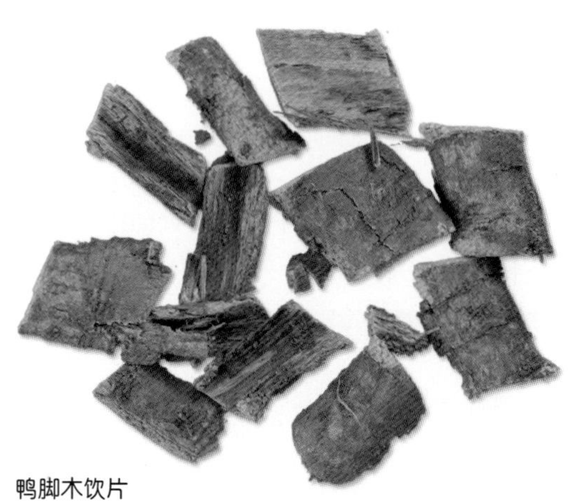
鸭脚木饮片

糖 -（1 → 4）-*O*-*β*-D- 吡喃葡萄糖 -（1 → 6）]-*β*-D- 吡喃葡萄糖苷 {3-*epi*-betulinic acid-28-*O*-[*α*-L-rhamnopyranosyl-(1→4)-*O*-*β*-D-glucopyranosyl-(1→6)]-*β*-D-glucopyranoside}，3- 表白桦脂酸 -3-*O*-*β*-D- 葡萄糖苷 -28-*O*-[*α*-L- 吡喃鼠李糖 -（1 → 4）-*O*-*β*-D- 吡喃葡萄糖 -（1 → 6）]-*β*-D- 吡喃葡萄糖苷 {3-*epi*-betulinic acid -3-*O*-*β*-D-glucopyranoside-28-*O*-[*α*-L-rhamnopyranosyl-（1 → 4）-*O*-*β*-D -glucopyranosyl-（1 → 6）]-*β*-D-glucopyranoisde}，3- 表白桦脂酸 -3-*O*-*β*-D-6′- 乙酰葡萄糖 -28-*O*-[*α*-L- 吡喃鼠李糖 -（1 → 4）-*O*-*β*-D- 吡喃葡萄糖 -（1 → 6）]-*β*-D- 吡喃葡萄糖苷 {3-*epi*-betulinic-3-*O*-*β*-D-6′-acetylglucopyranosyl-28-*O*-[*α*-L-rhamnopyranosyl-（1 → 4）-*O*-*β*-D-glucopyranosyl-（1 → 6）]-*β*-D-glucopyranoside}。花中含 3*α*- 羟基羽扇豆 -20（29）- 烯 -23,28- 二酸 [3*α*-hydroxy-lup-20（29）-ene-23,28-dioic acid][1]。

茎皮中含齐墩果酸（oleanolic acid），3*α*- 羟基羽扇豆 -20（29）- 烯 -23,28- 二酸 [3*α*-hydroxylup-20（29）-ene-23,28-dioic acid][1]。

【药理作用】

抗炎　腹腔注射 10% 鸭脚木水溶性生物碱浸膏溶液或 5% 挥发油乳浊液 10ml/kg，对大鼠蛋清性足趾肿胀有抑制作用，为抗炎作用的有效成分[2]。

【临床研究】

上呼吸道感染　治疗组用三桠苦组方（鸭脚木皮 15g，三桠苦 15g，五指柑根 12g，岗梅根 15g，金盏银盘 12g，连翘 12g，银花 10g，板蓝根 13g）治疗。水煎服，每日 2 次，第 1 天加倍，儿童酌减。对照组用盐酸环丙沙星片，每次 2 片，每日 2 次，高热者配合用复方阿司匹林 1 片，口服，每日 3 次（热退后即停服）。结果：治疗组 60 例，其中显效 42 例，总有效率 93%。对照组 58 例，其中显效 28 例，总有效率 87%，治疗组疗效优于对照组（$P<0.01$）[3]。

【性味归经】味辛、苦，性凉。归肺、肝经。

【功效主治】清热解表，祛风除湿，舒筋活络。主治感冒发热，咽喉肿痛，风湿痹痛，跌打损伤，骨折，无名肿毒。

【用法用量】内服：煎汤，9~15g；或浸酒。外用适量，煎水洗；或捣敷。

【使用注意】虚寒者及孕妇忌服。

【经验方】

1. 骨折　鸭脚木皮 60g，冷饭团根 60g，生鸡 1 只。共捣烂，将骨复位后，用杉木皮和药夹敷患处。（《岭南草药志》）
2. 跌打瘀肿　鸭脚木皮研末，水酒调敷。（《广东中草药》）
3. 感冒，预防流感、流脑　鸭脚木干皮 30~60g。水煎服。（《广东中草药》）
4. 咽喉肿痛　鸭脚木干皮 15~30g。水煎服。（广州部队《常用中草药手册》）

附：鸭脚木叶

味辛、苦，性凉。归肺、肝经。功效：祛风化湿，解毒，活血。主治：风热感冒，咽喉肿痛，风湿疼痛，跌打肿痛，刀伤出血，风疹，湿疹，疮疡肿毒。内服：煎汤，6~15g；或研末为丸。外用适量，捣汁涂；或酒炒敷。虚寒者及孕妇忌服。

经验方　感冒发热：鸭脚木叶 15g，五指风 15g，路边菊 15g，芦根 30g。水煎服。（《梧州地区中草药》）

鸭脚木根

味淡、微苦，性平。归肺、肝经。功效：疏风清热，除湿通络。主治：感冒发热，妇女热病夹经，风湿痹痛，跌打损伤。内服：煎汤，3~9g，鲜品加倍；或浸酒。外用适量，煎汤洗，或研末调敷；捣敷。

【参考文献】

[1] 国家中医药管理局《中华本草》编委会．中华本草．上海：上海科学技术出版社，1999：5062-5063.
[2] 郭晓蓉，张晓吉．鸭脚木根有效成分的初步研究．赣南医学院学报，1998，18（4）：279.
[3] 吕丽雅．三桠苦组方治疗 118 例上呼吸道感染疗效观察．医学信息，2007，20（5）：828.

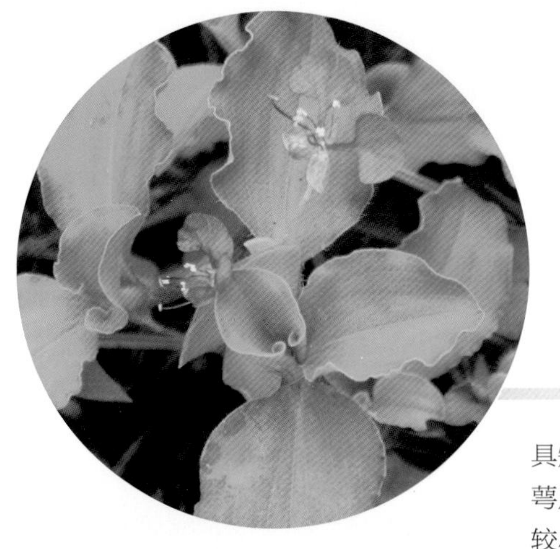

鸭跖草

Ya zhi cao

Commelinae Communis Herba

[英]Common Dayflower Herb

【别名】鸡舌草、鼻斫草、碧竹子、青耳环花、碧蟾蜍、竹叶草、鸭脚草、耳环草、竹鸡草。

【来源】为鸭跖草科植物鸭跖草 *Commelina communis* Linn. 的全草。

【植物形态】一年生草本。多有须根。茎多分枝，具纵棱，基部匍匐，上部直立，仅叶鞘及茎上部被短毛。单叶互生，无柄或近无柄；叶片卵圆状披针形或披针形，长 4~10cm，宽 1~3cm，先端渐尖，基部下延成膜质鞘，抱茎，有白色缘毛，全缘。总苞片佛焰苞状，与叶对生，心形，稍镰刀状弯曲，先端短急尖，边缘常有硬毛。聚伞花序生于枝上部者，花 3~4 朵，具短梗，生于枝最下部者，有花 1 朵；萼片 3，卵形，膜质；花瓣 3，深蓝色，较小的 1 片卵形，较大的 2 片近圆形，有长爪；雄蕊 6，能育者 3 枚，不育者 3 枚，先端蝴蝶状；雌蕊 1，子房上位，卵形，花柱丝状。蒴果椭圆形，2 室，2 瓣裂，每室种子 2 颗。种子表面凹凸不平，具白色小点。

【分布】广西主要分布于三江、钟山、贺州等地。

【采集加工】6~7 月花期采收全草，鲜用或阴干。

【药材性状】全草长至 60cm，黄绿色，老茎略呈方形，表面光滑，具数条纵棱，直径约 2mm，节膨大，基部节上常有须根；断面坚实，中部有髓。叶互生，皱缩成团，质薄脆，易碎；完整叶片展平后呈卵状披针形或披针形，长 3~9cm，宽 1~3cm，先端尖，全缘，基部下延成膜质鞘，抱茎，叶脉平行。聚伞花序，总苞心状卵形，折合状，边缘不相连；花多脱落，萼片膜质，花瓣蓝黑色。气微，味甘、淡。

【品质评价】以身干、色黄绿者为佳。

【化学成分】全草含左旋-黑麦草内酯（loliolide），无羁萜（friedelin），β-谷甾醇（β-sitosterol），对-羟基桂皮酸（*p*-hydroxy-cinnamic acid），胡萝卜苷（daucosterol）和 D-甘露醇（D-mannose）及正三十烷醇（*n*-triacontanol）[1]。

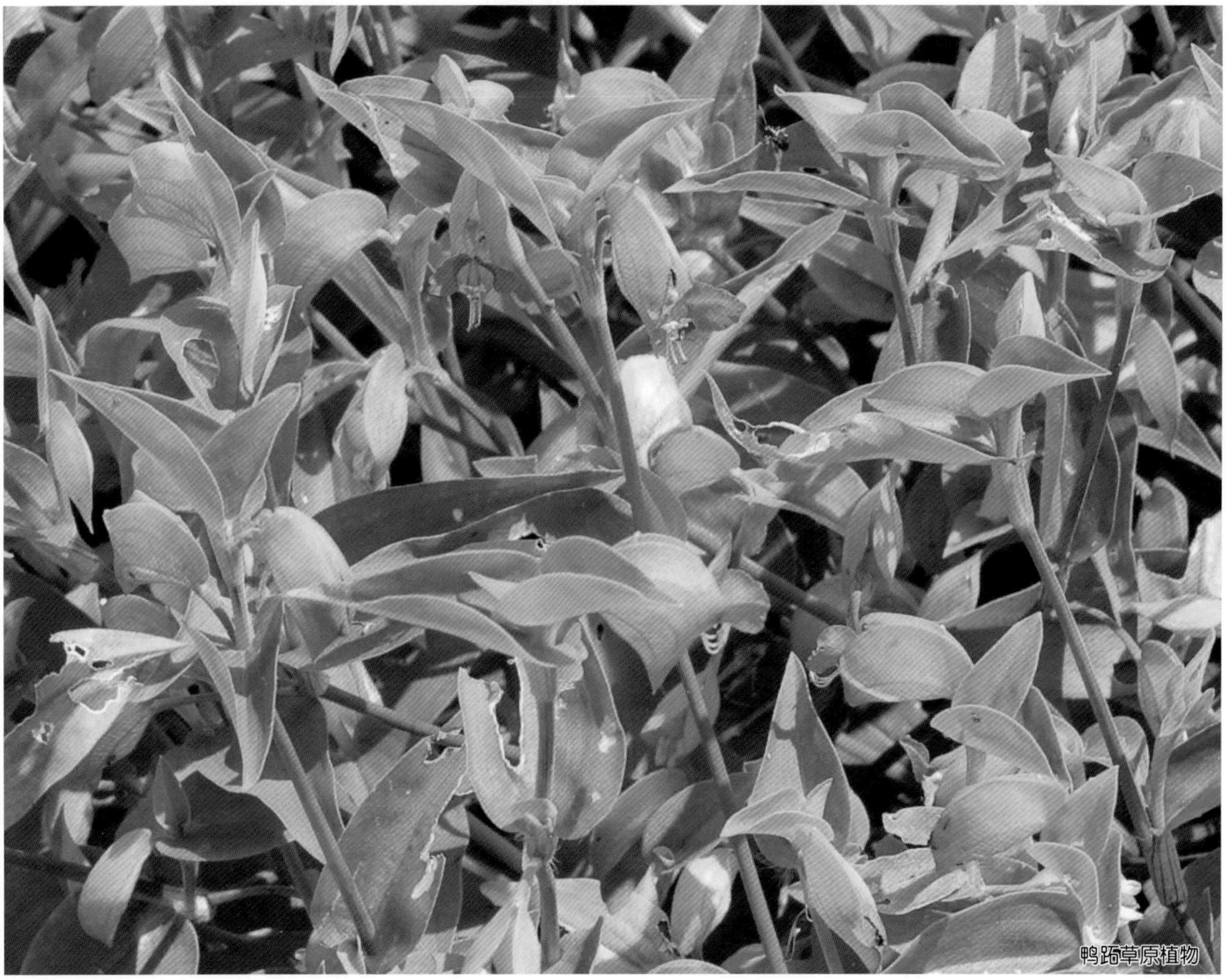

鸭跖草原植物

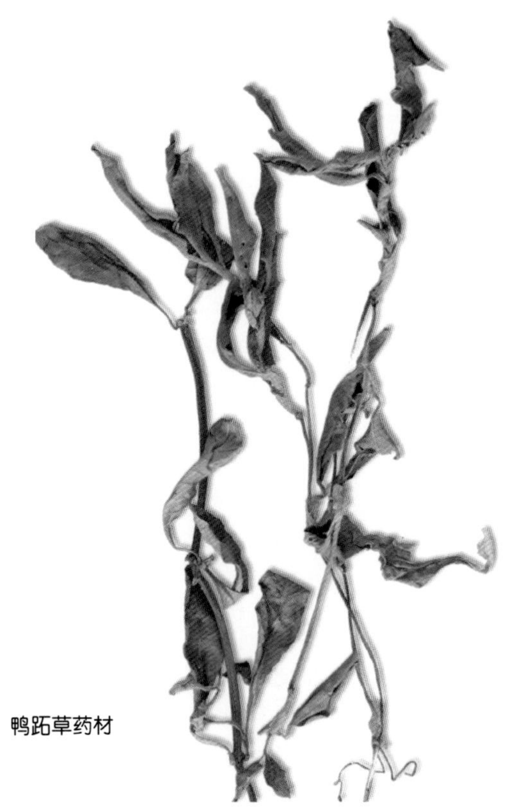
鸭跖草药材

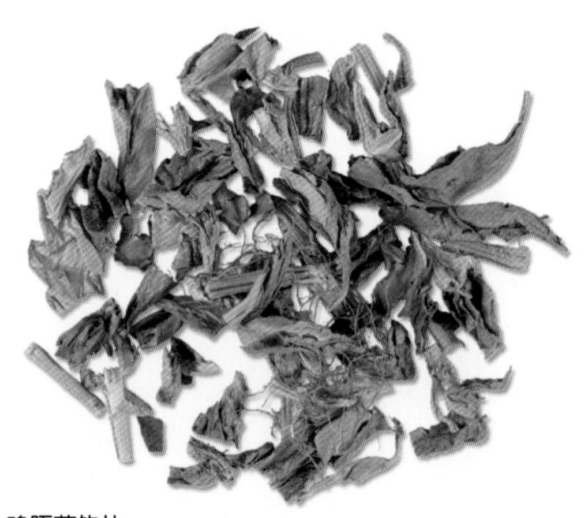
鸭跖草饮片

地上部分含生物碱：1-甲氧羰基-*β*-咔啉（1-carbomethoxy-*β*-carbo line），哈尔满（harman）及去甲哈尔满（norharman）[1]。

花瓣含花色苷（anthocyanin），鸭跖黄酮苷（flavocommelin），丙二酸单酰基-对-香豆酰飞燕草苷（malonylawobanin）及鸭跖兰素（commelinin）[1]，2,5-二羟甲基-3,4-二羟基吡咯烷（2,5-bis-hydroxymethyl-3,4-dihydroxypyrrolidine），1-脱氧野尻霉素（1-deoxynojirimycin），1-脱氧甘露伊霉素（1-deoxymannojirimycin），*α*-高野尻霉素（*α*-homonojirimycin），7-*O*-*β*-D-吡喃葡萄糖基-*α*-高野尻霉素（7-*O*-*β*-D-glucopyranosyl-*α*-homonojirimycin）[2] 等。

【药理作用】

1. 降低血糖　鸭跖草甲醇提取物具有抑制 *α*-葡萄糖苷酶的作用 [3]。鸭跖草科植物鸭跖草变种中的成分 1-脱氧野尻霉素和（*ZR*,3*R*,4*R*,*SR*）2,5-二羟甲基 3,4-二羟基吡咯烷有很强的抑制 *α*-葡萄糖苷酶的活性。2 种植物的提取物和生药粉末均有抑制血糖升高的作用 [4]。

2. 抗氧化　鸭跖草乙酸乙酯萃取物有很强的清除 1,1-二苯基-2-三硝基苯肼自由基、羟自由基和最强的还原能力，且其清除能力与浓度成量效关系。同时还证明了鸭跖草含有丰富的抗氧化物质，其提取物可作为一种高效价廉的天然的抗氧化剂用于食品工业 [5]。

3. 抑菌　鸭跖草乙酸乙酯提取部分对金黄色葡萄球菌、白色葡萄球菌、大肠杆菌和伤寒杆菌的最低抑菌浓度均为 104μg/ml[6]。鸭跖草对志贺痢疾杆菌、枯草杆菌、大肠杆菌等均有较强的抑制作用，最低抑菌浓度分别为 1∶256、1∶128、1∶64，最低杀菌浓度分别为 1∶128、1∶64、1∶32[7]。鸭跖草对金黄色葡萄球菌、白色念球菌的最小抑菌浓度（MIC）为 250g/L，对白色葡萄珠菌和溶血性链球菌 MIC 为 500g/L [8]。

4. 止咳　鸭跖草石油醚和甲醇部分对喷氨水气雾造成小白鼠咳嗽反应有止咳作用 [6]。

5. 镇痛　鸭跖草给药后 1h 对热板法小鼠有镇痛作用 [8]。

6. 抗炎　鸭跖草能减轻二甲苯所致小鼠耳郭炎症，抑制率为 41.18%[8]。

【临床研究】

1. 急性扁桃体炎　鸭跖草鲜品 60g 或干品 30g 浓煎去渣，加冰糖 30g，凉后服用，1 日 3 次。吞咽困难者用鲜全草绞汁调米醋少许，频频咽下。结果：治疗 112 例，2 日内均治愈，治愈率为 100%[9]。

2. 急性病毒性肝炎　鸭跖草全草 30~60g，水煎服，每日 2 次，15~20 天为 1 个疗程。结果：治疗 100 例，平均住院时间 42.5 天，均达临床治愈标准。恶心、巩膜黄染消失较快，其次是乏力、肝脾肿大恢复正常。肝功恢复正常平均时间为：黄疸指数 15 天，麝浊 30.5 天，谷丙转氨酶 23.3 天 [10]。

3. 麦粒肿　鲜鸭跖草一把，清水洗净后在酒精灯上烘烤一端，另一端即流出清亮的液汁，收取备用。将药汁滴入眼内 1~2 滴，每日 3~4 次。结果：一般 2~3 天即痊愈，收效甚佳 [11]。

4. 丹毒　鲜鸭跖草叶 50 片，食醋 500ml。将叶片置食醋中浸泡 1h 后，用叶片外敷患处，将病灶全部敷罩，干后更换，每日换 4~6 次，至愈为止。有并发症者，配合内服药。结果：治疗 86 例，其中 1~2 天治愈 34 例，3~4 天治愈 44 例，5~6 天治愈 8 例 [12]。

【性味归经】味甘、淡，性寒。归肺、胃、膀胱经。

【功效主治】疏散风热，清热解毒，利水消肿。主治风热感冒，热病发热，咽喉肿痛，水肿，小便热淋涩痛，痈肿疔毒。

【用法用量】内服：煎汤，15~30g；鲜品 60~90g，或捣汁。外用适量，捣敷。

【使用注意】脾胃虚寒者慎服。

【经验方】

1. 痈肿疮毒、毒蛇咬伤　鸭跖草、野菊花、马牙半枝各30g，田基黄15g，甘草6g。水煎服。(《四川中药志》1979年)

2. 外感发热，咽喉肿痛　鸭跖草30g，柴胡、黄芩各12g，银花藤、千里光25g，甘草6g。水煎服。(《四川中药志》1979年)

3. 流行性感冒　鸭跖草30g，紫苏、马兰根、竹叶、麦冬各9g，豆豉15g。水煎服。(《全国中草药汇编》)

4. 上感高热及水痘　鸭跖草30g，贯众15g，黄芩15g，射干9g，板蓝根30g。每日1剂，水煎服。[新中医，1983,(6):35]

5. 高热惊厥　鸭跖草60g，钩藤6g。水煎服。(《福建药物志》)

6. 流行性腮腺炎　鲜鸭跖草50g，板蓝根15g，紫金牛6g，水煎服；另用鲜草适量，捣烂外敷肿处。(《浙南本草新编》)

7. 高血压　鸭跖草30g，蚕豆花9g。水煎当茶饮。(《江西草药》)

8. 黄疸型肝炎　鸭跖草120g，猪瘦肉60g。水炖，服汤食肉，每日1剂。(《江西草药》)

9. 水肿、热淋　鸭跖草30~60g，车前草30g，天胡荽15g。水煎服。白糖为引。(《江西草药》)

10. 小便不通　竹鸡草一两，车前草一两。捣汁入蜜少许，空心服之。(《濒湖集简方》)

【参考文献】

[1] 国家中医药管理局《中华本草》编委会 . 中华本草 . 上海：上海科学技术出版社，1999：7362.

[2] 王国平，邓关勇，周光雄 . 鸭跖草中α- 糖苷酶抑制活性多羟基生物碱类成分的ESIMS检识 . 中药材，2007，30（2）：157.

[3] 吕燕宁 . 鸭跖草中的α- 葡萄糖苷酶抑制剂 . 国外医学·中医中药分册，2000，22（6）：338.

[4] 张贵峰 . 鸭跖草变种中的成分及其抗高血糖活性 . 国外医学·中医中药分册，2003，25（2）：124.

[5] 黄海兰，王国明，李增新，等 . 鸭跖草抗氧化成分提取及其活性研究 . 食品科学，2008，29（9）：55.

[6] 唐祥怡，周茉华，张执候，等 . 鸭跖草的有效成分研究 . 中国中药杂志，1994，19（5）：297.

[7] 万京华，章晓联，新善禄 . 鸭跖草的抑菌作用研究 . 公共卫生及预防医学，2005，16（1）：25.

[8] 吕贻胜，李素琴，丁瑞梅 . 鸭跖草药理学研究 . 安徽医科大学学报，1995，30（3）：244.

[9] 郑培銮 . 鸭跖草治疗急性扁桃体炎112例效果观察 . 时珍国药研究，1993，4（2）：10.

[10] 姜树檀 . 鸭跖草治疗急性病毒性肝炎100例 . 浙江中医杂志，1985，20（2）：61.

[11] 郭光友 . 鸭跖草治疗麦粒肿 . 山东中医杂志，1990，9（6）：48.

[12] 姚义生 . 外敷鸭跖草治疗丹毒 . 赤脚医生杂志，1975，（5）：37.

Yuan ye jie jie cai

圆叶节节菜

Rotalae Rotundifoliae Herba

[英]Roundleaf Rotala Herb

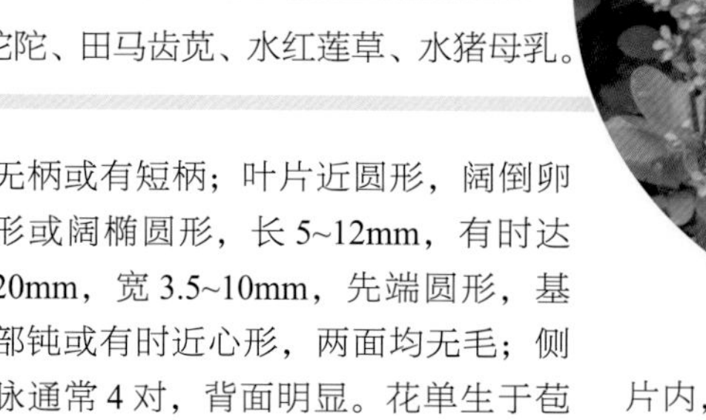

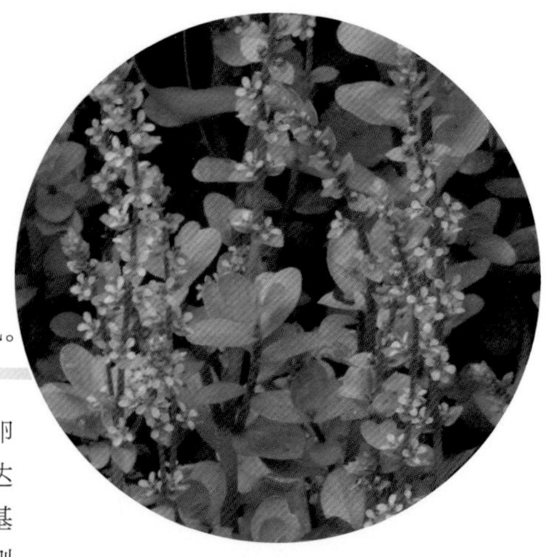

【别名】水苋菜、水指甲、水马桑、肉矮陀陀、田马齿苋、水红莲草、水猪母乳。

【来源】为千屈菜科植物圆叶节节菜 *Rotala rotundifolia*（Buch.-Ham. ex Roxb）Koehne. 的全草。

【植物形态】一年生草本。全株无毛茎直立，纤细，通常带紫色。叶对生；无柄或有短柄；叶片近圆形，阔倒卵形或阔椭圆形，长 5~12mm，有时达 20mm，宽 3.5~10mm，先端圆形，基部钝或有时近心形，两面均无毛；侧脉通常 4 对，背面明显。花单生于苞片内，组成顶生稠密的穗状花序，每株 1~3 个，有时 5~7 个；花极小，几无梗；苞片叶状。卵形或卵状长圆形，与花等长，小苞片 2 枚，披针形或钻形，与萼筒几等长；萼筒阔钟形，膜质。半透明，裂片 4，三角形，裂片间无附属物；花瓣 4，倒卵形，淡紫红色，长约为萼齿的 2 倍；雄蕊 4；子房近梨形，花柱长度为子房的 1/2，柱头盘状。

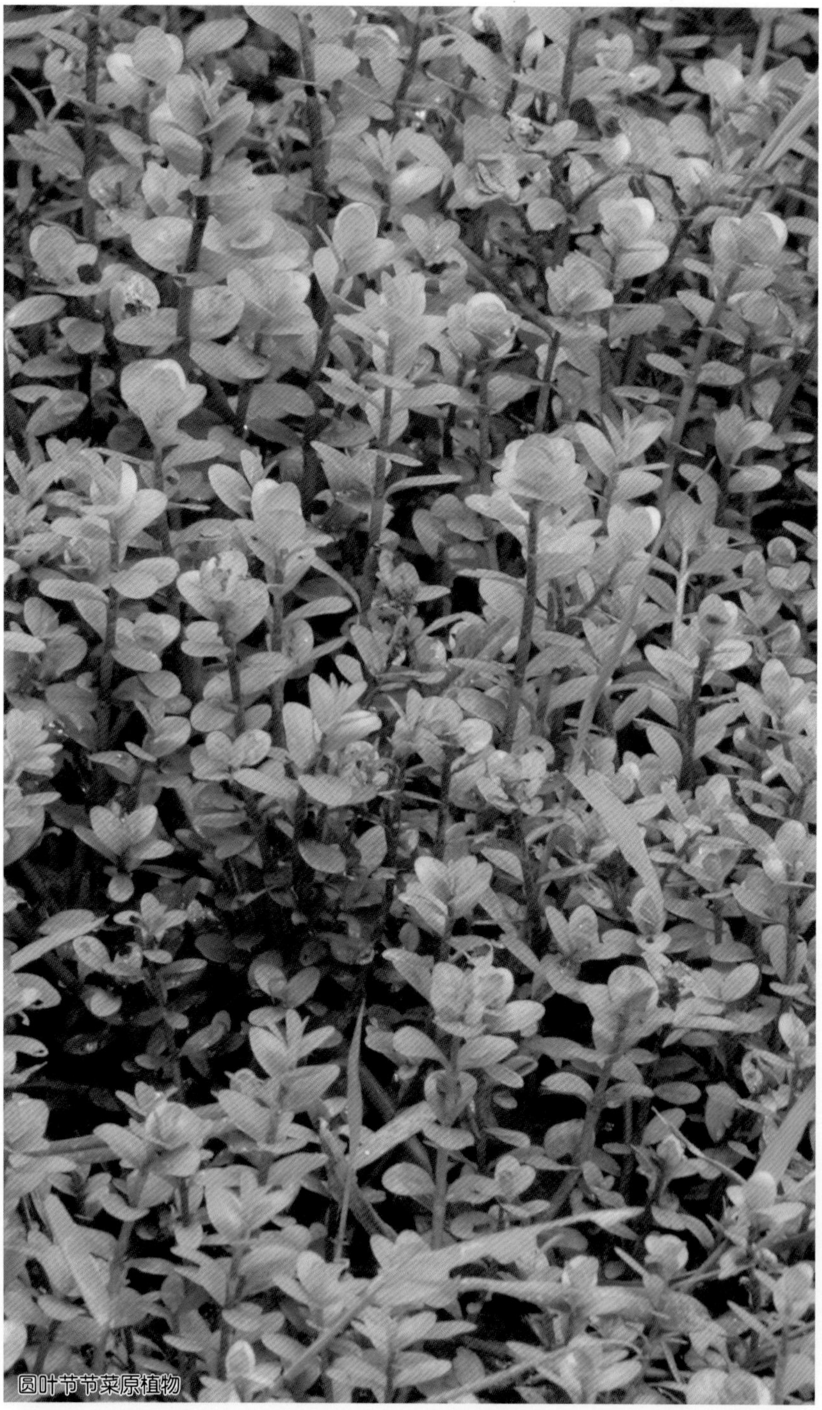

圆叶节节菜原植物

【分布】广西主要分布于北流等地。

【采集加工】夏、秋季采收，洗净，切段，晒干。

【药材性状】茎稍扁，有纵棱，灰黄色至红黄色，直径约 2mm，质软，易折断，基部节上有须根。叶片灰黄色，多皱缩，对生，无柄或有短柄，叶片近圆形，阔倒卵形或阔椭圆形，两面无毛，叶背倒脉明显。

【品质评价】以干燥、茎易折断、叶完整者为佳。

【化学成分】本品地上部分含两个 megastigmane 类型化合物圆叶帽柱木碱 A（rotundifoline A）和吐叶醇（vomifoliol）[1]。

【性味归经】味甘、淡，性凉。归脾、肝、肺经。

【功效主治】清热利湿，消肿解毒。主治痢疾，淋病，水臌，急性肝炎，痈肿疮毒，牙龈肿痛，痔肿，乳痈，急性脑膜炎，急性咽喉炎，月经不调，痛经，烫火伤。

【用法用量】内服：煎汤，15~30g；或鲜品绞汁。外用适量，鲜品捣敷；或研末撒；或煎水洗。

【使用注意】脾胃虚弱者慎服。

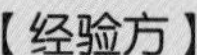

【经验方】

1. 乳痈　水苋菜、侧耳根、鲜薄荷。捣绒外敷。（《四川中药志》1960 年）
2. 咽喉炎　鲜圆叶节节菜 60~120g，用第 2 次洗米水洗净，捣烂绞汁，加米醋，内服并漱咽。（《福建药物志》）
3. 急性肝炎　水苋菜、金钱草、玉米须、红枣各 30g。水煎服。（《四川中药志》1979 年）
4. 热痢　水苋菜、马齿苋、银花藤各 30g，水黄连 15g。水煎服。（《四川中药志》1979 年）
5. 尿路感染　水苋菜、车前草、银花藤、牛耳大黄各 30g。水煎服。（《四川中药志》1979 年）
6. 疳积　（圆叶节节菜）全草适量，蒸猪肝食。（《浙江药用植物志》）
7. 风火牙痛　圆叶节节菜 15g，鸭蛋 1 个。同炖服。（《福建药物志》）

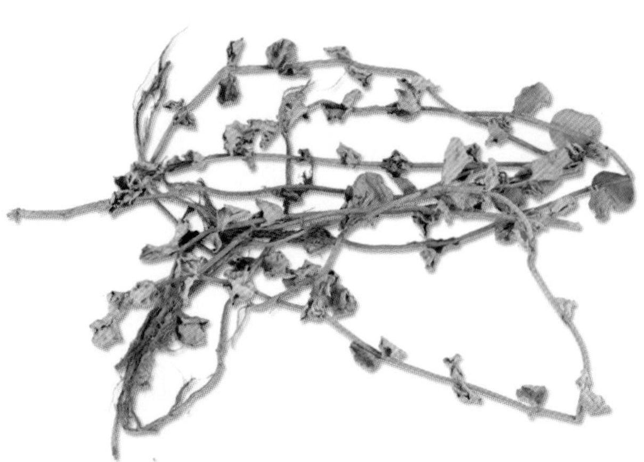

圆叶节节菜药材

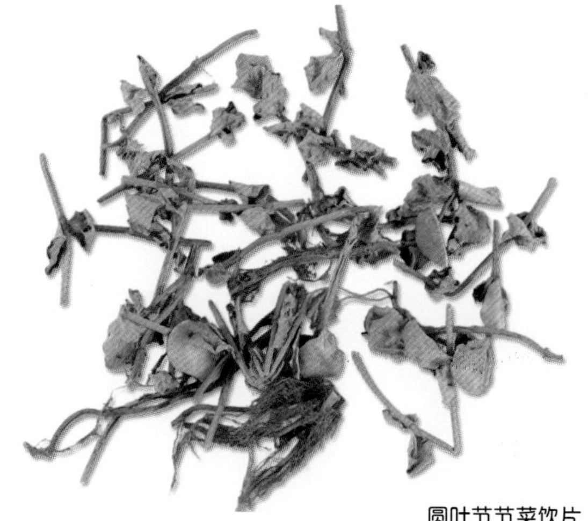

圆叶节节菜饮片

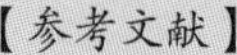

【参考文献】

[1] 谭钦刚，蔡祥海，冯涛 . 圆叶节节菜中 Megastigmane 类型的化合物 . 中国天然药物，2009，7（3）：187.

Tie bao jin 铁包金

Berchemiae Lineatae Radix
[英]Lineate Supplejack Root

【别名】老鼠乌、鼠乳头、乌金藤、老鼠草、鼠米、乌石米、老鼠耳草头。

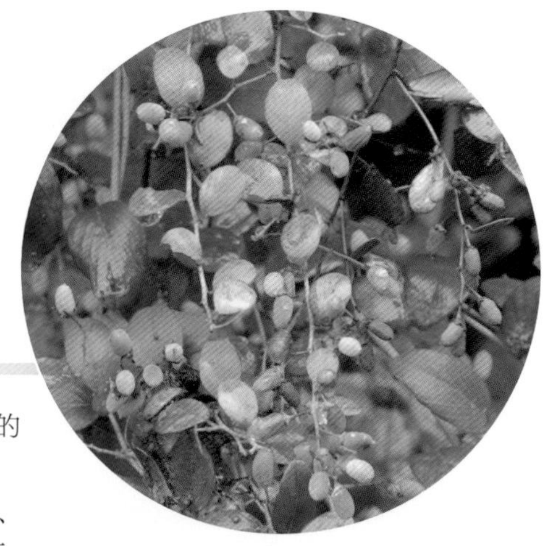

【来源】为鼠李科植物铁包金 *Bercheniu lineata*（L.）DC. 的根。

【植物形态】多年生藤状灌木，嫩枝黄绿色，密被短柔毛。叶互生；托叶披针形，略长于叶柄，宿存；叶片卵形罕卵状椭圆形，长 1.5~2cm，宽 0.4~1.2cm，先端钝有小凸点基部圆或微心形，全缘，无毛，上面深绿色，下面灰绿色，侧脉 4~5 对，稀 6 对。花两性或杂性，2~10 余朵簇生于叶腋或枝顶。呈聚伞总状花序花序轴被毛；萼片 5，线形或狭披针形；花瓣 5，匙形，白色；雄蕊 5；子房 2 室。核果圆柱形，肉质，熟时黑色或紫黑色、有宿存的花盘和萼筒。

【分布】广西主要分布于都安、那坡、凤山、百色、大新、防城、灵山、桂平、北流、容县、藤县、梧州、钟山、全州、岑溪等地。

【采集加工】秋后采根，鲜用或切片晒干。

【药材性状】呈圆柱形的短段或片块，大小长短不一。皮部较厚、坚实，表面棕褐色或黑褐色，有明显的网状裂隙及纵皱纹；木质部宽，橙黄色或暗黄棕色，质坚，纹理致密。气微，味淡。

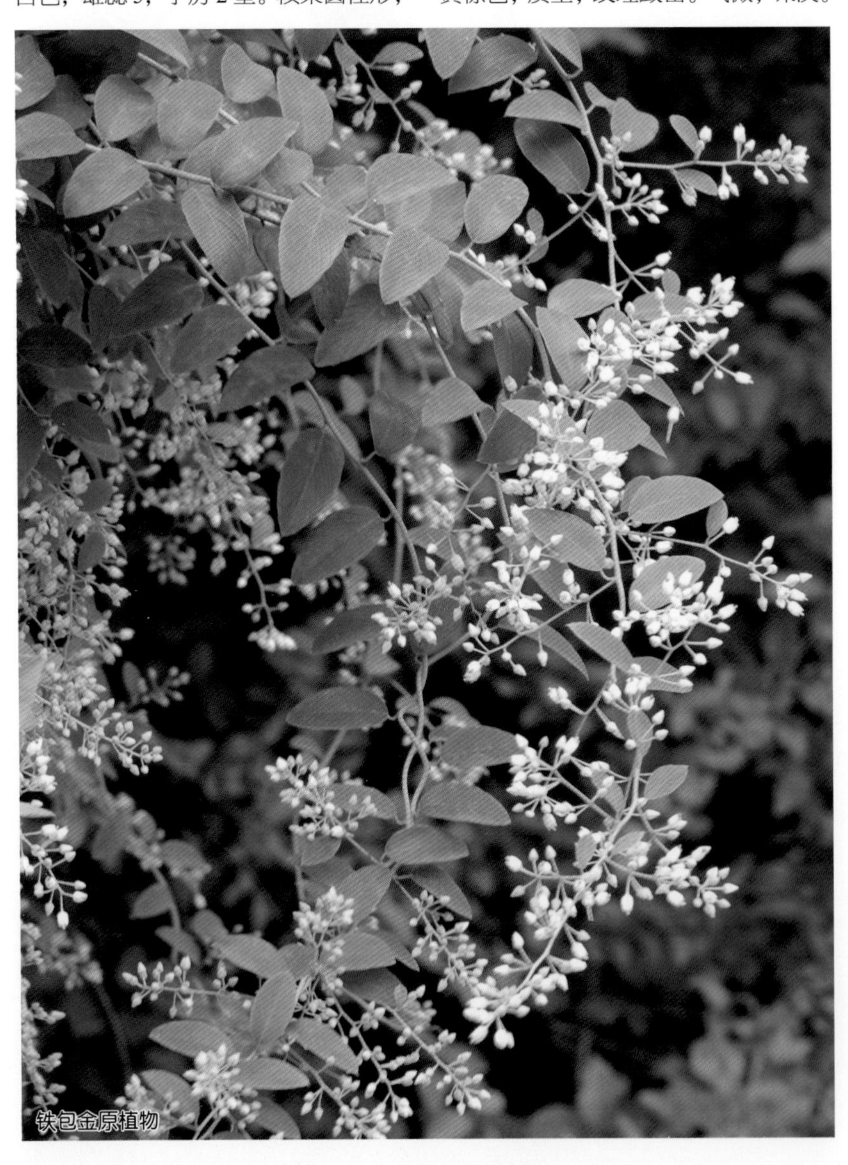
铁包金原植物

【品质评价】以表面黑褐色或棕褐色、质坚硬、断面橙黄色者为佳。

【化学成分】本品含 β- 谷甾醇（β-sitosterol），大黄素甲醚（physcione），槲皮素（quercetin），胡萝卜苷（daucosterol）[1]。

【药理作用】

1. 镇痛作用　铁包金提取物对醋酸所致小鼠扭体反应具有抑制作用 [2]。

2. 抗炎作用　铁包金提取物灌胃给药能抑制巴豆油引起小鼠耳郭肿胀 [2]。

【临床研究】

慢性气管炎　铁包金（光枝勾儿茶）干茎叶 100g，制成 140ml 糖浆，口服，每日 3 次；另用铁包金有效成分之一芦丁，制成片剂（每片含芦丁 140mg），口服，每日 3 次，每次 2 片；又用铁包金 3 种有效成分制成片剂（每片含芦丁 140mg，β- 谷甾醇及槲皮素各 100mg），口服，每日 3 次，每次 1 片。均 10 日为 1 个疗程，连续治疗 2 个疗程。结果：分别治疗 107 例、50 例及 52 例，总有效率分别为 92.7%、98.0%、100%；显效率分别为 89.7%、80.0%、92.3%。三组疗效对单纯型者无明显差异（$P>0.05$），对喘息型者芦丁组的显效率较其他两组差（$P<0.05$）。三组对重度及中度病人疗效无明显差异，但三合单体组（芦丁、β- 谷甾醇、槲皮素）重度及中度的显效率较轻度为高（$P<0.05$）[3]。

【性味归经】味苦、微涩，性平。归肝、肺经。

【功效主治】消肿解毒，止血，止痛，祛风除湿。主治痈疽疔毒，咳嗽咯血，消化道出血，跌打损伤，烫伤，风湿骨痛。

【用法用量】内服：煎汤，15~30g；鲜品 30~60g。外用适量，捣敷。

【使用注意】孕妇慎服。

【经验方】

1. 烫火伤　老鼠草适量，捣烂，调茶油外敷患处。（《岭南草药志》）
2. 关节风湿痛　铁包金60~90g，水煎加黄酒冲服。（《福建中草药》）
3. 脑震荡　铁包金45g，钩藤、川芎、白芷各15g。水煎，日1剂，分3次服。（《全国中草药汇编》）
4. 鼻出血、肺结核咯血、胃出血　铁包金30g，白及、百合各15g，桃仁6g，白茅根9g，水煎服。（《全国中草药汇编》）
5. 肺结核　铁包金鲜根30g，白及15g，水煎服。（《福建药物志》）
6. 胃脘痛　铁包金30g，苏铁干花15g，水煎服。（《福建药物志》）
7. 糖尿病　铁包金根60g，地耳草30g，炖冰糖服。（《福建药物志》）
8. 睾丸脓肿　老鼠耳草头15~30g，鸭蛋1只，水酒各半煎服。（《闽南民间草药》）

【参考文献】

[1] 陈立，周玉，周义龙，等. 铁包金化学成分研究.2008年中国药学会学术年会暨第八届中国药师周论文集，2008：1638.

[2] 吴玉强，杨兴，邓家刚，等. 铁包金提取物镇痛抗炎作用的研究. 时珍国医国药，2008，19（4）：825.

[3] 南京中医药大学. 中药大辞典（下册）. 第2版. 上海：上海科学技术出版社，2006：2607.

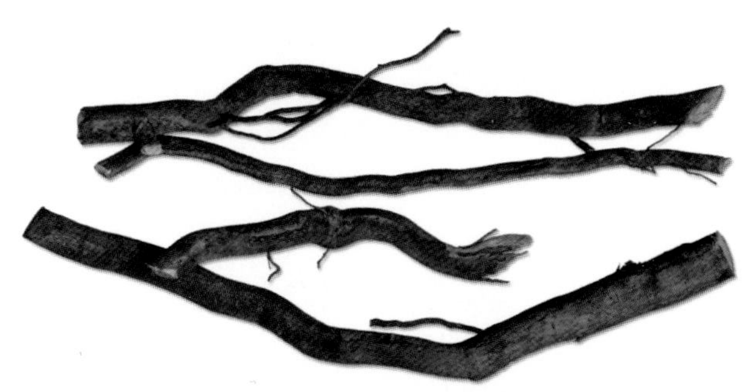

铁包金药材

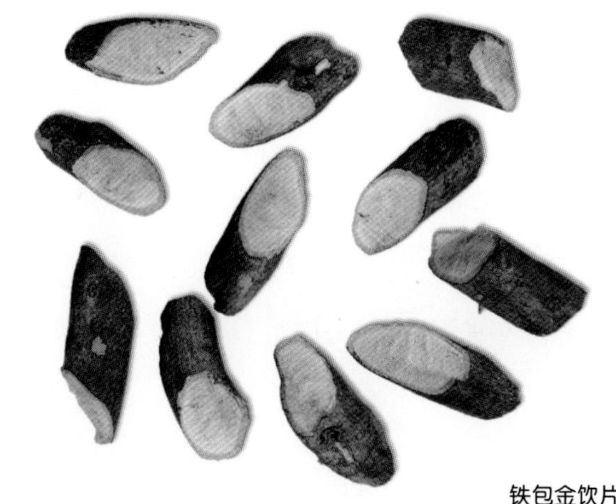

铁包金饮片

Tie sao zhou

铁扫帚

Lespedezae Cuneatae Radix seu Herba

[英]Cuneate Bush-clover Root or Herb

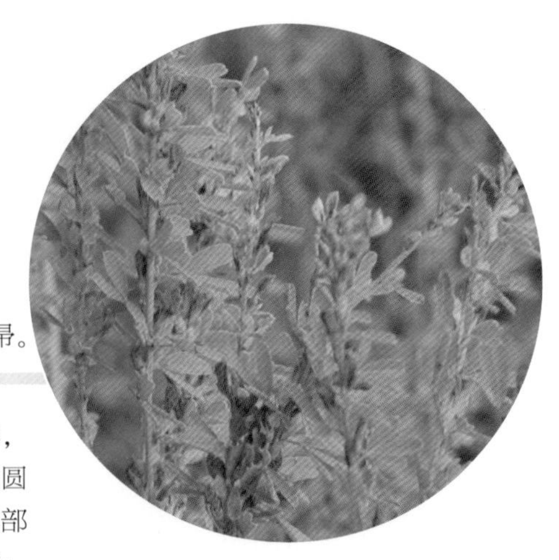

【别名】夜关门、野鸡草、小苜蓿、胡蝇翼、绢毛胡枝子、退烧草、截叶铁扫帚。

【来源】为豆科植物铁扫帚 *Lespedeza cuneata*（Dum.-Cours.）G. Don 的全草或根。

【植物形态】多年生直立小灌木。上部有坚韧细长的分枝。叶互生，三出复叶；具柔毛；托叶条形，有 3 脉；叶片倒披针形，长 10~35mm，宽 2~5mm，先端截形或微凹，有短尖，基部狭楔形，上面有少数短毛，下面密被白色柔毛。花单生，或2~4 朵丛生叶腋，几无花梗；小苞片2，狭卵形；花萼浅杯状，具5裂，齿披针形，被柔毛；花冠蝶形，白色，有紫斑，旗瓣中央紫红色，倒卵形，顶端圆钝，基部具爪，翼瓣斜长椭圆形，龙骨瓣顶端钝而偏斜，一侧基部下延成耳，均具爪；雄蕊 10，二体；雌蕊线形，花柱细长，弯曲，柱头头状，子房外有细毛。荚果斜卵圆形，表面有白色绢毛或近无毛。种子肾圆形，成熟时赭褐色。

【分布】广西主要分布于隆林、凌云、乐业、天峨、河池等地。

【采集加工】全年均可采收，切段晒干。

【药材性状】根细长，条状，多分枝。茎枝细长，被微柔毛。三出复叶互生，密集，多卷曲皱缩，完整叶线状楔形，长 1~2.5cm；叶端钝或截形，有小锐尖，在中部以下渐狭；上面无毛，下面被灰色丝毛。短总状花序腋生，花萼钟形，蝶形花冠淡黄白色至黄棕色，心部带红紫色。荚果卵形，稍斜，长约 3mm，棕色，先端有喙。气微，味苦。

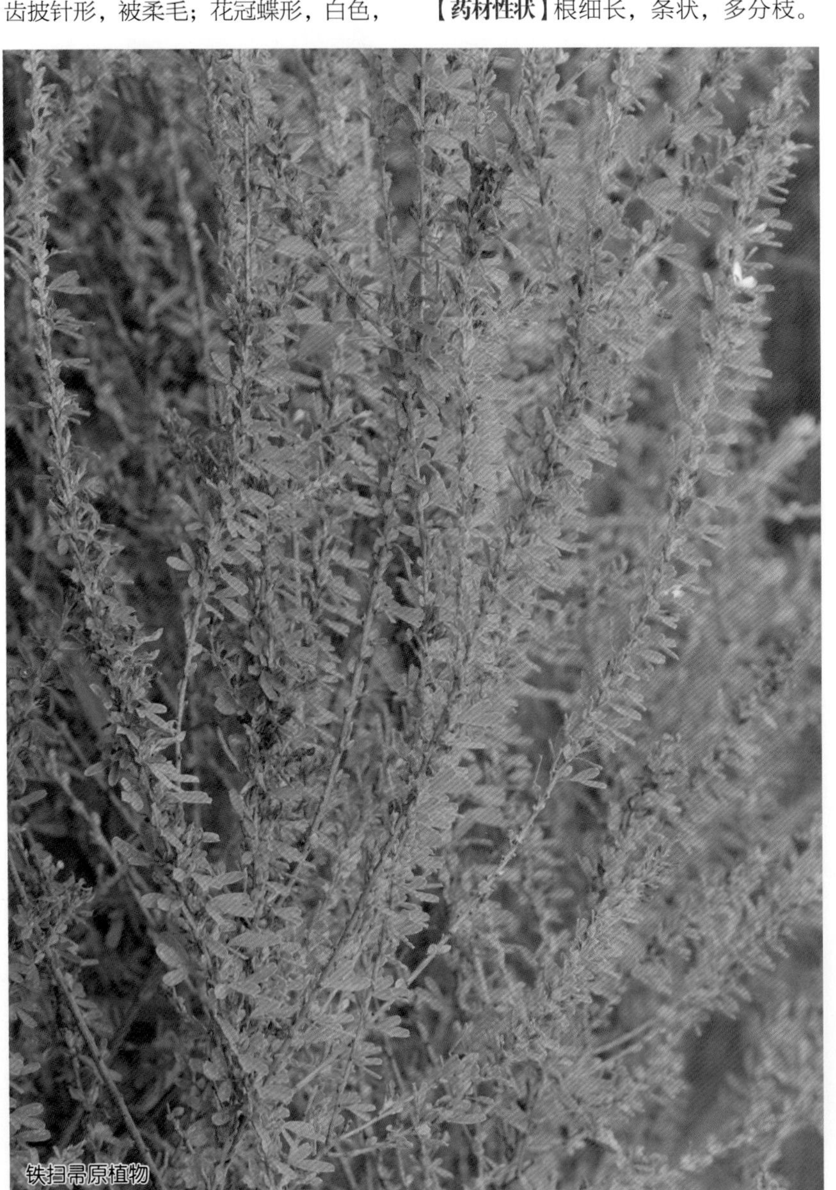

铁扫帚原植物

【品质评价】以身干、色黄绿、叶多者为佳。

【化学成分】本品种子含儿茶精（catechin），表儿茶精（*epi*-catechin），黎豆胺（stizolamin）。茎含木质素（lignin），多聚酚类和缩合鞣质（condensed tannin）。叶中含木质素（lignin），鞣质（tannin），β- 谷甾醇（β-sitosterol），琥珀酸（succinic acid），1- 三十烷醇（triacontan-1-ol），槲皮素（quercetin），山柰酚（kaempferol），松醇（pinitol），萹蓄苷（avicularin），胡桃苷（juglanin），三叶豆苷（trifolin），异牡荆素（*iso*-vitexin），异荭草素（*iso*-orientin），6,8-二 -C- 葡萄糖基芹菜素（vicenin- Ⅱ），淡黄木樨草二葡萄糖苷（lucenin-2），多聚酚类和缩合鞣质[1]。本品全草含截叶铁扫帚酸钾（potassium lespedezate），异截叶铁扫帚酸钾（potassium-*iso*-lespedezate），松脑（pine-camphor）[1]。还含有多种人体必须的微量元素以及多糖化合物等[2]。根中含大豆皂醇（soyasapogenol）B[1]。

【药理作用】

1. 止咳、平喘作用　铁扫帚及从中分得的咳宁醇（松醇）、以黄酮类物质为主要成分的 707 及以酚性成分为主的 607 均有不同程度的止咳及平喘作用。氨雾引咳法试验中煎剂、咳宁醇、707 及 607 均有止咳作用[3,4]，β- 谷甾醇灌服 500mg/kg 对小鼠也有止咳效果

[5]，但电刺激猫喉上神经所致咳嗽咳宁醇及707均未见作用。在豚鼠离体气管条上707可拮抗组胺所致收缩，作用缓慢而待久，组胺喷雾引喘试验中707腹腔注射100~200mg/kg有平喘效果，但咳宁醇200mg/kg却无作用。小鼠酚红法试验中咳宁醇、707和607，均有祛痰效果[3,4]。707含山柰酚、槲皮素、牡荆素、L草素和水杨酸[6]。

2. 对子宫影响　铁扫帚醇提物对于已孕或经雌激素敏化的离体大鼠、小鼠、豚鼠和家兔子宫具有兴奋作用[7]。

3. 抗菌等作用　铁扫帚煎剂在体外对金黄色葡萄球菌、肺炎链球菌、甲型链球菌、卡他球菌等有抑制作用，707对白色葡萄球菌、甲型链球菌等有抑制作用[4,8]。铁扫帚所含儿茶素和表儿茶素可抑制植物种子发芽[9]。铁扫帚所含酚类成分喂饲断奶田鼠3周，可抑制田鼠生长[10]。

4. 毒理　咳宁醇10g/kg灌服或静注6.25g/kg或707 2.5g/kg及607 5g/kg灌服均未引起小鼠死亡[3,4]。

【临床研究】

1. 肾小球性血尿　治疗组用截叶铁扫帚30~60g。按病机不同还可加其他药：①属肾虚湿热证者配伍山药15g，茯苓12g，苍术10g，白茅根20g；②气阴虚瘀热证者配伍太子参15g，黄芪15g，女贞子12g，知母10g，旱莲草15g，益母草15g，赤芍10g，丹皮10g等；③肾阳虚挟湿证者配伍桂枝10g，山药15g，菟丝子10g，白术10g，茯苓10g，泽泻10g，薏苡仁15g等。剂量随年龄、体重而略有增减。每日1剂，水煎浓缩至200ml，早晚分服，21日为1个疗程。结果：治疗组31例，其中完全缓解5例，基本缓解13例，好转11例，无效2例，总有效率93.5%。对照组23例，其中完全缓解2例，基本缓解7例，好转8例，无效6例，总有效率73.9%。两组总有效率比较有显著性差异（$P<0.05$）[11]。

2. 儿童无症状性血尿　复方铁扫帚汤加减（铁扫帚、女贞子、旱莲草、大蓟、小蓟、丹皮、蒲公英。其中，气虚者加生黄芪，阴虚者加生地黄，挟瘀者加丹参），剂量随年龄大小而变化，铁扫帚用量在20~40g，每日1剂，20日为1个疗程。结果：治疗25例，完全缓解12例，基本缓解6例，好转4例，无效3例[12]。

3. 肝硬化腹水　铁扫帚牵牛汤（铁扫帚、马鞭草、半枝莲、茯苓皮、泽泻、炒车前子各30g，刘寄奴、丹参、牵牛子、石见穿各15g，广木香、大腹皮各12g。气虚加生黄芪、党参、白术，气阴两虚加太子参、麦冬、石斛，血虚加枸杞子、制首乌），每日1剂，水煎分3次服。结果：治疗37例，其中显效20例，好转12例，无效4例，死亡1例，总有效率87%[13]。

【性味归经】味苦、涩，性凉。归肾、肺、脾经。

【功效主治】祛痰止咳，清热解毒，补肾涩精，健脾利湿。主治咳嗽气喘，肾虚遗精，遗尿，尿频，白浊、带下，泄泻，痢疾，小儿疳积，痈疮肿毒，毒虫咬伤。

【用法用量】内服：煎汤，15~30g，鲜品30~60g；或炖肉。外用适量，煎水熏洗，或捣敷。

【使用注意】虚寒遗精、遗尿者忌服。

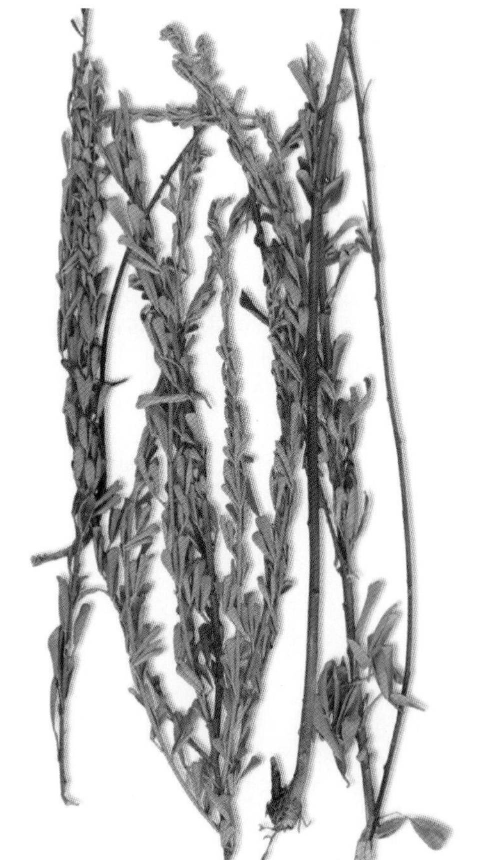
铁扫帚药材

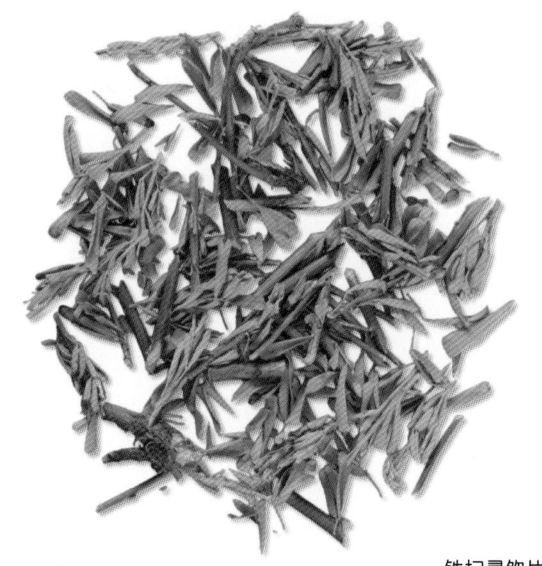
铁扫帚饮片

【经验方】

1. 带状疱疹、疔疮、皮肤溃疡　（铁扫帚）叶、蛇莓等份，捣汁搽患处，每 4h 1 次。（《中草药学》）
2. 气管炎　（铁扫帚）全草 60g，天门冬、百部各 18g，水煎服，每日 1 剂。（《中草药学》）
3. 小儿天疱疮　（铁扫帚）叶适量，加糯米少许，捣烂外涂。（《广西中药志》）
4. 肝火目赤肿痛　铁扫帚、芦根各 6g，代茶饮。（《青岛中草药手册》）
5. 胃脘痛、腹泻　（截叶铁扫帚）15g，青木香 6g，乌药 9g。水煎服。（《安徽中草药》）
6. 菌痢、阿米巴痢疾　（铁扫帚）全草 30~60g，水煎服。（《广西本草选编》）
7. 肾炎水肿　铁扫帚根 30g，珍珠菜根 24g，六月雪根 15g，半边莲 30g，积雪草 30g，一枝黄花 15g，厚朴 12g，白茅根 60g，白糖 30g。水煎服，每日 1 剂。（《江西草药》）
8. 肾虚小便频数　夜关门 30g，鸡肾草 30g，八月瓜 30g，黑大豆 30g，猪肚 1 个。共炖服。（《四川中药志》1979 年）
9. 糖尿病　（夜关门）鲜根 120g，雄鸡 1 只（杀死，除毛，剖腹，去肠杂后不落水，将药纳入鸡腹内），炖熟，饭前空腹食，分 2 天服完。（《四川中药志》1979 年）
10. 带下，遗尿　夜关门 15g，白果 15g，金樱子 15g，阳雀花根 15g。水煎服。（《四川中药志》1979 年）
11. 遗精　退烧草 30g，炖猪肉服，早晚各服 1 次。（《贵州民间药物》）
12. 产后关节痛风　鲜夜关门根 120g，猪蹄 240g，酒 120g，酌加水煎服。（《福建民间草药》）
13. 急性黄疸型肝炎　铁扫帚根 120g，用猪瘦肉 30g。炖服，吃肉喝汤，每日 1 剂，连服 14 天。（《全国中草药汇编》）
14. 小儿口腔炎　铁扫帚全株 30g，水煎，加糖服。（《全国中草药汇编》）
15. 小儿疳积　铁扫帚根、胡颓子根各 30g（共蜜炙），麦芽、枯萝卜各 6g。用砂锅水煎，代茶喝。（《全国中草药汇编》）

【参考文献】

[1] 国家中医药管理局《中华本草》编委会 . 中华本草 . 上海：上海科学技术出版社，1999：3253.
[2] 李星彩，杨海涛 . 铁扫帚中微量元素的测定 . 微量元素与健康研究，2006，23（2）：68.
[3] 湖南医药工业研究所 . 中草药通讯，1972，（1）：16.
[4] 湖南医药工业研究所 . 中草药通讯，1972，（3）：19.
[5] 湖南医药工业研究所 . 中草药通讯，1973，（3）：5.
[6] 蜚志立 . 中草药通讯，1979，（7）：1.
[7] 黄衡，乐开礼，王琼琨，等 . 截叶铁扫帚对子宫的作用 . 云南医学杂志，1965，（2）：45.
[8] 衡阳市卫生处，中草药通讯 .1972，（1）：13.
[9] Buta I G, et al. Yhytachemistry, 1986, 25:93.
[10] Lindroth R L, et al. Chem Ecol, 1986,12:713.
[11] 徐佩华，池坚 . 截叶铁扫帚为主治疗肾小球性血尿 31 例观察 . 实用中医药杂志，2006，22（12）：733.
[12] 张晓梅，曹新坚 . 截叶铁扫帚汤治疗儿童无症状性血尿 25 例 . 中国社区医师，2004，24（6）：59.
[13] 陈忠伟 . 自拟铁扫帚牵牛汤治疗肝硬化腹水 37 例 . 现代中西医结合杂志，2007，16（31）：4601.

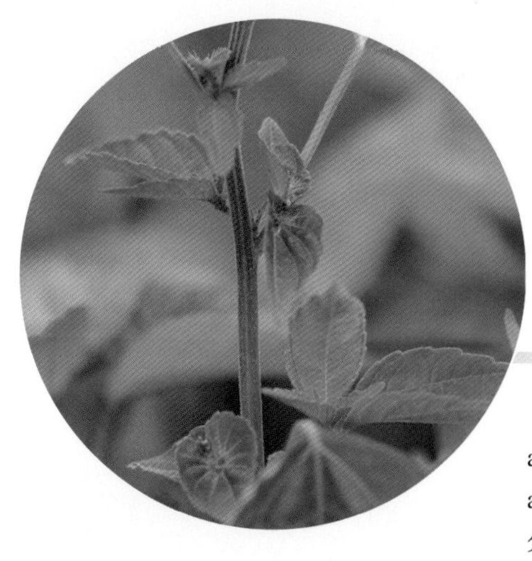

Tie zian cai 铁苋菜

Acalyphae Australis Herba
[英]Copperleaf Herb

【别名】人苋、海蚌含珠、半边珠、痢疾草、金盘野苋菜、下合草、瓦片草。

【来源】为大戟科植物铁苋菜 *Acalypha australis* L. 的全草。

【植物形态】一年生草本。茎直立，分枝，被微柔毛。叶互生；叶片卵状菱形或卵状椭圆形，长 2~7.5cm，宽 1.5~3.5cm，先端渐尖，基部楔形或圆形。基出脉 3 条，边缘有钝齿，两面均粗糙无毛。穗状花序腋生；花单性，雌雄同株；通常雄花序极短，生于极小苞片内；雌花序生于叶状苞片内；苞片展开时肾形，合时如蚌，边缘有钝锯齿，基部心形，花萼四裂；无花瓣；雄蕊 7~8；雌花 3~5 朵；子房被疏柔毛，3~4 室；花柱羽状分裂至基部。蒴果小，三角状半圆形，被粗毛，种子卵形，灰褐色。

【分布】广西主要分布于马山、隆安、邕宁、苍梧、贺州、全州等地。

【采集加工】5~7 月间采收，除去泥土，晒干或鲜用。

【药材性状】全草长 20~40cm，茎细，单一或分枝，棕绿色，有纵条纹，具灰白色细柔毛；单叶互生，具柄；叶片膜质，卵形或卵状菱形或近椭圆形，长 2~5.5cm，宽 1.2~3cm，先端稍尖，基部广楔形，边缘有钝齿，表面棕绿色，两面略粗糙，均有白色细柔毛。花序自叶腋抽出，单性，无花瓣；苞片呈三角状肾形。蒴果小，三角状半圆形，直径 3~4cm，表面淡褐色，被粗毛。气微，味苦、涩。

【品质评价】以茎叶全、色绿、无杂质者为佳。

【化学成分】铁苋菜地上部分含大黄素（emodin），β- 谷甾醇（β-sitosterol），毛地黄内酯（loliolide），2,6- 二氧甲基 -1,4- 苯醌（2,6-dimethoxy-1,4-benzoquinone），烟酸（nicotinic acid），原儿茶酸（protocatechuic acid），胡萝卜苷（daucosterol），没食子酸（gallic acid），芦丁（rutin），琥珀酸（succinic acid）和短叶苏木酚（brevifolin）等成分 [1]；含挥发性物质，主要成分为乙酸龙脑酯（bornyl acetate），龙脑（borneol），棕榈油酸乙酯（ethyl palmitoleate），亚油酸（linoleic acid），棕榈酸（palmitic acid）和柏木烷酮（cedranone）[2]；还含对羟基苯甲酸甲酯（4-methyl hydroxybenzoate），香草酸（3-methoxy-4-hydroxybenzoic acid）[3]，老鹳草素（geraniin），咖啡酸基苹果酸（caffeoy lmalic acid）[4]。

【药理作用】

1. 抑菌　铁苋菜对志贺菌、史密斯痢疾杆菌、福氏痢疾杆菌、宋内痢疾杆菌抑制作用效价分别为 1∶320、1∶160、1∶40、1∶40[5]。铁苋菜对痢疾杆菌有抑制和杀伤作用 [6]。铁苋菜水煎液及醇提液具有较广的抗菌谱，尤其对痢疾志贺菌、宋内痢疾杆菌和金黄色葡萄糖球菌的抗菌活性最强，其水煎液对这 3 种菌的最低抑菌率分别为 3.90mg/ml、7.81mg/ml 和 7.81mg/ml[7]。

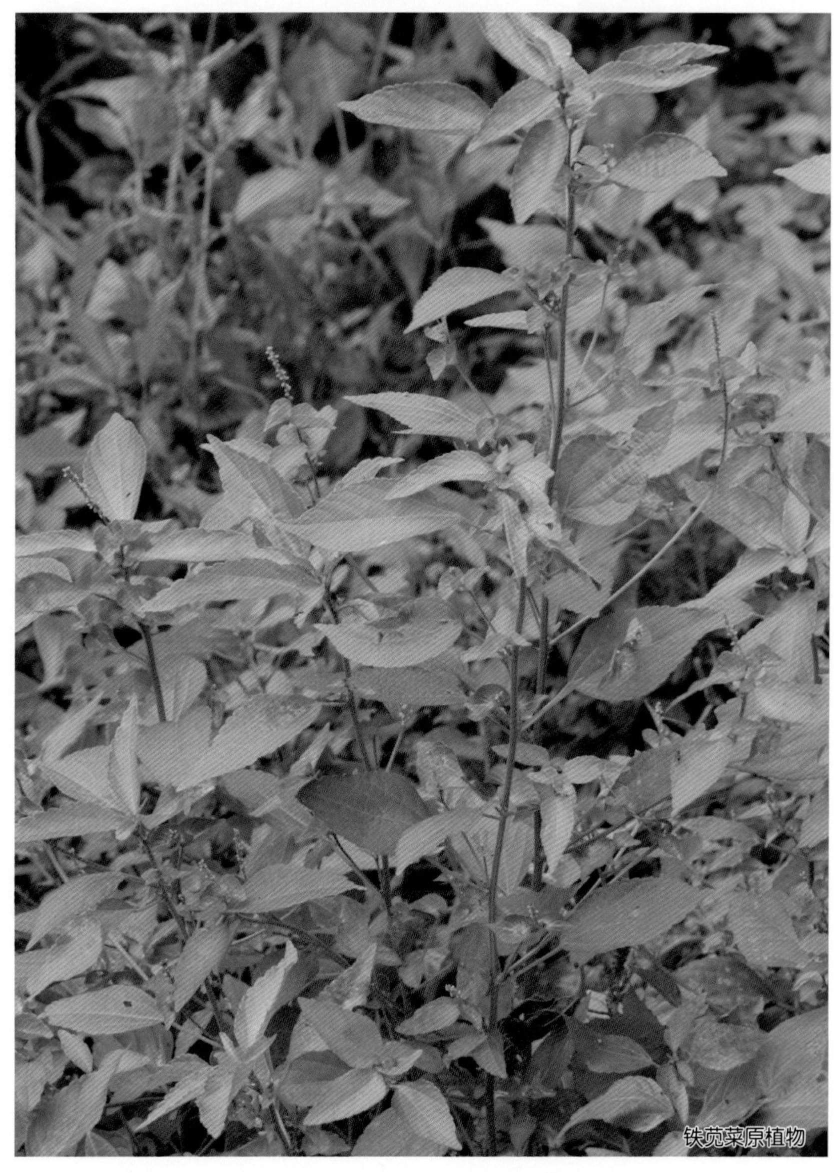
铁苋菜原植物

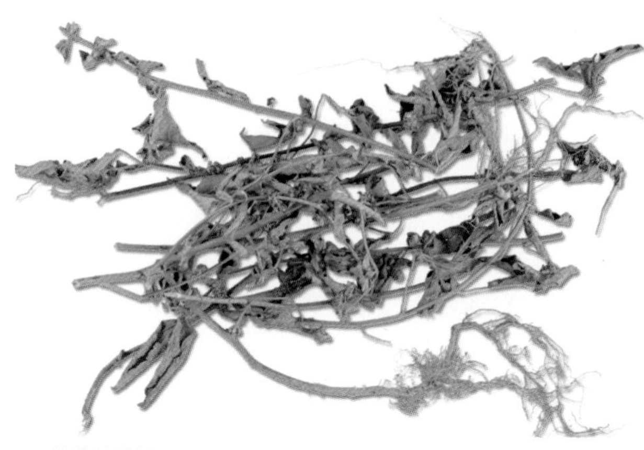
铁苋菜药材

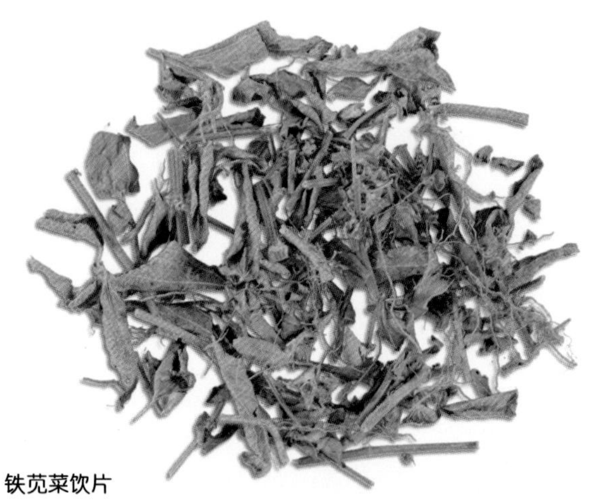
铁苋菜饮片

铁苋菜煎剂 1∶32 对变形杆菌、伤寒杆菌、铜绿假单胞菌、金黄色葡萄球菌均有抑制作用[8]。铁苋菜中没食子酸在体外对金黄色葡萄球菌、肺炎链球菌、甲型链球菌、卡他双球菌均有抑制作用，为铁苋菜中抗菌的主要成分[7]。

2. 抗炎　铁苋菜对三硝基苯磺酸诱导的大鼠慢性溃疡结肠炎具有一定的治疗作用[9]。铁苋菜醋酸乙酯部位给药组的大鼠在 1、7、10 天内发生腹泻与便血的个数少于其他部位，同时其结肠损伤评分（按照 Wallace 和 Keenan1990 年的评分标准[10]）最低，结肠重量最轻与水提取液无显著性差异，铁苋菜水提液及醋酸乙酯部位对给药大鼠升高超氧化物歧化酶以及降低一氧化氮的作用最显著[3]。

3. 止泻　铁苋菜可对抗毛果芸香碱、番泻叶引起的流涎、泄泻，而且使肠推动运动有所减慢。止泻的有效成分，除已知的没食子酸抑菌止泻外，geraniin，caffeoylmalic acid 亦应视为有效成分[4]。

4. 止血　该药物能促进血小板的黏附和聚积，有利于血栓的形成，并使抗凝血酶活力降低，增加 α_2- 巨球蛋白的含量，降低纤溶活性而促进血液凝固[11]。

5. 平喘　铁苋中提取的没食子酸用药 30min 后可拮抗支气管收缩，药效可维持 120min[12]。

【临床研究】

1. 菌痢、肠炎　鲜铁苋菜全草 100~250g 或干品 25~100g，水煎，每日 2~3 次分服；或晒干研粉，每日 3 次，每次 5g；或制成片剂，每服 4 片（每片 0.4g），每日 4 次。均以 5~7 日为 1 个疗程，亦可用煎液灌肠。对中毒性菌痢，需根据病情采取综合治疗。结果：经数十例至上千例的观察，一般在用药 2~3 天内症状即获控制。大多在 4~5 天内粪检转阴性，治愈率均在 95% 以上[13]。

2. 阿米巴痢疾　铁苋菜 100~200g 水煎，每日 2 次分服，5~10 日为 1 个疗程。结果：治疗 27 例，用药 2~6 日（平均 3.75 日）症状全部消失，2~9 日（平均 5.2 日）粪检转阴性。另报道 110 例亦获显效[13]。

3. 上消化道出血　血愈片（血见愁、地榆各等量，每片 0.25g，相当于生药 2.5g），每次 4 片，每日 3~4 次。结果：治疗 105 例，其中 101 例呕血停止，大便潜血转为阴性，有效率为 96.1%。大便潜血阴转日数：最短者药后 24h，最长者 18 天，其中 1~3 天阴转者 30 例，4~5 天者 26 例，6~8 天者 30 例，9~18 天者 1 例，平均 5.7 天[13]。

【性味归经】味苦、涩，性凉。归心、肺、大肠、小肠经。

【功效主治】清热利湿，凉血解毒。主治痢疾，泄泻，吐血，衄血，便血，尿血，崩漏，痈疖疮疡，皮肤湿疹。

【用法用量】内服：煎汤，10~15g；鲜品 30~60g。外用适量，水煎洗或捣敷。

【使用注意】老弱气虚者慎用，孕妇禁服。

【经验方】

1. 毒蛇咬伤　铁苋菜、半边莲、大青叶各 30g，水煎服。（《江西草药》）
2. 阿米巴痢疾　铁苋菜根、凤尾草根（均鲜）各 30g，腹痛加南瓜藤卷须（鲜）15g。水煎浓汁，早晚空腹服。（《江西草药》）
3. 痢疾，肠炎　鲜铁苋菜全草 30~60g，水煎服；或焙干研粉，每次 3g，每日 3 次，开水送服；或鲜铁苋菜全草、鲜地锦草各 30g，水煎服。（《浙江药用植物》）
4. 瘘管　铁苋菜 30~90g，羊肉 250g，水炖服。或者鲜铁苋菜捣烂取汁 30g，羊肉 190g，或鳗鱼适量，酒水各半炖服。（《福建药物志》）
5. 吐血、便血、尿血　铁苋菜全草 30g，水煎服；或配地榆、甘草，疗效更确切。（南药《中草药学》）
6. 疟疾　铁苋菜 90g，于发作前 2~3h 服，连服 1~3 次。（《全国中草药汇编》）
7. 乳汁不足　铁苋菜鲜品 15~30g，或干品 6~10g，煎水，煮鱼服。（《东北常用中草药手册》）
8. 疳积　铁苋菜鲜全草 30~60g，同猪肝煮服食。或用铁苋菜鲜品 15g，姜、葱各 30g 捣烂，加入鸭蛋清搅匀，外敷脚心 1 晚，隔 3 天 1 次，连敷 5~7 次。重病例内服、外敷并同。（《浙南本草新编》）
9. 小儿积滞泄泻　铁苋菜 15g，水煎服。（江西《草药手册》）
10. 小儿腹胀，睾丸肿大　铁苋菜全草适量，水煎服。（《天目山药用植物志》）

【参考文献】

[1] 王晓岚，郁开北，彭树林，等 . 铁苋菜地上部分的化学成分研究 . 中国中药杂志，2008，33（12）：1415.

[2] 王晓岚，邹多生，王燕军 . 铁苋菜挥发性成分的 GC-MS 分析 . 药物分析杂志，2006，26（10）：1423.

[3] 邓莉，凤前，邹豪 . 铁苋菜抗溃疡性结肠炎的有效成分 . 中成药，2007，29（7）：969.

[4] 陈玲，倪峰，郑兴中，等 . 野麻草止泻作用研究 . 福建中医药，1989，20（4）：14.

[5] 包幼递 .36 种中草药对痢疾杆菌抗菌效能的初步报告 . 福建中医药，1985，3（2）：33.

[6] 李楚銮，林书，王煜华 . 四十四种中草药及复方对各种痢疾的抗菌作用观察 . 福建中医药，1960，7（5）：310.

[7] 金继曙 . 铁苋菜抗菌平喘有效成分的研究 . 中草药通讯，1977，10：13.

[8] 福建宁化县医院 .（福建）医药卫生，1971，（1）：49.

[9] 邓莉，胡晋红 . 铁苋菜水提液对 YNBS 诱导的溃疡性结肠炎大鼠模型的防治作用 . 第二军医大学学报 .2005，26（5）：535.

[10] Wallace J K, Keenan C M. An orally active inhibitor of leukotriene Synthesis accelerates healing in a rat model of colitis. Am J Physiol,1990,258（ptl）:G527.

[11] 王美纳，林蓉，刘俊田，等 . 铁苋菜止血作用机制 . 西北药学杂志，1996，10（5）：209.

[12] 游兰英 . 铁苋菜体外抗菌作用研究 . 海峡药学，1996，8（2）：7.

[13] 南京中医药大学 . 中药大辞典（下册）. 第 2 版 . 上海：上海科学技术出版社，2006：2601.

Tie zhou cao

铁轴草

Teucrii Quadrifarii Herba
[英]Fourfile Germander Herb

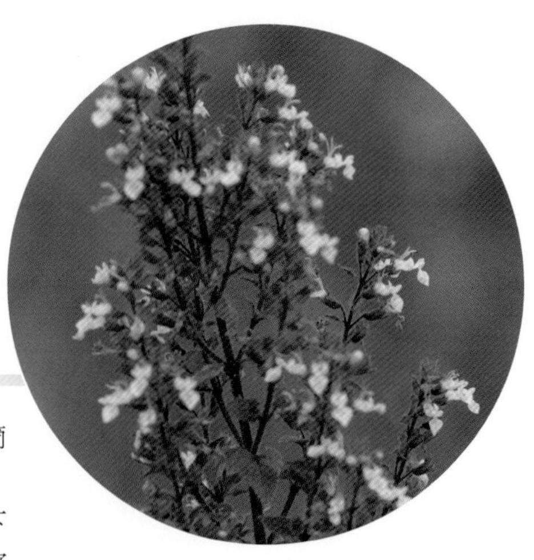

【别名】凤凰草、绣球防风、黄香科、小裂石蚕、红毛将军、红油麻、红痧药。

【来源】为唇形科植物铁轴草 *Teucrium quadrifarium* Buch.-Ham. 的全草。

【植物形态】多年生半灌木。茎基部常聚结成块状。密被金黄色、锈棕色或艳紫色的长柔毛或糙毛。叶具短柄至近无柄；叶片卵圆形或长圆状卵圆形，长 3~7.5cm，上面被短柔毛，下面脉上与叶柄被有与茎同一式毛，余为灰白色绒毛。假穗状花序组成顶生圆锥花序；苞片极发达；花具短梗；花萼筒状钟形，二唇形，上唇中齿极发达，倒卵状扁圆形，具明显网状侧脉，下唇 2 齿披针形，喉部内具毛环；花冠淡红色，筒稍伸出萼外，檐部单唇形，唇片与筒成直角，中裂片倒卵形，喉部下有白色微柔毛；雄蕊伸出；花盘盘状，4 浅裂。小坚果倒卵状近圆形，背面具网状雕纹。

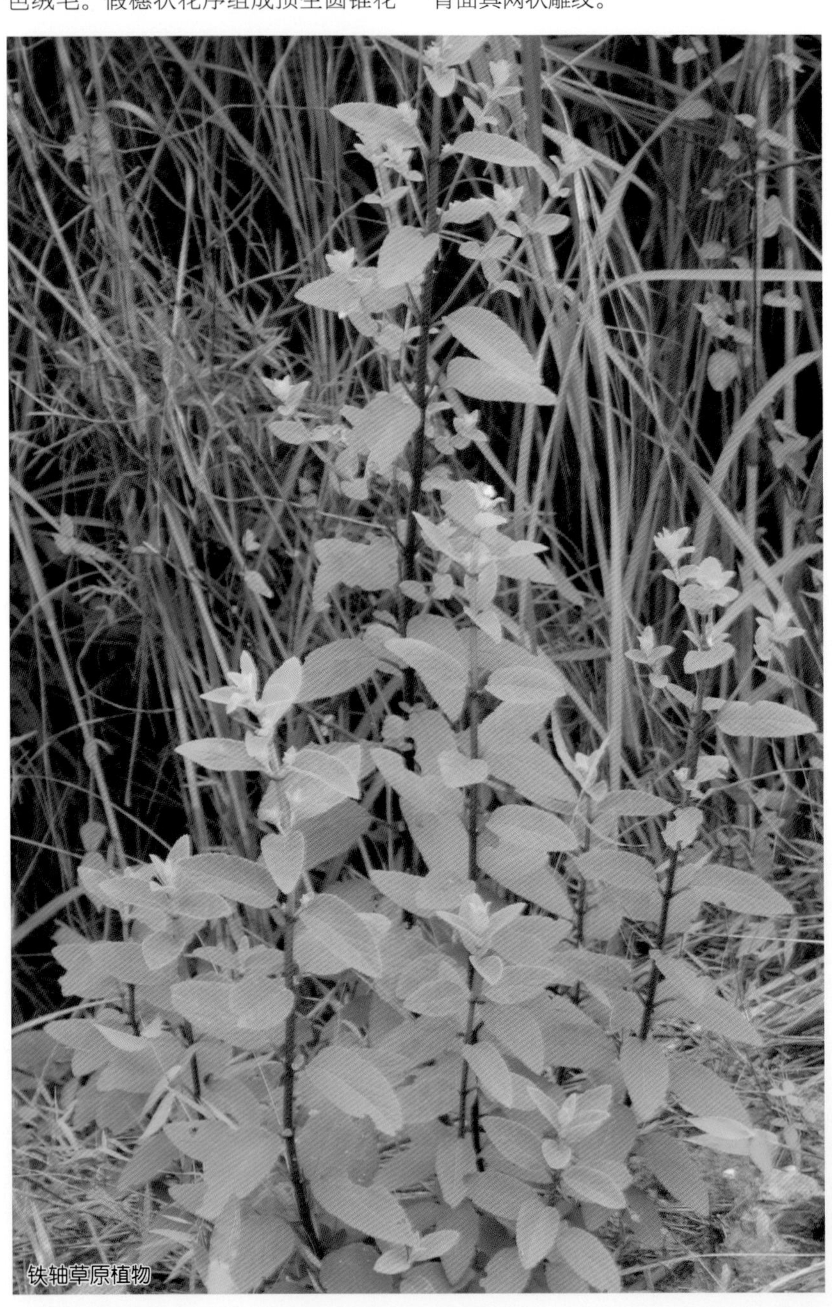
铁轴草原植物

【分布】广西主要分布于南宁、天峨、南丹、罗城、融水、三江、来宾、金秀等地。

【采集加工】全年均可采收，切段晒干。

【药材性状】茎略呈方柱形，直径 2~4mm，表面棕紫色，密被锈色或金黄色长柔毛；质脆，易折断，断面白色，有髓。叶多皱缩，破碎，完整叶片展平后呈卵形或长卵形，长 3~7.5cm，宽 1.5~4cm，先端钝或急尖，基部近心形，上面被锈色柔毛，下面密被灰白色柔毛。气微香，味微苦、涩。

【品质评价】以茎叶全、色黄绿、无杂质者为佳。

【化学成分】本品含铁轴草素 B（teuquadrin B），黄花石蚕素（teuflin），山藿香定（teucvidin），山藿香素（teucvin），12- 表山藿香定（12-*epi*-teucvidin），19- 乙酰基多刺石蚕素（19-acetylteuspinin）[1]。

地上部分含有 5,4′,5′- 三羟基 -6,2′- 二甲氧基黄酮（5,4′,5′-trihydroxy-6,2′-dimethoxyflavone），刺槐素（acacetin），新蒙花苷（neolinarin），芹菜素（apigenin）[1]。

【药理作用】

抗菌作用　铁轴草注射剂 5ml 给大肠杆菌感染的仔猪每日肌内注射 1 次，有疗效[2]。

【性味归经】味辛、苦，性凉。归肺、大肠经。

【功效主治】祛风解暑，利湿消肿，凉血解毒。主治风热感冒，中暑无汗，热毒泻痢，水肿，风湿痛，吐血，便血，跌打损伤，无名肿毒，蜂螯伤。

【用法用量】内服：煎汤，6~15g；或泡酒。外用适量，捣敷、研末撒或煎汤洗。

【使用注意】体虚汗多者慎服。

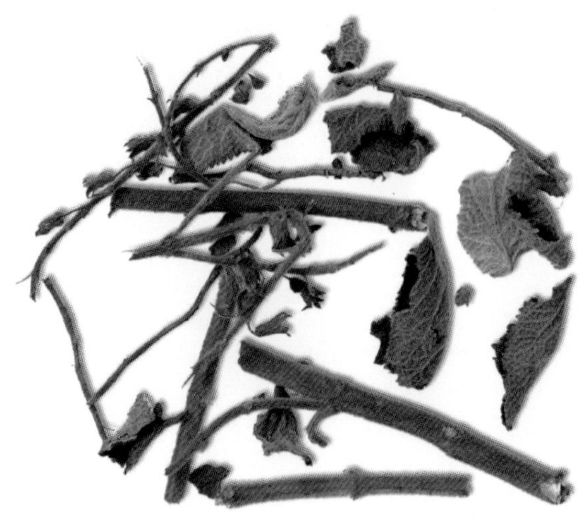

铁轴草饮片

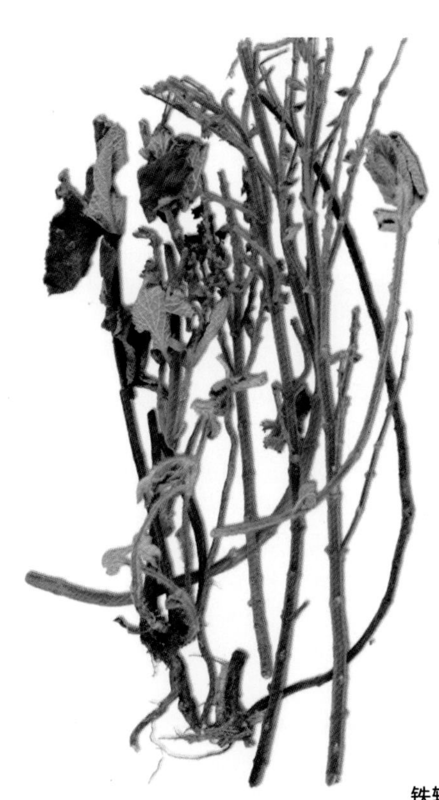

铁轴草药材

【经验方】

1. 蜂螫肿痛　鲜铁轴草叶捣烂擦患处。(《湖南药物志》)
2. 风湿痛，风疹发痒　铁轴草全草配路路通、石菖蒲、生姜、艾叶（各适量），煎水熏洗。（《湖南药物志》）
3. 感冒咳嗽　铁轴草全草15g，黄荆条15g，路边荆、石菖蒲各6g。水煎服。（《湖南药物志》）
4. 中暑不出汗　铁轴草全草30g。水煎服。（《湖南药物志》）
5. 菌痢　铁轴草全草60g，海蚌含珠30g。煎水兑糖，分2次服。（《湖南药物志》）
6. 水肿　凤凰草30g。水煎服。又可洗。（《贵州民间药物》）
7. 劳伤　凤凰草30g。泡酒服。（《贵州民间药物》）

【参考文献】

[1] 国家中医药管理局《中华本草》编委会 . 中华本草 . 上海：上海科学技术出版社，1999：6238.

[2] 熊泽寰，陆秀琳，黄亿忠，等 . 铁轴草治疗仔猪大肠杆菌病的观察 . 中国兽医杂志，1983，9（11）：40.

Ji xue cao

积雪草

Centellae Asiaticae Herba
[英]Asiatic Pennywort Herb

【别名】雷公根、崩大碗、地钱草、地细辛、马蹄草、草如意、马蹄叶。

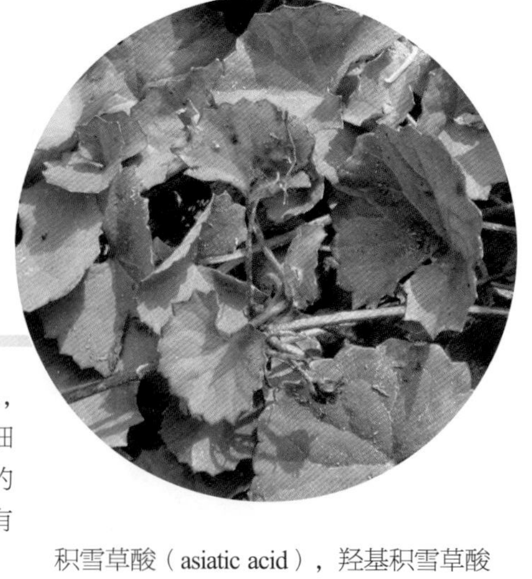

【来源】为伞形科植物积雪草 *Centella asiatica*（L.）Urban. 的全草。

【植物形态】多年生草本，茎匍匐，细长，节上生根，无毛或稍有毛。单叶互生；叶柄长 2~15cm，基部鞘状；叶片肾形或近圆形，长 1~3cm，宽 1.5~5cm，基部阔心形，边缘有钝锯齿，两面无毛或在背面脉上疏生柔毛；苞片 2~3，卵形，膜质；伞形花序有花 3~6，聚集成头状；花瓣卵形，紫红色或乳白色。果实圆球形，基部心形或平截，每侧有纵棱数条，棱间有明显的小横脉，网状，平滑或稍有毛。

【分布】广西全区均有分布。

【采集加工】夏季采收全草，晒干或鲜用。

【药材性状】多皱缩成团，根圆柱形，长 3~4.5cm，直径 1~1.5mm，淡黄色或灰黄色，有皱纹。茎细长，弯曲，淡黄色，在节处有明显的细根残迹或残留的细根。叶多皱缩破碎，灰绿色，完整的叶圆形或肾形，直径 2~6cm，边缘有钝齿，下面有细毛；叶柄长常扭曲，基部具膜质叶鞘。气特异，味淡微辛。

【品质评价】以茎细长、色淡黄且节处有细根痕、叶灰绿而完整者为佳。

【化学成分】本品含积雪草苷(asiaticoside)，羟基积雪草苷（madecassoside），玻热模苷(brahmoside)，玻热米苷(brahminoside)，参枯尼苷（thankuniside），异参枯尼苷（*iso*-thankuniside），centelloside 等五环三萜型酯苷[1]，积雪单糖苷（$2\alpha,3\beta,23\alpha$-tetrahydrox-yurs-12-ene-28-oic acid-28-*O*-β-D-glucopyranoside），α-L- 鼠李糖（α-L-rhamnose）[2]，积雪草二糖苷(asiaticodiglycoside)[3]，积雪草糖(centellose)，积雪草酸（asiatic acid），羟基积雪草酸（madecassic acid），玻热米酸（brahmic acid），异玻热米酸（*iso*-brahmic acid），马达积雪草酸（madasiatic acid）[4]，6β-羟基积雪草酸(6β-hydroxyasiatic acid)[4,5]，3-*O*-[-L-arabinopyranosyl]-$2\alpha,3\alpha,6\alpha,23\alpha$-tetrhydroxyurs-12-ene-28-oic acid，11-oxoheneicosanyl-cyclohexanedotriacont-8-en-1-oic acid，阿魏酸二十二酯，巴约苷元(bayogenin)，3β-6β-23-trihydroxyolean-12-en-28-oic acid，3β-6β-23-trihydroxyurs-12-en-28-oic acid[6]，3-*iso*-ctadecanyl-4-hydroxy-α-pyrone[7]，23- 乙酰氧 -$2\alpha,3\beta$- 二羟基乌苏 -12- 烯 -28- 酸，28-*O*-α-L- 吡喃

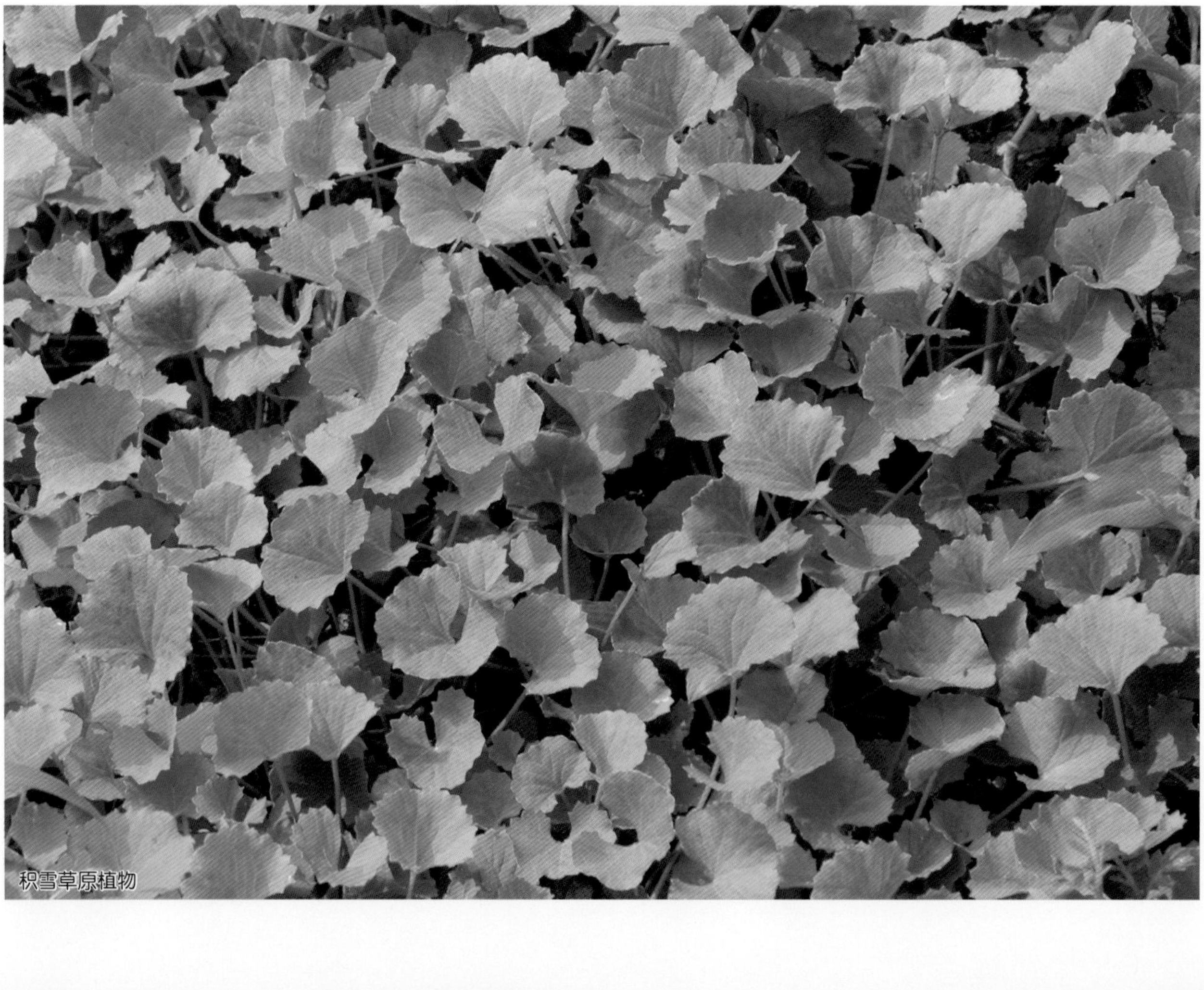

积雪草原植物

鼠李糖基 -（1→4）-O-β-D- 吡喃葡萄糖基 -（1→6）-β-D- 吡喃葡萄糖酯，2α,3β,6β- 三羟基乌苏 -12- 烯 -28- 酸，3β,6β,23- 三羟基乌苏 -12- 烯 -28- 酸，2α,3β,6β- 三羟基齐墩果 -12- 烯 -28- 酸，3β,6β,23- 三羟基齐墩果 -12- 烯 -28- 酸的 28-O-α-L- 吡喃鼠李糖基 -（1→4）-O-β-D- 吡喃葡萄糖基 -（1→6）-β-D- 吡喃葡萄糖酯[8]，羟基积雪草酸 28-O-β-D 吡喃葡萄糖基（1→6）-β-D- 吡喃葡萄糖苷（命名为积雪草皂苷 B），28-O-α-L- 吡喃鼠李糖基 -（1→4）-β-D- 吡喃葡萄糖基（1→6）-β-D- 吡喃葡萄糖苷（命名为积雪草皂苷 C）和 3β,6β,23- 三羟基齐墩果 -12- 烯 -28 酸 28-O-α-L- 吡喃鼠李糖基 -（1→4）-β-D- 吡喃葡萄糖基 -（1→6）-β-D- 吡喃葡萄糖苷（命名为积雪草皂苷 D）[9]。多烯类化合物有：$C_{16}H_{21}O_2$、$C_{19}H_{27}O_4$、$C_9H_{27}O_4$、$C_{17}H_{21}O_3$、$C_{15}H_{20}O_2$、$C_{19}H_{28}O_3$、$C_{17}H_{24}O_3$[10]，石竹烯（caryophyllene），法呢烯（farnesol），榄香烯（elemene），长叶烯（longifolene）[11]等。

本品根茎含豆甾醇（stigmasterol），豆甾酮（stigmasterone）和豆甾醇 -β- 吡喃葡萄糖苷（stigmasterol-β-gluco-pyranoside）[12]，谷氨酸，天冬氨酸[13]，维生素 B_1[14]。从肯尼亚等地产的积雪草中分离得到了倍半萜类成分[15]。本品还含胡萝卜苷和香草酸[16]。另外在积雪草中还含有内消旋肌醇（meso-inositol），蜡，胡萝卜烃类，叶绿素，山柰酚（kaempferol），β- 谷甾醇（β-sitosterol），生物碱以及鞣质等成分[1]。

叶含 3- 葡萄糖基槲皮素（3-glucosylquercetin），3- 葡萄糖基山柰酚（3-glucosylkaempferol），indocenticacid 和 7- 葡萄糖基山柰酚（7-glucosyl-kaempferol）[1]。富含人体必需的微量元素铁（Fe）、锰（Mn）、锌（Zn）和铜（Cu）[17]。

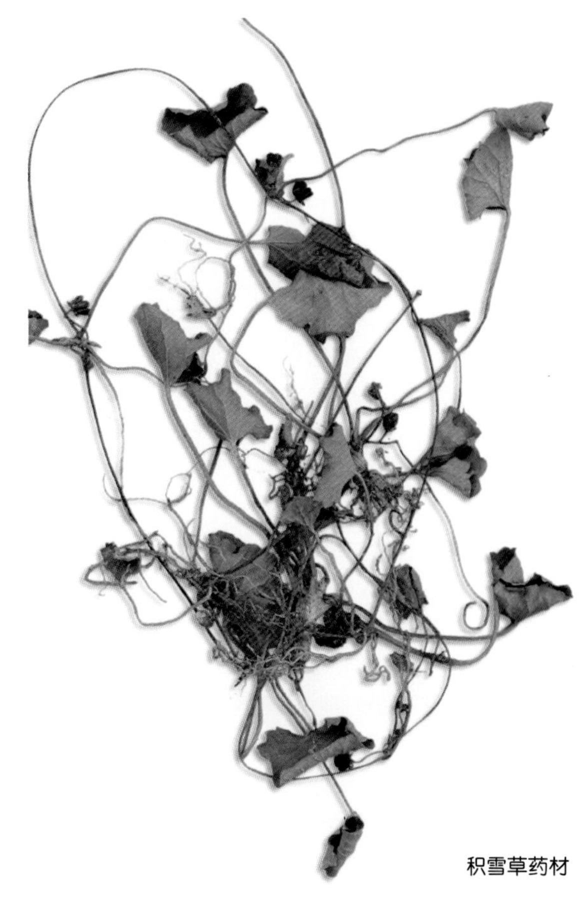
积雪草药材

【药理作用】

1. 抗肿瘤　①抑制肿瘤细胞异常增殖：积雪草苷（AT）使 B 细胞淋巴瘤磷酸化水平高于正常细胞，因而对肿瘤细胞的增殖呈抑制性效果，专一性很强，并且在这一抑制过程中，出现一种新的活性细胞蛋白酶，说明其中很可能存在着一种全新的抑制机制。AT 和长春新碱联合用药表现出了强烈的协同效应[18]。②诱导癌细胞凋亡：AT 能够降低人黑色素瘤细胞 SK-MEL-2 成活力，能在特定时期和特定计量下诱导其凋亡。同时，AT 能增加细胞内活性氧浓度，提高 Bax 在细胞内的表达，以剂量依赖性的方式诱导激活细胞凋亡蛋白酶活性[19]。③阻断肿瘤细胞 DNA 合成：AT 对氧化偶氮甲烷诱导产生的变体小囊病灶（ACF）和 F344 雄性小鼠肠肿瘤的抑制作用机制研究表明，大肠癌早期 ACF 的数量降低，而甲基化的 DNA 加合物浓度没有降低，而在之后一阶段，伴随着 ACF 的降低，5- 溴代 -2- 脱氧尿苷标记物也降低并且增加了结肠黏膜细胞的凋亡。表明 AT 通过抑制肿瘤细胞 DNA 的合成，从而发挥抑制氧化偶氮甲烷诱导的 ACF 生成，从而引发肿瘤细胞增殖速度的减缓，达到抑制癌变趋势，对结肠肿瘤的发生有防治作用[20]。

2. 对心血管的作用　①增强心肌氧化应激：阿霉素 2.5mg/kg 给药而造成的小鼠心肌缺血性损伤药理模型中，灌胃 AT 200mg/kg 就可对心肌起保护作用，可改善血浆中的乳酸脱氢酶、肌酸磷酸激酶、谷草转氨酶、谷丙转氨酶的含量，并能将血浆指标恢复到正常水平[21]。②治疗心肌损伤：AT 在缺血 - 再灌注引发的心肌梗死模型中具有心脑血管的保护性作用。在 100~1000mg/kg 体重的剂量范围内，AT 呈现剂量依赖性地降低左心室由于缺血引发的坏死率，同时还能降低其中的过氧化脂蛋白的水平[22]。

3. 促创伤愈合　积雪草苷制成片剂及软膏剂，临床试用于静脉功能不全而致的长期不能愈合的下肢溃疡及外伤病例，手术或创伤引起的肌腱粘连、灼伤等因素所致的创面恢复后的瘢痕疙瘩以及硬皮病均有一定疗效[23]。用不锈钢插入小鼠皮下成伤口，连续注射 AT，于第 7、14、21、28 天可增加细胞重、DNA 表达、总蛋白质、胶原质和糖醛酸含量，AT 能够以低剂量刺激胶原化合物生长，对葡萄糖胺聚糖也有促进作用[24]，通过诱导细胞周期加快，促进人类皮成纤维细胞中胶原组织的生成。AT 能够在治疗的最初时期诱导增加抗氧化的含量，这是其在治疗过程中起作用的重要原因[25]。

4. 抗溃疡　AT 5~10mg/kg 灌胃给予醋酸诱导的胃溃疡小鼠，对诱生型一氧化氮合酶的表达和活性起抑制性作用，在第 3、7 天发现溃疡面不断减小，并伴有在溃疡组织髓过氧化物酶活性降低，同时还能促进上皮细胞增殖和血管的生成，上调成纤维细胞生长因子[26]。

5. 抗抑郁　积雪草苷可降低强制性游泳耐力小鼠血清中肾上腺酮的水平，增加了 5- 羟色胺、去甲肾上腺素、多巴胺的含量及小鼠大脑中五羟吲哚乙酸以及 3- 甲氧 4- 羟苯乙二醇的表达 [27,28]。

6. 免疫调节　AT 能够增加人外周血单核细胞白介素 -2 和肿瘤坏死因子 α 的生成，AT 100mg/kg 对 BALB/c 小鼠初级和次级 BSA 都表现出较高的应答反应。AT 的免疫调节活性与非特异细胞和体液免疫反应相关 [29]。在 5 种剂量下，炭清除法、抗体滴定法和环磷酰胺免疫抑制法实验结果均显示，AT 可以增加吞噬细胞指数和白细胞数目，呈现剂量依赖性 [30]。

7. 恢复神经功能　口服 AT 可以加速神经再生，有体外增加轴突伸长的作用。在神经细胞生长因子存在下，AT 100mg/kg 能增长人 SH-SY5Y 细胞轴突。在雄性 Wistar 大鼠的饮水中加入 AT 300 ~330mg/kg，可使轴突生长加速而且功能得到迅速恢复 [31]。

8. 抗病原微生物　AT 可同时抑制疱疹病毒感染的非洲绿猴肾异倍体细胞的 HSV-2 和 HSV-1 两种病毒类型的活性 [32]。1：16~1：4 积雪草煎剂对铜绿假单胞菌、变形杆菌及金黄色葡萄球菌有抑制作用 [23]。

9. 抗炎　AT 主要通过抑制肿瘤坏死因子，从而降低巨噬细胞所产生的一氧化氮，促进组织细胞形态学生的改善以及器官恢复 [33]。

10. 益智等作用　AT 还具有益智 [34]、抗癫痫 [35]、抗阿尔茨海默病 [36]，以及辅助牙周治疗的作用 [37，38]。

【临床研究】

1. 传染性肝炎　鲜积雪草 200g（小儿减半），水煎浓缩至 250ml，趁热加入冰糖 100g 融化即成，早晚空腹服，7 日为 1 个疗程。结果：治疗 10 例，服药 4 天黄疸消退、食欲改善、恶心呕吐消失者 3 例；服药 1 个疗程黄疸消退伴随消化道症状好转、胃纳大增者 5 例。肝肿大者服药 2 个疗程消退 2 例，3 个疗程消退 5 例，4 疗程消退 3 例 [39]。

2. 跌打损伤　积雪草晒干研成细末，每日 5g，分 3 次服，同时于手法施治后外敷消炎药或风伤膏药。14 日为 1 个疗程。结果：治疗 100 例，其中痊愈 66 例，显效 24 例，好转 8 例，无效 2 例，显效率 90%，总有效率为 98%[40]。

【性味归经】味苦、辛，性寒。归肺、脾、肾、膀胱经。

【功效主治】清热利湿，活血止血，解毒消肿。主治发热，咳喘，咽喉肿痛，肠炎，痢疾，湿热黄疸，水肿，淋证，尿血，衄血，痛经，崩漏，丹毒。瘰疬，疔疮肿毒，带状疱疹，跌打肿痛，外伤出血，蛇虫咬伤。

【用法用量】内服：煎汤，9~15g（鲜者 15~30g）；或捣汁。外用适量，捣敷或绞汁涂。

【使用注意】脾胃虚寒者慎服。

【经验方】

1. 感冒头痛　雷公根 30g，生姜 9g。捣烂，敷额上。（《广西民间常用草药手册》）

2. 外感发热，烦渴谵语　雷公根 60g，白颈蚯蚓 4 条，共捣烂，用水煲 2h 后取汁服。（《广西民间常用草药手册》）

3. 肺热咳嗽　积雪草 30g，地麦冬 30g，白茅根 30g，枇杷叶 15g，桑叶 15g。水煎服。（《四川中药志》1960 年）

4. 哮喘　干积雪草全草 30g，黄疸草、薜荔藤各 15g。水煎服。（福州军区《中草药手册》）

5. 虚劳发热不退（午后怕冷，夜间发热，天明自汗身凉）　马蹄草、马蹄根、山薄荷各适量，酒及童便为引。（《昆明民间常用草药》）

6. 痢疾　鲜积雪草全草 60g，或加凤尾草、紫花地丁鲜全草各 30g。水煎，调适量冰糖和蜜服。（《福建中草药》）

7. 黄疸型传染性肝炎　鲜积雪草全草 15~30g；或加茵陈 15g，栀子 6g，白糖 15g。水煎服。（《福建中草药》）

8. 急性胆囊炎　马蹄叶 30~60g，马尾黄连 15g，龙胆草 15g，水煎服。（《玉溪中草药》）

9. 肝脏肿大　崩大碗 250~500g。水煎服。（《岭南草药志》）

【参考文献】

[1] 国家中医药管理局《中华本草》编委会 . 中华本草 . 上海：上海科学技术出版社，1999：5105.

[2] 刘瑜，赵余庆 . 积雪草化学成分研究 . 中国现代中药，2008，10（3）：7.

[3] 张蕾磊，王海生，姚庆强，等 . 积雪草化学成分研究 . 中草药，2005，36（12）：1761-1763.

[4] Srivastava Ritu,Shukla YN. Some chemical constituents from Centella asiatica. Indian Durgs,1996,33（5）:233.

[5] Shukla YN, Srivastava Ritu, Tripathi AK, et al. Charicterization of an Ursane triterpenoid from Centella asiatica with growth inhibitory activity against Spilarictia oblique. Pharm. Biol.（LisseNeth）, 2000,38（4）:262.

[6] 于泉林，高文远，张彦文，等 . 积雪草化学成分研究 . 中国中药杂志，2007，32（12）：1182.

[7] Srivastava Ritu,Shukal YN.A disubstituted pyrone from Centella Asiatica. Indian J Chem,Sect B: Org Chem Incl Med Chem,1997,36B（10）:963.

[8] 张贵锋 . 积雪草的五个新的三萜苷 . 国外医学・中医中药分册，2002，24（4）：237.

[9] 张卫华 . 斯里兰卡积雪草中的熊果烷型和齐墩果烷型三萜寡糖苷 . 国外医学・中医中药分册，2002，24（5）：307.

[10] 肖培根 . 新编中药志 . 北京：化学工业出版社，2002：260.

[11] 秦路平，丁如贤，张卫路，等 . 积雪草挥发油成分分析及其抗抑郁作用研究 . 第二军医大学学报，1998，19（2）：186.

[12] Srivastava Ritu,Shukal YN,Tripathi AK. Antifeedant compounds from Centella asiatica. Fitoterapia,1997,68（1）:93.

[13] Ahmad Shahmuz,Rahman Atiq-ur,Fatima kaneez,et al. Amino acid analysis of Intellan,a herbalproduct used in enhancing brain function. Pak Pharm Sci,1994,7（2）:17.

[14] Taungbodhitham, Anocha kajadphai. Thiamin contentand activity of antithiamin factor in vegetables of southern Thailand. Food Chem,1995,52（3）:285.

[15] Holeman M,Theron E, Pinel R. Centella asiatica:Analysis by GC-MS and IR-MS. Cosmet Aromes,1994,120：52.

[16] 何明芳，孟正禾，沃连群．积雪草化学成分的研究．中国药科大学学报，2000，31（2）：91.

[17] 汪学昭，于雁灵，陈瑶，等．不同产地积雪草中的微量元素比较研究．广东微量元素科学，2000，7（1）：41.

[18] 黄云虹，张胜华，甄瑞贤，等．积雪草苷诱导肿瘤细胞凋亡及增强长春新碱的抗肿瘤作用．癌症，2004，23（12）：1599.

[19] Park BC,Bosire KO,Lee ES,et al. Asiatic acid induces apoptosis in SK-MEL-2 human melanoma cells. Cancer Lett,2005,218（1）:81.

[20] Bunpo P,Kataoka K, Arimochi H, et al. Inhibitory effects of Centella asiatica on azoxymethane-induced aberrant crypt focus formation and carcinogenesis in the intestines of F344 rats. Food Chem Toxicol,2004,42（12）:1987.

[21] Gnanapragasam A,Ebenezar KK,Sathish V,et al. Protective effect of Centella asiatica on antioxidant tissue defense system against adriamycin induced cardiomyopathy in rats. Life Sci,2004,76（5）:585.

[22] Pragada RR,Veeravalli KK, Chowdary KP,et al.Cardioprotective activity of Hydrocotyle asiatica L. in ischemia-reperfusion induced myocardial infarction in rats. J Ethnopharmacol,2004,93（1）:105.

[23] 中国医学科学院药用植物资源开发研究所．中药志（Ⅵ）．第2版．北京：人民卫生出版社，1988：569.

[24] Maquart FX,Chastang F,Simeon A,et al. Triterpenes from Centella asiatica stimulate extracellularmatrix accumulation in ratexperimentalwounds. Eur JDermatol,1999,9（4）:289.

[25] ShuklaA,Rasik AM,Dhawan BN,et al. Asiaticoside-induced elevation of antioxidant levels in healingwounds. Phytother Res,1999,13（1）:44.

[26] ChengCL,Guo JS,Luk J,et al. The healing effects ofCentella extract and asiaticoside on acetic acid induced gastric ulcers in rats.Life Sci,2004,74（18）:2237.

[27] Wijeweera P,Arnason JT,Koszycki D,et al. Evaluation of anxiolytic properties of Gotukola -（Centella asiatica） extracts and asiaticoside in ratbehavioralmodels. Phytomedicine,2006,1:90.

[28] 陈瑶，韩婷，芮耀城，等．积雪草总苷对实验性抑郁症大鼠血清皮质酮和单胺类神经递质的影响．中药材，2005，28（6）：492.

[29] Punturee K,Wild CP,KasinrerkW,et al. Immunomodulatory activities ofCentella asiatica and Rhinacanthus nasutus extracts.Asian Pac J Cancer Prev,2005,6（3）:396.

[30] Jayathirtha MG,Mishra SH. Preliminary immunomodulatory activities of methanol extracts ofEclipta alba and Centella asiatica. Phytomedicine,2004,11（4）:361.

[31] Soumyanath A,Zhong YP,Gold SA,et al. Centella asiatica accelerates nerve regeneration upon oral administration and containsmultiple active fractions increasing neurite elongation in-vitro. J Pharm Pharmacol,2005,57（9）:1221.

[32] Yoosook C,Bunyapraphatsara N,Boonyakiat Y,et al. Antiherpes simplex virus activities of crude water extracts of Thai medicinal plants. Phyto medicine,2000,6（6）:411.

[33] Chen YJ,Dai YS,Chen BF,et al. The effect of tetrandrine and extracts of Centella asiatica on acute radiation dermatitis in rats. Biol Pharm Bull,1999,22（7）:703.

[34] Rao SB,Chetana M,Uma Devi P. Centella asiatica treatment during postnatal period enhances learning and memory in mice. Physiol Behav,2005,86（4）:449.

[35] GuptaYK, Veerendra Kumar MH. Effect of Centella asiatica on pentylenetetrazole-induced kindling,cognition and oxidative stress in rats.Pharmacol Biochem Behav,2003,74（3）:579.

[36] Veerendra Kumar MH, Gupta YK.Effect of Centella asiatica on cognition and oxidative stress in an intracerebroventricular treptozotocinmodel of Alzheimer 's disease in rats. Clin Exp Pharmacol Physiol, 2003,30（5/6）: 336.

[37] Sastravaha G,Yotnuengnit P, Booncong P,et al. Adjunctive periodontal treatmentwith Centella asiatica and Punica granatum extracts. A preliminary study. J Int Acad Periodontol,2003,5（4）:106.

[38] Sastravaha G,Gassmann G,Sangtherapitikul P, et al. Adjunctive periodontal treatment with Centella asiatica and Punica granatum extracts in supportive periodontal therapy. J Int Acad Periodontol,2005,7（3）:70.

[39] 陈杰．积雪草治疗传染性肝炎疗效观察．福建中医药，1966，（2）：20.

[40] 黄一石．积雪草治疗新旧伤痛临床观察．福建医药杂志，1980，（2）：55.

Bi guan cao

笔管草

Equiseti Debilis Herba
[英]Frail Horsetail Herb

【别名】木贼、节节草、驳骨草、豆根草、接骨蕨、马人参、笔头草。

【来源】为木贼科植物笔管草 *Hippochaete debilis*（Roxb.）Ching 的地上部分。

【植物形态】多年生草本，根茎横走，黑褐色。茎一型，不分枝或不规则的分枝，通常高可达 1m，直径 2~15mm，中空，表面有脊和沟，脊 6~30 条，近平滑，沟中有 2 组分离的气孔；小枝 1 条或 2~3 条一组，有的小枝再分枝。叶鞘常为管状或漏斗状，紧贴，顶部常为棕色，鞘齿狭三角形，上部膜质，淡棕色，早落，留下截形基部，因而使鞘之顶端近全缘，叶鞘的脊部扁平。孢子囊穗顶生，长 1~2.5cm，先端短尖或小凸尖。

【分布】广西主要分布于邕宁、武鸣、隆林、凤山、南丹、桂平、北流、昭平、全州等地。

【采集加工】秋季选择身老体大者采收，鲜用或晒干。

【药材性状】茎淡绿色至黄绿色，长约 50cm，有细长分枝，表面粗糙，有纵沟，节间长 5~8cm，中空。叶鞘呈短筒状，紧贴于茎，鞘肋背面平坦，鞘齿膜质，先端钝头，基部平截，有一黑色细圈。气微，味淡。

【品质评价】以粗长、色绿、质厚、不脱节、无杂质者为佳。

【化学成分】本品茎含烟碱（nicotine），山柰酚-3-槐糖苷（kaempferol-3-sophoroside），山柰酚-3-槐糖-7-葡萄糖苷（kaempferol-3-sophoroside-7-glucoside），还含硅化合物[1]。

【药理作用】

调节血脂　采用不同剂量的笔管草醇提物给大鼠灌胃，每天 1 次，连续 15 天或将笔管草醇提物加在高脂兔饲料中加工成含有不同药物浓度的兔饲料，按每天每只 100g，连续 60 天，能降低大鼠血清中 TG 和 TC 浓度，对实验性高脂血症兔能降低血中 TC 浓度[2]。其他药理研究也证明该药物具有抗心肌缺血、降血压、降血脂、降血糖、镇痛、保肝及抗肿瘤等作用[3, 4]。

【临床研究】

1. 小儿肾病综合征　木贼贯众煎（木贼、贯众、木蝴蝶、鱼腥草等组成），水煎服，每日 1 剂，2 个月为 1 个疗程。结果：治疗 38 例，总有效率 89.5%，上方在改善患儿临床症状、生化指标等方面效果明显[5]。

2. 小儿鼻出血　木贼汁（木贼 10g，浓煎取汁过滤，存瓶中备用），鼻腔内滴注给药，每次 3 滴，每日 4~6 次，7 日为 1 个疗程，2 个疗程后观察。结果：治疗 30 例，用药 2~3 日，鼻出血止，未再发作者 3 例；用药 4~7 日，鼻出血缓解，未再发作者 16 例；用药 7~14 日，鼻出血缓解，未再发作者 10 例，总有效率为 96.7%[6]。

3. 扁平疣　自制木贼汤洗剂（木贼、香附、板蓝根），水煎液，熏洗患处，每日 1 剂，5 日为 1 个疗程。结果：治疗 56 例，其中治愈 25 例，有效 27 例，无效 4 例[7]。

4. 尖锐湿疣　木贼草膏（木贼 200g，水

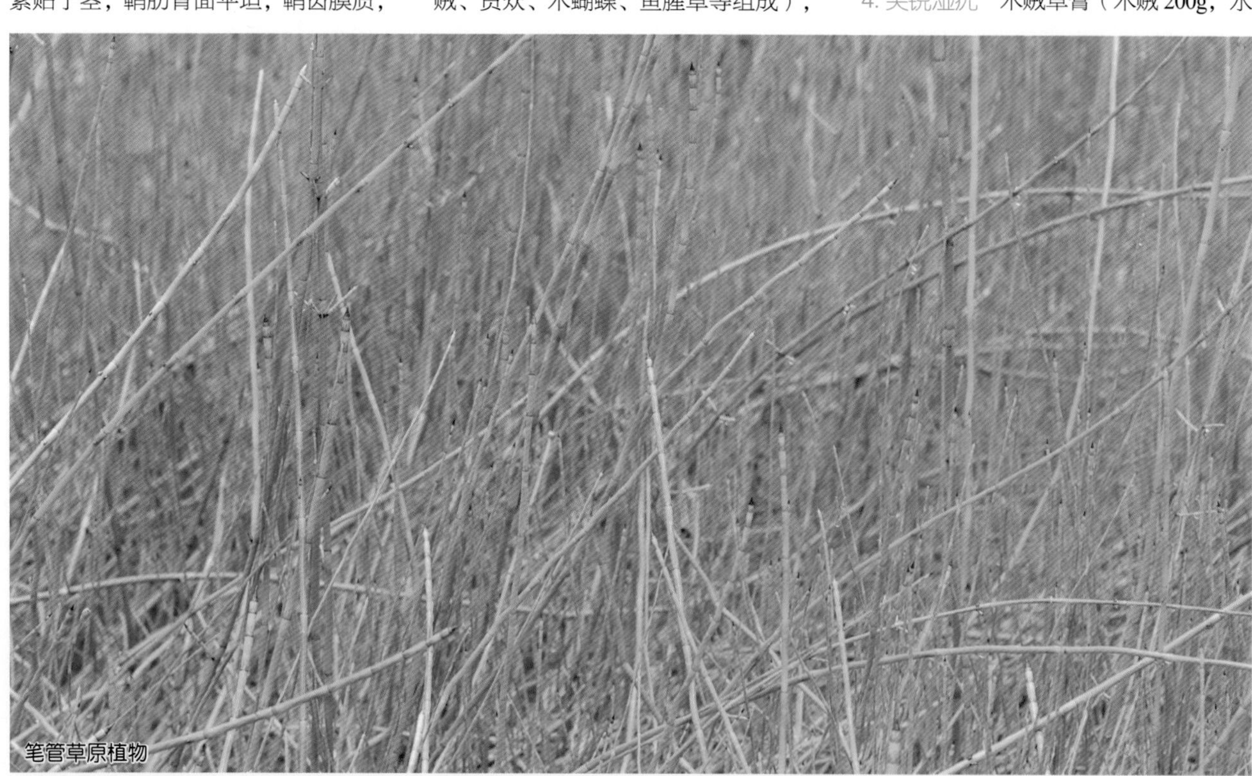
笔管草原植物

煎后滤出，加热浓缩成糊状），取膏敷于患处，每日最少3次，2~3周为1个疗程。结果：治疗78例，其中治愈74例，总治愈率94.9%[8]。

5. 流行性结膜炎　治疗组以五花五草汤（金银花、菊花、夏枯草、木贼草等），水煎分4次服，每日1剂。对照组外用病毒唑眼药水、利福平眼药水交替滴眼。2组疗程均为5日。结果：治疗组46例，治疗2日内痊愈者5例，3日内痊愈者35例，4日内痊愈者6例；对照组20例，2日内痊愈者0例，3日内痊愈者11例，4日内痊愈者7例，5日内痊愈者2例[9]。

6. 溃疡性睑缘炎　治疗组采用排毒洗剂（苦参、紫草、土茯苓、木贼等药物制备成每袋150ml的排毒洗剂）局部湿敷，每次30ml，每日3次。对照组采用红霉素眼膏涂眼患处常规治疗。2组均5日为1个疗程，观察2个疗程。结果：治疗组和对照组各30例，治疗组治疗效果明显优于对照组（$P<0.01$）[10]。

【性味归经】味甘、微苦，性平。归肺、肝、胆经。

【功效主治】疏风散热，明目退翳，止血。主治风热目赤，目生云翳，迎风流泪，肠风下血，痔血，血痢，妇人月水不断，脱肛。

【用法用量】内服：煎服，3~10g；或入丸、散。外用适量、研末撒敷。

【使用注意】气血虚者慎服。

【经验方】

1. 目障昏蒙多泪　木贼草（去节）一两。为末，和羊肝捣为丸，早晚各食后服二钱，白汤下。（《本草汇言》引《方脉正宗》）
2. 目昏多泪　木贼（去节）、苍术（泔浸）各一两。为末，每服二钱，茶调下，或蜜丸亦可。（《太平圣惠方》）
3. 咽喉红痛　鲜木贼草捣绞汁调蜜服。（《泉州本草》）
4. 肠风下血　木贼（去节，炒）一两，木馒（炒）、枳壳（制）、槐角（炒）、茯苓、荆芥各五钱。上为末，每服二钱，浓煎枣汤调下。（《直指方》木贼散）
5. 血崩血气痛甚，年远不瘥　木贼、香附各一两，朴硝半两。为末，每服三钱。色黑者酒一盏煎，红赤者水一盏，和渣日二服。脐下痛者，加乳香、没药、当归各一钱同煎。忌生冷、硬物、猪、鱼、油腻、酒、面。（《本草述钩元》木贼散）
6. 肠痔多年不瘥，下血不止　木贼、枳壳各二两，干姜一两，大黄一分。四味并锉，一处，于铫子内炒黑色存二分性，捣罗，温粟米饮调，食前服二全匕，甚效。（《本草图经》）
7. 小肠、膀胱气　木贼细锉，微微炒，捣为末，沸汤点二钱，食前服。（《本草衍义》）
8. 浮肿型脚气，皮肤病性肾炎水肿　木贼草15g，浮萍10g，赤豆100g，红枣6枚，水煎，每日3次分服。（《现代实用中药》）
9. 胎动不安　木贼（去节）、川芎等份。为末，每服三钱，水一盏，入金银花一钱，煎服。（《圣济总录》）

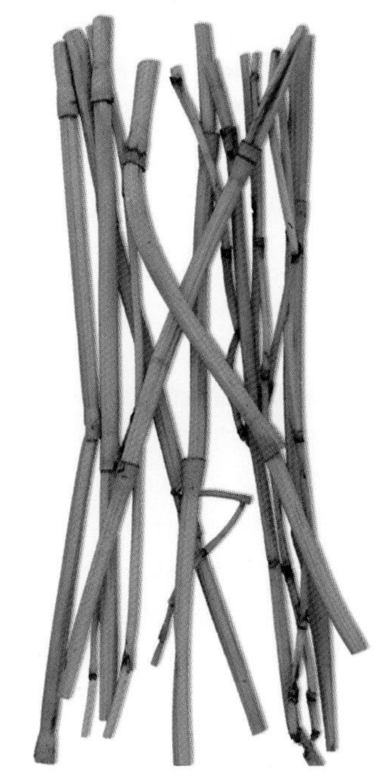
笔管草药材

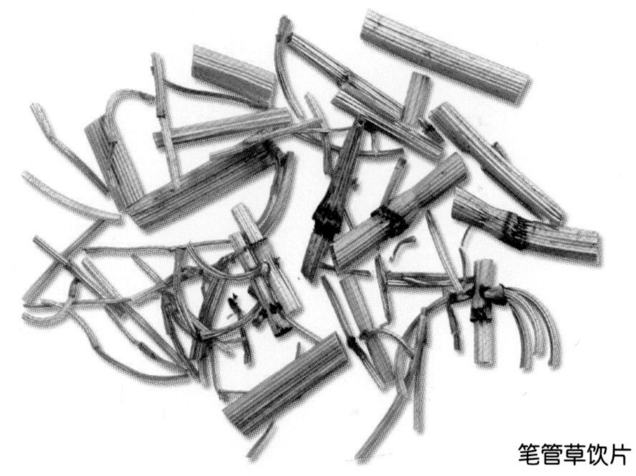
笔管草饮片

【参考文献】

[1] 国家中医药管理局《中华本草》编委会．中华本草．上海：上海科学技术出版社，1999：396.
[2] 甄艳军，刘红，姜鸿燕．两种木贼提取物对AS大鼠平滑肌增殖凋亡及P53的干预．辽宁中医杂志，2007，34（9）：1331.
[3] 吴国土，薛玲，黄自强．笔管草醇提物的调节血脂作用．齐齐哈尔医学院学报，2004，25（2）：121.
[4] 陈志奎．笔管草活性成分ED-Ⅰ调血脂作用及机制研究．福建医科大学硕士学位论文，2005.
[5] 荣晓凤，吴康衡．"木贼贯众煎"治疗38例小儿肾病综合征临床观察．重庆医学，1999，28（5）：385.
[6] 张少禹，苗林艳，李颖．木贼治疗小儿鼻出血30例．实用中医药杂志，2000，16（1）：16.
[7] 石绍庆，赵华．自制木贼汤洗剂治疗扁平疣56例．中国乡村医药杂志，2002，9（11）：18.
[8] 陈树钊．木贼草膏外敷治疗尖锐湿疣78例．河北中医，2004，26（7）：542.
[9] 李昌德．五花五草汤治疗流行性结膜炎46例．中国中医急症，2006，15（7）：751.
[10] 王小玲，孙博．排毒洗剂治疗溃疡性睑缘炎30例．陕西中医，2008，29（6）：691.

射干 She gan

Belamcandae Rhizoma
[英]Blackberrglily Rhizome

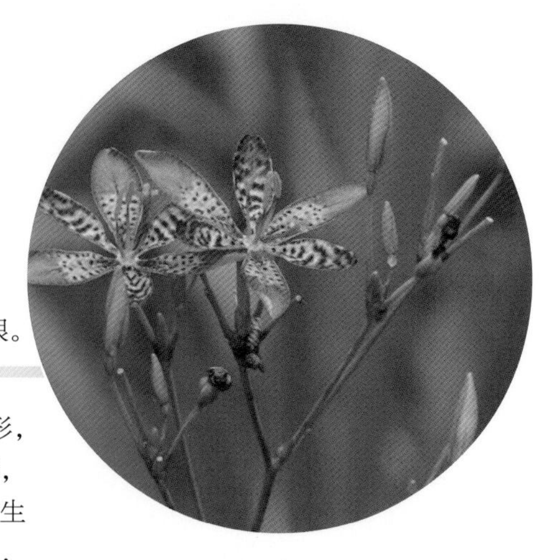

【别名】乌扇、乌蒲、鬼扇、较剪草、扁竹兰、金蝴蝶、金绞剪、扇把草、扇竹根。

【来源】为鸢尾科植物射干 *Belamcanda chinensis*（L.）DC. 的根茎。

【植物形态】多年生草本。根茎粗壮，横生，鲜黄色，呈不规则的结节状，着生多数细长的须根。茎直立，实心，下部生叶。叶互生，扁平，宽剑形，对折，互相嵌叠，排成 2 列，长 20~60cm，宽 2~4cm，先端渐尖，基部抱茎，全缘，绿色带白粉；叶脉数条，平行。聚伞花序伞房状顶生，2 叉状分枝，枝端着生数花，花梗及分枝基部均有膜质苞片；苞片披针形至狭卵形；花被片 6，2 轮，外轮花被裂片倒卵形或长椭圆形，内轮 3 片略小，倒卵形或长椭圆形，橘黄色，有暗红色斑点；雄蕊 3，贴生于外花被片基部。花药外向；雌蕊 1，子房下位，3 室，中轴胎座，柱头 3 浅裂。蒴果倒卵形或长椭圆形，具 3 纵棱，成熟时室背开裂。果瓣向外弯曲。种子多数，近圈形，黑紫色，有光泽。

【分布】广西主要分布于龙州、南宁、武鸣、宾阳、陆川、桂平、苍梧、贺州、昭平、蒙山、灌阳、全州、三江等地。

【采集加工】栽后 2~3 年收获，春、秋季挖掘根茎，洗净泥土，晒干，搓去须根，再晒至全干。

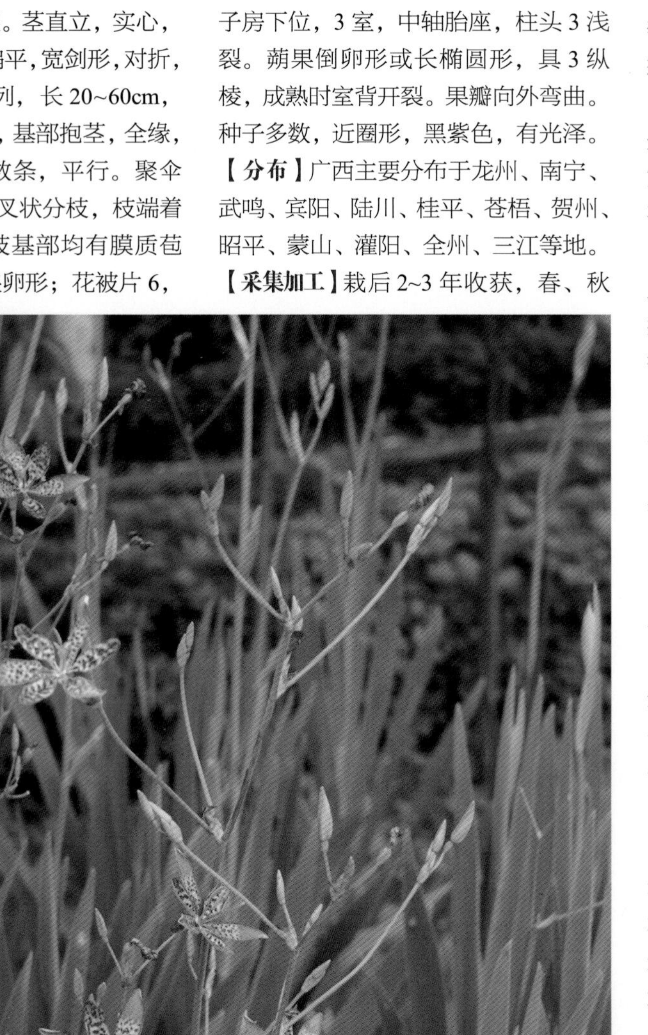
射干原植物

【药材性状】根茎呈不规则结节状，有分枝，长 3~10cm，直径 1~2cm。表面黄棕色、暗棕色或黑棕色，皱缩不平，有明显的环节及纵纹。上面有圆盘状凹陷的茎痕，有时残存有茎基；下面及两侧有残存的细根及根痕。质硬，折断面黄色，颗粒性。气微，味苦、微辛。

【品质评价】以粗壮、质硬、断面色黄者为佳。

【化学成分】本品根及根茎含鸢尾黄酮苷（tectoridin），射干宁定（belamcanidin），甲基尼泊尔鸢尾异黄酮（methylir-*iso*-lidone），鸢尾黄酮新苷元 A（iristectoriginin A），次野鸢尾黄素（irisflorentin），野鸢尾苷（iridin），5- 去甲洋鸢尾素（5-noririsflorentin），射干酮（sheganone），射干醛（belamcandal），28- 去乙酰基射干醛（28-deacetylbelamcandal），异德国鸢尾醛（*iso*-iridogermanal），16-*O*-乙酰基异德国鸢尾醛（16-*O*-acetyl-*iso*-iri-dogermanal），右旋 -（6*R*,10*S*,11*S*,14*S*,26*R*）-26- 羟基 -15- 亚甲基鸢尾 -16- 烯醛 [（+）-（6*R*,10*S*,11*S*,14*S*,26*R*）-26-hydroxy-15- methylene spiroirid-16-enal]，棕榈酸甲酯（methyl palmitate）和硬脂酸甲酯（methyl stearate）[1]，射干苷（belamcandin），甲基尼鸢尾立黄素（methylir-*iso*-lidone），明宁京（紫檀素，muningin），鸢尾甲黄素 A（iristectorigenin A），鸢尾甲黄素 B（iristectorigenin B），去甲基次野鸢尾黄素（noririsflorenitin）和 3′，5，7- 三羟基 -24′，8- 二甲氧基异黄酮 [2]，鸢尾黄酮（tectorigenin），鸢尾苷元（irigenin），次野鸢尾黄素（irisflorentin）[1]，二甲基鸢尾黄素（dimethyltectorigenin），德鸢

尾素（ir-*iso*-lone），染料木素（genistein）[2,3]，夹竹桃麻素（apocynin）[1,4]，*β*-谷甾醇[3,4]和豆甾醇[3]，尿嘧啶核苷（uridine），环阿尔廷醇（cycloartanol）[4]。

种子含射干酚（belamcandol）A和B[2]，射干醌（belamcandaquinone）A、B，1-（2-羟基-3,5-二甲氧基）-苯基-10-十五烯[1-（2-hydroxy-3,5-dimethoxy）-phenyl-10-pentadecene]，1-（3-羟基-5-甲氧基）-苯基-10-十五烯[1-（3-hydroxy-5-methoxy）-phenyl-10-pentadecene][1]。

花、叶均含杧果苷（mangiferin）[1]，胡萝卜苷（daucosterol）[5,6]，谷甾醇（*β*-sitosterol），次野鸢尾黄素（irisflorentin）[5]，异鼠李素（*iso*-rhamnetin），粗毛豚草素（hispidulin），白射干素（dichotomitin），鸢尾苷（iridin），鸢尾黄酮苷（tectoridin），维太菊苷（vittadinoside）[6]，异野鸢尾黄素-7-*O*-*β*-D-葡萄糖苷，鸢尾黄素，野鸢尾黄素，irilin D[7]。

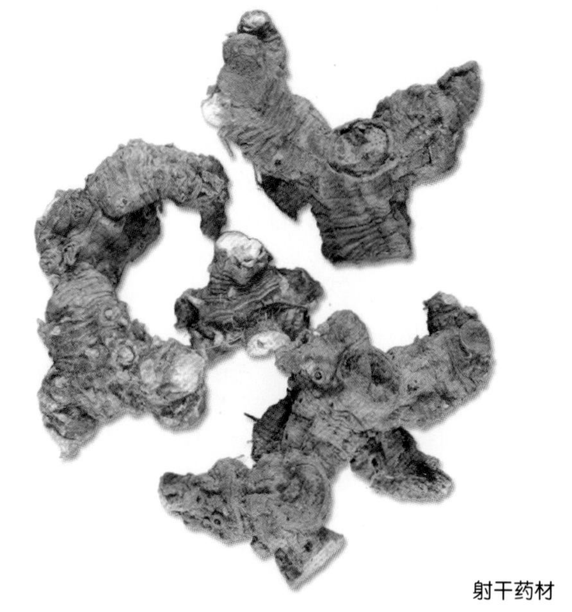
射干药材

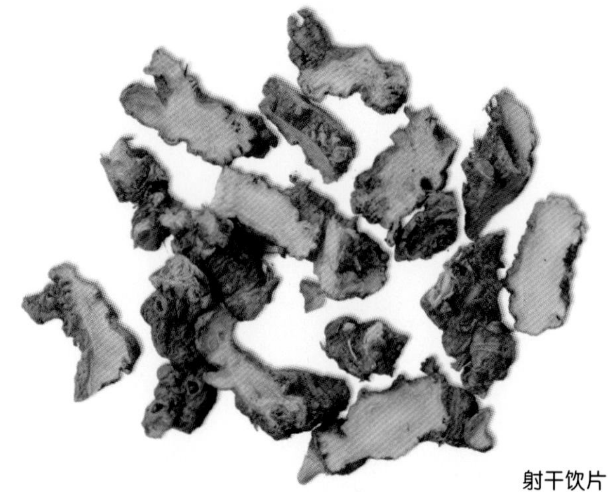
射干饮片

【药理作用】

1. 抗炎　射干70%乙醇提取液对炎症早期、晚期均有抑制作用[2]。射干能抑制巴豆油所致的炎性渗出和增生，对醋酸所致的腹腔毛细血管通透性增高和大鼠棉球肉芽组织增生均有抑制作用[8]。射干另一有效成分杧果苷腹腔注射或口服，对角叉莱胶诱发的后脚趾水肿、棉球植入以及肉芽囊肿均有抗炎作用[9]。

2. 抗病原微生物　5%射干水提物即可对部分浅部真菌产生抑制作用，平均最低抑菌浓度（MIC）为19.3%[10]。射干的乙醚部分提取物对五种常见皮肤癣菌有较好的抑菌效果[11]，射干乙醚部分提取物可以破坏Tr细胞壁[12]，鸢尾黄素对发癣菌属皮肤真菌具有抑制作用，MIC在3.12~6.25mg/ml之间[13]。10%乙醇提取物对京防86-1流感病毒也有抑制作用[8]。

3. 对消化系统及实验性血栓影响　射干具有弱的抗溃疡作用，而利胆作用持久。对刺激大肠性及小肠性腹泻动物模型均具有抗蓖麻油引起的小肠性腹泻作用，且作用持久[14]。射干的抗血栓作用较强，能延长血栓的形成时间[15]。

4. 雌性激素样作用　从射干中提取的鸢尾苷、鸢尾黄素可作为具器官选择性的雌性激素样药物，选择性地治疗和预防心血管疾病、骨质疏松和更年期综合征。射干提取物静脉注射能抑制被切除卵巢小鼠的促性腺激素释放激素的间断释放和抑制促黄体激素的分泌[14]。

5. 清除自由基　射干提取物具有抗氧化活性[16]。射干异黄酮成分野鸢尾苷元、鸢尾苷元、鸢尾苷、5,6,7,4′-四羟基-8-甲氧基异黄酮均具有清除自由基的作用，其中鸢尾苷元对O^{2-}、•OH和H_2O_2氧自由基清除作用的能力最强[17]。

6. 解热　射干乙醇提取物13g/kg灌胃，对皮下注射15%啤酒酵母所致的大鼠发热有一定的解热作用[8]。

7. 醛糖还原酶机制等作用　鸢尾黄素、野鸢尾黄素及其糖苷有很强的醛糖还原酶机制作用，鸢尾黄素能够预防和治疗糖尿病综合征[18]。射干醛具刺激喉黏膜作用，但射干醛不稳定，在干燥过程中分解而失去刺激喉黏膜作用。以射干中鸢尾黄素为主要成分制成的颗粒剂可抑制卵清蛋白诱导的大鼠被动皮肤过敏反应。射干酚A和B及烯二酮类成分能增进乙酰胆碱能的神经细胞的生存和生长，并能增进乙酰胆碱酶的活性。从射干中提取得到的睾酮5*α*-还原酶可用于治疗痤疮。由射干提取物制成的细胞激动剂可防止皮肤老化、改善皮肤状态及促进伤口愈合[2]。

8. 毒理　小鼠灌胃给射干乙醇提取物的半数致死量为66.78g/kg[8]。射干乙醇提取物按相当于人用量的277倍剂量50g/kg，给小鼠灌胃观察7天，动物均健存[19]。

【临床研究】

1. 急性上呼吸道感染　治疗组用射干抗病毒注射液治疗，每日8~10ml加入葡萄糖或生理盐水250ml中静滴，每日1次。对照组用利巴韦林治疗，每日0.5g加入葡萄糖或生理盐水250ml中静滴，每日1次。结果：治疗组48例，总有效率为95.8%；对照组48例，总有效率为81.3%，两组总有效率差别有统计学意义（$P<0.05$）[20]。

2. 支气管哮喘　对照组服用氨茶碱片（口服，每次0.1g，每日3次）和酮替酚（口服，每次2mg，每晚1次）治疗；治疗组除氨茶碱加酮替酚常规治疗外，另给予射干煎剂口服，每次30ml，每日3次。2组疗程均为4周。结果：治疗组与对照组相比，病程明显缩短，临床症状缓解较快，主要肺功能指标FEV和PEF明显改善，对ECP改善显著优于对照组[21]。

3. 急性黄疸型肝炎　治疗组用射干汁（干品50g加水300ml，煎20min后取汁）治疗，每日1剂，3次分服。对照组用茵陈蒿汤加减治疗，每日1剂，3次分服。7日为1个疗程，3个疗程后评定疗效。结果：治疗组66例，其中痊愈50例，占75.76%；好转8例，占12.12%；无效8例，占12.12%，总有效率为87.88%。对照组50例，其中痊愈30例，占60.00%；好转9例，占18.00%；无效11例，占22.00%，总有效率为78.00%。经统计学处理，2组总有效率有显著性差异（$P<0.01$）[22]。

【性味归经】味苦、辛，性寒。归肺、肝经。

【功效主治】清热解毒，祛痰利咽，消肿散结。主治咽喉肿痛，痰壅咳喘，瘰疬，痈肿疮毒。

【用法用量】内服：煎汤，5~10g；或入丸、散；或鲜品捣汁。外用适量，煎水洗；或研末吹喉；或捣烂敷。

【使用注意】孕妇慎用。

【经验方】

1. 痈肿焮赤　射干五钱，双花一两，水煎服。（《本草汇言》引《永类钤方》）
2. 乳痈初起　扁竹根，同萱草根为末，蜜调服。（《永类钤方》）
3. 关节炎，跌打损伤　射干90g，入白酒500g，浸泡1周，每次饮15g，每日2次。（《安徽中草药》）
4. 瘰疬结核，因热气结聚　射干、连翘、夏枯草各等份，为丸，每服二钱，饭后白汤下。（《本草汇言》引《朱氏方》）
5. 腮腺炎　射干鲜根10~15g，水煎，饭后服，日服2次。（《福建民间草药》）
6. 白喉　射干、山豆根各3g，双花15g，甘草6g。水煎服。（《青岛中草药手册》）
7. 咳而上气，喉中有水鸣声　射干十三枚（一法三两），麻黄、生姜各四两，细辛、紫菀、款冬花各三两，五味子半升，大枣七枚，半夏（大者，洗）八枚（一法半升），以水一斗二升，先煮麻黄两沸，去上沫，纳诸药，煮取三升，分温三服。（《金匮要略》射干麻黄汤）
8. 胃热停痰，有血积上吐者　射干、川贝母、怀生地、牡丹皮各等份，为末，每服一钱五分，食后白汤下。（《永类钤方》）
9. 小儿风痰吐沫，气喘咳嗽，肚腹膨胀，不思饮食，其证肺胀喘满，胸高气急，两胁摇动，陷下作坑，两鼻窍张，闷乱漱渴，声嗄不鸣，痰涎潮塞，俗云马肺风　射干一钱，大黄、槟榔、牵牛子各二钱，麻黄、甘草各八分。俱微炒，研末，每服五分，蜜汤调服。（《本草汇言》）

【参考文献】

[1] 国家中医药管理局《中华本草》编委会. 中华本草. 上海：上海科学技术出版社，1999：7307.
[2] 吉文亮，秦民坚. 中药射干的化学与药理研究进展. 国外医药·植物药分册，2000，15（2）：57.
[3] 吉文亮，秦民坚，王峥涛. 射干的化学成分研究（Ⅰ）. 中国药科大学学报，2001，32（3）：197.
[4] 伍实花，张国刚，左甜甜，等. 射干化学成分的分离与鉴定. 沈阳药科大学学报，2008，25（10）：796.
[5] 刘杰，陈海生，王建娇. 射干化学成分研究. 中药材，2005，28（1）：29.
[6] 秦民坚，吉文亮，王峥涛. 射干的化学成分研究（Ⅱ）. 中草药，2004，35（5）：487.
[7] 邱鹰昆，高玉白，徐碧霞，等. 射干的化学成分研究. 中国药学杂志，2006，41（15）：1133.
[8] 吴泽芳，熊朝敏. 射干与白射干、川射干的药理作用比较研究. 中药药理与临床，1990，6（6）：28.
[9] 国家医药管理局中草药情报中心站. 植物药有效成分手册. 北京：人民卫生出版社，1986：612.
[10] 王昊，杨凤琴. 10种中药对致病性浅部真菌的抑菌实验研究. 中医杂志，1997，38（7）：431.
[11] 刘春平，王凤荣，南国荣，等. 中药射干提取物对皮肤癣菌抑菌作用研究. 中华皮肤科杂志，1998，31（5）：310.
[12] 刘春平，南国荣，王凤荣，等. 射干乙醚部分抗红色毛癣菌的电镜观察. 中华皮肤科杂志，1999，32（5）：341.
[13] OH KB,Kang H.Detection of antifungal activity in Belamcanda chinensis by a single-cell bioassay method and isolation of its active compound tectorigenin.Biosci Biotechnol Biochem,2001,65（4）:939.
[14] 李宁，郑日新. 射干致泻与用量浅谈. 中国中药杂志，1991，16（4）：2491.
[15] 王红武，张明发，沈雅琴，等. 射干对消化系统及实验性血栓的影响. 中医药研究，1997，13（5）：431.
[16] 刘玉鹏，刘梅，刘俊英，等. 130种中草药的抗氧化活性研究. 烟台大学学报（自然科学与工程版），2000，13（1）：70.
[17] 秦民坚，吉文亮，刘峻，等. 射干中异黄酮成分清除自由基的作用. 中草药，2003，34（7）：640.
[18] Jung Sh,Lee YS,Lee S,et al.Shin Kh Isoflavonoids from the rhizomes of Belamcanda chinensis and their effects on aldose reductase and sorbitol accumulation in st reptozotocin induced diabetic rat tissues.Arh Ph arm Res,2002,25（3）:3061.
[19] 吴泽芳. 药物分析杂志，1985，5（3）：167.
[20] 朱宝珍. 射干抗病毒注射液治疗上呼吸道感染疗效观察. 中国社区医师，2006，（15）：43.
[21] 邝军. 射干对支气管哮喘治疗作用及对嗜酸性粒细胞脱颗粒的影响. 中国药事，2007，21（12）：1026.
[22] 陈凤莲. 射干治疗急性黄疸型肝炎的临床观察. 中国民族医药杂志，1997，12（S3）：65.

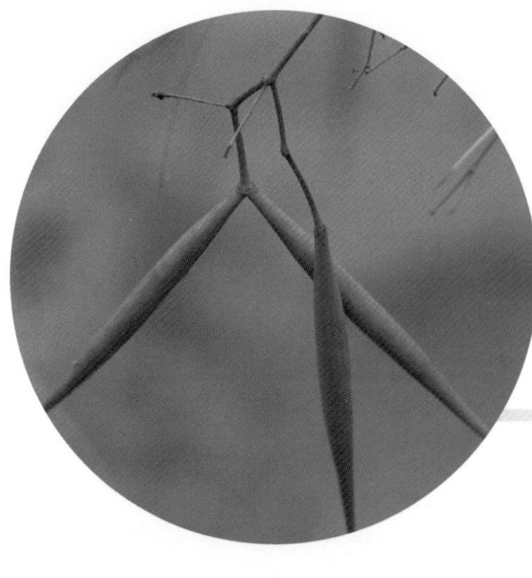

Xu chang qing

徐长卿

Cynanchi Paniculati Radix seu Herba

[英]Paniculate Swallowwort Root or Herb

【别名】寮刁竹、逍遥竹、瑶山竹、了刁竹、对节莲、竹叶细辛、一枝香、英雄草、鬼督邮。

【来源】为萝藦科植物徐长卿 *Cynanchum paniculatum*（Bunge）Kitagawa 的根或带根全草。

【植物形态】多年生直立草本。根细呈须状，具特殊香气。茎细而刚直，不分枝，无毛或被微毛。叶对生，无柄；叶片披针形至线形，长 4~13cm，宽 3~15mm，先端渐尖，基部渐窄，两面无毛或上面具疏柔毛，叶缘稍反卷，有睫毛，上面深绿色，下面淡绿色；主脉突起。圆锥聚伞花序，生近顶端叶腋，有花 10 余朵；花萼 5 深裂，卵状披针形；花冠黄绿色，5 深裂，广卵形，平展或向外反卷；副花冠 5，黄色，肉质，肾形，基部与雄蕊合生；雄蕊 5，相连成筒状，花药 2 室，花粉块每室 1 个，下垂，臂短，平伸；雌蕊 1，子房上位，由 2 枚离生心皮组成，花柱 2，柱头五角形，先端略为突起。蓇葖果呈角状，单生，表面淡褐色。种子多数，卵形而扁，暗褐色，先端有一簇白色细长毛。

【分布】广西主要分布于桂林、玉林、容县等地。

【采集加工】夏、秋季采收。根茎及根，洗净晒干；全草晒至半干，扎把阴干。

【药材性状】根茎不规则柱状，有盘节，长 0.5~3.5cm，直径 2~4mm；有的顶端附圆柱形残茎，长 1~2cm，断面中空。根簇生于根茎节处，圆柱形，细长而弯曲，长 10~16cm，直径 1~1.5mm；表面淡黄棕色至淡棕色，具微细纵皱纹，并有纤细须根；质脆，易折断，断面粉性，皮部类白色或黄白色，形成层环淡棕色，木部细小。气香，味微辛、凉。全草带有根部，茎单一或少有分枝，长 20~60cm，直径 1~2mm；表面淡黄绿色，基部略带淡紫色，具细纵纹，或被毛；质稍脆，折断面纤维性。叶对生，叶片扭曲，易破碎，完整者长披针形，表面淡黄绿色，具短柄或几无柄。

【品质评价】以身干、无杂草、香气浓者为佳。

【化学成分】本品含牡丹酚 (paeonol)、异丹皮酚（*iso*-paeonol）、多种苷元、黄酮类、氨基酸、挥发油、C_{21} 甾体及多糖类物质[1,2]。

挥发油中主要含牡丹酚（paeonol），其他还有对羟基苯乙酮（4-hydroxy acetophenone），苯酚（phenol），壬酸（nonanoic acid），4- 甲氧基 -2- 特丁基苯酚 [2-（1,1-dimethlethyl）-4-methoxy phenol],4-甲氧基苯乙酮[1-(4-methoxypheny) ethanone]，2- 羟基 -6- 甲氧基苯乙酮 [1-（2-hydroxy-6-methoxy）ethanone]，4- 羟基 -3- 甲氧基苯乙酮 [1-（4-hydroxy-

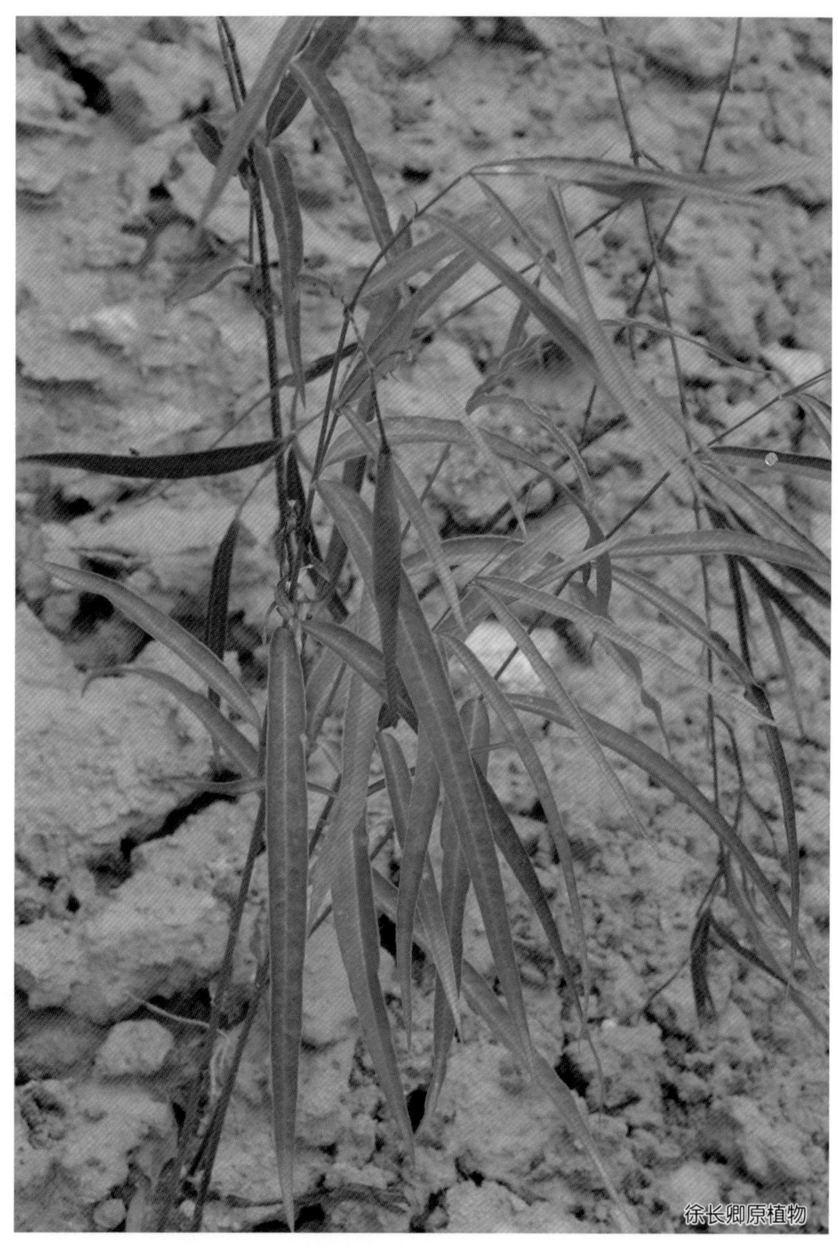

徐长卿原植物

3-methoxyphenyl) ethanone]，邻苯二甲酸二乙酯（diethyl phthalate），十六碳酸（palmitic acid）[3]，1,4- 二甲氧基 -2,3- 二甲苯（1,4-dimethoxy-2,3-dimethylbenzene），2,4- 二羟基 -3- 甲基苯乙酮（2,4-dihydroxy-3-methyl-acetophenone），邻苯二甲酸二丁酯（dibutyl phthalate）[4]。

C_{21} 甾体化合物有：3β,14- 二羟基 -14β-5- 孕烯 -20- 酮（3β,14-dihydroxy-14β-pregn-5-en-20-one），芫花叶白前苷元（glaucogenin glaucogenin）A、C、D，新徐长卿苷元（neocynapanogenin）F，芫花叶白前苷元 C 3-*O*-β-D- 黄甲苷（glaucogenin C 3-*O*-β-D-thevetoside），neocynapanogenin F 3-*O*-β-D-oleandro-panyanoside[1]。

多糖类物质有徐长卿多糖 CPB54[5]、CPB-4[6]、CPB64[7]。

【药理作用】

1. 镇痛　小鼠腹腔注射徐长卿 5g/kg、10g/kg，10min 出现镇痛作用，1h 后仍未消失[8]。牡丹酚也可使小鼠痛阈提高。除去牡丹酚的徐长卿药液也能延长疼痛反应时间，提高痛阈和镇痛率[9]。异牡丹酚亦具有镇痛效应，其作用强度与牡丹酚相仿。大剂量异牡丹酚的作用强于牡丹酚，小剂量的作用较牡丹酚持久。此外，异牡丹酚呈剂量 - 效应关系[10]。

2. 镇静　牡丹酚可使动物自发活动减少，并随剂量增加而作用增强，能抑制咖啡因所致兴奋，又能延长睡眠时间和巴比妥对动物的麻醉周期，并具有抗惊厥作用[11]。去牡丹酚徐长卿注射液 5g/kg 小鼠腹腔注射亦能减少自发活动，但不能延长巴比妥类催眠药的睡眠时间[8]。

3. 解热　用牡丹酚灌胃，对伤寒菌苗静注引起的小鼠发热有解热作用，给药 30min 达高峰，持续 3h[12]。对小鼠三联疫苗所致发热，也有作用[13]。

4. 降血压　合成牡丹酚溶于丙二醛中给麻醉犬 40mg/kg 静注，出现短暂降压作用，剂量加到 80~120mg/kg 时，降压达 41%~61%，维持 10~20min。牡丹酚给肾性高血压犬灌胃，降低幅度超过 2.7kPa，持续 9~14 天，伴心率减慢，但心电图正常。肾性高血压大鼠用牡丹酚花生油溶液 0.7g/kg 灌胃 20 天，血压下降 2~2.7kPa[14]。去牡丹酚的徐长卿制剂，可降低犬、兔和大鼠的血压，减慢心率，故认为徐长卿的降压成分除所含牡丹酚外，可能还有其他降压成分[15]。

5. 抗心肌缺血　兔腹腔注射徐长卿 3g/kg，连续 7 天，不能消除该兔静滴垂体后叶素引起的心肌急性缺血性心电图 T 波抬高的变化[8]。但其煎剂 10~15g/kg 小鼠腹腔注射，可使其心肌对铷的摄取增加，因而认为能增加冠脉血流量，改善心肌代谢，从而缓解心肌缺血[8,15]。徐长卿内关穴位注射可升高因缺血再灌注损伤所致动脉压和左心室内压下降，降低异常升高的室舒张末压和最大变化速率值，减轻心肌细胞内钙超载而改善心脏功能[16]。

6. 抗心律失常　牡丹酚于 100μg/ml 浓度体外即可抑制乳鼠心肌细胞搏动频率，并随浓度增大而增强。50~400μg/ml 能抑制乳鼠心肌细胞快相及慢相 $^{45}Ca^{2+}$ 摄取，400μg/ml 牡丹酚的作用强度与 10μmol/ml 的维拉帕米相似。50μg/ml、100μg/ml 牡丹酚对钙反常（Cap）心肌细胞 $^{45}Ca^{2+}$ 的摄取也有抑制，250μg/ml 则可使 Cap 细胞内过氧化脂质含量降至正常水平。此外，牡丹酚还能抑制心肌细胞动作电位幅度、时程及最大速度[17,18]。

7. 对实验性高脂血症及动脉粥样硬化病变影响　对喂饲胆固醇的高脂血症兔每天给徐长卿 3g/kg，在第 5 周和第 9 周的血清总胆固醇和 β - 脂蛋白均降低，嗜碱性粒细胞升高，同时可见动脉粥样斑块形成及小动脉脂质沉积较轻[8]。牡丹酚 100mg/kg 腹腔注射，每天 1 次，连续 6 周，可抑制家兔食饵性动脉粥样硬化斑块的形成，但对血脂影响不明显[19]。用结晶紫染色法及 ^{3}H- 胸腺嘧啶脱氧核苷掺入法研究表明，牡丹酚 10~160μg/ml 能抑制兔主动脉平滑肌细胞脱氧核糖核酸合成和细胞增殖以及拮抗超氧阴离子自由基对血管内膜的损伤[20]。

8. 抑制血小板聚集及抗血栓形成　牡丹酚 50μg/ml、100μg/ml 及 200μg/ml 能抑制凝血酶诱导的血小板聚集，并抑制此时大鼠血小板 5- 羟色胺（5-HT）的释放。牡丹酚还能抑制内毒素、胶原、二磷酸腺苷诱导的大鼠或人血小板聚集，牡丹酚能使兔血小板内环磷酸腺苷含量升高，可能是其抗血小板聚集的机制之一。此外，牡丹酚还可延长内毒素所致纤维蛋白凝固时间[19,21]。徐长卿抗血小板凝聚作用强于阿司匹林，亦有抗红细胞聚集的作用[22]。丹皮酚可降低全血黏度，使红细胞压积降低，同时降低红细胞聚集性和血小板黏附性，并使红细胞的变形能力增强[23]。

9. 抗炎和抗变态反应　牡丹酚具有抗炎作用。牡丹酚 100~200mg/kg 腹腔注射，可抑制二甲苯所致小鼠耳郭肿胀，0.5g/kg、1.0g/kg 灌服对内毒素所致小鼠腹腔毛细血管通透性增高也有抑制效果。牡丹酚 0.15g/kg 腹腔注射于大鼠，连续 5 天，对角叉菜胶、甲醛、蛋清、组胺、5-HT 及缓激肽等所致大鼠足趾肿胀均有抑制作用。牡丹酚抑制炎性组织中前列腺素 E_2 的生物合成，抑制角叉菜胶胸膜炎多形核白细胞的移行[24]。牡丹酚 0.15g/kg 给豚鼠腹腔注射，连续 5 天，能抑制豚鼠 forssman 皮肤血管炎反应、大鼠反向皮肤过敏反应、大鼠主动和被动 Arthus 型足趾肿胀。牡丹酚对绵羊红细胞、牛血清蛋白诱导的小鼠迟发型足趾肿胀，对二硝基氟苯引起的小鼠接触性皮炎均有抑制作用。牡丹酚并不影响特异性抗体的形成，但可选择性地抑制补体经典途径的溶血活性，还可调节细胞免疫功能[25]。徐长卿的多糖 CPB64 有一定的促脾细胞增殖作用[7]，多糖 CPB54 有较强的促脾细胞和淋巴细胞增殖的作用[5]，CPB4 对刀豆球蛋白 A 或脂多糖诱导的 T、B 淋巴细胞有一定抑制作用[6]。丹皮酚对Ⅱ型、Ⅲ型、Ⅳ型变态反应均有抑制作用[26]。用丹皮酚对小鼠进行灌胃给药，注射植物血凝素，可提高脾脏指数、胸腺指数和淋巴细胞转化率，并呈良好的量效关系[27]。丹皮酚 10~15mg/kg 能够提高外周血酸性 α- 醋酸萘酯酶阳性淋巴细胞百分率，增强机体细胞免疫功能，并且使外周血中性粒细胞对金黄色葡萄球菌的吞噬作用提高，增强机体非特异性免疫功能，并通过增加 T 淋巴细胞在血液循环中的比例，使 T 淋巴细胞发挥淋巴因子分泌功能[28]。丹皮酚能抑制单核细胞、多形核细胞的浸润，对小鼠变应性接触性皮炎有抑制作用。同时，丹皮酚在诱发阶段给药与在致敏和诱发两个阶段均给药时小鼠变应性接触性皮炎的作用相同，而在致敏阶段给药则无抑制作用，说明丹皮酚抑制变应性接触性皮炎的作用点在过敏反应的输出阶段，而对输入阶段并无影响[29]。丹皮酚能升高高脂血症大鼠血浆前列腺素I_2、一氧化氮含量和降低内皮素水平，进而舒张血管，抑制血小板积聚和黏附，抑制炎性细胞向内皮迁徙。最终起到保护高脂血症大鼠动脉内皮细胞功能[30]。

10. 抗菌　徐长卿对金黄色葡萄球菌呈中度敏感，对甲型链球菌也有抑制作用[31]。徐长卿全植物煎剂1：4对福氏痢疾杆菌、伤寒杆菌，1：2对铜绿假单胞菌、大肠杆菌、金黄色葡萄球菌均有抑制作用[32]。牡丹酚在体外，1：15000对大肠杆菌、枯草杆菌，1：2000对金黄色葡萄球菌有抑制作用[33]。

11. 对平滑肌作用　徐长卿注射液可使豚鼠离体回肠张力下降，并可对抗氯化钡引起的回肠强力收缩。但对乙酰胆碱、组胺、氯化钡引起豚鼠离体回肠的强烈收缩，均有对抗作用[32]。300mg/kg、600mg/kg异牡丹酚和牡丹酚对小鼠胃肠蠕动有抑制作用，以600mg/kg牡丹酚的抑制作用最强[10]。

12. 抗乙肝病毒　牡丹酚对苯并（a）芘在大鼠肝微粒体代谢有抑制作用[34]。徐长卿水提物作用于体外培养的2.2.15细胞株，作用12天后，对2.2.15细胞株的半数毒性浓度为62.65g/L，对乙型肝炎表面抗原（HBsAg）的半数抑制浓度小于0.78g/L，对乙肝e抗原（HBeAg）的半数抑制浓度为10.13g/L，对HBsAg治疗指数大于80.32，对HBeAg治疗指数为6.18。以上结果提示徐长卿水提物在体外细胞培养中对两抗原的分泌有较好的抑制作用[35]。

13. 抗肿瘤　徐长卿水提物80g/L、40g/L，在体外细胞培养中对肝癌Bel-7407细胞增殖有较好的抑制作用[36]。

14. 对蛇毒的解毒作用　以5g/kg、10g/kg、15g/kg徐长卿提取液灌胃对眼镜蛇毒引起的大鼠足趾肿胀及棉球肉芽肿均有抑制作用。眼镜蛇毒所致的大鼠足趾肿胀的抑制率用药后1h分别是25.1%、29.7%、36.6%，用药后3h分别是28.9%、37.3%、40.7%，徐长卿提取液灌胃连续7天，对腹股沟棉球肉芽肿的抑制率分别为28.9%、39.8%、29.6%，徐长卿提取液灌胃对眼镜蛇毒中毒小鼠具有减毒作用。这说明徐长卿对眼镜蛇毒引起的炎症及毒性有对抗作用[37]。此外，徐长卿提取液10g/kg腹腔注射对眼镜蛇毒心脏毒素（CTX）致小鼠心脏的毒性有减毒作用，它抑制CTX致小鼠胸导联ST段偏移，降低CTX致小鼠心脏停搏的发生率，延长房室传导阻滞发生的潜伏期。徐长卿提取液对神经毒素（NT）所致小鼠的急性毒性无明显影响，既不能降低死亡率，也不能明显延长小鼠存活时间，提示徐长卿提取液腹腔注射有对抗眼镜蛇毒CTX毒性的作用，而对眼镜蛇毒NT毒性则无明显影响[38]。

15. 对子宫作用　牡丹酚对实验动物子宫收缩有一定抑制作用[39]和具有抗早孕作用，其抗早孕率为88.76%[40]。

16. 抗氧化　丹皮酚等中药注射液均可抑制过氧化脂质的生成，清除鲁米诺发光体系中H_2O_2，具有抗氧化作用[41, 42]。

17. 体内代谢过程　牡丹酚经家兔灌胃，取尿液薄层色谱分离，用双波长薄层扫描法测定其代谢产物，证明其口服被吸收。用^{14}C标记牡丹酚，大鼠灌胃16.6mg/kg，20min后血中浓度达到最高水平，然后急速下降，给药3h后以肝脏分布最高，其余依次为肾、脾和肺。给药24h内尿和粪中排出率分别为89%和5%，从尿中检出牡丹酚及其代谢产物二羟基苯乙酮、2,5-二羟基-4-甲氧基苯乙酮3种物质分别占11.4%、21.0%及67.6%。证明牡丹酚口服迅速吸收、代谢和排泄[7]。

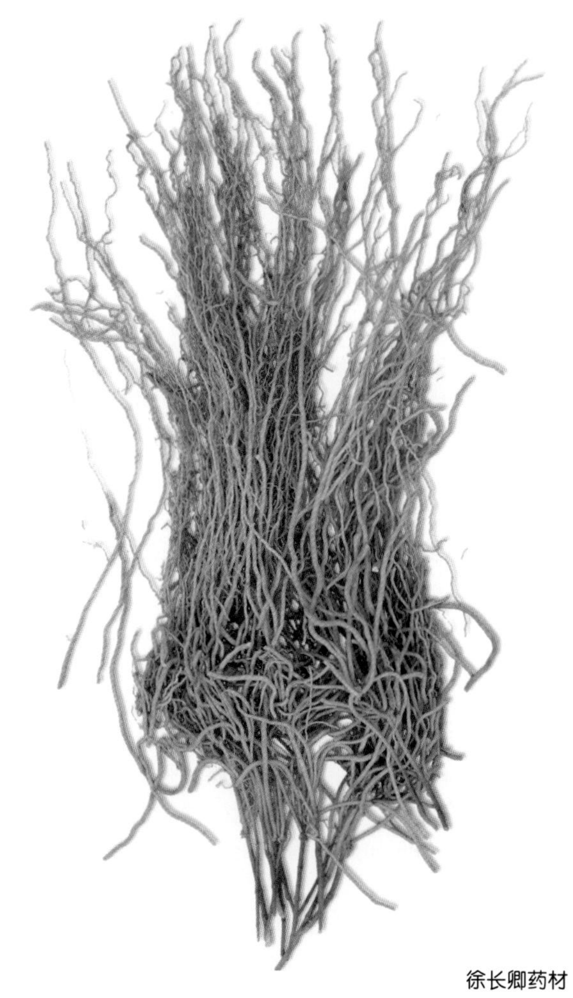

徐长卿药材

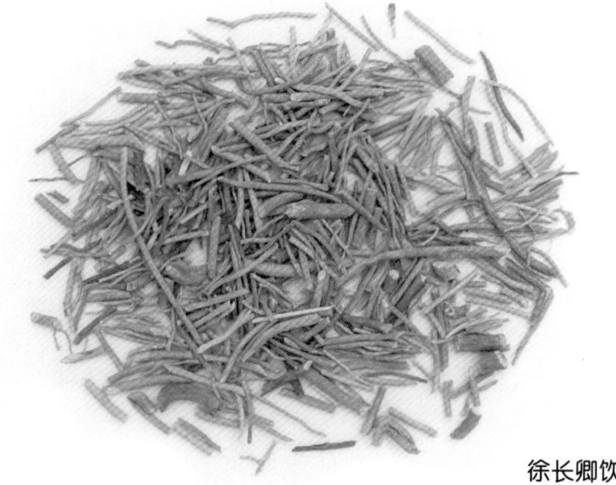

徐长卿饮片

18. 毒理　牡丹酚小鼠静注、腹腔注射、灌胃给药后观察48h，其半数致死量（LD_{50}）分别为196mg/kg、781mg/kg、3430mg/kg[13]。小鼠单次腹腔注射观察72h其LD_{50}为：牡丹酚磺酸钠6.9g/kg，牡丹酚油剂为735mg/kg。牡丹酚磺酸钠30g/kg、60g/kg、100g/kg、200g/kg（相当临床剂量的

15~100倍）静注，对麻醉犬的血压、呼吸频率、心率及心电图均无明显影响[13]。妊娠小鼠腹腔注射牡丹酚，对其心、肝、肾和生殖系统毒性较小[40]。大鼠腹腔注射牡丹酚磺酸钠250mg/kg、500mg/kg、750mg/kg，每天1次，连续30天，对血清丙氨酸转氨酶、硫酸锌浊度、肌酐、尿素氮均无影响，各脏器病理检查，除大剂量组个别大鼠胃黏膜有水肿（未见溃疡）外，余无异常改变[39]。剂量为200mg/kg、400mg/kg时对胎存、胎仔数和骨骼发育无明显影响。牡丹酚磺酸钠60mg/kg、200mg/kg家兔静注，连续30天，解剖发现除大剂量组胃黏膜增生、假膜水肿外，各脏器未见异常病理改变。牡丹酚0.7g/kg口服可使眼分泌物稍增加，眼黏膜充血[26]。

【临床研究】

1. 病毒性心肌炎　心康合剂（以徐长卿、板蓝根、炙甘草、黄芪为基本方），每日1剂，30日为1个疗程。若急性期病人在1个月以内入院者，静滴10%葡萄糖500ml加维生素C 2g，每日1次，2周为1个疗程。心律失常严重，或心衰重者，临时给予相应的抗心律失常药、强心药。结果：治愈23例、显效17例，有效15例，总有效率83.1%[43]。

2. 高脂血症　寮刁竹合剂（徐长卿、五爪龙、独脚仙茅、何首乌各15g，鹰不泊9g。制成片剂，每片0.16g）。每日3次，每次10片，30日为1个疗程，必要时可连服2个疗程。结果：治疗80例，效果满意。血清总胆固醇平均值由治疗前7.78mmol/L降为6.5mmol/L，有非常显著差异（$P<0.01$）[44]。

3. 神经衰弱　徐长卿研粉，每次10~15g，每日2次；亦可制蜜丸，每丸合生药5g，每次2丸、每日2次；或制成胶囊（以散剂入胶囊），每粒0.5g，每次20粒，每日2次。结果：治疗300例，总有效率为94.7%[45]。

4. 疟疾　徐长卿适量[成人用量5~7株（相当于干品9~12g，或鲜品30~36g），13~17岁用量5~6株，7~12岁用量4~5株，2~6岁用量2~3株，1岁以内用量1~2株]，水煎浓缩至150~200ml，在疟疾症状发作前2~4h之间服药。结果：治疗122例，其中108例临床症状消失，连续1个月未见复发，占88.5%；疟原虫虽不转阴，但能在3周内控制症状不再发作者6例，占4.9%；服药后症状依然发作，血检疟原虫仍为阳性者8例，占6.6%[46]。

5. 关节炎　徐长卿、川芎、牡蛎各30g，加水3000ml，煎汁过滤，滤液浸于衬垫，敷于患处并固定后，用KWD-707脉冲电疗仪疏密波（频率为50次/s，电流量以人能忍耐为度）对上述中药进行电离子导入，将正极置于病变位置，负极置于病变部位的对称处或一旁，每次10~40min。结果：治疗1000例，其中痊愈328例，显效458例，减轻170例，无效44例[47]。

6. 银屑病　徐长卿注射液，肌注，每次4ml（40mg/ml），每日2次。皮损轻者20日为1个疗程，重者40日为1个疗程，一般不超过2个疗程。结果：治疗150例，其中治愈73例，显效27例，好转28例，无效22例，总有效率为85.7%。经随访，7~12年未复发者有18人，4~6年未复发者有24人，2~3年未复发者12人[48]。

【性味归经】味辛，性温。归肝、胃经。

【功效主治】祛风止痛，活血通络，止痒。主治风湿痹痛，腰痛，牙痛，脘腹疼痛，湿疹，荨麻疹，顽癣。

【用法用量】内服：煎汤，3~10g，不宜久煎；研末，1~3g，入丸剂或浸酒。

【使用注意】体弱者慎服。

【经验方】

1. 带状疱疹，接触性皮炎，顽固性荨麻疹，牛皮癣　徐长卿6~12g，水煎服，并煎汤洗患处。（《湖北中草药志》）

2. 皮肤瘙痒　徐长卿适量。煎水洗。（《吉林中草药》）

3. 跌打肿痛，接骨　鲜徐长卿适量，捣烂敷患处。（《中草药土方土法战备专辑》）

4. 腰痛，胃寒气痛，肝硬化腹水　徐长卿6~12g。水煎服。（《中草药土方土法战备专辑》）

5. 风湿痛　徐长卿根24~30g，猪赤肉120g，老酒60g。酌加水煎成半碗，饭前服，日2次。（《福建民间草药》）

6. 牙痛　徐长卿根（干）15g。洗净，加水1500ml，煎至500ml；也可将其根制成粉剂。痛时服水剂90ml，服时先用药液漱口1~2min再咽下；如服粉剂，每次1.5~3g，均每天2次。（《全国中草药新医疗法展览会资料选编·口腔疾病》）

7. 恶心痛，闷绝欲死　鬼督邮一两（末），安息香一两（酒浸，细研，去滓，慢火煎成膏）。上药，以安息香煎和丸如梧桐子大。不计时候，以醋汤下十丸。（《太平圣惠方》）

8. 精神分裂症（啼哭、悲伤、恍惚）　徐长卿15g。泡水当茶饮。（《吉林中草药》）

9. 腹胀　徐长卿9g。酌加水煎成半碗，温服。（《吉林中草药》）

【参考文献】

[1] 窦静，毕志明，张永清，等. 徐长卿中的C_{21}甾体化合物. 中国天然药物，2006，4（3）：192.
[2] 国家中医药管理局《中华本草》编委会. 中华本草. 上海：上海科学技术出版社，1999：5665.
[3] 罗永明，毛丽军，徐春良，等. 中药徐长卿挥发油成分分析. 中药材，1998，21（7）：356.
[4] 张永清，李萍，王建成，等. 鲜品与干品徐长卿挥发油成分分析. 中国中药杂志，2006，31（14）：1205.
[5] 王顺春，方积年. 徐长卿多糖CPB54的结构及其活性的研究. 药学学报，2000，35（9）：675.
[6] 王顺春，鲍幸峰，方积年. 徐长卿中多糖CPB-4的化学结构研究. 中国中药杂志，2002，27（2）：128.
[7] 王顺春，金丽伟，方积年. 徐长卿中阿拉伯半乳聚糖CPB64的化学结构. 药学学报，1999，34（10）：755.
[8] 河北新医大学. 新医药研究，1975，（1）：36.
[9] 全国中草药汇编编写组. 全国中草药汇编（上册）. 北京：人民卫生出版社，1975：699.

[10] 孙奋治，蔡鸣，楼凤昌 . 徐长卿中 3- 羟基 -4- 甲氧苯乙酮的镇痛、抑制胃肠蠕动作用 . 中国中药杂志，1993，18（6）：362.

[11] 李群爱 . 中草药，1988，19（6）：36.

[12] 原田政敏 . 药学杂志（日），1969，89：1205.

[13] 王爱宝 . 丹皮酚磺酸钠的镇痛、解热、消炎和毒性研究 . 中草药，1983，14（10）：458.

[14] 中国医学科学院药物研究所药理室降压药组 . 降压中药的研究（二）丹皮及丹皮酚 . 药学学报，1960，（8）：250.

[15] 河北新医大学药物治疗学教研组 . 新药学杂志，1973，（10）：390.

[16] 孙平龙，朱晓梅，卫洪昌，等 . 徐长卿内关穴位注射对大鼠心肌缺血再灌注损伤的影响 . 药学实践杂志，2000，18（4）：212.

[17] 唐景荣 . 丹皮酚对钙反常培养心肌细胞的保护作用 . 中国中药杂志，1991，（9）：557.

[18] 唐景荣，石琳 . 丹皮酚对体外培养乳鼠心肌细胞 ^{45}Ca 摄取的影响 . 中国药理学与毒理学杂志，1991，5（2）：108.

[19] 石琳 . 丹皮酚对兔实验性动脉粥样硬化及血小板聚集的抑制作用 . 中国药理学报，1988，9（6）：555.

[20] 范盘生，石琳 . 丹皮酚抑制培养主动脉平滑肌细胞的增殖及抗自由基作用 . 中药药理与临床，1991，7（3）：13.

[21] 郑俐俐 . 国外医学・中医中药分册，1984，（3）：53.

[22] 吉中强，高晓芹，宋鲁卿，等 . 调脂中药抗血小板聚集和对红细胞流变影响的实验研究 . 中医药研究，1999，15（5）：47.

[23] 李薇，王远亮，蔡绍 . 丹皮酚和阿司匹林对大鼠血液流变性影响的比较 . 中草药，2000，31（1）：29.

[24] 巫冠中，杭秉蒨，杭静霞，等 . 丹皮酚的抗炎作用及其机制 . 中国药科大学学报，1989，20（3）：147.

[25] 巫冠中，杭秉茜，杭静霞，等 . 丹皮酚的抗变态反应作用 . 中国药科大学学报，1990，21（2）：103.

[26] 马清钧，王淑玲 . 临床实用中药学 . 南昌：江西科学技术出版社，2002：284.

[27] 应康，王玉珍 . 丹皮酚对小鼠淋巴细胞转化的影响 . 包头医学院学报，2001，17（2）：92.

[28] 李逢春，周晓玲，磨红玲，等 . 丹皮酚注射液增强免疫功能的实验研究 . 中国中西医结合杂志，1994，14（1）：37.

[29] 杨春梅，刘晓明，涂彩霞 . 丹皮酚治疗湿疹的研究 . 中国皮肤性病学杂志，1997，11（1）：25.

[30] 戴敏，刘青云，訾晓梅 . 丹皮酚对高脂血症大鼠动脉内皮细胞的保护作用 . 中国中医基础医学杂志，2001，7（2）：38.

[31] 浙南本草新编编写组 . 浙南本草新编，1975：269.

[32] 王浴生，邓文龙，薛春生 . 中药药理与应用 . 北京：人民卫生出版社，1983：904.

[33] 太田达男 . 医学中央杂志（日），1963，184：125.

[34] 侯福生 . 中草药，1985，16（3）：121.

[35] 谢斌，刘妮，赵日方，等 . 徐长卿水提物抗乙型肝炎病毒的体外实验研究 . 中国热带医学，2005，5（2）：196.

[36] 张桂芳，吴丽敏，李彦博，等 . 徐长卿水提物抗肝癌作用初探 . 中华中医药学刊，2007，25（8）：1723.

[37] 林丽珊，刘广芬，王晴川，等 . 徐长卿提取液对眼镜蛇蛇毒引起的炎症及毒性的影响 . 福建医科大学学报，2003，37（2）：188.

[38] 林丽珊，许云禄，刘广芬，等 . 徐长卿对舟山眼镜蛇毒心脏毒素和神经毒素毒性的影响 . 福建医科大学学报，2003，37（3）：301.

[39] 原田政敏 . 药学杂志（日），1972，92：750.

[40] 吴波，赵铁栋，关世海 . 牡丹酚对小鼠抗早孕作用的研究 . 辽宁中医杂志，1980，（4）：43.

[41] 谢云峰，龙盛京 .5 种中药注射液对脂质过氧化及活性氧自由基作用的影响 . 海峡药学，1999，11（3）：29.

[41] 李群爱 . 牡丹皮的药理研究 . 中草药，1988，19（8）：276.

[42] 丁淑英，席殿文，胡巧玲，等 . 心康合剂治疗病毒性心肌炎 65 例 . 内蒙古中医药，1992，11（4）：1.

[44] 人民解放军 197 医院 . 寮刁竹合剂（平酯宁）降胆固醇效果观察 . 新医学，1973，（1）：14.

[45] 毕谦，杨振文，徐绍盛，等 . 徐长卿治疗神经衰弱 300 例疗效观察 . 中医杂志，1985，26（10）：38.

[46] 河南省固始县力集公社卫生院中草药科研组 . 徐长卿治疗疟疾 . 新医药学杂志，1975，（6）：36.

[47] 邵德章 . 中药电离子导入治疗关节炎 1000 例 . 中原医刊，1985，（4）：26.

[48] 周立新 . 徐长卿注射液治疗银屑病 150 例疗效观察 . 江苏中医杂志，1985，6（5）：7.

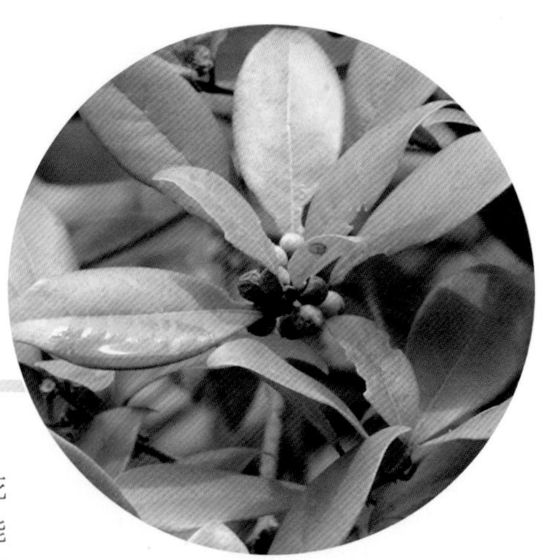

Chai pi zhang 豺皮樟

Litseae Oblongifoliae Radix
[英]Oblongleaf Litse Root

【别名】过山香、山桂、山肉桂、豺皮黄肉楠、大灰木、白柴、香叶子。

【来源】为樟科植物豺皮樟 *Litsea rotundifolia* BL. var. oblongifolia Nees 的根。

【植物形态】多年生常绿灌木或小乔木。树皮灰褐色。叶互生；叶柄密被褐色长柔毛；叶片革质，倒卵状长圆形，先端钝或短渐尖。上面有光泽，下面带苍白色羽状脉，侧脉每边 6~8 条，中脉在下面明显凸起。花单性，雌雄异株；伞形花序腋生或节间生，总花梗及花梗不明显；花被片 6，有稀疏柔毛；能育雄蕊 9，花药 4 室，均内向瓣裂。果实球形，近无柄，初时红色，熟时黑色。

【分布】广西主要分布于天峨、北海、玉林、南宁、武鸣等地。

【采集加工】全年均可采，鲜用或阴干。

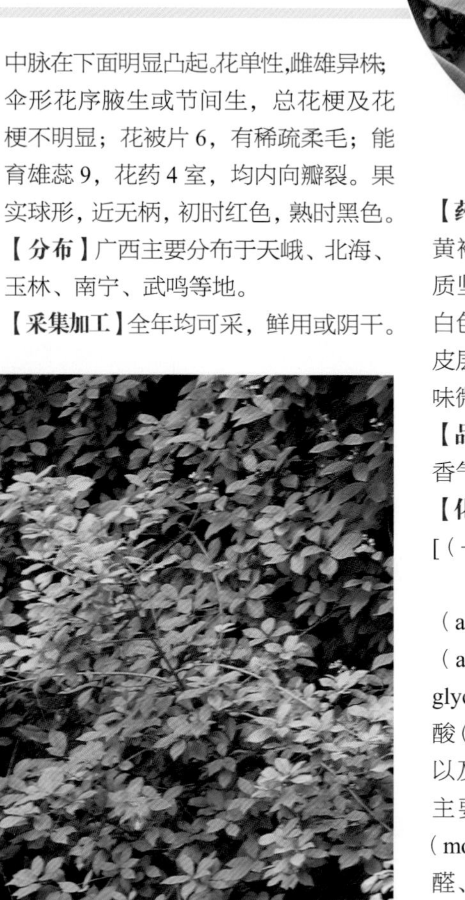

豺皮樟原植物

【药材性状】根圆柱形，表面黄棕色至黄褐色，有细密的纵皱纹及支根痕。质坚硬，不易折断，断面不平整，黄白色，有放射状纹理，指甲划之有油痕。皮层薄，有时脱落，露出处黄色。气香，味微辛，有清凉感。

【品质评价】以根粗壮、油性足、断后香气浓者为佳。

【化学成分】树皮中含异喹啉类生物碱[（+）reticuline]和[（+）norboidine][1]。

种子含脂肪油；根含生物碱（alkaloid），酚类（phenols），氨基酸（amino acids）；叶含黄酮苷（flavonoid glycoside），酚类（phenols），氨基酸（amino acids），糖类（saccharide）[2] 以及多种挥发油成分[3]等。挥发油中主要含有脂肪酸（fatty acid），单萜（monoterpene），倍半萜（sesquiterpene），醛、醇、酸、酮等几类化合物，其中含量较高的组分为愈创木醇（guaiol），（*E*）-5-烯-十二醛[（*E*）-5-en-lauric aldehyde]，乙酸龙脑酯（bornyl acetate），月桂酸（lauric acid），10-十一炔-1-醇（10-undecyne-1-ol），反式氧化芳樟醇（*trans*-linalool oxide）[3]。

【性味归经】味辛，性温。归肝、胃、脾、肾经。

【功效主治】行气活血止痛，祛风湿。主治胃痛，腹痛，腹泻，痢疾，风湿痹痛，痛经，跌打损伤。

【用法用量】内服：煎汤，15~30g；或浸酒服。

【使用注意】孕妇慎服。

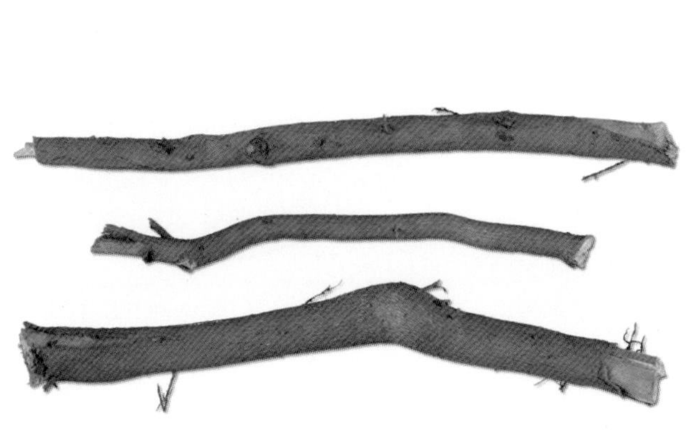

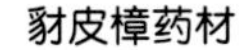

豺皮樟药材

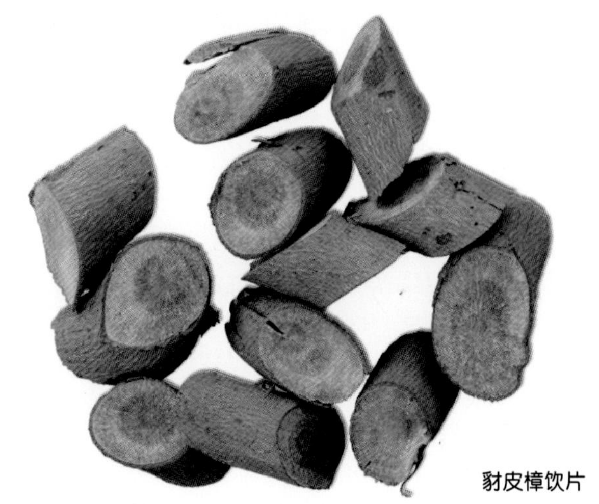

豺皮樟饮片

【经验方】

1. 胃冷作痛　豺皮樟根15g，水酒各半炖服。（《泉州本草》）

2. 血痢　豺皮樟根15g，水煎服。（《泉州本草》）

3. 关节风痛　豺皮樟根30g，合鸭炖服，清水煎服亦效。又治肩胛关节风，豺皮樟根60g，酒120g，合煎服。（《泉州本草》）

4. 跌打损伤　豺皮樟鲜根30g，算盘子根15g。水煎服。（《福建药物志》）

【参考文献】

[1] 杜双全，苏明武. 药用植物豺皮樟的化学成分研究. 湖北中医杂志，2008，30（11）：59.

[2] 国家中医药管理局《中华本草》编委会. 中华本草. 上海：上海科学技术出版社，1999：1675.

[3] 严小红，张凤仙，魏孝义，等. 豺皮樟根部挥发油成分的GC-MS分析. 中药材，2000，23（6）：331.

Liu lan xiang

留兰香

Menthae Spicatae Herba
[英]Spearmint Herb

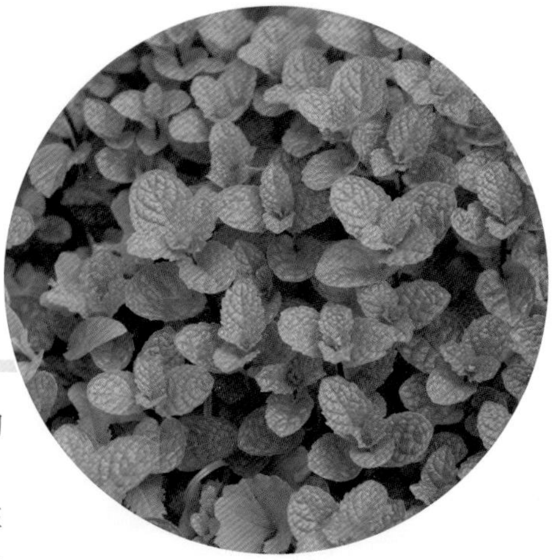

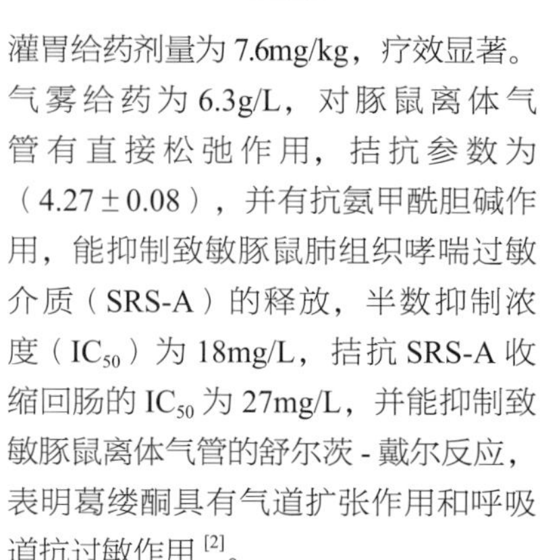

【别名】南薄荷、升阳菜、香花菜、绿薄荷、鱼香菜、狗肉香、假薄荷。

【来源】为唇形科植物留兰香 *Mentha spicata* L. 的全草。

【植物形态】多年生芳香性草本。多分枝，无毛。叶对生；叶披针形、披针状卵形或长圆状披针形，长 3~7cm，宽 1~2cm，先端锐尖，基部圆钝至楔形，边缘具稀疏不规则的锯齿，齿尖突出向前，鲜绿色，两面具腺鳞，无毛或下面略具短毛。轮伞花序密集成顶生的穗状花序；小苞片线形，长超过花序；花萼钟形，具肋脉 13，略呈二唇形，上唇 3 齿，中齿略短，下唇 2 齿，萼齿边缘略具纤毛；花冠淡紫色、两唇形，上唇较宽。先端微凹，下唇 3 裂较狭，上唇外略具短毛，花冠筒内、外光滑；雄蕊 4，近于相等，花药 2 室，紫色，后变褐色。小坚果卵形，黑色，具细小窝孔。

【分布】广西主要分布于灵山、隆林等地。

【采集加工】全年均可采收，洗净，切段，晒干。

【药材性状】全草长 20~30cm。茎方柱形，直径 3~6mm，基部常见须根，上部有分枝。茎表面呈紫红色或紫褐色，质脆易折断，断面中空。叶对生，多皱缩，绿色，展平后呈卵状长圆形，长 3~7cm，宽 1~2cm，先端尖，基部圆钝至楔形，边缘具稀疏不规则的锯齿。气清香，味甘淡，有清凉感。

【品质评价】以叶多、色绿、完整者为佳。

【化学成分】本品挥发油中含左旋 -α- 蒎烯（*L*-α-pinene），左旋 -α- 水芹烯（*L*-α-phellandrene），左旋 - 柠檬烯（L-limonene）和右旋 -3-*O*- 辛醇（*D*-3-*O*-octanol），葛缕酮（carvone），胡薄荷酮（pulegone）[1]。

【药理作用】

1. 对呼吸系统作用　留兰香挥发油成分葛缕酮对豚鼠药物性哮喘具有保护作用，灌胃给药剂量为 7.6mg/kg，疗效显著。气雾给药为 6.3g/L，对豚鼠离体气管有直接松弛作用，拮抗参数为（4.27 ± 0.08），并有抗氨甲酰胆碱作用，能抑制致敏豚鼠肺组织哮喘过敏介质（SRS-A）的释放，半数抑制浓度（IC_{50}）为 18mg/L，拮抗 SRS-A 收缩回肠的 IC_{50} 为 27mg/L，并能抑制致敏豚鼠离体气管的舒尔茨 - 戴尔反应，表明葛缕酮具有气道扩张作用和呼吸道抗过敏作用[2]。

2. 抗炎　留兰香溶液 100mg/kg 腹腔注射对大鼠蛋清性足趾肿胀有抑制作用，留兰香溶液 10mg/10g 腹腔注射对二甲苯致小鼠耳郭肿胀有抑制作用，10% 留兰香溶液外敷法对大鼠蛋清性足趾

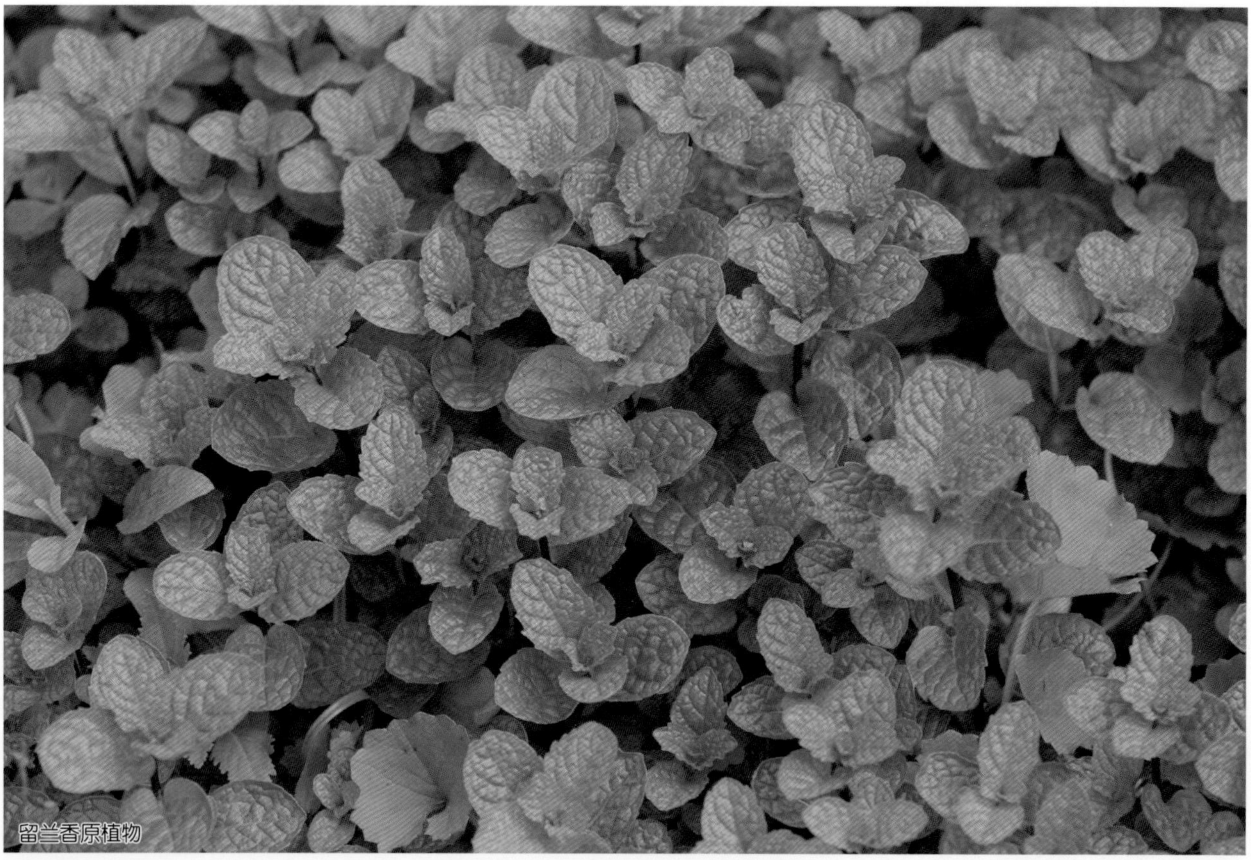

留兰香原植物

肿胀有抑制作用[3]。

【临床研究】

急性化脓性阑尾炎　留兰香、大蒜、生盐各等份，捣烂外敷右下腹阑尾区，当病人感到皮肤有较明显的烧灼感时即取下，每日2次。配合抗生素治疗。结果：治疗2例，均痊愈[4]。

【性味归经】味辛，性平。归肺、肝经。

【功效主治】解表，和中，理气。主治感冒咳嗽，头痛咽痛，目赤，腹痛吐泻，跌打肿痛，疮疖，皮肤皲裂。

【用法用量】内服：煎汤，3~9g；鲜品15~30g。外用适量，捣敷；或绞汁点眼。

【使用注意】体虚多汗者慎服。

【经验方】

1.皲裂　鲜留兰香全草，捣烂敷患处。(《浙江药用植物志》)

2.风寒咳嗽　鲜留兰香全草15~30g。水煎服。(《浙江药用植物志》)

3.胃痛　留兰香全草、茴香根、橘皮、佛手柑、生姜各适量。水煎服。(《浙江药用植物志》)

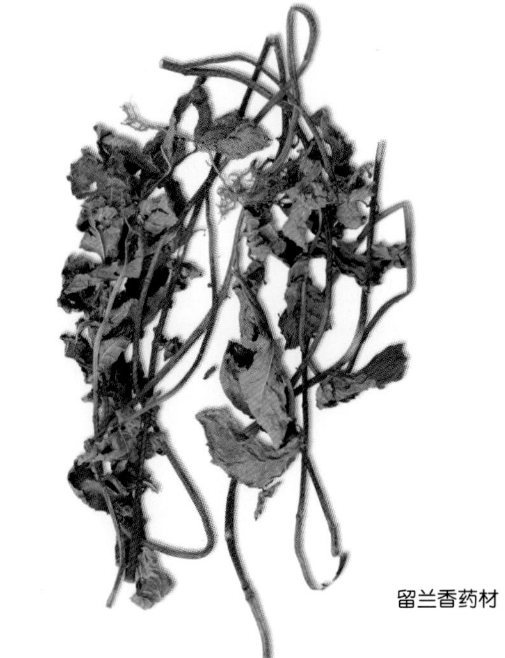

留兰香药材

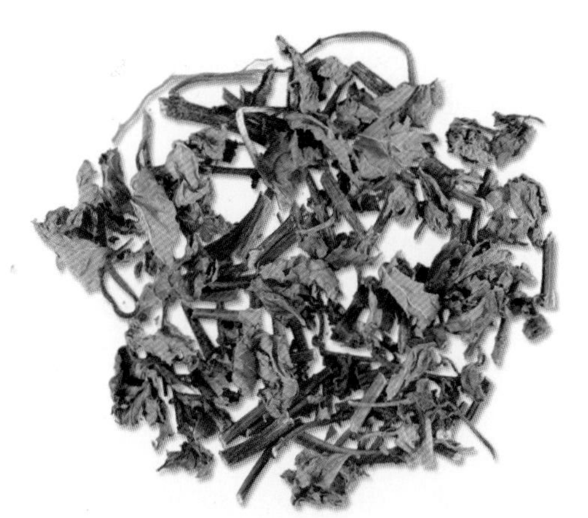

留兰香饮片

【参考文献】

[1] 国家中医药管理局《中华本草》编委会.中华本草.上海：上海科学技术出版社，1999：87.

[2] 唐法娣，谢强敏，王砚，等.葛缕酮的气道扩张作用和呼吸道抗过敏作用.中国药理学通报，1999，15（3）：235.

[3] 吕世明，谭艾娟.留兰香的抗炎作用研究.中兽医医药杂志，2001，5：102.

[4] 李昌胤.留兰香、大蒜、生盐外敷治疗急性化脓性阑尾炎.卫生简讯，1976，（2）：56.

Ling xiao hua

凌霄花

Campsis Flos

[英] Chinese Trumpetcreepet Flower

【别名】紫葳花、爱花、凌甘花、堕胎花、藤萝花、吊墙花、杜灵霄花。

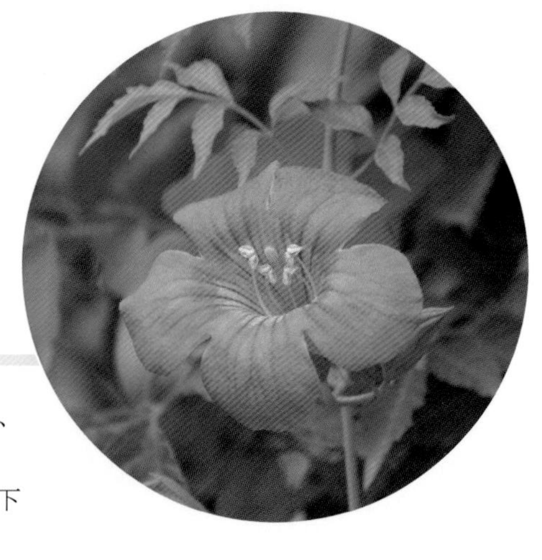

【来 源】为紫葳科植物凌霄 *Campsis grattdiflora*（Thunb）K. Schum. 的花。

【植物形态】多年生落叶木质藤本，借气根攀附于其他物上。茎黄褐色具棱状网裂。叶对生，奇数羽状复叶；小叶 7~9 枚，卵形至卵状披针形，长 4~6cm，宽 1.5~3cm，先端尾状渐尖，基部阔楔形，两侧不等大，边缘有粗锯齿。 两面无毛，小叶柄着生处有淡黄褐色束毛。花序顶生，圆锥状，花大；花萼钟状，不等 5 裂，裂至筒之中部，裂片披针形；花冠漏斗状钟形，裂片 5，圆形，橘红色，开展；雄蕊 4，2 长 2 短；子房上位，2 室，基部有花盘。蒴果长如豆荚，具子房柄；2 裂及瓣裂。种子多数，扁平，有透明的翅。

【分布】广西主要分布于全州、资源、临桂、桂林等地。

【采集加工】7~9 月采收，择晴天摘下刚开放的花朵，晒干。

【药材性状】花多皱缩卷曲。完整者长 3~5.5cm；花萼钟状，长约 2cm，棕褐色或棕色，质薄，先端不等 5 深裂，裂片三角状披针形，萼筒表面有 10 条纵脉，其中 5 条明显；花冠黄棕色或棕色，完整者展平后可见先端 5 裂，裂片半圆形，下部联合成漏斗状，表面可见细脉纹，内表面较明显； 冠生雄蕊 4，2 强，花药呈“个”字形，黑棕色；花柱 1 枚，柱头圆三角形。气微香，味微苦、酸。

【品质评价】以完整、朵大、色黄棕、无花梗者为佳。

【化学成分】花中含芹菜素 (apigenin)，β- 谷甾醇（β-sitosterol），齐墩果酸（oleanolic acid）[1]，花青素 -3- 芸香糖苷（anthocyanidin-3-rutinoside）[2]。挥发性成分主要有糠醛（furfural），5- 甲基糠醛（5-methfurfural），糠醇（furfuryl alchol）和2- 乙酰糠醛(2-acetylfurfural)[3]。叶中含环烯醚萜成分、黄酮苷成分以及含苦味的苯丙醇苷成分[1]。

其环烯醚萜（iridoid）成分包括紫葳苷（campenoside），5- 羟基紫葳

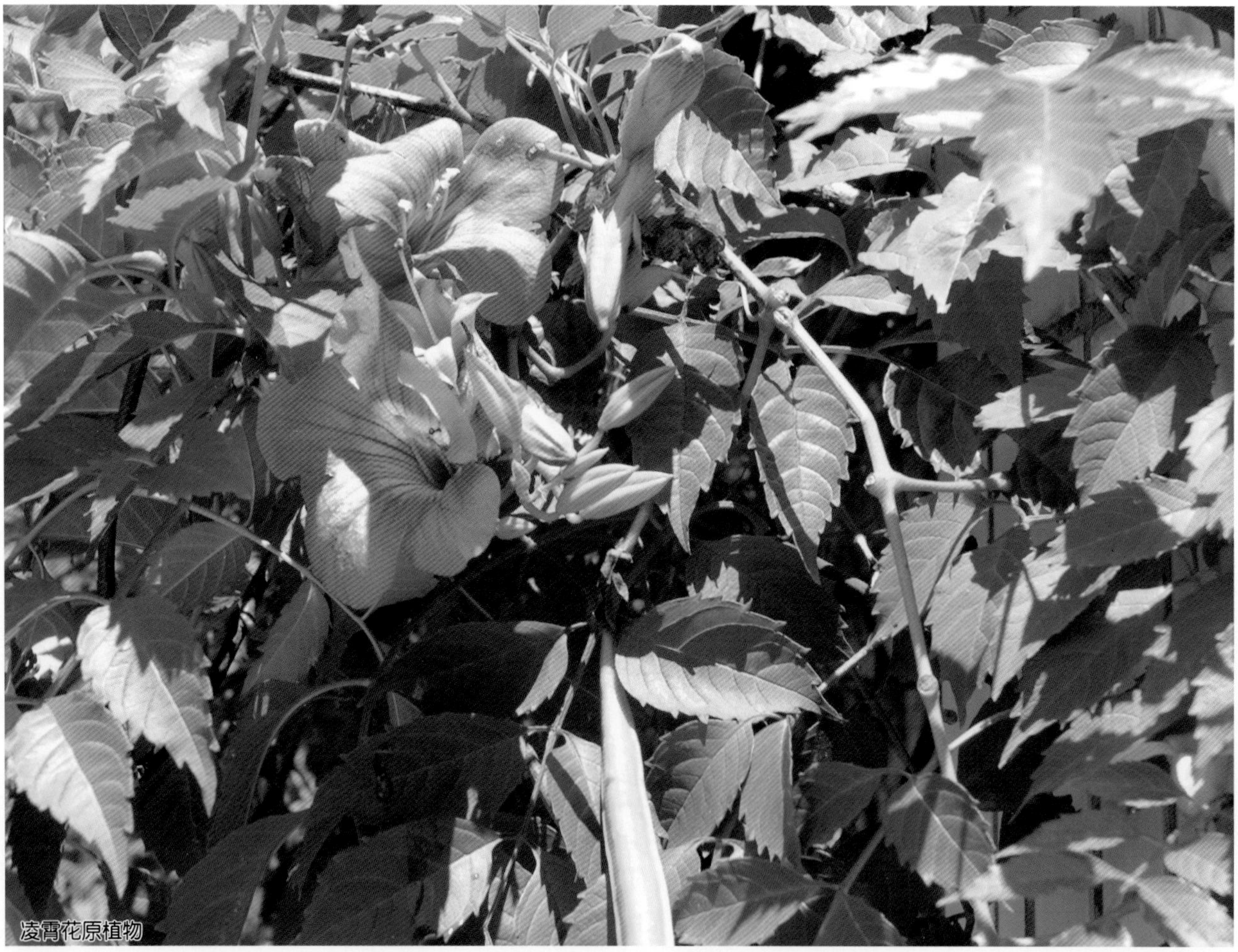

凌霄花原植物

苷（5-hydroxycampenoside），黄钟花苷（tecomoside），8-羟基紫葳苷（campsiside），5,8-二羟基紫葳苷（5,8-dihydroxycampsisde），凌霄苷（cachineside）Ⅰ、Ⅲ、Ⅳ、Ⅴ[1]。

黄酮苷成分主要有柚皮素-7-双鼠李糖苷[naringenin-7-O-α-L-rhamnosyl（1→4）-rhamnoside]，二氢山柰酚-3-鼠李糖苷-5-O-β-D-葡萄糖苷（dihydro-kaempferol-3-α-L-rhamnoside-5-O-β-D-glucoside）[1]。

苯丙醇苷成分包括紫葳新苷（campneoside）Ⅰ、Ⅱ及洋丁香酚苷（acetoside）[1]。

此外，还含生物碱草苁蓉醛碱（boschniakine）[1]。

【药理作用】

抗菌　凌霄茎叶煎剂在试管内对金黄色葡萄球菌、大肠杆菌、炭疽杆菌、乙型链球菌、白喉杆菌、伤寒杆菌、铜绿假单胞菌和痢疾杆菌等均有抑制作用[4]。

【临床研究】

1.眩晕　凌霄花汤（凌霄花、丹参、党参各15g，黄芪20g，川芎、白芷各10g，甘草6g。痰浊上泛者加法半夏、陈皮、竹茹；肝肾阴虚者加熟地、枸杞子、山茱萸；阴虚火旺者加知母、黄柏；肝阳上亢者加天麻、钩藤、牛膝；血虚者加当归、白芍；脾虚失运者加白术、砂仁；脉络不通、肢体麻木者加僵蚕、地龙；素体阳气偏盛者酌加栀子、黄芩等），每日1剂，水煎温服，日服3次，10日为1个疗程，一般治疗2个疗程。结果：治疗55例，其中显效36例，有效15例，无效4例。总有效率为92.7%[5]。

2.荨麻疹　自拟凌霄花合剂（凌霄花30g，土茯苓20g，生地黄15g，白鲜皮15g，地肤子12g，防风12g，连翘12g，栀子12g，金银花12g，蝉蜕9g，蒲公英15g，甘草6g），水煎分4次服，每日1剂，在治疗过程中，不予加服任何西药。结果：治疗95例，全部治愈。其中2天痊愈12例，3天痊愈18例，4天痊愈23例，5~6天痊愈15例，7~8天痊愈7例，10~15天痊愈20例，平均治愈天数5.8天[6]。

3.婴幼儿腹泻　凌霄花糖浆（凌霄花根5kg，干姜600g，白糖适量，水煎浓缩至4L，加0.03%尼泊金，装瓶备用）。6个月内的婴儿每次口服5~10ml，每日2~3次；6个月以上每次口服20~30ml，每日3~4次，疗程2~3天。结果：治疗200例，其中痊愈183例，好转9例，无效8例。总有效率为96%，痊愈率达91.5%，平均疗程1.5天[7]。

4.复发性口疮　复方凌霄胶囊（凌霄花、黄柏、川芎、丹参、红花、北豆根，将上述诸药粉碎制成胶囊，每粒0.3g），成人口服每次4~5粒，每日3次，小儿酌减，治疗10~20天。结果：治疗38例，其中痊愈26例，占68.42%；有效11例，占28.95%；无效1例，占2.63%。总有效率为97.37%。所有病人用药后，溃疡愈合时间缩短1/3~1/2[8]。

【性味归经】味辛，性微寒。归肝经。

【功效主治】破血通经，凉血祛风。主治血瘀经闭，月经不调，癥瘕积聚，风热痒疹。

【用法用量】内服：煎汤，3~10g。外用适量。

【使用注意】孕妇忌用。

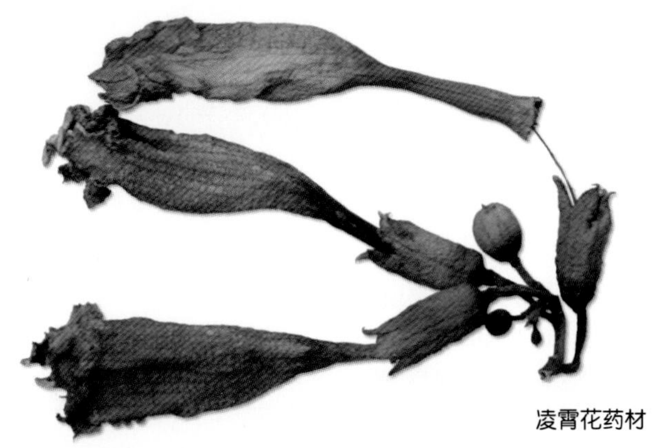

凌霄花药材

【经验方】

1.皮肤湿癣　凌霄花、羊蹄根各等量，酌加枯矾，研末搽患处。（《上海常用中草药》）

2.通身痒　凌霄花为末，温酒服一钱。（《医学正传》）

3.暴耳聋　凌霄花杵烂，取汁灌耳内。（《斗门方》）

4.消渴，饮水过多不瘥　凌霄花一两，捣碎。以水一大盏半，煎至一盏，去渣，分温三服。（《太平圣惠方》）

5.女经不行　凌霄花为末，每服二钱，食前温酒下。（《徐氏胎产方》）

6.崩中漏下血　凌霄花末，温酒方寸匕，日三服。（《广利方》）

附：凌霄根

味甘、辛，性寒。归肺、肝经。功效：凉血祛风，活血通络。主治：血热痒疹，风湿痹痛，跌打损伤。内服：煎汤，6~9g；或入丸、散；或浸酒。外用鲜品适量，捣敷。孕妇禁服。

凌霄茎叶

味苦，性平。归肺、肝经。功效：清热，凉血，散瘀。主治：咽喉肿痛，血热痒疹，手脚酸软麻木。内服：煎汤，9~15g。孕妇禁用；体虚者慎服。

【参考文献】

[1] 国家中医药管理局《中华本草》编委会.中华本草.上海：上海科学技术出版社，1999：417,419.

[2] 南京药学院《中草药学》编写组.中草药学（下）.南京：江苏人民出版社，1971：1005,1021.

[3] Ueyama Yoshitaka,et al. The essential oil from the flowers of campsis grandiflora（Thunb.）K. Scham. From china, Flavour Fragance J,1989,4（3）:103

[4] 零陵地区卫生防疫站.湖南医药杂志，1974，（4）：50.

[5] 王贤斌，王英.凌霄花汤治疗椎基底动脉供血不足性眩晕.湖北中医杂志，2002，24（9）：26.

[6] 黄梅生.凌霄花合剂治疗荨麻疹95例.广西中医药，1994，17（3）：7.

[7] 长汀县医院小儿科.凌霄花糖浆治疗婴幼儿腹泻.赤脚医生杂志，1978，（7）：14.

[8] 张昀，尹士起.复方凌霄胶囊治疗复发性口疮38例.河北中医，2002，24（3）：165.

Liang shu 凉薯

Pachyrhiai Erosi Radix

[英]Wayaka Yambean Root Tuber

【别名】土瓜、地瓜、凉瓜、葛瓜、葛籍、豆薯、草瓜茹、沙葛。

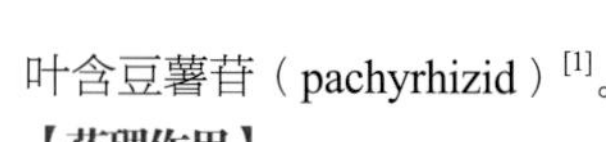

【来源】为豆科植物豆薯 *Pachyrhizus erosus*（L.）Urban 的块根。

【植物形态】一年生草质藤本。块根肉质肥大，扁球形或纺锤形，肉白色，味甜多汁。茎缠绕状。三出复叶，互生；顶端小叶菱形，长 5~7cm，或更长可达 16cm，宽 5.5~18cm，两侧小叶卵形或菱形，长 3.5~14cm，宽 3~14cm，先端锐尖，上部呈数浅裂。中部以下全缘。基部阔楔形，两面均有毛。总状花序生于枝端，有花约 10 朵；苞片小，卵形；花萼钟形，绿色有毛，先端 5 裂。裂片披针形，蝶形花冠蓝紫色或淡紫红色，旗瓣近四形，先端微凹，基部两侧有耳，翼瓣稍呈倒卵形，基部有两爪，龙骨瓣分离；雄蕊 10，二体；子房长柱形而扁，有毛，花柱内弯，柱头圆形。荚果扁平，表面有绒毛，褐色，开裂；种子 5~10 颗，近方形而扁，棕褐色，平滑，有光泽。

【分布】广西全区均有栽培。

【采集加工】秋季采挖，通常鲜用，或晒干。

【药材性状】块根纺锤形或扁球形，有的凹陷呈瓣状，长 5~20cm，直径可达 20cm，表面黄白色或棕褐色，肥厚肉质，鲜时外皮易撕去，内面白色，水分较多。干品粉白色，粉性足。气微，味甘。

【品质评价】鲜品以肥厚肉质、内面白色、水分较多，干品以粉白色、粉性足者为佳。

【化学成分】本品种子含蛋白质，油脂和碳水化合物，亦含豆薯内酯（pachyrrhizin），地瓜内酯（erosnin），异毛鱼藤酮（*iso*-elliptone），豆薯酮（pachyrhizone），12*α*-羟基豆薯酮（12*α*-hydroxypachyrhizone），扁豆酮（dolineone），12*α*-羟基扁豆酮（12*α*-hydroxydolineone），鱼藤酮（rotenone）[1]。块根含蛋白质、脂肪和碳水化合物[1]。叶含豆薯苷（pachyrhizid）[1]。

【药理作用】

抗癌　凉薯种子的氯仿提取物对淋巴白血病细胞 P388 具有细胞毒活性，其中的鱼藤酮、12*α*-羟基鱼藤酮对鼻咽癌 KB 细胞有很强活性，对 KB-Ⅵ也有明显作用[2]。

【性味归经】味甘，性凉。归肺、胃、膀胱经。

【功效主治】清肺生津止咳，利尿通乳，解酒毒。主治肺热咳嗽，肺痈，中暑烦渴，消渴，乳少，小便不利。

【用法用量】内服：生用，120~250g；或煮食；或绞汁。

【使用注意】脾胃虚寒者慎用。

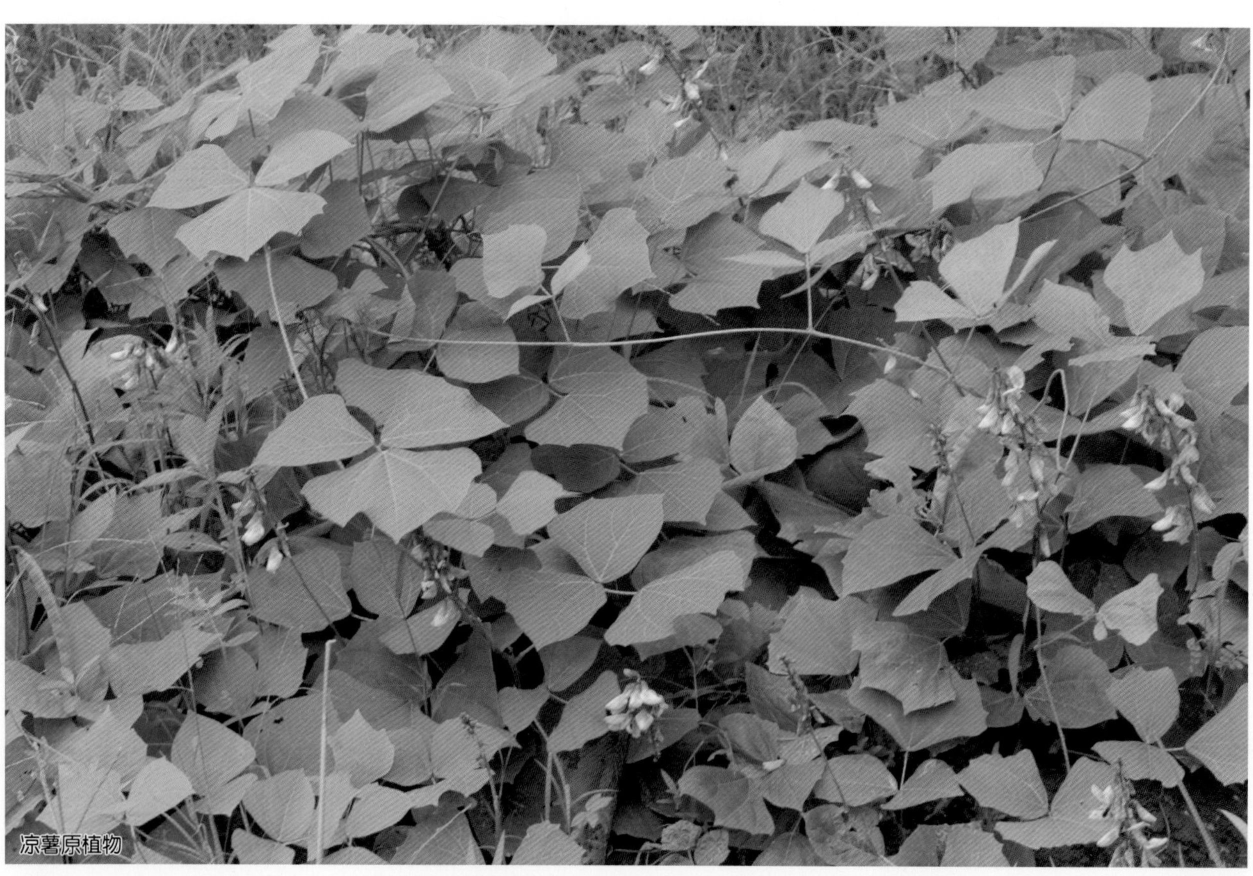
凉薯原植物

【经验方】

1. 高血压病，头昏目赤，颜面潮红，大便干结　凉薯去皮捣烂绞汁。以凉开水和服，每服1酒杯，每日2~3次。(《食物中药与便方》)
2. 慢性酒精中毒　凉薯250g(去皮)，拌白糖生食。(《四川中药志》1979年)

附：凉薯花

味甘，性凉。归胃、小肠经。功效：解毒，止血。主治：酒毒烦渴，肠风下血。内服：煎汤，9~15g。

凉薯种子

味涩、微辛，性凉；有大毒。归肺经。功效：杀虫止痒。主治：疥癣，痈肿，皮肤瘙痒。外用适量，捣烂醋浸涂。禁内服。

经验方　疥疮，皮肤瘙痒：(凉薯)种子焙干研粉。取药粉30g，用60g好醋浸10h后，取药液外涂。(《广西本草选编》)

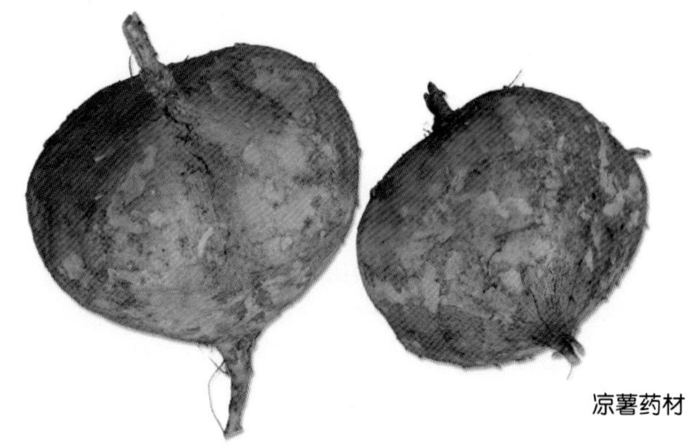

凉薯药材

【参考文献】

[1] 国家中医药管理局《中华本草》编委会. 中华本草. 上海：上海科学技术出版社，1999：3321.

[2] Kardono LBS. Planta Med, 1990, 56（6）: 673.

粉葛 Fen ge

Puerariae Thomsonii Radix
[英]Thomson Kudzuvine Root

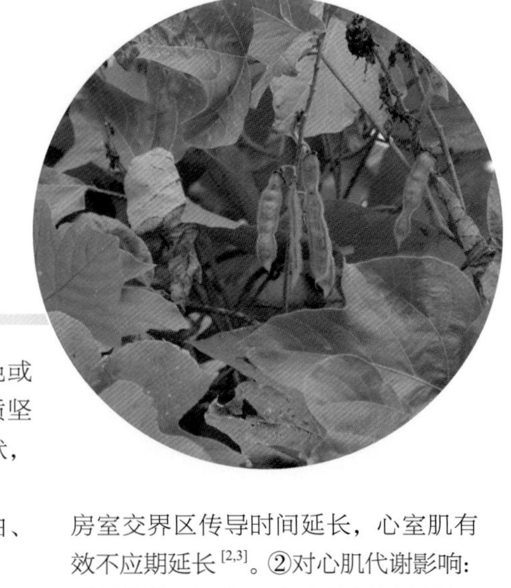

【别名】葛麻藤、甘葛根、葛根。

【来源】为豆科植物粉葛 *Pueraria thomsonii* Benth. 的块根。

【植物形态】多年生藤本。根肥大。茎枝被黄褐色短毛或杂有长硬毛。三出复叶，具长柄；托叶披针状长椭圆形，有毛；小叶片菱状卵形至宽卵形，长 9~21cm，宽 8~18cm，有时 3 裂，先端短渐尖，基部圆形。总状花序腋生；小苞片卵形；花萼钟状，萼齿 5，披针形，较萼筒长，被黄色长硬毛；花冠紫色。荚果长椭圆形，扁平，密被黄褐色长硬毛。种子肾形或圆形。

【分布】广西主要分布于龙州、邕宁、南宁、武鸣、金秀、全州等地。

【采集加工】秋、冬季采收，洗净，切片晒干。

【药材性状】呈圆柱形，类纺锤形或半圆柱形，有的为纵切或斜切的厚片，大小不一。除去外皮的表面黄白色或淡黄色，未去外皮的呈灰棕色。质坚硬而重，纤维性较弱。有的呈绵毛状，富粉性。

【品质评价】以块大、质坚实、色白、粉性足、纤维少者为佳。

【化学成分】本品含葛根素（puerarin），4′- 甲氧基葛根素（4′-methoxypuerarin），大豆苷（daidzin），大豆苷元（daidzein）及痕量大豆苷元 -4,7′- 二葡萄糖苷（daidzein-4,7′-diglucoside）[1]。

【药理作用】

1. 对心血管系统的作用 ①对心功能影响：葛根总黄酮使麻醉犬心率减慢，每搏输出量增加，总外周阻力下降，主动脉压、左室舒张末压及左室压力上升速度稍下降，左室做功减少，心肌耗氧量下降，心肌工作效率调高，房室交界区传导时间延长，心室肌有效不应期延长[2,3]。②对心肌代谢影响：葛根总黄酮可降低犬心肌耗氧利用率和心肌耗氧率，总黄酮还能降低心肌对乳酸和丙酮酸的利用率和消耗量[2]。③抗心肌缺血作用：葛根大豆苷元固体分散物对急性心肌缺血的大鼠，皮下或腹腔注射葛根醇浸剂 10g/kg，或腹腔注射葛根水浸剂 10g/kg 或葛根提取物（E21~22）0.02g/kg 和 0.05g/kg，均有保护作用[4]。④对急性心肌梗死影响：给急性心肌缺血的犬，静注葛根总黄酮 30mg/kg，能改善心肌代谢，使冠状窦和冠状静脉的血氧量增加，

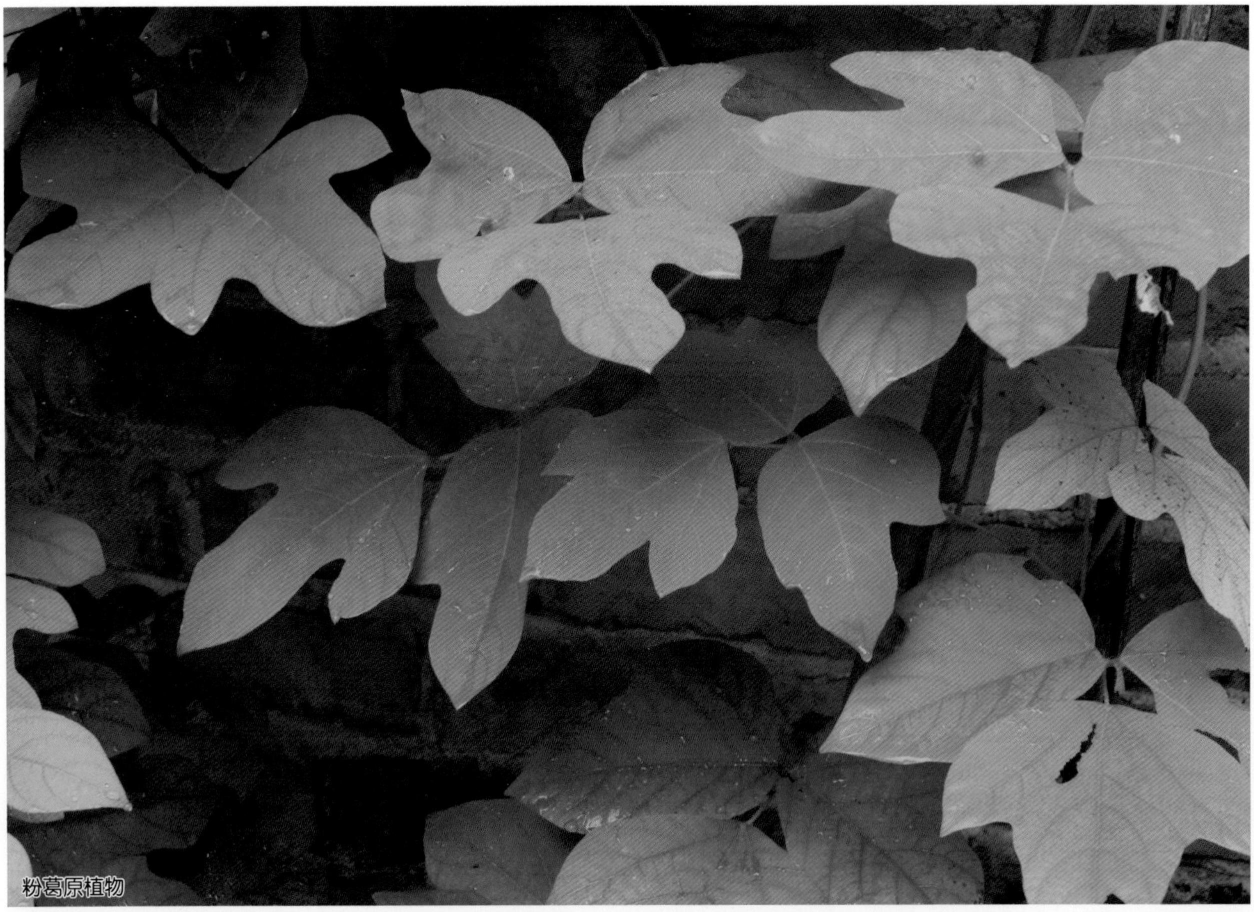

粉葛原植物

从梗死区引出的冠状静脉血乳酸的含量减少，表明心肌耗氧量降低，乳酸产生减少[5]。⑤抗心律失常作用：能对抗氯化钡所致小鼠心律失常，使窦性心律的持续时间延长[6]。⑥扩张血管、改善微循环作用：葛根及其有效成分有扩张冠脉血管作用；利血平化后，其扩血管作用仍保持，表明其作用系直接舒张血管平滑肌所致[5]。⑦降压作用：葛根的丙酮提取物 PA3 和 PA5，甲醇提取物 PM1、PM3~PM5，水提物 PM2 等均能使麻醉犬血压下降，但甲醇提取物 PM2 使血压上升[7]。⑧ β- 受体阻断作用：葛根浸膏能阻滞异丙肾上腺素（ISO）对兔离体心房肌的兴奋作用和兔离体回肠、大鼠子宫的松弛作用，而阻滞 ISO 对离体豚鼠支气管的松弛作用和兔后肢血管扩张作用的效力较差[8]。⑨对动脉内皮细胞作用：葛根素使内皮细胞羟脯氨酸代谢减慢，使动脉内壁的胶原或胶原纤维含量相对减少，有利于防止血小板黏附、聚集及血栓形成[9]。

2. 抗血小板聚集　葛根素 0.25mg/ml、0.5mg/ml 及 1.0mg/ml，体外对二磷酸腺苷诱导的大鼠血小板聚集有抑制作用，静脉注射也有效[10]。

3. 降血糖　给家兔灌胃葛根水煎剂有轻微降血糖作用[11]。

4. 降血脂　葛根所含异黄酮类化合物有降血脂作用，其中大豆苷元和刺芒柄花素能降低血清胆固醇，染料木素能降低甘油三酯，大豆苷也有较强的降血脂作用[12]。

5. 解热　葛根粉 15g/kg 灌胃，对蛋白胨引起发热的家兔有解热作用，10g/kg 也有效[13]。

6. 对平滑肌作用　葛根含有收缩和舒张平滑肌的成分，其丙酮提取物 PA3~5 及甲醇提取物 PM2、PM4 对离体豚鼠回肠有罂粟碱样作用，而甲醇提取物 PM1、PM3、PM5 的作用相反，丙酮提取物 PA5、甲醇提取物 PM2 对豚鼠离体结肠带有松弛作用，而甲醇提取物 PM3 有收缩作用，丙酮提取物 PA3、PA5 及甲醇提取物 PM2 对大鼠离体子宫有罂粟碱样作用[7]。

7. 益智　葛根对东莨菪碱、乙醇或二氧化氮造成的学习记忆障碍有保护作用，对小鼠记忆过程有促进作用[14]。

8. 抗缺氧　葛根大豆苷元固体分散物 1.5g/kg 灌胃，对小鼠有抗常压耐缺氧作用[15]。

9. 抗肿瘤　14~22 μ g/ml 葛根成分 S86019 对人急性早幼粒细胞白血病 HL-60 细胞株呈时间及浓度依赖性抑制作用，并使细胞由原始的早幼粒细胞阶段发育为趋向成熟的中幼粒、晚幼粒及成熟的杆状核、分叶核细胞，表明 S86019 是一种有效的 HL-60 细胞分化诱导剂。S86019 对 HL-60 细胞的周期移行呈 G_1 期阻断作用，使 G_1 期细胞百分率增高，S 期细胞百分率下降[16]。

【临床研究】

1. 椎基底动脉供血不足性眩晕　葛根素葡萄糖溶液（葛根素 400ml 加 5％葡萄糖 250ml），静脉滴注，每日 1 次。结果：治疗 50 例，其中痊愈 11 例，显效 20 例，有效 16 例，无效 3 例，有效率 97%[17]。

2. 脑胶质瘤术后　葛根素葡萄糖注射液，每次 100ml 静滴，每日 1 次，疗程 14 日。并配合使用胞二磷胆碱营养脑神经及稳定血压、控制血糖、抗脑水肿等辅助治疗。结果：

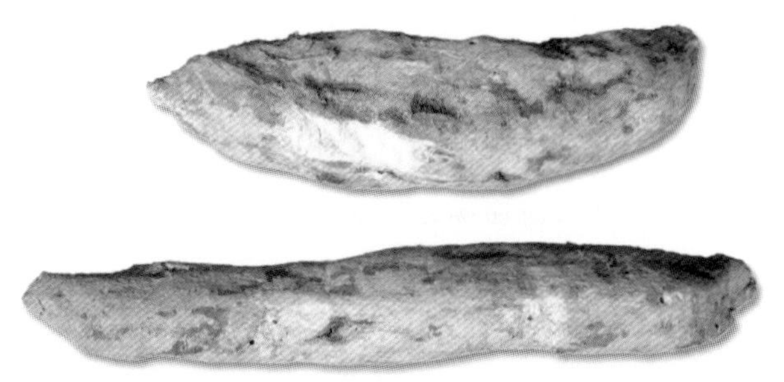

粉葛药材

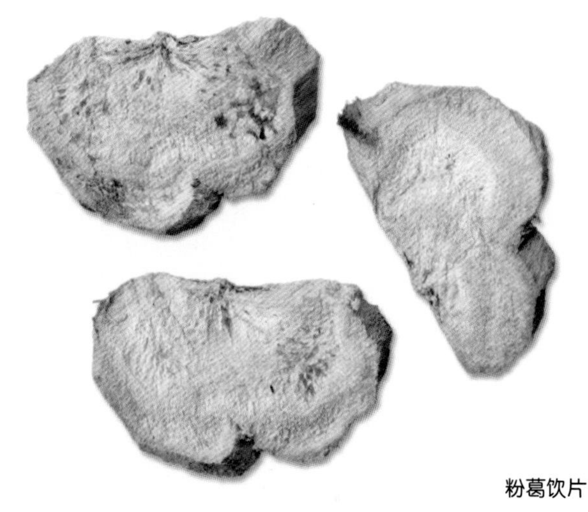

粉葛饮片

治疗 16 例，其中治愈 5 例，占 33.3%；显著进步 6 例，占 37.5%；进步 3 例，占 18.8%；无效 1 例，占 6.3%；恶化 1 例，占 6.3%，总显效率 68.8%，总有效率 87.5%[18]。

3. 心绞痛　葛根素注射液（0.4g 葛根素加 5% 葡萄糖 500ml），静脉滴注，每日 1 次。结果：治疗 75 例，其中显效 30 例，改善 34 例，无效 11 例，总有效率 85.33%；心电图改善显效 18 例，改善 28 例，无效 29 例，总有效率 61.33%[19]。

4. 心衰　葛根素注射液，每次 200ml 缓慢静脉滴注，每日 1 次，连用 10 日。同时配合扩冠、强心、利尿、扩血管、吸氧，以及营养支持治疗和其他常规治疗。结果：治疗 50 例，其中显效 26 例，有效 20 例，无效 4 例，总有效率 92.0%[20]。

【性味归经】味甘、辛，性平。归肺、脾、胃经。

【功效主治】解肌退热，发表透疹，生津止渴，升阳止泻。主治外感发热，头项强痛，麻疹初起、疹出不畅，温病口渴，消渴病，泄泻，痢疾，高血压，冠心病。

【用法用量】内服：煎汤，6~12g。外用适量，捣敷；或煎水熏洗。解表、透疹、生津宜生用；止泻多煨用。

【使用注意】表虚多汗与虚阳上亢者慎用。

【经验方】

1.太阳病，项背强几几，无汗恶风　葛根四两，麻黄二两（去节），桂枝二两（去皮），生姜三两（切），甘草二两（炙）、芍药二两、大枣十二枚（擘）。以水一斗，先煮葛根、麻黄，减二升，去上沫，内诸药，煮取三升，去滓。温服一升，覆取微似汗。(《伤寒论》)

2.伤寒及时气温病及头痛、壮热、脉大，始得一日　葛根四两，水一斗，煎取三升，乃内豉一升，煎水升半。一服。捣生葛根汁，服一二升亦为佳。（《肘后方》）

3.大人、小儿时气瘟疫，头痛发热，肢体烦痛，及疮疹已发及未发　升麻、白芍药、甘草（炙）各十两，葛根十五两。上为粗末，每服三钱。用水一盏半，煎取一中盏，去滓稍热服，不计时候，日二三服，以病气去，身清凉为度。小儿量力服之。(《太平惠民和剂局方》)

4.鼻衄，终日不止，心神烦闷　生葛根，捣取汁，每服一小盏。（《太平圣惠方》）

5.时气烦渴不止　葛根二两（锉），葱白五茎（切）。上件药，以水三大盏，煎至一大盏，去滓，内白粳米半合，豉半合，以生绢裹煎，良久候烂，去米、豉，放冷。不计时候，温服。（《太平圣惠方》）

6.消渴肾渴，日饮石水者　葛根一两，天花粉二两，铅丹一两（炒飞），附子一两（炮，去皮、脐）。上为末，炼蜜丸梧桐子大，每服十丸，日进三次。春夏去附子。（《古今医统》）

7.太阳病桂枝证，医反下之，利遂不止，脉促者，表未解也。喘而汗出者　葛根半斤，甘草二两（炙），黄芩三两，黄连三两，以水八升，先煮葛根，减二升，内诸药，煮取二升，去滓。分温再服。（《伤寒论》）

8.暑天痢疾　干葛、乌梅、甘草三味。浓煎汤一碗服之。（《沈氏经验方》）

9.酒醉不醒　葛根汁，一斗二升饮之。取醒止。（《千金要方》）

10.酒疸　葛根四两，朱砂、木香各二钱。为末。每服二钱，温酒调，辰、午、申时各一服。（《卫生易简方》）

11.中风因饮酒过节，不能言语，手足不遂，精神恍惚　生葛根长一尺（径二寸），生姜汁一合，竹沥二升。上三味，先取生葛根，洗刮去皮上，捣研压取汁，葛滓再捣，以竹沥沃，复压取汁尽为度，将生姜汁和匀，同用厚棉滤过，银石铫内煎共五沸，瓷器盛。不拘时候，食前温服。如觉腹内气转作声似痛，即食后温服。（《圣济总录》）

【参考文献】

[1] 国家中医药管理局《中华本草》编委会．中华本草．上海：上海科学技术出版社，1999：3351.

[2] 范礼理，DDO keefe,WJ powell. 葛根素对急性心肌缺血狗区域性心肌血流与心脏血流动力学的作用．中华医学杂志，1984，19（11）：801.

[3] 朱兴雷，王克平，刘圣菊，等．葛根素对犬血液动力学及生理不应期的作用．山东医学院学报，1985，23（4）：48.

[4] 中国医学科学院药物研究所．医学研究通讯，1972，（2）：36.

[5] 周远鹏．中华医学杂志，1977，51（9）：550.

[6] 范礼理，赵德化，赵敏崎，等．葛根黄酮抗心律失常作用．药学学报，1985，20（9）：647.

[7] Harada M ,et al.Chem Pharm Bull ,1975, 23（8）:1796.

[8] 吕欣然，陈淑梅，孙塘，等．葛根对 β-肾上腺素能受体阻滞作用的研究．药学学报，1980，15（4）：218.

[9] 黄兆宏，何耕兴，张子久，等．葛根素对牛动脉内皮细胞的作用．老年学杂志，1992，12（6）：350.

[10] 王浴生，邓文龙，薛春生．中药药理与应用．北京：人民卫生出版社，1983：1136.

[11] 罗厚莉．南京药学院学报，1957，（2）：61.

[12] 陈发春．中草药，1989，20（4）：37.

[13] 野与三太．日本药物学杂志，1941，33（3）：263.

[14] 禹志领，张广钦，赵红旗，等．葛根总黄酮对小鼠记忆行为的影响．中国药科大学学报，1997，28（6）：350.

[15] 刘玉兰，王世久，阎军甲，等．葛根黄豆苷原与其固体分散物的药效学比较．沈阳药科大学学报，1990，7（2）：123.

[16] 焦鸳，刘江岩，韩锐，等．葛根有效成分 S86019 对 HL-60 细胞的分化诱导及细胞周期移行作用的研究．中华血液学杂志，1990，11（2）：83.

[17] 林春颖．葛根素治疗椎基底动脉供血不足性眩晕 75 例．现代医药卫生，2006，22（16）：2513.

[18] 高志强．脑胶质瘤术后葛根素治疗 28 例疗效观察．中国医药卫生，2005，6（2）：32.

[19] 武可文．葛根素治疗冠心病心绞痛 75 例．中医研究，2007，20（8）：54.

[20] 焦晓民．葛根素治疗冠心病心衰 50 例临床观察．辽宁中医杂志，2005，32（4）：318.

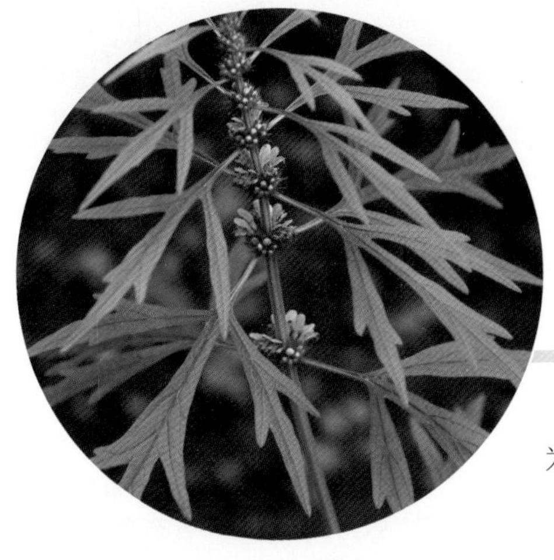

Yi mu cao 益母草

Leonuri Herba
[英]Common Motherwort Herb

【别名】益母、茺蔚、益明、大札、臭秽、贞蔚、苦低草、坤草、益母艾、红花艾。

【来源】为唇形科植物益母草 *Leonurus artemisia*（Lour.）S. Y. Hu 的全草。

【植物形态】一年生或二年生草本。茎直立，四棱形，被微毛。叶对生；叶形多种；一年生植物基生叶具长柄，叶片略呈圆形，直径 4~8cm，5~9 浅裂，裂片具 2~3 钝齿，基部心形；茎中部叶有短柄，3 全裂，裂片近披针形，中央裂片常再 3 裂，两侧裂片再 1~2 裂，最终小裂片宽度通常在 3mm 以上，先端渐尖，边缘疏生锯齿或近全缘；最上部叶不分裂，线形，近无柄，上面绿色，被糙伏毛，下面淡绿色，被疏柔毛及腺点。轮伞花序腋生，具花 8~15 朵；小苞片针刺状，无花梗；花萼钟形，外面贴生微柔毛，先端 5 齿裂，具刺尖，下方 2 齿比上方 3 齿长，宿存；花冠唇形，淡红色或紫红色，外面被柔毛，上唇与下唇几等长，上唇长圆形，全缘，边缘具纤毛，下唇 3 裂，中央裂片较大，倒心形；雄蕊 4，二强，着生在花冠内面近中部，花丝疏被鳞状毛，花药 2 室；雌蕊 1，子房 4 裂，花柱丝状，略长于雄蕊，柱头 2 裂。小坚果褐色，三棱形，先端较宽而平截，基部楔形。

【分布】广西全区均有分布。

【采集加工】夏季采收，洗净，切段，晒干。

【药材性状】茎呈方柱形，四面凹下成纵沟，长达 30~60cm，直径约 5mm。表面灰绿色或黄绿色，密被糙伏毛。质脆，断面中部有髓。叶交互对生，多脱落或残存，皱缩破碎，完整者下部叶掌状 3 裂，中部叶分裂成多个长圆形线状裂片，上部叶羽状深裂或浅裂成 3 片。轮伞花序腋生，花紫色，多脱落。花序上的苞叶全缘或具稀齿，花萼宿存，筒状，黄绿色，萼内有小坚果 4。气微，味淡。

【品质评价】以质嫩、叶多、色灰绿者为佳。

【化学成分】本品全草含益母草碱（leonurine），水苏碱（stachydrine），前益母草素（prehispanolone），益母草素（hispanolone），鼬瓣花二萜（galeopsin），前益母草二萜（preleohrin）及益母草二萜（leoheterin）[1]，丁香酸（syringic acid）[2]，汉黄芩素（wogonin），洋芹素 -7-*O*- 葡萄糖苷（apigenin-7-*O*-glucopyranoside），大豆素（daidzein），槲皮素（quercetin）[3]。挥发油成分有桉油精（eucalyptol），丁香醛（syringaldehyde），氧化石竹烯（caryophllene oxide），1- 辛烯 -3- 醇（1-octene- 3-ol）等[4]。

益母草种子含油，其中有亚麻酸（linolenic acid），亚油酸（linoleic acid）等。全草和种子含延胡索酸（fumaric acid），月桂酸（lauric acid），油酸（oleic acid），花生酸（arachidic acid），硬脂酸（stearic acid），软脂酸（palmitic acid）等[5]。

益母草含有锌（Zn）、铜（Cu）、锰（Mn）、铁（Fe）、镍（Ni）、铅（Pb）、砷（As）、硒（Se）、锗（Ge）、铷（Rb）等多种微量元素，此外还含有胡萝卜苷（daucosterol），豆甾醇（stigmasterine），4- 胍基丁醇（4-guanidino-1-butanol），4- 胍基丁酸（4-guanidino-butyric acid）等化合物[5]。

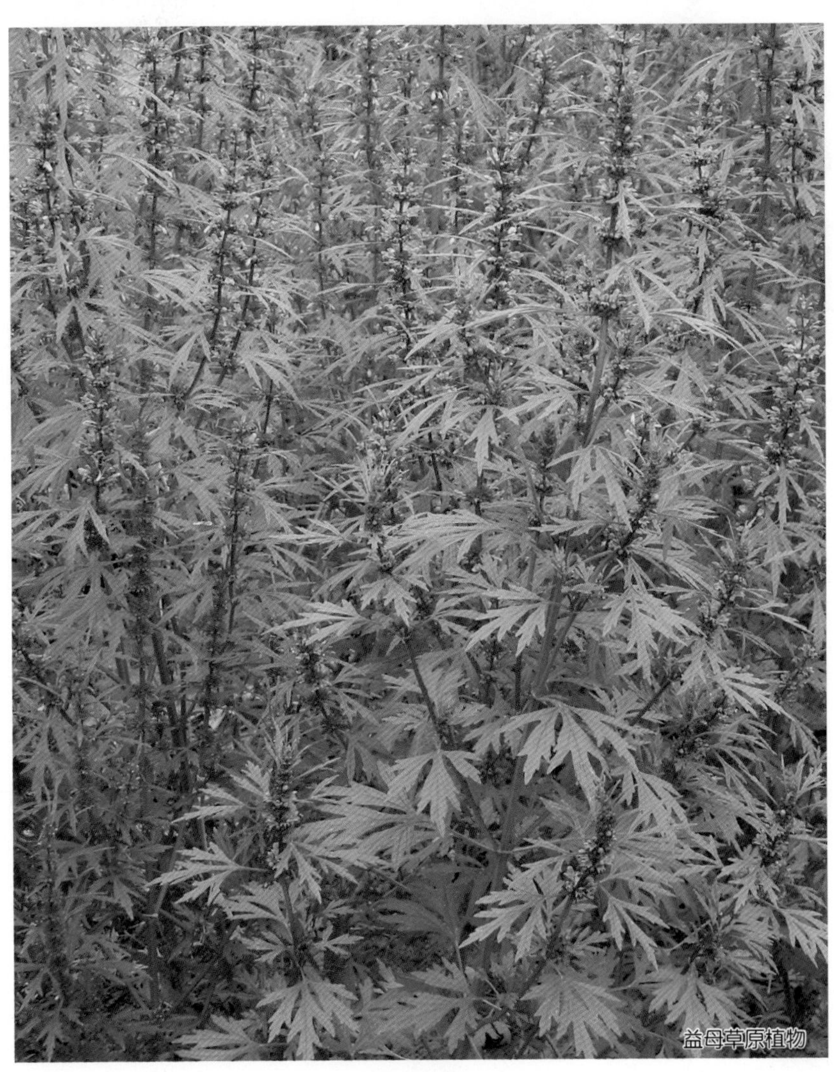
益母草原植物

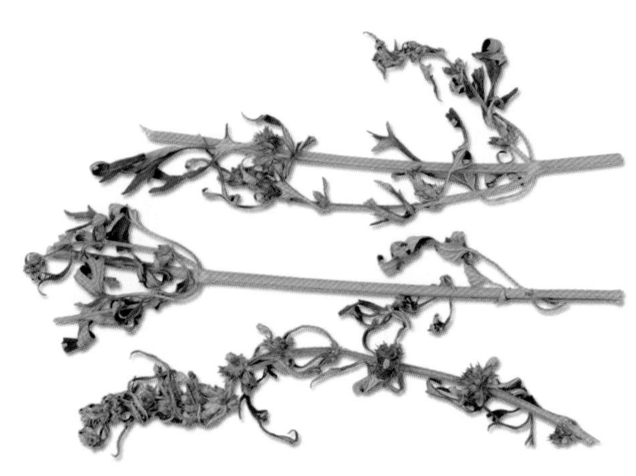

益母草药材

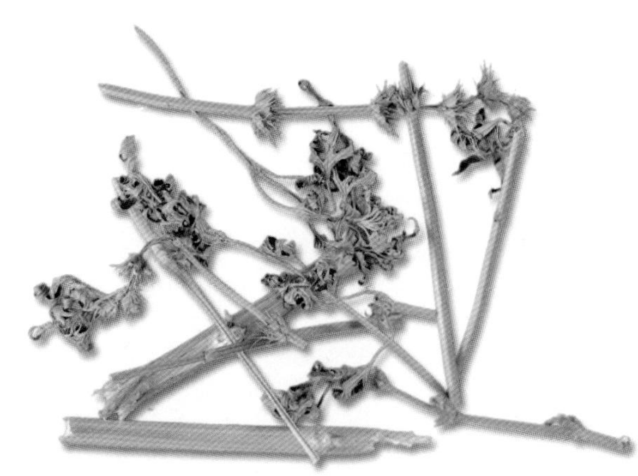

益母草饮片

【药理作用】

1. 对子宫作用　益母草煎剂、醇浸膏、益母草碱等对兔、猫、犬、豚鼠、小鼠等多种动物的子宫均呈兴奋作用[6~9]。口服益母草水煎剂对小鼠有一定抗着床和抗早孕作用[10]。用益母草煎剂给予兔离体子宫，无论未孕、早期妊娠、晚期妊娠或产后子宫，均呈兴奋作用，对在位子宫，经快速静注，30s后即出现兴奋作用，其强度与作用时间随用量加大而增强。用益母草煎剂灌胃，当子宫内加压或未加压时，均于给药15~20min后，使家兔子宫呈兴奋作用[11]。给大鼠静脉注射益母草水煎液后大鼠子宫肌电的慢波频率加快、平均振幅增大、单波频率加快、最大振幅增加，益母草对子宫的兴奋作用可能是通过改变一些与电活动有关离子的浓度，使起步细胞活动加强及动作电位去极化加快所致[12]。细叶益母草甲醇浸膏可促进小鼠妊娠依赖性乳腺瘤和由此引发的乳腺癌的发生，但能抑制由增生性泡状瘤（HAN）引起的乳腺癌，使HAN数目减少，体积缩小[13]。益母草碱对离体子宫、在体子宫和子宫血管均呈兴奋作用，使子宫收缩增强，紧张度增加，且持续时间增强。静注益母草碱30s后即出现子宫兴奋作用，强度与作用随用量加大而增长[14]。个别孕妇产后应用益母草后出现剧烈宫缩痛，导致子宫肌组织缺血而引起疼痛[15]。其作用类似麦角新碱[16]。益母草水浸膏及乙醇浸膏对离体及在位子宫均有兴奋作用。但对在位子宫，兴奋前先有一短暂抑制作用。因此，益母草中可能含有2种成分，一为抑制性，一为兴奋性[17]。对动情前期或卵巢切除后肌注雌二醇50μg的大鼠离体子宫，益母草碱均可使其振幅增加，益母草碱的作用与剂量有关。浓度为0.2~1.0μg/ml时剂量-张力呈线性关系，至2μg/ml以上时达最大张力。有时可见益母草碱对自发性收缩的标本呈双向性作用，用最低有效量或突然超过原浓度5倍时，在引起兴奋之前可有10~20min的短暂抑制。大于20μg/ml因对子宫肌膜的局部麻醉作用而呈抑制作用。益母草碱的子宫收缩作用可持续几小时，但冲洗后可恢复。阿托品2μg/ml不影响其收缩作用[18]。益母草碱甲对兔和猫离体子宫也有兴奋作用[19]，但益母草针剂却无宫缩作用[20]。益母草兴奋子宫的有效成分主要存在于叶部，根部作用很弱，茎部无效[19]。益母草对子宫兴奋作用的机制与兴奋子宫肌上组胺H_1受体及肾上腺α受体有关[8]。

2. 对心血管系统作用　用异丙肾上腺素造成心肌缺血模型，益母草对离体豚鼠心脏，能增加冠脉流量及减慢心率[21]。静注益母草制剂可使麻醉狗增加冠脉流量、降低冠脉阻力、减慢心率及减少心输出和左心室做功[22]。益母草动脉注射120μg（生药）/kg，能增加麻醉犬股动脉血流量，降低血管阻力，对血管壁有直接扩张作用[23]。益母草对肾上腺素及异丙肾上腺素所致的动物肠系膜微循环障碍均有促进其恢复的作用[21,24,25]。益母草注射液对犬实验性心肌梗死具有减轻病变程度、减小梗死范围、保护心肌超微结构等作用[26]。益母草对异丙肾上腺素所致大鼠心肌缺血有改善或恢复缺血性心电图、增加冠脉流量、改善微循环、减慢心率等作用[27]。益母草提取物2mg/ml可减慢离体心肌细胞的搏动频率49.8%，同时还能减慢由新福林及异丙肾上腺素引起的心率加快，表现出与α、β受体阻滞剂相似的作用，但不能完全阻断[28]。益母草注射液治疗冠心病合并频发室性早搏获得良好疗效，其机制可能与益母草改善心肌缺血、减轻氧自由基对心肌的损害有关[29]。益母草水苏碱能提高冠状动脉和心肌营养性血流量，减少心肌细胞坏死量，降低血管阻力，改善微循环，减慢心率，减少心输出量，对血管壁有直接扩张作用。益母草碱能对抗肾上腺素的升压作用，具有减小梗死范围、减轻病变程度、减少心肌细胞坏死的作用。治疗后，使血液流速、流态都有改善，闭锁的毛细血管重新开放，局部血流恢复正常[14]。益母草中富含多种对心血管系统有保护作用的微量元素，对心肌梗死、冠心病、心绞痛等心血管疾患有一定的防治作用。

3. 抗血小板聚集及抗血栓形成　益母草及其提取物有拮抗二磷酸腺苷（ADP）诱导的正常动物血小板聚集作用[27,30,31]。益母草能减少外周循环中的血小板总数和肺泡壁毛细血管内血小板及其聚集物。对大鼠冰水游泳或大面积烫伤引起的血小板聚集活性增高也有抑制作用[32]。益母草醇提取液可使小鼠血小板内环腺苷酸含量升高[31]。益母草能使全血低切比黏度及高切比黏度有较大的下降[33]，用于高血黏症病人有较好的疗效[34]。益母草还有降低红细胞聚集性的作用[35,36]，16~48mg/kg益母草注射液，可使家兔血液黏度及纤维蛋白原降低，给药后12h降低作用最显著[37]。大鼠灌胃益母草煎剂可使血栓形成时间延长，长度缩短，重量减轻，还可使血小板计数减少，聚集功能减弱，使凝血酶原时间和白陶土部分凝血活酶时间延长，以及血浆纤维蛋白原减少，使优球蛋白溶解时间缩短[38]。益母草对兔肺循环红色血栓有溶解作用，但对白色血栓的溶解不明显，只是在一定程度上减弱其在体内继续增长的趋势[39]。益母草能降低红细胞压积、全血比黏度低切部分、全血还原比黏度低切部分、黏度指数和红细胞聚集指数，抑制血小板聚集作用，降低血液及血浆黏度，预防和抑制微小血管血栓形成[40]。益母草通过降低全血黏度、血浆比黏度、纤维蛋白原与红细胞变形指数等指标，从而改善血瘀状态[41]。益母草有抗ADP诱导的血小板聚集作用，前益母草素是一种血小板活化因子（PAF）的拮抗剂，能竞争性抑制血小板上的PAF受体产生抗凝作用[42]。益母草的活血化瘀作用主要与抗血小板聚集性和降低血小板含量、抑制凝血过程、促进纤溶系统有关[43]。

4.对免疫功能作用　前益母草素对由刀豆球蛋白A（Con A）活化的小鼠T淋巴细胞有较强的促进增殖作用，其作用是单独使用Con A的5~8倍，表明前益母草素能够增强机体的细胞免疫功能[44]。益母草具有活跃淋巴微循环的作用，能够扩张淋巴管，加强淋巴管的收缩性，促进淋巴液的生成和回流，对机体恢复内环境的恒定、免疫力的提高是有益的[45]。

5.对肾脏作用　益母草具有调整全身血液循环、祛除瘀滞、消除水肿、恢复肾功能的作用，可用于治疗急慢性肾炎水肿，营养不良性水肿及病因不明之水肿。其水溶液作用微弱，在使用水溶液同时联合应用挥发油可使利尿作用增强[46]。益母草可以保护由庆大霉素所致的大鼠急性肾功能衰竭，其机制可能与改善肾内血流动力学、增加肾血流量、保护细胞亚微结构特别是线粒体功能、稳定溶酶体膜等作用有关[47]。肾病合并高凝状态时，在应用激素和免疫抑制剂治疗的同时加用益母草，可提高难治性肾病的缓解率，有效且无不良反应，未发现出血现象，疗效显著[48]。

6.对呼吸中枢作用　麻醉猫静注益母草碱后，呼吸频率及振幅均增加，但用大剂量，呼吸则由兴奋转为抑制，且变为微弱而不规则，在切断两侧迷走神经后，仍有呼吸兴奋作用，故认为益母草碱可能对呼吸中枢有直接兴奋作用[14,15]。

7.对肠平滑肌作用　小剂量益母草碱能使兔离体肠管紧张性弛缓，振幅扩大；大剂量则振幅变小，而频率增加[14,15]。

8.利尿等作用　益母草可降低狗缺血型初发期急性肾功能衰竭尿素氮、滤过钠排泄分数，升高肾血流量及改善动物存活情况[49]。兔静注益母草碱1ml/kg，可见尿量增加。益母草碱对蛙神经肌肉标本呈箭毒样作用[14]。益母草水煎剂在试管内具有一定的抑制皮肤真菌作用[50]。益母草碱在较高浓度时能使兔血悬液发生溶血作用[14,15]。益母草对许兰黄癣菌、羊毛状小芽胞癣菌、红色表皮癣菌、星形努卡菌等皮肤真菌均有不同程度的抑制作用[51]。在外用制剂中，益母草通过其良好的活血化瘀、祛腐生新作用，增强了其他药物的清热解毒、消肿排脓功能，从而达到治愈疮疡肿毒的目的[52]。

9.毒理　小鼠静注益母草注射液，其半数致死量（LD_{50}）为30~60g/kg[53]。小鼠静注益母草总碱LD_{50}为（0.572 ± 0.037）g/kg，家兔皮下注射30mg/kg连续2周未见毒性反应[16]。慢性毒性试验，未见动物的心、肝、肺、肾的病理损伤[36]。

【临床研究】

1.痤疮　益母草面膜外敷治疗，每周2次，4周为1个疗程。结果：治疗78例，其中基本痊愈40例，显效24例，有效12例，无效2例，总有效率97.5%[54]。

2.荨麻疹　益母草煎液内服（干品30g水煎分2次服，早晚各1次，2周为1个疗程）和外洗（干品120g水浸2h后，加水至3000ml，煎15min，待稍凉后全身沐浴）治疗，每日1次。结果：治疗30例，其中25例痊愈，5例有效[55]。

【性味归经】味辛、苦，性微寒。归肝、肾、心包经。

【功效主治】活血调经，利尿消肿，清热解毒。主治月经不调，经闭，产后腹痛，跌打损伤，小便不利，水肿，痈肿疮毒，皮肤瘙痒。

【用法用量】内服：煎汤，10~15g，熬膏或入丸、散。外用适量，煎水洗或鲜草捣敷。

【使用注意】阴虚血少、月经过多者及孕妇忌用。

【经验方】

1.折伤筋骨，遇天阴则痛　益母草不拘多少，用水煎膏，随病上下，食前后服，酒化下。（《医宗说约》益母膏）

2.喉闭肿痛　益母草捣烂，新汲水一碗，绞取汁顿饮，随吐愈，冬月用根。（《卫生易简方》）

3.耳聋　益母草一握（洗）。上研取汁，少灌耳中。（《圣济总录》）

4.尿血　服益母草汁一升差。（《外台秘要》）

5.急性肾炎浮肿　①鲜益母草180~240g（干品120~140g，均用全草），加水700ml，文火煎至300ml，分2次服，每日1剂。（《全国中草药汇编》）②益母草60g，茅根30g，金银花15g，车前子、红花各9g。水煎服。（《青岛中草药手册》）

6.痛经　益母草30g，香附9g。水煎，冲酒服。（《福建药物志》）

7.产后瘀血痛　益母草、泽兰各30g，红番苋120g，酒120ml。水煎服。（《福建药物志》）

8.产后恶露不下　益母草，捣，绞取汁。每服一小盏，入酒一合，暖过搅匀服之。（《太平圣惠方》）

9.赤白带下，恶露下不止　益母草（开花时采），为细末。每服二钱，空心温酒下，一日三次。（《证治准绳》）

10.小儿疳痢，痔疾　益母草叶煮粥食之，取汁饮之亦妙。（《食医心鉴》）

【参考文献】

[1] 国家中医药管理局《中华本草》编委会．中华本草．上海：上海科学技术出版社，1999：6080.

[2] 丛悦，王金辉，郭洪仁，等．益母草化学成分的分离与鉴定Ⅱ．中国药物化学杂志，2003，13（6）：349.

[3] 蔡晓菡，车镇涛，吴斌，等．益母草的化学成分、沈阳药科大学学报，2006，23（1）：13.

[4] 回瑞华，侯冬岩，李铁纯，等．益母草中挥发性组分的酶提取及分析．分析测试学报，2007，26（s）：154.

[5] 阮金兰，杜俊蓉，曾庆忠，等．益母草的化学药理和临床研究进展．中草药，2003，34（11）：附15.

[6] 久保田晴光．日本药学杂志，1930，11（2）：159.

[7] 张觉人．新中医药，1952，3（6）：111.

[8] 石米杨，昌兰芳，何功倍，等．红花、当归、益母草对子宫兴奋作用的机理研究．中国中药杂志，1995，20（3）：173.

[9] 滕嘉敏，吴熙瑞，蒋长松，等．益母草注射液与15-甲基 $PGF_2\alpha$ 甲酯及磺酰前列酮合并用药对子宫收缩力的影响．同济医科大学学报，1992，21（2）：103.

[10] 李培植．中药益母草对小白鼠抗着床和抗早孕作用的初步研究．西安交通大学学报（医学版），1988，9（4）：317.

[11] 吕富华．益母草的药理研究．中华医学杂志，1954，40（9）：699.

[12] 马永明，杨东焱，田治峰，等．益母草对大鼠体内子宫肌电活动的影响．中国中药杂志，2000，25（6）：364.

[13] Nagasawa H,et a1.Anticancer Res,1992,12（1）:141.

[14] 金琦．益母草不同剂量的药理作用和应用．天津中医药，2003，20（5）：51.

[15] 张淑杰，王春芳．益母草致产后宫缩痛．浙江中医杂志，2002，37（6）：235.

[16] 成都市药品检验所．成都市医药卫生资料选编，1971，（1）：88.

[17] 袁伟．中华医学杂志，1954，40（9）：692.

[18] Kong Y C.et al.Am j Chin Med,1976,4（4）:373.

[19] 上海第一医学院药理教研组．上海第一医学院．科学研究技术革新资料汇编，1959，（9）：15.

[20] 北京市药品检验所中药室．中草药通讯，1972，（6）：49.

[21] Chemukh A M,et al.Cire Research,1974, 35:（suppl III）:150.

[22] 李连达．活血化瘀研究论文选编．北京：中医研究院，1982：86.

[23] 徐理纳.22种活血化瘀药对犬外周血流量的影响．新医药学杂志，1976，（5）：38.

[24] 翁维良，王汀华，王怡，等.20种活血化瘀中药对实验性微循环障碍影响的观察．中西医结合杂志，1984，4（9）：555.

[25] 张陈福，贾筠生，卫鸿昌，等．益母草提取物的活血化瘀作用研究．中医杂志，1982，23（4）：68.

[26] 中医研究院西苑医院基础室药理组．活血化瘀及益气活血药对犬实验性心肌梗死的影响．新医药学杂志，1978，（7）：57.

[27] 上海中医学院冠心病研究协作组．益母草对大鼠异丙肾上腺素性心肌缺血的治疗作用及机理研究．中医杂志，1980，21（10）：788.

[28] Xia Yanxing.J of TCM.1983,（3）:185.

[29] 郑鸿翱，陈穗，陈少如．益母草和当归注射液对家兔心肌缺血再灌注损伤的保护作用比较．汕头大学医学院学报，1997，10（2）：10.

[30] 张陈福，贾筠生．益母草活血化瘀实验性研究进展．中国中西医结合杂志，1984，（10）：638-640.

[31] 张陈福，朱晓梅，宫斌，等．益母草抗血小板聚集的机理研究．中西医结合杂志，1986，6（1）：39.

[32] 贾筠生，张陈福，王楠，等．益母草抗血小板聚集作用的实验研究．上海中医药杂志，1983，（8）：45.

[33] 郭占忠，刘占儒.24种中药对血液黏度直接影响的观察．中医药学报，1984，（5）：51.

[34] Zhou Qijun.Amer J of Chinese Medicine，1988,14（3）:1.

[35] 翁维良．中医研究院西苑医院活血化瘀研究论文选编.1980：70.

[36] 毕福刚．中国医院药学杂志，1989，9（4）：172.

[37] 韩中秀，李仲然，韩立斌．益母草注射液对家兔血液黏度及纤维蛋白原的影响．沈阳药学院学报，1992，9（3）：196.

[38] 李承珠，杨诗春，赵凤娣，等．益母草、赤芍、当归、三棱、莪术、泽兰对大白鼠血液凝固作用的影响．中西医结合杂志，1982，2（2）：111.

[39] 张继曾．中医研究院西苑医院活血化瘀研究论文选编.1980：70.

[40] 袁忠志，李继云．中药益母草预防和抑制微小血管血栓形成的作用．深圳中西医结合杂志，2003，13（3）：148.

[41] 丁伯平，熊莺，徐朝阳，等．益母草碱对急性血瘀证大鼠血液流变学的影响．中国中医药科技，2004，11（1）:36.

[42] Pang S,et al.Jpn J Pharmacol, 2001, 86（2）:215.

[43] 徐庆乐，杨锋，沈翔．三味活血化瘀中药对小鼠NK，LAK细胞活性影响．上海免疫学杂志，1996，16（3）：141.

[44] 徐杭民，李志明，韩宝铭，等．前益母草素对小鼠T、B淋巴细胞的影响．药学学报，1992，27（11）：812.

[45] 姜华，张利民，刘艳凯，等．益母草注射液对急性血瘀大鼠肠系膜淋巴微循环的作用．中成药，2004，26（8）：686.

[46] 黄帆，陈晓帆．浅谈益母草在妇科中的应用．福建中医药，2002，33（5）：41.

[47] 张峻，周琼，张云，等．益母草防治急性肾衰竭的试验．基层中药杂志，2000，14（2）：12.

[48] 曹宗新，赵忠芳，孟庆萍．益母草注射液治疗小儿难治性肾病综合征伴高凝状态临床研究．山东中医杂志，2003，22（8）：456.

[49] 顾梯成，杜玲珍，龙楚瑜，等．益母草治疗狗急性肾衰竭．上海第二医学院学报.1988，8（3）：219.

[50] 曹仁烈．中药水浸剂对试管内抗皮肤真菌的观察．中华皮肤科杂志，1957，5（4）：286.

[51] 董昆山，王秀琴，董一凡．现代临床中药学．北京：中国中医药出版社，2000：506.

[52] 柳方．浅谈益母草外治机理与应用．山西中医，2003，19（6）：39.

[53] 邹其俊，程俊英，平绍烈．益母草注射液治疗冠心病初步小结．山西医药杂志，1978，（4）：21.

[54] 许文红．益母草面膜外敷治疗痤疮78例．浙江中医学院学报，2004，28（5）：38.

[55] 蔡文科，史璋瑛．益母草治疗荨麻疹．浙江中医杂志，2001，（3）：105.

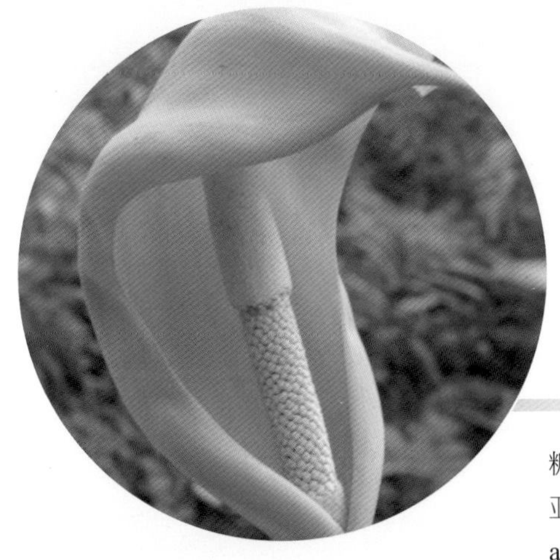

海芋 Hai yu

Alocasiae Macrorrhizae Rhizoma
[英]Common Alocasia Rhizome

【别名】广狼毒、观音莲、尖尾野芋头、狼毒头、独脚莲、野芋、木芋头、老虎芋、痕芋头。

【来源】为天南星科植物海芋 *Alocasia macrorrhiza*（L.）Schott 的根茎。

【植物形态】多年生草本。茎粗壮。叶互生；叶柄粗壮，下部粗大，抱茎；叶片阔卵形，长 30~90cm，宽 20~60cm，先端短尖，基部广，心状箭头形，侧脉 9~12 对，粗而明显，绿色。花雌雄同株；花序柄粗壮；佛焰苞的管粉绿色，苞片舟状，绿黄色，先端锐尖；肉穗花序短于佛焰苞；雌花序位于下部；中性花序常位于雌花序之上；雄花序常位于中性花序之上；附属器长约 3cm，有网状槽纹；子房 3~4 室。浆果红色。种子 1~2 颗。

【分布】广西全区均有分布。

【采集加工】全年均可采收，用刀削去外皮，切片，清水浸漂 5~7 天，并多次换水，取出鲜用或晒干。加工时以布或纸垫手，以免中毒。

【药材性状】横切片类圆形或长椭圆形，常卷曲成各种形态，直径 6~10cm，厚 2~3cm；表面棕色或棕褐色。质轻，易折断，断面白色或黄白色，显颗粒性。气微，味淡，嚼之麻舌而刺喉。

【品质评价】以表面棕色、断面色白且颗粒性强、嚼之有麻舌而刺喉感者为佳。

【化学成分】本品含维生素 B_1（thiamin），维生素 B_2（riboflavin），烟酸（nicotinic acid），抗坏血酸（ascorbic acid），去氢抗坏血酸（dehydroascorbic acid），胆甾醇（cholesterol），菜油甾醇（campesterol），豆甾醇（stigmasterol），β-谷甾醇（β-sitosterol），岩藻甾醇（fucosterol），胡萝卜素（carotene），草酸钙（calcium oxalate），三半乳糖基二甘油酯（trigalactosyl diglycerides），四半乳糖基二甘油酯（tetragalactosyl diglycerides），中性酯类（neutral lipids），糖脂（glycolipids），磷脂（phospholipids），亚油酸（linoleic acid），棕榈酸（palmitic acid），亚麻酸（linolenic acid），油酸（oleic acid）[1]。

【药理作用】

1. 镇痛　海芋水煎液 4g/kg 给小鼠灌胃，对热板刺激导致的疼痛在 60min、90min 均有镇痛作用，能较大幅度地延长痛阈值。对 0.7% 冰醋酸所致小鼠疼痛，给药后能减少小鼠发生扭体反应的次数[2]。

2. 抗肿瘤　海芋水煎剂 120g（生药）/kg 对小鼠 S180 实体瘤的抑制率为 29.38%，海芋水煎剂 80g（生药）/kg、120g（生药）/kg 对裸小鼠人胃腺癌移植瘤的抑制率为 46.30%~51.72%，但对腹水瘤小鼠生存期无明显延长作用[3]。

3. 抗炎　海芋 16g/kg、8g/kg、4g/kg 对二甲苯所致小鼠耳郭炎症和棉球肉芽肿形成都有抑制作用[2]。

4. 毒理　海芋全株有毒，以茎干最毒。其毒性成分为草酸钙和毒皂苷，给小鼠腹腔注射 10~20g/kg 块茎水提取液致惊厥而死亡。误食海芋对消化道黏膜有刺激性及腐蚀性，表现为舌喉发痒、肿胀、流涎、恶心、呕吐、腹泻、出汗、胃肠烧灼痛，严重者窒息、心脏麻痹而死亡。吸入含海芋的粉尘也可以引起中毒。皮肤接触汁液发生瘙痒，可用醋或醋酸溶液外洗。眼如与汁液接触会导致失明[4]。

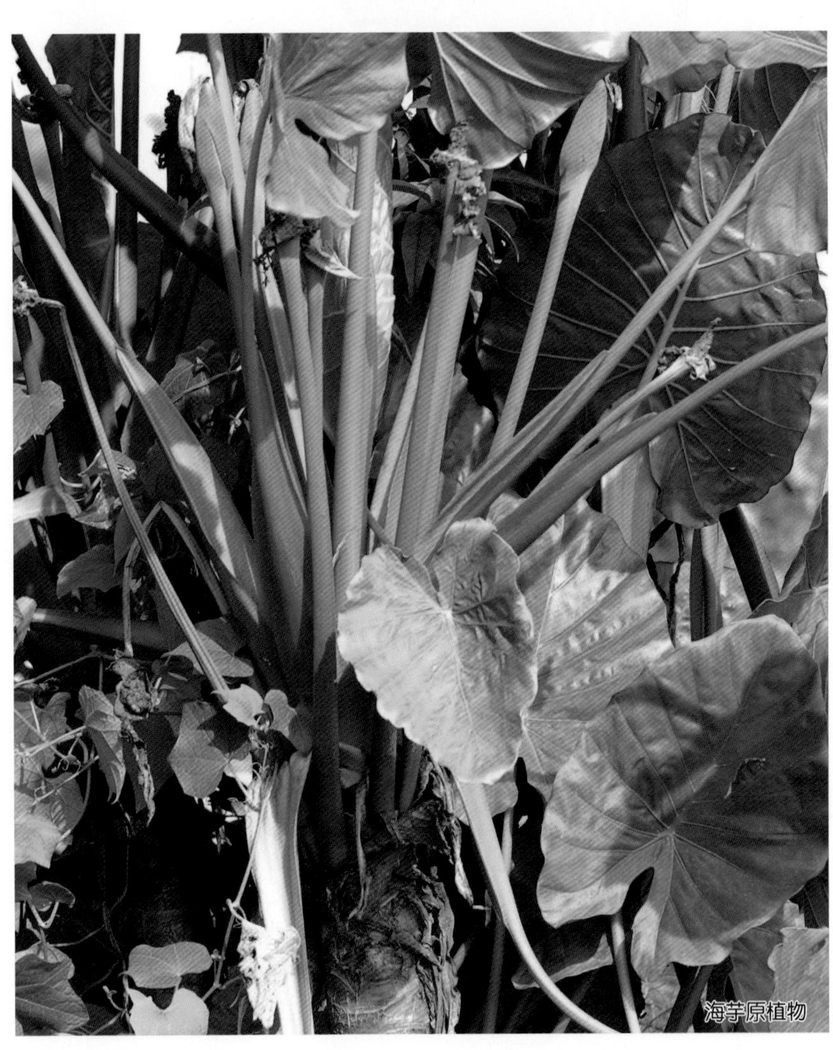

海芋原植物

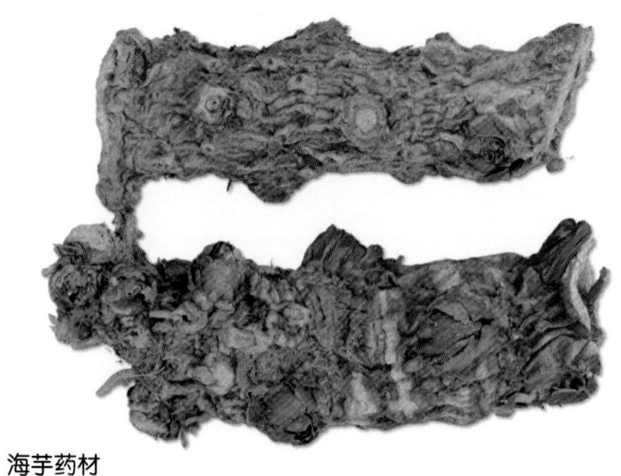
海芋药材

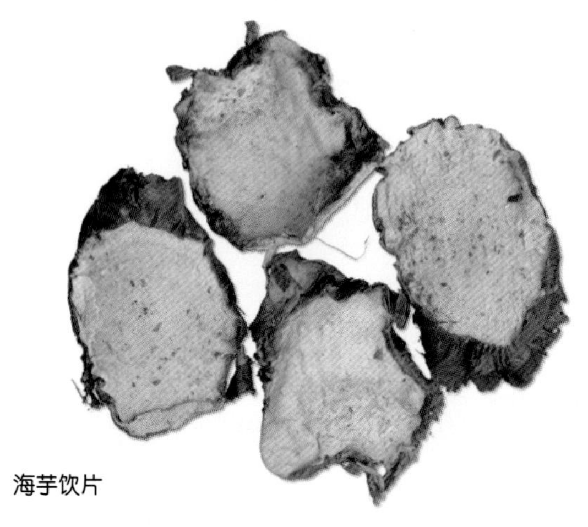
海芋饮片

【临床研究】

1. 流行性感冒　海芋5kg，大米120g，食盐15g混合入锅，急火炒至大米呈棕黑色，再加水20L，煮沸40~60 min，过滤取汁。用于预防者，口服，每日1次，每次200ml，连服3日。用于治疗者，每日2次，每次200ml。结果：预防流感1万余人次，均达到预防的目的；治疗215例，服药后均在24h内退热，3日内基本治愈[5]。

2. 口腔癌症放疗反应　治疗组用野芋头煎剂（鲜野芋头250g，蜜枣3~4枚）治疗，水煎浓缩至200ml，温服，每日1剂。对照组用复方安息香酸酊治疗，每次10~15ml蒸气喷喉，每日2次，每次15min。结果：治疗组21例，其中痊愈9例，好转21例，无效1例，有效率96.8%；对照组治疗45例，其中痊愈2例，好转12例，无效31例，有效率31.1%。治疗组的效果明显优于对照组（$P<0.01$）[6]。

3. 阑尾脓肿　鲜海芋100~150g，加食盐5~10g，捣烂，于右下腹压痛明显处用一薄层油纱垫底，上敷捣烂的海芋，周围用凡士林纱块围绕，上覆盖油纸并用胶布粘贴固定于腹壁。每日1次，每次敷2~4h。结果：治疗39例，其中30例体征消失，经B超检查脓肿消散；7例好转，脓肿缩小一半以上，但继续外敷本药，再无进展或外敷部位出现皮疹，均中止本治疗，经抗菌治疗，服用中药红藤煎合大黄牡丹皮汤等药物，最终痊愈；2例无效，需经中转手术引流，术中见脓肿较大[7]。

【性味归经】味辛，性寒；有毒。归肺、大肠、心经。

【功效主治】清热解毒，行气止痛，散结消肿。主治流感，感冒，腹痛，肺结核，风湿骨痛，疔疮，痈疽肿毒，瘰疬，附骨疽，斑秃，疥癣，虫蛇咬伤。

【用法用量】内服：煎汤，3~9g，鲜品15~30g，需切片与大米同炒至米焦后加水煮至米烂，去渣用，或久煎2h后用。外用适量，捣敷（不可敷健康皮肤）；或焙贴；或煨热擦。

【使用注意】本品有毒，不宜生食。体虚者及孕妇慎服。其中毒症状表现为：皮肤接触汁液发生瘙痒；眼与汁液接触引致失明；误食茎叶引起咽喉发痒、肿胀，流涎，肠胃灼痛，恶心，呕吐，腹泻，出汗，惊厥，严重者窒息、心脏麻痹而死。

【经验方】

1. 感冒头痛身倦　（野）芋根用湿纸封好，煨热之，以擦头额及腰脊、前后心、手弯脚弯。可令人遍身顺适。（《岭南采药录》）

2. 风湿骨痛　野芋头厚片，先将樟脑少许置于芋片中央，用火烤樟脑，趁火未熄，速敷患处。（《广西中草药》）

3. 痈肿，疮疖　（野芋头）鲜根茎适量。加酒30g捣烂，用（野芋头）叶包，煨热外敷。（《广西本草选编》）

4. 附骨疽　海芋、芭蕉树根（各适量）。捣烂敷患处。（《湖南药物志》）

5. 脂溢性秃发　海芋茎250g，茶油500g。用文火煎熬至海芋深黄色，取出去渣，先用油茶饼加开水浸泡片刻，取液洗头，然后将海芋油由外向内涂擦。(《福建药物志》)

6. 毒蛇、蜈蚣咬伤　痕芋头60g，生油柑木皮30g，用盐水和药捣烂。以湿纸或树叶包裹热敷患处。（《岭南草药志》）

7. 流行性感冒　鲜海芋根状茎5000g，去皮洗净，切成薄片，大米120g，食盐15g，混合入锅，急火炒至大米成棕黑色，加水10000ml，煮沸2h，过滤。预防：每日1次。每次服150ml，连服3天。治疗：每日2次，每次150ml。（《全国中草药汇编》）

8. 绞肠痧腹痛　野芋头120g（炒黄），扫管叶（岗松）50g（炒黄）。先将野芋头煎好，再将扫管叶趁沸放下煎片刻，去渣温服。忌饮米汤。（《岭南草药志》）

【参考文献】

[1] 国家中医药管理局《中华本草》编委会 . 中华本草 . 上海：上海科学技术出版社，1999：7620.

[2] 卢先明，黄国均，蒋桂华，等 . 海芋抗炎镇痛的药效学研究 . 四川中医，2005，23（10）：44.

[3] 可燕，周秀佳，柏巧明 . 海芋抗肿瘤作用研究 . 中药材，1999，22（5）：252.

[4] 杨仓良 . 毒药本草，北京：中国中医药出版社，1993.264.

[5] 流感、感冒卫生简讯 . 广西中医药，1981，（6）：1.

[6] 彭淑芳 . 野芋头煎剂减轻口腔放疗反应的临床观察 . 南方护理杂志，1997，4（1）：7.

[7] 李智勇 . 海芋外敷治疗阑尾脓肿 . 中医外治杂志，1999，8（6）：52.

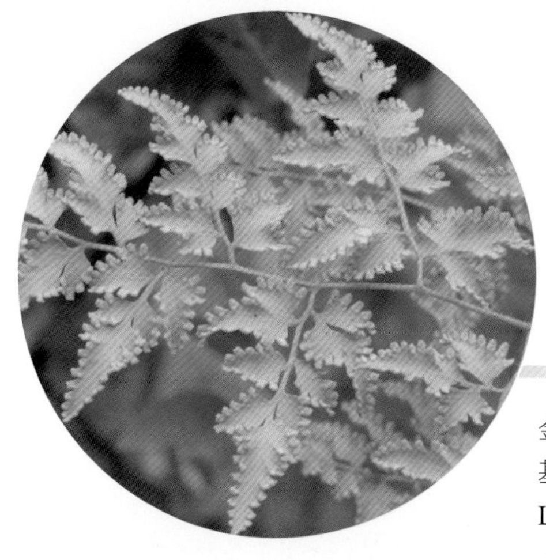

Hai jin sha

海金沙

Lygodii Spora

[英]Japanese Climbing Fern Spore

【别名】铁线藤、左转藤、蛤蟆藤、罗网藤、吐丝草、鼎擦藤、猛古藤。

【来源】为海金沙科植物海金沙 *Lygodium japonicum*（Thund.）Sw. 的孢子。

【植物形态】多年生攀缘草本。根黑褐色，被毛；根状茎近褐色，细长而横走。叶二型，多数，对生于叶轴的短枝两侧，短枝顶端有被毛茸的休眠小芽；营养叶尖三角形，二回羽状，一回羽片 2~4 对，互生，卵圆形，长 4~8cm，宽 3~6cm，有具狭翅的短柄；二回羽片 2~3 对，卵状三角形，掌状 3 裂，裂片短而阔，顶生的长 2~3cm，宽 6~8mm，边缘有不规则的浅圆齿；孢子叶卵状三角形，长宽近相等，为 10~20cm；一回羽片 4~5 对，互生，长圆状披针形，长 5~10cm，宽 4~6cm；二回羽片 3~4 对，卵状三角形，多收缩呈撕裂状。羽片下面边缘生有流苏状孢子囊穗，黑褐色。孢子三角形，表面有小疣。

【分布】广西全区均有分布。

【采集加工】收割全株，晒干，打下成熟孢子，晒干即可。

【药材性状】孢子粉末状，棕黄色或黄褐色，质轻滑润，撒在水中则浮于水面，加热后逐渐下沉；燃烧而发出爆鸣及闪光，无灰渣残留。气微，味淡。

【品质评价】以质轻、色棕黄、有光滑感、无杂质者为佳。

【化学成分】海金沙叶含二脂酰甘油基三甲基高丝氨酸（diacylglyceryltrimethylhomoserine）[1,2]。藤叶中含利胆有效成分反式 - 对 - 香豆酸（*trans-p*-coumaric acid）[2]。此外还含田蓟苷（tilianin），山柰酚 -7-*O*-*α*-L- 吡喃鼠李糖苷（kaempferol-7-*O*-*α*-L-rhamnopyranoside）[3]，蒙花苷（linarin），香叶木苷（diosmin），山柰酚 -3-*O*- 芸香糖苷（kaempferol-3-*O*-rutinoside），金合欢素 -7-*O*-（6′-*O*-*α*-L- 鼠李吡喃糖基）-*β*- 槐糖苷 [acacetin-7-*O*-（6′-*O*-*α*-L-rhamnopyranosyl）-*β*-sopho-roside]，（6*S*,9*R*）-6- 羟基 -3- 酮 -*α*- 紫罗兰醇 -9-*O*-*β*-D- 葡萄糖苷 [（6*S*, 9*R*）-6-hydroxy-3-one-*α*-ionol-9-*O*-*β*-D-glucoside][4] 等苷类以及山柰酚（kaempferol），对香豆酸（*p*-coumaric acid），1- 正十六烷酸甘油酯（1- hexadecyclic acid glycerine ester），正三十一烷醇（l-hentriacontanol），胡萝卜苷（daucosterol），*β*- 谷甾醇（*β*-sitosterol）[3]，3- 甲氧基 -4- 羟基苯甲酸（vanillic acid），正二十五烷酸（pentacosanoic acid），正二十六烷酸（hexacosanoic acid）[4] 等多种成分。曲轴海金沙全草含海金沙内酯（lygodinolide），乌楠醌（tectoquinone），东北贯众醇（dryocrassol），*O*- 对 - 香豆酰 - 东北贯众醇（*O*-*p*-coumaroyl-dryocrassol），山柰酚（kaempferol），山柰酚 -3-*β*-D-葡萄糖苷（kaempferol-3-*β*-D-glucoside），*β*- 谷甾醇（*β*-sitosterol），豆甾醇（stigmasterol）[2]。

【药理作用】

1. 抗雄激素和促生发　1.0mg/ml、2.0mg/ml 海金沙孢子醇提取物体外实验显示抑制睾酮 5*α*- 还原酶的活性，抑制率分别为 40.6%、66.7%。活性成分油酸、亚油酸、棕榈酸的半数抑制量分别为 0.44μg/ml、0.37μg/ml、1.35μg/ml。海金沙孢子醇提取物对睾酮处理过的仓鼠胁腹器官的增长具有抑制作用，并促进睾酮处理过的小鼠的毛发再生长。体内试验表明海金沙孢子醇提物具有抗雄激素作用[5]。

2. 利胆　反式 - 对 - 香豆酸 50mg/kg 注入大鼠十二指肠，利胆作用在给药后 2h 达最高值，持续 4~5h，给药后胆汁平均增加（20±8.9）%。其利胆作用与剂量相关，主要增加胆汁中水分的分泌，对香豆酸与去氢胆酸利胆效价

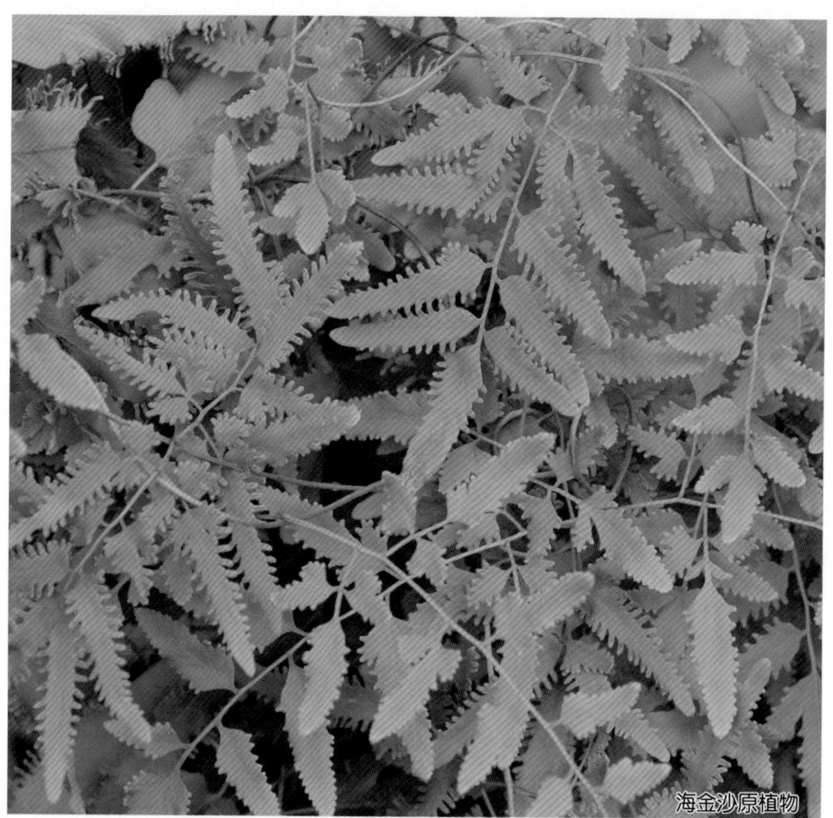

海金沙原植物

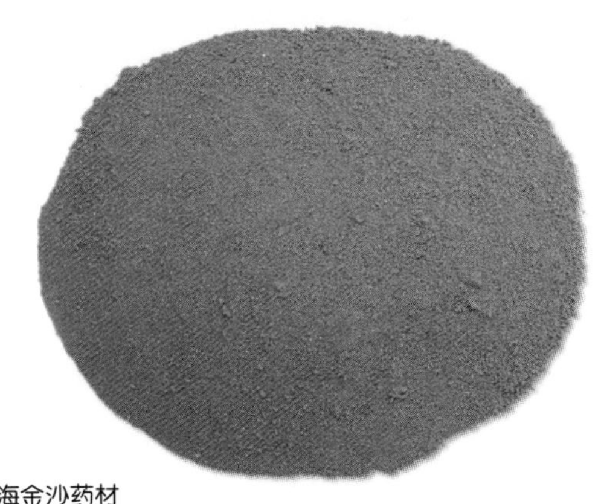

海金沙药材

比较，去氢胆酸起效快，给药后 1h 达最大效应，对香豆酸给药后第 2h 达最大效应。两药利胆作用强度和持续时间基本相同[6,7]。

3. 抗菌　海金沙 50% 全草煎剂对金黄色葡萄球菌、伤寒杆菌、铜绿假单胞菌、大肠杆菌有抑制作用[8]。海金沙对革兰阳性杆菌及多种革兰阴性杆菌均有抑制作用，其水提液和醇提液对金黄色葡萄球菌的最小抑制浓度分别为 10%、7.5%。海金沙提取物对供试细菌的抑制作用随着其浓度的增大而增强，对金黄色葡萄球菌抑制作用最大，其醇提液抑菌作用优于水提液[9]。

4. 急性毒性　小鼠口服对香豆酸的半数致死量为（1.1 ± 0.26）g/kg[6]。

【临床研究】

1. 胃脘痛　海金沙，口服每次 3~5g，每日 2~3 次。结果：治疗 31 例（慢性浅表性胃炎 10 例，慢性萎缩性胃炎 2 例，十二指肠溃疡 5 例，十二指肠炎 3 例，复合性溃疡 2 例，慢性浅表性胃炎合十二指肠溃疡 4 例，胃癌 1 例；幽门螺杆菌阳性 9 例），其中 8 例显效（胃脘痛及伴随症状消失）；18 例有效（胃脘痛减轻，发作次数减少，伴随症状好转）；5 例无效（胃脘痛无改善甚至加重），总有效率为 83.9%[10]。

2. 婴幼儿腹泻　鲜海金沙全草 50g，洗净切碎，加米泔水 100ml 浸渍捣烂，加温过滤取汁，加适量蜂蜜即可服用，1 周岁以上幼儿每次 50ml，每日 2 次，温服，1 周岁以下酌减，一般服药 1 日，最多不超过 2 日，脱水严重者配合补液治疗[11]。

3. 带状疱疹　海金沙用麻油调成糊状，敷于患处约 0.3cm 厚并包扎，每日 1 次，同时口服病毒灵片 0.4g，每日 3 次。结果：治疗 5 例（皮损发于胸背 1 例，腰腹 1 例，臀部及下肢 3 例），均在 5 日内痛止，其中 4 例 7 日内结痂、脱痂，症状消失；1 例 10 日内结痂、脱痂、症状消失[12]。

【性味归经】味甘、淡，性寒。归膀胱、小肠、脾经。

【功效主治】利水通淋，清热解毒。主治热淋，血淋，砂淋，白浊，女子带下，水湿肿满，湿热黄疸；兼治吐血，衄血，尿血及外伤出血。

【用法用量】内服：煎汤，5~9g；包煎或研末，每次 2~3g。

【使用注意】肾阴亏虚者慎用。

【经验方】

1. 吐血，衄血　海金沙为细末。新汲水调下。（《直指方》）
2. 脾湿胀满　海金沙三钱，白术四两，甘草半两，黑牵牛头末一两半。为末，每服一钱，水煎服，得利为妙。（《本草纲目》引《兰室秘藏》海金沙散）
3. 肝炎　海金沙 15g，阴行草 30g，车前草 18g。水煎服，每日 1 剂。（《江西草药》）
4. 血淋痛涩　海金沙末，新汲水或沙糖水服一钱。（《普济方》）
5. 尿路结石　海金沙、金钱草、车前草各 30g。煎服。（《北海民间常用中草药手册》）
6. 膏淋　海金沙、滑石末各一两，甘草末一分。上研匀，每服一匕，用麦冬汤下；灯心汤亦可。（《世医得效方》海金沙散）
7. 膀胱炎　海金沙、车前草、积雪草、一点红、白茅根各 30g，水煎服。（江西《草药手册》）
8. 肾炎水肿　海金沙、马蹄金、白茅根各 30g，玉米须 12g。水煎服。（《福建药物志》）
9. 小便不通，脐下满闷　海金沙一两，腊面茶半两，二味捣碾令细。每服三钱，煎生姜、甘草汤调下。服无时，未通再服。（《本草图经》）
10. 痢疾　海金沙 9g，薏苡根 9g，水煎兑白糖服。（江西《草药手册》）
11. 金疮出血痛不可忍　海金沙、滑石各半两，生郁金一分。上一处为细末，每服二前，用沙糖一块，新汲水调下，不拘时候。（《卫生家宝方》如圣千金散）
12. 小儿消化不良　海金沙 3g，叶下珠 3g，鸡内金 6g。共研细末，分作 2 份，每用一份，搭配猪肝 60~90g，拌和，蒸服。（江西《草药手册》）

【参考文献】

[1] 南京药学院．江苏药材志．南京：江苏人民出版社，1965：472.
[2] 国家中医药管理局《中华本草》编委会．中华本草．上海：上海科学技术出版社，1999：443.
[3] 张雷红，殷志琦，范春林，等．海金沙地上部分的化学成分．中国天然药物，2006，4（2）：154.
[4] 张雷红，殷志琦，叶文才，等．海金沙草化学成分的研究．中国中药杂志，2005，30（19）：1522.
[5] Matsuda H.BiolPharm Bull. 2002, 25（5）:622.
[6] 刘家骏，陈澍禾，王静，等．海金沙利胆作用的实验研究．安徽医学，1987，8（1）：34.
[7] 金继曙，种明才．海金沙草利胆有效成分的研究．中草药，1985，16（3）：109.
[8] Yamane H,et al. Agric Boil Chem,1980,44:1697.
[9] 周仁超，李淑彬．蕨类植物抗菌作用的初步研究．天然产物研究与开发，1999，11（4）：53.
[10] 兰小华，兰静．海金沙治疗胃脘痛 31 例．浙江中医杂志，2001，（8）：343.
[11] 陈建龙，余育承．海金沙治疗婴幼儿腹泻．新中医，2002，34（9）：77.
[12] 楼英．海金沙治带状疱疹 5 例分析．浙江临床医学，2002，4（4）：265.

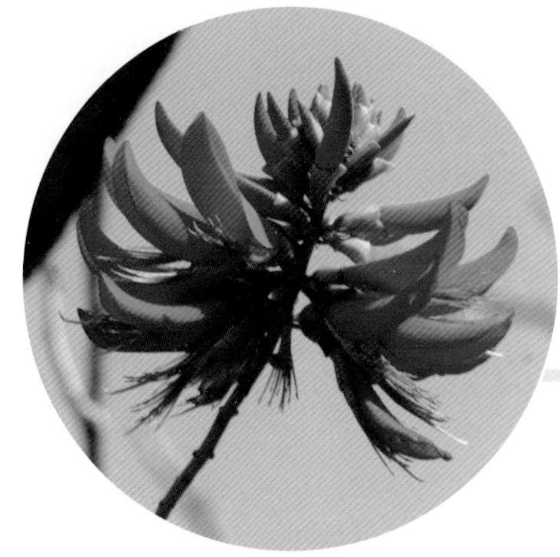

Hai tong pi

海桐皮

Erythrinae Orientalis Cortex

[英]Oriental Variegated Coralbean Bark

【别名】钉铜皮、鼓铜皮、丁皮、刺桐皮、刺通、接骨药、刺桐。

【来源】为豆科植物刺桐 *Erythrina varieate* L. 的干皮或根皮。

【植物形态】多年生大乔木。树皮灰棕色，枝淡黄色至土黄色，密被灰色绒毛，具黑色圆锥状刺。二三年后即脱落。叶互生或簇生于枝顶；托叶 2，线形，早落；三出复叶；小叶阔卵形至斜方状卵形，长 10~15cm，顶端小叶宽大于长，先端渐尖而钝，基部近截形或阔菱形，两面叶脉均有稀疏毛茸。总状花序，被绒毛；花萼佛焰苞状，萼口斜裂，由背开裂至基部；花冠蝶形，大红色，旗瓣长 5~6cm，翼瓣与龙骨瓣近相等，短于萼，雄蕊 10，二体，花丝淡紫色，花药黄色；花柱 1，淡绿色，柱头不分裂，密被紫色软毛。荚果串珠状，微弯曲。种子 1~8 颗，球形，暗红色。

【分布】广西主要分布于南宁、上林、北流等地。

【采集加工】栽后 8 年左右，即可剥取树皮，通常于夏、秋进行。有剥取干皮、砍枝剥皮和挖根剥皮 3 种方法。剥后，刮去灰垢，晒干即成。

【药材性状】呈半圆筒状或板片状，两边略卷曲，长约 40cm，厚 0.25~1.5cm，外表面黄棕色至棕黑色，常有宽窄不等的纵沟纹，老树皮栓皮较厚，栓皮有时被刮去，未除去栓皮的表面粗糙，有黄色皮孔，并散布有钉刺，或除去钉刺后的圆形疤痕，钉刺长圆锥形，高 5~8mm，顶锐尖，基部直径 5~10mm；内表面黄棕色，较平坦，有细密纵网纹，根皮无刺，质坚韧，易纵裂，不易折断，断面浅棕色，裂片状。气微，味微苦。

【品质评价】以皮薄、带钉刺者为佳。

【化学成分】本品中含生物碱：刺桐文碱（erysovine），刺桐特碱（erysotrine），刺桐定碱（erysodine），刺桐灵碱（erythraline），刺桐平碱（erysopine），刺桐宁碱（erysonine），刺桐匹亭碱（erysopitine），刺桐二烯酮碱（erysodienone），下箴刺桐碱（hypaporine），下箴刺桐碱甲酯（hypaporine methylester），刺桐亭碱（erysotine），刺桐替定碱（erythratidine），异刺桐替定碱（*epi*-erythratidine），11-羟基表刺桐替定碱（11-hydroxy-*epi*-erythratidine），水苏碱（stachydrine）。还含攀登鱼藤异黄酮（warangalone scadenone），5,7,4′-三羟基-6,8-二异戊二烯基异黄酮（5,7,4′-trihydroxy-6,8-diprenyl-*iso*-flavone），海鸡冠刺桐素（erycrisfagallin），阿比西尼亚刺桐素-Ⅱ（ertythrabyssin-Ⅱ），菜豆素（phaseollin），菜豆素定（phaseollidine），异补骨脂双氢黄酮（*iso*-bavachin），刺桐苯乙烯（eryvaiestyrene），*N,N*-二甲基色

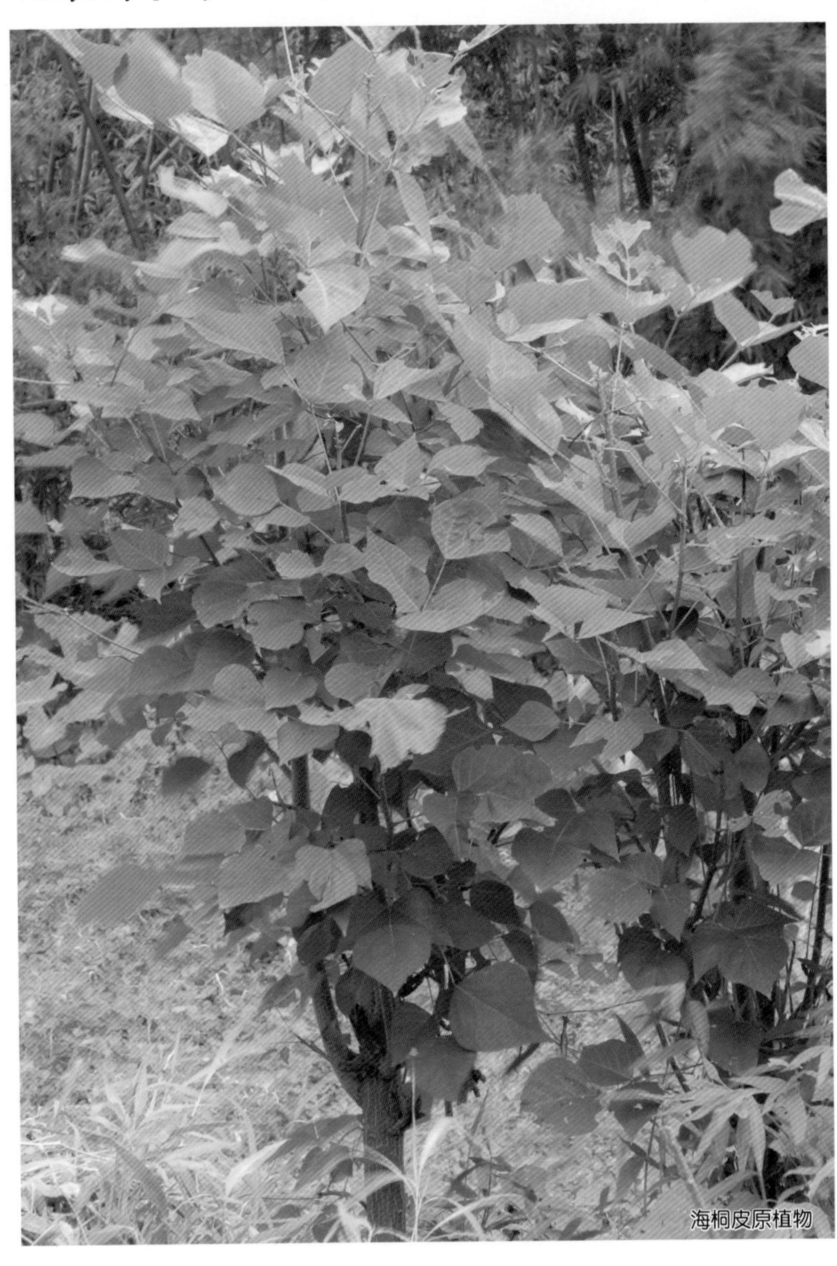

海桐皮原植物

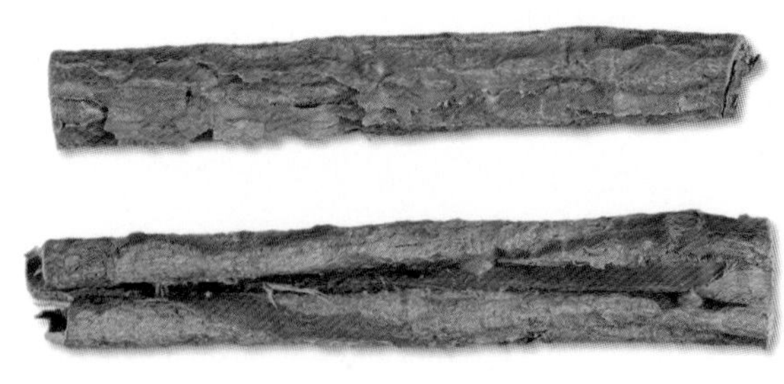
海桐皮药材

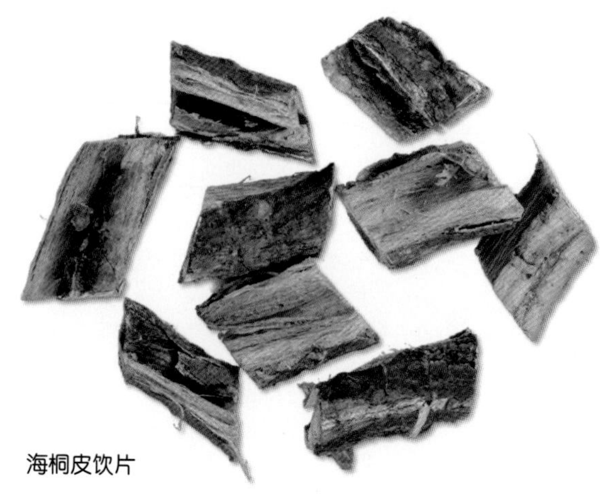
海桐皮饮片

氨酸甲酯（*N,N*-dimethyltryptophan methylester），豆甾醇（stigmasterol），*β*-谷甾醇（*β*-sitosterol），油菜甾醇（campesterol）[1]，24-*R*-豆甾醇（periferasterol）[2]以及氨基酸和有机酸。种子含油，油中含饱和有机酸，不饱和有机酸，还含有植物血凝素[1]。

【药理作用】

1. 改善低钙水平　去卵巢大鼠灌胃给予刺桐 300mg/kg、600mg/kg，连续 14 周，可抑制尿钙排泄，并且有效改善去卵巢大鼠低血钙水平。其机制可能在于刺桐提取物能够呈剂量依赖性地上调大鼠小肠近端 VDR 基因表达以及肾脏 CaBP-9k 基因表达[3]。

2. 抗骨质疏松　从刺桐中分离鉴定的 20 种化合物中，大多数异黄酮类化合物对成骨细胞都具有促进增殖作用，有较好促进增殖作用的化合物在促进成骨细胞分化的活性检测中，也表现出了一定的提高碱性磷酸酶活性的作用。可推断刺桐中抗骨质疏松活性成分主要为异黄酮类[4]。刺桐提取物 20μg/ml 浓度下具有良好的促进大鼠成骨样细胞 UMR106 增殖活性，增殖率大于 30%。刺桐 300mg/kg、600mg/kg 灌胃给药，连续 14 周，能抑制骨质疏松（OVX）大鼠的尿钙排泄，降低 OVX 大鼠的高骨转换，改善股骨力学性能。另外，刺桐能够提高骨小梁厚度、面积百分比，缩小骨小梁之间的间隙，改善骨质疏松微观结构。刺桐的抗骨质疏松功效可能与其提高小肠近端 VDR 及肾脏 CaBP-9k 的基因表达有关。提取物中所含大量异黄酮类物质并且在体内有代谢物染料木素产生，可能是刺桐体内抗骨质疏松作用的物质基础[5]。

3. 镇痛、镇静　刺桐茎皮煎剂 15g/kg、30g/kg 灌服，间隔 4h 1 次共 2 次，可抑制醋酸所致小鼠扭体反应。60g/kg 灌服 1 次还可延长小鼠热板致痛痛阈时间。对于小鼠自发活动，40g/kg 下可减少运动距离，延长戊巴比妥钠所致小鼠睡眠时间[6]。

4. 抗菌　水浸剂 1∶37 在试管内对黄色毛癣菌、许兰黄癣菌、铁锈色小芽胞癣菌、腹股沟表皮癣菌等皮肤真菌均有不同程度的抑制作用[7]。

5. 抑制肠管收缩作用　对于大鼠离体回肠，刺桐煎剂能拮抗乙酰胆碱所致收缩肠管作用，10mg/ml、20mg/ml 浓度抑制率分别为 42.9% 及 71.6%，与刺桐皮作用相似[6]。

6. 毒理　茎皮煎剂 100g/kg 灌服小鼠不引起死亡，刺桐茎皮煎剂腹腔注射半数致死量为 40.5g/kg[6]。

【临床研究】

1. 创伤性骨化性肌炎　对照组用海桐皮汤（海桐皮、透骨草、没药、乳香、当归、川芎、川椒、红花、威灵仙各 20g，防风 15g，生甘草 6g）水煎，外洗。治疗组用加减海桐皮汤（上述方药去防风、甘草，加防己、木瓜、桂枝各 15g，细辛 8g）。取水煎，将患处及关节尽量浸泡入药液内，在烫洗的同时嘱病人推、挤、按、揉、弹、拨患处关节及周围软组织，每次持续时间 15~20min。每日加温烫洗患处 2~3 次，每剂药用 3 天，每 5 剂为 1 个疗程，连续治疗 1~3 个疗程。结果：治疗组共 38 例，第 1 个疗程后，治愈 12 例，显效 18 例，好转 8 例；对照组共 30 例，其中治愈 5 例，显效 12 例，好转 10 例；第 2 疗程后，治疗组治愈 20 例，显效 12 例，好转 6 例；对照组治愈 12 例，显效 8 例，好转 10 例；第 3 疗程后，治疗组治愈 30 例，显效 7 例，好转 1 例；对照组治愈 18 例，显效 9 例，好转 3 例。全部病例从症状与体征上均有明显的改善，经统计学分析，各疗程后治疗组疗效均明显优于对照组（$P<0.05$）[8]。

2. 膝关节骨性关节炎　对照组采用玻璃酸钠注射液 2ml 关节腔内注射，每周 1 次，连续 2 次为 1 个疗程，注射后嘱病人勿过度活动患膝及注射处 1 周勿沾水，同时口服中药自拟二乌二防汤（制草乌 3g，制川乌 3g，细辛 3g，防风 10g，防己 10g，乌梢蛇 15g，黄芪 30g，制附片 10g，生麻黄 5g，木瓜 10g，木香 10g，甘草 10g，独活 12g，桑寄生 10g，威灵仙 20g，当归 10g，杜仲 10g，丹参 10g，牛膝 10g，秦艽 10g，肉桂 10g，川芎 10g，党参 20g），每日 1 剂，煎水 400ml 分 2 次服，2 周 1 个疗程。治疗组在对照组基础上，加用加味海桐皮汤熏洗（海桐皮和胆南星按 1∶1 的配方煎汤熏洗患侧膝关节），每日 1 次，连续 2 周为 1 个疗程。结果：2 组病人治疗后评分与治疗前比较有下降，差异有统计学意义（$P<0.05$）；2 组病人治疗后评分下降程度比较，治疗组评分下降程度较对照组明显，差异有统计学意义（$P<0.05$）[9]。

3. 热痹　温针灸配合海桐皮汤（海桐皮、铁线透骨草、明净乳香、没药各 6g，当归 4.5g，川椒 9g，川芎、红花各 3g，威灵仙、白芷、甘草、防风各 2.4g）治疗，水煎取药汁，将浸入药汁的毛巾敷于患处至感觉不到热度，如此反复敷洗患部 5 遍。每日 1 剂，治疗 4 个疗程。结果：治疗 30 例，其中治愈 5 例，显效 12 例，好转 9 例，无效 4 例，总有效率 86. 67%[10]。

【性味归经】味苦、辛，性平。归肝、脾经。

【功效主治】祛风除湿，舒筋通络，杀虫止痒。主治风湿痹痛，肢节拘挛，跌打损伤，疥癣，湿疹。

【用法用量】内服：煎汤，6~12g；或浸酒。外用适量，煎汤熏洗；或浸酒搽；或研末调敷。

【使用注意】血虚者慎服。

【经验方】

1. 风癣有虫　海桐皮、蛇床子等份。为末，以腊猪脂调搽之。（《如宜方》）
2. 时行赤毒眼疾　海桐皮一两。切碎，盐水洗，微炒，用滚汤泡，待温洗眼。（《本草汇言》）
3. 风虫牙痛　海桐皮煎水漱之。（《本草圣惠方》）
4. 中恶霍乱　海桐皮煮汁服之。（《圣济总录》）
5. 肝硬化腹水　鲜海桐皮 30g。炖猪骨服。（《广西本草选编》）
6. 大风疾　知母、贝母、乌梅肉、海桐皮、金毛狗脊（去毛）。上等份，为细末。炼蜜丸，如梧桐子大。每日空腹、日中、临睡各服三十丸，又每夜第一次睡觉（醒）时，急于头边取三十丸便服，并用羊蹄根自然汁下。大忌酒及房事、一切发风之物，只吃淡粥一百日，皮肉自渐皆复。（《百一选方》神仙退风丹）
7. 风湿两腿肿满疼重，百节拘挛痛　海桐皮一两，羚羊角屑、薏苡仁各二两，防风、羌活、筒桂（去皮）、赤茯苓（去皮）、熟地黄各一两，槟榔一两。上为散。每服三钱，水一盏，生姜五片，同煎至七分，去滓，温服。（《脚气治法总要》海桐皮散）
8. 脚挛不能举　海桐皮、当归（去芦，洗净，焙干）、牡丹皮（去心）、熟干地黄、牛膝（去芦、酒浸、焙干）各一两，山茱萸、补骨脂各半两。上为细末。每服一钱，水八分，入葱白二寸，煎至五分，去滓，温服。（《小儿卫生总微论方》海桐皮散）
9. 湿脚气，及肾脏风下注，满脚生疮痒痛脓水出　海桐皮、草乌头（锉碎，盐炒）、地龙（炒，去土）、蒺藜子（炒，去角）各一两。上四味，捣罗为散。每服二钱匕，冷酒调下，空心夜卧服。（《圣济总录》海桐皮散）
10. 乳痈初起　刺通 15g，红糖 30g，煎水服。（《贵州草药》）
11. 伤折，辟外风，止疼痛　海桐皮一两（锉），防风二两（去芦头），黑豆一两（炒熟），附子一两（炮裂，去皮、脐）。上药捣细，罗为散。每服，以温酒下二钱，日三四服。（《太平圣惠方》海桐皮散）
12. 小儿蛔虫病　海桐皮 1.5~3g。研粉开水冲服。（《广西本草选编》）

【参考文献】

[1] 国家中医药管理局《中华本草》编委会 . 中华本草 . 上海：上海科学技术出版社，1999：3158.

[2] 罗泽渊，陈燕，姜荣兴 . 海桐皮的化学成分研究 . 中药材，1995，18（9）：460.

[3] 张岩，李晓莉，黄文秀 . 刺桐醇提取物对去卵巢大鼠体内钙稳态的影响及作用机制分析 . 中国中药杂志，2007，32（7）：627.

[4] 李晓莉 . 抗骨质疏松活性成分的研究 . 沈阳药科大学硕士学位论文，2004.

[5] 张岩 . 低钙饮食对去卵巢大鼠维生素 D 内分泌系统的影响以及刺桐、女贞子抗骨质疏松作用与机制的研究 . 沈阳药科大学硕士学位论文，2006.

[6] 李吉珍 . 中药材, 1992, 15 (6) : 29.

[7] 曹仁烈 . 中华皮肤科杂志，1957，5（4）：286.

[8] 朱晓飞 . 加减海桐皮汤外洗治疗创伤性骨化性肌炎 38 例——附海桐皮汤外洗治疗 30 例对照观察 . 浙江中医杂志，2003，（7）：298.

[9] 韩廷成，周临东，董松林 . 加味海桐皮汤辅助治疗膝关节骨性关节炎的临床观察 . 中国中医骨伤科杂志，2011，19（12）：55.

[10] 陈志成，张贵锋，黄泳，等 . 温针灸合用海桐皮汤外洗治疗热痹的疗效观察 . 中医外治杂志，2010，20（6）：3.

Hai hao zi

海蒿子

Sargassum
[英]Seaweed

【别名】大叶藻、大蒿子、海根菜、海草、海藻。

【来源】为马尾藻科植物海蒿子 *Sargassum pallidum*（Turn.）C. Ag. 的藻体。

【植物形态】藻体黄褐色，初生 1~2 个直立主干，圆柱形，逐渐增长，两侧的羽状分枝相互呈钝角或直角生出，分枝的腋间又生小枝，幼枝和主干幼期都生有短小的刺状突起。叶的形状变异很大。初生叶为披针形，倒披针形或倒卵形，有不明显的中肋状突起，及明显的不育窝斑点，但此种叶生长不久即脱落；次生叶为线形，倒披针形，倒卵形或羽状分裂；次生叶的叶腋间生出小枝。枝上又生出多数狭披针形或线形的叶。气囊多生在末枝腋间，幼时为纺锤形或倒卵形，长成后为球形，先端圆滑或具尖细突起，生殖托单生或总状排列于生殖小枝上，圆柱形。雌雄异株。固着器扁盘状或短圆锥状。

【分布】广西主要分布于沿海地区。

【采集加工】全年均可采收，洗净，晒干。

【药材性状】主轴表面有短刺状突起。分枝多，基部叶状突起呈披针形，全缘或有粗锯齿，革质，上部叶状突起呈狭披针形或丝状。气囊球形或卵形，顶端圆滑或有短尖。生殖托圆柱形。气腥，味咸。

【品质评价】以色黑褐、盐霜少、枝嫩无砂石者为佳。

【化学成分】本品主要含褐藻酸，多糖 DE Ⅰ、DE Ⅱ，马尾藻多糖（sargassan），以脑磷脂（cephalin）为主的磷脂类化合物，甘露醇，碘，钾，粗蛋白，还含饱和及不饱和脂肪酸[1~3]。

【药理作用】

1. 抗凝血　海藻体外抗磷酸二氢铵诱导的血小板聚集的抑制率为 37.78%[4]。海蒿子提取液在家兔体内、外均有较好的抗凝作用[5]。

2. 抗癌　浓度 0.015~4.0mg/ml 的海蒿子多糖 DE Ⅰ、DE Ⅱ对白血病细胞 P388 有一定抑制作用[2]。海蒿子提取物对小鼠子宫癌 U14、小鼠肉瘤 S180 及淋巴瘤 1 号腹水型有抗癌作用[6]。

【性味归经】味咸，性寒。归肝、胃、肾经。

【功效主治】消痰软坚，利水退肿。主治瘿瘤，瘰疬，脚气浮肿。

【用法用量】内服：煎汤，5~15g；或入丸、散。外用适量，研末敷或捣敷。

【使用注意】脾胃虚寒者禁服。反甘草。

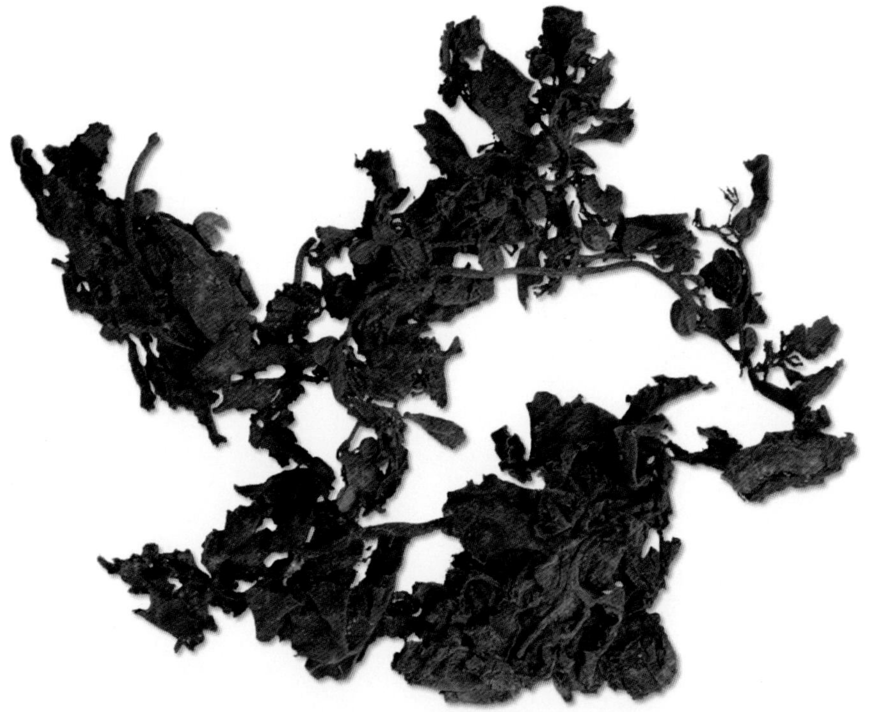

海蒿子药材

【经验方】

1. 颈下卒结囊，渐大欲成瘿　海藻一斤（去咸），清酒二升。上二味，以绢袋盛海藻酒渍，春夏二日。一服二合，稍稍含咽之，日三。酒尽更以酒二升渍，饮之如前。渣暴干，末服方寸匕，日三。尽更作，三剂佳。（《肘后方》）

2. 瘿瘤　海藻八两（洗去咸汁），贝母二两，土瓜根二分，小麦面二分（炒）。上四味作散。酒服，日三。（《外台秘要》崔氏海藻散）

3. 蛇盘瘰疬，头项交接者　海藻（以荞面炒过）、白僵蚕（炒）等份。为末，以白梅泡汤，和丸，梧子大。每服六十丸，米饮下，必泄出毒气。（《世医得效方》）

4. 肾炎蛋白尿　海藻、蝉衣、昆布各适量。水煎服。（《浙江药用植物志》）

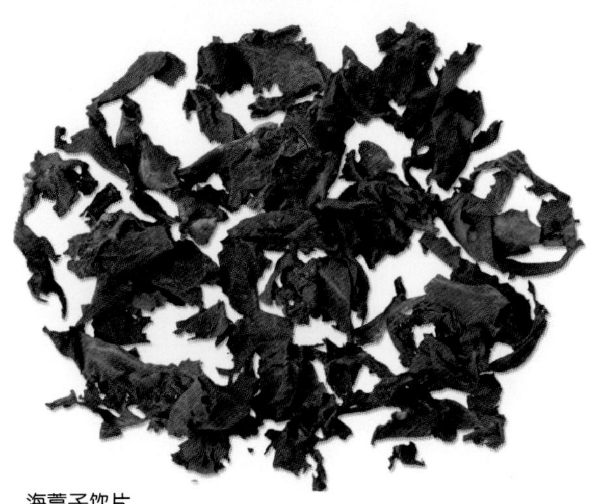
海蒿子饮片

【参考文献】

[1] 国家中医药管理局《中华本草》编委会. 中华本草. 上海：上海科学技术出版社，1999：142.
[2] 李俊卿，赵宇，李志萍，等. 海蒿子多糖DE Ⅰ、DE Ⅱ组分分离纯化、结构及抗癌活性研究. 天然产物研究与开发，2005，17（5）：564.
[3] 王景禄，胡永明，陆懋荪. 中药海蒿子脂肪酸类成分分析. 中国海洋药物，2001，79（1）：40.
[4] 崔征，李玉山，肇文荣，等. 中药海藻及数种同属植物的药理作用. 中国海洋药物，1997，63（3）：5.
[5] 杨晓峰，慕红丹. 鲍鱼、海龟甲及海蒿子等提取物对凝血和纤溶系统的影响. 中国海洋药物，2000，19（2）：35.
[6] 中国科学院海洋研究所. 中国经济海藻志，北京：科学出版社，1962：84.

Fu xiao mai 浮小麦

Tritici Levis Fructus
[英]Bligted Wheat

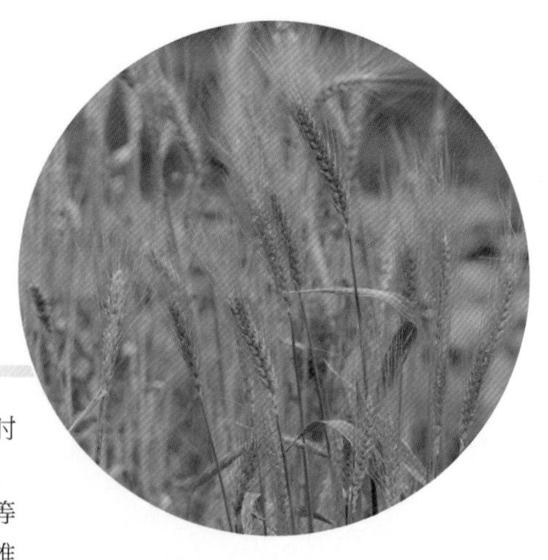

【别名】浮麦。

【来源】为禾本科植物小麦 *Triticum aestivum* L. 干瘪轻浮的颖果。

【植物形态】一年生或越年生草本。秆直立，通常 6~9 节。叶鞘光滑，常较节间为短；叶舌膜质，短小；叶片扁平，长披针形，长 15~40cm，宽 8~14mm，先端渐尖，基部方圆形。穗状花序直立，小穗两侧扁平，在穗轴上平行排列或近于平行，每小抽具 3~9 花，仅下部的花结实；颖短，第 1 颖较第 2 颖为宽，两者背面均具有锐利的脊，有时延伸成芒；外稃膜质，微裂成 3 齿状，中央的齿常延伸成芒，内稃与外稃等长或略短，脊上具鳞毛状的窄翼；雄蕊 3；子房卵形。颖果长圆形或近卵形，浅褐色。

【分布】广西全区有栽培。

【采集加工】夏至前后，成熟果实采收后，取瘪瘦轻浮与未脱净皮的麦粒，筛去灰屑，用水漂洗，晒干。

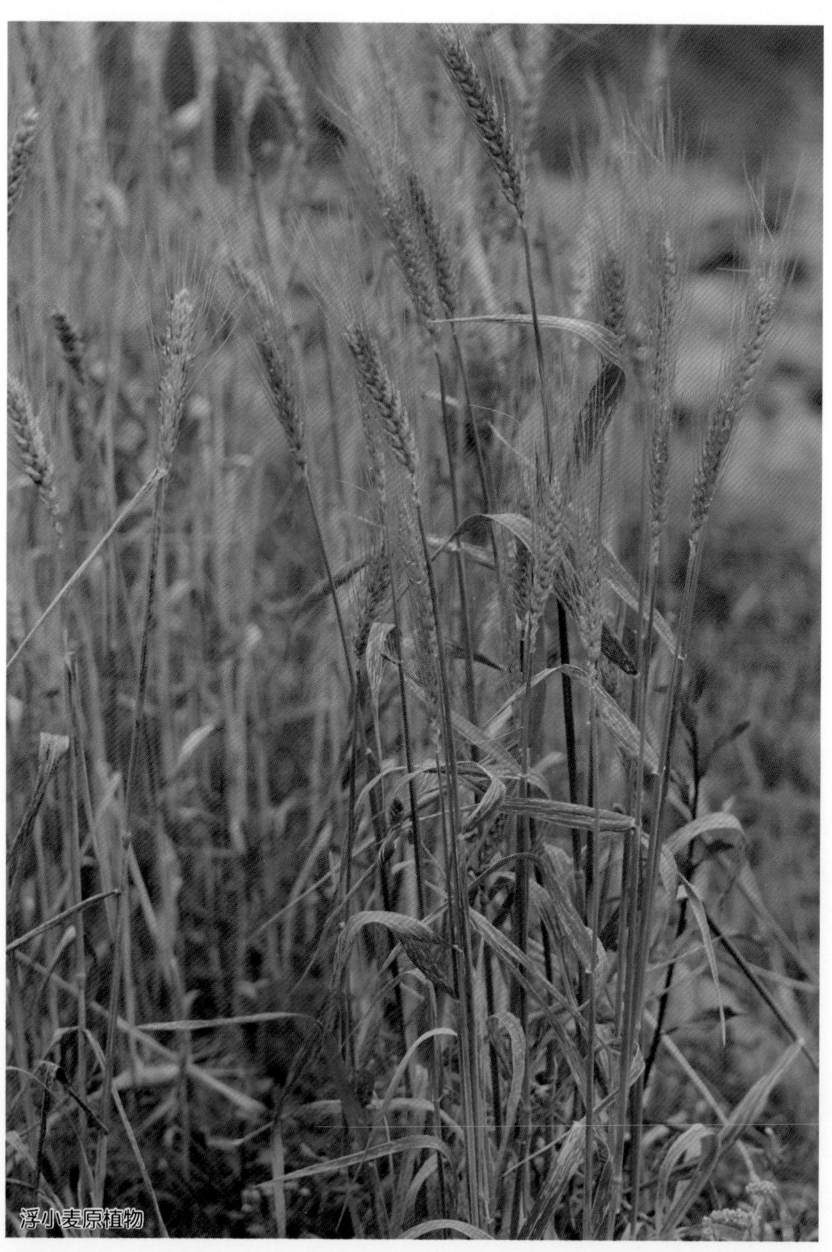
浮小麦原植物

【药材性状】干瘪颖果呈长圆形，两端略尖。长约 7mm，直径约 2.6mm。表面黄白色，皱缩。有时尚带有未脱净的外稃与内稃。腹面有一深陷的纵沟，顶端钝形，带有浅黄棕色柔毛，另一端成斜尖形，有脐。质硬而脆，易断，断面白色，粉性差。无臭，味淡。

【品质评价】以粒均匀、轻浮、无杂质为佳。

【化学成分】小麦麸皮中含豆甾醇（stigmasterol），*β*-谷甾醇（*β*-sitosterol），5-十七烷基间苯二酚（5-heptadecylresorcinol），5-十九烷基间苯二酚（5-nonadecylresorcinol），5-二十一烷基间苯二酚（5-heneicosyl-resorcinol），5-二十三烷基间苯二酚(5-tricosylresorcinol)，5-二十五烷基间苯二酚（5-pentacosylresorcinol），伞花耳草苷（corymboside），异伞花耳草苷（*iso*-corymboside），反式-3,4-二甲氧基肉桂酸（*trans*-3,4-dimethoxycinnamic acid），阿魏酸（ferulic acid），芹菜素（apigenin）[1]。

【药理作用】

1. 镇痛　从小麦中提取的脂多糖静脉注射或灌胃，均可抑制醋酸引起的小鼠扭体反应，有镇痛作用 [2]。

2. 抗病毒　小麦中提取的脂多糖可以激活巨噬细胞而发挥抗病毒作用，临床上对各种疱疹病人有效 [2]。

3. 抗氧化和清除自由基　小麦中所含的黄酮类成分与膳食纤维中的葡萄糖形成糖苷，具有很强的抗氧化活性，其具有清除 O^{2-} 和 ·OH 自由基的能力 [3]。

4. 降血脂　小麦黄酮可调节血脂代谢，对高脂血症有一定的预防作用。麦胚黄酮 100mg/kg、200mg/kg 给实验性高脂血症大鼠灌胃 8 周后，能降低大鼠血清胆固醇、甘油三酯的含量，降低血清和组织中的氧化脂质，提高全血中超氧化物歧化酶和谷胱甘肽过氧化物酶的活力[4]。

5. 抗肿瘤　麦胚黄酮类提取物对 7, 12- 二甲基苯蒽诱导的大鼠乳腺肿瘤具有一定的抑制作用[5]。

【临床研究】

长期服用刺激性泻药便秘　小麦纤维素颗粒，口服，每次 3.5g，每日 3 次，之后逐渐减量至每日 1 次（清晨服用），至少 1 周，可长期服用。同时，每晚睡前用生理盐水 150ml 保留灌肠，10 日为 1 个疗程，停药 1 周再用药，连续使用 4 个疗程。结果：治疗 87 例，其中治愈 26 例，好转 53 例，未愈 8 例，总有效率 90.8％。随访 3 个月，有 3 例复发，继续用以上方法治疗后 3 个月未复发[6]。

【性味归经】味甘，性凉。归心经。

【功效主治】除虚热，止汗。主治阴虚发热，自汗，盗汗。

【用法用量】内服：煎汤 15~30g；或研末，3~5g。

【使用注意】实邪所致的汗出不宜用。

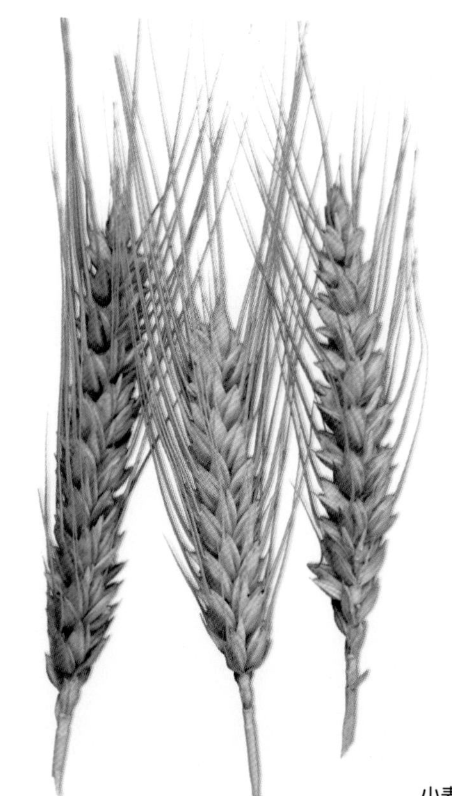

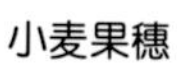

小麦果穗

【经验方】

1. 妇人脏躁　浮小麦 30g，甘草 15g，大枣 10 枚。水煎服。（《青岛中草药手册》）

2. 盗汗及虚汗不止　浮小麦不拘多少，文武火炒令焦，为细末，每服二钱，米饮汤调下，顿服为佳。（《卫生宝鉴》独圣散）

附：小麦（小麦的成熟颖果）

味甘，性凉。归心、肺、肾经。功效：养心除烦，益肾，除热，止渴。主治：脏躁，烦热消渴，泄利，痈肿，外伤出血，烫伤。内服：煎汤 50~100g；或煮粥。外用适量，炒黑研末，调敷。

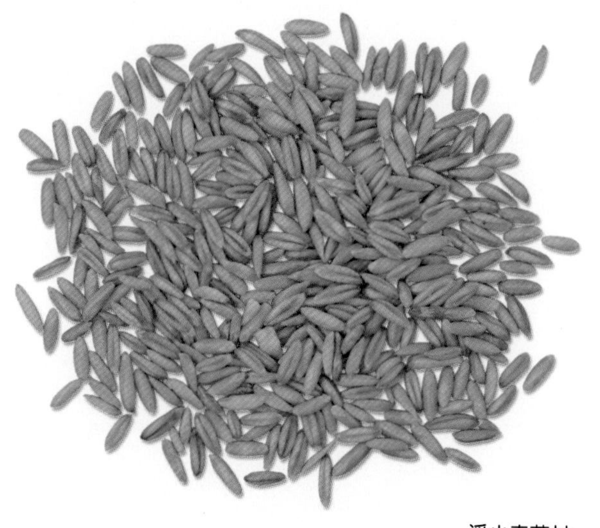

浮小麦药材

【参考文献】

[1] 冯煦，姜东，单宇，等. 小麦麸皮的化学成分. 中草药, 2009, 40（1）: 27.

[2] 稻川裕之，酒井纯孝. 国外医学·中医中药分册, 1993, 15（2）: 106.

[3] 欧仕益，高孔荣，黄惠华. 麦麸膳食纤维清除自由基的研究. 营养学报，1999，21（2）：191.

[4] 于长青，袁旭，付世新，等. 麦胚黄酮对实验老鼠血脂水平和脂质抗氧化作用影响的研究. 中国食品学报，2001，1（2）：30.

[5] 吴冰，徐贵发，任翔，等. 麦胚黄酮类提取物对 DMBA 诱导的大鼠乳腺肿瘤的抑制作用. 现代预防医学，2002，29（1）：4.

[6] 刘永杰. 87 例长期服用刺激性泻药便秘病人的临床治疗观察. 中华实用中西医杂志，2007，20（12）：1068.

Shan ye tie xian jue

扇叶铁线蕨

Adianti Flabellulati Herba

[英]Flabellate Maidenhair Herb

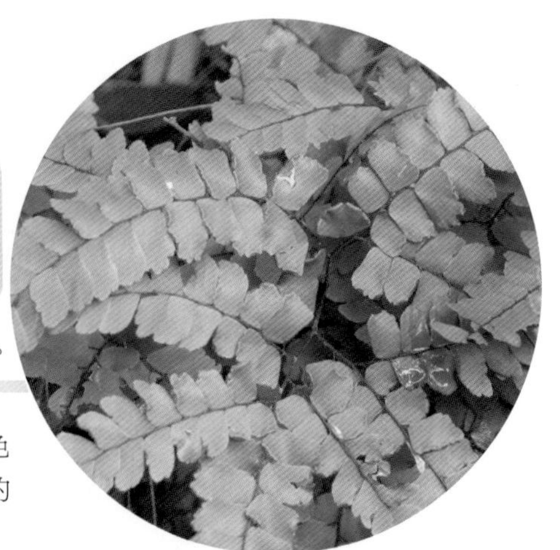

【别名】乌脚枪、过坛龙、铁线草、黑骨芒、乌蝇翼、旱猪毛七、黑脚蕨、铁脚路萁。

【来源】为铁线蕨科植物扇叶铁线蕨 *Adiantum flabellulatum* L. 的全草。

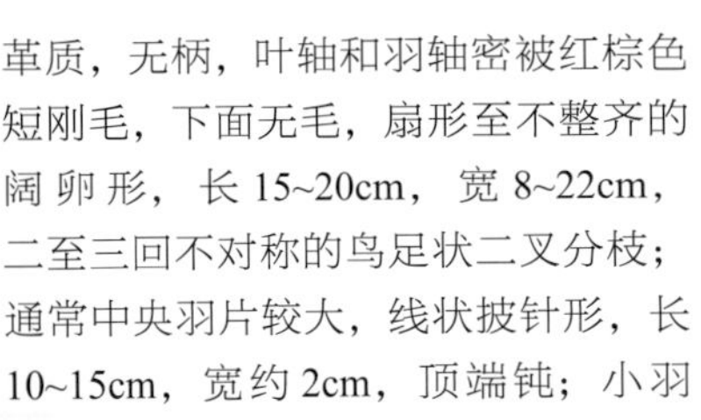

【植物形态】多年生草本。根茎短，近直立，密被棕色有光泽的线状披针形鳞片。叶簇生；叶柄亮紫黑色。基部有少数绒毛，向上微有光泽；叶片近革质，无柄，叶轴和羽轴密被红棕色短刚毛，下面无毛，扇形至不整齐的阔卵形，长 15~20cm，宽 8~22cm，二至三回不对称的鸟足状二叉分枝；通常中央羽片较大，线状披针形，长 10~15cm，宽约 2cm，顶端钝；小羽片 8~15 对，互生，平展，有短柄，斜方状椭圆形至扇形，长约 1cm，宽约 1.5cm。对开式，上缘及外缘圆形，有细锯齿，下缘成直角形，基部阔楔形；叶脉扇形分叉，伸达叶缘，两面均明显。孢子囊群椭圆形，背生于小羽片上缘及外缘的小脉先端；囊群盖椭圆形，黑褐色，膜质，全缘。

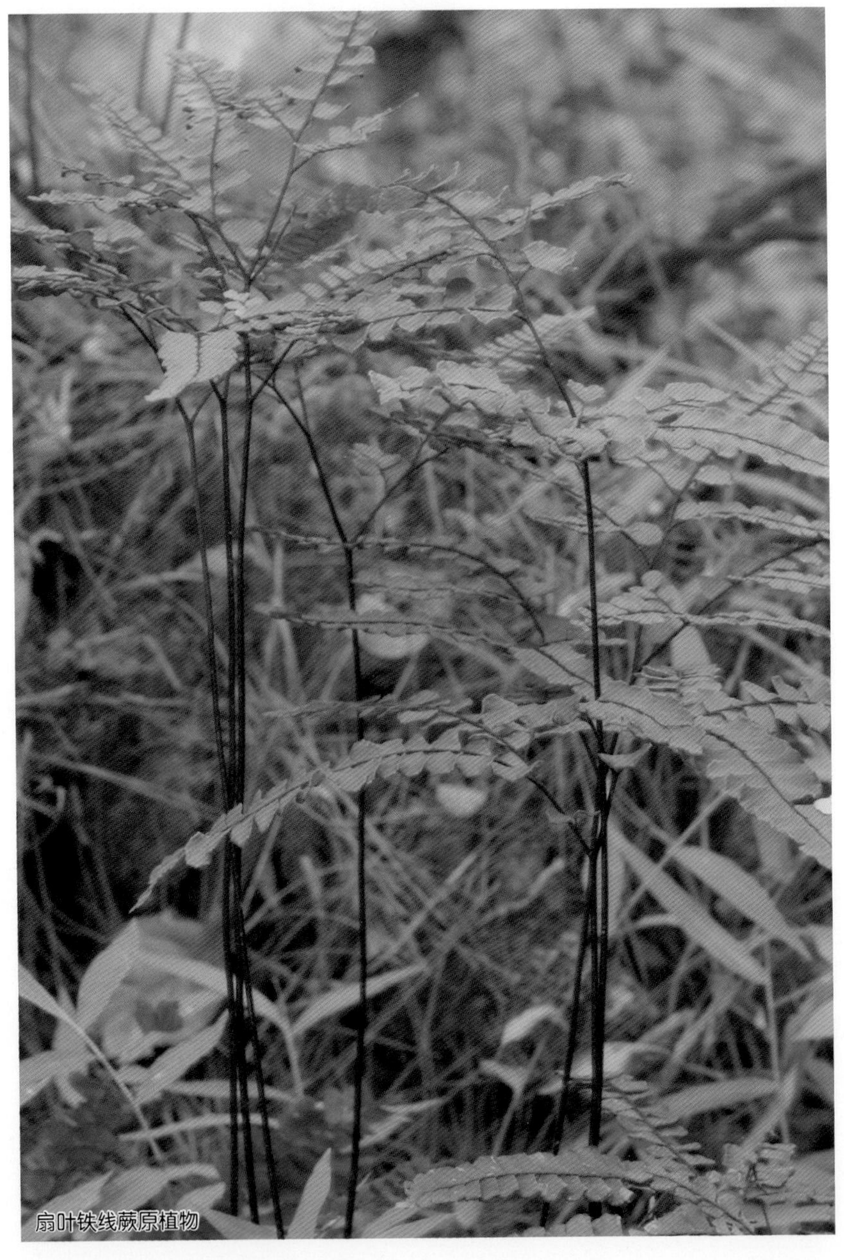

扇叶铁线蕨原植物

【分布】广西全区均有分布。

【采集加工】全年均可采收，洗净，鲜用或晒干。

【药材性状】根茎短而直立，被披针形鳞片。叶柄簇生，坚韧，深褐色至紫黑色，光亮，基部有鳞片；叶片近革质，两面均裸净，呈不整齐的阔卵形，长约 20cm，宽约 15cm，二至三回不对称的二叉分枝，中央羽片最大，呈线状披针形，小羽片斜方状椭圆形至扇形，交错生于叶轴两侧。孢子囊群椭圆形，生于小羽片上缘及外缘的叶脉顶端。

【品质评价】以新鲜、茎叶多而质嫩者为佳。

【化学成分】本品全草含黄酮苷（flavonoid glycoside）、酚类（phenols）、基酸（amino acids）、糖（sugar）、有机酸（organic acid）[1]。

【性味归经】味苦、辛，性凉。归肝、大肠、膀胱经。

【功效主治】清热利湿，解毒散结。主治流感发热，泄泻，痢疾，黄疸，石淋，痈肿，瘰疬，蛇虫咬伤，跌打肿痛。

【用法用量】内服：煎汤，15~30g；鲜品加倍；或捣汁。外用适量，捣敷；或研末撒；或调敷。

【使用注意】疮破不可外用。

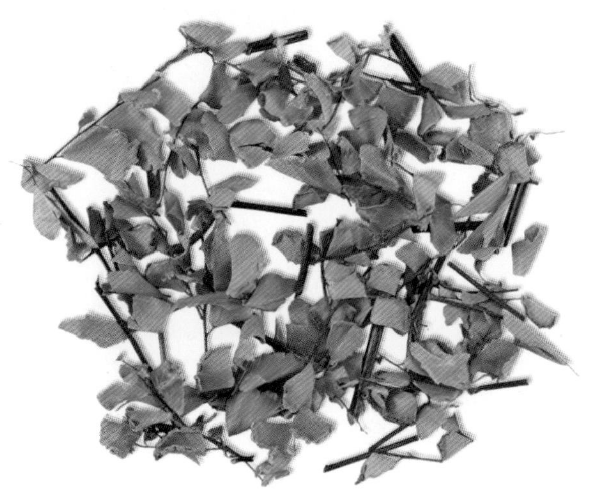

扇叶铁线蕨饮片

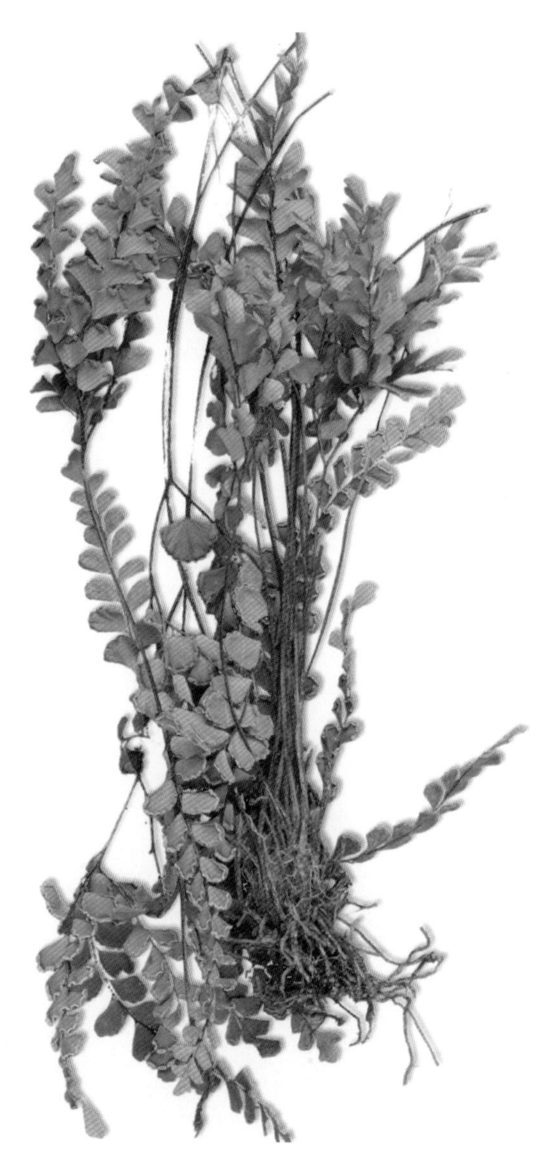

扇叶铁线蕨药材

【经验方】

1. 烫伤　过坛龙全草适量，拌桐油捣烂，敷患处。（《湖南药物志》）
2. 跌打损伤　铁线草、鱼藤根、潺槁树皮各适量。共捣烂，加少许酒炒外敷。（《民间医药秘诀》）
3. 外伤出血，生肌收口　过坛龙晒干，研末调敷。（《广西药用植物图志》）
4. 黄疸型肝炎　①旱猪毛七、三颗针各30g，矮茶风15g。水煎服。（《四川中药志》1979年）②过坛龙15g，长叶小蘖（全株）、紫金牛各30g。水煎服。（《浙江民间常用草药》）
5. 急性尿路感染　旱猪毛七、海金沙藤、石韦各30g。水煎服。（《四川中药志》1979年）
6. 红白痢疾　过坛龙、凤尾蕨各60g。煎汤服。如白过多，加过坛龙量，减凤尾蕨量，红过多则反之。（《广西药用植物图志》）
7. 瘰疬　过坛龙根60g，墨鱼60g。加水炖服。（《江西民间草药验方》）
8. 吐血　乌蝇翼根、血见愁根（又名青藤）各60g。加入瘦肉或猪脚炖服。（《岭南草药志》）
9. 头面疔疮　过坛龙根30g，水煎服。（《江西民间草药》）
10. 小儿高热抽搐　过坛龙鲜叶15~30g。捣烂，加冷开水捣汁服。（《江西民间草药》）

【参考文献】

[1] 国家中医药管理局《中华本草》编委会．中华本草．上海：上海科学技术出版社，1999：512.

Sang ye 桑叶

Mori Folium
[英]Mulberry Leaf

【别名】家桑叶、桑椹树叶、荆桑叶、黄桑叶、霜桑叶、冬桑叶、铁扇子。

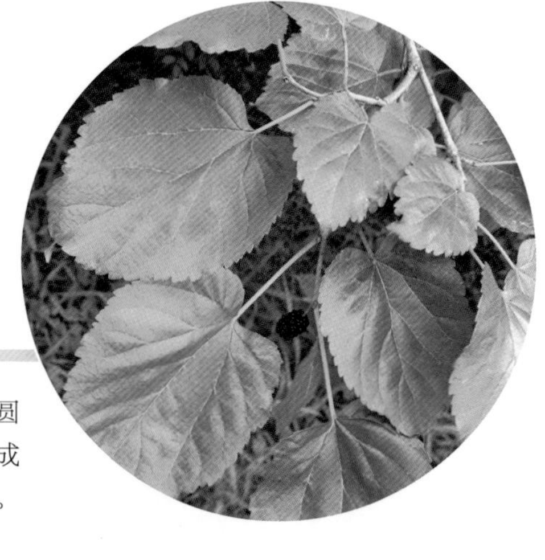

【来源】为桑科植物桑 *Morus alba* L. 的叶。

【植物形态】多年生落叶灌木或小乔木。树皮灰白色，有条状浅裂。单叶互生；叶片卵形或宽卵形，长 5~20cm，宽 4~10cm，先端锐尖或渐尖，基部圆形或近心形，边缘有粗锯齿或圆齿，有时有不规则的分裂，下面脉有短毛，腋间有毛，基出脉 3 条与细脉交织成网状；托叶披针形，早落。花单性，雌雄异株；雌、雄花序均排列成穗状柔荑花序，腋生；雌花序被毛；雄花具花被 4，雄蕊 4，中央有不育的雌蕊，雌花具花被片 4，基部合生，柱头 2 裂。瘦果，多数密集成一卵圆形或长圆形的聚合果，初时绿色，成熟后变肉质、黑紫色或红色。种子小。

【分布】广西全区均有栽培。

【采集加工】初霜后采收，除去杂质，晒干。

【药材性状】叶多皱缩、破碎。完整者有柄，叶柄长 1~2.5cm；叶片展平后呈卵形或宽卵形，长 8~15cm，宽 7~13cm，先端渐尖，基部截形、圆形或心形，边缘有锯齿或钝锯齿，有的不规则分裂。上表面黄绿色或浅黄棕色，有的有小疣状突起；下表面颜色稍浅，叶脉突出，小脉网状，脉上被疏毛，脉基具簇毛。质脆。气微，味淡、微苦涩。

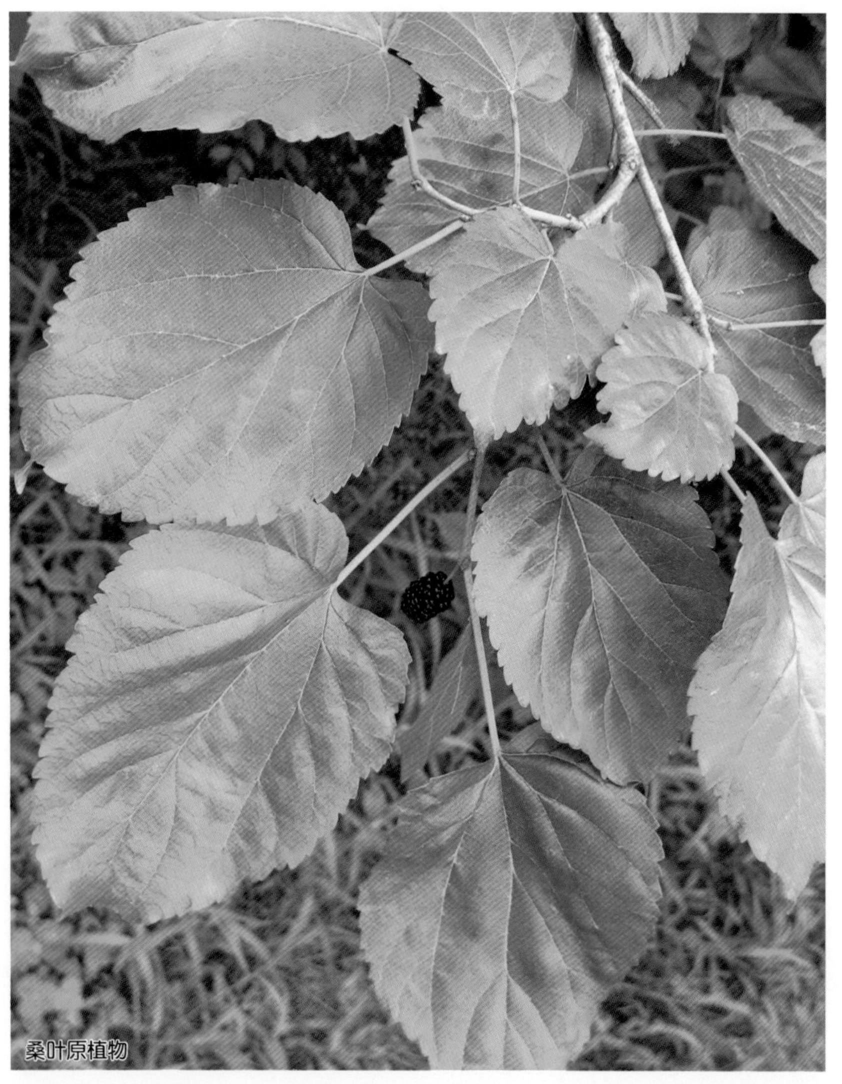
桑叶原植物

【品质评价】叶以大、黄绿色者为佳。

【化学成分】本品含甾体（sterides）及三萜类化合物（terpenoids），黄酮类（flavonoids），香豆精（coumarins）及其苷类以及生物碱（alkaloids），挥发油（volatile oils）等多种成分。

甾体及三萜类化合物有牛膝甾酮（inokosterone），蜕皮甾酮（ecdysterone），豆甾醇（stigmasterol），菜油甾醇（campesterol），羽扇豆醇（lupeol），β- 谷甾醇（β-sitosterol）及其乙酰衍生物和 β- 香树脂醇（β-amyrin）等 [1]。黄酮及其苷类包括芸香苷(rutin)，槲皮素(quercetin)，异槲皮苷(*iso*-quercitrin)，桑苷（moracetin）即槲皮素 -3- 葡萄糖苷，桑黄酮（kuwanone）。此外，还含有有机酸及其他化合物：绿原酸（chlorogenic acid），延胡索酸（fumaric acid），棕榈酸（palmitic acid），棕榈酸乙酯(ethylpalmitate)，叶酸(folic acid)，亚叶酸（folinic acid），维生素 C，精氨酸葡萄糖苷（arginineglu-coside），C_{28} 及 C_{30}-C_{34} 烷烃（alkanes），内消旋肌醇(my-oinositol)及溶血素(hemolysin)。香豆精及其苷类成分有香柑内酯(bergaten)，伞形花内酯（umbelliferone），东莨菪素（scopoletin），东莨菪苷（scopolin），羟基香豆精（hydroxycoumarin）等。氨基酸及多肽类成分主要有谷氨酸（glutamic acid），天冬氨酸（aspartic acid），丙氨酸（alanine），甘氨酸（glycine）；γ- 氨基丁酸（γ-aminobutyric acid），2- 哌啶酸（2-pipecolic acid），5- 羟基 -2- 哌啶甲酸(5-hydroxy-2-pipecolic acid），脯氨酸（proline），精氨酸（arginine），肌氨酸（sarcosine），亮氨酸（leucine），异亮氨酸（*iso*-

leucine），酪氨酸（tyrosine），缬氨酸（valine），色氨酸（tryptophan），天冬酰胺（asparagine），谷氨酰胺（glutamine），丝氨酸（serine），赖氨酸（lysine），以及谷胱甘肽（glutathione）[1]。

本品挥发油中主要成分有大茴香脑（*p*-propenylanisole），六氢金合欢基丙酮（hexahydrofarnesyl acetone），棕榈酸（*n*-hexadecanoic acid），香叶基丙酮（geranyl acetone），乙酸金合欢酯（farnesyl acetate），棕榈酸甲酯（methyl hexadecanoic acid ester）[2]。此外还含乙酸（acetic acid），丙酸（propionic acid），丁酸（butyric acid），异丁酸（*iso*-butyric acid），缬草酸（valeric acid），异缬草酸（*iso*-valeric acid）；己酸（caproic acid）；酚性部分含水杨酸甲酯（methyl salicylate），愈创木酚（guaiacol），邻苯甲酚（*o*-cresol），间苯甲酚（*m*-cresol），对苯甲酚（*p*-cresol），丁香油酚（eugenol）等[3]。

本品含生物碱类成分主要有腺嘌呤（adenine），胆碱（choline），胡芦巴碱（trigonelline）[1]以及多个多羟基生物碱，如1-脱氧野尻霉素（1-deoxynojirimycin），*N*-甲基-1-脱氧野尻霉素（*N*-methyl-1-deoxynojirimycin），2-氧-*α*-D-半乳糖吡喃糖苷-1-脱氧野尻霉素（1-deoxynojirimycin -2-oxe-*α*-D-galactopyranoside），桑叶生物碱（fagomine），1,4-二脱氧-1,4-亚胺基-D-阿拉伯糖醇（1,4-deoxy-1,4- imino-D-arabinopyranoside），1,4-二脱氧-1,4-亚胺基-（2-氧-*β*-D-bot喃葡萄糖苷）-D-阿拉伯糖醇[1,4-deoxy-1,4- imino-（2-oxe-*β*-D-glucopyranoside）-D-arabinopyranoside），去甲莨菪碱（norhyoscyamine][4]。

【药理作用】

1. 降血糖　桑叶和蜕皮甾酮对四氧嘧啶引起的大鼠糖尿病，或肾上腺素、胰高血糖素、抗胰岛素血清引起的小鼠高血糖症均有降血糖作用[5, 6]。蜕皮甾酮促进葡萄糖转变为糖原[6]。桑叶中所含的某些氨基酸能刺激胰岛素分泌，为体内胰岛素分泌和释放的调节因素[7]。

2. 抗菌　1g/ml鲜桑叶煎剂对金黄色葡萄球菌、乙型溶血性链球菌、白喉杆菌和炭疽杆菌均有较强的抗菌作用。对大肠杆菌、伤寒杆菌、痢疾杆菌和铜绿假单胞菌也有一定的抗菌作用[8]。桑叶水煎剂高浓度溶液在体外有抗钩端螺旋体的作用[9]。

3. 促进细胞生长等作用　蜕皮激素能促进细胞生长，刺激真皮细胞分裂，产生新生的表皮并促使昆虫蜕皮。对人体能促进蛋白质合成，排除体内胆固醇，降低血脂[10]。桑叶乙醇提取物的植物雌激素，喂饲小鼠可减慢生长速度[11]。

4. 毒理　将10%桑叶注射液注射于兔股四头肌或滴入兔眼结膜囊内，未发现有局部刺激作用，豚鼠过敏反应试验为阴性，体外试验对羊红细胞未见溶血反应[12]。给小鼠一次腹腔注射桑叶注射液的安全用量，相当于人用量的250倍。在亚急性毒性试验中，用桑叶注射液人用量的60倍剂量，连续给小鼠腹腔注射21天，对内脏器官无损害，如给予更大剂量，则对肝、肾、肺等产生变性、出血性损害[12]。

【临床研究】

1. 产后乳房胀痛　治疗组用桑叶洗净后捣烂外敷治疗，对照组采用传统方法热敷加按摩。结果：治疗组60例，其中显效39例，有效17例，无效4例，有效率达93.33%；对照组60例显效18例，有效25例，无效17例，有效率为70.16%。两组疗效比较差异有显著性意义（$P < 0.01$）[13]。

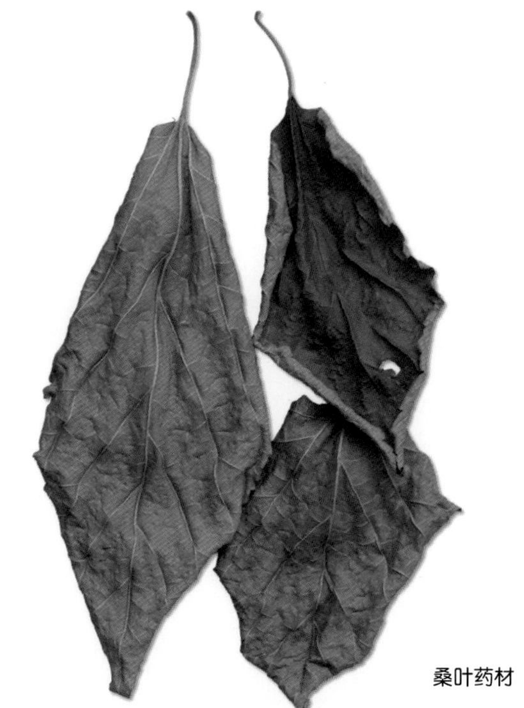

桑叶药材

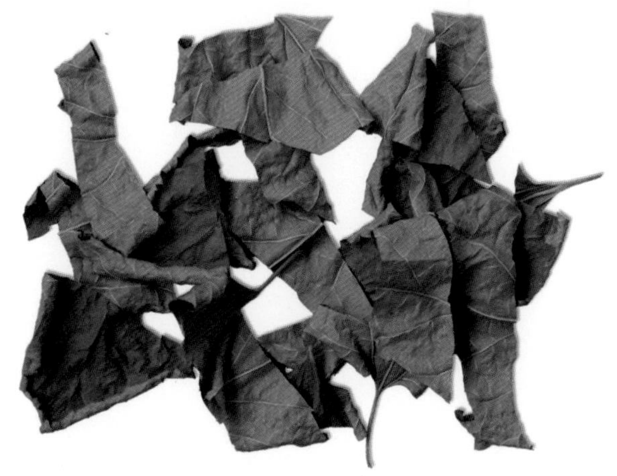

桑叶饮片

2. 尘肺病　对照组给予常规治疗，治疗组在此基础上服用复方霜桑叶（霜桑叶20g、炒杏仁9g、黄芪12g、瓜蒌15g、川贝12g、桃仁12g、炙杷叶15g）治疗，水煎，早晚分服，每日1剂，连续服用3个月、休息1个月为1个疗程。结果：治疗组和对照组各30例，治疗组胸痛、咳嗽、咳痰好转率高于对照组；2组治疗后胸部X线片好转率、进展率、肺功能FEV、FVC、CP、TNF-α、IgG均较治疗前有所改善（$P>0.05$），同时，2组上述指标的组间差异无统计学意义（$P>0.05$）[14]。

【性味归经】味苦，甘，性寒。归肺、肝经。

【功效主治】疏风清热，清肺止咳，平肝明目。主治风热感冒，风温初起，发热头痛，肺热或肺燥咳嗽，咽干口渴，肝阳眩晕，目赤肿痛。

【用法用量】内服：煎汤，4.5~9g；或入丸、散。外用适量，煎水洗或捣敷。

【使用注意】体虚多汗者慎服。

【经验方】

1. 手足麻木，不知痛痒　霜降后桑叶煎汤频洗。（《急救方》）

2. 风眼下泪　腊月不落桑叶，煎汤日日温洗，或入芒硝。（《濒湖集简方》）

3. 感冒发热，结膜炎　桑叶2~5钱，水煎服。（《广西本草选编》上册）

4. 乳硬作痛　嫩桑叶，生采，研。以米饮调，摊纸花贴病处。（《妇人良方》）

5. 肝阴不足，眼目昏花，咳久不愈，肌肤甲错，麻痹不仁　嫩桑叶（去蒂，洗净，晒干，为末）一斤，黑胡麻子（淘净）四两。将胡麻擂碎，熬浓汁，和白蜜一斤，炼至滴水成珠，入桑叶末为丸，如梧桐子大。每服三钱，空腹时盐汤送下，或临卧时温酒送下。（《医级》桑麻丸）

【参考文献】

[1] 国家中医药管理局《中华本草》编委会．中华本草．上海：上海科学技术出版社，1999：1095.

[2] 周永红，李伟光，王立升，等．桑叶挥发油化学成分的GC-MS分析．广西科学，2005，12（1）：50.

[3] 国家中医药管理局《中华本草》编委会．中华本草．上海：上海科学技术出版社，1999：1100.

[4] Asano N. Sugars with nitrogen in the ring isolated in the leaves of morns bombycis. Carbohydr Res,1994:235.

[5] Sharaf AA,et al.C A,1963,60:4650g.

[6] Yoshida T,et al.Biochem Pharmacol,1971,20（12）:3263.

[7] 刘亚光．从分子生物学角度探讨中药作用原理．新中医，1979，（1）：50.

[8] 湖南零陵地区卫生防疫站.561种中草药抗菌作用筛选报告．湖南医药杂志，1974，（4）：50.

[9] 徐州医学院．新医学资料，1971，（1）：27.

[10] 北京医学院．中草药成分化学．北京：人民卫生出版社，1980：420.

[11] Saxena S K.C A,1979,91:69467d.

[12] 山东省临沂县卫生局，卫生防疫站，等．中草药通讯，1972，（6）：334.

[13] 罗春苗，杨西宁，刘颖菊，等．扶桑叶捣烂外敷治疗产后乳房胀痛临床观察．广西中医药，2007，30（6）：17.

[14] 崔萍，侯强，刘光峰，等．复方霜桑叶治疗尘肺病的疗效观察．中国工业医学杂志，2007，20（4）：225.

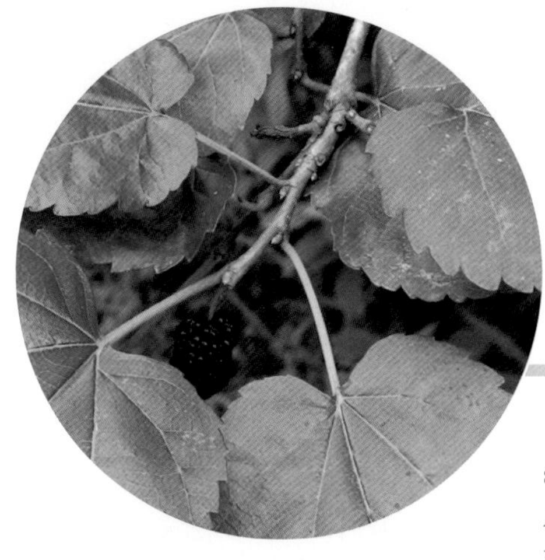

桑枝 Sang zhi

Mori Ramulus
[英]Mulberry Twig

【别名】家桑枝、桑椹树枝、桑条、嫩桑枝。

【来源】为桑科植物桑 *Morus alba* L. 的枝。

【植物形态】多年生落叶灌木或小乔木。树皮灰白色，有条状浅裂。单叶互生；叶片卵形或宽卵形，长5~20cm，宽4~10cm，先端锐尖或渐尖，基部圆形或近心形，边缘有粗锯齿或圆齿，有时有不规则的分裂，下面脉有短毛，腋间有毛，基出脉3条与细脉交织成网状；托叶披针形，早落。花单性，雌雄异株；雌、雄花序均排列成穗状葇荑花序，腋生；雌花序被毛；雄花具花被4，雄蕊4，中央有不育的雌蕊；雌花具花被片4，基部合生，柱头2裂。瘦果，多数密集成一卵圆形或长圆形的聚合果，初时绿色，成熟后变肉质、黑紫色或红色。种子小。

【分布】广西全区均有栽培。

【采集加工】春末夏初采收，去叶，略晒，趁新鲜时切成长30~60cm的段或斜片，晒干，置干燥通风处。

【药材性状】嫩枝呈长圆柱形，少有分枝，长短不一，直径0.5~1.5cm。表面灰黄色或黄褐色，有多数黄褐色点状皮孔及细纵纹，并有灰白色略呈半圆形的叶痕和黄棕色的腋芽。质坚韧，不易折断；断面纤维性。切片厚0.2~0.5cm，皮部较薄，木部黄白色，射线放射状，髓部白色或黄白色。气微，味淡。

【品质评价】枝以质嫩、断面黄白色者为佳。

【化学成分】本品含黄酮类成分(flavonoids)，主要有异槲皮素(*iso*-quercitrin)，桑酮（maclufin），桑素（mulberrin），桑色素（morin），桑色烯（mulberrochromene），二氢桑色素（dihydromorin），环桑素（cyclomulberrin），环桑色烯素（cyclomulberrochromene），杨树宁（cudranin），四羟基芪（tetrahydroxystilbene），桑辛素A-H（moracin A-H）等；还含有2,4，4′,6-四羟基二苯甲酮（2,4,4′,6-tetrahydroxybenzophenone），2,3′,4,4′，6-五羟基二苯甲酮（maclurin，2,3′,4,4′,6-pentahydroxybenzophenone），桦皮酸（betulinic acid），藜芦酚（resveratrol），二氢山柰酚（dihydrokaempferol），氧化芪三酚（oxyresveratrol）及二氢氧化芪三酚（dihydrooxyresveratrol）[1~4]等。

此外，本品还含鞣质（tannin），蔗糖（sucrose），果糖（fructose），水苏糖（stachyose），葡萄糖（glucose），麦芽糖（maltose），棉籽糖（raffinose），阿拉伯糖（arabinose），木糖（xylose）[5]。

【药理作用】

提高淋巴细胞转化率 淋巴细胞转化率低下的病人每日服桑枝煎剂30g，连服1个月，可提高淋巴细胞转化率，从（37.7%±4.3%）提高到（48.5%±6%），连服2个月则可提高到（53.7%±6.4%）。嫩桑枝疗效较好，桑白皮则无效[6]。

【临床研究】

2型糖尿病 治疗组给予桑枝颗粒剂，温开水溶化，餐时服用，每次1袋，每日3次。对照组给予阿卡波糖片，温开水送服，每次50mg，每日3次。20日为1个疗程，连续观察3个疗程。结果：治疗组40例，总有效率为95%；对照组40例，总有效率为80%。两组总有效率比较无显著性差

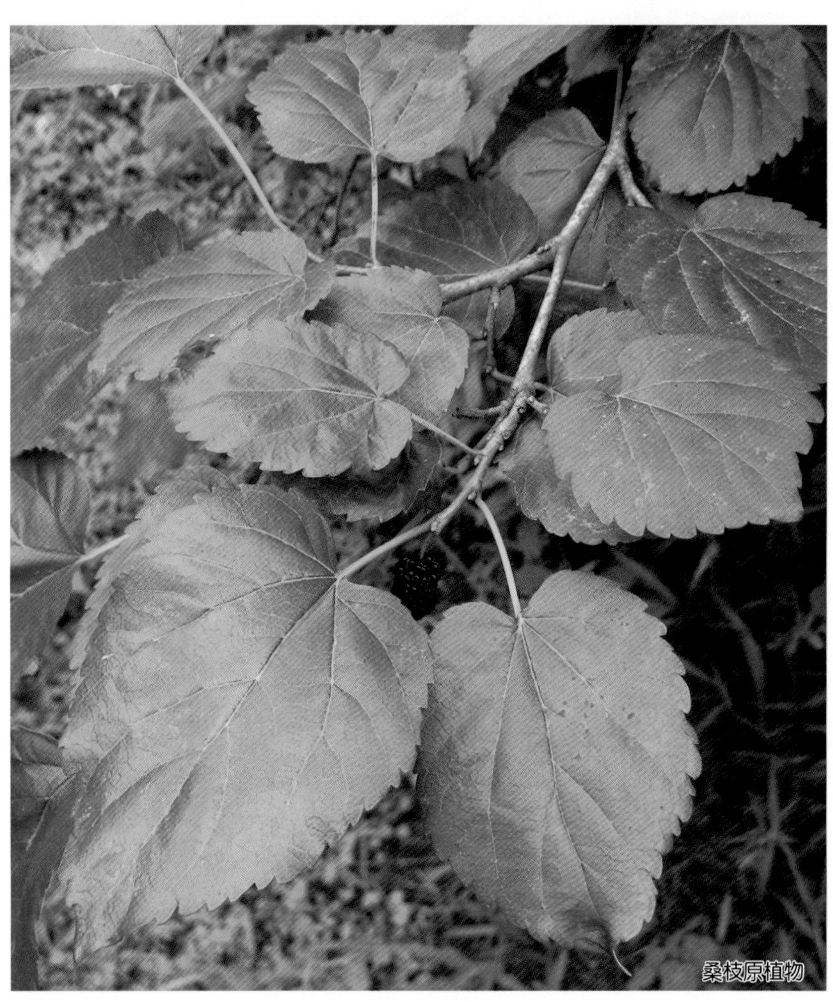
桑枝原植物

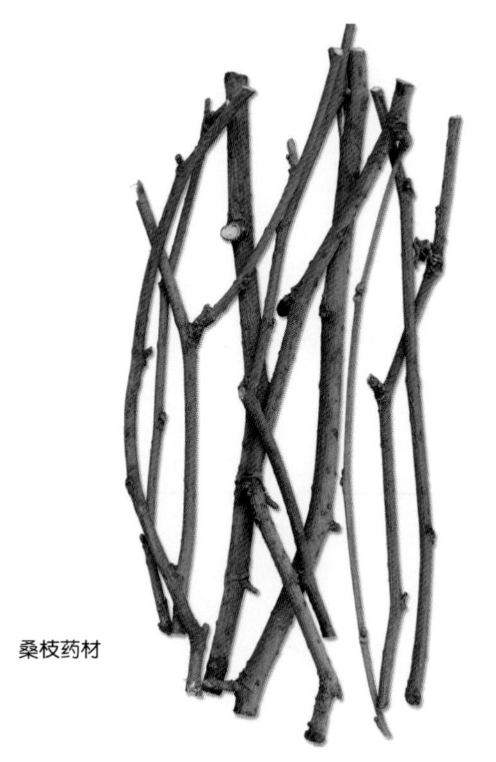
桑枝药材

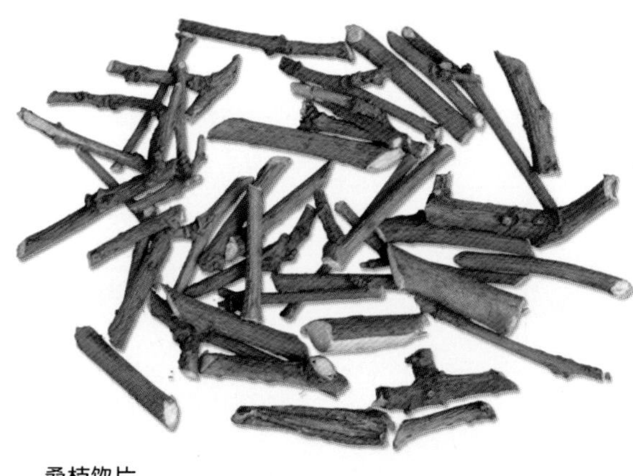
桑枝饮片

异（$P>0.05$）；治疗组治疗前后自身对照，有显著差异（$P<0.01$），且在改善症状、降低血脂等方面疗效优于对照组[7]。

【性味归经】味苦，性平。归肝经。

【功效主治】祛风通络，行水消肿。主治风湿痹痛，中风半身不遂，水肿，脚气浮肿。

【用法用量】内服：煎汤，15~30g。外用适量，煎水熏洗。

【使用注意】尿多者慎服。

【经验方】

1. 风湿痹痛，瘫痪　用桑枝 15~30g，水煎服。（《广西本草选编》上册）
2. 风热臂痛　桑枝一小升。细切，炒香，以水三大升，煎取二升。一口服尽，无（拘）时。（《本事方》）
3. 积年上气咳嗽，多痰喘促，唾脓及血不止　桑条锉细，煮汁服之。（《卫生易简方》）
4. 水气，脚气　桑条二两。炒香，以水一升，煎二合。每日空心服之。（《圣济总录》）

【参考文献】

[1] 江苏新医学院 . 中药大辞典（下册）. 上海：上海科学技术出版社，2003：1969.

[2] 肖培根 . 新编中药志（第三卷）. 北京：化学工业出版社，2002：655.

[3] 宋立人 . 现代中药学大辞典（下册）. 北京：人民卫生出版社，2001：1826.

[4] 梁晓霞，肖学云 . 浅析桑树的药用价值 . 中华医学丛刊杂志，2002，2（9）：67.

[5] 国家中医药管理局《中华本草》编委会 . 中华本草 . 上海：上海科学技术出版社，1999：1104.

[6] 严惠庆，陈志惠，陶伯明，等 . 桑枝对淋巴细胞转化率影响的临床观察 . 新医药学杂志，1978，（10）：516.

[7] 郭宝荣，赵泉霖，钱秋海，等 . 桑枝颗粒剂治疗 2 型糖尿病 40 例 . 山东中医药大学学报，1999，23（1）：46.

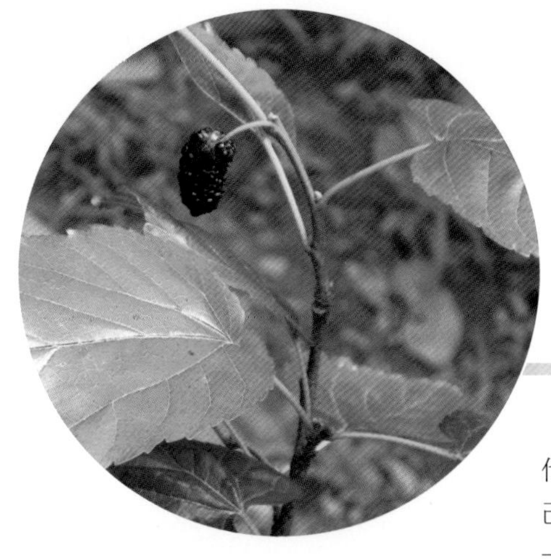

Sang shen 桑椹

Mori Fructus
[英]Mulberry Fruit

【别名】家桑、桑实、乌椹、文武实、黑椹、桑枣、桑葚子、桑粒、桑果。

【来源】为桑科植物桑 *Morus alba* L. 的果实。

【植物形态】多年生落叶灌木或小乔木。树皮灰白色，有条状浅裂。单叶互生；叶片卵形或宽卵形，长5~20cm，宽4~10cm，先端锐尖或渐尖，基部圆形或近心形，边缘有粗锯齿或圆齿，有时有不规则的分裂，下面脉有短毛，腋间有毛，基出脉3条与细脉交织成网状；托叶披针形，早落。花单性，雌雄异株；雌、雄花序均排列成穗状葇荑花序，腋生；雌花序被毛；雄花具花被4，雄蕊4，中央有不育的雌蕊；雌花具花被片4，基部合生，柱头2裂。瘦果，多数密集成一卵圆形或长圆形的聚合果，初时绿色，成熟后变肉质、黑紫色或红色。种子小。

【分布】广西全区均有栽培。

【采集加工】果实变红时采收，晒干，或略蒸后晒干。

【药材性状】为聚花果，由多数小核果集合而成，呈长圆形，长1~2cm，直径0.5~0.8cm。黄棕色、棕红色至暗紫色（比较少见的颜色：成熟后呈乳白色），有短果序梗。小核果卵圆形，稍扁，长约2mm，宽约1mm，外具肉质花被片4枚。气微，味微酸而甜。

【品质评价】果实以个大、肉厚、色紫红、糖分足者为佳。

【化学成分】桑的果实含黄酮类（flavonoid），挥发性成分（volatile components），生物碱（alkaloid），氨基酸（amino acid），维生素（vitamin）等多种成分。

黄酮类成分主要有芸香苷（rutioside），花青素（anthocyanins），芦丁（rutin），桑色素（morin）[1]。

挥发性成分有1,2-苯甲酸（1,2-benzoic acid），二（2-乙基己基）酯，二乙酯-1,2-间苯二羧酸，2-十六烷醇（2-hexadecanol），3-甲基-2,6-二氧代-4-己烯酸，顺式二十三碳烯，6-环己基十二烷，二十烷（*n*-eicosane），十七烷（heptadecane），2,6,10,15-四甲基十七烷，8-十七碳烯-1-碳酸，二十六烷（hexacosane），棕榈酸（palmitic acid），三十六烷（hexatriacontane），十九烷（nonadecane），硬脂酸（stearic acid），十八烷基磷酸酯（phosphoric acid），4-环己基十三烷，乙酸（acetic acid）[2]；3,4-丙叉基苯甲酸，水杨酸（salicylic acid），琥珀酸（succinic acid），己六醇（D-mannitol）[3]。

生物碱类主要有2α,3β-二羟基去甲莨菪烷，2β,3β-二羟基去甲莨菪烷，为2α,3β,6exo-三羟基去甲莨菪烷，2α,3β,4α-三羟基去甲莨菪烷和3,6exo-二羟基去甲莨菪烷[4]。

氨基酸类有赖氨酸（lysine），蛋氨酸（methionine），苯丙氨酸（phenprobamate），亮氨酸（leucine），苏氨酸（threonine），异亮氨酸（*iso*-leucine），缬氨酸（valine），天冬氨酸（aspartic acid），丝氨酸（serine），谷氨酸（glutamic acid），甘氨酸（glycine），丙氨酸（alanine），半胱氨酸（cysteine），天冬酰胺（asparagine），组氨酸（histidine），精氨酸（arginine），脯氨酸（proline），谷氨酰胺（glutamine），酪氨酸（tyrosine）[5]；甲硫氨酸（methionine）[6]；（3*R*）-3-羟基-12-{（1*S*,4*S*）-4-[（1*S*）-1-羟乙基]-吡咯烷基}-十二烷酸-3-*O*-β-D-吡喃葡萄糖苷，（3*R*）-3-羟基-12-{（1*S*,4*S*）-4-[（1*S*）-1-羟乙基]-吡咯烷基）-十二烷酸，（3*R*）-3-羟基-12-[（1*R*,4*R*,5*S*）-4-羟基-5-甲基-哌啶子基]-十二烷酸-3-*O*-β-D-吡喃葡萄糖苷，（3*R*）-3-羟基-12-[（1*R*,4*R*,5*S*）-4-羟基-5-甲基-哌啶子基]-十二烷酸，（3*R*）-3-羟基-12-[（1*R*,4*R*,5*S*）-4-羟基-5-甲基-哌啶子基]-十二烷酸-3-*O*-β-D-吡喃葡萄糖苷，（3*R*）-3-羟基-12-[（1*R*,4*S*,5*S*）-4-羟基-5-甲基-哌啶子基]-十二烷酸[4]。

维生素类成分主要有硫胺素（thiamine chloride），核黄素（riboflavin），抗坏血酸[L（+）-ascorbic acid]，叶酸（folic acid），维生素A、B、B_1、B_2、B_3、B_6、C、D[7]。

微量元素及矿物质主要有钾（K）、钙（Ca）、镁（Mg）、铁（Fe）、锌（Zn）、铜（Cu）、锰（Mn）[8]、磷（P）[5]。

磷脂类成分主要有磷脂酰胆碱（phosphatidylcholine），溶血磷脂酰胆碱（lysophosphatidylcholine），磷脂酰乙醇胺（phosphatidyl ethanolamine）[9]。

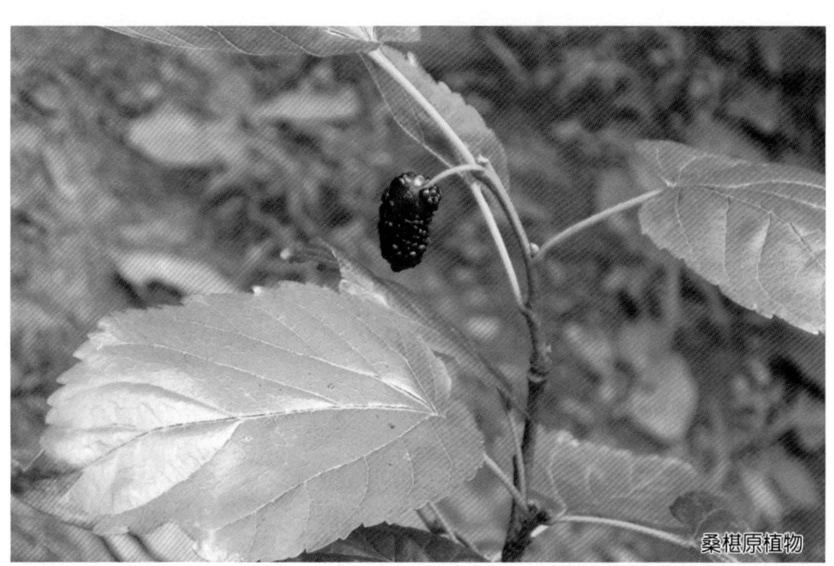
桑椹原植物

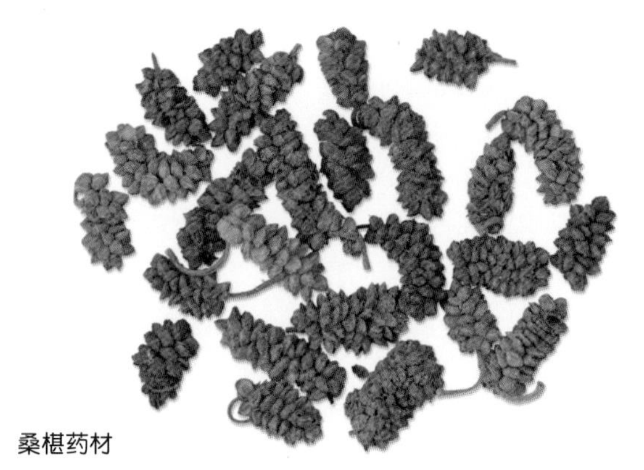
桑椹药材

其他成分有粗纤维（crude fiber），蛋白质（protein），转化糖[10]。

【药理作用】

1. 对 Na^{+}– K^{+}– ATP 酶活性影响　给 3~24 月龄的 BALb/c 和 LACA 纯系小鼠每天灌服桑椹煎剂 12.5g/kg，连续 2 周，除 24 月龄老龄小鼠外，均能降低红细胞膜 Na^{+}- K^{+}- ATP 酶活性。桑椹降低该酶的活性可能是其滋阴作用机制之一[11]。

2. 增强免疫功能　小鼠醋酸萘酚酯酶阳性的 T 淋巴细胞和脾脏 B 淋巴细胞（溶血空斑形成细胞数），随年龄增长逐渐减少。给 LACA 小鼠每天灌服桑椹水煎剂 12.5g（生药）/kg，连续 10 天，可增加不同年龄组小鼠的 T 淋巴细胞数，但同剂量的桑椹水煎剂，可增加幼龄小鼠 B 淋巴细胞数[6]。桑椹水煎剂对 ^{3}H-TdR 掺入淋巴细胞有中度激发淋巴细胞转化的作用[12]。

【临床研究】

1. 慢性原发性血小板减少性紫癜　桑椹三仙胶（桑椹 200g，阿胶 150g，龟甲胶 100g，鹿角胶 100g，山药 150g，枸杞子 150g，大枣 100g，熟地黄 150g，金银花 50g，大青叶 50g）。水煎浓缩至 200ml，阿胶、鹿角胶、龟甲胶烊化后加入，口服，每次 15g，每日 3 次，3 个月为 1 个疗程，2 个疗程后做疗效判定。结果：治疗 30 例，其中显效 4 例，占 13.33%；良效 9 例，占 30%；进步 14 例，占 46.66%；无效 3 例，占 10%，总有效率为 89.99%[13]。

2. 咽炎　采用（桑椹）成熟果实，每次 20~25 粒，含食，半小时内服完，不饮水，3 日为 1 个疗程（可采鲜果于冰箱内备用）。服食期间停用其他中西药，忌烟酒及煎炸之物。结果：治疗 60 例，其中 1 个疗程痊愈 18 例；2 个疗程痊愈 39 例，好转 3 例。痊愈率为 95%，好转率为 5%，总有效率 100%[14]。

3. 营养性贫血　治疗组用桑椹胶囊（每粒 380mg），对照组服用安慰剂（淀粉），每日 2 次，每次 3 粒，连续观察 30 日。观察期间停用其他治疗缺铁性贫血药物或保健食品，并不改变原来的饮食习惯。结果：治疗组 51 例，其中有效 31 例，无效 20 例，总有效率为 60.78%；对照组 52 例，其中有效 4 例，无效 48 例，总有效率为 7.69%。两组总有效率比较，有显著性差异（$P<0.01$）[15]。

4. 糖尿病　鲜桑椹绞汁，每次服 15ml，每日 3 次。胡萝卜粥：鲜胡萝卜 80g，洗净切碎，粳米 60g 文火煮粥，每日 2 次。以适量青菜及肉类佐餐。结果：治疗 25 例，其中治愈 8 例，好转 14 例，无效 3 例，总有效率为 88%。疗程最短的 28 天，最长的 60 天[16]。

【性味归经】味甘，性寒。归肝、肾经。

【功效主治】滋阴补血，生津，润肠。主治阴血亏虚的头晕耳鸣，目暗昏花，失眠，须发早白，遗精，津伤口渴，内热消渴，肠燥便秘。

【用法用量】内服：煎服，10~15g；桑椹膏 15~30g，温开水冲服。亦可生啖或浸酒。

【使用注意】脾虚便溏者慎服。

【经验方】

1. 汤火伤　用黑熟桑椹子，以净瓶收之，久自成水。以鸡羽扫敷之。（《百一选方》）

2. 头赤秃　捣黑椹取汁每服一中盏，日三服。（《太平圣惠方》）

3. 饮酒中毒　干桑椹二合。上一味，用酒一升，浸一时久。取酒旋饮之，即解。（《圣济总录》）

4. 心肾衰弱不寐，或习惯性便秘　鲜桑椹 30~60g。水适量煎服。（《闽南民间草药》）

【参考文献】

[1] 孙洁民 . 丹参、桑椹子、四物汤对小鼠免疫功能的实验研究 . 中医药研究，1991，（3）：50.

[2] 陈智毅，张友胜，徐玉娟，等 . 桑椹挥发性成分的 Gc-Ms 分析 . 全国桑树种质资源及育种和蚕桑综合利用学术研讨会论文集，2005，11：292.

[3] 李银，滕永慧，陈艺红，等 . 桑椹的化学成分 . 沈阳药科大学学报，2003，20（6）：422.

[4] Kusano G，等 . 土耳其桑椹中 5 个新的去甲莨菪烷生物碱和 6 个新的氨基酸 . 国外医学・中医中药分册，2003，25（2）：103.

[5] 吴祖芳，翁佩芳 . 桑椹的营养组分与功能特性分析 . 中国食品学报，2005，5（3）：102.

[6] 肖更生，徐玉娟，刘学铭，等 . 桑椹的营养、保健功能及其加工利用 . 中药材，2001，1（1）：70.

[7] 杨海霞，朱祥瑞，房泽民 . 桑椹的药用价值与开发利用 . 蚕桑通报，2003，34（3）：5.

[8] 王艳辉，白兴荣，卢焕仙，等 . 桑椹干红的营养成分分析 . 云南农业科技，2006，2：29.

[9] 许益民，王永AA，吴丽立，等 . 桑椹磷脂成分的分析 . 西北药学杂志，1989，（3）：19.

[10] 施焕香，肖小平，贾亚洲，等 . 桑果开发前景广阔 . 西北园艺，1999，（2）：2.

[11] 陈林，许敏，张宗玉，等 . 桑椹、鹿茸与黄芪对增龄过程中小鼠红细胞膜与大脑细胞 Na^{+}-K^{+}-ATP 酶活性的影响 . 北京医科大学学报，1987，19（31）：173.

[12] 南京部队总医院临床医学实验科微生物室 . 应用 ^{3}H- 胸腺嘧啶核苷渗入淋巴细胞转化试验检查药物的免疫激发作用 . 江苏医药，1978，（10）：45.

[13] 赵华，刘丽波 . 桑椹三仙胶治疗慢性原发性血小板减少性紫癜 30 例疗效观察 . 中医药信息，2011，28（5）：67.

[14] 马延萍 . 药桑椹治疗咽炎疗效观察 . 新疆中医药，2002，20（6）：83.

[15] 龚时贤，竹剑平 . 桑椹改善营养性贫血 51 例的临床观察 . 浙江中医药大学学报，2008，32（3）：350.

[16] 李艺 . 桑椹汁胡萝卜粥治疗糖尿病 25 例 . 陕西中医，1999，20（2）：54.

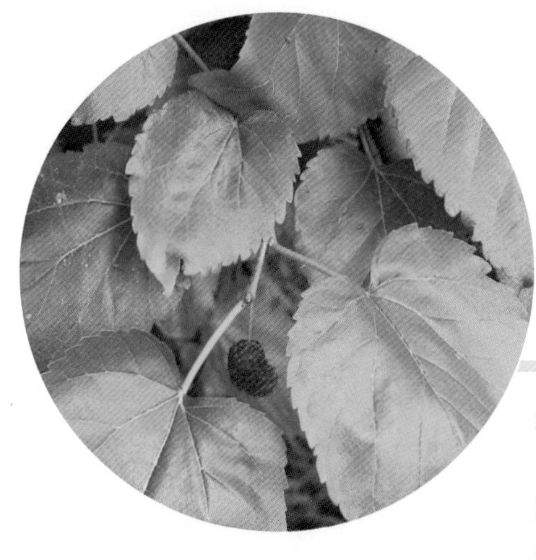

Sang bai pi 桑白皮

Mori Cortex
[英]Mulberry Bark

【别名】家桑皮、桑椹树皮、桑根白皮、桑皮、桑根皮、白桑皮。

【来源】为桑科植物桑 *Morus alba* L. 的根皮。

【植物形态】多年生落叶灌木或小乔木。树皮灰白色，有条状浅裂。单叶互生；叶片卵形或宽卵形，长5~20cm，宽4~10cm，先端锐尖或渐尖，基部圆形或近心形，边缘有粗锯齿或圆齿，有时有不规则的分裂，下面脉有短毛，腋间有毛，基出脉3条与细脉交织成网状；托叶披针形，早落。花单性，雌雄异株；雌、雄花序均排列成穗状葇荑花序，腋生；雌花序被毛；雄花具花被4，雄蕊4，中央有不育的雌蕊；雌花具花被片4，基部合生，柱头2裂。瘦果，多数密集成一卵圆形或长圆形的聚合果，初时绿色，成熟后变肉质、黑紫色或红色。种子小。

【分布】广西全区均有栽培。

【采集加工】叶未落时至次春发芽前采挖根部，趁新鲜时除去泥土及须根，刮去黄棕色粗皮，纵向剖开皮部，剥取根皮晒干。

【药材性状】根皮呈扭曲的卷筒状、槽状或板片状，长短宽窄不一，厚1~4mm。外表面白色或淡黄白色，较平坦，有的残留橙黄色或棕黄色鳞片状粗皮；内表面黄白色或灰黄色，有细纵纹。体轻，质韧，纤维性强，难折断，易纵向撕裂，撕裂时有粉尘飞扬。气微，味微甘。

【品质评价】根皮以色白、皮厚、柔韧者为佳。

【化学成分】本品含香豆素类（coumarins）、多糖类（polysaccharoses）、黄酮类化合物（flavonoids）等多种成分。香豆素类化合物主要有5,7-二羟基香豆素（5,7-dihydroxycoumarin），伞形花内酯（umbelliferone），东莨菪素（scopoletine），东莨菪内酯（scopoletin）[1]。多糖类有黏液素，桑多糖（morusan），甲壳素（chitin），壳聚糖（chitosan）[2]。黄酮类主要包括：桑素（mulberrin），桑色烯（mulberrochromene），桑酮A-V（kuwanon A-V），桑酮醇（kuwanol），二氢黄酮类桑根酮（sanggenone A-P），桑根酮醇（sanggenol），桑根皮素（morusin），桑根皮醇（morusinol），环桑素（cyclomulberrin），环桑根皮素（cyclomorusin），环桑色烯素（cyclomulbenochromene），羟基二氢桑根皮素（oxydihydromorusin），桑根皮素氢过氧化物（morusinhydroperoxide），桑根皮素-4-葡萄糖苷（morusin-4-glucoside），chalomoracin，morusignins（A-K），环桑色醇（mulberranol），moranoline，桑苷A-D（moracetin A-D），摩查耳酮A（morachalcone A），momseninA-B，5,7-二羟基色酮（5,7-dihydroxychromone）[3-5]。其他还含丁醇（butanol），桑辛素A~G（morusin A~G），3,4-二羟基苯甲酸乙酯（3,4-ethyl dihydroxybenzoate），桑皮呋喃A-Z（mulberrofuran A-Z），桦皮酸（betulinic acid），二苯乙烯苷类化合物，β-谷甾醇（β-sitosterol），鞣质（tannin）和挥发油（volatile oil）[3]。

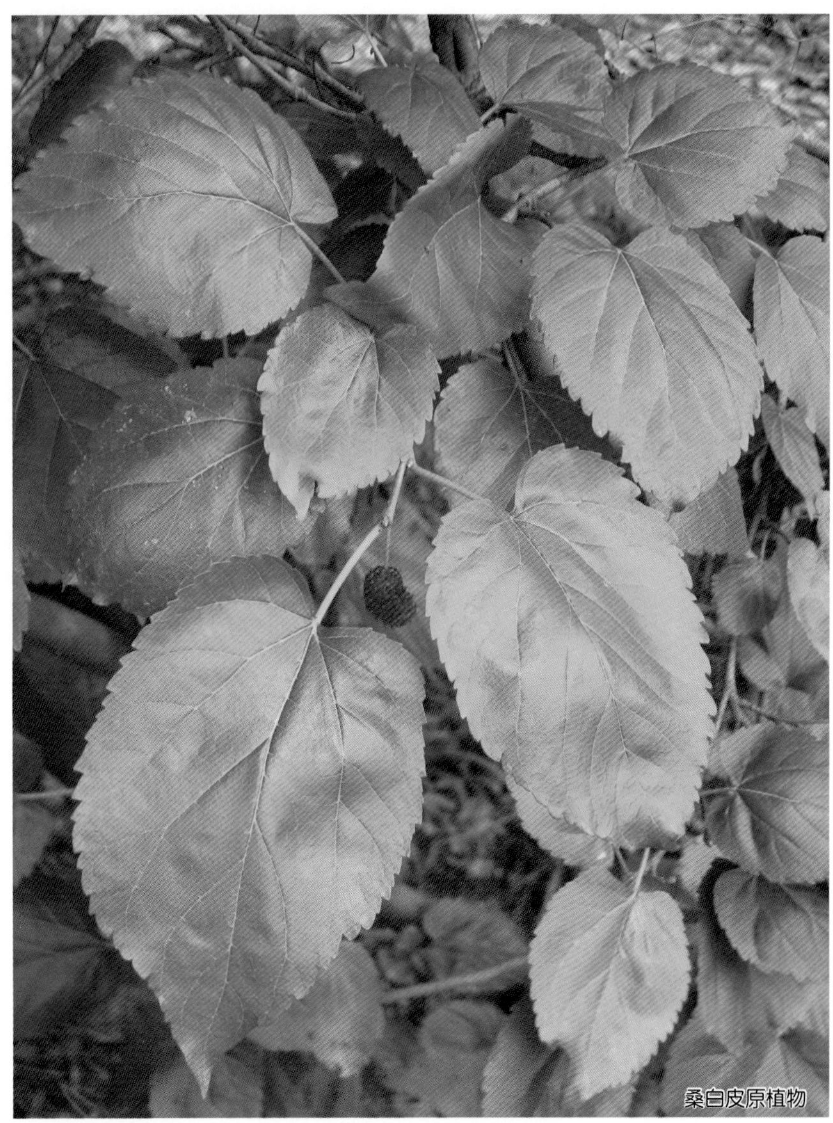

桑白皮原植物

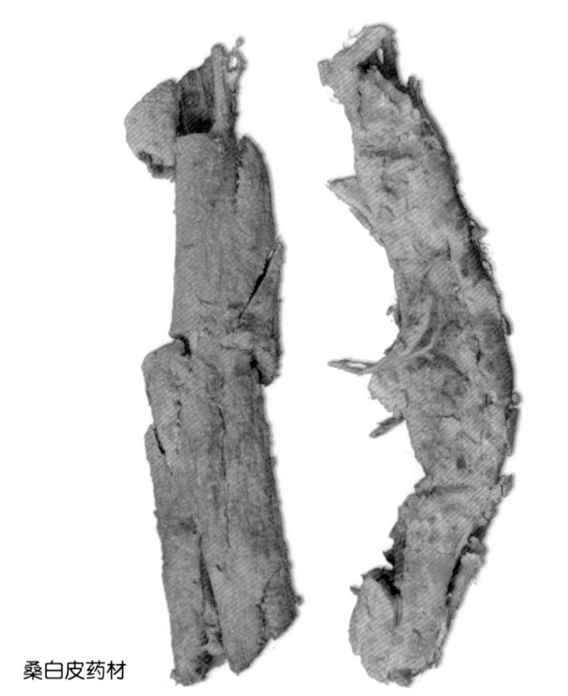
桑白皮药材

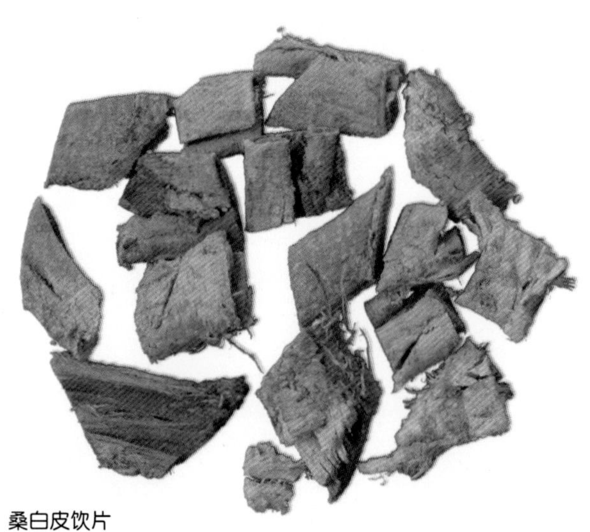
桑白皮饮片

根含桑根酮（sanggenone），桑酮（kuwanon）及干扰素诱导剂 - 桑多糖（morusan）[4]。

干燥茎皮中含 mulberroside A，氧化白藜芦醇 -2-*O*-*β*-D- 吡喃葡萄糖苷（oxyresveratrol-2-*O*-*β*-D-glucopyranoside），mulberroside B，xeroboside，东莨菪碱（scopolin）和菊苣苷（cichoriin）[5]。此外根皮含挥发油以及胡萝卜苷（daucosterol），树脂鞣醇（resinotannol），*α* 及 *β*- 香树脂醇（*α* and *β*-amyrin），谷甾醇（sitosterol），硬脂酸（stearic acid）和软脂酸（palmitic acid）[6]。

【药理作用】

1. 对心血管系统作用　桑白皮水煎剂和水、甲醇、乙醇、正丁醇或乙醚等多种溶媒提取物，经静脉、皮下、十二指肠或灌胃给药，对麻醉犬、家兔、大鼠或肾性高血压大鼠均有不同程度的降压作用，作用缓和较持久，维持 2~4h[7~10]，且反复用药无快速耐受性[9]。正丁醇提取物的降压作用可被阿托品或切断迷走神经所抑制，而不受氯苯吡胺的影响[7]。给家兔静脉注射乙醇提取物 0.1~1.0mg/kg 所产生的降压作用，在切断两侧迷走神经或横断第 5~6 颈髓后，此作用仍存在，给予阿托品后其降压作用减弱或消失。桑白皮液涂于颈上神经节上，可阻断电刺激节前纤维引起的瞬膜收缩。如先经毒扁豆碱处理后，可使背肌张力升高，其作用与乙酰胆碱（Ach）相似[11,12]。甲醇提取物（M-1）给兔、犬静脉注射 3mg/kg 引起的降压作用，完全不受阿托品前处理的影响[13]。从兔、犬十二指肠注入乙醇提取物 5~6g（生药）/kg，对肾上腺素、去甲肾上腺素和 Ach 所致的血压改变无任何影响，却使阻断颈总动脉血流引起的加压反射减弱或消失[9]。从桑树干根皮中提取分离的异戊烯基黄酮衍化物——桑白皮素 A[14]，桑白皮素 B[15]，桑黄酮 G[16] 和桑黄酮 H[17]，给兔或大鼠静脉注射，均具有降压活性。桑白皮乙醇提取物能抑制离体蛙心心肌收缩力和频率，此作用可被阿托品所抑制，如剂量增大可使心脏停搏[18, 19]。正丁醇提取物可使离体大鼠心房频率及收缩力增加，随后轻度抑制。水提取物则产生轻度的抑制作用[7]。乙醇提取物可使离体蛙后肢血管收缩，离体兔耳血管扩张[18, 19]。正丁醇提取物则可增加臂血流量，此作用可被阿托品所抑制[7]。

2. 对平滑肌作用　静脉注射正丁醇提取物 50mg/kg，能增加犬胃肠活动，0.1mg/ml 浓度能松弛离体豚鼠网肠，且抑制其自动节律性活动，但对大鼠胃贲门窦条片有轻度兴奋作用[7]。醇提取物对离体兔肠和子宫有兴奋作用，对兔肠收缩增强作用可被阿托品所抑制[18, 19]。桑白皮水提取物 3g/kg 给小鼠灌胃，排出液状粪便，呈导泻作用[7]。

3. 对神经系统作用　桑白皮水或正丁醇提取物给小鼠腹腔注射 50mg/ kg 以上，呈现镇静和安定作用，自发性活动减少，触觉及痛觉反应降低，瞳孔扩大，并能抑制小鼠电休克发作，但仍表现伸肌紧张，动物死亡数减少，具有一定的抗惊厥作用。此外，还有降低体温作用及轻度镇咳作用[7]。水提取物能减少小鼠扭体次数，提高痛阈，具有镇痛作用。能抑制角叉菜胶及葡聚糖 -5 所致的大鼠足趾肿胀[7]。

4. 利尿　桑白皮水煎剂 2g/kg 给家兔灌胃，6h 内排尿量及氯化物排出量均能增加，7~24h 恢复正常[20]。给大鼠灌胃或腹腔注射水提取物或正丁醇提取物 300~500mg/kg，均有利尿作用，尿量和 Na^+、K^+ 及氯化物排出量均增加[7]。

5. 抑菌等作用　桑白皮水煎剂对金黄色葡萄球菌、伤寒杆菌、福氏痢疾杆菌有抑制作用，桑色呋喃 A 对金黄色葡萄球菌有抑制作用[21, 22]，乙醇和丙酮提取物对深红色发癣菌也有抑制作用[23]。热水提取物体外试验对人宫颈癌 JTC-2b 株的抑制率为 70% 左右[24]。桑根皮素、桑根酮 D、桑黄酮 H 和 C，在体外可抑制血小板中血栓素 B_2 的生成[25]。乙醇提取物静脉给药，对兔唾液腺呈轻度促进分泌作用[18, 19]。用桑白皮线缝合犬的伤口无需拆线，可自行吸收[26]。桑白皮甲醇提取物腹腔注射能降低小鼠血糖。桑糖原 A 3mg/kg 或 10mg/kg 腹腔注射对正常和四氧嘧啶性糖尿病小鼠均有降血糖作用[27]。

6. 毒理　桑白皮乙醇提取物小鼠静脉注射半数致死量为3.27g/kg，其中毒表现为呼吸促迫，运动失调，阵发性惊厥发作，最后呼吸衰竭而死[18, 19]。正丁醇或水提取物给小鼠灌胃或腹腔注射 10g/kg、或静脉注射 5g/kg，均未引起动物死亡[7]。桑白皮醇提取物给小鼠灌服 200g（生药）/kg，大鼠灌胃 100g/kg，犬灌胃 50g/kg，均无异常反应及中毒表现[9]。桑白皮对小鼠中毒量为 4.2g/kg，最大致死量为 6.7g/kg[8]。亚急性毒性试验表明，隔天给犬灌胃桑白皮 20g/kg，连续 30 天，对动物体重、血象、心电图及肝、肾功能等无明显不良反应[9]。

【临床研究】

鼻衄　桑白皮（干品 10~20g 或鲜品 20~40g）。水煎服，每日 3 次，一般 3 日则愈，以巩固疗效而防止复发，再服 1 周。结果：治疗 115 例，均痊愈[28]。

【性味归经】味甘、辛，性寒。归肺、脾经。

【功效主治】泻肺止咳平喘，利水消肿。主治肺热喘咳，胀满喘急，水饮停肺，水肿，脚气，小便不利。

【用法用量】内服：煎汤，9~15g；或入散剂。外用适量，捣汁涂或煎水洗。泻肺、利水生用；治肺虚咳嗽蜜炙用。

【使用注意】肺寒咳喘，小便量多者慎服。

【经验方】

1. 小儿肺盛，气急喘嗽　地骨皮、桑白皮（炒）各一两，甘草（炙）一钱。锉散，入粳米一撮，水二小盏，煎七分。食前服。（《小儿药证直诀》泻白散）

2. 水饮停肺，胀满喘急　桑根白皮二钱，麻黄、桂枝各一钱五分，杏仁十四粒（去皮），细辛、干姜各一钱五分。水煎服。（《本草汇言》）

3. 咳嗽甚者，或有吐血殷鲜　桑根白皮一斤（米浸三宿。刮净上黄皮，锉细），入糯米四两（焙干）。一处捣为末。每服米饮调下一两。（《经验方》）

4. 腰脚疼痛，筋脉挛急，不得屈伸，坐卧皆难　桑根白皮一两（锉），酸枣仁一两（微炒），薏苡仁一两。上件药，捣筛为散。每服四钱。以水一中盏，煎至六分，去滓。每于食前温服。（《太平圣惠方》桑根白皮散）

【参考文献】

[1] 孙静芸，徐宝林，张文娟，等．桑白皮平喘利尿有效成分研究．中国中药杂志，2002，5（27）：366.

[2] 杨道嘉，郑显明．桑白皮中壳聚糖的分离与鉴定．天然产物研究与开发，1999，11（5）：38.

[3] 朴淑娟，曲戈霞，邱峰，等．桑白皮水提物中化学成分的研究．中国药物化学杂志，2006，16（69）：40.

[4] 国家中医药管理局《中华本草》编委会．《中华本草》．上海：上海科学技术出版社，1999：1100.

[5] 张庆建，李弟灶，陈若芸，等．鸡桑糖苷类化学成分研究．中国中药杂志，2007，32（10）：978.

[6] 国家中医药管理局《中华本草》编委会．《中华本草》．上海：上海科学技术出版社，1999：1109.

[7] Yamatake Y,et al.Japan J PharnacoI, 1976,26（4）: 461.

[8] 许常山．医学中央杂志（EI），1966，219：498.

[9] 冯克玉，刘国雄，张毅．桑白皮醇提液的降压作用及毒性作用的初步研究．新医药学杂志，1974，（3）：43.

[10] 福留喜久男，日本生理学杂志，1938，3（2）：172.

[11] 渡边網．医学中央杂志（日），1942，77：17.

[12] 铃木文助．医学中央杂志（日），1944，86：14.

[13] 李长格．桑根皮成分对血压的影响．国外药学·植物药分册，1981，2（1）：44.

[14] 伊惠贤．桑根皮的降血压成分桑白皮素 A 的结构．国外药学·植物药分册，1981，2（2）：21.

[15] 陈若芸．桑白皮的降血压有效成分——桑白皮乙素．国外药学·植物药分册，1981，2（6）：21.

[16] 伊惠贤．从栽培的桑树根皮中分到的新的黄酮衍生物 Kuwanon G. 国外药学·植物药分册，1981，2（2）：20.

[17] Nornura T,et al. 国外药学·植物药分册，1982，2（4）：23.

[18] 種村岩美．日本药理学杂志，1960，56（1）：44.

[19] 種村岩美．日本药理学杂志，1960，56（3）：704.

[20] 饶曼人．中华医学杂志，1959，45f（1）：67.

[21] Nornura T,et al.C A,979, 90:55116f.

[22] 南京药学院微生物教研室 .295 种中药试管内抗菌作用的研究．南京药学院学报，1960，（5）：10.

[23] I.ee HK,et al.CA.1966, 65:I1009d.

[24] 佐藤昭彦．汉方研究，1979，（2）：51.

[25] 木村善行．国外医学·中医中药分册，1987，9（2）：107.

[26] 陈济民．武汉中医（创刊号），1958：68.

[27] Hikino H,et al.Planta Med, 1985,（2）:159.

[28] 杨树成．单味桑白皮治疗鼻衄．医学理论与实践，1994，7（12）：38.

Sang ji sheng

桑寄生

Taxilli Herba

[英]Chinese Taxillus Twig

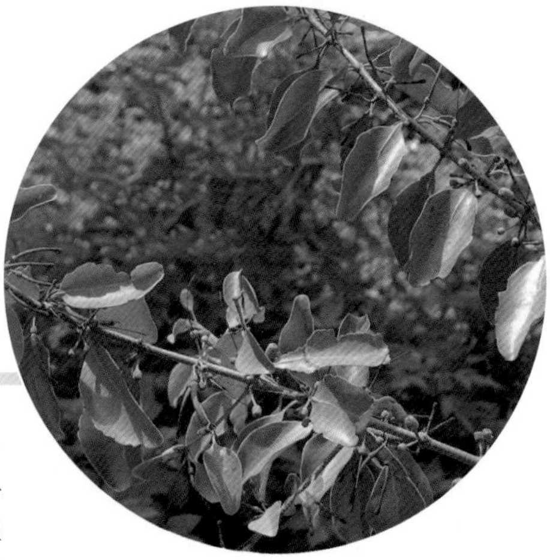

【别名】茑、寓木、宛童、桑上寄生、寄屑、寄生树、寄生草、茑木。

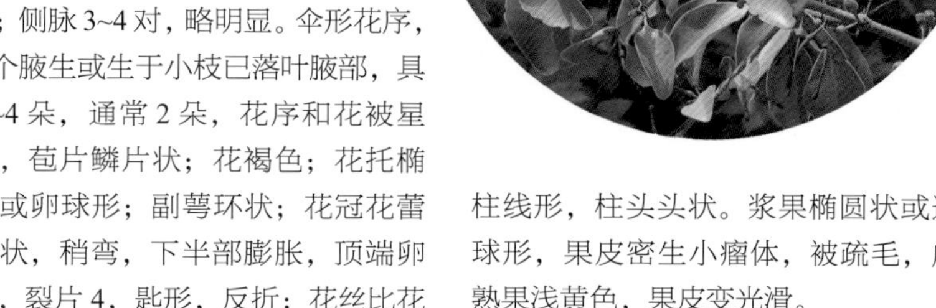

【来源】为桑寄生科植物桑寄生 *Taxillus chinenesis*(DC.)Danser的枝叶。

【植物形态】多年生常绿寄生小灌木。嫩枝、叶密被锈色星状毛，有时具疏生叠生星状毛，后变无毛；小枝灰褐色，具细小皮孔。叶对生或近对生；叶片厚纸质，卵形至长卵形，长 2.5~6cm，宽 1.5~4cm，先端圆钝，基部楔形或阔楔形；侧脉 3~4 对，略明显。伞形花序，1~2 个腋生或生于小枝已落叶腋部，具花 1~4 朵，通常 2 朵，花序和花被星状毛，苞片鳞片状；花褐色；花托椭圆形或卵球形；副萼环状；花冠花蕾呈管状，稍弯，下半部膨胀，顶端卵球形，裂片 4，匙形，反折；花丝比花药短 2/3，药室具横隔；花盘杯状；花柱线形，柱头头状。浆果椭圆状或近球形，果皮密生小瘤体，被疏毛，成熟果浅黄色，果皮变光滑。

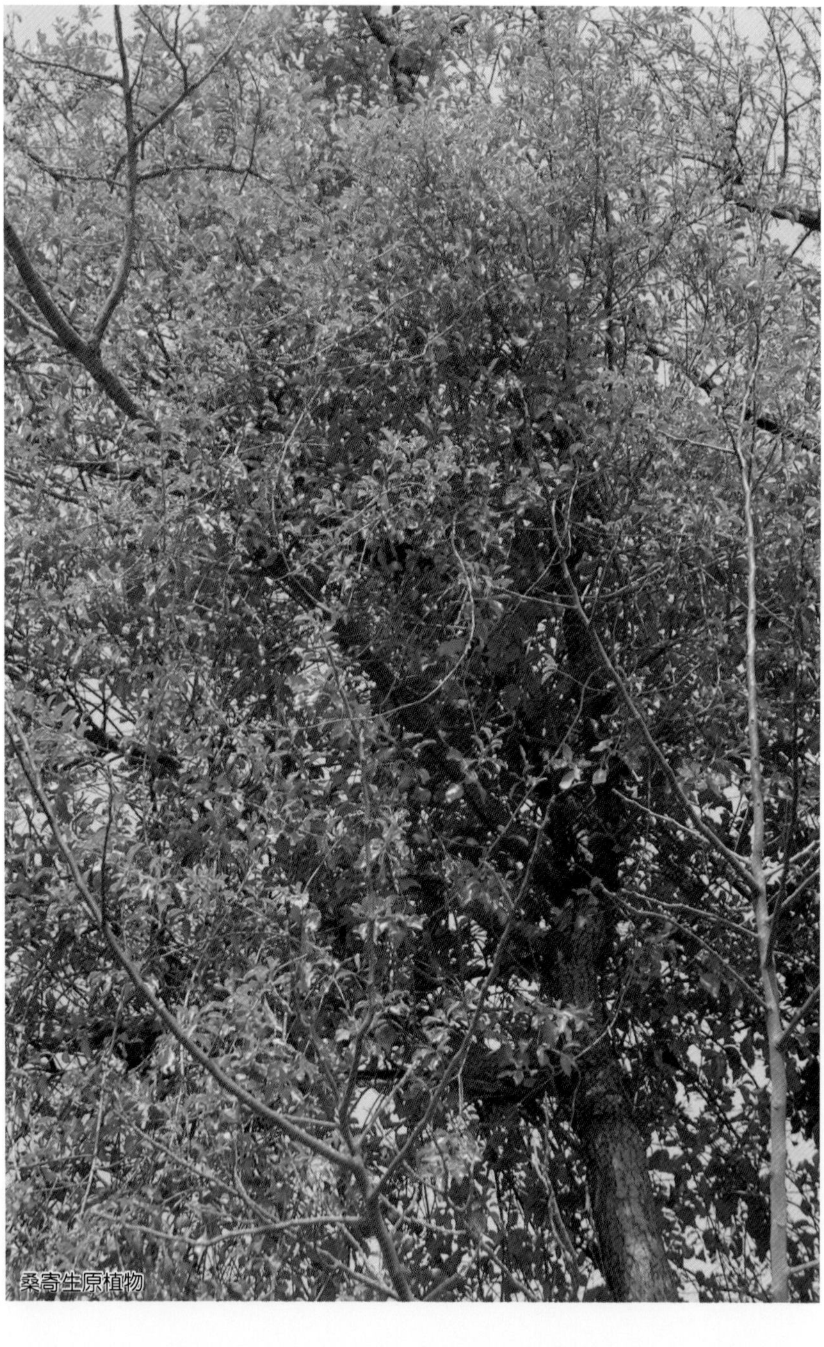

桑寄生原植物

【分布】广西主要分布于梧州、苍梧、平南、北流、陆川、邕宁、武鸣、崇左、大新等地。

【采集加工】冬季至次春采收，除去粗茎，切段，干燥，或蒸后干燥。

【药材性状】带叶茎枝圆柱形，有分枝，长 30~40cm，粗枝直径 0.5~1cm，细枝或枝梢直径 2~3mm。表面粗糙，嫩枝顶端被锈色毛绒，红褐色或灰褐色，有多数圆点状、黄褐色或灰黄色皮孔和纵向细皱纹，粗枝表面红褐色或灰褐色，有突起的枝痕和叶痕。质坚脆，易折断，断面不平坦，皮部薄，深棕褐色，易与木部分离；木部宽阔，几占茎的大部，淡红棕色；髓射线明显，放射状；髓部小，色稍深。叶易脱落，仅少数残留茎上，叶片常卷缩、破碎，完整者卵圆形至长圆形长 3~6cm，宽 2.5~4cm，先端钝圆，基部圆形或宽楔形，茶褐色或黄褐色，全缘，侧脉 3~4 对，略明显，幼叶有锈色绒毛，近革质而脆，易碎；叶柄长 0.5~1cm。花、果常脱落；花蕾管状，稍弯，顶部卵圆形，被锈色绒毛；浆果长圆形，红褐色，密生小瘤体。气微，味淡、微涩。

【品质评价】以枝条幼嫩、叶多、叶色青绿者为佳。

【化学成分】本品含广寄生苷槲皮素-3-阿拉伯糖苷(quercetin-3-arabinoside)[1]，槲皮苷(quercitrin)[2]。桑寄生挥发性成分主要有苯甲醛(benzaldehyde)，苯乙烯(styrene)，芳姜黄烯(ar-curumene)，桉树脑(eucalyptol)，α-姜烯(α-zingiberene)，γ-姜黄烯(γ-curcumene)，壬醛(nonanal)等[3]。

【药理作用】

1. 抗肿瘤　红花桑寄生多糖能增加肉瘤 S180 鼠的脾脏指数和胸腺指数，但只有 100mg/kg 多糖可增加小鼠的脾脏指数。3 种剂量的红花桑寄生多糖对 S180 实体瘤的抑瘤率分别为 37.64%、53.99%、42.59%。多糖 100mg/kg 与环磷酰胺联用的抑瘤率分别为 73.76%、81.37%、89.35%。显示红花桑寄生多糖对 S180 肉瘤有较强的抑制作用，并且与环磷酰胺联用有增效作用[4]。红花桑寄生提取物 Nispex 可抑制人源肿瘤细胞的增殖和诱导凋亡，药物作用 48h 的肿瘤细胞半数抑制浓度（IC_{50}）在 0.5~2.5μg/ml 之间[5]。从中药桑寄生中分离得到大分子量组分 a 和小分子量组分 b 的蛋白质以及从桑寄生中分离得到的组分Ⅰ、Ⅱ、Ⅲ和Ⅳ，均具有抑制肝肿瘤细胞 Bel-7402 生长作用[6]。不同寄主来源的红花桑寄生总黄酮提取物体外对人白血病细胞株 HL60 细胞增殖有抑制效果。寄主为夹竹桃的红花桑寄生总黄酮提取物对 HL60 细胞增殖有很强的抑制作用，作用 48h 的 IC_{50} 值为 0.60 mg/L，桑树寄生的效果次之，IC_{50} 值为 2.49 mg/L，无患子寄生 IC_{50} 值为 83.89 mg/L。夹竹桃寄生总黄酮提取物通过阻滞 HL60 细胞周期于 G_0-G_1 期和诱导细胞凋亡而发挥抗肿瘤作用。红花桑寄生总黄酮提取物抗肿瘤效果与其寄主相关，以寄主为夹竹桃者效果最好[7]。

2. 降脂、抗氧化　在高脂血症大鼠中，桑寄生醇提物、石油醚提取物在降甘油三酯、总胆固醇的同时能提高超氧化物歧化酶（SOD）活性，降低血清过氧化脂质含量。桑寄生的有效成分不仅可以降脂，而且通过提高 SOD 的活性，加强清除超氧化物自由基的能力，使过氧化脂质含量降低，保护生物膜，对动脉粥样硬化起到预防和治疗作用[8]。

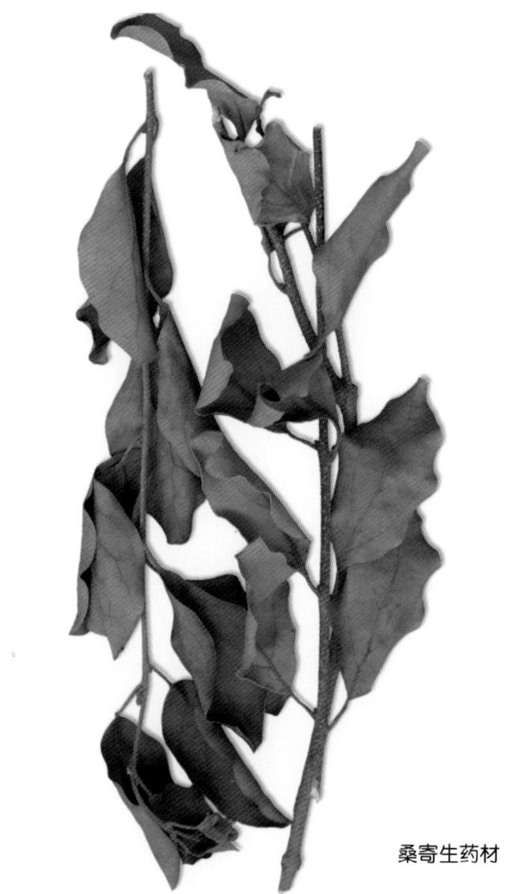

桑寄生药材

【临床研究】

1. 不稳定型心绞痛　对照组对症应用扩血管药，如鲁南欣康类相关药物。治疗组在此基础上加用桑寄生 30g，水煎，早晚分服，每日 1 剂。两组 15 日为 1 个疗程，共治疗 2 个疗程。结果：治疗组 30 例，其中显效 12 例，有效 14 例，无效 4 例，总有效率 86.7%；对照组 30 例，总有效率 60%，两组比较有显著性差异（$P < 0.01$）[9]。

2. 周围神经病　复方桑寄生注射液（桑寄生、当归）4ml，肌内注射 1~2 次 / 日，或压痛点封闭，隔日 1 次，以 10 日为 1 个疗程。部分病人配合理疗、推拿、维生素 B_1 及维生素 B_{12} 等治疗，一般治疗 3~4 疗程，观察疗效 3~6 个月。结果：治疗 73 例，显效 15 例，有效 43 例，无效 15 例，总有效率 79.5%[10]。

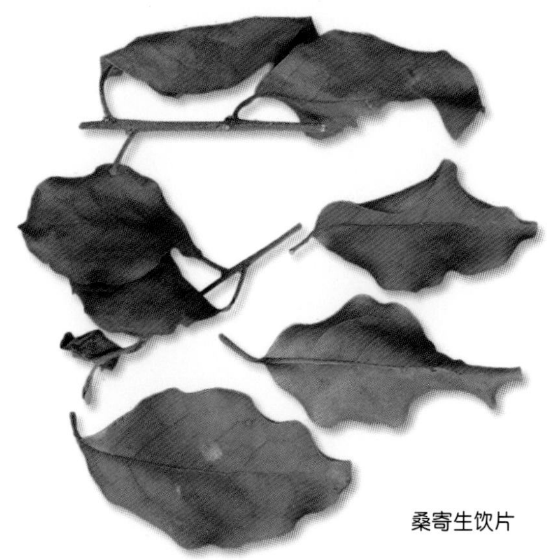

桑寄生饮片

【性味归经】味辛、苦、甘，性平。归肝、肾经。

【功效主治】补肝肾，强筋骨，祛风湿，安胎。主治风湿痹痛，腰膝酸痛，头晕目眩，胎动不安，崩漏下血，乳少，跌打损伤。

【用法用量】内服：煎汤，30~60g。外用适量，嫩枝叶捣敷。

【使用注意】血压低者不宜服。

【经验方】

1. 腰背痛，肾气虚弱，卧冷湿地当风所得　独活三两，寄生、杜仲、牛膝、细辛、秦艽、茯苓、桂心、防风、芎藭、人参、甘草、当归、芍药、干地黄各二两。上十五味细锉，以水一斗，煮取三升。分三服。温身勿冷也。(《千金要方》独活寄生汤)

2. 下血不止后，但觉丹田元气虚乏，腰膝沉重少力　桑寄生为末，每服一钱，非时白汤点服。(《杨氏护命方》)

3. 高血压　红花桑寄生 60g，夏枯草 30g，豨莶草 15g，牛膝 15g。水煎服。(《福建药物志》)

4. 风湿关节痛　红花桑寄生、白菊花根各 30g，沙氏鹿茸草 15g，两面针 9g。水煎服。(《福建药物志》)

5. 产后乳汁不下　桑寄生三两握，细锉碎，捣筛。每服三钱匕，水一盏，煎至七分。去滓温服，不拘时。(《普济方》寄生汤)

6. 妊娠胎动不安，心腹刺痛　桑寄生一两半，艾叶半两(微炒)，阿胶一两(捣碎，炒令黄燥)。上药锉，以水一大盏半，煎至一盏，去滓食前分温三服。(《太平圣惠方》)

7. 滑胎　菟丝子(炒熟)四两，桑寄生二两，川断二两，真阿胶二两。上药将前三味轧细，水化阿胶和为丸一分重。每服二十丸，开水送下，日再服。(《医学衷中参西录》寿胎丸)

8. 妊娠遍身虚肿　桑寄生一两，桑根白皮(锉，炒)三分，木香半两，紫苏茎叶一两，大腹二分半。上五味，细锉如麻豆大，拌匀，每服三钱匕，水一盏，煎至七分，去滓温服。(《圣济总录》寄生饮)

9. 小儿背强，难以俯仰　桑上寄生二两，白术、当归各二两，鳖甲一斤。用滚汤泡洗净，用水一斗。入砂锅内，慢火熬如饴，加炼蜜二两，收之。每日不拘时用，米汤调服数茶匙。(《本草汇言》引《稽氏方》)

【参考文献】

[1] 曾广方，陈仲良 . 国药中黄酮类的研究(Ⅵ). 药学学报，1957，5(4)：317.

[2] 李美蓉，李良琼，李平 . 四川寄生与灰毛寄生黄酮成分的研究 . 中药通报，1987，12(12)：37.

[3] 霍昕，高玉琼，杨嘉，等 . 桑寄生挥发性成分研究 . 生物技术，2008，18(2)：47.

[4] 肖义军，范延丽，陈炳华，等 . 红花桑寄生多糖抑制小鼠 S180 肉瘤生长的研究 . 中国中药杂志，2010，35(3)：381.

[5] 刘奋 . 寄主为夹竹桃的红花桑寄生提取物(Nispex)诱导淋巴瘤细胞株 CA46 凋亡及其相关机制研究 . 福建师范大学硕士学位论文，2008.

[6] 潘鑫，刘山莉 . 中药桑寄生凝集素的分离及体外抗肿瘤活性的研究 . 天然产物研究与开发，2006，18(2)：210.

[7] 肖义军，陈元仲，陈炳华，等 . 不同寄主红花桑寄生总黄酮提取物抗白血病细胞株 HL-60 的研究 . 中国中药杂志，2008，33(4)：427.

[8] 华一俐，张融瑞，仇健明，等 . 中药桑寄生不同提取液的降脂作用研究 . 南京中医药大学学报，1995，11(2)：86.

[9] 樊来应 . 桑寄生治疗心痛、短气 60 例 . 光明中医，2010，25(7)：1175.

[10] 张钦鹏 . 复方桑寄生注射液治疗周围神经病 . 新医学，1976，2(1)：29.

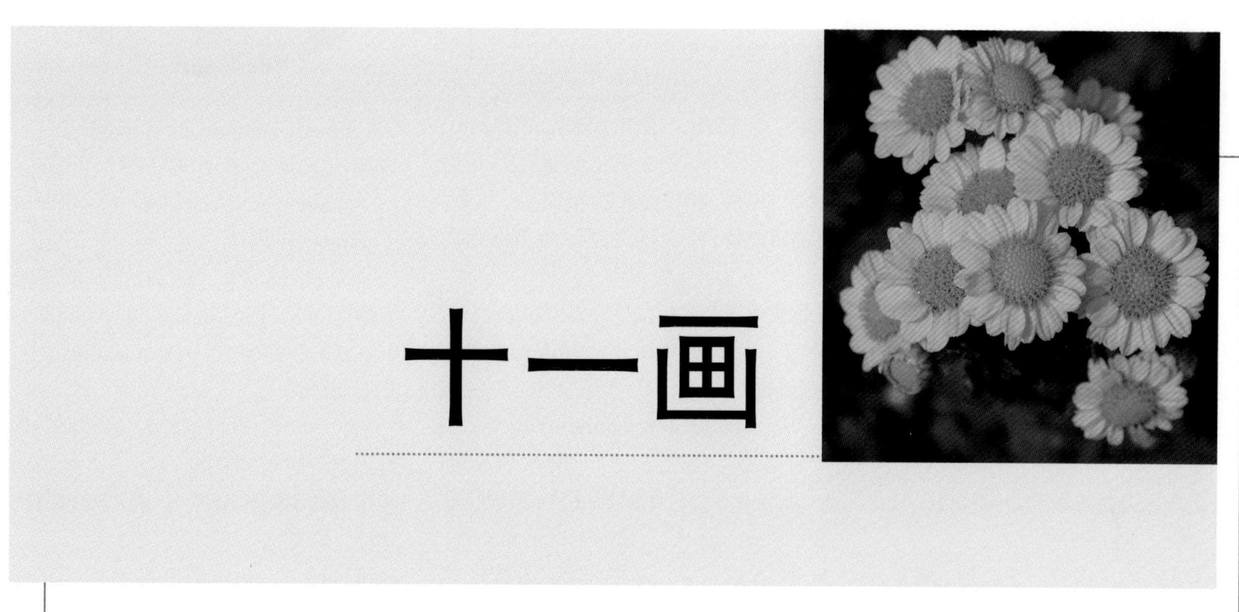

十一画

Pai qian cao

排钱草

Phyllodii Pulchelli Ramulus et Folium

[英]Beautiful Phyllodium Twig and Leaf

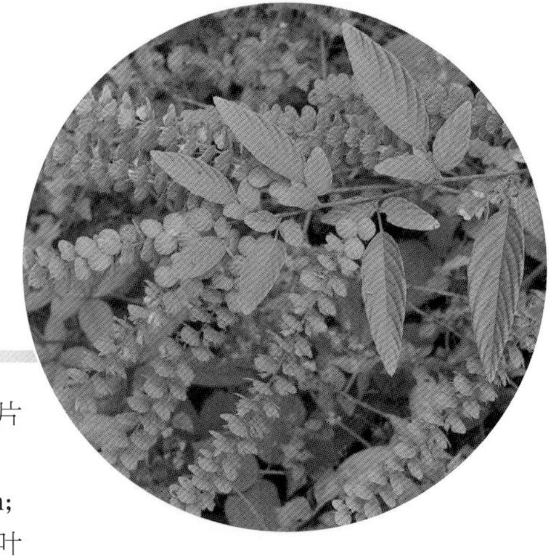

【别名】龙鳞草、午时合、金钱草、午时灵、叠钱草、钱排草。

【来源】为豆科植物排钱树 *Phyllodium pulchellum*（L.）Desv. 的地上部分。

【植物形态】多年生直立亚灌木。枝圆柱形，柔弱，被柔毛。叶为三出复叶；叶片革质，顶端小叶长圆形，长 6~12 cm，比侧生小叶长约 2 倍，先端钝或近尖，基部近圆形，边缘略波状，上面无毛，或两面均有柔毛。总状花序顶生或侧生，由多数伞形花序组成，每一伞形花序隐藏于 2 个圆形的叶状苞片内，形成排成串的铜钱；萼裂齿披针形，有柔毛；花冠蝶形，白色，旗瓣椭圆形，翼瓣贴生于龙骨瓣；雄蕊 10，二体；雌蕊 1，花柱内弯。荚果长圆形，边缘具睫毛，通常有 2 节，先端有喙，种子褐色。

【分布】广西主要分布于靖西、南宁、贵港、北流、平南、苍梧、梧州、昭平、贺州、钟山、富川等地。

【采集加工】夏、秋季采收，鲜用或切片晒干。

【药材性状】茎枝圆柱形，直径 0.5~2cm；外皮黄绿色，被柔毛；三出复叶，叶革质，长圆形，顶生小叶长 6~12cm，比侧生小叶长约 2 倍，被柔毛；花序成排，形似成串的铜钱，被柔毛。气微。

【品质评价】以叶多、完整、色黄绿者为佳。

【化学成分】全株含蟾毒色胺（bufotenine），*N,N*- 二甲基色胺（*N, N*-dimethyltryptamine），*N,N*- 二甲基色胺氧化物（*N,N*-dimethyltryptamine oxide），5-甲氧基 -*N*- 甲基色胺（5- methoxy-*N*-methyl tryptamine），5- 甲氧基 -*N,N*- 二甲基色胺（5-methoxy-*N*, *N*-dimehyltryptamine），5- 甲氧基 -*N,N*- 二甲基色胺氧化物（5-methoxy-*N,N*-dimethyltryptamine oxide），3- 二甲基氨甲基吲哚（3-dimethylaminomethyl-indole），1-甲基 -1,2,3,4- 四氢 -*β*- 咔巴啉（1-methyl-1,2,3,4-terahydro-*β*-carboline），禾草碱（gramine）[1]。

种子含大黄素甲醚 -1- 葡萄糖基鼠李糖苷（physcion-1-glucosylrhamnoside），半乳糖配甘露聚糖（galactomannan）[1]。

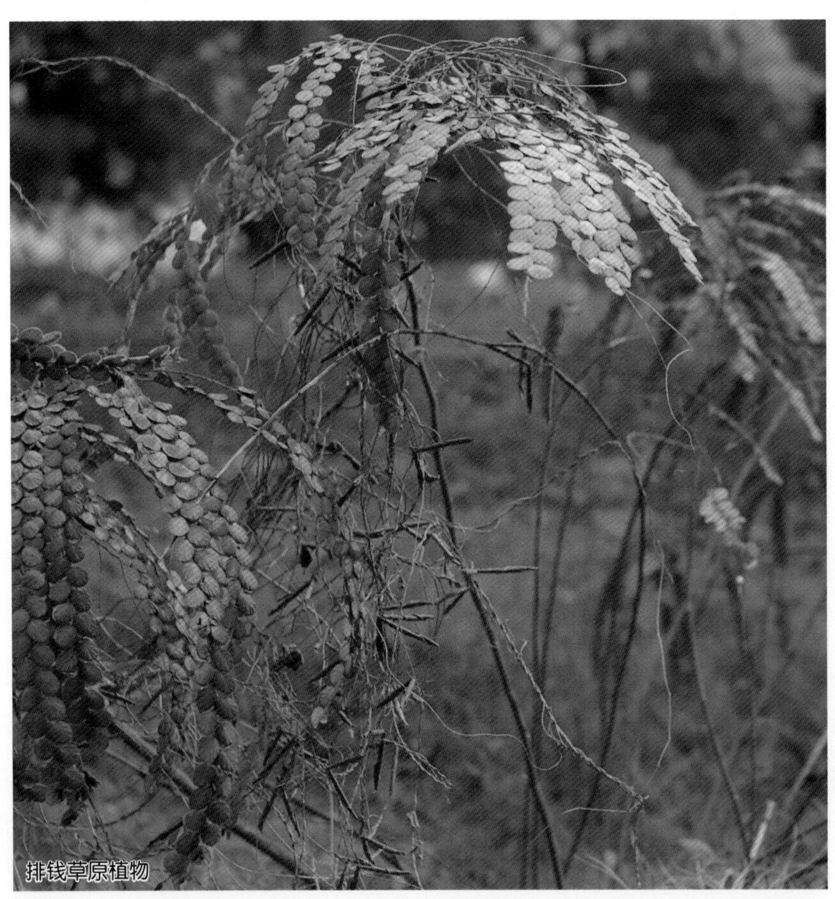

排钱草原植物

【药理作用】

1. 抗肝纤维化　排钱草水、醇提取物均能降低肝脏羟脯氨酸（Hyp）含量及血清谷丙转氨酶（ALT）、碱性磷酸酶的活性，降低 γ - 球蛋白以维持白蛋白 / 球蛋白比值，对大鼠肝细胞坏死和胶原纤维增生亦有减轻作用[2]。排钱草总生物碱可以减轻四氯化碳致肝纤维化的病变程度[3]，通过抑制肝纤维化大鼠肝脏Ⅰ、Ⅲ、Ⅳ型胶原蛋白及转化生长因子的合成表达，起到良好地抗肝纤维化作用[4]。排钱草总生物碱能提高肝纤维化大鼠肝线粒体及血清中超氧化物歧化酶活性，降低肝线粒体及血清中丙二醛含量，降低血清 ALT 活性、透明质酸和肝组织中 Hyp 含量[5]。排钱草总生物碱能提高免疫性肝纤维化大鼠血清干扰素 - γ 的含量，改善肝组织纤维化程度[6]。

2. 清除自由基　排钱草对超氧阴离子自由基具有清除作用[7]。

【临床研究】

血吸虫病肝脾肿大　排钱草干根 30g，水煎，1 次服，隔日服 1 剂，7 剂为 1 个疗程；亦可制成丸剂，每日 2 次，每次 1.25g，14 日为 1 个疗程，服药 1~4 个疗程。结果：治疗 43 例，经 3 个月后，90% 以上病人自觉症状显著改善，肝脾有不同程度的缩小，肝功能好转[8]。

【性味归经】叶：味淡、苦，性平，有小毒，归肺、脾、肝经。根：味淡、涩，性凉，有小毒，归脾、肝经。

【功效主治】叶：清热解毒，祛风行水，活血消肿；主治感冒发热，咽喉肿痛，水肿，臌胀，肝脾肿大，风湿痹痛，跌打肿痛，毒虫咬伤。根：化瘀消癥，清热利水；主治癥瘕，胁痛，黄疸，湿热痹证，跌打肿痛，痈疽疔疮。

【用法用量】叶：内服煎汤，6~5g，鲜品 60~120g，或浸酒；外用适量，捣敷。根：内服煎汤，15~30g，鲜品 60~90g。

【使用注意】孕妇慎服。过量或长期服用可致呕吐。

【经验方】

1.跌打损伤　排钱树干茎叶 60~90g。水煎调酒服。（《福建中草药》）

2.肝脾肿大　排钱草 30~60g，或加旋覆花 15g。水煎服。（《福建中草药》）

3.感冒、发热　排钱草干叶 9~18g。水煎服。（广州部队《常用中草药手册》）

4.牙痛　排钱草 60g。水煎服。（《福建民间草药》）

5.腹水　排钱草 60~90g。水煎服。（《福建民间草药》）

6.肺结核　排钱草、茜草各 30g，炖小母鸡 1 只服。（《福建药物志》）

7.风湿性关节炎　排钱草根 60~90g。洗净、捣碎，和瘦猪肉四两同炖，饭前服，连服数次。（《泉州本草》）

8.妇人月经不调、闭经　排钱草根 60~90g，老母鸡一只，酒少许。同炖，饭前服。（《泉州本草》）

9.子宫脱垂　排钱草干根 30g。炖鸡或猪蹄，服至见效。（福建《中草药新医疗法资料选编》）

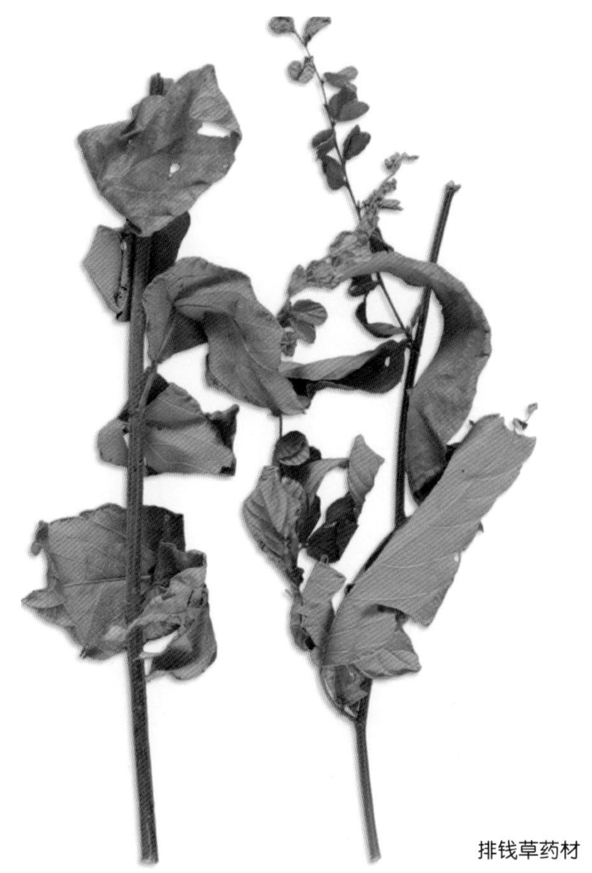

排钱草药材

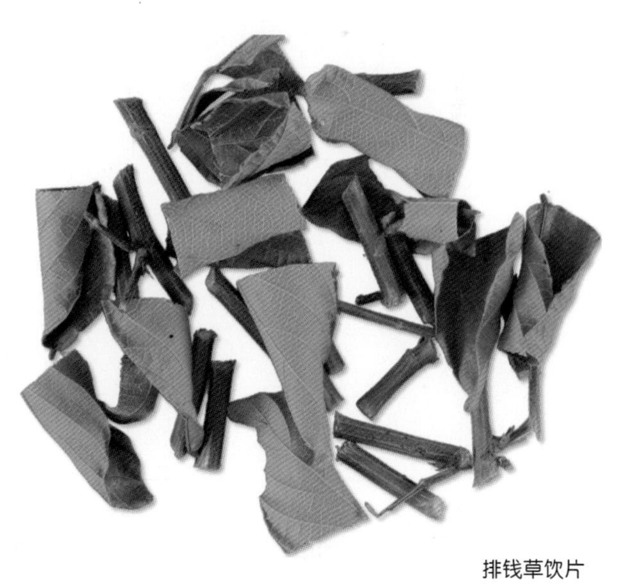

排钱草饮片

【参考文献】

[1] 国家中医药管理局《中华本草》编委会．中华本草．上海：上海科学技术出版社，1999：3331.

[2] 钟鸣，黄琳芸，余胜民，等．排钱草对大鼠实验性肝纤维化的影响．中西医结合肝病杂志，1999，9（4）：22.

[3] 钟鸣，杨增艳，黄琳芸，等．排钱草总生物碱对化学损伤性肝纤维化大鼠肝脏病理及超微结构变化的影响．胃肠病学和肝病学杂志，2001，10（3）：230.

[4] 钟鸣，余胜民，杨增艳，等．排钱草总生物碱对免疫性肝纤维化大鼠Ⅰ、Ⅲ、Ⅳ型胶原及 TGF-β_1 表达的影响．中西医结合肝病杂志，2005，15（1）：38.

[5] 余胜民，钟鸣，黄琳芸，等．排钱草总生物碱对肝纤维化大鼠过氧化脂质含量的影响．中医药学刊，2001，19（6）：645.

[6] 黄琳芸，钟鸣，杨增艳，等．排钱草总生物碱对肝纤维化大鼠血清干扰素-γ 和肝脏组织病理学的影响．中国中医药科技，2006，13（2）：101.

[7] 韦英群，钟鸣，张树球，等．排钱草及其复方三草胶囊对 O^{2-} 的影响．现代中西医结合杂志，2003，12（8）：795.

[8] 南京中医药大学．中药大辞典（下册）．第 2 版．上海：上海科学技术出版社，2006：2913.

Jie gu mu

接骨木

Sambucs Chinemsis Ramulus
[英] Chinemsis Elder Herb

【别名】陆英、走马箭、接骨草、黑节风、接骨丹、过墙风、走马风。

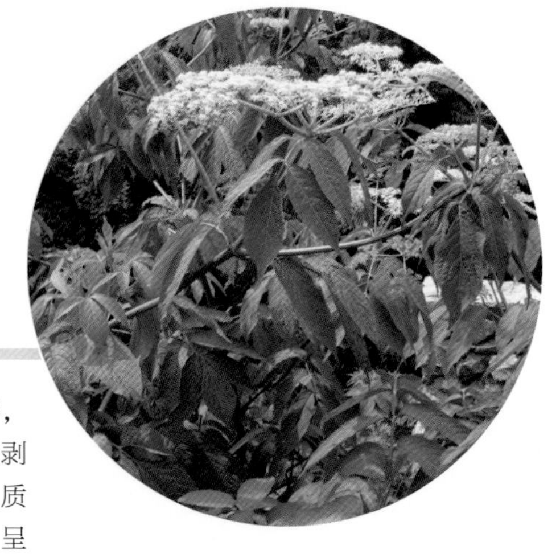

【来源】为忍冬科植物蒴藋 *Sambucus chinemsis* Liadl. 的全草。

【植物形态】多年生高大草本至半灌木，髓心白色。单数羽状复叶；小叶（3~）5~9，无柄至具短柄，披针形，长 5~12cm，顶端渐尖，边具锯齿，基部钝至圆形。大型复伞房状花序顶生，各级总梗和花梗无毛至多少有毛，具由不孕花变成的黄色杯状腺体；花小，白色；萼筒杯状，长约 1.5mm，萼齿三角形，长约 0.5mm；花冠辐状，裂片 5，长约 1.5mm，稍短于裂片；柱头 3 裂。浆果状核果近球形，直径 3~4mm，红色；核 2~3 颗，卵形，长 2~2.5mm，表面有小瘤状突起。

【分布】广西全区均有分布。

【采集加工】春、夏季采收，鲜用或晒干。

【药材性状】茎枝圆柱形，长短不等，直径 5~12mm。表面绿褐色，皮部剥离后呈浅绿色至浅黄棕色。体轻，质硬。加工后的药材为斜向横切片，呈长椭圆形，厚约 3mm，切面皮部褐色，木部浅黄白色至浅黄褐色。髓部疏松，海绵状。体轻。叶黄绿色，多破碎，完整者长 5~10cm。气无，味微苦。

【品质评价】以片完整、黄白色、无杂质者为佳。

【化学成分】本品含香草醛（vanillin），香草乙酮（acetovanillone），松柏醛（coniferyl aldehyde），丁香醛（syring aldehyde），对羟基苯甲酸（*p*-hydroxybenzcic acid），对羟基桂皮酸（*p*-hydroxycinnamic acid），原儿茶酸（protocatechuic acid）[1]。白桦脂醇（betulin），白桦酸（betulinic acid），齐墩果酸（oleanolic acid），熊果酸（ursolic acid），α-香树脂醇（α-amyrin）[2]。豆甾醇（stigmasterol），胡萝卜苷（sitosterol-3-glucoside），β-谷甾醇（β-sitosterol）和β-谷甾醇-β-D-葡萄糖苷（β-sitosterol-β-D-glucopyranoside）等[2,3]。此外，本品还含有棕榈酸蛇麻脂醇酯（lupeol-3-palmitate），三十烷酸（triacontanoic acid）[3]。

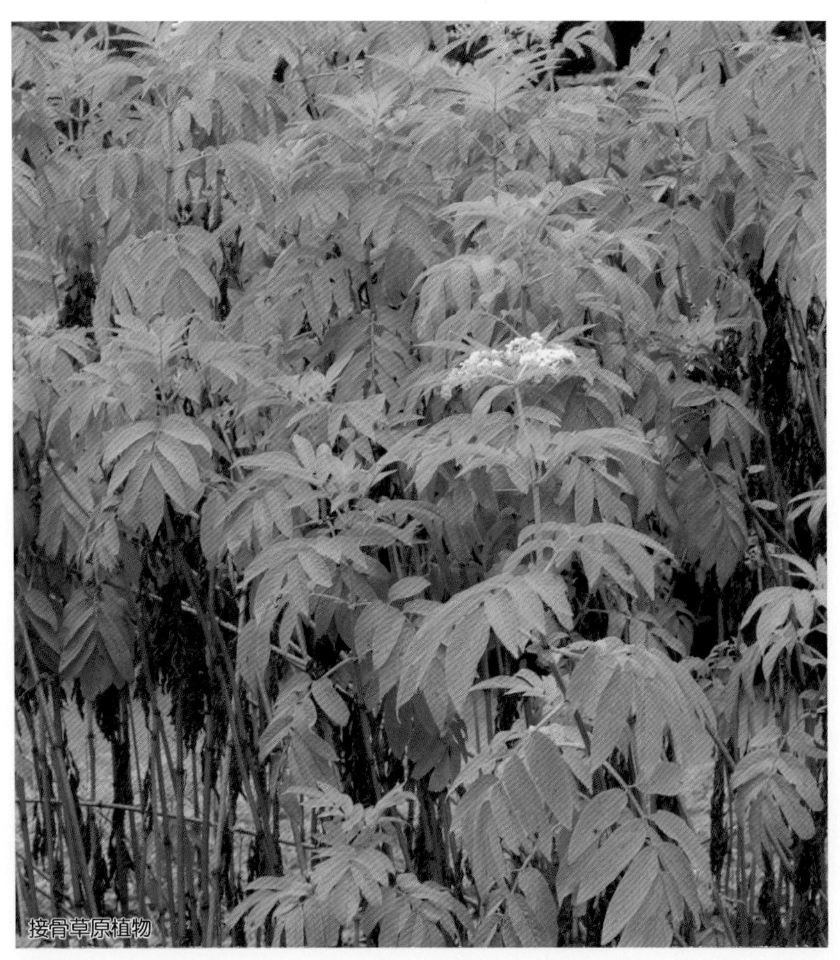
接骨草原植物

【药理作用】

1. 镇静、镇痛、抗炎　小鼠皮下注射或腹腔注射接骨木水提物 0.34g/kg、0.68g/kg、1.36g/kg 可对抗士的宁或咖啡因诱发的惊厥反应，对小鼠醋酸扭体反应和醋酸诱发的毛细血管通透性增高均有抑制作用。大鼠腹腔注射接骨木水提物 0.35g/kg 或 2.70g/kg，可抑制由右旋糖酐或角叉菜胶引起的足跖肿胀[4]。

2. 利尿、抗病毒　接骨木对小鼠有利尿作用，对乙型脑炎病毒及脑髓心肌炎病毒也有抑制作用[5]。

3. 降血脂　接骨木果油 4 g/kg 与 2 g/kg 灌胃，能降低正常大鼠血清胆固醇（TC）23.8% 及 20.6%，其降血脂作用比脉通（17.7%）强。还能增加 HDL/TC 比值。减少动脉硬化指数（AI）。接骨木果油灌胃可降低高脂血症模型小鼠和鸡的 TC，低密度脂蛋白（LDL）及 AI，也能降低三酰甘油（TG），增加 HDL 及 HDL/TC 比值。特别是 HDL/TC 比值增加及 AI 减少更明显，比脉通强[6]。

4. 抗癌　接骨木果油 2g/kg 灌胃，可抑制小鼠 S180 荷瘤实体瘤及小鼠 H22 肝癌实体瘤的生长。对腹水型肝癌小鼠的生命延长率（157.4%）比环磷酰胺（125.4%）更大[7]。

5. 对小鼠记忆影响　小鼠连续灌胃接骨木果油 8 天，每天 1 次，对小鼠东莨菪碱所致记忆获得障碍、氯霉素引起的记忆巩固障碍及40% 乙醇所致记忆再现障碍，均有改善作用，提示其能提高学习记忆能力，其改善作用等于或优于“脑复康”[8]。

6. 免疫保护等作用　接骨木果实油灌胃，每天1次，连续3天，对正常小鼠体内的淋巴细胞转化有较强的刺激增殖作用，对被环磷酰胺抑制的淋巴细胞转化率也有较强的恢复作用，表明接骨木果实油具有免疫保护作用[9]。接骨木茎枝的体积分数为60％的乙醇提取物中的白桦醇、白桦酸可以促进大鼠类成骨细胞UMR106的增殖，白桦醇对UMR106细胞碱性磷酸酶的活性也有促进作用[2]。接骨木中的丁香醛可同时促进UMR106细胞的增殖和分化，香草醛和松柏醛可促进细胞的增殖，对羟基苯甲酸和原儿茶酸可促进细胞碱性磷酸酶活性[1]。

7. 毒理　小鼠静脉注射接骨木根水提物的半数致死量（LD_{50}）为（1.90±0.32）g/kg[4]。接骨木果油经口灌胃剂量达4g/kg时，未见小鼠死亡，故判定LD_{50}≥4g/ kg，属无毒无害物质。微核实验、精子畸形、VDS实验实验结果均为阴性，因此接骨木果油无致突变性[10]。

【临床研究】

骨折　对照组用一般手法复位或骨折清创缝合后小夹板固定，必要时牵引，病人根据“动静结合”的原则进行早期功能锻炼。治疗组在对照组基础上加用接骨草酒，将接骨草酒滴入小夹板下之纱布上，成人每次50ml左右，儿童30ml左右，一般以纱布浸湿为宜，每天2~3次。一般用至X线片显示骨折端出现中等量骨痂为止。结果：治疗组425例，对照组207例。治疗组比对照组骨痂出现快，临床及骨性愈合时间短，固定及住院时间均比对照组缩短，经统计学处理有显著性差异（$P<0.05$）[11]。

【性味归经】味苦、微酸，性平。归肝、肾经。

【功效主治】祛风除湿，接骨疗伤。主治风湿骨痛，骨折。

【用法用量】内服：煎汤，9~15g，鲜品60~120g。外用适量，捣敷；或煎水洗；或研末调敷。

【使用注意】孕妇慎服。

【经验方】

1. 漆疮　接骨木茎叶120g。煎汤待凉洗患处。（《山西中草药》）
2. 湿脚气　（接骨木）全株60g。煎水熏洗。（《湖南药物志》）
3. 预防麻疹　接骨木120g。水煎服，日服2次。（《吉林中草药》）
4. 肾炎水肿　接骨木9~15g。煎服。（《上海常用中草药》）
5. 创伤出血　接骨木研粉，高压消毒后，用干纱布压迫2~5min。（《全国中草药汇编》）
6. 打损接骨　接骨木半两，好乳香半钱，赤芍药、川当归、川芎、自然铜各一两。上为末，用黄蜡四两溶入前药末，搅匀，候温软，众手丸如大龙眼。如打伤筋骨及闪扭疼痛不堪忍者，用药一丸，好旧无灰酒一盏浸药，候药溃开，趁热呷之，痛绝便止。（《续本事方》）

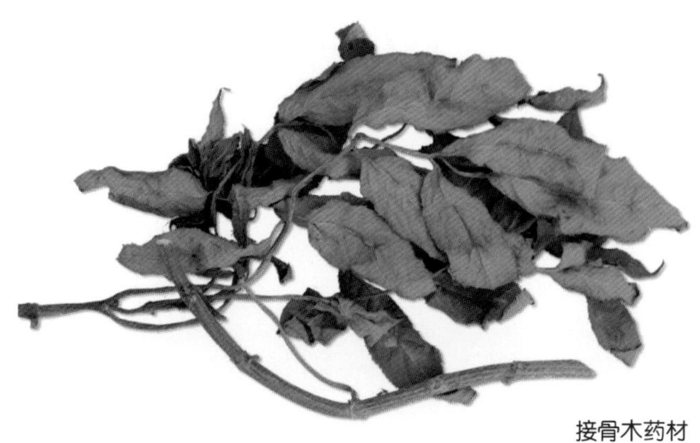

接骨木药材

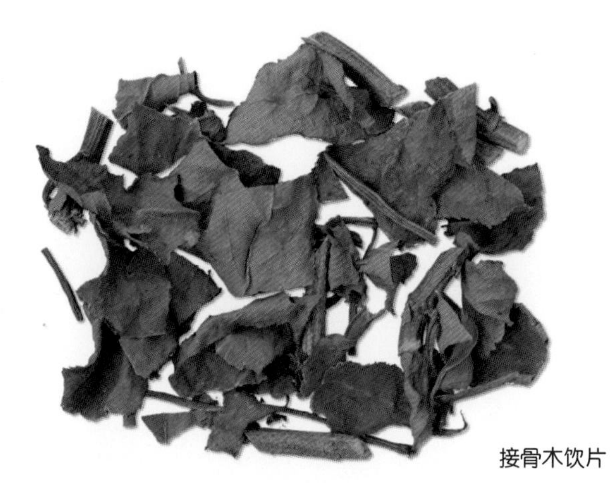

接骨木饮片

【参考文献】

[1] 杨序娟，黄文秀，王乃利，等．接骨木中的酚酸类化合物及其对大鼠类成骨细胞UMR106增殖及分化的影响．中草药，2005，36（11）：1604.

[2] 杨序娟，王乃利，黄文秀，等．接骨木中的三萜类化合物及其对类成骨细胞UMR106的作用．沈阳药科大学学报，2005，22（6）：449.

[3] 郭学敏，章玲，全山丛，等．接骨木化学成分的研究．中草药，1998，29（11）：727.

[4] 吴春福，刘雯，于庆海，等．接骨木根的镇惊、镇痛和抗炎作用．中药材，1992，15（1）：35.

[5]《全国中草药汇编》编写组．全国中草药汇编（上册）．北京：人民卫生出版社，1976：738.

[6] 胡荣，洪海成，马德宝，等．接骨木果油降血脂作用研究．北华大学学报（自然科学版），2000，1（3）：218.

[7] 李铉万，沈刚哲，张善玉，等．接骨木果油抗癌作用的实验研究．中国中医药科技，2000，7（2）：103.

[8] 沈刚哲，胡荣，张善玉，等．接骨木果油对小鼠学习记忆的影响．中国中医药科技，2000，7（2）：103.

[9] 范妮娜，田力，王秋雨，等．应用接骨木果实油（SFO）诱发小鼠体内淋巴细胞转化的实验研究．沈阳医学，2002，22（30）：37.

[10] 郝广明，胡荣，高泰，等．接骨木综合开发与利用研究．吉林林学院学报，2000，16（1）：9.

[11] 陈昭勇．应用接骨草酒治疗骨折425例的体会．海南卫生，1980，（1）：17.

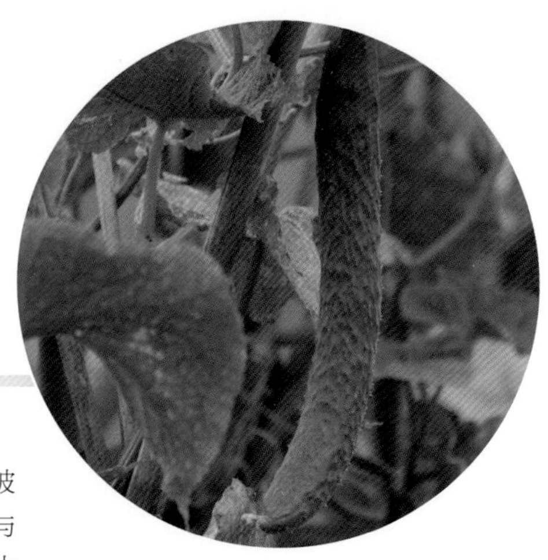

Huang gua 黄 瓜

Cucumidis Sativi Fructus
[英]Cucumber Fruit

【别名】胡瓜、王瓜、刺瓜。

【来源】为葫芦科植物黄瓜 *Cucumis sativus* L. 的果实。

【植物形态】一年生蔓生草本。茎枝伸长，有纵沟及棱，被白色硬糙毛。卷须细，不分枝，具白色柔毛。单叶互生；叶柄稍粗糙；叶片三角状宽卵形，膜质，长、宽均 12~18cm，两面甚粗糙，掌状 3~5 裂，裂片三角形并具锯齿，有时边缘具缘毛。花单性，雌雄同株；雄花，常数朵簇生于叶腋，花梗细，被柔毛，花萼筒狭钟状圆筒形，密被白色长柔毛，花萼裂片钻形，开展与花萼近等长；花冠黄白色，花冠裂片长圆状披针形，急尖；雄蕊 3，花丝近无；雌花单生，或稀簇生，花梗粗壮，被柔毛。子房纺锤形，柱头 3。果实长圆形或圆柱形，熟时黄绿色，表面粗糙，具有刺尖的瘤状突起，极稀近于平滑。种子小，狭卵形，白色，无边缘。

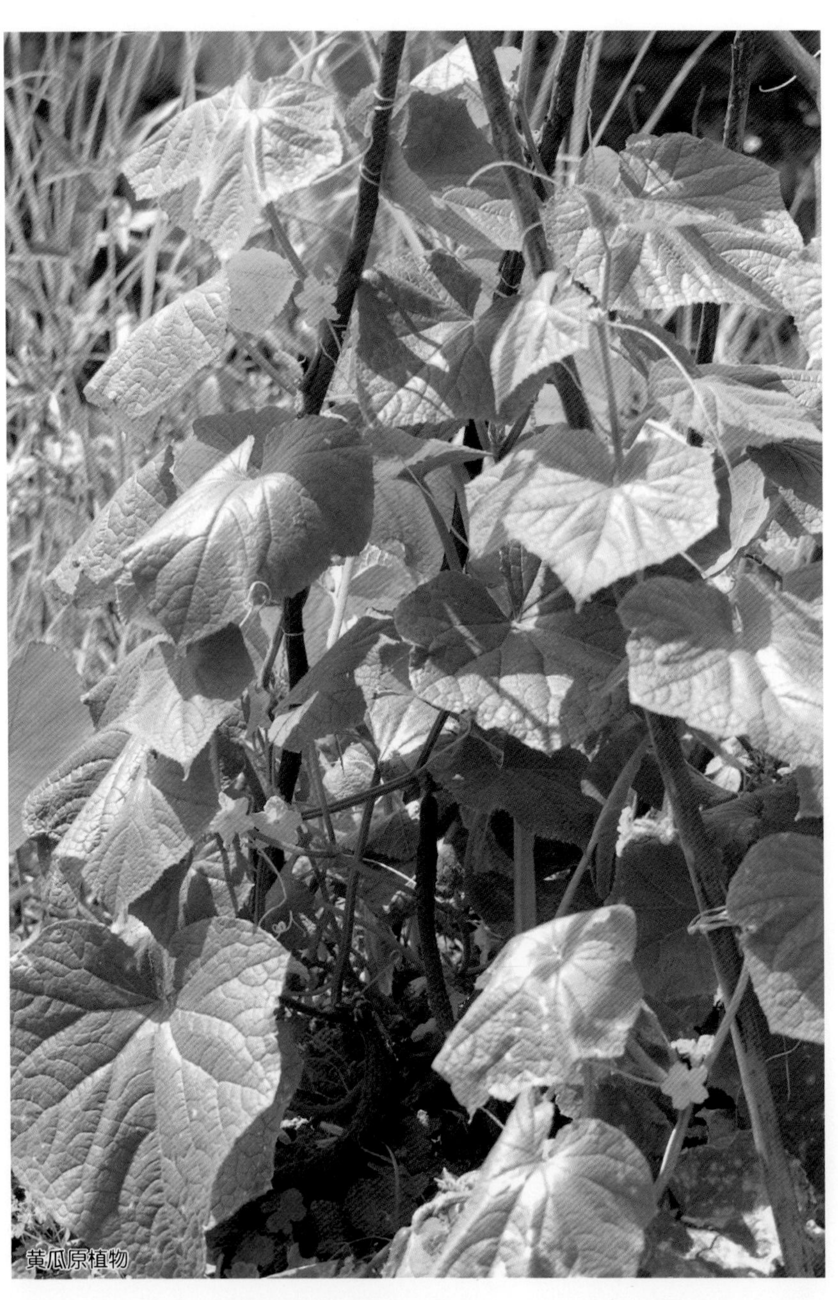
黄瓜原植物

【分布】广西全区均有栽培。

【采集加工】夏季采收果实，鲜用。

【药材性状】果实长圆形或圆柱形，先端具 3 棱纹；顶端有宿存的花萼，另端有短果柄；全体具大量瘤状突起，具白刺或黑刺。嫩果绿、绿白、黄白色；熟果黄褐色，有网纹。质脆，易折断；断面淡白色，可见明显的三心皮胎座，种子多数。气清香，味淡。

【品质评价】以新鲜、色绿者为佳。

【化学成分】本品含苷类成分，主要有芸香苷（rutin），异槲皮苷（*iso*-quercitrin）和精氨酸（arginine）的葡萄糖苷。组成苷类的糖成分有：葡萄糖（glucose），鼠李糖（rhamnose），半乳糖(galactose)，甘露糖(mannose)，木糖（xylose）和果糖（fructose）。又含咖啡酸（caffeic acid），绿原酸（chlorogenic acid）以及天冬氨酸（aspartic acid），组氨酸（histidine），缬氨酸（valine），亮氨酸（leucine）等氨基酸。尚含维生素（vitamin）B_2、C。另含挥发成分（*E,Z*）-2,6-壬二烯醇 [（*E,Z*）-2,6-nonadienol]，2,6-壬二烯醛（2,6-nonadienal），（*Z*）-2-壬烯醛 [（*Z*）-2-nonenal]，（*E*）-2-壬烯醛 [（*E*）-2-nonenal]。黄瓜头部的苦味成分是葫芦苦素（cueurbitacin）A、B、C、D[2]。

【药理作用】

1. 诱生干扰素　家兔十二指肠给予黄瓜水解产物，可增加淋巴液中的干扰素。在给药后 72h 作用最强。其有效成分对胰蛋白酶敏感，但对热、酸稳定[3]。

2. 其他　大鼠口服黄瓜乙醇提取物 250mg/kg 不能降低血糖，对葡萄糖负荷后的血糖峰值亦无抑制作用[2]。

【临床研究】

轻度烧烫伤　烧烫伤处以75%酒精棉球消毒后，再用无菌针头将水疱刺破，然后将用口咀嚼的黄瓜敷在患处，用无菌纱布包好，每日更换黄瓜两次。结果：治疗轻度烧烫伤12例，全部痊愈，其中用药3日结痂痊愈3例，4日结痂痊愈5例，5日结痂痊愈4例[4]。

【性味归经】味甘，性凉。归肺、脾、胃经。

【功效主治】清热，利水，解毒。主治热病口渴，小便短赤，水肿尿少，水火烫伤，汗斑。

【用法用量】内服：适量，煮熟、生食、或绞汁服。外用适量，生搽或捣汁涂。

【使用注意】中寒吐泻及病后体弱者禁服。

【经验方】

1. 火眼赤痛　五月取老黄瓜一条，上开小孔，去瓤，入芒硝令满，悬阴处，待硝透出刮下，留点眼。（《寿域神方》）
2. 杖疮焮肿　六月六日，取黄瓜入瓷瓶中，水浸之。每以水扫于疮上，立效。（《医林集要》）
3. 烫火伤　以五月五日，掐黄瓜入瓶内，封，挂檐下，取水刷之，良。（《医方摘要》）
4. 水病腹胀至四肢肿　胡瓜一个，破作两片不出子，以醋煮一半，水煮一半，俱烂，空心顿服，须臾下水。（《千金髓方》）
5. 小儿热痢　嫩黄瓜同蜜食十余枚，良。（《海上名方》）

附：黄瓜藤

味苦，性凉。归心、肺经。功效：清热，化痰，利湿，解毒。主治高血压病，痰热咳嗽，癫痫，湿热泻痢，湿痰流注，疮痈肿毒。内服：煎汤，15~30g，鲜品加倍。外用适量，煎水洗或研末撒。

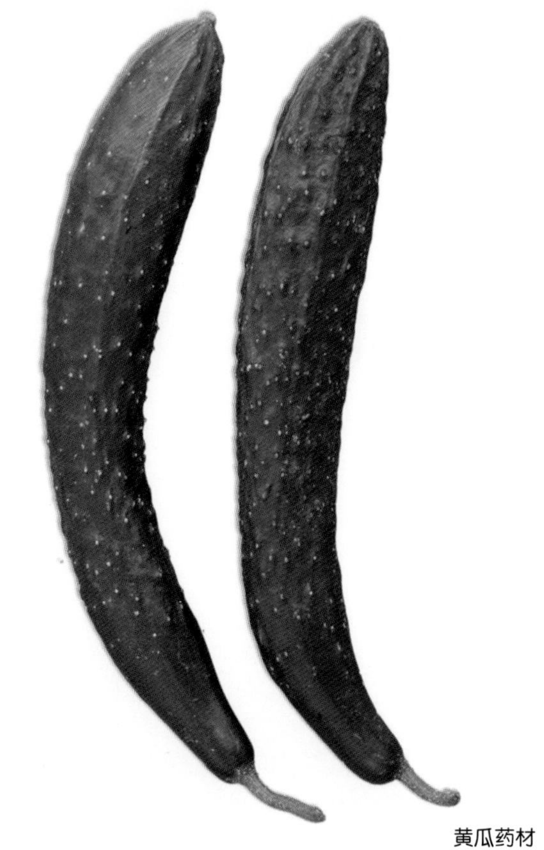

黄瓜药材

【参考文献】

[1] 国家中医药管理局《中华本草》编委会.中华本草.上海：上海科学技术出版社，1999：4590.
[2] Bocci V,et al. Lymphokine Res,1988, 7（1）:49.
[3] Chandrasekar B, et al. Indian J Med Reg, 1989, 90:300.
[4] 于淑敏，于淑娜，袁彩玲.用黄瓜治疗轻度烧烫伤12例.中国乡村医生杂志，1999，15（187）：28.

Huang lan 黄兰

Micheliae Champacae Radix
[英]Champac Michelia Root

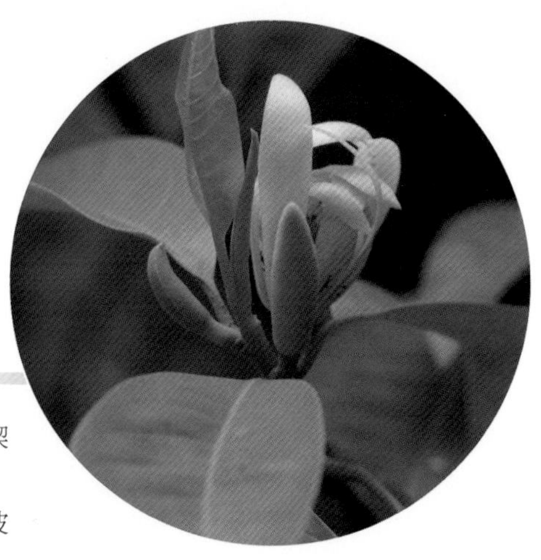

【别名】黄缅桂、大黄桂、黄桷兰。

【来源】为木兰科植物黄兰 *Michelia champaca* L. 的根。

【植物形态】多年生常绿乔木。幼枝、嫩叶和叶柄均被淡黄色平伏的柔毛。叶互生；托叶痕达叶柄中部以上；叶薄革质；叶片披针状卵形或披针长椭圆形，长 10~20cm，宽 4~9cm，先端长渐尖或近尾状渐尖，基部宽楔形或楔形，两面绿色。花单生于叶腋，橙黄色；花梗短而有灰色绒毛，花被 15~20，披针形；雄蕊多数；雌蕊心皮多数，分离，密被银灰色微毛。蓇葖果倒卵状长圆形外有疣状突起。种子 2~4，有红色假种皮。

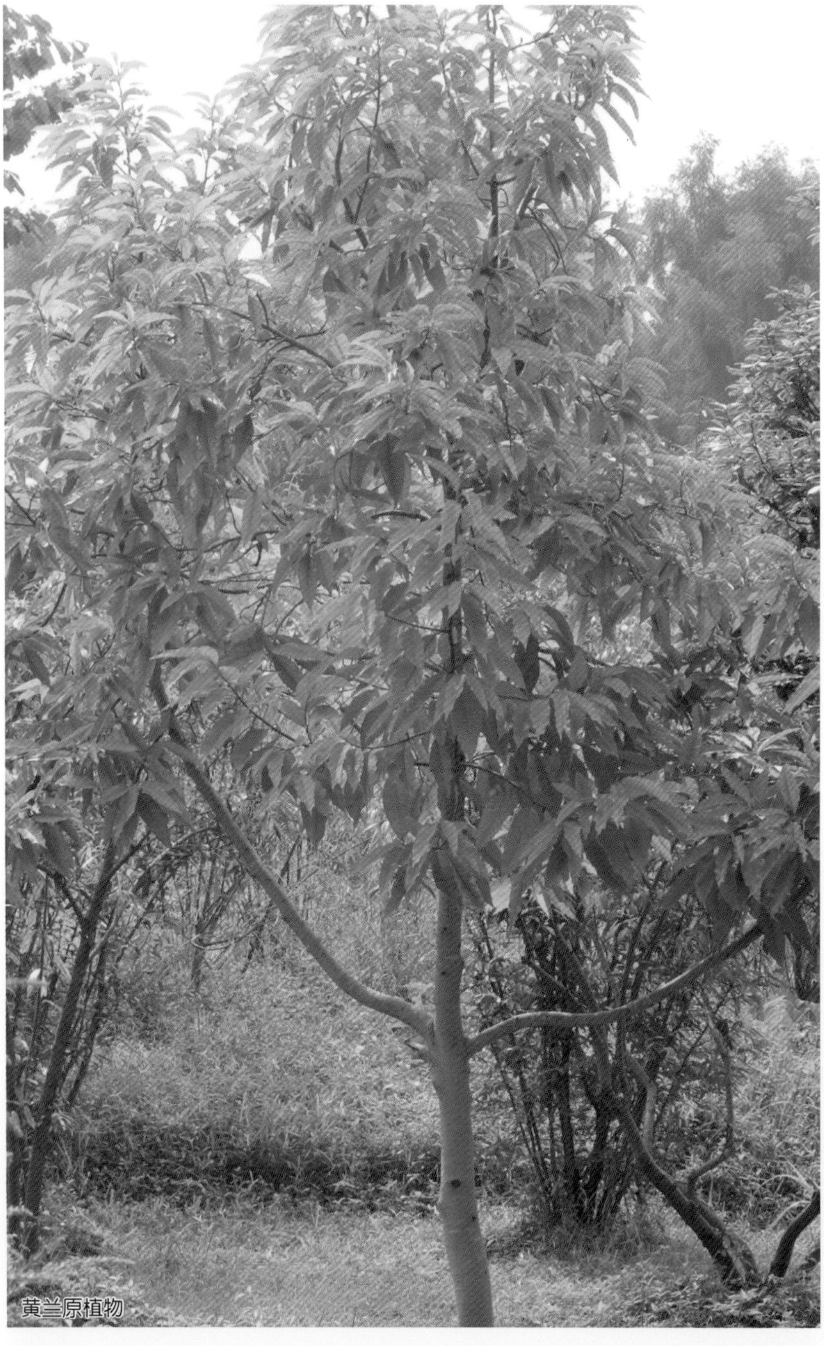

黄兰原植物

【分布】广西全区均有栽培。

【采集加工】全年均可采挖，洗净，切片，晒干。

【药材性状】根圆柱形，少有分枝，上粗下细，直径 0.8~2.5cm。表面灰黄色至灰褐色，有粗糙的皱纹、沟纹及稀疏的细小疙瘩状支根痕。皮孔圆而呈疙瘩状。质轻而硬，不易折断。切面皮部暗棕色，木部灰黄色。味苦。

【品质评价】以条粗长、断面色灰黄、无须根、味苦者为佳。

【化学成分】本品根含小白菊内酯（parthenolide）。叶含挥发油，油中主要成分为芳樟醇（linalool），芳樟醇乙酸酯（linalyl acetate），甲基庚烯酮（methylheptenone），牻牛儿醇（geraniol）。茎皮含氧代黄心树宁碱（oxoushinsunine），黄心树宁碱（ushinsunin），木兰花碱（magnoflorine），β-谷甾醇（β-sitosterol）[1]。

【药理作用】

1. 抗菌　黄兰树皮含黄心树宁碱等成分，该生物碱对金黄色葡萄球菌、沙门菌、分枝杆菌、枯草杆菌均有抑制作用[2]。

2. 抗癌　黄兰醇提取物对人类鼻咽上皮癌细胞有一定的抑制作用[3]。

【性味归经】味苦，性凉。归肺、脾经。

【功效主治】祛风湿，利咽喉。主治风湿痹痛，咽喉肿痛。

【用法用量】内服：煎汤，6~15g；或浸酒。

【使用注意】脾胃虚寒者慎服。

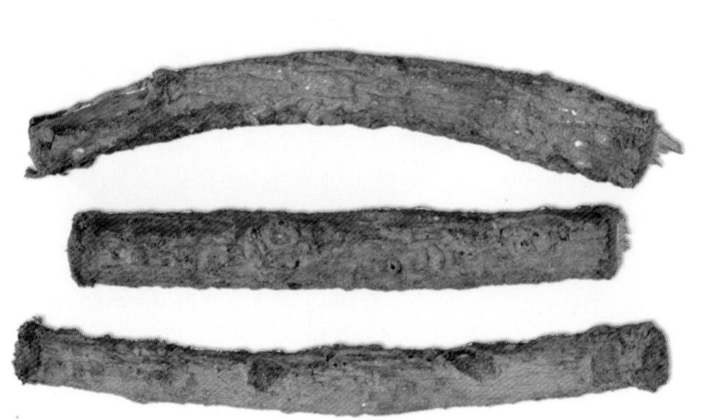
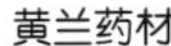
黄兰药材

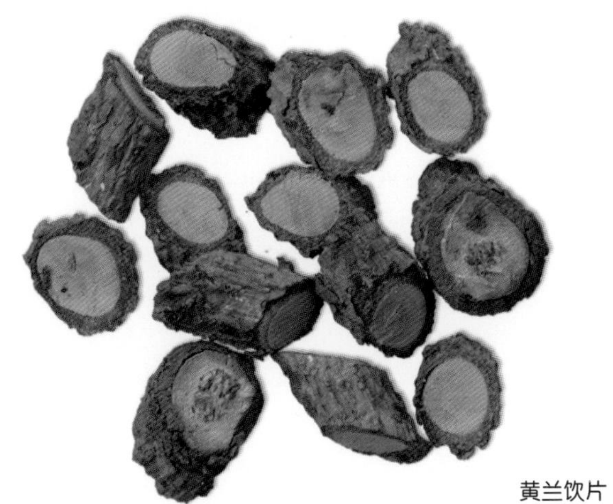
黄兰饮片

【经验方】

1. 骨刺卡喉　黄缅桂根切成薄片。每含1~2片，徐徐咽下药液，半小时后吐出药渣再换。（《云南思茅中草药选》）

2. 风湿骨痛　黄缅桂根15~30g。泡酒服。（《云南思茅中草药选》）

【参考文献】

[1] 国家中医药管理局《中华本草》编委会. 中华本草. 上海：上海科学技术出版社，1999：1547.

[2] Rong Yang Wu. 台湾科学，1962，16：41.

[3] Hoffmann JJ,et al.J Pharm Sci,1977,66（6）:883.

Huang pi 黄皮

Clausenae Lansii Fructus
[英]Chinese Wampee Fruit

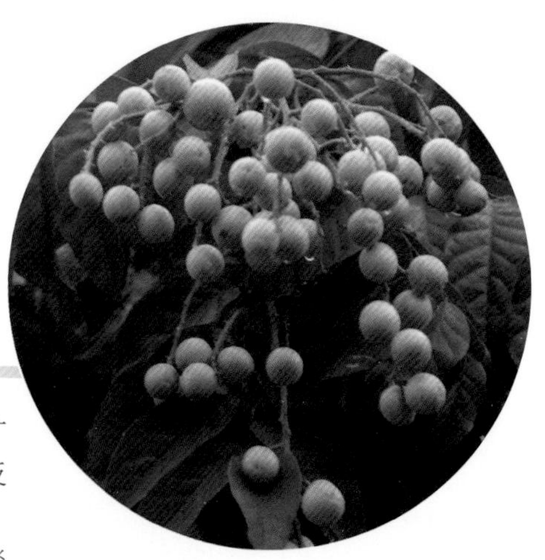

【别名】黄皮子、黄皮果、黄弹子、黄弹、金弹子、水黄皮。

【来源】为芸香科植物黄皮 *Clausena lansium*（Lour.）Skeels 的果实。

【植物形态】多年生常绿灌木或小乔木。幼枝、花轴、叶轴、叶柄及嫩叶下面脉上均有集生成簇的丛状短毛及长毛，有香味。奇数羽状复叶互生；小叶片 5~13，顶端 1 枚最大，向下逐渐变小，卵形或椭圆状披针形，长 6~13cm，宽 2.5~6cm，先端锐尖或短渐尖，基部宽楔形，不对称，边浅波状或具浅钝齿。聚伞状圆锥花序顶生或腋生，花枝扩展，多花；萼片 5，广卵形；花瓣 5，白色，匙形，开放时反展；雄蕊 10，长短互间；子房上位，5 室，密被毛。浆果球形、扁圆形，淡黄色至暗黄色，密被毛。种子绿色。

【分布】广西全区均有栽培。

【采集加工】7~9 月果实成熟时采摘，鲜用，直接晒干或用食盐腌制后晒干。

【药材性状】果实呈类圆形，直径 0.8~2.3cm。外表面黄褐色或深绿色，具有皱纹。果肉较薄。种子扁卵圆形，长 1.1~1.4cm，宽 8~9mm，厚 3~4mm，棕色或棕黄色，具不规则皱纹。气微，味辛、略苦。

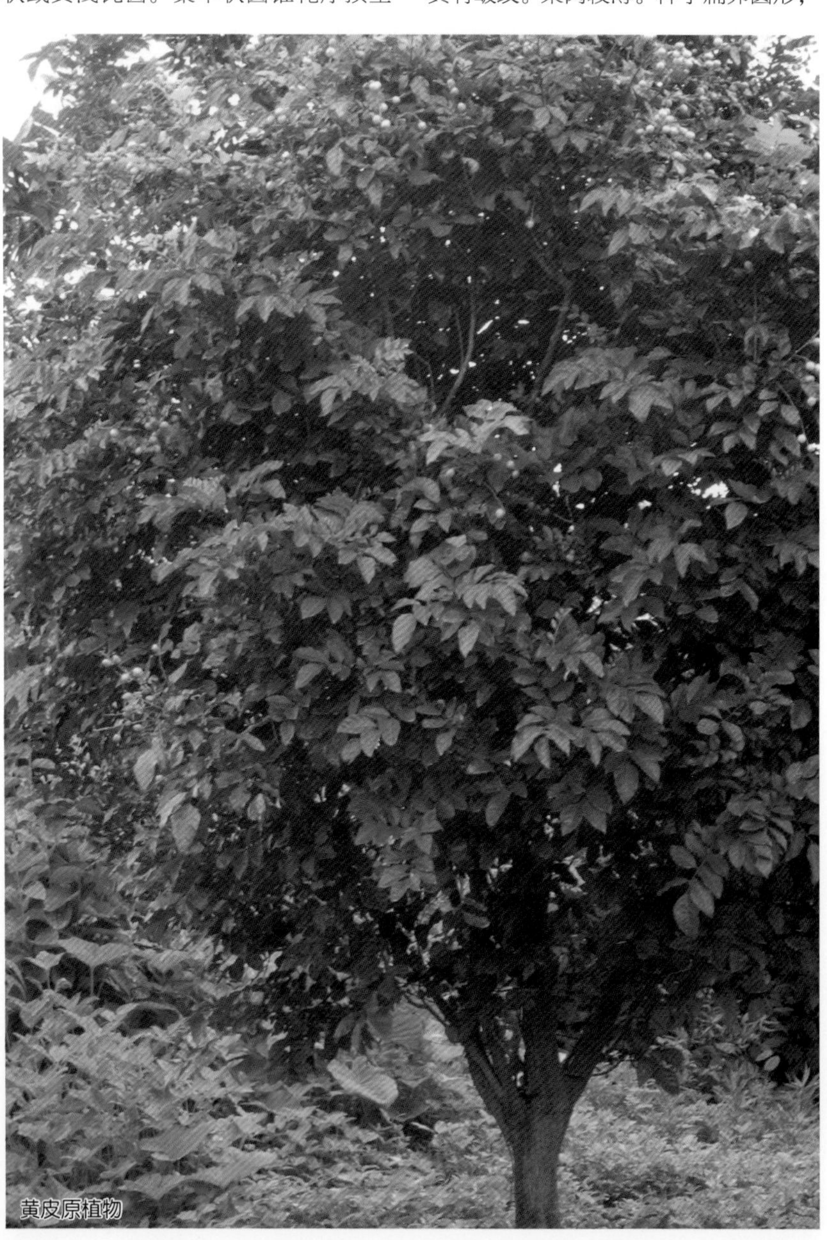

黄皮原植物

【品质评价】以颗粒完整、色黄者为佳。

【化学成分】本品挥发油中含对伞花烃（cymene），4- 松油醇（4-terpineol），γ- 松油烯（γ-terpinene），桧烯（sabinene），β- 倍半菲兰烯（β-sesquiphellandrene），反式 -γ- 没药烯（*trans*-γ- bisabolene），α- 蒎烯（α-pinene），α- 香橙醛（α-neral），α- 松油烯（α-terpinene），α- 异松油烯（α-terpinolene），α- 崖柏烯（α-thujene），α- 松油醇（α-terpineol），β- 没药烯（β-bisabolene），β- 水芹烯（β-phellandrene），反式 - 石竹烯（*trans*-caryophyllene），棕榈酸甲酯（methyl palmitate），顺式桧烯水合物（*cis*-sabinenehydrate）等[1]。

【药理作用】

1. 抗炎　水黄皮根醇提取物可抑制二甲苯所致小鼠耳郭的肿胀度，抑制大鼠棉球肉芽肿的增长[2]。

2. 镇痛　水黄皮根乙醇提取物可对抗醋酸所致小鼠的扭体次数，提高热板所致小鼠的痛阈值[2]。

3. 抗溃疡　水黄皮根总黄酮可不同程度的改善 UC 小鼠的临床症状，减轻结肠黏膜损伤，降低结肠组织中丙二醛、一氧化氮、一氧化氮合酶的含量或活性和升高总抗氧化能力水平[3]。

4. 抗菌等作用　黄皮有抗菌、抗病毒、抗肿瘤及抑制中枢神经系统活性等作用[4~7]。此外，黄皮叶具有降血糖作用[8]。

【性味归经】味辛、甘、酸，性温。归肺、胃经。

【功效主治】行气，消食，化痰。主治痰饮咳喘，食积胀满，脘腹疼痛，疝痛。

【用法用量】内服：煎汤，15~30g。

【使用注意】胃酸过多者慎服。

【经验方】

1. 痰咳哮喘　黄皮果，用食盐腌后，用时取15g。酌加开水炖服。（《福建民间草药》）
2. 食积胀满　腌黄皮果15~30g。水炖服。（《福建中草药》）
3. 肝胃气痛　生黄皮果晒干，每日10个。水煎服。（《食物中药与便方》）

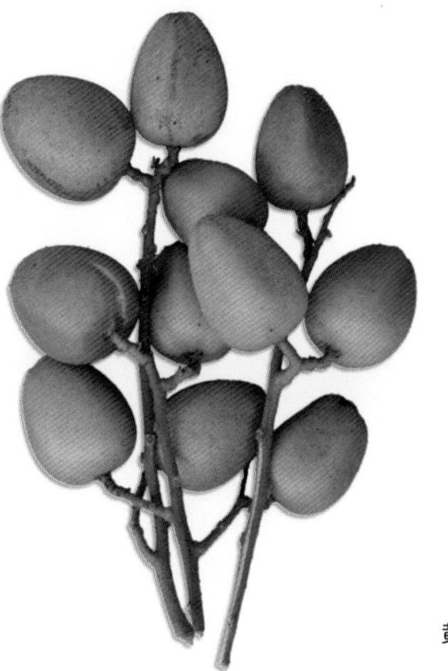
黄皮果实

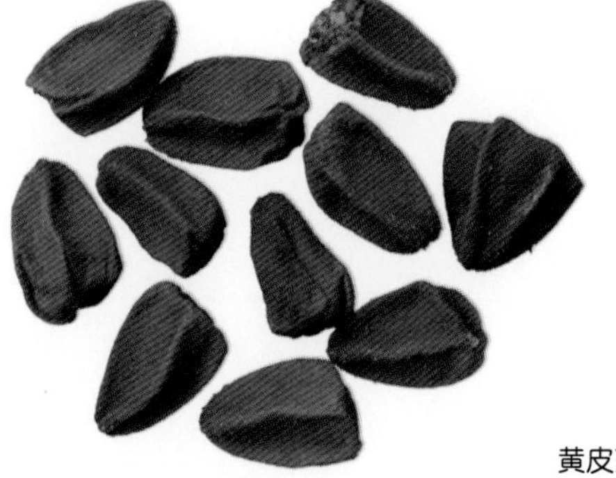
黄皮药材

【参考文献】

[1] 黄亚非，张永明，黄际薇，等．黄皮果挥发油化学成分及微量元素的研究．中国中药杂志，2006，31（11）：898.

[2] 刘可云，朱毅，董志，等．水黄皮根乙醇提取物的抗炎镇痛作用及其急性毒性的实验研究．中成药，2007，29（2）：179.

[3] 李靖，朱毅，陈国彪，等．水黄皮根总黄酮抗 DSS 诱导的小鼠溃疡性结肠炎的实验研究．中成药，2009，31（1）：31.

[4] Baswa M, Rath C C, Dash S K.Antibacterial activity of karanj（Pongamia pinnata） and Iveem （Azadirachtaindica） seed oil: a preliminary report.Microbios, 2001,105（412）: 183-189.

[5] Elanchezhiyan M, Rajarajan S, Rajendran P.Antiviral properties of the seed extract of an Indian medicinal plant: Pongamia pinnata Linn,against herpes simplex virues:in vitrostudies on vero cells.J Med Microbiol, 1993, 38（4）: 262-264.

[6] Chang L C, Gerhauser C, Song L. Activity-guided isolation of constituents ofTephrosia purpurea with the potential to induce the phase Ⅱ enzyme, quinone, reductase.J Nat Prod, 1997, 60（9）: 869-873.

[7] Machli S S, Basu S P, Sinha K P. Pharmacological effects of karanjin and pongamol. Indian J Anim Sci,1989, 59（6）: 657-660.

[8] 熊曼琪，张横柳，朱章志，等．黄皮叶、小叶山绿豆、广木香降血糖作用的实验研究．广州中医学院学报，1994，11（1）：41.

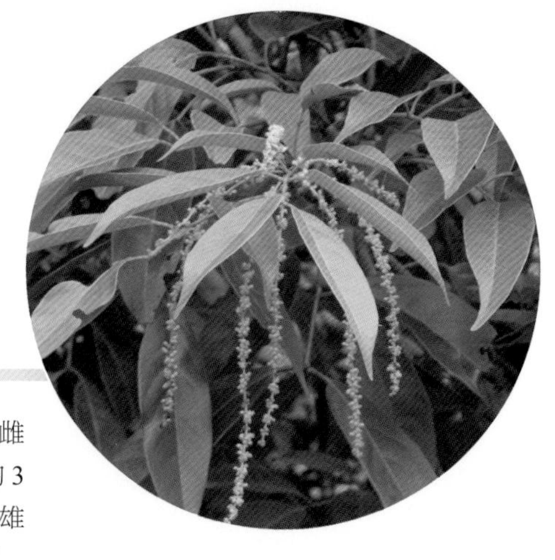

Huang qi 黄 杞

Engelhardiae Roxburghianae Cortex
[英]Roxburghiana Engelhardia Bark

【别名】土厚朴、假玉桂。

【来源】为胡桃科植物黄杞 *Engelhardtia roxburghiana* Wall. 的树皮。

【植物形态】多年生半常绿乔木。树皮褐色，深纵裂；枝条细瘦，实心；裸芽叠生，有柄；全株被橙黄色盾状腺体。偶数羽状复叶小叶 3~5 对；叶片革质，长椭圆状披针形至长椭圆形，长 6~14cm，宽 2~5cm，先端渐尖或短渐尖，基部偏斜，全缘，两面光泽。花单性，雌雄同株或稀异株；雌花序 1 条及雄花序数条长而俯垂，形成一项生的圆锥花序束；顶端为雌花序，下方为雄花序，或雌雄花序分开，则雌花序单独顶生；雌花及雄花的苞片均 3 裂，花被片 4，雄花无柄或近无柄，雄蕊 10~12 枚，几无花丝；雌花有花柄，花被片贴生于子房，无花柱，柱头 4 裂，稍外卷。果实球形或扁球形，坚果状，密生黄褐色腺体，苞片托于果实基部，形成膜质状果翅。

【分布】广西全区均有分布。

【采集加工】夏、秋季剥取树皮，洗净，鲜用或晒干。

【药材性状】树皮呈单卷筒状或双卷筒状，长短不一，厚 3~4mm。外表面灰棕色或灰褐色，粗糙，皮孔椭圆形；内表面紫褐色，平滑，有纵浅纹。质坚硬而脆，易折断，断面不平整，略呈层片状。气微，味微苦、涩。

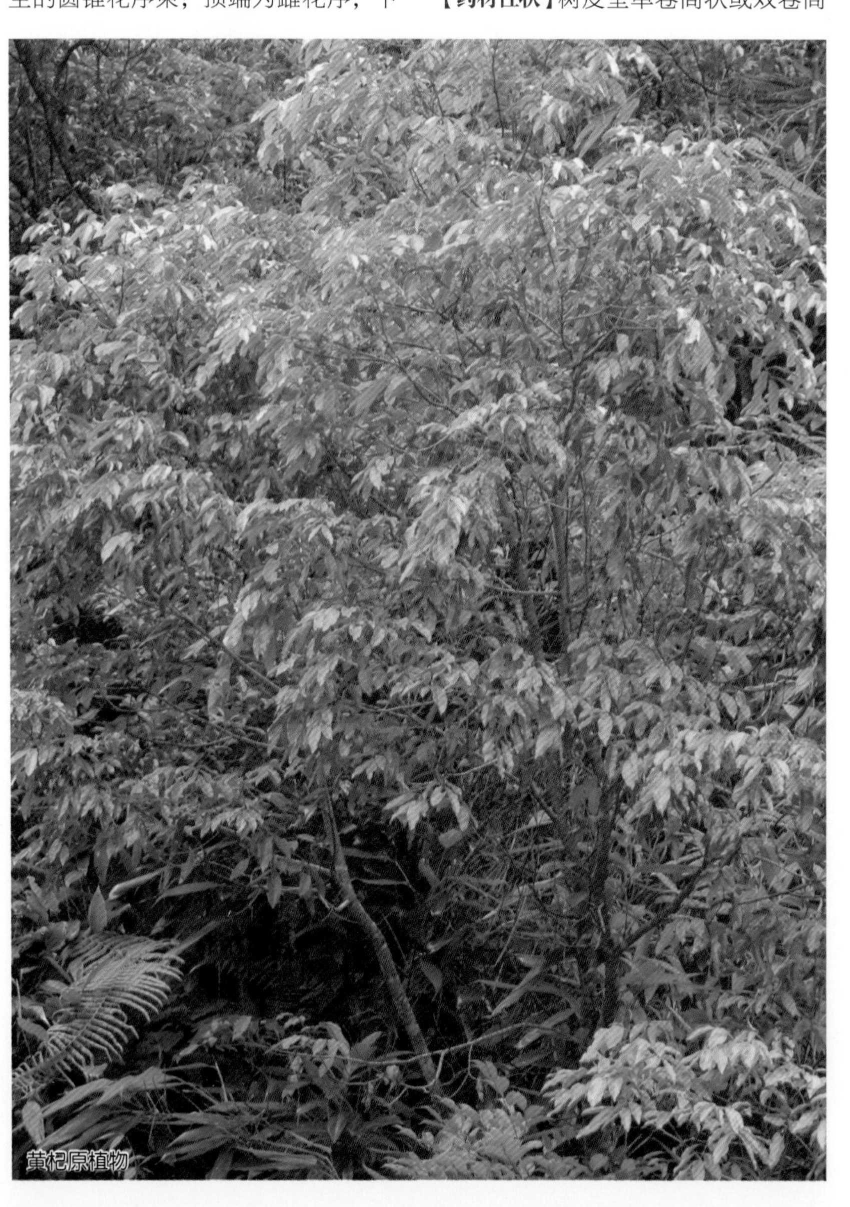

黄杞原植物

【品质评价】以身干、皮厚、块完整、质坚硬而脆、内表面紫褐色者为佳。

【化学成分】本品含正十八碳酸（stearic acid），β- 谷甾醇（β-sitosterol），3-表 - 白桦酸（3-*epi*-betulinic），狗脊蕨酸（woodwardic cid），阿福豆苷（afzelin）和槲皮苷（quercitrin）[1]。叶的挥发油中含有十六烷酸（hexadecanoic acid），叶绿醇（phytol），十八碳 -9,12,15-三烯醛（9,12,15-octadecatrienal）等[2]。

【药理作用】

1. 抗凝　黄杞总黄酮 250mg/kg、125mg/kg 灌胃给药，连续 7 天，能延长小鼠凝血时间，缩短二磷酸腺苷诱导的血小板聚集肺栓塞所引起的呼吸喘促持续时间[3]。

2. 降脂　黄杞总黄酮 250mg/kg、125mg/kg 口服给药，连续 7 天，可降低高胆固醇血症动物的血清总胆固醇及甘油三酯含量，并能使血高密度脂蛋白胆固醇含量升高[3]。

3. 降糖　黄杞总黄酮 250mg/kg、125mg/kg 口服给药，连续 7 天，可降低四氧嘧啶糖尿病小鼠血糖水平[3]。

4. 增强机体免疫　黄杞总黄酮 250mg/kg、125mg/kg 口服给药，连续 7 天，促进单核巨噬细胞吞噬功能[3]。

5. 毒理　急性毒性的最大耐受量为 198g/kg[4]。

【性味归经】味微苦、辛，性平。归脾、胃经。

【功效主治】行气，化湿，导滞。主治脾胃湿滞，脘腹胀闷，泄泻。

【用法用量】内服：煎汤，6~15g。

【使用注意】气阴不足者慎服。

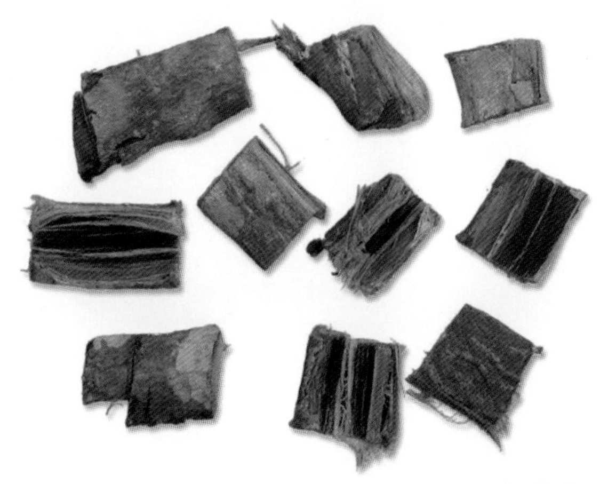

黄杞饮片

黄杞药材

【经验方】

1. 脾胃湿滞，胸腹胀闷，湿热泄泻　用（黄杞树）皮10~15g。水煎服。（《广西本草选编》）

2. 疝气腹痛，感冒发热　用（黄杞）叶20~25g。水煎服。（《广西本草选编》）

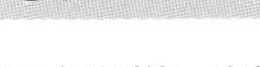

【参考文献】

[1] 何际婵，韦松，兰树彬. 黄杞茎皮化学成分研究. 中草药，2006，37（12）：1788.

[2] 胡东南，蒋才武，黄健军. 黄杞叶挥发油化学成分的 GC-MS 分析. 中国实验方剂学杂志，2011，17（21）：49.

[3] 钟正贤，周桂芬，陈学芬. 黄杞总黄酮的实验研究. 时珍国医国药，2000，11（6）：495.

[4] 钟正贤，周桂芬，陈学芬. 黄杞总黄酮活血化瘀作用研究. 广西中医药，1999，6（4）：142.

Huang jing 黄荆

Viticis Simplicifoliae Fructus
[英]Simpleleaf Shrub Chastetree Fruit

【别名】布荆子、五指柑、山黄荆、黄荆条、埔姜、黄荆子、五指枫。

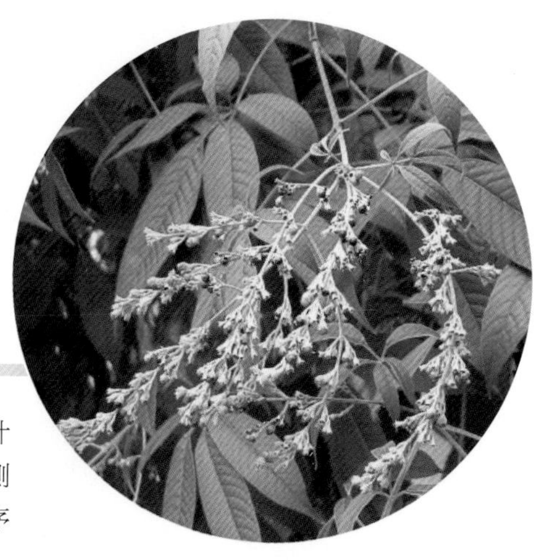

【来源】为马鞭草科植物黄荆 *Vitex negundo* L. 的果实。

【植物形态】多年生直立灌木。小枝四棱形，与叶及花序通常被灰白色短柔毛。掌状复叶，小叶 5，稀为 3，小叶片长圆状披针形至披针形，基部楔形，全缘或有少数粗锯齿，先端渐尖，表面绿色，背面密生灰白色绒毛，中间小叶长 4~13cm，宽 1~4cm，两侧小叶渐小，若为 5 小叶时，中间 3 片小叶有柄，最外侧 2 枚无柄或近无柄，侧脉 9~20 对。聚伞花序排列成圆锥花序式，顶生；花萼钟状，先端 5 齿裂，外面被灰白色绒毛；花冠淡紫色，外有微柔毛，先端 5 裂，二唇形；雄蕊伸于花冠管外；子房近无毛。核果褐色，近球形，等于或稍短于宿萼。

【分布】广西全区均有分布。

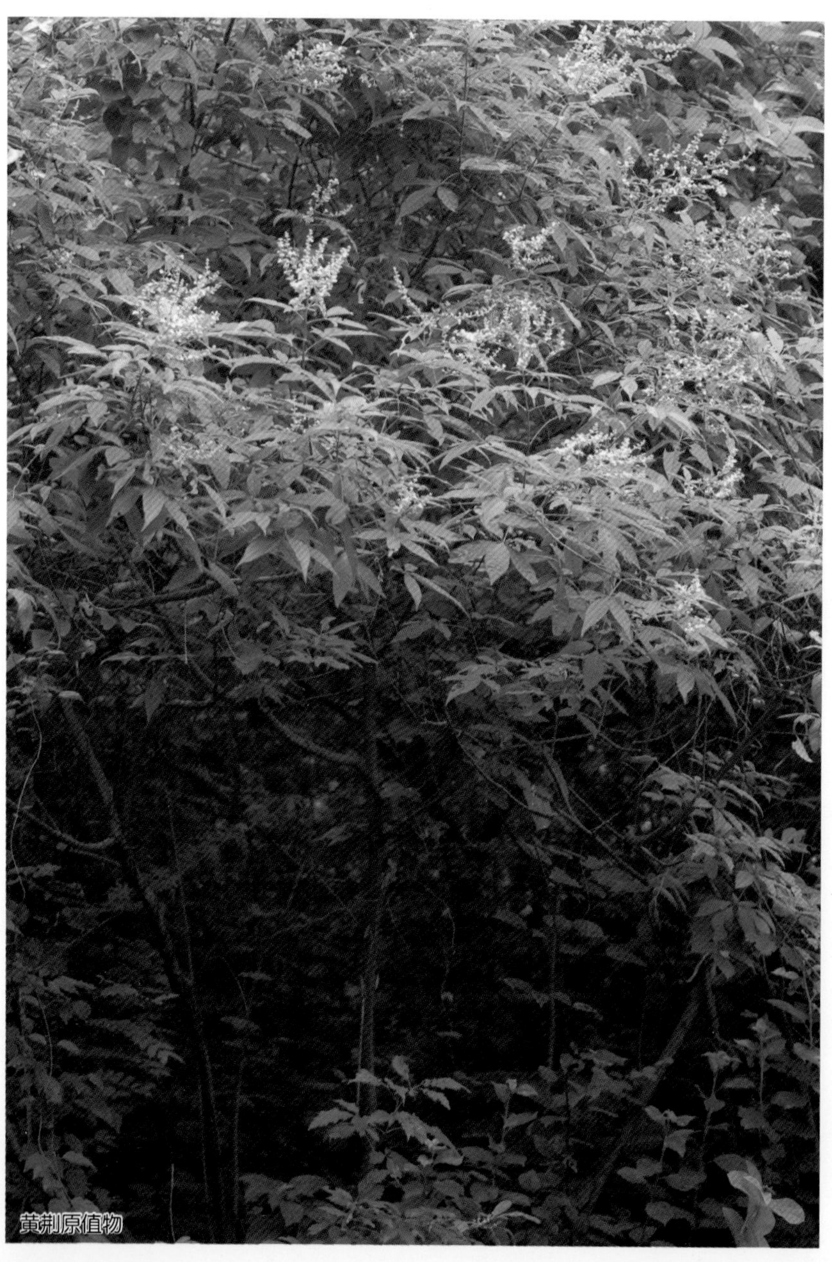
黄荆原植物

【采集加工】秋季果熟时采收，去杂质，晒干。

【药材性状】果实连同宿萼及短果柄呈倒卵状类圆形或近梨形，长 3~5.5mm，直径 1.5~2mm。宿萼灰褐色，密被棕黄色或灰白色绒毛，包被整个果实的 2/3 或更多，萼筒先端 5 齿裂，外面具 5~10 条脉纹。果实近球形，上端稍大略平圆，有花柱脱落的凹痕，基部稍狭尖，棕褐色。质坚硬，不易破碎，断面黄棕色，4 室，每室有黄白色或黄棕色种子 1 颗或不育。气香，味微苦、涩。

【品质评价】以颗粒饱满者为佳。

【化学成分】本品叶含紫花牡荆素（casticin），木犀草素 -7- 葡萄糖苷（luteolin-7-glucoside），黄荆素（5,3′-dihydroxy-3,6,7,4′-tetramethoxyflavone, vitexicarpin, casticin），木犀草素 -7- 葡萄糖苷（luteolin-7-glucoside），5- 羟基 -3,6,7,3′,4′- 五甲氧基黄酮（5-hydroxy-3,6,7,3′,4′-pentamethoxyflavone, artemetin），荭草素（orientin），异荭草素（*iso*-orientin），桃叶珊瑚苷（aucubin），淡紫花牡荆苷（agnuside）；对羟基苯甲酸（*p*-hydroxy-benzcic acid），5- 氧 - 异酞酸（5-oxy-*iso*-phthalic acid），5- 羟基间苯二酸，3,4- 二羟基苯甲酸，原儿茶酸，维生素 C；牡荆定碱（nishindine）及维生素 C 等。此外，尚有 *β*- 谷甾醇，诺尼醇 - 葡萄糖（gluconitol），胡萝卜烯（carotene），三十一烷等 [1]。

本品还含阿魏酸（ferulic acid），对 - 香豆酸（*p*-coumaric acid），香草酸（vanillic acid）及丁香酸（syringicacid）。挥发油中含桉叶素（cineole），左旋 - 香桧烯（sabinene），*α*- 蒎烯（*α*-pinene），樟烯（camphene），*β*- 丁香烯（*β*-caryophellene），胡椒烯（copaene），

薁（azulene）及柠檬醛（citral）等[1]。

果实及种子含对-羟基苯甲酸（*p*-hydroxy-benzoicacid），5-氧异酞酸（5-oxyisophthalic acid），3*β*-乙酰氧基-12-齐墩果烯-27-羧酸（3*β*-acetoxyolean-12-en-27-oic acid），2*α*,3*α*二羟其-5,12-齐墩果二烯-28-羧酸（2*α*,3*α*-dihydroxyoleana-5,12-dien-28-oic acid），2*β*,3*α*-二乙酰氧基-5,12-齐墩果二烯-28-羧酸（2*β*,3*α*-diacetoxyoleana-5,12-dien-28-oic acid），2*α*,3*β*-二乙酰氧其-18-羟基-5,12-齐墩果二烯-28-羟酸（2*α*,3*β*-diacetoxy-18-hydroxyoleana-5,12-dien-28-oic acid），6-羟基-4-（4-羟基-3-甲氧基苯基）-3-羟基甲基-7-甲氧基-3,4-二氢-2-萘甲醛[6-hydroxy-4-（4-hydroxy-3-methoxyphenyl）-3-hydroxymethyl-7-methoxy-3,4-dihydro-2 -naphthaldehyde]，还含蒿黄素（artemetin），葡萄糖（glucose），以及5,7,3′-trihydroxy-6,8,4′- trimethoxy flavone[1]。

种子油非皂化成分有5*β*-氢-8,11,13-松香三烯-6*α*-醇（5*β*-hydro-8,11,13-abietatrien-6*α*-ol），8,25-羊毛甾二烯-3*β*-醇（lanostan-8,25-dien-3*β*-ol），*β*-谷甾醇（*β*-sitosterol）及正-三十三烷（*n*-titriacontane），正-三十一烷（*n*-hentriacontane），正-三十五烷（*n*-pentatriacontane），正-二十九烷（*n*-nonacosane）等C_{36}-C_{37}烷烃，其脂肪酸成分有：棕榈酸（palmitic acid），油酸（oleic acid），亚油酸（linoleic acid）及硬脂酸（stearic acid）等[1]。

此外，黄荆子还含正癸醇，2,5,5,8*α*-四甲基-八氢-2H-苯并吡喃，*β*-石竹烯，环己烯，蛇床子素，4-羟基-4-甲基-2-戊酮，9-（3-丁烯基），蒽等[2]。

【药理作用】

1. 抗炎　黄荆叶提取物500μg/ml、100μg/ml、4μg/ml对48/80引起的大鼠巨噬细胞组胺释放抑制率分别为112%、105%、54%[3]。黄荆脱脂种子的氯仿提取物对大鼠角叉菜胶所致足肿胀有抑制作用，分离到的两种化合物的抑制率为18.7%、34.3%[4]。黄荆种子得到的新的抗炎物质对水肿的抑制率为63.2%[5，6]。

2. 抗菌　黄荆根、种子煎剂对金黄色葡萄球菌、卡他球菌有抑制作用，煎煮时间延长效果会更佳[7]。黄荆叶醇提取物对白色葡萄球菌、枯草芽胞杆菌、金黄色葡萄球菌、四联球菌、沙门菌及大肠杆菌的抑制效果很明显[8]。

3. 对生殖器官影响　从黄荆种子中得到的富含黄酮成分以10mg/kg给去势青春期雄犬腹腔注射30天或给予成年雄犬60天，每隔1天单独给予或与丙酸睾酮合用，药物能破坏精子发生过程的后一阶段，使附睾缺乏精子。

4. 镇咳、平喘　黄荆根、黄荆子煎剂对豚鼠支气管平滑肌有扩张作用。煎剂可解除小鼠离体肺灌流的气管、支气管痉挛。黄荆子作用较黄荆根强，不同提取物，以含黄酮及强心苷部分效力较好[7、9]。

5. 抗基因毒性　黄荆叶提取物儿科用糖浆和片剂，没有基因毒性作用，但是可抑制二甲亚硝基胺、甲基甲烷黄酸盐和四环素的基因毒性，表现为减少这三种毒素诱发的微核多染红细胞的生成[10]。

6. 其他　黄荆子炒后粉碎作为饲料添加剂，饲喂哺乳母猪，可以预防仔猪白痢，使其发病率下降29.8%，同时能提高仔猪断乳窝重，饲喂雏鸡能增强其抗病力，成活率提高12.87%。

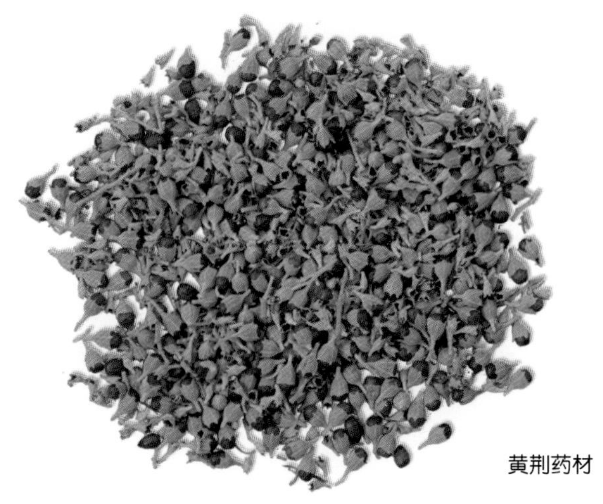

黄荆药材

【临床研究】

轮状病毒肠炎　对照组采用一般治疗（保和丸每次4.5~9g；次碳酸铋；每次0.1~0.2；复合维生素B，每次1片，口服，均每日3次）；治疗Ⅰ组在对照组的基础上加服蒙脱石散（每日3~6g，分3次口服）；治疗Ⅱ组在治疗Ⅰ组的基础上同时食以黄荆叶粥（每份以晒干的黄荆叶15~20g，文火炒1~3min，大米50g文火炒至淡黄色，生姜2~3片，盐少许，煲成粥）。结果：治疗Ⅰ组中度腹泻38例和轻度腹泻36例，治疗Ⅱ组中度腹泻35例和轻度腹泻40例，对照组中度腹泻36例和轻度腹泻40例。止泻时间比较：轻度或中度腹泻Ⅰ、Ⅱ组短于对照组（$P<0.01$），治疗Ⅱ组短于治疗Ⅰ组（$P<0.01$）。病程的比较：不论是轻度或是中度腹泻的治疗Ⅰ、Ⅱ组均短于对照组（$P<0.01$），治疗Ⅱ组短于治疗Ⅰ组（$P<0.01$）。以上说明治疗Ⅰ组、Ⅱ组疗效优于对照组，Ⅱ组优于Ⅰ组[11]。

【性味归经】味辛、苦，性温。归肺、胃、肝经。

【功效主治】祛风解表，止咳平喘，理气消食止痛。主治伤风感冒。咳嗽，哮喘，胃痛吞酸，消化不良，食积泻痢，胆囊炎，胆结石，疝气。

【用法用量】内服：煎汤，5~10g；或入丸、散。

【使用注意】湿热燥结无气滞者忌用。

【经验方】

1.流感，咳嗽，风湿痛，发热身疼　黄荆子、蔓荆叶、千里光各10g，冰糖。共研细末。每次10~15g，每日2~3g，开水冲服。（《中国民族药志》）

2.伤寒发热而咳逆者　黄荆子，炒，水煎服。（《古今医鉴》黄荆散）

3.哮喘　黄荆子6~15g。研粉加白糖适量，每日2次，水冲服。（南京《常用中草药》）

4.肝胃痛　黄荆子研末，和粉作团食。（《本草纲目拾遗》）

5.疝气　黄荆子、小茴香各9g，荔枝核12g。水煎服。（《甘肃中草药手册》）

附：黄荆根

味辛、微苦，性温。归肺、胃、肝经。功效：解表，止咳，祛风除湿，理气止痛。主治感冒，慢性气管炎，风湿痹痛，胃痛，痧气，腹痛。内服：煎汤 15~30g，根皮用量酌减。

经验方 流行性感冒：黄荆根、胜红蓟全草、马兰草全草、一点红全草、鱼腥草全草，忍冬藤各 15~30g。水煎服。（《中国民族药志 》）

黄荆叶

味辛、苦，性凉。归肺、胃、大肠经。功效：解表散热，化湿和中，杀虫止痒。主治感冒发热，伤暑吐泻，痧气，腹痛，肠炎，痢疾，湿疹，癣疥，蛇虫咬伤。内服：煎汤，15~30g，鲜品 30~60g。外用适量，煎水洗；或捣敷；或绞汁涂。

经验方 脚癣：鲜叶 250g，每晚临睡前加开水至浸没五指枫叶为度，浸泡至水现淡绿色时，加温水至半盆，将脚泡水中 5~10min。（《广西本草选编》）

【参考文献】

[1] 国家中医药管理局《中华本草》编委会 . 中华本草 . 上海：上海科学技术出版社，1999：5988.

[2] 张利，朱化雨，宋兴良 . 黄荆子超临界 CO_2 萃取物化学成分的研究 . 中国药房，2006，17（19）：1514.

[3] Rimando Agnes M,et al. 生药学杂志（H），1987,41（3）:242.

[4] Chawla A S,et al.J Nat Prod,1992,55（2）:163.

[5] Chawla A S,et al.Phytochemistry,1992,31（12）:4378.

[6] Chawla A S,et al.C A,1991, 115:179351h .

[7] 上饶地区卫生局 . 江西省防治慢性气管炎资料汇编（技术资料），1972，（3）：82.

[8] 吕源玲，王洪新 . 黄荆叶提取液抑菌作用的研究 .China Food Additives, 2002, 3:24.

[9] 中医研究院德兴医疗队 . 中医研究院科技资料选编（中医研究院情报资料室），1972：152.

[10] Balboc J G,et al.C A,1994, 120:69541.

[11] 林冬云，侯燕明 . 思密达、黄荆叶联合治疗轮状病毒肠炎的临床观察 . 现代临床医学生物工程学杂志，2001，7（3）：208.

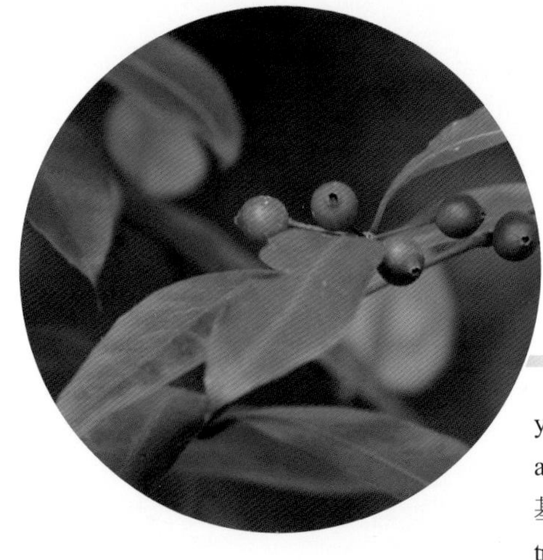

Huang gen

黄根

Prismatomeridis Tetrandrae Radix
[英]Fourstamen Prismatomeris Root

【别名】狗骨木、白狗骨、黑根子。

【来源】为茜草科植物南山花 *Prismutumeris tetrandra*（Roxb.）K.Schum. 的根。

【植物形态】多年生灌木。全株无毛。小枝四棱柱形，干后黄色。叶对生，薄革质；叶柄上面有槽；托叶三角形，先端急尖；叶片长椭圆形，椭圆状披针形或倒披针形，长 7~15cm，宽 2~5cm，先端渐尖，两面有光泽。伞形花序近枝顶腋生，有花数朵至多朵；总花梗短或近无；花芳香，具花梗，花梗柔弱；花萼杯状，檐截平；花冠筒状，裂片 5，狭披针形，广展；花药不露出。核果近球形，熟时黑紫色。

【分布】广西主要分布于横县、邕宁、上思、防城、灵山、博白等地。

【采集加工】全年均可采根，洗净，晒干。

【药材性状】根圆柱形，常呈不规则扭曲，有分枝，或切成不规则块片，长短厚薄不一。直径 0.5~4cm。表面黄棕色，具纵皱纹，有的具纵裂纹。栓皮易脱落，脱落处显赭红色。质坚硬，不易折断。横断面皮部极薄，棕黄色，木部发达，土黄色，具细密的同心环纹及放射状纹理。气微，味淡。

【品质评价】以根粗、质坚硬、色黄者为佳。

【化学成分】本品含 1- 羟基 -2- 甲基蒽醌（1-hydroxy-2-methylanthraquinone），2- 羟基 -3- 甲氧基蒽醌（2-hydoxy-3-methoxyanthraquinone），1,3- 二羟基 -2- 甲氧基蒽醌（1,3-dihydroxy-2-methoxyanthraquione），甲基异茜草素（rubiadin），甲基异茜草素 -1- 甲醚（rubiadin-1-methyl ether）和 β- 谷甾醇（β-sitosterol）[1]，1- 羟基 -2,3- 二甲氧基 -7- 甲基 -9,10- 蒽醌（1-hydroxy-2,3-dimethoxy-7-methyl-9,10-anthraquinone），1,3- 二羟基 -5,6- 二甲氧基 -7- 甲基 -9,10- 蒽醌（1,3-dihydroxy-5,6-dimethoxy-7-methyl-9,10-anthraquinone），3- 羟基 -1,5,6- 三甲氧基 -2- 甲基 -9,10- 蒽醌（3-hydroxy-1,5,6-trimethoxy-2-methyl-9,10-anthraquinone）[2]，2- 甲基蒽醌（tecto quinone），虎刺醛（damnacanthal）[3]。此外，本品根部含丰富微量元素，主要为 Mn，Cu，Zn，Co，Fe，Ni，Cr，Cd，Pb 等 [4]。其叶中还含有熊果酸（ursolic acid），β- 豆甾醇 -3-O-β-D- 葡萄糖苷（β-sitosterol-3-O-β-D- glucopyranoside）[5]。

【药理作用】

1. 对硅沉着病作用　黄根对硅沉着病有治疗作用，可抗石英、石棉的溶血毒性，其中黄根抗温石棉的溶血作用比抗石英的溶血作用更强 [6]。黄根能保护家兔巨噬细胞质膜和溶酶体膜，具有二氧化硅细胞毒作用 [7]。对大鼠

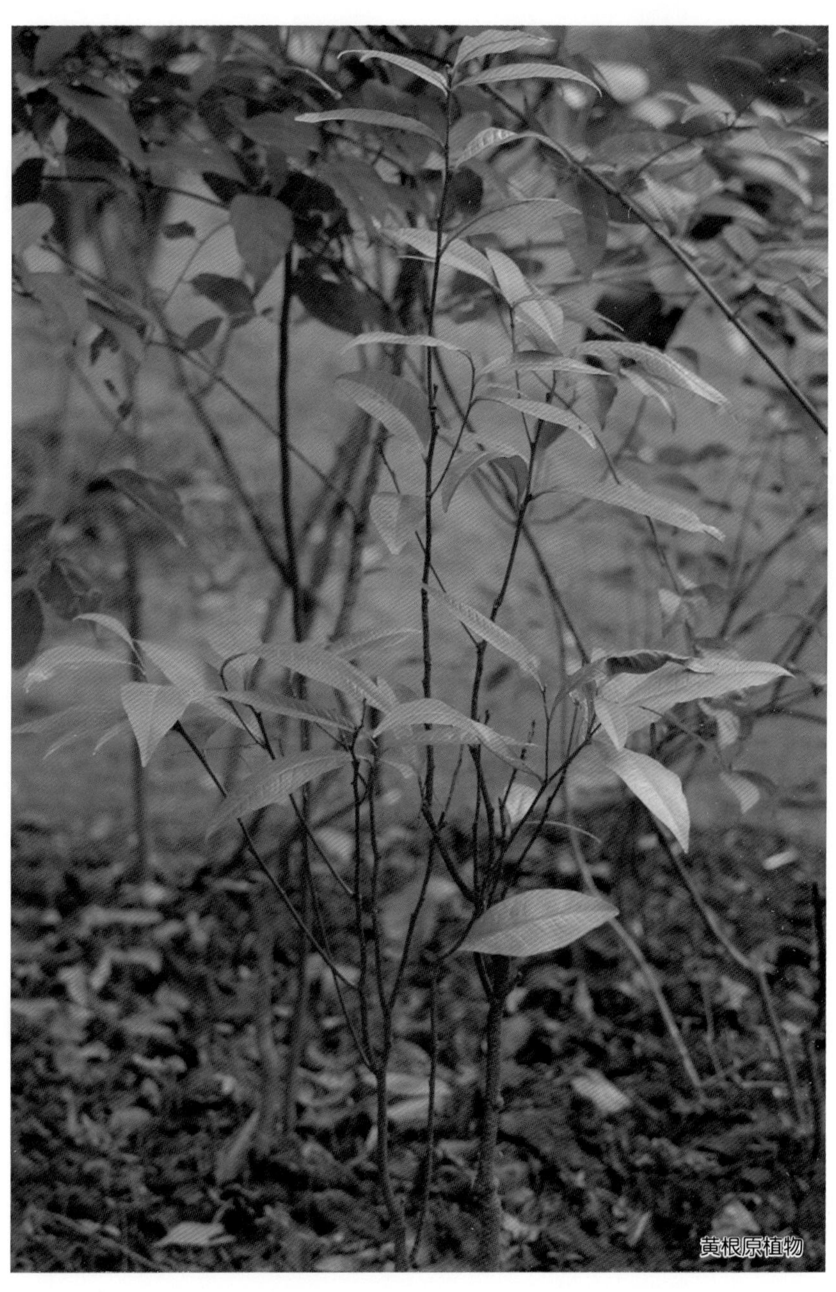

黄根原植物

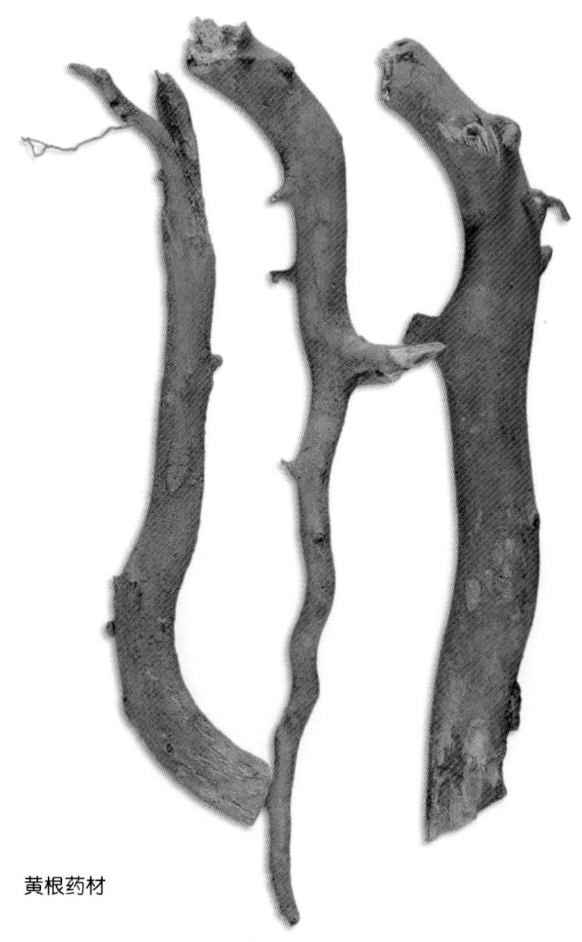
黄根药材

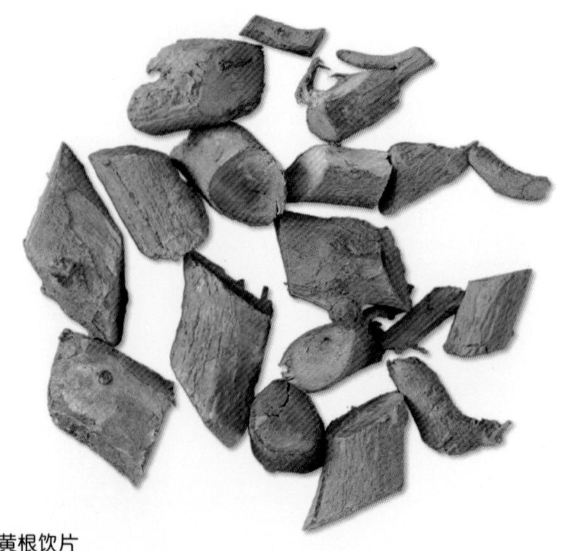
黄根饮片

硅沉着病模型腹腔注射黄根，治疗 1、2、3 个月均可使鼠肺病变减轻。电镜观察，对照组病变程度属Ⅱ～Ⅲ级，治疗组病变仅为Ⅰ～Ⅱ级，表现为肺间质纤维化较轻，结节稀少，外形小，特殊染色所见结节内胶原纤维很少[8]。黄根制剂具有轻度抑制肽链交联为胶原的作用，使胶原结构疏松[9]。黄根 60% 乙醇提取液腹腔注射，对硅沉着病有疗效，但灌胃的疗效欠佳。黄根 60% 乙醇提取物和水溶部分则对实验性硅沉着病有效。黄根中所含无机铝效果不明显，而铝的有机化合物可能是有效成分之一[10,11]。黄根针对石棉引起的细胞损伤、肺组织损伤及纤维化具有特异的阻抑作用[12]。

2. 保肝　给实验性硅沉着病恒猴灌胃治疗 6 个月后，发现肝脏二氧化硅沉着少，结节数量少程度轻，证明黄根在肝脏能保护肝的巨噬细胞，促进肝脏的异物排除，从而有效地抑制肝纤维的形成[13]。黄根醇提物能降低四氯化碳（CCl_4）、D- 半乳糖所致的小鼠血清中谷丙转氨酶（ALT）、谷草转氨酶（AST）升高，亦能降低卡介苗和脂多糖致免疫性肝损伤小鼠血清中 ALT、AST 及肝组织中的丙二醛（MDA）的水平，增加肝组织中超氧化物歧化酶（SOD）的活性和谷胱甘肽的水平[14]。黄根醇提物能降低 CCl_4 所致的大鼠肝纤维化肝脾指数的升高，降低血清中透明质酸酶、层粘连蛋白、Ⅲ型原胶原、Ⅳ型胶原、球蛋白的含量，升高血清中的总蛋白、白蛋白含量和白蛋白 / 球蛋白的比值，降低肝组织中 MDA 的水平和羟脯氨酸的含量，亦能升高肝组织中 SOD 的活性和谷胱甘肽过氧化物酶的水平[15]。

3. 对心脏作用　1g/100ml、1.5g/100ml、3.5g/100ml 黄根均能降低正常离体大鼠心脏的心肌收缩力、冠脉流量和心率，并能削弱离体大鼠心脏对缺氧的耐受力。黄根抑制离体大鼠心脏功能的程度，随剂量递增或给药时间延长而加强，此种现象可能与黄根中含铝、锰量较高，在一定程度上能阻止细胞外钙通过慢通道内流，使细胞内钙浓度降低，进而抑制心肌收缩力有关[16]。

4. 对呼吸系统作用　小鼠灌服黄根具有祛痰作用。用 0.3% 磷酸组胺恒压喷雾引喘证明，给豚鼠腹腔注射和黄根醇提水溶物对动物的药物性引喘具有保护作用，且与氨茶碱相似[17]。

5. 抗菌　用黄根制剂在体外抗菌试验时，其抗菌率为 72 %，仅次于黄连素（80%）和链霉素（90%），但优于青霉素（55%）。对金黄色葡萄球菌、炭疽杆菌有高度抗菌作用，对乙型链球菌、肺炎链球菌、伤寒杆菌、白喉杆菌及福氏痢疾杆菌有中度抗菌作用。对金黄色葡萄球菌的最低抑菌浓度（MIC）为 1∶16，对炭疽杆菌的 MIC 为 1∶32，对伤寒杆菌的 MIC 为 1∶8[18]。

6. 镇静等作用　黄根可使小鼠自主活动减少，与戊巴比妥钠联合使用可以延长小鼠睡眠时间，具有镇静作用。亦可使大鼠肾上腺抗坏血酸的含量减少，有兴奋肾上腺皮质功能的作用及对抗泼尼松龙的脾萎缩作用[19]。黄根用于治疗乳腺癌早有报道，但是具体的实验研究很少[17]。从黄根叶中分离出 β- 谷甾醇、熊果酸、β-sitostery-1-3-D-β-D-glucopyranoside 的纯品，实验发现熊果酸对 P388、KB、Col-2、Lu-1 细胞具有抗癌活性[5]。

7. 体内过程　大鼠和犬口服或肌内注射黄根浸膏铝后，5min内血浆中可测得铝，1h达高峰值，说明吸收迅速，15min后，肺、肾铝含量较高，心脏次之，肝、脾较低，1h后铝在组织内含量继续增高，特别是肺、肾最高，4h后相应各组织铝含量均缓慢下降。血浆药一时曲线呈快、慢两个时相。体内分布较广，蓄积时间较长[20]。

8. 毒理　黄根长期使用毒副反应很小。少数病人用药后，出现口干，白细胞的胞核不整。胞浆中出现空泡等现象[11]。黄根对心脏有抑制作用，对于硅沉着病并有肺心病、心功能严重损害的病人，当病情改善、心肌缺氧状况缓解时，心脏功能恢复不理想，即应考虑黄根对心脏的抑制作用，应酌情停药或减量[3]。

【临床研究】

1. 地中海贫血　黄根30~50g，成人可加至100g，红枣50~100g，猪脊骨150~200g，水煎浓缩至300ml，每日1剂，早晚分服，1个月为1个疗程，一般服药3~6个月。结果：治疗36例，经3个月以上的治疗，除3例极重型病人不能坚持治疗外，其余33例病人血色素均保持在70g/L以上，并能参加正常的学习和工作[21]。

2. 硅沉着病　黄根糖衣片（每片含生药6g），每次3片，每日2次。结果：治疗138例，治疗6个月，咳嗽好转67%，胸闷好转73%，气短好转51.6%，胸片显示病变稳定73%；治疗3年，咳嗽、咳痰、胸闷、气短好转75%，血清铜蓝蛋白、尿羟脯氨酸、血清IgG、IgA明显降低（$P<0.01$），X线胸片显示病变稳定95.2%。长期服用，未见毒副反应[22]。

【性味归经】味微苦，性凉。归肝、肾经。

【功效主治】凉血止血，利湿退黄，散瘀强筋。主治牙龈出血，贫血，肝炎，风湿性关节炎，跌打损伤，尿路感染。

【用法用量】内服：煎汤，10~30g。

【使用注意】脾胃虚寒者慎服。

【经验方】

1. 地中海贫血，再生障碍性贫血　黄根30g。与猪骨炖汤，不加油盐，每日服2~3次。（《广西本草选编》）

2. 风湿性关节炎，肝炎　黄根15~30g。水煎服。（《广西本草选编》）

【参考文献】

[1] 姜建双，冯子明，张培成. 黄根化学成分的研究. 中国中药杂志.2005，30（22）：1751.

[2] Feng Zi Ming, Jiang Jian Shuang, Wang Ying Hong, et al. Anthraquinones from the roots of Prismatomeris tetrandra. Chemical & Pharmaceutical Bulletin, 2005,53（10）:1330.

[3] 屠殿君，庞祖焕，闭宁基. 黄根化学成分的研究. 药学学报，1981，16（8）：631.

[4] 周济桂，李毓贵，周秀芝. 黄根不同药用部位微量元素的比较分析. 中草药，1986，17（3）：113.

[5] Dey SK,Islam Sadequl,Mostafa M. Some secondary metabolites from cytotoxic extract of Prismatomeris tetran-dra . Journal of the Bangladesh Chemical Society , 2003,16（1）:22.

[6] 陈宁蒙，吴立军，杨霁虹，等. 黄根抗石英、石棉的溶血作用. 卫生研究，1985，14（2）：5.

[7] 王力珩，傅林莉，梁德新. 黄根对二氧化硅细胞毒作用影响的体外研究. 广西医学，1985，7（2）：63.

[8] 沙静姝，等. 药学通报，1988，23（3）：182.

[9] 黄曙海，刘玉英. 黄根对实验性猴矽肺肺内酸溶性胶原的影响. 广西医学，1986，8（5）：237 .

[10] 广西医药所. 中华医学杂志，1977，57（10）：602.

[11] 屠殿君，庞祖焕，闭宁基. 黄根 [Prismatomeris tetrandra（Roxb）K Schum] 化学成分的研究. 药学学报，1981，16（8）：631.

[12] 吴立军，雍爱伦，郑河新，等. 中草药黄根防治石棉肺的实验研究. 中华劳动卫生职业病杂志，2000，18（5）：293.

[13] 甘荔. 中草药，1986，17（11）：24.

[14] 邓家刚，周程艳，郑作文. 黄根醇提物对小鼠实验性肝损伤保护作用的研究. 广西植物，2007，27（6）：941.

[15] 邓家刚，周程艳，郑作文. 黄根醇提物对四氯化碳所致大鼠肝纤维化的保护作用. 时珍国医国药，2008，19（6）：1339.

[16] 宋士军. 中草药，1987，18（2）：18.

[17] 黄志贤，陈晓五. 黄根药理作用的初步观察. 中药通报，1986，11（9）：58.

[18] 王震，张桂华，朱壮春. 黄根抗菌作用的实验研究. 煤矿医学，1984，6（6）：50.

[19] 陈一. 黄根治疗矽肺鉴定资料汇编，1985：20.

[20] 相正心，周桂芬，何兴全，等. 黄根浸膏铝在正常大鼠和犬体内的吸收、分布和排泄. 广西医学，1988，10（2）：72.

[21] 赖祥林. 黄根加味治疗地中海贫血36例临床观察. 中国中医药科技，1995，3（1）：44.

[22] 陆崇义，磨传真，吴超伟，等. 抗矽治疗后继服黄根两年观察报告. 中国职业医学，1986，13（2）：12.

Huang huai 黄槐

Cassiae Surattensis Folium et Flos et Fructus
[英]Surattensis Cassia Leaf and Flower and Fruit

【别名】凤凰花、粉叶决明。

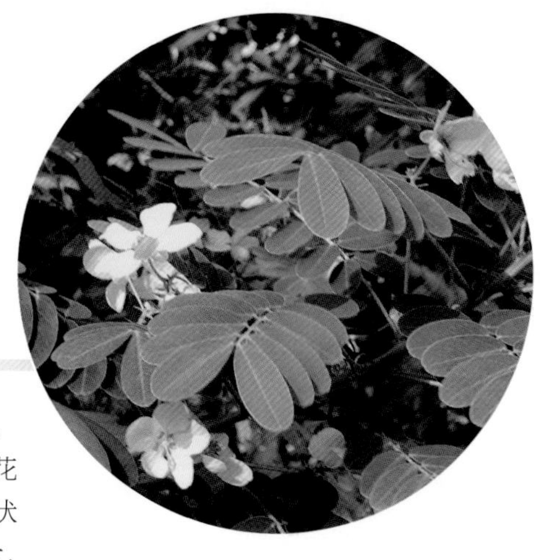

【来源】为豆科植物黄槐决明 *Cassia surattensis* Burm. F. 的叶、花和果实。

【植物形态】多年生小乔木或灌木嫩枝有毛，后变无毛；树皮很光滑，灰褐色。叶互生，偶数羽状复叶，长 10~15cm；叶轴及叶柄呈扁四方形，在叶轴上面最下 2 或 3 对小叶之间和叶柄上部有棍棒状腺体 2~3 个；小叶柄被柔毛，托叶线形，弯曲，早落；小叶 7~9 对，叶片长椭圆形或卵形，长 2~5cm，宽 1~1.5cm，先端圆，微凹，基部圆，常偏斜，全缘，上面绿色，下面粉白色，被疏散长柔毛。总状花序生于枝条上部的叶腋内；苞片卵状长圆形，外被微柔毛；萼片 5，不等大，卵圆形；花黄色，5 瓣，卵形至倒卵形；雄蕊 10，全部能育，下面的 2~3 枚雄蕊的花药较大；子房线形，被毛，花柱弯曲。荚果扁平，带状，开裂，顶端具细长的喙，果柄明显。种子 10~12 颗，有光泽。

【分布】广西全区广为栽培。

【采集加工】叶全年均可采收；花 9~10 月采收，果实春季采收，晒干。

【药材性状】茎有棱，嫩茎有毛，老茎无毛，树皮光滑，灰褐色，质脆，易折断，断面平坦，黄白色。叶为偶数羽状复叶；叶轴及叶柄呈棱形；小叶柄长 1~1.5mm，被柔毛；托叶线形，

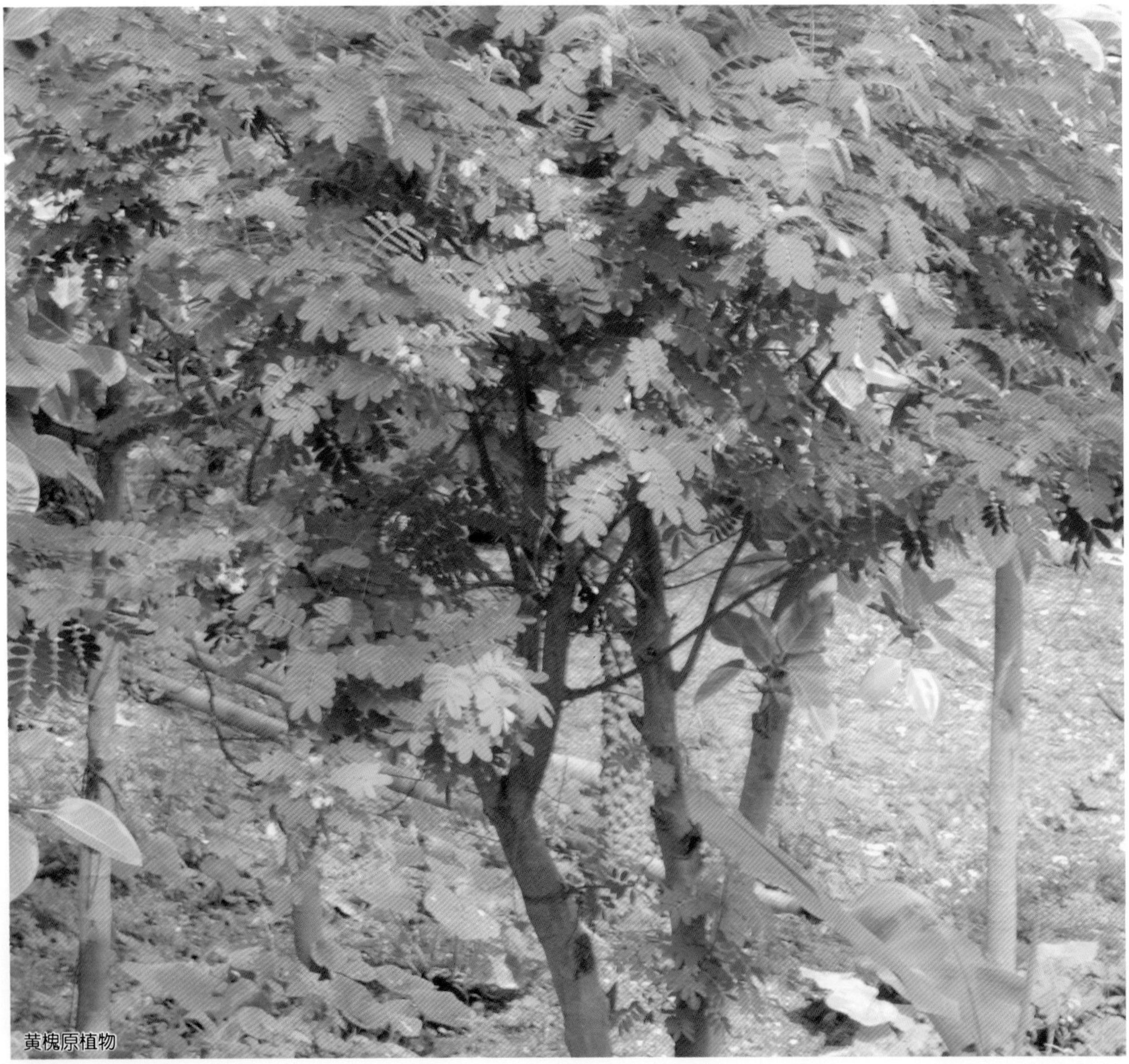

黄槐原植物

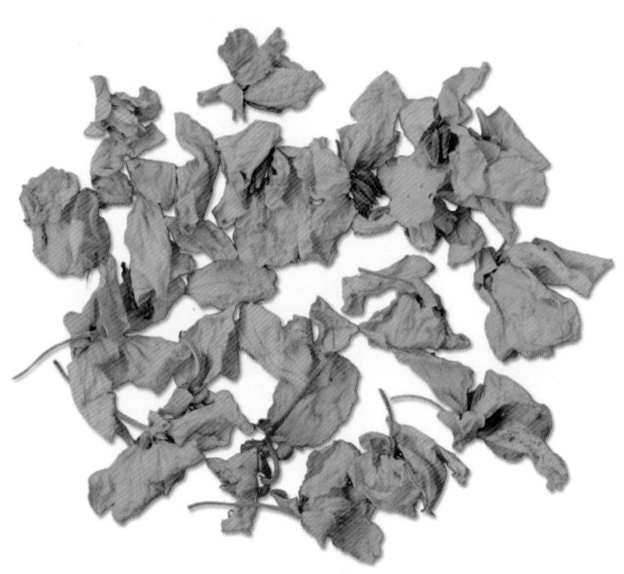
黄槐药材（花）

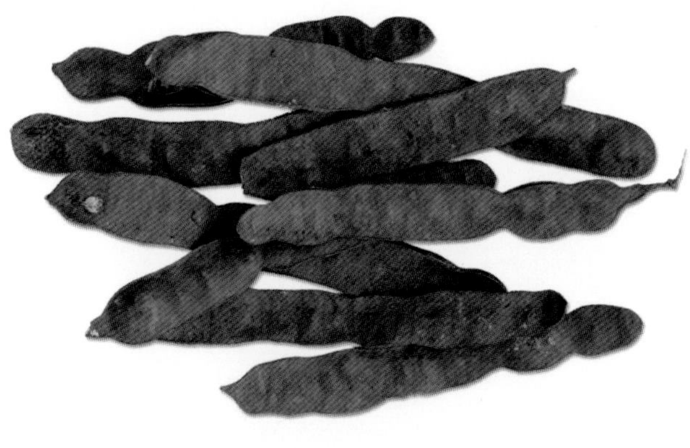
黄槐药材（果实）

弯曲，长约 1cm；小叶 7~9 对，叶片展开后呈长椭圆形或卵形，长 2~5cm，宽 1~1.5cm，先端圆，微凹，基部圆，常偏斜，全缘，叶面绿色，叶背灰绿色，被疏散长柔毛；质稍脆，味淡。花常为总状花序，苞片卵状长圆形，被微柔毛；萼片 5 枚，黄白色，不等大，卵圆形；花瓣 5 枚，黄色，卵形至倒卵形；雄蕊 10 枚，条形，浅褐色；子房线形，被毛，花柱弯曲，银白色。荚果深褐色，扁平，带状，开裂，长 7~10cm，宽 8~12mm，顶端具细长的喙，种子 10~12 颗，光滑。

【品质评价】以叶绿、花色鲜艳、果实干燥者为佳。

【化学成分】本品花含黄槐花色素（anthocyanidin），果实含蒽醌苷（anthraquinone glycoside），与黄槐花同属的槐花中含有芸香苷（rutoside）[1]。

【性味归经】味苦，性寒；有小毒。归大肠经。

【功效主治】清热通便。主治肠燥便秘，痔疮出血。

【用法用量】内服：煎汤，6~15g。外用适量，煎水洗。

【使用注意】脾虚便溏者不宜用。

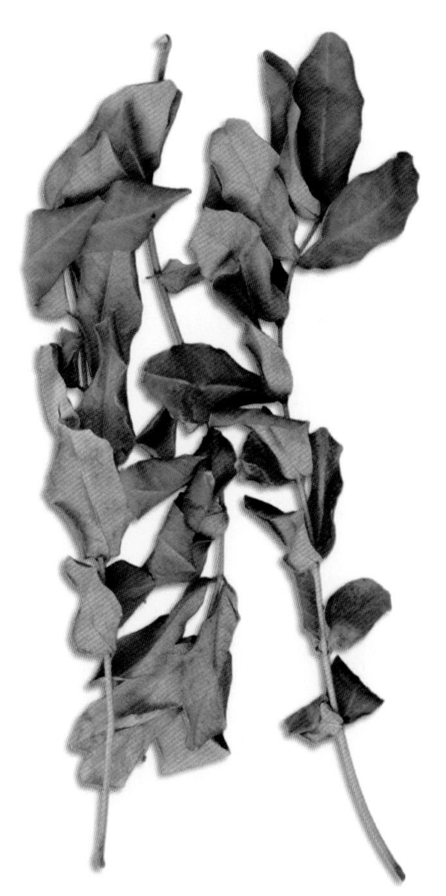
黄槐药材（叶）

【参考文献】

[1] 王蔚，池建平，程玛丽，等. 黄槐花中叶黄素的提取研究. 安徽农业科学，2008，36（1）：8.

黄精

Huang jing

Polygonati Kingiani Rhizoma

[英]King Solomonseal Rhizome

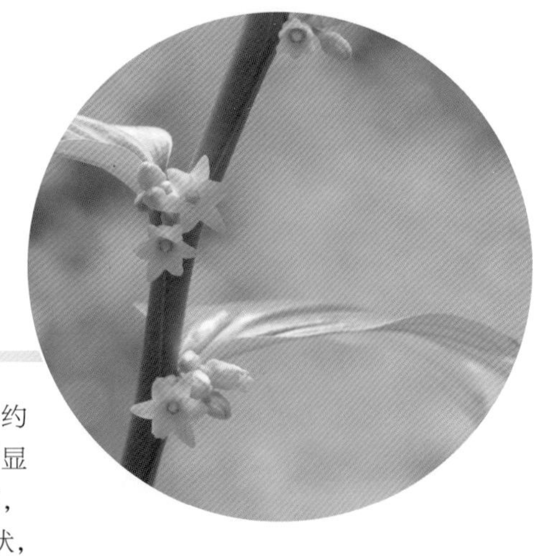

【别名】鸡头参、老虎姜、节节高、仙人饭、大黄精、懒姜。

【来源】为百合科植物多花黄精 *Polygonatum kingianum* Coll. et Hemsl. 的根茎。

【植物形态】多年生草本。根茎肥大，稍呈块状或结节状膨大。茎高，顶端常作缠绕状。叶轮生，无柄，每轮通常 4~8 叶，叶片线形至线状披针形，长 6~20cm，宽 3~30mm，先端渐尖并拳卷。花腋生，下垂，通常 2~4 朵成短聚伞形花序，花梗基部有膜质小苞片。花被筒状，通常粉红色，裂片窄卵形；雄蕊着生在花被管 1/2 以上处；花柱为子房长的 2 倍以上。浆果球形，成熟时红色。

【分布】广西全区均可栽培。

【采集加工】夏、秋季采收，洗净，切片晒干。

【药材性状】根茎肥厚，姜块状或连珠状，直径 2~4cm 或以上，每一结节有明显茎痕，圆盘状，稍凹陷，直径 5~8mm；须根痕多，常凸出，直径约 2mm。表面黄白色至黄棕色，有明显环节及不规则纵皱。质实，较柔韧，不易折断，断面黄白色，平坦，颗粒状，有众多深色维管束小点。气微，味甜，有黏性。

【品质评价】以粗壮、干燥、无泥沙、质坚实者为佳。

【化学成分】黄精的根状茎含甾体皂苷，有呋甾烯醇型皂苷和螺甾烯醇型皂苷。前者有西伯利亚蓼苷 A（sibiricoside A），14α- 羟基西伯利亚蓼苷 A（14α-hydroxysibiricoside A）；后者有西伯利亚蓼苷 B（sibiricoside B），新巴拉次薯蓣皂苷元 A 3-*O*-β- 石蒜四糖苷（neoprazerigenin A 3-*O*-β-lycotetraoside）。含黄精多糖 A、B、C，由葡萄糖（glucose）、甘露糖（mannose）和半乳糖醛酸（galacturonic acid）缩合而成；又含黄精低聚糖 A、B、C，系由果糖（fructose）与葡萄糖缩合而成[1]。

【药理作用】

1. 对心血管作用 黄精水浸膏 0.16~0.26g（生药）/kg 静脉注射增加麻醉犬冠脉流量。1.5g（生药）/kg 静脉注射，对抗垂体后叶素引起的兔心肌缺血，具有降低 T 波增高，促进 T 波异常提前恢复的作用。12g（生药）/kg 腹腔注射，增强小鼠对缺氧的耐受力，黄精水浸膏 0.35% 洛氏溶液离体兔心灌流，可增加冠状动脉流量[2]。0.15% 黄精醇提物溶液能使离体蟾蜍心脏收缩力增强。0.4% 溶液使离体兔心心率加快[3]。黄精水、醇提物对离体蟾蜍衰竭心脏生药 0.03g 就呈强心效果，每搏输出量由衰竭状态的 2~3 滴增加到每搏

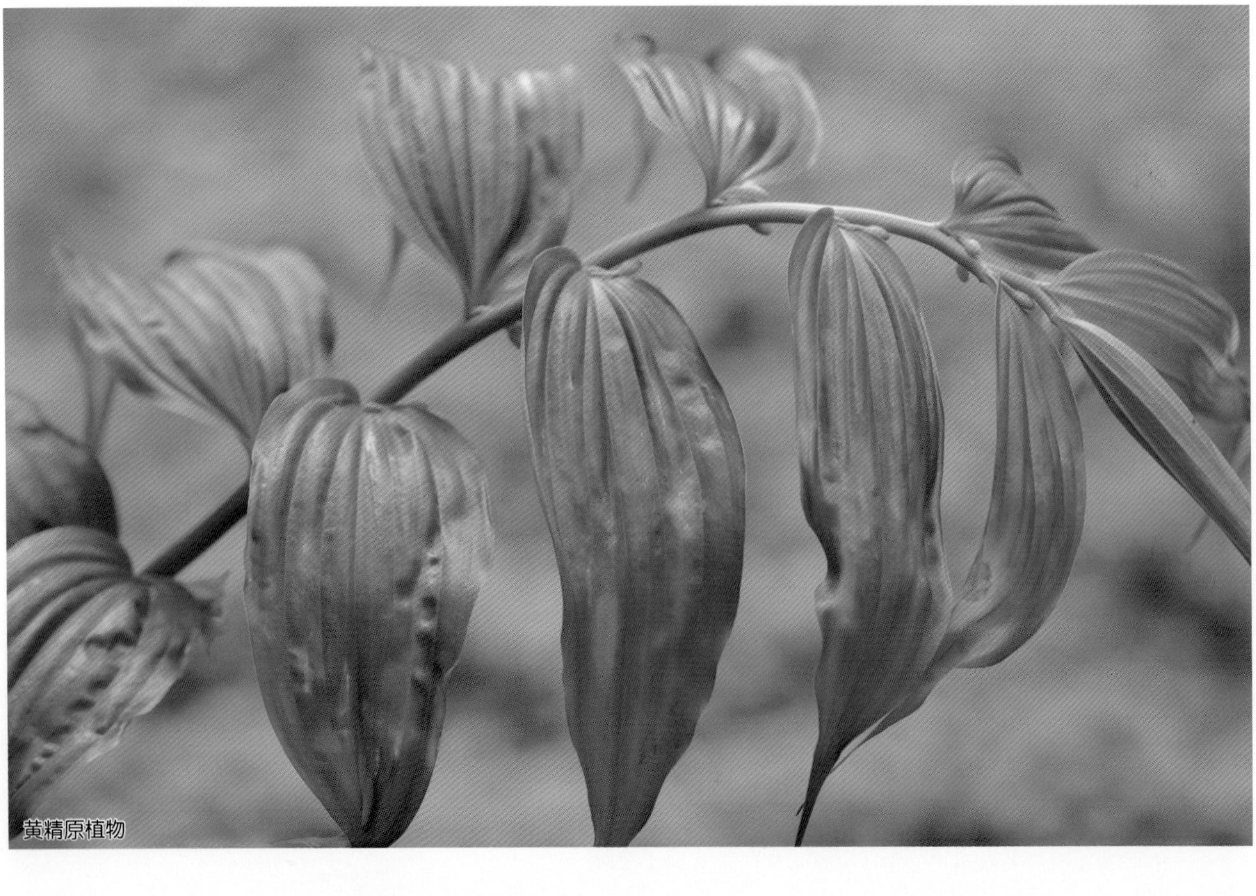

黄精原植物

3~4 滴，心肌收缩振幅增大 30%，对正常心脏有抑制作用[4]。30% 黄精乙醇浸出液和乙醇 - 水浸出液有降低动物血压作用[5, 6]。黄精氯仿提取液对兔肺血管紧张素转换酶的活性有抑制作用[7]。黄精醇提物降低异丙肾上腺素致心肌缺血大鼠心脏组织中谷草转氨酶、肌酸激酶、乳酸脱氢酶的活性，对抗结扎大鼠冠状动脉左前降支致大鼠心脏组织中超氧化物歧化酶（SOD）活性的下降以及丙二醛（MDA）、心肌总钙含量的增高，5.08g(生药)/kg 可改善心肌坏死病理变化，对缺血心肌具有保护作用[8]。滇黄精能减轻双侧颈总动脉结扎所致大鼠脑缺血再灌注损伤的程度，降低大鼠血浆 MDA 的生成和血浆总钙含量，减轻脑水肿的程度，海马 CA1 区正常神经元数目高于缺血组，滇黄精可减轻全脑缺血 / 再灌注损伤，其机制与降低氧自由基水平有关[9]。20g（生药）/kg 黄精多糖对大鼠局灶性脑缺血再灌注损伤有保护作用，通过降低缺血再灌注后脑组织一氧化氮含量和减少神经细胞凋亡而发挥脑保护作用[10]。

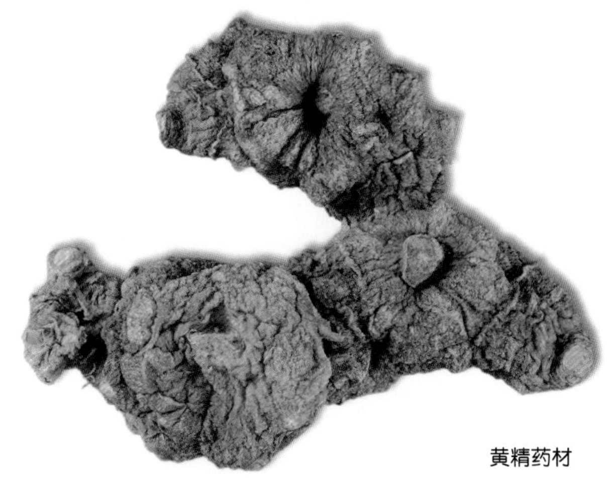
黄精药材

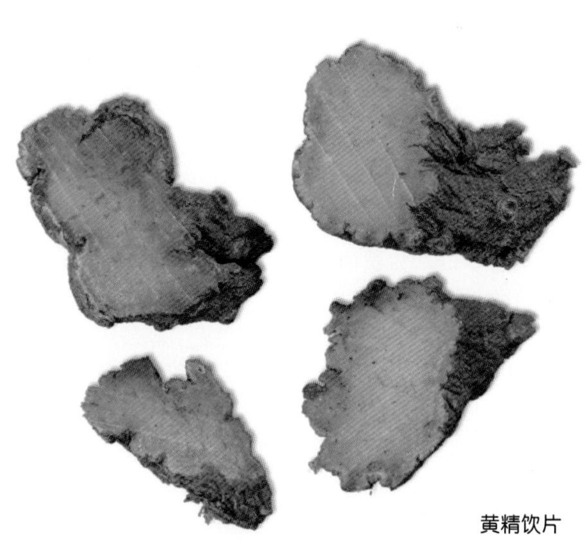
黄精饮片

2. 抗病原微生物　黄精水煎液 1g（生药）/kg 浓度作为原液，体外试验原液 1/160 浓度以下可抑制伤寒杆菌，1/80 以下可抑制金黄色葡萄球菌、耐酸菌 607、石膏样毛癣菌、柯氏型表皮癣菌。黄精醇浸膏乙醚提取物 1/2500 浓度以下可抑制伤寒杆菌，1/640 以下可抑制金黄色葡萄球菌[10]。黄精醇浸膏配成 2%、5%、6%、10% 浓度，体外试验对多种致病性真菌菌株有抑菌作用[11]。黄精对红色毛癣菌、申克孢子丝菌、新型隐球菌、白色念珠菌、金黄色葡萄球菌、铜绿假单胞菌有抑菌作用[12]。豚鼠接种结核杆菌 H37Rv 次日或出现淋巴结肿大时开始给予黄精水煎液 1g（生药）/kg 口服，连续服药 60 天有较好疗效，肺及淋巴结很少有结节，已接近于异烟肼 0.5g/（kg · d）的疗效[13]。黄精多糖滴眼液、口服液、注射液可治疗家兔单纯疱疹病毒性角膜炎，其中滴眼液滴眼配合注射液结膜下注射组和滴眼液滴眼配合口服液口服组，疗效优于无环鸟苷组[14]。体外抗单纯疱疹病毒试验，黄精多糖对非洲绿猴肾细胞（Vero 细胞）的最大无毒浓度为 16mg/ml，在对 Vero 细胞无毒性的浓度下对单纯疱疹病毒 1 型 Stoker 株、2 型 333 株和 Sav 株均有抑制作用，能提高病毒感染的 Vero 细胞活力，对细胞有保护作用[15]。

3. 延缓衰老　20% 黄精煎剂浸泡桑叶喂养家蚕，可延长家蚕幼虫期[16]。200% 黄精粗多糖水溶液，可延长家蚕幼虫期、雌蛹期、雌蛾期和全生存期的时间，减轻幼虫体质量、延长耐饥饿时间，上述指标改变与维生素 E 的作用相当[17]。食用黄精水提取液的果蝇平均生存期延长了 8%~9%，其中雌性果蝇提高显著，亦提高果蝇飞翔能力和抗高温能力[18]。6g（生药）/kg 黄精煎剂灌胃，可提高小鼠红细胞膜 Na^{+}-K^{+}-ATP 酶活性[19]。3g（生药）/kg 黄精水煎剂连续灌胃 1 个月，能增强小鼠心肌和脑组织内乳酸脱氢酶的活性，增强脑组织匀浆过氧化氢酶活性，对心肌组织过氧化氢酶活性作用不明显[20]。20% 黄精煎剂给小鼠每天每只灌服 0.3ml，连续 25 天，可提高小鼠肝脏中 SOD 活性，降低其心肌中脂褐质含量[16]。2.55g/kg 黄精水煎剂，连续灌胃 1 个月可使小鼠皮肤羟脯氨酸含量增加[21]。24g/kg 黄精煎剂口服 6 周，能有效提高 D-半乳糖致亚急性衰老小鼠脑组织中的 SOD、谷胱甘肽过氧化物酶、Na^{+}-K^{+}-ATP 酶、Ca^{2+}-ATP 酶的活性，降低脂质过氧化的终产物 MDA 含量[22]。黄精多糖 16g/kg 灌胃连续 8 周，可上调衰老小鼠脑、肝及性腺组织端粒酶活性的表达[23]。黄精水提外用对小鼠皮肤胶原纤维合成有促进作用，黄精外用可延缓皮肤衰老过程胶原纤维的缩减[24]。

4. 对免疫功能影响　12.5g/kg 黄精水煎剂灌胃对 3、18、24 月龄小鼠酸性 α- 醋酸萘酯酶阳性淋巴细胞百分率有促进作用，对 3 月龄小鼠体外抗体形成细胞的促进作用明显[25]。黄精多糖 1mg/ 管具有高度激发作用，与银耳多糖相似。用 90% 致死量 ^{60}Co 照射后，给黄精多糖的小鼠脾重在 9~11 天增重明显，造血灶增多，小鼠的脾、肝、心等脏器的 DNA 含量提高[26]。黄精提取物可使细胞免疫功能低下病人的 T 淋巴细胞转化率或 E 玫瑰花结形成率升高，此作用与直接的细胞毒作用无关[27]。黄精水煎液给小鼠每天每只喂饲 0.5g，连续 10 天，能降低正常小鼠血浆环腺苷酸（cAMP）、环磷酸鸟苷（cGMP）含量，尤以降低 cGMP 显著，升高正常小鼠脾组织 cGMP 含量[28]。

5. 对神经系统作用　5g/kg黄精给老年小鼠灌胃连续30天，对老年小鼠学习、记忆功能及对化学药物所致记忆获得、巩固、再现三个过程障碍均有改善效应，增加小鼠大脑皮层和海马乙酰胆碱含量和胆碱乙酰化酶活性，对老年小鼠学习记忆有促进作用[29]。黄精多糖连续灌胃15天，可降低大鼠迷宫测试中的错误次数，提高大鼠学习和记忆能力，30天可缩短潜伏期[30]。缺氧前加入500μg/ml~1.5mg/ml黄精多糖能降低缺氧复氧培养诱导的神经细胞凋亡率，增加缺氧神经细胞Bcl-2蛋白的表达，减少Bax蛋白的表达，提高Bcl-2/Bax比值[31]。

6. 降血脂及抗动脉粥样硬化　给实验性高脂血症家兔灌服100%黄精煎剂共30天，在给药的10、20、30天血甘油三酯、β-脂蛋白和胆固醇均有下降[32]。黄精的水或乙醇提取液能降低血甘油三酯和总胆固醇含量，对高密度脂蛋白胆固醇无明显影响[33]。黄精对防止动脉粥样硬化及肝脏脂肪浸润有一定作用[34]。黄精多糖具有降脂和抗实验性动脉粥样硬化形成的作用[35]。黄精多糖可抑制VCAM-1的高表达[23]。

7. 对血糖影响　黄精浸膏给兔灌胃，其血糖含量先增高，后降低，对肾上腺素引起的血糖过高呈抑制作用[36]。黄精甲醇提取物给正常小鼠及链脲霉素诱发糖尿病小鼠腹腔注射4h后可使血糖值下降，并能较强地抑制肾上腺素诱发高血糖小鼠的血糖值，认为其具有抑制肝糖酵解的功能，其配糖体PO-2是活性成分之一[37]。

8. 抗疲劳　17.67%黄精煎剂0.3ml/只腹腔注射，可延长小鼠游泳时间[38]。

9. 止血　黄精甲醇提取物40mg/只，正丁醇部分20mg/只，水层部分20mg/只，腹腔注射，对干冰-甲醇冷冻小鼠尾部1min，进行切尾实验有止血作用，使小鼠出血量减少[39]。

10. 毒理　将生黄精及清蒸品水提醇沉液按450g（生药）/kg给小鼠灌服，结果生品组小鼠全部死亡，而炮制组小鼠无死亡，均活动正常，说明黄精炮制后毒性降低[25]。

【临床研究】

1. 肺结核　黄精膏（取黄精2.5kg，加水5倍，用文火煎熬24h，滤去渣，再将滤液用文火煎熬成500g浸膏，冷却，装瓶备用），每日4次，每次10ml，连服2个月。结果：治疗19例，病灶完全吸收者4例，吸收好转者12例，无改变者3例[40]。

2. 癣菌病　黄精粗制液（取黄精捣碎，以95%酒精浸1~2日，蒸馏去大部分酒精，使浓缩，加3倍水，沉淀，取其滤液，蒸去其余酒精，浓缩至稀糊状即成），使用时直接搽涂患处，每日2次。结果：对足癣、腰癣都有一定疗效，尤以对足癣的水疱型及糜烂型疗效最佳，对足癣的角化型疗效较差[40]。

【性味归经】味甘，性平。归脾、肺、肾经。

【功效主治】养阴润肺，补脾益气，滋肾填精。主治阴虚劳咳，肺燥咳嗽；脾虚乏力，食少口干，消渴，肾亏腰膝酸软，阳痿，耳鸣目暗，须发早白，体虚羸瘦，风癞癣疾。

【用法用量】内服：煎汤，10~15g，鲜品30~60g；或入丸、散，熬膏。外用适量，煎汤洗；熬膏涂；或浸酒搽。

【使用注意】中寒泄泻，痰湿痞满气滞者禁服。

【经验方】

1. 骨折　懒姜、小九龙盘（即观音草）各1把。拌酒捣绒，先将骨折复位，再包上药，后上杉木皮夹板，日换药1次。（《贵州民间药物》）

2. 神经衰弱，失眠　黄精15g，野蔷薇果9g，生甘草6g。水煎服。（《新疆中草药》）

3. 大风癞病，面赤疹起，手足挛急，身为疮痍，指节已落　黄精（生者）十二斤，白蜜五斤，生地黄（肥者）五斤。上三味，先将黄精、生地黄洗净细锉，以木石杵臼，捣热复研烂，入水三斗，绞取汁，置银铜器中，和蜜搅匀煎之，成稠膏为度。每用温酒调化二钱匕至三钱匕，日三夜一。（《圣济总录》黄精煎）

4. 肺结核　黄精、夏枯草各15g，北沙参、百合各9g，百部12g。水煎服。（《安徽中草药》）

5. 肺燥咳嗽　黄精15g，北沙参12g，杏仁、桑叶、麦门冬各9g，生甘草6g。水煎服。（《山东中草药手册》）

6. 久咳不愈　老虎姜9g，一朵云9g。煨水服。（《贵州草药》）

7. 脾胃虚弱，体倦乏力　①黄精、党参、淮山药各50g。炖鸡食。②黄精、当归各20g。水煎服。（《东北药用植物志》）

8. 慢性肝炎，疲乏无力，腹胀不适，胃口不好，尿量减少，汗多口干　丹参30g，黄精25g，糯稻根须25g。水煎服。（《本草骈比》）

9. 消渴　黄精、山药、天花粉、生地黄各15g。水煎服。（《宁夏中草药手册》）

10. 肾虚腰痛　黄精250g，黑豆60g。煮食。（《湖南药物志》）

11. 助气固精，保镇丹田　黄精（去皮）、枸杞子各二斤。洗净黄精，控干细锉，与枸杞子相和，杵碎拌匀，阴干，捣罗为细末，炼蜜为丸梧桐子大，每服三五十丸，空心食前温酒下。（《圣济总录》二精丸）

12. 壮筋骨，益精髓，变白发　黄精、苍术各四斤，枸杞根、柏叶各五斤，天门冬三斤。煮汁一石，同曲十斤，糯米一石。如常酿酒饮。（《本草纲目》黄精酒）

13. 白细胞减少症　制黄精30g，黄芪15g，炙甘草6g，淡附片、肉桂各4.5g。水煎服。（《安徽中草药》）

14. 风寒湿痹，手足拘挛　老虎姜、百尾笋各15g。煎水洗。

15. 阴血不足，大便秘结　黄精、火麻仁、玄参各15g，当归、肉苁蓉各9g，熟地12g。水煎服。（《湖北中草药志》）

16. 神经性皮炎　黄精适量。切片，九蒸九晒。早晚嚼服，每次15~30g。（《湖北中草药志》）

17. 劳伤跌损　老虎姜60g，泡酒服。（《贵州草药》）

18. 小儿五迟、五软　黄精1000g，煨红枣120~180g。焙干研末，炼蜜为丸，黄豆大。每次6g，每日3次，开水调服。（江西《草药手册》）

【参考文献】

[1] 国家中医药管理局《中华本草》编委会．中华本草．上海：上海科学技术出版社，1999：7201.

[2] 陶静仪，陈兴坚，阮于平，等．黄精、生脉液扩冠等作用的实验研究．陕西新医药，1981，10（3）：56.

[3] 后字244部队冠心病研究组药理小组．四川中草药通讯，1974，（2）：20.

[4] 韩玺，徐朝峰．黄精、玉竹在中药复方中的药理分析．中药药理与临床，1985，（1）：127.

[5] 李广粹．中国医学科学院论文摘要，1956：70.

[6] 有泽宗久．国外医学・中医中药分册，1984，6（6）：351.

[7] 龚莉，向大雄，隋艳华．黄精醇提物对心肌缺血大鼠心脏组织中AST、CK、LDH等活性及心肌坏死病理变化的影响．中医药导报，2007，13（6）：99.

[8] 李微，彭锐，唐理斌，等．滇黄精对大鼠脑缺血再灌注损伤神经元的作用．大理学院学报（自然科学），2006，5（10）：19.

[9] 叶云，邓洪波，李友元．黄精多糖对大鼠脑缺血再灌注损伤的保护作用．医学临床研究，2006，23（3）：292.

[10] 汤泽光．黄精治疗癣菌病初次试用的效果．上海中医药杂志，1958，（7）:48.

[11] 李松初．中华医学杂志，1958，44（5）：434.

[12] 曹松年．中华医学杂志，1962，48（12）：781.

[13] 邵春源．中华内科杂志，1902，10（4）：227.

[14] 曾庆华，余晓林．黄精多糖制剂治疗家兔单纯疱疹病毒性角膜炎的实验观察．成都中医学院学报，1988，11（1）：30.

[15] 辜红梅，蒙义文，蒲蔷．黄精多糖的抗单纯疱疹病毒作用．应用与环境生物学报，2003，9（1）：21.

[16] 项平．七种中药抗衰老作用的实验观察．辽宁中医杂志，1982，6（3）：44.

[17] 任汉阳，王玉英，等．黄精粗多糖对家蚕寿命的影响．山东中医杂志，2006，25（3）：200.

[18] 徐志南，洪倖，张建华．黄精枸杞甘草对果蝇抗衰老作用的研究．中医研究，1993，69（4）：13.

[19] 丁安荣．黄精等6种补益中药对小鼠红细胞膜 Na^{+}-K^{+}-ATP酶活性的影响．中成药，1990，12（9）：28.

[20] 舒宁琴．山东中医学院学报，1985，9（S）：49.

[21] 刘中申，李占伟，孙宝森．黄精对小鼠过氧化物歧化酶和心肌脂褐素的影响．中医药学报，1990，（3）：44.

[22] 王爱梅，周建辉，欧阳静萍．黄精对D-半乳糖所致衰老小鼠的抗衰老作用研究．长春中医药大学学报，2008，24（2）：137.

[23] 李友元，邓洪波，王蓉，等．衰老小鼠组织端粒酶活性变化及黄精多糖的干预作用．医学临床研究，2005，22（7）：894.

[24] 杨智荣，赵文树，李建民，等．外用黄精制剂对小鼠衰老皮肤胶原纤维影响的实验研究．中医药学报，2005，33（4）：42.

[25] 冯敏群，候建平，吴建华，等．黄精不同炮制品的毒性以及浸出物对比研究．陕西中医学院学报，1991，14（4）：35.

[26] 谈恒山．黄精多糖的免疫激发作用．中草药，1989，20（11）：516.

[27] 南京军区总医院临床实验科临床免疫室．雷公藤T-Ⅱ与黄精PO对T淋巴细胞的作用．江苏医药，1979，5（10）：3.

[28] 沃兴德．补气药对正常小白鼠血浆核脾组织cAMP、cCMP含量的影响．浙江中医杂志，1984，19（5）：232.

[29] 杨文明，韩明向，周宜轩，等．黄精易化小鼠学习记忆功能的实验研究．中医药研究，2000，16（3）：45.

[30] 黄芳，陈桃林，蒙义文．黄精多糖对老龄大鼠记忆获得和记忆再现的影响．应用与环境生物学报，1999，5（1）：36.

[31] 胡国柱，聂荣庆，肖移生，等．黄精多糖对新生大鼠大脑皮层神经细胞缺氧性凋亡的影响．中药药理与临床，2005，21（4）：37.

[32] 锦州医学院药理教研组．锦医科技，1977，（6）：19.

[33] 张融瑞．黄精的几种不同溶剂提取物对大鼠的高脂血症的作用．江苏中医，1988，（7）：41.

[34] 河北医学院．中医学．北京：人民卫生出版社，1980：233.

[35] 李友元，邓洪波，向大雄，等．黄精多糖的降血脂及抗动脉粥样硬化作用．中国动脉硬化杂志，2005，13（4）：429.

[36] 闵丙棋．药物学杂志，1927，8（4）：466.

[37] 加藤笃．国外医学・中医中药分册，1992，14（2）：117.

[38] 陈淑清，马碧娜，谢敏，等．当归、枸杞、黄精、黄芪和竹节参总皂苷的实验研究．中药药理与临床，1990，6（3）：28.

[39] 小菅卓夫，石田均司，矢岛填司，等．补气药的研究．中药通报，1984，9（6）：37.

[40] 南京中医药大学．中药大辞典（下册）．第2版．上海：上海科学技术出版社，2006：2828.

Huang zhang 黄樟

Cinnamomi Porrecti Radix

[英]Porrectum Cinnamomum Root

【别名】樟木、山椒、油樟、大叶樟、臭樟、冰片树。

【来源】为樟科植物黄樟 *Cinnamomum porrectum*（Roxb.）Kosterm. 的根。

【植物形态】多年生常绿乔木。树皮暗灰褐色，纵裂。枝条绿褐色，无毛。叶互生；叶片椭圆状卵形或长椭圆状卵形，长 6~12cm，宽 3~6cm，先端急尖或短渐尖，基部楔形或阔楔形，全缘，上面深绿色，有光泽，下面带粉绿色，两面无毛，羽状脉，侧脉 4~5 对，侧脉脉腋在叶上面不明显凸起，下面无腺窝，革质。圆锥花序腋生或近顶生。花两性，黄绿色；花被筒倒锥形，花被裂片椭圆形，先端钝尖，花被外面无毛，内面被短柔毛；能育雄蕊 9，花丝被短柔毛，第 1、2 轮雄蕊与花丝近等长，第 3 轮雄蕊花丝近基部有 1 对近心形腺体；退化雄蕊 3，三角状心形，位于最内一轮；子房球形，柱头不明显 3 浅裂。果实球形，黑色。

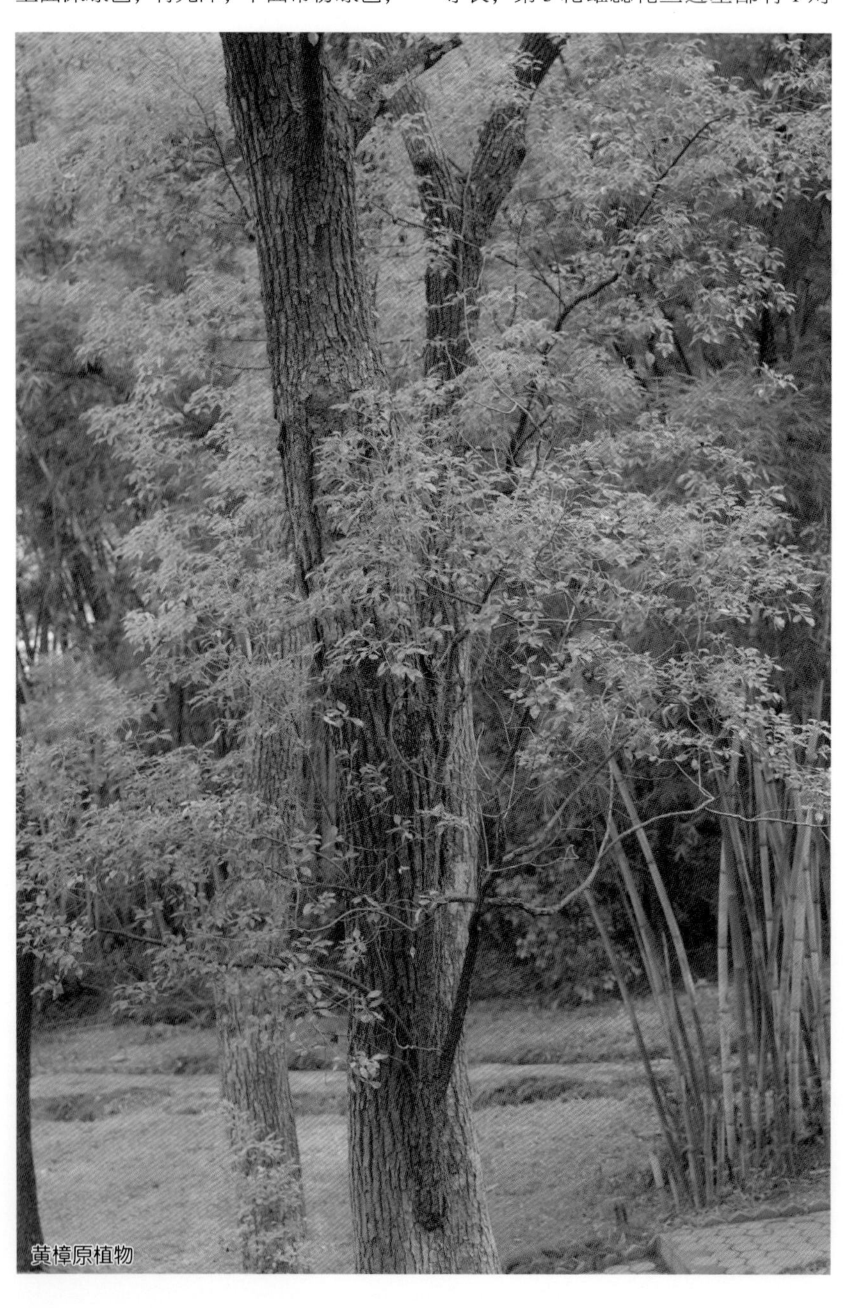

黄樟原植物

【分布】广西主要分布于恭城等地。

【采集加工】根全年均可采收，除去杂质，晒干或鲜用。产区多利用根枝及废材经过蒸馏提取樟脑油，并精制成颗粒状结晶。

【药材性状】本品呈圆柱状，表面棕褐色，有不整齐的纵皱纹或纵沟。质坚实，不易折断，断面皮薄，棕黄色，木部黄白色，中央红褐色，呈纤维状。部分隐约可见同心环状纹理。气辛，具有樟脑气味。

【品质评价】以干燥、洁净、断面色黄者为佳。

【化学成分】叶、树干和树根含挥发油，主要成分有：黄樟醚（safrole），*β*- 蒎烯（*β*-pinene），水芹烯（phellandrene）及少量的丁香油酚（eugenol），桂皮醛（cinnamaldehyde）等 [1]。叶的挥发油化学成分，按照叶油主要成分的差异已发现分别以桉叶素（cineole），芳樟醇（linalool），樟脑（camphor），柠檬醛和黄樟醚为主等 5 个类型 [1]。其中的萜类化合物以单萜和倍半萜为主，芳樟醇含量较高 [2]。

【性味归经】味辛、微苦，性温。归肺、脾、肝经。

【功效主治】祛风散寒，温中止痛，行气活血。主治风寒感冒，风湿痹痛，胃寒腹痛，泄泻，痢疾，跌打损伤，月经不调。

【用法用量】内服：煎汤，10~15g。外用适量，煎汤熏洗或捣敷。

【使用注意】汗多者慎服，孕妇慎用。

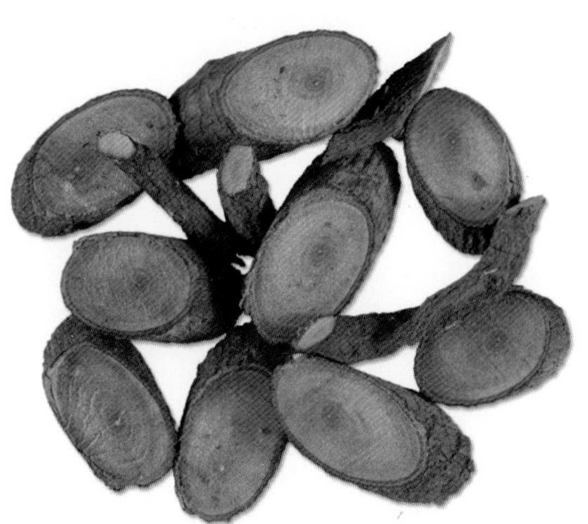
黄樟饮片

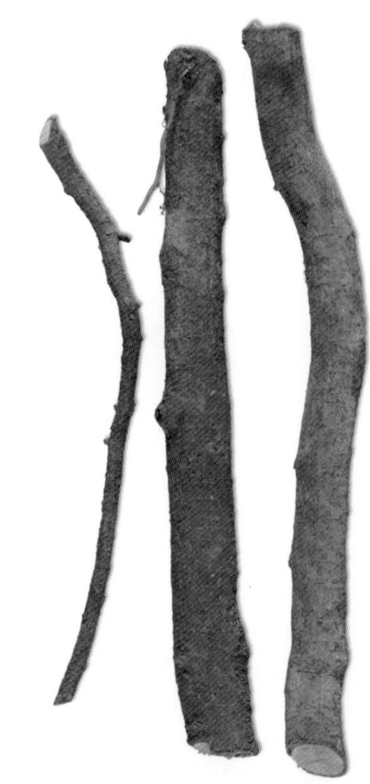
黄樟药材

【经验方】

1. 跌打损伤　黄樟根、花桐木根、红茴香根、大叶含笑根（木兰科）各 30g，加白酒 250g 同蒸（或浸酒 1 个月）。每服药酒 15g，药渣加面粉调敷。（江西《草药手册》）
2. 心胃气痛，产后恶露不尽，遗尿　黄樟根 6~9g。水煎服。（《广西本草选编》）
3. 胃气痛（寒痛）　黄樟 6g，盘柱南五味子根 9g，细辛 3g，乌药 15g。水煎服。（江西《草药手册》）

【参考文献】

[1] 国家中医药管理局《中华本草》编委会 . 中华本草 . 上海：上海科学技术出版社，1999：1635.
[2] 罗永明，李斌，黄璐琦，等 . 黄樟叶挥发油成分研究 . 中药材，2003，26（9）：638.

Huang teng 黄藤

Fibraureae Caulis seu Radix
[英]Common Fibraurea Stem or Root

【别名】藤黄连、古山龙、土黄连、伸筋藤、山大王、天仙藤、金锁匙、大黄藤。

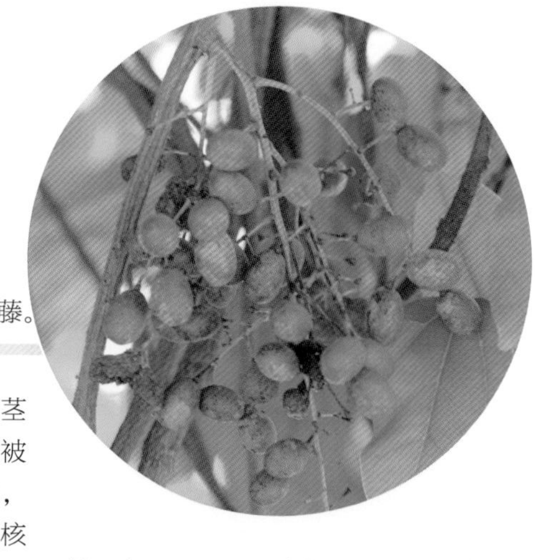

【来源】为防己科植物天仙藤 *Fibraurea recisa* Pierre 的根或茎。

【植物形态】多年生木质大藤本。根和茎的木质部均鲜黄色，甚苦。茎粗壮，常扭曲，灰棕色，具深沟状裂纹。叶柄两端明显膨大；叶片革质，长圆状卵形或长圆状椭圆形，有时阔卵形，长 10~25cm，宽 4~11cm，先端急尖或短渐尖，基部圆或钝，两面均有光泽，离基 3~5 脉，侧脉及网脉均在背面凸起。圆锥花序生于无叶的老枝或老茎上，阔大而疏散；花单性异株，花被片 8~12，自外向内渐大；雄花雄蕊 3，分离，花丝肥厚；雌花具 3 心皮。核果长圆状椭圆形，黄色，内果皮木质。

【分布】广西主要分布于钦州、南宁、百色等地。

【采集加工】茎全年均可采收，切片，晒干。

【药材性状】干燥根呈圆柱形，弯曲扭转，长 15~75cm，直径 0.5~2cm。外表土棕色，去栓皮后呈棕黄色，皮孔不阴显；皮部易剥落。横切面木栓层极薄，暗棕色；韧皮部发达；木质部放射状排列，多空隙，坚硬，韧皮部与木质部均鲜黄色。味极苦，能使唾液成黄色。

干燥茎呈圆柱形，稍弯曲，粗达 3cm 以上。外表土灰色，节微隆起，具多数细纵沟和横裂。横切面木栓层较根部稍厚，0.7~1mm，暗棕色；皮层及韧皮部厚 2~3mm，黄色，有空隙；木质部黄色至棕黄色，中心有小形髓部，辐射线色较暗。气味同根。

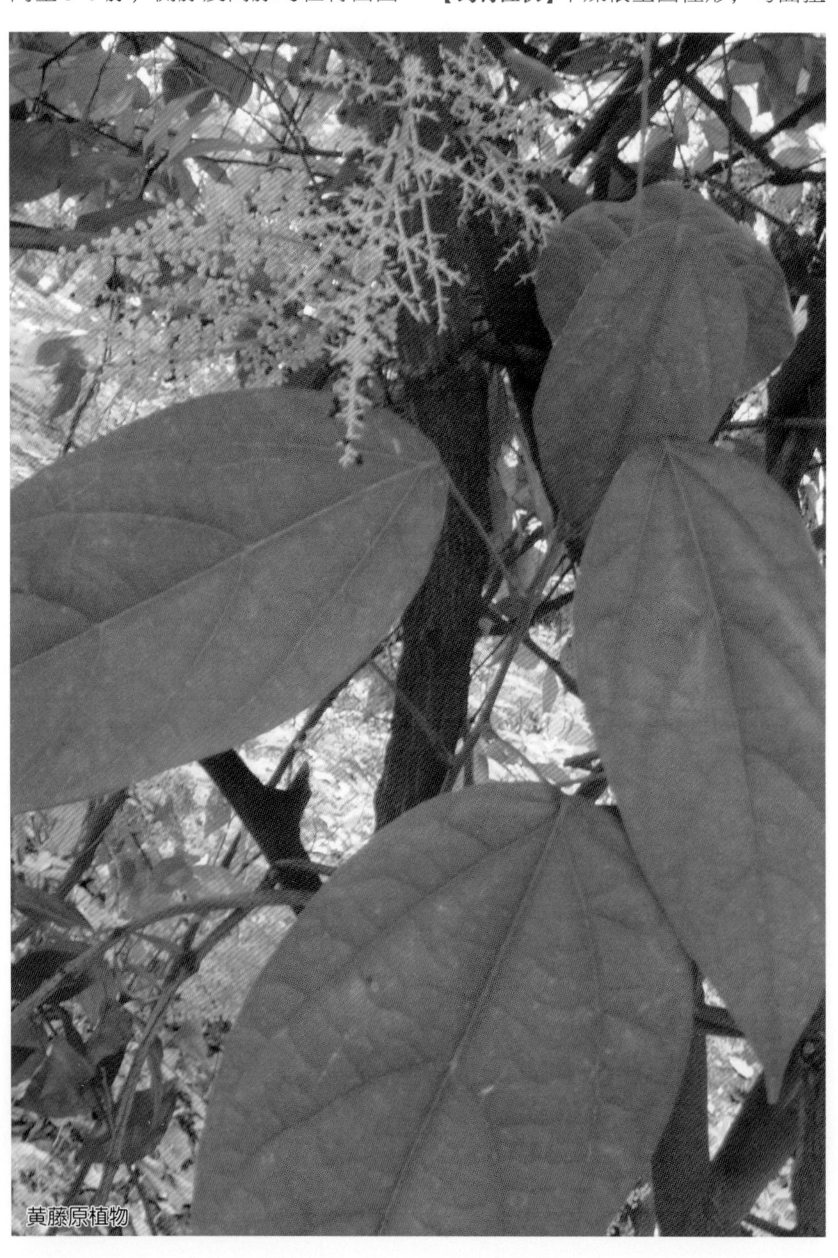

黄藤原植物

【品质评价】以条大、色黄、断面有菊花纹、味苦者为佳。

【化学成分】黄藤根中含黄藤内酯（fibralactone），掌叶防己碱（palmatine），药根碱（jatrorrhizine），伪非洲防己碱（pseudo-columbamine），黄藤素甲（fibranine），黄藤素乙（fibraminine）[1]。还含有壬烷（nonane），棕榈酸乙酯（ethyl palmitate），十一烷（undecane），癸烷（decane），2,6-二甲基辛烷（2,6-dimethyl-octane），反式十氢萘（*trans*-decalin）等多种挥发油成分[2]。

【药理作用】

抗真菌　体外抑菌试验，从黄藤中提取的黄藤生物碱对柯氏表皮癣菌等 12 种真菌有不同程度的抑菌作用。动物实验中，对白色念珠菌浅部或深部感染，均有良好疗效[3]。

【临床研究】

风湿性关节炎　藤黄连汤（藤黄连、百解藤、毛冬青、三叶青藤、铜钻、肿节风，随证加减），每日 1 剂，早晚分服，疗程 1 个月。结果：治疗 40 例，近期治愈 33 例，占 82.5%；显效 3 例，占 75%；有效 4 例，占 10%[4]。

【性味归经】味苦，性寒；有小毒。归肺、大肠、胆经。

【功效主治】清热利湿，泻火解毒。主治肠炎，菌痢，黄疸，疟疾，疖肿，湿疹，阴道炎，支气管炎，百日咳，扁桃体炎，眼结膜炎。

【用法用量】内服：煎汤，10~20g。外用适量，水煎洗；或研末敷。

【使用注意】脾胃虚寒者慎服。

【经验方】

1. 天疱疮　黄藤15g，山东管15g。共研末，以茶油调涂患处。（《陆川本草》）
2. 疮疖、烧烫伤　用（黄藤）根、茎煎浓汁外涂。（《广西本草选编》）
3. 外伤出血，痈肿　古山龙研末，外敷。（《云南中草药》）
4. 骨折　用（黄藤）根、茎适量研粉，配成20%凡士林软膏，均匀涂于纱布上，将骨折复位后敷于患处，夹板固定，5~7日换药1次。（《广西本草选编》）
5. 滴虫性阴道炎　古山龙30~90g，百部30~60g。水煎，坐浴或作阴道冲洗，每日1次。（《全国中草药汇编》）
6. 传染性肝炎　黄藤30~60g，酸咪咪（大叶酸浆草）15g。煮猪骨或鸡肉服，也可蒸甜酒服。（《中草药新医疗法处方集》）
7. 各种炎症　藤黄连根、茎6~12g，水煎服。（《广西本草选编》）

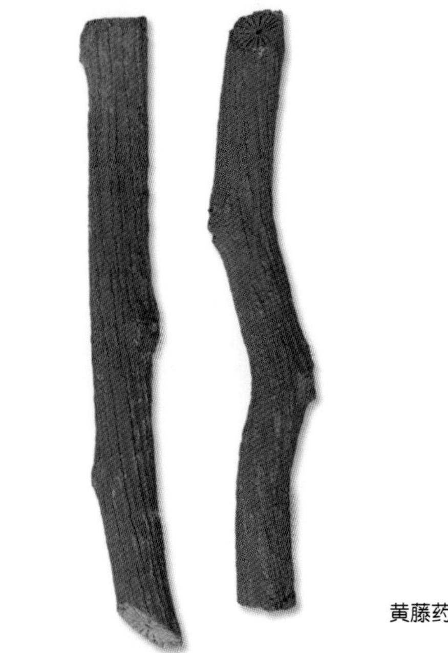
黄藤药材

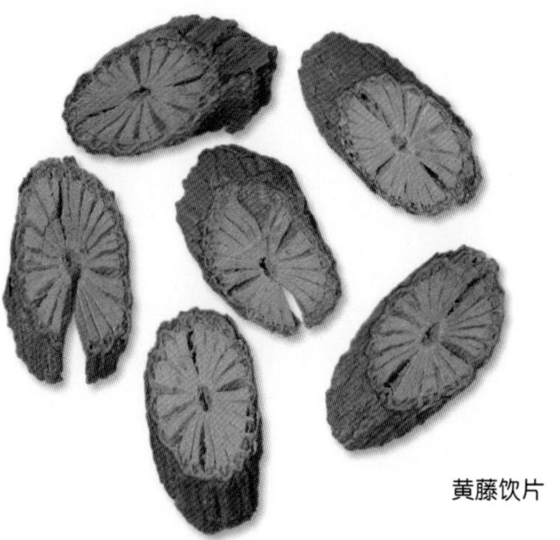
黄藤饮片

【参考文献】

[1] 国家中医药管理局《中华本草》编委会.中华本草.上海：上海科学技术出版社，1999：1958.

[2] 张举成，郭亚力，田茂军，等.黄藤挥发性成分的GC-MS分析.云南化工，2006，33（1）：13.

[3] 从克家.中草药，1980，11（12）：558.

[4] 吴振东，刘英鸿.壮药藤黄连汤治疗风湿性关节炎40例.中国民族民间医药杂志，1999，（3）：133.

Huang niu mu

黄牛木

Cratoxyli Cochinchinenses Radix
[英]Cochinchinense Cratoxylum Root

【别名】雀笼木、黄芽木。

【来源】为藤黄科植物黄牛木 *Cratoxylum cochinchinense*（Lour.）Bl. 的根。

【植物形态】多年生灌木或小乔木。树干下部有簇生的长枝刺。枝条对生，幼枝略扁，无毛，淡红色。单对叶生；叶片薄革质或纸质，椭圆形或长圆形，长 5~9cm，宽 2~3cm，先端渐尖或急尖，基部楔形，边缘全缘，两面均无毛，上面绿色，下面粉绿色，有透明腺点及黑点。聚伞花序有花 1~3 朵，腋生及顶生；花粉红色；萼片 5，椭圆形，有黑色纵腺条，果时增大；花瓣 5，长为萼片的 2 倍，先端圆形，基部楔形，脉间有黑腺纹；雄蕊合生成 3 束，粗短；腺体 3，盔状，先端增厚反曲；子房上位，3 室。蒴果椭圆形，有宿存花萼。种子一侧有翅。

【分布】广西主要分布于金秀、平南、桂平、北流、北海、龙州、武鸣、靖西、隆安等地。

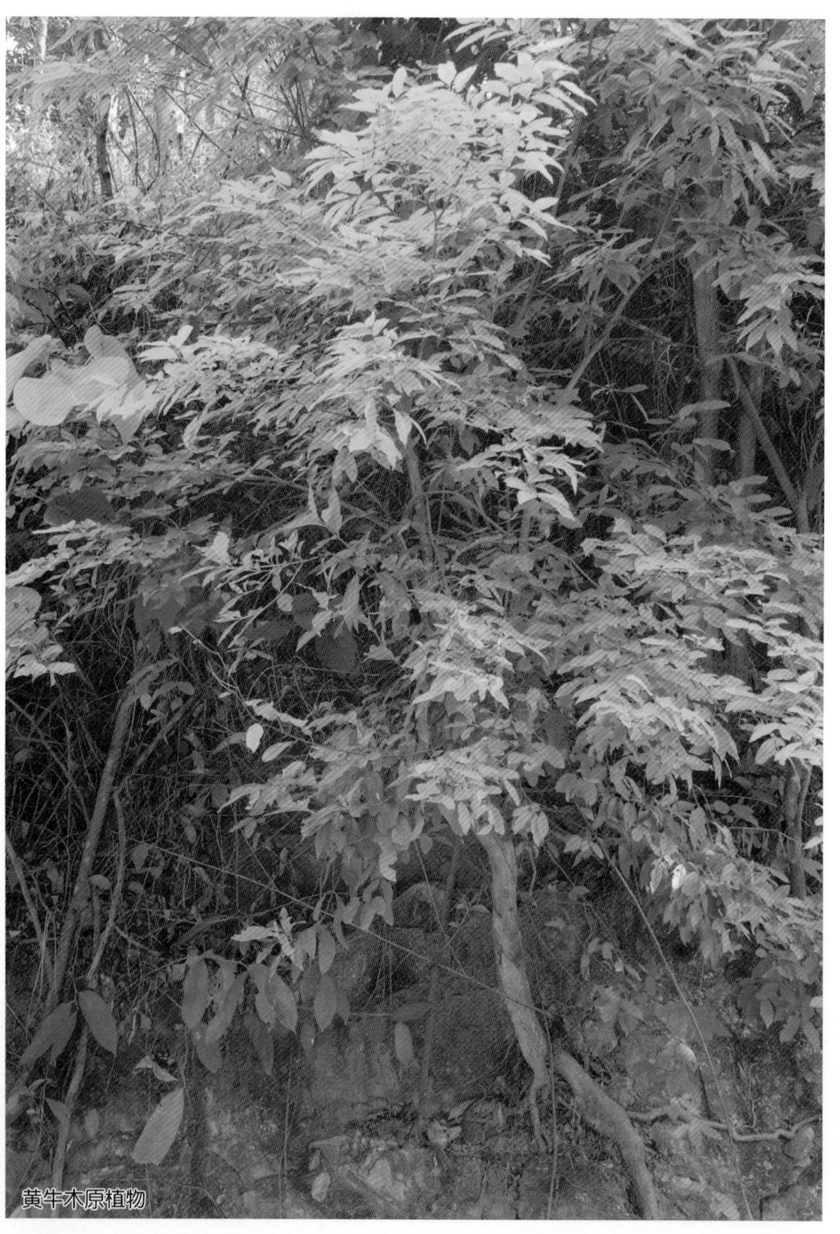
黄牛木原植物

【采集加工】全年可采，洗净，切碎，鲜用或晒干。

【药材性状】根圆柱形，弯曲。直径 0.5~2cm。多切成段。表面灰褐色至红棕色。有明显纵纹，根皮薄而多层，易脱落成小片状。皮部薄，剥落处显棕色，有纵纹。质坚硬，难折断。横切面皮部红黑色，木部棕红色。味甘，微苦。

【品质评价】以条粗、断面棕红色、无侧根者为佳。

【化学成分】黄牛木的叶含 α-D- 乙基葡萄糖苷（α-D-glucopyranoside），2-羟基 -2- 环戊烯 -1- 酮（2-hydroxy-2-cyclopenten-1-one），棕榈酸（palmitic acid），棕榈酸乙酯（ethyl palmitate），焦儿茶酚（pyrocatechol），软木三萜酮（friedlan-3-one），戊二酸酐 [2H-pyran-2,6（3H）-dione]，肉豆蔻酸（myristic acid），6,10,14- 三甲基 -2- 十五烷酮（6,10,14-trimethyl-2-pentadecanone），油酸（oleic acid），硬脂酸（stearic acid），油酸乙酯（ethyl oleate），硬脂酸乙酯（ethyl stearate），穿贝海绵甾醇（clionasterol），维他命 E（vitamin E）[1]。

【临床研究】

急性黄疸型肝炎　黄牛木叶（干）100g，鬼针草全草（干）100g，水煎浓缩至 300ml。成人每次口服 150ml，儿童酌减，每日 2 次。20 日为 1 个疗程。本组中有 37 例加服酵母片及维生素 C。结果：治疗 43 例，其中治愈 39 例，占 90.7%，好转 4 例；治愈日期最短 21 天，最长 32 天，平均 26.6 天 [2]。

【性味归经】味甘、微苦，性凉。归肺、胃、大肠经。

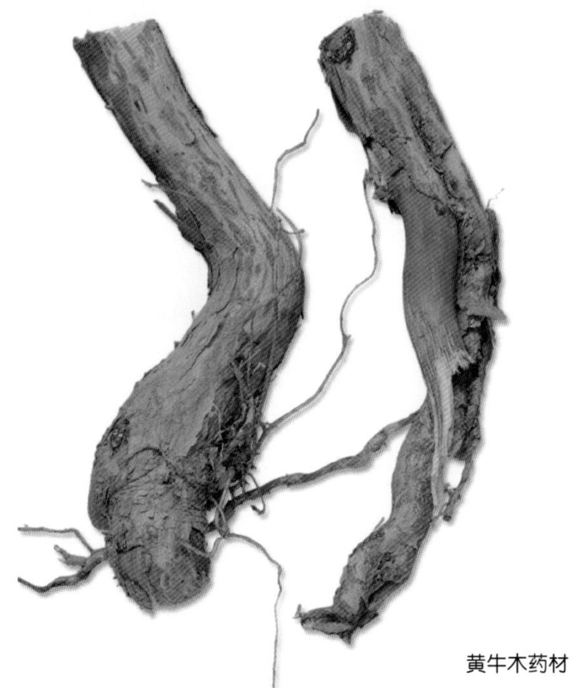
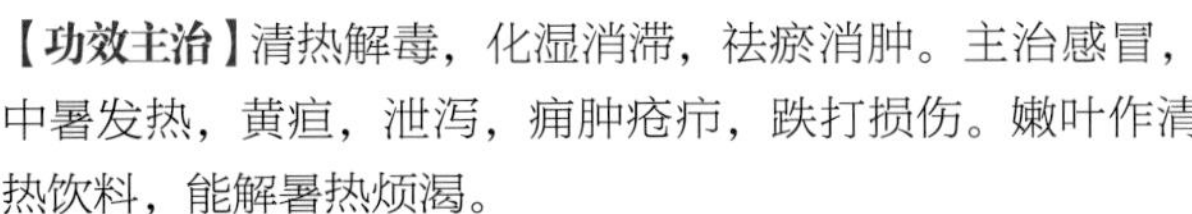

黄牛木药材

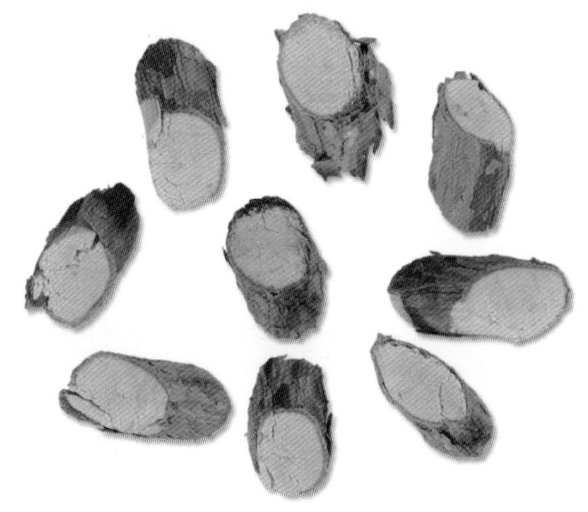

黄牛木饮片

【功效主治】清热解毒，化湿消滞，祛瘀消肿。主治感冒，中暑发热，黄疸，泄泻，痈肿疮疖，跌打损伤。嫩叶作清热饮料，能解暑热烦渴。

【用法用量】内服：根、树皮煎汤，9~15g，鲜品 15~30g；鲜叶适量，泡茶或煎汁含咽。

【使用注意】脾胃虚寒者慎服。

【经验方】

暑热烦渴　（黄牛木）鲜叶 5~8 钱，水煎服。（《梧州草药及常见病多发病处方选》）

【参考文献】

[1] 王建荣，王茂媛，赖富丽，等. 黄牛木叶脂溶性成分研究. 热带农业科学，2009，29（12）：31.

[2] 五三二〇三部队医院. 黄牛木、鬼针草治疗 43 例急性黄疸型肝炎初步观察. 人民军医，1975，（8）：35.

Huang hua ren

黄花稔

Sidae Acutae Herba

[英]Acute Sida Root

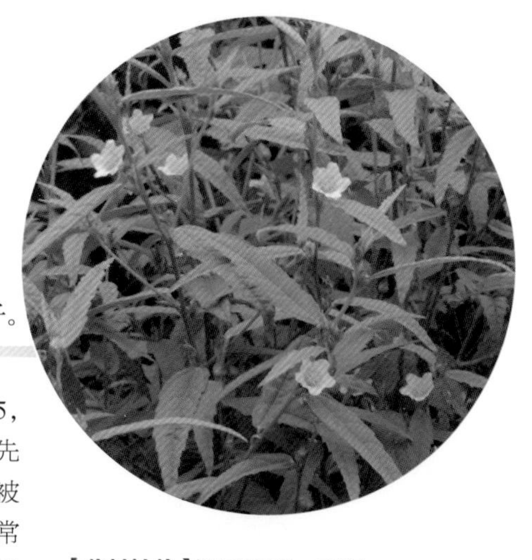

【别名】黄花地桃花、黄花母、千斤坠、素花草、四米草、尖叶嗽血草、白索子。

【来源】为锦葵科植物黄花稔 *Sida acuta Burm* F. 的全株。

【植物形态】多年生直立亚灌木状草本。分枝多小枝被柔毛至近无毛；叶互生；疏被柔毛；托叶线形，与叶柄近等长，常宿存；叶披针形，长2~5cm，宽4~10mm，先端短尖或渐尖，基部圆或钝，具锯齿，两面均无毛或疏被星状柔毛，上面偶被单毛，花单朵或成对生于叶腋，被柔毛，中部具节；萼浅杯状，无毛，下半部合生，裂片5，尾状渐尖；花黄色。花瓣倒卵形，先端圆，基部狭，被纤毛；雄蕊柱疏被硬毛。蒴果近圆球形，分果4~9，但常为5~6，先端具2短芒，果皮具网状皱纹。

【分布】广西主要分布于合浦、钦州、防城、百色等地。

【采集加工】全年均可采收，洗净，切段，晒干。

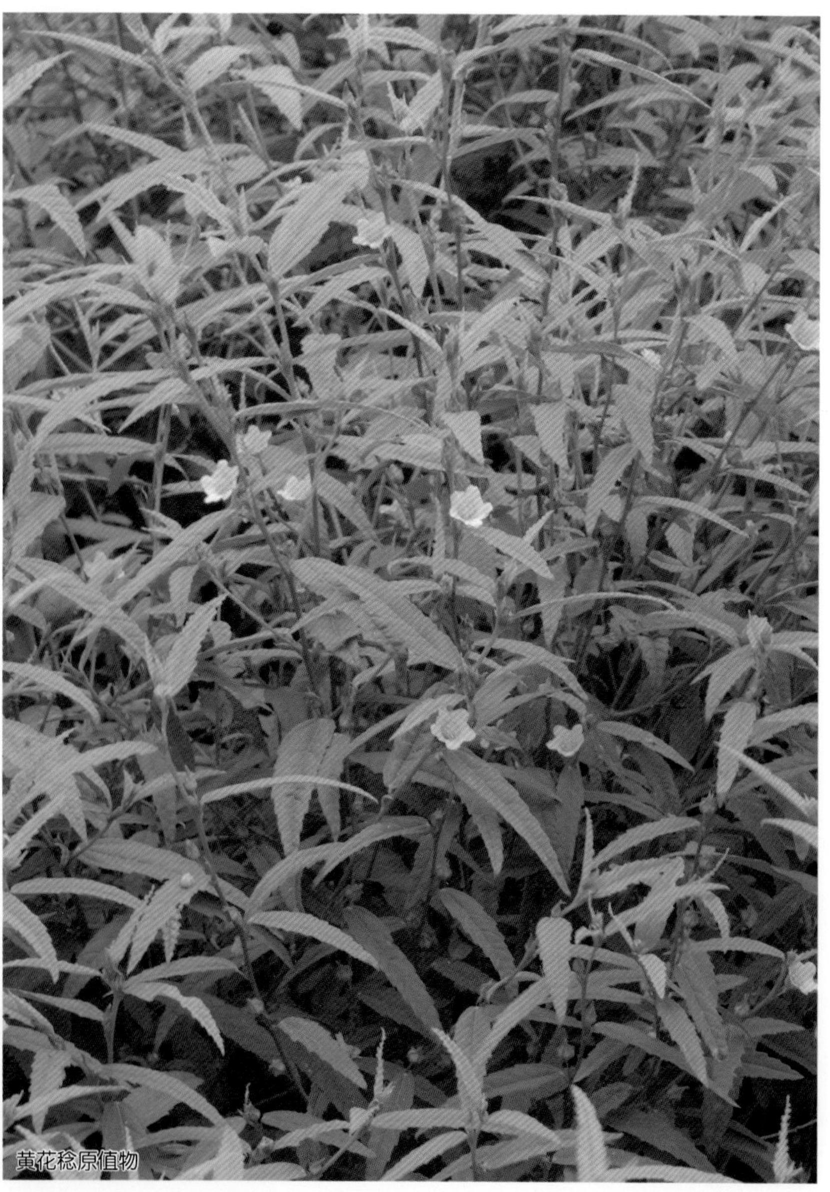

黄花稔原植物

【药材性状】根圆柱形，直径1.2~2cm，多支根，表面黄棕色。茎多分枝，小枝被柔毛至近无毛。叶互生，有叶柄，叶片疏被柔毛，皱缩。展平后叶片呈披针形，先端短尖或渐尖，基部圆或钝，具锯齿。花单朵或成对生于叶腋，被柔毛，蒴果近圆球形，果皮具网状皱纹。气微，味淡。

【品质评价】以干燥、色绿、叶多者为佳。

【化学成分】本品根中主要含生物碱类，其中有白叶藤碱（crytolepine），*β*-苯乙胺（*β*-phenethylamine），麻黄碱（ephedrine），*φ*-麻黄碱（*φ*-ephedrine），鸭嘴花酚碱（vasicinol），鸭嘴花酮碱（vasicinone），鸭嘴花碱（vasicine），下箴刺酮碱（hypaphorine），甜菜碱（betaine），胆碱（choline），又含*α*-香树脂醇（*α*-amyrin），蜕皮甾酮（ecdysterone），多糖（polysaccharides）[1]。地上部分含生物碱（alkaloid），其中有麻黄碱（ephedrine），*φ*-麻黄碱（*φ*-ephedrine），*β*-苯乙胺（*β*-phenethylamine），鸭嘴花酚碱（vasicinol），鸭嘴花酮碱（vasicinone），鸭嘴花碱（vasicine），*S*-右旋-N_b-二甲基色氨酸甲酯[*S*-（+）-N_b-dimethyltryptophane methyl ester]，甜菜碱（betaine），胆碱（choline），还含鲨肝油烷（pristane），二十九烷（nonacosane），三十一烷（bentriacontane），植烷（phytane），豆甾醇（stigmasterol），菜油甾醇（campesterol），胆甾醇（cholesterol），*β*-谷甾醇（*β*-sitosterol），7-豆甾烯醇（stigmast-7-enol）[1]。

带根全草还含芷属脑（heraclenol），紫丁香苷（syringin）及胡萝卜苷（daucosterol）[1]。

【药理作用】

1. 兴奋肠管　黄花稔对在位兔肠管，静脉注射呈兴奋作用，对离体兔肠，可使紧张度升高[2]。

2. 抑制心脏　黄花稔煎剂静脉注射，对离体或在位蛙心呈抑制作用[2]。

3. 降压　黄花稔煎剂静脉注射，可降低麻醉兔血压[2]。

4. 毒理　黄花稔煎剂 12.5~50g/kg 给小鼠腹腔注射，24h 内均未有死亡，但大剂量组 5 只小鼠中有 1 只于 48h 后死亡[2]。

【性味归经】味微辛，性凉。归脾、胃、肝经。

【功效主治】清利湿热，解毒消肿，活血止痛。主治湿热泻痢，疮疡肿毒，乳痈，痔疮，骨折，跌打损伤，外伤出血。

【用法用量】内服：煎汤，15~30g。外用：适量，捣敷或研粉撒敷。

【使用注意】脾胃虚寒者及孕妇慎服。

【经验方】

1. 创伤　四米草叶与五爪龙共捣，敷患处。（《台湾药用植物志》）
2. 小儿热结肿毒　鲜黄花稔 1 握，调糯米饭捣烂。加热外敷。（《福建民间草药》）
3. 黄疸　尖叶嗽血草根 75g。水煎服。（《台湾药用植物志》）
4. 腰痛　黄花稔根 30~45g，乌贼干 2 只。酌加酒、水各半炖服。（《福建民间草药》）
5. 疮疡　四米草头 75g，青壳鸡蛋服。（《台湾药用植物志》）
6. 外痔核肿痛　白索子全草 30g，金针菜根、山芙蓉根各 20g。水煎服。（《台湾药用植物志》）

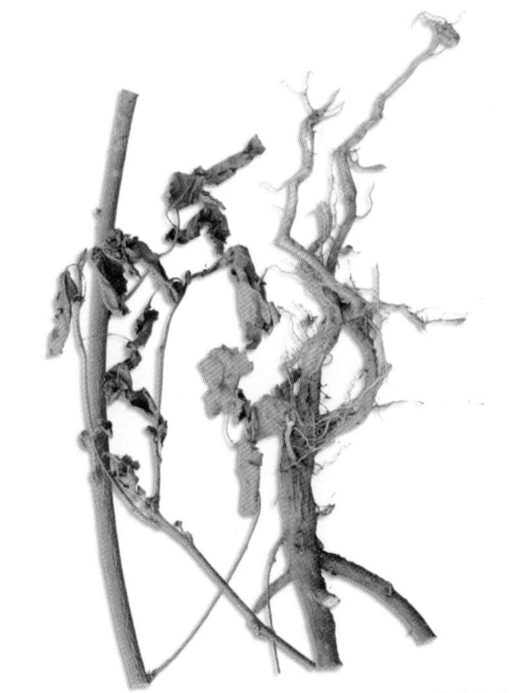

黄花稔药材

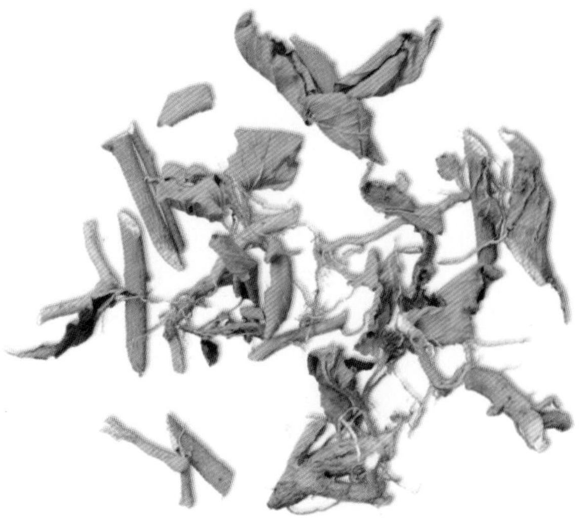

黄花稔饮片

【参考文献】

[1] 国家中医药管理局《中华本草》编委会．中华本草．上海：上海科学技术出版社，1999：4376.

[2] 潘麟士．福建中医药，1963，8（3）：119.

Huang yao zi

黄药子

Dioscoreae Bulbiferae Rhizoma

[英]Airpotato Yam Rhizome

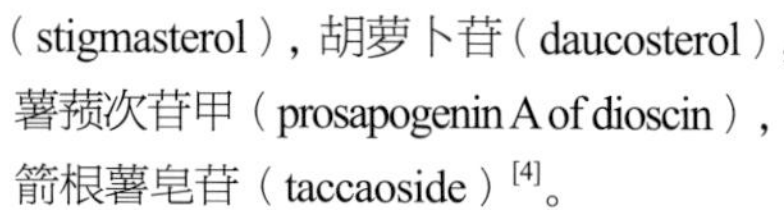

【别名】黄药根、苦药子、三慈姑、金钱吊蛤蟆、红药子、黄药、黄独。

【来源】为薯蓣科植物黄独 *Dioscorea bulbifera* L. 的块茎。

【植物形态】多年生缠绕草质藤本。块茎卵圆形至长圆形，表面密生多数细长须根。茎圆柱形。单叶互生，叶片宽卵状心形或卵状心形，长 5~26cm，宽 2~26cm，先端尾状渐尖，全缘或微波状；叶腋内紫褐色的球形或卵圆形珠芽，外有圆形斑点。花单性，雌雄异株；雄花序穗状下垂，雄花基部有卵形苞片 2 枚；花被片披针形，新鲜时紫色；雄蕊 6；雌花序与雄花序相似，常 2 至数个丛生叶腋，退化雄蕊 6。蒴果反折下垂，三棱状长圆形，成熟时淡黄色，表面密生紫色小斑点。种子深褐色，扁卵形，种翅栗褐色。

【分布】广西主要分布于上林、南宁、龙州、靖西、田林、隆林、罗城、资源、全州、岑溪、玉林等地。

【采集加工】挖出后，洗净泥土，略去毛须，切成片，晒干或烘干即可。

【药材性状】多为横切厚片圆形或近圆形，直径 2.5~7cm，厚 0.5~1.5cm。表面棕黑色，皱缩，有众多白色。点状凸起的须根痕，或有弯曲残留的细根，栓皮易剥落；切面黄白色至黄棕色，平坦或凹凸不平。断面颗粒状，并散有橙黄色麻点。气微、味苦。

【品质评价】以片大、外皮棕黑、断面黄白色者为佳。

【化学成分】本品含黄酮类（flavone），甾类化合物（steroid），二萜内酯类（diterpene lactone），糖及苷衍生物，酚类（phenols），有机酸化合物（organic acid），生物碱（alkaloid）等成分。

黄酮类有山柰酚 -3-*O*-*β*-D- 吡喃半乳糖苷（kaempferol-3-*O*-*β*-D-galactopyranoside），3,5,3′- 三甲氧基槲皮素（3,5,3′-trimethoxyquercetin），（+）- 表儿茶素 [（+）-*epi*-catechin][1]，（+）- 儿茶素 [（+）-catechin]，3,5- 二甲氧基山柰酚（3,5-dimethoxykaempferol），山核桃素（caryatin），山柰酚 -3-*O*-*β*-D- 吡喃葡萄糖苷（kaempferol-3-*O*-*β*-D-glucopyranoside），山柰酚（kaempferol）[2]，杨梅树皮素（myricetin），金丝桃苷（hyperoside），杨梅树皮素 -3-*O*-*β*-D- 吡喃半乳糖苷（myricetin-3-*O*-*β*-D-galactopyranoside），杨梅树皮素 -3-*O*-*β*-D- 吡喃葡萄糖苷（myricetin-3-*O*-*β*-D-glucopyranoside）[3]。

甾类成分有薯蓣皂苷元（diosgenin），*β*- 谷甾醇（*β*-sitosterol），豆甾醇（stigmasterol），胡萝卜苷（daucosterol），薯蓣次苷甲（prosapogenin A of dioscin），箭根薯皂苷（taccaoside）[4]。

二萜内酯类包括 3*α*- 羟基 -13*β*- 呋喃 -11- 酮 - 阿派 -8- 烯 -（20,6）- 内酯 [3*α*-hydroxy-13*β*-furan-11-keto- apian-8-en-（20,6）-olide]，13*β*- 呋喃 -11- 酮 - 阿派 -3（4）,8- 二烯 -（20,6）- 内酯 [13*β*-furan-11-keto-apian-3（4）,8-dien-（20,6）-olide]，7*α*- 甲氧基 -13*β*- 呋喃 -11- 酮 - 阿派 -3（4）,8- 二烯 -（20,6）- 酯 [7*α*-methoxy-13*β* -furan-11-keto-apian-3（4）,8-dien-（20,6）-olide[5]，新黄独素（neodiosbulbin）[6]，黄药子素（diosbulbin）A-H，8- 表黄药子素 -*E*- 乙酸酯（8-*epi*-diosbulbin-*E*-acetate）[7]。糖及糖苷衍生物有 D- 山梨糖醇（D-sorbitol）[7]，甲基 -*O*-*α*-D- 呋喃果糖苷（methyl-*O*-*α*-D-fructofurano side），丁基 -*O*-*α*-D- 呋喃果糖苷（butyl-*O*-*α*-D-fructofuranoside），乙基 -*O*-*β*-D- 吡喃果糖苷（ethyl-*O*-*β*-D-fructopyranoside），丁基 -*O*-*β*-D- 吡喃果糖苷（butyl-*O*-*β*-D-fructopyranoside），苄基 -*O*-*β*-D- 吡喃葡萄糖苷（benzyl-*O*-*β*-D-glucopyranoside），2-（4- 甲氧基苯基）乙基 -*O*-*β*-D- 吡喃葡萄糖苷 [2-（4-methoxyphenyl）ethyl-*O*-*β*-D-glucopyranoside]，3- 苯基 -2- 烯丙醇基 -*O*-*β*-D- 吡喃葡萄糖苷（3-phenyl-2-propenol-*O*- *β*-D-glucopyranoside）等[8]。

酚类、有机酸化合物有 2,4,6,7- 四羟基 -9,10- 二氢菲（2,4,6,7-tetrahydroxy-9,10-dihydro phenanthrene），2,4,5,6- 四羟基菲（2,4,5,6-tetrahydroxy phenantyhrene），4- 羟基 -（2- 反 -3′,7′- 二甲基 -2′,6′- 辛二烯基）-6- 甲氧基苯乙酮 [4-hydroxy-（2-*trans*-3′,7′-dimethylocta-2′,6′-dienyl）-6-methoxyacetophenone]，4,6- 二羟基 -2-*O*-（4′- 羟丁基）苯乙酮 [4,

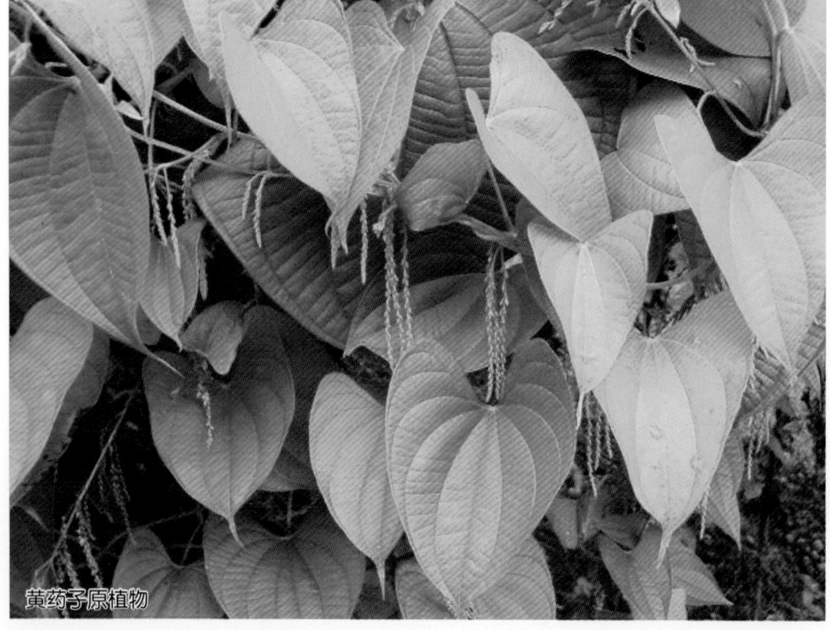
黄药子原植物

6-dihydroxy-2-*O*-（4′-hydroxybutyl）acetophenone][7]，香草酸（vanillic acid），
异香草酸（*iso*-vanillic acid）[1]，3,4-二羟基苯甲酸（3,4-dihydroxybenzoic acid）[3]，硬脂酸（stearic acid）[9]。

生物碱成分有二氢薯蓣碱（dihydrodioscorine）。另外还含有蔗糖，淀粉，鞣质等[7]。

【药理作用】

1. 抗菌、抗病毒　黄药子水浸剂（1∶3）在其 20%~40% 浓度内对黄色毛癣菌、同心性毛癣菌、许兰黄癣菌、奥杜盎小芽胞癣菌、铁锈色小芽胞癣菌、羊毛状小芽胞癣菌、石膏样小芽胞癣菌、腹股沟表皮癣菌、红色表皮癣菌、星形奴卡菌等皮肤真菌均有不同程度的抑制作用[10]。分离出的生物碱二氢薯蓣碱在 0.1% 浓度时能抑制多种使植物致病的真菌生长[11]。黄独醇浸膏在 0.017~0.034 mg/ml 时不仅能杀灭 DNA 病毒，还能抑制 RNA 病毒的转录，灭活病毒后的细胞或药物对照细胞仍旧能够继续分裂传代，说明黄独无毒而有效，但黄独水浸剂对各种类型的病毒均无抑制作用[12]。黄药子水煎液对金黄色葡萄球菌、大肠杆菌、白色念珠菌的抑制作用较好，黄药子有机溶剂提取液的抑菌作用优于水煎液[13]。

2. 抗甲状腺肿　黄药子以 2%~5% 的量混入饲料中喂饲则对缺碘饲料所致甲状腺肿大鼠有治疗作用，对 0.1% 硫氰酸钾所致轻度甲状腺肿有效。黄药子的抗甲状腺肿作用可能是其含碘较多所致，每 1kg 黄药子含碘达 14.3mg[14]。

3. 对心脏的作用　20% 黄药子水煎剂或醇浸物水液用 1∶500 浓度 0.1ml 时可使离体蛙心收缩减弱、心跳减慢，心室及心房扩张。用其 1∶50 浓度 0.1ml 时，可使离体蛙心立刻被抑制，心室停止跳动，心房和静脉窦仍然跳动，但在 15min 内停止活动于舒张状态。20% 黄药子水煎剂或醇浸物水液由皮下注射或静脉注射给药，可使在位蛙心收缩减弱、心跳减慢、心室及心房扩张，处于舒张而收缩不全状态。当静脉醇浸物水液达 1ml 时，心室收缩立即减弱，并在 27min 内停止跳动。可以认为黄药子有直接抑制心肌作用，醇浸物水液的抑制作用较水煎剂强[15]。

4. 对平滑肌作用　20% 黄药子水煎剂或醇浸物水液 2ml，对家兔离体肠平滑肌有抑制作用，对家兔及豚鼠离体未孕子宫有兴奋作用，可出现节律性收缩与强直性收缩[15]。

5. 抗肿瘤　黄独醇提取物在 50mg/kg、100mg/kg 剂量下对小鼠肝癌 H22 的抑瘤率分别为 19. 5% 和 36.3%。对小鼠肉瘤 S180 的抑瘤率分别为 24. 3% 和 31. 6%。用黄独乙醇浸膏治疗小鼠腹水瘤，能够延长小鼠的生存天数，当剂量为 100mg/kg 时，可使小鼠的生命延长率达到 74.1%[9]。黄药子素 A、B、C 以及薯蓣皂苷等均具有抗肿瘤作用，尤其对甲状腺肿瘤有独特的疗效。黄独油对小鼠子宫颈癌 U14、615 小鼠白血病均有一定的抑制作用[12, 16, 17]。黄独石油醚提取物、乙醚提取物、乙醇提取物、水提取物均能抑制荷瘤小鼠的肿瘤生长，延长存活期，其中石油醚及乙醚提取物效果最显著。在体外抑瘤实验中，乙醚提取物对肝癌等六种肿瘤的抑制率与其他三种提取物相比有显著差异，水提取物分别对膀胱癌、肺巨细胞癌的肿瘤抑制率与其他三种成分相比有显著差异。提示黄药子不同提取物抑瘤效果不同，临床上用黄药子治疗不同肿瘤时，应选择不同的提取方法[18]。50mg/kg 黄药子醇提物对肉瘤 S180 有一定的抑制作用，能降低小鼠平均瘤重[19]。黄药子配伍当归后可能通过降低 P-糖蛋白的表达来增加黄药子的抗肿瘤作用[20]，其石油醚提取物具有抗肿瘤活性，且抗肿瘤作用与直接的细胞作用有关[21]。

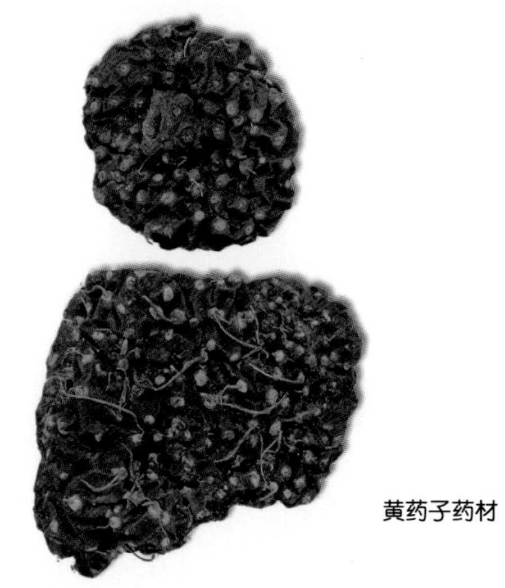

黄药子药材

6. 抗炎　黄独甲醇总提取物对二甲苯所致的小鼠耳郭炎症、蛋清和角叉菜胶所致的大鼠足趾肿胀和大鼠棉球肉芽肿有抑制作用，且抗炎效果存在着一定量效关系。黄独乙素为抗炎的活性成分之一[9, 22]。

7. 降血糖　从黄药子和其他薯蓣科植物中分离得到一种多糖，有降低小鼠血糖作用[14]。

8. 毒理　小鼠灌服 200% 黄药子水煎剂半数致死量为 79.98g（生药）/kg。小鼠灌服黄药子水煎剂 19.9g（生药）/kg，连续 14 天或 21 天，病理切片观察可见肝组织受损[23, 24]，其机理可能与诱导 P450 酶系 CYP1A2 和 CYP2E1 mRNA 的表达有关，当归配伍黄药子后抑制 mRNA 表达拮抗肝中毒[25]。肾组织仅在大剂量连服 21 天时出现一定程度的损害[24]。

【临床研究】

恶性肿瘤　治疗组采用黄药子提取物（黄药子不同溶剂提取物 30ml+5% GS 500ml）静脉滴注，每日 1 次（每周可停药 1 日）。对照组采用黄药子传统水提物治疗，每日 1 次。2 组疗程 1 个月，1 个疗程用药不少于 26 次，治疗过程中不使用其他抗癌药物，但可在必要时给予短时间的对症或支持治疗。结果：治疗组总有效率为 56.7%，对照组为 16.1%，具有差异（$P<0.05$）；治疗组不良反应发生率为 1.7%，对照组为 32.2%，具有显著性差异（$P<0.01$）[26]。

【性味归经】味苦，性凉；有小毒。归肺、肝经。

【功效主治】清热解毒，散结消瘿，凉血止血。主治百日咳，肺热咳喘，吐血，衄血，咯血，痈疮肿毒，肿瘤，瘿瘤，喉痹，毒蛇咬伤。

【用法用量】内服：煎汤，3~9g；或浸酒；研末 1~2g。外用适量，鲜品捣敷；或研末调敷；或磨汁涂。

【使用注意】内服剂量不宜过大，肝功能不全者慎用。

【经验方】

1.斑痘疮入眼　黄药一两，木香一两，川大黄三两（锉）。上件药，捣细罗为散。每日好浆水调为膏，摊生绢上。贴眼睑上下，不得入眼，干即易之。（《太平圣惠方》黄药散）

2.发背痈疽脓尽，四面皮粘，恐再有脓毒攻起　黄药子、白药子各一两，赤小豆一合。上三味为末，水调敷。(《刘涓子鬼遗方》通毒散）

3.扭伤　黄独根、七叶一枝花（均鲜用）各等量。捣烂外敷。（《江西草药》）

4.毒蛇咬伤　①黄药子9g，天葵根、生南星各3g。捣绒敷伤口。(《贵州草药》)②黄药子180g，七叶一枝花、八角莲各18g。研细粉或细粉压片。每服6~9g，每天3~6次，一般用米汤送服。胃肠出血者，温开水送服。（《浙江药用植物志》）

5.鼻衄不止　黄药子为末，每服二钱匕，煎阿胶汤下。良久以新水调面一匙头服之。（《简要济众方》）

6.舌上出血不止　黄药子一两，青黛一分。上为细末，每服一钱匕，食前新汲水调下，日二服。(《奇效良方》圣金散）

7.舌肿及重舌　黄药、甘草（炙，锉）各一两。上二味，粗捣筛。每服三钱匕，以水一盏，煎至七分，去滓，食后温服。（《圣济总录》黄药汤）

8.咯血　黄药、汉防己各一两。为末，每服一钱匕，水一盏，小麦二十粒，同煎，食前温服。（《经验方》）

9.咳嗽气喘　黄独块茎、胡颓子叶各9g，甘蔗节2个。水煎服。（《浙江民间常用草药》）

10.热毒，毒气攻咽喉肿痛　黄药一两，地龙一两（微炙），马牙消半两。上药捣细罗为散，以蜜水调下一钱。（《太平圣惠方》）

11.缠喉风，颐颔肿及胸膈有痰，汤水不下者　黄药子一两。为细末，每服一钱，白汤下。吐出顽痰。（《扁鹊心书》黄药子散）

12.直肠癌，贲门癌，食管下段癌　黄药子500g。切片，浸入1500ml白酒中，石膏封口，用糠米头煨2h，取出放入冷水中，浸7天后过滤。每吸取小量。以口头保持有酒味为度，每日50~100ml(《抗癌本草》引《常用中药类辨》)

13.腹泻　黄药子研末，每次3g，开水吞服。（《贵州草药》）

14.瘿气　①黄药子一斤。浸洗净，酒一斗浸之，每日早晚常服一盏，忌一切毒物及不得喜怒。(《斗门方》)②海藻(酒洗)一两，黄药子二两(万州者佳)。上为末，置掌中时时以舌舐之，以津咽下，治三分之二止药。先须断厚味，戒酒色。（《证治准绳》海药散）

15.瘰疬　黄独鲜块茎60~90g，鸭蛋1枚。水煎，调些酒服。（《福建中草药》）

16.睾丸炎　黄独根9~15g，猪瘦肉120g。水炖，服汤食肉，每日1剂。（《江西草药》）

17.小儿咽喉肿痛　苦药子、白僵蚕各等份。上二味，捣为细散，每服半钱匕，白矾水调下，量儿大小加减。（《圣济总录》苦药子散）

18.小儿疝气　黄独根30g，三叶木通（果实）、荔核各15g，车前子9g。水煎服。（《湖南药物志》）

【参考文献】

[1] 高慧媛，隋安丽，陈艺虹，等．中药黄独的化学成分．沈阳药科大学学报，2003，20（3）：178.

[2] 黄开毅，张冬松，高慧媛，等．黄独的化学成分．沈阳药科大学学报，2007，24（3）：145.

[3] 高慧媛，吴立军，尹凯，等．中药黄独的化学成分研究．沈阳药科大学学报，2001，18（6）：414.

[4] 李石生，邓京振，赵守训．黄独块茎的甾体类成分．植物资源与环境，1999，8（2）：61.

[5] Zheng S, Guo Zhen, ST, et al.Three newapianen lactones from Dioscorea bulbifera L.Indian Journal of Chemistry,Section B:Organic Chemistry Including Medicinal Chemistry, 2003, 42B（4）:946.

[6] 傅宏征，林文翰，高志宇，等.2DNMR研究新呋喃二萜类化合物的结构．波谱学杂志，2002，19（1）：49.

[7] 国家中医药管理局《中华本草》编委会．中华本草．上海：上海科学技术出版社，1999：7278.

[8] Hui YG,Li JW.Masanori K Seven glycosides from Dioscore bulbifera L.Natural Medicines,2003,57（5）:200.

[9] 谭兴起，阮金兰，陈海生，等．黄药子抗炎活性成分的研究．第二军医大学学报，2003，24（6）：677.

[10] 曹仁烈．中华皮肤科杂志，1957，（4）：286.

[11] AddeyeA,et al.CA,1990, 112:33221g.

[12] 马祥荣．黄药子酒治疗甲状腺腺瘤48例．浙江中医杂志，1996，（9）：396.

[13] 胡俊峰，马永德，宋跃．黄药子水煎液体外抗细菌作用的初步研究．黑龙江医药，2007，20（1）：13.

[14] 生理教研组内分泌研究组，山东医学院学报，1961，（1）：11.

[15] 药理教研组，山东医学院学报，1959，（3）：87.

[16] Komori T.Glycosides from Dioscorea bulbifera[J]. Toxicon,1997, 35（10）:1531.

[17] 唐迎雪．黄药子古今临床应用研究．中国中药杂志，1995，20（7）：435.

[18] 李建恒，张杏红，迟洪华．黄药子不同方法提取物的抗肿瘤作用研究．河北职工医学院学报，2000，17（2）：5.

[19] 陈晓莉，吴少华，赵建斌．黄药子醇提物对小鼠移植瘤的抑瘤作用．第四军医大学学报，1998，19（3）：354.

[20] 索晴，崔立然，刘树民，等．黄药子及配伍当归后含药血清抗肿瘤作用的研究．中国中医药科技，2008，15（2）：113.

[21] 喻泽兰，刘欣荣，Michael McCulloch，等．黄药子抗肿瘤活性组分筛选及作用分析．中国中药杂志， 2004，29（6）：563.

[22] 李万，阮金兰，黄玉斌．黄独抗炎作用的实验研究．实用医药杂志，1996，9（4）：20.

[23] Hiroehi H,et al, C A,1986,105:120732y.

[24] 宋崇顺．中药通报，1983，8（4）：34.

[25] 刘树民，张琳，李颖，等．黄药子与当归配伍对大鼠肝脏CYP1A2、CYP2E1基因mRNA表达的影响．中药药理与临床，2006，22（3）：97.

[26] 李建恒，潘颖，于炳旗．黄独不同溶剂提取物治疗恶性肿瘤临床疗效对比研究．基础医学，2002，19（4）：1.

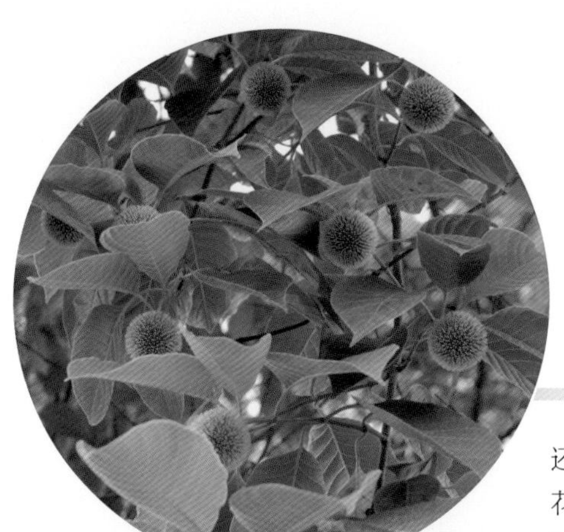

Huang liang mu

黄梁木

Anthocephali Chinensis Folium seu Cortex

[英]Chinese Anthocephalus Leaf or Bark

【别名】大叶黄梁木、大叶团花。

【来源】为茜草科植物大叶黄梁木 Anthocephalus chinensis （Lam）Rich ex Walp. 的树皮、叶。

【植物形态】多年生大乔木。树皮褐色，粗糙；枝平展，幼时稍扁，褐色，而后灰色。叶对生；叶柄长粗壮；托叶大，披针形，生于叶柄间，早落；叶片椭圆形或长圆状椭圆形，长 15~25cm，宽 7~12cm，先端短尖，基部圆或阔尖，上面光亮，下面无毛或被密短的柔毛，革质。头状花序顶生，单个，球形；苞片托叶状，无小苞片；花小，黄色；花萼 5 裂，萼筒光滑；花冠漏斗状，5 裂，裂片披针形，背面有棱；雄蕊 5，花丝短；子房下位，柱头纺锤形。果球形，成熟时黄绿色。种子多数，有棱，种皮粗糙。

【分布】广西全区均有栽培。

【采集加工】树皮全年均可采剥，洗净，鲜用或晒干。叶夏、秋季采摘，鲜用。

【药材性状】呈卷筒状或双卷筒状，厚 1~2 cm，外表面黄白色，易剥落，有细纵纹，刮去粗皮后现墨绿色；内表面黄白色，有细密纵纹；断面黄白色，纤维性。气微，味清香。

叶纸质，多皱折，完整者展开呈长椭圆形，长 15~25cm，宽 7~12cm，先端渐尖，基部钝圆，全缘，上表面黄褐色至黄棕色，密被浅黄色绒毛，下表面无毛。叶脆，易破碎。气微，味清香。

【品质评价】以树皮黄白、纤维性强者为佳；叶大、身干、色黄者为佳。

【化学成分】本品树皮含生物碱卡丹宾（cadambine），3*α*- 二氢卡丹宾（3*α*-dihydrocadambine），3*β*- 二氢卡丹宾（3*β*-dihydrocadambine），3*β*- 异二氢卡丹宾（3*β*-*iso*-dihydrocadam bine）及四氢 -*β*- 咔啉（tetrahydro-*β*-carboline），还含以齐墩果酸（oleanolic acid）及团花酸（cadambagenic acid）为苷元的皂苷 [1]。

本品叶中含生物碱卡丹宾（cadam bine），金鸡宁（cinchonine）及二氢金鸡宁（dihydrocinchonine）[1]。

【性味归经】味苦，性寒。归心、肺经。

【功效主治】清热。主治高热不退，头晕，头痛，失眠，神经性皮炎，牛皮癣。

【用法用量】内服：煎汤，10~15g；或泡茶。外用适量，鲜叶捣敷。

【使用注意】脾胃虚寒者慎服。

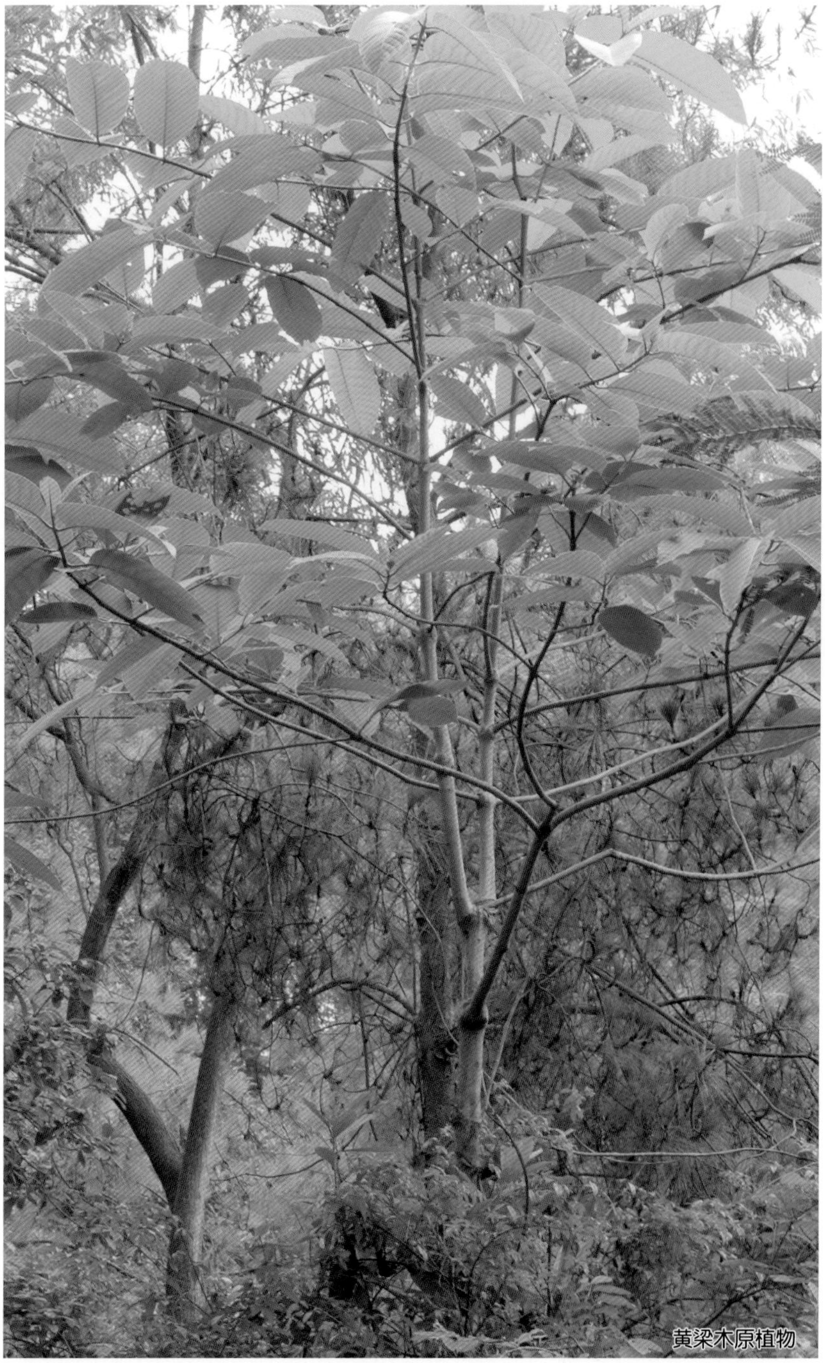

黄梁木原植物

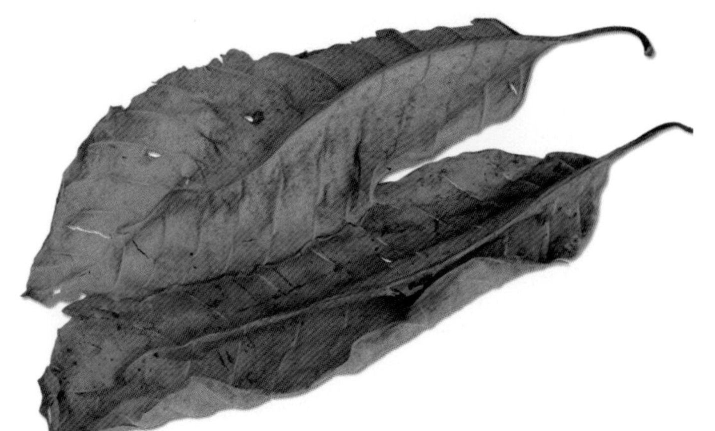

黄梁木叶药材

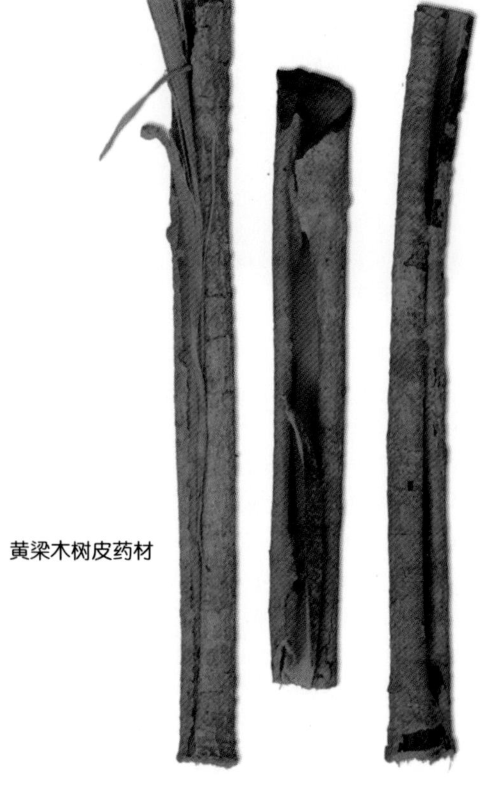

黄梁木树皮药材

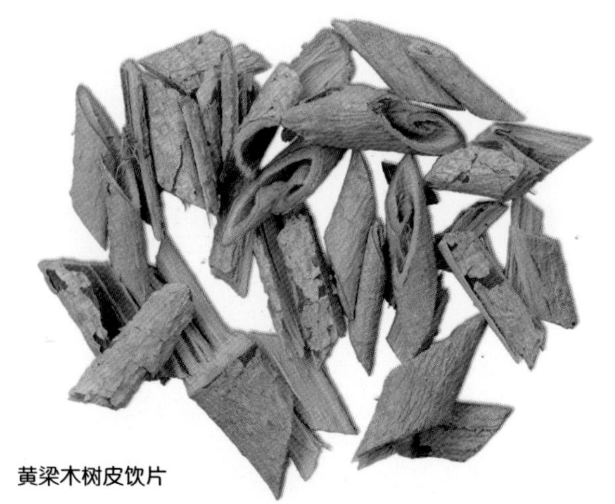

黄梁木树皮饮片

【参考文献】

[1] 国家中医药管理局《中华本草》编委会 . 中华本草 . 上海：上海科学技术出版社，1999：5744.

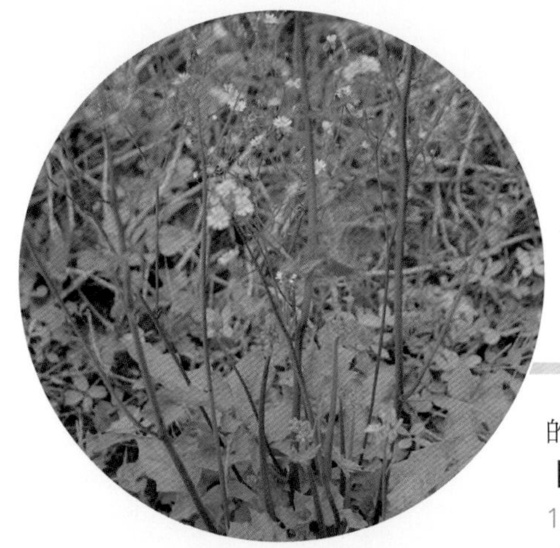

Huang an cai

黄鹌菜

Youngiae Japonicae Herba

[英]Japanese Youngia Herb

【别名】黄瓜菜、黄花菜、山芥菜、土芥菜、野芥菜、野芥兰、芥菜仔、土公英。

【来源】为菊科植物黄鹌菜 *Youngia japonica*（L.）DC. 的全草。

【植物形态】一年生或二年生草本。植物体有乳汁，须根肥嫩，白色。茎直立，由基部抽出一至数枝。基生叶丛生，倒披针形，琴状或羽状半裂，长 8~14cm，宽 1~3cm，顶裂片较侧裂片稍大，侧裂片向下渐小，有深波状齿，无毛或被细软毛，叶柄具翅或有不明显的翅；茎生叶互生，少数，通常 1~2 片，少有 3~5 片，叶形同基生叶，等样分裂或不裂，小或较小；上部叶小，线形，苞片状；叶质薄，上面被细柔毛，下面被密细绒毛。头状花序小而窄，具长梗，排列成聚伞状圆锥花丛；总苞无毛，外层苞片 5，三角形或卵形，内层苞片 8，披针形，舌状花黄色，花冠先端具 5 齿，管具细短软毛。瘦果红棕色或褐色，稍扁平，具粗细不匀的纵棱 11~13 条；冠毛白色，和瘦果近等长。

【分布】广西全区均有分布。

【采集加工】全年均可采收，洗净，切段，晒干。

【药材性状】根为须根，黄白色。茎基部多分枝。叶皱缩，基生叶展平后呈倒披针形，琴状或羽状深裂，顶裂片较侧裂片稍大，有深波状齿；茎生叶互生，少数，叶质薄，上面被细柔毛，下面被细密绒毛。头状花序小而窄，具长梗，排成圆锥状。气微，味淡。

【品质评价】以干燥、色绿、叶多者为佳。

【化学成分】本品全草含正二十二烷醇（*n*-docosanol），二十二烷酸（docosanoic acid），蒲公英甾醇乙酸酯（taraxasterol acetate），*β*-胡萝卜苷（*β*-daucosterol），芹菜素（pelargidenon），*β*-谷甾醇（*β*-sitosterol），豆甾醇（stigmasterol）的混合物[1]。

【药理作用】

1. 抗病毒　将呼吸道合胞病毒和人肝癌细胞株 Hep-2 共同培养，黄鹌菜乙醇提取液的有效成分（单宁）对该病毒敏感，但对流感病毒 FluA 和 I 型单纯疱疹病毒则不敏感[2, 3]。

2. 细胞毒　黄鹌菜水提物对人癌细胞株 HL60、K562 和小鼠癌细胞株 S180 敏感[2]。

3. 抗氧化　黄鹌菜的乙醇提取物有效地抑制大鼠心、肝、肾匀浆自发性脂质过氧化、H_2O_2 诱发的肝匀浆脂质过氧化反应和 H_2O_2 所致红细胞溶血，能直接清除由 Fe^{2+}、·H_2O_2 所产生的羟自由基[4]。黄鹌菜的总黄酮提取物能清除由 Fenton 体系产生的羟自由基[5]。

【性味归经】味甘、微苦，性凉。归肺、脾、肝、肾经。

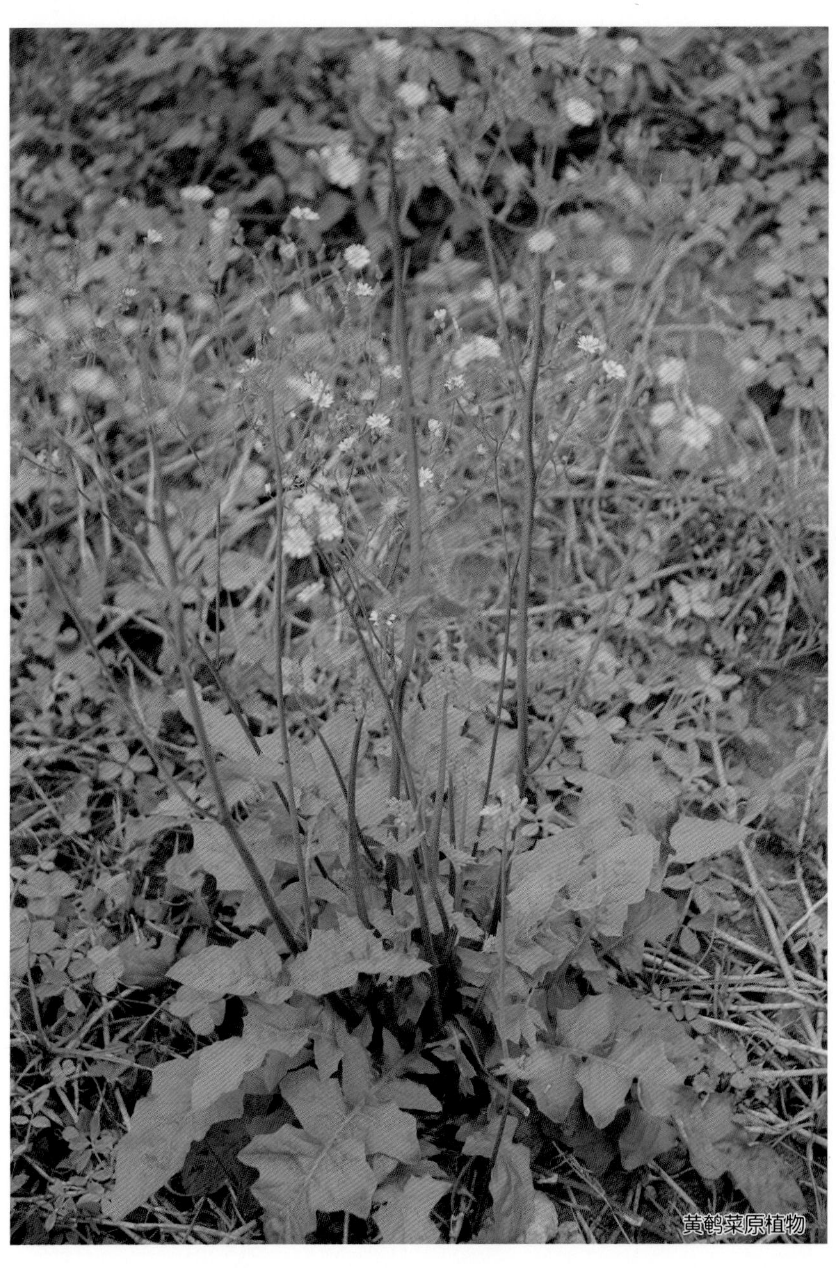

黄鹌菜原植物

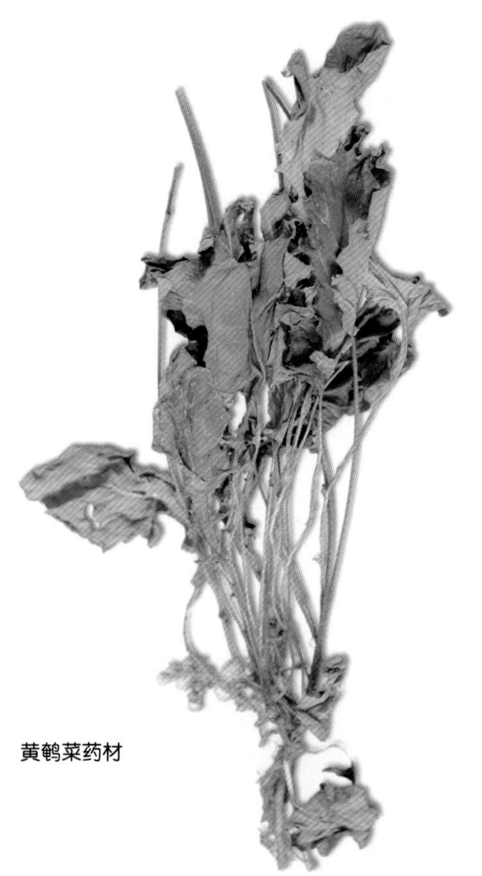
黄鹌菜药材

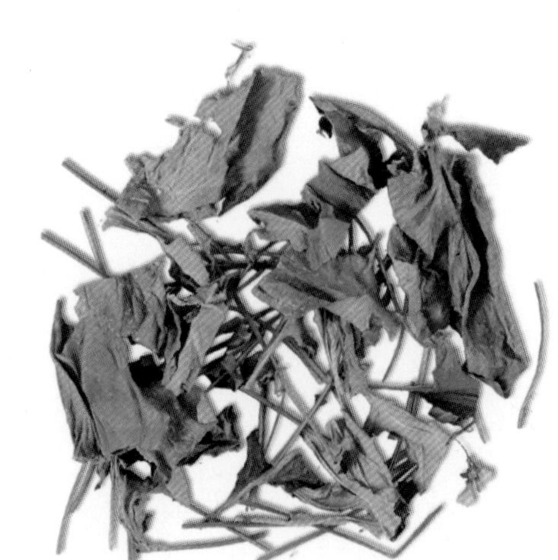
黄鹌菜饮片

【功效主治】清热解毒，利尿消肿。主治感冒，咽痛，眼结膜炎，乳痈，疮疖肿毒，毒蛇咬伤，痢疾，肝硬化腹水，急性肾炎，淋浊，血尿，白带，风湿性关节炎，跌打损伤。

【用法用量】内服：煎汤，9~15g，鲜品30~60g。外用适量，鲜品捣敷；或捣汁含漱。

【使用注意】阴疮证不宜用。

【经验方】

1. 咽喉炎　①鲜黄鹌菜。洗净，捣汁，加醋适量含漱（治疗期间忌食油腻食物）。（福建晋江《中草药手册》）②鲜黄鹌菜30g。捣烂取汁调蜜服。（《福建药物志》）
2. 指头疔，带状疱疹　（黄鹌菜）鲜草捣烂。连渣涂敷。（《食物中药与便方》）
3. 乳腺炎　鲜黄鹌菜30~60g。水煎，酌加酒服，渣捣烂加热外敷患处。（福建晋江《中草药手册》）
4. 急性肾炎　鲜黄鹌菜2~3株。烤干研末，和鸡蛋炒食。（《福建药物志》）
5. 痢疾　（黄鹌菜）鲜全草60g。捣烂绞汁冲蜜糖服。（《广西本草选编》）
6. 跌打损伤　（黄鹌菜）鲜全草30g（干品15g）。加酒水各半，适量，煎，去渣，每日分2次服。（《食物中药与便方》）
7. 鹅口疮　鲜黄鹌菜根6~7个。用二次淘米水洗，捣烂取汁调蜜服。（《福建药物志》）

【参考文献】

[1] 谢青兰，管棣，张媛媛，等. 黄鹌菜化学成分的研究. 时珍国医国药，2006，17（12）：2451.

[2] Ooi LS,Wang H,Luk CW,et al.Anticancer and antiviral activities of Youngia japonica （L.） DC （Asteraceae，Compositae）. J Ethnopharmacol. 2004,94（1）:117.

[3] Ooi LS,Wang H,Luk CW,et al. Antiviral activities of purified compounds from Youngia japonica （L.） DC （Asteraceae，Compositae）. J Ethnopharmacol. 2006,106（2）:187.

[4] 管棣，谢青兰，杨喆，等. 黄鹌菜的抗氧化作用研究. 中药材，2007，30（8）：1002.

[5] 廖保宁，张婧萱，黄锁义. 黄鹌菜中总黄酮的提取及对羟自由基的清除作用. 微量元素与健康研究，2006，23（6）：50.

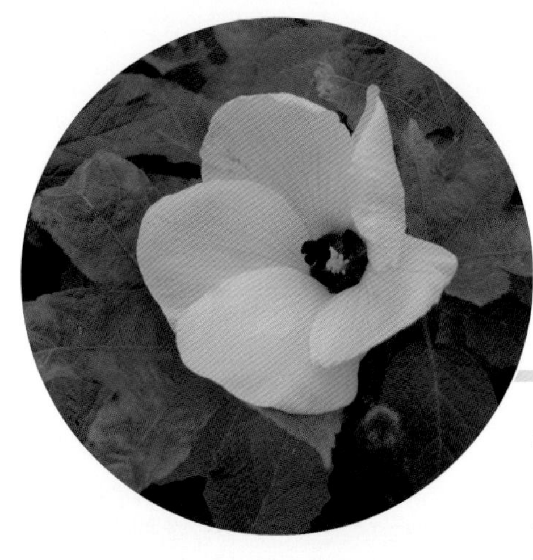

Huang shu kui

黄蜀葵

Abelmoschi Manihot Radix et Folium

[英]Sunset Abelmoschus Root and Leaf

【别名】假芙蓉、白背木、黄花马宁、秋葵、豹子眼睛花、霸天伞、棉花蒿。

【来源】为锦葵科植物长毛黄葵 *Abelmoschus crinitus* Wall. 的根、叶。

【植物形态】多年生草本。全株被黄色长硬毛，叶互生；叶柄密被黄色长硬毛；托叶线形，密被黄色长硬毛；茎下部的叶圆形，具5浅裂；茎中部的叶心形，具粗齿；茎上部的叶箭形；两面均密被长硬毛，沿脉上疏被长刚毛或星状长刚毛。花顶生或腋生，3~9朵花排列成总状花序，花梗密被黄色长硬毛；小苞片15~20片，线形，密被黄色长硬毛；萼苞状，较长于小苞片，密被黄色长硬毛；花黄色；花柱分枝5，柱头扁平。蒴果近球形，密被黄色长硬毛。种子多数，肾形，具乳突状脉纹。

【分布】广西主要分布于防城、上林、马山、田东、那坡、隆林、乐业、东兰、全州、钟山、南丹等地。

【采集加工】秋、冬季采根，洗净，切片；夏、秋采收叶，晒干。

【药材性状】根长圆柱形，黄棕色，可见纵皱纹；上部具多数须根及大量须根痕，下部常分枝。叶黄绿色，为5~9掌状复叶，深裂；叶展平后，裂片长披针形，长可达到25cm，边缘有不规则粗锯齿，两面具黄色长硬毛。气微，味淡。

【品质评价】以干燥、无杂质者为佳。

【化学成分】本品含杨梅素 (myricetin)，大麻苷（cannabiscitrin），杨梅素-3-*O*-*β*-D-葡萄糖苷（myricetin-3-*O*-*β*-D-glucopyranoside），1-十六烷酸甘油酯（glycerolmonopalmitate），2,4-二羟基苯甲酸（2,4-dihydroxy benzoic acid），鸟苷（guanosine），腺苷（adenosine），顺丁烯二酸（maleic acid），正三十七烷酸（heptatriacontanoic acid），正三十烷醇（1-triacontanol），正二十四烷 (tetracosane)，*β*-谷甾醇 (*β*-sitosterol)[1]；棉皮素-3′-*O*-*β*葡萄糖苷（gossypetin-3′-*O*-*β*-glucoside），异槲皮苷（*iso*-quercitroside），金丝桃苷（hyperoside）和槲皮素-3′-葡萄糖苷（quercetin-3′-glucoside）[2]。

【药理作用】

1. 保护脑缺血损伤　用黄蜀葵总黄酮（TFA）160mg/kg、80mg/kg、40mg/kg、20mg/kg预处理可减少脑梗死面积并可降低血清中乳酸脱氢酶（LDH）活性、丙二醛（MDA）和前列腺素 E_2 含量，同时增加血清中一氧化氮合酶活性和一氧化氮（NO）含量[3]。50mg/kg、100mg/kg TFA可抑制急性不完全脑缺血的大鼠脑水肿的发生，改善脑组织病理学的改变[4]。TFA 30mg/kg、60mg/kg、120mg/kg可延长小鼠缺氧后的存活时间和提高脑缺血后小鼠的存

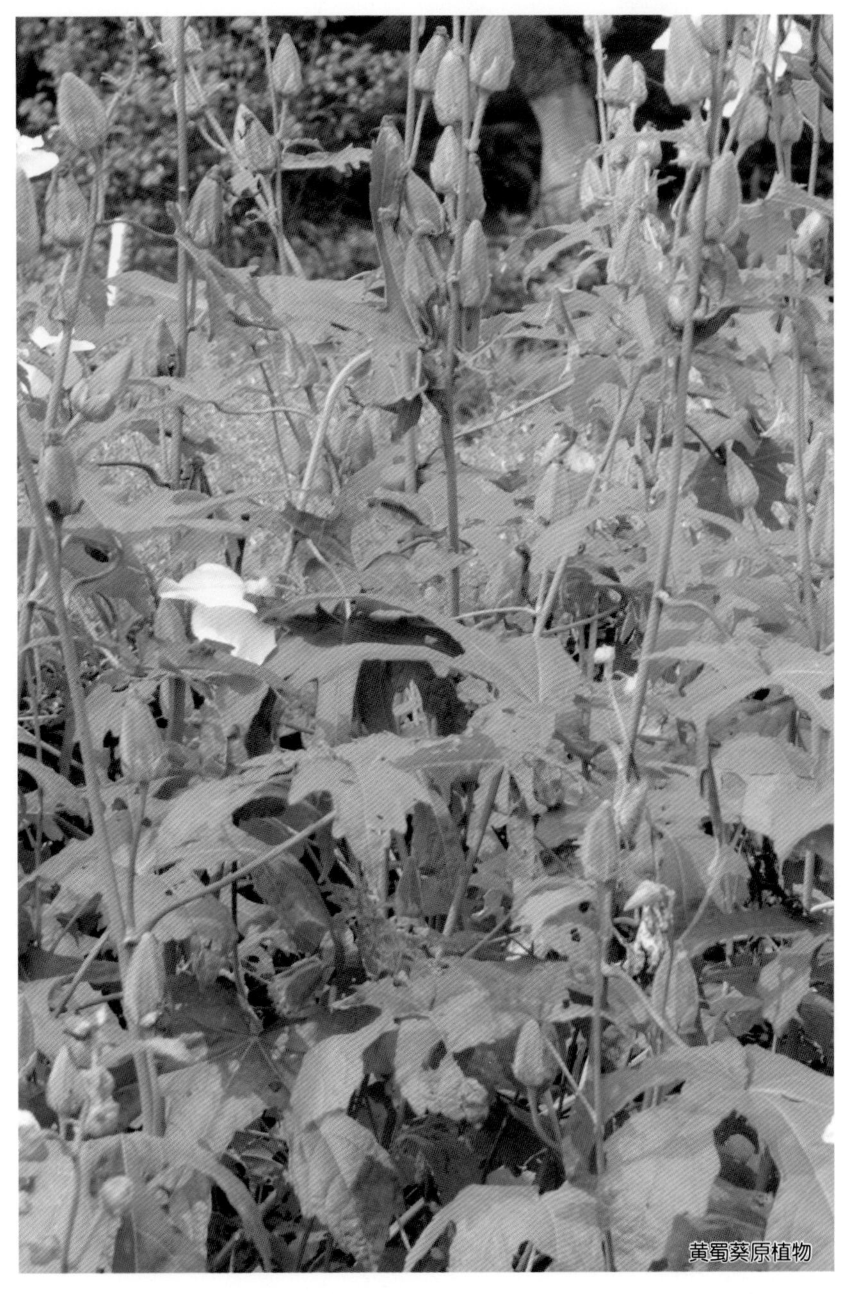

黄蜀葵原植物

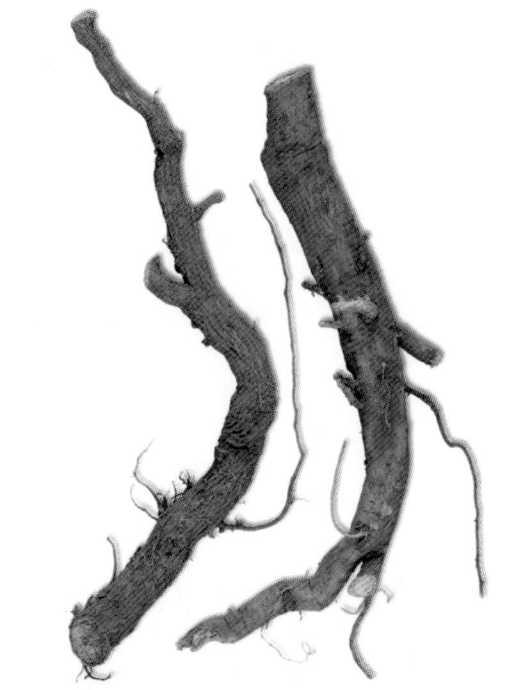
黄蜀葵药材

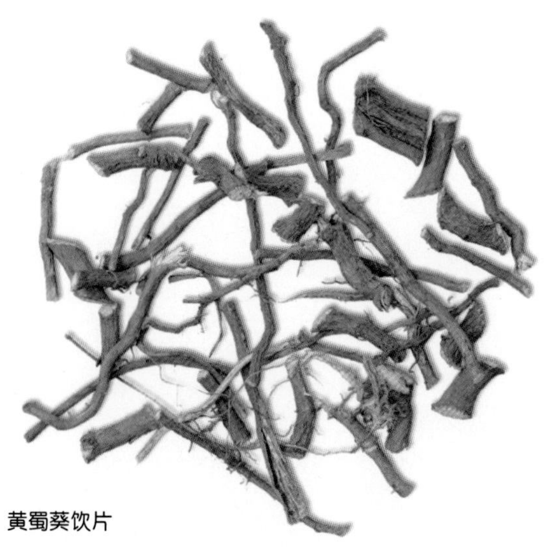
黄蜀葵饮片

活率及能抑制脑组织中 MDA。TFA 12mg/kg、24mg/kg、48mg/kg 抑制兔脑缺血再灌注损伤所致的脑电图、MDA、LDH 变化[5]。TFA 可降低大脑中动脉缺血（MCAO）大鼠脑梗死重量，25mg/kg、100mg/kg 可提高脑组织中 LDH 和 NO 含量[6]。此外，TFA 50mg/kg、100mg/kg 可改善 MCAO 大鼠脑细胞超微结构的变化，TFA 25mg/kg、50mg/kg、100mg/kg 能剂量依赖性地减少凋亡细胞的数目[7]。TFA 可增加中后抑郁（PSD）大鼠的水平与垂直运动得分。抑制 PSD 大鼠各切变率下全血黏度、血浆黏度的升高，提高红细胞的变形性，提高脑组织中超氧化物歧化酶（SOD）和谷胱甘肽过氧化物酶（GSH-Px）的活性，降低 MDA 含量[8]。

2. 保护心肌缺血损伤　TFA 不同程度减轻缺血再灌注损伤家兔心肌病理损伤的严重程度，降低血浆中 MDA 的含量，同时增强 SOD 和 GSH-Px 的活力，下调缺血心肌组织间黏附分子 -1mRNA 的表达[9]。此外发现 TFA 可改善皮下注射盐酸异丙肾上腺素所诱发小鼠 ECG Ⅱ导联异常的 ST 段和 T 波，抑制心肌含水量及心肌指数的升高，可延长气管夹闭后小鼠心电持续的时间[10]。

3. 保肝　灌胃给药 10 天，停药后第 6 天检测发现金丝桃苷对鸭乙肝病毒（DHBV）感染所致雏鸭肝损伤有较好的保护作用[11]。在人肝细胞 HepG2.2.15 模型中，金丝桃苷的半数毒性浓度 0.115g/L，最大无毒浓度是 0.05g/L。在最大无毒浓度时金丝桃苷在 HepG2.2.15 细胞对 HBeAg 和 HBsAg 在第 8 天的抑制率分别为 86.41%、82.27%。金丝桃苷 0.05g/kg 和 0.10g/kg 可降低鸭感染 DHBV 中 DHBV-DNA 的水平。0.10g/kg 抑制病毒血症峰值在第 10 天和第 13 天达 60.97% 和 69.78%[12]。

4. 修复口腔黏膜　TFA 能缩短感染性豚鼠口腔黏膜溃疡的愈合时间。TFA 对表皮葡萄球菌和金黄色葡萄球菌的最低抑菌浓度为 7.125 g/L，对白色念珠菌的抑菌浓度为 1.562~3.125g/L[13]。黄蜀葵花提取物对醋酸致伤和细菌感染建立兔口腔黏膜溃疡模型均有治疗作用[14]。此外，TFA 对体外单纯疱疹病毒Ⅰ型和单纯疱疹病毒Ⅱ型均有一定的抑制作用[15]。

5. 对人中性粒细胞活化及分泌 IL–8（白介素 –8）的影响　黄蜀葵花提取物对 LPS 诱导的人中性粒细胞分泌 IL-8 有抑制作用，能在一定程度上减少人中性粒细胞经 24h 培养后上清液中 IL-8 的含量，并在一定范围内与药物浓度呈正相关，当药物质量浓度为 10mg/L 时即有抑制作用[16]。

6. 改善肾功能　黄蜀葵花可降低阿霉素肾病大鼠红细胞膜及肾内髓组织匀浆的 ATP 酶活性，使钠排泄增加[17]。

【临床研究】

1. 肾炎　黄蜀葵制成粉剂（如生粉剂须焙熟）或汤剂（将黄蜀葵切碎，用开水浸泡或煮成具有黏性的水液），粉剂每次服一小匙（约 2.5g），汤剂每次 300ml 左右。急性者每日 3~4 次，慢性者每日 1~2 次。小孩用量不必减半，不忌盐食。结果：治疗 32 例，其中痊愈 25 例，另 7 例因缺药而未治愈。治愈时间短者 8 天，长者 3 个多月[18]。

2. 疖痈　将黄蜀葵叶或花晒干碾末过筛，加入本草药浸泡的水剂调和成软膏状；或将鲜叶或花加入适量的食盐捣烂成膏状。将膏涂于疮肿面，盖上青叶，加上薄敷料，胶布固定。一般每日换药 1~2 次或干后即换，如疮痈全身反应较重，可内服黄蜀葵粉剂或水剂，或其他抗菌药。结果：治疗 80 例，均获痊愈。疗程轻者 2~3 天，重者 8 天左右，一般者 4~6 天[18]。

3. 口腔黏膜溃疡　治疗组用复方硼酸溶液漱口，患处用黄蜀葵糊剂（黄蜀葵花醇浸膏为主）涂布，盖住溃疡面，嘱病人口含 15min 后吞咽，每日 3 次，用药后 3~5 天复诊观察。对照组用复方硼酸溶液漱口，患处吹敷锡类散，每日 5 次，用药后 3~5 天复诊观察。结果：治疗组 82 例，其中显效 31 例，有效 49 例，无效 2 例，总有效率为 97.6%；对照组36例，其中显效7例，有效21例，无效8例，总有效率为77.8%。治疗组与对照组总有效率比较有显著性差异（$P<0.01$）[19]。

【性味归经】味淡，性平。归脾、肺经。

【功效主治】健脾消食，解毒。主治胸腹胀满，消化不良，便秘，咽喉肿痛，肺热咳嗽，疮疖。

【用法用量】内服：煎汤，9~15g。

【使用注意】平素便溏者慎服。

【经验方】

1. 产褥热 黄蜀葵花茎及根30g，用鸡汤煎服或水煎取汁，煮鸡蛋2只，加甜酒少许服。（《草药手册》）
2. 气血虚 蜜炙黄蜀葵茎及根30g，星宿菜6g。用瘦猪肉煎汤服。（《草药手册》）

【参考文献】

[1] 赖先银，赵玉英，梁鸿．黄蜀葵花化学成分的研究．中国中药杂志，2006，31（19）：1597.

[2] 王先荣，周正华，杜安全．黄蜀葵花黄酮成分的研究．中国天然药物，2004，2（2）：91.

[3] 文继月，陈志武．黄蜀葵花总黄酮预处理对大鼠脑缺血再灌注性损伤的保护作用．安徽医科大学学报，2006，41（6）：667.

[4] 高杉，范丽，董六一．黄蜀葵总黄酮对大鼠急性不完全脑缺血损伤的保护作用．中国临床药理学与治疗学，2003，8（2）：167.

[5] 陈志武，郭岩．黄蜀葵总黄酮对全脑缺血损伤的保护作用．中国药理学通报，2002，18（6）：692.

[6] 陈志武，方明，江勤，等．黄蜀葵总黄酮对脑缺血损伤的保护作用．中国中医基础医学杂志，2002，8（6）：19.

[7] 高杉，范丽，董六一，等．黄蜀葵总黄酮对MCAO大鼠脑细胞凋亡的影响．中国药理学通报，2003，19（6）：704.

[8] 郝吉莉，周兰兰，司力，等．黄蜀葵总黄酮抗脑卒中后抑郁作用的研究．中国药房，2007，18（12）：855.

[9] 范丽，郭岩，陈志武，等．黄蜀葵花总黄酮预处理对家兔心肌缺血再灌注损伤的影响．中国药理学通报，2006，22（1）：106.

[10] 范丽，袁丽萍，陈志武，等．黄蜀葵花总黄酮对小鼠急性心肌缺血缺氧损伤的保护作用．中国药房，2005，16（3）：176.

[11] 鲁小杰，黄正明，杨新波，等．金丝桃苷对鸭乙肝病毒感染的保肝作用．中药药理与临床，2007，23（2）：10.

[12]Wu LL,Yang X,Huang Z,et al.In vivo and in vitroantiviral activity of hyperoside extracted from Abelmoschusmanihot（L）medic.Acta PharmacolSin,2007, 28（3）:404.

[13] 张红艳，董六一，江勤，等．黄蜀葵花总黄酮抗感染性口腔黏膜溃疡及体外抗菌作用．安徽医药，2006，10（11）：810.

[14] 李杰，于人江，林霞，等．黄蜀葵花提取物对兔口腔黏膜溃疡的药效学研究．山东中医药大学学报，2006，30（6）：97.

[15] 江勤，董六一，方明，等．黄蜀葵花总黄酮体外抗单纯疱疹病毒作用．安徽医药，2006，10（2）：93.

[16] 崔桅，陈玉兰，王玉亮．黄蜀葵花提取物对人中性粒细胞活化及分泌IL-8的影响．天津药学，2003，15（4）：1.

[17] 尹莲芳．黄蜀葵花对肾病大鼠尿钠排泄的影响及其作用机制．河北医科大学学报，2003，24（6）：328.

[18] 孔押根．黄蜀葵治疗肾炎、疖痈．人民军医，1976，（12）：95.

[19] 韩晓兰，司徒曼丽．黄蜀葵糊剂治疗口腔黏膜溃疡82例．安徽中医临床杂志，1997，9（6）：308.

Huang zhu zi cao

黄珠子草

Phyllanthi Virgati Herba
[英]Virgate Leafflower Herb

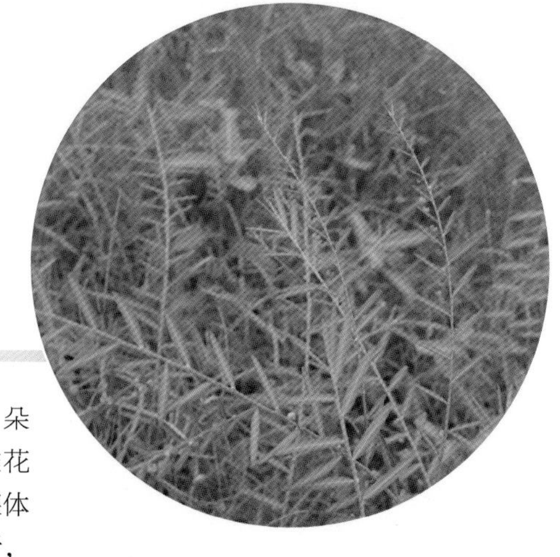

【别名】珍珠草、鱼骨草、日开夜闭、音叶叶下珠、山油柑。

【来源】为大戟科植物黄珠子草 *Phyllanthus virgatus* Forst. f. 的全草。

【植物形态】一年生草本。有时主茎不明显，枝通常自茎基部分出。全株无毛。单叶互生；几无柄；托叶膜质，卵状三角形，粉红色；叶片近革质，线状披针形、长圆形或狭椭圆形，长5~25mm，宽2~7mm，先端钝或急尖，基部圆而稍偏斜，上面绿色，下面略带白霜。花小，单性同株；通常1朵雌花和2~4朵雄花簇生于叶腋；雄花萼片6，雄蕊3，花丝分离，花盘腺体6；雌花花萼6深裂，紫红色，外折，子房球形，3室，具鳞片状突起，花柱分离，2深裂；盘不分裂。蒴果扁球形，果皮紫红色，具鳞片状突起，果梗丝状，萼片宿存；种子具细疣点。

【分布】广西主要分布于隆林、天峨、东兰、罗城、三江、贺县、岑溪、平南、马山、武鸣、龙州等地。

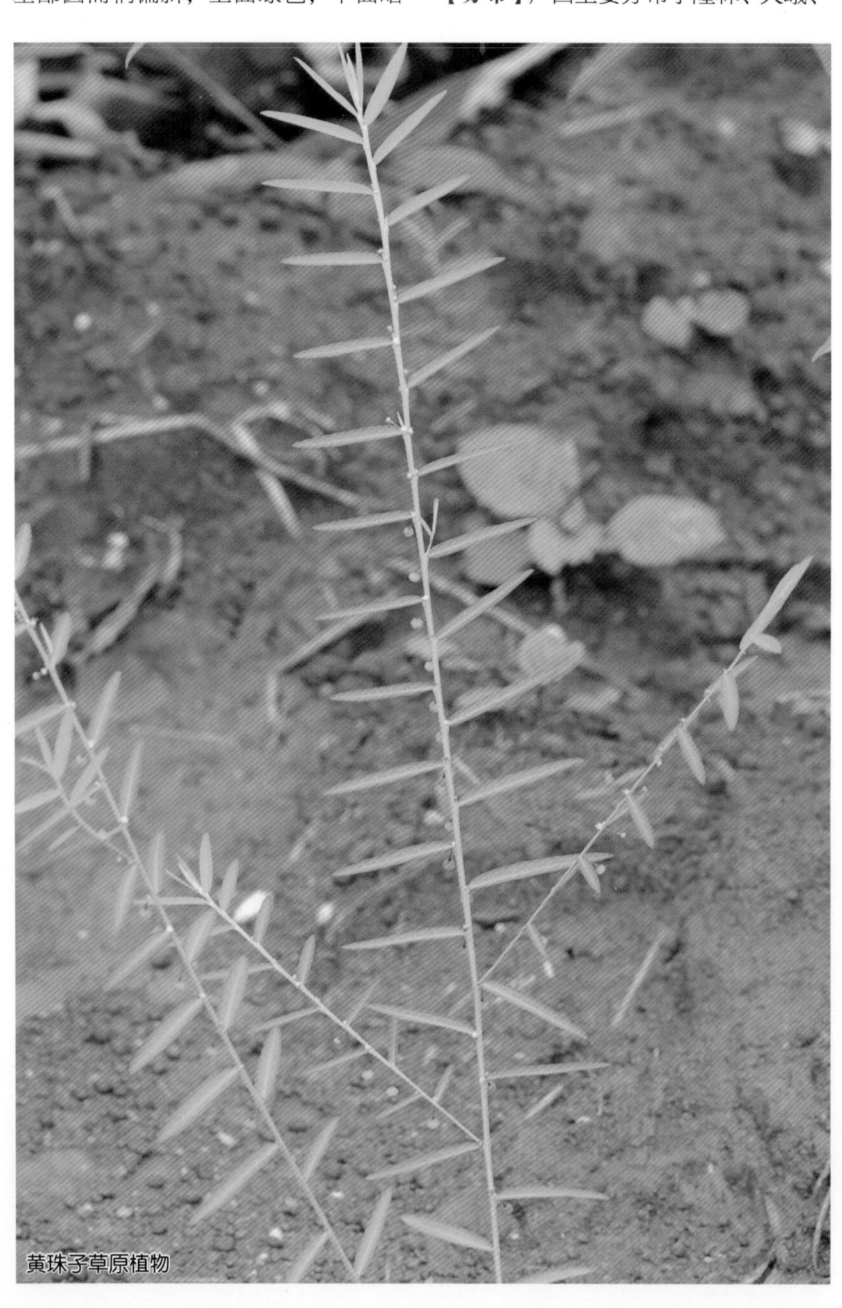

黄珠子草原植物

【采集加工】秋季采收，除去泥沙、杂质，切段，晒干。

【药材性状】根上长许多须根，茎圆柱形，灰黄色，直径约2mm，于节处下延呈脊，嫩茎呈扁平状。单叶互生，长椭圆形，黄白色，近无柄稍皱缩。主脉明显于叶背隆起。

【品质评价】以干燥、无杂质、叶多者为佳。

【化学成分】本品含槲皮素-3-*O*-鼠李葡萄糖苷(quercetin-3-*O*-rhamnoglucoside)，槲皮素-3-*O*-葡萄糖苷（quercetin-3-*O*-glucoside）[1]。

【药理作用】

保肝 贵州产黄珠子草总黄酮可使四氯化碳（CCl_4）肝损伤小鼠模型的血清谷丙转氨酶（SGPT）和甘油三酯（TG）降低，但对乙酰氨基酚所致小白鼠肝损伤者，不具有降低SGPT和TG作用[2]。黄珠子草有效成分短叶苏木酚及8,9-单环氧短叶苏木酚对CCl_4致SGPT升高均有降低作用，对谷草转氨酶升高无明显影响，亦可拮抗乙醇诱致的大鼠血清总胆红素的病理性升高，对肝损伤大鼠血清和肝脏丙二醛的升高、超氧化物歧化酶活性的降低呈现出不同的改善作用，降低异常升高的血液流变学各项指标[3]。黄珠子草有抑制单纯疱疹病毒Ⅱ型的作用[4]。

【性味归经】味甘、苦，性平。归脾、胃经。

【功效主治】健脾消积，利尿通淋，清热解毒。主治疳积，痢疾，淋病，肾炎，肠炎，乳痈，牙疳，毒蛇咬伤。

【用法用量】内服：煎汤，9~15g。外用适量，捣敷；煎水洗或含漱。

【使用注意】肾虚尿多者不宜用。

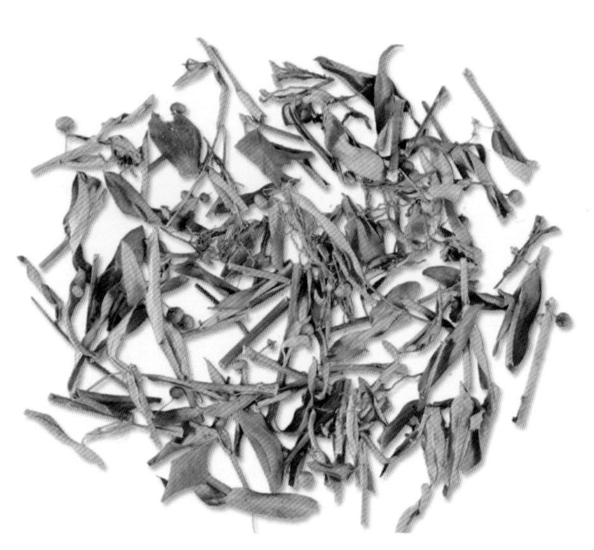

黄珠子草饮片

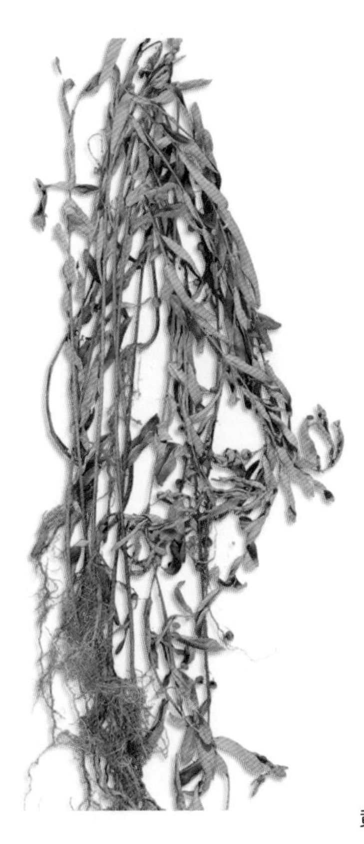

黄珠子草药材

【经验方】

1. 牙疳（牙龈溃烂流血） 黄珠子草适量。水煎，含漱或洗牙龈，并吐出毒涎。（《福建药物志》）
2. 毒蛇咬伤 黄珠子草 30g。水煎服，渣加食盐少许，捣烂外敷。（《福建药物志》）
3. 乳痈 黄珠子草全草，捣烂外敷，并用全草水煎外洗。《广西本草选编》
4. 急性肾炎 黄珠子草、白花蛇舌草各 15g，紫珠草 10g，石兰 10g。水煎服。（《中国壮药学》）
5. 肾盂肾炎，尿路感染 黄珠子草、白花蛇舌草各 15g，金钱草 30g。水煎服。（《中国壮药学》）
6. 小儿疳积 黄珠子草 15g，鸡肝 1 个。炖服。（《福建药物志》）

【参考文献】

[1] 谢珊，贾宪生，扬基．黄珠子草的化学成分研究．贵州医药，2001，25（5）：469.
[2] 谢珊，贾宪生．贵州产黄珠子草总黄酮毒性及抗 CCl_4、AAP 中毒小鼠肝损伤实验．贵州医药，2005，29（01）：74.
[3] 牛晓峰，贺浪冲，范特，等．黄珠子草有效成分短叶苏木酚及 8, 9-单环氧短叶苏木酚对大鼠肝损伤的保护作用．中国中药杂志，2006，31（18）：1529.
[4] 郭卫真，邓孝龙，董伯振，等．叶下珠属植物体外抗单纯疱疹病毒Ⅱ型的作用．广州中医药大学学报，2000，17（1）：54.

Huang hua jia zhu tao

黄花夹竹桃

Thevetiae Peruvianae Semen
[英]Luckynut Thevetia Seed

【别名】柳木子、相等子、台湾柳、黄花状元竹、美国黄蝉、夹竹桃。

【来源】为夹竹桃科植物黄花夹竹桃 *Thevetia peruviana*（Pers.）K.Schum. 的果实。

【植物形态】多年生常绿小乔木。全株光滑无毛，有乳液。树皮棕褐色，皮孔明显；小枝下垂，灰绿色。叶互生，无柄；叶片革质，线形或线状披针形，长 10~15cm，宽 7~10 cm，两端长尖，鲜绿色，光亮，边稍背卷；中肋明显。聚伞花序顶生；有总柄，通常 6 花成簇，黄色，芳香；萼片 5，三角形；花冠大形，漏斗形，花冠筒喉部具 5 个被毛的鳞片，花冠裂片 5，向左覆盖，比花冠筒长，雄蕊着生于花冠筒喉部，花丝被银白色毛；柱头圆形，先端 2 裂；花盘缺；子房 2 裂。核果扁三角球形干时黑色。种子长圆形，淡灰色。

【分布】广西全区均有栽培。

【采集加工】秋季果熟时采收，晒干。

【药材性状】果实扁三角状球形，表面皱缩，黑色，先端微凸起，基部有宿萼及果柄，外果皮稍厚，中果皮肉质，内果皮坚硬。破碎后内有种子 2~4 粒，卵形，先端稍尖，两面凸起。外种皮表面淡棕红色，内种皮乳白色，光滑，质脆，易破碎。子叶 2 枚，富油性。气微，味极苦。

【品质评价】以果皮棕色至黑色、质硬者为佳。

【化学成分】本品果仁及种子中含强心苷成分，主要有黄花夹竹桃苷甲（thevetin A），黄花夹竹桃苷乙（thevetin B，carberoside），黄花夹竹桃次苷甲（peruvoside），黄花夹竹桃次苷乙（neriifolin），黄花夹竹桃次苷丙（ruvoside,theveneriine），单乙酰黄花夹竹桃次苷乙（cerberin）即海杧果苷（monoacetylneriifolin）和黄花夹竹桃次苷丁（perusitin），黄花夹竹桃次苷戊（thevefolin），黄花夹竹桃二糖苷（thevebioside）[1]。此外，种子中还含有黄花夹竹桃臭蚁苷甲（theveside），黄花夹竹桃臭蚁苷乙（theviridoside），黄花夹竹桃黄酮素（vertiaflavone），少量单乙酰黄花夹竹桃次苷甲（acetylperuvoside），异黄花夹竹桃次苷乙（*iso*-nerifolin）。[1]

果实含多糖（polysaccharides），系由 D- 半乳糖（D-galactose），D- 半乳糖醛酸（D-galacturonic acid），D- 葡萄糖（D-glucose），D- 木糖（D-xylose）和 L- 阿拉伯糖（L-arabinose）组成。种子油中含脂肪酸，如油酸（oleic

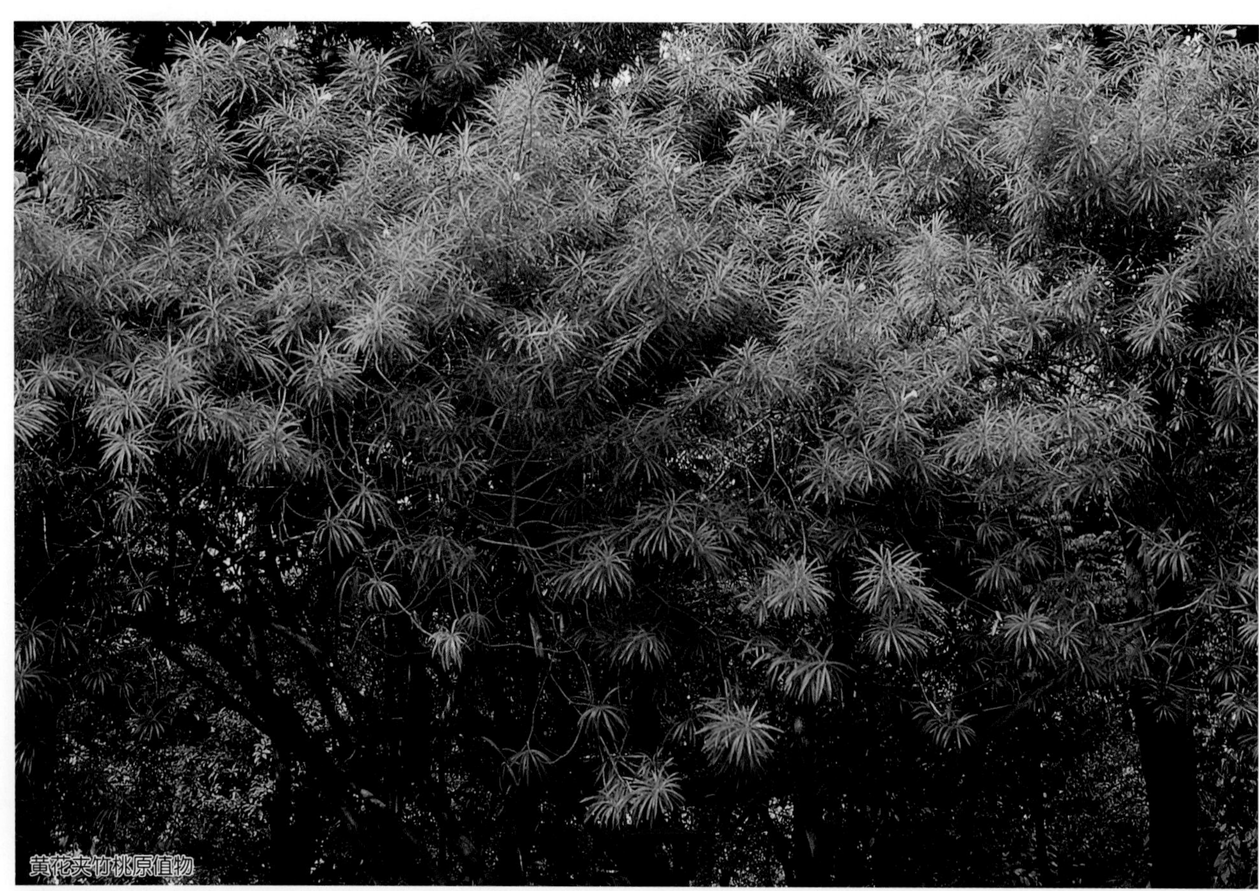
黄花夹竹桃原植物

acid），亚油酸（linoleic acid），硬脂酸（stearic acid），棕榈酸（palmitic acid）；雨季采收的不成熟种子中含肉豆蔻酸（myristic acid），月桂酸（lauric acid），癸酸（capric acid）等[1]。

【药理作用】

1. 强心　黄夹苷及其成分强心作用机制也与其抑制心肌细胞膜上 Na^+-K^+ -ATP 酶有关[2]。

2. 镇静　黄夹苷对猫和猴有一定的镇静作用，而毒毛花苷K则无此作用，果仁中提取物单乙酰黄花夹竹桃次苷乙对中枢神经系统亦无明显抑制作用[3]。黄花夹竹桃可使人出现倦怠、嗜睡的症状[4]。

3. 对平滑肌作用　花的醇提取物对猫、兔和豚鼠的离体子宫以及兔和豚鼠的离体肠管均有兴奋作用，但对大鼠离体子宫和肠平滑肌则无明显影响[5]。

4. 利尿　麻醉犬和输尿管瘘犬静脉注射黄花夹竹桃苷很快出现利尿作用，以1~1.5h尿量增加最明显。正常大鼠腹腔给药后，利尿作用以用药后5h最为显著[3]。

5. 毒理　麻醉猫静滴强心苷10μg/min，观察出现呕吐、心律失常和致死时的累计量（μg/kg），次苷甲分别为：105.9±15.6、102.2±6.4、165.4±10.7，次苷乙分别为：86.2±10.1、122.4±11.9、207.2±16.9，毒毛花K分别为：116.9±16.1、115.2±13.2、101.9±2.9。对戊巴比妥钠诱发心衰的猫，次苷甲引起心律失常和最小致死量分别为96.1±10.2、164.9±15.1，次苷乙则分别为106.7±9.7、194.5±6.9。对心衰豚鼠，次苷甲引起心律失常和最小致死量分别为802.0±99.4、1665.6±132.9，次苷乙则分别为508.0±83.1、1387.0±292.4[6]。黄夹苷对心衰豚鼠引起心律失常和最小致死量分别为531±184、1362±400，次苷乙分别为478±110、994±126[7]。次苷甲临床应用的毒副反应与洋地黄类制剂相似，心电图可表现T波低平，PR延长，QT缩短，引起早搏和传导阻滞，但其致心律失常及对心电图的影响较地高辛和毛花苷丙小，在应用其他强心苷出现病理性心电图时，改用次苷甲其心功能可保持代偿而心律失常改善。次苷甲其他不良反应主要是消化道症状，一般不严重[8]。次苷甲中毒时引起的呕吐可能是对结状神经节受体的兴奋，并与儿茶酚胺释放有关[9, 10]。黄花夹竹桃鲜叶酊剂药液给猫静注可见食欲不振、流涎、呕吐、倦怠无力，甚而引起动物死亡[11]。猫和犬灌服黄花夹竹桃叶酊剂毒性反应主要也是恶心、呕吐、唾液增多、困倦、易眠，少数动物有兴奋不安，猫则有拒食，犬的食欲受影响较轻[12]。

【临床研究】

1. 心脏病　黄花夹竹桃素（0.4mg/ml）静脉注射治疗，对于近2周内未用过洋地黄的心力衰竭病人，1次给黄花夹竹桃素0.8~1.2mg（均只给1次），以5%葡萄糖溶液稀释10倍，注射速度为2ml/min，然后继以口服洋地黄制剂；对于近2周内用过洋地黄者，黄花夹竹桃的剂量为0.4~0.8mg。结果：治疗23例，有效18例，其中13例疗效显著。治疗后，气急症状大多数有不同程度的改善，发绀均略有减轻，半数以上病例肺部罗音显著减少[13]。

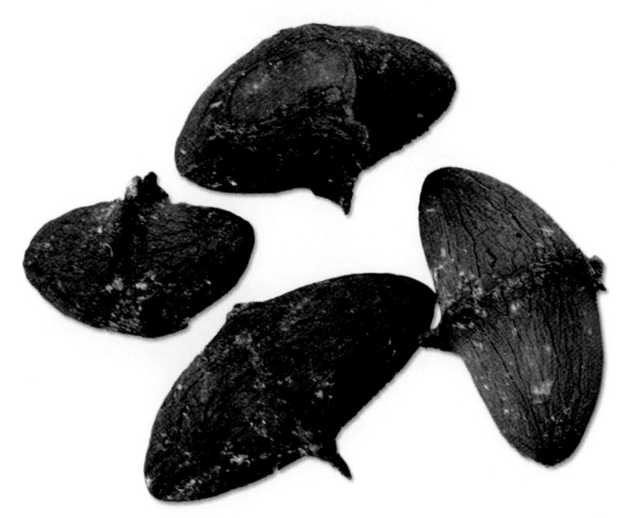

黄花夹竹桃药材

2. 心力衰竭　黄夹苷口服和静脉注射治疗。结果：治疗357例，总有效率为78.4%，其中静脉注射83例的有效率为79.5%。无论静脉注射或口服后，均出现较明显的减慢心率作用，且对于纠正阵发性室上性心动过速和阵发性心房纤颤有一定疗效。不良反应及毒性作用与洋地黄类强心药相同[1]。

【性味归经】味辛、苦，性温；有大毒。归心经。

【功效主治】强心，利尿消肿。主治各种心脏病引起的心力衰竭，阵发性室上性心动过速，阵发性心房纤颤。

【用法用量】用提取物制成片剂口服；或制成注射液静脉注射。参见“临床研究”项。

【使用注意】本品生药不可内服，误食可致死。中毒后口腔有烧灼感，舌刺痛，喉干，头痛头晕，恶心呕吐，腹痛，烦躁，说胡话。其后四肢冰冷，脸色苍白，脉搏不规则，瞳孔散大，对光不敏感，昏迷，心跳停止而死亡。

【参考文献】

[1] 国家中医药管理局《中华本草》编委会 . 中华本草 . 上海：上海科学技术出版社，1999：5632.

[2] 叶益新 . 中国药理学报，1990，11（6）：491.

[3] 王浴生，邓文龙，薛春生 . 中药药理与应用 . 北京：人民卫生出版社，1983：1007.

[4] 黄夹苷临床试用协作组 . 中华医学杂志，1976，56（1）：32.

[5] 李常春 . 药学学报，1962，9（4）：199.

[6] 高世嘉 . 药学学报，1983，18（8）：572.

[7] Voigtlaender H W,et al.C A,1971, 74:12951b.

[8] 周伟东 . 新药与临床，1988，7（2）：83.

[9] Gaitonde B B, et al. Brit J Parmacol, 1975, 54:157.

[10] Gaitonde B B, et al. Neuropharmacol, 1972, 11:427.

[11] 李常春 . 药学学报，1960，8（6）：235.

[12] 李常春 . 药学学报，1962，9（12）：753.

[13] 南京中医药大学 . 中药大辞典（下册）. 第2版 . 上海：上海科学技术出版社，2006：2879.

Huang hua dao shui lian

黄花倒水莲

Polygalae Fallacis Radix
[英]False-yellowflower Milkwort Root

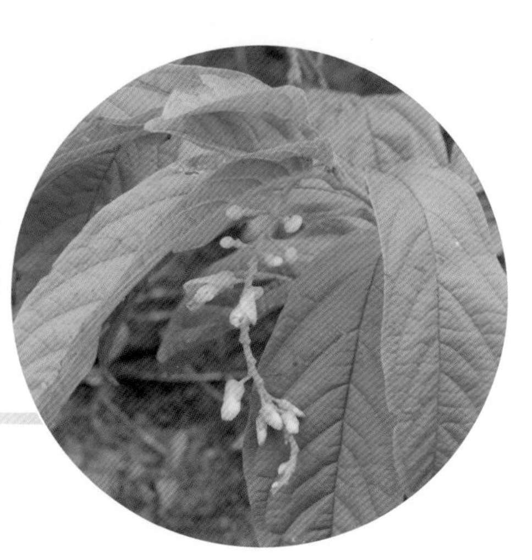

【别名】黄金卵、吊吊黄、黄花鸡骨、金不换、土黄芪、黄杨参、树人参、鸡根、黄花远志根。

【来源】为远志科植物黄花倒水莲 *Polygala arillata* Buch.-Ham. 的根。

【植物形态】多年生灌木或小乔木。根木质，皮肉质，淡褐色，内面淡黄色。茎直立，小枝圆柱形，有时具纵棱，密被短柔毛。单叶互生；叶纸质，椭圆形或长圆状椭圆形至长圆状披针形，长 6.5~14cm，宽 2~2.5cm，先端渐尖，基部楔形或钝圆，全缘，具缘毛，上面绿色，下面淡绿色，幼时两面均疏被短柔毛；主脉在上表面微凹，在背面隆起，侧脉每边 5~6 条。花两性，总状花序单一，与叶对生，下垂，具纵棱及槽，密被短柔毛；花梗被短柔毛，具三角状苞片 1 枚，被短柔毛；萼片 5 枚，外面 2 枚小，中间 1 枚深兜状，里面 2 枚大，呈小卵形，花瓣状，红紫色，长圆状倒卵形，与花瓣成直角着生；花瓣 3 枚，肥厚，黄色，侧生花瓣 2/3 以下与龙骨瓣合生，龙骨瓣盔形，具丰富的条裂鸡冠状附属物；雄蕊 8，2/3 以下合生成鞘，与花瓣贴生，花药卵形，顶孔开裂；子房圆形，具缘毛，基部具 1 肉质花盘，花柱细，先端喇叭状 2 裂，柱头藏于下裂片内。蒴果阔肾形至略心形，浆果状，幼果绿色，熟时紫红色，具缘毛，基部具花盘和花被脱落后的环状瘢痕，果具同心环状棱。种子球形，红棕色，被极疏白色短柔毛。

【分布】广西主要分布于上林、武鸣、天等、靖西、那坡、隆林、天峨、罗城、金秀、龙胜等地。

【采集加工】全年均可采根，洗净，晒干。

【药材性状】本品多切成不规则的块片或长短不一的段。表面淡黄褐色至棕褐色，有明显皱纹和沟纹。质坚韧。断面木部淡黄色，有数个环纹。气微，味淡、微麻。

【品质评价】以根外皮棕色至暗棕色、质硬、折断面稍带粉性者为佳。

【化学成分】本品含棕榈酸（palmitic acid），1,3- 二羟基 -2- 甲基氧杂蒽酮（1 ,3-di-hydroxy-2-methylxanthone），24- 乙基 - 豆甾 -7,（*E*）-22- 二烯 -3- 醇（24-ethyl-7,（*E*）-22-cholestadien-3-ol），对羟基苯甲醛（*p*-hydroxybenzalde），1,3- 二羟基氧杂蒽酮（1,3-dihydroxy xanthone），1,3- 二羟基 -2- 甲氧基氧杂蒽酮（1,3-dihydroxy-2-methoxyxanthone），1- 甲氧基 -2,3- 亚甲二氧基氧杂蒽酮（1-methoxy-2,3-methylenedioxy-xanthone），1,7- 二羟基 -2,3- 亚甲二氧基氧杂蒽酮（1,7-dihydroxy-2, 3-methylenedioxyxanthone），对羟基苯甲酸（*p*-hydroxybenzoicacid）和原儿茶酸甲酯（methyl-protocatechuate）[1]，3-*O*-*β*-D-glucopyranosylsenegenic acid，远志皂苷（tenuifolin），细叶远志皂苷元（presenegenin），1,7- 二甲氧基 -2,3- 亚甲二氧基氧杂蒽酮（1,7-dimethoxy-2,3-methylenedioxyxanthone），芥子酸（sinapinicacid），阿魏酸（ferulic acid）[2]。另含多糖（polysaccharide）[3]。

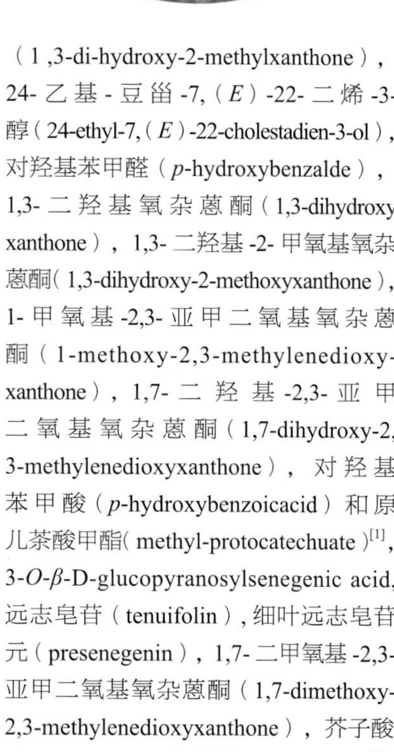

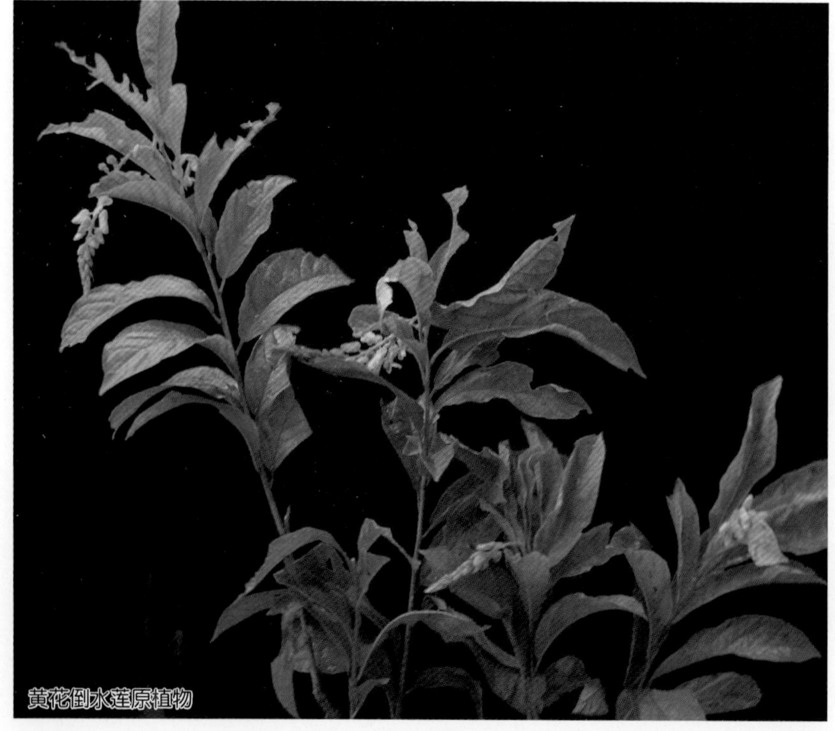

黄花倒水莲原植物

【药理作用】

1. 活血　黄花倒水莲水提液（PFH）灌胃 3g/kg，可降低股静脉注射 10% 高分子右旋糖苷 5ml/kg 所致急性血瘀模型大鼠在 80-20s-1 间不同切变率下全血比黏度和还原比黏度，对血浆比黏度也有一定降低趋势，可通过抑制红细胞聚集，提高红细胞变形性，从而改善血液的淤滞状态。PFH 能扩张小鼠耳郭微动脉、微静脉，提高毛细血管开放数，提示 PFH 有改善微循环作用[4]。黄花倒水莲总皂苷（PTS）可延长体外家兔血浆复钙时间，延长凝血酶所致纤维蛋白凝固时间及部分凝血活酶时间，体内给药可延长小鼠凝血时间，而对血浆凝血酶原时间无显著影响。PTS 灌胃 50mg/kg 可抑制角叉菜胶所致小鼠体内血栓模型的血栓长度，同时具有抗炎作用[5]。

2. 调脂作用　黄花倒水莲口服液（PAD）在一定剂量下可降低正常动物血清总胆固醇（TC）、甘油三酯（TG）和血清低密度脂蛋白胆固醇（LDL-C），升高高密度脂蛋白胆固醇（HDL-C）。PAD能降低原发性高血脂病人中TC、TG、载脂蛋白B（Apo B）、脂蛋白、LDL-C、动脉粥样硬化指数，升高HDL-C、载脂蛋白A_1（Apo A_1）及Apo A_1/Apo B，有调脂作用[6]。黄花倒水莲提取物3g/kg能降低小鼠血液中TC、TG、HDL-C、LDL-C的含量，具有降低小鼠血脂作用[7]。其总苷50mg/kg能防止高分子右旋糖酐急性血瘀模型大鼠和高脂喂养家兔的全血黏度、纤维蛋白原含量的升高，改善血液循环[8]。对饵食性高脂血症模型鹌鹑，给予总苷50mg/kg，连续35天，能降低血清中TC、TG和LDL-C及丙二醛（MDA），肝组织中TC、TG，升高血清中HDL-C和一氧化氮（NO）含量和增强超氧化物歧化酶（SOD）活性[9]。

3. 对乙肝病毒体外抑制　不同浓度PFH对乙肝表面抗原（HsAg），乙肝e抗原（HBeAg）具有体外抑制作用，且接触时间越长则抑制作用越强，浓度过稀则抑制作用减弱[10]。黄花倒水莲提取物3g/kg可降低四氯化碳、硫代乙酰胺、对乙酰氨基酚致小鼠急性肝损伤模型血清谷丙转氨酶（ALT）谷草转氨酶（AST）活性，对肝损伤有保护作用[11]。其总苷给药10天可降低四氯化碳与氨基半乳糖模型小鼠血清ALT与AST水平，肝组织中MDA含量，给药15天降低酒精模型肝损伤小鼠的AST，血清与肝组织中TC与TG含量，血清中MDA与LDL含量均降低，SOD值升高，改善肝组织病理组织[12]。

4. 对梅尼埃病（MD）症状模型和病理模型的影响　PFH 3g/kg灌胃，对正弦波旋转所致家兔眩晕的慢相角速度有影响，对眼震持续时间有抑制作用，对平均眼震频率无明显影响，提示PFH具有提高前庭兴奋阈，改善眩晕症状的作用，手术破坏内淋巴囊致豚鼠膜迷路积水，50天后出现听力损害，5g/kg PFH治疗20天，对豚鼠听神经复合电位（CAP）阈值升高及潜伏期延长均有抑制作用，并有一定升高CAP幅值作用，提示PFH有改善豚鼠内淋巴积水模型听力损害作用。可见PFH既可缓解MD的主要症状眩晕，也可改善其主要病理变化膜迷路积水所致听力损害[13]。

5. 对免疫功能的影响　PTS 50mg/kg能提高环磷酰胺致DTH反应低下小鼠T细胞Th细胞亚群的数量，增高Th/Ts细胞亚群的比值，提高白介素-2生成水平，对小鼠的细胞免疫功能有增强作用[14]。黄花倒水莲多糖（PADTP）能增强单核吞噬细胞吞噬功能，促进抗体生成，提高淋巴细胞转化率，有增强正常小鼠免疫功能的作用[15]。黄花倒水莲提取物3g/kg能增加小鼠体重、胸腺重量及胸腺指数[16]。

6. 抗炎　PFH 4g/kg对二甲苯致小鼠耳郭肿胀有抑制作用，8g/kg、4g/kg、2g/kg PFH均能抑制磷酸组胺引起的小鼠皮肤通透性增加，4g/kg PFH可抑制（PC）诱导小鼠迟发性变态反应诱导组，4g/kg、8g/kg PFH可抑制三硝基氯苯诱导小鼠迟发性变态反应攻击组，PFH既可抑制炎症介质或炎症反应引起的血管通透性增加，又可抑制免疫炎症过程，具有免疫抗炎作用[4]。

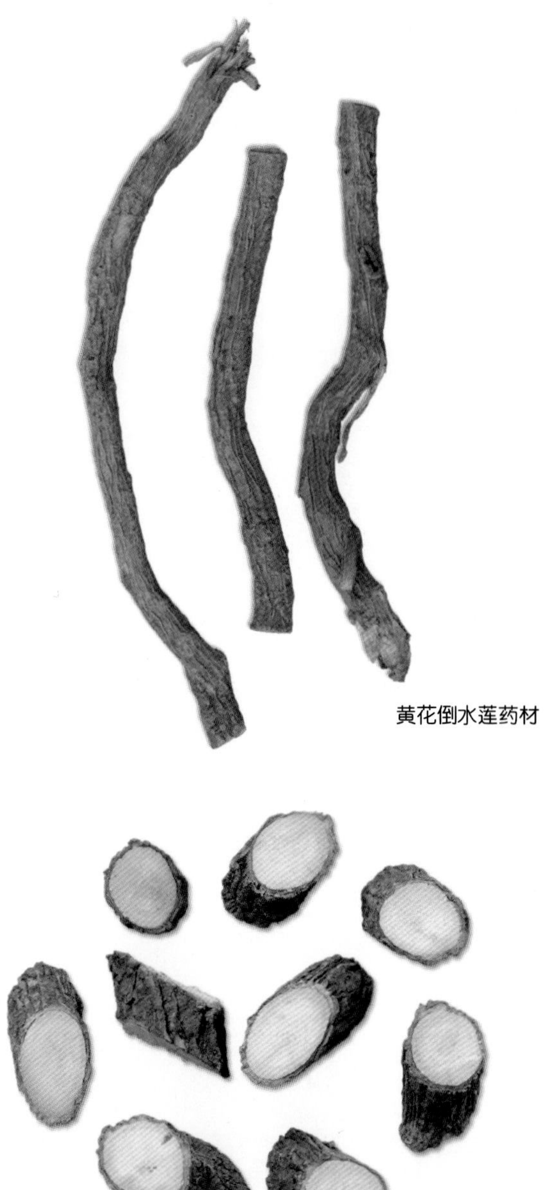

黄花倒水莲药材

黄花倒水莲饮片

7. 对心肌功能影响　10%、30%PAD对垂体后叶素引起的家兔急性心肌缺血有一定改善作用，尤其在给予垂体后叶素20min时更为明显，并能降低豚鼠离体心脏冠状动脉阻力，提高冠状动脉流量，60%、90%PAD能使氯化钡引起的大鼠室性心律失常恢复至正常窦性心律，其中90%PAD反映出对心脏有抑制作用，其作用在心肌细胞而不是冠状动脉[17]。

8. 抗衰老　黄花倒水莲能提高小白鼠血液红细胞SOD的活力，延长正常小鼠在水中的游泳时间及脾脏、肾上腺等免疫器官的重量，具有抗衰老作用[18]。

9. 抗应激　黄花倒水莲水提取物3g/kg能延长常压耐缺氧条件下小鼠存活时间，断头小鼠的喘息时间，皮下注射异丙肾上腺素的小鼠在常压缺氧条件下的生存时间，具有耐缺氧作用。PADTP能改善机体对缺氧、低温、高温等应激原刺激的适应性，提高机体抗应激能力[19,20]。

10. 保护胃黏膜作用 黄花倒水莲 3g/kg 对无水乙醇、阿司匹林、水浸应激及利血平引起的小鼠胃黏膜损伤均有抑制作用，起保护作用[21]。黄花倒水莲皂苷 C 预处理氧化型低密度脂蛋白 4h，能抑制氧化型低密度脂蛋白诱导的单核 - 内皮细胞黏附率增加、非对称二甲基精氨酸和肿瘤坏死因子 - α 释放增加，抑制内皮细胞氧化型低密度脂蛋白诱导的人脐静脉内皮细胞血凝素样氧化型低密度脂蛋白受体 mRNA 和蛋白的表达，且均呈浓度依赖性[22, 23]。

11. 毒理 黄花倒水莲多糖对小鼠灌胃给药，半数致死量和最小中毒量实验显示其是安全的，无毒性[24]。

【临床研究】

晚期恶性肿瘤 在对症、支持常规治疗基础上，加用黄花倒水莲煎剂（100~120g，水煎浓缩至 450ml），口服，每日 1 剂，每日 3 次，每间隔 3 日左右炖土鸡或乌鸡一只服用。根据具体病情不同，服用疗程 3~6 个月。结果：治疗 20 例，其中完全缓解 2 例，占 10%，部分缓解 9 例，占 45%，稳定 7 例，占 35%，有效率为 55%[25]。

【性味归经】味甘、微苦，性平。归肺、脾、心、肝经。

【功效主治】祛痰除湿，补虚健脾，宁心活血。主治咳嗽痰多，风湿痹痛，小便淋痛，水肿，脚气，肝炎，肺痨，产后虚弱，食欲不振，小儿疳积，失眠多梦，月经不调，跌打损伤。

【用法用量】内服：煎汤，10~15g，鲜品加倍。

【使用注意】孕妇慎服。

【经验方】

1. 失眠 黄花远志根 15~30g，茯神 15g。水煎服。（《江西草药》）
2. 慢性支气管炎 鸡根、青叶胆、臭灵丹各 5g。水煎服。（《中国民族药志》）
3. 肺结核 鲜黄花远志根 60g，猪肺 120g。水煎，服汤食肺。（《江西草药》）
4. 黄肿 鲜黄花远志根 60g。红糖为引，水煎服。（《江西草药》）
5. 肝脓肿 鸡根、香蒸、草血竭、菖蒲、通光散各 15g。水煎服。（《全国中草药新医疗法展览会资料选编》）
6. 营养不良，水肿 鸡根 10~15g。水煎服或炖肉服。（《中国民族药志》）
7. 跌打损伤 鲜黄花远志根 60g，杜衡根 3g。水煎服。（《江西草药》）
8. 乳汁缺乏 黄花远志鲜根 30g。水煎，日服 3 次，分 2 日服完。（《湖北中草药志》）

【参考文献】

[1] 李药兰，戴杰，黄伟欢．黄花倒水莲化学成分及其抗病毒活性研究．中草药，2009，40（3）：345.
[2] 钟吉强，狄斌，冯锋．黄花倒水莲的化学成分．中草药，2009，40（6）：844.
[3] 盛家荣，王定培，叶雪宁．黄花倒水莲多糖提取的最佳脱脂工艺．广西师范学院学报（自然科学版），2010，27（1）：49.
[4] 寇俊萍，马仁强，朱丹妮，等．黄花倒水莲水提液的活血、抗炎作用研究．中药材，2003，26（4）：268.
[5] 寇俊萍，李景峰，闫瑾，等．黄花倒水莲总皂苷对凝血系统及血栓形成的影响．中国药科大学学报，2003，34（3）：257.
[6] 陈新宇，黄胜光，杨春华．黄花倒水莲对高脂血症病人高、低密度脂蛋白等的影响．湖南中医学院学报，199，19（3）：33.
[7] 李良东，李洪亮，范小娜，等．黄花倒水莲提取物抗血脂作用的研究．时珍国医国药，2008，19（3）：650.
[8] 李浩，王秋娟，朱丹妮．黄花倒水莲总苷对血瘀大鼠和高脂血症家兔血液流变学指标的影响．中国实验方剂学杂志，2007，13（11）：21.
[9] 李浩，王秋娟，袁林，等．黄花倒水莲总皂苷对鹌鹑高脂血症模型的调脂作用．中国天然药物，2007，5（4）：289.
[10] 李梨平，王伟华．黄花倒水莲对乙肝病毒 e 抗原体外抑制作用的初步观察．湖南中医药导报，1998，4（10）：32.
[11] 王小丽，黄真，江丽霞，等．黄花倒水莲提取物对小鼠实验性肝损伤的保护作用．时珍国医国药，2007，18（6）：1320.
[12] 郭继远，王秋娟，吴锦慧，等．黄花倒水莲总皂苷对动物实验性肝损伤的保护作用．中国天然药物，2006，4（4）：303.
[13] 寇俊萍，马仁强，朱丹妮，等．黄花倒水莲对梅尼埃病症状模型和病理模型的影响．中国民族民间医药杂志，2003，（4）：218.
[14] 李卫真．黄花倒水莲总皂苷对小鼠 T 细胞亚群和 IL-2 的影响．中国中药杂志，2002，27（3）：219.
[15] 秦华珍，夏新华．黄花倒水莲多糖对正常小鼠免疫功能的影响．中药材，1998，21（9）：467.
[16] 何勇，李洪亮，卑占宇，等．黄花倒水莲提取物对小鼠免疫器官的影响．赣南医学院学报，2006，26（6）：828.
[17] 郭建生，李钟文．黄花倒水莲对实验动物心肌功能的影响．湖南中医学院学报，1992，12（3）：40.
[18] 李萍，钟鸣，邱翠娥．黄花参抗衰老作用的初步探讨．云南中医杂志，1996，16（4）：13.
[19] 秦华珍，夏新华，李钟文．黄花倒水莲多糖的抗应激作用．广西中医药，1996，19（3）：52.
[20] 朱秋萍，李洪亮，范小娜．黄花倒水莲水提取物耐缺氧作用的研究．赣南医学院学报，2007，27（4）：510.
[21] 范小娜，李洪亮，肖海，等．二味中草药对实验性胃黏膜损伤的保护作用．辽宁中医杂志，2007，34（11）：1648.
[22] 柏勇平，张国刚，石瑞正，等．黄花倒水莲皂苷 C 抑制单核 - 内皮细胞黏附作用及其机制研究，2007，26（5）：360.
[23] 柏勇平，张国刚，石瑞正，等．黄花倒水莲皂苷 C 抑制 OX-LDL 诱导的 LOX-1 的表达．中南大学学报（医学版），2006，31（5）：659.
[24] 秦华珍，夏新华．黄花倒水莲多糖的提取与毒理学研究．基层中药杂志，1998，12（2）：51.
[25] 雷贵乾，蒙维光．黄花倒水莲煎剂治疗晚期恶性肿瘤 20 例．广西中医学院学报，2007，10（3）：13.

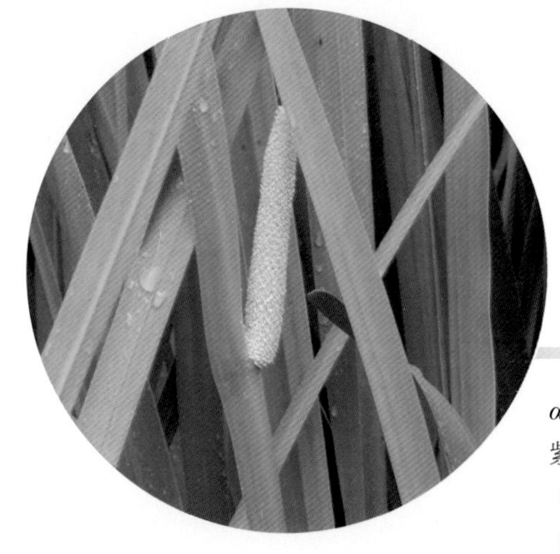

Chang pu 菖 蒲

Acori Calami Rhizoma
[英]Drug Sweetflag Rhizome

【别名】泥菖、水菖蒲、水宿、茎蒲、白菖蒲、兰荪、昌蒲。

【来源】为天南星科植物菖蒲 *Acorus calamus* L. 的根茎。

【植物形态】多年生草本。根茎横走，稍扁，外皮黄褐色，芳香，肉质根多数，具毛发状须根。叶基生，基部两侧膜质，叶鞘宽 4~5mm，向上渐狭；叶片剑状线形，长 90~150cm，中部宽 1~3cm，基部宽，对折，中部以上渐狭，草质，绿色，光亮，中脉在两面均明显隆起，侧脉 3~5 对，平行，纤细，大都伸延至叶尖。花序柄三棱形；叶状佛焰苞剑状线形；肉穗花序斜向上或近直立，狭锥状圆柱形。花黄绿色；子房长圆柱形。浆果长圆形，红色。

【分布】广西全区均可栽培。

【采集加工】早春或冬末挖出根茎，剪去叶片和须根，洗净晒干，撞去毛须即成。

【药材性状】根茎扁圆柱形，少有分枝；长 10~24cm，直径 1~1.5cm。表面类白色至棕红色，有细纵纹；上侧有较大的类三角形叶痕，下侧有凹陷的圆点状根痕，节上残留棕色毛须。质硬，折断面海绵样，类白色或淡棕色；横切面内皮层环明显，有多数小空洞及维管束小点；气较浓烈而特异，味苦、辛。

【品质评价】以根茎粗大、表面黄白色、去尽鳞叶及须根者为佳。

【化学成分】本品含有单萜（monoterpene）、倍半萜（sesquiterpene）、苯丙素（phenylpropanoids）等挥发油成分及黄酮、醌、生物碱、胆碱、有机酸、氨基酸、糖等非挥发性成分 [1]。主要含 1,4- 顺 -1,7- 顺 - 菖蒲烯酮（1,4-*cis*-1,7-*cis*-acorenone），2-*β*- 异丙烯基 -6-*α*- 异丙烯基 -3-*β*- 甲基 -3-*α*- 乙烯基环己酮（2-*β*-*iso*-propenyl-6-*α*-*iso*-propyl-3-*β*-methyl-3-*α*-vinylcyclohexanone），*β*- 倍半水芹烯（*β*-sesquiphellandrene），*α*- 佛手柑油烯（*α*-bergamotene），*γ*- 紫穗槐烯（*γ*-muurolene），*γ*- 杜松烯（*γ*-cadinene），顺 - 甲基 - 异丁香油酚（*cis*-methyl-*iso*-eugenol）[2]；还含表水菖蒲酮（*epi*-shyobunone），*β*- 细辛醚（*β*-asarone），棕榈酸（palmitic acid），异水菖蒲酮（*iso*-shyobunone），异水菖蒲二醇（*iso*-calammendiol），*β*- 谷甾醇（*β*-sitosterol）、5- 羟基 -7,8,3′,4′- 四甲氧基黄酮（5-hydroxy-7,8,3′,4′-tetramethoxy-flavone），5,4′- 二羟基 -7,8- 二甲氧基黄酮（5,4′-dihydroxy-7, 8-dimethoxyflavone），*β*- 胡萝卜苷（*β*-daucosterol）[3]。

【药理作用】

1. 对中枢神经系统作用　大鼠腹腔注射水菖蒲醇提物可延长戊巴比妥引起的睡眠时间，也能延长乙醇或乙醚引起的翻正反射消失时间，抑制条件性逃避反应，降低体温。小鼠腹腔注射醇提物对戊四氮引起的惊厥和死亡均有保护作用，减少分笼饲养小鼠的攻击行为 [4]。小鼠腹腔注射水菖蒲挥发油（AC-E）可延长戊巴比妥、环己巴比妥和乙醇的睡眠时间，降低直肠温度，能协同利血平降低苯丙胺致小鼠的死亡率 [5]。预先用异烟肼，再用 AC-E，

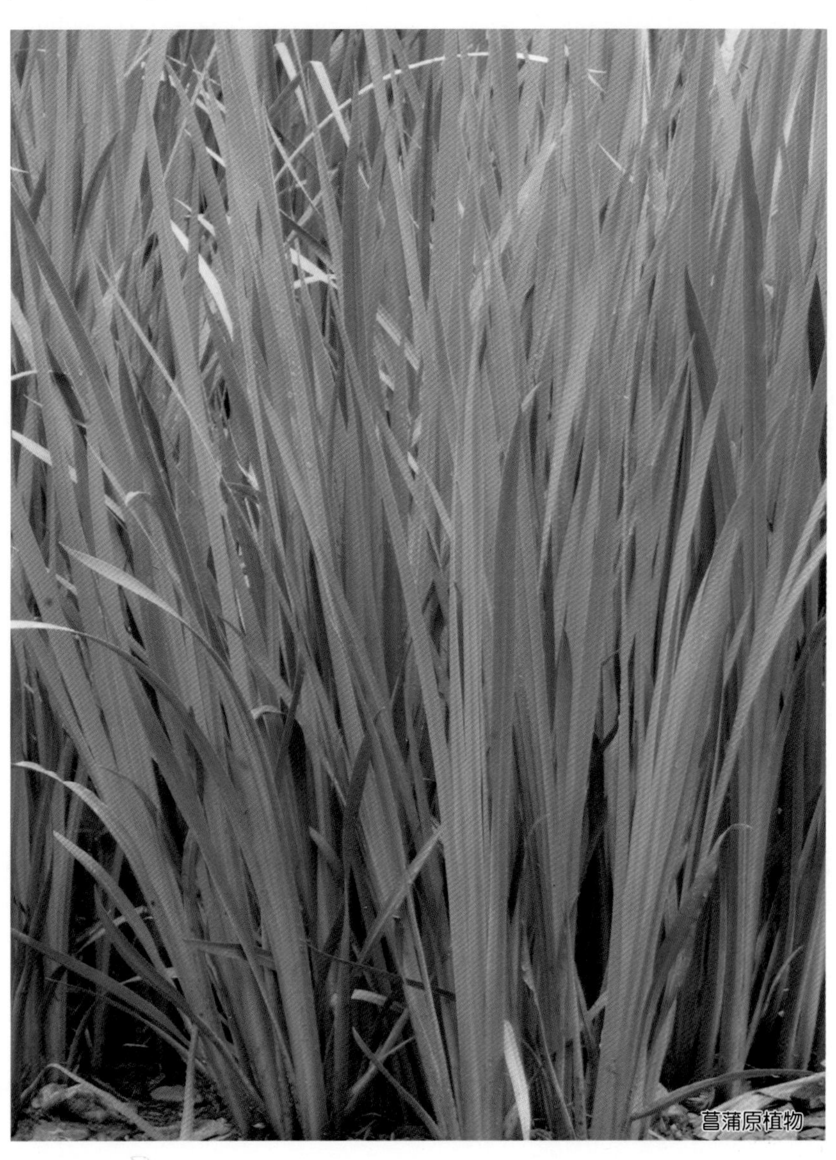
菖蒲原植物

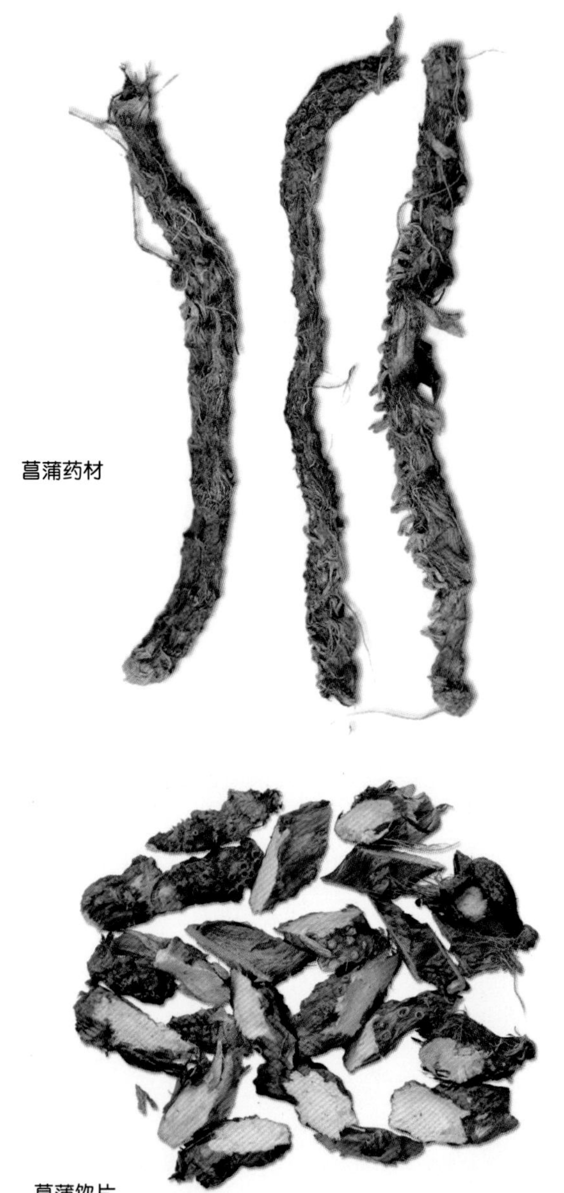
菖蒲药材

菖蒲饮片

则引起兴奋而不是镇静[6]。大鼠腹腔注射 AC-E，可加强戊四氮引起的毒性，增加死亡率。AC-E 能加强巴比妥类的催眠作用[7]。α-细辛脑（Ⅰ）和β-细辛脑（Ⅱ）也有加强戊巴比妥钠睡眠作用[8, 9]，Ⅱ对小鼠电惊厥、戊四氮和印防己毒素引起的惊厥有促进作用，而Ⅰ对电惊厥和戊四氮有保护作用。对猫有驯服作用，阻断大鼠条件性逃避反应[9]。小鼠预先用异丙烟肼后用细辛脑仍有镇静作用[10]。小鼠或大鼠预先应用α-甲基酪氨酸，可降低 NA 浓度，可是随后应用细辛脑降低体温、加强巴比妥类催眠和阻滞条件性逃避反射作用增强[11]。小剂量细辛脑对利血平或氯丙嗪抑制电刺激小鼠所致角斗的作用和抑制大鼠条件性逃避反应有协同作用[12]。从水菖蒲氯仿提取物中获得 1 种黄酮对恒河猴有镇静和安定作用[13]。

2. 对心血管系统作用　静注 AC-E 7.5mg/kg 可使乙酰胆碱引起的犬房颤时间缩短，对伤害性刺激产生的房扑转变为正常窦性节律，使乌头碱引起的房颤停止，对冠脉结扎引起的室性心动过速，可使其室性异位心率和总心率减少[14]。延长猫心电图 Q-T 和 P-Q 间期，对离体心房肌可延长其不应期，可致猫、犬血压下降，犬、蛙、猫心率减慢，α-细辛脑和β-细辛脑均表现心脏抑制和降压作用。AC-E 还可拮抗体外藜芦碱对蛙缝匠肌的作用。静注水菖蒲煎剂对氯化钡引起的兔、猫、犬心律失常有对抗作用[15]。麻醉猫静注 AC-E 可延长心电图 Q-T 和 P-G 间期，提示其可延长不应期和传导时间，同时窦房结冲动形成减少，对离体心房肌，AC-E 可延长其不应期，在体外，AC-E 可拮抗藜芦碱对蛙缝匠肌的作用[14]。AC-E 对正常犬有降低血压作用，并可减慢犬和蛙的心率[16]。麻醉猫静注 AC-E 可致血压下降，心率减慢，阻断迷走神经、交感神经和神经节[5]。α-细辛脑和β-细辛脑均表现心脏抑制和降压作用[17]。

3. 平喘、镇咳和祛痰　AC-E 对组胺和乙酰胆碱混合液喷雾吸入引起的豚鼠哮喘有良好的平喘作用，腹腔注射α-细辛脑和β-细辛脑能拮抗组胺、乙酰胆碱、5-羟色胺和氯化钡引起的离体肠管和气管的收缩。AC-E 对二氧化硫引起的小鼠咳嗽有镇咳作用，对电刺激麻醉猫喉上神经引起的咳嗽，腹腔注射α-细辛脑也有镇咳作用。AC-E 对大鼠及兔有较好的祛痰作用，α-细辛脑对小鼠有祛痰作用[18]。

4. 对平滑肌的解痉作用　AC-E 对离体肠管、子宫和气管平滑肌有松弛作用，并能拮抗乙酰胆碱和组胺产生的痉挛，肺灌流及离体气管链试验均证明 AC-E 具有扩张气管作用[16]。AC-E 1∶50 万即可拮抗乙酰胆碱对离体豚鼠回肠的收缩作用，1∶10 万可对抗组胺的作用，1∶1000 才能拮抗氯化钡的作用[5]。不含β-细辛脑的 AC-E 对组胺诱发的离体豚鼠回肠收缩有解痉作用[19]。

5. 抗菌　AC-E 在体外对金黄色葡萄球菌、白色葡萄球菌、肺炎链球菌、粪链球菌、化脓性链球菌、大肠杆菌、痢疾杆菌、伤寒杆菌、甲型副伤寒杆菌等有不同程度的抑制作用。水菖蒲水浸剂对堇色毛癣菌、同心性癣菌、星形奴卡菌有不同程度抑制作用。提取挥发油后的水煎剂对金黄色葡萄球菌和肺炎链球菌也有较强抑制作用[18, 20]。

6. 抗癌　水菖蒲挥发油提取物α-细辛醚能选择性的抑制及杀伤人胃癌 SGC-7901、Detroit-6、子宫癌 Hela 等癌细胞株，有抗癌活性[21]。

7. 抗性腺　β-细辛脑对红蝽属昆虫有抗性腺作用[22]。

8. 毒理　大鼠妊娠 6 天起灌胃α-细辛脑 20.6mg/kg 或 61.7mg/kg，连续 10 天，胎鼠外观、身长、体重、内脏及骨骼均未发现异常。但剂量增至 185.2 mg/kg，给药 7 天，体重增长受到抑制，大鼠不孕率和胚胎吸收率增加[23]。α-细辛脑对鼠伤寒沙门菌 TA98 有致突变作用，大鼠灌胃α-细辛脑使骨髓染色体畸变率上升，但小鼠骨髓微核试验阴性[24]。β-细辛脑对鼠伤寒沙门菌有致突变作用[25]，也可引起人类淋巴细胞染色体畸变[26]。含β-细辛脑为主的水菖蒲挥发油可引起大鼠十二指肠恶性肿瘤[27]。大鼠腹腔注射 AC-E 的半数致死量（LD_{50}）为 221mg/kg，小鼠腹腔注射α-细辛脑 LD_{50} 为 332.5 mg/kg，豚鼠腹腔注射 AC-E 0.1mg/kg，每周 6 次，连续 6 周，未见明显中毒症状[18]。另有报道小鼠腹腔注射α-细辛脑 LD_{50} 为 310 mg/kg，灌胃时 LD_{50} 为 417.6 mg/kg[28]。

【临床研究】

1. 癫痫大发作　自制石菖蒲煎剂（每 30ml 含有石菖蒲干品 9g），每次 10ml，每日 3 次，30 日为 1 个疗程，可连续服用。如连续 2 年未再有癫痫大发作者，可停药观察。结果：治疗 60 例，显效 17 例，有效 28 例，无效 1 例，有效率 75%[29]。

2. 肺性脑病　采用石菖蒲注射液（0.5%总挥发油溶液）治疗，随病情轻重用量增减，轻型病人一般用 10ml 加入 25% 葡萄糖溶液 20ml 中作缓慢推注，每日 2 次；中型者除上述用法外，另用石菖蒲注射液 10ml 加入 5% 葡萄糖溶液 250~500ml 中静脉缓滴，每日 1 次；重型肺脑者同中型者用法，但静脉滴注石菖蒲注射液量增加到 20ml。一般以 5~7 日为 1 个疗程。结果：治疗 279 例，显效 128 例，好转 81 例，无效 37 例，死亡 33 例，总有效率 74.9%。未见明显的不良反应[29]。

3. 眩晕　石菖蒲煎剂（鲜石菖蒲全株 1kg，切段，水煎浓缩至 500ml），代茶饮，每日 1 剂，15 日为 1 个疗程。结果：治疗眩晕 39 例，痊愈 26 例，显效 10 例，有效 3 例，总有效率达 100%。其中疗程最长者服用 3 个疗程，最短仅服药 5 日，平均 20.5 日[29]。

【性味归经】味辛、苦，性温。归心、肝、胃经。

【功效主治】化痰开窍，除湿健脾，杀虫止痒。主治耳鸣耳聋，痰厥昏迷，中风癫痫，惊悸健忘，食积腹痛，风湿疼痛，湿疹，疥疮。

【用法用量】内服：煎汤，3~6g；或入丸、散。外用适量，煎水洗或研末调敷。

【使用注意】阴虚阳亢，汗多，精滑者慎服。

【经验方】

1. 风疹瘙痒，阴部瘙痒　水菖蒲适量，煎汤熏洗。（《山西中草药》）
2. 痈肿初起　菖蒲 30g，独活、白芷、赤芍各 15g，紫荆皮 10g。研末，取适量药末同葱心捣成糊状，敷患处。（《吉林中草药》）
3. 过敏性皮炎　白菖蒲粉，醋调外搽。（《安徽中草药》）
4. 疥癞　水菖蒲根，研末，调菜油，搽患处。（《草木便方释》）
5. 痔疮发炎　白菖蒲煎水熏洗。（《安徽中草药》）
6. 乳痈　菖蒲适量和葱白少许，共捣烂敷患处。（景德镇《草药手册》）
7. 小儿疝气，偏坠，阴部湿疮　菖蒲煎水洗患处。（《吉林中草药》）
8. 头风眩晕耳鸣或伴有恶心　菖蒲、菊花、蔓荆子各 9g，蝉蜕 6g，赭石、龙骨各 15g。水煎服。（《宁夏中草药手册》）
9. 暴聋　鲜白菖蒲 9~15g，路路通 12g。水煎，服时冲白糖适量。（《安徽中草药》）
10. 慢性气管炎　菖蒲根茎粉装入胶囊，每粒 0.3g。每次 2 粒，温开水送服，每日 2~3 次，连服 10 天为 1 个疗程。（《浙江药用植物志》）
11. 中风，痰涎壅盛　菖蒲、韭菜、生萝卜共捣烂取汁，加白矾少许水调灌入。（《内蒙古中草药》）
12. 癫痫　菖蒲 30~60g。捣烂取汁内服。（景德镇《草药手册》）
13. 健忘、惊悸、神志不清　菖蒲、远志、茯苓、龙骨各 9g，龟甲 15g。共研末，每次 4.5g，每日 3 次。（《山东中草药手册》）
14. 痰阻心窍，神志不清　菖蒲、远志、天竺黄各 9g。水煎服。（《宁夏中草药手册》）
15. 慢性胃炎，食欲不振　菖蒲、蒲公英各 9g，陈皮、草蔻各 6g。水煎服。（《内蒙古中草药》）
16. 腹胀，消化不良　菖蒲、莱菔子（炒）、神曲各 9g，香附 12g。水煎服。（《山东中草药手册》）

【参考文献】

[1] 杨晓燕，陈发奎 . 菖蒲的化学成分研究概况 . 沈阳药科大学学报，1999，16（1）：71.
[2] 赵超，杨再波，肖利强，等 . 固相微萃取技术 - 气相色谱 - 质谱分析水菖蒲挥发性化学成分 . 中华中医药杂志，2009，24（4）：464.
[3] 肖昌钱，翁林佳，张相宜，等 . 水菖蒲的化学成分研究中草药 .2008，39（10）：1463.
[4] Vobor SB,et al.J Ethnopharmacology,1990,38（1）:53.
[5] Dandiya PC,et al.J Pharmacol Exp Ther,1959,125:353.
[6] Dandiya PC,et al.J Pharmacol Exp Ther,1959,126:334.
[7] Malhorra CD,et al.J Pharm Pharmacol,1961,13:447.
[8] Baxter RM,et al.Nature（London）,1960,185（4711）:466.
[9] Dandiya PC,et al. CA,1962, 57:1495.
[10] Dandiya PC,et al.J Pharmacol Exp Ther,1964,145:42.
[11] Menon MK,et al. J Pharm Pharmacol,1967,19:170.
[12] Dandiya PC,et al.Brir J Pharmacol,1963,20（30）:436.
[13] Dasgupta SR,et al.CA,1977, 87:111836t.
[14] Madan Br,et al.Arch Intern Pharmacodyn, 1960, 124 :201.
[15] 江苏新医药学院药理教研组 . 水菖蒲抗心律紊乱的初步报告 . 江苏医药，1977，（7）：4.
[16] Bose BC,et al.CA,1960,545:7898f.
[17] Sharma JD,et al.CA,1962, 57:1496a.
[18] 水菖蒲研究协作组 . 中医药研究参考（中医研究院），1979，（4）：14
[19] Keller K,et al.Planta Med，1985,35（1）:6.
[20] Jain SR,et al. Planta Med，1974,26（2）:196.
[21] 胡伯渊，纪耀沅 . 水菖蒲抗癌活性研究——α- 细辛醚对人癌细胞株的抗癌活性 . 中西医结合杂志，1986，6（8）：480.
[22] Saxena BP,et al.Nature（london）, 1977, 270（5637）:512.
[23] 杨永年，李庆天，唐玲芳，等 . 石菖蒲主要成分 α- 细辛醚致畸性研究 . 南京医学院学报，1986，6（4）：248.
[24] 杨永年，殷昌硕，肖杭，等 . 石菖蒲主要成分 α- 细辛醚致突变研究 . 南京医学院学报，1986，6（1）：11.
[25] Goeggelmarm Wm et al.CA, 1983,99:187715w.
[26] Abel G.Planta Med.187, 53（3）:51.
[27] Gross MA,et al.Project P55-70, Report of The Food and Drug Administration,1971.
[28] Belova LF,et al.C A,1986, 104:28405a.
[29] 南京中医药大学 . 中药大辞典（下册）. 第 2 版 . 上海：上海科学技术出版社，2006：2886.

Luo fu mu
萝芙木

Rauvolfiae Verticillatae Radix

[英]Common Devilpepper Root

【别名】毒狗药、万药归宗、低郎伞、三叉虎、十八爪、山辣椒。

【来源】为夹竹桃科植物萝芙木 *Rauvolfia verticllata* (Lour.) Baill. 的根。

【植物形态】多年生灌木。全株平滑无毛。小枝淡灰褐色，疏生圆点状皮孔。叶通常 3~4 片轮生，稀对生；叶片质薄而柔，长椭圆状披针形，长 4~14cm，宽 1~4cm，先端渐尖或急尖，基部楔形或渐尖，全缘或略带波状。聚伞花序呈三叉状分歧，生于上部的小枝腋间；总花梗纤细；总苞片针状或三角形；花萼 5 深裂，裂片卵状披针形，绿色；花冠白色，呈高脚蝶状，上部 5 裂，卵形，冠管细长，近中部稍膨大；雄蕊 5，花丝短，花药线形；花盘环状；心皮 2，离生，花柱基部有一环状薄膜。果实核果状，熟后紫黑色。种子 1 颗。

【分布】广西全区均有分布。

【采集加工】全年均可采挖，洗净，晒干。

【药材性状】根呈圆柱形，略弯曲，长短不一，主根下常有分枝。表面灰棕色至灰棕黄色，有不规则纵沟和棱线，栓皮松软，极易脱落露出暗棕色皮部或灰黄色木部。质坚硬，不易折断，切断面皮部很窄，淡棕色。木部占极大部分，黄白色，具明显的年轮和细密的放射状纹理。气微，皮部极苦，木部微苦。

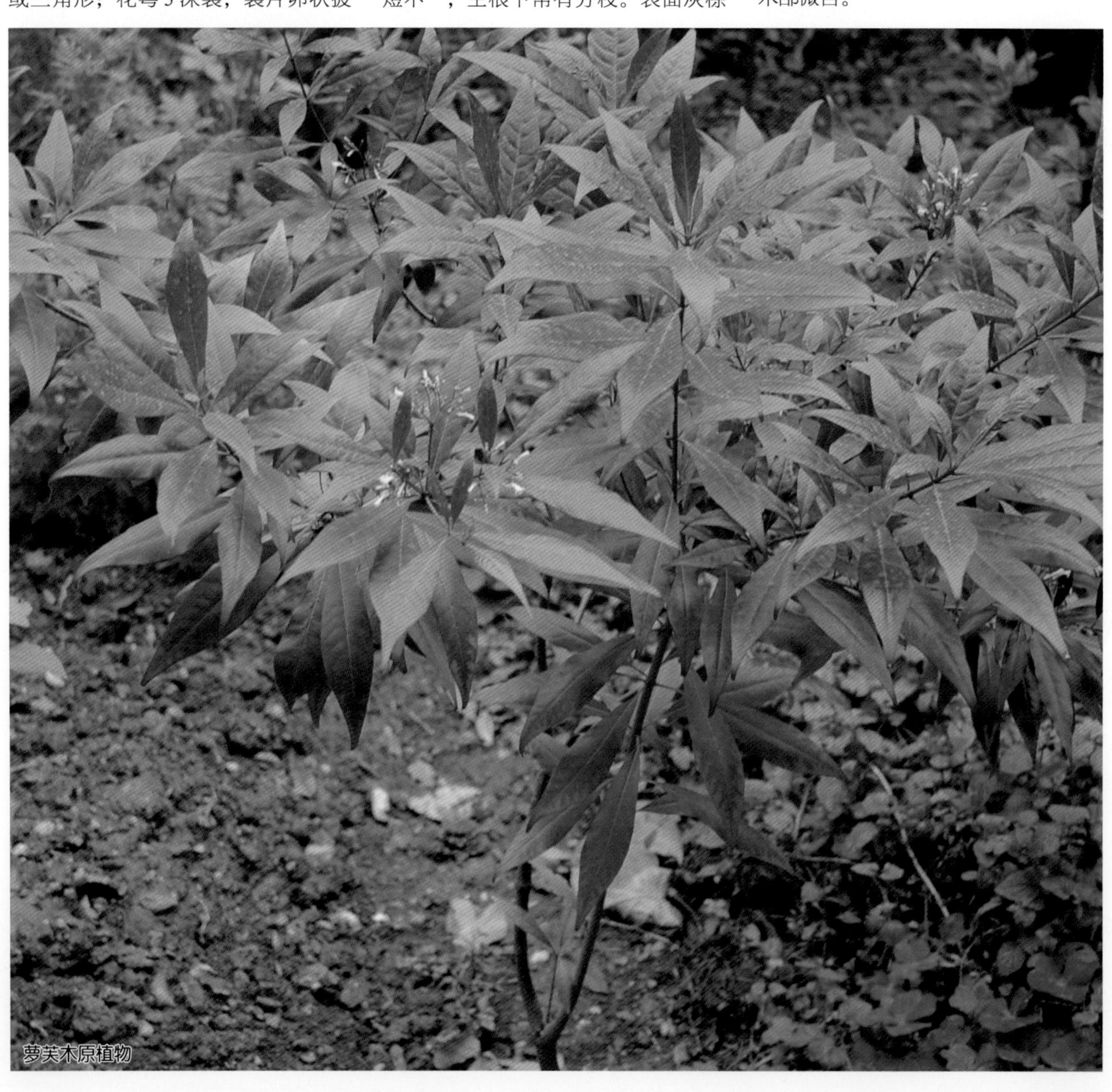

萝芙木原植物

【品质评价】以质坚、皮部味极苦者为佳。

【化学成分】本品含萝芙木碱（ajmaline），萝芙木甲素（rauwolfia A），利血平（reserpine），育亨宾（yohimbine），萝莱碱（raunescine），四氢蛇根碱（ajmalicine），蛇根亭碱（serpentinine），山马蹄碱（samatine），魏氏波瑞木胺（碱）（vellosimine），霹雳萝芙辛碱（peraksine），熊果酸（ursolicacid）等[1]。

【药理作用】

对心血管系统作用　利血平是其主要有效成分。利血平主要功能是降低血压、减慢心率，对中枢神经系统具有持久性的安定及抗抑郁作用[2]。

【临床研究】

高血压病　萝芙木丸剂(每粒含生药0.2g)，口服，每日0.6~1.8g，极量2.4g，最佳量0.6~1.8g，血压降至正常后减量。结果：治疗50例，血压明显下降者54%，中度下降者12%，轻度下降者26%，总有效率92%。以Ⅰ期和Ⅱ期高血压病效果最佳[3]。

【性味归经】味甘、苦、微辛，性凉。归肺、肝经。

【功效主治】降压，利尿，清热，活血止痛。主治高血压病，眩晕，失眠，咽喉肿痛，跌打损伤。

【用法用量】内服：煎汤10~30g。外用鲜品适量，捣敷。

【使用注意】不宜长期服用，有胃病者慎服。

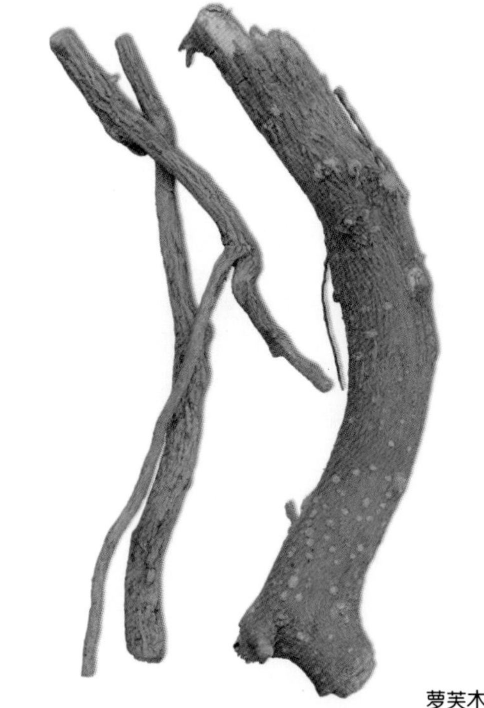

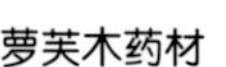

萝芙木药材

【经验方】

1. 高血压头晕、头痛、耳鸣、腰痛　萝芙木30g，杜仲15g。水煎服。（《四川中药志》1979年）
2. 湿热黄疸　萝芙木15g，金钱草30g，小蓟25g。水煎服。（《四川中药志》1979年）
3. 喉痛　十八爪根适量。切细，嚼含。（《贵州草药》）

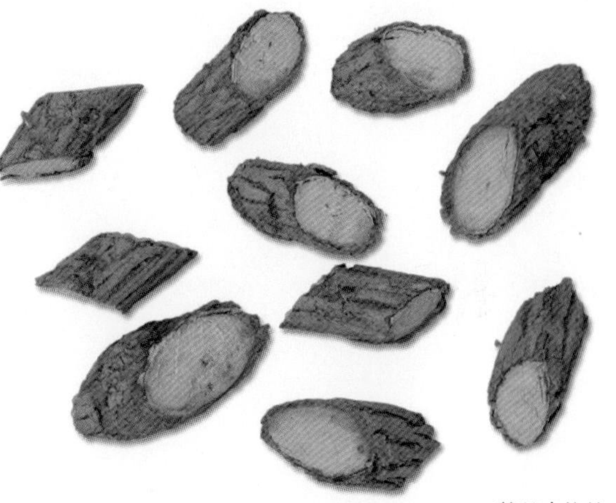

萝芙木饮片

【参考文献】

[1] 国家中医药管理局《中华本草》编委会. 中华本草. 上海：上海科学技术出版社，1999：5624.

[2] 金光亮，周东丰. 慢性利血平抑郁模型大鼠脑内游离钙离子、钙调素和环核苷酸含量的变化. 中华精神科学，1997，30（2）：67.

[3] 南京中医药大学. 中药大辞典（下册）. 第2版. 上海：上海科学技术出版社，2006：2887.

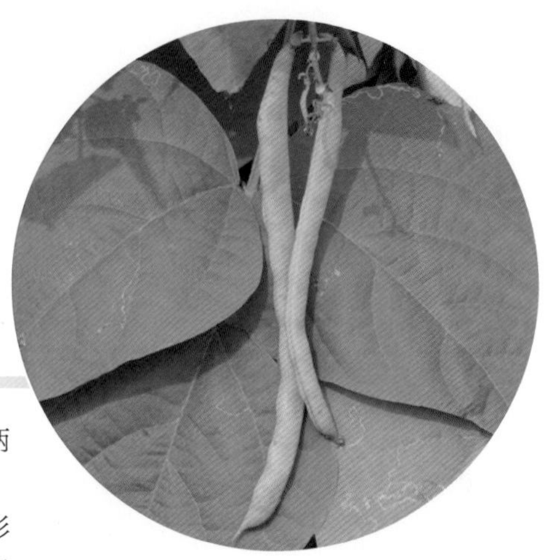

Cai dou 菜豆

Phaseoli Vulgaris Fructus
[英]Kidney Bean

【别名】云藕豆、四季豆、龙爪豆、龙骨豆、白饭豆、角豆、芸豆。

【来源】为豆科植物菜豆 *Phaseolus vulgaris* L. 的果实。

【植物形态】一年生缠绕草本。被柔毛。羽状复叶，具长柄；小叶 3，顶生小叶阔卵形至菱状卵形，长 4~16cm，宽 3~11cm，先端急尖，基部圆形或宽楔形，两面沿叶脉有疏柔毛；侧生小叶偏斜，托叶小，基部着生。总状花序腋生，短于叶，花数朵，生于总轴的顶端；小苞片斜卵形或近圆形，脉明显，较萼长；花萼钟状，萼齿上部 2 枚连合，有疏短柔毛；花冠白色、黄色。后变淡紫红色，旗瓣近方形，翼瓣长圆形而小，龙骨瓣的上端卷曲一圈或近两圈，侧方无角状突起；雄蕊 10，二体；荚果条状。略膨胀，无毛。种子球形或长圆形，白色、褐色、蓝黑色或绛红色，光亮而有花斑。

【分布】广西全区均有栽培。

【采集加工】秋季果实成熟后采收，晒干。

【药材性状】豆荚条状，长 8~14cm，宽约 0.8cm。表面黄色或淡黄色，皱缩，种子之间稍缢缩。基部常可见果柄着生处呈圆形或留有短果柄，端部细而尖。气微，味淡。

菜豆原植物

【品质评价】以身干、饱满、完整、色黄者为佳。

【化学成分】本品含叶绿素（chlorophyl），维生素 C（VC），有机酸（organic acid），蛋白质（protein），糖等化学成分[1]。

挥发性成分主要有 2- 己烯醛（2-hexenoic aldehyde），3- 己烯醛（3-hexenoic aldehyde），2- 己烯醇（2-hexenol），1- 辛烯醇（1-octenol），3- 己烯醇醋酸酯（3-hexenol acetate），*α*- 紫罗酮（*α*-ionone），*β*- 紫罗酮（*β*-ionone）[2]。

【药理作用】

1. 免疫激活　从菜豆中提得的一种植物血凝素（PHA）为一种特异性的凝集素，除能凝集人的红细胞外，体外试验或注射是一种很强的致有丝分裂原，能强烈促进淋巴细胞母细胞转化，激活细胞免疫[3]。

2. 终止妊娠　从菜豆中分得 3 种 PHA 蛋白均具有终止妊娠作用，蛋白 A、蛋白 B、蛋白 C 于每 30g 体重 0.125mg、0.25mg 及 0.50mg 剂量腹腔注射均可使小鼠早孕妊娠终止率达 100%，而天花粉蛋白 0.125mg 为 50%，其中以蛋白 A 和蛋白 B 作用为强。蛋白 A 0.05mg 剂量有效率仍可达 80%，而蛋白 B 为 67%，对于小鼠终止妊娠，0.2mg/30g 体重的有效率蛋白 A 为 66.6%，蛋白 B 为 53.3%，天花粉为 77.7%[3]。

3. 过敏原性　皮下注射 3 天所致小鼠速发型超敏反应，菜豆蛋白 A、B 均较天花粉为弱，豚鼠致敏试验菜豆 B 的抗原性也较弱[3]。

4. 毒理　菜豆蛋白 A、B 及天花粉 0.8mg/20g 体重腹腔注射对小鼠的死亡率为 50%、10% 及 40%，菜豆蛋白 B 腹腔注射小鼠的半数致死量为 55mg/kg[3]。

【性味归经】味甘、淡，性平。归肺、膀胱经。
【功效主治】利尿，消肿，滋养，解热。主治水肿，脚气病。
【用法用量】内服：煎汤，60~120g。
【使用注意】食滞胀满者慎服。

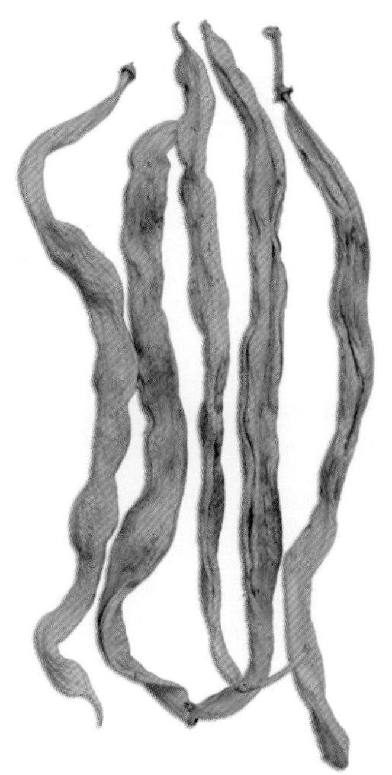
菜豆药材

【经验方】

水肿　白饭豆120g，蒜米15g，白糖30g。水煎服。(《陆川本草》)

【参考文献】

[1] 张福平，陈蔚辉，许秀彦，等．菜豆的营养成分分析．中国食物与营养，2006，（2）：55.
[2] 魏明，邓晓军，杜家纬．豇豆与菜豆挥发物中美洲斑潜蝇引诱成分的分析与鉴定．应用生态学报，2005，16（5）：907.
[3] 黄圣凯，张宗禹．菜豆蛋白终止小鼠妊娠的药理研究．江苏医药，1981，6（3）：13.

Tu si zi

菟丝子

Cuscutae Semen

[英]Chinese Dodder Seed

【别名】菟丝实、吐丝子、无娘藤米、黄藤子、龙须子、萝丝子、黄网子、黄萝子。

【来源】为旋花科植物菟丝子 *Cuscuta chinensis* Lam. 的种子。

【植物形态】一年生寄生草本。茎缠绕，黄色，纤细多分枝，随处可生出寄生根，伸入寄主体内。叶稀小，鳞片状，三角状卵形。花两性，多数簇生成小位子形或小团伞花序；苞片小，鳞片状；花梗稍粗壮；花萼杯状，中部以下连合，裂片5，三角状，先端钝；花冠白色，壶形，5浅裂，裂片三角状卵形，先端锐尖或钝，向外反折，花冠筒基部具鳞片5，长圆形，先端及缘流苏状；雄蕊5，着生于花冠裂片弯缺微下处，花丝短，花药露于花冠裂片之外；雌蕊2，心皮合生，子房近球形，2室，花柱2，柱头头状。蒴果近球形，稍扁，几乎被宿存的花冠所包围，成熟时整齐地周裂。种子2~4颗，黄或黄褐色，卵形，表面粗糙。

【分布】广西全区均有分布。

【采集加工】当种子成熟时与寄主一起割下，晒干，打下种子，用细眼筛子将菟丝子筛出，去净壳渣或其他杂质即可。

【药材性状】种子类圆形或卵圆形，腹棱线明显，两侧常凹陷，长径1.4~1.6mm，短径0.9~1.1mm。表面灰棕色或黄棕色，微粗糙，种喙不明显；于扩大镜下可见表面有细密深色小点，并有分布不均匀的白色丝状条纹；种脐近圆形，位于种子顶端。种皮坚硬，不易破碎，用沸水浸泡，表面有黏性，煮沸至种皮破裂，露出黄白色细长卷旋状的胚，称“吐丝”。除去种皮可见中央为卷旋3周的胚，胚乳膜质套状，位于胚周围。气微，味微苦，涩。

【品质评价】以粒饱满者为佳。

【化学成分】本品含槲皮素（quercetin），紫云英苷（astragalin），金丝桃苷（hyperin）[1~3]，槲皮素-3-*O*-*β*-D-半乳糖-7-*O*-*β*-葡萄糖苷（quercetin-3-*O*-*β*-D-galactoside-7-*O*-*β*-glucoside）[1]，*β*-谷甾醇（*β*-sitosterol），山柰酚（kaempferol），芝麻素（sesamin），棕榈酸（palmitic acid），咖啡酸（caffeic acid），槲皮素-3-*O*-*β*-D-半乳糖-(2→1)-*β*-D-芹糖苷（quercetin-3-*O*-*β*-D-galacto-

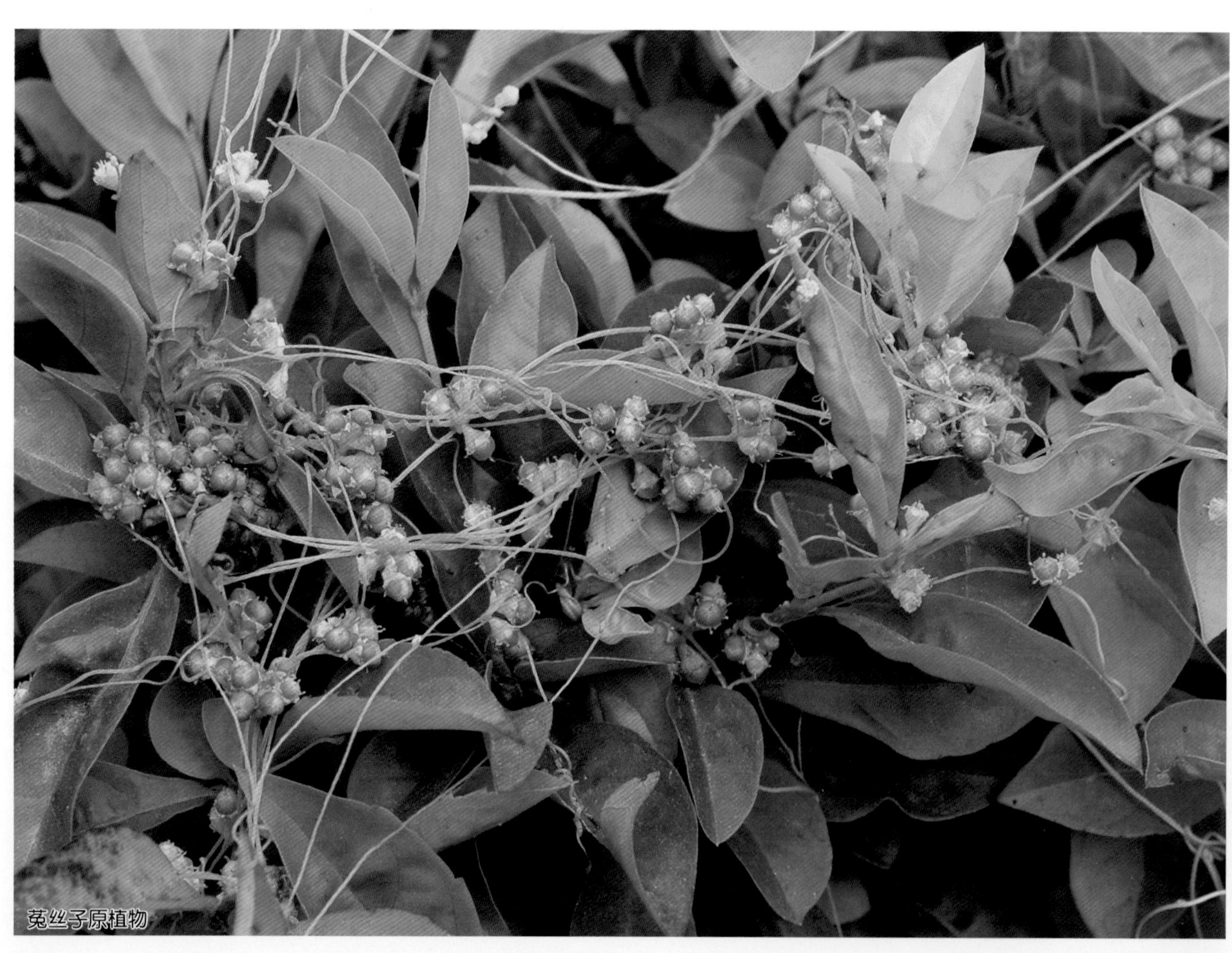
菟丝子原植物

pyranosyl-（2 → 1）-β-D-apiopyranoside）[2]，新芝麻脂素（neo-sesamin），山柰酚-3-*O*-β-D-吡喃葡萄糖苷（kaempferol-3-*O*-β-D-glucopyranoside），4′,4,6-三羟基橙酮（4′,4,6-trihydroxyaurone）[3]。

【药理作用】

1. 增强性腺功能　雌性小鼠灌胃给予菟丝子醇浸液和水煎液的混合液0.5g，每天1次，连续给药4天，可增加子宫重量，促进阴道上皮细胞角化，故具有雌激素样活性[4]。雌性大鼠灌服煎药10g/kg，每天2次，连续5天，可使垂体前叶、卵巢和子宫重量增加，但血浆中促黄体生成激素（LH）无明显改变，卵巢绒毛膜促性腺激素/促黄体生成素（HCG/LH）受体特异结合力及HCG/LH受体增加，使去卵巢大鼠的垂体对注射黄体生成素释放激素的LH分泌反应增加，提示菟丝子对下丘脑-垂体-性腺（卵巢）轴功能有兴奋作用[5]。菟丝子黄酮能上调去势雌性大鼠血清雌激素水平[6]并能促进大鼠腺垂体、睾丸及附睾的发育，能促进离体大鼠间质细胞睾酮的基础分泌，还能提高间质细胞对HCG的反应性，增加睾丸对HCG的结合力[7]。菟丝子黄酮能促进下丘脑-垂体促性腺功能，提高垂体对促性腺释放激素的反应性，促进卵泡发育，对血浆LH水平虽无明显影响，但能增强卵巢HCG/LH受体数目与功能，可增加幼年雄鼠睾丸及附睾质量[8]。0.25g/ml菟丝子通过其有效的抗氧化作用，拮抗活性氧（ROS）的氧化作用，对ROS造成的精子膜、顶体结构和精子线粒体功能过氧化损伤具有干预作用[9]。菟丝子水提物对ROS造成的精子膜、顶体结构和精子线粒体功能损伤具有保护作用[10]。

2. 对造血系统作用　小鼠皮下注射菟丝子注射液，每天2次，共3天，对受环磷酰胺抑制的粒系祖细胞的生长有促进作用[11]。

3. 增强免疫功能　菟丝子黄酮能提高小鼠腹腔巨噬细胞吞噬功能、活性*E*-玫瑰花结形成率和抗体的生成[12]。菟丝子可促进小鼠免疫器官脾脏、胸腺增长，并提高巨噬细胞吞噬功能，促进淋巴细胞增殖反应，诱导白介素产生，说明菟丝子具有增强小鼠机体免疫功能和免疫调节作用[13]。一定浓度的菟丝子中金丝桃苷在体内外具有增强小鼠免疫功能的作用[14]。

4. 促进细胞分化、抑制细胞凋亡　菟丝子具有促进成骨细胞增殖及分化成熟，降低破骨细胞生存率、诱导其凋亡的作用，血清药理学实验提示含药血清同样具有促进成骨细胞增殖和分化的作用[15]。菟丝子提取物对（1-甲基,4-苯基吡啶离子）MPP+诱导的PC12细胞凋亡有保护作用[16]和提高ROS损伤的已分化PC12细胞活力，调节细胞中凋亡相关基因的表达，而且还能提高细胞中超氧化物歧化酶（SOD）和谷胱甘肽（GSH）的含量，降低丙二醛（MDA）水平。由此表明，菟丝子提取物对ROS造成的PC12细胞损伤有一定的保护作用[17]。菟丝子醇提物具有诱导大鼠成骨细胞向神经元细胞定向分化的作用[18]。

5. 抗衰老　小鼠分别灌服不同剂量的菟丝子多糖能使心、肝、肾组织中MDA含量和脑中LF不同程度下降，SOD及GSH-PX活力不同程度提高，胸腺指数和脾脏指数不同程度升高，显示菟丝子多糖有抗衰老作用[19]。菟丝子水煎剂能提高小鼠受体花环率，使小鼠免疫复合物花环率降低，说明菟丝子能增强衰老模型小鼠的红细胞免疫功能，具有延缓衰老作用[20]。菟丝子醇提液使D-半乳糖制造衰老模型大鼠血红蛋白、血清蛋白、MDA水平减低，SOD活性升高，说明菟丝子抑制非酶糖基化反应，减少自由基生成，具有一定的抗衰老作用[21，22]。

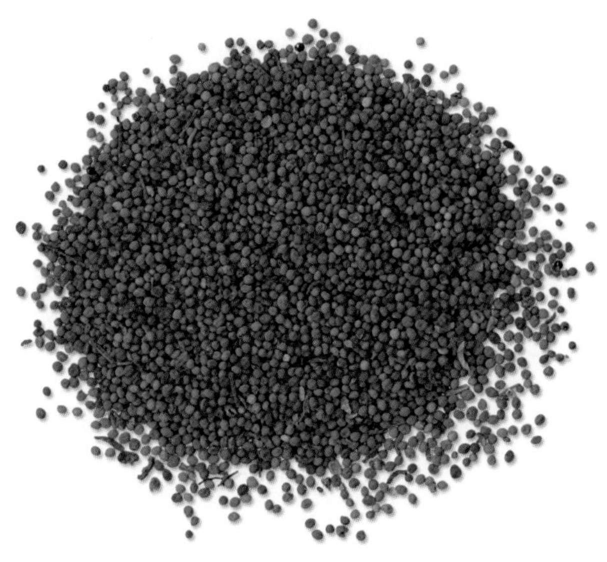
菟丝子药材

6. 对心血管、肠运动和子宫作用　菟丝子所含有的黄酮静脉注射液对犬实验性缺血心肌缺血具有防治作用，能减轻心肌缺血的程度和范围，改善缺血心脏血流动力学，增加心肌营养性流量和冠状动脉流量，减少冠状动脉阻力而使缺血心肌供血量增加，同时减慢心率，降低血压，减少左室运动，降低心肌耗氧率，而使心肌能量消耗下降，冠状静脉窦血氧含量提高，冠状静脉-动脉血氧差减少，在体外能抑制花生四烯酸诱导的血小板聚集[23]。菟丝子的酱油、浸剂、酊剂能增强离体蟾蜍心脏的收缩力，前者使心率增加，后两者使心率降低，对麻醉犬使其血压下降，脾容积缩小，肠运动抑制，对离体子宫表现兴奋作用[24]。菟丝子3个不同提取工艺样品20mg/kg静脉注射均能增加心肌冠脉血流量，但3个样品对心肌耗氧量具有不同的影响，其中3号制剂心肌耗氧量降低，而1、2号制剂则增加心肌耗氧量[25]。

7. 代谢调节　菟丝子水提取物可促进脂肪组织释放游离脂肪酸，并存在剂量效应关系。普萘洛尔、维拉帕米和无钙液可不同程度的阻断菟丝子的兴奋作用，说明菟丝子水提物可通过增加游离脂肪酸的释放，促进离体脂肪组织的分解代谢，其作用可能部分经肾上腺素能β受体、异搏定敏感的L型Ca^{2+}内流介导[26]。此外，菟丝子水煎液可诱导大鼠肝微粒体中的CYP2D6和CYP1A2[27]。

8. 对内分泌系统作用　菟丝子能调节卵巢内分泌功能，其作用机制可能是菟丝子黄酮下调心理应激大鼠下丘脑神经递质 β- 内啡肽，上调腺垂体 LH 水平 [28]。

9. 对神经系统作用　菟丝子提取物在诱导 PC12 细胞分化的同时，可提高有丝分裂原激活的蛋白激酶（MAPK）磷酸化。同时还发现该提取物能一定程度地抑制去血清引起的细胞凋亡，表明它具有一定的神经营养作用 [29]。

10. 改善记忆　菟丝子水提取物可改善脑缺血所致大鼠记忆障碍，其作用机制可能与菟丝子的抗氧化作用有关 [30]。

11. 抗氧化　不同剂量菟丝子黄酮预处理可提高 PC12 细胞存活率，抑制细胞的凋亡，降低细胞的凋亡比率，对 1,1- 二苯基 -2- 三硝基苯肼（DPPH）自由基的清除率呈剂量依赖性增强 [31]。菟丝子黄酮对 DPPH 体系、羟基自由基体系、烷基自由基引发的亚油酸氧化体系、超氧阴离子自由基体系的清除率可达 91.56%、89.39% 和 87.65%，其对烷基自由基的抑制率为 84.22%，且其抗氧化活性强于维生素 C 和 2,6- 二叔丁基 -4- 甲基苯酚，说明菟丝子黄酮是一种天然有效的自由基清除剂 [32]。微胶囊菟丝子黄酮能延长油脂过氧化的诱导期，维生素 C、柠檬酸、酒石酸、苹果酸、乙二胺四乙酸等对其抗氧化作用均具有协同增效作用，与合成抗氧化剂混合使用时，其抗氧化能力均好于只添加单一抗氧化剂的效果 [33]。

12. 抗肿瘤　小鼠灌服菟丝子水提取物 1g/kg，每周 3 次，连续 36 周，可抑制二甲基苯蒽诱发的皮肤乳头状瘤的生长和皮肤癌的发生 [34]。菟丝子黄酮对肿瘤坏死因子（TNF）具有抑制作用，可降低小鼠的 TNF 水平，提示菟丝子可能具有抗癌症恶病质的作用 [35]。

13. 抗疲劳等作用　菟丝子藤茎有一定的抗疲劳及耐缺氧作用 [36]。菟丝子水提取物可防治四氯化碳引起的大鼠肝损害 [37]。菟丝子对体外传代培养人无色素黑素瘤细胞 YUGEN8 组细胞内酪氨酸酶的表达、成熟及内质网输出过程与阴性对照组的差异，发现菟丝子对黑素瘤细胞内酪氨酸酶的成熟、稳定及内质网输出具有一定促进作用 [38]。

14. 毒理　菟丝子醇提水溶液皮下注射小白鼠半数致死量为 2.465g/kg，按 30~40g/kg 灌胃并不出现中毒症状。按 0.05g/kg 的菟丝子酱油、浸剂、酊剂给大白鼠灌胃，连续 70 天，不影响动物的生长发育，亦未见病理改变 [24]。

【临床研究】

1. 痤疮　菟丝子 30g，水煎浓缩至 300ml，待温，外洗或外敷患处，每日 1~2 次，7 日为 1 个疗程，酌用 1~2 个疗程。结果：治疗 50 例，其中痊愈 14 例，显效 21 例，有效 12 例，无效 2 例 [39]。

2. 带状疱疹　将干净菟丝子种子炒黄，微鼓起时取出，摊凉后立即研成细粉，用麻油调成糊状，外涂于病人疮面，每日 6~8 次，3 日为 1 个疗程。结果：治疗 26 例，其中经 1 个疗程治愈者 12 例，2 个疗程治愈者 13 例，14 天治愈者 1 例 [40]。

3. 肾虚型男性不育症　菟丝子 9g，研末，分 3 次冲服，或装胶囊吞服。肾阴虚明显者，配合每日嚼食枸杞子 30g。2 个月为 1 个疗程。结果：共治疗 19 例，其中少精症 7 例，治愈 4 例，好转 2 例，无效 1 例；精子活动力低下 6 例，治愈 4 例，好转及无效各 1 例；少精伴活动力低下 4 例，治愈及好转各 2 例；不液化或液化不良 2 例好转。治愈率 52.6%，总有效率 89.5%。服药最少者 1 个月，最多者 6 个月 [41]。

【性味归经】味辛、甘，性平。归肝、肾、脾经。

【功效主治】补肾益精，养肝明目，安胎，止泻。主治肾虚阳痿、遗精、早泄、不育，腰膝酸痛，淋浊，遗尿，胎动不安，目昏耳鸣，泄泻，消渴。

【用法用量】内服：煎汤，6~15g；或入丸、散。外用适量。

【使用注意】阴虚火旺，大便燥结及小便短赤者禁服。

【经验方】

1. 心气不足，思虑太过，肾经虚损，真阳不固，溺有余沥，小便白浊，梦寐频泄　菟丝子五两，白茯苓三两，石莲子（去壳）二两。上为细末，酒煮糊为丸，如梧桐子大。每服三十丸，空心盐汤下。常服镇益心神，补虚养血，清小便。（《太平惠民和剂局方》茯菟丸）

2. 消渴　菟丝子不拘多少，拣净，水淘，酒浸三宿，控干，趁润捣罗为散，焙干再为细末，炼蜜和丸，如梧桐子大。食前饮下五十粒，一日二三服；或作散，饮调下三钱。（《全生指迷方》菟丝子丸）

3. 补肾气，壮阳道，助精神，轻腰脚　菟丝子一斤（淘净，酒煮，捣成饼，焙干），附子（制）四两。共为末，酒糊丸，梧子大。酒下五十丸。（《扁鹊心书》菟丝子丸）

4. 腰痛　菟丝子（酒浸）、杜仲（去皮，炒断丝）等份。为细末，以山药糊丸如梧子大。每服五十丸，盐酒或盐汤下。（《百一选方》）

5. 丈夫腰膝积冷痛，或顽麻无力　菟丝子（洗）一两，牛膝一两。同浸于银器内，用酒浸过一寸五日，曝干，为末，将原浸酒再入少醇酒作糊，搜和丸，如桐子大。空心酒下二十丸。（《经验后方》）

6. 腰膝风冷，益颜色，明目　菟丝子一斗。酒浸良久，沥出曝干，又浸，令酒干为度，捣细罗为末。每服二钱，以温酒调下，日三，服后吃三五匙水饭压之，至三七日，更加至三钱服之。（《普济方》）

7. 劳伤肝气，目暗　菟丝子二两。酒浸三日，曝干，捣罗为末，鸡子白和丸梧桐子大。每服空心以温酒下三十丸。（《太平圣惠方》）

8. 脾元不足，饮食减少，大便不实　菟丝子四两，黄芪、于白术（土拌炒）、人参、木香各一两，补骨脂、小茴香各八钱。饴糖作丸。早晚各服三钱，汤酒使下。（《方脉正宗》）

9. 身面突然浮肿　用菟丝子一升，在酒五升中浸泡两三夜，每饮一升。一天三次，肿不消，继续服药。（《中药大辞典》）

10. 膏淋　菟丝子（酒浸，蒸，捣，焙）、桑螵蛸（炙）各半两，泽泻一分。上为细末，炼蜜为丸，如梧桐子大。每服二十丸，空心用清米饮送下。（《普济方》菟丝丸）

【参考文献】

[1] 国家中医药管理局《中华本草》编委会 . 中华本草 . 上海：上海科学技术出版社，1999：5864.

[2] 郭洪祝，李家实 . 南方菟丝子化学成分研究 . 北京中医药大学学报，2000，23（3）：20.

[3] 王展，何直昇 . 菟丝子化学成分的研究 . 中草药，1998，29（9）：577.

[4] 朱金凤，佘运初，周楚华 . 寿胎丸加味治疗先兆流产的临床观察及实验研究 . 中西医结合杂志，1987，7（7）：407.

[5] 李柄如 . 中药杂志，1984，25（7）：543.

[6] 王晓敏，王建红，伍庆华，等 . 菟丝子黄酮对去势雌性大鼠血清雌激素水平和血管平滑肌细胞的影响 .Tianjin Med J.Oct, 2005, 33（10）:650.

[7] 余白睿，秦达念，杨绮华 . 菟丝子黄酮与淫羊藿黄酮对雄性生殖功能影响的对比研究 . 中华实用中西医，2003，3（16）：842.

[8] 柯江维，王建红，赵宏 . 菟丝子黄酮对心理应激雌性大鼠海马 - 下丘脑 - 垂体 - 卵巢轴性激素受体的影响 . 中草药，2006，37（1）：90.

[9] 颜志中，杨欣，丁彩飞，等 . 菟丝子对人精子顶体和超微结构氧化损伤的干预作用 . 中医药学刊，2006，24（2）：266.

[10] 杨欣，丁彩飞，张永华，等 . 菟丝子水提物对人精子顶体和超微结构的保护作用 . 中国中药，2006，31（5）：422.

[11] 麻柔，谢仁敷，廖军鲜 . 成对和单味中药对造血细胞的作用 . 中西医结合杂志，1984，4（9）：533.

[12] 彭登慧，谢仁敷，田牛 . 补肾中药对注射环磷酰胺小鼠骨髓微循环障碍的影响 . 中西医结合杂志，1983，3（2）：292.

[13] 张庆平，石森林 . 菟丝子对小鼠免疫功能影响的实验研究 . 浙江临床医学，2006，8（6）：568.

[14] 顾立刚，叶敏，阎玉凝，等 . 菟丝子金丝桃苷体内外对小鼠免疫细胞功能的影响 . 中国中医药信息，2001，8（11）：42.

[15] 刘悦，季晖，蔡曼玲 . 蛇床子、菟丝子及其复方对体外养成骨细胞和破骨细胞的影响及血清药理学研究 . 中国药理通讯，2004，21（3）：14.

[16] 李志刚，姜波，包永明，等 . 菟丝子提取物对 MP+ 诱导的 PC12 细胞凋亡的保护作用 . 中成药，2006，28（2）：219.

[17] 王利华，卜鹏程，包永明 . 菟丝子提取物对活性氧引起已分化的 PC12 细胞损伤的保护作用 . 细胞生物学，2005，27：69.

[18] 沈骅睿，吕文科，胡晓梅 . 菟丝子定向诱导成骨细胞神经元细胞转化的研究 . 中华实用中西医杂志，2005，1（21）：1549.

[19] 蔡曦光，张振明，许爱霞，等 . 女贞子多糖与菟丝子多糖清除氧自由基及抗衰老协同作用实验研究 . 医学研究，2007，36（8）：74.

[20] 王昭，朴金花，张凤梅，等 . 菟丝子对 D- 半乳糖所致衰老模型小鼠红细胞免疫功能的影响 . 黑龙江医药科学，2003，26（6）：16.

[21] 刘玉平，魏晓东，欧芹，等 . 菟丝子对 D- 半乳糖致衰老大鼠非酶糖基化及自由基的抑制作用研究 . 黑龙江医药科学，2006，29（2）：1.

[22] 蔡曦光，许爱霞，葛斌，等 . 菟丝子多糖抑制衰老小鼠型中氧自由基域的作用 . 第三军医大学学报，2005，27（13）：1326.

[23] 李连达 . 中国药理通讯，1984，（3）：73.

[24] 山东医学院学报，1959.

[25] 刘忠荣，雒鹏铁，付铁军，等 . 菟丝子三种提取工艺对心血管活性的影响 . 天然产物研究与开发，2004，16（6）：532.

[26] 杜建海，司金超，李伟，等 . 菟丝子对大鼠离体脂肪组织释放游离脂肪酸的影响 . 中药药理与临床，2002，18（6）：20.

[27] 余辉艳，鲍岩岩，于卫江，等 . 菟丝子水煎液对大鼠肝微粒体细胞色素 P450 亚型酶活性的影响 . 哈尔滨医科大学学报，2007，41（2）：105.

[28] 王建红，王敏璋，欧阳栋，等 . 菟丝子黄酮对心理应激雌性大鼠下丘脑 β-EP 与腺垂体 FSH、LH 的影响 . 中药材，2002，25（12）：886.

[29] 刘建辉，姜渡，包永明，等 . 菟丝子提取物在 PC12 细胞株中的神经营养作用 . 生物化学与生物物理进展，2003，30（2）：226.

[30] 嵇志红，张晓利，董连峰，等 . 菟丝子水提取物对脑缺血大鼠记忆障碍的改善作用 . 中国行为医学科学，2006，8：681.

[31] 真国辉，姜波，包永明，等 . 菟丝子黄酮类组分对 H202 损伤 PC12 细胞的保护作用 . 中药材，2006，29（10）：1051.

[32] 吴春，陈林林 . 菟丝子黄酮体外清除自由基活性的研究 . 天然产物开发与研究，2005，17（5）：553.

[33] 吴春，陈林林，李伟 . 微胶囊菟丝子黄酮抗油脂氧化特性的研究 . 化学与粘合，2006，(4)：230.

[34] Nisa M,ct ai.J Ethnopharmacol, 1986,18（1）:21.

[35] 郭澄，张俊平，王雅君 . 菟丝子黄酮成分对小鼠细胞因子的调节作用 . 时珍国医国药，2005，16（11）：1110.

[36] 林慧彬，谷红霞，林建强，等 . 菟丝子藤茎的药效学研究 . 中医药学报，2006，34（1）：16.

[37] Nisa M,et al.CA,1985, 102:143164s.

[38] 孙秀坤，许爱娥 . 七种中药乙醇提取物及补骨脂素对黑素瘤 YUGEN8 细胞酪氨酸酶的影响 . 中华皮肤科杂志，2006，6：328.

[39] 俞圭田 . 菟丝子汁外用治疗痤疮 50 例 . 浙江中医杂志，1996，（4）：179.

[40] 吴胜 . 菟丝子粉治疗带状疱疹 26 例 . 中国民间疗法，1998，（5）：31.

[41] 王建国，张会臣 . 菟丝子治疗肾虚型男性不育症 19 例 . 河北中医，2001，23（1）：53.

菊花 (Ju hua)

Chrysanthemi Flos

[英] Chrysanthemum

【别名】秋菊、黄花、白菊花、九月菊、九华、帝女花、节花、甘菊花。

【来源】为菊科植物菊 *Dendranthema morifolium*（Ramat.）Tzvel. 的头状花序。

【植物形态】多年生草本。茎直立，分枝或不分枝，被柔毛。叶互生；有短柄；叶片卵形至披针形，长 5~15cm，羽状浅裂或半裂，基部楔形，下面被白色短柔毛。头状花序直径 2.5~20cm，大小不一，单个或数个集生于茎枝顶端；总苞片多层，外层绿色，条形，边缘膜质，外面被柔毛；舌状花白色、红色、紫色或黄色。瘦果不发育。

【分布】广西全区均有栽培。

【采集加工】11 月初开花时，待花瓣平展，由黄转白而心略带黄时，选晴天露水干后或午后分批采收，这时采的花水分少，易干燥，色泽好，品质好。采下鲜花，切忌堆放，需及时干燥或薄摊于通风处。加工方法因各地产的药材品种而不同；阴干，适用于小面积生产，待花大部分开放，选晴天，割下花枝，捆成小把，悬吊通风处，经 30~40 天，待花干燥后摘下，略晒；晒干，将鲜菊花薄铺蒸笼内，厚度不超过 3 朵花，待水沸后，将蒸笼置锅上，蒸 3~4min，倒置晒具内晒干，不宜翻动；烘干，将鲜菊花铺于烘筛上，厚度不超过 3cm，用 60℃烘干。

【药材性状】头状花序倒圆锥形或圆筒形，有时稍压扁呈扇形，直径 1.5~3cm。总苞碟状，总苞片 3~4 层，卵形或椭圆形，草质，黄绿色或褐绿色，外被柔毛，边缘膜质，花托半球形，无托片或托毛。舌状花数层，雌性，位于外围，类白色，茎直，上举，纵向折缩，散生金黄色腺点；管状花多数，两性，位于中央，为舌状花所隐藏，黄色，先端 5 齿裂。瘦果不发育，无冠毛。体轻，质柔润，干时松脆。气清香，味甘、微苦。

【品质评价】以花朵完整不散瓣、色黄（白）、香气浓郁、无杂质者为佳。

【化学成分】本品含挥发油（volatile oil）、黄酮类化合物（flavonoid）[1]、氨基酸（amino acid）、花色素（anthocyanidin）[2]、微量元素（microelement）和绿原酸（chlorogenic acid）[3,4] 等。

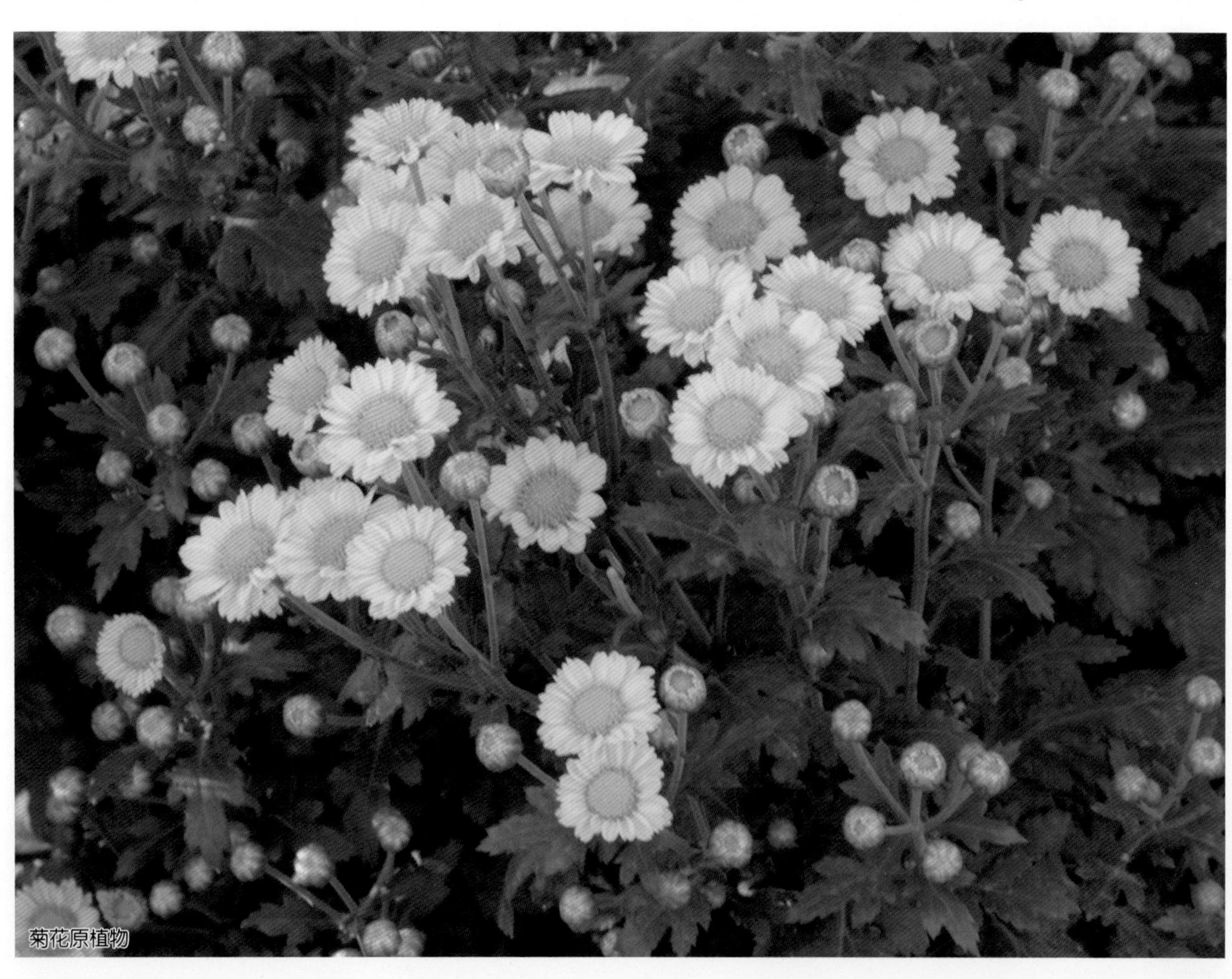

菊花原植物

挥发油中主要成分有龙脑（borneol），樟脑（camphor），菊油环酮（chrysanthe none）[5]，还有桉油精（eucalyptol），萜品醇（β-terpineol），龙脑乙酸酯（borneol acetate），石竹烯（caryophyllene），氧化石竹烯（caryophyllene oxide），β-蒎烯（β-pinene），β-荜澄茄烯（β-cadinene），姜黄烯（curcumene），β-金合欢烯（β-farnesene）[6]，1,3,3-三甲基环己-1-烯-4-甲醛（1,3,3-trimethylcyclohex-1-ene-4-formaldehyde），α-甜没药萜醇（α-bisabolol），安息香酸苄酯（benzyl benzoate），β,β-二甲基苯丙酸甲酯（β,β-dimethyl methyl phenylpropionate），2,4-癸二烯醛（2,4-decadienal），二十一烷（heneicosane）等[7]。

黄酮类成分有木犀草素（luteolin），木犀草素-7-葡萄糖苷（luteolin-7-glucoside），芹菜素（apigenin），芹菜素-7-O-葡萄糖苷（apigenin-7-O-glucoside），芹菜素-7-O-鼠李葡萄糖苷（apigenin-7-O-rhamnoglucoside），刺槐素-7-O-葡萄糖苷（acacetin-7-O-glucoside），槲皮素-3-O-半乳糖苷（quercetin-3-O-galactoside），槲皮苷（quercitrin），异鼠李素-3-O-半乳糖苷（iso-rhamnetin-3-O-galactoside），木犀草素-7-O-鼠李葡萄糖苷（luteolin-7-O- rhamnoglucoside）[5]，香叶木素（diosmetin），山柰酚（kaempferol），槲皮素（quercetin）[8]，香叶木素-7-O-β-D-葡萄糖苷（chrysoeriol-7-O-β-D-glucopyranoside），金合欢素 7-O-β-D-葡萄糖苷（acacetin-7-O-β-D-glucopy ranoside），刺槐苷（acacetin 7-O-β-D-glucopyranosyl-（6→1）-α-L-rhamnopy ranoside），金合欢素（acacetin），金合欢素 7-O-（6″-O-乙酰）-β-D-葡萄糖苷 [acacetin 7-O-（6″-O-acetyl）-β-D-glucopyranoside]，异泽兰黄素（eupatilin），大黄素（emodin），大黄酚（chrysophanol），大黄素甲醚（physcion）[9]，木犀草素 7-O-β-D-（6″-乙酰基）-吡喃葡萄糖苷 [luteolin 7-O-β-D-（6″-acetyl）-glucopyranoside]，橙皮素-7-O-β-D-吡喃葡萄糖苷（hesperetin -7-O-β-D-glucopyranoside）等[10]。

本品还含有多种氨基酸成分，如组氨酸（histidine），亮氨酸（leucine），异亮氨酸（iso-leucine），赖氨酸（lysine），蛋氨酸（metione），苯丙氨酸（phenylala nine），苏氨酸（threonine）及缬氨酸（iso-propylaminoacetic acid），还含有门冬氨酸（aspartic acid），谷氨酸（glumatic acid），羟脯氨酸（oxyproline）等[11]。

本品中含量较高的微量元素有钙（Ca）、镁（Mg）、磷（P）、硫（S）、钾（K）、硼（B）、铁（Fe）、锰（Mn）、锌（Zn）[12]。

【药理作用】

1. 抗菌、抗病毒　菊花水煎液体外试验对金黄色葡萄球菌、乙型溶血性链球菌有抑菌作用[13]。菊花水浸液对堇色毛癣菌、同心性毛癣菌、许兰黄癣菌、奥杜盎小芽胞癣菌、铁锈色小芽胞癣菌、羊毛样小芽胞癣菌、腹股沟表皮癣菌、红色表皮癣菌、星形奴卡菌有抑菌作用[14]。挥发油是菊花抗菌作用的物质基础，其中的樟脑、龙脑则是其发挥抗菌作用的主要成分[15]。不同产地的菊花对金黄色葡萄球菌、白色葡萄球菌、变形杆菌、乙型链球菌、肺炎链球菌均有一定的抑制作用，尤其对金黄色葡萄球菌的抑菌作用最明显。菊花具有抗艾滋病病毒（HIV）作用[16]，8 种菊花黄酮对 HIV 急性感染的 H9 细胞复制有抑制作用，其中金合欢素-7-O-β-D-半乳糖苷是抗 HIV 的新活性成分，且毒性相当低[17]。从菊花中得到的一个黄酮葡萄糖酸酐-芹菜素-7-O-β-D-（4″-咖啡酰）-葡萄糖酸苷，具有较强的抑制 HIV 的活性[18]。黄芩素对多种革兰阳性菌、革兰阴性菌及螺旋体等均有抑制作用[19]。此外，黄芩素还具有抗 HIV 的作用，能诱导感染 HIV 的细胞凋亡[20]。

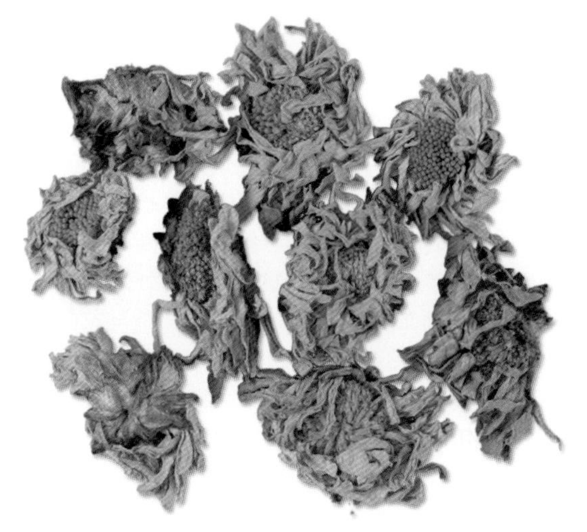

菊花药材

2. 抗肿瘤　芹菜苷配基具有诱导人白血病 HL-60 细胞周期停止于 G_2/M 期的作用，从而起到抑制肿瘤细胞增殖的作用[21]。金合欢素对腹水型肝癌和 S180 癌细胞的 DNA 合成有抑制，其抑制机制可能是对 DNA 模板损伤[22]。槲皮素对不同的癌细胞具有细胞毒作用[23]。槲皮素具有抗癌作用，它能有效诱导微粒体芳烃羟化酶、环氧化物水解酶，使多环芳烃和苯并芘等致癌物质通过羟基化，水解失去致癌活性，起到抗癌的效果[24，25]。

3. 抗氧化、抗衰老　槲皮素是有效的自由基捕获剂和抗氧化剂[24]，可通过增强整体和胃黏膜局部的抗氧化能力，发挥胃黏膜保护作用[26]。菊花水提液能抑制 D-半乳糖所致脂质过氧化，降低血中丙二醛（MDA）含量、单氨氧化酶活力，提高血中超氧化物歧化酶（SOD）、谷胱甘肽过氧化物酶活力，增强机体对自由基的清除作用，延缓衰老进程，改善机体状况，并有一定的扶正固本、抗衰防老作用[27]。0.10%、0.20%、0.40% 菊花黄酮对猪油的氧化具有抑制作用，且随着质量分数的增大其抗氧化能力增强。黄酮类化合物具有多酚结构，能够提供活泼的氢质子，与油脂氧化产生的自由基结合成较稳定的产物，从而阻断油脂的自动氧化过程[28]。小鼠连续灌胃菊花水提液 2g/kg、4g/kg，其心、脑组织过氧化脂（LPO）反应产物 MDA 含量均低于正常水平。表明菊花水提液具有抑制自由基生成及抑制由自由基引发的 LPO 反应的作用[29]。菊花的花和茎叶的总黄酮提取物有一定的抗衰老作用[30]。

4. 对心血管系统作用　菊花水煎醇沉制剂对离体兔心有扩张冠状动脉，增加冠状动脉流量的作用。于恒压灌流液中注入 1g 生药时，可使 2min 内冠状动脉流量增加约 62%，并使心率平均减慢 20% 左右。较大剂量对在位犬心，亦可致冠状动脉流量平均增加 40% 左右，心肌耗氧量平均增加 27%。对电刺激兔中枢神经引起的缺血性心电图 ST 段压低有减轻作用。对实验性冠状动脉硬化兔的离体心脏，也能增加冠状动脉流量和提高心肌耗氧量[31]。杭白菊酚性部分可以增加豚鼠离体心脏冠状动脉流量，提高小鼠对减压缺氧的耐受能力[32]。杭白菊提取物可降低铅处理组小鼠血铅和骨铅水平，提高血浆维生素 C 水平，这可能与杭白菊富含维生素 C 有关。杭白菊提取物还可提高小鼠睾丸匀浆超氧化物歧化酶（SOD）和谷胱甘肽过氧化物酶（GSH-Px）活性，但丙二醛（MDA）含量没有显著差异。可知杭白菊通过提高 SOD 活性增加细胞清除氧自由基的能力，从而有效防止了缺氧再给氧时心肌细胞脂质流动性的降低维持细胞膜功能保护心肌细胞[33]。菊花水煎醇沉制剂具有增加离体兔心和在体狗心冠状动脉流量的作用，可改善由电刺激兔中枢神经引起的缺血性心电图 ST 段压低状况。对实验性冠状动脉硬化兔的离体心脏，也能增加冠状动脉流量和提高心肌耗氧量[34]。菊花花及茎叶中的总黄酮提取物可对抗异丙肾上腺素所致心肌缺血大鼠的心电图 T 波抬高及 ST 段的异常偏移，使血清乳酸脱氢酶降低，并可增加心肌组织 SOD 的活性，减少 MDA 生成[35]。

5. 抗凝血　槲皮素二硫酸酯二钠可强烈抑制凝血酶诱导的猪血小板肌动蛋白聚集，半数抑制量可达到 30μmol/L，由于血小板在血栓形成与止血等多种生理、病理过程中起重要作用，因此槲皮素二硫酸酯二钠有较好的抗凝血作用[36]。

6. 抗炎　菊花煎液灌肠可抑制血小板 α- 颗粒膜糖蛋白、溶酶体膜糖蛋白和血小板膜糖蛋白的表达，对溃疡性结肠炎有良好疗效[37]。从菊花中分离出 27 种具有抗炎作用的三萜类化合物，其中具有胰蛋白酶或糜蛋白酶抑制活性的三萜类化合物总的结构特征为分子远端 3-OH 处有一个羟基和一个合适的侧链，3-OH 脂肪酸羟化能影响蛋白酶抑制剂的作用[38]。

7. 其他作用　菊花水煎剂给大鼠灌服 3 周后，抑制其肝微粒体羟甲基戊二酰辅酶 A 还原酶的活力，并能激活肝微粒体胆固醇 7α- 羟化酶[39]，并有缩短凝血时间的效果，焙成炭药的作用较生药有所增强[40]。菊花制剂还能抑制皮内注射组胺所致的局部毛细血管通透性增加，其 10mg 的效力和芦丁 2.5mg 相当[41]。菊花提取物对大鼠肝细胞色素 P450 具有抑制作用，并具有一定的亚族选择性[42]。

【临床研究】

1. 偏头痛　单味菊花饮（杭菊花 20g，沸水 1000ml 泡服），每日分 3 次饮用或代茶长年饮用，2 个月为 1 个疗程。结果：治疗 32 例，其中治愈 23 例，有效 9 例。治疗显效最短半月，最长 2 个月，有 6 例病人一直坚持每天代茶饮用，不但治愈了偏头痛，还治愈了多年的失眠症，另 3 例病人高血压病好转[43]。

2. 溃疡性结肠炎　治疗组用菊花煎剂（菊花 100g 水煎至 100ml），每晚 1 次保留灌肠。对照组以氢化可的松（每次 100mg）加用生理盐水（100ml），每晚 1 次保留灌肠。结果：治疗组 31 例，治愈率为 74%~79%，对照组 31 例，治愈率为 70%~96%。两组疗效相似，但菊花煎剂无副作用，且复发率低[44]。

【性味归经】味甘、苦，性微寒。归肺、肝经。

【功效主治】疏风清热，平肝明目，解毒消肿。主治外感风热或温病初起，发热头痛，眩晕，目赤肿痛，疔疮肿毒。

【用法用量】内服：煎汤，10~15g；或入丸、散；或泡茶。外用适量，煎水洗；或捣敷。

【使用注意】气虚胃寒，食少泄泻者慎用。

【经验方】

1. 膝风　陈艾、菊花。作护膝，久用。（《扶寿精方》）
2. 病后生翳　白菊花、蝉蜕等份。为散。每用二三钱，入蜜少许，水煎服。（《救急方》）
3. 风热头痛　菊花、石膏、川芎各 9g。为末，每服一钱半，茶调下。（《简便单方》）
4. 风温，但咳，身不甚热，微渴者　杏仁二钱，连翘一钱五分，薄荷八分，桑叶二钱五分，菊花一钱，苦桔梗二钱，甘草八分，苇根二钱，水二杯，煮取一杯，日三服。（《温病条辨》桑菊饮）
5. 热毒风上攻，目赤头旋，眼花面肿　菊花（焙）、排风子（焙）、甘草（炮）各一两。上三味，捣罗为散。夜卧时温水调下三钱匕。（《圣济总录》菊花散）
6. 眼目昏暗诸疾　蜀椒（去目并闭口，炒出汗，一斤半捣罗取末）一斤，甘菊花（末）一斤，上二味和匀，取肥地黄十五斤，切，捣研，绞取汁八九斗许，将前药末拌浸，令匀，暴稍干，入盘中，摊暴三四日内取干，候得所即止，勿令大燥，入炼蜜二斤，同捣数千杵，丸如梧桐子大。每服三十丸，空心日午，熟水下。（《圣济总录》夜光丸）
7. 肝肾不足，虚火上炎，目赤肿痛，久视昏暗，迎风流泪，怕日羞明，头晕盗汗，潮热足软　枸杞子、甘菊花，熟地黄、山萸肉、怀山药、白茯苓、牡丹皮、泽泻，炼蜜为丸。（《医级》杞菊地黄丸）
8. 肝肾不足，眼目昏暗　甘菊花四两，巴戟（去心）一两，苁蓉（酒浸，去皮，炒，切，焙）二两，枸杞子三两。上为细末，炼蜜丸，如梧桐子大。每服三十丸至五十丸，温酒或盐汤下，空心食前服。（《太平惠民和剂局方》菊睛丸）

【参考文献】

[1] 郭巧生，汪涛，程俐陶，等．不同栽培类型药用菊花黄酮类成分比较分析．中国中药杂志，2008，33（7）：756，779.

[2] 白新祥，胡可，戴思兰，等．不同花色菊花品种花色素成分的初步分析．北京林业大学学报，2006，28（5）：84.

[3] 李宗，陈在敏．菊花中绿原酸的含量测定．中国中药杂志，1999，24（6）：329.

[4] 李永霞．湖北产不同品种菊花中绿原酸的含量测定．湖北中医杂志，2006，28（2）：48.

[5] 国家中医药管理局《中华本草》编委会．中华本草．上海：上海科学技术出版社，1999：6843.

[6] 周海梅，谢培山，王万慧，等．固相微萃取－气相色谱－质谱技术应用于菊花的挥发性成分分析．中国中药杂志，2005，30（13）：986.

[7] 郭巧生，王亚君，杨秀伟，等．杭菊花挥发性成分的表征分析．中国中药杂志，2008，33（6）：624.

[8] 董建红，刘瑞芝，何平，等．菊花的化学成分研究．现代中西医结合杂志，2007，16（3）：375.

[9] 张健，钱大玮，李友宾，等．菊花的化学成分研究．天然产物研究与开发，2006，18（1）：71，91.

[10] 王亚君，杨秀伟，郭巧生．黄菊花化学成分研究．中国中药杂志，2008，33（5）：526.

[11] 王庆兰，林慧彬，张素芹．不同菊花氨基酸含量的比较研究．中国中医药科技，2005，12（4）：249.

[12] 揭新明，侯霞．菊花微量及宏量元素分析．广东微量元素科学，1997，4（6）：62.

[13] 重庆医学院第一附属医院内科中医中药研究组，重庆医学院第一附属医院检验科．192种中药及草药抗菌作用研究(初步报告)．微生物学报，1960，8（1）：52.

[14] 曹仁烈，等．中华皮肤科杂志，1957，（4）：286.

[15] Alvarez CastellanosP P, BishopC D, PascualVillalobosM J.Antifungal activity of the essentialoilof flowerheads of garland Chrysanthemum（Chrysanthemum coronarium） against agricultural pathogens. Phytochemistry, 2001, 57（7）:99.

[16] Hu C Q,ChenK,ShiQ.Anti-aids agents,acacetin-7-*O*-*β*-D-galactopyranoside,an anti-HIV principle from chrysanthemummorifolium and A structure-activity correlation with some related flavonoids.Journal of Natural Products,1994,57（1）:42.

[17] 李英霞，王小梅，彭广芳．不同产地菊花挥发油的抑菌作用．陕西中医学院学报，1997，20（3）：44.

[18] Lee JS,KimH J.A new anti-HIV flavoniod glucuronide from Chryanthemum morifolium.LettPlantaMed,2003, 69:859.

[19] ShiY,ShiR B,Liu B,et al.Studies on antiviral flavonoidesy in yinqiaosan powder.China Journal of Chinese Materia Medica,2001,26（5）:320.

[20] Wu JA,AatteleA S,ZhangL，et al.l Anti-HIV activity of medicin herbs usage and potential development.Am. J. Chin. Med,2001,29（1）:69.

[21] Huang H Y,Zha X L.Development in research of antitumor effect of flavones compounds.Chin JNew Clin Rem,2002,21（7）:428.

[22] 李君山，蔡少青．雪莲花类药材的化学与药理研究进展．中国中药杂志，1998，8（8）：312.

[23] 项光亚，杨瑜，阮金兰，等．金丝桃细胞毒作用和抗肿瘤作用研究．药学实践杂志，2001，19（1）：16.

[24] Kuo SM,LeavittP S，Lin C P.Dietary flavonoids interact with trace metals and affect metalloth ionein level in human intestinal cells.Bio.l Trace Elem. Res,1998,62（3）:135.

[25] Brownson DM,AziosN G,Fuqua B K,et al.Flavonoid effects relevant to cancer.Nutr, 2002,132（11 Suppl）:3482.

[26] 赵维中，赵宇翎，陈志武，等．芸香苷对应激性胃黏膜损伤保护作用的机制研究．中国药理学通报，1998，14（1）：66.

[27] 林久茂，庄秀华，王瑞国．菊花对D-半乳糖衰老抗氧化作用实验研究．福建中医药，2002，33（5）：44.

[28] 孔琪，吴春．菊花黄酮的提取及抗氧化活性研究．中草药，2004，35（9）：1001.

[29] 汪涛，蒋惠娣，季燕萍，等．菊花水提液对心脑组织的体内外抗氧化作用．中药材，2001，24（2）：122.

[30] 彭蕴茹，钱大玮，张健，等．菊花提取物对小鼠亚急性衰老模型的影响．江苏中医药，2006，27（8）：59.

[31] 浙江医科大学生理教研组．菊花制剂对冠脉作用的实验研究．新医药学杂志，1979，（2）：124.

[32] 杨学运，孙礼富，奚毓妹，等．中药杭白菊酚性部分的药理作用探讨．浙江医科大学学报，1989，18（6）：282.

[33] 范广勤，朱建华，阎冀，等．杭白菊的排铅作用及对睾丸组织SOD和GSH-Px活性的影响．卫生毒理学杂志，1998，12（3）：163.

[34] 宋立人．现代中药学大辞典．北京：人民卫生出版社，2001：1858.

[35] 彭蕴茹，石磊，罗宇慧，等．菊花总黄酮提取物对大鼠心肌缺血的保护作用．时珍国医国药，2006，17（7）：1131.

[36] Song Zh J,LiuW,LiangN C,et al.Effect of disodium quercetin disulfate on the formation of action pig platelet induced by thrombin.Chinese Traditional andHerbalDrugs,1997, 28（8）:477.

[37] 刘同亭，赵立群，孙自勤，等．菊花煎灌肠对溃疡性结肠炎血小板膜糖蛋白的影响．中国中医基础医学杂志，2000，6（2）：44.

[38] Rajic A. 国外医学・中医中药分册，2002，24（4）：221.

[39] 王树立，李永德，赵勤，等．菊花等十五种中药对大鼠胆固醇代谢的影响．生物化学杂志，1987，3（4）：319.

[40] 山东省中医药研究所药理组．药学通报，1965，11（12）：562.

[41] 方杜伸．医学中央杂志，1965，（206）：640.

[42] 侯佩玲，乔晋萍，张瑞萍，等．菊花提取物对大鼠肝微粒体细胞色素P450的影响．中医药学报，2003，31（3）：47.

[43] 刘炳凤．单味菊花饮治疗偏头痛32例．河南中医，1995，15（4）：234.

[44] 林静，秦云才，张伟．菊花煎剂对溃疡性结肠炎的治疗效果．前卫医药杂志，1998，15（5）：313.

菠萝 Bo luo

Ananatis Comosi Pericarpium
[英]Pineapple Pericarp

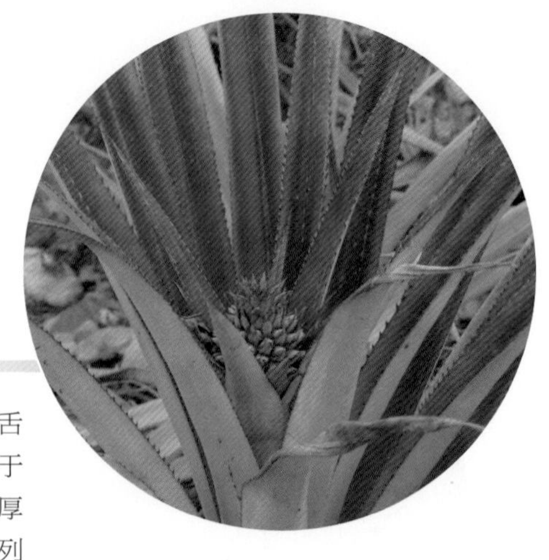

【别名】波罗、番娄子、露兜子、地菠萝、草菠萝。

【来源】为凤梨科植物凤梨 *Ananas comosus*（L.）Merr. 的果皮。

【植物形态】多年生草本。茎短，基部生有吸芽。叶多数，莲座式排列；叶片剑状长条形，长 40~90cm，宽 4~7cm，先端渐尖，全缘或有锐齿，上面绿色，下面粉绿色，边缘和叶尖部分常褐红色，其生于花序顶部的变小，常呈红色。花序从叶丛中抽出，状如松球，果时增大，花稠密，紫红色，生于苞腋内；苞片三角状卵形至长椭圆状卵形，淡红色；外轮花被片 3，萼片状，卵形，肉质；内轮花被片 3，花瓣状，倒披针形，青紫色，基部有舌状小鳞片 2；雄蕊 6，子房下位，藏于肉质的中轴内。果实球果状，由增厚肉质的中轴、肉质的苞片和螺旋排列不发育的子房连合成 1 个多汁的聚花果，顶常冠有退化、旋叠状的叶丛。

【分布】广西全区广泛栽培。

【采集加工】8~9 月收集加工菠萝时削下的果皮，晒干。

【药材性状】常皱缩成块状，外表面淡黄色，苞片三角状，边缘具刺状齿，外轮花被表面具白色粉霜。内切面常皱缩，黄色，可见许多点状突起，亦可见许多花被围成的腔室。气香，味甘。

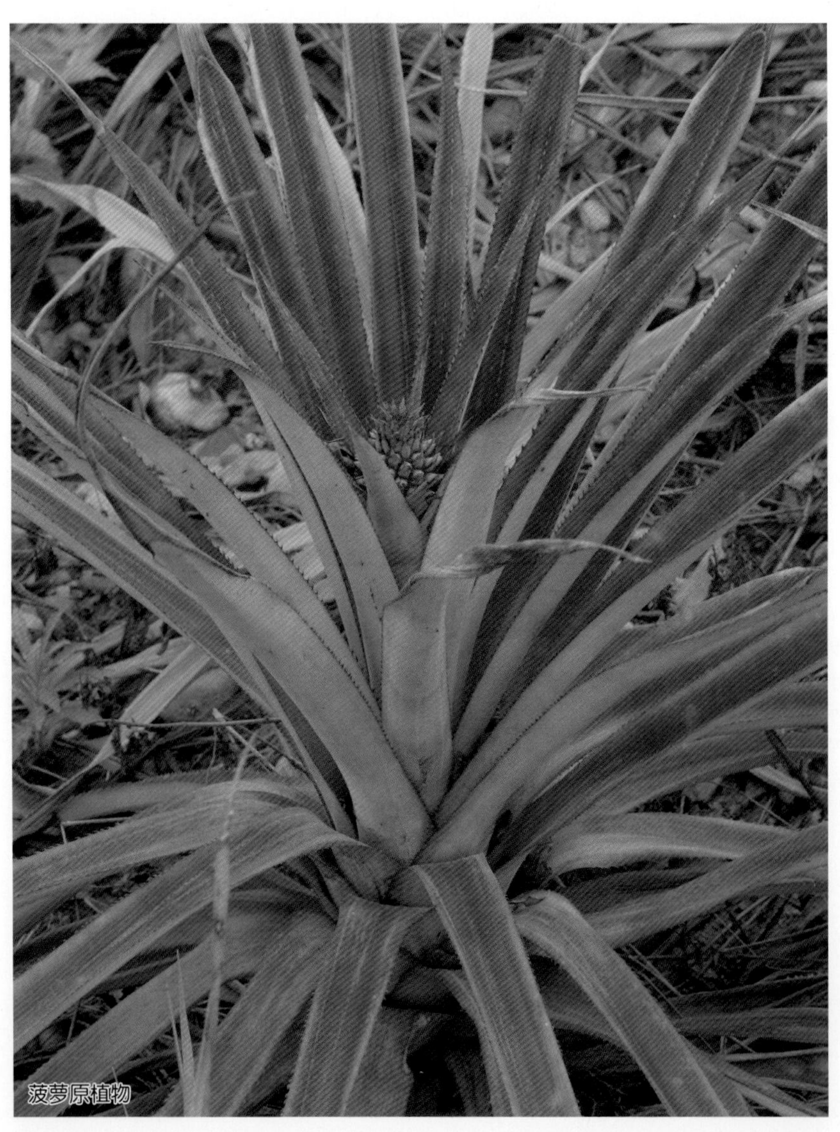
菠萝原植物

【品质评价】以干燥、色黄绿者为佳。

【化学成分】果实富含挥发油（volatile oil），多种氨基酸（amino acids），维生素（vitamin），有机酸（organic acid），糖类（saccharide）等；还含 1 种菠萝蛋白酶（bromelin）[1]。

【临床研究】

1. 慢性前列腺炎　对照组以热水坐浴，控制饮食（禁烟、酒、辛辣饮食）及口服左氧氟沙星片，每日 2 次，每次 0.2g；罗红霉素胶囊 0.15g，每日 2 次，复方 SMZ 2 片，每日 2 次。治疗组在此基础上加用菠萝蛋白酶肠溶片，每次 2 片（6 万 U），每日 2 次。2 组均治疗 14 日。结果：治疗组 11 例，有效 9 例，占 81.8%，SFQ 评分好转 10 例，占 90.9%，EPS 中 WBC 消失及下降 9 例，占 81.8%。对照组 10 例，有效 7 例，占 70.0%，SFQ 评分好转 8 例，占 80.0%，EPS 中 WBC 消失及下降 7 例，占 70.0%[2]。

2. 小儿肺炎　对照组采用氨苄西林钠治疗，治疗组在此基础上加用菠萝蛋白酶治疗。2 组疗程均为 7~10 日。结果：对照组 30 例，其中痊愈 16 例，显效 10 例、进步 3 例、无效 1 例，其痊愈率和有效率分别为 53% 和 87%；治疗组 60 例，痊愈 51 例、显效 5 例、进步 4 例、无效 0 例，其痊愈率和有效率分别是 85% 和 93%。治疗组痊愈率高于对照组，有显著差异（$P<0.05$），有效率无显著差异（$P>0.05$）[2]。

【性味归经】味涩、甘，性平。归肺、胃经。

【功效主治】解毒，止咳，止痢。主治咳嗽，痢疾。

【用法用量】内服：煎汤，9~15g。

【使用注意】不宜久服。

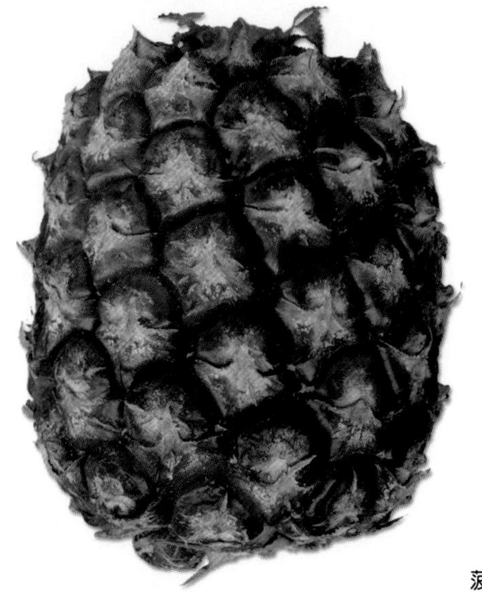
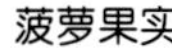
菠萝果实

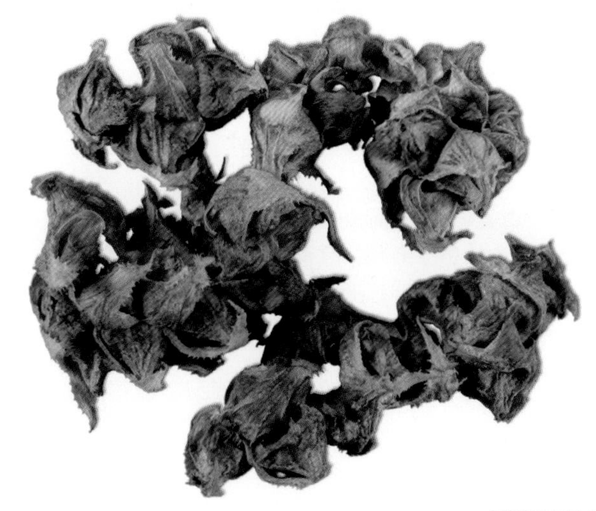
菠萝皮药材

【经验方】

1.脱肛　地菠萝浸酒晾干，炙酥研末，调生油涂于患处。（《钦州地区民间中草药方资料汇编》）。

2.哮喘　野菠萝1个（烧灰），老丝瓜1个（烧灰），人丹1包，桂枝60g，麝香0.6g。共研细末，每次6g开水送服，每日2~3次。小儿酌减。（《广西民族医药验方汇编》）

【参考文献】

[1] 国家中医药管理局《中华本草》编委会．中华本草．上海：上海科学技术出版社，1999：7357.

[2] 庞然．菠萝蛋白酶肠溶片与抗生素合用治疗慢性前列腺炎．现代医药卫生，2004，20（9）：753.

[3] 李伟华．菠萝蛋白酶和施坦宁联合治疗小儿肺炎60例．哈尔滨医药，2005，25（1）：30.

Jiu bi ying

救必应

Ilicis Rotundae Cortex
[英]Ovateleaf Holly Bark

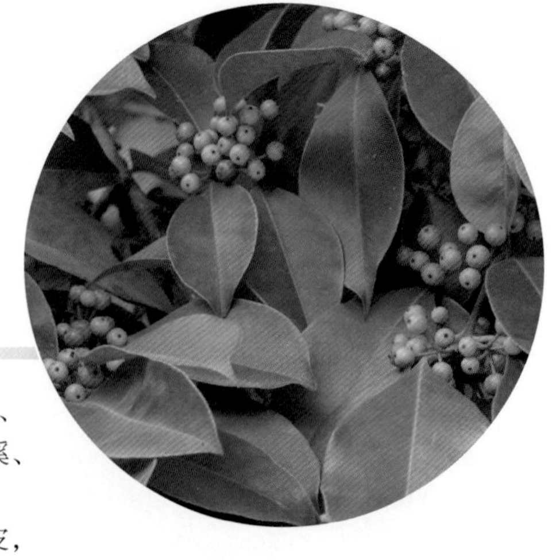

【别名】白银树皮、九层皮、熊胆木、龙胆仔、白沉香、冬青仔、铁冬青。

【来源】为冬青科植物铁冬青 Ilex rotunda Thunb. 的树皮。

【植物形态】多年生常绿乔木或灌木。枝灰色，小枝多少有棱，红褐色。叶互生；叶片纸质，卵圆形至椭圆形，长 7~12cm，宽 2~4cm，先端短尖，全缘，上面有光泽；侧脉两面明显。花单性，雌雄异株，伞形花序；雄花花萼长约 1mm；花瓣 4~5，绿白色，卵状矩圆形；雄蕊 4~5；雌花较小，花柄较粗壮；子房上位。核果球形至椭圆形，熟时红色，顶端有宿存柱头。

【分布】广西主要分布于邕宁、南宁、武鸣、宾阳、灵山、桂平、平南、岑溪、藤县、金秀。

【采集加工】全年均可采收，环剥茎皮，鲜用或晒干。

【药材性状】茎皮呈卷筒状或略卷曲的板片状，长短不一，厚 0.3~0.5cm。外表面灰黄色或灰褐色，粗糙，常有横皱纹或略横向突起；内表面淡褐色或棕褐色，有浅纵向条纹。质硬而脆，断面略平坦，稍呈颗粒性，黄白色或淡黄褐色。气微，味苦、微涩。树皮较薄，边缘略向内卷，外表面有较多椭圆状突起的皮孔。

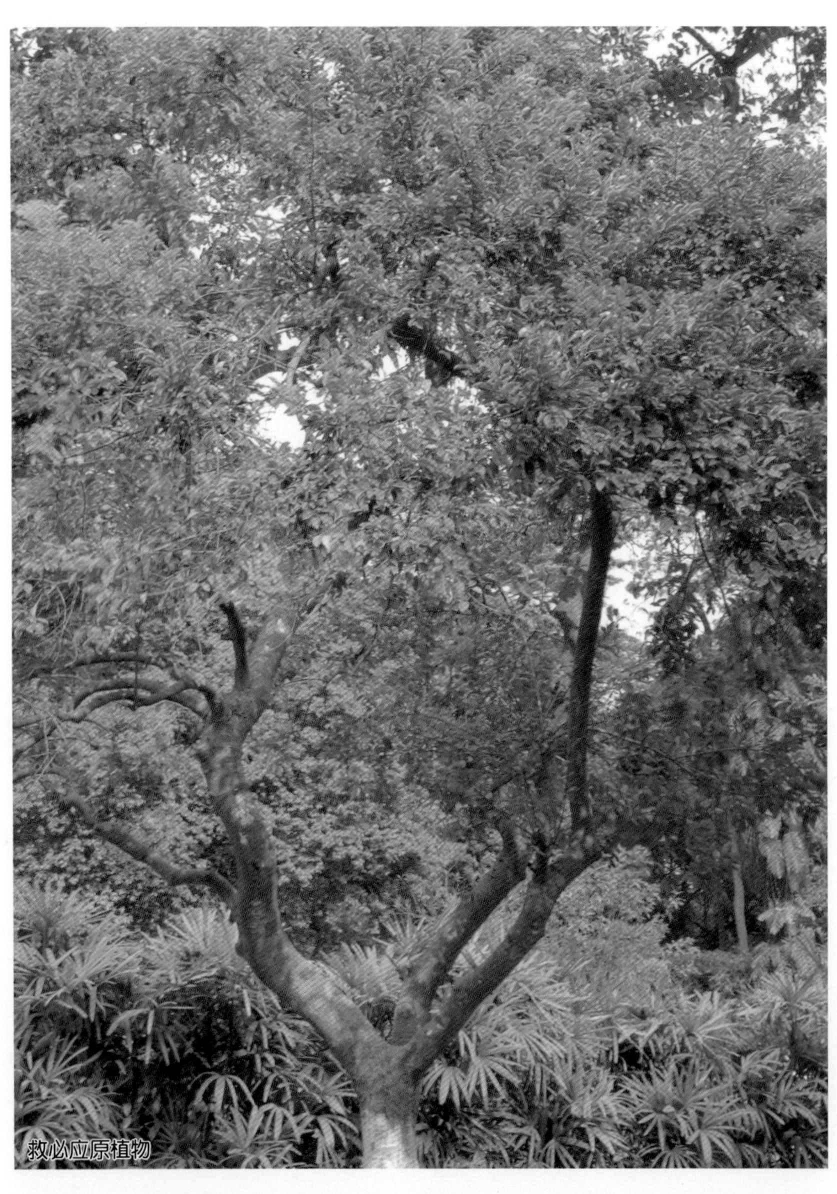
救必应原植物

【品质评价】以皮厚、苦味浓、无碎杂物者为佳。

【化学成分】树皮含黄酮苷（flavonoid glycoside）、酚类（phenols）、鞣质（tannin）、三萜苷（triterpene glycoside），并含硬脂酸（stearic acid），救必应酸（rotundic acid），3-*O*-23-*O*-异亚丙基救必应酸（3-*O*-23-*O*-*iso*-propylidenerotundic acid），3-乙酸齐墩果酸（3-acetyloleanolic acid），芥子醛（sinapaldehyde），丁香醛（syringaldehyde），丁香苷（syringin），芥子醛葡萄糖苷（sinapaldehydeglucoside），长梗冬青苷（pedunculoside），β-香树脂醇（β-amyrin），β-谷甾醇（β-sitosterol）等[1]。

【药理作用】

1. 对心脑血管作用　救必应树皮醇提取物 0.05g/0.2ml 一次给药，对离体豚鼠心脏灌流有扩张冠状动脉，增加冠脉流量作用。1.6g/kg 静脉注射，对麻醉猫有降血压及对脑垂体后叶所致兔实验性心肌缺血有保护作用[2]。救必应乙醇提取物 0.2g/kg、2g/kg，对应激性高血压大鼠有降压和减慢心率作用，并有一定的药物量效关系，应激性高血压大鼠对救必应醇提取物的药效作用比正常大鼠更强，持续时间更长[3]。救必应叶水提取液 0.05g、0.1g 对豚鼠离体心脏灌流亦有增加冠脉流量作用，心率稍慢，心肌收缩力略增。1.0g/kg、1.5g/kg 静脉注射，能减轻垂体后叶素诱发的大鼠急性心肌缺血。1g/kg 静脉注射，对麻醉兔脑血流量有增加作用，降低脑血管阻力，同时使血压下降 20%，心率稍慢[4]。救必应正丁醇提取物腹腔注射给药可减少氯仿诱发小鼠心室纤颤的发生率和氯化钡所致大鼠室性心律失常的发生率，增加引起大鼠室性心律失常的乌头碱用量，改善垂体后叶素引起的心肌缺血性心电图，提高小鼠对心肌缺氧的耐受时间，提示救必应正丁醇提取物具有抗心律失常和抗心肌缺血作用[5]。静注救必应水提取液 1.0g/ kg 对大鼠血栓形成有抑制作用，其抑制率为 18.5%[6]。

2. 止血　救必应乙素、丁香苷可使凝血时间缩短，具有止血作用。在体试验对狗股动脉切开、狗与兔肝叶部分切除、狗脾脏十字切口、兔耳及肠系膜静脉切开，均能缩短止血时间，其止血机制部分与血管平滑肌收缩有关[6,7]。

3. 提高耐缺氧能力　救必应树皮醇提取物 2.6g/kg 腹腔注射，可提高小鼠耐缺氧能力，延长缺氧存活时间[6]。救必应叶水提取液 1.0g/kg、1.5g/kg 腹腔注射，也能提高小鼠耐缺氧能力延长缺氧存活时间[4]。

4. 抗菌　救必应煎剂试管内能抑制金黄色葡萄球菌、溶血性链球菌、弗氏痢疾杆菌、伤寒杆菌与铜绿假单胞菌[8]。救必应干品及新鲜品体外对大肠杆菌、伤寒杆菌、铜绿假单胞菌、金黄色葡萄球菌有抑制作用[9]。

5. 解痉　救必应黄酮苷对豚鼠离体回肠平滑肌有松弛作用，且能对抗乙酰胆碱引起的肠痉挛[6]。

6. 毒理　救必应 60% 乙醇提取物给小鼠腹腔注射，观察 3 天，其半数致死量（LD_{50}）为（7.91 ± 1.4）g/kg[2]。救必应叶水提取物小鼠腹腔注射的 LD_{50} 为（10.3 ± 1.6）g/kg[6]。救必应注射液以每天给小鼠腹腔注射 0.1ml/10g、0.2ml/10g、0.3ml/10g，连续 7 天，对动物的生理活动、组织器官等有一定的影响[10]。

【临床研究】

1. 儿童再发性腹痛　自拟腹痛必应汤（救必应 15g，柴胡、枳壳、香附、白芍、苍术、鸡内金各 10g，甘草 5g），水煎分 3 次服，每日 1 剂，每周 5~7 剂，2 周为 1 个疗程，服药 2 个疗程。结果：治疗 43 例，其中治愈 15 例，显效 16 例，有效 8 例，无效 4 例。总有效率 90.7%[11]。

2. 口腔颌面部感染　梅虎汤（救必应皮 15g，水杨梅根 15~50g，甘草 6g，三叉虎根 15g，小儿用量酌减），水煎服，每日 1~2 剂。结果：治疗 157 例，其中有效 153 例，无效 4 例，有效率 97%[12]。

【性味归经】味苦，性寒。归肺、肝、胃、大肠经。

【功效主治】清热解毒，利湿，止痛。主治感冒发热、咽喉肿痛，黄疸，胃痛，暑湿泄泻，痢疾，风湿痹痛，跌打损伤，湿疹，疮疖。

【用法用量】内服：煎汤，9~15g。外用适量，捣敷；或熬膏涂。

【使用注意】脾胃虚寒者慎服。

【经验方】

1. 汤火伤　干救必应研粉，用冷开水调成糊状，每日涂 5~6 次。（《广西中草药》）
2. 跌打肿痛　救必应树皮 6g 研粉，白糖 30g。开水冲服。（《广西中草药》）

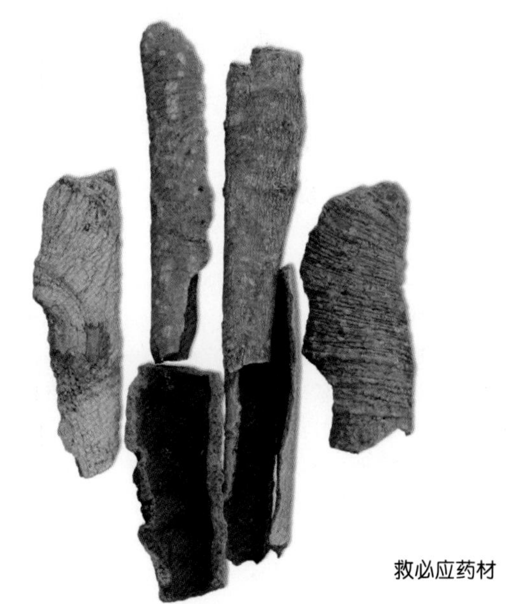

救必应药材

3. 急慢性肝炎　救必应 45g，八角王 15g。两药均用树皮，刮去粗皮，切片，加水 2 碗，煎至半碗。每日 1 剂，分 2 次服。（广西《中草药新医疗法处方集》）
4. 胃和十二指肠溃疡　铁冬青 60g，海螵蛸 120g，绯红南五味子 60g，竹叶椒 30g。共研为细粉，作成小颗粒，每服 1.5g，每日 3 次。（江西《草药手册》）
5. 腹痛，热性胃痛　铁冬青树皮 18g，葱头 5 条。水煎服。（《福建药物志》）
6. 小儿消化不良　救必应（二层皮）、番石榴叶各 6g，布楂叶、火炭母各 9g。水煎分 3~4 次服，每日 1 剂。发热加金银花 6g，脱水者适当补液。（《全国中草药汇编》）

【参考文献】

[1] 国家中医药管理局《中华本草》编委会．中华本草．上海：上海科学技术出版社，1999：4047.
[2] 黄树莲．中草药 1981，12（12）：554 .
[3] 董艳芬，梁燕玲，罗集鹏．救必应不同提取物对血压影响的实验研究．中药材，2006，28（7）：172.
[4] 朱莉芬，李美珠，钟伟新，等．铁冬青叶的心血管药理作用研究．中药材，1993，16（12）：29.
[5] 陈小夏，何冰．救必应正丁醇提取物抗心律失常和抗心肌缺血作用研究．中药药理与临床，1998，14（4）：22.
[6] 广州市药检所．新医药通讯，1970，（2）：23.
[7] 谢培山，杨赞熹．救必应化学成分的研究．测试与分析，1979,（6）: 1
[8] 广东中医学院 .70 种常用草药的定量抗菌作用测定．新中医，1971，（3）：30.
[9] 周宁，郭鸿宜．救必应干品及新鲜品体外抗菌作用的研究．中国中医药杂志，2004，2（12）：534.
[10] 朴顺今，梁晚枫．救必应注射液对小白鼠的毒性作用．延边大学农学学报，2002，24（3）：189.
[11] 李宜瑞．腹痛必应汤治疗儿童再发性腹痛 43 例临床观察．新中医 ,2001，33（6）：47.
[12] 缪锦江．“梅虎汤”治疗口腔颌面部感染 157 例疗效观察．新医学，1978，9（3）：129.

Que mei teng

雀梅藤

Sageretiae Theae Radix
[英]Hedge Sageretia Root

【别名】刺杨梅、对节巴、酸梅簕、摘木、雀梅酸、五金龙、岩溪蓄、对节刺。

【来源】为鼠李科植物雀梅藤 *Sageretia thea*（Osbeck）Johnst. 的根。

【植物形态】多年生藤状或直立灌木。小枝具刺，灰色或灰褐色，被短柔毛，常对生。叶对生或互生；被短柔毛；叶片纸质，椭圆形，长圆形或卵状椭圆形，长 1~4.5cm，宽 0.7~2.5cm，先端锐尖，基部圆形或近心形，边缘具细锯齿，上面绿色，无毛，下面浅绿色，无毛或沿脉被柔毛。花两性，无梗，黄色，芳香，穗状或圆锥状花序；花序轴被绒毛或密短柔毛；花萼 5，裂片三角形，外面被疏柔毛；花瓣 5，匙形，先端 2 浅裂，常内卷，短于萼片；花柱极短，柱头 3 浅裂，子房 3 室。核果近球形，熟时紫黑色。

【分布】广西主要分布于大新、龙州。

【采集加工】全年可采，洗净，切碎，鲜用或晒干。

【药材性状】根圆柱形，稍扭曲。表面棕褐色，较平整，可见疣状突起的侧根痕。质硬，不易折断。断面淡黄色。皮部薄，木部占绝大部分。气微，味淡。

【品质评价】以根粗、须根少、质坚硬、无杂质、色黄白者为佳。

【化学成分】本品茎含表无羁萜醇（*epi*-friedelinol），大黄素（emodin），大黄素-6-甲醚（physcion），β-谷甾醇（β-sitosterol），β-谷甾醇-β-D-葡萄糖苷（β-sitosterol-β-D-glucoside）及奥寇梯木醇-3-乙酸酯（ocotillo-3-acetate）。根含大麦芽碱（hordenine），无羁萜（friedelin）[1]。

【药理作用】

1. 抗菌、抗真菌　雀梅藤水煎剂体外有抗金黄色葡萄球菌、变形杆菌、枯草杆菌、大肠杆菌、伤寒杆菌的作用，浓度越高抗菌作用越强，其中金黄色葡萄球菌和变形杆菌最敏感。体内抗菌实验中，雀梅藤水煎剂每天 0.2g/ 只小鼠灌胃，连续 3 天，每只小鼠腹膜腔内注射 0.15ml 变形杆菌，72h 内死亡率 35%，对照组死亡率为 85%[2]。细雀梅藤根正丁醇萃取部位具有一定的抗菌活性，其半数抑制量（IC_{50}）为 74.9μg/ml，水提取物具有一定的抗真菌活性，其 IC_{50} 为 13.8μg/ml[3]。

2. 保肝　大鼠灌胃 40~50g/kg 雀梅藤水煎醇沉液或浸膏，每天 1 次，连续 9 天，能降低四氯化碳中毒的血清丙氨

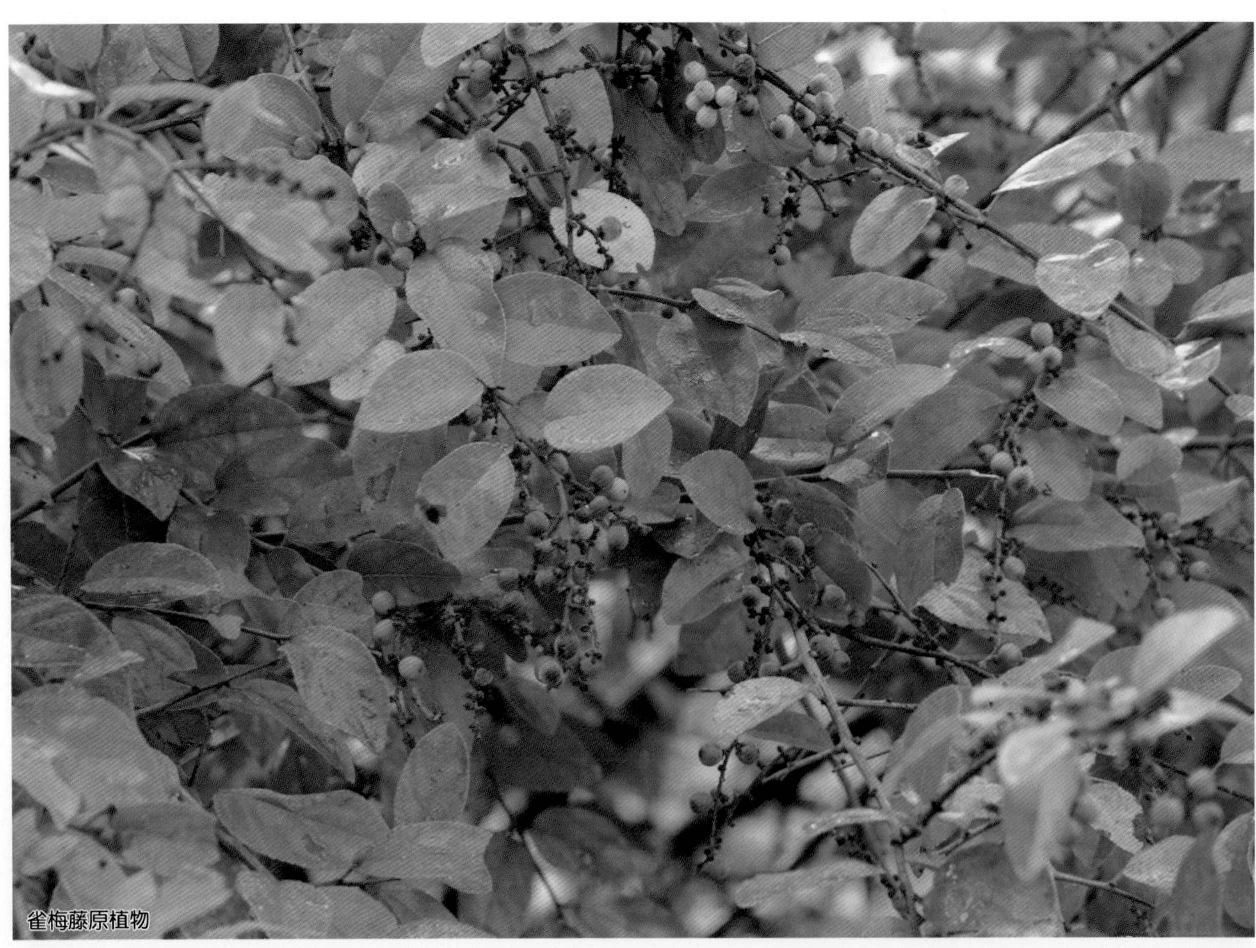
雀梅藤原植物

酸转氨酶（ALT），对正常大鼠的ALT无影响，对血清碱性磷酸酶也有降低作用[4]。

3. 毒理　小鼠口服的最小致死量大于625g/kg。以每天10g/kg或100g/kg的雀梅藤喂养大鼠连续3个月，活动正常，体重增长与对照组无异，肝肾功能、血糖、血常规、心电图均未见异常变化，亦未见各组织病理改变，停药1个月后也如此[4]。

【临床研究】

1. 甲状腺囊肿　雀梅藤100g，水煎分3次服，每次加红糖15g、白酒3~5ml调服。结果：治疗12例，其中痊愈7例，好转3例，无效2例[5]。

2. 乳腺瘤　雀梅藤100g，水煎分3次服，每次加红糖15g、白酒3~5ml调服。结果：治疗8例，其中痊愈5例，好转1例，无效2例[5]。

【性味归经】味甘、淡，性平。归肺、肝经。

【功效主治】降气化痰，祛风除湿。主治咳嗽，哮喘，鹤膝风，水肿。

【用法用量】内服：煎汤，9~15g；或浸酒。外用适量，捣敷。

【使用注意】咳喘属虚者慎服。

【经验方】

1. 咳嗽气喘　雀梅藤根9~15g。水煎服。（《广西本草选编》）

2. 鹤膝风　雀梅藤干根1000g，加川牛膝、丹参、五加皮、钻地风各250g。切细，以烧酒5000ml浸渍，严密固封1个月后，按病人酒量早晚饭前各服1次。（《天目山药用植物志》）

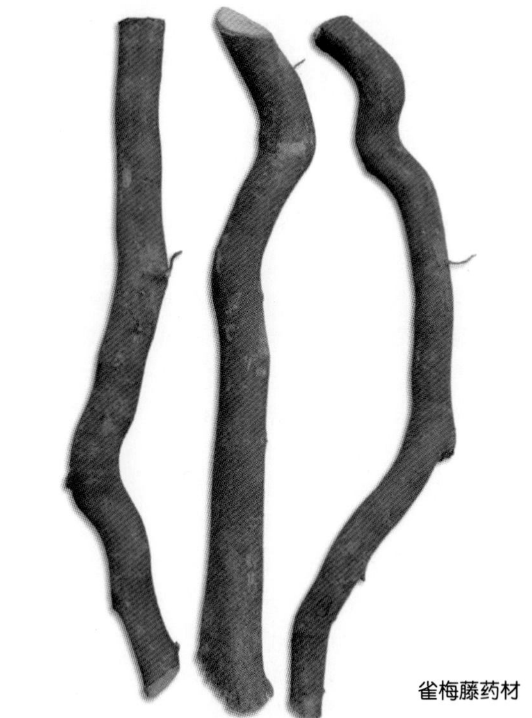

雀梅藤药材

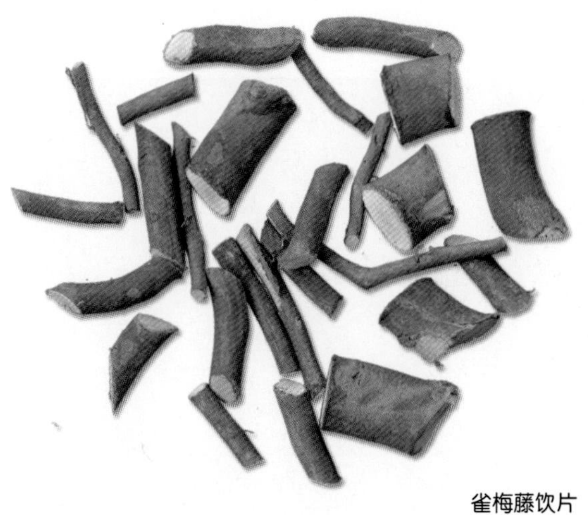

雀梅藤饮片

【参考文献】

[1] 国家中医药管理局《中华本草》编委会. 中华本草. 上海：上海科学技术出版社，1999：4205.

[2] 刘树喜，黄琪珍，孙华. 草药雀梅藤抗菌试验研究. 云南中医学院学报，1990，13（2）：23.

[3] 杨亚滨，谭宁华，王琳，等. 细雀梅藤的黄酮类成分及其初步活性筛选. 天然产物研究与开发，2003，15（3）：203.

[4] 王茂三，龚维桂，范华芬，等. 雀梅藤护肝作用研究. 中国现代应用药学，1985，2（5）：13.

[5] 万嘉钟. 雀梅藤治疗甲状腺囊肿、乳腺瘤20例疗效观察. 云南中医学院学报，1982，（1）：14.

chi geng teng

匙羹藤

Gymnematis Sylvestris Radix seu Ramulus

[英]Australian Cowplant Root or Twig

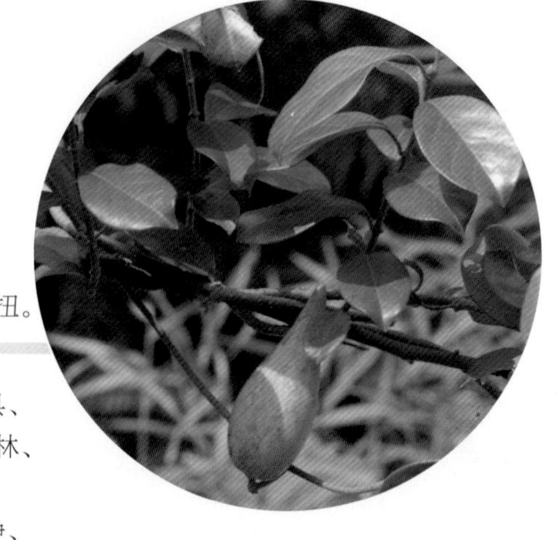

【别名】断肠苦蔓、小羊角扭、羊角藤、金刚藤、蛇天角、饭构藤、细叶羊角扭。

【来源】为萝藦科植物匙羹藤 Gymnema sylvestre（Retz.）Schult. 的根或嫩枝叶。

【植物形态】多年生木质藤本。全株具乳汁；茎皮灰褐色，具皮孔，幼枝被微毛。叶对生；被短柔毛先端具丛生腺体；叶片倒卵形或卵状长圆形，长 3~8cm，宽 1.5~4cm，仅叶脉被微毛；侧脉 4~5 对，弯拱上升。聚伞花序伞形状，腋生；花序梗和花梗被短柔毛；花萼片 5，裂片被缘毛，内面基部有 5 个腺体；花冠略向右覆盖；副花冠着生于花冠裂片弯缺下，厚而成硬条带；雄蕊 5，着生于花冠筒的基部；花药先端具膜片；花粉块每室 1 个，长椭圆形，直立：柱头伸出花药之外。蓇葖果羊角状，先端渐尖，基部膨大。种子卵圆形，先端轮生白色绢质种毛。

【分布】广西主要分布于上思、横县、南宁、武鸣、龙州、平果、东兰、桂林、桂平、贵县、北流、博白等地。

【采集加工】根，全年均可采，洗净、切片，晒干或鲜用；枝叶，春季采收，鲜用。

【药材性状】根圆柱形，直径 1~3cm，常切成 2~5mm 厚的斜片；外表面灰棕色，较粗糙，具裂纹及皮孔；切断面黄色，木部有细密的小孔，形成层环波状弯曲，髓部疏松，淡棕色。茎类圆柱形，灰褐色，具皮孔被微毛。叶对生，多皱缩，完整者展平后呈倒卵形或卵状长圆形，长 3~8cm，宽 1.5~4cm，仅叶脉被微毛；嫩、枯叶均具乳汁。叶柄长 3~10mm，被短毛。气微，味苦。

【品质评价】以枝嫩、叶多、根粗壮、切面黄色、无杂质者为佳。

【化学成分】本品含匙羹藤酸(gymnemic acid，简称 GA)，其中含齐墩果烷型皂苷及达玛烷型皂苷，齐墩果烷型皂苷带酰基的 18 个 GA 分别被命名为 GAI-GAX Ⅷ；不带酰基的 5 个 GA 分别命名为吉玛皂苷(gymnemasaponin) Ⅰ~Ⅴ。达玛烷型皂苷(dammarane-type saponins）中有 5 个吉本糖苷(gypenoside)，7 个吉玛苷(gymnimaside) Ⅰ~Ⅶ [1]，sitakisogenin，齐墩果酸 -28-*O*-*β*-D- 吡喃葡萄糖苷(oleanolic acid-28-*O*-*β*-D-glucopyranoside)，3-*O*-*β*-D-吡喃葡萄糖基齐墩果酸 -28-*O*-*β*-D- 吡

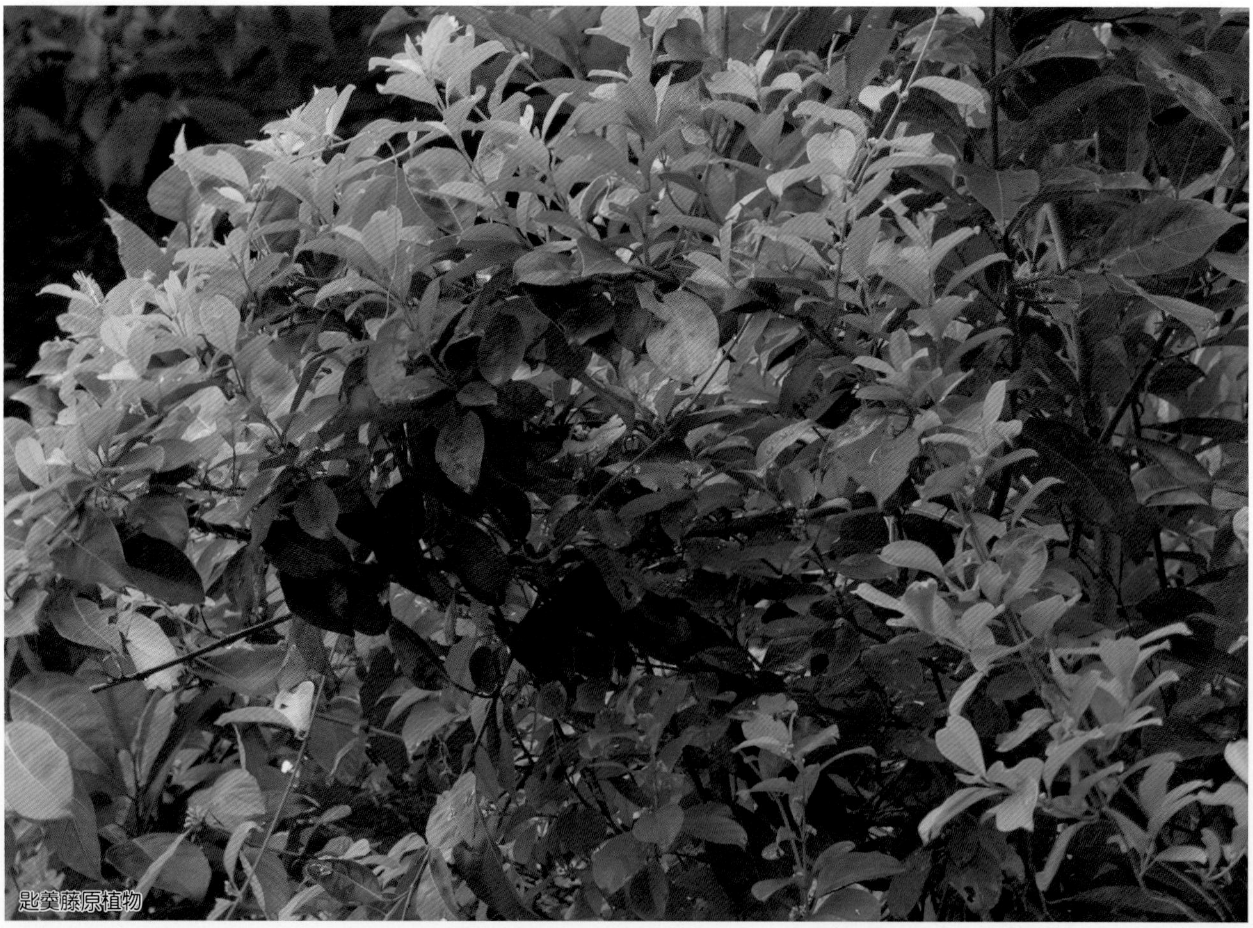

匙羹藤原植物

喃葡萄糖苷（3-*O*-*β*-D-glucuropyranosyl-oleanolic acid-28-*O*-*β*-D-glucuropyranoside）[2]，16*β*,28-二羟基齐墩果-12-烯-29-酸-3-*O*-*β*-D-葡萄糖醛酸苷，16*β*-羟基齐墩果-12-烯-3-*O*-[*β*-D-葡萄糖（1→6）-*β*-D-葡萄糖]-28-*O*-*β*-D-葡萄糖苷，16*β*,21*β*,28-三羟基齐墩果-12-烯-3-*O*-*β*-D-葡萄糖醛酸苷[3]。

本品另含蛋白质类物质，如具有抗甜味作用的多肽（gurmarin）[4]。还含芸苔甾醇，豆甾醇（stigmasterol），*β*-谷甾醇（*β*-sitosterol），牛弥菜醇A（conduritol A）[1]以及糖类物质[5]。

【药理作用】

1. 降糖　匙羹藤叶乙醇提取物给大鼠口服或肌注，可抑制因垂体前叶素、垂体生长激素或促肾上腺皮质素所致血糖升高[6,7]。匙羹藤酸有降低四氧嘧啶糖尿病模型小鼠血糖的作用[8]。广东匙羹藤总皂苷（GITS）可降低四氧嘧啶所致糖尿病小鼠的血糖，是降血糖有效成分[9]。广西匙羹藤茎95%乙醇提取物（GSEE）可使四氧嘧啶性糖尿病大鼠的血糖值降低、血清胰岛素水平升高，还能升高超氧化物歧化酶活性、降低丙二醛含量，提高肝糖原含量，升高胸腺和胰腺的重量指数，抵抗四氧嘧啶引起的胸腺、胰腺萎缩。大鼠胰腺的HE染色和免疫组织化学染色可改善胰岛B细胞形态、结构。GSEE对四氧嘧啶性糖尿病大鼠体重和总胆固醇（TC）、甘油三酯（TG）无明显影响[10]。

2. 清除羟自由基　匙羹藤粗多糖具有清除羟自由基能力，并且其清除能力与浓度有量效关系，匙羹藤粗多糖浓度为3.5mg/ml时清除率达50%，12mg/ml时其清除率高达94.42%[11]。

3. 降血脂　匙羹藤降血脂的有效成分为匙羹藤酸，匙羹藤酸能抑制大鼠小肠对油酸的吸收，且该作用具有剂量依赖性和可逆性。匙羹藤叶提取物100mg/kg降TC、TG的能力与等剂量的安妥明相近[12]。匙羹藤复方冲剂具有降低高脂血症大鼠总胆固醇和甘油三酯作用，其降血脂作用机制可能与抑制内源性胆固醇的合成、促进胆固醇的逆向运转，抑制肝脏摄取蛋白质有关[13]。

4. 抗龋齿　匙羹藤酸是匙羹藤抗龋齿的有效成分。匙羹藤酸能抑制葡萄糖基转移酶的活性，阻断变形链球菌将葡萄糖转变为水不溶性葡聚糖，抑制牙菌斑形成，使致龋菌失去致龋环境，从而达到防龋作用[14]。

5. 抑制甜味反应　匙羹藤叶抑制甜味的有效成分为匙羹藤酸。匙羹藤酸可引起味觉减退，对果糖、蔗糖、甜菊苷、木糖醇等8种甜味剂的抑制率为77%，它可能是通过阻断味觉细胞表面甜味感受器而抑制甜味反应。Gurmatin是由35个氨基酸残基组成的多肽，能抑制乳糖、麦芽糖、糖精等的甜味，抑制率为40%~50%。Gunnatin可刺激唾液腺分泌Gurmatin结合蛋白，选择性抑制鼓索神经对蔗糖的反应性[15]。

【临床研究】

Ⅰ、Ⅱ期内痔出血　匙羹藤30~60g，每日1剂；或取匙羹藤30~60g沸水适量冲泡，频饮代茶，每日1剂，5天为1个疗程，服用1个疗程，结果：治疗60例，其中治愈45例，好转11例，未愈4例。总有效率为93.3%[16]。

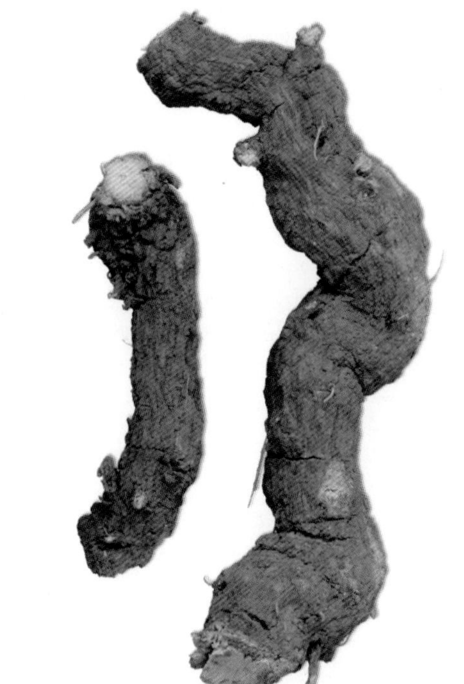

匙羹藤根

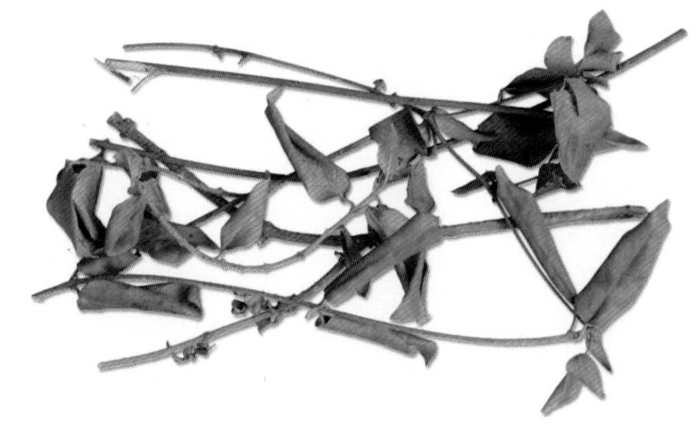

匙羹藤嫩枝叶

【性味归经】味微苦，性凉；有毒。归肺、肝经。

【功效主治】祛风止痛，解毒消肿。主治瘰疬，乳痈，疮疖，湿疹，无名肿毒，风湿痹痛，咽喉肿痛，毒蛇咬伤。

【用法用量】内服：煎汤，15~30g。外用鲜品适量，捣敷。

【使用注意】孕妇慎用。

【经验方】

1. 痈，疽，疔　匙羹藤根30g，银花15g。水煎服。（《福建药物志》）

2. 无名肿毒，湿疹　匙羹藤根30g，土茯苓15g。水煎服。（《福建药物志》）

【参考文献】

[1] 甄汉深，梁洁，吴怀恩，等．匙羹藤的研究进展．广西中医学院学报，2004，7（1）：63.

[2] 刘欣，叶文才，徐德然，等．匙羹藤的三萜和皂苷成分研究．中国药科大学学报，1999，30（3）：174.

[3] 仰榴青，侯会绒，吴向阳，等．匙羹藤的最新研究进展．江苏大学学报（医学版），2004，14（6）：544.

[4] Kamei K,Takano K,Miyasaka A,et al.Amino acid sequence of sweet-taste-suppressing peptide（gurmarm）from the leaves of Gymnema sylvestre. J Biochern（Tokyo）,1992,111（1）:109.

[5] Sawabe Yi,Iwagami S,Maeda Y,et al.Studies on hyaluronidase inhibitor of Gyrnnema sylvestre R.BR.Eisei Kagaku,1990,36（4）:31.

[6] Ind.J.Med.Res.1962,50（1）:73.

[7] Ind.J.Med.Res.1964,52（2）:200.

[8] 覃俊佳，甄汉深，方红，等．匙羹藤酸降血糖作用的研究．中国中医药信息杂志，2000，7（3）：28.

[9] 王定勇，冯玉静，陈铭祥．广东匙羹藤总皂苷降血糖作用的实验研究．中医药导报，2008，14（2）：16.

[10] 梁洁，甄汉深，周芳，等．广西匙羹藤茎降血糖作用机制的研究．中药材，2007，30（1）：74.

[11] 吴向阳，范群艳，仰榴青，等．匙羹藤粗多糖的提取及其清除羟自由基活性研究．食品科学，2008，29（1）：107.

[12] A nupam B ishayee, M alay chatter jee. Hypolip idaemic and Antia the roscle rotic Effects of Oral Gymnem a sylvestre R.B .r leaf Extract in Alb ino Rats Fed on a High Fat Diet.Phy tother Res, 1994, 8:118.

[13] 朱家谷，陈有根，李慧，等．匙羹藤复方冲剂降糖降脂作用研究．中成药，1997，19（8）：3.

[14] Miyoshi Michio, Imoto Toshiaki, Kasagi Takeshi Antieurodonitic effect of various fractions extracted from the leaves of Gymnem a sylvestre . Yonago Igaku Z am hi,1987,38（2）:127.

[15] Frank RA,Mize Sara JS,Kennedy LM. The Effect of Gymnem a sylvestre extracts on the sweetness of eight sweeteners. Chem Senses, 1992, 17（5）:461.

[16] 方铄英．匙羹藤内服治疗Ⅰ、Ⅱ期内痔出血 60 例．中国社区医师，2008，10（12）：79.

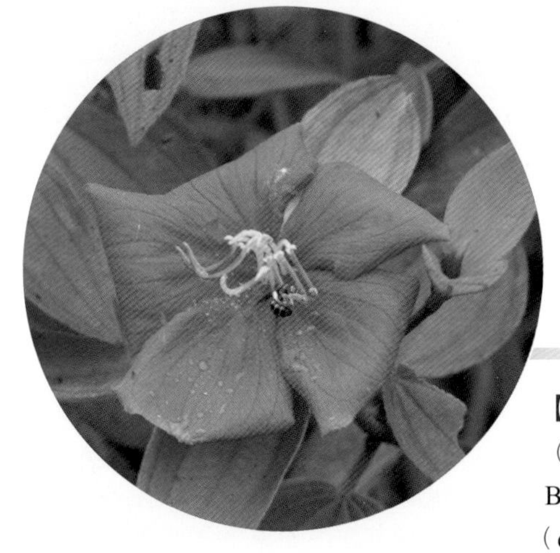

Ye mu dan 野牡丹

Melastomatis Candidi Herba

[英]Common Melastoma Herb

【别名】山石榴、地茄、豹牙郎木、活血丹、倒罐草、红爆牙狼。

【来源】为野牡丹科植物野牡丹 *Melastoma candidum* D. Don 的全株。

【植物形态】多年生灌木。茎钝四棱形或近圆柱形，茎、叶柄密被紧贴的鳞片状糙伏毛。叶对生；叶片坚纸质，卵形或广卵形，长 4~10cm，宽 2~6cm，先端急尖，基部浅心形或近圆形，全缘，两面被糙伏毛及短柔毛；基出脉 7 条。伞房花序生于分枝顶端，近头状，有花 3~5 朵，稀单生，基部具叶状总苞 2；苞片、花梗及花萼密被鳞片状糙伏毛；花 5 数，花萼裂片卵形或略宽，与萼管等长或略长，先端渐尖，两面均被毛；花瓣玫瑰红色或粉红色，倒卵形，先端圆形，密被缘毛；雄蕊 5 长 5 短，长者药隔基部伸长，弯曲，末端 2 深裂，短者药室基部具一对小瘤；子房半下位，5 室，密被糙伏毛，先端具一圈刚毛。蒴果坛状球形，与宿存萼贴生，密被鳞片状糙伏毛；种子镶于肉质胎座内。

【分布】广西主要分布于桂南和桂西等地。

【采集加工】全年均可采收，洗净，切段，晒干。

【药材性状】本品多皱缩破碎，茎四棱形，有伏贴或稍伏贴的鳞片状毛，表面灰褐色，有节，直径 2~5mm，质坚韧，断面纤维性。叶对生，多皱缩破碎，展开后呈宽卵形，长 4.4~6.8cm，宽 2.5~3.5cm，基部浅心形，两面有毛，棕褐色。花聚生于枝头，粉红色；萼筒长 8~10mm，密生伏贴的，稍分枝的鳞片状毛，5 裂片，有毛，花瓣 5。气微，味酸。

【品质评价】根、茎以条粗、质硬、断面浅黄棕色者为佳；叶以完整色黄者为佳。

【化学成分】本品中含栗木鞣花素（castalagin），原花青素（procyanidin）B-2，蜡菊苷（helichrysoside），槲皮苷（quercitri），异槲皮苷（*iso*-quercitrin），槲皮素（quercetin），芦丁（rutin）[1]，以及营养成分维生素 C、维生素 pp、维生素 B_1、维生素 B_2 和 β- 胡萝卜素，Glu、Asp、Ser、His、Thr、Pro、Vall 等至少 17 种氨基酸，Na、Mg、Fe、K、Ca、Cu、Zn、Co、P 和 Mn 等矿质元素[2]。

【药理作用】

1. 抗菌　野牡丹口服液体外对痢疾杆菌和大肠杆菌均有抑制作用，其最低抑菌浓度分别为 0.82ml/ml 和 1.02ml/ml[3]。

2. 对离体兔肠作用　野牡丹口服液对离体兔肠的蠕动有抑制作用[3]。

3. 止泻　野牡丹口服液 12ml/kg、17ml/kg 对蓖麻油和番泻叶引起的小鼠腹泻均有抑制作用[3]。

【临床研究】

1. 小儿急性腹泻　野牡丹止痢片（每片含生药 3.3g），1 岁以内每次 1 片，1~3 岁每次 2 片，4~6 岁每次 3 片，7~12 岁每次 4 片，每日 3 次。结果：治疗 50 例，其中显效 25 例，有效 18 例，无效 7 例，总有效率 86%[4]。

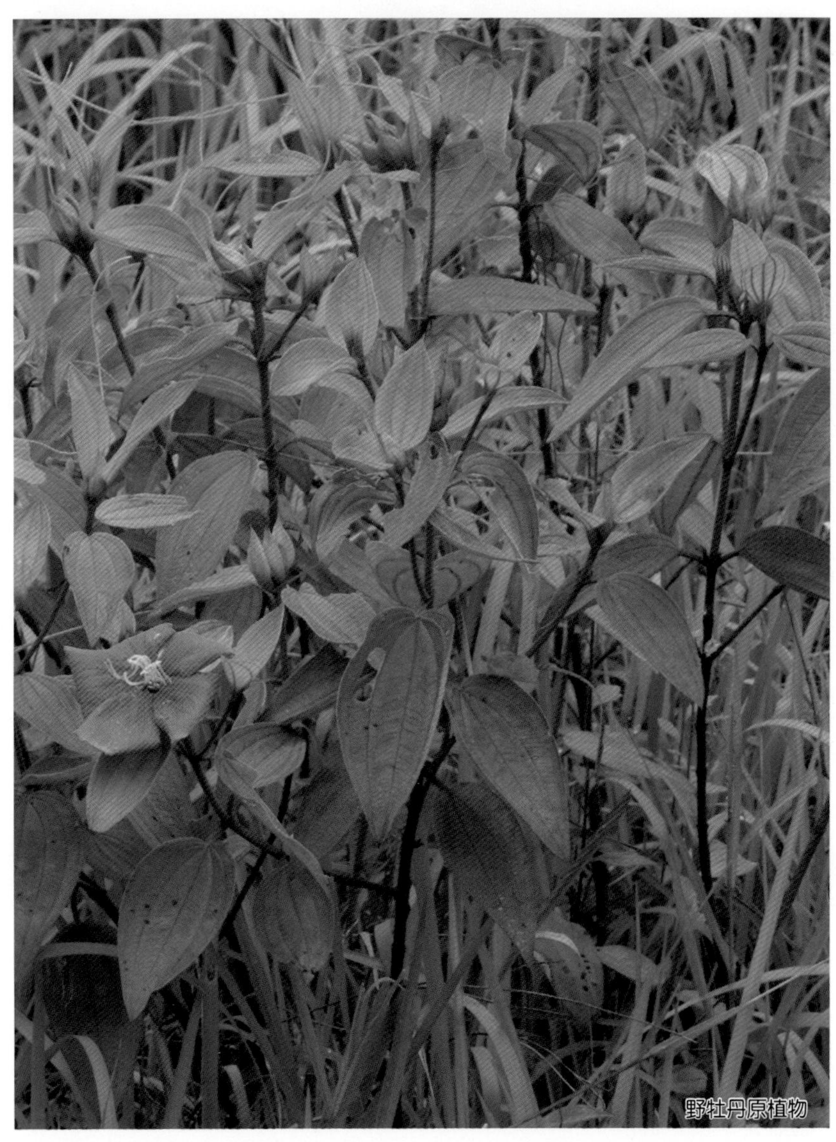

野牡丹原植物

2. 宫颈糜烂 取 200% 多花野牡丹煎剂 10~15ml，置无菌烧杯中，用无菌棉球浸湿后贴敷于宫颈，每日 1 次，判定疗效以不超过 12 次为限。结果：治疗 256 例，其中Ⅰ度糜烂 68 例，用药 2~6 次；Ⅱ度糜烂 150 例，用药 6~8 次，均全部治愈；Ⅲ度糜烂 38 例，用药 7~12 次，36 例治愈，2 例好转。总治愈率 99.2%，有效率 100%[4]。

【性味归经】味酸、涩，性凉。归脾、胃、肺、肝经。

【功效主治】消积利湿，活血止血，清热解毒。主治食积，泻痢，肝炎，跌打肿痛，外伤出血，衄血，咯血，吐血，便血，月经过多，崩漏，带下，疮肿。

【用法用量】内服：煎汤，9~15g；或研末；或泡酒；或绞汁。外用适量，捣敷；研末调敷；煎汤洗或口嚼（叶）敷。

【使用注意】孕妇慎服。

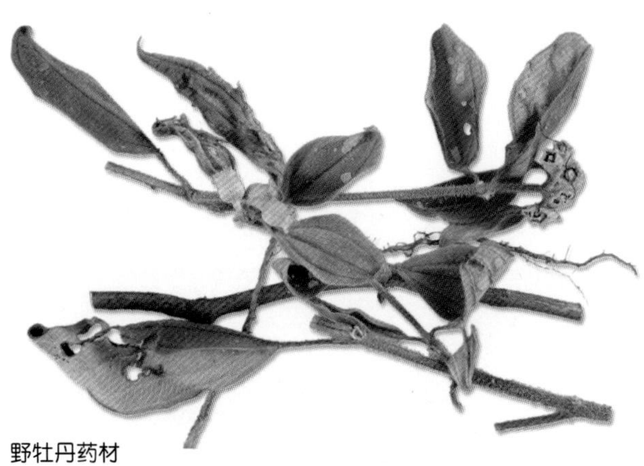

野牡丹药材

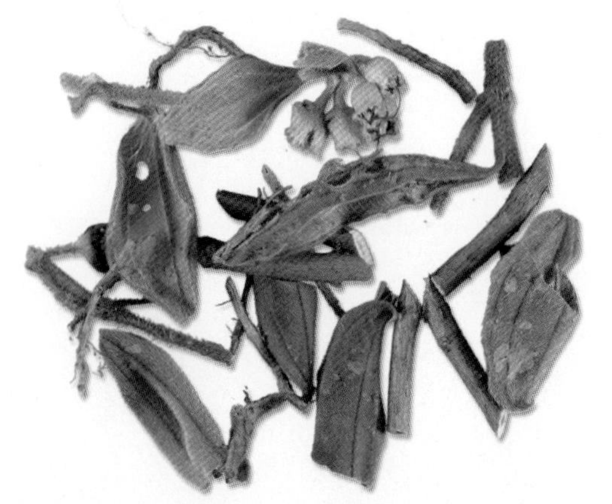

野牡丹饮片

【经验方】

1. 痈肿 鲜野牡丹叶 30~50g。水煎服。渣捣烂外敷。(《福建中草药》)
2. 烧伤 野牡丹熬成膏状。加油外涂创面。（《香港中草药》）
3. 外伤出血 鲜红爆牙狼适量，捣烂外敷创面。或用干粉撒于创面。（《文山中草药》）
4. 跌打损伤 野牡丹全草 30g，金樱子根 15g，和瘦猪肉酌加红酒炖服。（《福建民间草药》）
5. 膝盖肿痛 野牡丹全草 24g，忍冬藤 9g。水煎服，日 2 次。（《福建民间草药》）
6. 乳汁不通 野牡丹全草 30g，猪瘦肉 120g，酌加酒水炖服。（《福建民间草药》）
7. 肺结核咯血 干红爆牙狼叶 12~18g。水煎服，日 2 次。（《文山中草药》）
8. 血山崩 野牡丹叶 250g，切碎白镬炒，用酒 250ml 淬之，取酒饮。（《新会草药》）
9. 绞肠痧（急性胃肠炎） 野牡丹叶 18g，花稔叶（鲜）10~15 片，布渣叶 15g，枇杷叶 12g，樟木 4.5g。水煎服。（《新会草药》）
10. 菌痢，肝炎 野牡丹全草（干品）15~30g。水煎服。（广州部队《常用中草药手册》）
11. 泌尿系感染 野牡丹 15g，金樱子根 30g，菝葜 15g，海金沙 9g，积雪草 9g。均用鲜品，水煎服。每日 1 剂，15 天为 1 个疗程。（江西《草药手册》）

【参考文献】

[1] Lee Mei-Hsien,Lin Rong-Dih,Shen Lee-Yen,et al.Monoamine oxidase B and free radical scavenging activities of natural flavonoids in Melastoma candidum D Don.Journal of Agricultural and Food Chemistry，2001,49（11）:5551.

[2] 章小丽，许泳占，袁瑾，等 . 野生植物野牡丹营养成分分析 . 氨基酸和生物资源，2003，25（5）：26.

[3] 黄国栋，吴怡，黄荣林，等 . 野牡丹口服液的抗菌抗腹泻作用研究中药材，1994，17（10）：36.

[4] 南京中医药大学 . 中药大辞典（下册）. 第 2 版 . 上海：上海科学技术出版社，2006：2960.

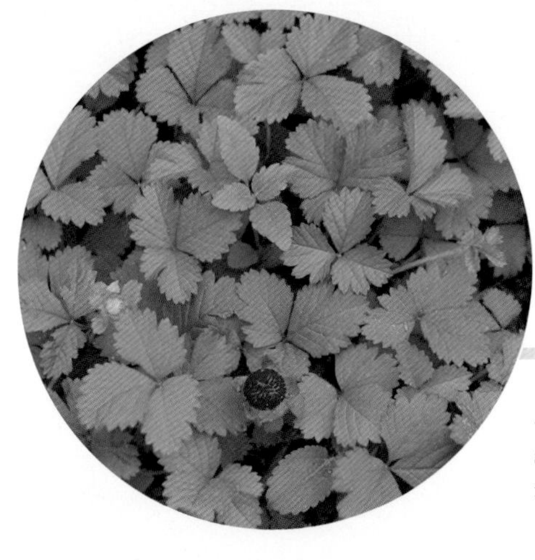

蛇莓 She mei

Duchesneae Indicae Herba

[英]Indian Mockstrawberry Herb

【别名】 蚕莓，鸡冠果，野杨梅，蛇含草，蛇泡草，蛇盘草，哈哈果，麻蛇果。

【来源】 为蔷薇科植物蛇莓 *Duchesnea indica*（Andrews）Focke 的全草。

【植物形态】 多年生草本。根茎短，粗壮。匍匐茎多数，有柔毛，在节处生不定根。基生叶数个，茎生叶互生，均为三出复叶；叶柄有柔毛；托叶窄卵形到宽披针形；小叶片具小叶柄，倒卵形至菱状长圆形，长 2~3cm，宽 1~3cm，先端钝，边缘有钝锯齿，两面均有柔毛或上面无毛。花单生于叶腋，有柔毛；萼片 5，卵形，先端锐尖，外面有散生柔毛；副萼片 5，倒卵形，比萼片长，先端常具 3~5 锯齿；花瓣 5，倒卵形，黄色，先端圆钝；雄蕊 20~30；心皮多数，离生；花托在果期膨大，海绵质，鲜红色，有光泽，外面有长柔毛。瘦果卵形，鲜时有光泽。

【分布】 广西主要分布于龙州、邕宁、来宾、贵港、桂平、平南、玉林、容县、藤县、梧州、贺州、富川、灌阳、全州、资源、龙胜、罗城、南丹、凤山等地。

【采集加工】 6~11 月采收全草，洗净，晒干或鲜用。

【药材性状】 全草多缠绕成团，被白色毛茸，具匍匐茎，叶互生。三出复叶，基生叶的叶柄长 6~10cm，小叶多皱缩，完整者倒卵形，长 1.5~3cm，宽 1~3cm，基部偏斜，边缘有钝齿，表面黄绿色，上面近无毛，下面被疏毛。花单生于叶腋，具长柄。聚合果棕红色，瘦果小，花萼宿存。气微，味微涩。

【品质评价】 以身干、色黄绿者为佳。

【化学成分】 全草含甲氧基去氢胆甾醇（methoxydehydrocholesterol），低聚缩合鞣质（oligo condensedtannin），并没食子鞣质（ellagitannin），没食子酸（gallic acid），己糖（hexose），戊糖（pentose），糖醛酸（uronic acid），蛋白质（protein），蛋白质鞣质多糖（protein tannic polysaccharide），酚性物质（phenolic substance），熊果酸（ursolic acid），委陵菜酸（tormentic acid），野蔷薇葡萄糖酯（rosamultin），刺梨苷（kajiichigoside F），6- 甲氧基柚皮素（6-methoxy naringenin），杜鹃素（farrerol），*β*- 谷甾醇（*β*-sitosterol），硬脂酸（stearic acid），白桦苷（betuloside），蛇莓并没食子苷（duchesellagiside）A、B，山柰酚 -3-*O*- 芸香糖苷（kaempferol-3-*O*-rutinoside）及山柰酚 -3-*O*- 刺槐二糖苷（kaempferol-3-*O*-robinobioside）[1]。

此外，蛇莓中还含蛇莓苷 A（ducheside A）、蛇莓苷 B（ducheside B）；野蔷薇苷（rosamuhin）[2]。富马酸（fumaric acid），富马酸单甲酯（fumaric acid monomethyl ester），胡萝卜苷（daucosterol），短叶苏木酚（brevifolin），山柰苷（kaempferitrin），19- 羟基乌苏酸（pomolic acid），乌苏酸（ursolic acid），蓝花楹酸（euscaphic acid）[3]。叶绿醇（phytol），生育酚（*dl*-*α*-tocopherol），5*a*-ethoxy-*α*-tocopherol，2,5- 环己二烯 -1,4- 二酮（2,5-cyclohexadiene-1,4-dione）[4]；短叶苏木酚酸（brevifolin carboxylic acid），短叶苏木酚酸甲酯（methyl brevifolincarboxylate），山柰酚 -3-*O*-*α*-L- 鼠李糖基 -（1→3）-*α*-L- 鼠李糖基 -（1→6）-*β*-D- 半乳糖苷 [kaempferol-3-*O*-*α*-L-rhamnopyranosyl-（1→3）-*α*-L-rhamnopyranosyl -（1→6）-*β*-D-galactopyranoside]，山柰酚 -3-*O*-*α*-L- 鼠李糖基 -（1→6）-*β*-D- 半乳糖苷 [kaempferol-3-*O*-*α*-L-rhamno-pyranosyl-（1→6）-*β*-D-galactopyranoside]，齐墩果酸（oleanolic acid），（24*R*）-6*β*- 羟基 -24- 乙基 - 胆甾 -4- 烯 -3- 酮 [（24*R*）-6*β*-hydroxyl-24-ethyl-cholest- 4-en-3-one][5]。

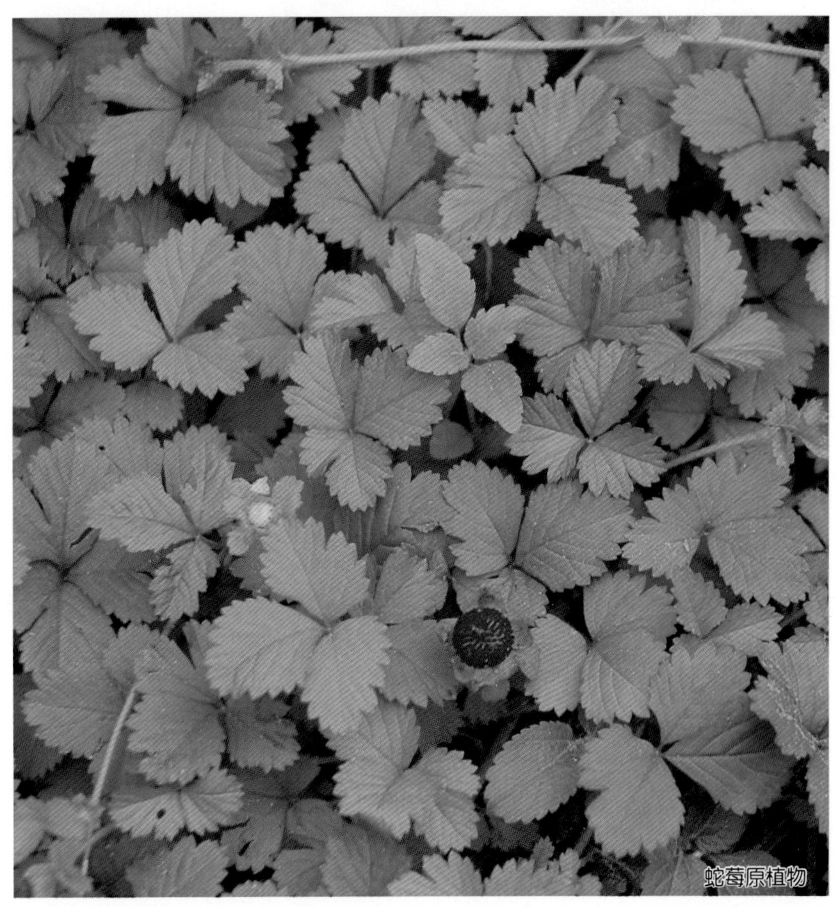

蛇莓原植物

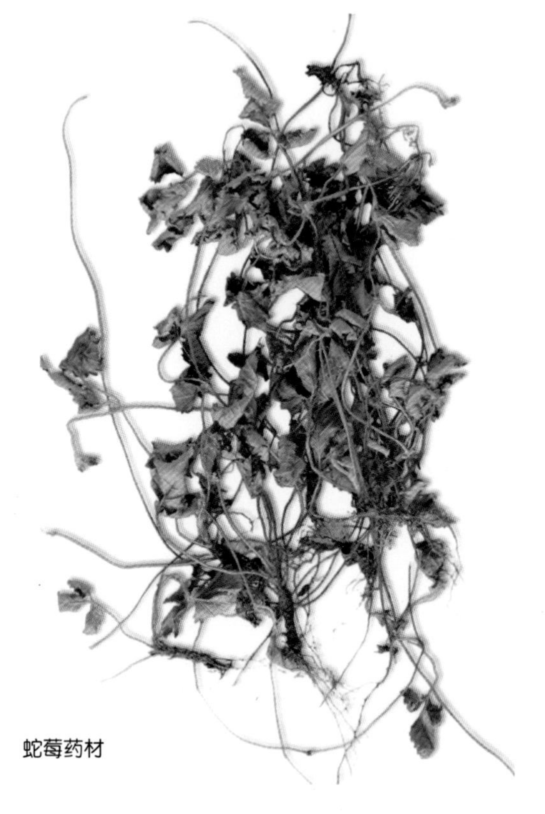
蛇莓药材

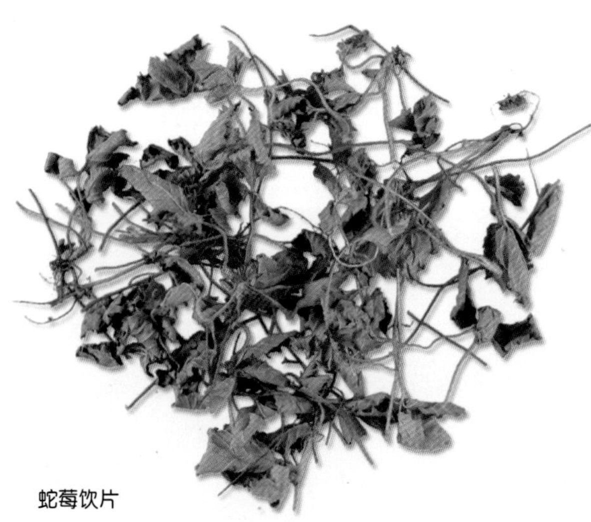
蛇莓饮片

【药理作用】

1. 抗肿瘤　蛇莓水提取 5mg/ml、10mg/ml 作用于体外培养的人食管癌 Eca-109 细胞系，抑制其分裂指数。10mg/ml、15mg/ml 可使 Eca-109 细胞密度降低，结构模糊，作用 48min 后，能抑制细胞集落形成，15mg/ml 可使细胞完全丧失再繁殖能力。10mg/ml、15mg/ml 对 Eca-109 细胞 DNA 合成（^{3}H-TdR 标记）有轻度抑制作用[6]。其多糖部分对移植 S180 肉瘤小鼠，在 100mg/kg、200mg/kg 时，显示出抗肿瘤活性[7]。蛇莓水提取物对小鼠移植瘤 S180、H22 和 S37 的生长有抑制作用，当蛇莓剂量为 10.4g（生药）/kg 时，连续灌胃 10 天，对 S37 的抑瘤率为 70%，而当剂量为 5.2g/kg 时，对 S180 和 H22 的抑瘤率分别为 59% 和 31%[8]。当蛇莓水提物相当生药 0.4mg/ml 时，对人肝癌 7721、胃癌 SGC-7901 和食管癌 Eca-109 细胞具有杀伤作用，杀伤率均为 100%[8]。蛇莓水提物对鼠肺癌 LLC、胰腺癌 Panc02 和乳腺癌 MC-NeuA 细胞的生长亦有较好的抑制作用，其半数抑制量分别为 217 μg/ml、206 μg/ml 和 311 μg/ml[9]。蛇莓有效部位蛇莓总酚（DPE）以剂量依赖的方式抑制肿瘤细胞增殖，有体内抗肿瘤作用，可直接作用于肿瘤细胞，同时 DPE 可增强 T 细胞增殖和 B 细胞抗体分泌而提高机体细胞与体液免疫应答的水平而发挥体内抗肿瘤作用[10]。

2. 增强免疫　蛇莓流浸膏 2g/ml 能升高小鼠腹腔巨噬细胞吞噬功能，表现为胞体增大，每个胞体吞噬的鸡红细胞达 7~8 个之多[7]。

3. 抗菌　蛇莓中分离的 F-Ⅰ、F-Ⅱ、F-Ⅲ部分对金黄色葡萄球菌和志贺痢疾菌杆菌的生长呈抑制阳性，对铜绿假单胞呈弱阳性，对沙门副伤寒菌呈阴性。其 F-Ⅴ部分对金黄色葡萄球菌、志贺痢疾杆菌、铜绿假单胞菌呈强阳性抑制生长，其抗菌活性存在于水溶性部分和不能溶于水但能溶于丙酮的部分。此外，其 0.5g/ml 浓度以上对白喉杆菌有抑制作用[11]。蛇莓对金黄色葡萄球菌等 7 种常见致病菌亦有较强的体外抑菌作用[12]。

4. 对心血管系统作用　其流浸膏对麻醉狗或兔有短暂的降压作用，并与剂量相关。对狗心脏收缩和豚鼠心率有抑制作用，并有增加冠状动脉流量作用[7]。

5. 对平滑肌作用　其流浸膏对离体肠仅使收缩振幅增大，张力无明显变化，且有随剂量增大有抑制张力的作用。对家兔、豚鼠及大鼠的离体子宫均呈兴奋作用，0.2ml/50ml（含生药 0.4g）的作用强度与 1U 垂体后叶素近似，0.25mg/50ml 妥拉苏林不能对抗其此种作用，在体兔试验表明其流浸膏 2ml/kg 与垂体后叶素 1U/kg 作用强度相似[7]。

6. 抗氧化　蛇莓中提取的多糖部分（PEF）能够抑制由 Cu^{2+} 诱导的低密度脂蛋白的氧化，并能阻止 DNA 被 UV、·OH、O^{2-} 在金属催化下氧化而毁坏。PEF 能阻止硝基四唑盐由于 O^{2-} 的氧化变红等。以上均证实了 PEF 的抗氧化活性是通过直接清除 O^{2-}、·OH 或 LO^{2-} 自由基来实现的[13]。

7. 抗诱变活性　蛇莓水煎液具有抗诱变作用，在鼠伤寒沙门菌和哺乳动物微粒体酶试验中，可抑制由苯并芘诱导的突变[14]。

8. 抑制中枢神经系统　小鼠灌胃给予蛇莓 50g/kg，可减少自主活动，增强阈下催眠剂量戊巴比妥钠的作用，并可对抗最大电休克发作，而对戊四氮最小阈发作无影响[15]。蛇莓醇提物 10~50g/kg 和水提物 50g/kg 灌胃，对小鼠中枢神经系统具有抑制作用，包括能减弱自主活动，增强阈下催眠剂量戊巴比妥钠作用和对抗最大电休克惊厥。醇提物的作用强于水提物[16]。

9. 雄激素样作用等　蛇莓乙醚提取部分有雄激素样和组胺样效果[17]。对红细胞膜无保护作用[7]。

10. 毒理　其注射剂给小鼠腹腔注射 450g（生药）/kg，未见死亡。静脉注射 0.3ml/ 只无异常、无死亡[7]。其流浸膏 50g/kg 给小鼠灌服 14 天，未见异常和中毒[7]。

【临床研究】

1. 带状疱疹　对照组常规应用抗病毒药物治疗，部分病人用阿昔洛韦软膏外涂或聚肌胞注射液外涂。治疗组在常规抗病毒药物治疗的基础上加用蛇莓草药外敷或取汁外涂治疗。结果：治疗组 84 例，其中 8 天治愈 76 例，占 90.5%，10 天治愈 82 例，占 97.6%；对照组 52 例，其中 8 天治愈 36 例，占 69.2%，10 天治愈 46 例，占 88.5%。两组的 8 天治愈率经卡方检验，差异有统计学意义（$\chi^2=9.98$，$P<0.01$），A 组治愈率高于 B 组 [18]。

2. 蜂类螫伤　蛇莓 10g 研末，用水调后敷于患处即可。结果：治疗 116 例，均在 4h 之内治愈 [19]。

【性味归经】味甘苦，性寒；有小毒。归肺、肝经。

【功效主治】清热解毒，凉血止血，散瘀消肿。主治感冒发热，咽喉肿痛，目赤，口疮，痄腮，黄疸，痢疾，吐血，崩漏，跌打肿痛，疖肿，烫火伤。

【用法用量】内服：煎汤，9~15g，鲜品 30~60g；或捣汁饮。外用适量，捣敷或研末撒。

【使用注意】脾胃虚寒者及孕妇慎服。

【经验方】

1. 水火烫伤　鲜蛇莓适量捣烂绞汁，加麻油、猪胆汁各少许调涂患处。（《安徽中草药》）
2. 皮癣　鲜蛇莓叶适量，枯矾少许，同捣烂（或加醋调）敷患处。（《安徽中草药》）
3. 带状疱疹　（蛇莓）鲜全草捣烂，取汁外敷。（《浙江民间常用草药》）
4. 跌打损伤　蛇莓（鲜）适量，捣烂，甜酒少许，共炒热外敷。（《江西草药》）
5. 火眼肿痛或起云翳　鲜蛇莓适量，捣烂如泥，稍加鸡蛋清搅匀，敷眼皮上。（《河南中草药手册》）
6. 对口疮　鲜蛇莓、马樱丹叶各等量，饭粒少许，同捣烂敷患处。（《福建药物志》）
7. 腮腺炎　蛇莓（鲜）30~60g，加盐少许同捣烂外敷。（江西《草药手册》）
8. 乳痈　鲜蛇莓 30~60g。酒水煎服。（《甘肃中草药手册》）
9. 瘰疬　（蛇莓）鲜草 30~60g，洗净，水煎服。（《上海常用中草药》）
10. 感冒发热咳嗽　（蛇莓）鲜品 30~60g，水煎服。（《山西中草药》）
11. 咽喉痛　蛇莓适量，研细面，每服 6g，开水冲服。（《河南中草药手册》）
12. 吐血，咯血　鲜蛇莓草 30~60g，捣烂绞汁 1 杯，冰糖少许炖服。（《闽东本草》）
13. 黄疸　（蛇莓）全草 15~30g。水煎服。（《广西中草药》）
14. 痢疾，肠炎　（蛇莓）全草 15~30g。水煎服。（《浙江民间常用草药》）
15. 血热崩漏　（蛇莓）鲜全草 60~90g。水煎服。（《福建中草药》）
16. 子宫内膜炎　鲜蛇莓、火炭母各 60g。水煎服。（《福建药物志》）
17. 阴痒　蛇莓适量，煎水洗阴部。（《山西中草药》）

【参考文献】

[1] 国家中医药管理局《中华本草》编委会 . 中华本草 . 上海：上海科学技术出版社，1999：2628.
[2] 叶亮，杨峻山 . 蛇莓中鞣花酸类及三萜类成分研究 . 药学学报，1999，31（11）：844.
[3] 彭江南，陆蕴如，陈德昌 . 蛇莓化学成分的研究 . 中草药，1995，26（7）：339.
[4] 王强，杜晨霞，马念春，等 . 蛇莓化学成分研究 . 河南科学，2006，24（4）：502.
[5] 许文东，林厚文，邱峰，等 . 蛇莓的化学成分 . 沈阳药科大学学报，2007，24（7）：402.
[6] 张中兴，薄献生 . 蛇莓对人食管癌细胞作用的研究 . 中西医结合杂志，1988，8（4）：221.
[7] 泸州医学院药理教研组 . 泸州医学院学报，1979，（1）：1.
[8] 段泾云，刘小平，李秦 . 蛇莓抗肿瘤作用研究 . 中药药理与临床，1998，14（3）：28.
[9] Shoemaker Mark, Hamilton Bobbi, Dairkee Schanaz H. In vitro anticancer activity of twelve Chinesemedicinal herbs. Phytotherapy research PTR,2005,19（7）:649.
[10] 彭博，胡秦，王立为，等 . 蛇莓总酚的抗肿瘤作用及免疫学机制的初步探讨 . 中国药理学通报，2007，23（8）：1007.
[11] 泸州医学院微生物教研组 . 泸州医学院学报，1979，（1）：10.
[12] Lee H,Lin J Y. Antimutagenic activity of extracts from anticancer drugs in Chinese medicine. Mutation research, 1988,204（2）:229.
[13] Kim,In Gyu,Jung, et al. Polysaccharide-riched fraction isolated from Duchesnea chrysantha protects against oxidative damage. Biotechnology Ltters,2002,24（16）:1299.
[14] 梁薇，梁莹，应惠芳 . 蛇莓抗菌作用的实验研究 . 咸宁学院学报（医学版），2005，19（3）：167.
[15] 马越鸣，程能能 . 蛇莓对小鼠中枢神经系统的抑制作用 . 皖南医学院学报，1996，15（4）：293.
[16] 马越鸣，程能能 . 蛇莓提取物对小鼠中枢神经系统的抑制作用 . 中草药，1996，27（9）：138.
[17] 朴惠善 . 朝鲜日本医学资料，1990，11（3）：75.
[18] 芦启兴 . 蛇莓治疗带状疱疹疗效观察 . 中国乡村医药，2007，14（9）：51.
[19] 朱以琪 . 蛇莓治疗蜂类螫伤 . 中国社区医师，2004，20（22）：37.

She chuang zi

蛇床子

Cnidii Fructus

[英]Common Cnidium Fruit

【别名】蛇米、蛇珠、蛇粟、蛇床仁、蛇床实、气果、双肾子、野茴香。

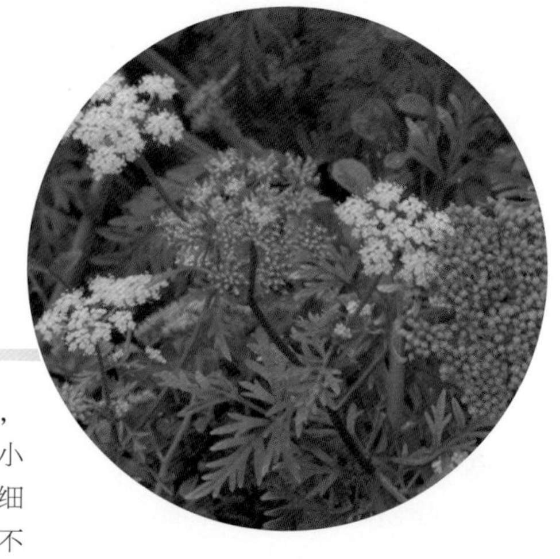

【来源】为伞形科植物蛇床 *Cnidium monnieri*（L.）Cuss. 的果实。

【植物形态】一年生草本，高 20~80cm。根细长，圆锥形。茎直立或斜上，圆柱形，多分枝，中空，表面具深纵条纹，棱上常具短毛。根生叶具短柄，叶鞘短宽，边缘膜质，上部叶几全部简化成鞘状；叶片轮廓卵形至三角状卵形，长 3~8cm，宽 2~5cm，2~3 回三出式羽状全裂；末回裂片线形至线状披针形，长 3~10mm，宽 1~1.5mm，具小尖头，边缘及脉上粗糙。复伞形花序顶生或侧生；总苞片 6~10，线形至线状披针形，边缘膜质，有短柔毛；伞幅 8~25；小总苞片多数，线形，边缘膜质，具细睫毛；小伞形花序具花 15~20；萼齿不明显；花瓣白色，先端具内折小舌片；花柱基略隆起，花柱向下反曲。分生果长圆形。

【分布】广西主要分布于隆安、龙州、上林、马山、河池、东兰、靖西、平果等地。

【采集加工】夏、秋两季果实成熟时采收。摘下果实晒干；或割取地上部分晒干，打落果实，筛净或簸去杂质。

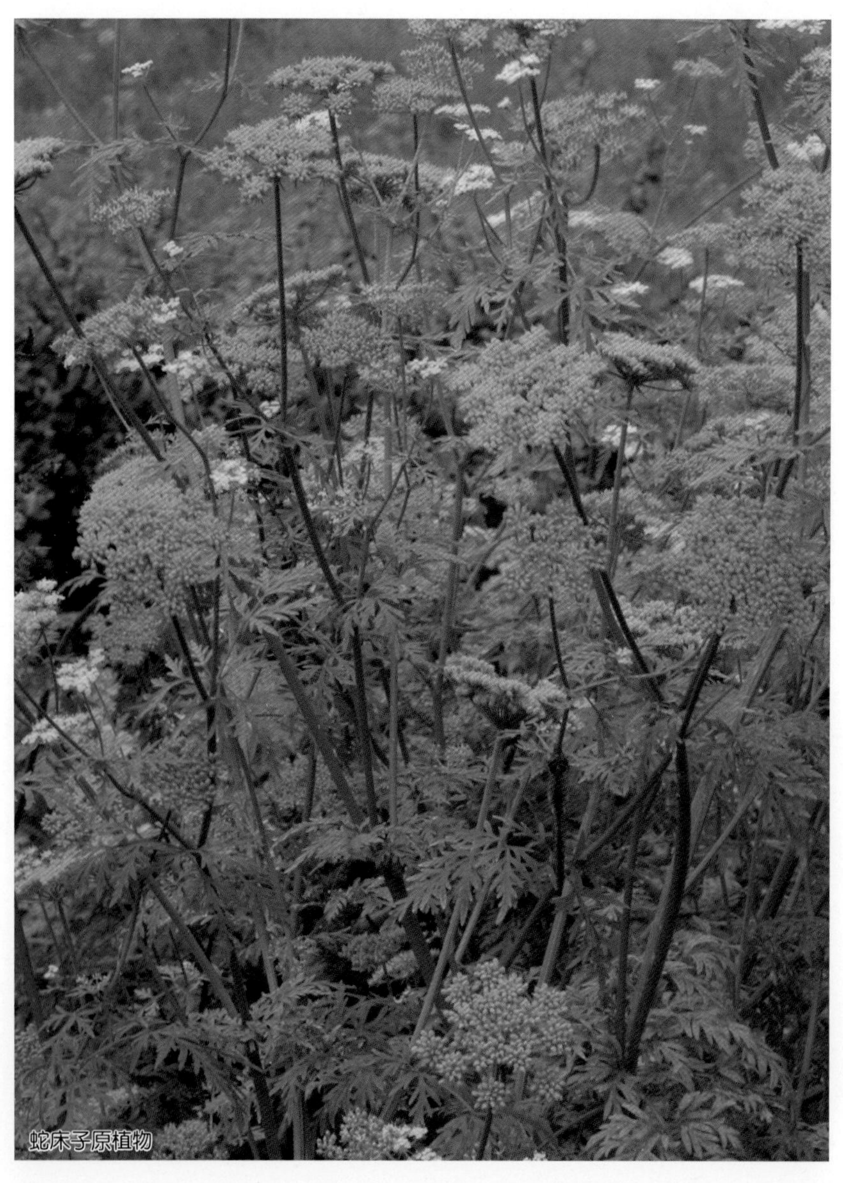
蛇床子原植物

【药材性状】双悬果细小，椭圆形，长 1.8~3.2mm，直径约 2mm。表面灰棕色或黄褐色，顶端有 2 枚向外弯曲的花柱基，基部有的具小果柄。分果背面有翅状突起的纵棱 5 条，接合面平坦，略内凹，中间有纤细的心皮柄附着（心皮柄 2 分裂达到基部）。果皮松脆，揉搓易脱落，种子细小，显油性。气香，特异，味辛，嚼之有麻舌感。

【品质评价】以籽粒饱满、色黄绿、手搓之有辛辣香气者为佳。

【化学成分】本品果实含挥发油，主要成分为环葑烯（cyclofenchene）、α- 和 β- 蒎烯（pinene），樟烯（camphene），月桂烯（myrcene），柠檬烯（limonene），α- 松油烯和 β- 松油烯（terpinene），3,5- 二甲基苯乙烯（3,5-dimethylstyrene），异龙脑（*iso*-borneol），薁（azulene），乙酸龙脑酯（bornylacetate），1（7）,8（10）- 对 - 薄荷二烯 - 9- 醇 [1（7）,8（10）-*p*-menthadien-9-ol]，二戊烯氧化物（dipentene oxide），反式丁香烯（*trans*-caryophyllene），反式 -β- 金合欢烯（*trans*-β-farnesene），α- 荜澄茄油烯（α-cubebene），α- 香柑油烯（α-bergamotene），β- 甜没药烯（β-bisabolene）和 α- 榄香烯（α-elemene），欧芹酚甲醚（osthole），香柑内酯（bergapten），β- 桉叶醇（β-eudesmol）[1]。

果实含蛇床酚（cnidimol）A 和 B，欧芹酚甲醚（osthole），橙皮油内酯烯醇（auraptenol），去甲基橙皮油内酯烯醇（demethyl auraptenol），欧前胡内酯（imperatorin），香柑内酯（bergapten），花椒毒素（xanthotoxin），花椒毒酚（xanthotoxol），异茴芹香豆精（*iso*-pimpinellin），异栓翅芹醇（*iso*-gosferol），香叶木素（diosmetin），喷嚏木素（umtatin）

对香豆酸（*p*-coumaric acid），哥伦比亚内酯（columbianadin），O-乙酰基哥伦比亚苷元（O-acetyl columbianetin），食用当归素（edultin）又名蛇床明素（cnidimine），台湾蛇床子素（cniforin）A 即 3′-异丁酰氧基-*O*-乙酰基哥伦比亚苷元（3′-*iso*-butyryloxy-*O*-acetyl-columbianetin）等香豆精类成分以及棕榈酸（palmitic acid），*β*-谷甾醇（*β*-sitosterol）[1]。

此外，本品还含有佛手柑内酯（bergapten），蛇床子素（osthole），异虎耳草素（*iso*-pimpinellin），色原酮（chromone），别异欧前胡素（allo-*iso*-imperaorin）[2] 等。

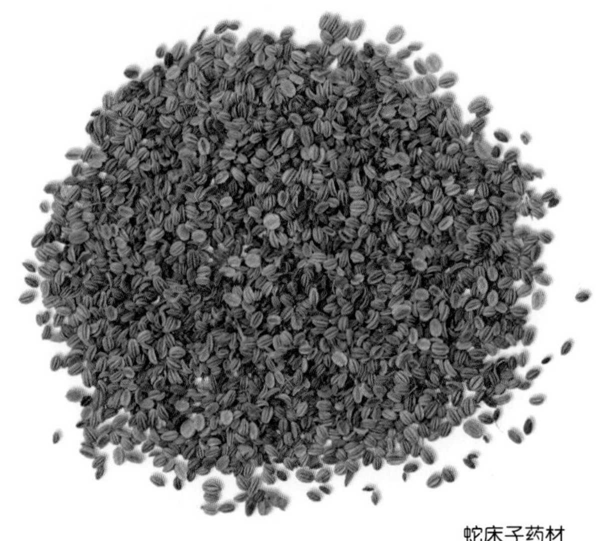

蛇床子药材

【药理作用】

1. 延缓衰老　氢化可的松造模小鼠用蛇床子 0.3~1.2g/kg 灌胃，连续 16 天，在游泳、爬绳等体力方面均有提高，使造模小鼠血清超氧化物歧化酶（SOD）数值升高，雌二醇（E2）/睾酮（T）比值降低 [3,4]。蛇床子可降低蛋黄乳液造模小鼠的血清总胆固醇含量，提高环磷酰胺免疫抑制小鼠的吞噬功能及胸腺指数和脾指数，还可增加去势大鼠贮精囊重量。提示蛇床子在增强体力、降低血中胆固醇提高免疫力、调节 SOD 及性激素（E2/T）水平方面均有一定作用 [3]。蛇床子素能改善三氯化铝所致被动回避性记忆障碍，其机制作用可能是通过增强谷胱甘肽 - 过氧化物酶和 SOD 活性来清除氧自由基对中枢神经系统神经细胞的损伤 [5]。

2. 对心血管系统作用　①抗心律失常：蛇床子水提取物（SWE）50g（生药）/kg 或蛇床子总香豆素（TCCM）200mg/kg、400mg/kg 腹腔注射对氯仿诱发的小鼠室颤，SWF 8.75g（生药）/kg 或 TCCM 80mg/kg 静注对氯化钙诱发的大鼠室颤及对乌头碱诱发的大鼠心律失常均有预防作用，对后者还有治疗作用 [6,7]。②对心血管的保护作用：蛇床子素能抑制血小板聚集，并抑制由二磷酸腺苷、花生四烯酸、血小板活化因子、胶原、A23187 离子载体和凝血酶所引起的血小板 ATP 的释放，蛇床子素这种作用与抑制血栓素形成和磷酸肌醇的分解有关 [8]。

3. 抗真菌、病毒及杀精　蛇床子水煎剂对各种细菌和真菌都有不同程度的抑制作用 [9]。蛇床子素对结核分枝杆菌 H37Rv 和 H37Ra 的体外抗菌活性，其最低抑菌浓度为 32μg/ml[10]。蛇床子浸膏液杀精效果随药液浓度增加而增加，于 20s 内抑制人精子的最低有效浓度是 30%，每 1ml 精液与不同剂量的蛇床子浸膏粉混合，其抑制精子活动最低有效剂量为 250~300mg[11]。蛇床子浸膏液对离体人精子制动后 10min、30min、60min 及 120min 没有精子复活，制动后精子瞬间（20s 内）经生理盐水洗涤孵育可以复活，制动后精子染色光镜检查无明显变化 [12]。

4. 对生殖系统影响　蛇床子既有雄性激素样物质又有雌性激素样物质存在 [13]。对环磷酰胺致生殖系统损伤雄性小鼠，连续灌胃蛇床子素 20 天后，150mg/kg 可升高环磷酰胺致生殖系统损伤雄性小鼠血清中睾酮的含量，150mg/kg、75mg/kg 可减轻睾丸曲细精管间质水肿，管腔内可见成熟精子，生精细胞排列较规则，附睾间质水肿减轻 [14]。

5. 祛痰、平喘　蛇床子总香豆精对豚鼠平滑肌有直接扩张作用，对豚鼠吸入致痉剂所致的药物性哮喘有保护作用。在体外能松弛组胺致痉的气管平滑肌，增加豚鼠灌流量，并有一定祛痰作用 [12]。蛇床子总香豆精对组胺等生物活性物质所致的豚鼠气管平滑肌收缩的对抗作用可被 β 受体阻滞剂普萘洛尔阻断，蛇床子总香豆精可能具有 β 受体激动剂的作用 [15]。

6. 保肝　酒精性脂肪肝大鼠给予蛇床子素 5~20mg/kg 治疗 6 周后，血清总胆固醇（TC）、甘油三酯（TG）含量和肝组织中 TC、TG 含量均降低。说明蛇床子素对酒精性脂肪肝中的脂质蓄积有一定的治疗作用，从而降低酒精对肝脏的损伤 [16]。蛇床子素能保护四氯化碳所致小鼠肝损伤，表现为血清谷丙转氨酶、谷草转氨酶活力和肝脏丙二醛含量下降，同时其肝脏病变较模型组为轻 [17]。

7. 局部麻醉　蛇床子提取液 1g（生药）/ml 具有阻滞蟾蜍离体坐骨神经传导的作用，其穿透坐骨神经的能力相似于普鲁卡因。上述浓度的蛇床子提取液 0.2ml 豚鼠皮内注射，呈现一定的浸润麻醉作用。蛇床子提取液中加入微量肾上腺素后，不仅其麻醉作用强度增强，而且局麻持续时间也延长。给家兔血管内注入药液 0.4ml/kg 后 1min 内显效，局麻持续时间可达（15.3±9.2）min[18]。

8. 中枢镇静　小鼠腹腔注射蛇床子素 50~100mg/kg 可增强阈下催眠剂量戊巴比妥钠的催眠作用，且呈剂量相关性。同时呈剂量相关性地对抗小剂量安钠咖所致小鼠自主活动次数的增加，通过对中枢神经的抑制而发挥镇静作用 [19]。

9. 对血浆前列腺素和环核苷酸影响　蛇床子总香豆精和水提取物能提高醋酸氢化可的松所致阳虚大鼠血浆中前列腺素 E_2、$F_2\alpha$ 和环腺苷酸水平及环腺苷酸 / 环磷酸鸟苷的值降低，使其恢复正常，并使阳虚动物不出现阳虚症状或症状不明显。其补肾壮阳作用机制之一可能是通过影响体内环核苷酸和前列腺素代谢实现的 [20]。

10. 降血脂　大鼠连续给予蛇床子素 5~20mg/kg 12 周和 20 天后，可使卵巢大鼠血清 TG 和高密度胆固醇 / 低密度胆固醇（LDL-C/HDL-C）比值降低，但对血清 LDL-C 仅有一定的降低作用。蛇床子素 5~20mg/kg 可抑制高脂血症大鼠引发的血清 TC 和 TG 的升高，而且对血清 LDL-C 和 LDL-C/HDL-C 比值的降低作用具有剂量依赖趋势[21]。

11. 抗诱变 沙门菌哺乳动物微粒体系统 Ames 试验、离体细胞的姐妹染色单体互换、小鼠骨髓细胞染色体畸变、多染红细胞微核实验等表明，蛇床子水提物有较强的抗诱变性能[22]。

12. 毒理 蛇床子总香豆精小鼠口服半数致死量为（2.44±0.05）g/kg[23]。100% 蛇床子提取液 20ml/kg 腹腔注射，注药后 30min 内小鼠活动减少，呈现镇静作用，观察 48 小时未见小鼠死亡，兔眼角膜实验中，未见结膜红肿、充血[22]。蛇床子超临界提取物对豚鼠 30mg/cm^2 剂量无急性皮肤毒性，3.75mg/cm^2 剂量无皮肤刺激性，3.33mg/cm^2 剂量无致敏作用，但 7.5mg/cm^2 剂量有一定的皮肤光毒性[24]。

【临床研究】

1. 婴儿湿疹 蛇床子素软膏（重庆市第三人民医院自制）适量涂于患部并轻轻揉擦，每日 3 次，每周随访观察 1 次，记录皮损情况及不良反应，疗程不超过 3 周。治疗期间不用任何其他局部或全身治疗。结果：治疗 38 例，痊愈率为 60.5%，总显效率为 84.2%。其起效时间最短为 2 天，最长为 11 天，平均（6.1±1.2）天[25]。

2. 荨麻疹 蛇床子注射液（大连市中医医院制剂室，每支 4ml，每 4ml 中含蛇床子相当于生药 4g）每日肌内注射 1 次，同时配合百部酊、止痒粉外涂。10 天为 1 个疗程。结果：治疗 41 例，经 1~2 个疗程治疗，41 例中治愈 32 例，好转 8 例，未愈 1 例。总有效率为 97.56%。最快疗效为注射 1 针痊愈，最慢为注射 21 针痊愈[26]。

【性味归经】味辛，苦，性温。归肾、脾经。

【功效主治】温肾壮阳，燥湿杀虫，祛风止痒。主治风湿痹痛，男子阳痿，女子宫寒不孕，寒湿带下，阴痒肿痛，阴囊湿痒，湿疮疥癣。

【用法用量】内服：煎汤，3~9g；或入丸、散。外用适量，煎汤熏洗；或做成洗剂、栓剂；或研细末调敷。

【使用注意】下焦有湿热或相火易动、精关不固者禁服。

【经验方】

1. 疥疮瘙痒，搔之皮起作痂 蛇床子半两，黄连（去须）三分，胡粉（结砂子）一两，水银（同胡粉点水研令黑）一分。上件药，以生麻油和稀滑。每用药时，先以盐浆水洗疮令净，后以药涂之，干即更换，不过二五度瘥。（《太平惠民和剂局方》如圣散）

2. 冷疮疼痛不止 蛇床子一两，乳香半两，为末，用时入薤白捣稀稠得所，可疮贴之。（《普济方》）

3. 小儿阴囊肿痒 蛇床子一两，柳蚛屑一两。上药以水一大碗，煎六七沸。洗之，取其滓以绵裹，熨儿肿处妙。（《太平圣惠方》蛇床仁汤熨方）

4. 耳内湿疮 蛇床子、黄连各一钱，轻粉一分。为末。吹之即愈。（《仙拈集》三妙散）

5. 牙疼 用蛇床子，不拘多少，煎水，含漱之，即止。（《古今氏鉴》漱牙止痛方）

6. 冬月喉痹肿痛，不可下药者 蛇床子烧烟于瓶中，口含瓶口吸烟，其痰自出。（《太平圣惠方》）

7. 阴汗 蛇床子、石菖蒲各等份，为末。一日三两次涂搽。（《卫生简易方》）

8. 脱肛 蛇床子、甘草各一两，上为末。热汤调服一钱，日进三服。（《普济方》蛇床散）

9. 阳痿不起 菟丝子、蛇床子、五味子各等份。上三味末之，蜜丸如梧子。饮服三十丸，日二。（《千金要方》）

10. 产后阴下脱，亦治产后阴中痛 蛇床子一升，布裹炙熨之。（《千金要方》）

11. 妇人白带，脐腹冷痛，面色萎黄，日渐虚困 蛇床子一两，白芷一两。上件药，捣细罗为散。每于食前宜粥饮调下二钱。（《普济方》）

12. 妇人阴痒 蛇床子一两，白矾二钱。煎汤，频洗。（《濒湖集简方》）

13. 肛门奇痒 蛇床子、楝树根各三钱，防风二钱，甘草一钱，皂角三分。共为细末，炼蜜成条。入粪门，听其自化，连塞二三次。（《吉人集验方》）

【参考文献】

[1] 国家中医药管理局《中华本草》编委会. 中华本草. 上海：上海科学技术出版社，1999：5109.

[2] 张新勇，向仁德. 蛇床子化学成分的研究. 中草药，1997，28（10）：588.

[3] 王彬，王宏琨，廖晖. 蛇床子延缓衰老的药理学研究. 中药药理与临床，1994，10（1）：9.

[4] 秦路平，吴焕，李承枯，等. 蛇床子对“阳虚”小白鼠血清 SOD 活性的影响. 中西医结合杂志，1991，11（3）：165.

[5] 沈丽霞，金乐群，张丹参，等. 蛇床子素对 $AlCl_3$ 致急性衰老模型小鼠记忆障碍的保护作用. 药学学报，2002，37（3）：178.

[6] 连其深，张志祖，增靖，等. 蛇床子水提取物的抗心律失常作用. 中国中药杂志，1992，17（5）：306.

[7] 张志祖，连其深，增靖，等. 蛇床子总香豆素的抗心律失常作用. 中国中药杂志，1995，20（2）：114.

[8] Ko FN,Wu TS, Liou MJ,et al. Inhibition of platelet throm boxane formation and phosphoinositides breakdown by osthole from Angelica pubescens.Thromb Haemost,1989,62（3）:996.

[9] 余伯阳，蔡金娜，吴京俊，等. 蛇床子质量的研究——抗菌作用的比较. 中国中药杂志，1991，16（8）：451.

[10] 曾范利，于录，葛发，等. 应用 MABA 法与试管法测定蛇床子素和 8- 甲氧基补骨脂素体外抗结核活性的研究. 中国预防兽医学报，2010，32（2）：112.

[11] 朱淑英，韩向荣，任淑君，等. 中药蛇床子杀精作用的实验研究. 哈尔滨医科大学学报，1992，26（2）：155.

[12] 朱淑英，韩向荣，任淑君，等. 中药蛇床子对离体人精子制动作用. 医学研究通讯，1992，21（11）：9.

[13] 赵澍，刘名彦，马惠珍. 从含雌、雄激素类似物的中药看中医的双相调节的作用. 北京中医学院学报，1988，11（6）：41.

[14] 袁娟丽，谢金鲜. 蛇床子素对生殖系统损伤小鼠睾丸和附睾组织形态的影响. 江西医学院学报，2008，48（2）：23.

[15] 陈志春，段晓波．蛇床子总香豆素止喘作用机制探讨．中国中药杂志，1990，15（5）：304.

[16] 宋芳，谢梅林，朱路佳，等．蛇床子素调节酒精性脂肪肝大鼠脂代谢机制的研究．中国药理学通报，2008，24（7）：979.

[17] 刘建新，周俐，周青，等．蛇床子素对小鼠实验性肝损伤的保护作用．中药药理与临床，2006，22（2）：21.

[18] 连其深，上官珠，张志祖，等．蛇床子提取液的局部麻醉作用．中药通报，1988，13（9）：552.

[19] 连其深，胡晓，上官珠，等．蛇床子素镇静作用的研究．中药新药与临床药理，2000，11（4）：244.

[20] 秦路平，吴焕．周庆辉，等．蛇床子总香豆精与挥发油和水提物对肾阳虚大鼠血浆前列腺素和环核苷酸的影响．中西医结合杂志，1993，13（2）：100.

[21] 宋芳，谢涛，鲍君杰，等．蛇床子素对大鼠的降血脂作用．苏州大学学报（医学版）.2006，26（4）：579.

[22] 刘德祥，殷学军，王河川，等．蛇床子水溶性提取物抗诱变性的试验研究．中药通报，1988，13（11）：680.

[23] 李乐，庄斐尔，赵更生，等．蛇床子素对大鼠离体子宫平滑肌收缩性能的影响．西安医科大学学报，1994，15（2）：164.

[24] 王永辉，周然，李艳彦，等．蛇床子超临界提取物的皮肤毒理学研究．中国实验方剂学杂志，2007，13（12）：38.

[25] 柯昌毅，薛茂．蛇床子素软膏治疗婴儿湿疹 38 例．中国药业，2003，12（5）：67.

[26] 孔志凤，孙文观．蛇床子注射液治疗荨麻疹 41 例疗效观察．辽宁中医杂志，2006，33（2）：195.

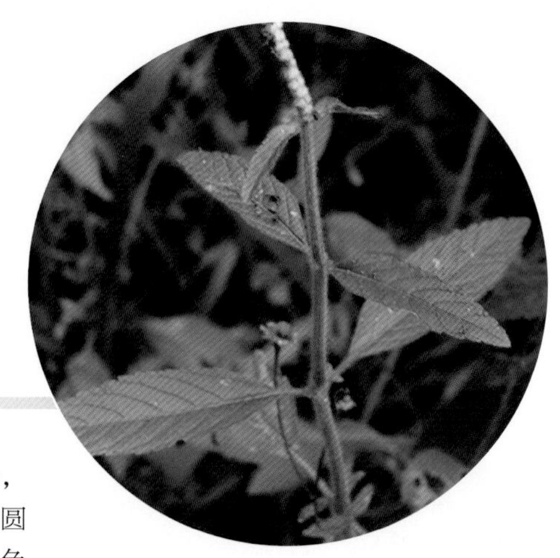

She wei cao

蛇尾草

Dysophyllae Auriculariae Herba

[英]Auricularis Dysophylla Herb

【别名】水珍珠菜、毛射草、水毛射、牛触臭、狐狸尾、狗仔尾、水凉粉草、毛鼠尾。

【来源】为唇形科植物水珍珠菜 *Dysophylla auricularis*（Linn.）Bl. 的全草。

【植物形态】一年生草本。茎基部平卧，节上生根，上部上升，四棱形，密被黄色平展长硬毛。叶对生；叶柄短，密被黄色糙硬毛；上部叶近无柄；叶片长圆形或卵状长圆形，长 2.5~7cm，宽 1.5~2.5cm，先端钝或急尖，基部圆或浅心形，边缘具锯齿，两面被黄色糙硬毛，下面具腺点。轮伞花序多花，通常在茎或枝顶组成紧密而连续、有时基部间断的假穗状花序；苞片卵状披针形，常与花冠等长，边缘具糙硬毛；花萼钟状，仅萼齿边缘具疏柔毛，其余部分无毛，但具小腺点，萼齿 5，短三角形；花冠淡紫或白色，上唇 3 裂，下唇全缘，裂片边缘具柔毛；雄蕊 4，长长地伸出，伸出部分具髯毛；子房 4 裂，花柱比雄蕊短，柱头 2 裂；花盘杯状。小坚果近球形，褐色。

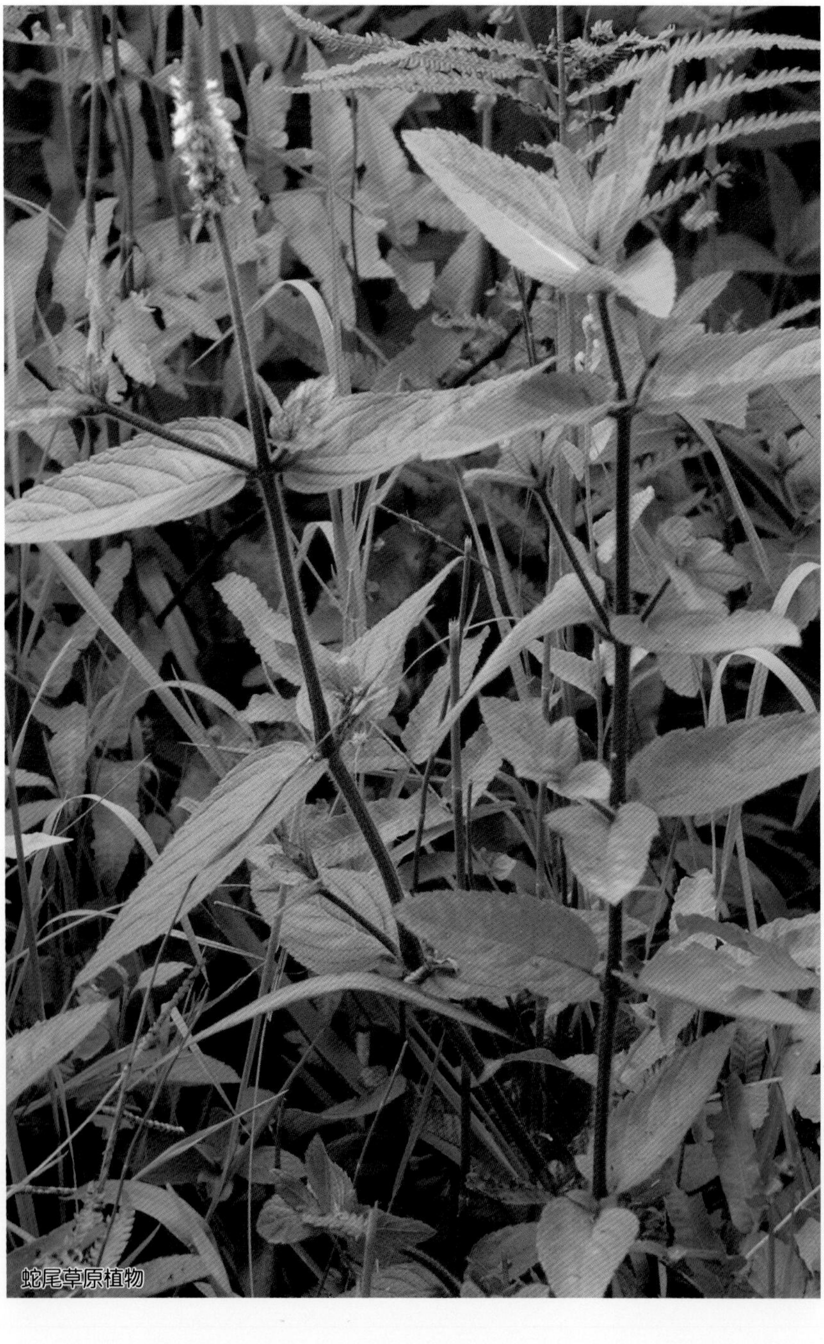

【分布】广西全区均有分布。

【采集加工】夏、秋季采收，洗净，鲜用或晒干。

【药材性状】全株密被白色长绒毛。根为须根，黄棕色。茎扁圆柱形，绿褐色至绿黑色，直径 1~2cm，叶片与茎的连接处有关节。叶对生，墨绿色，皱缩，展开呈宽卵形，长 2.5~7cm，宽 1.5~3cm，叶缘浅波状，先端急尖，基部截斜。气微，味淡。

【品质评价】以身干、无杂质者为佳。

【化学成分】全草含 7- 羟基闭花木 -13,15- 二烯 -18- 羧酸（7-hydroxycleistanth-13,15-dien-18-oic acid），耳草酸（auricularic acid），7- 乙酰氧基闭花木 -13,15- 二烯 -18- 羧酸（7-acetoxycleistanth-13, 15-dien-18-oic acid）。

地上部分含 7- 千里光酰氧基闭花木 -13,15- 二烯 -18- 羧酸（7-senecioxycleistanth-13,15-dien-18-oic acid），7-（3- 甲基丁酰氧基）闭花木 -13,15- 二烯 -18- 羧酸 [7-（3-methylbutyroxy）cleistanth-13,15-dien-18-oic acid][1]。

【性味归经】味微苦、辛，性凉。归肺、肝经。

【功效主治】散风清热，祛湿解毒，消肿止痛。主治感冒发热，惊风，风湿痛，肠伤寒，疝气，疮肿湿烂，湿疹，小儿胎毒，毒蛇咬伤。

【用法用量】内服：煎汤，10~30g。外用适量，捣敷；或取汁涂；或煎水洗。

【使用注意】脾胃虚寒者慎服。

蛇尾草原植物

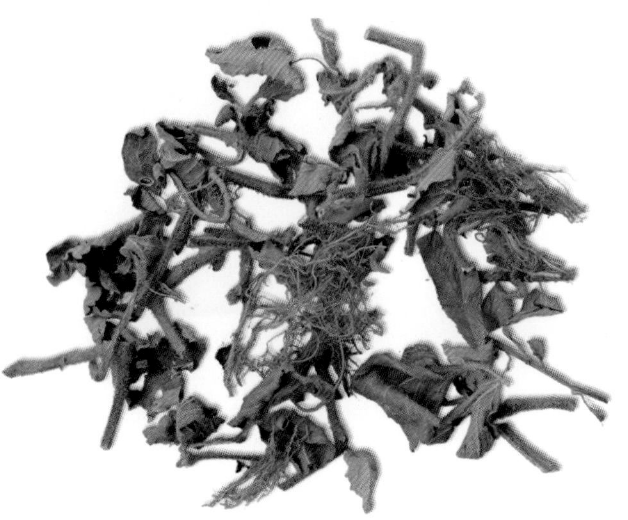

蛇尾草饮片

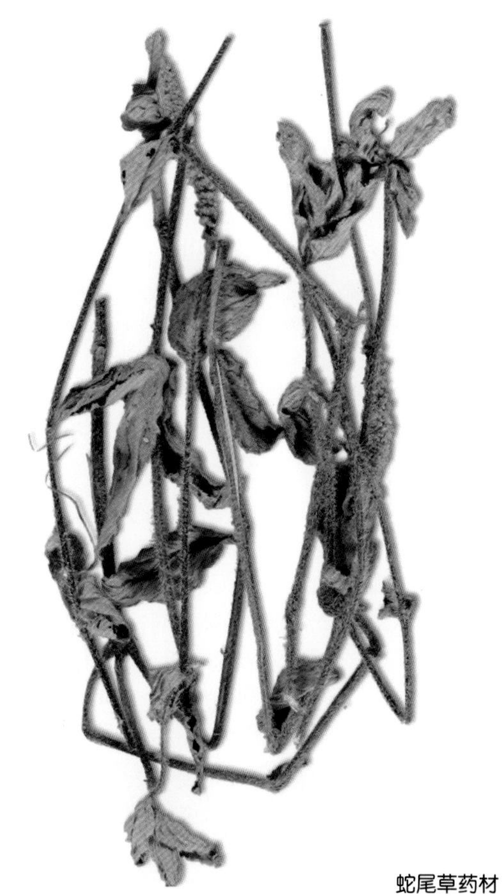

蛇尾草药材

【经验方】

1. 湿疹　鲜蛇尾草捣烂，取汁外涂；或用全草适量，水煎外洗。（《广西本草选编》）
2. 小儿胎毒　水珍珠菜捣汁，浸小儿内衣，晾干后连穿 3 天。（《福建药物志》）
3. 感冒高热　水毛射，岗稔根各 30g。水煎服。（《惠阳地区中草药》）
4. 肠伤寒　水毛射 30g。水煎服。（《惠阳地区中草药》）
5. 毒蛇咬伤　水珍珠菜 2 份，小果倒地铃 1 份。捣烂取汁加酒少许服。（《福建药物志》）

【参考文献】

[1] 国家中医药管理局《中华本草》编委会. 中华本草. 上海：上海科学技术出版社，1999：6148.

Ya jiang jue

崖姜蕨

Pseudodrynariae Coronantis Rhizoma

[英]Rockginger Fern Rhizome

【别名】穿石剑、马骝姜、玉麒麟、大骨碎补、骨碎补、秦岭槲蕨。

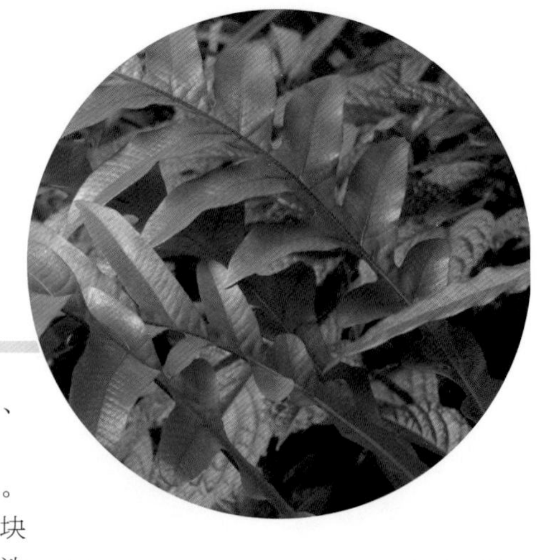

【来源】为槲蕨科植物崖姜蕨 *Pseudodrynaria coronans*（Wall.）Ching 的根茎。

【植物形态】多年生草本。根状茎粗状，密被棕色长线形鳞片叶。叶一型，簇生成圆形中空的高丛；叶片长 80~140cm，先端渐尖，中部以下渐狭，但近基部又渐变宽而呈心形，中部以上深羽裂，向下浅裂成波状，两面光滑无毛，全缘；叶脉网状，两面明显，网眼内有单一或分叉的小脉。孢子囊群着生于小脉交叉处，每对侧脉之间有1行，圆形或通常沿第三回小脉延长，成熟时呈断线形，孢子椭圆形，孢壁具小刺或小瘤块状纹。无囊群盖。

【分布】广西主要分布于平南、北流、陆川等地。

【采集加工】将根茎挖出，洗净泥土。鲜用或晒干。用火燎去鳞毛或将小块的刨片、大块的刮去绒毛和外皮，洗净后蒸熟，再晒干后刨成薄片即可。

【药材性状】根茎圆形，表面密被条状披针形而松软的鳞片，鳞片脱落处显紫褐色，有大小不等的纵向沟脊及细小纹理。断面褐色，点状分体中柱排成类圆形。气极微，味涩。

【品质评价】均以条粗大、棕色者为佳。

【化学成分】本品含 β- 谷甾醇（β-sitosterol），豆甾醇（stigmasterol），菜油甾醇（cam-pesterol），21- 何帕烯（hop-21-ene），13（18）新何帕烯 [neohop-13（18）-ene]，9（11）羊齿烯 [fern-9（11）ene]，7- 羊齿烯（fern-7-ene）环木菠萝甾醇 - 乙酸酯（cycloardenyl acetate），环水龙骨甾醇乙酸酯（cyclomargenyl acetate），环鸦片甾烯醇乙酸酯（cyclolaudenyl acetaet），9,10- 环羊毛甾 -25- 烯醇 -3β- 乙酸酯（9,10-cycloanost-25-en-3β-yl acetate）[1]。

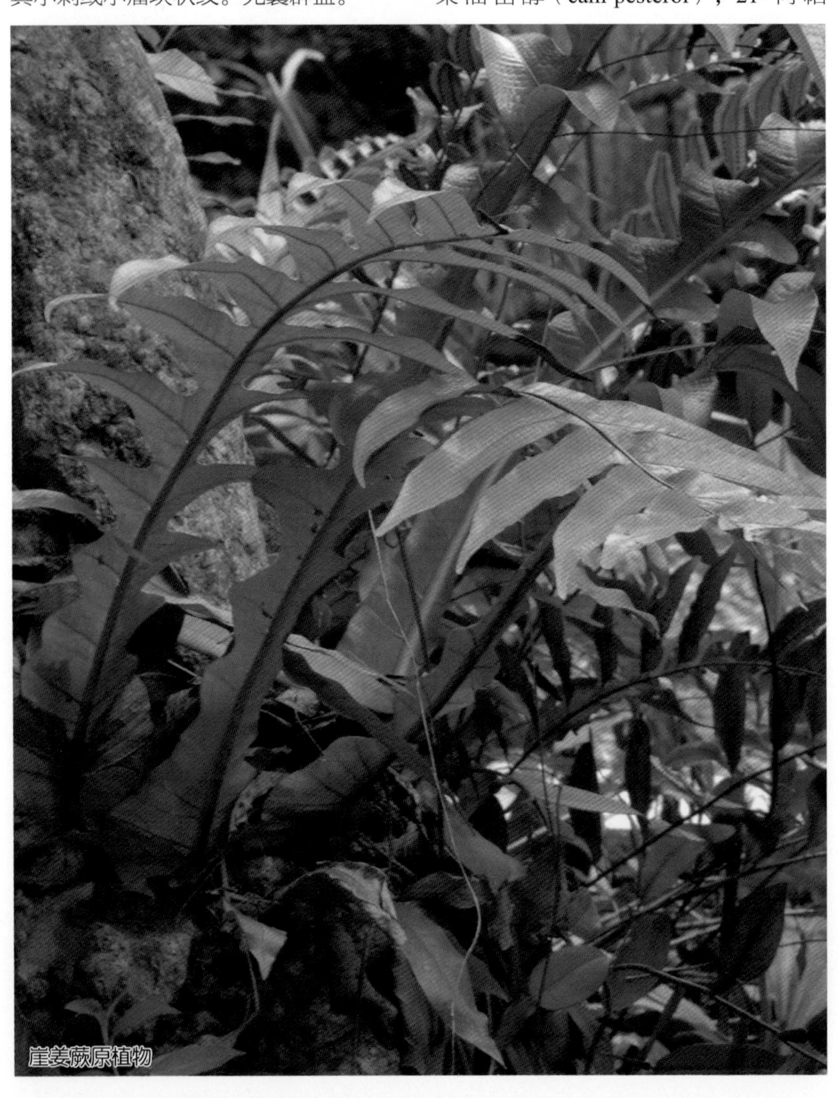

崖姜蕨原植物

【药理作用】

1. 促进骨质生长 用秦岭槲蕨水煎剂 7.5g/kg、10g/kg、25g/kg、50g/kg 连续灌胃 1~3 个月，能改善骨性关节炎模型大鼠软骨细胞功能，推迟细胞退行性变，降低骨性关节病的病变率，发病时间推迟，发病程度减轻 [2,3]。应用 ^{45}Ca 同位素示踪法证明，骨碎补具有促进骨对钙的吸收作用，同时提高血钙和血磷的水平，有利于骨钙化和骨质的形成 [4]。骨碎补提取液对组织培养中的鸡胚骨原基的生长和钙磷沉积有促进作用，提高组织中碱性磷酸酶活性，促进蛋白多糖合成，但抑制胶原合成 [5]。用骨碎补水提醇沉液饲喂新孵出莱亨鸡 10~20 天，对小鸡骨发育有促进作用，可增加小鸡股骨的湿重和体积、单位长度皮质骨的钙、磷、羟脯氨酸、氨基己糖的含量 [6]。尚能抑制醋酸可的松引起的骨丢失，防治激素引起的大鼠骨质疏松 [7]。骨碎补能增加骨痂厚度，提高骨折愈合质量。增加转化生长因子 β_1 在骨痂组织中的表达，可能是骨碎补促进骨折愈合的机制之一 [8]。0.01mg/L、1mg/L 骨碎补水提液能促进小鼠胚胎成骨细胞 MC3T3-E1 细胞数量增加，0.01mg/L、1mg/L 骨碎补水提液和醇提液能使 S 期细胞百分率升高、G_1 期细胞百分率减少，1mg/L、100mg/L 骨碎补醇提液能使细胞碱性磷酸酶（ALP）的活性升高，100mg/L 骨碎补醇提液能促进细胞骨钙素合成和分泌，1mg/L 骨碎补水提液及 0.01mg/L 骨碎补醇提液均可促进细胞钙化。提示骨碎补水相和醇相提取物中分别存在有较高活性的促成骨细胞增殖、分化和钙化的物质 [9]。骨碎补提取液对成骨细胞的增殖有促进作用，且和药物剂量有密切关系。1000mg/L 的骨碎补提取液对成骨细胞有促进作用，在 1000~1500mg/L 的浓度范围内，其促进作用随浓度升高而增加，并于 1500~1600mg/L 时达到最大效应。提示骨碎补提取液对成骨细胞的增殖分化具有促进作用 [10]。1mg/L 骨碎补水提液、50 μg/L 骨碎补醇提液与 50 μ g/L 柚皮苷能促进人骨髓间充质干细胞（hMSCs）增加，50 μg/L 骨碎补醇提液与 50 μ g/L 柚皮苷能促进其向成骨细胞分化。说明骨碎补水提液、醇提液与柚皮苷对 hMSCs 有保护作用并能分别促进其增殖、分化 [11]。此外，高浓度骨碎补提取液对于兔骨髓基质细胞的增殖有抑制作用，较低浓度的骨碎补提取液对兔骨髓基质细胞的增殖有促进作用 [12]。骨碎补提取物对骨细胞作用的最佳浓度为 1mg/ml，能增加胞内碱 ALP 含量，同时培养递质中酸性磷酸酶、前列腺素 E_2 含量增加，加入骨碎补提取物后骨桥蛋白和骨连接蛋白的 mRNA 表达调控均降低，与对照组比较，形成的多核破骨细胞更小更有活性，但是没有找到大破骨细胞。加入提取物后，增加破骨细胞的移动性，有利于成骨细胞的早期分化，不利于成骨细胞的矿化，适合骨折的早期治疗 [13]。骨碎补能促进骨细胞骨形态发生蛋白（BMP-2）的表达，对于分化转录因子和胰岛素样生长因子的表达没有促进作用 [14]。在骨愈合过程中，骨碎补对 TGF-β_1、BMP-2 基因表达具有有益的调节作用 [15]。

2. 抗骨质疏松　骨碎补能提高血钙血磷水平，能激活成骨细胞，提高股骨头的骨密度，能预防激素性骨质疏松 [16]。骨碎补有部分抑制糖皮质激素引起的骨丢失的作用，在实验剂量下对醋酸可的松引起的骨质疏松虽有抑制作用，但不能完全阻止其发展 [17]。骨碎补总黄酮能提高去卵巢大鼠的骨密度。而骨碎补总黄酮对卵巢切除所致的骨质疏松症具有提高骨密度和调整血清白细胞介素 -4（IL-4）、IL-6、肿瘤坏死因子 α 水平的作用，是发挥中药疗效的物质基础 [18]。给去卵巢大鼠灌服骨碎补总黄酮 6 个月后，大鼠的组织形态计量学指标骨小梁体积百分比增高，骨小梁吸收表面百分比以及骨小梁形成表面百分比、活性生成表面百分比、骨小梁矿化率和骨小梁骨生成率、骨质平均宽度和骨皮质矿化率均降低，表明骨碎补总黄酮对卵巢切除所致的骨质疏松症具有防治作用 [19]。研究骨碎补对大鼠骨髓破骨细胞体外培养的作用。骨碎补可抑制骨髓体外培养中破骨样细胞的生长，主要抑制破骨母细胞向成熟破骨细胞转化，但与浓度有关 [20]。骨碎补对防治绝经后骨质疏松症和卵巢功能低下导致的骨质疏松症都有其作用 [21]。

3. 抗炎　骨碎补总黄酮对二甲苯所致小鼠耳郭肿胀、醋酸所致小鼠毛细血管渗透及大鼠蛋清足趾肿胀、大鼠棉球肉芽肿增生具有抗炎作用，并能抑制毛细血管渗透性的增高 [22]。

4. 对牙齿生长的作用　骨碎补均对体外培养的人牙髓细胞有促增殖作用，其中以 100mg/L 质量浓度组促增殖作用最明显。电镜下实验组人牙髓细胞表面枝状嵴丰富，细胞周围可见细胞外基质，细胞浆内有丰富粗面内质网和游离的核糖体，核内常染色质均匀分散，异染色质少。提示骨碎补对体外培养的人牙髓细胞有促增殖作用 [23]。骨碎补水提液对牙槽骨吸收模型大鼠实验性牙槽骨吸收有明确的疗效，

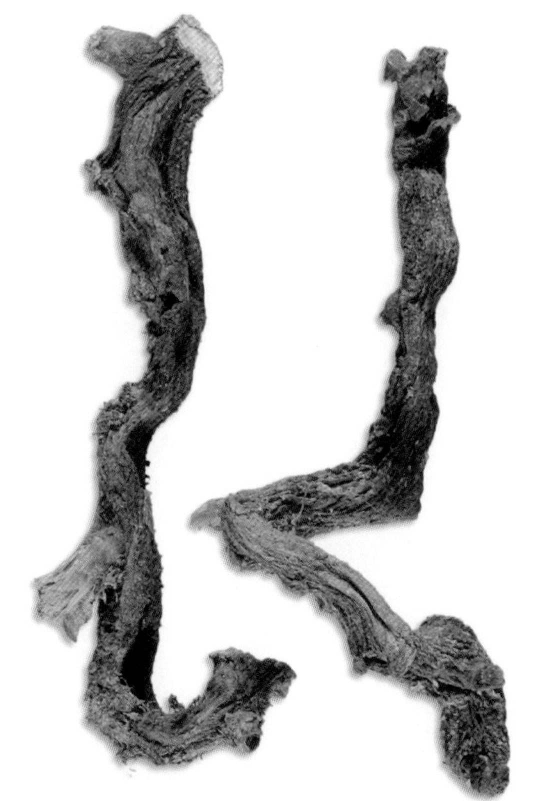

崖姜蕨药材

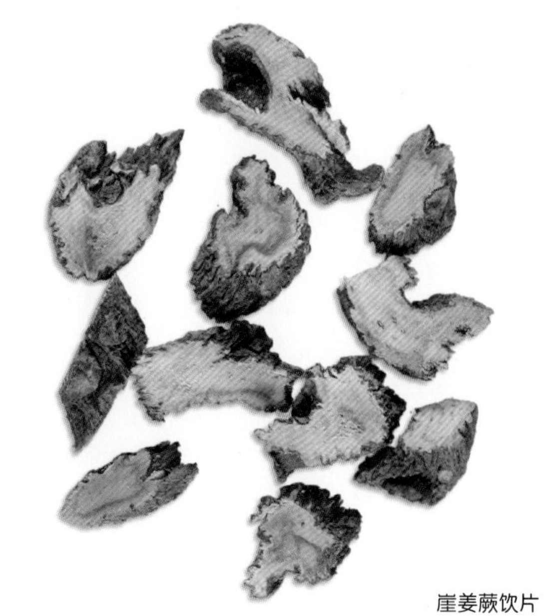

崖姜蕨饮片

能抑制骨质吸收、促进骨质再生[24]。

5. 抑制链霉素耳毒性　骨碎补煎服和链霉素一起或单独使用，对链霉素急性毒副反应头痛、头晕、耳鸣、唇、面麻木有较好的防治效果，但对耳聋较差[25]。用骨碎补水剂作为链霉素溶媒，能降低豚鼠耳蜗毛细胞损伤百分率，参考Preyer耳郭反射和听性脑干反应测试，证明骨碎补有抑制链霉素耳毒性的作用[26]。50%骨碎补注射液作为链霉素溶剂，对链霉素抗菌活性、pH及澄明度均无影响[27]。骨碎补煎剂灌服亦能减轻卡那霉素对豚鼠的耳郭毒副作用，但不能控制停药后毒性耳聋的发展[28]。对其防治机制及能否影响卡那霉素抗感染疗效有待深入研究[29]。骨碎补可使链霉素所致耳蜗一回和二回外毛细胞的损伤减轻，对链霉素耳毒性有一定的解毒作用[30]。骨碎补主要成分柚皮苷具有脱敏和抗变态反应性能，活血解痉，改善局部微循环和营养供给，促进药物排泄，解除链霉素对第8对脑神经的损害，对缓解链霉素的毒副作用有其独特疗效，作用快，疗效高且确切，安全可靠，无不良反应[31]。

6. 降血脂　骨碎补注射液0.8g/kg肌内注射，可以预防高脂血症（胆固醇、甘油三酯）升高，1.7g/kg肌内注射能改善高脂血症家兔血脂水平，防止动脉粥样硬化斑块的形成，连续用药5~10周后效果明显[29]。并能拮抗实验高脂血症家兔血管内皮损伤，促进肝、肾上腺内胆固醇代谢过程，从而使无粥样硬化区主动脉壁、肝脏、肾上腺中胆固醇含量下降[32]。抗动脉硬化的活性成分之一骨碎补多糖酸盐10mg/kg、25mg/kg、50mg/kg，能抑制家兔血清胆固醇含量升高，减少主动脉粥样硬化斑块的形成，且有量效关系[33]。50mg/kg饲喂6星期，能保护家兔肝及肾上腺的细胞器，增强细胞功能，促进肝及肾上腺细胞内胆固醇的转化与排出[34]。骨碎补在降血脂的同时不引起组织内胆固醇含量升高，是一个良好的降血脂、防治动脉粥样硬化的药物[32]。

7. 强心　从骨碎补中分离出的双氢黄酮苷，0.5%溶液10~12.5mg/kg静脉注射给药，可使家兔心肌收缩增强，作用维持2h以上，而对心率、血压无影响。其强心作用是直接作用于心肌而非作用于交感神经系统[35,36]。

8. 镇静镇痛等作用　黄烷酮苷125mg/kg小鼠腹腔注射有镇静镇痛作用，并能增强小鼠常压耐缺氧能力[35]，250mg/kg灌胃给药，能减少戊巴比妥钠所致小鼠翻正反射发生率及缩短翻正反射消失的持续时间，可能与其诱导激活肝药酶，加速戊巴比妥钠有关[37]。骨碎补对金黄色葡萄球菌、溶血性链球菌、炭疽杆菌、白喉杆菌、福氏痢疾杆菌、大肠杆菌、铜绿假单胞菌有较强的抑制作用，对伤寒杆菌亦有抑制作用[38,39]。

9. 毒理　成人100~150g/天水煎服，可致急性中毒，表现为口干、多语、心悸、胸闷、神志恍惚、瞳孔散大等，经对症处理后症状消失[40]。小鼠、大鼠灌胃给予骨碎补总黄酮后，其饮食、活动、精神状态等体征均无异常变化，体重变化在正常范围内。小鼠急性毒性实验，尸检可见动物腹腔内有少量残留药液，重要脏器未见病理变化，总黄酮半数致死量为5.99g/kg。提示骨碎补总黄酮急性毒性实验未显示毒性作用，预期临床应用安全性良好[41]。

【临床研究】

1. 眼睑慢性肉芽肿　将骨碎补1kg置入1000ml 75%酒精中，同时加鸦胆子数枚，浸泡一个月后使用。使用时用棉签或小毛刷蘸药液反复在病灶上涂擦（注意勿进入结膜囊接触角膜）。次数越多越好，有痂时需将痂皮去掉使用。结果：治疗62例88只眼，其中治愈80只眼，占90.9%；好转5只眼，占5.7%；无效3只眼，占3.4%。总有效率达96.6%。其中有6眼（6.8%）出现反复，又经同法治疗痊愈[42]。

2. 扁平疣　先将患处以清水洗净，热敷5~10min然后用乌梅、骨碎补醋浸液[骨碎补150g（研末），乌梅150g（去核取肉研碎），加入食醋500ml，浸泡7天]外涂患处，每日3~4次，每晚用其药渣适量外敷以盖过疣面为度，纱布包扎，10天为1个疗程，2个疗程后观察。结果：治疗68例，其中治愈46例，有效19例，3例未坚持治疗无效，总有效率95.6%[43]。

3. 小儿生长性骨关节痛　骨碎补30~50g，续断30g，杜仲、五加皮、牛膝各15g，苡仁、萆薢各20g，独活、生地、白术、防风、当归各10g，甘草3g。此剂量适宜10岁左右的儿童，若年龄偏小，可酌情减量并随其兼证不同而随证加减化裁。水煎服，2日1剂，1日4次，每次服约150ml。结果：治疗106例，其中治愈85例，占80.2%；好转16例，占15.1%；无效5例，占4.7%，总有效率95.3%[44]。

4. 原发性骨质疏松症　口服强骨胶囊（主要成分系中药骨碎补），每日3次，每次1粒。疗程为3个月。结果：治疗41例，其中显效29例，有效8例，无效4例，总有效率90.2%[45]。

5. 骨折延迟愈合和不愈合　口服强骨胶囊（每粒含骨碎补总黄酮180mg），每日3次，每次1粒，连续服用3个月为1个疗程，其中29例用1个疗程，7例用2个疗程。此前去除导致骨折延迟愈合和骨不连的诱因，将骨折端重新复位、固定，使用合适的内固定材料或给予植骨，抗生素防治感染等。结果：治疗36例，其中显效31例，占86.1%，好转4例，占11.1%，无效1例，占2.8%，总有效率97.2%。完全骨愈合时间3~7.5个月，平均（4.4±1.8）个月[46]。

6. 牙痛　生地15g，骨碎补18g，知母20g，白芷15g，细辛6g，蜂房10g，肉桂6g，牛膝10g，甘草6g。水煎分3次温服，每日1剂，每次50~80ml，服至症状缓解为止。伴一侧头痛，腰痛者加山药20g，枣皮6g，丹皮10g，茯苓15g，泽泻15g，枸杞18g；属胃火牙痛，牙龈红肿者，加升麻15g，生石膏20g，黄连5g，防风12g；若口干苦，苔黄腻，加焦柏10g，木通10g，车前子10g；便秘者，重用知母、生石膏。在调护上要注意口腔卫生，忌食辛辣食物。结果：治疗36例，其中治愈29例，占80.55%，好转6例，占16.66%，无效1例，占2.78%[47]。

【性味归经】味苦，性温。归肝、肾经。

【功效主治】补肾强骨，活血续筋。主治肾虚腰痛，足膝痿弱，耳鸣耳聋，牙痛，久泄，遗尿，跌打骨折，斑秃。

【用法用量】内服：煎汤，10~20g，或入丸、散。外用适量，捣烂敷或晒干研末敷；也可浸酒搽。

【使用注意】阴虚内热及无瘀血者慎服。

【经验方】

1.鸡眼，疣子　骨碎补9g。碾粗末，浸泡于95%乙醇100ml中，泡3天即成。用时先温水将足部鸡眼或疣子洗泡柔软，用小刀削去其外层厚皮，再涂擦骨碎补乙醇浸剂，每2h擦1次，连续4~6次，每日最多10次。[中医杂志，1964，(8):37]

2.斑秃、脱发　骨碎补15g，酒90g，浸10余天，滤取药液，涂搽患处，每日2~3次。(《安徽中草药》)

3.病后发落不住　用骨碎补、野蔷薇枝各少许，煎汁刷之。(《本草汇言》)

4.耳鸣，亦能止诸杂痛　(骨碎补)去毛，细切后，用生蜜拌蒸，从巳至亥，准前曝干，捣末，用炮猪肾，空心吃。(《雷公炮炙论》引《乾宁记》)

5.肾虚气攻牙齿出血，牙龈痒痛　骨碎补(炒黑色)二两，上为细末，漱口后揩齿根，良久吐之，卧时再用，咽津不妨。(《普济方》骨碎补散)

6.肾虚腰痛、风湿性腰腿疼　骨碎补、桑寄生各15g，秦艽、豨莶草各9g。水煎服。(《陕甘宁青中药选》)

7.肾虚久泄　骨碎补15g，补骨脂9g，山药15g，五味子6g。水煎服。(《山西中草药》)

8.遗尿　骨碎补500g，食盐50g，水2500ml。先将水倒入容器中，再加入食盐搅匀，待溶化后放入骨碎补，浸泡12h后焙干、研面。每晚睡前用淡盐水冲服0.3g。3天为1个疗程，一般1~3个疗程基本痊愈。[内蒙古中医药，1986,(1):37]

9.小儿疳积　骨碎补(研粉)9g，同瘦猪肉蒸吃。(《江西草药手册》)

【参考文献】

[1] 国家中医药管理局《中华本草》编委会．中华本草．上海：上海科学技术出版社，1999：729.

[2] 赵湘洪．中药通报，1987，12(10)：617.

[3] 丁继华．中国中医骨伤科杂志，1989，5(3)：3.

[4] 王志儒．北京中医学院学报，1980，(3)：13.

[5] 马克昌，高子范，刘鲜茹，等．骨碎补注射液促进钙磷沉积的初步研究．中医正骨，1989，1(1)：13.

[6] 马克昌，高子范，冯坤，等．骨碎补提取液时小鸡骨发育的促进作用．中医正骨，1990，2(4)：7.

[7] 马克昌．第二届全国医学生化学术会议论文摘要汇编(下册)．1991：765.

[8] 王华松，许申明．骨碎补对骨折愈合中TGF-β_1表达的影响．中国中医骨伤科杂志，2001，9(4)：10.

[9] 唐琪，陈莉丽，严杰．骨碎补提取物促小鼠成骨细胞株MC3T3-E1细胞增殖、分化和钙化作用的研究．中国中药杂志，2004，29(2)：164.

[10] 秧荣昆，郭磊磊．骨碎补提取液对成骨细胞增殖的影响．贵阳中医学院学报，2006，28(4)：61.

[11] 邓展生，张璇，邹冬青，等．骨碎补各种提取成分对人骨髓间充质干细胞的影响．中国现代医学杂志，2005，15(6)：2426.

[12] 徐展望，张建新，李军，等．骨碎补提取液对兔骨髓基质细胞增殖的影响．中医正骨，2005，17(4)：1.

[13] Sun J S,Chun Y L,Dong G C, et al. The effect of Gu-Sui-Bu (Drynariae Rhizoma) on bone cell activities. Biomaterials, 2002,23(16):3377.

[14] 冯伟，傅文彧，魏义勇，等．单味中药对成骨相关基因表达的影响．中医正骨，2004，16(3)：6.

[15] 董福慧，郑军，程伟．骨碎补对骨愈合过程中相关基因表达的影响．中国中西医结合杂志，2003，23(7)：518.

[16] 刘宏泽，王文瑞．丹参与骨碎补注射液防治激素诱发股骨头坏死的实验研究．中国骨伤，2003，16(12)：726.

[17] 马克昌，高子范，张灵菊，等．骨碎补对大白鼠骨质疏松模型的影响．中医正骨，1992，4(4)：3.

[18] 谢雁鸣，许勇钢，赵晋宁，等．骨碎补总黄酮对去卵巢大鼠骨密度和细胞因子IL-6、IL-4、TNF-α水平的影响．中国中医基础医学杂志，2004，10(1)：34.

[19] 谢雁鸣，鞠大宏，赵晋宁．骨碎补总黄酮对去卵巢大鼠骨密度和骨组织形态计量学影响．中国中药杂志，2004，29(4)：343.

[20] 刘金文，黄永明，许少健，等．中药骨碎补对大鼠骨髓破骨细胞体外培养的影响．中医研究，2005，18(7)：5.

[21] Jeong JC, Kang S K, Youn C H, et al. Inhibition of Drynariae Rhizomaextracts on bone resorptionmediated by processing of cathepsin K in cultured mouse osteoclasts. Int Immunopharmacol, 2003,3(12):1685.

[22] 刘剑刚，谢雁鸣，邓文龙，等．骨碎补总黄酮抗炎作用的实验研究．中国天然药物，2004，2(4)：232.

[23] 许彦枝，高永博，郭晶洁，等．骨碎补对体外培养人牙髓细胞增殖及超微结构的影响．中国医院药学杂志，2007，27(10)：1377.

[24] 陈莉丽，唐琪，严杰，等．骨碎补提取液对实验性牙槽骨吸收疗效的研究．中国中药杂志，2004，29(6)：549.

[25] 解放军第254医院．中华药学杂志，1977，57(2)：96.

[26] 王重远．中华耳鼻喉科杂志，1989，24(2)：79.

[27] 张胜利．抗生素，1982，7：245.

[28] 广西医学院耳鼻喉科．新医学，1977，8(4)：168.

[29] 王维信．中医杂志，1980，21(12)：945.

[30] 戴小牛，童素琴，贾淑萍，等．骨碎补对链霉素耳毒性解毒作用的实验研究．南京铁道医学院学报，2000，19(4)：248.

[31] 王玉亮，胡增茹，李凤婷．骨碎补防治链霉素不良反应的临床应用．临床荟萃，2000，15(158)：694.

[32] 王敖格．中医杂志，1981，22(7)：547.

[33] 王敖格．中国药理通讯，1984，1(3)：166.

[34] 王敖格．中国药理与临床，1985，(1)：128.

[35] 王维信．药学通报，1984，19(2)：119.

[36] 王维信．全国心血管药理第二届学术会议论文集，1983：54.

[37] 王维信．中国药理通讯.1984，1(3)：168.

[38] 零陵地区卫生防疫站．湖南医药杂志，1974，(4)：50.

[39] 零陵地区卫生防疫站．湖南医药杂志，1974，(5)：49.

[40] 万铭．浙江中医杂志，1989，24(12)：546.

[41] 赵晋宁，谢雁鸣，张文军，等．骨碎补总黄酮急性毒性实验．医药导报，2005，24(1)：12.

[42] 李建国．复方骨碎补酊治疗眼睑慢性肉芽肿．临床眼科杂志，1996，4(4)：238.

[43] 于风波．乌梅、骨碎补醋浸液治疗67例扁平疣．实用新医学，2001，3(9)：830.

[44] 唐瑞平．骨碎补汤治疗小儿生长性骨关节疼痛．四川中医，2002，20(2)：55.

[45] 顾敏．骨碎补治疗原发性骨质疏松症．中国康复，2004，19(5)：297.

[46] 高焱．骨碎补总黄酮治疗骨折延迟愈合和骨不连．中医正骨，2007，19(7)：11.

[47] 李秀芬．自拟生地骨碎补汤治疗牙痛36例疗效观察．云南中医中药杂志，2002，23(5)：48.

银耳 Yin er

Fuciformis Tremella
[英]White Tremella

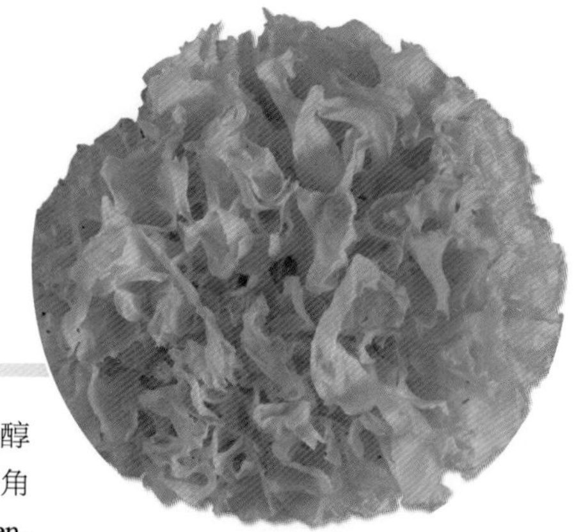

【别名】白木耳、白耳、五鼎芝、桑鹅。

【来源】为银耳科银耳 *Tremella fuciformis* Berk. 的子实体。

【植物形态】子实体纯白色，胶质，半透明。由多数宽而薄的瓣片组成，新鲜时软，干后收缩。担子近球形，纵分隔，孢子无色，光滑，近球形。

【分布】广西全区均有栽培。

【采集加工】全年均可采收，晒干。

【药材性状】子实体由数片至 10 余片薄而多皱褶的瓣片组成，呈菊花形、牡丹花形或绣球形，直径 3~15cm，白色或类黄色，表面光滑，有光泽，基蒂黄褐色。角质，硬而脆。浸泡水中膨胀。有胶质。气微，味淡。

【品质评价】以干燥、色白、肉肥厚，数朵成圆形、有光泽、无杂质、无耳脚者为佳。

【化学成分】本品含多糖 TP-1，糖蛋白 TP，细胞壁多糖，葡萄糖醛酸木糖甘露聚糖（glucuronoxylomannan），银耳子实体多糖（TP），银耳孢子多糖（TSP），中性多糖，酸性杂多聚糖（acidic heteroglycans）AC、BC，多糖 TF-A，TF-B 及 TF-C。脂质成分中甾醇部分含有麦角甾醇（ergosterol），麦角甾 -5,7- 二烯 -3*β*- 醇（ergosta-5,7-dien-3*β*-ol），麦角甾 -7- 烯 3*β*- 醇（ergosta-7-en-3*β*-ol）；脂肪酸部分含有十一烷酸（undecanoic acid），十二烷酸（*n*-dedecanoic acid），十三烷酸（tridecanoic acid），十四烷酸（*n*-tetradecanoic acid），十五烷酸（pentadecanoic acid），十六烷酸（*n*-hexadecanoic acid），十八烷酸（*n*-octadecanoic acid），十六碳 -（9）-烯酸（hexadec-9-enoic acid），十八碳 -（9）-烯酸（octadec-9-enoic acid），十八碳 -9,12-二烯酸（octadeca-9,12-dienoic acid）；磷脂部分含有磷脂酰乙醇胺（phosphatidyl ethanolamine），磷脂酰甘油（phosphatidyl glycerol），磷脂酰丝氨酸（phosphatidyl serine），磷脂酰胆碱（phasphatidyl choline）和磷脂酰肌醇（phosphatidyl inositol）。此外，葡菌丝中含萨尼丹宁（sanitanin）A、B、C、D[1]。

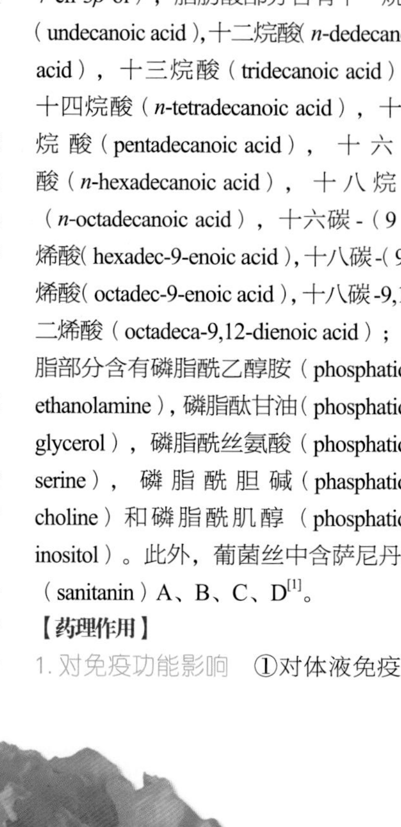

【药理作用】

1. 对免疫功能影响　①对体液免疫功能影响：银耳多糖和香菇多糖复合多糖可提高 S180 荷瘤小鼠的溶血素水平。银耳多糖能增强正常小鼠和免疫功能受抑制小鼠的体液免疫功能[2]。②对细胞免疫功能影响：银耳多糖在体外能促使正常人淋巴细胞转化，其活性类似于植物凝集素。在体内能提高白血病人淋巴细胞的转化率[3]。且能增强小鼠脾淋巴细胞增殖反应，同时拮抗 6- 巯基嘌呤所致的细胞免疫抑制[4]。银耳多糖在体外能增强小鼠脾脏淋巴细胞蛋白激酶 C（PKC）活性，通过活化细胞膜 PKC 活性，引起细胞内系列蛋白质级联磷酸化反应，实现免疫细胞调节功能[5]。③对非特异性免疫功能影响：银耳多糖和香菇多糖、复合多糖对 S180 荷瘤小鼠的 M*φ* 吞噬百分率和吞噬指数均有一定的提高作用，其中 1.5g/kg 和 0.75g/kg 剂量作用最显著，可提高荷瘤小鼠的非特异性免疫功能[6]。小鼠腹腔注射银耳制剂可使小鼠腹腔巨噬细胞体积增大，胞浆中酸性磷酸酶活性增强，巨噬细胞对鸡红细胞吞噬率增高[6]。④对免疫器官重量影响：银耳多糖皮下注射 100mg/kg 可对抗醋酸可的松引起的脾重减轻，而腹腔注射 200mg/kg 连续 7 天，可使小鼠脾脏重量增加[7]。

2. 抗肿瘤　银耳多糖与白介素 -2（IL-2）在活化脾细胞和抗肿瘤方面有协同作用，对体内主要脏器无影响[8]。同时对放射和化学损伤小鼠的造血功能亦起到保护作用[9]。此外，银耳多糖还可减轻化疗和放疗的毒副反应，增强疗效，提高癌症病人的生存质量及延长生存期。

3. 延缓衰老　银耳多糖可通过促进核酸及蛋白质合成，增加肝微粒体细胞色素 P-450 含量，增强机体免疫功能

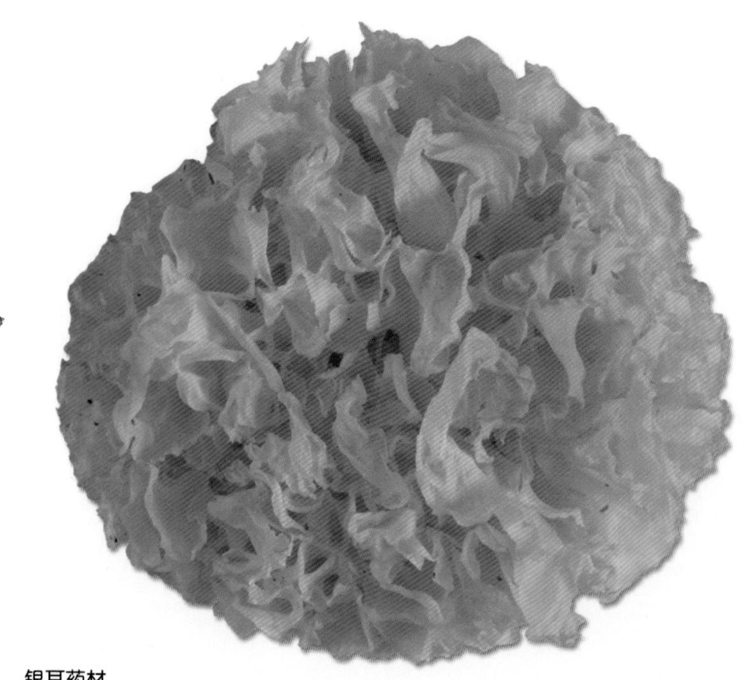

银耳药材

而发挥延缓衰老作用[10]。同时因其能对抗D-半乳糖所致小鼠对ConA诱导的淋巴细胞转化的抑制作用，增加衰老小鼠体内IL-2及IL-6含量，表明银耳多糖能增强衰老小鼠免疫功能，促进细胞增殖，防止衰老[11]。

4.降血糖、降血脂　银耳多糖250mg/kg、500mg/kg和1000mg/kg三个剂量能降低四氧嘧啶糖尿病小鼠的血糖水平，亦可降低高血糖动物及正常动物血糖含量，升高血清胰岛素水平[12]。银耳多糖可降低高脂血症大鼠血清游离胆固醇、胆固醇脂、甘油三酯、β-脂蛋白含量，降低高胆固醇血症小鼠总胆固醇含量，并可预防小鼠高胆固醇血症的形成[13]。

5.抗凝血、抗血栓　银耳多糖体内、体外应用均有抗凝血作用，不同给药途径均显示出较强的抗凝血活性，尤其以口服效果最好[14]。家兔腹腔注射银耳多糖27.8mg/kg和41.7mg/kg均可延长特异性血栓和纤维蛋白血栓的形成时间，缩短血栓长度，降低血小板数目、血小板黏附率和血液黏度，降低血浆纤维蛋白原含量，升高纤溶酶活性，表明银耳多糖具有抗血栓形成作用[15]。

6.抗辐射　银耳多糖在6mg/kg、12mg/kg、24mg/kg三个剂量对被^{137}Cs-γ射线照射小鼠的造血系统具有保护作用[9]。

7.毒理　银耳多糖和银耳孢子多糖的半数致死量分别为115g/kg和76g/kg[16]。银耳多糖对中枢神经系统、呼吸系统、血液系统以及心、肾等均无毒性作用，不影响小鼠的生殖力和幼仔成活率。也不会引起急慢性中毒性损伤，无致突变、致癌性[17]。

【临床研究】

1.慢性活动性肝炎　治疗组61例采用银耳孢糖肠溶胶囊5粒，每日3次；对照组60例采用垂盆草冲剂10g，每日3次，同时注意休息，提供足够的蛋白质、热量和维生素，3个月为1个疗程，共治疗2个疗程。结果：银耳孢糖在改善症状、体征、降酶方面均有疗效，并能促进e抗原转阴抑制体液免疫，提高细胞免疫。无不良反应[18]。

2.化疗所致白细胞减少　化疗时每日食用一次银耳蒸瘦肉［银耳一朵（约20g）泡发、洗净、除蒂；瘦肉150g切丝，加适量水、盐和味精、拌匀、蒸熟］，每疗程8~10天。治疗期间不用其他升白细胞药物。结果：在未食用银耳蒸瘦肉治疗时9例病人白细胞计数在化疗前后有显著性差异。当9例化疗病人开始下一次化疗同时食用银耳蒸瘦肉，白细胞计数明显增加，本次化疗过程中两次白细胞计数，差异无显著性，表明银耳蒸瘦肉具有明显的升高白细胞的作用[19]。

【性味归经】味甘、淡，性平。归肺、胃经。

【功效主治】滋补生津，润肺养胃。主治虚劳咳嗽，痰中带血，津少口渴，病后体虚，气短乏力。

【用法用量】内服：煎汤3~10g；或炖冰糖、肉类服。

【使用注意】风寒咳嗽及湿热酿痰致咳者禁用。

【经验方】

1.润肺，止咳，滋补　白木耳6g，竹参6g，淫羊藿3g。先将白木耳及竹参用冷水发胀，然后加水1小碗及冰糖，猪油适量调和。最后取淫羊藿稍加切碎，置碗中共蒸，服时去淫羊藿渣。参、耳连汤内服。（《贵州民间方药集》）

2.肺阴虚，咳嗽，痰少，口渴　银耳6g（先用水浸泡），冰糖15g。加水适量，隔水共蒸透，制成白木耳糖汤，分2次服，每日1剂。（《药用寄生》）

3.热病伤津，口渴引饮　银耳10g，芦根15g，小环草10g，水煎，取银耳，滤去药渣，喝汤，并吃银耳，每日1剂。（《药用寄生》）

4.癌症病放疗、化疗期　银耳12g，绞股蓝45g，党参、黄芪各30g。共煎水，取银耳，去药渣，加苡仁、大米各30g煮粥吃。每日1剂，长期配合放疗、化疗，可防止白细胞下降。（《药用寄生》）

5.原发性高血压病　银耳10g，米醋、水各10ml，鸡蛋3个（先煮熟去壳），共慢火炖汤，吃银耳和鸡蛋。每日吃蛋1个，并喝汤吃银耳。（《药用寄生》）

【参考文献】

[1] 国家中医药管理局《中华本草》编委会.中华本草.上海：上海科学技术出版社，1999：5340.
[2] 徐庆乐，杨锋.香菇多糖、银耳多糖对S180荷瘤小鼠的免疫调节作用.浙江临床医学，2002，4（10）：730.
[3] 陈子齐，王占存.银耳孢糖对造血和免疫作用的临床观察.中华放射医学与防护杂志，1984，4（3）：54.
[4] Xia Dong, Lin ZB. Effets of Tremella Polysaccharides on Immune Function in Mice. Acta Ph Sinica,1989,10（5）: 453.
[5] 胡庭俊，梁纪兰，程富胜，等.银耳多糖对小鼠脾脏淋巴细胞蛋白激酶C活性的影响.中草药，2005，36（1）：81.
[6] 蒋铁男，张宇光，李志旺，等.银耳对小鼠腹腔巨噬细胞功能和超微结构影响.电子显微学报，1990，9（3）：104.
[7] 林志彬，秦泽莲，夏鸿林，等.银耳多糖对小鼠免疫功能和肝匀浆细胞色素P-450含量的影响.中国药理学报，1985，6（3）：201.
[8] 董志恒，曲萌，盖晓东.IL-2联合银耳多糖激活的同种脾细胞对肝癌实验性治疗的研究.北华大学学报（自然科学版），2004，5（1）：22.
[9] 徐文清，高文远，沈秀，等.银耳多糖注射剂保护辐射损伤小鼠造血功能的研究.国际放射医学核医学杂志，2006，30（2）：114.
[10] 聂伟，张永祥，周金黄.银耳多糖的药理学研究概况.中药药理与临床，2000，16（4）：44.
[11] 李燕，刘晓丽，裴素萍，等.银耳多糖对实验性衰老模型小鼠免疫功能的影响.中国临床营养杂志，2005，13（4）：228.
[12] 姜秀莲，洪铁，金春花，等.银耳多糖对四氧嘧啶糖尿病小鼠的降血糖作用.长白山中医药研究与开发，1995，4（2）：48.
[13] 申建和，陈琼华.木耳多糖、银耳多糖和银耳饱子多糖的降血脂作用.中国药科大学学报，1989，20（6）：344.
[14] 申建和，陈琼华.黑木耳多糖、银耳多糖、银耳孢子多糖的抗凝血作用.中国药科大学学报，1987，18（2）：137.
[15] 申建和，陈琼华.木耳多糖、银耳多糖和银耳孢子多糖对实验性血栓形成的影响.中国药科大学学报，1990，21（1）：39.
[16] 夏尔宁，陈琼华.银耳子实体多糖的分离、分析及生物活性.真菌学报，1988，7（3）：166.
[17] 贾汉卿，安英林，郑淑芹.银耳多糖J的慢性毒性试验.佳木斯医学院学报，1990，13（2）：97.
[18] 李强忠.银耳孢糖肠溶胶囊治疗慢性活动性肝炎的临床研究.传染病信息，2006，19（4）：201.
[19] 汤慧芳.银耳蒸瘦肉治疗化疗所致白细胞减少的疗效观察.中国临床医药研究杂志，2005，（137）：14842.

Yin he huan

银合欢

Leucaenae Glaucae Cortex
[英]Glauca Leucaena Bark

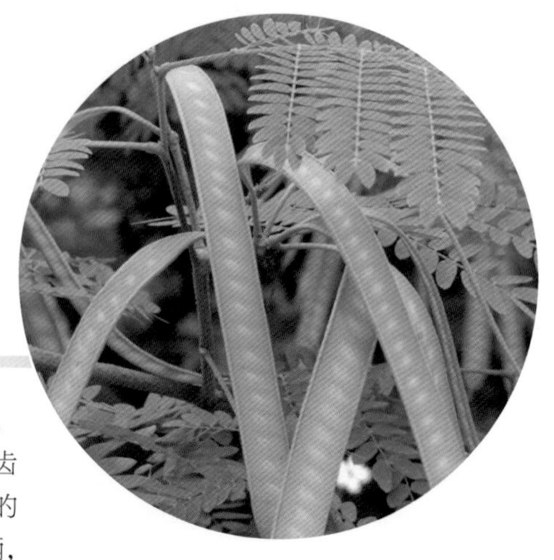

【别名】勒篱树、绿篱笆、金刚篱笆。

【来源】为豆科植物银合欢 *Leucaena glauca*（Willd.）Benth. 的根皮。

【植物形态】多年生灌木或小乔木。幼枝被短柔毛，无刺。叶为二回偶数羽状复叶；叶轴有毛，在第1羽片着生处有1枚黑色腺体；羽片4~8对，小叶4~15对，叶片线状长椭圆形，长6~13cm，宽1.5~3mm，先端急尖，基部楔形，中脉偏向小叶上部。花排列为圆头状花序，花序1~2个生于叶腋，花梗长；花萼筒状，外面有毛，萼齿5；花白色，花瓣极狭，长约为雄蕊的1/3；雄蕊10，常具疏毛；子房有短柄，上部被柔毛，花柱丝状，柱头下凹似杯状。荚果带状，扁平；褐色，有光泽，先端突尖，纵裂，有多数种子；种子卵形，扁平，有光泽。

【分布】广西全区多有栽培。

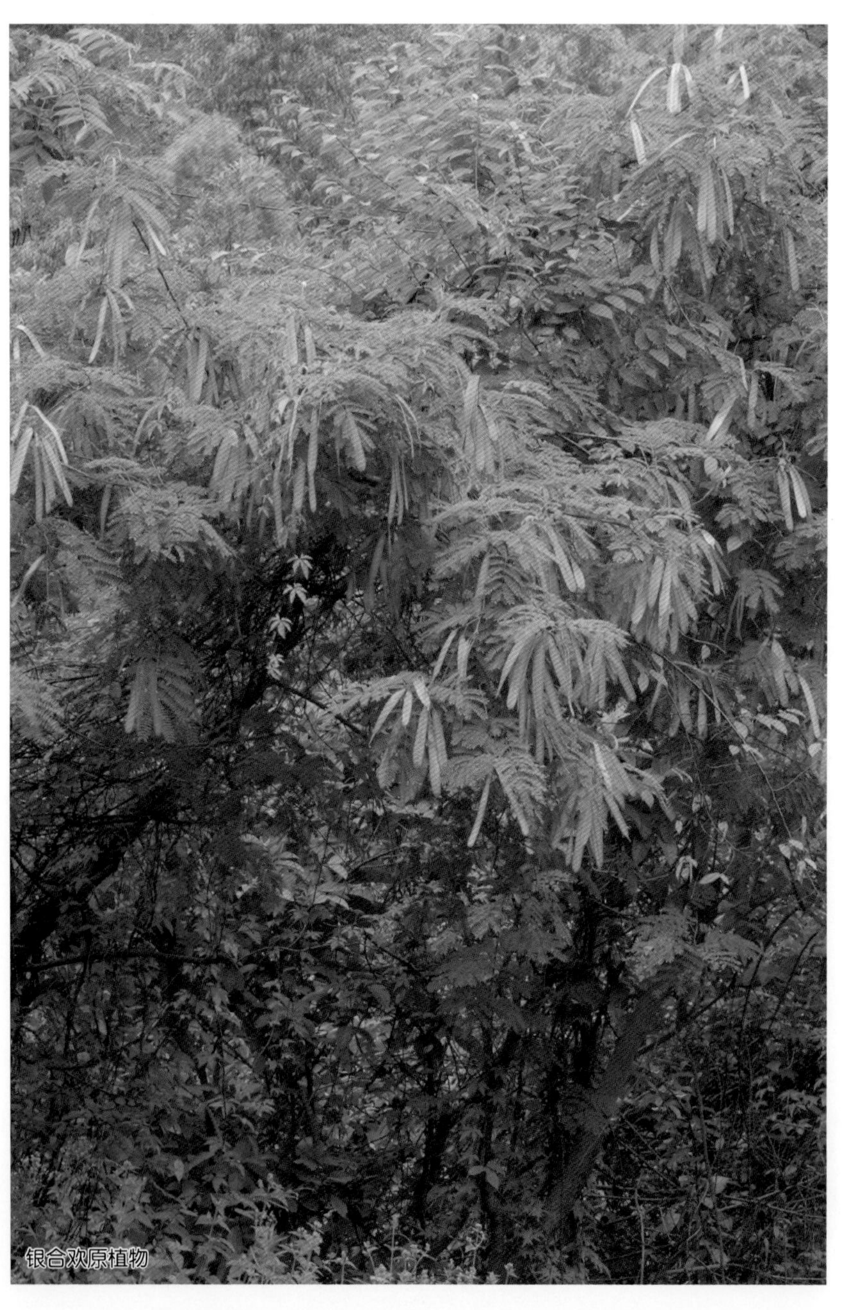

银合欢原植物

【采集加工】全年均可采挖，剥取根皮，洗净，切段，晒干。

【药材性状】双卷筒状，厚0.2~0.3cm，外表面黄棕色，可见纵沟和多数不规则横长皮孔；内表面黄色，有纵纹，质柔韧，折断面纤维性。气微，味淡。

【品质评价】以皮厚、柔韧、色黄棕者为佳。

【化学成分】本品种子含氰化物(cyanide)，并含有少量蛋白质[1]。银合欢叶含有多种黄酮类化合物，如槲皮素-3-*O*-α-L-鼠李糖苷（quercetin-3-*O*-α-L-rhamnoside），槲皮素-3-*O*-α-L-呋喃阿拉伯糖苷（quercetin-3-*O*-α-L-arabinofuranose），杨梅素-3-*O*-α-L-鼠李糖苷（myricetin-3-*O*-α-L-rhamnoside）[2]，此外含有生物碱（alkaloids）[3]，叶绿醇（phytol），棕榈酸（palmitic acid），二十八烷（octacosane）[4]等多种化学成分。

【药理作用】

1. 降糖　银合欢叶提取物、银合欢叶总黄酮、银合欢种子总黄酮对四氧嘧啶所致糖尿病小鼠有治疗效果，对肾上腺素和葡萄糖引起的高血糖模型小鼠有降血糖作用[5~7]。其叶和种子提取物有降血糖效果[8]。

2. 保肝等作用　银合欢叶总生物碱具有保肝降酶、抗炎及抗病毒作用，且具有量效关系[3]。银合欢叶总黄酮对大肠杆菌、铜绿假单胞菌、福氏痢疾杆菌、伤寒杆菌、金黄色葡萄球菌、肠炎杆菌、乙型溶血性链球菌、肺炎双球菌的最低抑菌浓度分别为11.75mg/ml、11.75mg/ml、23.50mg/ml、1.47mg/ml、11.75mg/ml、5.88mg/ml、11.75mg/ml、5.88mg/ml。剂量为0.5mg/kg时，对实验大鼠有较好的利尿作用[9]。

【性味归经】味甘，性平。归心、肺、肝经。

【功效主治】解郁宁心，解毒消肿。主治心烦失眠，心悸怔忡，肺痈，跌打损伤，骨折，痈肿，疥疮。

【用法用量】内服：煎汤，4.5~9g。外用适量，研末调敷。

【使用注意】痰火扰心之失眠不宜用。

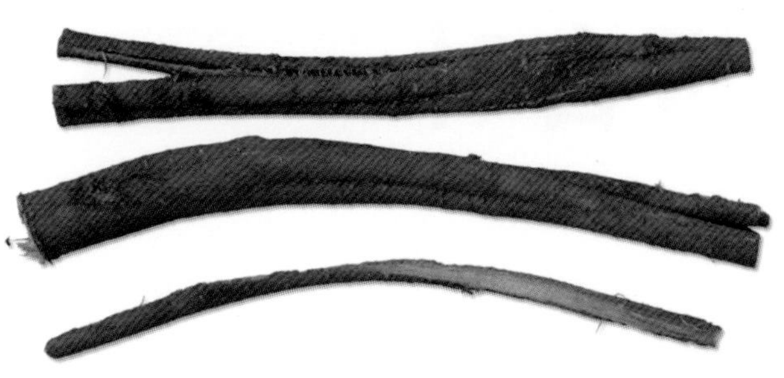

银合欢药材

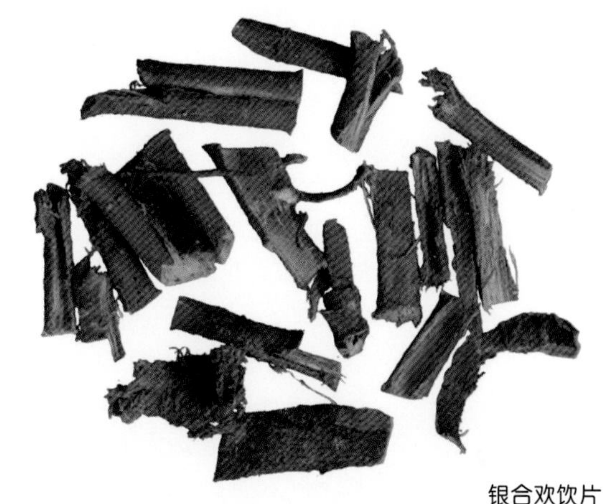

银合欢饮片

【参考文献】

[1] 国家中医药管理局《中华本草》编委会 . 中华本草 . 上海：上海科学技术出版社，1999：3260.

[2] 王恩举，梁德华，杨智蕴 . 银合欢叶黄酮类成分的研究 . 海南师范大学学报（自然科学版），2008，21（2）：171.

[3] 李学坚，邓家刚，覃振林 . 银合欢叶总生物碱保肝降酶作用的实验研究 . 中国中医药科技，2006，13（3）：164.

[4] 李学坚，林立波，邓家刚，等 . 银合欢叶挥发油色谱 - 质谱 - 计算机联用分析 . 时珍国医国药，2005，16（2）：96.

[5] 李学坚，邓家刚，覃振林 . 银合欢叶提取物降血糖作用的实验研究 . 天然产物研究与开发，2004，16（1）：41.

[6] 李学坚 . 银合欢叶总黄酮降血糖作用的实验研究 . 中国现代应用药学，2006，23（4）：277.

[7] 李学坚，邓家刚，覃振林，等 . 银合欢种子总黄酮降血糖作用的实验研究 . 中国中药杂志，2005，30（11）：842.

[8] 李学坚，邓家刚，覃振林，等 . 银合欢不同植株部位的降血糖作用研究 . 时珍国医国药，2006，17（2）：167.

[9] 李学坚 . 银合欢叶总黄酮抑菌、利尿的实验研究 . 广西中医学院学报，2005，8（3）：13.

Yin xing ye

银杏叶

Ginkgo Folium
[英]Ginkgo Leaf

【别名】白果叶、公孙树、鸭脚树、蒲扇、鸭脚子、灵眼、佛指甲、佛指柑。

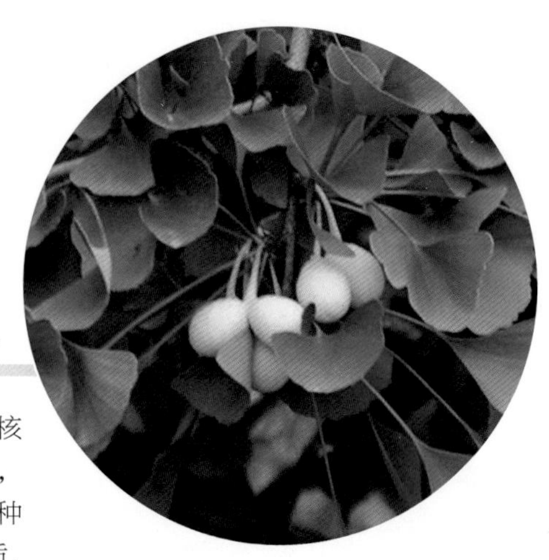

【来源】为银杏科植物银杏 *Ginkgo biloba* L. 的叶。

【植物形态】多年生落叶乔木。枝有长枝与短枝，幼树树皮淡灰褐色，浅纵裂，老则灰褐色，深纵裂。叶在长枝上螺旋状散生，在短枝上 3~8 簇生；叶片扇形，淡绿色，无毛，有多数 2 叉状并列的细脉，上缘宽 5~8cm，浅波状，有时中央浅裂或深裂。雌雄异株，花单性，稀同株；球花生于短枝顶端的鳞片状叶的腋内；雄球花成葇荑花序状，下垂；雌球花有长梗，梗端常分 2 叉，每叉顶生一盘状珠座，每珠座生一胚珠，仅一个发育成种子。种子核果状，椭圆形至近球形；外种皮肉质，有白粉，熟时淡黄色或橙黄色；中种皮骨质，白色，具 2~3 棱；内种皮膜质，胚乳丰富。

【分布】广西桂北有栽培。

【采集加工】夏季叶生长旺盛时，采摘，晒干。

【药材性状】本品多皱褶，完整者呈扇形，上缘呈不规则的波状弯曲，有的中间凹入，深者可达叶长的 4/5。具二叉状平行叶脉，细而密，光滑无毛，易纵向撕裂。

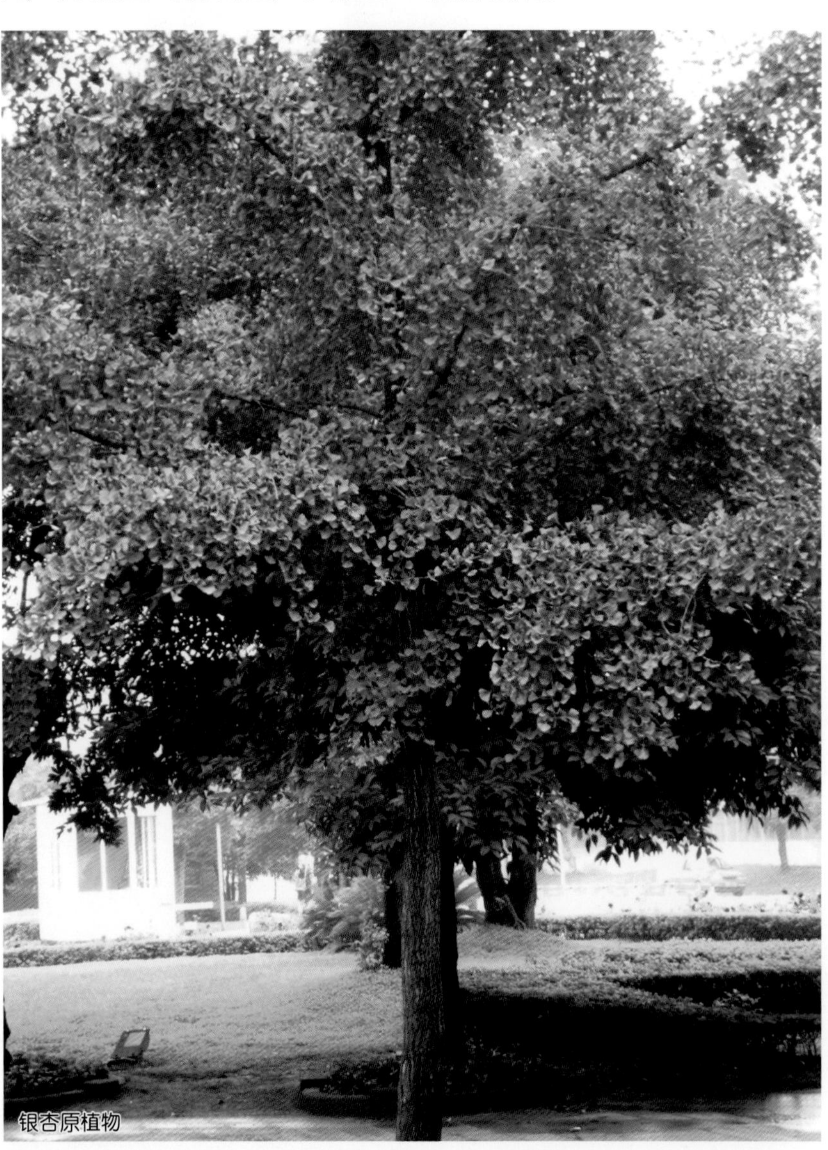

银杏原植物

【品质评价】以干燥、无黄叶者为佳。

【化学成分】银杏叶中含挥发油（volatile oil）、黄酮类（flavonoid）、苦味萜类、有机酸及酯、氨基酸等多种化学成分。

挥发油中含 3- 戊烯 -2- 酮（3-penten-2-one），1- 丁醇（l-butanol），吡啶（pyridine），庚醛（heptanal），2,3- 二氢 -4- 甲基呋喃（2,3-dihydro-4-methyl-furan），异戊醇（*iso*-pentyl alcohol），2- 戊基呋喃（2-pentyl-furan），2- 甲基 -1- 戊烯 -3- 醇（2-methyl-1-penten-3-ol），2,6- 二甲基吡啶（2,6-dimethyl-pyridine），3,5- 二甲基苯酚（3,5-dimethyl-phenol），丁酸异戊酯（*iso*-amyl butyrate），邻 - 甲基异丙基苯（*o*-cymol），3- 羟基 -2- 丁酮（3-hydroxy-2-butanone），3- 甲基吡啶（3-methyl-pyridine），2- 庚醛 [（*E*）-2-heptenal]，6- 甲基 -5- 庚烯 -2- 酮（6-methyl-5-hepten-2-one），1- 己醇（1-hexanol），环十一烯 [（*E*）cycloundecene]，叶醇（leaf alcohol），壬醛（nonanal），十四烷（tradecane），6- 甲基 -5- 辛烯 -2- 酮（6-methyl-5-octen-2-one），2- 辛醛（2-oetenal），十六烷（hexadecane），糠醛（furfural），古巴烯（copaene），2,4- 庚二醛（2,4-heptadienal），樟脑 [（-）-camphor]，3- 甲基 -2- 环戊烯 -1- 酮（3-methyl-2 -cyclopenten-1-one，），2- 壬醛（2-nonenal），1- 十五烯（1-pentadecene），芳樟醇（linalool），长叶烯 [（+）-longifo lene]，5- 甲基糠醛（5-methyl-fufural），6- 甲基 -3,5- 庚二烯 -2- 酮（6-methyl-3,5-heptadiene-2-one），4- 萜品醇（4-terpineol），罗汉柏烯（thujopsene），3- 甲基苯甲醇（3-methyl-benzaldehyde），丁酸（butanoic acid），α,4- 二甲基 -3- 环己烯 -1- 乙醛（α,4-dimethyl-3-cyclohexenel-acetaldehyde），苯乙醛（phenylacetal dehyde），糠醇（2-furanmethanol），β- 金合欢烯 [（E）-β-famesene]，α- 萜品醇（α-terpineol），3,4- 二甲基 -2,5- 呋喃二酮（3,4-dimethyl-2,5-furandione），α,α- 二甲基苯甲醇（α,α-dimethyl-benzenemethanol），β- 倍半水芹烯（β-sesquiphellandrene），间 - 甲基苯乙酮（m-methyl-acetophenone），α- 甲基苯甲醇（α-methyl-benzyl alcohol），1- 甲氧基 -4-（1- 丙烯基）苯 [1-methoxy-4-（1-propenyl）benzene]，己酸（hexanoie acid），香叶基丙酮（geranyl acetone），2- 甲氧基苯酚（2 -methoxy-phenol），苯甲醇（benzyl alcohol），1- 甲基萘（l-methyl-naphthalene），苯乙醇（phenylethyl alcohol），2,6,6- 三甲基 - 双环 [3.1.1] 庚烷 {2,6,6-trimethyl-bicyclo[3.1.1]heptane}，β- 紫罗兰酮（β-ionone），石竹烯氧化物（caryophyllene oxide），β- 紫罗兰酮环氧化物（β-ionone epoxide），苯酚（phenol），1,2- 二甲氧基 -4-（2- 丙烯基）苯 [1,2-dimethoxy-4-（2-propenyl）-benzene]，肉桂醛（cinnamal dehyde），辛酸（octanoic acid），2- 甲基 - 二十烷（2-methyl-eicosane），雪松醇（cedrol），P- 愈创木酚（P-allylguaiacol），2- 甲氧基 -4- 乙烯基苯酚（2-methoxy-4-vinylphenol），棕榈酸甲酯（methyl hexadecanoate），棕榈酸乙酯（ethyl hexadecanoate），芍药酮（paeonol），癸酸（n-decanoic acid），异植醇（iso-phytol），5,6,7,7a- 四氢 -4,4,7a- 三甲基 -2- 苯并呋喃 [5,6,7,7a-tetrahydro-4,4,7a-trimethyl-2-benzofuranone]，4-（2- 丙烯基）苯酚 [4-（2-propenyl）-phenol]，2- 苯并呋喃酮（phthalide），金合欢基丙酮（farnesyl acetone），棕榈酸丁酯（butylhexadecanoate），油酸甲酯（methyl 9-octadecenoate），十二烷酸（dodecanoic acid），亚油酸甲酯（methyl linoleate），十八烷（octadecane），亚油酸乙酯（ethyl linoleate），邻苯二甲酸二异丁酯（di-iso-butyl phthalate），亚麻酸甲酯（methyl linolenoate），2- 甲基苯甲醛（2-methyl-benzaldehyde），十三酸（tridecanoic acid），亚麻酸乙酯（ethyl linoleate），植醇（phytol），十四酸（tetradecanoic acid），菲（phenanthrene），顺 - 金合欢醇（cis-farnesol），十五烷酸（pentadecylic acid），4- 甲基菲（4-methyl-phenanthrene），金合欢醇（farnesol），棕榈酸（n-hexadecanoic acid），9- 十六烯酸（9-hexadecenoic acid），十七酸（heptadecanoic acid），硬脂酸（octadecanoic acid），6- 十八烯酸（6-octadecenoic acid），油酸（oleic acid），荧蒽（fluoranthene），亚油酸（linoleic acid）[1]。

黄酮及其苷类成分主要有苜蓿草素 -7-O-D- 葡萄糖苷 [2]；山柰酚（keampferol），木犀草素（luteolin），杨梅树皮素（myricetin），槲皮素（quercetin），异鼠李素（iso-rhamnetin），丁香黄素（syringetin），山柰酚 -3- 鼠李葡萄糖苷（kaempferol-3-rhamnoglucoside），山柰酚 -3-（6- 对香豆酰葡萄糖基 -β-1,4- 鼠李糖苷 [kaempferol-3-（6-p-coumaroylglucosyl-β-1,4-rhamnoside）]，山柰酚 -3-O-（2-O-β-D- 吡喃葡萄糖基）-α-L- 吡喃鼠李糖苷 [kaempferol-3-O（2-O-β-D-glucopyranosyl）-α-L-rhamnoyranoside]，山柰酚 -3-O-{2-O-6-O-[对 -（7-O-β-D- 吡喃葡萄糖基）香豆酰基]-β-D- 吡喃葡萄糖基 }-α-L- 吡喃鼠李糖苷（kaempferol-3-O-{2-O-6-O-[p-（7-O-β-D-glucopyranosyl）coumaroyl]-β-D-glucopyranosyl} -α-L-rhamnopyranoside），山柰酚 -3-O-（2-O-α-L- 吡喃鼠李糖基 -6-O-α-D- 吡喃葡萄糖苷 [kaempferol-3-O-（2-O-α-L-rhamnopyranosyl-6-O-α-D-glucopyranoside）]，3-O- 甲基杨梅树皮素（3-O-methylmyricetin），槲皮素 -3-O-（2-O-β-D- 吡喃葡萄糖基）-α-L- 吡喃鼠李糖苷 [quercetin-3-O-（2-O-β-D-glucopyranosyl）-α-L-rhamnopyranoside]，槲皮素 -3-O-{2-O-6-O-[对 -（7-O-β-D- 吡喃葡萄糖基）香豆酰基]β-D- 吡喃葡萄糖基 }-α-L- 吡喃鼠李糖苷（quercetin-3-O- {2-O-6-O-[p-（7-O-β-D-glucopyranosyl）coumaroyl]-β-D-glucopyranosyl } -α-L-rhamnopyranoside），槲皮素 -3-O-[2-O-（6-O- 对香豆酰基）-β-D- 吡喃葡萄糖基]-α-L- 吡喃鼠李糖基 -7-O-β-D- 吡喃葡萄糖苷 {quercetin-3-O-[2-O-（6-O-p-coumaroyl）-β-D-glucopyranosyl]-α-L-rhamnopyanosyl-7-O-β-D-glucopyranoside），槲皮素 -3-O-（2-O-α-L- 吡喃鼠李糖基 -6-O-α-D- 吡喃鼠李糖基 -β-D- 吡喃葡萄糖苷）[quercetin-3-O-（2-O-α-L-rhamnopyranosyl-6-O-α-D-rhamnopyranosyl-β-D-glucopyranoside）]，槲皮素 -3-O-α-（6- 对香豆酰葡萄糖基 -β-1,4- 鼠李糖苷）[quercetin-3-O-α-（6-p-cumaroylglucosyl-β-1,4-

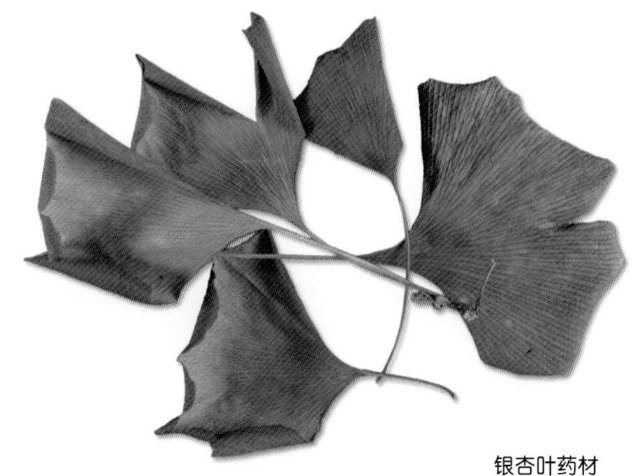

银杏叶药材

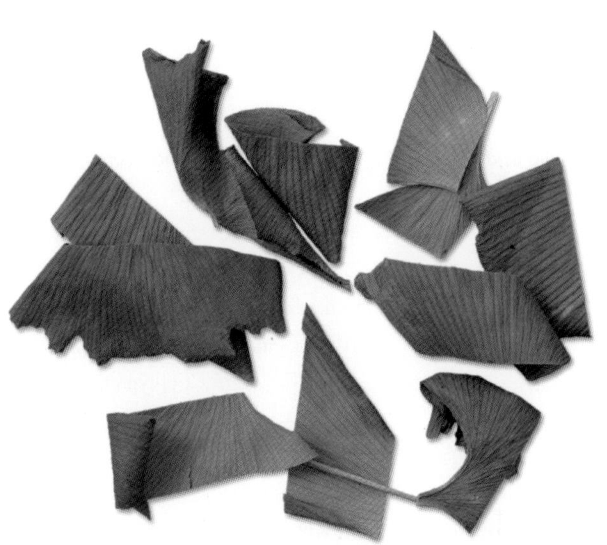

银杏叶饮片

rhamnoside)]，槲皮素-3-*O*-芸香糖苷(quercetin-3-*O*-rutinoside)，异鼠李素-3-*O*-芸香糖苷（*iso*-rhamnetin-3-*O*-rutinoside），丁香黄素-3-芸香糖苷（syringetin-3-ructinoside）等；属于双黄酮类的成分有穗花杉双黄酮（amentoflavone），去甲基银杏双黄酮（bilobetin），白果双黄酮（ginkgetin），异白果双黄酮（*iso*-ginkgetin），金松双黄酮（sciadopitysin），5-甲氧基银杏双黄酮（5-methoxybilobetin）；属于儿茶精类的成分有右旋儿茶精（catechin），左旋表儿茶精（*epi*-catechin），右旋没食子儿茶精（gallocatechin），左旋表没食子儿茶精（*epi*-gallo catechin）[3]。

苦味萜类成分有白果苦内酯（ginkgolide）A、B、C、J、M及银杏内酯A（bilobalide A）[3]。

生物碱类成分有6-羟基犬尿酸（6-hydroxykynurenic acid）[3]。

酸类及酯类成分有白果酸（ginkgolic acid），氢化白果酸（hydroginkgolic acid），氢化白果亚酸（hydroginkgolinic acid），腰果酸（anacardic acid），莽草酸（shikimic acid），奎宁酸（quinic acid），抗坏血酸（ascorbic acid），6-羟基-2-十四烷基苯甲酸（6-hydrox-2-tetradecylbenzoic acid），亚麻酸（linolenic acid），6-十五碳烯基水杨酸（6-pentadecenyl salicylic acid），水杨酸-6-十七醇酯（6-heptadecenyl salicylic acid）[3]。

醇、酚、醛、酮类成分有白果醇（ginnol），正二十八醇（1-octacosanol），正二十六醇（1-hexacosanol），红杉醇（sequoyitol），*α*-己烯醛（*α*-hexenal），白果酮（ginnone），银杏酮（bilobanone），白果酚（ginkgol），蒎立醇（pinite），*β*-谷甾醇（*β*-sitosterol），聚异戊烯醇（polyprenol）化合物，（*Z,Z*）-1,5-二对羟苯基-1,4-戊二烯[（*Z,Z*）-1,5-*p*-hydroxyphenyl-1,4-pentadiene][3]。

氨基酸类成分有苏氨酸（threonine），缬氨酸（valine），蛋氨酸（methionine），亮氨酸（leucine），异亮氨酸（*iso*-leucine），苯丙氨酸（phenylalanine）和赖氨酸（lysine）7种人体必需的氨基酸[3]。

还含木质体成分芝麻素(*α*-sesamin)以及钾(K)、锰(Mn)、磷（P）、锶（Sr）、钙（Ca）、铁（Fe）、镁（Mg）、锌（Zn）、铝（Al）、钡（Ba）等25种元素。又含水溶性多糖，其中有1个中性多糖GF和2个酸性多糖GF、GF[3]。

【药理作用】

1. 对脑循环及血脑屏障影响　①增加脑血流量，改善脑细胞代谢：银杏叶制剂（GbE）静脉注射或口服可使狗[4]、猫[5]、大鼠[6,7]的脑血流量或局部脑血流量增加，降低血管阻力[4,5]，灌服或静注GbE可抑制自体血清引起的家兔脑皮质血管痉挛[8]，促进大鼠缺氧状态下脑葡萄糖的转运和利用[9]，剂量依赖性增加血糖浓度，减少脑皮层糖浓度、提示GbE可抑制糖摄取，而对清醒状态健康大鼠脑局部葡萄糖的利用无影响[6]。GbE非黄酮部分能增加正常大鼠脑血流量，GbE及其非黄酮部分可延长小鼠致死性缺氧时的存活时间，GbE可推迟大鼠缺氧引起的能量代谢损害[7]。②对脑细胞缺血、缺氧、水肿的保护：GbE预防性应用能减轻颈总动脉注入放射性微球引起的大鼠大脑半球栓塞和脑水肿，并使脑细胞能量代谢正常化，血流量增加[10]。GbE能加速三乙基锡性水肿吸收，减少空泡形成，提高神经胶质细胞功能[11,12]。结扎一侧颈总动脉造成沙土鼠局部脑缺血模型，GbE口服或静脉注射能使缺血区脑水肿减轻，线粒体呼吸正常化。纠正脑组织离子紊乱，恢复神经细胞功能[13]。10mg/kg白果苦内酯灌胃，可改善蒙古沙土鼠双侧颈动脉夹闭10min后再通的线粒体呼吸并呈剂量依赖性。其作用强度依次为白果苦内酯B>白果苦内酯A>白果苦内酯C>白果苦内酯E。松开动脉夹1h后给予有效治疗，白果苦内酯B能逆转脑组织损害倾向[14]，腹腔注射GbE能降低大鼠对有害刺激的反应性，减轻损伤后脑水肿[15]使Long Evan大鼠结扎颈动脉后存活率增加，脑组织中多巴胺合成增多[16]，GbE 100mg/kg腹腔注射能延长大鼠低压缺氧存活时间，灌服亦有效[17]。GbE中的非黄酮成分可能对缺氧性脑损害起主要保护作用[16]。GbE可能通过调节某些酶系统和离子泵以及抗自由基等产生保护作用[18,19]。GbE 0.25~4.10mg/L可以活化磷酸二酯酶（PDE），5~250mg/L时呈剂量依赖性地抑制PDE活性。GbE可以预防大鼠急性毒鼠强（TET）性脑水肿形成和PDE活性降低，恢复被TET抑制的PDE的活性，说明GbE通过激活与细胞结合的PDE调节环腺苷酸水平而发挥防治TET中毒性脑水肿的作用[20]。③对血脑屏障的保护：给予GbE，由于其细胞膜稳定作用，可降低血压急剧升高或由颈动脉注入微球引起的脑缺血血脑屏障通透性的增加[21,22]。

2. 对中枢神经系统影响　①改善学习记忆：GbE 100mg/kg灌服4周或8周能促进小鼠学习记忆过程，提高记忆再现力[23]。醇提物及水提物均能改善由亚硝酸钠或东莨菪碱引起的记忆损害[24,25]。醇提物作用较水提物强，且对正常成年小鼠亦有促进记忆保持的作用[24]。临床上8名健康志愿者日服GbE 600mg，1h后，短期记忆改善[26]，其机制可能与影响中枢胆碱能神经有关，由于其对正常记忆亦有促进作用，推测其通过多个环节改善记忆功能。②神经保护：喂食GbE 100mg/kg，连续17天，可以预防小鼠皮下植入*N*-甲基-4-苯基-1,2,3,6-四氢吡啶（MPTP）所致的纹状体多巴胺能神经末梢数目的减少。但对6-羟基多巴胺直接注入大鼠纹状体所致的多巴胺能神经毒性无保护作用[27]。GbE在噪音损害前或后给予，或在45kHz单音损害过程中给予，均可以使动物柯蒂器毛细胞产生对兴奋的适应性，减轻听神经的损害[28,29]。对小鼠前庭感觉上皮细胞，亦有保护作用[30]。临床上GbE对缺血、代谢紊乱等引起的耳鸣、耳聋有改善作用，并可取得良好的预后[31,32]，对眩晕、平衡功能失调，GbE治疗后眩晕发作频率、强烈程度及持续时间均改善[33]。③对衰老、痴呆、脑功能障碍影响：老年性Fisher344大鼠长期口服GbE，海马区毒草碱受体密度增加[34]。GbE对大鼠大脑皮层的去甲3-*O*-甲基肾上腺素的含量有双相作用，口服给药45min后开始减少，14天后增加。连续给药2个月，大脑皮层中与3H-心得舒结合的β受体密度减少，由异丙肾上腺素激活的腺苷酸环化酶的活性降低。GbE对中枢β肾上腺素能神经系统的作用可能与其治疗作用有关[35]。GbE对中枢去甲肾上腺素系统和β受体有特殊作用，而对

α_2 受体和 5- 羟色胺的摄取没有作用。对衰老大脑的效应和再活化皮层去甲肾上腺素系统有关[36]。临床上经双盲、随机试验证明，GbE 对老年性的脑功能紊乱[37]、脑功能不全[38]、失眠症[39]、记忆损害[40]均具有改善作用，而且比较安全。对脑血管意外、各种类型痴呆甚至继发于抑郁症的识别紊乱均有效。GbE 可以延缓识别功能的衰退[41]。

3. 对心血管系统影响　①对心脏作用：银杏叶乙醇提取物及总苷元和黄酮类化合物治疗剂量对大鼠、豚鼠、猫、兔的心率、血压和呼吸无影响[42~44]。水提取物 1.0~2.0g（生药）/kg 静脉注射，可降低麻醉猫的心肌耗氧量。GbE 对大鼠和豚鼠离体再灌注，心脏的心功能参数没有影响，但可减弱再灌注期心室纤颤强度。对正常或肥大心脏，可保护缺血心肌减少心律失常的发生[45]。银杏提取物（EGB）对正常或肥大心脏可保护缺血心肌，减少心律失常，尤其是室率的次数，减少室速、室颤的持续时间，降低心律失常分级，故认为 EGB 对心肌缺血再灌注损伤有保护作用。银杏叶总黄酮可降低急性心肌缺血大鼠血清丙二醛（MDA）含量，提高超氧化物歧化酶活性[46]。②对血管作用：GbE 可引起家兔离体腔静脉条呈剂量依赖性收缩，其半数有效量（EC_{50}）为 86mg/ml，约 50% 可被酚苄明拮抗[47]，乙醇提取物及总苷元均可拮抗肾上腺素所致离体兔耳血管收缩、所含黄酮类化合物能使豚鼠冠脉扩张[48]，使在体豚鼠后肢和离体大鼠后肢血管扩张[47,48]，增加兔颈动脉和耳动脉血流[49]，GbE 通过肾上腺素能系统增强生理性血管调节，使家兔离体动脉条呈剂量依赖性收缩，其 EC_{50} 为 1.0mg/ml[50,51]，100μg/ml 时可以增强去甲肾上腺素的收缩作用，EC_{50} 从 75nmol/L 降为 36nmol/L[52]，通过刺激内皮细胞释放内源性松弛因子（如内皮松弛因子和前列腺环素），拮抗苯肾上腺素引起的动脉条收缩，去除血管内皮后可部分地阻断 GhE 的松弛作用[53]，GbE 刺激猪主动脉平滑肌细胞葡萄糖转运和糖原合成，在 0.25μg/ml 时，分别增加 35% 和 41%，使血管壁营养物质增加[54]。GbE 能降低毛细血管的通透性，对由毛细血管通透性增加引起的水肿[55, 56]和由单克隆丙种球蛋白病引起的低血容量性休克有较好的治疗作用[55]。EGB 通过肾上腺素能系统增强生理性血管调节，使离体动脉条呈剂量依赖性收缩，EGB 能降低毛细血管的通透性，对由毛细血管通透性增加引起的水肿和由单克隆丙种球蛋白引起的低血容量性休克，有较好的治疗作用。超氧离子能够灭活内源性扩张因子（EDRF），而银杏叶提取物黄酮类成分为强力自由基清除剂可消除超氧离子从而使 EDRF 发挥扩张血管的作用，EDRF 还可通过增加环鸟苷酸的合成来扩张血管，促进脑血液循环，增加脑血液流量，扩张冠脉血管，增加冠脉血液流量，缓解血管痉挛。用银杏提取物治疗冠心病、心绞痛疗效较好，对心绞痛的缓解总有效率达 94%[57,58]。③抑制血管紧张素转换酶（ACE）：水提和醇提银杏叶总黄酮对 ACE 的抑制率分别为 62.5% 和 82.5%，而推断其降低血管阻力、增加血流量可能与抑制 ACE 活性有关[59]。

4. 抗氧化　GbE 有超氧化物歧化酶（SOD）活性及清除超氧阴离子和抗自由基作用[60,61]，叶绿体的基质中含有一种含铁的 SOD，该酶对过氧化氢敏感而对氰化物不敏感[62]，GbE 通过抑制还原型辅酶Ⅱ - 氧化酶的作用，减慢受激细胞的呼吸爆发，减少中性粒细胞氧自由基的产生[63]。静脉注射能抑制烧伤家兔在钙载体 A23187 刺激下的超氧阴离子的产生[64]。总黄酮 9.5mg/kg 腹腔注射能提高大鼠血清 SOD 活力，降低血黏度[65]。GbE 在多种实验性病理模型上均有清除自由基、抗脂质过氧化作用，可抑制 TET 中毒引起的大鼠脑水肿和脑中 MDA 浓度的升高[66]，减少中性粒细胞浸润和脂质过氧化，保护大鼠小肠缺血引起的黏膜损害[67]，抑制环孢素 A 诱导肝微粒体脂质过氧化，预防环孢素 A 的毒性[68]，抑制四氧嘧啶糖尿病模型大鼠的视网膜电流图幅度降低[69]，延长大鼠离体视网膜存活时间[70]，临床上对视网膜黄斑退化、糖尿病早期视网膜病变均有改善作用[71,72]。

5. 抗血小板活化因子（PAF）　PAF 是种高效致炎介质，在哮喘、休克、缺血、过敏、移植性排斥反应、肾脏疾病，神经系统功能失常及炎症等多种病理过程中均起重要作用[73]。白果苦内酯 B 对 PAF 受体具有高度特异性阻断作用。可浓度依赖性地抑制 PAF 诱导的血小板聚集，对花生四烯酸及二磷酸腺苷（ADP）诱导的血小板聚集几乎无影响[74]，可以预防或减少 PAF 诱导的豚鼠血小板血栓形成[75, 76]，抑制 PAF 引起的人血小板胞浆内 Ca^{2+} 增加及磷脂酸产生增多[77]。白果苦内酯 A、B、C 剂量依赖性地抑制 PAF 与家兔血小板的结合及 PAF 在血小板的代谢[78]。静脉注射 1~2mg/kg 白果苦内酯 B，可抑制由卵蛋白引起的豚鼠支气管收缩、血小板和白细胞减少[79]，使抗原诱导的豚鼠离体肺组织前列腺素 E_2 和血栓素（TXB_2）的释放量呈剂量依赖性地减少[80]。白果苦内酯 B 延长小鼠尾部同种皮肤移植性存活时间，减少移植性及附近皮肤 TXB_2 的含量[81]，抑制 PAF 诱导的人嗜酸性粒细胞和中性粒细胞的趋化性及 PAF 与嗜酸性粒细胞、中性粒细胞的结合，说明白果苦内酯 B 是一种有效的抗炎物质，对 PAF 诱导的中性粒细胞、嗜酸性粒细胞聚集有效[82]，抑制 PAF 的有害效应，降低沙门菌内毒素对大鼠的死亡率[83]及 PAF 对小鼠的死亡率，由 75% 降为 20%[84]。EGB 能拮抗 PAF 引起的血小板异常聚集和血栓形成，从而降低血液黏度。EGB 具有降低血液黏滞性，延缓血液凝固和抑制血小板功能的作用。EGB 还拮抗 PAF 诱发的兴奋性神经递质的超常释放，降低大鼠大脑损伤的甘氨酸水平，降低 PAF 诱导的细胞内钙离子水平，降低蛋白激酶 C 活性，对抗兴奋性神经毒性引起的神经细胞形态学和生化学上的改变，使其对谷氨酸引起的神经毒性敏感性降低[85]。

6. 抑制血小板　GbE 静脉注射或口服可以部分地拮抗电刺激动脉壁或乳酸钠对家兔软脑膜所致的血小板血栓形成[86]。总黄酮 3.9~7.8mg/kg 灌胃给药，亦能对抗静脉注射胶原 - 肾上腺素所致的小鼠体内血栓形成。动脉硬化性血管意外病人，静脉滴注 GbE，可使胶原诱导的血小板聚集恢复正常，异白果双黄酮 0.25~0.5mg/kg 静脉注射，能抑制大鼠血栓形成，减少血小板黏附，抑制兔血小板聚集。在体外抑制血小板聚集的效应与剂量关系，呈负相关，与阿司匹林相似[87]。

7. 稳定生物膜　总黄酮 9.5mg/kg 腹腔注射，大鼠血清丙氨酸转氨酶活性降低[65]，GbE 200mg/kg 腹腔注射，可使大鼠红细胞膜的抵抗力增加54%[88]。GbE体外可以增强家兔、大鼠红细胞膜的抵抗力[88,89]，尤其对脆性增加的红细胞，更为有效。其机制可能与GbE渗透入膜磷脂层有关，也可能通过肾上腺素受体调节Na^+的跨膜转运或刺激Na^+-K^+-ATP酶活性[89]。

8. 对平滑肌作用　GbE对气管平滑肌具有直接松弛作用，且能对抗磷酸组胺和乙酰胆碱所致的豚鼠离体气管收缩，制止豚鼠组胺性哮喘[90]，所含黄酮类在豚鼠肺灌流实验或对抗组胺喷雾支气管收缩有扩张作用[91]，吲哚美辛、ETYA和β受体阻断剂索他洛尔能拮抗GbE对豚鼠离体气管的松弛作用，利血平化后GbE作用减弱。其作用与刺激PGF_2生物合成及激活β肾上腺素受体有关[92]。GbE黄酮类对豚鼠离体肠管有解痉作用，能对抗组胺、乙酰胆碱及氯化钡所致的痉挛，其作用强度与罂粟碱相似，但较持久[43,44]，山柰酚、槲皮素的解痉作用较罂粟碱弱[43]（400mg/ml），对豚鼠离体回肠产生双向作用：先舒张后收缩，氟哌啶醇赛庚定和苯海拉明延长其舒张作用时间，降低收缩幅度，其作用可能与多巴胺或（和）组胺有关[93]。麻醉兔和犬给GbE后可见肠蠕动增加，双黄酮具有对抗缓激肽兴奋豚鼠回肠的作用[48]。

9. 降血脂　银杏叶总黄酮5mg/kg腹腔注射，连续40天，大鼠血清甘油三酯含量降低[94]。临床用GbE治疗高胆固醇血症，血清胆固醇降低[95,96]。100mg/kg、200mg/kg EGB能降低高脂饲料喂养大鼠血清总胆固醇、甘油三酯、低密度脂蛋白胆固醇活性及血清和肝组织过氧化脂。病理检查可见肝脏脂肪沉积减轻。EGB可能通过调整脂蛋白-胆固醇代谢，纠正自由基代谢紊乱，增强抗氧化酶活性等途径发挥调血脂及抗氧化作用。银杏叶茶能降低高脂饮食大鼠血脂，改善脂蛋白代谢及胆固醇摄入过高导致的“血稠”，降低血黏度、调节血流状态、避免血脂沉积和血栓形成，对预防高脂蛋白血症有效，抑制内源性胆固醇合成[97]。

10. 抗微生物　水煎剂对金黄色葡萄球菌、痢疾杆菌及铜绿假单胞菌等有抑制作用[98]，由银杏绿叶粗提取物的脂溶性部分，分得七碳烯基水杨酸和银杏双黄酮，两者对EB病毒均有很强的抑制作用，并且超过已知具有很强的抗致癌启动因子作用的维生素A酸[99]。银杏叶提取物中起抑菌作用的成分为银杏酸，银杏酸对革兰菌的抑菌效果尤为显著，抑菌活性随浓度和作用时间的增加而加强，并具有一定的热稳定性。银杏酚酸主要抑制革兰阳性菌，对蜡状芽胞杆菌、枯草芽胞杆菌和金黄色葡萄球菌有很好的抑制作用，酚酸的烷基侧链在抑菌中起了重要作用。银杏叶提取物的抑菌作用显著，其抗菌活性随着其浓度增加而增强，对细菌和真菌的最低抑菌浓度为1.25%和5.0%。EGb的抗菌活性具有热稳定性，能忍受高温短时的热处理，EGb在pH5~9的范围内均具有抗菌活性。银杏叶水煎液对金黄色葡萄球菌、痢疾杆菌及铜绿假单胞菌有抑制作用。这种抗菌的有效成分为连有不同烃基侧链的漆树酸。银杏叶的提取物或有效成分银杏内酯具有抗炎作用。银杏叶中分离到的十七碳烯水杨酸和白果黄酮均有很强抑制EB病毒的活性[85]。

11. 抗氧化、清除自由基　EGb中黄酮类化合物能清除自由基，包括O^{2-}、一氧化氮（NO）、脂质过氧化自由基（$\bullet RO_3$）等。通过测定未反应的O^{2-}及其清除程度、SOD活性，证明EGb能直接清除O^{2-}。EGb和SOD均能降低大鼠视网膜缺血90min后4h或24h再灌注所致损伤，表明EGb具有SOD样自由基拮抗剂作用。银杏叶黄酮可直接清除多种活性氧，如O^{2-}、NO、•OH、脂质过氧化物等。银杏内酯B和白果内酯也有清除自由基的作用。EGB可以清除缺血再灌注心肌产生的NO自由基。银杏内酯A（GA）、GB及BB使巨噬细胞释放的NO代谢产物水平降低30%~65%，诱生型NO合酶（iNOs）活性也相应降低，而由iNOs表达增强产生的过量NO则可能对血管壁的细胞产生细胞毒性作用。另外，EGB能抑制白细胞呼吸爆发释放自由基、蛋白水解酶和细胞因子等细胞毒性物质，表明EGB能减少自由基的释放[96]。果蝇生存实验中，各组果蝇生长活动良好，还可延长雄性果蝇半数死亡天数、平均寿命和平均最高寿命。对快速老化模型小鼠经口给予不同剂量的银杏叶提取物，可降低MDA及升高SOD含量。银杏叶提取物可以增加运动机体抗氧化酶的活性，提高机体的抗氧化功能，减轻大强度耐力训练对大鼠组织造成的脂质过氧化损伤，改善运动造成的自由基代谢紊乱，加快自由基的清除。银杏总内酯可减少D-半乳糖小鼠肝脏及心肌组织中LF的含量，升高肝脏组织中羟脯氨酸含量，并可提高脑组织中谷胱甘肽过氧化物酶的活性，降低脑组织中NO的含量和单胺氧化酶的活性，能减少自然衰老模型小鼠脑神经细胞凋亡的数目。说明银杏总内酯有延缓衰老作用，其作用机制可能与抗氧化、抑制NO生成及细胞凋亡有关。银杏叶提取物可以影响小鼠海马神经元的超微结构，具有抗衰老作用[100]。

12. 抑制细胞凋亡　EGB预处理粒细胞能有效地使过氧化氢和硫酸亚铁诱导的氧化作用减弱，保护小脑粒细胞，从而避免细胞凋亡。EGB阻止了诱发的可溶的、可扩散性毒害神经的配基，保护细胞免受程序性死亡[96]。

13. 抗血栓、抗凝　EGB体外可延长大鼠的复钙时间，减缓血液黏弹性的增加速率，降低血液的最大黏弹性。小鼠静注EGB100mg/kg、200mg/kg可延长血液凝固时间，对血液纤维网的形成以及血凝块的退缩均有抑制作用。体外能抑制高、低浓度ADP诱导的血小板聚集，并对低浓度ADP诱导的血小板聚集有促进解聚作用。表明银杏叶提取物具有降低血液黏弹性，延缓血液凝固和抑制血小板聚集功能的作用[96]。

14. 增加皮脂腺分泌等作用　双黄酮作润肤油，能增加皮脂腺的分泌，使干燥或衰老的皮肤增加红润色泽[101]。银杏叶中含铁（Fe）、钙（Ca）、镁（Mg）、锰（Mn）、锌（Zn）、铜（Cu），故其对心血管疾病的疗效，除所含黄酮类外，很可能与所含微量元素有关[102]。

15. 体内过程　大鼠口服14C-GbE后，至少有60%被吸收，约1.5h血药浓度达峰值，在体内呈二室模型分布，腺体、神经组织、眼部分布较多，半衰期约4.5h。给药后3h自肺排出给药量的16%，72h内从肺、肾排泄量分别为给药量的 38%、21%[96]。GbE 无肝药酶诱导作用。健康志愿者服用 GbE 400mg/kg，连续13天，对氨基比林半衰期没有影响[103,104]。

16. 毒理 水提物和醇提物小鼠腹腔注射的半数致死量（LD_{50}）分别为 164mg/kg 和 360mg/kg[24]。异白果双黄酮小鼠尾静脉注射的 LD_{50} 为 242（229.6~256.2）mg/kg. 注射后，小鼠呼吸急促，匍匐不动，死于呼吸麻痹[105]。家兔静脉注射乙醇提取物 0.5g/kg 或 0.25g/kg（2ml 相当于 1g 生药），连续 10 天，血象、肝、肾功能和主要脏器病理检查均无异常。每天静脉注射 10 倍或 40 倍于人用量的乙醇提取物。连续 1 周，犬出现流涎、恶心、呕叶、腹泻、食欲减退等胃肠道症状、组织切片，可见小肠黏膜分泌亢进[15]，黄酮类在兔、豚鼠、大鼠、小鼠亚急性实验中，对心、肝、脾、肺、肾、动脉均不引起形态学改变[43]。

【临床研究】

1. 脑梗死 治疗组给予银杏叶注射液 20ml 加入生理盐水 250ml 中静脉滴注，每日 1 次，共用 20 天；对照组给予脉络宁注射液 20ml 加入生理盐水 250ml 中静脉滴注，每日 1 次，共用 20 天。两组治疗开始时同时滴注 20% 甘露醇，其剂量根据病情严重程度酌情应用。结果：治疗组 128 例，总有效率为 98%。对照组 115 例，总有效率为 89%，两组比较有显著性差异（$P<0.05$）[106]。

2. 血管性头痛 银杏叶制剂（圣鹰牌舒血宁片），每片 40mg（含银杏总酮 9.6mg），每日 3 次，每次 2 片，10 日为 1 个疗程，治疗 1~3 个疗程。结果：治疗 50 例，其中显效 37 例，占 74%；有效 12 例，占 24%；无效 1 例，占 2%[107]。

3. 椎基底动脉供血不足性眩晕 采用银杏叶注射液 10ml 加入生理盐水 250ml 中静滴，每日 1 次，共 14 日。结果：治疗 80 例，其中痊愈 65 例，显效 10 例，改善 3 例，无效 2 例，总有效率 97.5%[108]。

4. 高脂血症 银杏叶片（每片含银杏叶提取物 40mg），每次 2 片，每日 3 次，30 日为 1 个疗程，治疗期间停用一切降血脂药物，饮食习惯不变。结果：治疗 106 例，其中显效 40 例，有效 52 例，无效 14 例，总有效率为 86.8%。肝肾功能无损害，亦无其他不适反应[109]。

5. 婴幼儿秋季腹泻 银杏叶干品 200g 或鲜品 150g，加水 2L，煎煮 20min 左右（鲜品煎煮时间略少于干品），待水温降至 35℃左右（以患儿能耐受为度）时，浸泡搓洗患儿双足 20min，每日 2 次。治疗 1~4 日。结果：治疗 57 例，其中治愈 53 例，有效 3 例，无效 1 例。治愈率为 93%，总有效率为 98%[110]。

【性味归经】味苦、甘、涩，性平；有小毒。归心、肺、脾经。

【功效主治】活血养心，敛肺涩肠。主治胸痹心痛，喘咳痰嗽，泄泻，痢疾。

【用法用量】内服：煎汤，3~9g；或用提取物作片剂；或入丸、散。外用适量，捣敷或搽；或煎水洗。

【使用注意】孕妇慎服。

【经验方】

1. 雀斑 采白果叶，捣烂，搽，甚妙。（《滇南本草》）
2. 漆疮肿痒 银杏叶、忍冬藤煎水洗。或单用银杏叶煎洗。
3. 灰指甲 （银杏）叶，煎水洗。（南药《中草药学》）
4. 鸡眼 鲜（银杏）叶 10 片，捣烂，包贴患处，2 天后呈白腐状，用小刀将硬丁剔出。（南药《中草药学》）
5. 小儿肠炎 银杏叶 3~9g，煎水擦洗患儿脚心、手心、心口（巨阙穴周围），严重者擦洗头顶，每日 2 次。（《全国中草药汇编》）
6. 高血压，动脉硬化，大动脉炎，闭塞性脉管炎，心绞痛，心肌梗死，脑栓塞，再生障碍性贫血 707 片（白果叶制剂。每片含黄酮 2mg）每次 2 片，每日 3 次。（《陕甘宁青中草药选》）
7. 冠心病心绞痛 ①白果叶、瓜蒌，丹参各 15g，薤白 12g，郁金 9g，生甘草 5g。水煎服。（《安徽中草药》）②银杏叶，首乌、钩藤各 4.5g。制成片剂，一日量，吞服；或银杏叶水煎浓缩制成浸膏片（每片含黄酮量约 2mg 相当于生药 0.5g），每次舌下含服 1~2 片，每日 3 次。（《全国中草药汇编》）
8. 血清胆固醇过高症 银杏叶提取主要成分黄酮，制成糖衣片，每片含黄酮 1.14mg。每次 4 片，每日 3 次。（《全国中草药汇编》）
9. 泻痢 （银杏）叶，为末，和面作饼，煨熟食之。（《品汇精要》）

【参考文献】

[1] 鹿洪亮 . 银杏叶挥发油化学成分分析 . 江西农业学报，2009，21（9）：137.
[2] 牟玲丽，寇俊萍，朱丹妮，等 . 银杏叶的化学成分及其抗氧化活性，中国天然药物，2008，1（6）：26.
[3] 国家中医药管理局《中华本草》编委会 . 中华本草 . 上海：上海科学技术出版社，1999：744.
[4] 谢人明 . 中草药，1984，17（8）：359.
[5] Hiff L D, et al: J Neurosurg Sci, 1983, 27（4）:227.
[6] Kricglctein J, et al.Life Sci., 1986,39（24）:2327.
[7] Oberpiehlier H, et al. Pharmacol Res Commun. 1988,20（5）:349.
[8] Reusc Blom,et al.Presse Med, 1986, 15（31）:1520.
[9] Rapin JR, et al. Presse Med, 1986, 15（31）:1494.
[10] Le Poncin Lafinen,et al.Arch lnt Pharmacodyn Ther, 1980,243（2）:236.
[11] Otani M, et al. Acta Neuropathol Berl,1986,69（1）:54.
[12] Sancesorio G. et al.Acta Neuropathol Berl,1986,72（1）:3.
[13] Spinnewyn B, et al. Presse Med, 1986, 15（31）:1511.
[14] Spinnewyn B, et al. Prostaglandins,1987,34（3）:337.
[15] Attanla MJ,e t al. Exp Neurol. 1989,105（1）:62.
[16] Le Ponceín Lafitte M, et al. Sem Hop Paris,1982,58（7）:403.
[17] Karcher L, et al.Naunyn Schmiedebergs Arch PharmamL,1984,327（1）:31.
[18] Clostre F. Presse Med, 1986, 15（31）:1529.
[19] Erirnne A. Presse Med, 1986, 15（31）:1506.

[20] Macovschi O. et al.J Neurochem, 1987,49（1）:107.
[21] Grosdemouge C, et al.Presse Med, 1986,15（31）:1502.
[22] Chabrier P E, et al. Presse Med. 1986,15（31）:1498.
[23] Winter E. Pharmacol Biochem Behav, 1991,38（1）:109.
[24] 陈长勋，金若敏，李仪奎，等．银杏叶提取物改善小鼠记忆作用的研究．中国中药杂志，1991，16（11）：681.
[25] 周莉波．中药药理与临床，1992，8（S）：50.
[26] Subhan E, et al. Int J Clin Pharmacol Res,1984,4（2）:89.
[27] Ramassamy C, et al. J Pharm Pharmacol, 1990,42（11）:785.
[28] Stange G, et al.Arch Otorhinolary-ngol,1975,209（3）:203.
[29] Stange G, et al.Arzneim Forsch, 1976, 26（3）:367.
[30] Ramond J. Presse Med,1986, 15（31）:1484.
[31] Meyer B. Presse Med, 1986. 15（31）:1562.
[32] Dubreuil C.Presse Med,1986,15（31）:1559.
[33] Haguenaur J P, et al. Presse Med. 1986,15（3）:1569.
[34] Taylor J E. Presse Med, 1986,15（31）:1491.
[35] Brunello X. et al.Pharmacol Res Commun,1985, 17（11）:1063.
[36] Racagni G, et al. Presse Med, 1986.15（31）:1488.
[37] Taillandier J, et al. Presse Med. 1986,15（31）:1583.
[38] Ekmann F. Fortsche Med,1990, 108（29）:557.
[39] GeBner B,et al. Arzneim Forch, 1985,35（9）:1459.
[40] Rai G S, et al. Curr Med Res Opin,1991,12（6）:350.
[41] Warburton D M. Presse Med, 1986, 15（31）:1595.
[42] 中国科学院植物研究所，等．中草药通讯，1972，（4）：15.
[43] Peter H, et al. Arzneim Farch, 1966, 16（6）:719.
[44] Peter H. CA l970,72:11142k.
[45] Guillon J M, et al. Presse Med, 1986,15（31）:1516.
[46] 崔文章．银杏总黄酮对急性心肌梗死模型大鼠的保护作用及机制．吉林医学，2008，29（21）：1912.
[47] Helegouarch A, et al. Gen Pharmacol, 1985,16（2）:129.
[48] Nacarajan S, et al. CA, 1971, 74:62962b.
[49] Asano M, et al. C A, 1973, 79:87548n.
[50] Auguei M, et al. Presse Med, 1986, 15（31）:1524.
[51] Auguei M, et al.Gen Pharmacol, 1982,13（3）:225.
[52] Auguei M, et al.Gen Pharmacol, 1982,13（3）:169.
[53] Delaflone S, et al. Biomed Biochim Acta, 1984,43（8-9）:s212.
[54] Bruel A, et al. Pharmacol Res, 1989,21（4）:421.
[55] Laqrue G, et al.Presse Med, 1986,15（31）:1550.
[56] Laqrue G, et al. J Mal Vase, 1989, l4（3）:231.
[57] 王锡田．银杏叶制剂对冠心病、血脂过多、血液黏度和氧自由基的影响．新药与临床，1995，14（3）：151.
[58] 杨义学，沙群．银杏叶制剂治疗冠心病．新药与临床，1995，14（2）：114.
[59] 耿秀芳，李桂芝，王守训．银杏叶总黄酮对 ACE 活性的影响．吉林中医药，1993，（6）：37.
[60] Princemail J, et al. Experientia,1989,45（8）:708.
[61] Princemail J, et al.Presse Med, 1986,15（31）:1475.
[62] Duke Mv,et al.Arch Biochem Biophys, 1985, 243 （1）:305.
[63] Princemail J, et al. Experientia, 1987,43（2）:181.
[64] Lavaud P, et al. Burns Incl Therm Int,1988, 14（1）:15.
[65] 耿秀芳，徐瑷珉，郭淑睿，等．银杏叶总黄酮对 SOD 活力及血黏度的影响．山西中医，1992，8（6）：42.
[66] Boulieu R, et al. C R Soc Biol Paris,1988, 182（2）:196.
[67] Otamiri T,et al. Scand J Gastroenterol, 1989, 24（6）:666.
[68] Barch S A, et al. Biochem Pharmacol, 1991, 41（10）:1521.
[69] Doly M, et al. Presse Med, 1986. 15（31）:1480.
[70] Doly M, et al. J Fr Ophtalmol, 1985,8（3）:273.
[71] Lebuisson D A, et al. Presse Med, 1986,15（31）:1556.
[72] Lanthony P, et al. J Fr Ophtalmol,1988,11（10）:671.
[73] Braquet P,et al.J Ethnopharmacol, 1991,32（1-3）:135.
[74] Nunez D,et al.Eur J Pharmacol,1986,123（2）:197.
[75] Bourgain R H, et al.Adv Prostaglandin Thumboxane Leukotriene Res,1987, 17B:815.
[76] Bourgain R H, et al. Prostagiandins, 1986, 32（1）:l42.
[77] Simon M F, et al.Thromh Res,1987, 45（4）:299.
[78] Lamant V, et al.Biochem Pharmacol,1987,36（17）:2749.
[79] Touvay C, et al. Agents Actions, l986, 17（3-4）:371.
[80] Hargzy M, et al. PharmacoI Res Commun, 1986,18（suppl）:111.
[81] Berker K, et al. Biomed Biochem Acta,1988,47（10-11）:s165.
[82] Kurihara K, et a1. J Allergy Clin Immunol, 1989,83（1）:83.
[83] Etienne A, et al. Agents Actions, 1986, 17（3-4）:368.
[84] Borzeix M G, et al. Sem Hop Paris, 1980, 56（7-8）:393.
[85] 孙健，邹作君．银杏叶提取物的药理作用及在肾脏疾病的应用进展．中国中西医结合肾病杂志，2007，（6）：368.
[86] Kotringer P, et al. Wien Med Wochenschr, 1989, 139（5）:92.
[87] 潘苏华，戴中林，帅建平．异银杏双黄酮对血小板功能的影响．中药新药与临床药理，1992，3（2）：42.
[88] Etienne A, et al. Plant Medica, 1980,39（3）:237.
[89] Etienne A, et al. J Pharmacol,1982,13（2）:291.
[90] 江西医大老慢支组．攻克老年慢性气管炎情况汇报，1972：24.
[91] 江西医学院药理组．新医药杂志 ,1976，（1）：43.
[92] Puglisi L, et al. PharmacoI Res Commun, 1988, 20（7）:573.
[93] Vilaim B, et al. Gen Pharmacol, 1982.13（5）:401.
[94] 耿秀芳．银杏叶黄酮降血脂作用的初步探讨．潍坊医学院学报，1992，14（1）：41.
[95] 武汉军区总医院．新医学，1973，（1）：13.
[96] 翁维良．降血脂中草药研究进展．天津中医，1986，3（1）：34.
[97] 曾献，龚玉子，王焕姣，等．银杏叶的药理作用．湖南林业科技，2008，35（1）：6.
[98] 河南军区 153 院．白果叶制剂临床疗效初步小结（内部资料），1972.
[99] 松木武．国外医学・中医中药分册，1990，12（1）：58.
[100] 张洪泉，金巧秀，许丽丽，等．银杏外种皮水溶性成分的免疫药理作用．中药药理与临床，1989，5（2）：31.
[101] Rovesti P. C A,1974, 81:126679u.
[102] 龚跃新．银杏叶微量元素的研究．中国医院药学杂志，1989，9（1）：33.
[103] Moreau J P, et al. Presse Med,1986,15（31）:1458.
[104] Dube J C, et. al. Int J Chin Pharmacol Res, 1989,9（3）:165.
[105] 潘苏华，曹守仪，帅建平，等．异银杏双黄酮抑制血栓形成作用的研究．江西医药，1990，25（2）：75.
[106] 韩晋萍．银杏叶注射液治疗急性脑梗死 128 例疗效观察．山西职工医学院学报，2005，15（2）：32.
[107] 蒋俊．银杏叶制剂治疗血管性头痛 50 例．安徽中医学院学报，1997，16（4）：14.
[108] 陈宗羡，田跃雷，乔海平．银杏叶注射液治疗椎基底动脉供血不足性眩晕 80 例．中医药管理杂志，2006，14（10）：62.
[109] 滕丽萍，杜艳茹，太鑫．银杏叶制剂治疗高脂血症的临床观察．中医药学报，2000，（3）：13.
[110] 赵树仁，张立云．银杏叶浴足治疗婴幼儿秋季腹泻．中国社区医师，1992，（8）：18.

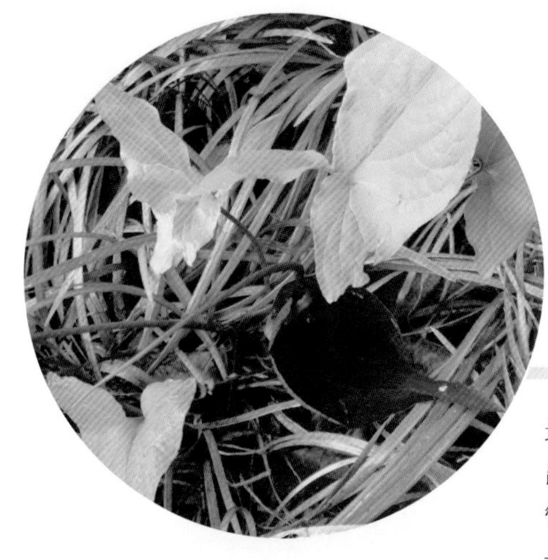

Li tou jian 犁头尖

Typhonii Blumei Rhizoma
[英] Blume Typhonium Tuber

【别名】芋头草、小野芋、犁头草、大叶半夏、犁头七、土半夏、三步镖。

【来源】为天南星科植物犁头尖 *Typhonium divaricatum*（L.）Decne. 的块茎。

【植物形态】多年生草本。块茎近球形，椭圆形，褐色。具环节，节间有黄色根迹，颈部生黄白色纤维状须根。散生疣凸状芽眼，幼株叶 1~2，叶片深心形，卵状心形至戟形，长 3~5cm，宽 2~4cm，多年生植株叶 4~8 枚，叶柄基部鞘状，淡绿色，上部圆柱形，绿色，长约 13cm，宽约 8cm；叶片戟状三角形，绿色；中肋 2 面稍隆起，侧脉 3~5 对，最下 1 对基出。花序柄单 1，从叶腋抽出，淡绿色，圆柱形，直立；佛焰苞管部绿色，卵形，檐部绿紫色，卷成长角状，盛花时展开，后仰，卵状长披针形，中部以上骤狭成带状下垂，先端旋曲，内面深紫色，外面绿紫色；肉穗花序无柄；雌花序圆锥形；中性花序下部长具花，淡绿色；雄花序橙黄色；附属器具强烈的粪臭，鼠尾状，近直立，下部 1/3 具疣皱，向上平滑；雌花子房卵形，黄色，柱头盘状具乳突，红色；雄花雄蕊 2，无柄，药室 2，长圆状倒卵形；中性花线形，两头黄色，腰部红色。浆果卵圆形。种子球形。

【分布】广西主要分布于凌云、马山、南宁、邕宁、桂平、恭城、灵川、龙胜等地。

【采集加工】全年均可采收，洗净，切段，晒干。

【药材性状】块茎长圆锥形，直径为 0.3~1cm，表面褐色，栓皮薄，不易剥落，稍有皱纹。芽痕多偏向一侧，须根痕遍布全体，并有多数外凸的珠芽痕。

【品质评价】以干燥、色绿、叶多者为佳。

【化学成分】犁头尖含犁头尖凝集素（typhonium divaricatum lectin），为甘露糖结合凝集素[1]。

【药理作用】

毒理　小鼠腹腔注射犁头尖全草的氯仿提取物 1g/kg，出现肌肉张力增加，活动减少，呼吸困难及神经系统症状。

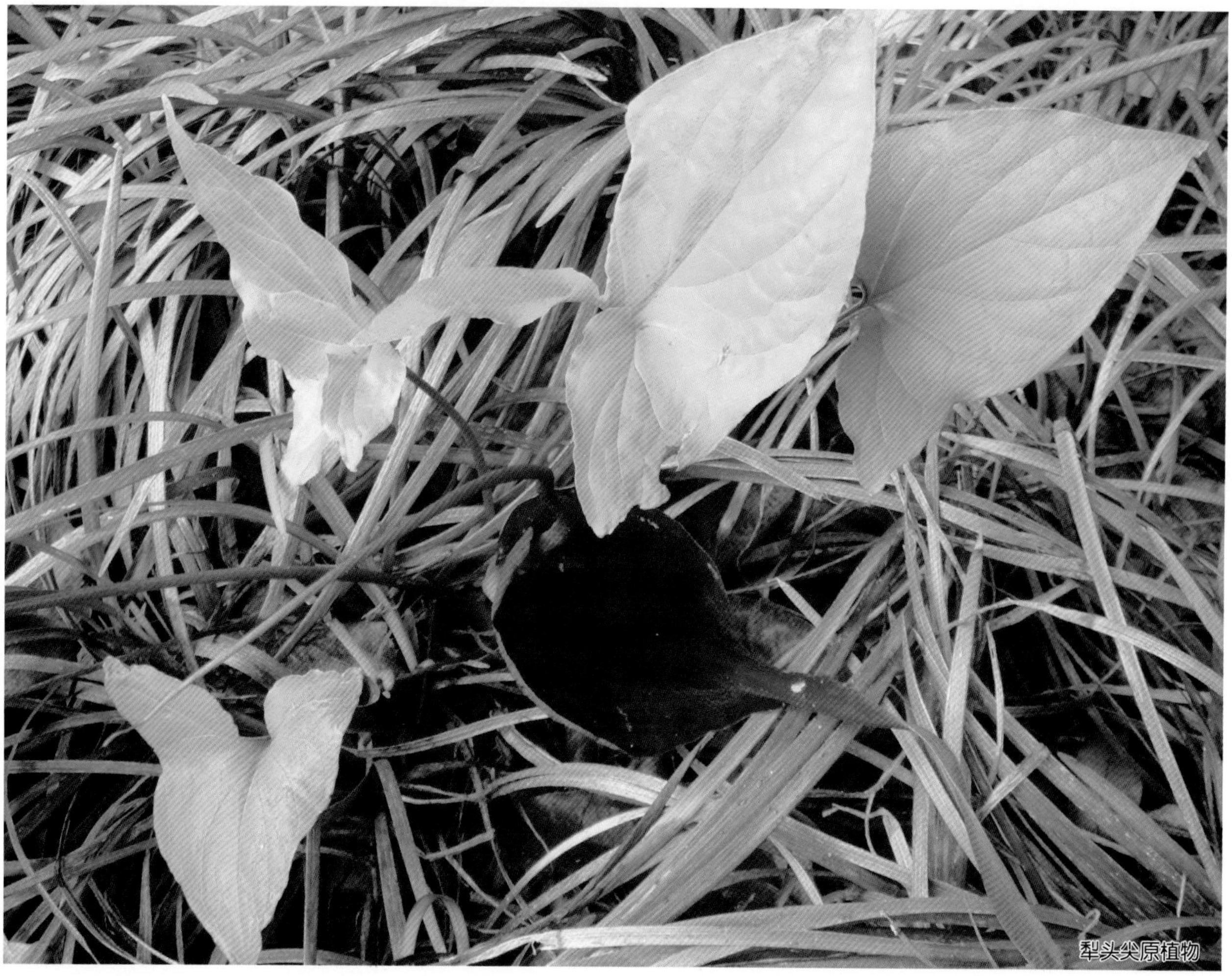

犁头尖原植物

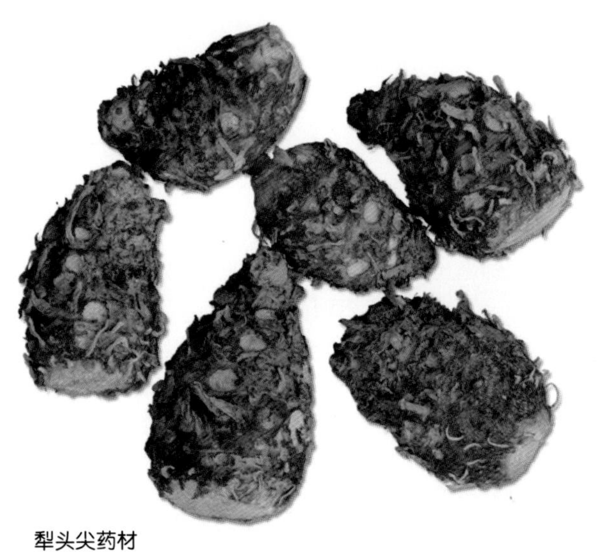
犁头尖药材

人误服后会引起口腔黏膜起疱，舌、喉麻辣，头晕、呕吐等[2]。西南犁头尖干燥块茎 200 目细粉对兔眼有刺激作用，在 1~2 天即可恢复[3]。

【性味归经】味苦、辛，性温；有毒。归肺、脾经。

【功效主治】解毒消肿，散瘀止血。主治痈疽疔疮，无名肿毒，瘰疬，跌打损伤，外伤出血，疥癣，毒蛇咬伤，蜂螫伤。

【用法用量】外用适量，捣敷；或磨涂；或研末撒。

【使用注意】本品有毒，一般外用，不作内服。孕妇禁服。误食会出现舌、喉麻辣，头晕，呕吐等中毒症状。

【经验方】

1. 痈疖肿毒　①犁头尖块茎适量研末，加雄黄少许，研末，加醋捣成糊状，外敷。（《全国中草药汇编》）②犁头尖鲜块茎与生酒糟捣烂，炒热外敷。（《广西本草选编》）
2. 淋巴结结核　犁头尖鲜全草适量。配醋、糯米饭各少许。共捣烂敷患处，日换 2 次。（《全国中草药汇编》）
3. 面颈生癣　土半夏适量。用醋磨，涂患处。（《广西民间常用中草药手册》）
4. 外伤出血　土半夏适量。捣烂，敷伤处。（《广西民间常用中草药手册》）
5. 跌打损伤　鲜犁头尖全草适量。加黄酒少许，捣烂敷患处。（《福建中草药》）
6. 蛇咬伤　①鲜犁头尖 6g，大箭（鲜品）60g。捣烂，敷伤口周围。（《四川中药志》1982 年）②犁头尖、七叶一枝花、天南星各适量。浸乙醇 1 周后，用时外涂患处。（《福建药物志》）
7. 血管瘤　鲜犁头尖块茎用米酒（或烧酒）磨汁，外涂，每日 3~4 次。（《全国中草药汇编》）

【参考文献】

[1] 罗永挺，徐小超，孙一晟，等 . 化学修饰和荧光光谱研究犁头尖（Typhonium divaricatum Decne）甘露糖结合凝集素生物学活性与构象的关系 . 生物物理学报，2006，22（S）：236.

[2] 杨仓良 . 毒药本草 . 北京：中国中医药出版社，1993：970.

[3] 秦彩玲，胡世林，刘君英，等 . 有毒中药天南星的安全性和药理活性的研究 . 中草药，1994，10：529.

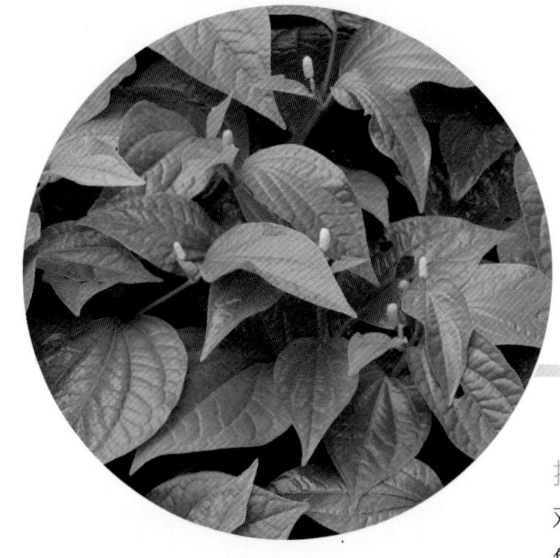

Jia lou 假 蒌

Piperis Sarmentosi Herba

[英]Sarmentose Pepper Herb

【别名】假蒟、臭蒌、山蒌、大柄蒌、马蹄蒌、钻骨风、蛤蒌根。

【来源】为胡椒科植物假蒌 *Piper sarmentosum* Roxb. 的茎叶。

【植物形态】多年生匍匐草本，揉之有香气。茎节膨大常生不定根。叶互生，近膜质，有细腺点，下部的叶阔卵形或近圆形，长 7~14cm，宽 6~13cm，先端短尖，基部浅心形，叶脉 7 条；上部的叶小，卵形至卵状披针形。花单性，雌雄异株，无花被；穗状花序；雄花苞片扁圆形，雄蕊 2 枚；雌花苞片稍大，柱头 3~5。浆果近球形，具角棱，下部嵌生于花序轴中。

【分布】广西主要分布于防城、凌云、岑溪、博白等地。

【采集加工】春、夏季采收，洗净，鲜用或晒干。

【药材性状】茎枝圆柱形，稍弯曲，表面有细纵棱，节上有不定根。叶多皱缩，展平后阔卵形或近圆形，长 6~14cm，宽 5~13cm，先端短尖，基部浅心形，上面棕绿色，下面灰绿色，有细腺点，叶脉于叶背明显突出，7 条，脉上有极细的粉状短柔毛，最上 1 对叶脉离基从中脉发出；叶柄长 2~5cm，叶鞘长度约为叶柄之半。有时可见于叶对生的穗状花序。气香，味辛辣。

【品质评价】以色绿、背面灰绿色、叶脉于叶背明显突出、香气浓郁者为佳。

【化学成分】本品含 1- 烯丙基 -2,6- 二甲氧基 -3,4- 亚甲二氧基苯（1-allyl-2,6-dimethoxy-3,4-methylenedioxybenzene），*α*- 细辛脑和 *γ*- 细辛脑（*α*-asarone，*γ*-asarone），氢化桂皮酸（hydrocinnamic acid），细辛醚（asaricin），*β*- 谷甾醇（*β*-sitosterol）[1]。

【药理作用】

抑制血小板聚集作用　假蒌脂溶部分对血小板活化因子诱导的兔血小板聚集有抑制作用 [2]。

【性味归经】味辛，性温。归肺、肾、脾、肝经。

【功效主治】祛风通络，利湿消肿，行气止痛。主治风寒感冒，风湿痹痛，腹痛泄泻，肾炎水肿，跌打，外伤出血。

【用法用量】内服：10~15g，水煎服；或浸酒内服外搽。外用捣敷或煎水洗。

【使用注意】气阴不足者慎用。

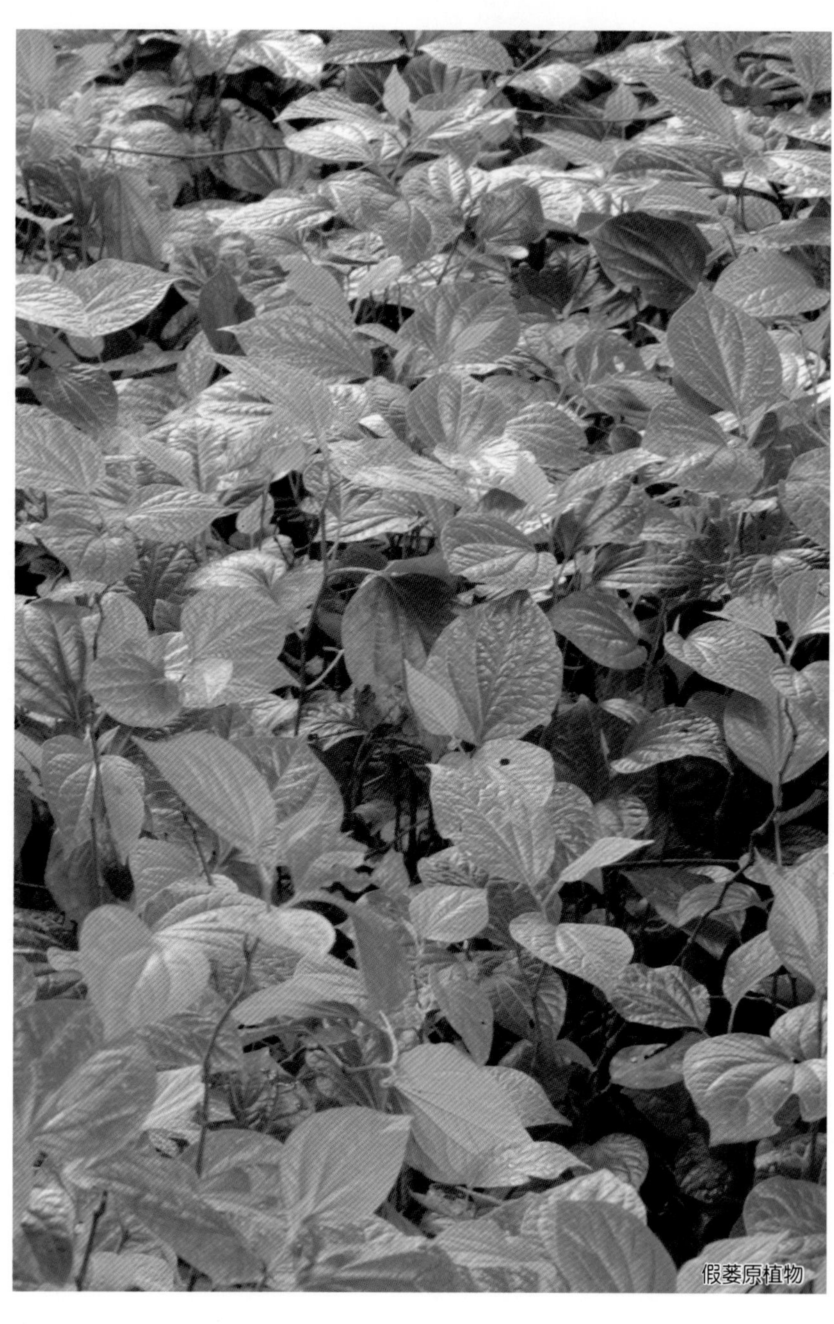
假蒌原植物

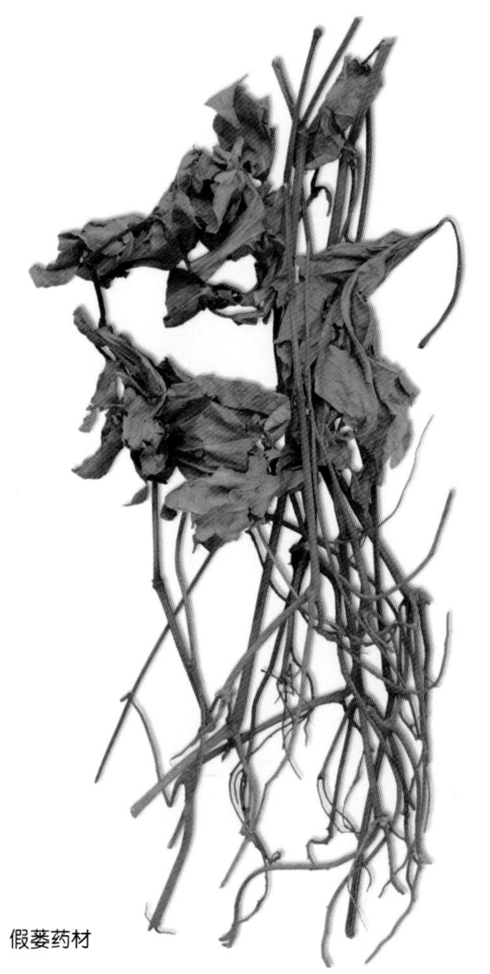
假蒌药材

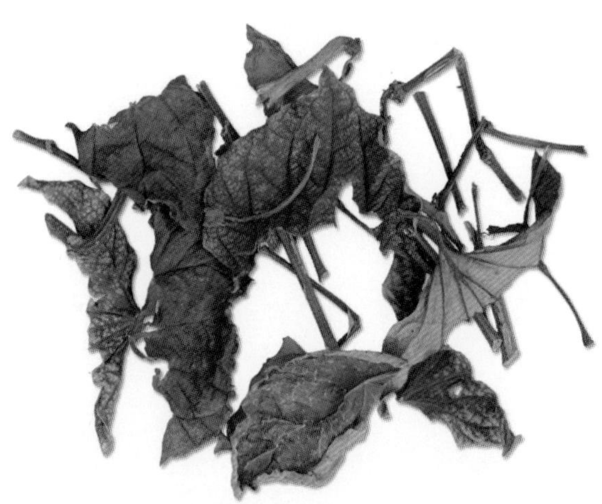
假蒌饮片

【经验方】

1. 龋齿痛　蛤蒌根15g。水煎浓汁含漱。[《全国中草药汇编》（上册）]
2. 外伤出血　假蒌叶适量。捣烂，敷伤处。或用干假蒌叶研粉，撒患处。（《广西民间常用中药手册》）
3. 跌打肿痛　假蒌叶适量。捣烂，酒炒，敷患处。（《广西民间常用中药手册》）
4. 风湿痹痛　假蒌全草9~15g。水煎服，或倍量用酒内服外搽。（《广西本草选编》）
5. 伤风咳嗽　蛤蒌叶30g，猪血120g。共炖服。（《上海民间常用中草药手册》）
6. 心头痛　假蒌全草30g，狗肉适量。加水炖服，分2次服。（《壮医内科学》）
7. 气滞腹痛　假蒌鲜叶15g。水煎服。（《广西民间常用中药手册》）

附：假蒌根

味苦、辛，性温。归肝、肾、胃经。功效：祛风除湿，消肿止痛，解毒，截疟。主治风湿痹痛，脚气，妊娠水肿，牙痛，疮疡。内服：煎汤，鲜品10~15g；或泡酒。外用适量，鲜品捣敷；煎水洗；含漱。孕妇慎服。

经验方　虫牙痛：假蒌根或果穗15g。水煎含漱。（《广西民间常用中草药手册》）

假蒌子

味辛，性温。归脾、胃、肝、肾经。功效：温中散寒，行气止痛，化湿消肿。主治脘腹胀痛，寒湿腹泻，风湿痹痛，牙痛，水肿。内服：煎汤，1.5~3g；或煎水含漱。孕妇及月经不调者禁服。

经验方　胃痛，腹胀，食欲不振：假蒌子1.5~3g。水煎服。（《云南中草药》）

【参考文献】

[1] 国家中医药管理局《中华本草》编委会．中华本草．上海：上海科学技术出版社，1999：2045.
[2] 李长龄，韩桂秋，马建，等．百余种中草药抗血小板活化因子作用的初步观察．中国药理学通报，1987，3（57）：298.

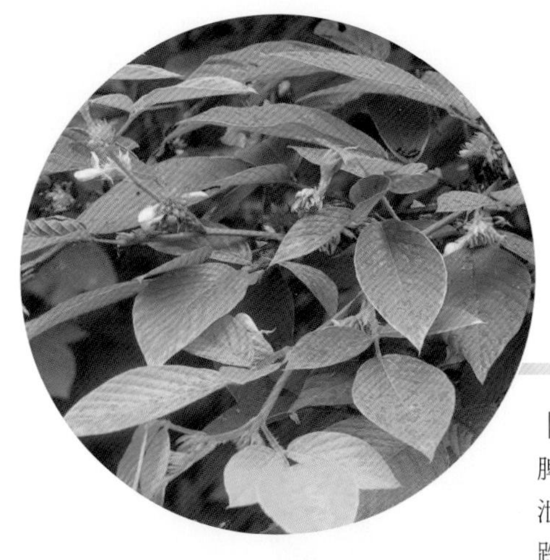

假木豆

Jia mu dou

Desmodii Triangularae Radix

[英]Triangular Dendrolobium Root

【别名】千斤拔、甲由草、野蚂蝗、假绿豆、白毛千斤拔。

【来源】为豆科植物假木豆 *Desmodium triangulare*（Retz.）Merr. 的根。

【植物形态】多年生灌木。茎有棱角；分枝密被短柔毛。三出复叶，顶生小叶较大，倒卵状长圆形或椭圆形，长4~9cm，宽1.3~3.5cm，先端急尖基部钝，上面无毛，下面被短柔毛，在中脉和侧脉上毛更密，侧脉12~14对，平行，侧生小叶较小。花序腋生，稀顶生，有花约20朵，密生于短总花梗上呈头状；苞片披针形；花萼下面的裂齿狭披针形；花白色或淡黄色，有香气；雄蕊10，单体；子房线形。荚果密被绢状柔毛，有3~4节，腹背缝线缢缩。

【分布】广西主要分布于岑溪、平乐、宜山、南丹、东兰、巴马、凌云、隆林、田东、武鸣、南宁、龙州等地。

【采集加工】全年均可采收，鲜用或晒干。

【药材性状】根圆柱形，稍弯曲，有分枝，较少须根，节部膨大，长5~16cm，直径1.5~3cm，表面棕色，有纵沟及纵裂纹，栓皮粗糙或呈片状剥落，露出浅棕色内皮；质硬，不易折断，断面皮部棕色，木部浅黄色，多层同心环状紧密排列，髓部明显。气微，味清香。

【品质评价】以条粗壮、质坚实、无杂质者为佳。

【化学成分】本品含正三十三烷醇（*n*-tritriacontanol），正二十八烷酸（*n*-octacosanoic acid），正三十二烷醇（*n*-dotriacontanol），正三十四烷酸（tetratriacontanoic acid），正三十二烷（*n*-dotriacontane），正二十九烷（*n*-nonacosane）[1]。

【性味归经】味辛、甘，性寒。归肺、脾、肝经。

【功效主治】清热凉血，舒筋活络，健脾利湿。主治内伤吐血，咽喉肿痛，泄泻，小儿疳积，风湿骨痛，瘫痪，跌打损伤，骨折。

【用法用量】内服：煎汤，10~15g。外用适量，捣烂，加酒糟炒热敷。

【使用注意】孕妇慎用。

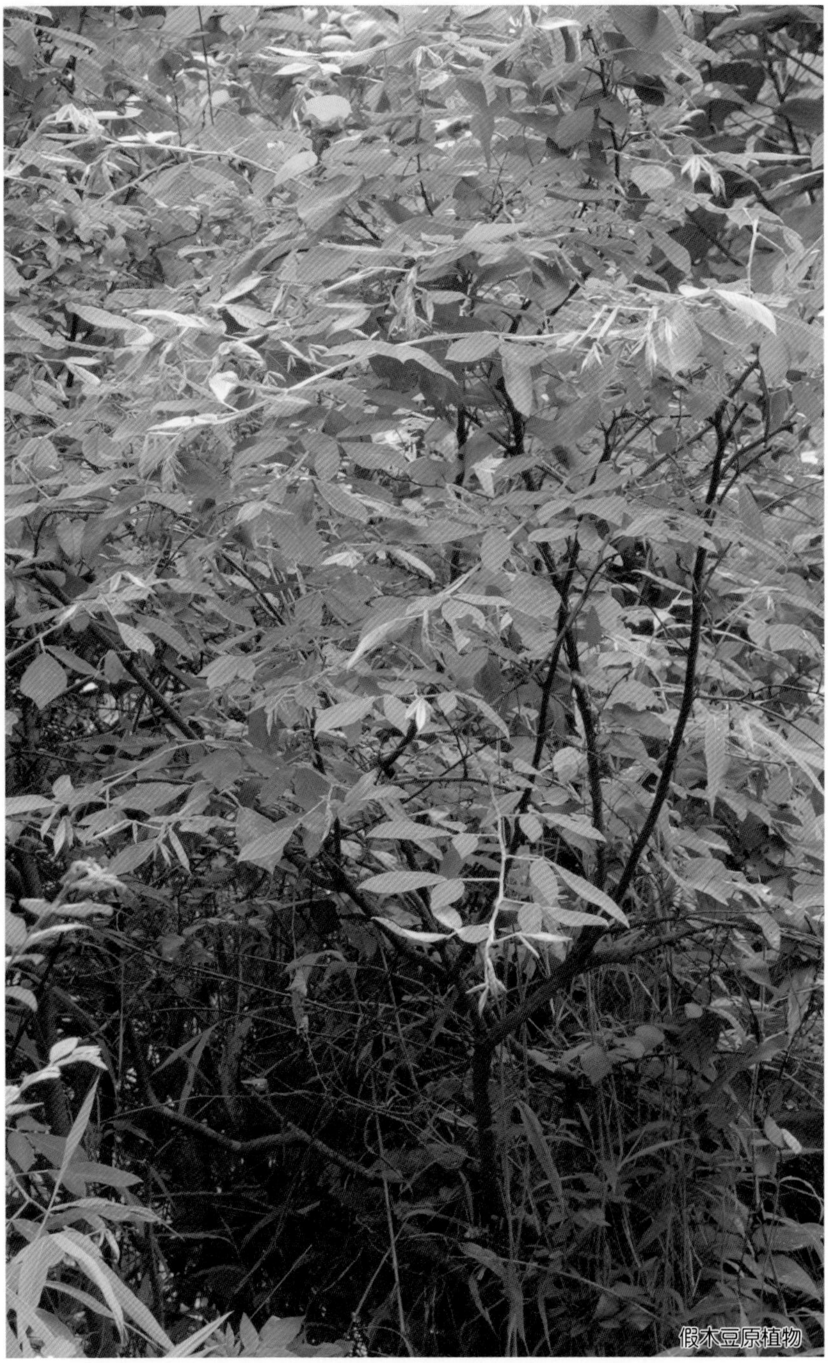

假木豆原植物

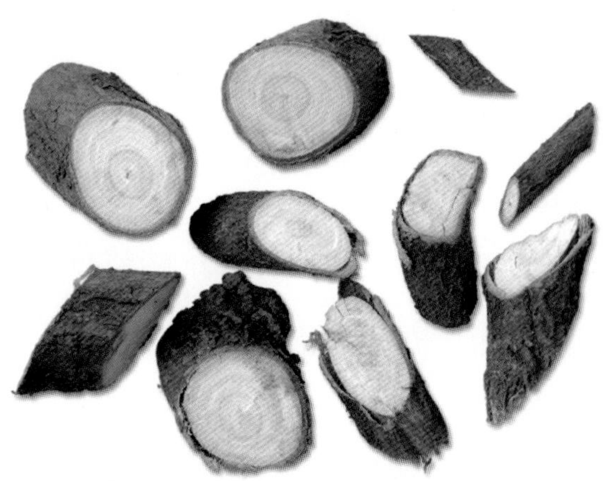

假木豆饮片

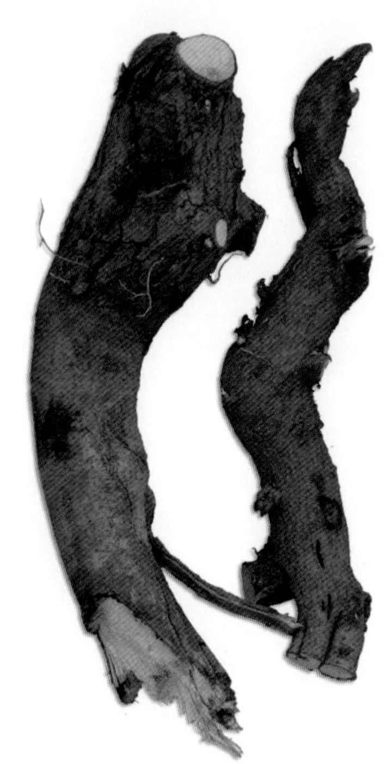

假木豆药材

【经验方】

1.跌打内伤　千斤拔根和叶捣烂，兑酒糟炒热包患处。（《贵州草药》）

2.喉痛　千斤拔根 7.5g，山豆根 9g。煨水服。（《贵州草药》）

3.吐血、咯血　千斤拔根 15~30g。泡酒或煨水服。(《贵州草药》)

【参考文献】

[1] 张前军，杨小生，朱海燕，等. 假木豆脂溶性成分研究. 贵州大学学报（自然科学版），2006，23（8）：3.

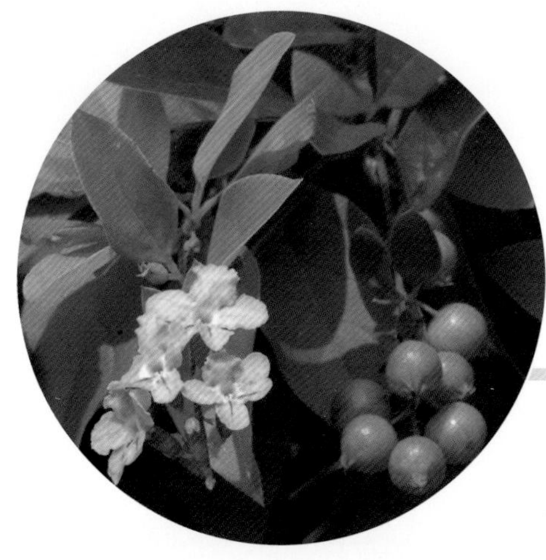

假连翘 Jia lian qiao

Durantae Repenis Fructus
[英]Golden Dewdrop

【别名】番仔刺、篱笆树、花墙刺。

【来源】为马鞭草科植物假连翘 *Duranta repens* L. 的果实。

【植物形态】多年生灌木。枝条常下垂，有刺或无刺，嫩枝有毛。叶对生，稀为轮生；叶柄有柔毛；叶片纸质，卵状椭圆形、倒卵形或卵状披针形，长2~6.5cm，宽1.5~3.5cm，基部楔形，叶缘中部以上有锯齿，先端短尖或钝，有柔毛。总状花序顶生或腋生，常排成圆锥状；花萼管状，有毛，具5棱，先端5裂，裂片平展，内外有毛；花柱短于花冠管，子房无毛。核果球形，熟时红黄色，有光泽，完全包于扩大的宿萼内。

【分布】广西全区均有分布或栽培。

【采集加工】夏秋季采收，晒干或鲜用。

【药材性状】果实圆球形，直径0.4~0.8cm，表面橙黄色至黄褐色，有纵向浅沟及黄白色斑点，顶端鸟喙状，完全包藏在扩大的花萼内，有4枚小坚果。气微，味涩、甜。

【品质评价】以身干个大、色橙黄、饱满者为佳。

【化学成分】果实中含5,7-二羟基-3′-（2-羟基-3-甲基-3-丁烯基）-3,6,4′-三甲氧基黄酮[5,7-dihydroxy-3′-（2-hydroxy-3-methyl-3-butenyl）-3,6,4′-trimethoxy flavone]，2,4′-二甲氧基-3′-（2-羟基-3-甲基-3-丁烯基）-苯乙酮[2,4′-dimethoxy-3′-（2-hydroxy-3-methyl-3-butenyl）-acetophenone]，5-羟基-3,6,7,4′-四甲氧基黄酮(5-hydroxy-3,6,7,4′-tetramethoxy-flavone)，玫瑰酮内酯（rosenonolactone），6,7-二甲氧基香豆素（6,7-dimethoxycoumarin），5*α*,8*α*-环二氧麦角甾-6,22-二烯-3*β*-醇（5*α*,8*α*-dioxane central ergosterol-6,22-diene-3*β*-ol）和5*α*,8*α*-环二氧麦角甾-6,9（11）,22-三烯-3*β*-醇（5*α*,8*α*-dioxane central ergosterol-6,9（11）,22-leukotriene-3*β*-alcohol）[1]，7-*O*-*α*-D-吡喃葡萄糖基-3,5-二羟基-3′-（4″-乙酰氧基-3″-甲基丁基）-6,4′-二甲氧黄酮[7-*O*-*α*-D-glucopyranosyl-3,5-dihydroxy-3′-（4″-acetoxy-3″-methylbutyl）-6,4′-dimethoxyflavone]，7-*O*-*α*-D-吡喃葡糖基-3′,4′-二羟基-3′-（4″-乙酰氧基-3″-甲基丁基）-5,6-二甲氧黄酮[7-*O*-*α*-D-glucopyranosyl-3′,4′-dihydroxy-3′-（4″-acetoxy-3″-methylbutyl）-5,6-dimethoxy flavone]，3,7,4′-三羟基-3′-（8″-乙酰氧基-7″-甲基辛基）-5,6-二甲氧黄酮[3,7,4′-trihydroxy-3′-（8″-acetoxy-7″-methyloctyl）-5,6-dimethoxy flavone]，（−）-6*β*-羟基-5*β*,8*β*,9*β*,10*α*-克罗烷-3,13-二烯-15,16-交酯-18-酸[（−）-6*β*-hydroxy-5*β*,8*β*,9*β*,10*α*-croatia-3,13-diene-15,16-lactide-18-acid]，

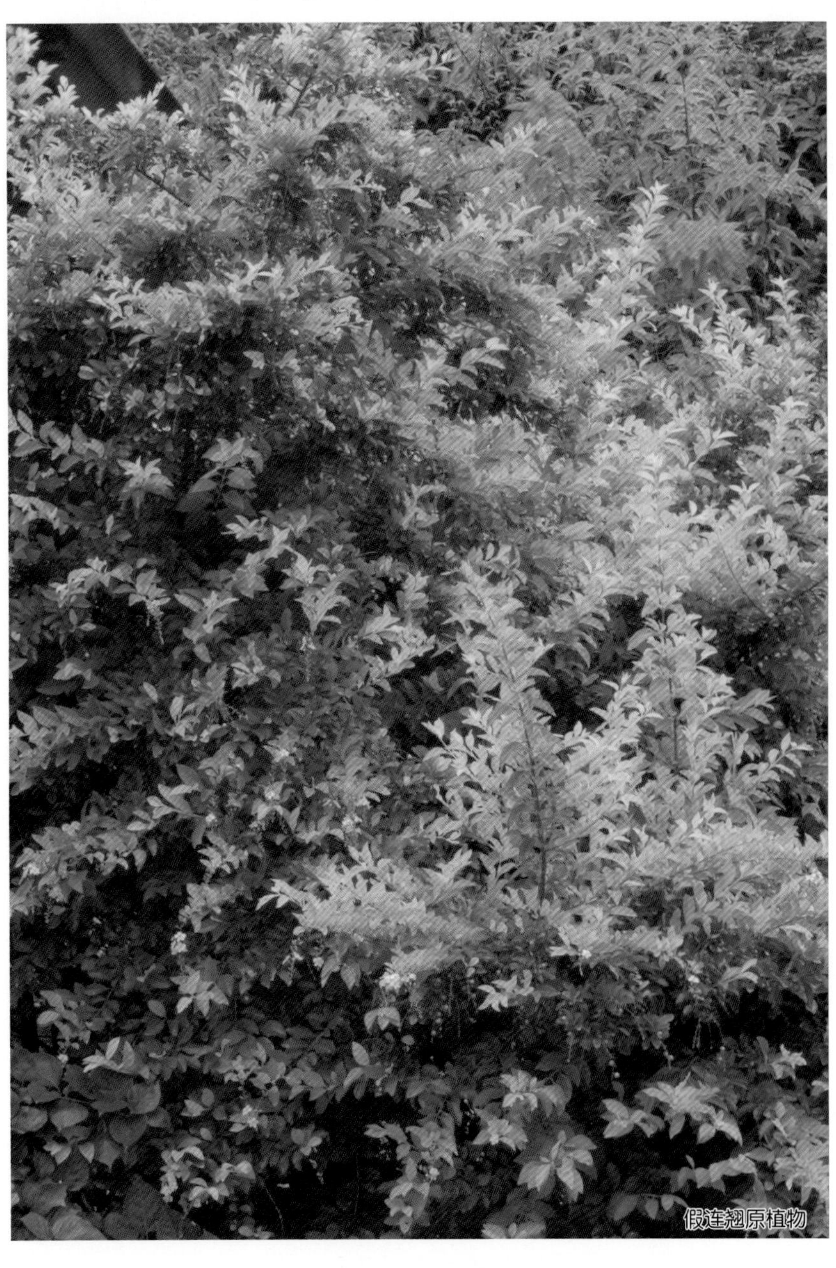
假连翘原植物

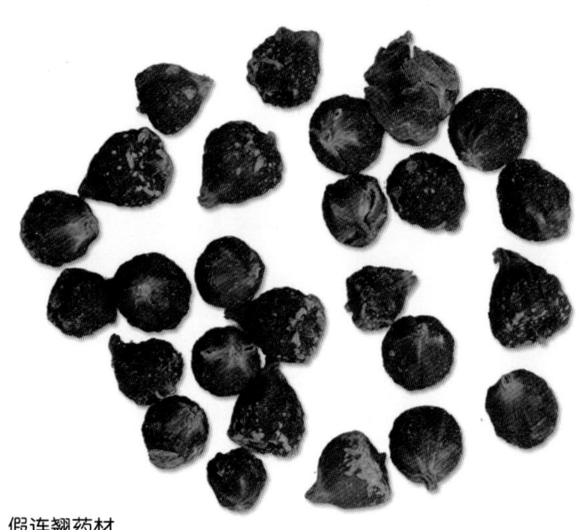
假连翘药材

(+)-hardwickiic acid，(+)-3,13-克罗烷二烯-15,16-酯-18-酸[(+)-3,13-croatia-diene-15,16-ester-18-acid][2]。还含假连翘种苷（repenoside），花墙刺苷（durantioside）Ⅰ、Ⅱ和Ⅲ，甾体（steroid），葡萄糖（glucose），果糖（fructose），生物碱（alkaloid），野芝麻酯苷（lamiide），花墙刺苷Ⅰ四乙酸酯（durantioside Ⅰ tetraacetate），花墙刺苷Ⅰ五乙酸酯（durantioside Ⅰ pentaacetate），花墙刺苷Ⅱ四乙酸酯（durantioside Ⅱ tetraacetate）和花墙刺苷Ⅳ四乙酸酯（durantioside Ⅳ tetraacetate）[3]，negundins B，negundins A[4]。

【药理作用】

体外酶抑制活性作用　假连翘中的化合物 negundins B 具有较强的脂氧合酶抑制活性，化合物 negundins A 具有中度抗丁酰胆碱酯酶活性[4]。

【性味归经】味甘、微辛，性温；有小毒。归肝、肾经。

【功效主治】截疟，活血止痛。主治疟疾，跌打损伤。

【用法用量】内服：煎汤，14~20 粒；或研末。

【使用注意】孕妇忌用。

【经验方】

1. 疟疾　①假连翘 14 粒，红糖 15g。开水炖，于未发作前 2h 服。(《福建中草药》）②假连翘果实，晒干或以 60~80℃烘干，每次 20 颗，研末，装入胶囊，开水送服，每日 3 次；或用粉末 0.7~3.5g，每日服 3~4 次，连服 5~7 天。(《福建药物志》)

2. 跌打胸痛　鲜假连翘 15g。捣烂，热酒冲服。(《福建中草药》)

【参考文献】

[1] AnisI. 假连翘中的酶抑制成分 .Chem Pharm Bull,2002,50（4）:515.

[2] Iqbal K. 假连翘中的葡萄糖苷酶抑制成分 .Chem Pharm Bull,2004,52（7）:785.

[3] 国家中医药管理局《中华本草》编委会 . 中华本草 . 上海：上海科学技术出版社，1999：5966.

[4] 王洋 . 假连翘中的 α- 葡萄糖苷酶抑制成分 . 国外医学·中医中药分册，2005，27（6）：359.

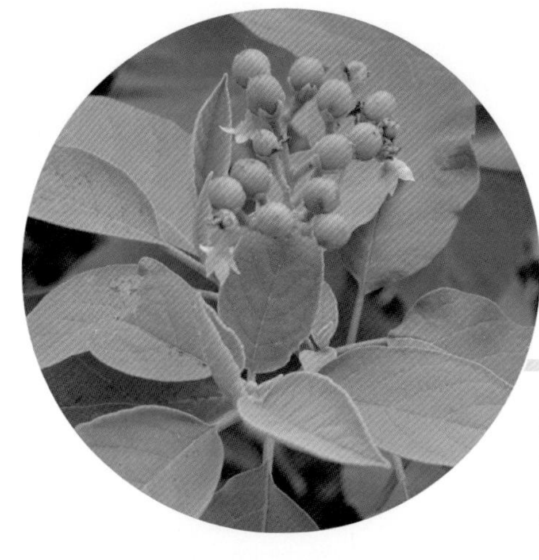

Jia yan ye

假烟叶

Solani Verbascifolii Folium
[英]Mullein Mightbrier Leaf

【别名】野烟叶、大王叶、大黄叶、土烟叶、大发散、毛叶树、野茄树。

【来源】为茄科植物假烟叶 *Solanum verbascifolium* L. 的叶。

【植物形态】多年生小乔木。枝密被白色具柄头状簇绒毛。单叶互生；叶片大而厚，卵状长圆形，长 10~29cm，宽 4~12cm，纸质，柔软，全缘，先端渐尖，基部阔楔形或钝，上面绿色，下面灰绿色，疏生星状毛。聚伞花序成平顶状，多花，侧生或顶生；花白色，萼钟形，5 半裂，外表有灰白色星状毛；花冠浅钟状，5 深裂，裂片长圆形；雄蕊 5，着生于花冠喉上，花药黄色，顶孔裂；雌蕊，子房上位，2 室，胚珠多数，柱头头状。浆果球状，具宿存萼，黄褐色，初放星状簇绒毛，后渐脱落；种子扁平。

【分布】广西全区均有分布。

【采集加工】全年均可采收，洗净，切段，晒干。

【药材性状】叶片多皱缩，略凹凸不平，完整叶卵状长圆形，长 10~30cm，宽 4~12cm，叶全缘，先端渐尖，基部阔楔形或钝，叶面绿色，叶背灰白色，密生星状毛。叶柄长 1.5~5.5cm，密被毛。质脆，易破碎。气微香，味辛、苦。

【品质评价】以色绿、干净者为佳。

【化学成分】本品含有澳洲茄胺（solasodine），番茄胺（tomatidine），番茄烯胺（tomatidenol），薯蓣皂苷元（diosgenin），密花茄碱（solafloridine），5,16- 娠二烯醇酮(5,16-pregnadienolone)，澳洲茄 -3,5- 二烯（solasodiene），微量的魏斯泼蒂灵(vespertilin)，澳洲茄碱(solasonine)，野烟叶碱（solaverbascine），澳洲茄边碱（solamargine）[1]。

茎含薯蓣皂苷元（diosgenin），澳洲茄胺（solasodine），澳洲茄 -3,5- 二烯和微量澳洲茄碱，密花茄碱[1]。

果实含 5,16- 娠二烯醇酮，澳洲茄胺，密花茄碱，魏斯泼蒂灵，薯蓣皂苷元，澳洲茄 -3,5- 二烯，δ 10-5α- 娠烯醇酮（δ 10-5α-pregnenolone）[1]。

地上部分含野烟叶苷(solverines) Ⅰ、Ⅱ、Ⅲ，野烟叶醇（solaverol）A、B[1]。

【药理作用】

1. 对平滑肌和骨骼肌作用　假烟叶的叶或全草的水提醇沉物 0.013g（鲜生药）/ml，可引起离体豚鼠回肠收缩，其强度相当于乙酰胆碱引起的最大收缩的 65%，阿托品及麦角酰二乙胺（BOL）可部分阻断其收缩作用。假烟叶又可使乙酰胆碱、组胺及氯化钡引起的收缩分别减少 60%、60% 及 30%。煎剂对回肠则无作用。水提取物可使离体兔十二指肠张力增加，继之产生痉挛。煎剂对离体大鼠子宫和蟾蜍腹直肌有轻度兴奋作用[2,3]。

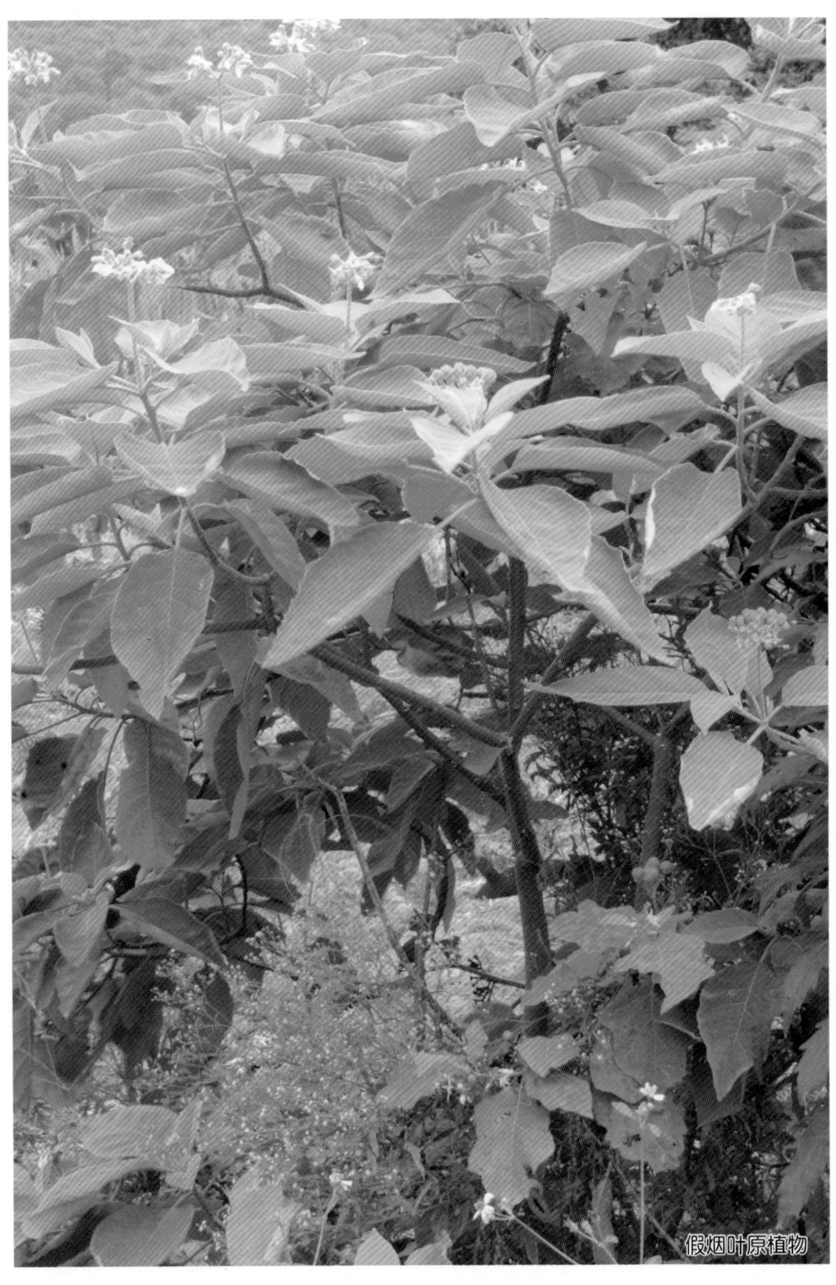
假烟叶原植物

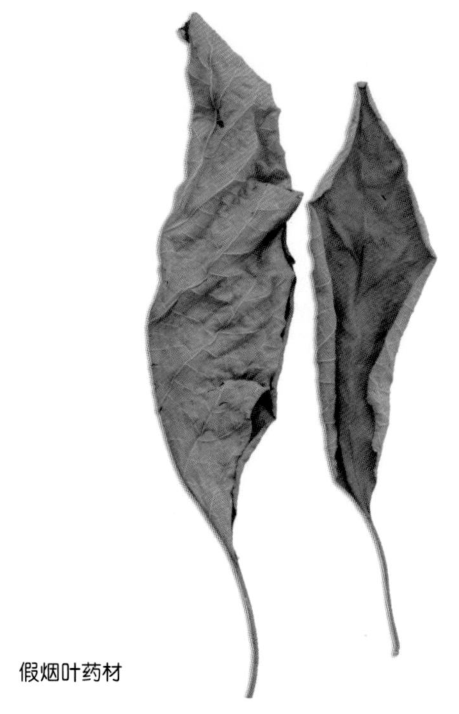
假烟叶药材

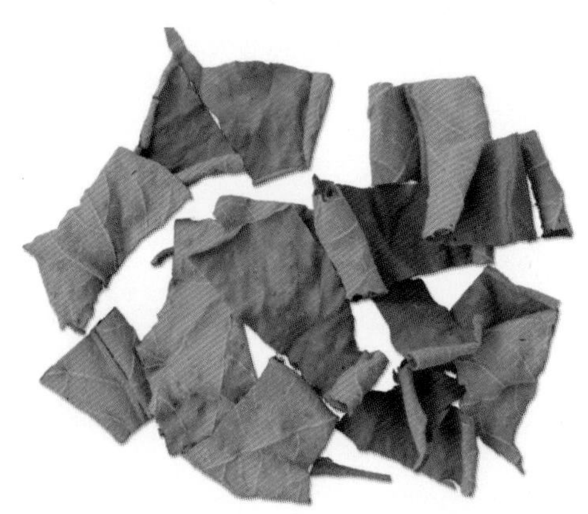
假烟叶饮片

2. 对心血管系统作用　假烟叶水提物对离体兔心可迅速引起心收缩不全，以后逐步部分恢复。煎剂在大鼠后肢灌流试验中无作用，给麻醉狗静脉注射有降压作用[2,3]。

3. 对中枢神经系统作用　小鼠腹腔注射假烟叶水提取物 5g（鲜生药）/kg，可延长环己巴比妥钠的睡眠时间[2]。

4. 毒理　小鼠腹腔注射假烟叶水提取物 10g（鲜生药）/kg，引起抑制、运动失调及呼吸加快，2h 后 5 只小鼠全部死亡；如静脉注射 2.5g/kg，中毒症状相似，5 只中有 2 只阵挛性惊厥、死亡，余鼠 24h 后恢复正常[2]。小鼠腹腔注射煎剂每只 0.1g（生药），24h 后 2 只小鼠全部死亡[3]。

【性味归经】味辛、苦，性微温；有毒。归脾、胃、肝经。

【功效主治】行气血，消肿毒，止痛。主治胃痛，腹痛，痛风，骨折，跌打损伤，痈疖肿毒，皮肤溃疡，外伤出血。

【用法用量】内服：煎汤，4.5~9g。外用适量，煎水洗或捣敷。

【使用注意】本品全株有毒，以果最毒，内服宜慎。

【经验方】

1. 癣　毛叶树煨水洗患处。（《贵州草药》）
2. 痈疮肿毒，湿疹，皮炎，外伤感染　假烟叶鲜品捣烂外敷。或煎浓汁洗患处。（《广西中草药》）
3. 手脚痛风　鲜野烟叶适量，捣碎和酒炒热，推擦患部。（《闽南民间草药》）
4. 无名肿毒　毛叶树适量，捣绒敷患处。(《贵州草药》)

【参考文献】

[1] 国家中医药管理局《中华本草》编委会 . 中华本草 . 上海：上海科学技术出版社，1999：6313.
[2] J Pharm, Pharmacol, 1965,17（2）:98.
[3] J Pharm, Pharmacol, 1964,16（2）:115.

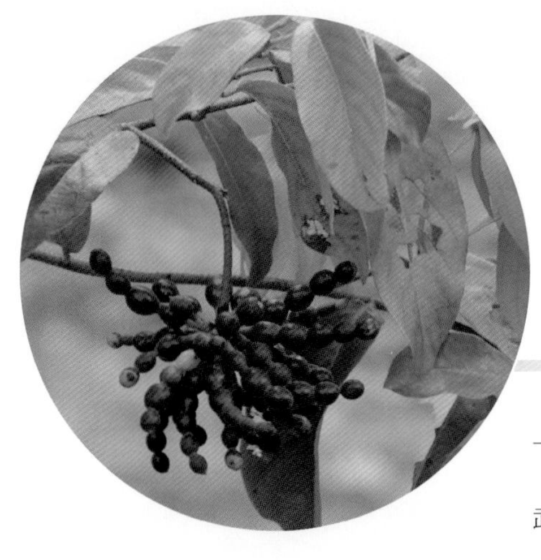

Jia ying zhao

假鹰爪

Desmi Chinensis Folium

[英]Chinese Desmos Leaf

【别名】山桔叶、串珠酒饼叶、假酒饼叶。

【来源】为番荔枝科植物假鹰爪 *Desmos chinensis* Lour. 的叶。

【植物形态】多年生直立或攀缘灌木。枝粗糙，有纵条纹或灰白色凸起的皮孔。单叶互生；叶片长圆形或椭圆形，长 4~13cm，宽 2~5cm，上面绿色，有光泽，下面粉绿色。花单朵与叶互生或对生，黄绿色，下垂；萼片 3，卵圆形；花瓣 6，2 轮，外轮比内轮大，长圆形或长圆状披针形；雄蕊多数，药隔先端截形；心皮多数，柱头 2 裂。果实伸长，在种子间缢缩成含珠状，聚生于果梗上，子房柄明显。种子球形。

【分布】广西主要分布于南宁、邕宁、武鸣、龙州、大新、靖西等地。

【采集加工】夏、秋季采收，洗净，晒干或鲜用。

【药材性状】叶稍卷曲或破碎，灰绿色至灰黄色。完整叶片长圆形至椭圆形，长 4~13cm，宽 2~5cm，先端短渐尖，基部阔楔形，全缘；叶柄长约 5mm。薄革质而脆。气微，味苦。

【品质评价】以身干、色灰绿、完整者为佳。

【化学成分】假鹰爪叶含黄酮类化合物，有（2*R*,3*R*）5,7,3,4′- 四羟基二氢黄酮醇 -3-*O*-*α*-L- 吡喃鼠李糖苷即落新妇苷（astilbin），5,7- 二羟基色原酮 -3-*O*-*α*-L- 吡喃鼠李糖苷（eucryphin），荠宁黄酮（mosloflavone），黄芩素 -7- 甲醚（negletein）[1]。

茎皮含假鹰爪素 A（cochinine A），去甲氧基马特西素（desmethoxymatteucinol），黄芩素 -7- 甲醚（negletein），5,7- 二羟基 -6- 甲酰基 -8- 甲基双氢黄酮（lawinal）[2]。

根中含 5,7- 二羟基 -6- 甲酰基 -8- 甲基黄酮（*iso*-unonal）和 4,7- 二羟基 -5- 甲氧基 -6- 甲基 -8- 甲酰基黄烷（4,7-dihydioxy-5-methoxy-6-methyl-8-formylflavane），5,7- 二羟基 -8- 甲酰基 -6- 甲基黄酮（unonal），5,7- 二羟基 -6,8- 二甲基双氢黄酮(desmethoxymatteucinol)，谷甾醇（*β*-sitosterol），5- 羟基 -7- 甲氧基 -6,8- 二甲基双氢黄酮（5-hydroxy-7-methoxy-6,8-dimethylflavanone）[3]。

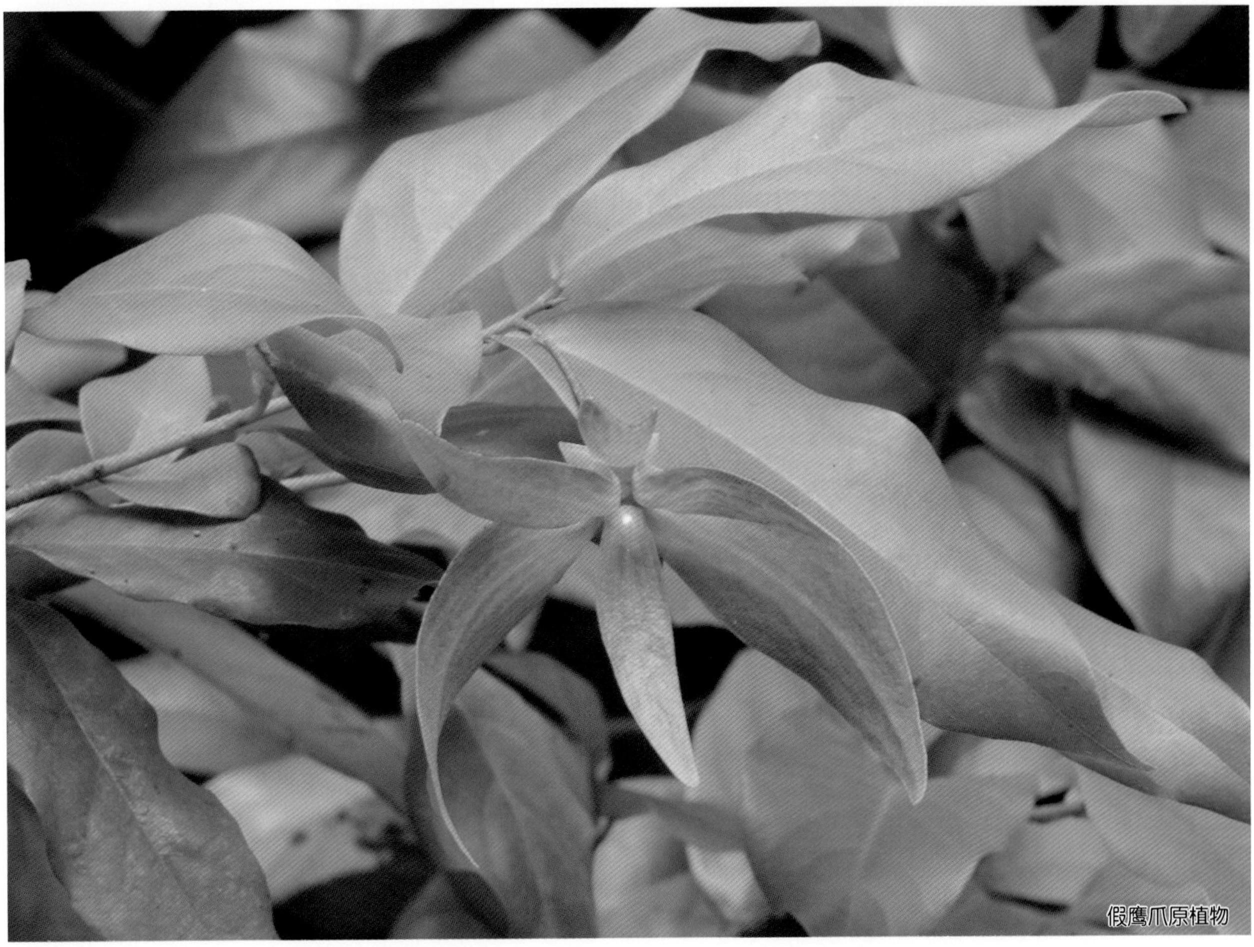

假鹰爪原植物

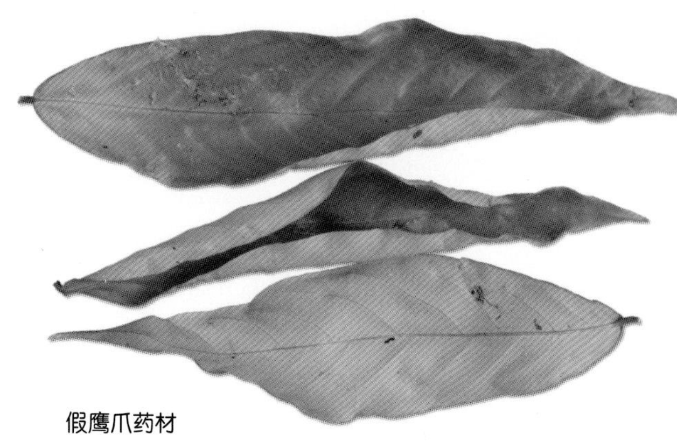
假鹰爪药材

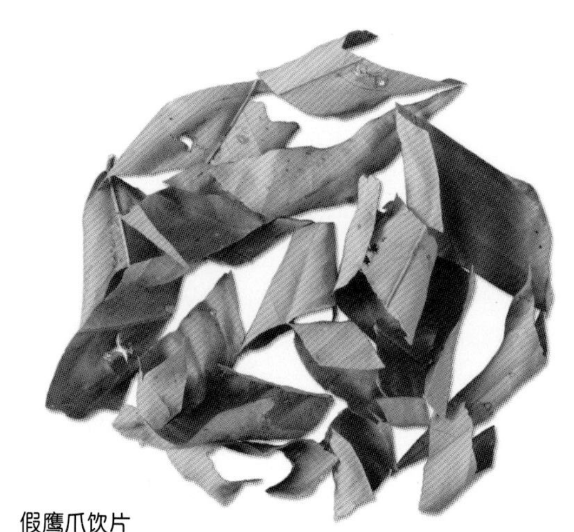
假鹰爪饮片

【性味归经】味辛，性温；有小毒。归脾、肝经。

【功效主治】祛风止痛，行气化瘀，健脾和胃，杀虫止痒。主治消化不良，胃痛腹胀，产后瘀滞腹痛，风湿痹痛，跌打损伤，疥癣，烂脚。

【用法用量】内服：煎汤，3~15g；或浸酒。外用适量，煎水洗或捣敷。

【使用注意】孕妇慎用。

【经验方】

1. 脚趾湿烂而痒　用鲜假酒饼叶捣汁涂敷患处，或用干叶煎汤洗之，均有效。（《广东中药》）
2. 跌打损伤，骨痛皮肿　假酒饼叶捣烂，下铁锅炒至将焦，即入好酒煮沸，取酒饮之，以其渣敷伤处。（《岭南采药录》）
3. 诸骨鲠喉　假鹰爪根或叶15~30g。水煎含服。（《广西本草选编》）
4. 胃肠胀气，消化不良，肾炎水肿，支气管炎　干假酒饼叶15~30g。水煎服。（广州部队《常用中草药手册》）

【参考文献】

[1] 施敏锋，潘勤，闵知大．假鹰爪叶的化学成分研究．中国药科大学学报，2003，34（6）：503.

[2] 郝小燕，商立坚，郝小江．假鹰爪的黄酮成分研究．云南植物研究，1993，15（3）：295.

[3] 吴久鸿．假鹰爪根中黄酮成分的分离鉴定．药学学报，1994，29（8）：621.

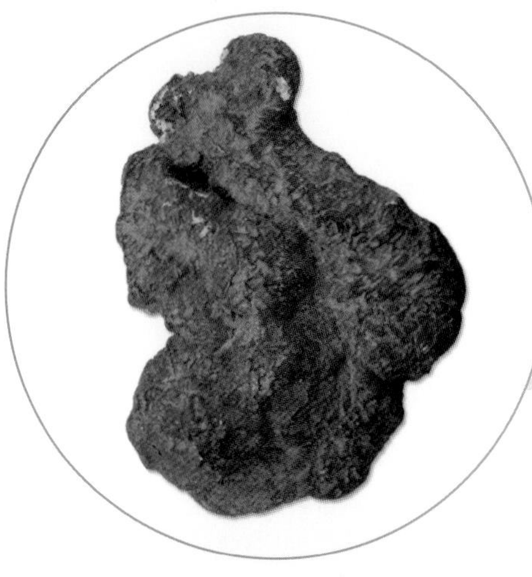

猪苓

Zhu ling

Polyporus
[英]Agaric

【别名】地乌桃、野猪食、猪屎苓、猪茯苓。

【来源】为多孔菌科真菌猪苓 *Polyporus umbellatus*（Pers.）Fr. 的菌核。

【植物形态】菌核形状不规则，呈大小不一的团块状，坚实，表面紫黑色，有多数凹凸不平的皱纹，内部白色。子实体从埋生于地下的菌核上发出，有柄并多次分枝，形成一丛菌盖，中部脐状。有淡黄色的纤维状鳞片，近白色至浅褐色，无环纹，边缘薄而锐，常内卷，肉质，干后硬而脆。菌肉薄，白色。菌管与菌肉同色，下延。管口圆形至多角形。孢子无色，光滑，圆筒形，一端圆形，一端有歪尖。

【分布】广西全区均有分布。

【采集加工】春、夏、秋季采挖，晒干，或趁鲜时切片晒干。

【药材性状】菌核呈不规则块状，条形，类圆形或扁块状，有的有分枝，长 5~25cm，直径 2~6cm。表面黑色，灰黑色或棕黑色，皱缩或有瘤状突起。体轻，质硬，断面类白色或黄白色，略呈颗粒状。气微，味淡。

【品质评价】以个大、外皮黑色、断面色白、质重者为佳。

【化学成分】本品菌核含多孔菌甾酮（polyporusterone）A、B、C、D、E、F、G，猪苓葡聚糖Ⅰ，4,6,8（14）,22- 麦角甾四烯 -3- 酮[ergosta-4,6,8（14）,22-tetraen-3-one]，25- 去氧 -24（28）- 去氢罗汉松甾酮[25-deoxy-24（28）-dehydromakisterone]A，25- 去氧罗汉松甾酮（25-deoxymakisterone）A，7,22- 麦角甾二烯 -3- 醇（ergosta-7,22-dien-3-ol），7,22- 麦角二烯 -3- 酮（ergosta-7,22-dien-3-one），5,7,22- 麦角甾三烯 -3- 醇（ergosta-5,7,22-trien-3-ol），5α,8α- 表二氧 -6,22- 麦角甾二烯 -3- 醇（5α,8α-*epi*-dioxyergosta-6,22-dien-3-ol），还含 α- 羟基二十四碳酸（α-hydroxytetracosanoic acid）。猪苓菌丝发酵滤液中多糖由 D- 甘露糖（D-mannose），D- 半乳糖（D-galactose），D- 葡萄糖（D-glucose）组成[1]。

【药理作用】

1. 对免疫功能影响　猪苓煎剂皮下注射能增强小鼠网状内皮系统吞噬功能，腹腔注射猪苓乙醇提取物水溶部分可减少溶血空斑数目，认为是一种非特异性免疫刺激剂，能加强细胞免疫和抑制体液免疫[2]。猪苓多糖提取物对荷瘤小鼠溶血空斑形成试验，可使荷瘤小鼠脾脏抗体形成细胞增多，并能提高荷瘤小鼠巨噬细胞吞噬功能，对 T 细胞有轻度抑制作用[3]。猪苓多糖对荷瘤 S180、^{60}Co-γ 射线全身照射和环磷酰胺所致的小鼠细胞免疫功能抑制均有免疫增强作用，对小鼠因 ^{60}Co-γ

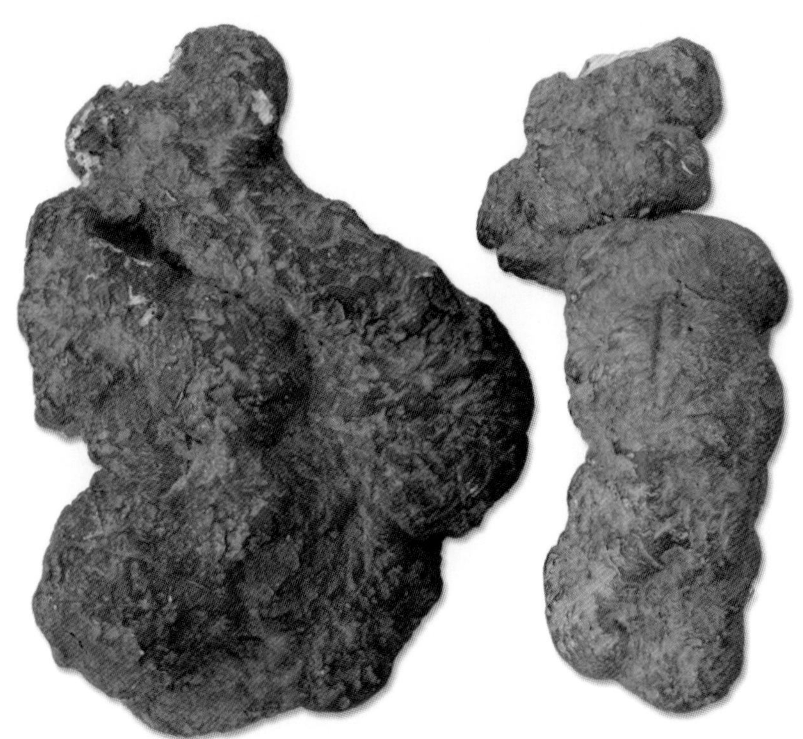

猪苓药材

射线全身照射所致体液免疫功能抑制（外周血中溶血素含量下降）有免疫刺激作用，表明其对细胞免疫功能的调节作用强于对体液免疫的调节作用[4]。不同浓度猪苓多糖，均可使风湿性关节炎（CIA）大鼠PP结淋巴细胞（PPL）分泌肿瘤坏死因子 α 减少，但使 γ-干扰素的分泌增加，而肠道上皮内淋巴细胞（IEL）和固有层淋巴细胞（LPL）分泌TNF-α 和IFN-γ 的水平均有不同程度的降低，猪苓多糖对CIA大鼠PPL具有不同的免疫调节作用，而对于IEL和LPL则可导致其免疫活性降低[5]。猪苓菌丝体多糖能提高小鼠的免疫功能[6]。多糖能使小鼠腹腔巨噬细胞一氧化氮（NO）生成增加，一氧化氮合酶（iNOS）活性增高，并呈作用剂量依赖关系，多糖在刺激小鼠腹腔巨噬细胞NO合成同时，伴有细胞内谷胱甘肽（GSH）水平的降低，呈负相关，能提高小鼠腹腔巨噬细胞iNOS活性，增加NO合成，消耗细胞内的GSH，提示细胞内GSH可能起到调节巨噬细胞NO生成和保护宿主细胞免受NO介导的细胞毒作用[7]。

2. 抗癌作用　猪苓醇提取物的水溶部分及各种提取物对小鼠腹腔注射，可抑制小鼠肉瘤S180、宫颈癌U14和肝癌[2,8]。日本也有猪苓多糖抗癌的报告[9]，对小鼠连续注射猪苓提取物7天，可升高小鼠S180癌细胞中的cAMP含量，其抗癌作用可能与此有关[10]。猪苓的抗癌组分为葡聚糖多糖体[11]。其抗癌作用可能是通过调动荷瘤宿主的免疫功能增强来实现的[12]。200mg/kg猪苓多糖对肝癌H22小鼠抑制率为39%，当400mg/kg时，可使荷瘤小鼠亢进的皮质功能恢复正常[13]。猪苓多糖给药后，荷瘤小鼠肝糖原的积累是通过糖原异生酶活性的增高，加速糖原异生，使机体自稳状态改善而发挥作用[14]。猪苓多糖上调T24膀胱癌细胞p53mRNA及其蛋白表达，24h表达最高，呈弥漫性分布，随后逐渐下降，猪苓多糖对H-ras基因蛋白表达无影响[15]。

3. 保肝　猪苓多糖对四氯化碳（CCl_4）和D-半乳糖胺引起的肝损伤有保护作用，能使ALT活力下降，肝5′-核苷酸酶酸性磷酸酶和6-磷酸葡萄糖磷酸酶活力回升，保肝机制主要是因为它使CCl_4所致小鼠下降的腹腔巨噬细胞数回升[16,17]。对CCl_4引起的小鼠脂质过氧化作用增强无抑制作用[18]，对小鼠中毒性肝炎有预防作用[19]，能促进豚鼠和熊猴产生乙型肝炎表面抗体[20]。

4. 利尿　家兔口服或腹腔注射有利尿作用[20]，猪苓煎剂相当于生药0.25~0.5g/kg，静脉注射或肌内注射，对不麻醉犬具有利尿作用，并能促进钠、氯、钾等电解质的排出[21]。1g/kg猪苓可引起大鼠尿量增加，用药后1小时猪苓的利尿作用起效，2~4h作用最显著，维持时间大于6h，猪苓可引起大鼠肾髓质集合管主细胞呈现不同程度的退行性改变，猪苓利尿作用强，起效快，维持时间较长[22]。

5. 抗菌　猪苓醇提取液对金黄色葡萄球菌、大肠杆菌均有抑制作用[23,24]。

6. 毒理　猪苓半精制物一次给小鼠250~2000mg/kg或腹腔注射500mg/kg后，均未见明显毒性。小鼠每天腹腔注射100mg/kg，连续28天，1个月后观察，也未发现明显反应，热源、溶血反应阴性，精制物配成1%生理盐水注射液对黏膜无刺激，豚鼠无过敏死亡现象[25]。

【临床研究】

1. 乙型肝炎　猪苓多糖胶囊，口服，每次2粒，治疗3个月。结果：治疗28例，HBsAg、HBeAg、HBV-DNA的阴转率分别为10.7%、64.7%和63.2%，抗-HBe阳转率为52.9%[26]。

2. 泌尿系结石　①猪苓汤[猪苓（去皮）、茯苓、泽泻各20g，阿胶（烊化）、滑石各15g。血尿者可加小蓟25g，侧柏叶20g；腰痛者加杜仲、桑寄生、白芍各25g；任何结石均可加金钱草30g，海金沙、鸡内金各25g]，水煎，早晚分服，每日1剂，3个月为1个疗程，1个疗程后观察疗效。结果：治疗58例，治愈20例，好转22例，无效16例，总有效率为72.4%[27]。②猪苓汤合芍药甘草汤（猪苓25g、茯苓25g、泽泻20g、滑石20g、白芍20g、甘草10g、阿胶15g），水煎，早晚温服，每日1剂。结果：治疗50例，有效47例，无效3例[28]。

3. 肾盂肾炎　①口服基本方药[猪苓20g，茯苓15g，滑石15g，泽泻20g，阿胶10g（烊化），黄芪30g，牛膝10g。加减：急性发作期，尿意频数，少腹疼痛，酌加黄柏、车前子、乌药；血尿、脓尿，加生地炭、茜草、蒲公英，重用天花粉；腰酸腰痛，加续断、何首乌、巴戟；头痛加菊花、枸杞；纳呆腹胀，加砂仁、陈皮、菖蒲、枳实；疲乏无力，重用参、芪]。水煎，早晚温服，每日1剂，一般6~15天为1个疗程，视病情而定。结果：治疗63例，其中治愈46例，好转13例，无效4例，总有效率93.6%[29]。②服猪苓汤加味：猪苓20g，茯苓20g，泽泻15g，滑石15g，鱼腥草30g，白茅根20g，柴胡10g，黄芪20g，阿胶10g（烊化），陈皮10g。水煎分服，每日1剂，治疗4周。结果：治疗60例，其中痊愈8例，有效46例，无效6例，总有效率90%。与应用环丙沙星比较疗效相当，但在改善病人全身症状方面优于环丙沙星[30]。

4. 尿血　以猪苓汤为基本方，膀胱湿热者加白茅根、大黄；心火盛者加木通、生地、山栀；虚火所致者加黄柏、旱莲草；脾虚者加党参、白术；房劳者加狗脊、益智仁、黄柏；气滞血瘀者加川楝子、白芍、琥珀粉、益母草。水煎分服，每日1剂。结果：治疗68例，其中治愈46例，好转14例，无效8例，总有效率为88.2%。疗程最短者6天，最长者65天，平均疗程为18天[31]。

5. 老年性癃闭　用猪苓、茯苓、泽泻、阿胶（烊化）、滑石（布包）各10g，桂枝5g（畏寒、腰膝酸软加肉桂、附子；气短声微加人参、黄芪；尿难以排出、少腹胀满疼痛加穿山甲、金钱草；纳呆者加鸡内金、建曲）。水煎分服，每日1剂。结果：治疗60例，其中痊愈（夜尿次数少于2次，排尿通畅）56例，好转（夜尿次数减少，点滴排尿症状消失或减轻）3例，无效1例。效捷者1~2剂药后小便即能排出，最慢者3剂药后显效，一般3~6剂药后小便不畅、腹胀消失[32]。

6. 糖尿病性肾病　猪苓15g，茯苓15g，泽泻9g，滑石9g，阿胶9g（烊化），大黄9g，丹参15g（辨证加减：肝肾阴虚型可选用女贞子、黄芪、生地等；肾气虚型可选用太子参、山药、黄芪等；气阴两虚型可选用黄芪、麦冬、五味子、玄参等；阴阳两虚型可选用附子、生地、生龙牡等。

兼症加减：并发视网膜病变可选用枸杞子、菊花、蒙花、三七等；血压较高者可选用怀牛膝、夏枯草、双钩、生龙牡等；尿中蛋白阳性者可选用黄芪、芡实、茅根、车前子、蝉衣、坤草、冬瓜皮等）。水煎（阿胶另烊化），早晚空腹服。结果：治疗 35 例，其中达到临床控制 6 例，占 17%；有效 24 例，占 68%；无效 5 例，占 15%。总有效率为 85%[33]。

7. 肝硬化腹水　①用猪苓、泽泻、阿胶、槟榔、黄芩各 10g，生白术、丹参、板蓝根各 30g，鳖甲、茯苓各 20g，茵陈、赤芍、大腹皮各 15g（舌苔厚者加川厚朴、蔻仁各 10g；脉细弱者加黄芪 30g；纳差加鸡内金 10g；舌红少苔口干加生地 12g，沙参、枸杞各 10g；有黄疸，茵陈加至 50g；手足发冷加桂枝 10g，去黄芩；利水效不显加二丑，从 5g 开始根据病情可加至 10g；衄血加白茅根 30g）。水煎分服，每日 1 剂，15 日为 1 个疗程，一般需 2 个疗程以上。结果：治疗 31 例，其中治愈 19 例，好转 8 例，无效 4 例，总有效率为 89%[34]。②治疗组用猪苓 20g、茯苓 25g、泽泻 15g、阿胶 20g（烊化）、车前子 15g（包煎），气虚加白参 50g（另蒸）、黄芪 30g、白术 12g、大枣 10 枚；血虚加白芍 15g、当归 15g；阴虚加龟甲 15g、鳖甲 15g、枸杞 20g；阳虚加肉桂 6g（后下）、干姜 12g；血瘀加丹参 30g、郁金 15g。水煎分 4 次服，每日 1 剂。对照组用护肝利尿等常规治疗。结果：治疗组 32 例，其中痊愈 24 例，有效 5 例，无效 3 例，总有效率为 90.6%。与对照组相比，治疗前两组间的症状与体征无显著性差异（$P>0.05$），治疗后腹胀、纳差、气促、腹水明显低于对照组，有显著性差异（$P<0.01$），两组肝掌、脾肿大无明显差异[35]。

8. 小便不利　猪苓 20g，茯苓 15g，阿胶 15g（烊化），泽泻 12g，滑石 15g [有血尿加白茅根 30g，大蓟、小蓟各 15g，生地 15g；小便淋漓疼痛加琥珀（研服）10g，萹蓄、瞿麦、土茯苓各 15g；腰痛加狗脊 30g，虎杖 15g。经久不愈，只表现尿频、尿急而无其他伴随证者，加山茱萸、山药、熟地各 15g]。冷水泡 20~30min 后煎服，每日 1 剂。结果：治疗 32 例，痊愈 25 例，好转 5 例，无效 2 例，总有效率为 93%[36]。

9. 渗出性中耳炎　治疗组用猪苓、阿胶（烊化）各 10g，滑石、茯苓、黄芪、石韦、益母草、赤芍各 9g，桑白皮、葶苈子、白术、黄芩各 6g，仙鹤草 20g。水煎分服，每日 1 剂。对照组用血管收缩剂滴鼻，咽鼓管吹张，鼓膜穿刺抽液，口服泼尼松、抗生素等综合治疗。结果：治疗 60 例，显效 34 例，有效 23 例。无效 3 例，总有效率 95.0%，与对照组相比总有效率有显著性差异（$P<0.05$）[37]。

10. 羊水过多　对照组用氢氯噻嗪 25mg，氯化钾（布达秀）500mg，口服，每日 2 次。治疗组在对照组基础上，加用猪苓 30g、滑石 20g、泽泻 10g、阿胶 10g、茯苓 15g（气虚加黄芪、白术；气滞加桑白皮、天仙藤；湿盛加制半夏、厚朴、陈皮、车前子），水煎服。结果：治疗组 66 例，其中显效 10 例，有效 25 例，无效 5 例。与对照组相比，有效率有明显差异（$P<0.05$）；羊水指数治疗前后差均值两组相比有显著差异（$t=2.72$，$P<0.01$）[38]。

11. 乳糜尿　猪苓 20g，茯苓 15g，泽泻、阿胶（烊化）、鹿角霜、补骨脂、益智仁各 10g。如伴有尿频、尿急、尿痛者，加黄柏 15g，车前子（包煎）10g；尿常规化验有红细胞加白茅根 20g，仙鹤草 10g；尿常规化验有白细胞、脓细胞加蒲公英、紫花地丁、败酱草各 20g。水煎服，每日 1 剂，2 个月为 1 个疗程。结果：治疗 26 例，其中痊愈 9 例，占 35.1%，有效 14 例，占 54.6%，无效 3 例，占 10.3%，总有效率为 89.7%[39]。

【性味归经】味甘、淡，性平。归脾、肾、膀胱经。

【功效主治】利水渗湿。主治小便不利，水肿胀满，泄泻，淋浊，带下。

【用法用量】内服：煎汤，10~15g；或入丸、散。

【使用注意】无水湿者禁用，以免伤阴。

【经验方】

1. 肝硬化腹水　鲤鱼一条（重 500~2000g），猪苓、大腹皮、防己、泽泻各 9g。剖开鱼腹，除掉内脏，洗净。将以上四味药研末装入鱼腹内，煮熟，去药渣，食鱼喝汤。（《中国药用真菌》）

2. 肠胃寒湿，濡泻无度，嗜卧不食　猪苓（去黑皮）半两，肉豆蔻（去壳，炮）二枚，晃柏（去粗皮，炙）一分。上三味捣罗为末，米饮和丸，如绿豆大。每服十丸，食前热水下。（《圣济总录》猪苓丸）

3. 热淋，尿急，尿频，尿道痛　猪苓、萹蓄、车前子各 9g，木通 6g。水煎服，日服 2 次。（《中国药用真菌》）

4. 年壮气盛，梦遗白浊　半夏一两，猪苓一两。上半夏锉如豆大，猪苓为末，先将半夏炒令黄色，不令焦，地上去火毒半日。取半夏为末，以一半猪苓末调匀和丸，如桐子大，更用余猪苓末拌丸，使干，入不油砂瓶中养之。每服四十丸，空心温酒盐汤下，于申未间冷酒下。（《济生方》猪苓丸）

5. 妊娠小便不通，脐下硬痛　猪苓、木通、桑根白皮（锉）各一两。上粗捣筛。每服三钱匕，水一盏，入灯心同煎至七分去滓，食前温服。（《普济方》猪苓汤）

6. 妊娠自脚上至腹肿，小便不利，微渴引饮　猪苓五两，末。以熟水服方寸匕，日三服。（《子母秘录》）

【参考文献】

[1] 国家中医药管理局《中华本草》编委会．中华本草．上海：上海科学技术出版社，1999：227.

[2] 中国医学科学院肿瘤研究所药理室．中草药通讯，1978，（8）：372.

[3] 中医研究院中药研究所免疫组．猪苓的抗肿瘤作用研究 Ⅱ．猪苓提取物对小鼠免疫功能的影响．新医药学杂志，1979，（3）：51.

[4] 王德昌．中草药，1983，14（6）：257.

[5] 张皖东，吕诚，赵宏艳，等．人参多糖和猪苓多糖对 CIA 大鼠肠道黏膜免疫细胞功能的影响．细胞与分子免疫学杂志，2007，23（9）：867.

[6] 李太元，田广燕，许广波，等．猪苓菌丝体多糖对小鼠免疫水平的影响．中国兽医学报，2007，27（1）：88.

[7] 陈伟珠，侯敢，张海涛．猪苓多糖对小鼠腹腔巨噬细胞一氧化氮生成、iNOS 活性和细胞内还原型谷胱甘肽含量的影响．广东医学院学报，2003，21（4）：319.
[8] 中医研究院中药研究所肿瘤组．猪苓的抗肿瘤作用研究Ⅰ：猪苓提取物对小鼠移植性肿瘤的影响．新医药学杂志，1979，（2）：15.
[9] 伊滕钧．日本药事新报，1977，（27）：43.
[10] 中医研究院中药研究所．猪苓提取物“757”的抗肿瘤实验和临床观察．新医药学杂志，1979，（2）：9.
[11] 中医研究院中药研究所．中医药研究参考，1978，（3）：54.
[12] 北京中医学院东直门医院，北京中医研究院广安门医院．猪苓提取物伍用化疗药物治疗原发性肺癌 37 例近期疗效观察．新医药学杂志，1979，（2）：11.
[13] 吴国利，聂剑初，颜卉君，等．几种中药抗癌作用的生化研究．北京师范大学学报（自然科学版），1982，（2）：57.
[14] 曾星，章国来，梅玉屏，等．猪苓多糖对膀胱癌细胞癌基因蛋白表达的影响．中国肿瘤临床，2003，30（2）：81.
[15] 吴国利，聂剑初，魏群，等．猪苓多糖、去甲斑蝥素对实验性肝病变小鼠肝脏的保护作用．生理科学，1984，（Z1）：99.
[16] 张英华，刘玉兰，严述常．猪苓多糖对肝损伤小鼠单核巨噬细胞的影响．中西医结合杂志，1991，11（4）：225.
[17] 林云富．中国药理学报，1988，9（4）：345.
[18] 林云富，吴国利．猪苓多糖对四氯化碳诱发小鼠肝脏脂质过氧化作用的影响．中药药理与临床，1989，5（3）：37.
[19] 严述常，曹望芳，张英华，等．猪苓多糖治疗慢性病毒性肝炎的临床和实验研究．中国中西医结合杂志，1988，8（3）：141.
[20] 邓祖藩，王叔咸．中药在人和动物体内利尿作用的研究．中华医学杂志，1961，47（1）：7.
[21] 王琍文，苏成业，刘国雄，等．猪苓的利尿作用．药学学报，1964，11（12）：815.
[22] 冯启荣，康白．猪苓对大鼠肾脏水通道蛋白 2 基因表达的影响．中医研究，2007，20（4）：25.
[23] 原田利，等．药学杂志（日），1952，72（4）：591.
[24]Kvbo H, et al. C A, 1954. 48:810i.
[25] 中医研究院中药研究所药理室肿瘤组．猪苓提取物的毒性试验观察．新医药学杂志，1979，（5）：315.
[26] 陈卓鹏．猪苓多糖胶囊治疗慢性乙肝 28 例近期疗效观察．临床荟萃，2001，16（7）：313.
[27] 赵德柱．猪苓汤治疗泌尿系结石 58 例．陕西中医，2007，28（12）：1663.
[28] 宋景云．猪苓汤合芍药甘草汤治疗泌尿系结石 50 例．齐齐哈尔医学院学报，1997，18（1）：50.
[29] 王红卫．猪苓汤加减治疗肾盂肾炎 63 例临床观察．中国现代医药科技，2003，3（2）：41.
[30] 朱晓红．猪苓汤加味治疗慢性肾盂肾炎 60 例．中医研究，2003，16（4）：27.
[31] 王启祥．猪苓汤加味治疗尿血症 68 例．国医论坛，1991，6（4）：12.
[32] 吴益仙．猪苓汤治疗老年性癃闭 60 例．四川中医，1997，15（4）：26.
[33] 桑岚．猪苓汤治疗糖尿病性肾病 35 例临床报道．河南中医药学刊，2000，15（3）：34.
[34] 杭共存．加减猪苓汤治疗肝硬化腹水 31 例．陕西中医，2001，22（11）：671.
[35] 龙青锋．猪苓汤治疗晚期肝硬化腹水 32 例报告．湖南中医杂志，1996，12（17）：26.
[36] 李昌德．猪苓汤治疗小便不利 32 例分析．四川中医，2003，21（1）：45.
[37] 李雪生．猪苓汤加味治疗渗出性中耳炎疗效观察．辽宁中医杂志，2005，32（7）：692.
[38] 吕伯中．猪苓汤治疗羊水过多 40 例观察．中华实用中西医杂志，2003，16（11）：1610.
[39] 袁晓萍．加味猪苓汤治疗乳糜尿 26 例．中医药学刊，2006，24（3）：529.

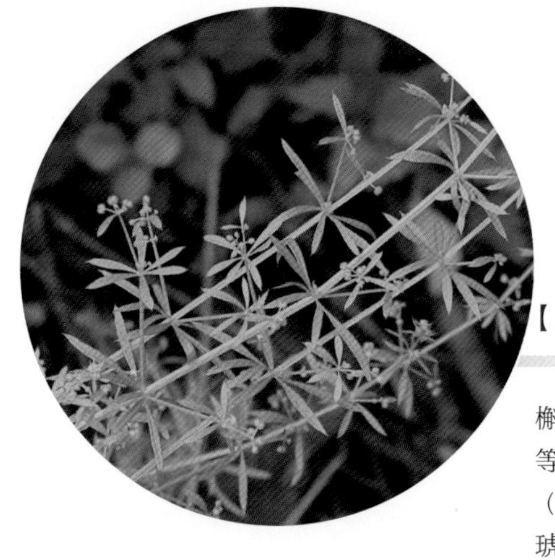

Zhu yang yang 猪殃殃

Galii Teneri Herba

[英]Tender Catchweed Bedstraw Herb

【别名】锯子草、拉拉藤、锯耳草、小茜草、小飞扬藤、红丝线、八仙草、细茜草。

【来源】为茜草科植物猪殃殃 *Galium aparine* L. 的全草。

【植物形态】一年生蔓生或攀缘草本。茎绿色，多分枝，具四棱，沿棱生有倒生刺毛。叶 4~8 片轮生；近无柄；叶片线状披针形至椭圆状披针形，长 2~4cm，宽 2~6mm，先端有凸尖头，1 脉，上面绿色，被倒白刺毛，下面淡绿色，沿中脉及边缘被毛。聚伞花序腋生或顶生，具数朵花；花小，黄绿色；花萼截头状，被钩毛；花冠 4 裂，裂片长圆形，雄蕊 4，伸出；子房下位，2 室，花柱 2 裂。果实干燥，通常由 2 个近球形的果片组成，表面密生钩刺；每果片内有一平凸的种子。

【分布】广西主要分布于南丹、兴安、资源等地。

【采集加工】秋季采收，鲜用或晒干。

【药材性状】全草纤细，易破碎，表面灰绿或绿褐色。茎具四棱，直径 1~1.5mm，棱上有多数倒生刺；质脆，易折断，断面中空。叶 6~8 片轮生，无柄；叶片多卷缩破碎，完整者展平后呈披针形或条状披针形，长 2cm，宽 2~4mm，边缘及下表面中脉有倒生小刺。聚伞花序腋生或顶生，花小，易脱落。果小，常呈二半球形，密生白色钩毛。气微，味淡。

【品质评价】以色绿、有花果者为佳。

【化学成分】本品地上部分含生物碱，主要有消旋鸭嘴花酮碱（vasicinone），原阿片碱（protopine），哈尔明碱（harmine），左旋 1- 羟基去氧骆驼蓬碱（1-hydroxy deoxypeganine），左旋 8- 羟基 -2,3- 去氢去氧骆驼蓬碱（8-hydroxy-2,3-dehydrodeoxypeganine）。还含桃叶珊瑚苷（aucubin），水晶兰苷（monotropein），车叶草苷（asperuloside）等环烯醚萜（iridoid）类成分及芸香苷（rutin），槲皮素半乳糖苷（quercetin galactoside）等黄酮类成分；此外，还含东莨菪素（scopoletin），绿原酸（chlorogenic acid），琥珀酸（succinic acid），乳酸钠（sodium lactate）以及蒽醌类（anthraquinones），鞣质（tannin）等。果实含大麦芽胺（hordenine），加利果酸（jaligonic acid），木犀草素（luteolin），甘露醇（mannitol），肌醇（inositol），蜡醇（ceryl alcohol），谷甾醇（sitosterol）[1]。

【药理作用】

1. 抗菌　猪殃殃 100% 煎剂对金黄色葡萄球菌、大肠杆菌、志贺痢疾杆菌等均有抑制作用[2]。

2. 抗肿瘤　醇浸膏每日以 2.2g/kg，口服或腹腔注射连续 6 天，对小鼠白血病 L1210 有抑制作用，抑制率为 28.5%[2]。5g（生药）/ml 在美蓝试管法筛选试验中，对急性淋巴细胞型白血病及急性粒细胞型白血病均为阳性[3]。

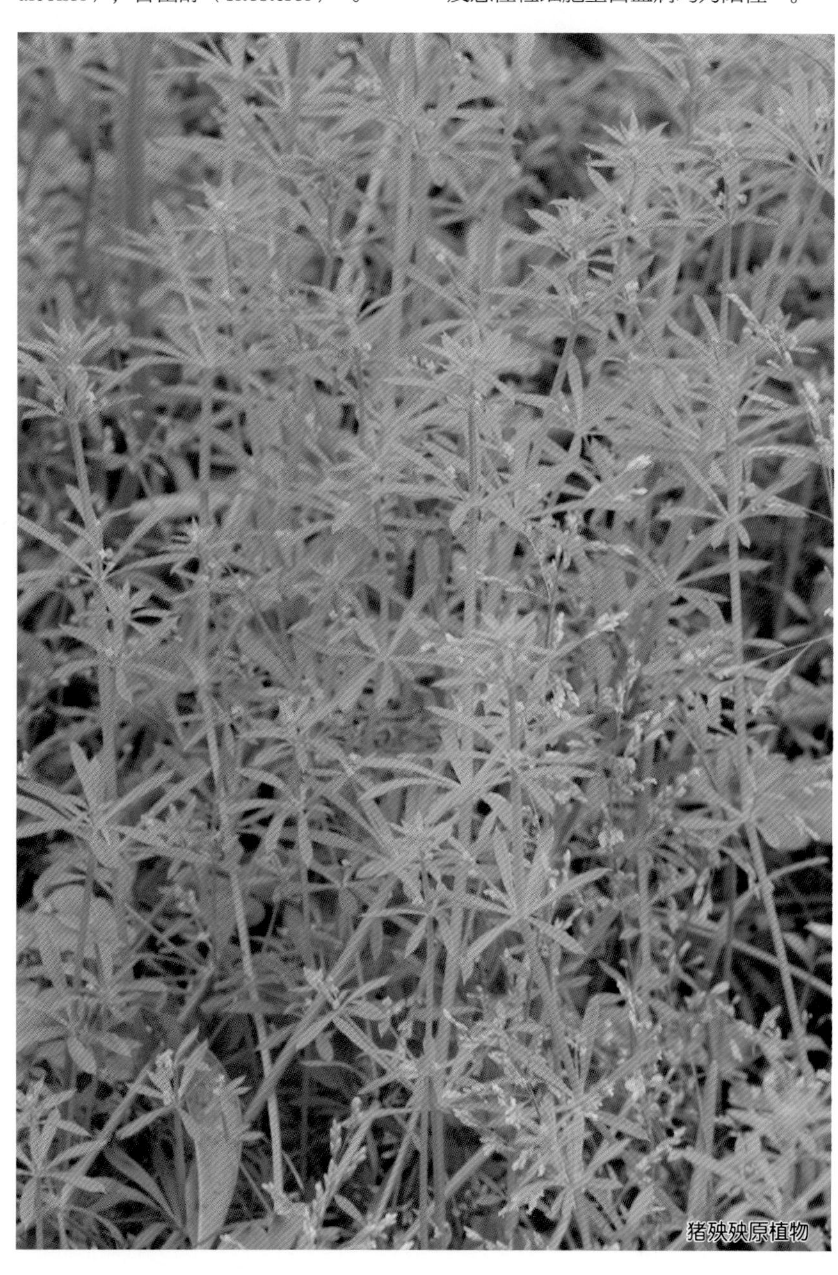

猪殃殃原植物

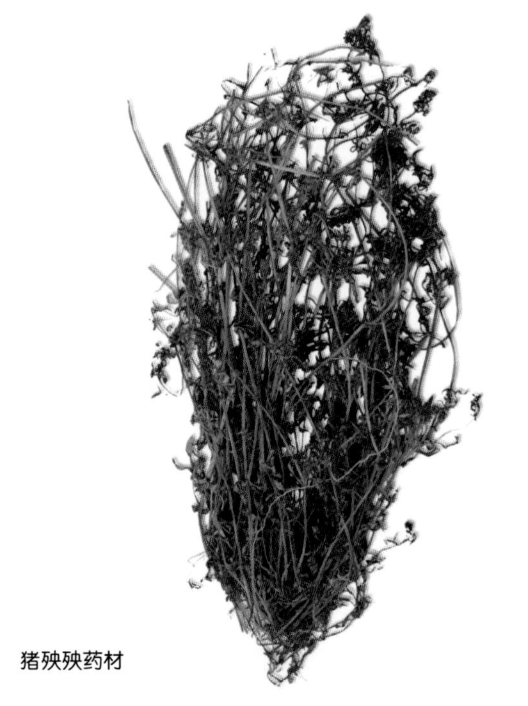
猪殃殃药材

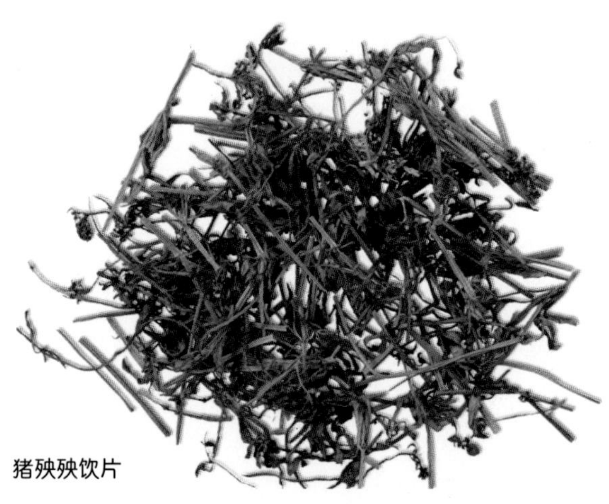
猪殃殃饮片

3. 降血压　猪殃殃中的车叶草苷对家兔有降低血压作用[4]。

【临床研究】

1. 肿瘤　①取猪殃殃鲜品250g绞汁加红糖适量冲服，每日1剂。②取干品50g洗净、切碎，水煎0.5~1h，加红糖即成。每日1剂，3~6次分服。③取干品洗净，切碎，放铁锅中炒片刻备用，每日50g，用开水冲泡，分次当茶频服。疗程：可长期服用，本治疗组疗程最长坚持服药两年，最短者一月余。结果：治疗恶性肿瘤9例，其中痊愈1例，显效3例，有效2例，无效3例。治疗良性肿瘤6例，其中显效2例，有效4例。服药过程中部分病人服后有头昏、恶心等症状。未发现其他不良反应。本药加红糖同时服用，反应可减轻，同时配服中药益气养营扶正，反应可基本消失[5]。

2. 小儿腹泻　取猪殃殃250g，鲜品加倍，切碎，加水煎取1.5L，放瓦盆内冷至大约60℃，让患儿赤脚站立药液中，以药液不超过足踝为度，每次浸泡10min，每日2次，连用3天。慢性腹泻连用5~7天。坏死性出血性肠炎、中毒性菌痢、严重脱水患儿禁用。结果：运用此法治疗多例皆获良效[6]。

【性味归经】味辛、微苦，性微寒。归肺、肝、膀胱经。

【功效主治】清热解毒，利尿通淋，消肿止痛。主治感冒发热，痈疽肿毒，乳腺炎，阑尾炎，水肿，痢疾，尿路感染。

【用法用量】内服：煎汤，15~30 g；或捣汁饮。外用适量，捣敷。

【使用注意】脾胃虚寒者慎服。

【经验方】

1. 疖肿初起　鲜猪殃殃适量。加甜酒捣烂外敷，日换2次。(《草药手册》)
2. 跌打损伤　鲜猪殃殃根、马兰根各12g。水酒各半煎服。另以鲜猪殃殃全草、酢浆草等份捣烂外敷。(《草药手册》)
3. 乳腺炎初起　鲜猪殃殃120g，水煎服；或鲜品适量，捣烂外敷。(《四川中药志》)
4. 子宫癌、乳腺癌、甲状腺肿瘤　猪殃殃30g，水煎，加红糖适量冲服。或鲜品250g，洗净绞汁加红糖服，每日3~5次分服。(《四川中药志》)
5. 急性阑尾炎　猪殃殃90g，鬼针草30g，草红藤30g。水煎服。(《四川中药志》)
6. 牙龈出血　鲜猪殃殃60~90g。水煎服。(《河南中草药手册》)
7. 感冒　鲜猪殃殃30g，姜3片。捣汁冲开水服。(江西《草药手册》)
8. 热淋　滑石二钱，甘草一钱，八仙草三钱，双果草二钱。水煎，引水酒服。(《滇南本草》)
9. 细菌性痢疾　猪殃殃15~60g。水煎服。(《安徽中草药》)
10. 慢性白血病　猪殃殃30g。水煎服。(《安徽中草药》)
11. 妇女经闭　猪殃殃6g。水煎服。(《湖南药物志》)

【参考文献】

[1] 国家中医药管理局《中华本草》编委会. 中华本草. 上海：上海科学技术出版社，1999：5759.
[2] 南京药学院《中草药学》编写组. 中草药学(下册). 南京：江苏科学技术出版社，1998：1051.
[3] 江苏省肿瘤协作小组，肿瘤防治参考资料，1972：21.
[4] 野村新太郎. 医学中央杂志(日)，1970，259：73.
[5] 湖北省新洲县三店区卫生院. 锯耳草治疗肿瘤15例的临床初步报告. 新医学，1972，(9)：26.
[6] 李兆久. 猪殃殃治小儿腹泻. 中医外治杂志，1995，(1)：46.

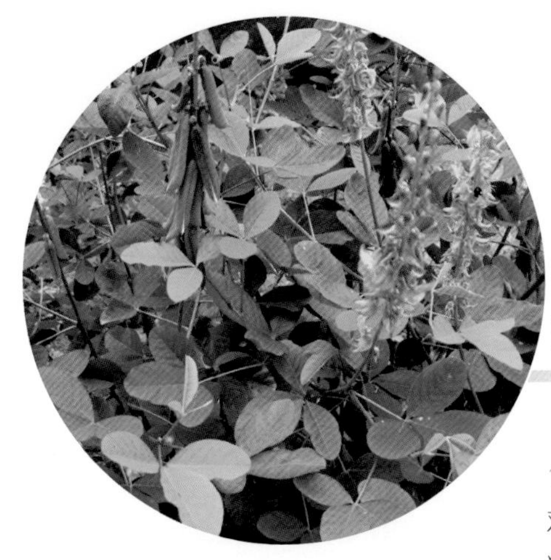

Zhu shi dou

猪屎豆

Crotalariae Pallidae Herba seu Radix
[英]Pallid Rattle-box Herb or Root

【别名】白猪屎豆、野苦豆、大眼兰、野黄豆草、猪屎青、野花生、大马铃、水蓼竹。

【来源】为豆科植物猪屎豆 Crotalaria pallida Ait. 的全草或根。

【植物形态】多年生直立矮小灌木。茎枝被紧贴的短柔毛。叶互生，三出复叶；叶柄被密毛；托叶细小，刚毛状而早落；小叶片倒卵状长圆形或窄椭圆形，长 3~5cm，宽 1.5~2cm，先端钝圆，有时微缺，基部楔形，上面无毛，下面略被丝质毛；叶脉明显。总状花序顶生及腋生，有花 20~50 朵；苞片早落；萼筒杯状，先端 5 裂，裂片三角形，外折，约与萼筒等长；蝶形花冠，黄色，旗瓣嵌以紫色条纹，花冠远伸出花萼之外，雄蕊 10，上部分离；子房长圆形，花柱内弯，柱头小。荚果长圆形，嫩时被毛，熟时近于无毛，果瓣开裂时扭转。

【分布】广西主要分布于田东、南宁、桂平、北流、蒙山、柳江、岑溪等地。

【采集加工】秋季采收，打去荚果及种子，晒干用。

【药材性状】根圆柱形，直径约 1cm。表面灰褐色，有不规则皱纹。质硬，断面白色。茎圆柱形，直径 1~6mm。表面褐色，具短毛，可见浅棱。易折断，断面髓部明显，白色。叶小，皱缩，灰绿色。枝端常可见荚果，褐色，长 3~4cm，腹缝线常凹下。气微，味苦。

【品质评价】以身干、色灰绿、叶多者为佳。

【化学成分】本品种子含尼勒吉扔碱（nilgirine），猪屎豆碱（mucronatine），猪屎青碱（crotastriatine），次猪屎豆碱（mucronatinine），光萼猪屎豆碱（usaramine），全缘千里光碱（integerrimin）等生物碱。还含β-谷甾醇（β-sitosterol），牡荆素（vitexin），木犀草素（luteolin），牡荆素木糖苷（vitexin-*O*-xyloside）和植物凝集素（phytolectin）[1]。

【药理作用】

1. 抗肿瘤　猪屎豆提取物全缘千里光碱对大鼠肉瘤细胞 W256、小鼠艾氏腹水癌细胞、小鼠 T 淋巴细胞白血病细胞 L615、血管内皮细胞、小鼠宫颈癌细胞 U14 和小鼠黑色素瘤 B16 六种动物移植肿瘤均有抑制作用[2]。猪屎豆提取物β-谷甾醇能降低 SiHa 细胞微管蛋白 α 和微管相关蛋白 2 的表达，并抑制 SiHa 细胞内微管的聚合，提示β-谷甾醇具有一定的抗微管作用[3]。猪屎豆提取物木犀草素可通过不同的方式诱导不同

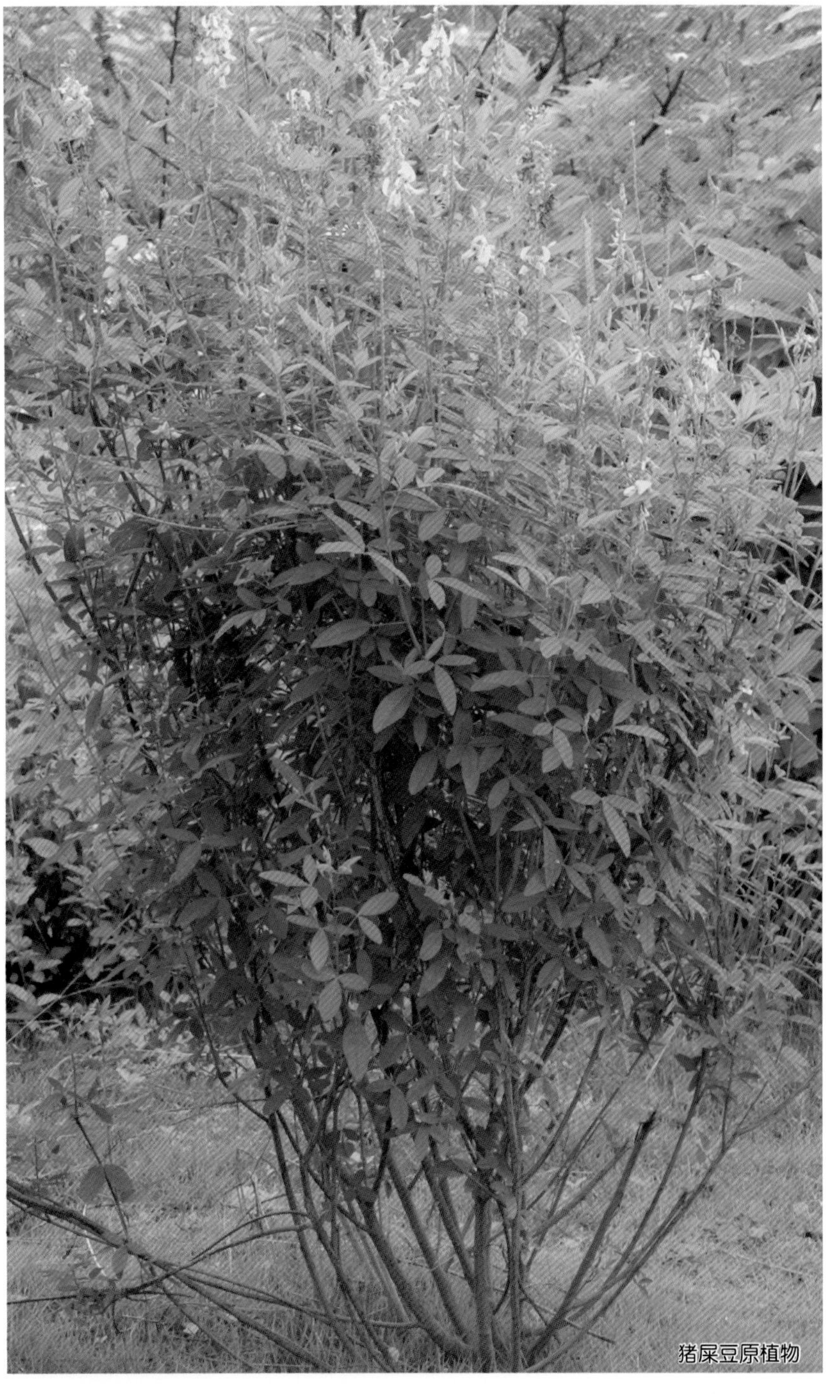

猪屎豆原植物

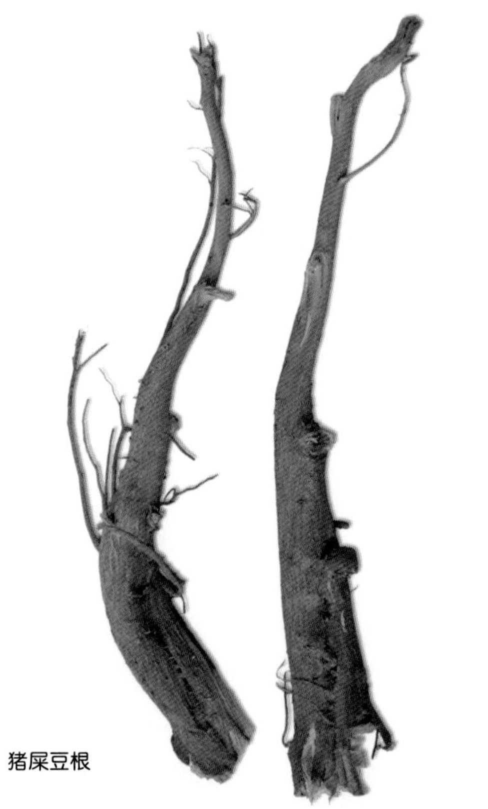
猪屎豆根

的肿瘤细胞发生凋亡，木犀草素可以抑制血管生成：木犀草素能抑制血管内皮细胞生长，减少肿瘤组织血管生成，限制肿瘤生长，其还可封闭血管内皮细胞黏附分子的黏附，从而限制肿瘤的生长与转移[4]。

2. 对平滑肌作用　全缘千里光碱具有肌肉松弛作用，能对抗乙酰胆碱、组胺、氯化钡所致痉挛，抑制离体兔肠的蠕动和促进离体豚鼠子宫的收缩[2]。

3. 抗溃疡　从 S • brasiliensis 植物的花序中提取出的全缘千里光碱、猪屎豆碱等，可抑制盐酸 / 乙醇、吲哚美辛 / 氨甲酰甲胆碱和低温诱导的胃溃疡损伤[5,6]。*β*- 谷甾醇具有抗大鼠慢性乙酸型胃溃疡的活性[7]。

4. 抑菌　木犀草素在体外浓度为 1 ∶ 350000 时，对葡萄球菌和枯草杆菌有抑制作用[8]。

5. 消炎　猪屎豆提取物牡荆素通过抗组胺、抗缓激肽和抗 5- 羟色胺的特性而在动物实验中表现出强有力的消炎作用，木犀草素亦有消炎及抑制渗出的作用[8]。

6. 镇痛和解痉　牡荆素能对抗由胆碱、乙酰胆碱、组胺、缓激肽引起的平滑肌痉挛，木犀草素对兔离体小肠有解痉作用，其解痉作用在 C7 位置上较 C3 位置上所成的苷更为有效[8]。

7. 抗溶血　牡荆素在治疗蝮蛇咬伤上有抗溶血作用[8]。

8. 降血脂　*β*- 谷甾醇具有降低血胆固醇的作用[8]。

9. 降压　牡荆素具有强有力的降压作用，其原理为阻断神经节所致[7]。全缘千里光碱 1~3mg/kg 狗静注有降压作用[9]。

10. 抗纤维化　木犀草素可以降低肝纤维化程度，降低肝组织中羟脯氨酸（HYP）、丙二醛（MDA）的含量以及Ⅰ型前胶原 mRNA 的表达，体外可以抑制肝星状细胞的增殖和胶原合成[10]。木犀草素可以改善博来霉素所致的肺纤维化组织病理学改变，降低肺重量指数，降低 MDA、HYP 的升高，并抑制肺组织中转化生长因子 - β_1 mRNA 的表达，体外可以抑制人胚肺纤维细胞的增殖，促进其凋亡[11]。

11. 抗生育与激素样作用　木犀草素具有剂量依赖地抗着床活性，口服后能增加子宫的重量、直径、子宫内膜的厚度以及其上皮细胞的高度，且其单独应用时具有类雌激素作用，但和炔雌醇合用时却显示具有抗雌激素作用[12]。

12. 抗过敏作用　木犀草素可以抑制免疫球蛋白 E 介导的人肥大细胞产生的变态反应递质，包括组胺、白三烯、前列腺素 D_2，以及粒 - 单核巨噬细胞集落刺激因子的释放，其作用可能与抑制 Ca^{2+} 内流和蛋白激酶 C 易位活化有关[13]。

13. 毒理　猪屎豆种子及叶含大量生物碱，可通过皮肤吸收，主要对肝脏表现毒性，但不出现贫血、血清总蛋白降低、血浆凝血酶原时间（大鼠）延长。开花期植物的叶喂饲山羊可引起中毒，干枯物则失去毒性[14]。全缘千里光碱小鼠静注的半数致死量为 78.32mg/kg，7 天内死亡[9]。

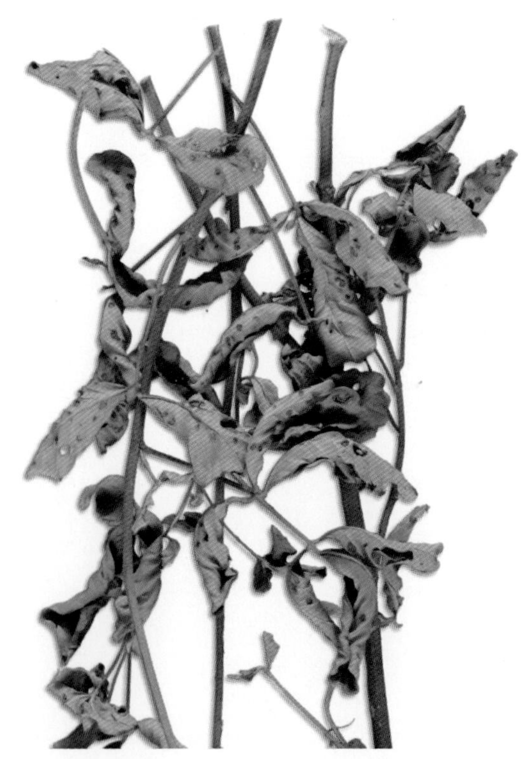
猪屎豆茎叶

猪屎豆根

【性味归经】味微苦、辛，性平。归脾、胃经。

【功效主治】解毒散结，消积化滞。主治小儿疳积，淋巴结核，痢疾，乳腺炎。

【用法用量】内服：煎汤，9~15g。

【使用注意】不宜多服久服。

【经验方】

淋巴结核　猪屎豆根、凤尾草根、过坛龙根各15g。水煎去渣，加陈酒50g兑服。（《江西草药手册》）

猪屎豆茎叶

【性味归经】味苦、辛，性平；有毒。归大肠、胃经。

【功效主治】清热利湿，解毒散结。主治痢疾，湿热腹泻，小便淋沥，小儿疳积，乳腺炎。

【用法用量】内服：煎汤，6~12g。外用适量，捣敷。

【使用注意】孕妇慎服。

【经验方】

乳腺炎　①（猪屎豆）全草适量，和酒糟涂敷患处；并可取茎叶浓煎，于换药时熏洗患处。②（猪屎豆）全草30g，海金沙全草30g，珍珠菜15g。水煎服，红糖、米酒为引。（《江西草药手册》）

【参考文献】

[1] 国家中医药管理局《中华本草》编委会．中华本草．上海：上海科学技术出版社，1999：3087.

[2] SunW J, Sheng JF. Concise Handbook of Nature l Active Components. Beijing: China,sMedicine and Technology Press,1998.

[3] 王莉，杨永杰，陈松华，等．β-谷甾醇对子宫颈癌细胞微管系统的影响．中华医学杂志，2006，86（39）：2771.

[4] 张芳芳，沈汉明，朱心强．木犀草素抗肿瘤作用的研究进展．浙江大学学报（医学版），2006，35（5）：573.

[5] TomaW, Trigo J R, de Paula A C, et al. Preventive activity of pyrrolizidine alkaloids from Senecio brasiliensis （ asteraceae ） on gastric and duodenal induced ulcer on mice and rats. J Eth2 nowhere,2004,95:345.

[6] TomaW,Trigo J R,de Paula A C,et al.Modulation of gastrinand ep idermal growth factor by pyrrolizidine alkaloids obtained from Senecio brasiliensis in acute and chronic induced gastric ul2 cers.Can J Physiol Pharm,2004,82 （5）:319.

[7] 肖明松，杨正苑，刘茂柏，等．β-谷甾醇及其葡萄糖苷抗大鼠实验性胃溃疡的研究．华西医科大学学报，1992，23（1）：98.

[8] 刘树根，刘懋生，傅杰青．牡荆属植物的化学成分及其药理作用与临床应用．江西医药，1984，7（6）：40.

[9] 陈冀胜．中国有毒植物．北京：科学出版社，1987：309.

[10] 赵稳兴，陈忠明，候辉，等．木犀草素降低 CCl_4 诱导的大鼠肝纤维化.World Chin J Digestol，2002，10（7）：779.

[11] 龚国清，钱之玉，周曙．木犀草素对实验性肺纤维化大鼠组织中 TGF-β_1mRNA 表达的影响．中国药理学通报，2005，21（12）：1466.

[12] Hiremath SP, Badami S, Hunasagatta SK, et al. Antife rtility and hormonal properties of flavones of Striga Orobanchioides. Eur Jpharmacol,2000,391（1-2）:193.

[13] Kimata M, Shichijo M, Miura T, et al. Effects of luteo lin, quercetin and baicalein on immunoglobulin E_med_iated mediator release from human cultured mast cells. Clin Exp Allergy,2000,30（4）:501.

[14] Laws L, Aust Vet J. 1968, 44（10）:453.

Mao zhua cao

猫爪草

Ranunculi Ternati Radix

[英]Catclaw Buttercup Root

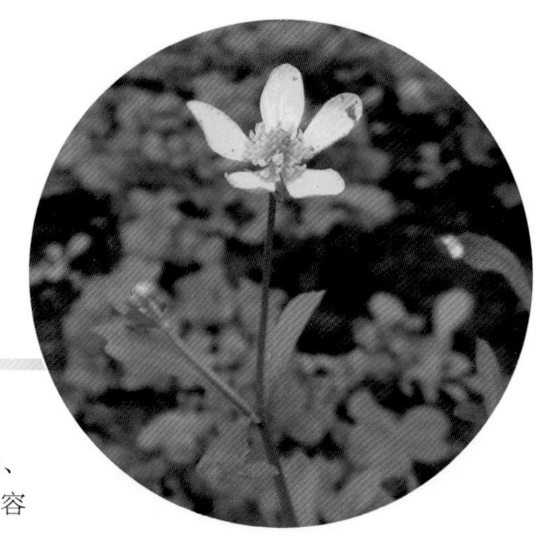

【别名】三散草、猫爪儿草、小毛茛。

【来源】为毛茛科植物小毛茛 *Ranunculus ternatus* Thunb. 的块根。

【植物形态】多年生小草本。块根数个簇生，肉质，近纺锤形或近球形。茎铺散，多分枝，疏生短柔毛，后脱落无毛。基生叶丛生，有长柄；叶片形状多变，单叶 3 浅裂或 3 出复叶，片长 0.5~1.7cm，宽 0.5~1.5cm，小叶或一回裂片浅裂成条裂片；茎生叶较小，细裂，多无柄。花序具少数花；花两性，单生茎顶和分枝顶端，萼片 5，椭圆形，外面疏被柔毛；花瓣 5，亮黄色，倒卵形，基部有爪；蜜槽棱形；雄蕊多数；花托无毛；心皮多数。瘦果卵球形，边缘有纵肋。

【分布】广西主要分布于融安、临桂、桂林、灵川、兴安、恭城、阳朔、容县等地。

【采集加工】夏、秋季均可采收，洗净，晒干。

【药材性状】块根呈纺锤形，多 5~6 簇生，形成猫爪状，长 3~10mm，直径 2~3mm。顶端有黄褐色残茎或茎痕。表面黄褐色或灰黄色，久存色泽变深，微有纵皱纹，并有点状须根痕和残留须根。质坚实，断面类白色或黄白色，空心或实心，粉性。气微，味微甘。

【品质评价】以色黄褐、质坚实者为佳。

猫爪草原植物

【化学成分】本品干燥块根中含豆甾-4,6,8(14),22-四烯-3-酮[stigmasta-4,6,8(14),22-tetraen-3-one]，泛酰内酯即 α-羟基-β,β-二甲基-γ-丁内酯(pantolactone)，4-羟甲基-γ-丁内酯(4-hydroxymethyl-γ-butyrolactone)，5-羟基氧化戊酸甲酯(methyl 5-hydroxy-4-oxopentanoate)，琥珀酸甲酯(methyl succinate)，琥珀酸乙酯(ethyl succinate)，3,4-二羟基苯甲酸甲酯(3,4-dihydroxy methyl benzoate)，对羟基桂皮酸(*p*-hydroxycinnamic acid)，4-氧化戊酸(4-oxo-pentanoic acid)，丁二酸(succinic acid)，壬二酸(nonanedioic acid)，对羟基苯甲酸(4-hydroxybenzoic acid)，对羟基苯甲醛(4-hydroxybenzaldehyde)，豆甾醇-3-*O*-β-D-吡喃葡萄糖苷(stigmasterol-3-*O*-β-D-glucopyranoside)[1]。块根还含棕榈酸(palmitic acid)，β-谷甾醇(β-sitosterol)，尿苷(uracil riboside)，3,4-二羟基苯甲醛(3,4-dihydroxybenzaldehyde)，呋喃果糖苷(fructofuranoside)，β-谷甾醇-β-D-葡萄糖苷(β-sitosterol-β-D-glucoside)，5-羟甲基糠醛(5-hydroxymethyl furaldehyde)，γ-酮-δ-戊内酯(γ-keto-δ-valerolactone)[2]。

块根挥发油中主要有丁二酸二异丁酯[bis(2-methylpropyl) butanedioate]，丁二酸甲基二异丁酯[methy1-bis(1-methylpropyl) butanedioate]，邻苯二甲酸二丁酯(dibutyl phthalate)，邻苯二甲酸二异丁酯[2-benzenedicarboxylic acid bis(2-methylpropy1) ester]，二十一烷(heneicosane)，二十二烷(docosane)，二十三烷(tricosane)，二十四烷(tetracosane)，二十五烷(pentacosane)，四十烷(tetracontane)，四十四烷

（tetratetracontane），1-甲基萘（1-methyl-naphthalene），2-甲基萘（2-methyl-naphthalene）等化合物，此外还有少量的酸、酮、醛、醇、烯以及含硫化合物等[3]。

【药理作用】

1. 抗菌 猫爪草的煎剂、生药粉末及醇提液在试管内对强毒人型结核菌均有不同程度的抑制作用，且抑菌作用比异烟肼稍强[4]。将猫爪草、青蒿水浸液过滤后以1∶200浓度分别制成改良罗氏中药培养基和对照培养基，经灭菌后分别接种结核菌混悬液，结果对照培养基中结核菌生长良好，而中药培养基无结核菌生长。猫爪草水提液对金黄色葡萄球菌、白色葡萄球菌、四联球菌、痢疾杆菌等均有抑制作用，且可抑制耐药性结核杆菌，能抗约氏鼠疟，降低原虫感染率[5]。猫爪草有机酸部位应为药材的抗结核有效部位之一[6]。

2. 抗肿瘤 猫爪草皂苷及多糖对肉瘤S180、艾氏腹水瘤EAC及人乳腺癌细胞株MCF-7的肿瘤细胞株的生长和集落形成均有不同程度的影响，皂苷比多糖抑瘤效果好，皂苷给药剂量与抑瘤率和集落形成呈正相关关系，而多糖则只有一个最佳剂量[7]。猫爪草氯仿、酸醋和醇提物均具有一定的体内抗移植性肝癌作用[8]。

3. 免疫调节 猫爪草水提取物具有一定的免疫调节作用[8]。水提取物中的猫爪草多糖RTG-Ⅲ能够增强免疫细胞对肿瘤细胞HL-60的抑制作用[9]。

【临床研究】

1. 肺结核 猫爪草胶囊，每次4粒，每日3次，6日为1个疗程，隔3日后再服，服用3~6个疗程。结果：治疗28例，其中痊愈21例，显效3例，后配合西药治疗2个疗程后痊愈，随访未复发[10]。

2. 颈部淋巴结核 在给予常规抗结核药物治疗的基础上加用猫爪草胶囊，每日4粒，每日3次，饭后服用，3个月为1个疗程，连续应用2~4个疗程。对脓肿型病例，在服药治疗的同时，给予局部穿刺抽脓，并将异烟肼注射液0.1g注入脓腔封闭治疗，每周两次；对溃疡瘘管型病例，应用利福平软膏（自制）外敷，每周2次；经半年治疗效果不佳，推荐外科手术治疗。结果：治疗128例，3个月和6个月的临床治愈率分别为42%和74%，临床治疗有效率为96%[11]。

3. 淋巴结结核 ①猫爪草胶囊，每次4粒，每日3次，用黄酒送服，连服6日为1个疗程，隔3日再服。老年人和儿童酌减，服3~6个疗程。结果：治疗178例，治愈率为90%，有效率为100%[12]。②在给方案3DL2/3DL1抗结核化疗的基础上，加用猫爪草胶囊，每次4粒，每日3次，连续服用6天后停3天，共6个月。结果：治疗60例，痊愈56例，显效1例，有效2例，无效1例，总有效率98.3%。显效时间最短2周，最长为2个月，1例出现淋巴结脓肿；有效病人停药后随访1年，无1例复发[13]。

4. 附睾结核 采用2HRZE/4HR化疗，猫爪草胶囊口服，每日3次，每次3~4粒，服药期间禁食辛辣、节制房事。猫爪草胶囊的疗程长短采用个性化疗方案，视肿块变化而定，消失后即可停药。如化疗结束时，肿块仍继续缩小者可延长猫爪草胶囊的用药时间，直至肿块消失或不继续变化为止。结果：治疗21例，半数以上病例在用药2个月时肿块变软缩小，症状消失。6个月化疗结束时，症状消失率100%。肿块完全消失18例，3例明显缩小，其中2例在化疗结束后继续单独口服猫爪草胶囊，分别于第9个月、第11个月时肿块消失，1例残留小结节。肿块消失率95.2%，总有效率100%。猫爪草胶囊平均服用时间135天，全部病例随访1年，未见复发，服药期间未见任何不良反应[14]。

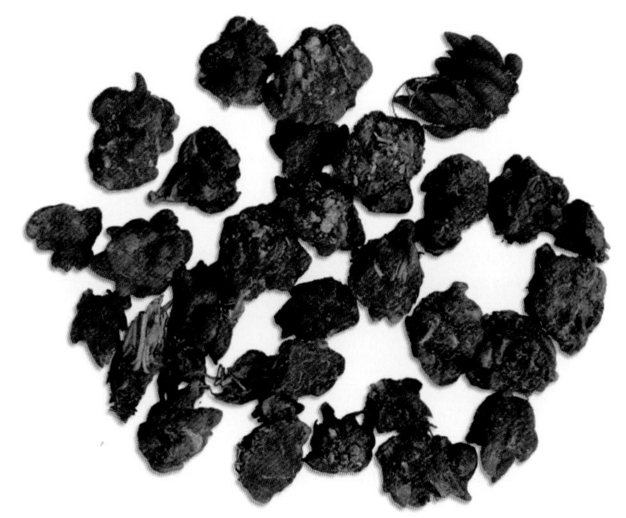

猫爪草药材

5. 接种卡介苗淋巴结反应 在给予常规抗结核药物治疗[异烟肼6~10mg/(kg•d)]，饭后1次顿服，连续用3个月基础上加用猫爪草胶囊，每次1粒，每日2次，饭后服用，连服6天，隔3天后再服。疗程为3个月。结果：治疗1个月和2个月的临床治愈率分别为41.9%、74.4%，疗程结束后，总有效率为97.7%[15]。

6. 急性附睾炎 猫爪草杨桃煎剂（猫爪草30g，毛花杨桃30g，银花15g，连翘15g，荔核20g，川楝子15g，青皮10g，吴茱萸10g，穿山甲10g，山慈菇10g，夏枯草10g，生甘草10g），水煎2次早晚服，每日1剂，药渣待冷后浸泡患处15min左右，每日2次。连用7天为1个疗程。结果：治疗76例，其中治愈67例，占88.2%；好转9例，占11.8%[16]。

7. 体表淋巴结核 服用猫爪草胶囊后，患处有红肿疼痛时，可停用3日后再服，其红肿可自行消失或自破流脓，毒尽疮口愈合。结核患处混合感染形成溃疡瘘管，组织坏死或干酪样较多之病损，在内服本品的同时，取本品将胶囊颗粒研细，与凡士林混合调成（1∶10）软膏涂敷患处，或制成油纱条填塞引流管，每日更换1次至愈合。结果：治疗4例，均痊愈[10]。

【性味归经】味甘、辛，性平。归肝、肺经。

【功效主治】解毒，化痰散结。主治偏头痛，牙痛，咽痛，瘰疬，结核，疔疮，蛇咬伤。

【用法用量】内服：煎汤9~15g。外用适量，研末敷。

【使用注意】外敷时间不宜太长。

【经验方】

1.疔疮　小毛茛鲜草捣敷。觉痛即取下，稍停，再敷。（江西《草药手册》）

2.蛇伤　小毛茛鲜草、过坛龙（鲜）捣敷。（江西《草药手册》）

3.偏头痛　小毛茛鲜根适量，食盐少许，同捣烂，敷于患侧太阳穴。敷法：将铜钱1个，或用硬壳纸剪成铜钱形亦可，隔住好肉，将药放钱孔上，外用布条扎护，敷至微感灼痛，1~2h即取下，敷药处可起小疱，不必挑破，待其自消。（江西《草药手册》）

4.牙痛　①用小毛茛鲜草适量，加食盐少许，照上法敷经渠穴，左边牙痛敷右手，右边牙痛敷左手。②鲜根少许捣烂，敷痛处，流去热涎（药汁不可吞服）。敷至不可忍受时即可取出，停数分钟再敷。（江西《草药手册》）

5.瘰疬（淋巴结核）　①猫爪草、夏枯草各适量，水煮。过滤取汁，再熬成膏，贴患处。②猫爪草120g，加水煮沸后，改用文火煎30min，过滤取汁，加黄酒或江米甜酒（忌用白酒）为引，分4次服。第2日，用上法将原药再煎。不加黄酒服。2天1剂，连服4剂。间隔3~5天再续服。（《河南中草药手册》）

6.肺结核　猫爪草60g。水煎，分2次服。（《河南中草药手册》）

7.恶性淋巴瘤、甲状腺肿瘤和乳腺肿瘤　猫爪草、蛇莓、牡蛎各30g，夏枯草9g。水煎服，日1剂。（《抗癌本草》）

【参考文献】

[1] 熊英，邓可众，高文远，等．中药猫爪草化学成分的研究．中国中药杂志，2008，33（8）：909.

[2] Hu X Y, Dou D Q, Pei Y P, et al.Chemical constituents of roots of Ranunculus ternatus Thunb.J Chin Pharm Sci, 2006,15（2）:127.

[3] 张海松，岳宣峰，张志琪，等．猫爪草挥发油的提取及其化学成分的GC-MS分析．中国中药杂志，2006，31（7）：609.

[4] 李嘉玉，刘道矩，刘济宽．中药猫爪草治疗颈淋巴结结核180例的分析．天津医药杂志，1964，6（11）：958.

[5] 潘兆惠．青蒿、猫爪草对耐药性结核杆菌抑菌作用观察．中医药信息，1986，（5）：26.

[6] 池玉梅，杨毅琴，于生．中药材猫爪草有机酸部位药效及组成的研究．南京中医药大学学报，2007，23（6）：365.

[7] 王爱武，王梅，袁久荣，等．猫爪草提取物体外抗肿瘤作用的研究．天然产物研究与开发，2004，16（6）：529.

[8] 王爱武，袁浩，孙平玉，等．猫爪草不同提取物对移植性肝癌H22小鼠的抗肿瘤作用．中国新药杂志，2005，15（12）：971.

[9] 陈彦，戴玲，沈业寿．猫爪草多糖RTG-Ⅲ的分离纯化及其生物学活性．中国药学杂志，2004，39（5）：339.

[10] 刘敬峰．猫爪草胶囊治疗结核28例分析．哈尔滨医药，2006，26（3）：60.

[11] 徐瑞兰．猫爪草胶囊治疗颈部淋巴结结核204例临床分析．中国防痨杂志，2002，24（1）：54.

[12] 张杏芬．猫爪草胶囊治疗淋巴结核178例的临床疗效．中国临床医药研究杂志，2003，（89）：8781.

[13] 张志军．猫爪草胶囊治疗淋巴结结核60例疗效分析．内蒙古中医药，2007，26（2）：26.

[14] 丁力．化疗加猫爪草胶囊治疗附睾结核．河北预防医学杂志，2001，12（2）：111.

[15] 于伟．猫爪草胶囊治疗婴幼儿接种卡介苗淋巴结反应86例疗效分析．滨州医学院学报，2005，28（3）：183.

[16] 平荟．猫爪草杨桃煎剂为主治疗急性附睾炎76例．中国性科学，2008，17（2）：31.

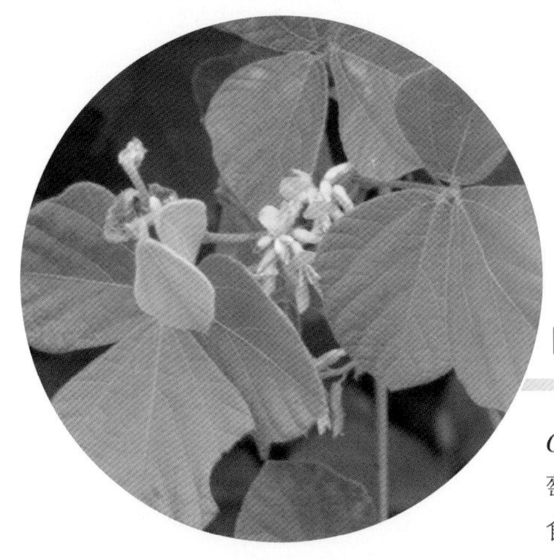

鹿藿

Lu huo

Rhynchosiae Volubilis Herba
[英]Volubilis Rhynchosia Herb

【别名】鹿豆、野绿豆、大叶野绿豆、鬼豆根、藤黄豆、乌睛珠、山黑豆、鬼眼睛。

【来源】为豆科植物鹿藿 *Rhynchosia volubilis* Lour 的茎叶。

【植物形态】多年生缠绕草本。茎蔓长，各部密被淡黄色柔毛。三出复叶，顶生小叶近于圆形，长 2.5~6cm，宽 2.5~5.5cm，先端急尖或短渐尖；侧生小叶斜阔卵形，或斜阔椭圆形，长 2~6cm，宽 1.5~2.5cm，先端急尖，基部圆形；叶片纸质，上面疏被短柔毛，背面密被长柔毛和橘黄色透明腺点；托叶线状披针形，不脱落。总状花序腋生，花 10 余朵；花萼钟状，5 裂；花冠黄色，龙骨瓣有长喙；雄蕊 10，二体，花药 1 室；子房上位，胚珠 2，花柱长，基部弯曲，被毛，柱头头状。荚果短，长圆形，红紫色；种子 1~2 粒，黑色，有光泽。

【分布】广西全区均有分布。

【采集加工】夏、秋季采收，除去杂质，洗净，切段，晒干。

【药材性状】为干燥皱缩的全草，各部密被淡黄色柔毛。根圆锥形，直径 0.1~0.3cm，黄色。茎淡黄色至淡绿色，表面具纵棱，蔓长。三出复叶，展平后，顶生小叶近广圆形，长 2.5~6cm，宽 2.5~5.5cm，侧生小叶斜阔卵形或斜阔椭圆形，长 2~6cm，宽 1.5~2.5cm，叶片纸质，上面疏被短柔毛，背面密被长柔毛和橘黄色透明腺点；有的叶腋具总状花序。气微，味苦。

【品质评价】以身干、无杂质、色黄绿、叶多者为佳。

【化学成分】本品根中含 *β*- 谷甾醇（*β*-sitosterol），胡萝卜苷（daucosterol），苜蓿素（tricin），5,7,3′- 三羟基 -4′- 甲氧基异黄酮（5,7,3′-trihydroxyl-4′-methoxy-lisoflavone），表儿茶素（*epi*-ca-techin），豆甾-5-烯-3*β*,7*α*-二醇，槲皮素（quercetin），芹菜素 -7-*O*-*β*-D- 葡萄糖苷（apigenin-7-*O*-*β*-D-glycoside），木犀草素 -7-*O*-*β*-D- 葡萄糖苷（luteolin-7-O-*β*-D-glycoside），没食子酸（gallicacid）[1]，木豆酮（cajanone），鸡豆黄素 A（biochanin A）和 3-[4′-（1″-甲氧基）- 丙基氧代]- 苯基 -5,7- 二羟基异黄酮 {3-[4′-（1″-methoxy）-propoxy]-phenyl-5,7-dihydroxy-*iso*-flavone} [2]。

【药理作用】

抑菌作用　鹿藿能有效抑制精子运动的浓度，鹿藿水提取物对金黄色葡萄球菌、淋病奈瑟菌和大肠杆菌均有抑制作用，并可抑制常见耐药菌株的生长。金黄色葡萄球菌、大肠杆菌和淋球菌的最低抑菌浓度折合生药分别为 31.25mg/ml、250mg/ml 和 31.25mg/ml[3]。

【性味归经】味苦、酸，性平。归胃、脾、肝经。

【功效主治】祛风除湿，活血，解毒。主治风湿痹痛，头痛，牙痛，腰脊疼痛，瘀血腹痛，产褥热，瘰疬，痈肿疮毒，跌打损伤，烫火伤。

【用法用量】内服：煎汤，9~30g。外用适量，调敷。

【使用注意】孕妇慎用。

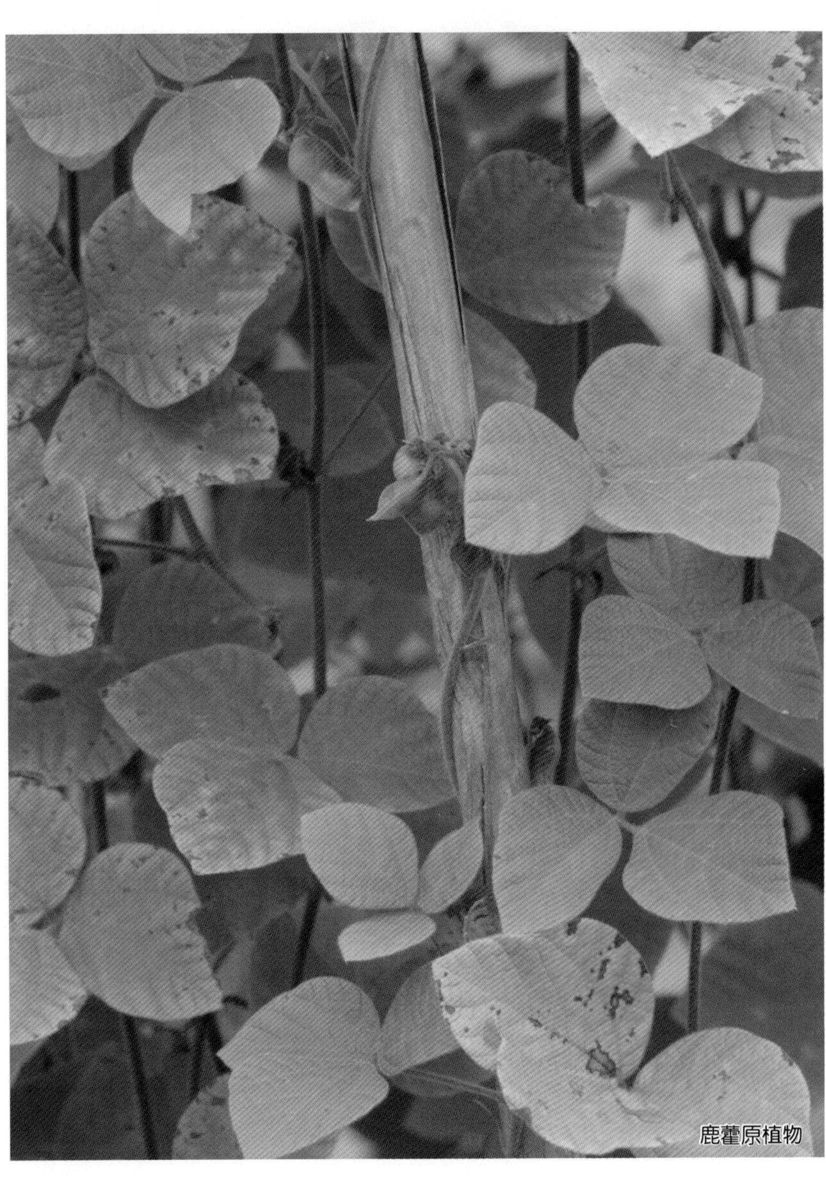
鹿藿原植物

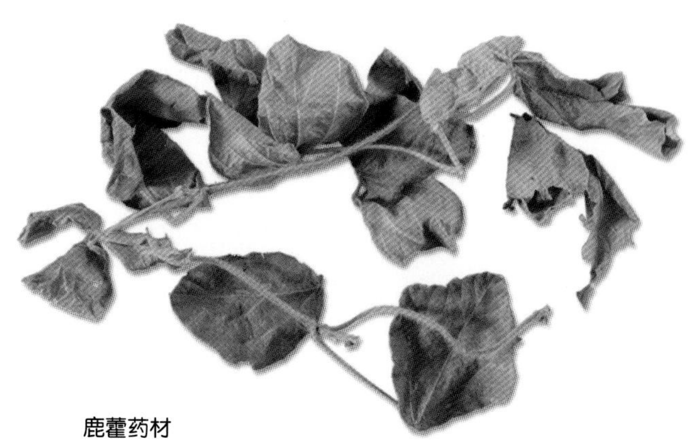
鹿藿药材

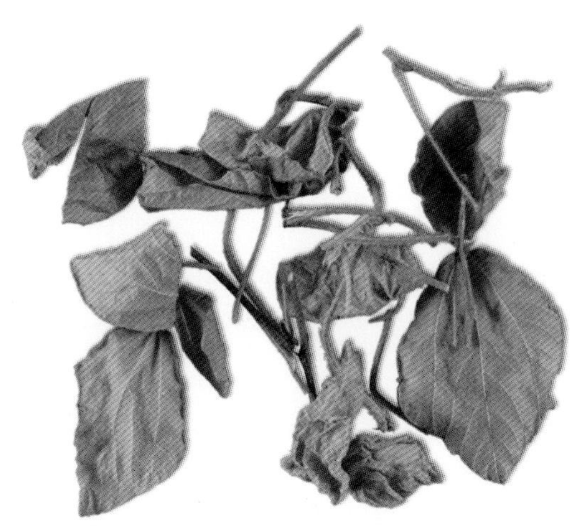
鹿藿饮片

【经验方】

1.流注，痈肿　鲜鹿藿叶适量，捣烂，酌加烧酒捣匀，外敷。（江西《草药手册》）
2.肾炎　鹿藿、半边莲、苡米、赤小豆、梵天花、铜锤玉带各15g。水煎服。（《香港中草药》）
3.瘰疬　鹿藿15g，豆腐适量。加水同煮服。（江西《草药手册》）
4.痔疮　鹿藿30~60g。鸭蛋1个。炖服。(《福建药物志》)
5.妇女产褥热　鹿藿茎叶9~15g。水煎服。（江西《草药手册》）

附：鹿藿根

味苦，性平。归肝、心、脾经。功效：活血止痛，解毒，消积。主治：妇女痛经，瘰疬，疖肿，小儿疳积。内服：煎汤，9~15g。外用适量，调敷。孕妇慎用。

【参考文献】

[1] 李胜华，向秋林. 鹿藿的化学成分研究. 中草药，2011，42（7）：1276.
[2] 郭燕燕，尹卫平，刘普. 离子液体提取分离鹿藿中异黄酮化合物. 应用化学，2011，28（5）：537.
[3] 徐惠敏，胡廉，熊承良. 中药鹿藿的抑菌实验研究. 天然产物研究与开发，2006，18：435.

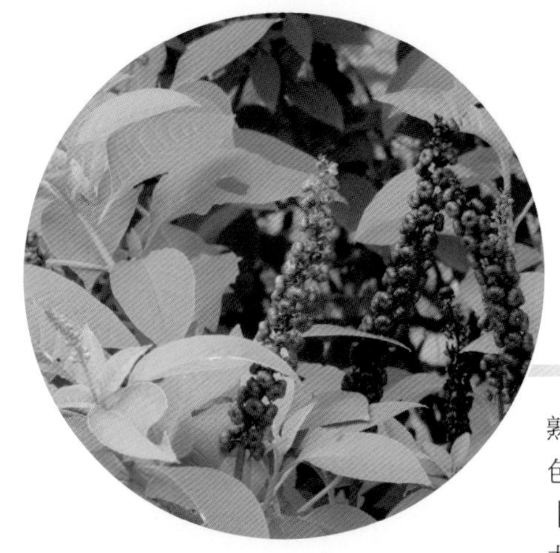

Shang lu 商 陆

Phytolaccae Radix
[英]Indian Pokwees Root

【别名】马尾、当陆、章陆、见肿消、山萝卜、土鸡母、娃娃头、樟柳根。

【来源】为商陆科植物商陆 *Phytolacca acinosa* Roxb. 或垂序商陆 *Phytolacca americana* L. 的根。

【植物形态】多年生草本。全株光滑无毛。根粗壮，圆锥形，肉质，外皮淡黄色，有横长皮孔，侧根甚多。茎绿色或紫红色，多分枝。单叶互生，具柄；柄的基部稍扁宽；叶片卵状椭圆形或椭圆形，长 12~15cm，宽 5~8cm，先端急尖或渐尖，基部渐狭，全缘。总状花序生于枝端或侧生于茎上，花序直立；花被片 5，初白色后渐变为淡红色；雄蕊 8~10；心皮 8~10 个，分离，但紧密靠拢。浆果，扁圆状，有宿萼，熟时呈深红紫色或黑色。种子肾形黑色。

【分布】广西主要分布于马山、武鸣、龙州、那坡、田阳、隆林等地。

【采集加工】全年均可采收，洗净，切片，晒干。

【药材性状】根圆锥形，有多数分枝。表面灰棕色或灰黄色，有明显的横向皮孔及纵沟纹。商品多为横切或纵切的块片。横切片为不规则圆形，边缘皱缩，直径 2~8cm，厚 2~6mm，切面浅黄色或黄白色，有多个凹凸不平的同心性环纹。纵切片为不规则长方形，弯曲或卷曲，长 10~14cm，宽 1~5cm，表面凹凸不平，木部呈多数隆起的纵条纹。质坚硬，不易折断。气微，味甘淡，久嚼麻舌。

【品质评价】以块片大、色白者为佳。

【化学成分】商陆块根含邻苯二甲酸二丁酯（dibutylphthalate），棕榈酸乙酯（ethyl palmitate），油酸乙酯（ethyl oleate），棕榈酸十四醇酯（tetradecyl palmitate），2-甲氧基-4-丙烯基苯酚（2-methoxy-4-propenylphenol），2-乙基-正己醇（2-ethyl-1-hexanol），带状网翼藻醇（zonarol），2-单亚油酸甘油酯（2-monolinolein），还含商陆多糖Ⅰ和植物致丝裂素（phytomitogen）。商陆根含商陆种苷（esculentoside）A、B、C、D、E（即是美商陆苷 G、phytolaccoside G）、F、G、H、I、J、K、L、M、N、O、P 及 Q，美商陆苷 E，商陆种酸（esculentic acid），美商陆皂苷元（phytolaccagenin），商陆种苷元（esculentagenin），2-羟基商陆酸（jaligonic acid，demethyl

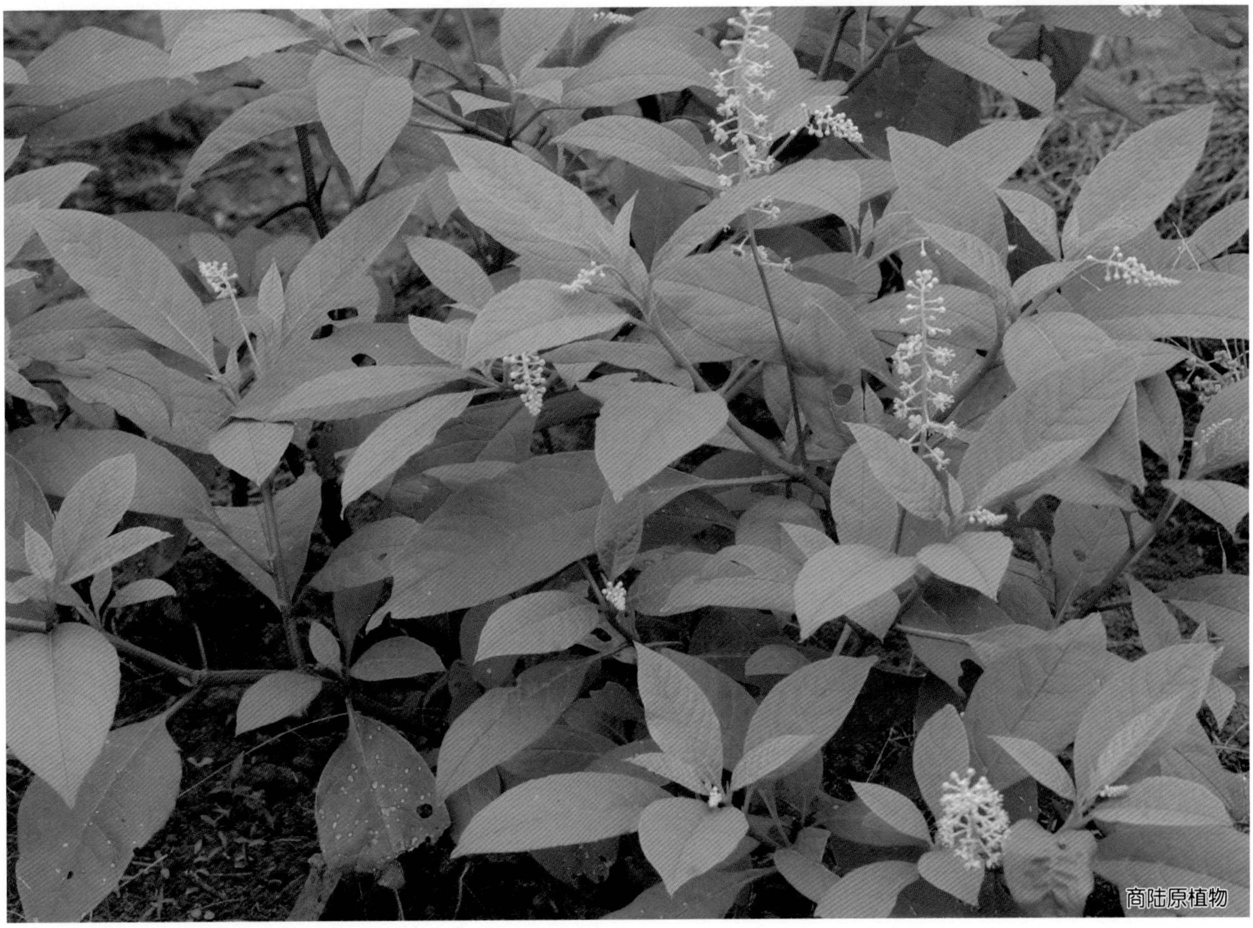

商陆原植物

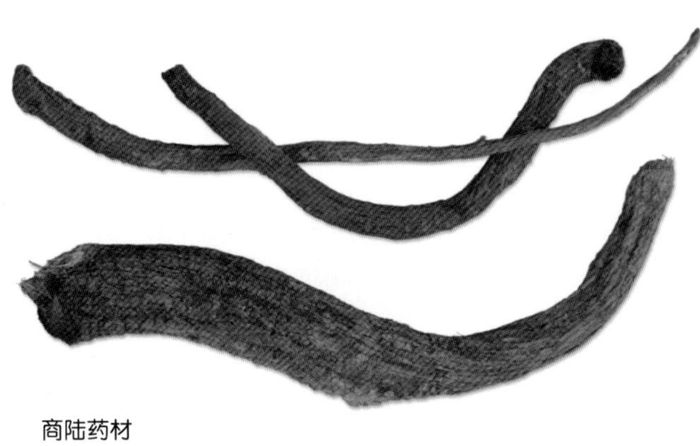
商陆药材

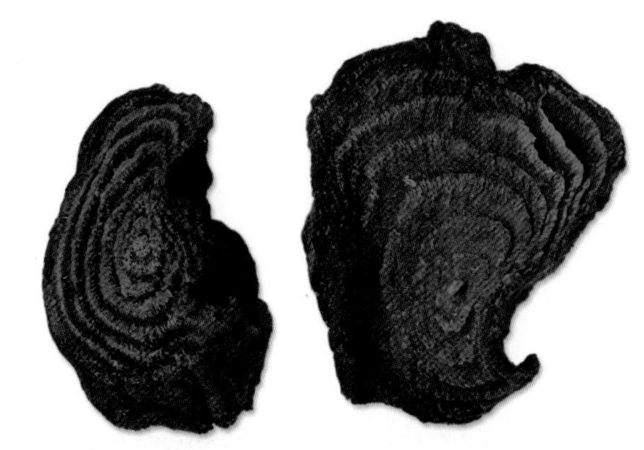
商陆饮片

phytolaccagenin），美商陆酸（phytolac cagenicacid），2,23,29- 三羟基齐墩果酸（esculentagenic acid），γ- 氨基丁酸（γ-aminobutyric acid），α- 菠菜甾醇（α-spinasterol），Δ^7- 豆甾烯醇（Δ^7-stigmastenol）及它们的葡萄糖苷和酰化甾醇葡萄糖苷，脂酸部分包括硬脂酸（stearic acid），棕榈酸（palmitic acid）及肉豆蔻酸（myristic acid），而主要的是 6′- 棕榈酰基 -α- 菠菜甾醇 -β-D- 葡萄糖苷（6′-palmityl-α-spinasteryl-β-D-glucoside）[1]。

【药理作用】

1. 对泌尿系统作用　商陆根提取物灌注蟾蜍肾脏，可增加尿流量，直接滴于蛙肾或蹼，则可见毛细血管扩张，增加血流量 [2]。2.0g/kg 灌胃给药，商陆及其炮制品均有不同程度的利尿作用，按利尿指数从高到低排列顺序为：生品 > 原药材丝 > 原药材片 > 醋煮品 > 醋炙品 > 清蒸品 [3]。商陆水煎剂 2g/kg，每天一次，连续 93 天给阿霉素肾硬化大鼠灌胃，能调节阿霉素肾小球硬化大鼠肾小球 Bcl-2、Bax 蛋白的表达，下调 Bax/Bcl-2 的比值，减轻肾小球实质细胞的过度凋亡，延缓肾小球硬化进展 [4]。商陆粗提物 4g/kg 给大鼠灌胃，连续 2 周，可以减少阿霉素肾病模型大鼠尿蛋白排出，提高血清白蛋白，降低血清可溶性白介素 -2 受体水平及肾组织内 NO 浓度 [5,6]。商陆皂苷甲（ESA）20mg/kg，每天给阿霉素肾小球硬化大鼠腹腔注射，连续 100 天，可下调肾小球硬化大鼠肾小球转化生长因子 β_1（TGF-β_1）的表达，减少细胞外基质的沉积，延缓肾小球硬化的发生、发展 [7]，而同样剂量给抗 Thy1 系膜增生性肾炎模型大鼠腹腔注射，连续 7 天，可降低模型大鼠的尿蛋白、抑制肾小球系膜细胞及系膜基质的增生 [7]。

2. 抗炎　5mg/kg、10mg/kg 商陆苷 A 能抑制角叉菜胶所致大鼠足跖肿胀和棉球肉芽肿 [8]。商陆醇浸膏对蛋清引起的大鼠炎症反应有抑制作用 [9]。大鼠灌胃商陆乙醇浸膏可抑制甲醛性足跖肿胀，去除两侧肾上腺后此作用消失，降低因注射蛋清而升高的血管通透性，使幼年小、大鼠胸腺萎缩，降低大鼠肾上腺中维生素 C 的含量，戊巴比妥钠可完全阻断其降低肾上腺内维生素 C 含量的作用，提示商陆没有肾上腺皮质激素样作用，但通过中枢神经兴奋垂体 - 肾上腺皮质系统 [10]。ESA 腹腔注射抑制乙酸所致小鼠腹腔毛细血管通透性的提高，抑制二甲苯引起的小鼠耳壳肿胀，对大鼠连续给药 7 天减轻胸腺重量，对摘除肾上腺大鼠足跖注射角叉菜胶的炎症有抑制作用，提示其抗炎作用不通过垂体 - 肾上腺皮质系统 [11]。商陆中所含 2- 羟基商陆酸也有抗炎作用，其对大鼠足跖肿胀的消炎作用强度与氢化可的松相似 [12]。抗炎作用可能通过抑制巨噬细胞的吞噬和分泌功能，抑制巨噬细胞释放血小板活化因子，抑制外周血单核细胞产生肿瘤坏死因子实现的 [13]。

3. 抗菌、抗病毒　商陆煎剂和酊剂在体外对流感杆菌、肺炎杆菌和奈瑟菌有一定抑制作用，煎剂作用优于酊剂 [14]。水浸剂对许兰黄癣菌、奥杜盎小芽胞癣菌等有抑制作用 [15]。商陆汁液中所含精蛋白有抗烟草花叶病毒的作用 [16]。商陆蛋白质具有抗单纯疱疹病毒Ⅱ型的作用 [17]。商陆成熟种子中提取和纯化的商陆抗病毒蛋白（PAP）对感染丙型肝炎病毒（HCV）的细胞的 HCV 复制有较强的抑制作用，该作用随 PAP 浓度的增加而增强，以 100μg/ml 浓度的抑制作用最强 [18]。0.1~25mg/ml 浓度的 PAP 能抑制 100TCID50 和 1000TCID50 柯萨奇病毒在细胞内复制，商陆提取蛋白能起到阻断或减缓柯萨奇病毒吸附细胞的作用 [19]。

4. 对呼吸系统作用　商陆煎剂、酊剂和水浸剂灌胃对小鼠均有祛痰作用，其中煎剂作用最强，阿托品部分对抗祛痰作用，煎剂直接注入小鼠气管内，可使酚红排泌量增加，煎剂给家兔灌服或腹腔注射均有祛痰作用，且不受切断迷走神经的影响，煎剂使家兔气管纤毛运动加快 [13]。豚鼠皮下注射商陆煎剂或酊剂 5g/kg，对组胺喷雾致豚鼠咳喘未见平喘作用，但用至 8g/kg 有一定平喘作用 [20]。

5. 对免疫系统作用　小鼠灌胃商陆多糖 50mg/kg 能促进腹腔巨噬细胞吞噬、刺激小鼠脾淋巴细胞增殖及诱导脾细胞产生白介素 -2[21]，PI 还能诱导小鼠腹腔巨噬细胞产生白介素 -1（IL-1）[12]。商陆多糖 - Ⅱ（PAP- Ⅱ）31~125mg/L 可剂量依赖地促进刀豆蛋白 A、脂多糖诱导的淋巴细胞增殖，在 10~500mg/L 范围内呈剂量和时间依赖性促进脾细胞产生集落刺激因子，在 31~500mg/L 范围内能促进小鼠脾淋巴细胞增殖，提示 PAP- Ⅱ有增强免疫和促进造血的作用 [22]。

6. 抗肿瘤　小鼠腹腔注射商陆多糖 80~160mg/kg 2 次，可增强腹腔巨噬细胞对小鼠肉瘤 S180 和白血病 L929 细胞的免疫细胞毒反应，在脂多糖辅助下诱生肿瘤坏死因子（TNF）和 IL-1，免疫细胞毒反应强度成正比，商陆多糖增强腹腔巨噬细胞细胞毒反应与此密切相关[23]。商陆皂苷能诱导小鼠处于产生 TNF 启动状态，在诱导剂作用下即释放出 TNF[24]。有丝分裂原不能抑制淋巴瘤细胞 DNA 合成，但能抑制骨髓瘤细胞 DNA 的合成[25]。

7. 对消化系统作用　商陆皂苷 180mg/kg 对幽门结扎型大鼠胃溃疡、醋酸型大鼠胃溃疡及利血平型小鼠胃溃疡均有一定的防治作用[26]。

8. 对代谢影响　用氚标记胸腺嘧啶核苷（^{3}H-TdR）体内渗入脱氧核糖核酸，商陆总皂苷能提高 ^{3}H-TdR 渗入率，延长动物的耐冻时间，拮抗羟基脲在二磷酸化水平对核苷酸还原反应的抑制作用，可能是一种激活核苷酸还原酶的生物活性物质[27]。

9. 杀精等作用　商陆总皂苷 2.6g/L、4g/L 的浓度可分别终止兔精液中全部精子的活性，有量效关系，皂苷浓度降低对精子的杀精效能也减弱。商陆皂苷对杀灭钉螺有良好作用[28~30]。

10. 毒理　商陆水浸剂、煎剂、酊剂及浸膏小鼠灌胃，半数致死量（LD_{50}）分别为 26.0g/kg、28.0g/kg、46.5g/kg、11.87g/kg。大鼠灌服煎剂 5g/kg 连续 3 周或浸膏 3.6g/kg 连续 30 天，心、肺、肝、肾等脏器均未见异常。猫口服 2.5~10g/kg，可致呕吐，剂量越大呕吐越严重。犬口服 1g/kg，亦发生呕吐，活动减少[13, 31]。毒性成分酸性甾体皂苷小鼠腹腔注射的 LD_{50} 为 0.13mg/kg[30]，ESA 小鼠灌胃、腹腔注射和静脉注射的 LD_{50} 分别为 1200mg/kg、486mg/kg 和 43.6mg/kg，10~50mg/kg 腹腔注射 10 分钟后可见小鼠运动减少，步态不稳和扭体反应[31]。小鼠腹腔注射炮制商陆，LD_{50} 毒性从小到大依次为：醋煮品 > 清蒸品 > 醋炙品 > 生品 > 原药材丝[4]。

【临床研究】

肝硬化腹水　对照组在低盐、高蛋白饮食及营养支持疗法基础上，口服利尿剂氢氯噻嗪 25mg、氨苯蝶啶 50mg，每日 2 次，补充人血白蛋白以及保肝等处理，14 日为 1 个疗程。治疗组在对照组基础上采用商陆敷脐（1~1.5g 商陆末和鲜姜泥加适量水调成糊状，敷满脐部，外用敷料、胶布固定），每日更换 1~2 次，14 日为 1 个疗程。结果：治疗组 30 例，其中显效 21 例，有效 7 例，无效 2 例，总有效率 93.3%；对照组 30 例，其中显效 16 例，有效 7 例，无效 7 例，总有效率 76.7%，两者比较有显著性差异（$P<0.01$）[32]。

【性味归经】味苦，性寒；有毒。归脾、膀胱、小肠经。

【功效主治】逐水消肿，通利二便，解毒散结。主治水肿胀满，二便不通，癥瘕，瘰疬，疮毒。

【用法用量】内服：煎汤，5~10g；醋制可降低毒性，或入散剂。外用适量，捣敷。

【使用注意】脾虚水肿及孕妇忌服。

【经验方】

1. 一切肿毒　商陆根和盐少许，捣敷，日再易之。（《千金方》）
2. 石痈坚如石，不作脓者　生商陆根捣敷之，干即易之，取软为度。又治湿漏诸痈疖。（《千金方》）
3. 跌打　商陆研末，调热酒抹跌打青黑之处，再贴膏药更好。（《滇南本草》）
4. 淋巴结结核　商陆 9g，红糖为引。水煎服。（《云南中草药》）
5. 消化性溃疡　商陆粉、血余炭各 10g，鲜鸡蛋 1 个。先将鸡蛋去壳，用蛋清、蛋黄与药物搅拌均匀，在锅内放入少许茶油，待油烧熟后，将上药液倒入锅内煎熟即可。分两次口服，上、下午各一次，两周为 1 个疗程。[湖南中医杂志，1985,（4）:13]
6. 痃不瘥，胁下痛硬如石　生商陆根汁一升，杏仁一两（汤浸去皮尖）。研仁令烂，以商陆根汁相和，研滤取汁，以火煎如饧。每服，取枣许大，空腹以热酒调下，渐加，以利恶物为度。（《太平圣惠方》）
7. 水气肿满　生商陆（切如麻豆）、赤小豆等份，鲫鱼三枚（去肠存鳞）。上三味，将二味实鱼腹中，以绵缚之，水三升，缓煮豆烂，去鱼，只取二味，空腹食之，以鱼汁送下，甚者过二日，再为之，不过三剂。（《圣济总录》商陆豆方）
8. 脚气水肿　甘遂、芫花、芒硝、吴茱萸为丸剂，内服。（《草药手册》）
9. 产后血块时攻心腹，疼痛不可忍　商陆（干者）、当归（切、炒）各一分，紫葳、蒲黄各一两。上四味捣罗为散，空腹温酒调下二钱匕。（《圣济总录》商陆散）

【参考文献】

[1] 国家中医药管理局《中华本草》编委会．中华本草．上海：上海科学技术出版社，1999：1377.

[2] Masuzawa H.C A,1943,37:1772g

[3] 查文清，王孝涛，原思通．炮制对直序商陆毒性及利尿作用的影响．安徽中医学院学报，1999，18（5）：80.

[4] 朱永俊，张克非，郭明好，等．商陆对阿霉素肾硬化大鼠肾小球细胞凋亡介导因子 Bcl-2、Bax 表达的影响．医学信息：手术学分册，2008，21（11）：967.

[5] 庞军，张克非，余伍中，等．商陆治疗阿霉素肾病大鼠的实验研究．中国中西医结合肾病杂志，2008，9（3）：220.

[6] 朱永俊，张克非，郭明好．商陆皂苷甲对阿霉素致肾小球硬化大鼠 TGF-β_1 表达的影响．现代中西医结合杂志，2009，18（7）：735.

[7] 张亮，张克非，吴雄飞．商陆皂苷甲对大鼠抗 Thy1 系膜增生性肾炎的治疗作用．中国中西医结合肾病杂志，2008，9（6）：506.

[8] 麦凯．中国药理通讯，1989，6（2）：59.

[9] 杜志德．药物分析杂志，1983，3（1）：31.

[10] 郑钦岳，麦凯，潘祥福，等．商陆皂苷甲的抗炎作用．中国药理学与毒理学杂志，1992，6（3）：221.

[11] Woo W S. C A,1974,80:141071n.

[12] 潘麟土．福建中医药，1963，8（3）：119.

[13] 陕西省慢性气管炎基础临床研究协作组 . 野萝卜根的药理作用 . 陕西新医药，1973，（3）：15.

[14] 曹仁烈 . 中药水浸剂在试管内抗皮肤真菌的观察 . 中华皮肤科杂志，1957，（4）：286.

[15] Kassanis B, et al. C A, 1948, 42:7840c.

[16] 朱圣 . 中国药理学报，1988，9（5）：474.

[17] 陈瑞烈，林少锐，李忆璇，等 . 商陆抗病毒蛋白对感染细胞模型中 HCV 复制的影响 . 中西医结合肝病杂志，2006，16（4）：226.

[15] 谢妮，池晓霞，袁建辉，等 . 商陆提取蛋白体外抗柯萨奇病毒的实验研究 . 岭南急诊医学杂志，2007，12（2）：116.

[19] 陕西省慢性气管炎基础临床研究协作组 . 野萝卜有效成分的提取、药理实验及临床效果观察 . 中草药通讯，1973，（1）：13.

[20] 郑铣岳 . 商陆多糖的免疫活性 . 中国药理通讯，1989，6（2）：22.

[21] 钱定华 . 中国药理通讯，1989，6（2）：14.

[22] 王洪斌，郑钦岳，鞠佃文，等 . 商陆多糖 I 对小鼠脾淋巴细胞增殖及脾淋巴细胞、巨噬细胞分泌细胞因子的影响 . 药学学报，1993，28（10）：732.

[23] 张俊平，钱定华，郑钦岳，等 . 商陆多糖对小鼠腹腔巨噬细胞的细胞毒作用及诱生肿瘤坏死因子和 IL-1 的影响 . 中国药理学报，1990，11（4）：375.

[24] 胡振林 . 中国药理通讯，1989，6（2）：l4.

[25] Dont P B.J National Cancer Institute, 1971, 46（4）:763.

[26] 刘春宇，吴文倩，唐丽华，等 . 商陆皂苷的抗胃溃疡作用 . 中国野生植物资源，1998，17（4）：54.

[27] 沈阳医学院基础部放射医学教研组 . 医学研究（沈阳医学院），1975，（4）：47.

[28] 王一飞，崔蕴霞，崔蕴慧，等 . 商陆总皂苷的抗生育活性 . 河南医科大学学报，1996，36（1）：91.

[29] 李桂玲，金庆华，王晓蓉，等 . 商陆总皂苷杀灭钉螺的实验研究 . 中药材，1998，21（9）：472.

[30] 杜志德 . 药学通报，1983，（11）：50.

[31] Saito H,et al. 生药学杂志（日），1979，33（2）：111.

[32] 蒋联章，蔡咏玉 . 中西医结合治疗肝硬化腹水临床观察 . 河北中医，2001，23（3）：214.

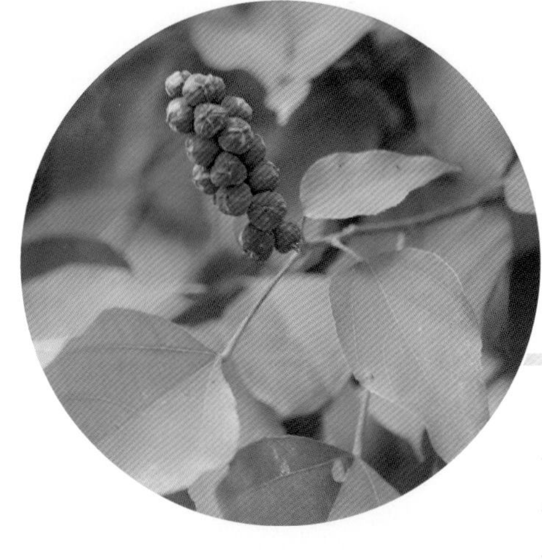

Cu kang chai

粗糠柴

Malloti Philippinensis Radix

[英]Mallotus Philippinensis Root

【别名】香桂树、香檀、花樟树、将军树、痢灵树。

【来源】为大戟科植物粗糠柴 *Mallotus philippinensis*(Lam.)Muell. -Arg. 的根。

【植物形态】多年生常绿小乔木。茎黑褐色或灰棕色，无毛。枝较细弱，小枝、幼叶和花序均被褐色星状柔毛，叶互生或近对生；叶柄密被褐色短柔毛；叶片近革质，卵形、长圆形至披针形，长 5~19cm，宽 2~7.5cm，先端渐尖，基部钝圆或阔楔形，有基出 3 脉和 2 腺体，全缘或有钝齿，下面绿色，光滑无毛，有稀疏红色腺点，下面多少粉白色，密被红褐色星状短柔毛及红色腺点；侧脉 3~4 对，横脉及细脉平行。总状花序顶生或腋生，花序枝及花梗被毛及红色腺点；花单性同株；花小，黄绿色，无花瓣；雄花序成束或单生，多花，雄花萼片 3~4，卵形，外被褐色星状柔毛及红色腺点，膜质，雄蕊 18~32，花药 2 室；雌花序单生，雌花萼管状，3~5 裂，裂片卵形至披针形，外被褐色星状毛及红色腺点，子房球形，被星状毛及鲜红色颗粒状腺点，2~3 室，羽状柱头 2~3，有红色腺点，有时有退化雄蕊。蒴果三棱状球形，无软刺，密被鲜红色颗粒状腺点，成熟时开裂为 3 个分果片；种子球形，

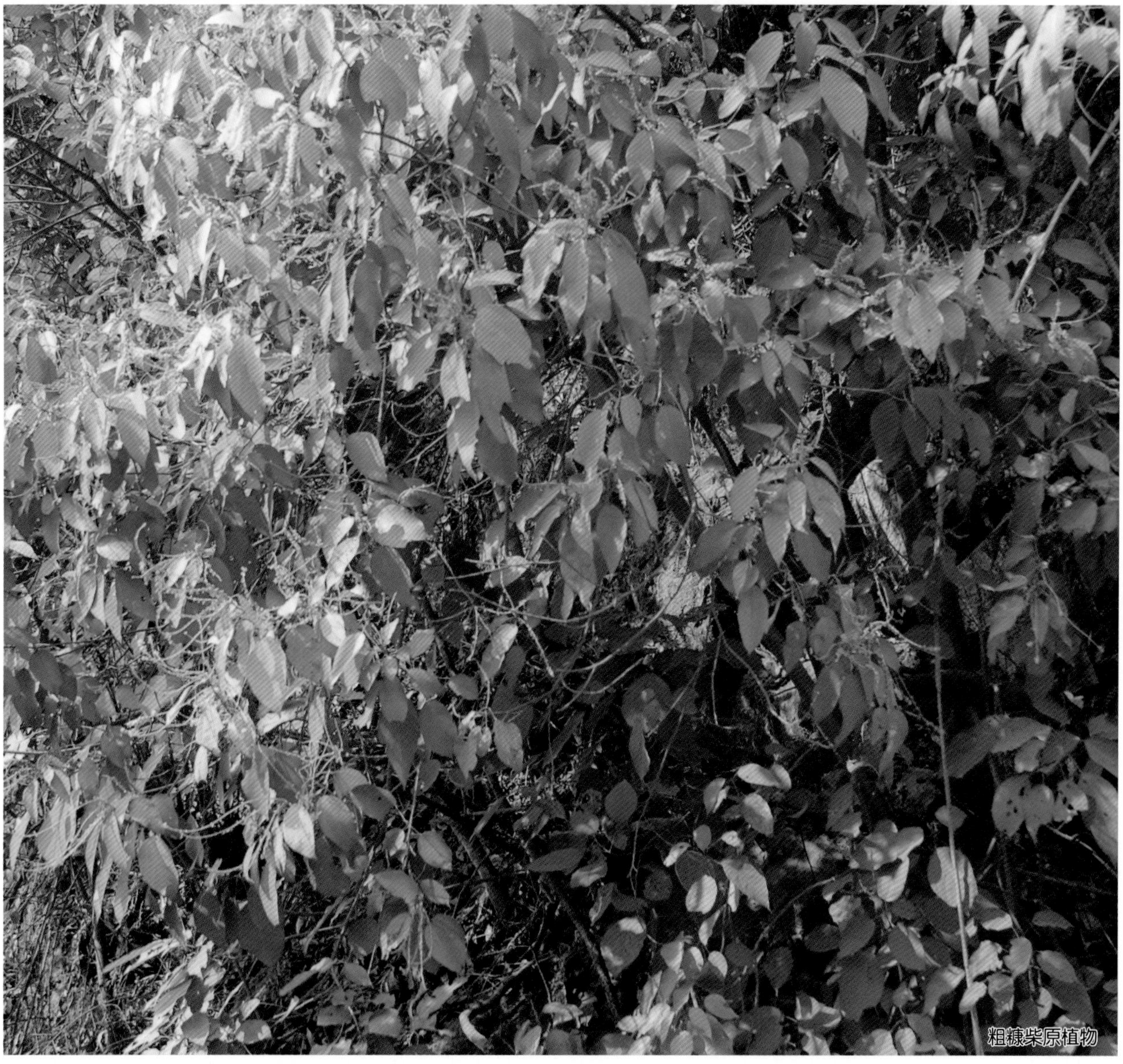

粗糠柴原植物

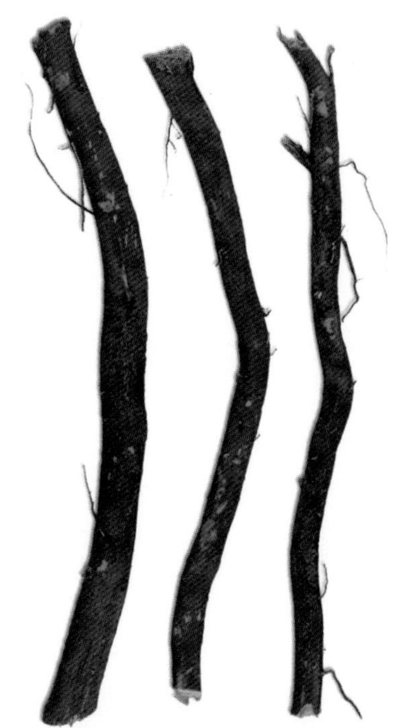
粗糠柴药材

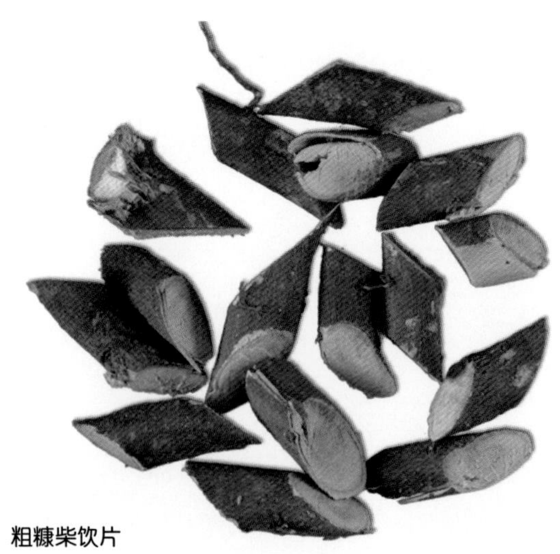
粗糠柴饮片

黑色，平滑。

【分布】广西全区均有分布。

【采集加工】根全年均可采挖；切段，晒干。

【药材性状】根圆柱形，极少有分枝，直径 1.5~2.5cm。表面灰棕色或红棕色，有细纵皱纹及密的呈细疙瘩的横向皮孔。质坚，切面皮部灰棕色，木部灰黄色。皮部易与木部剥离。气微，味微苦。

【品质评价】以条匀、质硬、断面灰黄者为佳。

【药理作用】

1. 抗炎和免疫调节　从粗糠柴的己烷溶解部分中分离得到 3 个新的查耳酮衍生物（1~3），对脂多糖和重组鼠干扰素 IFN-γ 诱导鼠巨噬细胞样细胞系 RAW 264.7 产生一氧化氮和一氧化氮合成酶基因表达具有抑制作用，其中化合物 1、2 作用强于槲皮素。化合物 1~3 在 30μg/ml 时不影响细胞存活，同时下调环加氧酶 2、白介素 -6 和白介素 -1βmRNA 表达[1]。

2. 驱虫、增加肠运动　粗糠柴毒素及异粗糠柴毒素有驱虫作用[2]，对兔小肠能提高张力，增强蠕动[3]。

【性味归经】味微苦、微涩，性凉；有毒。归肺、脾经。

【功效主治】清热祛湿，解毒消肿。主治湿热痢疾，咽喉肿痛。

【用法用量】内服：煎汤，15~30g。

【使用注意】本品有毒，不宜多服久服。

【参考文献】

[1] Daikonya A, et al. Chem Pharm Bull, 2004, 52（11）:1326.
[2] Khorana M L, et al.C A,1949,43:8101e.
[3] Kurosu Y, et al. C A,1942,36:5701.

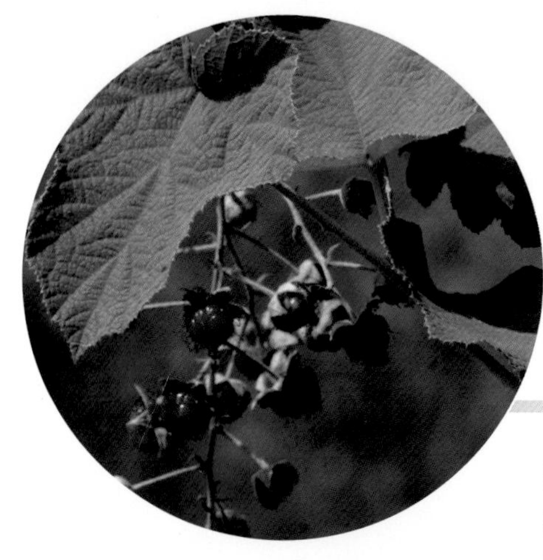

粗叶悬钩子

Cu ye xuan gou zi

Runi Alceaefolii Radix seu Folium
[英]Roughleaf Raspberry Root or Leaf

【别名】大叶蛇泡竻、大破布刺、老虎泡、虎掌竻、九月泡、八月泡、牛尾泡、大竻坛。

【来源】为蔷薇科植物粗叶悬钩子 *Rubus alceaefolius* Poir 的根或叶。

【植物形态】多年生攀缘灌木。枝密生黄色绒毛，叶柄及花序有小钩刺。单叶，革质；托叶羽状深裂；叶近圆形或宽卵形，大小不等，长6~16cm，宽5~14cm，有整齐3~7裂，上面有粗毛和囊泡状小凸起，下面密生灰色或浅黄色绵毛和长柔毛，叶脉锈色。顶生或腋生圆锥花序或总状花序，有时腋生头状花束，总花梗，花梗和花萼被淡黄色绒毛；花白色，苞片大，似托叶。聚合果球形，红色。

【分布】广西主要分布于南宁、武鸣、贵港、博白、平南、容县、岑溪、桂林、融水、南丹。

【采集加工】夏、秋季采收，洗净，鲜用或晒干。

【药材性状】主根圆锥形，直径1.2~2 cm，表面浅棕黄色，木部棕黄色。叶片近革质，皱缩，展开呈近圆形成宽卵形，大小不等，不整齐3~7裂，上表面有粗毛和囊状小凸起，下表面密生灰色柔毛；掌状脉纹呈锈色，托叶羽状深裂，叶柄有小钩刺。气微，味淡。

【品质评价】以身干、无杂质者为佳。

【化学成分】本品叶中含有三萜类化合物：corosolic acid，tormentic acid，niga-inchigoside F1，trachelosperoside E-1 和 suavissimoside R1[1]。此外还有粗叶悬钩子苷（alcesefoliside），金丝桃苷（hyperoside），3-氧化-6-羟基-紫罗兰醇（vomifoliol），*β*-谷甾醇（*β*-sitosterol），胡萝卜苷（daucosterol），碳三十二醇（dotriacontanol）[2]。

本品果实含氨基酸，其中包括天冬氨酸（aspartate），苏氨酸（threonine），丝氨酸（serine），谷氨酸（glutamic acid），甘氨酸（glycine），丙氨酸（alanine），胱氨酸（cystine），缬氨酸（valine），蛋氨酸（methionine），异亮氨酸（*iso*-leucine），亮氨酸（leucine），酪氨酸（tyrosine），苯丙氨酸（phenylalanine），赖氨酸（lysine），组氨酸（histidine），精氨酸（arginine），脯氨酸（proline）。果实还含维生素C、B_1、B_2、E、A；果实中含有的微量元素包括钾、钙、镁、锌、铁、硒[3]。

【药理作用】

保肝作用　粗叶悬钩子（根）水煎粗提物连续灌胃7天，能降低四氯化碳（CCl_4）所致小鼠急性肝损伤模型血清中谷丙转氨酶（ALT）、谷草转氨酶（AST）、肿瘤坏死因子α（TNF-α）及肝组织中丙二醛（MDA）、一氧化氮（NO）的含量，升高超氧化物歧化酶（SOD）含量，改善肝脏病理损伤[4,5]。

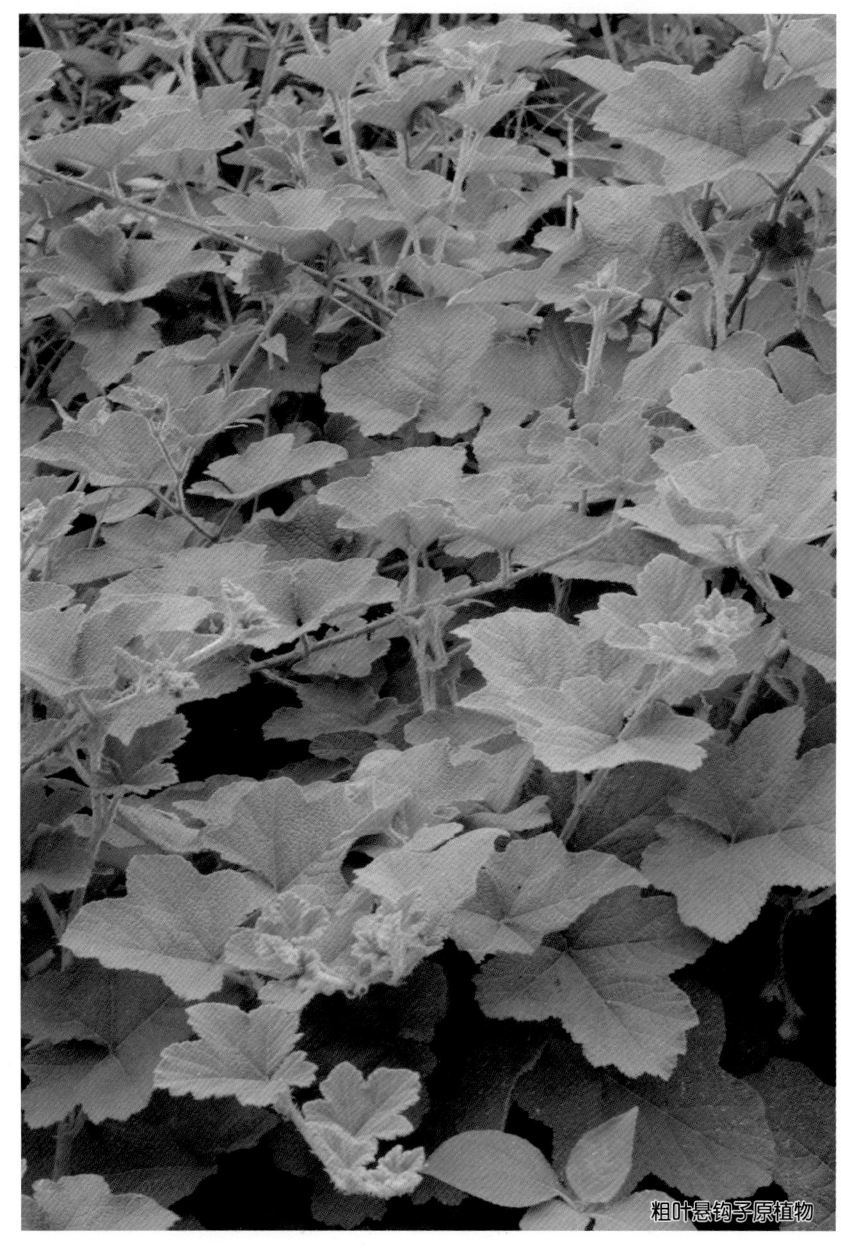

粗叶悬钩子原植物

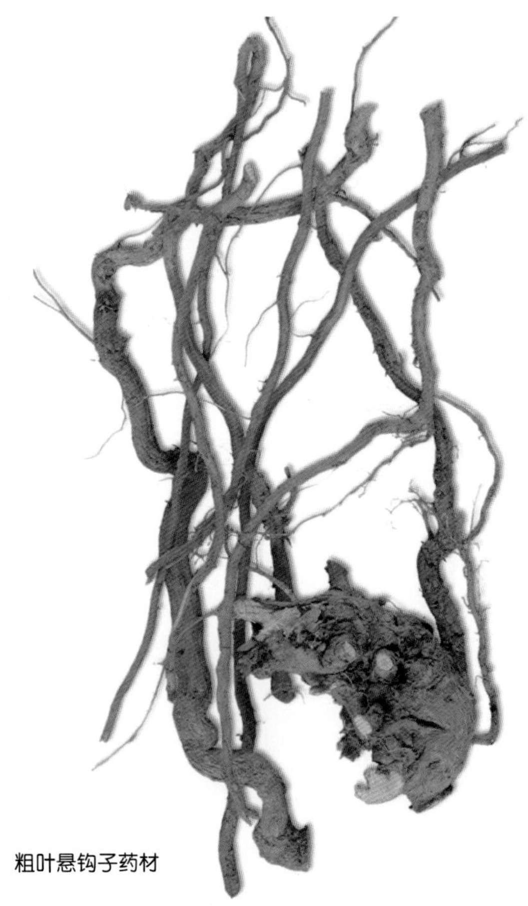
粗叶悬钩子药材

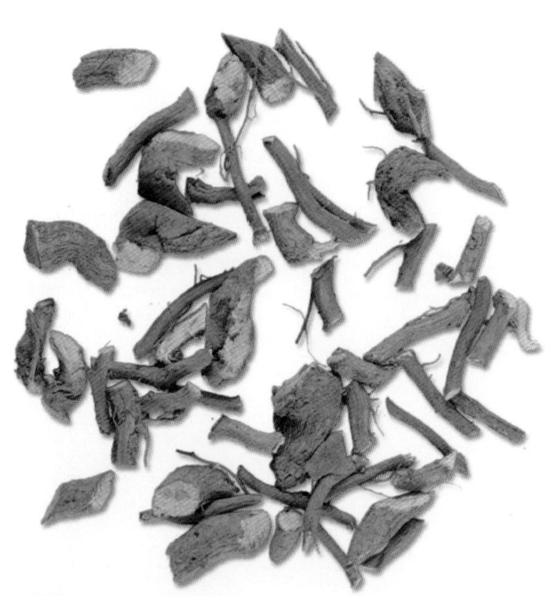
粗叶悬钩子饮片

根部总生物碱能降低 CCl_4 所致大鼠急性肝损伤模型血清中 NO 及肝组织中 MDA 含量，提高肝组织中 SOD 活性，减轻大鼠肝细胞坏死程度[6]。根部总多糖能降低 CCl_4 所致大鼠血清中 ALT、AST、TNF-α、白介素（IL-1β、IL-6）、细胞色素 P450 2E1 含量、增高细胞色素 P450 含量及减轻大鼠肝细胞坏死程度[7,8]。

【临床研究】

嗜盐菌食物中毒　粗叶悬钩子 45g，生姜 15g（老幼及病轻者酌减），水煎服，同时饮淡盐糖水。结果：治疗 71 例，除 1 例孕妇外，全部治愈[9]。

【性味归经】味甘、淡，性平。归肝、脾经。

【功效主治】清热利湿，止血，散瘀。主治肝炎，痢疾，肠炎，乳腺炎，口腔炎，行军性血红蛋白尿，外伤出血，肝脾肿大，跌打损伤，风湿痹痛。

【用法用量】内服：煎汤，15~30g。外用适量，研末撒；或煎水含漱。

【使用注意】孕妇慎用。

【经验方】

1. 口腔炎　（粗叶悬钩子）煎水含漱。（广州部队《常用中草药手册》）
2. 外伤出血　（粗叶悬钩子）研粉末撒患处。（广州部队《常用中草药手册》）

【参考文献】

[1] 甘露，赵玉英．粗叶悬钩子三萜类化合物的分离鉴定．中国中药杂志，1998，23（6）：362.

[2] 甘露，王邠，梁鸿，等．粗叶悬钩子化学成分的分离鉴定．北京医科大学学报，2000，32（3）：226.

[3] 国家中医药管理局《中华本草》编委会．中华本草．上海：上海科学技术出版社，1999：2817.

[4] 叶蕻芝，洪振丰，王玉华，等．粗叶悬钩子对实验性肝损伤的治疗作用研究．中医药学刊，2005，23（5）：829.

[5] 洪振丰，王玉华，陈艳华．粗叶悬钩子对实验性肝炎小鼠 TNF-α 的影响．福建中医学院学报，2005，15（2）：24.

[6] 黄玲，洪振丰，周建衡，等．粗叶悬钩子根部提取物对急性肝损伤大鼠血清 NO 和肝组织 SOD、MDA 的影响．中国中医药科技，2008，15（1）：36.

[7] 洪振丰，周建衡，李天骄，等．粗叶悬钩子根部提取物对急性肝损伤大鼠 TNF-α、IL-1β、IL-6 的影响．中华中医药学刊，2007，25（6）：1137.

[8] 刘艳，李天骄，赵锦燕，等．粗叶悬钩子粗多糖对模型大鼠急性肝损伤药物代谢酶的影响．福建中医学院学报，2008，18（2）：13.

[9] 南京中医药大学．中药大辞典（下册）．第 2 版．上海：上海科学技术出版社，2006：3140.

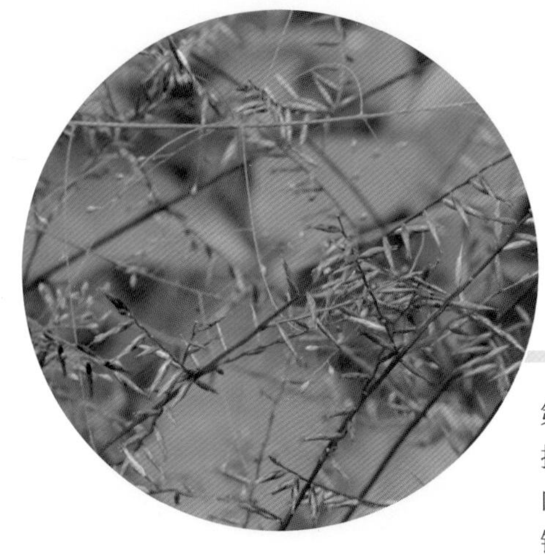

Dan zhu ye

淡竹叶

Lophatheri Herba

[英]Common Lophatherum Herb

【别名】竹叶门冬青、山鸡米、金竹叶、长竹叶、山冬、地竹、淡竹米、林下竹。

【来源】为禾本科植物淡竹叶 *Lophatherum gracile* Brongn. 的全草。

【植物形态】多年生草本。根状茎粗短，坚硬。须根稀疏，其近顶端或中部常肥厚成纺锤状的块根。秆纤弱，多少木质化。叶互生，广披针形，长 5~20cm，宽 1.5~3cm，全缘，先端渐尖或短尖，基部近圆形或楔形而渐狭缩成柄状或无柄，平行脉多条，并有明显横脉，呈小长方格状，两面光滑或有小刺毛；叶鞘边缘光滑或具纤毛；叶舌短小，质硬，有缘毛。圆锥花序顶生，分枝较少，疏散，斜升或展开；小穗线状披针形，具粗壮小穗柄；颖长圆形，具五脉，先端钝，边缘薄膜质，第 1 颖短于第 2 颖；外稃较颖为长，披针形，先端具短尖头，具 5~7 脉，内稃较外稃为短，膜质透明。颖果纺锤形，深褐色。

【分布】广西主要分布于天等、田阳、乐业、凤山、东兰、金秀、富川、苍梧、藤县、平南、容县、桂平、贵港、玉林、博白等地。

【采集加工】全年均可采收，切段，晒干。

【药材性状】茎圆柱形，长 25~30cm，直径 1.5~2mm；表面淡黄绿色，有节，节上抱有叶鞘，断面中空。叶多皱缩卷曲，叶片披针形，长 5~20cm，宽 1.5~3cm；表面浅绿色或黄绿色，叶脉平行，具横行小脉，形成长方形的网格状，下表面尤为明显。叶鞘长约 5cm，开裂，外具纵条纹，沿叶鞘边缘有白色长柔毛。体轻，质柔韧。气微，味淡。

【品质评价】以叶大、色绿、不带根及花穗者为佳。

【化学成分】本品茎叶含三萜化合物芦竹素（arundoin），印白茅素（cylindrin），蒲公英赛醇（taraxerol），无羁萜（friedelin）[1]，3,5- 二甲氧基 -4- 羟基苯甲醛（4-hydroxy-3,5- dimethoxy-benzaldehyde），反式对羟基桂皮酸（*trans-p*-hydroxy cinnamic acid），苜蓿素（5,7,4′-trihydroxy-3′,5′-dimethoxyflavone），苜蓿素 -7-O-β-D- 葡萄糖苷（5,7,4′-trihydroxy-3′,5′-dimethoxy-7-O-β-D-glucosyloxy-flavone）[2]，牡荆苷，腺嘧啶，香草酸（vanillic acid）和腺嘌呤（adenine）[3]。

此外，本品含丰富的叶绿素（chlorophyll）[4] 和茶多酚（tea polyphenols）[5]，以及多种氨基酸和微量元素 [6]。

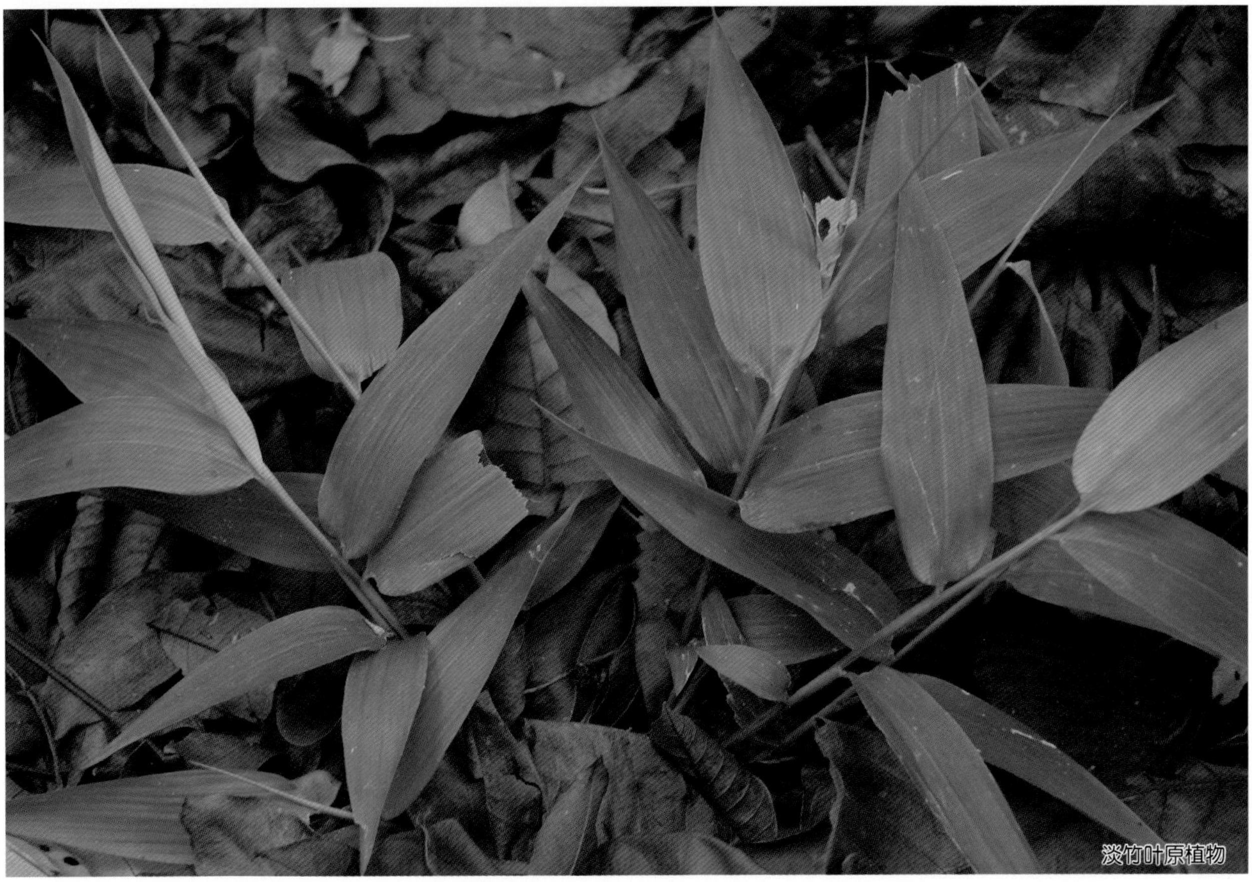

淡竹叶原植物

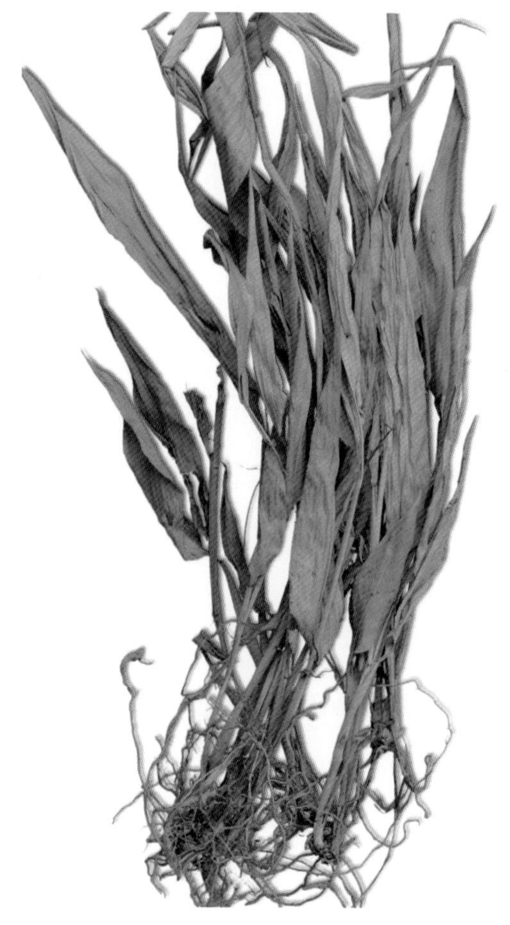

淡竹叶药材

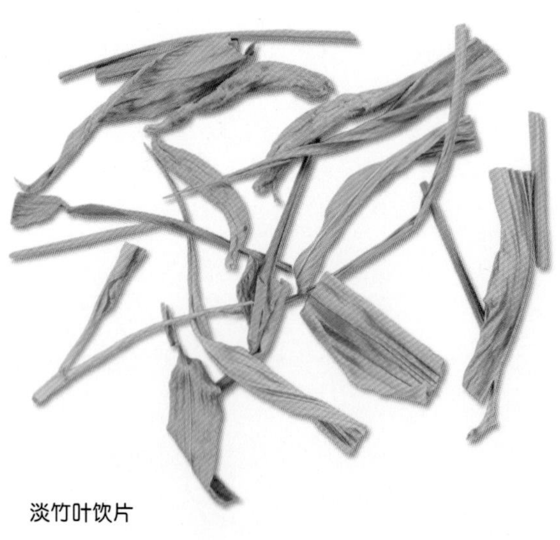

淡竹叶饮片

【药理作用】

1. 解热作用　淡竹叶水浸膏 1g/kg、2g/kg 给注射酵母混悬液引起发热的大鼠灌胃，有解热作用，解热的有效成分溶于水及稀盐酸，但不易溶于醇及醚[7]。对大肠杆菌所致发热的猫和兔，2g/kg 淡竹叶的解热效价约为 33mg/kg，为非那西丁的 0.83 倍[8]。

2. 利尿作用　正常人以淡竹叶 10g 煎服，利尿作用弱，但能增加尿中氯化物的排泄量[9]。

3. 抑菌等作用　淡竹叶水煎剂体外试验对金黄色葡萄球菌、溶血性链球菌有抑制作用，最低抑菌浓度为 1∶10[10]。淡竹叶粗提物 100g（生药）/kg 对肉瘤 S180 的抑制率为 43.1%~45.6%，但对子宫颈癌 U14 和淋巴肉瘤 -1 腹水型无抑制作用[11]。淡竹叶还有升高血糖的作用[8]。热水提取的淡竹叶多糖，对 •OH 和 O^{2-} 均有较强的清除能力，当淡竹叶多糖溶液的浓度为 0.838mg/ml 时，清除率分别达到 54.37% 和 41.37%[12]。

4. 毒理　淡竹叶对小鼠的半数致死量为 64.5g/kg[8]。

【临床研究】

1. 多发性骨髓瘤　淡竹叶饮，水煎服，成人每次 50g，每日 3~6 次，配合一般支持疗法如镇痛，使用抗生素及肾上腺皮质激素、间歇化疗。结果：治疗 16 例，效果优者 7 例（均为早期不间断饮用者）；效果良者 5 例（为随小便量及色泽的变化间歇饮用者）；效果差者 4 例（病后 3 年已出现慢性肾衰的症状才开始饮用者）[13]。

2. 牙周炎　用淡竹叶配露蜂房，随证加减（实证配清胃散，虚证配玉女煎）。水煎服，每日 1 剂，连服 3 天。结果：治疗 2 例痊愈[14]。

3. 血淋　淡竹叶 9g，小蓟 15g，藕节 9g，蒲黄 9g，滑石 15g，木通 9g，栀子 9g，生地 20g，海金沙 9g，大黄 9g，当归 9g，甘草 9g，水煎服，每日 1 剂，结果：治疗 40 余例，效果显著[15]。

4. 小儿急性肾炎　竹叶石膏汤加减［淡竹叶 9~12g，生石膏 20~30g（后下），麦冬 6~12g，丹皮 6~10g，白茅根、车前草、鹿衔草各 10~15g，蝉蜕 5~9g，六一散 10~18g（包），粳米 10g。咽喉肿痛加忍冬藤、芦根；血压高加夏枯草、钩藤；尿中有白细胞加小青草、一枝黄花］。水煎服，每日 1 剂，治疗 2 个月。结果：治疗 112 例，其中痊愈 107 例，好转 5 例，临床治愈率 95.5%[16]。

5. 急性下尿路感染　凤尾草 30g，栀子 10g，大黄 10g，生地 15g，泽兰 10g，车前子 15g，黄柏 10g，牛膝 15g，淡竹叶 10g，甘草梢 10g。水煎早晚分服，每日 1 剂，治疗期间不服用抗生素。结果：治疗 60 例，总有效率为 93.3%[17]。

【性味归经】味甘、淡，性寒。归心、胃、小肠经。

【功效主治】清热，除烦，利尿。主治烦热口渴，口舌生疮，牙龈肿痛，小儿惊啼，小便赤涩，淋浊。

【用法用量】内服：煎汤，9~15g。

【使用注意】无实火、湿热者慎服，体虚有寒者禁服。

【经验方】

1. 咽喉肿痛　山鸡米30g，山栀子根15g。水煎服。(《广东省惠阳地区中草药》)
2. 衄血　干淡竹叶15g，生栀子9g，一枝黄花9g。水煎服。(福州军区《中草药手册》)
3. 口舌糜烂　鲜淡竹叶30g，木通9g，生地9g。水煎服。(《福建中草药》)
4. 感冒发热　淡竹叶34g，粉葛15g，土柴胡9g，羊咪青15g，薄荷6g。水煎服。(《梧州地区中草药》)
5. 肺炎　鲜淡竹叶30g，三桠苦9g，麦冬15g。水煎服。(《福州中草药临床手册》)
6. 热病烦渴　①鲜淡竹叶30g(干品15g)，麦门冬15g。水煎服。(《福建中草药》)　②淡竹叶30g，白白茅根30g，千银花12g。水煎。分3~4次服。(《广西民间常用中草药手册》)
7. 肺结核潮热　淡竹叶、青蒿各15g。地骨皮30g。水煎服。连服1~2周。(《浙江民间常用草药》)
8. 流行性乙型脑炎　淡竹叶9g，荷叶9g，冬瓜皮9g，茅根9g。水煎服。每周1~2次。(《草药手册》)
9. 小便不利，淋闭不通，因气壮火胜者　淡竹叶一两，甘草一钱，木通、滑石各二钱。水煎服。(《本草汇言》)
10. 血淋，小便涩痛　淡竹叶全草30g、生地15g，生藕节30g。煎汤服，日2次。(《泉州本草》)
11. 麻疹　淡竹叶、桑叶各3000g，地丁4000g。共煎汁，每日服3~4次，每次一小菜碗，连服5~7天。(《湖南药物志》)
12. 逆经　淡竹叶7张，茜草根(染卵藤根)30g，灯心7条。同白酒炖服。(《闽东本草》)
13. 产后血气暴虚，汗出　淡竹叶煎汤服，每服三合，须臾再服。(《鲜溪单方选》)
14. 小儿胎热，母孕时多食炙爆之物，生下面赤眼闭，口中气热，焦啼，躁热　淡竹叶、甘草、黑豆各三钱，灯心二十根，水一碗，浓煎三四分，频频少进。令乳母亦服。(《本草汇言》)
15. 小儿夜啼　淡竹叶9g，蝉衣、甘草节、黄芩各4.5g，车前子(布包)、生地各6g。煎服。(《安徽中草药》)

【参考文献】

[1] 国家中医药管理局《中华本草》编委会．中华本草．上海：上海科学技术出版社，1999：7458.

[2] 陈泉，吴立军，王军，等．中药淡竹叶的化学成分研究．沈阳药科大学学报，2002，19(1)：23.

[3] 陈泉，吴立军，阮丽军．中药淡竹叶的化学成分研究(Ⅱ)．沈阳药科大学学报，2002，19(4)：257.

[4] 中国科学院《中国植物志》编辑委员会．中国植物志．北京：科学出版社，1995.

[5] 毛燕，王学利，杨彤．毛竹叶、枝茶多酚提取及含量的测定．竹子研究汇刊，2000，19(2)：49.

[6] 吴启南，王立新，吴德康，等．合子草中氨基酸及无机元素成分分析．时珍国药研究，1996，7(4)：204.

[7] Hutchins L G,et a1.Chin J Physiol. 1937,(11):35.

[8] 朱恒璧．中国生理科学会第一届会员代表大会论文摘要，1958.

[9] 沈君文，王中康，唐姚珍，等．猪苓、玉米须、黄芪、木通、淡竹叶的利尿作用．上海第一医学院学报，1957，1：38.

[10] 广东中医学院实验室小组．新中医，1971，(2)：30.

[11] 王浴生，邓文龙，薛春生．中药药理与应用．北京：人民卫生出版社，1983：1108.

[12] 李志洲．淡竹叶多糖的提取及体外抗氧化性研究．中成药，2008，30(3)：434.

[13] 陈民胜，张学鉴，陈峰．淡竹叶辅佐治疗多发性骨髓瘤16例报告．中原医刊，1999，26(7)：12.

[14] 胡志红．露蜂房、淡竹叶在牙周炎中应用2则．江西中医药，2001，32(1)：48.

[15] 刘永华，王红娜，宋宁．治疗血淋验方．中国民间疗法，2006，(3)58.

[16] 刘小菊．竹叶石膏汤加减治疗小儿急性肾炎112例．四川中医，2000，18(1)：39.

[17] 王小娟，雷颖，吴定国，等．自拟凤尾清淋汤治疗急性下尿路感染临床观察．湖南中医药大学学报，2007，27(4)：64.

Shen shan huang jin

深山黄堇

Corydalis Pallidae Herba
[英]Yellowflower Corydalis Herb

【别名】石莲、断肠草、田饭酸、水黄莲、千人耳子、鸡粪草。

【来源】为罂粟科植物深山黄堇 *Corydalis pallida*（Thunb.）Pers. 的全草。

【植物形态】二年生草本，无毛。主根长直。茎直立，上部有少数分枝。叶互生；下部叶有长柄，上部叶柄极短；叶片轮廓卵形至宽卵形，长达 20cm，2~3 回羽状全裂，一回裂片常 5~7 枚，末回裂片卵形，多浅裂，下面有白粉。总状花序顶生或腋生，疏生数花；苞片狭卵形至条形，全缘，下部者略具齿；萼片小，花冠淡黄色，距圆筒形，长为外轮上花瓣全长的 1/3~1/2；子房条形，柱头 2 裂，具 8 乳突。蒴果串珠状。种子扁球形，黑色，表面密生短圆锥状小突起。种阜紧裹种子的一半。

【分布】广西主要分布于资源、桂林。

【采集加工】春、夏季采收，鲜用或晒干。

【药材性状】茎无毛。叶 2~3 回羽状全裂。总状花序较长，花大，距圆筒形，长 5~6mm。蒴果串珠状。种子黑色，密生圆锥形小突起。

【品质评价】以身干、茎粗壮、叶多者为佳。

【化学成分】本品含深山黄堇碱(pallidine)，紫堇碱(corydaline)，咖坡明碱(capaurimine)，咖坡定碱（capauridine），咖坡任碱（capaurine），原阿片碱（protopine），隐品碱（cryptopine），右旋四氢掌叶防己碱（tetrahydropalmatine），消旋四氢掌叶防己碱，消旋金罂粟碱(stylopine)，奇科马宁碱（kikemanine），清风藤碱（sinoacutine）及异波尔定碱（*iso*-boldine）等生物碱[1]。

【临床研究】

化脓性中耳炎　鲜断肠草洗净，捣烂挤汁，过滤后，加防腐剂（每 500ml 加尼泊金 3ml）备用。拭净脓液后将断肠草挤汁直接滴入耳内。本药有小毒，如耳咽管通畅，宜用棉球浸药汁少许填入耳内，以免药液进入口腔内。结果：治疗 32 例，其中痊愈 8 例，有效 18 例，无效 6 例[2]。

【性味归经】味微苦，性凉；有毒。归肝、大肠经。

【功效主治】清热利湿，解毒。主治风火赤眼，湿热泄泻，赤白痢疾，带下，痈疮热疖，丹毒。

【用法用量】内服：煎汤，3~9g，鲜全草 30g；或捣烂绞汁服。外用适量，捣烂敷患处。

【使用注意】脾胃虚寒者慎服。

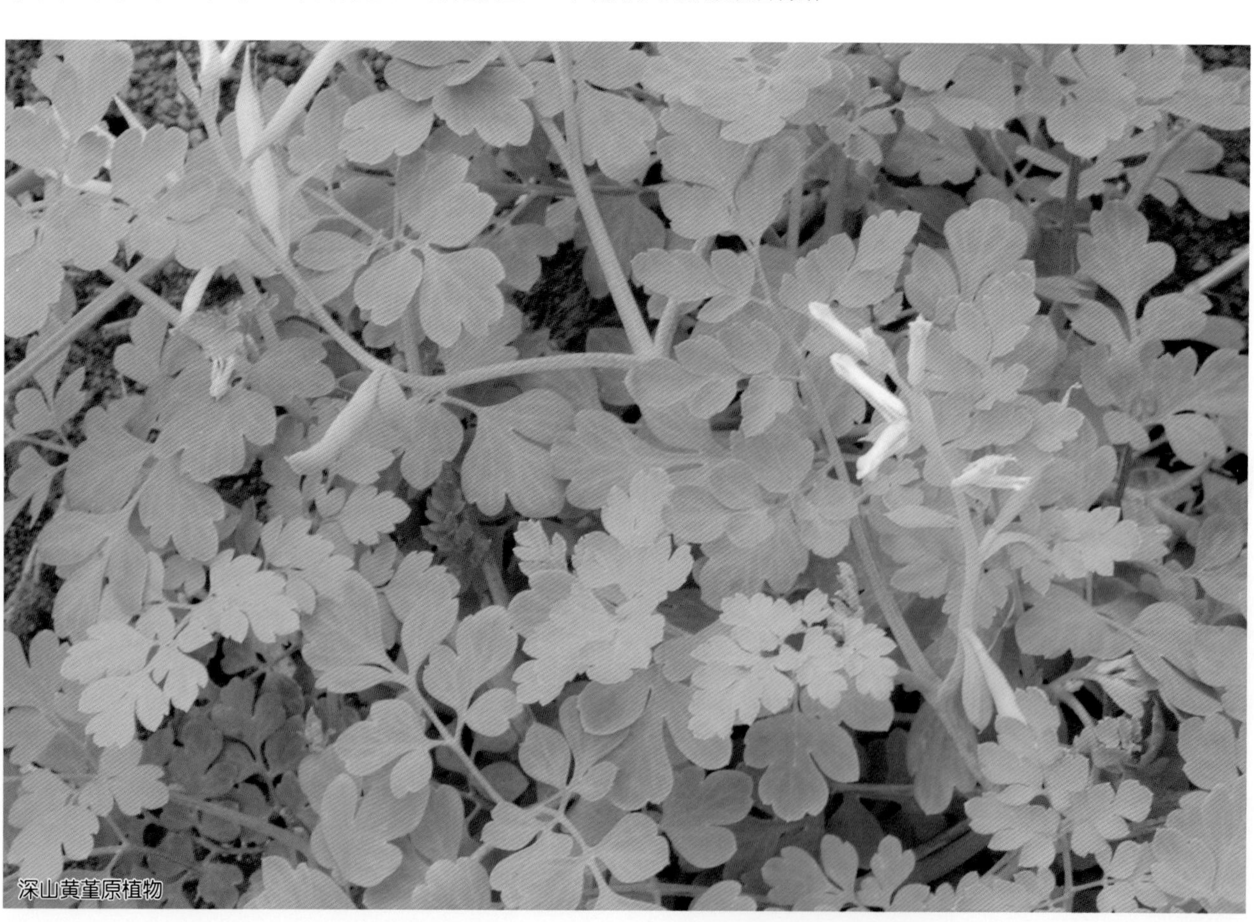

深山黄堇原植物

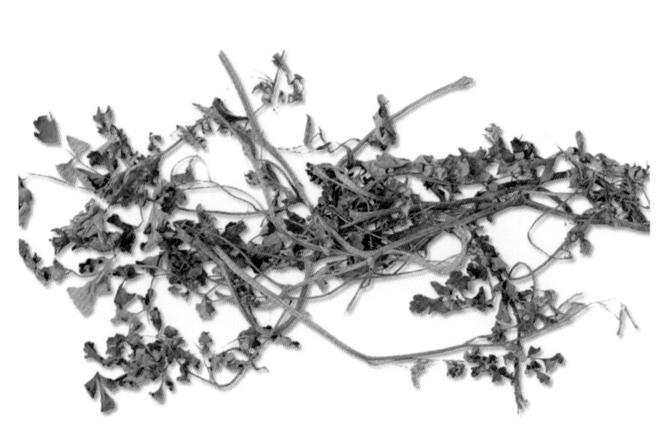
深山黄堇药材

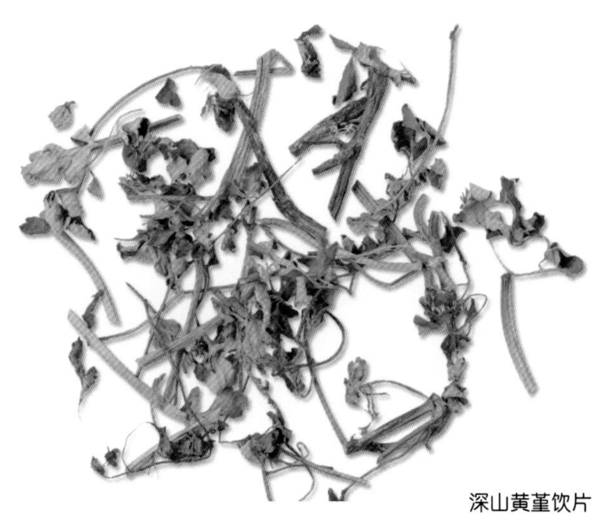
深山黄堇饮片

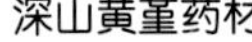

【经验方】

1. 牛皮癣　黄堇、菝葜各30g，白酒150g。浸泡数日后外搽。（《青岛中草药手册》）
2. 丹毒　鲜黄堇30g，加黄酒、红糖适量。水煎服。（《福建药物志》）
3. 暑热腹泻下痢　鲜黄堇全草30g。水煎，分3次服，连服数日。（《青岛中草药手册》）

【参考文献】

[1] 国家中医药管理局《中华本草》编委会. 中华本草. 上海：上海科学技术出版社，1999：2254.
[2] 遵义医学院附属医院耳鼻喉科. 断肠草治疗化脓性中耳炎. 中医杂志，1973，（8）：20.

Shen lü juan bai

深绿卷柏

Selaginellae Doederleinii Herba
[英]Doederlein Spikemoss Herb

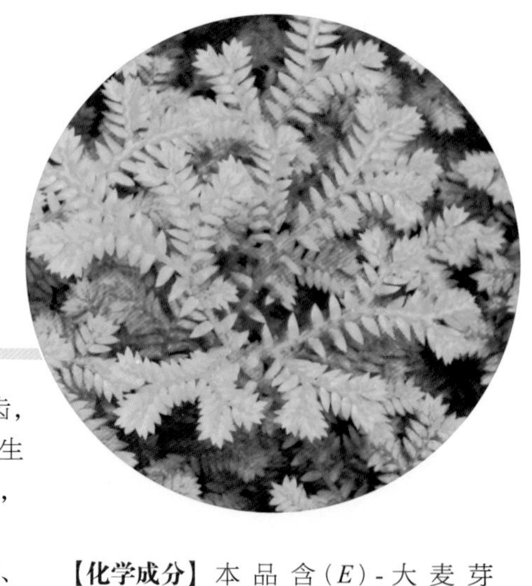

【别名】大叶菜、石上柏、虾麻叶、锅巴草、岩扁柏、大凤尾草、地柏草。

【来源】为卷柏科植物深绿卷柏 *Selaginella doederleinii* Hieron 的全草。

【植物形态】多年生草本。主茎直立或倾斜，具棱，禾秆色，常在分枝处生支撑根（根托），多回叉状分枝。叶二型。侧叶和中叶各 2 行；侧叶在小枝上呈覆瓦状排列，向枝的两侧紧靠斜展，卵状长圆形，长 3~5mm，宽 1.5~2mm，钝头，基部心形。叶缘内侧下方有微锯齿，外侧的中部以下几乎全缘，两侧上方均有疏锯齿；中叶 2 行，彼此以覆瓦状交互排列直向枝端，卵状长圆形，先端渐尖具短刺头，基部心形，边缘有锯齿，中脉龙骨状向上隆起，前后中叶的小脉相接成狭脊状孢子囊穗，常为 2 个并生于小枝顶端，四棱形；孢子叶 4 列，交互覆瓦状排列。卵状三角形。先端长渐尖，边缘有锯齿，龙骨状。孢子囊近球形，大孢子囊生于裹穗下部，小孢子囊生于中部以上，或有的囊穗全为小孢子囊。

【分布】广西主要分布于昭平、北流、玉林、防城、上思、南宁、马山、隆安、隆林、凤山等地。

【采集加工】全年均可采收，洗净，鲜用或晒干。

【药材性状】全体长可达 70cm，枝多有分枝，基上有纵凹槽，直径约 1mm，表面黄绿色，光滑，叶浅绿色，卵形。主枝上叶较稀疏，长宽约 3mm，先端尖，中脉偏斜，孢子叶稍小，成羽状排列。气微，味淡。

【品质评价】以干燥、洁净、色绿、叶多者为佳。

【化学成分】本品含（*E*）- 大麦芽碱 -（6-*O*- 肉桂酰 -β-D- 吡喃葡萄糖基）-（1 → 3）-α-L- 吡喃鼠李糖苷 [（*E*）-hordenine-（6-*O*-cinnamoyl-β-D-glucopyranosyl）-（1 → 3）-α-L-rhamnopyranoside]，*N*- 甲基酪胺 -*O*-α-L- 吡喃鼠李糖苷（*N*-methyltyramine-*O*-α-L-rhamnopyranoside），大麦芽碱 -*O*-α-L- 吡喃鼠李糖苷（hordenine-*O*-α-L-rhamnopyranoside），（*E*）- 大麦芽碱 -[6-*O*-（4- 羟基肉桂酰）-β-D- 吡喃葡萄糖基]-（1 → 3）-α-L- 吡喃鼠李糖苷 {（*E*）-hordenine-[6-*O*-（4-hydroxycinnamoyl）-

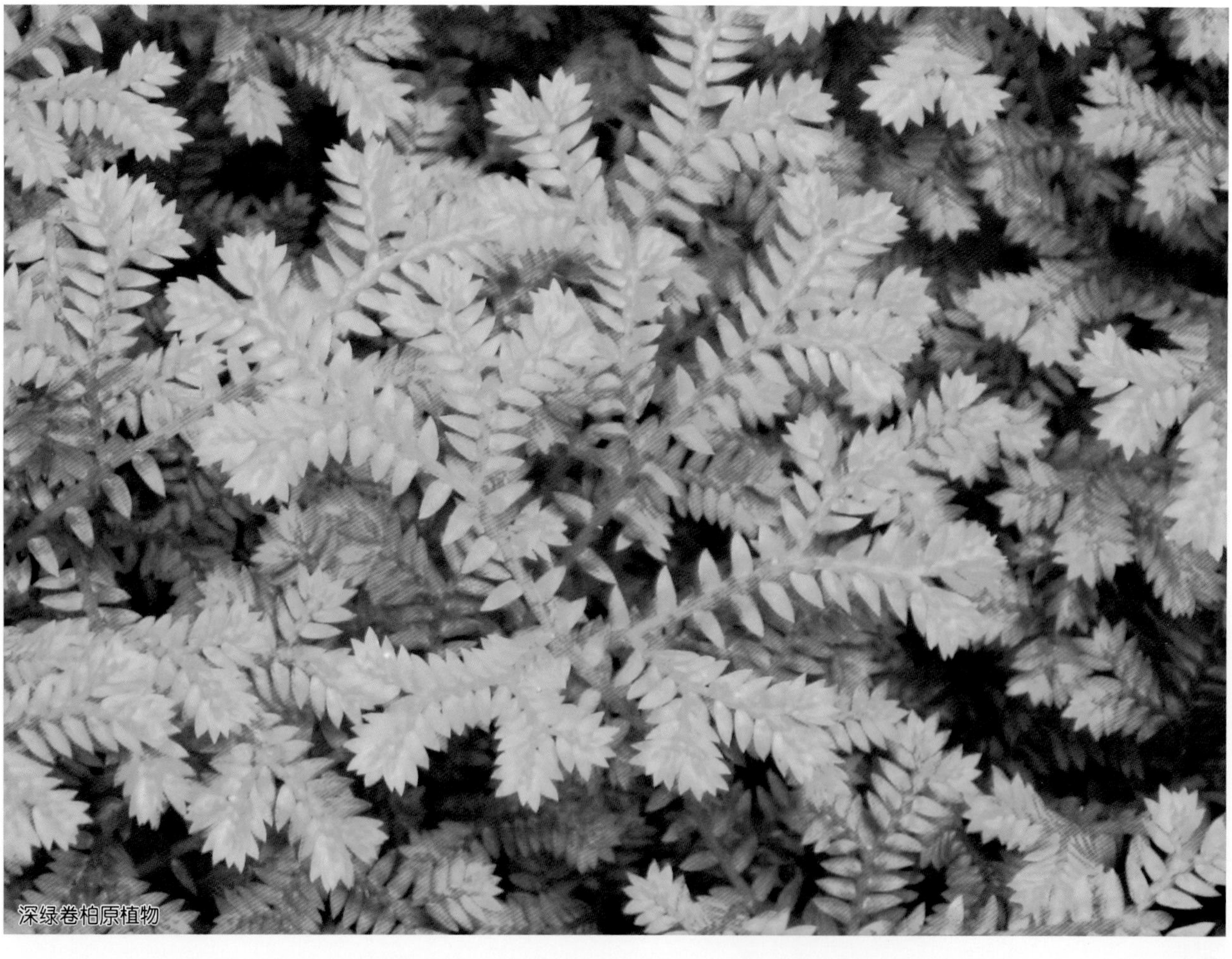

深绿卷柏原植物

β-D-glucopyranosyl]-（1 → 3）- α-L-rhamnopyranoside}。双黄酮化合物：穗花杉双黄酮（amentoflavone），橡胶树双黄酮（heveaflavone）和 7,4′,7″,4‴- 四 -*O*- 甲基 - 穗花杉双黄酮（7,4′,7″,4‴-tetra-*O*-methyl-amentoflavone）[1]。

【药理作用】

免疫及抗肿瘤作用　深绿卷柏水提物对脱氧核糖核酸聚合物 α、β、γ 和逆转录酶有不同程度的抑制作用 [2]。

【性味归经】味甘、微苦、涩，性凉。归肺、肝经。

【功效主治】清热解毒，祛风除湿。主治目赤肿痛，肺热咳嗽，咽喉肿痛，乳腺炎，湿热黄疸，风湿痹痛。

【用法用量】内服：煎汤，10~30g，鲜品倍量。外用适量，研末敷；或鲜品捣敷。

【使用注意】脾胃虚寒者慎服。

【经验方】

1. 目赤肿痛　石上柏 30g，千里光 30g，公英 15g。水煎服。（《四川中药志》1979 年）
2. 咽喉肿痛　石上柏 30g，一点红 30g，八爪金龙 15g，射干 12g。水煎服。（《四川中药志》1979 年）
3. 肺炎，急性扁桃体炎，眼结膜炎　石上柏 30g，猪瘦肉 30g。水煎服。（《全国中草药汇编》）
4. 慢性肝炎　深绿卷柏、白花蛇舌草各 30g。水煎服。（《福建药物志》）

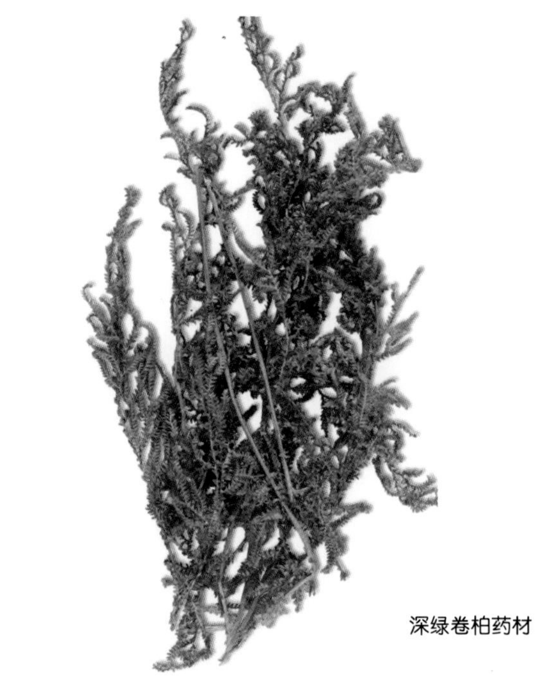
深绿卷柏药材

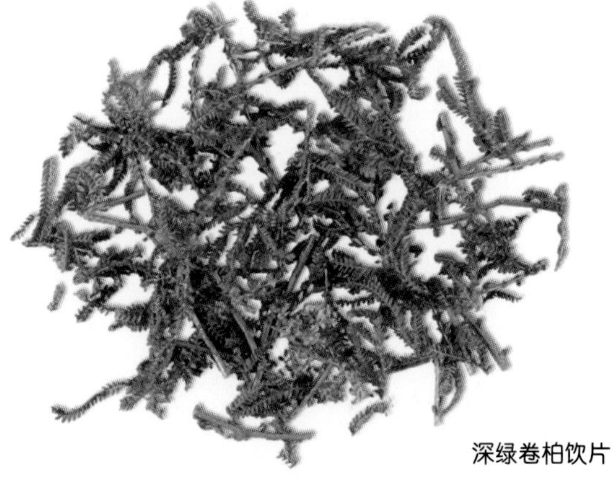
深绿卷柏饮片

【参考文献】

[1] 国家中医药管理局《中华本草》编委会 . 中华本草 . 上海：上海科学技术出版社，1999：376.
[2] Katsuhio O,Hideo N,Meng Z M .Chem Pharm Bull, 1989,37（7）:1810.

Mi meng hua 密蒙花

Buddlejae Flos
[英]Pale Butterflybush Flower Bud

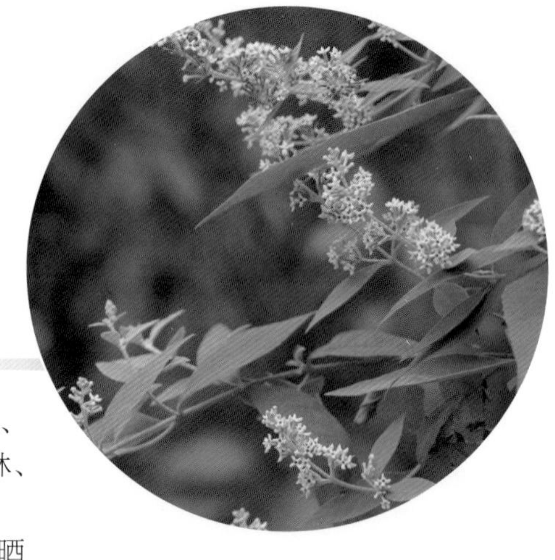

【别名】小锦花、羊耳朵、染饭花、米汤花、鸡骨头花、疙瘩皮树花。

【来源】为马钱科植物密蒙花 *Buddleja officinalis* Maxim 的花蕾及花序。

【植物形态】多年生落叶灌木。小枝灰褐色，微具 4 棱，枝及叶柄、叶背、花序均密被白色星状毛及绒毛，茎上的毛渐次脱落。单叶对生；叶片宽披针形，长 5~12cm，宽 1~4cm，先端渐尖，基部楔形，全缘或具小锯齿。大圆锥花序有聚伞花序组成，顶生及腋生，总苞及萼筒、花冠密被灰白色绒毛；花萼钟状，先端 4 裂，筒部紫堇色，口部橘黄色，内外均被柔毛；雄蕊 4，着生于花冠管中部；子房上位，柱头长卵形。蒴果长卵形，外果皮被星状毛，基部具宿存花被。种子细小，两端具翅。

【分布】广西主要分布于宾阳、邕宁、武鸣、隆安、德保、那坡、隆林、田林、融安、柳江、贵港、藤县等地。

【采集加工】春季花未开放时采收，晒干。

【药材性状】为多数花蕾密集而成的花序小分枝，呈不规则团块，长 1.5~3cm；表面灰黄色或棕黄色，密被绒毛，单个花蕾呈短棒状，上端略膨大，长 0.3~1cm，直径 0.1~0.2cm；花萼钟状，先端 4 齿裂；花冠筒状，与萼片等长或稍长，先端 4 裂；花冠内表面紫棕色，毛茸极稀疏。质柔软。气微香，味微辛、苦。

【品质评价】以花蕾排列紧密、色灰褐、有细毛茸、质柔软者为佳。

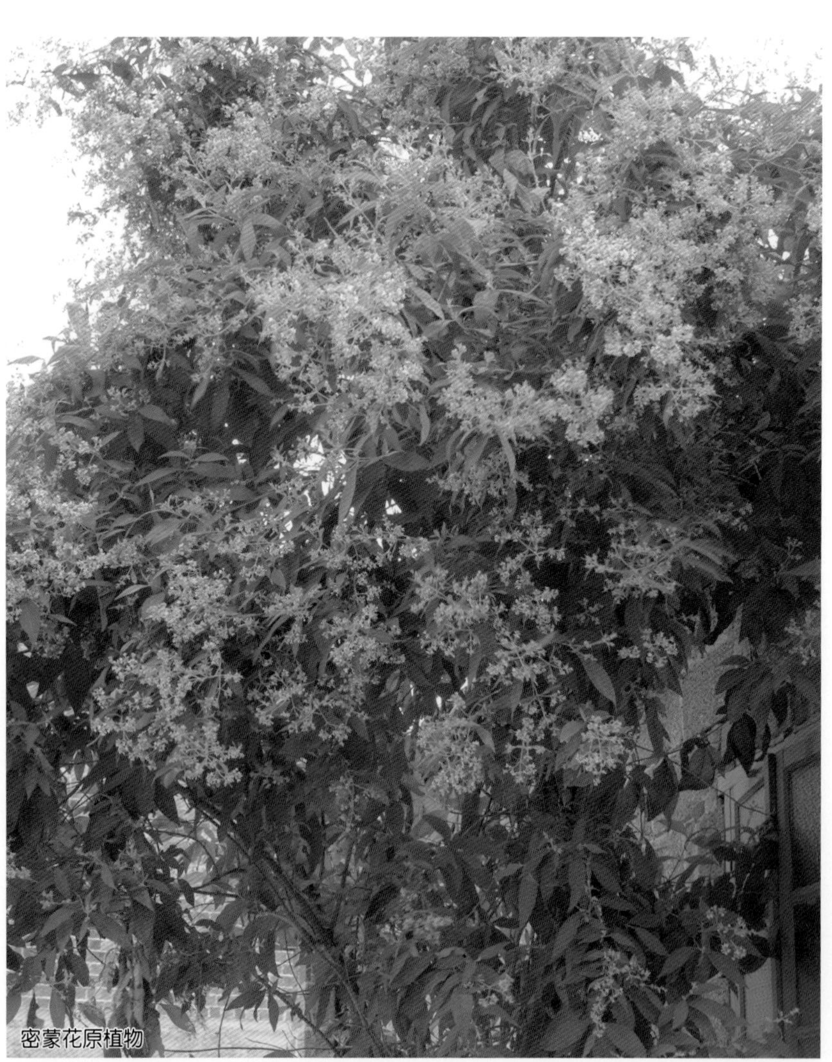
密蒙花原植物

【化学成分】密蒙花主要含有苷类成分，包括黄酮苷（flavonoid glycoside），三萜苷（triterpene glycoside），环烯醚萜苷（iridoid glycoside），苯乙醇苷（benzene alcohol glycosides）等[1~3]，此外还含有挥发性成分。

黄酮苷类成分包括醉鱼草苷（buddleoglucoside），又称蒙花苷（linarin）或刺槐苷（acaciin）[2]，芹菜素（apigenin）[2]，芹菜素-7-*O*-芸香糖苷 [apigenin-7-*O*-α-L-rhamnopyranosyl（1-6）-*β*-D- glucopyranoside][2]，木犀草素-7-*O*-*β*-D-吡喃葡萄糖苷（luteolin-7-*O*-*β*-D-glucopyranoside）[2]，木犀草素（luteolin）[1]。

三萜苷类成分主要有密蒙花苷（mimengoside）A 和 B[2]。

环烯醚萜苷类成分有桃叶珊瑚苷（aucubin），梓果苷（catalposide），梓醇（catalpol），对甲氧基桂皮酰桃叶珊瑚苷（*p*-methoxycinnamoyl aucubin），对甲氧基桂皮酰梓醇（*p*-methoxycinnamoyl catalpol）[1]。

苯乙醇苷类成分包括毛蕊花苷（verbascoside）即洋丁香酚苷（acteoside），异洋丁香苷（*iso*-acteoside）[2]，海胆苷（echinacosid）[1]。

密蒙花中的挥发性化学成分主要有酮（ketone），酸（acid），烷烃（diole fine），酯（ester），醇（alcohol），烯烃（alkenes），联苯（diphenyl）及杂环（heterocycle）等类型的化合物。其主要组分包括 6,10,14- 三甲基 -2- 十五烷酮（6,10,14-trimethyl-2-pentadecanone），n- 十六酸（*n*-hexadecanoic acid），二十八烷（octacosane），邻苯二甲酸丁基 -2- 乙基己基酯（1,2-benzenedicarboxylic acid-butyl-2-ethylhexyl ester），

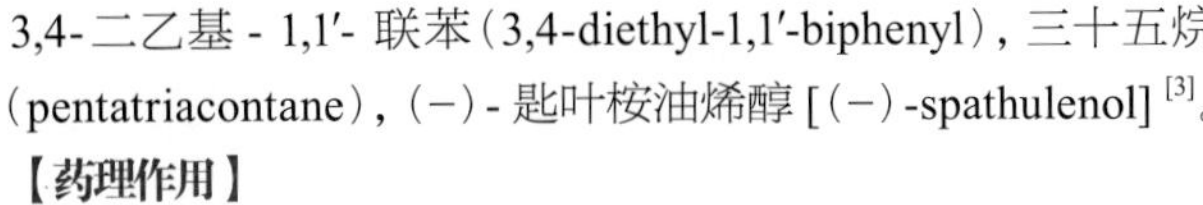
3,4-二乙基-1,1′-联苯（3,4-diethyl-1,1′-biphenyl），三十五烷（pentatriacontane），(−)-匙叶桉油烯醇[(−)-spathulenol][3]。

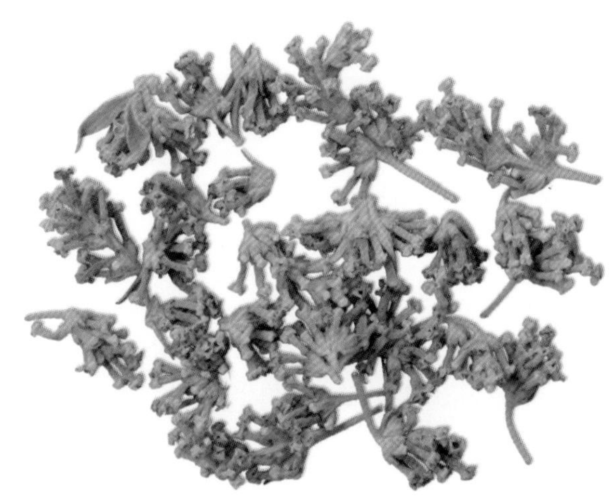
密蒙花饮片

【药理作用】

1. 对肝脏作用　密蒙花水提取物对体外培养的肝细胞诱发的细胞毒素有抑制作用，所含醉鱼草苷为有效成分之一，其作用与甘草甜素相同[4]。密蒙花根的水提取液80g/kg灌服，对大鼠四氯化碳（CCl_4）性肝损伤的血清丙氨酸转氨酶或肝病理切片检查均无保护效果，反而还使血清丙氨酸转氨酶升高更多[5]。

2. 降糖　800mg/kg密蒙花正丁醇提取物连续灌胃90天，可降低糖尿病大鼠血糖水平，且短期内具有醛糖还原酶抑制活性[6]。

3. 拟激素样作用　密蒙花提取物每天50mg/kg灌胃4周，可抑制雄激素水平降低后兔干眼症的发生[7]。

4. 免疫调节　密蒙花水提液对环磷酰胺造成的小鼠免疫功能受损有一定的拮抗作用[8]。

【临床研究】

1. 结膜炎　复方密蒙花汤（密蒙花30g，龙胆草10g，防风20g，牛蒡子15g，荆芥10g，前胡15g，黄连10g，天花粉20g，白芍20g，菊花10g，石决明20g，银花20g），每日1剂，每日3次。结果：治疗30例，其中治愈25例，好转4例，无效1例，总有效率96.7%[9]。

2. 小儿目眨　自拟密蒙花散（密蒙花、黄芩各8~10g，荆芥、苍术、黑豆、桑叶、鹤虱、槟榔、赤芍各6~8g，当归、蝉蜕各4~6g，甘草4g），每日3~5次，4剂为1个疗程。结果：治疗200例，1个疗程治愈有8例，占4%；2个疗程治愈有174例，占87%；3个疗程治愈18例，占9%。随访6个月~2年，有6例复发，后经2~3个疗程治疗随访3年未见复发[10]。

【性味归经】味甘，性微寒。归肝经。

【功效主治】祛风清热，养肝明目，退翳。主治目赤肿痛、羞明多泪，翳障遮目，视物不清。

【用法用量】内服：煎汤，3~5g；或入丸、散。

【使用注意】脾寒胃弱、虚寒内伤、劳伤目疾者禁服。

【经验方】

1. 目胞湿烂，浸淫多泪　用密蒙花三钱，白术二钱，葳蕤五钱。水煎服。（《本草汇言》）

2. 目畏日羞明　用密蒙花三钱，土地黄、黄芩各二钱。水煎服。（《本草汇言》）

3. 小儿疳积，攻眼不明，目将瞎者　密蒙花一两，使君子肉三钱，白芜荑五钱，胡黄连二钱，芦荟一钱。共为末，饧糖为丸，如鸡豆大，每早晚各服一丸，白汤化下。（《本草汇言》）

4. 一切目病，因积视久，专瞔著视，有劳目睛，以致昏胀，肿痛不明者　用密蒙花五钱，甘菊花二钱，麦门冬（去心）八钱，当归身一钱五分，玉竹四钱。水煎服。（《本草汇言》）

5. 夜盲　密蒙花15g，青葙子15g，草决明12g。各为细末，放猪肝内煮熟后焙干，加车前子、乌贼骨、夜明沙各9g。共为细末，早晚各服9g，开水送服，连服3剂。（《甘肃中医验方集锦》）

6. 肝虚，视力减退　密蒙花12g，枸杞12g，菊花12g，生地12g，楮实子12g，木瓜6g，秦皮6g，炼蜜为丸，每服9g，日服3次。（《四川中药志》1982年）

7. 风气攻注，两眼昏暗，眵泪羞明，睑生风粟，隐涩难开，或痒或痛，渐生翳膜，视物不明及久患头疼，牵引两眼，渐觉细小，昏涩隐痛并暴赤肿痛，并皆疗之　密蒙花（净）、石决明（用盐同东流水煮一伏时，漉出，研粉）、木贼、杜蒺藜（炒，去尖）、羌活（去芦）、菊花（去土）各等量。上为细末，每服一钱，腊茶清调下，食后，日二服。（《太平惠民和剂局方》密蒙花散）

8. 眼翳障　密蒙花、黄柏根（洗，锉）各一两。上二味，捣罗为末，炼蜜和丸，如梧桐子大。每服十丸至十五丸，食后、临卧熟水下，或煎饧汤下。（《圣济总录》密蒙花丸）

【参考文献】

[1] 国家中医药管理局《中华本草》编委会．中华本草．上海：上海科学技术出版社，1999：5527.

[2] 韩澎，崔亚君，郭洪祝，等．密蒙花化学成分及其活性研究．中草药，2004，35（10）：1086.

[3] 李玉美，吕元琦．密蒙花挥发油成分气相色谱-质谱分析．食品研究与开发，2008，29（5）：105.

[4] Houghton P J, et al. Planta Med, 1989,55（2）:123.

[5] 晋玲，郑子敏，覃道光，等．密蒙花根水提液对大白鼠急性中毒性肝炎模型的效果观察．右江民族医学院学报，1987，9（1）：2.

[6] 李海岛，冯苏秀，叶儒，等．密蒙花正丁醇提取物对糖尿病大鼠血糖和醛糖还原酶的影响．中草药，2008，39（1）：87.

[7] 姚小磊，彭清华，吴权龙．密蒙花提取物治疗兔去势所致干眼症．眼视光学杂志，2008，10（1）：21.

[8] 吴克枫，刘佳，俞红．密蒙花对正常及免疫低下小鼠的免疫调节作用．贵阳医学院学报，1997，（4）：359.

[9] 金树森．复方密蒙花汤治疗结膜炎30例．云南中医中药杂志，1998，19（1）：21.

[10] 陈兆明．自拟密蒙花散治疗小儿目眨．云南中医学院学报，1999，22（2）：39.

续随子

Xu sui zi

Euphorbiae lathyridis Semen
[英]Caper Euphorbia Seed

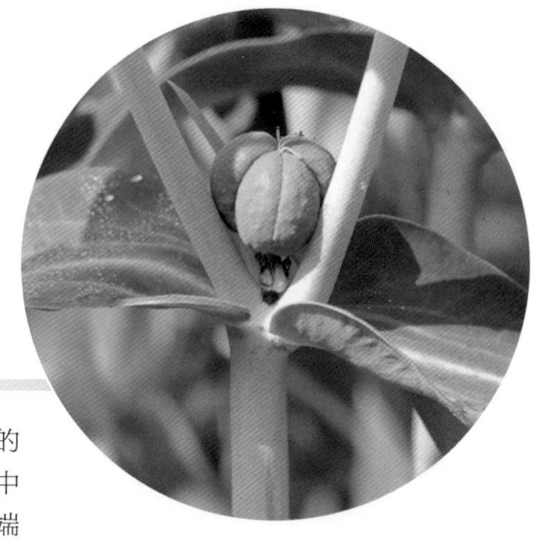

【别名】千两金、菩萨豆、拒冬实、千金子、拒冬子、滩板救、看园老、百药解。

【来源】为大戟科植物续随子 *Euphorbia lathyris* L. 的种子。

【植物形态】二年生草本。全株含白汁。茎粗壮，分枝多。单叶交互对生，无柄；茎下部叶较密，由下而上叶渐增长，线状披针形至阔披针形，长 5~12cm，宽 0.8~2.5cm，先端锐尖，基部 V 形而多少抱茎，全缘。杯状聚伞花序顶生，伞梗 2~4，基部轮生叶状苞片 2~4，每伞梗再叉状分枝；苞叶 2，三角状卵形；花单性，无花被；雄花多数和雌花 1 枚同生于萼状总苞内，总苞顶端 4~5 裂，腺体新月形，两端具短而钝的角；雄花仅具雄蕊 1；雌花生于花序中央，雌蕊 1，子房三室，花柱 3，先端 2 裂，近于扩展而扁平。蒴果近球形。种子长圆状球形，表面有黑褐色相间的斑点。

【分布】广西主要分布于那坡、凌云、乐业、南丹、融水、临桂等地。

【采集加工】种子成熟后采集，去外壳，晒干。

【药材性状】种子椭圆形或倒卵形，长约 5mm，直径约 4mm。表面灰棕色或灰褐色，具不规则网状皱纹，网孔凹陷处灰黑色，形成细斑点。一侧有纵沟状种脊，顶端为突起的合点，下端为线形种脐，基部有类白色突起的种阜或脱落后的痕迹。种皮薄脆，种仁白色或黄白色，富油质。气微，味辛。

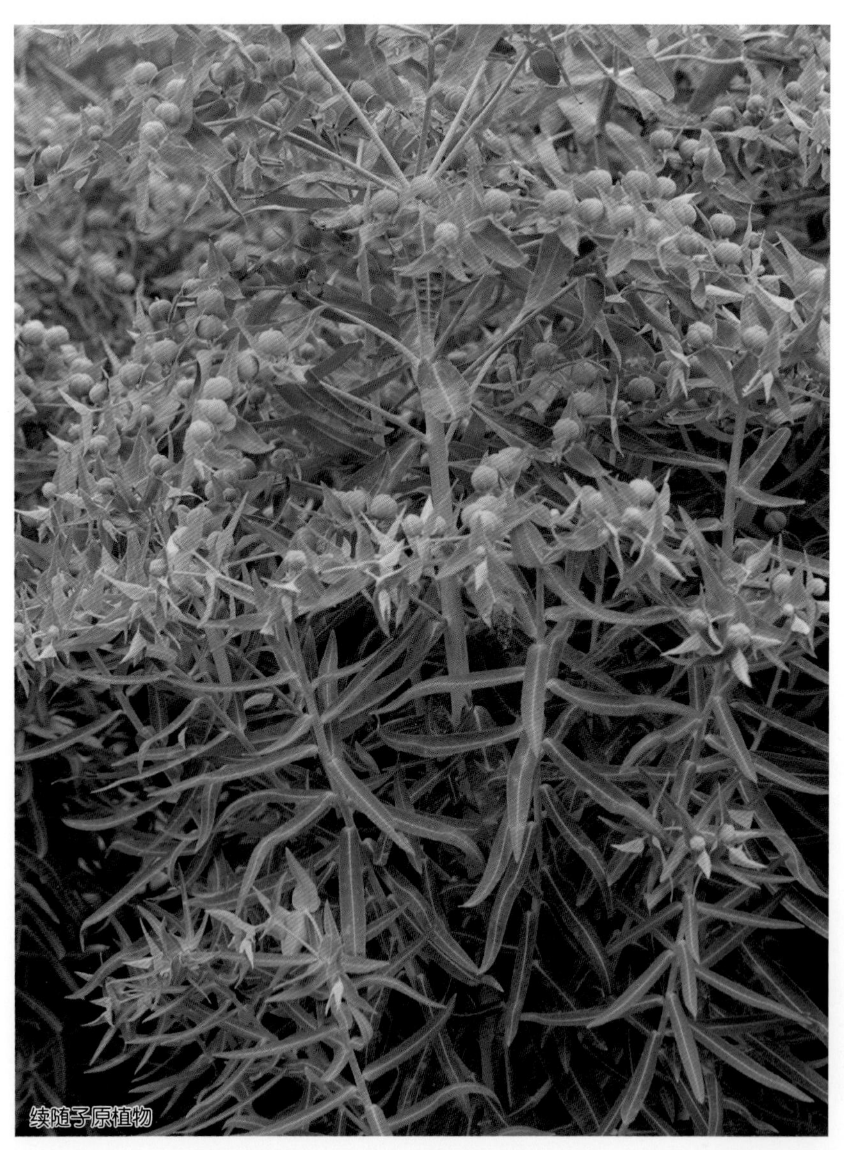

续随子原植物

【品质评价】以粒饱满、种仁白色、油性足者为佳。

【化学成分】种子含挥发油，挥发性成分有正庚烷（*n*-heptane），3- 乙基戊烷（3-ethylpentane），正辛烷（*n*-octane），2- 甲基庚烷（2-methylheptane），3- 甲基庚烷（3-methylheptane），2,5- 二甲基己烷（2,5-dimethylhexane），甲基环己烷（methylcyclohexane），棕榈酸（palmitic acid），植醇（phytol）等 [1]。

另含脂肪油，油中含多种脂肪酸，主要有油酸（oleic acid），棕榈酸（palmitic acid），亚油酸（linoleic acid），亚麻酸（linolenic acid）等，油中还含菜油甾醇（campesterol），豆甾醇（stigmasterol），β- 谷甾醇（β-sitosterol），Δ^7- 豆甾醇（Δ^7-stigmasterol），6,20- 环氧千金藤醇 -5,15- 二乙酸 -3- 苯乙酸酯（6,20-epoxylathyrol-5,15-diacetate-3-phenylacetate），巨大戟萜醇 -20- 棕榈酸酯（ingenol-20-hexadecanoate），7- 羟基 - 千金藤醇 - 二乙酸 - 二苯甲酸酯（7-hydroxylathyroldiacetate-dibenzoate），巨大戟萜醇 -1-H-3,4,5,8,9,13,14- 七去氢 -3- 十四酸酯（ingenol-1-H-3,4,5,8,9,13,14-hepta-dehydro-3-tetradecanoate），千金藤醇 -3,15- 二乙酸 -5- 苯甲酸酯（lathyrol-3,15-diacetate-5-benzoate），千金藤醇 -3,15- 二乙酸 -5- 烟酸酯（lathyrol-3,15-diacetate-5-nicotinate），巨大戟萜醇 -3- 棕榈酸酯（ingenol-3-hexadecanoate），17- 羟基岩大戟 -15,17- 二乙酸 -3-*O*- 桂皮酸酯（17-hydroxy jolkinol-15,17-diacetate-3-*O*-cinnamate），17-羟基-异千金藤醇-5,15,17-三-*O*-乙酸-3-*O*-苯甲酸酯（17-hydroxy-*iso*-lathyrol-5,15,17-tri-*O*-acetate-3- O-benzoate），7-羟基千金藤醇-5,15-二乙酸-3-苯甲酸酯-7-烟酸酯（7-hydroxylathyrol-5,15-diacetate-3-benzoate-7-nicotinate）及三十一烷（hentriacontane）等[2]。

种子还含瑞香素（daphnetin），马栗树皮苷（esculetin），千金子素（euphorbetin）及异千金子素（*iso*-euphorbetin）[2]。

【药理作用】

1. 抗肿瘤　千金子Ⅰ号体外对人宫颈癌细胞（Hela）的增殖有抑制作用，对荷瘤小鼠肉瘤S180和艾氏腹水癌（EAC）也有抗肿瘤活性[3]。千金子甲醇提取物对Hela细胞、人红白血病细胞（K562）、人单核细胞性白血病细胞（U937）、人急性淋巴细胞性白血病细胞（HL60）和人肝癌细胞（HepG2）的半数抑制量分别为15.5μg/ml、13.1μg/ml、10.5μg/ml、17.5μg/ml、29.6μg/ml，体内对小鼠移植性肿瘤细胞株也有抑制作用。千金子甲醇提取物体外对Hela、K562、U937、HL60、HepG2有细胞毒活性，体内对小鼠肉瘤S180和EAC也显示出较好的抑制作用[4]。

2. 致泻等作用　续随子的脂肪油所含千金子醇对胃肠黏膜有强烈刺激作用，可产生腹泻。致泻强度为蓖麻油的3倍[5]。绵羊吃了续随子可发生胃肠道刺激[6]。山羊误食续随子分泌的乳汁有一定毒性[7]。人误服续随子3颗，出现持续腹痛、恶心呕吐、精神不振、嗜睡等毒性反应[8]。续随子中分离出的环氧千金藤醇可能有致癌作用[9]。

【临床研究】

1. 晚期血吸虫病腹水　鲜千金子洗净去壳，取白色仁，捣泥，装入胶囊备用。体质较好者，根据腹围大小决定用量，腹围大者多用，腹围在67~100cm，其用量每次6.2~9.4g，但用量最多不得超过10g。于早晨空腹以白开水吞服。每隔5日服药1次，一般视体征情况，可给服2~3次，病轻者服1次即可。结果：第一批治疗11例，经服药2次后，腹水迅速消退，腹围缩小，肿大的肝脾也显著缩小及变软，病人食欲均显著增加，面色转佳，红细胞、血红蛋白增加，一般精神饱满，小便量渐增，大便正常，体力渐复。对肾功能无影响，肝功能均好转，但对杀灭病原体效果不显。药后反应主要为头晕、恶心及呕吐、腹泻。病人对药后反应均能耐受，第二次服药反应轻于第一次，似有耐药性。服千金子后，须严格忌食碱、盐及不消化食物4~6个月，可防腹水复发[10]。

2. 毒蛇咬伤　取千金子20~30粒（小儿酌减）捣烂，用米泔水调服，神昏者加龙胆草30g，煎服。结果：治疗160例，一般服1次，重者服3次即效[10]。

【性味归经】味辛，性温；有毒。归肝、肾、大肠经。

【功效主治】逐水退肿，破血消癥，解毒杀虫。主治水肿，小便不利，癥瘕，经闭，疥癣，赘疣。

【用法用量】内服：制霜入丸、散，1~2g。外用适量，捣敷或研末醋调涂。

【使用注意】体弱便溏者及孕妇禁服。

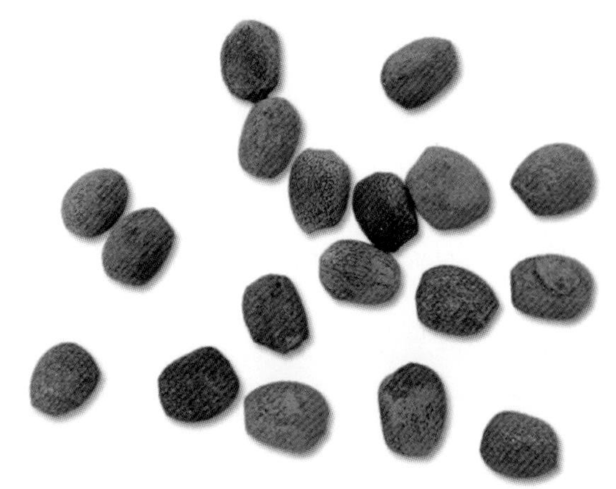

续随子药材

【经验方】

1. 黑痣，去疣赘　续随子熟时坏破之，以涂其上，便落。（《普济方》）

2. 水气　用续随子一两，去壳研，以纸裹，用物压出油，重研末，分作七服。每治一人，每日只可一服，丈夫生饼子酒下，妇人荆芥汤下。凡五更服之，至晚间自止，后以厚朴补之，频吃益善。仍不用吃醋一百日。（《斗门方》）

3. 阳水肿胀　续随子（炒，去油）二两，大黄一两。为末，酒、水丸绿豆大，每服以白汤送下五十丸，以去陈莝。（《摘玄方》）

4. 小便不通　续随子（去皮）一两，铅丹半两。上二味，先研续随细，次入铅丹同研匀，用少蜜和作团，盛瓷罐内密封，于阴处掘地坑埋之，上堆冰雪，惟多是妙，腊月合，至春末取出，研匀，别炼蜜丸如梧桐子大。每服十五至二十丸，煎木通汤下，不拘时，甚者不过再服，要效速即化破服。病急旋合亦得。（《圣济总录》续随子丸）

5. 血瘀经闭　千金子3g，丹参、制香附各9g，水煎服。（《安徽中草药》）

【参考文献】

[1] 杜天信，王中东，汪茂田．千金子挥发性成分的分析研究．中国中药杂志，2004，29（10）：1006.

[2] 国家中医药管理局《中华本草》编委会．中华本草．上海：上海科学技术出版社，1999：3582.

[3] 黄晓桃，黄光英，薛存宽，等．千金子Ⅰ号体内外抗肿瘤药理作用的实验研究．中国药理学通报，2004，20（1）：79.

[4] 黄晓桃，黄光英，薛存宽．千金子甲醇提取物抗肿瘤作用的实验研究．肿瘤防治研究，2004，31（9）：556.

[5] Jaretxky R,et al.C A,1944,38:30235.

[6] Murray Pullar E.C A,1939, 33:69642.

[7] Molfina k EI. C A,1947,41: 3549b.

[8] 肖荣权，中华儿科杂志，1982，2（2）：119.

[9] 石黑敏弘．药学杂志（日），1973，93（8）：1052.

[10] 南京中医药大学．中药大辞典（上册）．第2版．上海：上海科学技术出版社，2006：285.

绿豆 Lü dou

Vignae Radiatae Semen
[英]Mung Bean

【别名】青小豆、菉豆、植豆。

【来源】为豆科植物绿豆 *Phaseolus radiate* Linn. 的种子。

【植物形态】一年生直立或顶端微缠绕草本。被短褐色硬毛。三出复叶，互生；小叶 3，叶片阔卵形至菱状卵形，侧生小叶偏斜，长 6~10cm，宽 2.5~7.5cm，先端渐尖，基部圆形、楔形或截形，两面疏被长硬毛；托叶阔卵形，小托叶线形。总状花序腋生，总花梗短于叶柄或近等长；苞片卵形或卵状长椭圆形，有长硬毛；花绿黄色；萼斜钟状，萼齿 4，最下面 1 齿最长，近无毛；旗瓣肾形，翼瓣有渐窄的爪，龙骨瓣的爪截形，其中一片龙骨瓣有角；雄蕊 10，二体；子房无柄，密被长硬毛。荚果圆柱形，成熟时黑色，被疏褐色长硬毛。种子绿色或暗绿色，长圆形。

【分布】广西全区均有分布。

【采集加工】收割全株，晒干，打下成熟种子，晒干即可。

【药材性状】种子短矩圆形，长 4~6mm。表面绿黄色、暗绿色、绿棕色，光滑而有光泽。种脐位于种子的一侧，白色，条形，约为种子长的 1/2。种皮薄而坚韧，剥离后露出淡黄绿色或黄白色 2 片肥厚的子叶。气微，嚼之具豆腥气。

【品质评价】以粒大、饱满、色绿者为佳。

【化学成分】本品含胡萝卜素 (carotene)，核黄素（riboflavine）；含蛋白质以球蛋白类（blobulin）为主，其组成有蛋氨酸（methiomine），色氨酸（tryptophane）和酪氨酸（tyrosine）。糖类主要有果糖（fructose），葡萄糖（glucose），麦芽糖（maltose）[1]。绿豆的磷脂成分中有磷脂酰胆碱（phosphatidylcholine），磷脂酰乙醇胺（phosphatidylethanolamine），磷脂酰肌胺（phosphatidylinositol），磷脂酰甘油（phosphatidylglycerol），磷脂酰丝氨酸（phosphatidylserine），磷脂酸（phosphatidic acid）[1]。此外，绿豆中还含有 7- 甲氧基牡荆素（7-methoxy vitexin），硬脂酸（stearic acid），β- 谷甾醇（β-sitosterol）和胡萝卜苷（daucosterol）[2]。

【药理作用】

1. 降脂及抗动脉粥样硬化　绿豆粉及发芽绿豆的粉有降脂作用[3~7]。发芽绿豆粉作为饲料可防止高脂饲料所致大

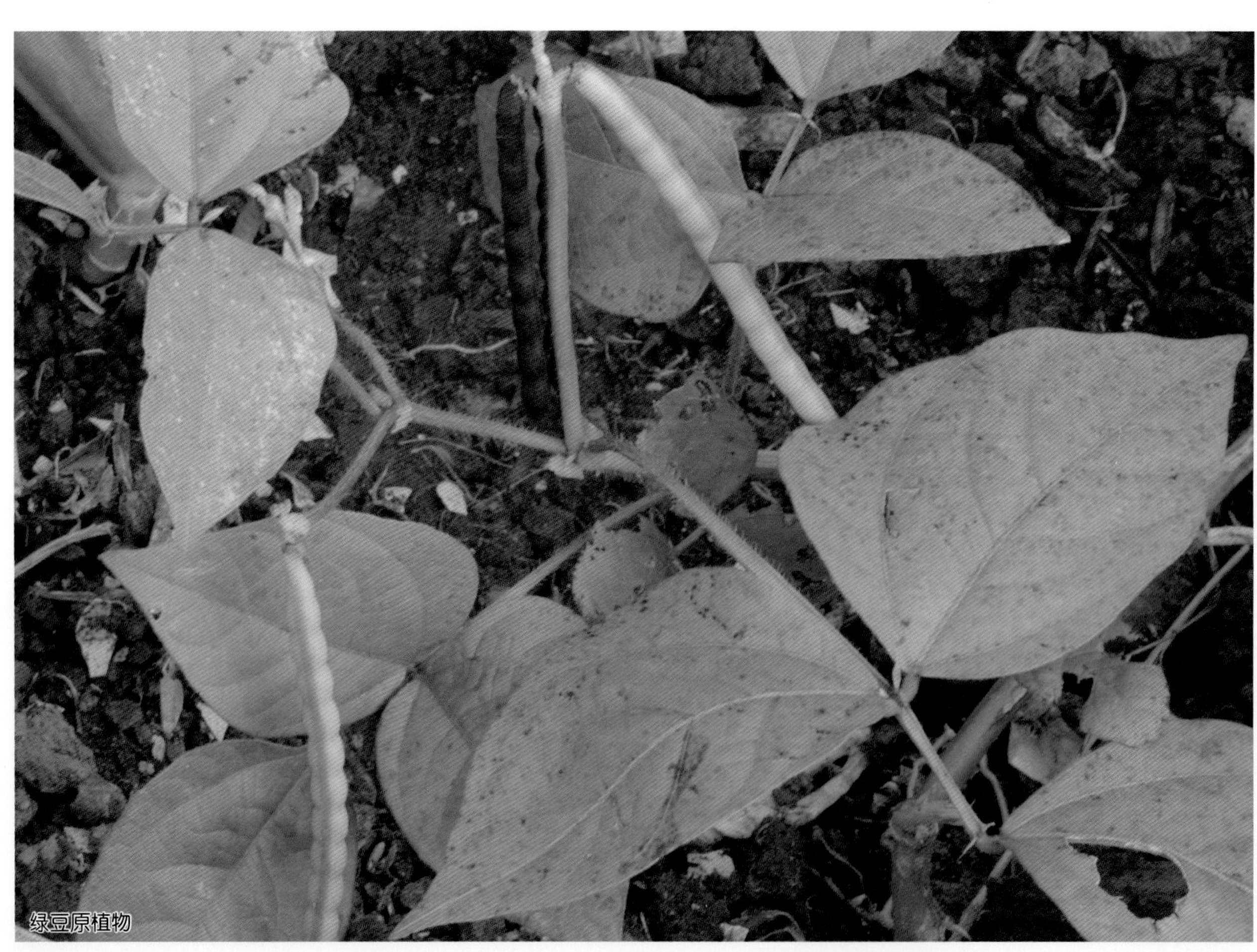
绿豆原植物

鼠的血、主动脉及肝的脂质含量增高[3]。以绿豆粉或发芽绿豆粉喂饲（占饲料量的70%）高脂饲料造成高脂血症家兔，无论预防或治疗均有降脂效果，可使血清总胆固醇降低30%~45%、β-脂蛋白下降，并使兔血管病变减轻，表现为主动脉病变深度、面积及脂质含量减小，冠状动脉病变斑块数及管腔阻塞程度减轻，并可降低异丙肾上腺素负荷时病理心电图的发生率。对于主动脉病变，发芽绿豆的作用较绿豆强[7]。绿豆防治动脉粥样硬化效果的机制在于其降脂作用，其有效成分多糖和球蛋白能抑制胆固醇从肠道吸收，促进胆固醇于肝脏的降解和排泌胆汁内胆盐[3~5]，绿豆多糖还可增强血清脂蛋白脂酶活性，促进脂蛋白中甘油三酯水解而易被组织细胞清除和利用[6]。

2. 抗肿瘤　对于吗啡加亚硝酸钠诱发的小鼠肺瘤和肝瘤，喂饲含绿豆粉的饲料，可降低诱发肿瘤的数目和大小[8]。从绿豆芽中分离纯化的苯丙氨酸解氨酶于体外对小鼠L1210白血病细胞的生长有抑制作用，9.5μg/ml的作用强于0.48μg/ml，抑制作用与时间呈正相关[9]。

3. 保护肝脏等作用　绿豆含丰富胰蛋白酶抑制剂，可以保护肝脏，减少蛋白分解，减少氮质血症，从而保护肾脏[10]。对磷烧伤家兔，局部用赤石脂糊剂吸附磷，服用绿豆汤，可改善肾功能，抑制血尿素氮的升高，促进肌酐排泄，降低血肌酐量、增加尿量，降低血磷水平，促进尿磷排泄，并减轻肾脏和肝脏的损伤[11]。

4. 毒理　绿豆粉于家兔实验性动脉粥样硬化症防治作用研究中，服用3个月、5个月、6个月未见明显毒性[7]。

【临床研究】

1. 有机磷中毒　对照组立即用温水清洗皮肤2~3遍，更换衣物。根据病情，静脉滴注解磷注射液，快速达到阿托品化，并用其他药物对症治疗。治疗组在上述抢救的基础上，加用生绿豆500g研末，细食盐10g、生甘草150g，水煎，冷却后给病人饮用或鼻饲。结果：治疗组和对照组各11例，经抢救和治疗5h后，复查血胆碱酯酶活力，2组平均回升14%，而10h后，治疗组升至18%，对照组为14.5%。血胆碱酯酶活力恢复到72%以上的时间，治疗组为3天，对照组为5天。治疗组的临床疗效明显优于对照组[12]。

2. 蕈中毒　采用绿豆甘草汤（绿豆100~300g，生甘草10~20g。水煎浓缩至600ml）代茶频饮，每次100ml左右，每日1~2剂，服中药期间，停服其他中西药物。结果：治疗88例，其中显效68例，有效18例，无效2例，总有效率为97.73%[13]。

3. 疖肿　取绿豆少许，用冷水浸泡至软，仙人掌去刺洗净，将二药放入碗内，捣烂如糊，疖肿中央只外露脓头，用无菌镊子轻轻取出即可。将药糊均匀地敷在患处，面积略大于红肿部位，然后用无毒的食品袋薄膜盖住，再覆以纱布包扎即可。每天换药1次，一般换药1至2次。结果：治疗40例，经2~6天治疗，35例治愈，5例炎症局限，红肿疼痛消失[14]。

【性味归经】味甘，性寒。归心、肝、胃经。

【功效主治】清热解毒，消暑利尿。主治头痛目赤，口舌生疮，疮疡痈肿，药物及食物中毒，暑热烦渴，小便短赤，水肿尿少。

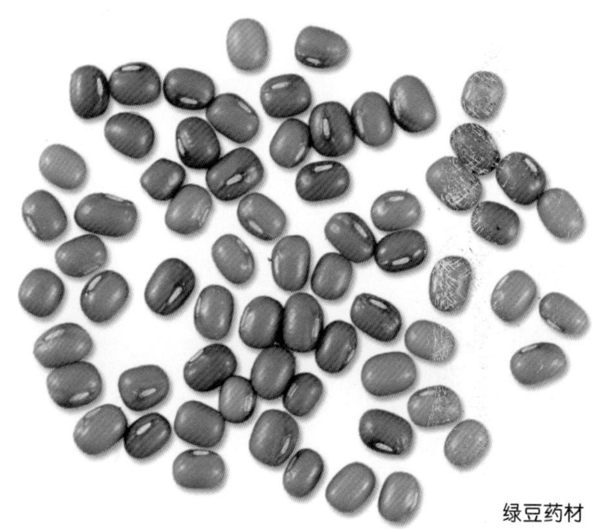

绿豆药材

【用法用量】内服：煎汤，15~30g，大剂量可用120g；研末，或生研绞汁。外用适量，研末调敷。

【使用注意】药用不可去皮。脾胃虚寒肠滑者慎服。

【经验方】

1. 烫伤　绿豆研末，调鸡蛋清涂患处。另用绿豆30g，乳香12g，朱砂3g，甘草1.5g。共为细末，每次服6~8g。（《福建药物志》）

2. 小儿遍身火丹并赤游肿　绿豆、大黄。为末，薄荷蜜水调涂。（《普济方》）

3. 小儿口疮　薏苡仁、绿豆各60g，甘草6g。煎汤，每日分数次服。[中国健康月刊，2006，(5)：13]

4. 腮腺炎　用生绿豆60g置小锅内煮至将熟时，加入白菜心2~3个，再煮约20min，取汁顿服，每日1~2次。共治34例（病程3~4日），全部治愈。若在发病早期使用更好。（《中药大辞典》）

5. 解暑　绿豆淘净，下锅加水，大火一滚，取汤停冷色碧。食之。如多滚则色浊，不堪食矣。（《遵生八笺》绿豆汤）

6. 消渴，小便如常　绿豆二升，净淘，用水一斗，煮烂研细，澄滤取汁，早晚食前各服一小盏。（《圣济总录》绿豆汁）

7. 十种水气　绿豆二合半，大附子一只（去皮、脐，切作两片）。水三碗，煮熟，空心卧时食豆，次日将附子两片作四片，再以绿豆二合半，如前煮食，第三日别以绿豆、附子如前煮食，第四日如第二日法煮食，水从小便下，肿自消，未消再服。忌生冷毒物盐酒六十日。（《朱氏集验医方》）

8. 小便不通，淋沥　青小豆半升，冬麻子三合（捣碎，以水二升淘，绞取汁），陈橘皮一合（末）。上以冬麻子汁煮橘皮及豆令熟食之。（《太平圣惠方》）

9. 食物中毒、消化不良、菌痢　生绿豆5000g，鲜猪胆汁1000ml。将生绿豆磨粉，过100目筛，与猪胆汁混合成丸，似绿豆大。每次6~12g，每日3次。（《湖北中草药志》）

10.农药中毒 对误服1059农药中毒者，用绿豆500g，食盐60g，捣细加冷开水约2000ml浸泡数分钟后，过滤饮用。尽量多喝，每日最多可喝3000~5000ml。神志不清者可用胃管灌入。或用绿豆120~500g制成生豆浆，初服3~5匙，每3~5min 1次，逐渐增加至每次半碗。曾治15例，均在24h后临床症状消失，除个别发生呕吐外，未发现其他不良反应。（《中药大辞典》）

11.急性断肠草中毒 生绿豆300g（去壳），生大黄（后下）、银花、土茯苓各10g，川黄柏、西月石、黄芩、川黄连各5g（杵碎），牛蒡子（研）、焦山栀、连翘各7g 。加急流水（无急流水可用井水代替之）3碗，用急火煎至1碗（约350ml），1剂2煎，凉服（热服无效）。治疗45例，结果：当日即解毒者16例，2日解毒者23例，3日解毒者6例，无1例因中毒死亡。[中国中医急症，1999,8（2）:92]

12.金石丹火药毒，并酒毒、烟毒、煤毒为病 绿豆一升，生捣末，豆腐浆二碗，调服。一时无豆腐浆，用糯米泔顿温亦可。（《本草汇言》）

13.乌头毒 绿豆120g，生甘草60g。水煎服。（《上海常用中草药》）

【参考文献】

[1] 国家中医药管理局《中华本草》编委会．中华本草．上海：上海科学技术出版社，1999：3457.
[2] 刘定梅，张玉梅，谭宁华，等．绿豆的化学成分研究．天然产物研究与开发，2007，19（B05）：41.
[3] Saraswathy DK,et al. Atherosclerosis, 1970, 11:479.
[4] Saraawaihy DK, et al. Atherosclerosis, 1972,15:223.
[5] Sara.wathy D K, et al. Atherosclerosis, 1973,18:389.
[6] Menon PVG, et al. Atherosclerosis, 1974,19:315.
[7] 李子行．中华心血管病杂志，1981，9（3）：228.
[8] 陈汉源．第一军医大学学报，1989，9（3）：231.
[9] 牛三勇，杜欣，姚侃．绿豆苯丙氨酸解氨酶的分离提纯及抗肿瘤的初步研究．兰州医学院学报，1992，18（3）：148.
[10] 张跃时．生物化学与生物物理学学报，1981，13（4）：427.
[11] 王韦，王新兰，张巍，等．赤石脂和绿豆汤治疗家兔磷烧伤疗效初步观察．第二军医大学学报，1989，10（5）：454.
[12] 王凤荣．绿豆甘草汤辅助治疗有机磷农药中毒11例．中国民间疗法，2002，10（8）：37.
[13] 张宏．绿豆甘草汤治疗蕈中毒幻视88例．新中医，1999，31（3）：37
[14] 邵海霞．绿豆仙人掌外敷治疗疖肿．浙江中西医结合杂志，1998，8（6）：396.

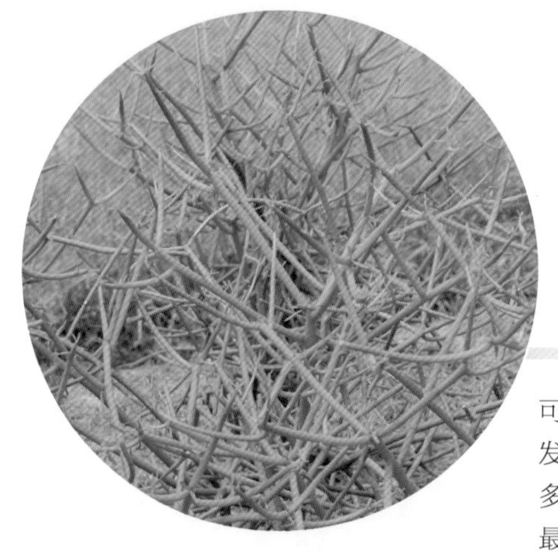

Lü yu shu 绿玉树

Euphorbiae Tirucalli Herba
[英] Tirucalli Euphorbia Herb

【别名】绿珊瑚、光棍树、宜呼端、铁树。

【来源】为大戟科植物绿玉树 *Euphorbia tirucalli* L. 的全株。

【植物形态】多年生无刺灌木或小乔木。分枝对生或轮生，圆柱状；小枝细长，绿色，稍肉质。叶少数，散生于小枝顶部，或退化为不明显的鳞片状；无托叶。杯状聚伞花序通常有短总花梗，簇生于枝端或枝叉上；总苞陀螺状，内面被柔毛；腺体5，无花瓣状附片；雄花少数，苞片易撕裂，基部多少合生；雌花淡黄白色，子房3室，花柱下部合生，先端短2裂，柱头头状。蒴果，暗黑色，被贴伏的柔毛；种子卵形，平滑。

【分布】广西全区均有栽培。

【采集加工】全年均可采、鲜用或晒干备用。

【药材性状】全株长0.3~5m，小枝细长，绿色。叶少数。味辛、微酸。

【品质评价】以茎粗壮、色绿者为佳。

【化学成分】本品含9,19-环羊毛甾-23-烯-3β,25-二醇（9,19-cyclolanost-23-ene-3β,25-diol）[1]，2,6-二甲基壬烷（2,6-dimethyl-nonane），3,7-二甲基癸烷（3,7-dimethyl-decane），十二烷（dodecane），二十烷（eicosane），二十一烷（heneicosane），二十三烷（tricosane），二十五烷（pentacosane），二十七烷（heptacosane），三十烷（triacontane），石竹烯（caryophyllene），β-荜澄茄烯（β-cadinene），大根香叶烯-D（germacrene-D）等成分[2]。

【药理作用】

促瘤作用　绿玉树汁液的提取物有促进肿瘤生长的作用[3]。将人B淋巴细胞双重地暴露于Epstein-barr病毒和从绿玉树取得的纯化4-去氧巴豆醇酯类，可引发人B淋巴细胞染色体重排的高发率。重排最多发生于染色体8。在众多细胞中，Buikill淋巴细胞的染色体最易出现结构上的改变，故绿玉树对该病是一重要的危险因素[4]。

【性味归经】味辛、微酸；性凉，有毒。归肝经。

【功效主治】催乳，杀虫，解毒。主治产后乳汁不足，癣疮，关节肿痛。

【用法用量】内服：煎汤，6~9g。外用适量，捣敷。

【使用注意】用量不宜过大。

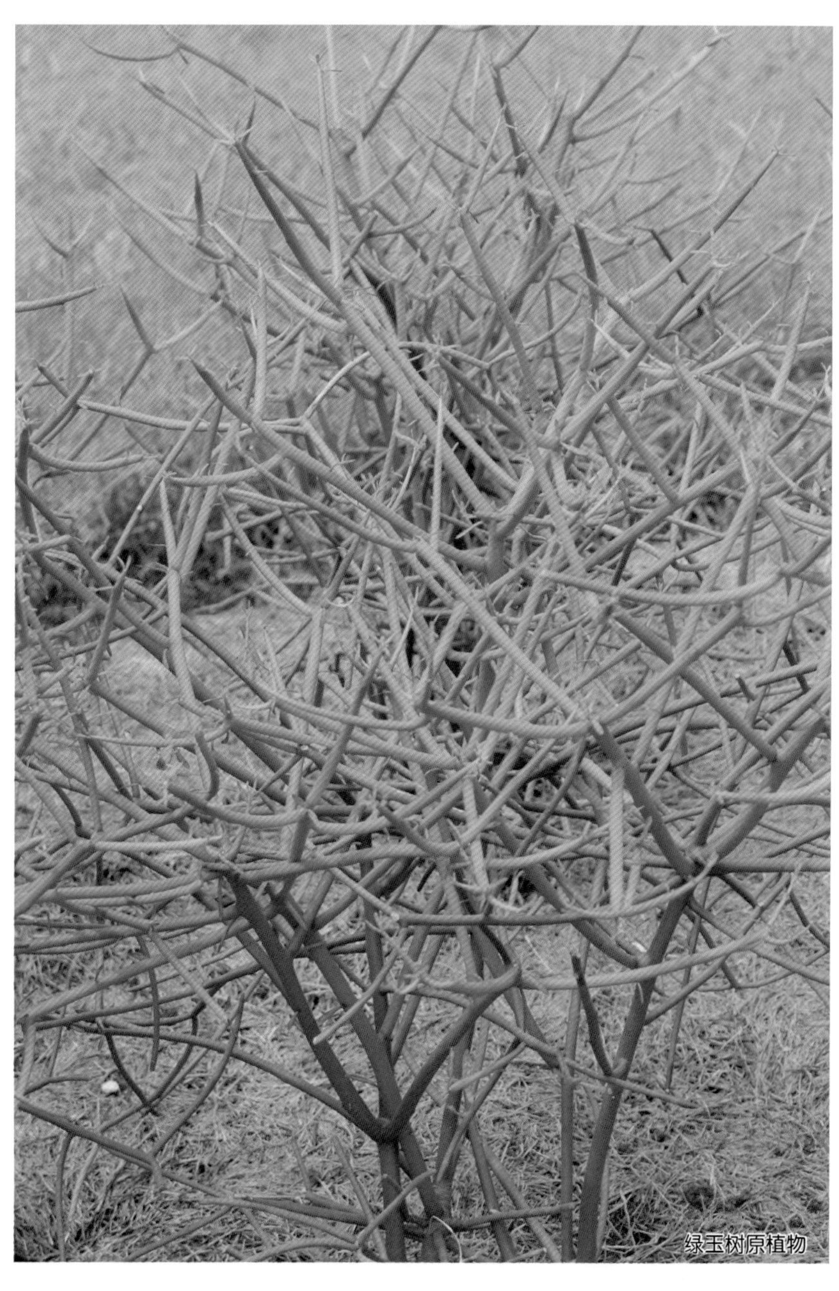
绿玉树原植物

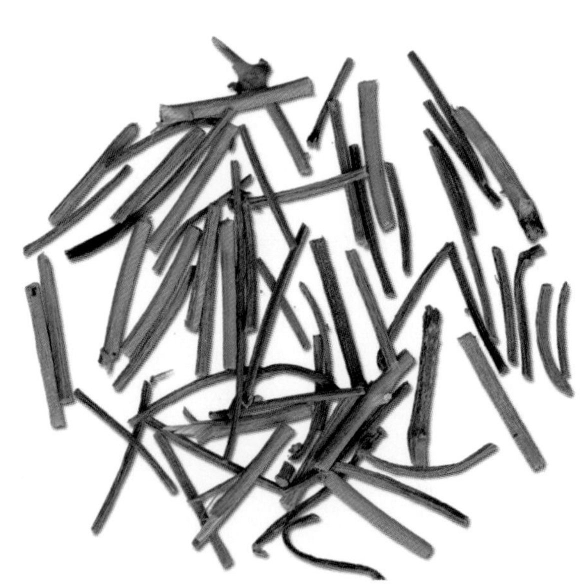

绿玉树饮片

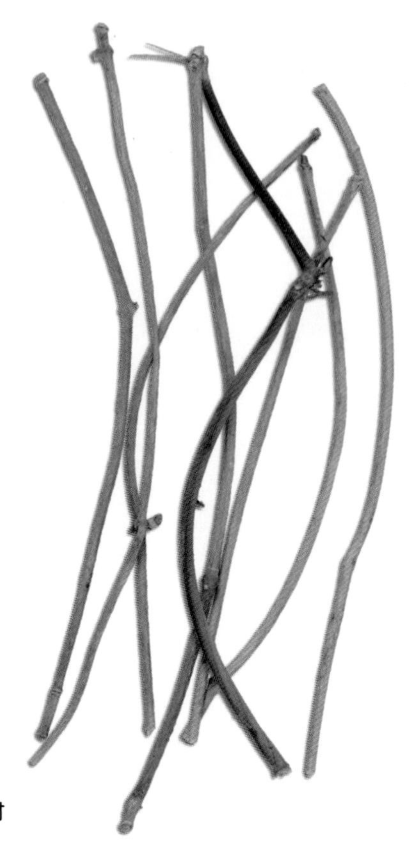

绿玉树药材

【经验方】

1.皮癣及关节肿痛　临时折（绿玉树）枝取乳汁直接涂于患处，或用鲜枝浸酒，熬膏，外搽患处。（《常用中草药验方选》）

2.癣　取（绿玉树）浆适量涂患处。（《园林常见中草药用法选编》）

3.阳性肿痛　（绿玉树）全草适量捣烂敷患处。（《园林常见中草药用法选编》）

【参考文献】

[1] 陈蕙芳.植物活性成分辞典.北京：中国医药科技出版社，2001：506.

[2] 李凌.2 种来源绿玉树夏季乳汁中碳氢化合物和甾醇的气相色谱-质谱分析.林业科学，2007，43（2）：102-105.

[3] Fuerstenberger G,et al.CA,1986,104:124671e.

[4] Aya T, et al. C A.Lmcer 1991, 337（18751）:1190.

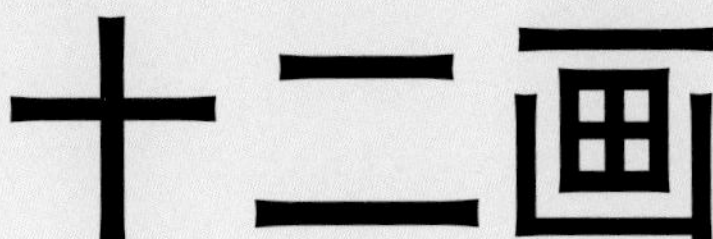

十二画

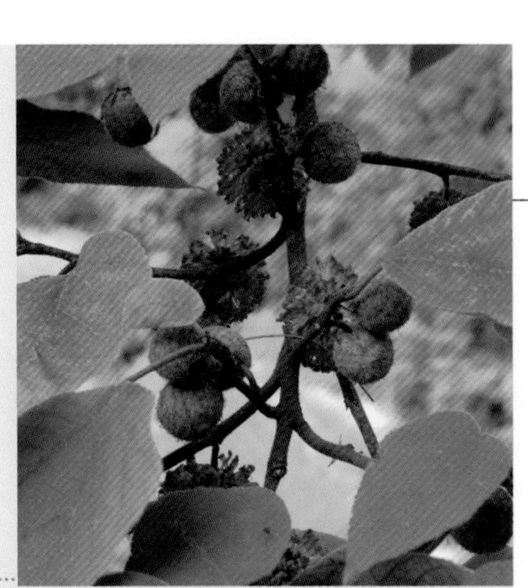

Qin ye rong

琴叶榕

Fici Panduratae Radix

[英]Fiddleleaf Fig Root

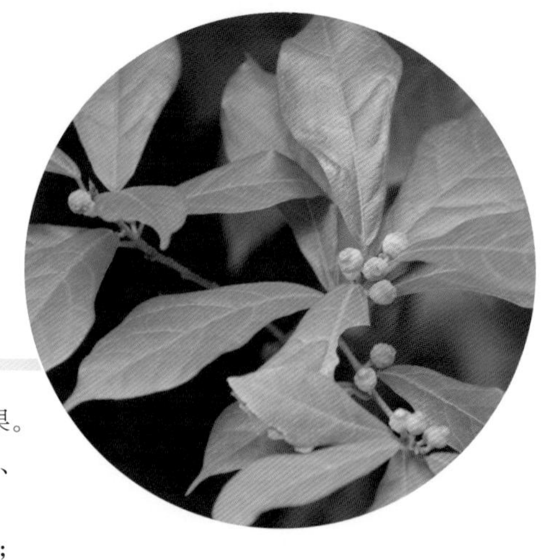

【别名】山甘草、山沉香、过山香、铁牛入石、牛根子。

【来源】为桑科植物琴叶榕 *Ficus pandurata* Hance 的根。

【植物形态】多年生落叶小灌木。小枝及叶柄幼时生短柔毛，后变无毛。叶互生；被粗伏毛；托叶迟落，披针形，无毛或于基部被灰白色毛；叶片纸质，提琴形或倒卵形，长 4~11cm，宽 1.5~6cm，先端急尖，基部圆形或宽楔形，上面无毛，下面浅绿，有短毛；基出脉 3 条，侧脉 3~5 对，网脉明显。隐头花序（榕果）单生于叶腋或已落叶的叶腋，卵圆形，成熟时紫红色，先端有脐状突起，基部圆形或收缩成短柄，基部的苞片 3，卵形；雄花、瘿花生于同一花序托内；雄花花被片 4，雄蕊 3，稀有 2，花丝长短不一；瘿花花被片 3~4，花柱侧生；雌花生于另一花序托内，花被片 3~4，花柱侧生，瘦果。

【分布】广西主要分布于横县、南宁、东兰、天峨等地。

【采集加工】根，全年可挖，秋季为佳；叶，夏、秋季采收，鲜用或晒干。

【药材性状】根圆柱形有分枝，长短不一，表面灰黄色或黄棕色，有细纹皱纹及横向皮孔；质坚实，不易折断，切面皮部狭窄，易撕裂，纤维性，木部宽广，淡黄色。

【品质评价】以身干、根条肥大、体坚实者为佳。

【化学成分】本品中含有苷类、黄酮类（flavone）、胡萝卜素、鞣质、蛋白质（protein）、糖类、脂肪酸等主要化学成分[1]，另本品根中含锌（Zn）、铁（Fe）、锰（Mn）、铜（Cu）、铬（Cr）等微量元素[2]。

【药理作用】

1. 抗氧化　琴叶榕根水提取液体外具有消除 O^{2-} 自由基的作用，半数抑制率为 0.107mg/ml，琴叶榕根水提取液 15g/kg 可使超氧化物歧化酶活性升高，丙二醛含量减少[1]。

2. 抗菌　家兔喂饲 1.5ml/kg 琴叶榕根乙醇提取液 7 天，每天 3 次，可使琥珀酸脱氢酶、*β*-羟化甾体脱氢酶、酸性磷酸酶活性增加，细菌性前列腺炎动物的尿液、前列腺液白细胞与对照组比较有差异，HE 染色观察，腺组织

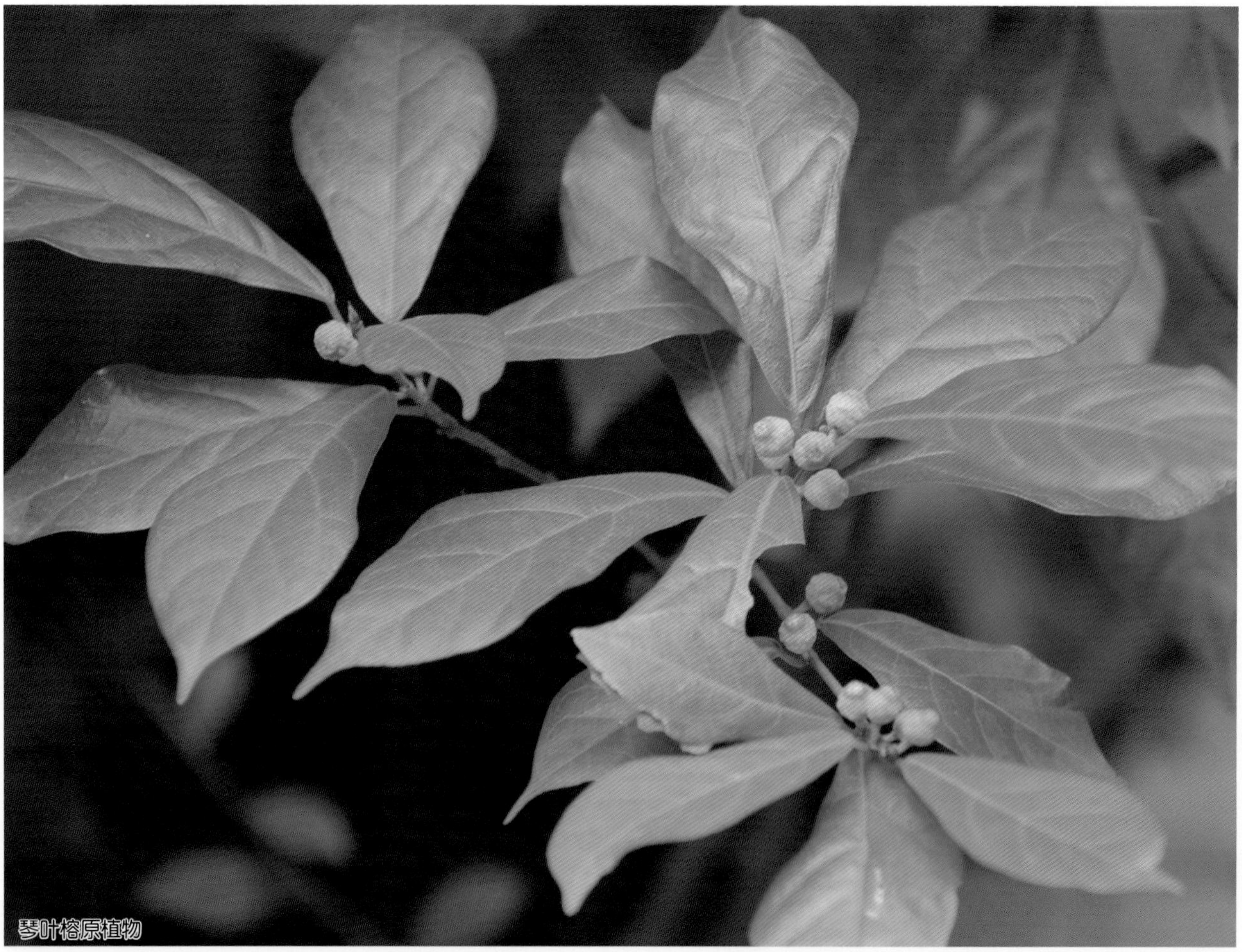

琴叶榕原植物

结构基本完整[3]。

【临床研究】

慢性胆囊炎　鲜琴叶榕根100~120g、猪骨100g、生姜3片，水煎至约500ml时，加入少许盐，去除药液表面油腻，每日1剂，分2次温服，配合针刺阳陵泉。结果：治疗56例，治愈47例，占83.9%[4]。

【性味归经】味甘、微辛，性平。归肾、肝、胃经。

【功效主治】祛风除湿，解毒消肿，活血通经。主治风湿痹痛，黄疸，痛经，闭经，痈疖肿痛，跌打损伤，毒蛇咬伤。

【用法用量】内服：煎汤，30~60g。外用适量，捣敷。

【使用注意】孕妇慎用。

【经验方】

1.乳痈　鲜琴叶榕根60g。水煎去渣，用甜酒兑服。外用琴叶榕叶捣敷患处。（《江西民间草药验方》）

2.毒蛇咬伤　琴叶榕30g，水煎服；外用根捣烂敷伤口。（江西《草药手册》）

3.跌打损伤　琴叶榕鲜根45g，酒水各半煎服；另取鲜叶捣烂，加酒糟调匀，烘热外敷。（《福建药物志》）

4.腰背酸痛　①琴叶榕干根30~60g，穿山龙干根15g。酒水煎服。②琴叶榕根、南蛇藤根各15g，青壳鸭蛋2个。酒水各半炖服。（《福建药物志》）

5.疟疾　琴叶榕根30~45g。切片，酒炒，水煎2次，于疟发前4h和2h各服1次。（《福建药物志》）

6.痛经　琴叶榕干根30g，益母草15g，艾叶6g。水煎服。（《福建药物志》）

7.月经不调　琴叶榕根30g，益母草、艾叶各6g。水煎服。（《福建药物志》）

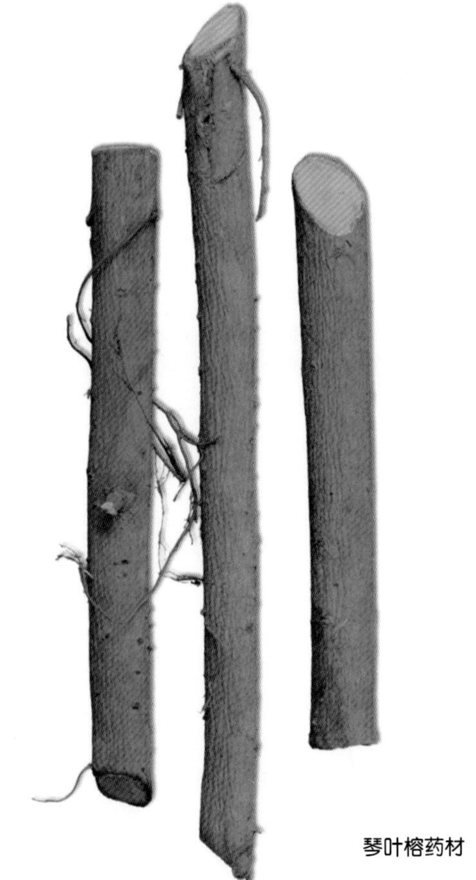

琴叶榕药材

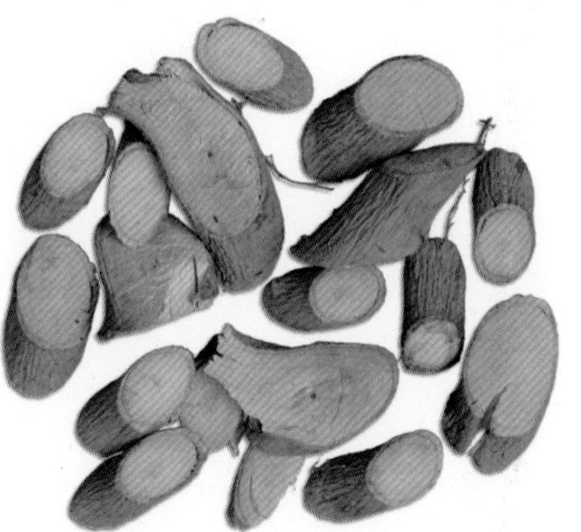

琴叶榕饮片

【参考文献】

[1] 李青松，黄志勤，王瑞琦．琴叶榕根水提取液对大鼠血清SOD、MDA的影响．赣南医学院学报，2004，24（3）：237.

[2] 李青松，黄志勤，王瑞琦．琴叶榕根中微量元素分析．广东微量元素科学，2003，10（2）：47.

[3] 李青松，王瑞琦，范小娜．琴叶榕根治疗细菌性前列腺炎的实验研究．中医药学报，2003，31（6）：53.

[4] 张福顺．独穴针刺结合单味草药治疗慢性胆囊炎56例．中国针灸，2008，28（7）：526.

Ban jiu ju 斑鸠菊

Vernoniae Cumingianae Caulis et Radix

[英]Cumingiana Vernonia Rattan and Root

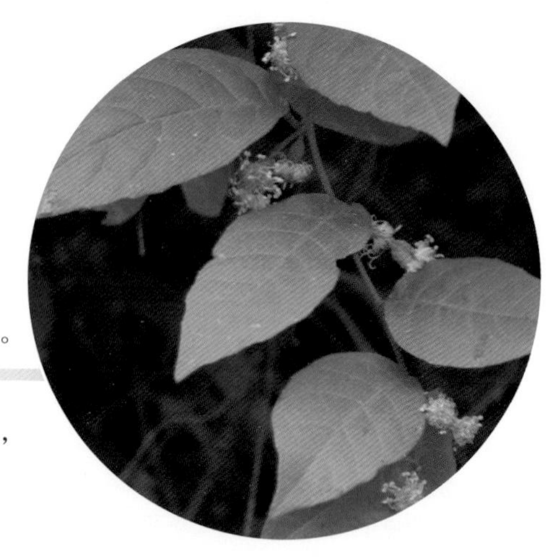

【别名】过山龙、惊风红、夜牵牛、虎三头、大木菊、软骨山川、藤牛七、蔓斑鸡菊。

【来源】为菊科植物毒根斑鸠菊 *Vernonia cumingiana* Benth. 的藤茎和根。

【植物形态】多年生攀缘藤本。根粗壮。枝圆柱形，密被黄褐色柔毛；茎基部木质，具纵细沟纹。叶互生；叶柄密被锈色或灰褐色短绒毛和腺体；叶片卵形，椭圆状披针形至卵状披针形，长 5~21cm，宽 3~8cm，先端渐尖，有锐尖头，基部楔形，近圆形或稍心形全缘。上面无毛或沿中脉有疏柔毛，下面被密绒毛，侧脉 4~7 对，网脉明显。头状花序较大，2~7 个排成腋生或顶生圆锥状；总苞片 5 层，绿色，卵形或长圆形，先端钝至渐尖，外面有黄褐色绒毛，外层短，内层长圆形；花托平，被锈色短柔毛，具窝孔；花淡红或淡红紫色，花冠管状，具腺。瘦果圆柱形，有 10 条纵肋，有微毛；冠毛红褐色。

【分布】广西主要分布于南宁、武鸣、龙州、靖西、都安、宜山、罗城、来宾、柳江。

【采集加工】夏、秋季采收，洗净，切段晒干。

【药材性状】根呈圆柱形，长 40~110cm，表面棕黄色，具细皱纹及稀疏的细根痕；直径 0.3~2cm；皮部较厚，淡黄白色；木部具明显的放射状纹理。质坚韧，不易折断。茎表面灰褐色，直径 0.4~2.8cm，具较多的皮孔和纵沟，皮部棕褐色。木部灰白色，具放射状纹理，中央具较大白色的髓部。质坚韧，不易折断。气微，味苦，辛。有大毒。

【品质评价】根皮部较厚，淡黄白色，茎皮部棕褐色，均以质坚韧、不易折断者为佳。

【化学成分】本品的根茎中含有斑鸠菊苷（vernonioside）G_1、G_2、G_3[1,2]、H_1、H_2、H_3、H_4[1]、S_1、S_2、S_3、S_4[2]。根中含 24- 亚甲基羊毛甾烷 -9（11）- 烯 -3β- 醇乙酰化物；倍半萜内酯苷 8α-hydroxy-11β,13-dihydrozaluzanin C[1]。茎皮中含毒根斑鸠菊甾体苷类化合物 vernocuminosides A、B、C、D、E、F、G[3]。

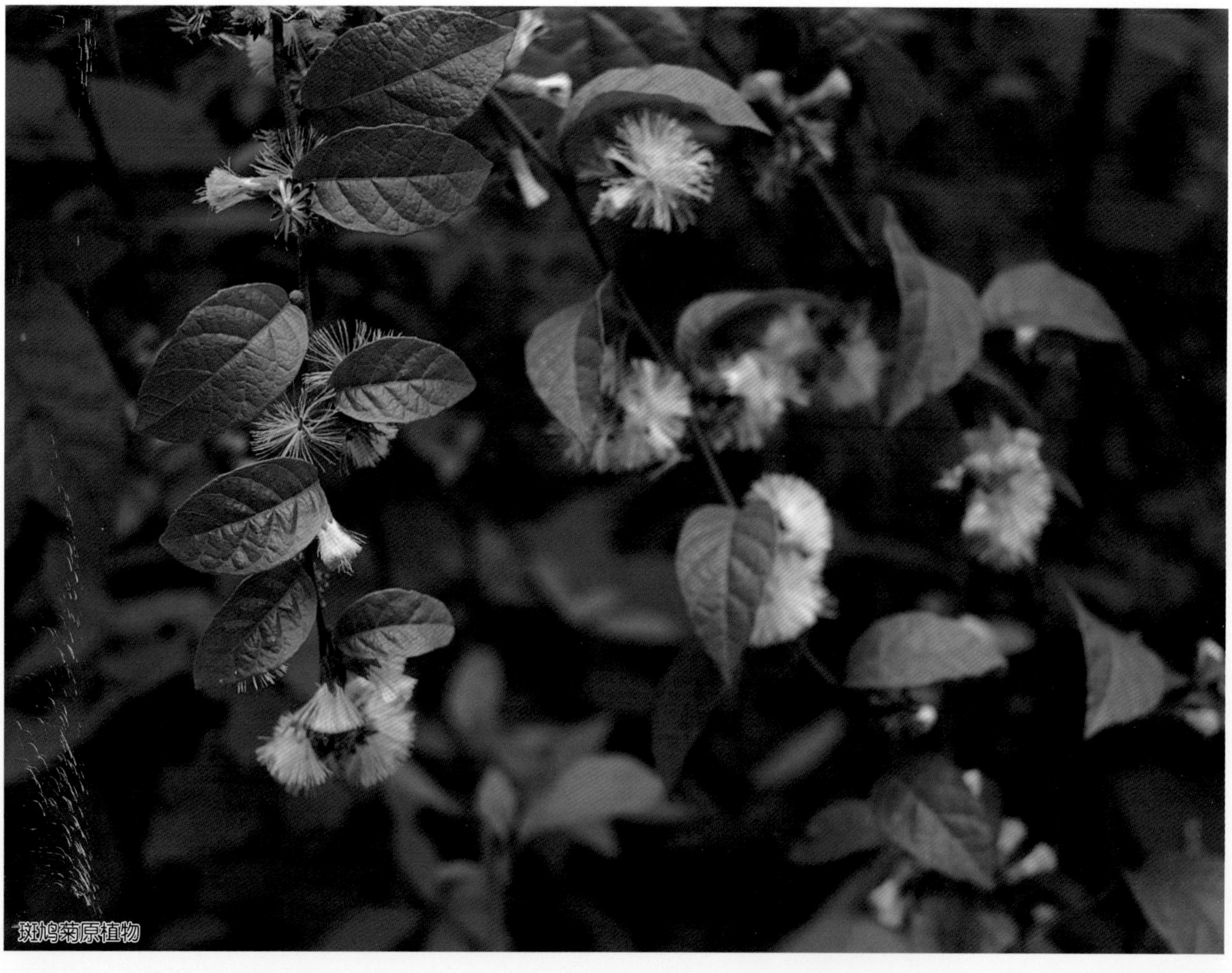

斑鸠菊原植物

【临床研究】

白癜风　复方斑鸠菊擦剂（30 ml/瓶），按要求每日在白斑上反复涂药3次以上，涂药后根据条件或晒太阳或以紫外线治疗灯照射治疗，每1~2日1次。治疗前及治疗期间未用已知治疗白癜风有效的其他药物或方法。4周为1个疗程，4~8周评定疗效。结果：治疗73例，其中痊愈8例，显效24例，有效29例，无效12例，总有效率84%[4]。

【性味归经】味苦、辛，性微温；有毒。归肺、肝、肾经。

【功效主治】祛风解表，舒筋活络。主治感冒，风湿痹痛，疟疾，喉痛，牙痛，风火赤眼，腰肌劳损，跌打损伤。

【用法用量】内服：煎汤，9~15g。外用适量，鲜品捣敷；煎水洗或含漱。

【使用注意】孕妇禁服。误食能引起中毒。

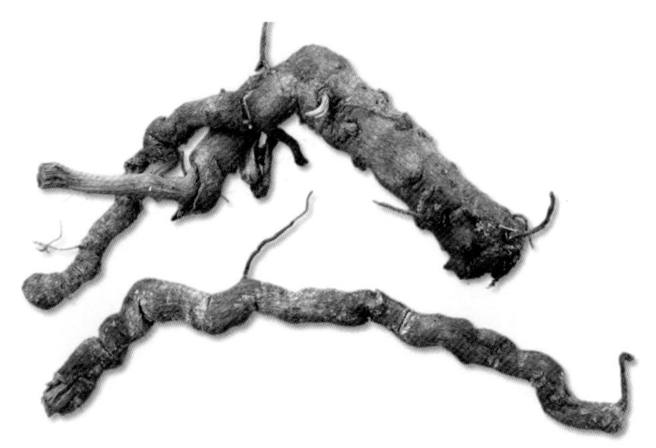
斑鸠菊根

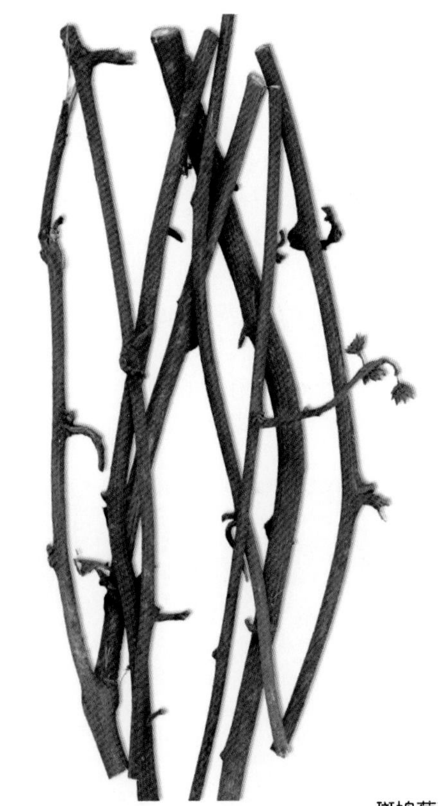
斑鸠菊藤茎

【经验方】

1. 跌打损伤　过山龙根适量，捣烂外敷。（广州空军《常用中草药手册》）
2. 眼结膜炎　过山龙适量。煎水洗。（广州空军《常用中草药手册》）
3. 肺燥咳嗽　软骨山川根30g。水煎服。（阳春《草药手册》）
4. 风湿骨痛　软骨山川根30~60g，煲鸡蛋服（先将药煎好，把鸡蛋搅入其中）。（阳春《草药手册》）
5. 疟疾　鲜毒根斑鸠菊60g，鲜黄皮叶、鲜土牛膝各45g。水煎服，每日1剂，连服3~4天。（《全国中草药汇编》）
6. 牙痛　过山龙根，切片，浸盐水内。每次含1片。（广州空军《常用中草药手册》）

【参考文献】

[1] 刘清华，杨峻山．毒根斑鸠菊化学成分的研究．第八届全国中药和天然药物学术研讨会与第五届全国药用植物和植物药学学术研讨会论文集，2005：53.

[2] 索茂荣，刘清华，杨峻山．毒根斑鸠菊化学成分的研究．2006第六届中国药学会学术年会论文集，2006：2674.

[3] 刘静，方磊，范丽华，等．毒根斑鸠菊化学成分的研究．第七届全国天然有机化学学术研讨会论文集，2008：46.

[4] 石得仁，普雄明，沈大为，等．复方斑鸠菊擦剂治疗白癜风的疗效观察．新疆医学，2005，35（1）：49.

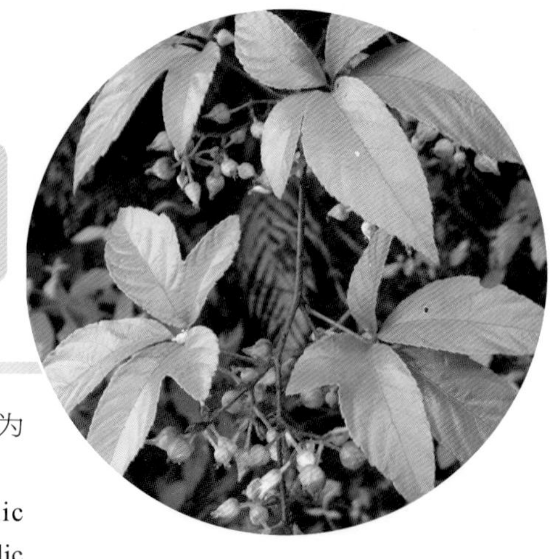

Yue nan xuan gou zi

越南悬钩子

Rubi Cochinchinensis Radix
[英]Cochinchina Rubus Root

【别名】小猛虎、鸡足刺、越南山泡、五爪风、假五加皮、猫枚筋。

【来源】为蔷薇科植物蛇泡筋 *Rubus cochinchinensis* Tratt 的根。

【植物形态】多年生攀缘灌木。茎、叶柄、花序和叶片下面中脉有小钩状皮刺，小枝幼时有黄色绵毛，后脱落。掌状复叶；疏生柔毛；小叶 5，纸质，长椭圆形或倒卵形，长 5~9cm，宽 2~3.5cm，先端短渐尖，基部楔形，边缘有尖锯齿，下面密生减色绒毛。圆锥花序顶生，其下有少数腋生总状花序，密生黄色绒毛；苞片掌状浅裂，早落；花白色，萼筒内面密生灰色绒毛。聚合果球形，黑色。

【分布】广西主要分布于南宁、武鸣、马山等地。

【采集加工】全年可挖，除去杂质、须根，切片，晒干。

【药材性状】根圆柱形，根茎处呈膨大的头状，略有弯曲。表面褐红色，有细纵纹及侧根生长处的凹槽。质硬，易折断，断面呈放射状，灰黄色。

【品质评价】以质硬、洁净、完整者为佳。

【化学成分】本品含熊果酸（ursolic acid），2- 氧 - 坡模醇酸（2-oxo-pomolic acid），委陵菜酸（tormentic acid），悬钩子皂苷 F1（suavissimoside F1），2-*O*-乙酰基悬钩子皂苷 F1（2-*O*-acetylsuavissimoside F1）等三萜类成分 [1]。

【药理作用】

降血糖　越南悬钩子叶水提物 100mg/kg 单次给药能降低正常大鼠血糖水平，连续给药 9 天可降低正常大鼠及链脲佐菌素致糖尿病大鼠的血糖水平，对正常大鼠和糖尿病大鼠的胰岛素分泌无影响 [2]。

【性味归经】味苦、辛，性温。归肝、肾经。

【功效主治】祛风除湿，行气止痛。主治风湿痹痛，跌打伤痛，腰腿痛。

【用法用量】内服：煎汤，6~18g。

【使用注意】孕妇及月经过多者禁服。

【参考文献】

[1] Trinh Phuong Lienb, Christine Kamperdicka, Tran Van Sungb, et al.Triterpenes from Rubus cochinchinensis.Phytochemistry, 1999, 50（3）: 463.

[2] Joual H. 越南悬钩子和南欧球花对正常及链脲佐菌素致糖尿病大鼠的降血糖作用 . 国外医药・植物药分册，2003，18（6）：263.

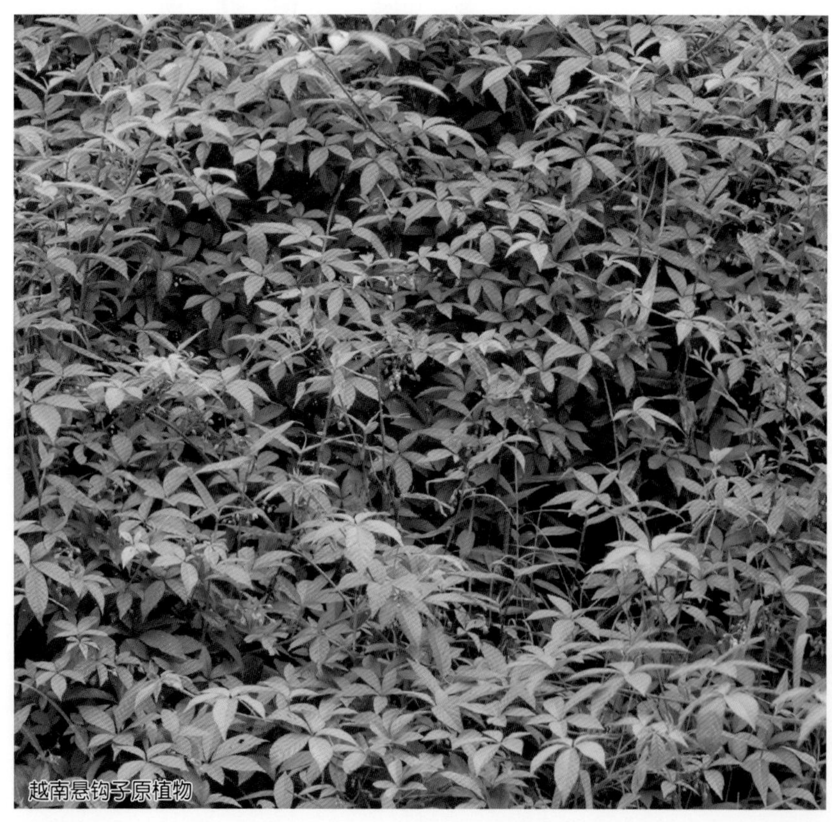
越南悬钩子原植物

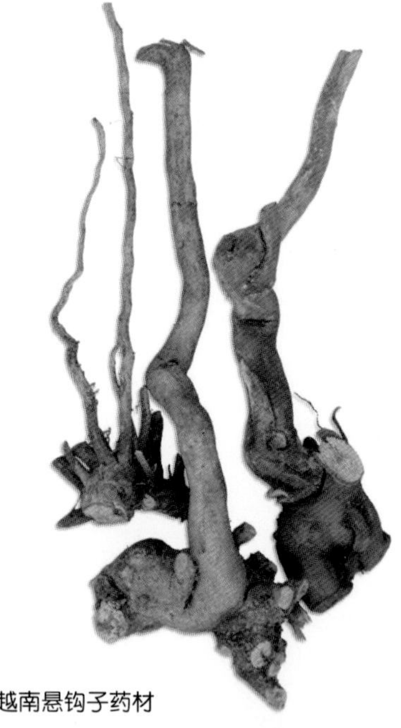
越南悬钩子药材

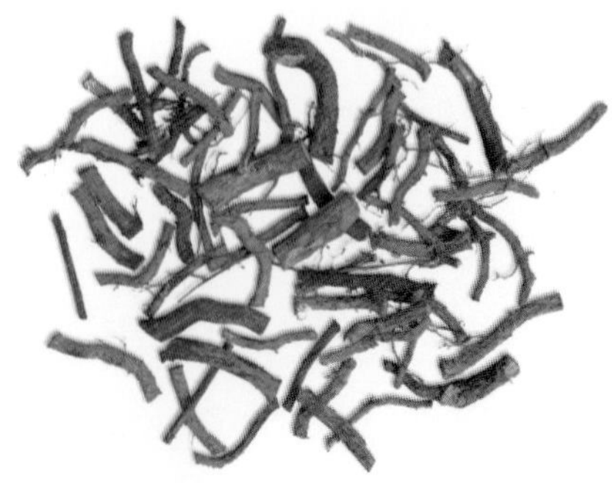
越南悬钩子饮片

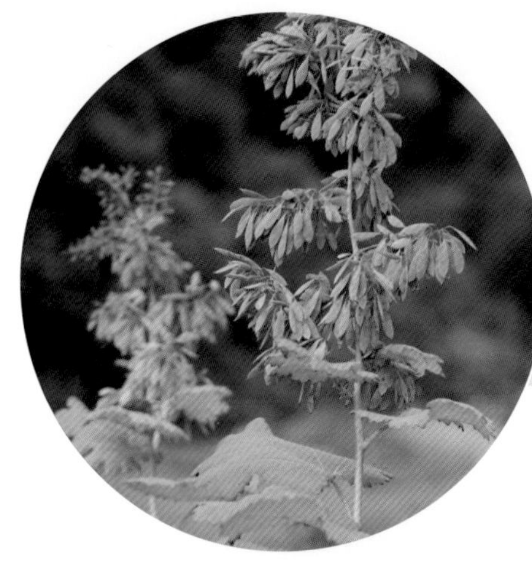

Bo luo hui

博落回

Macleayae Cordatae Herba et Radix

[英]Pink Plumepoppy Herb and Root

【别名】勃勒回、号筒杆、山号筒、猢狲竹、空洞草、角罗吹、三钱三、号桐树。

【来源】为罂粟科植物博落回 *Macleaya cordata*（Willd.）R.Br. 的根及全株。

【植物形态】多年生草本，全体带有白粉，折断后有黄汁流出。茎圆柱形，中空，绿色，有时带红紫色。中空，上部多分枝。单叶互生；叶片宽卵形或近圆形，长 5~27cm，宽 5~25cm，多白粉，基出脉通常 5，叶缘波状或波状牙齿。大型圆锥花序；苞片狭披针形；萼片狭倒卵状长圆形，黄白色；雄蕊 24~30，花药狭条形，与花丝等长；子房倒卵形、狭倒卵形或倒披针形。蒴果倒披针形，扁平，外被白粉。种子通常 4~8 枚，卵球形，种皮蜂窝状，具鸡冠状突起。

【分布】广西主要分布于三江、龙胜、资源、全州、兴安、富川、昭平、苍梧、岑溪、平南等地。

【采集加工】全年均可采收，洗净，切片或切段，晒干。

【药材性状】根、茎肥壮。茎圆柱形，中空，表面有白色，易折断，新鲜时断面有黄色乳汁流出。单叶互生，有柄，柄基部略抱茎；叶片广卵或近圆形，长 13~30 cm；宽 12~25 cm，7~9 掌状浅裂，裂片边缘波状或具波状牙齿。花序圆锥状。蒴果狭倒卵形或倒披针而扁平，下垂。种子 4~6 粒。

【品质评价】以根、茎肥壮、叶片完整者为佳。

【化学成分】本品根含 *α*- 别隐品碱（*α*-allocryptopine），原阿片碱（protopine），血根碱（sanguinarine），白屈菜红碱（chelerythrine），博落回碱（bocconine）即是白屈菜玉红碱（chelirubine），氧化血根碱（oxysanguinarine），博落回醇碱（bocconoline），去氢碎叶紫堇碱（dehydrocheilanthifoline）[1]。

全草中含黄连碱（coptisine），原阿片碱，原阿片碱 -*N*- 氧化物（protopine-*N*-oxide），*α*- 别隐品碱，小檗碱（berberine），刻叶紫堇明碱（corysamine）[1]。

果实中含血根碱（sanguinarine），白屈菜红碱（chelerythrine），原阿片碱（protopine），*α*- 别隐品碱（*α*-allocryptopine）及 *β*- 别隐品碱（*β*-allocryptopine）[1]。

【药理作用】

1. 抗菌　白屈菜红碱、血根碱及博落回碱对金黄色葡萄球菌、枯草杆菌、八叠球菌、大肠杆菌、变形杆菌、铜绿假单胞菌以及某些真菌均有不同程度的抑制作用[2]。

2. 杀虫、杀蛆　博落回有强大的杀阴道滴虫作用，在玻片上将滴虫与博落回浸膏相接触，滴虫立刻被全部杀死[3]。血根碱、白屈菜红碱及博落回碱还

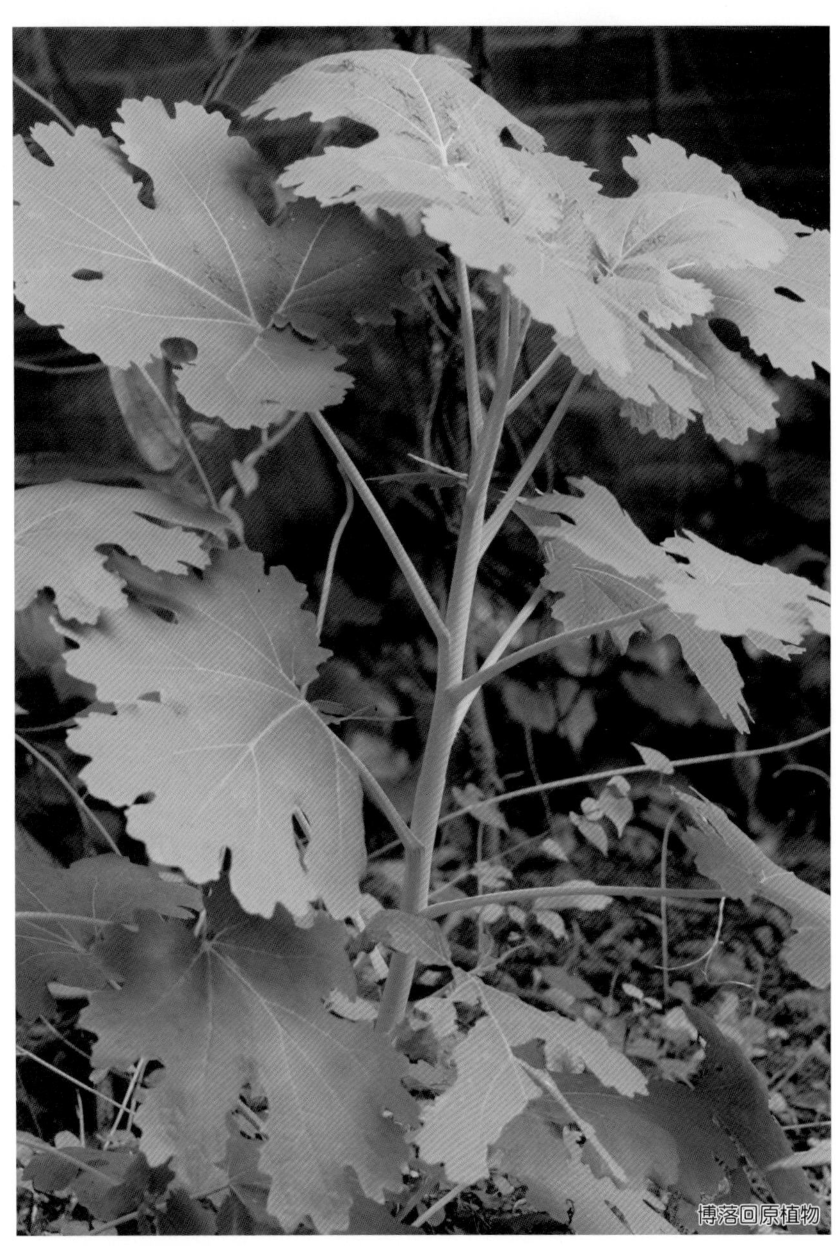

博落回原植物

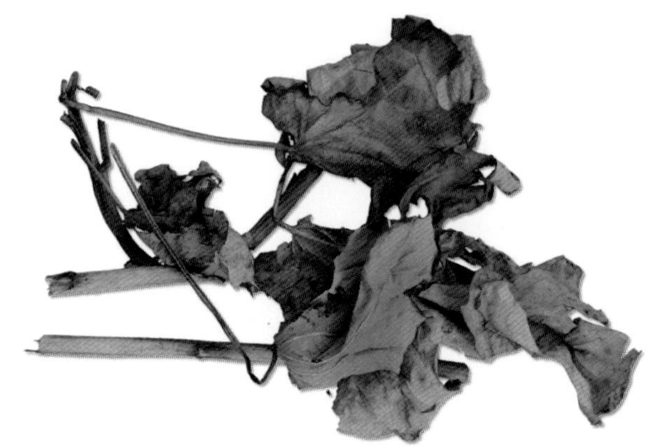
博落回茎叶

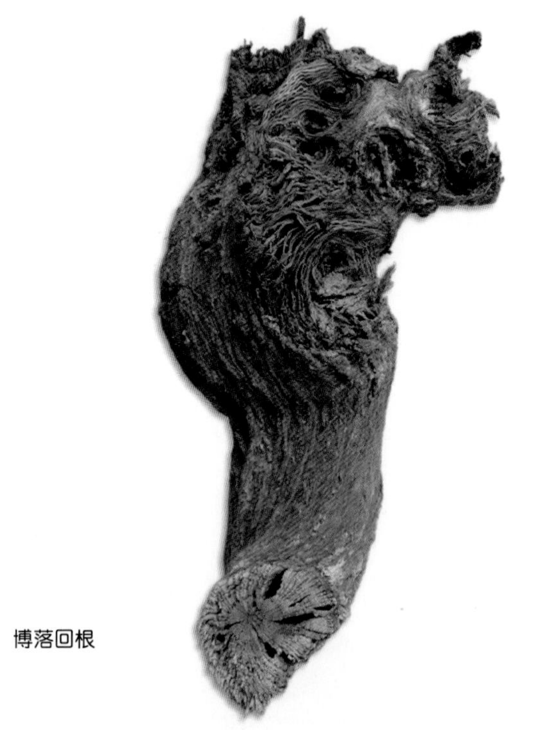
博落回根

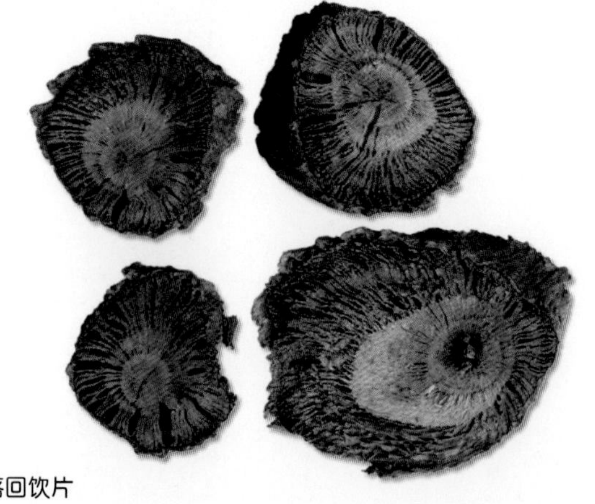
博落回饮片

有杀线虫作用[2]。博落回可使蝇蛆先兴奋，后麻痹而死，并能抑制蛹卵的孵化。杀蛆作用以叶及果皮效力最强，茎次之，根最弱。杀蛆效力不因干燥而丧失，杀蛆有效成分为生物碱[4,5]。

3. 毒理　博落回所含生物碱毒性颇大，主要引起急性心源性脑缺血综合征[6,7]。将博落回注射液注入兔耳静脉，引起心电图T波倒置，并可出现多源性、多发性室性期前收缩，伴有短暂的阵发性心律紊乱，阿托品可对抗其对心脏的毒性[8]。

【临床研究】

1. 痔疮合并感染　博落回、红藤、黄柏各60g，水煎至2L，过滤去渣，取坐位趁热熏洗患部，每次15~30min，应根据病人体质而定。最好避免蹲位，以免加重痔核的脱出，每日2~3次。结果：治疗30例，其中痊愈25例，显效4例，无效1例，治疗时间2~5天，平均2.5天[9]。

2. 宫颈糜烂　博落回栓剂（上海中药二厂）经江苏、浙江、安徽、河南、上海四省一市14个城乡医疗单位的临床使用。结果：共治疗767例，总有效率为94.8%，其中痊愈率为47.1%，显效率为22.6%，有效率为25.1%。16例宫颈病变病例全部治愈。证明其对宫颈糜烂和宫颈病变有良好治疗效果[10]。

3. 手足股癣　博落回酊剂（博落回根30g，苦参15g，百部15g，60%乙醇100ml，浸容器中7天，滤过，玻璃容器中密封备用）。用药棉少许蘸酊剂搽于患处，每日3~4次。10日为1个疗程，一般持续3~6个疗程。结果：治疗手足股癣30例，痊愈20例，占66.7%，其中足癣10例，手癣3例，股癣7例；好转10例，占33.3%，其中足癣5例，手癣2例，股癣3例。有效率100%[11]。

4. 蝮蛇咬伤　以1：5000 PP液或双氧水清洗伤口，肢体近端缚扎止血带，防止毒液向近心端弥散，注射TAT。伤口消毒后，作垂直“+”、“井”形状切开，拔火罐吸取毒液，同时对伤在四肢者用三棱针刺入“八邪”或“八风”穴1cm，促进排毒。将新鲜的博落回根茎部250~500g，刮去外皮后与硫酸镁粉或白糖200~300g，同时放入水中煮煎，水量3000~4000ml。煮沸半小时，取出博落回。待水温降至50~60℃，熏洗、热敷伤处，也可将伤肢直接浸入药液中，每次浸泡45~60min，每隔2~4h可重复加温使用。全身症状较重者或局部出现坏疽、溃疡、继发感染者辅以中西药及外科手术处理。结果：显效23例，有效16例，无效3例，总有效率92.8%，疗效与就诊时间快慢密切相关[12]。

【性味归经】味苦、辛，性寒；有大毒。归肝、心经。

【功效主治】散瘀，祛风，解毒，止痛，杀虫。主治跌打肿痛，风湿关节痛，痈疮疔肿，臁疮，痔疮，湿疹，蛇虫咬伤，龋齿痛，顽癣，滴虫性阴道炎及酒渣鼻。

【用法用量】外用适量，捣敷；或煎水熏洗，或研末调敷。

【使用注意】本品有毒，禁内服。口服易引起中毒，轻者出现口渴、头晕、恶心、呕吐、胃烧灼感及四肢麻木、乏力；重者出现烦躁、嗜睡、昏迷、精神异常、心律失常等而死亡。

【经验方】

1. 中耳炎　博落回叶研末 6g，高粱酒 30g，炖热冲入，装瓶，密闭 3 天，用灯心草蘸取上面澄清液滴耳内，早晚各 1 次。（《安徽中草药》）

2. 指疔　①博落回根皮、倒地拱根等份。加食盐少许。同浓茶汁捣烂，敷患处。（《江西民间草药验方》）②号桐树（连梗带叶）一把，水煎熏洗约 15min，再将煎过的叶子贴患指，日 2~3 次，早期发炎者，如此反复熏洗，外贴 3~6 次愈；如已化脓，则须切开排脓，不适宜本药。[江西医药，1966,（7）:371]

3. 脓肿　博落回鲜根适量，酒糟少许。捣烂外敷。（《江西草药》）

4. 臁疮　博落回全草。烧存性，研极细末，撒于疮口内；或用麻油调搽；或用生猪油捣和成膏敷贴。（《江西民间草药验方》）

5. 水火烫伤　博落回根研末，棉籽油调搽。（江西《草药手册》）

6. 蜈蚣、黄蜂咬伤　取新鲜博落回茎，折断，有黄色汁液流出，以汁搽患处。（《江西民间草药验方》）

7. 黄癣（癞痢）　先剃发，再用博落回 60g，明矾 30g，煎水洗，每日 1 次。共 7 天。（江西《草药手册》）

8. 疥癣　博落回叶 30g，米醋 250g。浸泡 1 天后，外涂患处，每日 2 次。（《安徽中草药》）

【参考文献】

[1] 国家中医药管理局《中华本草》编委会 . 中华本草 . 上海：上海科学技术出版社，1999：2272.

[2] Masayuki Onda, et al. C A, 1965, 63:8964n.

[3] 解放军 366 医院妇产科 . 号筒杆治疗滴虫性阴道炎的疗效观察 . 新医学，1971，（6-7）：45.

[4] 张世育 . 博落回植物及其生物碱杀蛆作用的初步研究报告 . 中药通报，1957，3（2）：260.

[5] 叶道年 . 灭蛆草药“号筒梗”. 中药通报，1958，4（9）：308.

[6] 叶廷珖 . 博落回中毒一例报告 . 中华内科杂志，1958，6（6）：617.

[7] 贾连旺 . 博落回中毒发生阵发性心律紊乱所致阿 - 斯综合征一例报告 . 中华内科杂志，1963，11（5）：399.

[8] 李逢春 . 肌注博落回引起心源性脑缺血综合征 3 例报告 . 新医药资料（江西药科学校），1972，（1）：49.

[9] 熊晓荣 . 三味博落回煎剂治疗痔疮合并感染 . 云南中医杂志，1988，23（4）：18.

[10] 上海中药二厂新品种试制小组 . 妇科新药“博落回栓剂”. 中成药研究，1978，（1）：18.

[11] 宋有林 . 博落回酊剂治疗手足股癣 30 例 . 中医外治杂志，2000，9（5）：40.

[12] 邬遵应 . 博落回治疗蝮蛇咬伤 42 例临床观察 . 中国乡村医药，1995，2（4）：163.

喜树 Xi shu

Camptothecae Fructus
[英]Common Camptotheca Fruit

【别名】旱莲、水桐树、天梓树、野芭蕉、旱莲木、水漠子、南京梧桐、水栗子。

【来源】为珙桐科植物喜树 *Camptotheca acuminata* Decne. 的果实、树皮和根皮。

【植物形态】多年生落叶乔木。树皮灰色。叶互生，纸质，长卵形，长12~28cm，宽6~12cm，先端渐尖，基部宽楔形，全缘或微呈波状，上面亮绿色，下面淡绿色，疏生短柔毛，脉上较密。花单性同株，多数排成球形头状花序，雌花顶生，雄花腋生；苞片3，两面被短柔毛；花萼5裂，边缘有纤毛；花瓣5，淡绿色，外面密被短柔毛；花盘微裂；雄花有雄蕊10，两轮，外轮较长；雌花子房下位，花柱2~3裂。瘦果窄长圆形，先端有宿存花柱，有窄翅。

【分布】广西主要分布于南宁、上林、马山、凌云、隆林、罗城、金秀、平乐、桂林。

【采集加工】果实于10~11月成熟时采收，晒干。根及根皮全年可采，但以秋季采剥为好，除去外层粗皮，晒干或烘干。

【药材性状】果实披针形，长2~2.5cm，宽5~7mm，先端尖，有柱头残基；基部变狭，可见着生在花盘上的椭圆形凹点痕，两边有翅。表面棕色至棕黑色，微有光泽，有纵皱纹，有时可见数条角棱和黑色斑点。质韧，不易折断，断面纤维性，内有种子1粒，干缩成细条状。气微，味苦。

【品质评价】以完整、个大、无果柄者为佳。

【化学成分】本品果实含有喜树碱（camptothecine），10-羟基喜树碱（10-hydroxycamptothecine），11-甲氧基喜树碱（11-methoxycamptothecine），去氧喜树碱（deoxycamptothecine），喜树次碱（venoterpine），白桦脂酸（betulic acid），长春花苷内酰胺（vincoside lactam），11-羟基喜树碱（11-hydroxycamptothecine），10-甲氧基喜树碱（10-methoxycamptothecine），3,4-*O,O*-亚甲基并没食子酸（3,4-*O,O*-methyleneellagic acid），3′,4′-*O*-二甲基-3,4-*O,O*-亚甲基并没食子酸(3′,4′-O-dimethyl-3,4-*O,O*-methyleneellagic acid），3,4-*O,O*-亚甲基-3′,4′-*O*-二甲基-5′-甲氧基并没食子酸（3,4-*O,O*-methylene-3′,4′-*O*-dimethyl-5′- methoxyellagic acid），3,4-*O,O*-亚甲基-3′,4′-*O*-二甲基-5′-羟基并没食子酸（3,4-*O,O*-methylene -3′,4′-*O*-dimet-hyl-5′-hydroxyellagic acid），3,4′-*O*-二甲基并没食子酸（3,4′-*O*-

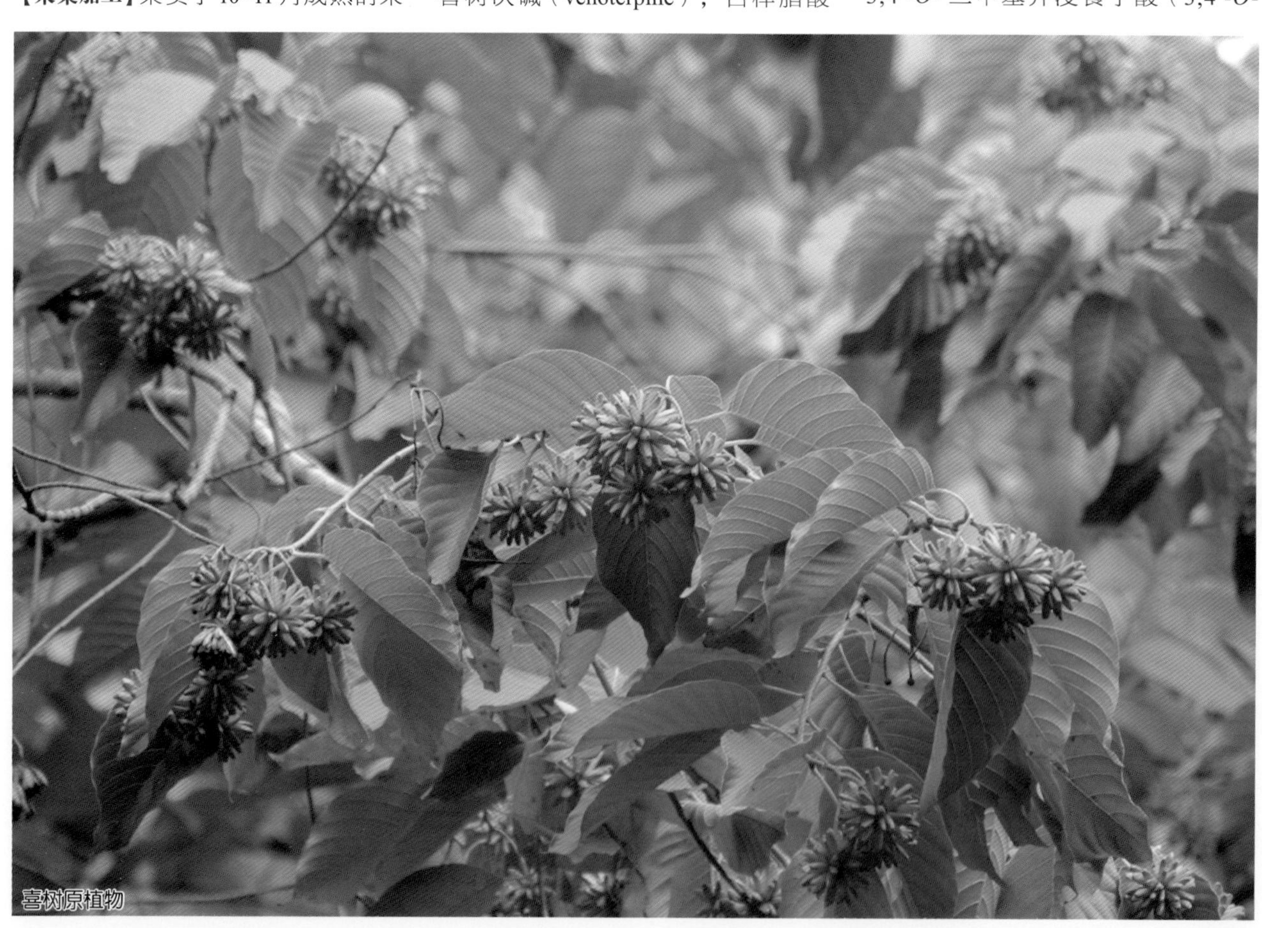
喜树原植物

dimethylellagic acid），3,4,3′-*O*-三甲基并没食子酸（3,4,3′-*O*-trimethylellagic acid），3′-*O*-甲基-3,4-*O,O*-次甲基并没食子酸(3′-*O*-methyl-3,4-*O,O*-methylidyneellagic acid），3,4-*O,O*-次甲基并没食子酸（3,4-*O,O*-methylidyneellagic acid)，3,4-*O,O*-次甲基-3′,4′-*O*-二甲基并没食子酸（3′,4′-*O*-dimethyl-3,4-*O,O*-methylidyneellagic acid），3,4-*O,O*-次甲基-3,4′-*O*-二甲基-5′-甲氧基并没食子酸（5′-methoxy-3′,4′-*O*-dimethyl-3,4-*O,O*-methylidyneellagicacid），3,3′,4,4′-*O*-四甲基-5′-甲氧基并没食子酸（3,3′,4,4′-*O*-tetramethyl-5′-methoxyellagic acid），5′-羟基-3′,4′-*O*-二甲基-3,4-*O,O*-次甲基并没食子酸（5′-hydroxy-3′,4′-*O*-dimethyl -3,4-*O,O*-methylidyneellagic acid），丁香酸（syringic acid），10-羟基脱氧喜树碱（10-hydroxydeoxycamptothecine），喜树矛因碱（camptacumothine），喜树曼宁碱（camptacumanine），乌檀费新碱（nauclefícine），牛眼马钱托林碱（angustoline），二氢异喹胺(dihydroipouinamine)，长梗马兜铃素(pedunculagin)，19-*O*-甲基牛眼马钱托林碱（19-*O*-methylangustoline），22-羟基旱莲木碱（22-hydroxyacuminatine），19-羟基臭马比木碱（19-hydroxymappicine），氧代儿茶钩藤丹宁碱（oxo-gambirtannine)，18-羟基喜树碱(18-hydroxycamptothecine)，吕宋果内酯（strychnolactone），水杨酸（salicylic acid），壬二酸（nonandioic acid），止权酸（*d*-abscisic acid），丁香树脂酚（syringaresinol），*β*-谷甾醇（*β*-sitosterol），咖啡酸乙酯（ethylcaffeate），熊果酸（ursolic acid）和肌醇（inositol）等成分[1,2]。此外，喜树果实中还含有脂肪酸成分，其中亚麻酸（linoleic acid）的量最高，其次是油酸（oleic acid），亚油酸（linoleic acid），棕榈酸（palmitic acid）[3]。

【药理作用】

1. 抗肿瘤　喜树果或根皮的醇提物所含喜树碱及其衍生物均具有较强的抗肿瘤活性[4~8]。喜树碱体外对白血病L1210有抑制作用，半数抑制率为1.36×10^{-4}μg/ml，对Hea细胞和多种肿瘤细胞均有抑制作用[6,7]。喜树碱0.25~25mg/kg腹腔注射，连续7~10天，可延长白血病L1210、L5178Y、K1946、P388小鼠的生存时间1倍以上[6,7]。对L615和腹水型肝癌小鼠也可延长其生存时间。对小鼠Lewis肺癌、黑色素瘤B16、脑瘤B22、艾氏腹水癌（EAC）及大鼠W256癌肉瘤及吉田肉瘤等多种实体瘤，均有抑制作用[7,9]。喜树碱对小鼠白血病L1210和P388的各种耐药瘤株，也有抑制作用[10]。腹腔注射10-羟基喜树碱1~2mg/kg，连续7~9天，可延长白血病L1210、P388、EAC、腹水肝癌、网织细胞肉瘤腹水型小鼠和吉田肉瘤腹水型大鼠等的生存时间119%~280%。对小鼠肉瘤S180、肉瘤37、宫颈癌U14、大鼠W256癌肉瘤等实体瘤生长均能抑制[11,12]。喜树碱主要破坏瘤细胞DNA结构，又抑制DNA聚合酶而影响DNA的复制。对细胞周期中S期有抑制作用，对G_1期和G_2期细胞亦有影响，对G_0期细胞没有作用[6]。喜树碱1mg/ml体外培养，能抑制Hela细胞和L5178Y等细胞的DNA和RNA的合成，但在相同的浓度作用下，对大鼠肝、脑细胞的线粒体并不抑制，表明喜树碱对肿瘤细胞的作用大于对正常细胞的作用[7,13]。喜树碱多相脂质体腹腔注射对小鼠肝癌细胞具有抑制增殖的效应，其对肝癌细胞DNA合成的最高抑制率为73.7%，作用时间约4h，对癌细胞RNA合成抑制率达82.9%[14]。对肉瘤S180及肝癌腹水型细胞（Heps）的抑制率可达74%及82%。可使EAC小鼠的生命延长126%，喜树碱钠盐对S180及Heps的抑制率可达52%及53%，可使荷瘤EAC小鼠的生命延长54%[15]。喜树异碱对Tca8113细胞的增殖有抑制作用，且在一定浓度范围内其抑制率时间和剂量依赖性。喜树异碱对Tca8113细胞的最小有效抑制浓度为7.8μg/ml[16]。

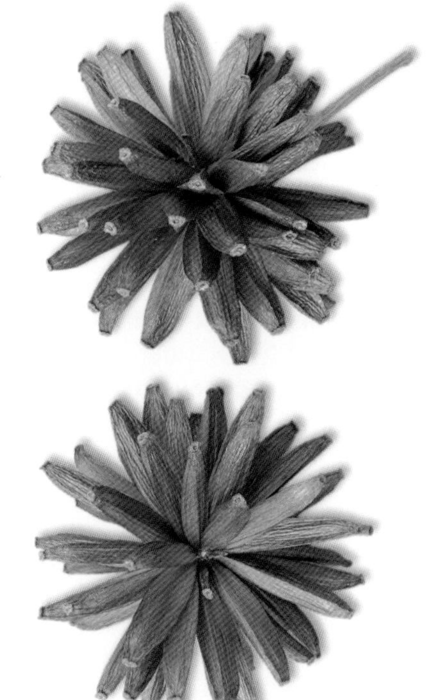
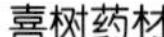

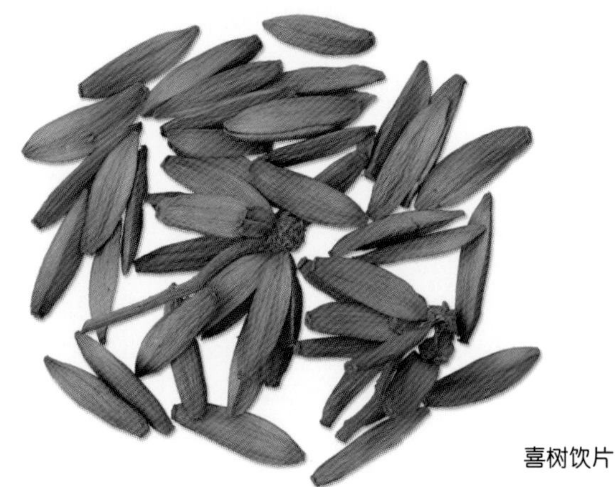
喜树饮片

2. 抗免疫　小鼠腹腔注射喜树碱1mg/kg，连续9次，对肿瘤相伴免疫性有抑制作用，40mg/kg一次冲击，对免疫抑制较小。喜树碱引起的免疫抑制是暂时的，停药9天免疫功能得以恢复[17]。每天腹腔注射喜树碱前体多相脂质体0.5mg/kg，连续9天，对小鼠肿瘤相伴免疫没有影响[15]。用兔眼球结膜体外细胞培养和活体兔结膜下埋线并用喜树碱对埋线周围成纤维细胞的增殖进行抑制实验，发现喜树碱在体内、外均有抑制成纤维细胞增生的作用[18]。

3. 抗病毒等作用　喜树碱和 10- 甲氧基喜树碱体外对疱疹病毒均有抑制作用[19]。不同浓度的喜树果提取液均有杀灭单纯疱疹病毒Ⅱ型的作用[20]。喜树碱 5mg/kg，每天 1 次，连续 1~3 天灌胃或皮下注射，对交配后 7~9 天的大鼠和交配后 7 天的家兔均可 100% 抗早孕[13]。

4. 体内过程　小鼠 1 次腹腔注射喜树碱后，可迅速自血浆、肝和肾廓清，半衰期为 30min，自胃肠道廓清的半衰期为 210min[21]。大鼠 1 次腹腔注射喜树碱，15min 血中浓度可达最高峰，半衰期为 27min[22]。喜树碱与小鼠血浆蛋白结合率为 70%，多与 α- 球蛋白和 β- 脂蛋白结合[7,13]。小鼠和大鼠腹腔注射喜树碱后，迅速分布于消化道、肝、肾、骨髓和脾脏中，在胃肠中药物浓度下降缓慢，可能存在药物的肠肝循环，喜树碱在体内组织中多以原药形式存在[18,23]。喜树碱主要从胆汁排泄，也可从尿中排出[7,21,23]。^{3}H- 羟基喜树碱 10mg/kg 静脉注射，血中呈双相曲线下降，其分布相半衰期为 4.5min，消除相半衰期为 29min。腹水肝癌小鼠以相同剂量静脉注射，1h 以胆汁和小肠内容物的放射性最高，其次是大肠、心、脑、肌肉、胰腺和脾脏。4h 胆汁的放射性上升，骨髓、肝脏和肠内容物放射性下降。主要经粪便排出，48h 内总排出 47.8%，而从尿中排出总量为 12.8%[24]。

5. 毒理　喜树碱小鼠腹腔注射的半数致死量（LD_{50}）为 68.4~83.6mg/kg。喜树碱钠盐小鼠静脉注射的 LD_{50} 为 57.3mg，灌胃的 LD_{50} 为 26.9mg/kg，大鼠静脉注射的 LD_{50} 为 234.1mg/kg，灌胃的 LD_{50} 为 153.2mg/kg。犬静脉注射的最小致死量为 80mg/kg，给药后 10 天内死亡[22]。10- 羟基喜树碱小鼠腹腔注射的 LD_{50} 为（104±11）mg/kg[7]。喜树碱前体多相脂质体腹腔注射及灌胃小鼠的 LD_{50} 分别为 159.3mg/kg 及 33.7mg/kg。犬和猴静脉注射喜树碱钠盐后，首先出现厌食、脱水、体重下降、呕吐和不同程度的腹泻，有些动物出现血性腹泻而死亡，剖检可见消化道上皮增生，坏死碎片积聚于扩张的腺体小窝内，覆盖上皮坏死，黏膜和黏膜下出血[7,25]。给予最大耐受量存活的犬出现可逆性贫血，中性粒细胞和淋巴细胞减少，血象恢复期可有轻度暂时性单核细胞增多。当用量为最小致死量时，猴在死前血红蛋白升高，血清碱性磷酸酶、天冬氨酸转氨酶和丙氨酸转氨酶升高，骨髓内细胞减少，犬出现坏死性胆囊炎，猴肾脏肾小管损伤，少数有肝局部性坏死[25]。10- 羟基喜树碱对犬的毒性反应与喜树碱相似，但对肾脏毒性较小[12]。羟基喜树碱有诱发中国仓鼠卵巢细胞染色体畸变的作用[26]。

【临床研究】

1. 肝癌　①对照组采用四氢叶酸钙 100mg 静脉滴注，连续 5 天；喃氟啶 1000mg 加入 500ml 生理盐水静脉滴注，连续 5 天；丝裂霉素 10mg 加入 40ml 生理盐水静脉推注，第 1 天、第 8 天用。治疗组在对照组基础上加用羟基喜树碱 10mg 加 200ml 生理盐水静脉滴注，连续 10 天。以上治疗每月 1 次，3 个月为 1 个疗程。结果：治疗组 82 例，有效率 71.9%。对照组 42 例，有效率 59.5%，两组有效率相比差异有统计学意义（$P<0.05$）[27]。②羟基喜树碱为主联合方案：原发肿瘤化疗一线方案加用羟基喜树碱（10mg 加入 500ml 生理盐水静滴）。结果：治疗 38 例，其中完全缓解 3 例，部分缓解 12 例，稳定 11 例，进展 12 例，有效率为 37.84%，平均生存期为 10.34 个月，半年生存率为 51.20%，1 年生存率为 26.26%。化疗前肝功异常有 6 例恢复正常[28]。③治疗组用 10% 葡萄糖 500ml，加入维生素 C 2mg，维生素 B_6 20mg，10% 氯化钾 10ml，静脉滴注；再用羟基喜树碱注射液 8~10mg，用生理盐水 20ml 稀释后，缓慢静脉注射，每日 1 次，10~30 日为 1 个疗程；用甲氧氯普胺 20mg 肌注，每日 1~2 次，以减轻呕吐反应；中药柴芍六君子汤（柴胡、白芍、白术、茯苓、黄芩、丹参各 10g，党参、生芪、茵陈各 30g，鳖甲 15g，并随证加减）；对照组，采用 5-Fu、阿霉素、顺铂等常规全身静脉化疗。结果：治疗组 20 例，其中完全缓解 0 例，部分缓解 11 例，稳定 6 例，恶化 3 例；对照组 15 例，其中完全缓解 0 例，部分缓解 2 例，稳定 3 例，恶化 10 例[29]。

2 胃癌　①用羟基喜树碱联合醛氢叶酸、5- 氟尿嘧啶和（或）顺铂治疗。CFH 方案：CF 100mg，静脉滴注，第 1~5 月；5- 氟尿嘧啶 400mg/m^2，静脉滴注，第 1~5 月，羟基喜树碱每日 10mg，静脉滴注，第 1~5 月；CFP 方案：除 DDP 每日 40mg，静脉滴注，水化，第 1~3 日，余同上。每 3 周至 4 周为 1 个疗程，完成 3 周后按 WHO 标准判定疗效。获 CR、PR 病人在停药后四周再确认疗效。结果：治疗 36 例，平均完成 3.3 个周期化疗，总有效率 50%，其中完全缓解 2 例，部分缓解 16 例，稳定 2 例，进展 9 例，恶化 7 例[30]。②用羟基喜树碱联用顺铂、5- 氟尿嘧啶、亚叶酸钙治疗，方法为羟基喜树碱 10mg/m^2 静滴第 1~5 天，顺铂 20mg/m^2 静滴，第 1~5 天，亚叶酸钙 100mg/ 天静滴第 6~10 天，5- 氟尿嘧啶 750mg/ 天或 500mg/ 天静滴第 6~10 天。化疗前后静脉冲入恩丹西酮 8mg，化疗前静脉冲入地塞米松 5mg。每例病人均作水化利尿处理减轻肾功能损伤，28 天为 1 周期，完成 3 个周期评价疗效。顺铂累积量每例少者 360mg，多者 540mg。结果：治疗 62 例，其中完全缓解 4 例，部分缓解 25 例，NC 24 例，恶化 9 例，总有效率 46.8%[31]。

3. 晚期皮下转移恶性黑色素瘤　用喜树渗滤液局部注射治疗晚期皮下转移恶性黑色素瘤 33 例，根据 1997 年 6 月 30 日的统计，凡经该方法治疗的“恶黑”病人，平均无临床肿瘤的生存期超过 15 个月[32]。

4. 白癜风　用喜树果浸润膏搽剂治疗，方法为皮损外用喜树果浸膏搽剂（喜树果浸膏二甲基亚砜溶液）外搽，每日 2 次，连用 14 日后进行比较观察。对皮损数目多、发展迅速的病例，同时还给内服泼尼松（5mg，每日 3 次），654-2 片（5mg，每日 3 次），烟酸片（5mg，每日 3 次），不晒太阳。结果：治疗 81 例，其中治愈 62 例，占 76.5%；好转 17 例，占 20.9%；无效 2 例，占 2.6%，总有效率 97.4%。对治愈者 54 例随访 1 年，局部皮损无复发，随访率 87.9%[33]。

5. 银屑病　①用复方喜树碱软膏（喜树碱 30ml，苯海拉明 30ml，滑石粉 100g，以上各药投入 500g 雪花膏内搅拌均匀）外搽，每日 2~3 次。结果：治疗 100 例，其中痊愈 64

例，显效12例，好转23例，无效1例[34]。②用喜树果贴膏（5cm×7cm、10cm×7cm两种规格，每1cm^{2}含80目喜树果粉2mg。用药时将表面鳞屑洗净，再将贴膏剪成与皮损形态相仿并略大，加压贴上即可，2~3天换药1次）治疗。结果：治疗10例，其中痊愈8例，好转2例，平均治愈天数为40天[35]。③用喜树果涂膜剂治疗，30天为1个疗程，2个疗程后观察疗效。结果：治疗40例，其中治愈25例，显效10例，进步5例，无效0例[36]。

6. 稻田皮炎　用喜树叶熬水外用（喜树叶及嫩枝2.5kg，加水约50L，煎煮0.5~1h，取药液温洗浴患处，每日上下午各一次）。结果：治疗42例，均在3~4天内治愈[37]。

7. 预防阑尾炎复发　喜树叶3片（约4g），撕碎后用约250ml开水冲泡，每天早、中、晚分三次代茶饮，共服7日，追踪观察3年。结果：观察21例，无一例复发，预防复发全部有效[38]。

【性味归经】味苦，辛，性寒；有毒。归脾、胃、肝经。

【功效主治】清热解毒，散结消癥。主治食管癌，贲门癌，胃癌，肠癌，肝癌，白血病，牛皮癣，疮肿。

【用法用量】内服：煎汤，根皮9~15g，果实3~9g；或研末吞。亦可制成针剂、片剂。

【使用注意】内服不宜过量。

【经验方】

1. 胃癌，直肠癌，肝癌，膀胱癌　喜树根皮研末，每日3次，每次3g；喜树果研末，每日1次，每次6g。（《辨证施治》）

2. 白血病　喜树根30g，仙鹤草、鹿衔草、岩株、银花、凤尾草各30g，甘草9g。煎汁代茶饮。（《本草骈比》）

【参考文献】

[1] 国家中医药管理局《中华本草》编委会．中华本草．上海：上海科学技术出版社，1999：4911.

[2] 高玉琼，杨廼嘉，黄建城，等．喜树果、叶及树枝的挥发性成分GC-MS分析．中国药学杂志，2008，43（3）：171.

[3] 刘展眉，崔英德，方岩雄．喜树果脂肪酸化学成分分析．中草药，2006，37（4）：517.

[4] 中国科学院上海药物研究所．中华医学杂志，1978，59：598.

[5] 上海第五制药厂，上海第十二制药厂，上海医药工业研究院，等．*dl*-10-羟基喜树碱及dl-10-甲氧基喜树碱的全合成．科学通报，1977，22（6）：269.

[6] GalloR C. J Nat Cancer Inst,1971,46:789.

[7] Llovdia, 1968,31（3）:229.

[8] Li L H. Cancer Res,1972,（12）:2643.

[9] 宋纯清．合成药物．国外医学·药学分册，1978，5（2）：105.

[10] 上海药物研究所药理室肿瘤组．喜树碱抗癌作用的实验研究．中华医学杂志，1975，55（4）：274.

[11] Wall M E. Ann Rev Pharmacol Toxicol,1977,（17）:117.

[12] 中国科学院上海药物研究所．10-羟基喜树碱抗癌作用的研究．中华医学杂志，1978，58（10）：598.

[13] Shanuma M. J Pharm Sci,1974,63（2）:163.

[14] 李民．沈阳药学院学报，1988，5（3）：161.

[15] 胡成久，周晓燕，顾学裘，等．喜树碱前体多相脂体的药理学研究．沈阳药学院学报．1990，7（2）：118.

[16] 李珺莹，刘晓明，安利佳．新的喜树碱类化合物——喜树异碱抑制鳞癌细胞增殖及对其细胞周期影响的实验研究．中国中西医结合皮肤性病学杂志，2005，4（3）：137.

[17] 杨金龙，韩家娴，胥彬．喜树碱钠对小鼠肿瘤相伴免疫性影响的研究．药学学报，1979，14（1）：12.

[18] 种平，董仰曾，郭茜如，等．喜树碱抑制兔结膜成纤维细胞的实验研究．中国中医眼科杂志，1995，5（2）：74-77.

[19] Tatus S. J Nat Product,1976,39（4）:261.

[20] 李闻文，阎祖炜，施凯．喜树果粗提液抗单纯疱疹病毒实验研究．湖南医科大学学报，2002，27（2）：121.

[21] Hari L G. Cancer Chemother Rep,1969,53（4）:211.

[22] 中国医学科学院输血及血液学研究所．天津医药通讯，1971，（6）：1

[23] Himi D E. Appl Microbiol,1968,16（6）:867.

[24] 杨金龙，韩家娴，胥彬．10-羟基喜树碱在小鼠体内的分布、排泄和对免疫的影响．中国药理学报，1980，1（1）：44.

[25] Schaeppi N. Cancer Chemother Rep,1974,5（1）:25.

[26] 屠曾宏，王美瑛，肖伟琪，等．羟基喜树碱诱发中国仓鼠卵巢细胞染体畸变和在小鼠骨髓、胎肝血中形成微核的作用．中国药理学报，1990，11（4）：378.

[27] 陈岩菊．含羟基喜树碱联合化疗方案治疗中晚期肝癌．中医药学报，2001，29（6）：13.

[28] 毋永娟，丁晓玲，胡萍．羟基喜树碱为主联合方案治疗转移性肝癌38例临床分析．内蒙古医学杂志，2003，35（5）：396.

[29] 刘燕珠，陈乃杰，陈云莺．羟基喜树碱配合中药治疗原发性肝癌临床观察．福建中医药，1998，29（6）：5.

[30] 吴紫华．羟基喜树碱联合醛氢叶酸、5-氟尿嘧啶和（或）顺铂治疗晚期胃癌36例的疗效观察．湖南医学，2007，18（11）：18.

[31] 段仁慧，田国防，张桂芳，等．羟基喜树碱联用顺铂、5-氟尿嘧啶、亚叶酸钙治疗晚期胃癌的疗效观察．现代肿瘤医学，2003，11（4）：297.

[32] 谢至中，刘丹．喜树渗滤液局部注射治疗晚期皮下转移恶性黑色素瘤33例．浙江中西医结合杂志，1998，8（4）：207.

[33] 瞿平元，王永昌．喜树果浸膏搽剂治疗白癜风临床研究．皮肤病与性病，2004，26（4）：9.

[34] 王树民．复方喜树碱软膏治疗银屑病100例观察．吉林医学，1983，4（5）：24.

[35] 李启文，李茂吉，陈绪森．喜树果贴膏治疗银屑病10例．皮肤病与性病，1991，（3）：40.

[36] 王爱民，刘贞富，刘生友，等．喜树果涂膜剂治疗银屑病．临床皮肤科杂志，1998，27（4）：243.

[37] 廖国康．喜树叶熬水外用治疗稻田皮炎42例．实用医学杂志，1982，（1）：30.

[38] 沈玉梅．喜树叶可预防阑尾炎复发．浙江中医杂志，1995，（12）：562.

Hu lu cha
葫芦茶

Tadehagi Triquetri Herba
[英]Triquetrous Tadehagi Herb

【别名】牛虫草、迫颈草、百劳舌、金剑草、螳螂草、田万柄、钊板茶、咸鱼草。

【来源】为豆科植物葫芦茶 *Desmodium triquetrum* （Linn.） DC. 的枝叶。

【植物形态】多年生落叶小灌木。直立，分枝。枝三棱形，棱上被粗毛，后变秃净。单叶互生，叶片卵状披针形至狭披针形，长 6~15cm，宽 1~4cm，先端急尖，基部浅心形或圆形，上面无毛，背面中脉和侧脉被长毛；叶柄具宽翅，形似葫芦；托叶 2 枚，披针形，花萼钟状，下面裂齿线状，有疏长毛；花冠紫红色，蝶形，旗瓣圆形，先端微凹，翼瓣倒卵形，基部有耳，龙骨瓣镰刀状弯曲，爪与瓣片近等长；雄蕊二体，下部合生；子房密生短柔毛，花柱内弯。荚果条状长圆形，有荚节 5~8，秃净或被毛，背缝线直，腹缝线呈波状。

【分布】广西主要分布于南宁、上林、来宾、平南、苍梧、岑溪。

【采集加工】夏、秋季割取地上部分，除去粗枝，切段晒干。

【药材性状】茎枝多折断，基部木质，圆柱形，直径约 5mm，表面红棕色至红褐色；上部草质，具三棱，棱上疏被粗毛。叶多皱缩卷曲，展平后呈卵状矩圆形至披针形，长 6~15cm，宽 1~3.5cm，具阔翅；托叶有时可见，披针形，淡棕色。有时可见总状花序或扁平荚果，长 2~5cm，有 4~8 个近方形荚节，被毛。气香，味微甘。

【品质评价】均以叶多、干燥、色青带红、无粗梗者为佳。

【化学成分】本品含黄酮类 (flavonoid) 、酚类（phenols）、三萜类（triterpenes）等成分。黄酮类成分有 4′,7- 二羟基异黄酮（4′,7-dihydroxy-*iso*-flavone）,4′,5,7- 三羟基黄酮（4′,5,7-trihydroxyflavone），山柰素 -3-*O*-*β*-D- 半乳糖 -（6 → 1）-*α*-L- 鼠李吡喃糖苷 [kaempferide-3-*O*-*β*-D-galacto-（6 → 1）-*α*-L-rhamnopyranoside]，槲皮素 -3-*O*-*β*-D- 葡萄吡喃糖苷（quercetin-3-*O*-*β*-D-glucopyranoside），槲皮素 -3-*O*-*β*-D- 半乳吡喃糖 -（6 → 1）-*α*-L- 鼠李吡喃糖苷 [quercetin-3-*O*-*β*-D-galactopyranose-（6→1）-*α*-L- rhamnopyranoside][1]，(+)-儿茶素 [（+）-catechin]，山柰素 -3-*O*-*β*-D- 半乳吡喃糖苷（kaempferide-3-*O*-*β*-D-galactopyranoside），山柰素 -3-*O*-*β*-D- 葡萄吡喃糖苷（kaempferide-3-*O*-*β*-D-glucopyranoside），山柰素 -3-*O*-*β*-D- 葡萄吡喃糖 -（6 → 1）-*α*-L- 鼠李吡喃糖苷 [kaempferide-3-*O*-*β*-D-glucopyranose-（6→1）-*α*-L-rhamnopyranoside]，槲皮素 -3-*O*-*β*-D- 葡萄糖 -（6 → 1）-*α*-L- 鼠李

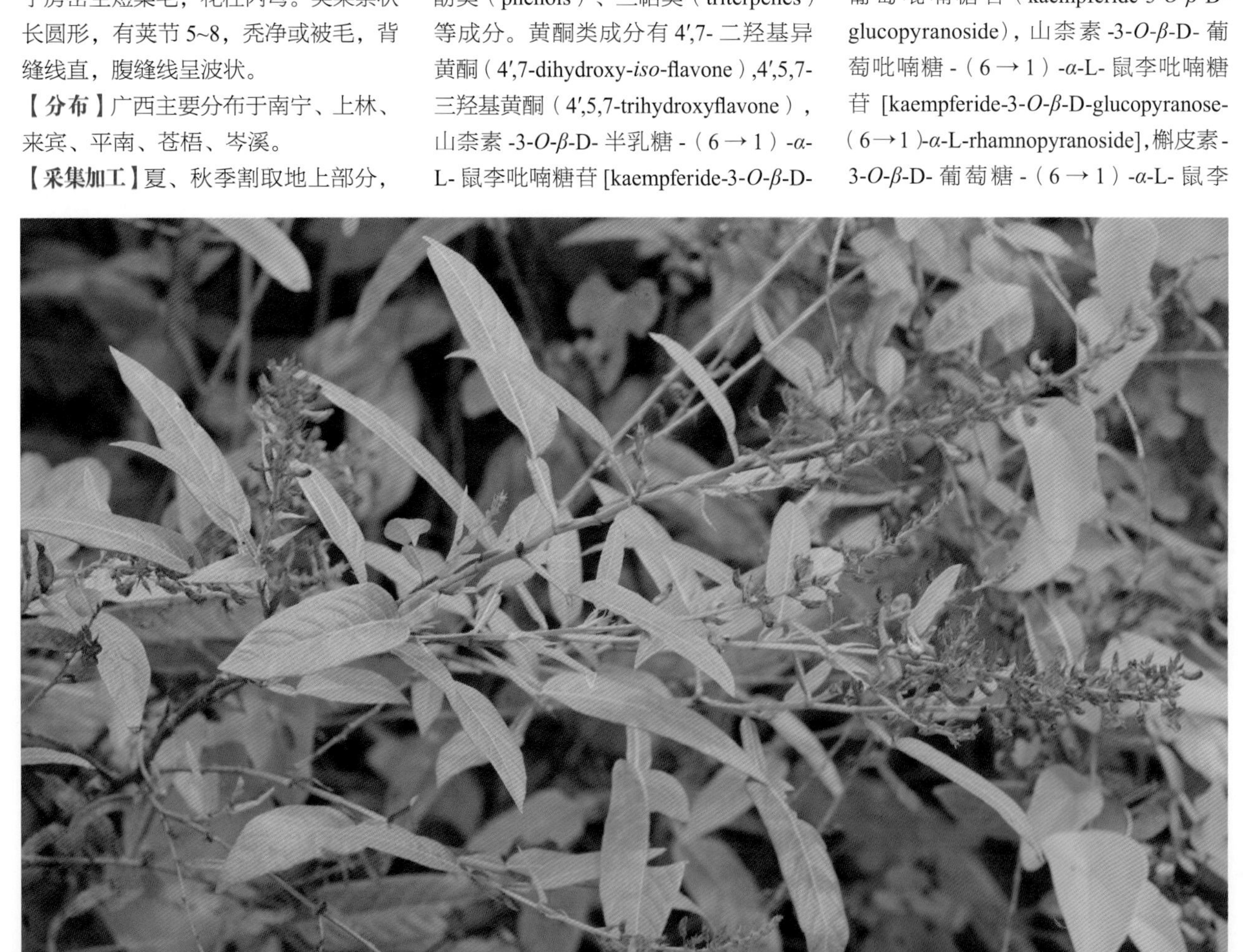
葫芦茶原植物

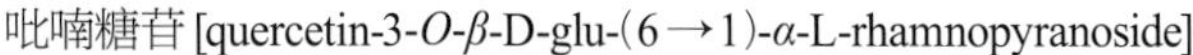

吡喃糖苷[quercetin-3-*O*-*β*-D-glu-(6→1)-*α*-L-rhamnopyranoside]。

酚类成分有水杨酸（salicylic acid），原儿茶酸（protocatechuic acid），4-羟基苯甲酸（4-hydroxy-benzoic acid）[1]，3,5-二羟基苯基-6-*O*-反式-对羟基-肉桂酰基-*β*-D-葡萄吡喃糖苷（3,5-dihydroxy benzyl-6-*O*-*trans*-*p*-hydroxy-cinnamoyl-*β*-D-glucopyranoside），3,5-二羟基苯基-D-葡萄吡喃糖苷（3,5-dihydroxy benzyl-D-glucopyranoside）[2]。

其他还有冬青素A（ilicin A），乌苏酸（ursolic acid）[2]，木栓酮（friedelin），表木栓酮（*epi*-friedelin），豆甾醇（stigmasterol）[3]，胡萝卜苷（daucosterol），对甲氧基-反式-肉桂酸（*p*-methoxy-*trans*-cinnamic acid）[1]，鞣质（tannins），二氧化硅（silicon dioxide），氧化钾（potassium oxide）等成分[4,5]。

【临床研究】

癃闭　治疗组采用公英葫芦茶为基本方治疗，对照组口服前列康治疗。结果：治疗组75例，其中临床控制15例，显效31例，有效24例，无效5例，总有效率为93.4%；对照组30例，其中临床控制2例，显效8例，有效13例，无效7例，总有效率为76.6%。治疗组总有效率优于对照组（$P<0.05$）[6]。

【性味归经】味苦、涩，性凉。归肺、肝、肾经。

【功效主治】清热解毒，利湿退黄，消积杀虫。主治中暑烦渴，感冒发热，咽喉肿痛，肺病咯血，肾炎，黄疸，泄泻，痢疾，小儿疳积，风湿关节痛，钩虫病，疥疮。

【用法用量】内服：煎汤，15~60g。外用适量，捣汁涂；或煎水洗。

【使用注意】脾胃虚寒者慎服。

【经验方】

1. 荨麻疹　葫芦茶鲜茎叶30g。水煎服；或用鲜全草适量，水煎熏洗。（《福建中草药》）
2. 硬皮症　葫芦茶、拔脓膏（荨麻科糯米藤制）各等份，和食盐捣烂敷患处。（《广东省医药卫生科技资料选编》）
3. 咽喉肿痛　葫芦茶60g。煎水含咽。（《岭南草药志》）
4. 暑季烦渴　葫芦茶，煎成日常饮料，以代茶饮。能解暑清热止渴。（《岭南草药志》）
5. 肺病咳嗽出血　葫芦茶干全草75g。清水煎服。（《泉州本草》）
6. 风湿性关节酸痛　葫芦茶茎，每次60g，合猪脚节炖服。（《泉州本草》）
7. 痢疾　葫芦茶全草、细叶扯头孟根各60~90g。加鸡蛋一个同煎，煎至鸡蛋熟时，将蛋壳除去再煎，加生盐调味，汤蛋同服。（《岭南草药志》）
8. 痈毒　葫芦茶叶捣绒，取汁滴于伤口，每日2~3次，每次适量。（《贵州草药》）
9. 妊娠呕吐　葫芦茶30g（干品）。水煎，分3次服。（《全展选编·妇产科》）
10. 产后瘀血痛　鲜葫芦茶全草15~30g。杵烂，酌加米酒炖服。如用清水煎服，可治月经病。（《闽东本草》）

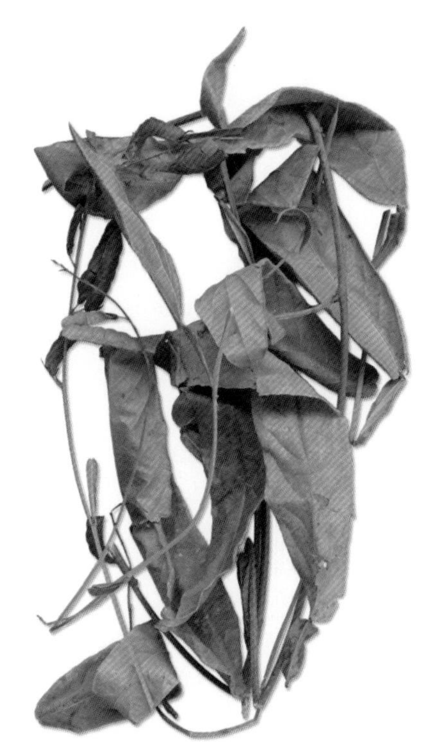

葫芦茶药材

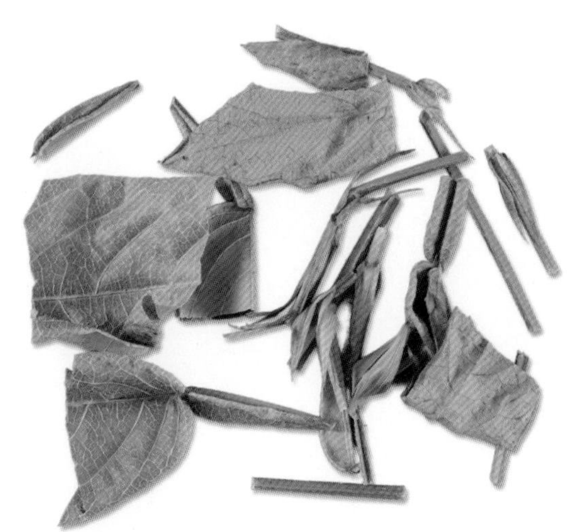

葫芦茶饮片

【参考文献】

[1] 文东旭，郑学忠，史剑侠，等．葫芦茶化学成分研究（Ⅰ）．中草药，1999，30（4）：252.
[2] 文东旭，郑学忠，井上史一郎，等．葫芦茶化学成分研究（Ⅱ）．中草药，2000，31（1）：3.
[3] 杨其蒀，梁锡辉，王亚平．葫芦茶化学成分的研究（Ⅰ）．植物学报（英文版），1989，（2）.
[4] 吕华冲，何蔚珩，杨其蒀，等．葫芦茶化学成分研究（Ⅱ）．中草药，1995，26（5）：180.
[5] 国家中医药管理局《中华本草》编委会．中华本草．上海：上海科学技术出版社，1999：3404.
[6] 孙建明．公英葫芦茶治疗癃闭75例临床观察．辽宁中医杂志，2003，30（4）：296.

San wei kui 散尾葵

Chrysalidocarpi Lutescentis Retinervus
[英]Lutescens Chrysalidocarpus Leaf Sheath

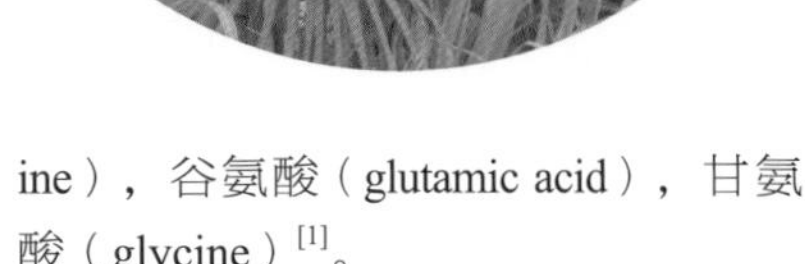

【别名】黄椰子、紫葵。

【来源】为棕榈科植物散尾葵 *Chrysalidocarpus lutescens* H. Wendl. 的叶鞘。

【植物形态】多年生丛生灌木至小乔木。茎基部略膨大。叶羽状全裂，扩展而稍弯；裂片 40~60 对，2 列排列，披针形，长 35~50cm，宽 1.2~2cm，先端长尾状渐尖并具不等长的短 2 裂，顶端的羽片渐短；叶柄及叶轴光滑，黄绿色，上面具沟槽，背面凸圆；叶鞘长而略膨大，通常黄绿色，初时被蜡质白粉，有纵向光沟纹。花雌雄同株，小而呈金黄色；肉穗花序生于叶鞘束下，多分枝，排成圆锥花序式，具 2~3 次分枝，分枝花序上有 8~12 个小穗轴，花小，金黄色，螺旋状着生；雄花萼片和花瓣各 3 片，雄蕊 6；雌花萼片和花瓣与雄花同，子房 1 室，有短的花柱和粗的柱头。果梢呈陀螺形或倒卵形，鲜时土黄色，干时紫黑色，无内果皮。种子略为倒卵形，胚乳均匀，中央有狭长的空腔，胚侧生。

【分布】广西全区均有栽培。

【采集加工】全年均可采收，除去叶子，晒干。

【药材性状】叶鞘长约 40cm，宽约 3cm，一侧裂开，外侧灰褐色至黑色，具纵向沟纹；内侧黄褐色至黑色，具纵向沟纹较外侧深，鞘边缘稍向外翻，基部与叶柄连接处较窄，端部与叶片连接处呈不整齐断裂。气微，味微苦。

【品质评价】以完整、干燥、洁净者为佳。

【化学成分】本品含谷氨酰胺（glutamine），谷氨酸（glutamic acid），甘氨酸（glycine）[1]。

【药理作用】

抑菌 散尾葵提取物对葡萄球菌和枯草芽胞杆菌抑菌力最强，125mg/ml 浓度提取液抑菌率达到 100%[2]。

【性味归经】味微苦、涩，性凉。归脾、胃、肺经。

【功效主治】收敛止血。主治吐血，咯血，便血，崩漏。

【用法用量】内服：炒炭煎汤，10~15g。

【使用注意】出血夹瘀及实邪者慎服。

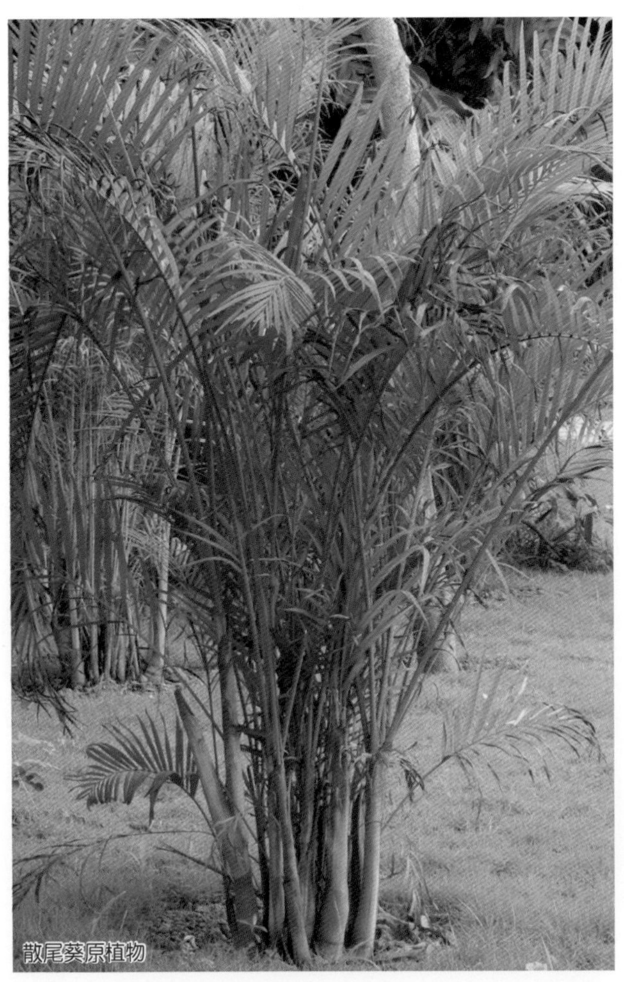
散尾葵原植物

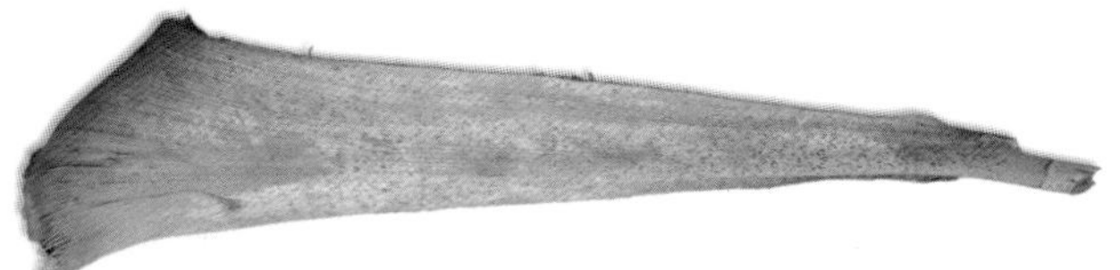
散尾葵药材

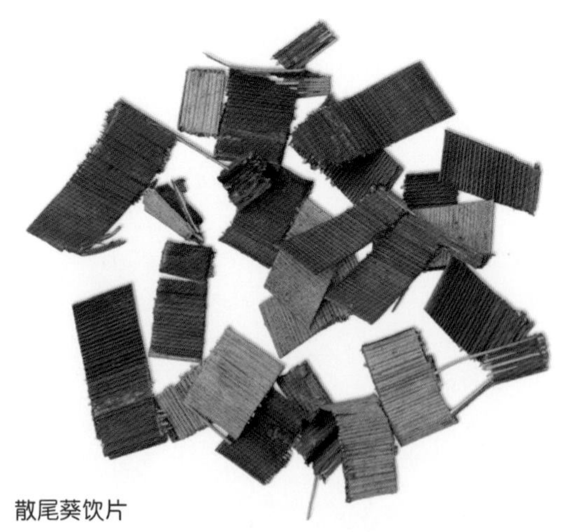
散尾葵饮片

【参考文献】

[1] 国家中医药管理局《中华本草》编委会．中华本草．上海：上海科学技术出版社，1999.7593.

[2] 焦念新，王志英，温矩胜，等．散尾葵提取物成分分析及其抑菌作用．中国农学通报，2009，25（24）：374.

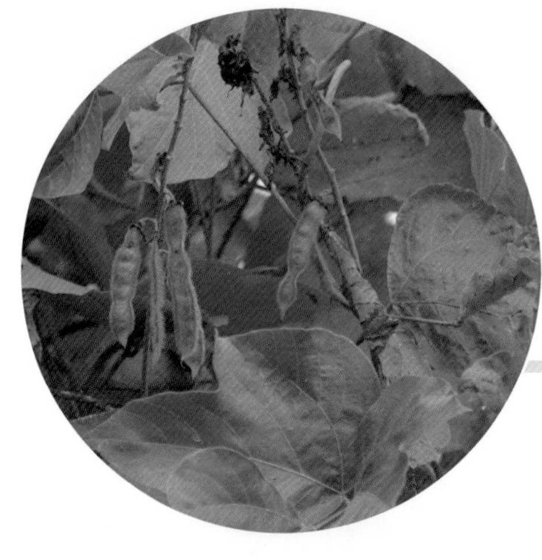

葛根 Ge gen

Puerariae Lobatae Radix
[英]Lobed Kudzuvine Root

【别名】葛、鹿藿、黄斤、葛藤、野扁葛。

【来源】为豆科植物野葛 *Pueraria lobata*（Willd.）Ohwi 的块根。

【植物形态】多年生落叶藤本。全株被黄褐色粗毛。块根圆柱状，肥厚，外皮灰黄色，内部粉质，纤维性很强。茎基部粗壮，上部多分枝。三出复叶；顶生小叶柄较长；叶片菱状圆形，长 5.5~19cm，宽 4.5~18cm，先端渐尖，基部圆形，有时浅裂，侧生小叶较小，斜卵形，两边不等，背面苍白色，有粉霜，两面均被白色伏生短柔毛；托叶盾状着生，卵状长椭圆形，小托叶针状。总状花序腋生或顶生，花冠蓝紫色或紫色；苞片狭线形，早落，小苞片卵形或披针形；萼钟状，萼齿 5，披针形，上面 2 齿合生，下面 1 齿较长；旗瓣近圆形或卵圆形，先端微凹，基部有两短耳，翼瓣狭椭圆形，较旗瓣短，常一边的基部有耳，龙骨瓣较翼瓣稍长；雄蕊 10，二体；子房线形，花柱弯曲。荚果线形，密被黄褐色长硬毛。种子卵圆形，赤褐色，有光泽。

【分布】广西主要分布于南丹、隆林、龙州、防城、钦州、富川、全州等地。

【采集加工】秋、冬二季均可采挖，趁鲜时切厚片或切成小块，干燥。

【药材性状】完整的多呈圆柱形，商品常为斜切、纵切、横切的片块，大小不等，表面褐色。具纵皱纹，可见横向皮孔和不规则的须根痕；质坚实，断面粗糙，黄白色，隐约可见 1~3 层同心环层，纤维性强，略具粉性。气微，味微甜。

【品质评价】以质坚实、断面粗糙、黄白色、纤维性强者为佳。

【化学成分】本品含大豆苷元(daidzein)，大豆苷（daidzin），葛根素（puerarin），4′- 甲氧基葛根素（4′-methoxypuerarin），大豆苷元 -4′,7- 二葡萄糖苷（daidzein-4′,7-diglucoside），大豆苷元 -7-（6-*O*- 丙二酰基）- 葡萄糖苷[daidzein-7-（6-*O*-malonyl）-glucoside]，染料木素（genistein），刺芒柄花素（formononetin），大豆苷元 -8-C- 芹菜糖基 -（1→6）- 葡萄糖苷[daidzein-8-C-apiosyl-（1→6）-glucoside]，染料木素 -8-C- 芹菜糖基 -（1→6）- 葡萄糖苷 [genistein-8-C-apiosyl-（1→6）-glucoside]，葛根素木糖苷(puerarinxyloside，PG-2)，3′- 羟基葛根素（3′-hydroxypuerarin，PG-1），3′- 甲氧基葛根素（3′-methoxy-puerarin，PG-3），4′-*O*- 葡萄糖基葛根素（4′-*O*-glucosyl puerarin，PG-6），葛根酚（puerarol），葛根苷（pueroside）A、B，刺芒柄花素 -7- 葡萄糖苷（formononetin-7-glucoside），羽扇烯酮（lupenone），β- 谷甾醇（β-sitosterol），二十二烷酸（docosanoic acid），二十四烷酸（tetracosanoic acid），1- 二十四烷酸甘油酯（glucerol-1-monotetracosanoate），尿囊素（allantoin），β- 谷甾醇 -β-D- 葡萄糖苷（β-sitosteryl-β-D-glucoside），6,7- 二甲氧基香豆精（6,7-dimethoxy-coumarin），5- 甲基海因（5-methylhydantoin）槐花二醇

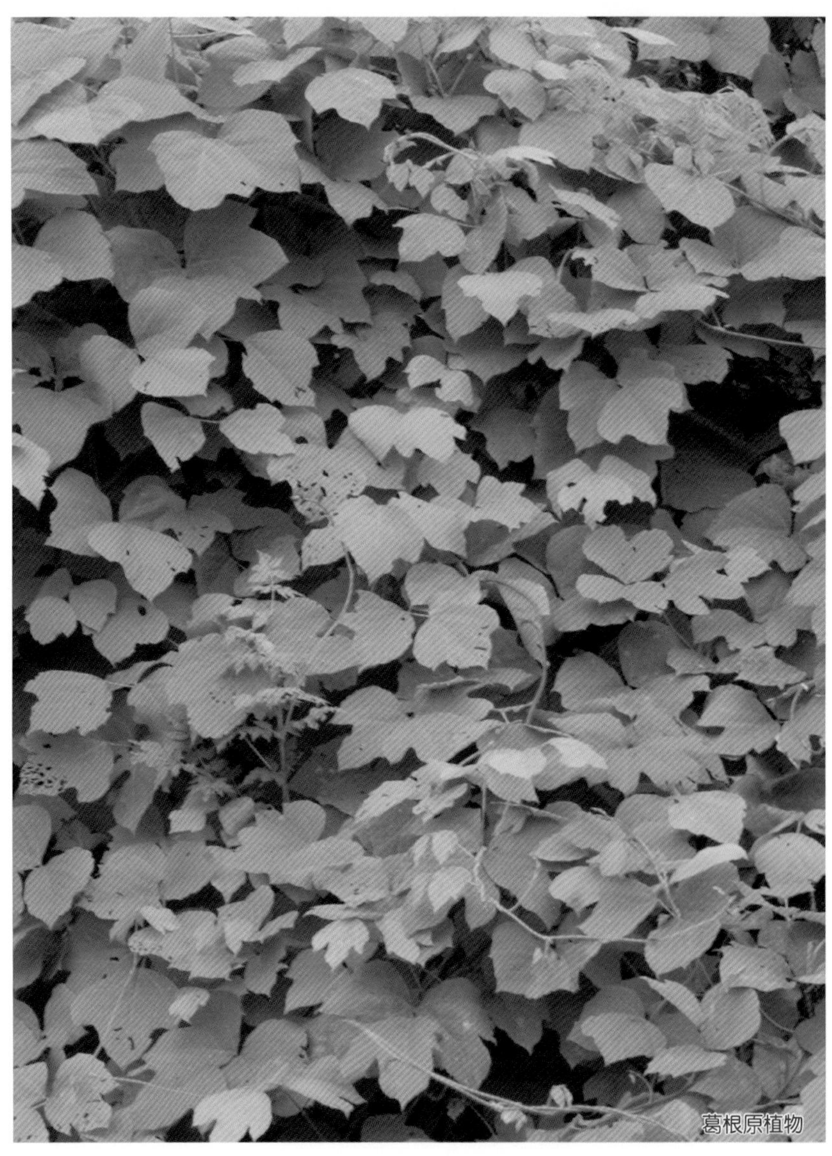
葛根原植物

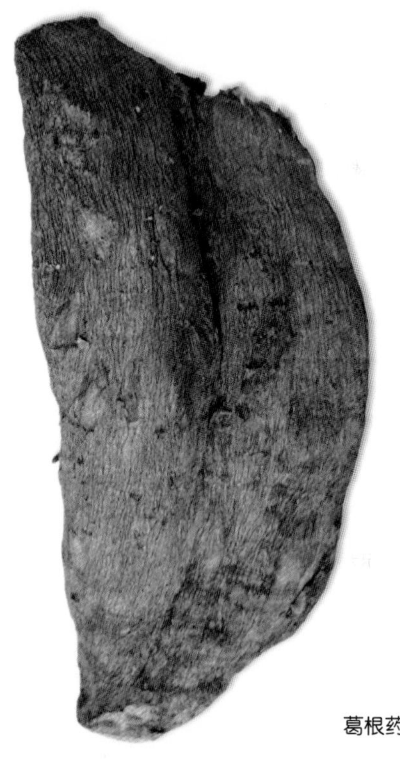
葛根药材

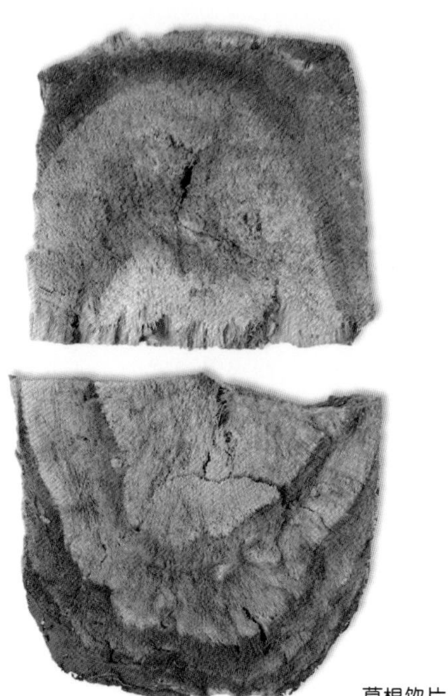
葛根饮片

（sophoradiol），广东相思子三醇（cantoniensistriol），大豆皂醇（soyasapogenol）A、B，葛根皂醇（kudzusapogenol）C、A和葛根皂醇B甲酯（kudzusapogenol B methylester），葛根苷D，4′,8-二甲氧基-7-*O*-*β*-D-葡糖基异黄酮（4′,8-dimethoxy-7-*O*-*β*-D-glucosyl-*iso*-flavone），二十烷酸（icosanoic acid），十六烷酸（hexadecanoic acid）[1~3]。

葛藤含有大豆苷元（daidzein），大豆苷（daidzin），葛根素（puerarin），*β*-谷甾醇（*β*-sitosterol）[1]。

野葛花中含尼泊尔鸢尾异黄酮（ir-*iso*-lidone），尼泊尔鸢尾异黄酮-7-*O*-*β*-D-葡萄糖苷（ir-*iso*-lidone-7-*O*-*β*-D-glucoside），葛花苷（kakkalide），染料木素（genistein），刺芒柄花素（formononetin），大豆苷元（daidzein）-8-C-芹菜糖基-（1→6）-葡萄糖苷[daidzein-8-C-apiosyl-（1→6）-glucoside][4,5]。

无机成分包括磷（P）、钙（Ca）、钾（K）、铁（Fe）、锌（Zn）、铜（Cu）、锰（Mn）等多种微量元素[6]。

【药理作用】

1. 对心血管系统作用　①对心功能影响：葛根总黄酮使麻醉犬心率减慢，每搏输出量增加，总外周阻力下降，主动脉压、左室舒张末压及左室压力上升速度稍下降，左室做功减少，心肌耗氧量下降，心肌工作效率调高。房室交界区传导时间延长，心室肌有效不应期延长，心房肌鞘延长[7,8]。②对心肌代谢影响：葛根总黄酮可降低犬心肌耗氧利用率和心肌耗氧率，总黄酮还能降低心肌对乳酸和丙酮酸的利用率和消耗量[7]。③抗心肌缺血：葛根大豆苷元固体分散物对急性心肌缺血的大鼠，皮下或腹腔注射葛根醇浸剂10g/kg，或腹腔注射葛根水浸剂10g/kg或葛根提取物（E21~22）0.02g/kg和0.05g/kg，均有保护作用[9]。④对急性心肌梗死影响：给急性心肌缺血的犬，静注葛根总黄酮30mg/kg，能改善心肌代谢，使冠状窦和冠状静脉的血氧量增加，从梗死区引出的冠状静脉血乳酸的含量减少，表明心肌耗氧量降低，乳酸产生减少[10]。⑤抗心律失常：能对抗氯化钡所致小鼠心律失常，使窦性心律的持续时间延长[11]。⑥扩张血管、改善微循环：葛根及其有效成分有扩张冠脉血管的作用。利血平化后，其扩血管作用仍保持，表明其作用系直接舒张血管平滑肌所致[10]。⑦降血压：葛根的丙酮提取物PA3和PA5，甲醇提取物PM1，PM3~PM5，水提物PM2等均能使麻醉犬血压下降，但甲醇提取物PM2使血压上升[12]。⑧阻断*β*-受体：葛根浸膏能阻滞异丙肾上腺素（ISO）对兔离体心房肌的兴奋作用和兔离体回肠、大鼠子宫的松弛作用，而阻滞ISO对离体豚鼠支气管的松弛作用和兔后肢血管扩张作用的效力较差[13]。⑨对动脉内皮细胞作用：葛根素使内皮细胞羟脯氨酸代谢减慢，使动脉内壁的胶原或胶原纤维含量相对减少，有利于防止血小板黏附、聚集及血栓形成[14]。

2. 抗血小板聚集　葛根素0.25mg/ml、0.5mg/ml及1.0mg/ml，体外对二磷酸腺苷诱导的大鼠血小板聚集有抑制作用，静脉注射也有效[15]。

3. 降血糖　给家兔灌胃葛根水煎剂有轻微降血糖作用[16]。

4. 降血脂　葛根所含异黄酮类化合物有降血脂作用，其中大豆苷元和刺芒柄花素能降低血清胆固醇，染料木素能降低甘油三酯，大豆苷也有较强的降血脂作用[17]。

5. 解热　葛根粉15g/kg灌胃，对蛋白胨引起发热的家兔有解热作用，10g/kg剂量也有效[18]。

6. 对平滑肌作用　葛根含有收缩和舒张平滑肌的成分，其丙酮提取物 PA3~PA5 及甲醇提取物 PM2、PM4 对离体豚鼠回肠有罂粟碱样作用，而甲醇提取物 PM1、PM3、PM5 的作用相反，丙酮提取物 PA5、甲醇提取物 PM2 对豚鼠离体结肠带有松弛作用，而甲醇提取物 PM3 有收缩作用，丙酮提取物 PA3、PA5 及甲醇提取物 PM2 对大鼠离体子宫有罂粟碱样作用[12]。

7. 益智　葛根对东莨菪碱、乙醇或二氧化碳造成的学习记忆障碍有保护作用，对小鼠记忆过程有促进作用[19]。

8. 抗缺氧　葛根大豆苷元固体分散物 1.5g/kg 灌胃，对小鼠有抗常压耐缺氧作用[20]。

9. 抗肿瘤　14~22μg/ml 葛根成分 S86019 对人急性早幼粒细胞白血病 HL-60 细胞株呈时间及浓度依赖性抑制作用，并使细胞由原始的早幼粒细胞阶段发育为趋向成熟的中幼粒、晚幼粒及成熟的杆状核、分叶核细胞，表明 S86019 是一种有效的 HL-60 细胞分化诱导剂。S86019 对 HL-60 细胞的周期移行呈 G_1 期阻断作用，使 G_1 期细胞百分率增高，S 期细胞百分率下降[21]。

【临床研究】

1. 酒精性脂肪肝　①葛根 15g，葛花 30g，柴胡 10g，虎杖 20g，山慈菇 15g，刘寄奴 15g，柳枝 10g，枸杞子 15g，莪术 15g，炒白术 15g，焦山楂 20g，泽泻 30g，炒薏苡仁 30g，茵陈 30g，白茅根 30g。水煎早晚分服，每日 1 剂。结果：治疗 47 例，其中痊愈 22 例，有效 18 例，无效 7 例，总有效率为 85.11%[22]。

2. 小儿肺炎　自拟葛花兰芩汤（葛根、银花、板蓝根、黄芩、炙桑皮、炒杏仁、冬花、桔梗、橘红、百部、芦根、生甘草，1 岁以内各药用 3g，2~3 岁用 6g，3 岁以上用 9g，板蓝根、橘红可酌情重用），便秘加川军 3~6g，炒枳实 6~9g；腹胀、食不消化加焦三仙、莱菔子、炒鸡内金各 3~9g；热入营分，高热不退加水牛角粉 1~3g，另煎同汤药一起服；腹泻加白术、炒山药、炒白扁豆、泽泻各 3~9g；肺气极虚有心衰者加西洋参 1~3g；高热惊厥抽搐加全蝎、僵蚕、蝉蜕、天麻、钩藤等药息风镇惊。水煎早晚分服，每日 1 剂，喜呕及较小的患儿可以频服。热退去葛根，可连续服药至痊愈。结果：治疗 172 例，其中痊愈 122 例，占 70.93%；有效 34 例，占 19.77%；好转 16 例，占 9.30%；无效 0 例，总有效率为 90.7%[23]。

3. 糖尿病周围神经病变　葛花降糖灵（黄芪、党参、玉竹、生地、枸杞子、麦冬、沙参、五味子、葛根、天花粉、川芎、鸡血藤、桂枝、全虫、地龙），口服，每次 150ml，每日 3 次。结果：治疗 60 例，其中显效 23 例，有效 28 例，无效 9 例，显效率 38%，总有效率 85%[24]。

4. 高脂血症　复方野葛根胶囊（野葛根、西洋参、荷叶、草决明等），口服，每次 4 粒，每天 3 次，4 周为 1 个疗程，治疗 2 个疗程。结果：治疗 50 例，其中显效 16 例，有效 28 例，无效 6 例，总有效率 44 例，占 88%[25]。

5. 椎基底动脉供血不足性眩晕　用葛根素 400mg 加 5% 葡萄糖 250ml 静脉滴注，每日 1 次。结果：治疗 50 例，其中痊愈 11 例，显效 20 例，有效 16 例，无效 3 例，有效率 97%[26]。

6. 脑胶质瘤术后　用葛根素葡萄糖注射液 100ml 静滴，每日 1 次，疗程 14 天。采用胞二磷胆碱营养脑神经以及稳定血压、控制血糖、抗脑水肿等对症治疗。结果：治疗 16 例，其中基本治愈 5 例，占 33.3%；显著进步 6 例，占 37.5%；进步 3 例，占 18.8%；无效 1 例，占 6.3%；恶化 1 例，占 6.3%，总显效率 68.8%，总有效率 87.5%[27]。

7. 狂躁型精神分裂症　取鲜野葛根 1.5~2kg（春季采者为佳）洗净捣碎加凉开水 1L 淘洗去渣，搅匀分成 2 份。先取 1 份加生桐油 20ml 搅匀后，劝病人一次快服或强迫其快服，服后 2~5min 内即感呕恶继而频繁呕吐，当吐至中度脱水状或面色由赤变白，肢凉，出冷汗时，即服醒吐汤，吐前先取伏龙肝（灶心土）200g，鲜生姜 20g，加开水冲泡，取澄清液 100~150ml，加米泔汁 50ml（生大米 50g 加水 100ml 捣汁），混匀备用。130~150ml，可立即止吐。如果第 1 份催吐无效，2~3h 后取第 2 份仍加生桐油 20ml，服法同前。催吐时间以下午或晚间为宜，以调整昼夜规律。结果：治疗 12 例，均获痊愈，疗程最短者 3 周，最长者 5 周[28]。

8. 心绞痛　葛根素注射液，0.4g 加入 5% 葡萄糖 500ml 中静脉滴注，每日静点 3h，每日 1 次。结果：治疗 75 例，其中心绞痛缓解显效 30 例，改善 34 例，无效 11 例，总有效率 85.33%；心电图改善显效 18 例，改善 28 例，无效 29 例，总有效率 61.33%[29]。

9. 心力衰竭　用葛根素注射液 200ml 缓慢静脉滴注，每日 1 次，连用 10 日，并用硝酸甘油 5~10mg 加入生理盐水中微泵维持 4~6h，每天 1 次，连用 10 日。同时采用扩冠、强心、利尿、扩血管、吸氧，以及营养支持治疗和其他常规治疗。结果：治疗 50 例，其中显效 26 例，有效 20 例，无效 4 例，总有效率 92.0%[30]。

【性味归经】味甘、辛，性平。归脾、胃经。

【功效主治】解肌退热，发表透疹，生津止渴，升阳止泻。主治外感发热，头项强痛，麻疹初起、疹出不畅，温病口渴，消渴病，泄泻，痢疾。

【用法用量】内服：煎汤，6~12g。外用适量，捣敷；或煎水熏洗。解表、透疹、生津宜生用；止泻多煨用。

【使用注意】表虚多汗与肝阳上亢者慎用。

【经验方】

1. 鼻衄，终日不止，心神烦闷　生葛根，捣取汁，每服一小盏。（《太平圣惠方》）
2. 时气烦渴不止　葛根二两（锉），葱白五茎（切）。上件药，以水三大盏，煎至一大盏，去滓，内白粳米半合、豉半合，以生绢裹煎，良久候烂，去米、豉，放冷。不计时候。温服。（《太平圣惠方》）
3. 伤寒及时气温病及头痛、壮热、脉大，始得一日　葛根四两，水一斗，煎取三升，乃内豉一升，煎水升半。一服。捣生葛根汁，服一二升亦为佳。（《肘后方》）
4. 大人小儿时气瘟疫，头痛发热，肢体烦痛，及疮疹已发及未发　升麻、白芍药、甘草（炙）各十两，葛根十五两。上为粗末，每服三钱。用水一盏半，煎取一中盏，去滓稍热服，不计时候，日二三服，以病气去，身清凉为度。小儿量力服之。（《太平惠民和剂局方》升麻葛根汤）
5. 胃受邪热，心烦喜冷，呕吐不止　葛根二钱，半夏钱半（汤洗七次），甘草（炙）一钱。水一盏，入竹茹一块，姜五片，煎七分，去滓。冷服，不拘时。（《卫生简易方》）
6. 暑天痢疾　干葛、乌梅、甘草三味。浓煎汤一碗服之。（《沈氏经验方》）
7. 酒醉不醒　葛根汁，一斗二升饮之。取醒止。（《千金要方》）

附：葛花

味甘，性凉。归脾、胃经。功效：解酒醒脾，止血。主治：伤酒烦热口渴，头痛头晕，脘腹胀满，呕逆吐酸，不思饮食，吐血，肠风下血。内服：煎汤，3~9g；或入丸、散。无酒毒者不可服。饮酒已成瘾者，禁用。

【参考文献】

[1] 国家中医药管理局《中华本草》编委会．中华本草．上海：上海科学技术出版社，1999：3351.

[2] 王彦志，冯卫生，石任兵，等．野葛中的一个新化学成分．药学学报，2007，42（9）：964.

[3] 吴波，张寒俊，黎维勇，等．高效液相色谱荧光光谱法测定葛根中的葛根素．中国医院药学杂志，2005，25（6）：534.

[4] 张淑萍，张尊听．野葛花异黄酮化学成分研究．天然产物研究与开发，2005，17（5）：595.

[5] 贺云，张尊听，李鹤．野葛花中葛花苷的测定方法研究．西北植物学报，2005，25（4）：791.

[6] 范淑英，吴才君．江西野葛主要化学成分的分析．江西农业大学学报，2004，26（2）：235.

[7] 范礼理，DDO keefe,WJ powell. 葛根素对急性心肌缺血狗区域性心肌血流与心脏血流动力学的作用．中华医学杂志，1984，19（11）：801.

[8] 朱兴雷，王克平，刘圣菊，等．葛根素对犬血液动力学及生理不应期的作用．山东医学院学报，1985，23（4）：48.

[9] 中国医学科学院药物研究所．医学研究通讯，1972，（2）：36.

[10] 周远鹏．中华医学杂志，1977，51（9）：550.

[11] 范礼理，赵德化，赵敏崎，等．葛根黄酮抗心律失常作用．药学学报，1985，20（9）：647.

[12] Harada M ,et al.Chem Pharm Bull ,1975,23（8）:1796.

[13] 吕欣然，陈淑梅，孙塘，等．葛根对 β-肾上腺素能受体阻滞作用的研究．药学学报，1980，15（4）：218.

[14] 黄兆宏，何耕兴，张子久，等．葛根素对牛动脉内皮细胞的作用．老年学杂志，1992，12（6）：350.

[15] 王浴生，邓文龙，薛春生．中药药理与应用．北京：人民卫生出版社，1983：1136.

[16] 罗厚莉．南京药学院学报，1957，（2）：61.

[17] 陈发春．中草药，1989，20（4）：37.

[18] 野与三太．日本药物学杂志，1941，33（3）：263.

[19] 钱件初，等．中药药理与临床，1988，4（4）：19.

[20] 刘玉兰，王世久，阎军甲，等．葛根黄豆苷原与其固体分散物的药效学比较．沈阳药科大学学报，1990，7（2）：123.

[21] 焦鸳，刘江岩，韩锐，等．葛根有效成分 S86019 对 HL-60 细胞的分化诱导及细胞周期移行作用的研究．中华血液学杂志，1990，11（2）：83.

[22] 杨毅勇．葛花解酒消脂汤治疗酒精性脂肪肝的疗效观察．中西医结合学报，2007，5（3）：343.

[23] 张波．自拟葛花兰芩汤治疗小儿肺炎 172 例疗效观察．山西中医学院学报，2006，7（6）：35.

[24] 黄斌．自制葛花降糖灵治疗糖尿病周围神经病变 60 例．实用中医内科杂志，2007，21（2）：35.

[25] 杨嘉珍．复方野葛根胶囊治疗高脂血症 50 例的疗效观察．广西医学，2008，30（7）：1042.

[26] 林春颖．葛根素治疗椎基底动脉供血不足性眩晕 75 例．现代医药卫生，2006，22（16）：2513.

[27] 高志强．脑胶质瘤术后葛根素治疗 28 例疗效观察．中国医药卫生，2005，6（2）：32.

[28] 黄代贵．鲜野葛根催吐法治疗狂躁型精神分裂症 12 例．湖北中医杂志，1998，20（2）：16.

[29] 武可文．葛根素治疗冠心病心绞痛 75 例．中医研究，2007，20（8）：54.

[30] 焦晓民．葛根素治疗冠心病心衰 50 例临床观察．辽宁中医杂志，2005，32（4）：318.

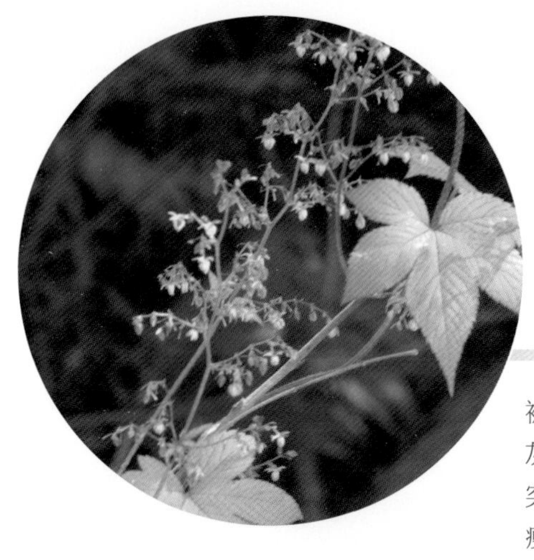

Lü cao 葎草

Humuli Scandentis Herba
[英]Japanese Hop Herb

【别名】勒草、黑草、葛葎蔓、葛勒蔓、来莓草、拉拉秧、涩萝蔓、割人藤。

【来源】为桑科植物葎草 *Humulus scandens*（Lour.）Merr. 的全草。

【植物形态】一年生或多年生蔓性草本。茎长达数米，淡绿色，有纵条棱，茎枝和叶柄上密生短倒向钩刺。单叶对生；叶柄稍有 6 条棱，有倒向短钩刺；掌状叶 5~7 深裂，直径 5~15cm，裂片卵形或卵状披针形，先端急尖或渐尖，边缘有锯齿，上面有粗刚毛，下面有细油点，脉上有硬毛。花单性，雌雄异株；雄花序为圆锥花序，雌花序为短穗状花序；雄花小，具花被片 5，黄绿色，雄蕊 5，花丝丝状，短小；雌花每 2 朵具 1 苞片，苞片卵状披针形，被白色刺毛和黄色小腺点，花被片 1，灰白色，紧包雌蕊，子房单一，上部突起，疏生细毛。果穗绿色，近球形；瘦果淡黄色，扁球形。

【分布】广西主要分布于宁明、邕宁、马山、隆林、乐业、凌云、河池、全州、桂林、贺州等地。

【采集加工】9~10 月收获，选晴天，收割地上部分，除去杂质，晒干。

【药材性状】叶皱缩成团。完整叶片展平后为近肾形五角状，掌状深裂，裂片 5~7，边缘有粗锯齿，两面均有毛茸，下面有黄色小腺点；叶柄长 5~20cm，有纵沟和倒刺。茎圆形，有倒刺和毛茸。质脆易碎，茎断面中空，不平坦，皮、木部易分离。有的可见花序或果穗。气微，味淡。

【品质评价】以身干、色绿、质柔韧、无杂质者为佳。

【化学成分】本品全草含木犀草素（luteolin），葡萄糖苷（glucoside），胆碱（choline），天冬酰胺(asparamide)；挥发油主要含 *β*- 葎草烯 (*β*-humulene)，丁香烯（caryophyllene），*α*- 芹子烯（*α*-selinene），*β*- 芹子烯（*β*-selinene）和 *γ*- 荜澄茄烯（*γ*-cadinene）[1] 及 *β*- 榄香烯(*β*-elemene)[2] 等。叶含木犀草素 -7- 葡萄糖苷（luteolin-7-glucoside），大波斯菊苷(cosmosiin)，牡荆素(vitexin)[1]。还有齐墩果酸（oleanolic acid）、麦珠子酸(alphitolic acid)、积雪草酸(asiatic acid）等三萜类化合物 [2] 及 *β*- 谷甾醇（*β*-sitosterol），*N*-*p*- 香豆酰酪胺(*N*-*p*-coumaroyl tyramine)，胡萝卜苷(daucosterol)，芹菜素(apigenin)，豆甾醇（stigmasterol）等物质 [3]。

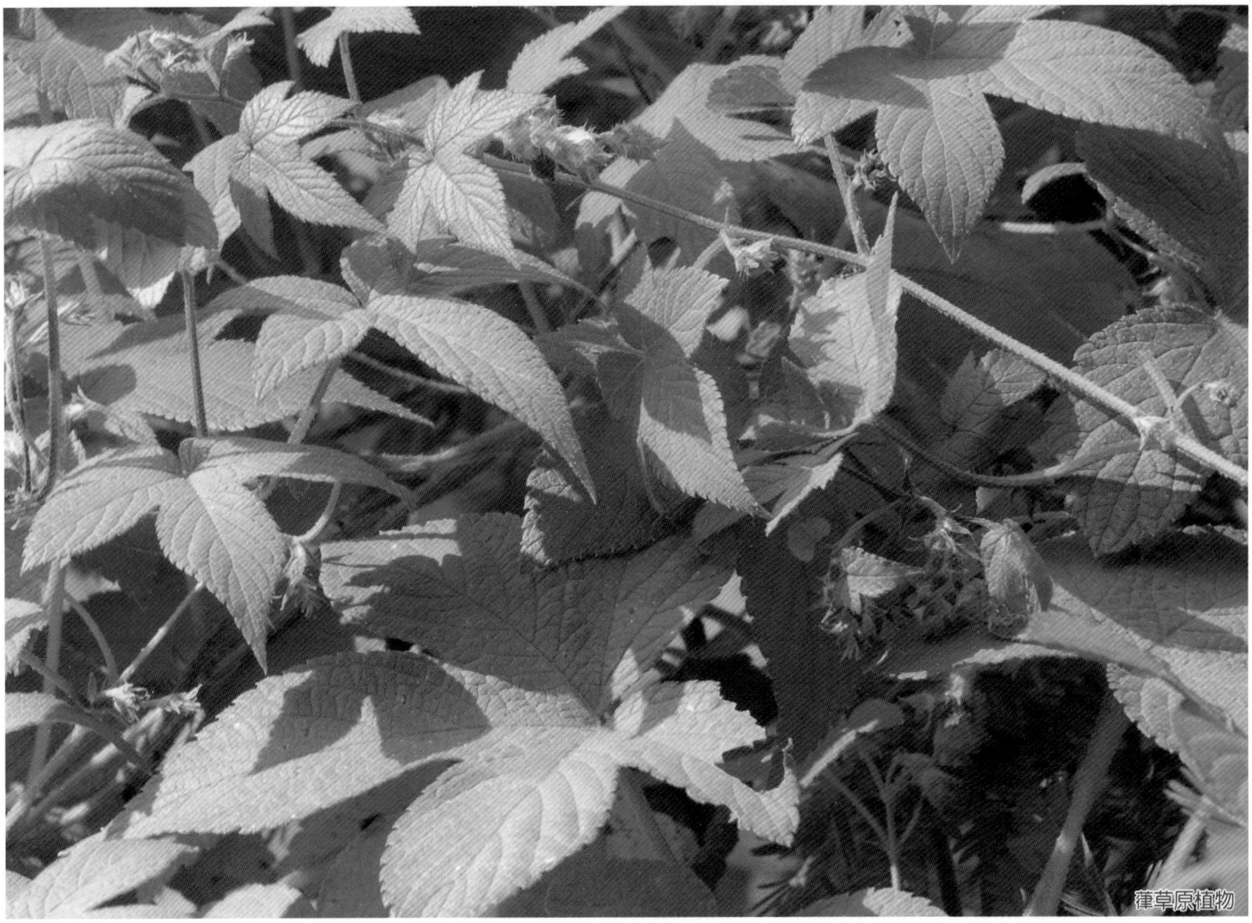

葎草原植物

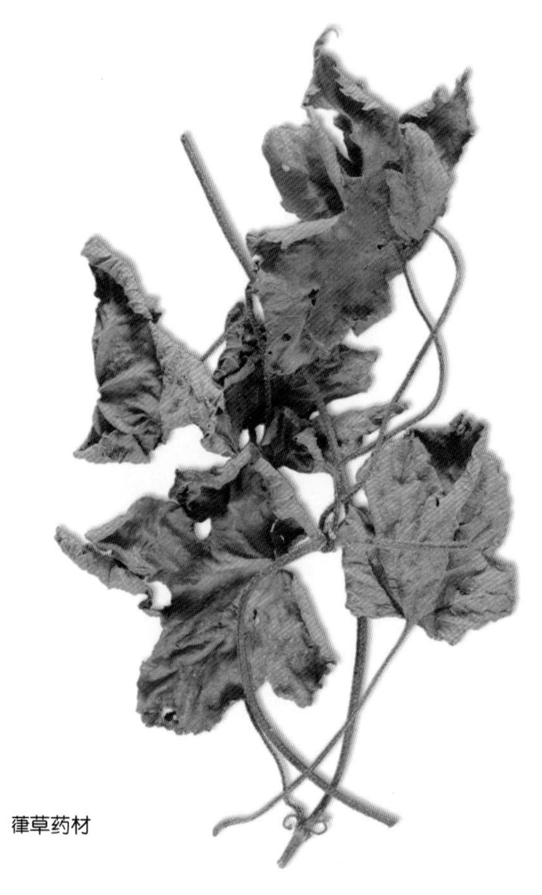

葎草药材

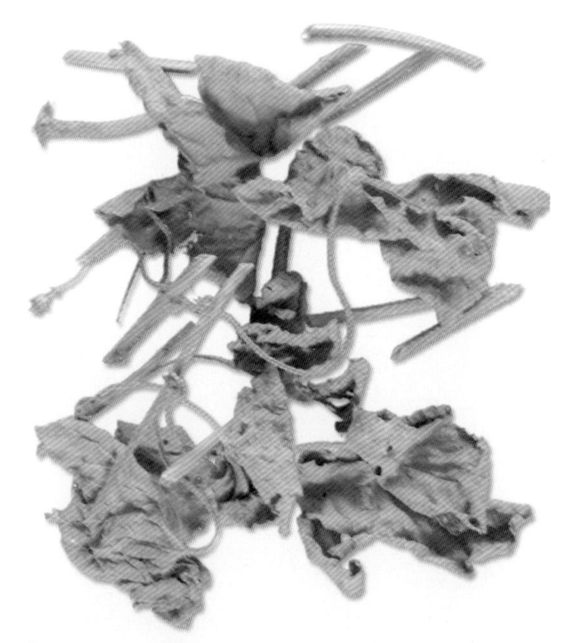

葎草饮片

【药理作用】

1. 抗菌　茎叶的乙醇浸液在试管内对革兰阳性菌有抑制作用。蛇麻酮和葎草酮在体外对革兰阳性菌如金黄色葡萄球菌、粪链球菌、肺炎链球菌、白喉杆菌、炭疽杆菌、枯草杆菌和蜡样芽胞杆菌均有抑制作用。蛇麻酮的抑菌浓度为 1：1000000~1：100000 之间，而葎草酮的抑菌作用较弱[4,5]，蛇麻酮在体外对结核杆菌的抑菌浓度为 25μg/ml[6]，对感染结核杆菌 H37Rv 小鼠，肌内注射或灌服蛇麻酮连续 30 天，可使感染小鼠肝、心、肺和脾等脏器病灶内的抗酸杆菌数减少[7]。

2. 增强免疫　添加 500mg/kg、750mg/kg 葎草乙醇提取物可提高草鱼血液白细胞的吞噬能力、血清杀菌能力和溶菌酶活性[8]。

3. 对急性肾衰竭作用　对甘油所致大鼠急性肾衰竭模型，葎草煎剂能增强其排尿功能，同时能降低急性肾衰竭大鼠尿总蛋白、肌酐和血清尿素氮含量[9]。

4. 二硝基酚样等作用　葎草酮对猫有二硝基酚样作用，静脉注射 3mg/kg 后，可使氧耗量立即增加 1 倍，并出现呼吸急促，随之体温升高，可因体温过度升高（45℃）而致死。饲料中添加 500mg/kg、750mg/kg 葎草醇提取物对草鱼生长具有促进作用，并可提高 1 龄草鱼特定生长率、饲料中蛋白质和能量的消化率，但对饲料转化率影响较小[10]。

5. 毒理　小鼠肌内注射蛇麻酮半数致死量为 600mg/kg，1~2h 内死亡；每天肌内注射 60mg/kg 共 4 周，未见明显的有害作用，病理组织学检查示肝脏小范围白细胞浸润和肾小管变性病灶；以 5% 阿拉伯胶悬液灌胃 1500mg/kg，1h 内小鼠死亡一半[7]。

【临床研究】

1. 小儿腹泻　①治疗小儿秋季腹泻。治疗组给予葎草膏敷脐，24h 换药 1 次，直至排正常大便 3 次后，停止敷药。对照组给予蒙脱石散剂，每天每岁 1 袋（3g），分 3 次温开水冲服，首次加倍，直至排正常大便 3 次后，停止用药。结果：治疗组 100 例，用药后平均止泻时间为 81.1h；对照组平均止泻时间为 106.7h，两组比较差异有显著性意义（$P<0.01$）[11]。②治疗非感染性婴幼儿腹泻。对照组口服蒙脱石散剂和枯草杆菌。治疗组在此基础上接受葎草煎液浸足治疗（鲜葎草 500g 或干葎草 250g 加水 1L，文火煮沸 10min 后晾至 40℃，让患儿双足在过滤的药液中浸泡 10~15min，每天 2 次。3 天为 1 个疗程，1 个疗程结束后判定疗效）。结果：治疗组 100 例，治愈率为 78%，对照组 100 例，治愈率为 56%，两组比较有显著性差异（$P<0.05$）[12]。

2. 带状疱疹　鲜葎草捣烂，用软净纱布滤汁。用消毒棉签蘸药汁涂患处即可，每日 5~6 次。结果：治疗 21 例，均获显效[13]。

【性味归经】味甘、苦，性寒。归肺、肾经。

【功效主治】清热解毒，利尿通淋。主治肺热咳嗽，肺痈，湿热泻痢，热淋，水肿，小便不利，热毒疮疡，皮肤瘙痒。

【用法用量】内服：煎汤，10~15g，鲜品 30~60g；或捣汁。外用适量，捣敷；或煎水熏洗。

【使用注意】脾胃虚寒者慎服。

【经验方】

1. 皮肤瘙痒　葎草、苍耳草、黄柏各适量，煎水洗患处。（《安徽草药》）
2. 小儿天疱疮　割人藤煎水洗，每日 1~2 次。忌鱼腥发物。（《江苏药材志》）
3. 关节红肿热痛　鲜葎草（捣烂），白糖（或蜂蜜）。调敷患处，干则更换。（《安徽中草药》）
4. 痔疮脱肛　鲜葎草 90g。煎水熏洗。（《闽东本草》）
5. 瘰疬　葎草鲜叶 30g，黄酒 60g，红糖 120g。水煎，分 3 次饭后服。（《福建民间草药》）
6. 肺结核　葎草、夏枯草、百部各 12g。水煎服。（《安徽中草药》）
7. 伤寒汗后虚热　葎草（锉），研取生汁。饮一合愈。（《本草衍义》）
8. 新久疟疾　葛葎草一握（去两头，秋冬用干者），怀山药末等份。以淡浆水二大盏浸一宿，五更煎一盏。分二服，当吐痰愈。（《本草纲目》引《独行方》）
9. 石淋　生葎草叶，捣绞取汁三升。为三服，其毒石自出。（《普济方》）
10. 膏淋　葎草一斤（洗切）。捣取自然汁，用醋一合调匀。每服半盏，连服三服，不计时。（《圣济总录》葎草饮）

【参考文献】

[1] 国家中医药管理局《中华本草》编委会 . 中华本草 . 上海：上海科学技术出版社，1999：1087.
[2] 王鸿梅，杨金荣 . 葎草 CO_2 超临界萃取物的化学成分研究 . 中草药，2003，9（34）：786.
[3] 李俊婕，王晓静，付义成 . 葎草化学成分的研究 . 食品与药品，2008，10（5）：5.
[4] Salle A J.Proc Soc Exp Biol Med, 1949, 70: 409.
[5] Lewis J C. J Clin Invest, 1949, 28（5）:916.
[6] Yin-Chang Chin. J Clin Invest, 1949, 28（5）:909.
[7] Yin-Chang Chin. Proc Soc Exp Biol Med, 1949, 70:158.
[8] 刘来亭，张慧茹，冯建新，等 . 葎草醇提取物对草鱼非特异性免疫功能的影响 . 中国畜牧杂志，2008，44（9）：29.
[9] 周玉娟，刘莉，李少春，等 . 葎草煎剂治疗急性肾功能衰竭的实验研究 . 军医进修学院学报，2007，28（4）：287.
[10] 刘来亭，张慧茹，马秋刚，等 . 葎草醇提物对草鱼生长性能的影响 . 河南工业大学学报（自然科学版），2008，29（2）：27.
[11] 王国彦，蔡新生，朱艳玫，等 . 葎草膏敷脐治疗小儿秋季腹泻 100 例疗效观察 . 新中医，2000，32（1）：15.
[12] 李清宽，李希华，梁洪文，等 . 葎草煎液浸足治疗非感染性婴幼儿腹泻 100 例 . 中国实用乡村医生杂志，2005，12（8）：41.
[13] 刘汉榴 . 葎草治疗带状疱疹 . 吉林中医药，1994，（4）：52.

Pu 葡 tao 萄

Vitis Viniferae Fructus
[英]European Grape Fruit

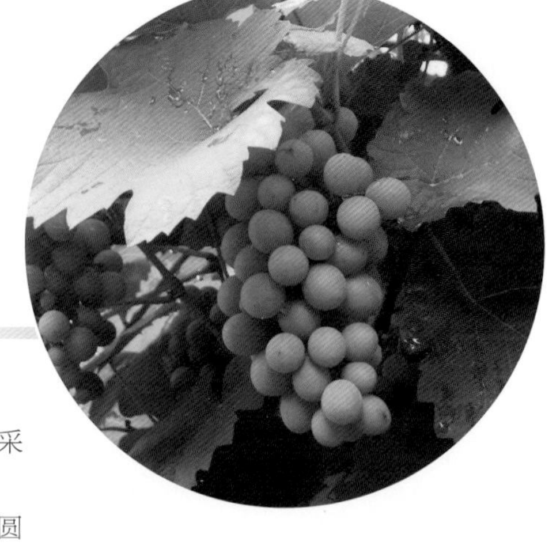

【别名】蒲陶、琐琐葡萄、山葫芦、菩提子、索索葡萄、乌珠玛、葡萄秋。

【来源】为葡萄科植物葡萄 *Vitis vinifera* Linn. 的果实。

【植物形态】多年生高大缠绕藤木。幼茎秃净或略被绵毛；卷须二叉状分枝，与叶对生。叶互生；叶片纸质，圆卵形或圆形，宽 10~20cm，常 3~5 裂，基部心形，边缘有粗而稍尖锐的齿缺，下面常密被蛛丝状绵毛；花杂性，异株；圆锥花序大而长，与叶对生，被疏蛛丝状柔毛；花序柄无卷须；萼极小，杯状，全缘或不明显的 5 齿裂；花瓣 5，黄绿色，先端粘合不展开，基部分离，开花时呈帽状整块脱落；雄蕊 5；花盘隆起，由 5 个腺体组成，基部与子房合生；子房 2 室，花柱短，圆锥形。浆果卵圆形至卵状长圆形，富汁液，熟时紫黑色或红而带青色，外被蜡粉。

【分布】广西全区均有栽培。

【采集加工】夏、秋季果实成熟时采收，烘干。

【药材性状】本品鲜品为圆形或椭圆形。干品均皱缩，长 3~7mm，直径 2~6mm，表面淡黄绿色至暗红色。顶端有残存柱基，微凸尖，基部有果柄痕，有的残存果柄。质稍柔软，易被撕裂，富糖质，气微，味甜微酸。

【品质评价】以个大、质稍柔软、无果柄、味甜者为佳。

【化学成分】本品果含葡萄糖(glucose)，果糖(fructose)，少量蔗糖(sucrose)，木糖(xylose)，酒石酸(tartaric acid)，苹果酸(malic acid)。并含各种花色素的单葡萄糖苷和双葡萄糖苷。果皮含矢车菊素(cyanidin)，芍药花素(peonidin)，飞燕草素(delphinidin)，矮牵牛素(petunidin)，锦葵花素(malvidin)，锦葵花素-3-β-葡萄糖苷(oenin)。此外，本品还含原矢车菊酚低聚物(procyanidol oligomers)[1]。

【药理作用】

抗氧化 葡萄中所含的黄酮原矢车菊酚的低聚物具抗氧化活性，能清除氧自由基，抑制脂质过氧化[2]。

【临床研究】

高脂血症 治疗组用刺葡萄籽油软胶囊，饭后口服，每次 2 粒，每日 3 次，观察疗程为 90 天。对照组口服安慰剂，每粒胶囊外观与治疗药完全一致，服

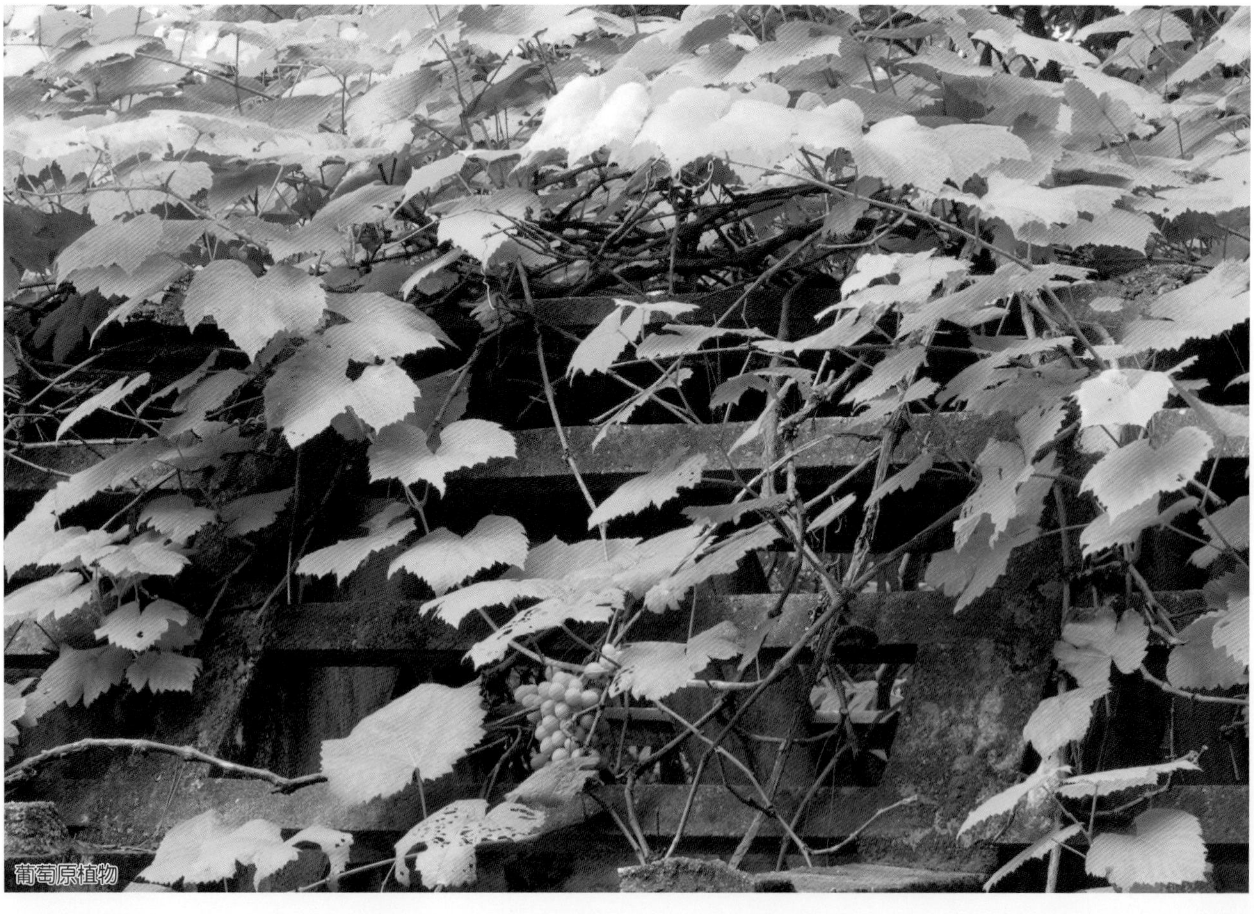

葡萄原植物

法及观察疗程均同治疗组。结果：治疗组 48 例，对照组 44 例。治疗组和对照组相比，总胆固醇明显下降，高密度脂蛋白胆固醇升高（$P<0.05$）[3]。

【性味归经】味甘、酸，性平。归肺、脾、肾经。

【功效主治】补气血，强筋骨，利小便。主治气血虚弱，肺虚咳嗽，心悸盗汗，烦渴，风湿痹痛，水肿。

【用法用量】内服：煎汤，15~30g；或捣汁；或熬膏；或浸酒。外用适量，浸酒涂擦；或捣汁含咽；或研末撒。

【使用注意】阴虚内热、胃肠实热或痰热内蕴者慎服。

【经验方】

1. 咽喉红肿，热气尚浅者　甜葡萄汁加元胡粉，徐徐饮之。（《喉科金钥》清凉饮）
2. 牙龈肿痛，势欲成痈者　葡萄干、焰硝。将葡萄去核，填满焰硝煅之，焰过，取置地下成炭，研末，擦之，涎出任吐，自瘥。（《医级》葡硝散）
3. 除烦止渴　生葡萄捣滤取汁，以瓦器熬稠，入熟蜜少许，同收，煎汤饮。（《居家必用事类全集》）

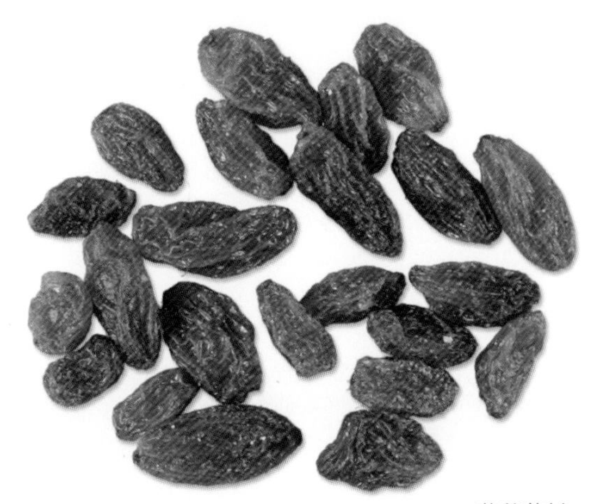

葡萄药材

【参考文献】

[1] 国家中医药管理局《中华本草》编委会. 中华本草. 上海：上海科学技术出版社，1999：4293.
[2] Meunier M T.C A.1991,114:95123b.
[3] 肖洁. 刺葡萄籽油软胶囊治疗高脂血症 48 例总结. 湖南中医杂志，2006，22（2）：5.

Cong 葱

Allii Fistulosi Herba
[英]Chives

【别名】 葱白、冻葱、冬葱、四季葱、香葱、分葱、葱花儿、小葱。

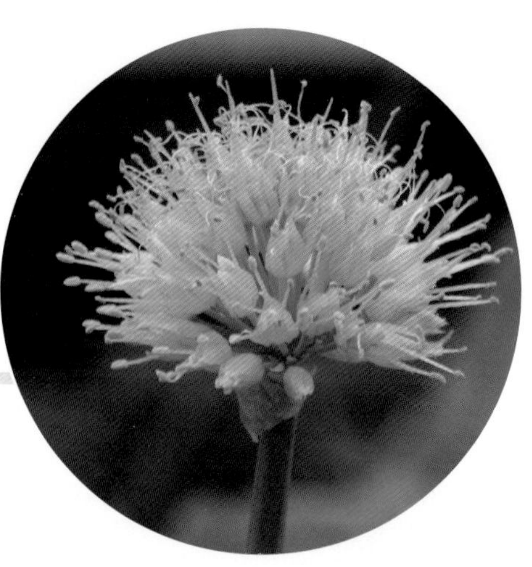

【来源】 为百合科植物葱 *Allium fistulosum* L. 的全草。

【植物形态】 多年生草本。鳞茎聚生，长圆状卵形、狭卵形或卵状圆柱形，外皮红褐色、紫红色、黄红色至黄白色，膜质或薄革质，不破裂。叶为中空的圆筒状，向先端渐尖，深绿色，常略带白粉。花葶圆柱形，中空，中下部膨大，高 30~100cm，1/8 以下被叶鞘。叶数枚，圆柱形，中空，向顶端渐狭，约与花葶等长。总苞白色，2 裂；伞形花序球形，多花，密集；花梗与花被等长或为其 2~3 倍长，无苞片；花被钟状，白色；花被片 3，狭卵形，顶端渐尖，具反折的小尖头；花丝长为花被片的 1.5~2 倍，锥形，基部合生并与花被贴生。栽培条件下不抽薹开花，用鳞茎分株繁殖。但在野生条件下是能够开花结实的。

【分布】 广西全区均有栽培。

【采集加工】 四季均可采收，多鲜用。

【药材性状】 鳞茎柱形，有时基部膨大，1 至数枚簇生，具多数须根；鳞茎外皮白色或淡红褐色，薄膜质，全缘。鳞茎外由白色膜质叶鞘包围成柱状，接近叶处渐为淡绿色。叶数枚，深绿色，圆柱形，中空，向顶端渐狭。气清香，味辛辣。

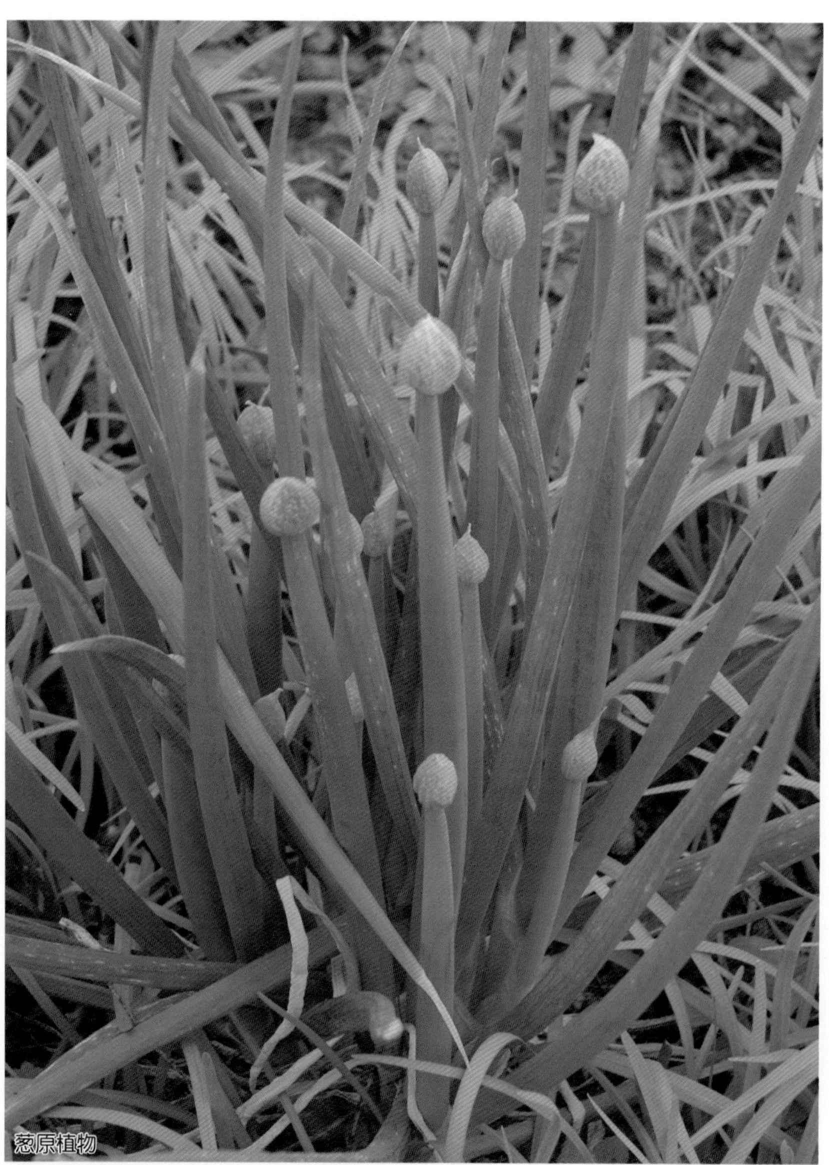

葱原植物

【品质评价】 以身干、无杂质者为佳。

【化学成分】 葱的挥发性主要成分有二丙基二硫醚（dipropyl disulfide），二丙基三硫醚（dimethyl trisulfide），1-丙硫醇（1-propanethiol），二甲基硫醚（dimethyl sulfide），甲基 -2- 丙烯基二硫（methyl-2-propenyl disulfide），1- 丙烯 -1- 甲基硫醇（1-propene-1-methylthiol）[1]。

含 γ- 谷氨酰基 -*S*- 烷基半胱氨酸（γ-glutamyl-*S*-alkylcysteine），γ- 谷氨酰基 -*S*- 反 -1- 丙烯基 - 半胱氨酸（γ-glutamyl-*S*-*trans*-1-propenylcysteine），胡萝卜素类（carotenoids）；还含挥发油，油中主要成分有二甲基三硫醚（dimethyl trisulfide），甲基丙基三硫醚（methyl propyl trisulfide），二丙基三硫醚（dipropyl trisulfide），丙基丙烯基三硫醚（propyl propenyl trisulfide），1- 甲基硫代丙基乙基二硫醚（1-methylthiopropyl ethyldisulfide）烷基噻吩（alkyl thiophene），槲皮素（quercetin），绣线菊苷（spiraeoside），槲皮素 -3,4′- 二葡萄糖苷（quercetin-3,4′-diglucoside），槲皮素 -7,4′- 二葡萄糖苷（quercetin-7,4′-diglucoside）[2]。

葱白含有黏液质（macilage），粗脂肪（crude fat），粗蛋白质（crude protein），粗纤维（crude fiber），无氮浸出物（*N*-free extract），戊聚糖（pentosan），多糖类（polysaccharides），其中黏质主要成分是多糖，其次是纤维素（cellulose），半纤维素（hemicellulose），原果胶（protopectin），及水溶性果胶（pectin），还含糖（sugar），维生素 A 、C、B_1、B_2、B_3，胡萝卜素（carotene），草酸（oxalic acid），

脂类（lipids），亚麻酸（linolenic acid），亚油酸（linoleic acid），棕榈酸（palmitic acid），油酸（oleic acid），花生酸（arachidic acid），泛醌-9及泛醌-10（ubiquinone-9，ubiquinone-10）。此外，还含挥发油，主要为大蒜辣素（allicin），烯丙基硫醚（allyl sulfide）[2]。

【药理作用】

1. 抗菌、抗原虫　抗菌机制与其作用于细菌酶系统有关，葱白中所含的硫化物是其抗菌的有效成分之一。葱白研磨之滤液（1：4）对阴道滴虫有杀灭作用[3]。

2. 驱虫　葱白研磨的滤液（1：4）有驱除蛲虫的作用，并以幼儿为佳[3]。

3. 镇静、镇痛　给小鼠灌服葱白水煎液20g/kg，能使其自主活动减少，痛阈值提高[4]。

【临床研究】

1. 感冒　取葱白、生姜各15g，食盐3g，捣成糊状，用纱布包裹，涂擦前胸、后背、脚心、手心、腘窝、肘窝一遍后让病人安卧。部分病例半小时后出汗退热，自觉症状减轻，次日可完全恢复。结果：治疗107例，均在1~2日内见效。一般用1次，少数病例用2次[5]。

2. 蛔虫性急腹痛　鲜葱白30g捣烂取汁，用麻油30g调和，空腹1次服下（小儿酌减），每日2次。一般服1~7次后缓解，除个别外，多数未见有蛔虫驱出。或用青葱（连根须）60%~90%，捣烂取汁顿服，10min后，再服菜油或麻油30g。约半小时即可止痛，4~6h后排出黏液粪便，有时夹有蛔虫[5]。

3. 蛲虫病　用葱白每30g加水100ml，大蒜每30g加水200ml，分别用微火煮烂，纱布过滤，装瓶备用。在傍晚或临睡前，任选一种煎液灌肠。剂量：4~5岁10ml，7岁15ml。结果：葱白煎液治疗116例，阴转86例，阴转率为74.1%；大蒜煎液治疗38例，阴转29例，阴转率为76.3%。均以男孩的阴转率较高；在年龄方面，葱液的阴转率随年龄的增长而递减，蒜液的阴转率随年龄的增长而增高[5]。

4. 乳腺炎　以葱白、半夏栓（塞入患乳对侧的鼻孔中，经20min左右除去，每日1~2次）结合姜汁水罐［生姜（或干姜）的浓煎液，盛入小玻璃瓶内，抽出空气，利用负压，在炎性肿块及其周围拔罐，以5~10个吸着在患乳上］治疗早期急性乳腺炎130例，有效率达96.9%。如乳腺局部炎性浸润明显，腋窝淋巴结肿大，且全身有畏寒、发热症状者，宜同时内服清热解毒剂；如脓肿已形成，则必须切开排脓，本法无效[5]。

5. 小儿消化不良　取生葱1根，生姜15g，同捣碎，加入茴香粉9g，混匀后炒热（以皮肤能忍受为度），用纱布包好敷于脐部。每日1~2次，直到治愈为止。对吐泻严重的病例，须按常规禁食及补液[5]。

【性味归经】味辛，性温。归肺、胃经。

【功效主治】通气发汗，除寒解表。主治风寒感冒头痛。外敷治寒湿红肿，痛风，疮疡。

【用法用量】内服：煎汤。外用：捣敷。

【使用注意】表虚自汗、阴虚盗汗者慎服。

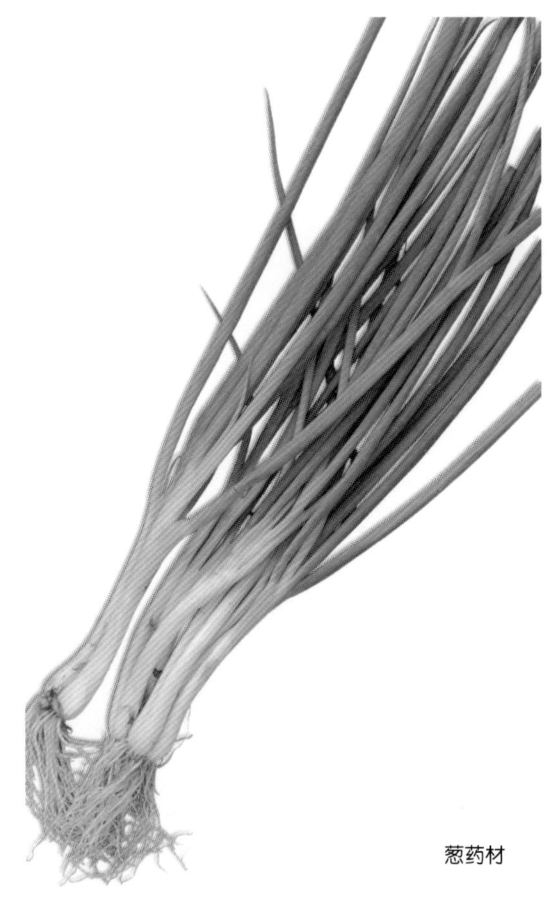

葱药材

【经验方】

1. 关节炎，扭伤　细香葱头120g，老姜30g，捣烂外敷（红肿加酒炒，夏天不炒）。（《重庆草药》）

2. 无名肿毒　细香葱头90g，和蜂蜜共捣绒。外敷。（《重庆草药》）

3. 感冒头痛流涕，咳嗽　细香葱头60g，僵蚕30g，泡酒备用。（《重庆草药》）

【参考文献】

[1] 刘源，周光宏，王锡昌．顶空固相微萃取气质联用分析香葱挥发性风味成分．中国调味品，2007，9：62.

[2] 国家中医药管理局《中华本草》编委会．中华本草．上海：上海科学技术出版社，1999：7116，7119.

[3] 李广勋．中药药理毒性与临床．天津：天津科学技术出版社，1992：8.

[4] 沈映君．中医杂志，1992，33（5）：307.

[5] 南京中医药大学．中药大辞典（下册）．第2版．上海：上海科学技术出版社，2006：3217.

Luo kui 落葵

Basellae Rubrae Herba
[英]Red Vinespinach Herb

【别名】蘩露、承露、天葵、藤葵、胡燕脂、藤儿菜、滑藤、藤七。

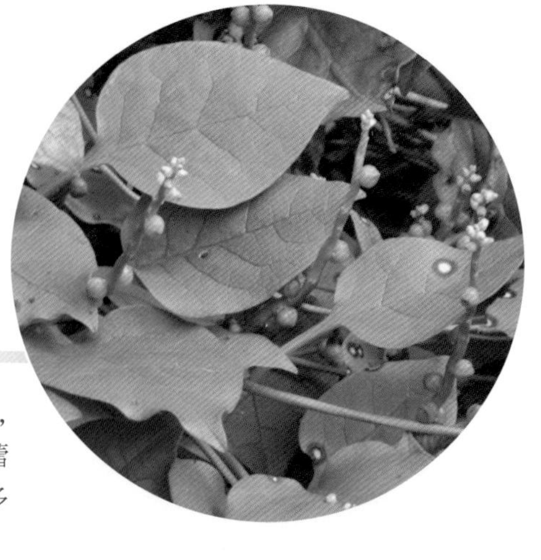

【来源】为落葵科植物落葵 *Basella rubra* L. 的全草。

【植物形态】一年生缠绕草本。全株肉质，光滑无毛。茎分枝明显，绿色或淡紫色。单叶互生；叶片宽卵形、心形至长椭圆形，长 2~19cm，宽 2~16cm，先端急尖，基部心形或圆形，间或下延，全缘，叶脉在下面微凹，上面稍凸。穗状花序腋生或顶生，单一或有分枝；小苞片 2，呈萼状，长圆形，宿存；花无梗，萼片 5，淡紫色或淡红色，下部白色，连合成管；无花瓣；雄蕊 5 个，生于萼管口，和萼片对生，花丝在蕾中直立；花柱 3，基部合生，柱头具多数小数小颗粒突起。果实卵形或球形，暗紫色，多汁液，为宿存肉质小苞片和萼片所包裹。种子近球形。

【分布】广西主要分布于邕宁、陆川、北流、藤县、苍梧、灌阳、岑溪等地。

【采集加工】夏、秋季采收叶或全草，洗净，除去杂质，鲜用或晒干。

【药材性状】茎肉质，圆柱形，直径 3~8mm，稍弯曲，有分枝，绿色或淡紫色；质脆，易断，折断面鲜绿色。叶微皱缩，展平后宽卵形、心形或长椭圆形，长 2~14cm，宽 2~12cm，全缘，先端急尖，基部近心形或圆形；叶柄长 1~3cm。气微，味甜，有黏性。

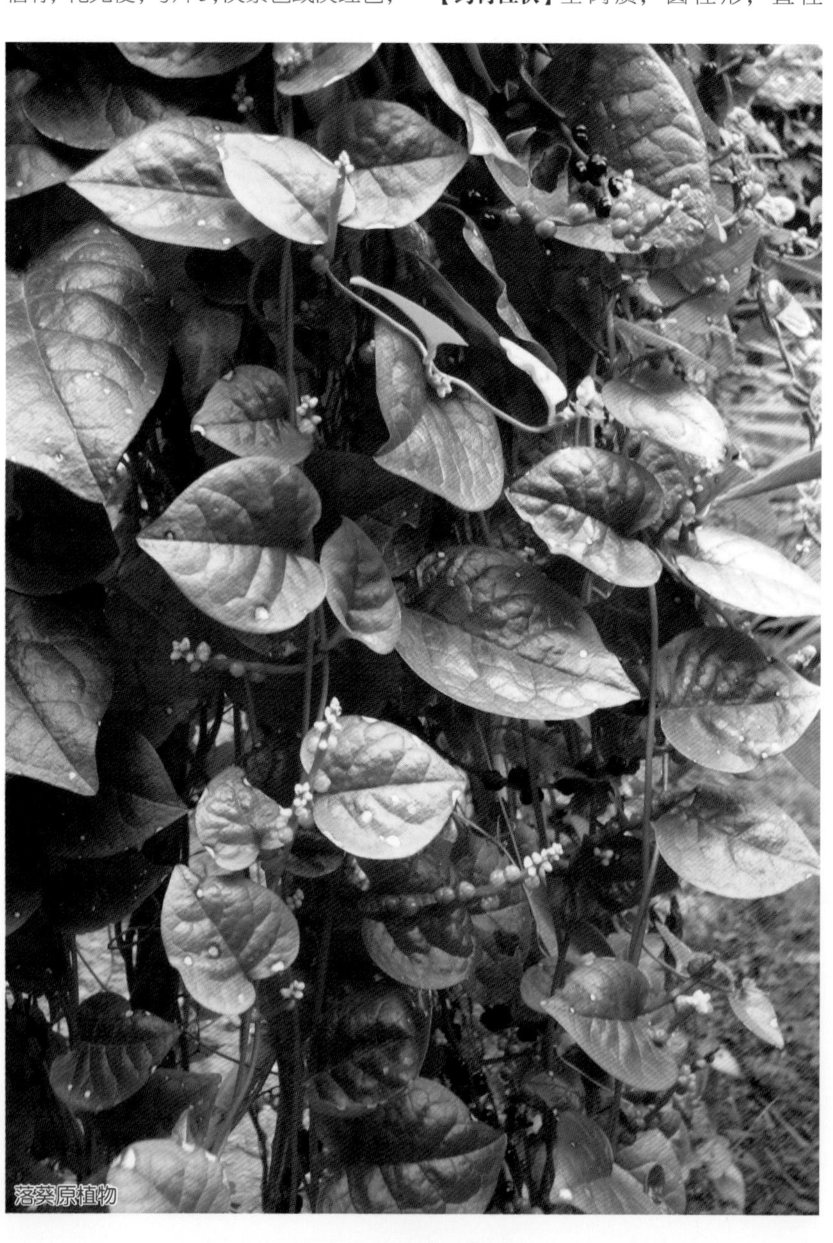
落葵原植物

【品质评价】以叶多且完整、身干、浸泡黏性大者为佳。

【化学成分】叶含多糖（polysaccharide），胡萝卜素(carotene)，有机酸(organic acid)，维生素，氨基酸，蛋白质[1]，果红色素[2]等。

【药理作用】

1. 解热　落葵鲜品榨取的汁液 20ml/kg 灌胃，对酵母所致大鼠发热，有解热作用，10ml/kg 时仅在药后 1h 有解热作用[3]。

2. 抗炎　落葵鲜汁对大鼠蛋清性足肿、甲醛性足肿、醋酸所致小鼠毛细血管通透性增高、醋酸甲基纤维素所致大鼠白细胞游走及大鼠棉球肉芽肿均有抑制作用，当剂量为 10ml/kg 时，则作用稍减弱[3]。

3. 抗病毒　本植物叶的水提取物对烟草镶嵌病毒有抑制作用，其有效成分为一种糖蛋白[4]。

4. 毒理　小鼠灌胃给予落葵 300% 鲜汁浓缩液 20ml/kg，在 1 天内连续 3 次，观察 3 天，小鼠在药后外观、行为、二便均属正常，并全部存活。其最大耐受量为鲜品每天 180g/kg，为临床成人用量（45g/天）的 240 倍[3]。

【临床研究】

流行性腮腺炎　落葵果 2 份，仙人掌 1 份，土鳖虫 0.5 份。将落葵果与仙人掌鲜品捣烂调匀，取其适量放于落葵叶或菜叶中，外敷于腮部，每日换药 2 次。若腮部漫肿硬结，则加入土鳖虫粉，若无硬结者，不需加入。结果：治疗

54 例，3 天治愈者 18 例，4~5 天治愈者 33 例，7~8 天治愈者 3 例。无病人发生睾丸肿痛、高热昏迷的变证[5]。

【性味归经】味甘、酸，性寒。归大肠经。

【功效主治】滑肠通便，清热利湿，凉血解毒，活血。主治大便秘结，痢疾，小便短涩，热毒疮疡，跌打损伤。

【用法用量】内服：煎汤，10~15g，鲜品 30~60g。外用适量，鲜品捣敷；或捣汁涂。

【使用注意】脾虚便溏者慎服。

【经验方】

1. 疔疮　鲜落葵(叶)十余片。捣烂涂敷，每日换1~2次。(《福建民间草药》)
2. 外伤出血　鲜落葵叶和冰糖共捣烂敷患处。(《闽南民间草药》)
3. 手脚关节风疼痛　鲜落葵叶全茎 30g，猪蹄节 1 具或老母鸡 1 只（去头、脚、内脏）。水、酒各半适量炖服。(《闽南民间草药》)
4. 久年下血　落葵、白肉豆根各 30g，猪蹄节 1 具或老母鸡 1 只（去头、脚、内脏）。水适量炖服。(《闽南民间草药》)
5. 多发性脓肿　落葵 30g，水煎，黄酒冲服。(《福建药物志》)
6. 咳嗽　落葵 30g，桑叶 15g，薄荷 3g。水煎服。(《福建药物志》)
7. 胸膈积热郁闷　鲜落葵每次 60g，浓煎汤加酒温服。(《泉州本草》)
8. 小便短赤　鲜落葵每次 60g，煎汤代茶频服。(《泉州本草》)
9. 大便秘结　鲜落葵叶煮作副食。(《泉州本草》)

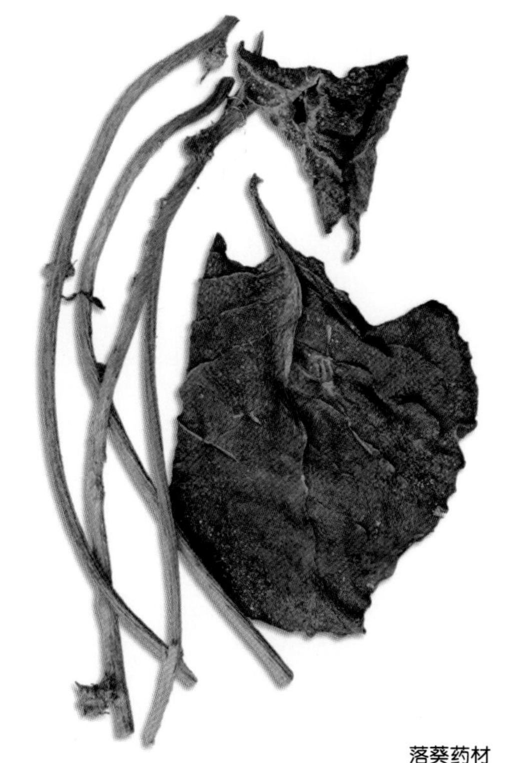

落葵药材

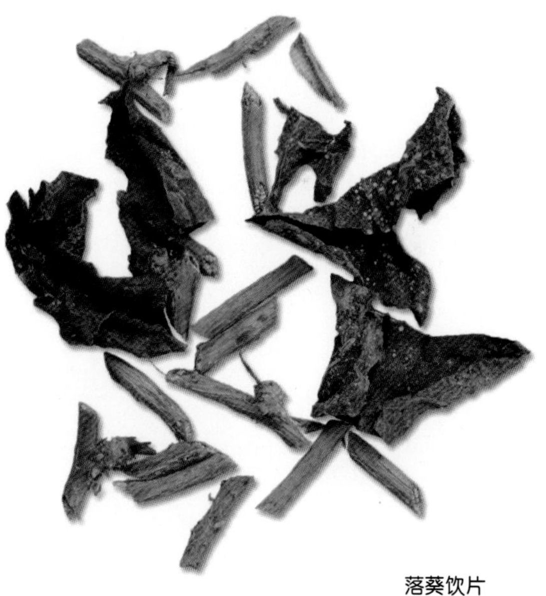

落葵饮片

【参考文献】

[1] 国家中医药管理局《中华本草》编委会 . 中华本草 . 上海：上海科学技术出版社，1999：1400.

[2] 王建华，李长城，王明林 . 落葵果红色素的制备工艺 . 食品研究与开发，1999，20（3）：35.

[3] 李育浩，吴清和，李茹柳，等 . 落葵的解热抗炎作用 . 中药材，1992，15（6）：32.

[4] Ushasri.Tab Res,1982,8（1）:39.

[5] 王光训 . 自拟藤七掌膏治疗痄腮 54 例 . 云南中医杂志，1990，11（4）：29.

Luo di sheng gen

落地生根

Bryophylli Pinnati Herba
[英]Air-plant Herb

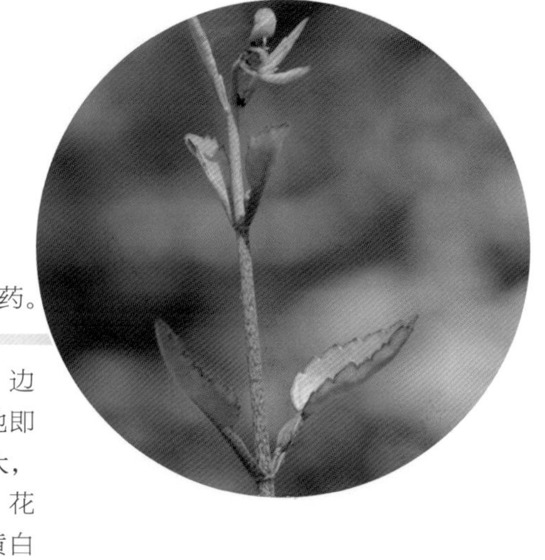

【别名】土三七、叶生根、番鬼牡丹、叶爆芽、天灯笼、枪刀草、厚面皮、着生药。

【来源】为景天科植物落地生根 *Bryophyllum pinnatum*（L. f.）Okon 的全草。

【植物形态】多年生肉质草本。茎直立，多分枝，无毛，节明显，上部紫红色，密被椭圆形皮孔，下部有时稍木质化。叶对生，单叶或羽状复叶，复叶有小叶 3~5 片；叶柄基部宽扁，半抱茎；叶片肉质，椭圆形或长椭圆形，长 6~10cm，宽 3~6cm，先端圆钝，边缘有圆齿，圆齿底部易生芽，落地即成一新植株。圆锥花序，顶生，花大，两性，下垂；苞片两枚，叶片状；花萼钟状，膜质，膨大，淡绿色或黄白色；花冠管状，淡红色或紫红色，基部膨大呈球形，中部收缩，先端 4 裂，裂片伸出萼管之外；雄蕊 8，着生于花冠管基部，与花冠管合生，花丝长，花药紫色；心皮 4；上部分离，基部连合，花柱细长，基部外侧有 1 鳞片，呈长方形。蓇葖果，包于花萼及花冠内。种子细小，多数，有条纹。

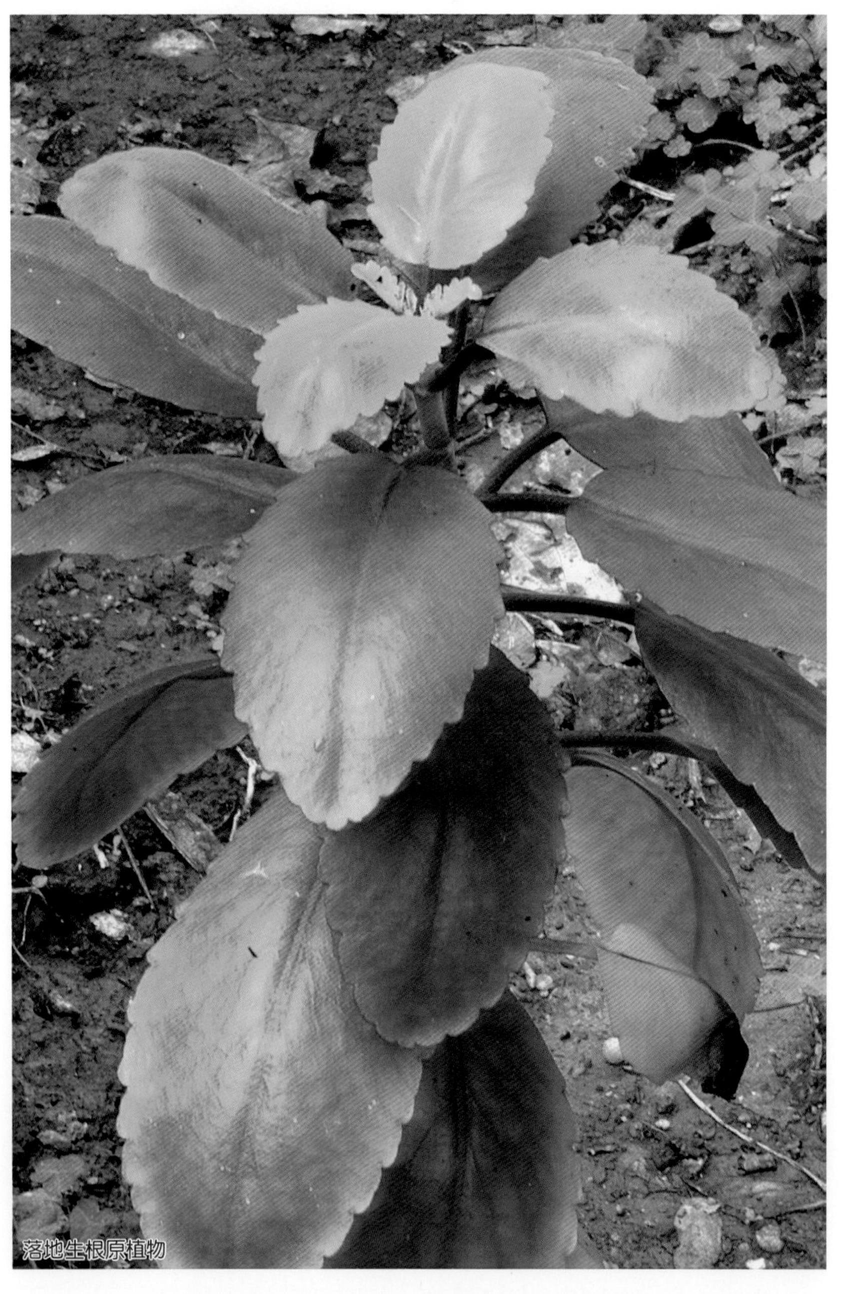

落地生根原植物

【分布】广西全区均有分布。

【采集加工】全年均可采，多鲜用。

【药材性状】茎圆柱形，灰白色或灰褐色，无毛，老茎上密被圆形或椭圆形的皮孔，嫩茎上稀少，折断面可见中空的髓，皮部与木部易分离。叶对生，叶柄较长，长 2.5~5.0cm，基部稍宽扁，叶片椭圆形，褐色至黄褐色，长 6.0~10.0cm，宽 3.0~6.0cm，边缘有圆齿，质厚、硬，易碎断。气微，味苦、酸。

【品质评价】以洁净、叶完整者为佳。

【化学成分】本品叶中含抗坏血酸（ascorbic acid），顺式乌头酸（*cis*-aconitic acid），丁香酸（syringic acid），对香豆酸（*p*-coumaric acid），阿魏酸（ferulic acid），咖啡酸（caffeic acid），对羟基苯甲酸（*p*-hydroxybenzoic acid）及其他有机酸；还含槲皮素（quercetin），山柰酚（kaempferol），槲皮素-3-二阿拉伯糖苷（quercetin-3-diarabinoside），山柰酚-3-葡萄糖苷（kaempferol-3-glucoside），18*α*-齐墩果烷（18*α*-oleanane），*φ*-蒲公英甾醇（*φ*-taraxasterol），*β*-香树脂醇乙酸酯（*β*-amyrin acetate），24-乙基-25-羟基胆甾醇（24-ethyl-25-hydroxycholesterol），*α*-、*β*-香树脂醇（*α*-、*β*-amyrin），癸烯基菲（decenyl phenanthrene），十一碳烯基菲（undecenyl phenanthrene），落地生根甾醇（bryophyllol），落地生根酮（bryophyllone），落地生根烯酮（bryophyllenone），落地生根醇（bryophynol）[1]。全草含有 *β*-谷甾醇（*β*-sitosterol），布沙迪苷元-3-乙酸

酯（bersaldegenin-3-acetate），槲皮素-3-鼠李糖-阿拉伯糖苷(quercetin-3-*O*-*α*-rhamnopyranosyl-*α*-L-arabinopyranoside)，落地生根毒素（bryophyllin）A、B等成分[1]。

【药理作用】

1. 抗菌　落地生根叶汁对多种革兰阳性和阴性细菌具有广谱杀菌作用，如金黄色葡萄球菌、酿脓链球菌、粪链球菌、大肠杆菌、变形杆菌、克雷伯杆菌、志贺菌、沙门菌、黏质沙雷菌和铜绿假单胞菌等，包括临床分离出的多种具有抗药性的细菌[2]。

2. 增强免疫　落地生根水浸出液8g（生药）/kg连续灌胃15天，能增强小鼠脾淋巴细胞增殖反应，对细胞因子白介素-2的产生也有促进作用，但对骨髓细胞增殖无影响[3]。

【性味归经】味苦、酸，性寒。归肺、肾经。

【功效主治】凉血止血，清热解毒。主治吐血，外伤出血，胃痛，乳痈，丹毒，疮痈肿毒，跌打损伤。

【用法用量】内服：煎汤，鲜全草30~60g；根3~6g；或绞汁。外用适量，捣敷；或晒干研粉撒。

【使用注意】脾胃虚寒者慎服。

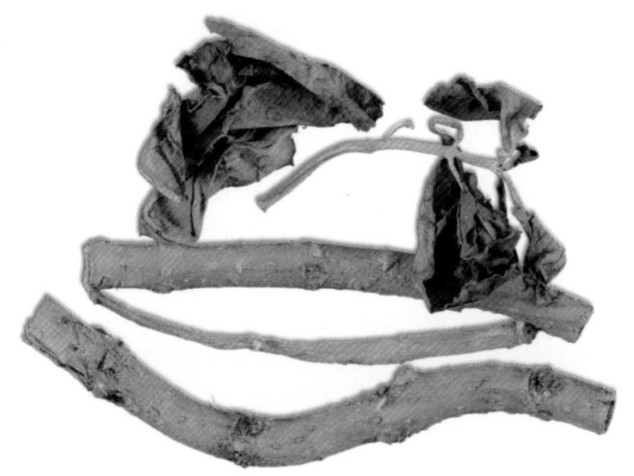

落地生根药材

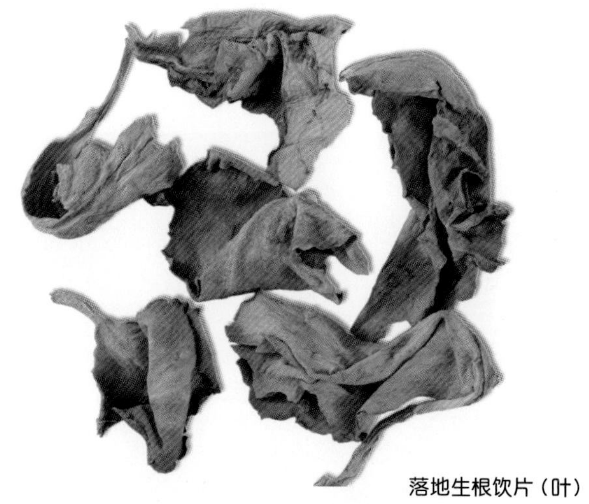

落地生根饮片（叶）

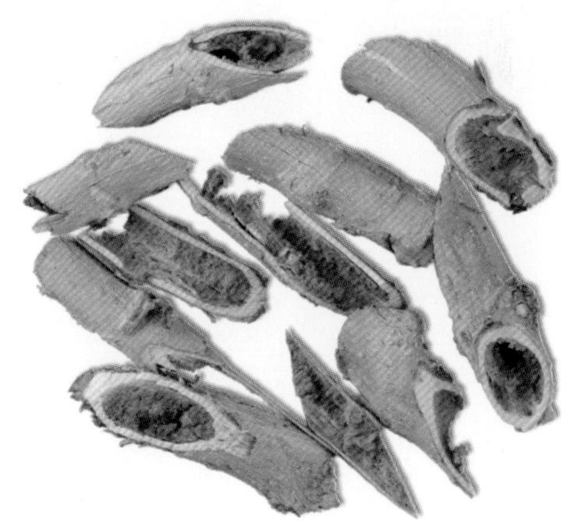

落地生根饮片（茎）

【经验方】

1. 疔疮痈疽、无名肿毒　落地生根鲜叶30~60g。捣烂绞汁、调蜜饮服；渣敷患处。（《泉州本草》）
2. 乳痈　取落地生根叶五六片，捣烂敷于患部。翌日患部发现潮润，红肿均退，疼痛渐止。若已溃烂，脓水不尽者，亦能生肌收口。[上海中医药，1955,(12):24]
3. 中耳炎　落地生根绞汁，洗耳。（《陆川本草》）
4. 跌打损伤，吐血　落地生根鲜叶7片。捣烂绞汁，调酒，赤砂糖，炖温服。（《福建中草药》）
5. 热性胃痛　落地生根鲜叶5片。捣烂绞汁，调食盐少许服。（《福建中草药》）

【参考文献】

[1] 国家中医药管理局《中华本草》编委会.中华本草.上海：上海科学技术出版社，1999：2388.
[2] Obaseiki E. Afr J Med Sci, 1985,14（3-4）:199.
[3] 徐庆荣，胡学梅，邱世翠，等.落地生根对小鼠免疫功能的影响.中国临床药理学与治疗学，2002，7（4）：317.

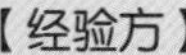

Xuan cao 萱草

Hemerocallis Radix
[英]Orange Daylily Root

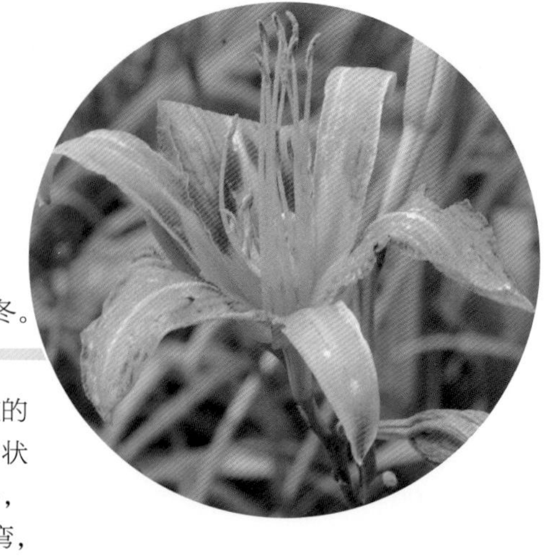

【别名】漏芦果、漏芦根果、黄花菜根、天鹅孵蛋、绿葱兜、水大蒜、皮蒜、地冬。

【来源】为百合科植物萱草 *Hemerocallis fulva* L. 的全草。

【植物形态】多年生草本，具短的根茎和肉质、肥大的纺锤状块根。叶基生，排成两列；叶片条形，长 40~80cm，宽 1.5~3.5cm，下面呈龙骨状突起。花葶粗壮，蝎尾状聚伞花序复组成圆锥状，具花 6~12 朵或更多；苞片卵状披针形；花橘红色至橘黄色，无香味，具短花梗；花被下部合生成花被管；外轮花被裂片 3，长圆状披针形，具平行脉，内轮裂片 3，长圆形，具分枝的脉，中部具褐红色的色带，边缘波状皱褶，盛开时裂片反曲；雄蕊伸出，上弯，比花被裂片短；花柱伸出，上弯，比雄蕊长。蒴果长圆形。

【分布】广西全区均有分布和栽培。

【采集加工】将根挖出后，除去茎面，洗净泥土，晒干即可。

【药材性状】根茎呈短圆柱形，长 1~1.5cm，直径约 1cm。有的顶端留有叶残基；根簇生，多数已折断。完整的根长 5~15cm，上部直径 3~4mm，中下部膨大成纺锤形块根，直径 0.5~1cm，多直瘪抽皱，有多数纵皱及少数横纹，表面灰黄色或淡灰棕色。体轻，质松软，稍有韧性，不易折断；断面灰棕色或暗棕色，有多数放射状裂隙。气微香，味稍甜。

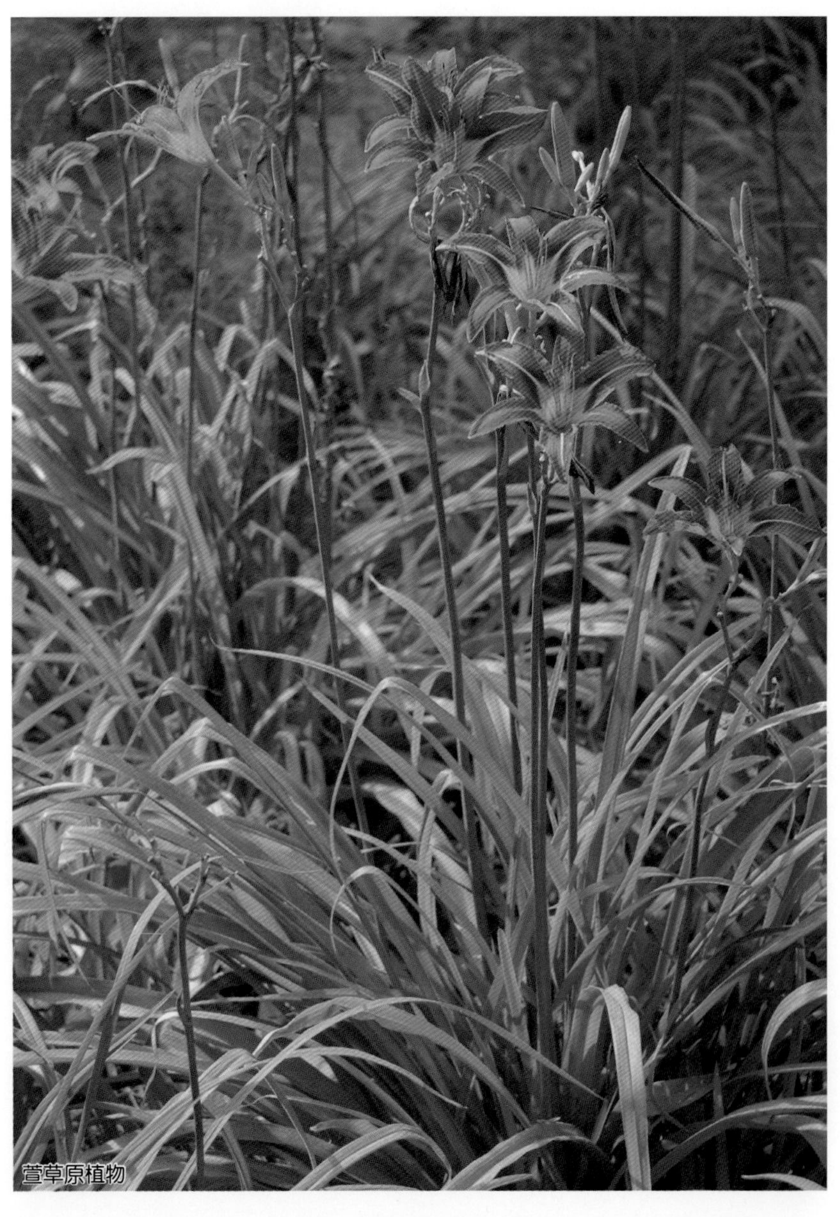
萱草原植物

【品质评价】以粗壮而密、色淡黄者为佳。

【化学成分】萱草根中含苷类化合物：獐牙菜苷（swertiamarin），laganin，picraquassioside C，葛根素（puerarin），3-甲氧基葛根素（3-methoxylpuerarin），7-hydroxylnaphthalide-*O*-*β*-D-glucopyranoside，3,5-二羟基甲苯-3-*O*-*β*-D-葡萄糖苷（3,5-dihydroxytoluene-3-*O*-*β*-D-glucopyranoside），HN saponin F，长春藤皂苷元-3-*O*-*β*-D-葡萄糖吡喃-（1→3）-*α*-L-阿拉伯糖吡喃基苷-28-*O*-*β*-D-葡萄糖吡喃基酯（hederagenin-3-*O*-*β*-D-glucopyranosyl-（1→3）-*α*-L-arabinopyranosyl-28-*O*-*β*-D-glucopyranosyl-ester）[1]。根中尚有：3*α*-乙酰基-11-氧代-12-乌苏烯-24-羧酸（3*α*-acetyl-11-oxo-12-ursen-24-carboxylic acid），3-氧代羊毛甾-8,24-二烯-21-羧酸（3-oxo-lanosta-8,24-diene-21-carboxylic acid），3*β*-羟基羊毛甾-8,24-二烯-21-羧酸（3*β*-hydroxlanosta-8,24-diene-21-carboxylic acid），3*α*-羟基羊毛甾-8,24-二烯-21-羧酸（3*α*-hydroxlanosta-8,24-diene-21-carboxylic acid），25（*R*）-螺甾烷-4-烯-3,12-二酮 [25（*R*）-spirostan-4-ene-3,12-dione]，2′,4,6′-三羟基-4′-甲氧基-3′-甲基二氢查耳酮（2′,4,6′-trihydroxy-4′-methoxyl-3′-methyl-dihydroxy chalcone），*α*-乳香酸（*α*-boswellic acid），*β*-乳香酸（*β*-boswellic acid），11*α*-羟基-3-乙

酰基 -β- 乳香酸（11α-hydroxy-3-acetyl-β-boswellic acid）及脂肪族化合物[2]。此外，还有大黄酚（chrysophanol），黄花蒽醌（hemerocal），美决明子素甲醚（2-methoxyobtusifolin），决明子素（obtusifolin），大黄素（emodin），芦荟大黄素（aloe-emodin），大黄酸（rhein）[3]。

全草含萱草根素（hemerocallin）。根含色素（pigment），大黄酚（chrysophanol），大黄酸（rhein）及 1,8- 二羟基 -2-乙酰基-3-甲基萘(1,8-dihydroxy-2-acetyl-3-methylnaphthalene)，天冬酰胺（asparagine），小萱草根素（mihemerocallin），萱草（根）素（hemerocallin），二十七烷（heptacosane），萱草酮（hemerocallone），β- 谷甾醇（β-sitosterol），γ- 谷甾醇（γ-sitosterol）[3]。

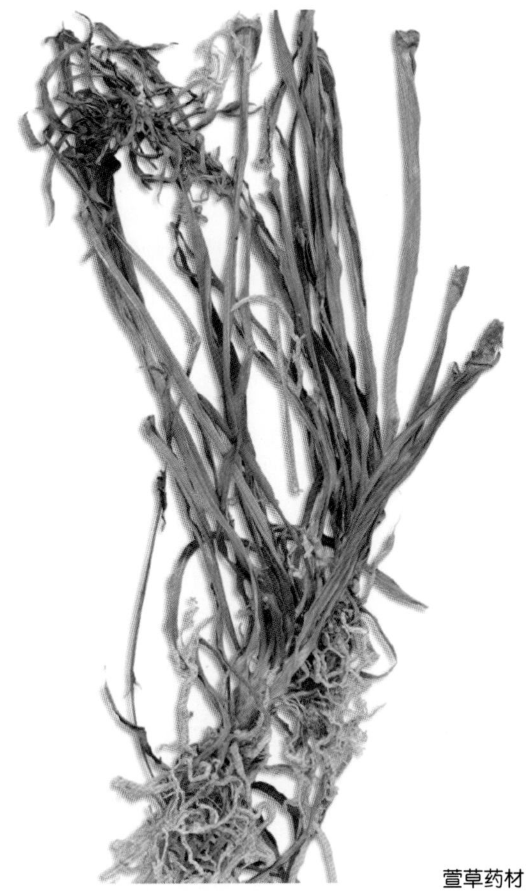

萱草药材

【药理作用】

1. 抗菌　大黄素对金黄色葡萄球菌、大肠杆菌、福氏痢疾杆菌均有抑制作用，其最低抑菌浓度分别为 15mg/L、480mg/L、120mg/L，芦荟大黄素对金黄色葡萄球菌、大肠杆菌、福氏痢疾杆菌均有抑制作用，其最低抑菌浓度分别为 7.5mg/L、600mg/L、60mg/L，但芦荟大黄素会产生耐药性[4]。大黄素、大黄酸、芦荟大黄素等大黄蒽醌衍生物的抗菌作用机制可能是：大黄素、大黄酸、芦荟大黄素能抑制细菌细胞线粒体呼吸链电子传递，影响组织细胞生命活动所需能源的供应。大黄酚、大黄素甲醚的生物活性虽不强，但在体内可能转化为大黄素、大黄酸而发挥药理作用[5]。萱草根体外对结核杆菌有一定的抑制作用，萱草根及萱草乙醚浸膏对豚鼠实验性结核病均有一定的治疗作用[6]。

2. 抗血吸虫　萱草根实验治疗血吸虫病的效果，有的认为虫数不减少或减虫率不高，但有的报告减虫率可高达 80% 以上，而且当萱草根与广木香、槟榔及黄连、黄柏等配伍时，不仅能减低药物的毒性，且能增效。由于萱草根对宿主有强烈的毒性，安全范围小，即有效剂量与中毒剂量极为接近，故无临床实用价值[7]。

3. 镇静　萱草花给小鼠灌胃 15、30、45、60、90min 后的自主活动情况减小，120min 逐渐恢复，同样剂量萱草花灌胃 60min 后，注射不同剂量的戊巴比妥钠的半数有效量从 17.38mg/kg 减小到 15.66mg/kg。表明萱草花有镇静作用[8]。

4. 利尿　对不同疾病所引起的浮肿有不同程度的利尿作用，对肾性水肿的利尿作用较明显[6]。大黄酚、大黄酸有利尿作用[9]，大黄素可抑制肾小球系膜细胞增殖，抑制系膜细胞自分泌或旁分泌白介素 -1、白介素 -6、肿瘤坏死因子等带来的肾小球局部炎症效应[10]。

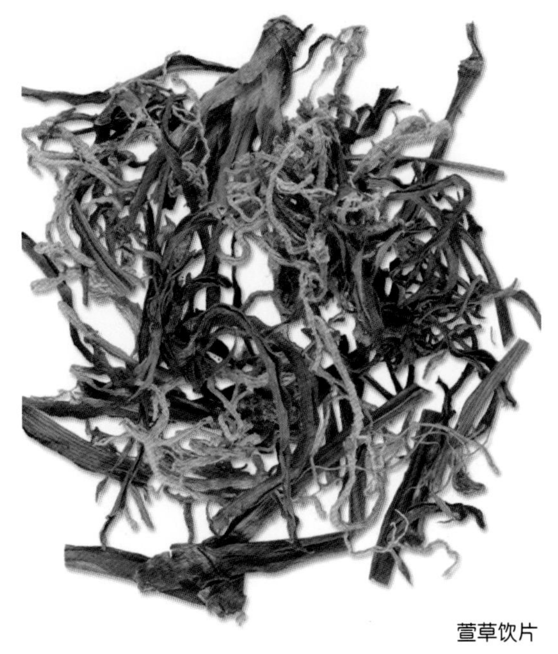

萱草饮片

5. 抗肿瘤　大黄素对肺癌 A-549 细胞 DNA 生物合成有抑制作用[11]。萱草根中含秋水仙碱对细胞有丝分裂有抑制作用，在临床上已用于乳腺癌、皮肤癌、白血病的治疗[12]。

6. 抑制血管平滑肌细胞增生　大黄素对血管平滑肌细胞增生有抑制作用[13]，抑制 PCNA 蛋白表达，阻滞细胞周期的移行可能是大黄素抑制血管平滑肌细胞增殖的重要机制之一[14]。

7. 对免疫系统作用　大黄素蒽醌衍生物大黄酸、大黄素和芦荟大黄素对正常小鼠免疫系统有不同程度的抑制作用，如减轻免疫器官的重量，并减少抗体的产生，抑制炭末廓清功能和腹腔巨噬细胞吞噬功能，降低白细胞数[15]。

8. 保肝　大黄素对四氯化碳（CCl_4）损伤原代培养大鼠肝细胞有保护作用，对 CCl_4 引起的谷丙转氨酶、谷草转氨酶和丙二醛水平升高有抑制作用，并改善损伤肝细胞的增殖。大黄素对大鼠肝纤维化具治疗作用[16,17]。

9. 毒理　本品毒性大，毒性主要集中在根部。小白鼠中毒的表现为脑、脊髓白质部和视神经纤维素软化和髓鞘消失，灰质部的病变一般较轻，肝、肾细胞有不同程度的浊肿，肺脏有出血或斑块出血；犬与家兔的中毒表现为瞳孔散大，对光反射消失，下肢瘫痪和尿潴留等而致死亡；家兔在萱草根中毒时可出现蛋白尿，尿糖及葡萄糖糖耐量降低。萱草根的毒性因产地不同而有很大差异，加热 60℃以上，可使毒性减弱甚至破坏。萱草根灌胃在体内蓄积性大，黄连、黄柏可部分解除其毒性[4,18,19]。

【临床研究】

失眠症　用市售萱草花委托中药厂加工制成袋装冲剂，剂量为每次 1 包（30g），每日 2 次。连续服药 1 个月，停药后观察 3 个月随访结果。结果：观察 112 例病人（103 例肝炎病人，9 例非肝炎病人），痊愈 41 例，占 36.62%，显效 39 例，占 34.82%，有效 19 例，占 11.96%；无效 13 例，占 11.60%[20]。

【性味归经】味甘，性凉；有毒。归脾、肝、膀胱经。

【功效主治】凉血止血，清热利湿，解毒消肿。主治衄血，便血，崩漏，黄疸，水肿，淋浊，带下，瘰疬，乳痈。

【用法用量】内服：煎汤，6~9g 。外用适量，捣敷。

【使用注意】本品有毒，内服宜慎。不宜久服、过量，以免中毒。有报道大剂量服用可致失明。

【经验方】

1. 心痛诸药不效　用萱草根一寸，磨醋一杯，温服止。（《医统大全》）
2. 大便后血　萱草根和生姜，油炒，酒冲服。（《圣济总录》）
3. 男、妇腰痛　漏芦根果十五个，猪腰子一个。水煎服一次 。（《滇南本草》）
4. 大肠下血，诸药不效者　漏芦根十个，茶花五分，赤地榆三钱，象牙末一钱。以上四味，水煎服三次。（《滇南本草》）

【参考文献】

[1] 杨中铎，李涛，李援朝．萱草根化学成分的研究．中国中药杂志，2008，33（3）：269.
[2] 杨中铎，李援朝．萱草根化学成分的分离与结构鉴定．中国药物化学杂志，2003，13（1）：34.
[3] 国家中医药管理局《中华本草》编委会．中华本草．上海：上海科学技术出版社，1999：7175.
[4] 李成林，叶于薇，孙菊英，等．大黄素和芦荟大黄素的抗菌活性研究．中国药理学通报，1989，5（6）：381.
[5] 陈春麟，陈琼华．中药大黄的生化学研究Ⅺ、Ⅹ．蒽醌衍生物对线粒体呼吸链的抑制部位．药学学报，1987，22（1）：12.
[6] 季烽．安徽中药志．合肥：安徽科学技术出版社，1992：471.
[7] 萧树华，邵葆若，何毅勋，等．萱草根的研究Ⅱ．萱草根实验治疗小白鼠血吸虫病的研究．药学学报，1962，9（4）：218.
[8] 卢兰芳．萱草花镇静作用的实验研究．海峡药学，2010，22（5）：59
[9] 宿少滨．中草药，1982，13（2）：1.
[10] 郑丰，黎磊石．刘志红，等．大黄素对肾小管细胞增殖的影响及其分子机制探讨．中国药理学通报，1994，10（5）：375.
[11] 吴中亮，陈家堃，杨晖，等．大黄素对肺癌 A-549 细胞合成 DNA 的影响．广州医学院学报，1986，14（4）：1.
[12] 汪乃兴，赵滨，陈建民，等．萱草根和藜芦中秋水仙碱的差示脉冲极谱测定．化学世界，1991，32（7）：314.
[13] 郭丹杰，徐成斌，陈源源，等．大黄素对血管平滑肌细胞增殖影响的实验研究．中华内科杂志，1996，35（3）：157.
[14] 尹春琳，徐成斌．大黄素对血管平滑肌细胞增生抑制作用的机制．北京医科大学学报，1998，30（6）：515.
[15] 路铭，陈琼华．大黄的生化学研究Ⅹ：蒽醌衍生物对免疫功能的抑制作用．中国药科大学学报，1989，20（4）：223.
[16] 焦河玲，黄兆胜，贾建功，等．大黄素对四氯化碳损伤原代培养大鼠肝细胞的保护作用．河南中医，2000，20（5）：20.
[17] 展玉涛，李定国，魏红山，等．大黄素对大鼠肝纤维化形成的影响．中国中西医结合杂志，2000，20（4）：276.
[18] 萧树华，邵葆若，郑贤育，等．萱草根的研究Ⅰ．萱草根的毒性、炮制及解毒药物的研究．药学学报，1962，9（4）：208.
[19] 蒋纪洋，赵亦成．淄博本草．北京：中国中医药出版社，1995：542.
[20] 王翘楚，庞传宇，施明，等．萱草花治疗失眠症的临床与实验报告．上海中医药杂志，1993，（8）：42.

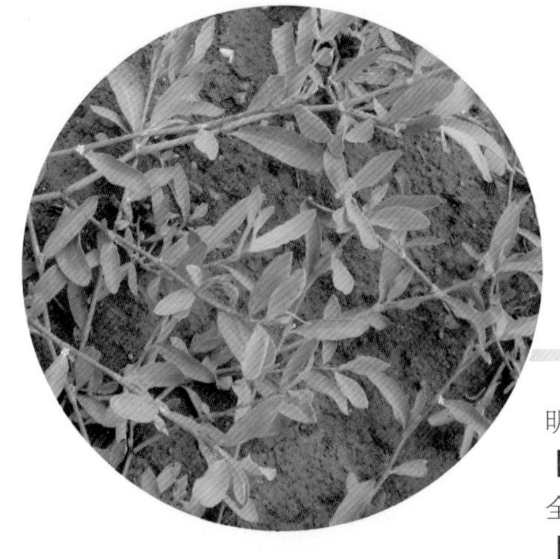

萹蓄 Bian xu

Polygoni Avicularis Herba

[英]Common Knotweed Herb

【别名】扁蓄、萹蔓、萹竹、地萹蓄、萹蓄蓼、野铁扫把、扁猪牙。

【来源】为蓼科植物萹蓄 *Polygonum aviculare* L. 的全草。

【植物形态】一年生或多年生草本。植物体有白色粉霜。茎平卧地上或斜上伸展，基部分枝，绿色，具明显沟纹，无毛，基部圆柱形，幼枝具棱角。单叶互生，几无柄；托叶鞘抱茎，膜质；叶片窄长椭圆形或披针形，长1~5cm，宽0.5~1cm，先端钝或急尖，基部楔形，两面均无毛，侧脉明显。花小，常1~5朵簇生于叶腋；花梗短，顶端有关节；花被绿色，5裂，裂片椭圆形，边缘白色或淡红色，结果后是覆瓦形包被果实；雄蕊8，花丝短。瘦果三角状卵形，棕黑色至黑色，具不明显细纹及小点，无光泽。

【分布】广西主要分布于隆林、南丹、全州等地。

【采集加工】全年均可采收，洗净，切段，晒干。

【药材性状】圆柱形而略扁，有分枝，长10~40cm，直径1~3mm。表面灰绿色或棕红色，有细密微突起的纵纹；节部稍膨大，有浅棕色膜质的托叶鞘，节间长短不一；质硬，易折断，断面髓部白色。叶互生，叶片多脱落或皱缩破碎，完整者展平后呈长椭圆形或披针形，长1~4cm，宽约5mm，全缘，灰绿色或棕绿色。有时可见具宿存花被的小瘦果，黑褐色，卵状三棱形。气微，味微苦。

【品质评价】以质嫩、叶多、色灰绿者为佳。

【化学成分】本品含黄酮类（flavonoid）、香豆精类（coumarins）、氨基酸（amino acids）、糖类（saccharide）等多种成分。黄酮类成分主要有萹蓄苷（avicularin），牡荆素（vitexin），槲皮苷（quercitrin），木犀草素（luteolin），槲皮素（quercetin），异牡荆素（*iso*-vitexin），鼠李素-3-半乳糖苷（rhamnetin-3-galactoside），金丝桃苷（hyperin）[1]。

香豆精类成分主要有伞形花内酯（umbelliferone），东莨菪素（scopoletin）[1]。

酸性成分有芥子酸（sinapic acid），香草酸（vanillic acid），阿魏酸（ferulic acid），丁香酸（syringic acid），草木犀酸（melilotic acid），对香豆酸（*p*-coumaric acid），对羟基苯甲酸（*p*-hydroxybenzoic acid），龙胆酸（gentisic acid），咖啡酸（caffeic acid），右旋儿茶精（catechin），原儿茶酸（pro-

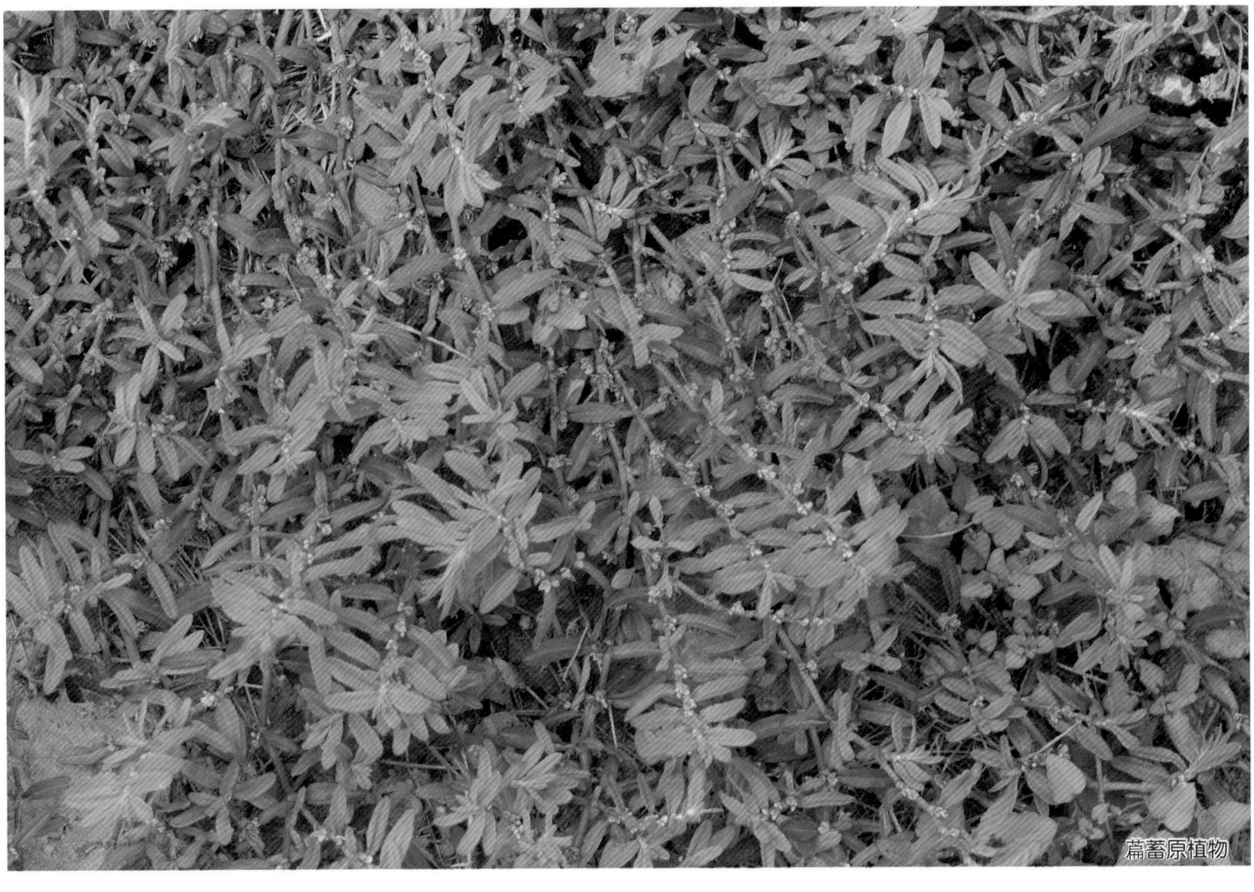

萹蓄原植物

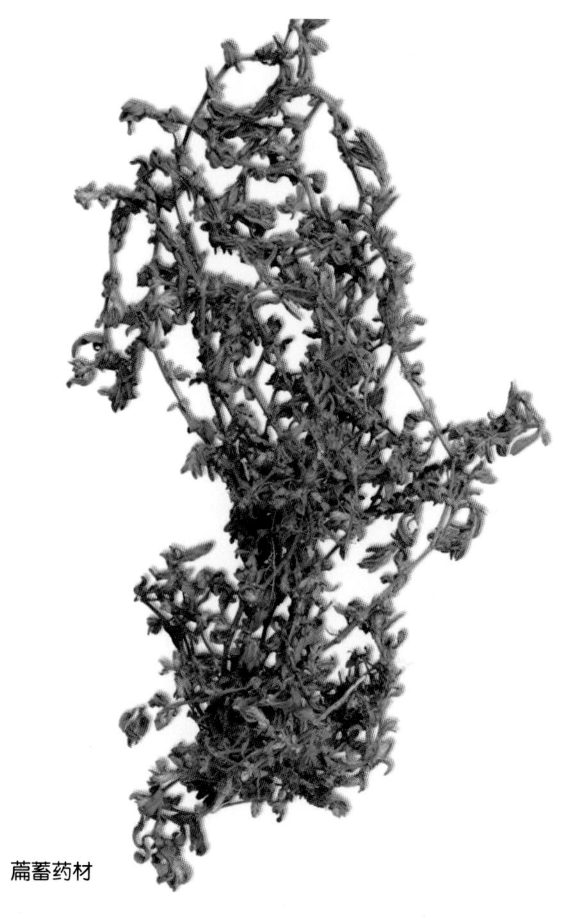
萹蓄药材

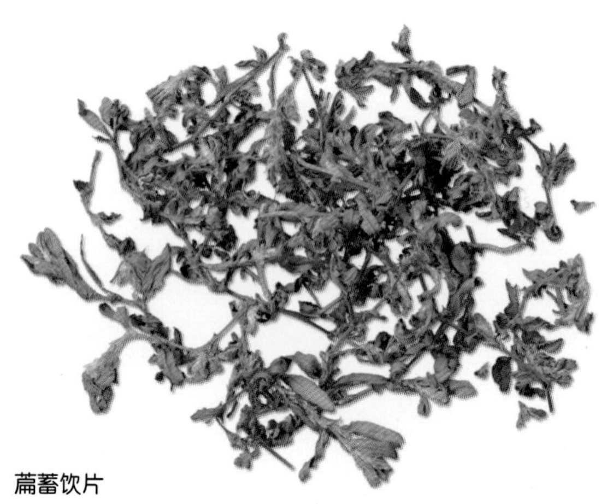
萹蓄饮片

tocatechuic acid），没食子酸（galic acid），对羟基苯乙酸（*p*-hydroxyphenyl acetic acid），绿原酸（chlorogenic acid），水杨酸（salicylic acid），并没食子酸（ellagic acid），草酸（oxalic acid），硅酸（silicic acid）[1]。

糖类成分有葡萄糖（glucose），果糖（fructose），蔗糖（sucrose），水溶性多糖（water-soluble polysacchar-ide）[1]。

氨基酸成分有蛋氨酸（methionine），脯氨酸（proline），丝氨酸（serine），苏氨酸（threonine），酪氨酸（tyrosine），苯丙氨酸（phenylalanine），胱氨酸（cystine），精氨酸（arginine），缬氨酸（valine），甘氨酸（glycine），亮氨酸（leucine），赖氨酸（lysine），异亮氨酸（*iso*-leucine），色氨酸（tryptophan）等[1]。

【药理作用】

1. 利尿　萹蓄全草浸剂仅有微弱利尿作用[2]，萹蓄煎剂1g/kg或5g（生药）/kg皮下注射，对大鼠有利尿作用，但灌胃需20g（生药）/kg才有作用，萹蓄的利尿作用生效较慢，无耐受性，给大鼠皮下注射1g（生药）/kg的利尿强度相当于2mg/kg氢氯噻嗪或0.05g/kg氨茶碱[3]。20g（生药）/kg或相当量的灰分均有利尿作用，利尿作用的有效成分可能是其所含钾盐[4]。0.5mg/kg萹蓄苷静脉注射对麻醉犬有利尿作用，34mg/kg给大鼠灌胃或注射也有利尿作用，但其强度不如氨茶碱[5]。

2. 降血压　萹蓄浸剂、煎剂或乙醇提取物静脉注射，对猫、兔和犬均有降血压作用[6]。萹蓄苷对麻醉犬有降血压作用，但作用持续时间短，且易产生耐受性[5]。萹蓄全草提取物对血管紧张素转换酶有非竞争性抑制作用，可能与萹蓄的降血压作用有关[7]。

3. 抗菌　萹蓄对痢疾杆菌有一定抗菌作用，浓度25%可抑制福氏痢疾杆菌Ⅵ型及宋内痢疾杆菌的生长[8]，抗痢疾杆菌的作用与浓度相关，浓度4%抑制率为15.4%，浓度100%抑制率为53.77%，其临床疗效与氯霉素相似[9]，1∶10的萹蓄浸剂对鬃疮癣菌和羊毛状小芽胞菌等有抗真菌作用[10]。

4. 抑制血小板聚集等作用　萹蓄提取物能增强羧基肽酶A的活性[7]。萹蓄所含牡荆素和鼠李素-3-半乳糖苷对人血小板聚集有抑制作用，所含木犀草素等对人的血小板聚集具有抑制或加强作用[11]。

5. 毒理　对猫、兔静脉注射的最小致死量浸剂为20ml/kg，1∶4煎剂为2ml/kg，1∶50水提取物为2ml/kg，对小鼠腹腔注射的最小致死量水提取物为10ml/kg[5]。

【临床研究】

1. 糖尿病　治疗组用消渴丸5~10粒，口服，每日3次；萹蓄15g煎服，每日3次。当空腹血糖正常后以消渴丸5粒，每日2次；萹蓄5g开水泡饮，每日2次，长期维持。对照组消渴丸5~10粒口服，每日3次，降糖灵25~50mg，每日3次。空腹血糖正常后用消渴丸5粒，降糖灵25mg，2次/日维持。结果：治疗组25例，显效12例（48.0%），好转9例（36.0%），总有效率84%；对照组21例，显效6例（28.6%），好转8例（38.1%），总有效率66.7%，两组比较有显著性差异（$P<0.01$）[12]。

2. 阴痒　用苦参萹蓄煎剂（苦参10g，萹蓄50g，地肤子20g，黄柏20g）水煎趁热坐浴，每日1剂，早晚各1次，每次20min，10天为1个疗程。结果：治疗100例，痊愈94例，有效6例，痊愈率为94%。其中1个疗程痊愈者76例[13]。

【性味归经】味苦，性微寒。归膀胱、胆、小肠、大肠经。

【功效主治】利水通淋，杀虫止痒。主治淋证，小便不利，黄疸，带下，泻痢，蛔虫病，蛲虫病，钩虫病，妇女阴蚀，皮肤湿疮，疥癣、痔疮。

【用法用量】内服：煎汤，10~15g，或入丸、散；杀虫单用30~60g，鲜品捣汁饮50~100g。外用适量，煎水洗、捣烂敷或捣汁搽。

【使用注意】脾胃虚弱及阴虚病人慎服。

【经验方】

1. 腮腺炎　鲜萹蓄30g，生石灰水适量，鸡蛋清一个，将鲜萹蓄洗净后切细捣烂，加入适量生石灰水，再调入鸡蛋清。涂敷患处。[中草药通讯，1971,(3):46]

2. 湿疮疥癣　①疥癣、湿疮瘙痒、妇女外阴瘙痒：萹蓄适量，煎水外洗。(《浙江药用植物志》)②痔疮，外阴糜烂，肛门湿疹：萹蓄60g，白矾15g。煎水外洗。(《内蒙古中草药》)

3. 尿道炎，膀胱炎　鲜萹蓄60g，鲜车前草30g。捣烂绞汁。分2次服。(《福建药物志》)

4. 尿路结石　萹蓄、活血丹(金钱草)各15g，水煎服；或萹蓄、海金沙藤、车前草各30g，水煎服。(《浙江药用植物志》)

5. 乳糜尿　①鲜萹蓄30~60g，加鸡蛋1~2只，生姜适量，水煎，食蛋服汤。(《浙江药用植物志》)②萹蓄15g，石莲子30g。水煎服。(《安徽中草药》)

6. 小便不通　①萹竹一握，水盅半，煎一盅，热服。(《卫生易简方》)②小儿小便闭涩不堪：用儿茶末一钱，萹蓄煎汤送下。(《幼科证治大全》补通散)

7. 急慢性肾炎　萹蓄62g，委陵菜250g，茅根62g。以上三味，共为细粉，炼蜜为丸，每丸重9g。每日服2次，每次1丸。[中草药通讯，1978，(6)：25]

8. 泻痢　①血痢：用萹蓄汁四合，蜜一合和，顿服之。(《普济方》)②萹蓄30g，仙鹤草30g。水煎服。(《四川中药志》1979年)③泄泻：萹蓄12g，车前9g，龙芽草15g。水煎服。(《湖南药物志》)

9. 痔疮　①以萹蓄根叶捣汁，服一升，一两服瘥。(《外台》引《必效方》)②痔疾下血，扁竹叶半斤。上切，于沸汤中煮作羹，著盐、椒、葱白调和。空心食之。(《食医心镜》扁竹叶方)

10. 蛔虫病　①蛔虫等咬心痛，面青，口中沫出：(萹蓄)十斤。细锉，以水一石，煎去滓，煎成如饴。空心服，虫自下皆尽。(《药性论》)②胆道蛔虫症：萹蓄100g，醋100g，加水1碗，煎至1碗，每日分2次服。(《长白山植物药志》)

11. 白带　鲜萹蓄90g，细叶艾根45g，粳米90g，白糖30g。先将粳米煮取米汤，再入各药，煎汁，去渣，加白糖。空腹服，每日1剂。(《浙南本草新编》)

12. 小儿夜啼　鲜萹蓄15~21g，蝉蜕3~5个。水煎冲糖服。(《福建药物志》)

13. 小儿蛲虫攻下部痒　萹竹叶一握，切，以水一升，煎取五合，去滓。空腹饮之，虫即下。用其汁煮粥亦佳。(《食医心镜》)

【参考文献】

[1] 国家中医药管理局《中华本草》编委会．中华本草．上海：上海科学技术出版社，1999：1286.

[2] Haverland F.C A, 1964,61:7362a.

[3] 黄厚聘，程才芬．萹蓄的利尿作用．贵阳医学院学报，1963，(0)：36.

[4] 吕向华．中药苍术、萹蓄、芫花及车前子煎剂利尿作用的初步观察．药学学报，1966，13(6)：454.

[5] 李蕴山，傅绍萱，韩锐，等．广寄生苷之利尿作用．药学学报，1959，(1)：1.

[6] Aluf M A. C A, 1946,40:5844.

[7] Inokuchi J. C A, 1985, 102:197701h.

[8] 湖南医学院临床内科教研组，湖南医学院传染病流行病教研组．萹蓄对痢疾杆菌的抑菌试验及治疗细菌性痢疾的临床观察(初步报告)．湖南医学院学报，1959，(4)：63.

[9] 高杰．萹蓄液治疗细菌性痢疾100例临床分析与药物实验研究．辽宁中级医刊，1980，(7)：18.

[10] 郑武飞．普通中国草药在试管内对致病性及非致病性真菌的抗真菌力．中华医学杂志，1952，38(4)：315.

[11] Pahosyan A . Khim-Farm Zh, 1986, 20(2):190 .

[12] 赵荣芳．萹蓄治疗糖尿病25例临床观察．南通医学院学报，1995，15(2)：274.

[13] 吕书丽，杨荣．苦参萹蓄煎剂坐浴治疗阴痒100例．湖北中医杂志，2005，27(11)：49.

Chu shi zi 楮实子

Broussonetiae Fructus
[英]Papermulberry Fruit

【别名】楮桃、角树子、野杨梅子、构泡。

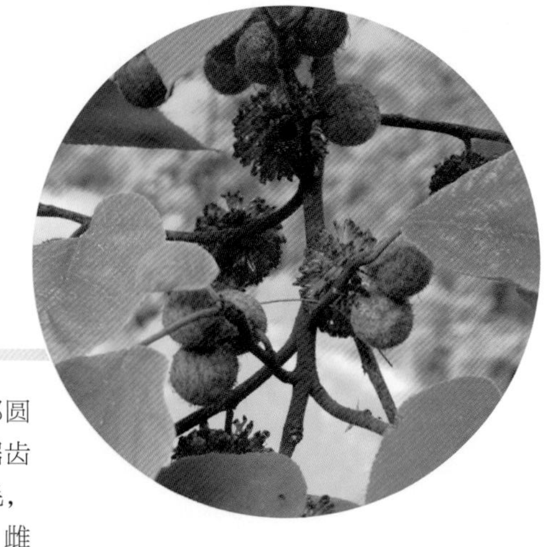

【来源】为桑科植物构树 *Broussonetia papyrifera*（L.）Vent. 的果实。

【植物形态】多年生落叶乔木。有乳汁。小枝粗壮，密生绒毛。单叶互生；叶柄密被柔毛；叶片膜质或纸质，阔卵形至长圆状卵形，长 5.5~15cm，宽 4~10cm，不分裂或 3~5 裂，尤以幼枝或小树叶较明显，先端渐尖，基部圆形或浅心形，略偏斜，边缘有细锯齿或粗锯齿，上面深绿色，被粗伏毛，下面灰绿色，密被柔毛。花单性，雌雄异株；雄花序为葇荑花序，腋生，下垂；雌花序为头状花序；雄花具短柄，有 2~3 小苞片，花被 4 裂，基部合生，雄蕊 4；雌花苞片棒状，被毛，花被管状，雌蕊散生于苞片间，花柱细长，线形，被短毛，具黏性。聚花果肉质，呈球形，成熟时橙红色。

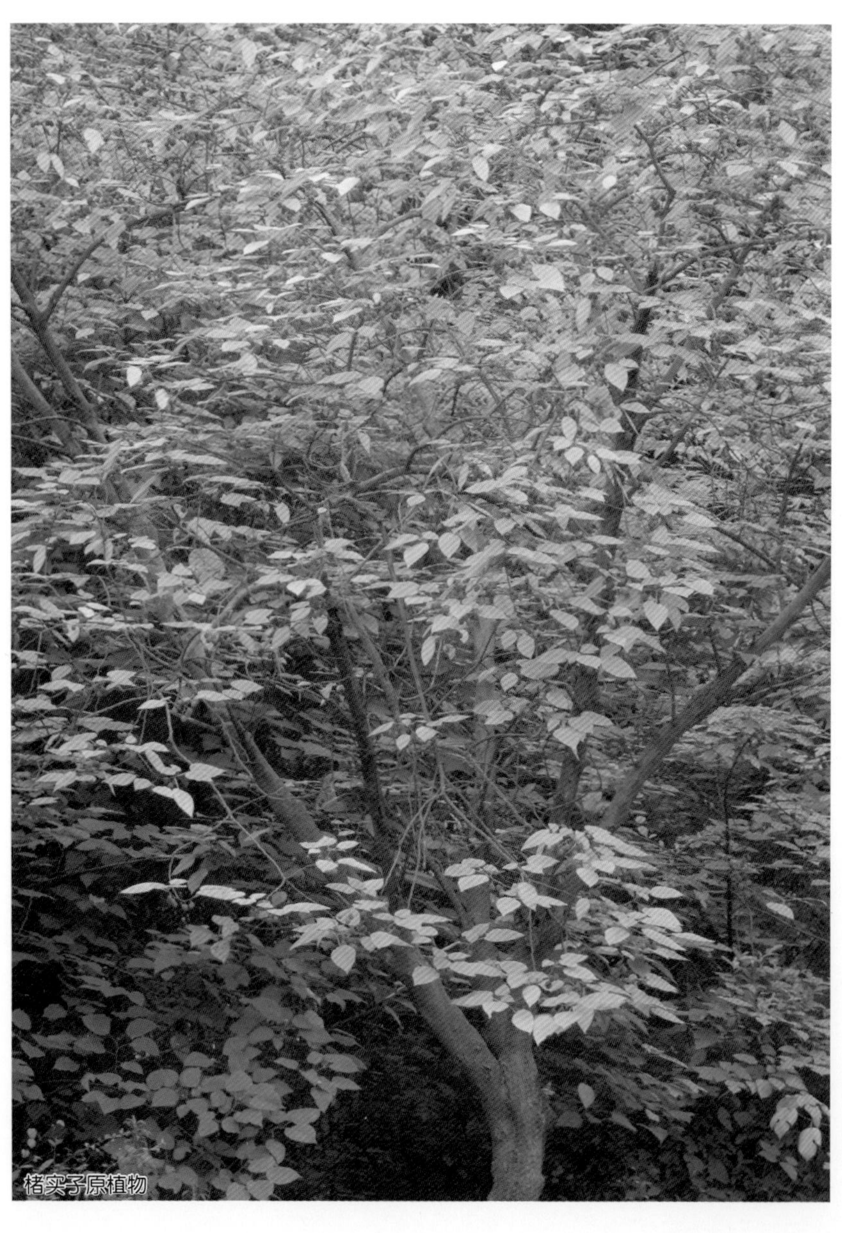

楮实子原植物

【分布】广西主要分布于南宁、马山、隆林、乐业、南丹、都安、罗城、资源、桂平、北流等地。

【采集加工】移栽 4~5 年，7 月果实变红时采摘，除去灰白色膜状宿萼及杂质，晒干。

【药材性状】果实呈扁圆形或卵圆形，长 1.5~3mm，直径约 1.5mm，厚至 1mm；表面红棕色，有网状皱纹或疣状突起；一侧有棱，一侧略平或有凹槽，有的具子房柄。果皮坚脆，易压碎，膜质种皮紧贴于果皮内面，胚乳类白色，富油性。气微，味淡。

【品质评价】以色红、饱满者为佳。

【化学成分】本品含有生物碱类（alkaloids），氨基酸（amino acids），脂肪酸及酯等化学成分[1]。

生物碱类化学成分有楮实子碱 A（broussopapyrineA），两面针碱（nitidine），鹅掌楸宁（liriodenine），异两面针碱（*iso*-terihanine），oxyavicine 等[2]。

氨基酸类化合物有丝氨酸（serine），甘氨酸（glycine），丙氨酸（alanine），赖氨酸（lysine），组氨酸（histidine），天冬氨酸（aspartic acid），精氨酸（arginine），苏氨酸（threonine），谷氨酸（glutamic acid），脯氨酸（proline），胱氨酸（cystine），蛋氨酸（methionine），异亮氨酸（*iso*-leucine），亮氨酸（leucine），酪氨酸（tyrosine），苯丙氨酸（phenylalanine），缬氨酸（valine）等[3]。

脂肪酸类化合物有壬酸（nonanoic acid），月桂酸（lauric acid），肉豆蔻酸（tetradecanoic acid），十五烷酸（*n*-pentadecanoic acid），棕榈油酸（palmitoleic acid），棕榈酸（hexadecanoic acid），十八碳-9,12-二烯酸（9,12-octadecadienoic acid），十七烷酸（heptadecanoic acid），十八碳-8,11-二烯酸（8,11-octadecadienoic acid），硬脂酸（*n*-octadecanoic acid），十九烷酸（nonadecanoic acid），二十碳-11,13-二烯酸（11,13-eicosadienoic acid），二十碳-11-烯酸（11-eicosenoic acid），二十烷酸（eicosanoic acid），亚油酸乙酯（ethyl linoleate），二十二烷酸（docosanoic acid），二十三烷酸（tricosanoic acid），棕榈酸乙酯（ethylpalmitate），2-庚烯醛（2-heptenal），正十一烷（undecane），辛酸甲酯（methyl octanoate），反-2-戊醛（*trans*-2- decenal），十八碳-10,13-二烯酸（10,13-octadecadienoic acid），2,4-癸二烯醛（2,4-decadienal），十八碳-9-烯酸（9-octadecadienoic acid），8-氧辛酸甲酯（methyl 8-oxooctanoate），cyclo-*iso*-sativene，香附子烯（cyperene），反石竹烯（*trans*- caryophyllene）等[3,4]。

此外，构树根皮含楮树黄酮醇（broussoflavonol）A、B、C、D[5,6]，楮树查耳酮（broussochalcone）A、B[5]，楮树黄酮（broussoflavone）A、B、C，papyriflavonol A，butyrospermolacetate，二十四酸（lignoceric acid），乌拉尔醇（uralenol）[7]，5-[3-（2,4-二羟基苯基）丙基]-3,4-双（3-甲基-2-丁烯基）-1,2-间苯二酚{5-[3-（2,4-dihydroxyphenyl）propyl]-3,4-bis（3-methyl-2-butenyl）-1,2-benzenediol}[8]，小构树醇A、B、D[9]等化学成分。

【药理作用】

1.抗氧化　从健康构树的根皮中分离得到的黄酮类化合物，具有多方面清除自由基的能力[10]及强烈抑制Fe^{2+}引起的小鼠脑匀浆类脂氧化作用[11]。构树叶总黄酮能降低醋酸铅和亚砷酸钠对永生化表皮细胞的活性损伤和氧化损伤，对细胞有防护功能[12]，对长波紫外线引起角质形成细胞氧化损伤也有防护作用[13]。

2.抗血小板聚集　从健康构树根皮中分离得到黄酮类化合物对花生四烯酸引起的血小板聚集有抑制作用[14]。

3.抗炎、抗过敏　从构树根皮中分离得到的黄烷醇类化合物能抑制被动皮肤过敏反应，并且能抑制分泌磷脂酶A_2的活性[15]。

4.抗衰老　构树的成熟果实楮实子具有抗老年痴呆或延缓老年痴呆的作用[16]，还具有促进学习、改善记忆的作用[17]。

5.抗菌　从构树根皮中分离得到的黄烷醇类化合物有抗菌和细胞毒活性[18]。

【性味归经】味甘，性寒。归肝、肾、脾经。

【功效主治】滋肾益阴，清肝明目，健脾利水。主治肾虚腰膝酸软，尿少，目昏，目翳，水肿。

【用法用量】内服：煎汤，6~10g，或入丸、散。外用适量，捣敷。

【使用注意】脾胃虚寒，大便溏泻者慎服。

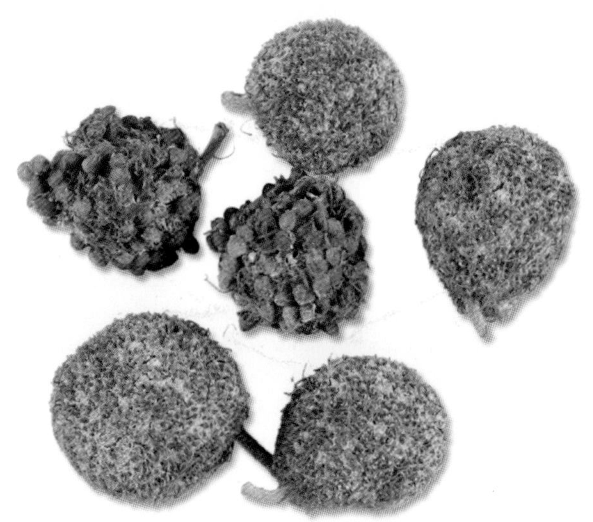

楮实子药材

【经验方】

1.一切眼内外翳膜遮障，碜涩疼痛，羞明怕日，胬肉攀睛，及冷热泪　楮实（微炒）一两，荆芥穗半两，甘草（炙，锉）一分。上三味，捣罗为细散。每服二钱匕，腊茶调下，食后、临卧服。（《圣济总录》拨云散）

2.目昏　楮实、荆芥穗、地骨皮各等份。上为细末，炼蜜为丸，桐子大。每服二十丸，米汤下。（《儒门事亲》）

3.脾、肾、肝三脏阴虚，吐血咯血，骨蒸夜汗，口苦烦渴，梦中遗精；或大便虚燥，小便淋涩；或眼目昏花，风泪不止　楮实（赤者）一斗。取黑豆一斗，煮汁，去豆取汁，浸楮实子一日，晒干，再浸再晒，以豆汁渗尽为度，再晒燥。配枸杞子三升，俱炒微焦，研为细末。每早用白汤调服五钱。（《本草汇言》）

4.水气臌胀，洁净腑　楮实子一斗（水二斗熬成膏子），白丁香一两半，茯苓三两（去皮）。为细末，用楮实膏为丸，如桐子大。不计丸数，从少至多，服至小便清利及腹胀减为度。（《保命集》楮实子丸）

5.水肿　楮实子6g，大腹皮9g。水煎服。（《青岛中草药手册》）

【参考文献】

[1] 国家中医药管理局《中华本草》编委会．中华本草．上海：上海科学技术出版社，1999：1021.

[2] 庞素秋．中药楮实子的抗衰老活性成分及其品质评价．第二军医大学硕士学位论文，2006.

[3] 黄宝康，秦路平，郑汉臣，等．楮实子的氨基酸及脂肪油成分分析．第二军医大学学报，2003，（2）：213.

[4] 袁晓，袁萍．楮实子油的化学成分及含量分析．植物资源与环境学报，2005，14（1）：54.

[5] Matsumoto J, Fujmoto T, Takino C, et al. Components of Broussonetia papyrifera （L.）Vent. I. structures of two new isoprenylated flavonols and two chalcone derivatives.Chem Pharm Bull, 1985, 33（8）: 3250.

[6] Fukait, Ikuta J, Nomura T. Constituents of the cultivated mulberry tree Part XXXⅡ . Components of Broussonetia papyrifera （L.）Vent. III. structures of two newisoprenylated flavans,broussonflavonols C and D.Chem Pharm Bull, 1986, 34（5）: 1987.

[7] Fang S C, Shieh BJ, Lin C N. Phenolic constituents of Form osan Broussonetia papyrifera.Phytochemistry, 1994, 37（3）:851.

[8] Jang D Ⅱ , Lee B G, Jeon C O, et al. Melanogenesis inhibitor from Paper mulberry.Cosmet Toiletries, 1997, 122 （3）:59.

[9] Ikuta J, Hang Y, Nomura T. Constituents of the cultivated mulberry tree. Part XXXI Componentsof Broussonetia papyrifera（L. ）Vent.2 structures of two new isoprenylatedflavans, kazinolsA and B.Heterocycles, 1985, 23（11）: 2835.

[10] Cheng Z J,Lin C N,Hwang T L,et al. BroussochalconeA,apotent antioxidant and effective suppressor of inducible nitric ox-ide synthase in lipopolysaccharide-activated macrophages. Biochem Pharmacol, 2001,61（8）:939.

[11] Ko H H,Yu S M,Ko F N,et al. Bioactive constituents of Morusaustralis and Broussonetia Papyrifera. J Nat Prod, 1997,60（10）:1008-1011. 12（23）:3387.

[12] 杨雪莹，何瑞，王亭，等．构树叶总黄酮对人永生化表皮细胞的防护效果．中国公共卫生，2004，20（7）：794.

[13] 王亭，杨雪莹，何瑞，等．构树总黄酮对长波紫外线引起人角质形成细胞损伤的防护作用．中华劳动卫生职业病杂志，2005，23（6）：442.

[14] Lin C N,Lu C M,Lin H C,et al. Novel antiplatelet constituent from Formosan Moraceousplants. J Nat Prod,1996,（9）:834.

[15] KWAKWJ,MOON TC,LIU CX,et al. PapyriflavonolA from Broussonetia papyriferainhibits the passive cutaneous anaphylaxis reaction andhas a secretory phospholipase A2-inhibitory activity. BiolPharm Bull,2003,26（3）:299.

[16] 张尊祥，戴新民，杨然，等．楮实对老年痴呆血液 LPO、SO 和脂蛋白的影响．解放军药学学报，1999，15（4）：5.

[17] 戴新民，张尊祥，傅中先，等．楮实对小鼠学习和记忆的促进作用．中药药理与临床，1997，13（5）：27.

[18] SOHNHY, SONKH,KWON CS,et al. Antimicrobial and cyto-toxic activity of 18 prenylated flavonoids isolated from medicinal plants：MorusalbaL ,MorusmongolicaSchneider,Broussonetia papyrifera（L.）Vent,Sophora flavescens Ait and Echinosophora koreensis Nakai. Phytomedicine,2004,11（7/8）:666.

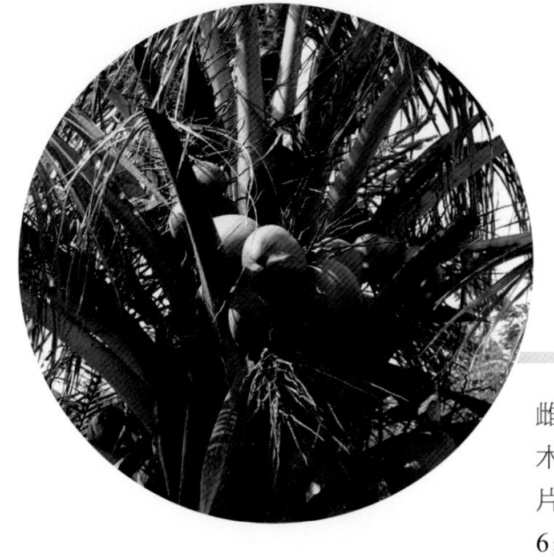

Ye zi you

椰子油

Cocois Nuciferae Oleum
[英] Coconut Endosperm Oil

【别名】胥余、越王头、椰瓢、大椰。

【来源】为棕榈科植物椰子 *Cocos nucifera* L. 的胚乳经加工而成的油。

【植物形态】多年生大乔木。茎粗壮，有环状叶痕，基部增粗，常有簇生小根。叶簇生于茎顶；叶柄粗壮；叶片羽状全裂，长 3~4m；裂片多数，外向折叠，线状披针形，长 65~100cm，宽 3~4cm；先端渐尖，革质。肉穗花序腋生，多分枝，雄花聚生于分枝上部，雌花散生于下部；佛焰苞纺锤形，厚木质，老时脱落；雄花：萼片 3，鳞片状；花瓣 3 片，卵状长圆形；雄蕊 6；雌花：基部有小苞片数枚；萼片阔圆形；花瓣与萼片相似，但较小。坚果倒卵形或近球形，先端微具 3 棱，外果皮薄，中果皮厚纤维质，内果皮木质坚硬，近基处有 3 萌发孔。种子 1 颗，种皮薄，坚贴着白色坚实的胚乳，胚乳内有一富含液汁的空腔；胚基生。

【分布】广西全区多有栽培。

【采集加工】将果实的胚乳，经碾碎烘、蒸后榨取其油。

【药材性状】白色液体或脂样固体，具特异芳香气。相对密度 0.8354，折光率 1.4295，碘值 8.4~9.3。

【品质评价】以色白、气香者为佳。

【化学成分】本品含大量脂肪酸，如亚油酸（linoleic acid），月桂酸（lauric acid），肉豆蔻酸（myristic acid）等[1]。

【性味归经】味酸，性温。归肺、脾经。

【功效主治】杀虫止痒，敛疮。主治疥癣，湿疹，冻疮。

【用法用量】外用适量，涂搽。

【使用注意】本品一般不作内服。

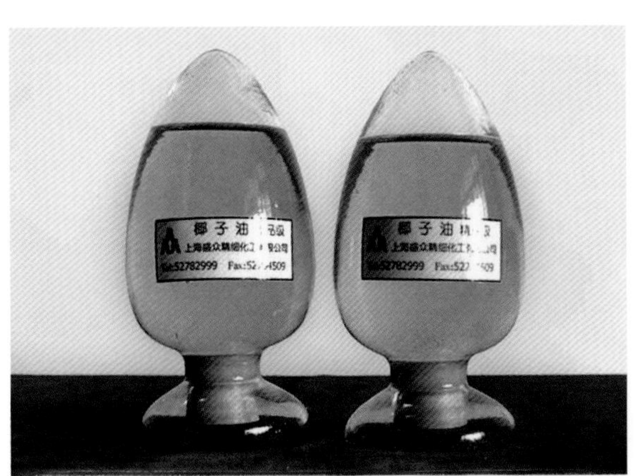

椰子油

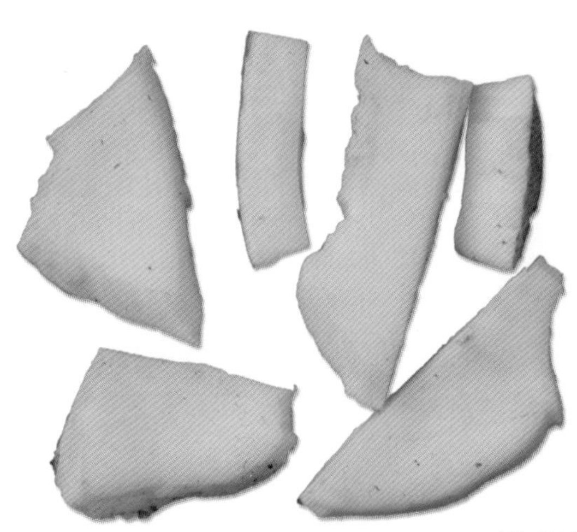

椰子胚乳

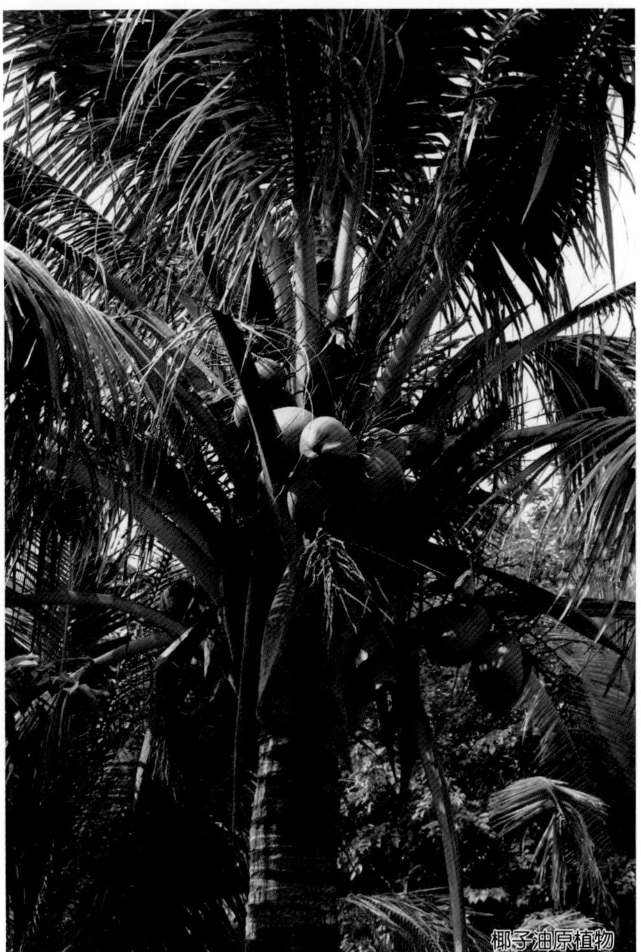

椰子油原植物

【参考文献】

[1] 耿薇. 新鲜椰子果肉脂肪酸成分的 GC-MS 分析. 广东化工，2010，37（1）：122.

Mian hua gen

棉花根

Gossypii Hirsuti Radix
[英]Upland Cotton Root

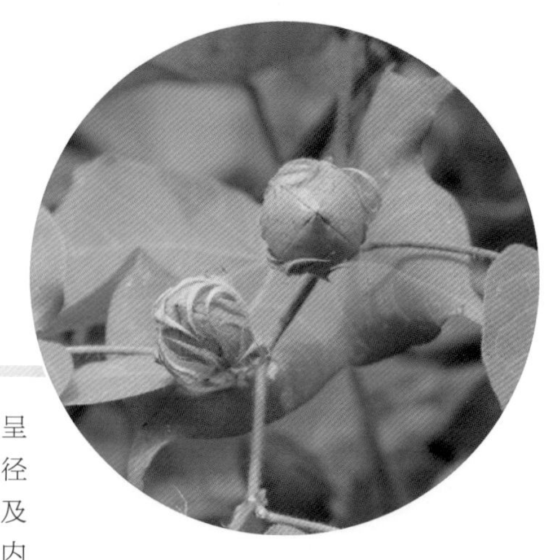

【别名】大陆棉、高地棉、美洲棉、墨西哥棉、美棉。

【来源】为锦葵科植物陆地棉 *Gossypium hirsutum* Linn. 的根。

【植物形态】多年生叶掌状至浅裂，裂片三角形至卵圆形；小苞片 3、基部离生，心形，先端具 7~9 齿，齿裂的长为宽的 3~4 倍；雄蕊柱长 1~2cm，花丝排列疏松；蒴果卵圆形，种子除被长棉毛外，还有不易剥离的短棉毛。

【分布】广西全区均有栽培。

【采集加工】秋季采收，晒干。

【药材性状】干燥根呈圆柱形。根皮呈管状的碎片或卷束，长约 20cm，直径 0.5~1mm，外面淡棕色，具纵条纹及细小的皮孔，栓皮粗糙，易脱落，内表面淡棕色，带有纵长线纹。折断面呈强韧纤维性，内皮为纤维层，易与外层分离。气微弱，味微辛辣。

【品质评价】以身干、纤维性、色淡棕、无泥杂者为佳。

【化学成分】陆地棉根皮含甜菜碱（betaine），草酸（oxalic acid），水杨酸（salicylic acid），棉酚（gossypol），棉紫色素（gossypurpurin），精氨酸（arginine），天冬酰胺（asparagine），油酸（oleic acid），棕榈酸（palmitic acid）及少量挥发油，挥发油中含糠醛（furfural），香草乙酮（acetovanillone）[1]。种子含痕量 6- 甲氧基棉酚（6-methoxygossypol），棉酚，棉紫色素（gossypru-purin），6,6′- 二甲氧基棉酚（6,6′-dimethoxygossypol）。油的脂肪酸组成为油酸（oleic acid），棕榈酸（palmitic aicd），亚油酸（linoleic acid），硬脂酸（stearic acid）[2]。

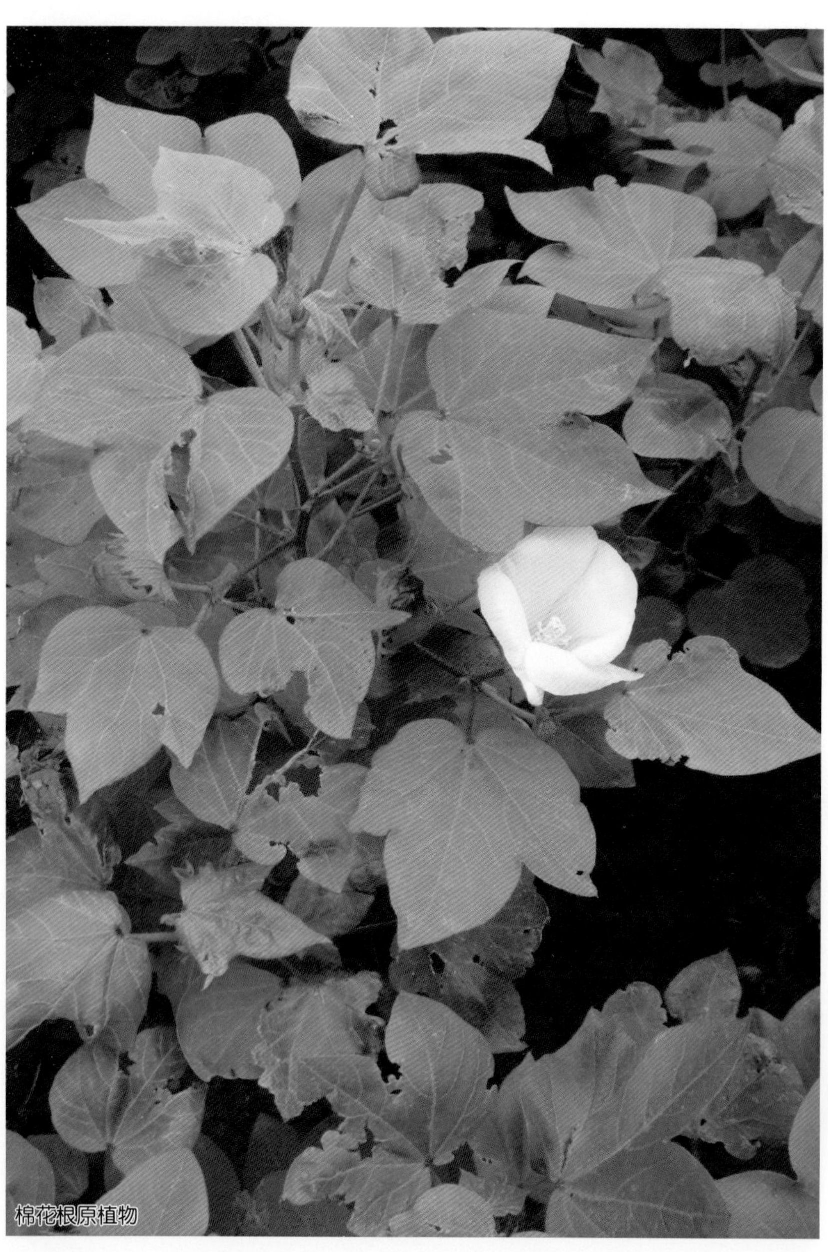
棉花根原植物

【药理作用】

1. 止咳、祛痰、平喘　棉花根皮水煎剂或提取物给小鼠灌胃有止咳作用[2,3]。小鼠灌服棉花根煎剂及其提取物均有祛痰作用，尤以乙醇提取物和总树脂部分作用最强[2,3]。豚鼠灌胃棉花根皮粗提树脂或天冬酰胺对组胺和乙酰胆碱混合型哮喘有平喘作用[3]。棉花根皮水煎剂和棉酚对慢性气管炎的病理过程有减轻炎症细胞浸润作用[3]。

2. 抗氧化、延缓衰老　棉花根水煎剂灌胃，降低老年小鼠红细胞和脑内丙二醛含量，提高超氧化物歧化酶（SOD）活性，延缓衰老[4]。水煎剂灌胃，降低D-半乳糖性衰老小鼠红细胞和脑内过氧化脂质含量，提高 SOD 活性[5]。

3. 其他作用　棉花根提取物可引起小鼠胸腺萎缩，肾上腺重量增加，增强或改善肾上腺皮质功能，但未见有增强机体防御能力的作用[3]。棉花根皮煎剂、提取物树脂部分及棉酚体外对某些细菌有轻度抑制作用[2,3]。棉花根水提物体外能抗乙型肝炎病毒表面抗原[6]。

【临床研究】

1. 老年慢性支气管炎　干棉花根 15g，水煎取汁，分早晚 2 次口服，10 日为 1 个疗程。结果：治疗 60 例，显效 20 例，好转 31 例，无效 9 例，总有效率 85%。治疗前血白细胞计数 $>10\times10^9$/L 者 16 例，治疗后均恢复正常；肺部 X 线检查肺纹理增强 36 例，肺纹理增粗紊乱 6 例，治疗前后无明显改变[7]。

2. 放化疗引起的白细胞（WBC）减少　取棉花根 60g，大枣 50g，水煎服，每日 3 次，连用 12 天。升白治疗前两组病人因接受放、化疗，WBC 计数均在 4.0×10^9/L 以下，并伴乏力、精神不振、眼花头昏等症状。用药后试验组和阳性药物对照组的 WBC 计数均逐渐升高，同时乏力等症状的改善程度也较快。至疗程结束时 WBC 计数已达（5.5 ± 0.3）$\times10^9$/L[8]。

【性味归经】味甘，性温。归肺、肝经。

【功效主治】止咳平喘，通经止痛。主治气喘咳嗽，月经不调，痛经。

【用法用量】内服：煎汤，15~30g。

【使用注意】孕妇慎服。

【经验方】

1. 慢性支气管炎　①复方棉花根 30% 注射液，每次 2~4ml，每日 1 次，肌内注射，10 天为 1 个疗程。②棉花根、大青叶各 30g，紫金牛 15g，陈皮 9g。水煎，每日 1 剂，分 2 次服。10 天为 1 个疗程，共服 10 个疗程。③复方棉根片，每服 4 片，每日 3 次。（《全国中草药汇编》）
2. 肺结核　棉花根、仙鹤草各 30g，枸骨根 15g，鲜金不换叶 10 片。水煎服。（《浙江药用植物志》）
3. 肺癌　棉花根、山海螺各 30g，补骨脂、天葵子各 15g。水煎服。（《实用抗癌药物手册》）
4. 神经衰弱，月经不调　棉花根 15~30g。水煎服或浸酒服。（《浙江民间常用草药》）
5. 慢性肝炎　棉花根 30g，地骨皮 18g。水煎服。（《浙江民间常用草药》）
6. 肝癌　棉花根、半边莲各 30g，鳖甲、丹参各 15g，三棱、莪术各 12g，水蛭 6g，平地木、水红子各 9g。每日 1 剂，水煎服。（《肿瘤要略》）
7. 乳糜尿　棉花根皮 30g。水煎 2 次，每次煮沸 30min（至棉花根成紫红色为度），两次药液浓缩后，加适量糖精调味，每日 3 次分服，10 天为 1 个疗程。（《浙南本草新编》）
8. 月经不调　棉花根皮 15~30g。水煎服或浸酒服。（《湖北中草药志》）
9. 乳汁不通　棉花根 30g，香附 12g，川楝子 9g。水煎服。（《湖北中草药志》）

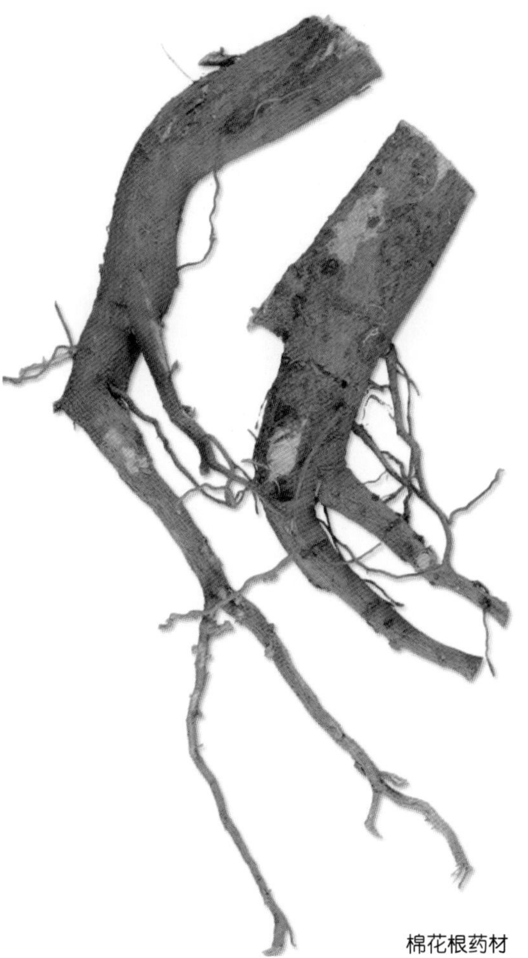

棉花根药材

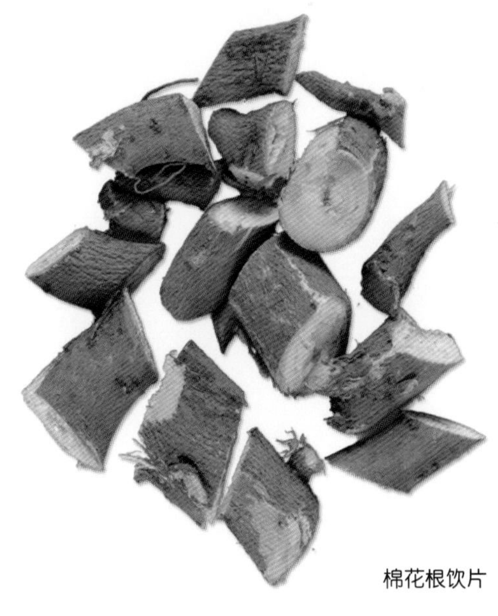

棉花根饮片

附：棉花花瓣

味甘，性温。归脾、肾经。功效：止血。主治：吐血，便血，血崩，金疮出血。内服：烧存性研末。5~9g。外用适量，烧研撒。

棉花籽

味辛，性热；有毒。归肝、肾、脾、胃经。功效：温肾，通乳，活血止血。主治：胃痛，阳痿，腰膝冷痛，带下，遗尿，乳汁不通，崩漏，痔血。内服：煎汤，6~10g；或入丸、散。外用适量，煎水熏洗。阴虚火旺病人禁服。棉花籽有毒，内服宜控制剂量。

【参考文献】

[1] 国家中医药管理局《中华本草》编委会 . 中华本草 . 上海：上海科学技术出版社，1999：4347，4350.

[2] 中国人民解放军南京军区药物研究组 . 中草药通讯，1972，(4)：30.

[3] 唐山煤矿医学院药理教研组 . 医教科研通讯（唐山煤矿医学院），1973，（2）：19.

[4] 欧芹，王玉民，白书阁，等 . 棉花根对老年小鼠红细胞和脑内 SOD 活性及 MDA 含量的影响 . 中国老年学杂志，1994，14（2）：106.

[5] 欧芹，江旭东，朴金花，等 . 棉花根水煎剂对 D- 半乳糖所致小鼠亚急性衰老模型影响的实验研究 . 黑龙江医药科学，1999，22（4）：12.

[6] 郑民实，张玉珍，陈永康，等 .ELISA 技术检测中草药抗 HBsAg. 中西医结合杂志，1990，10（9）：560.

[7] 马铁瑛 . 棉花根治疗老年慢性支气管炎 60 例 . 中国民间疗法，2000，8（3）：31.

[8] 王擎玉，侯恩存 . 棉花根大枣煎剂防治放化疗引起的白细胞减少临床研究 . 山东中医杂志，1996，15（9）：392.

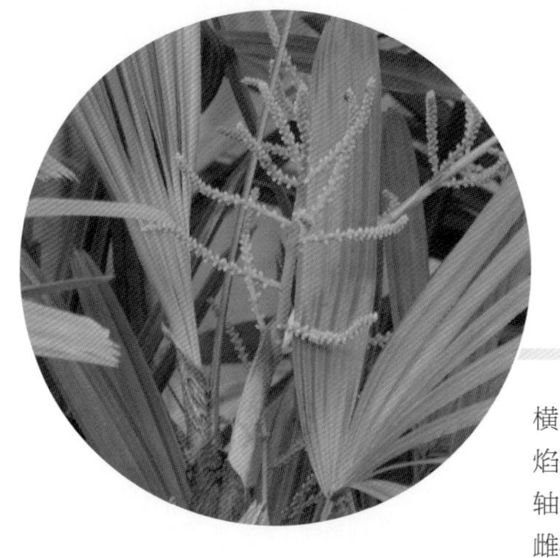

Zong zhu 棕竹

Rhapis Excelsae Folium
[英]Excelsa Rhapis Leaf

【别名】筋头竹、观音竹、虎散竹、竹叶棕。

【来源】为棕榈科植物棕竹 *Rhapis excelsa*（Thunb.）Herry ex Rehd. 的叶。

【植物形态】多年生丛生灌木。茎圆柱形，有节，直径 2~3cm，上部被以褐色、网状粗纤维质的叶鞘。叶互生；叶柄初被毛，稍扁平，横切面呈椭圆形；叶掌状深裂，裂片 4~10 片，不均等，具 2~5 条肋脉，在基部 1~4cm 处连合，长 20~30cm 或更长，宽 1.5~5cm，阔线形或线状椭圆形。先端阔，有不规则齿缺，边缘和脉上有褐色小锐齿，横脉多而明显。肉穗花序多分枝，佛焰苞管状，2~3 枚，生于总花梗及花序轴上，膜质，密被褐色弯卷绒毛。花雌雄异株，雄花较小，花萼长 1.5mm，裂片卵形；花冠裂片卵形，质厚；雄蕊 6；雌花较大，卵状球形。浆果球形。种子球形，胚位于种脊的对面近基部。

【分布】广西有栽培。

【采集加工】夏季采收，洗净，晒干备用。

【药材性状】叶互生，叶柄长 8~20cm，稍扁平，横切面呈椭圆形，叶柄顶端被秕糠状毛；叶掌状深裂，裂片 4~10 片，不均等，在基部 1~4cm 处连合，干后皱卷。展平后阔线形或线状椭圆形，长 20~30cm 或更长，宽 1.5~5cm。味甘，暗绿色。

【品质评价】以叶片完整、干燥者佳。

【化学成分】本品叶含甲基原棕榈皂苷 B（methyl proto-Pb），甲基原棕竹皂苷（methyl protorhapissaponin），甲基原薯蓣皂苷（methyl protodioscin），肥皂草素（saponaretin），异牡荆素（*iso*-vitexin）[1]。

【性味归经】味甘、涩，性平。归肺、脾经。

【功效主治】收敛止血。主治鼻衄，咯血，吐血，产后出血过多。

【用法用量】内服：煅炭研末冲，3~6g。

【使用注意】出血夹瘀及实邪者慎服。

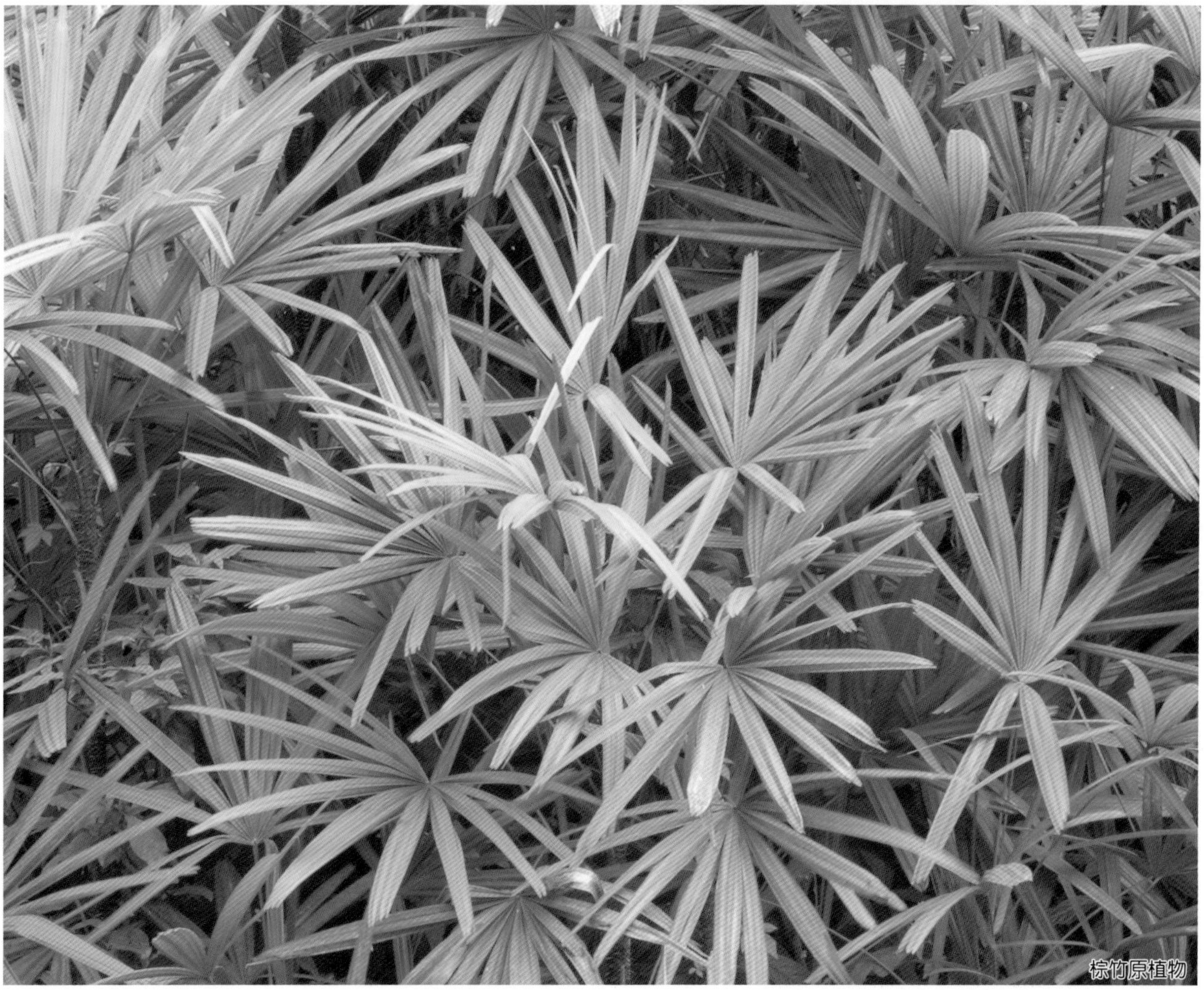

棕竹原植物

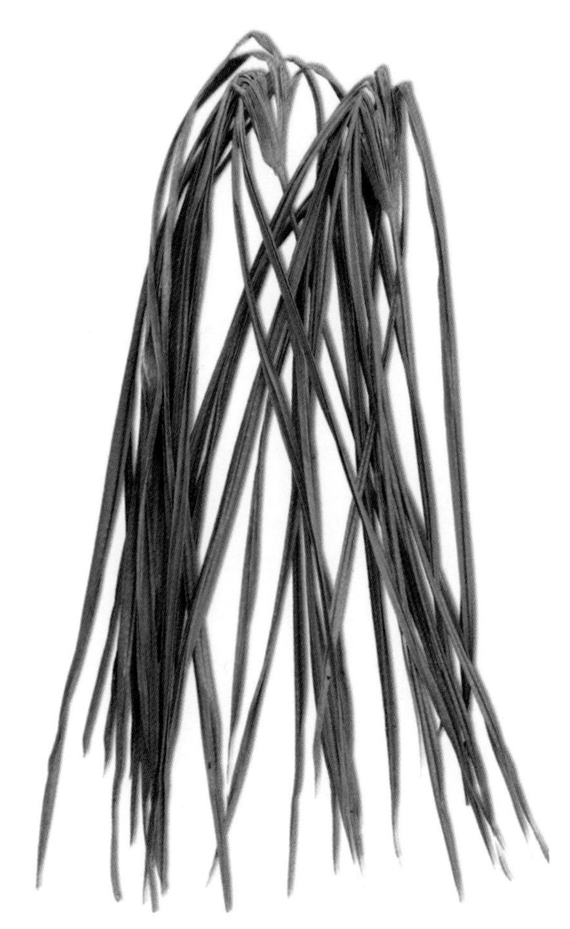
棕竹药材

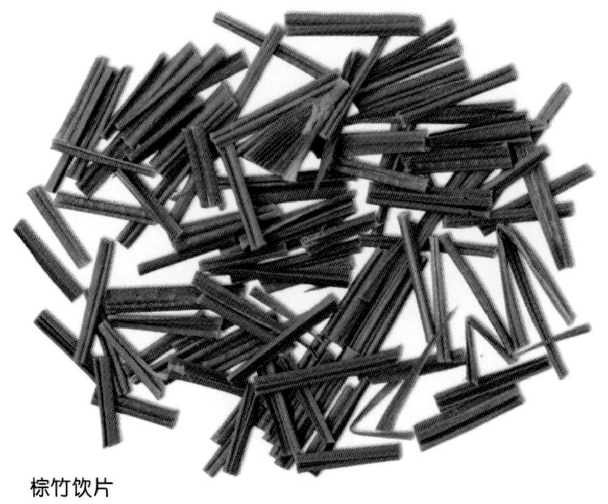
棕竹饮片

附：棕竹根

味甘、涩，性平。归肝、肺经。功效：祛风除湿，收敛止血。主治：风湿痹痛，鼻衄，咯血，跌打劳伤。内服：煎汤，9~20g，鲜品可用至90g。

【参考文献】

[1] 国家中医药管理局《中华本草》编委会．中华本草．上海：上海科学技术出版社，1999：7606.

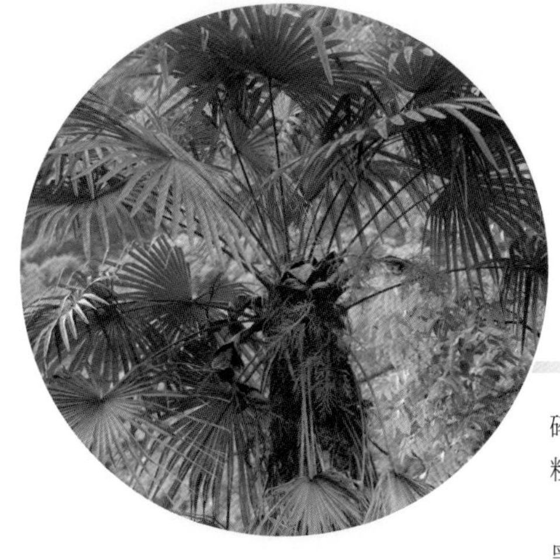

Zong lü 棕榈

Trachycarpi Fortunei Petiolus
[英]Fortune Windmillpalm Petiole

【别名】棕榈木皮、棕毛、棕树皮毛、棕皮。

【来源】为棕榈科植物棕榈 *Trachycarpus fortunei*（Hook.）H. Wendl. 的叶柄及叶鞘纤维。

【植物形态】多年生常绿乔木。茎杆圆柱形，粗壮挺立，不分枝，残留的褐色纤维状老叶鞘层层包被于茎杆上，脱落后呈环状的节。叶簇生于茎顶，向外展开；叶柄坚硬，横切面近三角形，边缘有小齿，基部具褐色纤维状叶鞘，新叶柄直立，老叶柄常下垂；叶片近圆扇状，直径 60~100cm，具多数皱褶，掌状分裂至中部，有裂片 30~50，各裂片先端浅 2 裂，上面绿色，下面具蜡粉，革质。肉穗花序，自茎顶叶腋抽出，基部具多数大型鞘状苞片，淡黄色，具柔毛。雌雄异株；雄花小，多数，淡黄色，花被 6，2 轮，宽卵形，雄蕊 6，花丝短，分离；雌花花被同雄花，子房上位，密被白柔毛，花柱 3 裂。核果球形或近肾形，熟时外果皮灰蓝色，被蜡粉。

【分布】广西主要分布于百色、南宁、柳州、桂林等地。

【采集加工】全年均可采收，连叶柄及叶鞘纤维割下，晒干。

【药材性状】棕榈皮的陈久者，名“陈棕皮”。将叶柄削去外面纤维，晒干，名为棕骨。①陈棕皮：为粗长的纤维，成束状或片状，长 20~40cm，大小不一。色棕褐，质韧，不易撕断。气微，味淡。②棕骨：呈长条板状，长短不一，红棕色。基部较宽而扁平，或略向内弯曲，向上则渐窄而厚，背面中央隆起，成三角形，背面两侧平坦，上有厚密的红棕色毛茸，腹面平坦，或略向内凹，有左右交叉的纹理。撕去表皮后，可见坚韧的纤维。质坚韧，不能折断。切面平整，散生有多数淡黄色维管束成点状。气无，味淡。③陈棕：呈破碎的网状或绳索状。深棕色至黑棕色，粗糙。质坚韧，不易断。气微，味淡。

【品质评价】棕骨以质坚硬、深棕色至黑棕色，陈棕皮以粗糙、色棕褐、质韧者为佳。

【化学成分】本品地下部分含薯蓣皂苷（dioscin），甲基原棕榈皂苷 B（methyl proto-Pb）。种子壳含花白苷（leucoanthocyanins）。左旋表儿茶精没食子酸盐（L-*epi*-catechin gallate）右旋儿茶素（L-catechin），没食子酸（gallic aicd）。棕榈叶芽含葡萄糖木犀草素（glucoluteolin），木犀草素 -7-*O*-芸香糖苷（luteolin-7-*O*-rutinoside）和甲基原棕榈皂苷 B（methyl proto-Pb），叶柄含对羟基苯甲酸（*p*-hydroxy benzoic acid），右旋儿茶素（*d*-catechin），原儿茶酸（protocatechuic acid），没食子酸（gallic acid）[1,2]。

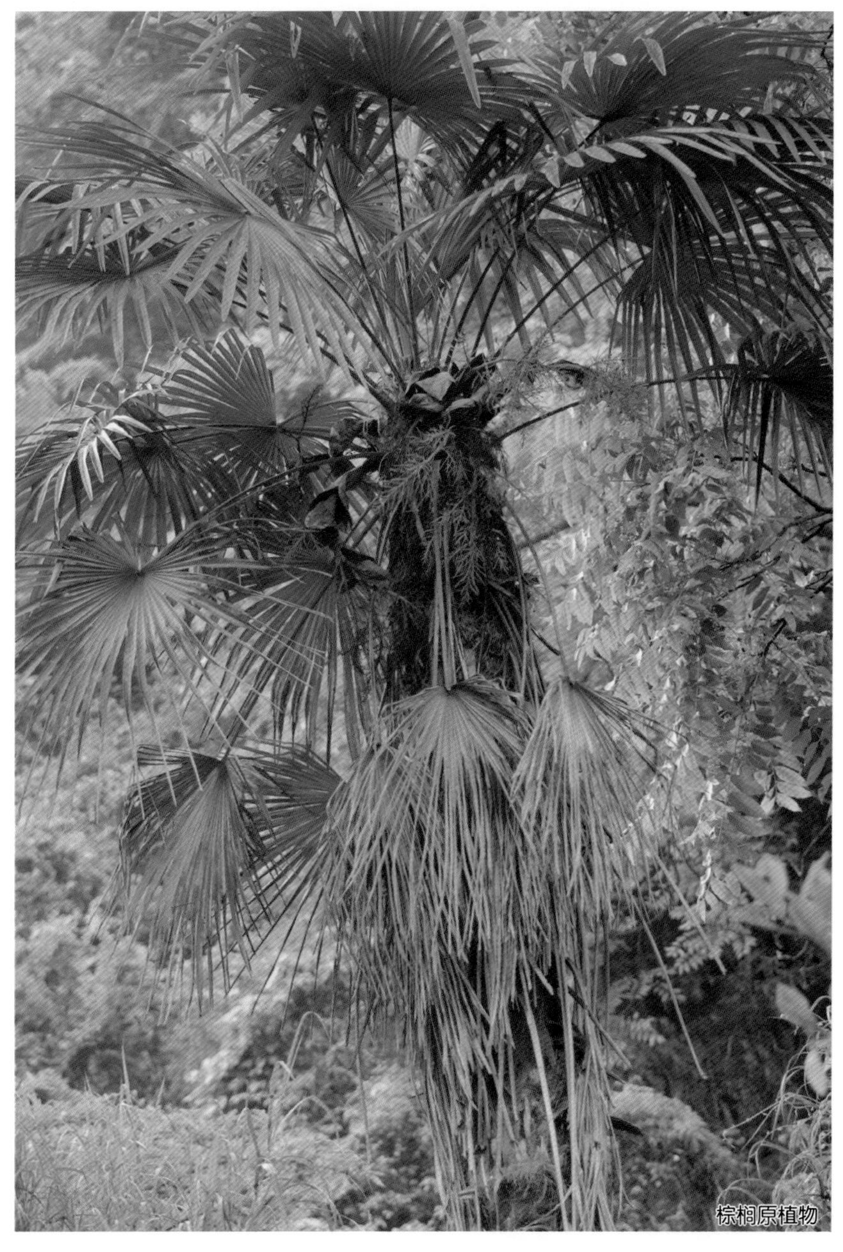
棕榈原植物

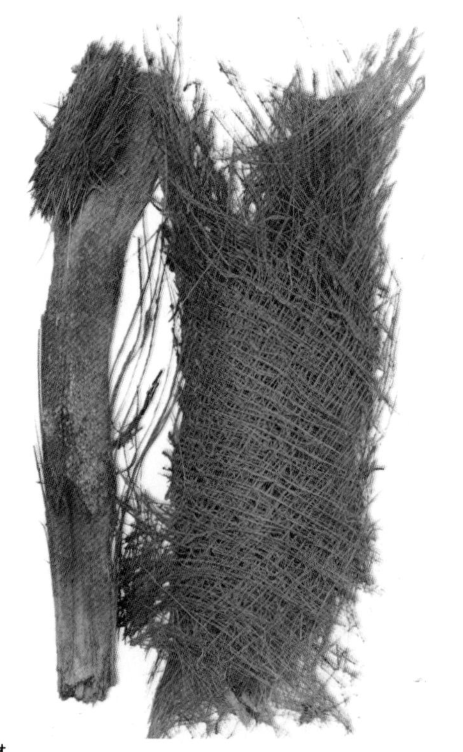
棕榈药材

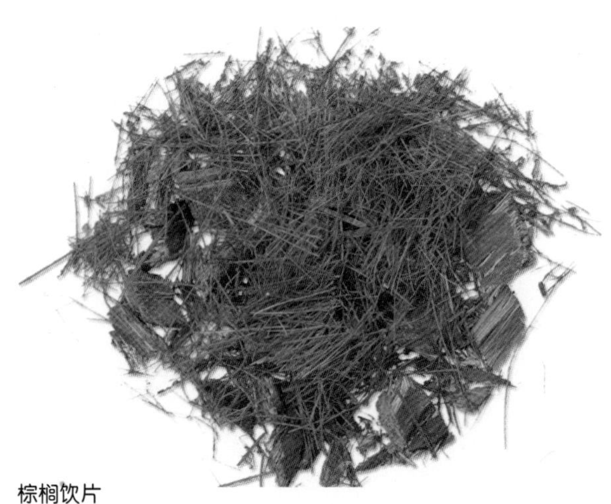
棕榈饮片

【药理作用】

1. 推迟怀孕周期　2g/ml 棕榈根醇提物给小鼠石门穴位注射，每只 0.5ml，连续 3 天，可推迟小鼠怀孕周期[3]。

2. 止血　陈棕（即陈棕皮，取自破旧棕床或棕毡）100% 煎剂，陈棕炭 30% 煎剂，陈棕炭混悬剂 12%，陈棕皮（未加工成棕制品而直接供药用者）炭 30% 煎剂，及 12% 混悬剂，均用 0.8ml/20g 灌胃，对小鼠凝血时间及出血时间均有缩短[2]。

【临床研究】

鼻衄和崩漏　棕榈炭口服液（炒炭法、砂烫法、焖煅法 3 种不同炮制工艺的棕炭制成口服液，每支 10ml，每 1ml 相当于原生药 2g）口服，1 次 1 支，每日 2 次，6 天为 1 个疗程，分别用于治疗鼻衄和崩漏病人。结果：鼻衄的治愈率，煅棕炭和炒棕炭口服液均为 43%，烫棕炭口服液为 69%；崩漏的治愈率，煅棕炭口服液为 21%，炒棕炭口服液为 24%，烫棕炭口服液为 77%。两者均以烫棕炭口服液治愈率最高[4]。

【性味归经】味苦、涩，性平。归肝、肺、大肠经。

【功效主治】收敛止血，止泻，止带。主治各种出血证，久泻久痢，带下。

【用法用量】内服：煎汤，10~15g；研末服，3~6g。外用适量。止泻以煅炭入药为宜。

【使用注意】出血夹瘀者慎服。

【经验方】

1. 高血压，预防中风　鲜棕榈叶 30g，槐花 10g。作 1 日量，泡汤代茶。（《现代实用中药》）
2. 肺痨病　（棕榈）嫩叶 30g。炖猪心、肺食。（《湖南药物志》）
3. 肺结核咯血、胃出血、痔疮出血、血尿、功能性子宫出血　用棕榈炭 3~6g，开水冲服。（《广西本草选编》）
4. 青春期血崩　棕榈炭、茜草根、山萸肉、白芍、川断、阿胶（烊化）、五倍子各 10g，党参、乌贼骨、煅龙骨、煅牡蛎、菟丝子各 15g，生黄芪、炒白术各 30g，三七 3g（冲服），每日 1 剂，水煎服，早晚分服。[陕西中医，2006，（6）:660]

附：棕榈种子

味苦、甘、涩，性平。归肝、肾经。功效：止血，涩肠，固精。主治：肠风，崩漏，带下，泻痢，遗精。内服：煎汤，10~15g；或研末，6~9g。

棕榈根

味苦、涩，性凉。归肺、肾经。功效：收敛止血，涩肠止痢，除湿，消肿，解毒。主治：吐血，便血，崩漏，带下，痢疾，水肿，瘰疬。

【参考文献】

[1] 国家中医药管理局《中华本草》编委会 . 中华本草 . 上海：上海科学技术出版社，1999：7610.
[2] 叶定江，沈海葆，丁安伟，等 . 棕榈不同药用部位及煅炭后止血作用的比较 . 中药通报，1983，8（2）：23.
[3] 姚善业 . 浙江中医杂志，1986，21（9）：424.
[4] 李恒 . 棕榈制炭工艺与临床疗效 . 国医论坛，2002，17（6）：45.

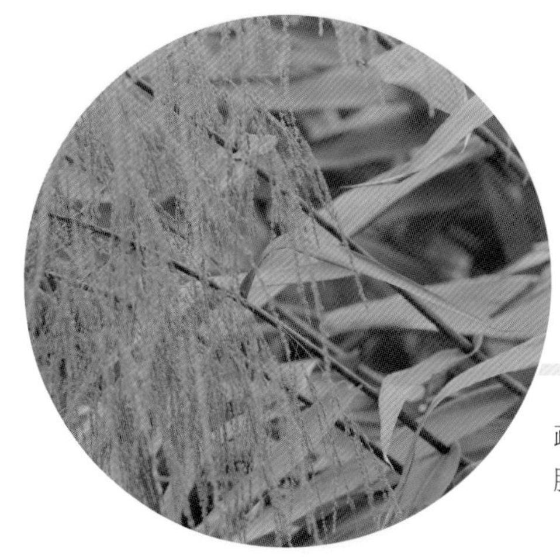

Zong ye lu

棕叶芦

Thysanolaenae Maxitis Rhizoma
[英]Maxima Thysanolaena Rhizome

【别名】棕叶草、扫地草、粽叶芦。

【来源】为禾本科植物棕叶芦 Thysanolaena maxima（Roxb.）Kuntze 的根茎。

【植物形态】多年生草本。秆直立，具白色髓部。叶鞘光滑，紧密包茎；叶舌质硬，截平；叶片扁平，广披针形，基部呈心形，长达 40cm，宽 3~7cm，光滑或幼嫩时边缘微粗糙，具细小横脉纹。圆锥花序每节着生 1~3 个分枝；分枝斜向上升，下部裸露；颖短小，长为小穗的 1/5~1/4，先端钝尖，透明膜质；第 1 花仅具有 1 不孕外稃，约与小穗等长或稍短，具 1 脉；第 2 花为两性，外稃卵形，具短尖头，与第 1 外稃等长或略有上下，具 3 脉，边缘疏被柔毛，成熟后其毛开展；内稃透明膜质，较短小；花药褐色。颖果长圆形。

【分布】广西全区均有分布。

【采集加工】全年可采，洗净，切片，晒干。

【药材性状】根茎圆柱形，多聚成块状。表面淡黄色，具多数须根痕。节部具灰白色毛茸。质硬，难以折断。断面白色。可见点状散生维管束。气微，味淡。

【品质评价】以身干、无泥沙、色黄者为佳。

【化学成分】本品叶含钙（Ca）、铁（Fe）、镁（Mg）、锰（Mn）、铜（Cu）、锌（Zn）、镍（Ni）、硅（Ai）、钾（K）等无机元素[1]。

【性味归经】味甘，性凉。归肝、肺经。

【功效主治】清热截疟，止咳平喘。主治疟疾，烦渴，腹泻，咳喘。

【用法用量】内服：煎汤，30~60g。

【使用注意】孕妇忌服。

【参考文献】

[1] 国家中医药管理局《中华本草》编委会 . 中华本草 . 上海：上海科学技术出版社，1999：7568.

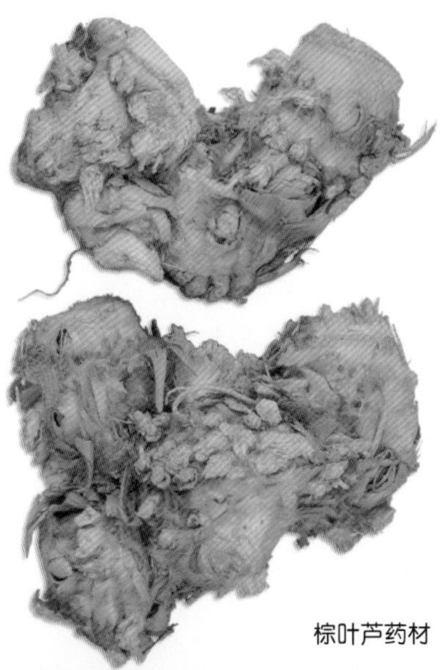
棕叶芦药材

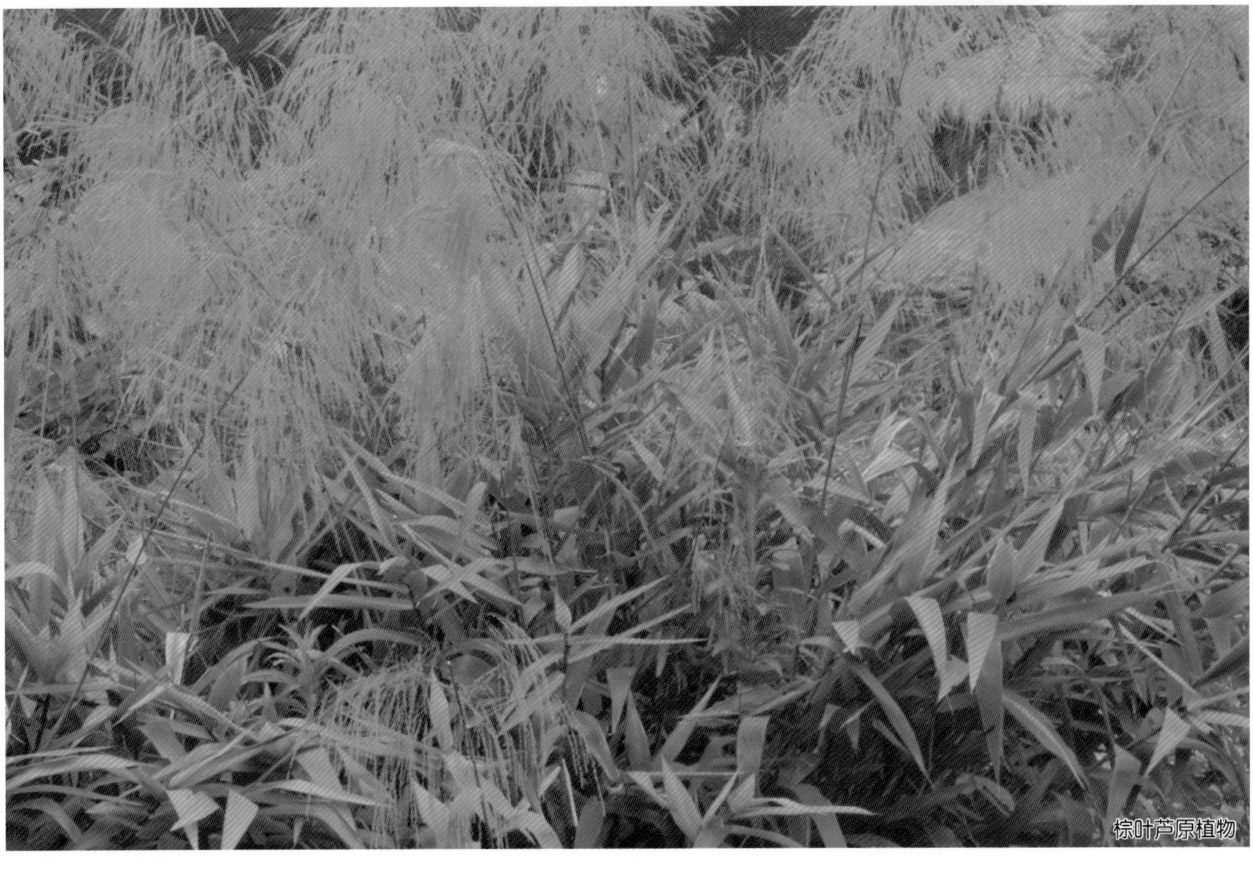

棕叶芦原植物

Cu jiang cao

酢浆草

Oxalidis Corniculatae Herba

[英]Creeping Oxalis Herb

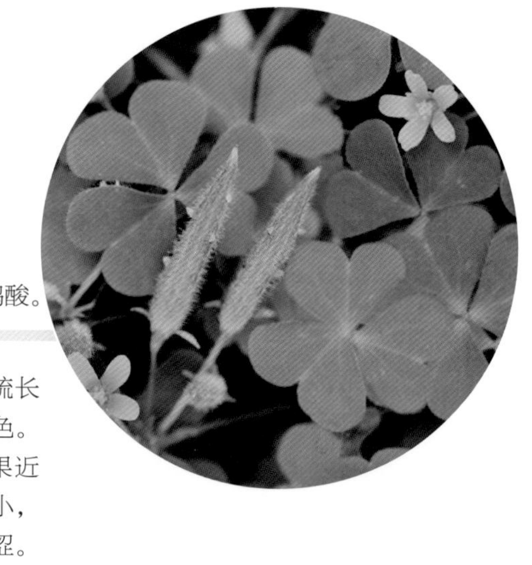

【别名】酸箕、酸浆草、酸味草、酸迷迷草、酸酸草、六叶莲、三梅草、老鸦酸。

【来源】为酢浆草科植物酢浆草 *Oxalis corniculata* L. 的全草。

【植物形态】多年生草本。根茎细长，茎细弱，常褐色，匍匐或斜生，多分枝，被柔毛。托叶明显；小叶 3 片，倒心形，长 4~10mm，先端凹，基部宽楔形，上面无毛，叶背疏生柔毛，脉上毛较密，边缘具贴伏缘毛；无柄。花单生或数朵组成腋生伞形花序；花梗与叶柄等长；花黄色，萼片长卵状披针形，先端钝；花瓣倒卵形，先端圆，基部微合生；雄蕊的花丝基部合生成筒；花柱 5。蒴果近圆柱形，略具 5 棱，有喙，熟时弹裂；种子深褐色，近卵形而扁，有纵槽纹。

【分布】广西全区均有分布。

【采集加工】全年均可采收，洗净，切段，晒干。

【药材性状】为段片状。茎、枝被疏长毛。叶纸质，皱缩或破碎，棕绿色。花黄色，萼片、花瓣均 5 枚。蒴果近圆柱形，有 5 条棱，被柔毛，种子小，扁卵形，褐色。具酸气，味咸而酸涩。

【品质评价】茎叶完整、叶片多、色青绿者为佳。

【化学成分】本品全草含抗坏血酸（ascorbic acid），去氢抗坏血酸（dehydroascorbic acid），丙酮酸（pyruvic acid），乙醛酸（glyoxalic acid），脱氧核糖核酸（deoxyribonucleic acid），牡荆素（vitexin），异牡荆素（*iso*-vitexin），牡荆素-2″-*O*-*β*-D-吡喃葡萄糖苷（vitexin-2″-*O*-*β*-D-glucopyranoside），2-庚烯醛（2-heptenal），2-戊基呋喃（2-pentyl furan），反式植醛（*trans*-phytol），并含中性类脂化合物（neutral lipid），糖脂（glycolipide），磷脂（phospholipide）以及脂肪酸（C10-C14），*α*-生育酚（*α*-tocopherol），*β*-生育酚（*β*-tocopherol）[1]。还含有柠檬酸（citric acid），苹果酸（malic acid），酒石酸（tartaric acid），草酸盐（oxalate）[2]。

【药理作用】

1. 抗菌 50% 酢浆草煎剂对金黄色葡萄球菌、福氏痢疾杆菌、伤寒杆菌、铜绿假单胞菌、大肠杆菌均有抑制作用[3]。

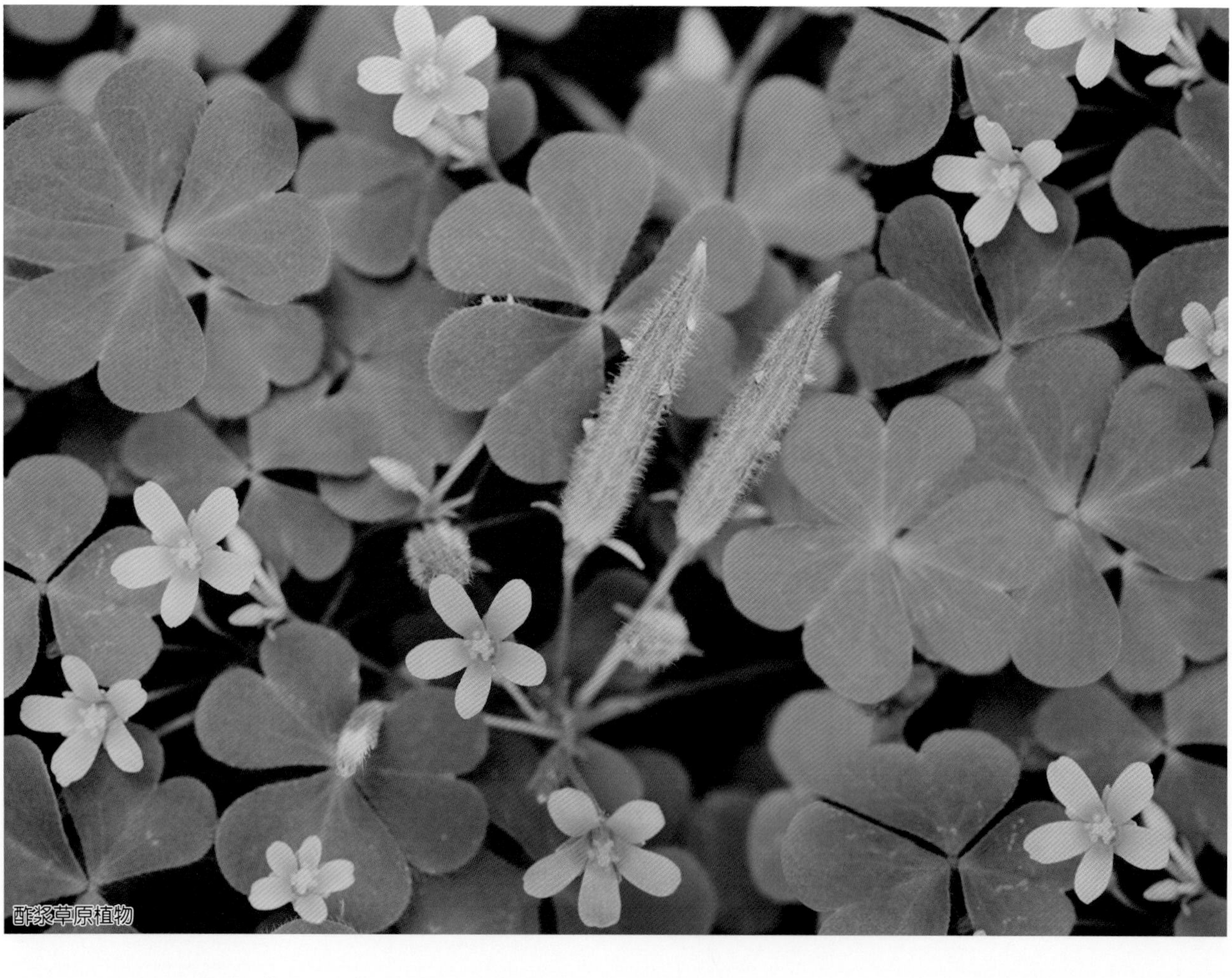

酢浆草原植物

2. 毒理　同属植物毛茛酢浆草 Uxalis cernua 能损伤家畜如牛的肾脏，使其血中非蛋白氮升高[4]。

【临床研究】

1. 慢性盆腔炎　用妇炎消胶囊（酢浆草、败酱草、天花粉、大黄、牡丹皮等）口服，每日3次，每次3粒，治疗1个疗程。结果：治疗108例，显效78例，有效21例，显效率72%，总有效率92%[5]。

2. 血栓性静脉炎　取芦荟和酢浆草按2∶1比例加少许冰片，捣烂敷于病变部位，并包扎，属湿热瘀滞型的采用凉敷法，气滞血瘀型的采用热敷法（即把药膏放在砂锅中加热后敷之）。每天换药1次，30天为1个疗程。结果：治疗86例，痊愈64例，好转17例，总有效率94.2%[6]。

【性味归经】味酸，性寒。归肝、肺、膀胱经。

【功效主治】清热利湿，凉血解毒，散瘀消肿。主治衄血，吐血，黄疸，湿热泄泻，淋证，痢疾，带下，尿血，月经不调，跌打损伤，咽喉肿痛，痈肿疔疮，丹毒，湿疹，疥癣，痔疮，麻疹，烫火伤，蛇虫咬伤。

【用法用量】内服：煎汤，9~15g，鲜品30~60g；或研末；或鲜品绞汁饮。外用适量，煎水洗、捣烂敷、捣汁涂或煎水漱口。

【使用注意】孕妇及体虚者慎服。

【经验方】

1. 跌打损伤，毒蛇咬伤，烧烫伤　用鲜酢浆草捣烂取汁服，渣外敷蛇伤或敷伤口周围。（《广西本草选编》）
2. 乳痈　酢浆草、马兰各30g。水煎服。药渣捣烂，敷患处。（《河南中草药手册》）
3. 咽喉肿痛　酢浆草鲜全草30~60g，食盐少许，共捣烂用纱布包好，含于口中；或煎汤漱口，并治口腔炎。（《闽东本草》）
4. 急性腹泻　酢浆草（鲜）60g，洗净，取冷开水半碗，擂汁，一次顿服。（《江西草药》）
5. 扁桃体炎，黄疸型肝炎　用鲜酢浆草2~4两，水煎服。（《广西本草选编》）
6. 咳嗽　酢浆草（蜜炙）9g，桑白皮（蜜炙）3g。水煎服。（《陕西中草药》）
7. 湿热发黄　酢浆草15g，土大黄15g。泡开水当茶喝。（贵州《常用民间草药手册》）
8. 肾炎水肿　酢浆草鲜草30g，洗净，阴干至半干，切碎，加水炖汁，分3次服，每日1剂，服至水肿消退。忌食盐120天。（《浙南本草新编》）
9. 小便赤涩疼痛　酢浆草，上一味，采嫩者，洗研绞取自然汁，每服半合，酒半盏和匀，空心服之，未通再服。（《圣济总录》）
10. 湿热尿血　酢浆草9g，苞谷须30g。煎水，当茶喝。（贵州《常用民间草药手册》）
11. 痢疾　酢浆草全草研末，每次15g，开水冲服。（《湖南药物志》）
12. 月经不调　酢浆草配对叶草、益母草、红牛膝、泽兰泡酒服。（《四川中药志》1962年）

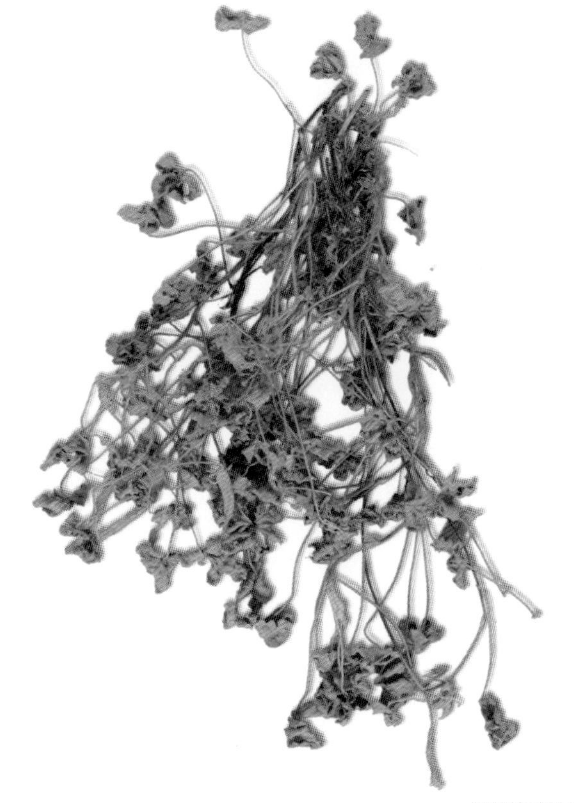
酢浆草药材

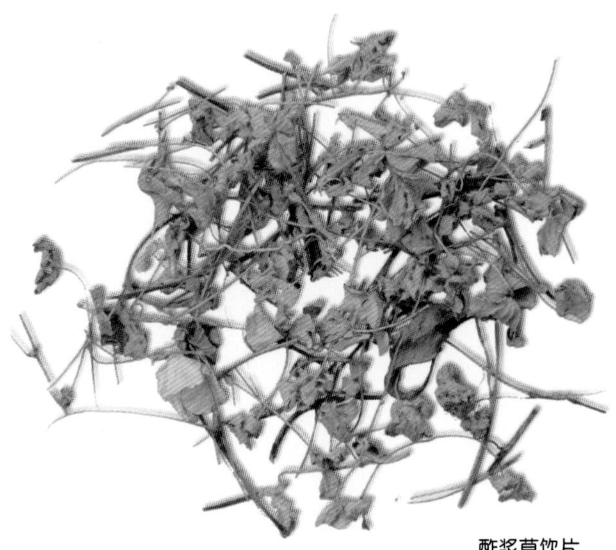
酢浆草饮片

【参考文献】

[1] 国家中医药管理局《中华本草》编委会．中华本草．上海：上海科学技术出版社，1999：3493.
[2] 谭萍，赵云婵．黔产酢浆草总黄酮含量的测定及提取方法研究．山西医药杂志，2006，35（5）：462.
[3] 南京药学院《中草药学》编写组．中草药学（中册）．南京：江苏人民出版社，1976：506.
[4] Giuseppe D. C A,1463,58:1841h.
[5] 俞菊红．妇炎消胶囊治疗慢性盆腔炎疗效观察．现代中西医结合杂志，2006，15（11）：1513.
[6] 陈培龙．芦荟酢浆草膏外敷治疗血栓性静脉炎86例．中医外治杂志，1998，7（1）：9.

紫芝

Zi zhi

Ganoderma
[英]Ganoderma Lucidum

【别名】黑芝、玄芝。

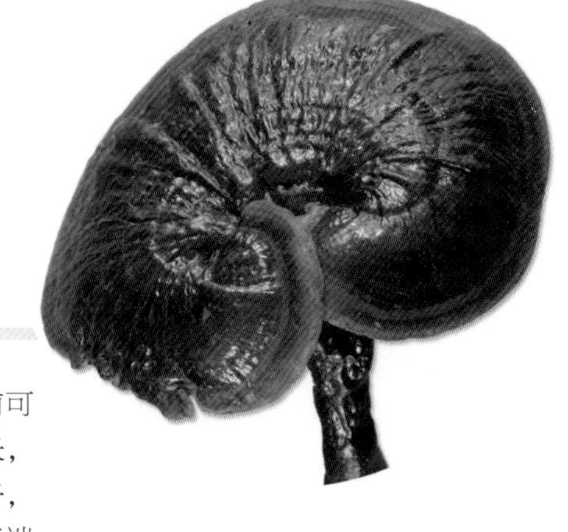

【来源】为多孔菌科真菌紫芝 *Ganoderma sinense* Zhao.Xu et Zhang 的子实体。

【植物形态】菌盖半圆形、肾形、不规则形、分枝状、质硬。表面紫黑，有光泽，具明显同心环沟，边缘钝圆，有时在菌盖边缘又生有小菌盖。断面黑褐色，菌盖下方有皮壳覆盖，有时脱落，可见菌管口。菌柄侧生，紫黑色有光泽。菌肉呈均匀的褐色、深褐色至栗褐色；孢子顶端脐突形，内壁突出的小刺明显，孢子较大。

【分布】广西主要分布于那坡、西林、隆林、靖西、天峨等地。

【采集加工】子实体开始释放孢子前可套袋收集孢子，待菌盖外缘不再生长，菌盖下面管孔开始向外喷射担孢子，表示已成熟，即可采收，从菌柄下端拧下整个子实体，晾干或低温烘干（温度不超过 55℃收藏，并要通风，防止霉变）。

【药材性状】菌盖呈紫黑色或褐黑色，有光泽；半圆形、肾形、不规则形，质坚硬；具明显同心环沟，边缘钝圆。菌肉与菌盖下面的菌管均为锈褐色。菌柄侧生，呈紫黑色或褐黑色。气微香，味苦、涩。

【品质评价】以菌肉质、锈褐色、有光泽者为佳。

【化学成分】紫芝的子实体中含水溶性葡聚糖（glucan）G-A[1] 等。还含有麦角甾 -7,22- 二烯 -3*β*- 醇（ergosta-7,22-dien-3-ol），麦角甾醇（ergosterol），6,9- 环氧麦角甾 -7,22- 二烯 -3*β*- 醇（6,9-epoxyergosta-7,22-dien-3*β*-ol），过氧麦角甾醇（peroxyergosterol），麦角甾 -7,22- 二烯 -3- 酮（ergosta-7,22-dien-3-one），*β*- 谷甾醇（*β*-sitosterol），*α*- 羟基 - 二十四烷酸（*α*-hydroxytetracosanoic acid），cyclo(D-Pro-D-Val)[1]。

挥发油中含有十五碳酸（pentadecanoic acid），十六碳酸（palmitic acid），十八碳烯酸（octadecenoic acid），亚油酸（linoleic acid），2,6- 二叔丁基对甲酚（2,6-ditertbutyl-*p*-cresol），1- 环己烯 -1- 醇乙酸酯（1-cyclohexen-1-acetate），6- 乙基 -3- 羟基 -3,7- 二甲基 - 正辛酸甲酯（6-ethyl-3-hydroxy-3,7-dimethyl-methyloctanoate）等成分[2]。

此外，紫芝中还含海藻糖(trehalose)，氯化钾（potassium chloride），顺蓖麻酸（ricinoleic acid），延胡索酸（fumaric acid）等有机酸，葡萄糖胺(glucosamine)，甜菜碱（betaine），*γ*- 三甲铵基丁内盐（*γ*-butyrobetaine）等生物碱，树脂（resin）及天冬氨酸（aspartic acid）、苏氨酸（threonine）、丝氨酸（serine）、谷氨酸（glutamic acid）、甘氨酸（glycine）、丙氨酸（alanine）、胱氨酸（cystine）、缬氨酸（valine）、蛋氨酸（methionine）、亮氨酸（leucine）、异亮氨酸(*iso*-leucine)、酪氨酸(tyrosin)、组氨酸（histidine）、色氨酸（tryptophan）等游离氨基酸和水解氨基酸[3]。

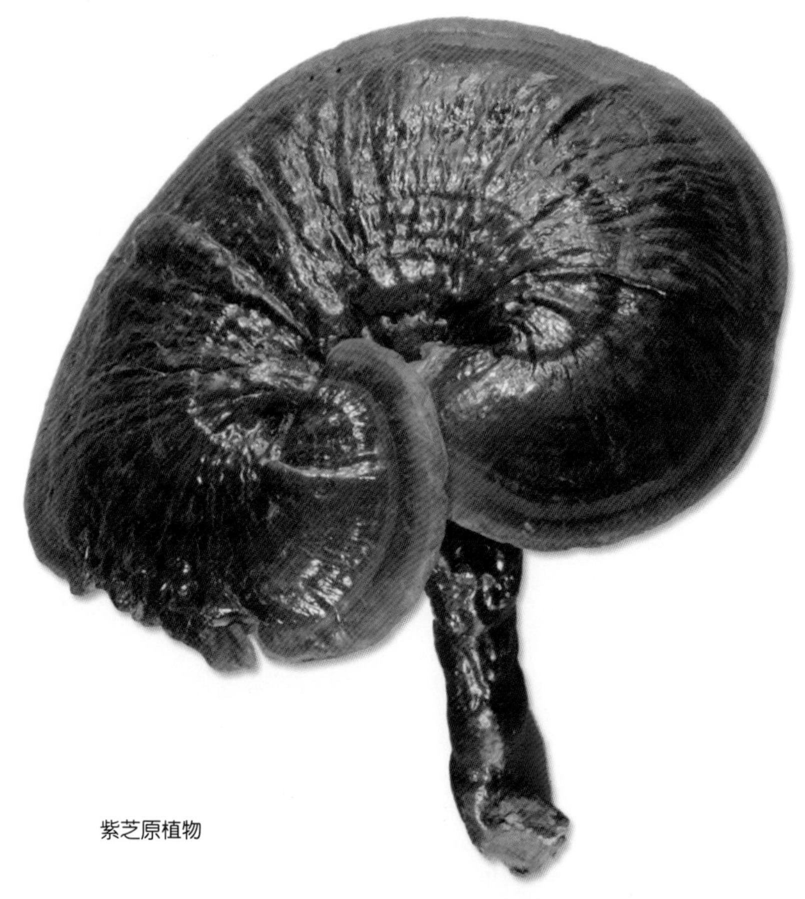

紫芝原植物

【药理作用】

1. 抗血小板聚集及抗血栓　紫芝注射液体外对二磷酸腺苷（ADP）和胶原诱导的人血小板聚集有抑制作用，健康人每日服紫芝 0.2g 共 1 周，对 ADP 诱导的血小板聚集也有抑制[4]。心肌梗死或脑梗死病人服紫芝 2 周，体内外试验均能抑制 ADP 诱导的血小板聚集，服药后对体外血栓形成也有抑制作用[5]。赤芝水提取物在体外对凝血酶诱发的牛血小板聚集有抑制作用，其有效成分为腺苷[6]。大鼠灌服赤芝浸膏对实验血小板血栓形成和纤维蛋白血栓形成均有抑制作用，并能提高人体老化的红细胞变形能力而对大鼠凝血酶原时间及白陶土部分凝血活酶均无影响[7]。

2. 调节免疫　紫芝提取物在肿瘤治疗中，首先凸现的是免疫功能的改善，病人服药前后的淋巴细胞（CD3、CD4、CD4/CD8）及自然杀伤细胞值检测有差异，而且与服药时间呈正相关。作为紫芝提取物中主要成分的多糖 β（1→3）葡聚糖，对免疫细胞具有广泛的作用，包括促进白介素 -2 产生，增强 T 淋巴细胞 DNA 多聚酶的活性，促进淋巴细胞 DNA 合成，促进 T 淋巴细胞增殖等[8]。

3. 抗肿瘤　紫芝能同时剂量依赖性地抑制 DNA 拓扑异构酶Ⅰ和Ⅱ的活性，促进 DNA 断裂。而直接抑制 DNA 拓扑异构酶Ⅰ和Ⅱ的活性，促进 DNA 断裂的物质之一就是三萜酸（Gac-D）。紫芝提取物作为拓扑异构酶抑制剂，可能一方面通过稳定可切割复合物，造成 DNA 异常重组，从而激发细胞内一系列可导致细胞死亡的生化过程，另一方面干扰基因的转录，从而影响基因的表达。紫芝提取物既有抑制细胞分裂 -M 期作用，又有破坏 DNA 合成 -S 期作用，具备广谱抗肿瘤药物的特点[9]。

【临床研究】

1. 白细胞减少症　以紫芝多糖（每日 0.9~1.8g，口服，5 周为 1 个疗程）对 18 例不明原因白细胞减少症和 9 例苯中毒病人进行了治疗，每周计数白细胞及其分类和血小板。疗程结束后每 10 天重复上述检查 1 次，共检查 3 次，其中 5 例随访 3 个月。结果：18 例不明原因白细胞减少症升白细胞总有效率为 88.9%，8 例苯中毒者升血小板总有效率为 100%[10]。

2. 毒蘑菇中毒　应用紫芝口服液［30g（生药）/100ml，每天口服 3 次，每次 50ml，昏迷者用鼻饲给药］以中西医结合进行救治白毒伞中毒 11 例、角鳞白伞中毒 5 例、斑豹毒菌中毒 9 例。结果：对白毒伞中毒所致的中枢神经系统损害和急性肾衰竭的救治有显著效果，治愈率为 90.9%，角鳞白伞、斑豹毒菌中毒则全部治愈。平均治愈时间分别为 11.7、5.5、3.6 天[11]。

【性味归经】味甘，性平。归心、肾经。

【功效主治】益精气，安心神，坚筋骨，利关节。主治头晕，失眠，虚劳，神经衰弱。

【用法用量】内服：煎汤，10~15g；研末，2~6g；或浸酒。

【使用注意】实证慎服。

【经验方】

虚劳短气，胸胁苦满，唇口干燥，手足逆冷，或有烦躁，目视䀮䀮，腹内时痛，不思饮食　紫芝一两半，山芋、天雄（炮裂，去皮）、柏子仁（炒香，别研）、枳实（去瓤，麸炒黄）、巴戟天（去心）、白茯苓（去黑皮）各一分半，人参、生干地黄（洗，焙）、麦门冬（去心，焙）、五味子（去茎叶，炒）、半夏（汤洗去滑，炒）、牡丹皮、附子（炮裂去脐皮）各三分，蓼实、远志（去心）各一分，泽泻、瓜子仁（炒香）各半两。上十八味，捣罗为末，炼蜜和丸，如梧桐子大。每服十五丸，温酒下，空心日午、夜卧各一服，渐至三十丸。（《圣济总录》紫芝丸）

【参考文献】

[1] 刘超，王洪庆，李保明，等 . 紫芝的化学成分研究 . 中国中药杂志，2007，32（3）：235.

[2] 陈体强，吴锦忠，朱金荣 . 紫芝超细粉挥发油成分 GC-MS 分析 . 菌物学报，2007，26（2）：279.

[3] 国家中医药管理局《中华本草》编委会 . 中华本草 . 上海：上海科学技术出版社，1999：214.

[4] 陶军 . 中西医结合杂志，1991，11（1）：42.

[5] 陶军 . 同济医科大学学报，1991，20（3）：186.

[6] Shimiza A.Chem Pharm Bull,1985,33（7）:3012.

[7] 王钰英 . 中成药，1992，（3）：28.

[8] 高阳 . 紫芝糖蛋白化学结构及抗肿瘤活性的研究 . 吉林大学硕士学位论文，2005.

[9] 武大圣，何裕民，边沁 . 紫芝提取物抗肿瘤机制及靶点 . 中国基层医药，2003，10（1）：82.

[10] 毛洪鹤 . 紫芝多糖治疗 27 例白细胞减少症疗效观察 . 工业卫生与职业病，1988，14（4）：251.

[11] 何介元 . 三种毒蘑菇中毒的临床表现与紫芝的救治效果 . 华南预防医学，1984，（1）：102.

紫苏 Zi su

Perillae Argutae Herba
[英]Cultivated Purple Perilla Herb

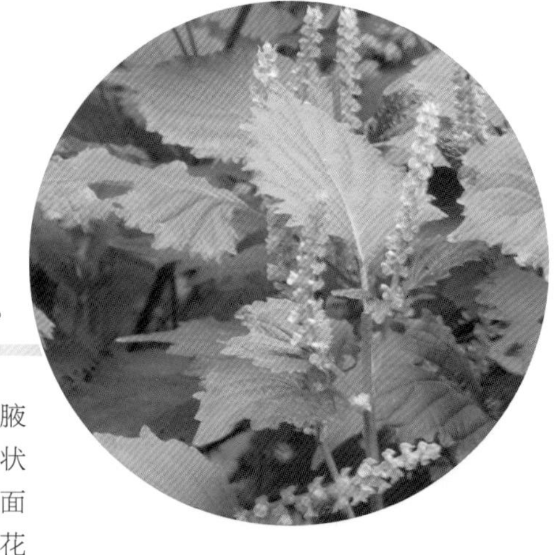

【别名】野生紫苏、尖紫苏、青叶紫苏、苏麻、白丝草、红香师草、野猪疏。

【来源】为唇形科植物紫苏 *Perilla frutescens*(L.)Britt. var. *acuta*(Thunb.)Kudo. 的全草。

【植物形态】一年生草本。具有特殊芳香。茎直立，多分枝，紫色、绿紫色或绿色，钝四棱形，被短柔毛。叶对生；紫红色或绿色，被长节毛；叶较小，卵形，长 4.5~7.5m，宽 2.8~5cm，先端渐尖或突尖，有时呈短尾状，基部圆形或阔楔形，边缘具粗锯齿，有时锯齿较深或浅裂，两面紫色或仅下面紫色，两面被疏柔毛，沿叶脉处较密，叶下面有细油腺点；侧脉 7~8 对，位于下部者稍靠近，斜上升。轮伞花序，由 2 花组成偏向一侧成假总状花序，顶生和腋生。花序密被长柔毛；苞片卵形，卵状三角形或披针形，全缘，具缘毛，外面有腺点，边缘膜质；花梗密被柔毛；花萼钟状，外面下部密被长柔毛和有黄色腺点，顶端 5 齿，2 唇，上唇宽大，有 3 齿，下唇有 2 齿，结果时增大，基部呈囊状；花冠唇形，白色或紫红色，花冠筒内有毛环，外面被柔毛，上唇微凹，下唇 3 裂，裂片近圆形，中裂片较大；雄蕊 4，二强，着生于花冠筒内中部，几不伸出花冠外，花药 2 室；花盘在前边膨大；雌蕊 1，子房 4 裂，花柱基底着生，柱头 2 裂。小坚果较小，土黄色，有网纹，果萼小，下面被疏柔毛。

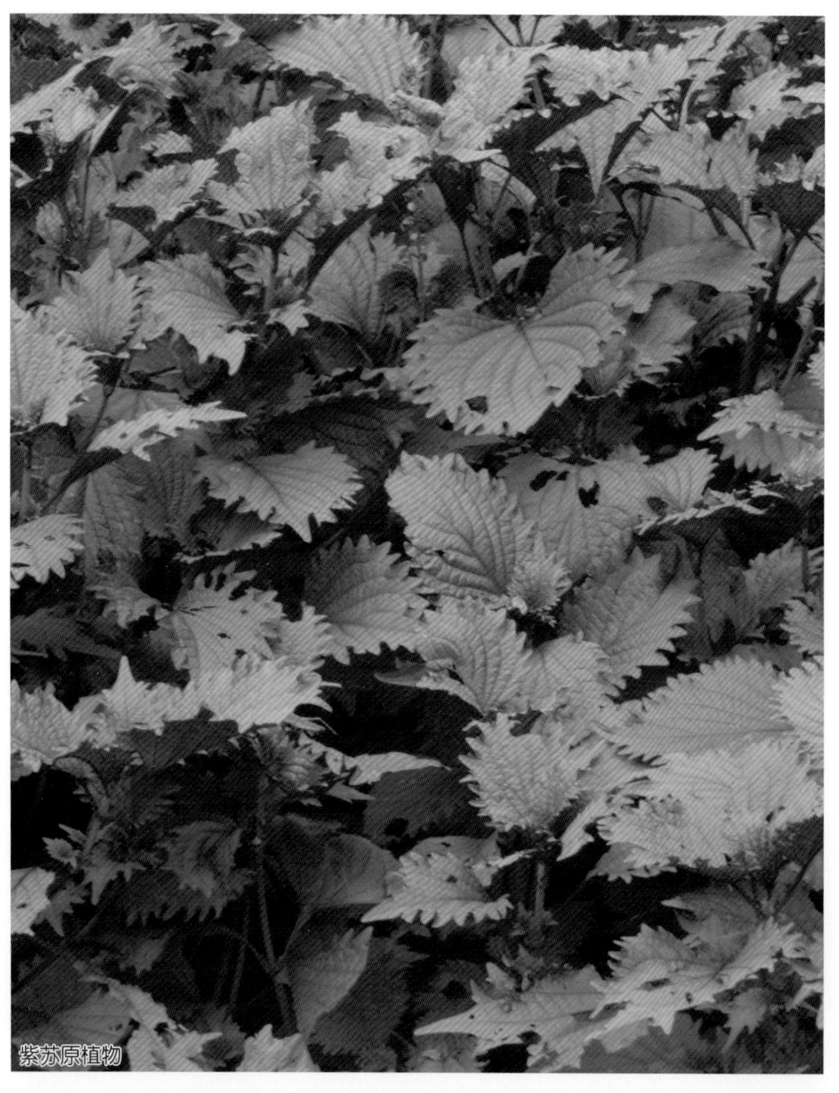
紫苏原植物

【分布】广西全区均有栽培。

【采集加工】夏、秋季割取地上部分，晒干。

【药材性状】叶片多皱缩卷曲、破碎，完整叶片展平后呈卵形，长 4~7cm.，宽 2.5~5cm。先端长尖或急尖，基部圆形或宽楔形，边缘具圆锯齿。叶两面绿色、暗绿色或带紫色，边缘具圆锯齿。叶柄 2~5cm，紫色或紫绿色。质脆。带嫩枝者，枝的直径 2~5mm，紫绿色，断面中部有髓。气清香，味微辛。

【品质评价】以叶完整、色紫、香气浓者为佳。

【化学成分】本品叶含挥发油，其成分主要有樟烯（camphene），榄香脂素（elemicin），2,4- 二硝基苯腙（2,4-dinitrophenylhydrazone），异戊基 -3- 呋喃甲酮（*iso*-amyl-3-furylketone）即紫苏酮，左旋紫苏醛（L-perillaldehyde），左旋芳樟酸，右旋柠檬烯（D-limonene），二氯紫苏醇（dihydroperillalcohol），*α*- 蒎烯（*α*-pinene），*β*- 蒎烯（*β*-pinene），薄荷酮（menthone），薄荷醇（menthol），丁香油酚（eugenol），莳萝油脑（dillapiol），*β*- 丁香烯，香薷酮（elsholtziaketone），异白苏烯酮，紫苏酮（perilla ketone），白苏酮（naginataketone），对 - 聚伞花素（*p*-cymene），肉豆蔻醚（myristicin），苯甲醛（benzaldehyde），1-（3- 呋喃基）-3- 甲氧酸基 -4- 甲基 -1- 戊酮 [1-（3-furyl）-3-methoxy-4- methyl-1-pentanone] 等 [1]。

此外，本品还含高山黄芩苷（scutellarin），新西兰牡荆苷Ⅱ（vicenin-2），5,3′,4,- 三羟基黄酮 -7-（2-*O*-*β*-D- 葡萄糖醛酸基）-*β*-D- 葡萄糖醛酸苷 [7-（2-*O*-*β*-D-glucuronyl）-*β*-D-glucuronyloxy）-5,3′,4，-trihydroxyflavane]，（*R*）- 苯乙腈 -2-（2-*O*-*β*-D- 吡喃葡萄糖基 -*β*-D-

吡喃葡萄糖苷）[（*R*）-2-（-2-*O*-*β*-D-glucopyranosyl-*β*-D-glucopyranosyloxy）- phenylacetonitrile]，野樱苷（prunasin），即（*R*）- 苯乙腈 -2-*O*-*β*-D- 吡喃葡萄糖苷 [（*R*）-2-*O*-*β*-D-glucopyranosyloxy-phenylacetonitrile]，迷迭香酸（rosmarinic acid），咖啡酸（caffeic acid），（*Z,E*）-2-（3,4- 二羟基苯基）- 乙烯咖啡酸酯 [（*Z,E*）-2-（3,4-dihydroxyphenyl）-ethenylcaffeate]，（*Z,E*）-2-（3,5- 二羟基苯基）- 乙烯咖啡酸酯 [（*Z,E*）-2-（3,5-dihydroxyphenyl）-ethenylcaffeate]，*β*-谷甾醇（*β*-sitosterol），豆甾醇（stigmasterol），菜油甾醇（campesterol）及锌、铁、铜、铬、锰、钴、锡、钙等多种无机元素 [1]。

【药理作用】

1. 镇静　野紫苏叶水提取物 4g/kg 或紫苏醛 100mg/kg 灌胃，能延长环己巴比妥的睡眠时间，水提取物 4g/kg，连续灌胃 6 天，能减少大鼠的运动量 [2]。野紫苏叶的甲醇提取物 2g（生药）/kg 灌胃，也能延长环己巴比妥的催眠时间，其有效成分为紫苏醛与豆甾醇的组合物 [3,4]。野紫苏甲醇提取物延长环己巴比妥催眠作用的有效成分为莳罗油脑和肉豆蔻醚，前者的半数有效量（ED_{50}）为 1.57mg/kg[5]。

2. 解热　野紫苏叶煎剂或浸剂 2g（生药）/kg 灌胃，对伤寒混合菌苗所致家兔发热有微弱的解热作用 [6]。朝鲜产紫苏叶的浸液对发热的家兔也有较弱的解热作用 [7]。

3. 对兴奋性膜抑制作用　2% 野紫苏叶水提取物或 0.2% 紫苏醛对刺激蛙坐骨神经诱发的动作电位有抑制作用，2% 水提取物或 0.1% 紫苏醛可使蜗牛食管下神经节兴奋性细胞的自发性动作电位消失，水提取物 400mg/kg 或紫苏醛 50mg/kg 静脉注射，对刺激猫上喉头神经引起的喉头神经反射有抑制作用 [2]。

4. 对胃肠道作用　紫苏能促进消化液分泌，增强胃肠蠕动 [8]。紫苏酮能促进小鼠小肠蠕动，其灌胃的 ED_{50} 为 11mg/kg，为半数致死量（LD_{50}）的 1/7。紫苏酮 15mg/kg 促进炭末排出的效力强于蓖麻油 60mg/kg 或硫酸镁 100mg/kg，紫苏酮浓度为 1.0×10^{-6}g/ml、1.0×10^{-5}g/ml 和 1.0×10^{-4}g/ml 时，对小鼠离体空肠纵行肌有剂量依存性松弛作用，而对离体环状肌则增强其自主性运动，在浓度为 1.0×10^{-5}g/ml 时能对抗阿托品引起的松弛作用，表明紫苏酮可能兴奋小肠环状肌而促进肠内容物通过小肠 [9]。

5. 止咳祛痰平喘　紫苏能减少支气管分泌物，缓解支气管痉挛 [8]。紫苏成分丁香烯对离体豚鼠气管有松弛作用，对丙烯醛或枸橼酸所致咳嗽有镇咳作用及祛痰作用 [10]。

6. 止血　野紫苏注射液 2g（生药）/ml，对动物局部创面有收敛止血作用，并能缩短凝血时间和凝血酶原时间，其有效成分可能是缩合鞣质类 [11]。紫苏注射液每天 1~2ml/kg 肌内注射，连续 3 天，能缩短家兔凝血时间；15ml/kg 皮下注射，能缩短小鼠出血时间；2ml/kg 静脉注射，能缩小大鼠微动、静脉口径，并能收缩微动脉分枝处的毛细血管前括约肌，使毛细血管血流减慢，甚至停止，局部用药也有收缩微血管作用 [12,13]。此外，紫苏叶对血小板聚集尚有较弱的促聚作用，对血小板血栓形成有促进作用 [14]。

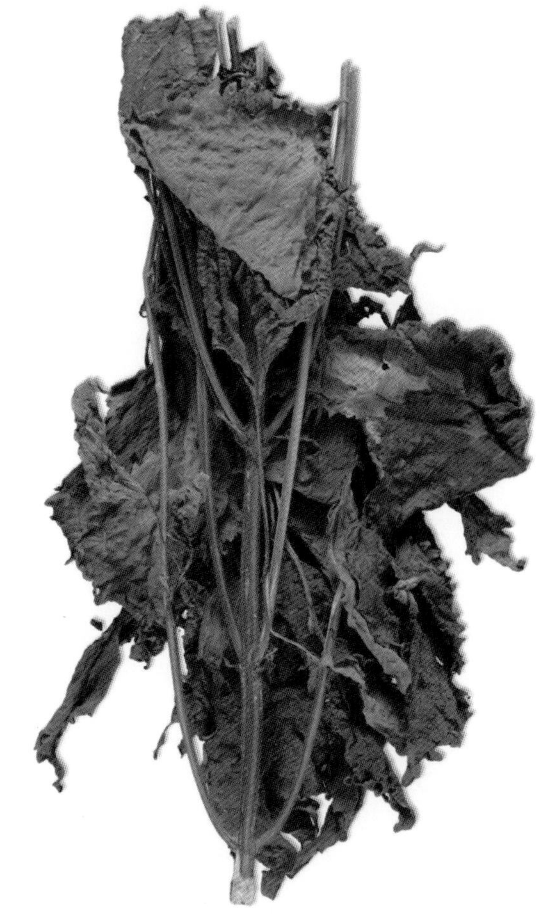

紫苏药材

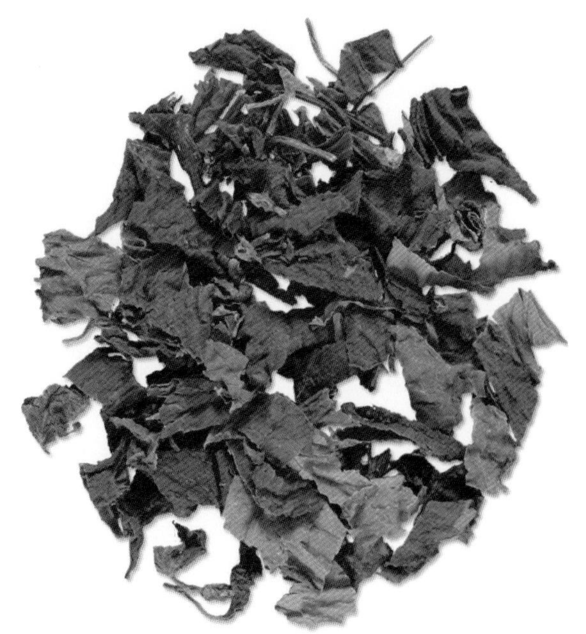

紫苏饮片

7. 抗凝血　紫苏水提液 40mg（生药）/ml、80mg（生药）/ml、120mg（生药）/ml、160mg（生药）/ml 和 200mg（生药）/ml，在体外对大鼠和家兔血液，均能剂量相关地延长凝血时间，体内或体外实验，紫苏均能抑制二磷酸腺苷或胶原诱导的血小板聚集。体外实验，紫苏使血浆中血栓烷 B_2 浓度降低，表明紫苏可能通过抑制血小板合成和释放血栓烷 A_2，从而抑制血小板聚集，并通过抑制血小板活化，减少凝血因子的释放而延长凝血时间，降低血细胞比容和全血黏度 [15,16]。

8. 升高血糖　紫苏油 0.35ml/kg 灌胃，可使家兔血糖升高，紫苏油中的主要成分紫苏醛衍生肟，其升血糖作用增强 [17]。

9. 对免疫功能影响　紫苏叶的乙醚提取物能增强脾淋巴细胞免疫功能，相反，乙醇提取物和紫苏醛有免疫抑制作用 [18]。紫苏叶的热水提取物 25mg/ml 对化合物 48/80 诱导的大鼠肥大细胞组胺释放有抑制作用，其抑制率为 31%~60%[19]。由紫苏叶中提取的白色无定形粉末和磷糖蛋白类具有干扰素诱导作用 [20,21]，由紫苏叶制取的干扰素诱导剂，在家兔及家兔的脾、骨骼和淋巴结细胞悬液的实验中均证实其干扰素诱导活性 [22]。鲜野紫苏叶汁给小鼠灌胃，能抑制壁胞酰二肽和细菌试剂 OK-432 诱导产生大量肿瘤坏死因子的作用 [23]。

10. 抗诱变　紫苏叶甲醇提取物对黄曲霉素 B_1（AFB_1），3-氨基-1-甲基-5H-吡啶（4,3-b）-吲哚（TrP-p-2）和苯并芘［B（a）P］对伤寒沙门菌 TA98 和 TA100 的诱变性有对抗作用，其中的己烷和丁醇组分有抗 AFB_1 和 B（a）P 的诱变作用，植物醇能抗 Trp-P-2 的诱变性，但不对抗 AFB_1 的诱变作用，11,14,17-二十碳三烯酸甲酯有抗 AFB_1 及 TrP-p-2 两者诱变性的作用 [24,25]。

11. 抗微生物　紫苏叶蒸馏物有广谱抗菌作用，主要有效成分为紫苏醛。紫苏醛与水蓼二醛在抗真菌及抗革兰阳性和阴性细菌方面有协同作用 [26]。野紫苏在体外对金黄色葡萄球菌、乙型链球菌、白喉杆菌、炭疽杆菌、伤寒杆菌、铜绿假单胞菌、变形杆菌、肺炎杆菌、枯草杆菌及蜡样芽胞杆菌等有抗菌作用 [27,28]。野紫苏对皮肤癣菌也有抑制作用，所含紫苏醛和柠檬醛对红色发癣菌、须发癣菌、硫黄样断发癣菌、石膏样小孢子菌、犬小孢子菌及絮状表皮癣菌等有抗真菌作用。紫苏叶油对自然污染的黑曲霉菌、青霉菌、酵母菌也有抑制作用 [29,30]。紫苏煎剂（1 ∶ 20）在体外对孤儿病毒有抑制作用 [31]。

12. 调脂保肝　紫苏子能降低高脂血症大鼠总胆固醇（TC）、甘油三酯（TG）含量，但对高密度脂蛋白的水平无影响，对四氯化碳所致化学性肝损伤有辅助保护作用 [32,33]。富含 α-亚麻酸的紫苏油能降低高脂大鼠的 TG 和 TC 浓度，可预防大鼠脂代谢紊乱，改变大鼠脑和肝脏中的脂肪酸含量，用于调节血脂 [34~36]。

13. 抗氧化　炒紫苏子的水提物能清除超氧阴离子、负氧离子和降低丙二醛（MDA）水平，且作用优于维生素 C 等阳性对照物; 213mg/kg 能降低 MDA、单胺氧化酶（MAO）水平，提高超氧化物歧化酶（SOD）活性; 106mg/kg 只能降低 MDA、MAO 水平；炒紫苏子醇提物能降低小鼠 MDA 水平，提高 SOD 活性；134mg/kg 时还能降低 MAO 水平 [37,38]。紫苏煎剂可提高烟熏所致慢支模型大鼠的 SOD 活力，降低 MDA 含量，紫苏提取物体外给药对温育时小鼠肝匀浆脂质过氧化物生成有抑制作用，紫苏提取物的抗氧化性优于维生素 C[39]。紫苏油可在一定程度上拮抗 D-半乳糖腹腔注射对小鼠的损伤，随着紫苏油剂量的提高，MDA 含量先降后升，谷胱甘肽含量先升后降 [40]。

14. 抑制腺苷酸环化酶等作用　紫苏对腺苷酸环化酶有轻度抑制作用 [41]。野紫苏叶中提取的咖啡酸醋酯（Ⅰ）和（*Z,E*）-2-（3,5-二羟基苯基）-乙烯咖啡酸酯（Ⅰ）和（*Z,E*）-2-（3,5-羟基苯基）-乙烯咖啡酸酯（Ⅱ）有很强的黄嘌呤氧化酶抑制作用，Ⅰ的强度与别嘌呤醇相当 [42]。紫苏叶对放射线皮肤损害有保护作用 [43]。紫苏叶提取物有抗氧化作用 [25,44]。紫苏成分迷迭香酸有抗炎作用 [45]。

15. 毒理　紫苏成分 3-取代呋喃类化合物紫苏酮、白苏烯酮、异白苏烯酮和紫苏烯均能致动物广泛肺水肿和大量腹腔渗出物产生，与霉烂甘薯的有毒成分甘薯苦醇中毒的症状极为相似。前 3 种成分小鼠腹腔注射的 LD_{50} 均小于 10mg/kg，并可使动物在 24h 内死亡。给雌山羊静脉注射紫苏酮 100mg/kg，给安格斯小母牛静脉注射 30mg/kg 均可致死，而灌胃 40mg/kg 动物仍可存活 [46,47]。紫苏酮小鼠腹腔注射的 LD_{50} 为 13.6mg/kg，灌胃为 78.9mg/kg[9]。紫苏醇也有毒性、刺激性和致敏作用。丁香油酚大鼠灌胃的 LD_{50} 为1.95mg/kg，可致后肢及下腭瘫痪，并因循环衰竭而死亡 [10]。

【临床研究】

1. 出血性疾病　①紫苏叶治疗宫颈息肉摘除、宫颈糜烂所致出血，观察 76 例，用药 10min 以内止血 50 例，0.5h 内全部能止血，无 1 例失败。②紫苏注射液肌内注射治疗月经过多或功能性子宫出血，治疗 4 例，均于注射后 3~4h 内出血量减少，第 3 日起停止出血。③紫苏液纱布塞入鼻孔，或紫苏注射液滴鼻，治疗 26 例鼻出血病人，均于用药后 10~20min 内停止出血，无 1 例失败。④紫苏止血粉还可用于拔牙后出血、刀伤出血及骨科手术或截肢后骨断面渗血等症 [48]。

2. 花粉症　用紫苏的提取物制剂治疗，给药 3 个月。结果：治疗 61 例，60% 的病人喷嚏及擤鼻次数、鼻塞等改善。这虽不是从根本上改善花粉症，但抑制炎症的可能性大 [49]。

3. 带状疱疹　两组在相同常规治疗的情况下（口服 B 族维生素、龙胆泻肝丸，对疼痛剧烈者酌用糖皮质激素），治疗组用新鲜紫苏叶捣烂，取汁外搽患处。对照组用阿昔洛韦软膏（浓度为 3%）外搽患处。两组药用法均为 1 天 6 次，隔 2h 用 1 次。一般治疗 1 周左右。结果：治疗组 28 例，总有效率为 92.8%；对照组 26 例，总有效率为 88.5%，两组疗效比较，治疗组明显优于对照组（$P<0.05$）[50]。

【性味归经】味辛，性温。归肺、脾、胃经。

【功效主治】散寒解表，宣肺化痰，行气宽中，安胎，解鱼蟹毒。主治风寒感冒，咳嗽痰多，脾胃气滞，胸闷呕吐，腹痛吐泻，胎气不和，妊娠恶阻，食鱼蟹中毒。

【用法用量】内服：煎汤，3~10g。外用适量，捣散、研末撒患处或煎汤洗。

【使用注意】阴虚、气虚及温病者慎服。

【经验方】

1.乳痈肿痛　紫苏煎汤频服，并捣封之。(《海上名方》)

2.恶疮，疥癣　以大苏叶研细，置敷。(《普济方》)

3.金疮出血　嫩紫苏、桑叶，同捣贴之。(《永类钤方》)

4.阴囊生疮溃烂，皮脆子欲坠者（脆囊症，乃湿热也）紫苏叶为末，湿则掺之，干则清油调搽。(《片玉心书》)

5.阴囊湿疹　鲜紫苏茎叶或干紫苏。鲜紫苏每次250g，干紫苏每次50g左右，加水500ml，煎沸后10min（干紫苏煎12min左右），倒在干净的洗盆里，凉到40℃左右，用干净纱布浸湿后轻轻拍打患处，轻者每日1次，重者每日早晚各1次。洗后局部皮肤擦干，保持清洁干燥，并卧床休息0.5~1h，仰卧屈膝两腿分开，保证充分睡眠，禁手抓、热水烫。治疗19例，全部病人经3~5日治疗症状消失。[实用中医药杂志，2002，(4)：23]

6.伤风发热　苏叶、防风、川芎各一钱五分，陈皮一钱，甘草六分。加生姜三片。水煎服。(《不知医必要》苏叶汤)

7.卒得寒冷上气　干苏叶三两，陈橘皮四两，酒四升煮取一升半，分为再服。(《肘后方》)

8.咳嗽、痰涎、润肺　紫苏、贝母、款冬花、汉防己各一分。上四味研为细末，每服一钱，水一茶碗，煎至七分，温服之。(《博济方》紫苏饮)

9.咳逆短气　紫苏茎叶（锉）一两，人参半两。上二味，粗捣筛，每服三钱匕，水一盏。煎至七分，去滓，温服，日再。(《圣济总录》紫苏汤)

10.胸闷不舒，呃逆呕吐，胎动不安　紫苏茎15~25g，水煎服。(《广西本草选编》)

11.噎膈病吐逆，饮食不进　紫苏叶二两，白蜜、姜汁各五分，和匀，微火煎沸。每服半匙，空心细呷。(《寿世青编》苏蜜煎)

12.吐乳　紫苏、甘草、滑石等份，水煎服。(《慎斋遗书》)

13.胎气不和，凑上心腹，胀满疼痛，谓之子悬　大腹皮、川芎、白芍、陈皮（去白）、紫苏叶、当归（去芦，酒浸）各一两，人参、甘草（炙）各半两。上细切，每服四钱，水一盏半，生姜五片，葱白七寸，煎至七分，空心温服。(《济生方》紫苏饮)

14.水气虚肿，小便赤涩　陈皮（去白）一两，防己、木通、紫苏叶各五钱。上为末，每服二钱，姜三片。水煎，食前服。(《赤水玄珠》香苏散)

15.脚气上气，不问冷热一切气　紫苏叶一两半（锉）、白茯苓（去黑皮）一两、陈橘皮（汤浸去白，焙）半两。上为散，每服三钱，水一盏，入生姜半分拍破，同煎至七分，去滓，空腹温服，日晚再服。(《普济方》紫苏汤)

【参考文献】

[1] 国家中医药管理局《中华本草》编委会．中华本草．上海：上海科学技术出版社，1999：6134.

[2] 菅谷爱子．药学杂志（日），1981，101（7）：642.

[3] Honda G.Chem Pharm Bull,1986,34（4）:1672.

[4] 杨炼．紫苏中镇痛素的分离．中医药信息，1988，（1）：42.

[5] Honda G.Chem Pharm Bull,1988,36（8）:3153.

[6] 孙世锡．中华医学杂志，1956，（10）：964.

[7] 近藤东一郎．日本药物学杂志（日），1928，7（2）：296.

[8]《全国中草药汇编》编写组．全国中草药汇编（上册）．北京：人民卫生出版社，1976：835.

[9] Koezuka Y.Plants Med,1985,（6）:480.

[10] 柯铭清．中草药有效成分理化与药理特性（修订本）．长沙：湖南科学技术出版社，1982：74．

[11] 吴炼中．中国药学杂志，1989，24（11）：679.

[12] 赵子文，曹毅，王德俊，等．紫苏的药理研究Ⅰ——紫苏注射液对动物出、凝血时间影响的进一步实验研究．中药药理与临床，1985，1（1）：132.

[13] 曹毅，赵子文，杨影，等．紫苏治疗宫颈出血108例疗效分析．中医杂志，1988，（8）：49.

[14] 陈洪涛，许小琴．紫苏止血原理的研究．中兽医医药杂志，1986，(5)：8.

[15] 方尔笠，曹毅，张晓蓓，等．紫苏对血小板聚集功能的影响．中药药理与临床，1990，6（6）：32.

[16] 曹毅．紫苏抗凝血作用的实验研究．实用中西医结合杂，1991，4(3)：148.

[17] 中国医学科学研究院药物研究所．中药志（Ⅳ）．第2版．北京：人民卫生出版社，1988：665.

[18] Sasaki M.C A,1991,114:201497p.

[19] 平井裕子．生药学杂志（日），1983，37（47）：374.

[20] Kojima Y.C A,1980,93:146618z.

[21] Kitasato Institute.C A,1982,97:188264u.

[22] Kojima Y.C A,1984,100:56829c.

[23] Yamazaki M.C A,1992,116:172927n.

[24] Lee KI.C A,1993,118:182871v.

[25] Lee KI.C A,1994,120:29682f.

[26] Kang R. C A,1992,117:208776z.

[27] 零陵地区卫生防疫站．湖南医药杂志，1974，（5）：49.

[28] Chen C P. 生药学杂志（日），1987，41（3）：215.

[29] 本多义昭．生药学杂志（日），1984，38（11）：127.

[30] 张子扬，苏崇贤．紫苏叶、桂皮油与常用防腐剂抑菌力的比较．中国中药杂志，1990，15（2）：31.

[31] 中医研究院中药研究所病毒组．中草药对呼吸道病毒致细胞病变作用的影响（续报）．新医药学杂志，1973，（12）：38.

[32] 王雨，刘佳，高敏，等．紫苏子对高脂血症大鼠血脂水平的影响．贵阳医学院学报，2006，31（4）：336.

[33] 王雨，刘佳，高敏，等．紫苏子对化学性肝损伤的实验研究．贵州医药，2006，30（09）：836.

[34] 丁晶晶，徐婧，霍天瑶，等．紫苏油对大鼠降血脂的量效时效研究．中国油脂，2004，29（10）：61.

[35] 谭晓华，叶丽明，葛发欢．紫苏子油的超临界CO_2萃取及其药效学研究．中药材，1999，22（10）：520.

[36] Xu ZH, et al.Acta NutrSin,1997,19（1）:11.

[37] 王钦富，李红娜，王永奇，等．炒紫苏子水提物抗氧化作用的研究．中西医结合心脑血管病杂志，2003，1（10）：588.

[38] 王钦富，王永奇，于超，等．炒紫苏子提取物的抗氧化作用研究．中国药学杂志，2004，39（10）：745.

[39] 王凤仪，李生财，李立，等．敦煌古方“紫苏煎”对慢性支气管炎大鼠血清、肺组织中SOD、MDA、NO含量的影响．甘肃中医学院学报，2003，20（2）：14.

[40] 姚秀玲，朱惠丽，吕晓玲．紫苏提取物对过氧化氢引起的溶血反应和小鼠肝匀浆脂质过氧化物生成的抑制作用．天津中医学院学报，2005，24（3）：126.

[41] Kanatani H.Plants Med,1985,（2）:182.

[42] Nakanizhi T.Chem Pharm Bull,1990,38（6）:1772.

[43] 李诗梅．中药对放射线皮肤损害有保护作用．中成药，1991，13(5)：43

[44] Kim E H.C A,1982,96:121067t.

[45] 奥田拓男．药学杂志（日），1986，106（12）：1108.

[46] Wilson BJ.Toxicol Appl Pharmacol,1978,45（1）:300.

[47] Mathela CS.C A,1989,111:211956q.

[48] 朱南京，赵子文．系列“紫苏止血剂”的临床应用．江苏中医，1992，（2）：35

[49] 怡悦．红紫苏对花粉症有效．国外医学·中医中药分册，2000，22(6)：376

[50] 刘丽英．紫苏叶治疗带状疱疹28例．中国民间疗法，2005，13(8)：24.

紫菜 Zi cai

Porphyrae Tenerae Thallus
[英]Sweet Porphyra

【别名】紫塌膜菜、乌菜、索菜、紫英、子菜、甘紫菜。

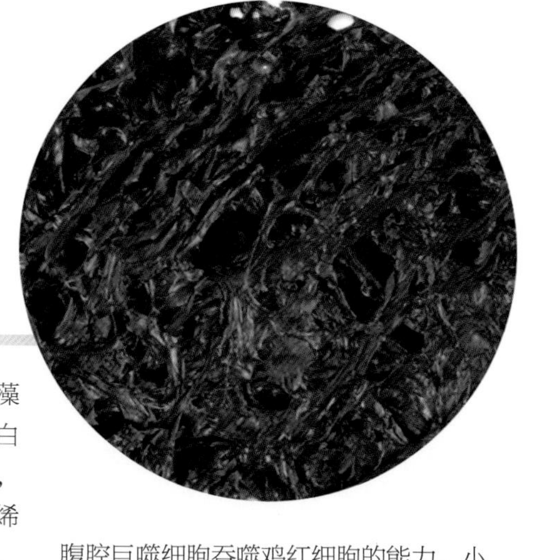

【来源】为红毛菜科植物紫菜 *Porphyra tenera* Kjellm. 的藻体。

【植物形态】藻体紫，紫红色或蓝紫色，膜质，片状，长椭圆形，披针形或不规则卵圆形。基部楔形，心脏形或圆形，边缘稍有波状皱褶。切面观营养细胞高单层，含一星状色素体。雌雄同株。

【分布】广西主要于沿海地区养殖。

【采集加工】5~9 月采收，洗净泥沙，晒干。

【药材性状】叶状体长椭圆形，披针形，不规则卵圆形，长 20~30cm，宽 10~18cm，基部楔形，心形或圆形，边缘有波状皱褶。

【品质评价】以身干、紫红色或蓝紫色、无泥沙者为佳。

【化学成分】本品含脂多糖（lipopolysaccharide，LPS），维生素 B_{12}（vitamin B_{12}），胆碱（choline），砷（As），核黄素（riboflavin），叶黄素（lutein），硫辛酸（lipoic acid），丙氨酸（alanine），谷氨酸（glutamate），天冬氨酸（aspartic acid）等氨基酸，*α*-胡萝卜素（*α*-carotene），*β*-胡萝卜素（*β*-carotene），玉蜀黍黄质（maize xanthine），藻红蛋白（phycoerythrin），藻青蛋白（phycocyan），*α*-蒎烯（*α*-pinene），*d*-柠檬烯（*d*-limonene），异松油烯（terpinolene），牻牛儿醇（geraniol），葛缕酮（carvone），糠醛（furfural），缬草酸（valerianic acid），烟酸（nicotinic acid），甲酸（formic acid），乙酸（acetic acid），丙酸（propionic acid）及脂类等[1]。

【药理作用】

1. 对免疫功能影响　紫菜多糖有增强细胞免疫和体液免疫功能，可促进淋巴细胞转化，^{3}H-TdR 掺入量分别为对照组的 2.02 倍和 1.28 倍。小鼠腹腔注射紫菜多糖 150mg/kg，连续 7 天，可增加血清中溶血素的含量，其半数溶血值为对照组的 3.64 倍，说明其对体液免疫有增强作用。紫菜多糖可以增强小鼠腹腔巨噬细胞的吞噬功能，增加免疫器官重量，对抗环磷酰胺引起的脾脏萎缩，对大鼠红细胞有凝集作用[2]。经口给予实验小鼠 0.5g/kg、1g/kg、2g/kg 紫菜多糖 30 天，对小鼠胸腺/体重比值、腹腔巨噬细胞吞噬鸡红细胞的能力、小鼠自然杀伤细胞活力和小鼠血清溶血素水平均无影响，0.5g/kg 和 2g/kg 能升高小鼠脾/体重比值，2g/kg 紫菜多糖能增强 2,4-二硝基氟苯诱导的小鼠迟发型变态反应，增强刀豆蛋白 A 诱导的脾淋巴细胞增殖能力，能促进抗体生成细胞的生成，并能促进体液细胞白介素-2 数值的增加，1g/kg、2g/kg 剂量组使炭末廓清能力增强[3]。在骨髓细胞、脾脏淋巴细胞和胸腺淋巴细胞的增殖试验中紫菜多糖 PY4 对小鼠骨髓细胞、脾脏淋巴细胞和胸腺淋巴细胞增殖有一定的抑制作用，而对混合淋巴细胞反应没有影响[4]。

2. 对心脏影响　50mg/kg 紫菜多糖大鼠十二指肠给药，对大鼠有减慢心率的作用，但对心肌收缩力有增强作用，此种作用在给药 15min 后出现，维持 40min 左右[3]。

3. 对血液系统影响　紫菜多糖在体内外均有抗凝血作用，并能降低家兔全血黏度、血浆黏度、全血还原黏度和血细胞比容等血液流变学指标。但对血沉有增加作用[5]。家兔灌胃紫菜多糖 36mg/kg，可延长特异性血栓形成时间和纤维蛋白血栓形成时间，缩短血栓长度，减轻血栓湿重和干重，但对血栓含水量无影响，豚鼠灌胃紫菜多糖 56mg/kg 可缩短优球蛋白溶解时间，增强纤维蛋白溶酶活力[6]。

4. 降血脂　小鼠腹腔注射紫菜多糖 150mg/kg 对腹腔注射 75% 蛋黄乳剂 0.5ml 所引起的高胆固醇血症形成有预防作用；大鼠灌胃紫菜多糖 75mg/kg，连续 8 天可降低因食高脂肪、高胆固醇饲料所致高脂血症模型大鼠血清总胆固醇和甘油三酯的含量[5]。

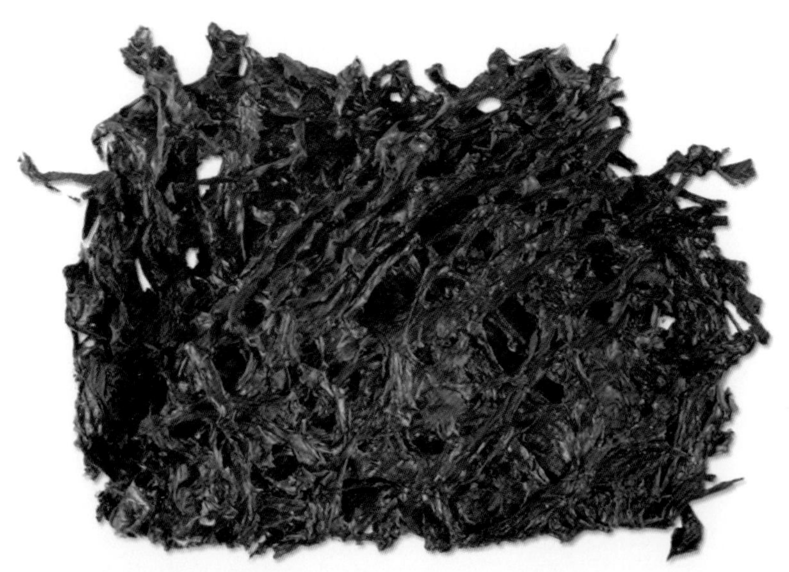

紫菜药材

5. 抗肿瘤　150mg/kg 紫菜多糖腹腔注射对小鼠肉瘤 S180 有抑制作用，抑制率达 47.55%[7]。紫菜对艾氏癌的抑制率为 53.2%[8]。
6. 延缓衰老　灌胃 0.2% 紫菜多糖可延长果蝇的平均寿命，提高其飞翔百分率，并可使孵化的果蝇和 20 天龄果蝇脂褐质含量下降；腹腔注射紫菜多糖 150mg/kg，能使小鼠心肌组织脂褐质含量下降 21.69%，脑和肝脏中超氧化物歧化酶活性分别增加 55.65% 和 54.69%，并能使小鼠游泳时间延长 86.41%。此外，10mg/kg 紫菜多糖对小鼠离体脑 B 型单胺氧化酶活性有抑制作用[9]。
7. 抗辐射　小鼠腹腔注射 150mg/kg 紫菜多糖，连续 7 天，对以 0.2064C/kg 总剂量 ^{60}Co γ - 射线照射有保护作用[7]。
8. 升高白细胞　150mg/kg 紫菜多糖小鼠腹腔注射，连续 8 天，对环磷酰胺所致的白细胞减少有对抗作用，但对正常白细胞数无影响[7]。
9. 降血糖　小鼠腹腔注射或灌胃 50mg/kg 紫菜多糖，对正常空腹血糖皆有降低作用。对以四氧嘧啶造成的小鼠高血糖模型，腹腔注射紫菜多糖 50~300mg/kg 均有降血糖作用[7]。
10. 保肝　150mg/kg 紫菜多糖腹腔注射对四氯化碳所致小鼠肝损伤血清丙氨酸转氨酶升高有对抗作用[7]。
11. 抗炎等作用　大鼠腹腔注射 180mg/kg 紫菜多糖对 1% 角叉菜胶所致大鼠足跖肿胀有抑制作用。小鼠骨髓微核实验表明，紫菜多糖 150mg/kg 有抗突变作用[6]。此外，紫菜多糖还有促进小鼠血清蛋白质生物合成的作用[2]。

【临床研究】

高脂血症　紫菜提取液（黄海水产研究所提供）每次口服 20ml，每日 3 次，再口服烟酸肌醇酯每次 0.2g，每日 3 次，6 周为 1 个疗程。结果：治疗 26 例，按照 WHO 缺血性心脑血管病诊断标准，显效 13 例（50%），有效 12 例（46%），无效 1 例（4.0%），总有效率 96%，无不良反应[10]。

【性味归经】味甘、咸，性寒。归肺、脾、膀胱经。

【功效主治】化痰软坚，利咽，止咳，养心除烦，利水除湿。主治瘿瘤，咽喉肿痛，咳嗽，烦躁失眠，脚气，水肿，小便淋痛，泻痢。

【用法用量】内服：煎汤，15~30g。

【使用注意】不宜多食。

【经验方】

1. 喉炎、气管炎　甘紫菜 15g，紫金牛 12g，贝母 9g。煎服。（《中国药用孢子植物》）
2. 水肿　甘紫菜 30g，益母草 15g，玉米须 15g。水煎服。（《中国药用孢子植物》）
3. 甲状腺肿　甘紫菜 15g，海蒿子 15g，牡蛎 30g，夏枯草 9g。水煎服。（《中国药用海洋生物》）
4. 高血压　甘紫菜 15g，决明子 15g。水煎服。（《中国药用海洋生物》）

【参考文献】

[1] 国家中医药管理局《中华本草》编委会 . 中华本草 . 上海：上海科学技术出版社，1999：143.
[2] 周慧萍，陈琼华 . 紫菜多糖对核酸、蛋白质生物合成和免疫功能的影响 . 中国药科大学学报，1989，20（2）：86.
[3] 张迅捷，陈冠敏，陈润 . 紫菜多糖对小鼠免疫功能影响的研究 . 现代预防医学，2007，34（14）：2601.
[4] 张伟云，刘宇峰，陈颢，等 . 紫菜多糖 PY4 对免疫细胞增殖的影响 . 中国药科大学学报，2001，32（1）：57.
[5] 周慧萍，陈琼华 . 紫菜多糖的抗凝血和降血脂作用 . 中国药科大学学报，1990，21（6）：358.
[6] 周慧萍，陈琼华 . 紫菜多糖对实验性血栓和心肌收缩力的影响 . 中国药科大学学报，1991，22（1）：50.
[7] 周慧萍，陈琼华 . 紫菜多糖对机体细胞的保护作用 . 中国药科大学学报，1989，20（6）：340.
[8] Noda H.C A,1991,114:94735r.
[9] 周慧萍，陈琼华 . 紫菜多糖抗衰老作用的实验研究 . 中国药科大学学报，1989，20（4）：231.
[10] 钱伟靖 . 紫菜提取液治疗高脂血症疗效观察 . 人民军医，1998，41（8）：458.

Zi mo li
紫茉莉

Mirabilis Jalapae Radix
[英]Common Four-O’clock Root

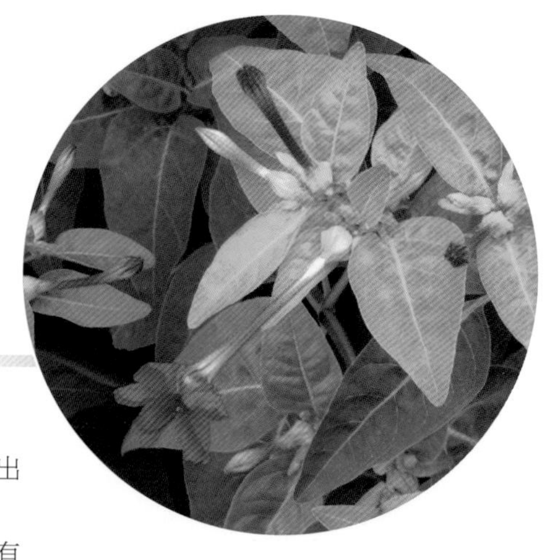

【别名】白花参、粉果根、入地老鼠、花粉头、水粉头、粉子头、胭脂花头。

【来源】为紫茉莉科植物紫茉莉 *Mirabilis jalapa* L. 的根。

【植物形态】一年生或多年生草本。根壮，圆锥形或纺锤形，肉质，表面棕褐色，里面白色，粉质。茎圆柱形，节膨大。叶对生，下部叶柄超过叶片的一半，上部叶近无柄；叶片纸质，卵形或卵状三角形，长 3~10cm，宽 3~5cm，先端锐尖，基部截形或稍心形，全缘。聚伞花序顶生；每花基部有一萼状总苞，绿色，5 裂；花两性，单被，红色、粉红色、白色或黄色，花被筒圆柱状，上部扩大呈喇叭形，5 浅裂，平展；雄蕊 5~6，花丝细长；雌蕊 1，子房上位，卵圆形。瘦果，近球形，熟时黑色，有细棱，为宿存苞片所包。

【分布】广西全区均有栽培。

【采集加工】全年均可采挖，将根挖出后，洗净泥沙，晒干。

【药材性状】根长圆锥形或圆柱形，有的压扁，有的可见支根，长 5~10cm，直径 1.5~5cm。表面灰黄色，有纵皱纹及须根痕。顶端有茎基痕。质坚硬，不易折断，断面不整齐，可见环纹。经蒸煮者断面角质样。无臭，味淡，有刺喉感。

【品质评价】以条粗、干燥、质坚实、断面色乳白者为佳。

【化学成分】本品根含豆甾醇（stigmasterol），β- 谷甾醇（β-sitosterol），蛋白质（protein）[1]。

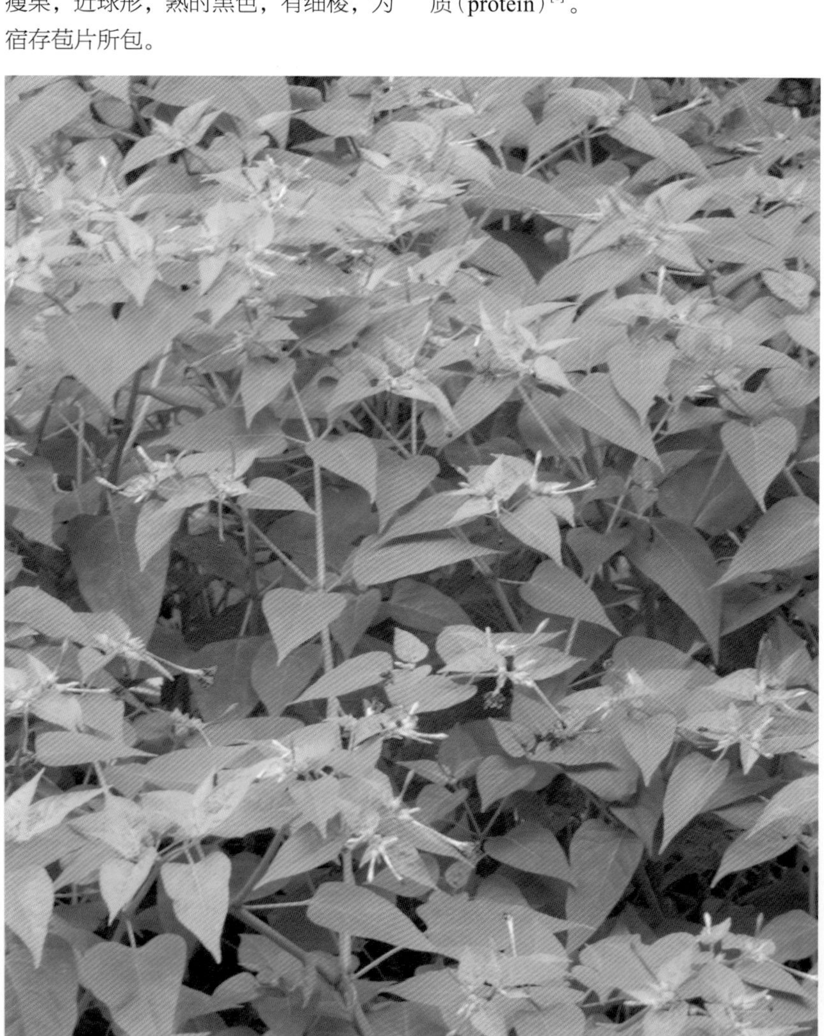
紫茉莉原植物

【药理作用】

1. 抗菌、抗病毒 本品根的酸性水浸液静脉注射，可使麻醉兔血压升高。其煎剂在试管内对金黄色葡萄球菌、痢疾杆菌和大肠杆菌有抑制作用[2]。由根中提取的蛋白部分有抗病毒作用[3]，紫茉莉抗病毒蛋白（MAP）是一种核糖体灭活蛋白，有抗病毒及蛋白合成抑制作用，此外 MAP 对妊娠小鼠有堕胎作用，对肿瘤细胞有抗增生作用[4]。

2. 降糖 紫茉莉根水提物 4.4g/kg、8.8g/kg 可以降低四氧嘧啶所致的高血糖小鼠的血糖水平[5]。

【临床研究】

痔疮 用紫茉莉根加味（内服：紫茉莉根 30g，枳壳 6g，虎杖 6g，甘草 6g，出血者加仙鹤草 15~20g，疼痛者加元胡 10g，纳差者炒麦芽 15g、焦楂 15g、神曲 10g，腹泻者去虎杖加川黄连 6g、粉葛 15g。每日 1 剂水煎服 6 剂为 1 个疗程。外用：外痔、混合痔、肛门脓肿者在内服药的基础上用紫茉莉根细末 10g、明矾细末 2g，温热水调后外敷于肛门部位，每晚睡前敷上药，次日起床时解下药并用温热水外洗肛门）治疗。结果：共治疗 68 例，1 个疗程治愈者 18 例；2 个疗程治愈者 35 例；3 个疗程治愈者 13 例，其中有 2 例肛门脓肿者因转变为瘘管经治疗有所好转后转手术治疗。所治愈病人追踪两年余，未见一例复发者[6]。

【性味归经】味甘、淡，性微寒。归肝、肾、膀胱经。

【功效主治】清热利湿，解毒活血。主治热淋，白浊，水肿，赤白带下，关节肿痛，痈疮肿毒，乳痈，跌打损伤。

【用法用量】内服：煎汤，15~30g；鲜品 30~60g。外用适量，鲜品捣敷。

【使用注意】脾胃虚寒者慎服，孕妇禁服。

【经验方】

1. 乳痈　紫茉莉根研末泡酒服，每次 6~9g。(《泉州本草》)
2. 关节肿痛　紫茉莉根 24g，木瓜 15g。水煎服。(《青岛中草药手册》)
3. 咽喉肿痛　鲜紫茉莉根适量。捣烂取汁，滴入咽喉。(《四川中药志》1982 年)
4. 劳伤虚损，阴虚盗汗　胭脂花(根)、土枸杞根、大乌泡根各 15g。煨水服。(《贵州草药》)
5. 淋证(小便不利)　胭脂花、猪鬃草各 15g。切碎，煨白酒 60g，温服。(《贵州草药》)
6. 尿血　紫茉莉根(鲜)60g，侧柏叶 30g，冰糖少许。水煎，饭前服。(《福建药物志》)
7. 糖尿病　紫茉莉根 30~60g(去皮，洗净切片)，猪胰 120~180g，银杏 14~28 粒(去壳)。水煎 1h，饭前服。(《福建药物志》)
8. 白带　白胭脂花根 30g，木槿 15g，白芍 15g。炖肉。(《贵阳民间草药》)
9. 湿热下注的白浊、热淋　紫茉莉根 30g，三白草根 15g，木槿花 15g，海金沙藤 30g。水煎服。(《四川中药志》1982 年)

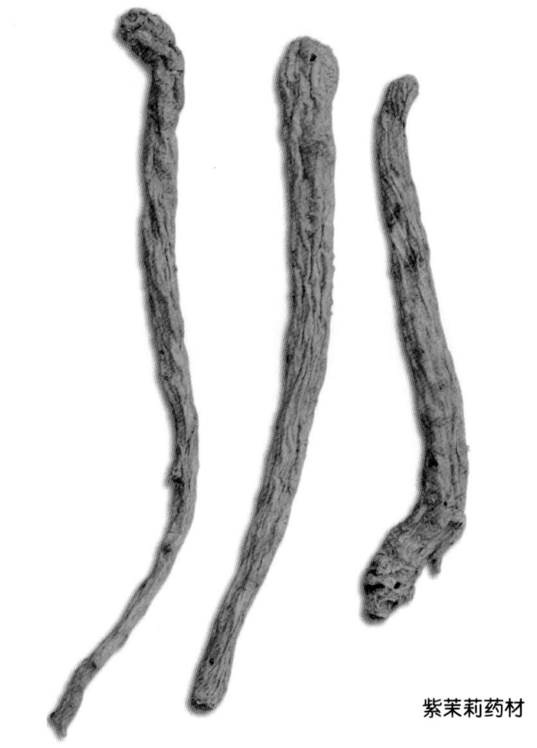
紫茉莉药材

【参考文献】

[1] 国家中医药管理局《中华本草》编委会 . 中华本草 . 上海：上海科学技术出版社，1999：1385.
[2]《中医大辞典》编辑委员会 . 中医大辞典(中药分册). 北京：人民卫生出版社，1982：363.
[3] KuboS. JpnKokaiTokkyoKohoJP60,234.100(CA,1986,105:37465t.
[4] WongRNS. BiochemInt,1992,28(4):585(CA,1993,118:75654e.
[5] 李娟好，李明亚，张德志，等 . 紫茉莉根水提物降血糖作用的研究 . 广东药学院学报，2006，22(3)：299.
[6] 王光训 . 紫茉莉根加味治疗痔疮 68 例 .0 云南中医中药杂志，1999，20(4)：31.

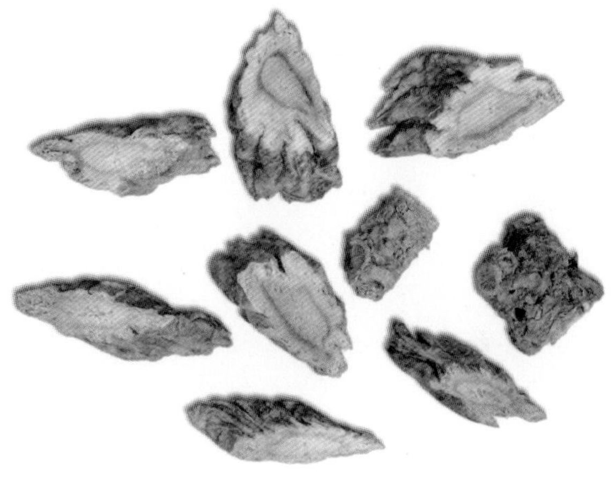
紫茉莉饮片

Zi jin niu

紫金牛

Ardisiae Japonicae Herba
[英]Japanese Ardisia Herb

【别名】平地木、矮地茶、不出林、叶下红、地茶、矮茶风、铺地凉伞、凉伞盖珍珠。

【来源】为紫金牛科植物平地木 *Ardisia japanica*（Thunb.）Bl. 的全草。

【植物形态】多年生亚灌木，直立茎。具匍匐根茎；近蔓生，不分枝，幼时被细微柔毛。叶对生或近轮生；叶柄被微柔毛；叶片坚纸质或近革质，椭圆形至椭圆状倒卵形，先端急尖，基部楔形，边缘具细锯齿，多少具腺点，有时背面仅中脉被细微柔毛；侧脉 5~8 对，细脉网状。亚伞形花序，腋生或生于近茎顶端的叶腋，有花 3~5 朵；花梗常弯曲，二者均被微柔毛；花 5 数，有时 6 数；萼片卵形，具缘毛，有时具腺点；花瓣粉红色或白色，宽卵形，具密腺点；雄蕊较花瓣略短，花药披针状卵形或卵形，背部具腺点；雌蕊与花瓣等长，胚珠 15 枚，3 轮。果球形，鲜红色，多少具腺点。

【分布】广西主要分布于金秀、三江、龙胜、资源、全州、桂林、蒙山、贺州。

【采集加工】栽后 3~4 年在 8~9 月采收，宜用挖密留稀的办法，或每隔 25cm 留苗 2~3 株不挖，过 2~3 年又可收获。挖后洗净晒干即成。

【药材性状】全株长 15~25cm。往往附有匍匐茎，茎圆柱形或稍扁，直径 2~5mm，表面暗红棕色，具纵纹及突起的叶痕，基部疏生须状不定根；顶端有时可见花梗暗红色皱缩的球形小果，质脆易折断，断面淡红棕色。中央有白色髓。叶常 3~5 枚集生于茎顶，叶片稍卷曲或破碎，展平后呈椭圆形。表面灰绿色至棕褐色，嫩叶附生腺毛，边缘具细锯齿，网脉明显。气微，味微。

【品质评价】以茎色红棕、叶色绿者为佳。

【化学成分】全草挥发油含 β- 桉叶油醇（β-eudesmol），龙脑（borneol），4- 松油烯醇（terpinen-4-ol）等组分；全草还含有岩白菜素（bergenin），紫金牛酚（ardisinol）Ⅰ、Ⅱ，2- 甲基腰果二酚（2-methylcardol），摁贝素（embelin），杨梅苷（myricitrin），2- 羟基 -5- 甲氧基 -3- 十五烯基苯醌（2-hydroxy-5-methoxy-3-pentadecaenyl

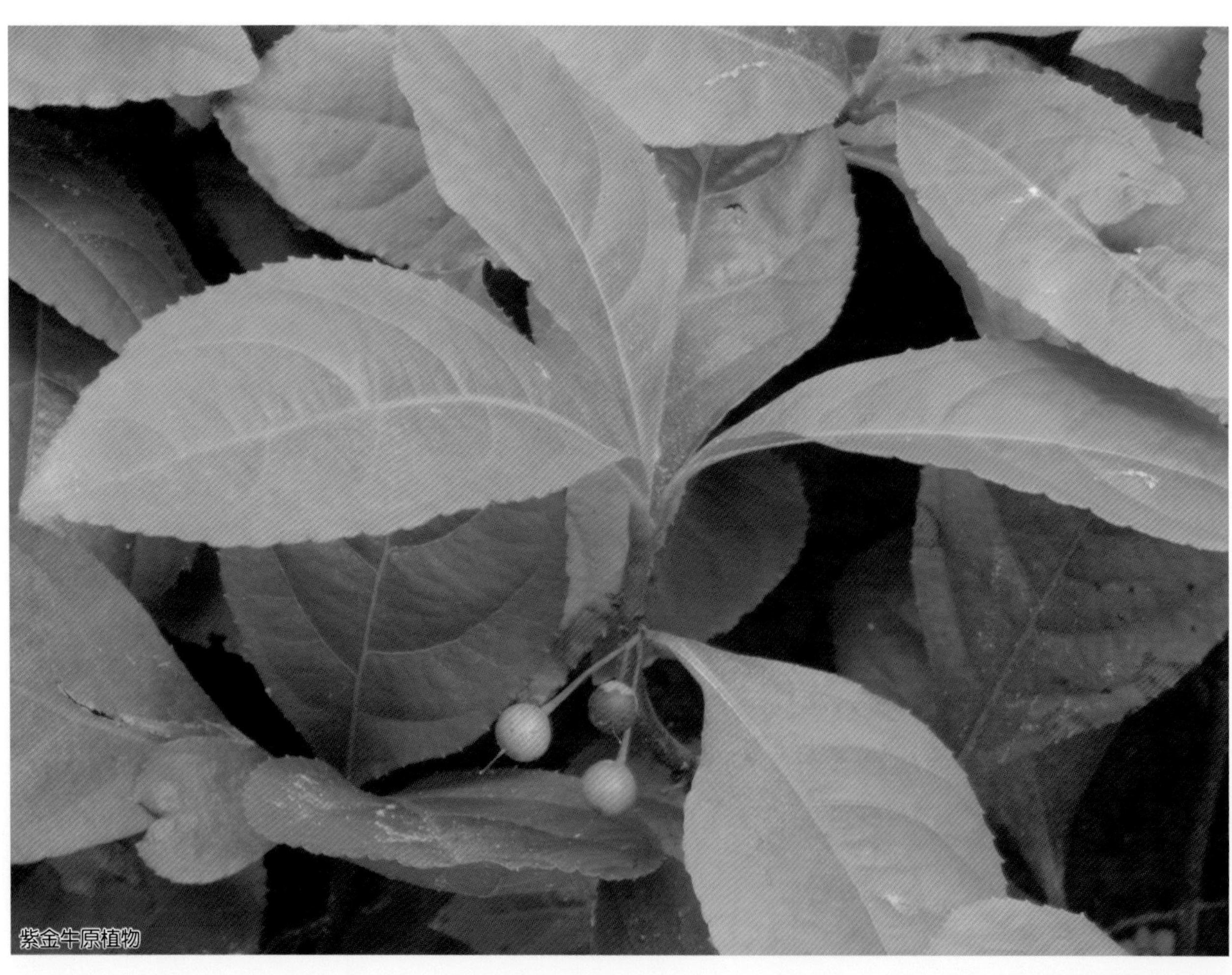

紫金牛原植物

benzoquinone），冬青醇（ilexol），槲皮素（quercetin），槲皮苷（quercitrin）等[1]。

【药理作用】

1. 对呼吸系统影响　平地木煎剂灌胃给药，对小鼠灌胃有祛痰作用，其作用强度与等剂量桔梗相当。腹腔注射的作用更强[2]。平地木祛痰的有效成分黄酮苷（杨梅皮苷、槲皮素）肌注或腹腔注射，均有对抗组胺致豚鼠哮喘的作用[3]，平喘的有效成分为其挥发油[4]。

2. 抗菌、抗病毒　平地木水煎剂对金黄色葡萄球菌、肺炎链球菌有抑制作用，并对接种于鸡胚的流感病毒有一定的抑制作用[4]。紫金牛抑制结核杆菌效力较强的酚性成分是紫金牛酚Ⅰ和紫金牛酚Ⅱ[5]。

3. 毒理　岩白菜素的毒性低，小鼠腹腔注射的最小致死量为10g/kg[2]。粗黄酮苷小鼠腹腔注射的半数致死量为1.31g/kg，纯黄酮苷为0.84g/kg。大鼠灌胃给予相当于临床用量的60~330倍平地木及岩白菜素，连续60天，对动物的生长发育和主要脏器有一定毒性反应[6]。

【临床研究】

1. 寻常痤疮　治疗组口服“痤疮合剂”（由紫金牛、赤芍、甘草、鱼腥草、夏枯草、瓜蒌皮、瓜蒌仁、茵陈、蒲公英、茜草、桔梗、虎杖、生山楂组成）每次50ml，每日2次。对照组服用清热暗疮片2片，每日3次。两组均加服维生素B_6、葡萄糖酸锌片。连续服用2个月后判定疗效。治疗前及治疗后每半个月观察记录1次皮损数。结果：治疗组162例，痊愈103例，显效17例，好转14例，无效28例，痊愈率63.58%，总有效率80.9%；对照组98例，痊愈40例，显效24例，好转21例，无效13例，痊愈率40.81%，总有效率65.3%。治疗组痊愈率与总有效率均优于对照组[7]。

2. 老年性慢性支气管炎　用桂苓味草紫夏冲剂（按桂枝6g，甘草、五味子各5g，茯苓、制半夏各10g，紫金牛12g，鱼腥草20g的比例配药，每包15g）口服，每日3次，每次1包，热开水冲服，以7天为1个疗程。结果：治疗2个疗程，治疗62例，20例显效，36例有效，6例无效。总有效率为90.3%[8]。

3. 小儿哮喘　治疗组服三紫汤煎剂（紫河车粉、紫金牛、紫丹参、生黄芪、鹅不食草等），紫河车粉按年龄用药，年龄7岁以下每天0.5g，7岁以上1g，分2次吞服，余药煎服，每天80~100ml。对照组服玉屏风口服液，7岁以下每天2次，7岁以上每天3次，每次1支。治疗结果：治疗组75例，总有效率93.33%；对照组45例，总有效率62.22%，有非常显著差异（$P<0.01$）[9]。

【性味归经】味辛、微苦，性平。归肺、肝经。

【功效主治】化痰止咳，利湿，活血。主治新久咳嗽，痰中带血，黄疸，水肿，淋证，白带，经闭痛经，风湿痹痛，跌打损伤，睾丸肿痛。

【用法用量】内服：煎汤，6~15g；或鲜品捣汁服。外用适量，捣烂服或煎水洗。

【使用注意】孕妇忌服。

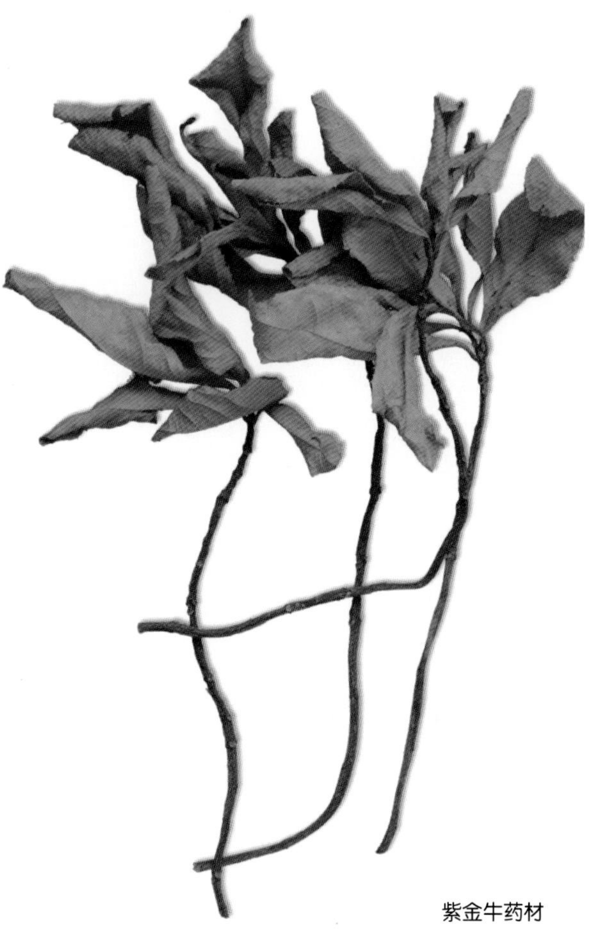

紫金牛药材

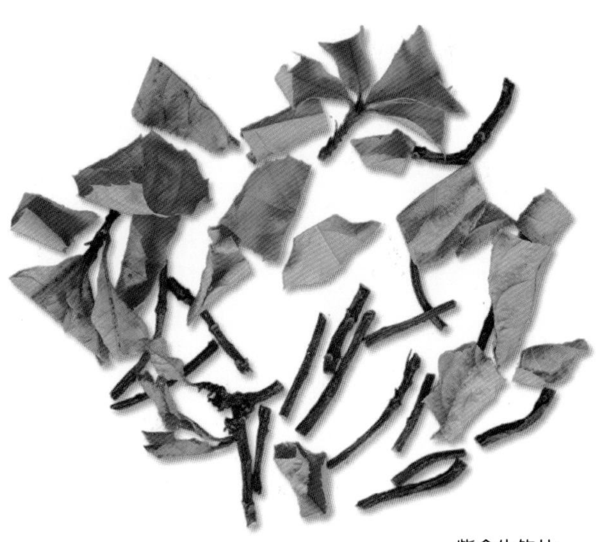

紫金牛饮片

【经验方】

1. 慢性支气管炎　紫金牛 12g，胡颓子叶、鱼腥草各 15g，桔梗 5g。水煎 3 次分服，每日 1 剂。（《全国中草药汇编》）

2. 肺结核　紫金牛 60g，菝葜、白马骨各 30g。加水 300ml，煎成 150ml，每次 50ml，每日 3 次。（《全国中草药新医疗法展览会资料》）

3. 吐血劳伤，怯症垂危，久嗽成劳　平地木叶干者三钱。猪肺连心一具，水洗净血，用白汤焯过，以瓦片挑开肺管，将叶包裹，麻线缚好，再入水煮熟，先吃肺汤，然后去药食肺，若嫌味淡，以清酱蘸食，食一肺后，病势自减，食三肺，无不愈者。（《本草纲目拾遗》）

4. 风湿筋骨疼痛，跌打损伤疼痛　矮茶风 12g，威灵仙 12g，八角枫须根（白龙须）3g，鸡血藤 20g。水煎，加酒少许服。（《四川中药志》1960 年）

5. 急性黄疸型肝炎　紫金牛、阴行草、车前草各 30g，白茅根 15g。水煎服。（《安徽中草药》）

6. 肾炎浮肿，尿血尿少　紫金牛、车前草、葎草、鬼针草各 9g。水煎服。（《安徽中草药》）

7. 白带　平地木 30g，白扁豆、椿根白皮各 12g，煎服。（《安徽中草药》）

8. 睾丸肿胀　用平地木鲜全株捣烂外敷。（《广西本草选编》）

9. 小儿肺炎　紫金牛 30g，枇杷叶 7 片，陈皮 15g。如有咯血或痰中带血者，加旱莲草 15g。每日 1 剂，水煎，分 2 次服。（《全国中草药汇编》）

【参考文献】

[1] 国家中医药管理局《中华本草》编委会 . 中华本草 . 上海：上海科学技术出版社，1999：5316.

[2] 湖南省卫生局 . 矮地茶的化学和药理研究 .1972：7.

[3] 湖南科技情报，1973，（5）：1.

[4] 湖南医学院药理教研组 . 中华医学杂志，1973，（12）：7116.

[5] 黄步汉，陈文森，胡燕，等 . 抗痨中草药紫金牛化学成分研究 . 药学学报，1981，16（1）：27.

[6] 湖南省卫生局 . 矮地茶治疗老年慢性气管炎临床及实验资料研究，1972：47.

[7] 周先成 . 痤疮合剂治疗寻常痤疮 260 例 . 浙江中西医结合杂志，2006，16（6）：378.

[8] 柯爱萍 . 桂苓味草紫夏冲剂治疗老年性慢性气支管炎 62 例 . 浙江中医杂志，1999，（6）：239.

[9] 盛丽先 . 三紫汤防治小儿哮喘及其体液免疫观察 . 实用中西医结合杂志，1997，10（9）：854.

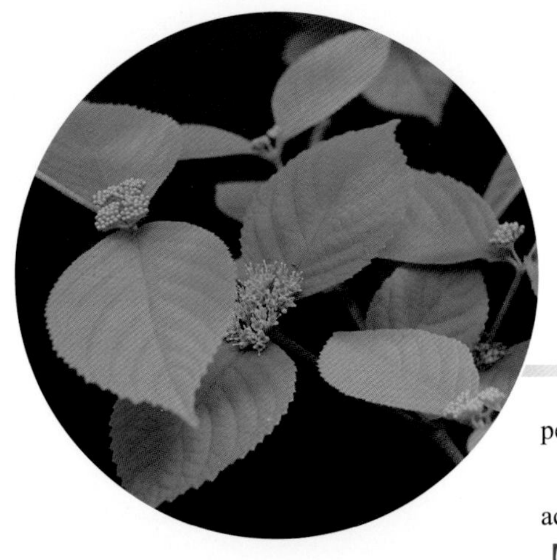

紫珠叶

Zi zhu ye

Callicarpae Formosanae Folium
[英]Taiwan Beautyberry Leaf

【别名】紫荆、紫珠草、粗糠仔、鸦鹊板、止血草、雅目草、白毛紫。

【来源】为马鞭草科植物杜虹花 *Callicarpa formosana* Rolfe. 的叶。

【植物形态】多年生灌木。小枝、叶柄和花序均密被灰黄色星状毛和分枝毛。单叶对生，叶脉粗壮；叶片卵状椭圆形或椭圆形，长 6~15cm，宽 3~8m，先端渐尖，基部钝圆或截形，边缘有细锯齿，表面被短硬毛。背面被灰黄色星状毛和细小黄色腺点；侧脉 8~12 对。聚伞花序腋生，4~7 次分歧，花序梗长 1.5~2.5cm；具细小苞片；花萼杯状，被灰黄色星状毛，萼齿钝角形；花冠紫色至淡紫色，无毛，裂片 4，钝圆；雄蕊 4；子房无毛。果实近球形，紫色。

【分布】广西主要分布于天峨、南丹、罗城、全兴、兴安、灵川、桂林、灌阳、富川、岑溪等地。

【采集加工】7~8 月采收，晒干。

【药材性状】叶多皱缩卷曲，有的破碎完整叶片展平后呈卵状椭圆形，长 4~19cm，宽 2.5~9cm；光端渐尖或钝圆，基部宽楔形或钝圆，边缘有细锯齿，近基部全缘。上表面灰绿色或棕绿色，在扩大镜下可见星状毛和短粗毛，下表面淡绿色或淡棕绿色，被棕黄色分枝茸毛，主脉和侧脉突起，侧脉 8~12 对，小脉伸入齿端；叶柄长 0.5~1.5cm。嫩枝灰黄色，有时可见细小白色点状的皮孔。气微，味微苦涩。

【品质评价】以叶多完整、色绿者为佳。

【化学成分】本品新鲜叶中含有黄酮（flavone）、三萜类（triterpenes）、植物甾醇类（phytosterol）及其葡萄糖苷（glucoside）、缩合鞣质（condensed tannin）、中性树脂（neutroresin）、糖类（carbohydrate）和镁、钙、铁盐等。

黄酮类成分有 3,5,7,4′- 四甲氧基黄酮（3,5,7,4′-tetra-methoxy flavone）、3,5,7,3′,4′- 五甲氧基黄酮（3,5,7,3′,4′-penta-methoxy flavone）[1]。

三萜类成分有熊果酸（ursolic acid）[1]。

【药理作用】

1. 止血　紫珠草注射液对人、兔均可使血小板增加，出血时间、血块收缩时间和凝血酶原时间均缩短[2,3]。局部滴药、肌注或静注对家兔均有良好的止血作用[3]。对纤溶系统也有抑制作用[4]。

2. 毒理　家兔腹腔注射止血剂量 5 倍的紫珠草溶液，小鼠静脉注射的半数致死量为 237.5mg/kg[5]。

【临床研究】

1. 功能性子宫出血　紫珠叶、地稔根、梵天花根各 30g，水煎后加红糖，每日 2 次。在月经来潮（或阴道出血）的第一天服下。每日一剂，一般连服 3 剂，即能达到明显的止血效果，为巩固疗效，可以再服 3~6 剂。结果：治疗 40 例，

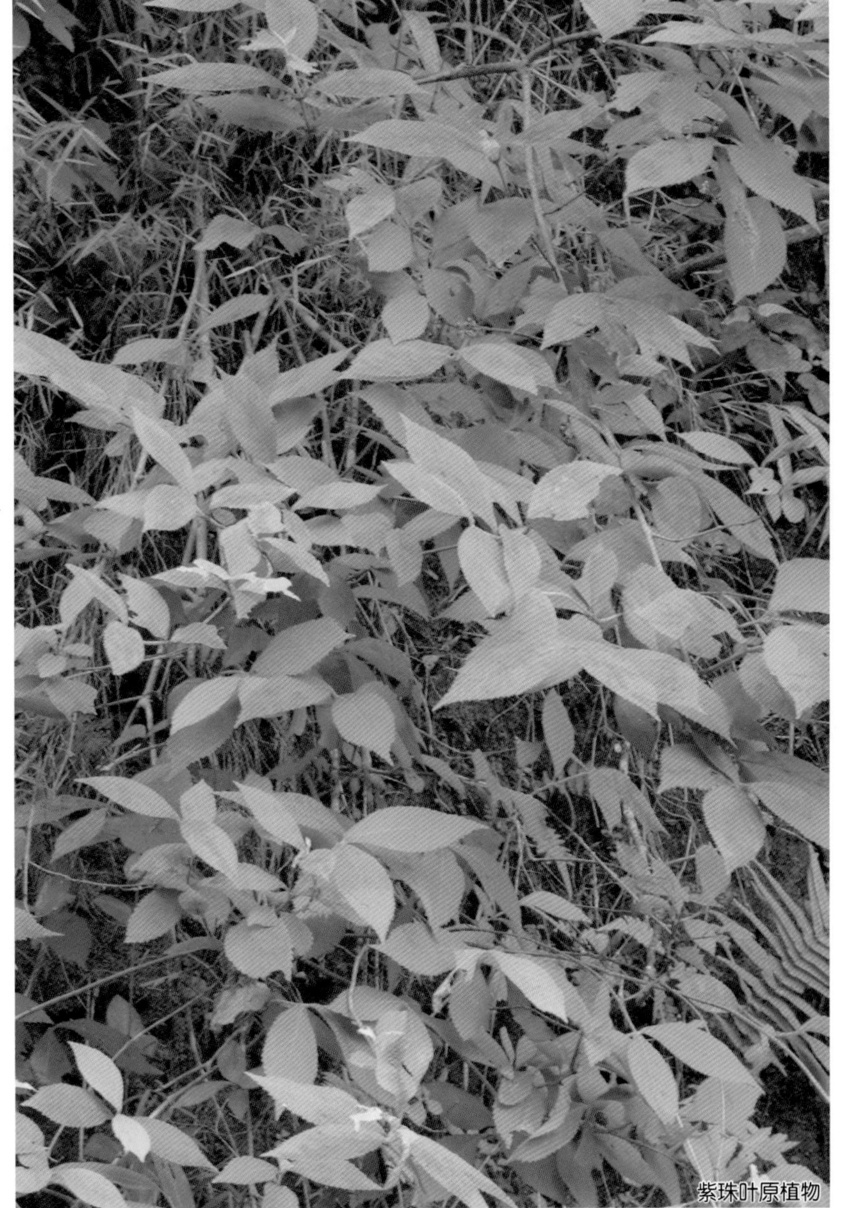

紫珠叶原植物

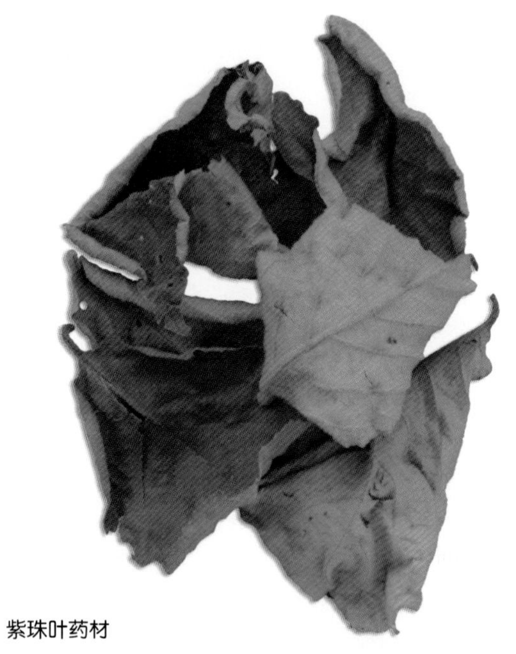
紫珠叶药材

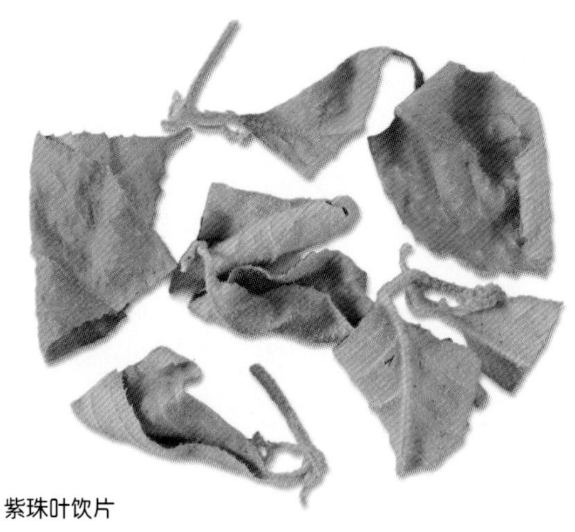
紫珠叶饮片

经观察最短4个月，最长2年；随访33例，其中痊愈16例，见效14例，无效3例；服药最少3剂，最多20剂[6]。

2. 念珠菌性阴道炎 治疗组用清热解毒洗液（苦参、百部、蛇床子、仙鹤草、紫珠叶、白矾、紫花地丁等。水煎后，浓缩至生药浓度0.5g/ml后，将药液分瓶装，灭菌，密封保存）。对照组用洁尔阴洗液。2组均先将药液配成10%浓度200ml，用无菌棉球蘸药液缓慢冲洗阴道及外阴，再将药液配成50%浓度，浸透带线棉球1块，放置阴道深部，5h后让病人自行取出。治疗期间禁止同房，配偶每次口服制霉菌素100万U，每天2次，非月经期间连续用药7天，7天为1个疗程。结果：治疗组40例，痊愈34例，显效2例，有效1例，无效3例，总有效率为92.5%；对照组40例，痊愈22例，显效4例，有效6例，无效8例，总有效率为80.0%。2组总有效率比较，差异有显著性意义（$P<0.05$），治疗组疗效优于对照组[7]。

【性味归经】味苦、涩，性凉。归肺、心、胃经。

【功效主治】收敛止血，清热解毒。主治咯血，呕血，衄血，牙龈出血，崩漏，皮肤紫癜，外伤出血，痈疽肿毒。

【用法用量】内服：煎汤，10~15g，鲜品30~60g；或研末，1.5~3g，每日1~3次。外用适量，鲜品捣敷；或研末撒。

【使用注意】脾胃虚寒者慎用。

【经验方】

1. 拔牙后出血不止 用消毒棉花蘸紫珠叶末塞之。（《福建民间草药》）
2. 阴道炎，宫颈炎 150%紫珠叶溶液，每次10ml，涂抹阴道。或用阴道栓，每日1次。1周为1个疗程。（《全国中草药汇编》）
3. 衄血 干紫珠叶6g。调鸡蛋清服；外用消毒棉花蘸叶末塞鼻。（《福建民间草药》）
4. 痈肿，喉痹等毒 紫荆（紫珠）煮汁服之，亦可洗。（《卫生易简方》）
5. 扭伤肿痛 紫珠草叶30g，鹅不食草30g，威灵仙15g。水煎服；或加松节油共捣烂外敷患处。（《青岛中草药手册》）
6. 咯血 干紫珠叶末1.5~2.1g。调鸡蛋清，每4h服1次，继用干紫珠叶末6g，水煎，代茶常饮。（《福建民间草药》）
7. 肺结核咯血，胃和十二指肠溃疡出血 紫珠叶、白及各等量。共研细粉。每6g，每日3次。（《全国中草药汇编》）
8. 胃溃疡出血 紫珠叶120g。水煎服。（《浙江药用植物志》）
9. 血小板减少性紫癜 紫珠叶、猪殃殃、绵毛鹿茸草各15g，地菍、栀子根各30g。水煎服。（《浙江药用植物志》）
10. 跌打内伤出血 鲜紫珠叶和果实60g，冰糖30g。开水炖，分2次服。（《闽东本草》）

【参考文献】

[1] 国家中医药管理局《中华本草》编委会．中华本草．上海：上海科学技术出版社，1999：5924.

[2] 杭州市第一医院中草药推广组．紫珠草临床应用及止血作用的机理探讨，1971：3.

[3] 中国人民解放军459医院．医药卫生科研工作经验交流会资料选编，1972：156.

[4] 湖南医学院附一院外科血液研究室．医学研究资料．1976，（3）：68.

[5] 中国人民解放军第168医院．紫珠草的品种、栽培、制剂及应用，1970：2.

[6] 浙江省文成县玉壶区卫生所草药室．复方紫珠煎剂治疗功能性子宫出血40例报告．赤脚医生杂志，1975，（3）：29.

[7] 徐颖，李仲平．清热解毒洗液治疗念珠菌性阴道炎80例．新中医，2003，35（11）：53.

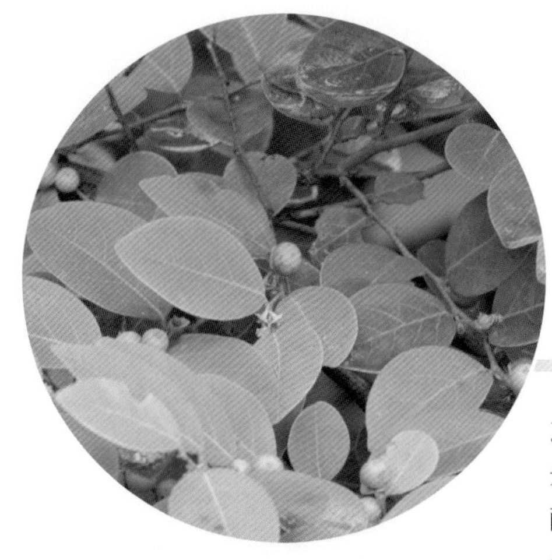

Hei mian shen 黑面神

Breyniae Fruticosae Ramulus et Folium

[英]Fruticose Breyniae Leaf and Stem

【别名】庙公仔、鸡肾叶、乌漆臼、青漆、鬼画符、山桂花、青凡木。

【来源】为大戟科植物黑面神 *Breynia fruticosa*（L.）Hank. f. 的嫩枝叶。

【植物形态】多年生灌木，全株无毛。树皮灰褐色，枝上部常呈压扁状，紫红色，多叉状弯曲，表面有细小皮孔，小枝灰绿色。单叶互生；托叶三角状披针形；叶片革质，菱状卵形、卵形或阔卵形，长 3~7cm，宽 1.8~3.5cm，两端钝或急尖，下面粉绿色，具细点，每边具 3~5 条侧脉。花小，单性，雌雄同株，单生或 2~4 朵成簇；雌花位于小枝上部，而雄花位于小枝下部各叶腋内，或雌花及雄花生于同一叶腋内，或分别生于不同小枝上；雌花花萼陀螺状或半圆状，6 细齿裂；雄蕊 3，紧包于花萼内，花丝合生成柱状，花药 2 室，纵裂，贴生于花丝柱上，无退化雌蕊；雄花花萼钟状，6 浅裂，裂片近相等，顶端近截平，中间具小突尖，果时增大约 1 倍，上部辐射张开呈盘状；子房卵圆形花柱 3 枚，外弯，先端 2 裂。蒴果球形。

【分布】广西全区均有分布。

【采集加工】全年均可采收，晒干或鲜用。

【药材性状】枝常呈紫红色，小枝灰绿色，无毛。叶互生，单叶，短柄；叶片革质，卵形或宽卵形，长 3~6cm，宽 2~3.5cm，端钝或急尖，全缘，上面有虫蚀斑纹，下面灰白色，具细点，托叶三角状披针形。枝及叶干后变为黑色。气微，味淡微涩。

【品质评价】以色黑、叶多且完整、无霉味者为佳。

【化学成分】本品的枝、叶和茎皮均含鞣质（tannins）；叶含酚类（phenols）与三萜类（triterpenoids）；种子中含脂肪油[1]。本品含正丁基-*β*-D-吡喃果糖苷（*n*-butyl-*β*-D-fructopyranoside），乙基-*β*-D-吡喃果糖苷（ethyl-*β*-D-fructopyranoside），阿魏酸二十四烷醇酯（tetracosylferulate），*β*-谷甾醇（*β*-sitosterol），正三十二烷醇（*n*-dotriacontanol），胡萝卜苷（daucosterol），熊果苷（arbutin）和（-）-表儿茶素[（-）-*epi*-catechin][2]。

【药理作用】

1. 抗菌　在试管内给 1∶1200 黑面神流浸膏稀释液对金黄色葡萄球菌、铜绿假单胞菌、大肠杆菌、福氏痢疾杆菌、甲型链球菌均有很强的抑菌作用[3]。

2. 抗病毒　黑面神全草提取物对鼠 RNA 病毒逆转录酶和人 DNA 聚合酶有抑制作用，其半数抑制量分别为 2.0μg/ml 和 5.0μg/ml[4]。

3. 毒理　小鼠每只 0.4ml 腹腔注射（去鞣质），观察 2 周无死亡。家兔静脉注射 5% 黑面神注射液 40ml 后，再每天注射 4 次，每次 20ml，连续 10 天，未见异常。15 天后解剖检查，各脏器无任何改变[3]。

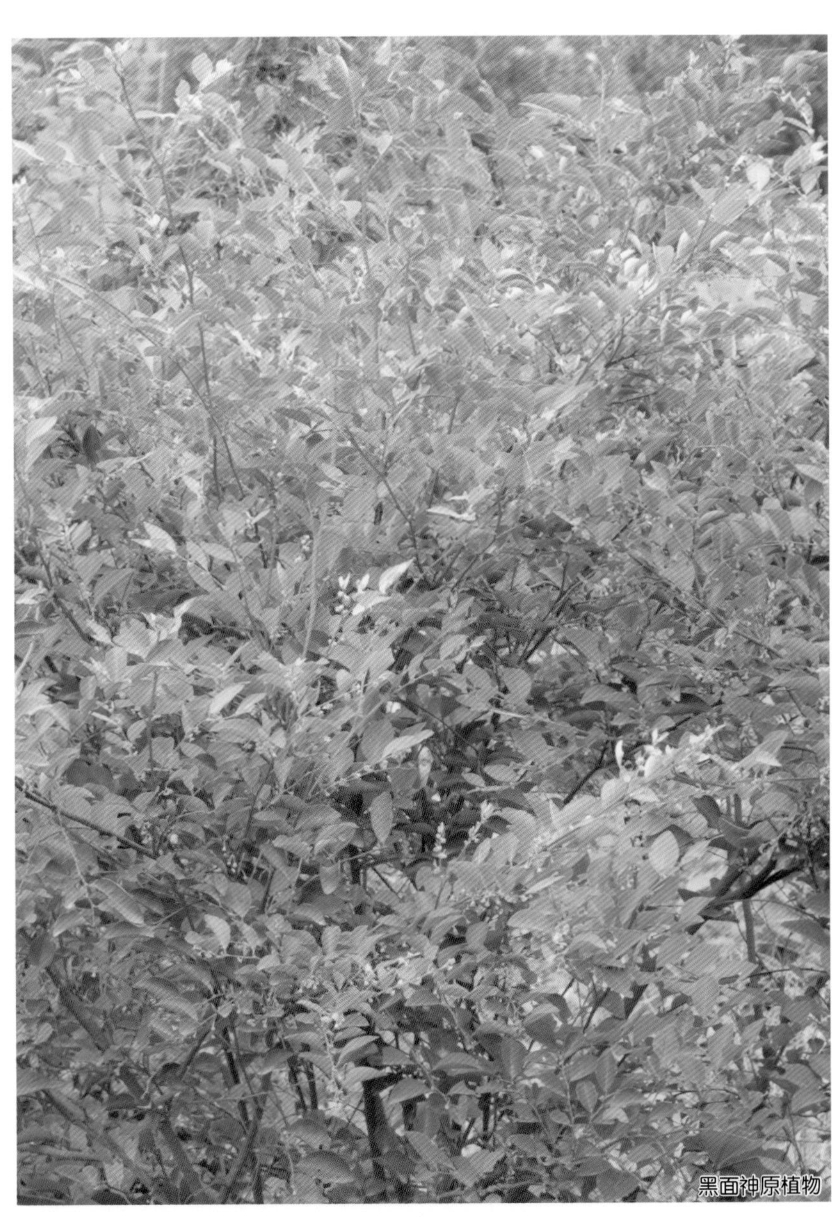
黑面神原植物

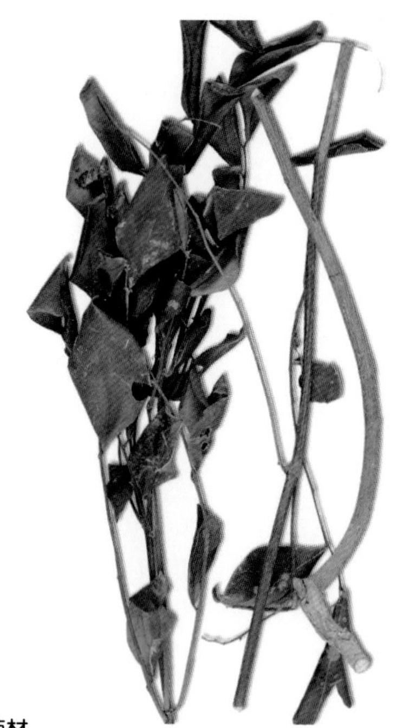
黑面神药材

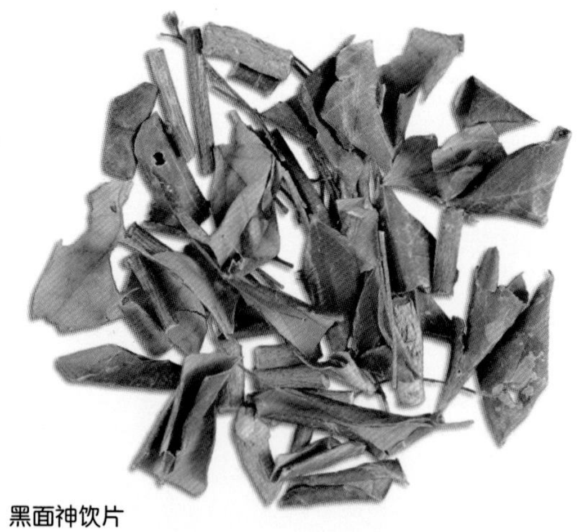
黑面神饮片

【性味归经】味微苦，性凉；有毒。归心、肝、肺经。

【功效主治】清热祛湿，活血解毒。主治腹痛吐泻，湿疹，缠腰火丹，皮炎，漆疮，风湿痹痛，产后乳汁不通，阴痒。

【用法用量】内服：煎汤，15~30g；或捣汁。外用适量，捣敷；或煎水洗；或研末撒。

【使用注意】孕妇忌服。

【经验方】

1. 疔疮　黑面神叶捣烂敷患处。（《岭南草药志》）
2. 烂疮　青凡木叶 30g，半边莲 15g，黑墨草 6g。捣烂敷。（《广西民间常用中草药》）
3. 刀伤出血　青凡木叶适量，捣烂，敷患处。（《广西民间常用中草药》）
4. 蜘蛛咬伤　青凡木叶、黄糖各适量，捣烂，敷患处。（《广西民间常用中草药》）
5. 湿疹、过敏性皮炎、皮肤瘙痒　黑面神叶枝叶煎水洗或鲜叶捣汁涂。（广州空军《常用中草药手册》）
6. 乳管不通而乳少　黑面神叶捣烂，和酒糟、蜜糖服之。（《岭南采药录》）

【参考文献】

[1] 国家中医药管理局《中华本草》编委会 . 中华本草 . 上海：上海科学技术出版社，1999：3542.

[2] Fu Guang-Miao, YU Bo-Yang, ZHU Dan-Ni. Study on Chemical Constituents from Breynia fruticosa.Journal of China Pharmaceutical University, 2004,35(2):114.

[3] 广东省卫生局 . 黄花杜鹃、山岗荚、假艾、黑面神、水葡萄浸膏片治疗老年慢性气管炎情况汇报，1972.

[4] Katsuhiko Ono. Chem Pharm Bull.1989.37（7）:1810.

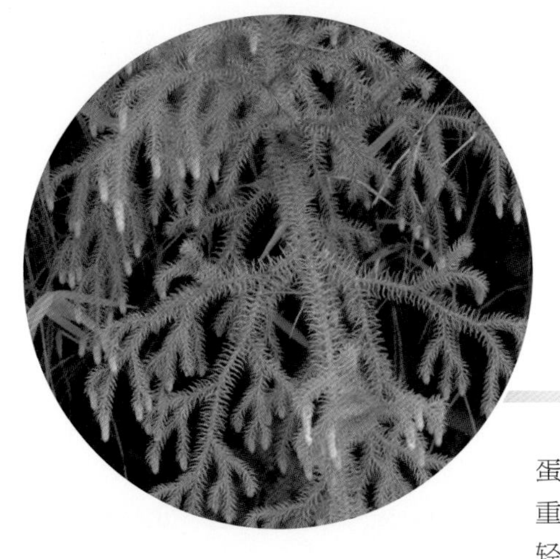

Pu di wu gong

铺地蜈蚣

Palhinhaeae Cernuae Herba

[英]Cernuous Clubmoss Herb

【别名】筋骨草、龙须草、垂穗石松、灯笼伸筋草、凤尾伸筋草、石松、宽筋藤、伸筋草。

【来源】为石松科植物铺地蜈蚣 *Palhinhaea cernua*（L.）Franco et Vasc. 的全草。

【植物形态】多年生主茎直立，草质，上部多分枝，绿色，侧枝平伸，多回不等二叉状分枝。叶密生。螺旋状排列，条状钻形，长 2.5~3.5mm，宽 0.2~1.5mm，基部下延贴生于小枝上，先端略向上内弯，顶端刺芒状，全缘，质薄而软。孢子囊穗小，圆柱形，单生于小枝顶端，成熟时下垂；孢子叶卵状菱形，先端尾状，边缘有流苏状不规则钝齿。孢子囊生于孢子叶腋，圆肾形，淡黄色。

【分布】广西全区均有分布。

【采集加工】夏、秋季采收，切段晒干。

【药材性状】上部多分枝，长 30~50cm，或折成短段，直径 1~2mm，表面黄色或黄绿色。叶密生，线状钻形，长 2~3m，黄绿色或浅绿色，全缘，常向上弯曲，质薄易碎。枝顶常有孢子囊穗，矩圆形或圆柱形，长 5~15mm，无柄，常下垂。气微，味淡。

【品质评价】均以色黄绿、无杂质者为佳。

【药理作用】

1. 镇痛　1g/ml 醇提物小鼠灌胃每只 0.5ml 对扭体法和热板法均有镇痛作用[1]。

2. 对中枢神经系统作用　100% 铺地蜈蚣混悬液每只 0.5ml 灌胃，能延长戊巴比妥钠对小鼠的睡眠时间，能增强小鼠对盐酸可卡因引起的步履歪斜、窜行、环行等毒性反应，而对士的宁等中枢兴奋药无抑制作用[2]。

3. 对实验性硅沉着病影响　200% 铺地蜈蚣透析外液每次每只 2ml，每周 3 次，共 9 周，对气管内注入二氧化硅混悬液致硅沉着病大鼠能降低大鼠的血蓝蛋白，血清谷丙转氨酶及全肺干、湿重及胶原含量均接近正常范围值，减轻肺部及肺门淋巴结病变[3]。

4. 对平滑肌作用　石松碱对大鼠和豚鼠离体小肠有兴奋作用，对兔离体小肠的蠕动有增强作用，也有收缩豚鼠离体子宫及兴奋兔离体子宫的作用[4]。

5. 毒理　石松生物碱 50~200mg/kg 注入蛙淋巴囊内可引起肌肉运动不协调、麻痹等[4]。

【临床研究】

扁平疣　治疗组用大青叶 10g，千里光 7g，生黄芪 20g，铺地蜈蚣 6g，荆芥穗 3g，薄荷 2g，开水冲泡，用药棉或纱布取温热药液反复擦洗患处 20min，以不致皮肤擦伤为度，每日 1 剂，每剂冲泡 2~3 次。对照组口服吗啉胍 0.2g，每日 3 次，每 3 天肌内注射聚肌胞 2mg。两组均以 15 天为 1 个疗程。结果：治疗组共 84 例，痊愈 68 例，

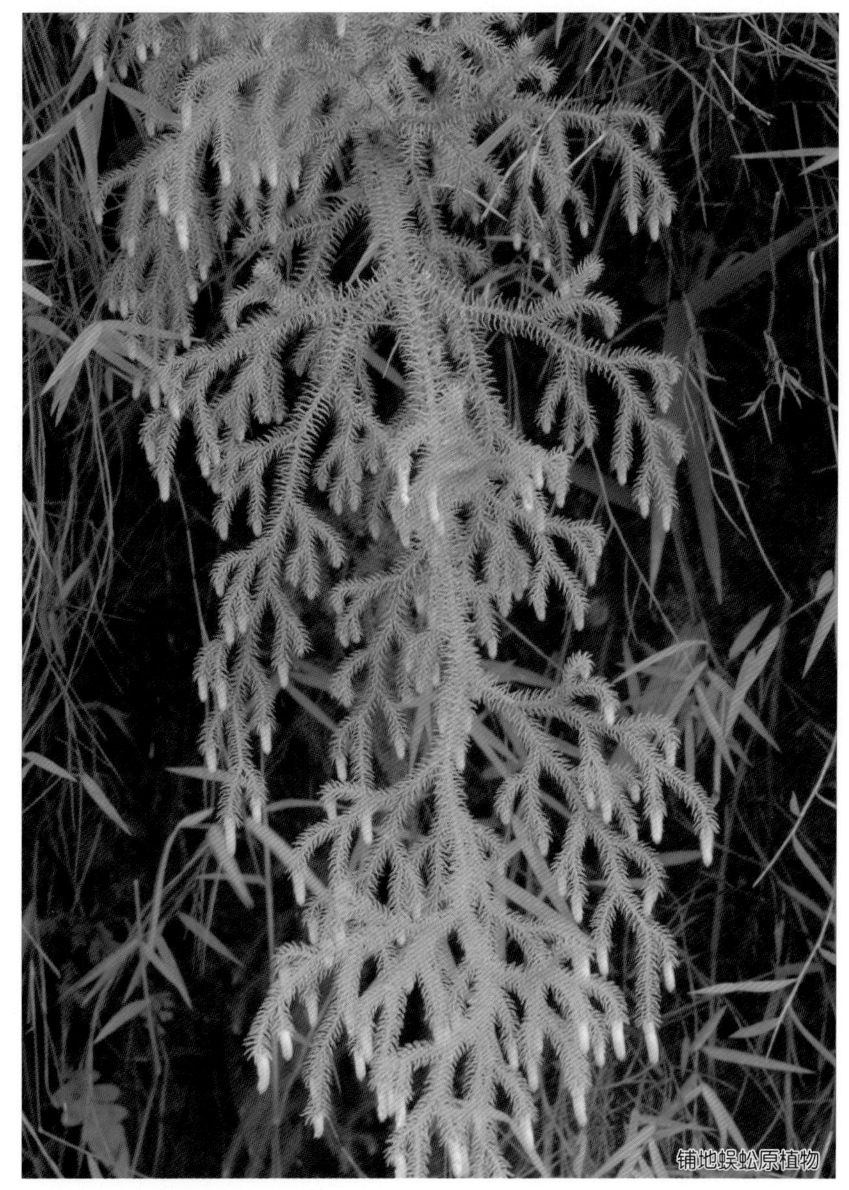

铺地蜈蚣原植物

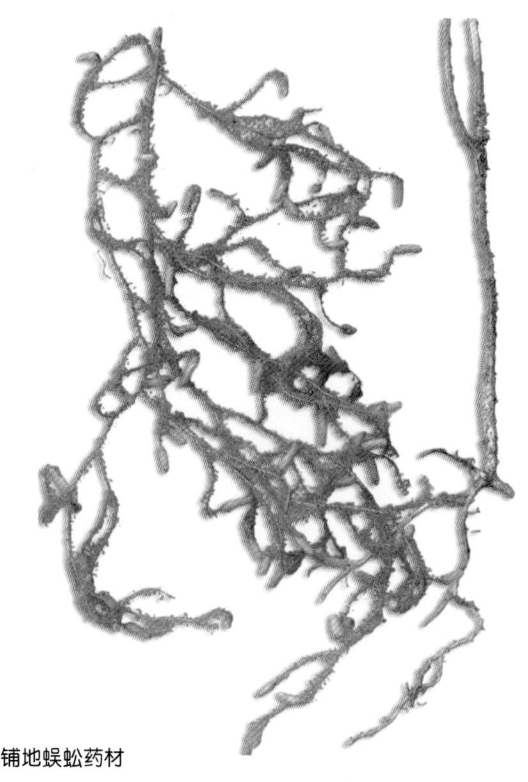
铺地蜈蚣药材

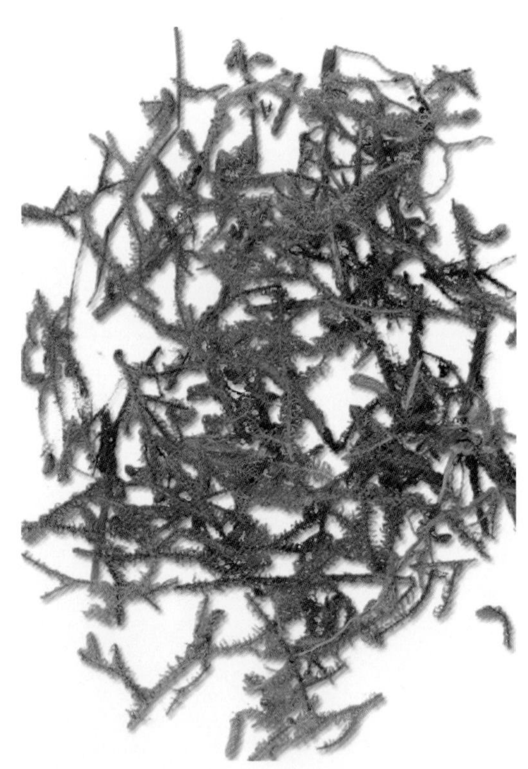
铺地蜈蚣饮片

占80.95%；显效12例，占14.29%；有效4例，占4.76%，总有效率100%，平均有效天数为9.97天。对照组痊愈7例，占18.42%；显效14例，占36.84%；有效8例，占21.05%；无效9例，占23.68%，总有效率76.31%，平均有效天数13.84天。两组总有效率差异有显著性（P<0.01）[5]。

【性味归经】味苦、辛，性平。归肝、脾、肾经。

【功效主治】祛风除湿，舒筋活血，止咳，解毒。主治风寒湿痹，关节酸痛，皮肤麻木，四肢软弱，黄疸，咳嗽，跌打损伤，疮疡，疱疹，烫伤。

【用法用量】内服：煎汤，9~15g；或浸酒。外用适量，捣敷。

【使用注意】孕妇及出血过多者慎服。

【经验方】

1. 带状疱疹　石松（焙）研粉，清油或麻油调成糊状，涂患处，每日数次。（《浙江民间常用草药》）
2. 外伤出血　鲜伸筋草捣烂，外包患处。（《四川中药志》1982年）
3. 关节酸痛，手足麻痹　凤尾伸筋草30g，丝瓜络、爬山虎各15g，大活血9g。水、酒各半煎服。（江西《中草药学》）
4. 肺痨咳嗽　石松、紫金牛、枇杷叶各9g。水煎服。（《湖南药物志》）
5. 吐血　铺地蜈蚣30g，捣烂，开水冲服。（《湖南药物志》）
6. 肝炎，黄疸，痢疾　伸筋草50g，水煎。1日分2次服。（《长白山植物药志》）
7. 风湿骨痛　用全草25~50g，水煎服。（《广西本草选编》）
8. 风痹筋骨不舒　宽筋藤，每用三钱至一两，水煎服。（《岭南采药录》）
9. 跌打损伤　①伸筋草茎叶15g。水煎服。（《浙江民间草药》）。②伸筋草15g，苏木、土鳖虫各9g，红花6g。水煎服。（《陕甘宁青中草药选》）③伸筋草、大血藤、一支箭各60g，红花18g，白酒泡服。每服9~15g，每日2次。（《四川中药志》1982年）
10. 小儿发热惊风　①（伸筋草）干燥全草6g，水煎服。（《天目山药用植物志》）②铺地蜈蚣15g，双蝴蝶9g。水煎服，冰糖为引。（《江西草药》）
11. 小儿麻痹后遗症　石松、南蛇藤根、松节、寻骨风各15g，威灵仙9g，茜草6g，杜衡1.5g。水煎服，每日1剂。（《民间常用草药》）

【参考文献】

[1] 张百舜，南继红．伸筋草的镇痛作用．中草药，1988，19（1）：24.
[2] 张百舜，南继红．伸筋草对中枢神经系统药物作用的影响．中药材，1991，14（11）：38.
[3] 于彤，李涌泉，曹新芳，等．伸筋草对大白鼠实验性矽肺的疗效观察．铁道医学，1986，14（3）：168.
[4] Guy M.CA,1948,42,6003b.
[5] 徐家泽．中药外洗治疗扁平疣84例．皮肤病与性病，2007，29（3）：35.

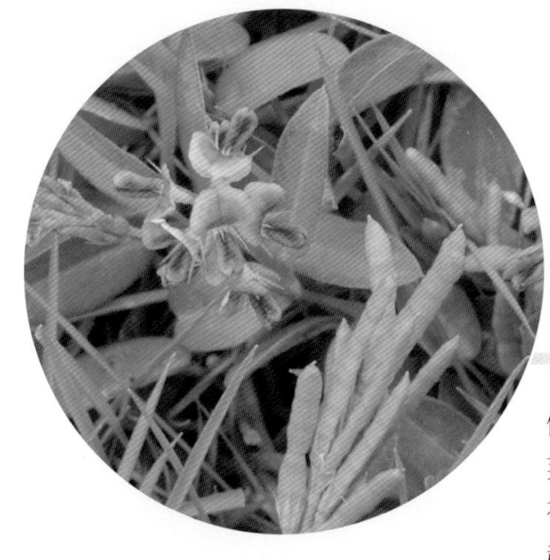

Lian jia dou

链荚豆

Alysicarpis Vaginalis Herba
[英]Alyce Clover Herb

【别名】 山土豆、山地豆、蝇翼草、狗蚁草、土豆舅、大叶青、假花生。

【来源】 为豆科植物链荚豆 *Alysicarpus vaginalis*（L.）DC. 的全草。

【植物形态】 多年生草本。茎健壮，平卧或上部直立。单叶互生；托叶线状披针形，与叶柄近等长；叶形及大小变化大，通常卵状圆形至长椭圆形，先端钝，基部心形、圆形或卵形，长1~3cm，宽约1cm，上部小叶卵状长圆形或披针形，长约3cm或更长，上面无毛，下面稍有短毛。总状花序多腋生、少顶生；有花3~8对，在花序轴的节上成对排列，密集或略疏离；苞片膜质，卵状披针形，与萼等长；裂片极窄；花冠蓝紫色，微伸出萼，旗瓣阔，倒卵形；雄蕊10，二体；子房被疏毛。荚果密集，略为扁圆柱状，有4~6荚节，有短柔毛和网状皱纹，荚节间有略隆起的环线。

【分布】 广西主要分布于南宁、贵港、玉林、钟山、富川等地。

【采集加工】 夏、秋季采收，洗净，鲜用或晒干。

【药材性状】 根黄棕色，根瘤多，断面鲜黄。茎中空，表面光滑或有短柔毛，易折断。叶多皱缩卷曲，绿色或深绿色，托叶条状披针形，与叶柄近等长。完整叶展开后为心形或卵圆形，先端骤尖，基部心形或圆形，上面无毛，下面稍有短柔毛。总状花序顶生或腋生，荚果密集，荚节间有略隆起的线环。气微，清香。

【品质评价】 以茎叶多、身干、色绿者为佳。

【化学成分】 本品全株含蛋白质、钙、磷，28~34个碳原子的高级脂肪醇，27~34个碳原子的碳氢化合物，β-谷甾醇-D-葡萄糖苷（β-sitosterol-D-glucoside），D-右旋蒎立醇[D-（+）-pinitol]及内消旋肌醇（meso-inositol）[1]。

【性味归经】 味辛、苦，性凉。归肝、肺经。

【功效主治】 活血通络，接骨消肿，清热解毒。主治跌打骨折，筋骨酸痛，外伤出血，疮疡溃烂久不收口，腮腺炎，慢性肝炎。

【用法用量】 内服：煎汤，30~60g。外用适量，鲜叶捣敷；或鲜全草煎水外洗；叶研粉撒患处。

【使用注意】 孕妇慎用。

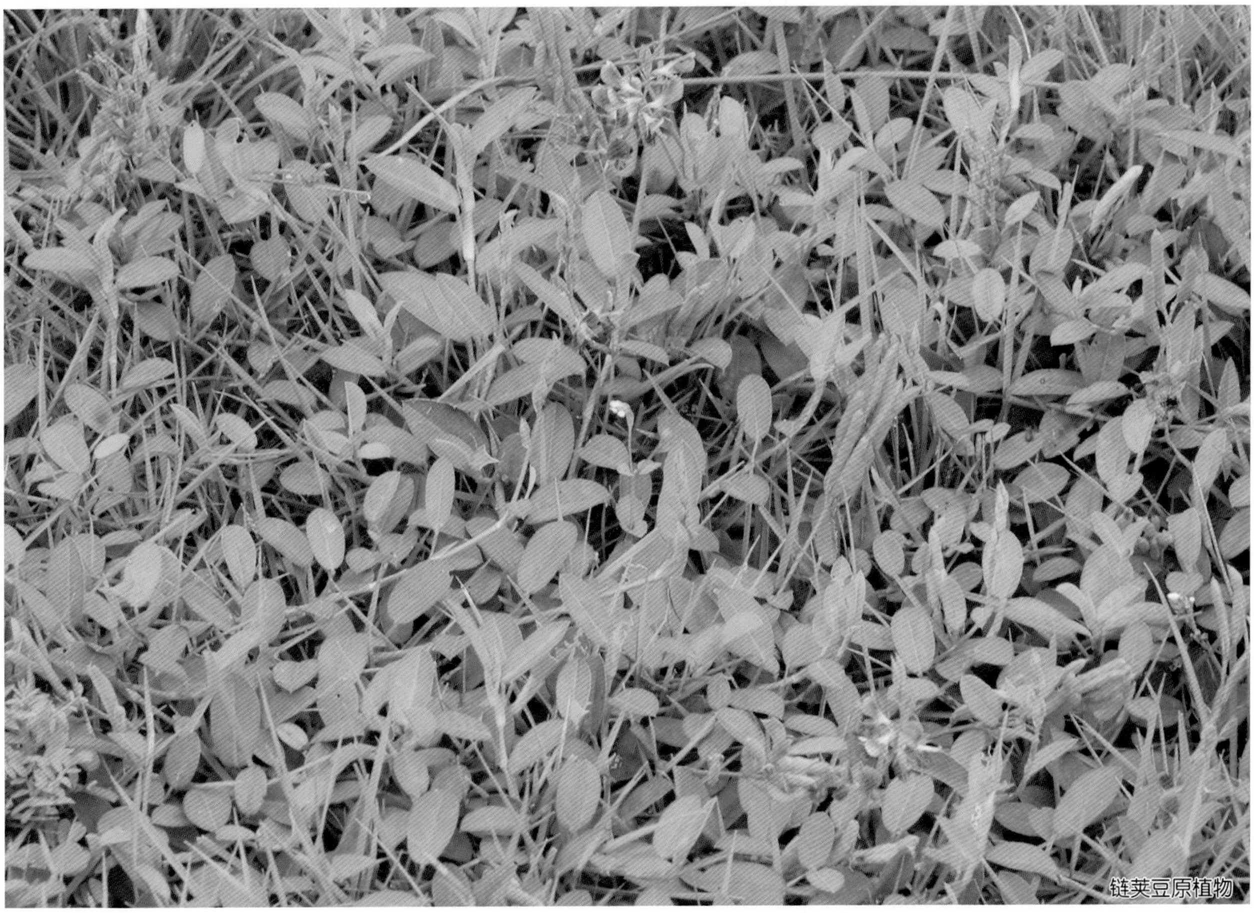

链荚豆原植物

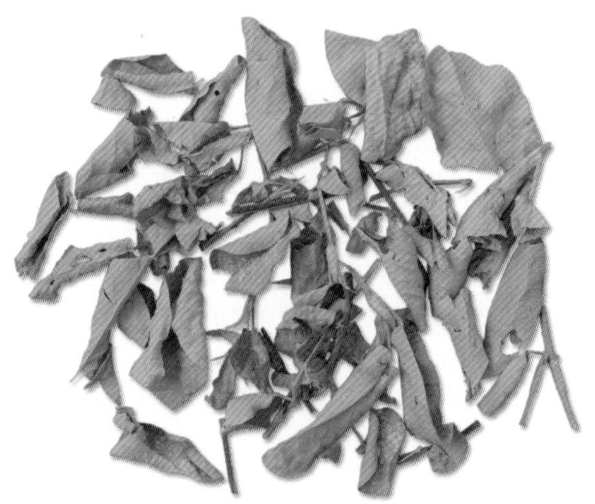
链荚豆饮片

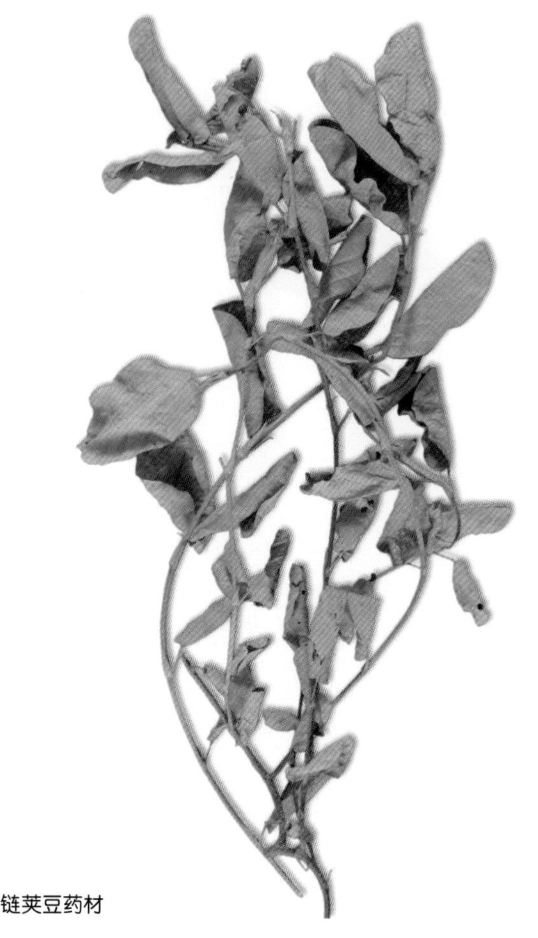
链荚豆药材

【经验方】

1. 跌打损伤，骨折　（狗蚁草）鲜全草捣烂外敷。（《全国中草药汇编》）
2. 外伤出血　（狗蚁草）鲜叶捣烂敷；或用叶研粉撒患处。（《全国中草药汇编》）
3. 疮痈溃烂久不收口　（狗蚁草）鲜全株水煎外洗，并用叶研粉撒患处。（《全国中草药汇编》）
4. 腮腺炎　链荚豆 15~30g。水煎服。（《福建药物志》）
5. 慢性肝炎　（狗蚁草）全草 9g，猪肉炖服。（《全国中草药汇编》）
6. 股骨酸痛　（狗蚁草）45g，与猪蹄加酒炖服。（《全国中草药汇编》）
7. 蛇咬伤　（狗蚁草）全草与半边莲各 30g。水煎服。（《全国中草药汇编》）

【参考文献】

[1] 国家中医药管理局《中华本草》编委会．中华本草．上海：上海科学技术出版社，1999：2952.

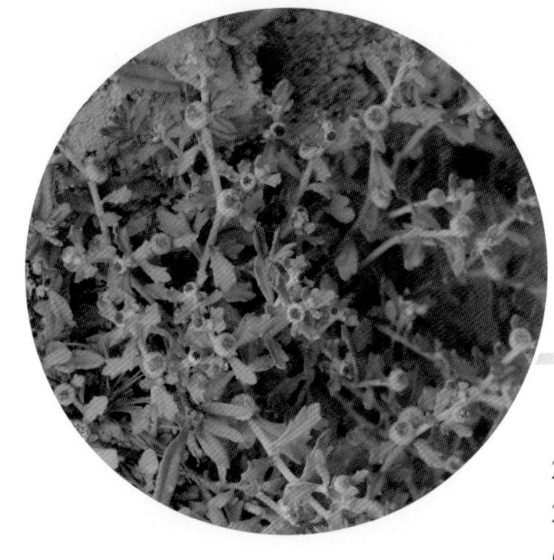

E bu shi cao

鹅不食草

Centipedae Minimae Herba
[英]Small Centipeda Herb

【别名】食胡荽、石胡荽、野园荽、鸡肠草、鹅不食、地芫荽、满天星。

【来源】为菊科植物石胡荽 *Centipeda minima*（L.）A. Br. et Aschers. 的全草。

【植物形态】一年生小草本。茎纤细，多分枝，基部匍匐，无毛或略具细绵毛。叶互生，无柄；叶片楔状倒披针形，长 7~20mm，宽 3~5mm。先端钝，边缘有不规则的疏齿。头状花序细小，扁球形，单生于叶腋；总苞半球形，总苞片 2 层，椭圆状披针形，绿色，边缘膜质，外层较内层大；花托平坦，无托片，花杂性，淡黄色或浅绿色，全为筒状；外围雌花多层，花冠细，有不明显裂片，中央的花两性，花冠 4 裂，瘦果椭圆形，具 4 棱，边缘有长毛，无冠毛。

【分布】广西全区均有分布。

【采集加工】9~11 月花开时采收，鲜用或晒干。

【药材性状】全草缠绕成团。须根纤细，淡黄色。茎细，多分枝；质脆，易折断，断面黄白色。叶小，近无柄；叶片多皱缩，破碎，完整者展平后呈匙形，表面灰绿色或棕褐色，边缘有 3~5 个锯齿。头状花序黄色或黄褐色。气微香，久闻有刺激感，味苦，微辛。

【品质评价】以色灰绿、刺激性气强者为佳。

【化学成分】本品全草含棕榈酸蒲公英甾醇酯（taraxasteryl palmitate），乙酸蒲公英甾醇酯（taraxasterylacetate），蒲公英甾醇（taraxasterol），豆甾醇（stigmasterol），山金车二醇（arnodiol），谷甾醇（sitosterol），十九酸三十四醇酯（tetratriacontanyl nonadecaoate），2- 异丙基 -5- 甲基氢醌 -4-*O*-*β*-D- 吡喃木糖苷（2-*iso*-propyl-5-methylhydroquinone-4-*O*-*β*-D-xylopyranoside），2*α*,3*β*,19*α*,23- 四羟基 -12- 乌苏烯 28- 酸 -28-*O*-*β*-D- 吡喃木糖苷（2*α*,3*β*,19*α*,23-tetrahydroxyurs-12-ene-28-oicacid-28-*O*-*β*-D- xylopyranoside），2*α*,21*β*,22*α*,28- 四羟基 -12- 齐墩果烯 -28-*O*-*β*-D- 吡喃木糖苷（2*α*,21*β*,22*α*,28-tetrahydroxy-12-oleanene-28-*O*-*β*-D-xylopyranoside），3*β*,16*α*,21*β*,22*α*,28- 五羟基 -12- 齐墩果烯 -28-*O*-*β*- D- 吡喃木糖苷（3*β*,16*α*,21*β*,22*α*,28-pentahydroxy-12-oleanene-28-*O*-*β*-D-xylopyranoside），3,3′,5,5′- 四甲氧基芪（3,3′,5,5′-tetramethoxystibene），1*α*,3*β*,19*α*,23- 四羟基 -12- 乌苏烯 -28- 酸 -28-*O*-*β*-D- 吡喃木糖苷（1*α*,3*β*,19*α*,23-tetrahyd-roxyurs-12-ene-28-oicacid-28-*O*-*β*-D-xylopyranoside），1*β*,2*α*,3*β*,19*α*,23- 五羟基 -12- 乌苏烯 -28- 酸 -28-*O*-*β*-D- 吡喃木糖苷（1*β*,2*α*,3*β*,19*α*,23-pentahyd-roxyurs-12-ene-28-oicacid-28-*O*-*β*-D-xylopyranoside），3*α*,21*α*,22*α*,28- 四羟基 -12- 齐墩果烯 -28-*O*-*β*-D- 吡喃木糖苷（3*α*,21*α*,22*α*,28- tetrahydroxy-12-oleanene-28-*O*-*β*-D-xylopyranoside），3*α*,16*α*,21*α*,22*α*,28- 五羟基 -12- 齐墩果

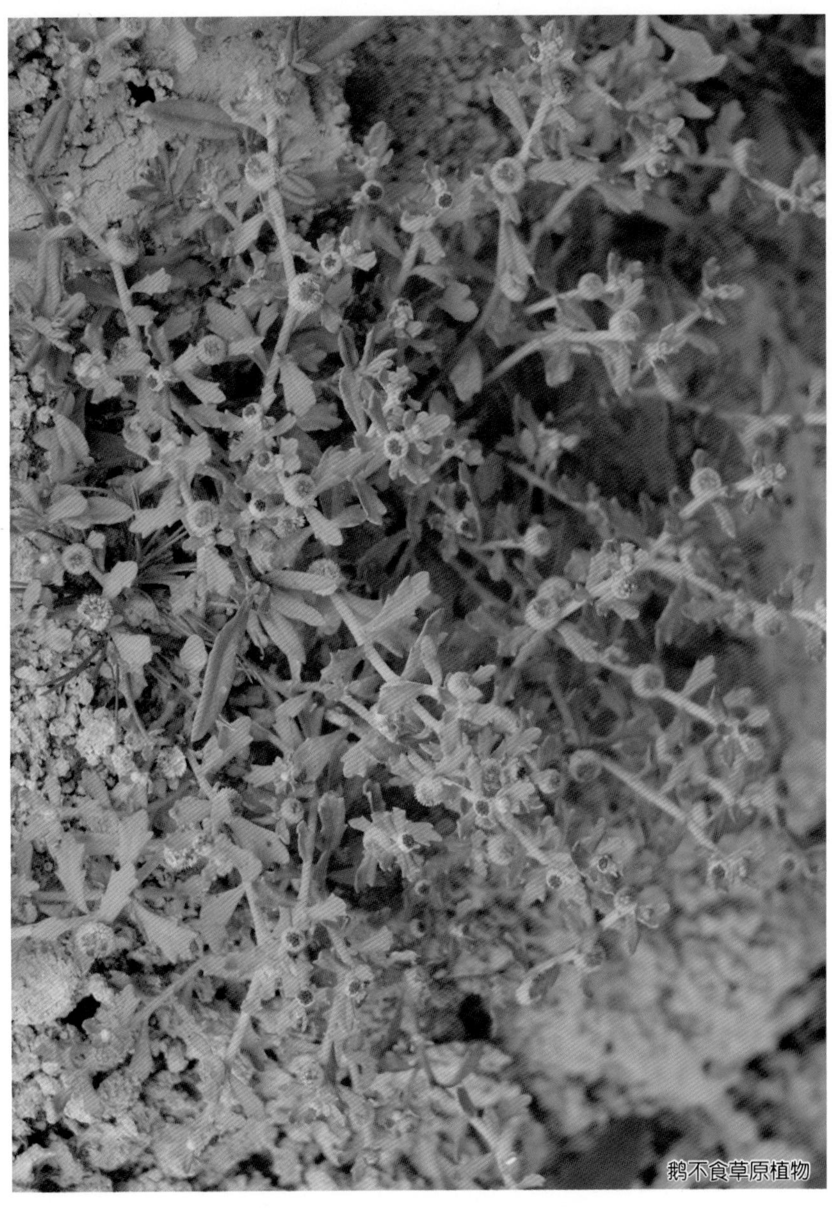
鹅不食草原植物

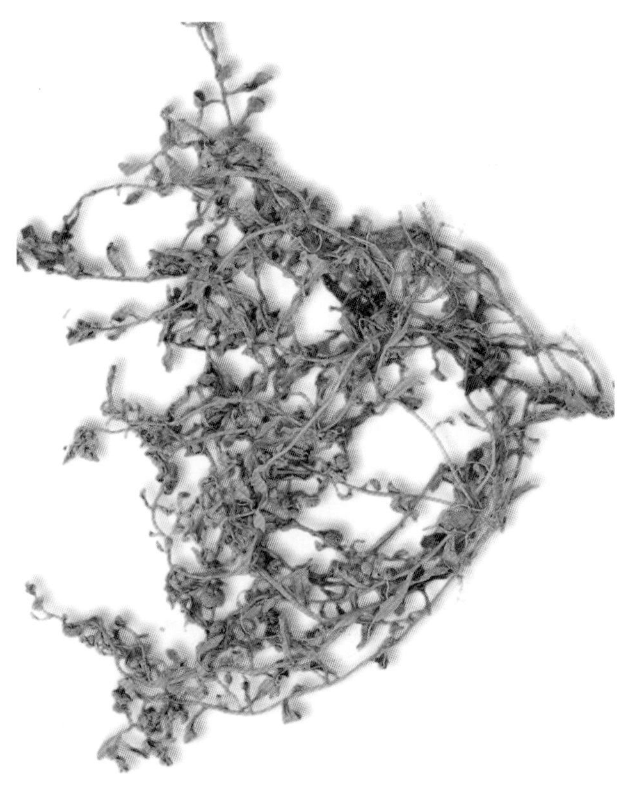

鹅不食草药材

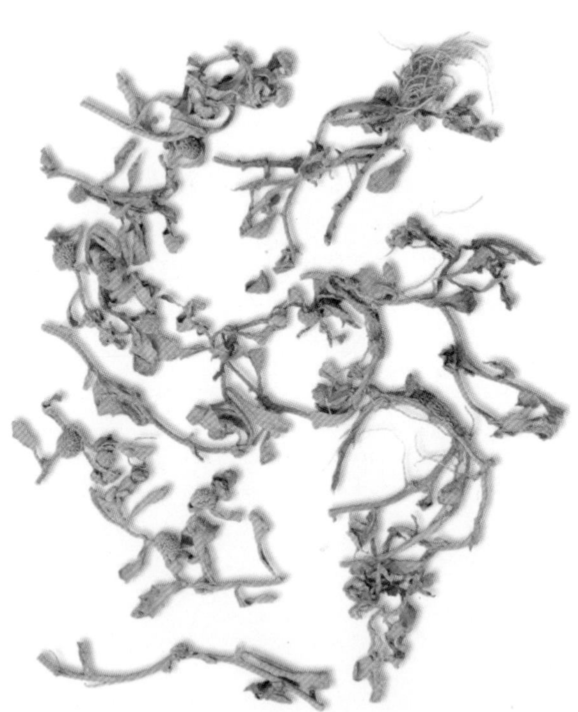

鹅不食草饮片

烯-28-*O*-*β*-D-吡喃木糖苷（3*α*,16*α*,21*α*,22*α*,28-pentahydroxy-12-oleanene-28-*O*-*β*-D-xylopyranoside），6-羟基-反-8-二十六碳-烯-3-酮（6-hydroxy-hexacos-*trans*-8-ene-3-one），3,5,4′-三甲氧基-反-芪（3,5,4′-trimethoxy-*trans*-stilbene），3*α*,21*β*,22*α*,28-四羟基-12-齐墩果烯-28-*O*-*β*-D-吡喃木糖苷（3*α*,21*β*,22*α*,28-tetrahydroxyurs-olean12-ene-28-*O*-*β*-D-xylopyranoside），3*α*,16*α*,21*β*,22*α*,28-五羟基-12-齐墩果烯-28-*O*-*β*-D-吡喃木糖苷（3*α*,16*α*,21*β*,22*α*,28-pentahydroxy-12-oleanene-28-*O*-*β*-D-xylopyranoside），川陈皮素（nobiletin），羽扇豆醇（lupeol），二十六醇（hexacosanol），乙酸羽扇豆酯（lupeyl acetate），10-异丁酰氧基-8,9-环氧百里香酚异丁酰酯（10-*iso*-butyryloxy-8,9-epoxythymol-*iso*-butyrate），9,10-二异丁酰氧基-8羟基百里香酚（9,10-di-*iso*-butyryloxy-8-hydroxythymol），短叶老鹤草素（brevifolin），堆心菊灵（helenalin），异丁酸堆心菊灵内酯（florilenalin -*iso*-butyrate），异丁酰二氢堆心菊灵（*iso*-butyroylplenolin），千里光酰二氢堆心菊灵（senecoylplenolin），四氢堆心菊灵（tetrahydrohelenalin），*α*-莎草酮（*α*-cyperone），槲皮素-3,7,3′-三甲酯（quercetin-3,7,3′-trimethylether），槲皮素-3,7,3′,4′-四甲酯（quercetin-3,7,3′,4′-tetramethylether），槲皮素-3-甲酯（quercetin-3-methylether），槲皮素-3,3′-二甲酯（quercetin-3,3′-dimethylether），芹菜素（apigenin），石南藤酰胺乙酸酯（aurantiamide acetate），6-*O*-千里光酰二氢菊灵（6-*O*-senecoylplenolin），山金车内酯C（arnicolide C）[1]，*γ*-菠菜甾醇（*γ*-spinasterd），豆甾醇-3-*O*-*β*-D-葡萄糖苷[2]，山金车内酯D，异戊酸堆心菊灵内酯，当归酸堆心菊灵内酯[3]，银胶菊素[4]，1*β*,2*α*,3*β*,19*α*-四羟基-12-乌苏烯-28-酯-3-*O*-*β*-D-吡喃木糖苷和1*β*,2*β*,3*β*,19*α*-四羟基-12-乌苏烯-28-酯-3-*O*-*β*-D-吡喃木糖苷[5]。

本品挥发油中含有桉油精（eucalyptol），樟脑（camphor），马鞭草烯醇（verbenol），反式乙酸菊烯酯（*trans*-chrysanthenylacetate），香芹酚（carvacrol），1,2,3,6-四甲基双环[2,2,2]-2,5-环辛二烯{1,2,3,6-tetramethyl-bicyclo[2,2,2]-2,5-cyclooctadiene}，异石竹烯（*iso*-caryophyllene），石竹烯（caryophyllene），香柠檬醇（bergamol），6,6-二甲基-2-亚甲基双环[3,1,1]庚烷{6,6-dimethyl-2-methylene-bicycol[3,1,1]heptane}，里那醇乙酸酯（linalool acetate）[6]。8,11-二烯-愈创木内酯-3-酮，20（29）-双键-（3*b*）-羽扇豆醇-3-醋酸酯，棕榈酸，2-甲基-2,3-醋酸酯-5-甲基苯丙酸酯，9,12-十八碳二烯酸，9-十八碳烯酸，1,4-二烯-桉叶内酯-2-酮，棕榈酸，麝香草酚，5-甲基-2-（1-甲基乙基）苯乙酸酯和2-甲基-2,3-醋酸酯-5-甲基苯丙酸酯（2-methyl-2,3-acetate-5-methylphenylpropionate）等[7]。

【药理作用】

1. 抗过敏　鹅不食草挥发油对豚草花粉导致的豚鼠过敏性鼻炎有治疗效果，其过敏性鼻炎阳性对照组鼻黏膜上皮组织充血、水肿，炎性细胞浸润，可见大量中性粒细胞、嗜酸性粒细胞、淋巴细胞以及肥大细胞，鼻黏膜上皮细胞出现大量溶酶体、细胞器空泡化、细胞核变形，固有层结缔组织细胞结构紊乱，细胞器呈碎片状。而鹅不食草挥发油治疗组上述变化减轻至接近阴性对照组[8]。鹅不食草热水提取物在动物皮肤被动过敏反应（PCA）中表现出抗过敏作用，也可较强地抑制化合物48/80或刀豆球蛋白A诱导的大鼠腹腔肥大细胞组胺释放。其中的山金车内酯、6-*O*-千里光酰二氢菊灵和石南藤酰乙酸酯抑制组胺释放的半数抑制量（IC_{50}）分别为3.0×10^{-5}mol/L、1.8×10^{-5}mol/L及2.3×10^{-4}mol/L。在PCA试验中，灌胃50mg/kg，前两种化合物对色素渗出抑制率分别为61.76%、37.4%。含有的黄酮类化合物对组胺释放的IC_{50}为（0.5×10^{-5}~1.0×10^{-5}）mol/L，灌胃50mg/kg，对PCA试验抑制率达39%~67%[9]。

2. 抗炎　鹅不食草挥发油能抑制大鼠急性肺损伤所致肺水肿及中性粒细胞升高，抑制肺损伤大鼠支气管上皮细胞中CD54的表达，对大鼠急性肺损伤有保护作用[10]。鹅不食草挥发油对角叉菜胶致大鼠胸膜炎模型白细胞数增高表现出对抗作用，能减少大鼠胸膜炎渗出液中一氧化氮的产生和前列腺素E_2的生成，大剂量组能对抗胸膜炎大鼠血清中C反应蛋白和肿瘤坏死因子的升高，对角叉菜胶致大鼠急性胸膜炎有保护作用[11]。

3. 抗突变和抗肿瘤　标准菌株TA98和TA100培养皿中分别加入诱变剂4-硝基邻二胺和叠氮钠，每皿加入鹅不食草两次水煎煮浓缩液3mg，具有一定的抗突变的作用[2]。鹅不食草乙醇提取物有抑制肿瘤生长的作用[12]。

4. 保肝　鹅不食草煎液能降低四氯化碳、对乙酰氨基酚、D-氨基半乳糖加脂多糖致肝损伤后小鼠血清中升高的谷丙转氨酶水平，对实验性肝损伤有保护作用[13]。

5. 止咳等作用　挥发油和乙醇提取液部分有止咳、祛痰、平喘作用。25%~50%煎剂在马铃薯鸡蛋固体培养基内对结核杆菌有一定的抑制作用[9]。100%煎剂对金黄色葡萄球菌有抑制作用[14]。用鹅不食草水煎剂体外作用24h、48h、72h，对临床分离的铜绿假单胞菌R质粒消除率分别为0.7%、4.7%、46.3%，SDS对照组分别为0.3%、0.7%、1.7%。说明鹅不食草对耐药质粒有较强的消除作用[15]。

【临床研究】

1. 过敏性鼻炎　①复方鹅不食草滴剂（每1ml含相当生药0.5g，氢化可的松0.1mg，马来酸氯苯那敏0.05mg）治疗鼻炎和鼻窦炎64例，每次1~2滴，每日2~3次。疗程最短只滴药1次，最长滴药1个月[16]。②鹅不食草软膏（鹅不食草10g研成细末，与凡士林90g调匀，制成软膏）涂在棉片上，填入双侧鼻腔，半小时后取出，每日1次，15次为1个疗程，必要时可继续巩固治疗1个疗程。结果：治疗105例，治愈45例，有效38例，好转22例[17]。③用鹅不食草散（鹅不食草12g，细辛6g，白芷6g，辛夷花6g，麝香0.2g），煎汤熏鼻，每日3~5次，每次3~5min。用药后，除部分病人喷嚏频作外，未见其他不良反应[18]。④鹅不食草与苍耳子按2∶1比例制成混合剂，高温消毒后，涂于鼻腔黏膜表面，每日1次，10次为1个疗程，同时口服玉屏风散，未愈者或巩固者间隔1周再应用1个疗程。结果：治疗86例，23例治愈，复查和随诊1年以上未复发，59例明显好转但随访中有13例复发，4例无效。86例病人近期有效率是95.3%。对复发病例再次用药仍然有效[19]。⑤鹅不食草全草100g加入75%医用乙醇300ml，浸泡7~10天。鼻炎发作时，用棉球蘸浸泡液塞入鼻孔5~10min，两侧交替使用，连续使用1周。结果：治疗32例，治愈19例（59.4%），好转8例（25.0%），无效5例（15.6%）。总有效率84.4%[20]。

2. 急性腰扭伤　用鹅不食草15g（鲜品30g）加水约400ml，煎至约200ml，兑入50ml（不饮酒者可酌减）米酒1次内服，每日1次，一般1~2次可愈，若连服3次无效，改用他法治疗。结果：治疗38例，治愈31例，好转4例，无效3例，总有效率92%。31例治愈者中11例服药1次而愈，15例服药2次而愈，5例服药3次治愈[21]。

3. 结石症　①自拟乌金汤（乌梅10~20g，鸡内金30~50g，山楂10g，金钱草50g，茯苓20g，甘草10g。肾结石可加石韦15g；胆结石加菖蒲10g；疼痛剧烈加元胡10g，白芍15g。上药每日1剂水煎分2次服，30天为1个疗程）配合鹅不食草（30~50g，洗净捣碎，用米泔水浸泡后取汁口服，每日2次）治疗。结果：治疗60例，治愈38例，好转21例，仅1例无效[22]。②复方鹅不食草汤（鹅不食草25g，白芍、郁金各15g，金钱草20g，海金沙、延胡索各12g，柴胡、枳实、大黄、鸡内金、黄芩各12g，甘草6g，辨证加减）每天1剂，水煎服，7天为1个疗程。结果：治疗胆石症32例，连续治疗2个疗程后观察疗效，临床治愈4例，显效13例，有效13例，无效2例，总有效率93.8%[23]。

4. 贝尔面瘫　鹅不食草30~60g（新鲜或干燥均可，干的用水浸湿泡胀）捣烂，用纱布包好，外敷于患侧耳根及颊车穴24h，药干后取下加水重新捶搓再外敷。1次药用1天，10天为1个疗程；并同时服用维生素B_1、B_6，每日3次，每次20mg，肌注维生素B_{12}，每日1次，每次250~500mg。外敷时给皮肤涂很薄一层凡士林，以保护皮肤。结果：治疗50例，痊愈44例，有效4例，无效2例，总有效率为96%[24]。

5. 钩虫尾蚴感染　鹅不食草一小把合唾液少许捣成泥状外敷患处，亦可加食盐少许同捣外敷。如此不拘时，干后易之，直至痊愈。注意如有硬肿，可用消过毒的针具挑破，再如上法治疗，已治愈近百人，取得较满意的疗效[25]。

【性味归经】味辛，性温。归肺、肝经。

【功效主治】祛风通窍，解毒消肿。主治感冒，头痛，鼻渊，鼻息肉，咳嗽，哮喘，喉痹，耳聋，目赤翳膜，疟疾，痢疾，风湿痹痛，跌打损伤，肿毒，疥癣。

【用法用量】内服：煎汤，5~9g；或捣汁。外用适量，捣敷；或捣烂塞鼻。

【使用注意】阳实火盛者忌用。

【经验方】

1. 伤风头痛、鼻塞，目翳　鹅不食草(鲜或干均可)搓揉，嗅其气，即打喷嚏，每日二次。(《贵阳民间药草》)
2. 单双喉蛾　鹅不食草 30g，糟米 30g。将鹅不食草捣烂，取汁浸糯米磨浆，给病人徐徐含咽。(《广西民间常用草药》)
3. 目病肿胀红赤，昏暗羞明，隐涩疼痛；风痒，鼻塞，头痛，脑酸，外翳攀睛，眵泪稠黏　鹅不食草二钱，青黛一钱，川芎一钱。为细末，先噙水满口，每用末许搐入鼻内，以泪出为度。不拘时候。(《原机启微》搐鼻碧云散)
4. 胬肉攀睛　鲜鹅不食草 60g，捣烂，取汁煮沸澄清，加梅片 0.3g 调匀，点入眼内。(《广西民间常用草药》)
5. 寒痰齁喘　野园荽研汁和酒服。(《濒湖集简方》)
6. 间日疟及三日疟　鲜鹅不食草，捻成团，填鼻内，初感有喷嚏，宜稍忍耐，过一夜，效。(《现代实用中药》)
7. 脾寒疟疾　石胡荽一把，杵汁半碗，入酒半碗，和服。(《濒湖集简方》)
8. 痞积腹泻　鲜石胡荽 9g 水煎服。(《湖南药物志》)

【参考文献】

[1] 国家中医药管理局《中华本草》编委会 . 中华本草 . 上海：上海科学技术出版社，1999：6801.
[2] 褚红芬，孔德云，恽英 . 石胡荽中的甾醇成分 . 中草药，1994，25(11)：612.
[3] Ferdinand Bohlmann,Chen Zhongliang.New Guaianolides From Centipeda minima.Chinese Science Bulletin，1984,2（7）:900.
[4] Yu HW., Wright C.W. CaiY, et al.Antiprotozoal Activities of Centipeda minima.Phytochemistry Research, 1994,8:436.
[5] Rai Nirupama, Singh J. Two New Triterpenoid Glycosides from Centipeda minima. Indian Journal of Chemistry, 2001, 40B（4）:320.
[6] 刘杰，侯惠鸣，屠万清 . 鹅不食草挥发油成分的 GC-MS 分析 . 中草药，2002，33（9）：785.
[7] 杨艳芳，吴和珍，刘宇，等 . 超临界 CO_2 萃取法与水蒸气蒸馏法提取鹅不食草油的化学成分研究 . 中药材，2007，30（7）：808.
[8] 刘志刚，余洪猛，文三立，等 . 鹅不食草挥发油治疗过敏性鼻炎作用机理的研究 . 中国中药杂志，2005，30（4）：292.
[9] Wu Jin-Bin. Chem Pharm Bull, 1985,33（9）:4091.
[10] 覃仁安，师晶丽，宛蕾，等 . 鹅不食草挥发油对急性肺损伤大鼠支气管上皮细胞 CD54 表达的影响 . 中华中医药杂志，2005，20（8）：466.
[11] 覃仁安，梅璇，宛蕾，等 . 鹅不食草挥发油对角叉菜胶致大鼠急性胸膜炎的影响 . 中国中药杂志，2005，30（15）：1192.
[12] 陈红淑，李昌煜，余美荣，等 . 鹅不食草提取物对人鼻咽癌细胞 CNE-2 生长抑制作用的实验研究 . 中华中医药学刊，2011，29(7)：1621.
[13] 钱妍，赵春景，颜雨 . 鹅不食草煎液对小鼠肝损伤的保护作用 . 中国药业，2004，13（6）：25.
[14] 南京药学院《中草药学》编写组 . 中草药学（下册）. 南京：江苏科学技术出版社，1980：1158.
[15] 李长清，舒德忠，周歧新，等 . 鹅不食草水煎剂对铜绿假单胞菌 R 质粒体外消除作用的实验研究 . 川北医学院学报，2003，18（3）：1.
[16] 金德生 . 复方鹅不食草滴剂治疗鼻炎和鼻窦炎 64 例 . 中国中西医结合杂志，1989，（6）：374.
[17] 陈鹤凤 . 鹅不食草软膏治疗慢性及过敏性鼻炎 105 例 . 江苏中医，1995，16（3）：22.
[18] 张茂兰，周华 . 鹅不食草散治疗慢性鼻炎 . 中国民间疗法，1999，（1）：45.
[19] 宋琼 . 鹅不食草、苍耳子局部应用治疗过敏性鼻炎 . 锦州医学院学报，2001，22（3）：60.
[20] 腾国州 . 鹅不食草治疗过敏性鼻炎 32 例 . 人民军医，2005，48(10)：616.
[21] 谭成纪 . 鹅不食草治疗急性腰扭伤 38 例 . 中国民间疗法，2000，8（10）：31.
[22] 连长相 . 中药配合鹅不食草治疗结石症 60 例 . 中国民间疗法，2003，11（11）：40.
[23] 刘宁，刘永静，刘永翠，等 . 复方鹅不食草汤治疗胆石症 32 例 . 新中医，2003，35（12）：69.
[24] 刘月兆 . 鹅不食草外敷治疗贝尔面瘫 50 例 . 陕西中医，1994，15(3)：126.
[25] 卓成明 . 鹅不食草外敷治疗钩虫尾蚴感染 . 中医外治杂志，1996，（4）：48.

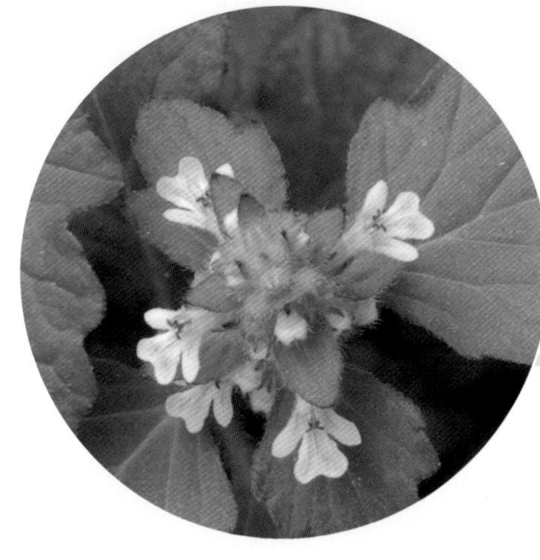

Jin gu cao

筋骨草

Ajugae Decumbentis Herba
[英]Decumbent Bugle Herb

【别名】白毛夏枯草、雪里青、金疮小草、白头翁、散血草、白夏枯草、散血丹。

【来源】为唇形科植物金疮小草 *Ajuga decumbens* Thunb. 的全草。

【植物形态】多年生草本。茎基部倾斜或匍匐，上部直立，多分枝，四棱形，略带紫色，全株密被白色柔毛。单叶对生，具柄；叶片卵形或长椭圆形，长4~11cm，宽1~3cm，先端圆钝或短尖，基部渐窄下延，边缘有波状粗齿，下面及叶缘常带有紫色，两面有短柔毛。轮伞花序，多花，腋生或在枝顶集成间断的多轮的假穗状花序；花萼漏斗形，齿5；花冠唇形，淡蓝色或淡紫红色，稀白色，花冠下唇长约为上唇的2倍；雄蕊4，二强；子房上位。小坚果倒卵状三棱形，背部灰黄色，具网状皱纹。

【分布】广西主要分布于凌云、南丹、都安、罗城、融安、三江、灵川、富川、桂平、龙州、马山。

【采集加工】第1年9~10月收获1次。但第2、3年，则在5~6月和9~10月各收获1次。齐地割起全草，去净杂质，鲜用或晒干。

【药材性状】全草长10~25cm。根细小，暗黄色。地上部分灰黄色或暗绿色，密被白柔毛。茎细，具四棱，质较柔韧，不易折断。叶对生，多皱缩、破碎，完整叶片展平后呈匙形或倒卵状披针形，长3~6cm，宽1.5~2.5cm，绿褐色，两面密被白色柔毛，边缘有波状锯齿；叶柄具狭翅。轮伞花序腋生，小花二唇，黄褐色。气微，味苦。

【品质评价】以色绿、花多者为佳。

【化学成分】本品全草含新克罗烷双萜类（neoclerodane diterpenes）化合物金疮小草素（ajugacumbins）A、B、C、D、E、F，筋骨草素（ajugamarin）及筋骨草素 A_2、B_2、G_1、H_1、F_4[1]。环烯醚萜类（iridoid）化合物白毛夏枯草苷（decumbeside）A、B、C、D，雷扑妥苷(reptoside)，8-乙酰基哈帕苷(8-acetyl harpagide)[1]。

又含甾类（sterid）化合物杯苋甾酮（cyasterone），脱皮甾酮（ecdysterone），筋骨草甾酮（ajugasterone）B、C，筋骨草内酯（ajugalactone），木犀草素（luteolin）[1]，1-辛烯-*O*-*α*-L-吡喃阿拉伯糖-（1→6）-*O*-[*β*-D-吡喃葡萄糖-（1→2）]-*β*-D-吡喃葡萄糖{1-octene-*O*-*α*-L-arabinopyranosyl-（1→6）-*O*-[*β*-D-glucopyranosyl-（1→2）]-*β*-D-glucopyranoside}，正丁基-*β*-D-吡喃果糖苷（*n*-butyl-*β*-D-fructopyranoside）、6,7-二羟基-香豆素（6,7-dihydroxy-coumarin）、5,7-二羟基-4′-甲氧基黄酮（5,7-dihydroxy-4′-methoxylflavone）和谷甾醇-3-*O*-*β*-D-吡喃葡萄糖苷（3-*O*-*β*-D-glucopyranositosterol）[2]。

本品根中含筋骨草多糖(kiransin)[1]。

【药理作用】

1. 对呼吸系统作用 ①镇咳作用：白毛夏枯草酸性乙醇提取物、黄酮苷、总生物碱、总酸酚及皂苷等给小鼠灌

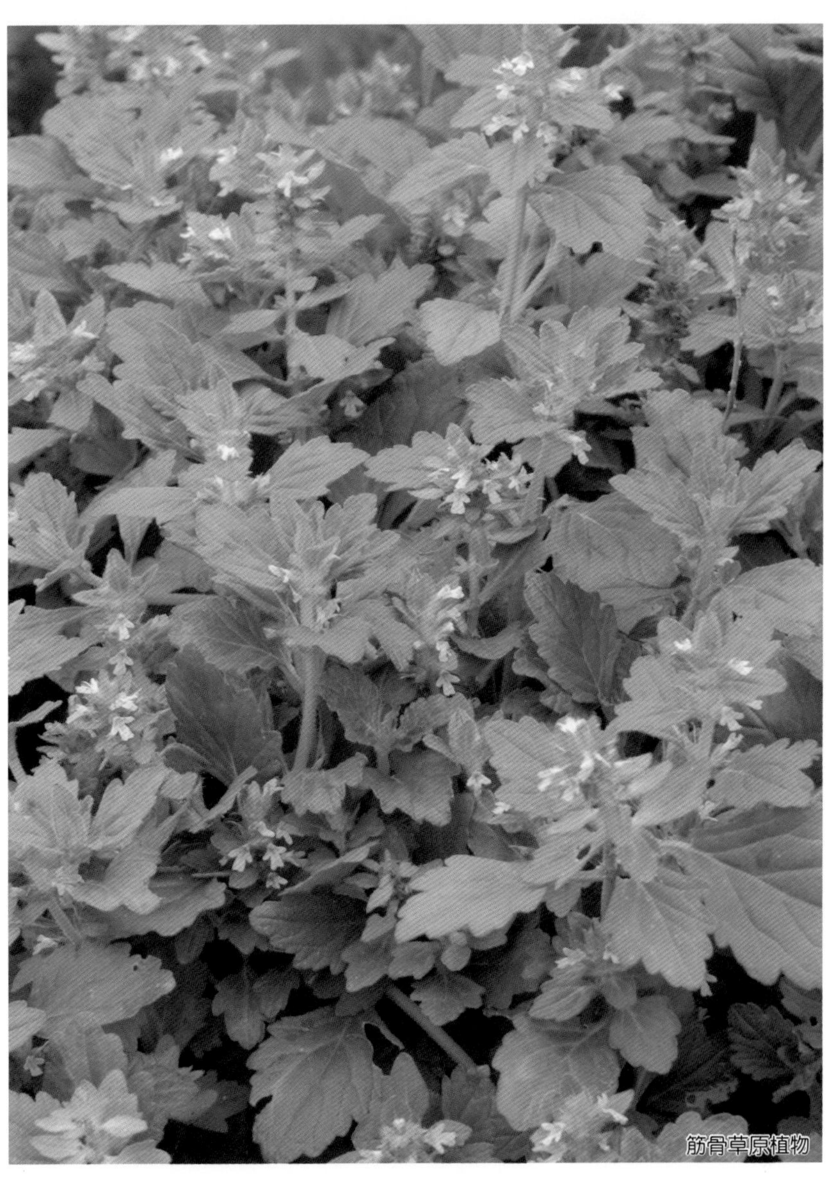
筋骨草原植物

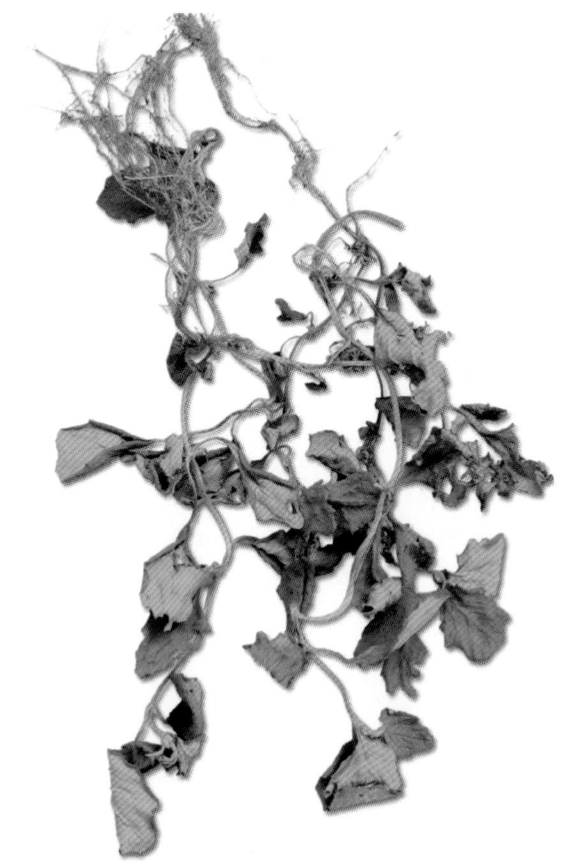
筋骨草药材

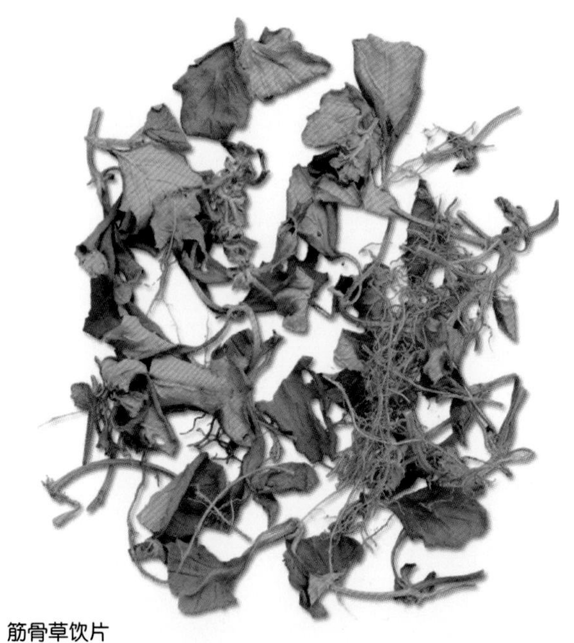
筋骨草饮片

胃，都有一定的镇咳作用[3]。总黄酮对小鼠有强而稳定的镇咳作用[4]。木犀草素 250mg/kg 灌胃或 125mg/kg 腹腔注射对氨雾引起的小鼠咳嗽也有强而稳定的镇咳作用，并能对抗电刺激麻醉猫和去大脑猫喉上神经引起的咳嗽[5]。②祛痰：酸性乙醇提取物、黄酮苷、总酸酚、总生物碱及木犀草素等给小鼠灌胃均有一定的祛痰作用[3,5]。大鼠灌胃木犀草素 200mg/kg 后，可使呼吸道分泌量增加，给药后平均每 1h 分泌量为正常值的 550% 左右[5]，对痰内酸性黏多糖纤维也有一定溶解作用，并能降低毛细血管通透性[4,5]。③平喘：碱性乙醚提取物及木犀草素对豚鼠离体气管平滑肌有直接扩张作用[3,5]，0.5mg、1mg 和 2mg 的木犀草素能拮抗组胺和乙酰胆碱对气管平滑肌的兴奋作用，解除痉挛，其作用随剂量加大而增强。并能舒张整体动物的支气管和小支气管平滑肌[5]。酸性乙醇提取物、黄酮苷及总生物碱给豚鼠腹腔注射，对组胺加乙酰胆碱混合物喷雾引起的气管平滑肌兴奋均有一定的抑制作用。

2. 抗过敏及对免疫功能影响　终浓度为 1.09×10^{-4} 与 2.18×10^{-4} mol/L 的木犀草素能抑制致敏豚鼠离体回肠平滑肌过敏性收缩反应。该药对慢反应物质引起的豚鼠回肠收缩有抑制作用，半数抑制量为 2.76×10^{-5}mol/L，对组胺引起的豚鼠回肠收缩亦有抑制作用。木犀草素亦可剂量依赖性地抑制电刺激引起的大鼠输精管收缩[6]。木犀草素对由环磷酰胺造成免疫功能低下的小鼠抗体生成量以及免疫应答早期阶段均有促进作用[7]。木犀草素 30mg/kg、60mg/kg 肌注，连续 30 天能增加豚鼠的实验性过敏性脑脊髓炎的发病率，有免疫增强作用[8]。不同浓度木犀草素（10^{-9}~10^{-5}mol/L）对静止的和亚适浓度的植物血凝素 30~60 μ g/ml 及刀豆球蛋白 A 10 μ g/ml 激活的小鼠脾脏 T 淋巴细胞增殖反应均有促进作用[9]。木犀草素在不同浓度（4×10^{-7}~10^{-5}mol/L）时对酵母多糖诱导的大鼠腹腔巨噬细胞 H_2O_2 释放呈浓度依赖性的抑制，且以木犀草素与巨噬细胞共同培养 4h 抑制作用最明显[10]。

3. 抗炎　木犀草素肌注对二甲苯诱发的小鼠耳部炎症有抑制作用，半数有效量为 106mg/kg[11]。木犀草素肌注 80mg/kg 和 160mg/kg，对分别由角叉菜胶与酵母诱发的大鼠踝关节肿胀和巴豆油诱发大鼠肉芽肿均有抑制作用[8]。利用醋酸诱发大鼠急性胸膜炎模型，木犀草素肌注可使胸腔液体减少[12]。木犀草素 20mg/kg 腹腔注射，共 7 天，抑制大鼠植入羊毛球所致炎症过程的增殖和渗出[13]。

4. 对心血管作用　木犀草素对大鼠、猫有持久的急性降压作用[14]。对犬的心肺功能，木犀草素可使动脉压增加而降低静脉压，增加冠脉血流量。大鼠 0.5g/kg 皮下注射有增强毛细血管的作用[15]。10mg/kg 静注对麻醉犬具有增加冠脉血流量及降低冠脉血管阻力的良好作用，而对心肌耗氧量无影响[16]。

5. 抑菌、抗病毒　水煎液和醇 - 醚提取物体外对金黄色葡萄球菌、卡他球菌、肺炎链球菌、甲型链球菌、铜绿假单胞菌等抑制作用较明显[3]。木犀草素 10mg/ml 在体外对以上细菌也均有抑制作用。并可减少金黄色葡萄球菌感染引起的小鼠死亡，显示较强的体内抗感染作用[5]。木犀草素对猪疱疹病毒有很强的抑制作用[17]。

6. 降脂等作用　对实验性动脉粥样硬化家兔皮下注射 10mg/kg，共 20 天，可降低血胆固醇 50%、脂蛋白 33%、与脂蛋白结合的胆固醇 60%，主动脉脂质也减少[18]。木犀草素对 NKLY 腹水癌细胞体外培养有抑制生长的作用[19]。杯苋甾酮具有雌激素活性，未成熟大鼠灌胃 110mg/kg 或 50mg/kg，共 3 天，子宫重量增加[20]。

7. 毒理　酸性乙醇提取物灌胃小鼠的半数致死量（LD_{50}）为254~288g（生药）/kg，腹腔注射 LD_{50} 为39.9~42.0g（生药）/kg[3]。木犀草素灌胃最大剂量2500mg/kg尚未见小鼠中毒死亡，腹腔注射其 LD_{50} 为180mg/kg。豚鼠每日以木犀草素（相当于成人每日用量的50倍）灌胃共20天，未见有毒性改变[5]。

【临床研究】

1. 胆囊疾病　用慢性胆囊炎合剂（延胡索176g，茵陈、金钱草、海金沙藤各117g，片姜黄88g，木香、川楝子、筋骨草各58.5g，柴胡28.5g，蔗糖200g，苯甲酸钠0.16g）口服，每日3次，每次30ml，15日为1个疗程。结果：治疗1个疗程，治疗480例，显效347例（慢性胆囊炎251例，胆囊术后综合征74例，阻塞性黄疸22例）；有效114例（慢性胆囊炎54例，胆囊术后综合征44例，阻塞性黄疸16例）；无效19例（慢性胆囊炎7例，胆囊术后综合征7例，阻塞性黄疸5例）。有效率：慢性胆囊炎为97.8%，胆囊术后综合征为94.4%，阻塞性黄疸为88.4%[21]。

2. 外阴瘙痒　以灭滴灵栓、糜灵栓、息斯敏片和1%乙蔗酚软膏等外用，配合中药（蛇床子、苦参、白英、萆薢、地肤子各15g，黄柏、筋骨草各10g、生甘草5g，陈皮6g。上方随证加减）水煎服，每日2次，第3次多加水再煎，坐浴熏洗阴部，10天为1个疗程。结果：治疗85例，显效66例，有效19例[22]。

3. 扁平疣　治疗组以大青叶10g，千里光7g，生黄芪20g，筋骨草6g，荆芥穗3g，薄荷2g，诸药切碎，放入茶杯加200ml沸水冲泡并加盖15~20min，然后用药棉或纱布蘸温热药液反复擦洗患处20min，适当用力，以不致皮肤擦伤为度。每日1剂，冲泡2~3次。对照组72例口服吗啉胍0.2g，3次/天，每3日肌内注射聚肌胞2mg。两组均以15天为一疗程。结果：治疗组84例，痊愈68例，显效12例，有效4例，总有效率100%。平均有效天数为9.97天；对照组76例，痊愈7例，显效14例，有效8例，无效9例，总有效率76.31%。平均有效天数13.84天。治疗组较对照组疗效好且治疗时间短（$P<0.01$）[23]。

4. 骨质增生　用骨质平合剂（鲜鹿茸500g切片，用38°白酒500ml浸泡60天备用；将鹿含草、筋骨草、木瓜、杜仲、白芍、葛根、伸筋草各100g，水煎煮3次，每次1.5h，合并煎液浓缩至5000ml，加食糖2500g，与鹿茸浸泡液混合）口服，每次20~40ml，每日3次，1个月为1个疗程。对照组按颈椎骨质增生和腰椎骨质增生分别予服用骨质灵或透香汤。两组均以1个月为1个疗程。结果：治疗组100例，颈椎增生临床治愈62例，好转3例，无效1例；腰椎增生临床治愈31例，好转1例，无效2例。对照组110例，颈椎增生临床治愈63例，好转9例，无效2例；腰椎增生临床治愈25例，好转5例，无效6例。骨质平合剂治疗腰椎骨质增生疗效优于对照组（$P<0.05$）；治疗颈椎骨质增生疗效无显著性差异（$P>0.05$）[24]。

【性味归经】味苦、甘，性寒。归肺、胃经。

【功效主治】清热解毒，化痰止咳，凉血散血。主治咽喉肿痛，肺热咳嗽，肺痈，痢疾，痈肿疔疮，跌打损伤。

【用法用量】内服：煎汤，10~30g；鲜品30~60g；或捣汁。外用适量，捣敷；或煎水洗。

【使用注意】脾胃虚寒者慎服，孕妇慎用。

【经验方】

1. 跌打扭伤　鲜筋骨草加少量生姜、大葱，捣烂外敷。（《北方常用中草药手册》）

2. 扁桃体炎，咽炎，喉炎　筋骨草15~30g，水煎服。或用筋骨草4~5株，加豆腐共煮，吃豆腐并饮汤。（《北方常用中草药手册》）

3. 肺热咯血　筋骨草15g，白茅根30g，冰糖30g。水煎服。（《北方常用中草药手册》）

【参考文献】

[1] 国家中医药管理局《中华本草》编委会. 中华本草. 上海：上海科学技术出版社，1999：6004.

[2] 郭新东，黄志纾，鲍雅丹，等. 筋骨草的化学成分研究. 中草药，2005，36（5）：646.

[3] 安徽省攻克气管炎办公室. 白毛夏枯草治疗慢性气管炎初步实验和研究情况的汇报. 1972.

[4] 李忠. 黄酮类药物的药理与临床. 河南中医学院学报，1976，（1）：59.

[5] 彭华民. 心肌抑制因子在休克发病中的作用及其防治措施. 药学通报，1981，16（2）：75.

[6] 顾雅珍，赵维中，魏伟，等. 木犀草素对Schultz-Dale反应的影响. 安徽医学院学报，1985，20（1）：4.

[7] 李延风. 安徽医学院学报，1985，20（1）：8.

[8] 戴利明，程红，李卫平，等. 木犀草素对实验性炎症的影响. 安徽医学院学报，1985，20（1）：1.

[9] 李延风. 安徽医科大学学报，1987，22（2）：195.

[10] 郑亦文，马东来，陈敏珠. 木犀草素对大鼠腹腔巨噬细胞释放H-20-2的影响. 中国药理学通报，1990，6（1）：56.

[11] 赵维中，徐令辉，李卫平，等. 木犀草素对二甲苯诱发小鼠耳部炎症的抑制作用. 安徽医学院学报，1985，20（1）：11.

[12] 金问桢，戴利明，李延风，等. 木犀草素对大鼠急性胸膜炎模型的影响. 安徽医学院学报，1985，20（4）：14.

[13] Kalashnikova N A. C A, 1976, 84:99346m.

[14] 魏均娴. 药学通报，1980，15（8）：380.

[15] Rainova L. C A, 1979,91:282x.

[16] 汪丽燕，韩传环，王萍. 木犀草素对冠脉血流动力的实验研究. 中国药理学通报，1992，8（5）：388.

[17] Mucsi l. C A. 1979,90:67141y.

[18] Lisevitskaya L I, et al. C A, 1972,76:108080j.

[19] Molnar J.1981,95:73396e.

[20] Syrov V N.C A,1976,84:116146r.

[21] 张虹. 慢性胆囊炎合剂治疗胆囊疾病480例. 浙江中医杂志，2000，（8）：328.

[22] 陈远景，应霄燕. 中西医结合治疗外阴瘙痒85例体会. 浙江中西医结合杂志，2000，10（5）：304.

[23] 徐家泽. 中药外洗治疗扁平疣84例. 中医中药，2007，29（3）：35.

[24] 赵光华，孙树成，赵丽，等. 自制骨质平合剂治疗骨质增生. 山东医药，2001，41（21）：70.

Fan shu 番薯

Ipomoeae Batatatis Radix
[英]Sweet Potato

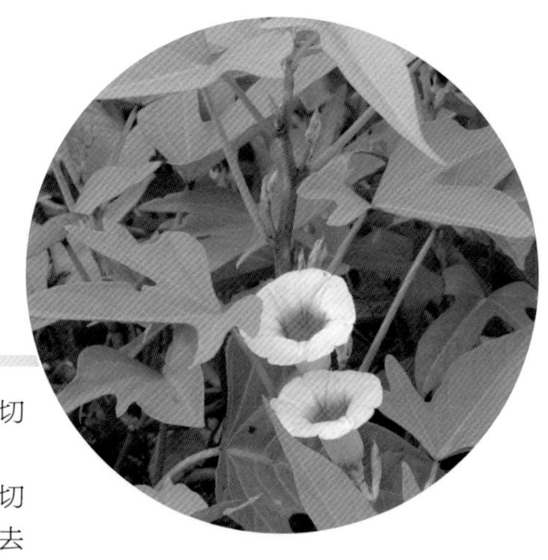

【别名】地瓜、朱薯、山芋、甘薯、红山药、红薯、金薯、番茹。

【来源】为旋花科植物番薯 *Ipomoea batatas*（L.）Lam. 的块根。

【植物形态】一年生草本。地下具圆形、椭圆形或纺锤形的块根。茎平卧或上升，偶有缠绕，多分枝，圆柱形或具棱，绿或紫色，节上易生不定根。单叶互生；叶柄被疏柔毛或无毛；叶片形状，颜色因品种不同而异，通常为宽卵形，长 4~13cm，宽 3~13cm，全缘或 3~5 裂，先端渐尖，基部心形或近于平截，两面被疏柔毛或近于无毛。聚伞花序腋生，有花 1~7 朵，苞片小，披针形，早落；萼片 5，不等长；花冠粉红色，白色，淡紫色或紫色，钟状或漏斗状；雄蕊 5，内藏，花丝基部被毛；子房 2~4 室，被毛或有时无毛。蒴果，通常少见。

【分布】广西全区均有栽培。

【采集加工】秋、冬季采收，洗净，切片晒干。

【药材性状】块根常呈类圆形斜切片，宽 2~4cm，厚约 2mm，偶见未去净的淡红色或灰褐色外皮。切面白色或淡黄白色，粉性，可见淡黄棕色的筋脉点或线纹，近皮部可见一圈淡黄棕色的环纹，质柔软，具弹性，手弯成弧状而不折断。气清香，味甘甜。

【品质评价】均以质坚实、色黄、气清香、味甘甜者为佳。

【化学成分】本品含并没食子酸（ellagic acid）和 3,5- 二咖啡酰奎宁酸（3,5-dicaffeoylquinic acid）[1]，乙酰 -*β*- 香树醇（*β*-amyrin acetate），表木栓醇（*epi*-friedelanol），咖啡酸乙酯（ethyl caffeate），咖啡酸（caffeic acid），simonin Ⅳ [2]。

【药理作用】

眼晶体醛糖还原酶抑制作用　番薯水提取物对眼晶体醛糖还原酶有较强的抑制作用。从番薯分离出的并没食子酸和 3,5- 二咖啡酰奎宁酸，为有效成分 [3]。

【性味归经】味甘，性平。归脾、肾经。

【功效主治】补中和血，益气生津，宽肠胃，通便秘。主治脾虚水肿，疮疡肿毒，大便秘结。

【用法用量】内服：适量，生食或煮食。外用适量，捣敷。

【使用注意】湿阻中焦、气滞食积者慎服。

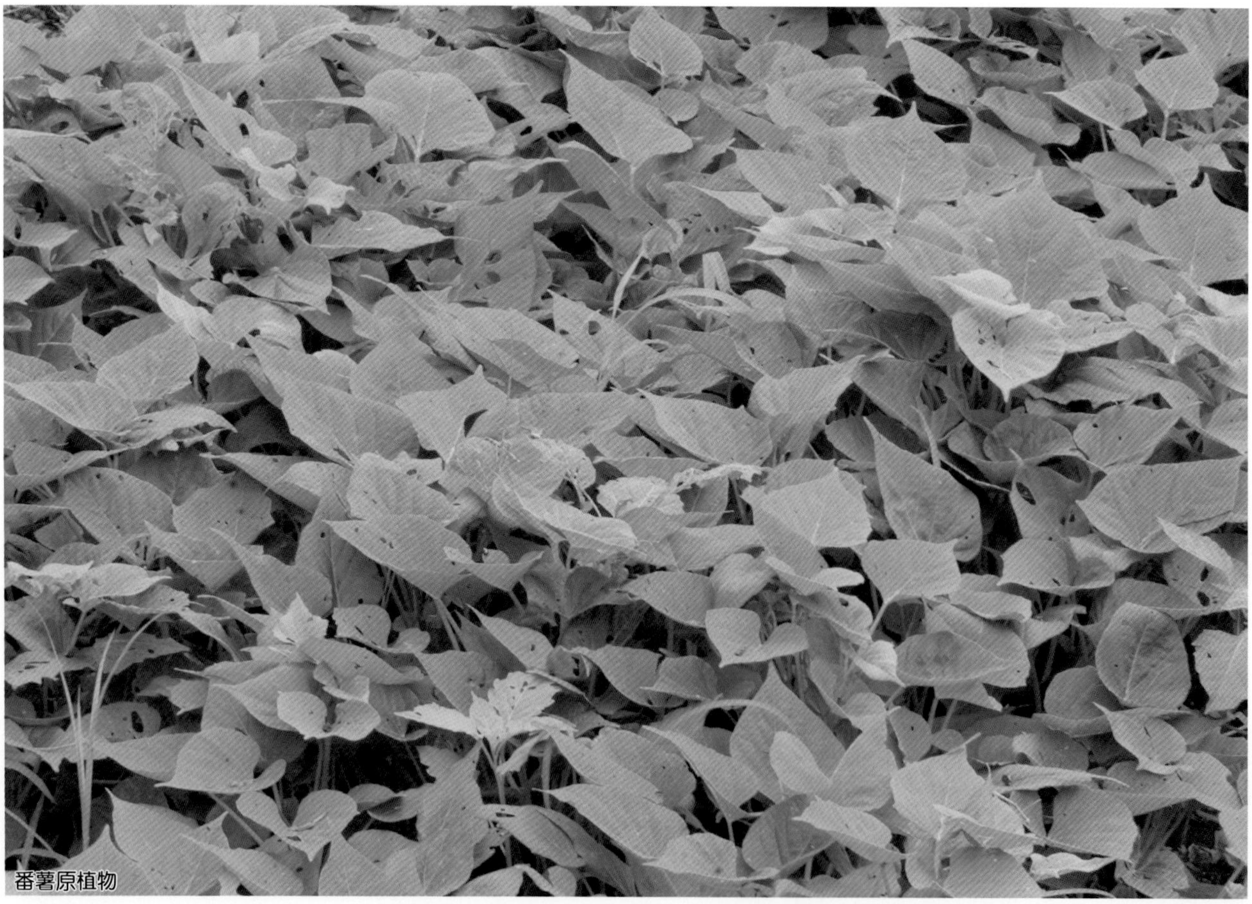

番薯原植物

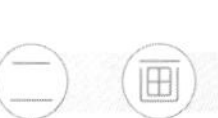

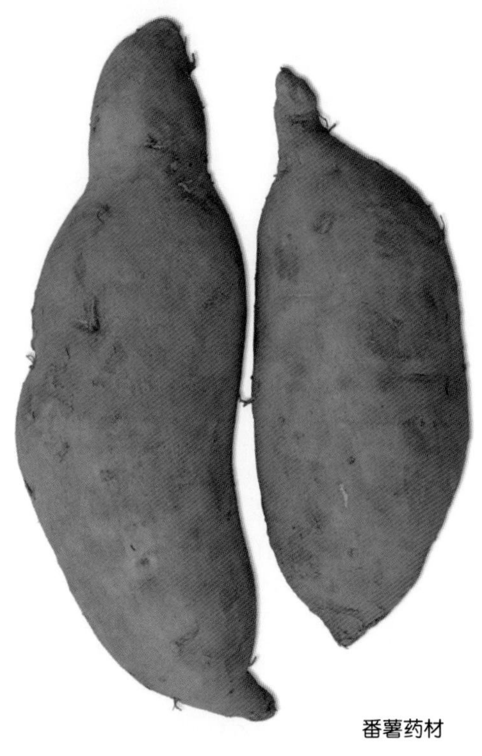

番薯药材

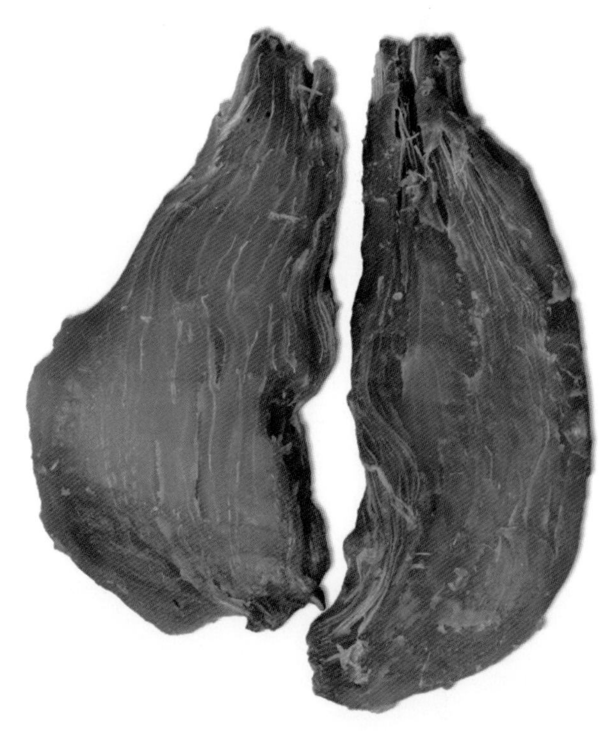

番薯饮片

【经验方】

1. 乳疮　番薯捣烂敷患处，见热即换，连敷数天。（《岭南草药志》）

2. 疮毒发炎　生番薯洗净磨烂，敷患处。有消炎去毒生肌之效。（《岭南草药志》）

3. 酒食入脾之泄泻　番薯煨熟食。（《金薯传习录》）

【参考文献】

[1] 国家中医药管理局《中华本草》编委会 . 中华本草 . 上海：上海科学技术出版社，1999：5871.

[2] 尹永芹，孔令义 . 甘薯的化学成分 . 中国天然药物，2008，6（1）：33.

[3] Terashima S. Chem Pharm Bull, 1991. 39（12）:3346.

Fan mu gua 番木瓜

Caricae Fructus
[英]Papaya

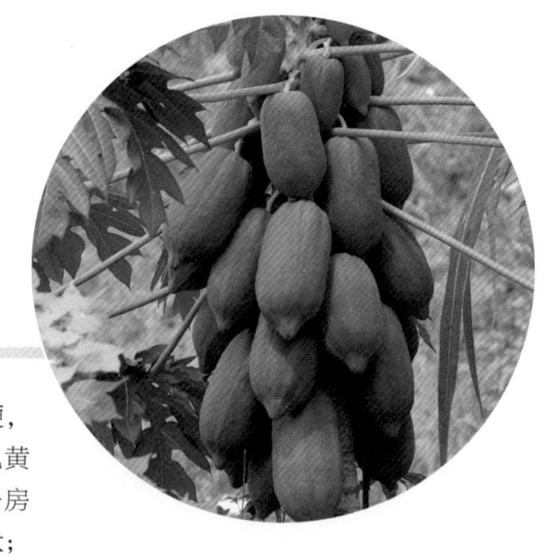

【别名】石瓜、万寿果、蓬生果、乳瓜、番蒜、番瓜、木瓜、木冬瓜。

【来源】为番木瓜科植物番木瓜 *Carica papaya* L. 的果实。

【植物形态】多年生常绿小乔木。茎一般不分枝，具粗大的叶痕。叶大，近圆形，直径 45~65cm 或更大，掌状 5~9 深裂，裂片再为羽状分裂；叶柄中空。花乳黄色，单性异株或为杂性，雄花序为下垂圆锥花序，雌花序及杂性花序为聚伞花序；雄花萼绿色，基部连合；花冠管细管状，裂片 5，披针形，雄蕊 10，长短不一，排成 2 轮，着生于花冠上；雌蕊具短梗或近无梗，萼片绿色，中部以下合生；花瓣乳黄色或黄白色，长圆形至披针形；子房卵圆形，花柱 5，柱头数裂近流苏状；两性花有雄蕊 5，着生于近子房基部的极短的花冠管上，或有雄蕊 10，在较长的花冠管上排成 2 排。浆果长圆形，成熟时橙黄色，果肉厚，味香甜。种子多数，黑色。

【分布】广西全区均有栽培。

【采集加工】夏、秋季采收成熟果实，鲜用或切片晒干。

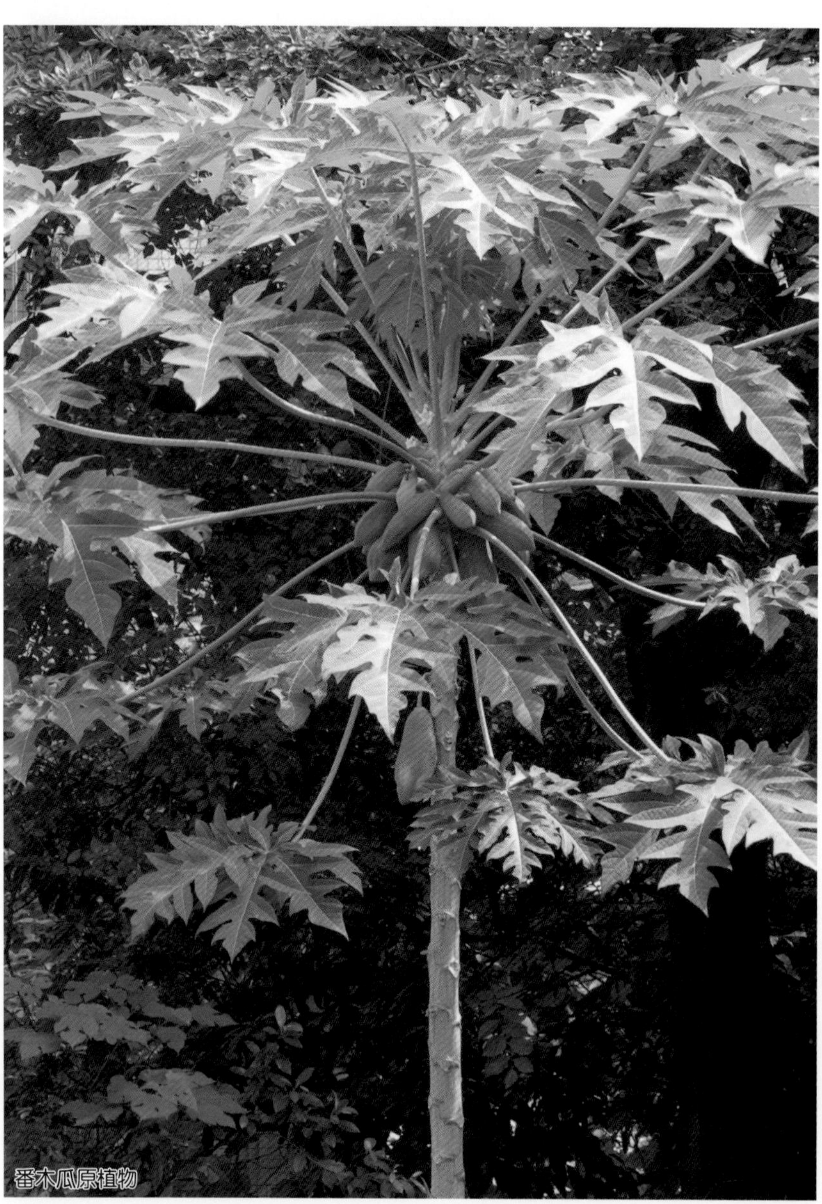

番木瓜原植物

【药材性状】浆果较大，长圆或矩圆形，长 15~35cm，直径 7~12cm，成熟时棕黄或橙黄色，有 10 条浅纵槽，果肉厚，黄色，有白色浆汁，内壁着生多数黑色种子，椭圆形，外面包有多浆、淡黄色假种皮，长 6~7mm，直径 4~5mm，种皮棕黄色，具网状突起。气特，味微甘。

【品质评价】个大、色黄、味甜者为佳。

【化学成分】果实及乳汁含木瓜蛋白酶（papain），木瓜凝乳蛋白酶（chymopapain）A、B、C 等多种蛋白质水解酶。果实的乳汁及种子含微量番木瓜碱（carpaine）。果实含苄基 β-D- 葡萄糖苷（benzyl-β-D-glucoside），2- 苯乙基 β-D- 葡萄糖苷（2-phenylethyl-β-D-glucoside），2-（4′- 羟苯基）- 乙基 -β-D- 葡萄糖苷 [2-（4′-hydroxy-phenyl）-ethyl-β-D-gluc-oside] 以及四种苄基四 -*O*- 甲基 -β-D- 葡萄糖苷二甲基丙二酸衍生物的异构体（*iso*-meric dimethyl malonated benzyl tetra-*O*-methyl-β-D-glucoside），苄基芥子油苷（benzyl glucosinolate），联苯（biphenyl），α- 苯基苯酚（α-phenyl phenol），噻苯咪唑（thiabendazole），果糖（fructose），葡萄糖（glucose），蔗糖（sucrose），景天庚酮糖（sedoheptulose），维生素（vitamin）B_1、B_2、C 及烟酸（niacin）。还含有多种类胡萝卜素（carotenoids）化合物：隐黄质（cryptoxanthin），β-、δ-、γ- 胡萝卜素（carotene），八氢番茄烃（phytoene），六氢番茄烃（phytofluene），柠黄质（mutato-chrome），β- 胡萝卜素 -5,6- 环氧化物 β-carotene-5,6-epoxide），隐黄素（cryptoxanthine），堇菜黄质（violaxanthin），花药黄质（antheraxanthin），菊黄质（chrysanthemaxanthin），新黄质（neoxanthin）。又含大量果胶状物质主要成分为 D- 半乳糖（D-galactose），D- 半乳糖醛酸（D-galacturonic acid）及 L- 阿拉伯糖（L-arabinose）。还有一种水溶性果胶，主要成分为鼠李半乳糖醛酸聚糖（rhamnogalacturonan）[1]。

本品还含苯甲酸(benzoic acid)，苹果酸（malic acid），酒石酸（tartaric acid），枸橼酸（citric acid），α- 酮戊二酸（α-ketoglutarc acid），丁酸（butanoic acid）等多种挥发性酸，芳樟醇（linalool），顺式反式芳樟醇氧化物（linalool oxide）等萜类化合物和较多量的铁、锌、锰。种子尚含旱金莲苷（glucotropaeolin），芥子油苷（glucosinolate）[1]。含有磷脂（phosphalipid）包括磷脂酰胆碱（phosphatidyl choline），磷脂酰乙醇胺（phosphatidyl ethanolmine），磷脂酰肌醇（phosphatidyl inositol），溶血磷脂酰胆碱（lysophosphatidyl choline）和心磷脂（cardiolipin）。还含有三十一烷（hentriacontane），葡萄糖，β- 谷甾醇（β-sitosterol），苯甲酰基硫脲化合物（benzoyl thiourea compounds），亚油酸（linoleic acid），油酸（oleic acid），番木瓜苷（carposide）[1]。

番木瓜种子油中含多种脂肪酸如棕榈酸（palmitic acid），硬脂酸（stearic acid），二十碳烷酸，油酸（oleic acid），亚油酸（linoleic acid），十九碳烯酸，二十碳烯酸，二十一碳烯酸[2]。

【药理作用】

1. 抗生育　雄性大鼠每天灌服番木瓜种子氯仿粗提物每只 5mg，用药 40、60 天的大鼠生育率降为零，药物可抑制附睾尾精子活力，扫描电镜观察显示给药组精子异常，给药后附睾尾及睾丸精子数量减少，临床参数无任何改变，提示番木瓜种子氯仿提取物的避孕作用主要在睾丸后，不影响毒理学及性欲[3]。以成熟的番木瓜种子水提物，分别灌胃、肌内注射给雄性大鼠，可使大鼠的附睾尾精子活力和数量均大大下降，并伴有形态学缺损，睾丸精子数也减少，其抗生育作用有剂量依赖关系和用药持续时间依赖关系，高剂量组灌服 60 天或肌内注射 30 天的大鼠的生育能力为 0，睾丸重量减小，其他性器官也有不同影响，体重和毒理学未见异常，停药（灌服 45 天，肌内注射 30 天）后，生育能力及所有变化均恢复正常，故雄性大鼠长期给番木瓜种子水提取物都能引起大鼠可逆的不育作用，而对性欲及毒理学方面无不良反应[4]。

2. 抗病原微生物作用　番木瓜碱在试管内对结核杆菌（H37RV）稍有抑制作用，叶和根抗菌作用很弱，种子、果实及根有一定抗菌作用，抗菌成分的最好溶媒是丙酮，抗菌成分的含量有季节差异。果实浸膏稍能延长感染病毒之鸡胚的生存期[5]。番木瓜的肉、种子、果浆可抗多种肠道病原菌如枯草芽胞杆菌、泄殖腔肠杆菌、大肠杆菌、沙门菌属、金黄色葡萄球菌、变形杆菌属、假单胞菌属及肺炎杆菌[6]。番木瓜乳液可抑制白色念珠菌生长，乳液蛋白质产生该抗菌作用，完全抑制真菌生长的最低蛋白质浓度为 138μg/ml。用乳液葡萄糖苷酶配合多烯类和吡咯类抗真菌药可干扰真菌原生质的形成[7]。番木瓜碱有杀灭阿米巴

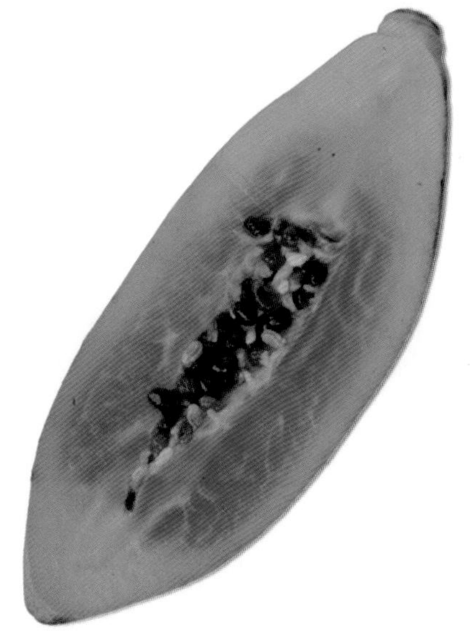

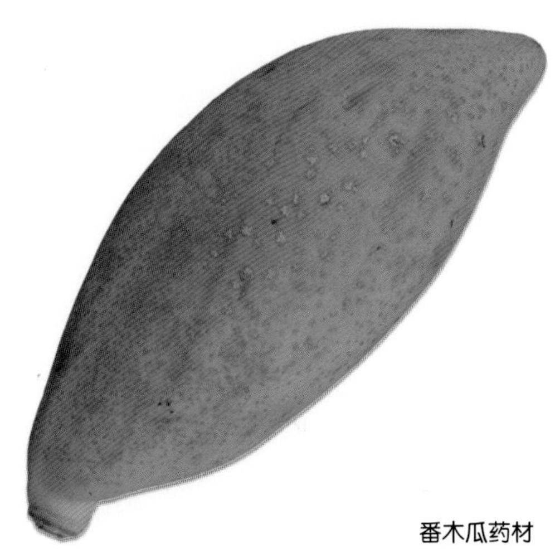

番木瓜药材

原虫的作用，临床应用其盐酸盐皮下注射亦有效。浆汁及木瓜蛋白酶用于驱除绦虫、蛔虫及鞭虫有效，从种子中分离出的异硫氰酸苄酯有驱蛔作用，除局部刺激外无任何毒性。番木瓜苷也曾用作驱虫剂[5]。

3. 抗氧化　番木瓜经酵母发酵制成的生物催化 alpharho NO11 及其副产品是天然的保健物品，体内试验显示 1g/kg 的生物催化剂，能抑制硫喷妥酸反应物的形成，后者在三氯化铁引起的大鼠局灶性癫痫中为脂质过氧化物的标志，能抗神经脂质过氧化物、创伤性癫痫及衰老[8]。番木瓜的肉、种子、果浆中超氧化物歧化酶的含量约分别为 32μg/ml、98μg/ml 和 33μg/ml，其中维生素 C、苹果酸、枸橼酸及葡萄糖可能是番木瓜抗氧化成分，番木瓜抑菌活性与其清除超氧基和羟基之间具有一定的关系（超氧基和羟基可能是肠道病原菌细胞代谢物的一部分），提示番木瓜具有改善胃肠道氧化应激状态疾病的病理生理学作用的能力[6]。

4. 蛋白酶作用　木瓜蛋白酶能帮助蛋白消化，可用于慢性消化不良及胃炎等，亦可腹腔注射防治粘连，动物实验证明其防治粘连再发的效果比胰蛋白酶好，木瓜蛋白酶水溶液可溶解小血块，也能溶解黏稠的脓液。未成熟果实的浆汁在炭疽病灶中能消化损伤的组织，而健康组织不受影响，成熟的果实效果较差，因此木瓜蛋白酶可用于有坏死组织的创伤、慢性中耳炎，用作溶解白喉伪膜以及烧伤时的酶性清创，木瓜蛋白酶是有效的抗原，无论吸入、内服、注射及局部应用均能发生过敏[5]。

5. 抗肿瘤　番木瓜碱对淋巴性白血病细胞 L1210 具有强烈的抗癌活性，对淋巴性白血病 P388 和艾氏腹水癌则有适度抗癌活性[5]。

6. 抗凝等作用　静脉注射木瓜蛋白酶可引起组胺释放，延长血凝时间，发生休克，从浆汁中获得的蛋白性物质有抗凝作用，在抗凝剂量时（狗 2mg/kg）对心血管及呼吸系统无作用，大剂量对心脏有直接抑制作用。番木瓜碱可引起家兔血压下降，对离体蛙心、兔心引起舒张期停跳，使蛙后肢血管收缩，使兔耳壳、肾脏、小肠及冠状血管舒张。番木瓜碱 0.5~2mg/kg 时能降低大白鼠的收缩压与舒张压，2mg/kg 时能降低大白鼠心脏的搏出量和心脏功能[9]。番木瓜碱抑制猫、兔及豚鼠正常子宫，少量使之兴奋，大量使之麻痹，对骨骼肌则也使之麻痹。种子含番木瓜苷及芥子酶，前者与芥子苷类似，水解后产生刺激性挥发物。果实的浆汁对豚鼠子宫有加强收缩作用，种子有堕胎作用，曾用作通经剂及抗刺激剂[9]。

7. 毒理　番木瓜碱对中枢神经有麻痹作用，对小鼠及兔于中毒末期引起轻度痉挛，中毒死因主要是呼吸麻痹与心脏功能衰竭[9]。

【性味归经】味甘，性平。归肝、胃、大肠经。

【功效主治】消食下乳，除湿通络，解毒驱虫。主治消化不良，胃和十二指肠溃疡疼痛，乳汁稀少，风湿痹痛，肢体麻木，湿疹，疔疮，肠道寄生虫病。

【用法用量】内服：煎汤，9~15g；或鲜品适量生食。外用：取汁涂；或研末撒。

【使用注意】无食积胀满者慎服。

【经验方】

1. 腰痛　（番木瓜）未成熟果实 1 只，切开一小段，去种子，放入好白酒适量，照原样封盖，放火内煨熟后，取酒内服外搽。（《广西本草选编》）
2. 石跟症（足跟炎）　（番木瓜）鲜果实 1 个，煨熟，趁热踏上熨患处。（《广西本草选编》）
3. 蜈蚣咬伤　鲜番木瓜果汁涂患处。（《广西本草选编》）
4. 远年烂脚　木冬瓜 60g，土薏 30g，猪脚 1 个。共煲服。（《陆川本草》）
5. 婴儿湿疹　干燥未成熟的番木瓜，研细粉，撒布患部，每日 2~3 次。（《食物中药与便方》）
6. 胃病，消化不良　番木瓜生吃或煮食，或用干粉，每服 3~6g，每日 2 次。（《食物中药与便方》）
7. 蛲虫病　鲜番木瓜果实 1 个，切开挖去种子，先服鲜瓜肉，再将种子水煎服。（《福建药物志》）
8. 绦虫、蛔虫等肠道寄生虫病　番木瓜（未熟果）干粉，每次 9g，早晨空腹服。（《食物中药与便方》）
9. 乳汁稀少　鲜番木瓜、韭菜各适量，煮服。（《全国中草药汇编》）

【参考文献】

[1] 国家中医药管理局《中华本草》编委会 . 中华本草 . 上海：上海科学技术出版社，1999：4596.

[2] 祝红，祝玲，叶曼红 . 番木瓜种子油提取方法及成分的研究 . 中药材 .2007，30（7）：857.

[3] Lohiya N K. Indian Exp Biol, 1992,30（11）:1051.

[4] 陈惠芳 . 番木瓜种子水提物对雄性大鼠的抗生育作用 . 中草药，1995，26（2）：82.

[5] Medicinal and Poisonous Plants of Southern an Eastern Africa （Watt,J. M.）.1962,2Ed.167.

[6] Osato J A. Life Sci, 1993,53（17）:1383.

[7] Giordani R. Mycoses, 1991,34（11-12）:469.

[8] Santiago LA. Free Radic Biol Med, 1991,11（4）:379.

[9] Hornick C A. Res Cummun Chem Pathol and Pharmacol, 1978,22（2）:277.

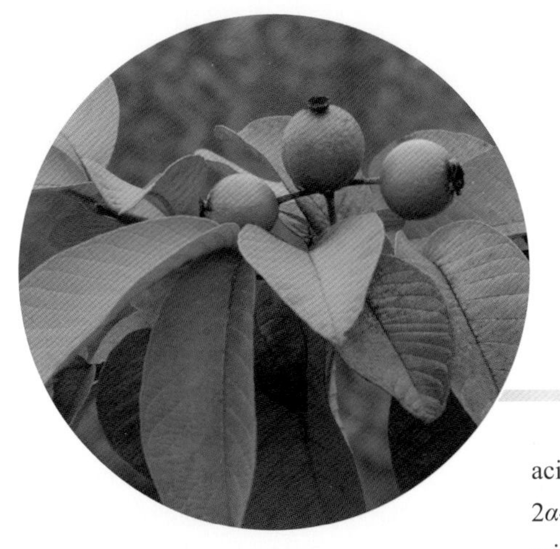

Fan shi liu

番石榴

Psidii Guajavae Folium
[英]Guava Leaf

【别名】鸡矢果、番桃叶、麻里杆、吗桂香拉、那拔心、拔子、番稔、番桃树、胶子果。

【来源】为桃金娘科植物番石榴 *Psidium guajava* L. 的叶。

【植物形态】多年生乔木。树皮平滑，灰色，片状剥落，嫩枝有棱，被毛。叶对生；叶片革质，长圆形至椭圆形，长 6~12cm，宽 3.5~6cm，先端急尖或钝，基部近于圆形，全缘，上面稍粗糙，下面有毛；羽状脉，侧脉 12~15 对。花单生或 2~3 朵排成聚伞花序；萼管钟形，有毛，萼帽近圆形，不规则裂开；花瓣 4~5，白色；雄蕊多数，花药椭圆形，近基部着生，药室平行，纵裂；子房下位，与萼合生，花柱与雄蕊同长，柱头扩大。浆果球形，卵圆形或梨形，先端有宿存萼片，果肉白色及黄色，胎座肥大，肉质，淡红色；种子多数。

【分布】广西主要分布于桂南和桂西等地。

【采集加工】夏、秋季采收，鲜用或切段晒干。

【药材性状】本品呈矩圆状椭圆形至卵圆形，多皱缩卷曲或破碎，长 5~12cm，宽 3~5cm，先端圆或短尖，基部钝至圆形，边缘全缘，上表面淡棕褐色，无毛，下表面灰棕色，密被短柔毛，主脉和侧脉均隆起，侧脉在近叶缘处连成边脉；叶柄长 3~6mm。革质而脆，易折断。气清香，味涩。微甘苦。

【品质评价】以叶大、色灰色、无破碎、无黄叶、气清香者为佳。

【化学成分】本品含异槲皮素（*iso*-quercetin），槲皮素（quercetin），番石榴苷（guaijaverin），无色矢车菊素（leucocyanidin），番石榴鞣花苷（amritoside），番石榴酸（psidiolic acid），萹蓄苷（avicularin），金丝桃苷（hyperin），山柰酚（kaempferol），黄豆黄苷（glycitin），熊果酸（ursolic acid），齐墩果酸（oleanolic acid），2*α*- 羟基熊果酸（2*α*-hydroxy ursolic acid），苯甲酸甲酯（methyl benzoate），乙酸 -*β*- 苯乙酯（*β*-phenylethyl acetate），肉桂酸甲酯（methyl cinnamate），苹果酸（malic acid），*β*- 谷甾醇（*β*-sitosterol），树脂（resin），蜡（wax）及鞣质（tannin）等[1,2]。

本品挥发油中以倍半萜和单萜为主，主要有石竹烯（caryophyllene），胡椒烯(copaene)，桉叶油素(eucalyptol)，3- 蒈烯(3-carene)，丁香油酚(eugenol)，顺 -3- 己烯 -1- 醇（*cis*-3-hexen-1-ol），己烯醇（hexenol），己醛（hexanal）等成分[1,3]。

【药理作用】

1. 降血糖　从番石榴叶中提取的总黄酮苷及纯单黄酮苷灌胃，对四氧嘧啶性糖尿病大鼠有降糖作用，其降糖率在给药后 2h 下降 30%，4h 下降 46%，6h 下降 57%。总黄酮苷对正常大鼠也有降糖作用[4]。纯单黄酮苷有促进Ⅰ -

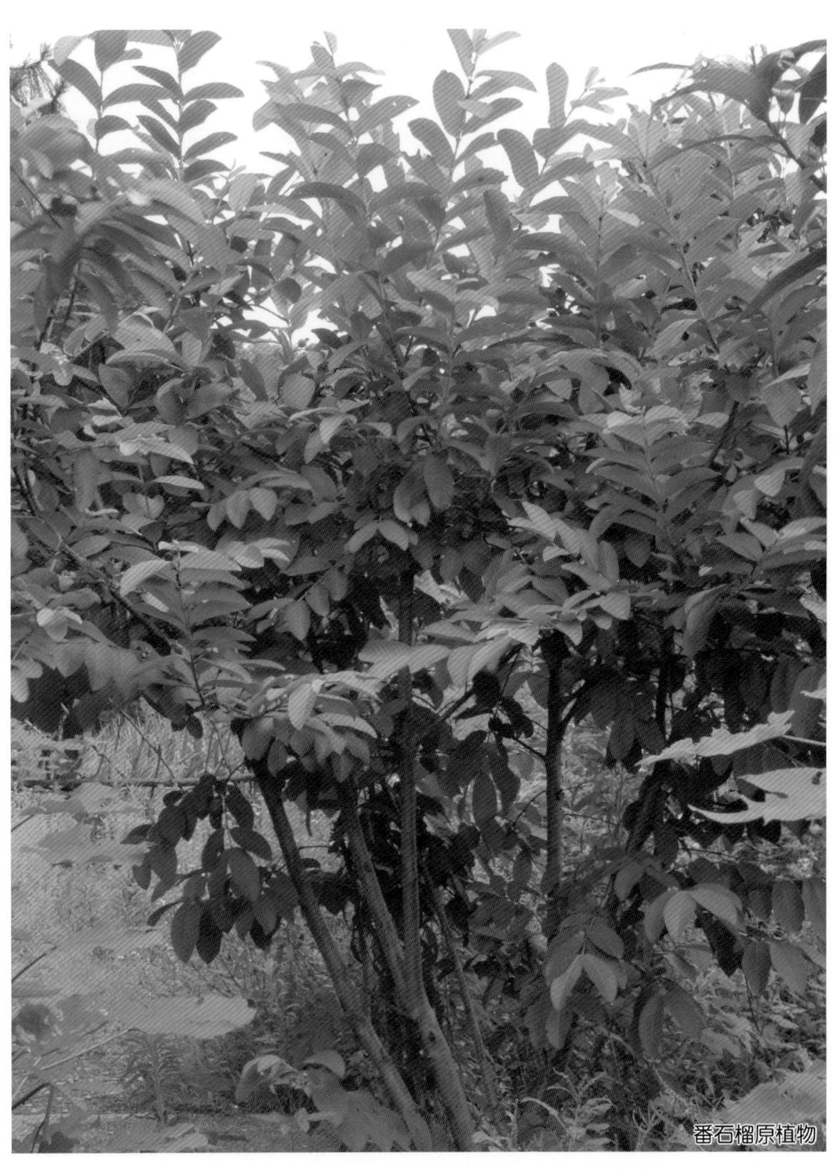
番石榴原植物

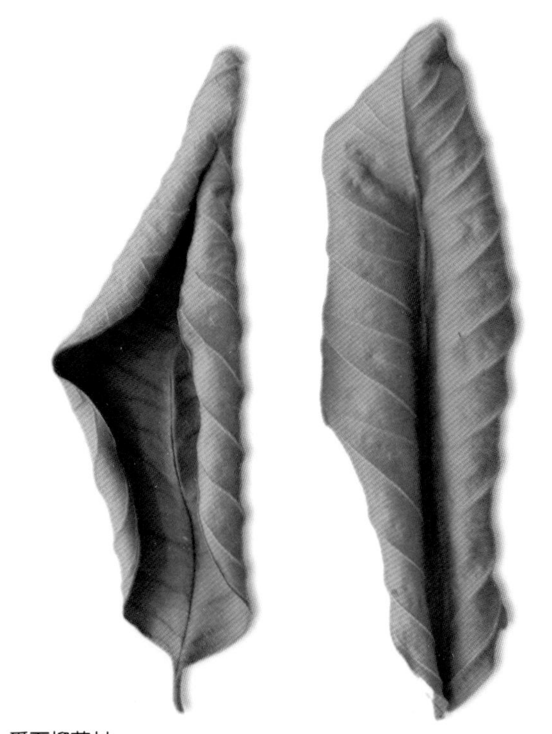
番石榴药材

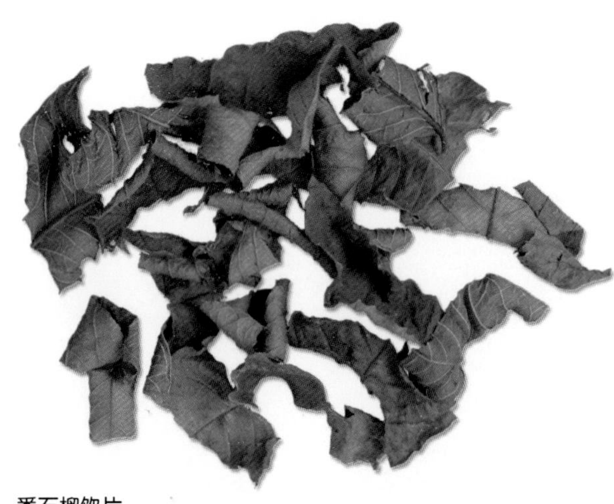
番石榴饮片

胰岛素与受体结合的作用，故番石榴叶的降糖原理除提高了周围组织对葡萄糖的利用外，还可能直接促进了胰岛素与其专一受体的结合，提高了体内胰岛素的敏感性[4,5]。

2. 抗菌　番石榴叶的醇浸出物和水煎剂，对金黄色葡萄球菌有抑制作用[6]。

3. 防癌　大鼠每天灌胃 3.1g 番石榴叶使黄曲霉素所致大鼠肝癌癌前病变灶数量和大小的平面指标及立体指标均低于对照组，表明番石榴叶可阻断黄曲霉素诱发肝癌作用[7]。

4. 对消化道的作用　番石榴叶可促进小肠黏膜的修复，增加粪 Na^+、粪糖吸收，减轻脱水而发挥治疗轮状病毒肠炎的作用[8]。

5. 止血　0.004mg/ml、0.006mg/ml 番石榴叶提取物可增强肾上腺素引起的血管收缩，0.25mg/ml 番石榴叶提取物可以诱导人血小板聚集，并能剂量依赖性增强二磷酸腺苷诱导的血小板聚集，延长血液凝固时间，活化部分凝血酶时间测定（APTT）试验对番石榴叶提取物最灵敏，提取物浓度越高，APTT 越长。番石榴叶水提物不影响出血时间，虽然通过刺激血管收缩及血小板聚集促进止血，但抑制血液凝固[9]。

6. 镇痛　番石榴叶所含的挥发性成分有镇痛作用。在醋酸扭体试验中，精油在 200mg/kg、400mg/kg 剂量下，可使小鼠 10min 内扭体次数分别减少 62% 和 85%。在甲醛致痛试验中，精油在 100mg/kg、200mg/kg 剂量下对小鼠第二相痛反应（给甲醛后 20~25min）有抑制作用，舔后足次数分别减少了 72% 和 76%。而在 40mg/kg 剂量下对第一相痛反应（给甲醛后 0~25min）及第二相痛反应均有抑制作用，其舔后足次数分别减少了 37% 和 81%[10]。

【临床研究】

1. 小儿腹泻　①番香止泻散（番石榴叶 1 份，丁香 1 份，车前子 1 份，干姜 0.5 份）5g，用 60℃左右的温开水调成糊状，均匀摊置于 4cm×4cm 大小的两层纱布之间，外敷脐部，用胶布固定，或捏成丸置于脐窝中，外用纱布覆盖，胶布固定。24h 更换 1 次，同时进行穴位推拿等。每个疗程 3 天，休息 1 天后再进行第 2 个疗程。结果：治疗 85 例，治愈 74 例，好转 9 例，无效 2 例，总有效率 97.6%[11]。②鲜番石榴叶 20g（洗净切碎，与大米约 30g 一同炒至米色变黄），白术 9g，苍术 9g，茯苓 12g，炒山药 10g，泽泻 6g，炒薏苡仁 15g，木香 3g（后下），乌梅 4g。湿热泻加黄连 2g，马齿苋 10g；风寒泻加藿香 6g，紫苏叶 5g；伤食泻加神曲 10g；合并伤阴加白芍 10g，葛根 12g；腹痛甚加延胡索 6g；呕吐甚加半夏 5g。每日 1 剂，水煎分 4~6 次口服。上方为 3 岁小儿用量，其余患儿根据年龄适量增减药量。结果：治疗 50 例，全部病例均未加用抗生素或抗病毒类西药，其中 10 例高热病人加用 1~4 次退热剂，脱水病人配合口服或静脉补液治疗。治愈 40 例（湿热兼伤阴型 29 例，风寒型 5 例，寒湿型 5 例，伤食型 1 例。其中轻型腹泻 39 例，重型腹泻 1 例）。好转 6 例（湿热兼伤阴型 3 例，风寒型 1 例，寒湿型 1 例，脾虚型 1 例。其中轻型腹泻 5 例，重型腹泻 1 例）。未愈 4 例（均为湿热兼伤阴型，重型腹泻者）。总有效率 92%，服药最短 1 天，最长 6 天，平均 3.5 天[12]。

2. 小儿秋季腹泻　①用小儿止泻灵（番石榴叶、黄芩、鱼腥草等）口服，每次 10ml，日 3 次。结果：治疗 67 例，显效 46 例（68.7%），有效 16 例（23.5%），无效 5 例（7.5%）。平均退热时间为 68.8h。平均止泻时间为 79.4h[13]。②用自拟银车散（炒金银花、车前子、番石榴叶按 2：3：3 的比例配方）口服，每次 10g，每日 3 次，调米糊温服。结果：治疗 68 例，显效 48 例（70.5%），有效 17 例（25.0%），无效 5 例（7.3%），总有效率 95.5%[14]。

3. 婴幼儿诺瓦克样病毒腹泻　番石榴叶颗粒 20g，每日 1 次，连续服用 3 天，同时口服补盐液（ORS）并指导饮食。结果：治疗 20 例，有效 16 例，无效 4 例，有效率可达 80.0%[15]。

4. 小儿轮状病毒性肠炎　①番石榴叶水煎剂，10 岁以上每天量 20g，2~10 岁 15g， 2 岁以下 10g，水煎 2 次，分 2 次温服。结果：治疗 31 例，痊愈 27 例，显效 2 例，有效 1 例，无效 1 例，总有效率 96.8%[16]。②番石榴叶煎剂（每 1ml 含 0.5g 生药）。1 岁以下患儿每次服用 5ml，1 岁以上患儿每次 10ml，6h 服 1 次。合并有脱水者同时予补液治疗，72h 为 1 个疗程。治疗 37 例，72h 后止泻 33 例，平均止泻时间（24.3 ± 11.2）h，轮状病毒转阴率 89%[17]。③口服番石榴叶免煎剂，<1 岁者 10g/ 天，1~2 岁者 15g/ 天，2~3 岁者 20g/ 天，>3 岁者 30g/ 天，每日分早晚 2 次冲服，连续服用 5 天。结果：治疗 42 例，治愈 12 例（28.6%），显效 17 例（40.5%），有效 9 例（21.4%），无效 4 例（9.5%），总有效率 90.5%。治疗前大便 HRV 抗原检测全部阳性。治疗后 35 例转阴，弱阳性 3 例，阳性 4 例，转阴率为 83.3%。治疗期间未出现不良反应 [18]。

【性味归经】味涩，性平。归大肠、肝经。

【功效主治】收敛止泻，止血。主治泻痢无度，崩漏。

【用法用量】内服：煎汤，9~15g；或烧灰，开水送下。

【使用注意】大便秘结、泻痢积滞未清者忌服。

【经验方】

1. 跌打损伤、刀伤出血　番石榴鲜叶捣烂外敷患处。(广州空军《常用中草药手册》)
2. 肠炎、痢疾　番石榴鲜叶 30~60g。水煎服。(《云南中草药选》)
3. 巴豆中毒　番稔干、土炒白术、石榴皮各 9g。清水一碗半，煎至一碗饮服。(《南方主要有毒植物》)
4. 妇人崩漏　番石榴烧灰，每服 9g。以开水送服。(《岭南草药志》)

【参考文献】

[1] 国家中医药管理局《中华本草》编委会 . 中华本草 . 上海：上海科学技术出版社，1999：4738.

[2] 刘辉，张艺，薄友明 . 番石榴叶的资源概况及化学成分研究进展 . 湖南中医药大学学报，2007，27（1）：370.

[3] 李吉来，陈飞龙，罗佳波 . 番石榴叶挥发油成分的 GC-MS 分析 . 中药材，22（2）：78.

[4] 黎肇炎 . 广西医学院学报，1980，（1）：19.

[5] 于志清 . 广西医学院学报，1980，（1）：22.

[6]《全国中草药汇编》编写组 . 全国中草药汇编（上册）. 北京：人民卫生出版社，1976：664.

[7] 覃国钟，等 . 广西医学院学报，1989，6（4）：1.

[8] 谢炜，陈宝田，杨洁，等 . 番石榴叶治疗轮状病毒肠炎的实验研究 . 安徽中医学院学报，2003，22（5）：44.

[9] Jaiarj P . 番石榴叶提取物及其局部止血作用 .Res.2000,14（5）:388.

[10] Santos F A, et al. Phytother Res, 1998,12（1）:24.

[11] 许景秋 . 番香止泻散外敷配合推拿治疗婴幼儿脾虚久泻 85 例临床疗效观察 . 云南中医中药杂志，2007，28（5）：14.

[12] 许文颖 . 化湿健脾止泻汤治疗小儿腹泻 50 例 . 广西中医药，1995，18（4）：10.

[13] 朱红霞 . 自拟小儿止泻灵治疗小儿秋季腹泻 67 例临床观察 . 安徽中医临床杂志，2002，14（3）：177.

[14] 韦杏 . 复方银花散治疗小儿秋季腹泻 68 例 . 河南中医，2003，23（10）：34.

[15] 张学森 . 番石榴叶治疗婴幼儿诺瓦克样病毒腹泻 20 例 . 医药导报，2006，25（1）：43.

[16] 魏连波 . 番石榴叶治疗小儿轮状病毒肠炎的临床研究 . 中国中西医结合杂志，200，20（12）：893.

[17] 赵云燕 . 番石榴叶治疗婴幼儿轮状病毒肠炎的临床与实验研究 . 中国民间疗法，2002，10（11）：41.

[18] 崔桂梅 . 番石榴叶治疗小儿轮状病毒性肠炎临床研究 . 临床心身疾病杂志，2007，13（9）：402.

Xing xing cao

猩猩草

Euphorbiae Heterophyllae Herba
[英]Heterophylla Euphorbia Herb

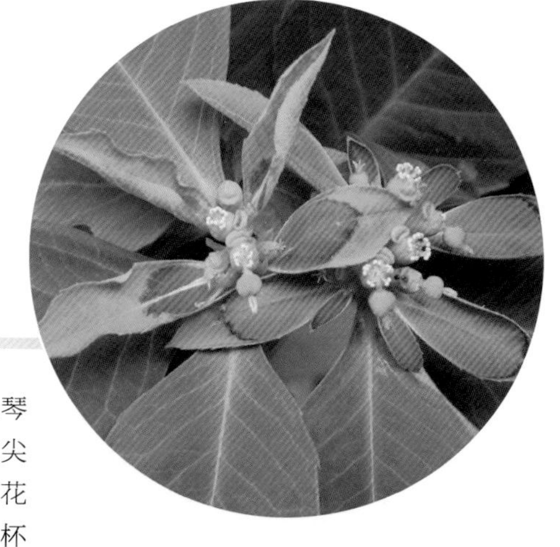

【别名】箭叶叶上花、细叶叶上花、一品红、叶上花、叶象花。

【来源】为大戟科植物猩猩草 *Euphorbia heterophylla* L. 的全草。

【植物形态】一年生草本。茎单生。有斜升、开展的粗状分枝，被稀疏的短柔毛或无毛。茎下部及中部的叶互生，花序下部的叶对生；托叶腺点状；叶形多变化，卵形，椭圆形，披针形或线形，长 4~10cm，宽 2.5~5cm，呈琴状分裂或不裂，边缘有波状浅齿或尖齿或全缘，两面被稀疏的短柔毛；花序下部的叶通常基部或全部红色。杯状聚伞花序多数在茎及分枝顶端排成密集的伞房状；总苞钟状，绿色，先端 5 裂；腺体 1~2，杯状，无花瓣状附属物。雄花 20 或更多，苞片膜质，先端撕裂；子房卵形，3 室；花柱 3，离生，先端 2 浅裂。蒴果卵圆状三棱形，无毛；种子卵形，灰褐色，表面有疣状突起，无种阜。

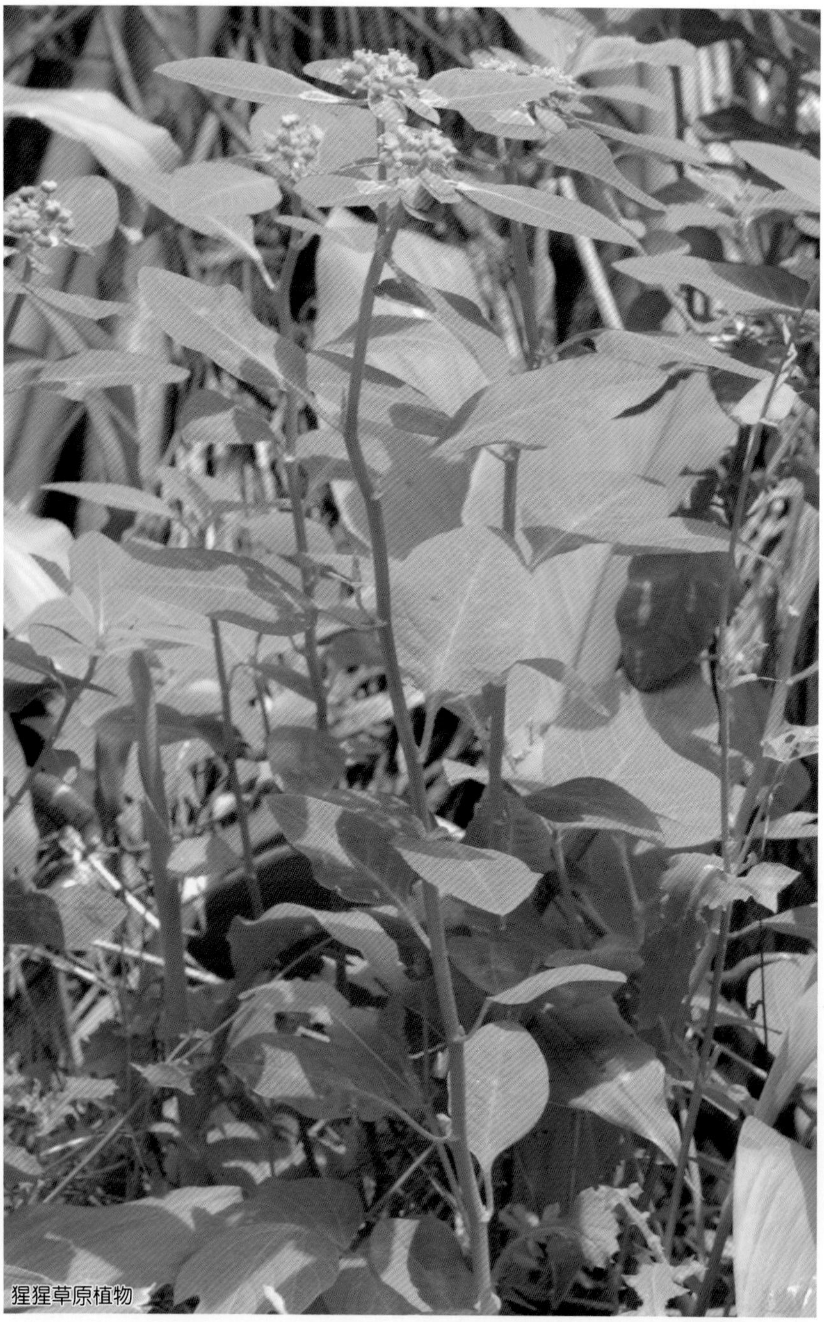

猩猩草原植物

【分布】广西全区均有分布和栽培。

【采集加工】四季均可采收，洗净，晒干或鲜用。

【药材性状】全草长达 80cm。叶互生；叶形多变化，卵形、椭圆形、披针形或条形，中部及下部的叶长 4~10cm，宽 2.5~5cm，琴状分裂或不分裂；叶柄长 2~3cm；花序下部的叶基部或全部紫红色。杯状花序多数在茎及分枝顶端排列成密集的伞房状；总苞钟形，宽 3~4mm，顶端 5 裂；腺体 1~2，杯状，无花瓣状附属物。蒴果近球形，直径 5mm，无毛；种子卵形，有疣状突起。

【品质评价】以身干、叶多、色灰绿、无杂质者为佳。

【化学成分】种子含 *N*- 乙酰氨基半乳糖（*N*-acetylgalactosamine）[1]。

【药理作用】

1. 抗结核杆菌作用　猩猩草的花、叶热水提取物体外对结核杆菌 H37 有抑制作用 [2]。

2. 毒理　猩猩草叶或植物的浆汁含有毒性成分，食后现呕吐、腹泻、谵妄等症状 [2]。

【性味归经】味苦、涩，性寒；有毒。归肝经。

【功效主治】凉血调经，散瘀消肿。主治月经过多，跌打损伤，外伤出血。

【用法用量】内服：煎汤，3~9g。外用适量，鲜品捣敷。

【使用注意】本品有毒，用量不宜过大；孕妇慎用。

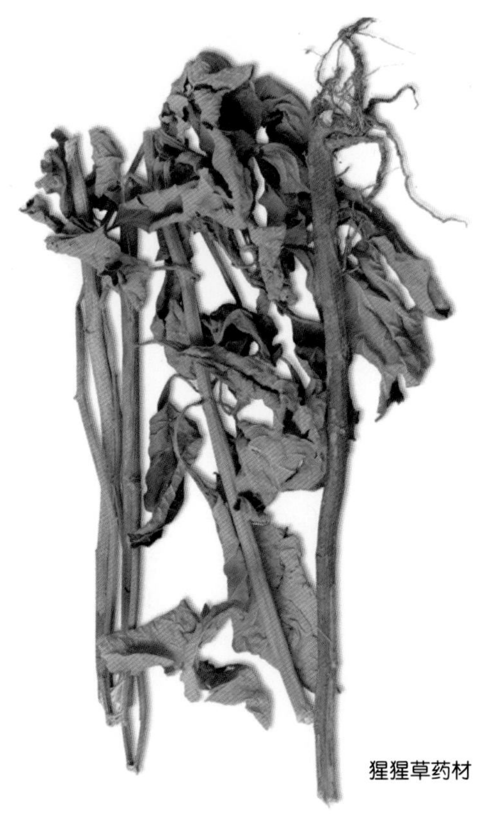
猩猩草药材

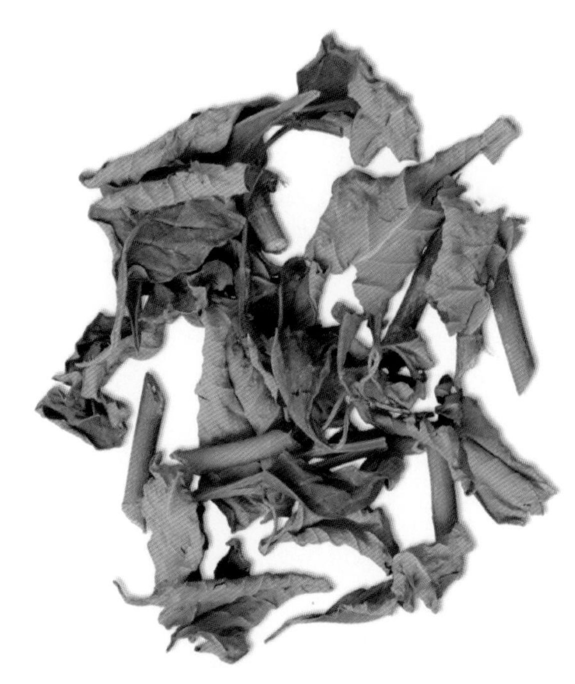
猩猩草饮片

【经验方】

1. 外伤出血、骨折　叶象花鲜叶适量，捣烂敷患处，2~3天换药1次。(《文山中草药》)

2. 月经过多、跌打损伤　叶象花6~9g。水煎服，日服2次。(《文山中草药》)

【参考文献】

[1] 国家中医药管理局《中华本草》编委会. 中华本草，上海：上海科学技术出版社，1999：3573.

[2] 中国药科大学. 中药辞海（第一卷）. 北京：中国医药科技出版社，1993：1556.

Hou tou gu

猴头菇

Hericium

[英]Monkeyhead-like Fungus

【别名】猬菌、刺猬菌、小刺猴头、猴菇、猴头菇。

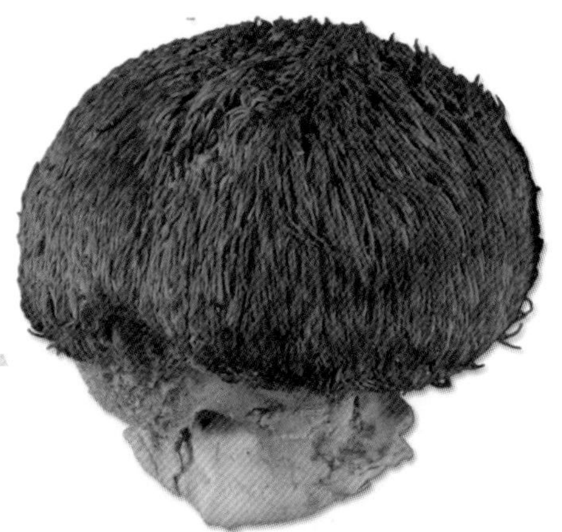

【来源】为齿菌科真菌猴头菌 *Hericium erinaceus*（Bull. fr.）Pers. 的子实体。

【植物形态】子实体单生，椭圆形至球形，常常纵向伸长，两侧收缩，团块状。悬于树干上，少数座生，长径5~20cm，最初肉质，后变硬，个别子实体干燥后菌肉有木栓化倾向，有空腔，松软。新鲜时白色，有时带浅玫瑰色。干燥后黄色至褐色。菌刺长2~6cm，粗1~2mm，针形，末端渐尖，直或稍弯曲，下垂，单生于子实体表面之中，下部、上部刺退化或发育不充分。菌丝薄壁，具隔膜，有时具锁状联合。菌丝直径10~20μm。囊状体内有颗粒状物，直径10μm左右。孢子近球形，无色，光滑，含有1个大油滴。

【分布】广西多为栽培。

【采集加工】子实体采收后及时去掉有苦味的菌柄，晒干或烘干即可。

猴菇菌片：发酵完成后将发酵液过滤，得菌丝体及滤液，将菌丝体烘干，滤液浓缩，加入辅料制片。

【药材性状】猴头菌子实体卵圆形或块状，直径5~20cm，基部狭窄或有短柄。表面浅黄色或浅褐色，除基部外，生有下垂软刺，长1~3cm，末端渐尖。气微，味微苦。

【品质评价】以菌肉质、黄色至褐色、气香者为佳。

【化学成分】猴头菌含有多种多糖，主要成分为 $HEPA_1$, $HEPA_2$ 及 $HEPA_4$[1]。猴头菌子实体中含猴头菌碱（hericerin），猴头菌酮（hericenone）A、B、D、E、F、G、H，3-羟基-4-（3,7-二甲基-5-氧代-2,6-辛二烯基）-5-甲氧基-苯并[1,2-c]呋喃-2-酮{3-hydroxy-4-（3,7-dimethyl-5-oxo-2,6-octadienyl）-5-methoxybenzo[1,2-c]furan-2-one}，（9*R*,10*S*,12*Z*）-9,10-二羟基-8-氧代-12-十八碳烯酸[（9*R*,10*S*,12*Z*）-9,10-dihydroxy-8-oxo-12-octadecenoic acid]，植物凝集素（lectin）。干燥子实体含蛋白质，脂质，纤维及葡聚糖。还含麦角甾醇（ergosterol），3-*β*-*O*-吡喃葡萄糖基麦角甾-5,7,22-三烯（3-*β*-*O*-glucopyranosylergosta-5,7,22-triene），3*β*,5*α*,6*β*-三羟基麦角甾-7,22-二烯（3*β*,5*α*,6*β*-trihydroxyergosta-7,22-diene）即啤酒甾醇（cerevisterol），3*β*-*O*-吡喃葡萄糖基-5*α*,6*β*-二羟基麦角甾-7,22-二烯（3*β*-*O*-glucopyranosyl-5*α*,6*β*-dihydroxyergosta-7,22-diene），3*β*,5*α*,9*α*-三羟基麦角甾-7,22-二烯-6-酮（3*β*,5*α*,9*α*-trihydroxyergosta-7,22-diene-6-one），麦角甾醇过氧化物（ergosterol peroxide），即3*β*-羟基-5,8-表二氧基麦角甾-6,22-二烯（3*β*-hydroxy-5,8-*epi*-dioxyergosta-6,22-diene），3*β*-*O*-吡喃葡萄糖基-5,8-表二氧基麦角甾-6,22-二烯（3*β*-*O*-glucopyranosyl-5,8-*epi*-dioxyergosta-6,22-diene）[2]。

菌丝体培养物含有猴头菌吡喃酮（erinapyrone）A、B，4-氯-3,5-二甲氧基甲苯（4-chloro-3,5-dimethoxytoluene），4-氯-3,5-二甲氧基苯甲醇（4-chloro-3,5-dimethoxybenzyl alcohol），4-氯-3,5-二甲氧基苯甲醛（4-chloro-3,5-dimethoxybenzaldehyde），4-氯-3,5-二甲氧基苯甲酸-*O*-阿拉伯糖醇酯（4-chloro-3,5-dimethoxybenzoic-*O*-arabitolester），4-氯-3,5-二甲氧基苯甲酸甲酯（4-chloro-3,5- dimethoxybenzoic-methyl ester），4-氯-3,5-二甲氧基苯甲酸（4-chloro-3,5-dimethoxybenzoic acid），猴菇菌素（herierin）Ⅲ、Ⅳ。此外含3-*O*-葡萄糖醛酸基齐墩果酸-28-葡萄糖酯苷（3-*O*-glucuronopyran osyl oleanolic acid-28-glucopyranoside），3-*O*-（3′-阿拉伯糖基）-葡萄糖醛酸基齐墩果酸-28-葡萄糖酯苷[3-*O*-（3′-arabinopyranosyl）-glucuronopyranosyl oleanolic acid-28-glucopyranoside]，3-*O*-（2′-葡萄糖基）-葡萄糖醛酸基齐墩果酸-28-葡萄糖酯苷[3-*O*-（2′-glucopyranosyl）-glucuronopyranosyl oleanolic acid-28-glucopyranoside]，3-*O*-[（2′-木糖基）-（3′-阿拉伯糖基）]-葡萄糖醛酸基齐墩果酸-28-葡萄糖酯苷{3-O[-（2′-xylopyranosyl）-（3′-arabinopyranosyl）]-glucuronopyranosyl oleanolic acid-28- glucopyranoside}，3-*O*-[（2′-葡萄糖基）-（3′-阿拉伯糖基）]-葡萄糖醛酸基齐墩果酸-28-葡萄糖酯苷{3-*O*-[（2′-glucopyranosyl）-（3′-arabinopyranosyl）]-glucuronopyranosyl

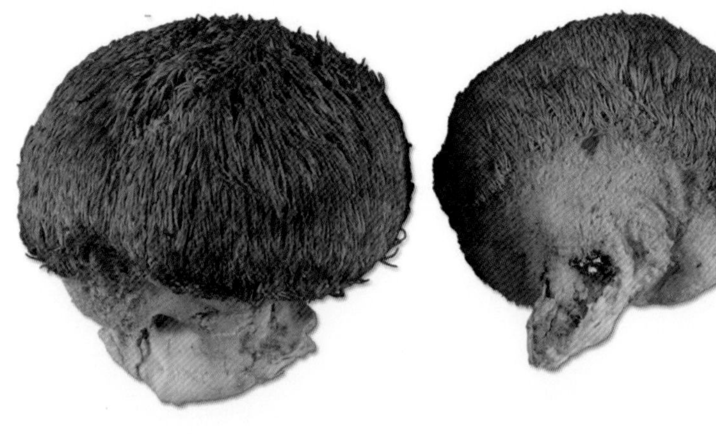

猴头菇药材

oleanolic acid-28-glucopyranoside。菌丝和子实体中含有多糖[2]。

【药理作用】

1. 增强免疫功能 同基因骨髓移植 55 天后，受体小鼠免疫功能严重损害，脾细胞产生白介素 -2（IL-2）能力和细胞免疫功能低下，连续腹腔注射猴头菌多糖和胸腺肽 15 天后，小鼠脾细胞产生 IL-2 能力及对刀豆素 A（ConA）刺激的增殖反应和混合淋巴细胞培养反应均增强[3]。猴头菌多糖给小鼠腹腔注射 2mg/ 只，连续 7 天，能提高小鼠腹腔巨噬细胞的吞噬功能，可促进溶血素生成，提高小鼠血清中的溶血素的含量，增强体液免疫的能力。若给小鼠腹腔注射每只 2.88mg，连续 8 天，则可对抗由环磷酰胺中毒所引起的白细胞下降，下降率仅为对照组的一半[4]。猴头菌多糖在体外对由 ConA 活化的小鼠胸腺细胞有较强的促进增殖作用，也可促进脾淋巴细胞的增殖，并对脂多糖刺激的 B 细胞也有协同作用[5]。

2. 抑瘤 在 Swiss 雄性小鼠左前腋皮下，接种肉瘤 S180 细胞，然后灌胃猴头菌多糖 50mg/kg、100mg/kg、200mg/kg，每天 1 次，连续 7 天，对荷瘤生长均有抑制作用，对自然杀伤（NK）细胞活性有激活作用，荷瘤重量与其相应鼠脾 NK 细胞活性呈负相关[6]。猴头菌还能抑制黄曲霉素对大鼠的致肝癌作用，减少肝切面的病灶数[7]。

3. 抗溃疡及降血糖 猴菇菌片治疗胃溃疡的作用机制，可能是由于抑制胃蛋白酶活性而促进溃疡愈合[8]。猴头菌多糖可降低小鼠正常血糖和四氧嘧啶所致糖尿病小鼠的血糖水平[9]。猴头菌灌胃液及其提取液可使乳酸脱氢酶释放减少，表明对幽门螺杆菌所致细胞损伤起了保护作用[10]。

4. 延缓衰老 猴头菌丝体多糖和子实体多糖能增强果蝇飞翔能力，降低刚孵化果蝇和小鼠心肌组织脂褐质含量，并能增加小鼠脑和肝脏中超氧化物歧化酶的活力[11]。

5. 抗疲劳 以猴头菌干粉喂养小鼠后，观察小鼠血清乳酸脱氢酶活力、血乳酸、血清尿素氮、肝糖原、肌糖原含量及运动耐力的影响表明猴头菌具有增强运动能力和解除疲劳作用[12]。

【临床研究】

胃和十二指肠球部溃疡 服用猴头菇片，每日 3 次，每次 3 片（每片含生药 1g），结果：治疗 146 例，基本治愈 20 例，显效 30 例，好转 78 例，无效 18 例，总有效率为 87.7%；治疗 81 例慢性胃炎显效 11 例，好转 58 例，无效 12 例，总有效率为 85.2%[13]。

【性味归经】味甘，性平。归脾、胃经。

【功效主治】健脾养胃，安神，消肿止痛。主治胃和十二指肠溃疡，慢性胃炎，消化道肿瘤，消化不良，体虚乏力，失眠。

【用法用量】内服：煎汤，10~30g，鲜品 30~100g；或与鸡共煮食。

【使用注意】实证慎服。

【经验方】

1. 神经衰弱，身体虚弱 猴头菇（干品）150g。切片后与鸡共煮食用，每日 1 次（或用鸡汤煮食）。（《全国中草药汇编》）

2. 消化不良 猴头菇 60g，水浸软后，切成薄片，水煎服，每日 2 次，黄酒为引。（《全国中草药汇编》）

3. 胃溃疡 猴头菇（干品）30g。水煮，食用，每日 2 次。（《中国药用真菌》）

4. 胃癌，食管癌，肝癌 猴头菇 60g，藤梨根 60g，白花蛇舌草 60g，水煎服。（《中国药用孢子植物》）

【参考文献】

[1] 李坤艳，何云庆 . 猴头菌丝体多糖的化学研究 . 中国中药杂志，1999，24（12）：742.

[2] 国家中医药管理局《中华本草》编委会 . 中华本草 . 上海：上海科学技术出版社，1999：202.

[3] 张宗诚，李占京，李士珍，等 . 猴头菌多糖和胸腺素对骨髓移植小鼠免疫功能重建的促进作用 . 西南国防医药，1994，4（5）：269.

[4] 夏尔宁，樊郑耘，陈琼华，等 . 猴头多糖的提取分离、理化分析及生物活性的初步研究 . 南京药学院学报，1986，17（2）：129.

[5] 徐航民，等 . 中国中西医结合杂志，1994，14（7）：427.

[6] 郁利平，王莉馨，赵清池，等 . 猴头多糖抑制肿瘤生长机理初探 . 白求恩医科大学学报，1992，18（6）：532.

[7] 陈志英，严瑞琪，覃国忠 . 茶叶等六种食用植物对黄曲霉素 B_1 致大鼠肝癌作用的影响 . 广西医学院学报，1985，2（4）：23.

[8] 朱鹏麟 . 猴菇菌片治疗胃溃疡病作用机理的探讨 . 药学情报通讯，1994，12（4）：5.

[9] 薛惟建，杨文，陈琼华，等 . 昆布多糖和猴头多糖对实验性高血糖的防治作用 . 中国药科大学学报，1989，20（6）：378.

[10] 范学工，吴安华，周平，等 . 猴头菇灌胃液对胃上皮细胞的保护作用 . 新消化病学杂志，1997，5（4）：270.

[11] 周慧萍，孙立冰，陈琼华，等 . 猴头多糖的抗突变和降血糖作用 . 生化药物杂志，1991，4：35.

[12] 卢耀环，辛长砺，周于奋，等 . 猴头菇对小鼠抗疲劳作用的实验研究 . 生理学报，1996，48（1）：98.

[13] 上海市猴菇菌片协作组 . 猴菇菌片治疗溃疡病和慢性胃炎 227 例近期疗效观察 . 上海医学，1978，（5）：41.

Kuo ye shi da gong lao

阔叶十大功劳

Mahoniae Caulis
[英]Broadleaf Mahonia Stem

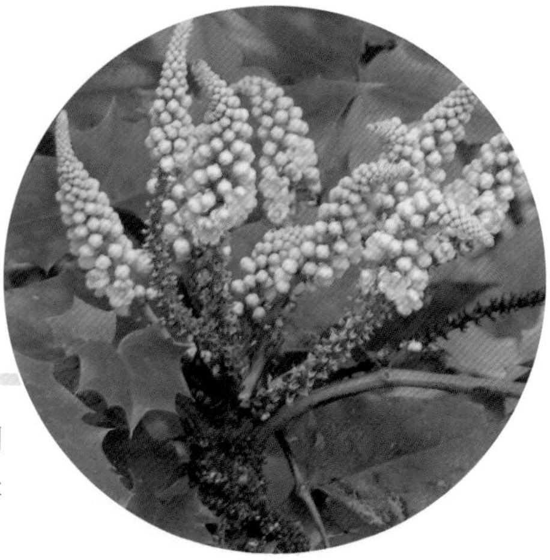

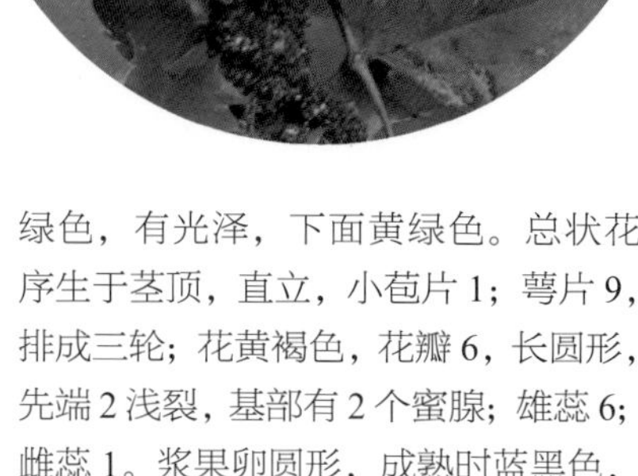

【别名】土黄柏、土黄连、八角刺、刺黄柏、黄天竹。

【来源】为小檗科植物阔叶十大功劳 *Mahonia bealei*（Fort.）Carr. 的茎。

【植物形态】多年生常绿灌木。根、茎表面土黄色或褐色，粗糙，断面黄色。叶互生，厚革质，具柄。基部扩大抱茎；奇数羽状复叶，小叶 7~15 片，侧生小叶无柄，阔卵形，大小不等，长 4~12cm，宽 2.5~4.5cm，顶生小叶较大，有柄，先端渐尖，基部阔楔形或近圆形，边缘反卷，具大的刺状锯齿，上面深绿色，有光泽，下面黄绿色。总状花序生于茎顶，直立，小苞片 1；萼片 9，排成三轮；花黄褐色，花瓣 6，长圆形，先端 2 浅裂，基部有 2 个蜜腺；雄蕊 6；雌蕊 1。浆果卵圆形，成熟时蓝黑色，被白粉。

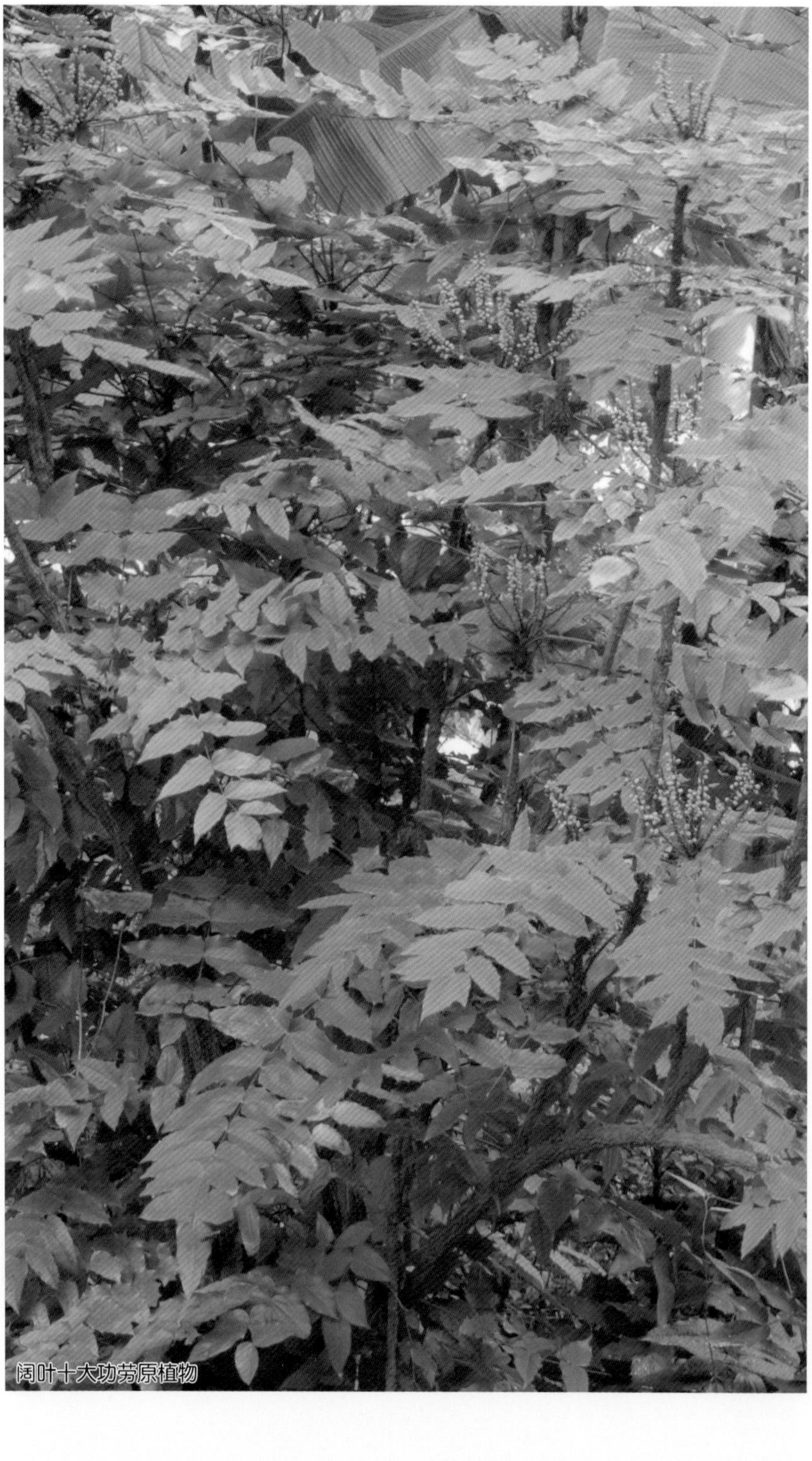

阔叶十大功劳原植物

【分布】广西主要分布于宾阳、靖西、凤山、融水、全州、平乐、昭平、平南等地。

【采集加工】春、夏季采收，鲜用或晒干。

【药材性状】茎圆柱形，多切成长短不一的段条或块片。表面灰棕色，有众多纵沟、横裂纹及突起的皮孔；嫩茎较平滑，节明显，略膨大，节上有叶痕。外皮易剥落，剥去后内部鲜黄色。质坚硬，折断面纤维性或破裂状；横断面皮部棕黄色，木部鲜黄色，可见数个同心性环纹及排列紧密的放射状纹理，髓部淡黄色。气微，味苦。

【品质评价】以条匀、内色鲜黄者为佳。

【化学成分】本品含生物碱类成分，主要有小檗碱（berberine），药根碱（jatrorrhizine），巴马汀（palmatine），木兰花碱（magnoflorine），异汉防己甲素(*iso*-tetrandine)[1]，小檗胺(berbamine)，非洲防己碱（columbamine），尖刺碱（oxyacanthine）[2]。

茎中含挥发油，主要成分有罗丁醇（rhodinol），[1- 甲基 -1-（5- 甲基 -5- 乙烯基）- 四氢呋喃 -2- 基] 乙醇 {[1- methyl-1-（5-methyl-5-ethylene）-tetrahydrofuran-2-yl] ethanol}，[（2,2,3- 三甲基）-3- 环己烯 -1- 基] 乙醛 {[（2,2,3-trimethyl）-3-cyclohexen-1-yl] acetaldehyde}，沉香醇（coriandrol），樟脑(camphor)，异龙脑(*iso*-borneol)，5- 甲基 -2-（1- 甲基）- 乙基环已醇 [5-methyl-2-（1-methyl）- ethyl cyclohexanol], [1- 甲基 -1-（4- 甲基 -3- 环己烯 -1- 基）]- 乙醇 {[1-methyl-1-（4-methyl-3-cyclohexen-1-yl）]-ethanol}，丁二酸 -（2- 甲基）丙酯 [（2-methyl）propyl succinicate]，（*E,E*）-2,4- 十二碳二烯酮 [（*E,E*）- 2,4-dodecandione]，（*E,E*）-2,4- 癸二烯醛 [（*E,E*）-2,4-decadiene-aldehyde]，1-（2- 呋喃基）己酮 [1-（2-furyl） hexanone]，顺式 - 香叶基丙酮（*cis*-geranyl acetone），6,10,14- 三甲基 -2- 十五烷酮（6,10,14-trimethyl-2-pentadecanone），戊二酸（1- 甲基）丙酯 [（1-methyl）propyl glutarate]，石竹烯氧化物（caryophyllene oxide），正十六烷酸（palmitic acid），（*Z,Z*）-9,12- 十八碳二烯酸 [（*Z,Z*）-9,12-octadecadienoic acid] 等 [3]。

【药理作用】

1. 抗肿瘤　本品叶中的异粉防己碱在体内对艾氏腹水癌有抑制作用 [4]。

2. 抗病毒　阔叶十大功劳根中生物碱成分在 20mg/ml 时对鸡胚无毒性，0.25mg/ml 时仍显示出对甲型流感病毒有较强的抑制作用 [5]。

【临床研究】

1. 乳腺导管扩张伴炎症　治疗组经病变乳孔灌注土黄连液 2ml，对照组经病变乳孔灌注庆大霉素 80000U 治疗，每周灌注 1 次，连续灌注 8 次，随访 3 个月后乳管内视镜复查。结果：灌注治疗后随访 3 个月，治疗组 53 例，50 例停止溢液，总有效率 94.34%；对照组 48 例，总有效率 81.25%；土黄连液组疗效优于常规庆大霉素对照组 [6]。

2. 溃疡性结肠炎　治疗组用六莲汤（阔叶十大功劳 16g，半边莲 15g，橄核莲 9g，金莲花 12g，半枝莲 10g，马齿苋 18g，木香 8g，炒砂仁 8g，甜石莲子 35g，罂粟壳 9g）辨证加药治疗。对照组用甲硝唑 100ml、双黄连粉末 2400mg 溶于 500ml 葡萄糖中，上两药静滴，每日 1 次。同时口服诺氟沙星胶囊 0.6g/ 天，分 3 次服。结果：治疗组 53 例，近期治愈 26 例，占 49%，有效 24 例，占 45.3%，无效 3 例，占 5.7%；对照组；近期治愈 15 例，占 31.3%，有效 21 例，占 43.7%，无效 12 例，占 25%。2 组总有效率差异有显著性（$P<0.05$）[7]。

【性味归经】味苦，性寒。归肺、肝、大肠经。

【功效主治】清热，燥湿，解毒。主治目赤肿痛，肺热咳嗽，黄疸，泄泻，痢疾，疮疡，湿疹，烫伤。

【用法用量】内服：煎汤，5~10g。外用适量，煎水洗；或研末调敷。

【使用注意】体质虚寒者慎服。

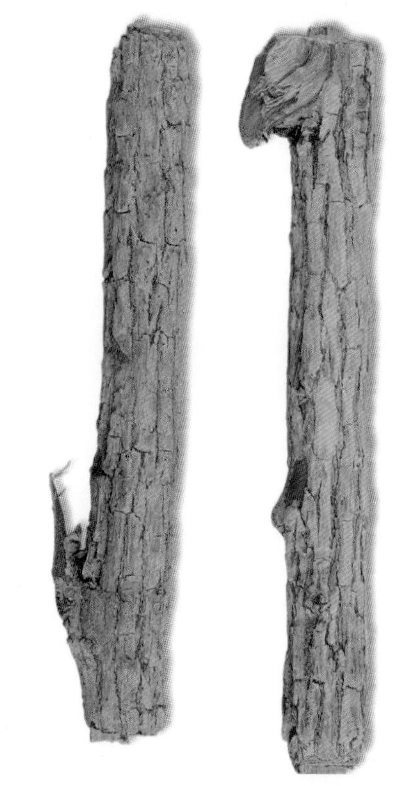

阔叶十大功劳药材

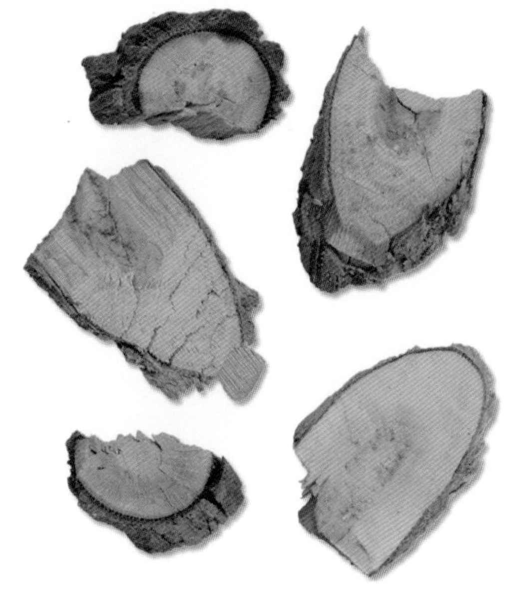

阔叶十大功劳饮片

【经验方】

1. 湿疹，疮毒，烫火伤　阔叶十大功劳（鲜茎叶）、苦参各60g，煎水洗患处。并用茎、叶各60g，焙干为末，用麻油或凡士林调成20%油膏外搽，或摊纱布上敷患处。（江西《草药手册》）

2. 皮肤烂痒　阔叶十大功劳树皮，晒干研粉，擦伤处。（《湖南药物志》）

3. 火牙　阔叶十大功劳茎60g。煎水，频频含漱。（《湖南药物志》）

4. 痔疮　阔叶十大功劳茎15g，猪脚爪2只，煮熟去渣，食猪脚。（《湖南药物志》）

5. 目赤肿痛　阔叶十大功劳茎、野菊花各15g，水煎服。（江西《草药手册》）

6. 中耳炎　阔叶十大功劳茎皮、苦参、枯矾各等量，加茶油过药面浸一夜，后以文火煮到阔叶十大功劳变焦色为度，去渣，过滤，入冰片少许。患耳用过氧化氢溶液洗净后，取药油滴耳。（《福建药物志》）

7. 肠炎，痢疾　阔叶十大功劳茎15g，桃金娘根30g，石榴叶（或凤尾草）15g。水煎服。（《浙江药用植物志》）

【参考文献】

[1] 顾关云，蒋昱．十大功劳属植物化学成分与生物活性．国外医药·植物药分册，2005，20（5）：185.

[2] 国家中医药管理局《中华本草》编委会．中华本草．上海：上海科学技术出版社，1999：1914.

[3] 董雷，杨晓虹，王勇，等．阔叶十大功劳茎中挥发油成分GC-MS分析．长春中医药大学学报，2006，22（3）：43.

[4] 羽野寿．医学中央杂志（日），1967，224：505.

[5] 曾祥英，劳邦盛，董熙昌，等．阔叶十大功劳根中生物碱组分体外抗流感病毒试验研究．中药材，2003，26（1）：28.

[6] 卓睿，李铁，董洁．土黄连液灌注治疗乳腺导管扩张伴炎症53例临床研究．北京中医药大学学报，2007，8（30）：565.

[7] 牟科媛．自拟六莲汤治疗溃疡性结肠炎．广西中医药，2001，24（2）：22.

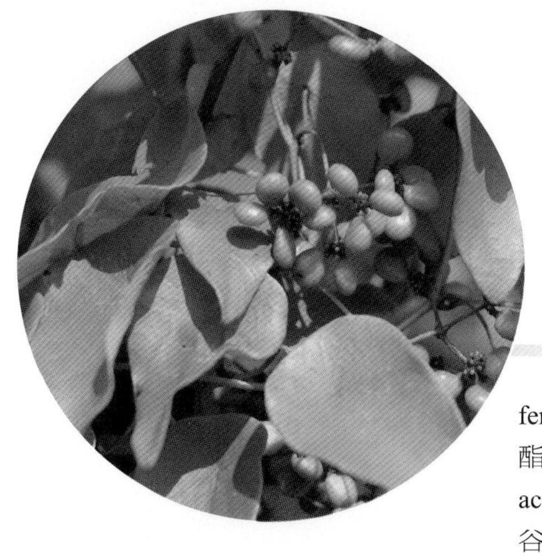

Fen ji du

粪箕笃

Stephaniae Longae Herba

[英]Long Stephania Herb

【别名】田鸡草、雷砵嘴、备箕草、飞天雷公、犀牛藤、犁壁藤、青蛙藤。

【来源】为防己科植物粪箕笃 *Stephania longa* Lour. 的茎叶。

【植物形态】多年生草质藤木。除花序外，全株无毛。茎枝有条纹，叶互生，叶柄基部常扭曲；叶片三角状卵形，长 3~9cm，宽 2~6cm，先端钝，有小突尖，基部近平截或微圆，下面淡绿色或粉绿色；掌状脉 10~11 条。花小，雌雄异株；复伞形聚伞花序腋生；雄花序较纤细，无毛；雄花萼片 8，偶有 6，排成 2 轮，楔形或倒卵形，背面有乳头状短毛，花瓣 4，或有时 3，绿黄色，近圆形，聚药雄蕊；雌花萼片和花瓣均 4 片，很少 3 片，雌蕊 1，无毛。核果内果皮背部有 2 行小横肋，每行 9~10 条，胎座迹穿孔。

【分布】广西主要分布于灵山、马山、龙州、靖西、那坡、河池、环江、宜山、来宾、南宁、藤县、平南、桂平等地。

【采集加工】秋、冬季采收，洗净，切段晒干。

【药材性状】茎藤柔细，扭曲，直径 1~2mm，棕褐色，有明显的纵线条。叶三角状卵形，灰绿色或绿褐色，多皱缩卷曲。根茎圆柱状或不规则块状，下面着生多数根，长可达 30cm，直径 5~12mm，表面土黄色至暗棕色，有纵皱。质坚韧，不易折断，断面纤维性，有粉尘。气微，味苦。

【品质评价】以身干、色绿、质柔韧、无杂质叶者为佳。

【化学成分】本品含粪箕笃碱(longanine)，粪箕笃酮碱（longanone），千金藤波林碱（stephaboline），轮环藤宁碱（cycleanine），高阿罗莫灵碱（homoaromoline），千金藤拜星碱（stephahyssine），原千金藤拜星碱（protostephahyssine）[1]。阿魏酸 - 对羟基苯乙醇酯（*p*-hydroxyphenylethanol ferulate），对 - 香豆酸 - 对羟基苯乙醇酯（*p*-hydroxyphenylethanol p-coumaric acid），桂皮酸（cinnamic acid），*β*- 谷甾醇（*β*-sitosterol）和 *β*- 谷甾醇 -D- 葡萄糖苷（*β*-sitosterol-D-glucoside）[2]。

【药理作用】

1. 镇痛　粪箕笃生物碱 5g（生药）/kg 和粪箕笃非生物碱 10g（生药）/kg 对冰醋酸所致的小鼠扭体反应均有抑制作用 [3]。

2. 利尿　粪箕笃生物碱 10g（生药）/kg 有利尿作用 [3]。

3. 镇静　粪箕笃生物碱 10g（生药）/kg 有镇静作用 [3]。

【临床研究】

慢性肾小球肾炎　治疗组用肾炎康（由粪箕笃、芡实、黄芪各 30g，白花蛇舌草、益母草各 20g，淮山、杜仲、续断、车前草、金樱子各 15g，苍术 12g 等）治疗；对照组服用肾炎四味片每次 8 片，

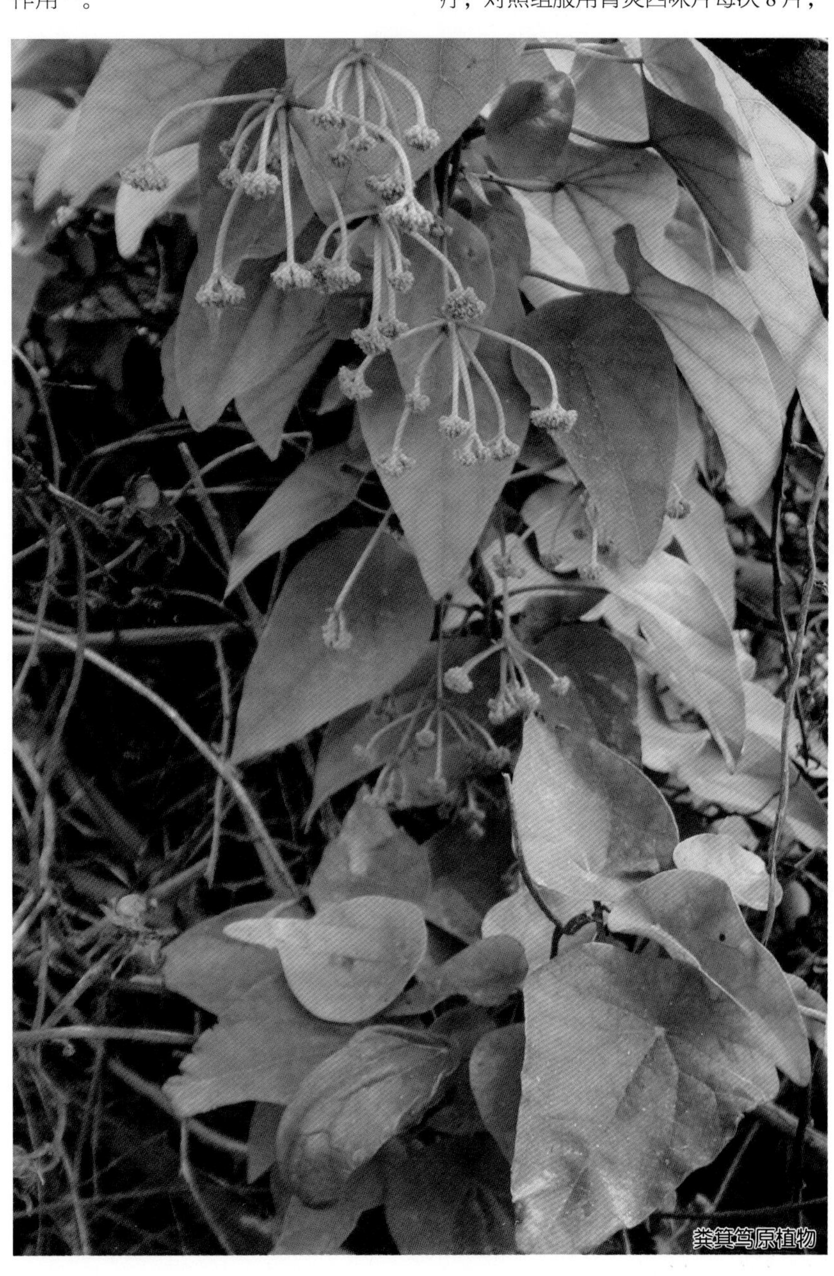
粪箕笃原植物

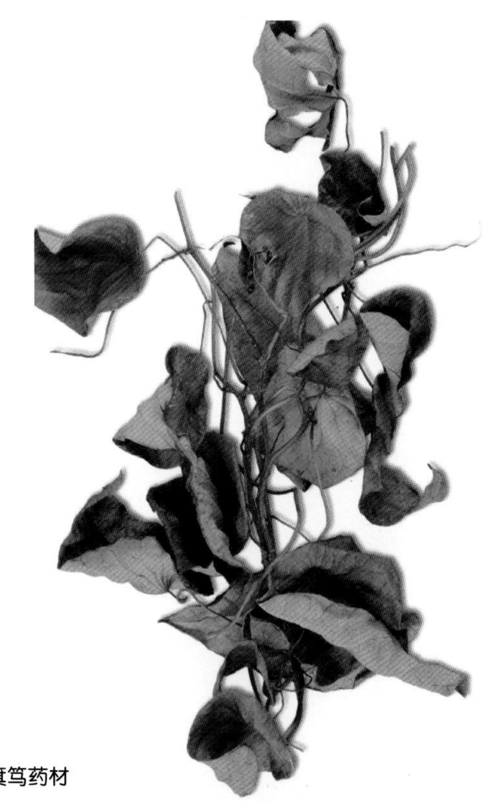
粪箕笃药材

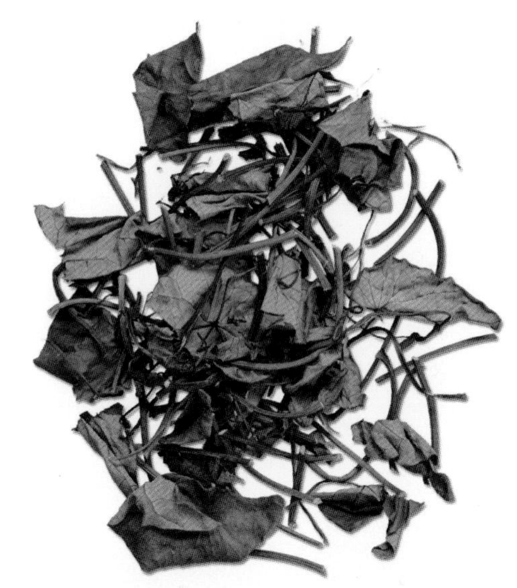
粪箕笃饮片

每日3次。30天为1个疗程，治疗3个疗程统计疗效。结果：治疗组32例，痊愈4例，显效10例，有效16例，无效2例，总有效率93.7%；对照组：治疗32例，痊愈2例，显效4例，有效17例，无效9例，总有效率71.8%。两组总有效率比较，有显著性差异（$P<0.05$）[4]。

【性味归经】味苦，性寒。归大肠、膀胱、肝经。

【功效主治】清热解毒，利湿消肿，祛风活络。主治聤耳，喉痹，黄疸，风湿痹痛，泻痢，小便淋涩，水肿，疮痈肿毒，毒蛇咬伤。

【用法用量】内服：煎汤，3~9g，鲜品15~30g。外用适量，鲜叶捣敷；或制成药液滴耳。

【使用注意】孕妇禁服。

【经验方】

1. 化脓性中耳炎　粪箕笃30g，加米酒（或30%~40%的乙醇）100ml，浸泡48h后，加水过药面，加盖煮沸5~10min，冷却后滴耳。每次3~4滴，5~10min后将药液倒出，再滴入1~2滴，每日1次。滴药后30s内有轻微烧灼感，无其他反应。（《全国中草药汇编》）
2. 风湿痹痛，腰肌劳损　粪箕笃全株15~30g。水煎服，或外洗。（《广西本草选编》）
3. 乳腺炎　粪箕笃全株9~15g。水煎服，并用鲜叶适量，捣烂外敷患处。（《广西本草选编》）
4. 眼翳　粪箕笃、截叶铁扫帚各30g，夜明砂、石决明各9g，青葙子、蛤蜊各6g。水煎服。（《福建药物志》）
5. 风湿关节炎，坐骨神经痛　粪箕笃根30g，薏米60g。水煎，冲蜜服。（《福建药物志》）
6. 小便不利　粪箕笃30g，车前草15g。水煎，饭后服。（《福建药物志》）

【参考文献】

[1] 国家中医药管理局《中华本草》编委会．中华本草．上海：上海科学技术出版社，1999：1981.
[2] 邓京振，赵守训．粪箕笃地上部分非碱性成分的分离和鉴定．中国药科大学学报，1993，24（2）：73.
[3] 林启云，谢金鲜．粪箕笃利尿、镇静及镇痛作用研究．广西中医药，2001，24（3）：43.
[4] 关建国，徐宏，李良，等．肾炎康治疗慢性肾小球肾炎32例．陕西中医，2004，25（4）：299.

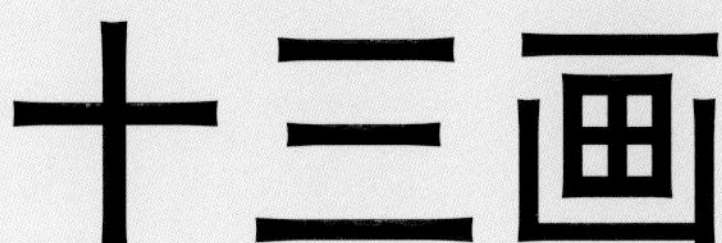

十三画

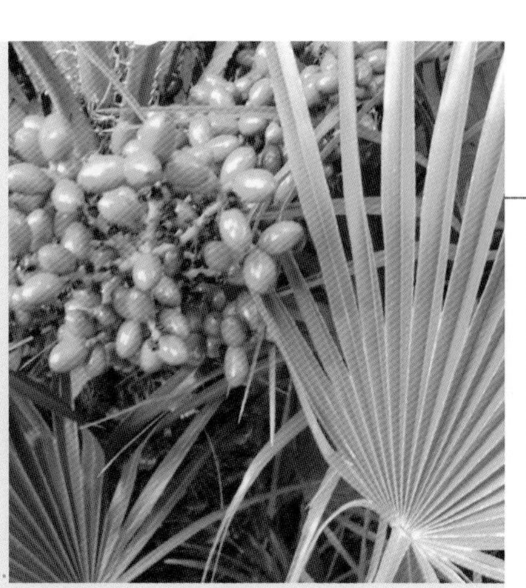

蓖麻仁

Bi ma ren

Ricini Semen
[英]Castorbean

【别名】蓖麻、蓖麻子、草麻子、大麻子、红大麻。

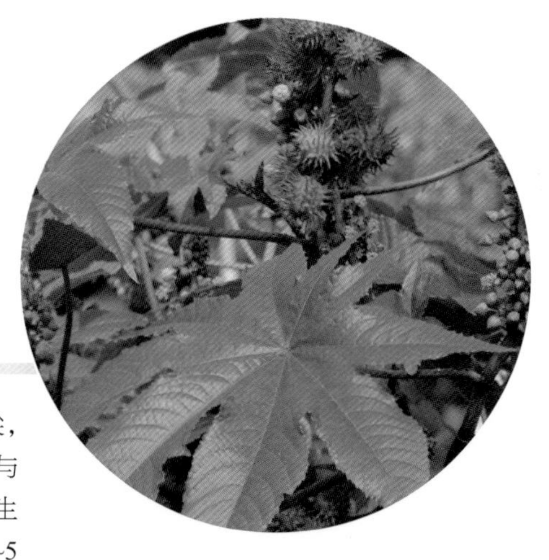

【来源】为大戟科植物蓖麻 *Ricinus communis* L. 的种子。

【植物形态】一年生草本，在热带或南方地区常成多年生灌木或小乔木。幼嫩部分被白粉，绿色或稍呈紫色。无毛。单叶互生，具长柄；叶片盾状圆形，直径 15~60cm，有时大至 90cm，掌状分裂至叶一片的一半以下，裂片 5~11，卵状披针形至长圆形，先端渐尖，边缘有锯齿，主脉掌状。圆锥花序与叶对生及顶生，下部生雄花，上部生雌花；花单性同株，无花瓣雄花萼 3~5 裂；雄蕊多数，花丝多分枝；雌花萼 3~5 裂；子房 3 室，每室 1 胚珠；花柱 3，深红色 2 裂。蒴果球形，有软刺，成熟时开裂，种子长圆形，光滑有斑纹。

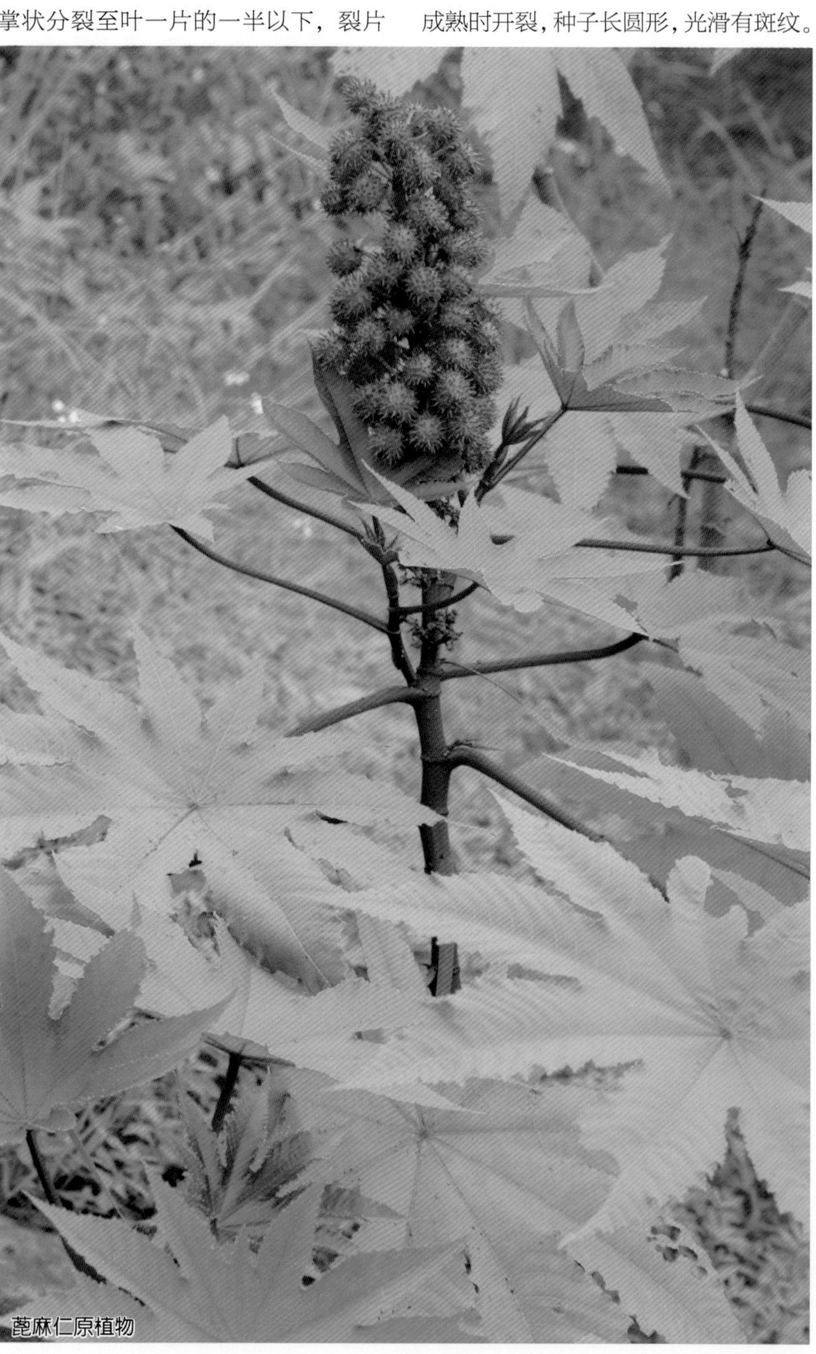
蓖麻仁原植物

【分布】广西全区均有栽培。

【采集加工】秋季采收，连果实一起晒干，剥开果皮取种子备用。

【药材性状】种子椭圆形或卵形，稍扁，长 0.9~1.8cm，宽 0.5~1cm，表面光滑，有灰白色与黑褐色或黄棕色与红棕色相间的花斑纹。一面较平，一面较隆起，较平的一面有 1 条隆起的种脊，一端有灰白色或浅棕色突起的种阜。种皮薄而脆，胚乳肥厚，白色，富油性。子叶 2，菲薄。无臭味，微苦、辛。

【品质评价】以个大、饱满者为佳。

【化学成分】本品种子含蛋白质(protein)，脂肪油(oil)，碳水化合物(carbohydrate)，酚性物质（phenolic substance），蓖麻毒蛋白（ricin）及蓖麻碱（ricinine）。脂肪油的主要成分为甘油三酯(triglyceride)及甘油酯（glycerol ester），还有少量的甾醇（sterol），磷脂（phospholipid），游离脂肪酸（free fatty acid），碳氢化合物（hydrocarbon）及蜡（wax）。在甘油酯的脂肪酸中含有蓖麻油酸（ricinoleic acid），油酸（oleic acid），亚油酸（linoleic acid），硬脂酸（stearic acid），棕榈酸（palmitic acid）。在磷脂中含有磷脂酰乙醇胺(phosphatidyl ethanolamine)及其降解产物，磷脂酰胆碱(phosphatidyl choline）；磷脂的脂肪酸组成为：棕榈酸，硬脂酸，油酸，亚油酸，而不含蓖麻油酸。在游离脂肪酸中含有蓖麻油酸，十八碳二烯酸(octadecadienoic acid)，十八碳烯酸(octadecenoic acid)。蓖麻毒蛋白有蓖麻毒蛋白 D，酸性蓖麻毒蛋白（acidic ricin），碱性蓖麻毒蛋白（basic ricin），蓖麻毒蛋白 E 及蓖麻毒蛋白 T 等。种子还含凝集素（agglutinin）和脂肪酶（lipase）。种皮含 30- 去甲羽扇豆 -3β- 醇 -20- 酮（30-norlupan-3β-ol-20-one）[1]。

本品叶含芸香苷（rutin），槲皮素（quercetin），金丝桃苷（hyperoside），异槲皮苷（*iso*-quercetrin），槲皮素-3-葡萄糖苷（quercetin-3-glucoside），山柰酚（kaempferol），山柰酚-3-芸香糖苷（kaempferol-3-rutinoside），紫云英苷（astragalin），瑞诺苷（reynoutrin），（–）-表儿茶精[(–)-*epi*-catechin]，2,5-二羟基苯甲酸（2,5-dihydroxybenzoic acid），绿原酸（chlorogenic acid），新绿原酸（neochlorogenic acid），没食子酸（gallic acid），蓖麻碱（ricinine），*N*-去甲基蓖麻毒蛋白（*N*-demethylricine），蓖麻毒蛋白（ricine），维生素C（vitamin C），天冬酰胺（asparagine），丙氨酸（alanine），蛋氨酸（methionine），脯氨酸（proline），缬氨酸（valine）等。叶油的脂肪酸组成为共轭二烯脂肪酸，主要有油酸（oleic acid），亚麻酸（linolenic acid），β-桐酸（β-elaeostearic acid），亚油酸（linoleic acid），还含饱和脂肪酸等[1]。

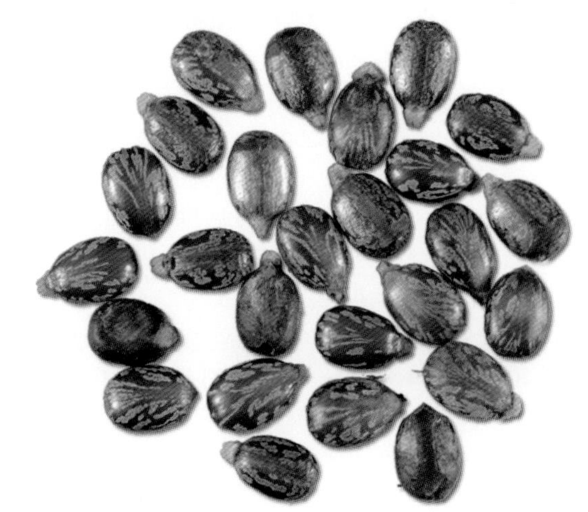
蓖麻仁药材

【药理作用】

1. 抗生育　在昆明种小鼠的短期与长期的抗生育实验中，蓖麻提取物蓖麻蛋白及其与蓖麻油的混合物在抗孕方面的效果均可达到100%，蓖麻油抗着床的效果也可达到100%。在中止妊娠的实验中，服用了蓖麻蛋白及其与蓖麻油的混合物的小鼠子宫内没有着床位点[2]。

2. 保护胃黏膜　蓖麻油可减轻应激、消炎痛和幽门结扎引起的大鼠胃黏膜溃疡，抑制胃酸和胃蛋白酶分泌。蓖麻油对应激和幽门结扎溃疡的保护作用可被消炎痛所取消[3]。

3. 抗肿瘤　从去壳蓖麻籽中提取的天然蓖麻毒素对正常细胞和结肠癌细胞的杀伤效率有差异[4]。

【临床研究】

1. 妊娠催产　①妊娠晚期催产。治疗组125例服用蓖麻餐（50ml医用蓖麻油，3只鸡蛋加适当调料搅匀后倒入油中炒熟），一次顿服，若24h无效，于次日再服一次；若连续两次仍然无效，改用其他方法。对照组催产素组124例：将催产素2.5U注入5%葡萄糖液500ml中，以8滴/min（即2.5mU/min）静脉滴注，每30min调节一次滴数，以后根据宫缩情况进行调整，最好不要超过30滴/min。个别不敏感者可酌情增加药物剂量。若子宫收缩持续超过1min或胎儿宫内窘迫立即停止用药。若输入2~3组液体仍未进入产程，则停用，于次日再用上述方法输液引产，如连续两天仍然无效，则改用其他方法。结果：治疗组一次服用蓖麻餐的显效率87.6%，明显高于催产素组（$P<0.05$），有效率91.7%，再次总显效率94.3%；与催产素组间无明显差异（$P>0.05$）。分娩时间及分娩并发症蓖麻餐组的阴道分娩时间较催产素组及自然分娩组均明显缩短，且胎儿宫内窘迫及剖宫产率也明显降低（$P<0.05$）。产后出血量无明显差异（$P>0.05$）[5]。②足月妊娠胎膜早破。治疗组84例服用蓖麻煎鸡蛋（蓖麻油40ml煎鸡蛋2个），一次顿服；对照组52例予催产素2.5U加入5%葡萄糖液500ml中静脉滴注，以8滴/min为起始用量，后逐渐加量，直到维持有效宫缩，催产素最大用量10U，最快速度不超过40滴/min。结果：两组引产有效率分别为94.0%和94.2%，无显著性差异（$P>0.05$）；两组经阴道分娩时间和发生胎儿宫内窘迫率无明显差异（$P>0.05$）；但A组剖宫产率低于B组，有显著性差异（$P<0.05$）[6]。③过期妊娠。360例孕妇均空腹服用蓖麻油30~40ml炒鸡蛋2个，对超预产期、过期妊娠引产者，可加人工破膜。结果成功率为78.84%，平均2.63h进入产程[7]。④足月妊娠胎头高浮。治疗组61例，入院后次日晨6时空腹服用蓖麻餐（蓖麻油30ml、鸡蛋2个混匀后共炒），如第一次服用后无效，再于第2日服用一次，至第3日晨仍未进入产程者常规静滴催产素，由0.5%浓度始每日静滴时间控制在8~10h，无效次日继续静滴直至分娩；对照组61例于入院后当日下午5时行水囊引产，水囊内注入液体200~250ml，并于引产前常规以腹带包扎腹部，以防发生胎位异常。至次日上午8时取出水囊。结果治疗组自然分娩34例，占55.74%，对照组55例，占90.16%，两组自然分娩率差别有显著性（$P<0.01$）；两组引产时间亦有显著性差异（$P<0.01$）[8]。

2. 子宫脱垂　每次用蓖麻仁75g捣烂如泥，加烧酒适量制成药饼，贴敷于关元穴，以纱布覆盖固定。侧身屈膝卧位，每日1次，每次贴敷3~5h。3~7天为1个疗程，疗程间隔3~5日。如局部皮肤有破损或起疱时则停用。结果11例病人经3~5个疗程治疗，1度子宫脱垂者治愈7例，余2例因皮肤起疱终止治疗；2例3度子宫脱垂者无效[9]。

3. 鹅口疮　取蓖麻子30g，吴茱萸30g，大黄6g，制南星6g，共研细末，用鸡蛋清调成糊状，每剂药分5次用。每晚睡前用上述药糊贴于涌泉穴，纱布覆盖固定。次日晨取下，每5次为1个疗程。结果：治疗34例，痊愈19例，好转12例，无效3例，总有效率91.18%[10]。

4. 胃下垂　采新鲜蓖麻叶、洗净、晾干，捣烂备用。用时将少许蜂蜜和捣烂的蓖麻叶调均匀，敷于脐中，每日1至2次，3天为1个疗程。结果：3个疗程结束，治疗34例，治愈28例，好转4例，未愈3例，总有效率91.4%[11]。

5. 剖宫产手术　治疗组择期剖宫产术前4~5h口服蓖麻油炒鸡蛋（20ml加鸡蛋2个），服后即禁食水。对照组择期剖宫产术前未给予任何促进子宫收缩药物。结果治疗组（80例），术中出血量明显低于对照组（72例）

（$P<0.05$），术后出血量亦低于对照组（$P<0.05$）[12]。

6. 术前肠道准备　观察组 116 例病人手术前 1 日午餐后 2h 口服蓖麻油 30ml。对照组 110 例病人于手术前 1 日午餐后 2h 将 10~15g 番泻叶用开水浸泡 30min 代茶饮，分次饮进 1500~2000ml。观察组的肠道清洁效果明显优于对照组（$P<0.01$），排便开始时间较对照组明显提前，排便次数少，最后排便时间明显提前（$P<0.01$），术后肛门排气时腹部不适、恶心呕吐的发生率明显少于对照组（$P<0.01$）[13]。

7. 预防妊高征产妇剖宫产术中、术后出血　观察组 32 例予蓖麻油 20ml，炒鸡蛋 2 个，择期剖宫产术前 4~5h 口服，服后即禁食水。对照组 36 例择期剖宫产术前未给予任何促进子宫收缩药物。观察组术中出血量明显低于对照组（$P<0.05$），术后出血量亦低于对照组（$P<0.05$）[14]。

8. 剖宫产术后　观察组在剖宫产术后 6h 空腹之后食用蓖麻油煎蛋餐一次服完（蓖麻油 30ml 与鸡蛋 2 个搅匀凝固即离火，可放适量食盐），2h 后食流质饮食。对照组于剖宫产术后 6h 进食白萝卜汤（新鲜白萝卜 250g，洗净切丝煮汤，每次服用 100ml，2h 未排气，再次服用至排气），两组在术后 24h 内胃肠道反应恶心和呕吐率方面，观察组和对照组分别为（24.1%、8.6%）和（15.3%、5.5%），差异有显著性（$P<0.05$）；两组肛门排气时间和排便时间比较差异有显著性（$P<0.05$）；两组恶露量（12h）及平均子宫底下降高度（第 1 天），比较差异有显著性（$P<0.05$）[15]。

9. 便秘　所有病人均服用蓖麻油。60 岁及 60 岁以上老年人或术后体虚者，取 50ml 直接服用，后饮水 100~200ml，1~2 次 / 日，对 60 岁以下中年或无术后因素者取蓖麻油 30ml 直接服用后饮水 100~200ml，1~2 次 / 日。结果 50 例病人治疗有效率达 100%[16]。

10. 胃结石病　治疗组 31 例以蓖麻油 50ml，每早空腹口服；对照组 29 例以石蜡油 50ml，每早空腹口服；两组同时口服 5% 碳酸氢钠 150ml，左侧卧位 2h，可按揉上腹部，7 天为 1 个疗程。排石后行上消化道钡透复查。1 个疗程后治疗组，总有效率为 94.7%；对照组总有效率为 91.6%。两组差异不显著（$P>0.05$）[17]。

11. 周围性面神经麻痹　①内服牵正散（全蝎 5g，白附子 5g，僵蚕 5g，每日 1 剂研末，每次 5g，温开水送服，每日 3 次，7 天为 1 个疗程；兼气虚者加西洋参 3g；肝阳上亢者加牛膝 6g，决明子 6g；内有热者加川连 l0g），同时外敷蓖麻仁（60g 捣烂成泥状，用纱布包，略烘热置于患侧耳前至下颧），然后用热水袋放于纱布上热敷，每次敷 20min，早晚各 1 次，每 2 天换药 1 次，7 天为 1 个疗程。经 1~3 个疗程治疗后，结果：治疗 36 例，治愈 29 例，显效 3 例，好转 2 例，无效 2 例，总有效率为 94.4%[18]。②难治性面瘫：朱砂蓖麻膏（取 3∶10 的朱砂面和去皮蓖麻籽，捻碎、捻匀、捻细成膏状）贴敷于患侧阳白、四白、下关、地仓、颊车、翳风穴，或者根据病人的症状适当增减穴位，每次穴位一般不超过 6 个，24h 后由病人自行去除，隔日贴敷 1 次，10 次为 1 个疗程。休息一周后再进行第 2 疗程。对照组：用一次性注射器抽取 2ml 硝酸一叶萩碱，取患侧阳白、四白、下关、颊车、地仓穴，进行常规消毒，穴位注射，每次选取 2~3 穴. 每穴注射 0.5ml，每周 2 次，5 次为 1 个疗程。结果：治疗组 36 例，接受治疗时间最短为 1 个疗程，最长为 3 个疗程，痊愈 5 例，显效 12 例，有效 16 例，无效 3 例；对照组 30 例，接受治疗时间最短为 1 个疗程，最长为 2 个疗程，痊愈 2 例，显效 9 例，有效 16 例，无效 3 例。总有效率两组对比差异无显著意义，但治疗组面肌痉挛症状改善明显优于对照组，对照组口眼㖞斜症状改善明显优于治疗组[19]。

【性味归经】味甘、辛，性平；有小毒。归肝、脾、肺、大肠经。

【功效主治】消肿拔毒，泻下导滞，通络利窍。主治痈疽肿毒，瘰疬，乳痈，喉痹，疥癞癣疮，烫伤，水肿胀满，大便燥结，口眼㖞斜，跌打损伤。

【用法用量】内服：入丸剂，1~5g。生研或炒食。外用适量，捣敷或调敷。

【使用注意】孕妇及便滑者禁服。本品内服、外用均可能引起中毒，重者可危及生命。有报道外用蓖麻子还可致过敏性休克。

【经验方】

1. 风气头痛不可忍　乳香、蓖麻仁等份。捣饼，随左右贴太阳穴。（《本草纲目》）
2. 喉痹　蓖麻子，取肉捶碎，纸卷作筒，烧烟吸之。（《医学正传》圣烟筒）
3. 耳聋　蓖麻一百颗（去皮），大枣五枚（去皮、核）。上二味熟捣，膏如杏仁。纳耳中。（《千金要方》）
4. 口眼㖞斜　蓖麻子仁七粒。研作饼，右㖞安在左手心。左㖞安在右手心，却以铜盂盛热水，坐药上，冷却换，五六次即正。（《妇人良方》）
5. 烫火伤　蓖麻子、蛤粉等份，为末，研膏。汤损（患处）用油调涂，火疮用水调涂。（《养生必用方》）
6. 痈疽、发背等疮　用蓖麻子去皮，研为泥，旋摊膏药贴之，消肿散毒。（《普济方》白青药）
7. 诸骨鲠哽　蓖麻子七粒。去壳研细，入寒水石末，缠令干湿得所。以竹蓖子挑二三钱入喉中，少顷以水咽之即下。（《魏氏家藏方》）
8. 瘰疬　蓖麻子炒熟。去皮，烂嚼，临睡服二三枚，渐加至十数枚。（《本草衍义》）

附：蓖麻叶

味苦、辛，性平；有小毒。归肝、肺经。功效：祛风除湿，拔毒消肿，升阳举陷。主治：脚气，风湿痹痛，痈疮肿毒，疥癣瘙痒，子宫下垂，脱肛，咳嗽痰喘。内服：煎汤，5~10g，或入丸、散。外用适量，捣敷，或煎水洗，或热熨。本品有毒，用量不宜过大。

【参考文献】

[1] 国家中医药管理局《中华本草》编委会 . 中华本草 . 上海：上海科学技术出版社，1999：3654, 3656.

[2] 秦晓娜，甘明哲，高平 . 蓖麻提取物对鼠抗生育作用的实验研究 . 四川动物，2006，25（1）：176.

[3] 孙庚伟，李汉汀，侯常，等 . 蓖麻油对三种大鼠溃疡模型的影响 . 中国应用生理学杂志，1990，6（3）：287.

[4] 邹立波，詹金彪 . 蓖麻毒素的提取及其抗肿瘤作用研究 . 浙江大学学报（医学版），2005，34（3）：217.

[5] 牟英辉 . 蓖麻油炒鸡蛋用于妊娠晚期引产临床观察 . 四川中医，2005，23（7）：78.

[6] 韩清平 . 蓖麻油煎蛋用于胎膜早破引产的临床观察 . 现代中西医结合杂志，2002，11（21）：2107.

[7] 曾凌 . 蓖麻油用于过期妊娠引产 360 例临床观察 . 山东医药，2001，41（9）：68.

[8] 刘爱荣 . 足妊胎头高浮引产 122 例临床分析 . 青海医药杂志，2003，33（12）：34.

[9] 刘永宁 . 蓖麻仁穴位贴敷治疗子宫脱垂 11 例 . 中国民间疗法，2003，11（3）：24.

[10] 杨迎民 . 蓖麻散外贴涌泉穴治疗鹅口疮 34 例 . 中国民间疗法，2001，9（6）：33.

[11] 上官向 . 蓖麻叶治疗胃下垂 35 例观察 . 云南中医中药杂志，2002，23（3）：18.

[12] 黄敏 . 蓖麻油炒蛋对减少剖宫产手术出血量影响的临床研究 . 中医药信息，2004，21（4）：39.

[13] 成桂荣 . 蓖麻油用于妇科腹式手术前肠道准备的临床观察 . 基层医学论坛，2006，10（3）：271.

[14] 胥风华 . 蓖麻油预防妊高征产妇剖宫产术中术后出血临床观察 . 黑龙江中医药，2004，（3）：18.

[15] 魏庆云 . 剖宫产术后食用蓖麻油煎蛋与白萝卜汤的临床观察 . 中国误诊学杂志，2007，7（4）：713.

[16] 马科 . 蓖麻油治疗便秘 50 例 . 中国乡村医药杂志，2006，13（6）：10.

[17] 梁佩丽 . 蓖麻油与石蜡油治疗胃石症疗效比较 . 西藏医药杂志，2005，26（4）：18.

[18] 胡开明 . 牵正散加外敷蓖麻仁治疗周围性面神经麻痹 36 例 . 中国民族民间医药杂志，2001，（1）：21.

[19] 邵淑娟 . 穴位贴敷朱砂蓖麻膏治疗顽固性面瘫 36 例 . 中国针灸，2000，（3）：159.

蒺藜 Ji li

Tribuli Fructus
[英]Puncturevine Caltrap Fruit

【别名】蒺藜子、即藜、白蒺藜子、三角蒺藜、野菱角、地菱、硬蒺藜、菱角刺、刺蒺藜。

【来源】为蒺藜科植物蒺藜 *Tribulus terrestris* L. 的果实。

【植物形态】一年生草本。茎通常由基部分枝，平卧地面，具棱条；全株被绢丝状柔毛。托叶披针形，形小而尖；叶为偶数羽状复叶，对生，一长一短；长叶长 3~5cm；宽 1.5~2cm，通常具 6~8 对小叶；短叶长 1~2cm，具 3~5 对小叶；小叶对生，长圆形，长 4~15mm，先端尖或钝，表面无毛或仅沿中脉有丝状毛，背面被以白色伏生的丝状毛。花淡黄色。小型，整齐，单生于短叶的叶腋；花萼 5，卵状披针形，渐尖，背面有毛，宿存；花瓣 5，倒卵形，先端略呈截形，与萼片互生；雄蕊 10，着生于花盘基部，基部有鳞片状腺体。子房 5 心皮。果实为复果，五角形或球形，由 5 个呈星状排列的果瓣组成，每个果瓣具长、短棘刺各 1 对，背面有短硬毛及瘤状突起。

【分布】广西有栽培。

【采集加工】夏季果实成熟时，割取全株晒干，打下果实，除去杂质。

【药材性状】复果多由 5 分果瓣组成，放射状排列呈五棱状球形，直径 7~12mm。商品常裂为单一的分果瓣，斧状三角形，长 3~6mm，淡黄绿色，背面隆起，有纵棱及多数小刺，并有对称的长刺和短刺各 1 对，成“八”字形分开，两侧面粗糙，有网纹，灰白色；果皮坚硬，木质，内含种子 3~4 粒。种子卵圆形，稍扁，有油性。气微，味苦。

【品质评价】以果粒均匀、饱满坚实、色灰白者为佳。

【化学成分】本品果实含蒺藜多糖，生物碱，黄酮，氨基酸及其他化合物。

生物碱有哈尔满（harmane），哈尔碱（harmine），哈尔醇（harmol），*β*-carboline, imdoleamines, norharmane, *N*- 对羟基苯乙酮基 -3- 甲氧基 -4- 羟基取代桂皮酰胺，tribulusamides A，tribulusa-

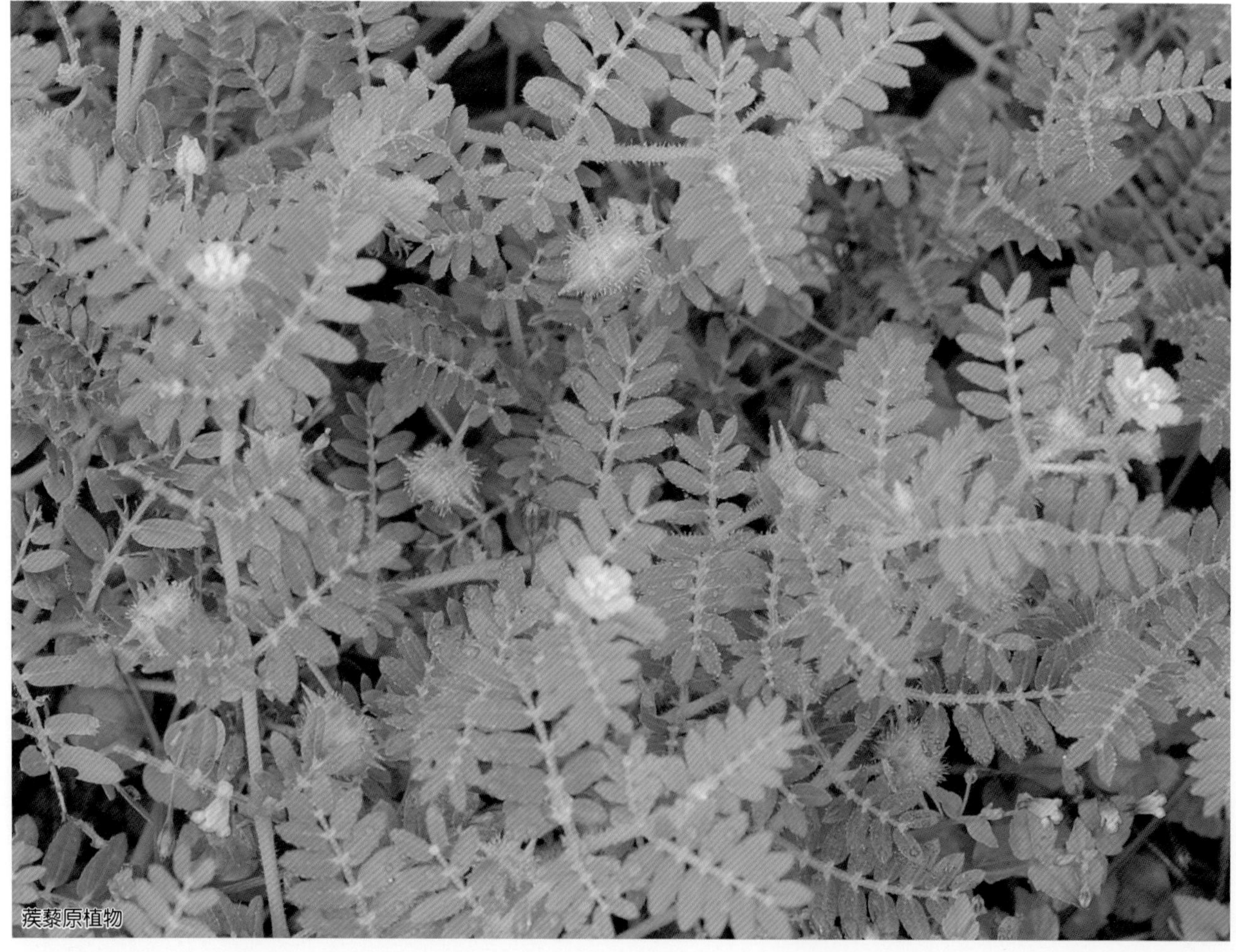
蒺藜原植物

mides B，*N-trans*-feruloyltyramine，terrestrisamide，*N*-trans-coumaroyltyramine。黄酮类成分以槲皮素为母核化合物含量最高[1]。

蒺藜根部含多种游离氨基酸，以谷氨酸（glutamic acid），谷酰胺（glutamine），天门冬氨酸（aspartic acid）和天门冬素（asparagine）为主[2]。蒺藜叶、籽、仁各器官中分别含有15种游离的氨基酸，其中7种是人体必需氨基酸。蒺藜所含的甾体皂苷为蒺藜的主要有效成分，分为螺甾醇（spirostanol）和呋甾醇（furostanol）两类[1]，有蒺藜果呋苷A{26-*O*-*β*-D-吡喃葡萄糖基-（25*R*）-5*α*-呋甾-3*β*,22*α*,26-三醇-3-*O*-[*β*-D-吡喃木糖基-（1→3）]-[*β*-D-吡喃木糖基-（1→2）]-*β*-D-吡喃葡萄糖基-（1→4）-[*α*-L-吡喃鼠李糖基-（1→2）]-*β*-D-吡喃半乳糖苷}，saponin 3（26-*O*-*β*-D-吡喃葡萄糖基-22-甲氧基-（25*R*）-5*α*-呋甾-3*β*,26-二醇-3-*O*-{*β*-D-吡喃木糖基-（1→3）-[*β*-D-吡喃木糖基-（1→3）]-*β*-D-吡喃葡萄糖基-（1→4）}-[*α*-L-吡喃鼠李糖基-（1→2）]-*β*-D-吡喃果糖苷）[3]。

其他化合物包括支脱皂苷元，海柯皂苷元，25*R*-螺甾-4-烯-3,12-二酮，酵母甾醇，7*α*-羟基谷甾醇-3-*O*-*β*-D-葡萄糖苷[4]，棕榈酸单甘油酯，琥珀酸，香草酸，3-羟基-豆甾-5-烯-7-酮，4-ketopinoresinol，蒺藜酰胺，*N*-反式咖啡酰基对羟基苯乙胺[2,5,6]等。

【药理作用】

1. 抗心肌缺血　蒺藜总皂苷对大鼠急性心肌缺血及心肌梗死有改善作用，能较好地预防心肌梗死的发生，减少心肌梗死范围，并能降低血液黏度及体外抗血小板聚集[7]。

2. 抗脑缺血再灌注损伤　蒺藜皂苷10mg/kg、30mg/kg能抑制脑缺血再灌注损伤后血清肌酸磷酸激酶、乳酸脱氢酶和一氧化氮的升高，并能提高超氧化物歧化酶活性和降低丙二醛的含量[8]。

3. 降血糖　蒺藜能降低四氧嘧啶糖尿病小鼠血糖，降低血清及胰腺组织过氧化脂质的含量，提高四氧嘧啶糖尿病小鼠血清胰岛素水平[9]，还可以抑制小鼠糖异生，改善小鼠糖耐量，而且呈一定量效关系趋势[10]。

4. 利尿　蒺藜果实的乙醚浸出液对麻醉狗有利尿作用[11]。

5. 提高生殖能力　蒺藜总皂苷能促进精子产生，增强精子的生存能力，增加性欲，促进雌性大鼠发情，提高生殖能力，且无毒性和致畸性[12]。

6. 抗菌等作用　蒺藜提取物可抑制金黄色葡萄球菌的生长，显示有抗菌作用，此外尚有抗炎镇痛作用[13]，其水提物对酪氨酸酶有抑制作用[14]。

【临床研究】

1. 跟骨骨刺　将患足放入蒺藜食醋液（食醋3000ml，加蒺藜500g浸泡1周后，加温至60~80℃）中浸泡30min，每日1~2次，连续浸泡，直到症状消失。90例病人，用药3~5天后疼痛减轻，用药15天后疼痛逐渐消失。7例病人复发，经再次用药病情稳定[15]。

2. 痛风性关节炎　入伏后外用新鲜蒺藜全草500~600g，捣碎后加白醋适量，装入纱布袋内（表面覆以塑料膜，以达保湿目的）外敷于膝、踝关节，每日1次，每次1~2h，连续30天为1个疗程。结果：治疗28例，3个月后随访，治愈22例，占78.6%；有效6例，占21.4%；无效0例，总有效率为100%，近期疗效较好。23例血尿酸降至正常，5例比原有水平下降且关节症状消失。对病人治疗前后的血尿酸的变化进行统计学处理，与治疗前血尿酸值比较有显著差异（$P<0.01$）。两年后随访26例中17例痊愈，痊愈率65.4%；7例明显好转（由原来的经常发作改为偶尔发作，症状基本消失，但尿酸值高于正常，行动多时腿踝、膝关节疼痛）；2例无效，总有效率占92.3%[16]。

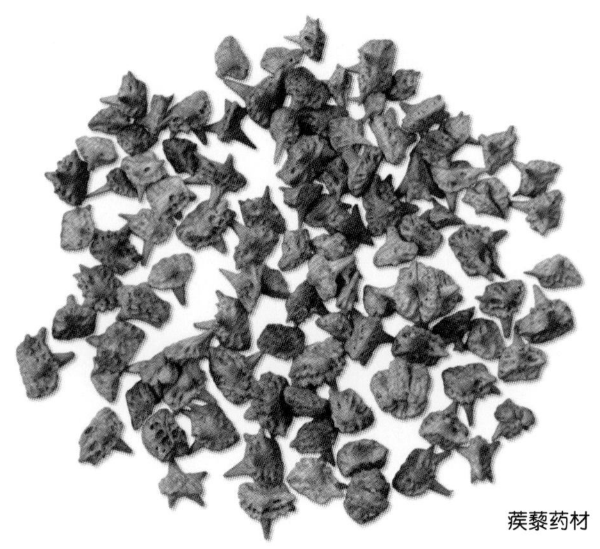

蒺藜药材

【性味归经】味苦、辛，性平。归肝经。

【功效主治】平肝，解郁，祛风明目。主治头痛，眩晕，胸胁胀痛，乳房胀痛，乳闭不通，经闭，癥瘕，目赤翳障，风疹瘙痒，白癜风，疮疽，瘰疬。

【用法用量】内服：煎汤，6~9g，或入丸、散。外用适量，水煎洗；或研末调敷。

【使用注意】血虚气弱及孕妇慎服。

【经验方】

1. 一切疔肿　蒺藜子一升，烧为灰，酽醋和，封上，经宿便瘥。或针破头封上，更佳。（《千金要方》）

2. 肝肾风毒上攻，目赤痛痒，昏花羞明，多泪　黄芪、独活、白蒺藜各等份为末，每服二钱，薄荷酒调服。（《医学入门》四生散）

3. 眼疾，翳障不明　刺蒺藜四两（带刺炒）、葳蕤三两（炒），共为散。每早食后服三钱，白汤调服。（《本草汇言》引《方龙潭家秘》）

4. 口常有疮　蒺藜子（炒去角）、扁豆（炒）各三两。上二味，捣罗为散，如茶点吃。（《圣济总录》蒺藜子散）

5. 伤寒头痛，身热，百节疼痛　蒺藜子（炒，去刺）、白芷、附子（炮）、白僵蚕（炒）等份。上四味捣罗为散，每服二钱匕。茶清或酒调下，不拘时候。（《圣济总录》四白散）

6. 肺痈、肺痿，咳唾脓血腥秽　刺蒺藜五两（带刺炒），百合、川贝各一两（炒）。共为细末。每早晚各服三钱，白汤调送。（《本草汇言》引《方龙潭家秘》）

7. 胸痹，膈中胀闷不通或作痛　刺蒺藜一斤（带刺炒），磨为细末。每早、午、晚各服四钱，白汤调服。（《本草汇言》引《方龙潭家秘》）
8. 黄疸　刺蒺藜五两（带刺炒），茵陈草四两（炒），俱为末。每早晚各取五钱。水二碗煎汤饮。（《本草汇言》引《方龙潭家秘》）
9. 阴疝牵引小腹痛　蒺藜（去角炒）、附子（炮，去皮、脐）、栀子各等份。上为末。每服三钱，水一盏半，煎至六分，去滓，食前温服。（《宣明论方》蒺藜汤）
10. 少小洞注下痢　蒺藜子二升，捣汁温服。以瘥为度。（《千金要方》）
11. 蛔虫攻心，其痛如刺，吐出清水　七月七日采蒺藜子，不计多少，阴干为散，每服半钱或一钱匕，饮服，日三。量大小加减。无时。（《小儿卫生总微论方》三角散）
12. 一切脚气，不问虚实寒热　刺蒺藜八两（带刺炒），木瓜五两（炒）。共为末。每早服五钱，白汤调服。（《本草汇言》引《方龙潭家秘》）
13. 身体风痒，燥涩顽痹　刺蒺藜四两（带刺炒，磨为末），胡麻仁二两（泡汤去衣，捣如泥），葳蕤三两（炒磨为末），金银花一两（炒磨为末）。四味炼蜜为丸。早晚各服三钱，白汤下。（《本草汇言》引《方龙潭家秘》）
14. 白癜风疾　白蒺藜子六两，生捣为末。每汤服二钱，日二服。（《本草纲目》引《孙真人食忌》）
15. 瘰疬脓溃不干　刺蒺藜八两（带刺炒），牡丹皮三两（炒），当归身四两（炒）。共为末，蜜丸早晚用。（《本草汇言》引《方龙潭家秘》）
16. 乳胀不行，或乳岩作块作痛　刺蒺藜二三斤（带刺炒），为末。每早、午、晚不拘时，白汤作糊调服。（《本草汇言》引《方龙潭家秘》）
17. 恶血积聚或成癥瘕　刺蒺藜一斤（带刺炒），干漆二两（炒）。俱为末，水发为丸，绿豆大。每晚饭后、临睡服二钱，酒下。（《本草汇言》引《方龙潭家秘》）

【参考文献】

[1] 褚书地，瞿伟菁，李穆，等. 蒺藜化学成分及其药理作用研究进展. 中国野生植物资源，2003，22（4）：4.
[2] 吕阿丽，张囡，马宏宇. 蒺藜果实的化学成分研究. 中国药物化学杂志，2007，17（3）：170.
[3] 徐雅娟，黄小蕾，解生旭，等. 蒺藜果化学成分的分离和鉴定. 高等学校化学学报，2007，28（3）：484.
[4] 靳德军，廖矛川，王喆星. 蒺藜果实化学成分研究. 中南药学，2006，4（4）：248.
[5] 程小平，徐雅娟，解生旭. 蒺藜果化学成分研究. 长春中医药大学学报，2008，24（1）：34.
[6] 国家中医药管理局《中华本草》编委会. 中华本草. 上海：上海科学技术出版社，1999：3511.
[7] 廖日房，彭锋，李国成，等. 蒺藜总皂苷抗大鼠急性心肌缺血和心肌梗死药理作用的研究. 中药材，2003，26（7）：502.
[8] 王雪云，李红. 蒺藜皂苷对大鼠脑缺血再灌注损伤的保护作用. 中国药理学通报，2005，22（1）：111.
[9] 冯玛莉，武玉鹏，杨艳华，等. 蒺藜的降血糖作用. 中草药，1998，29（2）：107.
[10] 李明娟，瞿伟菁，褚书地，等. 蒺藜水煎剂对小鼠糖代谢中糖异生的作用. 中药材，2001，24（8）：586.
[11] Angeeta D, Sidhu H, Thinds K, et al. Effect of trribulus terrestrison oxalate metabolism in rats.J E thnopyarcol, 1994, 44（2）:61.
[12] 张秀琴，王珏玫，金春花，等. 蒺藜茎叶总皂苷抗衰老作用研究. 中药材，1990，13（2）：34.
[13] 师勤，张群，徐珞珊，等. 硬软蒺藜药效学比较. 上海第二医科大学学报，2000，20（1）：42.
[14] 李艳莉，钟理，梁丽红. 6 种药抑制酪氨酸酶活性的研究. 时珍国医国药，2002，13（3）：129.
[15] 公惟畏. 蒺藜食醋浸泡液热敷治疗跟骨骨刺. 山东中医杂志，2005，24（10）：597.
[16] 段斐. 蒺藜新鲜全草治疗 28 例痛风的临床观察. 中国药业，2000，9（10）：41.

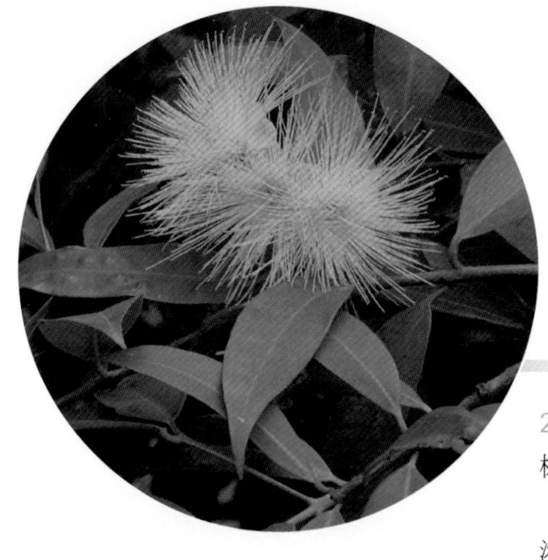

蒲桃 Pu tao

Syzygii Jambotis Pericarpium
[英]Jambos Syzygium Pericarp

【别名】水桃树、水石榴、水蒲桃、水葡桃、香果、风鼓、南蕉、檐木。

【来源】为桃金娘科植物蒲桃 *Syzygium jambos*（L.）Alston 的果皮。

【植物形态】多年生乔木。主干极短，多分枝。叶对生；叶片革质，披针形或长圆形，长 12~25cm，宽 3~4.5cm，先端长渐尖，基部阔楔形。叶面多透明细小腺点；羽状脉，侧脉 12~16 对。聚伞花序顶生；花白色；萼管倒圆锥形，萼齿 4，半圆形；花瓣 4，分离，阔卵形；雄蕊多数，花药丁字着生，纵裂；子房下位，花柱与雄蕊等长。果实球形，果皮肉质，成熟时黄色，有油腺点，种子 1~2 颗，多胚。

【分布】广西主要分布于上思、横县、南宁、隆安、大新、那坡、天峨、金秀、桂平、北流等地。

【采集加工】夏季果实成熟时采摘，除去种子，晒干。

【药材性状】本品为不规则卷缩块状，长 2~3.5cm，宽 1~2cm；表面棕红色或棕褐色。有细微皱纹；内表面浅黄棕色，果皮约厚 1mm，中心有下枯花柱，长 0.5~1cm；干时质脆，潮时质韧。气微，味甘、微涩。

【品质评价】以肉厚、色黄、干燥者为佳。

【化学成分】茎、叶、花中挥发油主要成分有丁香烯 -5- 醇（caryophyllen-5-ol），葎草 -5,8- 二烯 -3- 醇（humula-5,8-diene-3-ol），十六酸（*n*-hexadecanoic acid），植醇（phytol）[1]。

【药理作用】

1. 降血糖　蒲桃仁的水提物能降低四氧嘧啶糖尿病大鼠的血糖水平 [2]，蒲桃仁乙醇提取物对四氧嘧啶所致糖尿病小鼠、肾上腺素和葡萄糖引起的高血糖模型小鼠有降血糖作用，但对正常小鼠血糖无影响 [3]。

2. 抗炎　蒲桃叶甲醇提取物中的杨梅树皮素和槲皮素 3-*O*-*β*-D- 吡喃木糖基（1-2）*α*-L- 吡喃鼠李糖苷在 10mg/kg 浓度时显示大于 60% 的抗炎活性，其作用强于保泰松和消炎痛 [4]。

3. 抗微生物　蒲桃树皮的乙醇提取物经乙酸乙酯萃取后，发现其萃取物对 Microsporum audouinii、Trichophyton mentagrophytes 和 Trichophyton soudanense 这三种菌株敏感，显示良好的抗真菌活性 [5]，蒲桃树皮的水提物和丙酮提取物含有丰富的单宁，该类成分对金黄色葡萄球菌、小肠结肠炎耶尔森菌和凝固酶阴性葡萄球菌极其敏感，在这两类提取物去除单宁类成分后，抗菌活性减弱 [6]。

4. 镇痛　腹腔注射蒲桃叶乙醇提取物，在 10~300mg/kg 剂量范围内能提高小鼠痛阈 [7]。

5. 细胞毒作用　蒲桃 70% 乙醇提取物对人 HL-60 细胞系有强大的杀灭作用，而对人 SK-HEP-1 癌细胞系、正常淋巴细胞及张氏肝细胞低毒 [8]。

【性味归经】味甘、微酸，性温。归脾、肺经。

【功效主治】暖胃健脾，补肺止嗽。主治胃寒呃逆，脾虚泻痢，肺虚寒嗽。

【用法用量】内服：煎汤，6~15g；或浸酒。

【使用注意】热证忌服。

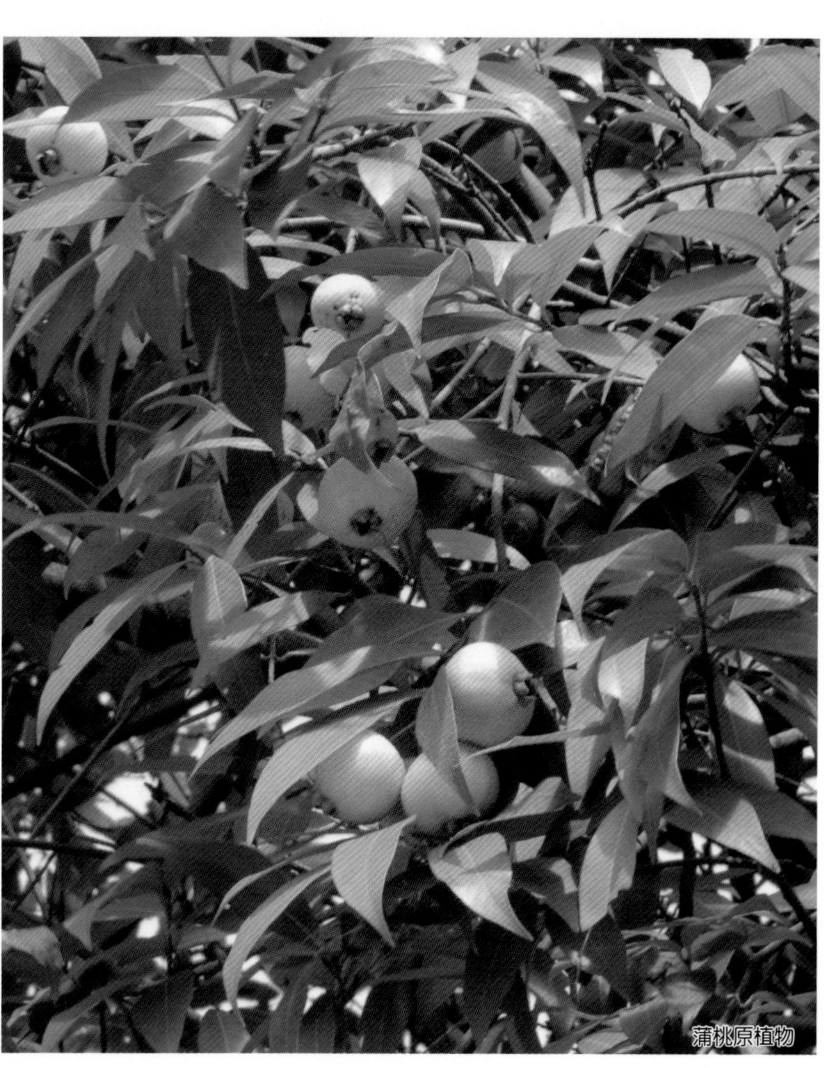
蒲桃原植物

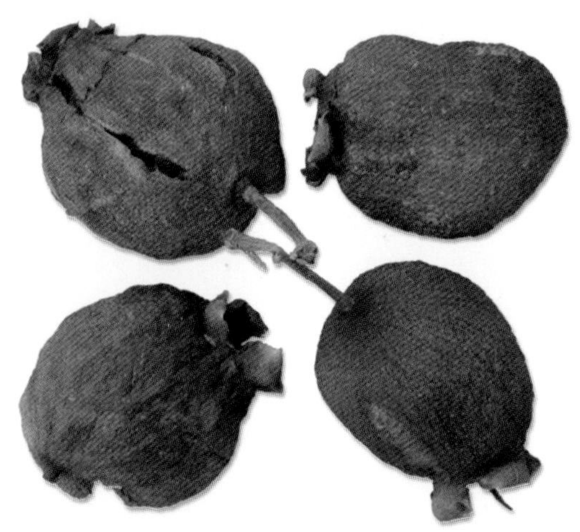

蒲桃药材

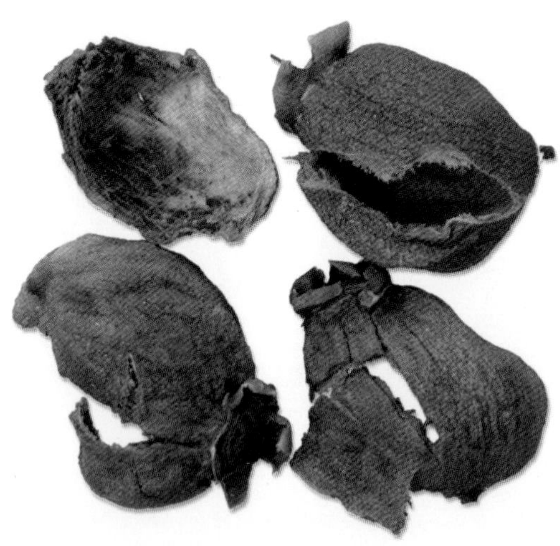

蒲桃饮片

【经验方】

腹泻，痢疾　蒲桃果实15~30g。水煎服。(《广西本草选编》)

附：蒲桃根皮

味苦、微涩，性凉；有毒。归大肠经。功效：凉血解毒。主治：泄泻，痢疾，外伤出血。煎服，6~15g；外用适量，捣敷或研粉撒。

经验方　刀伤出血：鲜蒲桃根皮适量，捣烂外敷，或用干根皮研粉撒敷。(《广西本草选编》)

【参考文献】

[1] 刘艳清．蒲桃茎、叶和花挥发油化学成分的气相色谱－质谱分析．精细化工，2008，25（3）：244.

[2] P. Stanely Mainzen Prince,VenugopalP. Menon, L. Pari. Hypoglycaemic activity of Syzigium cumini seeds: effect on lipid peroxidation in alloxan diabetic rats. Journal of Ethnopharmacology, 1998, 61（1）:1.

[3] 邓家刚，李学坚，覃振林．蒲桃仁提取物降血糖作用的实验研究．广西植物，2006，26（2）：214.

[4] Slowing K, Carretero E, Villar A. Anti-inflammatory activity of leaf extracts of Eugenia jambos in rats. J Ethnopharmacol, 1994,43（1）:9.

[5] Kuiate JR, Mouokeu S, Wabo HK, et al. Antidermatophytic triterpenoids from Syzygium jambos（L.）Alston（Myrtaceae）. Phytother Res, 2007, 21（2）:149.

[6] Djipa CD, Delmée M, Quetin-Leclercq J. Antimicrobial activity of bark extracts of Syzygium jambos（L.）alston（Myrtaceae）. J Ethnopharmacol, 2000, 71（1-2）:307.

[7] Avila-Peña D, Peña N, Quintero L, et al. Antinociceptive activity of Syzygium jambos leaves extract on rats. J Ethnopharmacol, 2007, 112（2）:380.

[8] Yang LL, Lee CY, Yen KY. Induction of apoptosis by hydrolyzable tannins from Eugenia jambos L. on human leukemia cells. Cancer Lett, 2000, 157（1）:65.

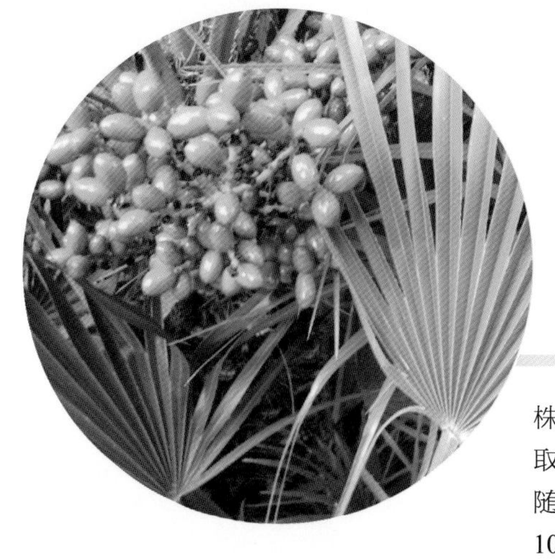

蒲葵 Pu kui

Livistonae Chinensis Folium
[英]Chinese Fanpalm Leaf

【别名】蒲扇、败扇、故蒲扇、败蒲扇。

【来源】为棕榈科植物蒲葵 *Livistona chinensis*（Jacq.）R. Br. 的叶。

【植物形态】多年生乔木。叶阔肾状扇形，掌状深裂至中部，裂片线状披针形，基部阔 4~4.5cm，先端长渐尖，2 深裂，其分裂部分下垂；叶柄下部两侧有逆刺。花序呈圆锥状，粗壮，总梗上有 6~7 个佛焰苞，约 6 个分枝花序，每分枝花序基部有 1 个佛焰苞。花小，两性，黄绿色；萼片 3，覆瓦状排列；花冠长于花萼，3 裂几达基部；雄蕊 6，花丝合生成一环并贴生于花冠基部；子房由 3 个近分离的心皮组成，3 室。核果椭圆形，状如橄榄，黑褐色。种子椭圆形。

【分布】广西全区均有栽培。

【采集加工】夏季采收，洗净，晒干备用。

【药材性状】完整干燥叶大，形如扇，直径可达 1m 以上，掌状深裂，直达中部，裂片条状披针形，宽约 2m，至顶端渐尖，深 2 裂，分裂部分长达 50cm，下弯；具长叶柄，可达 1m 余，下部边缘有 2 列倒钩刺。气微，味淡。

【品质评价】以身干、完整、色绿者为佳。

【化学成分】蒲葵叶中含 3,5,7- 三羟基 -4′- 甲氧基黄酮醇（3,5,7-trihydroxy-4′-methoxylflavonol）,5,7,4′- 三羟基黄酮 -8-C-D- 葡萄糖苷（5,7,4′-trihydroxyflavone-8-C-D-glucoside），*β*- 谷甾醇（*β*-sitosterol），豆甾醇（stigmasterol），二十六烷醇（hexacosyl alcohol）[1]。

【药理作用】

抗肿瘤　蒲葵根提取物浓度在 5.0μg/ml 以上时，对白血病细胞株 L1210 和 P388D1、宫颈癌细胞株 Hela、人胃癌细胞株 SGC-7901、黑色素瘤细胞株 B16、神经性肿瘤细胞株 NG108-15、人肝癌细胞株 Hela74047 类肿瘤细胞株的生长均受到抑制 [2]。蒲葵子醇提取物对蛋白激酶 C 活性有抑制作用，随剂量增加作用增强，44μg/ml 和 100μg/ml 的抑制率分别为 56.2% 和 66.6%[3]。已知蛋白激酶 C 的抑制剂对细胞增殖有抑制作用 [4]，提示蒲葵子的抗癌活性可能与此有关 [5]。蒲葵子提取物的 20% 含药血清体外对肉瘤细胞 S180 和肝癌细胞 H22 有抑制作用，抑制率分别为 41.15%、47.43%[6]。蒲葵子提取物的各萃取部位在体外对肝癌细胞 HepG2 和白血病细胞 HL60 有抑制作用，正丁醇部位的半数抑制率分别为 7.94μg/ml 和 10.72μg/ml，效果最为显著 [7]。蒲葵子醇提物乙酸乙酯部位可选择性抑制结肠癌细胞株 HT-29 和膀胱癌细胞株 T24 肿瘤细胞的生长，其抑制率可分别达 74.66% 和 86.52%，并可降低各肿瘤细胞株分泌血管内皮生长因子（VEGF）水平。石油醚部位对 HT-29 和 T24 生长也有一定的抑制作用，其最高抑制率分别为

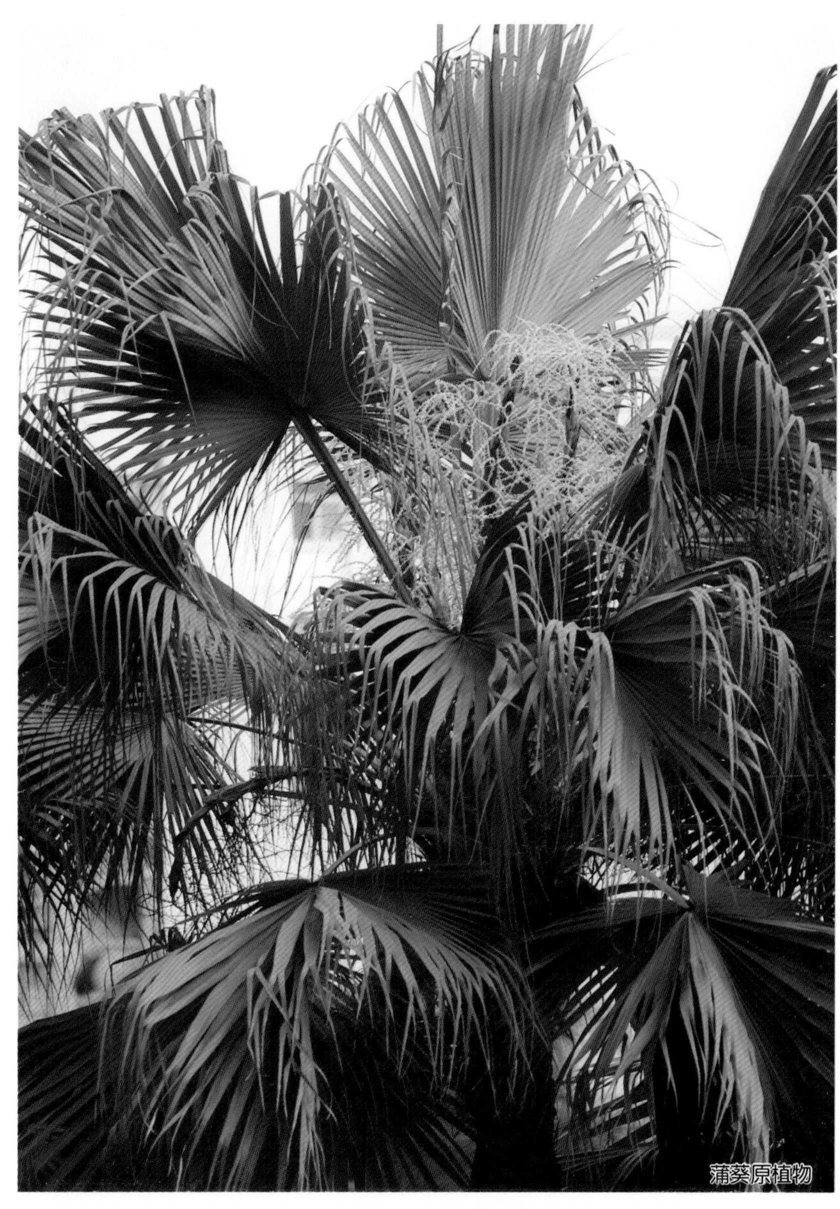
蒲葵原植物

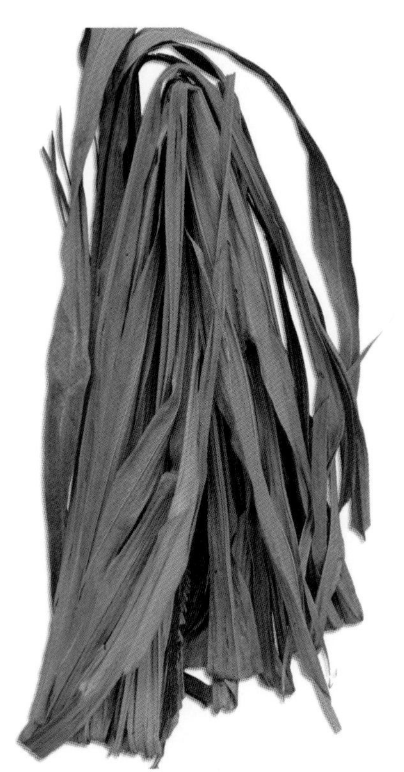
蒲葵药材

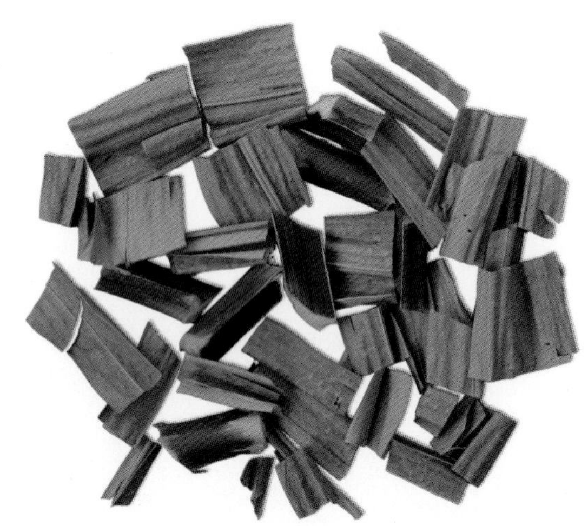
蒲葵饮片

43.80% 和 38.67%，并可降低各肿瘤细胞分泌 VEGF 水平。对 VEGF 诱导内皮细胞表达 F1K mRNA 和蛋白，乙酸乙酯部位表现出抑制作用[8]。

【性味归经】味甘、苦、涩，性凉。归肺、肝经。

【功效主治】平喘，止痛。主治哮喘，各种疼痛。

【用法用量】内服：煎汤 6~9g。或制成片剂、注射剂使用。

【使用注意】脾虚者慎用。

【经验方】

1. 慢性肝炎，白血病，食管癌，鼻咽癌，胃癌，乳腺癌，子宫肌瘤，子宫颈癌　用种子 30~120g，捣碎，加水适量，煎 7~8h，取药汤炖瘦猪肉，食汤肉。(《广西本草选编》)
2. 各种痛症　蒲葵根制成浸膏片（每片相当生药 1g），每日服 3 次，每次 4 片。（《广西本草选编》）

【参考文献】

[1] 刘志平，崔建国，刘红星，等．蒲葵叶化学成分研究．广西植物，2007，27（1）：21.

[2] 钟振国，张凤芬，张雯艳，等．蒲葵根提取物的体外抗肿瘤实验研究．中药材，2007，30（1）：60.

[3] 黄才，覃燕梅，梁念慈．石上柏和蒲葵子对蛋白激酶 C 活性的影响．中草药，1995，26（8）：414.

[4] 王忠，南景一，杨正娟，等．黑蚂蚁水提液恢复老龄小鼠免疫功能及抗衰老效应研究．老年学杂志，1987，7（4）：41.

[5] 杨今祥．抗瘤中草药制剂．北京：人民卫生出版社，1981：107，178.

[6] 曾春晖，杨柯，郑作文．蒲葵子的含药血清体外抗肿瘤作用的实验研究．广西中医药，2007，30（1）：58.

[7] 陈艳，林新华，李少光，等．蒲葵子的体外抗癌活性．福建医科大学学报，2008，42（2）：93.

[8] 王慧，李傲，董小萍，等．蒲葵子抗肿瘤活性部位筛选及抗血管生成作用．中药材，2008，31（5）：718.

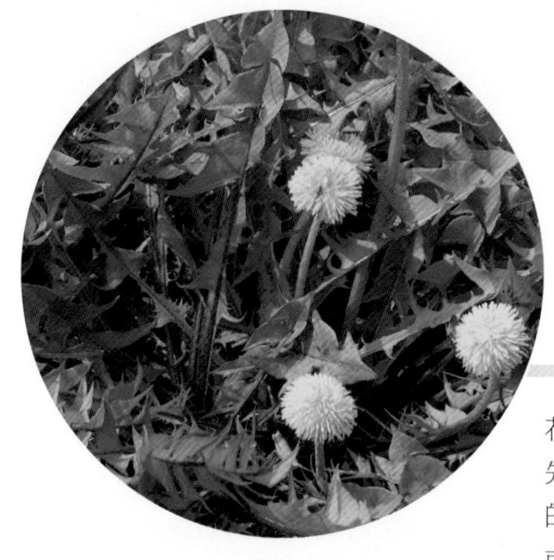

Pu gong ying 蒲公英

Taraxaci Mongolici Herba
[英]Mongolian Dandelion Herb

【别名】蒲公草、仆公英、黄花地丁、蒲公丁、狗乳草、奶汁草、黄花草、婆婆丁。

【来源】为菊科植物蒲公英 *Taraxacum mongolicum* Hand.-Mazz. 的全草。

【植物形态】多年生草本。全株含白色乳汁，被白色疏软毛。根深长，单一或分枝，外皮黄棕色。叶根生，排列成莲座状；具叶柄，柄基部两侧扩大呈鞘状；叶片线状披针形，倒披针形或倒卵形，长 6~15cm，宽 2~3.5cm，先端尖或钝，基部狭窄，下延，边缘浅裂或作不规则羽状分裂，裂片齿牙状或三角状，全缘或具疏齿，裂片间有细小锯齿，绿色或有时在边缘带淡紫色斑迹，被白色蛛丝状毛。花茎由叶丛中抽出，比叶片长或稍短，上部密被白色蛛丝状毛；头状花序单一，顶生，全为舌状花，两性；总苞片多层，外面数层较短。卵状披针形，内面一层线状披针形，边缘膜质，缘具蛛丝状毛，内、外苞片先端均有小角状突起；花托平坦；花冠黄色，先端平截，常裂；雄蕊 5，花药合生成筒状包于花柱外，花丝分离；雌蕊 1，子房下位，花柱细长，柱头 2 裂，有短毛。瘦果倒披针形，具纵棱，并有横纹相连，果上全部有刺状突起，果顶具喙；冠毛白色。

【分布】广西主要分布于那坡、隆林、南丹等地。

【采集加工】夏、秋季采收，鲜用或切段晒干。

【药材性状】全草呈皱缩卷曲的团块。根圆锥状，多弯曲，长 3~7cm，表面棕褐色，抽皱，根头部有棕褐色或黄白色的茸毛，有的已脱落。叶基生。多皱缩破碎，完整叶倒披针形，长 6~15cm，宽 2~3.5cm，绿褐色或暗灰色，先端尖或钝，边缘倒向浅裂或羽状分裂，裂片齿牙状或三角形，基部渐狭，下延呈柄状，下表面主脉明显，被蛛丝状毛。花茎 1 至数条，每条顶龙头状花序；总苞片多层，外面总苞片数层，先端有或无小角，内层的长度是外层的 1.5~2 倍，先端有小角，花冠黄褐色或淡黄白色。有的可见多数具白色冠毛的长椭圆形瘦果。气微，味微苦。

【品质评价】以叶多、色绿、根长者为佳。

【化学成分】本品含黄酮类（flavonoids），酚酸类（phenolic acid），倍半萜类（sesquiterpene），三萜类（triterpene），甾醇类（sterol），挥发油（volatile oil）及微量元素等成分。黄酮类成分含青蒿亭（artemetin），槲皮素（quercetin），槲皮素 -3′,4′,7- 三甲醚（quercetin-3′,4′,7-trimethylether），木犀草素（luteolin），木犀草素 -7-*O*-*β*-D- 葡萄糖苷（luteolin-7-*O*-*β*-D- glucoside），木犀草素-7-*O*-*β*-D-半乳糖苷(luteolin-7-*O*-*β*-D-galactoside)，芫花素(genkwanin)，isoetin，橙皮素（hesperetin），isoetin-7-*O*-*β*-D-isoetin-2′-*O*-*α*-L-arabinopyranoside，芫花素 -4′-*O*-*β*-D- 芦丁糖苷（genkwanin-4′-*O*-*β*-D-rutinoside），橙皮苷（hesperidin），槲皮素 -7-*O*-[*β*-D- 吡喃葡萄糖基-(1→6)-*β*-D- 吡喃葡萄糖苷]{quercetin-7-*O*-

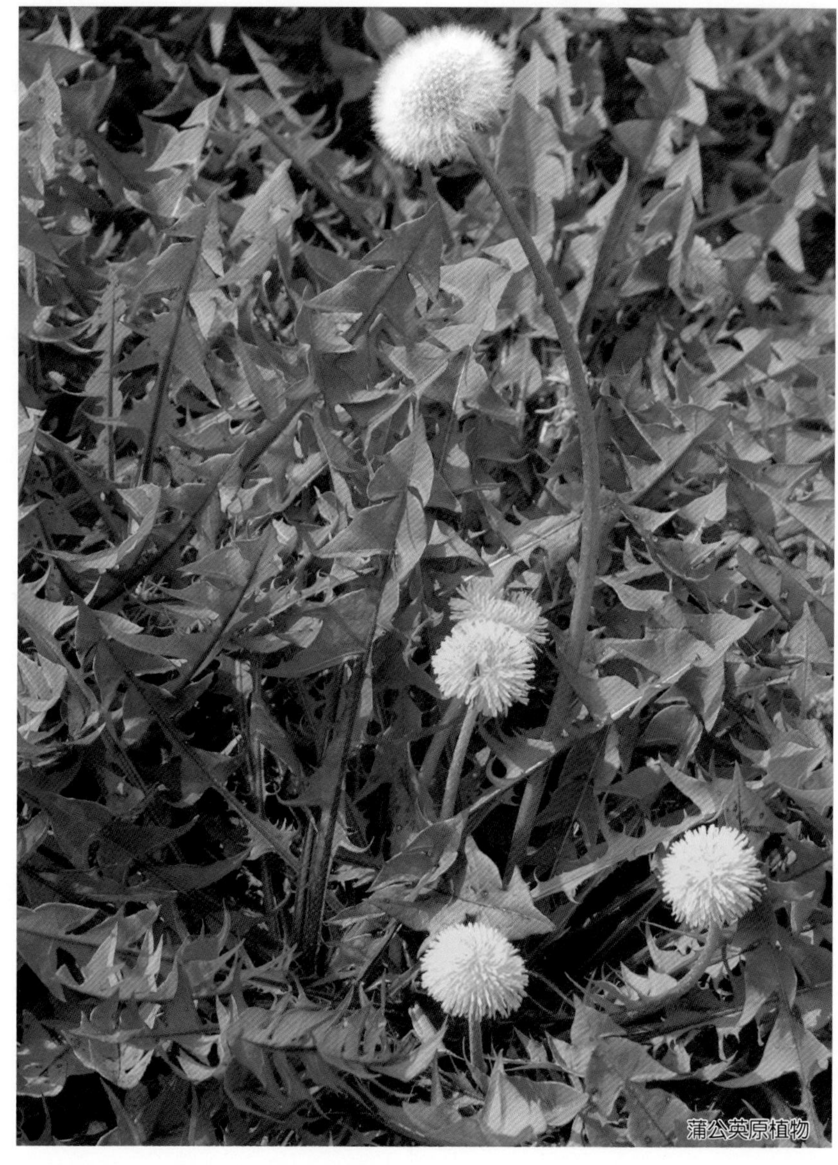
蒲公英原植物

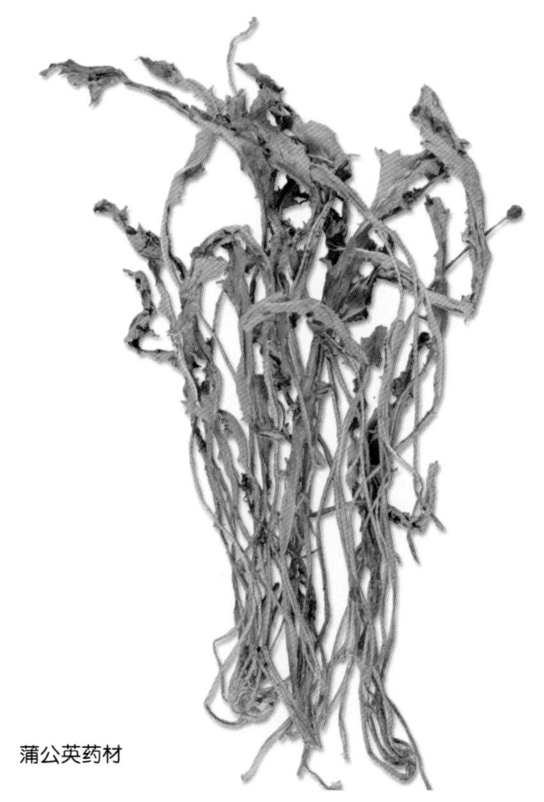
蒲公英药材

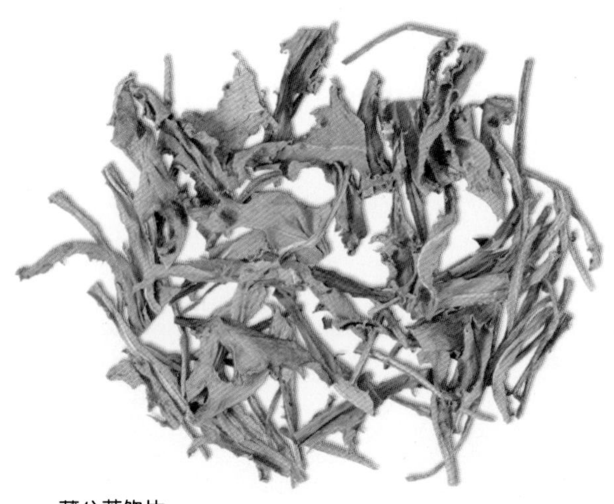
蒲公英饮片

[β-D-glucopyranosyl-（1 → 6）-β-D-glucopyranoside]}，槲皮素-3,7-O-β-D-二吡喃葡萄糖苷（quercetin-3,7-O-β-D-diglucopyranoside），isoetin-7-O-β-D-glucopyranosyl-2′-O-α-D- glucopyranosid，isoetin-7-O-β-D-glucopyranosyl-2′-O-β-D-xyloypyranosid[1]，异槲皮苷（iso-quercitrin），金丝桃苷（hyperin）[2]。

酚酸类成分含咖啡酸（caffeic acid），绿原酸（chlorogenic acid）[3]，阿魏酸（ferullic acid），3,5-O-双咖啡酰基奎尼酸（3,5-di-O-caffeoylquinic acid），3,4-O-双咖啡酰基奎尼酸（3,4-di-O-caffeoylquinic acid），4,5-O-双咖啡酰基奎尼酸（4,5-di-O-caffeoylquinic acid），1-羟甲基-5-羟基-苯-2-O-β-D-吡喃葡萄糖苷（1-hydroxymethyl-5-hydroxy-phenyl-2-O-β-D-glucopyranoside），对羟基苯甲酸（p-hydroxybenzoic acid），对香豆酸（p-coumaric acid），3,5-二羟基苯甲酸（3,5-dihydroxylbenzoic acid），没食子酸（gallic acid），没食子酸甲酯（gallicin），丁香酸（syringic acid），3,4-二羟基苯甲酸（3,4-dihydroxybenzoic acid），咖啡酸乙酯（caffeic acid ethyl ester）[1]。

倍半萜类成分含蒙古蒲公英素A（mongolicumin A），蒙古蒲公英素B（mongolicumin B），isodonsesquitin A，taraxacin，sesquiterpene ketolactone[1]。

三萜类成分含蒲公英甾醇乙酯（taraxasteryl acetate），伪蒲公英甾醇醋酸酯（φ-taraxasteryl acetate），羽扇豆醇乙酸酯（lupenol acetate）[1]。此外，还含正十六烷酸（palmitic acid），七叶内酯（aesculetin），rufescidride，β-谷甾醇（β-sitosterol），豆甾醇（stigmasterol）[1]，蒲公英甾醇（taraxasterol），胆碱（choline），菊糖（inulin），果胶（pectin）等[4]。挥发油中含正己醇（hexylalcohol），3-正己烯-1-醇（3-n-hexene-1-alcohol），2-呋喃甲醛（2-furaldehyde），樟脑（camphor），苯甲醛（benzaldehyde），正辛醇（n-octylalcohol），3,5-辛二烯-2-酮（3,5-octadien-2-ketone），反式石竹烯（trans-caryophyllene），正十四烷（n-tetradecane），萘（naphthalene），β-紫罗兰醇（β-ionol），正十五烷（n-pentadecane），正二十一烷（n-heneicosane），正十八烷（n-octadecane），α-雪松醇（α-cedrol）[5]。

蒲公英中含有66种微量元素，其中包括5种必需微量元素Cu、Zn、Fe、Mn、Mo，并含有大量的Na和K[6]。

【药理作用】

1. 抑菌　蒲公英煎剂对金黄色葡萄球菌、表皮葡萄球菌、溶血性链球菌、卡他球菌等均有抑制作用。蒲公英和磺胺增效剂甲氧苄氨嘧啶之间有增强抗菌作用。其抗菌作用机制一方面是抑制细胞壁合成，另一方面是抑制蛋白质和DNA的合成[7]。其乙醇提取物31mg/ml能杀死钩端螺旋体。其煎剂及95%乙醇提取液10mg/ml，对Ⅰ型单纯疱疹病毒（HSV-Ⅰ）进行原代单层细胞培养实验，证明有抗HSV-Ⅰ的作用[8]。

2. 利胆保肝　蒲公英注射液或蒲公英乙醇提取物经十二指肠给药，能使麻醉大鼠的胆汁量增加40%以上，切除胆囊后重复试验结果亦同，显示为对肝脏的直接作用所致[9]。蒲公英利胆活性成分主要在树脂部位。蒲公英对大鼠急性肝损伤有保护作用，其可拮抗内毒素所致的肝细胞溶酶体和线粒体的损伤，解除抗生素作用后所释放的内毒素导致的毒性作用[10]。

3. 抗胃损伤　蒲公英醇沉水煎剂对清醒及麻醉大鼠胃酸分泌有抑制作用。其与党参、川芎配伍的复方能升高正常大鼠和无水乙醇损伤胃黏膜大鼠胃组织内前列腺素E_2的含量[11]。

4. 抗肿瘤　蒲公英根的主要三萜类化合物蒲公英萜醇、蒲公英甾醇、醋酸蒲公英甾醇等对小鼠皮肤二阶段致癌有不同程度的抗促癌作用。药用蒲公英热水提取物的一种多糖具有宿主细胞调节的抗肿瘤作用，与香菇多糖的抗癌机制相似，是一种免疫促进剂[12]。

5. 其他作用　蒲公英对女性甾体激素有影响，以蒲公英为主的蒲公英汤，可增加卵巢切除小鼠脑组织中的雌二醇与孕酮含量，并有增加血清中雌二醇含量的趋势。这可能是从其他器官补偿生成或者使激素的肠循环加快[13]。

【临床研究】

1. 小儿热毒便秘　鲜蒲公英30~60g，水煎至50~100ml，每日1剂，顿服，年龄小、服药难者可分次服，疗程视病情而定，至顺利解出大便可停药。治愈率达98%，不易复发，无毒副作用，气血虚无热型便秘禁用[14]。

2. 产后乳汁淤积　蒲公英30g，水煎服，每日1剂，早晚分服。如体温超过38℃，可适当加用解热镇痛剂。辅以局部热敷及按摩。治疗以3天为1个疗程，1个疗程结束后，评定疗效。结果：治疗83例，治愈55例，好转26例，未愈2例，总有效率97.06%[15]。

3. 麦粒肿　蒲公英30g、金银花15g（儿童及体弱者酌减），第一煎内服，第二煎熏洗。结果：治120例125眼，1天而愈者46例，2天而愈者40例，3天而愈者10例，有效20例，无效4例，总有效率96.7%[16]。

4. 预防甲型病毒性肝炎　蒲公英（鲜）、车前草（鲜）各60g，若为干药则各减为30g，上为成人一天量（小儿酌减）。水煎二次，一日分次服完，连用10天，对在家隔离的轻症病人，亦同时服用，促进治愈时间。应用中药组126人，总病例11人，发病率8.7%，初例至末例时间26天，与未应用组比较有显著差别（$P<0.05$）[17]。

5. 急性乳腺炎　取新鲜蒲公英160g，洗净煎服，每日分4次服下，连续服3日。外敷取新鲜蒲公英400g，用水洗净后，再冷开水浸泡10min加两只鸡蛋清混合捣烂，渣和汁一起搅拌摊在消毒的纱布上，外敷乳腺炎病灶处，每日外敷4次，连续3日。结果：治疗20例，痊愈17例（85%），好转2例，无效1例（没有坚持治疗，只用药1次）[18]。

6. 慢性阴虚型萎缩性胃炎　百合公英汤（百合、蒲公英、炙黄芪、五灵脂、丹参等）加减治疗。结果：治疗158例，近期治愈28例，显效84例，好转36例，无效10例，总有效率93.6%[19]。

7. 疣　常规消毒疣体及周围皮肤后，用6号针头在母疣（即第一个出生的疣）基底部交叉注射2%苯甲醇注射液，视疣体大小，一般每疣用量为0.5~3ml，进针后提插2~3次，采用“泻法”，反抽无回血方可注药，3天1次。如母疣过大，原由邻近几个疣融合而成，则在邻近几个疣上均注入药液。同时用洗净晾干的鲜蒲公英叶揉成团状在疣体上反复揉搽，每次5min，1天1次，18天为1个疗程，一般1~3个疗程。结果：治疗64例，9天治愈20例，1个疗程治愈28例，2个疗程治愈14例，3个疗程治愈2例，治愈率100%[20]。

8.Graves病合并突眼　应用中药蒲公英［蒲公英60g，水煎成400ml，200ml口服（每日2次），另外200ml熏洗眼（每日2次），使用45天］配合^{131}Ⅰ治疗175例GD合并突眼，对比单用^{131}Ⅰ治疗342例GD合并突眼，结果：^{131}Ⅰ放射性治疗后，甲亢痊愈者中蒲公英组突眼治疗总有效率为87.1%，对照组突眼治疗总有效率为76.6%，统计学上有显著差异，表明只有在GD症状完全被控制后，突眼才能得到较多的恢复和好转。而辅助应用蒲公英配合^{131}Ⅰ放射性治疗GD合并突眼，能更为有效地使突眼得以好转或恢复[21]。

【性味归经】味苦、甘，性寒。归肝、胃经。

【功效主治】清热解毒，消痈散结。主治乳痈，肺痈，肠痈，咽喉肿痛，肝炎，胆囊炎，胃炎，肠炎，痢疾，尿路感染，疔毒疮肿，蛇虫咬伤。

【用法用量】内服：煎汤，10~30g，大剂量60g；或捣汁；或入散剂。外用适量，捣敷。

【使用注意】非实热之证及阴疽者慎服。

【经验方】

1. 天蛇头（手中指头结毒，焮赤肿痛）　蒲公英草取干与苍耳草二味等份为末，以好醋浓煎浸洗。（《证治准绳》）

2. 烧烫伤　蒲公英根洗净，捣碎取汁，待凝后涂患处。（《长白山植物药志》）

3. 乳痈初起，肿痛未成脓者　用蒲公英春秋间开黄花似菊，取连根蒂叶二两捣烂，用好酒半斤同煎数沸，存渣敷肿上，用酒热服，盖睡一时许。再用连须葱白一茶盅催之，得微汗而散。（《外科正宗》治乳便用方）

4. 痈疽发背或生头项，或生手足臂腿、腰脐之间、前阴粪门之际，无论阴毒阳毒，未溃即消，已溃即敛　蒲公英一两，金银花四两，当归二两，玄参一两。水煎，饥服。此方既善攻散诸毒，又不耗损真气。可多服久服，俱无碍也。即治肺痈、大小肠痈，无不神效。（《洞天奥旨》立消汤）

5. 急性结膜炎　蒲公英30g，菊花9g，薄荷6g（后下），车前子12g（布包）。水煎服。（《安徽中草药》）

6. 口腔炎　蒲公英适量（焙炭存性），枯矾、冰片各少许。共研极细末，取少许吹入患部，每日数次。（《安徽中草药》）

7. 肺脓疡　蒲公英、冬瓜子各15g，鱼腥草、鲜芦根各30g，桃仁9g。水煎服。（《湖北中草药志》）

8. 慢性胃炎，胃溃疡　①蒲公英干根、地榆根各等份。研末，每服6g，每日3次，生姜汤送服。（《南京地区常用中草药》）②蒲公英根90g，青藤香、白及、鸡蛋壳各30g。研末，每次3g，开水吞服。（《贵州草药》）

9. 肝炎　蒲公英干根18g，茵陈蒿12g，柴胡、生山栀、郁金、茯苓各9g。水煎服，或用干根、天名精各30g。水煎服。（《南京地区常用中草药》）

10. 急性胆道感染　蒲公英、刺针草各30g，海金沙、连钱草各15g，郁金12g，川楝子6g。水煎两次，浓缩至150ml。每服50ml，每日3次。（《全国中草药汇编》）

11. 急性阑尾炎　蒲公英30g，地耳草、半边莲各15g，泽兰、青木香各9g。水煎服。（《全国中草药汇编》）

12. 尿道炎　蒲公英15g，车前草15g，瞿麦15g，忍冬藤9g，石韦9g。水煎服。（《青岛中草药手册》）

13. 骨髓炎　蒲公英60g，全蝎1条，蜈蚣1条。研粗粉，白酒250ml浸泡3~5天。分数次服用。（《青岛中草药手册》）

【参考文献】

[1] 施树云，周长新，徐艳，等.蒙古蒲公英的化学成分研究.中国中药杂志，2008，33（10）：1147.

[2] 凌云，鲍燕燕，郭秀芳.蒲公英中两个黄酮苷的分离鉴定.中国中药杂志，1999，24（4）：225.

[3] 凌云，鲍燕燕，张永林，等.蒲公英化学成分的研究.海军总医院学报，1998，11（2）：167.

[4] 国家中医药管理局《中华本草》编委会.中华本草.上海：上海科学技术出版社，1999：7062.

[5] 凌云，张卫华，郭秀芳，等.气相色谱-质谱分析蒲公英挥发油成分.西北药学杂志，1998，13（4）：151.

[6] 凌云，鲍燕燕，洪菁，等.中药蒲公英微量元素分析.微量元素与健康研究，1998，15（2）：50.

[7] 刘锡光，胡远扬，何华钧，等.大蒜、黄连、蒲公英对金黄色葡萄球菌作用的超微结构观察.中西医结合杂志，1986，6（12）：737.

[8] 郑民实.472种中草药抗单纯疱疹病毒的实验研究.中西医结合杂志，1990，10（1）：39.

[9] 施鹤高.蒲公英保肝作用的药理与临床初步研究.中医杂志，1979，（12）：55.

[10] 凌云.中药蒲公英的化学成分及品质评价研究.北京：北京医科大学博士学位论文，1996：4.

[11] 尤春来，韩兆丰，朱丹，等.蒲公英对大鼠胃酸分泌的抑制作用及其对胃刺激药的作用.中药药理与临床，1994，10（2）：23.

[12] 怡悦.蒲公英属植物中三萜化合物的抗促癌活性.国外医学·中医中药分册，1998，20（4）：63.

[13] 宋清华.蒲公英汤对卵巢切除小鼠脑内和血清中雌二醇及孕酮量的影响.和汉医药学杂志（日），2000，17（5）：180.

[14] 赵新成.蒲公英有治疗小儿热毒便秘作用.吉林中医药，2007，27（10）：48.

[15] 吉卉.蒲公英汤治疗产后乳汁淤积83例.天津中医药，2007，24（3）：247.

[16] 汪乐田.蒲公英金银花治疗麦粒肿.安徽医科大学学报，1996，（3）：245.

[17] 沈永安.中医鲜药预防甲型病毒性肝炎.华人消化杂志，1998，6（特刊7）：65.

[18] 蔡文科.鲜蒲公英治疗急性乳腺炎20例.四川中医，1999，17（11）：37.

[19] 黄骏.百合公英汤治疗慢性阴虚型萎缩性胃炎.新中医，1994，（6）：45.

[20] 黄俊友.中西药结合治疗疣64例.中医外治杂志，1999，8（3）：26.

[21] 杨永东.蒲公英配合^{131}I治疗Graves病合并突眼175例疗效观察.福建医药杂志，2004，26（5）：110.

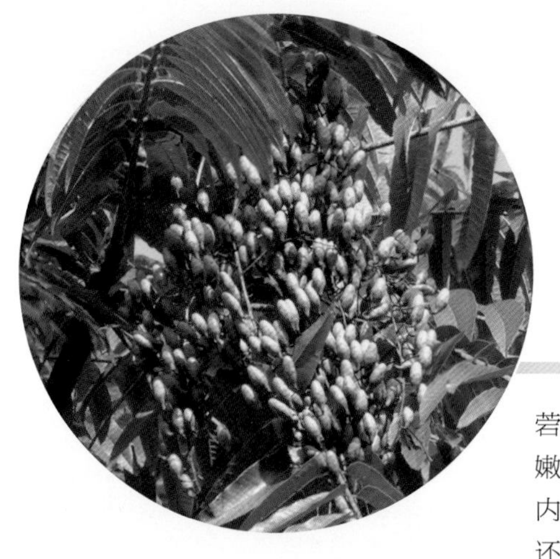

Chun bai pi 椿白皮

Toonae Sinensis Cortex
[英]Chinese Toona Bark

【别名】香椿皮、椿皮、春颠皮。

【来源】为楝科植物香椿 *Toona sinensis*（A.Juss.）Roem. 的树皮。

【植物形态】多年生落叶乔木。树皮暗褐色，成片状剥落，小枝有时具柔毛。偶数羽状复叶互生，有特殊气味；叶柄红色，基部肥大；小叶 8~10 对；叶片长圆形至披针状长圆形，长 8~15cm，宽 2~4cm，基部偏斜，圆或阔楔形，全缘或有疏锯齿，上面深绿色，无毛，下面色淡，叶脉或脉间有长束毛。花小，两性，圆锥花序顶生；花芳香；花萼短小，5 裂；花瓣 5，白色，卵状椭圆形；退化雄蕊 5，与 5 枚发育雄蕊互生；子房上位，5 室，花盘远较子房为短。蒴果椭圆形或卵圆形，先端开裂为 5 瓣。种子椭圆形，一端有翅。

【分布】广西全区均有分布。

【采集加工】树皮全年可剥，切片、晒干备用。

【药材性状】树皮呈半卷筒状或片状，厚 0.2~0.6cm。外表面红棕色或棕褐色，有纵纹及裂隙，有的可见圆形细小皮孔。内表面棕色，有细纵纹。质坚硬，断面纤维性，呈层状。有香气，味淡。

【品质评价】以皮厚、香气浓、无碎杂物者为佳。

【化学成分】本品树皮含二十碳酸乙酯，正二十六烷醇，*β*- 谷甾醇（*β*-sitosterol），槲皮素（quercetin），槲皮素 -3-*O*-*β*-D- 葡萄糖苷（quercetin-3-*O*-*β*-D-glucoside），5,7- 二羟基 -8- 甲氧基黄酮，杨梅素（myricetin）和杨梅苷（myricitrin）[1]。

嫩叶中含有酚类，鞣质，生物碱，皂苷，甾体，萜类，挥发油及其油脂等活性成分。叶含 6,7,8,2′- 四甲氧基 -5,6′- 二羟基黄酮，5,7- 二羟基 -8- 甲氧基黄酮，山柰酚（kaempferol），没食子酸乙酯（ethyl gallate），东莨菪素（scopoletin）等化合物。在嫩枝、嫩叶中还含有蒽醌及其苷，黄酮及其苷，内酯，香豆素及其苷。叶中黄酮类物质还有槲皮素 -3-*O*- 鼠李糖苷（quercetin-3-*O*-rhamnoside），槲皮素 -3-*O*- 葡萄糖苷（quercetin-3-*O*-glucoside）及槲皮素。嫩芽中含有二氧杂环己烷（dioxane），2- 乙氧基丁烷（2-ethoxy-butane），乙二醇单硝酸酯，2,5- 二甲基噻吩，樟脑（camphor），龙脑（borneol），3,4- 二甲基癸烷，乙酸龙脑酯（bornyl acetate），2- 乙基 -1- 癸醇，榄香醇（elemol），2,6- 二甲基 -4- 乙基 - 苯酚，6- 甲基 - 十三烷，山油柑灵（acrophylline），雪松醇（cedrol），3,6- 二甲基十一烷，合金欢醇（2,6,10-dodecatrien-1-ol, 3,7,11-trimethyl-2），2,7- 辛二烯 -1- 乙酸酯，邻苯二甲酸二甲氧基乙酯，*α*- 蛇麻烯

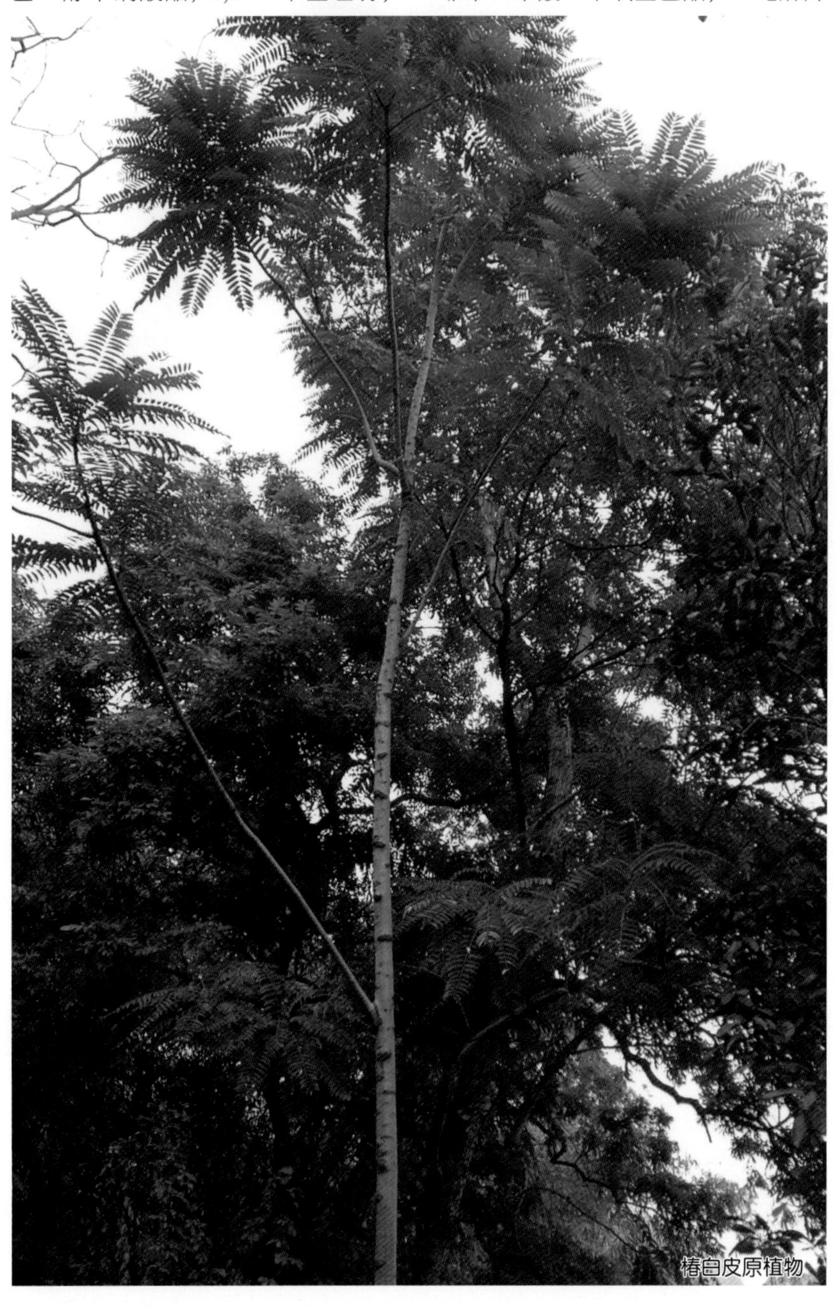
椿白皮原植物

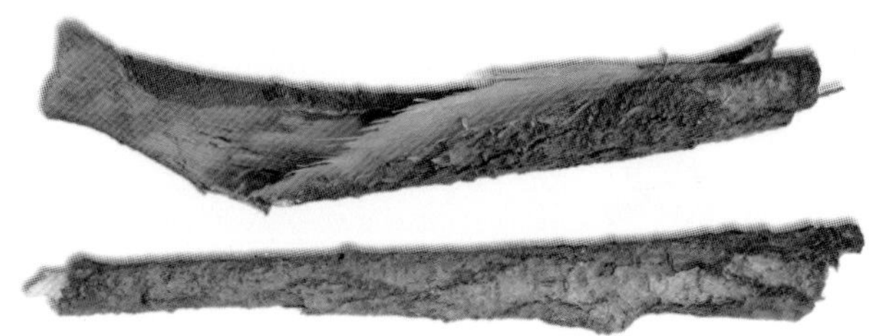

椿白皮药材

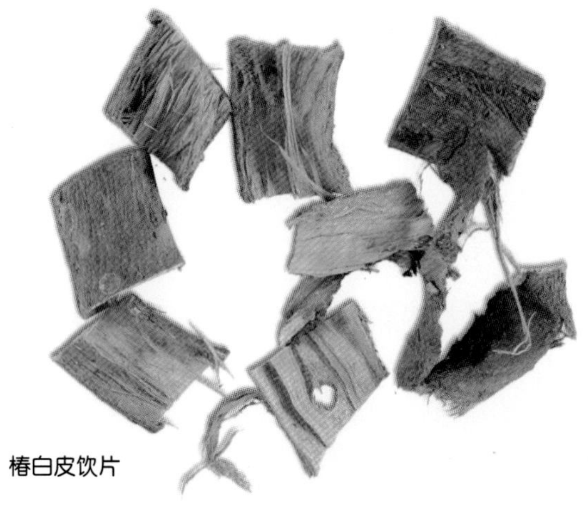

椿白皮饮片

（α-humulene），β-丁香烯（β-clovene）。种子中含有强心苷，种子挥发油含有醛，酮，芳香族，硫醇，多元醇，叔醇等成分[2]。

种子的挥发性化学成分主要为烯类化合物，且大多数为倍半萜，其中含量较高的是反-石竹烯（*trans*-caryophyllene），γ-榄香烯（γ-elemene），榄香烯（elemene），白菖烯（calamene）等。果壳及果实其他部位中含有黄酮，黄酮醇，二氢黄酮，二氢黄酮醇等多种黄酮类化合物[3]。

【药理作用】

调节肠道平滑肌收缩能力　椿白皮对家兔离体肠管具有双向调节，当浓度≤0.29g/L时，肠管的收缩随剂量增加而减弱；当浓度≤0.29g/L时，肠管的收缩又逐渐增强至原来水平。无钙状态下，家兔离体肠管的收缩随椿白皮剂量增加而减弱直至完全消失，补充 $CaCl_2$，能恢复肠管的收缩[4]。

【性味归经】味苦、涩，性微寒。归大肠、胃经。

【功效主治】清热燥湿，涩肠，止血，止带，杀虫。主治泄泻，痢疾，肠风便血，崩漏，带下，蛔虫病，丝虫病，疮癣。

【用法用量】内服：煎汤，6~15g；或入丸、散。外用适量，煎水洗；或熬膏涂；或研末调敷。

【使用注意】泻痢初起及脾胃虚寒者慎服。

【经验方】

1. 疮疥癣癞　鲜椿根皮30g。水煎洗搽患处。（《食物中药与便方》）
2. 滴虫性阴道炎　椿根皮、千里光、蛇床子各30g。水煎作阴道冲洗剂。（《食物中药与便方》）
3. 吐血　椿根皮15g。水煎服。（《西昌中草药》）
4. 尿路感染，膀胱炎　椿根皮、车前草各30g，川柏9g。水煎服。（《食物中药与便方》）
5. 血痢及肠风下血　椿白皮三两，槐角子四两，明白矾二两。上为末。每服三钱，热米饮调下。（《卫生宝鉴》椿皮散）
6. 痔漏下血疼痛　椿根白皮。上为细末，醋糊和丸如梧桐子大。每服七十丸，空心用米汤送下。（《证治准绳》椿皮丸）
7. 休息痢，昼夜无度，腥臭不可近，脐腹撮痛，诸药不效　诃子（去核梢）五钱，椿根白皮一两，母丁香三十个。上为细末，醋面糊丸如梧桐子大。每服五十丸，陈米饭汤入醋少许送下，五更，三日三服。（《脾胃论》诃黎勒丸）
8. 湿气下利，大便血，白带，去脾胃陈积之疾　①椿根白皮，为末，酒糊丸服。（《丹溪心法》固肠丸）②椿根皮四两，滑石二两。上为末，粥丸桐子大。空心，白汤下一百丸。（《丹溪心法》）
9. 诸恶疮，发背，疔肿等症　明乳香二钱，椿根白皮五钱，芝麻一钱。上为末。水二盅，煎三五滚，热服。被拥汗出即解。（《遵生八笺·灵秘丹药》化毒消肿方）
10. 麻疹　香椿树皮30g，芫荽15g。加水200ml，煎至100ml，分2次服，每日1剂。[赤脚医生杂志，1978，(3)：14]
11. 妇人白带，男子白浊　①椿根白皮、滑石等份。为末，粥丸梧子大。每空腹白汤下百丸。②椿根白皮一两半，干姜（炒黑）、白芍药（炒黑）、黄檗（炒黑）各二钱。为末，如上法丸服。（《丹溪心法》）

【参考文献】

[1] 李国成，余晓霞，廖日房．香椿树皮的化学成分分析．中国医院药学杂志，2006，26（8）：949.
[2] 陈玉丽，阮志鹏，林丽珊，等．香椿的化学成分及药理作用研究进展．长治医学院学报，2008，22（4）：315.
[3] 王茂朋，涂炳坤，何丹．香椿的化学成分研究进展．湖北林业科技，2006，4：38.
[4] 薛志红，董晓英．椿白皮对家兔离体肠管收缩作用的影响．衡阳医学院学报（医学版），2000，4：356.

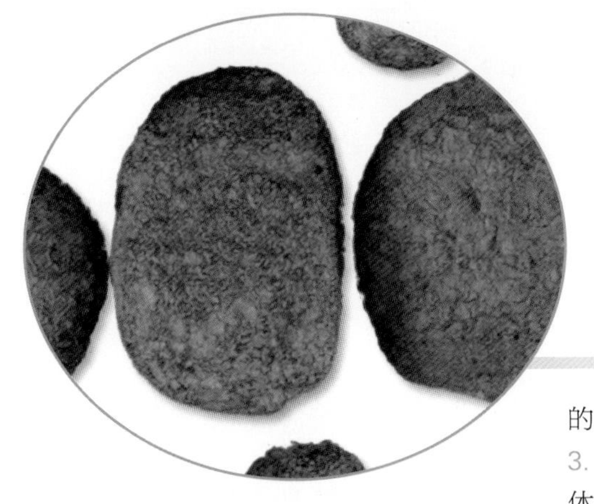

雷丸

Lei wan

Omphalia
[英]Stone-like Omphalia

【别名】雷矢、雷实、竹铃芝、雷公丸。

【来源】为多孔菌科真菌雷丸 *Omphalia lapidescens* Schroet. 的菌核。

【植物形态】腐生菌类，菌核通常为不规则球形、卵状或块状，表面褐色、黑褐色以至黑色，具细密皱纹，内部白色至蜡白色，略带黏性。子实体不易见到。

【分布】广西全区均有分布。

【采集加工】多于秋季采收。选枝叶枯黄的病竹，挖取根部着生的雷丸菌核，洗净，晒干。

【药材性状】干燥菌核呈类球形或不规则团块状，直径1~3cm。表面黑褐色或灰褐色，有略隆起的网状细纹。质坚实，不易破裂，断面不平坦。白色或浅灰黄色，似粉状或颗粒状，常有黄棕色大理石样纹理。无臭，味微苦，嚼之有颗粒感，微带黏性，久嚼无渣。

【品质评价】以个大、断面色白、似粉状者为佳。断面色褐呈角质样者，不可供药用。

【化学成分】主要成分雷丸素是一种蛋白酶，另含雷丸多糖、钙、铝、镁等[1]。

【药理作用】

1. 驱绦虫　雷丸中含有一种能使绦虫虫体坏死的蛋白酶[2]，所含蛋白酶约3%，可溶于水，在肠道弱碱性（pH 8）的环境中，具有较强的分解蛋白质的作用，加热失效，能破坏绦虫头节[3]，对牛肉绦虫、猪肉绦虫和犬绦虫均有作用。临床也证明内服20g雷丸粉，每日3次，连服3天，基本可根治绦虫[4,5]。雷丸蛋白酶对猪囊尾蚴大体形态、组织结构均有破坏作用，可侵入实质细胞层[6]。雷丸对微小膜壳绦虫的杀虫作用可能与其有效成分蛋白酶对虫体皮层的损伤程度有关[7]。

2. 抗滴虫　单味雷丸粉除驱绦虫外，对肠道滴虫也有效[8]。在含5%雷丸煎剂的培养液中，大部分滴虫颗粒化变形[9]。

3. 抗蛔虫和钩虫　50%乙醇提取物在体外对猪蛔虫产生抑制[10]。雷丸粉内服对钩虫病有疗效[11]。

4. 增强免疫　雷丸多糖（S-4001）对多种动物实验模型，具有抗炎症作用，用后血浆皮质酮含量增高，但肾上腺中抗坏血酸含量却无改变。小鼠皮下注射S-4001，能加速刚果红染料在血中的廓清，对绵羊红细胞免疫的小鼠能增加其血清半数溶血值。表明S-4001能增强小鼠网状内皮系统的吞噬功能和体液免疫功能[12]。

5. 抗肿瘤　雷丸提取出的蛋白酶（含量约5%）肌注或腹腔注射，对小鼠肉瘤S180的抑制率为33.3%~69.3%[13]，显示有一定的抑制作用。雷丸菌核蛋白在体外对HepG2肿瘤细胞有抑制作用[14]。雷丸提取液（OLS）对小鼠U14腹水癌有抑制作用，给腹水癌小鼠腹腔注射OLS后，生命延长率达82%，OLS有防止胸腺萎缩及调节外周血T淋巴细胞的作用[15]。

6. 毒理　不良反应很小，为一安全有效的驱绦虫药，服雷丸粉每次20g，每天3次，连服3天，只少数人发生恶心，但无呕吐、腹痛或腹泻[5]。

【临床研究】

1. 小儿蛔虫病　给予雷丸肠溶胶囊（每粒0.5g），每日3次，连服3天，1周后复查。结果：治疗83例，治愈67例，有效12例，无效4例。治愈率80.7%，有效率95%。服药后2天排出蛔虫者56例[16]。

2. 斑秃　雷丸研极细末，先把生姜用小刀切一平片，涂擦患处后，再切除表层，用姜的剩余部分蘸雷丸末涂擦患处片刻，每日2~3次，连用7~12天停药，局部即慢慢长出新发。共治疗100例，治疗时间最长者12天，共166例，最短者7天，共34例，治愈率达98%[17]。

【性味归经】味苦，性寒；有小毒。归胃、大肠经。

【功效主治】杀虫，消积。主治虫积腹痛，绦虫病，钩虫病，蛔虫病，小儿疳积。

【用法用量】内服：研粉，15~21g；或入丸剂。

【使用注意】本品不宜煎服。无虫积者禁服，有虫积而脾胃虚寒者慎服。

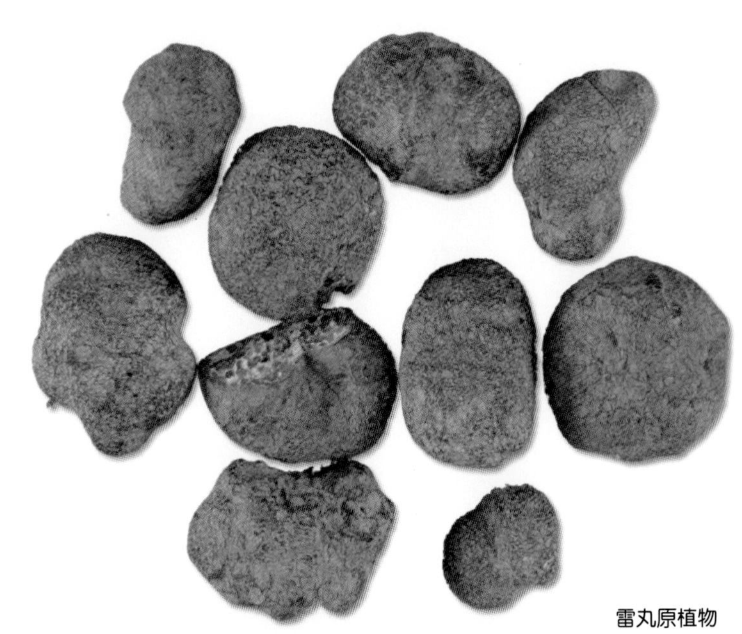

雷丸原植物

【经验方】

1.蛔虫、蛲虫病　雷丸、苍术各等份，温火焙干后，研末。用麻油煎鸡蛋一个。取以上药粉 3~6g 放入鸡蛋中心，食用。成人每次吃 2~3 个，小儿每次吃 1~2 个，连续食用 3 天。（《中国药用真菌》）

2.绦虫病　雷丸 15g，二丑 6g，槟榔 63g。先将后二味水煎 2 次兑匀，然后加入雷丸粉末。早晨 1 次服下，小儿酌减。（《中国药用真菌》）

3.诸虫心腹疼痛　大黄(酒拌三蒸三晒)一两，木香五钱，槟榔一两，芜荑（去梗）一两，白雷丸一两，白术（陈土炒）七钱，陈皮七钱，神曲（炒）五钱，枳实（面炒）三钱五分。上为末。用苦楝根皮、猪牙皂角各二两，浓煎一碗，和前药为丸，如桐子大，每服五十丸，空心砂糖水送下。若大便不实者，本方内除大黄。（《医学心悟》追虫丸）

4.少小有热不汗　雷丸四两，粉半斤，捣和下筛，以粉儿身。（《千金要方》二物通汗散）

5.小儿寒热，惊啼不安　雷丸三分，牡蛎三分，黄芩三分，细辛三分，蛇床子一两。上药以水一斗，煎取七升，去滓，分为两度，看冷暖用。先令浴儿头，勿令水入耳目；次浴背膊，后浴腰以下，浴讫避风，以粉扑之。（《太平圣惠方》雷丸浴汤）

【参考文献】

[1] 邓雪华，吴红菱 . 雷丸的鉴定及药用经验 . 时珍国医国药，2006，17（9）：1746.

[2] 稗田宪太郎 . 东京医事新志，1938，（3079）：19.

[3] 中国医学科学院药物研究所 . 中药志（第三册）. 北京：人民卫生出版社，1960：605.

[4] 吴震西 . 雷丸粉治疗滴虫病 . 上海中医药杂志，1983,（2）：33.

[5] 刘国声 . 中医杂志，1955，（3）：28.

[6] 赵冠宏，许炽标，冯曼玲，等 . 雷丸蛋白酶体外抗猪囊尾蚴组织学变化的观察 . 中国寄生虫学与寄生虫病杂志，1998，16（2）：113.

[7] 陈新宇，林锦潮，李小敏 . 雷丸对体外培养的微小膜壳绦虫作用 . 现代临床医学生物工程学杂志，1999，5（3）：199.

[8] 王英如 . 中成药研究，1981，（9）：43.

[9] 河南医学院药理教研组 . 河南医学院学报，1960，（7）：23.

[10] 吴瑞云 . 中华医学杂志，1948，34（10）：347.

[11] 李仁众 . 上海中医药杂志，1957，（5）：22.

[12] 王文杰，朱秀媛 . 雷丸多糖的抗炎及免疫刺激作用 . 药学学报，1989，24（2）：151.

[13] 姚永华 . 宁夏医学院学报，1979，（1）：50.

[14] 陈宜涛，施美芬，姚金晶，等 . 雷丸菌核与发酵菌丝蛋白体外抑瘤对比分析 . 现代生物医学进展，2008，8（7）：1250.

[15] 颜明玉，何惠民，李玉霞 . 雷丸提取液及伍用吡喹酮对小鼠 U14 腹水癌的抑制作用 . 温州医学院学报，1993，1：10.

[16] 申云华，王旭，李克雷 . 雷丸肠溶胶囊在治疗小儿蛔虫病中的应用 . 医学文选，2001，20（2）：205.

[17] 韩桂兰，吕善云 . 雷丸和生姜治疗斑秃 . 中华综合医学杂志，2001，2（3）：262.

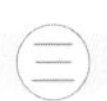

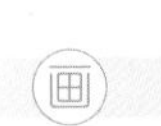
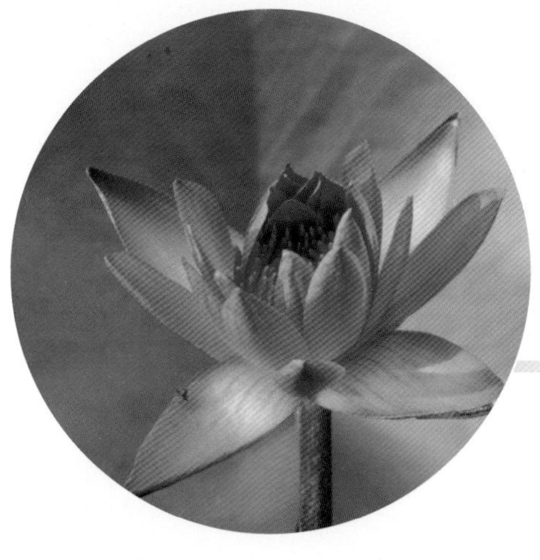

Shui lian 睡莲

Nymphaeae Flos
[英]Pygmy Waterlily Flower

【别名】瑞莲、子午莲、茈碧花。

【来源】为睡莲科植物睡莲 *Nymphaea tetragona* Georgi. 的花。

【植物形态】多年生水生草本。根茎短粗，具线状黑毛。叶丛生，浮于水面；纸质，心状卵形或卵状椭圆形，长5~12cm，宽3.5~9cm，先端圆钝，基部深弯呈耳状裂片，急尖或钝圆，稍展开或几重合，全缘，上面绿色，光亮，下面带红色或暗紫色，两面皆无毛，具小点；叶柄细长。花梗细长，花浮出水面；花萼基部四棱形，萼片4，革质，宽披针形，宿存；花瓣8~17，有白色、红色、黄色、蓝色等颜色，宽披针形或倒卵形，排成多层；雄蕊多数，短于花瓣，花药条形，黄色；柱头具5~8条辐射线，广卵形，呈匙状。浆果球形，包藏于宿存花萼中，松软；种子椭圆形，黑色。

【分布】广西全区均有栽培。

【采集加工】秋季花开时采收，切段，晒干。

【药材性状】花较大，直径4~5cm。萼片4片，基部呈四方形；花瓣8~17；雄蕊多数，花药黄色；花柱4~8裂，柱头广卵形，呈茶匙状，作放射状排列。

【品质评价】以身干、无杂质者为佳。

【化学成分】根和叶中含氨基酸及生物碱[1]。

【性味归经】味甘、苦，性平。归心经。

【功效主治】消暑，定惊，解酒。主治中暑，小儿惊风，醉酒烦渴。

【用法用量】内服：煎汤，6~9g。

【使用注意】寒证慎用。

【经验方】

小儿急慢惊风 用（睡莲花）七朵或十四朵，煎汤服。（《本草纲目拾遗》）

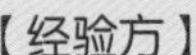

【参考文献】

[1] 国家中医药管理局《中华本草》编委会. 中华本草. 上海：上海科学技术出版社，1999：2011.

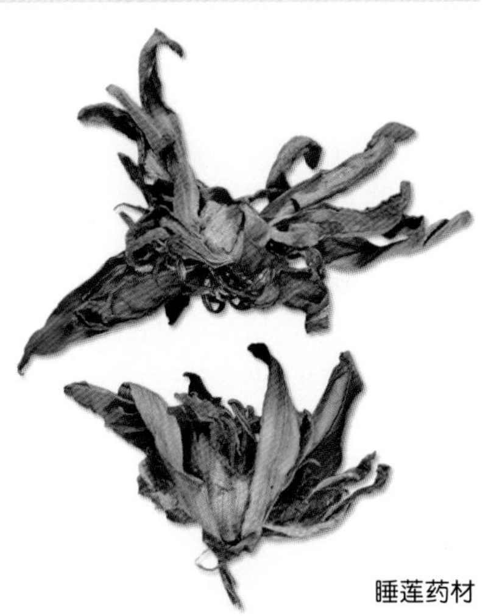
睡莲药材

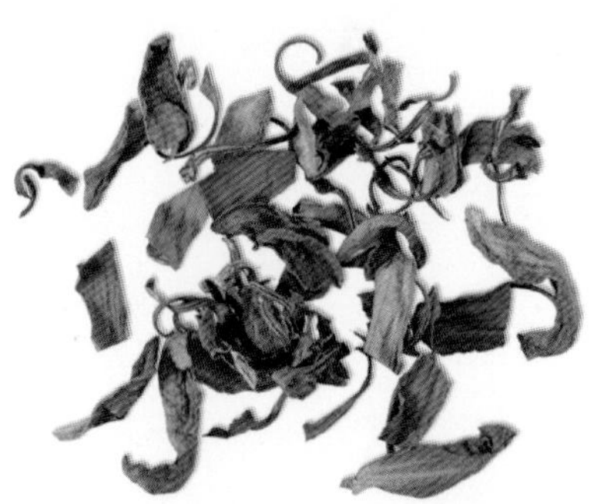
睡莲饮片

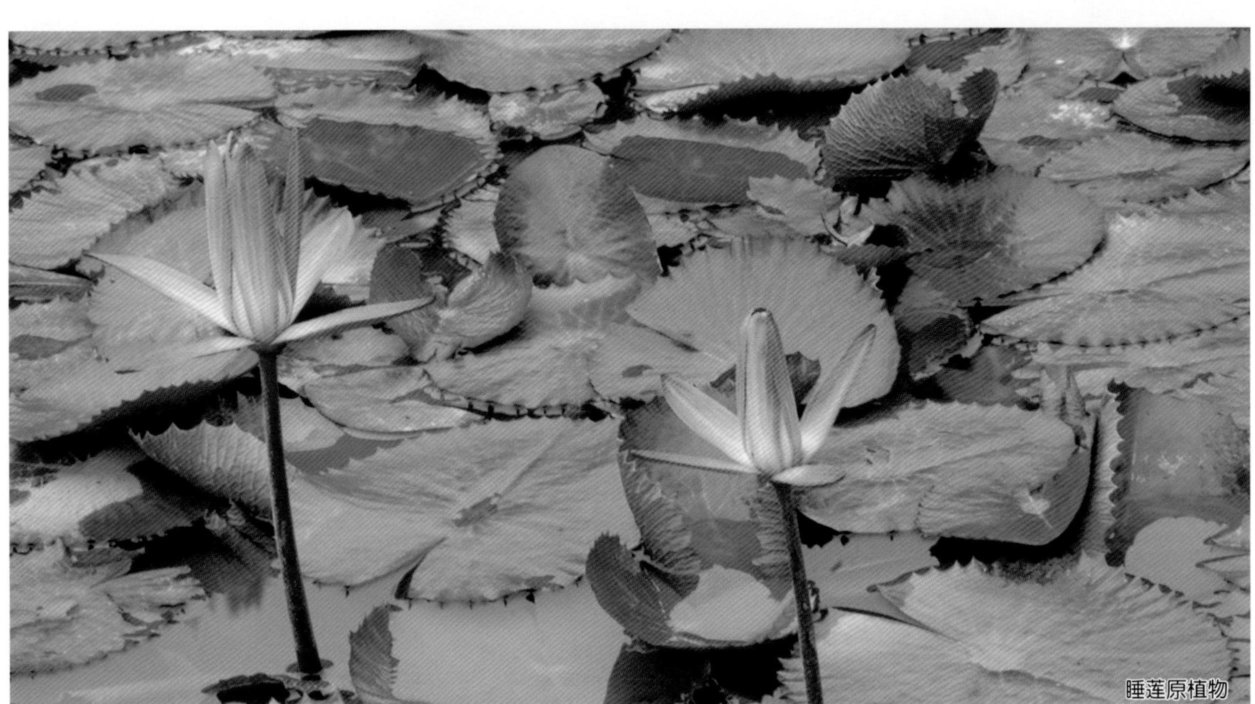
睡莲原植物

Lu bian ju 路边菊

Kalimeridis Integrifoliae Herba
[英]Integrifolious Kalimeris Herb

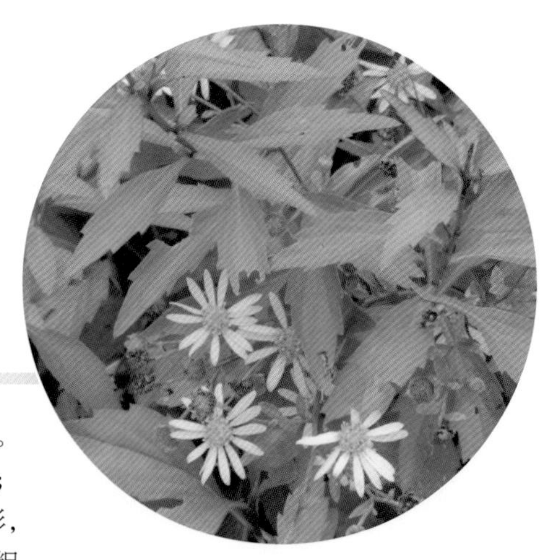

【别名】马兰、鱼鳅串、鸡儿肠、田边菊、蓑衣草、紫菊、马兰菊。

【来源】为菊科植物路边菊 *Kalimeris indica*（L.）Sch.-Bip. 的全草。

【植物形态】多年生草本。直根长纺锤形。茎直立，单生或数个丛生，中部以上有近直立的帚状分枝，被细硬毛。叶互生；中部叶多而密，无柄，叶片条状披针形、倒披针形或长圆形，长 2.5~4cm，宽 0.4~0.6cm，先端钝或渐尖，常有小尖头，基部渐狭，边缘稍反卷，下面灰绿，两面密被粉状短绒毛，中脉在下面突起；上部叶较小，条形。头状花序单生枝端并排成疏伞房状；总苞半球形，总苞片 3 层，外层近条形，内层长圆状披针形，上部草质，具粗短毛及腺点；舌状花 1 层，管部具毛，舌片淡紫色；管状花花冠管有毛。瘦果倒卵形，浅褐色，扁平，有浅色边肋，或一面有肋而果呈三棱形，上部有短毛及腺点；冠毛带褐色，不等长，易脱落。

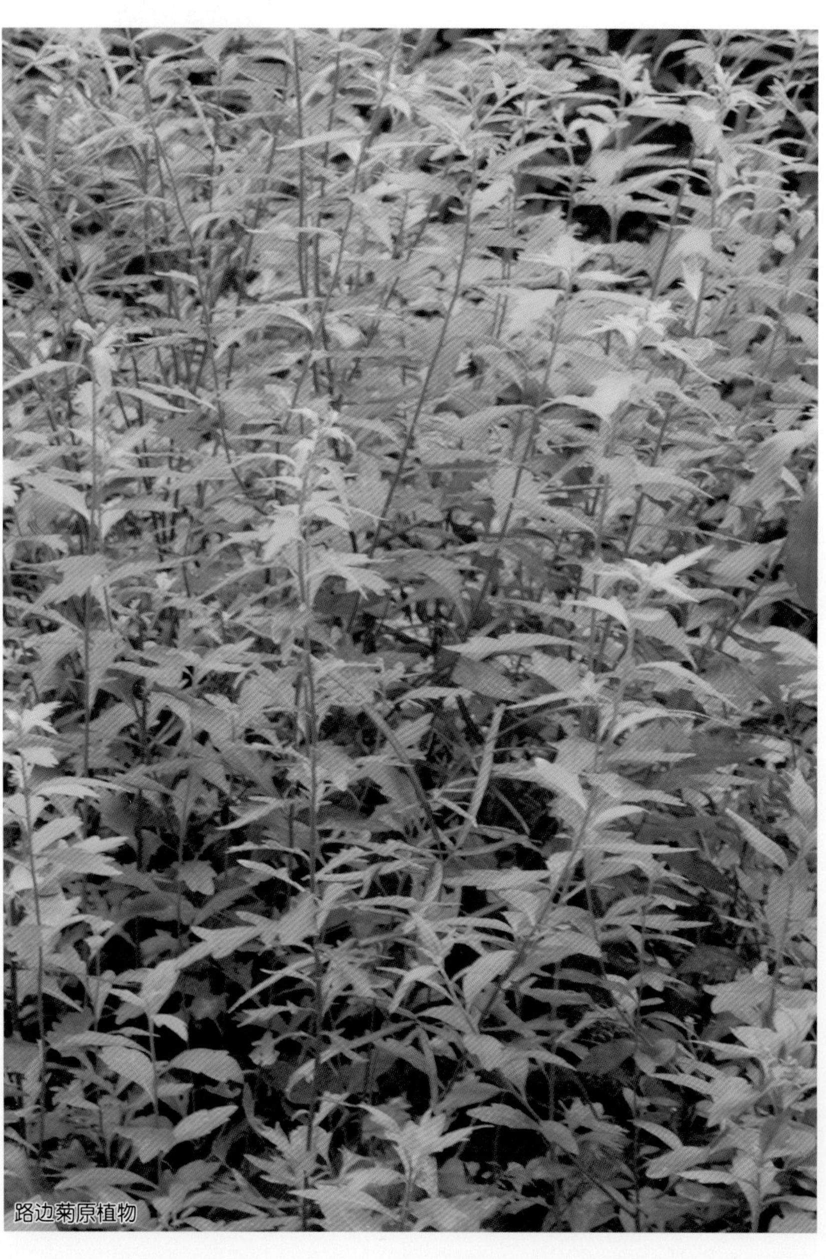
路边菊原植物

【分布】广西全区均有分布。

【采集加工】全年均可采收，洗净，切段，晒干。

【药材性状】根茎呈细长圆柱形，着生多数浅棕黄色细根和须根。茎圆柱形，直径 2~3mm，表面黄绿色，有细纵纹，质脆，易折断，断面中央有白色髓。叶互生，叶片皱缩卷曲，多已脱落，完整者展平后呈倒卵形、椭圆形或披针形，被短毛，有的于枝顶可见头状花序，花淡紫色或已结果。瘦果倒卵状长圆形、扁平，有毛。气微，味淡、微涩。

【品质评价】以干燥、色绿、叶多者为佳。

【化学成分】本品全草含木栓酮（friedelin），木栓醇（friedelanol），达玛二烯醇乙酸酯（dammaradienyl acetate），月桂酸（lauric acid），β-谷甾醇（β-sitosterol），脱镁叶绿甲酯酸（pheophorbide）[1]，以及多种挥发性成分如石竹烯（caryophyllene），γ-榄香烯（γ-elemene），十五烷（pentadecane）等[2]。

此外路边菊中含有多种营养成分，丰富的矿物质和维生素及胡萝卜素、17 种以上氨基酸、总糖、谷氨酸、钙含量也较高[3]。

【药理作用】

1. 镇咳 路边菊全草及根、茎、叶醇提物对小鼠喷雾浓氨水致咳所需时间（EDT_{50}）有延长作用。全草 EDT_{50} 延长达 196%，根 174%，茎 141%，叶 145%。对豚鼠的镇咳作用，全草作用最强，其次是茎，而根、叶作用较弱[4]。全草还能增强可待因的镇咳作用[5]。

2. 对神经系统作用 路边菊的醇提物 5g/kg 皮下注射，对苯甲酸钠咖啡因和电刺激引起的小鼠惊厥有拮抗作用，并能加强戊巴比妥钠的催眠作用，以全草作用最强，而对自发活动的影响较小[5]。

【临床研究】

1. 预防流感　用贯众合剂（贯众、银花藤、路边菊、山芝麻全草），3 天为 1 个预防疗程，共服用 1~4 个预防疗程。结果：共给 2195 人服用，在乙型及甲 3 型流感期间预防效果与流感疫苗相似[6]。

2. 预防术后切口感染　肌注复方鱼腥草注射液（鱼腥草、路边菊、马齿苋，每 1ml 含生药 3g），每日 4ml，每日 3 次，小儿剂量减半。结果：共治疗 38 例，切口愈合良好 37 例，1 例仍出现切口感染、延期愈合[7]。

3. 急性乳腺炎　将小金钱、小五爪龙、路边菊，洗净、晾干后捣烂，加健康人口津捣烂如泥敷于患处，3h 后将原药再加口津再捣续敷，连敷 3 次；症状严重者可用适量路边菊水煎，每日 3 次。结果：共治疗 100 余例，病情初发 1~2 天者外敷 1~2 剂可愈；2~3 天者 2~3 剂可愈[8]。

【性味归经】味辛，性凉。归肺、肝、胃、大肠经。

【功效主治】清热解毒，凉血止血，利湿消肿。主治感冒咳嗽，咽痛，黄疸，吐血，衄血，血痢，崩漏，创伤出血，水肿，淋浊，痔疮，痈肿，丹毒。

【用法用量】内服：煎汤。10~30g，鲜品 30~60g；或捣汁。外用适量，捣敷；或煎水熏洗。

【使用注意】孕妇慎服。

【经验方】

1. 外伤红肿　鸡儿肠全草、苎麻根适量。共捣敷肿处。（《湖南药物志》）

2. 乳痈　①马兰根 30g，海金沙 30g。甜酒、清水各半煎服。②鲜马兰全草连根 30~60g。水煎服。外用鲜马兰叶及根、鲜天胡荽、鲜蛇含草等份，捣烂如泥，敷于患处。（《战备草药手册》）

3. 腮腺炎　马兰、板蓝根各 18g。水煎服。另用鲜马兰叶捣烂外敷，干则更换。（《安徽中草药》）

4. 口腔炎　海金沙全草、鸡儿肠各 30g。水煎服。（《福建中草药处方》）

5. 急性淋巴管炎及淋巴结核　爵床、鸡儿肠各 30g，豨莶草、南蛇藤各 15g。水煎服。（《福建中草药处方》）

6. 咽喉肿痛　马兰根、水芹菜根各 30g。加白糖少许，捣烂取汁服，连服 3~4 次。（《浙江药用植物志》）

7. 急性支气管炎　马兰根 60~120g，豆腐 1~2 块。放盐煮食。（《浙江药用植物志》）

8. 感冒　（马兰）全草、青蒿全草各 6g，山芝麻全草 9g。每日 1 剂，水煎，分 2 次服。（《壮族民间用药选编》）

9. 胃和十二指肠溃疡　鲜马兰 30g，石菖蒲 6g，野鸦椿 15g。水煎服。（《福建药物志》）

10. 吐血　鲜白茅根四两（白嫩去心），马兰头四两（连根），湘莲子四两，红枣四两。先将茅根、马兰头洗净，同入锅内浓煎二三次，滤去渣，再加入湘莲、红枣入罐内，用文火炖之。晚间临睡时取食一两。（《集成良方三百种》）

11. 传染性肝炎　鸡儿肠鲜全草 30g，酢浆草、地耳草、衮州卷柏各鲜全草 15~30g。水煎服。（《福建中草药》）

12. 急性睾丸炎　马兰鲜根 60~90g，荔枝核 10 枚。水煎服。（《福建中草药》）

13. 痔漏　马兰全草 90~120g。加水煎沸 15min，放入食盐 9g，再煎数沸，倾入盆或罐内，另用圆桶一只，将盆或罐放桶中。人坐桶上，使药气熏入肛门，水冷为度。（《江西民间草药》）

14. 小儿热痢　鱼鳅串 6g，仙鹤草 9g，马鞭草 9g，木通 6g，紫苏 6g，铁灯草 6g。水煎服。（《贵阳民间药草》）

15. 小儿高热惊风　鸡儿肠根 12g，沙氏鹿茸草、麦冬各 9~15g，威灵仙根 0.9~1.5g。水煎服。（《浙江民间常用草药》）

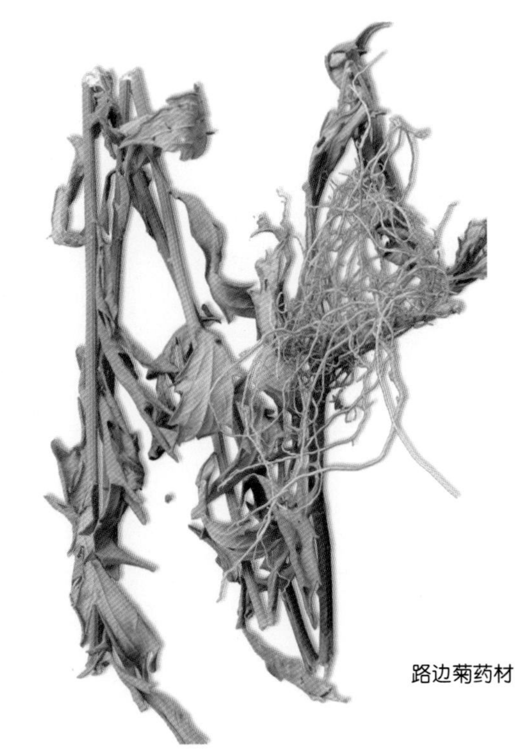
路边菊药材

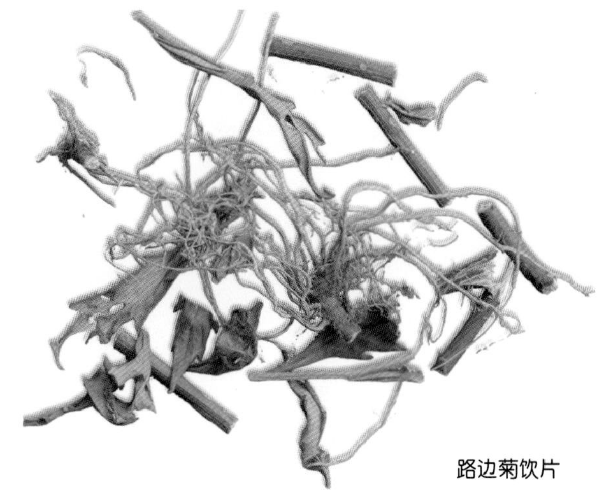
路边菊饮片

【参考文献】

[1] 林材，曹佩雪，梁光义 . 马兰化学成分的研究 . 中国药学杂志，2006，41（4）：251.
[2] 马英姿，蒋道松 . 马兰挥发性成分研究 . 经济林研究，2002，20（2）：69.
[3] 许泳吉 . 野生植物马兰的营养成分 . 山东化工，2006，35（3）：42.
[4] 石乐鸣，吕世杰，张连凯，等 . 全叶马兰镇咳作用的实验研究 . 中药材，1990，13（11）：36.
[5] 徐庆荣，吕世杰 . 全叶马兰对中枢神经系统的抑制作用 . 中药材，1991，14（7）：41.
[6] 宁选，邱保国 . 内科部分疾病中西医结合治疗经验 . 河南医药，1982，2（6）：44.
[7] 莫比伦，董维汉 . 复方鱼腥草注射液防止外科术后感染 38 例小结 . 卫生简讯，1977，（12）：53.
[8] 吴龙章 . 草药小金钱、小五爪龙、路边菊治疗急性乳腺炎 . 江西医药杂志，1966，（5）：222.

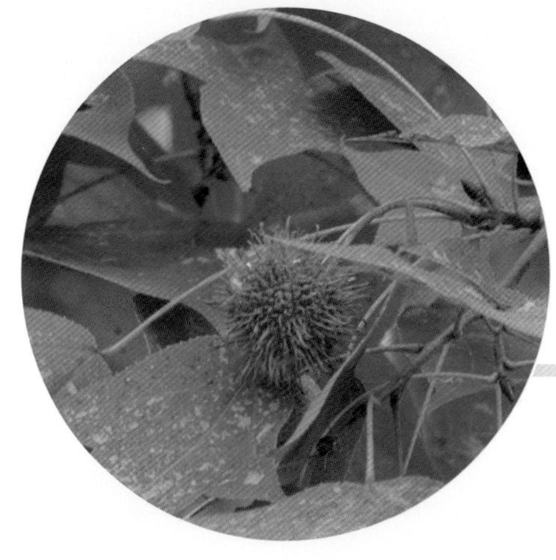

路路通

Lu lu tong

Liquidambaris Fructus

[英]Beautiful Sweetgum Fruit

【别名】枫木、香树、枫人、枫仔树、三角枫、枫球、枫木上球。

【来源】为金缕梅科植物枫香树 *Liquidambar formosana* Hance 的果序。

【植物形态】多年生落叶乔木。树皮灰褐色，方块状剥落。叶互生；托叶线形，早落；叶片心形，常 3 裂，幼时及萌发枝上的叶多为掌状 5 裂，长 6~12cm，宽 8~15cm，裂片卵状三角形或卵形。先端尾状渐尖，基部心形，边缘有细锯齿，齿尖有腺状突。花单性，雌雄同株，无花被；雄花淡黄绿色，成柔荑花序再排成总状，生于枝顶；雄蕊多数，花丝不等长；雌花排成圆球形的头状花序；萼齿 5，钻形；子房半下位，2 室，花柱 2，柱头弯曲。头状果序圆球形，表面有刺，蒴果有宿存花萼和花柱，两瓣裂开，每瓣 2 浅裂。种子多数，细小，扁平。

【分布】广西全区均有分布。

【采集加工】秋、冬季采收，晒干。

【药材性状】果序圆球形，直径 2~3cm。表面灰棕色至棕褐色，有多数尖刺状宿存萼齿及鸟嘴状花柱，常折断或弯曲，除去后则现多数蜂窝小孔；基部有圆柱形果柄，长 3~4.5cm，常折断或仅具果柄痕。小蒴果顶部开裂形成空洞状，可见种子多数，发育不完全者细小，多角质，直径约 1mm，黄棕色至棕褐色，发育完全者少数，扁平长圆形，具翅，褐色。体轻，质硬，不易破开。气微香，味淡。

【品质评价】以果序大、完整、体轻、质硬、色棕黑者为佳。

【化学成分】枫香树叶中含杨梅树皮素 -3-*O*-（6′-*O*- 没食子酰）- 葡萄糖苷 [myricetin-3-*O*-（6′-*O*-galloyl）-glucoside]，槲皮素 -3-*O*-（6′-*O*- 没食子酰）- 葡萄糖苷 [quercetin-3-*O*-（6′-*O*-galloyl）-glucoside]，紫云英苷（astragalin），三叶豆苷（trifolin），异槲皮苷（*iso*-quercitrin），金丝桃苷（hyperin），杨梅树皮素 -3- 葡萄糖苷（myricetin-3-glucoside），芸香苷（rutin），水晶兰苷（monotropein），并没食子酸（ellagic acid），左旋莽草酸（shikimic acid）。叶中所含鞣质的主要成分为：新唢呐草素（tellimagrandin）Ⅰ及Ⅱ，长梗马兜铃素（pedunculagin），木麻黄鞣宁（casuarinin），木麻黄鞣质（casuariin），木麻黄鞣亭（casuarictin），1,2,6- 三没食子酰葡萄糖（1,2,6-tri-*O*-galloyl-*β*-D-glucose），1,2,4,6- 四没食子酰葡萄糖（1,2,4,6-tetra-*O*-galloyl-*β*-D-glucose），五没食子酰葡萄糖（penta-*O*-galloylglucose），枫香鞣质（liquidambin），异皱褶菌素（*iso*-rugosin）A、B、D[1]。

枫香树皮含*β*-谷甾醇（*β*-sitosterol）与水晶兰苷（monotropein）[1]。

枫香树叶中挥发油成分有单萜类化合物，倍半萜类化合物，脂肪类化合物，芳香族化合物，如 4- 松油醇（4-terpinol），*β*- 石竹烯（*β*-caryophyllene），伞形花酮（umbellulone）等[2]。

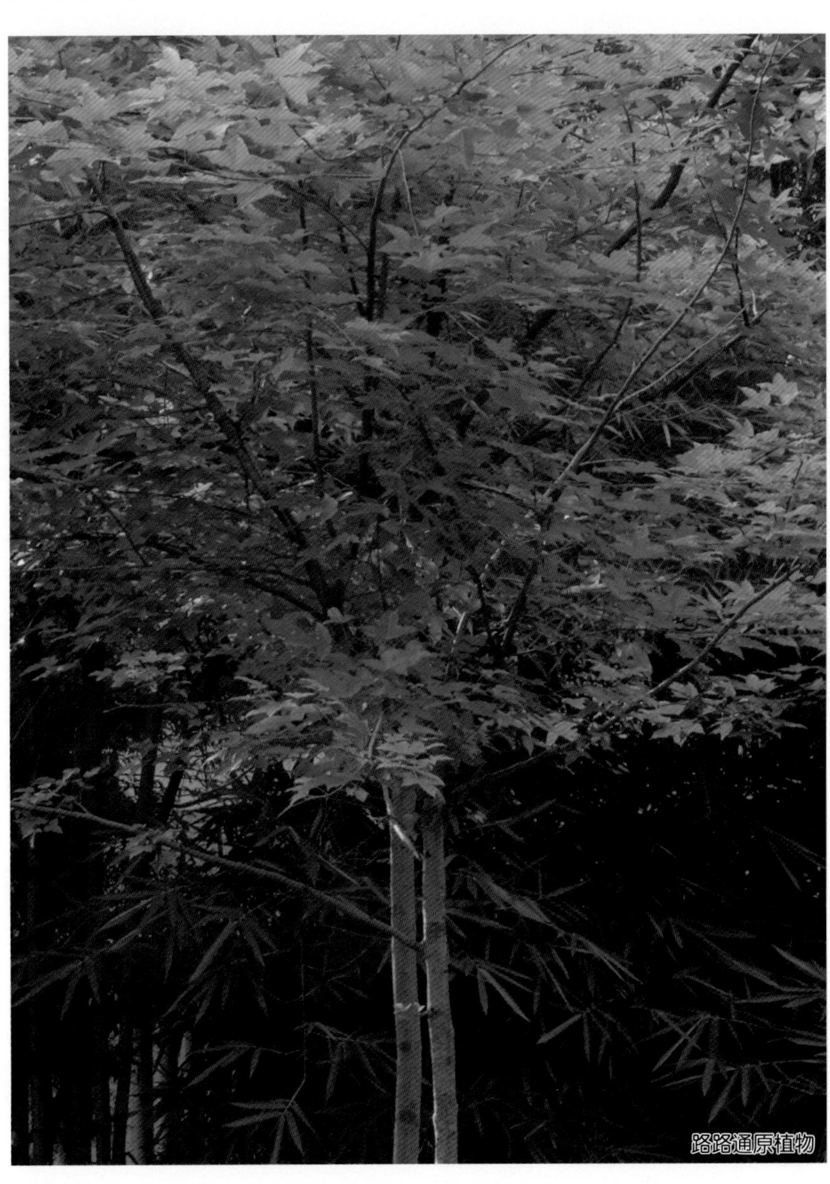
路路通原植物

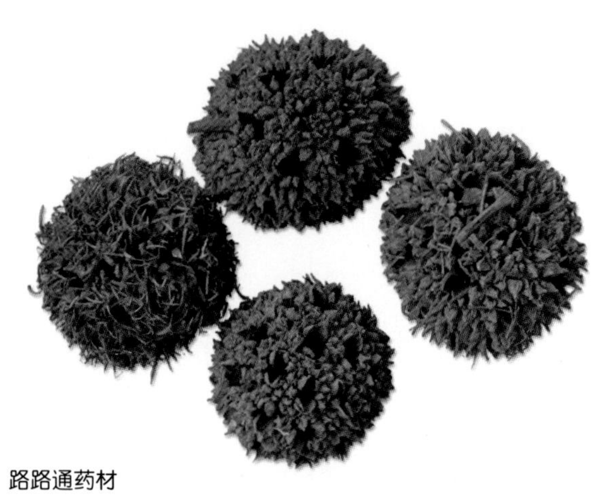

路路通药材

【药理作用】

1. 止血　枫香叶醇提取物制成止血粉，对狗股动脉、肝、脾切口的止血，有效率达 90% 以上，药物的吸水性、黏合性强，与血液接触后在适当压力下即形成富有弹性的膜状物附着在创面。但药物受潮后止血效果降低[3]。枫香叶提取物兔腹腔注射 0.5g/kg，在注药前后分别取心血测定，表明能增强血小板黏附和聚集功能，缩短血液凝固时间和增大血栓弹力作用。又将兔耳浸于枫香叶 5% 的水溶液中，浸药后能缩短耳出血时间。此外，枫香叶提取物可使红细胞发生聚集，其程度与提取物浓度有关[4]。枫香脂及其挥发油体外实验可使兔血栓长度缩短和重量（湿重和干重）减轻，在体实验显示可抑制大鼠血栓形成，体外可提高纤溶酶活性，提高血小板内环腺苷酸（cAMP）含量。表明枫香脂及其挥发油抗血栓作用与促进纤溶活性和提高血小板作用与 cAMP 有关，挥发油可能是枫香脂的主要止血成分[5]。

2. 抗菌　枫香树叶对金黄色葡萄球菌、白色葡萄球菌、福氏志贺氏菌、伤寒沙门菌、铜绿假单胞菌皆有抗菌作用，抑菌圈直径在 13~25mm 之间。不同方法提取的药液的抗菌作用有差别，其中枫香树叶水煎液抗菌作用最好，对金黄色葡萄球菌、白色葡萄球菌、福氏志贺菌、伤寒沙门菌、铜绿假单胞菌的最低抑菌浓度分别为 0.5g/ml、1g/ml、0.5g/ml、0.5g/ml、0.25g/ml。提示枫香树叶对金黄色葡萄球菌、白色葡萄球菌、志贺菌、伤寒沙门菌、铜绿假单胞菌有较好的抗菌作用[6]。

【临床研究】

1. 脑梗死　治疗组用路路通注射液治疗，对照组用其他综合治疗。结果：治疗组 35 例，治愈 28 例，占 80%；显效 2 例，占 5.7%；有效 4 例，占 11.4%；无效 1 例，占 2.9%；总有效率 97.1%。对照组 30 例，治愈 19 例，占 63.3%；显效 1 例，占 3.3%；有效 3 例，占 10%；无效 7 例，占 23.3%；总有效率 76.7%[7]。

2. 慢性荨麻疹　路路通 9g，水煎服，分早晚 2 次服用，每日 1 剂。外用取路路通 20g，水煎液放进洗澡水内，待水温适宜时便可以洗澡，应尽可能地将全身泡在药水中约 10min，每日 1 次。以上两种方法相结合，7 日为 1 个疗程。一般病情，使用本法 2~3 次便有明显疗效[8]。

3. 产后缺乳　口服通乳汤（生黄芪 30g，通草、升麻、陈皮各 6g，路路通、当归、炒白术、连翘、王不留行籽各 10g，天花粉 15g，随证加减），治疗 8 周。结果：治疗 40 例，28 例治愈（乳汁分泌正常，能正常哺乳），12 例好转（乳汁分泌增多，或乳汁分泌正常，但量少不够喂养婴儿）[9]。

【性味归经】味苦，性平。归肝、膀胱经。

【功效主治】祛风通络，利水下乳。主治风湿痹痛，肢体麻木，手足拘挛，水肿，小便不利，乳汁不通，风疹。

【用法用量】内服：煎汤，3~10g；或煅存性研末服。外用适量，研末敷；或烧烟嗅气。

【使用注意】阴虚津少者慎服。

附：枫香树根

味辛、苦，性平。归肝、大肠经。功效：解毒消肿，祛风止痛。主治：痈疽疔疮，风湿痹痛，牙痛，湿热泻痢。内服：煎汤，15~30g；或捣汁；外用适量，捣敷。

枫香树叶

味辛、苦，性平。归脾、肝、大肠经。功效：行气止痛，解毒。主治：胃脘疼痛，痢疾，泄泻，痈肿疮疡，湿疹。内服：煎汤。15~30g；或鲜品捣汁。外用适量，捣烂敷。

【经验方】

1. 癣　枫木上球十个（烧存性），白砒五厘。共末，香油搽。（《本草纲目拾遗》引《德胜堂方》）

2. 荨麻疹　枫球 500g，煎浓汁。每日 3 次，每次 18g，空心服。（《湖南药物志》）

3. 耳内流黄水　路路通 15g。水煎服。(《浙江民间草药》)

4. 过敏性鼻炎　路路通 12g，苍耳子、防风各 9g，辛夷、白芷各 6g。水煎服。（《中药临床应用》）

5. 少乳或乳汁不通　路路通 15~20g，水煎服。（《广西本草选编》）

【参考文献】

[1] 国家中医药管理局《中华本草》编委会 . 中华本草 . 上海：上海科学技术出版社，1999：2381.

[2] 姜志宏，周荣汉 . 枫香叶挥发油化学成分研究 . 中草药，1991，14（8）：34.

[3] 江西医药资料 .1972，（1）：13.

[4] 庐山植物园止血药研究组 . 中草药通讯，1979，（1）：30.

[5] 朱亮 . 中草药，1991，22（7）：404.

[6] 钟有添，王小丽，马廉兰 . 枫香树叶抗菌活性研究 . 时珍国医国药，2007，18（7）：1693.

[7] 李影 . 路路通注射液治疗脑梗死 35 例疗效观察 . 中华医药杂志，2004，4（5）：602.

[8] 吴信伟 . 路路通巧治慢性荨麻疹 . 家庭用药，2007，16（3）：56.

[9] 王宁 . 自拟通乳汤治疗产后缺乳 40 例 . 浙江中医杂志，2010，45（12）：913.

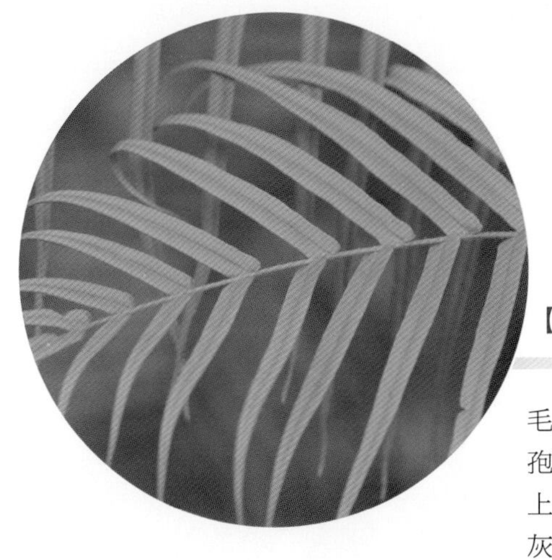

Wu gong cao

蜈蚣草

Pteridis Vittatae Herba
[英]Chinese Brake Her

【别名】百叶尖、蜈蚣蕨、小贯众、牛肋巴、蜈蚣连、梳子草、黑舒筋草、小牛肋巴。

【来源】为凤尾蕨科植物蜈蚣草 *Pteris vittata* L. 的全草。

【植物形态】多年生陆生中型蕨类植物。根茎短，斜生或横卧，密生黄棕色条形鳞片。叶薄革质，一型，密生；叶柄禾秆色，有时带紫色，基部被线形黄棕色鳞片；叶片阔倒披针形或狭椭圆形，长 20~94cm，宽 5~25cm，基部渐狭，先端尾状，单数一回羽状；羽片 30~50 对，对生或互生，无柄，线形或线状披针形，基部宽楔形或浅心形，先端渐尖，边缘不育处有钝齿，中部羽片较大，长 2.5~16cm，宽 2~10mm，背面疏生黄棕色鳞片和节状毛；叶脉羽状，侧脉二叉状或不分叉。孢子囊群线形，生于羽片边缘的边脉上，连续分布；囊群盖同形，膜质。全缘，灰白色。

【分布】广西主要分布于大新、阳朔、临桂。

【采集加工】全年均可采收，洗净，晒干，切段，晒干。

【药材性状】根茎短，密生黄棕色条形鳞片。叶对生或互生，无柄，叶片皱缩，展平后呈阔倒披针形或狭椭圆形，长 20~94cm，宽 5~25cm，基部渐狭，一回羽状分裂。裂片 30~50 对，孢子囊群线形，生于羽片边缘的边脉上，连续分布。气微，味淡。

【品质评价】以干燥、色绿、叶多者为佳。

【化学成分】本品全草含木脂体苷（lignanoid glycoside），顺 - 二氢 - 去氢二松柏醇 -9-*O*-*β*-D- 葡萄糖苷（*cis*-dihydro-dehydrodiconiferyl-9-*O*-*β*-D-glucoside），落叶松脂醇 -9-*O*-*β*-D- 葡萄糖苷(lariciresinol-9-*O*-*β*-D-glucoside)，二脂酰甘油基三甲基高丝氨酸（diacyl glyceryltrimethylhomoserine）[1]。

【性味归经】味淡、苦，性凉。归肝、大肠、膀胱经。

【功效主治】祛风除湿，舒筋活络，解毒杀虫。主治筋骨疼痛，腰痛，肢麻屈伸不利，半身不遂，跌打损伤，痢疾，乳痈，疮毒，疥疮，蛔虫病。

【用法用量】内服：煎汤，6~12g。外用适量，捣敷；或煎水熏洗。

【使用注意】脾胃虚弱者慎服。

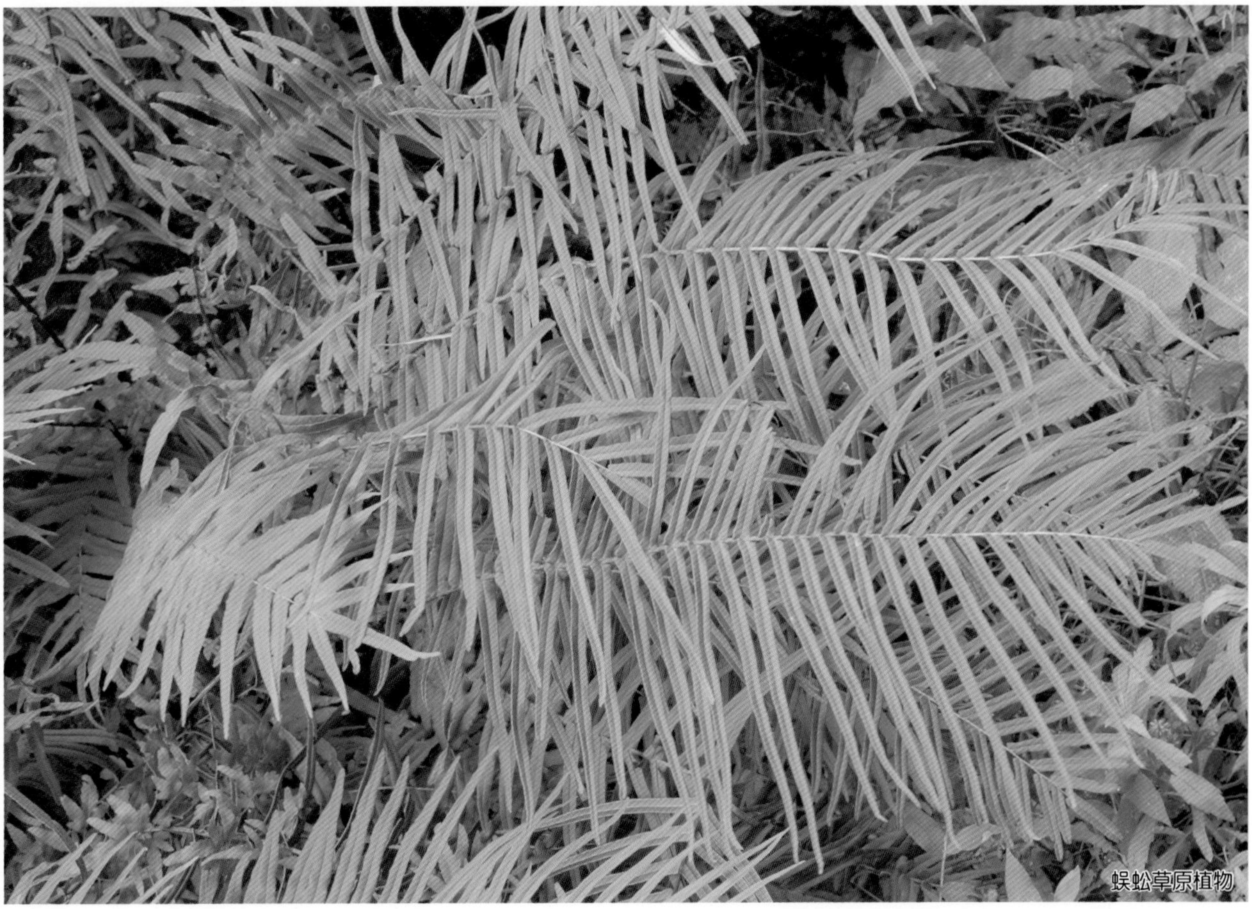

蜈蚣草原植物

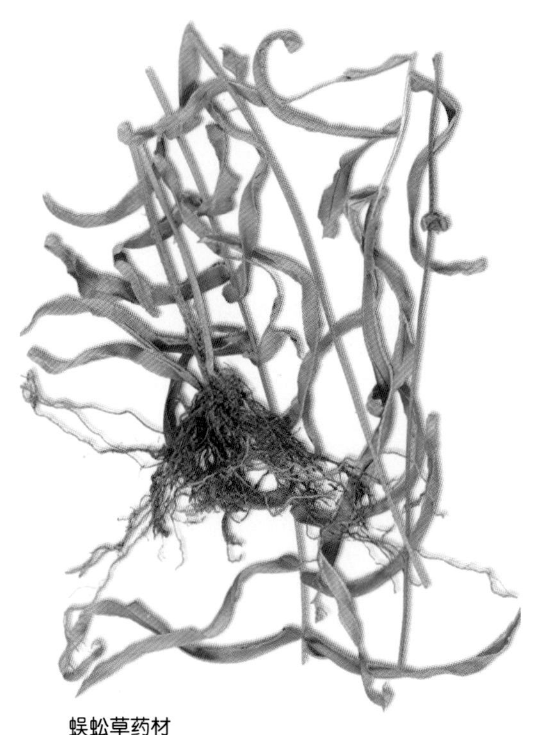
蜈蚣草药材

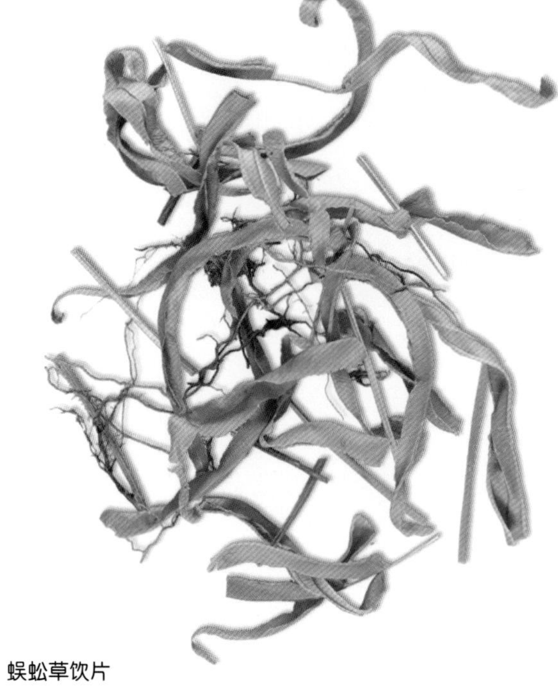
蜈蚣草饮片

【经验方】

1.跌打损伤　小牛肋巴、酢浆草各适量。捣敷患处。(《四川中药志》1982年)
2.流感　蜈蚣草9g,板蓝根15g,射干6g。水煎服。(《中国药用孢子植物》)
3.风湿麻木　小牛肋巴15g,小血藤9g,追风伞(一把伞)9g。泡酒服。(《四川中药志》1982年)
4.痢疾　蜈蚣草30~60g。水煎服。(《中国药用孢子植物》)
5.尿路感染　蜈蚣蕨、石韦各15g。水煎服。(《中国药用孢子植物》)
6.蛔虫症　(蜈蚣草)根茎6~12g。水煎服。(《云南中草药选》)
7.疖疮　小牛肋巴30g，野菊花、大蒜秆各15g。水煎外洗。(《四川中药志》1982年)
8.无名肿毒　小牛肋巴、铧头草、蒲公英各15g，土茯苓9g，水煎服。(《四川中药志》1982年)
9.疥疮　蜈蚣草60g，一扫光、大蒜秆(干品)各120g。水煎洗，每日3次。并内服，白土茯苓、白鲜皮、蒲公英各30g，八爪金龙12g。水煎服，每日3次。(《贵州民间药物》)

【参考文献】

[1] 国家中医药管理局《中华本草》编委会. 中华本草. 上海：上海科学技术出版社，1999：490.

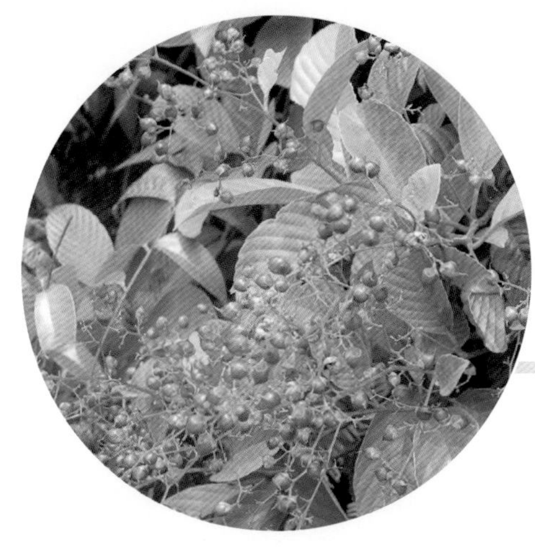

Xi ye teng

锡叶藤

Tetracerae Asiaticae Radix seu Folium

[英]Asian Tetacera Root or Leaf

【别名】锡叶、涩藤、涩沙藤、水车藤、雪藤、糙米藤、擦锡藤、狗舌藤。

【来源】为五桠果科植物锡叶藤 *Tetracera asiatica*（Lour.）Hoogl. 的根、茎叶。

【植物形态】多年生常绿木质藤本，多分枝。枝条粗糙，嫩枝被毛，老枝秃净。单叶互生；叶柄有较多刚伏毛；叶革质，极粗糙，长圆形，椭圆形或长圆状倒卵形，长 4~14cm，宽 2~5cm，先端钝或稍尖，基部宽楔形或近圆形，常不等侧，中部以上边缘有小锯齿，两面被刚毛和短刚毛，用手触之有极粗糙感，侧脉 10~15 对。圆锥花序顶生或生于枝顶叶腋内，被柔毛；苞片 1 个；花多数，萼片 5，离生，大小不等，无毛，仅边缘有睫毛；花瓣 3，卵圆形，与萼片近等长，白色；雄蕊多数，心皮 1，无毛，花柱突出雄蕊之外。蓇葖果成熟时黄红色，有残存花柱。种子 1，黑色，基部有碗状假种皮。

【分布】广西主要分布于武鸣、邕宁、龙州、防城、灵山、博白、桂平、平南、岑溪、苍梧等地。

【采集加工】全年均可采收，洗净，切段，晒干。

【药材性状】根圆柱形，直或略弯曲，直径 0.5~1.5cm。表面灰棕色，具浅纵沟和横向裂纹，栓皮极易剥离；剥离栓皮的表面呈淡棕红色，具浅纵沟和点状细根痕。质硬，断面木部灰棕色，射线淡黄棕色，有众多小孔。气微，味微涩。叶卷曲或皱褶，展开呈长圆形，先端急尖，基部近阔楔形，边缘中部似上具锯齿，上面灰绿色，下面浅绿色，叶脉下面突出，两面密布小突起，粗糙似砂纸；叶柄长约 1.5cm，腹面具沟。薄革质。气微，味微涩。

【品质评价】根以身干、无泥沙者为佳；茎叶以干燥、叶多、色绿者为佳。

【化学成分】地上部分含良姜素（izalpinin），良姜素-3-甲醚（izalpinin-3-methyl ether），山柰素-4′,7-二甲醚（kaempferol-4′,7-dimethyl ether），汉黄芩素（wogonin），汉黄芩素 7-*O*-*β*-D-葡萄糖醛酸甲酯苷（wogonin7-*O*-*β*-D-glucuronate methyl ester），汉黄芩素 7-*O*-*β*-D-葡萄糖醛酸苷（wogonin 7-*O*-*β*-D-glucuonide），双氢汉黄芩素（dihydrowogonin），桦木酸（betulinic acid），*β*-谷甾醇（*β*-sitosterol），胡萝卜苷（daucosterol），硬脂酸（stearic acid）[1]。

【性味归经】味酸、涩，性平。归脾、

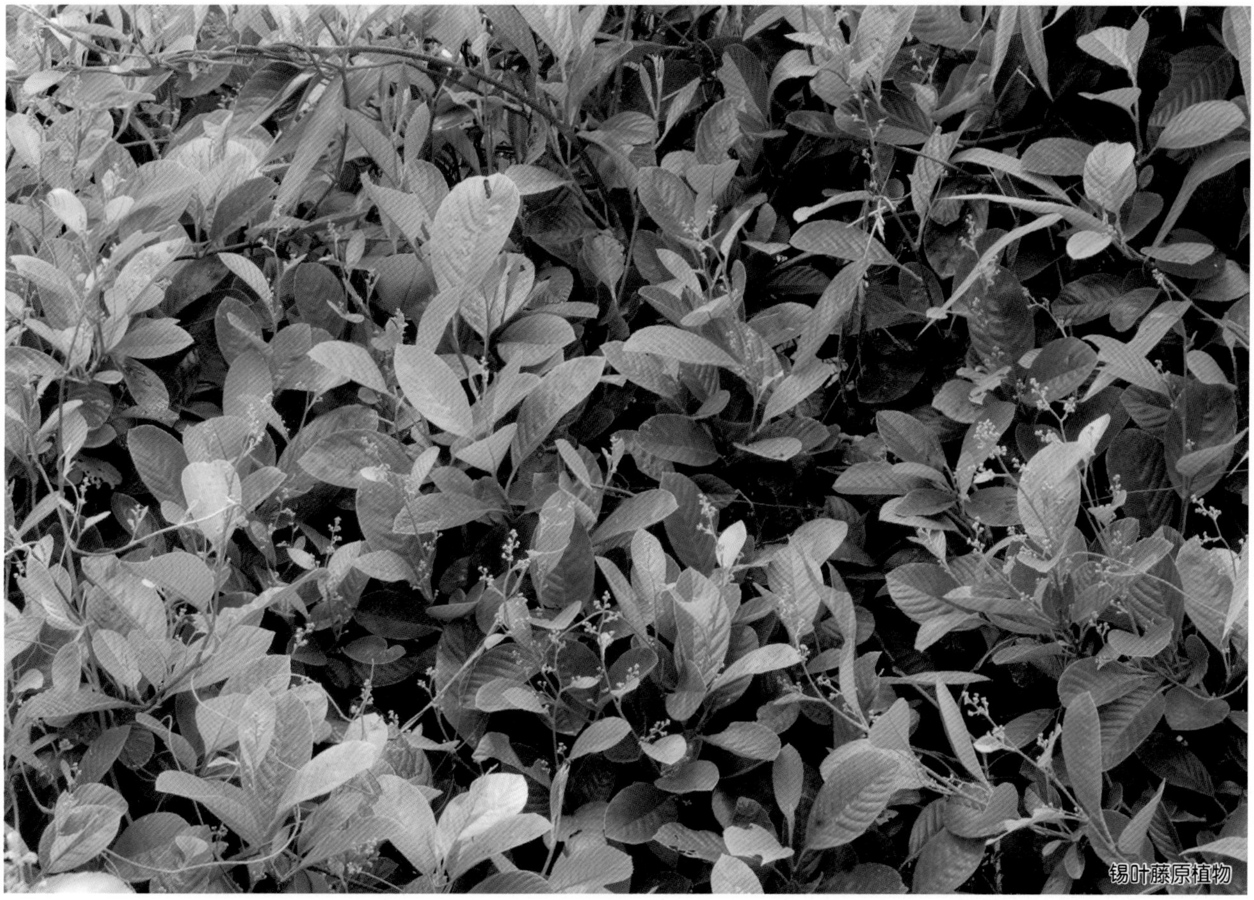

锡叶藤原植物

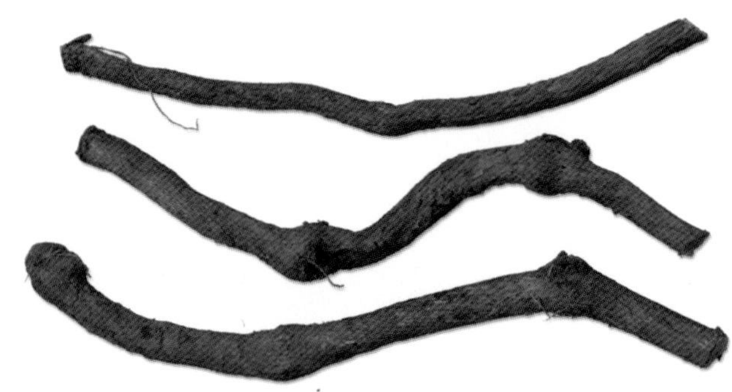

锡叶藤根

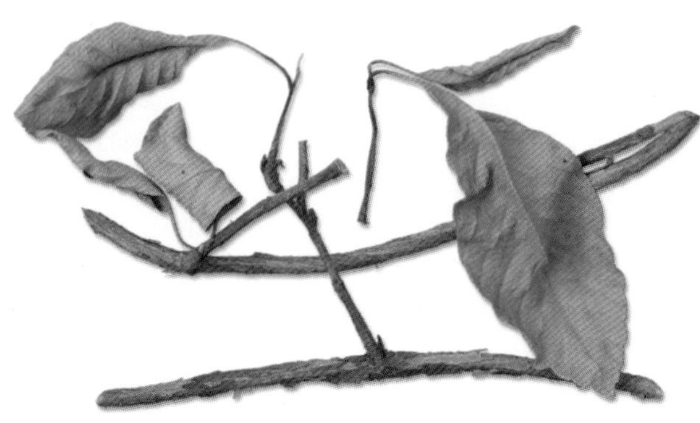

锡叶藤茎叶

肾、肝经。

【**功效主治**】收涩固脱，消肿止痛。主治久泻久痢，便血，脱肛，遗精，带下，子宫脱垂，跌打肿痛。

【**用法用量**】内服：煎汤，茎叶 9~30g，大剂量可用至 60g；根 15~30g。外用适量，鲜叶、茎藤，煎水洗；或鲜叶捣敷。

【**使用注意**】实证泻痢不宜用。

【经验方】

1. 红白痢（湿热痢亦可） ①锡叶一两，分三次煎服。如仍未愈，再用二钱，和木棉花二钱、扭肚藤二钱，服一二次。（《岭南采药录》）②锡叶藤叶 9g，小凤尾 30g，车前草 15g。煎服。（《广东惠阳地区中草药》）

2. 腹泻 锡叶藤 15g，大飞扬 30g。水煎服。（《全国中草药汇编》）

3. 子宫下垂 锡叶藤、叶（干）60g，升麻（醋炒）15g，猪小肚（膀胱）1 只。水煎空腹服。（《广东惠阳地区中草药》）

【参考文献】

[1] 纳智，李朝明，郑惠兰，等. 锡叶藤的化学成分. 云南植物研究，2001，23（1）：400.

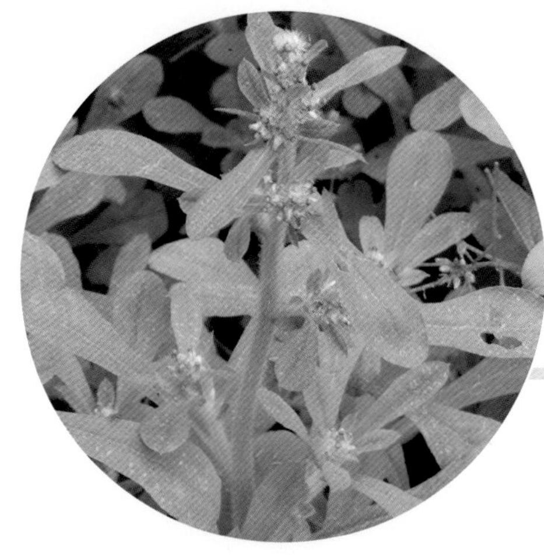

Shu qu cao

鼠曲草

Gnaphalii Affinis Herba

[英]Cudweed Herb

【别名】清明菜、鼠耳草、香茅、白头翁、黄花白艾、佛耳草、茸母、团艾。

【来源】为菊科植物鼠曲草 *Gnaphalium affine* D. Don. 的全草。

【植物形态】二年生草本。茎直立，簇生，不分枝或少有分枝，密被白色绵毛。叶互生；无柄；基部叶花期时枯萎，下部和中部叶片倒披针形或匙形，长 2~7cm，宽 4~12mm，先端具小尖，基部渐狭，下延，全缘，两面被灰白色绵毛。头状花序多数，通常在茎端密集成伞房状；总苞球状钟形；总苞片 3 层，金黄色，干膜质，先端钝，外层总苞片较短，宽卵形，内层长圆形，花黄色，外围的雌花花冠丝状；中央的两性花花冠筒状，先端 5 裂。瘦果长圆形，有乳头状突起；冠毛黄白色。

【分布】广西主要分布于钟山、上林、南宁、隆安、田东、那坡、田林、南丹、都安等地。

【采集加工】春季开花时采收，去尽杂质，晒干，贮藏干燥处。鲜品随采随用。

【药材性状】全草密被灰白色绵毛。根较细，灰棕色。茎常自基部分枝成丛，长 15~30cm，直径 1~2mm。叶皱缩卷曲，展平后叶片呈条状匙形或倒披针形，长 2~6cm，宽 0.3~1cm，全缘，两面均密被灰白色绵毛；质柔软，头状花序顶生，多数，金黄色或棕黄色，舌状花及管状花多已落脱，花托扁平，有花脱落后的痕迹。气微，味微甘。

【品质评价】以叶多、完整、色黄绿、白色绵毛多者为佳。

【化学成分】全草含黄酮苷（flavonoid glycoside）、挥发油（volatile oil）、微量生物碱、甾醇、非皂化物，又含维生素 B（vitamin B），胡萝卜素（carotene），叶绿素（chlorophyll），树脂，脂肪等。花含木犀草素 -4-*β*-D-葡萄糖苷（luteolin-4-*β*-D-glucoside）[1]。本品还含有多种氨基酸：天冬氨酸（aspartic acid），谷氨酸（glutamate），亮氨酸（leucine），精氨酸（arginine），丝氨酸（serine），苏氨酸（threonine）等成分[2]。

【药理作用】

1. 抗菌　鼠曲草煎剂 4g/kg 小鼠灌胃，对实验性慢性气管炎合并慢性咳嗽的小鼠有镇咳作用，鼠曲草煎剂对金黄色葡萄球菌、宋内痢疾杆菌有抑制作用[3,4]。抑菌效果为：金黄色葡萄球菌 > 沙门菌 > 枯草芽孢杆菌 > 大肠杆菌，其中，对金黄色葡萄球菌的抑菌圈直径为 1.4cm，对沙门菌的抑菌圈直径为 1.2cm，对枯草芽胞杆菌的抑菌圈直径为 1.0cm，对大肠杆菌的抑菌圈直径为 0.95cm；其最小抑菌浓度为：金黄色葡萄球菌 1.25%，沙门菌 2.5%，大肠

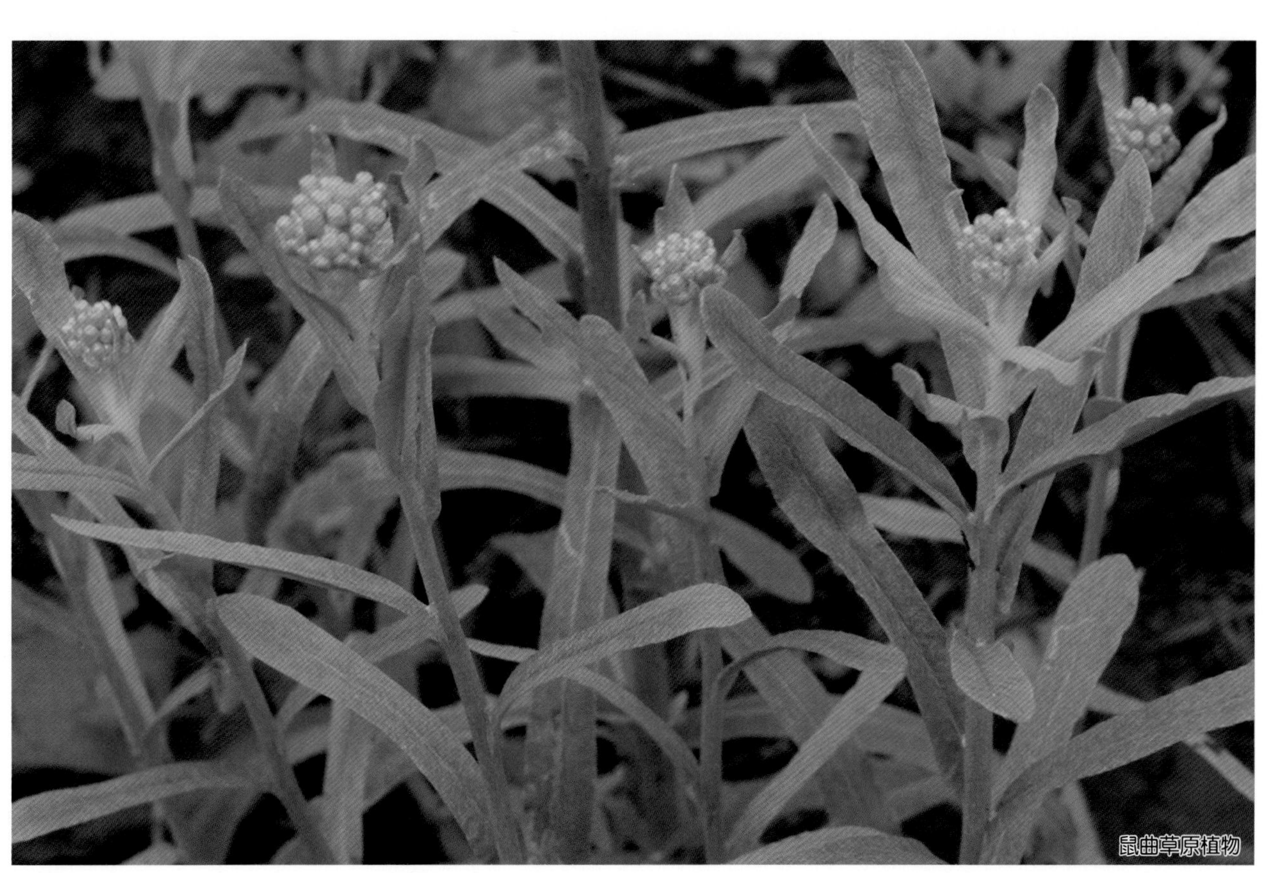
鼠曲草原植物

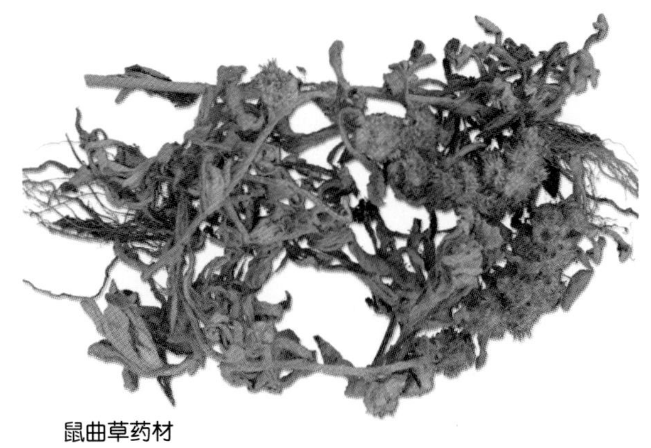
鼠曲草药材

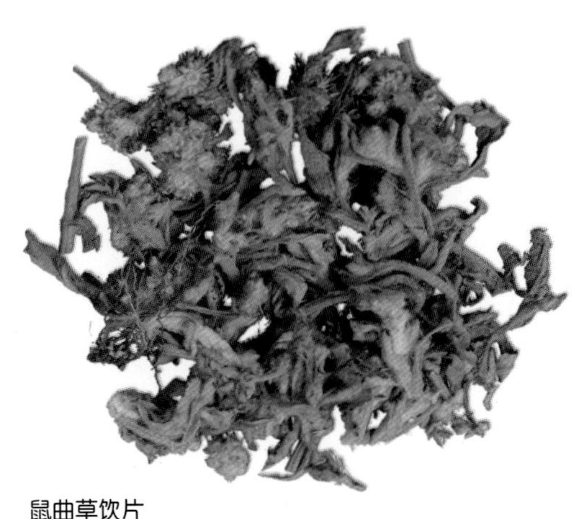
鼠曲草饮片

杆菌 10%，枯草芽胞杆菌 10%[5]。

2. 止咳祛痰　鼠曲草水提物可延长小鼠、豚鼠的咳嗽潜伏期和减少咳嗽次数，增加小鼠气管纤毛对酚红的分泌排出量[6]。

3. 抗氧化　叶粗提取物［乙醇 - 水（7：3）提取物水溶部分］及主要黄酮类化合物（芦丁、槲皮素 -3-*O*-*β*-D- 吡喃半乳糖苷 -4′-*O*-*β*-D- 吡喃葡萄糖苷、槲皮素 -3-*O*-*β*-D- 吡喃葡萄糖苷、异鼠李黄素 -3-*O*-*β*-D- 吡喃半乳糖苷、槲皮素、山柰酚）对 DPPH•、紫外线（UV）辐射诱导的脂质体膜过氧化、亚油酸与二棕榈酰磷脂酰胆碱混合物［以 2,2′- 偶氮二（2- 咪基丙烷）氢氧化物为自由基发生剂］形成的大单层脂质体中亚油酸的氧化试验中，粗提物半数抑制率（IC_{50}）值分别为 15.96μg/ml，14.86μg/ml，48.44μg/ml，化合物 1-6 的 IC_{50} 值平均 0.79μg/ml，0.73μg/ml，2.41μg/ml。提示提取物中活性成分是通过清除 UV 诱导的自由基和作为 UV 吸收屏障对 UV 损伤产生抑制作用[7]。

4. 保肝　鼠曲草提取物能降低四氯化碳所致小鼠各组血清谷丙转氨酶和谷草转氨酶含量的升高，能升高肝组织谷胱甘肽过氧化物酶的活性，降低肝组织丙二醛的含量[8]。

【临床研究】

婴幼儿支气管肺炎　内服用鲜鼠曲草 80g（干品 30g），水煎 3 次，分多次母子同服；外敷用鲜鼠曲草 100g（干品研末 30g）捣碎成泥，加冰片 10g 研碎，用浓茶冲白糖调成糊状，外敷于神阙穴（肚脐），上盖以消毒纱布，注意保持湿度。经治 12 例，效果颇佳[9]。

【性味归经】味苦，性寒。归肺、脾经。

【功效主治】清热燥湿，解毒散结，止血。主治湿热痢疾，痈疽肿毒，瘰疬，外伤出血。

【用法用量】内服：煎汤，9~15g。外用适量，捣烂。

【使用注意】脾胃虚寒者慎服。

【经验方】

1. 筋骨痛，脚膝肿痛，跌打损伤　鼠曲草 30~60g。水煎服。（《湖南药物志》）

2. 一切劳嗽，壅滞胸膈痞满　雄黄、佛耳草、鹅管石、款冬花各等份。上为末。每服用药一钱，安在炉子上焚着，以开口吸烟在喉中。（《宣明论方》焚香透膈散）

3. 支气管炎，寒喘　鼠曲草、黄荆子各 15g，前胡、云雾草各 9g，天竺子 12g，茅根 30g。水煎服，连服 5 天。一般需服 1 个月。（《浙江民间常用草药》）

4. 白带　鼠曲草、凤尾草、灯心草各 15g，土牛膝 9g。水煎服。（《浙江民间常用草药》）

5. 咳嗽痰多　鼠曲草全草 15~18g，冰糖 15~18g。同煎服。（《江西民间草药》）

6. 脾虚浮肿　鲜鼠曲草 60g。水煎服。（《福建中草药》）

【参考文献】

[1] 国家中医药管理局《中华本草》编委会 . 中华本草 . 上海：上海科学技术出版社，1999：6887.

[2] 王世宽，潘明，任路遥 . 鼠曲草的氨基酸含量的测定及营养评价 . 氨基酸和生物资源，2005，27（1）：37.

[3]《全国中草药汇编》编写组 . 全国中草药汇编（上册）. 北京：人民卫生出版社，1976：890.

[4] 南京药学院《中草药学》编写组 . 中草药学 . 南京：江苏科学技术出版社，1980：1183.

[5] 潘明 . 鼠曲草提取物抑菌作用初步研究 . 四川食品与发酵，2006，42（6）：53.

[6] 俞冰，杜瑾，张亚珍，等 . 鼠曲草止咳祛痰作用的实验研究 . 浙江中医药大学学报，2006，30（4）：352.

[7] 高博 . 单花鼠曲草叶粗提取物及主要黄酮类化合物的抗氧化和光防护作用 . 国外医药・植物药分册，2003，18（1）：28.

[8] 姜丽君，朴锦花，刘宇，等 . 鼠曲草提取物对四氯化碳所致小鼠急性肝损伤保护作用 . 时珍国医国药，2008，19（8）：1908.

[9] 曾立崑 . 大剂鼠曲草内服外敷治疗婴幼儿支气管肺炎 . 浙江中医杂志，1996，30（5）：230.

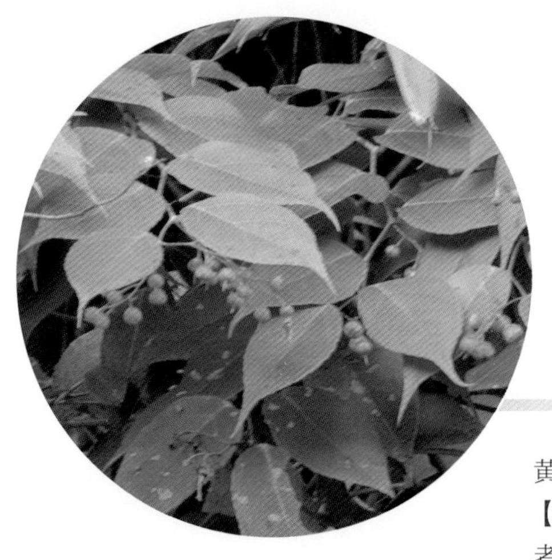

Man shan xiang

满山香

Gaultheriae Crenulatae Herba

[英]Yunnan Gaultheria Herb

【别名】透骨草、搜山虎、透骨香、煤炭果、万里香、九里香、芳香草、白珠树、滇白珠。

【来源】为杜鹃花科植物滇白珠 *Gaultheria yunnanensis*（Franch.）Rehd. 的全株。

【植物形态】多年生常绿灌木。树皮灰黑色，枝条细长，左右曲折，具纵纹，带红色或红绿色。单叶互生；叶柄短，粗壮；叶片革质，卵状长圆形，稀卵形、长卵形，有香气，长7~9cm，宽2.5~5cm，先端尾状渐尖，基部钝圆或心形，边缘具齿，表面绿色，有光泽，背面较淡，密被褐色斑点，中脉在背面隆起，表面凹陷，侧脉4~5对，弧形上升，连同网脉在两面明显。总状花序腋生，序轴纤细，被柔毛，有花10~15朵，疏生；苞片卵形，凸尖，被白色缘毛；小苞片2，对生或近对生，着生于花梗上部近萼处，披针状三角形；花萼裂片5，卵状三角形，钝头；花冠白绿色，钟形，口部分裂；雄蕊10枚，花丝短而粗，花药2室，每室先端具2芒；子房球形，被毛，短于花冠。浆果状蒴果，球形，黑色，5裂。种子多数，细小，淡黄色。

【分布】广西主要分布于桂平、隆林、上林、武鸣等地。

【采集加工】夏、秋季采收，鲜用或晒干。

【药材性状】茎圆柱形，多分枝，长约35cm，直径3~5mm，表面淡红棕色至棕红色，有明显的纵纹，皮孔横生，突起。叶痕类圆形或类三角形，质硬脆，易折断，断面不整齐，木质部淡棕色至类白色，髓淡黄棕色。叶革质，多脱落，完整者椭圆形或狭卵形，长1.5~9cm，宽1.3~4.5cm，表面淡绿色至棕红色，先端尖尾状，基部心形，叶缘有细锯齿。有的可见花序或果序，总状，腋生，小花白色，蒴果球形，其外有紫黑色萼片，种子多而小，淡黄色。气香，味甘、辛。

【品质评价】以身干、色红棕、无杂质者为佳。

【化学成分】本品根含有东莨菪素（scopoletin），棕榈酸（palmitic acid），胡萝卜苷（daucosterol），(−)-lyoniresinol，(−)-5′-甲氧基异落叶松树脂醇[(−)-5′-methoxy-*iso*-lariciresinol]，3,4,5-三甲氧基苯甲酸（3,4,5-trimethoxybenzoic acid），乙酰丁香酸（acetylsyringic acid）[1]。

全株含有阿魏酸（ferulic acid），氯原酸（chlorogenic acid），（+）-儿茶素[（+）-catechin]，原花色素A2（proanthocyanidin A2），芦丁（rutin），槲皮素（quercetin），水杨酸（salicylic acid），香草酸（vanillic acid），2,5-二羟基苯甲酸（gentistic acid），原儿茶酸（protocatechuic acid）[2]。还含有β-乙酰谷甾醇（β-acetylsitosterol），3β-乙酰基-12,25-二烯-达玛烷（3β-acetyl-12,25-dien-dammaran），3β-乙酰氧基-20（29）-羽扇烯-28-醛[3β-acetoxy-20(29)-lupen-28-aldehyde]，3β-乙酰齐墩果酸（3β-acetyl-oleanolic acid），β-谷甾醇（β-sitosterol），熊果酸（ursolic acid），豆甾醇（stigmasterol），3β-羟基-

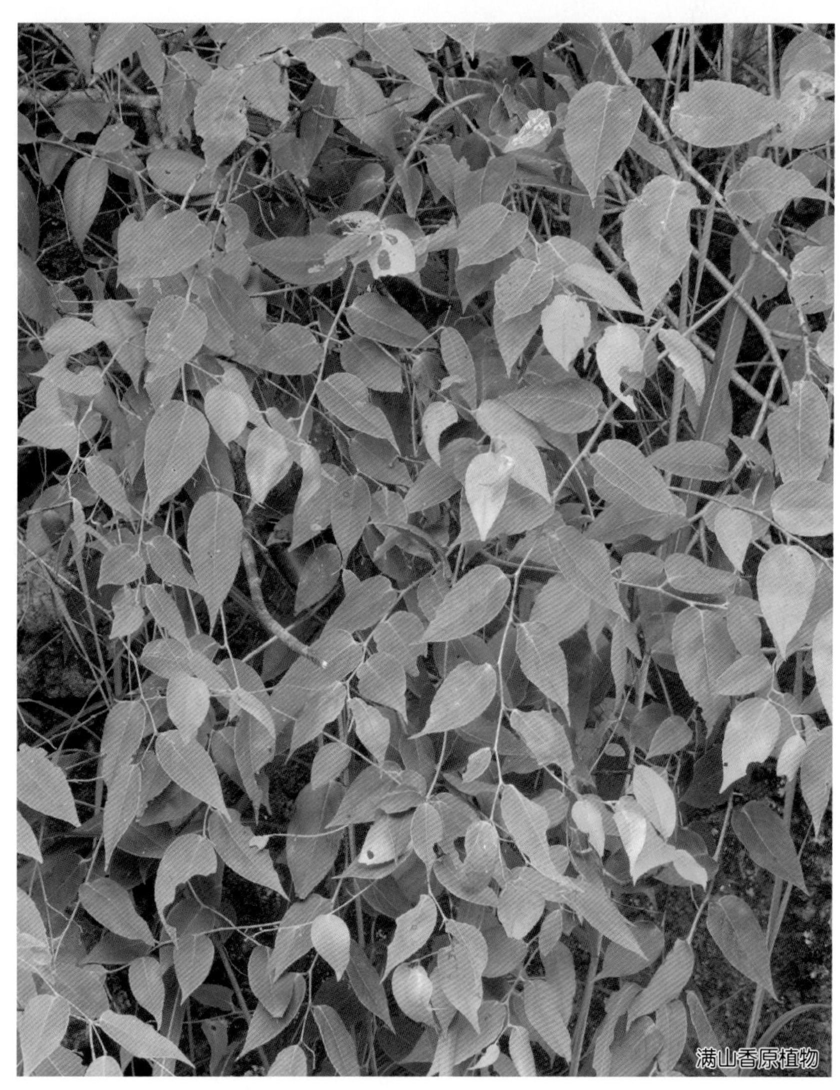

满山香原植物

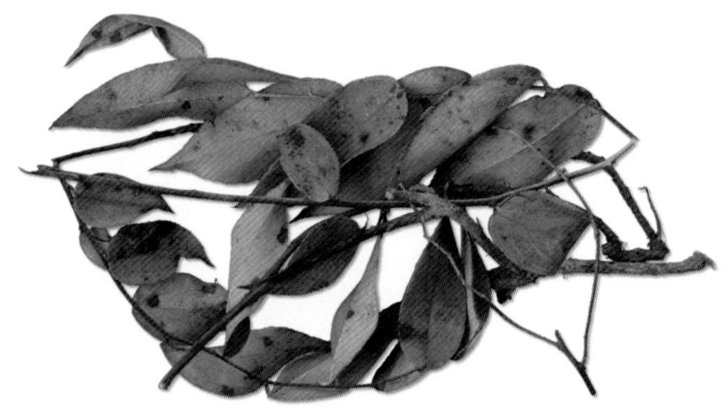

满山香药材

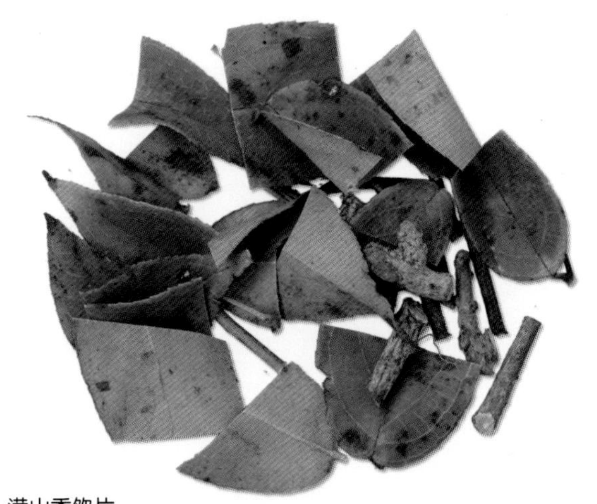

满山香饮片

20（29）-羽扇烯-28-醛[3β-hydroxy-20（29）-lupen-28-aldehyde]等[3]。

地上部分含有正三十二烷酸（lacceric acid）及同系物，香草酸（vanillic acid），槲皮苷（quercitrin）等[4]。

滇白珠叶含挥发油，其中主要成分是水杨酸甲酯（methyl salicylate）[5]。还含有十六烷（hexadecane），十五烷（pentadecane），2-羟基-4-甲氧基苯乙酮（2-hydroxy-4-methoxyacetophenone），白菖烯（calarene），2-甲基-癸烷（2-methyl-decane），十四酸乙酯（ethyl myristate）等[6]。

【药理作用】

1. 抗菌　滇白珠根挥发油对金黄色葡萄球菌、铜绿假单胞菌、大肠杆菌和变形杆菌均有抑制作用，作用强而明显[7]，抑菌浓度1~2μg/ml，滇白珠根水提物、乙酸乙酯和正丁醇萃取物均有一定的抑菌作用[7]。

2. 抗炎　滇白珠根醋酸乙酯100mg/kg和正丁醇提取物100mg/kg、200mg/kg可抑制小鼠腹腔毛细血管通透性[7]。

3. 镇痛　滇白珠醋酸乙酯、正丁醇提取物对小鼠热刺激法所致疼痛具有镇痛作用[8]。

4. 毒理　急性及亚急性毒性试验表明该浸膏毒性甚小[9]。

【临床研究】

痰瘀交阻型眩晕　口服滇白珠糖浆治疗，每次20ml，每日3次，以14天为1个疗程。结果：经过1个疗程后，50例病人中痊愈23例（46.0%），显效20例（40.0%），有效7例（14.0%），总有效率为100%[10]。

【性味归经】味辛，性温。归肺、胃、肾经。

【功效主治】化痰止咳，祛风除湿，散寒止痛，活血通络。主治咳嗽多痰，风湿痹痛，胃寒疼痛，跌打损伤。

【用法用量】内服：煎汤，9~15g，鲜品30g；或浸酒。外用适量，煎水洗；或浸酒擦；或捣敷。

【使用注意】忌食酸冷、鱼腥。孕妇禁服。

【经验方】

1. 湿疹　透骨草全株煎水，洗患处。（《云南中草药》）
2. 疮疡　透骨香研末，加冰片少许，外敷患处。（《贵州草药》）
3. 水臌　透骨香15g，车前草9g。水煎服。（《贵州草药》）
4. 跌打损伤　白珠树根30g，八棱麻18g。水、酒各半，煎服。（江西《草药手册》）
5. 风湿关节疼痛　①透骨香根30g，小血藤15g，白龙须3g，牛膝15g。泡酒1000ml。每服约30ml；并用透骨香茎叶、生姜、葱煎水外洗。（《贵阳民间药草》）②白珠树根、金粟兰、枸骨各30g，威灵仙15g。水煎服。（江西《草药手册》）
6. 风寒感冒、胃寒疼痛　滇白珠全株30~60g。水煎服。（《湖南药物志》）
7. 久病不思饮食　滇白珠全株30g，白茅根60g。水煎服。（《湖南药物志》）

【参考文献】

[1] 张治针，果德安，李长龄，等.滇白珠化学成分的研究（Ⅰ）.中草药，1998，29（8）：508.
[2] 张治针，果德安，李长龄，等.滇白珠化学成分的研究（Ⅱ）.中草药，1999，30（3）：167.
[3] 张治针，果德安，李长龄，等.滇白珠化学成分的研究（Ⅲ）.中草药，1999，30（4）：247.
[4] 马小军，杜程芳，郑俊华，等.滇白珠地上部分化学成分研究.中国中药杂志，2001，26（12）：844.
[5] 国家中医药管理局《中华本草》编委会.中华本草.上海：上海科学技术出版社，1999：5250.
[6] 吴琴，叶冲，韩伟，等.透骨香挥发油化学成分的SPME-GC-MS分析.河南大学学报（医学版），2007，26（2）：32.
[7] 马小军，赵玲，杜程芳.滇白珠提取物抗细菌活性的筛选.中国中药杂志，2001，26（4）：223.
[8] 张治针，果德安，李长龄.滇白珠抗菌抗炎和镇痛活性的实验研究.西北药学杂志，1999，14（2）：60.
[9] 孙学蕙.中国药理通讯，1989，6（2）：48.
[10] 李琰，管得宁，王翀，等.滇白珠糖浆治疗痰瘀交阻型眩晕临床观察.上海中医药杂志，2008，42（5）：18.

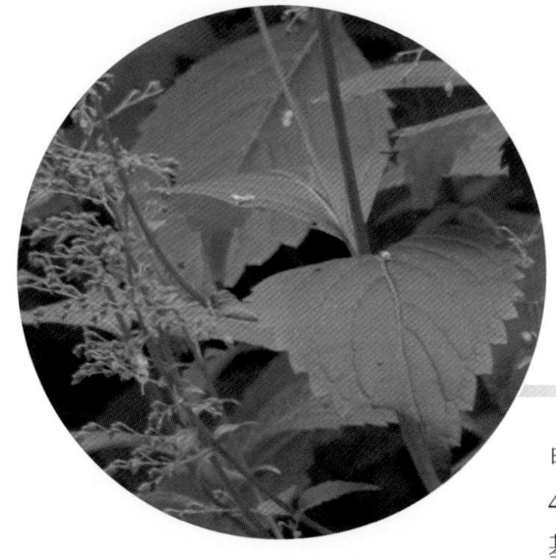

Xi huang cao

溪黄草

Isodi Lophanthoidis Herba

[英]Linearstripe Isodon Herb

【别名】熊胆草、血风草、溪沟草、山羊面、土黄连、香茶菜、山熊胆、黄汁草、线纹香茶菜。

【来源】为唇形科植物溪黄草 *Rabdosia serra*（Maxim）Hara. 的全草。

【植物形态】多年生草本。根茎呈疙瘩状，向下密生须根。茎四棱，带紫色，密被微柔毛，上部多分枝。叶对生；叶片卵圆形或卵状披针形，先端渐尖，基部楔形，边缘具粗大内弯的锯齿，两面脉上被微柔毛和淡黄色腺点。聚伞花序组成疏松的圆锥花序，密被灰色柔毛；苞片及小苞片卵形至条形；花萼钟状，外被柔毛及腺点，萼齿 5，长三角形，近等大，与萼筒近等长，果时萼增大，呈宽钟形；花冠紫色，外被短柔毛，冠筒基部上方浅囊状，上唇 4 等裂，下唇舟形；雄蕊 4，内藏；花柱先端 2 浅裂。小坚果阔倒卵形，先端具腺点及髯毛。

【分布】广西主要分布于那坡、灵山、岑溪、钟山、富川等地。

【采集加工】全年均可采收，洗净，切段，晒干。

【药材性状】茎枝方柱形，密被倒向微柔毛。叶对生，常破碎，完整叶多皱缩，展开后呈卵形或卵状披针形，长 4~12cm，两面沿脉被微柔毛，叶柄长 1~1.5cm。聚伞花序具梗，由 5 至多数花组成顶生圆锥花序；苞片及小苞片狭卵形至条形。密被柔毛；花萼钟状长约 1.5mm，外面密被灰白色柔毛并夹有腺点，萼齿三角形，近等大，与萼筒等长；花冠紫色，长约 5.5mm，花冠筒近基部上面浅囊状，上唇 4 等裂，下唇舟形；雄蕊及花柱不伸出于花冠。

【品质评价】以叶多、灰绿色或黄绿色者为佳。

【化学成分】本品含正十六酸（*n*-hexadecanoic acid），24- 甲基胆甾醇（24-methyl cholesterol），豆甾醇（stigmasterol）和*β*- 谷甾醇（*β*-sitosterol）[1]。5- 羟基 -4′- 甲氧基黄酮 -7- 葡萄糖苷（5-hydroxyl-4′-methoxyflavone-7-glucoside），2,3- 甲基萘（2,3-methylnaphthalene），4- 甲基 -2,6- 二叔丁基苯酚（4- methyl-2,6-ditertbutylphenol），2,3,6- 三甲基萘（2,3,6-trimethylnaphthalene），1,6- 二甲基 -4- 异丙基萘（1,6-dimethyl-4-*iso*-propyl naphthalene），2- 甲基 -9H- 芴（2-methyl-9H-fluorene），4- 羟基 -3,5- 二叔丁基苯甲醛（4-hydroxyl-3,5-ditertbutylbenzaldehyde）[2]。

此外，还含有 4- 甲基菲（4-methyl phenanthrene），9- 甲基菲（9-methyl phenanthrene），9- 乙基菲（9-ethyl phenanthrene），3,6- 二甲基菲（3,6-dimethyl phenanthrene），2,5- 二甲基菲（2,5- dimethyl phenanthrene），荧蒽（fluoranthene），3,8- 二氢 -1,2,3,3,8,8- 六甲基环戊烯并茚（3,8-dihydrogen-1,2,3,3,8,8-hexamethylcyclopenteneandi

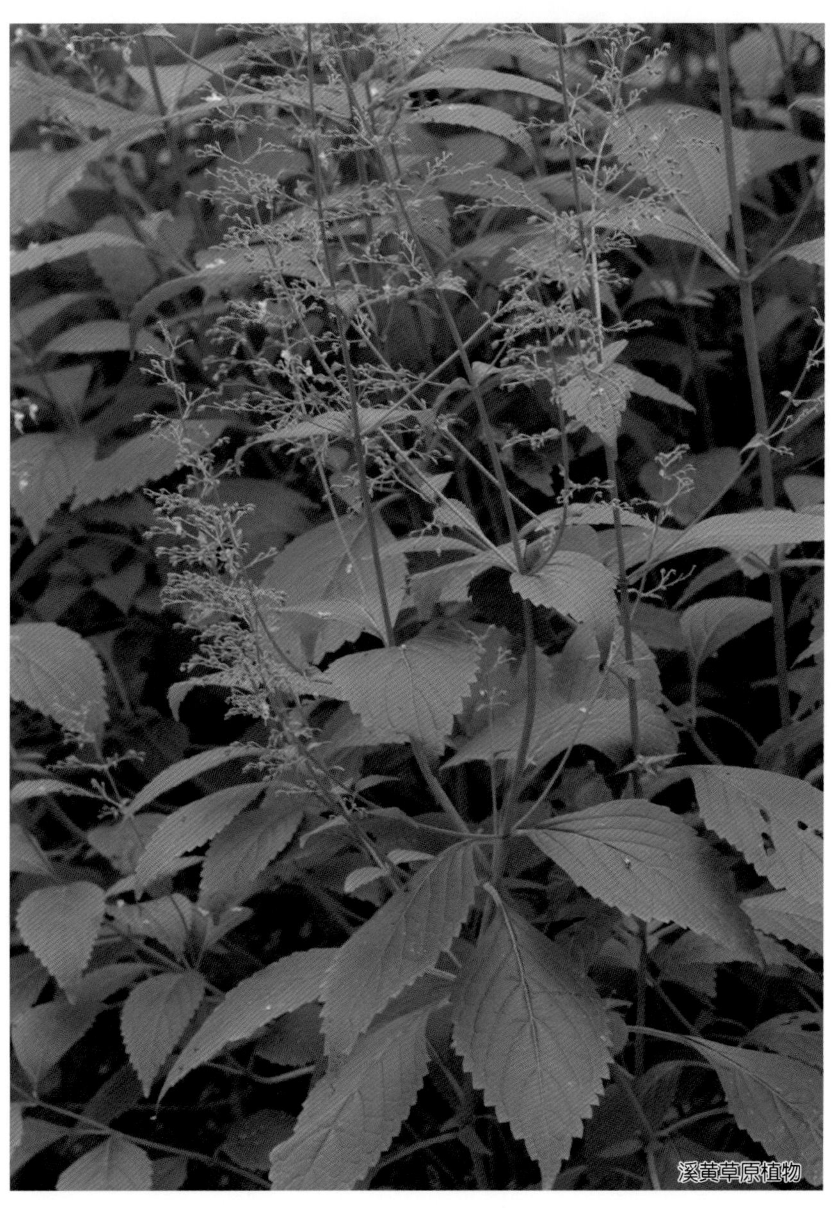
溪黄草原植物

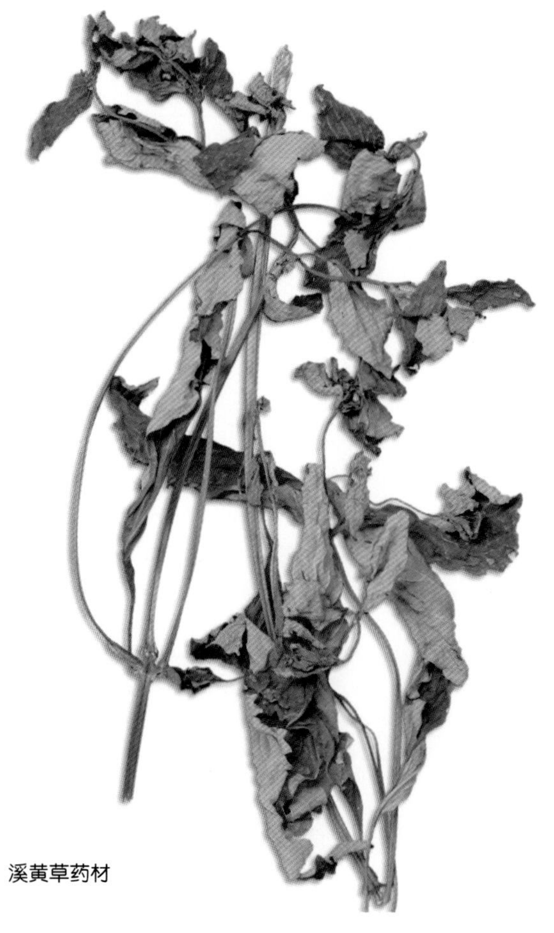
溪黄草药材

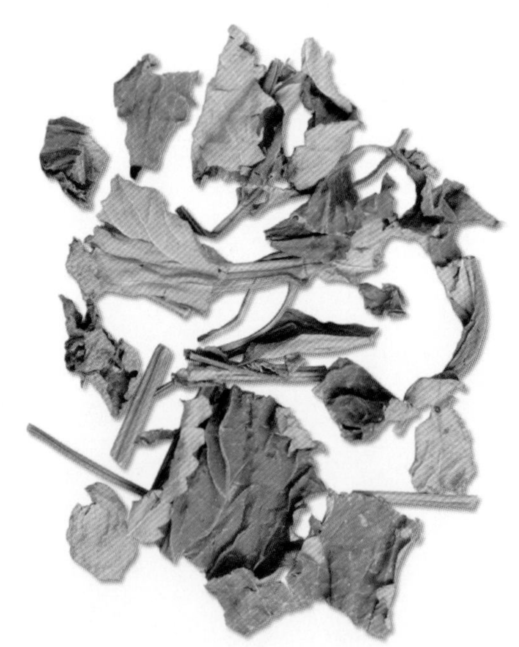
溪黄草饮片

ndene），2,3,5- 三甲基菲（2,3,5-trimethyl phenanthrene），3,4,5,6- 四甲基菲（3,4,5,6-tetramethyl phenanthrene）[2]；2,6- 二叔丁基 -2,5- 环己二烯 -1,4- 二酮（2,6-ditertbutyl-2,5-cyclohexadiene-1,4- diketone），2,6- 二叔丁基 -4- 甲基 -2,5- 环己二烯 -1- 酮（2,6-ditertbutyl-2,5-cyclohexadiene-1-ketone），3,3,7- 三甲基三环[5,4,0,0（2,9）- 十一烷 -8- 酮（3,3,7-trimethyl tricyclo[5,4,0,0（2,9）- undecane-8-one] 等[2]。

【药理作用】

1. 抗乙肝病毒　溪黄草乙酸乙酯萃取分离所得提取物抗乙肝活性最大，可降低 HepG2.2.15 细胞的 HBsAg、HBeAg 抗原的分泌，并抑制乙肝病毒 DNA 的复制[3]。

2. 抗肿瘤　从溪黄草乙酸乙酯提取物中分离出的 A6、A7 和 A11 组分细胞毒性大，对不同的肿瘤细胞有不同的抑制活性[3]。

3. 抗氧化　溪黄草 60% 乙醇提取物总酚含量最高，清除 DPPH 自由基能力最高，清除 ABTS+ 能力最好，并具有较强的螯合 Fe^{2+} 能力[4]。

【临床研究】

1. 乙型肝炎　用白花蛇舌草、虎杖各 30g，丹参 20g，溪黄草 15g，五味子、柴胡各 10g，女贞子、旱莲草、红枣、三棱、莪术各 12g，甘草 6g。湿热盛者加绵茵陈 15g；肝郁者加郁金、白芍各 12g；食少加山楂 15g，春砂仁 6g；黄疸者加鸡骨草、田基黄各 15g；阴虚者加太子参、炙鳖甲各 15g；轻度腹水者加益母草 15g；严重腹水者加十枣汤。水煎服。结果：治疗 68 例，痊愈 33 例，好转 2 例，无效 11 例，总有效率 83.8%[5]。

2. 急性黄疸型肝炎　每剂用鲜溪黄草根 200g，去其筋，捣成细末，加入淘米水 400ml，用纱布过滤，去渣取汁，放入白糖 90g，嫩甜酒汁 100ml，加热分作 2 天服，每日 2 次，儿童剂量减半。每 4 剂为 1 个疗程。结果：治疗 300 例，1 个疗程治愈 165 例，2 个疗程治愈 126 例；显效 9 例，治愈率 97%[6]。

3. 乙型脑炎　新鲜溪黄汁（溪黄草 60~90g 加冷开水捣烂榨汁）加蜜糖口服，配合 25% 九里香肌内注射（每次 5ml，每日 3 次）和口服中药（生石膏 30g，板蓝根 30g，知母 6g，淡竹叶 6g，银花 12g，连翘 12g，七叶一枝花 6g，玄明粉 6g 等，辨证加减），并适当补液，应用皮质激素和脱水剂等治疗 14 例中，其中重型 9 例（高热、昏迷、抽搐、脑水肿或呼吸衰竭）、中型 3 例（高热、半昏迷、抽搐）和轻型 2 例。结果：除重型 1 例死亡外，其余 13 例均治愈。经治疗后病人抽搐多在 1~3 天内停止，高热可在 2~3 天下降[7]。

【性味归经】味苦，性寒。归肝、胆、大肠经。

【功效主治】清热解毒，利湿退黄，散瘀消肿。主治湿热黄疸，胆囊炎，泄泻，痢疾，疮肿，跌打伤痛。

【用法用量】内服：煎汤，15~30g。外用适量，捣敷；或研末搽。

【使用注意】脾胃虚寒者慎服。

【经验方】

1. 跌打肿痛　线纹香茶菜全草 15~30g，猪殃殃 30~60g，煎水兑酒服，渣捣烂敷。(《湖南药物志》)

2. 急性黄疸型肝炎　溪黄草、马蹄金、鸡骨草、车前草各 30g。水煎服。(《全国中草药汇编》)

3. 急性胆囊炎　溪黄草 30g，龙胆草 9g，山栀子 12g。水煎服。(《全国中草药汇编》)

4. 痢疾，肠炎　用线纹香茶菜鲜叶捣汁，每次 5ml，开水冲服；或用 9~15g，水煎服；或研粉装胶囊内，每服 1~2 丸。(《广西本草选编》)

5. 癃闭　鲜香茶菜 60g，鲜石韦、鲜车前草各 30g。水煎服。(江西《草药手册》)

【参考文献】

[1] 孟艳辉，邓芹英，许国．溪黄草的化学成分研究(二)．天然产物与开发，1999，12(3)：27.

[2] 孟艳辉．溪黄草的化学成分研究(一)．中草药，1999，30(10)：731.

[3] 何颖，李辉莹，康丽群，等．溪黄草抗乙肝及抗肿瘤活性成分的体外筛选．中国现代医学杂志，2011，21(12)：1449.

[4] 董怡，林恋竹，赵谋明．溪黄草根不同溶剂提取物的抗氧化性．食品科学，2011，15：39.

[5] 莫激勤．蛇参虎溪汤治疗乙型肝炎 68 例．陕西中医，1997，18(7)：293.

[6] 秦雪峰．溪黄草治疗急性黄疸型肝炎 300 例．陕西中医，1994，15(1)：26.

[7] 广东省平远县人民医院新医科．溪黄草等结合西药治疗乙脑 14 例小结．新医学，1972，(8)：9.

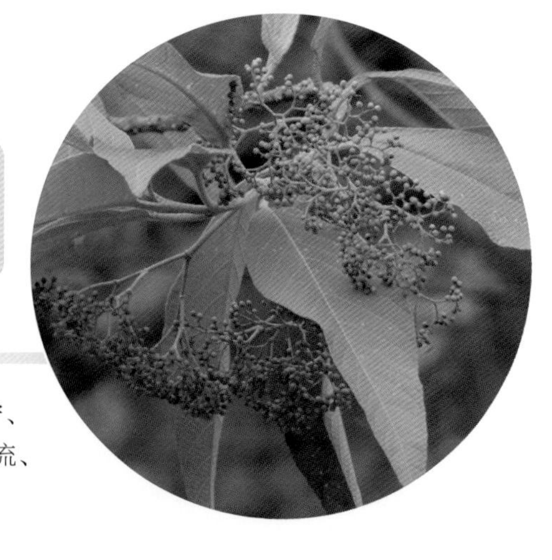

Luo hua zi zhu 裸花紫珠

Callicarpae Nudiflorae Folium
[英]Nakedflower Beautyberry Leaf

【别名】节节红、饭汤叶、贼佬药、大斑鸠米、白花茶。

【来源】为马鞭草科植物裸花紫珠 *Callicarpa nudiflora* Hook. et Arn.的叶。

【植物形态】多年生灌木至小乔木。小枝、叶柄及花序均密生灰褐色分枝茸毛，老枝无毛，有明显皮孔。单叶对生；叶片长圆形至卵状长椭圆形，长10~23cm，宽4~7.5cm，先端短渐尖或渐尖，基部钝圆或宽楔形，边缘具疏齿，微波状或近全缘，表面深绿色，干后变黑色，主脉有褐色星状毛，背面密生黄褐色茸毛和分枝毛，去毛后可见亮黄色腺点；侧脉12~17对。聚伞花序腋生，开展，6~9次分歧；苞片线形或披针形；花萼杯状，先端平截或有不明显的4齿；花冠4裂，紫色或粉红色；雄蕊4，长于花冠2~3倍；子房无毛。果实近球形，红色，熟时变为黑色。

【分布】广西主要分布于宁明、南宁、防城、钦州、邕宁、灵山、博白、北流、岑溪等地。

【采集加工】夏、秋季采收，晒干。

【药材性状】叶多卷曲皱缩，展平后呈长圆形或卵状披针形，长10~22cm，宽4~7.5cm，边缘有不规则细锯齿，上面黑褐色，仅主脉具有褐色毛茸，下表面色稍浅，有灰褐色绒毛；叶柄长1~2cm。气微，味微苦、涩。

【品质评价】以叶完整者为佳。

【化学成分】本品叶中含黄酮(flavone)、鞣质（tannin）、挥发油（volatile oil）和糖类（carbohydrate）等成分。叶中止血有效成分为一种多糖，经酸水解后可得阿拉伯糖（arabinose），半乳糖（galactose）等[1]。叶中的挥发油成分包括石竹烯氧化物（caryophyllene oxide），1,5,5,8-四甲基-12-含氧双环[9.1.0]十二烷-3,7-二烯（1,5,5,8-tetramethyl-12-oxabicyclo[9.1.0] dodeca-3,7-diene），桉叶烷-4(14),11-二烯[eudeama-4(14),11-diene]，α-石竹烯(α-caryophyllene)，异香树素环氧化物（*iso*-aromadendreneepoxide），绿花白千层醇(viridiflorol)，$1\beta,4\beta$H,10βH-愈创-5,11-二烯（$1\beta,4\beta$H,10βH-guaia-5,11-diene），杜松-1(10),4-二烯[cadina-1(10),4-diene]，反式-*Z*-2α-没药烯环氧化物（*trans*-*Z*-2α-bisabolene expoxide），香橙烯（aromadendrene），4βH,5α-雅槛蓝-1(10),4-二烯[4βH,5α-eremophila-1(10),4-diene]和1-

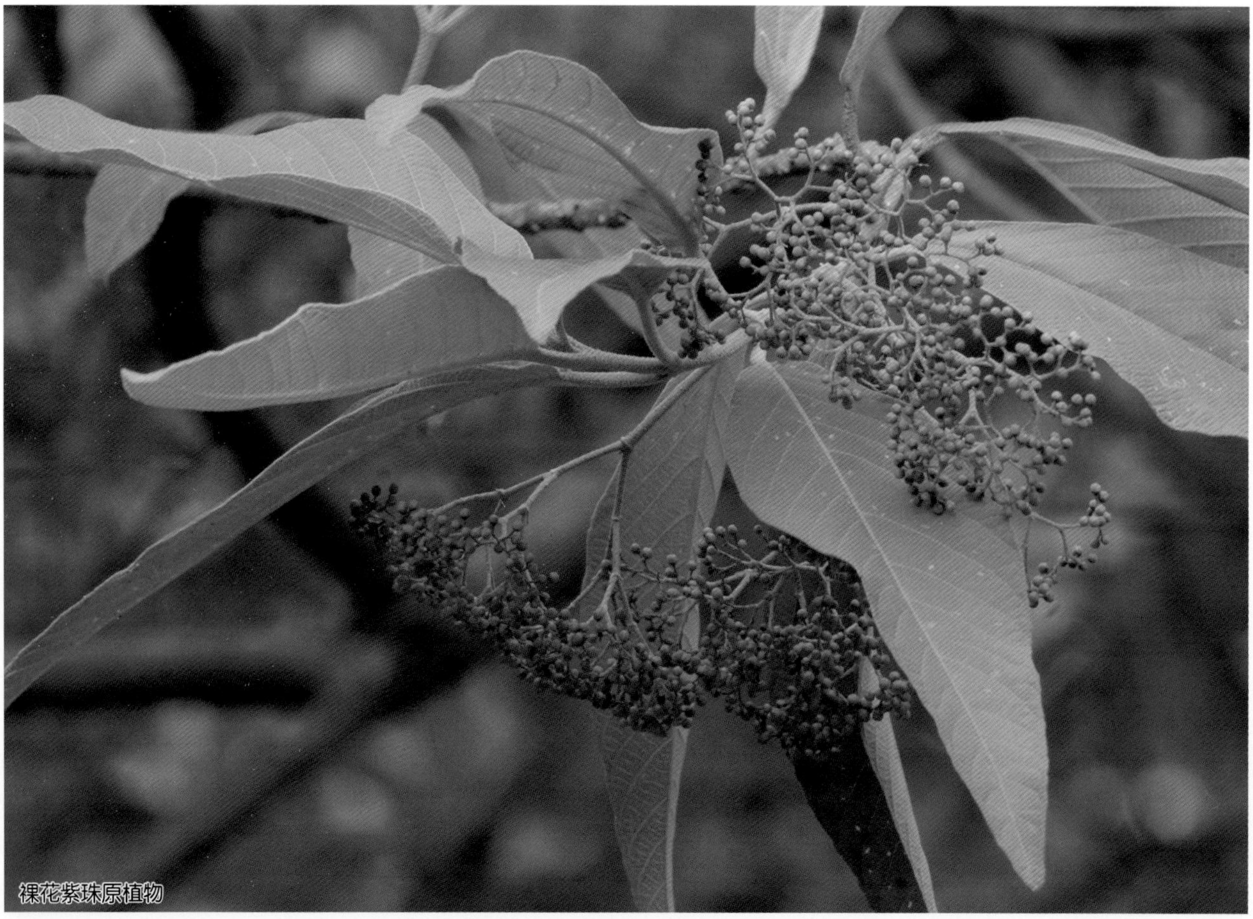

裸花紫珠原植物

甲基 -4-（5- 亚甲基 -4- 己烯基）-（*S*）- 环己烯 [1-methyl-4-（5- methylene-4-hexenyl）-（*S*）- cyclohexene] 等[2]。

本品地上部分含有木犀草苷（galuteolin），木犀草素 -3′-*O*-*β*-D- 吡喃葡萄糖苷（luteolin-3′-*O*-*β*-D-glucopyranoside），木犀草素 -4′-*O*-*β*-D- 吡喃葡萄糖苷（luteolin-4′-*O*-*β*-D-glucopyranoside），2*α*,3*α*,19*α*- 三羟基 -12- 烯 -28- 乌索酸（2*α*,3*α*,19*α*-trihydroxy-12-en-28- ursolic acid），乌索酸（ursolic acid），2*α*- 羟基 - 乌索酸（2*α*-hydroxyl- ursolic acid）和齐墩果酸（oleanolic acid）[3]。

【药理作用】

1. 止血　裸花紫珠全草（主要是叶）水煎液能缩短家兔的出血时间。裸花紫珠的止血原理可能是由于使毛细血管收缩所致。裸花紫珠注射液试管内能缩短羊血的凝血时间，对狗静注或肌内注射亦能缩短止血及凝血时间[4]。

2. 对人胚纤维母细胞影响　裸花紫珠的生药浓度在 0.4~1.6mg/ml 范围内，可抑制人胚纤维母细胞的 DNA 合成，抑制作用随药物浓度的增加而增加，在 0.4~1.2mg/ml 范围内，细胞生长曲线右移，群落倍增时间及达饱和密度时间均延长，促进人胚纤维母细胞合成释放蛋白质，人胚纤维母细胞胞浆内乳酸脱氢酶活性增高[5]。裸花紫珠能促进纤维母细胞合成与释放纤维结合蛋白的作用[6]。

3. 对平滑肌作用　裸花紫珠全草提取液对小鼠离体肠管有兴奋作用，兔耳灌流能使血管收缩，其对消化道的止血作用可能通过机械压迫及血管收缩所致[6]。

4. 抗菌　裸花紫珠全草煎剂试管内对金黄色葡萄球菌、伤寒杆菌有较好的抑菌作用，对副大肠杆菌、福氏痢疾杆菌亦有一定的抑菌作用，其中以花、叶效果较好。此外还有促进白细胞吞噬作用[4~6]。

5. 抗炎　裸花紫珠抑制二甲苯所致小鼠耳郭肿胀，抑制角叉菜胶所致大鼠足跖肿胀[7]。

6. 免疫调节　裸花紫珠水提物 0.4g/kg，连续灌胃 7 天，可提高小鼠单核巨噬细胞的巨噬指数和吞噬活性[7]。

7. 毒理　裸花紫珠全草对小鼠及狗的急性毒性试验证明，无明显毒性，给狗静注裸花紫珠注射液 6g/kg，每天 2 次，给药 5 天，观察 8 天，结果血、尿及肝肾功能未见异常改变，不引起溶血反应，但局部刺激性较大，静注可引起血栓形成[4~6]。

【临床研究】

1. 药物流产不全　治疗组服用产后逐瘀胶囊每次 3 粒，每日 3 次，连续服用 12 天；同时服用裸花紫珠胶囊每次 0.9g，每日 3 次，连续服用 6 天。对照组行常规清宫术。结果：治疗组 40 例，治愈 37 例，有效 2 例，无效 1 例，总有效率 97.5%；对照组 40 例中，治愈 38 例，有效 0 例，无效 2 例，总有效率 95.0%[8]。

2. 早期肾综合征出血热　治疗组在常规治疗基础上加用裸花紫珠片（每片含裸花紫珠浸膏粉 0.5g）。每次 2~3 片口服。每天 3 次，7 天为 1 个疗程。一般 1~2 个疗程。对照组按常规治疗。结果：治疗组 34 例，治愈 33 例（97.1%），好转 1 例；对照组 32 例，治愈 29 例（90.6%），好转 2 例，无效 1 例（因尿毒症并发高血压脑病而死亡）[9]。

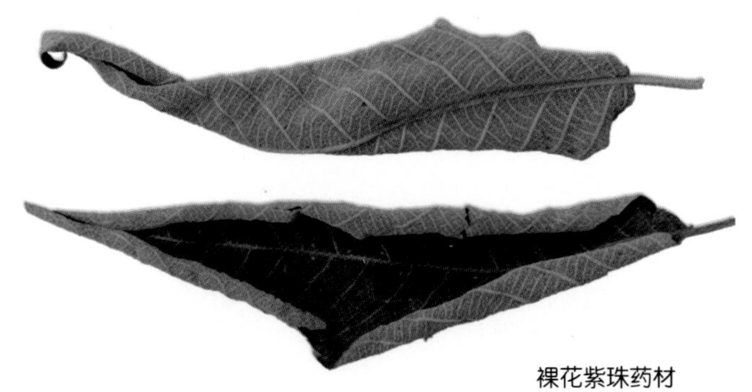

裸花紫珠药材

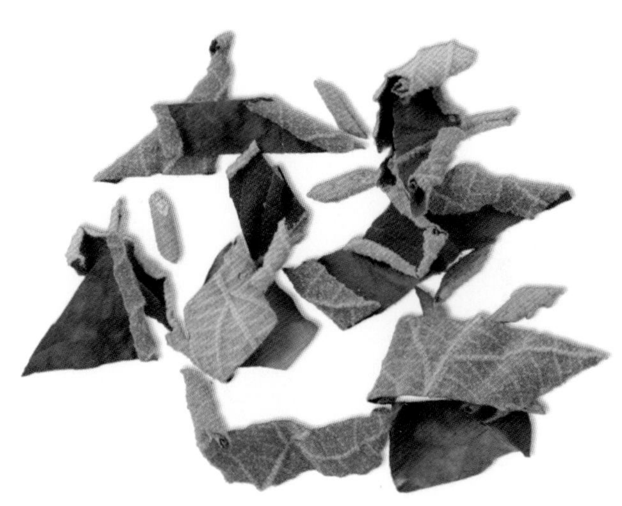

裸花紫珠饮片

3. 病毒性肝炎　治疗组用裸花紫珠片（每片含裸花紫珠浸膏粉 0.5g），每次 2 片，每日 3 次，温开水送服。4 周为一疗程，一般 1~2 个疗程。对照组应用一般保肝药物和对症治疗。治疗组 54 例，临床痊愈 21 例，显效 16 例，有效 13 例，无效 4 例，总显效率 68.52%，总有效率 92.59%；对照组 50 例，临床痊愈 12 例，显效 8 例，有效 17 例，无效 13 例，总显效率 40%，总有效率 74%。两组相比有显著性差异（$P<0.05$）[10]。

4. 内痔出血　治疗组口服裸花紫珠片联合化痔栓肛门局部用药 8 日，对照组口服安络血 + 化痔栓治疗。结果：治疗组 126 例，3 日止血率为 65.1%，总有效率为 87.3%；对照组 27 例，止血率为 51.9%，总有效率为 74.1%。两组比较有显著性差异（$P<0.01$）；治疗组的 42 例Ⅱ期内痔中，有 27 例（64.3%）病人脱出症状消失或者明显减轻，对照组 10 例中仅 2 例（20.0%）减轻，差异有显著性（$P<0.01$）[11]。

【性味归经】味涩、微辛、微苦，性平。归肝、胃、肺经。

【功效主治】散瘀止血、解毒消肿。主治衄血，咯血，吐血，便血，跌打瘀肿，外伤出血。水火烫伤，疮毒溃烂。

【用法用量】内服：煎汤，15~30g。外用适量，捣敷；或研末撒；或煎水洗。

【参考文献】

[1] 国家中医药管理局《中华本草》编委会 .《中华本草》. 上海：上海科学技术出版社，1999：5930.

[2] 王治平，樊化，杨珂，等 . 裸花紫珠挥发油化学成分的气相色谱 – 质谱联用分析 . 时珍国医国药，2006，17（9）：1640.

[3] 王祝年，韩壮，崔海滨等 . 裸花紫珠的化学成分 . 热带亚热带植物学报，2007，15（4）：359.

[4] 中国人民解放军第 162 医院烧伤研究小组 . 中华医学杂志，1975，55（5）：343.

[5] 谢彬，李鹏，蔡尚达，等 . 中草药裸花紫珠的细胞学作用机理 . 广东药学院学报，1995,11（3）：141.

[6] 谢彬，蔡尚达，游仕湘，等 . 裸花紫珠对纤维母细胞合成与释放纤维结合蛋白的影响 . 中山医科大学学报，1995，16（2）：78.

[7] 陈颖，杨国才 . 裸花紫珠抗炎作用及增强免疫功能的实验研究 . 广东微量元素科学，2006，13（8）：39.

[8] 杨美霞 . 产后逐瘀胶囊合裸花紫珠胶囊治疗药物流产不全 40 例 . 浙江中医杂志，2005，43（5）：304.

[9] 李岭森 . 裸花紫珠片辅助治疗早期肾综合征出血热 34 例 . 中国中西医杂志，2001，21（3）：213.

[10] 李岭森 . 裸花紫珠片治疗病毒性肝炎 54 例疗效观察 . 中成药，1999，21（11）：582.

[11] 刘丰 . 裸花紫珠片治疗内痔出血 126 例 . 实用医学杂志，2008，24（5）：813.

十四画

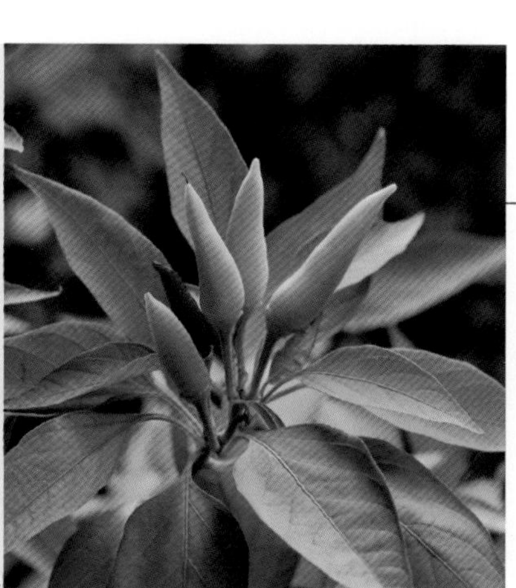

Qiang wei mei

蔷薇莓

Rubi Rosaefolii Herba
[英]Salem-rose Herb

【别名】白花暗洞、三月莓、五月泡、白花三月泡、龙船泡、倒触伞。

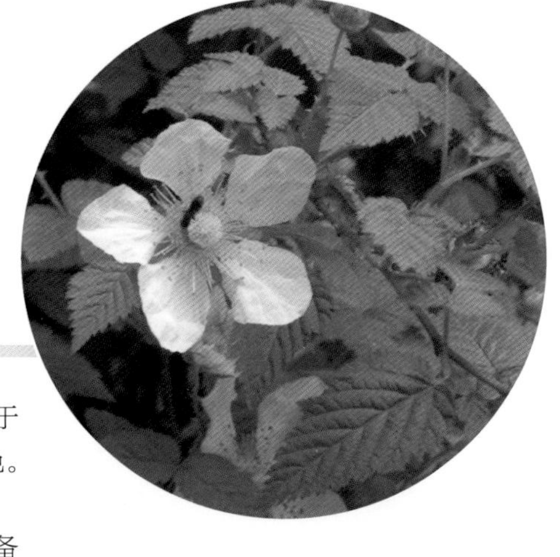

【来源】为蔷薇科植物空心泡 *Rubus rosaefolius* Smith 的嫩枝叶。

【植物形态】多年生灌木。小枝直立或倾斜，常有浅黄色腺点，具扁平皮刺，嫩枝密被白茸毛。奇数羽状复叶，互生；小托叶2；小叶5~7，长圆状披针形，长3~5.5cm，宽1.2~2cm，先端渐尖，基部圆形，边缘有重锯齿，两面疏生茸毛，具浅黄色腺点。花1~2朵，顶生或腋生；萼5裂，外被短柔毛和腺点，萼片先端长尾尖；花瓣5，白色，长于萼片。聚合果球形或卵形，成熟后红色。

【分布】广西全区均有分布。

【采集加工】夏季采收，洗净，晒干备用。

【药材性状】茎细长，圆柱形，有分枝，直径1~10mm；表面灰绿色或褐绿色，生有较多皮刺，皮刺掉落留下椭圆形的白色斑痕；嫩枝被白茸毛；质脆，易折断，断面髓部明显，白色。奇数羽状复叶，互生，总叶柄长4~12cm，有刺，托叶2，较小，羽片5~7枚，多皱缩，灰绿色或黄绿色，展平后呈长圆状披针形，长3~5.5cm，宽1.2~2cm，先端渐尖，基部圆形，边缘有重锯齿，两面有浅黄色或白色腺点。常可见顶生或腋生花蕾，外被短柔毛和腺点。气微，味微涩。

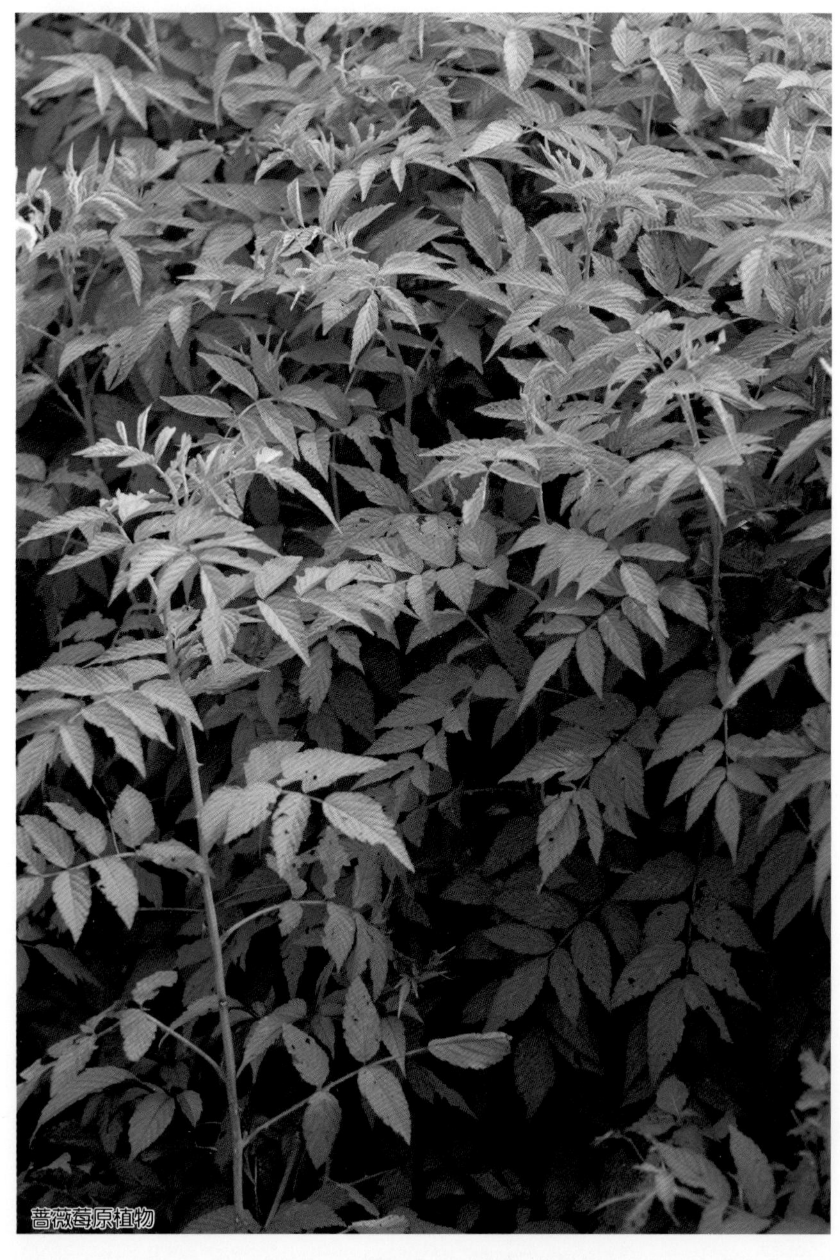
蔷薇莓原植物

【品质评价】以色绿、洁净、叶完整者为佳。

【化学成分】本品含19-羟基乌苏烷型三萜化合物28-委陵菜酸甲酯[1]。空心泡含红色素，属水溶性花青苷类色素[2]。

【药理作用】

镇痛 蔷薇莓地上部分的乙醇提取物（HE）、正己烷、二氯甲烷、乙酸乙酯和正丁醇馏分（3~10mg/kg）对醋酸引起的扭体反应均有镇痛作用。HE、二氯甲烷和三氯甲烷馏分在第2阶段对福尔马林致痛有很强的镇痛作用。扭体实验中，28-委陵菜酸甲酯引起疼痛感染剂量中位数（ID_{50}）是5.1（3.64~7.14）mg/kg，最大抑制率（MI）为64.22%，表明有很强的镇痛作用并呈剂量依赖性。在福尔马林实验中，对第1、2阶段均有镇痛作用，ID_{50}分别为9.9（8.0~12.3）mg/kg和6.30（5.0~7.9）mg/kg，MI分别为59.3%和90.4%，呈剂量依赖性。

【性味归经】味涩、微辛、苦，性平。归肺、肝经。

【功效主治】清热止咳，收敛止血，接骨疗伤，解毒。主治肺热咳嗽，小儿百日咳，咯血，外伤出血，跌打损伤，烧烫伤，痢疾。

【用法用量】内服：煎汤，9~15g；或浸酒。外用适量，鲜品捣敷；或煎水洗。

【使用注意】脾胃虚弱者慎服。

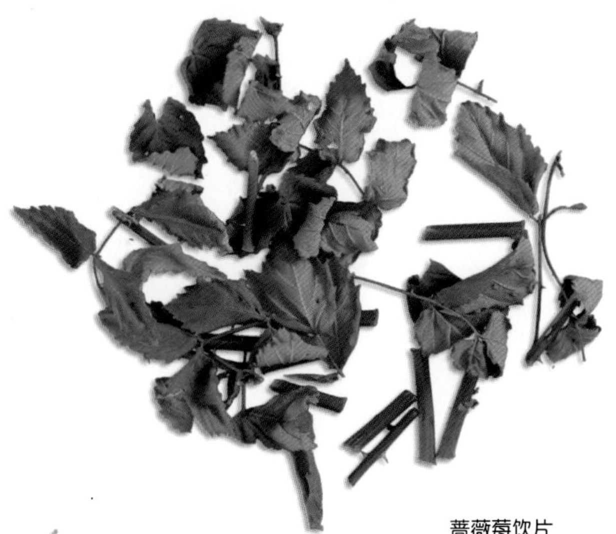
蔷薇莓饮片

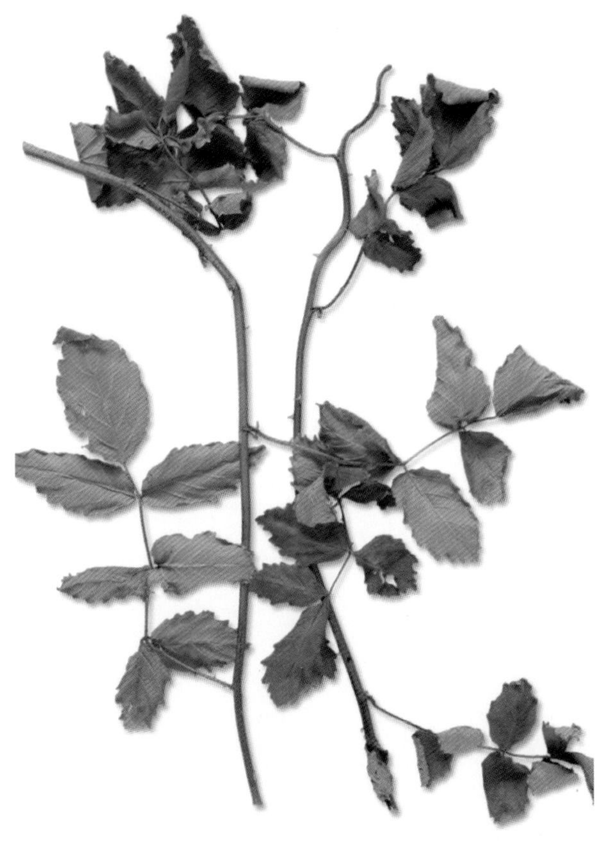
蔷薇莓药材

【经验方】

1. 烫火伤　①倒触伞嫩枝尖，捣烂外敷。（《恩施中草药手册》）②倒触伞鲜叶适量煎水外洗。（《广西本草选编》）
2. 外伤出血　用倒触伞鲜叶捣烂外敷。（《广西本草选编》）
3. 咳嗽；咯血　倒触伞根 15~30g。水煎服。（《恩施中草药手册》）
4. 脱肛，红白痢　倒触伞、翻背红、枣儿红（地榆）各 15g。水煎服。（《贵阳民间草药》）
5. 跌打损伤　倒触伞根 15~30g，泡酒，内服。并可作接骨外敷配药。（《恩施中草药手册》）
6. 小儿百日咳　倒触伞 12g，破铜钱 12g，钩藤根 3g，蓝布正 12g。水煎服。（《贵阳民间草药》）

【参考文献】

[1] 曹颖智，郗玉玲 . 蔷薇莓提取物、馏分和 19- 羟基乌苏烷型三萜的植物化学和止痛活性研究 . 国际中医中药杂志，2007，29（6）：375.
[2] 陈炳华，刘剑秋，黄惠玲，等 . 空心泡红色素的性质及其稳定性研究 . 福建师范大学学报（自然科学版），2002，18（3）：77.

Man jing zi

蔓荆子

Viticis Trifoliae Fructus

[英]Shrub Chastetree Fruit

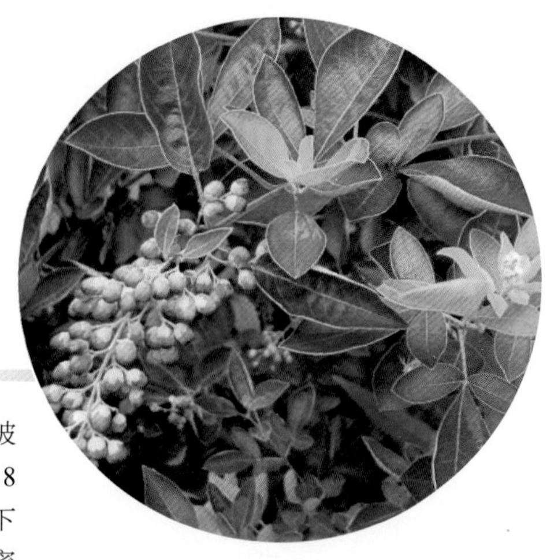

【别名】蔓荆实、荆子、万荆子、三叶蔓荆子、蔓青子。

【来源】为马鞭草科植物蔓荆 *Vitex trifolia* L. 的果实。

【植物形态】多年生落叶灌木。具香味。小枝四棱形，密生细柔毛。三出复叶，对生，有时偶有单叶；小叶片卵形，长倒卵形或倒卵状长圆形，长2~9cm，宽1~3cm，先端钝或短尖，基部楔形，全缘，表面绿色，无毛或被微柔毛，背面密生灰白色绒毛；侧脉8对；小叶无柄或有时中间1片小叶下延成短柄。圆锥花序顶生，花序梗密被灰白色绒毛；花萼钟形，先端5浅裂，被灰白色绒毛；花冠淡紫色或蓝紫色，外面有毛。花冠管内及喉部有毛，先端5裂，二唇形；雄蕊4，伸于花冠外；子房密生腺点。核果近圆形，熟时黑色；萼宿存。

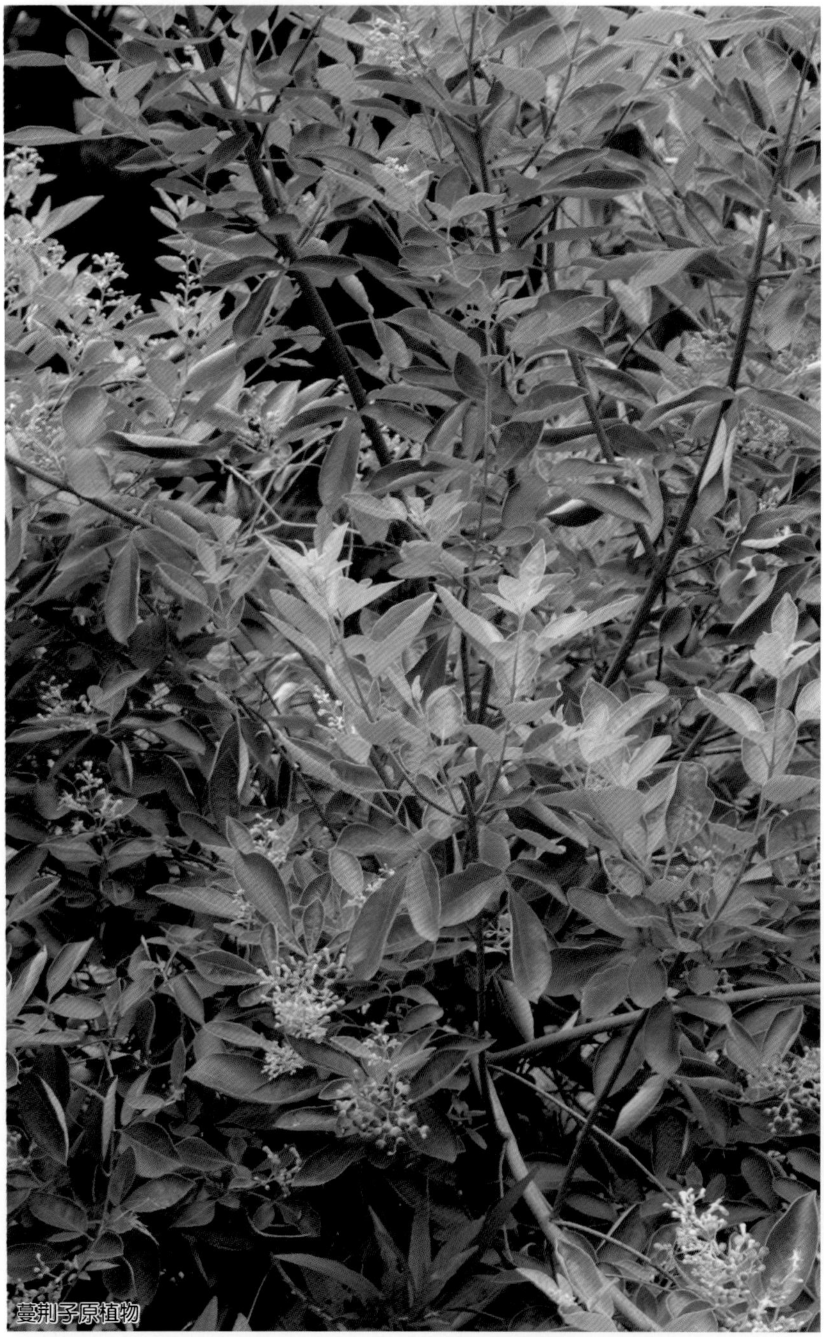

蔓荆子原植物

【分布】广西主要分布于龙州、宁明、北流、岑溪等地。

【采集加工】秋季果实成熟时采收，除去杂质，晒干。

【药材性状】果实球形，直径4~6mm，表面黑色或棕褐色，被粉霜状绒毛，有细纵沟4条。用放大镜观察可见密布淡黄色小点；顶端微凹，有脱落花柱痕，下部有宿萼及短果柄，宿萼包被果实的1/3~2/3，先端5齿裂；常在一侧撕裂成两瓣，灰白色，密布细绒毛。体轻质坚，不易破碎。横断面果皮灰黄色，有棕褐色点排列成环，分为4室，每室有种子1枚或不育。种仁黄白色，有油性。气芳香，味微辛，略苦。

【品质评价】以粒大饱满、气香者为佳。

【化学成分】本品含脂肪油，主要成分是肉豆蔻酸（myristic acid），棕榈酸（palmitic acid），硬脂酸（stearic acid），棕榈油酸（palmitoleicaid），油酸（oleic acid）和亚油酸（linoleic acid），不皂化物系少量的石蜡（paraffin），γ-生育酚（γ-tocopherol）和β-谷甾醇（β-sitosterol）。另含蔓荆子碱（vitricin），对-羟基苯甲酸（*p*-hydroxy benzoic acid），对-茴香酸（*p*-anisic acid）及香草醛（vanillin）。还包括牡荆内酯（vitexilactone），previtexilactone，abietatriene-3β-ol，vitexlactam A，vitedoin B，vitetrifolin D，spathulenol，ent-4α,10β-dihydroxyaromadendrane，agnuside，大黄素甲醚（physcione），紫花牡荆素（casticin），对羟基苯甲酸（*p*-hydroxybenzcic acid），泡桐素（paulownin），过氧麦角甾醇[1,2]。

蔓荆叶挥发油含α-和β-蒎烯

(pinene)，苯酚（phenol），1,8- 桉叶素（1,8-cineole）及 α-萜醇（α-terpineol）[1]。

【药理作用】

1. 抗微生物　蔓荆子水煎剂在体外对枯草杆菌、蜡样芽胞杆菌、表皮葡萄球菌、金黄色葡萄球菌、肺炎杆菌、支气管败血性博代杆菌、变形杆菌、黄色微球菌、大肠杆菌、铜绿假单胞菌和伤寒杆菌等有不同程度的抑制作用[3]。

2. 镇痛　蔓荆子的水煎液、醇浸液腹腔注射 30g/kg，能延长小鼠热板法痛阈潜伏期，在给药后 20min 痛阈提高，30min 左右作用最强，持续 30~60min[4]。

3. 抗炎　蔓荆子甲醇提取物300mg/kg、500mg/kg、1000mg/kg 灌胃，对小鼠腹腔内、色素渗出的抑制率分别为 13%、18%、16%，表明对毛细血管的通透性有一定抑制作用[5]。

4. 降血压　蔓荆子水煎液静脉注射 1g/kg、2g/kg、3g/kg、4g/kg，对血压、心电图均无影响。蔓荆子醇浸液静脉注射 1g/kg 及十二指肠给药 1g/kg，均有降压效果，且维持时间长，对心电图无影响[6]。

5. 抗凝　蔓荆子提取物 0.2g（生药）/ml、0.04g（生药）/ml 和 0.01g（生药）/ml 在体外能延长凝血酶凝聚人血纤维蛋白原的时间[7]。

6. 祛痰平喘　蔓荆子水煎剂或醇浸液灌胃给药 20g/kg 对小鼠有祛痰作用，其水煎剂和石油醚提取液能对抗组胺所致豚鼠离体气管平滑肌的收缩，水提液及醇浸液还能使离体豚鼠胃肠平滑肌的自发活动受到抑制[8]。

7. 对肠管平滑肌作用　蔓荆子甲醇提取物能抑制缓激肽所致豚鼠回肠的收缩[7]。蔓荆子水煎剂或醇浸液对离体豚鼠肠平滑肌也有抑制作用[8]。

8. 对微循环影响　蔓荆子叶蒸馏提取物静脉注射 10mg/kg，可对抗静注 10% 高分子右旋糖酐，造成的微循环障碍模型，使血流速增加，血管交网点增加，粒状流变为带状流[5]。

9. 抗癌　蔓荆子乙酸提取物可较好抑制大鼠乳腺癌细胞的增生，而对肝癌也有较好的预防作用[9]。

10. 耐缺氧　蔓荆子醇浸液能延长常压缺氧小鼠的存活时间[8]。

11. 毒理　蔓荆子水煎剂 270g/kg 灌胃或 90g/kg 腹腔注射，小鼠全部存活，相当临床中药剂量 0.3g/kg 的 900 倍和 300 倍。醇提取物 9g/kg 灌胃或 60g/kg 腹腔注射，小鼠全部存活，相当于临床中药灌胃用量 0.3g/kg 的 300 倍和 200 倍，小鼠的灌胃半数致死量为 627.78g/kg，说明毒性很小[8]。

【临床研究】

坐骨神经痛　取蔓荆子 50g，炒至焦黄，轧为粗末，加入到白酒 500ml 内浸泡 3~7 天（夏天泡 3 天，冬天泡 7 天），兑凉开水适量，取汁 700ml，每天分早晚两次各饮 50ml，7 天为 1 个疗程，观察 3 个疗程。结果：治疗 56 例，1 个疗程症状消失者 12 例（占 21.4%），2 个疗程症状消失者 23 例（占 41.1%），3 个疗程症状明显改善者 20 例（占 35.7%），效果不明显者 1 例（占 1.8%），总有效率为 98.2%[10]。

【性味归经】味辛、苦，性微寒。归肺、肝、胃经。

【功效主治】疏散风热，清利头目。主治外感风热，头晕头痛，偏头痛，目赤肿痛，多泪，昏暗不明，风湿痹痛。

【用法用量】内服：煎汤，6~10g；或浸酒；或入丸、散。外用适量，煎汤外洗。

【使用注意】胃虚者慎服。

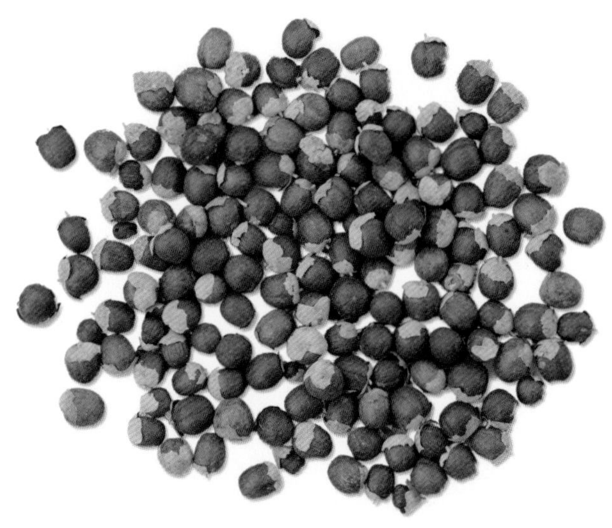
蔓荆子药材

【经验方】

1.须发秃落不生　蔓荆子二两，附子二两(去皮脐生用)，上件药，捣细罗为散。以酒五升令和，于瓷器中密封。二十日药成。用时先以乌鸡脂涂之，后取药汁梳须发，十日后良。（《太平圣惠方》）

2.风毒攻眼，赤肿痒痛　黄连、蔓荆子各半两，五味子二钱。上锉细末，分三次，新水煎，滤清汁，以手拨洗效。（《银海精微》涤风散洗眼方）

3.偏头痛　蔓荆子 10g，甘菊花 8g，川芎 4g，细辛 3g，甘草 4g，白芷 3g。水 500ml，煎取 200ml，每日 3 次分服。（《现代实用中药》）

4.外感风热头目痛，神经性头痛　蔓荆子 9g，桑叶、菊花、薄荷、白芷、荆芥子各 9g。水煎服。（《湖南药物志》）

5.高血压头晕、头痛　蔓荆子 9g，野菊花、钩藤、草决明各 12g。水煎服。（《湖南药物志》）

6.中耳炎　单叶蔓荆、十大功劳各 15g，苍耳子 9g。水煎服。（《福建药物志》）

7.产后乳汁不泄，结滞不消热肿　蔓荆实（烧存性）、皂角刺(烧存性)各一两。上二味，合研为散。每二钱匕，温酒调下，不拘时。（《圣济总录》二灰散）

8.妊娠卒小便不通　蔓荆子二两。上捣细罗为散，每服不计时候，煎葱白汤调下一钱。（《普济方》）

【参考文献】

[1] 国家中医药管理局《中华本草》编委会．中华本草．上海：上海科学技术出版社，1999：5998.

[2] 顾琼，张雪梅，江志勇，等．蔓荆的化学成分研究．中草药，2007，38（5）：656.

[3] Chen chi-pien. 生药学杂志（日）.1987，41（3）：215.

[4] 李荫昆．蔓荆子治疗鼻炎、眶上神经痛．云南中医学院学报，1998，21（3）：15.

[5] 藤木康雄．蔓荆子的抗炎活性研究，国外医学・中医中药分册，1989，（6）.

[6] 陈奇，连晓媛，毕明，等．蔓荆子开发研究．江西中医药，1991，22（1）：42.

[7] 张书楣．蔓荆子的镇痛作用．国外医药・植物药分册，1981，（1）：47.

[8] 陈奇，连晓媛，毕明，等．蔓荆子药理作用研究．江西中医药，1991，22（1）：47.

[9] 李宗友．蔓荆子黄素对体外鼠性淋巴细胞增殖和细胞株生长的抑制作用．国外医学・中医中药分册，1999，（6）.

[10] 王士国．蔓荆子治疗坐骨神经痛 56 例．河北中医药学报，2001，16（4）：24.

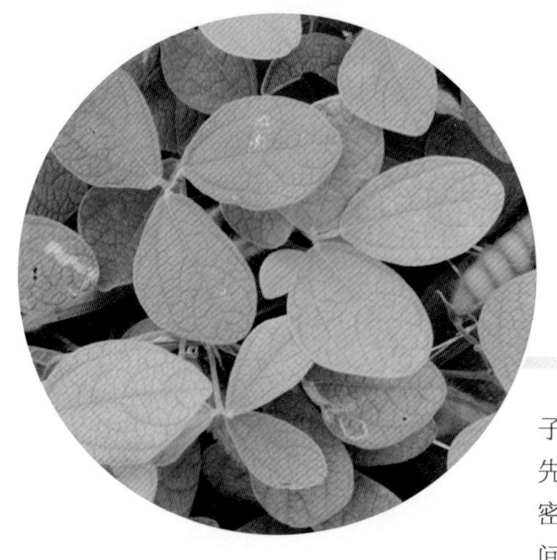

Man cao chong dou

蔓草虫豆

Cajani Scarabaeoidis Herba
[英]Scarabae-like Cajan Herb

【别名】三叶金、细叶金钱草、山豆根、止血草、水风草、地豆草。

【来源】为豆科植物蔓草虫豆 *Atylosia scarabaeoides*（L.）Benth. 的全草。

【植物形态】二年生蔓生或缠绕状草质藤本。茎柔弱，有红褐色绒毛。三出复叶，近革质；顶生小叶椭圆形或倒卵状椭圆形，长 0.8~4cm，宽 0.5~2cm，先端钝或圆，基部阔楔形，全缘，两面被灰白色短柔毛，叶背毛较密，基出脉 3 条；侧生小叶基部偏斜；叶柄及小叶柄密生短柔毛。总状花序腋生，有花 1~6 朵；花萼钟状，萼齿 4，披针形，被毛；花冠黄色，于开花后即脱落，旗瓣有暗紫色的线纹，基部有齿状耳，翼瓣上部略弯，基部具 2 个横向的齿状耳，龙骨瓣无耳；雄蕊 10，二体；子房密生黄色长绢质柔毛，花柱内弯，先端内部具髯毛。荚果长圆形，扁平，密被褐色长柔毛，果瓣革质，于种子间有明显横槽纹。种子 3~6 颗，椭圆形，黑褐色，具深黑色的种阜。

【分布】广西主要分布于那坡、龙州、防城、贵县、玉林、苍梧、柳江、天峨、邕宁等地。

【采集加工】全年均可采收，洗净，鲜用或晒干。

【药材性状】茎枝呈圆柱形，柔弱，表面浅黄色，有绒毛，质稍脆，断面中部有髓。叶三出复叶，顶生小叶椭圆形或倒卵状椭圆形，先端钝或圆，基部阔楔形，两面被灰白色短柔毛，叶背毛较密；叶面浅绿色，叶背灰白色，侧生小叶基部偏斜，叶柄及小叶柄密生短柔毛。气微香，味甘、微辛。

【品质评价】以叶多、色绿者为佳。

【化学成分】本品叶含蔓草虫豆苷（atyloside），牡荆素（vitexin），D- 右旋蒎立醇 [D-（+）pinitol]，三十一烷（hentriacontane），β- 谷甾醇葡萄糖苷（β-sitosteryl glucoside），二十六烷醇棕榈酸酯（hexacosanyl palmitate），二十六烷醇硬脂酸酯（hexacosanyl stearate），二十六烷醇花生酸酯（hexacosanyl arachidate），二十六烷醇油酸酯（hexacosanyl oleate）等 [1]。

【性味归经】味甘、淡、微辛，性平。归肺、脾经。

【功效主治】疏风解表，化湿，止血。主治伤风感冒，咽喉肿痛，牙痛，暑湿腹泻，水肿，腰痛，外伤出血。

【用法用量】内服：煎汤，9~15g，鲜品用量加倍。外用适量，鲜品捣敷；或干品为末敷。

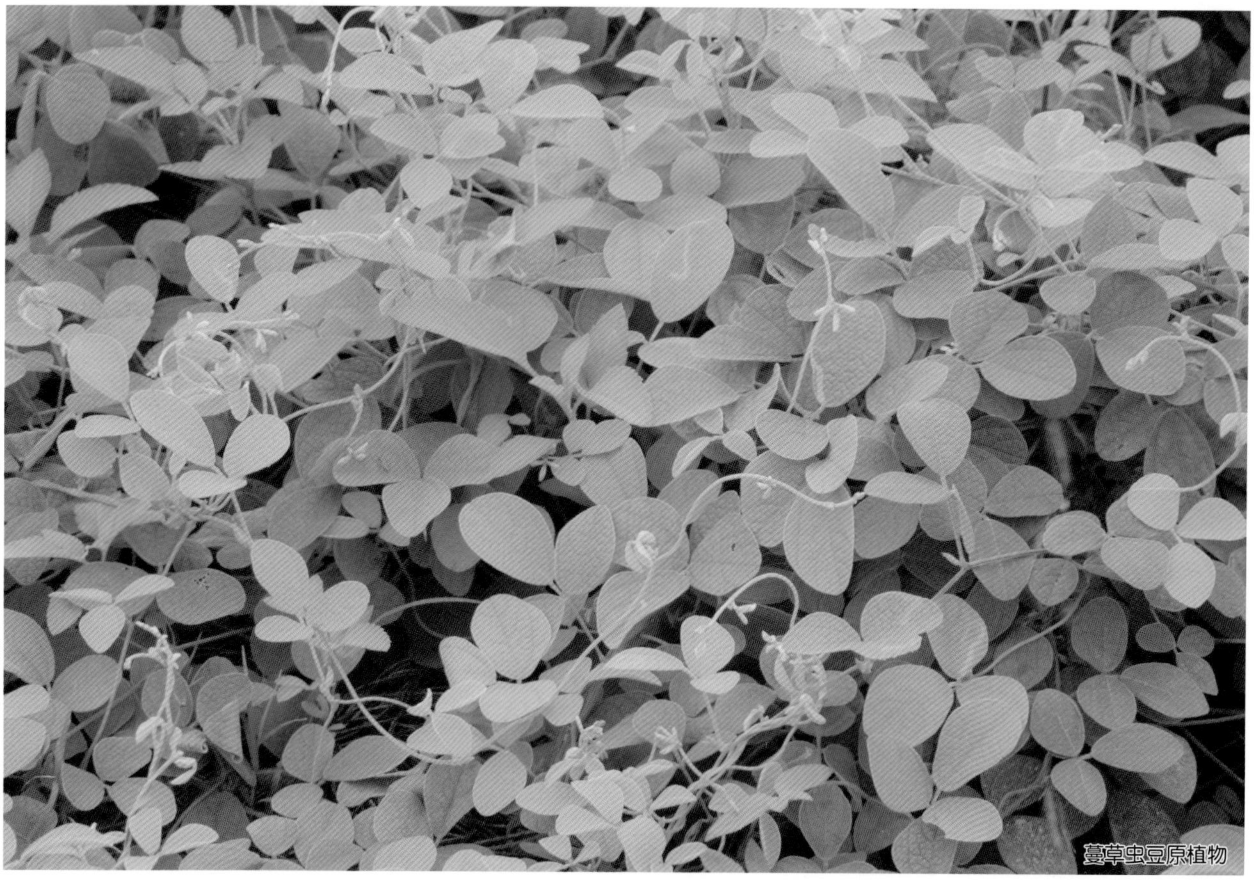

蔓草虫豆原植物

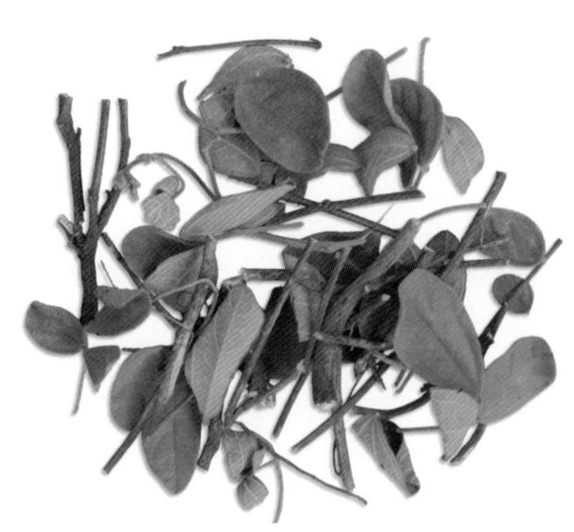

蔓草虫豆饮片

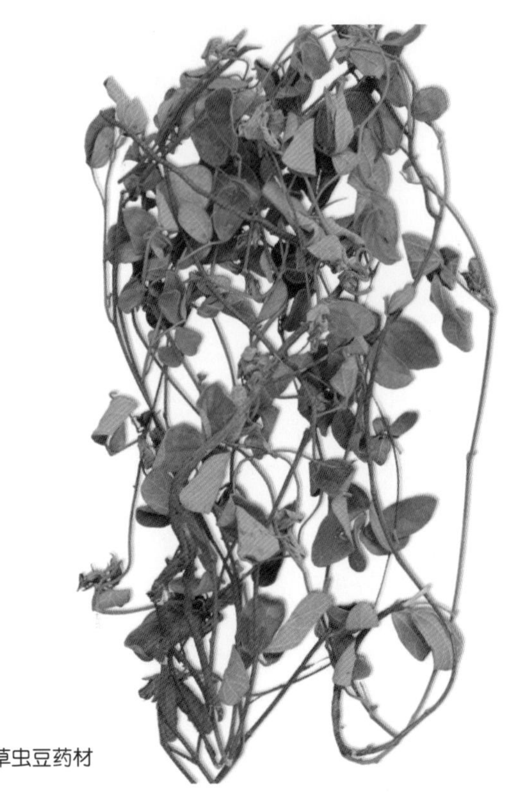

蔓草虫豆药材

【经验方】

1. 伤风感冒　鲜蔓草虫豆、苍耳子根各 15g，生姜 3g。水煎服。（《福建药物志》）
2. 中暑发痧　鲜蔓草虫豆、淡竹叶、牛筋草各 15g。水煎服。（《福建药物志》）
3. 腰痛　蔓草虫豆、穿根藤各 30g。酒水各半，炖，饭前服。（《福建药物志》）

【参考文献】

[1] 国家中医药管理局《中华本草》编委会 . 中华本草 . 上海：上海科学技术出版社，1999：2981.

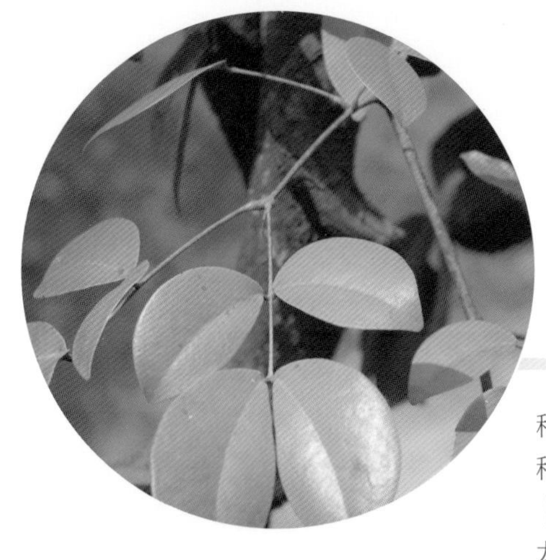

Ke teng zi

榼藤子

Entadae Phaseoloidis Semen
[英]Chimbing Entada Seed

【别名】老鸦肾、象豆、眼镜豆、过岗龙。

【来源】为豆科植物榼藤子 *Entada phaseoloides*（L.）Merr. 的种子。

【植物形态】多年生常绿木质大藤本。茎扭旋，枝无毛。二回羽状复叶，通常有羽片2对，顶生一对羽片变为卷须；小叶2~4对，革质，长椭圆形，长3~3.5cm，先端钝，微凹，基部略偏斜。穗状花序单生或排列成圆锥状，花序轴密生黄色绒毛；花淡黄色；花萼5；花瓣5，基部稍连合；雄蕊10，分离，略突出花冠；子房有短柄，花柱丝状，柱头凹下。荚果木质，弯曲，扁平，成熟时逐节脱落，每节内有1颗种子。种子近圆形，扁平，暗褐色，成熟后种皮木质，有光泽，具网纹。

【分布】广西主要分布于东兰、隆安、龙州、上思、桂平、金秀等地。

【采集加工】冬、春季种子成熟后采集，去外壳，晒干。

【药材性状】种子为扁圆形，直径4~5cm，厚10~18mm。表面棕褐色，具光泽，少数两面中央微凹，被棕黄色粉状物，除去后可见细密的网状纹理。种脐长椭圆形，种皮极坚硬，难破碎；种仁乳白色，子叶两片，甚大，子叶间中央部分常有空腔，近种脐处有细小的胚。气微，味淡，嚼之有豆腥味。

【品质评价】以个大、饱满者为佳。

【化学成分】本品种子含有脂肪油，其脂肪酸组成为肉豆蔻酸（myristic acid），棕榈酸（palmitic acid），硬脂酸（stearic acid），花生酸（arachidic acid），山萮酸（behenic acid），油酸（oleic acid），亚油酸（linoleic acid）和亚麻酸（linolenic acid）。种仁中含酰胺类：榼藤酰胺（entadamide）A、B和榼藤酰胺A-*β*-D-吡喃葡萄糖苷（entadamideA-*β*-D-glucopyranoside）[1]，榼藤酰胺A-*β*-D-吡喃葡萄糖基-（1→3）-*β*-D-吡喃葡萄糖苷[entadamide A-*β*-D-glucopyranosyl-（1 → 3）-*β*-D-glucopyranoside]，clinacoside C[2]。

酚性物质：2-羟基-5-丁氧基苯乙酸(2-hydroxy-5-butoxyphenylacetic acid)，2-*β*-D-吡喃葡萄糖基-5-丁氧基苯乙酸（2-*β*-D-glucopyranosyl-

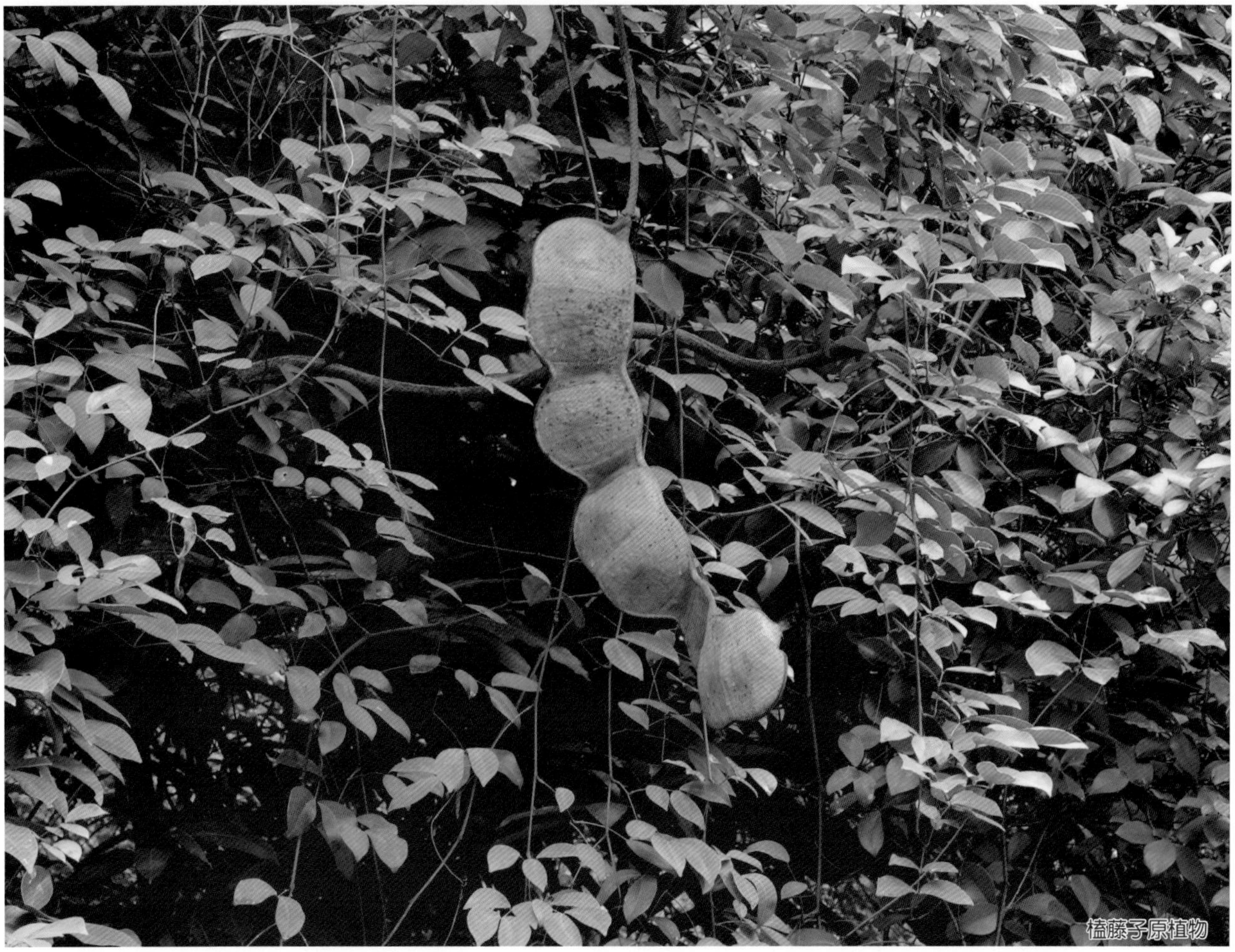

榼藤子原植物

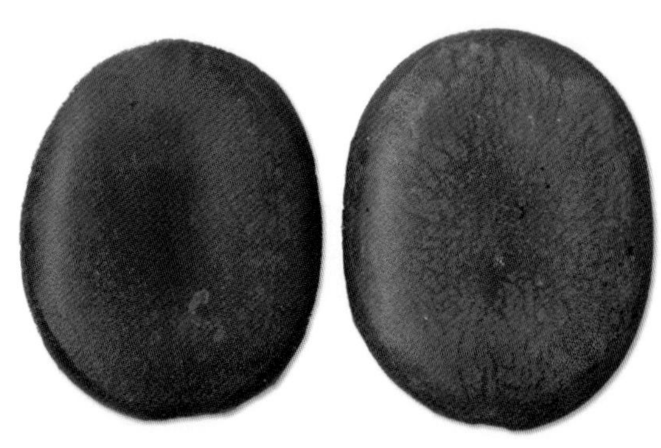

榼藤子药材

5-butoxy-phenylacetic acid），2,5- 二羟基苯乙酸甲酯（2,5-dihydroxyphenylacetic acid methyl ester），榼藤子苷（phaseoloidin）即是尿黑酸-2-*O*-*β*-D-吡喃葡萄糖苷（homogentisic acid-2-*O*-*β*-D-glucopyranoside）[1]，2,5- 二羟基苯乙酸乙酯（2,5-dihydroxyphenylacetic acid ethyl ester），5- 羟基苯并呋喃 -2（3H）- 酮（5-hydroxybenzofuran-2（3H）-one）[1]。

此外，还含有硬脂酸甲酯（methyl stearate），*β*- 谷甾醇（*β*-sitosterol），*β*- 胡萝卜苷（*β*-daucosterol），蛋白质（protein）、糖类（saccharide）[3]。

【药理作用】

抗肿瘤　榼藤子水溶性提取物对人类慢性髓性白血病细胞株 K562、人类淋巴瘤细胞株 U937 和人早幼粒白血病细胞株 HL60 有较强的抑制作用，且呈一定的浓度依赖性，半数生长抑制剂量均小于 20 μ g/ml[4]。分别灌胃给小鼠榼藤子水溶性提取物 50mg/kg、100mg/kg、200mg/kg，连续 10 天，榼藤子水溶性提取物对 S180 的抑瘤率在 32.43%~47.75% 之间[5]。

【性味归经】味甘、涩，性平；有毒。归脾、肝经。

【功效主治】行气止痛，利湿消肿。主治脘腹胀痛，黄疸，脚气水肿，痢疾，痔疮，脱肛。

【用法用量】内服：烧存性研末，1~3g；或煎服。外用适量，捣敷或研末调敷。

【使用注意】本品有毒，内服不可过量。中毒时表现为头晕，呕吐，血压急剧下降，呼吸减弱乃至死亡。

【参考文献】

[1] 国家中医药管理局《中华本草》编委会 . 中华本草 . 上海：上海科学技术出版社，1999：3153.

[2] 熊慧，肖二，赵应红 . 榼藤子含硫酰胺类化学成分的研究 . 药学学报，2010，45（5）：624.

[3] 张勇，张宏武，邹忠梅 . 榼藤子种仁化学成分研究 . 中国药学杂志，2008，43（14）：1063.

[4] 许腾，薛存宽，何学斌 . 榼藤水溶性提取物的体外抗肿瘤作用 . 华西药学杂志，2005，20（6）：487.

[5] 许腾，薛存宽，何学斌 . 榼藤子水溶性提取物对小鼠移植瘤 S180 的抑制作用 . 中国药师，2006，9（6）：397.

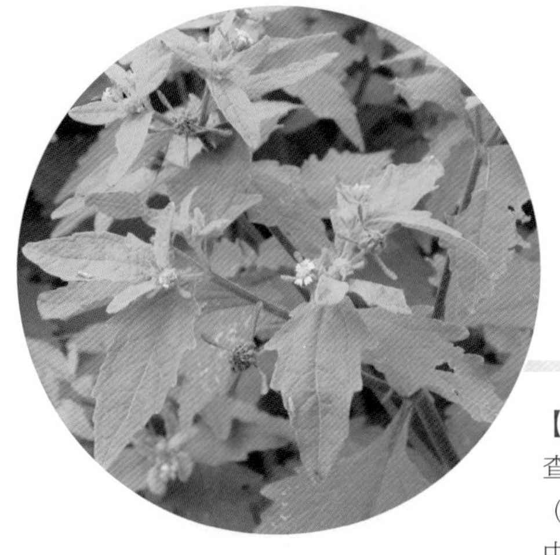

Xi xian cao

豨莶草

Siegesbeckiae Orientalis Herba
[英]Common St.Paulswort Herb

【别名】豨莶、希仙、虾钳草、铜锤草、土伏虱、牛人参。

【来源】为菊科植物豨莶 *Siegesbeckia orientalis* L. 的地上部分。

【植物形态】一年生草本。茎直立。上部分枝常成复二歧状，全部分枝被灰白色短柔毛。叶对生；基部叶花期枯萎；中部叶三角状卵圆形或卵状披针形，长 4~10cm，宽 1.8~6.5cm，先端渐尖，基部阔楔形，下延成具翼的柄，边缘有不规则的浅裂或粗齿，上面绿色，下面淡绿，具腺点，两面被毛，三出基脉，侧脉及网脉明显；上部叶渐小，卵状长圆形，边缘浅波状或全缘，近无柄。头状花序多数，集成顶生的圆锥花序；花梗密生短柔毛；总苞阔钟状；总苞片 2 层，叶质，背面被紫褐色头状具柄的腺毛；外层苞片 5~6 枚，线状匙形或匙形，开展；内层苞片卵状长圆形或卵圆形；外层托片长圆形，内弯，内层托片倒卵状长圆形；花黄色；两性管状花上部钟状，上端有 4~5 卵圆形裂片。瘦果倒卵圆形，有 4 棱。先端有灰褐色环状突起。

【分布】广西主要分布于贺州、昭平、藤县、岑溪、博白、龙州、隆安等地。

【采集加工】全年均可采收，洗净，切段，晒干。

【药材性状】茎圆柱形，表面灰绿色、黄棕色或紫棕色，有纵沟及细纵纹，节略膨大，密被白色短柔毛；质轻而脆，易折断，断面有明显的白色髓部。叶对生，多脱落或破碎；完整的叶片三角状卵形或卵状披针形，长 4~10cm，宽 1.8~6.5cm，先端钝尖，基部宽楔形下延成翅柄，边缘有不规则浅裂或粗齿；两面被毛，下表面有腺点。有时在茎顶或叶腋可见黄色头状花序。气微，味微苦。

【品质评价】以枝嫩、叶多、色黄绿者为佳。

【化学成分】本品主要含内酯类(lactones)，查尔酮类（chalcone），二萜类（diterpenoids）及微量元素成分。茎中含内酯类成分有 9*β*- 羟基 -8*β*- 异丁烯酰氧基木香烯内酯（9*β*-hydroxy-8*β*-methacryloxyacyloxycostunolide），9*β*- 羟基 -8*β*- 异丁酰氧基木香烯内酯（9*β*-hydroxy-8*β*-*iso*-butyryloxycostunolide），14- 羟基 -8*β*- 异丁酰氧基木香烯内酯（14-hydroxy-8*β*-*iso*-butyryloxycostunolide），8*β*- 异丁酰氧基 -14- 醛基 - 木香烯内酯（8*β*-*iso*-butyryloxy-14-al-costunolide），9*β*,14- 二羟基 -8*β*- 异丁酰氧基木香烯内酯（9*β*,14-dihydroxy-8*β*-*iso*-butyryloxycostunolide），8*β*- 异丁酰氧基 -1*β*,10*α*- 环氧木香烯内酯（8*β*-*iso*-butryloxy-1*β*,10*α*-epoxycostunolide），8*β*,9*β*- 二羟基 -1*β*,10*α*- 环氧 -11*β*,13- 二氢木香烯内酯（8*β*,9*β*-dihydroxy-1*β*,10*α*-epoxy-11*β*,13-dihydrocostunolide），14- 羟基 -8*β*- 异丁酰氧基 -1*β*,10*α*- 环氧木香烯内酯（14-hydroxy-8*β*-*iso*-butyryloxy-1*β*,10*α*-epoxycostunolids），15- 羟基 -9*α*-

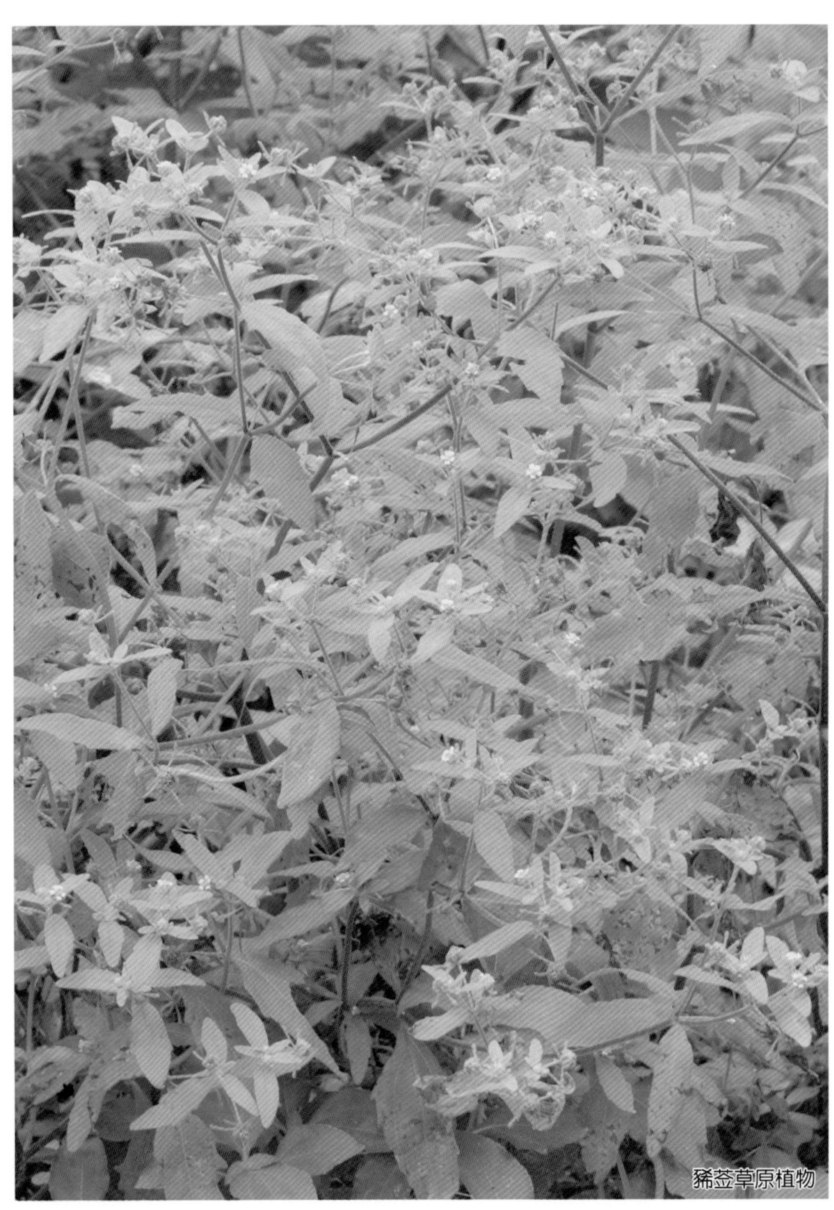

豨莶草原植物

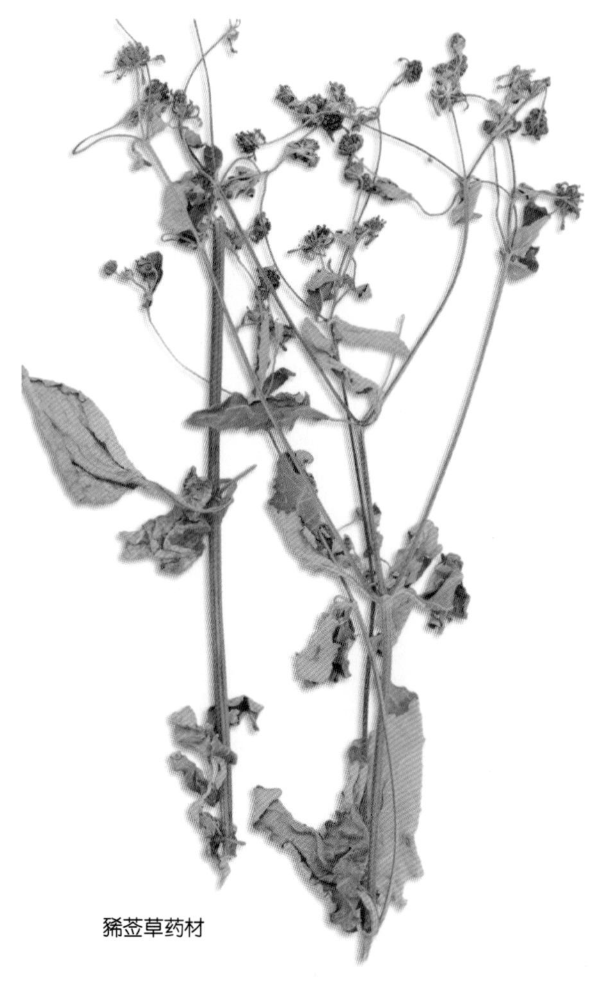
豨莶草药材

乙酰氧基-8*β*-异丁酰氧基-14-氧代-买兰坡草内酯（15-hydroxy-9*α*-acetoxy-8*β*-*iso*-butyryloxy-14-oxo-melampolide），15-羟基-8*β*-异丁酰氧基-14-氧代-买兰坡草内酯（15-hydroxy-8*β*-*iso*-butyryloxy-14-oxo-melampolide），19-乙酰氧基-12-氧代-10,11-二氢牻牛儿基橙花醇（19-acetoxy-12-oxo-10,11-dihydrogeranylnerol），19-乙酰氧基-15-氢过氧-12-氧代-13,14*E*-去氢-10,11,14,15,-四氢牻牛儿基橙花醇（19-acetoxy-15-hydroperoxy-12-oxo-13,14*E*-dehydro-10,11,14,15-tetrahydrogeranylnerol），19-乙酰氧基-15-羟基-12-氧代-13,14*E*-去氢-10,11,14,15-四氢牻牛儿基橙花醇（19-acetoxy-15-hydroxy-12-oxo-13,14*E*-dehydro-10,11,14,15-tetrahydrogeranylnerol），1*α*-乙酰氧基-2*α*,3*α*-环氧异土木香内酯（1*α*-acetoxy-2*α*,3*α*-epoxy-*iso*-alantolactone）[1]。

其他类成分有2*β*,15,16-三羟基-对映-8（14）-海松烯[2*β*,15,16-trihydroxy-ent-pimar-8（14）-ene]，15,16-二羟基-2-氧代-对映-8（14）-海松烯[15,16-dihydroxy-2-oxo-ent-pimar-8（14）-ene]，15,16,18-三羟基-2-氧代-对映-8（14）-海松烯[15,16,18-trihydroxy-2-oxo-ent-pimar-8（14）-ene][1]。

还含二萜类（diterpenoids）成分有豨莶精醇（darutigenol），豆甾醇（stigmasterol），奇任醇（kirenol），豨莶酸（siegesbeckic acid），对映-16*β*,17-二羟基贝壳杉烷-19-羧酸（ent-16*β*,17-dihydroxy-19-kauranoic acid），对映-16*α*,17-羟基贝壳杉烷-19-羧酸（ent-16*α*,H-17-hydroxy-19-kauranoic acid）[2]。

微量元素中As和Hg含量较低，Zn、Cu、Fe等含量较高[3]。

【药理作用】

1. 抗炎　疏毛豨莶草1份与臭梧桐2份混合制成的莶桐丸水煎剂，对大鼠因注射甲醛或鸡蛋白所产生的关节肿有抗炎作用，其疗效与水杨酸钠300mg/kg腹腔注射相似，每日50mg/kg剂量的豨莶苦味醇酸具有抗炎作用。腺梗豨莶萜醇酸与腺梗豨莶萜二醇酸也有较好的抗炎作用[4]。

2. 降血压　豨莶草的水浸液、30%乙醇浸出液有降低麻醉动物血压的作用。腺梗豨莶二醇酸（每天50mg/kg）连服10天，对肾性高血压大鼠有降压作用[4]。

3. 舒张血管　腺梗豨莶草提取液能使保留神经的兔耳血管舒张，并能阻断刺激神经引起的收缩血管反应，而对离体兔耳血管则无舒张作用[5]。

4. 抗血栓形成　豨莶草能改善微循环，减轻血栓湿重。豨莶草注射液对小鼠肠系膜微循环障碍后的血流恢复，有促进作用。0.6g/ml豨莶草注射液与0.3g/ml复方丹参注射液的血流恢复作用相当。家兔静脉注射豨莶草提取物，可使血栓湿重减轻，表明豨莶草对血栓形成有抑制作用，抑制率为51.41%[6]。

5. 抗病原微生物　豨莶草对多种细菌及疟原虫有抑制作用。豨莶草对金黄色葡萄球菌高度敏感，对大肠杆菌、铜绿假单胞菌、宋内痢疾杆菌、伤寒杆菌轻度敏感，对白色葡萄球菌、卡他球菌、肠炎杆菌、猪霍乱杆菌有抑制作用。豨莶草煎剂按100g/kg给鼠灌胃对鼠疟原虫抑制率达90%[7]。

6. 对免疫系统作用　小鼠腹腔注射1g/ml的豨莶草煎剂0.2ml，每天1次，给药6~7天。豨莶草煎剂对胸腺有抑制作用，

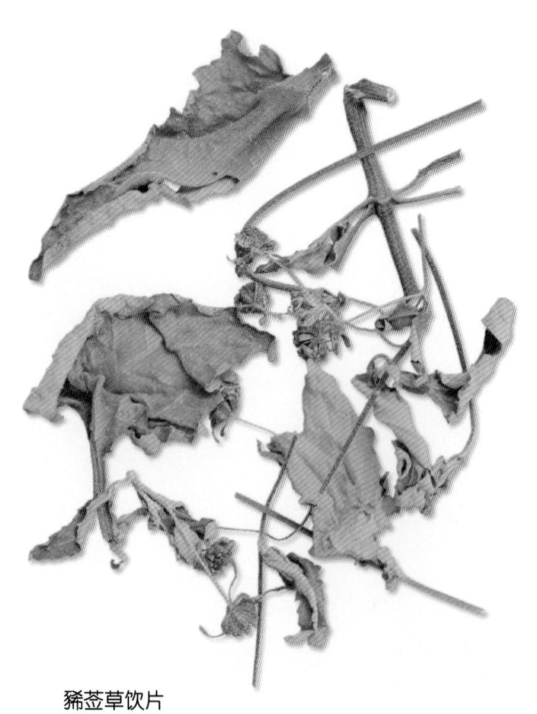
豨莶草饮片

能使脾脏重量减轻，Ea和Et花环形成率及血清抗体滴度降低，细胞内 DNA 和 RNA 吖啶荧光染色的阳性率减少，并抑制小鼠腹腔巨噬细胞的吞噬功能，减低血清溶菌酶的活性。豨莶草煎剂不仅对细胞免疫和体液免疫有抑制作用，而且对非特异性免疫也有一定的抑制作用[7]。

7. 抗早孕　1.7g/kg 毛梗豨莶草醇提取物，20~40mg/kg 豨莶苷对大鼠有抗早孕作用[8]。

8. 急性毒理　豨莶草注射液给小鼠静脉注射的半数致死量为（45.54±1.44）g/kg，为无毒物质[9]。

【临床研究】

1. 消肿　对于骨折术后或软组织损伤引起的局部肿胀，重用豨莶草 30~50g，加丹参 20g、红花 15g、艾叶 12g、苏木 15g、透骨草 15g。上肢肿胀者加桑枝 20g，下肢肿胀者加川牛膝 20g。上方煎水熏洗局部，每日 2 次，每次不少于 30min，临床应用疗效较高[10]。

2. 先兆子痫　用豨莶草 40g、钩藤 20g、茯苓 10g、地龙 10g，每日 1 剂，水煎服，分 3 次服，临床用于治疗先兆子痫，每每奏效[11]。

【性味归经】味苦、辛，性寒；有小毒。归肝、肾经。

【功效主治】祛风通络，平肝凉血，清热解毒。主治风湿痹痛，半身不遂，高血压病，痈肿疮毒，风疹湿疮。

【用法用量】内服：煎汤，9~12g，大剂量 30~60g；捣汁或入丸、散。外用适量，捣敷；或研末撒；或煎水熏洗。

【使用注意】风湿热痹者慎服；生用或大剂量应用，易致呕吐。

【经验方】

1. 痈疽肿毒，一切恶疮　豨莶草（端午采者）一两，乳香一两，白矾（烧）半两。为末。每服二钱，热酒调下，毒重者连进三服，得汗妙。（《乾坤秘韫》）

2. 神经衰弱　豨莶草、丹参各 15g。水煎服。（《安徽中草药》）

3. 风热上攻，牙齿疼痛　豨莶草，霜后收之，晒干为粗末。每用三钱，以滚汤泡任意漱之，醋煎尤妙。（《古今医统大全》）

4. 中风口眼㖞斜，时吐痰涎，语言謇涩，四肢缓弱，骨节疼痛，腰膝无力，亦能行大肠气，治三十五般风　豨莶草用五月五日、七月七日、九月九日收采，洗去土，摘其叶，不拘多少，曝干，铺入甑中，用好酒和蜜，层层匀洒，蒸之，复晒，如此九次，为末，炼蜜丸如桐子大，每服四十丸或五十丸，空心无灰酒下。（《万氏家抄方》豨莶丸）

5. 高血压　豨莶草、臭梧桐、夏枯草各 9g。水煎服，每日 1 次。（《青岛中草药手册》）

6. 风、寒、湿三气着而成痹，以致血脉凝涩，肢体麻木，腰膝酸疼，二便燥结，无论痛风、痛痹、湿痰、风热，宜于久服，预防中风痿痹之病　豨莶草不拘多寡，去梗取叶，晒干，陈酒拌透，蒸过晒干，再拌再蒸，如法九次，晒燥，为细末，收贮听用。蜜丸，早空心温酒吞服四五钱。（《活人方汇编》豨莶散）

7. 感受风湿、或人嗜饮冒风，内湿外邪，传于四肢脉络，壅塞不舒，以致两足软酸疼痛，不能步履，或两手牵绊。不能仰举。凡辛劳之人，常患此症，状似风瘫　地梧桐（俗谓臭梧桐，不论花、叶、梗、子俱可用，采取切碎晒干，炒，磨末子）一斤，豨莶草（炒，磨末子）八两。上二味，和匀，炼蜜丸，如桐子大。早晚以白滚汤送下四钱。忌食猪肝、羊血、番茄等物。（《济生养生经验集》豨桐丸）

8. 疠风脚弱　豨莶草（五月取赤茎者，阴干，以净叶，蜜、酒九蒸九晒）一斤，当归、芍药、熟地各一两，川乌（黑豆制净）六钱，羌活、防风各一两。为末，蜜丸。每服二钱，空心温酒下。（《张氏医通》豨莶丸）

9. 肠风下血　豨莶叶，酒蒸为末，炼蜜丸，每服三钱，白汤下。（《本草汇言》引《方脉正宗》）

10. 急性黄疸型传染性肝炎　①普通型：豨莶草 30g，山栀子 9g，车前草、广金钱草各 15g。加水 1000ml，煎至 300ml，分 2 次服，每日 1 剂。②重型（接近肝坏死）：豨莶草、地耳草各 60~120g，黑栀子 9g，车前草、广金钱草各 15g，一点红 30g。加水 3000ml，煎至 300~400ml，分 2 次服，每日 1 剂。（《全国中草药汇编》）

11. 慢性肾炎　豨莶草 30g，地耳草 15g。水煎冲红糖服。（《浙江药用植物志》）

【参考文献】

[1] 国家中医药管理局《中华本草》编委会 . 中华本草 . 上海：上海科学技术出版社，1999：7036.

[2] 俞桂新，王峥涛 . 豨莶草化学成分研究 . 中国药学杂志，2006，41（24）：1854.

[3] 陈莉莉，王亮，朱光辉，等 . 豨莶草中的有效微量元素研究 . 微量元素与健康研究，2000，17（2）：34.

[4] Kang-BK. Inh ibitory effects of Korean folk medicine ‘Hi-Chum’ on histam ine release from mast cells in vivo and in vitro. J-Ethnopharmaco l, 1997,57（2）:73.

[5] 王浴生，邓文龙，薛春生 . 中药药理与应用 . 北京：人民卫生出版社，1983：122.

[6] Kim-HM. Effect of Siegesbeck ia pubescens on immediate hypersensitivity. Am-J-chin-M ed, 1997,25（2）:163.

[7] Dumas-M arc. Uses of D-xylose, the esters there of and oligo saccharides containing xylosenfor improving the functionality of epidermal cells. PCT Int App l, 1999,25:24009.

[8] Bonte-F rederic. Antiaging cosmetic compositions ellagic acid and its derivatives. PCT Int App l, 1999,27:9916415.

[9] Min B S. Inhibitory activities of Korean plants on HIV-1 protease. Nat Prod Sci, 1998,4（4）:241.

[10] 王国建 . 重用豨莶草消肿的临床运用 . 中医研究，2000，13（5）：61.

[11] 唐净 . 豨莶草为主治疗先兆子痫 . 中国中医急症，2004，13（5）：285.

Wu cao
舞 草

Codariocaoycis Motorii Herba

[英] Motorius Codariocalyx Herb

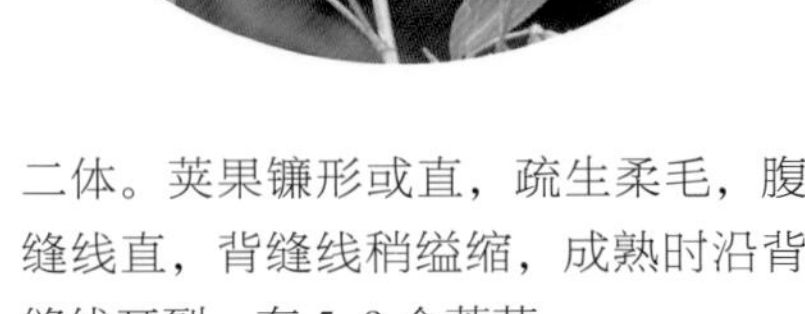

【别名】 无风独摇草、独摇草、接骨草、红母鸡药壮阳草、唱合草、风流草、自动草。

【来源】 为豆科植物舞草 *Codariocalyx motorius*（Houtt.）Ohashi. 的枝叶。

【植物形态】 多年生小灌木。茎有纵沟，无毛。单叶或三出复叶，顶生小叶较大，长圆形至披针形，长 5.5~10cm，宽 1~2.5cm，先端圆或钝，具短尖，下面有平贴的短柔毛，侧生小叶很小，长圆形或条形；叶柄长 1~2cm；叶有自发性之运动，故名“舞草”。圆锥花序顶生，长达 24cm，或为腋生总状花序；苞片阔卵形，脱落；花紫红色；花萼萼齿短；龙骨瓣具爪；雄蕊 10，二体。荚果镰形或直，疏生柔毛，腹缝线直，背缝线稍缢缩，成熟时沿背缝线开裂，有 5~9 个荚节。

舞草原植物

【分布】 广西主要分布于南丹、天峨、贺县、昭平、来宾、柳州、宜山、乐业、凌云、田东、宁明、平果、隆安、南宁等地。

【采集加工】 9~10 月采收，晒干或鲜用。

【药材性状】 小枝圆柱形，有纵裂，表面光滑，质脆，折断面木部占大部分。叶 1~3 枚，长披针形，顶端小叶大，长 5.5~10cm，宽 1~2.5cm，先端圆形，具短尖，基部圆形，全缘，两侧小叶很小，披针形，常脱落，纸质。有时可见荚果，长 2.5~4cm，宽约 5mm，节 7~9，腹缝线平直，背缝线有缢缩，气微，味淡。

【品质评价】 以干燥、叶完整、绿色者为佳。

【化学成分】 本品含 (−)- 表儿茶素 [(−)-*epi*-catechin]，木栓酮（friedelin），*β*- 谷甾醇（*β*-sitosterol），槲皮素（quercetin），水杨酸（salicylic acid），桑黄素（morin），芹菜素（apigenin），木犀草素（luteolin），芹菜素 -7-*O*-*β*-D- 葡萄糖苷（apigenin-7-*O*-*β*-D-glucoside）和胡萝卜苷（daucosterol）[1]。

【性味归经】 味淡、微涩，性平。归心、肝、肺经。

【功效主治】 活血祛风，安神镇静。主治神经衰弱，风湿骨痛，跌打损伤，骨折、风癣瘙痒。

【用法用量】 内服：煎汤，15~30g；或煅存性，研末，1.5~2.5g。外用适量，鲜品捣敷。

【使用注意】 孕妇慎服。

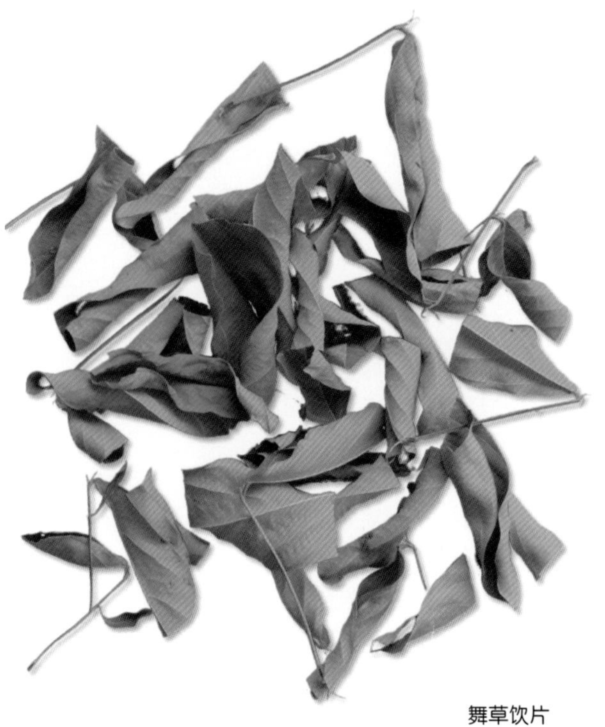

舞草饮片

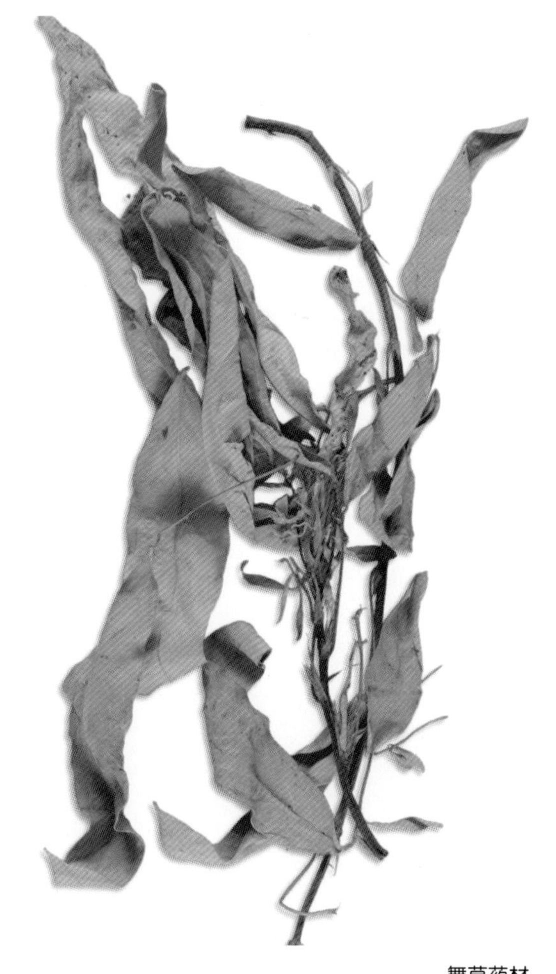

舞草药材

【经验方】

1. 风湿腰痛　舞草15~30g。水煎服，并取鲜叶捣烂，酒炒外敷。（《全国中草药汇编》）

2. 跌打肿痛，骨折　鲜舞草适量。捣烂，酒炒热外敷。（《全国中草药汇编》）

3. 神经衰弱，胎动不安　舞草15~30g。水煎服。（《全国中草药汇编》）

4. 小儿疳积　舞草全草，煅炭研粉。每次1.5~2.4g，用温开水冲服，每日3次。（《全国中草药汇编》）

【参考文献】

[1] 王勇，王英，王国才，等. 舞草的化学成分. 中国天然药物，2007，5（5）：357.

Suan pan zi

算盘子

Glochidii Puberi Radix
[英]Puberulous Glochidion Root

【别名】野南瓜、柿子椒、地金瓜、果盒仔。

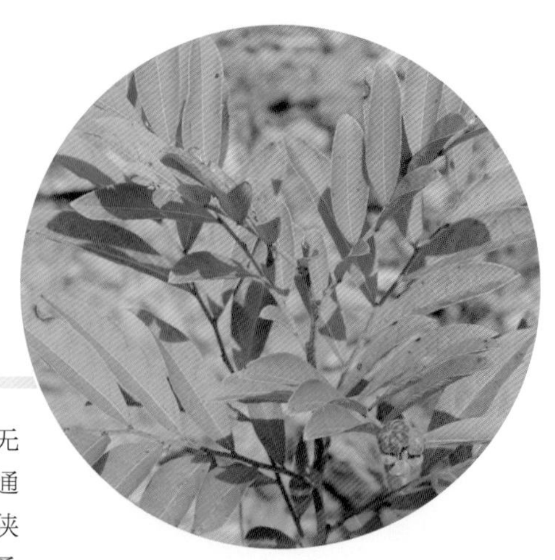

【来源】为大戟科植物算盘子 *Glochidion puberum*（L.）Hutch. 的根。

【植物形态】多年生直立多枝灌木。小枝灰褐色，密被锈色或黄褐色短柔毛。叶互生；叶柄被柔毛；托叶三角形至狭三角形，被柔毛；叶长圆形至长圆状卵形或披针形，稀卵形或倒卵形，长 3~9cm，宽 1.2~3.5cm，先端钝至急尖，稀近圆形，常具小尖头，基部楔形至钝形，上面仅中脉被疏短柔毛或几无毛，下面粉绿色，密被短柔毛，侧脉 5~8 对，下面明显。花单性同株或异株，花小，2~5 朵簇生于叶腋；无花瓣；萼片 6，2 轮；雄花花梗细，通常被柔毛，萼片质较厚，长圆形至狭长圆形或长圆状倒卵形，外被疏短柔毛；雄蕊 3 枚，合生成柱状，无退化子房；雌花花梗密被柔毛，花萼与雄花近同形，但稍短而厚，两面均被毛。蒴果扁球形，常具 8~10 条明显纵沟，先端具环状稍伸长的缩存花柱，密被短柔毛，成熟时带红色，种子近肾形，具三棱，红褐色。

【分布】广西全区均有分布。

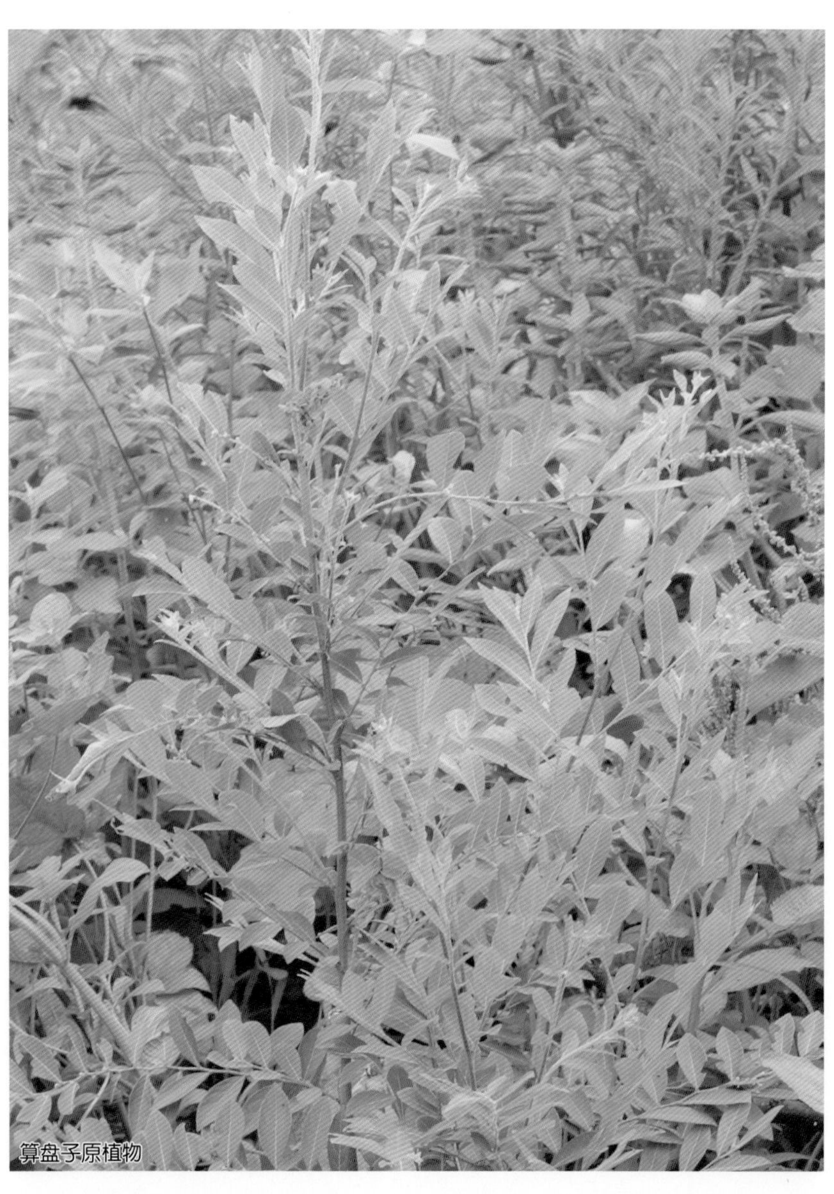
算盘子原植物

【采集加工】秋季采挖，拣净杂质，晒干。

【药材性状】根呈圆柱状，直径 1~3cm，顶端残留茎痕，表面灰棕色，栓皮粗糙，极易脱落，有纵纹及横裂。质坚实，不易折断，断面浅棕色。气微，味涩。

【品质评价】以粗壮、坚实、质干者为佳。

【化学成分】本品根中含鞣质 。本品叶中含无羁萜（friedelin），无羁萜烷 -3*β*-醇（friedelan-3*β*-ol），羽扇豆醇（lupeol），羽扇 -20（29）- 烯 -1,3- 二酮 [lup-20-（29）-ene-1,3-diketone] 及 *β*- 谷甾醇（*β*-sitosterol）。茎含羽扇烯酮（lupenone），算盘子酮（glochidone），羽扇 -20（29）- 烯 -1*β*-3*α*- 二醇 -3- 乙酸酯 [lup-20(29)-en-1*β*-3*α*-diol-3-acetas]，羽扇豆 -20(29)- 烯 -1*β*,3*β*- 二醇 [lup-20（29）-ene-1*β*,3*β*-diol]，算盘子二醇（glochidiol），算盘子酮醇（glochidonol），羽扇豆 -20（29）- 烯 -3*α*,1*β*- 二醇 -1- 乙酸酯 [lup-20（29）-en-3*α*,1*β*-diol-1-acetas][1]。

此外，本品地上部分含没食子酸（gallic acid），胡萝卜苷（daucosterol），牡荆素（vitexin），*β*-D- 吡喃半乳糖 -（3 → 3）-*O*-*β*-D- 吡喃半乳糖 [*β*-D-galactopyranose-（3 → 3）-*O*-*β*-D-galactopyranose]，丁香脂素（syringaresinol），（*Z*）-3- 己烯 -D- 吡喃葡萄糖 [（*Z*）-3-hexenyl-D-glucopyranoside]，（*E*）-2-己烯 -D- 吡喃葡萄糖 [（*E*）-2-hexenyl-D-glucopyranoside]，4-*O*- 乙基没食子酸（4-*O*-ethylgallic acid）[2]。

【药理作用】

抗溃疡性结肠炎作用　用 5% 乙酸经结肠灌注制备溃疡性结肠炎（UC）大鼠模型，每天灌胃算盘子样品液 2 次，每次 10ml，连续 3 周，可降低 UC 大鼠肿瘤坏死因子 -α 和白介素 -6的水平[3]。

【临床研究】

急性胃肠炎　选用算盘子全草干品1000g，加水至2000ml，煎成500ml，冷却，过滤，加防腐剂，备用。首次加倍口服算盘子水煎液100ml，以后每次服50ml，每日3~4次，治疗3~4日。中度失水或酸中毒者，适当补充葡萄糖生理盐水或葡萄糖溶液。结果：治疗34例，治愈30例（88.2%），好转2例（5.9%），无效2例（5.9%），总有效率为94.1%。服药后，一般第2~4天，症状完全消失[4]。

【性味归经】味苦，性凉；有小毒。归大肠、肝、肺经。

【功效主治】清热利湿，行气活血，解毒消肿。主治感冒发热，咳嗽，咽痛，牙痛，湿热泻痢，黄疸，淋浊，带下，痛经，闭经，风湿痹痛，跌打损伤，痈肿，瘰疬。

【用法用量】内服：煎汤，15~30g。外用适量，煎水熏洗。

【使用注意】孕妇禁服。

【经验方】

1. 外痔　野南瓜根煎水，先熏后洗，能内消。（江西《草药手册》）
2. 跌打损伤　（算盘子）根30~60g。加黄酒适量，水煎服。同时用鲜叶捣烂外敷。（浙江《民间常用草药》）
3. 多发性脓肿　（算盘子）根、地耳草各30g。水煎服。（《福建药物志》）
4. 瘰疬　（算盘子）根60g，射干、夏枯草、土牛膝各9g，猪瘦肉125g。水煎服。（《福建药物志》）
5. 传染性肝炎　（算盘子）根、柘树各30g，黄花远志根15g。水煎服。（《福建药物志》）
6. 四肢关节疼　鲜算盘子根、茎24~30g。洗净切碎，水煎或和猪蹄节炖服。（《闽南民间草药》）
7. 牙痛　（野南瓜）鲜根（去粗皮，取根皮）250g，猪肉250g。同煮服。（江西《草药手册》）
8. 黄疸　（野南瓜）根60g，白米30~60g（炒焦黄）。水煎服。（江西《草药手册》）
9. 疟疾　（野南瓜）根60g，青蒿30g。水煎，于发疟前2h服。（江西《草药手册》）
10. 疝气肿痛　（野南瓜）根60g，荔枝5枚，精肉120g。水炖，取汤及肉2次分服，每日1剂。（江西《草药手册》）
11. 感冒及外感伤寒　算盘子根30g，生姜15g，食盐15g，水煎服。（《岭南草药志》）
12. 小便短赤　算盘子鲜根90g，加车前子9~12g，水煎，冲烧酒服。（《天目山药用植物志》）
13. 久咳不止　（算盘子）根250g，炖猪蹄吃，早晚各1次。（《贵州民间药物》）
14. 月经停闭　（算盘子）根30g，蒸烧酒服。（《贵州民间药物》）
15. 白带过多　（算盘子）根30~60g。水煎服。（《浙江民间常用草药》）

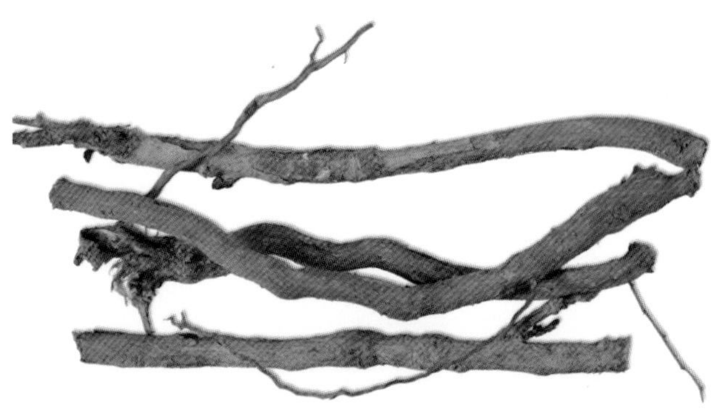

算盘子药材

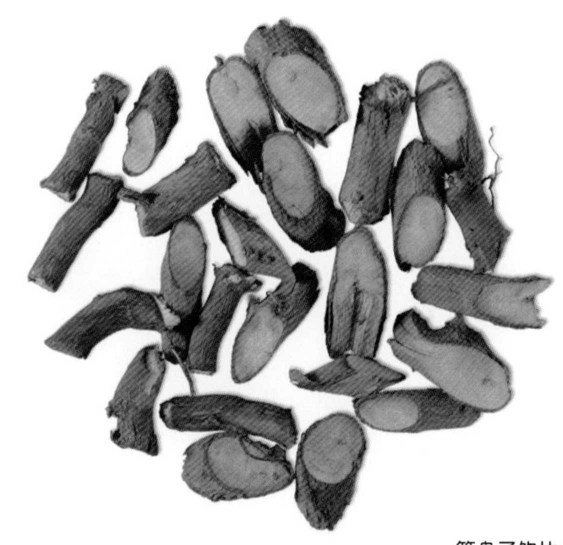

算盘子饮片

附：算盘子叶

味苦、涩，性凉；有小毒。归大肠、肝、肺经。功效：清热利湿，解毒消肿。主治：咽喉肿痛，黄疸，淋浊，带下，湿热泻痢，痈疮疖肿，漆疮，湿疹。内服：煎汤6~9g，鲜品30~60g；或焙干研末；或绞汁。外用适量，煎水熏洗；或捣烂敷。孕妇禁服。

【参考文献】

[1] 国家中医药管理局《中华本草》编委会．中华本草．上海：上海科学技术出版社，1999：3613.

[2] 张桢，刘光明，任艳丽，等．算盘子的化学成分研究．天然产物研究与开发，2008，20：447.

[3] 丁水平，丁水生，李涵志．算盘子对溃疡性结肠炎大鼠细胞因子的影响．医药导报，2002，21（2）：76.

[4] 古远明，李日初．算盘子水煎剂治疗急性胃肠炎34例观察．中国中西医结合杂志，1989，（10）：627.

La jiao 辣 椒

Capsici Annui Fructus
[英]Bush Redpepper Fruit

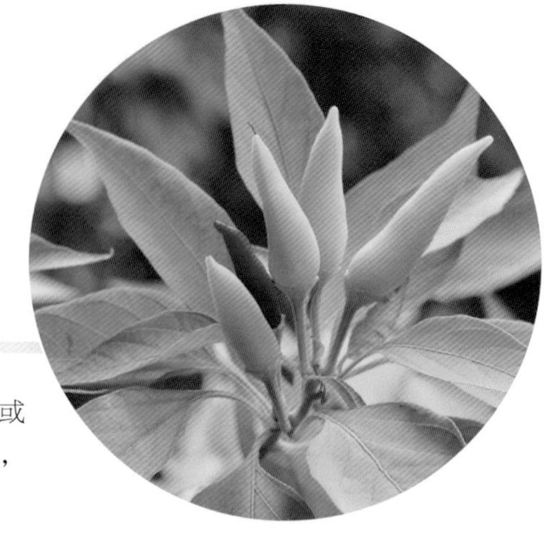

【别名】番椒、辣茄、辣虎、腊茄、海椒、辣角、鸡嘴椒、红海椒。

【来源】为茄科植物辣椒 *Capsicum annuum* L. 的果实。

【植物形态】一年生或多年生草本。单叶互生，枝顶端节不伸长而成双生或簇生状；叶片长圆状卵形、卵形或卵状披针形，长 4~13cm，宽 1.5~4cm，全缘，先端尖，基部渐狭。花单生，俯垂；花萼杯状，不显著 5 齿；花冠白色，裂片卵形；雄蕊 5；雌蕊 1，子房上位，2 室，少数 3 室，花柱线状。浆果长指状，先端渐尖且常弯曲，未成熟时绿色，成熟后呈红色、橙色或紫红色，味辣。种子多数，扁肾形，淡黄色。

【分布】广西全区广为栽培。

【采集加工】青椒一般以果实充分肥大、皮色转浓、果皮坚实而有光泽时采收，可加工成腌辣椒、清酱辣椒、虾油辣椒。干椒可待果实成熟一次采收，干椒可加工成干制品。

【药材性状】果实形状、大小因品种而异。一般为长圆锥形而稍有弯曲，基部微圆，常有绿棕色，具 5 裂齿的宿萼及稍粗壮而弯曲或细直的果柄。表面光滑或有沟纹，橙红色、红色或深红色，具光泽，果肉较厚。质较脆，横切面可见中轴胎座，有薄的隔膜将果实分为 2~3 室，内含多数黄白色，扁平圆形或倒卵形种子。干品果皮皱缩，暗红色，果肉干薄。气特异，味辛辣如灼。

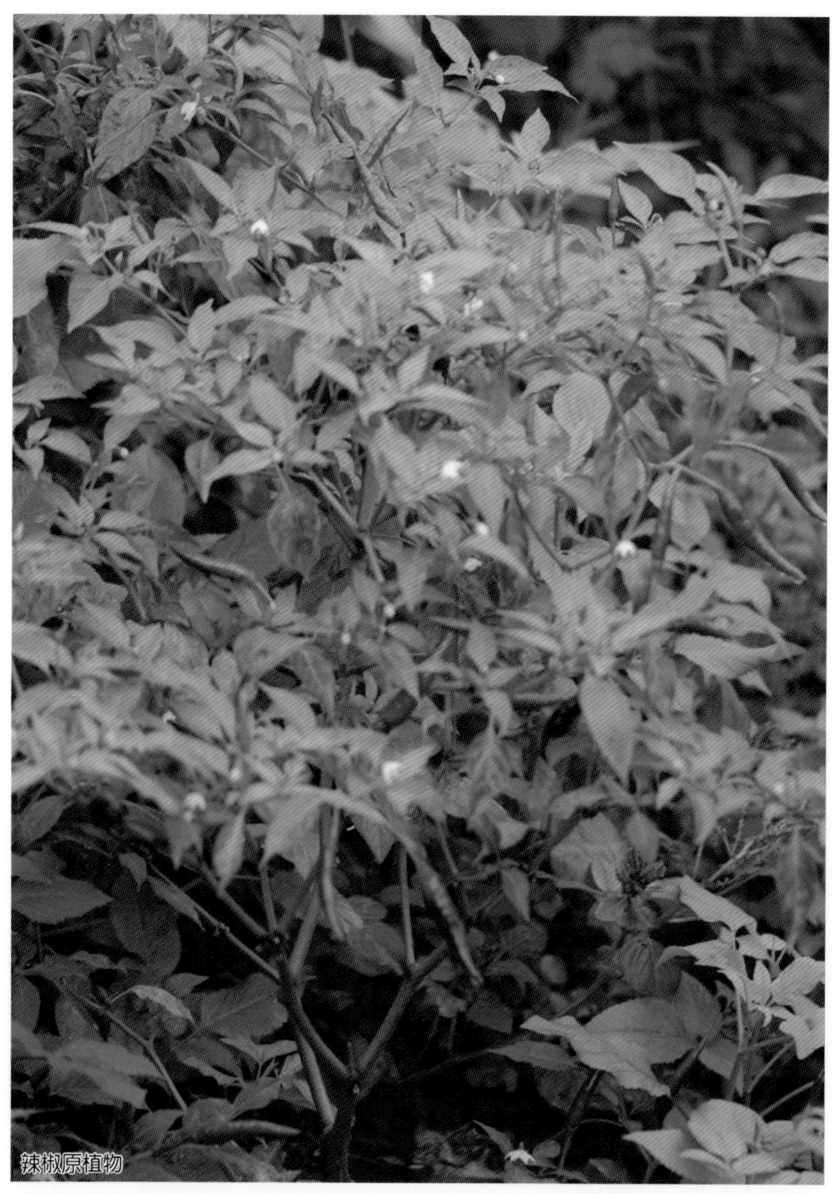

辣椒原植物

【品质评价】以个大、色红、果肉厚、辛辣味强烈者为佳。

【化学成分】本品含辣椒碱类成分，主要有辣椒碱（capsaicin），二氢辣椒碱（dihydrocapsaicin），去甲双氢辣椒碱（nordihydrocapsaicin），高辣椒碱（homocapsaicin），高二氢辣椒碱（homodihydrocapsaicin），壬酰香草胺（nonoyl vanillylamide），辛酰香草酰胺（octanoyl vanillyl amide）。还含多种低沸点和高沸点挥发性羧酸，如异丁酸（*iso*-butyric acid），异戊酸（*iso*-valeric acid），正戊酸（*n*-valeric acid），巴豆油酸（crotonic acid），顺式 -2- 甲基丁烯酸（tiglic acid），庚酸（enanthic acid），癸酸（capric acid），异癸酸（*iso*-decanoic acid），丙酮酸（pyruvic acid），辛酸（caprylic acid）和月桂酸（lauric acid）等。此外还含 β- 胡萝卜素（β-carotene），隐黄质（cryptoxanthin），玉米黄质（zeaxanthin），辣椒红素（capsanthin），辣椒玉红素（capsorubin），堇菜黄质（violaxanthin），茄碱（solanine），茄啶（solanidine），柠檬酸（citric acid），酒石酸（tartaric acid），苹果酸（malic acid）等[1]。

种子中含茄碱（solanin），茄啶（solanidin），4α- 甲基 -5α- 胆甾 -8（14）- 烯 -3β- 醇 [4α-methyl-5α-cholest-8（14）-

en-3β-ol]，环木菠萝烷醇（cycloartanol），环木菠萝烯醇（cycloartenol），24-亚甲基环木菠萝烷醇（24-methylenecycloartanol）及羽扇豆醇（lupeol）等[1]。辣椒根中含辣椒苷（capsicoside）A_1、B_1、C_1、A_2、A_3、B_2、B_3、C_2、C_3、E_1，吉脱皂苷（gitonin）及辣椒新苷（capsicosin）D1、E1[2]。

辣椒油中含辣椒碱（capsicine），亚麻酸乙酯（ethyl linolenicoate），棕榈酸（palmitic acid），二氢辣椒碱（dihydrocapsaicin），硬脂酸（stearic acid），艾蒿脑（vulgarole）等多种化学成分[3]。

【药理作用】

1. 止痛　辣椒素（CAP，2.5%）和加热（45℃，5min）进行的化学和物理治疗能有效减轻机械刺激引起的脑部疼痛[3]。CAP可有效治疗疱疹神经痛，可作为治疗疱疹神经痛的替代性药物[4,5]。CAP能引起P物质和降钙素基因相关肽的释放并耗尽，可用来治疗偏头痛和神经性头痛[6]。CAP对高压活性钙的抑制可能是其止痛机制之一[7]。30nmol/L CAP皮下注射处理大鼠三叉神经的眶下支，能产生较强的镇痛作用[8]。CAP的镇痛作用与其剂量、浓度、作用时间及间歇期有关[9]。通过硬膜外注射低浓度CAP，发现CAP可以有效地预防不稳定膀胱的发生，缓解术后膀胱痉挛性疼痛且不良反应少，加快病人的康复[10]。辣椒碱在大鼠右侧前肢桡神经、尺神经、正中神经处进行处理，可阻断针刺效应。脊髓后角的P物质含量，处理侧比非处理侧减少约55%。另外，辣椒碱950mg/kg连续给予，在15天时，其未处理侧P物质也减少，针刺镇痛作用消失[11]。

2. 对呼吸系统作用　用氯气对雌性鼠做试验，使之暴露于0.8~4.0mg/L的RD50氯气（氯气2.3mg/L就会产生有效的烦躁感觉），暴露15min后氯气导致了气孔阻塞，而用CAP预处理能降低鼠对氯气的烦躁感觉和鼻阻塞反应[11]。每日补充CAP能显著地改善呼吸反应，特别是对呼吸有困难的老年人[12]。在CAP不过敏的非传染性病人鼻内使用CAP喷雾，发现CAP能长期预防感冒和减轻感冒症状，用药9个月后还能降低干冷空气对鼻的影响[13]。CAP引起的咳嗽和支气管痉挛无关[14]。对活豚鼠在吸入CAP 24h后测咳嗽反应，发现由CAP导致的咳嗽次数在卵白蛋白和盐作用后增加，表明对咳嗽反应敏感性的抗原相应地增加了[15]。在麻醉的豚鼠实验中发现气管或喉的原因导致的咳嗽对CAP不敏感[16]。

3. 对脂质过氧化的调节作用　肺组织与二氧化氮等气体刺激剂接触之后，可引起肺组织中脂质过氧化物产生，长期给予辣椒碱，则可抑制脂质过氧化作用，如在接触气体刺激剂前后用辣椒碱短期处理也有效。辣椒碱单独处理对脂质过氧化系统无影响。大鼠肺切片体外研究表明，辣椒碱还能抑制吸烟诱导的脂质过氧化作用。辣椒碱体内、体外处理，对氯仿等化学刺激剂诱导的肺和肝组织切片脂质过氧化、Fe^{2+}/抗坏血酸诱导的肺和肝线粒体和微粒体部分脂质过氧化均有抑制作用，还能抑制Fe^{2+}/抗坏血酸诱导的红细胞膜脂质过氧化。对紫外辐射引起的脂质体膜脂质过氧化作用，低剂量辣椒碱有促进脂质过氧化作用，高剂量有抑制作用[17]。

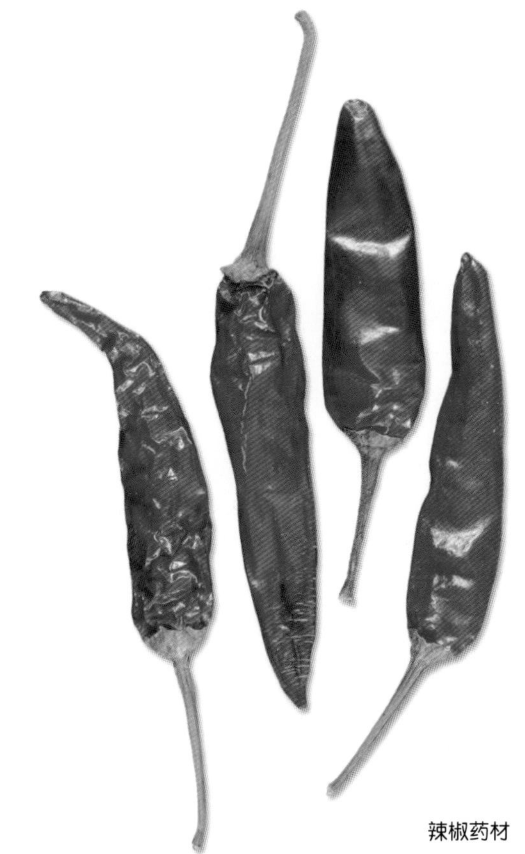
辣椒药材

4. 对心血管系统作用　用含0.015%CAP的饮食喂食老鼠8周，可减少正常条件下低密度脂蛋白（LDL）的氧化，但高胆固醇饮食中的LDL的氧化程度已很低，此时CAP并不能进一步降低LDL的氧化[18]。CAP对由盐导致的高血压模型鼠是有效的血管扩张和利尿剂，可通过平衡神经和激素系统维持正常的血压[19]。用高胆固醇食物（胆固醇含量0.5%）连续喂食鼠8周，由于服用了含CAP的食物改变了脂肪酸侧链和双分子膜的磷脂成分，减少Ca^{2+}-Mg^{2+}-ATP酶，降低高血压模型鼠红细胞的流动性，从而起到降低血压的作用[20]。钙素基因相关肽是由CAP敏感的感觉神经末梢释放的肽类物质，与心血管疾病相关，特别是与高血压密切相关[21]。

5. 对消化系统作用　辣椒酊或辣椒碱内服可作健胃剂，有促进食欲、改善消化的作用。辣椒水能刺激口腔黏膜，反射性地加强胃的运动[22]。用各种辣椒制成的调味品，人口服后，可增加唾液分泌及淀粉酶活性[22,23]。辣椒对离体动物肠管有抑制及解痉作用，大剂量口服可产生胃炎、肠炎、腹泻、呕吐等[23]。辣椒碱灌胃，可促进幽门结扎大鼠胃溃疡形成，但不影响胃液成分。辣椒碱还可促进利血平对大鼠的致溃疡作用。十二指肠给药，不会促进结扎十二指肠大鼠胃溃疡发生，但可增加胃液总酸度[24]。

6. 减肥　对鼠注射CAP到白脂肪组织（WAT）选择性地破坏了神经分布，而WAT传入和传出神经的分布又有调节脂肪的作用[25]。对336只鸡从第1~41天补充（或不补充）

100mg/kg 基于玉米或小麦和大麦含有 CAP 的植物提取物，可增加饮食效果，但体重没有提高，空腹的胸肌重量提高了 1.2%，并在鸡的胰腺和肠壁发现了脂肪酶活性的增加。说明 CAP 有一定的减肥效果[26]。

7. 对循环系统作用　辣椒碱或辣椒制剂给麻醉猫、犬静脉注射可引起短暂血压下降、心跳变慢及呼吸困难，这是刺激肺及冠脉区的化学感受器或伸张感受器引起的。对离体豚鼠心房则有直接的兴奋作用，对大鼠后肢血管也有收缩作用[22]。外用作为涂擦剂，可使皮肤局部血管反射性扩张，促进局部血液循环。对皮肤有发赤作用。辣椒仅强烈刺激感觉神经末梢，引起温暖感，对血管则很少影响，高浓度也不发疱，不能视为发赤剂[22]。

8. 抗癌　CAP 能改变瘤的基因相关的表达[27]。CAP 能抑制黄曲霉素 B_1 对肝脏的脂质过氧化反应从而减轻其对肝脏的损害[28]。CAP 能单独作抗癌剂，也可和其他化学治疗剂联合抗癌[29]。CAP 对人类肝细胞瘤的治疗有效果[30]。CAP 还有抗男性前列腺癌细胞作用[31]。

9. 冻疮、秃顶　CAP 能扩张血管，促进微循环和毛发生长。辣椒的辛辣成分 CAP 能激活辣椒素受体 -1 或 TRPV1，刺激毛发繁殖，调节毛囊生长因子，同时能控制毛发生长紊乱[32]。

10. 抗菌、杀虫　辣椒碱对蜡样芽胞杆菌及枯草杆菌有抑制作用[33]。

11. 兴奋子宫等作用　辣椒地上部分的水煎剂对离体大鼠子宫有兴奋作用[22]。辣椒碱可引起动物窒息，特别是豚鼠，作用类似组胺、5- 羟色胺或乙酰胆碱。给予辣椒碱前 30min 给予上述物质的拮抗剂，唯有乙酰胆碱拮抗剂阿托品可阻止窒息发生，认为辣椒碱可促进乙酰胆碱释放[34]。辣椒碱 0.5~2μg/kg 给豚鼠静脉注射，可致支气管收缩，它亦可使离体气管环收缩增加[35,36]。

辣椒碱能剂量依赖性地（1~100nmol/L）引起人红细胞溶血[37]。含 5 % 辣椒或 15mg 辣椒碱与无胆碱食物一起喂饲大鼠，可使肝脏中性脂质的增加较对照组少[38]。在体外鼠伤寒沙门菌试验中，从辣椒中得到的含油树脂类物质有较弱但明确的致突变活性[39]。

CAP 刺激神经释放 CGRP 和 SP 可有效治疗皮肤神经性炎症和痒疹[40]。把 CAP 注入成年鼠，解剖其胸腺组织发现 CAP 能调节神经肽的水平，参与自体免疫机构，达到有效治疗炎症和痒疹[41]。以一氧化氮作为抑制因素，在肾动脉内应用 CAP 来试验，CAP 可加强肾神经传入纤维的自发放电活动[42]。

CAP 对摘除了子宫的成年雌鼠有补偿性卵巢肥大和补偿性排卵的治疗效果[43]。CAP 对许多细菌有抑制作用，也能抑制真菌，比化学防腐剂更安全，并有营养作用。辣椒是一种广谱抑菌的天然防腐剂，且有健康、绿色和环保的特点。CAP 对昆虫和啮齿类动物有排斥作用[44]。灌胃给予辣椒素的小鼠游泳力竭时间长于对照组，在给药后 2h 后效果最为明显[45]。辣椒素所诱导的小鼠游泳能力增加能被 VR1 拮抗剂 capsazepine 所取消，提示它们的抗疲劳作用与激动 VR1 受体有关[46, 47]。证明预先给予辣椒素能促进小鼠游泳能力的提高[48, 49]。

【临床研究】

1. 带状疱疹后遗神经痛　①用辣椒碱软膏（含 2.5mg 辣椒碱）每日 6 次薄层均匀涂于疼痛区域，加上 TDP-L-7 型特定电磁波谱治疗仪局部照射，1 次 / 天，连续 10 天为 1 疗程，共进行 3 个疗程。结果：治疗 25 例，痊愈 18 例，好转 5 例，无效 2 例，有效率 92%[50]。②按照疼痛部位面积将复方辣椒辣素贴片剪成相应大小，每 12h 更换 1 贴，2 周为 1 疗程。共治疗 60 例，治疗前后比较均有极显著差异[51]。③取原疱疹循行部位及现疼痛区域，常规消毒后，用梅花针中等力度叩刺，以皮肤潮红不出血为宜，1 次 / 天。然后在叩刺部位外搽辣椒碱软膏，反复摩擦，2~3 次 / 天。5 次为 1 疗程，一般治疗 2 个疗程，最多 3 个疗程。所有病人治疗期间不采用其他相关药物或疗法治疗。结果：治疗 54 例，痊愈 28 例，显效 17 例，进步 5 例，无效 4 例，有效率 83.3%[52]。④根据病人的疼痛部位，对受累神经采用椎旁阻滞法。注射药液为 0.25% 罗哌卡因复合液 10ml（内含醋酸泼尼松 50mg，维生素 B_{12}1mg），每 2 天一次，2 周为 1 疗程。每段神经节注射 2~3ml，而后在疼痛面上贴上复方辣椒辣素片，24h 更换 1 次。1 疗程结束后，评价治疗之前与治疗之后的睡眠质量和疼痛评分。治疗前后相比均有显著性差异（$P < 0.05$）[53]。

2. 预防硬膜外麻醉后腰痛　美国麻醉医师协会分级 Ⅰ、Ⅱ 级，拟在腰部硬膜外麻醉下行下腹部、下肢、会阴部手术病人 30 例，硬膜外穿刺采用垂直法，并且在穿刺完毕后在穿刺点周围用 0.1% 辣椒辣素溶液 3~5ml 做脊上韧带、脊间韧带和黄韧带局部浸润。硬膜外腔局麻药均使用 0.66% 的盐酸利多卡因、0.66% 的盐酸罗哌卡因混合液，术中静脉辅助咪唑安定或哌替啶和氟哌啶合剂，术后随访 7 天。结果：30 例病人中腰痛程度为 0 级者 25 例，1 级者 5 例，2 级、3 级、4 级均为 0 例，腰痛发生率为 16.7%[54]。

3. 顽固性女性尿道综合征　用 2% 利多卡因 40ml 注入膀胱并保留 30min 作局部麻醉后，正常膀胱容量者于排空膀胱后以 30ml/min 的速度注入浓度为 100μmol/L（pH5.82）的辣椒辣素溶液 100ml，保留 30min；膀胱容量过小者分段注入，即注入辣椒辣素溶液 30~40ml，用止血钳夹闭尿管，保留 30min 后放松止血钳，使灌注液引出，然后再灌入同样的量，保留同样的时间，直至灌注完毕。纳入试验的 15 例病人在治疗过程中行膀胱压力检测。并进行针对性的心理护理，指导病人正确的膀胱训练。结果：治疗 15 例，治愈 5 例，症状缓解 9 例，无效 1 例，治疗有效率为 93.3%。治疗后 3~6 个月复发 8 例（53.3%），再次灌注后症状得到缓解[55]。

4. 常年性变应性鼻炎　用 1% 丁卡因溶液行鼻腔黏膜表面麻醉后，用浓度为 0.656μmol/L 的辣椒辣素溶液 0.5ml 分别涂抹双侧下鼻甲及相对应鼻中隔黏膜表面，每隔 3 天 1 次，6 次 1 个疗程。结果：治疗 50 例，经治 1 个疗程，显效 26 例，有效 20 例，无效 4 例，总有效率 92%。1 年后随访的 40 例中显效 11 例，有效 19 例，无效 10 例，总有效率 75%。且未见明显毒副反应[56]。

5. 腰椎间盘突出症　用腰痹汤（当归 20g，川芎 12g，寄生 20g，川牛膝 15g，丹参 12g，秦艽 12g，生黄芪 15g，土鳖虫 12g，地龙 12g，鸡血藤 12g，全蝎 9g，桂枝 12g，威灵仙 12g，没药 12g，川续断 12g，狗脊 12g，陈皮 12g，赤芍 12g，白芍 12g，甘草 6g，辨证加减。水煎服，药渣外用热敷患处，每日 1 次或 2 次）加复方辣椒贴片（药渣热敷后待皮肤恢复正常颜色后外用复方辣椒贴片，病情重者 12h 更换药贴，轻者可 24h 后更换）治疗。结果：治疗 56 例，优 24 例（42.9%），良 27 例（48.2%），可 3 例（5.4%），差 2 例（3.6%）。总有效率 96.4%[57]。

6. 急性软组织损伤　口服复方血栓通胶囊（三七、丹参、黄芪、玄参组成）每次 3 粒，每天 3 次，配合复方辣椒贴片，贴于患处，每天 1 次，每贴 12h。结果：治疗 226 例，治愈 141 例，显效 40 例，有效 44 例，无效 1 例，治愈率 62.4%，有效率 99.6%。治愈时间 2~11 天，平均（6.7±2.3）天[58]。

【性味归经】味辛、苦，性热。归脾、胃经。

【功效主治】温中散寒，下气消食。主治胃寒气滞，脘腹胀痛，呕吐，泻痢，风湿痛，冻疮。

【用法用量】内服：入丸、散，1~3g。外用适量，煎水熏洗或捣敷。

【使用注意】阴虚火旺及诸出血者禁服。

【经验方】

1. 预防冻疮　风雪寒冷中行军或长途旅行，可用 20% 辣椒软膏擦于冻疮好发部位，如耳轮、手背、足跟等处。如冻疮初起尚未溃烂，用辣椒适量煎水温洗；或用辣椒放在麻油中煎成辣油，涂患处。(《全国中草药汇编》)

2. 风湿性关节炎　辣椒 20 个，花椒 30g。先将花椒煎水，数沸后放入辣椒煮软，取出撕开，贴患处。再用水热敷。(《全国中草药汇编》)

3. 痢疾水泻　辣茄 1 个。为丸，清晨热豆腐皮裹，吞下。(《本草纲目拾遗》引自《医宗汇编》)

【参考文献】

[1] 国家中医药管理局《中华本草》编委会．中华本草．上海：上海科学技术出版社，1999：6250，6253.

[2] 朱晓兰，刘百战，宗若雯，等．辣椒油化学成分的气相色谱 - 质谱分析．分析测试学报，2003，（1）：67.

[3] Maih fner C, Schmelz M, Forster C, et al. Neural activation during experimental allodynia: a functional magnetic resonance imaging study. European Journal of Neuroscience, 2004,（19）:3211.

[4] Mark W Douglas, Robert W Johnson, Anthony L Cunningham. Tolerability of Treatments for Postherpetic Neuralgia. Drug Safety, 2004,27（15）:1217.

[5] Niv David, Maltsman-Tseikhin, Alexander. Postherpetic Neuralgia: The Never-Ending Challenge. Pain Practice, 2005,5（4）:327.

[6] Alan M Rapoport, Marcelo E Bigal, Stewart J Tepper, et al. Intranasal Medications for the Treatment of Migraine and Cluster Headache. CNS Drugs, 2004,18（10）:671.

[7] Kim MS, Park CK, Yeon KY. Involvement of transient receptor potential vanilloid-1 in calcium current inhibition by capsaicin. Eur J Pharmacol,2006,530（1-2）:144.

[8] 丁继固，关春保，林传友，等．辣椒素急性脱敏治疗三叉神经痛的实验研究．咸宁医学院学报，2001，15（2）：77.

[9] 张丽华，丁继固．辣椒素急性脱敏对鼠周围神经痛的治疗效应．临床麻醉学杂志，2005，21（9）：621.

[10] 赵雷，周春燕，关志忱，等．硬膜外腔注入辣椒辣素对前列腺切除术后膀胱痉挛性疼痛的镇痛效应．中华麻醉学杂志，2003，23（2）：127.

[11] Morris J B, Wilkie W S, Shusterman D J. Acute Respiratory Responses of the Mouse to Chlorine.Toxicological Sciences, 2005,83（2）:380.

[12] Ebihara Takae, Takahashi Hidenori, Ebihara Satoru, et al. Capsaicin Troche for Swallowing Dysfunction in Older People. Journal of the American Geriatrics Society, 2005,53（5）:824.

[13] Van Rijswijk JB, Boeke E L, Keizer J M, et al. Intranasal capsaicin reduces nasal hyperreactivity in idiopathic rhinitis:a double-blind randomized application regimen study. Allergy, 2003,58（8）:754.

[14] Silveira Pedro, Vaz-da-Silva Manuel, Maia Joana. Effects of enalapril and imidapril in the capsaicin cough challenge test and spirometry parameters in healthy volunteers. Therapy, 2004（1）:223.

[15] Oribe Y, Fujimura M, Kita T, et al.Attenuating effect of H+K+ATPase inhibitors on airway cough hypersensitivity induced by allergic airway inflammation in guinea-pigs. Clinical & Experimental Allergy,2005,35（3）:262.

[16] Mazzone Stuart B, Mori Nanako,Canning Brendan J. Synergistic interactions between airway afferent nerve subtypes regulating the cough reflex in guinea-pigs. The Journal of Physiology,2005,569(2):559.

[17] 李宗友．辣椒辣素对不同刺激剂诱导的脂质过氧化的调节作用．国外医学·中医中药分册，1994，16（3）：138

[18] Kempaiah R, Manjunatha H, Srinivasan K. Protective effect of dietary capsaicin on induced oxidation of low-density lipoprotein in rats. Molecular and Cellular Biochemistry,2005,275（1-2）:7.

[19] Vaishnava P, Wang D H. Capsaicin Sensitive-Sensory Nerve and Blood Pressure Regulation.Current Medicinal Chemistry-Cardiovascular & Hematological Agents,2003,1（2）:177.

[20] Kempaiah, Rayavara K, Srinivasan, et al. Influence of dietar spices on the fluidity of erythrocytes in hypercholesterolaem rats. British Journal of Nutrition,2005,93（1）:81.

[21] Gangula PR, Hu-wei Zhao, Supow it-Scott C, et al. Increased blood pressure inacalcitonin gene-related peptide/calitonin gene knock out mice. Hypertension, 2000,35:470.

[22] Medicinal and Poisonous Plants of Southern an Eastern Africa（Watt,J. M.）.1962,2Ed.942.

[23] Blumberger W. C A,1965,63:15420f

[24] Makara G. C A,1966,64:2610d

[25] Bartness Timothy J,Kay Song C,Shi Haifei,et al. Brainadipose tissue cross talk. Proceedings of the Nutrition societ,2005,64（1）:53.

[26] Jamroz D, Wiliczkiewicz A, Wertelecki T, et al. Use of active substances of plant origin in chicken diets based on maize and locally grown cereals. British Poultry Science,2005,46（4）:485.

[27] Kim J D, Kim J M,Pyo J O, et al. Capsaicin can alter the expression of tumor forming-related genes which might be followed by induction of apoptosis of a Korean stomach cancer cell line,SNU-1. Cancer Letters,1997,120（2）:235.

[28] Souza M F, ToméA R, Rao V S N. Inhibition by the Biofla-vonoid Ternatin of Aflatoxin B1-induced Lipid Peroxidation in Rat Liver. Journal of Pharmacy and Pharmacology,1999,51（2）:125.

[29] Bharat B Aggarwal,Yasunari Takada, Oommen V Oommen. From chemoprevention to chemotherapy:common targets and common goals. Expert Opinion on Investigaional Drugs,2004,13（10）:1327.

[30] Yong Soo Lee,Young Shin Kang,Ji-Seon Lee,et al. Involvement of NADPH Oxidase-mediated Generation of Reactive Oxygen Species in the Apototic Cell Death by Capsaicin in HepG2 Human Hepatoma Cells. Free Radical Research,2004,38（4）:405.

[31] Sánchez A, Sánchez M, Malagarie-Cazenave S, et al. Induction of apoptosis in prostate tumor PC-3 cells and inhibition of prostate tumor growth by the vanilloid capsaicin. Apoptosis, 2006, 11（1）:89.

[32] BodóEnikǒ, BíróTamás, Telek Andrea, et al. A Hot New Twist to Hair Biology-Involvement of Vanilloid Receptor-1（VR1/TRPV1）Signaling in Human Hair Growth Control. American Journal of Pathology, 2005, 166（4）: 985.

[33] Gal I E. C A, 1968, 69:104148v.

[34] Hadzovic S. C A, 1965, 63:15383d.

[35] Molnar J. C A, 1970, 73:54273s.

[36] 河村广定．末梢神经辣椒辣素（CAP）处理可阻断针刺信息．国外医学·中医中药分册，1994，16（1）：50.

[37] Krishna D A. Phytother Res, 1993,7（4）:310.

[38] Sambaiah K. C A, 1982, 96:121049p.

[39] Damhoeri A. C A, 1985, 103:86636s.

[40] Lee Michael R, Shumack, Stephen.Prurigo nodularis.A review Australasian Journal of Dermatology, 2005, 46（2）:211.

[41] Zhukova E. Role of CapsaicinSensitive Neurons in the Regulation of Structural Organization of the Thymus. Bulletin of Experimental Biology and Medicine,2005,140（2）:249.

[42] 马慧娟，武宇明，马会杰，等．肾动脉内注射辣椒素兴奋肾神经传入纤维的自发活动．生理学报，2003，55（5）：505.

[43] Angélica Trujillo, Leticia Morales, Xiomara Vargas, et al. Effects of Capsaicin Treatment on the Regulation of Ovarian Compensatory Hypertrophy and Compensatory Ovulation. Endocrine, 2004, 25(2):155.

[44] Peter G Gosling, Corinne Baker. Six chemicals with animal repellent or insecticide properties are screened for phytotoxic effects on the germination and viability of ash, birch, Corsican pine and sycamore seeds. Forestry, 2004,77（5）:397.

[45] Kim KM. Kawada T, Ishihara K, et al. Inerease in swimming endurance capacity of mice by capsaicin-induced adrenal catecholamine secretion. Biosci Biotechnol Biochem, 1997,61（10）:1718.

[46] Haramizu S, Mizunoya W, Masuda Y, et al.Capsiate, a nonpungent capsaicin analog, increases endurance swimming capacity of mice by stimulation of vanilloid receptors. Biosci Biotechnol Biochem, 2006,70（4）:774.

[47] Kim KM. Kawada T, Ishihara K, et al. Inhibition by a capsaicin antagonist （capsazepine） of capsaicin-induced swimming capacity increase in mice. Biosci Biotechnol Biochem, 1998,62（12）:2444.

[48] Oh TW, Ohta F.Dose-dependent effect of capsaicin on endurance capacity in rats. Br J Nutr, 2003,90（3）:515.

[49] Oh TW, Ohta F.Capsaicin increases endurance capacity and spares tissue glycogen through lipolytic function in swimming rats. J Nutr Sci Vitaminal（Tokyo）, 2003,49（2）:107.

[50] 李锦.TDP 联合辣椒碱软膏治疗带状疱疹后遗神经痛疗效观察．泸州医学院学报，2006，29（3）：232.

[51] 胡发明，熊国保．复方辣椒辣素片治疗带状疱疹后遗神经痛疗效观察．中国皮肤性病学杂志，2008，22（5）：265.

[52] 张艳峰，皮先明．梅花针加辣椒碱软膏治疗带状疱疹后遗神经痛临床观察．中国皮肤性病学杂志，2007，21（2）：71.

[53] 蒋晓龙，吴跃全，李艳玲，等．神经阻滞联合复方辣椒辣素片治疗带状疱疹后遗神经痛 54 例分析．临床军医杂志，2007，35（1）：129.

[54] 邓海峰，董英伟，石丽宏，等．辣椒辣素局部注射预防硬膜外麻醉后腰痛．中国现代医学杂志，2008，18（7）：944.

[55] 袁晓燕，唐小毛．辣椒辣素治疗顽固性女性尿道综合征的疗效观察及护理．现代临床护理，2004，3（2）：14.

[56] 陈志玲，姜莽儿，徐世影，等．辣椒辣素治疗常年性变应性鼻炎．浙江中西医结合杂志，2004，14（6）：386.

[57] 段启龙，单江涛，郑徇，等．腰痹汤加复方辣椒贴片治疗腰椎间盘突出症 56 例．山东中医杂志，2008，27（8）：529.

[58] 曾清，阮丽娜，吴建军，等．复方血栓通胶囊及复方辣椒贴片治疗急性软组织损伤临床研究．实用中医药杂志，2008，24（5）：267.

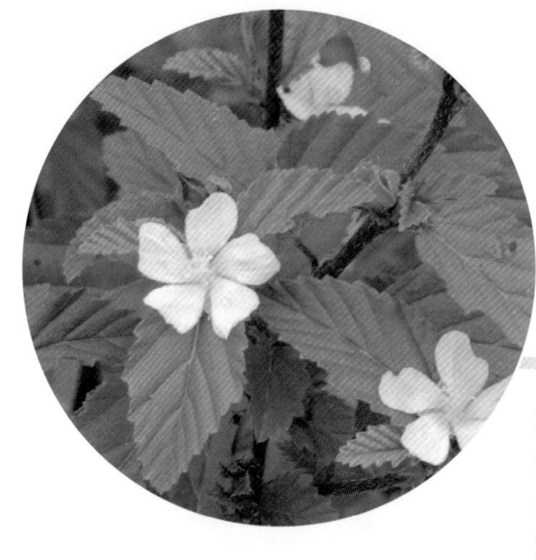

Sai kui 赛葵

Malvastri Coromandeliani Herba
[英]Coromadel Coast Falsemallow Herb

【别名】黄花棉、黄花草、火叶黄花猛、山桃仔、苦麻赛葵、黄花虱麻头。

【来源】为锦葵科植物赛葵 *Malvastrum coromandelianum*（L.）Garcke 的全草。

【植物形态】多年生亚灌木状。直立，疏被单毛和星状粗毛。叶互生；叶柄密被长毛；托叶披针形；叶片卵状披针形或卵形，长 3~6cm，宽 1~3cm，先端钝尖，基部宽楔形至圆形，边缘具粗锯齿，上面疏被长毛，下面疏被长毛和星状长毛。花单生于叶腋，花梗被长毛；小苞片线性，疏被长毛；萼浅杯状，5 裂，裂片卵形，渐尖头，基部合生，疏被单长毛和星状长毛；花黄色，花瓣 5，倒卵形；分果爿 8~12，肾形，疏被星状柔毛，具 2 芒刺。

【分布】广西主要分布于百色、南宁、金秀等地。

【采集加工】全年均可采收，洗净，切段，晒干备用。

【药材性状】根圆锥形，多分枝或扭曲。茎圆柱形，直径 0.1~1cm。表面红棕色，多具纵向皱纹，多分枝，嫩枝被毛，枝条顶端多留有花或果实。叶多皱缩，棕黄色，两面被疏毛，多破碎或掉落。气微，味淡。

【品质评价】以身干、无杂质、叶多、完整、色绿者为佳。

【药理作用】

抗炎、解热、镇痛　赛葵全草 10mg/kg、20mg/kg 灌胃给药能降低发热家兔的体温，延长小鼠的痛反应时间，减少扭体鼠数和扭体次数，20mg/kg 能抑制鼠耳的肿胀及抑制小鼠腹腔毛细血管通透性，赛葵根 10mg/kg 灌胃给药能降低发热家兔的体温，抑制鼠耳的肿胀，降低小鼠腹腔毛细血管通透性，提示赛葵具有抗炎、解热、镇痛作用[1]。

【临床研究】

精液不液化症　用赛葵三仁汤（赛葵 30g，水蛭 10g，苡仁 20g，杏仁 15g，蔻仁 10g，半夏 15g，厚朴 10g，通草 9g，竹叶 9g，滑石 18g，菟丝子 15g，元参 15g，黄芪 30g，怀牛膝 15g，萆薢 20g，随证加减），每日 1 剂，水煎 2 次，早中晚服。3 周为 1 疗程。治疗 56 例，治愈 46 例（82.14%），有效 8 例（14.3%），无效 2 例（3.56%）。1 疗程治愈 31 例，2 疗程治愈 23 例，总有效率 96.44%[2]。

【性味归经】味微甘，性凉。归肺、肝经。

【功效主治】清热利湿，解毒消肿。主治咽喉肿痛，肺热咳嗽，黄疸，湿热泻痢，前列腺炎，痔疮，痈肿疮毒，跌打损伤。

【用法用量】内服：煎汤，10~15g，鲜品 60~120g。外用适量，鲜品捣敷。

【使用注意】脾胃虚寒者慎服。

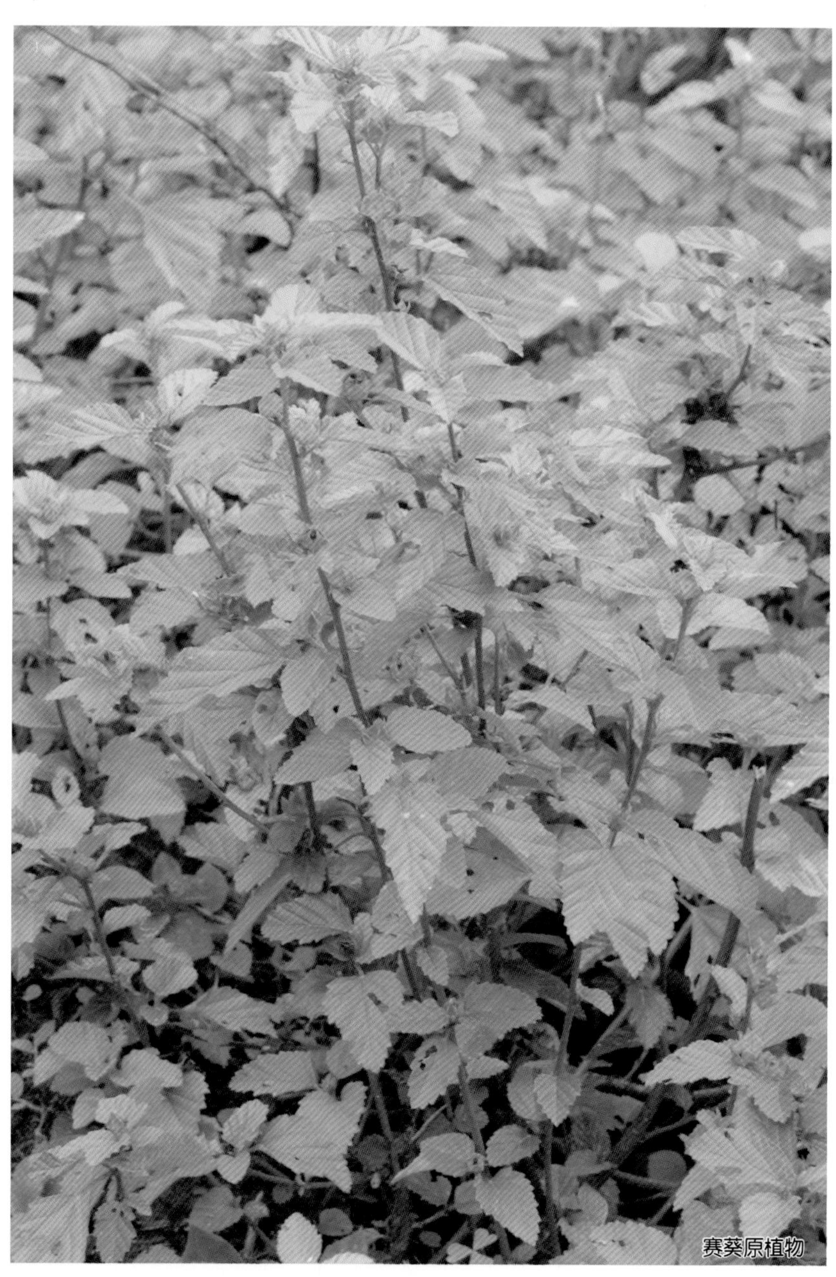
赛葵原植物

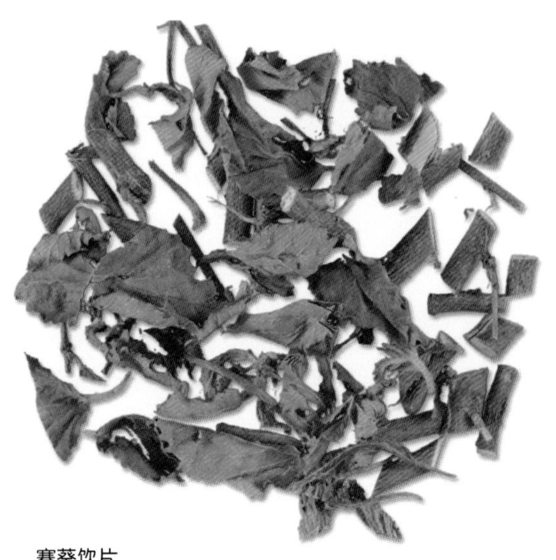
赛葵饮片

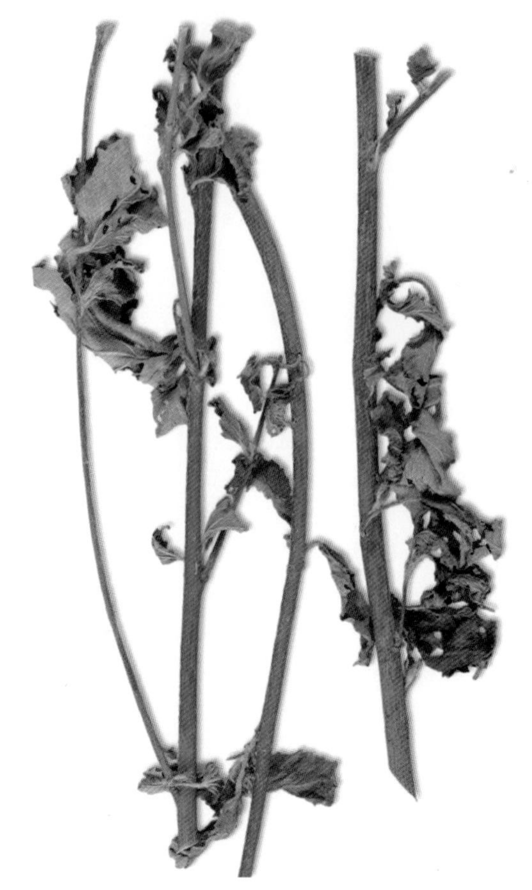
赛葵药材

【经验方】

1. 扭伤 赛葵叶、积雪草、牡荆叶各适量，捣烂敷伤部。（《福建药物志》）

2. 急性黄疸型传染性肝炎 ①十大功劳叶 9~15g，黄花草 15g，每日 1 剂，3 次煎服。（《全国中草药新医疗法展览会资料选编》）②赛葵、三叶刺针草各 30g（鲜品各 60g）。水煎 2 次分服，每日 1 剂。（《全国中草药汇编》）

3. 风湿关节炎 赛葵根 30g，加猪蹄或猪尾骨适量，水炖服。（《福建药物志》）

4. 前列腺炎 鲜赛葵根 60g，水煎或炖豆腐服。（《福建药物志》）

5. 内痔发炎 赛葵根 30g，红花 9g，猪大肠适量，水炖服。（《福建药物志》）

【参考文献】

[1] 罗谋伦，钟文，黄世英，等. 赛葵的解热镇痛抗炎作用. 中草药，1999，30（6）：436.

[2] 邓平荟. 赛葵水蛭三仁汤治疗精液不液化症 56 例观察. 中国性科学，2007，16（11）：27.

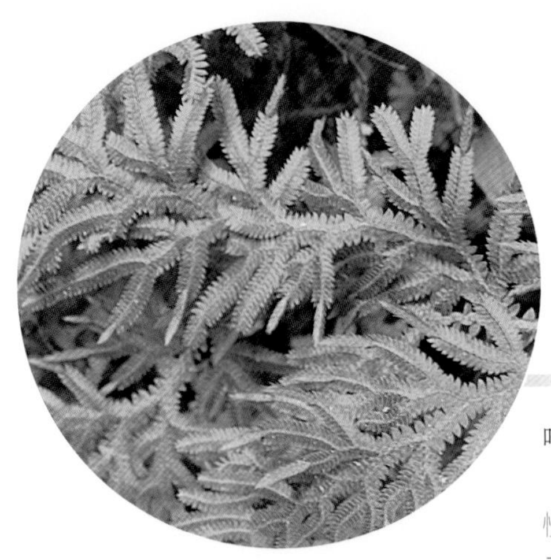

Cui yun cao

翠云草

Selaginellae Uncinatae Herba
[英]Hooked Spikemoss Herb

【别名】金鸡独立草、翠翔草、龙须、拦路枝、白鸡爪、细风藤、生址拢。

【来源】为卷柏科植物翠云草 *Selaginella uncinata*（Desv.）Spring 的全草。

【植物形态】多年生草本，主茎伏地蔓生。有细纵沟，侧枝疏生并多次分叉，分枝处常生不定根。叶二型，在枝两侧及中间各2行；侧叶卵形，长2~2.5mm，宽1~1.2mm，基部偏斜心形，先端尖，边缘全缘，或有小齿；中叶质薄，斜卵状披针形，长1.5~1.8mm，宽0.6~0.8mm，基部偏斜心形，淡绿色，先端渐尖，边缘全缘，或有小齿。嫩叶上面呈翠绿色。孢子囊穗四棱形，单生于小枝顶端；孢子叶卵圆状三角形，先端长渐尖，龙骨状，4列覆瓦状排列。孢子囊圆肾形，大孢子囊极少，生在囊穗基部，小孢子囊生在囊穗基部以上；孢子异型。

【分布】广西主要分布于龙州、凤山、南丹、柳江、金秀、藤县、贺州、钟山等地。

【采集加工】全年均可采收，除去泥沙杂质，切段晒干。

【药材性状】主茎长30~60cm，有细纵沟，表面黄绿色，可见须状根。侧枝疏生并多次分叉，分枝处常生不定根。叶二型，在枝两侧及中间各2行；侧叶卵形，长2~2.5mm，宽1~1.2mm，基部偏斜心形。中叶质薄，斜卵状披针形，长1.5~1.8mm，宽0.6~0.8mm，基部偏心形，嫩叶上面呈翠绿色。

【品质评价】以干燥、株形大、无杂质者为佳。

【化学成分】本品含二脂酰甘油基三甲基高丝氨酸（diacylglyceryltrimethylhomoserine）[1]。

【药理作用】

平喘　翠云草水提物可延长药物组胺与乙酰胆碱引喘和卵白蛋白气雾吸入引喘所致豚鼠抽搐的潜伏期，具有平喘作用[2]。

【临床研究】

慢性支气管炎　用单方翠云草煎剂（翠云草120g，水煎，每日2次分服）、片剂（翠云草水煎，浓缩，制成片剂；每片重0.3g，相当于原生药2.5g；每次10片，每日服3次）、复方翠云草煎剂Ⅰ号（翠云草120g，百合、棉根皮、沙参各6g，山药9g，甘草3g，水煎服，每日1剂）、复方翠云草煎剂Ⅱ号（翠云草120g，沙参、棉根皮12g，洋金花0.06g，水煎服，每日1剂）、流浸膏剂（翠云草水煎2次，合并药液，浓缩成流浸膏，每60ml含原生药120g，加适量糖精和防腐剂，每次20ml，日服3次）治疗。结果：治疗808例，其中单方组574例，复方组234例，单方组有效率91.8%；复方组有效率86.5%。经统计学处理，显示单方疗效好于复方[2]。

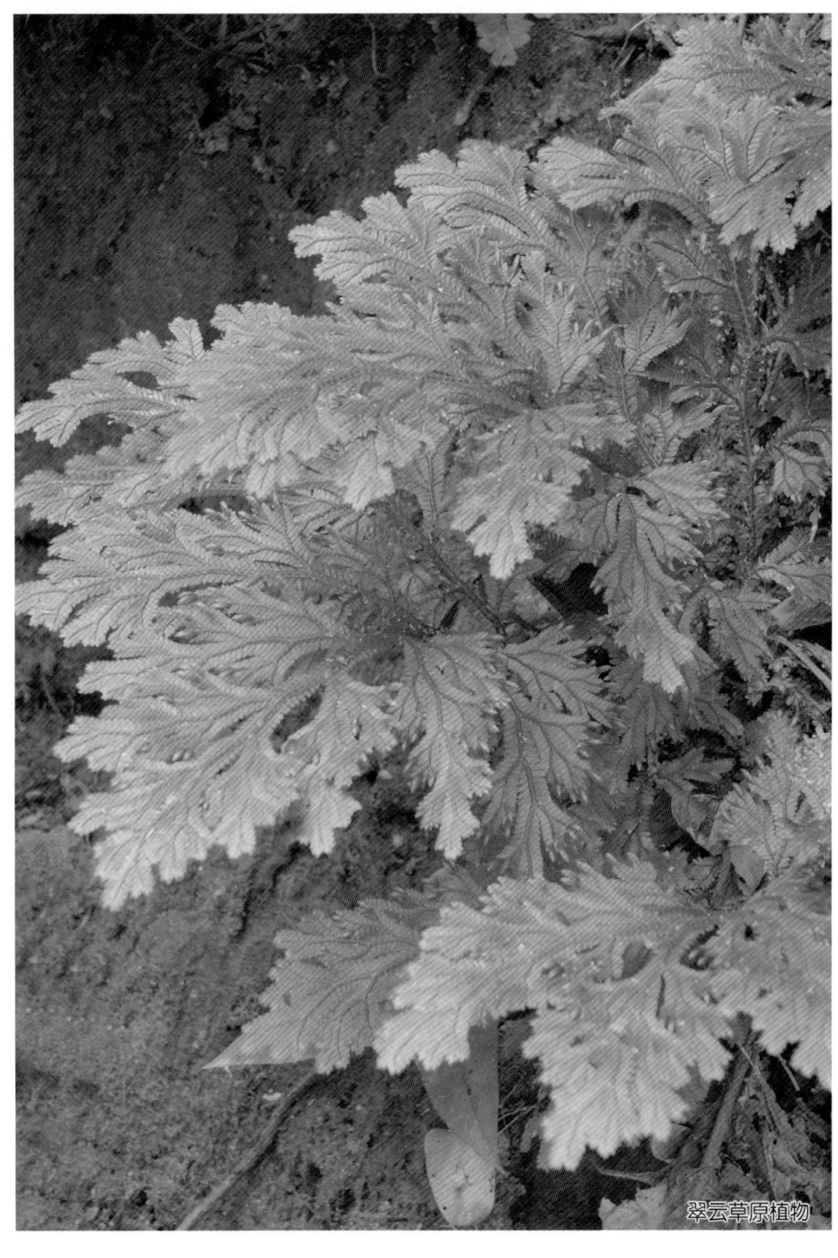
翠云草原植物

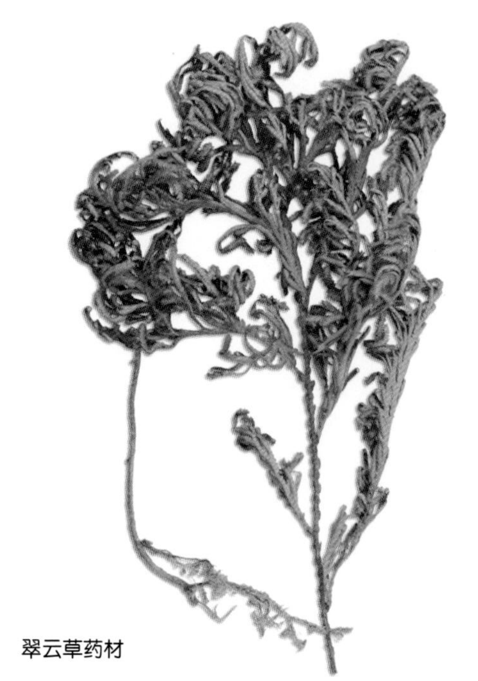
翠云草药材

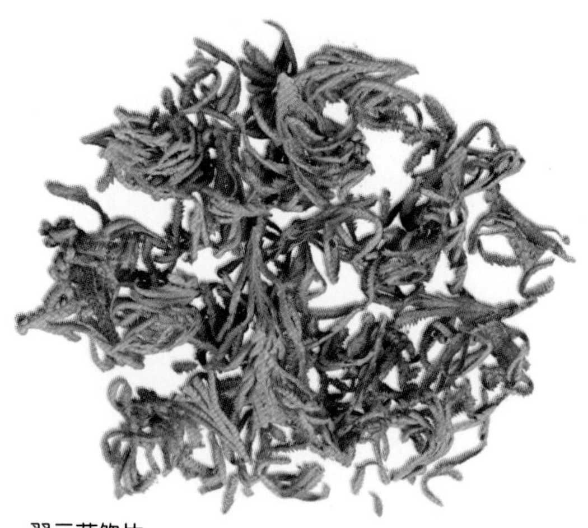
翠云草饮片

【性味归经】味淡、微苦，性凉。归脾、胃、肝经。

【功效主治】清热利湿，解毒，止血。主治黄疸，泄泻，水肿，淋证，痢疾，烫火伤，蛇咬伤，咯血，吐血，便血，痔漏，外伤出血。

【用法用量】内服：煎汤，10~30g；鲜品可用至 60g。外用适量，晒干或炒炭存性，研末，调敷；或鲜品捣敷。

【使用注意】脾胃虚寒者慎服。

【经验方】

1. 黄疸　①鲜（翠云草）全草 30~60g。酌加水煎，日服 2 次。（《福建民间草药》）②翠云草 30g，秋海棠根 3g。水煎服。（《湖南药物志》）
2. 水肿　鲜（翠云草）全草 60g。水煎服，日服 2 次，忌盐 100 日。（《福建民间草药》）
3. 急慢性肾炎　翠云草 3g，加水适量，煎至 300ml，每服 150ml，每日 2 次。（《全国中草药汇编》）
4. 肠炎，痢疾　翠云草、马齿苋各 30g。水煎服。（《安徽中草药》）

【参考文献】

[1] 国家中医药管理局《中华本草》编委会．中华本草．上海：上海科学技术出版社，1999：390.

[2] 应华忠，王德军，徐孝平，等．翠云草平喘作用的实验研究．江西科学，2004，5（22）：380.

[3] 南京中医药大学．中药大辞典（下册）．第 2 版．上海：上海科学技术出版社，2006：36.

十五画以上

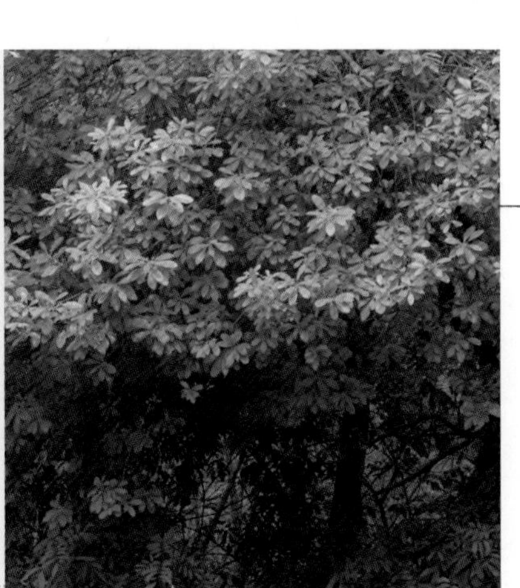

Zhang nao
樟 脑

Camphora
[英] Camphor

【别名】韶脑、潮脑、脑子、油脑、树脑。

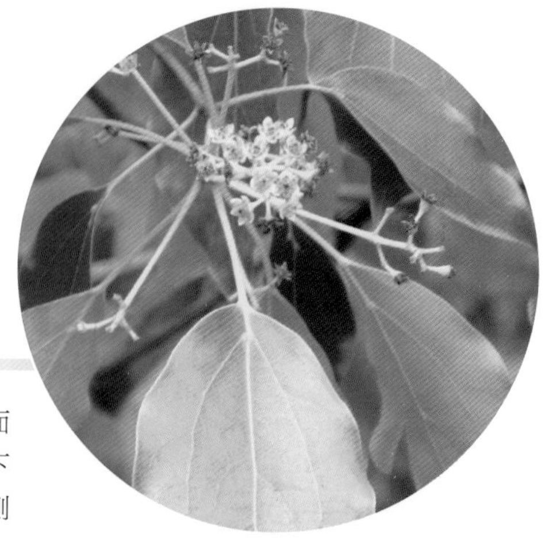

【来源】为樟科植物樟 *Cinnamomum camphora*（L.）Presl 的树皮或樟木的蒸馏提取物。

【植物形态】多年生常绿大乔木。树皮灰黄褐色，纵裂。枝、叶及木材均有樟脑气味，枝无毛。叶互生；叶片薄革质，卵形或卵状椭圆形，长6~12cm，宽2.5~5.5cm，先端急尖，基部宽楔形或近圆形，全缘，有时边缘呈微波状，上面绿色，有光泽，下面灰绿色，微有白粉，两面无毛，或下面幼时略被微柔毛，离基三出脉，侧脉及支脉脉腋在叶下面有明显腺窝，叶上面明显隆起，窝内常被柔毛。圆锥花序腋生。花两性，绿白色或黄绿色；花被筒倒锥形，花被裂片椭圆形，花被外面无毛，或被微柔毛，内面密被短柔毛；能育雄蕊9，花丝被短柔毛；退化雄蕊3，箭头形，位于最内轮；子房球形。果实近球形或卵球形紫黑色。

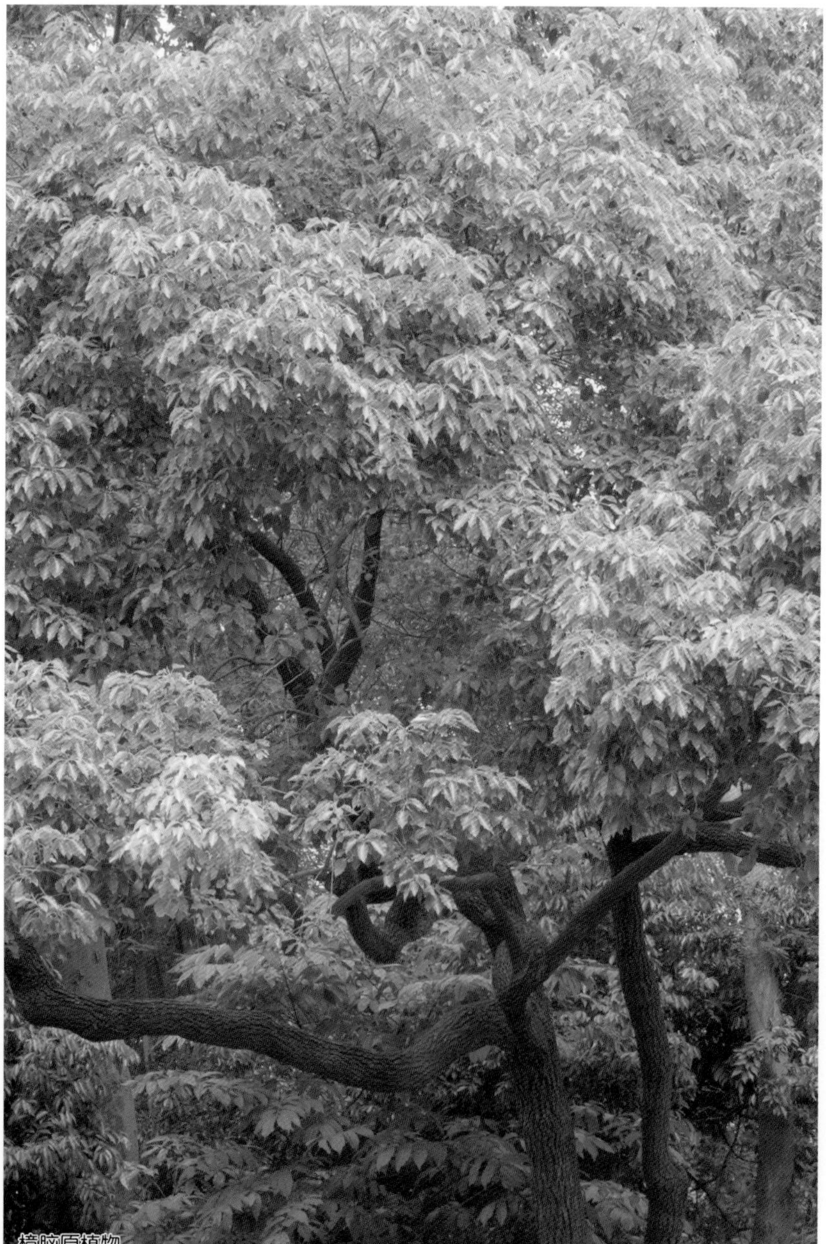

樟脑原植物

【分布】广西全区均有分布。

【采集加工】春、秋季采挖，洗净，切片，晒干。不宜火烘，以免香气挥发。

【药材性状】樟脑为白色的结晶性粉末或为无色透明的硬块，粗制品则略带黄色，有光亮，在常温中易挥发，火试能发生有烟的红色火焰而燃烧。若加少量乙醇、乙醚或氯仿则易研成白粉。具穿透性的特异芳香，味初辛辣而后清凉。

【品质评价】以洁白、透明、纯净者为佳。

【化学成分】主要成分为莰酮-2（2-bornanone），多为右旋体，并含少量龙脑（borneol）[1]。

【药理作用】

1. 消炎、镇痛　樟脑对皮肤黏膜有刺激作用，涂于皮肤后可刺激皮肤冷觉感受器而有清凉感，用力涂擦局部可使皮肤发红，增进局部血液循环，活血化瘀，并有微弱的局部麻醉与防腐作用，继之有麻木感，可镇痛、止痒并消除炎性反应[2]。樟脑镇痛作用的机制是樟脑对瞬时受体电位 TR-PV1 的抑制与对 TR-PA1 的阻断作用[3]。

2. 抗菌　用蒸馏法获得的樟油对大肠杆菌、普通变形杆菌、金黄色葡萄球菌有一定的抑菌作用，其最低抑菌浓度在 0.125~0.25g/ml 之间[4]。100% 的樟树叶水溶液具有较强的杀灭空气中细菌和真菌的能力[5]。

3. 增加肠蠕动等作用　内服适量樟脑制剂可刺激肠黏膜反射性增加肠蠕动，使胃有温热和舒适感，具有驱风作用，大剂量则有刺激作用[6]。樟脑油具有驱蚊、抑菌的药效。樟脑油还具有良好的体外抗螨的作用，机制可能是通过直接触杀作用和神经肌肉毒性作用完成的[7]。

4. 毒理　误服樟脑制剂可致中毒。内服 0.5~1.0g 可引起头晕、头痛、温热感，乃至兴奋、谵妄等。2.0g 以上在一过性的镇静状态后，即出现大脑皮层兴奋，导致癫痫样痉挛，最后由于呼吸衰竭而死亡[8]。其治疗方法与其他中枢兴奋药中毒时相同[9]。

【临床研究】

冻疮　用桂苏酒（桂枝 100g，苏木 100g，细辛 60g，艾叶 60g，当归 60g，生姜 60g，花椒 60g，辣椒 6 枚，樟脑粉 30g，75% 酒精 3000ml）外搽治疗。结果：治疗 93 例，2 天局部症状及体征消失者 6 例，占 6.5%，3 天局部症状及体征消失者 59 例，占 63%，用药 4 天局部症状及体征消失 20 例，占 22%，用药 5 天消失者 8 例，占 8.5%，平均 3.5 天治愈[10]。

【性味归经】味辛，性热；有小毒。归心、脾经。

【功效主治】通关窍，利滞气，辟秽浊，杀虫止痒，消肿止痛。主治热病神昏、中恶猝倒，痧胀吐泻腹痛，寒湿脚气，疥疮顽癣，秃疮，冻疮，臁疮，水火烫伤，跌打伤痛，牙痛，风火赤眼。

【用法用量】内服：入丸、散，0.06~0.15g，不入煎剂。外用适量，研末，或溶于酒中；或入软膏敷搽。

【使用注意】内服不宜过量，气虚及孕妇禁服。皮肤过敏者慎用。

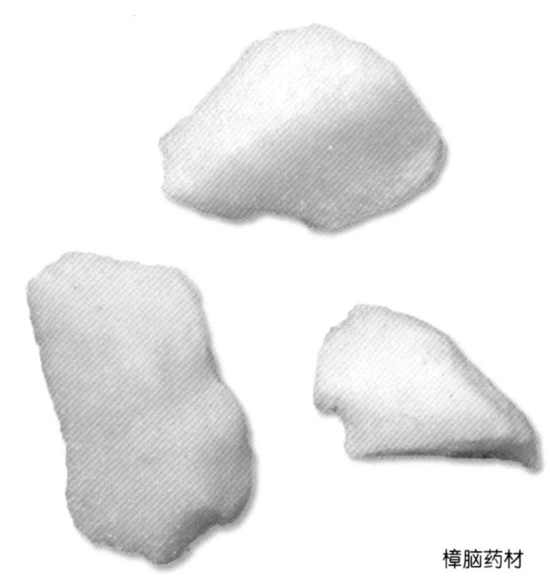

樟脑药材

【经验方】

1. 脚气肿痛　樟脑二钱，草乌头二钱。为极细末，醋糊丸，弹子大。每置一丸于足下踏之，下以微火烘之，衣被围覆。汗出如涎。即效。（《本草汇言》）

2. 阴疽初起　樟脑、雄黄掺贴。（《药性集要》）

3. 疥疮有脓　樟脑、硫黄、枯矾为末，麻油调匀，不可太稀，摊在新粗夏布上，包好，线扎紧，先将疥疮针刺去脓，随以药包趁擦之。（《不知医必要》樟脑散）

4. 一切瘙痒、虫疥及一切顽癣有虫者　樟脑一两，大枫子肉二两（捣膏），大黄、硫黄、胡椒各五钱。二味俱微炒为细末，和入大枫子膏内，再入樟脑同捣匀，再入水银五钱，再研匀，再捣三百下，为丸，弹子大，每临卧时，被内以药周身摸之，不过二三次愈。(《本草汇言》)

5. 小儿秃疮　用樟脑三钱，花椒末、沥青末各二钱，生芝麻一两。先以退猪汤洗净患处，以香油少许调搽。（《本草汇言》）

6. 汤火疮　樟脑合香油研敷。如疮湿，干粉掺上止痛，火毒不入内也。（《本草品汇精要》）

7. 冻疮　潮脑 9g、猪脂 30g，先将猪脂炼好，去渣，再将炼好之猪油入锅内，下潮脑，微火炼十余分钟下锅，冷为膏，用瓶装好，封口备用，敷三五次即愈。（《健康报》1958,10:25）

8. 病疮溃烂，牵至胸前两腋，块如茄子大，或牵至两肩上，四五年不能疗者　樟脑三钱，雄黄（为末）三钱。先用荆芥根下一段（剪碎，煎沸汤），温洗良久，看烂破处紫黑、以针一刺去血，再洗三四次，然后用樟脑、雄黄末、麻油调扫上出水，次日再洗再扫，以愈为度，专忌酒色。（《洞天奥旨》引《活法机要》樟脑丹）

9. 臁疮　樟脑五六钱，猪脂油、葱白，共捣烂，厚敷疮上，油纸裹好，旧棉花扎紧，一日一换，不可见风。（《经验广集》樟脑膏）

10. 痧秽腹痛　樟脑一分，净没药二分，明乳香三分。研匀，茶调服三厘。（《本草正义》）

【参考文献】

[1] 蔡延平，叶飞云，李玲玲 . 樟脑的气相色谱及气相色谱 - 质谱分析 . 福建分析测试，1998，7（2）：872.

[2] 吴连珍 . 丁桂樟脑散敷脐治疗遗尿症 10 例 . 河南中医，2002，22（1）：18.

[3] Xu H, Blair NT, Clapham DE. Camphor activates and strongly desensitizes the transient receptor potential vanilloid subtype 1 channel in a vanilloid-independent mechanism. J Neurosci,2005,25（39）:8924.

[4] 李爱民，唐永勤，卿玉波 . 樟油的提取及其抑菌性研究 . 福建林业科技，2006,33（4）:121.

[5] 孙敬，陈会，陈利霞，等 . 樟树叶水溶液用于空气消毒的实验研究 . 中华医院感染学杂志，2006,16（10）:1131.

[6] 宋希明 . 植物精油的药用价值与特性 . 海峡药学，2007, 19（5）: 88.

[7] 赵亚娥，郭娜，师睿，等 . 新型天然杀螨药物樟脑精油的杀螨效果观察与机制分析 . 西安交通大学学报（医学版），2006，27（6）：544.

[8] 安徽医学院 . 中毒急救手册 . 上海科学技术出版社，1978：326.

[9] Gilman AG. Goodman and Gilman's The Pharmacological Rasis of Therapeutics.6Ed. MacMill-an, 1980:955.

[10] 黄兴川 . 桂苏酒治疗冻疮 93 例报告 . 人民军医，1989,（1）：51.

Zhang shu gen

樟树根

Cinnamomi Camphorae Radix
[英]Camphortree Root

【别名】香通、土沉香、香樟、山沉香。

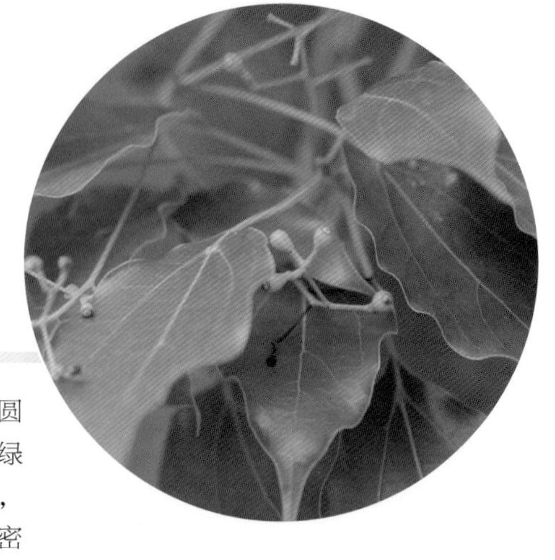

【来源】为樟科植物樟 *Cinnamomum camphora*（L.）Presl 的根。

【植物形态】多年生常绿大乔木。树皮灰黄褐色，纵裂。枝，叶及木材均有樟脑气味，枝无毛。叶互生；叶片薄革质，卵形或卵状椭圆形，长 6~12cm，宽 2.5~5.5cm，先端急尖，基部宽楔形或近圆形，全缘，有时边缘呈微波状，上面绿色，有光泽，下面灰绿色，微有白粉，两面无毛，或下面幼时略被微柔毛，离基三出脉，侧脉及支脉脉腋在叶下面有明显腺窝，叶上面明显隆起，窝内常被柔毛。圆锥花序腋生。花两性，绿白色或黄绿色；花被筒倒锥形，花被裂片椭圆形，花被外面无毛，或被微柔毛，内面密被短柔毛；能育雄蕊 9，花丝被短柔毛；退化雄蕊 3，箭头形，位于最内轮；子房球形。果实近球形或卵球形紫黑色。

【分布】广西全区均有分布。

【采集加工】春、秋季采挖，洗净，切片，晒干。不宜火烘，以免香气挥发。

【药材性状】为横切或斜切的圆片，直径 4~10cm，厚 2~5mm，或为不规则条块状，外表赤棕色或暗棕色，有栓皮或部分脱落，横断面黄白色或黄棕色，有年轮。质坚而重。有樟脑气，味辛而清凉。

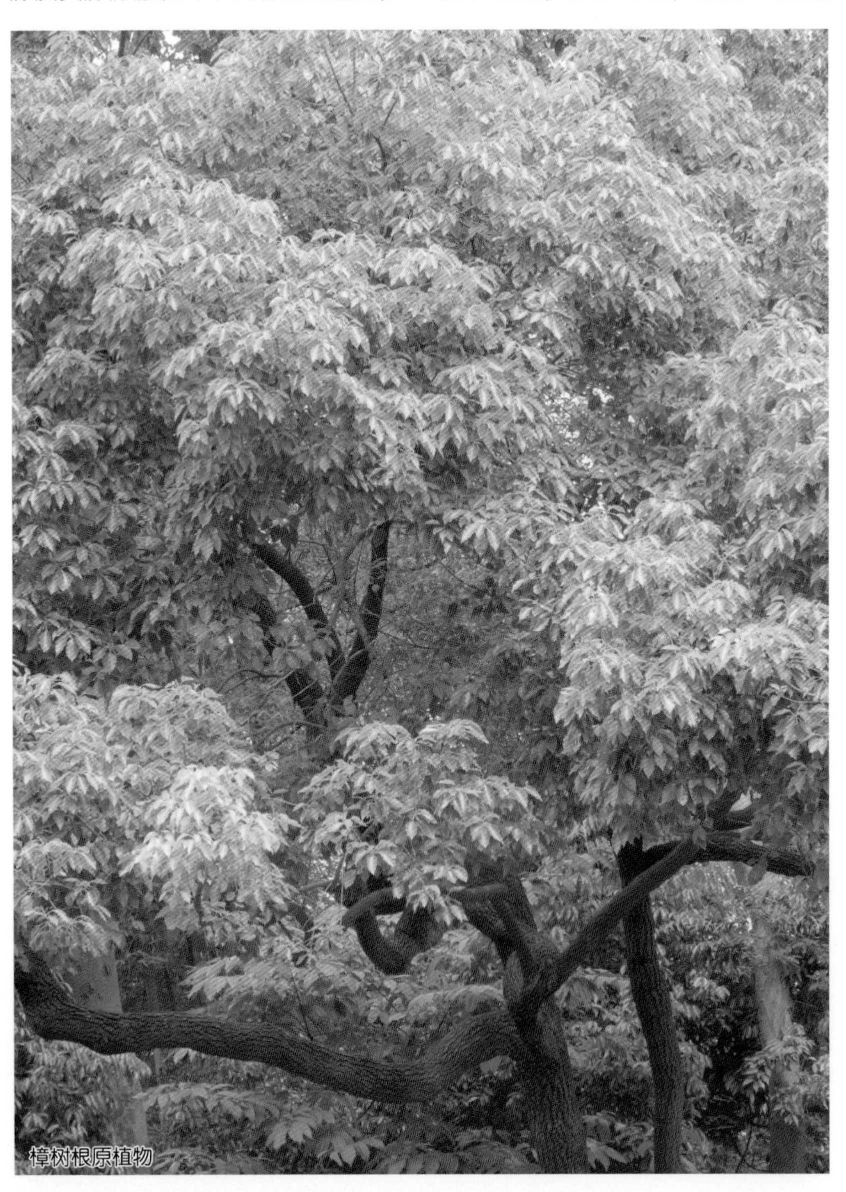

樟树根原植物

【品质评价】以片张大、色黄白、气味浓厚者为佳。

【化学成分】樟树叶中含挥发油，其主要成分是樟脑（camphor），还有 1,8- 桉叶素（1,8-cineole）和 α- 松油醇（α-terpineol），β- 蒎烯（β-pinene），α- 蒎烯（α-pinene），牻牛儿醛（geranial），α- 水芹烯（α-phellandrene），樟烯（camphene），龙脑（borneol），橙花醛（neral）等[1]。

树皮含左旋 - 表儿茶精（L-*epi*-catechin），右旋 - 表儿茶精（D-*epi*-catechin），原矢车菊素（procyanidins）B1、B2、B7、C1 及桂皮鞣质Ⅰ（cinnamtannin Ⅰ）；此外，还含丙酸（propionic acid），丁酸（butyric acid），戊酸（valeric acid），己酸（caproic acid），辛酸（caprylic acid），癸酸（capric acid），月桂酸（lauric acid），肉豆蔻酸（myristic acid），硬脂酸（stearic acid），油酸（oleic acid）及肉豆蔻烯酸（myristoleic acid）等[1]。种子含脂肪油（fatty oil），其中以饱和脂肪酸（saturated fatty acid）为主[1]，果含红色素（red pigment）[2]。

【临床研究】

1. 下肢溃疡 以新鲜樟树皮（刮去外皮，取外皮下层皮屑）烘干后共研细末，过 80~100 目筛，贮瓶中待用，用时加入维生素 AD 丸内油调拌，敷于溃疡面，敷前用 3% 双氧水清洗创面，祛除腐烂组织再敷药，外用菜叶覆盖药上，再用纱布或绷带轻扎，每日换药 1 次，一般 15~25 天痊愈。结果：治疗 16 例，痊愈 14 例，占 94%；显效 2 例，占 6%；

总有效率达100%[3]。

2. 婴儿湿疹　取新鲜樟树嫩枝叶100g，洗净，加1.5kg水煎煮至水沸10min。去渣将药液分成3份外洗患处，每次1份，每日3次，药温35℃左右。擦洗时动作轻柔，结痂不可强行去除；药液以当日新鲜煎煮为佳；治疗期间不加用其他药物。结果：治疗87例，治疗时间最短3天，最长6天。均获临床治愈（创面全部愈合，结痂脱落）[4]。

3. 急性荨麻疹　治疗组取新鲜樟树叶和新鲜紫苏叶各500g，洗净加水5000g，烧开后用小火煎15min，将煎液倒入小桶中，用毛巾搅拌让蒸汽熏浴全身，待水温降至40℃左右时，再用煎剂擦洗全身10min，每日1次，连用7天。对照组口服西替利嗪片，每次10mg，每日1次；马来酸氯苯那敏片4mg每日3次，连服7天。结果：治疗组22例，临床治愈18例，好转4例，总有效率为100%；对照组30例，临床治愈18例，好转9例，未愈3例，总有效率90%，治疗组与对照组比较 $P<0.05$[5]。

【性味归经】味辛，性温。归肝、脾经。

【功效主治】温中止痛，辟秽和中，祛风除湿。主治胃脘疼痛，霍乱吐泻，风湿痹痛，皮肤瘙痒。

【用法用量】内服：煎汤，3~10g；或研末调服。外用适量，煎水洗。

【使用注意】凡气虚有内热者禁服。

【经验方】

1. 风湿疼痛　香樟根，煎水外洗。（《贵阳民间药草》）
2. 嘴歪风（面神经麻痹）　鲜香樟根60g，枫香树根皮15g，混合捣烂外包（歪左包右，歪右包左）。（《贵阳民间药草》）
3. 狐臭　香樟根为细末，加入米饭混合成团，搓揉腋下，四五次可好。（《贵阳民间药草》）
4. 胃寒腹痛　香樟9g，茴香根9g，青藤香9g。水煎服。（《四川中药志》1982年）
5. 跌打内伤　樟根浸酒服。（《湖南药物志》）

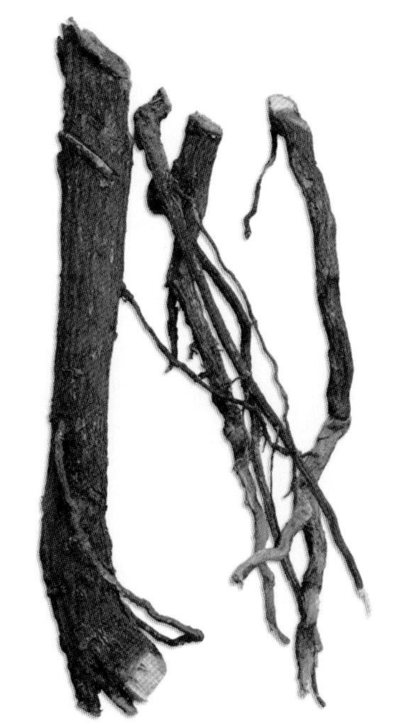

樟树根药材

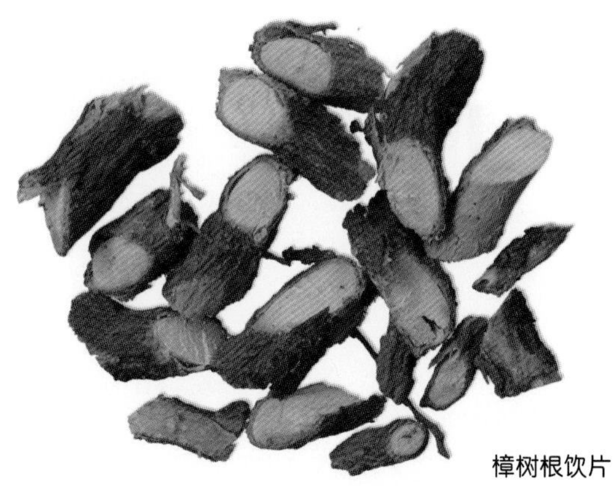

樟树根饮片

附：樟木

味辛，性温，归肝、脾经。功效：祛风散寒，温中理气，活血通络。主治：风寒感冒，胃寒胀痛，寒湿吐泻，风湿痹痛，脚气，跌打伤痛，疥癣风痒。内服：煎汤，10~20g，研末，3~6g；或泡酒饮。外用适量，煎水洗。孕妇禁服。

樟树皮

味辛、苦，性温。归肝、胃经。功效：祛风除湿，暖胃和中，杀虫疗疮。主治：风湿痹痛。胃脘疼痛，呕吐泄泻，脚气肿痛，跌打损伤、疥癣疮毒，毒虫螫伤。内服：煎汤或浸酒，10~15g。外用适量，煎水洗。

樟树叶

味辛，性温。归肝、胃经。功效：祛风，除湿，杀虫，解毒。主治：风湿痹痛，胃痛，水火烫伤，疮疡肿毒，慢性下肢溃疡，疥癣，皮肤瘙痒，毒虫咬伤。内服：煎汤，3~10g；或捣汁、研末。外用适量。煎水洗或捣敷。孕妇禁服。

樟木子

味辛，性温。归脾、胃经。功效：祛风散寒，温胃和中，理气止痛。主治：脘腹冷痛。寒湿吐泻，气滞腹胀，脚气。内服：煎汤，10~15g。外用适量，煎汤洗；或研末以水调敷患处。

【参考文献】

[1] 国家中医药管理局《中华本草》编委会．中华本草．上海：上海科学技术出版社，1999：1620-1622.

[2] 文赤夫，赵虹桥，田春莲，等．樟树熟果红色素提取工艺及稳定性研究．食品科学，2006，（4）：143.

[3] 邓新华．樟树皮粉加鱼肝油外治下肢溃疡16例．中医外治杂志，1998，7（1）：23.

[4] 张连华．樟树叶煎水外洗治疗婴儿湿疹．护理学杂志，1996，11（4）：221.

[5] 陈细定，廖华．樟树叶与紫苏叶水煎剂外洗治疗急性荨麻疹疗效观察．湖北中医杂志，2007，29（10）：41.

Wan dou 豌豆

Pisi Sativi Semen
[英]Garden Pea

【别名】寒豆、麦豆、雪豆、兰豆、白豌豆、青豌豆。

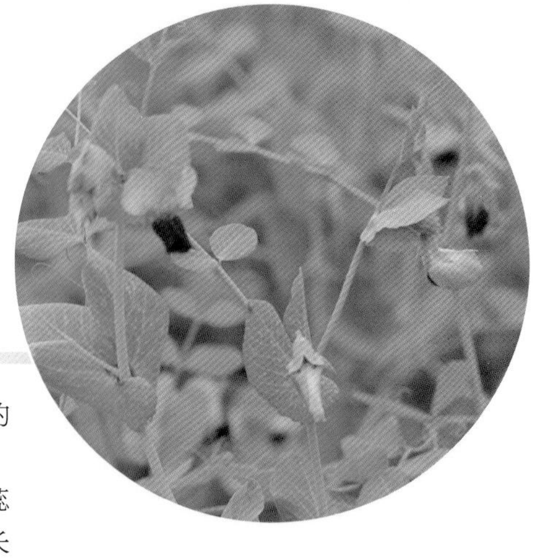

【来源】为豆科植物豌豆 *Pisum sativum* L. 的种子。

【植物形态】一年或二年生攀缘草本。全株绿色，带白粉，光滑无毛。羽状复叶，互生，小叶 2~3 对。叶轴末端有羽状分枝的卷须；托叶卵形，叶状，常大于小叶，基部耳状，包围叶柄或茎，边缘下部有细锯齿；小叶片卵形、卵状椭圆形或倒卵形，长 2~4cm，宽 1.5~2.5cm，先端圆或稍尖，基部楔形，全缘，时有疏锯齿。花 2~3 朵，腋生，白色或紫色；萼钟状，萼齿披针形；旗瓣圆形，先端微凹，基部具较宽的短爪，翼瓣近圆形，下部具耳和爪，龙骨瓣近半圆形，与翼瓣贴生；雄蕊 10，二体，（9）+ 1；子房线状，长圆形，花柱弯曲与子房成直角。荚果圆筒状，内含种子多粒。种子球形，淡绿黄色。

【分布】广西全区均有栽培。

【采集加工】4~5 月采收，连果荚一起采收，晒干，剥取种子。

【药材性状】种子圆球形, 直径约 5mm。表面青绿色至黄绿色、淡黄白色，有皱纹，可见点状种脐。种皮薄而韧，除去种皮有 2 枚黄白色肥厚的子叶。气微，味淡。

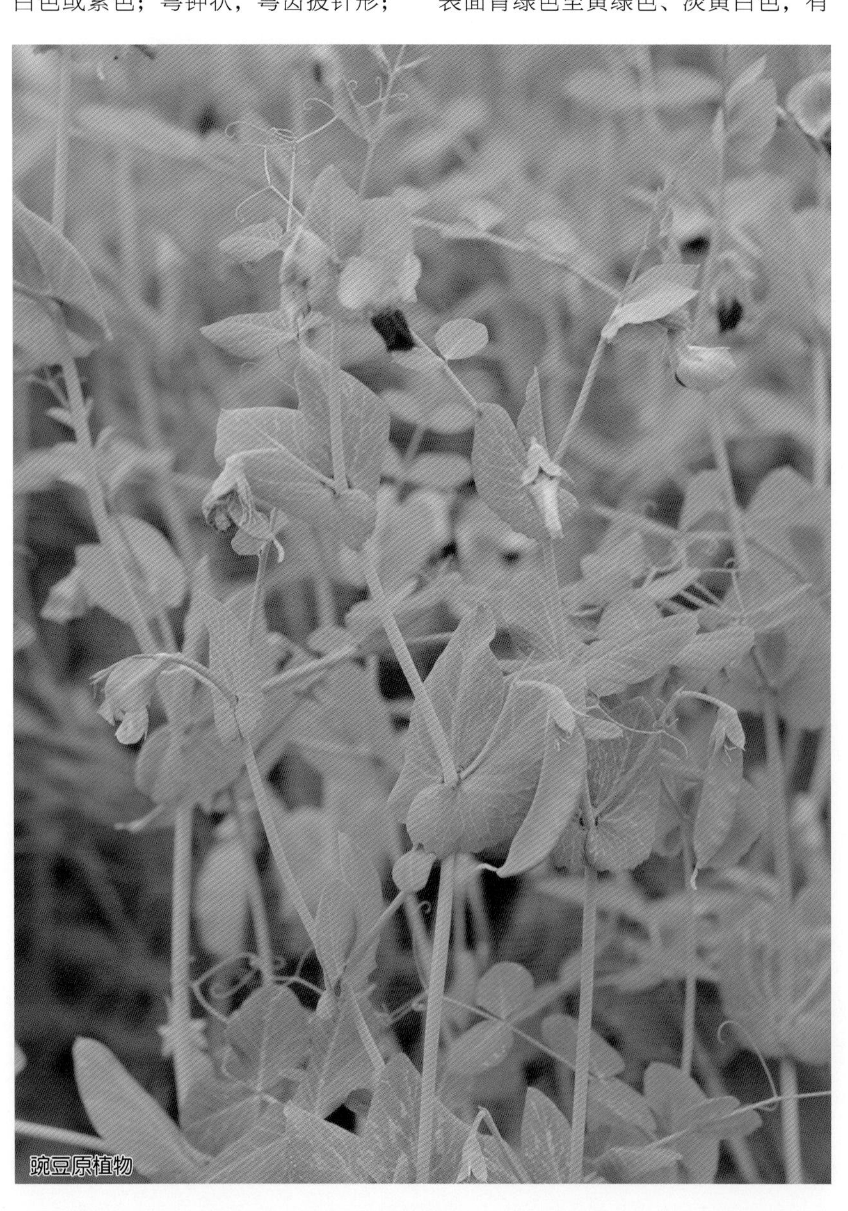

豌豆原植物

【品质评价】以种子圆球形、饱满、色黄绿者为佳。

【化学成分】本品含三萜类皂苷和黄酮类成分 [1]。豌豆叶片中含脂类成分 [2]。

【药理作用】

1. 抑瘤　将富硒豌豆中提取的硒蛋白制成经酶解和非酶解两种组分按 10ml/kg、30ml/kg 灌胃给予接种小鼠肉瘤 S180 或小鼠肝癌 HAC 的 ICR 纯系小鼠 10 天，结果 2 种硒蛋白液对 S180 小鼠生长均有一定抑制作用，30ml/kg 的抑制率分别达 52.24%、55.88%，与对照组比较有差异，2 种硒蛋白 30ml/kg 使 HAC 荷瘤鼠的存活期分别延长 37.30% 和 27.78%，与对照组比较有差异，酶解硒蛋白的抑瘤活性强于非酶解硒蛋白，与 5- 氟尿嘧啶相当 [3]。豌豆叶绿素每天灌胃 1ml/ 只，连续 30 天，对环磷酰胺诱导小鼠骨髓嗜多染红细胞微核率有抑制作用，在睾丸染色体畸变试验中，对环磷酰胺诱导的小鼠精母细胞染色体畸变也有抑制作用，提示豌豆叶绿素是一种有效的抗突变物质 [4]。

2. 保肝　豌豆中主要成分槲皮素 -3- 槐丙糖苷具有抵抗体外 D- 半乳糖胺诱发肝细胞毒性，体内降低 D- 半乳糖胺 / 脂多糖或四氯化碳诱发小鼠肝损害的作用 [5]。

【性味归经】味甘，性平。归脾、胃经。

【功效主治】和中下气，通乳利水，解毒。主治消渴，吐逆，泄利腹胀，霍乱转筋，乳少，脚气水肿，疮痈。

【用法用量】内服：煎汤，60~125g；或煮食。外用适量，煎水洗；或研末调涂。

【使用注意】不宜多服久服。

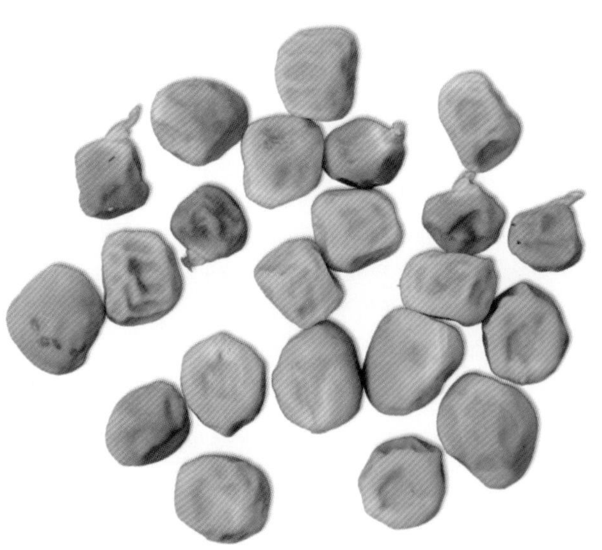
豌豆药材

【经验方】

1. 鹅掌风　白豌豆一升，入楝子同煎水。早、午、晚洗，每日七次。（《万氏秘传外科心法》）

2. 霍乱，吐利转筋，心膈烦闷　豌豆三合，香薷三两，上药以水三大盏，煎至一盏半，去滓。分为三服，温服之，如人行五里再服。（《太平圣惠方》）

3. 消渴（糖尿病）　青豌豆适量，煮熟淡食。（《食物中药与便方》）

【参考文献】

[1] 田哲榕，侯先槐．干豌豆中皂苷与黄酮类化合物含量研究．忻州师范学院学报，2011，27（2）：128.

[2] 姚洪军，石玉杰，徐秉玖．豌豆光系统Ⅰ中脂类物质的分离及反相高效液相色谱分析．北京林业大学学报，2006，28（5）：95.

[3] 兰宁，徐朝斌．豌豆硒蛋白抑瘤活性的研究．现代中西医结合杂志，2004，13（24）：3251.

[4] 吴小南，汪家梨．豌豆叶绿素体内抗突变作用的实验研究．中国公共卫生学报，1998，17（2）：99.

[5] 清风．豌豆嫩豆荚中的保肝成分及紫罗兰酮苷、苯乙基糖苷和黄酮醇寡糖苷的结构．国外医学·中医中药分册，2002，24（6）：358.

Chan gao shu

潺槁树

Litseae Glutinosae Cortex
[英]Litsea Glutinosa Bark

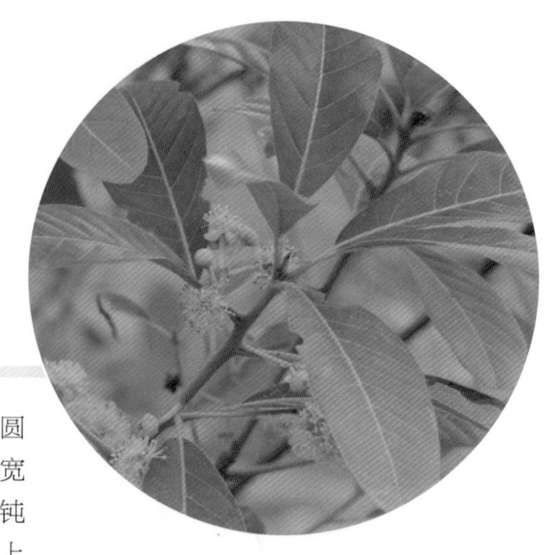

【别名】潺槁木姜子、香胶木、山胶木。

【来源】为樟科植物潺槁树 *Litsea glutinosa*（Lour.）C. B. Rob. 的树皮。

【植物形态】多年生常绿灌木或小乔木。全株有香气。小枝灰褐色，幼时有灰黄色绒毛；顶芽卵圆形，鳞片外面披灰黄色绒毛。单叶互生；叶柄有黄色绒毛；叶片倒卵形，倒卵状长圆形或椭圆状披针形，长 6~22cm，宽 5~10cm，先端钝或圆，基部楔形，钝或近圆形。幼时两面均有毛，老时上面仅中脉略有毛，下面有灰黄色绒毛或近无毛。伞形花序生于小枝上部叶腋，单生或几个生于短枝上；花单性，雌雄异株；苞片 4；花被不完全或缺；能育雄蕊通常 15，或更多，花丝长，有灰色柔毛；退化雌蕊椭圆形，无毛；雌花中子房近于圆形，无毛，花柱粗大，柱头漏斗状；退化雄蕊有毛。果球形，先端略增大。

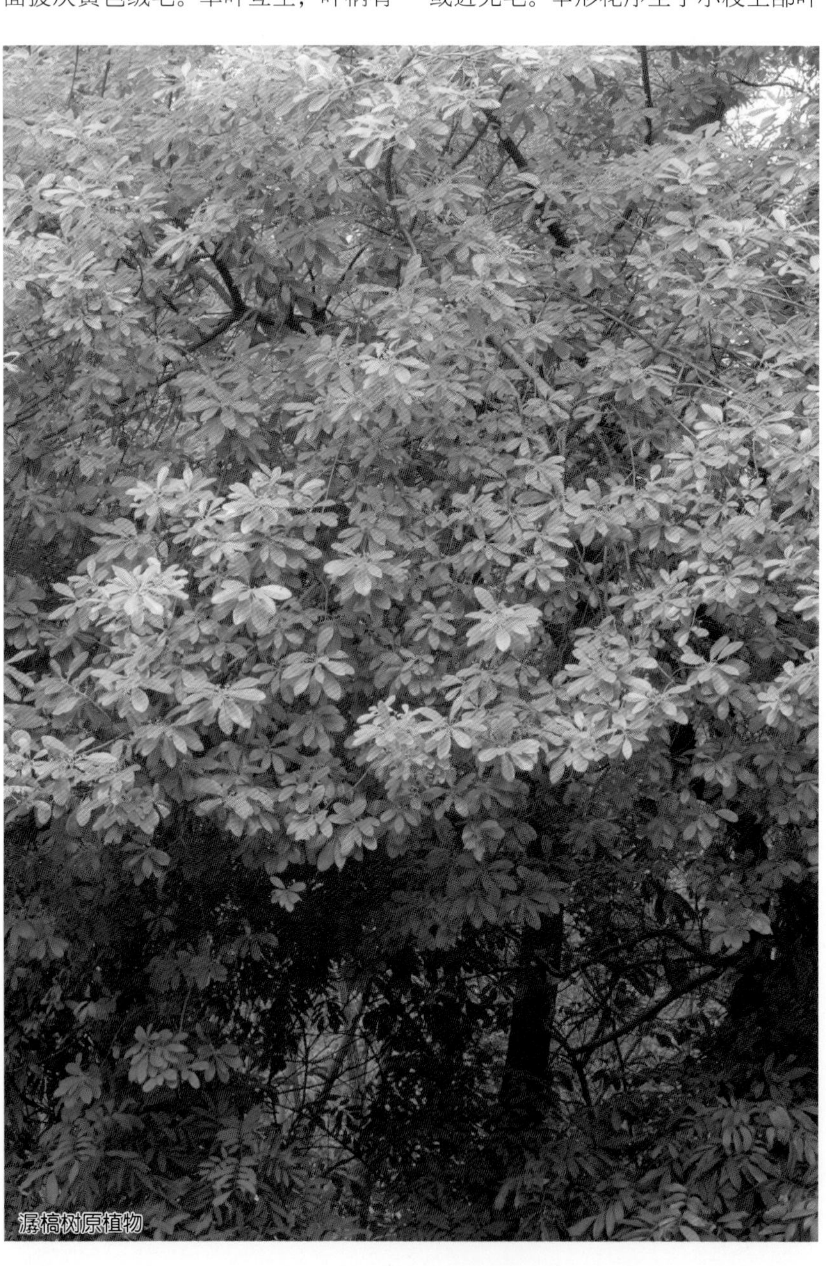

潺槁树原植物

【分布】广西主要分布于防城、上林、南宁、武鸣、宁明、龙州、天等、东兰、平乐等地。

【采集加工】全年均可采收，切片，晒干。

【药材性状】树皮呈卷筒状，厚 0.2~0.3cm，外表面灰绿色至黄绿色，有突起的皮孔，有时可见不规则鳞状纹；内表面土黄色，质坚硬，易折断，断面呈数层。气微，味清香。

【品质评价】以身干、无杂质、色棕黄者为佳。

【化学成分】本品叶含有柚皮苷（naringin），紫云英苷（astragalin），槲皮素-3-鼠李糖苷（quercetin-3-rhamnoside），山柰酚-7-葡萄糖苷（kaempferol-7-glucoside），蹄纹天竺素-3-葡萄糖苷（pelargonidin-3-glucoside），鞣质。树皮含有水溶性的阿拉伯木聚糖（arab-oxylan）[1]。

【性味归经】味甘、苦，性凉。归心、肝经。

【功效主治】拔毒生肌止血，消肿止痛。主治疮疖痈肿，跌打损伤，外伤出血。

【用法用量】适量，捣敷，或研末撒。

【使用注意】本品外用为主，一般不内服。

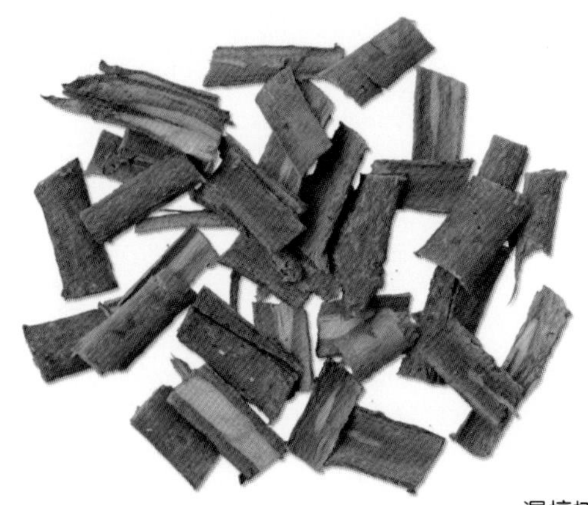

潺槁树饮片

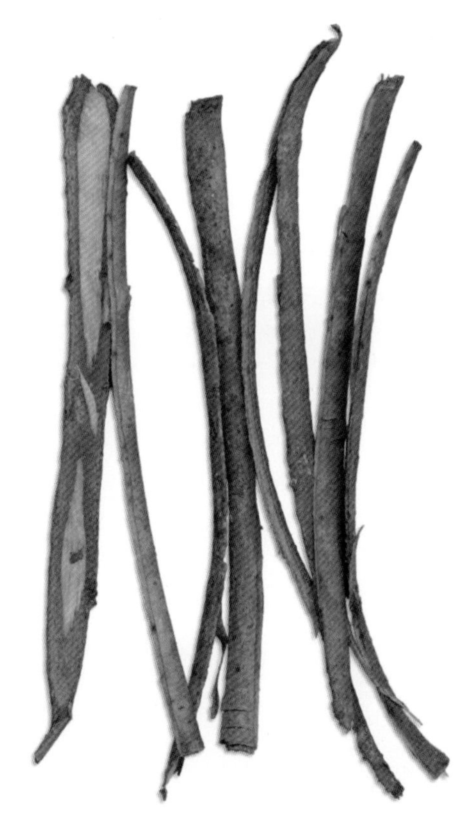

潺槁树药材

【经验方】

1. 疮疡、乳腺炎初起　潺槁树皮、叶，捣敷患处。（广州部队《常用中草药手册》）

2. 外伤出血　潺槁叶，晒干，研粉，高压消毒后备用。伤口消毒处理后撒上药粉，外用纱布包扎。（《全国中草药汇编》）

3. 跌打损伤，骨折，疮疖红肿　用（潺槁木姜）鲜叶或鲜树皮捣烂外敷。（《广西本草选编》）

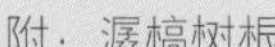

附：潺槁树根

味甘、苦，性凉。归肝、胃、大肠经。功效：清湿热，拔毒消肿，祛风湿、止痛。主治：腹泻痢疾，跌打损伤，腮腺炎，糖尿病，急、慢性胃炎及风湿骨痛。内服：煎汤，10~30g。外用：适量，捣敷。

【参考文献】

[1] 国家中医药管理局《中华本草》编委会 . 中华本草 . 上海：上海科学技术出版社，1999：1672.

He shi
鹤 虱

Carpesii Fructus
[英]Common Carpesium Fruit

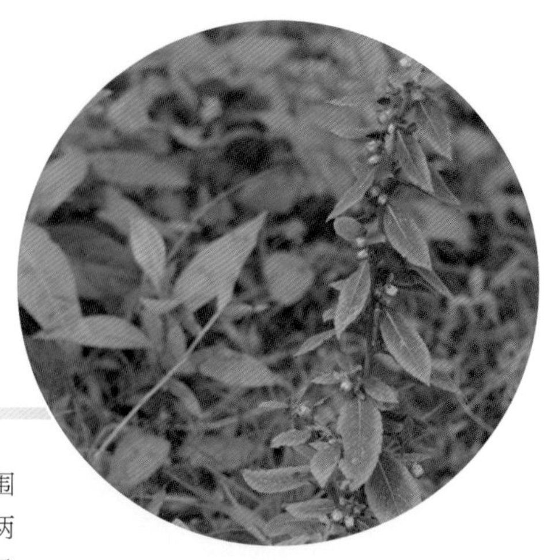

【别名】天名精、挖耳草、皱面菊、天门精、烟斗菊、鹄虱、鬼虱、北鹤虱、鹤虱子、地菘、蚵破草。

【来源】为菊科植物天名精 *Carpesium abrotanoides* L. 的成熟果实。

【植物形态】多年生草本。茎直立，上部多分枝，密生短柔毛，下部近无毛。叶互生；下部叶片宽椭圆形或长圆形，长头状花序多数，沿茎枝腋生，有短梗或近无梗，平立或梢下垂；总苞钟状球形；总苞片3层，外层极短，卵形，先端尖，有短柔毛，中层和内层长圆形，先端圆钝，无毛；花黄色，外围的雌花花冠丝状，3~5齿裂，中央的两性花花冠筒状，先端5齿裂。瘦果条形，具细纵条，先端有短喙，有腺点，无冠毛。

【分布】广西主要分布于灵川、桂林、柳州、南宁、龙州、平果、凤山、南丹等地。

【采集加工】秋季果实成熟时采收，晒干，除去杂质。

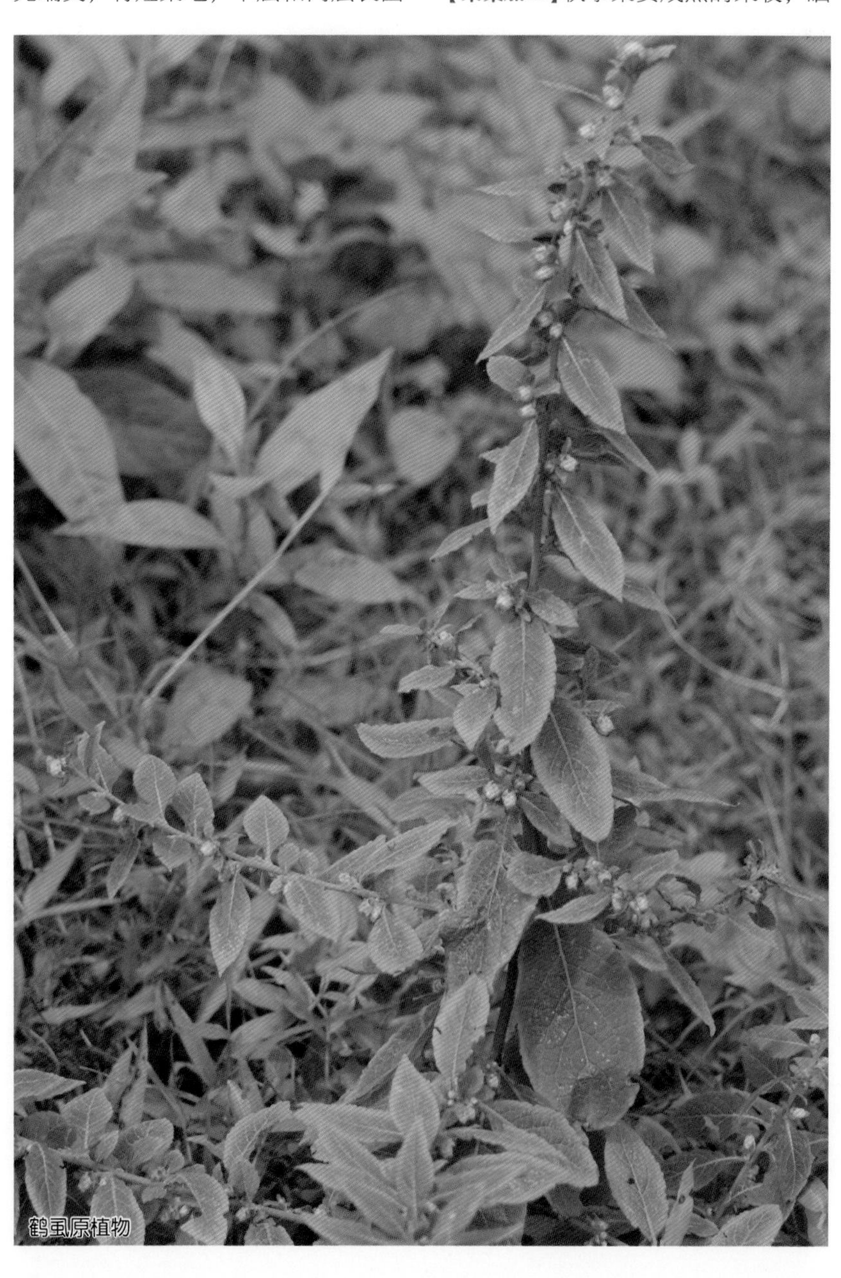

鹤虱原植物

【药材性状】果实圆柱形，细小，长3~4mm，直径不到1mm。表面黄褐色或暗褐色，具多数纵棱，一端收缩呈细喙状，先端扩展成灰白色圆环，另端稍尖，有着生痕迹。果皮薄，纤维性，种皮薄、透明，子叶2，类白色，稍有油性。气特异，味微苦。

【品质评价】果实以颗粒饱满、断面油性、气味香浓者为佳。

【化学成分】本品含倍半萜类化合物，有特勒内酯（telekin）、3-表异特勒内酯（3-*epi-iso*-telekin）、11*β*,13-dihydro-1-*epi*-inuviscolide、天名精内酯酮（carabrone）、天名精内酯醇（carabrol）[1]。还含有缬草酸（valeric acid）、正己酸（caproic acid）、油酸（oleic acid）、右旋亚麻酸（linolenic acid）、三十一烷（hentriacontane）、豆甾醇（stigmasterol）等化合物[2]。

【药理作用】

1. 杀虫　鹤虱的水提干浸膏在体外使大多数或全部猪蛔虫虫体于24h内麻痹死亡[1]。1%天明精子酊5滴加入生理盐水25ml中，加温37℃再放入犬绦虫，结果1~2min即死[3]。

2. 抑菌　鹤虱的脱水和未脱水提取物对伤寒/副伤寒甲/乙杆菌、大肠杆菌、铜绿假单胞菌、金黄色葡萄球菌有抑制作用[3]。

3. 抗惊厥等作用　鹤虱内酯对动物延髓等脑干部位有抑制作用。有对抗士的宁惊厥、延长环己烯巴比妥的作用。对大鼠有抑制脑组织呼吸作用。对家兔有降温、降压作用。20~30mg/kg给兔、猫、狗静注，可引起血压下降[3]。

4. 毒理　鹤虱水浸膏给小鼠灌胃的半数致死量（LD_{50}）为13.7g（生药）/kg[3]。鹤虱内酯小鼠腹腔注射的LD_{50}为100mg/kg[4]。

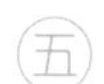
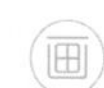
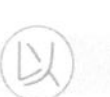

【临床研究】

钩虫病　用鹤虱水煎液（鹤虱 150g，洗净后水煎两次，药液混合浓缩至 60ml，每 10ml 相当原生药 25g。过滤，加少量白糖调味），成人每晚睡前服 30ml，连服两晚。小儿及年老体弱者酌减。结果：治疗 57 例，治疗后 15 天复查大便，钩虫卵阴性者 45 例，阳性者 12 例，阴转率 79%；治疗前合并蛔虫感染 31 例，治疗后复查大便，有 19 例蛔虫卵阴转。少数病例服药后数小时或第二天有轻微头晕、恶心、耳鸣、腹痛等反应，可自行消失[5]。

【性味归经】味苦、辛，性平。归脾、胃经。

【功效主治】杀虫消积。主治肠道寄生虫病，小儿疳积。

【用法用量】煎服，5~10g，或入丸、散。外用适量。

【使用注意】本品有小毒，服后可有头晕、恶心、耳鸣、腹痛等反应，故孕妇、腹泻者忌用。

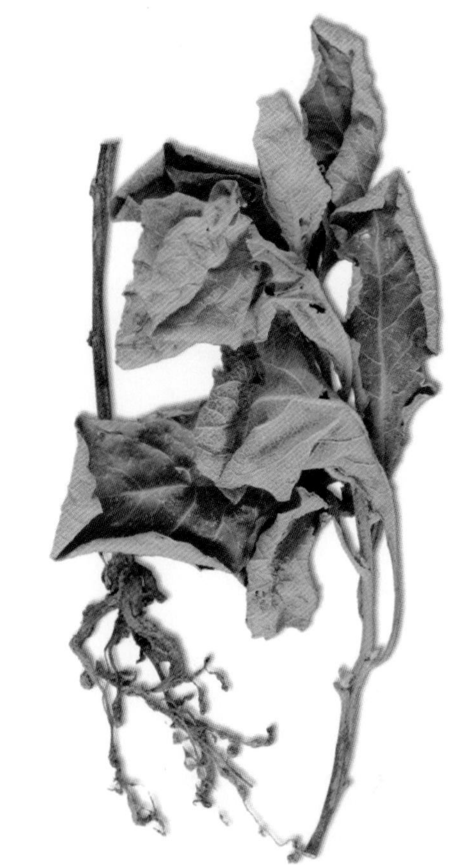

鹤虱茎叶

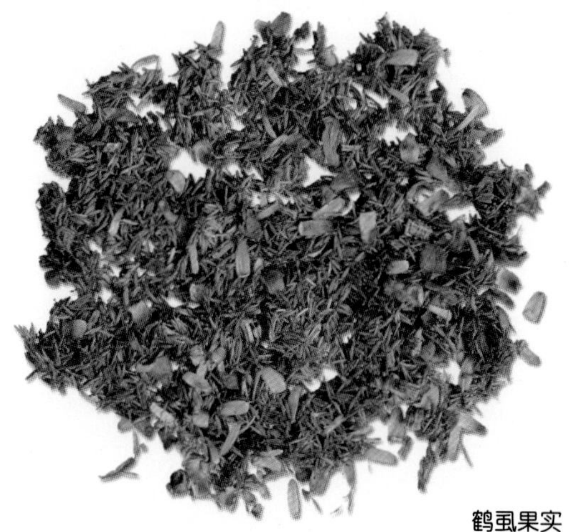

鹤虱果实

【经验方】

1. 虫蛀齿痛　鹤虱一枚，塞齿中；又以鹤虱煎醋漱口，其痛可定。（《百一选方》）

2. 蛔虫心痛　鹤虱二分。为末，温水一盏，和服之。（《外台秘要》）

3. 小儿多吐蛔虫　鹤虱、大黄各一分，朴硝五钱。水煎，每日 1 剂，分 2 次服。（《太平圣惠方》）

4. 大肠虫出不断，断之复生，行坐不得　鹤虱末，水调半两服。（《怪证奇方》）

5. 痔瘘，脓血不止，积年不差　鹤虱、雷丸、白矾灰各一两，皂荚刺、硫黄各五钱。上为末，醋煮面糊为丸，如梧桐子大，雄黄为衣，每服二十丸，麝香温酒送下，食前服。（《圣济总录》）

【参考文献】

[1] 刘翠周，许婧，桂丽萍，等．北鹤虱的化学成分研究．药物评价研究，2010，33（3）：220.

[2] 秦付林，何雪莲，张洁，等．中药鹤虱的研究进展．亚太传统医药，2008，4（11）：136.

[3] 楼之岑，蔡少青，杨兆起，等．常用中药材品种整理和质量研究．北京：协和医科大学出版社，1996：843.

[4] 苏州医学院．湖北科技资料，1971，（2）：22.

[5] 南京中医药大学．中药大辞典（下册）．第 2 版．上海：上海科学技术出版社，2006：3712.

Shu liang 薯莨

Dioscoreae Cirrhosae Rhizoma
[英]Shouliahg Yam Rhizome

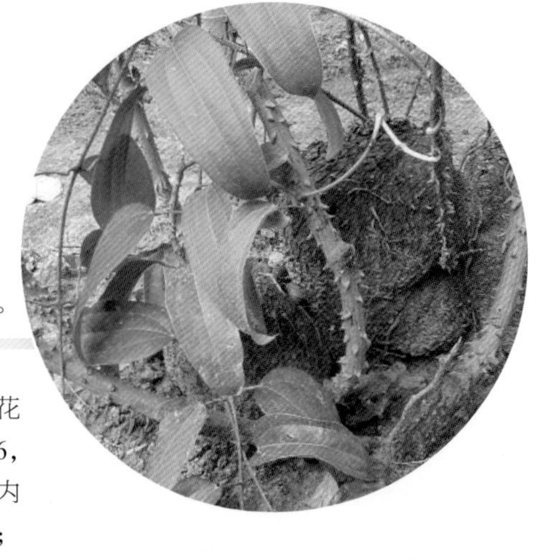

【别名】赭魁、薯良、鸡血莲、血母、朱砂莲、血三七、雄黄七、血葫芦、牛血莲。

【来源】为薯蓣科植物薯莨 *Dioscorea cirrhosa* Lour. 的块茎。

【植物形态】多年生藤本，粗壮。块茎一般生长在表土层，为卵形、球形、长圆形或葫芦状，外皮黑褐色，凹凸不平，断面新鲜时红色，干后紫黑色。茎绿色，无毛，右旋，有分枝，下部有刺。单叶，在茎下部的互生，中部以上的对生；叶片革质或近革质，长椭圆形至卵形，或为卵状披针形至狭披针形，长 5~20cm，宽 2~14cm，先端渐尖或骤尖，基部圆形，有时呈三角状缺刻，全缘，两面无毛，表面深绿色，背面粉绿色；基出脉 3~5，网脉明显。雄花序穗状，通常排列呈圆锥状花序；雄花的外轮花被片为宽卵形，内轮小，倒卵形；雄蕊 6，稍短于花被片；雌花外轮花被片较内轮大。蒴果不反折，近三棱状扁圆形；种子着生在中轴中部，四周有膜质翅。

【分布】广西主要分布于岑溪、宁明、邕宁、宾阳、隆安、那坡、田阳等地。

【采集加工】5~8 月采挖，洗净，捣碎鲜用或切片晒干。

【药材性状】块茎呈长圆形、卵圆形、球形或结节块状，长 10~15cm，直径 5~10cm。表面深褐色，粗裂，有瘤状突起和凹纹，有时具须根或点状须根痕。纵切或斜切成块片，多数呈长卵形，长 3~12cm，厚 0.2~0.7cm。外皮皱缩，切面暗红色或红黄色。质硬而实，断面颗粒状，有明显的或隐约可见红黄相间的花纹。气微，味涩、苦。

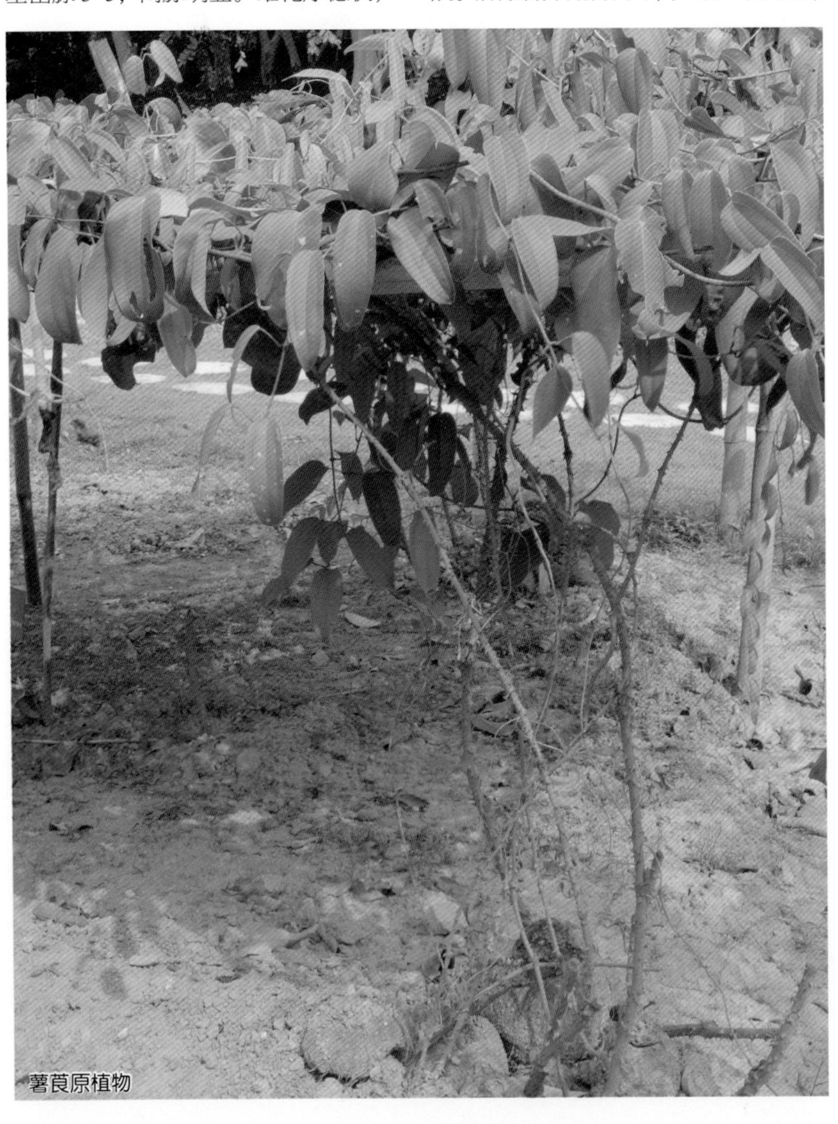
薯莨原植物

【品质评价】以体重、质坚实、粉性足者为佳。

【化学成分】本品块茎主要含缩合鞣质（condensed tannin）及苷类（glycoside），有酚性糖苷如 3,4 二羟基苯乙醇葡萄糖苷（3,4-dihydroxyphenethyl alcohol glucoside），根皮酚葡萄糖苷（phloroglucinol glucoside）等，以及鞣质右旋儿茶精（catechin），左旋表儿茶精（L-*epi*-catechin）和它们的二聚体：原矢菊素（procyanidin）B-1、B-2、B-5，三聚体：原矢车菊素 C-1，儿茶精（4*α*-6）-表儿茶精-（4*β*-8）-表儿茶精 [catechin（4*α*-6）-*epi*-catechin-（4*β*-8）-*epi*-catechin]，表儿茶精-（4*β*-6）-表儿茶精-（4*β*-8）-儿茶精 [*epi*-catechin-（4*β*-6）-*epi*-catechin-（4*β*-8）-catechin]，四聚体：表儿茶精-（4*β*-8）-表儿茶精-（4*β*-8）-表儿茶精-（4*β*-8）-表儿茶精 [*epi*-catechin-（4*β*-8）-*epi*-catechin-（4*β*-8）-*epi*-catechin-（4*β*-8）-*epi*-catechin]。另含大量糖（saccharide）、淀粉（starch）及维生素 C（vitamin C）[1]。

【药理作用】

1. 止血　薯莨煎剂 1.5g/kg 灌胃能缩短家兔出血时间与凝血时间。薯莨提取液有类似血小板的促凝作用 [2]。

2. 兴奋子宫平滑肌　薯莨酊剂或煎剂对小鼠离体子宫有兴奋作用，能增强子宫平滑肌张力、收缩振幅和频率 [2]。

3. 抑菌　薯莨酊剂或煎剂体外对金黄色葡萄球菌有中等程度抑菌作用，对甲型副伤寒杆菌与宋内痢疾杆菌有较弱的抑制作用。抑菌作用可能与薯莨中所含鞣质有关 [2]。

4. 抗氧化　研究发现薯莨的乙醇提取物有较强的抗氧化性及抑菌作用[3]。

5. 毒理　薯莨煎剂小鼠皮下注射半数致死量为68.81g/kg。醇浸剂对离体蟾蜍心脏有抑制作用[4]。

【临床研究】

应激性溃疡　取薯莨250g，加清水1500ml浸泡30min，以文火煎熬至凝胶状，约160ml，每次20ml，每日3次口服。昏迷病人从鼻饲管内注入。2天后重复1~2个疗程。结果：治疗58例，1个疗程治愈者12例，2个疗程治愈者19例，3个疗程治愈者14例，总治愈率78%。另6例经配合滴注雷尼替丁，口服凝血酶治愈；2例经外科行胃大部切除术治愈；5例死亡，均与应激性溃疡无关，其中2例死于多功能脏器衰竭，2例死于肺部感染，1例死于脂肪栓塞综合征[5]。

【性味归经】味苦，性凉。归肝、脾经。

【功效主治】活血止血，理气止痛，清热解毒。主治咯血，呕血，衄血，便血，尿血，崩漏，月经不调，痛经，闭经，产后腹痛，脘腹胀痛，痧胀腹痛，热毒血痢，水泻，关节痛，跌打肿痛，疮疖，带状疱疹，外伤出血。

【用法用量】内服：煎汤，3~9g，绞汁或研末。外用适量，研末敷或磨汁涂。

【使用注意】孕妇慎服。

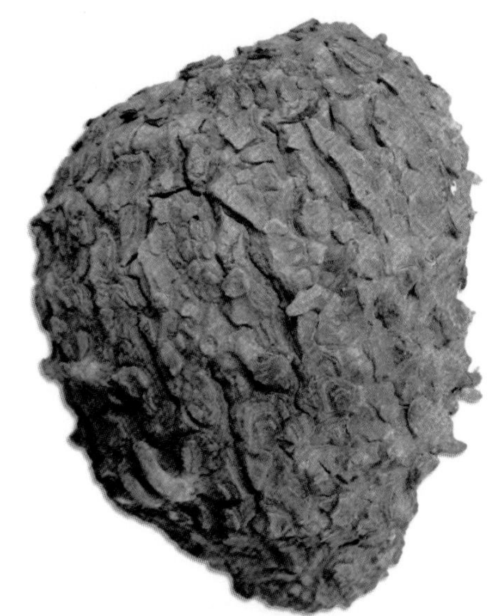
薯莨药材

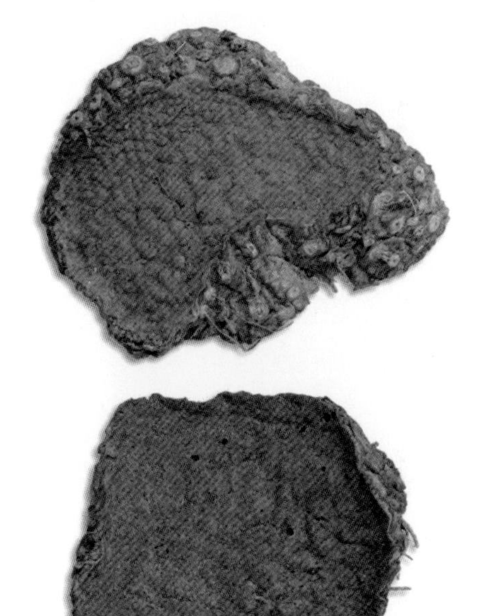
薯莨饮片

【经验方】

1. 痈疮红肿　薯莨、木瓜各适量。共捣烂，敷患处。（《梧州地区中草药》）
2. 带状疱疹　薯莨块茎磨醋，涂患处。（《福建药物志》）
3. 水火烫伤　薯莨晒干研末，调蜂蜜外搽患处。Ⅰ、Ⅱ度者一般1周可愈。（《浙南本草新编》）
4. 跌打损伤　薯莨块茎9g，茜草15g，朱砂根9g，丹参9g，紫金牛6g。水煎服。（《浙江药用植物志》）
5. 心胃气痛　朱砂莲6g，万年荞9g，木姜子9g，刺梨根15g。水煎服。（贵州《常用民间草药手册》）
6. 关节痛　朱砂莲15g。煎水兑酒服。（《贵州民间药物》）
7. 水泻　朱砂莲末6g。加红糖煎水服。（《贵州民间药物》）
8. 血痢　朱砂莲6g，青藤香、木姜子各3g。煎水服。（《贵州民间药物》）
9. 咯血　朱砂莲、藕节各9g，茅草根6g。共炒焦后，水煎服。（《贵州民间药物》）
10. 红崩　朱砂莲、红鸡冠花各9g，百草霜3g。共研末，煮米酒服。（《贵州民间药物》）
11. 衄血，咯血　薯莨12g。水煎服。（《四川中药志》1982年）
12. 月经不调　牛血莲10g，月月红10g。水煎服。（《湘西苗药汇编》）
13. 产后腹痛　牛血莲10g。煮甜酒服。（《湘西苗药汇编》）
14. 妇女血气痛　薯莨根磨1.2~1.5g。开水冲服。（《湖南药物志》）
15. 经闭　牛血莲6~9g。水煎服。（《湖北中草药志》）

【参考文献】

[1] 国家中医药管理局《中华本草》编委会. 中华本草. 上海：上海科学技术出版社，1999：7281.
[2] 江西药科学校，新医药资料，1970，（1）：9.
[3] 黎碧娜，何鸣，杨辉荣. 从野生植物薯莨中提取抗氧化成分的研究. 现代化工，1996，6：26.
[4] 江西药科学校. 中草药通讯，1971，（2）：39.
[5] 吴国正. 薯莨治疗应激性溃疡58例临床报告. 中国中西医结合外科杂志，2000，6（3）：178.

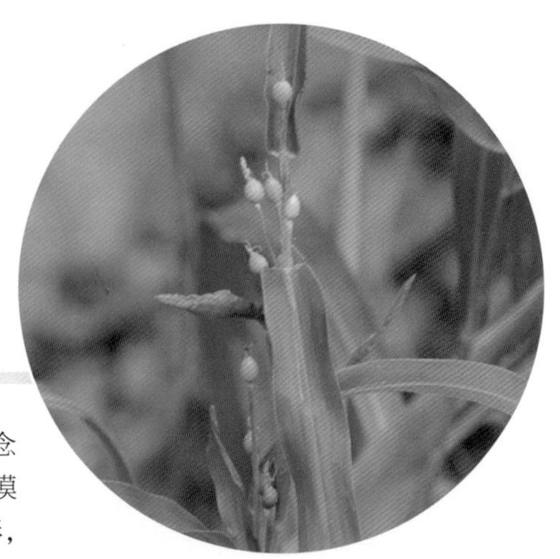

Yi yi ren 薏苡仁

Coicis Semen

[英]Ma-yuen Jobstears Seed

【别名】薏仁、苡仁、珠珠米、水玉米、益米、米仁、薏米、起实、沟子米。

【来源】为禾木科植物薏苡 *Coix lacryma-jobi* L. var. *ma-yuen*（Roman.）Stapf 的种仁。

【植物形态】一年或多年生草本。须根较粗。秆直立。叶片线状披针形，长可达 30cm，宽 1.5~3cm，边缘粗糙。中脉粗厚，于背面凸起；叶鞘光滑，叶舌质硬。总状花序腋生成束；雌小穗位于花序之下部，外面包以骨质念珠状的总苞。能育小穗第 1 颖下部膜质，上部厚纸质，先端钝。第 2 颖舟形，被包于第 1 颖中；第 2 外稃短于第 1 外稃，内稃与外稃相似而较小；雄蕊 3，退化；雌蕊具长花柱；不育小穗，退化成筒状的颖，雄小穗常 2~3 枚生于第 1 节，无柄小穗第 1 颖扁平，两侧内折成脊而具不等宽之翼，第 2 颖舟形，内稃与外稃皆为薄膜质；雄蕊 3；有柄小穗与无柄小穗相似，但较小或有更退化者。颖果外包坚硬的总苞，卵形或卵状球形。

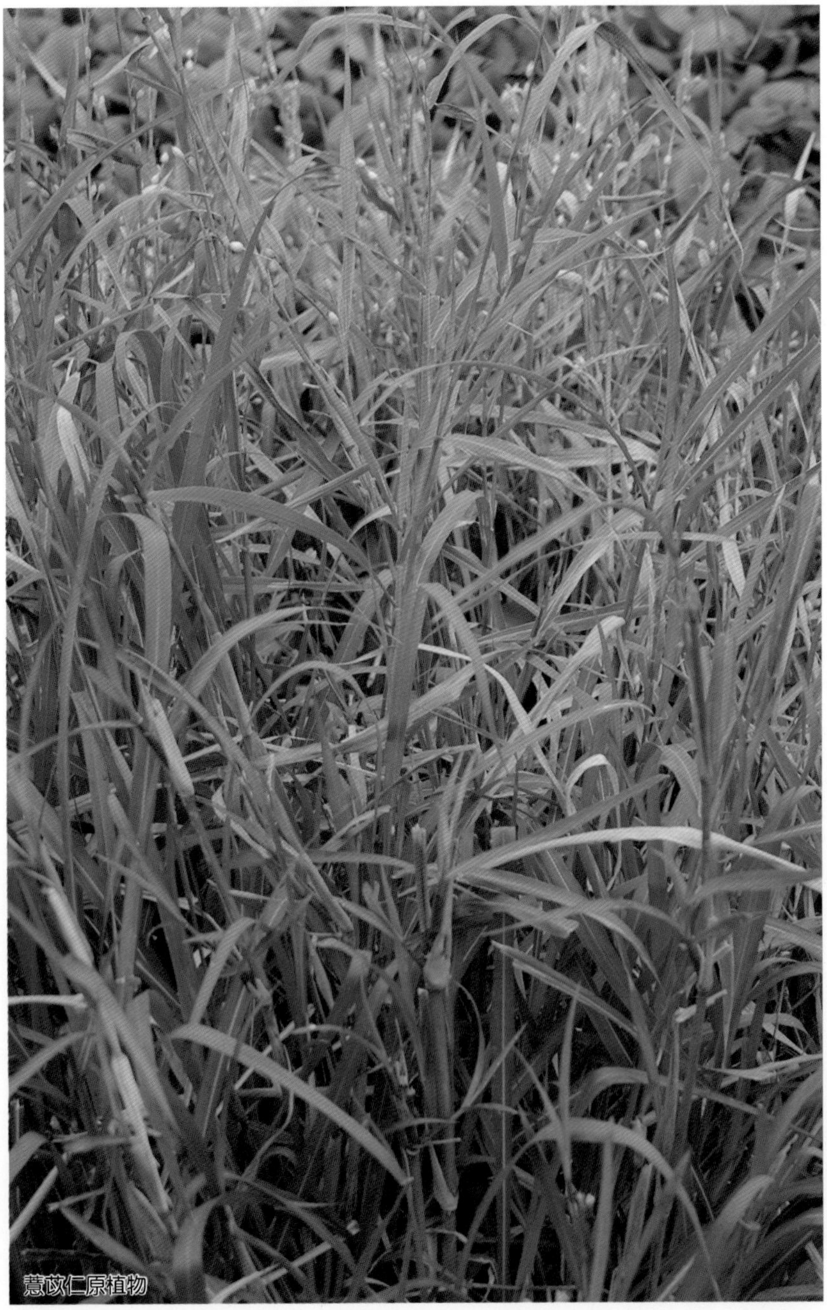

薏苡仁原植物

【分布】广西全区均有分布。

【采集加工】9~10 月茎叶枯黄，果实呈褐色，大部成熟（约 85% 成熟）时，割下植株，集中立放 3~4 天后脱粒，筛去茎叶杂物，晒干或烤干，用脱壳机械脱去总苞和种皮，即得薏苡仁。

【药材性状】种仁宽卵形或长椭圆形，长 4~8mm。宽 3~6mm。表面乳白色，光滑，偶有残存的黄褐色种皮。一端钝圆，另一端较宽而微凹，有一淡棕色点状种脐。背面圆凸，腹面有一条较宽而深的纵沟。质坚实，断面白色，粉质。气微，味微甜。

【品质评价】以粒大充实、色白、无破碎者为佳。

【化学成分】本品含脂肪酸及酯类成分（fatty acid and fatty acid ester）、甾醇类（sterol）、三萜类（triterpenoid）、多糖类化合物（polysaccharoses）以及蛋白质（protein）、氨基酸（amino acids）和维生素（vitamin）等成分。脂肪酸及酯类成分有薏苡仁酯（coixenolide），薏苡内酯（薏苡素，coixol），棕榈酸（palmitic acid），硬脂酸（stearic acid），顺 -8- 十八碳烯酸（*cis*-8-octadecenoic acid），十八碳二烯酸（octadecadienoic acid），肉豆蔻酸（myristic acid）及软脂酸酯（palmitate），硬脂酸酯（stearate），*α*- 单亚麻酯（*α*-monolinolein）；甘油三酯类成分有三油酸甘油酯，三亚油酸甘油酯，二亚油酸油酸甘油酯，棕榈酸二亚油酸甘油酯，亚油酸二油酸甘油酯，棕榈酸亚油酸油酸甘油酯，二棕榈酸亚油酸甘油酯，油酸亚油酸硬脂酸甘油酯，棕榈酸二油酸甘油酯，棕榈酸亚油酸硬脂酸甘油酯，二棕榈酸油酸甘油酯，二油酸硬脂酸甘油酯[1]。

甾醇类化合物有阿魏酰豆甾醇（feruloylstigmasterol），阿魏酰菜子甾醇（feruloylcampesterol），芸苔甾醇（campesterol），*α*,*β*-谷甾醇（*α*,*β*-sitosterol）及豆甾醇（stigmasterol）[2]。多糖类化合物有薏苡多糖A,B,C（coixan A,B,C），中性葡聚糖1-7及酸性多糖CA-1和CA-2。微量元素含钙（Ca）、磷（P）、镁（Mg）、锌（Zn）、锰（Mn）、铁（Fe）、铜（Cu）、硒（Se）、钾（K）等[3]。

种子含挥发油（volatile oil），主要成分有己醛（hexanal），2-乙基-3-羟基丁酸己酯（2-ethyl-3-hydroxy-hexyl-butrate），*γ*-壬内酯（*γ*-nonalactone），壬酸（nonanoic acid），辛酸（octanoic acid），棕榈酸乙酯（ethyl palmitate），亚油酸甲酯（methyl linoleate），香草醛（vanillin）及亚油酸乙酯（ethyl linoleate）等[2]。

此外，本品还含有精氨酸（arginine）、赖氨酸（lysine）、缬氨酸（*iso*-propylaminoacetic acid）、亮氨酸等多种氨基酸。维生素B_1、B_2、B_6[2]。

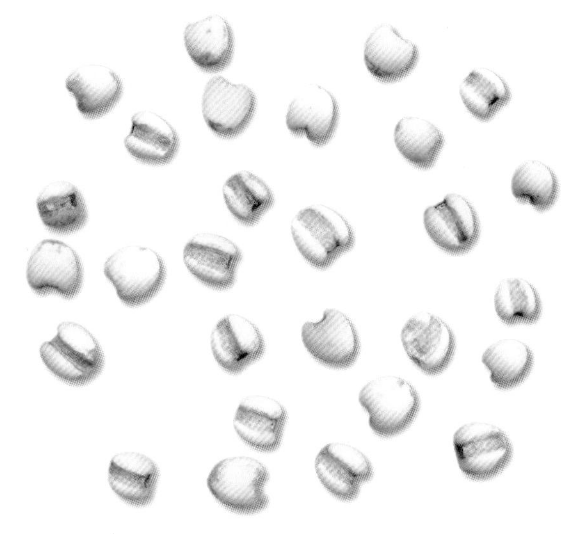

薏苡仁药材

【药理作用】

1. 抗肿瘤　薏苡仁甲醇提取物在体内和体外均能诱导人肺癌A549细胞凋亡和细胞周期停滞，即减少细胞有丝分裂，阻止细胞增殖[4]。薏苡仁丙酮提取物还对腹水型肝癌实体瘤有抑制作用。薏苡仁与化疗药物的疗效近似，但毒副反应轻，且能增强化疗药物的抗癌作用，可见肿瘤缩小。此外，薏苡仁丙醇提取物不仅能减轻病人肝区疼痛症状，而且还能减轻肿瘤药物对机体一般状况的损害[5]。薏苡仁提取液可诱导人胰腺癌细胞凋亡，其作用呈剂量和时间依赖性，线粒体可能在早期细胞凋亡中起重要作用[6]。

2. 对消化系统影响　给麻醉大鼠十二指肠内注射薏苡仁75%乙醇提取物10g（生药）/kg，给药后3h左右才促进胆汁分泌。对小鼠通过灌胃给薏苡仁75%乙醇提取物5g（生药）/kg和15g（生药）/kg，抑制盐酸性胃溃疡形成，抑制率分别为52.3%和55.4%，对水浸应激性胃溃疡形成的抑制率分别为33.8%和74.0%。上述剂量的薏苡仁不抑制墨汁胃肠推进运动和蓖麻油所致的小肠性腹泻，但15g（生药）/kg组能减少番茄叶所致的大肠性腹泻次数，作用持续3h[7]。

3. 抗肥胖　给喂食8周高脂饲料致肥胖大鼠，每天注射薏苡仁粗提物500mg/kg，一共4周，可减少喂高脂饲料大鼠的摄食量并减轻体重，显微镜所见的白色脂肪组织大小，血清甘油三酯、总胆固醇和瘦蛋白水平以及白色脂肪组织的瘦蛋白和肿瘤坏死因子的mRNA表达，尤其是肿瘤坏死因子mRNA的表达水平低于喂正常饲料组[8]。

4. 提高机体免疫力　薏苡仁多糖水溶液可提高环磷酰胺复制出的免疫低下小鼠腹腔巨噬细胞的吞噬百分率和吞噬指数，促进溶血素及溶血空斑形成，促进淋巴细胞转化。薏苡仁水提液对机体免疫功能具有较好的增强作用，主要表现为体液免疫、细胞免疫和非特异免疫功能的改变[9]。

5. 降糖　灌胃薏苡仁多糖对正常小鼠无降血糖作用，腹腔注射薏苡多糖50mg/kg、100mg/kg，能降低正常小鼠、四氧嘧啶糖尿病模型小鼠和肾上腺素高血糖小鼠的血糖水平，且呈量效关系。薏苡多糖能抑制肝糖原分解和肌糖原酵解，并抑制糖异生作用，从而达到降低血糖的目的[10]。

6. 抗炎　薏苡仁的有效成分薏苡素具有温和的镇痛抗炎作用，对癌性疼痛及炎症反应也有一定的缓解作用[11]。

7. 毒理　薏苡仁丙酮提取物（油状）小鼠灌胃的最大耐受量为10mg/kg[12]。

【临床研究】

1. 晚期癌症　薏苡仁提取液100ml静滴，每天1次，20天为1个疗程，或100ml静滴，每天2次，10天为1个疗程。结果：观察64例，其中男45例，女19例，所有病例治疗除支持及对症处理外，均未应用其他抗肿瘤药物。病情缓解率达18.8%，半数病情稳定[13]。

2. 脂溢性皮炎　用单味薏苡仁煮粥，长期食用，治疗头部脂溢性皮炎，取得较好疗效，且无不良反应[14]。

【性味归经】味甘、淡，性微寒。归脾、胃、肺经。

【功效主治】利湿健脾，舒筋除痹，清热排脓。主治水肿，小便不利，脾虚泄泻，带下，风湿痹痛，筋脉拘挛，湿温病，肺痈，肠痈。

【用法用量】内服：煎汤，10~30g。或入丸、散，浸酒，煮粥，作羹。健脾益胃，宜炒用；利水渗湿，清热排脓，舒筋除痹，均宜生用。

【使用注意】本品力缓，宜多服久服。脾虚无湿，大便燥结者及孕妇慎服。

【经验方】

1. 鼻中生疮　用薏米、冬瓜煎汤当茶饮。(《古人集验方》)

2. 丘疹性荨麻疹　薏苡仁 50g，赤小豆 50g，大枣 15 个，红糖 30g。每日 1 剂，水煎服，连服 3 剂为 1 个疗程。[广州中医学院学报，1986,3（1）:16]

3. 乳岩　玄胡索、薏苡仁各五钱。黄酒二盅，煎一盅。空心服，出汗即验。(《外科大成》乳岩方)

4. 中风言语謇涩，手足不遂，大肠壅滞，筋脉拘急　薏苡仁三合，冬麻子半升。上件药以水三大盏，研滤麻子取汁，用煮薏苡仁作粥，空腹食之。(《太平圣惠方》薏苡仁粥)

5. 水肿喘急　郁李仁二两。研，以水滤汁，煮薏苡仁饭，日二食之。(《独行方》)

6. 肺痈唾吐脓血　薏苡仁二合，黑豆百粒，乌梅一个。水二盏，入透明阿胶、生蒲黄各一钱，再煎沸，食后服。(《直指方》薏苡仁汤)

7. 筋脉拘挛，久风湿痹，下气，除肾中邪气，利肠胃，消水肿，久服轻身益气力　薏苡仁一升。捣为散，每服以水二升。煮两匙末作粥，空腹食之。(《食医心镜》)

8. 肠痈　薏苡仁一升，牡丹皮、桃仁各三两，瓜瓣仁二升。上四味㕮咀，以水六升，煮取二升，分再服。(《千金要方》)

【参考文献】

[1] 向智敏，祝明，陈碧莲.HPLC-MS 分析薏苡仁油中的甘油三酯成分 . 中国中药杂志，2005，30（18）：1436.

[2] 国家中医药管理局《中华本草》编委会 . 中华本草 . 上海：上海科学技术出版社，1999：7412.

[3] 刘春兰，杨若明，周宜君，等 . 贵州薏苡无机元素的分析 . 微量元素与健康研究，2004，21（6）：40.

[4]Chang HC, Huang YC, Huang WC. Antipoliferative and chemopreventive effects of adlay seed on lung cancer in vitro and in vivo. Agnic Food Chem, 2003, 51（12）:3656.

[5] 史周印，李天晓，王秋萍，等 . 薏苡仁注射液在中晚期肝癌化疗栓塞中的应用研究 . 肿瘤，2001，21（3）：233.

[6] 鲍英，夏璐，姜华，等 . 薏苡仁提取液对人胰腺癌细胞凋亡和超微结构的影响 . 胃肠病学，2005，10（2）：75.

[7] 张明发，沈雅琴，朱自平，等 . 薏苡仁的消化系统药理研究 . 基层中药杂志，1998，12（4）：36.

[8] Kim SO,Yun SJ,Jung B,et al.Hypolipidemic effects of crude extract of adlay seed （Coix lachrymajobi var. mayuen） in obsity rat fed high fat diet: relation of TNF-α and leptin mRNA expression and serum lipid levels.life Sci,2004,75（11）: 1391.

[9] 苗明三 . 薏苡仁多糖对环磷酰胺致免疫抑制小鼠免疫功能的影响 . 中医药学报，2002，30（5）：49.

[10] 徐梓辉，周世文，黄林清 . 薏苡仁多糖的分离提取及其降血糖作用的研究 . 第三军医大学学报，2000，22（6）：578-580.

[11] 张明发，沈雅琴，朱自平，等 . 薏苡仁镇痛抗炎抗血栓形成作用的研究 . 基层中医杂志，1998，12（2）：34.

[12] 上海第一医学院中山医院药剂科 . 全国地区性药学学术会议论文资料（中国药学会上海分会），1978：56.

[13] 张芝兰 . 薏苡仁提取液治疗晚期癌症 64 例近期疗效观察 . 肿瘤，2000，20（1）：79.

[14] 刘奕锋 . 薏苡仁治疗脂溢性皮炎 . 中医杂志，2008，49（3）：24.

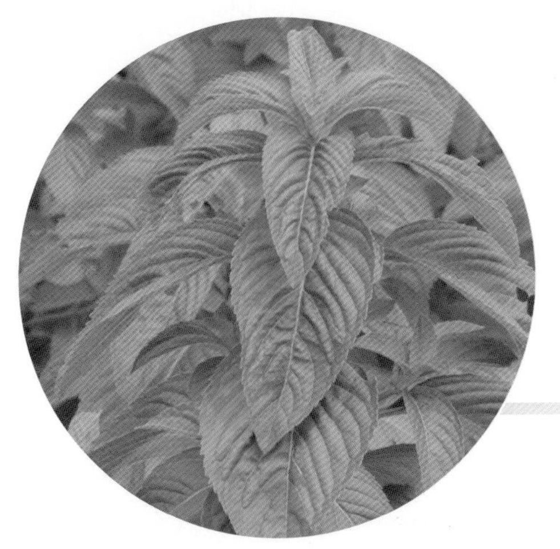

Bo he 薄荷

Menthae Haplocalycis Herba
[英] Wild Mint Herb

【别名】蕃荷菜、菝筒、南薄荷、猫儿薄荷、野薄荷、升阳菜、薄荷、鱼香草、真薄荷。

【来源】为唇形科植物薄荷 *Mentha haplocalyx* Brip. 的全草。

【植物形态】多年生芳香草本，茎直立。具匍匐的根茎，质脆，容易折断。茎锐四棱形，多分枝，四侧无毛或略具倒生的柔毛，角隅及近节处毛较显著。单叶对生；叶形变化较大，披针形、卵状披针形、长圆状披针形至椭圆形，长 2~7cm，宽 1~3cm，先端锐尖或渐尖，基部楔形至近圆形，边缘在基部以上疏生粗大的牙齿状锯齿，侧脉 5~6 对。上面深绿色，下面淡绿色，两面具柔毛及黄色腺鳞，以下面分布较密。轮伞花序腋生，轮廓球形，愈向茎顶，则节间、叶及花序递渐变小；总梗上有小苞片数枚，线状披针形，具缘毛；花柄纤细，略被柔毛或近无毛；花萼管状钟形，外被柔毛及腺鳞，具 10 脉，萼齿 5，狭三角状钻形，缘有纤毛；花冠淡紫色至白色，冠檐 4 裂，上裂片先端 2 裂，较大，其余 3 片近等大，花冠喉内部被微柔毛；雄蕊 4，前对较长，常伸出花冠外或包于花冠筒内，花丝丝状，无毛，花药卵圆形，2 室，药室平行；花柱略超出雄蕊，先端近相等 2 浅裂，裂片钻形。小坚果长卵球形，黄褐色或淡褐色，具小腺窝。

【分布】广西全区均有栽培。

【采集加工】全年均可采收，洗净，切段，晒干。

【药材性状】茎方柱形，有对生分枝，长 15~40cm，直径 0.2~0.4cm；表面紫棕色或淡绿色，棱角处具茸毛，节间长 2~5cm；质脆，断面白色，髓部中空。叶对生，有短柄；叶片皱缩卷曲，完整叶片展平后呈披针形、卵状披针形、长圆状披针形至椭圆形，长 2~7cm，宽 1~3cm，边缘在基部以上疏生粗大的牙齿状锯齿，侧脉 5~6 对；上表面深绿色，下表面灰绿色，两面均有柔毛，下表面在放大镜下可见凹点状腺鳞。茎上部常有腋生的轮伞花序，花萼钟状，先端 5 齿裂，萼齿狭三角状钻形，微被柔毛；花冠多数存在，淡紫色。揉搓后有特殊香气，味辛、凉。

【品质评价】以叶多、色绿、气味浓者为佳。

【化学成分】本品鲜叶含挥发油，其主要成分为左旋薄荷醇（L-menthol），左旋薄荷酮（L- menthone），异薄荷酮（*iso*-menthone），胡薄荷酮（pulegone），乙酸癸酯（decyl acetate），乙酸薄荷酯（menthyl acetate），苯甲酸甲酯（methyl benzoate），α- 蒎烯（α-pinene），β- 蒎烯（β-pinene），β- 侧柏烯（β-thujene），3- 戊醇（3-pentanol），2- 己醇（2-hexanol），3- 辛醇（3-octanol），右旋月桂烯（d-myrcene），柠檬烯（limonene），桉叶素（cineole），α- 松油醇（α-terpineol）等。本品还含黄酮类成分，主要有异瑞福灵（*iso*-raifolin），

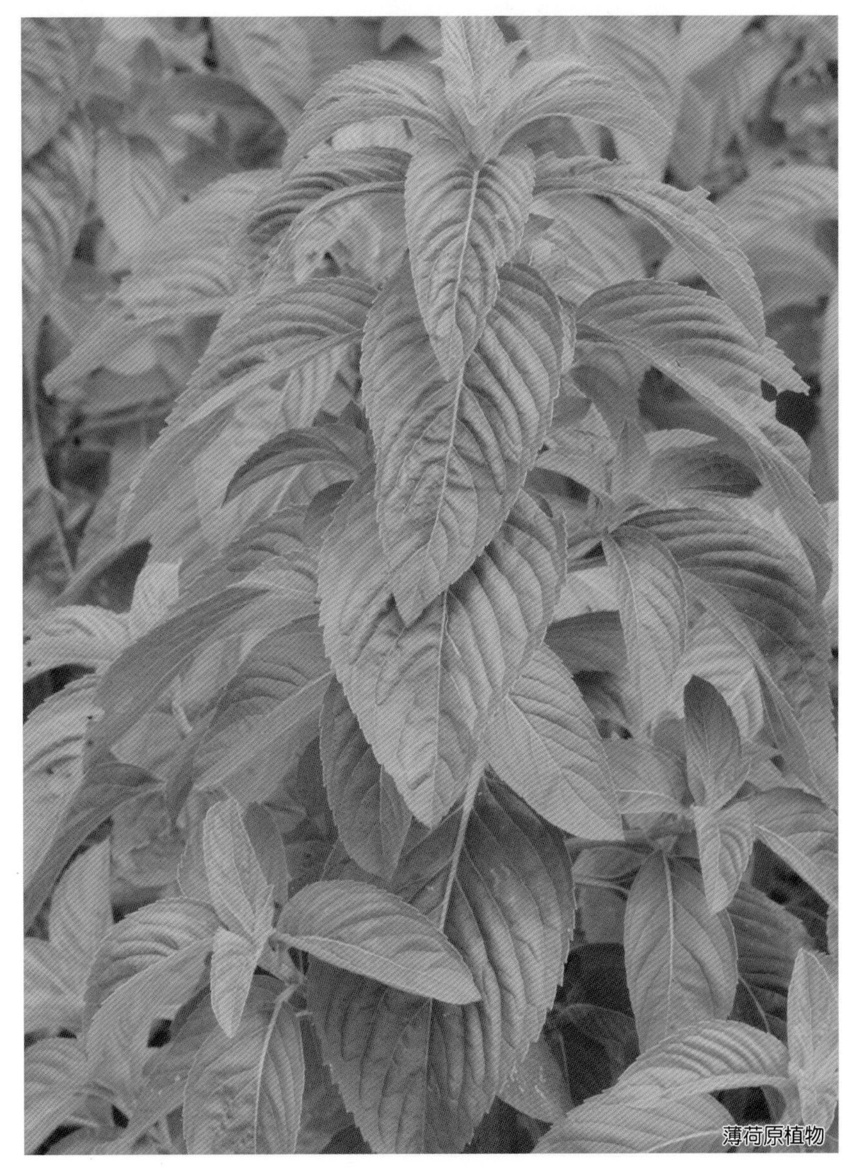
薄荷原植物

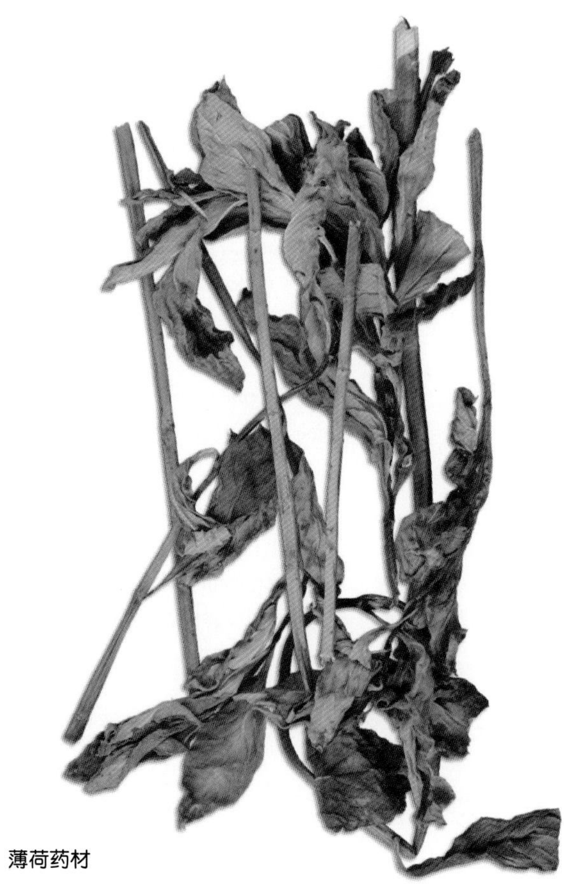
薄荷药材

木犀草素-7-葡萄糖苷（luteolin-7-glucoside），薄荷异黄酮苷（methoside）。此外，还含迷迭香酸（rosmarinic acid），咖啡酸（caffeic acid），天冬氨酸（aspartic acid），谷氨酸（glutamic acid），丝氨酸（serine），甘氨酸（glycine），苏氨酸（threonine），丙氨酸（alanine），天冬酰胺（asparagine），缬氨酸（valine），亮氨酸（leucine），异亮氨酸（*iso*-leucine），苯丙氨酸（phenylalanine），蛋氨酸（methionine），赖氨酸（lysine）[1]。

本品叶中含以二羟基-1,2-二氢萘二羧酸为母核的多种成分，如1-（3,4-二羟基苯基）-6,7-二羟基-1,2-二氢萘-2,3二羧酸[1-（3,4-dihydrox-yphenyl）-6,7-dihydroxy-1,2-dihydronaphthalene-2,3-dicarboxylic acid]，1-（3,4-二羟基苯基）-3-[2-（3,4-二羟基苯基）-1-羧基]乙氧基羰基-6,7-二羟基-1,2-二氢萘-2-羧酸{1-（3,4-dihydroxyphenyl）-3-[2-（3,4-dihydroxyphenyl）-1-carboxy]ethoxycarbonyl-6,7-dihydroxy-1,2-dihydronaphthalene -2-carboxylic acid}，7,8-二羟基-2-（3,4-二羟基苯基）-1,2-二氢萘-1,3-二羧酸[7,8-dihydroxy-2-（3,4-dihydroxyphenyl）-1,2-dihydronaphthalene-1,3-dicarboxylic acid]，1-[2-（3,4-二羟基苯基）-1-羧基]乙氧基羰基-2-（3,4-二羟基苯基）-7,8-二羟基-1,2-二氢萘-3-羧酸{1-[2-（3,4-dihydroxyphenyl）-1-carboxy]ethoxycarbonyl-2-（3,4-dihydroxyphenyl）-7,8-dihydroxy-1,2-dihydronaphthalene- 3-carboxylic acid}，3-[2-（3,4-二羟基苯基）-1-羧基]乙氧基羰基-2-（3,4-二羟基苯基）-7,8-二羟基-1,2-二氢萘-1-羧酸{3-[2-（3,4-dihydroxyphenyl）-1-carboxy]ethoxycarbonyl-2-（3,4-dihydroxyphenyl）-7,8-dihydroxy-1,2-dihydronaphthalene-1-carboxylic acid}，1,3-双[2-（3,4-二羟基苯基）-1-羧基]乙氧基羰基-2-（3,4-二羟基苯基）-7,8-二羟基-1,2-二氢萘{1,3-dis-[2-（3,4-dihydroxyphenyl）-1-carboxy]ethoxycarbonyl-2-（3,4-dihydroxyphenyl）-7,8-dihydroxy-1,2-dihydronaphthalene}，1-[2-（3,4-二羟基苯基）-1-甲氧基羰基]乙氧基羰基-2-（3,4-二羟基苯基）-3-[2-（3,4-二羟基苯基）-1-羧基]乙氧基羰基-7,8-二羟基-1,2-二氢萘{1-[2-3,4-（dihydroxyphenyl）-1-methoxycarbonyl]ethoxycarbonyl-2-（3,4-dihydroxyphenyl）-3-[2-（3,4-dihydroxyphenyl）-1-carboxy]ethoxycarbonyl-7,8-dihydroxy-1,2-dihydronaphthalene}，1-[2-（3,4-二羟基苯基）-1-羧基]乙氧基羰基-2-（3,4-二羟基苯基）-3-[2-（3,4-二羟基苯基）-1-甲氧基羰基]乙氧基羰基-7,8-二羟基-1,2-二氢萘{1-[2-（3,4-dihydroxyphenyl）-1-carboxy]ethoxycarbonyl-2-（3,4-dihydroxyphenyl）-3-[2-（3,4-dihydroxyphenyl）-1-methoxycarbonyl]ethoxycarbonyl-7,8-dihydroxy-1,2-dihydronaphthalene}，1,3-双[2-（3,4-二羟基苯基）-1-甲氧基羰基]乙氧基羰基-2-（3,4-二羟基苯基）-7,8-二羟基-1,2-二氢萘{1,3-dis[2-（3,4-dihydroxyphenyl）-1-methoxycarbonyl]ethoxycarbonyl-2-（3,4-dihydroxyphenyl）-7,8-dihydroxy-1,2-dihydronaphthalene}，还有右旋的8-乙酰氧基莳萝艾菊酮（*d*-8-acetoxycarvotanacetone）[1]。

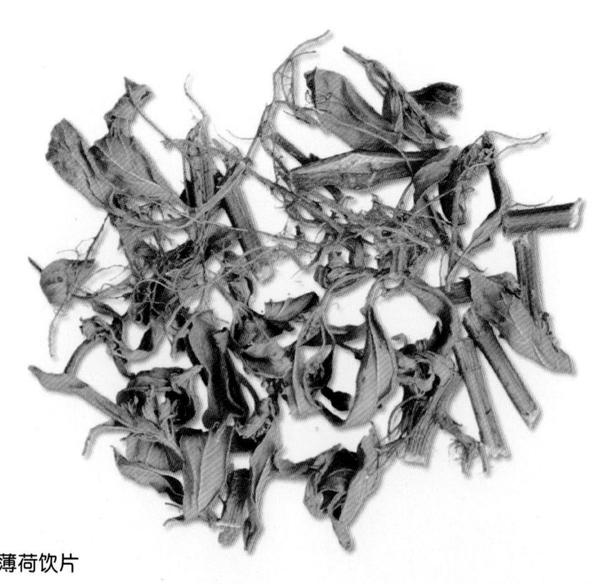
薄荷饮片

【药理作用】

1. 对中枢神经系统影响　内服少量薄荷有兴奋中枢神经的作用，通过末梢神经使皮肤毛细血管扩张，促进汗腺分泌，增加散热，有发汗解热作用[2]。薄荷油少量内服，同样有发汗、解热和中枢兴奋作用[3]。但向蛙腹部淋巴腔或兔耳静脉注射薄荷油，则产生中枢抑制作用[4]。薄荷油有中枢抑制作用。50mg/kg 能延长戊巴比妥钠诱导的睡眠时间，不同剂量给药均能降低小鼠和大鼠的体温，但对大鼠的条件反射没有影响[5]。薄荷提取物 1g/kg 皮下注射，对小鼠醋酸扭体反应的抑制率为 30%~60%，其有效成分为薄荷醇[6]。左旋薄荷酮也有较强镇痛作用。100mg/kg 灌胃，对小鼠醋酸扭体反应的抑制率为 41.3%，其强度与氨基比林相当[7]。薄荷提取物 1g/kg 皮下注射，对小鼠醋酸扭体反应的抑制率为 30%~60%[6]。左旋薄荷酮 100mg/kg 灌胃对小鼠醋酸扭体反应的抑制率为 41.3%[8]。

2. 抗早孕及对子宫作用　薄荷对小鼠有抗早孕作用[9]。于孕第 6 天将 4μl 薄荷油注入右侧宫角，于孕第 11 天剖检，可见胚株坏死，妊娠终止率达 100%，于孕第 4~11 天肌注薄荷油 1 次，也有一定抗早孕作用，在 0.035ml/ 只剂量时的抗着床率达 100%。终止妊娠原因可能为子宫收缩加强，或对蜕膜组织的直接损伤[10,11]。在家兔孕后第 6 天或第 9 天，于右侧宫角游离端及近阴道端分别注射 40 % 薄荷油各 0.5ml，给药组的人促绒毛膜激素水平下降，组织切片见滋养叶变性坏死。表明薄荷油对家兔也有终止早孕和抗着床作用[12]。薄荷油终止早孕及抗着床的作用机制可能与子宫收缩无关，但能轻度加强缩宫素的作用，主要与对滋养叶的损害有关[13]。薄荷热水提取物体外实验对人宫颈癌 JTC-26 株有抑制作用[14]。

3. 抗微生物　薄荷水煎剂（1：20）在体外对孤儿病毒有抑制作用，如在感染同时给药，尚可延缓病变出现时间[15]。薄荷煎剂 10mg/ml 在原代乳兔肾上皮细胞培养上能抑制 10~100 半数组织培养感染量的单纯疱疹病毒感染，增大感染量则无抑制作用。增大薄荷浓度至 100mg/ml 则呈对细胞的毒性作用[16]。薄荷水煎剂对表皮葡萄球菌、金黄色葡萄球菌、变形杆菌、铜绿假单胞菌、蜡样芽胞杆菌、大肠杆菌、枯草杆菌、肺炎链球菌等均有较强抗菌作用[17]。此外对炭疽杆菌、白喉杆菌、甲型链球菌、乙型链球菌、福氏痢疾杆菌、伤寒杆菌及人型结核杆菌等也均有抑制作用[9,18]。还对白色念珠菌、青霉菌属、曲霉菌、小孢子菌属和壳球孢属等多种真菌也有较强抑制作用[9,19~21]。

此外，薄荷油尚能驱除犬及猫体内的蛔虫[9]。从薄荷全草中提取出的 *d*-8- 乙酰氧基莳萝艾菊酮对蚊、蠓等多种昆虫均有较好的驱避效果，对皮肤无刺激作用和过敏反应[22]。

4. 抗炎、镇痛　薄荷提取物 250mg/kg 腹腔注射，对大鼠角叉菜胶性足肿的抑制率为 60%~100%，主要有效成分为薄荷醇[6]。由薄荷叶中提取的以二羟基 -1,2- 二氢萘二羧酸为母核的多种成分具有抗炎作用。其中 1-（3,4- 二羟基苯基）-3[2-（3,4- 二羟基苯基）-1- 羧基] 乙氧基羰基 -6,7- 二羟基 -1,2- 二氢萘 -2- 羧酸有抗炎作用，其抗 3*α*- 羟甾类脱氢酶的 IC_{50} 为 28.0μg/ml[23]。从薄荷叶提取出另 7 种衍生物也具有抗炎作用，其抗 3*α*- 羟甾类脱氢酶的 IC_{50} 分别为 63.7μg/ml，30.0μg/ml，30.8μg/ml，6.1μg/ml，13.1μg/ml，39.2μg/ml 和 45.1μg/ml[24]。

5. 促进透皮吸收　以裸鼠皮肤制作透皮吸收实验模型，将薄荷醇加入 5% 醋氨酚药液中，使薄荷醇浓度达 2.5%。结果表明薄荷醇能促进醋氨酚透皮吸收作用，其助渗作用在给药后 2h 有增加，其作用强度随时间推移而继续增加[25]。在志愿者前臂内侧皮肤进行苍白试验，以 1.5%、3% 和 6% 薄荷醇的乙醇溶液作为曲安缩松的稀释液，将药液 0.01ml 滴于皮肤表面，以苍白程度作为透皮量指标。薄荷醇本身不引起皮肤苍白反应，但能增强曲安缩松所致的皮肤苍白反应。实验表明薄荷醇对曲安缩松有促进吸收作用[26]。薄荷提取物 1g/kg 皮下注射，对小鼠醋酸扭体反应的抑制率为 30%~60%[6]。

6. 局部作用　薄荷制剂局部反应可使反肤黏膜的冷觉感受器产生冷觉反射，引起皮肤黏膜血管收缩，薄荷油对皮肤有刺激作用，引起长时间的充血[2]。薄荷油外用能麻痹神经末梢，具有清凉、消炎、止痛和止痒作用[3]。薄荷油的主要成分薄荷醇对皮肤有相似的作用，也能刺激神经末梢冷觉感受器，首先产生冷感，以后有轻微刺灼感，并能反射性引起皮肤黏膜血管收缩和深部组织血管扩张，薄荷醇尚有局麻作用和局部止痛作用[4,27]。薄荷酮对皮肤的刺激性强于薄荷醇，其乙醇溶液有防腐作用[9]。

7. 对呼吸系统作用　给麻醉兔吸入薄荷醇蒸气 81mg/kg，能促进呼吸道分泌，降低分泌物比重，吸入 243mg/kg 则降低黏液排出量。薄荷醇能减少呼吸道的泡沫痰，使有效通气腔道增加。薄荷醇尚能促进分泌，使黏液稀释而有祛痰作用[9]。薄荷醇的抗刺激作用导致气管产生新的分泌，而使稠厚的黏液易于排出，故有祛痰作用，也有报道薄荷醇对豚鼠及人均有良好止咳作用[28]。

8. 解痉　薄荷及其有效成分均有解痉作用。薄荷的乙醇提取物，对乙酰胆碱或组胺所致豚鼠离体回肠收缩有抑制作用[29]。薄荷油对小鼠离体小肠也有解痉作用（抗乙酰胆碱），但对小肠内容物无推进作用[30]。薄荷醇、薄荷酮对离体兔肠也有抑制作用，后者的作用更强些[31]。

9. 保肝利胆　薄荷注射液皮下注射，对四氯化碳所致肝损害有一定保护作用，能使丙氨酸转氨酶活性降低，肝细胞肿胀变性较对照组轻，但坏死病变较重[9]。薄荷的丙酮干浸膏或 50% 甲醇干浸膏 500mg/kg 十二指肠给药，对麻醉大鼠有利胆作用，其中含挥发油较多的丙酮干浸膏作用更强，其主要有效成分为薄荷醇[28]。

10. 对心血管影响　薄荷油对离体蛙心有麻痹作用，血管灌流有血管扩张作用。薄荷酮能使家兔及犬呼吸兴奋，血压下降，对离体蛙心也有抑制作用[28]。

11. 箭毒样作用等　薄荷油对蛙神经肌肉有轻度箭毒样作用[31]。薄荷的水提物对刀豆球蛋白 A 诱发的组胺释放有抑制作用[32]。薄荷提取物对钙通道阻滞剂受体有抑制作用[33]。薄荷提取物对腺苷酸环化酶有抑制作用[34]。薄荷提取物对放射线所致皮肤损害有保护作用[35]。薄荷油湿热敷可有效预防术后腹胀、促进肛门排气，同时有减轻疼痛的作用[36]。

12. 毒理　薄荷醇的半数致死量（LD_{50}）在小鼠皮下注射为5000~6000mg/kg，大鼠皮下注射为1000mg/kg，猫灌胃或皮下注射其混悬液均为800~1000mg/kg，小鼠皮下注射为1400~1600mg/kg[37]。猫灌胃或皮下注射均为1500~1600mg/kg[35,37]。在大鼠或小鼠饲料中加消旋薄荷醇，经103周的饲养，未发现有致癌作用[38]。薄荷油灌胃给药最大耐受量>4000mg/kg，腹腔注射LD_{50}为（1144.9±78.5）mg/kg[39]。

【临床研究】

1. 小儿急性扁桃体炎　治疗组用九味解毒退热饮（薄荷、金银花、连翘、生石膏、大黄、黄芩、菊花、马勃等），水煎服。对照组以0.9%氯化钠注射液250ml，加入氨苄青霉素钠针粉剂，每次150mg/kg，每天1次；对氨苄青霉素过敏者改用红霉素，每次30mg/kg，每天1次。两组均以1周为1个疗程，治疗1周后观察疗效。结果：治疗组104例，治愈76例，好转24例，无效4例，总有效率96.2%；对照组95例，治愈70例，好转21例，无效4例，总有效率95.7%。两组总有效率无显著性差异（P>0.05）。症状改善时间：治疗组（48±9.6）h，对照组（72±11.2）h，经t检验治疗组明显优于对照组（P<0.01）[40]。

2. 鼻咽癌放疗后鼻咽黏膜损伤　提取薄荷甘油。放疗结束1个月后的鼻咽癌病人53例，以就诊时的单、双日分为2组。2组病理诊断均为鼻咽低分化鳞癌，均采用^{60}Co-γ射线6-8MV-X线外照射。观察组入组后半年内每日鼻咽腔冲洗1次，治疗时病人取端坐头低位，冲洗前10min先用薄荷甘油滴入，润湿鼻咽腔内较干的分泌物，使之易脱落，然后用冲洗器将温开水或生理盐水200~300ml，加庆大霉素8万U、地塞米松5mg的冲洗液经鼻腔冲入鼻咽腔，经口腔流出，半年后隔日冲洗1次。冲洗完毕后再滴入1%的链霉素或0.5%氯霉素液，晚上病人仰卧，肩垫枕，头尽量后仰，用鱼肝油滴剂鼻咽腔滴药，5min后随意改换睡姿。对照组仅鼻咽局部用药，药物和方法同观察组。结果：2组病人1年后复查鼻咽部，观察组27例，鼻咽黏膜和分泌物1度21例，2度6例；对照组26例，分别为15例，11例。2组比较P<0.05，差异有显著性[41]。

3. 鼻腔、鼻窦手术后鼻腔粘连　对27例功能性鼻内镜手术和10例传统非鼻内镜手术后有鼻腔粘连症状的36例，按粘连的部位不同，实施相应的手术分离，术后用四环素可的松油纱条填塞隔离粘连面，并用复方薄荷油滴鼻剂滴鼻等治疗。结果：全部病例随访3个月~1年，都未发生再粘连，同时鼻部不适症状消失[42]。

4. 便秘　80例内科便秘病人随机分为观察组40例（采用薄荷油湿热敷），对照组40例（采用40℃温热水热敷）；80例外科腹部术后病人分为观察组40例（采用薄荷油湿热敷），对照组40例（采用40℃温热水热敷）。内科观察并记录第1次排便时间，排便时病人的反应，能自主排便的时间及持续时间，不良反应；外科观察并记录肠鸣音恢复时间，肛门自主排气与排便时间以及不良反应。结果：内科观察组有效率明显高于对照组；外科观察组肠鸣音、肛门排气时间及排便时间与对照组比较，差异有统计学意义[43]。

【性味归经】味辛，性凉。归肺、肝经。

【功效主治】散风热，清头目，利咽喉，透疹，解郁。主治风热表证，头痛目赤，咽喉肿痛，麻疹不透，瘾疹瘙痒，肝郁胁痛。

【用法用量】内服：煎汤，3~6g，不可久煎，宜作后下；或入丸、散。外用适量，煎水洗或捣汁涂敷。

【使用注意】表虚汗多者禁服。

【经验方】

1. 眼弦赤烂　薄荷，以生姜汁浸一宿，晒干为末，每用一钱，沸汤泡洗。（《明目经验方》）
2. 结膜炎　将薄荷叶用冷开水洗净后，浸入乳汁中10~30min。患眼用5%盐开水冲洗后。取薄荷叶盖于患眼上，经10min可再换1叶，每天数次。（《福建药物志》）
3. 一切牙痛，风热肿痛尤妙　薄荷、樟脑、花椒各等份。上为细末，擦患处。（《医学统旨》擦牙定痛散）
4. 口疮　薄荷、黄柏等份。为末，入青黛少许搽之。（《赤水玄珠》赴筵散）
5. 干湿疥疮，皆以湿热而生，通身奇痒不休　薄荷一两，百部一两，地肤子一两。每日煎水洗一二次。（《吉人集验方》）
6. 温病初得，头疼，周身骨节酸疼，肌肤壮热，背微感寒无汗，脉浮滑者　薄荷叶四钱，蝉蜕（去足、土）三钱，生石膏（捣细）六钱，甘草一钱五分。水煎服。（《医学衷中参西录》清解汤）
7. 风热攻目，昏涩，疼痛，旋眩，咽喉壅塞，语声不出　薄荷叶、恶实（微炒）各一两，甘菊花，甘草（炙）各半两。上四味，捣罗为散。每服一钱匕，生姜温水调下，食后临卧服。（《圣济总录》薄荷散）
8. 心肺壅热，头目不清，咽喉不利，精神昏浊，小儿膈热　真薄荷二两，桔梗三两，防风二两，甘草一两。为末。每服四钱，灯心煎汤下。（《扁鹊心书》薄荷散）
9. 脑漏，鼻流臭涕　野薄荷不拘多少。水煎，点水酒服。（《滇南本草》）
10. 瘰疬结成颗块，疼痛，穿溃，脓水不绝，不计远近　薄荷一束如碗大（阴干），皂荚十梃（长一尺二寸不蛀者，去黑皮、涂醋，炙令焦黄）。捣碎，以酒一斛，浸经三宿，以烧饭和丸，如梧桐子大，每于食前，以黄芪汤下二十丸，小儿减半服之。（《太平圣惠方》薄荷丸）
11. 血痢　薄荷叶煎汤单服。（《普济方》）
12. 皮肤隐疹不透，瘙痒　薄荷叶10g，荆芥10g，防风10g，蝉蜕6g。水煎服。（《四川中药志》1979年）
13. 伤风咳嗽，鼻塞声重　野薄荷二钱，陈皮二钱，杏仁二钱（去皮尖）。引用竹叶十五片，水煎服。（《滇南本草》）

【参考文献】

[1] 国家中医药管理局《中华本草》编委会．中华本草．上海：上海科学技术出版社，1999：6097.
[2]《全国中草药汇编》编写组．全国中草药汇编（上册）．北京：人民卫生出版社，1976：923.
[3] 戴云华，杜芳年．挥发油与中草药（二）．云南中医学院学报，1987，10（11）：39.
[4] 吉林省中医中药研究所．长白山植物药志．长春：吉林人民出版社，1982：976.
[5] Paya P. Phyto Res, 1990,4（6）:232.
[6] 横田正实．国外医学・中医中药分册．1990，12（2）：83.
[7] 国家医药管理局中草药情报中心站．植物药有效成分手册．北京：人民卫生出版社，1986：714.
[8] 王晖，许卫铭，王宗锐，等．薄荷醇对柴胡镇痛作用的影响．中医药研究，1996，（2）：38.
[9] 王浴生，邓文龙，薛春生．中药药理与应用．北京：人民卫生出版社，1983：1244.
[10] 山原条二．生药学杂志（日），1985，39（1）：93.
[11] 吕怡芳，王秋晶，杨世杰．薄荷油对小白鼠终止妊娠作用的初步观察．白求恩医科大学学报，1989，15（5）：455.
[12] 杨世杰，吕怡芳，刘宏雁，等．薄荷油终止家兔妊娠作用的实验观察．白求恩医科大学学报，1989，15（4）：346.
[13] 杨世杰，孙成文，曾际宾，等．长白山区几种植物油中脂肪酸成分的研究．中草药，1991，22（10）：454.
[14] 佐藤昭彦．汉方研究（日），1979，（2）：51.
[15] 中医研究院中药研究所病毒组．中草药对呼吸道病毒致细胞病变作用的影响．新医药学杂志，1973，（12）：478.
[16] 陈祖基，宋洁贞，张勇．中草药抗单纯疱疹病毒的实验研究．中医杂志，1980，21（2）：153.
[17] Chen C P. 生药学杂志（日），1987，41（3）：215.
[18] 零陵地区卫生防疫站．湖南医药杂志．1974，（5）：49.
[19] Chaurasia S C.C A.1979,91:14518r.
[20] Goutan M P.C A. 1980. 93:89359q.
[21] Maiti D.C A.1985,103:3554q.
[22] 刘国声．药学通报，1983，18（10）：620.
[23] Matanoy. C A,1993,118:198179m.
[24] Matanoy. C A.1993,118:240926e.
[25] 吴铁，张志平．薄荷脑促进扑热息痛透皮吸收作用研究．中国医院药学杂志，1992，12（3）：104.
[26] 王宗锐．中华皮肤科杂志，1992，25（6）：375.
[27] 中国医学科学院药用植物资源开发研究所．中药志（第四册）．北京：人民卫生出版社，1988：760.
[28] 黄泰康．常用中药成分与药理手册．北京：中国医药科技出版社，1994：1829.
[29] Forster H B. Planta Med,1980,40（4）:309.
[30] 获庭丈寿．药学杂志（日），1963，83（6）：624.
[31] 赵以仁．医学中央杂志（日），1956，121：652.
[32] 平井裕子．生药学杂态（日），1983，37（4）：374.
[33] 王序，韩桂秋，李荣芷，等．现代生物分析法对常用中药的筛选研究．北京医科大学学报，1986，18（1）：31.
[34] Kanatani H.Planta Med,1985,（2）:182.
[35] 李诗梅．中药对放射线皮肤损害有保护作用．中成药，1991，13（5）：43.
[36] 冯下芝．薄荷油湿热敷预防妇科术后病人腹胀．中华护理杂志，1997，32（10）：77.
[37] Spector W S.Handbook of Toxicology.1956,1:184.
[38] National Cancer Institute. C A,1979,9l:50817w.
[39] 陈光亮，姚道云，汪远金，等．薄荷油药理作用和急性毒性的研究．中药药理与临床，2001，17（1）：10.
[40] 赵建奎，魏秀芳．九味解毒退热饮治疗小儿急性扁桃体炎 104 例．山东中医杂志，2008，27（3）：167.
[41] 杨小英，李辉，喻美珍，等．鼻咽癌放疗后鼻咽黏膜损伤的康复．中国康复，2000，15（3）：190.
[42] 蔡其刚．鼻腔鼻窦手术后鼻腔粘连 37 例临床分析．临床军医杂志，2007，35（6）：883.
[43] 施永敏，倪佃芳，江桂林，等．薄荷油湿热敷促进肠蠕动的疗效研究．实用临床医药杂志，2007，3（6）：23.

薜荔 (Bi li)

Frui Ppumilae Herba
[英]Climbing Fig Herb

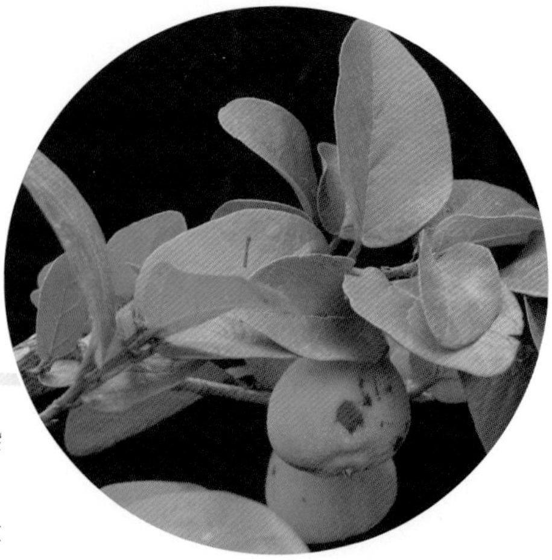

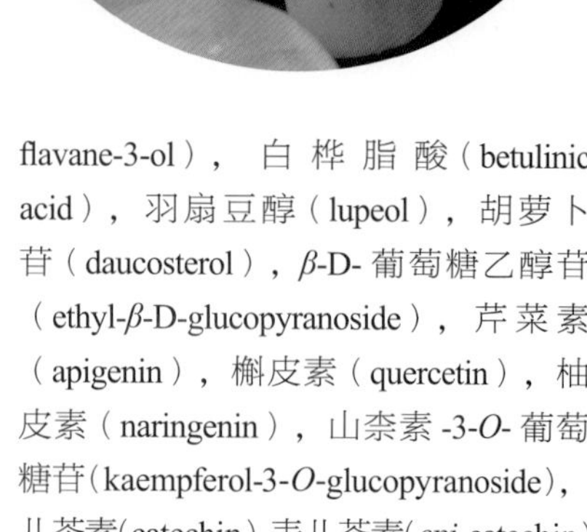

【别名】常春藤、木莲藤、辟萼、石壁莲、木瓜藤、膨泡树。

【来源】为桑科植物薜荔 *Ficus pumilab* L. 的茎叶。

【植物形态】多年生攀缘或匍匐灌木。叶二型；营养枝上生不定根，叶小而薄，叶片卵状心形，长约 2.5cm，繁殖枝上无不定根，叶较大，互生；托叶 2，披针形，被黄色丝状毛；叶片厚纸质，卵状椭圆形，长 5~10mm，宽 2~3.5cm，先端急尖至钝形，基部圆形至浅心形，全缘，上面无毛，下面被黄色柔毛；基出脉 3 条，网脉蜂窝状。花序托单生于叶腋，梨形或倒卵形，顶部截平，略具短钝头或为脐状突起；雄花和瘿花同生于一花序托内壁口部，花被片 2~3，雄蕊 2，花丝短，瘿花花被片 3，花柱侧生；雌花生于另一植株花序的内壁，花被片 4~5。瘦果近球形，有黏液。

【分布】广西全区均有分布。

【采集加工】割取带叶的藤茎，除净杂质，晒干，扎成小捆。

【药材性状】茎圆柱形，节处具成簇状的攀缘根及点状突起的根痕，叶互生，长 0.6~2.5cm，椭圆形，全缘，基部偏斜，上面光滑，深绿色，下面浅绿色，有显著突起的网状叶脉，形成许多小凹陷，被细毛。枝质脆或坚韧，断面可见髓部，呈圆点状，偏于一侧。气微，味淡。

【品质评价】以茎细、均匀、带叶者为佳。

【化学成分】本品含有正二十九醇（*n*-nonacosanol），正二十八酸（*n*-octacosanoic acid），正二十四醇（*n*-tetracosanol），*β*-谷甾醇-3-*O*-*β*-D-吡喃葡萄糖苷-6′-十五烷酸酯（*β*-sitosterol-3-*O*-*β*-D-glucopyranoside-6′-pentadecanoate），5,7,4′-三甲氧基黄烷-3-醇（5,7,4′-trimethoxy flavane-3-ol），白桦脂酸（betulinic acid），羽扇豆醇（lupeol），胡萝卜苷（daucosterol），*β*-D-葡萄糖乙醇苷（ethyl-*β*-D-glucopyranoside），芹菜素（apigenin），槲皮素（quercetin），柚皮素（naringenin），山柰素-3-*O*-葡萄糖苷（kaempferol-3-*O*-glucopyranoside），儿茶素（catechin），表儿茶素（*epi*-catechin）等[1]。

本品叶中含脱肠草素（herniarin），香柑内酯（bergapten），内消旋肌醇（mesoinositol），芸香苷（rutin），*β*-谷甾醇（*β*-sitosterol），蒲公英赛醇乙酸酯（taraxeryl acetate），*β*-香树脂醇乙酸酯（*β*-amyrin acetate）[2]。

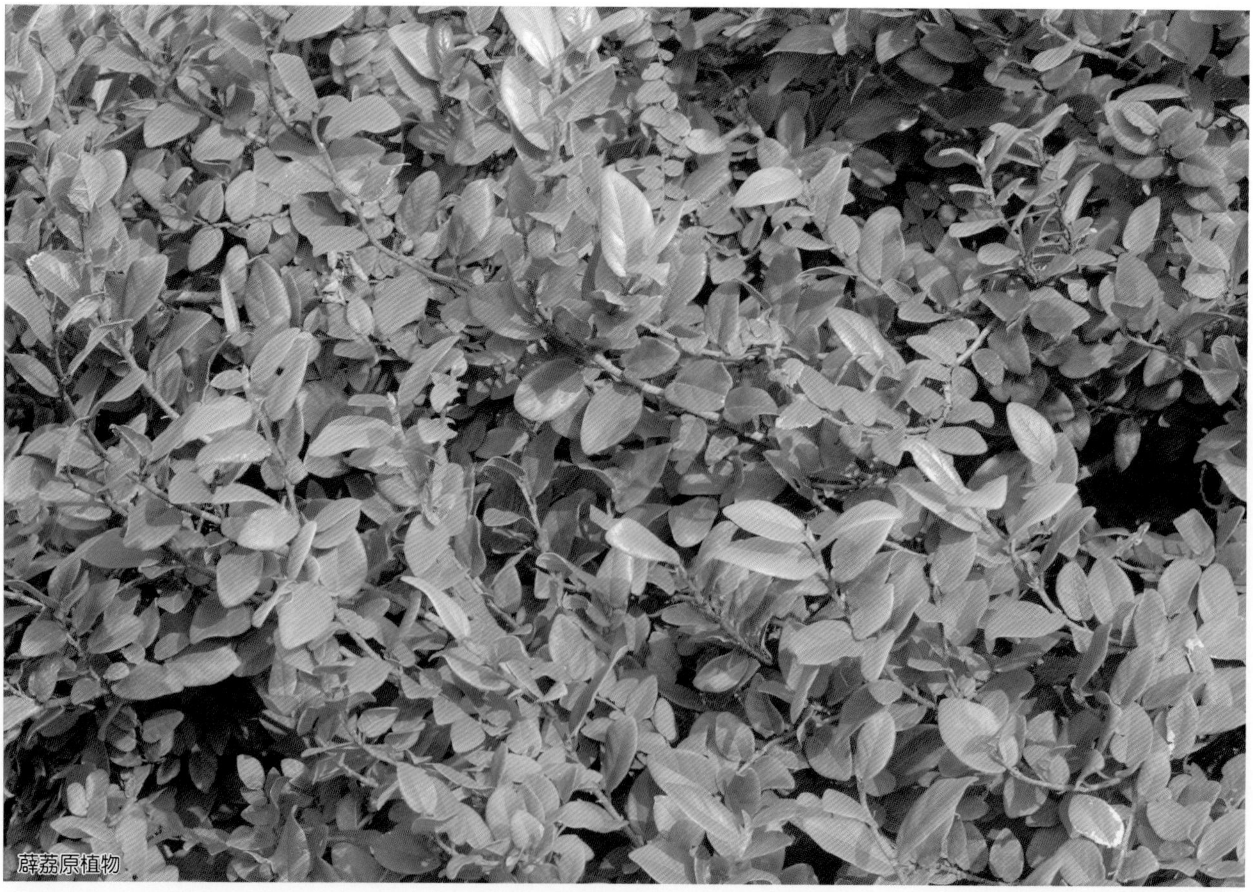

薜荔原植物

【药理作用】

1. 抗菌　薜荔的水提液对大肠杆菌抑菌效果明显，抑菌圈直径范围 7~10.5mm，乙醇提取液对枯草芽胞杆菌的抑菌效果较为显著，抑菌圈直径范围 11~20mm[3]。

2. 抗炎、镇痛　小鼠按 2.4g/kg 和 4.8g/kg 剂量灌胃，1 次 /12h，给药三次，薜荔对二甲苯所致耳肿胀有一定抑制作用，抑制率处于筛选标准（>30%）的临界水平；对琼脂所致小鼠足肿胀均有一定抑制作用，能提高小鼠热板致痛的痛阈；对酒石酸锑钾所致小鼠扭体反应均有一定抑制作用，抑制率均大于筛选标准（>50%）[4]。

【临床研究】

遗精　用龙骨薜荔山莓汤（龙骨、薜荔、山莓果、芡实等组成）治疗，10 天为 1 个疗程，治愈后再服 1 个疗程，巩固疗效。结果：治疗 36 例，经 1 个疗程治愈 8 例，2 个疗程治愈 17 例，3 个疗程治愈 6 例，好转 5 例，治愈率 86.1%，好转率 13.9%，总有效率 100%[5]。

【性味归经】味酸，性凉。归肝、脾、肺经。

【功效主治】祛风除湿，活血通络，解毒消肿。主治风湿痹痛，坐骨神经痛，泻痢，淋证，水肿，疟疾，睾丸炎，闭经，咽喉肿痛，漆疮，痈疮肿毒，跌打损伤。

【用法用量】内服：煎汤，9~15g（鲜品 60~90g）；捣汁、浸酒或研末。外用适量，捣汁涂或煎水熏洗。

【使用注意】孕妇慎用。

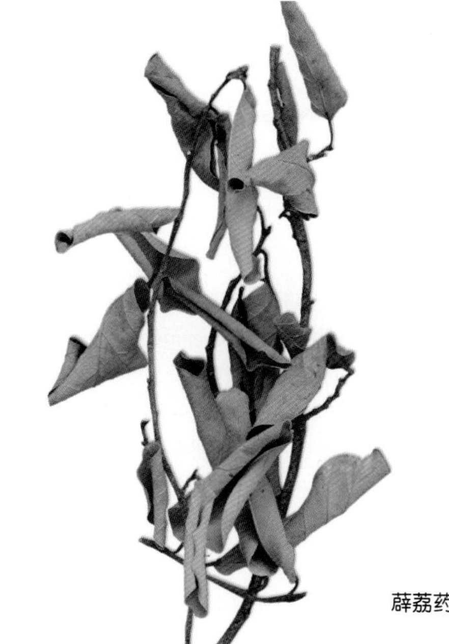
薜荔药材

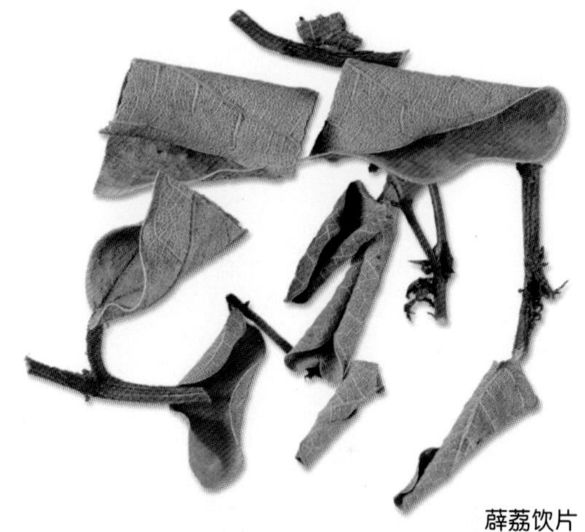
薜荔饮片

【经验方】

1. 目赤肿痛　薜荔叶。水煎，熏洗。（《天目山药用植物志》）

2. 手指挛曲　薜荔枝叶梗，每斤加川椒三两、侧柏叶四两，煎浓汁，久洗自然伸直。（《解围元薮》舒挛汤）

3. 皮破出血　薜荔鲜叶，加白糖，捣敷患处。（《天目山药用植物志》）

4. 跌打损伤　薜荔茎 60g，变叶榕根 30g，酌加酒水煎服；另取茎叶 1000g，酌加酒水煎汤熏洗，或炒焦研末调酒敷伤部。（《福建药物志》）

5. 婴儿湿疹　鲜薜荔叶 60g，黄连 9g。加米汤适量擂烂，以汁搽患处；或同时服汁二三匙，每日 2 次。（赣州《草医草药简便验方汇编》）。

6. 牙痛　薜荔藤 60~90g。水煎汁冲白蜜，日服 3 次。（《天目山药用植物志》）

7. 呕吐　薜荔藤 30g。水煎服。（《湖南药物志》）

8. 风湿关节痛　①薜荔茎、南天竹根各 30g。水煎服。②小薜荔 60g，金樱子、南蛇藤、鸡血藤各 9g。水煎服。（《福建药物志》）

9. 坐骨神经痛　①薜荔茎、柘树根各 30g，南蛇藤根 9~15g。水煎服。②小薜荔、继木各 60g。水煎服。（《福建药物志》）

10. 水肿　小薜荔、茵陈、白毛藤 30g。水煎，酌加冰糖，分早晚服。（《福建药物志》）

11. 疟疾　薜荔茎 60g，香附、叶下珠各 30g。水煎服。（《福建药物志》）

12. 病后虚弱　薜荔藤 90g。煮猪肉食。（《湖南药物志》）

13. 麻疹不透　薜荔茎藤 15~18g。水煎，早晚各服 1 次。忌食葱、蒜、韭菜。（《天目山药用植物志》）

14. 发背诸疮痈初起　薜荔二两，金银花三两，生黄芪一两，生甘草二钱。水数碗，煎一碗，渣再煎一剂，（服）即消。（《洞天奥旨》花藤薜荔汤）

【参考文献】

[1] 范明松，叶冠，黄成钢 . 薜荔化学成分研究 . 中草药，2005，36（7）：984.

[2] 国家中医药管理局《中华本草》编委会 . 中华本草 . 上海：上海科学技术出版社，1999：1059.

[3] 吴文珊，王扬飞，方玉霖 . 薜荔抑菌效应的研究 . 福建热作科技，2004，29（2）：15.

[4] 来平凡，范春雷，李爱平 . 夹竹桃科络石与桑科薜荔抗炎镇痛作用比较 . 中医药学刊，2003，21（1）：154.

[5] 邓平荟 . 龙骨薜荔山莓汤治疗遗精 36 例报告 . 中国性科学，2005，14（7）：31.

Ju hong 橘 红

Citri Grandis Exocarpium
[英]Tangerine Red Epicarp

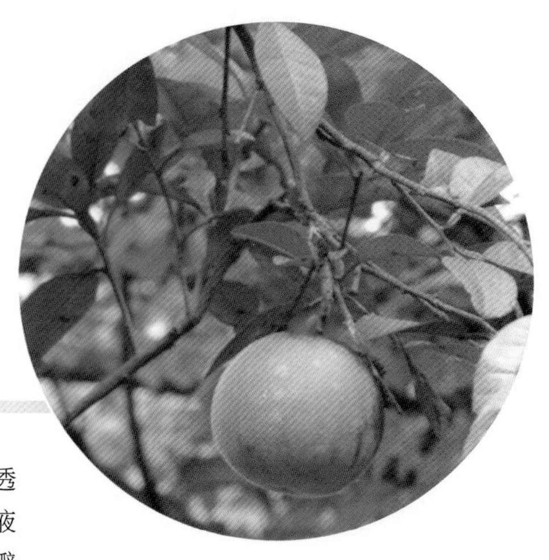

【别名】化皮、化州橘红、柚皮橘红、柚类橘红、兴化红、毛柑、毛化红、赖橘红。

【来源】为芸香科植物化州柚 *Citrus grandis*（Linn.）Osbeck var. *tomentosa* Hort. 的未成熟或近成熟的外层果皮。

【植物形态】多年生常绿乔木。小枝扁，幼枝及新叶被短柔毛，有刺或有时无刺。单身复叶，互生；叶柄有倒心形宽叶翼；叶片长椭圆形或阔卵形，长 6.5~16.5cm，宽 4.5~8cm，先端钝圆或微凹，基部圆钝，边缘浅波状或有钝锯齿，叶背主脉有短柔毛，有半透明油腺点。花单生或为总状花序，腋生，白色；花萼杯状，4~5 浅裂；花瓣 4~5，长圆形，肥厚；雄蕊 25~45，花丝下部连合成 4~10 组；雌蕊 1，子房长圆形，柱头扁头状。柑果梨形，倒卵形或扁圆形，柠檬黄色。果枝、果柄及未成熟果实上被短柔毛。种子扁圆形或扁楔形，白色或带黄色。

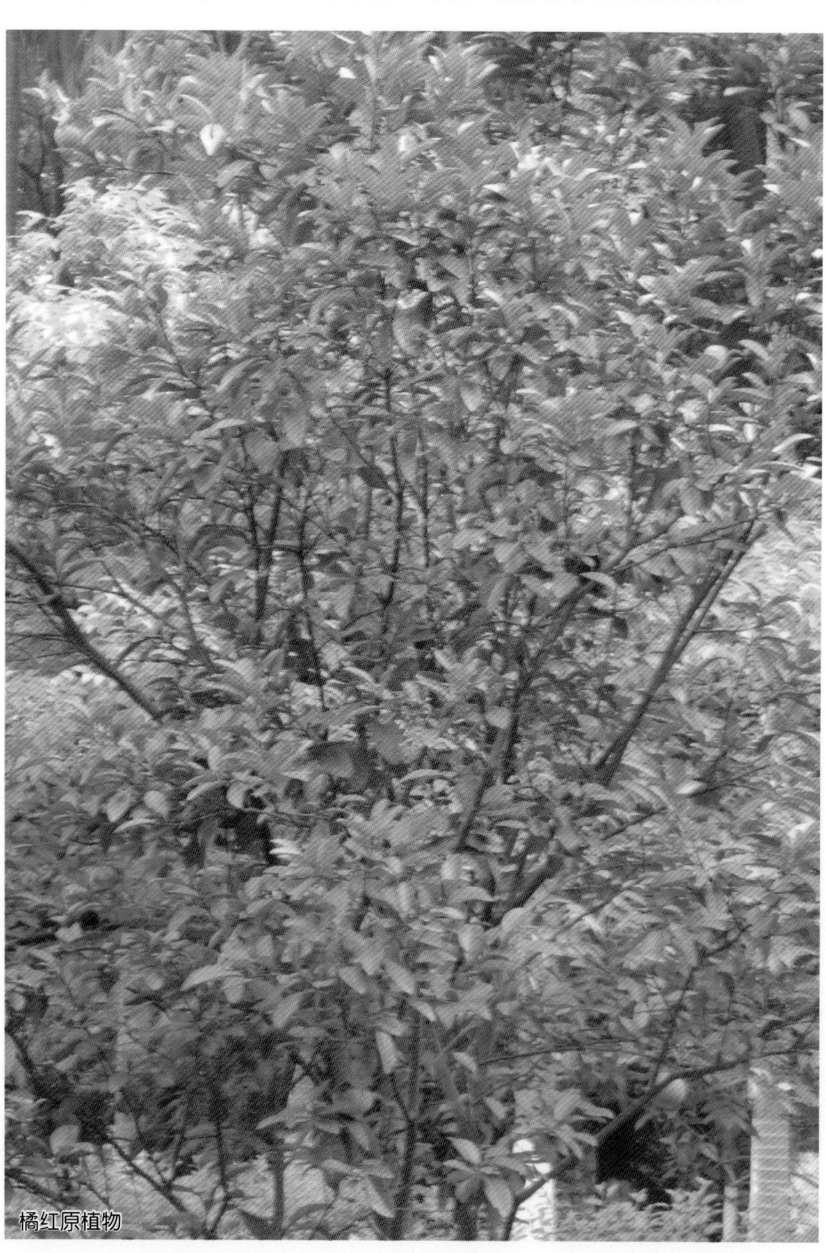
橘红原植物

【分布】广西主要分布于南宁及博白等地。

【采集加工】将新鲜橘皮除去中果皮，晒干或晾干即可。

【药材性状】果皮呈对折的七角、六角或展平的五角星状，也有单片者呈柳叶形。完整者展平后直径 15~28cm，厚 0.2~0.5cm。外表面黄绿色，密生茸毛，有皱纹及小油点。内表面黄白色或淡黄棕色，有脉络纹。质脆，易折断，断面不整齐，外缘有 1 列不平整的凹下油点，内侧稍柔而有弹性。气香，味苦，微辛。

【品质评价】均以片薄均匀、气味浓者为佳。

【化学成分】本品的外果皮含挥发油，其主要成分为柠檬醛（citral），牻牛儿醇（geraniol），芳樟醇（linalool），邻氨基苯甲酸甲酯（methyl anthranilate）。本品挥发油中还含柠檬烯（limonene），*α*- 蒎烯（*α*-pinene），丁香烯氧化物（caryophyllene oxide），芳樟醇单氧化物（linalool monoxide），顺式 -3- 己烯醇（*cis*-3-hexenol），荜澄茄烯（cadinene），二戊烯（dipentene）[1]，*β*- 月桂烯（*β*-myrcene），*β*- 蒎烯（*β*-pinene），对伞花烃（paracymene）[2]，十五烷酸（pentadecanoic acid），十六烷酸（hexadecanoic acid），十八烷酸（octadecylic acid），十九烷酸乙酯，7,11- 二甲基 -3- 亚甲基 -1,6,10- 十二碳三烯，11,14- 二十碳二烯酸甲酯，9- 十八碳烯醛，2- 辛基环丙烯 - 庚醇 [3]，大根香叶烯 D（germacrene D），大根香叶烯 B（germacrene B）[4]。

本品还含黄酮类成分，主要有柚皮苷（naringin），新橙皮苷（neohesperidin），枳属苷（poncirin），福橘素（tangeretin），川陈皮素（nobiletin），5,7,4′- 三甲氧

基黄酮（5,7,4′-trimethoxy flavone），5,6,7,3′,4′-五甲氧基黄酮（5,6,7,3′,4′-pentamethoxy flavone），5,7,8,3′,4′-五甲氧基黄酮（5,7,8,3′,4′-pentamethoxy flavone），5,7,8,4′-四甲氧基黄酮（5,7,8,4′- tetramethoxy flavone）等[1]。

此外，本品还含水苏碱（stachydrine），伞形花内酯（umbelliferone），橙皮油内酯（aurapten），腐胺（putrescine），焦性儿茶酚（pyrocatechol），番茄烃（lycopene），甘氨酸（glycine），β-谷甾醇葡萄糖苷（β-sitosterol-β-D-glucoside），二十九烷（nonacosane），胡萝卜素（carotene），维生素 B_1、B_2、C，烟酸（nicotene），钙、磷、铁[1]、铜[5]、铅[6]，化橘红多糖[7]，野漆树苷（rhoifolin）[8]，γ-松油烯，γ-杜松烯，双环倍半水芹烯，吉马烯 B，橙花叔醇，维生素 E，4-麦角甾醇-3-酮，4-豆甾醇-3-酮，ergost-5-en-3-ol，stigmasta-5,22-dien-3-ol，stigmasta-4，22-dien-3-one[9]，芹菜素（apigenin），原儿茶酸（protocatechuic acid）[10]，异欧前胡素（*iso*-imperatorin），佛手内酯（bergapten）[11]。

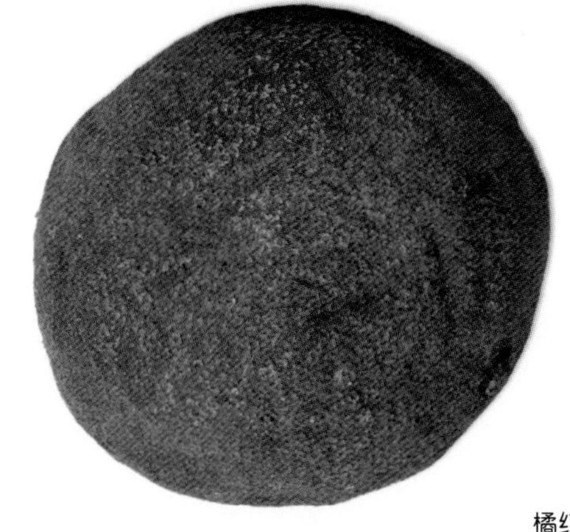

橘红药材

【药理作用】

1. 对平滑肌作用　化州橘红提取物对豚鼠离体气管平滑肌的静息张力和乙酰胆碱（Ach）、组胺（His）、氯化钙（$CaCl_2$）、氯化钾（KCl）、氯化钡（$BaCl_2$）所致的收缩都有抑制作用，使以上各致痉剂的量效曲线非平行右移，最大效应降低，其强度依次为 $BaCl_2$> KCl> $CaCl_2$>His> Ach，并抑制 Ach 所致的外钙内流引起的收缩，以上作用均具剂量依赖性[12]。

2. 化痰和抗炎　化州橘红具有化痰和抗炎作用，毛橘红的化痰和抗炎作用大于光橘红[13]。化橘红黄酮贰对角叉菜胶性足跖水肿“关节炎”、由组胺和 5-羟色胺引起的微血管通透性增加以及炎症性白细胞游走等均有抑制作用，对棉球肉芽肿也有抑制作用，对腹腔注射醋酸引起的化学性腹膜炎致痛和角叉菜胶性足跖水肿定压刺激致痛均有镇痛作用[14]。

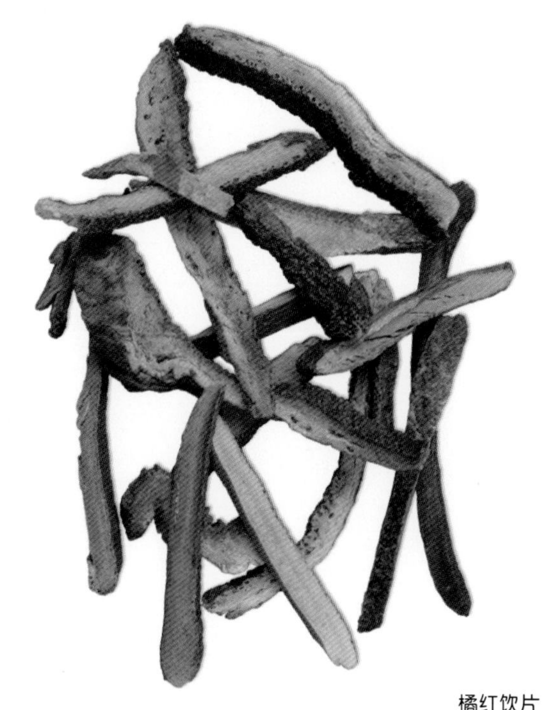

橘红饮片

【临床研究】

1. 百日咳　口服蛇胆陈皮末（每支药量 0.6g），1 岁以内每次 1/5 支，1~2 岁 1/4 支，3~5 岁 1/3 支，6~10 岁 1/2 支，均日服 2 次，可加糖适量调味。同时肌注维生素 C 及胶丁钙注射液（分别注射，每日各 1 次），2 岁以内用维生素 C 50mg、胶丁钙 0.5ml，3~5 岁用维生素 C 0.75ml、胶丁钙 0.75ml、6~10 岁用维生素 C 100mg、胶丁钙 1ml。6 天为 1 个疗程，均治疗两个疗程。结果：治疗 60 例，痊愈 56 例，显效 2 例，进步 2 例[15]。

2. 胆管残留结石　治疗前每日用 0.9%NaCl 溶液 200~500ml 加抗生素冲洗胆道，连续 10 天。胆总管下段梗阻者采用注射器冲洗，剂量酌减。根据残石部位确定灌注方法，经 T 管或肝胆引流管注入复方橘皮油乳剂每次 30~35ml，10~15 滴 / 分；经 Folty 管注入复方橘皮油乳剂，每次用量依上管容量而定；1~2 次 / 日，10 天为 1 个疗程，疗程间隔 5~10 天。结果：治疗 17 例，治愈 12 例，好转 5 例，平均治疗 19.9 天。仅 1 例产生治疗反应，经对症处理迅速缓解。治疗后全部病人各项检查恢复正常范围[16]。

3. 慢性气管炎　取鲜橘皮 1~2 个放入带盖杯中，倒入开水，待 5~10min，即可随时饮用。鲜橘皮每日更换 1 次，如有发热、咳浓痰者，可配合抗生素治疗。结果：治疗 20 例，单用本品的 12 人，配合抗生素的 8 人，轻者当日见效，重者 3 日见效，1 个月后痊愈的 8 人，有 9 人咳嗽症状减轻，痰量减少，3 人无效[17]。

4. 烧伤　将鲜橘皮洗净切碎捣烂，装入瓶中密封，待其液化至水样或糊状后外涂局部，每日数次，治疗 10 余例物理性Ⅰ度至浅Ⅱ度烧伤，有止痛、消炎、收敛诸作用[18]。

5. 疥疮　轻型用 5% Ⅰ号灭螨灵（橘皮粗提物），中型用 10% Ⅰ号灭螨灵和 0.5% Ⅱ号灭螨灵（化学合成之橘皮有效成分），重型与混合型均用 1% Ⅱ号灭螨灵治疗。先洗净全身，摇匀药液，然后用脱脂棉球蘸取药液涂擦患部（扩涂到周围的健康皮肤），获得良好疗效[19]。

【性味归经】味辛、苦，性温。归肺、脾经。

【功效主治】散寒燥湿，理气化痰，宽中健胃。主治风寒咳嗽，痰多气逆，恶心呕吐，胸脘痞胀。

【用法用量】内服：煎汤，3~9g；或入丸、散。

【使用注意】阴虚燥咳及久嗽气虚者禁服。

【经验方】

1. 寒痰发厥　广橘红二钱，半夏、甘草各一钱二分，大附子、川贝母各一钱。水二钟（盅），加竹沥、姜汁煎服。（《丹台五案》逐痰汤）

2. 风痰麻木　橘红一斤。逆流水五碗，煮烂去滓，再煮至一碗，顿服取吐，不吐加瓜蒂末。（《本草纲目》引《摘玄方》）

3. 老人气秘，大腑不通　用橘红、杏仁（汤浸去皮尖）等份为末，炼蜜丸如桐子大，每服七十丸，空心米饮下。（《卫生易简方》）

4. 妇女血气相搏，腹中刺痛，痛引心端，经行涩少，或经事不调　橘红二两，延胡索（去皮，醋煮）一两，当归（去芦，酒浸，醋略炒）二两。上为细末，酒煮米糊为丸，如桐子大，每服七十丸，加至一百丸，空心，艾汤下，米饮亦得。（《济生方》三神丸）

【参考文献】

[1] 国家中医药管理局《中华本草》编委会．中华本草．上海：上海科学技术出版社，1999：3718.

[2] 程荷风，蔡春．化橘红挥发油化学成分的研究．中国药学杂志，1996，31（7）：423.

[3] 程荷风，蔡春．化橘红乙醇提取物中低极性成分的气 - 质联用分析．广东医学院学报，1996，14（3）：261.

[4] 张立坚，蔡春，王秀季．化橘红挥发油的化学成分分析．分析测试学报，2005，24（S）：103.

[5] 蔡春，莫丽儿，李尚德．化橘红与其他产地橘红元素含量的比较分析．广东微量元素科学，1996，3（1）：49.

[6] 程荷风，陈素珍，李小风．中药化州橘红乙酸乙酯提取物中微量元素的分布及含量．广东微量元素科学，1996，3（1）：52.

[7] 程荷风，蔡春．化橘红多糖的分离纯化及其组成的气相色谱分析．广东医学院学报，1998，l6（1）：15.

[8] 雷海民，孙文基，林文翰．化州橘红的化学成分研究．西北药学杂志，2000，15（5）：203.

[9] 陈连剑，李婷，李成．化橘红超临界 CO_2 萃取物的 GC-MS 分析．中药材，2003，26（8）：559.

[10] 袁旭江，林励，陈志霞．化橘红中酚性成分的研究．中草药，2004，35（5）：498.

[11] 陈志霞，林励．化橘红药材中香豆素类成分的研究．中药材，2004，27（8）：577.

[12] 关骏，吴钊华，吴万征．化橘红提取物对豚鼠离体气管平滑肌收缩功能的影响．中药材，2004，27（7）：515.

[13] 张秀明，陈志霞，林励．毛橘红与光橘红的化痰及抗炎作用比较研究．中药材，2004，27（2）：122.

[14] 吴宋夏．化州橘红黄酮苷抗炎、镇痛、解热作用研究．湛江医学院学报，1998，（2）：54.

[15] 陈永年．口服蛇胆陈皮末，注射维生素C、胶丁钙治疗百日咳60例．中西医结合杂志，1985，5（11）：695.

[16] 傅华群，陈安球，李建业．复方桔皮油乳剂溶解胆管残留结石的临床研究．中西医结合杂志，1985，5（10）：595.

[17] 杨风琴．鲜橘皮沏水代茶饮治疗慢性气管炎．黑龙江中医药，1990，（6）：37.

[18] 张绶海．橘皮液治疗烧伤．赤脚医生杂志，1975，（4）：11.

[19] 苏文韶，刘晓刚，刘俊华．橘皮提取物对 164 例人体疥螨的治疗．吉林中医药，1991，（3）：27.

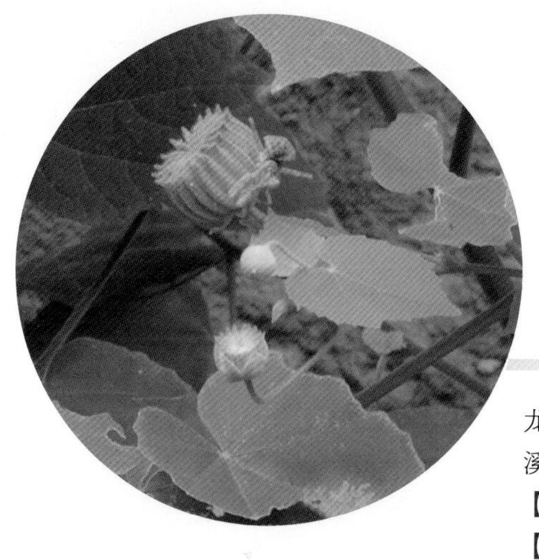

Mo pan cao

磨盘草

Abutili Indici Herba
[英]Indian Abutilon Herb

【别名】磨仔草、假茶仔、累子草、半截磨、磨盘花、金花草。

【来源】为锦葵科植物磨盘草 *Abutilon indicum*（L.）Sweet. 的全草。

【植物形态】多年生直立的亚灌木状草本。分枝多，全株均被灰色短柔毛。叶互生；叶柄被灰色短柔毛和丝状长柔毛；托叶钻形，外弯；叶卵圆形或近圆形，长 3~9cm，宽 2.5~7cm，先端短尖，基部心形，两面均被星状柔毛；边缘具不规则锯齿。花单生于叶腋，花梗近顶端具节；花萼盘状，裂片 5，宽卵形；花黄色，花瓣 5；雄蕊柱被星状硬毛；心皮 15~20，成轮状，花柱 5，柱头头状。果为倒圆形似磨盘，黑色，分果 15~20，先端截形，具短芒，被星状长硬毛。种子肾形，被星状疏柔毛。

【分布】广西主要分布于东兰、凌云、龙州、隆安、上林、桂平、博白、岑溪等地。

【采集加工】夏、秋季采收，切碎晒干。

【药材性状】全草主干粗约 2cm，有分枝，外皮有网格状皱纹，淡灰褐色如被粉状，触之有柔滑感。叶皱缩，浅灰绿色，背面色淡，少数呈浅棕色，被短柔毛，手捻之较柔韧而不易碎，有时叶腋有花或果。气微。

【品质评价】以叶多、灰绿色者为佳。

【化学成分】全草含土木香内酯（alantolactone），异土木香内酯（*iso*-alantolactone），没食子酸（gallic acid）[1]。

地上部分含亮氨酸（leucine），丝氨酸（serine），天冬氨酸（aspartic acid），香草酸（vanillic acid），组氨酸（histidine），苏氨酸（threonine），对-香豆酸（*p*-coumaric acid），对-羟基苯甲酸（*p*-hydroxybenzoic acid），咖啡酸（caffeic acid），延胡索酸（fumaric acid），果糖（fructose），对-β-D-葡萄糖氧基苯甲酸（*p*-β-D-glucosyloxybenzoic acid），葡萄糖基-香草酰基葡萄糖（gluco-vanilloylglucose），葡萄糖（glucose），半乳糖（galactose），β-谷甾醇（β-sitosterol），黏液质（mucilage）及 C_{22}-C_{44} 烷烃（alkane）；花含棉花皮素-8-葡萄糖苷即棉花皮苷（gossypetin-8-glucoside，gossypin），棉花皮素-7-葡萄糖苷即棉花皮异苷（gossypetin-7-glucoside，gossypitrin），矢车菊素-3-芦丁苷（cyanidin-3-rutinoside）[1]。

磨盘草还含挥发油，油中成分有 β-蒎烯（β-pinene），丁香烯（caryophellene），丁香烯氧化物（caryophyllene oxide），桉叶素（cineole），牻牛儿醇（geraniol），牻牛儿醇乙酸酯（geranyl acetate），榄香烯（elemene），金合欢醇（farnesol），龙脑（borneol）及桉叶醇（eudesmol）等[1]。

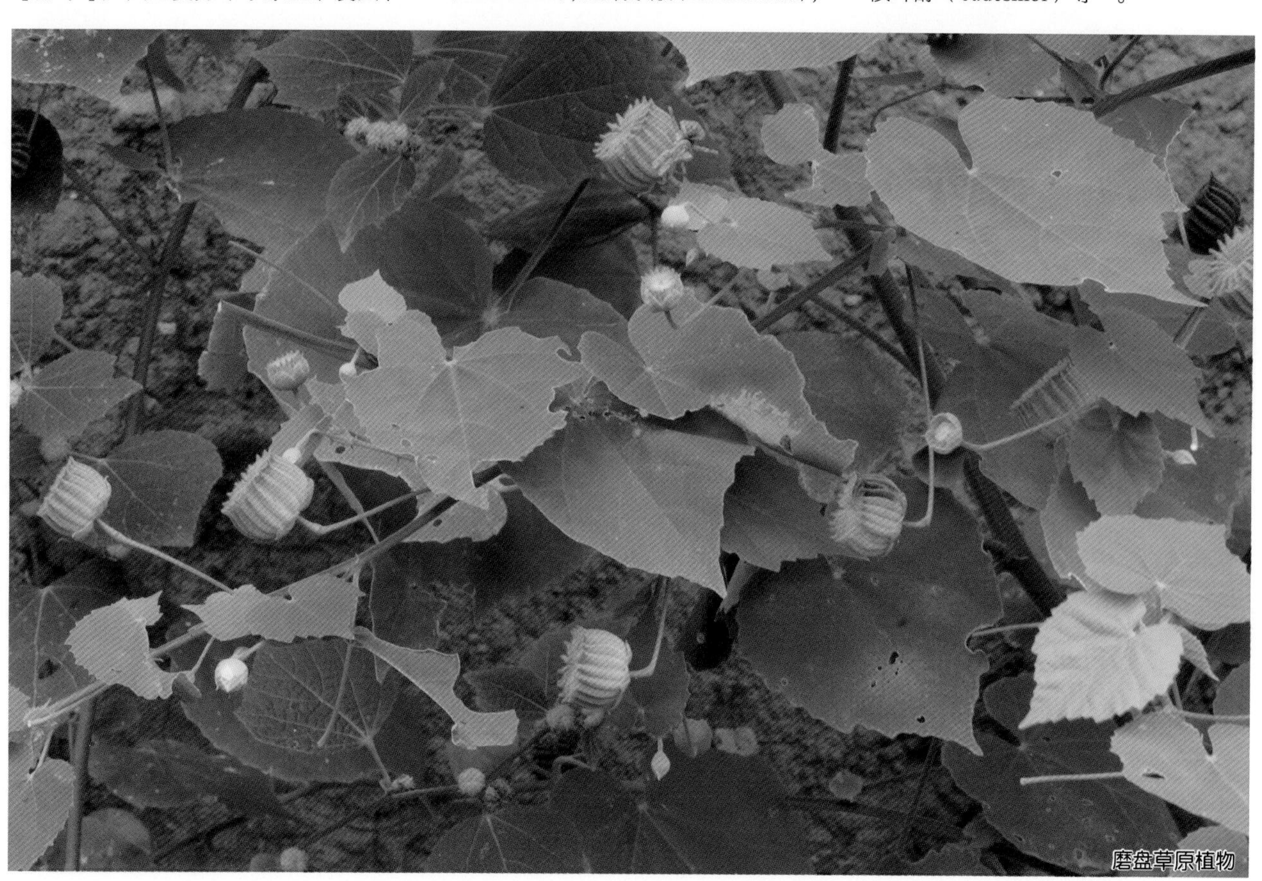
磨盘草原植物

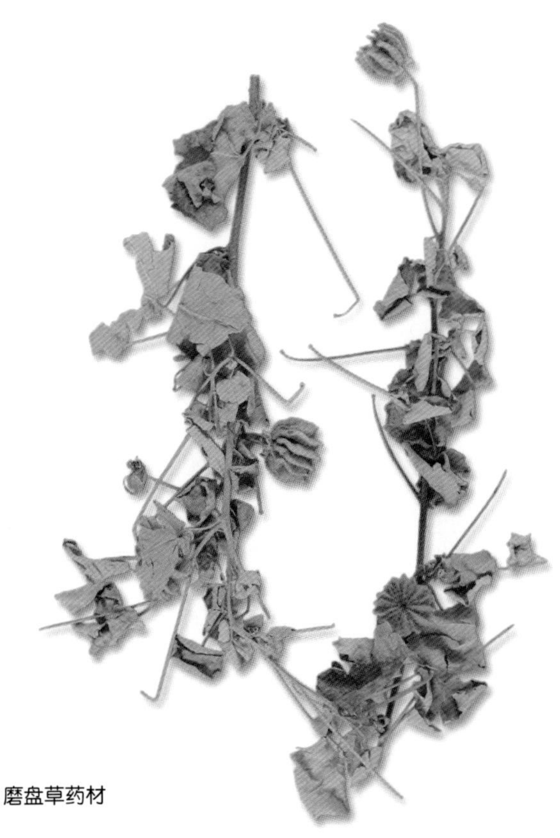
磨盘草药材

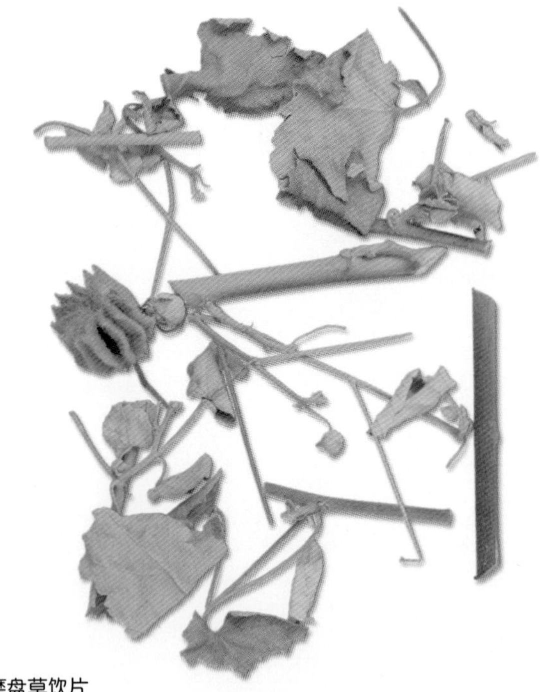
磨盘草饮片

【临床研究】

婴儿湿疹　治疗组采用艾叶、磨盘草煎水浸浴。具体方法：酌情取等量艾叶、磨盘草80~200g，放入锅中，加水煎煮数分钟，将药液滤出。每次浸浴10min左右，每天1次，3天为1个疗程。对于严重患儿，可以用预留的药液涂敷患处，每日3~4次，连用3~7天。对照组30例采用西医治疗，视患儿病情轻重采取相应治疗。比如内服抗组胺药、复合维生素B、维生素C片，静滴葡萄糖酸钙针剂，外用糖皮质激素类、炉甘石洗剂等。结果：治疗组36例，痊愈22例，显效10例，好转2例，无效2例，总有效率94.4%；对照组30例，痊愈19例，显效8例，好转1例，无效2例，总有效率93.3%。两组比较没有差异[2]。

【性味归经】味甘、淡，性凉。归肺、肾经。

【功效主治】疏风清热，化痰止咳，消肿解毒。主治感冒，发热，咳嗽，泄泻，中耳炎，耳聋，咽炎，腮腺炎，尿路感染，疮痈肿毒，跌打损伤。

【用法用量】内服：煎汤，30~60g；或炖肉。外用适量，捣敷；或煎水熏洗。

【使用注意】孕妇慎服。

【经验方】

1. 中耳炎　磨盘草30~60g，苍耳根15g，墨鱼干1个，水炖服。（《福建药物志》）
2. 耳痛，耳聋　磨盘草60g。加瘦肉适量煎汤服。（《香港中草药》）
3. 过敏性荨麻疹　磨盘草干全草30g，猪瘦肉适量。水煎服。（厦门《新疗法与中草药选编》）

附：磨盘草根

味甘、淡，性平。归肾、肺、胃经。功效：清热利湿，通窍活血。主治：耳鸣耳聋，肺燥咳嗽，胃痛，腹痛，泄泻，淋证，疝气，跌打损伤。内服：煎汤，9~15g。外用：适量；捣敷；或煎水熏洗。孕妇慎用。

【参考文献】

[1] 国家中医药管理局《中华本草》编委会. 中华本草. 上海：上海科学技术出版社，1999：4332.

[2] 莫礼滨. 磨盘草、艾叶煎液浸浴治疗婴儿湿疹36例. 广西中医药，2011，34（5）：31.

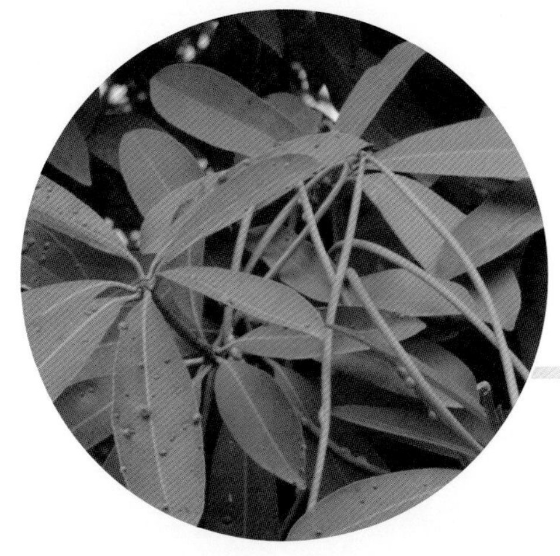

Tang jiao shu

糖胶树

Alstoniae Scholaridis Folium

[英]Scholaris Alstonia Leaf

【别名】灯台树、面条树、鸭脚树。

【来源】为夹竹桃科植物糖胶树 *Alstonia scholaris*（L.）R. Br. 的叶。

【植物形态】多年生乔木，有白色乳汁；树皮灰白色，条状纵裂。叶 3~8 枚轮生，革质，倒卵状矩圆形，倒披针形或匙形，长 7~28cm，宽 2~11cm，无毛；侧脉每边 40~50 条，近平行。聚伞花序顶生，被柔毛；花白色；花冠高脚碟状，筒中部以上膨大，内面被柔毛；花盘环状；子房为两枚离生心皮组成，被柔毛。蓇葖果两枚，离生，细长如豆角，下垂，长 25cm；种子两端被红棕色柔毛。

【分布】广西主要分布于那坡、凭祥、宁明、南宁、博白、玉林等地。

【采集加工】夏季采收，洗净，晒干备用。

【药材性状】叶卷缩，灰绿色，长圆形或倒卵状长圆形，长 7~20cm，先端圆钝，基部楔形，全缘，羽状脉于边缘处连结，叶柄短，叶革质，不易破碎。气微，味微苦。

【品质评价】以干燥、叶完整、色黄绿者为佳。

【化学成分】本品叶中主要含土波台文碱（tubetaiwine），土波台文碱 -*N*- 氧化物(tubetaiwine-*N*-oxide)，19- 羟基土波台文碱（lagunamine），灯台树次碱（scholaricine），Nb- 甲基灯台树次碱（Nb-methylscholaricine），鸭脚树叶碱（picrinine），鸭脚树叶醛碱（picralinal），灯台树明碱（alschomine），异灯台树明碱（*iso*-schomine），糖胶树碱(narcline)，伪 - 阿枯米京碱(pseudo-akummidine)，伪 - 阿枯米京碱 Nb- 氧化物（pseudo-akummigine Nb-oxide），阿枯米定碱（akummidine），Na-甲基 -17 二氢鸭脚树叶醛碱（Na-methylburnamine），匹克拉林碱（picralinne），去 -*O*- 甲基狭叶鸭脚树洛平碱 B（angustilobine B），6,7-断狭叶鸭脚树洛平碱 B，瓦来萨明碱（vallesamine），瓦来萨明碱 Nb- 氧化物（vallesamine Nb-oxide），6,7- 断 -19,20- 环氧狭叶鸭脚树洛平碱 B（6,7-seco-19,20-epoxyangustilobine B），留柯诺内酰胺（leuconolarn），鸭脚木明碱(alstomamine)及拉兹马宁碱(rhazimanine)[1]；还含 5β-methoxyaspidophylline，5-methoxystrictamine[2]。

【药理作用】

1. 祛痰、镇咳及平喘　本品树皮及枝叶之浸膏水溶液灌服 10g（生药）/kg 酚红法试验对家兔有祛痰作用，20g(生药）/kg 腹腔注射对电刺激喉上神经所致麻醉猫咳嗽可略降低咳嗽频率。对乙酰胆碱（Ach）喷雾所致豚鼠支气管痉挛 80g(生药)/kg 腹腔注射可拮抗之，但对组胺喷雾所致者则仅可延迟其跌倒时间[3]。

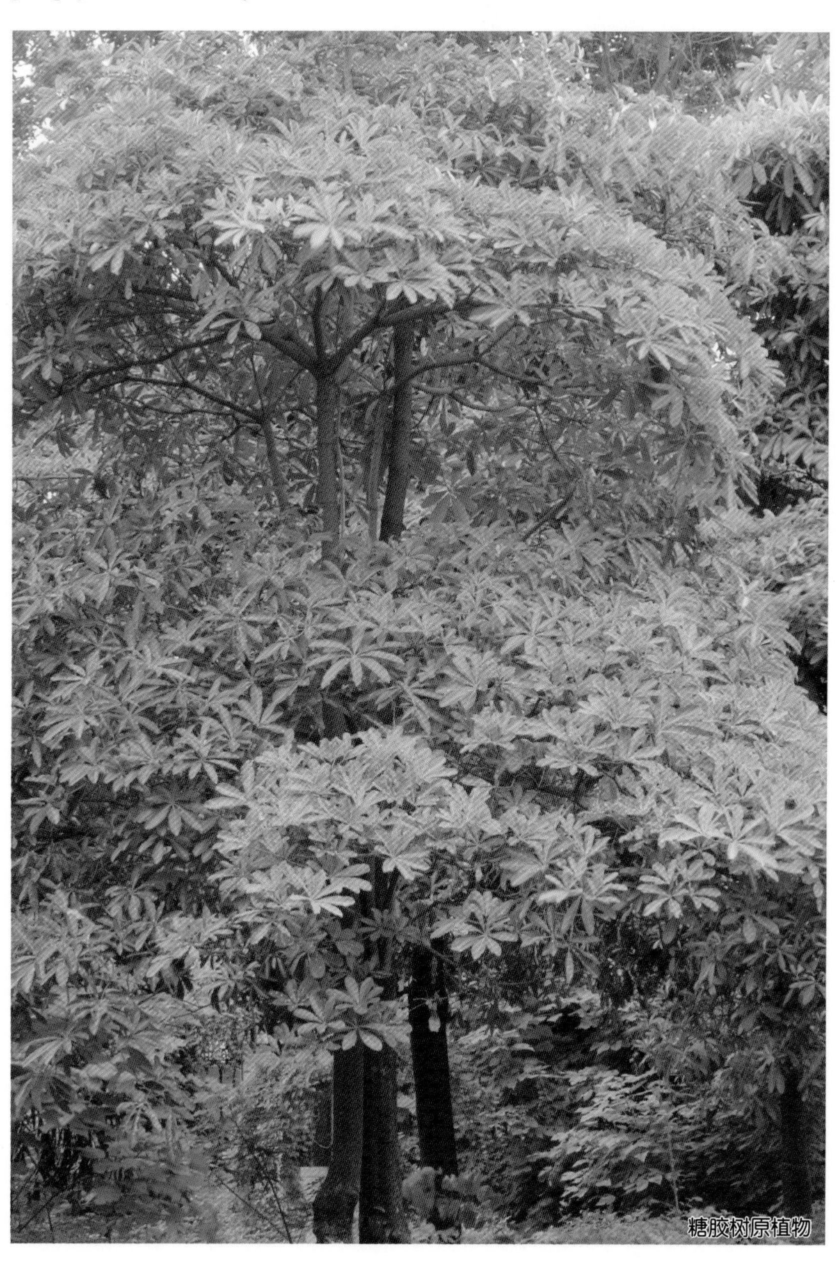

糖胶树原植物

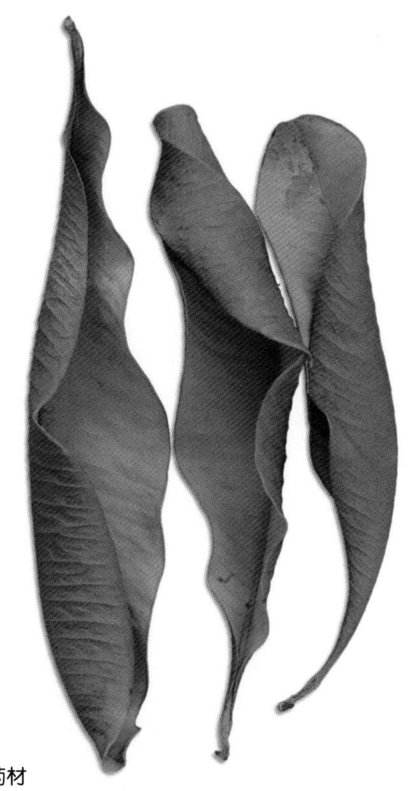
糖胶树药材

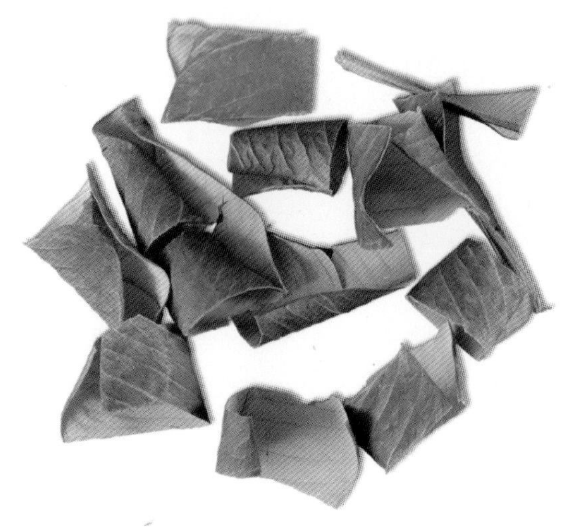
糖胶树饮片

2. 解痉　本品高浓度水提取液可拮抗高浓度 Ach 或低浓度组胺所致豚鼠离体回肠兴奋，可使低于致死量的组胺或 Ach 对小肠活动的影响轻微翻转[3]。

3. 解热　本品水提取液 4g（生药）/kg 灌服，对家兔的实验性发热有短暂的退热作用[3]。

【性味归经】味苦，性凉；有小毒。归肺、胃、肝经。

【功效主治】清热解毒，祛痰止咳，止血消肿。主治感冒发热，肺热咳喘，黄疸型肝炎，胃痛吐泻，外伤出血，跌打肿痛，疮疡痈肿。

【用法用量】口服：煎汤，5~10g。外用适量，捣敷；或研末敷。

【使用注意】本品有毒，用量不宜过大。

【经验方】

1. 跌打肿痛，骨折，痈疮红肿　（面条树）鲜叶捣烂外敷。（《广西本草选编》）
2. 胃痛，腹泻　灯台树叶 9~12g。炒黄，水煎服。（《云南中草药》）

【参考文献】

[1] 国家中医药管理局《中华本草》编委会 . 中华本草 . 上海：上海科学技术出版社，1999：5589.
[2] 蔡祥海，刘亚平，冯涛，等 . 灯台树叶中鸭脚树叶碱型生物碱 . 中国天然药物，2008，（6）：20.
[3] 昆明医学院资料选编，1972，（1）：18.

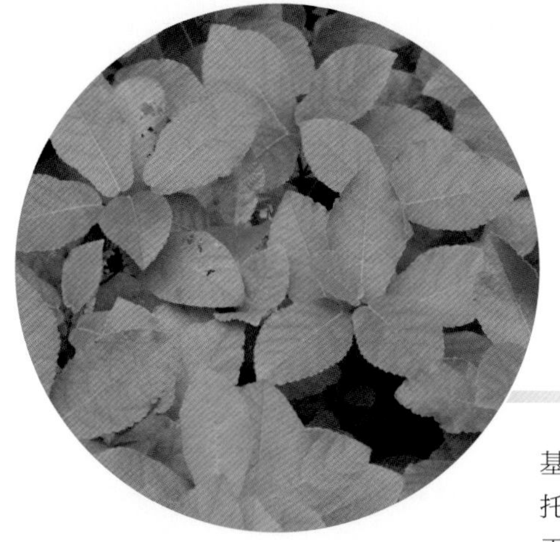

Shuang po hu

霜坡虎

Fici Tikouae Herba

[英]Digua Fig Herb

【别名】飞土瓜、牛马藤、过石龙、地石榴、地枇杷、拦路虎、地木耳、地瓜藤、地瓜。

【来源】为桑科植物地瓜榕 *Ficus tikoua* Bureau. 的茎叶。

【植物形态】多年生落叶匍匐灌木。全株有乳汁。茎圆柱形或略扁，棕褐色，分枝多，节略膨大，触地生细长不定根。单叶互生；叶片坚纸质，卵形或倒卵状椭圆形，长1.6~8cm，宽1~4cm，先端钝尖，基部近圆形或浅心形，边缘有疏浅波状锯齿，上面绿色，被短刺毛，粗糙，下面浅绿色，沿脉被短毛；具三出脉，侧脉3~4对。隐头花序，成对或簇生于无叶的短枝上，常埋于土内，球形或卵圆形，成熟时淡红色；基生苞片3；雄花及瘿花生于同一花序托内，花被片2~6，雄蕊1~3；雌花生于另一花序托内。果为瘦果。

【分布】广西全区均有分布。

【采集加工】9~10月采收，洗净，切段晒干。

【药材性状】茎枝圆柱形，直径4~6mm。常附有须状不定根。表面棕红色至暗棕色。具纵皱纹，幼枝有明显的环状托叶痕。质稍硬，断面中央有髓。叶多皱褶，破碎；完整叶倒卵状椭圆形。长1.5~6cm，宽1~4cm，先端急尖，基部圆形或近心形，边缘具细锯齿，上面灰绿色至深绿色，下面灰绿色，网脉明显。纸质易碎。气微，味淡。

【品质评价】以身干、叶完整无破碎、色绿者为佳。

【化学成分】本品含4-豆甾烯-3-酮（stigmast-4-en-3-one），佛手内酯（bergapten），β-香树脂醇（β-amyrin），β-谷甾醇（β-sitosterol），香豆酸甲酯（methyl coumarate），咖啡酸甲酯（methyl caffeate），尿囊素（allantoin），齐墩果酸（oleanolic acid），胡萝卜苷（daucosterol）[1]。

【性味归经】味苦，性寒。归肺、脾、肝经。

【功效主治】清热利湿，活血通络，解毒消肿。主治肺热咳嗽，痢疾，水肿，黄疸，小儿消化不良，风湿疼痛，经闭，带下，无名肿毒，跌打损伤。

【用法用量】内服：煎汤，15~30g。外用适量，捣敷；或煎水洗。

【使用注意】无湿热瘀滞者勿用。

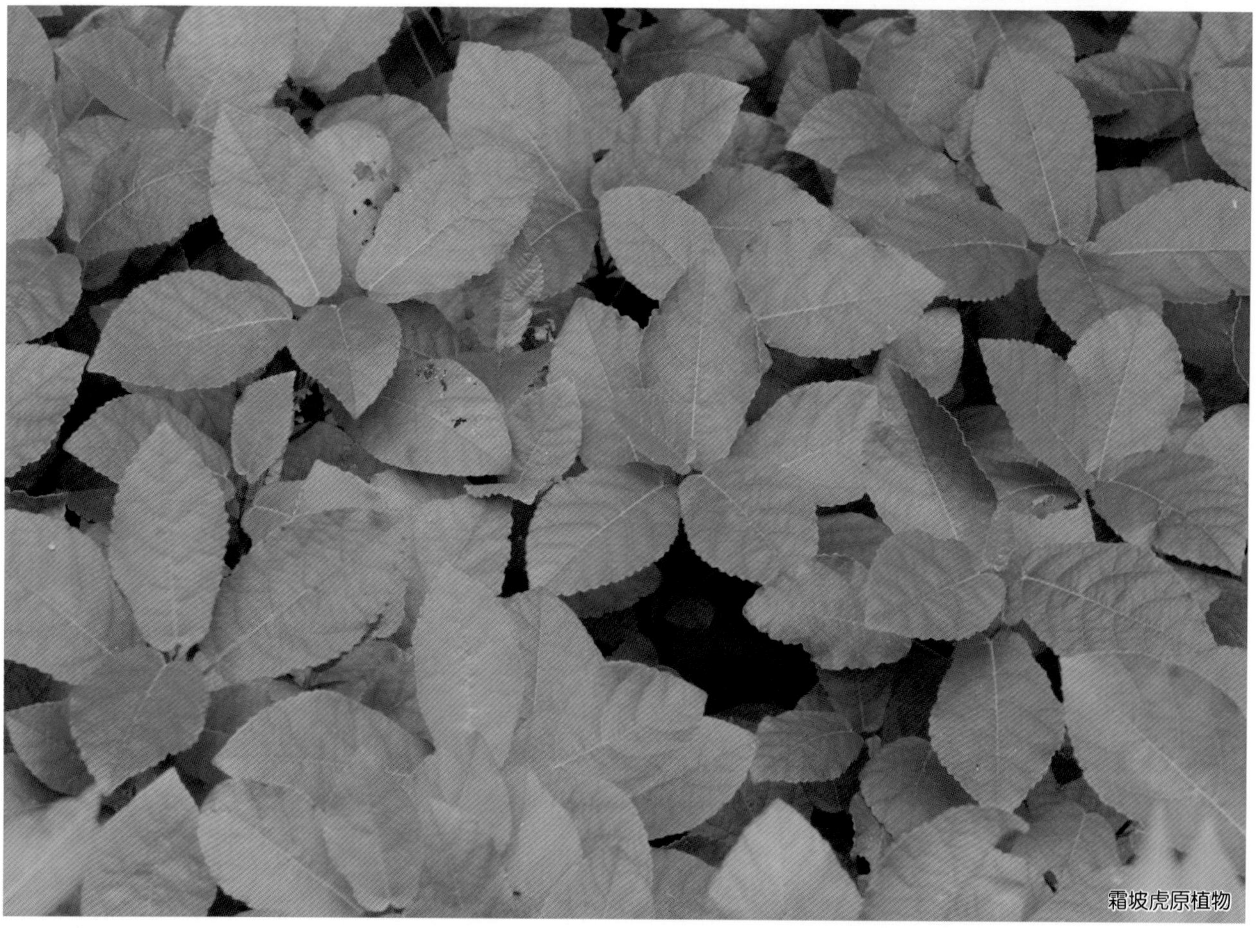

霜坡虎原植物

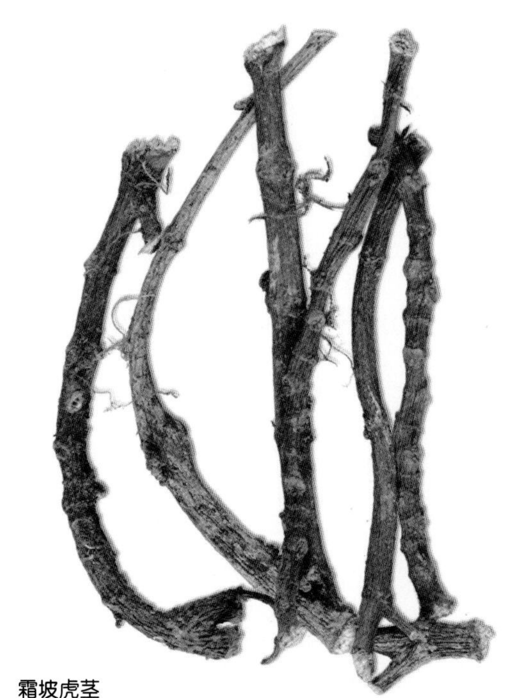
霜坡虎茎

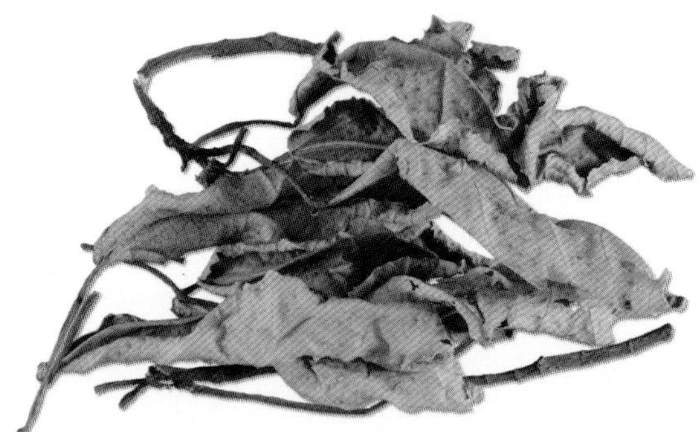
霜坡虎叶

【经验方】

1. 乳腺炎　地枇杷适量。捣烂，敷患处。（《湖北中草药志》）
2. 无名肿毒，汤火伤　地瓜藤捣烂，麻油调搽患处。（《湖南药物志》）
3. 跌打肿痛，外伤出血　用霜坡虎鲜叶捣烂外敷。（《广西本草选编》）
4. 骨折　鲜地石榴全株捣烂。外敷患处。（《云南中草药》）
5. 咳嗽吐血，阴虚发热　地瓜茎15~24g。水煎服。（《湖南药物志》）
6. 慢性支气管炎　地枇杷、蜂蜜各30g，用炼蜜制成小蜜丸。日服3次，每次服6g。（《湖北中草药志》）
7. 小儿单纯性消化不良　地枇杷150g，水煎去渣，浓缩至300ml。每次10ml，每日3次。（《全国中草药汇编》）
8. 痢疾　地瓜藤（鲜）120g。炒焦，黄糖炙，水煎服。（《重庆草药》）
9. 水肿　地枇杷嫩叶尖30g，仙鹤草、蒲公英各15g。水煎服。（《湖北中草药志》）
10. 风湿筋骨疼痛，瘰疬，便血　地枇杷15~30g。水煎服或泡酒服。（《湖北中草药志》）

【参考文献】

[1] 关永霞，杨小生，佟丽华．苗药地瓜藤化学成分的研究．中草药，2007，28（3）：342.

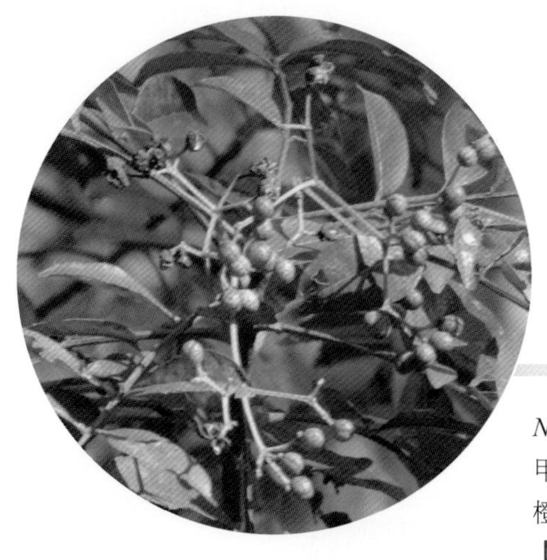

簕档

Le dang

Zanthoxyli Avicennae Radix
[英]Avicennia Pricklyash Root

【别名】鸟不栖留、故云鹰不伯、乌鸦不企、鹰不泊、鸟不宿。

【来源】为芸香科植物簕榄 *Zanthoxylum avicennae*(Lam.)DC的根。

【植物形态】多年生乔木。主干上着生三角形红褐色较大的皮刺，枝上的皮刺较小，奇数羽状复叶互生；叶轴上有甚窄的叶翼，表面下陷成小沟状；小叶片13~18片，有时少至9片，多至23片，长圆形，倒卵状长圆形或菱形，长2~6cm，宽1.5~2.5cm，先端狭尖或短尾状尖，钝头且常微凹，基部楔形，歪斜，两侧不对称，边缘具不明显的齿缺，且常背卷。伞房状圆锥花序顶生；花5基数；萼片卵形；花瓣淡青色，椭圆形或卵状椭圆形；雄花的雄蕊比花瓣长，药隔先端凸尖；退化雄蕊2叉裂；雌花无退化雄蕊，心皮2枚。成熟心皮1~2，紫红色，先端有甚短的喙状尖头，表面有粗大的腺点，排列规则。种子卵形。

【分布】广西主要分布于防城、钦州、桂平、平南、北流、岑溪、苍梧、藤县等地。

【采集加工】春、夏季采收，洗净，晒干。

【药材性状】根圆柱形，长短不一，直径0.8~3cm，表面黄棕色，具众多条纵沟纹。质坚硬。不易折断，横断面栓皮鲜黄色，易碎，较粗的根可见环纹；皮部外侧棕黑色，内侧浅棕色，木部暗黄色。味微苦，麻舌。

【品质评价】以干燥、质硬、不易折断者为佳。

【化学成分】根皮含香叶木苷(diosmin)，勒党碱(avicine)，勒党内酯(avicennin)，根和茎皮含白屈菜红碱(chelerythrine)，勒党内酯醇(avicennol)，二氢勒党碱(dihydroavicine)，光叶花椒碱(nitidine)，木兰花碱(magnoflorine)，*N*-甲基网叶番荔枝碱(tembetarine)，*N*-甲基大麦芽碱(*N*-methylhordenine)，橙皮苷(hesperidin)[1]。

【性味归经】味辛、苦，性微温。归肝、脾、胃经。

【功效主治】祛风除湿，活血止痛，利水消肿。主治风湿痹痛，跌打损伤，腰肌劳损，脘腹疼痛，黄疸水肿，白带过多。

【用法用量】内服：煎服30~60g；研末或浸酒。外用适量，浸酒擦。

【使用注意】体虚多汗、溃疡病病人及孕妇、月经期慎服。

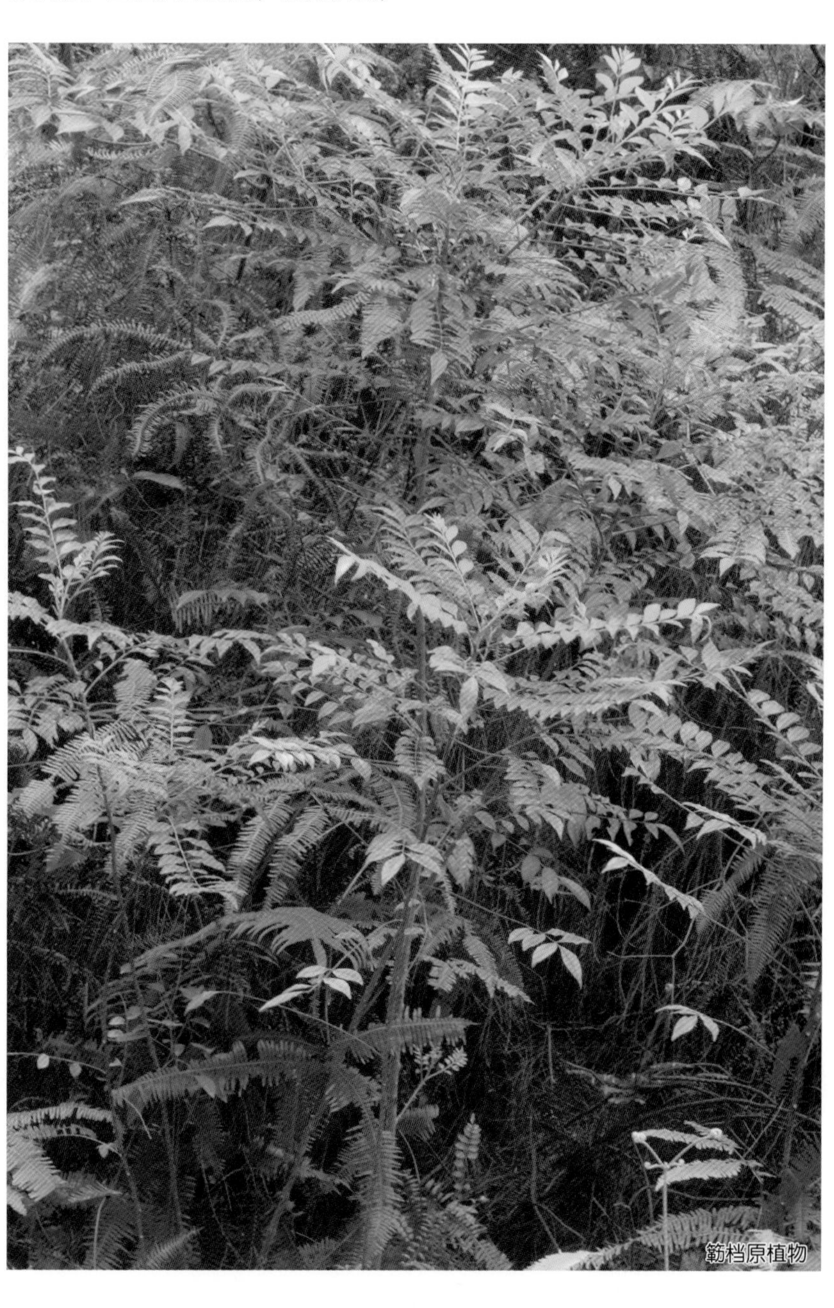
簕档原植物

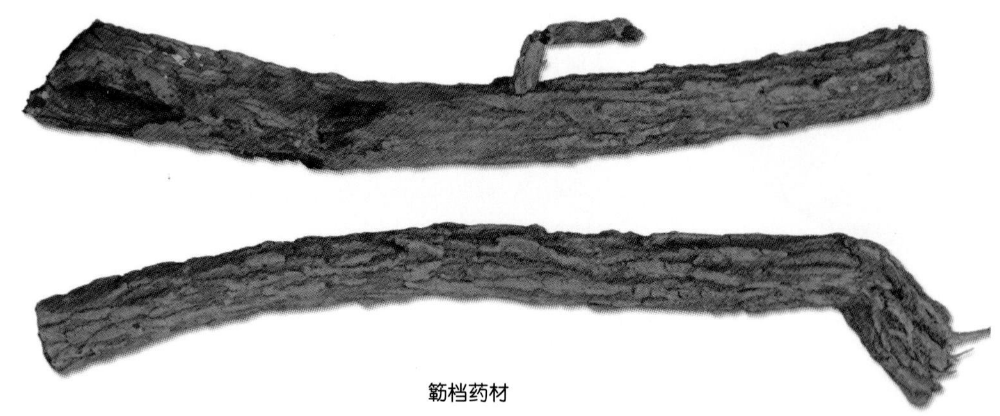
簕档药材

【经验方】

1.胃痛、腹痛、胆道蛔虫　簕档根皮3g，研末，开水送服。（《福建药物志》）
2.慢性肝炎　①鹰不泊根60g，鸡肉120g。水煎服。（《岭南草药志》）　②鹰不泊根、田基黄、茵陈蒿、白花蛇舌草各15g。水煎服。（《香港中草药》）
3.黄疸型肝炎　①簕档根、紫珠草叶各30g，大风艾叶15g。水煎，分3次服。（《全国中草药汇编》）　②簕档根60g，鸡内金12g。水煎服。（《福建药物志》）
4.慢性肾炎　①鹰不泊500g，切碎，先用双蒸酒500g和上药蒸熟候冷，浸双蒸酒3000g，置15天可用。每次服30~60g，每日服2次，饭后饮用。（《岭南草药志》）②鹰不泊根、粪箕笃、薏米各30g，阴香15g。水煎服。（《香港中草药》）
5.跌打挫伤，腰肌劳损，风湿关节痛，肥大性关节炎　簕档根、小果蔷薇根各45g，山花椒根24g。上药用烧酒500ml，浸半月。第1次顿服100ml，以后每次50ml（酒量小者酌减），每日2次，并适量外擦。[广西自治区医药研究所《医药科技资料》，1972，（2）：17]

附：簕档叶

味辛、苦，性微温；有小毒。归肝、肾、大肠经。功效：活血止痛，解毒消肿。主治：跌打肿痛，腰肌劳损，黄疸，乳痈，肠痈，痔疮，疖肿。内服：30~60g，鲜品捣汁加酒饮；或研末。外用适量，鲜品捣敷。孕妇、月经期及溃疡病病人慎服。

经验方　痔疮肿痛：簕档嫩叶6份，黄连（或黄藤、榄核莲）4份研粉混匀，装满1个胶囊为度。每日服3次，每次2丸。（《广西本草选编》）

簕档果实

味辛、苦，性温；有小毒。归胃经。功效：行气活血，散寒止痛。主治：胃痛，腹痛，小儿腹胀。内服：煎汤，3~6g。外用适量，研末敷。体虚多汗者慎服。

【参考文献】

[1] 国家中医药管理局《中华本草》编委会．中华本草．上海：上海科学技术出版社，1999：3799.

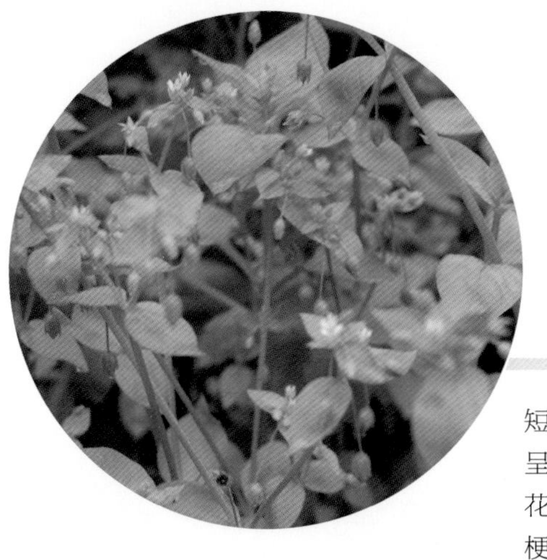

Fan lü 繁 缕

Stellariae Medicae Herba
[英]Chickweed Herb

【别名】鹅肠菜、鹅馄饨、圆酸菜、乌云草、鹅儿肠。

【来源】为石竹科植物繁缕 *Stellaria media*（L.）Cry. 的全草。

【植物形态】一年或二年生草本。匍茎纤细平卧，节上生出多数直立枝，枝圆柱形，肉质多汁而脆，折断中空，茎表一侧有一行短柔毛，其余部分无毛。单叶对生；上部叶无柄，下部叶有柄；叶片卵圆形或卵形，长1.5~2.5cm，宽1~1.5cm，先端急尖或短尖，基部近截形或浅心形，全缘或呈波状，两面均光滑无毛。花两性；花单生枝腋或成顶生的聚伞花序，花梗细长，一侧有毛；萼片5，披针形，外面有白色短腺毛，边缘干膜质；花瓣5，白色，短于萼，2深裂直达基部；雄蕊10，花药紫红色后变为蓝色；子房卵形，花柱3~4。蒴果卵形，先端6裂。种子多数，黑褐色；表面密生疣状小突点。

【分布】广西主要分布于南宁、邕宁、武鸣、横县、天峨等地。

【采集加工】秋、冬季采收，洗净，切段晒干。

【药材性状】全草多扭缠成团。茎呈细圆柱形，直径约2mm，多分枝，有纵棱，表面黄绿色。一侧有一行灰白色短柔毛，节处有灰黄色细须根，质较韧。叶小对生；无柄，展平后完整叶片卵形或卵圆形，先端锐尖，灰绿色，质脆易碎。枝顶端或叶腋有数朵或1朵小花，淡棕色，花梗纤细；萼片5，花瓣5。有时可见卵圆形小蒴果，内含数粒圆形小种子，黑褐色，表面有疣状小突点。气微，味淡。

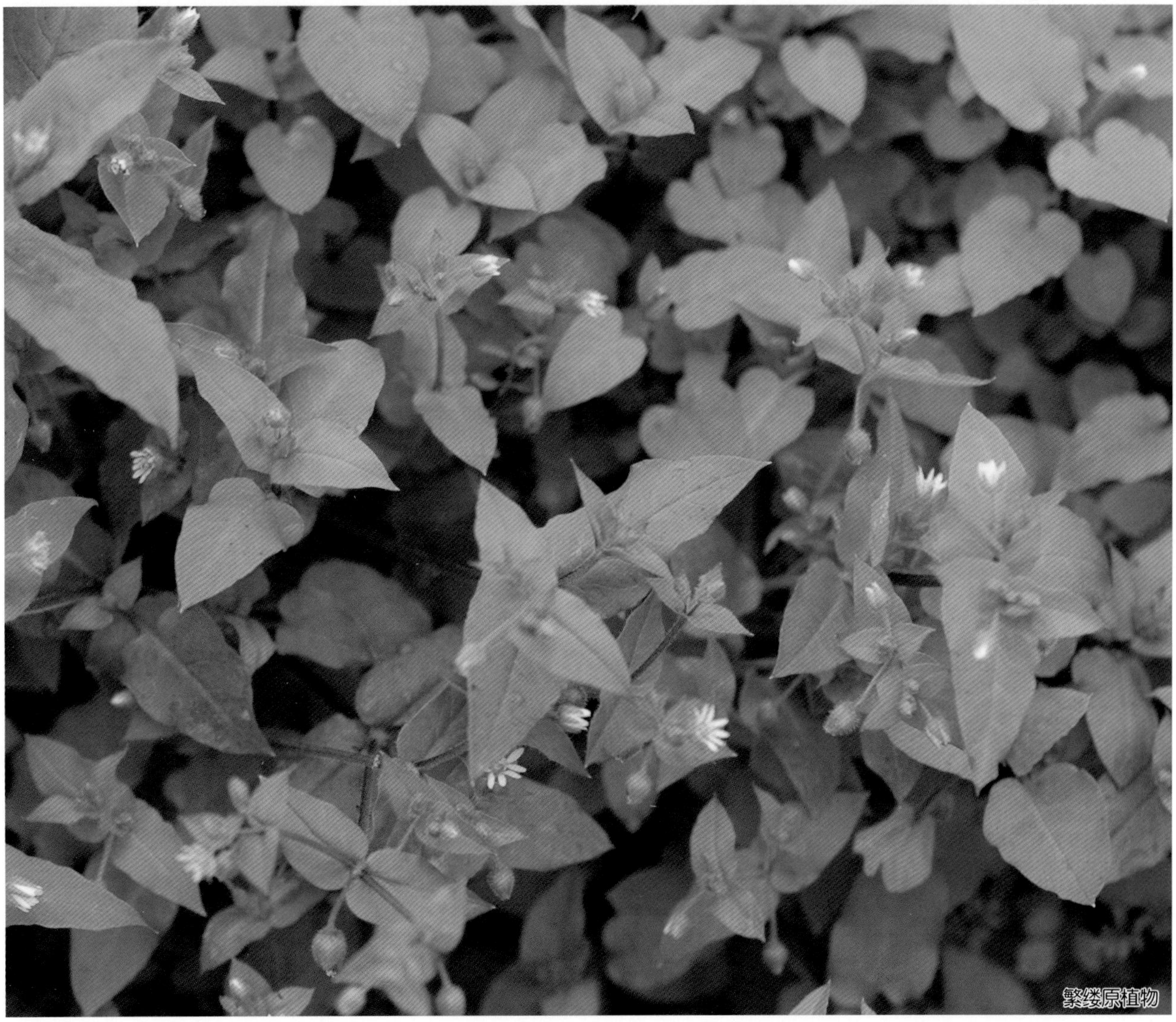

繁缕原植物

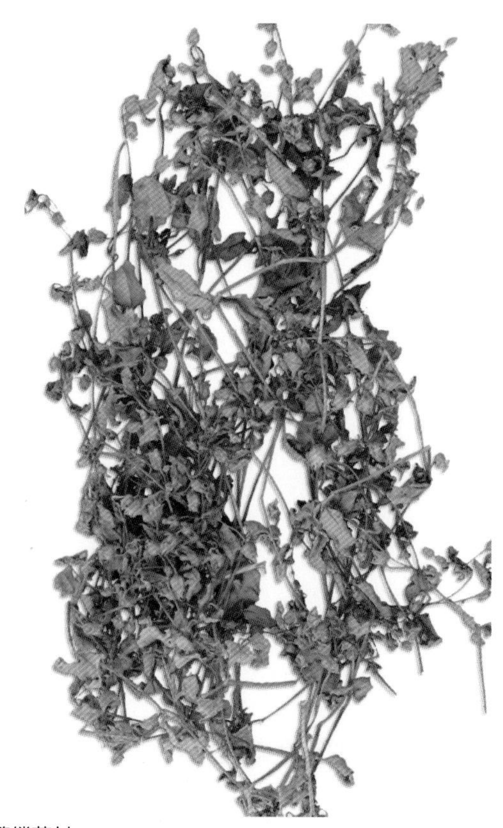
繁缕药材

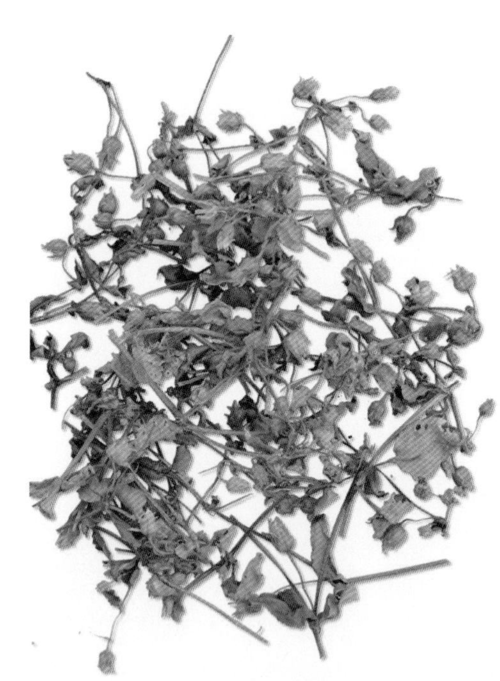
繁缕饮片

【品质评价】以质嫩、叶多、色绿者为佳。

【化学成分】本品含棉根皂苷元（gypsogenin）[1]，黄酮类（flavones），酚酸类（phenolic acid），挥发油（volatile oil）和氨基酸（amino acid）等成分。

黄酮类主要成分有：荭草素（orientin），异荭草素（*iso*-orientin），牡荆素（vitexin），异牡荆素（*iso*-vitexin），异牡荆素 7,2″- 二 -*O*-*β*- 吡喃葡萄糖苷（*iso*-vitexin 7,2″-di-*O*-*β*-glucopyranoside），异牡荆素 -7-*O*-*β*- 吡喃半乳糖苷 -2″-*O*-*β*- 吡喃葡萄糖苷（*iso*-vitexin-7-*O*-*β*-galactopyranoside-2″-*O*-*β*-glucopyranoside），木犀草素（luteolin），芹菜素（apigenin），染料木素（genistein），6,8- 二 -C- 葡萄糖基芹菜素（vicenin-2）[1]，槲皮素（quercetin），槲皮苷（quercitrin）[2]。还含有大黄素（emodin），大黄素甲醚（physcion），大黄素 -8- 甲醚（questin），胡萝卜苷（daucosterol），山柰酚 -3,7-*O*-*α*-L- 鼠李糖苷（kaempferol-3,7-*O*-*α*-L-rhamnoside）[3]。

酚酸类主要成分有：香草酸（vanillic acid），对羟基苯甲酸（*p*-hydroxybenzoic acid），阿魏酸（ferulic acid），咖啡酸（caffeic acid），绿原酸（chlorogenic acid），酵母氨酸（saccharopine），氨基己二酸（aminoadipic acid），抗坏血酸（antiscorbic acid），去氢抗坏血酸（dehydroascorbic acid），氨基酸（amino acid）等[1]。

挥发油中主要有十七 -9- 烯醇（9-heptadecaene-l-ol），十八 -9- 烯醇（9-octadecen-1-ol），十九 -8- 烯醇（9-nonadecaene-l-ol），二十（碳）烯（1-eicosylene），十七烷（heptadecane），异三十烷（squalane）等[4]。

氨基酸类成分主要有天冬氨酸（aspartate），谷氨酸（aminoglutaminic acid），丙氨酸（alanine），丝氨酸（serine），缬氨酸（*iso*-propylaminoacetic acid），亮氨酸（amidocaproic acid），甘氨酸（aminoethanoic acid），苏氨酸（threonine），酪氨酸 ganimalon），赖氨酸（diaminocaproic acid），组氨酸（histidine），*γ*- 氨基丁酸（*γ*-aminobutyric acid）及 *α*- 氨基 -*γ*- 羟基 - 戊二酸（*α*-amid-*γ*-hydroxide radical-glutarate）。

其他化合物还有环（亮 - 异亮）二肽，环（缬 - 酪）二肽，*α*- 乙基 -D- 吡喃半乳糖苷（*α*-ethyl-D-galactopyranoside），尿嘧啶（uracil），胸腺嘧啶（thymine），胸苷（thymidine），鸟苷（guanosine），2- 氯 - 腺苷（2-chloro-adenosine）[5]。

【药理作用】

抗氧化　繁缕中得到的荭草素和异荭草素具有抗氧化活性[6]。

【性味归经】味微苦、甘、酸，性凉。归肝、大肠经。

【功效主治】清热解毒，凉血消痈，活血止痛，下乳。主治痢疾，肠痈，肺痈，乳痈，疔疮肿毒，痔疮肿痛，出血，跌打伤痛，产后瘀滞腹痛，乳汁不下。

【用法用量】内服：煎汤，15~30g，鲜品 30~60g；或捣汁。外用适量，捣敷；或烧存性研末调敷。

【使用注意】孕妇慎服。

【经验方】

1. 背痈　繁缕、烟叶各适量，捣烂敷患处。(《福建药物志》)

2. 疮毒，跌打损伤肿痛　鲜鹅儿肠适量，捣烂外敷。(《四川中药志》1979年)

3. 痔疮肿痛　繁缕120g。水煎汁趁热熏洗。(《青岛中草药手册》)

4. 风火牙痛　鹅儿肠30g，大青叶30g，三颗针10g，丹皮10g，蜂房3g。水煎服。(《四川中药志》1979年)

5. 头眩晕，眼见黑花，恶心呕吐，饮食不下　鹅肠菜不拘多少，猪肚一个，煎食二次痊愈。或鹅肠菜不拘多少，煮鸡蛋食亦效。(《滇南本草》)

6. 肺热咯血　鹅儿肠60g，麦冬15g，鱼腥草30g，苇茎30g，白茅根30g，黄芩10g。水煎服。(《四川中药志》1979年)

7. 淋证　繁缕草满两手把，以水煮服之，可常作饮。(《外台秘要》引《范汪方》)

8. 痢疾，痔疮，肛裂便血　鹅儿肠30g。水煎服。(《四川中药志》1979年)

9. 子宫内膜炎，宫颈炎，附件炎　繁缕60~90g，桃仁12g，丹皮9g。水煎去渣，每日2次分服。(《全国中草药汇编》)

【参考文献】

[1] 国家中医药管理局《中华本草》编委会. 中华本草. 上海：上海科学技术出版社，1999：1446.

[2] 陈兴荣，胡永美，汪豪，等. 繁缕的黄酮类化学成分研究. 现代中药研究与实践，2005，19（4）：41.

[3] 黄元，董琦，乔善义. 繁缕化学成分研究（Ⅱ）. 解放军药学学报，2007，23（3）：185.

[4] 黄元，乔善义. 繁缕挥发油化学成分的GC-MS分析. 质谱学报，2006，27（7）：85.

[5] 胡永美，汪豪，叶文才，等. 繁缕中的水溶性化学成分. 中国药科大学学报，2005，36（6）：523.

[6] Budzianowski J, Pakuhki G, Robak J. Studies on the anfioxidative activity of some C-glycosylflavones. Pharmacol Pharm, 1991,43（5）:395.

藕节 Ou jie

Nelumbinis Rhizoma
[英]Lotus Thalamous Rhizome

【别名】光藕节、藕节巴、藕节疤。

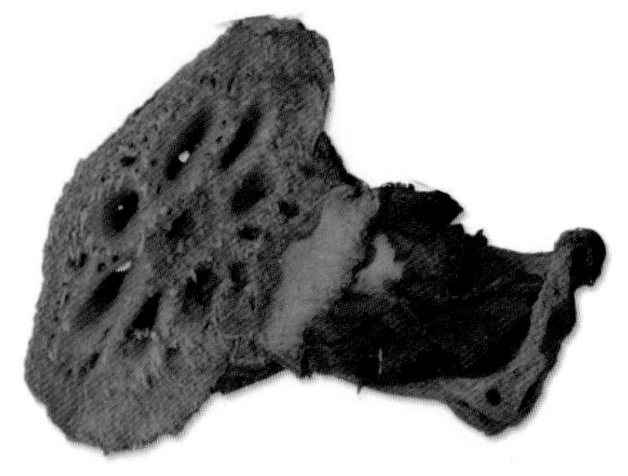

【来源】为睡莲科植物莲 *Nelumbo nucifera* Gaertn. 的根状茎节部。

【植物形态】多年生水生草本。根茎横生，肥厚，节间膨大，内有多数纵行通气孔洞，外生须状不定根。节上生叶，露出水面；叶柄着生于叶背中央，粗壮，圆柱形，多刺；叶片圆形，直径25~90cm，全缘或稍呈波状，上面粉绿色，下面叶脉从中央射出，有1~2次叉状分枝。花单生于花梗顶端，花梗与叶柄等长或稍长，也散生小刺；花芳香，红色、粉红色或白色；花瓣椭圆形或倒卵形；雄蕊多数，花药条形，花丝细长，着生于花托之下；心皮多数，埋藏于膨大的花托内，子房椭圆形，花柱极短。花后结"莲蓬"，倒锥形，有小孔20~30个，每孔内含果实1枚；坚果椭圆形或卵形，果皮革质，坚硬，熟时黑褐色。种子卵形，或椭圆形，种皮红色或白色。

【分布】广西全区均有栽培。

【采集加工】根状茎采挖时切下节部，去除须根，洗净，晒干。

【药材性状】藕节呈圆柱形，长2~4cm，直径约2cm。表面灰黄色或灰棕色，节部膨大，有多数残留须根或椭圆形须根痕，节两端残留部分的表面有纵纹。体轻而质硬，不易折断，横断面中央有较大的圆孔7~9个，大小不等。气无，味甘、涩。

【品质评价】藕节以干燥、无杂质、无须根、色黄褐色为佳。

【化学成分】本品含天冬酰胺（asparagine）及鞣质（tannin）[1]。

【临床研究】

鼻衄　用藕节地黄汤（生地30g，玄参60g，麦冬90g，黄芩15g，荆芥炭6g，地榆炭6g，生藕节30g）水煎服，每日1剂。结果：治疗80例，治愈62例（临床症状和体征消失，1年内不复发）；显效16例（临床症状和体征消失或减轻，但1年内时有复发）；无效2例（临床症状无改变或略有改善）。总有效率为97.5%。服药最少4剂，最多12剂[2]。

【性味归经】味甘、涩，性平。归肝、肺、胃经。

【功效主治】散瘀止血。主治吐血，咯血，便血，尿血，血崩，血痢。

【用法用量】内服：煎汤，10~30g；鲜用捣汁，可用60g左右取汁冲服；或入散剂。

【使用注意】本品药力和缓，用量宜大。

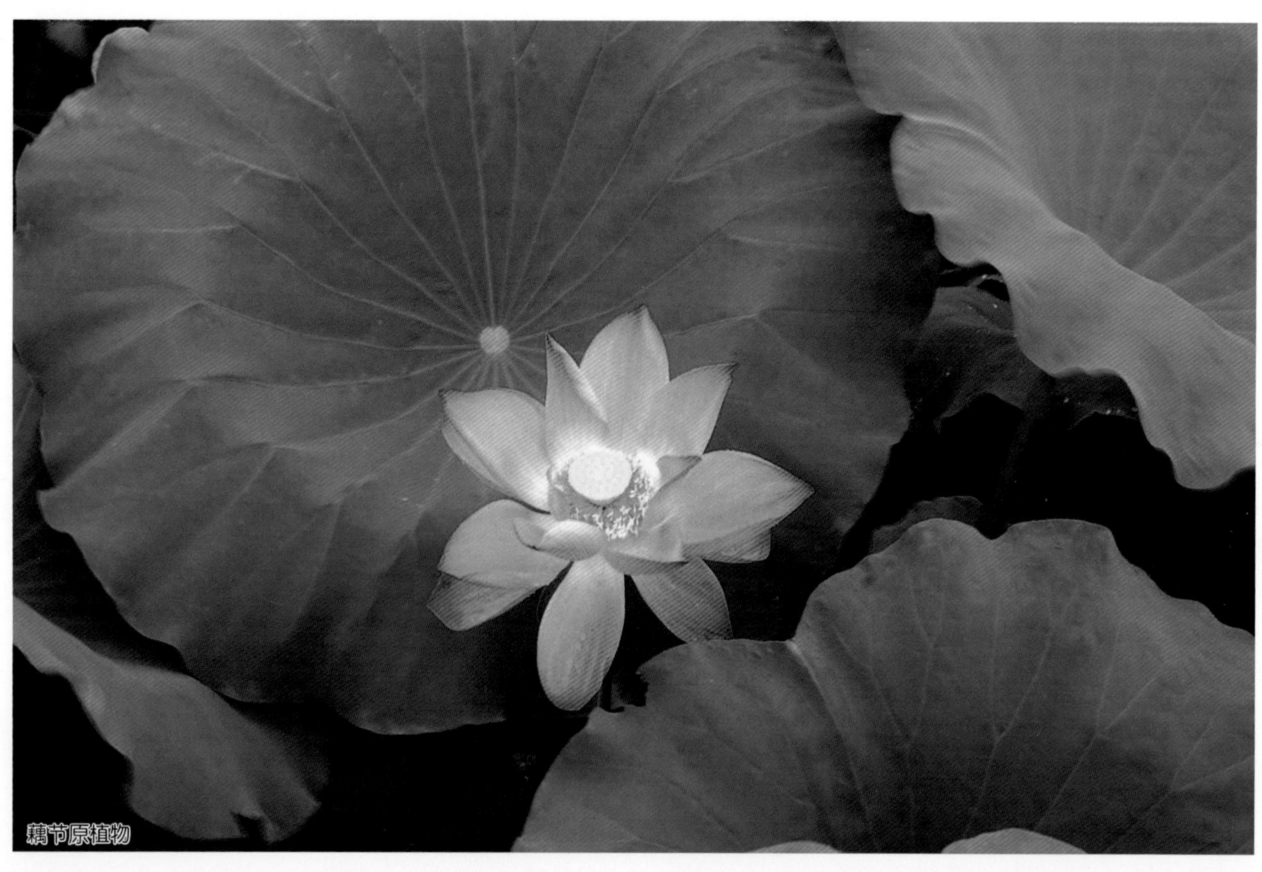
藕节原植物

【经验方】

1.落马后心胸有积血，唾吐不止　干藕节五两。上件药捣细罗为散，每服以温酒调下三钱，日三四服。(《太平圣惠方》)

2.吐血、咯血、衄血　用藕节捣汁服之。(《卫生易简方》)

3.大便下血　藕节晒干，每用七个，和白蜜七茶匙，水二碗，煎一碗服。(《百一选方》)

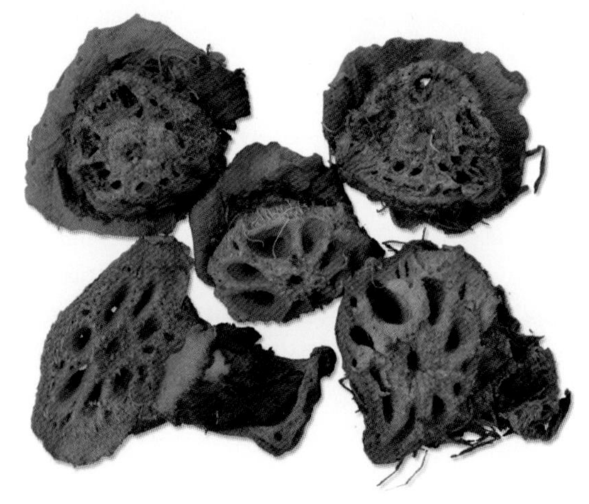

藕节药材

【参考文献】

[1] 国家中医药管理局《中华本草》编委会．中华本草．上海：上海科学技术出版社，1999：2007.

[2] 李怀生，王希智．藕节地黄汤治疗鼻衄80例．光明中医，2003，18(6)：54.

Peng qi ju 蟛蜞菊

Wedeliae Chinensis Herba

[英]Chinese Wedelia Herb

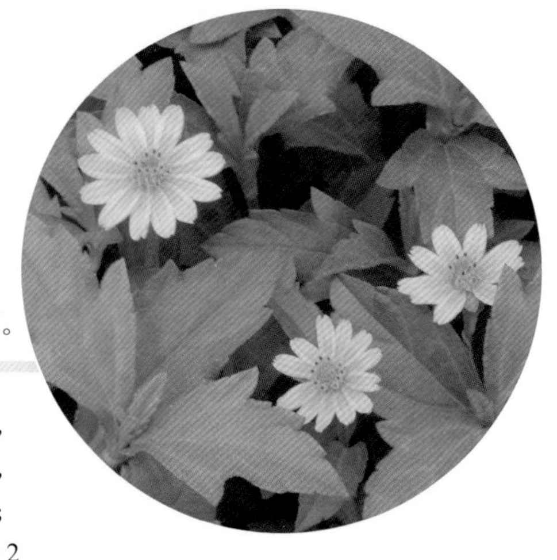

【别名】路边菊、马兰草、蟛蜞花、卤地菊、黄花龙舌草、黄花曲草、鹿舌草。

【来源】为菊科植物蟛蜞菊 *Wedelia chinensis*（Osbeck）Merr. 的全草。

【植物形态】多年生草本，矮小。茎匍匐，上部近直立，基部各节生不定根，分枝，疏被短而压紧的毛。叶对生；无柄或短叶柄；叶片条状披针形或倒披针形，长 3~7cm，宽 0.7~1.3cm，先端短尖或钝。基部狭，全缘或有 1~3 对粗疏齿，两面密被伏毛，中脉在上面明显或有时不明显，主脉 3 条，侧脉 1~2 对，无网状脉。头状花序单生于枝端或叶腋，具细梗；总苞钟形；总苞片 2 层，外层叶质，绿色，椭圆形，内层较小，长圆形；花托平，托片膜质；花异型；舌状花黄色，舌片卵状长圆形。先端 2 或 3 齿裂；筒状花两性，较多黄色。花冠近钟形，向上渐扩大，檐部 5 裂，裂片卵形。瘦果，倒卵形；有 3 棱或两侧压扁；无冠毛，而有具浅齿的冠毛。

【分布】广西主要分布于南宁、防城、玉林、蒙山等地。

【采集加工】全年均可采收，洗净，晒干或鲜用。

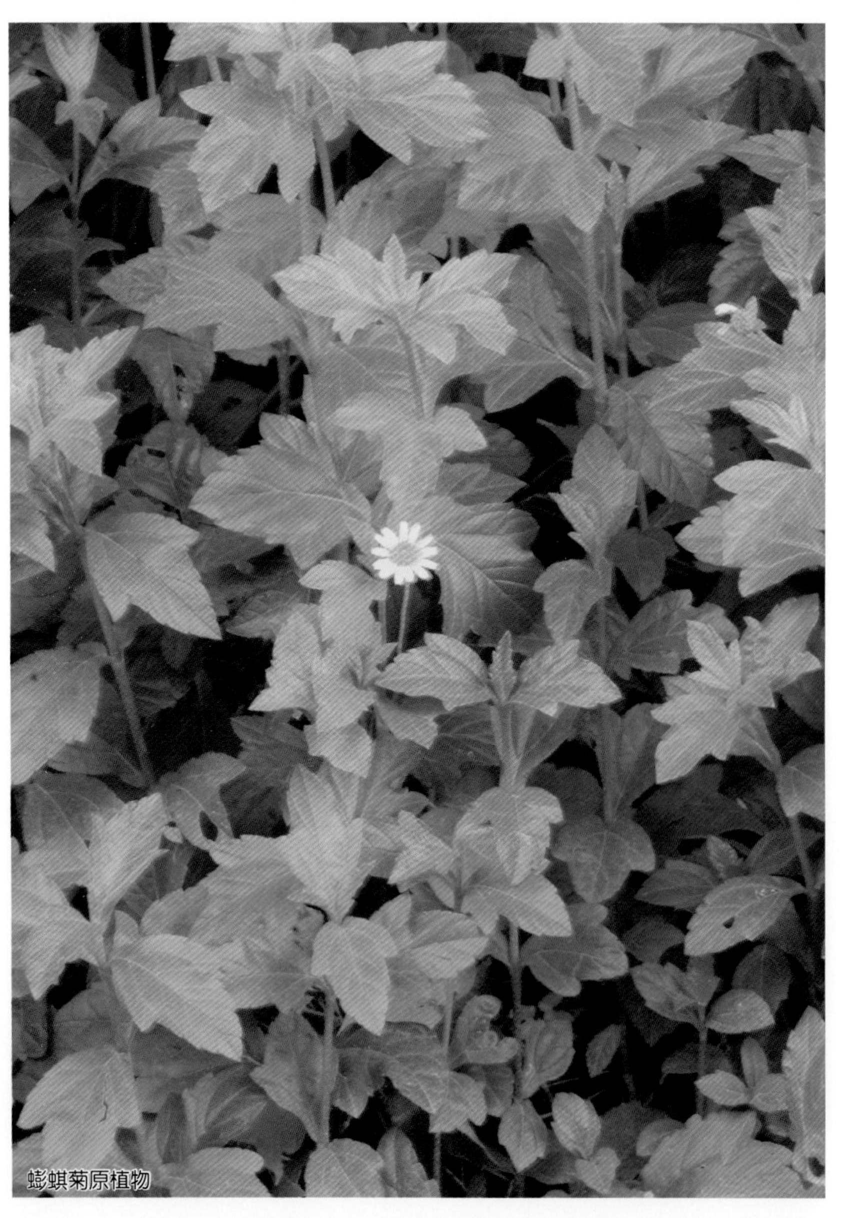

蟛蜞菊原植物

【药材性状】茎呈圆柱形，弯曲，长可达 40cm，直径 1.5~2mm；表面灰绿色或淡紫色，有纵皱纹，节上有的有细根，嫩茎被短毛。叶对生，近无柄；叶多皱缩，展平后呈椭圆形或长圆状披针形，长 3~7cm，宽 0.7~1.3cm；先端短尖或渐尖，边缘有粗锯齿或呈波状；上表面绿褐色，下表面灰绿色。两面均被白色短毛。头状花序通常单生于茎顶或叶腋，花序梗及苞片均被短毛，苞片 2 层，长 6~8mm，宽 1.5~3mm，灰绿色。舌状花和管状花均为黄色。气微，味微涩。

【品质评价】以叶多、完整、色黄绿者为佳。

【化学成分】本品茎叶及花均含挥发油，其中茎叶挥发油的主要成分为 *γ*-松油烯（*γ*-terpinene），大根香叶烯 D（germacrene D），柠檬烯（limonene），*α*-金合欢烯（*α*-farnesene），*γ*-榄香烯（*γ*-elemene），3-甲氧基-1,2-丙二醇（3-methoxyl-1,2-propylene glycol），*α*-石竹烯（*α*-caryophyllene），*α*-蒎烯（*α*-pinene）。花的挥发油中主要成分为（1*S*）-2,6,6-三甲基二环 [3,1,1]-2-庚烯，2,6,6-三甲基-[3,1,0] 二环-2-庚烯（heptylene），柠檬烯（limonene），1-甲氧基-2,3-丙二醇（1-methoxyl-2,3-propylene glycol）[1]。

全草含木犀草素-6-C-*β*-D-洋地黄毒糖苷（luteolin-6-C-*β*-D-digitoxoside），7-甲氧基-2′-羟基-5,6-二氧亚甲基异黄酮（7-methoxy-2′-hydroxy-5,6-methylenedioxy-*iso*-flavone），齐墩果酸-11,13（18）-二烯-3-*O*-*β*-D-葡萄糖醛酸苷 [oleanolic acid-11,13（18）-dien-3-*O*-*β*-D-glucuronopyranoside]，齐墩果酸-11,13（18）-二烯-3-*O*-*β*-D-葡

萄糖醛酸甲酯[oleanolic acid-11,13(18)-dien-3-*O*-*β*-D-glucuronopyranosyl methyl ester]，9（*E*）,11（*Z*）,13（*E*）-三烯-8,15-二酮十八烷酸，[9（*E*）,11（*Z*）,13（*E*）-trien-8,15-dione-octadecoic acid]，竹节参苷Ⅳa（chikusetsusaponin-Ⅳa），齐墩果酸-3-*O*-*β*-D-葡萄糖醛酸苷（calenduloside *E*），大黄酚8-*O*-*β*-D-吡喃葡萄糖苷（chrysophenol-8-*O*-*β*-D-glucopyranoside），土大黄苷（rhaponticin），*α*-菠甾醇（*α*-spinasterol），*β*-谷甾醇（*β*-sitosterol），正三十二烷酸（lacceroic acid）[2]。还含三十烷酸（melissic acid），二十四烷酸（lignoceric acid），豆甾醇（stigmasterol），豆甾醇葡萄糖苷（stigmasterol glucoside），左旋-贝壳杉烯酸（kaur-16-en-19-oic acid）[3]。

【药理作用】

1. 抗癌　全草的水提物腹腔注射对小鼠艾氏腹水癌有一定的抑制作用[4]。

2. 抑菌　醇提取液对絮状表皮癣菌、红色毛癣菌、须毛癣菌具有抑制作用，其最低抑菌浓度为250~1000mg/ml[5]。正己烷提取物对枯草杆菌、金黄色葡萄球菌等革兰阳性菌及沙门菌、志贺菌等革兰阴性菌具有抑制作用，乙酸乙酯提取物仅对沙门菌有抑制作用[6]。

3. 抗炎、镇痛　蟛蜞菊水提物可提高小鼠热板法痛阈，减少小鼠对醋酸刺激的扭体反应次数，能极大地降低小鼠耳肿胀程度和腹腔毛细血管通透性[7]。

4. 降血糖　粗提物以四氧嘧啶诱导的糖尿病鼠作模型，灌胃给药，能够很好地降低病鼠血糖[8]。

5. 保肝　蟛蜞菊全草的甲醇提取物对四氯化碳诱导的肝损伤具有很强的保护作用[9]。

【临床研究】

急性咽喉炎　治疗组用蟛蜞菊含片，每2h 1次，每次2片，含服，每天5次。对照1组用复方片仔癀含片，每2h 1片，每次2片，含服，每天5次。对照2组用复方草珊瑚含片，1h 2片，含服，每天10次。以上3组疗程均为7天。结果：治疗组60例，治愈16例，显效22例，有效18例，无效4例，愈显率为80.0%，总有效率为93.3%；对照1组30例，治愈9例，显效12例，有效7例，无效2例，愈显率为70.0%，总有效率为93.3%；对照2组30例，治愈6例，显效9例，有效12例，无效3例，愈显率为50.0%，总有效率为90.0%。各组疗效比较，无显著性差异。3组均能改善病人的临床症状，降低中医证候积分；组内自身比较，有非常显著性差异；组间比较，对照1组优于对照2组，有显著性差异；治疗组与2个对照组比较，无显著性差异。中医证候积分降低程度，对照1组>治疗组>对照2组。3组对中医各项症状和体征的改善，组内自身比较，有非常显著性差异；组间比较，无显著性差异[10]。

【性味归经】味微苦、甘，性凉。归肺、肝、大肠经。

【功效主治】清热解毒，凉血散瘀。主治感冒发热，咽喉炎，扁桃体炎，腮腺炎，气管炎，肺炎，痢疾，痔疮，疔疮肿毒。

【用法用量】内服：煎汤，15~30g，鲜品30~60g。外用适量，捣敷；或捣汁含漱。

【使用注意】孕妇慎服。

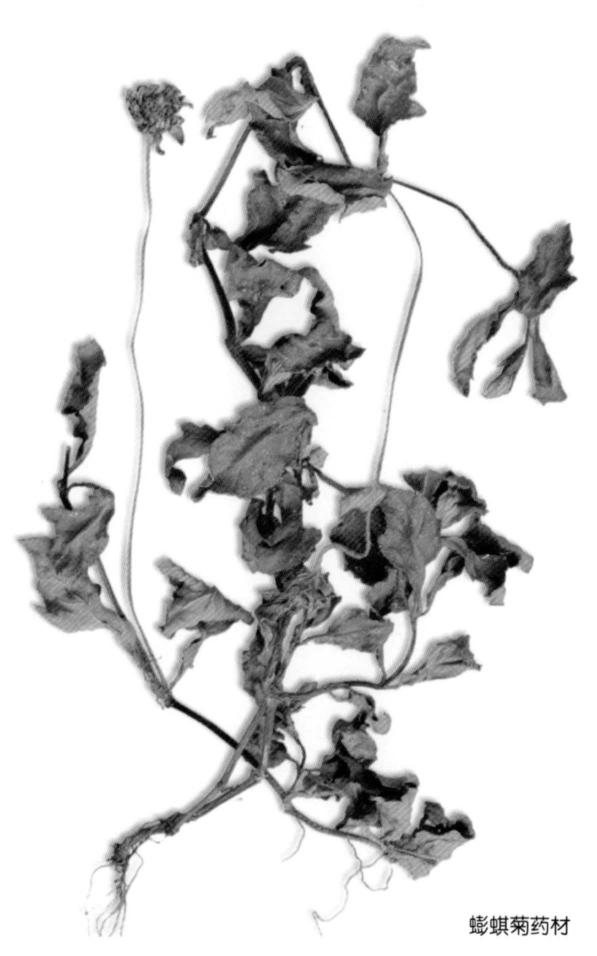

蟛蜞菊药材

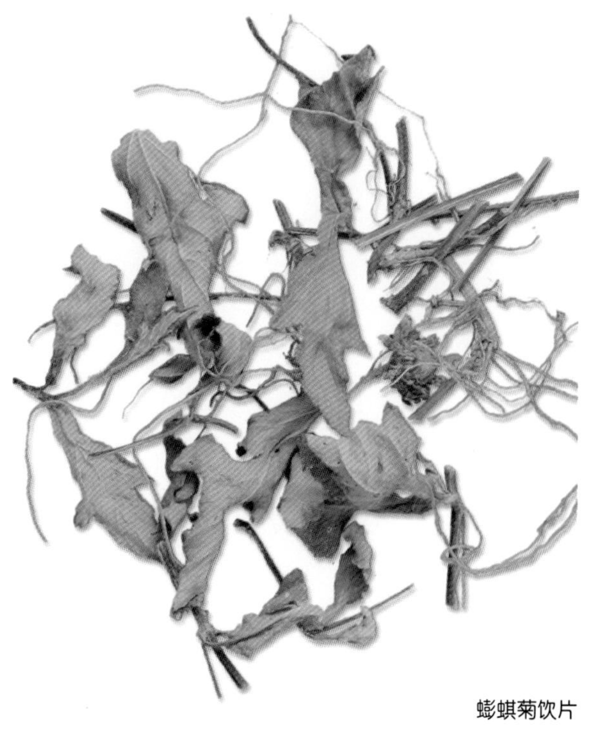

蟛蜞菊饮片

【经验方】

1.疖疮、腮腺炎　鲜蟛蜞菊捣烂外敷。(《广西本草选编》)
2.预防麻疹　蟛蜞菊15~60g。水煎2次。每日1剂，连服3天。(《全国中草药汇编》)
3.风湿性关节炎　蟛蜞菊、海金沙、薏米根各30g。炖豆腐服。(《福建药物志》)
4.急性扁桃体炎　蟛蜞菊、三叶鬼针草、马兰各15g，一枝黄花9g。水煎服。(《福建药物志》)
5.咳嗽　蟛蜞菊30g，半边莲、葡伏堇各15g。水煎，冲白糖服。(《福建药物志》)
6.咯血　鲜蟛蜞菊60g，积雪草、一点红各鲜用30g。捣烂绞汁冲蜜服。(《福建药物志》)
7.肺炎　败酱草、火炭母各60g，蟛蜞菊、爵床各30g。水煎服。(《福建中草药处方》)
8.牙龈红肿疼痛，发热，口渴　蟛蜞菊30g，栀子根6g。水煎服。(《福建中草药处方》)
9.痢疾　蟛蜞菊30g，鹅掌金星、金锦香各25g。水煎服。(《福建中草药处方》)

【参考文献】

[1] 陈志红，龚先玲，蔡春，等．蟛蜞菊挥发油化学成分的初步研究．天津药学，2005，17（4）：1.
[2] 罗晓茹．中药蟛蜞菊化学成分及抗病毒活性的研究．硕士学位论文．中国人民解放军军事医学科学院，2005，6：1.
[3] 国家中医药管理局《中华本草》编委会．中华本草．上海：上海科学技术出版社，1999：7080.
[4] Ind.J.Med.Res 1968,56（4）:445.
[5] Sartori MR. Antifungal activity of fractions and two prue compounds of flowers from Wedilia paludosa （Acmelabrasiliensis）（Asteraceae）. Pharmazie, 2003,58（8）:567.
[6] Taddei A. Antimicrobial activity of Wedilia trilobata crude extracts. Phytomedicine, 1999, May 6（2）:133.
[7] 邝丽霞，方红，周方等．蟛蜞菊抗炎镇痛作用的实验研究．中草药，1997，28（7）：421.
[8] N Ovaes A. Preliminary evaluation of the hypoglycemic effect of some Brazilian medicinal plants. Therapie, 2001,56（4）:427.
[9] Yang LL. Antihepatotoxic Principles of Wedlia chinensis Herbs. Planta. Med, 1986,（6）:499.
[10] 陈可．蟛蜞菊含片治疗急性咽喉炎60例．福建中医学院学报，2003，13（5）：14.

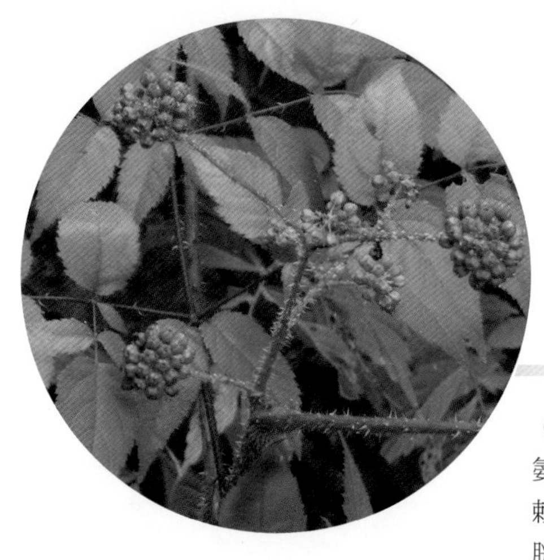

鹰不扑

Ying bu pu

Araliae Armatae Radix
[英]Spine Aralia Root

【别名】仁同紧、百鸟不落、雷公木、不安丹、鸟不站、雷公刺。

【来源】为五加科植物虎刺楤木 *Aralia armata*（Wall.）Seem. 的根。

【植物形态】多年生有刺灌木，有时藤状。叶互生；托叶和叶柄基部合生，先端截形或斜形；三回羽状复叶，长60~100cm；叶轴和羽片轴疏生细刺，每羽片有小叶5~9，叶轴各节有一对小叶，小叶片卵状长圆形至卵形，长4~11cm，宽2~5cm，先端渐尖，基部圆形或心形，略偏斜，两面疏生小刺，下面密生短柔毛边缘有不整齐的锯齿。伞形花序顶生，疏生钩曲短刺；花梗有细刺和粗毛，苞片卵状披针形，先端长尖；小苞片线形，外面密生长毛；萼筒边缘有5个三角形小齿；花白色，花瓣5，雄蕊5；子房5室，花柱5，分离而外弯。核果球形，浆果状，黑色，有5棱，具宿存花柱。

【分布】广西主要分布于平南、宁明、天等、那坡、凌云等地。

【采集加工】春、夏季采收枝叶，秋后采收根或根皮，鲜用或切段晒干。

【药材性状】根呈圆柱形，常分枝，弯曲，长30~45cm，直径0.5~2cm，表面土黄色或灰黄色，栓皮易脱落，脱落处呈暗褐色或灰褐色，有纵皱纹，具横向凸起的皮孔和圆形的侧根痕。质硬，易折断，粉性，断面皮部暗灰色，木部灰黄色或灰白色，有众多小孔（导管）。气微，味微苦、辛。

【品质评价】以身干，质硬，粉性，味微苦、辛者为佳。

【化学成分】本品含五环三萜皂苷类成分，此外，还含有天门冬氨酸（aspartic acid），苏氨酸（threonine），丝氨酸（serine），脯氨酸（proline），甘氨酸（glycin），缬氨酸（valine），丙氨酸（alanine），蛋氨酸（methionine），异亮氨酸（*iso*-leucine），酪氨酸（tyrosine），亮氨酸（leucine），苯丙氨酸（phenylalanine），组氨酸（histidine），赖氨酸（lysine），精氨酸（arginine），胱氨酸（cystine），色氨酸（tryptophan）等多种氨基酸及人体必需的Cu、Zn、Fe、Co、Mn、Ni、Cr、Mo、V、Se、As等多种微量元素[1,2]。

根皮含齐墩果酸（oleanolic acid）、*β*-谷甾醇（*β*-sitosterol）。挥发性成分中含三环萜，*α*-蒎烯（*α*-pinene），*β*-蒎烯，枞油烯（sylvestrene），罗勒烯（ocimene），蒈烯-4（carene-4），癸炔-3（decyne-3），松油芹醇，2,4-二甲基-3-环己烯-1-乙醛，芳樟醇（linalool），松油醇-4（terpineol-4），*α*-松油醇（*α*-terpineol），橙花醇（nerol），1,3-二甲基-8-异丙基-三环癸-3-烯，*β*-石竹烯（*β*-caryophyllene），*α*-丁香烯（*α*-caryophyllene），*γ*-荜澄茄烯（*γ*-cadinene），*α*-荜澄茄烯（*α*-cadinene），*α*-荜澄茄醇（*α*-cadinol），匙叶桉油烯（spathulenol），十六氢芘，檀香脑（santalol）[2]。

根皮还含多种皂苷类成分：去葡萄糖竹节参皂苷Ⅳa（deglucose chikusetsusaponin），竹节参皂苷Ⅳa（chikuset susaponin Ⅳa），姜状三七苷R1（zingibroside R1），人参皂苷

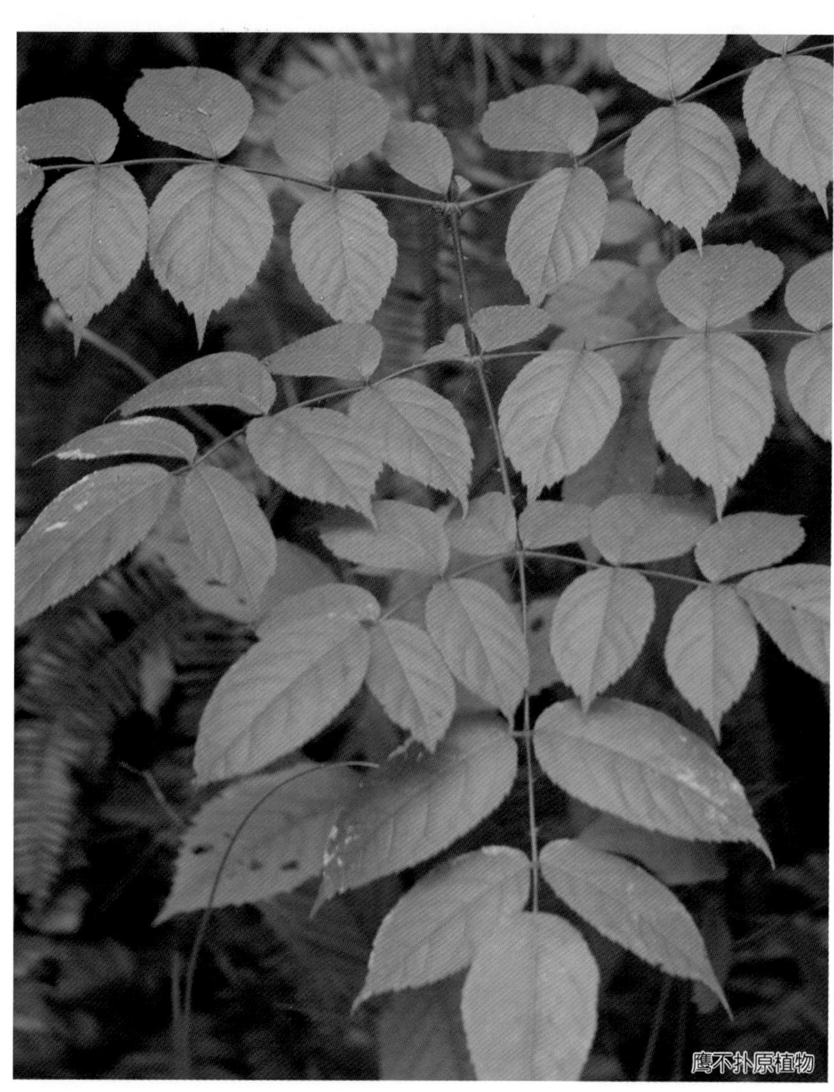
鹰不扑原植物

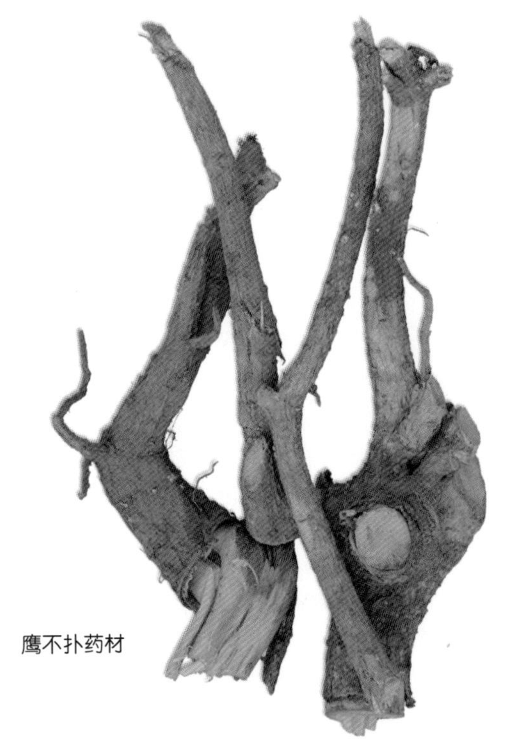
鹰不扑药材

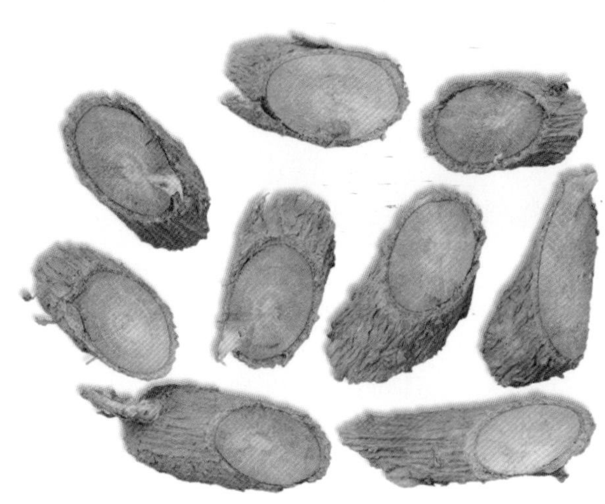
鹰不扑饮片

R0（ginsenin R0），黄毛楤木皂苷（decaisneanaside），虎刺楤木皂苷（armatoside）和楤木皂苷 A（araloside A）。还含二十八羧酸（octacosanoic acid），谷甾醇（sitosterol），谷甾醇与豆甾醇的混合物（mixture of sitosterol and stigmast terol）及齐墩果酸（oleanolic acid）[3]。

【药理作用】

抗炎　树皮中成分香叶木腹腔注射，对角叉菜胶引起的大鼠足跖水肿有抗炎作用，半数有效量为 100mg/kg。香叶木苷具有维生素 P 样作用，降低家兔毛细血管通透性作用较儿茶酚水合物、陈皮苷、槲皮素和芦丁强，还可增强豚鼠毛细血管的抵抗力和减少肾上腺抗坏血酸的释出[4]。

【临床研究】

冠心病合并前列腺增生症　治疗组用加味补阳还五汤（黄芪 30~60g，地龙 9g，桃仁 15g，红花 8g，当归 8g，川芎 8g，赤芍 12g，鹰不扑 20g，露兜根 20g，白术 15g，桂枝 6g，杜仲 15g，牛膝 10g，基草 5g，随证加减）每日 1 剂，水煎，分 3 次服。对照组口服普乐安片（又名前列康），每次 2g，每天 3 次。结果：治疗组 80 例，显效 35 例，有效 38 例，无效 7 例，总有效率 91.2%；对照组 80 例，显效 19 例，有效 40 例，无效 21 例，总有效率 73.7%[5]。

【性味归经】味苦、辛，性平。归肾、肝经。

【功效主治】散瘀，祛风，利湿，解毒。主治跌打损伤，风湿痹痛，湿热黄疸，淋浊，水肿，白带，瘰疬。

【用法用量】内服：煎汤，9~15g；或泡酒。外用适量，捣敷；或捣烂拌酒炒热敷；或煎汤熏洗。

【使用注意】孕妇慎服。

【经验方】

1. 风湿骨痛　鹰不扑枝叶、红龙船花叶、鸡爪风叶、爬山虎各适量。水煎，洗患处。（《广西民间常用草药手册》）
2. 乳腺炎，疮疖，无名肿毒　鲜（鹰不扑）叶捣烂外敷。（《广西本草选编》）
3. 瘰疬　鹰不扑根和皮适量，捣烂敷患处，每日 1 次；兼服下药：生地 15g，海带 12g，防己 9g，甘草节 6g，水煎服。（《梧州地区中草药》）
4. 急性肾炎，前列腺炎，咽炎　鹰不扑根 3~9g。水煎服。（《广西本草选编》）
5. 鼻渊　鹰不扑根 15g。同鸡蛋煲服。（《梧州地区中草药》）

【参考文献】

[1] 李精华 . 虎刺楤木中氨基酸及微量元素的测定 . 药学实践杂志，1997，15（1）：30.
[2] 王忠壮，胡晋红，檀密艳 . 虎刺楤木的资源调查及化学成分分析 . 中草药，1996，27（3）：140.
[3] 方乍浦，雷江凌，曾宪仪 . 虎刺楤木根皮化学成分研究 . 植物学报，1995，37（1）：74.
[4] Parmar Ns,et al.CA,1979,90:97620w.
[5] 廖展梅 . 加味补阳还五汤治疗冠心病合并前列腺增生症临床观察 . 湖北中医杂志，2006，28（11）：24.

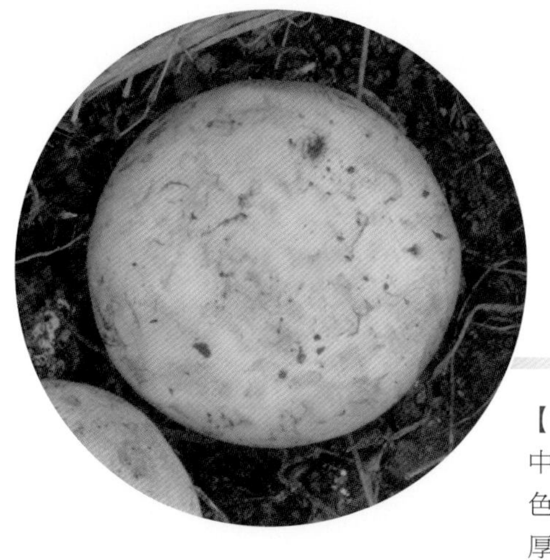

Mo gu

蘑菇

Agarici Sporophorum
[英] Mushroom

【别名】蘑菰、麻菰、鸡足蘑菇、蘑菇草、肉草。

【来源】为黑伞科真菌四孢蘑菇 *Agaricus campestris* L. ex Fr. 或双孢蘑菇 *Agaricus bisporus*（Lange）Sing. 的子实体。

【植物形态】菌盖弯顶形，直径 4~15cm。纯白色，后期盖中央有裂纹，向盖缘而光滑。老后中央微呈肉桂色泽，菌肉白色，伤后微褐。褶片离生，粉红色。菌柄柱形，近等粗。环残膜质，早落。孢子椭圆形，光滑深褐色。

【分布】广西全区均有栽培。

【采集加工】覆土后菌床上开始形成子实体原基，当室温降至 15℃左右时，子实体大量发生。在出蕾后 5~7 天采收，天气冷时可 8~10 天采收。

【药材性状】菌盖半球形或平展，有时中部下凹，直径 3~13cm，白色或类白色，表面光滑或有丛毛状鳞片。菌肉厚，白色。菌褶密，不等长。菌柄白色，近光滑或略有纤毛，有时中部可见单层菌环。气微，味特殊。

【品质评价】以气味浓、子实体菌膜尚未破裂时采收为佳。

【化学成分】蘑菇含蘑菇氨酸（agaritine），甲壳质（chitin），纤维素（cellulose），极性脂质体磷脂（phospholipid），非极性脂质体甘油酯（glyceride）及不皂化物（unsaponifiable matter），麦角甾醇（ergosterol），亚油酸（linoleic acid）。其蛋白质中含有 17 种氨基酸（amino acid），多糖组成有甘露糖（mannose），葡萄糖（glucose），木糖（xylose），岩藻糖（fucose）及半乳糖（galactose）；还含非蛋白质氮，糖类，维生素 C，尿素（urea），维生素 D_2，无机元素汞（Hg）、铅（Pb）、镉（Cd）、铁（Fe）、铜（Cu）、锰（Mn）、锌（Zn）、钴（Co）、铬（Cr）、镍（Ni）、镁（Mg）、钙（Ca）、钠（Na）、钾（K）、硒（Se）、磷（P）、锑（Sb）等[1]。

【药理作用】

1. 抗肿瘤　双孢蘑菇中提取出的植物凝集素 0.25mg 剂量投与荷肉瘤 S180 的小鼠，3 周后抑瘤率为 39%[2]。蘑菇水提取物能增加 T 细胞数量，可作为 T 淋巴细胞促进剂，刺激抗体形成，提高机体免疫功能，对机体非特异性免疫有促进作用[3]。蘑菇多糖可抑制乙醇中毒小鼠肝脏丙二醛升高，二次给药也有预防作用[4]。四孢蘑菇的提取物 C 有抗肿瘤活性。20mg/kg 投与荷肉瘤 S180

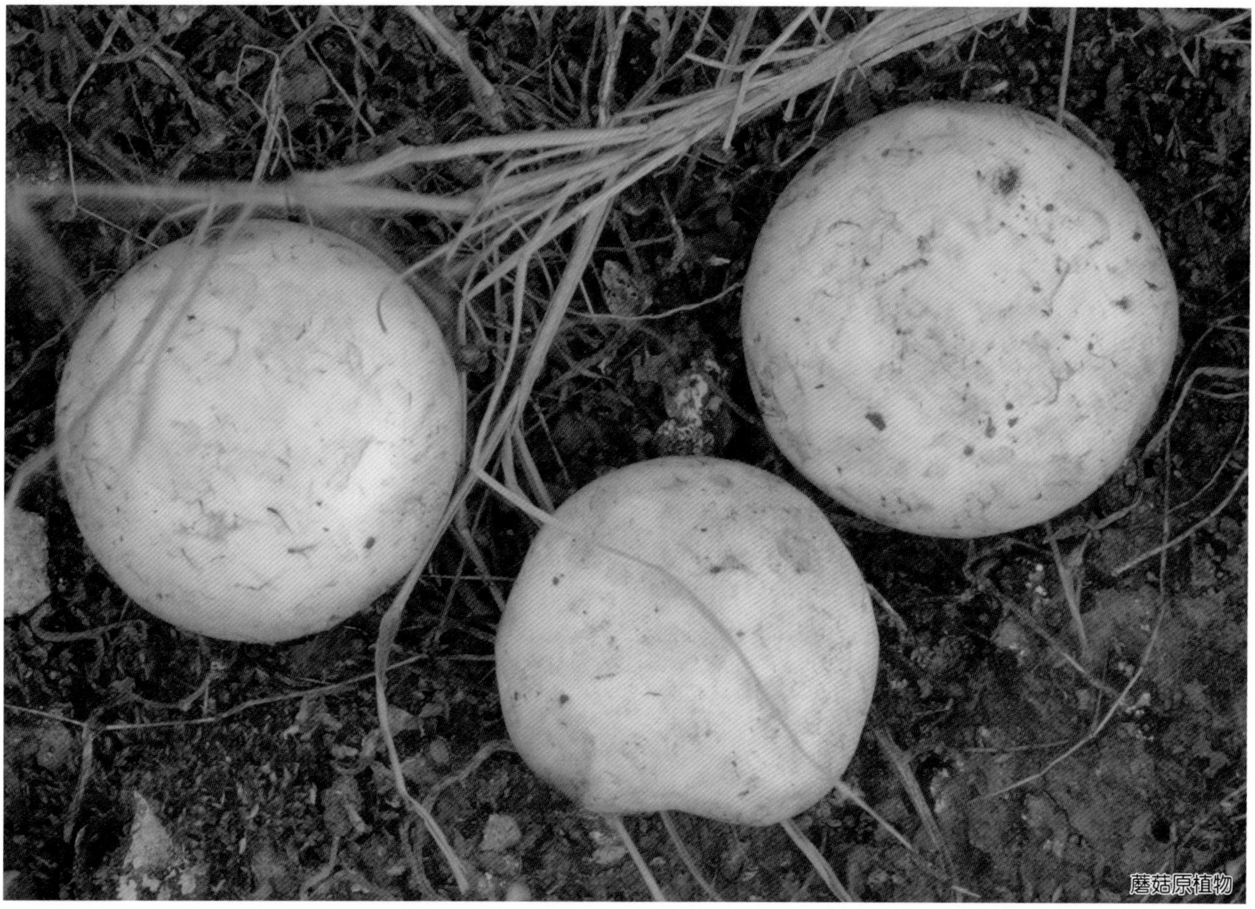

蘑菇原植物

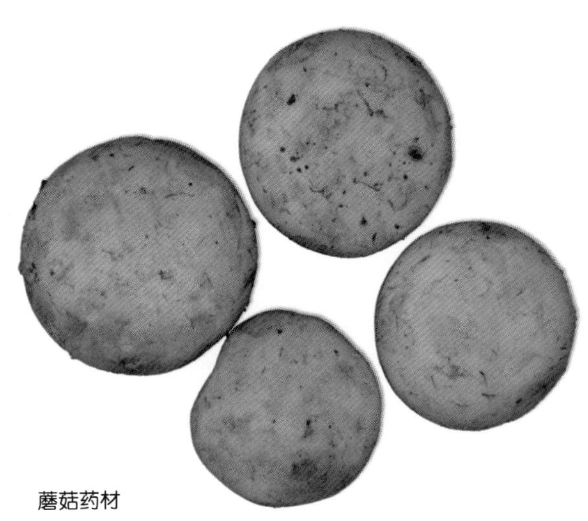
蘑菇药材

的 ICR 小鼠，抑瘤率达 56.1%。另一提取物 A 有免疫增强活性，能使小鼠腹腔巨噬细胞聚集并增强空斑形成细胞反应[5]。而从四孢蘑菇中提取出的一种多糖具有较高的抗补体活性[6]。

2. 抗菌　于 23~30℃培养 22h，四孢蘑菇培养液能抑制金黄色葡萄球菌、伤寒杆菌及大肠杆菌[7]。四孢蘑菇乙醇提取物有降血糖作用[8]。双孢蘑菇的乙醇提取物能引起鼠伤寒沙门菌突变，尤对 TA104 作用显著[9]。双孢蘑菇所含的蘑菇氨酸，对 TA1537、TA97 有诱变活性，碱性条件能增强它的诱变活性[10]。

【临床研究】

1. 癌症　治疗组用黄芪党参蘑菇煎（黄芪 50g，党参 30g，茯苓 20g，枸杞 20g，女贞子 20g，普通蘑菇 250g）水煎服，每天 1 剂，并配合化疗（化疗方案同对照组），应用时间从化疗开始到第 2 周期的结束，共 60 天。观察对照组予羟喜树碱 10mg、氟尿嘧啶 500mg、顺铂 20mg、四氢叶酸钙 100mg。四药化疗连用 5 天，每 4 周为 1 个周期，2 个周期为 1 个疗程，观察 1 个疗程。结果：在近期疗效、远期疗效、生活质量、体重、血常规、免疫功能方面，治疗组（27 例）均优于化疗组（25 例）（$P<0.05$）[11]。

2. 神经性皮炎　蘑菇膏（“柳蘑”中提出有效部分制成的软膏）涂于患处再进行包扎，更换时间为每 2~3 天换药 1 次，治疗局限性神经性皮炎 50 例。结果：痊愈者 10 例，显著进步者 21 例，进步者 17 例，无效 2 例，有效率 96%[12]。

3. 病毒性肝炎　用蘑菇浸膏或片（由四川省巴中县人民医院制药厂制造）每日服 36ml 或 36 片，分 3 次饭前口服，40~60 天为 1 个疗程。有效者出院后续服本药 40 天。对黄疸性肝炎病人在病初数日内如进食少而黄疸又深者加用 10% 葡萄糖静注，一般病人只加用维生素 B、维生素 C 及肝乐片。结果：治疗 38 例，其中 36 例病人的黄疸、食欲、肝痛、乏力、肝大等症状、体征及谷丙转氨酶均有一定的改善，2 例无效[13]。

4. 高血脂　用蘑菇片（每片含蘑菇量为 0.3g 和 0.33g 两种），观察摄取一般膳食人员高血脂者 18 例（每日 4 次，每次 2.7g），平时摄取高营养膳食高血脂者 16 例（每日 3 次，每次 3.3g）。结果：蘑菇片对两组在降低血清胆固醇和甘油三酯方面有一定的疗效（$P<0.01$），但在高营养膳食组其降低血清甘油三酯水平的作用不如降胆固醇强[14]。

【性味归经】味甘，性平。归脾、肝、胃经。

【功效主治】健脾开胃，平肝提神。主治饮食不消，高血压病，神倦欲睡。

【用法用量】内服：煎汤，6~9g，鲜品 150~180g。

【使用注意】气滞者慎服。

【经验方】

1. 高血压　（蘑菇）鲜品 180g。煮食，分两次食用。（刘波《中国药用真菌》）
2. 消化不良　（蘑菇）鲜品 150g。炒食、煮食均可。（刘波《中国药用真菌》）
3. 小儿麻疹透发不畅　鲜蘑菇 18g，鲜鲫鱼 1 条，清炖（少放盐）喝汤。（《食物中药与便方》）

【参考文献】

[1] 国家中医药管理局《中华本草》编委会 . 中华本草 . 上海：上海科学技术出版社，1999：261.
[2] Ahiio Takesh.C A,1997,106:27806m.
[3] 顾诤，窦肇华，张红，等 . 蘑菇水提液对小鼠外周淋巴细胞的影响 . 食用菌，1993，15（6）：43.
[4] 徐兰平，白玉珍，丁林茂，等 . 百宝对乙醇中毒小鼠肝脏 MDA 升高防治作用的研究 . 中国药物依赖性通报，1993，2（2）：98.
[5] Park Hee Ju.C A,1986,104:31798m.
[6] Jeong Hoon.C A,1991,115:21814b.
[7] Bose SR.C A,1953,47:679c，1955,49:4793a.
[8] Galamini A.CA,1960,54:4915g，54:14587e.
[9] Papaparaskeva C. Mutagenesis, 1991,6（3）:213.
[10] Friederich Urs. C A, 1986,105:166641w.
[11] 肖月升，耿建芳，冷毓青，等 . 黄芪党参蘑菇煎对食管癌胃癌辅助治疗的临床研究 . 时珍国医国药，2006，17（3）：401.
[12] 李鹤鸣，李桂凤，任克吉 . 蘑菇膏治疗 50 例神经性皮炎的初步观察 . 天津医药杂志，1965，7（11）：887.
[13] 重庆建设机床厂职工医院传染科 . 蘑菇浸膏治疗病毒性肝炎 38 例报告 . 重庆医学，1976，（2）：37.
[14] 萧锦腾，孙明堂，张根泉，等 . 蘑菇片治疗人体高血脂的效果观察 . 营养学报，1986，8（2）：146.

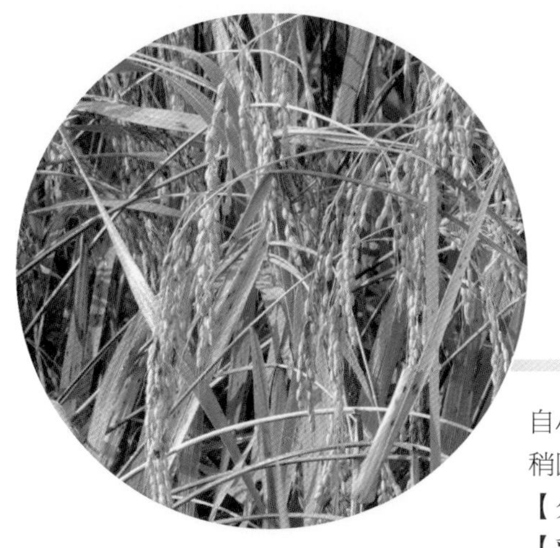

Nuo dao gen

糯稻根

Oryzae Glutinosae Radix
[英]Stichy Rice Root

【别名】糯稻根须、稻根须、糯谷根、糯稻草根。

【来源】为禾本科植物糯稻 *Oryza sativea* L. var. *glutinosa* Matsum. 的根及根茎。

【植物形态】一年生草本。秆直立，圆柱状。叶鞘与节间等长，下部者长过节间；叶舌膜质而较硬，狭长披针形，基部两侧下延与叶鞘边缘相结合；叶片扁平披针形，长 25~60cm，宽 5~15mm，幼时具明显叶耳。圆锥花序疏松，颖片常粗糙；小穗长毛，有芒或无芒；内稃 3 脉，被细毛；鳞被 2，卵圆形；雄蕊 6；花柱 2，柱头帚刷状，自小花两侧伸出。颖果平滑，粒饱满，稍圆，色较白，煮熟后黏性较大。

【分布】广西全区均有栽培。

【采集加工】夏、冬二季均可采收，洗净，晒干。

【药材性状】全体集结成疏松的团状，上端有分离的残茎，圆柱形，中空，长 2.5~6.5cm，外包数层灰白色或黄白色的叶鞘；下端簇生多数须根。须根细长而弯曲，直径 1mm，表面黄白色至黄棕色，表皮脱落显白色，略具纵皱纹。体轻，质软，气微，味淡。

【品质评价】以体轻、质软、无杂质者为佳。

【化学成分】本品含胱氨酸（cystine），组氨酸（histidine），赖氨酸（lysine），丝氨酸（serine），脯氨酸（proline），苏氨酸（threonine），谷氨酸（glutamic acid），精氨酸（arginine），门冬氨酸（aspartic acid），甘氨酸（glycine），酪氨酸（tyrosine），丙氨酸（alanine），缬氨酸（valine），蛋氨酸（methionine），苯丙氨酸（phenylalanine），异亮氨酸（*iso*-leucine），亮氨酸（leucine），葡萄糖（glucose），果糖（fructose），山柰素（kaempferol）[1]。

【药理作用】

抗肿瘤　应用自然长菌风化陈年（3 年以上）的糯米粽子，剔去其发黑者，80℃焙干，磨粉，做成水混悬液、水提取液及乙醇提取液。给小鼠接种腹水型肝癌后，每日灌服水混悬液或皮

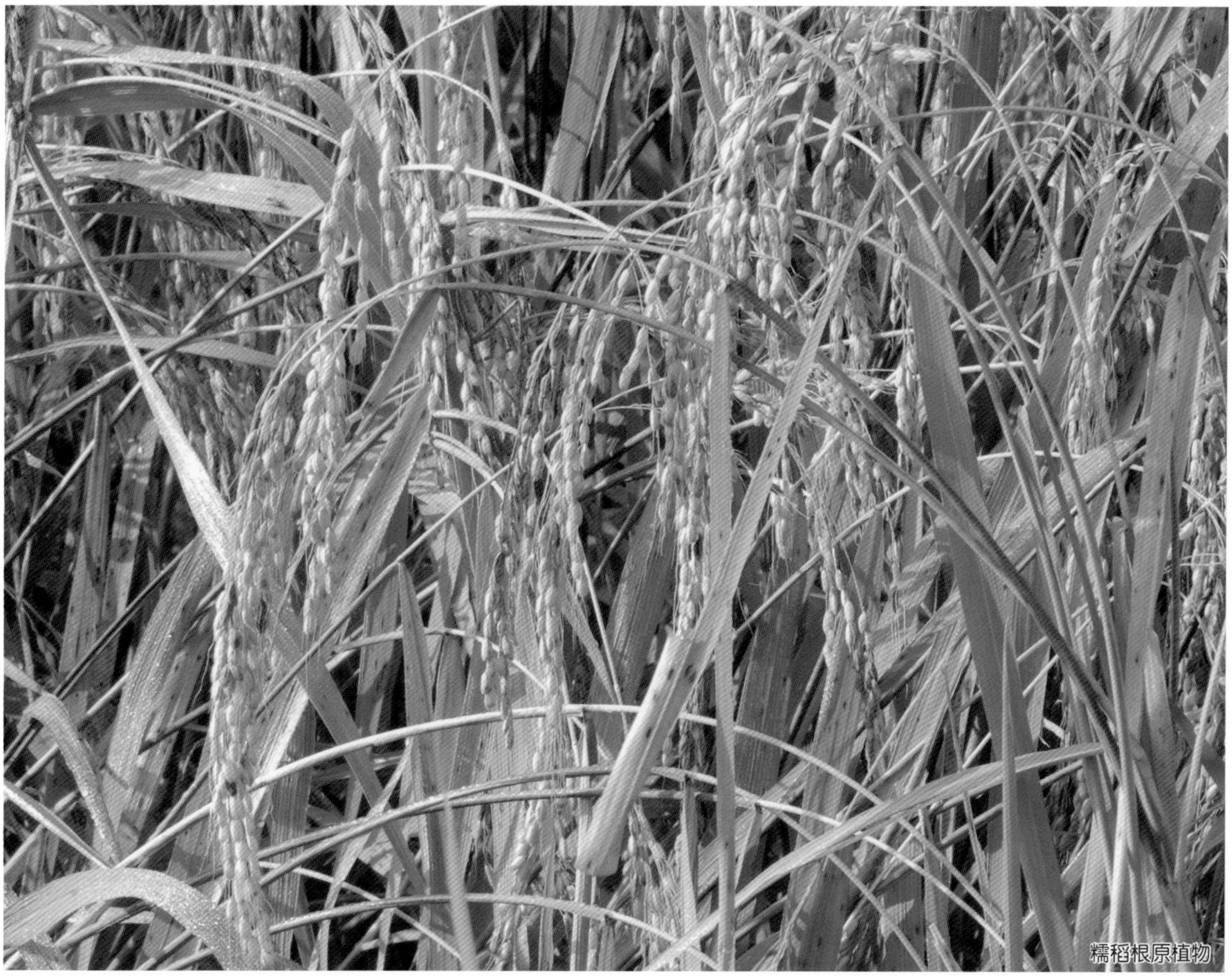

糯稻根原植物

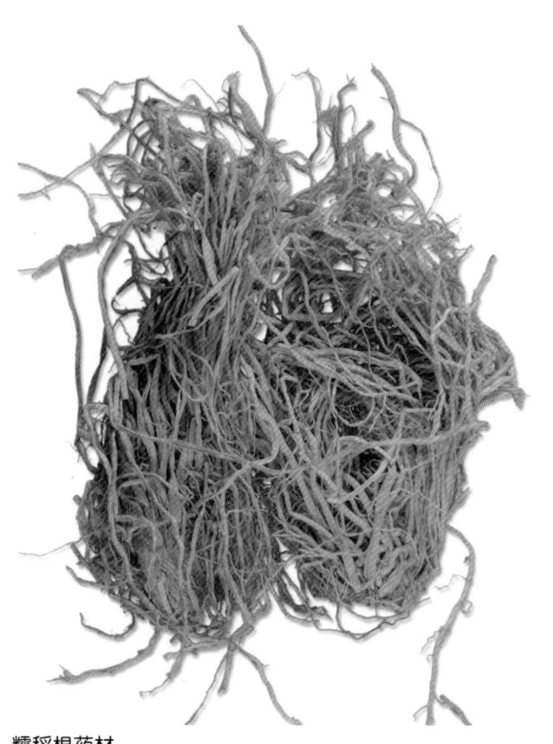
糯稻根药材

下注射水或乙醇提取液，连续10天，对于腹水型肝癌小鼠的腹水生成均有一定的抑制作用，其抑制率分别为77.6%、56.4%和52.1%。在腹水涂片上看到用药组的癌细胞退变现象较对照组显著。对照组腹腔内肿瘤生长较给药组广泛，粘连情况也较严重[2]。

【临床研究】

小儿虚汗　糯稻根煎剂（糯稻根须150g，加冷水2500ml同煎，以小儿体重15kg计算，每增2kg，须增加糯稻根50g，冷水500ml，水沸开始计时，20min后去渣取汁备用，冷却至41~46℃，给小儿沐浴30min）药浴，每天1次，连续3~7天。个别患儿出院后嘱其家属在家继续药浴并随访。沐浴时室温保持在25~27℃；沐浴液煎好后切忌加入冷水冷却水温；适当减少小儿活动；每天保证水、电解质的摄入；禁食辛散食物，如薄荷糖、过热的饮料等；出汗时用干布擦汗，切忌用湿布；沐浴后不宜当风。结果：观察病例27例，显效20例，有效6例，无效1例，总有效率96.29%[3]。

【性味归经】味甘，性平。归肺、肾经。

【功效主治】养阴除热，止汗。主治阴虚发热盗汗，自汗，咽干口渴，肝炎，丝虫病。

【用法用量】内服：煎汤，15~30g。大剂量可用60~120g。以鲜品为佳。

【使用注意】实邪所致的汗出不宜用。

【经验方】

1. 鼻衄　糯稻根30g，猪胰1条。水煎服。（《福建药物志》）
2. 阴虚盗汗　糯稻根、乌枣各60g，红糖30g。水煎服。（《福建药物志》）
3. 肝炎　糯稻根、紫参各60g。加糖适量煎服。（南药《中草药学》）
4. 丝虫病（乳糜尿）　糯稻根250~500g，可酌加红枣。水煎服。（南药《中草药学》）

【参考文献】

[1] 唐爱莲，唐桂兴，罗朝晖，等．糯稻根化学成分的初步研究．时珍国医国药，2008，19（7）：1630.
[2] 浙江医科大学．医学研究资料．1971，（1）：13.
[3] 陈佩仪．糯稻根须煎剂沐浴治疗小儿虚汗27例．新中医，2003，35（2）：51.

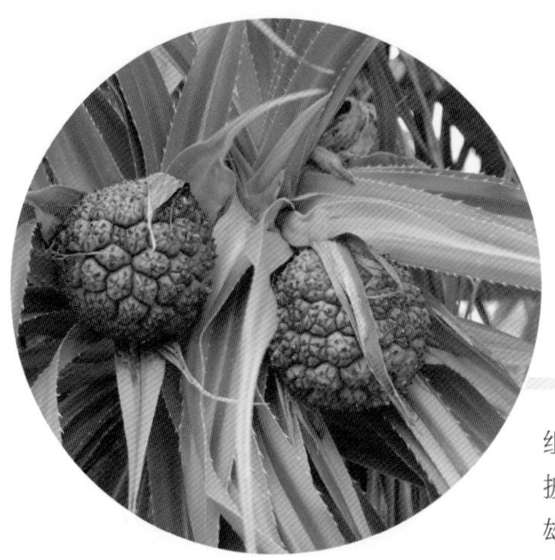

Lu dou le 露兜簕

Pandani Ttectorii Radix
[英]Tectorius Pandanus Root

【别名】路兜勒、露花、朗古、芦剑。

【来源】为露兜树科植物露兜树 *Pandanus tectorius* Soland. 的根。

【植物形态】多年生常绿分枝灌木或小乔木，常具气生根。叶簇生于枝顶，革质，带状，长约 1.5m，宽 3~5cm，顶端渐狭成一长尾尖，边缘和背面中脉上有锐刺。雄花序由数个穗状花序组成，穗状花序无总花梗；佛焰苞长披针形近白色，先端尾尖；雄花芳香，雄蕊常为 10 余枚，多可达 25 枚，着生于花丝束上，呈总状排列；雌花序头状，单生于枝顶，圆球形；佛焰苞多数，乳白色，边缘具疏密相间的细锯齿；心皮 5~12 枚合为 1 束，中下部联合，上部分离，5~12 室，每室有 1 粒胚珠。聚花果大，向下悬垂，由 40~80 个核果束组成，幼果绿色，成熟时橘红色。

【分布】广西主要分布于龙州、南宁、容县、桂平等地。

【采集加工】全年可采，洗净，切碎，鲜用或晒干。

【药材性状】根圆柱形，常截成长约 20cm 的段状，直径约 1.5cm。表面棕褐色或黑褐色，皮皱缩形成纵棱，多见形成侧根的尖端突起，质稍软，体轻，不易折断。断面纤维性较强，淡黄色。气微。

【品质评价】以干燥、洁净、均匀者为佳。

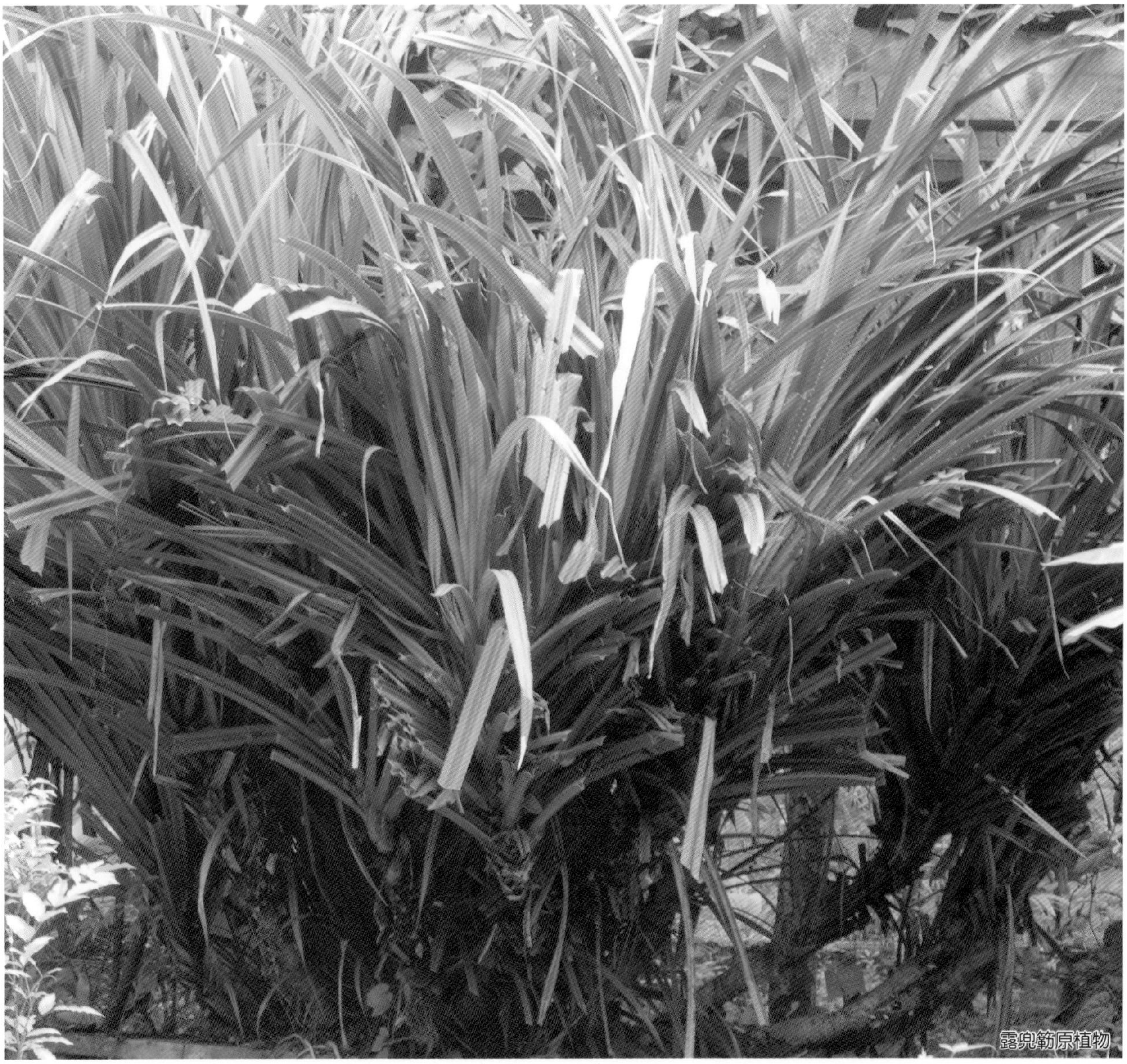

露兜簕原植物

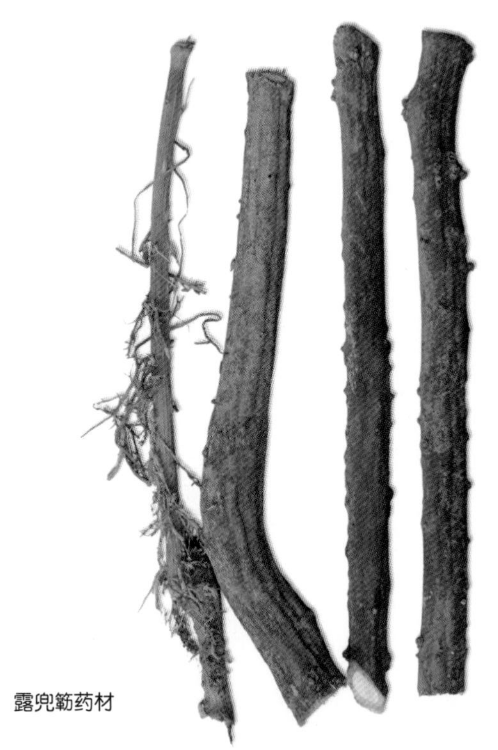
露兜簕药材

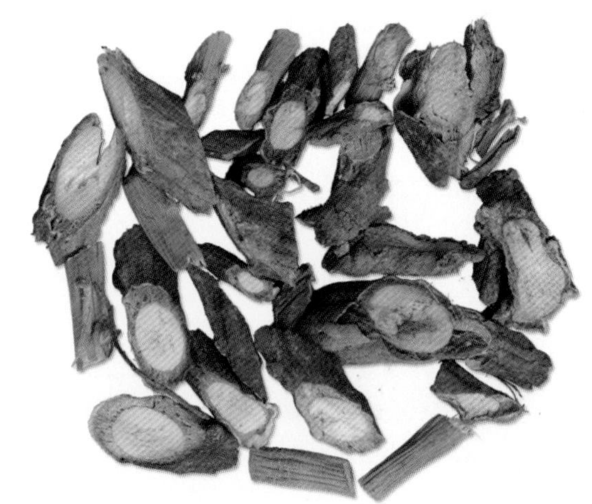
露兜簕饮片

【化学成分】本品含大黄素甲醚（phy-scion），中国蓟醇（cirsilineol），棕榈酸（palmitic acid），硬脂酸（stearic acid），三十烷醇-1（triacontanol-1），菜油甾醇（campesterol），胡萝卜甾醇（daucosterol），以及胡萝卜甾醇葡萄糖苷、豆甾醇葡萄糖苷和菜油甾醇葡萄糖苷的混合物。β-谷甾醇（β-sitosterol），豆甾醇（stigmasterol），豆甾-4-烯-3-酮（β-sitostenone）及豆甾-4-烯-3,6-二酮（stigmast-4-en-3,6-dione）等[1]。

【性味归经】味甘、淡、辛，性凉。归肺、肝、肾经。

【功效主治】发汗解表，清热利湿，消肿，解毒，行气止痛。主治感冒，高热，肝炎，肝硬化腹水，肾炎水肿，湿热发黄，小便淋痛，眼结膜炎，风湿痹痛，疝气，跌打损伤。

【用法用量】内服：煎汤，15~30g；或烧存性研末。

【使用注意】孕妇忌服。

【经验方】

1. 风热感冒，支气管炎　用（露兜簕）根25~50g。水煎服。（《广西本草选编》）
2. 肾炎水肿　露兜簕根30~60g，猪瘦肉适量。水煎服，每日1剂。（《全国中草药汇编》）
3. 水肿　露兜簕晒干，烧成灰，研成细粉。每日2~3次，每次15~30g，冲开水或粥服，可连服1~2周。服药期间，禁食盐，限制饮水，药内不要加糖（用糖则疗效降低）。［广东中医，1961，(2)：47］
4. 脱肛，子宫下垂　酸藤木根30g，红蓖麻根15g，露兜树根25g，鸡肉适量。共煲服。（《常用中草药识别与应用》）

【参考文献】

[1] 国家中医药管理局《中华本草》编委会．中华本草．上海：上海科学技术出版社，1999：7675.

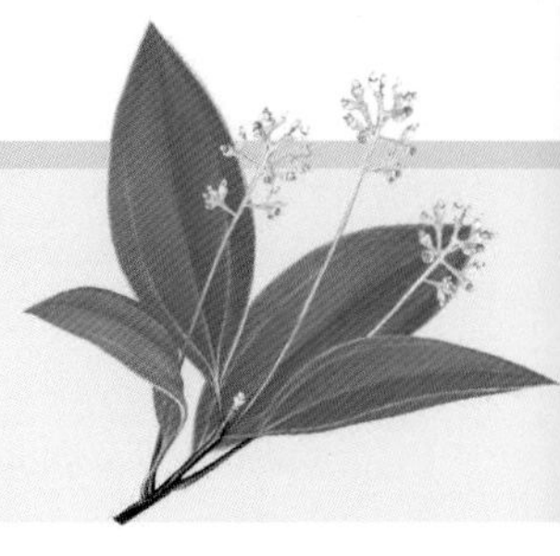

原植物拉丁名索引

A

B

C

M

N

O

P

Q

R

S

T

U

V

W

X

Y

Z